HANDBUCH DER KINDERHEILKUNDE

HERAUSGEGEBEN VON

H. OPITZ
HEIDELBERG

F. SCHMID
HEIDELBERG

VIII/1

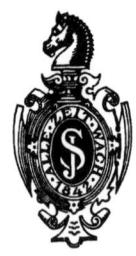

SPRINGER-VERLAG BERLIN · HEIDELBERG · NEW YORK 1969

NEUROLOGIE
PSYCHOLOGIE - PSYCHIATRIE

REDIGIERT VON
F. SCHMID UND H. ASPERGER

BEARBEITET VON

O. ABA-LÜBECK

H. ASPERGER-WIEN

PH. BAMBERGER-MÜNCHEN

S. BAYR-KLIMPFINGER-WIEN

R. BECKMANN-FREIBURG/BR.

G. BIERMANN-MÜNCHEN

H. DOOSE-KIEL

KL.-D. EBEL-KÖLN

H. HARBAUER-FRANKFURT/M.

H. M. HEINISCH-KÖLN

E. G. HUBER-WIEN

F. HUMMERT-HEIDELBERG

G. JACOBI-FRANKFURT/M.

FR. KOCH-GIESSEN

U. KÖTTGEN-MAINZ

W. KRÄMER-HEIDELBERG

R. KRUSE-HEIDELBERG

R. LUCHSINGER-ZÜRICH

J. MARTINIUS-MÜNCHEN

A. MATTHES-KORK

H. MAUTNER-BOSTON/MASS.

G. NEUHÄUSER-ERLANGEN

H.-D. PACHE-MÜNCHEN

H. RADL-WIEN

A. RETT-WIEN

F. SCHMID-HEIDELBERG

F. SEITELBERGER-WIEN

C. SIMON-KIEL

F. G. VON STOCKERT-FRANKFURT/M

A. STRUPPLER-MÜNCHEN

H. STUTTE-MARBURG/LAHN

K. WECHSELBERG-KÖLN

H.-R. WIEDEMANN-KIEL

H. WÜRSTLEIN-ASCHAFFENBURG

MIT 332 ZUM TEIL FARBIGEN ABBILDUNGEN

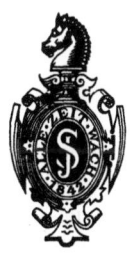

SPRINGER-VERLAG BERLIN · HEIDELBERG · NEW YORK 1969

ISBN-13: 978-3-642-95100-8   e-ISBN-13: 978-3-642-95099-5

DOI: 10.1007/978-3-642-95099-5

Titel-Nr. 7253

Vorwort

Die Bedeutung, welche *Neurologie, Psychologie* und *Psychiatrie* im Rahmen der Pädiatrie gewonnen haben, wird in einem eigenen Band des Handbuches zum Ausdruck gebracht. Diese früher von wenigen Interessenten gepflegten, am Rande des weiten Feldes „Pädiatrie" gelegenen Teilgebiete nehmen heute eine zentrale Stellung innerhalb des Faches ein. Diese Feststellung gilt nicht nur hinsichtlich ihrer Problematik für Klinik und Praxis, sondern ist auch von der quantitativen Seite her motiviert. Der Raum, der von den typischen „Kinderkrankheiten", also den Zivilisationsseuchen, freigegeben wurde, wird zum nicht geringen Teil von den neurologischen Erkrankungen und den psychologischen Problemen des Kindes unserer Tage ausgefüllt.

Nach der „zweiten technischen Revolution" sind die sozialen und zwischenmenschlichen Beziehungen differenzierter und damit komplizierter geworden. Die von den Erwachsenen durch ihr Erfolgs- und Geltungsdenken so geprägte „Ordnung" wirkt sich tiefgreifend auf das kindliche Nervensystem und die Psyche aus — und zwar um so nachhaltiger, je mehr der „seelenlose" Technizismus in die Welt des Kindes und Jugendlichen eindringt.

In diesen Fragen versucht der hier vorliegende Band diagnostische Abklärung und im Therapeutischen Führung und Geleit zu geben. Die Gestaltung der beiden Teile „Neurologie" und „Psychologie, Psychiatrie" mußte zwangsläufig unterschiedlich werden. Die Neurologie ist eine Wissenschaft geworden, die sich in ihren — von technischen Geräten unterstützten — konkreten Aussagen weitgehend den naturwissenschaftlichen Maximen der Gegenwartsmedizin genähert hat.

Demgegenüber sind auf kaum einem medizinischen Gebiet die wissenschaftlichen Meinungen so divergent, wie auf dem der Psychologie und Psychiatrie. In diesen Bereichen wird das subjektiv Wertende dem objektiv Faßbaren immer prägend oder korrigierend zur Seite stehen. Der Weg, den die Gesamtkonzeption des Handbuches ging, konzentriert und auf Fakten gestützt ein Stoffgebiet zu behandeln, war deshalb hier nicht konsequent gangbar. Um nicht den Eindruck eines ungeordneten Gegeneinander der Meinungen entstehen zu lassen, wurde im Psychiatrieteil folgendes Vorgehen gewählt: gegenteilige Meinungen — wie etwa tiefenpsychologische als auch darauf nicht unbedingt eingeschworene — sollten frei zu Wort kommen. Eine gewisse Einheitlichkeit wurde aber dadurch erzielt, daß der Herausgeber dieses Halbbandes selbst die Bearbeitung mehrerer grundlegender Kapitel übernommen hat. Zur Abwägung der Meinungen und zu ordnenden Korrekturen haben sich die Mitautoren bereit gefunden.

Im Neurologieteil spiegelt sich die enorme Entwicklung der diagnostischen Möglichkeiten, der biochemischen Grundlagen und der klinischen Differenzierung wider. Aus Sammelbegriffen wie „Vitium cerebri" oder „Dementia infantilis" hat sich innerhalb von wenigen Jahrzehnten eine nur noch schwer übersehbare Anzahl substantiierter nosologischer Krankheitseinheiten entwickelt. Im Psychiatrieteil führt die Linie der Einzelbeiträge von den psychologischen, ätiologischen und diagnostischen Grundlagen (Entwicklungspsychologie, Testproblematik, allgemeine Ursachenlehre) über die Reifungsprobleme bis zu den Psychosen im engeren Sinne. Den Erkrankungen der Sinnesorgane mit ihren Wechselwirkungen zur seelischen Entwicklung und soziologischen Entfaltung ist ebenso angemessener Raum gewidmet, wie bedeutsamen Einzelfragen (Kindesmißhandlungen, Situation des Kindes im Krankenhaus, Glaubwürdigkeit kindlicher Zeugenaussagen).

Die Herausgeber hoffen, im vorliegenden Band eine repräsentative Darstellung von zwei Teilgebieten der Kinderheilkunde, die sich in dynamischer Entwicklung befinden, zu vermitteln. Selbst die Verschiedenheit mancher Gesichtspunkte mag den Einblick in das weite, nie ganz auslotbare Reich der kindlichen Seele vertiefen helfen. Viele Fragen sind unter dem größeren Rahmen der — in Band III behandelten — Sozialen Pädiatrie zu werten.

Mögen sich viele Leser, wenn sie einmal in diese reizvollen Probleme eindringen, zur sozialen und pädagogischen Arbeit an Kindern, die in der Lebensentfaltung behindert sind oder in Not stehen, anregen lassen.

Heidelberg und Wien, im März 1969

Herausgeber   Bandredaktor

H. OPITZ   F. SCHMID   H. ASPERGER

Inhaltsverzeichnis

Neurologie

Allgemeine Grundlagen der pädiatrischen Neurologie

Das neurologische Krankengut. Von F. Schmid 3

Untersuchung hirngeschädigter Kinder. Von A. Rett 6
    Anamnese 7
    Organische Untersuchungen 9
    Neurophysiologische Untersuchungsmethoden 13
        Elektroencephalographie 13
        Elektromyographie 18
    Röntgendiagnostik 19
    Weitere diagnostische Untersuchungsmethoden 21
    Die psychodiagnostischen Methoden 22
        Untersuchungstechniken des Intelligenzrückstandes und Entwicklungsrückstandes 22
        Untersuchungsmethoden der Psychomotorik 25
        Untersuchungsmethoden der Aufmerksamkeit 26
        Das organische Psychosyndrom bei hirngeschädigten Kindern im Projektionstest (Rohrschach-
        Versuch) 27
        Untersuchungsmethoden der Affektivität und der Gesamtpersönlichkeit bei hirngeschädigten
        Kindern 28

Echoencephalographie. Von G. Jacobi 30
        Quelle und Entstehung der einzelnen Echos 31
        Klinische Anwendungsmöglichkeiten bei Kindern 33

Biologische Entwicklung des Gehirns. Von F. Seitelberger 36
    Morphologie 37
    Organogenese 38
    Reifungsmerkmale 43
    Biochemie der Gehirnentwicklung 48
    Elektroaktivität 51
    Entwicklung der Funktionen 52
    Fetale und perinatale Neuropathologie 55

Biologie des Schädelwachstums. Von F. Schmid 59
    Schädelmetrik 59
        Die Sellagröße 64
    Wachstumsdynamik 66
    Systematik der Dyscephalien 67
        Dysmorphie-Syndrome 70

Entwicklungs- und Wachstumsstörungen des Schädels

Dyscranieformen. Von Kl.-D. Ebel 71
    Einteilung 71
    Störungen des selbständigen Schädelwachstums 71
        Klinik — Symptomatologie: einfache Craniostenosen 78
        Komplexe Craniostenosen 82
    Anomalien infolge pathologischer Gehirnentwicklung 92
        Mikrocephalus 92
        Makrocephalus 95
        Pseudo-Plagiocephalus 96
    Wachstumsstörungen durch exogene Einwirkungen 96
    Komplexe Dyscranien 97

Pränatale und frühinfantile Anomalien und Erkrankungen des Zentralnervensystems

Die infantilen Cerebralparesen (ICP). Von A. Matthes 99
  Klinische Erscheinungsbilder der ICP 101
    Spastische Diplegien 101
    Hypoton-ataktische Diplegien 104
    Spastische Hemiplegien 105
    Hyperkinetische Dyskinesien (extrapyramidale Formen der ICP) 107
    Mischformen 109
  Fakultative assoziierte Störungen 109
    Trophische Störungen und Veränderungen des Skeletsystems 109
    Augensymptome 111
    Hör- und Sprachstörungen 112
    Epilepsien 113
    Psychische Störungen 115
  Ätiologie und Pathogenese 116
  Neuropathologische Befunde 119
  Neurophysiologie 124
  Diagnostische Methoden 125
  Therapie 128

Oligophrenien. Von H. Mautner 136
  Einteilung nach dem Grade des Schwachsinns 137
  Ätiologie der Oligophrenien 138
  Hereditäre (genetisch bedingte) Schädigungen 141
  Pathophysiologie der Oligophrenien 144

Hydrocephalus. Von A. Matthes 148
  Definition und Klassifikation 148
  Physiologie der Liquordynamik 149
  Klinisches Bild 150
  Pathologisch-anatomische Veränderungen durch Stauungshydrocephalus 158
  Diagnostische Hilfsuntersuchungen 159
  Neuroradiologische Untersuchungen 161
  Differentialdiagnose 163
  Physiologische Makrocephalie 163
  Pathologische Makrocephalien 163
  Therapie 164

Mißbildungen des Zentralnervensystems. Von H.-D. Pache 169
  Die Dysraphien des Zentralnervensystems 169
    Die Beziehungen zwischen Schluß des Neuralrohrs und Schluß des Hüllskelets 169
  Die Dysraphien des Rückenmarks 170
    Spina bifida anterior 170
    Begleitmißbildungen bei Dysraphien des Rückenmarks 171
    Häufigkeit der Dysraphien des Rückenmarks 171
    Reine Form der vollständigen Spalte 178
    Durch Flüssigkeitsansammlung komplizierte vollständige Spalten 178
    Klinische Symptomatologie der dysraphischen Myelodysplasien 181
    Diastematomyelie oder Diplomyelie 191
    Status dysraphicus und Syringomyelie 191
  Die Dysraphien am Schädel und am Gehirn 192
    Die Dysraphien des Kleinhirns 194
    Die angeborenen Hautsinus und intraduralen Dermoide 195
    Die Mißbildungen der Medianstrukturen des Gehirns 196
    Der Balkenmangel 196
    Klinische Symptomatik beim Balkenmangel 200
  Cavum septi pellucidi und Cavum fornicis (Vergae) 200
    Normale Entwicklung 200
    Cysten des Septum pellucidum 201
    Septum pellucidum-Defekt 204

Die übrigen Dysplasien des ZNS 205
Heterotopien 205
Mißbildungen im Bau und in der Anordnung der Windungen 206
  Pachygyrie und Agyrie 206
  Mikrogyrie, Polygyrie 208
Differenzierungsstörungen der Rinde ohne Windungsanomalien 208
Störungen im Massenwachstum der Hirnsubstanz 208
  Megalencephalie 208
  Mikrencephalie 209
  Mikroventrikulie 210
  Porencephalie 211
Angeborene Beweglichkeitsdefekte im Hirnnervenbereich 212
  Oculo-faciale Beweglichkeitsdefekte 212
  Bulbäre Beweglichkeitsdefekte 212

Degenerative Erkrankungen des Zentralnervensystems

Diffuse Gehirnsklerosen. Von J. MARTINIUS 223
  Akute, infantile Form (Krabbe), Globoidzellen-Leukodystrophie 224
  Chronische, infantile Form (Pelizaeus-Merzbacher) 225
  Metachromatische Leukodystrophie 225
  Encephalitis periaxialis Schilder 228

Cerebroretinale Degenerationen. Amaurotische Idiotie. Von J. MARTINIUS 231
  Infantile Form (Tay-Sachs) 232
  Spätinfantile Form (Bielschowsky) 234
  Juvenile Form (Spielmeyer-Vogt) 234

Heredodegenerationen mit blastomatösem Einschlag. Die Phakomatosen. Von F. SEITELBERGER . . 237
  Einleitung 237
  Die tuberöse Hirnsklerose (Bourneville) 237
  Die generalisierte Neurofibromatose (von Recklinghausen) 242
  Angiomatosis retinae et cerebelli (von Hippel-Lindau) 245
  Encephalo-faciale Angiomatose (Sturge-Weber) 246

Progressive cerebellare Ataxie mit oculo-cutanen Teleangiektasien (Louis-Bar-Syndrom). Von
A. MATTHES 253

Erkrankungen der Basalganglien. Von G. JACOBI 256
  Juvenile Paralysis agitans 256
  Chorea Huntington 266
  Torsionsdystonie (Dystonia musculorum deformans) 273
  Hallervorden-Spatzsche Krankheit 277
    Pigmentdegeneration des Globus pallidus und der Substantia nigra 277
  Symmetrische Verkalkungen der Basalganglien und des Kleinhirns (Fahrsche Krankheit) . . 281

Progressive Myoklonusepilepsie (Unverricht-Lundborg). Von A. MATTHES 287

Die kongenitalen stationären und anatomisch bedingten Myopathien. Von R. BECKMANN 290
  Hypoplasia musculorum generalisata (Krabbe) 290
  Central core disease (Shy-Magee-Syndrom) (Zentralfibrillen-Myopathie) 291
  Nemaline Myopathy (Stäbchen-Myopathie) 292
  Myopathie mit abnormen Riesenmitochondrien 292
  Kongenitale Muskelhypertrophie (De Lange) und andere Hypertrophien der Skelettmuskulatur . 292
  Essentielle oder benigne konnatale Muskelhypotonie 293
  Familiäre kongenitale Muskeldystrophie mit Gonadendysgenesie (Bassöe) 294
  Myotubuläre Myopathie 294

Klinische Elektromyographie. Von A. STRUPPLER 295
  Affektionen des peripheren motorischen Neurons (Neurogene Parese bzw. Atrophie) 295
    Affektionen des proximalen Teils (Vorderhornanteil) 295
    Affektionen des distalen Teils (Neuritenanteil) 297
  Affektionen des Muskels (Myogene Atrophie) 298
  Primäre Störungen der neuromuskulären Erregbarkeit 299
  Zentrale (supranucleäre) Störungen der Motorik 300
  Zur Differentialdiagnose des "floppy infant" 302

Die entzündlichen Erkrankungen des Zentralnervensystems

Allgemeine Semiotik. Von W. Krämer und F. Schmid 303

   Meningitis 303
      Das klinische Vorstadium der Meningitis 303
      Das Stadium der meningealen Reizung 304
      Die Liquorsymptome der Meningitis 306
      Der Liquordruck bei Meningitis 306
      Der Aspekt des Liquors bei Meningitis 307
      Das Liquorzellbild bei Meningitis 308
      Chemische Liquorbefunde bei Meningitis 309
      Die Liquorproteine bei Meningitis 309
      Die Enzymaktivitäten im Liquor bei Meningitis 310
      Das Aminosäuremuster des Liquors bei Meningitis 311
      Der Glucosegehalt des Liquors bei Meningitis 311
      Die Elektrolyte im Liquor bei Meningitis 311

   Meningoencephalitis 311
      Meningoencephalitis mit Schwerpunkt der Entzündung in den Hirnhäuten 312
      Meningoencephalitis mit Schwerpunkt der Entzündung im Gehirn 312

   Encephalitis 313
      Das Vorstadium der Encephalitis 313
      Das encephalitische Stadium 314
      Der Augenspiegelbefund 316
      Der EEG-Befund 317
      Laboratoriumsbefunde 317

   Myelitis 318
      Die Prodromi der Myelitis 318
      Die spinalen Symptome der Myelitis 318

Bakterielle Infektionen 323

   Die eitrige Meningitis. Von F. Hummert und F. Schmid 323
      Das klinische Bild der eitrigen Meningitis 329
         Therapie 337

      Meningokokken-Meningitis 346
      Pneumokokken-Meningitis 348
      Haemophilus influenza-Meningitis 350
      Streptokokken-Meningitis 352
      Streptococcus viridans-Meningitis 353
      Enterokokken-Meningitis 353
      Staphylokokken-Meningitis 354
      Neugeborenen-Meningitis 354
      E. coli-Meningitis 357
      Meningitis durch Paracoli-Bakterien 358
      Proteus-Meningitis 358
      Salmonellen-Meningitis 359
      Klepsiella pneumoniae-Meningitis 360
      Meningitis durch Aerobacter-Aerogenes 360
      Meningitis durch Shigellen 360
      Pyocyaneus-Meningitis 360
      Seltene Meningitis-Formen 361

   Die eitrige Encephalitis. Von W. Krämer und F. Schmid 366
      Der Hirnabsceß 366
      Der Subduralabsceß 372
      Die embolische Herdencephalitis 372

Tuberkulose des ZNS. Von K. Wechselberg 375

   Meningo-Encephalitis und Meningo-Encephalopathie 375

   Tuberkulome 385

Erkrankungen des ZNS bei Virusinfektionen und nach Schutzimpfungen 390

Meningitiden und Encephalomyelitiden mit sicherem Virusnachweis. Von C. SIMON und H.-R. WIEDEMANN 390

    Coxsackie-Meningitis 391
    ECHO-Meningitis 393
    ARBO-Virus-Encephalitis 394
    Die lymphocytäre Choriomeningitis 397
    Herpes simplex-Encephalitis 398
    Herpes B-Encephalitis 399
    Encephalo-Myokarditis 400

Meningoencephalomyelitiden und Encephalopathien mit fakultativem oder fehlendem Virusnachweis. Von H. DOOSE und H.-R. WIEDEMANN 403

    Masern-Meningoencephalomyelitis 406
    Varicellen-Meningoencephalitis 410
    Meningoencephalomyelitis bei Mumps 411
    Meningoencephalomyelitis bei Röteln 413
    Meningoencephalitis bei infektiöser Mononukleose 414
    Seltene para- und postinfektiöse Encephalitiden 415
    Encephalitis und Encephalopathie nach Pockenschutzimpfung 415
    Meningoencephalomyelitis nach Tollwutschutzimpfung 421
    Seltene zentralnervöse Komplikationen nach Schutzimpfung gegen virale und bakterielle Infektionen 422
    Anhang: Akute cerebellare Ataxie 423
    Therapie der Encephalitiden 424

Primäre oder bevorzugte Beteiligung des ZNS bei Infektionen. Von H. RADL 431

    Protozoenerkrankungen (Malaria, Toxoplasmose) 431
    Leptospirosen (Weilsche Krankheit, Lues) 434
    Parasitosen (Trichinose, Cysticerkose u.a.) 437
    Mykosen (Aktinomykose, Torulose und andere Pilzerkrankungen) 438

Arachnopathien; Ependymitiden. Von R. KRUSE 441

    Die Arachnopathien 441
    Die cerebralen Arachnopathien 442
        Klassifikation der cerebralen Arachnopathien 446
        Arachnopathien der Cisterna cerebellomedullaris 446
        Arachnopathien der Cisterna pontomedullaris 451
        Arachnitis optochiasmatis 451
        Arachnopathien der Cisterna ambiens 454
        Arachnopathien der Cisterna Sylvii und der Konvexität 455
        Arechnopathien der Cisterna interhemisphaerica 457
    Die spinalen Arachnopathien 457
    Die cerebralen Ependymitiden 460
        Pathogenese sekundärer und primärer Ependymitis-Formen 460
        Akute und subakute diffuse Ependymitiden primärer Art 462
        Chronische Ependymitiden 463

Entzündliche Erkrankungen der peripheren Nerven. Von G. NEUHÄUSER 467

    Neuritis 467
        Lokalisationsformen der Neuritis 470
        Hirnnerven: Fila olfactoria, Fasciculus (Nervus) opticus, Augenmuskelnerven 470
        Nervus trigeminus, Nervus facialis 471
        Nervus statoacusticus. Die Vagusgruppe 473
        Nervus hypoglossus, Plexus cervicalis, Plexus brachialis 474
        Nervi intercostales thoracales et abdominales 475
        Plexus lumbosacralis 476
        Anhang: Neuralgie 476
    Polyneuritis 477
        Formen der Polyneuritis 481
        Entzündliche, allergische und idiopathische Polyneuritiden 481
        Polyneuritis bei Ernährungsstörungen 482

Toxische (degenerative) Polyneuropathien 482
Polyneuritis bei Gefäßkrankheiten 484
Hereditäre Formen der Polyneuritis 484
Polyneuroradiculitis. Von H. WÜRSTLEIN 487

Gefäßerkrankungen des Zentralnervensystems. Von FR. KOCH 494

Anatomie und Physiologie des cerebralen Kreislaufes 494
Funktionelle Durchblutungsstörungen 497
Vasculäre Kopfschmerzen 498
Migräne 501
Orthostatische Auswirkungen auf das ZNS 502
Thrombosen und Embolien 504
Kollagenosen und Gefäße des ZNS 510
Thromboendangiitis obliterans Winniwarter-Buerger 510
Periarteriitis nodosa 512
Lupus erythematodes 512
Gehirnblutungen 513
Epidurale Blutungen 513
Subdurale Blutungen 515
Subarachnoidale Blutungen 521
Intraventriculäre Blutung 527
Intracerebrale Blutungen 528
Gefäßanomalien im Bereich des ZNS 529
Pathologische Anastomosen durch Peristenz embryonaler Gefäße 529
Sackförmige Aneurysmen 530
Angiome 532
Kompression 534

Schädigungen des ZNS durch physikalische Einwirkungen. Von R. KRUSE 546

Hitzeschädigungen des ZNS. Die Überwärmungskrankheiten 546
Ätiologie: Quellen äußerer Wärmeeinwirkung 550
Klinik, Symptomatologie der Hitzeerschöpfung 559
Therapie 564
Schädigungen des Nervensystems durch Elektrizität und Blitz 571
Neurologie des Elektrounfalls 571
Technisch-physikalische und elektrobiologische Vorbemerkungen 572
Die Neurologie des elektrischen Unfalls 579
Elektrotrauma und Gehirn: Thermoelektrische Hirnschädigungen 579
Sonstige Stromwirkungen auf das Gehirn 581
Elektrotrauma und Rückenmark: Thermoelektrische Rückenmarksschäden 583
Sonstige Stromeinwirkungen auf das Rückenmark 584
Elektrotrauma und periphere Nerven 585
Elektrotrauma und vegetatives Nervensystem 585
Elektrotrauma und Ohr 585
Elektrotrauma und Auge 586
Tod durch elektrischen Unfall 586
Erste Hilfe; Therapie 587
Prophylaxe 589
Neurologie des Blitzschlagunfalls 593
Physikalisch-meteorologische Vorbemerkungen 594
Das akute Blitzsyndrom 596
EEG- und EKG-Befunde 599
Neurologische Folgezustände 599
Otologische Blitzläsionen 600
Ophthalmologische Blitzläsionen 600
Pathophysiologie 600
Tod durch Blitzschlag 601
Therapie 601
Prophylaxe des Blitzunfalls 602

Cerebrale Anfälle. Von Ph. Bamberger 603

Allgemeine Problematik 604
  Krampffähigkeit, Krampfanlage und Krampfbereitschaft 604
    Vererbung 605
  Der epileptische Anfall 606
    Der epileptogene Herd 607

Formen cerebraler Anfälle 607
  Grand mal 607
  Fokale Anfälle 612
  Psychomotorische Epilepsie 618
    Die altersgebundenen kleinen Anfälle 625
  Propulsiv-Petit-Mal (Syndrome de West) 626
  Myoklonisch-astatisches Petit mal 631
  Pyknolepsie 638
  Impulsiv-Petit-mal 644
  Reflex-Epilepsie 645
  „Maskierte Epilepsie" und „latente Epilepsie" 646
  Psychische Befunde, ihre Ursachen und Folgen 648
    Ätiologie 654
    Diagnostik 657
    Therapie 659
  Die medikamentöse Therapie des chronischen Anfallsleidens 659
    Ernährung und Diättherapie 671
    Ambulanz für krampfkranke Kinder 671
    Chirurgische Therapie 672
  Psychische Betreuung und Fürsorge 673

Gelegenheitskrämpfe 676
  Infektkrämpfe 677
  Hypocalcämische Anfälle, rachitogene Spasmophilie (Eklampsie) 683
  Krämpfe während der Neugeburtsperiode 685
  Begleitkrämpfe bei entzündlichen Erkrankungen des ZNS 686
  Krämpfe bei internen Erkrankungen 686
  Respiratorische Affektkrämpfe 687
  Narkolepsie 690
  Synkopale Anfälle 690

Erkrankungen des vegetativen oder autonomen Nervensystems. Von H.-M. Heinisch 695

Die Entwicklung unserer Vorstellungen über die Anatomie und Physiologie des sog. vegetativen oder autonomen Nervensystems 695
  Störungen der vegetativen Regulation 699
  Die „Nabelkoliken (Moro)" als Prototyp des funktionell-abdominellen Syndroms 704
  Funktionelles Hyperthermiesyndrom 709
  Funktionelles Kopfschmerzsyndrom 712
  Funktionelles kardio-vasculäres Syndrom 716
  Funktionelles Haut-Gefäßsyndrom 722
  Funktionelles Atmungssyndrom 724
  Akrodynie 730
  Toxische Schäden des vegetativen oder autonomen Nervensystems 743
  Erythrocyanosis crurum puellarum 747

Psychologie — Psychiatrie

Entwicklungspsychologie. Von S. Bayr-Klimpfinger 753

Kinder- und Jugendpsychologie als ontogenetische Entwicklungspsychologie 753
Der Ablauf der ontogenetischen Entwicklung während Kindheit und Jugend 756
  Die Zeit bis gegen 9 Monate. Das Säuglingsalter 756
  Die Zeit bis gegen $2\frac{1}{2}$ Jahre. Das Kleinstkindalter 757
  Die Zeit bis zur Vollendung des 5. Lebensjahres. Das Kleinkindalter 758

Die Zeit bis zum Beginn der Pubertät. Die reife Kindheit 760
Das Jugendalter als Zeit bis zum Erwachsensein. Pubertät und Adoleszenz 763
Die Adoleszenz 765

Testproblematik. Von E. G. Huber 767
Notwendigkeit und Bedeutung der Tests. Ihre Zuverlässigkeit und Gültigkeit 767
Aufgabengebiete der Tests 769
Psychologische Grundlagen und Einteilung der Tests 771
Untersuchung der Fähigkeiten 773
Die Prüfung einzelner psychischer Funktionen 773
Die Prüfung von Kenntnissen und Fertigkeiten 775
Die Prüfung der Intelligenz 775
Die Prüfung der psychophysischen Entwicklung 777
Die Untersuchung der Persönlichkeit 777

Ursachenlehre. Von H. Asperger 780

Reifungsproblematik und Reifungsphasen
Reifungsverfrühung. Von H. Harbauer 791
Wesentlich umweltbedingte Frühreifeformen 791
Die Altklugheit 791
Vorausentwicklung bei schwerer Erkrankung, Belastung und Anspannung 792
Höchstbegabung, vorzeitige Talentierung, „Wunderkinder" 792
Reifungsverfrühung bei Entwicklungsbeschleunigung (Acceleration) 793
Die psychische Reifungsverfrühung im Rahmen der Acceleration 794
Frühentwicklung und Körpermaße 794
Frühentwicklung und Reifungsdisharmonie 795
Frühentwicklung und Verhaltensstörung 795
Frühentwicklung und Ergebnisse projektiver Testmethoden 795
Frühentwicklung und Sexualität 795
Frühentwicklung und Längsschnittuntersuchungen 796
Spätprognose der psychischen Frühentwicklung bei der Acceleration 797
Reifungsverfrühung bei cerebralen und endokrinen Krankheiten 797
Pubertas praecox 797
Senilitas praecox 800
Frühkindlicher Autismus 800

Einschulungsfragen. Von H. Asperger 803

Die Sprachstörung des Kindesalters mit Einschluß der Aphasien. Von F. G. v. Stockert † 809
Sprachpsychologische Aspekte 809
Die Störung der Steuerungsfunktion bei kindlichem Autismus 810
Die Störung der Darstellungsfunktion des angeborenen Taubstummen 812
Störungen der Sprachentwicklung 815
Syndrome der Hörstummheit (Alalia idiopathica) 815
Alalia idiotica bei bestehender Fähigkeit zum Singen 818
Sensorische Hörstummheit 819
Stammeln (Dyslalie) 821
Angeborene Schreib- und Leseschwäche 824
Erworbene Störungen, Aphasien und sprachliche Abbauprozesse 826
Neurotische Sprachstörungen 829

Taubheit. Von R. Luchsinger 839
Klinik 841
Hemmung der Sprachwahrnehmung 843

Konstitutionell bedingte psychische Störungen
Neuropathie, vegetative Dystonie. Von H. Asperger 850
Erscheinungsbild 854
Organstörungen 855
Eß- und Verdauungsstörungen 855
Entleerungsstörungen 858
Enkopresis, Einschmutzen 858
Obstipation 860

Analprolaps 860
Enuresis 861
Schlafstörungen 863
Kreislaufsymptome 866
Atemstörungen 868
Motorische Störungen 869
Neuropathische Allgemeinstörungen 870
Pubertätsmagersucht, Anorexia nervosa 877
Therapie der Neuropathie 881

Psychopathie. Von H. ASPERGER 888
Autistische Psychopathie 889
Zwangsneurotische Psychopathen 892
Hysterische Psychopathen 896
Hysterische Organstörungen 897
Andere Typen kindlicher Psychopathen 903
Depressive 904
Hyperthyme 905
Haltlose 905
Charakterologische Betrachtungsweise 906

Psychosen des Kindesalters. Von H. STUTTE 908
Endogene Psychosen 909
Schizophrenie 909
Endogen-phasische Psychosen 915
Exogene (somatisch begründete) Psychosen 918
(Autochthone) Dementive Psychosen 918
Dementia infantilis Heller 918
Hyperkinetisches Syndrom (Kramer-Pollnow) des Kleinkindalters 920
Psychotische Bilder bei heredodegenerativen Hirnleiden, die (in der Regel) zur Demenz führen 920
Der Erbveitstanz 920
Hepatocerebrale Degeneration (Wilsonsche Krankheit) 921
Psychotische Bilder bei entzündlichen Hirnerkrankungen mit Demenz 921
Infantile und juvenile Paralyse 921
Leukencephalitiden 922
Delirante Psychosen 923
Encephalitis epidemica (Economo) 923
Die postvaccinalen Encephalitiden 924
Affektiv gefärbte, symptomatische Psychosen 928
Exogene Psychosen phasischen Charakters 929
Erlebnisreaktive (psychogene) Psychosen 930
Hysterisch-abulische Zustände 931
Kindliche Phobien und Zwangsphänomene 931
Entwicklungsphasisch determinierte psychoseähnliche Zustände 932
Konstitutionelle Abartigkeiten psychoseähnlichen Charakters 932

Therapie
Die kinderärztliche Führung des verhaltensgestörten Kindes. Von O. ABA 938
Erscheinungsweisen der Verhaltensstörungen 938
Biographische Anamnese 939
Medizinische Untersuchung 942
Psychologische Untersuchung 943
Ärztliche Maßnahmen 944
Präventivmedizinische Maßnahmen 944
Psychohygienische Gesichtspunkte 945
Das Beratungsgespräch 947
Psychotherapie 949
Medikamentöse Behandlung 949
Orte pädiatrischer Aktivität auf dem psychologischen Sektor 950
Die kinderärztliche Praxis 950
Das Krankenhaus 951
Die institutionelle Erziehungsberatung 952
Kinderheime 952
Wo steht die kinderärztliche Betreuung des verhaltensgestörten Kindes ? 952

Ausbildung, Fortbildung 954

Heilpädagogisch-psychologische Behandlung. Von H. ASPERGER 957

Psychotherapie im Kindesalter. Von G. BIERMANN 966
  Sinn, Form und Inhalt der analytischen Spieltherapie 970
  Spezielle Probleme der Kinderpsychotherapie 972
    Die Indikationsstellung zur Kinderpsychotherapie 972
    Die initiale Behandlungsphase 973
    Der Therapeut und seine Haltung 973
    Die Position der Eltern während der Therapie des Kindes 974
    Elternbehandlung während der Therapie des Kindes 974
    Beendigung der Kinderanalyse 975
    Die Prognose der kindlichen Neurose im Hinblick auf die Kinderpsychotherapie 976
    Erfolge der Kinderpsychotherapie (Katamnesen) 976
    Die Kosten der psychotherapeutischen Behandlung 976

  Besondere Formen der Anwendung einer Psychotherapie im Kindes- und Jugendalter 977
    Gruppentherapie 977
    Die Psychotherapie in Pubertät und Adoleszenz 978
    Psychotherapie verwahrloster Kinder und Jugendlicher 979
    Die Psychotherapie des Heimkindes 979
    Psychotherapie psychosomatischer Erkrankungen 980
    Die stationäre Gruppentherapie im Kinderkrankenhaus 980
    Psychotherapie psychotischer Kinder 981
    Vorbeugung und Behandlung iatrogener Schäden 981
    Psychotherapie mittels einmaliger Beratung bzw. Behandlung 981

  Der Ausbildungsweg des Kindertherapeuten; seine Voraussetzungen 982
    Ausbildungsmöglichkeiten in der Kinderpsychotherapie 982
    Der nicht-ärztliche Psychotherapeut und seine Problematik 982

  Pragmatische Psychotherapie 982
    Spezielle Therapieverfahren bei besonderen Erkrankungen 984

  Die Stellung der Psychotherapie in der Pädiatrie 986

Kindesmißhandlung und Vernachlässigung. Von U. KÖTTGEN 992

Glaubwürdigkeit kindlicher Zeugenaussagen. Von H. ASPERGER 1003

  Schwachsinn 1005
  Hirnstörungen 1006
  Hysterische Pseudologien 1006
  Lügen aus kalter Berechnung 1007
  Hochstapler 1008
  Arzt oder Psychologe als Sachverständiger? 1009
  Logische Kriterien 1009
  Widersprüche 1010
  Beurteilung des Ausdrucks 1010
  Affektlage 1011
  Erstes Bekanntwerden eines Geschehens 1012
  Veränderungen des Kindes durch ein Erlebnis 1012
  Milieu 1013
  Koinzidenz von Kind und Geschehen 1013

Die psychologische Situation des Kindes im Krankenhaus. Von G. BIERMANN 1014

  Psychologische Grundlagen 1014
    Kind, Familie und Krankenhaus 1014
    Psychologische Situation des Säuglings im Krankenhaus 1014

  Psychohygienische Maßnahmen 1018
    Einschränkung der Krankenhauseinweisungen von Kleinkindern 1018
    Vorbereitung des Kindes auf den Krankenhausaufenthalt 1018
    Aufnahme des Kindes im Krankenhaus 1019
    Tägliche — relativ unbeschränkte — Besuchszeit der Mutter 1019
    Mutter als Hilfs-Schwester 1021

Weitere Auswirkungen des Krankenhausaufenthaltes 1021
Probleme einer unbeschränkten Besuchszeit sowie der Mitaufnahme der Mütter erkrankter
Kinder (Rooming-In) 1022
Erfahrungen mit einer Liberalisierung der Besuchszeit 1024
Vorbereitende und nachgehende Fürsorge bei operierten Kindern 1024
Psychologische Betreuung chronisch kranker Kinder 1024
Kinder in Krankenhäusern ohne eigene Kinderstation 1025

Allgemeine psychologische Betreuung des Kindes im Krankenhaus 1025
Funktion des Kinderpsychotherapeuten (Kinderpsychiaters) im Kinderkrankenhaus 1025

Sachverzeichnis 1028
Gesamtdisposition dieses Handbuches 1061

Mitarbeiterverzeichnis

ABA, O., Dr., 2400 Lübeck, Bunsenstr. 8

ASPERGER, H., Prof. Dr., Universitäts-Kinderklinik, A-1090 Wien IX, Spitalgasse 23

BAMBERGER, PH., Prof. Dr., 8000 München 23, Anton-Kutscher-Platz 2

BAYR-KLIMPFINGER, S., Prof. Dr., A-1090 Wien IX, Kolingasse 10/20

BECKMANN, R., Prof. Dr., Universitäts-Kinderklinik, 7800 Freiburg i. Br., Mathildenstr. 1

BIERMANN, G., Dr., Kinderpoliklinik der Universität, 8000 München 15, Pettenkoferstraße 8a

DOOSE, H., Priv.-Doz. Dr., Universitäts-Kinderklinik, 2300 Kiel, Fröbelstr. 15—17

EBEL, KL.-D., Dr., Röntgenabteilung des Kinderkrankenhauses, 5000 Köln, Amsterdamer Straße 59

HARBAUER, H., Prof. Dr., Kinderpsychiatrische Klinik der Universität, 6000 Frankfurt a. M., Deutschordenstr. 50

HEINISCH, H. M., Priv.-Doz. Dr., Universitäts-Kinderklinik Lindenburg, 5000 Köln-Lindenthal

HUBER, E. G., Doz. Dr., Universitäts-Kinderklinik, A-1090 Wien IX, Spitalgasse 23

HUMMERT, F., Dr., 6900 Heidelberg, Hasenbühler Weg 3

JACOBI, G., Dr., Universitäts-Kinderklinik, 6000 Frankfurt a. M. 70, Ludwig-Rehn-Straße 14

KOCH, FR., Prof. Dr., Universitäts-Kinderklinik, 6300 Gießen, Klinikstr. 28

KÖTTGEN, U., Prof. Dr., Universitäts-Kinderklinik, 6500 Mainz, Langenbeckstr. 1

KRÄMER, W., Dr., Universitäts-Kinderklinik, 6900 Heidelberg, Hofmeisterweg 5

KRUSE, R., Priv.-Doz. Dr., Universitäts-Kinderklinik, 6900 Heidelberg, Hofmeisterweg 1—9

LUCHSINGER, R., Prof. Dr., CH-8001 Zürich, Limmatquai 122

MARTINIUS, J., Dr., Max-Planck-Institut für Psychiatrie, 8000 München 23, Kraepelinstr. 10

MATTHES, A., Prof. Dr., Klinik für Anfallskranke, 7642 Kork

MAUTNER †, H., Dr., Boston/Mass.

NEUHÄUSER, G., Dr., Universitäts-Kinderklinik, 8520 Erlangen, Loschgestr. 15

PACHE, H.-D., Prof. Dr., Kinderabteilung des Städtischen Krankenhauses München-Harlaching, 8000 München 90, Sanatoriumsplatz 2

RADL, H., Primarius Dr., Wilhelminenspital der Stadt Wien, Abteilung für Kinderinfektionskrankheiten, A-1000 Wien XVI, Montleartstr. 37

RETT, A., Primarius Univ.-Doz. Dr., Neurologisches Krankenhaus, Abteilung entwicklungsgestörter Kinder, A-1000 Wien XIII, Versorgungsheimplatz 1

SCHMID, F., Prof. Dr., Städtische Kinderklinik, 8750 Aschaffenburg, Am Hasenkopf 1

SEITELBERGER, F., Prof. Dr., Neurologisches Institut der Universität, A-1090 Wien IX, Schwarzspanierstr. 17

SIMON, C., Priv.-Doz. Dr., Universitäts-Kinderklinik, 2300 Kiel, Fröbelstr. 15—17

STOCKERT †, F. G. v., Frankfurt a. M.

STRUPPLER, A., Prof. Dr., Neurologische Klinik rechts der Isar der Technischen Hochschule, 8000 München 80, Ismaninger Straße 22

STUTTE, H., Prof. Dr., Kinder- und Jungenpsychiatrische Universitätsklinik, 3550 Marburg a. d. Lahn, Hans-Sachs-Straße 6

WECHSELBERG, K., Prof. Dr., Universitäts-Kinderklinik, 5000 Köln-Lindenthal

WIEDEMANN, H.-R., Prof. Dr., Universitäts-Kinderklinik, 2300 Kiel, Fröbelstr. 15—17

WÜRSTLEIN, H., Dr., Städtische Kinderklinik, 8750 Aschaffenburg, Am Hasenkopf 1

Neurologie

Allgemeine Grundlagen der pädiatrischen Neurologie

Das neurologische Krankengut

F. Schmid, Heidelberg

Zwischen der Rubrifizierung vieler neurologischer Krankheiten als „Vitium cerebri" oder „Dementia infantilis" und der hochspezialisierten neurologischen Diagnostik unserer Tage stehen nicht mehr als zwei wissenschaftliche Generationen. Immer mehr haben sich die Erkrankungen des Zentralnervensystems von der Peripherie des pädiatrischen Interesses in das Zentrum des Faches verschoben; heute steht das cerebral geschädigte und geistig behinderte Kind im Mittelpunkt vieler medizinischer, pädagogischer und sozialer Bestrebungen.

Wenn zwischen diesem Interesse und den therapeutischen Möglichkeiten noch eine breite Lücke klafft, so weist diese Gegebenheit darauf hin, daß die pädiatrische Neurologie erst am Anfang einer vielversprechenden Entwicklung steht. Sucht man heute nach einem guten Lehrbuch der Neurologie im Kindesalter oder einer umfassenden Orientierungsquelle, findet man gute Details, aber erst in den letzten Jahren einige Übersichtsdarstellungen.

Durch die Verschiebungen innerhalb des pädiatrischen Krankengutes während der letzten Jahrzehnte und das gesteigerte Bemühen um die neurologischen Krankheitsfälle, gewinnt man subjektiv den Eindruck, als hätten die neurologischen Krankheiten in den letzten Jahren zahlenmäßig zugenommen. Größere klinische Studien darüber fehlen. In Zusammenarbeit mit L. Heimlich haben wir uns deshalb am klinischen Krankenmaterial der Universitäts-Kinderklinik Heidelberg einen Überblick verschafft über

a) den Anteil neurologischer Fälle am klinischen Krankengut in 12 Jahrgängen (1931, 1935, 1950/51, 1959—1966),

b) die prozentualen Anteile der verschiedenen Krankheiten und Krankheitsgruppen und

c) über deren Altersverteilung.

Weitere statistische Details wurden in den einschlägigen Abschnitten verwendet.

Die Tabelle 1 zeigt auf, daß der prozentuale Anteil neurologischer Fälle im klinischen Krankengut in den geprüften Jahrgängen um 10%

Tabelle 1. *Absolute und prozentuale Häufigkeit der neurologischen Krankheitsfälle in 12 Stichjahren (Universitäts-Kinderklinik Heidelberg); n = 5703*

Jahr	Gesamtaufnahmen	Neurologische Fälle	Prozent
1931	1984	181	9,12
1935	1830	207	11,3
1950	3404	351	10,3
1951	3554	398	11,2
1959	4390	594	11,25
1960	4251	606	11,9
1961	4580	677	14,56
1962	4260	570	13,4
1963	4544	506	10,9
1964	4621	553	11,75
1965	4707	520	11,1
1966	5099	540	10,6

der stationär behandelten Fälle lag. Die herausragenden Sätze von 13% für 1962 und 14% für 1961 dürften auf die besondere Schwerpunktbildung für Krampfleiden in diesen Jahren zurückzuführen sein. Objektiv ist also eine Zunahme neurologischer Krankheiten zwischen 1930 und 1966 nicht nachweisbar.

Aus dem gewonnenen Kollektiv von 5703 Patienten mit Erkrankungen des ZNS und Krankheiten mit Beteiligung des Nervensystems wurde in Tabelle 2 der auf die ein-

Tabelle 2. *Häufigkeit und Altersverteilung unter 5703 „neurologischen" Krankheitsfällen*

Diagnose	Absolute Häufigkeit	Prozentuale Häufigkeit	1	2	3	4	5	6	7	8	9	10	11	12	13	14	15	16	17	18
Infant. Cerebralparese	259	4,57	110	48	25	20	6	3	3	5	2	2	1	1	1	—	—	—	—	—
Oligophrenie	108	1,93	22	12	20	13	13	7	5	4	3	3	3	1	2	—	—	—	—	—
Hydrocephalus	118	2,12	111	4	2	—	—	1	—	—	—	—	—	—	—	—	—	—	—	—
Z. n. Hydrocephalus-Op	14	0,24	8	2	2	—	—	—	—	—	—	—	—	—	—	—	—	—	—	—
Rachischisis	95	1,78	95	—	—	1	—	—	—	—	—	—	—	—	—	—	—	—	—	—
Z.n. Rachischisis-Op	21	0,36	18	2	1	—	—	—	—	—	—	—	—	—	—	—	—	—	—	—
Mikrocephalus	54	0,92	33	11	1	—	4	—	1	1	2	2	—	—	—	—	—	—	—	—
Makrocephalus	19	0,38	16	2	1	—	—	—	—	—	—	—	—	—	—	—	—	—	—	—
Craniostenose	10	0,18	6	—	2	1	1	—	—	—	—	—	—	—	—	—	—	—	—	—
Selt. Fehlbild d. RM	15	0,26	15	—	—	—	—	—	—	—	—	—	—	—	—	—	—	—	—	—
Leukodystrophie	3	0,05	2	1	—	—	—	—	—	—	—	—	—	—	—	—	—	—	—	—
Amaurotische Idiotie	9	0,15	5	—	—	—	1	1	1	—	1	—	—	—	—	—	—	—	—	—
Sturge-Weber	7	0,12	7	—	—	—	—	—	—	—	—	—	—	—	—	—	—	—	—	—
Neurofibromatose	5	0,08	2	—	1	—	1	—	1	—	—	—	—	—	—	—	—	—	—	—
Tuberöse Hirnsklerose	10	0,18	3	2	—	—	—	3	—	1	—	—	—	1	—	—	—	—	—	—
Heredit. Myoclonus-Epi	1	0,02	—	—	—	—	1	—	—	—	—	—	—	—	—	—	—	—	—	—
Herdoataxien	4	0,07	—	—	—	1	—	—	—	3	—	—	—	—	—	—	—	—	—	—
Spin. prog. Muskelatroph.	26	0,45	17	4	3	1	1	—	—	—	—	—	—	—	—	—	—	—	—	—
Myatonia congenita	27	0,46	23	4	—	—	—	—	—	—	—	—	—	—	—	—	—	—	—	—
Prog. Muskeldystrophie	37	0,64	3	2	8	2	7	4	5	2	3	—	—	1	—	—	—	—	—	—
Spin. Muskelatrophie	4	0,07	—	1	—	—	1	—	1	—	1	—	—	—	—	—	—	—	—	—
Myasthenia gravis	3	0,05	—	—	—	—	—	—	—	—	—	2	—	1	—	—	—	—	—	—
Neurale Muskelatrophie	2	0,03	—	—	1	1	—	—	—	—	—	—	—	—	—	—	—	—	—	—
Bakterielle Meningitis	312	5,45	129	43	34	25	14	23	13	3	5	8	2	5	2	5	—	—	—	—
Abakterielle Meningitis	365	6,45	29	17	22	40	39	39	45	37	27	20	18	17	11	3	1	—	1	—
Pt. mit bekannter Epilep.	390	6,82	39	64	52	40	34	22	23	15	15	23	13	14	15	13	8	—	—	—
Meningitis unkl. Genese	72	1,23	36	7	6	4	3	5	2	2	2	—	4	2	—	—	—	—	—	—
Z.n. Meningitis	48	0,83	5	1	4	5	1	1	3	5	3	6	5	5	1	3	—	—	—	—
Meningo-Encephalitis	44	0,77	15	5	8	2	1	—	3	4	1	4	—	1	—	—	1	—	—	—
Abakt. Encephalitis	125	2,16	31	29	20	10	4	7	10	2	2	6	1	3	—	—	—	—	—	—
Bakt. Encephalitis	2	0,03	—	1	—	1	—	—	—	—	—	—	—	—	—	—	—	—	—	—
Myelitis	6	0,11	—	—	—	—	—	—	—	3	1	—	—	—	—	1	1	—	—	—
Z.n. Myelitis	5	0,08	—	—	—	—	—	—	—	1	—	1	1	—	1	—	—	—	1	—
Poliomyelitis	327	5,77	23	72	57	56	29	25	16	10	10	9	5	7	5	3	—	—	—	—
Z.n. Poliomyelitis	17	0,29	2	3	2	2	2	2	—	—	—	1	2	—	—	—	—	—	—	1
Cerebellitis	21	0,36	5	3	4	2	3	2	—	1	—	1	—	—	—	—	—	—	—	—
Virusencephalopathie	2	0,03	—	—	—	—	1	—	1	—	—	—	—	—	—	—	—	—	—	—
Subakute Encephalitis	3	0,05	—	—	1	—	—	—	3	—	—	—	—	—	—	—	—	—	—	—
Toxoplasmose	33	0,57	19	2	4	3	1	3	—	3	—	1	—	1	1	—	—	—	—	—
Arachnitis	8	0,14	—	—	2	2	1	—	—	—	—	2	—	5	—	—	—	—	—	—
Chorea minor	45	0,78	—	—	—	—	4	3	5	3	8	6	7	—	3	1	—	—	—	—

Tabelle 2 (Fortsetzung)

Diagnose	Absolute Häufigkeit	Prozentuale Häufigkeit	Altersverteilung 1	2	3	4	5	6	7	8	9	10	11	12	13	14	15	16	17	18
Z.n. Chorea minor	9	0,15	—	—	—	—	—	—	—	—	2	1	2	—	3	1	—	—	—	—
Neuritis	14	0,24	1	1	4	2	—	1	—	3	1	—	—	—	1	—	—	—	—	—
Facialisparese	56	0,94	8	3	1	5	9	5	7	1	3	6	3	3	4	2	—	—	—	—
Angiospast. Kopfschmerz	30	0,52	—	—	1	2	1	2	2	2	1	4	3	7	2	—	—	—	—	—
Migräne	12	0,21	—	1	—	—	—	1	—	—	1	1	3	2	—	1	—	—	—	—
Org. Durchblutungsstörung	2	0,03	—	—	—	—	—	—	—	—	—	2	—	—	—	—	—	—	—	—
Subdurale Blutung	50	0,87	46	2	2	—	1	—	1	1	—	—	—	—	—	—	—	—	—	—
Z.n. subduraler Blutung	13	0,22	5	2	1	2	—	1	—	—	1	—	—	—	—	—	—	—	—	—
Intracerebrale Blutung	13	0,22	13	—	—	—	—	—	—	—	—	—	—	—	—	—	—	—	—	—
Subarachnoidale Blutung	10	0,18	8	1	—	—	—	—	—	—	—	—	—	—	—	—	—	—	—	—
Traumat. Schäden des ZNS	61	1,06	60	1	—	—	—	—	—	—	—	1	—	1	2	1	—	—	—	—
Geburtstrauma periph. Nerv.	54	0,95	54	—	—	—	—	—	—	—	—	—	—	—	—	—	—	—	—	—
Commotio cerebri	84	1,47	9	15	18	6	5	8	5	7	4	3	1	—	—	1	—	—	—	—
Contusio cerebri	7	0,12	—	—	1	—	1	1	—	—	—	1	3	—	—	—	—	—	—	—
Schädelfraktur	35	0,61	27	4	—	1	1	—	1	1	1	—	—	—	—	—	—	—	—	—
Z.n. Schädeltrauma	16	0,27	3	1	2	—	3	3	1	—	1	1	1	2	—	—	—	—	—	—
Cerebralschaden	110	1,95	47	21	15	12	7	2	2	2	2	—	—	—	—	—	—	—	—	—
Paresen periph. Nerven	15	0,26	—	—	—	—	3	1	1	1	2	2	3	2	—	—	—	—	—	—
Epilepsie	802	14,15	281	113	107	53	51	30	46	33	19	25	16	15	10	1	2	—	—	—
Spasmus nutans	2	0,03	2	—	—	—	—	—	—	—	—	—	—	—	—	—	—	—	—	—
Infektkrämpfe	395	6,94	78	171	79	43	10	4	5	3	1	1	1	—	—	—	—	—	—	—
Resp. Affektkrämpfe	18	0,35	6	6	3	1	1	—	1	—	1	—	—	—	—	—	—	—	—	—
Neugeborenenkrämpfe	56	0,94	56	—	—	—	—	—	—	—	—	—	—	—	—	—	—	—	—	—
Nabelkoliken	65	1,15	—	—	6	3	4	5	8	7	7	13	7	1	3	1	—	—	—	—
Krampfanfälle unkl. Genese	216	3,7	125	32	11	8	5	5	1	8	6	2	4	9	2	2	—	—	—	—
Narkolepsie	7	0,12	—	—	—	—	—	—	—	1	1	—	1	1	2	2	—	—	—	—
Veg. Regulationsstörung	69	1,23	—	1	1	1	1	3	4	2	7	9	15	13	12	4	—	—	—	—
Acrodynie	14	0,24	4	3	3	1	—	1	—	—	—	—	—	—	—	—	—	—	—	—
Tumor cerebri	132	2,35	8	13	15	12	12	9	8	13	8	8	7	9	6	1	3	—	—	—
Z.n. Op Tumor cerebri	7	0,12	—	—	—	1	1	1	2	1	—	1	—	—	—	—	—	—	—	—
Rückenmarks-Tumor	6	0,11	1	—	—	—	1	1	—	—	1	1	2	—	—	—	—	—	—	—
Psychopathie	67	1,17	2	2	3	3	7	6	4	5	5	8	5	11	4	1	1	—	—	—
Verhaltensstörungen	70	1,25	6	5	3	4	6	5	9	9	4	3	3	6	2	5	—	—	—	—
Neuropathie	65	1,15	25	7	11	4	2	1	1	2	2	14	12	2	3	2	1	—	—	—
Enuresis u. Enkopresis	123	2,16	—	—	11	9	15	12	11	14	11	2	2	8	5	1	—	—	—	—
Einschlafstörung	17	0,29	—	1	1	1	2	2	2	2	2	7	5	—	—	—	—	—	—	—
Tic	26	0,45	—	—	—	—	4	—	1	1	3	2	2	—	2	1	—	—	—	—
Psychomot. Entwickl. rück.	209	3,6	52	57	35	31	17	5	7	1	—	2	—	1	—	—	—	—	—	—
Cerebr. Erbrechen	21	0,36	7	3	1	4	2	—	2	—	—	1	1	—	—	—	—	—	—	—
Orth. Auswirkung auf ZNS	49	0,85	—	1	—	—	1	3	3	3	8	11	6	9	3	1	—	—	—	—

zelnen Formen entfallende Anteil aufge-
schlüsselt. Es ergibt sich folgende Reihenfolge
der wichtigsten Gruppen:

Epilepsie 14%,
Infektkrämpfe 6,9%,
bakterielle Meningitis 6,5%,
abakterielle Meningitis 5,5%,
Poliomyelitis 5,8%,
infantile Cerebralparese 4,6%,
psychomotorischer Entwicklungsrück-
    stand 3,6%,
traumatische Schäden 2,6%,
Tumor cerebri 2,4%,
Encephalitis 2,2%,
Hydrocephalus 2,1%,
Oligophrenie 1,9%,
Rachischisis 1,7%.

Alle anderen Krankheiten oder Krankheitsgruppen liegen deutlich unter der 2%-Grenze.

In der Tabelle 2 sind jene psychischen (z.B.
Verhaltensstörungen, Enuresis) und somatischen Diagnosen (z.B.Muskelprozesse, Nabelkoliken) mitaufgenommen, die sich mit orga-
nisch-neurologischen Prozessen überschneiden
können. Bis auf die relativ überhöhte Zahl an
Epilepsien dürften die anderen in der Tabelle 2
aufgeführten Prozentsätze repräsentativ sein.

Auf das 1. Lebensjahr entfielen 2032 Krankheitsfälle = 35% aller Erkrankungen. Jenseits
des Kleinkindesalters nimmt die Erkrankungshäufigkeit rasch ab, ein abweichendes Verhalten lassen auch hier die Epilepsien erkennen.
Von den 5703 Patienten waren 3207 = 56,2%
männlichen und 2496 = 43,8% weiblichen Geschlechtes. Eine jahreszeitliche Disposition zu
neurologischen Affektionen insgesamt konnte
nicht ermittelt werden, dagegen zeigen die einzelnen Formen (z.B. Meningitisformen) sehr
charakteristische Saisonkurven (s. d.).

Untersuchung hirngeschädigter Kinder

A. Rett, Wien

Das Gebiet der kindlichen Hirnschädigung
ist im Laufe der letzten beiden Jahrzehnte
stark in den Vordergrund medizinischer Betrachtung gerückt und von einem früher ge-
miedenen Bereich der Humanmedizin zu einem
bedeutsamen Teilgebiet der Medizin geworden.
Seit man Schwachsinn nicht mehr automatisch
mit den Begriffen „erbkrank" und „lebens-
unwert" gleichsetzt, kommt immer mehr die
Tatsache zum Ausdruck, daß es sich hier um
Krankheiten in des Wortes strengster Bedeutung handelt, um Krankheiten, die das Leben
einer Familie gleichsam schicksalhaft treffen
können. Die Änderung der prinzipiellen Einstellung zu diesem Krankheitsgebiet wurde vor
allem durch die Fortschritte der Ursachen-
Forschung bewirkt, die zahlreiche pathogene
Faktoren eruieren und so die bisher bestehende
Unsicherheit um die Fragen der Ursachen kindlicher Hirnschäden schrittweise beseitigen
konnte. Mit einer revidierten Einstellung zum
Problem an sich entwickelte sich gleichzeitig
eine intensivere Erfassung dieses Krankengutes und der Beginn therapeutischer Bemühungen um die Patienten. Dies führte
zwangsläufig zu immer eingehender Differen-

zierung der einzelnen Krankheitsbilder, d.h.
zur Notwendigkeit exakter Diagnosestellung.
Nun ist die Diagnose eines kindlichen Hirnschadens eine im besonderen Maße verantwortungsvolle Aufgabe, die weit über die Grenzen des rein pädiatrischen Wissensgebietes
hinausgeht und den Lebensweg des Kindes
und seiner Familie entscheidend beeinflußt.
Deshalb sind, entsprechend den komplexen
Auswirkungen einer Hirnschädigung auf den
Organismus und die Persönlichkeit des Kindes,
auch eingehende, alle Dimensionen organischer
und psychischer Entwicklung einschließende
Untersuchungen erforderlich, um zu einer
Diagnose zu gelangen, die nicht nur *medizinisches Schlagwort* sein darf, sondern eine umfassende Darstellung von Ursache, klinischem
und psychologischem Erscheinungsbild und den
daraus resultierenden Konsequenzen für das
Kind und seine Entwicklung sein muß.

Von der *Art*, in der den Eltern eines hirngeschädigten Kindes diese Diagnose nahegebracht und erklärt wird, hängt zum nicht
geringen Teil dessen weiteres Schicksal ab:
Versucht man, die noch vorhandenen Fähigkeiten soweit wie möglich auszuschöpfen und

aus dem Kind das Maximum des Erreichbaren herauszuholen, oder wird es als *hoffnungslos unheilbar* abgeschrieben. Diese Fragen werden sehr oft bei der *ersten Auseinandersetzung* mit der Krankheit entschieden. *Diagnose* und *Prognose* liegen hier oft allzueng beieinander, decken sich aber nicht immer so, wie dies früher einmal angenommen wurde, weil eben allein die Intensität der Beschäftigung mit dem Kind schon Fortschritte erzielen kann und im Laufe der kindlichen Entwicklung *manches anders* verläuft, als man es nach dem Stand des Wissens der Schulmedizin bisher annehmen konnte. Die *Diagnose* in diesem Gebiet der Humanmedizin ist an ein gewisses Maß an Erfahrung und entsprechende Kenntnisse der heilpädagogischen und therapeutischen Möglichkeiten gebunden. Da die Auswirkungen eines cerebralorganischen Defektes stets komplexer Natur sind, ist es notwendig, in der Untersuchung und Diagnosestellung ebenfalls komplexe Eindrücke zu gewinnen. So kann es etwa nicht genügen, die „prima vista"-Diagnose „Mongolismus" oder „Littlesche Lähmung" zu stellen, vielmehr müssen neben der Krankheitsbezeichnung die gegenwärtige organische und geistigseelische Situation des Kindes in Hinblick auf das für sein Alter normale Entwicklungsniveau festgehalten, die förderbaren Möglichkeiten des Kindes eruiert, aber auch die Grenzen der erreichbaren Entwicklung aufgezeigt werden.

Anamnese

Ausgangsbasis der Diagnose ist die Anamnese. In der übrigen Medizin schon „conditio sine qua non", wird sie in der Untersuchung und Betreuung hirngeschädigter Kinder zu einem wichtigen Faktor ärztlichen Tuns, da sich aus der Anamnese bereits markante Punkte von Ätiologie und Krankheitsverlauf abzeichnen. Die restitutio ad integrum ist in diesem Arbeitsgebiet die *Ausnahme*, der chronische Verlauf oft über Jahre und Jahrzehnte die *Regel*; und so ist es eben unerläßlich, die Krankheit bereits von ihren ersten Wurzeln an, die bekanntlich weit in die Familiengeschichte zurückreichen können, über die Eltern der Kinder, die Geschwister, bis zur Schwangerschaft, Geburt und zum „selbständigen" Leben des Kindes mit allen seinen körperlichen, seelischen und geistigen Phasen zu verfolgen. Je eingehender man sich mit der Anamnesenerhebung befaßt, desto deutlicher wird die Tatsache sichtbar, daß es sich, wie kaum in anderen Bereichen der Humanmedizin, um Störungen handelt, deren Ursache in sog. *Kausalketten*, d.h. in einer Reihe von Faktoren zu suchen ist, deren gleichzeitiges oder aufeinanderfolgendes Zusammentreffen die Entstehung der Erkrankung bedingt.

Auf der Basis eines Krankengutes von über 6000 hirngeschädigten Kindern muß zunächst die *Forderung* aufgestellt werden, daß die Anamnese nur von *dem Arzt* erstellt werden kann, der über ausgezeichnete Erfahrung auf diesem Arbeitsgebiete verfügt; der den Eltern das entsprechende menschliche und ärztliche Vertrauen zu geben vermag, das es möglich macht, ein soweit wie möglich lückenloses Bild aller bisherigen Vorgänge zu erhalten. Es ist ohne weiteres verständlich, daß die oft außerordentlich schwierigen familiären Verhältnisse *nicht* mitgeteilt werden, wenn es dem Arzt nicht gelingt, die Angehörigen zum „Sprechen" zu bringen; besonders schwierig und nur auf der Basis des absoluten Vertrauens zu erstellen sind die gynäkologischen Anamnesen der Mütter hirngeschädigter Kinder. Hier ist man gerade in Hinblick auf die Bedeutung der Menstruation, abgelaufener Aborte oder mißglückter Unterbrechungsversuche für die Ätiologie zahlreicher Störungen auf die Offenheit der Mütter angewiesen. Mit den Jahren erlernt man die optimale Fragestellung und kennt dann die Umwege, die oft gegangen werden müssen, um *echte Fakten* zu erhalten. Man weiß aber auch um die Gefahren des „*Hineinfragens*" und vermag aus Art und Form der Antwort ihren Wahrheitsgehalt einigermaßen abzuschätzen. Man lernt auch, daß bei Wiederholung der Anamnesen-Erhebung immer wieder neue Momente auftauchen, andere verändert oder in ihrem Stellenwert verschoben werden, und daß in den anamnestischen Angaben zwischen Vater und Mutter bzw. Großeltern oft erhebliche *Diskrepanzen* zu finden sind. Hat man dies einmal erkannt, wird man die erste Anamnese immer wieder kontrollieren, bis schließlich ein Bild der Vorgeschichte entsteht, das, im Rahmen menschlicher Unzulänglichkeit, als verwertbar gelten kann.

Ein menschlich verständliches Phänomen ist das Verhalten vieler Eltern in der für sie ja geradezu *existentiellen* Frage nach der Ursache des Leidens ihres Kindes. Die Frage „warum gerade ich" überdeckt meist die Frage nach der eigentlichen Ursache; nur allzuoft flüchten diese Menschen in eine konstruierte Vorstellung von Ursache und Schuld; und es ist oft schwer, den *medizinischen* Standpunkt in das Bewußtsein der Angehörigen zu rücken. Sehr oft werden Vorwürfe gegen den Ehepartner, dessen

Familie oder den Geburtshelfer mehr oder weniger offen erhoben; nicht selten sind es aber Selbstbeschuldigungen, deren psychologische Kettenreaktionen zu erheblichen Verhaltensstörungen führen können. Alle diese Momente sind für die Stellung der Angehörigen dem Kind gegenüber bestimmend. Die Kenntnis der „inneren Einstellung und Haltung" der Angehörigen (Eltern, Großeltern, Geschwister) dem kranken Kind gegenüber ist aber *notwendig*, weil das Sozialverhalten des kranken Kindes weitgehend davon abhängt, in welcher Form die Umwelt zur Krankheit und Persönlichkeit des Patienten Stellung nimmt und wie sie diese Probleme *verarbeitet*.

Aus all dem ist zu erkennen, daß in der Anamneseerhebung nicht nur *eingehendes* Fragen auf breitester Basis, sondern auch menschliches Einfühlungsvermögen und Taktgefühl notwendig sind. Eine ungeschickt formulierte Frage kann das Entstehen des für die weitere Betreuung so notwendigen Vertrauensverhältnisses zwischen Arzt und Angehörigen verhindern und den Weg zur objektiven Abklärung eines Krankheitsprozesses versperren.

Tabelle 3. *Leitpunkte der Anamnese*

Familienanamnese. Alter, Krankheiten, evtl. Todesursache der Großeltern und Urgroßeltern des Patienten.

Belastung mit: Nervenleiden, Hirnschäden, Geisteskrankheiten, Krämpfen (Epilepsie, Gelegenheitskrämpfe), Mißbildungen.

Sonderlinge, Zwillingsgeburten, familiär gehäufte Krankheiten (Dispositionen), Trinker und andere Süchtige, Suicid, Bestrafungen, besondere Begabungen.

Vater. Name, Beruf, Geburtsdatum, Geburtsort, e/ae-Kind, Stellung in der Geschwisterreihe. Besonderheiten bei der Geburt. Schulbesuch, Leistungen, Prüfungen. Wo aufgewachsen (Elternhaus, Pflegeeltern oder Heim u.a.). Kinderkrankheiten (welche, in welchem Alter?). Sonstige Krankheiten, Venerea, chronische Leiden, Operationen. Reizbarkeit, Nervosität, Alkohol- und Nicotinkonsum (Abusus!), Diabetes, Schilddrüsenstörungen. Globaler persönlicher Eindruck vom Vater.

Geschwister des Vaters (Alter; Auffälligkeiten, auch bei deren Kindern, vor allem in Hinblick auf Nervenleiden, Hirnschädigungen, Geisteskrankheiten, Krampfleiden, Mißbildungen).

Mutter. Wie bei Vater, Ehe (Jahr der Eheschließung, deren genaues Datum zur Beurteilung der ae-Konzeption; Probleme in der Ehe, Stellung der Ehepartner zum kranken Kind).

Wohnungsverhältnisse (Größe, Bewohner, Räume, Zustand).

Gynäkologische Anamnese. Menarche, Cyclus, Menstruationsbeschwerden, Menopause. Gesamtzahl der Graviditäten, Geschlecht der Kinder, Auffälligkeiten. Spontan-Ab. und artifizieller Ab., evtl. Ab.-Versuche bei früheren Graviditäten (wann, womit?).

Schwangerschaftsanamnese. Alter und Gesundheitszustand der Eltern bei Konzeption, Infektionskrankheiten in der Familie oder in der Umgebung (Röteln, Toxoplasmose). Zeitpunkt der Konzeption, Datum des 1. Tages der letzten Menstruation, GV während der Gravidität (wie lange, Schmerzen, Blutungen?). Spitalaufenthalte während der Gravidität (wo, wie lange, warum?). Operationen.

Wievielte Gravidität?

Stellung zu Schwangerschaft: erwünscht, indifferent, unerwünscht.

Ab.-Versuch (wann, womit?).

Schwangerschaftstest.

Blutungen in der Gravidität (wann, Therapie?).

Erbrechen (wann, Therapie, Ernährungszustand?).

Infektionskrankheiten (wann, Therapie?).

Belastung mit Röntgenstrahlen (wann?) und sonstigen Bestrahlungen. Medikamente, Schlafmittel, Beruhigungsmittel, Vitamine, Kalk, Antibiotica, Insulin, Hormone usw.

Alkohol, Nicotin, Toxikose, Nephropathie, Anämie.

Psychische Situation während der Gravidität (Schock, Dauerbelastung).

Zeitpunkt und Art der ersten Kindesbewegungen.

Geburtsanamnese. Alter der Eltern zum Zeitpunkt der Geburt. Wo fand die Entbindung statt? Zum errechneten Termin? Wehendauer, Zeitpunkt des Blasensprungs, Geburtsstunde, Lage des Kindes (während der Gravidität und bei Geburt).

Manuelle Hilfe und operative Eingriffe (Sectio), Forceps oder Vakuumextraktion, Dauer der Austreibungsperiode, Herztöne.

Geburtsgewicht und Länge.

1. Schrei, Asphyxie, Nabelschnurumschlingung, sofort sichtbare Mißbildungen.

Bei Zwillingsgeburten: Zustand des anderen Zwillings.

Besonderheiten der Geburt: Weheneinleitung, Medikamente, Narkose.

Lebenslauf des Patienten. Dauer der Stillperiode, Trinkschwäche? Bei Frühgeburten: Wo aufgezogen? (Sondenernährung, Brutkasten). Ikterus. Austauschtransfusionen.

Verhalten als Säugling und Kleinkind, Eßschwierigkeiten. Zahnung, Komplikationen bei Zahnung.

Motorisch-geistige Entwicklung (Sitzen, Kriechen, Stehen, Gehen — Lächeln, Lallen, Sprechen — Reinlichkeitsroutine).

Erkrankungen, welche, wann? Unfälle, Schädeltraumen, Operationen. Besondere Erkrankungen, die mit hohem Fieber, Erbrechen, Augenverdrehen, meningealen Zeichen, Krämpfen, Schreien einhergingen.

Welche Impfungen, wann? Impfschäden, Impfreaktionen?

Kindergarten- und Schulbesuch (welche Schule, wie lange — Leistungen).

Persönlichkeit des Patienten (Kontaktbereitschaft, Stimmungslage, Affektivität, Interessen,

Aktivität) — Lügen, Stehlen, Fortlaufen, Pavor nocturnus, Noctambulie, sexuelles Verhalten, Einschlafstereotypien, Daumenlutschen.

Bei bisher gesunden Kindern: Sehstörungen, Störungen des Greifens, Stolpern, Lähmungen, Kopfschmerzen usw.

Anfallsanamnese. 1. Anfall: wann? wo? Dauer? Verlauf? Von den Eltern vermutete Ursache? Fieber? Welche Behandlung?

Weitere Anfälle: Verlauf? emotionale Erregung vorher, Aura (Art, Stärke), Psyche und Motorik vor den Anfällen. Voraussagbar? Wie beginnen die Anfälle: tonisch-klonisch? rechts — links — beiderseits? lokal-generalisiert? bei Tag — bei Nacht? im Einschlafen — beim Aufwachen? Bewußtlosigkeit? Unterbrechung möglich? Gesichtsfarbe? Zungenbiß, Harnabgang, Stuhlabgang, Deviation conj., vegetative Symptomatik, Mundbewegungen, Handbewegungen, komplexe Handlungen.

Durchschnittliche Dauer eines Anfalls, Anfallsfrequenz.

Bisherige antikonvulsive Therapie, Reihenfolge der Präparate. Medikation im Status epilepticus.

Der Bogen der anamnestischen Fragestellungen ist, wie man sieht, außerordentlich weit gespannt und schließt erbbiologische, medizinische, verhaltenspsychologische, psychologische, soziale, pädagogische und menschliche Gebiete ein, so daß in Zusammenschau mit den Untersuchungsergebnissen eine weitgehend exakte Beurteilung der Gesamtpersönlichkeit mit ihren Querverbindungen und Rückwirkungen auf die Umwelt möglich ist. Interessant und aufschlußreich sind Rückfragen bei den jeweiligen Entbindungsanstalten bzw. Spitälern früherer stationärer Aufenthalte, und es ist bemerkenswert, daß nur in 10% der Fälle unseres Krankengutes, das mit größter Wahrscheinlichkeit prä- und perinatale Schä-

den erlebt hat, bereits in der Entbindungsanstalt Störungen beobachtet wurden, in etwa 90% der Fälle in der Zeit des Aufenthaltes in der Entbindungsanstalt Krankheitssymptome entweder nicht erkannt wurden oder noch nicht erkennbar waren. Rückfragen in den besuchten Kindergärten und Schulen sind wichtig und interessant, denn auch aus diesen Quellen lassen sich immer wieder Fakten eruieren, die unser Bild vom geschädigten Kind formen bzw. ergänzen.

Die *Anamnese* wird im Rahmen der Betreuung hirngeschädigter Kinder nie ganz abgeschlossen sein, da sich im Laufe der oft jahrelangen Zusammenarbeit von Arzt, Pädagogen und Angehörigen sehr oft wertvolle Ergänzungen ergeben, die für das Krankheitsbild, seine Beurteilung und Behandlung bedeutsam sein können. Es ist bemerkenswert, in welchem Maße sich auch die anamnestischen Erinnerungen der Angehörigen vom jeweiligen Zustandsbild des Kindes beeinflussen lassen. Fakten, die unter großer psychischer Belastung bedeutsam werden, sind bei Besserung des Zustandsbildes oft bedeutungslos, werden verdrängt oder vergessen.

Die Diskussion der Anamnese im Rahmen des Betreuungs-Teams ist die unerläßliche Kontrolle, die uns davor bewahrt, Einzelheiten zu übersehen oder zu überbewerten. Auch in der Anamnese muß, wie in der Therapie, einseitige Bewertung einzelner Faktoren zu Verwirrung führen, und es ist unerläßlich, alle erhobenen Befunde nach ihrem vermutlichen biologischen Stellenwert zu ordnen.

Organische Untersuchungen

Nach der Anamnese ist die körperliche Untersuchung der nächste Schritt zur Diagnose. Sie wird den speziellen Eigenheiten kindlicher Hirnschäden entsprechend sowohl pädiatrisch-interne, wie auch neurologische Befunde zu erheben haben und das Kind als Einheit zu erfassen trachten. Schon das Verhalten des Kindes während des Untersuchens läßt Rückschlüsse auf seine Kontaktfähigkeit, seine Sprache und Intelligenz, seine Orientierung zu, und dient zur Komplettierung des Gesamteindruckes.

Kopf

Form und Umfang des *Schädels* lassen bereits wertvolle diagnostische Schlüsse zu —

makrocephale, mikrocephale, brachycephale Konfiguration (s. S. 67), der Zustand der Schädelnähte, Klopfschall und Beweglichkeit des Kopfes sind bei bestimmten Krankheitsbildern in charakteristischer Form verändert.

Die *Behaarung* läßt z.B. bei Störungen der Schilddrüsenfunktion schon deutliche Hinweise auf die Erkrankung erkennen. Abgewetzte Partien sind bei Einschlafstereotypien charakteristisch. Die Form des *Gesichtes*, der Abstand der inneren Lidwinkel, Epicanthus, Hypertelorismus sollen unbedingt Beachtung finden.

Die *Augen* müssen hinsichtlich ihrer Beweglichkeit und Stellung beschrieben, die Pupillen in Form und Reaktion auf Licht und Konvergenz geprüft werden. Die Abhängigkeit der Motorik von der sog. visuell-motorischen Koordination ist bei Strabismus und Nystagmus eklatant. Der Augenhintergrund als Projektionsfläche des Zentralnervensystems ist besonders im Hinblick auf die eventuelle Atrophie des Nervus opticus und auf den Hirndruck wichtig. Sehr häufig sind auch Colobome, Cataracta oder auch chorioretinitische Herde wertvolle diagnostische Hinweise. Die normale Prüfung der Sehschärfe ist in vielen Fällen unmöglich, um so wichtiger sind dann Beobachtungen hinsichtlich der grob zu prüfenden Sehfähigkeit, wie weit das Kind seine Umwelt überhaupt optisch zu erfassen vermag.

Form und Durchgängigkeit der *Nase* in Zusammenhang mit *Gaumen* und *Rachen* sind für die Beurteilung der Atmung und der Sprache von Bedeutung. Die Atmung des spastisch gelähmten Kindes läßt bereits mit bloßem Ohr die Verkrampfung der Bronchialmuskulatur erkennen.

Größe und Zustand der *Tonsillen* sind für die Beurteilung eines Kindes ebenso wichtig wie der Zustand seiner *Zähne*. Wir wissen, daß die Zahnung weitgehenden Einfluß auf das Verhalten hirngeschädigter Kinder hat. Der Begriff der Zahnfraisen hat für das geschädigte Kind wesentlich mehr Bedeutung als für das gesunde. Der oft katastrophale Zustand des Gebisses führt durch mangelnde Kaufähigkeit bzw. durch Schmerzen aus cariösen Zähnen zur Aufnahme ausschließlich flüssiger oder weicher Nahrung und damit wieder zu erheblichen Ernährungsstörungen und Anämien, in weiterer Folge auch zu Kieferdeformierung und Zahnfleischerkrankungen.

Der Zustand der *Zunge*, ihre Größe, Form, Farbe und Beweglichkeit darf nicht übersehen werden. Die Farbe der *Lippen* läßt Rückschlüsse auf den Kreislauf besonders im Rahmen der angeborenen Herzfehler mongoloider Kinder zu.

Der scheinbar übermäßige Speichelfluß des Spastikers ist ein fast obligates Symptom cerebraler spastischer Paresen, aber keineswegs auf übermäßige Speichelproduktion, sondern auf mangelndes Schlucken zurückzuführen. Die Intensität des Speichelflusses läßt ihrerseits den jeweiligen Allgemeinzustand des Kindes abschätzen.

Der *Chvosteksche Reflex* ist als Gradmesser der allgemeinen neurovegetativen Erregbarkeit ein Teil der neurologischen Untersuchung, der sich immer wieder bewährt, vor allem in der Beurteilung des Effektes sedierender Substanzen.

Neben der Form und Stellung der *Ohrmuscheln*, dem Bild des Trommelfelles ist die Prüfung des Auro-Palpebral-Reflexes nicht zu übersehen. Während es oft sehr schwer ist, beim hirngeschädigten Kind die Hörfähigkeit exakt festzustellen, da ja sehr viele affektive Momente eine Rolle spielen, d.h. das Kind mehr hört, wenn es hören will und sich taub stellt, wenn es nicht hören will, erlaubt der Auro-Palpebral-Reflex zumindest die grob orientierende Entscheidung, ob das Kind überhaupt hört oder nicht. Gehör-, Sprach-, Intellekt-Verhalten sind beim hirngeschädigten Kind, ist auch nur eines dieser Teilgebiete gestört, automatisch mitbetroffen; um so wichtiger ist daher die quantitative Abgrenzung der möglichen Ausfälle der einzelnen Dimensionen. Bei allen *Hörstörungen* ist ein Audiogramm notwendig. Das Ergebnis einer solchen Untersuchung allerdings ist weitgehend vom Intelligenzgrad des Kindes, aber auch von der Kontaktfähigkeit des Arztes dem Kinde gegenüber abhängig.

Hals und Thorax

Die Form des *Halses*, seine Beweglichkeit, Größe und Form der Schilddrüse und der äußerliche schau- und tastbare Ablauf des Schluckaktes sind bei Spastikern, Anfallskindern und selbstverständlich allen Hypothyreosen zu untersuchen.

Thoraxform, *Atembewegungen*, eventuelle Rachitiszeichen, Atemgeräusche und Klopfschall bedürfen eingehender Untersuchungen. Die chronische Bronchitis der jungen Mongoloiden, die spastische Bronchitis des Spastikers sind fast obligate Symptome, die in ihrer Intensität wechselnd das Allgemeinbefinden und damit die Leistungsfähigkeit des Kindes beeinflussen.

Angeborene *Herzfehler* sind beim Mongoloiden sehr häufig, nicht aber immer per auscultationem festzustellen; hier sind meist mehrmalige Untersuchungen auch in zeitlichen Abständen erforderlich, um Qualität und Ausmaß eines Vitiums feststellen zu können. Im Rahmen von Mißbildungen des Zentralnervensystems und der Extremitäten sind angeborene Vitien häufig zu beobachten und Art und Ausmaß haben oft entscheidenden Einfluß auf die Lebenschancen dieser Kinder. Der Blutdruck ist in vielen Fällen der Gradmesser der wichtigsten Verhaltensstörungen, nämlich des Erethismus. Bei stark erethischen Kindern finden wir häufig erhebliche Hypertonien und können bei Besserung der Verhaltensstörungen ein Absinken des systolischen Blutdruckwertes und umgekehrt beobachten.

Im Bereich des *Abdomens* finden wir vor allem beim Mongoloiden häufig Rectusdiastasen und Nabelhernien. Die abdominelle Abwehrspannung beim gehirngeschädigten Kind ist oft sehr groß und damit natürlich auch die Beurteilung des Abdomens vor allem im akuten Zustand sehr schwer. Die Appendicitis des gehirngeschädigten Kindes ist deshalb nach unserer Erfahrung eine der schwierigsten Diagnosen überhaupt. Harnblase, Harnleiter und Nieren spielen im Rahmen unseres Arbeitsgebietes eine eher geringe Rolle.

Extremitäten

Die Untersuchung der *Extremitäten* ist ein integrierender Teil des pädiatrischen und neurologischen Status. Auch hier ist zunächst der Gesamteindruck erforderlich. Choreatische oder choreiforme, athetotische oder athetoide Bewegungsformen, sehr häufig jedoch Mischbilder sind aus der Betrachtung der Spontanmotorik und Ruhehaltung zu diagnostizieren. Immer wieder aber ist die Abhängigkeit dieser Bewegungsstörungen vom Psychischen auffällig, wobei die Intensität weitgehend auch davon bestimmt wird, ob sich das Kind in diesem Moment im sog. „gespannten" oder im „entspannten" Feld befindet. Gleichartig reagiert der Tonus der Extremitäten-Muskulatur bei cerebralen spastischen Paresen, weshalb die Prüfung des Muskeltonus nicht immer einfach ist. Die psychogen gesteuerte Abwehrspannung täuscht nicht selten eine zentrale Tonuserhöhung vor. Auch hier ist die Kontaktfähigkeit des Untersuchers Voraussetzung zur Erlangung verwertbarer Befunde. Nicht übersehen sollen hier aber die Einflüsse des Wetters auf die Motorik des hirngeschädigten Kindes sein, die bei Luftdruckabfall stets eine oft frappierende Verschlechterung erfährt.

Die *Trophik* der *Haut* und der *Muskulatur*, bei Hypothyreosen und Mongolismus in typischer Weise verändert, muß ebenfalls registriert werden.

Nach Prüfung der physiologischen Reflexe und Suche nach sog. Pyramiden-Zeichen dürfen der Finger-Nase-Zeigeversuch (FNV), das Vorhalten der Arme (VDA) und die Prüfung der Diadochokinese und des Knie-Haken-Versuches (KHV) nicht vergessen werden, da mit diesen Untersuchungsmethoden die Koordination der Extremitäten, die Geschicklichkeit, aber auch das Verständnis für Aufträge überhaupt geprüft werden kann. Die Feststellung, ob ein Kind *Rechts-* oder *Linkshänder* ist, ist von eminenter Bedeutung. In nicht zu seltenen Fällen leichterer und deshalb oft schwer diagnostizierbarer cerebraler Störungen läßt sich die Ursache derselben bzw. die Verschlechterung eines bereits bestehenden Defektes dadurch klären, daß in der Untersuchung der Nachweis der Linkshändigkeit gelingt, wenn Kinder, wie dies leider noch immer relativ häufig geschieht, mit „Gewalt" auf die Verwendung der rechten oberen Extremität „umtrainiert" wurden. Vor allem bei den Spastikern entstehen oft erhebliche Probleme, wenn die meist eindeutige Orientierung, d.h. die in fast allen Fällen nachweisbare Bevorzugung einer Seite, gewaltsam zu korrigieren versucht wurde. Die Form der *Hände*, der Tonus ihrer Muskulatur, die Überstreckbarkeit der Gelenke, die Handlinienzeichnung (4-Finger-Furche bei Mongoloiden), die Adduktionsstellung des Daumens bei schweren cerebralen spastischen Paresen, die Rückenpolsterung beim Status Bonnevie-Ulrich, Form und Farbe der Fingernägel, vor allem aber Zielsicherheit und Kraft beim Greifen sowie der differenzierte Einsatz der einzelnen Finger ergeben oft wertvolle diagnostische Hinweise.

Im Bereich der *Füße* muß der Status des Fußgewölbes beurteilt werden. Platt-, Spreiz-, Hacken-, Hohl-, Spitzfuß sind charakteristische zugehörige Merkmale bestimmter cerebraler Störungen. Die spontane Spitzfußstellung des Spastikers beim Stand und beim Gehen ist ein meist sicheres Diagnosticum, doch muß man zwischen dem Spitzfuß als Marotte autistischer Psychopathen und dem spastischen Spitzfuß unterscheiden können. Bei diskreten spastischen Paresen ist dieses Symptom allerdings nur bei Aufregung oder Ermüdung zu beobachten. Die Beurteilung des Sitzens, Stehens und Gehens hängt weitgehend von der Möglichkeit des „Schauens" ab. Der *Gang* des „reinen" Spastikers unterscheidet sich von dem der Kinder mit Chorea-Athetose; sehr häufig finden wir auch im Gang Spastizität, choreiforme und athetoide Elemente gemischt. Aus der Art der Gangstörung kann in vielen Fällen Diagnose und Prognose erstellt, fast immer aber die notwendige Therapie abgeleitet werden. Aus der in Abständen durchzuführenden Kontrolle der motorischen Fähigkeiten lassen sich Rückschlüsse auf die Art des Leidens ziehen, läßt sich ein abbauender unschwer von einem stationären Prozeß unterscheiden. Form und Beweglichkeit der *Wirbelsäule*, Kyphosen, Skoliosen, aber auch Spalt- und Blockbildungen sind für die Beurteilung eines Krankheitsbildes wichtig. *Niedersetzen* und *Aufstehen*, geprüft nach der Geschwindigkeit und der Art dieser Bewegungsabläufe, die dazu erforderlichen Hilfen, geben Aufschluß über den jeweiligen Stand der motorisch-statischen Entwicklung eines Kindes, aber auch darüber, was es bereits kann bzw. was es noch nicht oder nicht mehr kann; progrediente abbauende Prozesse sind oft nur dadurch differentialdiagnostisch zu klären.

Hirngeschädigte Kinder zeigen häufig motorisch-statische Entwicklungsrückstände ohne direkte Störungen motorischer Bereiche. Sie sind auf Rückstände der seelisch-geistigen Entwicklung zurückzuführen. Ihre Differenzierung von *primär motorischen Störungen* ist wichtig. Interessant ist das immer wieder zu beobachtende „Strohhalm"-Phänomen derjenigen Kinder, deren motorische Entwicklung an sich schon längst das freie, selbständige Gehen möglich machen würde, die aber nur die Spur eines Haltens, eines gleichsam seelischen Haltes bedürfen, um zu gehen.

Die *Sprache* als wichtigstes Ausdrucksmittel seelisch-geistiger Potenzen ist beim hirngeschädigten Kind ein wesentlicher Faktor seiner Existenz. Die wichtigsten Formen der Sprachstörungen — *Aphasie, Hörstummheit, Alalie, Dyslalie, Dysarthrie, Agrammatismus, Mutismus, Stottern* usw. — können bei einiger Erfahrung schon in der klinischen Untersuchung grob diagnostiziert werden, wenn es dem Untersucher gelingt, den Kontakt zum Kind herzustellen.

Nun ist die Sprache — aus Sprachverständnis und Sprachvermögen resultierend —

ein sehr komplexes, d.h. von vielen Seiten her beeinflußbares Geschehen, wobei wiederum die Abhängigkeit von psychischen Momenten besonders deutlich erkennbar ist. Die endgültige Diagnose hinsichtlich Art und Schwere der Sprachstörung wird dem Logopäden überlassen sein, der jedoch ein genügendes Maß an klinischen Erfahrungen besitzen muß, um die Sprachstörung in den Rahmen des jeweiligen klinischen Bildes richtig einordnen zu können.

Die *Genitalregion* des hirngeschädigten Kindes zu übersehen, wäre ein grober Fehler. Es ist bemerkenswert, daß die sexuelle Reifung dieser Kinder sowohl in zeitlicher als auch in qualitativer Hinsicht eigentlich unabhängig von Art und Schwere der Erkrankung abläuft. Da aber die aus dieser Region erwachsenden Probleme nicht so verarbeitet werden, wie dies beim gesunden Kind möglich ist, resultieren daraus oft erhebliche Verhaltensstörungen. Es ist deshalb unerläßlich, die sexuelle Entwicklung einigermaßen unter Kontrolle zu haben, wozu zwangsläufig die Beurteilung des Reifezustandes aus Größe und Form der Genitalorgane und der Schambehaarung gehört.

Körpergewicht und *Körpergröße* runden den Gesamteindruck ab und lassen Rückschlüsse auf das jeweilige Reifungsstadium und die Beweglichkeit zu.

Werden in einem Untersuchungsstatus alle diese angeführten Punkte beachtet und festgehalten, so ist damit ein weiterer Schritt zur endgültigen Diagnose gesetzt.

Man darf jedoch nicht vergessen, daß gerade die pathologischen Symptome großen Schwankungen unterworfen sind und daß das Wetter, die Psyche, die Umgebung, der allgemeine Kräftezustand, beginnende Erkrankungen, hormonelle Schwankungen, die Aktivität von Krampfherden u.v.a.m. das Bild des Kindes mehr oder weniger stark beeinflussen. Daraus resultiert die Forderung, daß hirngeschädigte Kinder nicht nur einmal, sondern in regelmäßigen Abständen immer wieder komplett untersucht werden müssen. Oft ist der Widerstand des Kindes der ersten eingehenden Untersuchung gegenüber zu groß. Um einen gültigen pädiatrisch-neurologischen Status zu erstellen, sind deshalb Geduld und Kontaktfähigkeit unerläßliche Voraussetzung.

Natürlich ist es kein besonderes ärztliches Problem, bereits beim Eintritt eines mongoloiden Kindes in den Untersuchungsraum die richtige Diagnose zustellen; es geht aber, wie schon betont, nicht nur um die Diagnose oder ein diagnostisches Schlagwort, sondern um die Erfassung aller körperlichen Bereiche des Kindes, seiner Verhaltensschwierigkeiten und seiner geistigen Leistungsfähigkeit. Dazu genügen die für die Untersuchung notwendigen Schemata neurologisch-pädiatrischer Symptome allein nicht, vielmehr bedarf es einer Fähigkeit, die heute oft vernachlässigt und zu sehr durch Routinemethoden ersetzt wird, nämlich des „Schauens".

Neurophysiologische Untersuchungsmethoden

Elektroencephalographie

Das Elektroencephalogramm ist in der Diagnose und Kontrolle kindlicher Hirnschäden zu einer Routineuntersuchung geworden, der jedes Kind unterzogen werden muß; eine Maßnahme, auf die man kaum verzichten kann, da sie zur Diagnosestellung und zur Beurteilung des jeweiligen Reifezustandes eines Kindes unerläßlich ist. In vielen Jahren aus über 12000 Kurven gewonnene Erfahrung zeigt uns, daß vom EEG her aber auch die Entwicklung eines Kindes und seiner Krankheit überprüft werden kann, da die Veränderung der bioelektrischen Situation oft sehr eindrucksvoll die klinische Situation erkennen und verfolgen lassen. Längsschnittuntersuchungen sind hier also wertvoll. Grundsätzliche Voraussetzung zur Verwertbarkeit solcherart erhobener Befunde ist jedoch die Kenntnis des Elektroencephalogramms des gesunden Kindes in seinen jeweiligen Reifungsphasen, da ja alle pathologischen Veränderungen nur in der Projektion auf das EEG des gleichaltrigen gesunden Kindes gewertet werden können und dürfen. „Ein negativer Befund sagt nicht viel", schreibt R. JUNG und betont damit ein gerade für das Kindesalter und die in dieser Zeit möglichen Hirnschäden ein immer wieder zu erkennendes Phänomen. Immer wieder erlebt man bei allen Graden cerebralorganischer Defektzustände primär annähernd normale Hirnstrombilder. Oft verändert aber bereits das zufällige Einschlafen während der Untersuchung die Situation schlagartig und läßt in dem vorher normalen EEG schlagartig pathologische Veränderungen erkennen. Häufig ist das EEG zunächst unauffällig; aber schon in kurzen Abständen von Tagen oder Wochen wiederholt, kann ein Wechsel des Bildes gesehen werden: Fokalzeichen treten auf, Herde wechseln von einer Seite auf die andere u.v.a.m. Diese Beobachtungen innerhalb der EEG-Diagnostik entsprechen ja auch dem oft geradezu verblüffenden Wechsel klinischer, vor allem aber psychologischer Erscheinungen. Die Abhängigkeit der jeweiligen Leitsymptome vom Wetter, von der Umgebung, vom Ernährungs- und Kräftezustand, von hormonellen Gegebenheiten, vor allem aber von psychischen Faktoren, ist eklatant. Wie durch derartige Momente innerhalb kurzer Zeit oft schlagartige Verbesserungen bzw. Verschlechterungen auftreten können, ist natürlich auch eine Veränderung der elektroencephalographischen Situation möglich, wobei in Phasen der klinischen und psychologischen Verschlechterung sehr häufig ein prägnantes Hervortreten pathologischer Veränderungen zu beobachten ist. Eine aus unserem Arbeitsgebiet in jahrelangen Beobachtungen einer großen Zahl hirngeschädigter Kinder gewonnenen Erfahrungen ist es auch, daß es nur wenige Kinder gibt, bei denen im Laufe der Jahre nicht ein oder mehrere Male ein cerebraler Krampfanfall auftritt, d.h. also, daß fast jedes hirngeschädigte Kind *einmal* Anfälle erlebt. Infolge der cerebralorganischen Schädigung an sich ist also fast immer eine latente Krampfbereitschaft gegeben. Der EEG-Grundtypus dieses unseres Krankengutes ist die *diffuse Dysrhythmie*, die mehr oder weniger häufig Herdzeichen erkennen läßt. Diese Ausgangslage bringt eine erhöhte Krampfbereitschaft des geschädigten Cerebrums mit sich, das eben stärkere Belastungen nicht mehr im Bereich der „physiologischen Mittellage" auszugleichen vermag, sondern durch Reize, die das gesunde Kind gerade noch zu verarbeiten vermag, in pathologische Bereiche gerät, aus denen heraus die pathologische Reaktion im Sinne des Anfallsgeschehens erfolgt.

Die Feststellung der *bioelektrischen Reife* ist nicht immer leicht. Rückschlüsse vom EEG auf das körperliche und intellektuelle Niveau eines Kindes sind nur auf der Grundlage eines großen Erfahrungsgutes möglich. Eklatante Reifungsstörungen, wie wir sie bei der sog. Hypsarrhythmie im Rahmen der BNS-

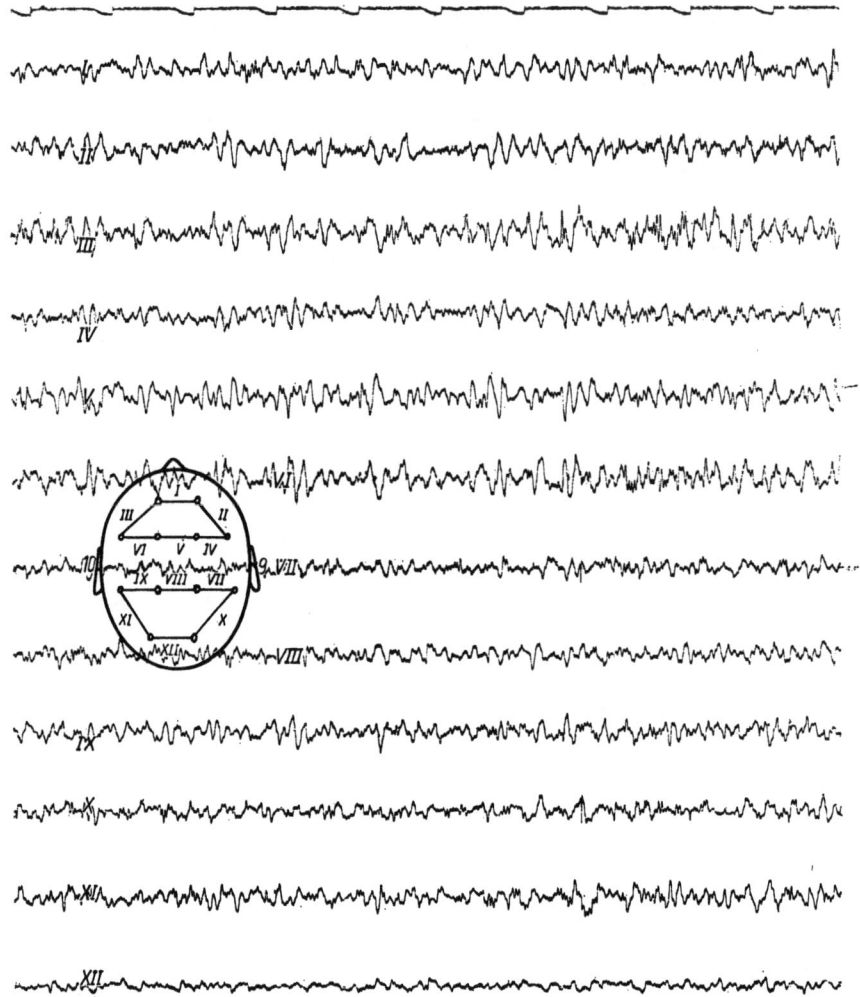

Abb. 1. G. G., geb. 28. 6. 1966, 918/67. *Klinisch: BNS-Krämpfe.* Ruhe-EEG: Bei geschlossenen Augen Kind ruhig, alert. Über allen Ableitungspunkten besteht eine unregelmäßige asynchrone Theta-Delta-Tätigkeit mit vereinzelt generalisierten undeutlich ausgeprägten SW-Varianten. Hypsarrhythmie

Krämpfe finden, sind hier natürlich ausgenommen, sie sind leicht zu diagnostizieren. Gerade diese spezielle Erkrankung aber zeigt sehr deutlich die Bedeutung des EEG in der Beurteilung des Reifegrades und der Therapiekontrolle.

Cerebrale Krampfanfälle im Kindesalter haben eine große Variationsbreite. Die nach unserer Meinung für das Kindesalter völlig geeignete und allen Forderungen pädiatrisch-neurologischer Diagnostik entsprechende Einteilung von BAMBERGER und MATTHES ist auch für das hirngeschädigte Kind voll gültig.

    a) Der große Anfall — grand mal
      1. 1. Der reine große Anfall
      2. Großer Anfall und kleiner Anfall
    b) Der kleine Anfall — petit mal

    1. Reine petit mal-Trias
      a. Absence
      b. Propulsiv petit mal
      c. Impulsiv petit mal
    2. Rein fokale Anfälle
    3. Rein psychomotorische Anfälle
    4. Kombination kleiner Anfälle

Im Rahmen unseres Krankengutes steht naturgemäß der große Anfall im Vordergrund. Die fokalen Anfälle bei cerebralen spastischen Paresen sind relativ häufig, Blitz-Nick-Salaam-Krämpfe sind insoferne bedeutungsvoll, weil sie fast ausschließlich mit schwerster Retardierung der geistigen Entwicklung verbunden sind und mit der Diagnose Hypsarrhythmie-BNS-Krämpfe, trotz der häufig scheinbar positiven Ergebnisse der speziellen Behand-

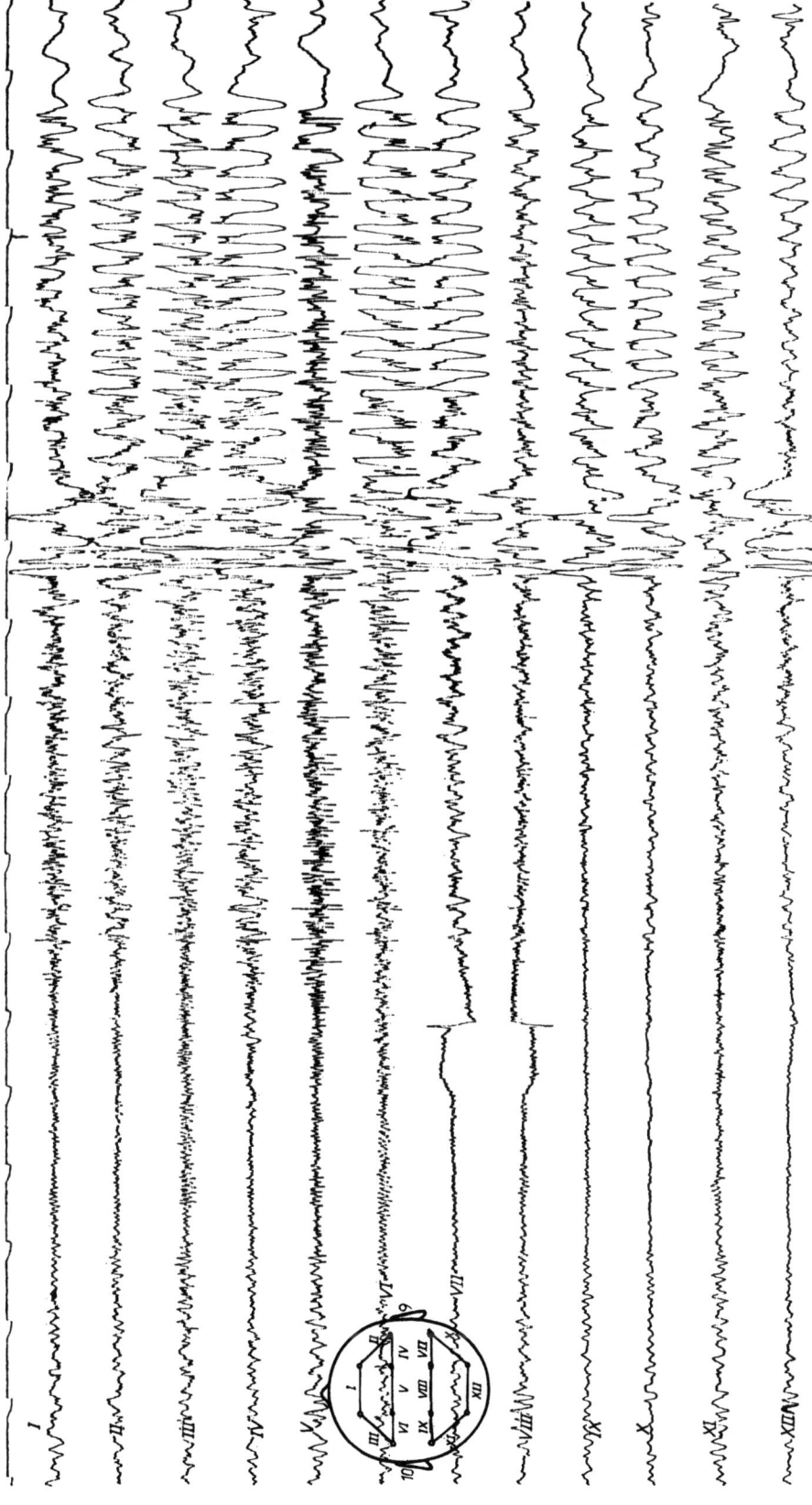

Abb. 2. H. S., geb. 25. 3. 1958, 1392/67. Klinisch: Oligophrenie mit cerebralen Anfällen vom Grand-petitmal-Mischtyp. Aus einem verhältnismäßig regelmäßigen, gut differenzierten EEG entwickelt sich eine rasche Beta-Tätigkeit, die in ein flüchtiges Krampf-Spitzenstadium über den vorderen Quadranten übergeht und dann einem zunächst unregelmäßigen, gegen Ende des Anfalls regelmäßigem SW-Muster Platz macht. Ganz am Ende der Kurve ein Stück des postkonvulsiven Stadiums mit Delta-Subdelta

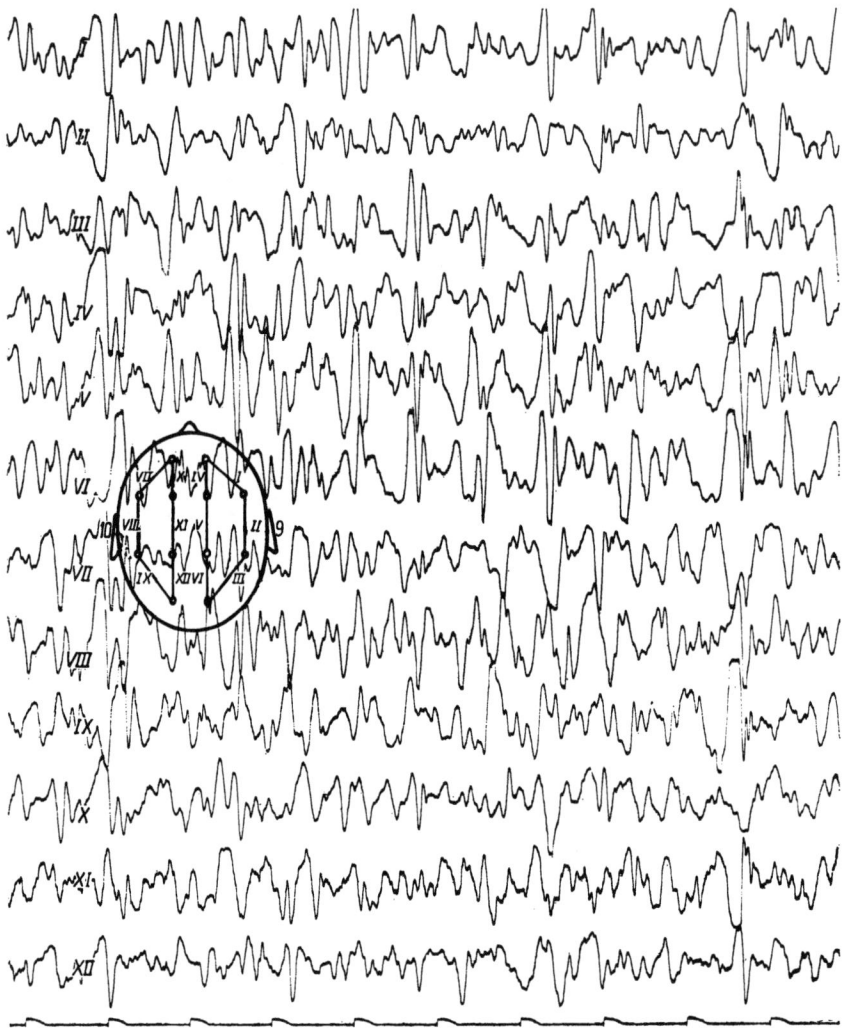

Abb. 3. H. J., geb. 10. 4. 1962, 983/67. *Klinisch: Oligophrenie nach Geburtstrauma, seltene cerebrale Krampfanfälle in der Anamnese.* Bei Aufnahme ruhig, Augen geschlossen, wach. In einem diffus dysrhythmischen, wenig differenzierten Hintergrund finden wir links temporal häufig in Phaseninverison stehende scharfe Wellen

lungsmethode, fast stets eine betrübliche Prognose verbunden ist.

Rückwirkungen von Anfällen auf das Grundleiden sind unverkennbar. Deshalb ist ja auch das EEG für die Frühdiagnose eines Anfallsleidens wesentlich, da ja, bei rechtzeitig einsetzender, ausreichend wirksamer Therapie, die Folgen des Anfallsleidens auf die körperliche und seelisch-geistige Entwicklung verringert werden können. Es ist oft geradezu dramatisch, erleben zu müssen, wie Kinder in jahrelanger mühevoller Therapie eklatante Fortschritte erfahren haben, und diese durch massierte und schwere Anfälle in wenigen Stunden zunichte werden. Vor allem die cerebralen spastischen Paresen sind zu dieser Entwicklung

prädestiniert, da ja das Anfallsgeschehen topographisch aus jener Region stammt, in der die spastische Lähmung ihren Ausgangspunkt hat.

Die EEG-Untersuchung ist beim hirngeschädigten Kind in ihrer technischen Durchführung gegenüber den Verhältnissen beim gesunden Kind bzw. beim Erwachsenen häufig schwieriger. Schon das Setzen der Haube erfolgt oft gegen größten Widerstand. Die zur Untersuchung notwendige Gelöstheit ist meist nur schwer zu erreichen, und es bedarf großer Ruhe und Geduld, und der notwendigen Fähigkeiten im Umgang mit hirngeschädigten Kindern, um ein verwertbares EEG zu erhalten. Bei Säuglingen und Kleinkindern ist oft die Verabreichung der Flasche während der Untersuchung ein hervorragendes Beruhigungs- und Einschlafmittel.

Wenn möglich, soll das EEG nicht unter Einwirkung von Sedativa oder in Narkose ge-

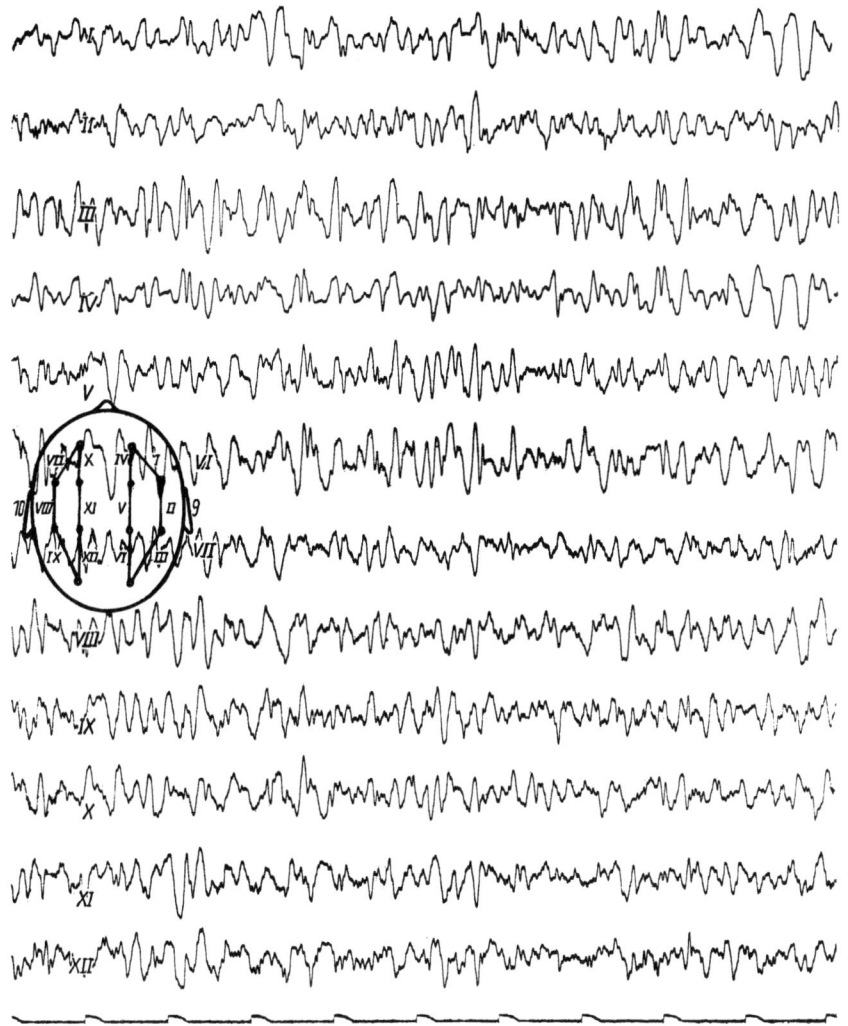

Abb. 4. F. B., geb. 24. 6. 1962, 718/67. *Klinisch: Oligophrenie, Fieberkrämpfe.* Bei Aufnahme Kind ruhig, Augen geschlossen, alert. Über allen Ableitungspunkten besteht eine diffuse Mischtätigkeit aller Frequenzbereiche mit häufig eingestreuten scharfen Elementen. Hochgradige Dysrhythmie

macht werden; in manchen Fällen ist dies allerdings nicht zu vermeiden, und aus unserer Erfahrung ist zu sagen, daß in diesen Fällen der Vynidan-Rausch für uns die Methode der Wahl ist. Auch die Hyperventilation als Provokationsmaßnahme ist nicht immer durchführbar, so daß man also beim hirngeschädigten Kind sehr oft mit erschwerten Aufnahmebedingungen zu rechnen hat.

Das psychische Milieu im EEG-Labor, die Art des Umgangs der Laborantin, des Arztes und der Eltern mit dem Kind vor und während der Untersuchung, beeinflussen die Durchführung und damit die Verwertbarkeit einer Kurve weitgehend.

Das EEG kann im Rahmen unseres Arbeitsgebietes nicht immer genaue topographische

Angaben liefern, es läßt aber doch oft entscheidende Rückschlüsse auf die gestörte Hirnfunktion zu, die dann in Zusammenschau mit der klinischen Symptomatik und dem psychologischen Erscheinungsbild die Diagnose ermöglichen, vor allem aber den jeweiligen Zustand des Kindes in neurologischer Sicht festhalten lassen.

Der Erstbefund ist lediglich Ausgangsposition. Die Kontrolle des Hirnstrombildes in entsprechenden Zeiträumen aber gestattet tatsächlich verwertbare Aussagen, weshalb man mit derartigen Kontrolluntersuchungen nicht großzügig genug sein kann. Es ist dies keineswegs „diagnostische Spielerei", sondern vielmehr echte und notwendige Entwicklungskontrolle für die bei diesen Erkrankungen unerläßliche Längsschnittbetrachtung.

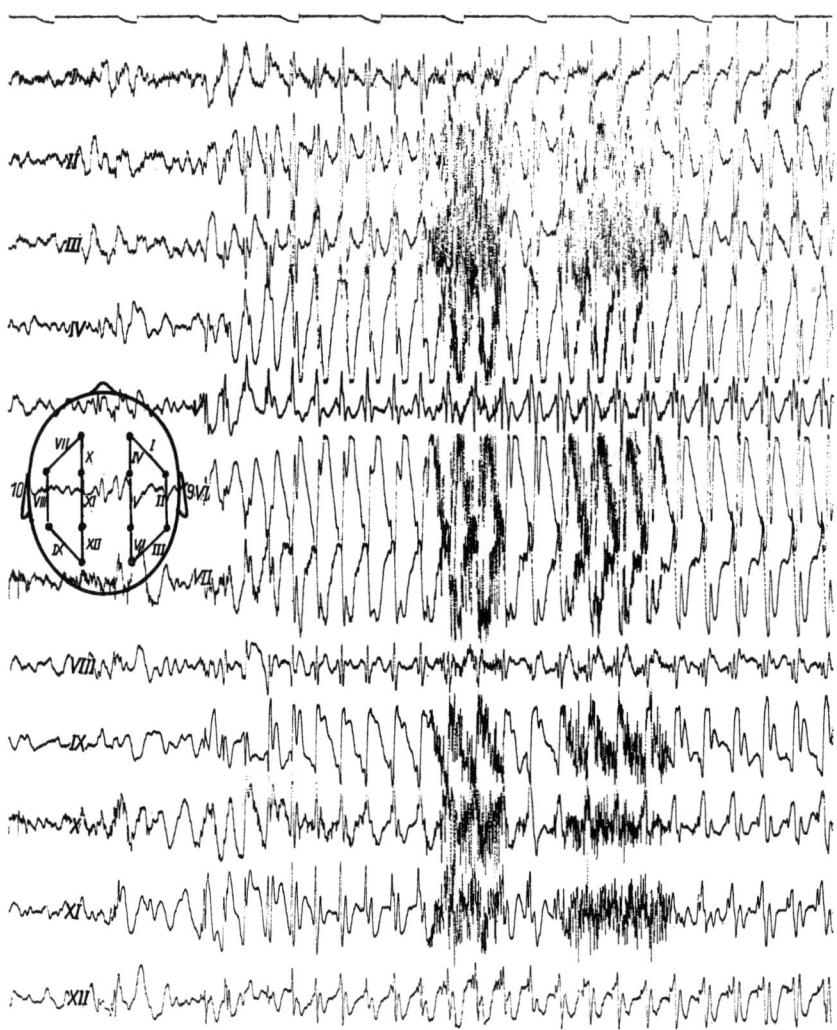

Abb. 5. T. K., geb. 4. 10. 1959, 1401/67. *Klinisch: Petit mal.* Pyknolepsie. (Während der gezeigten Aufnahme bewußtseinsgetrübt, Kaubewegungen.) Am Beginn der Untersuchung lediglich ein mäßig dys-
rhythmisches Kurvenbild, dann symmetrisch einsetzendes regelmäßiges 3 c/s SW-Muster. Die raschen
Frequenzen zeigen die zum Teil synchron mit den SW ablaufenden Kaubewegungen an

Elektromyographie

Die graphische Darstellung von Muskel-
potentialen in Kurven, das sog. EMG, hat in
den vergangenen Jahren in der Erwachsenen-
neurologie zunehmende Beachtung erfahren.
Im Arbeitsgebiet der kindlichen Hirnschäden
konnte es bisher nicht im vollen Umfang seiner
Möglichkeiten eingesetzt werden, weil dieses
Patientengut oft nicht die zur exakten Untersuchung nötigen Voraussetzungen der Ruhe
und Entspannung garantiert. Die Hautablei-
tungen ergeben nicht immer das voll verwertbare Bild und Nadelelektroden sind durch den
beim Setzen entstehenden Schmerz eine gewisse psychische Belastung des Kindes. Bedenkt
man die schon mehrmals betonte Abhängigkeit
pathologischer motorischer Funktionen von
der psychischen Situation des Kindes, so ist es
verständlich, daß solcherart eine Verzerrung
des neurophysiologischen Bildes entstehen
kann. Wichtig und immer mehr zur notwendigen Routineuntersuchung werdend ist das
EMG zur Differenzierung neurogener und myo-
gener Atrophien und zur Lokalisation peripherer Nervenläsionen. Die aus der Reaktion
der elektrischen Muskelaktivität gezogenen
Schlüsse auf die Art zentraler Bewegungsstörungen sind oft wertvolle Hinweise, können
aber nur in Zusammenschau mit dem klinischen Bild verwertet werden.

Röntgendiagnostik

1. Die Röntgendiagnostik des Schädels ist im Rahmen der Untersuchung des hirngeschädigten Kindes eine wichtige, in vielen Fällen unerläßliche Maßnahme. Die Beurteilung der Schädelform aus der Röntgenübersicht mit der Unterscheidung der möglichen Variation ist die erste Etappe der Untersuchung. In Zusammenschau mit den Schädelmaßen ist die Differenzierung nach *hydrocephaler*, *mikrocephaler* (Pseudo-Mikrocephalie und Mikrocephalia vera), *brachycephaler* als den zahlenmäßig wichtigsten pathologischen Schädelformen möglich (s. auch S. 67, 71).

Weniger häufig sind *Spaltbildungen* im Bereich der Medianlinie (Cranium bifidum), die wie die Spaltbildungen im Bereich des Hinterhauptes häufig mit Meningo-Encephalocelen kombiniert sind.

Die Gruppe der *Kraniostenosen* hingegen spielt in unserem Arbeitsgebiet eine relativ große Rolle: Synostosen der Kranznaht mit brachycephaler Konfiguration, der Pfeilnaht mit dolichocephaler Konfiguration, die bei starker Ausprägung der Pfeilnahtpartien zum sog. Kielschädel (Skaphicephalus) führt. Der sog. Turmschädel (Akro-Oxy-Turricephalus) hat seine Ursache in der Synostose von Kranz- und Pfeilnaht.

Innerhalb der *Mikrocephalie* sind wichtige Unterscheidungen zu treffen zwischen jenen Formen, die ihre Ursache in einer Synostose der Schädelnähte haben und ein an sich normales Gehirn mit normaler Wachstumstendenz an seiner Ausbreitung hindern. Hier wird es zwangsläufig zu intrakraniellen Drucksteigerungen mit den daraus resultierenden Veränderungen des Schädels, des Gehirns und der Augen kommen. Während in diesen Fällen neuro-chirurgische Maßnahmen, wenn auch nicht immer mit befriedigenden, so doch mit akzeptablen Ergebnissen, möglich sind, ist die große Gruppe der Pseudo-Mikrocephalien dadurch gekennzeichnet, daß sich ein primär nicht gestörtes Schädelwachstum dem meist durch Narbenatrophie im Bereich der Hirnrinde unterentwickelten und deshalb zu kleinen Gehirn anpassen muß. In solchen Fällen, die meist mit spastischen Tetraparesen, oft auch mit einem bis an die „Enthirnungsstarre" heranreichenden Rigor verbunden sind, sind operative Eingriffe natürlich sinnlos; trotzdem

kommen immer wieder solcherart „behandelte" Fälle zur Beobachtung.

Die Diagnose *Hydrocephalie* ist in ihren zahlreichen pathologisch-anatomischen und ätiologischen Möglichkeiten mit Hilfe der Röntgendiagnostik zu klären, wenn es natürlich auch immer wieder Fälle gibt, deren letzte Klärung erst in Tabula möglich ist.

2. Pneumencephalographie ist in der Diagnose der Hydrocephalie unerläßlich. Als eventuelle Ursachen müssen folgende Möglichkeiten abgeklärt werden.

A. *Obstruktion der Liquorwege* mit Liquorstauung und daraus resultierender Ventrikelerweiterung. Derartige Veränderungen konnten schon vor über 50 Jahren tierexperimentell bewiesen werden. Die Ursachen solcher pathologischer Mechanismen sind:

a) Verschluß des Aquaeductus Sylvii. Hier gibt es sog. angeborene Atresien und Septenbildungen. Aber auch die sog. Aquäduktgliose, Gliome und andere Neoplasmen sind nach der zusammenfassenden Darstellung dieser Probleme durch KEHRER möglich. Auch entzündliche Veränderungen im Bereich des Aquaeductus Sylvii mit entsprechenden Folgen sind möglich.

b) *Abflußstörungen im Bereich* des *4. Ventrikels*. Hier ist in erster Linie die obstruierende Arachnitis zu erwähnen, neben seltener — allerdings wesentlichen — Septenbildung, Cysten und knöchernen Veränderungen.

c) *Verschluß des Foramen Monroi* führt zu Erweiterung *nur* eines Seitenventrikels.

d) *Hirngeschwülste* als Ursachen von Passagebehinderungen sind sehr häufig. Hier ist die exakte Diagnose jedoch ein im wesentlichen neuro-chirurgisches Problem.

e) Hypersekretion des Liquors durch nicht entzündliche oder tumoröse Momente wird ebenfalls beobachtet, ist jedoch in vivo nur schwer zu klären.

B. Der *Hydrocephalus* als Folge entzündlicher Erkrankungen der Schädelhöhle steht in unserem Krankengut quantitativ eindeutig im Vordergrund. Die meist unmittelbar nach dem operativen Verschluß angeborener Wirbelsäulenspaltbildungen auftretende aufsteigende Meningitis mit einer meist mittelschweren Hydrocephalie, die bald zum Stillstand kommt, stellt einen relativ hohen Prozentsatz unseres einschlägigen Krankengutes. Die *Meningitis tuberculosa* und die *Pneumokokken-Meningitis* finden wir häufig als Ursache teilweise ausgedehnter Hydrocephalie, jedoch scheint jeder meningitische bzw. encephalitische Prozeß imstande zu sein, einen Hydrocephalus zu erzeugen.

Im Rahmen der *parasitären Erkrankungen* ist es in erster Linie die Toxoplasmose, die in Betracht kommt. Hier sind in der Schädeldurchleuchtung manchmal intracerebrale Verkalkungen festzustellen, die in Zusammenschau mit der klinischen Symptomatik und dem Serumtest die Diagnose erlauben.

Neben diesen angeführten ätiologischen Möglichkeiten gibt es aber noch eine Reihe weiterer Faktoren, die zur Hydrocephalie führen können. Röntgenbestrahlung der Schwangeren, O_2-Mangel, Vitaminmangel der Frucht, Abtreibungsversuche usw. sind hier ebenso zu nennen wie teratogene Medikamente, die gleichzeitig mit Mißbildungen der Extremitäten auch Hirnmißbildungen und Hydrocephalie erzeugen können. Blutungen in cerebro während der Geburt und Schädelhirntraumen, die tuberöse Hirnsklerose, der Status dysraphicus u. a. sind weitere differentialdiagnostisch zu beachtende ursächliche Möglichkeiten. Das röntgenologisch-pneumencephalographische Bild der sog. Porencephalie ist besonders häufig und vor allem bei schweren perinatalen, hypoxämisch bedingten Hirnschäden festzustellen.

Schließlich müssen wir in diesem Zusammenhang auch die Chondrodystrophie, den Morbus Paget, die Marmorknochenkrankheit und eine möglicherweise erbbedingte Hydrocephalie erwähnen.

Die Diagnose kindlicher Hirnschäden wird im Röntgenbild auch den Begriff des *Druckschädels* zu beachten haben, der durch vermehrte und vertiefte Impressiones digitatae, durch Veränderungen im Sellabereich charakterisiert ist. Die Schädelbasis ist überhaupt eine Region, die im Rahmen der klinischen Untersuchungen nie übersehen werden sollte.

Veränderungen des Gesichtsschädels und des Hirnschädels in Verbindung mit Störungen des übrigen Skeletes sind sehr häufig mit Intelligenzstörungen verbunden und im Rahmen des Gebietes kindlicher Hirnschäden außerordentlich wichtig.

Die *Akrocephalosyndaktylie*, die *Dysostosis cranio-facialis*, die *Dysostosis mandibulo-facialis* und *acro-facialis* sind bekannte Krankheitsbilder, deren Diagnose durch das Röntgenbild gesichert werden kann. Die Differentialdiagnose kindlicher Hirnschäden, vor allem der cerebralen Krampfanfälle gegenüber Neoplasmen, ist manchmal schwierig und die tatsächliche Diagnose oft nur nach langer intensiver Beobachtungszeit möglich. Gerade die langsam wachsenden Tumore bieten hier manchmal kaum faßbare Anhaltspunkte, weshalb nur intensive Untersuchungen und Kontrollen mit Hilfe der Röntgendiagnostik weiterhelfen. Die Pneumencephalographie ist also eine wertvolle und in vielen Fällen unumgängliche Untersuchung. Es muß an dieser Stelle jedoch betont werden, daß zu ihrer Durchführung eine strenge Indikation gegeben sein muß. Diese Methode darf nicht zur diagnostischen Spielerei werden, sondern hat dort eine aus diagnostischen und damit therapeutisch-prognostischen Gründen unerläßliche Maßnahme zu sein, wo sie unumgänglich ist. Es ist sinnlos und überflüssig, jedes mongoloide Kind einer Luftfüllung zu unterziehen; auch bei spastischen Paresen und einigen Formen cerebraler Krampfanfälle, deren klinische Form eindeutig zu diagnostizieren ist, wird man sich den für das Kind beschwerlichen Eingriff der Luftfüllung ersparen können. Die ärztliche Erfahrung spielt hier natürlich eine große Rolle. In jedem Falle sollte also die Pneumencephalographie reiflich überlegt werden.

Nach unseren Erfahrungen ist beim hirngeschädigten Kind *suboccipitale* und *lumbale* (in gleicher Weise) Pneumencephalographie möglich. Immer scheint uns die vorhergehende Sedierung angezeigt, da der Widerstand des Kindes dieser Untersuchung gegenüber oft erheblich ist. In vielen Fällen wird sich auch eine Narkose nicht umgehen lassen.

Vegetative Reaktionen, Blässe, Schweißausbruch, Puls- und Blutdruckabfall, Erbrechen als Folge der Pneumencephalographie sind möglich, nach unserer Erfahrung häufig und beim Säugling und Kleinkind weniger oft zu beobachten. Ab dem Schulalter bewährt sich bei eventuellen Beschwerden nach der Pneumencephalographie die Verabreichung von Encephabol oder Lucidril.

3. Die *Ventriculographie* gehört zum Arbeitsgebiet des Neurochirurgen und wird dann zur

Anwendung gelangen, wenn das Pneumencephalogramm zur diagnostischen Klärung nicht mehr ausreicht.

4. Die *Arteriographie* ist eine im Bereich der Erwachsenen-Neurologie außerordentlich bewährte und „elegante" Untersuchungsmethode. Für das Gebiet kindlicher Hirnschädigungen bestehen nach unserer Meinung und Erfahrung noch zu wenig verwertbare Hinweise, sie auf breiter Basis anzuwenden. Bei bestimmten Erkrankungen, wie kongenitale Gefäßmißbildungen, z.B. Sturge-Weber-Syndrom oder zur Differentialdiagnose von Tumoren, wird sie jedoch angewandt werden müssen. Schließlich sei noch darauf hingewiesen, daß in den letzten Jahren die Röntgendiagnostik des Skelets, vor allem des kindlichen Beckens bei angeborenen Skeletanomalien und chromosomalen Aberrationen, entscheidende Fortschritte gemacht hat und diese Untersuchungen für uns deshalb von Bedeutung sind, weil sie ja Krankheitsbilder betreffen, die meist mit Intelligenzdefekten verbunden sind.

Weitere diagnostische Untersuchungsmethoden

1. *Echo-Encephalographie.* Der Wert dieser in der Neurochirurgie im Laufe der letzten Jahre immer mehr geübten Methode für das Gebiet kindlicher Hirnschädigungen ist derzeit noch nicht abzuschätzen. Die durch die Reflexion von Ultraschall-Impulsen aus dem Körperinneren gewonnenen Werte können raumbeengende Prozesse, massive Erweiterungen der Ventrikel und Blutungen in cerebro andeuten, wozu natürlich entsprechende klinische Unterlagen und ein großes Maß an Erfahrung gehören (Näheres s. S. 30).

2. *Hirn-Szintigraphie.* Mit der Einführung von Radionukliden kurzer Halbwertszeit hinsichtlich der Strahlenbelastung wurde die Szintigraphie auch für die Pädiatrie möglich. Diese Untersuchungsmethode, die darauf beruht, daß zwischen gesunden und pathologischen Bereichen meßbare Unterschiede in der Speicherung radioaktiver Substanzen entstehen, ist in erster Linie zur Diagnose tumoröser Prozesse und Absceßbildungen heranzuziehen und dafür auch von Wert.

3. Mit der *Schädeltransillumination* können Hydrocephalien und grobe morphologische Hirnveränderungen beim Neugeborenen und Säugling verhältnismäßig leicht und eindrucksvoll dargestellt werden. Anspruch auf diagnostische Exaktheit hat diese Methode jedoch nur in geringem Maße, wobei zweifellos die Erfahrung des Untersuchers eine große Rolle spielt.

4. Ebenso routinemäßig sollte der Sabin-Feldmann-Test durchgeführt werden. Der Toxoplasmose-Hauttest hat lediglich grob orientierende Bedeutung.

Die Lues-Reaktionen zu vernachlässigen empfiehlt sich nicht, wenn sie auch derzeit nicht mehr im Vordergrund unseres ätiologischen Interesses stehen.

5. Enorme Bedeutung hat der in einfachster Weise zu gewinnende *Guthrie-Test* gewonnen. Mit dieser Methode werden bekanntlich heute an zahlreichen Entbindungsanstalten routinemäßig alle Neugeborenen untersucht. Wenn die Phenylketonurie zahlenmäßig innerhalb des Krankengutes hirngeschädigter Kinder auch keine große Rolle spielt, so ist doch die rasche und frühe Erfassung dieser Störung mit Hilfe des Guthrie-Testes eine wichtige Aufgabe, da sich daraus ja entscheidende therapeutische Konsequenzen ergeben, und die Frühdiagnose wie kaum bei einem anderen Leiden zur Frühbehandlung und damit auch zur Verhütung schwererer Schäden führt.

6. Die Untersuchung der Aminosäuren im Blutserum gewinnt immer mehr an Bedeutung und es besteht kein Zweifel daran, daß die sog. *Säulenchromatographie* im Auto-Analyzer immer mehr zur Anwendung kommt. Dies ist schon darauf zurückzuführen, daß eine Reihe erfaßbarer metabolischer Schwachsinnsformen damit festgehalten werden kann. Wir verweisen hier auf die Bedeutung des Ammoniakspiegels im Blutserum bei Hyperammonämie (RETT), auf die Citrullinämie, die Arginin-Bernsteinsäure-Krankheit, Ahornzuckerkrankheit und eine Reihe in den letzten Jahren beobachteten und beschriebenen Störungen.

7. Die Messung des proteingebundenen Jod im Serum verdrängt zufolge ihrer einfachen Methode immer mehr die Radium-Jodbestimmungen in der Diagnose hypothyreotischer Zustandsbilder. Auch hier liegt ein weites Feld für breite Forschung vor uns.

8. Schließlich muß noch auf die zunehmende Bedeutung der *cytogenetischen Untersuchungsmethoden* hingewiesen werden. Auch außerhalb

des so markanten und quantitativ bedeutsamen Mongolismus gibt es heute eine Reihe von Krankheitsbildern, die mit Hilfe der Chromosomen-Darstellung diagnostisch geklärt werden können. Abgesehen vom diagnostischen Wert der cytogenetischen Untersuchung ist ja die eugenische Beratung der Angehörigen eine bedeutsame ärztliche Aufgabe. Es ist keine Frage, daß die Chromosomen-Darstellung immer mehr zur Routinemethode bei der Untersuchung hirngeschädigter, entwicklungsgestörter Kinder werden wird.

Die psychodiagnostischen Methoden
(s. auch S. 767 u. 938, Bd. II/1, S. 173 ff.)

Einleitung

Die meisten Autoren, die sich mit dem psychischen Bild kindlicher Hirnschäden befaßt haben, sind darin einig, daß das hirngeschädigte Kind, verglichen mit einem gleichaltrigen gesunden Kind, eine Störung der Gesamtpersönlichkeit zeigt und nicht nur Ausfälle bestimmter Funktionen, etwa des Denkens, der Aufmerksamkeit, der Motorik und der Antriebsformen. Für die *praktische Psychodiagnostik* des hirngeschädigten Kindes ist das Auffinden der Grundstörung von großer Bedeutung. Ob man unter dieser Grundstörung im Sinne von GOLDSTEIN das gesamte psychische Geschehen versteht, oder im Sinne von CONRAD die Veränderungen des Ganzen im Sinne eines organischen Gefüges (Strukturwandel) und die Veränderungen seiner Leistungen im Sinne einer Abwandlung des Gestaltungsprozesses (Gestaltwandel), ist zunächst für die praktische Psychodiagnostik von geringerer Bedeutung. Die wesentliche Aufgabe der Psychodiagnostik des hirngeschädigten Kindes liegt in der Objektivierung des strukturellen Gefüges der Grundstörung mit psychologischen Testmethoden. In diesem strukturellen Gefüge spielen einige Dimensionen eine wichtige und zentrale Rolle, andere wieder eine nebensächliche, periphere. Eine dieser zentralen Dimensionen ist jene Störung des hirngeschädigten Kindes, die mit dem Begriff des *Intelligenzrückstandes* gekennzeichnet ist. Der psychiatrische Terminus „Oligophrenie" orientiert sich primär an dieser Tatsache des Intelligenzrückstandes.

Es ist hier bedeutsam zu wissen, daß die ersten psychologischen Testmethoden (wenn man von GALTON und RIEGER als den Initiatoren der Entwicklung der psychologischen Testmethoden absieht) sich mit dem Problem der Entwicklung der Intelligenz der Kinder befaßt haben (BINET, SIMON, 1905) und schon am Anfang der Entwicklung dieser Untersuchungsmethoden das entwicklungsgestörte Kind im Vordergrund stand. Die von BINET untersuchten Grade der intellektuellen Begabung haben sich allerdings als Stufen der Entwicklung der Intelligenz herausgestellt. Diese Tatsache drückte sich im Begriff des Intelligenzalters aus (unter dem Intelligenzalter eines Kindes verstand BINET das Alter eines normalen Kindes, dessen Leistung das zu untersuchende Kind erreicht hat). Der sog. Intelligenzquotient, der 1912 von W. STERN eingeführt wurde, besteht in der Relation des Intelligenzalters zum Lebensalter. Aus diesen ersten testpsychologischen Ansätzen haben sich im Laufe der Zeit Methoden der Untersuchung entwickelt, die noch jetzt von Bedeutung bei der Objektivierung der Grundstörung des hirngeschädigten Kindes sind. Allerdings sehen wir schon in den späteren sog. Entwicklungstests (BÜHLER-HETZER), die auf der Staffelserie von BINET aufbauen, eine Tendenz, den Entwicklungsstand eines Kindes im Sinne einer geschlossenen Entwicklungsstruktur zu begreifen und in den sog. Projektionstests eine Tendenz, die Gesamtpersönlichkeit global zu erfassen (etwa im Rorschach-Versuch). Daneben bestehen auch Methoden zur Erfassung einzelner psychischer Funktionen, wie etwa des Gedächtnisses, der Motorik u. ä. Unsere Darstellung der psychodiagnostischen Methoden beim hirngeschädigten Kind kann nur in einer kurzen Deskription der wichtigsten Methoden und in der Exemplifikation an einzelnen charakteristischen Fällen geschehen.

Untersuchungstechniken des Intelligenzrückstandes und Entwicklungsrückstandes

Zur Beurteilung des Intelligenzrückstandes hirngeschädigter Kinder stehen uns im deutschsprachigen Raum eine Reihe von Untersuchungsmethoden zur Verfügung, von denen zwei als eine Weiterentwicklung der Staffel-Serie von BINET-SIMON anzunehmen sind: Der Binet-Bobertag-Norden-Test und der Stanford-Intelligenztest in der Bearbeitung von H. R. LÜCKERT, wobei letzterer die bekannte Stanford-Revision von TERMAN und MERILL aus dem Jahre 1937 zugrunde liegt. Wenn wir unter Intelligenz im Sinne von W. STERN „die zweckmäßige Verwendung der Denkmittel im Dienste der Anpassung an theoretische und praktische Aufgaben im Leben" verstehen, so muß man zunächst feststellen, daß die Intelligenz uns nicht unmittelbar zugänglich ist, sondern immer nur im Verhalten und in der Leistung bei der Anpassung im Leben. Die oben erwähnten Testmethoden versuchen, möglichst rein die Intelligenz mit einer altersgemäßen gestaffelten Serie von Tests zu erfassen. Zunächst zeigen wir an einem Fall unseres Krankengutes (ein 6 Jahre 5 Monate altes Kind mit der Diagnose Encephalopathie, Mikrocephalie) die Intelligenzuntersuchung mit dem Binet-Bobertag-Norden-Test:

R. M., geb. 12 7. 1958

Im Binet-Bobertag-Test werden in der Altersstufe 3 folgende Leistungen erzielt:

1. Bildaufzählung . . . . positiv
2. Wortverständnis . . . . positiv
3. Gegenstände erkennen . . . . positiv
4. Farben vergleichen . . . . . . positiv
5. Sätze nachsprechen I . . . . . positiv
6. Zahlenreihen nachsprechen . . . negativ

In der Altersstufe 4 wurden folgende Ergebnisse erreicht:

1. Figur aus 3 Stäbchen nachlegen . positiv
2. Bauen I . . . . positiv
3. Zwei Linien vergleichen . . . . positiv
4. Gewichte vergleichen . . . . . positiv
5. Gegenstände tasten . . . . . . negativ
6. Geräusche erkennen . . . . . . negativ

In der Altersstufe 5 wurde folgende Leistung erzielt:

1. Rechteck zusammensetzen . . . positiv
2. Drei Aufträge ausführen . . . . positiv
3. Quadrat abzeichnen . . . . . . negativ
4. Begriffe erklären . . . . negativ
5. Sätze nachsprechen II . . . . . negativ
6. Zahlen nachsprechen II . . . . . negativ

In der Altersstufe 6 wurde folgendes Resultat erreicht:

1. Rechts-links unterscheiden . noch etwas
   unsicher
2. Klötze berühren . . . . negativ
3. Bildbeschreibung . . . . . . negativ
4. Falten . . . . negativ
5. Stäbchenreihe fortsetzen . . . . positiv
6. Ästhetischer Vergleich . . . . positiv

In der Altersstufe 7 wird kein Untertest mehr gelöst.

Die Berechnung des Intelligenzquotienten geschieht hier auf eine einfache Weise, indem man das Intelligenzalter durch das Lebensalter dividiert. Da in jeder der untersuchten Altersstufen 6 Untertests vorhanden sind, so entspricht ein Subtest 2 Monaten des Intelligenzalters. Bei 51 erreichten Monaten des Intelligenzalters und 77 Monaten des Lebensalters beträgt der Intelligenzquotient ($IQ = \dfrac{LA}{LA} = \dfrac{51}{77} = 0,66$).

Es besteht ein Rückstand von 26 Monaten, und der Intelligenzquotient würde auf eine hochgradige Debilität hinweisen.

Dem Binet-Bobertag-Norden-Test ähnlich im Gesamtaufbau ist der schon erwähnte Stanford-Intelligenztest, dessen deutsche Fassung LÜCKERT besorgt hat, und der sich in unserer Abteilung bei der Intelligenzprüfung der Kinder von $3^{1}/_{2}$—14 Jahren gut bewährt hat.

Als Beispiel einer Kontrolluntersuchung bei einer pränatalen Dystrophie (die 1. Untersuchung am 3. 7. 1963, die 2. Untersuchung am 23. 3. 1964) geben wir in Form einer Tabelle die wichtigsten Unterschiede bei den positiven Lösungen in diesem Test an. Aus der Tabelle 4 ist ersichtlich, daß der Intelligenzquotient von 87 bei der Kontrolluntersuchung auf 93 steigt. Unter der Tabelle haben wir die wichtigsten Gründe der Leistungsbesserung angegeben.

Während in den zwei besprochenen Intelligenzstaffel-Serien zur Feststellung des Intelligenzgrades der untersuchten hirngeschädigten Kinder die intellektuelle Begabung als eine wohl komplexe, aber noch nicht differenzierte Dimension erfaßt wird, und zwar in der Form eines Intelligenzquotienten, so versucht die von CH. BÜHLER und H. HETZER entwickelte Methode der Entwicklungstests, den Entwicklungsstand eines Kindes mittels einer Analyse des kindlichen Verhaltens in 6 Dimensionen, die eine geschlossene Entwicklungsstruktur konstituieren, zu erfassen. Diese 6 Grundrichtungen des Verhaltens sind folgende:

1. Körperbewegungen als fundamentale Tatsache der Sinnesreizbarkeit und der spontanen Bewegungsfähigkeit. (Im Entwicklungsprofil als KB bezeichnet.)

2. Soziales Verhalten oder Sozialität, d.h. Kontakt mit Menschen und sprachliche Leistung als soziales Phänomen (SV).

3. Lernen, d.h. Gedächtnis und Nachahmung (L).

4. Materialbeherrschung, d.h. Betätigung am Material (MB).

5. Geistige Produktion, d.h. die Tatsache der schöpferischen Setzung und Verfolgung von Zielen, wozu alle Denkleistungen gehören (GP).

6. Sinnliche Rezeption (SR).

Der jetzige Bühler-Hetzer-Entwicklungstest erlaubt nicht nur, Kleinkinder vom 1. Lebensjahr bis zum 6. zu untersuchen, sondern durch die entsprechende Erweiterung von

Tabelle 4. *B. R., geb. 18. 7. 1957 — pränatale Dystrophie*

Stanford-Intelligenztest, bearbeitet von Lückert	1. Untersuchung 3. 7. 1963	2. Untersuchung 23. 3. 1964
abzählen	11	13
Zahlbegriff	Zahlbegriff der 2	Zahlbegriff der 10
Merkfähigkeit	6—8silbige Sätze	17silbiger Satz
sprachliche Aufgaben	gleich-ungleich — Gegensatzanalogien + Bildbeschreibung + Unterschiede finden +	gleich-ungleich + Gegensatzanalogien + Bildbeschreibung + Unterschiede finden +
Gestaltauffassung	Rechteck aus 2 Dreiecken —	Rechteck aus 2 Dreiecken + Rhombus abzeichnen —
Menschendarstellung	Kopffüßer mit differenziertem Gesicht	mit Rumpf und 4 Extremitäten
Testergebnis	IQ = 87	IQ = 93

Das kleine, gehemmte Mädchen besuchte einmal wöchentlich unsere ambulante Beschäftigungstherapie. Bei ihrer guten Führbarkeit und der verständnisvollen Mitarbeit des Elternhauses ist die Leistungsbesserung einerseits auf entsprechendes Training zurückzuführen, andererseits auf die positive Beeinflussung ihres Selbstgefühles.

H. Hetzer bis zum 13. Lebensjahr, auch wesentlich ältere Kinder. Bei den hirngeschädigten Kleinkindern, besonders unter dem

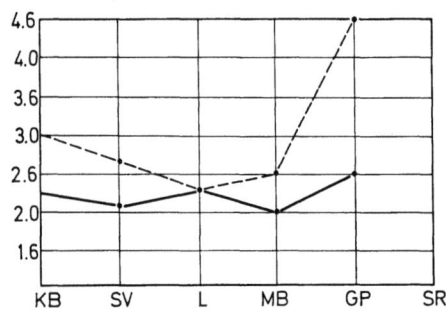

Abb. 6. Entwicklungsprofil nach Bühler-Hetzer bei einem Kind mit Tetraparesis spastica infantilis (Alter bei der 1. Untersuchung: 8; 3 + 25).
—— 1. Untersuchung (EA = 2; 3 + 9, EQ = 0,27).
- - - - Kontrolluntersuchung nach 7 Monaten (EA = 3; 0, EQ = 0,34)

4. Lebensjahr, ist diese Methode manchmal die einzig gangbare, besonders bei Kindern, die in der sprachlichen Entwicklung, wie es bei Hirngeschädigten meistens der Fall ist, gestört sind.

Als Beispiel einer Entwicklungskontrolle mit diesem Test führen wir Entwicklungsprofile eines Kindes mit einer Tetraparesis spastica infantilis an: Die Erstuntersuchung wurde im Alter von 8 Jahren, 3 Monaten und 25 Tagen durchgeführt. Die Entwicklungsprofilkurve, wie die ausgezogene Linie es zeigt, schwankt zwischen dem 2. Lebensjahr und 2$^1/_2$. Der hier erreichte Intelligenzquotient von 0,27 würde auf eine ungewöhnliche Retardierung in der Gesamtentwicklung hinweisen (Imbezillität). In der Kontrolluntersuchung 7 Monate nachher liegt die Profil-

kurve beinahe im Gesamtbereich über der ersten und zeigt besonders in der Dimension geistige Produktivität (GP) eine beträchtliche Steigerung. Das Kind erreicht einen Entwicklungsquotienten von 0,34 (der Entwicklungsquotient selbst ist in Analogie zum Intelligenzquotienten gebildet, indem man das Entwicklungsalter durch das Lebensalter dividiert). Man muß bei diesem Kind einen positiven leichten Entwicklungsschub annehmen.

Die obengenannten Vorteile der Entwicklungstests haben nicht die zwei von D. Wechsler entwickelten Testmethoden, die vom Hamburger Psychologischen Institut für mitteleuropäische Verhältnisse adaptiert wurden. Es handelt sich hier um den *Hamburg-Wechsler-Intelligenztest für Erwachsene* und den *Hamburg-Wechsler-Intelligenztest für Kinder*. Wechsler rekurriert hier wieder auf die von Binet erstrebte Erfassung der allgemeinen Intelligenz, die in Form eines Intelligenzquotienten erfaßt wird. Beide Testformen, die für Kinder und die für Erwachsene, greifen ineinander und ergänzen sich. Der HAWIK beginnt mit dem 6. Lebensjahr und endet mit dem 16. (bzw. von 5—15) und HAWIE beginnt mit dem 10. bis zum 59. Lebensjahr. Die beiden Formen des Wechsler-Tests sind sorgfältig standardisiert worden und bieten bei erfahrener Handhabung eine ungewöhnliche Präzision der Erfassung des Intelligenzniveaus bei hirngeschädigten Kindern. Beide Tests bestehen aus zwei Teilen, einem verbalen Teil (primär auf die sprachlich-begriffliche Intelligenz orientierten) und einem Handlungsteil, der die praktische Intelligenz erfassen soll. Die einzelnen Untertests des verbalen Teiles sind: 1. Allgemeines Wissen, 2. Allgemeines Verständnis, 3. Zahlen nachsprechen, 4. Rechnerisches Denken, 5. Gemeinsamkeitenfinden und Wortschatztest. Der Handlungsteil besteht aus folgenden Untertests: 6. Zahlen-Symbol-Test, 7. Bilderordnen, 8. Bilderergänzen, 9. Mosaik-Test und 10. Figurenlegen.

Wir führen zwei Beispiele von Untersuchungen mit diesem Test an, und zwar bei einem Knaben mit 10 Jahren und 2 Monaten mit dem HAWIK und einem Jugendlichen mit dem HAWIE-Test. Bei dem untersuchten Knaben handelt es sich diagnostisch um einen Status post contusionem cerebri vor $2^1/_2$ Jahren. Die Testprofilkurve im HAWIK (Abb. 7) zeigt im verbalen Teil ein deutlich höheres Niveau als im Handlungsteil mit beträchtlichen Schwankungen. Der verbale Intelligenzquotient beträgt 91, der Handlungsintelligenzquotient 65. Diese ungewöhnliche Diskrepanz zwischen der sprachlich-begrifflichen und der praktischen Intelligenz ist nach unserer Erfahrung immer ein Zeichen einer schweren Hirnschädigung, in diesem Fall einer posttraumatischen Hirnschädigung.

Ein etwas ähnliches Bild, allerdings bei einem jugendlichen Postencephalitiker, ist in der Abb. 8 zu sehen. Auch hier zeigt die Profilkurve einen Abfall im Handlungsteil mit Zeichen einer erhöhten Intertest-Variabilität. Der verbale Intelligenzquotient von 95 unterscheidet sich wesentlich vom Handlungsintelligenzquotienten von 60. Eine Hirnleistungsschwäche ist anzunehmen. Der Jugendliche zeigt zusätzlich im Persönlichkeitsbild eine postencephalitisch bedingte abnorme Persönlichkeitsentwicklung in die Richtung einer schizoiden Psychopathie mit beginnenden kriminellen Handlungen. In den Profilkurven des HAWIK und HAWIE sowie mit den entsprechenden Intelligenzquotienten ist es nicht nur möglich, den Intelligenzrückstand der hirngeschädigten Kinder und Jugendlichen zu erfassen, sondern auch die mögliche Struktur der Hirnleistungsschwäche (insbesondere ist die Störung der Gestalterfassung und der Abstraktionshöhe des Denkens sichtbar).

Untersuchungsmethoden der Psychomotorik

Das hirngeschädigte Kind zeigt nicht nur eine Störung im Bereiche der intellektuellen

Funktionen, sondern auch, wie wir schon am Anfang erwähnt haben, in vielen anderen Dimensionen der Persönlichkeitsentwicklung, wobei die Störung im Bereiche der Gesamtmotorik besonders auffällt. Phänomenologisch

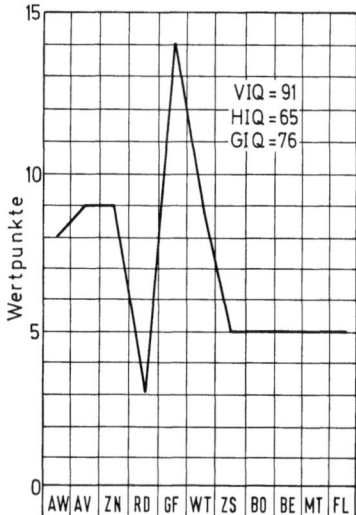

Abb. 7. Hawik-Testprofil (LA = 10; 2 Jahre). St. p. contusio cerebri vor $2^1/_2$ Jahren

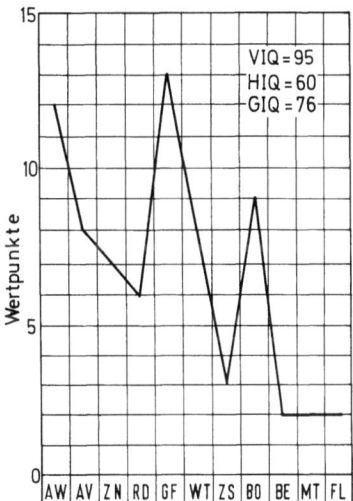

Abb. 8. Hawie-Testprofil eines Jugendlichen mit St. post Encephalitis

gesehen ist das hirngeschädigte Kind in der Psychomotorik primär wesentlich verlangsamt und sekundär hochgradig ungeschickt. Zur Erfassung der motorischen Entwicklung eines Kindes gibt es einige standardisierte Testserien, die die Motorik betreffen, so etwa die *motorische Testserie von* OSERETSKY u. a. Zum Studium und der diagnostischen Beurteilung der Psychomotorik der hirngeschädigten Kinder müssen Erfahrungen erst gesammelt werden, für die sich einige motorische Tests der Testserie von KOHLMANN, der Scheibentest nach WALTHER, der Minnesota Rate of Mani-

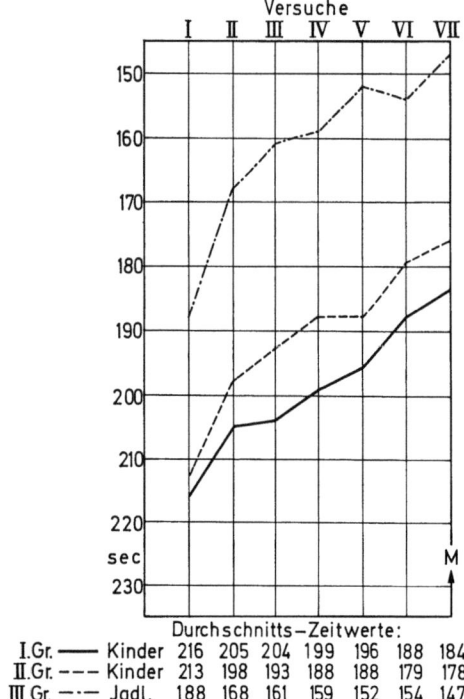

Abb. 9. Motorischer Lernversuch im Scheibenbrett-Test von WALTHER bei oligophrenen Kindern und Jugendlichen

pulation Test u.a. eignen. Daß das Entwicklungsalter eine wesentliche Rolle bei der Entwicklung der Motorik spielt, zeigt sich beim Vergleich dreier Gruppen von hirngeschädigten oligophrenen Kindern und Jugendlichen, wie es Abb. 9 demonstriert. Es handelt sich um einen motorischen Lernversuch im Scheibenbrett-Test von WALTHER (s. Abb. 10. Die Testapparatur zu diesem Test).

In der Abb. 9 liegt die Gruppe der oligophrenen Jugendlichen in der motorischen Lernkurve wesentlich höher als die 2 homogenen Gruppen der hirngeschädigten Kinder. Auch die Zeichenmotorik der hirngeschädigten Kinder ist hochgradig gestört und läßt sich besonders gut mit dem Bender-Gestalttest und dem Musterfortsetzungstest nach RUPP objektivieren. In beiden Tests zeigt sich bei hirngeschädigten Kindern die Störung in der Gestaltprägnanz oder unter Umständen im Gestaltzerfall (s. Abb. 11).

Untersuchungsmethoden der Aufmerksamkeit

Da die Aufmerksamkeit als eine wichtige Biofunktion des Menschen beim hirngeschädigten Kind schwer gestört ist und ständigen Oscillationen unterliegt und zusätzlich die Voraussetzung für jede Lerntätigkeit in der Schule ist, erscheint es zweckmäßig, diese in

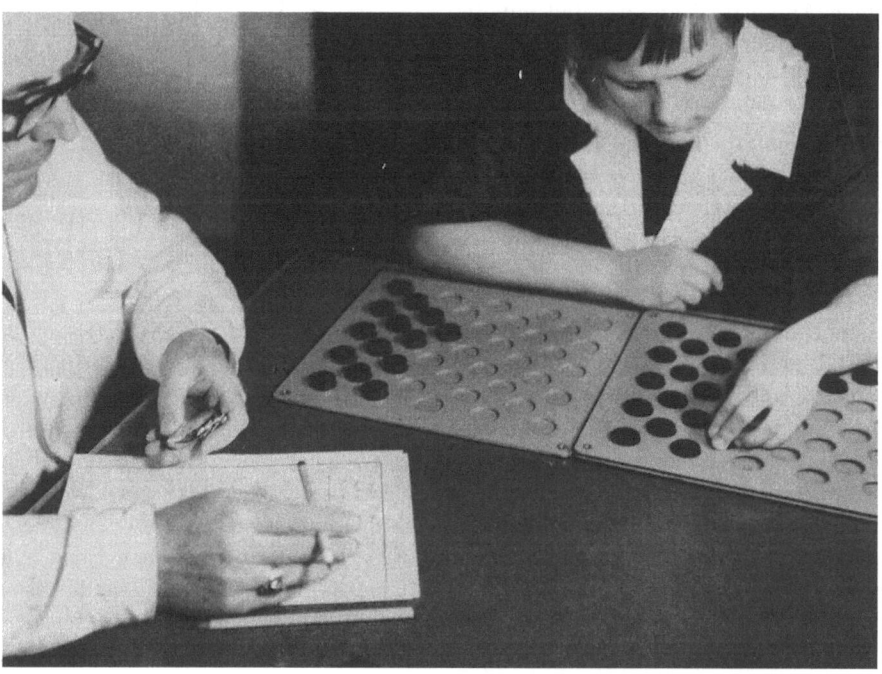

Abb. 10. Scheibentest nach WALTHER

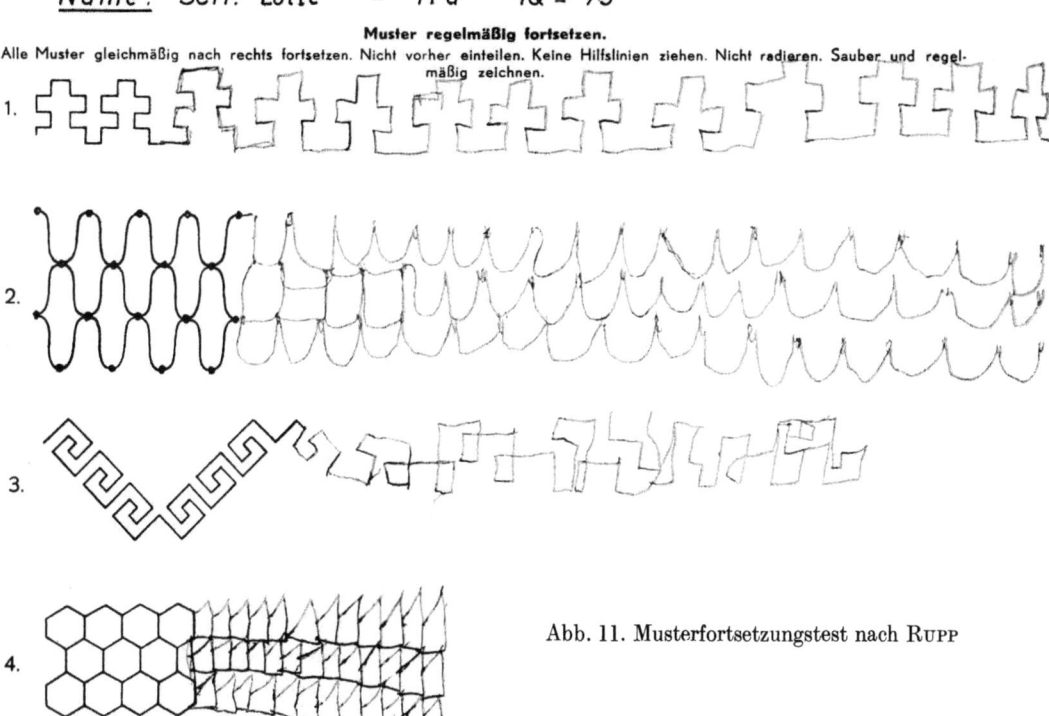

Abb. 11. Musterfortsetzungstest nach Rupp

der psychologischen Routineuntersuchung der hirngeschädigten Kinder einzubauen. Zu diesem Zweck haben sich alle Formen des Bourdon-Tests bewährt, insbesondere der standardisierte Figuren-Bourdon-Test nach Zazzo. Ein Beispiel einer solchen konzentrativen Leistungsuntersuchung bei 2 oligophrenen hirngeschädigten Kindern im gleichen Alter, aber mit differenten Intelligenzquotienten, zeigt uns die Abb. 12, in der es deutlich sichtbar wird, daß die konzentrative Arbeitsleistung auch vom Intelligenzniveau abhängt (die Faktoren V_1 und V_2 bedeuten die Schnelligkeit im Durchstreichen von 1 oder 2 Zeichen; R_1 und R_2 die Güteleistungen im Durchstreichen von 1 oder 2 Zeichen; IN_1 und IN_2 bedeuten die Ungenauigkeit im Durchstreichen von 1 oder 2 Zeichen und QV bedeutet Quotient der Schnelligkeit und QR Quotient der Güteleistung).

Das organische Psychosyndrom bei hirngeschädigten Kindern im Projektionstest (Rorschach-Versuch)

Der Rorschach-Versuch hat sich von allen Projektionstests am meisten bewährt, die cerebralen Schädigungen des Menschen zu objektivieren. Die organischen Rorschach-Zeichen,

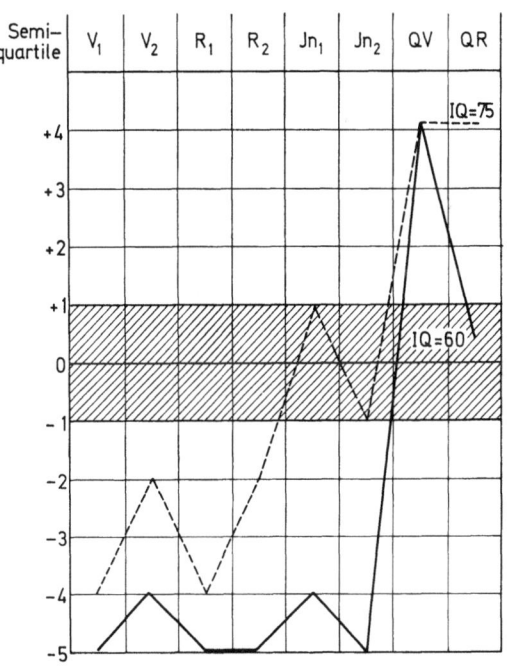

Abb. 12. Leistungsprofilkurve von 2 oligophrenen Kindern im Bourdon-Test nach Zazzo im Alter 14a mit differentem IQ

die man bei Hirnschädigungen der Erwachsenen gefunden hat (die organischen Zeichen von Oberholzer, Piotrowski u.a.), lassen sich nicht ohne weiteres auf die Rorschach-Ergebnisse hirngeschädigter Kinder übertragen. Da das hirngeschädigte Kind in der Projektion der Antworten zu den Klecksbildern des Rorschach-Tests zusätzlich den eigenen Entwicklungsrückstand projiziert, können einige Faktoren des Rorschach-Tests, wie Stereotypie und Perseveration, nicht immer klar als organische Zeichen beurteilt werden. Perseveration und Stereotypie sind auf einer bestimmten Entwicklungsstufe des Kindes der Norm entsprechende Reaktionen. Wenn für eine Entwicklungsstufe diese zwei Faktoren nicht mehr typisch sind, kann das Vorkommen solcher Zeichen als organisch gewertet werden. (Als Beispiel diene ein Rorschach-Protokoll eines epileptischen Kindes, das mit 8 Jahren und 4 Monaten einen Perseverationsprozentsatz von 86 zeigt, eine nicht mehr typische Reaktion für dieses Alter.)

(Über die Rorschach-Bilder des hirngeschädigten Kindes, Chr. Wunderlich: Die Psychodiagnostik des organisch-hirngeschädigten Kindes. Stuttgart: Ferdinand Enke 1963).

Die Untersuchungsmethoden der Affektivität und der Gesamtpersönlichkeit bei hirngeschädigten Kindern

Die meisten Projektionstests sind — mit Ausnahme des Rorschach-Versuchs — in der Problematik zu schwierig für oligophrene, hirngeschädigte Kinder. So ist etwa der Farb-Pyramidentest von Pfister, der von Wewetzer bei seinen Untersuchungen der hirngeschädigten Kinder angewandt wurde, bei unseren Patienten nicht durchführbar. Ähnlich wie die organischen Zeichen im Rorschach-Versuch ist bei der Untersuchung der Affektivität mit diesen Tests zu beachten, daß die Affektzeichen, etwa die Farbwerte, in einer etwas differenteren Bedeutung bei Erwachsenen als bei Kindern vorkommen. Besonders müssen die einzelnen Schwankungen der Projektion der Farbwerte entwicklungspsychologisch richtig gewertet werden, um eine Diagnose über die Affektivität eines hirngeschädigten Kindes abzugeben. Die Artung der Affektivität gibt uns in Zusammenhang mit noch anderen Faktoren des Rorschach-Tests Hinweise auf die Persönlichkeitsstruktur des hirngeschädigten Kindes, das bekanntlich als Folge der Hirnschädigung auch abnorme Persönlichkeitsentwicklungen zeigen kann.

(Man denke an die postencephalitischen, epileptischen und ähnlichen Veränderungen des Charakters.)

Schlußfolgerungen

Das Ziel einer psychodiagnostischen Untersuchung bei hirngeschädigten Kindern ist, wie wir eingangs betont haben, die Erfassung der spezifischen Grundstörung eines hirngeschädigten Kindes. Um die strukturellen Veränderungen der einzelnen Grundfunktionen dieser Grundstörung zu objektivieren, muß eine Reihe von psychodiagnostischen Testmethoden angewandt werden, die nicht nur entwicklungs- oder Intelligenzrückstand erfassen, sondern darüber hinaus die Biofunktion der Aufmerksamkeit, der Motorik, der Sprache und letztlich auch die Gesamtpersönlichkeit mit der Artung der Affektivität und dem biotonischen Habitus. Ein solches Psychogramm ermöglicht eine präzisere klinisch-psychologische Diagnose bei einem hirngeschädigten Kind, als nur die Erfassung der sich oft allzuleicht aufdrängenden psychischen Funktionen des Intelligenz- oder Entwicklungsrückstandes der oligophrenen Kinder. Die psychologische Untersuchung eines hirngeschädigten Kindes zeigt also ebenfalls ein *komplexes*, viele Dimensionen umfassendes Bild, das seinerseits wieder ein Teil dessen ist, was man unter Diagnose versteht.

Zusammenfassung

Der Begriff kindliche Hirnschädigung ist in den vergangenen Jahren sehr stark in den Vordergrund ärztlichen Forschens und Handelns gerückt. Vor knapp mehr als einem Dezenium noch als hoffnungsloses Gebiet abgetan und nur von einigen wenigen als echte Aufgabe erkannt, befaßt man sich heute weltweit mit den zahlreichen Problemen, die diese Leiden mit sich bringen.

Den grundlegenden Wandel in der Einstellung zum hirngeschädigten Kind bei Ärzten und in der Öffentlichkeit bewirkte vor allem die Ursachenforschung, die zeigen konnte, daß hier Erkrankungen im echten Sinne des Wortes vorliegen, deren Ursachen faßbar und teilweise ausschaltbar sind, aber auch die Erfahrung, daß vielen dieser Kinder geholfen werden kann, ihr Leiden also behandlungsfähig ist, während man früher alle Therapieversuche kursorisch als Scharlatanerie abtat.

Nun ist die Diagnose einer Hirnschädigung eine zweifellos äußerst schwierige und verantwortungsreiche Aufgabe, da an sie eine Vielzahl von Problemen gekoppelt ist, die man kennen und beurteilen muß. Da gerade die erste Auseinandersetzung der Eltern mit dem Leiden ihres Kindes entscheidend für deren Zukunft ist, muß auch die umfassende, exakte und klare Diagnose gegeben sein. Daß dazu eine Reihe von Untersuchungen notwendig sind, ist völlig klar; von der Anamnese über den Status, die elektrophysiologischen, biologischen, biochemischen und cytogenetischen Untersuchungen müssen alle Möglichkeiten der Erfassung organischer Fakten ausgeschöpft werden. Die Psychodiagnostik, d.h. die Erfassung seelisch-geistiger Entwicklungsstörungen, muß das organische Bild ergänzen und abrunden, so daß aus der Vielzahl der untersuchten Bereiche ein Bild *dessen* entsteht, was der Hirngeschädigte zum Zeitpunkt der Untersuchungen zu leisten vermag bzw. welche Funktionsbereiche gestört sind. Es ist dabei klar, daß diese Untersuchungen in Abständen wiederholt werden müssen, da nur diese Kontrollen ein Bild über die Entwicklung des Kindes geben.

Die Details der Untersuchung zeigen je nach der Art der Erkrankung verschiedene Schwerpunkte. In jedem Fall aber muß ein komplexes Bild des Kindes entstehen, da ja auch der Hirnschaden komplexe Auswirkungen

zeigt und ebenso komplexer Behandlung bedarf. Neben der Vielzahl der Untersuchungsmethoden benötigt die Diagnosestellung aber auch die Erfahrung des Arztes, alle diese erhobenen Befunde kritisch zu werten und sie in der Beurteilung des Patienten je nach ihrem Stellenwert einzubauen. Unerläßlich scheint uns die Fähigkeit des „Schauen-Könnens" zu sein, über oft dramatische Details das Kind als Ganzes nicht zu übersehen, seine krankhaften Seiten ebenso deutlich zu erkennen wie seine positiven und liebenswerten. Denn *wie* der Arzt das hirngeschädigte Kind in der ganzen Tragik eines solchen Defektes erfassen kann und wie er aus der Diagnose die Prognose zu entwickeln vermag, das ist für die Zukunft des Patienten von geradezu existentieller Bedeutung.

Daß die Ergebnisse derartiger Untersuchungen häufig von der Kontaktfähigkeit des Arztes zum hirngeschädigten Kind abhängen, zeigt, daß in diesem Gebiet in besonderem Maße Einfühlungsvermögen notwendig ist. Auch das schwerstgestörte Kind besitzt noch starke affektive Perzeptionsmöglichkeiten und seine Haltung und Reaktion gegenüber dem Untersucher werden auf diesen Bahnen geformt. Damit ist deutlich gesagt, daß hinter allen Untersuchungen *das* stehen muß, was man wohl am ehesten mit dem Begriff menschliche Kontaktfähigkeit bezeichnen kann.

Literatur

BAMBERGER, PH., u. A. MATTHES: Anfälle im Kindesalter. Basel u. New York: S. Karger.

CONRAD, K.: Strukturanalysen hirnpathologischer Fälle. I. Mitt. Über Funktions- und Gestaltwandel. Dtsch. Z. Nervenheilk. 158, 344 (1948).

GOLDSTEIN, K.: Abstract and concrete behaviour. An experimental study.

GORDON, T. D.: Trans. ophthal. Soc. U. K. 201 (1962).

ILLINGWORTH, R. S.: Recent advances in cerebral palsy. London: J. & A. Churchill LTD. 1958.

JANTZ, H.: Die Röntgendiagnostik der Hirn- und Rückenmarksräume. In: Handbuch der inneren Medizin, Bd. I, Teil I. Neurologie. Berlin-Göttingen-Heidelberg: Springer 1953.

JUNG, R.: Das Elektroencephalogramm. In: Handbuch der inneren Medizin, Bd. 5, Teil I. Neurologie. Berlin-Göttingen-Heidelberg: Springer 1953.

KAUFMANN, H. J.: Röntgenbefunde am kindlichen Becken bei angeborenen Skelettaffektionen und chromosomalen Aberrationen. Stuttgart: Georg Thieme 1964.

KEHRER, H. E.: Der Hydrocephalus internus und externus. Seine klinische Diagnose und Therapie. Basel u. New York: S. Karger 1955.

KOHLMANN, TH.: Die Psychologie der motorischen Begabung. Wien u. Stuttgart: Wilhelm Braumüller 1958.

KUGLER, J.: Elektroencephalographie in Klinik und Praxis. Stuttgart: Georg Thieme 1963.

LEKSELL, L.: Acta scand. 110, 1301 (1955).

LINDEMANN, K.: Die infantile Cerebralparesen. Stuttgart: Georg Thieme 1963.

MONRAD-KROHN, G. H.: Die klinische Untersuchung des Nervensystems. Stuttgart: Georg Thieme.

PETERS, G.: Ergebnisse vergleichender anatomisch-pathologischer und klinischer Untersuchungen der Hirngeschädigten. Stuttgart: Georg Thieme 1962.

RETT, A.: (1) Das epileptische Kind. Almanach für ärztliche Fortbildung, S. 275—296. München: J. F. Lehmann 1963.

— (2) Das gehirngeschädigte Kind. — Pathogenetische — klinische und soziale Probleme. Almanach für ärztliche Fortbildung, S. 69—83. München: J. F. Lehmann 1961.

— (3) Die Anamnese als Grundlage der Betreuung gehirngeschädigter Kinder. Verh. 2. Internat. Kongr. psychischer Entwicklungsstörungen im

Kindesalter. Wien 1961, Teil II, S. 101—107 (1963).

Rett, A.: (4) Bewegungsstörungen im Kindesalter. Mkurse ärztl. Fortbild. 9, Nr 3 (1959).

— (5) mit Th. Kohlmann u. E. Frühmann: Klinische und pharmako-psychologische Untersuchungen bei sogenannten Psychoenergizern. Ann. paediat. (Basel), Suppl. ad Vol. 202, 71—99 (1963).

— (6) mit Th. Kohlmann: Klinische Bedeutung des pharmako-psychologischen Experimentes bei gehirngeschädigten Kindern. Muskel und Psyche, Symposion Wien 1963, S. 77—92. Basel u. New York: S. Karger.

Rett, A.: (7) Über ein cerebral-atrophisches Syndrom bei Hyperammonaemie. Paracelsus-Beiheft. Wien: Brüder Hollinek 1967.

Riechert, T.: Die Arteriographie und Ventrikulographie. In: Handbuch für innere Medizin, Bd. 5, Teil I, Neurologie. Berlin-Göttingen-Heidelberg: Springer 1953.

Scheerer, M.: With special tests. Psychological Monogr. 53/2, Washington 1941.

Schwartz, Ph.: Geburtsschäden bei Neugeborenen. Jena: VEB Gustav Fischer 1964.

Swoboda, W.: Das Skelett des Kindes — Entwicklung-Bildungsfehler und Erkrankungen. Stuttgart: Georg Thieme 1956.

Echoencephalographie

G. Jacobi, Frankfurt a. M.

Unter Echoencephalographie versteht man die Untersuchung des Schädelinhaltes am intakten Schädel mit Ultraschallwellen. Es handelt sich bei der hier besprochenen Methode um die eindimensionale Echoencephalographie oder A-Scan. Versuche, Ultraschall (Schallwellen mit einer Frequenz über 20000 Hertz) in die medizinische Diagnostik einzuführen, gehen bis in die 40er Jahre zurück; 1947 berichteten Dussik et al. über ihre Erfahrungen mit der sog. „Hyperphonographie". Die Messung der Schallabschwächung beim Durchschallen des Schädels sollte ein Abbild des Ventrikelsystems auf einem Leuchtschirm erzielen. Eingehende Untersuchungen über diese Methode stellten Ballantine et al. 1950 an. Güttner et al. konnten jedoch 1952 nachweisen, daß der Energieverlust des Ultraschalls im Knochen gegenüber Hirngewebe zu groß ist. Man erhalte beim Abtasten des Schädels mit Ultraschall nur ein Abbild der verschieden dicken Knochenstruktur und nicht des Ventrikelsystems. Diese Erkenntnis führte zur Aufgabe weiterer Versuche.

Das Echo-Impuls-Reflexionsverfahren als klinische Untersuchungsmethode wurde von Leksell 1955 beschrieben. Er hatte beobachtet, daß bei seitlicher Beschallung des Schädels regelmäßige Reflexionen auftreten und schrieb sie den Mittellinienstrukturen des Gehirns zu. Anhand einer Verlagerung dieses „Mittelechos" diagnostizierte er seit 1953 intrakranielle Hämatome. Die Echoencephalographie wurde seitdem vor allem in Europa und Japan weiter ausgebaut und hat sich heute als Routine-Methode in der neurologisch-neurochirurgischen und auch pädo-neurologischen Diagnostik bewährt.

Physikalische Grundlagen. Ultraschallwellen verhalten sich ähnlich wie elektromagnetische Wellen: Sie breiten sich geradlinig aus, streuen wenig und werden an der Grenzfläche zweier verschiedener Medien teils absorbiert oder reflektiert, großenteils aber weiter fortgeleitet. Sie breiten sich praktisch nur in festen oder flüssigen Medien aus. Am Echoencephalographen dient als Schallquelle eine Schwingplatte aus Bariumtitanat. In den Sendepausen wird die reflektierte Schallenergie mit Hilfe der Schwingplatte empfangen und verstärkt; der Prüfkopf ist also hinsichtlich Sender und Empfänger eine Einheit. Die reflektierten Ultraschallstrahlen, kurz „Echos" genannt, werden als Auslenkungen auf dem Bildschirm einer Kathodenstrahlröhre sichtbar gemacht. Es ist bei der Untersuchung wichtig, daß der gebündelte Ultraschallstrahl eine Grenzfläche möglichst senkrecht trifft; bei schiefem Einfallwinkel kann der reflektierte Strahl nicht mehr vom Prüfkopf empfangen werden.

Zur Untersuchung stehen Prüfköpfe von 10, 15 und 24 mm Durchmesser mit Frequenzen von 1, 2, 4 und 6 MHz zur Verfügung. 1 MHz = 1 Million Hertz/sec. Prüfkopfdurchmesser und Frequenz bestimmen die Nahfeldlänge, das ist der Bereich, in dem sich der Ultraschall praktisch parallel gebündelt ausbreitet. Die Mittelstrukturen des Gehirns liegen bei allen angegebenen Prüfkopfgrößen im Nahfeldbereich, eine geringe Meßungenauigkeit durch Divergenz der Schallwellen, die das Endecho ausmachen, kann praktisch vernachlässigt werden. Bei steigender Prüffrequenz wird zwar das Nahfeld länger, die Dämpfung in den verschiedenen akustischen Medien aber größer, so daß keine Schallreflexion mehr eintreten kann. Niedrigere Frequenzen haben dagegen eine größere Durchdringungsfähigkeit (Güttner, 1967, in Schiefer und Kazner, 1967). Die Wahl der Prüfköpfe muß sich also nach diesen physikalischen Gegebenheiten richten; wir verwenden daher bei Säuglingen Prüfköpfe von

6 und 4 MHz bei einem Durchmesser von 15 mm, bei älteren Kindern und Kleinkindern 1 und 2 MHz bei einem Prüfkopfdurchmesser von ebenfalls 15 mm oder 24 mm.

Die bei einer Untersuchung maximal frei werdende Ultraschallenergie beträgt 5 mW/cm². Umfassende Versuche haben ergeben, daß auch bei langdauernder Untersuchung keine Gewebsschädigung durch Erwärmung an den Grenzflächen möglich ist (BALDES et al., BARTH und BÜLOW, HUETER und BOLT).

Untersuchungsvorgang. Die völlig schmerzlose Untersuchung wird beim seitlich liegenden oder sitzenden Kind durchgeführt. Eine Sedierung hierzu ist nicht erforderlich. Zunächst wird mit einem Beckenzirkel der bi-parietale Schädeldurchmesser bestimmt und so die theoretisch zu erwartende Mittellinie errechnet. Der Prüfkopf wird nun an der Schläfe etwas oberhalb des Ohransatzes aufgesetzt. Durch ein beliebiges Kopplungsmittel, etwa Borvaseline, wird ein fester Kontakt zur unrasierten Kopfhaut hergestellt. Zur Kontrolle der Lage der Medianstrukturen wird die Untersuchung sowohl von rechts als auch von links her durchgeführt. Zur Erfassung des Unterhorns der Gegenseite wird der Prüfkopf etwas hinter und unter den 1. Ansatzpunkt versetzt (JACOBI und SCHUCH) oder das Schallwellenbündel etwas nach hinten und unten vom Initialpunkt aus geleitet (SCHIEFER und KAZNER, 1967). Bei Säuglingen läßt der dünne Schädelknochen auch andere Beschallungspunkte zu: parietal, über der großen Fontanelle, occipital und frontal. Die Dauer der Untersuchung beträgt nicht mehr als einige Minuten (SCHIEFER et al., 1963; JEFFERSON, 1962).

Quelle und Entstehung der einzelnen Echos

Das normale Schallbild des menschlichen Hirnschädels, Echogramm genannt, zeigt 3 wesentliche Bestandteile (Abb. 13):

1. Das *Initialecho*, das durch Reflexionen von Haut, Muskeln und Knochen direkt unter dem Schallkopf zustande kommt.

2. Das *Endecho*; sein steiler Anstieg entsteht durch die Tabula interna des Schädelknochens der Gegenseite, der Rest dieses Komplexes rührt von den gleichen Gewebsstrukturen her wie das Anfangsecho.

3. Das *Mittelecho*; hierfür zeichnen im Kindesalter verschiedene Strukturen verantwortlich: Die Wände des 3. Ventrikels, der Interhemisphärenspalt mit der Falx cerebri, das Septum pellucidum und die Zirbeldrüse. Letz-

tere lagert ab dem 7. Lebensjahr zunehmend Kalk ein und wird beim Erwachsenen zur wichtigsten Quelle des Mittelechos (LEKSELL, 1958; GORDON, JEFFERSON, JEPPSSON, 1960 und 1961; LITHANDER, 1961a; SCHIEFER et al., 1963; TANAKA, 1966; DE VLIEGER und RIDDER, 1959).

4. Von den Wänden des 3. Ventrikels lassen sich Echos ableiten, die gegenläufig pulsieren; bei leichter Verschiebung des Prüfkopfes nach oben kommt zwischen diese beiden Wandechos des 3. Ventrikels das Echo der Falx

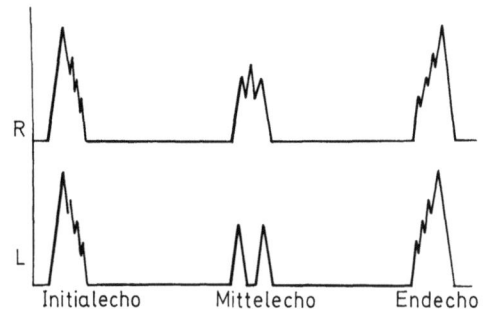

Abb. 13. Schematische Skizze eines normalen Echoencephalogramms: Bei Beschallung von links (*L*, untere Reihe) besteht das Mittelecho aus 2 Zacken, die den Wandzacken des etwas erweiterten 3. Ventrikels entsprechen. In der oberen Reihe bei Beschallung von rechts (*R*) ist der Prüfkopf etwas nach oben verschoben und erfaßt jetzt außer den beiden Wandzacken des 3. Ventrikels auch die Falx cerebri und den Interhemisphärenspalt (mittleres Echo)

cerebri und des Interhemisphärenspaltes zur Darstellung; wird etwas weiter vorne und oben untersucht, stellt sich statt dessen das Septum pellucidum dar. So kann der 3. Ventrikel identifiziert werden und seine Weite direkt in Millimetern auf der Skala abgelesen werden.

5. Außer dem Initial-, Mittel- und Endkomplex kann etwa auf halber Strecke zwischen Mittel- und Endecho eine Reflexion von der Außenwand des Unterhorns, bisweilen auch seinen beiden Wänden, registriert werden; auch diese Zacken pulsieren gegenläufig. Die beiden Wände kann man um so besser erfassen, je weiter das Ventrikelsystem ist. Der Quotient: Entfernung Mittelecho-Endecho/Außenwandecho des Unterhorn-Endechos gibt den *Hirnmantelindex* an, der normalerweise 2,0—2,2 beträgt (SCHIEFER et al., 1965). Bei Früh- und Neugeborenen kann der Hirnmantelindex auch etwas unter 2,0 liegen, bei 1,8 und 1,9 (eigene, bisher unveröffentlichte Untersuchungen). Werte über 2,4 sind pathologisch und geben

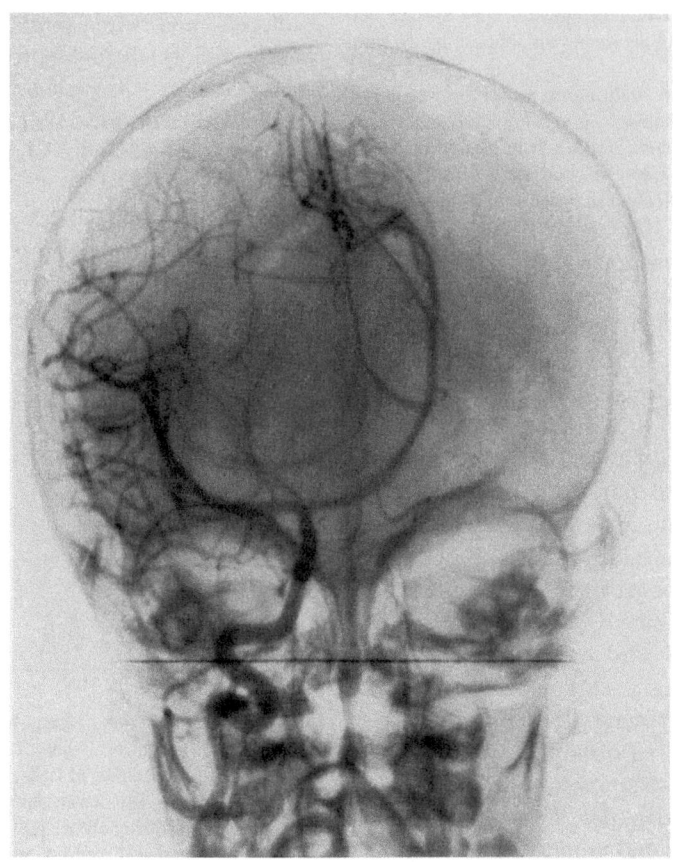

a

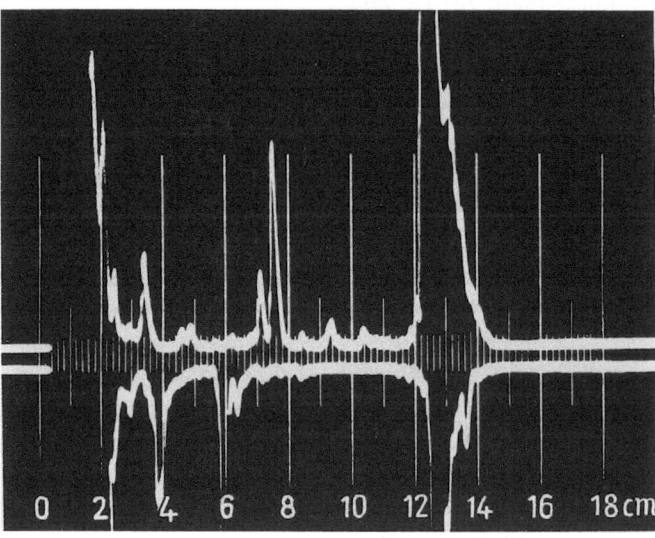

b

Abb. 14a u. b. Origonalechogramm (b) unter Angiogramm eines $2^3/_{12}$jährigen Jungen mit großem Glioblastom des rechten Frontallappens. Die beiden Wandzacken der 3. Hirnkammer sind um 18 mm gegeneinander versetzt, und zwar nach links. Das Ausmaß der wahren Verlagerung des Mittelechos von der
(idealen) Mittellinie beträgt daher 9 mm. Die vordere Hirnarterie ist weit mehr (etwa 20 mm) nach links
verschoben. Das Mittelecho gibt jedoch die Verhältnisse im Bereich der inneren Hirnvenen wieder, die
genau 9 mm verlagert waren

das Wandern der Außenwand des Temporalhorns nach außen, d.h. seine zunehmende Erweiterung, an.

In Übereinstimmung mit anderen Autoren (FEUERLEIN und DILLING, M. JACOBI, SCHIEFER u.a., 1963) für die Weite des 3. Ventrikels gaben JACOBI und SCHUCH (1966 und 1967) die Weite der mittleren Hirnkammer und die direkt gemessene Unterhornweite in verschiedenen Altersstufen folgendermaßen an:

Alter des Patienten	Weite des 3. Ventrikels	Weite des Temporalhorns der Gegenseite
Frühgeborene	2,5—4 mm	2,5—4 mm
Neugeborene	3,0—4,5 mm	2,5—4 mm
Ende des 1. Jahres	3,5—5,0 mm	3,0—4,5 mm
Kleinkinder	4,0—6,0 mm	3,5—5,0 mm
Schulkinder	4,0—7,0 mm	3,5—5,0 mm

Neben den beschriebenen Echos erscheinen auf dem Bildschirm noch eine Reihe anderer Reflexionszacken, die bei leichtester Kippung des Prüfkopfes wieder verschwinden. Beispielsweise entstammt ein hohes, pulsierendes Echo der Gruppe der Sylvischen Gefäße, weiter sollen Echos auch an der Grenze von weißer zu grauer Substanz entstehen (LITHANDER, 1961a).

Klinische Anwendungsmöglichkeiten bei Kindern

Mit Hilfe der Echoencephalographie kann man bei einer Reihe von Krankheitsbildern folgende typischen Befunde erheben:

Beim raumforderndem supratentoriellem Prozeß eine Verlagerung des Mittelechos zur gesunden Seite (GORDON, M. JACOBI, JEFFERSON, LITHANDER, 1960; SCHIEFER et al., 1963, 1965; SCHIEFER und KAZNER, 1967; TANAKA et al., 1965, 1966; TAYLOR). Der Grad der Mittelechoverlagerung ist dabei verschieden, die höchsten Werte findet man bei temporalen und occipitalen Geschwülsten, weniger ausgeprägte Verlagerung bei parietalem und fronto-parietalem Sitz; rein frontale Tumoren bewirken dagegen oft nur geringe Mittelechoverlagerung, obwohl die vordere Hirnarterie im a.p.-Bild des Angiogramms stark und bogig zur Gegenseite verschoben ist (s. Abb. 14a u. b); dies beruht darauf, daß die Quelle des Mittelechos bei Untersuchung an gewohnter Stelle den Medianstrukturen entstammt, die in räumlicher Beziehung zu den inneren Hirnvenen stehen; diese sind bei Stirnhirngeschwülsten

weit weniger verlagert als die vordere Hirnarterie.

Es gelingt bisweilen, von cystischen Tumoren unregelmäßige, auch hohe Echos zu erhalten. So läßt sich die Größenzu- oder -abnahme einer Tumorcyste nach subtotaler Exstirpation oder während der Nachbestrahlung fortlaufend beobachten (JACOBI und SCHUCH, 1966, 1967; SCHIEFER et al., 1963; SCHIEFER und KAZNER, 1967; TANAKA et al., 1965).

Bei subduralen Ergüssen oder *epiduralen Hämatomen* kann eine zusätzliche Echozacke vor dem Endecho die Dicke der Flüssigkeitsansammlung angeben (s. Abb. 15a u. b). Dabei ist die Dicke der Ergußmembran oder die abgedrängte Dura mater entscheidend für die Entstehung eines solchen Hämatomechos (AMBROSE, BRÜCKNER, 1963 und 1964; ITO et al.; JACOBI et al., 1966; KAZNER, 1965; LEKSELL, 1955; SCHIEFER et al., 1963; SCHIEFER und KAZNER, 1967; DE VLIEGER und RIDDER, 1959). Läßt sich bei dem Befund eines solchen konstanten, zusätzlichen, beim Verschieben des Prüfkopfes bleibenden Außenechos keine Verlagerung der Medianstrukturen nachweisen, muß Doppelseitigkeit eines Hämatoms oder Ergusses angenommen werden. Bisweilen gelingt es, durch Schrägbeschallung in Richtung des zu erwartenden Hämatoms oder Beschallung vom Mastoid aus nach schräg oben ein Hämatomecho nachzuweisen (JACOBI et al., 1966) oder den Erguß direkt als hohe Reflexion hinter dem Initialecho zu erkennen (JACOBI und SCHUCH, 1966, 1967).

Der Hydrocephalus, auch auf dem Boden einer Aquäduktstenose oder einer Raumforderung im Bereich der hinteren Schädelgrube, ist im Echogramm durch eine starke Erweiterung des 3. Ventrikels ohne Mittelechoverschiebung gekennzeichnet. Die Zunahme des Hirnmantelindex gibt einen Hinweis auf das Ausmaß der Ventrikeldilatation. Auch läßt sich beim jungen Säugling die Hirnmanteldicke, besonders mit 4 und 6 MHz-Prüfköpfen, direkt im Bereich des Stirn- und Hinterhauptpols, über der Schläfe und über der großen Fontanelle messen. Der Erfolg einer liquorableitenden Operation kann bei Nachuntersuchungen ohne Belastung für den Patienten kontrolliert werden (GELETNEKY, LITHANDER, 1960 und 1961b; SCHIEFER und KAZNER, 1967; UMBACH, UMBACH und KLEY). Es

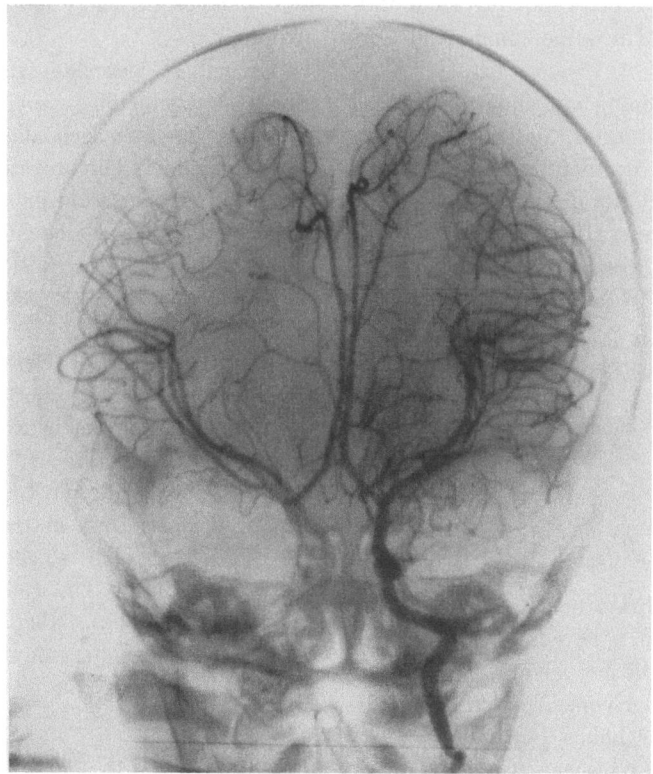

a

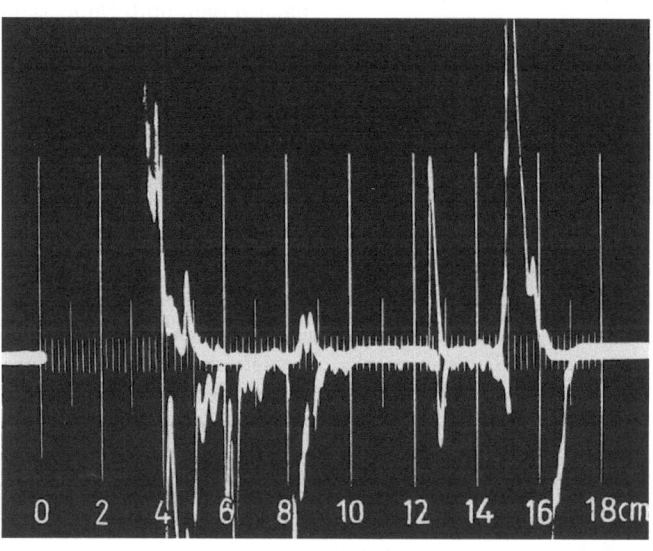

b

Abb. 15a u. b. Angiogramm bei 6 Monate altem Säugling mit (posttraumatischen) doppelseitigen Ergüssen. Bei Beschallung von beiden Seiten findet man im Abstand von 18 bzw. 20 mm vor dem Endecho ein hohes und konstantes, zusätzliches Außenecho, Hämatomecho genannt. Sein Abstand von der Tabula interna der Gegenseite (Fußpunkt des Endechos) ist der Erguß- oder Hämatomdicke gleichzusetzen

ließ sich so zeigen, daß die Hirnmanteldicke postoperativ etwas zunahm, ebenso wie die Erweiterung der 3. Hirnkammer sich zurückbildete.

Bei hirnatrophischen Prozessen läßt sich ebenfalls eine Erweiterung des 3. Ventrikels, aber nur gelegentlich eine geringe Vergrößerung des Hirnmantelindex finden. Die Methode leistet besonders bei Patienten mit cerebralen Krampfanfällen etwas: Ist der 3. Ventrikel nicht erweitert und das Mittelecho nicht verlagert, so kann man beruhigter die Anwendung von Kontrastmethoden aufschieben oder vermeiden, wenn nicht andere Überlegungen zu weiteren Schritten drängen. Ist dagegen die 3. Hirnkammer oder das Mittelecho zur Herdseite hin verlagert, so muß ein narbig-atrophisierender und schrumpfender Prozeß angenommen werden (Ventrikelwanderung nach O. FOERSTER), und die Pneumencephalographie bietet sich als Methode der Wahl zur weiteren Abklärung an. Ist dagegen das Mittelecho zur gesunden Seite hin verlagert, so muß angiographiert werden, da eine Raumforderung vorliegen kann. Liegt keine Verlagerung der Mittelstrukturen vor, so gibt oft eine Erweiterung des 3. Ventrikels einen Hinweis auf morpho-

logisch faßbare, also atrophische Hirnveränderungen. Auch hier wird bei entsprechendem klinischen Bild der Entschluß zur Kontrastmitteldiagnostik leichter fallen als bei völlig normalem echographischem Befund.

Die eindimensionale Echoencephalographie ist eine harmlose, nicht zeitaufwendige Untersuchungsmethode, die gerade in der pädiatrischen Neurologie größte Beachtung verdient. Sie ist als Vormethode und zur Auswahl der Patienten geeignet, die Kontrastmitteluntersuchungen unterworfen werden müssen. Der Untersucher muß aber mit den räumlichen Verhältnissen im Schädelinneren sehr vertraut sein und muß sich eine große persönliche Erfahrung mit der Methode erwerben, die immer wieder durch Pneumencephalographie, Angiographie, Operations- und Sektionsbefunde kontrolliert und erweitert werden muß.

Literatur

AMBROSE, J.: Some clinical applications of ultrasound. Brit. J. Radiol. 37, 165—178 (1964).

BALDES, E. J., J. F. HERRICK, and CH. F. STROEBEL: Biologic effects of ultrasound. Amer. J. phys. Med. 37, 111—121 (1958).

BALLANTINE, H. T., R. H. BOLT, T. F. HUETER, and G. D. LUDWIG: On the detection of intracranial pathology by ultrasound. Science 112, 525—528 (1950).

BARTH, G., u. H. A. BÜLOW: Zur Frage der Ultraschallschädigung jugendlicher Knochen. Strahlentherapie 79, 271—280 (1949).

BRAAK, J. W. G. TER, W. A. M. GRANDIA, and M. DE VLIEGER: Echo-Encephalography as an aid in the diagnosis of subdural and extradural haematomas. In: A. BIEMOND et al., Recent neurology research, p. 37—45. Amsterdam 1959.

BRÜCKNER, H.: Die Bedeutung der Echo-Enzephalographie für Diagnose und Behandlung der subduralen Haematome. Beitr. Neurochir. 8, 180 (1964).

— Die postoperativen Komplikationen im Echoenzephalogramm. Acta neurochir. (Wien) 13, 578—579 (1965).

—, u. E. KAZNER: Die Diagnose intrakranieller Prozesse mit der Echoencephalografie. SRW-Nachr. 21, 1—7 (1963).

DUSSIK, K. TH., F. DUSSIK u. L. WYT: Auf dem Wege zur Hyperphonographie des Gehirns. Wien. med. Wschr. 97, 425—429 (1947).

FEUERLEIN, W., u. H. DILLING: Das Echo-Encephalogramm des 3. Ventrikels in verschiedenen Lebensaltern. Arch. Psychiat. Nervenkr. 209, 137—147 (1967).

GELETNEKY, C.-L.: Echoencephalographie bei cerebralen Erkrankungen im Säuglings- und Kindesalter. Acta radiol. (Stockh.) 5, 779—785 (1966).

GORDON, M. D.: Echo-Encephalography. Ultrasonic rays in diagnostic radiology. Brit. med. J. 1959 II, No 5136, 1500—1504.

GÜTTNER, W., G. FIEDLER u. J. PÄTZOLD: Über Ultraschallableitungen am menschlichen Schädel. Acustica 2, 148—156 (1952).

HUETER, T. F., and R. H. BOLT: An ultrasonic method for outlining the cerebral ventricles. J. acoust. Soc. Amer. 23, 160—167 (1951).

ITO, K., K. SUGARAWA, Y. OHARA, Y. ABE, and S. KIKUCHI: Ultrasonics in the diagnosis of head injury — „Hematoma echoes" as an aid in the diagnosis of subdural and epidural hematoma. Japan. med. Ultrason. 4, 39 (1966).

JACOBI, G., E. KAZNER u. J. WOLLENSAK: Subdurale Ergüsse und Hämatome bei Säuglingen und Kindern. Betrachtungen zur Pathogenese, Klinik, Therapie und Prognose. Z. Kinderheilk. 96, 199 (1966).

—, u. P. SCHUCH: Echo-Enzephalographie und ihre Ergebnisse bei Kindern. Pädiat. Prax. 5, 433 (1966); — Chir. Praxis 11, 363 (1967).

JACOBI, M.: Anwendungsmöglichkeiten und Ergebnisse der Echoencephalographie im Kindesalter. Diss. Erlangen 1967.

JEFFERSON, A.: Clinical experiances with echoencephalography. Acta neurochir. (Wien) 10, 392—409 (1962).

JEPPSSON, ST.: Echo-encephalography. III. Further studies on the sources of the midline echo and a clinical evaluation. Acta chir. scand. 119, 455—462 (1960).

— Echo-encephalography. IV. The midline echo; an evaluation of its usefullness for diagnosing intracranial expansivities and an investigation into its sources. Acta chir. scand., Suppl. 272, 1 (1961).

KAZNER, E., ST. KUNZE u. W. SCHIEFER: Die Bedeutung der Echoencephalographie für die Erkennung epiduraler Hämatome. Langenbecks Arch. klin. Chir. 310, 267—291 (1965).

—, u. W. SCHIEFER: Die Echoencephalographie bei raumfordernden Prozessen der hinteren Schädelgrube. Acta neurochir. (Wien) 14, 177 (1966).

Leksell, L.: Echo-encephalography. I. Detection of intracranial complications following head injury. Acta chir. scand. 110, 301—315 (1955/56).
— Echo-encephalography. II. Midline echo from the pineal body as an index of pineal displacement. Acta chir. scand. 115, 255—259 (1958).
Lithander, B.: The clinical use of echo-encephalography. Acta psychiat. scand. 35, 241—244 (1960).
— Origin of echoes in the echo-encephalogram. J. Neurol. Psychiat. 24, 22—31 (1961a).
— Echo-encephalography in children. Acta psychiat. scand. 36, Suppl. 159, 37—50 (1961b).
Schiefer, W., u. E. Kazner: Klinische Echoencephalographie. Berlin-Göttingen-Heidelberg: Springer 1967.
— — u. H. Brückner: Die Echoencephalographie, ihre Anwendungsweise und klinischen Ergebnisse. Fortschr. Neurol. Psychiat. 31, 457—491 (1963).
— — u. St. Kunze: Ergebnisse der Echoencephalographie bei supratentoriellen Geschwülsten. Zbl. Neurochir. 26, 281—295 (1965).

Tanaka, K., and K. Ito: Diagnosis of brain tumor using ultrasound. Acta radiol. (Stockh.) 5, 915—927 (1966).
— —, and T. Wagai: The localization of brain tumors by ultrasonic techniques. A clinical review of 111 cases. J. Neurosurg. 23, 135—147 (1965).
Taylor, J. C., J. A. Newell, and P. Karvounis: Ultrasonics in the diagnosis of intracranial space occupying lesions. Lancet 1961I, 1197—1199.
Umbach, W.: Echodiagnostik und Verlaufskontrollen beim kindlichen Hydrocephalus. Acta neurochir. (Wien) 13, 581 (1965).
—, u. M. Kley: Untersuchungen mit Ultraschall zur Diagnose und Verlaufskontrolle des kindlichen Hydrocephalus. Dtsch. med. Wschr. 90, 1313—1315 (1965).
Vlieger, M. de, and H. J. Ridder: Use of echo-encephalography. Neurology (Minneap.) 9, 216—223 (1959).

Biologische Entwicklung des Gehirns

F. Seitelberger, Wien

Das Gehirn ist das am meisten differenzierte, in seinem äußeren und inneren Aufbau inhomogenste und vielfältigste Organ des menschlichen Organismus. Seine endgültige Struktur kann in mehreren Punkten nur als Produkt einer komplizierten formalen Entwicklung verstanden und beschrieben werden. Manche Einzelheiten der Entwicklung wieder sind nur deutbar durch den Blick auf die entsprechenden Vorgänge bei manchen Tiergattungen, also durch die Anwendung der vergleichenden Neuroanatomie und Neuroembryologie. In den Phasen der embryonalen Entwicklung des menschlichen Gehirns und des Gehirns der höheren Säugetiere, einschließlich der Hominiden, werden — einem allgemeinen Entwicklungsprinzip entsprechend — die wichtigsten Entwicklungsschritte der Phylogenese wiederholt und durchschritten. Neben diesem kaum in ein kontinuierliches Schaubild zu zwingenden formalen Entwicklungs- und Bildungsprozeß des Gehirns und mit ihm verbunden, dabei aber doch eigenen Gesetzen und Regelmäßigkeiten folgend, laufen die Vorgänge der cytologischen Differenzierung und Reifung. Aus dem Matrixmaterial des Neuralrohres und der sog. Ganglienleiste, den Neuroblasten, entwickeln sich die verschiedenen cellulären Elemente, die im Nervensystem vorhanden sind, die vielgestaltige Schar der Nervenzellen und gliösen Zellarten, indem sie bestimmte Zwischenformen durchlaufen. Zu diesen Differenzierungsleistungen gehören die Erlangung der jeweils charakteristischen Kernstrukturen, der Erwerb der gehörigen cytoplasmatischen Apparate, die Ausbildung der unterschiedlichen Fortsatzkonfigurationen, Kontaktorgane usw. Diese Geschehnisse erfolgen in bestimmter Abhängigkeit zu den Wanderungen der cellulären Elemente von ihren Entstehungsorten an die vorgesehenen Standorte innerhalb des Organs, in das Rindengrau, die grauen Kerne oder als Glia vor allem in das Marklager bzw. in die Strangsysteme. Topische Momente sind für den Differenzierungsprozeß von entscheidender Bedeutung insoferne, als der normale Zustand nur an der normalen Stelle erreicht werden kann. Daher sind Störungen der Zellmigration immer auch mit Störungen der Reifungsvorgänge verbunden.

Die *morphologischen Aspekte der Gehirnentwicklung*, die hier kurz gestreift werden, sind nicht nur am längsten bekannt und am besten untersucht, sie sind auch diejenigen, die den umfassendsten Einblick in das Gefüge der Gehirnfunktionen vermitteln. In den morphologischen Verhältnissen im weiteren Sinn sind eigentlich alle funktionellen Eigenheiten und Möglichkeiten enthalten. In seinem Gesamtbau und dem Plan seiner Beziehungen zum übrigen Organismus kennzeichnet sich das Gehirn nicht als Organ unter oder neben anderen Organen, sondern als Organ *über* den Organen bzw. über dem Organismus. In der Struktur seines typischen Parenchymelementes, der Nervenzelle, zeigt sich die in der Übertragung von Erregung gelegene Bestimmung, die afferent vom Körper zum Gehirn, efferent vom Gehirn zum Körper — oft über lange Strecken — durch enorme, spezialisierte Zellfortsätze geleistet wird. Im Zentralorgan selbst sind in den grauen Gebieten, besonders der Rinde, die Parenchymzellen in der kompliziertesten und vielfältigsten Weise miteinander verbunden. In den Verbindungen der einzelnen Grisea durch leitende (Faser-) Systeme stellt sich nicht nur ein sehr kompliziertes Schaltmuster mit Gruppenbildungen, sondern auch eine bestimmte Stufung oder, wenn man will, ein „hierarchisches" Ordnungssystem dar. Dies weist auf einen intensiven Austausch und eine differenzierte Modifikation von Erregungen hin, deren physiologische Qualität noch weitgehend unbekannt ist.

Morphologie

Es ist für die folgenden Ausführungen notwendig, in gedrängter Kürze einige wichtige Daten der Gehirnanatomie bzw. -histologie voranzusetzen, da auf die morphologischen Verhältnisse die jeweilige physiologische Entwicklungsstufe und der erreichte Funktionsumfang am natürlichsten bezogen werden müssen. Dabei dürfen die Grundzüge der Makroanatomie des Gehirns als bekannt vorausgesetzt werden. Auch auf funktionell-anatomische Grundtatsachen, so unter anderem der Unterscheidung von effektorischen und afferenten Systemen, Assoziationsarealen und Integrationsstrukturen, kann nicht eingegangen werden. Dagegen sollen histoanatomische Verhältnisse berührt werden, die für die Normologie und Pathologie der Hirnentwicklung und für die Stadien der funktionellen Reifung von Bedeutung sind (s. a. SEITELBERGER und JELLINGER). Zugleich sollen jene Umstände berücksichtigt werden, die für die Beurteilung der biochemischen Entwicklung des Gehirns und der Elektrogenese unterlegt werden müssen.

Die *grauen Regionen* (Grisea) bestehen aus Nervenzellen und deren Fortsätzen sowie Gliazellen in bestimmter Anordnung. Ein Griseum kann aus einer einheitlichen Nervenzellpopulation, d.h. aus *einem* bestimmten Nervenzelltyp aufgebaut sein, wie z.B. das Pallidum, oder es kann durch Zusammentreten verschiedener Zelltypen in verschiedener Anordnung eine mehr oder minder komplizierte Struktur besitzen. Diese Verhältnisse machen die „*Nervenzellarchitektonik*" eines Griseums aus. Die differenzierteste Struktur durch Vielfalt der Zelltypen und nach der Topik der Zellanordnung besitzen die Grisea der Hirnrinde, deren Isocortex einen sechsschichtigen Bau besitzt und sich auf Grund histologischer Unterschiede in eine große Anzahl verschiedener Rindenfelder (Areae) unterteilen läßt. Die Nervenzellen in den Grisea selbst liegen relativ weit voneinander entfernt. Zwischen ihnen und in bestimmten örtlichen Beziehungen zu ihnen liegen Gliazellen (Astrocyten, Oligodendrogliocyten, Mikrogliocyten); ihre Dichte, anteilmäßige Verteilung und Anordnung machen die „*Gliazellarchitektonik*" aus, die ebenfalls weitgehenden regionalen Verschiedenheiten unterworfen ist. Das zahlenmäßige Verhältnis zwischen Gliazellen und Nervenzellen erhöht sich in der steigenden Entwicklungsreihe und erreicht beim Menschen mit 10:1 den höchsten Wert (HAUG). Die Volumina von Glia- und Nervenzellen halten sich etwa die Waage. Der beträchtliche zellfreie Raum, das sog. Nisslsche Grau der Zellfärbungsschnitte, ist — wie elektronenmikroskopische Befunde bestätigen — zur Gänze von Zellfortsätzen ausgefüllt (Neuropil), und zwar von myelinisierten oder unmyelinisierten Achsencylindern der Nervenzellen, von Dendriten der Nervenzellen sowie von Fortsätzen der Gliazellen. Die Menge und Anordnung der bemarkten Nervenzellfortsätze eines Griseums macht seine „*Myeloarchitektonik*" aus. Der letzte Gewebsbestandteil ist der mesenchymale Gefäßapparat, der morphologisch vom neuroektodermalen Gewebe durch die Barrieren der „Bluthirnschranke" scharf abgeschnitten ist. Das im Verlauf der Entwicklung dem Gehirn sekundär installierte Gefäßsystem (STREETER) weist im Gehirn ebenfalls topische Sondermuster auf, welche die sog. „*Angioarchitektonik*" ausmachen. Ein Organstroma bzw. eine interstitielle Zwischensubstanz existiert demnach im Gehirn nicht. Dieser Umstand und die Formation der Bluthirnschranke stellen die wesentlichen morphologischen Grundlagen für das funktionelle Spektrum des Hirnorgans dar.

Die *weißen Hirnformationen* sind einförmiger gebaut. Sie bestehen aus den langen Achsencylinderfortsätzen (Axonen) der Nervenzellen, d.h. den Nervenfasern, mit denen die Grisea untereinander und das Gehirn mit der Peripherie verbunden sind. Außer bemarkten Axonen, welche das Aussehen und das histologische Verhalten der Markgebiete bestimmen, finden sich in großer Zahl auch unbemarkte, sog. marklose Nervenfasern vor. Das hauptsächliche Gliaelement ist die „interfasciculäre" Oligodrogliazelle. Ein Neuropil ist nicht vorhanden. Die Vascularisation des Markes ist spärlich, besitzt aber auch eine charakteristische Architektonik vor allem des venösen Gefäßschenkels.

Organogenese

In der *Organogenese des Gehirns* nun, deren Makromorphologie von Hochstetter klassisch dargelegt wurde, sind zwei Hauptabschnitte zu unterscheiden: der erste, in welchem nach Bildung der Keimanlage die Form des Organs mit

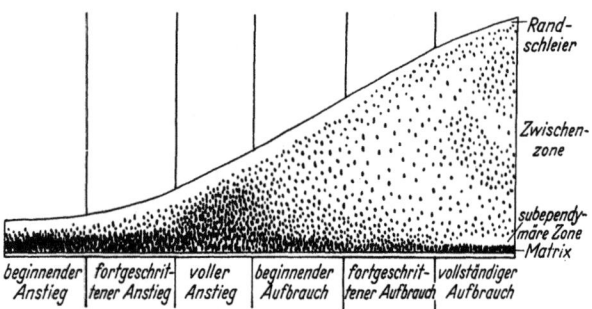

Abb. 16. Die Matrixphasen, in ihrer zeitlichen Folge dargestellt. Links grenzt die Matrix noch direkt an den Randschleier; im Höhepunkt des Anstieges wird die Zwischenzone von indifferenten Zellen überschwemmt; im Verlauf des Aufbrauches verdünnt sich die Matrix und setzt sich immer deutlicher von der Zwischenzone ab. Beim vollständigen Aufbrauch haben wir embryonales Ependym vor uns, das von einem zellarmen subependymären Streifen begleitet wird. Die Gliederung einzelner Zentren in der Zwischenzone ist angedeutet. (Aus Kahle)

seinen Teilen festgelegt wird (Morphogenese), entspricht der Embryonalperiode. Der zweite, in welchem die Reifung (Histogenese) und Ausdifferenzierung der einzelnen Organabschnitte erfolgt, der Fetalperiode. Anschließend geht noch eine allmähliche Ausreifung der Form vor sich, die erst um die Pubertät zum Abschluß kommt.

Die Anlage des ZNS erfolgt aus dem vom Chordamesoderm, der ältesten Skeletanlage, unterlagerten Neuroektoderm des Keimschildes, das zur „Neuralplatte" induziert wird. Darin lassen sich eine vor der Chorda gelegene vordere Kopfregion und eine hintere Kopfregion mit der Rückenmarksanlage abgrenzen (Lehmann). Die Ränder der Neuralplatte werden zu den „Medullarwülsten" und zur Hirnplatte aufgewölbt und schließen sich, beginnend im Gebiet des späteren Rhombencephalon, dorsal zum *Neuralrohr,* das sich vom Ektoderm löst.

Der von rostral nach caudal fortschreitende Schluß ist in der 3.—4. Embryonalwoche bis auf den Neuroporus anterior (im Bereich der vorderen Commissurenplatte) und den hinteren Neuroporus (an der Schwanzspitze) beendet. Daneben kommt es zur Abschnürung der Ganglienleiste, welche das Material für die Spinal-, Kopf- und vegetativen Ganglien liefert. Von dem sich zwischen dorsalem Hautmesoderm und Neuralrohr einschiebenden Mesenchym werden die knöcherne Hülle, die Dura und die weichen Hirnhäute gebildet.

Die epitheliale Wand des Neuralrohres besteht zunächst aus 2 Schichten: einer dem Hohlraum anliegenden Schicht sich stark vermehrender indifferenter pluripotenter Keimzellen, der sog. *Matrix,* und dem zellarmen Randschleier (Randschicht). Die Matrix, von der die Entwicklung der das Zentralorgan aufbauenden Zellen ausgeht, ist die Quelle für die Zellwanderung (Migration) der proliferierenden Matrixzellen, die zum Aufbau der grauen Kerne und der Rinde führt (Abb. 16). An der Wand des Neuralrohres lassen sich die basale *Bodenplatte,* seitlich basal bis zur Fissura mediana die *Grundplatten,* darüber seitlich die *Flügelplatten* und an der dorsalen Vereinigungsstelle die *Deckplatte* unterscheiden (Abb. 17). Im Verlauf der neuralen Differenzierung entwickeln sich aus der Grundplatte die motorisch-efferenten Zellgruppen, aus der Flügelplatte die sensorisch-afferenten und aus der Intermediärregion um den Sulcus limitans die visceral-autonomen Kerne, während die Boden- und Deckplatte kein nervöses Parenchym bilden, sondern als Ependymkeile die für die physiologische Organentwicklung wichtige Rhaphenbildung vornehmen. Damit ist der funktionell signifikante Grundbauplan des ZNS mit ventraler Position der motorischen und Dorsalanordnung der afferenten Abschnitte festgelegt.

Im *Rückenmark,* das die einfache Rohrform im wesentlichen beibehält, bleibt diese Grundeinteilung sehr lange erhalten, wobei die Kerngebiete innen und die aus dem Randschleier stammenden Faserbahnen am Rande zu liegen kommen. Im *Gehirn* hingegen entwickeln sich noch während des Neuralrohrschlusses gegen Ende der 2. Embryonalwoche aus den mächtig angelegten Hirnplatten die 3 Bläschen des Primordialhirns (*Dreibläschenstadium*): das primäre Vorderhirn (Prosencephalon), das Mittelhirn (Mesencephalon) und das primäre Hinter- oder Rautenhirn (Rhombencephalon). In der 4. Lunarwoche gliedert sich das Prosencephalon in das paarige Endhirn (Telencephalon) und das Zwischenhirnbläschen (Diencephalon). Aus dem Rhombencephalon entwickeln sich

es zur Bildung der Hirnbeugen, insbesondere im Bereich des Mittelhirns, kommt. Die Größenzunahme des Gehirns bildet zu diesem Termin den Hauptschwerpunkt der Längenzunahme des Embryos.

Kein Abschnitt des ZNS zeigt in der Onto- und Phylogenese eine so stark zunehmende Differenzierung wie das *Endhirn*. Zu Beginn des 2. Lunarmonats hat sich die Endhirn-

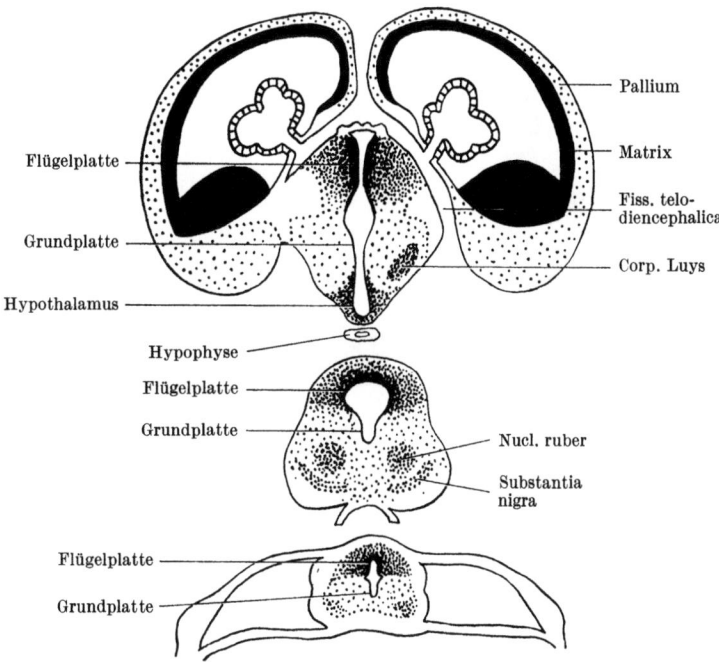

Abb. 17. Schematische Darstellung von Rückenmark, Mittelhirn, Zwischenhirn und Endhirn eines Embryo aus der Mitte des 3. Monats zur Verdeutlichung des Grundbauplanes im Rückenmark und Hirnstamm (nach Spatz). Die Endhirnhemisphären sind noch von einer breiten Matrix ausgekleidet. Die Flügelplatte in Zwischenhirn, Mittelhirn und Rückenmark zeigt eine volle Matrixproliferation: die zugehörige Zwischenzone ist in allen drei Abschnitten zelldicht und ungegliedert. In den Grundplattengebieten ist die Matrix aufgebraucht, die Zwischenzone ist schon in einzelne Zentren gegliedert. (Aus Kahle)

das Nach- und Hinterhirnbläschen, das Metencephalon (His) als Anlage für Brücke und Kleinhirn sowie das Myelencephalon, die spätere Medulla oblongata. Dieses *Fünfbläschenstadium* ist die Entwicklungsgrundlage aller Abschnitte des endgültigen Gehirns. Rhomb- und Mesencephalon, welche die übrige Hirnanlage noch erheblich an Masse übertreffen, sind Teile des primitiv gebauten, epichordalen Neuralrohres (*Deuterencephalon*), das alle Teile, wie Boden- und Grundplatte, enthält, während die aus dem davor gelegenen prächordalen *Archencephalon* stammenden Hirnteile (End- und Zwischenhirn, Riechhirn- und Augenanlage) ausschließlich aus dem Flügelplattengebiet entstehen. Sie wachsen über die Chordaunterlage des Kopffortsatzes hinaus, wodurch

blase in 2 Hemisphärenblasen aufgeteilt (Sulcus interhemisphaericus), aus denen sich die Hauptstrukturen des Endhirns — Rhinencephalon, Striatum und Pallidum — entwickeln. Nach Ausstülpung der Augenblase, die noch vor dem Neuralrohrschluß in den Augengruben angelegt wird, beginnt sich die Riechhirnanlage abzuheben. Die erste Ausdifferenzierung der Hirnwand erfolgt als ventrolaterale Verdickung in der Gegend des späteren Ganglienhügels, wo an den Seiten des Striatum die erste Anlage der Rindenschicht (Insel) vor sich geht. Das von der Lamina terminalis gebildete rostrale Ende des geschlossenen Neuralrohres verdickt sich zur Chiasmaplatte; aus der zur Commissurenplatte verdickten dorsalen Medialwand des Hirnbläschens entstehen die Groß-

hirncommissuren. Am Ende des 3. Embryonalmonats ist das Hirn in allen Teilen angelegt.
Es zeigt bereits die endgültige Gliederung seiner Hauptabschnitte mit dem Grundbauplan
der weitgehend ortsspezifischen Strukturen,
d.h. die formative Phase der Morphogenese ist

platte, und das caudale Ende wird zum späteren
Temporalpol. Die hufeisenförmige Entwicklung
der Hemisphären, deren Hohlräume zunehmend
enger werden, läßt sich später noch an der
bogigen Form der Riechhirnanteile, des Cau-
datums, der Fornix und des Balkens, der

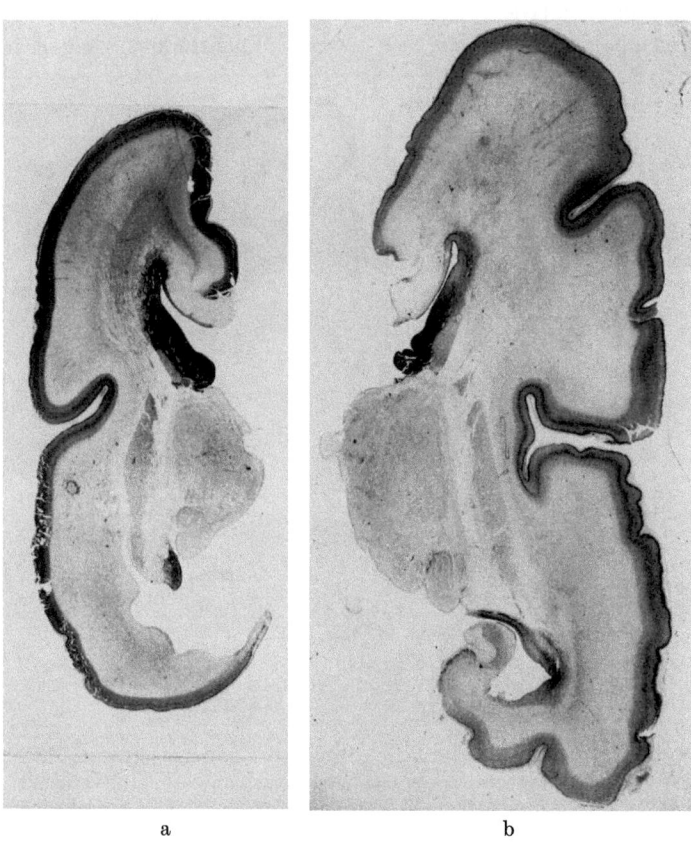

a   b

Abb. 18a u. b. Embryonales Gehirn, Horizontalschnitt, Paraffin, Kresylviolett, 2,5×. a 5. Lunarmonat:
In der Rinde ist nur die Zentralfurche gefaltet; die Stammganglien sind differenziert; an den Ventrikeln,
besonders am Vorderhorn, mächtige Keimlager. b 7. Monat: Fortgeschrittene Rindenfurchung, Inselbildung
erkennbar; Keimlager noch vorhanden, aber reduziert

mit der Phase der cellulären Proliferation beendet.

Während das Mittelhirn nur wenig vom
Grundplan des unpaaren Neuralrohres abweicht, nehmen Zwischen- und Endhirn unter
wesentlicher Umgestaltung ihre weitere Entwicklung. Vor allem kommt es zwischen dem
3.—6. Monat zu einer bedeutenden Massenzunahme und außerordentlichen Verschiebung
der Massenverhältnisse. Überwogen zunächst
massenmäßig das Rhomb- und Mesencephalon,
so entfalten von nun an das Hauptwachstum
die Hemisphären, deren Keimzentren noch
mächtig hervortreten (Abb. 18). Sie erreichen
mit ihren caudalen Anteilen bald die Vierhügel-

inneren Kapsel und der Seitenventrikel erkennen. Um die 14. Woche erfolgt die Abgrenzung der Hirnlobi mit Anlage der *Primärfurchen* (Hauptfurchen). Die Windungsbildung
erfolgt am Großhirn nicht gleichmäßig, da sich
die phylogenetisch älteren Hirnteile durch
frühere Gliederung und Differenzierung gegenüber den jüngeren, vorwiegend frontalen Abschnitten auszeichnen. Die *sekundäre und tertiäre Windungsbildung* erfolgt am Großhirn
erst während der letzten 4—6 Wochen der
Gestation, so daß in der 36. Fetalwoche alle
Furchen vorhanden sind, d.h. das Oberflächen-
relief dem des Erwachsenen ähnelt (Meyer),
obwohl die Windungen noch eng beisammen

liegen und in der Postnatalperiode durch weitere Tertiärfurchenbildung untergliedert werden.

Das aus einem dorsalen Wulst im Gebiet der Flügelplatte stammende *Kleinhirn* entwickelt sich nach Differenzierung des Rhombencephalons an der lateralen Vorderkante der Rautengrube. Es läßt um die Mitte des 2. Embryonalmonats Differenzierung und Verbindungen zu anderen Hirnteilen erkennen (Kleinhirnstiele). Aus dem Oberblatt der Kleinhirnanlage gehen nach Zusammenlegung der

furchen des Wurmes beginnt im 7. Fetalmonat die Sekundärfurchung. Die Grobstruktur der Kleinhirnoberfläche ist mit 24—28 Wochen angelegt.

Die Entwicklung des *Rückenmarks* ist bereits frühzeitig abgeschlossen. Im 2. Lunarmonat werden die Intumescenzen prominent. Noch im 3. Monat reicht das Rückenmark bis zum Ende des Wirbelkanals, bleibt aber dann im Längenwachstum zurück und reicht im 5./6. Monat nur noch bis in die Höhe des 2./3. Lendenwirbels (sog. Ascensus des Rücken-

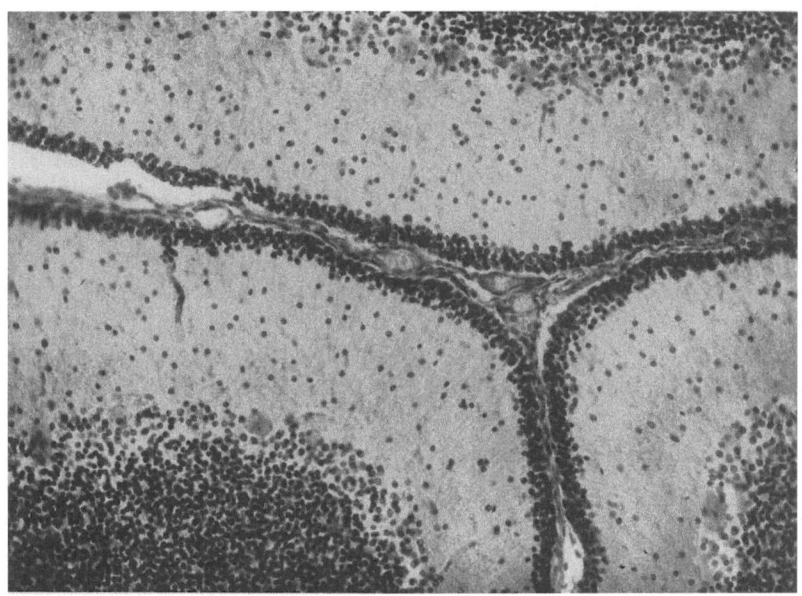

Abb. 19. Neugeborenes, Kleinhirnrinde. Paraffin, Kresylviolett. Eine mehrreihige äußere Körnerschicht der Kleinhirnrinde ist vorhanden; die Purkinje-Zellen erscheinen noch in die Körnerschicht „eingetaucht"

Flügelplatten in der Mittellinie der Oberwurm, aus dem Unterblatt der Nodulus, die Hemisphären und der Flocculus hervor. Das Kleinhirn wird in seiner ungeheuren Massenentwicklung mit Höhepunkt im 4. Lunarmonat von einer erst relativ spät erschöpften ventriculären Matrix sowie einer akzidentellen oberflächlichen Keimschicht (embryonale äußere Körnerschicht) gebildet. Diese stammt aus den sog. Epiendymkeilen an den Umschlagstellen des Ventrikels, wandert im 3. Embryonalmonat zur Peripherie, erreicht den Höhepunkt ihrer Entwicklung um die Wende des 4.—5. Fetalmonats und verschwindet erst mit dem 9./ 10. Monat des extrauterinen Lebens (Abb. 19). Das Kleinhirn läßt seine Lappenbildung um die 16. Woche erkennen; die Oberflächenwindungen gliedern sich um den 5.—6. Lunarmonat, und nach Ausbildung der Haupt-

marks), so daß nur noch das Filum terminale bis in den Duralsack reicht. Durch diesen Vorgang liegen die Spinalganglien nicht mehr außerhalb der Wirbelsäule, sondern werden in die Foramina intervertebralia hineingezogen. Der caudalste Teil des Rückenmarks bildet sich zum Filum terminale um und obliteriert, wobei Ependymreste erhalten bleiben können.

Neben dem formalen Entwicklungsprozeß des ZNS und mit ihm untrennbar verbunden, dabei aber doch eigenen Gesetzmäßigkeiten folgend, verlaufen die Vorgänge der *feingeweblichen Differenzierung* und Reifung. Die Bildung der das nervöse Zentralorgan aufbauenden Zellelemente geht primär von der den Hohlraum des Neuralrohres umgebenden *Matrix* aus. Der Zellkranz vermehrt sich durch enorme Teilungsvorgänge, die sich schon frühzeitig auf bestimmte Schwerpunkte konzentrieren. Während sich die inneren Zellagen — die Stützzellen der Matrix — zum Ependym umwandeln, differenzieren sich die großen Medulloblasten, die sich vom primären Neuroepithel ableiten, auf dem Wege zur Rinde bzw. am Bestimmungsort über Zwischenformen — Neuro- und Spongioblasten — zu den Nerven- bzw. Gliazellen aus. Mit den aufsteigenden Phasen der Matrixentwicklung (KAHLE) kommt es an der Wende des 2./3. Lunarmonats zum Auftreten ventrikelnaher Keimbezirke sowie zur Gliederung der den Hohlraum des Neuralrohres umgebenden Zellschichten in eine ventriculäre Matrix, eine locker strukturierte Zwischenschicht (das spätere Markgerüst) und den peripheren Randschleier, so daß der Hirnmantel nunmehr aus 3 Schichten besteht. Von der Matrix durchwandern längliche, schlanke, mit Fortsätzen versehene Neuroblasten die Zwischenschicht zum Randschleier und bilden die erste Rindenanlage. Die Migration ist etwa im 5. Embryonalmonat abgeschlossen (s. Abb. 16).

Im 4.—5. Lunarmonat gliedert sich die Hemisphärenwand durch Differenzierung der Zwischenschicht in 8 Schichten (HIS), von denen sich die in zunehmendem Maße von Fasern durchsetzten mittleren zum Hemisphärenmark entwickeln. Mit dem Abschluß der Zellmigration steht die Zellteilung der Hirnrinde auf dem Höhepunkt. Neben unregelmäßigem zapfenförmigen Vordringen der Zellen in den Randschleier (Status verrucosus) entsteht die superfizielle Körnerschicht, die im 7. Fetalmonat bis auf wenige frontale Reste verschwindet und bei der Geburt nicht mehr nachweisbar ist. Die Matrix beginnt sich vom 5. Monat an in das zentrale Höhlengrau und Ependym umzuwandeln. Bis zum 6. Fetalmonat ist der *Isocortex* bereits entsprechend dem Brodmannschen Sechsschichtentyp entwickelt, welcher im *Allocortex*, dem stammesgeschichtlich älteren Palliumbezirk, vermißt wird. Dieser beschränkt sich beim Menschen auf das sog. Riechhirn bzw. die medianen Basalhirnanteile. Im ventralen Abschnitt des Endhirns (Pars basalis oder striatica) bildet sich der Nucleus basalis mit dem Caudatum und Putamen sowie der basalen Riechrinde (Area olfactoria). Das Pallidum hingegen wird vom Zwischenhirn erstellt und unterscheidet sich damit entwicklungsgeschichtlich, cytoarchitektonisch und funktionell vom Striatum.

Die Masse der Matrix bzw. das Ausmaß ihres „Aufbrauches" ist ein sicherer Indicator für den jeweils erreichten Differenzierungsgrad. Topische Momente sind, wie erwähnt, für den Reifungsprozeß von entscheidender Bedeutung insofern, als der normale Zustand nur an der „normalen" Stelle erreicht werden kann. Daher sind Störungen der Zellmigration immer auch mit Störungen der Reifungsvorgänge verbunden. Die den „Matrixphasen" zugrunde liegenden Vorgänge erfolgen in verschiedenen Gebieten des ZNS zu differenten Zeiten. Im Rückenmark etwa wird das Keimmaterial der Vorderhörner (Grundplatten) rascher aufgebraucht als in den Flügelplatten, denen die Hinterhörner und die Hauptmasse der Glia für die Strangsysteme entstammen. Allgemein gilt der Grundsatz, daß im einfach gebauten unpaaren Neuralrohr und in den phylogenetisch älteren caudalen Hirnabschnitten sich die Matrix früher erschöpft als in den jüngeren oralen (s. Abb. 17). Die im Hinterhirnbläschen gelegene Matrix des Hirnstammes und jene des Zwischenhirns werden am Ende des 3., Anfang des 4. Embryonalmonats aufgebraucht. Im Endhirn sind Keimlagerreste noch bis zur Geburt, d.h. $1/2$ Jahr nach der Zwischenhirnreifung, vorhanden. Sie finden sich namentlich an der oberen Kante der Seitenventrikel, am Unterhorn, im Ammonshorn sowie als kappenförmige Zellansammlungen um die tiefen ventrikelnahen Markgefäße, die zur Verwechslung mit entzündlichen Infiltraten Anlaß geben können. Embryonale Zellhaufen sind regelmäßig bis zum 4. Lebensmonat nachweisbar (ROBACK u. SCHERER).

Während die Anteile des primitiven Neuralrohres weitgehend der allgemeinen Entwicklung folgen, ist die Reifung des Hirns nicht nur gegenüber den anderen Organen verzögert, sondern sie weist auch in den einzelnen Abschnitten eine sehr verschiedene Progredienz auf. Im allgemeinen schreitet die Reifung des ZNS von caudal nach cranial fort, allerdings nicht kontinuierlich, sondern in sehr markanten Etappen. Das Endhirn ist in seiner Entwicklung besonders stark retardiert. Seine Embryonalzeit dauert fast bis zur Geburt, während seine Ausreifungszeit — die Fetalperiode — erst um den 7. Lunarmonat beginnt und größtenteils postpartal durchgemacht wird, wie das Studium der Reifung der Großhirnrinde deutlich erkennen läßt (CONEL). Zur Zeit der Geburt ist aber auch in manchen tiefen Hirngebieten die endgültige Differenzierung noch nicht erreicht. So verschwindet die embryonale Körnerschicht der Kleinhirnrinde erst mit dem 9./10. Lebensmonat.

Besonders spät, gleichfalls mit starken örtlichen Diskrepanzen und in Abhängigkeit vom Aufbrauchtermin der zugehörigen Matrix bzw. von der Wanderung der Zellelemente an die vorgesehenen Standorte, erfolgt die bereits in der Embryonalperiode einsetzende *cytologische Reifung*. Sie geht mit speziellen Differenzierungsleistungen, wie Erlangung der jeweils charakteristischen Kernstrukturen, Erwerb der gehörigen cytoplasmatischen Apparate, Ausbildung der verschiedenen Fortsatzkonfigurationen, Kontaktorgane usw., einher. Die Schichten des Cortex sind zwar zur Zeit der Geburt endgültig angelegt, doch ist die Differenzierung der Nervenzellen erst beim 3jährigen Kind genügend fortgeschritten und zeigt erst ab dem 8. Lebensjahr keine Unterschiede zum Erwachsenen mehr (FILIMONOFF). Ähnliches gilt für die Markscheidenentwicklung, deren Anfänge bereits im 4.—5. Lunarmonat nachweisbar sind (FLECHSIG), nachdem die Scheidung von grauer und weißer Substanz grundsätzlich zum Abschluß gekommen ist. Hirnstamm und Rückenmark erreichen mit Ausnahme weniger Bahnsysteme bereits frühzeitig intrauterin einen weitgehenden Reifungsgrad — der Beginn der Rückenmarksmyelinisation fällt in den 5. Fetalmonat —, wobei die afferenten Bahnen vor den afferenten reifen, also die motorischen Wurzeln vor den sensiblen. Im Großhirn entwickeln sich die Markscheiden nicht gleichmäßig, sondern zeitlich zu verschiedenen Terminen, aber stets gleichmäßig in zusammengehörigen Fasersystemen. Bis zur Geburt sind mit Ausnahme der neencephalen Pyramidenbahnen die Fasern bis zum Pallidum markhältig, ferner die sensorischen Bahnen für Geruch, Gehör und Gesicht, also die Bahnen jener Rindenterritorien, die sich am frühesten differenzieren und auch in der Gefäßversorgung bevorzugt sind. Bis zum Ende des 1. Lebensjahres ist die Bemarkung der Nervenfasern weitgehend vollendet, die Markreifung dauert aber bis zum 3. Jahr.

Reifungsmerkmale

Im einzelnen sind folgende *Reifungsmerkmale* bedeutsam: Aus den undifferenzierten Neuroblasten entwickelt sich unter Vermehrung des Zell- und Kernvolumens die regional spezifizierte *Nervenzelle*. Ihr Wachstum entspricht den Gesetzen des allgemeinen Wachstums, wonach das Kernwachstum der Plasmavolumensvermehrung vorangeht. Nach JACOBY nehmen die Volumina der Zellkerne aller Organe um ganzzahlige Vielfache eines elementaren Grundquantums zu, und zwar

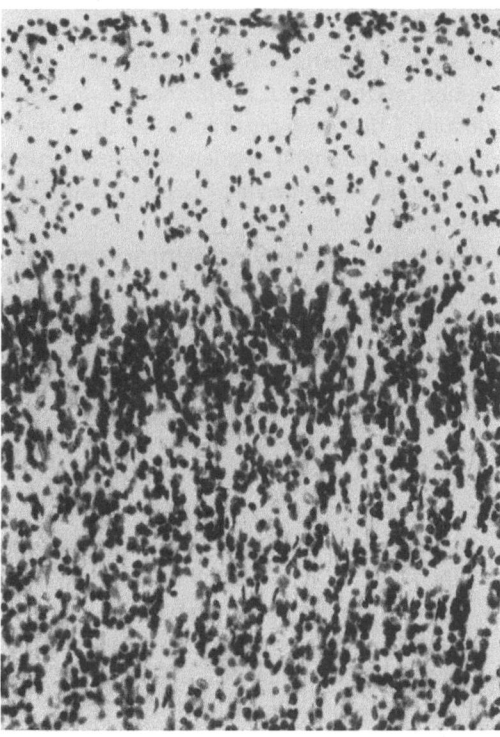

Abb. 20. Embryonales Gehirn, 5. Monat. Großhirnrinde. Paraffin, Kresylviolett, 250×. Die Hauptmasse der neuronalen Zellen (2. und tiefere Schichten) liegt eng gepackt und in säulenförmiger Anordnung. Nur um einzelne Zellen ist das Cytoplasma nennenswert entwickelt; etliche blasige, unreife Gliazellen sind erkennbar

verdoppelt sich fortgesetzt die Größe ihrer Chromosomen bei gleichbleibender Zahl. Zu bestimmten Terminen, die auch bei den verschiedenen Tierspecies genau eingehalten werden, sistiert das Kernwachstum, und es beginnt der Aufbau der Plasmastrukturen, insbesondere der sog. Nissl-Substanz (Abb. 20). Sie entspricht dem „endoplasmatischen Reticulum", welches der Synthese von Eiweißkörpern, insbesondere der Plasmanucleotide (Ribonucleotide), dient. Ultrastrukturelle Befunde weisen darauf hin, daß die besondere Anordnung und Ausprägung des endoplasmatischen Reticulums in der ausgereiften Zelle als *ein* Ausdruck der Zelldifferenzierung anzusehen ist (Porter). Für die Eiweißsynthese bleibt die Nervenzelle, die zum gleichen Zeitpunkt ihre Teilungsfähigkeit verliert, im Gegensatz zu anderen Zellarten zeitlebens in hohem Maße prädestiniert. In diesem kritischen Entwicklungsstadium erfolgt auch die lebhafteste Bildung der Zellfortsätze, der Axone und Dendriten, die in ihrer Gesamtzahl das „Neuropil" (fälschlich: Intercellularsubstanz des nervösen Graus) ausmachen. Damit wächst das Zellvolumen rasch um ein Vielfaches — bis zum 2000fachen des Ausgangswertes —, die leitenden Zellverbindungen werden hergestellt, und der Abstand der einzelnen Neurone wird zugleich vergrößert.

Die Differenzierung und Reifung der *Neuroglia*, die aus der gleichen Matrix wie die Nervenzellen stammt, setzen um die 12. Lunarwoche ein. Aus den rund-ovalen, durch großblasige Kerne gekennzeichneten Spongioblasten, Vorstufen der Gliazellen, differenziert sich einerseits die astrocytäre, und zwar plasmatische und faserbildende, Makroglia, wobei die Astrocyten die Fähigkeit der Faserbildung erst in der Fetalperiode erwerben, sowie andererseits die Oligodendro- bzw. Trabantzellglia, die in der Histogenese der Markreifung eine wichtige Rolle spielt. Von allen gliösen Elementen am spätesten erscheint die Mikroglia. Die Frage ihrer ekto- oder mesodermalen Genese erscheint durch jüngste Untersuchungen dahin entschieden, daß es sich um einen Abkömmling des Gefäßmesenchyms (Cammermeyer) handelt.

Myelogenese und Gliadifferenzierung sind untrennbar miteinander verbunden. An vielen der von der Nervenzelle entsandten Axonfortsätzen erfolgt die Bildung der Markscheiden, also die Bemarkung, deren grundlegende Vorgänge wie die daraus resultierende Struktur mit Hilfe der Elektronenmikroskopie verständlich geworden sind. Die Lipoid-Proteinlamellen, aus denen die Myelinscheiden aufgebaut werden, sind Produkte und Zellbestandteile der Schwann-Zellen im peripheren Nerven bzw. der Oligodendrogliazellen des ZNS (vgl. Schema der Myelogenese nach Geren sowie Robertson). Während der Markscheidenbildung sind in der weißen Substanz große undifferenzierte Gliazellen angehäuft — „*Myelinisationsgliose*" nach Roback u. Scherer —,

deren Beteiligung am Myelinaufbau auch aus ihrem Fettgehalt abzulesen ist (Tabelle 5). Die Differenzierung der einzelnen Gliaarten erfolgt erst im späteren Verlauf bzw. nach der Markscheidenbildung. Je nach dem Zeitpunkt der Myelogenese hat die Myelinisationsgliose zu unterschiedlichen Zeitpunkten ihre stärkste Ausprägung. Sie besteht am längsten im Großhirnhemisphärenmark und erreicht dort ihren Höhepunkt im 5.—6. Lebensmonat, um erst im 2. Lebensjahr zu verschwinden. Ihre charakteristischen Zellformen wurden wegen ihres Gehaltes an kleinen Fetttröpfchen im schmalen Plasmaleib nicht selten als „Fettkörnchenzellen", d.h. bei Abbauvorgängen auftretende Elemente, mißdeutet und fälschlich als Hinweise für pathologische Hirnveränderungen genommen, etwa die „Encephalitis congenita" (Virchow).

Die Entwicklung der *Liquorräume des ZNS* ist ein histogenetisch komplexer Vorgang. Die Ventrikelwand leitet sich aus den neuroektodermalen Matrixzonen des Hirnbläschens ab, deren Ependymoblasten die späteren Ependymzellen wie auch das Plexusepithel und die subependymäre Glia liefern. Das bindegewebige Plexusstroma stammt aus eingestülpten Teilen der Meninx primitiva. Der telencephale Plexus chorioideus entwickelt sich aus einem Teil der medialen Wand des Hirnbläschens, der Area chorioidea (His), die sich zur Plica chorioidea differenziert und mit dem allgemeinen Hemisphärenwachstum ausbreitet. Der myel- und diencephale Plexus entstammt der laminären Deckplatte der Neuraxis. Der um die 6.—7. Woche angelegte Plexus macht mehrere histogenetische Entwicklungsphasen durch (Kappers).

Die Verbindung des 4. Ventrikels mit dem Subarachnoidalraum erfolgt im 3./4. Fetalmonat, während das Foramen Luschkae erst am Ende des 6. Monats entsteht. Den Kommunikationen geht eine Verdünnung der Epithelwand voraus, die durch Erhöhung des Liquordruckes perforiert wird.

Die *Hirn- und Rückenmarkshäute* entwickeln sich aus dem embryonalen Bindegewebe, das aus den umgewandelten Zellen der medialen Urwirbel entsteht, indem sich im meningogenen Mesenchym Verdickungen zur Dura formieren, während das der Oberfläche des ZNS unmittelbar anliegende Mesoderm die Leptomeninx bildet.

Tabelle 5. *Zeitpunkt der Myelinisationsgliose.* (Nach ROBACK u. SCHERER, modifiziert)

Gebiet	Beginn	Höhepunkt	Abklingen
Innere Kapsel	7. Schwangerschaftsmonat	10. Schwangerschafts- bis 3. Lebensmonat	4.—8. Lebensmonat
Pyramidenbahn im Hirn- schenkel	9. Schwangerschaftsmonat	1.—3. Lebensmonat	4.—6. Lebensmonat
Balken	2. Lebensmonat	4.—6. Lebensmonat	7.—10. Lebensmonat
Tractus opticus	7. Schwangerschaftsmonat	2.—3. Lebensmonat	4.—6. Lebensmonat
Kleinhirnmark, zentral	10. Schwangerschaftsmonat oder früher ?	Zeit der Geburt	3.—4. Lebensmonat
Großhirnmark, subcortical (regionär *sehr* wechselnd ?)	Occipital: 2. Lebensmonat Frontal: 3. Lebensmonat	Durchschnittlich: 5.—6. Lebensmonat	2. Lebenshalbjahr
N. VIII	6. Schwangerschaftsmonat ?	8. Schwangerschafts- monat	

Die Entwicklung des dem ZNS sekundär installierten *Gefäßsystems* erfolgt nach STREE-TER in 5 Phasen: Zunächst bilden sich aus einem dem ersten Aortenbogen entsproßten endothelialen Netzwerk die primordialen Plexus am Vorder- und Mittelhirn, die sich später über die gesamte Hirnwand ausdehnen. Diese frühembryonalen Gefäße differenzieren sich in der 3. Lunarwoche zu Arterien und Venen, womit die wesentlichen Zirkulationsverhält-nisse determiniert sind. Die 3. Periode wird durch die Aufspaltung der Kopfgefäße in separate Systeme in Verbindung mit der Differenzierung der Hirnhüllen bestimmt, und es beginnt um den 3. Lunarmonat die Trennung der cerebralen von den duralen und ober-flächlichen Kopfgefäßen. Damit überschneiden sich die Anpassung der Gefäße an das mit der Entwicklung der Kopfregion einhergehende Wachstum und die Formveränderungen des Gehirns, während abschließend die histo-logische Differenzierung und Ausreifung der Gefäßwände erfolgen. Bei der Abgrenzung der endgültigen vasculären Versorgungsgebiete er-fahren die venösen Abschnitte um den 5. Lu-narmonat eine starke Umwandlung. Während die Venen bis dahin vorwiegend basalwärts verliefen, entwickeln sich nunmehr die Kon-vexitätsabflüsse zu den Durasinus. Auf die Persistenz bzw. lokalisatorische Übereinstim-mung des embryonalen Gefäßgewebes mit angiomatösen Fehlbildungen sei dabei ver-wiesen.

Die *postnatalen Abschnitte* der morpho-logischen Entwicklung des ZNS, die noch eine erhebliche und bedeutsame Stufe seiner Organ-differenzierung und -reifung repräsentieren, sollen hier nur in den markantesten formalen Wesensmerkmalen in bestimmten Altersstu-fen in Anlehnung an DEKABAN dargestellt werden.

Bei der *Geburt* ist das Gehirn das größte Organ des menschlichen Körpers. Sein Ge-wicht beträgt 335—400 g. Bis zum 1. Lebens-jahr wird das Hirngewicht etwa verdoppelt und erreicht bis zum 3. Lebensjahr das 3fache seines Ausgangswertes, um danach bis zur Pubertät nur noch gering zuzunehmen. Das endgültige Hirngewicht beträgt bei Frauen 1230—1275 g, bei Männern 1350—1410 g im Durchschnitt. Dadurch sinkt sein relativer Gewichtsanteil am Gesamtorganismus von $1/_8$ bei der Geburt auf $1/_{40}$ beim Erwachsenen (HALLERVORDEN).

Am Gehirn des *Neugeborenen* sind alle Lappen ausgebildet, dabei die hinteren Ab-schnitte besser entwickelt als die phylogene-tisch jüngeren frontalen Regionen. Die Insel ist noch nicht völlig gedeckt. Die transparenten Meningen stehen in lockerer Verbindung mit der Hirnoberfläche, die zarten Hirngefäße zeigen einen gestreckten Verlauf. Auf der Schnittfläche ist das Cerebrum blaß und gela-tinös, ohne wesentlichen Farbunterschied zwi-schen Mark und Rinde. Das Ventrikelsystem ist symmetrisch und relativ weit. Das im Ver-gleich zum Großhirn schmächtige Cerebellum wird von den Occipitalpolen gedeckt.

Die Fasersysteme des Rückenmarks und Hirnstammes sind mit Ausnahme der cortico- und bulbospinalen Systeme, des Olivospinal-traktes und der queren Brückenfasern wohl bemarkt, die olivocerebellaren Bahnen und die

Kleinhirnhemisphären noch nicht myelinisiert. Von den Hirnnerven ist nur der Hörnerv voll ausgereift; die optischen Systeme sind gerade in Bemarkung begriffen. Die peripheren Nerven erweisen sich als nur wenig markhaltig. Im Großhirn finden sich außer im Pallidum und in Teilen des Thalamus (Nucleus anterior) sowie im Bereich der primär-afferenten Projektionssysteme keine Markscheiden. Dem Neonatus fehlen also noch alle Verbindungen zu Striatum und Cortex (Abb. 21). Erst in der 3. Lebenswoche beginnt die Markreifung im Balken,

folgenden Monate zu verschwinden. Das cytologische Hauptcharakteristikum der Neurone sind die im Vergleich zum Plasmaleib beträchtliche Kerngröße, die relative Armut und Kleinheit der Nissl-Schollen sowie die relative Dichte der Parenchymzellelemente in der Rinde, deren Schichtung bereits voll angelegt, aber in den einzelnen Arealen noch nicht ausdifferenziert ist. Das Kleinhirn weist eine breite äußere Körnerschicht in seiner Rinde auf.

Im Alter von *3 Monaten* beträgt das Hirngewicht um 500 g. Die Frontal- und Temporal-

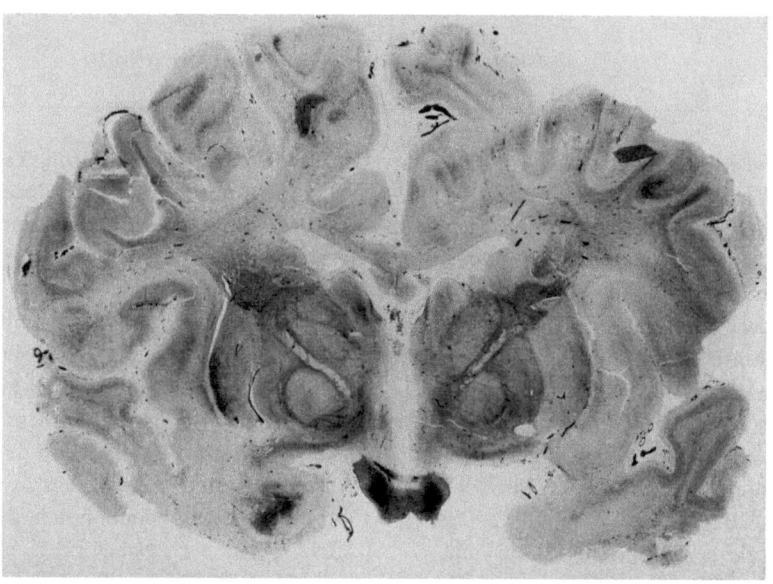

Abb. 21. Säuglingsgehirn, Frontalschnitt. Celloidin, Kultschitzky. Das Großhirn ist unbemarkt, während die Fasersysteme des Hirnstamms mit Thalamus, Linsenkernen, Diencephalon sowie das Chiasma opticum bereits bemerkbar sind

gegen Ende des 1. Extrauterinmonats setzt sie auch in den corticospinalen Fasern ein. Entsprechend der engen Beziehung der Gliabildung zur Markreifung sind überall dort, wo bei der Geburt die Markscheidenbildung noch im Gange ist, neben einzelnen bereits differenzierten Gliazellen noch zahlreiche unreife Elemente mit hellem Kern und einseitig liegendem, spärlichem Plasmaleib anzutreffen.

Die Bildung der grauen Kerne und des Cortex ist bei der Geburt zumindest in der Zellanordnung fertig. Die Persistenz der ventrikelnahen Keimlagerreste wurde beieits hervorgehoben. Die Abwanderung der Nervenzellen zur Rinde ist im Endhirn noch nicht abgeschlossen. Die z.T. noch unreifen länglichen Zellelemente liegen in großer Zahl in den Windungsmarkzungen, um erst im Laufe der

lappen haben gegenüber der Geburt an Länge zugenommen; die Insel ist vollständig opercularisiert. Die Zahl der Tertiärfurchen und -windungen hat zugenommen. Die oberflächlichen Gefäße folgen in ihrem Verlauf mehr dem Windungsrelief. Die Rinde hat ihr gallertiges Aussehen verloren, doch besteht noch keine Farbdifferenz zum Mark. Die bei der Geburt noch unbemarkten Fasersysteme des Hirnstammes und Kleinhirns einschließlich der Pyramidenbahnen sind in Myelinisation begriffen. Das optische Fasersystem ist bis zum Corpus geniculatum laterale gut bemarkt. Lediglich die quere Brückenfaserung und die olivocerebellaren Fasern sowie die Kleinhirnhemisphären finden sich noch in einer frühen Reifungsphase. Im Großhirn besteht ein fortgeschrittener Bemarkungszustand der Basalganglien einschließlich Putamen und Thalamus. Das gesamte Markvolumen hat zugenommen. Die sensorischen Teile der inneren Kapsel sind reif. Fortgeschrittene Bemarkung der corticospinalen Bahnen und beginnende Reifung der Commissurenfasern im Balken, während die corticopontinen Bahnen nur wenige Markfasern enthalten. Im Cortex finden sich vornehmlich vertikale Markfasern bei nur geringer Zahl an ausgereiften Horizontalfasern. Die Dendrifikation der Nervenzellen in der Rinde hat zu- und ihre Dichte damit abgenommen. Es finden sich bereits erhebliche regionäre Unterschiede, doch decken sich diese architektonischen Areale noch keineswegs mit denen des definitiven Cortex (FILIMONOFF). Deutliche äußere Körnerschicht der Kleinhirnrinde.

Im *6. Lebensmonat* (mittleres Hirngewicht 600 g) ist die Oberflächenkonfiguration des Cerebrums weitgehend dem Reifestadium angenähert; die Zahl der Tertiärwindungen hat zugenommen. Die oberflächlichen Hirngefäße sind stärker verzweigt und laufen meist in der Tiefe der Furchen versenkt. Die äußere Farbe des Hirns ist graurosa. Auf der etwas festeren Schnittfläche besteht bereits eine deutliche Farbdifferenzierung zwischen grauer und weißer Substanz. Die Myelinisation des Rückenmarks und der Hirnstammsysteme ist bis auf die Pyramidenbahnen und die queren Brückenfasern fast abgeschlossen; auch diese befinden sich in einem fortgeschrittenen Reifungsstadium. Die Hirnnerven einschließlich des Opticus sind voll bemarkt; lediglich der Tractus olfactorius ist noch nicht ausgereift. Die mittleren Kleinhirnstiele und das Kleinhirnmarklager befinden sich in fortgeschrittenem Myelinisationsstadium. Im Großhirn sind die efferenten Pallidumfasern, die Ruberkapsel sowie der Tractus mamillothalamicus voll bemarkt, die Verbindungen einiger Thalamuskerne (Nucl. dorsomedialis, Lateralkerne und Pulvinar) noch nicht fertiggestellt. Die sensorischen, noch nicht aber die efferenten Großhirnsysteme zeigen komplette Bemarkung; der Corticospinaltrakt der inneren Kapsel ist deutlich markhaltig, weniger die fronto- und temporopontinen Fasern. Im Gegensatz zu den gut bemarkten langen Assoziationsfasersystemen des Großhirns sind die subcorticalen U-Fasern noch wenig ausgereift, insbesondere in den jüngeren Hemisphärenabschnitten (Abb. 22). Die Myeloarchitektonik der Rinde

ist noch unvollständig. Von den Commissurensystemen ist das Splenium bereits myelinisiert, während die vorderen Balkenabschnitte noch nicht ausgereift sind. Die Zellreifung ist weiter fortgeschritten. Es bestehen eine beträchtliche Zunahme der Plasmarelation und Vergrößerung der Nissl-Schollen. Die Verteilung der Neurone

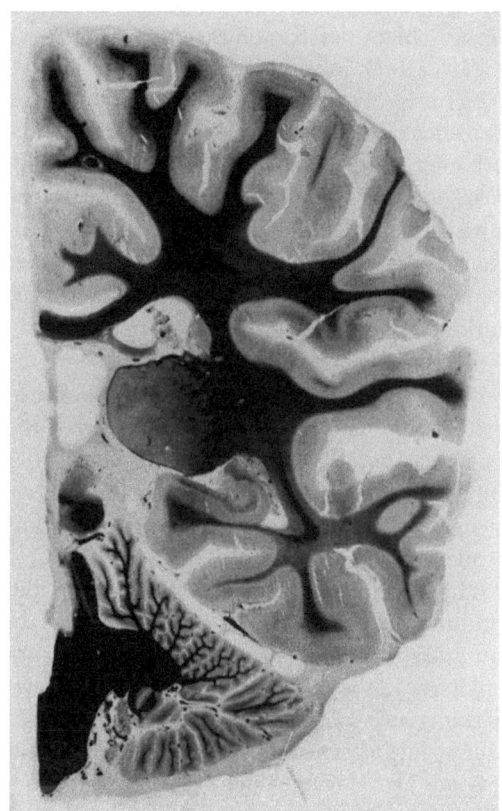

Abb. 22. Kindliches Gehirn (5 Monate). Frontalschnitt mit Kleinhirn. Die Bemarkung von Hirnstamm und Kleinhirn ist praktisch abgeschlossen; die des Großhirns weit fortgeschritten. Das Temporalmark ist noch relativ hell

in Basalkernen und Cortex ist weniger dicht, und die Rindenschichten erscheinen bereits voll ausgeprägt. Die äußere Körnerschicht der Kleinhirnrinde ist verschmälert; die großen Purkinje-Zellen finden sich noch innerhalb der inneren Körnerschicht.

Im *9. Lebensmonat* (mittleres Hirngewicht 750 g) bestehen bereits weitgehend regelrechte äußere Hirnproportionen. Die Bahnsysteme in Rückenmark und Hirnstamm sowie alle Hirnnerven sind fast ausnahmslos myelinisiert. Die Kleinhirnhemisphären befinden sich in fortgeschrittenem Reifungszustand. Beträchtliche Zunahme der Bemarkung in den Stammganglien, wo nur noch in Teilen des Thalamus eine Markfaserarmut besteht. Starke Vermehrung der Markmasse in den Großhirnhemisphären bei weitgehender Reifung der efferenten und afferenten Fasersysteme. Fornix und Balken erscheinen noch blaß. Die Myeloarchitektonik der Rinde ist noch unvollständig. Die Reifung der Neurone und ihrer Dendriten ist weiter fortgeschritten. Verlust der äußeren Körnerschicht der Kleinhirnrinde.

Mit *1 Jahr* (mittleres Hirngewicht 1000 ± 100 g) sind die makroskopischen Eigenheiten des reifen Hirns fast erreicht. Die Hirngefäße verlaufen in der Tiefe der Furchen; ihre Wanddicke hat zugenommen. Auf der Schnittfläche imponiert ein deutlicher Farbunterschied zwischen Mark und Rinde. Größe und Form der Ventrikel entsprechen dem Reifezustand. Die Markmasse des Großhirns hat deutlich zugenommen. Die Myelinisation ist bis auf die Reifung der Rindenfasern, der Assoziationssysteme und einiger Thalamuskerne so gut wie abgeschlossen. Die Kern-Plasma-Relation der vollgereiften Nervenzelle ist noch nicht erreicht, die Nissl-Substanz aber bereits gut formiert.

Mit *18 Monaten* ist die äußere Form des Cerebrums bei einem mittleren Hirngewicht von 1025 g noch mehr dem Reifezustand angenähert. Es besteht praktisch komplette Bemarkung außer in den tiefen queren Brückenfasern und im Dorsomedialkern bzw. Pulvinar thalami. Die Markscheidendicke hat im Großhirn allgemein zugenommen. Man erkennt noch deutliche Blässe der kurzen Assoziationsfasern im Frontal- und Temporallappen, ferner in der Insel. Hippocampus und Fornix sind gut bemarkt. Neuerliche Zunahme des Plasmagehaltes der Nervenzellen. In der Kleinhirnrinde sind die Purkinje-Zellen ausnahmslos der Oberfläche der inneren Körnerschicht angelagert.

Mit *2 Jahren* (mittleres Hirngewicht 1064 g) entsprechen die äußeren Hirnproportionen praktisch jenen des Erwachsenen. Die Konsistenz des Hirngewebes hat zugenommen. Die Hirngefäße verlaufen in den Furchentiefen. Bei allgemeiner kompletter Ausstattung des Markbestandes erscheinen nur die subcorticalen Fasersysteme des Frontal- und Temporallappens im Markscheidenpräparat noch immer heller. Im Hirnstamm hat auch die Markfaserdicke annähernd den Endwert erreicht. Die

Zellreifung, die Zellabstände und die regionalen Eigenheiten der Großhirnrinde sind weiter dem endgültigen Zustand angenähert.

Im *3. Lebensjahr* beträgt das Hirngewicht etwa das 3-fache seines Wertes bei der Geburt. Von nun an ist die Massenzunahme des Gehirns nur noch sehr gering. Mit dem weiteren Wachstum des Cerebrums sind auch noch fernere Differenzierungsvorgänge verbunden, die im wesentlichen mit dem Ende des Körperwachstums, also mit der Pubertät, abgeschlossen sein dürften. Die Reifung des nervösen Zentralorgans ist aber bereits im *8. Lebensjahr* so weit vollendet, daß keine signifikanten anatomischen Unterschiede gegenüber dem Nervensystem des Erwachsenen mehr bestehen.

Biochemie der Gehirnentwicklung

Mit der morphologischen Entwicklung, die im vorigen skizziert wurde, sind biochemische

Tabelle 6. *Gesamtlipoidgehalt des menschlichen Gehirns während der Entwicklung.*
(Nach Brante, aus Sperry, modifiziert)

Die Werte bezeichnen den Prozentsatz der Gesamtlipoide in der Trockensubstanz

Alter	Rinde	Mark
Fetus 4 Monate	20,6	24,0
Fetus 4$^1/_2$ Monate	22,5	26,9
Fetus 5$^1/_2$ Monate	25,6	28,1
Fetus 7 Monate	21,1	25,5
Fetus 7$^1/_2$ Monate	24,0	31,7
Frühgeburt	27,2	42,1 (?)
Totgeburt	28,4	33,8
2 Monate	29,1	45,5
3 Monate	33,6	58,4
4 Monate		46,1
2 Jahre	37,5	55,5
3 Jahre	34,5	55,3
5 Jahre	34,6	52,1
10 Jahre		60,3
11 Jahre	31,8	64,9
12 Jahre	34,0	62,5
16 Jahre	27,8	55,3
19 Jahre	37,9	60,4
48—90 Jahre[a]	36,6	61,7
	(27,2—42,1)	(55,5—67,0)

[a] Mittelwert aus acht Analysen.

Veränderungen verbunden, die in ihrer Gesamtheit und Folge auch als die *biochemische Entwicklung des Gehirns* bezeichnet werden.

Es soll und kann das Augenmerk hier aber nur auf die quantitative Verteilung der chemischen Konstituenten des Hirnorgans und auf das entwicklungsabhängige Auftreten bestimmter Substanzen und Wirkkörper gerichtet werden, nicht aber auf biochemische Aspekte des Entwicklungs- und Differenzierungsgeschehens selbst, d.h. auf die chemischen Kräfte, welche die Zellbewegungen und die cytologische Reifung steuern. Eine Vielzahl von Untersuchungen wurde in letzter Zeit der biochemischen Gehirnentwicklung gewidmet. Trotzdem sind erst die gröbsten Umrisse dieses Gebietes zu erkennen, das vom methodischen Standpunkt und hinsichtlich der Interpretation der Ergebnisse (Beziehung auf die Hirnhistomorphologie) den Untersuchern die größten Schwierigkeiten bereitet (SPERRY). Einige Daten, die vom medizinischen Standpunkt von Wichtigkeit und beziehungsvoll sind, werden im folgenden referiert *.

hältnis Gesamtphosphatide:Cerebroside ändert sich laufend zugunsten der Cerebroside. Ebenso das Verhältnis Cerebroside:Sphingomyelin. Das letztere tritt erst nach der Geburt in Erscheinung. Im marklosen fetalen Gehirn bestehen keine Differenzen zwischen weißer und grauer Substanz in der Konzentration und Verteilung der einzelnen Lipoide (KLENK, SCHUHWIRTH). Im markreifen Gehirn bestehen außer den großen Konzentrationsunterschieden auch andere Verhältniszahlen zwischen Cerebrosiden, Cholesterin und Sphingomyelin (Tabelle 7). Der Lipoidgehalt der Gliazellen ist

Tabelle 7. *Lipoidgehalt des menschlichen Gehirns während der Entwicklung.*
(Nach SCHUHWIRTH, aus KLENK)

Alter	Menge der isolierten Lipoide in Prozent der Trockensubstanz			
	Glycerin-phosphatide	Sphingo-myelin	Cerebro-side	Ganglio-side
Feten	16,9	0,0	0,02	0,1
Neugeborene	15,8	0,0	0,005	0,4
13 Monate	23,9	1,0	1,5	0,3
14 Monate	19,7	0,6	2,7	0,4
Greise	25,0	0,9	6,4	—

Der *Wassergehalt* des Gehirns besitzt mit ca. 90% in der Fetalzeit einen höchsten Wert, unmittelbar nach der Geburt beträgt er 87 bis 88% und sinkt von da ab im Zusammenhang mit der Myelinisation laufend ab, um mit 10 Jahren den Erwachsenenwert, nämlich 84%, zu erreichen. Die graue Substanz ist wasserreicher als die bemarkte weiße Substanz, deren Erwachsenenwert 70% beträgt und die nur die Hälfte der Menge des Hirnwassers enthält. Beim Greis kann der Wassergehalt des Gesamtgehirnes bis auf 80% sinken.

Die *Lipoide*, die beim Erwachsenen 60% des Trockengewichts ausmachen, steigen von 22% beim 3 Monate alten Fetus auf 36% beim 8 Monate alten Kind (BRANTE); ihre Anstiegsrate ist zur Zeit der Markbildung am steilsten (Tabelle 6). Dieser Lipoidanstieg ist daher an die Markbildung gebunden und auch in vergleichenden Untersuchungen regelmäßig zu erheben; er erfolgt hauptsächlich zugunsten der Phosphatidkonzentration. Das Verhältnis Gesamtphosphatide:Cholesterin nimmt mit fortschreitender Entwicklung ab. Das Ver-

durchwegs größer als der der Nervenzellen. Die Ganglioside kommen in geringer Konzentration nur in der grauen Substanz vor und sind als Nervenzellbestandteile zu betrachten. Während der Markbildung sind im Gehirn histochemisch sudanophile Lipoide in beträchtlicher Menge vorhanden, die offenbar eine physiologische Phase des Myelinaufbaues charakterisieren (SCHMIDT).

Die *Kohlenhydrate* nehmen im Verlauf des Wachstums in der grauen Substanz zu, in der Rinde mehr als in anderen Grisea, auffallend mehr als im Rückenmark.

Die *Eiweißkörper* sinken in ihrem Prozentualanteil mit dem Ansteigen des Lipoidreichtums von 10% im 2. auf 8,8% im 9. Lebensmonat ab. Cytologisch gesehen findet während der Nervenzellreifung mit Ausbildung der Zellfortsätze, die mitunter das tausendfache Volumen des Perikaryon haben, eine intensive Proteinsynthese statt. Die Fähigkeit zur Eiweißbildung bleibt auch weiterhin das chemische Charakteristikum der Nervenzelle und drückt sich histologisch im Kernbau und im Nucleoproteid-Apparat des Cytoplasmas (Ribonucleotide der Nissl-Schollen) aus. Der Ribonucleotidgehalt der Nervenzelle (10% des Ge-

---

* Im übrigen sei auf Sammeldarstellungen verwiesen: WAELSCH; PURPURA and SCHADÉ; HIMWICH and HIMWICH.

samtzelleiweißes), der ein Maß der Eiweiß-
synthesekapazität darstellt, ist der höchste
von allen Körperzellen und ca. 10mal so hoch
als der der Gliazellen (Hydén). Zwischen
Wachstum und Nucleinsäurekonzentration und
damit dem Eiweißaufbau bestehen deutliche
Zusammenhänge. Der Nucleoproteidgehalt ist
im Embryonalgehirn relativ größer (ca. zweimal) als im Erwachsenengehirn. An diesem Wert
haben die Plasmanucleotide bedeutenden Anteil, was auf das bedeutende Maß der Zellver-
größerung (nicht nur des Kernwachstums) während der Entwicklung hinweist. Die Zusammensetzung der Gehirnaminosäuren bleibt durch
die Lebensalter auffallend konstant. Während
der Entwicklung steigt der Gehalt der freien
Aminosäure γ-Aminobuttersäure zusammen
mit dem dazugehörigen Enzym Glutaminsäuredecarboxylase besonders stark an
(Schmidt).

Über das Verhalten der funktionswichtigen
Amine des Gehirns während der Organentwicklung liegen nur unvollständige Untersuchungen vor. Ehringer und Hornykiewicz
fanden ein gegensätzliches Verhalten von
Dopamin und Noradrenalin während der Embryonalentwicklung. Der Dopamingehalt des
Neostriatums, in dem beim Erwachsenen
Dopamin fast elektiv konzentriert ist, lag stark
unter dem Erwachsenenwert, während der
Noradrenalingehalt des Hypothalamus bereits
normal war. Dazu scheint der histochemische
Befund von niedriger Aktivität des im Katecholaminstoffwechsel wichtigen Enzyms Monoaminooxydase in den noch nicht ausgereiften
Gehirnregionen der Ratte zu passen (Shimizu
und Morikawa).

Die biochemische Reifung der einzelnen in
ihren Konstituenten und in ihrem Stoffwechsel
sehr verschiedenen Gehirnregionen bedarf noch
umfassender Untersuchungen, die wesentliche
Grundlagen für die Interpretation der Funk-
tionsentwicklung liefern werden.

Besondere Beachtung wurde dem Verhalten der *Enzyme* während der Entwicklung
geschenkt. Untersuchungen an Tieren (Meerschweinchen) ergaben: Mit dem Zurück-
drängen des anaeroben Stoffwechsels im fetalen
Gehirn zugunsten der aeroben Glykolyse zeigen
die respiratorischen Enzyme Cytochrom c sowie
Succinodehydrogenase, Adenylpyrophosphatase, einen steilen Anstieg, der mit den Phasen
der cytologischen Differenzierung (Zellver-

mehrung, Dendrifikation, Nissl-Substanz-Auf-
treten) zusammenfällt, und erreichen ihre
Erwachsenenwerte zur Zeit der Geburt (Flexner et al., Peters und Flexner). Succino-
oxydase, Cholinesterase und Kohlensäureanhydratase zeigen ein ähnliches Verhalten
auch beim Menschen (Youngstrom) in bestimmten Grisea. Als Beispiel eines regionalen
Befundes sei angeführt, daß die extrapyramidalen motorischen Zentren beim Neugeborenen für das eisenhaltige Cytochrom c eine
höhere Aktivität als beim Erwachsenen besitzen (Berlucchi; Katsunuma). Die Aktivi-
tätszunahme erfolgt bei allen genannten En-
zymen — entsprechend der Sequenz der
Reifungsvorgänge — von caudal nach cranial.
Im Menschengehirn erscheinen die Enzyme
dementsprechend spät in den Vorderhirnan-
teilen. Dasselbe gilt für die Adenosintriphosphatase (ATPase) des Gehirns. Zwischen diesen
Daten und den bioelektrischen Funktionen
des Gehirns besteht eine offensichtliche Verknüpfung. Für andere Enzyme besteht eine
solche aber nicht, z.B. Transaminase, Cytochromoxydase, alkalische und saure Phosphatase, obwohl besonders der letzteren eine
Funktion während der Entwicklung zugeschrieben werden muß: ihre Konzentration
ist im Embryonalgehirn zweimalsohoch als
im Erwachsenengehirn. Durch systematische
histochemische und cytochemische Studien
sind diese Befunde derzeit im Begriff, in den
zugehörigen Trägerstrukturen (Nervenzell-
populationen, Zellfortsätzen, Gefäßen) lokalisiert zu werden. So fanden Cummins und
Hydén einen hohen ATPase-Gehalt der satel-
litären Oligodendroglia und einen niedrigen
der Nervenzelloberfläche. Umgekehrt ist der
Gehalt der Gliazellen an dem Energieträger
Adenosintriphosphat (ATP) gering, der der
Nervenzellen aber hoch.

Enzymhistochemische Entwicklungsstudien
des Menschengehirns legten Bargeton-Farkas
und Pearse vor: Die regionalen Muster der
Enzymgruppen und Einzelenzyme (Enzym-
architektonik) sind untereinander verschieden
und ändern sich während der Entwicklung,
wobei die altersbedingten Aktivitätsverschie-
bungen als Funktion der die Entwicklung
begleitenden Stoffwechseländerungen zu verstehen sind. Nach der Geburt nimmt die Aktivität der unspezifischen sauren Phosphatasen
und Carboxylesterasen in der Groß- und

Kleinhirnrinde progressiv zu. Die subcorticalen Regionen zeigen untereinander verschiedene Anstiegsraten dieser Enzyme. Ähnliche Verhältnisse fand FRIEDE für die Bernsteinsäuredehydrogenase und die NADH-Diaphorase des Rattenhirns. Den postnatalen Aktivitätsanstieg von Acetylcholinesterase und Monoaminooxydase demonstrierte GEREBTZOFF sowie NACHMIAS und KARKI et al. Andererseits verlieren Enzyme, die mit der Zellproliferation verbunden sind, wie die alkalischen Phosphatasen und die Enzyme des Pentosecyclus nach der Geburt an Aktivität. Im Zusammen-

Reizung empfänglich. Im Gegensatz zum elektrisch inerten, unreifen Gehirn kann es nunmehr durch Krampfgifte zu einer Form von Aktivität gebracht werden, die sich wieder von der Art der Entladungsweise des Erwachsenengehirnes dadurch unterscheidet, daß infolge der größeren Länge der Latenzen und Refraktärperioden kein tonisches Entladungsmuster zustandekommen kann. Der Zeitpunkt des Auftretens des fetalen Elektroencephalogramm-(EEG-)Musters ist auch histologisch und biochemisch markant, da zur gleichen Zeit das Nervenzellkernwachstum zum Stillstand

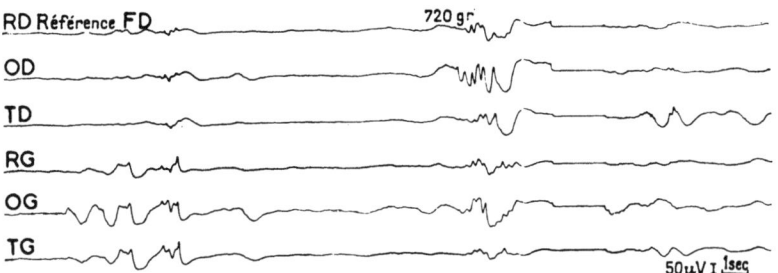

Abb. 23. Frühgeburt von 5 Monaten, Gewicht 720 g, Alter 10 Std. RD — rechts Area rolandica; RG — linke Area rolandica; OD — rechts occipital; OG — links occipital; — TD — rechts temporal; TG — links temporal; FD — rechts frontal. Ableitung gegen gemeinsame Referenzelektrode: Diskontinuität der Wellenform, Polymorphismus sowie Seitenasynchronie. Maximale Amplituden 150 μV

hang mit dem Myelinaufbau erhöht sich in der Markglia die Aktivität von unspezifischer Carboxylesterase, saurer Phosphatase, Bernsteinsäuredehydrogenase und NADH-Diaphorase.

Elektroaktivität

Objektiv verfolgbar ist schließlich die Entwicklung der *elektrischen Gehirntätigkeit*. Diese wurde experimentell bei verschiedenen Tieren untersucht (JASPER et al.), wobei die meisten Autoren um die Korrelationen mit den morphologischen und chemischen Reifungszeichen bemüht waren; dazu kommen Gelegenheitsbeobachtungen von menschlichen Fehl- und Frühgeburten (DREYFUS-BRISAC). Die elektrische Aktivität tritt erst in relativ späten Stadien der Fetalentwicklung auf. Bei menschlichen Embryonen von $4^{1}/_{2}$—$5^{1}/_{2}$ Monaten beginnt bereits eine elektrische Gehirntätigkeit. Sie weist folgende Besonderheiten auf: Langsame, polymorphe Potentialgruppen, die durch Perioden von elektrischer Stille (bis zu 3 min Dauer) getrennt sind (Abb. 23). Erst wenn diese Spontantätigkeit feststellbar wird, ist das Gehirn auch für chemische und elektrische

kommt und sich die Plasmanucleotide (Ribonucleotide; Nissl-Substanz) voll ausbilden und das Wachstum der Zellfortsätze stark beschleunigt wird. Zugleich werden die Fermente der Zellatmung nachweisbar: Cytochrom c, Succinodehydrogenase, Apyrase (Adenylpyrophosphatase); ferner werden die Zellmembranen für Natriumionen durchlässig. Besonders genau fällt das Auftreten des Enzyms Kohlensäureanhydratase mit dem Beginn der Neuronentätigkeit zusammen (ASHBY et al.). Die fundamentalen Eigenschaften des Erwachsenen-EEGs treten im 8. Fetalmonat auf und zeigen im EEG des Neugeborenen bereits eine gewisse Stabilität; die Diskontinuität der Entladungsgruppen wird vermißt; eine unregelmäßige, niedrige kontinuierliche Tätigkeit im Delta-Bereich ist vorhanden (Abb. 24); Wach- und Schlafzustand sind noch nicht deutlich differenziert. Reaktivität im Schlaf ist vorhanden. Die sog. Schlafspindeln von 12—14/sec können hochfrontal schon mit wenigen Lebenstagen auftreten. Als Vorstufe der späteren α-Wellen erscheint im 3.—4. Lebensmonat über den Occipitallappen ein 3—4/sec-Rhythmus. Allmählich nur bildet sich die Fähigkeit des kindlichen Gehirns aus, über größeren Gebieten synchrone Entladungen zu produzieren (Petsche). Im allgemeinen stellt die Reifung der EEG-Tätigkeit einen genetisch sehr komplizierten und örtlich verschiedengestaltigen Vorgang dar. Dieses Verhalten ist plausibel, wenn man unterlegt, daß sich im EEG die oben beschriebenen physiologischen Reifungsvorgänge an den Einzelzellen und den Zellverbänden des Gehirnes funktionell und summarisch abbilden.

weise wenige Erfahrungsmöglichkeiten. Als wichtiges Datum erweist sich jene Entwicklungsphase, in welcher die cytoplasmatischen Strukturen der Nervenzellen sich formieren, die Atmungsfermente auftreten, die Zellmembranen permeabel werden und eine Primitivform von elektrischer Tätigkeit nachweisbar wird. Zum gleichen Zeitpunkt (4.—5. Monat) treten beim Fetus spontane Bewegungen und erste reaktive motorische Äußerungen von langsamem generalisierten Charakter auf. Mit

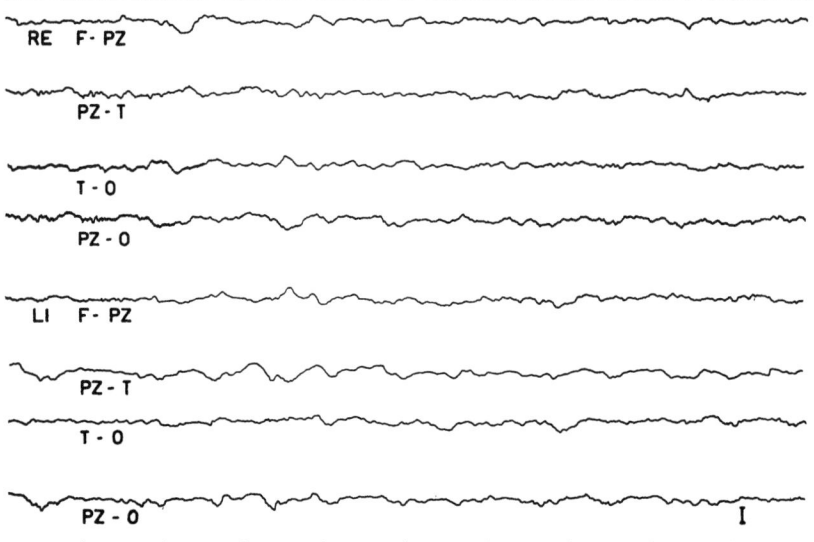

Abb. 24. EEG eines 16 Tage alten Mädchens. Bipolare Ableitungen, 8 Elektroden. Eichung 50 μV. Diffuse, jedoch kontinuierliche, niedrige Tätigkeit ohne bevorzugte Frequenz. F — frontal; PZ — präzentral; T — temporal; O — occipital

Entwicklung der Funktionen

Dem vorstehenden Überblick der wichtigsten objektiven Befundkategorien des biologischen Gehirnwachstums und der Hirnreifung im einzelnen soll die Aufzeichnung des frühen Entwicklungsganges der nervösen Tätigkeit, des sog. *Funktionsalters*, in seinen Stufen folgen, wie es sich in der neuromuskulären Aktivität, den sensomotorischen Hauptleistungen (z.B. Gleichgewichtsfunktion) und in der Koordination sowie den frühen psychischen Leistungen äußert. Die Kenntnisse dieser Verhaltensweisen ist auch für die Neurologie des frühen Kindesalters von grundlegender Bedeutung. Durch systematische Untersuchungen französischer Neuropädiater sowie auch von Peiper, Prechtl u.a. sind auf diesem Gebiet große Fortschritte erzielt worden.

Über die neuromuskulären Leistungen der menschlichen *Fetalperiode* gibt es begreiflicher-

6 Fetalmonaten ist noch keine Stützreaktion auslösbar. Mit $7^1/_2$ Monaten können bereits Stellreflexe gefunden werden. Die Ruhelage ist noch die froschartige, mit gebeugten und im Hüftgelenk abduzierten Beinen. Mit 8 Monaten erhöht sich der Beugetonus und Bewegungsautomatismen treten auf, wie sie auch zum normalen Geburtstermin bestehen. Das normale *neugeborene Kind* ist funktionell als Hirnstammwesen zu betrachten, dessen Hirnrinde noch nicht funktionstüchtig ist. In der vorhandenen und beschriebenen Motilität ist der Rumpf mit dem Kopf den Extremitäten voran, welche nur stereotype, asymmetrische Bewegungen ausführen können. Der Extensorentonus von Nacken und Rumpf ist gut ausgeprägt, in den Extremitäten überwiegt der Beugetonus. Die Labyrinth-Stellreflexe sind nach Thomas und S. A. Dargassies beim Neugeborenen noch nicht voll wirksam. Die

Tabelle 8. *Responses and behaviour patterns used in the neurological examination of the new-born.*
(Aus PRECHTL und DIJKESTRATE)

	Normal		Pathological
I. Observation of the baby			
Resting position	symmetrical	100%	constant asymmetrical
Spontaneous activity	normal	100%	hypermotility— trembling hypomotility
Athetoid movements	normal	100%	pronounced, weak
Muscle tone (observation of the position)	normal	100%	hypertonia hypotonia
II. Tests			
Muscle tone (resistance)	normal	100%	flaccid, stiff
Oral reflexes: side to side movements in prone position	not obligatory	72%	—
directed head turning	symmetrical	100%	asymmetrical or absent
lip-protruding response	symmetrical	100%	absent
sucking	obligatory	100%	absent
Cranial nerves: oculopalpebral reflex	obligatory	100%	absent
pupil reflex	obligatory	100%	absent
conjugation of the eyes	not obligatory	100%	constant strabismus
cochleo-palpebral reflex	obligatory	100%	absent
vocalisation	normal	100%	weak or highpitched

gleichen Autoren interpretierten den Moroschen Reflex[1] und das Puppenkopfphänomen[2] als tiefe Halsstellreflexe.

Kennzeichnend sind koordinierte Bewegungen und primitive Reflexe, wie die Greifreaktion, das Brustsuchen, der Saugreflex, die Abwendereaktion, Gehreaktion usw. Antworten auf sensorische Reize treten mit deutlicher Latenz auf, eine Objektwahrnehmung im eigentlichen Sinn scheint noch nicht möglich zu sein (Tabelle 8).

Während der ersten *3 Lebensmonate* verschwinden allmählich eine Anzahl von Bewegungsautomatismen, wie z.B. der Moro-Reflex, die tonischen Halsreflexe, der Greifreflex, Stützreaktionen usw. Dagegen bleiben

der physiologisch wichtige Saugreflex und der Gehreflex noch bestehen.

Im weiteren Verlauf des *Säuglingsstadiums* kommt die zunehmende corticale Kontrolle aller Funktionen zum Ausdruck. Bedeutungsvoll ist der nun zu beobachtende Erwerb von bedingten Reflexen mit stark emotionaler Tönung. Ferner sind die ersten Ansätze zu bewußt willkürlichen Bewegungen und Handlungen zu beobachten. Der Umfang von Gefühlsausdruck und Stimmungserleben wächst an, was auch aus der gesteigerten Ausdrucksmöglichkeit des Gesichtes zu entnehmen ist. Die Differenzierung der Wahrnehmungskategorien beginnt augenscheinlich.

Mit *6 Monaten* ist die Teilnahme der Großhirnrinde am Leistungsvollzug bereits offensichtlich. Die willkürlich ausgeführten Bewegungen sind jedoch noch sehr unvollkommen und unbeholfen, im Aufbau der bedingten Reflexe wird die Verwertung von früheren Er-

[1] Auch Umklammerungsreflex genannt: Abduktion und Extension der Extremitäten mit Fingerspreizung auf diverse plötzliche Reize, gefolgt von Adduktion und Beugung.

[2] Einhaltung der unveränderten Blickrichtung Fixierung) bei Kopfbewegungen.

Tabelle 8 (continued)

	Normal		Pathological
Arms:			
position	symmetrical	100%	asymmetrical
grasping response	obligatory	100%	asymmetrical or absent
Trunk:			
abdominal reflex	not obligatory	68%	asymmetrical
Galant's reflex	not obligatory	91%	asymmetrical
Legs:			
position	semiflexed	100%	other than semiflexed
activity	extension and flexion	100%	abnormal after breech presentation
flexion reflex	symmetrical	100%	asymmetrical, weak, absent
ipsilateral extension reflex	symmetrical	100%	idem
crossed extension reflex	symmetrical	100%	idem
knee jerk	symmetrical	100%	idem
Babinski reflex	obligatory	100%	
dorsiflexion	not obligatory	86%	asymmetrical
plantarflexion	not obligatory	14%	idem
foot grasping response	obligatory	100%	asymmetrical or absent
Postural reflexes:			
lifting or turning the head in prone position	obligatory	100%	absent
tonic and labyrinthic neck reflex	not obligatory	26%	asymmetrical
Moro reflex	obligatory	100%	asymmetrical or absent
Locomotion:			
stepping movements	not obligatory	91%	—
spontaneous creeping	obligatory	100%	absent
creeping with support of the feet	obligatory	100%	absent

fahrungen und ein rationales Unterscheidungsvermögen noch vermißt. Sprachverständnis ist noch nicht vorhanden.

Das *einjährige* Kind erlebt einen wesentlichen Entwicklungsfortschritt durch die Erlernung des aufrechten Ganges ohne Unterstützung und durch die Erlernung der Sprache. Die Primitivreflexe sind fast völlig verschwunden, die Sphincterenkontrolle ist aber noch nicht erreicht. Sehschärfe, akustische Lokalisation und Orientierung am eigenen Körper sind weit fortgeschritten. Die Koordination ist gebessert. Der mimische Ausdruck wird vielfältiger und differenzierter. Räumliche Orientierung setzt ein. Dieser Zustand stimmt mit der fortgeschrittenen Bemarkung des Großhirns auch in den sog. Assoziationsgebieten

und mit der erreichten cellulären Reifung überein.

Mit *2 Jahren* endet die *Kleinkindperiode*. Von da ab kann das Kind mit den nun etablierten Funktionen und Werkzeugen die Innen- und Umwelt lernend erfahren und in die Kontrolle seiner Wahrnehmung und Tätigkeit bringen. In der Motilität werden auch schnelle und feine Bewegungen bereits gut durchgeführt. Die Beherrschung des Gleichgewichtes und der Körperhaltung ist vervollkommnet. Gegen schädliche Einwirkungen stehen zweckmäßige Schutz- und Abwehrreaktionen zur Verfügung. Die willkürliche Lenkung der Blasenentleerung gelingt. Die Sprache wird verstehend und redend einigermaßen bewältigt und eine erweiterte zwischen-

menschliche Kommunikation setzt ein. Der
psychische Leistungsumfang erhält alle wesentlichen Elemente zum Aufbau der vernunft-
begabten menschlichen Existenz. Im Ausmaß
der emotionalen Spannweite sind wohl schon
die menschlichen Dimensionen zu erkennen,
es mangelt aber noch an der zur Konstitution
der Persönlichkeit gehörigen Kontrolle. Dieses
Bild entspricht auch dem morphologisch-
funktionellen Entwicklungsstand: Mit der Ausreifung der Bemarkung, der Komplettierung
der Zellverbindungen sowie dem Abschluß der
biochemischen Ausstattung des Nervensystems
verfügt das Gehirn nunmehr über alle seine
Voraussetzungen, um die speziell menschlichen
Hirntätigkeiten in sensomotorischer Hinsicht,
im geistigen und emotionalen Feld in vollem
Umfang aufzunehmen, um den langsamen,
gegenüber der physischen Entwicklung retardierten Prozeß des Aufbaues der individuellen
Persönlichkeit zu vollbringen. Besondere Beachtung erfordert auch der Umstand, daß die
Mitbeteiligung des unreifen Gehirns an extra-
embryonalen (placentaren Störungen, Krankheiten der Mutter) bzw. extracerebralen Geschehnissen (Kreislaufstörungen, Infekte, Toxikosen u.dgl.) und die daraus folgenden funktionellen Reaktionen (LARROCHE und HAGGAI)
anderen Regeln folgen, als sie für das reife
Gehirnorgan gelten.

Aus diesen kurzen Hinweisen ist auch zu entnehmen, daß die vergleichende Untersuchung der verschiedenen Entwicklungsaspekte eine sehr wichtige
wissenschaftliche Methode darstellt. Sie vermag nicht
nur die inneren Zusammenhänge zwischen morphologischen, dynamischen und Verhaltensaspekten aufzudecken, sondern sie liefert zugleich Material für die
Aufklärung der Wesensart und zur Interpretation der
Wirkungsgrundlagen dieser Zusammenhänge. Allerdings ist dieser Forschungszweig erst in den Anfängen,
die erreichten Erfahrungen sind gering.

Die Tatsache, daß auch im postnatalen
Leben das Gehirn noch einen erheblichen und
bedeutsamen Abschnitt seiner Organdifferen-
zierung und Reifung durchzumachen hat, und
daß den Phasen seiner morphologischen und
biochemischen Entwicklung bestimmte Funk-
tionsniveaus zugeordnet werden können, ist
auch für die Beurteilung krankhafter Zustände
von ausschlaggebender Bedeutung. Die jeweiligen Symptome und Manifestationsweisen der
Lebensaltersstufen stehen in Abhängigkeit von
dem Hirnreifungsstadium zum Zeitpunkt der
Schädigung oder Krankheit. Eine Noxe der-

selben Art und am selben Ort wird in verschiedenen Entwicklungsphasen verschiedene
Auswirkungen nicht nur im Gewebssubstrat,
sondern auch in seiner klinischen Ausprägung
haben können, wenn sich die Reaktionsstruktur
der betreffenden Hirnregionen im zeitlichen
Ablauf gewandelt hat. Es erscheint wichtig,
darauf hinzuweisen, daß im Differenzierungs-
stadium das funktionelle Training der Leistungen definierte strukturelle Wirkungen in
dem Sinn besitzt, als es das cytologische
,,finishing" der Zellfortsätze und der Kontaktorgane (Synapsen) fördert und dadurch die im
Gehirnorgan liegenden Funktionsmöglichkeiten
voll erschließt. Das ist der faktische Inhalt der
sog. Plastizität des kindlichen Gehirns (SEI-
TELBERGER). Die Neurologie des Kindesalters
wird daher neben der Anwendung besonderer
Untersuchungsmethoden auch in der Diagnose
quasi eine angewandte Entwicklungslehre des
Gehirns nach den gegebenen Aspekten sein
müssen, wie es S. A. DARGASSIES, PRECHTL
sowie DEKABAN zu effektuieren versucht haben.

Fetale und perinatale Neuropathologie

Die geschilderten Umstände der Gehirnentwicklung haben auch — wie abschließend
hervorgehoben werden soll — für die *fetale
und perinatale Neuropathologie* eine weit-
tragende Bedeutung. Prinzipiell ist festzuhalten, daß die Folgen irgendeiner beliebigen
Schädigung innerhalb dieses Zeitraumes neben
ihrer Ausdehnung weitgehend vom Zeitpunkt
der Wirkung abhängig ist und nur in viel
geringerem Grad von ihrer Art. Wird das Gehirn oder ein Gehirnteil vor Abschluß seiner
formalen Entwicklung von einer Noxe getroffen, so resultiert daraus eine Störung oder
Fehlleitung der Formbildung, d.h. eine Fehl-
oder Mißbildung, wobei traumatische, toxische,
anoxisch-vasale, virale usw. Einflüsse in dieser
Zeit prinzipiell übereinstimmende Folgen nach
sich ziehen und zu den sog. Embryopathien
Anlaß geben (SEITELBERGER). Zu differenzierten Abwehrleistungen und Gewebsreak-
tionen ist das Gehirn in dieser Zeit noch nicht
befähigt. Getroffen werden aber Elementar-
leistungen der am Aufbau tätigen Zellen,
woraus je nach Umfang, Ort und Zeitpunkt der
Schädigung die verschiedensten Formstörungen
resultieren. Die Schädigungsbereitschaft einer
Hirnregion hängt vom jeweiligen Entwick-

lungszustand ab: Phasen lebhafter Zellproliferation prädestinieren für irreversible Läsionen. So besitzen die einzelnen Hirnanteile
gesetzmäßige Gefährdungsperioden und die
einzelnen Mißbildungen gesetzmäßige „Ter-

minationsperioden". Das experimentelle Studium der teratogenetischen Terminations-
perioden macht sich die selektive Strahlen-
empfindlichkeit oder die Anfälligkeit gegen
Sauerstoffmangel der Gewebe (Büchner, Rüb-

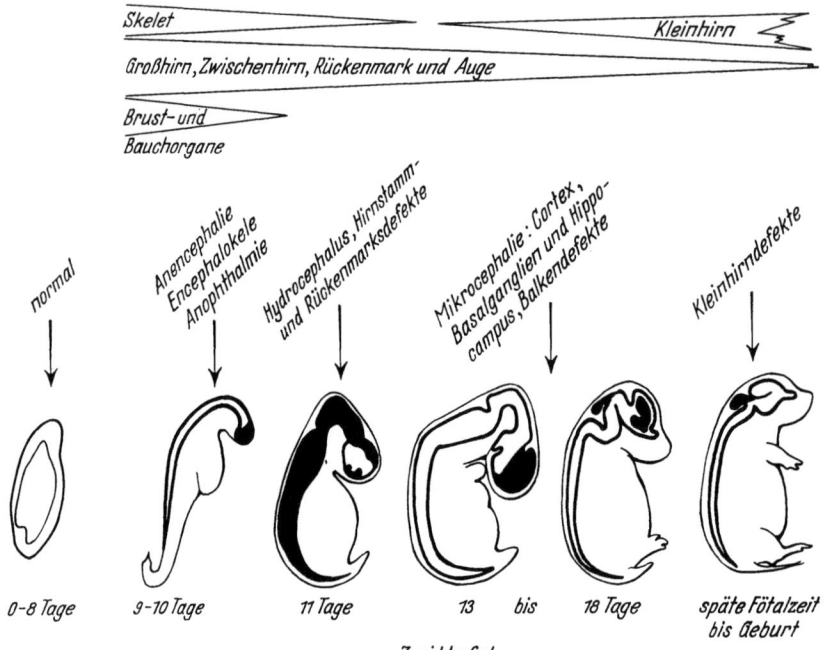

Abb. 25. Mißbildungen durch Bestrahlung des Rattenembryos. Zeittafel. (Nach Hicks, 1953; aus Petsche)

Tabelle 9. *Correlations in development. Mouse and man developmental stage in human: Organ primordia.*
(Aus Rugh)

Age in Days		Embryo	
Mouse	Man	mm	
5	6		Implantation
	14	0,15	Germ layers, extra emb. membranes
	16	0,40	Primitive streak
8	20,5	1,5	Neural groove, blood islands, notochord
9	25,5	2,4	Cephalization, extensive vascularization, neural folds meet, primordia of sense organs, thyroid, limbs, muscles, pronephros, branch, arches, somites
10,5	28,5	4,2	Prim. brain w. vesicles, complete circulation, GI tract and derivatives, mesometanephros, vertebrae, 31 somites, yolk hemopoiesis
11,5	33,5	7,0	Genital ridge, heart, liver, mesonephros protuberant, limb and lung buds, 5 brain vesicles, all sense organs, cardiac septs and 38 sometimes
12,5	36,5	9,0	Heart chambered, nerves and ganglia differentiating, thyroid anlagen bilobed
13,5	38,0	12,0	Sexless gonad primordia, liver hemopoiesis, brain flexures, limbs, thymus, GI tract actively differentiating
14,5	47,0	17,0	Cerebral hemispheres, corpora striatum, thalamus, blood vessels all actively differentiating, endocrine glands, peripheral and sympathetic nerves, eyes well formed
15,5	65,0	40,0	Cerebral cortex, intest. villi, thyroid follicles, first ossifications, sex differentiation with sex cords and germinal epithelium

SAAMEN) und Organanlagen in bestimmten Entwicklungsabschnitten zunutze (Abb. 25). In der menschlichen Entwicklung sind hoch strahlenempfindliche Neuroblasten vom 25. Embryonaltag bis einige Zeit nach der Geburt vorhanden (HICKS, RUGH). Die zeitliche Konstanz der einzelnen resultierenden Mißbildungen erlaubt, genaue histogenetische Korrelationen herzustellen (Tabelle 9). Nur ein geringer Teil aller Mißbildungen ist genetisch, d. h. durch Läsionen des Erbmaterials bedingt. Der weitaus größere Teil kommt durch exogene Schädigung der Frucht in den frühen Entwicklungswochen zustande. Aus dem oben Gesagten geht auch hervor, daß das seine formale Entwicklung weit später als das Stammhirn beendende Endhirn auch viel länger auf eine Läsion mit einem Bildungsfehler, einer Fehlbildung reagieren muß. Daher kann auch eine zu einem bestimmten Zeitpunkt das Gehirn treffende Noxe zugleich eine Mißbildung im Endhirn und einen Defekt im früher formal gereiften caudalen Gehirnabschnitt zur Folge haben (HALLERVORDEN, 1949).

Auch das formal entwickelte, aber noch ungereifte, also fetale Gehirn weicht in seinen Reaktionen vom kindlichen und erwachsenen Gehirn ab. Dies ist die sog. „Reaktionsweise des unreifen Nervengewebes" nach SPATZ (1920). Charakteristisch ist die unzureichende Fähigkeit zur Reparation von Defekten durch Narbenbildung. Geschädigte Hirnpartien werden verflüssigt und völlig abgeräumt, so daß cystische Defekte zurückbleiben, gleich, ob eine

traumatische, eine entzündliche oder andere Läsion die Ursache bildet. Bemerkenswert ist ferner die Anfälligkeit gegen Ödemschäden, wie sie in Begleitung verschiedener Noxen auftreten. Sie haben im unreifen Gehirn schwere, ausgebreitete, den ursprünglichen primären Läsionsort weit überschreitende Läsionen zur Folge (HALLERVORDEN, 1953). Echte celluläre Entzündungsreaktionen (Infiltrate) treten nicht vor dem 6. Lunarmonat auf, Gliareaktionen mit Faserbildung (die Voraussetzung zur narbigen Defektdeckung) erst in den letzten beiden Lunarmonaten. Besonders schädigungsbereit ist die Marksubstanz des unreifen Gehirns (s. Ödemschäden); auffällig ist auch die Prädilektion gewisser Regionen im Rahmen generell wirkender Noxen, so z. B. des periventrikulären Marklagers, worauf BANKER und LARROCHE hingewiesen haben. Die genannten Umstände sind für die pathologischen Substrate der sog. *cerebralen Kinderlähmung*, der Sammelgruppe von ätiologisch verschiedenartigen Syndromen infolge prä- und perinataler Hirnschädigung, bezeichnend (HALLERVORDEN u. MEYER; GROSS u. SEITELBERGER). Aus all diesen Momenten geht hervor, daß die morphologische Aufklärung der Ätiologie pränataler Hirnschädigungen äußerst schwierig ist und daß die nach beliebigen fetalen Hirnschädigungen auftretenden Läsionen relativ einförmig in Art und Folgen sein werden, daß sie aber in Muster und Pathogenese ein nicht zu vernachlässigendes charakteristisches Gepräge besitzen, das auch für die Spätfolgen ausschlaggebend ist.

Literatur

ASHBY, W., and E. BUTLER: Carbonic anhydrase in the central nervous system of the developing fetus. J. biol. Chem. 175, 425 (1948).
—, and E. M. SCHUSTER: Carbonic anhydrase in the brain of the newborn in relation to functional maturity. J. biol. Chem. 184, 109 (1950).
BANKER, B. Q., and J.-C. LARROCHE: Periventricular leukomalacia of infancy. A form of neonatal anoxic encephalopathy. Arch. Neurol. 7, 386—410 (1962).
BARGETON-FARKAS, E., et A. G. PEARSE: Aspects histo-enzymologiques de la maturation du système nerveux. J. neurol. Sci. 2, 213—240 (1965).
BERLUCCHI, C.: Contributo allo studio delle ossidasi nel sistema nervoso centrale. Arch. Ist. biochim. ital. 1, 119—132 (1929).
BRANTE, G.: Studies on lipids in the nervous system. Acta physiol. scand. 18, Suppl. 63 (1949).
BÜCHNER, F.: Experimentelle Entwicklungsstörungen durch allgemeinen Sauerstoffmangel. Klin. Wschr. 26, 38—42 (1948).

CAMMERMEYER, J.: Juxtavascular karyokinesis and microglia cell proliferation during retrograde reaction in the mouse facial nucleus. Z. Anat. Entwickl.-Gesch. 38, 1—22 (1965).
CLARA, M.: Entwicklungsgeschichte des Menschen, 5. Aufl. Leipzig 1955.
CONEL, J. L.: The postnatal development of the human cerebral cortex. Cambridge, Massachusetts: Harvard University Press 1951.
CUMMINS, I., and H. HYDÉN: ATP levels and ATPases in neurons, glia and neuronal membranes of the vestibular nucleus. Biochim. biophys. Acta (Amst.) 60, 271—283 (1962).
DEKABAN, A.: Neurology of infancy. Baltimore: Williams & Wilkins Company 1959.
DREYFUS-BRISAC, C.: The electroencephalogram of the premature infant. Wld Neurol. 3, 6 (1962).
EHRINGER, M., u. O. HORNYKIEWICZ: Verteilung von Noradrenalin und Dopamin (3-Hydroxytyramin) im Gehirn des Menschen und ihr Verhalten bei

Erkrankungen des extrapyramidalen Systems. Klin. Wschr. **38**, 1236—1239 (1960).

Filimonoff, J.: Zur embryonalen und postembryonalen Entwicklung der Großhirnrinde des Menschen. J. Psychol. Neurol. (Lpz.) **39**, 323 (1929).

Flechsig, P.: Anatomie des menschlichen Gehirns und Rückenmarks auf myelogenetischer Grundlage. Leipzig: Georg Thieme 1920.

Flexner, G. B., and L. B. Flexner: Biochemical and physiological differentiation during morphogenesis. VII. Adenylpyrophosphatase and acid phosphatase activities in the developing cerebral cortex and liver of the fetal guinea pig. J. cell. comp. Physiol. **31**, 311 (1948).

Flexner, L. B., D. B. Tyler, and L. J. Gallant: Biochemical and physiological differentiation during morphogenesis. X. Onset of electrical activity in developing cerebral cortex of fetal guinea pig. J. Neurophysiol. **13**, 427 (1950).

Geren, B. B.: The formation from the Schwann cell surface of myelin in the peripheral nerves of chick embryos. Exp. Cell Res. **7**, 558—562 (1954).

Gross, H., u. F. Seitelberger: Organische Grundlagen des Schwachsinnes. 2nd Internat. Conference on Mental Retardation, Vienna, 1961, Teil I, S. 7—22. Basel: S. Karger 1963.

Hallervorden, J.: Über eine Kohlenoxydvergiftung im Fetalleben mit Entwicklungsstörung der Hirnrinde. In: Handbuch der allgemeinen Psychiatrie, Bd. 124, S. 289. Berlin 1949.

— Entwicklungsstörungen und frühkindliche Erkrankungen des Zentralnervensystems. In: Handbuch der inneren Medizin, Bd. 5, Teil III, S. 905. Berlin-Göttingen-Heidelberg: Springer 1953.

—, u. J. E. Meyer: Cerebrale Kinderlähmung. In: Henke-Lubarsch-Rössles Handbuch den speziellen pathologischen Anatomie und Histologie, Bd. XIII/4, S. 194. Berlin-Göttingen-Heidelberg: Springer 1956.

Haug, H.: Die quantitativen Zellvolumenverhältnisse der Hirnrinde: Ein Vergleich der menschlichen Ontogenese mit den Verhältnissen bei den Mammalia. In: Proc. of the 2nd Internat. Meeting of Neurobiologists, Amsterdam, 1959, p. 28. Amsterdam-London-New York: Elsevier Publ. Comp. 1960.

Hicks, S. P.: Developmental malformations produced by radiation. A timetable of their development. Amer. J. Roentgenol. **69**, 272 (1953).

Himwich, W. A., and H. E. Himwich: The developing brain. Progress in brain research, vol. 9. Amsterdam-London-New York: Elsevier Publ. Comp. 1964.

His, W.: Über die Entwicklung des menschlichen Gehirns während der ersten 3 Monate. Leipzig: Hirzel 1904.

Hochstetter, F.: Beiträge zur Entwicklungsgeschichte des menschlichen Gehirns. Wien: Franz Deuticke 1919.

Hydén, H.: Das Neuron und seine Gliazellen als biochemische und funktionelle Einheit. Endeavour **21**, 144 (1962).

Jasper, H. H., C. S. Bridgeman, and L. Carmichael: An ontogenetic study of cerebral electrical potentials in the guinea pig. J. exp. Psychol. **21**, 63 (1937).

Kahle, W.: Studien über die Matrixphasen und die örtlichen Reifungsunterschiede im embryonalen menschlichen Gehirn. Dtsch. Z. Nervenheilk. **166**, 273 (1951).

Kappers, J. Ariens: Strukturelle und funktionelle Änderungen im telencephalen Plexus chorioideus des Menschen während der Ontogenese. Wien. Z. Nervenheilk., Suppl. 1, 30—48 (1966).

Karki, N., R. Kuntzmann, and B. B. Brodie: Storage, synthesis, and metabolism of monoamines in the developing brain. J. Neurochem. **9**, 53—58 (1962).

Katsunuma, S.: Intracelluläre Oxydation und Indophenolblau-Synthese. Jena: G. Fischer 1924.

Klenk, E.: Die Chemie der Lipoidosen und der Entmarkungskrankheiten. Wien. Z. Nervenheilk. **13**, 310 (1957).

Larroche, J. C.: Quelques aspects anatomiques du développement cérébral. Biol. Neonat. (Basel) **4**, 126 (1962).

—, et E. Haggai: Maturation cérébrale et hypodéveloppement pondéral du nouveau-né. J. neurol. Sci. **5**, 39—59 (1967).

Lehmann, F. E.: Die embryonale Entwicklung. Entwicklungsphysiologie und experimentelle Teratologie. In: Handbuch der allgemeinen Pathologie, Bd. VI/1, S. 1—57. Berlin-Göttingen-Heidelberg: Springer 1955.

Nachmias, V. T.: Amine oxidase and 5-hydroxytryptamine in developing rat brain. J. Neurochem. **6**, 99—104 (1960).

Peiper, A.: Die Eigenart der kindlichen Hirntätigkeit. Leipzig: Georg Thieme 1956.

Peters, V. B., and L. B. Flexner: Biochemical and physiological differentiation during morphogenesis. VIII. Quantitative morphologic studies on the developing cerebral cortex of fetal guinea pig. Amer. J. Anat. **86**, 133 (1950).

Petsche, H.: Normales und pathologisches kindliches EEG. Beziehungen zur Hirnentwicklung und Korrelationen zum klinischen Bild. Vortrag: Colloquium Bad Ischl, März 1962.

Porter, K.: The ground substance; observations from electron microscopy. In: The cell, ed. J. Brachet and A. Mirsky. New York and London: Academic Press 1961.

Prechtl, H. F. R.: Die neurologische Untersuchung des Neugeborenen. Wien. med. Wschr. **110**, 1035 (1960).

—, and J. Dijkestrate: Neurological diagnosis of cerebral injury in the newborn. In: B. S. ten Berge, Symposion on Prenatal Care, Groningen, Noordhoff, 1959.

Purpura, D. P., and J. P. Schadé: Growth and maturation of the brain. Progress in brain research, vol. 4. Amsterdam-London-New York: Elsevier Publ. Comp. 1964.

Roback, H. N., u. H.-J. Scherer: Über die feinere Morphologie des frühkindlichen Gehirns unter besonderer Berücksichtigung der Gliaentwicklung. Virchows Arch. path. Anat. **294**, 365 (1935).

Robertson, J. D.: The ultrastructure of cell membranes and their derivates. Biochem. Soc. Symp. **16**, 3—43 (1959).

Rübsaamen, H.: Über die teratogenetische Wirkung des Sauerstoffmangels in der Frühentwicklung. Ein Beitrag zur Kausalgenese der Mißbildungen beim Mensch und Tier. Beitr. path. Anat. **112**, 336 (1952).

RUGH, R.: Vertebrate Radiology (Embryology). Ann. Rev. nuclear Sci. **9**, 493 (1959).

SAINTE-ANNE DARGASSIES, S.: Neurologic development of the infant. The contributions of ANDRÉ THOMAS. Wld Neurol. **1**, 71 (1960).

SCHMIDT, C. G.: Gehirn und Nerven. In: Physiologische Chemie. II. Der Stoffwechsel, II. Bandteil A, S. 613. Berlin: Springer 1926.

SCHUWIRTH, K.: Über die Lipoide des menschlichen Gehirns während der Entwicklung. Hoppe-Seylers Z. physiol. Chem. **263**, 25 (1940).

SEITELBERGER, F.: Folgen pränataler Infektionen. Bibl. microbiol. (Basel) **1**, 128 (1959).

— Neuropathologie kindlicher cerebraler Bewegungsstörungen. Mschr. Kinderheilk. (im Druck).

—, u. K. JELLINGER: Grundzüge der morphologischen Entwicklung des Zentralnervensystems. In: Pädiatrische Neurochirurgie, S. 47—58. Stuttgart: Georg Thieme 1967.

SHIMIZU, N., and N. MORIKAWA: Histochemical study of monoamine oxidase in the developing rat brain. Nature (Lond.) **184**, 650—651 (1959).

SPATZ, H.: Über eine besondere Reaktionsweise des unreifen Zentralnervengewebes. Z. ges. Neurol. Psychiat. **53**, 363 (1920).

SPERRY, W. M.: The biochemistry of the brain during the early development. In: Neurochemistry, ed. by ELLIOTH, PAGE and CASTLE. Springfield (Ill.): Ch. C. Thomas Publ. 1955.

STREETER, G. L.: The development alterations in the vascular system of the brain of the human embryo. Contr. Embryol. Carneg. Instn 8, No 24 (1918).

THOMAS, A., et SAINTE-ANNE DARGASSIES: Etudes neurologiques sur le nouveau-né et le jeune nourrisson. Paris: Masson & Cie. 1952.

VIRCHOW, R.: Zur pathologischen Anatomie des Gehirns. I. Congenitale Encephalitis und Myelitis. Virchows Arch. path. Anat. **38**, 129 (1867).

WAELSCH, H.: Biochemistry of the developing nervous system. Proc. of the First Internat. Neurochem. Symp., Oxford 13—17, 1954. New York: Academic Press Inc. 1955.

YOUNGSTROM, K. A.: Zit. nach SPERRY.

Biologie des Schädelwachstums

F. SCHMID, Heidelberg

Schädelmetrik

Kaum ein Gebiet der klinischen und radiologischen Diagnostik entbehrte lange Zeit so sehr objektiver Grundlagen wie die Schädeldiagnostik. Der Kliniker orientiert sich nach dem Schädelumfang und bringt dieses an sich insuffiziente Maß noch recht grob und nicht begründbar mit dem individuell stark variierenden Brustumfang in Beziehung. Mit dem Schädelumfang will man die Schädelgröße, mit einem Flächenumfangmaß also ein Volumeninhaltsmaß erfassen. Abgesehen von den Ungenauigkeiten der Meßbandmethode führt die Angabe der Schädelcircumferenz zwangsläufig zu Fehlschlüssen, da sie keine genau determinierten Meßpunkte besitzt, die zweidimensionalen Maße (infolge der Wölbungsunterschiede in den einzelnen Altersstufen) ungenau widergibt und die dreidimensionalen Werte (Schädelhöhe) gar nicht erfassen kann. Die bisherigen Schädelmessungen brachten deshalb wenig mehr Aufschlüsse als der klinische Aspekt und waren nur dort überzeugend, wo auch der klinische Eindruck kaum Zweifel ließ. Daß Umfangmaße durch Weichteile und Haarfrisuren zusätzlichen Fehlerquellen unterliegen, sei zur Charakterisierung der Situation, die zur Suche nach objektiven radiologischen Daten Anlaß gab, hervorgehoben.

Da bei Anomalien des knöchernen Schädels und Erkrankung des Zentralnervensystems Röntgenaufnahmen des Schädels in 2 Ebenen eines der wertvollsten diagnostischen Mittel darstellen, bot sich die radiologische Schädelmetrik zwangsläufig an. Neben vielen früheren Versuchen gelang es zum ersten Mal BERGERHOF und HÖBLER, das metrische Problem methodisch zu lösen. Die damit zunächst gewonnenen Werte waren durch die kleinen Zahlen und die unzweckmäßige Altersgliederung für den praktischen Gebrauch nur beschränkt verwendbar. Da der Schädel besonders in den ersten Lebensjahren laufend Umformungsprozesse durchmacht, müssen die Altersklassen dementsprechend differenziert werden. Das erfordert z. B. im 1. Lebensjahr eine Unterteilung in 5 Altersklassenkategorien (s. Tabelle 10—12).

Ziel einer Schädelmetrik muß es sein, Abweichungen in den absoluten Maßen und in den Proportionen zu erfassen. Um das dreidimensionale Wachstum biometrisch zu erfassen, wurden in Weiterentwicklung der Methodik

Tabelle 10. *Norm und Variation (S) der Gehirnschädel-Streckenmaße (I—VII) und Gesichtsschädel-Streckenmaße (VIII—X).*
Die Determinierung der Strecken ist im Text erläutert

Alter	I	II	III	IV	V	VI	VII	VIII	IX	X
0— 1 Monat	4,4 ± 0,3	7,2 ± 0,5	8,9 ± 0,5	5,1 ± 0,4	12,5 ± 0,8	10,7 ± 0,5	10,2 ± 0,6	4,9 ± 0,3	5,5 ± 0,3	5,7 ± 0,5
1— 4 Monate	4,9 ± 0,4	8,3 ± 0,6	9,9 ± 0,5	5,9 ± 0,5	13,9 ± 0,7	12,5 ± 0,9	11,4 ± 0,9	5,4 ± 0,4	6,5 ± 0,5	6,8 ± 0,6
5— 7 Monate	5,3 ± 0,3	9,2 ± 0,6	10,5 ± 0,8	6,8 ± 0,5	14,9 ± 0,8	13,8 ± 0,5	12,9 ± 0,9	6,0 ± 0,3	7,3 ± 0,5	7,9 ± 0,7
8—10 Monate	5,5 ± 0,3	9,5 ± 0,6	10,9 ± 0,7	6,9 ± 0,5	15,3 ± 0,8	14,5 ± 0,8	13,6 ± 0,9	6,4 ± 0,4	7,9 ± 0,5	8,5 ± 0,6
11—13 Monate	5,7 ± 0,4	9,8 ± 0,7	11,2 ± 0,6	7,4 ± 0,4	15,9 ± 0,7	15,1 ± 0,8	14,0 ± 0,8	7,0 ± 0,3	8,5 ± 0,4	9,0 ± 0,5
14—20 Monate	5,9 ± 0,3	10,0 ± 0,2	11,6 ± 0,7	7,5 ± 0,6	16,4 ± 0,8	15,4 ± 0,5	14,6 ± 0,6	7,2 ± 0,5	8,8 ± 0,6	9,5 ± 0,6
21—30 Monate	6,0 ± 0,2	10,2 ± 0,6	11,7 ± 0,7	7,4 ± 0,6	16,7 ± 0,8	15,6 ± 0,8	14,7 ± 0,9	7,5 ± 0,6	9,1 ± 0,7	9,9 ± 0,6
2½— 3½ Jahre	6,2 ± 0,3	10,3 ± 0,4	11,9 ± 0,6	7,8 ± 0,6	17,1 ± 0,7	15,9 ± 0,6	15,1 ± 0,8	8,0 ± 0,3	9,5 ± 0,4	10,3 ± 0,5
3½— 4½ Jahre	6,3 ± 0,3	10,4 ± 0,6	12,2 ± 0,7	7,5 ± 0,5	17,2 ± 0,9	15,9 ± 0,8	15,1 ± 0,8	8,2 ± 0,4	10,0 ± 0,5	10,8 ± 0,6
4½— 5½ Jahre	6,5 ± 0,3	10,5 ± 0,6	12,4 ± 0,6	7,8 ± 0,5	17,9 ± 0,7	16,3 ± 0,5	15,4 ± 0,7	8,4 ± 0,5	10,4 ± 0,4	10,9 ± 0,4
5½— 6½ Jahre	6,5 ± 0,4	10,4 ± 0,6	12,4 ± 0,8	8,1 ± 0,7	17,9 ± 0,8	16,4 ± 0,9	15,5 ± 0,9	8,7 ± 0,5	10,6 ± 0,6	11,2 ± 0,6
6½— 7½ Jahre	6,6 ± 0,4	10,5 ± 0,5	12,6 ± 0,7	8,4 ± 0,5	18,2 ± 0,8	16,6 ± 0,6	15,9 ± 0,7	8,9 ± 0,3	11,0 ± 0,6	11,7 ± 0,5
7½— 8½ Jahre	6,6 ± 0,4	10,5 ± 0,5	12,5 ± 0,6	8,4 ± 0,7	18,2 ± 0,7	16,6 ± 0,9	15,9 ± 0,8	9,2 ± 0,5	11,4 ± 0,7	11,9 ± 0,7
8½— 9½ Jahre	6,7 ± 0,2	10,6 ± 0,4	12,6 ± 0,6	8,4 ± 0,9	18,3 ± 0,7	16,7 ± 0,8	15,9 ± 0,7	9,4 ± 0,5	11,4 ± 0,5	12,1 ± 0,5
9½—10½ Jahre	6,7 ± 0,4	10,4 ± 0,4	12,6 ± 0,6	8,6 ± 0,8	18,4 ± 0,6	16,7 ± 0,5	15,9 ± 0,5	9,6 ± 0,5	11,8 ± 0,6	12,3 ± 0,7
10½—11½ Jahre	7,0 ± 0,3	10,6 ± 0,6	12,9 ± 0,7	8,6 ± 0,6	18,8 ± 0,7	16,7 ± 0,8	16,3 ± 0,5	9,6 ± 0,5	12,2 ± 0,6	12,7 ± 0,6
11½—12½ Jahre	7,0 ± 0,5	10,5 ± 0,7	12,7 ± 0,7	8,7 ± 0,7	18,7 ± 0,8	16,6 ± 0,9	16,1 ± 0,8	10,0 ± 0,6	12,3 ± 0,7	12,8 ± 0,9
12½—13½ Jahre	7,0 ± 0,4	10,6 ± 0,6	12,8 ± 0,9	8,7 ± 0,6	18,8 ± 1,1	16,8 ± 0,7	16,4 ± 0,7	10,1 ± 0,6	12,5 ± 0,6	13,0 ± 0,7
13½—14½ Jahre	6,9 ± 0,6	10,6 ± 0,5	12,9 ± 0,7	9,0 ± 0,8	18,8 ± 0,9	16,7 ± 0,9	16,0 ± 0,9	10,0 ± 0,8	12,4 ± 1,1	13,1 ± 1,0

von BERGERHOF und HÖBLER an Radiogrammen des Schädels in 2 Ebenen 10 Strecken und 8 Winkel gemessen. Außer den durch die Streckenführung sich ergebenden Winkeln α—ζ sind noch der Schädelbasisneigungswinkel ϑ und der Clivusneigungswinkel η von Bedeutung. Der Clivusneigungswinkel ergibt sich dabei (s. Abb. 27, 28) aus der Schädelbasistangente und einer Linie, die über den Clivus gezogen wird. Der Schädelbasisneigungswinkel resultiert aus der Schädelbasistangente und einer Linie, die vom untersten Punkt der Schädelwölbung zum vordersten untersten Punkt der oberen Schneidezähne gezogen wird. Zentralpunkt für die Streckenmaße ist das Tuberculum sellae (Abb. 26, 30). Die Maße sind im einzelnen wie folgt charakterisiert:

Die Strecken I—VII stellen Maße des Gehirnschädels dar, die Strecken VIII—X bringen Profilmaße des Gesichtsschädels zum Ausdruck. Die Mehrzahl der angegebenen Strecken- und Winkelmessungen kann auf Polarkoordinatenpapier durchgeführt werden. Die durchsichtige Folie wird dabei über den Film auf die Leuchtfläche gelegt, wobei das Tuberculum sellae auf den Nullpunkt des Koordinatenpapiers eingestellt wird. Lediglich für den Biparietaldurchmesser sind a.-p.-Schädelaufnahmen erforderlich, alle übrigen Messungen ergeben sich aus seitlichen Schädelaufnahmen (F. SCHMID und I. FILTHUTH; F. SCHMID, U. DU BALA und R. EWALD).

Die metrischen Probleme der Sellaprofilfläche und der Nebenhöhlenentwicklung werden gesondert behandelt (s. S. 64 u. Bd. IX).

An einzelnen Meßpunkten ergeben sich gewisse Meßungenauigkeiten. So variiert der Endpunkt der Strecke III, je nachdem, ob ein Os interparietale vorliegt oder nicht. Beim Vorhandensein wurde der craniale Endpunkt des Os interparietale als Fixpunkt genommen. Den schwierigsten, aber auch unentbehrlichsten Meßpunkt stellt der Endpunkt der Strecke IV

Tabelle 11. *Biologische Entwicklung der Winkelmaße am Schädelprofil mit Angabe der Variation (S) von der Geburt bis ins 15. Lebensjahr. Die Winkeldeterminierung ist im Text erläutert*

Alter	α	β	γ	δ	ε	ζ
0— 1 Monat	29° ± 3°	69° ± 3°	68° ± 4°	51° ± 5°	69° ± 3°	59° ± 4°
2— 4 Monate	28° ± 3°	72° ± 4°	66° ± 4°	54° ± 5°	71° ± 3°	58° ± 6°
5— 7 Monate	29° ± 4°	71° ± 4°	65° ± 3°	56° ± 5°	74° ± 4°	60° ± 6°
8—10 Monate	30° ± 4°	71° ± 3°	64° ± 4°	58° ± 6°	76° ± 4°	61° ± 4°
11—13 Monate	28° ± 4°	72° ± 4°	66° ± 4°	57° ± 6°	78° ± 5°	63° ± 4°
14—20 Monate	28° ± 4°	71° ± 5°	67° ± 4°	58° ± 4°	79° ± 5°	62° ± 5°
21—30 Monate	27° ± 3°	73° ± 4°	66° ± 4°	59° ± 5°	79° ± 5°	64° ± 4°
2$^1/_2$— 3$^1/_2$ Jahre	26° ± 4°	74° ± 4°	66° ± 5°	60° ± 6°	78° ± 4°	67° ± 4°
3$^1/_2$— 4$^1/_2$ Jahre	25° ± 3°	75° ± 4°	66° ± 4°	59° ± 5°	79° ± 4°	66° ± 4°
4$^1/_2$— 5$^1/_2$ Jahre	24° ± 4°	76° ± 3°	67° ± 4°	59° ± 4°	77° ± 5°	67° ± 4°
5$^1/_2$— 6$^1/_2$ Jahre	26° ± 3°	76° ± 4°	65° ± 3°	59° ± 5°	77° ± 4°	68° ± 4°
6$^1/_2$— 7$^1/_2$ Jahre	24° ± 3°	78° ± 4°	66° ± 4°	56° ± 5°	77° ± 5°	68° ± 4°
7$^1/_2$— 8$^1/_2$ Jahre	24° ± 4°	77° ± 4°	66° ± 4°	57° ± 4°	78° ± 6°	68° ± 5°
9$^1/_2$—10$^1/_2$ Jahre	23° ± 4°	77° ± 4°	66° ± 4°	55° ± 6°	78° ± 5°	68° ± 4°
10$^1/_2$—11$^1/_2$ Jahre	24° ± 3°	78° ± 3°	64° ± 4°	56° ± 5°	77° ± 5°	68° ± 4°
11$^1/_2$—12$^1/_2$ Jahre	23° ± 4°	79° ± 5°	66° ± 6°	55° ± 6°	77° ± 5°	69° ± 4°
12$^1/_2$—13$^1/_2$ Jahre	23° ± 3°	79° ± 4°	66° ± 3°	56° ± 6°	78° ± 6°	69° ± 5°
13$^1/_2$—14$^1/_2$ Jahre	25° ± 4°	77° ± 4°	65° ± 4°	56° ± 5°	79° ± 4°	69° ± 6°

Tabelle 12. *Prozentuale Zunahme der einzelnen Meßstrecken gegenüber den Ausgangswerten bei der Geburt*

Alter	I	II	III	IV	V	VI	VII	VIII	IX	X
2— 4 Monate	11,0	15,3	11,2	15,7	11,2	15,9	11,8	10,2	18,2	19,3
5— 7 Monate	20,5	27,6	18,0	33,3	19,2	29,0	26,5	22,4	32,7	38,6
8—10 Monate	25,0	31,9	22,5	35,3	22,4	35,5	33,5	30,6	43,6	49,1
11—13 Monate	29,5	36,1	25,8	45,1	27,2	41,1	37,3	42,8	54,5	57,9
14—20 Monate	34,1	38,9	30,3	47,1	31,2	43,9	43,1	46,9	60,0	66,6
21—30 Monate	36,4	41,7	31,5	45,0	33,6	45,8	44,1	53,0	65,5	73,1
2$^1/_2$— 3$^1/_2$ Jahre	40,9	43,1	33,7	52,9	36,8	48,6	48,0	63,3	72,7	80,7
3$^1/_2$— 4$^1/_2$ Jahre	43,2	44,4	37,1	47,1	37,6	48,6	48,0	67,3	81,9	89,4
4$^1/_2$— 5$^1/_2$ Jahre	47,7	45,8	39,2	52,9	43,2	52,3	51,0	71,4	89,1	91,2
5$^1/_2$— 6$^1/_2$ Jahre	47,7	44,4	39,2	58,8	43,2	53,3	52,0	77,5	92,7	96,5
6$^1/_2$— 7$^1/_2$ Jahre	50,0	45,8	41,6	64,6	45,6	55,1	55,9	81,6	100,0	105,2
7$^1/_2$— 8$^1/_2$ Jahre	50,0	45,8	40,4	64,6	45,5	55,5	55,9	87,7	107,0	108,8
8$^1/_2$— 9$^1/_2$ Jahre	52,3	47,2	41,6	64,6	46,4	56,1	55,9	91,8	107,0	113,8
9$^1/_2$—10$^1/_2$ Jahre	52,3	44,4	41,6	68,6	47,2	56,1	55,9	95,9	114,5	115,8
10$^1/_2$—11$^1/_2$ Jahre	59,1	47,2	44,9	68,6	50,4	56,1	60,0	95,9	121,8	123,0
11$^1/_2$—12$^1/_2$ Jahre	59,1	45,8	42,7	70,6	49,6	55,1	57,8	104,1	123,6	124,5
12$^1/_2$—13$^1/_2$ Jahre	59,1	47,2	43,8	70,6	50,4	57,0	60,8	106,1	127,3	128,0
13$^1/_2$—14$^1/_2$ Jahre	56,8	47,2	44,9	76,5	50,4	56,1	57,0	104,1	125,5	130,0

Strecke I: Tuberculum sellae — äußerer Schnittpunkt von der squama frontalis und den partes orbitales ossis frontalis.

Strecke II: Tuberculum sellae — äußerer Schnittpunkt der sutura coronaria mit der Sagittallinie der Schädelkapsel.

Strecke III: Tuberculum sellae — Scheitelpunkt der Lambdanaht.

Strecke IV: Tuberculum sellae — Synchondrosis basilateralis ossis occipitalis im röntgenologischen Schnittpunkt mit der Schädelkapsel.

Strecke V: Anterior-posterior-Durchmesser vom Stirnbein (Meßpunkt I) zur Spitze der Lambdanaht.

Strecke VI: Cranio-caudaler Durchmesser vom Scheitelpunkt der Coronarnaht zum Schnittpunkt der Synchondrosis basilateralis.

Strecke VII: Größter biparietaler Durchmesser.

Strecke VIII: Tuberculum sellae — Spitze des 1. Oberkieferschneidezahnes.

Strecke IX: Tuberculum sellae — Kinnspitze (Unterkiefer geschlossen).

Strecke X: Gesichtsschädelhöhle; äußerer Schnittpunkt der squama frontalis mit den partes orbitales ossis frontalis — Kinnspitze.

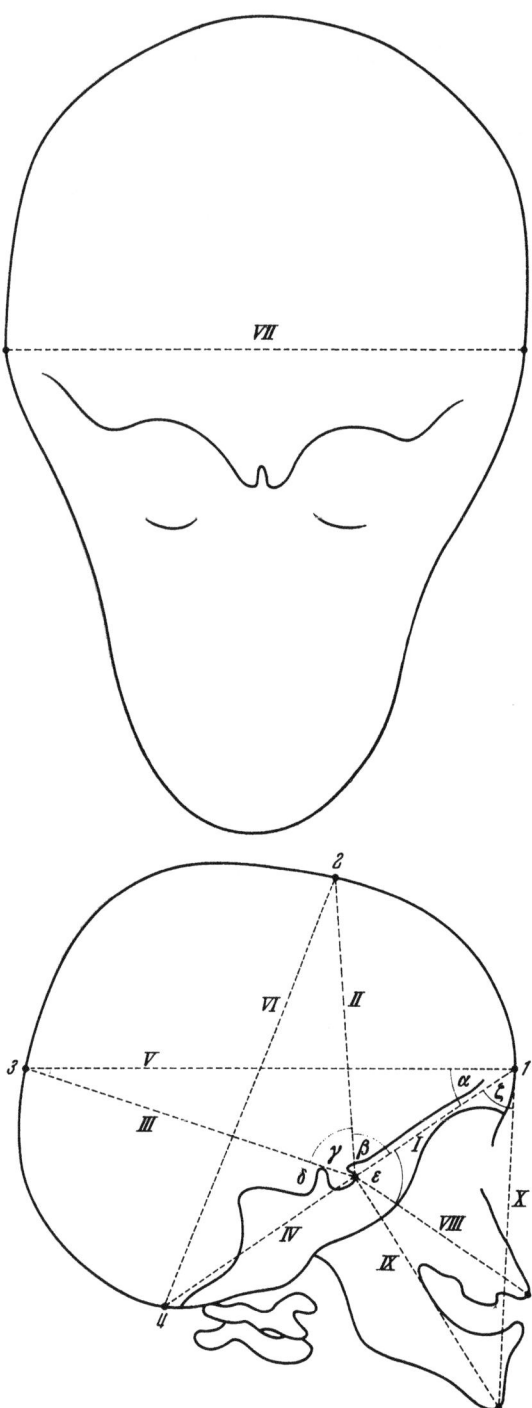

Abb. 26. Meßskizze mit Eintragung der Meßpunkte, der Meßstrecken (I—X) und der Meßwinkel (α—ζ). Die Strecken- und Winkeldeterminierung ist im Text erläutert

dar. Die Synchondrosis basilateralis entzieht sich nach dem 2.—3. Lebensjahr oft dem radiologischen Nachweis. Entsprechend der Lage am Säuglingsschädel wurde deshalb die Mitte des Wölbungsbogens zwischen dorsaler Kontur des

Foramen occipitale magnum und der Sutura mendosa angenommen. Für die Gesichtsschädelmaße ergeben sich dann Schwierigkeiten, wenn der Mund bei der Aufnahme nicht geschlossen gehalten wird und der Unterkiefer herabhängt. Diese Differenz kann aber leicht berechnet werden, so daß man die Ungenauigkeit in der Methodik ausgleichen kann.

Tabelle 13. *Arithmetisches Mittel (M) und Variationsbreite (s) des Clivusneigungswinkels α und des Neigungswinkels der Schädelbasis β*

Alters-klassen	Anzahl der Fälle	W. $\eta°$		W. $\vartheta°$	
		M	s	M	s
		Clivus-neigungs-winkel		Schädelbasis-Neigungs-winkel	
0	39	37	±7	33	±3
$^3/_{12}$	41	37	±7	34	±2
$^6/_{12}$	38	37	±5	34	±3
$^9/_{12}$	40	34	±5	34	±2
1	45	34	±5	35	±2
$^{16}/_{12}$	41	35	±5	35	±3
2	46	36	±5	36	±2
3	49	38	±6	36	±3
4	42	38	±5	37	±2
5	41	39	±5	37	±3
6	41	36	±5	37	±3
7	42	37	±4	37	±2
8	40	37	±6	39	±3
9	40	36	±6	39	±3
10	42	34	±5	40	±3
11	41	35	±6	40	±3
12	42	34	±5	40	±3
13	40	34	±5	41	±3
14	26	34	±5	41	±3
15	8	32	±4	41	±2
16	8	35	±5	42	±3

Den Werten in den Tabellen 10, 11, 12 liegen 15040 Einzelmessungen bei Kindern von 0—15 Jahren zugrunde. Für die klinische Verwertung sind die Sigma-Grenzen brauchbarer als die 2-Sigma-Werte. Die praktische Erfahrung hat gezeigt, daß bei Verwendung der 2-Sigma-Werte viele pathologische Befunde nicht erfaßt werden können. Die Variationsbreite der Schädelmaße erwies sich als auffallend niedrig.

Schädelbasisneigungswinkel. Die einfache Feststellung einer „steilen" oder „flachen" Schädelbasis unterliegt zu sehr technischen und subjektiven Fehlerquellen. Objektiv ist die Aussage nur durch ein biostatistisch gesichertes Winkelmaß möglich. Der als Winkel ϑ bezeichnete Schädelbasisneigungswinkel ergibt sich (Abb. 27, 29) durch das Verhältnis der folgenden beiden Strecken: Strecke XI (Schädelbasistangente) = Linie vom inneren Schnittpunkt der Squama frontalis der Partes orbitalis ossis frontalis zur Synchondrosis basilateralis ossis occipitalis im röntgenologischen Schnittpunkt mit der Schädelkapsel. Strecke XII = Linie von der Synchondrosis basilateralis ossis occipitalis im röntgenologischen Schnittpunkt mit der Schädelkapsel zur Spitze des ersten Oberkieferschneidezahnes.

Die Ablesung erfolgt zweckmäßigerweise auf Polarkoordinatenpapier. Die aus 3950 einzelnen Meßdaten resultierenden Normwerte mit der Standardabweichung sind in Tabelle 13, 14 zusammengestellt, die Tabelle 14 enthält gleichzeitig die Normwerte und Standardabweichungen des Clivusneigungswinkels. Aus diesen Werten ergibt sich, daß der Schädelbasisneigungswinkel im Laufe des Wachstums kontinuierlich um etwa 0,5° pro Jahr zunimmt, die Schädelbasis wird also gegenüber der horizontalen Gesichtsschädelebene des Säuglings steiler. Bei Neugeborenen beträgt der Winkel ϑ etwa 34° und steigt bis zum 16. Lebensjahr auf 42° an. Während dieses Umformungsprozesses pflegt der Neigungswinkel der vorderen Schädelgrube flacher, der der hinteren Schädelgrube tiefer zu werden.

Clivusneigungswinkel. Der Clivusneigungswinkel η ergibt sich aus der Strecke XI (Schädelbasistangente) und der Strecke XIII, einer Linie, die als Gerade an der Rückseite des Dorsum sellae der Clivusneigung folgt, bis sie sich mit der Schädelbasistangente schneidet (Abb. 27). Aus der Tabelle 13 und der Abb. 28 ergibt sich ein Steilerwerden der Clivusneigung während der ersten 5 Lebensjahre. Bei Neugeborenen beträgt der Winkel 37°, er sinkt während des 1. Lebensjahres auf 34° ab und steigt in den folgenden 4 Jahren auf 39° an. Danach stellt sich eine langsame Verminderung der Winkelgrade um

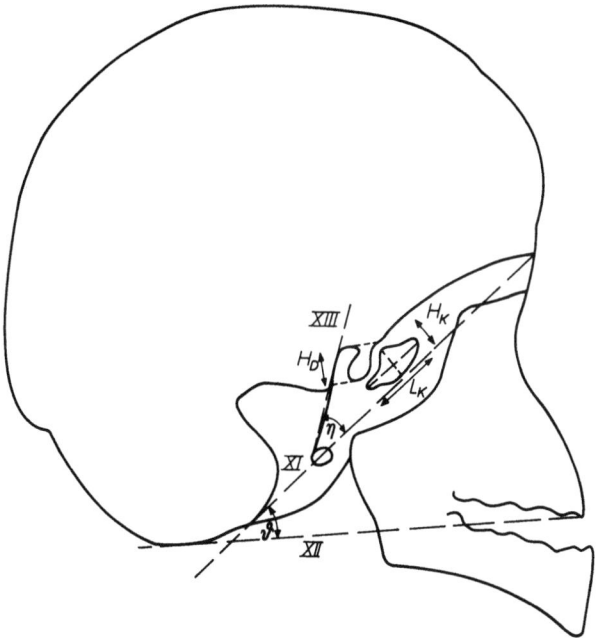

Abb. 27. Meßskizze des Clivusneigungswinkels η und des Neigungswinkels der Schädelbasis ϑ

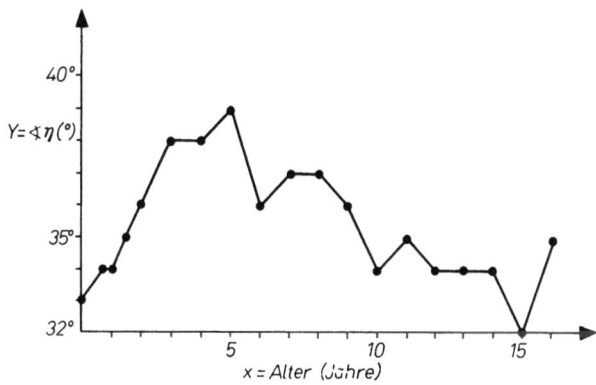

Abb. 28. Wachstumsveränderungen des Clivusneigungswinkels η. Werte nach der Tabelle 13

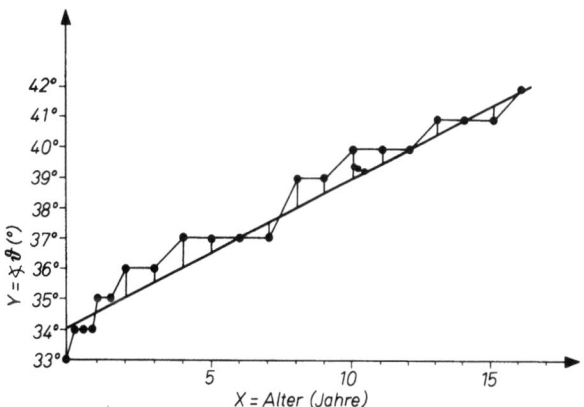

Abb. 29. Wachstumsveränderungen des Neigungswinkels der Schädelbasis ϑ (Werte nach der Tabelle) und die dazugehörige Regressionsgerade $y = 0{,}51 + 34{,}1$

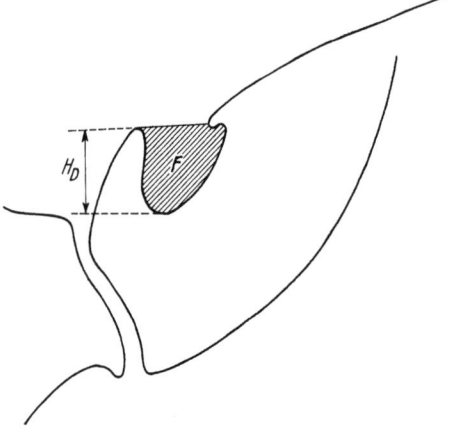

Abb. 30. Sellameßskizze

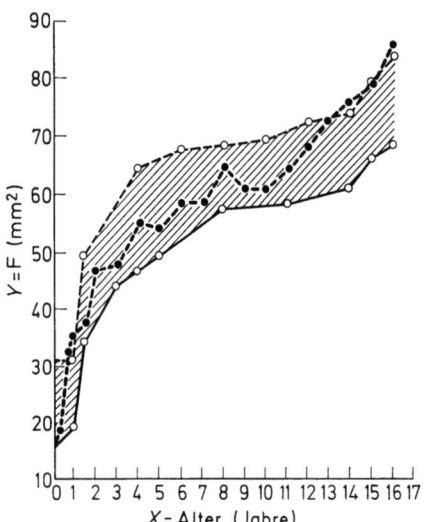

Abb. 31. Graphische Darstellung der Sellaflächenwerte nach den Durchschnittsangaben von Haas,
Sartorius, Schulze und Steiert. Die schraffierte
Fläche bezeichnet die von den vier Autoren gefundenen Mittelwerte. (Aus „Röntgendiagnostik im
Kindesalter" von F. Schmid und G. Weber.)
----- eigene Mittelwerte nach Tabelle 14

etwa 5° bis zur Pubertät ein. Gewisse Meßungenauigkeiten ergeben sich bei schlecht mi-
neralisiertem und unregelmäßig geformtem
Dorsum sellae.

Die Sellagröße

In der neuroradiologischen Diagnostik wurde
der Sellagröße von jeher erhebliches Interesse
entgegengebracht, da die Hypophyse sich auf
Röntgenaufnahmen nicht abhebt und sich deshalb einer direkten Beurteilung entzieht. Bei
neurologischen Erkrankungen, innersekreto-
rischen Störungen und Wachstumsaberra-
tionen taucht deshalb verschiedentlich die
Frage nach der Sellagröße auf. Nach Bokel-

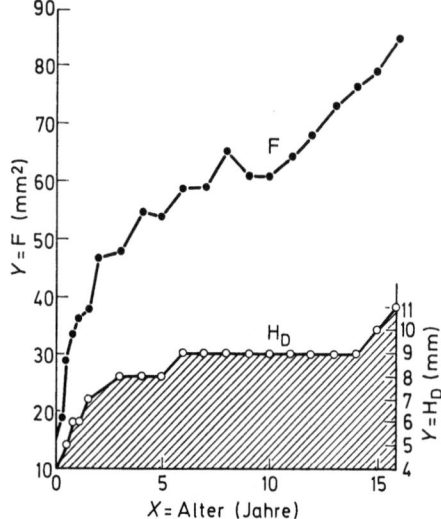

Abb. 32. Graphische Darstellung der altersentsprechenden Mittelwerte der Sellaprofilfläche F (mm²) und
der Dorsumhöhe H_D (mm). Werte aus Tabelle 14

mann nimmt die Hypophyse aber nur 50 bis
70% des von den Sellakonturen umfaßten
Raumes ein. Nur bei nennenswerter Vergrößerung der Hypophyse kann sich deshalb
eine Hypophysenerkrankung auf die Sella-
kontur auswirken. Die bisher bekannten, un-
genauen Methoden zur Bestimmung der Sellagröße waren in den Normangaben infolge ihrer
großen Variationsbreite für den praktischen

Tabelle 14. *Arithmetisches Mittel (M) und Variationsbreite (s) der Sellaprofilfläche F und der Höhe des
Dorsum sellae* H_D

Alters-klassen	Anzahl der Fälle	F (mm²)		H_D (mm)	
		M	s	M	s
0	39	16	±3	4	±1
$^3/_{12}$	41	19	±5	4	±1
$^6/_{12}$	38	29	±9	5	±1
$^9/_{12}$	40	33	±7	6	±1
1	45	36	±8	6	±1
$^{16}/_{12}$	41	38	±9	7	±1
2	46	47	±8	7	±1
3	49	48	±9	8	±1
4	42	55	±10	8	±1
5	41	54	±11	8	±1
6	41	59	±10	9	±1
7	42	59	±10	9	±1
8	40	65	±9	9	±1
9	40	61	±9	9	±1
10	42	61	±11	9	±1
11	41	64	±13	9	±1
12	42	68	±11	9	±1
13	40	73	±13	9	±1
14	26	76	±10	10	±1
15	8	79	±13	10	±1
16	8	84	±16	11	±1

Tabelle 15. *Arithmetisches Mittel (M) und Variationsbreite (s) der Länge und Höhe der Keilbeinhöhle Kh (L_k und H_k). Absolute Anzahl und prozentualer Anteil der röntgenologisch nachweisbaren Keilbeinhöhlen*

Alters-klassen	Anzahl der Fälle	Kh Anzahl	%	L_k (mm) M	s	H_k (mm) M	s
0	39	—	—	—	—	—	—
$^3/_{12}$	41	—	—	—	—	—	—
$^6/_{12}$	38	—	—	—	—	—	—
$^9/_{12}$	40	8	20	6	±2	4	±1
1	45	11	24	7	±4	4	±1
$^{16}/_{12}$	41	13	32	9	±4	5	±3
2	46	26	57	8	±2	3	±6
3	49	34	69	10	±4	7	±3
4	42	38	90	12	±5	7	±3
5	41	38	93	13	±5	8	±3
6	41	38	93	16	±5	9	±3
7	42	42	100	20	±6	13	±3
8	40			20	±6	13	±4
9	40			23	±6	13	±3
10	42			25	±6	15	±3
11	41			25	±6	15	±3
12	42			26	±6	16	±4
13	40			29	±6	16	±3
14	26			29	±7	17	±3
15	8			31	±9	16	±3
16	8			36	±5	19	±2

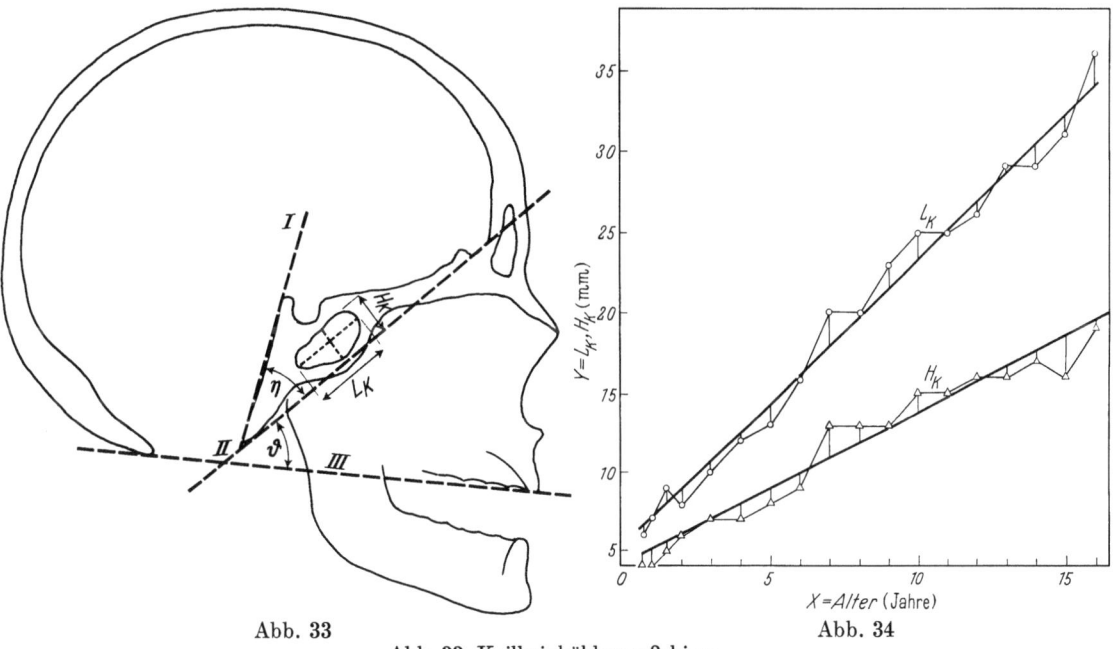

Abb. 33

Abb. 33. Keilbeinhöhlenmeßskizze

Abb. 34

Abb. 34. Wachstumskurven der Länge L_k und der Höhe H_k der Keilbeinhöhlen (Werte nach Tabelle 15) und ihre Regressionsgerade $yL_k = 1{,}8\,x + 5{,}3$; $yH_k = 0{,}97\,x + 4{,}13$

Gebrauch von geringem Wert (HAAS; SCHMID und WEBER, 1955). Die hier vorliegenden Werte wurden summarisch in die Abb. 31 einbezogen.

Methodik. Die Sellagröße oder Sellaprofilfläche wird nach der Methode von HAAS mit Hilfe von Millimeterpapier gemessen. Das über

den Film gespannte transparente Millimeterpapier läßt die Quadratmillimeterzahl der Sellafläche direkt ablesen. Als obere Begrenzung des Sellaprofils gilt die Verbindungslinie vom Tuberculum sellae bis zur Dorsumspitze. Für die innere Sellafläche wird die Knocheninnenkontur als Grenze verwertet. Aus der metrischen Methodik allein ergibt sich, daß für das Flächenmaß die Konfiguration und Höhe

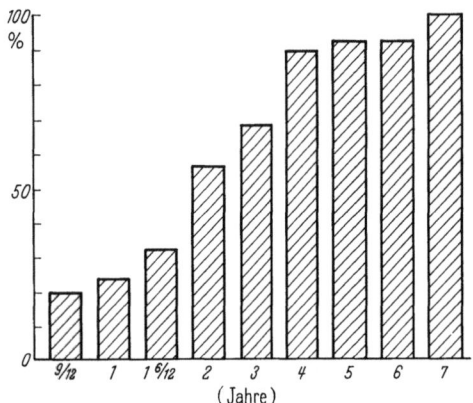

Abb. 35. Prozentualer Anteil der röntgenologisch nachweisbaren Keilbeinhöhlen bei Kindern zwischen $^9/_{12}$ und 7 Jahren. Werte nach Tabelle 15

des Dorsum sellae eine entscheidende Rolle spielt. Für die Messung der Höhe des Dorsum sellae wird parallel zum sagittalen Durchmesser der oberen Sellaprofilfläche am Sellaboden eine Gerade gezogen und die Distanz zwischen dieser Geraden und der Dorsumspitze mit Hilfe eines Steckzirkels direkt vom Millimeterpapier abgelesen. Eventuelle Meßfehler bei Säuglingen und Erkrankungen sind auf das mangelhaft verknöcherte oder destruierte Dorsum sellae zurückzuführen (Abb. 30). Die Mittelwerte und Standardabweichungen der Sellaprofilfläche und der Höhe des Dorsum sellae sind in Tabelle 14 zusammengestellt. Die Zusammenhänge zwischen Dorsumhöhe und Fläche der Sella ergeben sich aus Abb. 32.

Die biologische Entwicklung der Keilbeinhöhle ist aus Tabelle 15 und den Abb. 33, 34, 35 zu entnehmen.

Wachstumsdynamik

Das Schädelskelet folgt im Wachstumsablauf der Volumenzunahme des Gehirnes. Dementsprechend können aus den Wachstumsgesetzmäßigkeiten des knöchernen Schädels

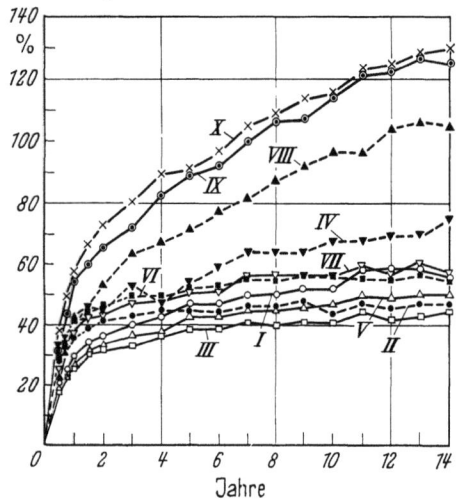

Abb. 36. Wachstumsverlauf der einzelnen Schädelmeßstrecken (I—X) in Prozenten der Ausgangswerte. Auch hier kommt die Dissoziation zwischen Gesichtsschädel- und Gehirnschädelwachstum (VIII—X gegenüber I—VII) deutlich zum Ausdruck

Rückschlüsse auf die Dynamik des Gehirnwachstums gezogen werden.

Ausgehend von den oben erläuterten Meßstrecken ergibt sich (Tabelle 10) eine Zunahme der einzelnen Meßstrecken um 45—59% gegenüber den Ausgangswerten bei der Geburt. Beim Gehirnwachstum bildet lediglich die Schädel-

höhe einen etwas herausragenden Wert, da hier die Endwerte 76% über den Ausgangswerten liegen. Im Verhältnis zum Gehirnschädelwachstum ist das Gesichtsschädelwachstum metrisch wesentlich imposanter, da die Gesichtsschädelstrecken 104—130% über den Ausgangswerten bei der Geburt liegen. Im Gegensatz zum Gehirnschädelwachstum dauert das Gesichtsschädelwachstum während der ganzen Wachstumsperiode des Menschen an.

Folgende Gesetzmäßigkeiten lassen sich dabei erkennen:

1. Das Gehirnschädelwachstum nimmt parabelförmig von der Geburt bis zur Pubertät ab.

2. Mehr als die Hälfte der Größenzunahme des Gehirnschädels erfolgt innerhalb des 1. Lebensjahres, $^4/_5$ der Gesamtzunahme werden in den ersten 4 Lebensjahren absolviert.

3. Größenzunahmen des Gehirnschädels sind jenseits des 11. Lebensjahres metrisch nicht mehr objektivierbar. Das Größenwachstum des Gehirnschädels ist also im 1. Lebensjahrzehnt weitgehend abgeschlossen. Lediglich die hintere Schädelgrube wächst bis zum 14. Lebensjahr.

4. Das Gesichtsschädelwachstum erfolgt kontinuierlicher, in den ersten 2 Lebensjahren sehr rasch, später langsamer; es ist am Ende der Pubertät noch nicht abgeschlossen.

Der Neigungswinkel der vorderen Schädelgrube (α) nimmt im Laufe des Kindesalters um etwa 6° (von 29—30° auf 23—25°) ab. Der Endwert wird schon im 5. Lebensjahr erreicht. Der Winkel β, welcher mit seinen Schenkeln etwa das Frontalhirn begrenzt, nimmt bis gegen Ende des Kindesalters um etwa 8% zu. Diese Proportionsverschiebung findet im wesentlichen bis zum 5. Lebensjahr statt. Der Winkel γ umschließt mit seinen Schenkeln (Strecke II und III) die Scheitelwölbung. Er nimmt in den ersten Lebenswochen von 68° auf 65—66° ab und bleibt vom 2. Lebensjahr ab konstant. Der Winkel δ spiegelt das Wachstum der Hinterhauptwölbung wider. Die Ausgangswerte von 51° steigen bis zu einem Höchstwert von 60° im 3. Lebensjahr, sinken im 7. Lebensjahr erneut ab und bleiben von diesem Zeitpunkt ab zwischen 55 und 56°. Die hintere Schädelwölbung ist der am stärksten wachsende Abschnitt des Gehirnschädels. Der Winkel ε (Zwischenstrecke I und IX = Gesichtsschädelöffnungswinkel) steigt von 69° auf 79° an, das Hauptwachstum erfolgt in den ersten beiden Lebensjahren. Der Winkel ζ (Zwischenstrecke I und X) spiegelt die Steigung der Schädelbasis gegenüber der Gesichtsfrontalebene wider. Er wächst von 59 auf 69° langsam kontinuierlich an, die stärkste Zunahme erfolgt zwischen dem 3. und 4. Lebensjahr.

Faßt man die in den Winkelveränderungen sich ausprägenden Proportionsverschiebungen zusammen, so ergibt sich, daß im Laufe des Kindesalters die Frontal- und Occipitalpartien des Schädels sich ausdehnen, während das Scheitelgebiet konstant bleibt bzw. relativ abnimmt. Der Gesichtsschädel nimmt sowohl in der Höhe als auch in der Tiefe wesentlich zu. Der Neigungswinkel der vorderen Schädelgrube wird flacher, die Neigung der hinteren Schädelgrube dagegen tiefer.

Systematik der Dyscephalien

Die unzureichenden biometrischen Grundlagen der Schädelmessung haben es mit sich gebracht, daß recht grobe Einteilungen entstanden sind, die der Vielfalt der Volumen- und Proportionsveränderungen des Schädels nicht gerecht werden. Die Aussage der Volumenabweichungen in den Ausdrücken Makrocephalie oder Mikrocephalie beschränkt sich

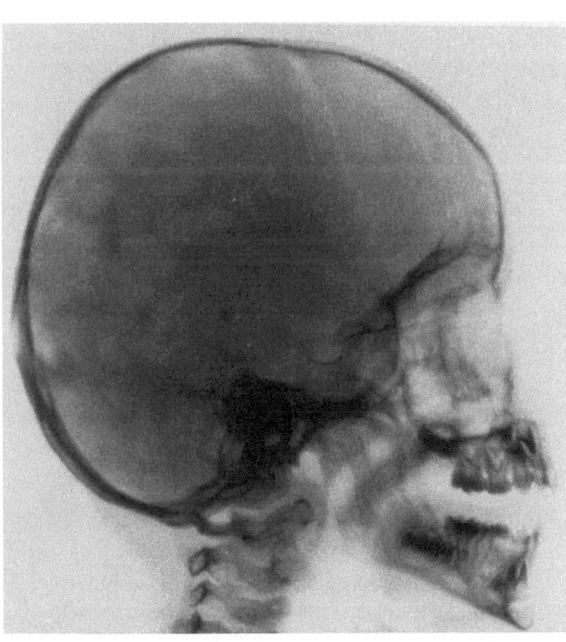

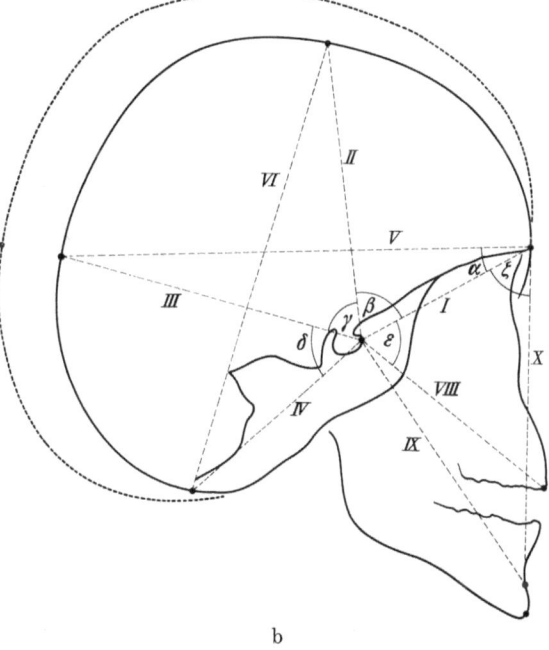

a   b

Abb. 37a u. b. *Allgemeine Mikrocephalie*, $2^6/_{12}$jähriges Mädchen. Die meisten Gehirnschädeldimensionen, so die Längenmaße III (—2,5 cm), V (—2,3), die Höhenmaße II (—1,7), VI (—2,0) und die Breite VII (—2,1) sind erheblich unter der Altersnorm. Zeichenerklärung: Ausgezogene Linie = Profilskizze des Röntgenbildes; punktierte Linie = altersentsprechendes Schädelprofil; unterbrochene Linien = Meßstrecken Abb. 26.
a Radiogramm, b Skizze

Tabelle 16 (vgl. Abb. 38)

	I	II	III	IV	V	VI	VII	VIII	IX	X	α	β	γ	δ	ε	ζ
Meß-ergebnis	5,5	7,8	10,3	7,5	14,8	12,8	12,9	7,5	8,5	9,4	29°	68°	70°	44°	82°	62°
Norm	5,9	10,0	11,6	7,5	16,4	15,4	14,4	7,2	8,8	9,5	28°	71°	67°	58°	79°	62°
Pathol. Variation		−2,2	−1,3		−1,6	−2,6	−1,5							−12°		

zudem nur auf den Gehirnschädel, während der Gesichtsschädel meist außerhalb der nomenklatorischen Beurteilung bleibt.

Die metrischen radiologischen Grundlagen haben zum ersten Mal die Möglichkeit gebracht,

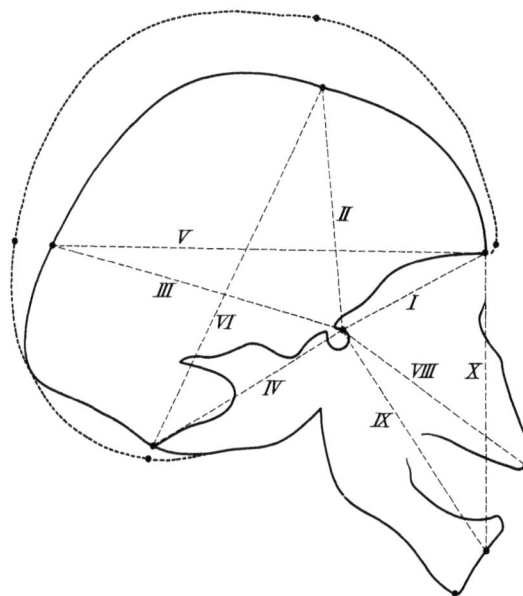

Abb. 38. *Platycephale Mikrocephalie,* 1¹/₂jähriger Junge. Am deutlichsten reduziert sind die Höhenmaße (II: —2,2; VI: —2,6), geringer betroffen die Längen- und Breitenmaße. Erhebliche Verschmälerung des Occipitalwinkels (—12°), welcher die Tiefe der hinteren Schädelgrube zum Ausdruck bringt. Gehirnschädelquotient $Q_1 = 13,5$ (15,4), $Q_2 = 8,5$ (8,5). Ausgezogene Linie = Profilskizze des Röntgenbildes; punktierte Linie = altersentsprechendes Schädelprofil

durch die Vielzahl der Einzelmaße die Proportionsverschiebungen des Schädels subtiler zu erfassen und damit dem Formenreichtum der Dyscephalien auch in der Nomenklatur Rechnung zu tragen.

Als Dyscephalie bezeichnet man alle Proportionsverschiebungen und außerhalb der Standardabweichung liegenden metrischen Abweichungen des Gehirnschädels. Fehlbildungskomplexe des Gehirnschädels, Gesichtsschädels und Kieferapparates werden am zweckmäßig-

sten unter dem Dachbegriff „Dysmorphie-Syndrome" zusammengefaßt. Eine Übersicht über die wichtigsten Formen von Dyscephalien und Dysmorphien enthalten die Tabelle 17a u. b.

Tabelle 17a. *Dyscephalien*

Normocephalie (Schädel von normalen, d.h. innerhalb der Standardabweichung liegenden Gehirnschädelvolumen).

Ortho-Normocephalie = Regelrecht proportionierter Gehirnschädel mit normalem Volumen.
Dolicho-Normocephalie = Länglich konfigurierter Gehirnschädel mit normalem Volumen.
Brachy-Normocephalie = Kurzer, meist breiter Gehirnschädel mit normalem Volumen.
Steno-Normocephalie = Schmaler Gehirnschädel mit normalem Volumen.
Oxy-Normocephalie = Hoher, spitz zulaufender Gehirnschädel mit normalem Volumen.
Oo-Normocephalie = Eiförmiger Gehirnschädel mit normalem Volumen.

Makrocephalie (Gehirnschädel mit vergrößertem Schädelvolumen).

Megacephalie = Großer Gehirnschädel im Verhältnis zum Gesichtsschädel (z.B. bei Frühgeborenen, konstitutionell).
Allgemeine Makrocephalie (Hydrocephalus) = Nach allen drei Dimensionen vergrößerter Schädel mit vermehrtem Volumen.
Dolicho-Makrocephalie = Vergrößerter Gehirnschädel, dessen Volumenvermehrung sich vorwiegend in der Längsrichtung entfaltet.
Brachy-Makrocephalie = Vergrößerter Gehirnschädel, dessen Volumenvermehrung sich in die Breite und die Höhe erstreckt; der Schädel wirkt dadurch trotz Volumenvergrößerung relativ kurz.

Mikrocephalie (Gehirnschädel mit vermindertem Volumen).

Allgemeine Mikrocephalie = Volumenverminderung des Gehirnschädels in allen Dimensionen.
Brachy-Mikrocephalie = Volumenverminderung des Gehirnschädels auf Kosten der Hinterhauptwölbung.
Platy-Mikrocephalie = Volumenverminderung des Gehirnschädels durch Abflachung.
Steno-Mikrocephalie = Volumenverminderung des Gehirnschädels durch Verschmälerung.

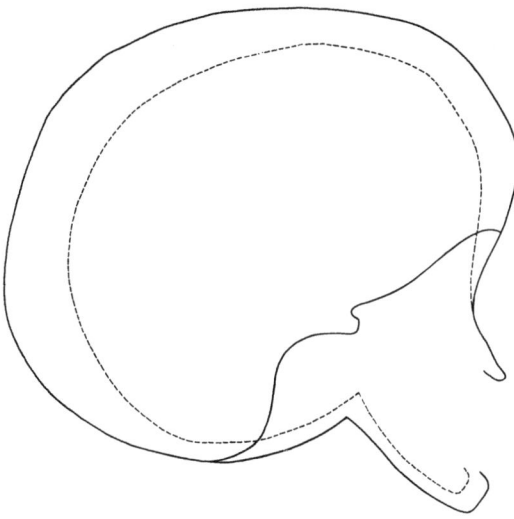

Abb. 39. Makrocephalie, ♂ 5¹/₂ Jahre

	I	II	III	IV	V	VI	VII	VIII	IX	X
Meßergebnis	6,2	10,6	12,8	7,4	18,1	15,8	11,7	6,1	8,0	9,6
Norm	5,3	9,2	10,5	6,8	14,9	13,8	12,9	6,0	7,3	7,9
Variation	0,3	0,6	0,8	0,5	0,8	0,5	0,9	0,3	0,5	0,7
Differenz	+0,9	+1,4	+2,3	+0,6	+3,2	+2,0	−1,2	−	+0,7	+1,7

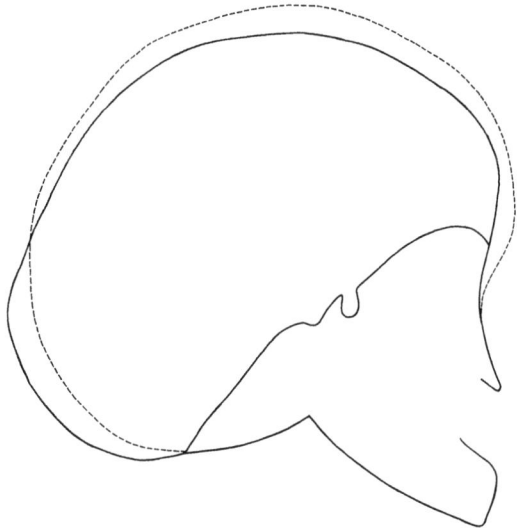

Abb. 40. Platycephalie, ♀ 2²/₁₂ Jahre

	I	II	III	IV	V	VI	VII	VIII	IX	X
Meßergebnis	9,9	9,1	11,9	8,1	16,7	15,1	13,7	5,8	9,5	5,6
Norm	6,0	10,2	11,7	7,4	16,7	15,6	14,7	7,5	9,1	9,9
Variation	0,2	0,6	0,7	0,6	0,8	0,8	0,9	0,6	0,7	0,6
Differenz	−0,7	−1,1	−	+0,7	−	−	−1,0	−1,8	−	−

Tabelle 17a. (Fortsetzung)

Typische Proportionsverschiebungen

Acrocephalie (Turmschädel).

Oxycephalie (konisch getürmter [Spitz-] Schädel).

Turicephalie (zylindrisch getürmter Schädel).

Scaphocephalie (Kahnschädel, verschmälerter biparietaler Durchmesser mit kielförmig hervorgehobener Sagittallinie).

Trigonocephalie (Dreieckschädel, bilateral ausladender, in der Sagittallinie spitz zulaufender Schädel).

Oocephalie (Eischädel).

Schädeldachdefekte

Acranie (Holocranie, Cranioschisis = Fehlen von Strukturen des Desmocraniums in der Sagittallinie, die mehr oder minder weit nach lateral reichen).

Merocranie (Defekte des Desmocraniums in der medianen Ebene = Cranium bifidum).

Fenestrae (Schädeldachdefekte, die meist symmetrisch paramedian angeordnet sind).

Tabelle 17b.

Dysmorphie-Syndrome

1. Apert-Syndrom (Acrocephalosyndaktylie).
2. Crouzon-Syndrom (Dysostosis craniofacialis).
3. Pseudo-Crouzon-Syndrom.
4. Holtermüller-Wiedemann-Syndrom.
5. Scheuthauer-Marie-Sainton-Syndrom (Dysostosis cleido-cranialis).
6. v. Waardenburg-Syndrom (II) (Dyscephalosyndaktylie).
7. Ullrich-Feichtinger-Syndrom (Dyscraniopygo-phalangie).
8. Freeman-Sheldon-Syndrom (Craniocarpotarsaldystrophie).
9. (Cornelia) de Lange-Syndrom.
10. Dysplasia oculo-dento-digitalis (Oculo-dento-digitalis)-Syndrom (Meyer-Schwickerath-Weyers).
11. Klippel-Feldstein-Syndrom.
12. Oculo-vertebrales-Syndrom (Weyers).
13. Gruber-Syndrom (Dysencephalia splanchnocystica).
14. Rubinstein-Syndrom.
15. Franceschetti-Syndrom (I) (Dysostosis mandibulo-facialis).
16. Weyers-Syndrom (Dysostosis acro-facialis).
17. Hanhart-Syndrom (II).
18. Ullrich-Fremerey-Dohna-Syndrom (Dyscraniodysopie).
19. Hallermann-Syndrom (Dysmorphia mandibulo-oculo-facialis; wahrscheinlich oligosymptomatische Variante von 9).
20. Dysostosis mandibularis.
21. Otocephalie.
22. Gregg-Syndrom.
23. Dzierzynsky-Syndrom.
24. Achrondroplasie.
25. Dysostosis enchondralis.

Wegen der Reichhaltigkeit der Volumen- und Proportionsverschiebungen des Schädels können die Grundzüge nur an einzelnen typischen Beispielen skizzenhaft erläutert werden (Abb. 37, 38, 39, 40). Die radiologische Symptomatik der Dyscephalie- und Dysmorphieformen ist aus den zahlreichen in anderen Zusammenhängen wiedergegebenen Abbildungen (Abb. 42—50, Bd. VI S. 225ff) zu entnehmen.

Literatur

Schmid, F., U. du Bala u. R. Ewald: Biologische Daten zum Schädelbasisneigungswinkel. Mschr. Kinderheilk. **114**, 331 (1966).

— — Die Entwicklung der Keilbeinhöhle. Mschr. Kinderheilk. **114**, 309 (1966).

— — Die Sellaprofilfläche. Pädiatr. prax. **5**, 623 (1966).

Schmid, F., u. I. Filthuth: Grundlagen einer radiologischen Schädelmetrik. Mschr. Kinderheilk. **109**, 293 (1961).

— Zur Biologie des Schädelwachstums. Mschr. Kinderheilk. **109**, 296 (1961).

— Angewandte Schädelmetrik. Mschr. Kinderheilk. **109**, 299 (1961).

Entwicklungs- und Wachstumsstörungen des Schädels

Dyscranieformen

Kl.-D. Ebel, Köln

Dyscranien oder Allocephalien (Catel) sind Anomalien der Schädelform und -größe, die außerhalb der normalen Variationsbreite liegen. Im Vordergrund der Betrachtung steht der Gehirnschädel.

Einteilung

1. Störung des *selbständigen Schädelwachstums:* Craniosynostosen und Craniostenosen.

2. Anomalien infolge *pathologischer Gehirnentwicklung:* z.B. Mikrocephalus, Makrocephalus und Pseudo-Plagiocephalus.

3. Wachstumsstörungen durch *exogene Einwirkungen:* z.B. konstante einseitige Lage bei Säuglingen oder pathologisch verzögerte Entwicklung der statischen Funktionen, muskulärer und knöcherner Schiefhals, artifizielle Deformierung bei primitiven Völkern.

4. Komplexe Dyscranien. Schädelmißbildungen im Rahmen multipler Abartungen, Systemerkrankungen und Chromosomenanomalien s. S. 67.

Störungen des selbständigen Schädelwachstums

Die Cranio*stenosen* oder Stenokephalien sind Entwicklungsstörungen des Schädels durch prämature Synostose (Virchow) oder Cranio*synostose* einer oder mehrerer Nähte des Hirnschädels. Dieser vor Abschluß des Schädel- und Gehirnwachstums eingetretene Nahtverschluß führt durch eine Dysharmonie von Schädel und Gehirn zur „Schädelenge", Craniostenose; sie äußert sich in einer Dyscranie (vor allem in der pathologischen Schädel*form*) und oft auch in weiteren Symptomen, die zu einem wesentlichen Teil auf vermehrtem Schädelinnendruck beruhen.

Eine Cranio*synostose* mit normalem Schädel und ohne Krankheitszeichen ist möglich. Eine Cranio*stenose* mit völlig normalen Nähten ist nicht bekannt, insbesondere unter den operierten Fällen nicht beschrieben.

Nach der Lehre Virchows lassen sich diese Dyscranien als kompensatorisches Wachstum des Schädels in Richtung der verknöcherten Naht verstehen, während das Wachstum senkrecht zu dieser Synostose gehemmt ist. Die Nomenklatur der einzelnen Typen und ihrer Varianten ist auf Grund dieser Vorstellung entstanden. Sie ist von verwirrender Mannigfaltigkeit und soll nur für die Hauptnähte angeführt werden:

Prämature Synostose der Kranznaht:
Turmschädel, Brachycephalus, Akrocephalus, Oxycephalus, Turricephalus, tower skull.

Prämature Synostose der Pfeilnaht:
Langschädel, Dolichocephalus, Kahnschädel, Skaphocephalus.

Prämature Synostose einer Hälfte der Kranznaht, selten eines Schenkels der Lambdanaht:
Schiefschädel oder Plagiocephalus.

Prämature Synostose der Frontalnaht:
Dreieckschädel oder Trigonocephalus.

Isolierte prämature Synostosen der *Lambdanaht,* der *Sutura mendosa* und der *Temporalnähte* sind anscheinend sehr selten. Über ihr gemeinsames Auftreten mit anderen Synostosen s. S. 78, Abb. 41, 51.

Die praktische *Einteilung* der Craniostenosen erfolgt nach der Schädelform in Anlehnung an Bertelsen, Laitinen u.a.

1. Einfache Craniostenosen:
   a) Oxycephalus,
   b) Skapho- oder Dolichocephalus,
   c) Trigonocephalus,
   d) Plagiocephalus.
2. Komplexe Craniostenosen:
   a) Dysostosis cranio-facialis (CROUZON),
   b) Akrocephalosyndaktylie (APERT).

Diese Gliederung ist formal und relativ grob. Im Einzelfall ist es wichtiger, die Naht-

$$\text{Schädel} - \text{Index} = \frac{\text{Breite}}{\text{Länge}} \times 100$$

Normalwerte:

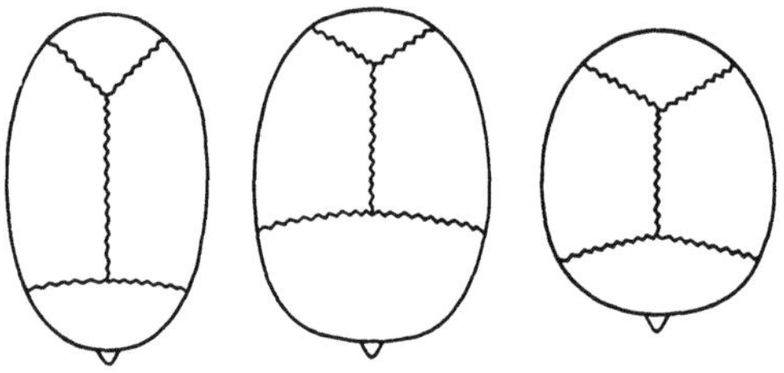

| 76 < | 76—81 | > 81 |
| Dolicho- | Meso- | Brachyencephalie |

Mittelwerte bei Craniostenosen:

Zahl	Synostosierte Naht	Index
9	Pfeilnaht	67
16	Kranznaht	85
6	Kranz- und Pfeilnaht	74
5	Kranz-, Pfeil- und Lambdanaht	81
9	Kranznaht, einseitig (Plagioceph.)	90
15	Akrocephalosyndaktylien	94

Abb. 41. Einfluß der Nahtsynostosen auf die Schädelform.
Pfeilnahtsynostose = extremer Langschädel. Kranznahtsynostose einschließlich des Plagiocephalus und in extremer Form M. APERT = extremer Kurz-(und Turm-)schädel.
Kranz- und Pfeilnahtsynostose = beide Extreme kompensieren sich, es resultiert ein Mesocephalus; zusätzliche Beteiligung der Lambdanaht bewirkt wieder einen Brachycephalus

synostose(n) und ihre anatomischen und klinischen Folgen festzustellen. Die Variationsmöglichkeiten der Dyscranien sind sehr viel größer als diese Terminologie erkennen läßt, besonders wenn mehrere Nähte beteiligt sind. Eine einfache Unterscheidung der Schädelform durch den Index (s. Abb. 41) läßt schon den Einfluß von drei Hauptnähten auf die Schädelform erkennen. Die pathogenetische Rolle der Frontalnaht und die Einordnung des Trigono-

cephalus unter die Craniostenosen ist umstritten.

Historisches. Beschreibungen auffallend turmartiger Schädelformen sind aus der Antike überliefert (s. GÜNTHER, LAITINEN). Die wissenschaftliche Erforschung der Dyscranien beginnt mit OTTO, SÖMMERING und vor allem VIRCHOW. 1873 beobachtete MICHEL zuerst eine Erblindung im Zusammenhang mit Oxycephalie. 1906 stellte APERT das Syndrom der Akrocephalosyndaktylie auf, 1912 beschrieb CROUZON die Dysostosis cranio-facialis. Übersichtsarbeiten und Monographien erschienen von PARK und POWERS, GREIG, GÜNTHER, LAITINEN, BERTELSEN u.a. Über die Ergebnisse der in den letzten 20 Jahren sich rasch entwickelnden operativen Behandlung berichteten INGRAHAM, LAITINEN, SERFLING, NICOLE, SHILLITO und MATSON (394 operierte Fälle) und zuletzt ANDERSON und GEIGER über 179 operierte Patienten.

Häufigkeit. Nach einer unsicheren Schätzung vermutete GÜNTHER die Turmschädelhäufigkeit in Deutschland (1931) unter 0,1%. LAITINEN schätzt die Zahl der Craniostenosen in Finnland auf 0,05⁰/₀₀, MARTISCHNIG und THALHAMMER fanden bis 1952 100 Fälle von M. APERT in der Literatur.

Geschlechtsdisposition. Bei den einfachen Craniostenosen ist das Überwiegen der Knaben mit 60—85% (INGRAHAM, LAITINEN u.a.) gesichert. Diese Verhältnisse gelten nicht für die komplexen Craniostenosen. FERRIMAN fand bei Morbus Apert nur 44% Knaben, ATKINSON und BERTELSEN bei Morbus Crouzon 49%.

Heredität. Bei einfachen Craniostenosen liegt in der Regel keine Heredität vor. Gelegentlich wird familiäres Vorkommen beobachtet, wir selbst sahen mehrere Fälle unter Geschwistern und einmal konkordante Mißbildungen bei eineiigen Zwillingen.

Die Akrocephalosyndaktylie ist wahrscheinlich erblich bedingt. Ganz selten ist das Syndrom bei Vater bzw. Mutter und einem Kind beschrieben, alle anderen Fälle müssen demnach Neumutationen sein, deren Träger nicht zur Fortpflanzung gelangen (PFEIFFER). Der Einfluß eines überdurchschnittlich hohen Alters der Väter wird von BLANK diskutiert.

Bei der Dysostosis cranio-facialis sind ebenfalls Anhaltspunkte für eine dominante Vererbung vorhanden. CROUZON selbst beschrieb 15 Krankheitsfälle in 4 Familien, FOGH-ANDERSON fand das Syndrom bei einer Frau und 3 ihrer 5 Kinder aus zwei verschiedenen Ehen, auch BERTELSEN beobachtete das Syndrom in 4 Generationen. Der größte Anteil der Fälle ist aber sporadisch.

Erbliche prämature Synostosen mit Dyscranie wurden von GREEN bei Kaninchen beschrieben.

Ätiologie. Die Ursachen der vorzeitigen Nahtverknöcherungen sind nicht bekannt. Die meisten Fälle können bereits bei der Geburt diagnostiziert werden, es muß sich dann also um eine Störung während der Embryonalentwicklung handeln (CATEL, GREIG, H. GROSS, GÜNTHER, SCHÖNENBERG). In Parallele zu den Extremitätenmißbildungen bei Morbus Apert wird hier die Störung in der 5.—6. bzw.

Kaninchen durch Unterbindung der Vv. jugulares Nahtverknöcherungen hervorrufen, die Nachuntersuchungen von MANZ bestätigten diese Ergebnisse allerdings nicht.

Auch andere Vorstellungen über die Art der intrauterinen Schädigung sind nach wie vor hypothetisch geblieben. So kann eine *entzündliche* Genese (VIRCHOW) nur in Ausnahmefällen zutreffen. *Mechanische* Ursachen wurden von THOMA (chronischer Druck intrauterin) bzw. WEINNOLDT, DOERR (akutes postnatales Schä-

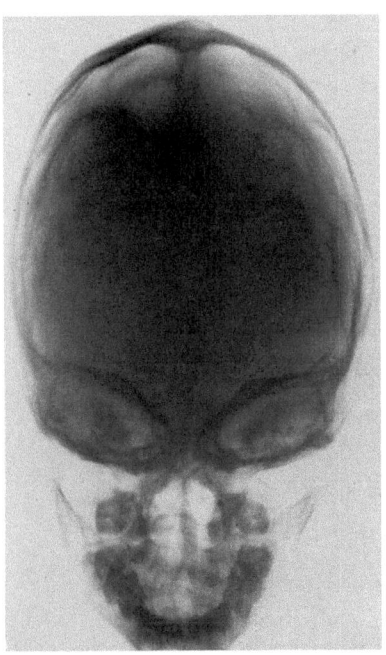
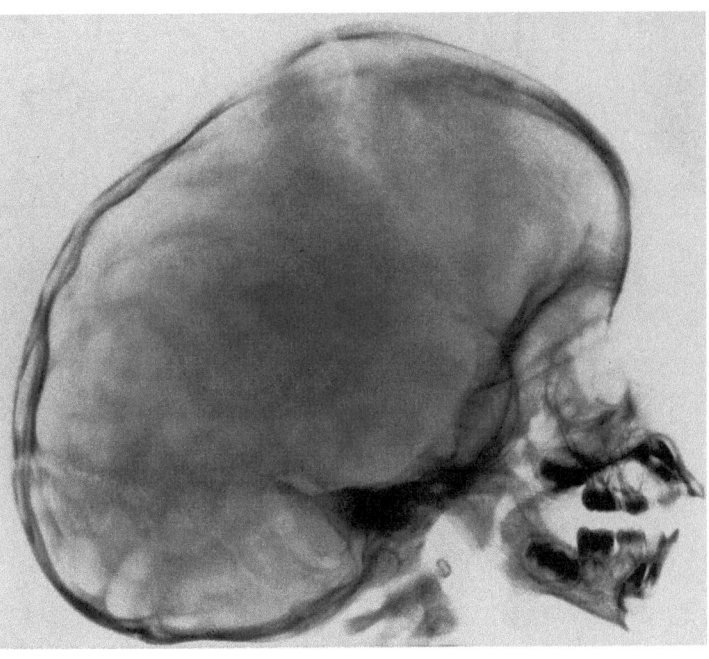

a   b

Abb. 42. Dolichocephalus bei Pfeilnahtsynostose, Index 64. 2jähriger Knabe mit Thalidomid-Embryopathie. (Priv.-Doz. Dr. R. A. PFEIFFER, Univ.-Kinderklinik Münster)

9. Fetalwoche angenommen (DEGENHARDT, MARTISCHNIG und THALHAMMER). Die einzige bisher bekannte Embryopathie, die gelegentlich mit Craniostenosen einhergeht, ist die *Thalidomid*-Intoxikation (Abb. 42a u. b).

Auffallend häufig sind Craniostenosepatienten Frühgeborene (22 von 103 bei BERTELSEN). 10—20% der Kinder mit einfachen Craniostenosen sind Zwillinge (BERTELSEN, INGRAHAM, LAITINEN). Darüber hinaus glaubt BERTELSEN eine ungewöhnliche Häufung von Craniostenosen und Zwillingsgeburten in bestimmten Familien gefunden zu haben. Diese Beobachtungen lassen an intrauterine *Durchblutungsstörungen* als Ursache der Dyscranien denken. Eine Stütze hierfür würden die Tierversuche v. GUDDENs darstellen; er konnte bei

deltrauma) angenommen. Gegen mechanische Momente sprechen jedoch die Tierversuche von LAITINEN, der durch Immobilisierung von Nähten durch Metallklammern keine vorzeitige Synostose erzielen konnte; auch die bei primitiven Völkerstämmen geübte artifizielle Deformierung von Kinderschädeln führt nicht zu Craniosynostosen (MARTIN, TROITZKY). Sogar nach Resektion von Knochen und Naht bei erhaltener Dura kommt es zur Neubildung der Naht. Daraus schlossen einige Autoren, daß die *Störung in der Dura* — dem inneren Periost des Schädelknochens — im Sinne einer fehlenden Nahtanlage zu suchen sei (RIEPING, SCHÖNENBERG, TROITZKY u.a.). GREIG vermutete eine pathologische Ossifikationstendenz, die bereits bei der Berührung der Schädelknochen zur

Verknöcherung und nicht zur Ausbildung einer Naht führt.

Schließlich wird die Bedeutung der Nähte teilweise überhaupt bestritten, ihr Fehlen sei nur eine korrelierte Störung bei der Turmschädeldeformität, primär sei eine embryonale Schädigung des *Vorderkopforganisators* (SCHÖ-

stenosen beschrieben: bei Vitamin D-resistenter Rachitis (s. Abb. 49) (HAGER, SWOBODA), bei Hypophosphatasie (SWOBODA), bei idiopathischer Hypercalcämie (FANCONI u. GIRARDET, LANG u. EIARDT), bei Hypothyreose (ein eigener Fall und zwei bei BERTELSEN); wir sahen auch eine Craniostenose mit prämaturer

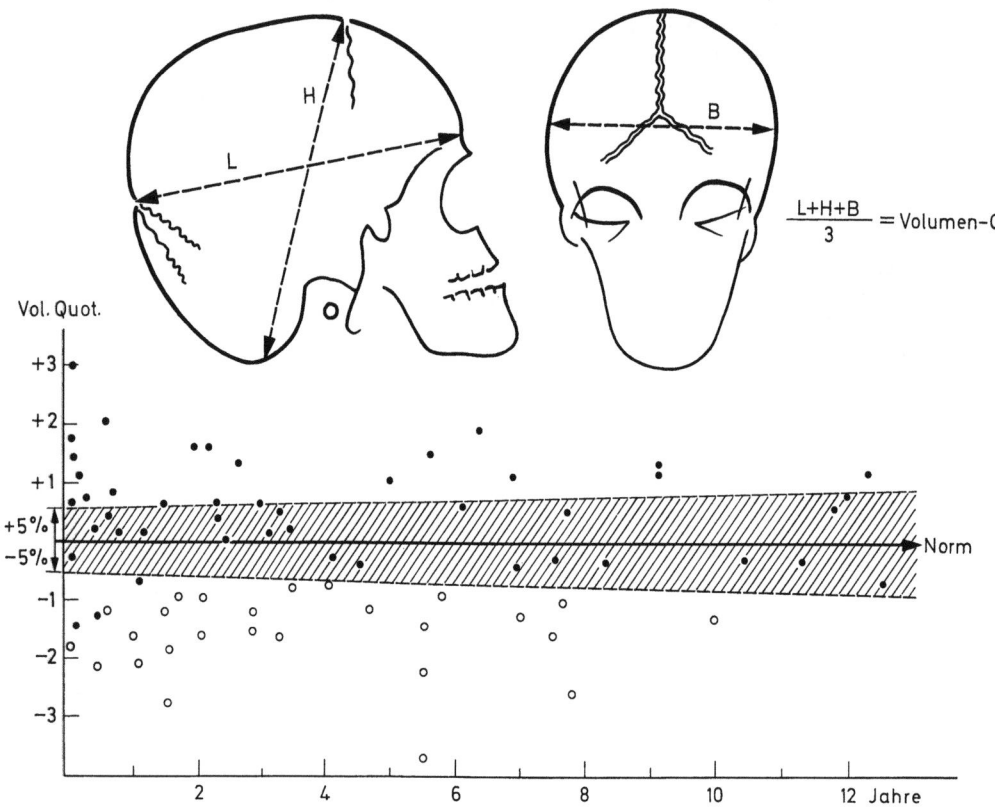

Abb. 43. Das Schädelvolumen bei 46 Craniostenosen (●) und 26 Mikrocephalien (○). Normwerte nach F. SCHMID u. FILTHUTH. Nur 3 Craniostenosen liegen unterhalb der Norm, aber rund ein Drittel darüber

NENBERG) bzw. eine *Hypoplasie der Schädelbasis* (GÜNTHER) anzunehmen.

Diese Auffassung mag zum Teil auf Mißverständnissen beruhen. Es gibt sicher konstitutionelle „Turmschädel" als reine Formanomalie mit völlig normalen Nähten, jedoch ohne Zeichen des vermehrten Schädelinnendruckes. Andererseits gibt es prämature Synostosen ohne Dyscranie oder sonstige Zeichen einer Craniostenose. Hierbei ist der Zeitpunkt der Nahtverknöcherung wesentlich. Tritt sie nach der Hauptwachstumsperiode, also nach dem 3. Lebensjahr, auf, ist sie praktisch ohne Bedeutung! Schließlich sei auf die Schwierigkeiten einer röntgenologischen Nahtbeurteilung (s. S. 76) hingewiesen.

Zur Diagnose Craniostenose gehört deshalb ein röntgen-anatomischer Schädelbefund mit genauer Beschreibung der Nahtverhältnisse.

Bei *angeborenen Stoffwechselstörungen* mit Skeletbeteiligung wurden wiederholt Cranio-

Synostose sämtlicher Hauptnähte bei Morbus Pfaundler-Hurler (EBEL, 1964).

Der prämature Nahtverschluß nach *ventriculoauriculärem Shunt* (ANDERSSON, LAGRANGE u. SCHÄFER) ist wohl im Sinne einer passiven Synostose (s. Mikrocephalie) zu deuten.

Zusammenfassung: Bei den komplexen Craniostenosen (Morbus Apert und Morbus Crouzon) sind Erbfaktoren wesentlich, die meisten Erkrankungen treten jedoch anscheinend als Neumutationen auf und gelangen nicht zur Fortpflanzung.

Bei den einfachen Craniostenosen ist die Ätiologie nicht sicher geklärt, vermutlich ist sie nicht einheitlich. Verschiedene Faktoren können während der Embryonalentwicklung — selten auch postnatal — eine Störung der

Nahtentwicklung bzw. des Nahtwachstums verursachen.

Pathophysiologie. Im Mittelpunkt des Geschehens steht das Mißverhältnis zwischen der normalen Wachstumspotenz des Gehirnes und der abnormen Schädel*form*; das Schädel*volumen* ist in den meisten Fällen im Normbereich, nicht selten sogar darüber.

Das Wachstum von Schädel und Gehirn hat die größte Intensität im 1. Lebensjahr, das Hirngewicht nimmt in 12 Monaten um 135% zu. In den ersten 3 Lebensjahren erreichen sowohl das Schädelvolumen als auch das Hirngewicht rund $^4/_5$ ihrer definitiven Werte. Nach dem 7. Lebensjahr ist das Hirnwachstum nur noch so geringfügig, daß auch bei hochgradigen Stenosen keine Hirndruckzeichen mehr zu erwarten sind.

Wie die Abb. 43 zeigt, werden die Wachstumsstörungen bei Craniostenosen so weit kompensiert, daß das Schädelvolumen in den meisten Fällen normal ist, wenn auch nicht die Schädelform. Selbst bei multiplen Craniosynostosen werden ausgesprochene Mikrocephali kaum beobachtet.

Die kompensatorischen Versuche des Schädels, das Volumen zu vergrößern, sind anatomisch und röntgenologisch ablesbar (s. S. 77). Wie im einzelnen das Volumen erreicht wird, ist noch unklar. Zur Diskussion stehen ein *interstitielles* Wachstum der Kalottenknochen und ein *zentrifugales* Wachstum durch periostale äußere Anlagerung und Resorption durch das innere Periost. Bei Röntgenkontrollen in großen zeitlichen Abständen läßt sich eine Größenzunahme der Schädel in allen Dimensionen auch bei Synostosen sämtlicher Hauptnähte nachweisen (Abb. 44). Sind diese Kompensationsmöglichkeiten erschöpft und nicht ausreichend, treten neben der Dyscranie auch klinische Zeichen der Craniostenose sowie Komplikationen auf, die auf den erhöhten Schädelinnendruck zurückzuführen sind. Mit der Zahl der synostosierten Nähte nimmt die Schwere der Störung und die Häufigkeit der Komplikationen zu.

Die Kranznaht mit ihren Fortsetzungen (Sutura spheno-frontalis und spheno-ethmoidalis) hat anscheinend für das Schädelwachstum die größte Bedeutung, ihre Synostose hat die schwerwiegendsten Folgen und geht mit einer Verkürzung der vorderen Schädelbasis einher, ,,frontale Hypoplasie" (SCHMIDT).

Sind röntgenologisch Hirndruckerscheinungen erkennbar und bestehen keine klinischen Symptome des vermehrten Schädelinnendruckes, so muß doch ein vermindertes Kompensationsvermögen angenommen werden. Solche Patienten sind bei sekundären Hirnschwellungen (nach Trauma, bei Fieber, bei starker Sonneneinstrahlung usw.) stärker gefährdet, da dann leicht aus einem latenten ein akut manifester Hirndruck werden kann.

So beobachtete SERFLING ein 6jähriges Mädchen mit Oxycephalus, das 50 Std nach einer Commotio plötzlich an einem hochgradigen Hirnödem ad exitum kam.

Nach dem 7. Lebensjahr nehmen die Gefahren durch einen Hirndruck allmählich ab, Erblindungen kommen nach diesem Alter bei vorher normalem Fundus nicht vor. Auch eine geistige Entwicklungsstörung, sofern sie eine Hirndruckfolge ist, sollte sich innerhalb der ersten 3 Lebensjahre bemerkbar machen.

Mit zunehmendem Lebensalter ist ein gewisser Rückgang der Hirndruckerscheinungen möglich, da ein geringes Schädelvolumenwachstum noch erfolgt und eine Hirnatrophie durch den chronischen Druck oder physiologisch im späteren Lebensalter eintritt.

Der Rückgang der klinischen und eines Teils der röntgenologisch-anatomischen Hirndruckzeichen nach Entlastungsoperationen spricht für die Richtigkeit dieser Vorstellungen (s. Abb. 52).

Pathoanatomie und Röntgenanatomie. Anatomische Untersuchungen an Craniostenoseschädeln liegen nur vereinzelt vor. Von GREIG und GROSS wurden auffallend kleine Foramina jugulares beschrieben; der venöse Abfluß wurde durch ein großes Foramen mastoideum als Emissarium geleitet, der Sinus sigmoides fehlte bei Oxycephalie bzw. Morbus Crouzon.

Histologische Untersuchungen der Schädelnähte zeigten bei prämaturer Synostose von der Fettzelleneinlagerung in das Nahtbindegewebe als erste Vorboten der Verknöcherung bis zum völligen knöchernen Verschluß alle Stadien (ERDHEIM). In anderen Fällen war im Bereich der Kranznaht selbst ein Ossifikationszentrum entstanden und eine normale Naht überhaupt nicht angelegt (GROSS, PARK und POWERS). Der histologische Ablauf der Verknöcherung entspricht dem normalen Bild (LAITINEN).

Das Gehirn zeigt beim Apert-Syndrom häufiger primäre Mißbildungen, wie Hypoplasie des Corpus callosum und eine fehlende

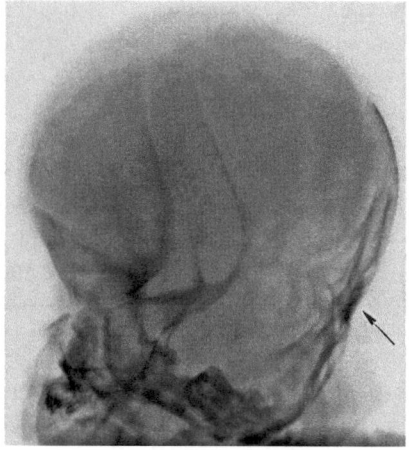

a

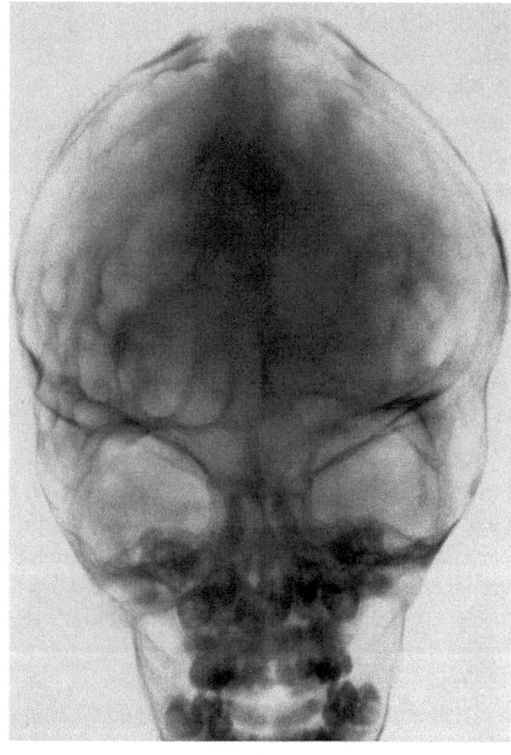

b

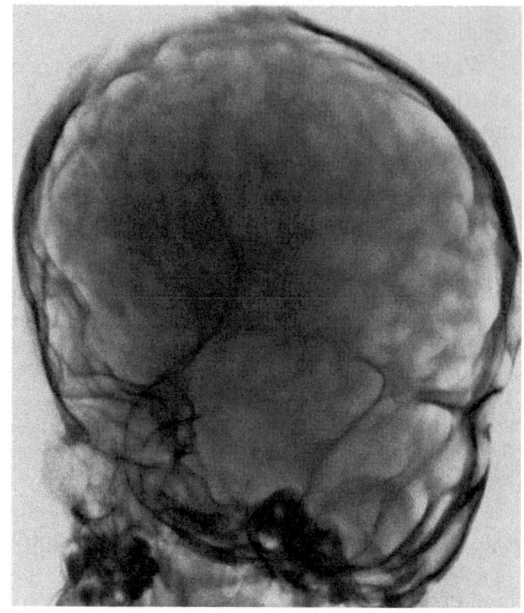

c

Abb. 44a—c. Spontanes Schädelwachstum bei hochgradiger Craniostenose (M. APERT). a Akrocephalus, 2 Monate. Prämature Synostose der Sut. mendosa (→), noch nicht vollständige Verknöcherung der Kranznaht. Weit offene große Fontanelle, Pfeil- und Frontalnaht. Hochgradige Deformierung der Basis. Volumen-Quotient normal (12,8). b u. c 3 Jahre später: Akrocephaler Makrocephalus, Volumen-Quotient + 2,0 (17,9). Alle Nähte verschlossen, gurtartige Einziehung im Bereich der verknöcherten Sut. mendosa. Die Deformierung der vorderen Schädelbasis etwas ausgeglichen. Fontanellenbuckel, große Fontanelle noch nicht völlig geschlossen. Luftencephalogramm: Fehlendes Septum pellucidum, kein Hydrocephalus

Ausbildung des Septum pellucidum (GROSS, MARTISCHNIG u. THALHAMMER, ZELLWEGER und V. MURALT).

Bei den komplexen Formen der Trigonocephalie finden sich Mißbildungen aus dem Formenkreis der Arhinencephalie (Fehlentwicklungen der zentralen Partien des Gesichtsschädels — Nase, Oberkiefer, Oberlippe — Defekte des Rhinencephalon und Aplasie der Bulbi olfactorii). Ferner können Corpus callosum-Mangel und Mißbildungen des Ventrikelsystems vorkommen.

Röntgenanatomische Befunde. Die pathologische Anatomie der Craniostenosen in vivo beruht auf röntgenologischen Untersuchungen. Die allgemeinen Symptome sollen deshalb an dieser Stelle abgehandelt werden. Die speziellen Veränderungen finden sich unter „Symptomatologie".

Definitionsgemäß ist eine Craniostenose die Kombination von Craniosynostose und Dyscranie.

Eine Naht ist röntgenologisch offen, wenn der Spalt sichtbar durch Tabula interna und externa geht (FRIEDMANN). Ist die Naht auch nur an einzelnen Abschnitten bzw. nur an der äußeren oder inneren Tafel knöchern überbrückt, liegt funktionell ein völliger Nahtverschluß vor. Ebenso ist eine abnorm gerade verlaufende und schmale Naht mit sklerosierten Rändern nicht mehr voll funktionstüchtig und erfordert zumindest Kontrolluntersuchungen (s. Abb. 44a).

Praktisch alle röntgenologisch feststellbaren Veränderungen des Hirnschädels bei

Craniostenosen sind Folgen des gestörten Nahtwachstums. Um dennoch ein ausreichendes
Schädelvolumen zu entwickeln, treten Kom-
pensationserscheinungen auf, die zu einem
mehr oder minder deformierten Hirnschädel
führen. Die treibende Kraft dieser Vorgänge
ist der Wachstumsdruck des Gehirns.

*Allgemeine Röntgensymptome bei Cranio-
stenosen.* Die *Schädelkalotte* ist verdünnt und
zeigt vermehrte Impressiones digitatae, teils
lokalisiert, vor allem im Bereich des hypo-
plastischen Stirnbeins bei Oxycephalien oder
einseitig bei Plagiocephalien, teils können sie
auch generalisiert vorkommen und zu einer so
hochgradigen Verdünnung des Knochens
führen („Wolkenschädel"), wie bei keinem
anderen Krankheitsbild. Selten kommt es sogar
zu Spontanperforationen als „Entlastungstrepanation" (GROSS). Die schwächsten Stellen
der Kalotte wölben sich vor, im Bereich der
ehemaligen großen Fontanelle als „Fontanellenbuckel" und in der Temporalgegend mit dem
dort ansetzenden Jochbein.

Das typische Symptom des erhöhten Schädelinnendruckes bei jungen Kindern, die *Nahtverbreiterung*, ist auch an den nicht verknöcherten Nähten nur selten und vorübergehend
bei Säuglingen sichtbar. Dieser merkwürdige
Befund wird einerseits mit dem ungewöhnlich
langsam entstandenen Hirndruck erklärt (BER-
TELSEN), andererseits nimmt man an, daß auch
die „offenen"Nähte nicht normal sind (WANKE),
dafür sprechen die histologischen Befunde von
LAITINEN und NICOLE.

Drucksymptome an der *Sella* sind nicht
regelmäßig vorhanden und äußern sich dann
nur in einer Vergrößerung ohne Porose oder
Destruktion.

Die *Schädelbasis* ist im Bereich der vorderen
Schädelgrube bei der Kranznahtsynostose verkürzt. Als Folge der Hypoplasie und des erhöhten Druckes kommt es zur Steilstellung der
Orbitadächer, Verdrängung der Lamina cribrosa nach caudal, der Siebbeinzellen nach
lateral und zur Verbreiterung der Nasenwurzel
(Hypertelorismus).

Die mittlere Schädelgrube ist ebenfalls vertieft, die Sella nach caudal verlagert, wodurch
eine Vergrößerung des Basiswinkels und eine
sog. Lordose der Basis entsteht (Abb. 45).

Die gelegentlich erwähnte Kyphose (Verkleinerung
des Basiswinkels) bei Morbus Crouzon beruht mög-

licherweise darauf, daß hier die Kranznaht gar nicht
oder spät synostosiert ist.

Die großen Keilbeinflügel werden nach
frontal gedrängt, dadurch verkleinern sie das
Orbitavolumen.

Die hintere Schädelgrube ist bei Oxycephalie oft kurz und zu klein, nicht wesentlich
vertieft, bei Dolichocephalie ungewöhnlich
lang. Der Einfluß der Lambdanaht auf das
Wachstum der hinteren Schädelgrube ergibt
sich aus den Indexwerten (s. Abb. 41).

Der *Canalis fasciculi optici* ist in der Regel
nicht verkleinert, wie zahlreiche Untersuchungen ergeben haben. Als Hirndruckfolge kann er

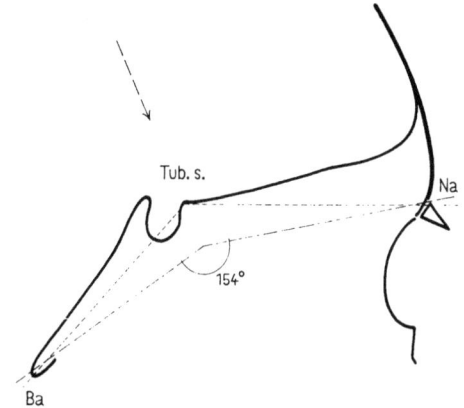

Abb. 45. Vergrößerung des Basis-Winkels (Nasion —
Tub. sellae — Basion) um etwa 20° auf 154° bei
15 Oxycephalien (Mittelwerte). (EBEL, 1966)

besonders bei Morbus Crouzon dreieckförmig
deformiert sein (BERTELSEN).

Der beträchtlich erhöhte Hirndruck behindert die Ausbildung der *Nasennebenhöhlen*,
besonders der Stirnhöhlen (LAITINEN). Die
Sinus durae matris haben vergrößerte Sulci, bei
den Pfeilnahtsynostosen sagittal, bei den Oxycephalien im Bereich des Sinus transversus
und gelegentlich am Sinus sigmoideus. Nach
eigenen Beobachtungen sind häufig auch ungewöhnlich kräftige Emissarien vorhanden.

Durch die *Pneumencephalographie* lassen
sich die Auswirkungen des erhöhten Schädelinnendruckes auf das Ventrikelsystem darstellen (Abb. 52). In frühen Stadien erscheinen
die Seitenventrikel durch Kompression relativ
klein — nicht selten mißlingt die Luftfüllung
überhaupt —, später erfolgt eine Erweiterung
der Hirnkammern, zunächst durch Liquorzirkulationsstörung, dann durch echten Sub-
stanzverlust (Hydrocephalus internus, corticale Atrophie). Mißbildungen, wie sie bei

Morbus Apert und Trigonocephalus geschildert wurden, sind zum Teil ebenfalls darstellbar.

Langfristige Kontrollen unbehandelter Craniostenosen lassen öfter eine gewisse Tendenz

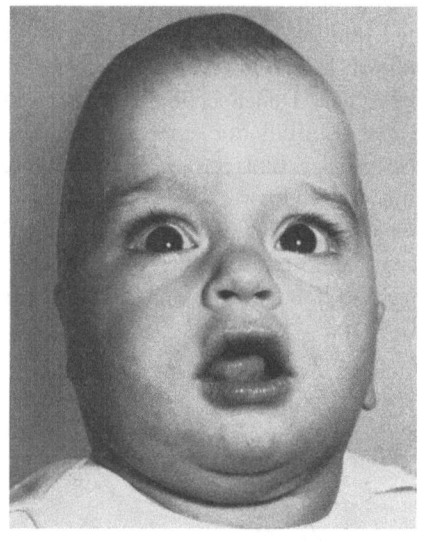

a

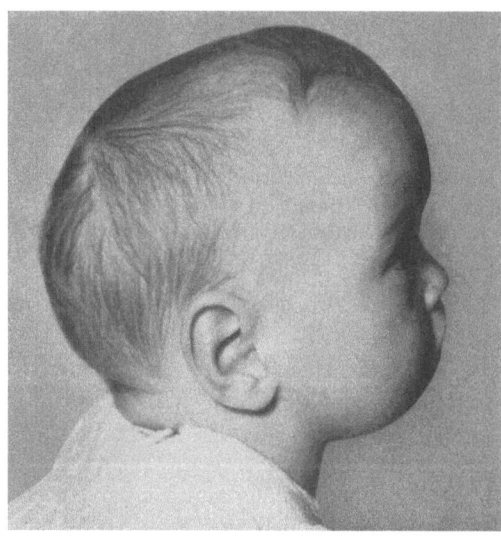

b

Abb. 46. 7 Monate alter Knabe mit prämaturer Synostose der Pfeilnaht. Deutlich verlängerter Sagittaldurchmesser des Schädels, vorgewölbte Stirn

zum Ausgleich der Formanomalie erkennen (s. Abb. 44).

Andererseits ist es auch möglich, daß postnatal eine Progression der Nahtsynostosen eintritt, z. B. Beginn mit einer halbseitigen Kranznahtsynostose (Plagiocephalus) und Fortschreiten bis zur prämaturen Synostose sämtlicher Hauptnähte und hochgradigem Hirndruck.

Klinik — Symptomatologie:
Einfache Craniostenosen
Dolicho- oder Skaphocephalus

Übermäßig langer, meist auch schmaler Hirnschädel mit ausladendem Hinterkopf und schwach ausgebildeten Parietalhöckern. Die Stirnpartie kann auch breit sein. Im Bereich der verknöcherten Pfeilnaht wird öfter ein Wulst getastet („Kielschädel"). Der Kopfumfang ist normal oder vergrößert (Abb. 46).

Diese Kopfform ist typisch für die isolierte prämature Synostose der Pfeilnaht; bei gleichzeitiger Lambdanahtsynostose ist der Hinterkopf weniger ausladend. Bei der Kombination von Pfeil- und Kranznahtsynostose kann auch eine dolichocephale Schädelform resultieren (s. die Indexwerte Abb. 41). In einzelnen Fällen von Morbus Crouzon wird ebenfalls ein Dolichocephalus gefunden.

Röntgenologisch zeigen die ausgeprägten Langschädel eine Verknöcherung der Pfeilnaht mit kräftig ausgebildetem Sulcus des Sinus; vermehrte Impressiones digitatae finden sich nur bei der Kombination mit einer Kranznahtsynostose (Abb. 49). Bei der reinen Pfeilnahtsynostose ist der Basiswinkel normal. Die Abbildung der Lambdanaht variiert, ausgesprochene Wachstumsstörungen im Bereich des Os occipitale fehlen ganz, was darauf hindeutet, daß bei vorzeitiger Verknöcherung der Lambdanaht diese relativ spät eingetreten ist (Abb. 42).

Trigonocephalus (Welcker, 1862)

Die Stirn springt kielförmig vor, dadurch hat der Schädel im Grundriß eine Dreieckform, Basis occipital. Der Augenabstand ist vermindert (Hypotelorismus). Bei den *einfachen Formen* des Trigonocephalus (CURRARINO und SILVERMAN) sind die Kinder sonst normal. In leichteren Fällen kann auch eine gewisse spontane Besserung der Schädelmißbildung eintreten. Bei den *komplexen Formen* ist die Dyscranie mit Hirndefekten (s. Pathoanatomie) verbunden, das Vorliegen eines Mikrocephalus und eines Cerebralschadens deuten darauf hin. Die schweren Fälle mit Mißbildungen des zentralen Gesichtsschädels und der Nase sind meist nicht oder nur kurze Zeit lebensfähig (Abb. 47).

Röntgenologisch stellt sich das kleine Stirnbein mit dem verminderten Augenabstand eindrucksvoll dar, die Orbitaränder sind verdickt, der größte Orbitadurchmesser ist vertikal. Das

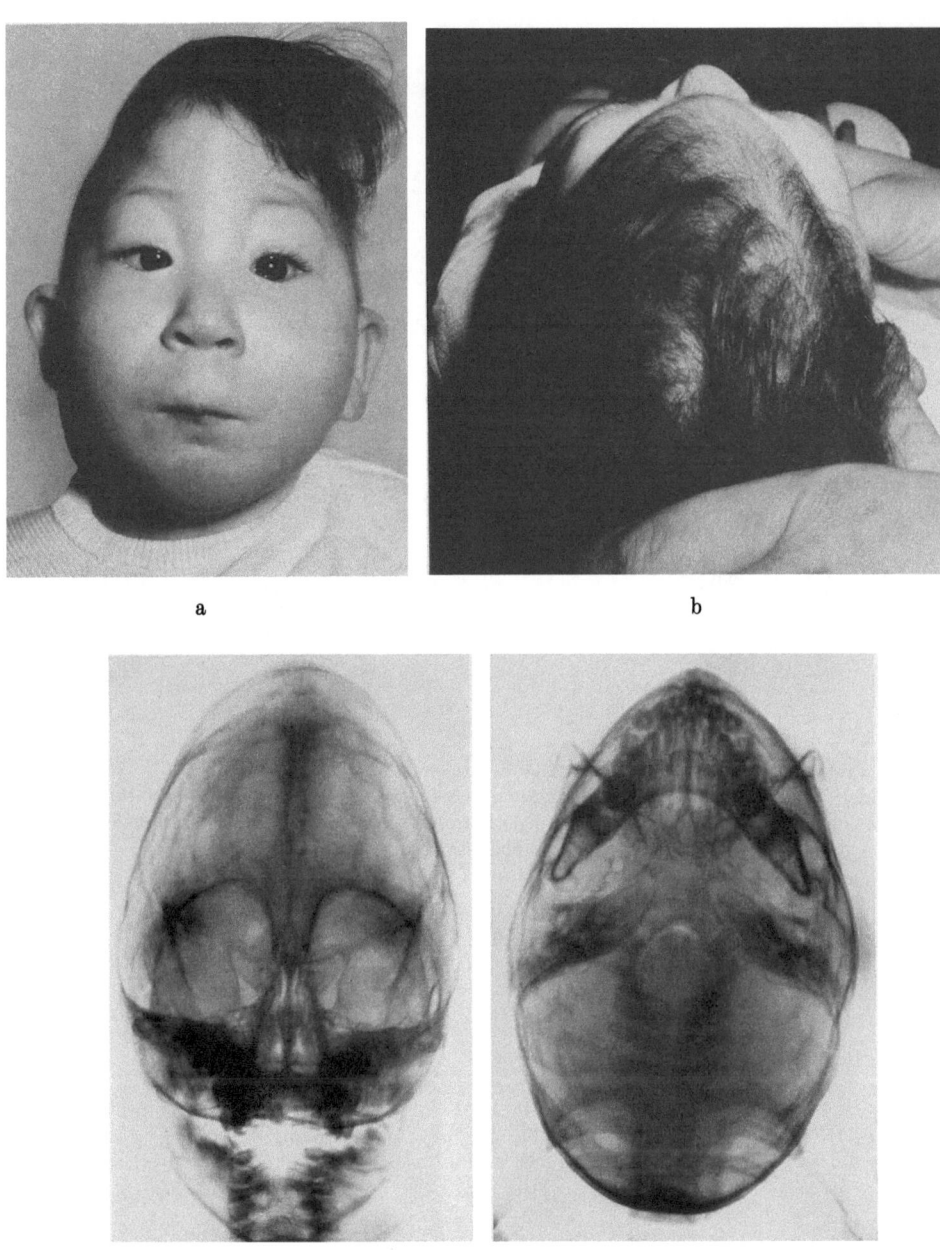

a   b

c   d

Abb. 47 a u. b. Trigonocephalus. 2jähriges Mädchen. Ausgeprägte Dreieckform mit kielartig vorspringender Stirn. Hypotelorismus, Mikrocephalus, schwerer Cerebralschaden. c u. d Röntgenaufnahmen. Frontal- und Pfeilnaht verknöchert. Hypotelorismus durch hochgradige Hypoplasie des Siebbeines. Crista galli kräftig entwickelt! Keine Hirndruckzeichen

Siebbein ist hypoplastisch, die Siebbeinplatte schmal und tiefstehend. Die Crista galli ist nach Currarino u. Silvermann bei der einfachen Form vergrößert, bei der komplexen Form fehlt sie (vgl. aber Abb. 47). Die vordere Schädelgrube ist klein und ebenso das Keilbein. Bei Sagittalaufnahmen oder halbaxialen Projektionen des Gesichtsschädels sieht man die verknöcherte Frontalnaht oder erkennt noch einen schmalen glattrandigen Spalt mit sklerosierten Rändern. Die Hirnmißbildungen der komplexen Formen können durch Luftencephalographie dargestellt werden. Hirndrucksymptome sind nicht vorhanden (vgl. S. 72).

Oxycephalus

Dieses ist von den klinisch bedeutsamen die häufigste Craniostenoseform. In typischen

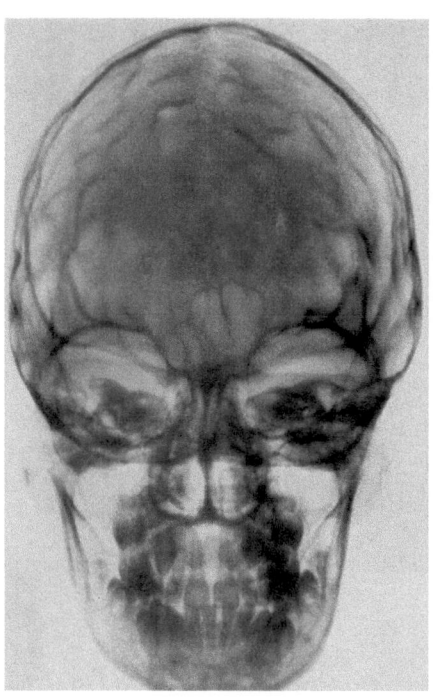 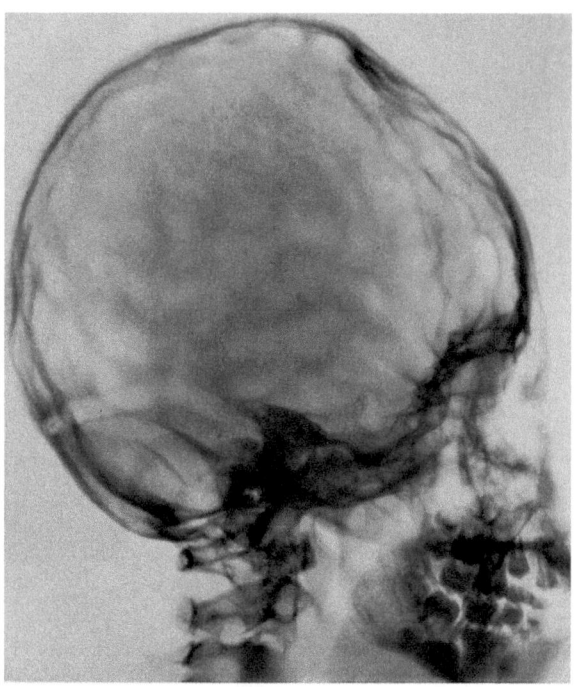

a   b

Abb. 48a u. b. Prämature Synostose der Kranznaht, Oxycephalus, Index 83. 9jähriges Mädchen; kurzer hoher Hirnschädel, Breite normal. Die Stufenbildung zeigt die Lage der ehemaligen Fontanelle, die Stirn-beinschuppe ist deutlich hypoplastisch und zeigt vermehrte Impressiones. Tiefstehende Schädelbasis. Auffallend stark ausgebildeter Sulcus transversus

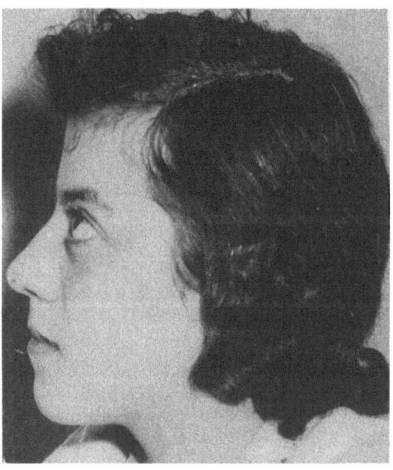 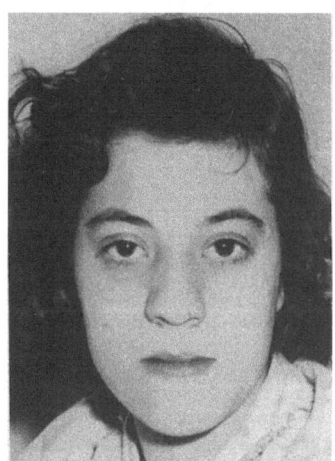

Abb. 49a

Fällen ist der Turmschädel leicht an der steil aufstrebenden hohen Stirn und dem kurz ab-fallenden Hinterhaupt erkennbar. Der Schädel ist zu kurz und relativ oder absolut verbreitert. Der Längen-Breiten-Index kann 100 und mehr erreichen. Der Scheitelpunkt ist nach frontal verlagert, liegt etwa im Bregmabereich und ist oft durch einen Fontanellenbuckel betont. Augenbrauenwülste und Frontalhöcker sind gering ausgebildet und stehen im Kontrast zu der sich seitlich deutlich vorwölbenden Schlä-fenregion. Die Nasenwurzel ist breit, der Augen-abstand groß, es kann Hypertelorismus be-stehen. Über die Hälfte der Patienten haben beiderseits einen Exophthalmus. Der Gaumen ist hoch und spitzbogig.

Röntgenbefunde. Der zu hohe Kurzschädel hat generalisiert oder vorwiegend im Bereich der Stirnbeinschuppe vermehrte Impressiones, die vordere Schädelgrube ist verkürzt, die vordere Schädelbasis steht steil. Die Kranznaht ist nicht oder bei jungen Säuglingen noch als schmaler glattrandiger Spalt mehr oder minder lang dargestellt (Abb. 44a). Die unter Röntgen-Anatomie beschriebenen allgemeinen Druckzeichen sind meist deutlich ausgeprägt. Die Orbitae erscheinen auf den Frontalauf-

durch die flache Orbita der Bulbus weiter nach vorne rückt. Die Stirnwölbung ist auf der gleichen Seite ebenfalls vermindert. Die Schädelform insgesamt entspricht weitgehend dem Oxycephalus (Abb. 50).

Röntgenologisch ist die Asymmetrie des Schädels meist noch eindrucksvoller, als klinisch zu vermuten war. Die Kranznaht ist einseitig verschlossen, dadurch entsteht eine Hypoplasie

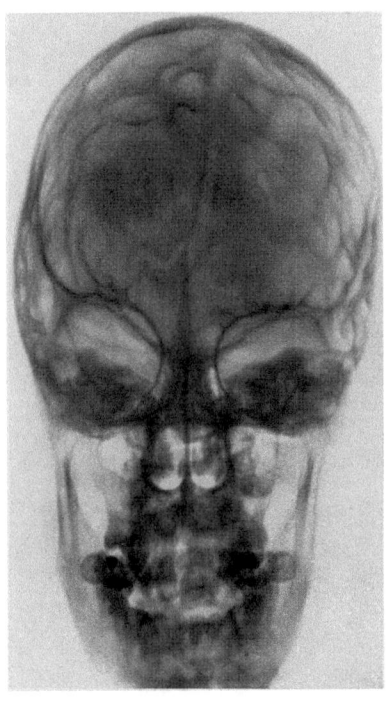

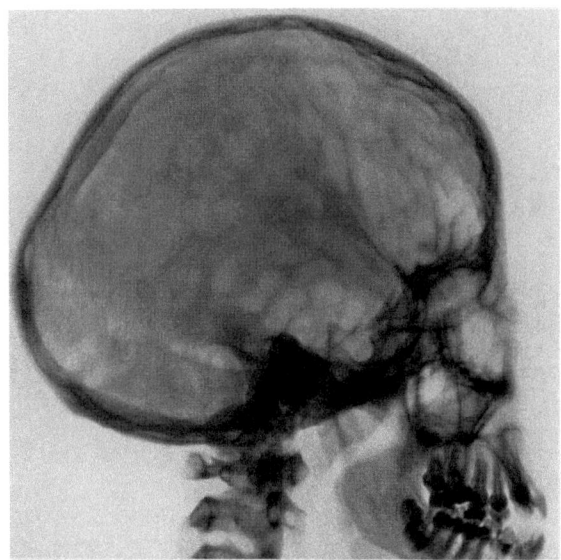

Abb. 49 b

Abb. 49a u. b. Prämature Synostose der Kranz- und Pfeilnaht, Dolichocephalus, Index 72. — 14jähriges Mädchen mit Vitamin D-resistenter Rachitis. a Steile schmale Stirnpartie, leichte Protrusio bulbi. b Röntgenaufnahmen: Asymmetrischer, hoher schmaler Hirnschädel mit allgemeiner Vermehrung der Impressiones. Stark ausgeprägtes Emissarium frontale rechts, kräftiger Sulcus sinus sagittalis. Tiefstehende Schädelbasis.
(Aus H. HAGER)

nahmen flach, auf den Sagittalaufnahmen groß und weit auseinanderstehend. Die kleinen Keilbeinflügel steigen steil zur lateralen Schädelwand an und sind häufig verdickt. Die hintere Schädelgrube ist kurz, meist nicht wesentlich vertieft, der Clivus kann eine nach ventral konvexe Impression aufweisen (Abb. 48 u. 49).

Plagiocephalus

Die Bedeutung des Nahtwachstums für die Schädelform kommt bei einer einseitigen prämaturen Synostose der Kranznaht besonders überzeugend zur Darstellung.

Auf der kranken Seite ist das Gesicht deutlich kleiner, das Auge dagegen größer, weil

der gleichen Schädelhälfte mit verdünnter Kalotte, vermehrten Impressiones digitatae und einer Verziehung der Lambdanaht und der Pfeilnaht zur kranken Seite. Ebenfalls zeigt sich einseitig die bei der Oxycephalie beschriebene Verdickung und Verlagerung der Keilbeinflügel. Neben den üblichen Schädelaufnahmen in zwei Ebenen ist die Schädelbasisaufnahme wertvoll, sie zeigt die starke Asymmetrie in einer dritten Ebene.

Bei der seltenen halbseitigen Synostose der *Lambdanaht* ist diese Basisaufnahme vor allem zur Diagnose wichtig, man findet dann die Asymmetrie im Bereich des Os occipitale und der hinteren Schädelgrube (CAMPBELL).

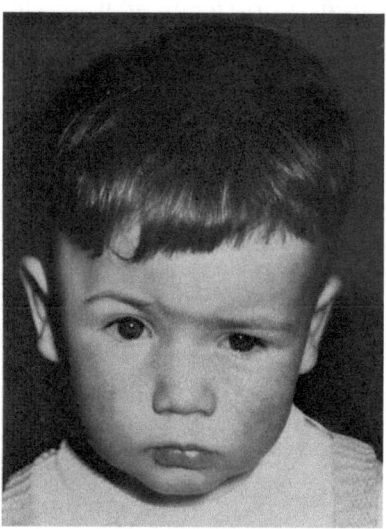

a

Abb. 50a—c. Plagiocephalus. a 2jähriger Knabe mit Verschluß der rechten Kranznaht. Rechte Gesichts- und Schädelhälfte kleiner, Stirn abgeflacht, Lidspalte größer. b, c Röntgenaufnahmen. Ausgeprägter Oxycephalus mit erheblicher Asymmetrie. Der rechte Kranznahtschenkel fehlt, Pfeil- und Lambdanaht verzogen, rechts Orbita größer und Impressiones verstärkt. Basiswinkel vergrößert

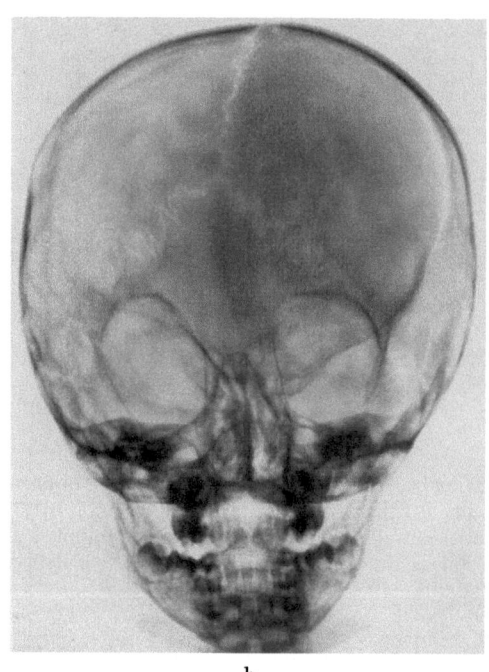

b

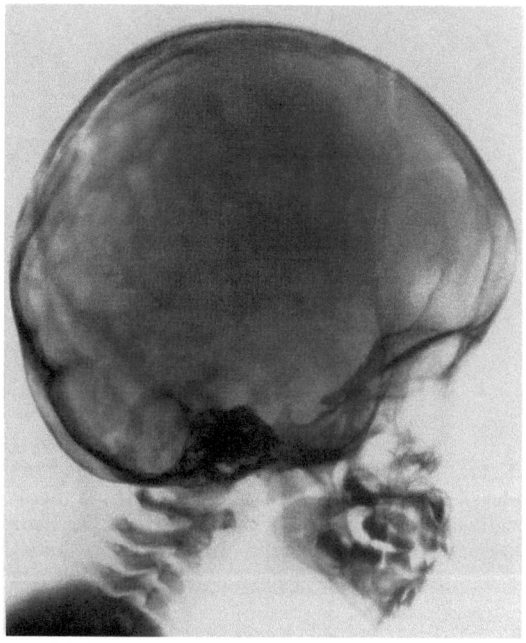

c

Bei genauer Betrachtung der Röntgenaufnahmen vieler Craniostenosen läßt sich öfter eine Asymmetrie in mehr oder minder starkem Maße nachweisen. Daraus kann man schließen, daß die beiden Kranznahtschenkel nicht gleichzeitig verknöchert sind. —

Neben den geschilderten Grundformen der einfachen Craniostenosen gibt es eine Fülle von Kombinationen der verschiedensten Nahtsynostosen, die im einzelnen nur röntgenologisch genauer diagnostiziert werden können (s. Abb. 51).

Komplexe Craniostenosen

Dysostosis cranio-facialis (Crouzon)

Patienten mit dieser Dyscranie fallen vor allem durch die charakteristischen Veränderungen des Gesichtes auf: deutlicher Exophthalmus, gebogene, sog. papageienschnabelartige Nase mit verengtem Eingang, hypoplastischer Oberkiefer mit zu kurzer Oberlippe und deutlicher Progenie. Diese Mißbildung des Oberkiefers verstärkt den Exophthalmus beträchtlich. Der Jochbogen ist ebenfalls hypo-

Abb. 51. Schwere Dyskranie bei kombinierten Nahtsynostosen. 9 Monate alter Knabe. Asymmetrischer
Oxycephalus bei wahrscheinlich nicht gleichzeitig verknöcherten Kranznahtschenkeln. Verschlossen sind
ferner die linke Sut. mendosa (←) und die linke
Temporalnaht (↠). Der linke Schenkel der Lambdanaht (⇒) und der rechte der Sut. mendosa (→) sind
noch schmal und mit Randsklerose vorhanden. In der
rechten Hälfte der Lambdanaht zahlreiche Naht-
knochen. Vermehrte Impressiones links

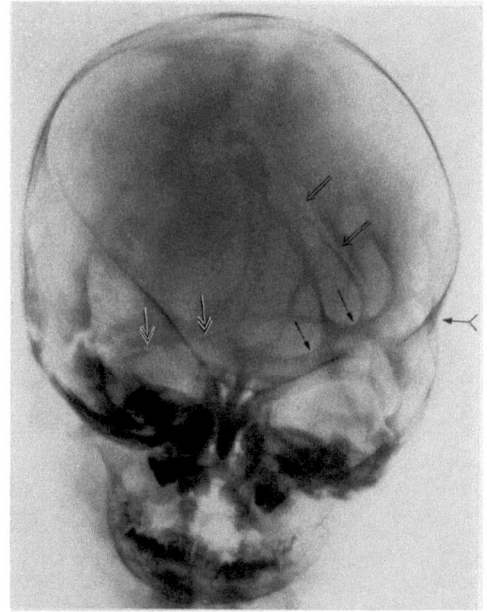

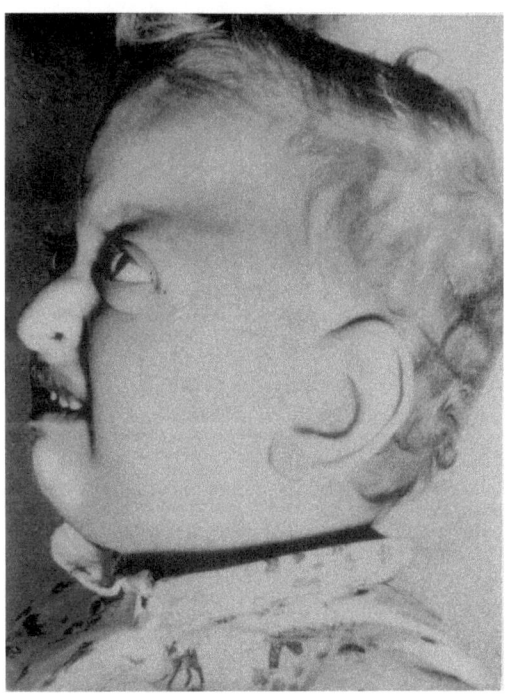

a

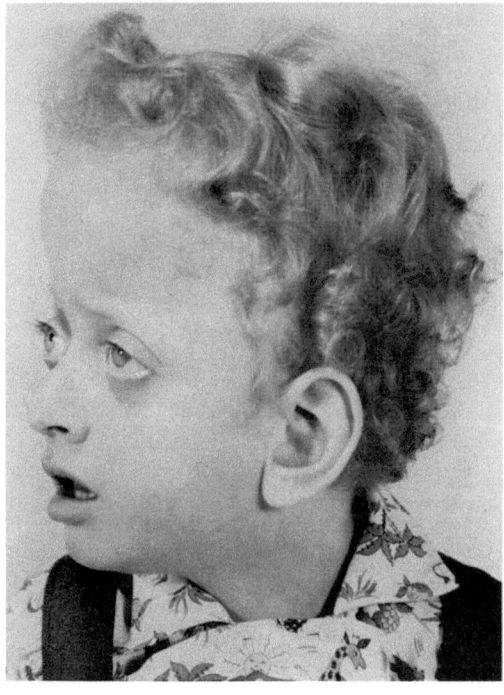

b

Abb. 52a—g. Links: a 18 Monate alter Junge mit Morbus Crouzon. Oxycephalus, Index 82,5. Der Schädel ist
bitemporal breiter als biparietal. Hypertelorismus. Tastbare Vorwölbungen im Bereich der Pfeil- und der Frontalnaht. (Prämature Synostose der Frontalnaht als zusätzliche Veränderung!) Einziehung oberhalb lateral der
Orbita. Normale geistige und körperliche Entwicklung. Augenhintergrund o. B. Einmal Luxation des rechten
Augapfels. Keine Krämpfe. — Rechts: b Zustand nach Operation, 3 Jahre alt. c, d Röntgenaufnahmen: Hochgradige Verdünnung der Kalottenknochen mit ausgeprägtem „Wolkenschädel". Erheblicher Fontanellenbuckel.
Vordere Schädelbasis kurz, flache Orbitae. Mittlere Schädelgrube stark vertieft. Angedeutete Lambdanaht,
sonst keine Nähte erkennbar. Hypoplastischer Oberkiefer. e, f Luftencephalogramm vor und nach der Operation (frontale Fragmentation nach TÖNNIS): Die Seitenventrikel zeigen deutliche Größenzunahme nach
der operativen Entlastung. g 1¹/₂ Jahre nach der Operation: Die Knochenfragmente im Frontalbereich sind
weitgehend mit der übrigen Kalotte verwachsen, der Schädel zeigt eine einheitliche, wenn auch noch turm-
artige Form. Der Rückgang des vermehrten Schädelinnendruckes läßt sich an der zunehmenden Kalotten-
dicke und dem Rückgang der Impressiones erkennen

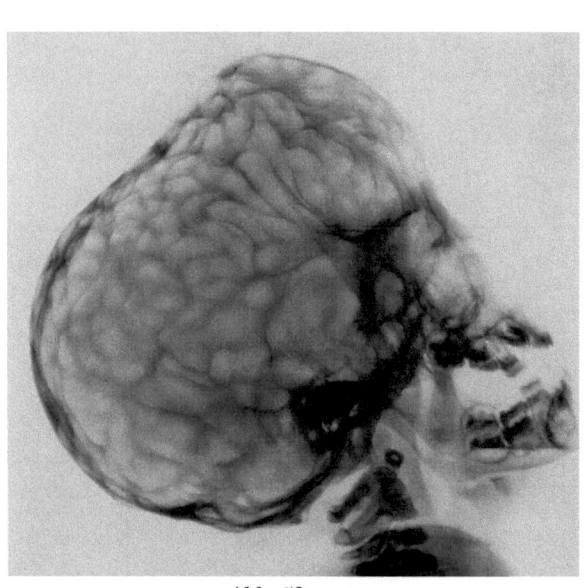

Abb. 52 c

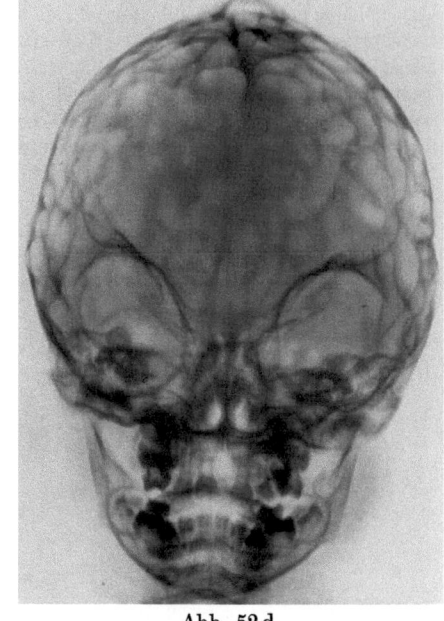

Abb. 52 d

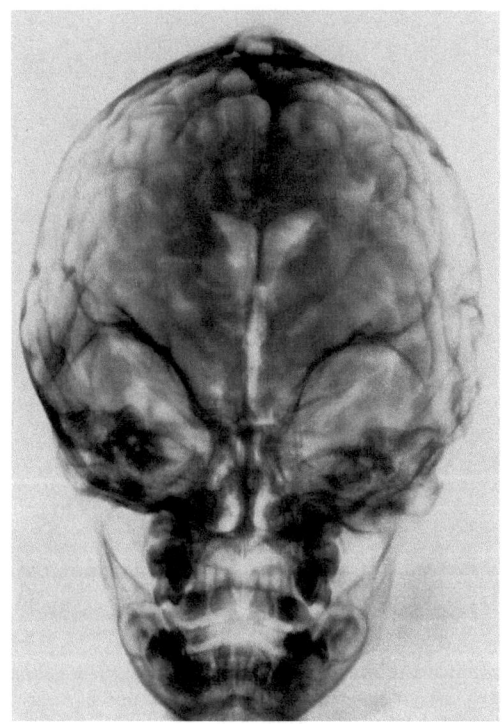

Abb. 52 e

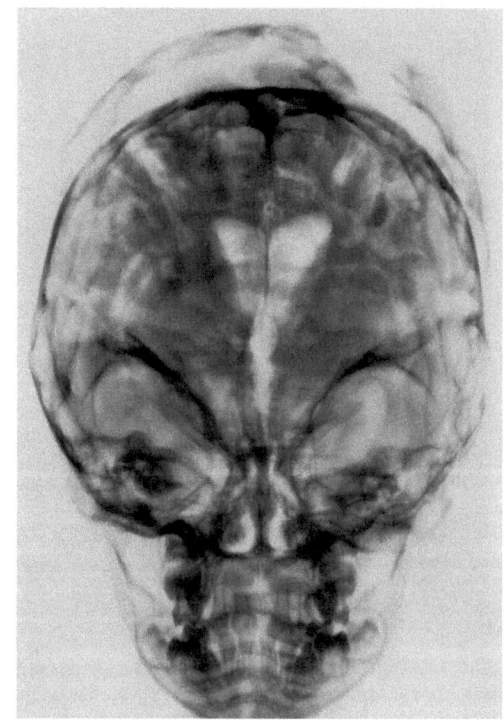

Abb. 52 f

plastisch, dadurch erscheint das Gesicht ausgesprochen flach. Der Exophthalmus kann so hochgradig sein, daß es zu Bulbusluxationen kommt.

Der Gaumenbogen ist auch hier hoch und spitz, im Oberkiefer sind Zahnstellungsanomalien häufig.

In den meisten Fällen ist die Kopfform turmschädelartig wie bei Oxycephalus, doch gibt es auch dolichocephale Schädel.

Röntgenbefunde. Meist Oxycephalie mit prämaturer Synostose der Kranznaht bzw. der Kranz- und Pfeilnaht oder sämtlicher Nähte der Schädelkapsel. Mit der Zahl der beteiligten

Nähte werden die Veränderungen durch den erhöhten Schädelinnendruck entsprechend hochgradig und eindrucksvoll. Bei der seltenen Dolichocephalie (Pfeilnahtsynostose) sind die Druckzeichen gering. Charakteristisch ist auf dem frontalen Bild die Hypoplasie des Oberkiefers und die Abflachung der Orbitae, auf der Sagittalaufnahme der starke Hypertelorismus. Im übrigen entsprechen die Veränderungen denen bei Oxy- bzw. Dolichocephalie beschriebenen Befunden (Abb 52).

Frontalnaht!), das Hinterhaupt ist flach und fällt steil ab. Die Ohren stehen tief.

Der Gaumen ist hoch und spitzbogig mit Anomalien der Zahnung und Zahnstellung im Oberkiefer, der weiche Gaumen oder die Uvula können gespalten sein.

Spezifisch sind bestimmte Veränderungen der Extremitäten, die an den Füßen konstanter und stärker ausgeprägt auftreten als an den Händen und eine teratologische Reihe darstellen (LENZ, PFEIFFER):

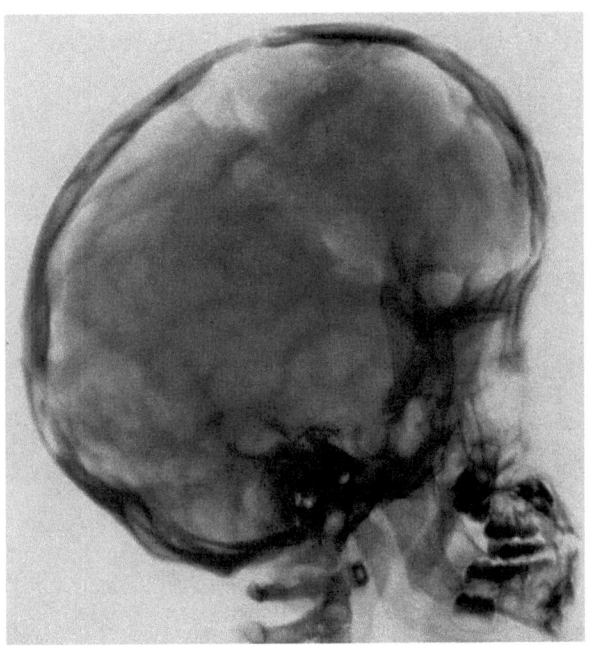

Abb. 52g

Akrocephalosyndaktylie (Apert)

Schon beim Neugeborenen ist dieses Syndrom unverkennbar. Meist liegt ein extremer Oxy- bzw. Akrocephalus vor, Indexwerte bis über 100. Die große Fontanelle ist weit offen tastbar und setzt sich in die breiten Spalten zwischen Scheitel- und Stirnbeinen fort. Typisch sind vor allem ein Hypertelorismus mit antimongoloider Stellung der Lidachsen, eine kurze breite Nase mit stark eingezogener Nasenwurzel, oberhalb welcher häufig eine dicke horizontale Hautfalte verläuft. Exophthalmus ist nicht konstant vorhanden. Die maximale Gesichtsbreite liegt in Höhe der Jochbeine. Die Hypoplasie der Oberkiefer ist nicht so ausgeprägt wie bei Morbus Crouzon, das Gesicht ist im Bereich der Jochbeinansätze flach. Die Stirn ist in der Mitte vorgewölbt (offene

1. Deformation (Verdickung und Verplumpung der Phalangen des 1. Strahles) mit Pollex bzw. Hallux varus, cutane Syndaktylie 2—3.

2. Pollex varus mit Reduktion oder Aplasie der Mittelglieder (Zweizahl der Phalangen), Ankylosen, knöcherne Syndaktylien II—IV (V).

3. Aplasie der Mittelglieder an Händen und Füßen, knöcherne Syndaktylien, vollständige häutige Verschmelzung aller Finger- und Zehenstrahlen, sog. Löffelhand (Abb. 44 u. 53).

Röntgenbefunde. Bei Säuglingen ist die Kranznaht bereits sehr schmal und gerade verlaufend oder bereits völlig verknöchert, die anderen Nähte und die große Fontanelle sind zunächst weit offen. Manchmal ist eine metopische Fontanelle vorhanden. Durch die offene große Fontanelle wächst der Schädel sehr stark in die Höhe (Akrocephalus). Die ,,frontale

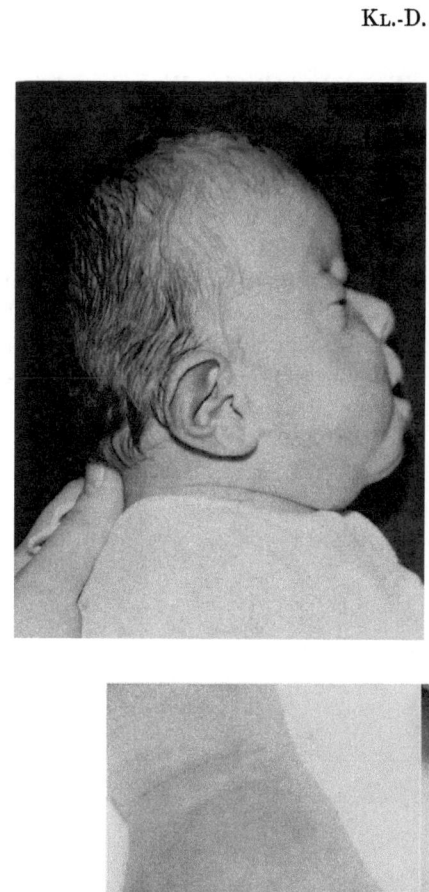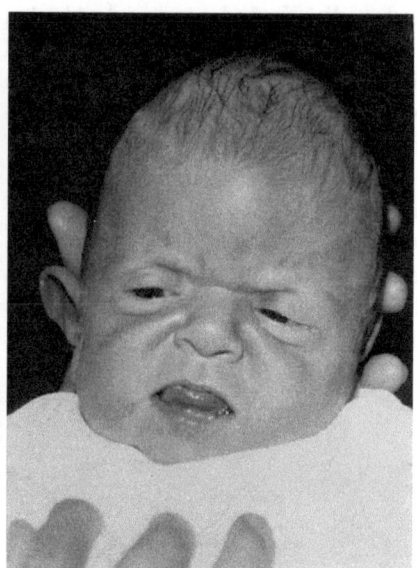

a

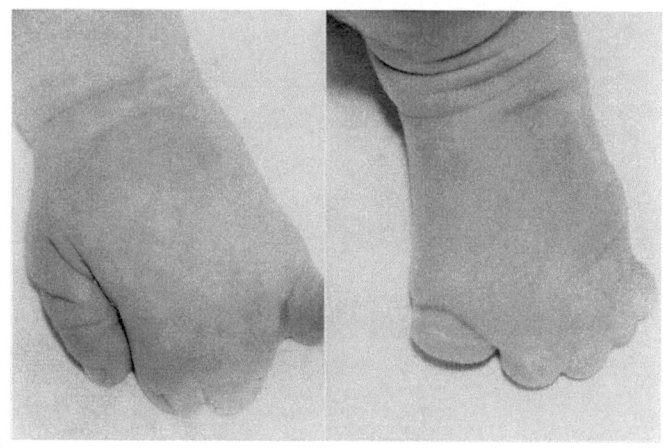

b

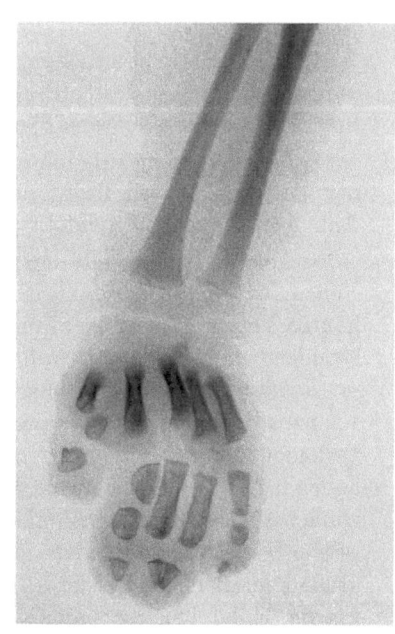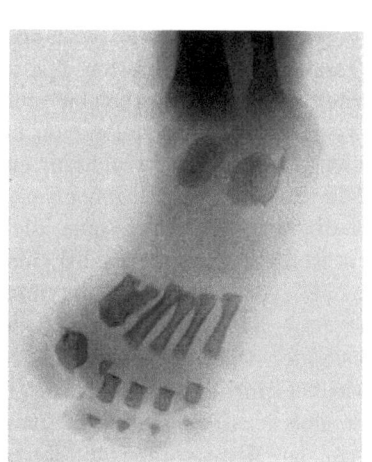

c

Dysplasie" ist ausgeprägt. Die vordere Schädel-basis steht sehr steil und ist ungewöhnlich kurz, Nasenwurzel und obere Maxillaabschnitte sind entsprechend eingesunken, die Orbitae flach. Der Schädel ist häufiger asymmetrisch, echte Plagiocephalien sind jedoch selten. BERTELSEN sowie PARK und POWERS sahen sogar Dolicho-cephali. Trotz dieser Varianten bleibt der Gesichtsausdruck charakteristisch. —

Die Häufigkeitsverteilung

der verschiedenen Craniosynostosen und -ste-nosen ist nicht bekannt, beide Begriffe werden in der Literatur nicht genügend und einheitlich auseinandergehalten. Die Häufigkeit der Naht-verknöcherung in Abhängigkeit vom Lebens-alter (Synostosen ohne Dyscranie) nach Rönt-genuntersuchungen an einem nicht ausgesuch-ten Kollektiv zeigt Abb. 54.

Klinische Statistiken sind sehr stark von der unterschiedlichen Indikationsstellung zur Trepanation beeinflußt: So sind bei ANDERSSON von 179 operierten Craniostenosen 116 Pfeil-nahtsynostosen, die entsprechenden Zahlen bei SHILLITO und MATSON sind 394 bzw. 207. BERTELSEN dagegen hatte unter 219 Cranio-stenosen nur 12 Dolichocephalien, SERFLING und PARNITZKE haben keine Pfeilnahtsynostose operiert.

Ophthalmologische Befunde

Die wichtigste Untersuchung bei jeder Craniostenose ist die des Augenhintergrundes, um die gefürchtete Schädigung des Sehnerven rechtzeitig erkennen und in einem noch rever-siblen Stadium durch Entlastungstrepanation behandeln zu können. Die Zahl der durch Craniostenose Erblindeten wurde in den USA 1952 auf 1500, das sind 5% aller Blinden, geschätzt (CORDES).

Mit zunehmender Zahl der beteiligten Nähte steigt die Häufigkeit der Opticusschäden auf über 70% (s. Tabelle 18).

Abb. 53a—c. Akrocephalosyndaktylie. a 2 Monate alter Knabe. Hoher Hirnschädel mit steil abfallendem Hinterhaupt, vorgewölbte Stirn, tief eingezogene Nasenwurzel, horizontale Hautfalte. Antimongoloide Facies, tiefstehende, große Ohren. b Schwere Miß-bildungen an Händen (Löffelhand) und Füßen. c Röntgenaufnahmen der Extremitäten. Deformation des 1. Strahles, inkomplette Verdoppelung (Fuß), Syndaktylien (Hand) III—IV. Zweizahl der Pha-langen 3 und 4 (Hand) bzw. 2—5 (Fuß). (Typische Röntgenaufnahmen des Schädels s. Abb. 44)

Aus der Tabelle geht die Bedeutung der Kranznaht hervor, während bei isolierter Pfeil-nahtsynostose bisher nur LAITINEN über einen Fall mit Papillenödem berichtet hat.

Die höchste Komplikationsrate am Seh-nerven hat die Dysostosis cranio-facialis mit 80% (12 von 15 Patienten), bei Morbus Apert

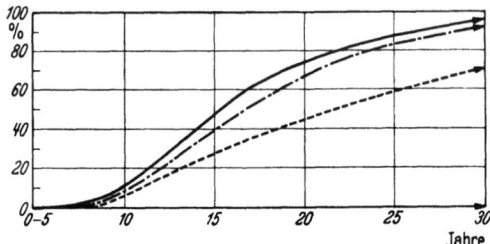

Abb. 54. Prozentuale Häufigkeit der Nahtverknö-cherung. —— Kranznaht, —·—· Pfeilnaht, --- Lamb-danaht. [Nach WANKE und DIETHELM, Langenbecks Arch. klin. Chir. **289**, 435 (1958)]

war einer von 4 Patienten betroffen (nach BER-LELSEN).

Eine Stauungspapille ist meist reversibel und hat nicht mehr als 3—4 Dioptrien. Die Opticusatrophie ist wahrscheinlich sekundär,

Tabelle 18. *Sehnervenkomplikationen (Stauungspapille und Opticusatrophie) bei 126 Patienten unter 30 Jahren mit Craniostenose. (Nach BERTELSEN)*

	Pat.	Komplikat.
Kranznaht	42	9 (21,4%)
Kranz- und Pfeilnaht	21	13 (61,9%)
Kranz-, Pfeil- und Lambda-naht	35	25 (71,4%)
Kranz- und Lambdanaht	3	Ø
Kranznaht einseitig (Plagio-cephalus)	4	Ø
Pfeilnaht	13	Ø
Frontalnaht	8	Ø

wenn auch das Stadium der Stauungspapille nicht beobachtet werden konnte.

Gesichtsfeldeinschränkungen sind — wenn vorhanden — konzentrisch. Vor allem in den ersten 3 Lebensjahren besteht die Gefahr der Sehnervenkomplikationen, nach dem 7. Le-bensjahr treten bei bisher normalem Augen-hintergrundsbefund keine Komplikationen mehr ein. Die Ursache der Sehnervenschäden ist wahrscheinlich der erhöhte Schädelinnendruck (BERTELSEN, ENSLIN, FRIEDENWALD u. a.). Dafür sprechen die Erfolge der Entlastungs-trepanation und eine gewisse Parallelität zwi-schen Opticusschäden, Höhe des Liquordruckes und Sellaveränderungen. Die früher angenommene knöcherne Einengung des Opticuskanales ließ sich röntgenologisch nicht bestätigen. GROSS und MANN fanden Streckung und Knickung des Sehnerven, GREIG und GÜNTHER messen der schlechten Gefäßversorgung (Hypoxie) eine Bedeutung für die Sehnervenschädigung bei. Die knöchernen Orbitaveränderungen bei oxycephalen Schädeln erzwingen eine Bulbusverkürzung und damit häufig eine Hypermetropie. Ein Strabismus divergenz tritt ebenfalls vorwiegend bei Oxycephalien auf, bei Morbus Crouzon in 80% der Fälle.

Neurologische Befunde

Der chronisch erhöhte Schädelinnendruck kann eine Verzögerung der geistigen Entwicklung und Krampfmanifestationen zur Folge haben.

Ist bei Kindern mit Craniostenose die *geistige Entwicklung* retardiert, muß zwischen einem primären und sekundären Schaden differenziert werden, was erhebliche Schwierigkeiten bereiten kann. Im allgemeinen ist bei einfachen Craniostenosen und bei der Dysostosis cranio-facialis primär ein normales Gehirn anzunehmen. Eine Retardierung durch chronischen Hirndruck und später organische Hirnschädigung wird etwa vom 2.—3. Lebensjahr an erkennbar sein. In diesem Alter läßt das Schädelwachstum nach, der Schädelinnendruck steigt noch an, gleichzeitig treten auch zu diesem Zeitpunkt die meisten Opticusschäden auf. Bei der Akrocephalosyndaktylie und der Trigonocephalie sind korrelierte Hirnmißbildungen häufiger. Aber auch hier gibt es intellektuell normale Kinder, nur werden sie aufgrund ihres mißgestalteten Gesichtes häufig zu Unrecht für anormal gehalten, dazu kommt eine Fehlhaltung bzw. Fehlerziehung, die zu psychologischen Schwierigkeiten führt.

Korrelierte Cerebralschäden findet man auch nicht selten bei prämaturen Synostosen der Pfeilnaht ohne wesentliche Zeichen der Dyskranie oder des vermehrten Schädelinnendruckes.

BERTELSEN beobachtete *Krampfmanifestationen* bei rund ¹/₄ der Patienten, meistens als Grand mal. Bei Kindern sind die Krämpfe wohl Folge des Hirndruckes, bei Erwachsenen muß ein organischer Hirnschaden angenommen werden.

Angaben über *Kopfschmerzen* sind bei jungen Kindern wenig zuverlässig, bei Schulkindern und Erwachsenen treten sie als häufigstes Symptom des erhöhten Schädelinnendruckes auf (BERTELSEN).

Das *Elektroencephalogramm* dient ebenfalls dem Nachweis des erhöhten Schädelinnendruckes und zeigt einen veränderten Rhythmus der Alpha-Wellen, bilaterale Amplitudenverminderung und Beta-Superposition beiderseits frontal (SERFLING und PARNITZKE).

Seltene neurologische Befunde sind Pyramidenbahnensymptome (leichte Hemiparesen

Tabelle 19. *Liquordruck bei Craniostenosen.*
[Nach BERTELSEN (B) und LAITINEN (L)]

Alter Jahre	Zahl der Patienten	Druck in mm H$_2$O	Mittelwert mm H$_2$O
\multicolumn{4}{c}{1. 42 Oxycephalien (B)}			
0—10	11	65—500	297
11—20	9	90—240	168
21—30	10	90—300	174
31—55	12	80—290	165
\multicolumn{4}{c}{2. Kranznaht- und kombinierte Nahtsynostosen (L)}			
0—7	11	150—450	326
\multicolumn{4}{c}{3. Pfeilnahtsynostosen (L)}			
0—5	12	100—310	198

oder Paraparesen), Geruchsstörungen, Gleichgewichtsstörungen, Einschränkung des Hörvermögens und Abducensparesen.

Messungen des *Liquordruckes* bei Kindern und Erwachsenen bestätigen den Hirndruck (s. Tabelle 19).

Endokrine Symptome

Die Kombination von Craniostenose und Hypothyreose wurde bisher in 3 Fällen beobachtet (BERTELSEN, EBEL 1964), vereinzelt auch ein Diabetes insipidus. Die von GÜNTHER festgestellte verminderte Körpergröße bei Turmschädelpatienten wurde auch von LAITINEN und BERTELSEN statistisch gesichert. Möglicherweise soll es sich dabei um eine Hypophysenschädigung durch den chronischen Hirndruck handeln.

Andere Mißbildungen

Nicht selten findet man bei Craniostenosen Foramina parietalia permagna (FREEMANN und BORKOWF, LAITINEN, WIEDEMANN). Auch bei einfachen Craniostenosen kommen gelegentlich Poly- und Syndaktylien (nicht vom Apert-Typ) vor.

Der „Turmschädel" bei konstitutioneller hämolytischer Anämie ist eine Formanomalie

Röntgenaufnahmen des Schädels in zwei Ebenen, evtl. ergänzende Aufnahmen der Hinterhauptsschuppe (halbaxial) und der Schädelbasis (axial), stellen die anatomischen Verhältnisse mit den Nahtveränderungen und die

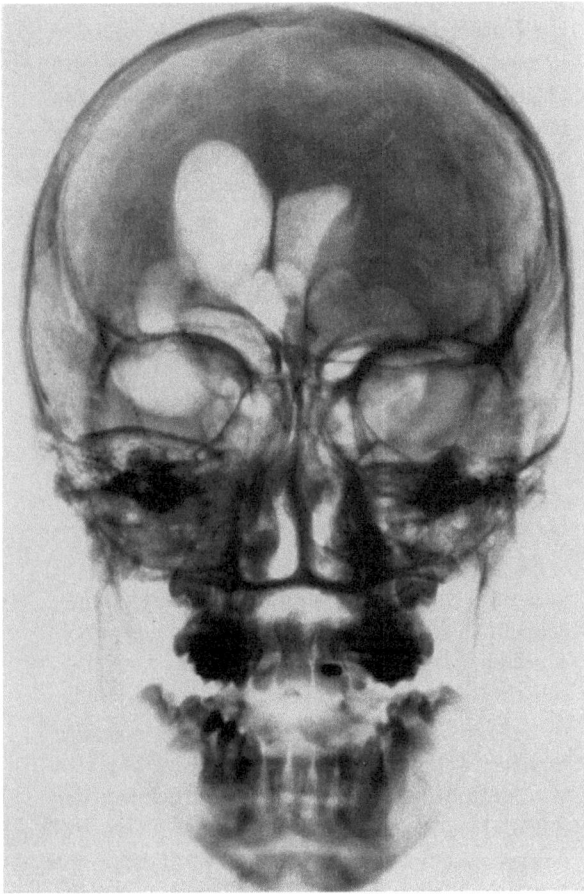

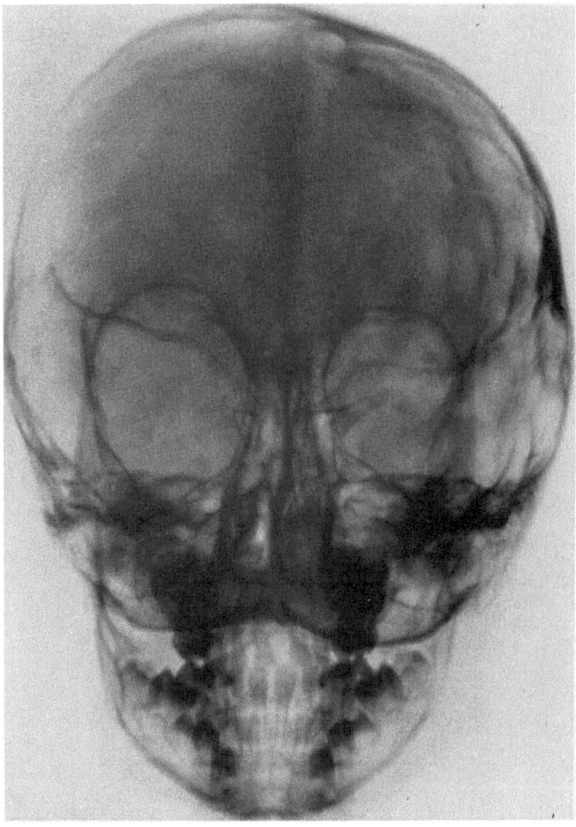

Abb. 55   Abb. 56

Abb. 55. 11jähriges Mädchen mit hochgradiger rechtsseitiger Hirnatrophie, Hydrocephalus internus rechts und Verlagerung des Ventrikelsystems nach rechts. Am Schädel: Rechts ansteigendes Planum sphenoidale, vermehrte Pneumatisation des rechten höherstehenden Felsenbeines, Verdickung des rechten kleinen Keilbeinflügels, sehr ausgeprägte Asymmetrie der Stirnhöhlen

Abb. 56. 6jähriger Junge, Neurofibromatose v. RECKLINGHAUSEN. Asymmetrischer Makrocephalus mit Vergrößerung der rechten Schädelhälfte

und keine Craniostenose. Bei der hohen Knochenmarksaktivität mögen Nähte vorzeitig verknöchern, das ist jedoch klinisch bedeutungslos.

Diagnose

Die äußere Schädelform und die Gesichtsveränderungen erlauben in vielen Fällen die Erkennung einer Craniostenose. Weitere Hinweise sind ein fühlbarer Fontanellenbuckel und der „Kiel" im Bereich der Sagittalnaht. Die

Drucksymptome dar. Ein frühzeitiger Fontanellenschluß allein ist noch kein Symptom einer Craniostenose.

Der Typ der Dyscranie kann noch mit Hilfe des Längen-Breiten-Index bestimmt werden.

Differentialdiagnose

1. *Mikrocephalus* s. S. 92.

Die Unterscheidung einer Mikrocephalie, die in etwa 8% der Fälle mit prämaturen Nahtsynostosen einhergeht (HEMPLE u. Mitarb.), von einer Craniostenose ist von hoher praktischer Bedeutung. Es fehlen jedoch alle Zeichen des erhöhten Schädelinnendruckes, vielmehr handelt es sich um eine sog. passive Synostose (s. Abb. 60).

2. „*Turmschädel*" als konstitutionelles Merkmal ohne Craniostenose und ohne ver-

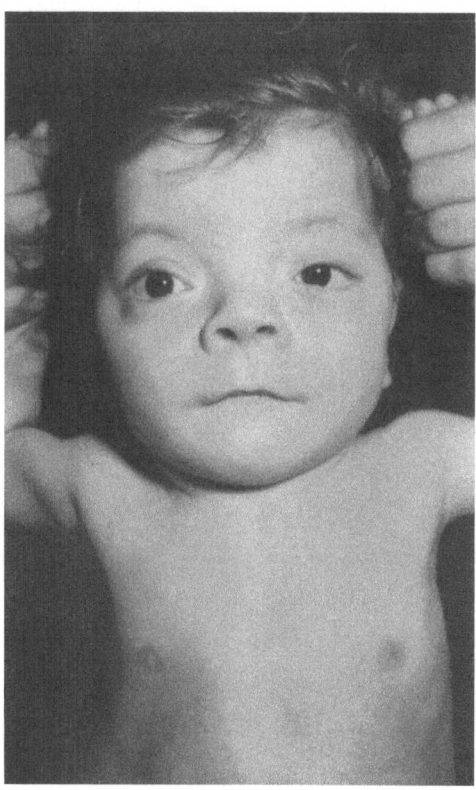

Abb. 57. Hypertelorismus. 1jähriges Mädchen, körperlich und geistig stark retardiert. Brachycephalus, normale Nahtverhältnisse. Augenwinkelindex: 49. Umfang-Interorbitalindex: 10,7

mehrten Schädelinnendruck. Der Terminus Turmschädel sollte nur für oxycephale Craniostenosen reserviert bleiben. COHEN spricht zur Abgrenzung von familiärem Pseudoturmschädel (CATEL). Das Enslin-Syndrom (Turmschädel, Exophthalmus, Adenoide) ist ebenfalls keine Craniostenose, sondern eine sekundäre Schädelveränderung durch die Adenoide (HUSLER). Andererseits werden bei Craniostenosen nach BERTOLOTTI öfter Adenoide gefunden. Möglicherweise täuscht die häufige Gaumenmißbildung Adenoide vor, oder die mit dieser Mißbildung verbundene Infekthäufung leistet der Adenoidbildung Vorschub.

3. Bei der Differentialdiagnose des *Plagiocephalus* sind alle Zustände, die zu einer pathologischen Asymmetrie des Hirnschädels führen, zu berücksichtigen, vor allem einseitige hirnatrophische Prozesse bei frühkindlichem Cerebralschaden. Hierbei ist eine Schädelhälfte verkleinert, die Nahtverhältnisse sind jedoch zur Unterscheidung vom echten Plagiocephalus normal (FRIEDMANN u. SCHMIDT-WITTKAMP) (Abb. 55). Asymmetrien treten ferner bei einseitiger cerebraler Hyperplasie wie der Neurofibromatose v. Recklinghausen und dem halbseitigen Riesenwuchs auf (Abb. 56).

Exogen bedingte Asymmetrien entstehen bei Säuglingen durch konstant einseitige Lagerung, durch einseitigen intrauterinen Druck, durch muskulären oder ossären Schiefhals, durch Tumoren an der Schädelwand und anderes.

Alle diese Asymmetrien sollten im Gegensatz zum echten Plagiocephalus durch einseitige Nahtsynostose als *Pseudo-Plagiocephalus* zusammengefaßt werden.

4. Das *Pseudo-Crouzon-Syndrom* (FRANCESCHETTI) umfaßt Übergangsformen zwischen echtem Morbus Crouzon und einfacher Oxycephalie. Die Veränderungen am Gesichtsschädel sind nur angedeutet oder fehlen völlig.

5. Die *Dystrophia periostalis hyperplastica familiaris* (DZIERZYNSKY) ist eine Kombination von prämaturen Synostosen, Verdickung der Schädel- und Gesichtsknochen und Brachydaktylie. Dies Krankheitsbild muß von der Dysostosis cranio-facialis abgegrenzt werden und ist nach GÜNTHER nur eine zufällige Kombination.

6. *Dysencephalia splanchnocystica* (GRUBER). Dieser Mißbildungskomplex umfaßt Poly- oder Syndaktylien, Mißbildung des Gesichtsschädels (Hypertelorismus, evtl. Exophthalmus), Spaltbildungen der Wirbelsäule, Mißbildungen des äußeren Genitale und cystische Veränderungen an Leber, Pankreas, Nieren und Ovarien.

7. *Hypertelorismus* (GREIG) (s. Abb. 57). Das Symptom wird häufig bei Craniostenosen beobachtet. Es kommt jedoch auch isoliert oder in Kombination mit Brachycephalie (oder Mikrocephalie) und Minderwuchs sowie anderen nicht konstanten Merkmalen (Greig-Syndrom) vor. Die Bestimmung erfolgt nach dem Augenwinkelindex:

$$\frac{\text{Distanz der inneren Augenwinkel[1] in cm}}{\text{Distanz der äußeren Augenwinkel in cm}} \times 100$$

Werte über 38 = Euryopie, über 42 = Hypertelorismus,

und dem Umfang — Interorbitalindex:

$$\frac{\text{Distanz der inneren Augenwinkel[1] in cm}}{\text{Kopfumfang in cm}} \times 100$$

Über 6,8 = Euroypie, über 8,0 = Hypertelorismus (nach PAULI).

Komplikationen

1. Schädigung des Sehnerven: Stauungspapille und Opticusatrophie, seltener Luxationen des Bulbus bei extremen Graden von Exophthalmus.

2. Verzögerung der geistigen und körperlichen Entwicklung.

3. Krampfanfälle.

4. Hydrocephalus und Hirnatrophie durch den chronischen Hirndruck.

5. Akute Dekompensation einer kompensierten Craniostenose mit Hirndrucksteigerung (nach banalen Traumen, Fieber, Insolation usw.).

6. Progression der Synostosen (s. S. 78).

7. Schädigung anderer Hirnnerven und der Pyramidenbahnen.

8. Als Rarität Spontanperforation der Schädelkalotte mit Prolaps von Hirngewebe.

Prognose

Bei Dolichocephalie, Plagiocephalie und dem einfachen Trigonocephalus sind in der Regel keine Komplikationen zu erwarten, die Prognose ist ohne Behandlung gut, abgesehen von der immer möglichen Progression der Synostosen.

Die komplexen Formen der Trigonocephalie sind in ihrer Prognose bestimmt von dem Ausmaß der korrelierten Hirnmißbildung. Hirndruckerscheinungen werden bei dieser Dyscranie nicht beobachtet.

Bei allen anderen Formen der Craniostenose ist die Komplikationshäufigkeit, insbesondere von seiten des Sehnerven, statistisch abhängig von der Zahl der beteiligten Nähte.

Sind die ersten 7 Lebensjahre ohne Komplikationen verlaufen, so ist für einen bis dahin ungeschädigten Sehnerven keine Gefahr mehr vorhanden. Bei bestehender Opticusatrophie

ist jedoch auch später noch eine weitere Verschlechterung der Sehfähigkeit möglich. Auch die neurologischen Komplikationen an anderen Hirnnerven und den Pyramidenbahnen stellen sich öfter erst im Erwachsenenalter ein. Die Gefahr einer akuten Dekompensation bei relativ geringfügigen Hirnschwellungen ist ebenfalls ständig latent vorhanden.

Therapie

Die einzige kausale Behandlung der Craniostenosen ist die Entlastungstrepanation. Je nach Technik ist das Risiko dieses Eingriffes mehr oder minder geringfügig geworden (SHILLITO und MATSON hatten 2 Todesfälle bei 394 Operationen).

Eine absolute Indikation zu dieser Therapie sind drohende oder manifeste Komplikationen, vor allem neurologischer und ophthalmologischer Art.

Als relative Indikation können die Craniostenosenformen angesehen werden, die erfahrungsgemäß zu Komplikationen neigen, d.h. alle Oxycephalien und komplexe Craniostenosen. Hierbei handelt es sich dann um einen prophylaktischen Eingriff.

Aktiv eingestellte Chirurgen wie ANDERSON, GROB, INGRAHAM, LAITINEN, SHILLITO und MATSON plädieren für die Operation jeder Craniosynostose im 1. Lebenshalbjahr. Die Erfolge sprechen für diese Ansicht, der jüngste Patient INGRAHAMs war $1^1/_2$ Wochen alt (McLAURIN und MATSON). Bei Craniostenosen, die erfahrungsgemäß keine Komplikationen erwarten lassen (quantitativ stehen hierbei die Pfeilnahtsynostosen weit im Vordergrund), handelt es sich praktisch um eine kosmetische Operation, die Diskussion über das Für und Wider der aktiven Therapie ist noch im Gange. Nicht wenige Autoren haben sich, besonders hinsichtlich der isolierten Pfeilnahtsynostose, zurückhaltend geäußert (BERTELSEN, FREEMAN u. Mitarb., HEMPLE u. Mitarb., PEMBERTON u.a.). Gerade bei den Dolichocephalien ist im einzelnen nicht vorherzusagen, welche Ausmaße die Dyskranie im Laufe des Wachstums annehmen wird; ebensowenig ist jedoch ein bestimmtes kosmetisches Ergebnis durch eine Operation zu garantieren.

Bei hochgradiger entstellender Mißbildung durch halbseitige Kranznahtsynostose wird man natürlich versuchen, einen gewissen Ausgleich zu schaffen.

---

[1] Die Messung erfolgt von den Tränenpünktchen.

Die Art des Eingriffs richtet sich nach dem anatomischen Befund:

Parasagittale lineare Craniektomie nach Ingraham bei Pfeilnahtsynostosen,

vertikale Craniotomie (Wanke) bei Kranznahtsynostosen.

Andere Verfahren sind die zirkuläre Craniotomie nach K. H. Bauer, die Fragmentation nach King und deren Modifikationen nach Tönnis und Hoeberechts. Problematisch ist die Neigung zur raschen Knochenneubildung. Man versucht, dieses durch Abdeckung der neu geschaffenen Knochenränder mit Polyethylenfilm oder durch Duraschichtresektion (Brenner) zu verhindern.

Nach der Operation verbreitern sich die künstlich geschaffenen Nähte, die Schädelform wird im günstigen Falle harmonischer, was mit Hilfe des Breiten-Längen-Index objektiv er-faßt werden kann. Klinische und röntgenologische Hirndruckerscheinungen und dadurch entstandene Komplikationen bilden sich zu-rück. Röntgenologisch ist das besonders an der zunehmenden Verdickung der Kalotte und dem Rückgang der Impressiones digitatae ablesbar (Abb. 52). Allmählich bildet sich in den gesetzten Lücken erneut Knochen, so daß bei Verwendung von Plastikfolie die doppelte Anzahl von „Nähten" entsteht.

Lassen die Symptome der Craniostenose bei der Erstuntersuchung noch eine abwartende Haltung gerechtfertigt erscheinen, so muß der Patient doch in ständiger Beobachtung bleiben. Die Kontrolle des Augenhintergrundes und auch des röntgenologischen Schädelbefundes (zunehmende Hirndruckzeichen? Progression der Synostosen?) in etwa halbjährlichen Ab-ständen sollte keinesfalls versäumt werden.

Anomalien infolge pathologischer Gehirnentwicklung

Mikrocephalus

Ein abnorm kleines Gehirn (Mikrencephalie) hat die Entwicklung eines entsprechend ver-reichendem Schädelinnendruck zunächst ein normales Schädelwachstum möglich, sogar ein Hydranence-phalus kann eine normale oder erhöhte Schädelgröße haben (Schönenberg und Sinatbachsch).

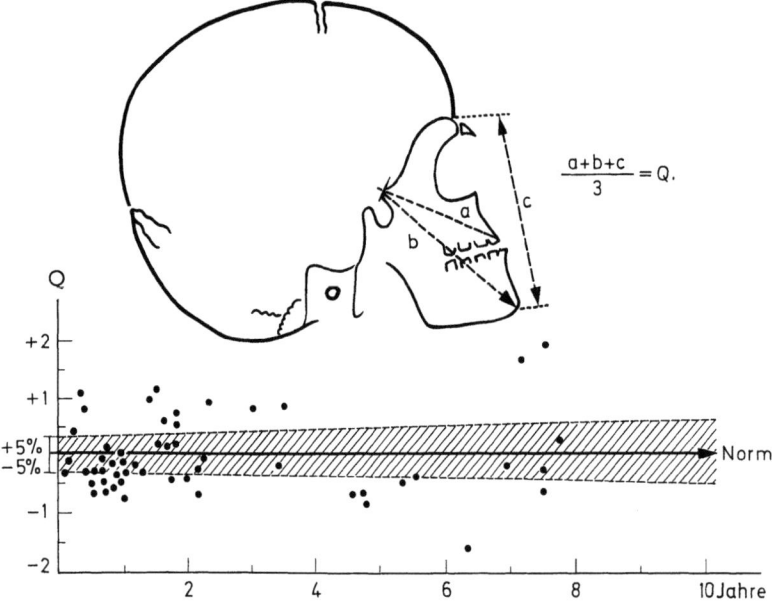

$$\frac{a+b+c}{3} = Q.$$

Abb. 58. Der Gesichtsschädel bei 53 Mikrocephalien. Flächenquotient (Q) nach F. Schmid und Filthuth. Nur etwa ein Viertel liegt über der Altersnorm, die Hälfte im Normbereich. Der Rest hat zu kleine Gesichts-schädel, hier handelt es sich um mehr oder minder „harmonische" oder „proportionierte" Mikrocephali des Hirn- und Gesichtsschädels. (Volumenquotient s. Abb. 43)

minderten Hirnschädelvolumens, eines Mikro-cephalus, zur Folge.

Wird das fehlende Gehirnvolumen allerdings durch Liquorproduktion ausgeglichen, so ist bei aus-

Die Diagnose eines Mikrocephalus durch Schädelmaße ist in schweren Fällen nicht nötig, in Grenzfällen schwierig; die Entschei-dung muß dann im Zusammenhang mit an-

Abb. 59a—c. Mikrocephalus, „dolichocephal", 4 Monate alter Junge, Kopfumfang —7 cm. a Typisches Mißverhältnis zwischen zu kleinem Hirnschädel und dem plump wirkenden Gesicht, große Ohren. b, c Röntgenaufnahmen: Schmaler, flacher Hirnschädel mit dicken Kalottenknochen. Nähte sämtlich vorhanden. Auf der Sagittalaufnahme zeichnen sich links die Hautfalten der zu weiten Kopfschwarte ab. Volumen-Quotient —1,0, Flächen-Quotient (Gesichtsschädel) +1,1. Klinisch: Geburtstrauma, Sectio, in den ersten 6 Lebenstagen ständig gekrampft, stark xanthochromer Liquor

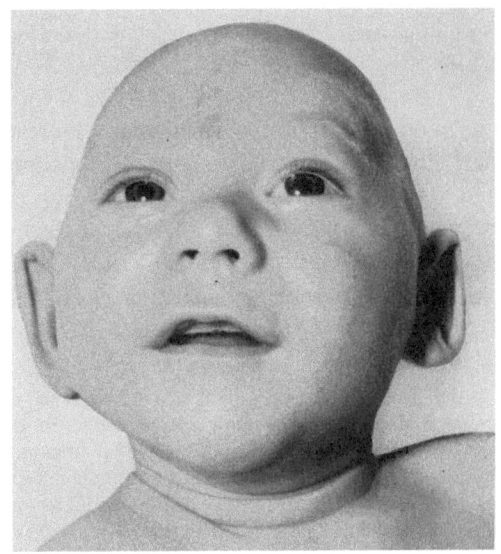

a

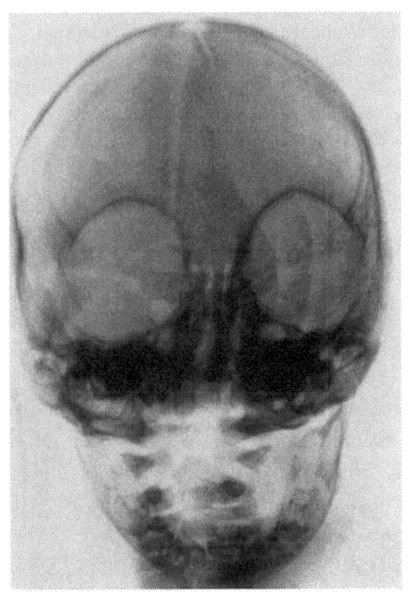

b

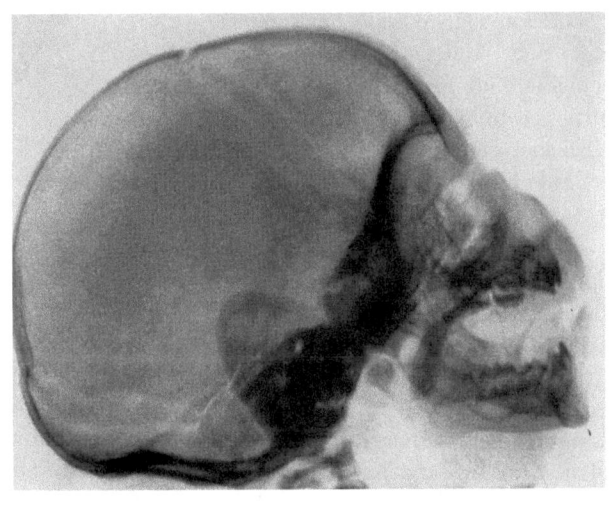

c

deren Befunden (Intelligenz, Luftencephalogramm, Verlaufskontrolle) gefällt werden.

Zum Ausmessen der Röntgenbilder des Schädels in zwei Ebenen sind die Normwerte von F. SCHMID und FILTHUTH mit dem Volumenquotienten des Hirnschädels und dem Flächenquotienten des Gesichtsschädels verwendbar (Abb. 43, 58).

Die alte Einteilung der Mikrocephalie von GIACOMINI in *Mikrocephalia vera* = verkleinertes Gehirn ohne sonstigen pathologischen Befund und

Mikrocephalia spuria = fetale Schädigung mit Entwicklungshemmung, wird teils noch

anerkannt (IBRAHIM, CATEL), teils für überholt angesehen (HALLERVORDEN, SCHÖNENBERG und SINATBACHSCH); nach CATEL ist die Trennung dieser beiden Formen nicht immer möglich. Ganz selten kann auch eine Craniostenose als Mikrocephalus imponieren, doch ist die Abgrenzung durch die Nahtveränderungen und die Hirndruckzeichen leicht.

Ätiologie

1. *Erbliche Formen* (GREBE). Die Vererbung ist teils recessiv, teils unregelmäßig dominant. MORI hat 54 familiäre Fälle aus der Literatur gesammelt; in einer Familie fanden sich unter

11 Geschwistern 6 Mikrocephalien, 2 Makrocephalien und 2 mit einem angeborenen Herzfehler.

2. *Exogene Schädigung* des Gehirnes intrauterin oder im frühesten Kindesalter. Es resultiert eine Hemmung der weiteren Entwicklung und damit fehlt der adäquate Reiz für das Schädelwachstum. Die wichtigsten Faktoren sind Komplikationen während der Geburt (Abb. 59), intrauterine Infektionen (Röteln, Toxoplasmose, Cytomegalie) und Strahlenschädigung.

Bei Röntgentherapie der Mutter während der ersten 5 Monate der Gravidität sind schon in den ersten Jahrzehnten nach Einführung der Strahlentherapie eine ganze Reihe von Mikrocephalien beobachtet worden (L. SCHALL). Die Schädigung ist termin- und dosisabhängig, wie auch entsprechende Nachuntersuchungen in Hiroshima ergeben haben (PLUMMER).

3. *Mikrocephalien im Rahmen der komplexen Dyscranien* (multiple Abartungen, Systemerkrankungen und Chromosomenanomalien), z. B.: Fanconi-Anämie, Trisomie-D (PATAU) etc. Sehr seltene Ursachen einer Mikrencephalie sind Entwicklungsstörungen des Gehirnes durch sehr früh einsetzende diffuse Hirnsklerose (SCHÖNENBERG) oder die kongenitale Form der amaurotischen Idiotie (NORMAN-WOOD). —

Bei dem größeren Teil der Patienten gelingt eine ätiologische Klärung nicht. Die Anamnese über den Schwangerschafts- und Geburtsverlauf gibt bestenfalls gewisse Anhaltspunkte.

Pathologisch-anatomisch ist bei der Mikrencephalie der Hirnmantel im Verhältnis zu Stammganglien, Hirnstamm und Kleinhirn zu klein. Großhirn und Kleinhirn liegen wie beim Säugetier hintereinander. Die Fissura Sylvii klafft und läßt die Insel frei hervortreten, das Operculum kann fehlen. Der Bau der Hirnrinde ist vereinfacht, Sekundärwindungen fehlen (Makrogyrie); die inneren Strukturen können vollkommen normal erscheinen, meist sind aber Entwicklungsstörungen wie Pachygyrie, Mikrogyrie, Heterotopien u. a. oder Defekte, z. B. Porencephalie, nachweisbar. — Extremfälle von Mikrencephalie sind Hirngewichte von 25 g und 195 g bei 4 Monate bzw. 3½ Jahre alten Kindern (HALLERVORDEN).

Klinik

Symptomatologie. In ausgeprägten Fällen erlaubt das typische Erscheinungsbild die unmittelbare Diagnose: Das Mißverhältnis zwischen dem abnorm kleinen Hirnschädel mit fliehender, flacher Stirn und dem plump wirkenden Gesicht (Abb. 59); die Kiefer können kräftig ausgebildet sein, die Zähne groß und vorstehend, häufig finden sich große Ohrmuscheln. Die Kopfhaut ist gelegentlich zu weit und daher faltig (Cutis verticis gyrata). Die große Fontanelle schließt sich oft vorzeitig. Es gibt auch andere Typen des Mikrocephalus, bei denen das Gesicht mehr proportioniert zum Hirnschädel erscheint oder Wachstumsstörungen der Mandibula (Mikrogenie) im Profil ein vogelartiges Aussehen hervorrufen (s. unten).

Nach H. VOGT wirkt sich der fehlende Einfluß des Gehirnes auf die verschiedenen Teile des Schädels unterschiedlich aus: am stärksten sind und bleiben die Schädelhöhe und die biparietale Breite reduziert. Auch der verminderte Schädelumfang zeigt nur geringe Zunahme im Wachstumsalter. Die Schädelbasis ist weniger im Wachstum beeinträchtigt, da sich hier der Einfluß der Sinnesorgane auswirkt; diese wachsen selbständig, erreichen ihre volle Größe und Funktionstüchtigkeit und dementsprechend auch die zugehörigen Schädelabschnitte. Unter Umständen wirkt der Gesichtsschädel breiter als die Kalotte.

Die geistige Entwicklung ist in der Regel mehr oder minder gestört, häufig findet sich Idiotie.

Nicht selten sind die Kinder lebhaft und sehr beweglich, viele haben ein Krampfleiden. Vom positiven Babinski-Reflex bis zu schwersten spastischen Paresen und anderen neurologischen Symptomen des Cerebralschadens finden sich alle Übergänge. Es werden auch koordinierte Veränderungen beobachtet: Mißbildungen an Augen und Gliedmaßen, Zahnanomalien, Hautveränderungen wie Epidermolysis bullosa oder Pigmentanomalien wie beim Bloch-Sulzberger-Syndrom. —

Röntgenbefunde. Der Hirnschädel kann gleichmäßig verkleinert, mehr dolichocephal oder mehr brachycephal sein. Sehr häufig ist die Höhe (Tub. sellae-Bregma) reduziert. Anscheinend überwiegen bei hochgradigen Mikrocephalien die Kurzschädel. Die Ausmaße des Gesichtsschädels sind meist normal, nicht selten unter, gelegentlich auch über der Norm (Abb. 58). Mäßige Schädelasymmetrien kommen vor. Die Kalottenknochen können schon bei Säuglingen ungewöhnlich dick werden, auch die Basis hat öfter plumpe Knochen, z. B. die kleinen Keilbeinflügel. Die Nähte sind in den meisten Fällen sichtbar, oft sehr schmal und gerade verlaufend, bei älteren Kindern mit Sklerose an den Rändern. Eine prämature Nahtsynostose ist nicht häufig (etwa 8% nach HEMPLE), Zeichen der Craniostenose treten nicht auf, es handelt sich um eine „passive Synostose" (FELD) durch fehlenden Wachstumsreiz (Abb. 60). Wie die Hyperostose des Schädels sind auch frühzeitig auftretende und große Nasennebenhöhlen sowie ausgedehnte Pneumatisation der Felsenbeine als Kompen-

delwachstum verläuft gleichmäßig unterhalb der Normkurve. Die Kinder sind geistig retardiert, erreichen meist Kindergartenniveau, Idiotie kommt nicht vor. —

Die *Dysostosis mandibulo-facialis* (FRANCESCHETTI) zeigt Entwicklungsstörungen des Gesichtsschädels mit „Aztekengesicht", aber keinen ausgesprochenen Mikrocephalus.

Prognose. Die Lebenserwartung der Mikrocephalen ist durch die Hirnschädigung im all-

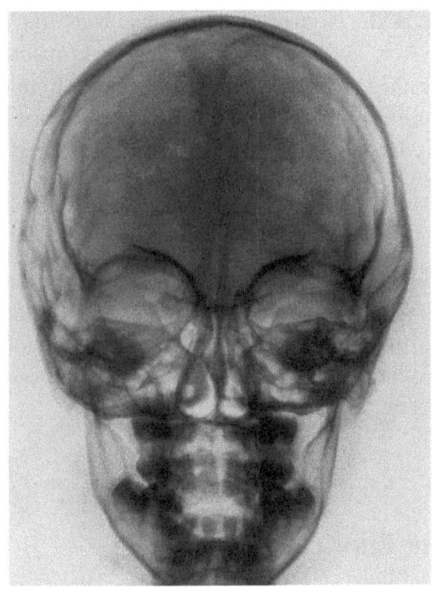
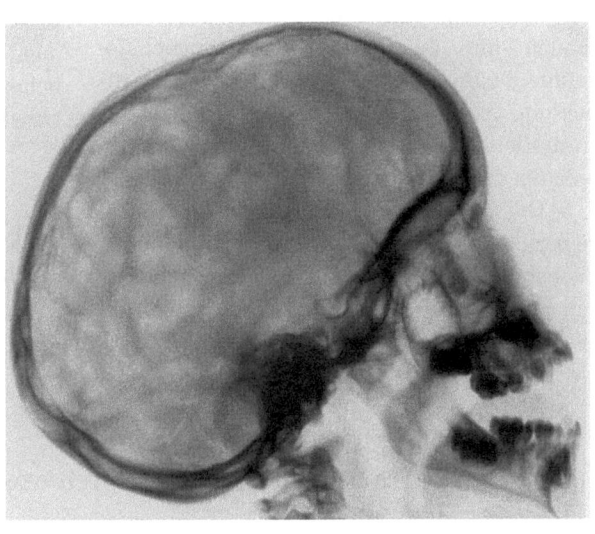

a   b

Abb. 60a u. b. Mikrocephalus, $3^2/_{12}$ Jahre altes Mädchen, Kopfumfang —3,5 cm. Prämature Synostose der Kranz- und Pfeilnaht. Flacher Hirnschädel, kräftige Kalottenknochen, lebhafte Impressiones. Schädelbasis normal. Keine Craniostenose! Debilität, Entwicklungsquotient 0,69. Fundus o. B.

sationserscheinungen zu verstehen. Intrakranielle Verkalkungen sind Hinweise auf abgelaufene entzündliche Prozesse, vor allem Toxoplasmose.

Das Luftencephalogramm zeigt am häufigsten einen Hydrocephalus internus, daneben corticale Atrophien, Porencephalien, Atrophie des Kleinhirnes und andere Mißbildungen. Die Skeletentwicklung ist oft normal, retardiertes und auch beschleunigtes Wachstum kommt vor.

Differentialdiagnose. Der *primordiale Zwerg* hat einen relativ großen Kopf mit proportioniertem Gesicht, die Intelligenz ist nicht wesentlich gestört.

Der *Nanocephalus* oder Vogelkopfzwerg (SECKEL) zeigt eine proportionierte Verkleinerung von Kopf und Gesicht, Kopfumfang maximal beim Erwachsenen 42 cm; das Schä-

gemeinen vermindert. In schweren Fällen werden die Kinder nur Monate oder selten Jahre alt (VOGT). Bei guter Pflege können Mikrocephale unter Umständen über 40 Jahre alt werden (IBRAHIM). —

Bei sehr jungen Kindern ist eine gewisse Entwicklung der geistigen und körperlichen Fähigkeiten möglich, jedoch im einzelnen schwer abzuschätzen und vorauszusagen.

Eine wirksame Therapie gibt es nicht.

Makrocephalus

Eine Vergrößerung des Hirnschädels beruht auf einem erhöhten Volumen des Schädelinhaltes. In den meisten Fällen ist die Ursache ein Hydrocephalus (s. S. 148).

Die Bestimmung der Schädelvergrößerung ist durch Umfangsmessung möglich, genauere

Festlegung ist auf Röntgenbildern in zwei Ebenen zu erzielen.

Neben dem Hydrocephalus gibt es einige Makrocephalusformen mit regelrechtem Ventrikelsystem.

1. Familiäre Großköpfigkeit (physiologisches Kephalon nach VIRCHOW). Es handelt sich um eine echte Hyperplasie des Groß- und Kleinhirnes, die Intelligenz ist normal (CATEL).

2. Interstitielle Megencephalie (pathologisches Kephalon nach VIRCHOW). Hier liegt eine Proliferation von Gliagewebe in die weiße Substanz der Hemisphären vor. Die Abgrenzung von einem Hydrocephalus ist unter Umständen nur durch eine Pneumencephalographie möglich. Die Kinder sind in ihrer Entwicklung retardiert und haben häufig ein Krampfleiden. Auch diese Form des Makrocephalus tritt familiär auf (CATEL, IBRAHIM).

3. Die sog. Megacephalie bei Frühgeborenen. Sie beruht auf einem anfangs relativ schnelleren Wachstum von Schädel und Gehirn gegenüber dem Körper. Diese Diskrepanz gleicht sich im 2.—3. Lebensjahre wieder aus (CATEL).

4. Bei der Präpubertätsfettsucht mit Überlänge (Adiposogigantismus) liegt häufig ein Makrocephalus vor. Die Schädelvergrößerung ist harmonisch und kann schon bei Kindern im Schulalter die Erwachsenen-Norm beträchtlich überschreiten (EBEL, 1962; WECHSELBERG u. DIENHART). Geistig sind die Kinder unauffällig. Ganz ähnliche Schädelvergrößerungen können bei dem Laurence-Moon-Bardet-Biedl-Syndrom vorkommen.

5. Seltene Erkrankungen mit Makrocephalus sind z.B. die Neurofibromatose v. Recklinghausen (Abb. 56), auch bei der infantilen amaurotischen Idiotie nach TAY-SACHS kommen Verläufe mit Makrocephalus ohne wesentlichen Hydrocephalus vor (L. MARTIN-SNEESSENS).

Pseudo-Plagiocephalus

Eine asymmetrische Schädelentwicklung entsteht durch einseitige hirnatrophische oder -hypertrophische Prozesse. Differentialdiagnose s. S. 90 (Abb. 55, 56).

Wachstumsstörungen durch exogene Einwirkungen

Die Schädelform des Neugeborenen wird durch den Geburtsvorgang beeinflußt. Bei Säuglingen in den ersten Lebensmonaten spielt die Lagerung für die Konfiguration des Schädels eine wichtige Rolle, besonders wenn eine bestimmte Lage bevorzugt wird. So können brachycephale, dolichocephale und pseudo-plagiocephale Schädel entstehen. Bei normaler statischer Entwicklung der Kinder nimmt nach dem Laufenlernen der Schädel allmählich seine erbbedingte Form an (ABELS, CATEL und GRUBE, PHILIPP).

Durch pathologisch verlängerte Liegezeit im Säuglingsalter, z.B. bei chronischen Erkrankungen, können beträchtliche Deformierungen entstehen (Abb. 61).

Künstliche Deformierungen des Schädels findet man bei primitiven Völkerstämmen, s. dazu MARTIN.

Differentialdiagnose des Pseudo-Plagiocephalus s. S. 90.

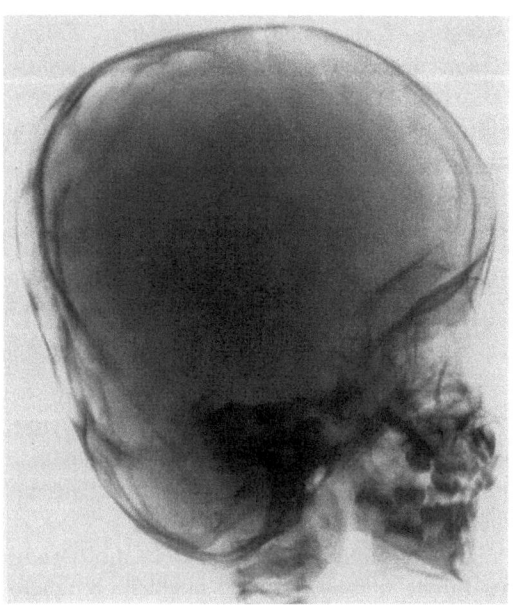

Abb. 61. 2jähriges Mädchen mit einem Cerebralschaden und stark verzögerter statischer Entwicklung. Als Folge der Rückenlage ist ein occipital stark abgeplatteter „Turmschädel" entstanden. Lebhafte Impressiones occipital. Asymmetrischer Makrocephalus

Komplexe Dyscranien

Das Kleeblatt-Schädel-Syndrom (HOLTERMÜLLER u. WIEDEMANN, GERKEN)

Im Vordergrund dieses sehr seltenen Mißbildungs-Syndroms steht die charakteristische Deformierung des Schädels mit Vortreibungen im Bereich der Schädelhöhe und der Temporalregionen. Anscheinend handelt es sich um eine Kombination von Nahtanomalien, Hirnmißbildungen und Hydrocephalus. Weitere Anomalien finden sich im Bereich des Gesichtsschädels, nicht obligat auch an der Wirbelsäule und den Extremitäten. —

Im Rahmen von multiplen Mißbildungen, Systemerkrankungen und Chromosomenanomalien sind häufiger Dyscranien zu finden. Sie sind bei den entsprechenden Krankheitsbildern besprochen, da die Schädeldeformität meist nicht den entscheidenden Befund darstellt.

Literatur

ABELS, H.: Die angeborenen Formabweichungen des menschlichen Schädels und ihre Entstehung. Wien. klin. Wschr. 40, 1217 (1927).

ANDERSON, F. M., and L. GEIGER: Craniosynostosis, a survey of 204 cases. J. Neurosurg. 22, 229 (1965).

ANDERSSON, H.: Craniosynostosis as a complication after operation for hydrocephalus. Acta paediat. (Uppsala) 55, 192 (1966).

APERT, E.: De l'acrocéphalosyndactylie. Bull. Soc. méd. Hôp. Paris 23, 1310 (1906); 47, 1669 (1923).

ATKINSON, F. R. B.: Hereditary cranio-facial dysostosis, or Crouzon's disease. Med. Press 195, 118 (1937).

BERTELSEN, T. J.: The premature synostosis of the cranial sutures. Acta ophthal. (Kbh.), Suppl. 51 (1958).

BLANK, C. E.: Apert's syndrome (a type of acrocephalosyndactyly) — observations on a British series of thirty-nine cases. Ann. hum. Genet. 24, 151 (1960).

BRENNER, H.: Die Duraschichtresektion, ein modifiziertes Operationsverfahren zur Behandlung der prämaturen Craniosynostosis. Wien. med. Wschr. 115, 474 (1965).

CAMPBELL, J. A.: Roentgen aspects of cranial configuration. Radiol. Clin. N. Amer. 4, 11 (1966).

CATEL, W.: Differential-Diagnose von Krankheitssymptomen bei Kindern und Jugendlichen, Bd. I. Stuttgart: Georg Thieme 1961.

—, u. J. GRUBE: Über den Einfluß der Lagerung auf die Schädelform der Säuglinge. Jb. Kinderheilk. 143, 129 (1934).

CORDES, F. C.: Optic atrophy in infancy childhood and adolescence. Amer. J. Ophthal. 35, 1272 (1952).

CROUZON, O.: Dysostose cranio-facial héréditaire. Bull. Soc. méd. Hôp. Paris 33, 545 (1912).

CURRARINO, G., and F. N. SILVERMAN: Orbital hypotelorism, arhinencephaly and trigonocephaly. Radiology 74, 206 (1960).

DEGENHARDT, K. H.: Zum entwicklungsmechanischen Problem der Akrocephalosyndaktylie. Z. menschl. Vererb.- u. Konstit.-Lehre 29, 791 (1950).

DOERR, W.: Über die geburtstraumatische Nahtsynostose des kindlichen Schädeldaches. Z. Kinderheilk. 67, 96 (1949).

EBEL, KL.-D.: Normales und pathologisches Wachstum des kindlichen Schädels im Röntgenbild. Radiologe 2, 30 (1962).

— A propos des craniosténoses. Ann. Radiol. 7, 461 (1964).

EBEL, KL.-D.: Das Schädelwachstum bei Craniostenosen. In: Dysostosen (Herausg. H.-R. WIEDEMANN). Stuttgart: Gustav Fischer 1966.

ENSLIN, F.: Augenveränderungen bei Turmschädel. Albrecht v. Graefes Arch. Ophthal. 58, 151 (1904).

ERDHEIM, J.: Der Gehirnschädel in seiner Beziehung zum Gehirn unter normalen und pathologischen Umständen. Virchows Arch. path. Anat. 301, 763 (1938).

FANCONI, G., u. P. GIRARDET: Chronische Hypercalcämie kombiniert mit Osteosklerose, Hyperazotämie, Minderwuchs und kongenitalen Mißbildungen. Helv. paediat. Acta 7, 314 (1952).

FELD, M.: Craniosynostosis et microcéphalies. Sêm. Hop. Paris 34, 1888 (1958).

FERRIMAN, D.: Acrocephaly and acrocephalosyndaktyly. Oxford 1941.

FRANCESCHETTI, A., and D. KLEIN: The mandibulofacial Dysostosis a new hereditary syndrome. Acta ophthal. (Kbh.) 27, 143 (1948).

FREEMAN, J. M., and SH. BORKOWF: Craniostenosis. Pediatrics 30, 57 (1962).

FRIEDENWALD, H.: Cranial deformity and optic nerve atrophy. Amer. J. med. Sci. 105, 529 (1893).

FRIEDMANN, G.: Die Schädelnähte und ihre Pathologie. Handbuch der med. Radiologe 7, 122 (1963).

—, u. E. SCHMIDT-WITTKAMP: Zur Diagnose der einseitigen frühkindlichen Hirnschäden im Übersichtsbild des Schädels. Fortschr. Röntgenstr. 92, 667 (1960).

GERKEN, H.: Zur Klinik des Kleeblattschädel-Syndroms. In: Dysostosen (Herausg. H. R. WIEDEMANN). Stuttgart: Gustav Fischer 1966.

GREBE, H.: Mikrocephalie als diagnostisches und ätiologisches Problem. Homo 1954, 94.

GREENE, H. S. N.: Oxycephaly and allied conditions in man and in the rabbit. J. exp. Med. 57, 967 (1933).

GREIG, D. M.: Oxycephaly. Edinb. med. J. 33, 189, 280 u. 357 (1926).

GROB, M.: Lehrbuch der Kinderchirurgie. Stuttgart: Georg Thieme 1957.

GROSS, H.: Zur Kenntnis der Beziehungen zwischen Gehirn und Schädelkapsel bei den turricephalen, craniostenotischen Dysostosen. Virchows Arch. path. Anat. 330, 365 (1957).

GUDDEN, V.: Zit. nach CATEL.

GÜNTHER, H.: Der Turmschädel als Konstitutionsanomalie und als klinisches Symptom. Ergebn. inn. Med. Kinderheilk. 40, 40 (1931).

HAGER, H.: Beitrag zur Kasuistik und Therapie der genuinen Vitamin-D-resistenten Rachitis. Z. Kinderheilk. 82, 153 (1959).

HALLERVORDEN, J.: In: Handbuch der inneren Medizin, 4. Aufl., Bd. 5, Teil III. Berlin-Göttingen-Heidelberg: Springer 1953.

HEMPLE, D. J., L. E. HARRIS, H. J. SVIEN, and C. B. HOLMAN: Craniosynostosis involving the sagittal suture only: guilt by association? J. Pediat. 58, 342 (1961).

HOLTERMÜLLER, K., u. H.-R. WIEDEMANN: Kleeblattschädelsyndrom. Med. Wschr. 1960, 439.

IBRAHIM, J.: In: Handbuch der Kinderkrankheiten von PFAUNDLER u. SCHLOSSMANN, 4. Aufl., Bd. IV. Berlin 1931.

INGRAHAM, F. D., and D. D. MATSON: Neurosurgery of infancy and childhood. Springfield (Ill.): Ch. C. Thomas 1954.

LAGRANGE, E., u. H. SCHÄFER: Verlaufsbeobachtungen bei Hydrocephalus nach Ventrikulo-Aurikulostomie. Dtsch. med. Wschr. 91, 1918 (1966).

LAITINEN, L.: Craniosynostosis. Ann. Paediat. Fenn. 2, Suppl. 6 (1956).

LANG, K., u. W. S. EIARDT: Beitrag zum Bilde der chronischen idiopathischen Hypercalcämie. Z. Kinderheilk. 79, 490 (1957).

LENZ, W.: Zur Diagnose und Ätiologie der Akrocephalosyndaktylie. Z. Kinderheilk. 79, 546 (1957).

MANZ, W.: Über Schädeldeformität mit Sehnervenatrophie. Ber. ophthal. Ges. Heidelberg 19, 18 (1887).

MARTIN, R., u. SALLER: Lehrbuch der Anthropologie, Bd. II. Stuttgart: Gustav Fischer 1958.

MARTIN-SNEESSENS, L.: La mégencéphalie dans l'idiotie amaurotique. Acta neurol. belg. 61, 515 (1961).

MARTISCHNIG, E., u. O. THALHAMMER: Akrocephalosyndaktylie. Helv. paediat. Acta 7, 257 (1952).

McLAURIN, R. L., and D. D. MATSON: Importance of early surgical treatment of craniostenosis. Pediatrics 10, 637 (1952).

MELTZER: Zur Pathogenese der Opticusatrophie und des sog. Turmschädels. Neurol. Zbl. 27, 562 (1908).

MICHEL, J.: Beitrag zur Entstehung der sogenannten Stauungspapille und der pathologischen Veränderungen in dem Raume zwischen äußerer und innerer Opticusscheide. Arch. Heilkunde 14, 39 (1873).

MORI, G.: Microcefalia familiar. Rev. Neuro-psiquiat. 22, 646 (1959).

NICOLE, R.: Craniosynostose. In: Neue Aspekte der Kinderchirurgie. Basel: S. Karger 1966.

OTTO, A. W.: Zit. nach LAITINEN.

PARK, E. A., and G. F. POWERS: Acrocephaly and scaphocephaly with symmetrical distributed malformations of the extremities. Amer. J. Dis. Child. 20, 233 (1920).

PAULI, M.: Über den verbreiterten Augenabstand (Hypertelorismus-Euryopie) im mittleren Ruhrgebiet. Mschr. Kinderheilk. 103, 223 (1955).

PEMBERTON, J. W., and J. M. FREEMAN: Craniosynostosis. A review of experience with forty patients with particular reference to ocular aspects and comments on operative indications. Amer. J. Ophthal. 54, 641 (1962).

PFEIFFER, R. A.: Dominant erbliche Akrocephalosyndaktylie. Z. Kinderheilk. 90, 301 (1964).

PHILIPP, E.: Welchen Einfluß hat die ererbte Form des Schädels auf den Geburtsverlauf. Geburtsh. u. Frauenheilk. H. 3 (1950).

PLUMMER, G.: Anomalies occurring in children exposed in utero to the atomic bomb in Hiroshima. Pediatrics 10, 687 (1952).

RIEPING, A.: Zur Pathogenese des Turmschädels. Dtsch. Z. Chir. 148, 1 (1919).

SCHALL, L.: In: ENGEL-SCHALL, Handbuch der Röntgen-Diagnostik und -Therapie im Kindesalter. Leipzig: Georg Thieme 1933.

SCHMID, F., u. I. FILTHUTH: Zur Biologie des Schädelwachstums. Mschr. Kinderheilk. 109, 296 (1961).

SCHMIDT, H.: Die frontale Dysplasie. Fortschr. Röntgenstr. 99, 87, 179, 191 (1963).

SCHÖNENBERG, H.: Zur Pathogenese des Turmschädels, der Dysostosis cranio-facialis sowie der Akrocephalosyndaktylie. Z. Kinderheilk. 79, 355 (1957).

—, u. H. SINATBACHSCH: Mikrencephalie. Med. Klin. 55, 209 (1960).

SECKEL, H. P. G.: Bird-Headed Dwarfs. Basel: S. Karger 1960.

SERFLING, H. J.: Langenbecks Arch. klin. Chir. 289, 443 (1958).

—, u. K. H. PARNITZKE: Die Craniostenose mit Bemerkungen über klinische Erfahrungen. Zbl. Chir. 81, 1849 (1956).

SHILLITO, J., and D. D. MATSON: Diskussionsbemerkung zur Arbeit von HEMPLE u. Mitarb. J. Pediat. 58, 342 (1961).

SÖMMERING, S. T.: Vom Baue des menschlichen Körpers. Leipzig 1839.

SWOBODA, W.: Kraniostenose und „Druckschädel" bei Rachitis. Neue öst. Z. Kinderheilk. 4, 302 (1959).

THOMA, R.: Untersuchungen über das Schädelwachstum und seine Störungen. Virchows Arch. path. Anat. 225, 97 (1918).

TROITZKY: Zit. nach SCHÖNENBERG.

VIRCHOW, R.: Kretinismus. Verh. phys.-med. Ges. Würzb. 2, 230 (1851); Ges. Abh. 1856, 891.

VOGT, H.: Über das Wachstum mikrocephaler Schädel. Neurol. Zbl. 25, 300 (1906).

— Studien über das Hirngewicht der Idioten. Mschr. Psychiat. Neurol. 20, 424 (1906).

WANKE, R.: Synostosis der Schädelnähte, Kranio-stenosis und Kranznahtresektion (vertikale Kraniotomie). Dtsch. med. Wschr. 82, 797 (1957).

—, u. L. DIETHELM: Klinische und operative Bedeutung der Schädelnähte. Langenbecks Arch. klin. Chir. 289, 435 (1958).

WECHSELBERG, K., u. M. DIENHART: Meßtechnische Untersuchungen zur Schädel- und Sellagröße beim Adiposogiganten. Z. Kinderheilk. 90, 269 (1964).

WEINNOLDT, H.: Untersuchungen über das Wachstum des Schädels unter physiologischen und pathologischen Verhältnissen. Beitr. path. Anat. 70, 311, 345 (1922).

WIEDEMANN, H.-R.: Zur Frage der Fenestrae parietales symmetricae (sog. Foramina parietalia permagna). Mschr. Kinderheilk. 105, 310 (1957).

ZELLWEGER, H., u. G. v. MURALT: Zur Pathologie des Septum pellucidum im Pneumencephalogramm. Helv. paediat. Acta 7, 229 (1952).

Pränatale und frühinfantile Anomalien und Erkrankungen des Zentralnervensystems

Die infantilen Cerebralparesen (ICP)

A. Matthes, Kork

Synonyma. Cerebrale Kinderlähmung; Littlesche Krankheit.

Begriffsbestimmung. *Unter infantilen Cerebralparesen versteht man stationäre Endzustände von Krankheiten, die das unreife Gehirn betroffen haben und Störungen des motorischen Systems verursachen, wobei fakultativ eine Kombination mit anderen zentralnervösen Erscheinungen wie sensorischen und sensiblen Ausfällen, psychischen Störungen, Epilepsien u. ä. vorliegen kann.*

Der *Syndromcharakter* des Begriffs geht aus dieser Definition klar hervor. *Gemeinsames Band aller Erscheinungsformen des Syndroms* sind:

1. Die *Unreife des kindlichen Zentralnervensystems,* welche die Zeitspanne von der embryonalen Hirnanlage bis zum Ende der Markreifung (Ende des 4. Lebensjahres) umfaßt, wobei genetisch bedingte Fehlbildungen des Gehirns mit eingeschlossen sind.

2. Die *cerebral bedingte motorische Störung,* die jegliche Paralyse, Parese, Koordinationsstörung und sonstige funktionelle Störung der normalen Bewegungen (Dyskinesen) einschließt, sofern sie auf einen krankhaften Zustand des Zentralnervensystems innerhalb des Schädels zurückgeht.

3. Die *fehlende Progredienz* der zugrunde liegenden Krankheitsprozesse.

Nach dieser Definition sind von der Diagnose „Infantile Cerebralparese" ausgeschlossen:

1. Alle in späterer Kindheit sowie im Erwachsenenalter erworbenen Hirnschäden, auch wenn sie zu ähnlichen klinischen Bildern führen.

Die von der American Academy for Cerebral Palsy gegebene Definition der ICP („Jede abnorme Veränderung der Bewegung oder motorischen Funktion, die durch Defekt, Verletzung oder Erkrankung des Nervengewebes in der Schädelhöhle hervorgerufen wird") berücksichtigt z. B. diesen entscheidenden Umstand nicht.

2. Alle frühkindlichen Schädigungen des Zentralnervensystems, die nicht zu einer zentralen Störung des neuromuskulären Systems führen, also z. B. spinale Prozesse, hirnorganisch bedingte psychische Veränderungen, Epilepsien. Die von Ibrahim und Hallervorden gegebene Definition („Dauerschädigungen des kindlichen Gehirns, die durch abgeschlossene, nicht weiter fortschreitende Krankheitsprozesse bedingt sind", Ibrahim) würde z. B. auch eine Einbeziehung reiner Schwachsinnszustände erlauben.

Es muß allerdings betont werden, daß die Grenze der ICP gegenüber anderen Formen der frühkindlichen Hirnschädigung nicht scharf ist, da einerseits die motorischen Störungen einer ICP so „verdünnt" sein können, daß nur eine Ungeschicklichkeit resultiert (motorischer Infantilismus) und andererseits ein reiner Intelligenzdefekt auch Rückwirkungen auf die Motorik haben kann.

3. Alle progredienten genetisch bedingten oder erworbenen Hirnprozesse, auch wenn sie das unreife Zentralnervensystem treffen und zu neuromuskulären Störungen führen, also alle progredienten heredodegenerativen und metabolischen Erkrankungen (z. B. amaurotische Idiotie, Sturge Webersche Krankheit, tuberöse Hirnsklerose, Schildersche Krankheit, Pelizäus-Merzbachersche Krankheit, metachro-

matische Leukodystrophie usw.) und Hirntumoren. In der Literatur ist diese Grenze
keineswegs scharf eingehalten, besonders in
Arbeiten aus der Zeit, in der zahlreiche metabolische Hirnkrankheiten noch unbekannt
waren.

Historisches. Der englische Geburtshelfer J. L.
Little hat in seiner fundamentalen Monographie
„Treatise on Deformities" 1853 die Klinik der ICP
als erster beschrieben. In einer zweiten Arbeit (1863)
stellte er die Beziehungen der ICP zur abnormen
Geburt her.

(1939; Untersuchungen über die Bedeutung der Heredität).

In den letzten 20 Jahren wurden besonders von
anglo-amerikanischen und skandinavischen Autoren
z. T. monographische Arbeiten über Statistik, Klassifikation, Neurophysiologie, Therapie und Soziologie
der ICP vorgelegt (Crothers u. Paine; Perlstein;
Benda; Cardwell; Woods; Bobath; Phelps; Collis; Denhoff; Hansen; Andersen; Skatvedt u.a.).
Die bedauerliche Lücke im deutschen Schrifttum dieser Zeit wurde in den letzten 3 Jahren durch die
Arbeiten von Lindemann (1963), Paul u. Frank
(1965), Rathke u. Knupfer (1966) und Matthias
(1966) geschlossen.

Tabelle 20. *Häufigkeit einzelner Typen der ICP in Prozenten*

Autoren	Fallzahl	Spastische Formen	Dyskinetisch-hyperkinetische Formen	Hypoton-ataktische Formen	Misch-formen
Asher u. Schonell	349	83	10	1	1
Pohl	144	66	19	8	7
Scheel u. Thomson	118	77	9	7	5
Skatvedt	320	55	14	5	25
Andersen	77	65	20	12	3
Crothers u. Paine	1821	65	22	—	13
Paul u. Frank	388	60	9	1	30

Das Interesse Littles an diesen Störungen rührte
wahrscheinlich daher, daß er selbst an einem angeborenen linksseitigen Klumpfuß litt, den er von Stro-
meyer in Berlin tenotomieren ließ. Nach seiner Rückkehr nach London hielt Little 1843 eine Reihe von
Vorlesungen „On the nature and treatment of deformities of the human frame", die er in den folgenden
Jahren im Lancet publizierte und 1853 monographisch
zusammenfaßte.

In den Littleschen Arbeiten findet sich eine bis
heute an Schärfe der Beobachtung und Klarheit der
Darstellung unübertroffene Beschreibung der ICP. Er
schildert die wesentlichen klinischen Erscheinungsformen wie generalisierte Spastik, Hemispastik und
Athetose, geht auf die Sprach- und Intelligenzstörungen ein, diskutiert die Beziehungen zur Epilepsie, befürwortet eine auf die Funktionsstörung
ausgerichtete Therapie und liefert eine große Zahl
klassischer Fallberichte.

Wesentliche Ergänzungen der Littleschen Arbeiten brachten die hervorragenden Untersuchungen
von Freud 1893 und 1897, der sich vor der Begründung der Psychoanalyse eingehend mit diesem Gebiet
beschäftigte und als erster den Syndromcharakter der
ICP herausstellte. Freud wies auf die multiätiologische Pathogenese hin und schuf den Begriff
„Infantile Cerebrallähmung".

Weitere an die Erforschung der Klinik, Ätiologie
und pathologischen Anatomie geknüpfte Namen sind
Oppenheim (1895; Beschreibung der Pseudobulbärparalyse), Foerster (1909; Beschreibung der atonischen Diplegie), Schwartz, Wohlwill, Vogt,
Hallervorden, Ypplö; Siegmund (1922—1926;
Beiträge zur pathologischen Anatomie) und Thums

Häufigkeit. Die ICP ist neben der Epilepsie
eine der häufigsten pädiatrisch-neurologischen
Erkrankungen. Nach amerikanischen Untersuchungen von Crothers u. Paine; Perlstein und Phelps kommen auf 1000 Geburten
4—7 Fälle von ICP, wobei nach Woods 1,9 von
1000 älter als 5 Jahre werden.

Die europäischen Statistiken über die Häu-
figkeit der ICP liefern durchweg niedrigere
Werte. So fanden Asher u. Schonell in Eng-
land 1,0, Scheel-Thomson in Dänemark 1,5,
Andersen in Norwegen 1,9 und Nielson in
Schweden 0,6 Fälle von ICP auf 1000 Geburten.

Einen Überblick über die prozentuale Verteilung einzelner Formen der ICP vermittelt
Tabelle 20.

Die ICP zeigt hinsichtlich der *Geschlechts-
verteilung* eine leichte Knabenwendigkeit
(Skatvedt 60%; Brochway 55%; Asher u.
Schonell 57%).

Klassifikationsmöglichkeiten. Die Klassifizierung der ICP kann nach klinischen (topographisch oder funktionell), ätiologischen,
neuro-anatomischen oder therapeutischen Gesichtspunkten vorgenommen werden. Die klinische und ätiologische Gliederung ist die allgemein gebräuchliche, wobei sich „ätiologisch"

die Angabe des Zeitpunkts der auslösenden Noxe (prä-, peri- oder postnatal) als zweckmäßig erwiesen hat, da häufig der eigentliche ätiologische oder pathogenetische Faktor weder anamnestisch noch klinisch mit genügender Sicherheit eruierbar ist.

Topographische Klassifizierung

1. *Diplegische Formen*
   a) Tetraplegie (alle 4 Extremitäten; Beine = oder > Arme)
   b) Doppelseitige Hemiplegie (alle 4 Extremitäten; Arme > Beine)
   c) Triplegie (meist beide Beine und ein Arm)
   d) Paraplegie (nur beide Beine)
   e) Pseudobulbärparalyse (vorwiegend die Hirnnerven)

2. *Hemiplegische Formen*
   a) Hemiplegie (eine Körperseite; Arm > Bein)
   b) Monoplegie (meist der Arm)

Klassifizierung nach Tonusstörung

1. Rigor
2. Spastik
3. Hypotonie — Atonie
4. Dystonie (Wechsel zwischen Spastik und Hypotonie)

Klassifizierung nach Art der Bewegungsstörung

1. *Hyperkinetisch-dyskinetisch*
   a) Athetose
   b) Chorea
   c) Choreathetose
   d) Torsionsdystonie
   e) Ballismus
   f) Tremor

2. *Ataktisch*

Für den praktischen Gebrauch hat es sich als zweckmäßig erwiesen, diese klinischen Klassifikationsmöglichkeiten zusammenzufassen und nach topographisch-funktionellen Gesichtspunkten 4 Hauptgruppen aufzustellen:

Topographisch-funktionelle Klassifikation

1. Spastische Diplegien
2. Hypoton-ataktische Diplegien
3. Spastische Hemiplegien
4. Hyperkinetische Dyskinesien

Mischbilder und Übergänge von einer Form in die andere sind allerdings häufig, so daß es bisweilen dem subjektiven Ermessen anheimgestellt ist, in welche der 4 Hauptgruppen ein spezieller Fall eingeordnet werden soll. Für die Therapie ist die sorgfältige Analyse der jeweils vorliegenden Bewegungsstörungen von größerer Bedeutung als die Etikettierung durch einen zusammenfassenden Begriff.

Klinische Erscheinungsbilder der ICP

Spastische Diplegien

Tetraplegischer Rigor. Bei dieser prognostisch ungünstigen Form der Diplegie ist die motorische Störung in der Regel bereits nach der Geburt oder in den ersten Lebenswochen auffällig.

Die Patienten liegen bewegungsarm mit gestreckten Armen, geballten Fäusten und gestreckten, seltener im Hüft- und Kniegelenk gebeugten Beinen auf dem Rücken. Eine Seitenlage wird besonders bei zusätzlichem Opisthotonus eingenommen.

Auf exogene Reize wie Wickeln, Baden, selbst leichte Berührung oder Geräusche und Lichtreize erfolgt eine Zunahme des Rigors. Selbst im Schlaf bleibt die Tonuserhöhung bestehen. In manchen Fällen ist der Rigor so stark ausgeprägt, daß der Patient, an Kopf und Fersen unterstützt, waagrecht gehalten werden kann (s. Abb. 62).

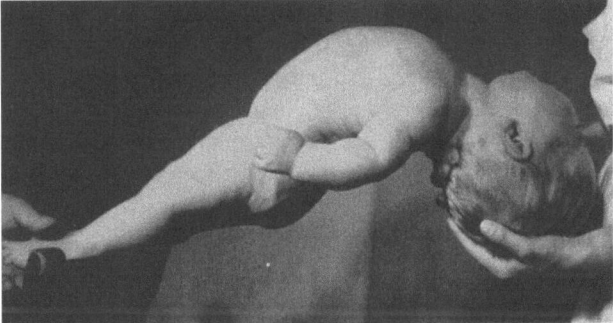

Abb. 62. 3 Wochen alter Säugling mit angeborenem tetraspastischen Rigor

Die Kinder schlafen wenig und schreien viel. Nur in Rücken- oder Seitenlage sind sie einigermaßen ruhig. Wegen Saug- und Schluck-

schwierigkeiten ist oft nur eine Sondenernährung möglich.

Die *neurologische Untersuchung* ergibt normale oder gesteigerte Eigenreflexe, nicht selten
scheitert die Reflexprüfung jedoch an dem
starken Rigor. Tonische Nackenreflexe sind oft
sehr ausgeprägt vorhanden, auch andere primitive Reflexmechanismen wie Moro-Reflex,
Greifreflexe usw. bleiben abnorm lange erhalten. Pseudobulbäre Symptome sind in der
Mehrzahl der Fälle nachweisbar (Ford).

Die Skeletmuskulatur kann hypertrophiert
sein, so daß einzelne Muskelgruppen unter der

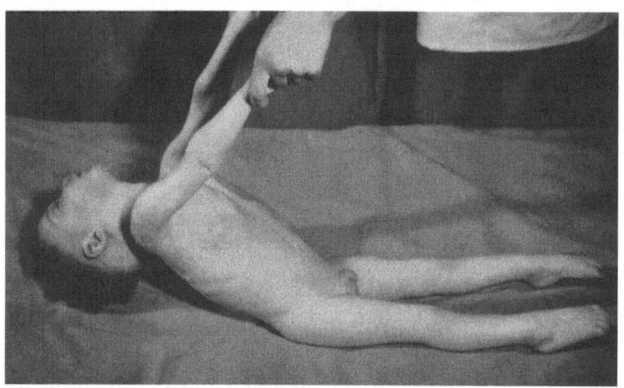

Abb. 63. 5 Monate altes Kind mit spastischer Tetraplegie. Hypotonie der Nacken- und Schultermuskulatur, Streckstarre in
beiden Beinen

dünnen Haut- und Bindegewebshülle relief-
artig hervortreten (de Lange).

Im Gegensatz zur Spastik läßt der Rigor
in der Regel mit zunehmendem Alter nach
oder wird durch eine spastische Tonuserhöhung
abgelöst (Denny-Brown). Selten nimmt der
Rigor in den ersten Lebensmonaten zu und
verleitet zur Annahme eines progredienten
Hirnprozesses.

Häufig werden die Patienten dystroph und
zeigen eine Störung des Längenwachstums.
Durch die mangelnde Resistenz gegenüber Infekten und die Tendenz zu hyperpyretischen
Temperaturen kommt ein Teil der Kinder bereits im Laufe des 1. Lebensjahres ad exitum.
Werden sie älter, so zeigt sich neben einer
fehlenden oder erheblich retardierten stato-
motorischen Entwicklung fast immer ein
schwerer Intelligenzdefekt.

Spastische Tetraplegie. Patienten mit bi-
lateraler Spastizität sind in den ersten Lebenswochen und Monaten meist nicht grob auffällig, da sich im Gegensatz zum Rigor die

Spastik erst im Laufe der ersten beiden Lebensjahre entwickelt. Die Eltern bemerken allenfalls, daß das Kind wenig Eigenaktivität zeigt
und verspätet greift und sitzt. Dieser den Patienten eigene *Mangel an Spontanaktivität* wird
nicht selten positiv bewertet; die Mutter berichtet dann über einen „besonders braven"
Säugling.

Die *neurologische Untersuchung* zu diesem
Zeitpunkt ergibt eine allgemeine Muskelhypotonie. Der Kopf kann nicht oder nur unsicher
gehalten werden, im Sitzen bildet sich eine
Kyphose der Brust- und Lendenwirbelsäule
aus. Hebt man das Kind unter den
Schultern an, so zeigt sich eine erhebliche Hypotonie des Schultergürtels (s. Abb. 63). Die Eigenreflexe
sind meist in normaler Stärke auslösbar, nicht selten besteht jedoch
eine Diskrepanz zwischen lebhaften
Eigenreflexen und Muskelhypotonie.

Auf eine abnorme Schreckhaftigkeit dieser Patienten hat besonders
Oppenheim hingewiesen. Bei einem
Teil der Fälle liegt diesem Phänomen pathophysiologisch ein persistierender Moro-Reflex zugrunde,
bisweilen werden auch Propulsiv
Petit Mal-Anfälle als Schreckhaftigkeit fehlinterpretiert (Bamberger u. Matthes).

Meist wird der Arzt erst gegen Ende
des 1. oder im Laufe des 2. Lebensjahres konsultiert, weil die statische Entwicklung nicht
in Gang kommt. Die Mütter bemerken in diesem Alter eine zunehmende Bewegungsarmut
und Steifigkeit beim Baden oder Anziehen.

Bei der Untersuchung kann die Muskulatur
normoton sein, sofern der Patient völlig entspannt ist. Auch die Schlafhaltung ist unauffällig. Auf äußere Reize oder bei aktiven
und passiven Bewegungen schießen spastische
Tonuserhöhungen ein, die in den Beinen stärker
ausgeprägt sind als in den Armen.

Bei Beugung eines Beines in Bauchlage erfolgt Streckung, Innenrotation und Fußbeu-
gung im anderen. Bringt man den Patienten in
Hängelage (Festhalten an den Füßen) und läßt
einen Fuß los, so verharrt dieses Bein in
Streckstellung, während es beim gesunden
Säugling im Knie- und Hüftgelenk flektiert
wird (Collis). In Bauchlage kommt es zu ipsi-

lateraler Hüftbeugung, sobald das Knie gebeugt wird (COLLIS u. Mitarb.).

Versucht man das Kind aufzustellen, werden die Beine adduziert (Scherenstellung), der Fuß plantarflektiert, die Zehen eingekrallt (s. Abb. 64). Gehen ist für ein spastisches Kind deshalb erschwert, weil die Spastik oder die Kontrakturen der unteren Extremitäten die Gewichtsverteilung und Balance des Rumpfes und der Hüften auf den Beinen stören und die Unfähigkeit einer koordinierten Betätigung der Agonisten und Antagonisten rhythmische Gehbewegungen unmöglich machen (CARDWELL).

Bei typisch ausgebildeter Spastizität der Beine können die Arme und Hände nur minimal betroffen sein, so daß bei flüchtiger Untersuchung der Eindruck einer isolierten spastischen Paraplegie der Beine entsteht. Andere spastische Tetraplegien zeigen auch eine deutliche Tonuserhöhung im Bereich der Ellbogengelenke mit erschwerter Supination und mangelnder Differenzierung der Feinmotorik der Hände. In vielen Fällen ist die Spastizität auf einer Körperseite stärker ausgeprägt.

Die *Reflexprüfung* zeigt gesteigerte Eigenreflexe mit verbreiterten reflexogenen Zonen und erschöpflichen oder unerschöpflichen Fußkloni. Die Bauchdeckenreflexe sind im Unterschied zu später erworbenen Pyramidenbahnläsionen in der Regel erhalten. Nach dem 1. Lebensjahr werden die Reflexe der Babinski-Gruppe konstant positiv, häufig kommt es bei Gehversuchen zu einem Spontan-Babinski.

Vermehrter Speichelfluß, Hypomimie, Sprachstörungen und Kauschwierigkeiten sind typische Symptome einer nicht selten mit Diplegien kombinierten *Pseudobulbärparalyse* (s. S. 104).

Sensible Ausfälle sind bei Diplegien selten. WOODS weist in diesem Zusammenhang auf die sog. *Fingeragnosie* (Gerstmann-Syndrom) bei manchen Fällen von Tetraplegie hin. Die Patienten sind bei verbundenen Augen nicht in der Lage zu bestimmen, welcher Finger berührt wurde. Diese Störung ist nicht unbedingt mit einer Astereognosie kombiniert und steht in enger Beziehung zu Störungen der Links-Rechts-Diskrimination, Akalkulie und Agraphie.

Die Muskulatur ist meist hypoplastisch (s. Abb. 65), manchmal kann man jedoch eine Hypertrophie einzelner Muskelgruppen oder

der gesamten quergestreiften Muskulatur beobachten, wahrscheinlich als Folge des gesteigerten Muskeltonus.

Leichte Formen von Tetraplegie werden u. U. erst im Vorschulalter erkannt. Meist berichten

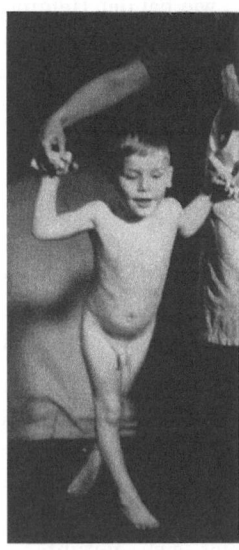

Abb. 64. 6jähriger Junge. Typischer Scherengang bei spastischer Diplegie (tetraplegische Form; Beine > Arme)

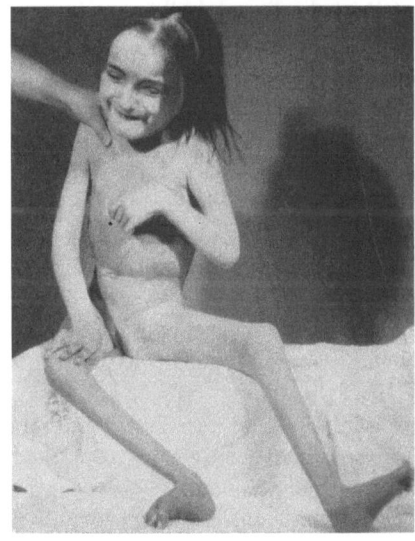

Abb. 65. 7jähriges Mädchen mit linksbetonter spastischer Tetraplegie. Ausgeprägte trophische Störungen an den Beinen; Kontrakturen

die Eltern über eine gewisse Diskrepanz zwischen relativ guter Beweglichkeit der Arme und Hände und einer Steifigkeit und Ungeschicklichkeit der Beine. Die neurologische Untersuchung deckt dann im Bereich der unteren Extremitäten leichte spastische Tonuserhöhungen, Hyperreflexie, Babinskisches Zeichen und eine Störung der Feinmotorik der Hände auf.

Bilaterale Hemiplegie. Hierbei handelt es sich ebenfalls um eine Tetraplegie, die Arme sind jedoch, so wie bei der Hemiplegie, stärker betroffen als die Beine. Meist besteht in diesen Fällen zusätzlich eine supranucleäre Störung der Hirnnerven in Form einer *Pseudobulbär-paralyse.*

Spastische Triplegie. In diesen Fällen sind beide Beine und ein Arm von der Störung betroffen. In der Regel dürfte es sich primär um Tetraplegien handeln, bei denen sich in höherem Alter der dominante Arm so erheblich bessert, daß eine Triplegie resultiert (Woods).

Spastische Paraplegie. Arme und Hände sind hierbei frei, nur die Beine sind betroffen. Ähnlich wie bei der Triplegie haben wir es hier oft mit Abortivformen einer spastischen Tetraplegie zu tun. Die Beteiligung der oberen Extremitäten zeigt sich mitunter lediglich in einer Entdifferenzierung der Feinmotorik der Hände.

Pseudobulbärparalyse. Als isolierte Form einer ICP ist die Pseudobulbärparalyse selten. Meist tritt sie in Kombination mit diplegischen (besonders doppelseitigen Hemiplegien) oder athetotischen Formen auf (Oppenheim; Peritz; Ford).

Während die Bulbärparalyse durch ein- oder doppelseitige Störungen im Bereich der Hirnnervenkerngebiete in der Pons und Medulla hervorgerufen wird, beruht die Pseudobulbärparalyse auf supranucleären bilateralen Läsionen der Hirnnervenbahnen oder ihrer corticalen Ursprungsgebiete (Oppenheim; Bing).

Das klinische Bild der Pseudobulbärparalyse wird beherrscht von *Kau-, Schluck-, Phonations-* und *Artikulationsstörungen* infolge Muskelschwäche und Störung der Muskelkoordination. Die willkürlichen mimischen Bewegungen sind vermindert oder fehlen, so daß eine *hölzerne Starre des Gesichtsausdrucks* resultiert. Bei *Emotionen* kommt es nicht selten zu *exaggerierten mimischen Ausdrucksbewegungen* (Massenbewegungen). Lachen und Weinen erfolgt in explosiver Weise. Differenzierte Bewegungen der Lippen, Wangen und Zunge machen Schwierigkeiten. Die Patienten können z.B. die Lippen nicht spitzen, die Backen nicht aufblasen, nicht ausspucken und nicht die Zunge herausstrecken.

Auch die vom Trigeminus versorgten *Kaumuskeln* sind meist mitbetroffen. Festes Zubeißen mit den Zähnen oder Mahlbewegungen sind nicht möglich. Die Speisen können nicht unter die Zahnreihen geschoben werden und fallen aus dem Mund heraus. Mitunter nehmen die Kinder den Finger zu Hilfe, um den Bissen in die Pharynxgegend zu befördern, wo dann der Schluckreflex in Gang kommt. Der Mund bleibt meist dauernd halbgeöffnet und der Speichel fließt heraus.

Die *Sprache* ist schleppend und monoton. Durch Störung der Konsonantenbildung wird sie in schweren Fällen unverständlich. Bei doppelseitiger Stimmbandparese kann es zur Aphonie kommen.

Sind die äußeren Augenmuskeln beteiligt, können *konjugierte Blicklähmungen* resultieren. Laute Geräusche oder Lichtreize führen bisweilen zu ruckartigen konjugierten Wendebewegungen der Bulbi in Reizrichtung.

Die *Reflexerregbarkeit* ist im Gegensatz zur Bulbärparalyse erhöht, was sich am einfachsten am *Masseterreflex* prüfen läßt, der bis zum Klonus gesteigert sein kann. Primitive Reflexmechanismen bleiben häufig erhalten, z.B. Lippen-, Saug-, Kau- und Schluckbewegungen beim Berühren der Lippen und der Zunge (Freßreflex) oder rüsselartiges Vorwölben der Lippen beim Beklopfen der Oberlippe (buccaler Reflex). Die elektrische Erregbarkeit der motorischen Hirnnerven ist normal oder gesteigert.

Hypoton-ataktische Diplegien

Atonische Diplegie (atonisch-astatischer Symptomenkomplex Foerster; Cerebro-cerebellare Diplegie Clark). Diese relativ seltene, von Foerster 1909 erstmals beschriebene Form der ICP ist durch eine hochgradige Muskelhypotonie bzw. -atonie charakterisiert (s. Abb. 66). Passive Bewegungen können infolge fehlender Streckreflexe und Überstreckbarkeit der Gelenke bis zu extremen Stellungen ausgeführt werden. Obwohl eine aktive Innervation aller Muskelgruppen möglich ist, ist die Spontanmotilität der Patienten gering und stets in der Koordination erheblich gestört. Die statischen Funktionen werden gar nicht oder nur mit großer Verzögerung erworben. Lernen die Patienten Sitzen oder Laufen, so fällt eine erhebliche Rumpf- und Gangataxie auf.

Die *Eigenreflexe* sind stets auslösbar; sie können abgeschwächt, normal oder gesteigert sein. Die Reflexe der Babinski-Gruppe fehlen meist. Ausgesprochene Muskelatrophien lassen sich nicht nachweisen, die Muskeln sind jedoch palpatorisch kaum vom subcutanen Binde- und Fettgewebe abgrenzbar. Hebt man die Patienten unter den Schultern an, so kommt es charakteristischerweise als Ausdruck eines

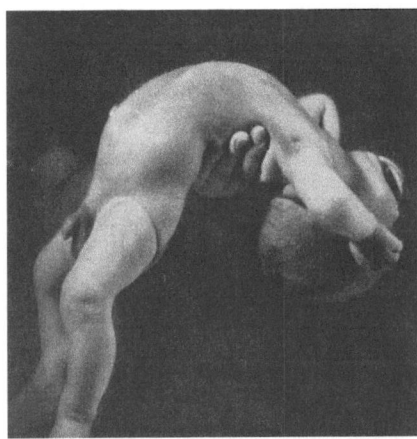

Abb. 66. 4 Monate alter Säugling mit atonischer Diplegie

Stellreflexes zu einer Tonuserhöhung in den Beinen mit Beugung in der Hüfte und Beugung oder Streckung im Kniegelenk.

Häufig sind die Kinder geistig erheblich retardiert und haben korrelierte Hör- und Sehstörungen (YANNET u. HORTEN).

In den ersten Lebensmonaten ist eine Abgrenzung von der spastischen Diplegie, die in dieser Zeit ebenfalls eine Muskelhypotonie aufweist, häufig nicht möglich. Manche Autoren (CROTHERS u. PAINE) halten die atonische Diplegie stets für eine Vorstufe der spastischen Diplegie und lehnen ihre Sonderstellung ab. FOERSTER selbst beschrieb bei seinen Fällen mehrfach Spastizität in einzelnen Muskelgruppen. Auch CLARK u. IBRAHIM weisen auf die Häufigkeit von Kombination mit spastischer Diplegie hin. Fließende Übergänge der atonischen Diplegie bestehen ferner zu den ataktischen Formen der ICP.

Cerebellare Diplegie (ataktische Form der ICP). Führendes Symptom dieser ebenfalls relativ seltenen Form ist eine primäre Koordinationsstörung (PHELPS; BATTEN; FORD; CRO-

THERS u. PAINE; BENDA; INGRAM; COLLIS u. Mitarb.). Bis zum 4.—6. Lebensmonat sind die Säuglinge in der Regel unauffällig. Dann beobachtet man einen Intentionstremor bei Greifbewegungen. Kopfhalten, freies Sitzen und Laufen sind erheblich verzögert. Die Kinder gehen schwankend, breitbeinig und unsicher und rudern zur Erhaltung des Gleichgewichts mit den Armen in der Luft.

Der Muskeltonus kann normal sein, meist findet sich jedoch eine Hypotonie, wenn auch nicht in der Ausprägung wie bei der atonischen Diplegie. Muskelparesen bestehen nicht. Die Eigenreflexe sind in der Regel auslösbar, das Babinskische Zeichen fehlt. Nystagmus tritt nur ausnahmsweise auf (FORD, INGRAM). FORD weist außerdem auf die skandierende, stakkatoartige Sprache dieser Patienten hin; eine Artikulationsstörung liegt jedoch meist nicht vor.

Als weiteres Symptom dieser Form der ICP wurde erstmals von GÖTT, später von FANCONI u. TURLER eine *Asynergie beim Blickwechsel* beschrieben. Bei intendiertem Seitwärtsblicken wendet der Patient zunächst den Kopf, während die Wendebewegung der Bulbi erst nach einer gewissen Latenz erfolgt.

Spastische Hemiplegien

Spastische Hemiplegie. Unter den spastischen Formen der ICP bildet die Hemiplegie nach CROTHERS und PAINE die Hauptgruppe. Wie bei den spastischen Diplegien pflegt sich bei den kongenital oder perinatal bedingten Formen der Hemiplegie, die nach WOODS $^2/_3$ aller Fälle ausmachen, das Vollbild erst im Laufe des 1. Lebensjahres zu entwickeln. Nach PERLSTEIN; HAIKE und SCHULZE ist die rechte Körperseite häufiger betroffen als die linke.

In der Regel wird die Störung von der Mutter eher erkannt als vom Arzt. Ihr fällt oft schon im 1. Lebenshalbjahr der vorwiegende oder ausschließliche Gebrauch einer Hand, die verminderte aktive Beweglichkeit eines Armes oder eine einseitige Faustbildung auf (s. Abb. 67a—c). Freies Sitzen erfolgt verspätet.

Die *neurologische Untersuchung im frühen Säuglingsalter* ergibt häufig eine Hypotonie der betroffenen Seite. Die Eigenreflexe sind normal oder nur schwach auslösbar. Eine Verwechslung mit geburtstraumatisch bedingter Plexuslähmung kommt daher nicht selten vor.

Im Sitzen wird das betroffene Bein stärker flektiert, das Körpergewicht ruht auf dem Gesäß der gesunden Seite. In Bauchlage stützen die Säuglinge die Hand der gesunden Seite flach auf, die der kranken Seite bleibt in Fauststellung (Collis et al.). Die Spontanaktivität ist gegenüber der gesunden Seite vermindert, die Bewegungen sind undifferenzierter.

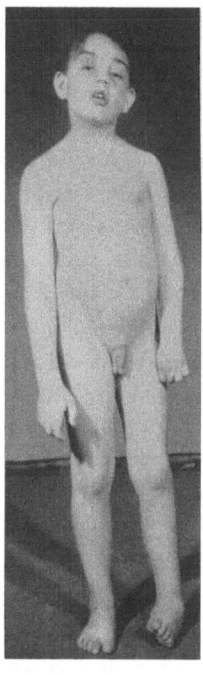 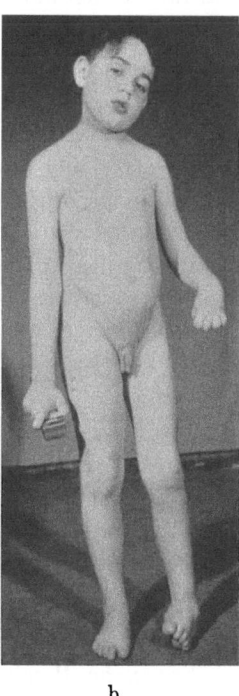

a   b

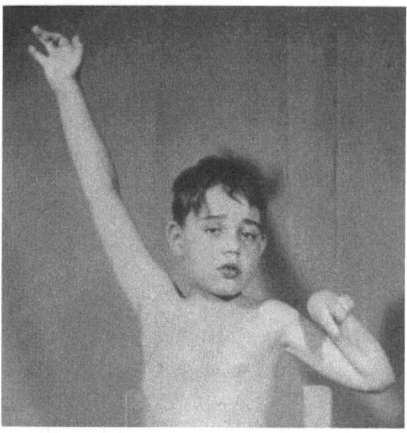

c

Abb. 67a—c. 8jähriger Junge mit linksseitiger Hemiplegie nach akutem Gefäßprozeß mit 1½ Jahren. a Ruhehaltung mit Verkürzung von Arm und Bein. b Synergistische Mitbewegung der paretischen Hand beim Pressen eines Gegenstandes mit der gesunden. c Schwere Parese des Armes beim Versuch ihn zu strecken und zu heben

Im *Kleinkindesalter* steht die *spastische Tonuserhöhung* im Vordergrund des klinischen Bildes. In ausgeprägten Fällen zeigt sich jetzt eine Adduktion des im Ellbogen semiflektierten und pronierten Armes bei hochstehenden Schultern. Das Handgelenk ist gebeugt, der Daumen eingeschlagen und oft von den gebeugten Fingern verdeckt. Beim Extensions- und Abduktionsversuch der Finger fällt die Schlaffheit im Metacarpophalangealgelenk auf; besonders der Daumen schnellt in die Ausgangsstellung zurück (Oppenheim). In schweren Fällen sind aktive Fingerbewegungen nicht möglich, auch die Bewegung im Ellbogen- und Schultergelenk ist limitiert (s. Abb. 67c). Bei

vernachlässigten Fällen kommt es zu rascher Entwicklung von *Kontrakturen* der Ellbogenbeuger, Handbeuger und Unterarmpronatoren. An der Hand kann es durch Kontrakturen zu grotesken Deformierungen kommen.

Im Stehen haben die Patienten infolge einseitiger Spastik der Rumpfmuskulatur eine *Skoliose* und verstärkte Lendenlordose. Der betroffene Fuß zeigt Tendenz zu Equinovarusstellung, die große Zehe verharrt oft in Babinski-Position. Infolge Schwäche der Dorsalflektion erfolgt häufig eine Kontraktur in Spitzfußstellung (s. Abb. 67a).

Die spastische Tonuserhöhung ist stets im Arm stärker als im Bein und distal stärker als proximal ausgeprägt. Durch Willkürbewegungen wird sie verstärkt (sog. Intentionsspasmen) (s. Abb. 67b). In der Regel sind die Eigenreflexe gesteigert. An der Hand findet sich ein positiver Knipsreflex, am Bein unerschöpfliche Fußkloni, evtl. Patellarkloni und positive Reflexe der Babinski-Gruppe. Die Bauchdeckenreflexe sind bei den kongenitalen Fällen meist vorhanden, während sie bei den postnatal erworbenen Fällen fehlen.

Nach Collis et al. erfolgt bei den kongenitalen Formen der Hemiplegie das Gehen auf den Zehen oder auf dem äußeren Fußrand mit einwärtsrotiertem Bein, leicht gebeugten Knien und plantarflektiertem Fuß. Das betroffene Bein wird beim Gehen nur flüchtig belastet, so daß ein recht charakteristisches Hinken entsteht. Bei postnatal erworbenen Hemiplegien wird dagegen das Kniegelenk meist gestreckt gehalten, das Bein außenrotiert und der Fuß über dem Boden geschleift bzw. das Bein zirkumduziert.

In milden Fällen ist lediglich Stehen, Hüpfen oder Zehenstand auf dem betroffenen Bein nicht möglich oder erschwert. Fehlt eine spastische Tonuserhöhung im Bein, wird nicht selten eine *Monoplegie des Armes* diagnostiziert. Oft macht in solchen Fällen der Nachweis von Reflexsteigerungen, Umfangsverminderung oder Verkürzung im scheinbar nichtbeteiligten Bein den hemiplegischen Charakter der Störung deutlich.

Charakteristisch ist ferner die Tendenz zu *synergistischen pathologischen Mitbewegungen* der hemiplegischen Seite, die nach WOODS im

Hyperkinetische Dyskinesien (extrapyramidale Formen der ICP)

Athetose. Am häufigsten ist die bilaterale Athetose („Athetose double"). Die athetotischen Hyperkinesen äußern sich in *unwillkürlichen, langsamen, wurmförmigen* Serien von *Muskelkontraktionen*, die zu unvorhersehbaren *grotesken Bewegungsabläufen* und *bizarren Haltungen* führen. In schweren Fällen sind Arme, Beine und Gesicht betroffen.

Stets ist die Störung in den Händen am stärksten ausgeprägt. In den Fingern besteht dabei oft eine Tendenz zur Überstreckung und

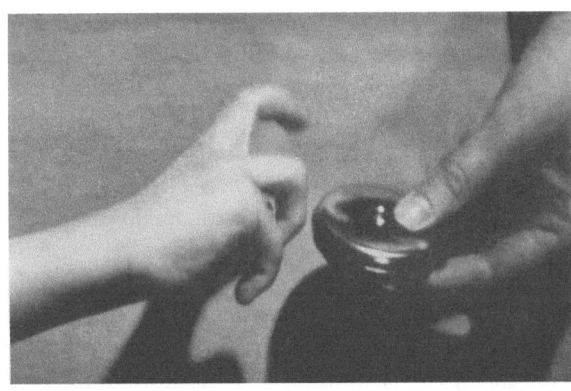 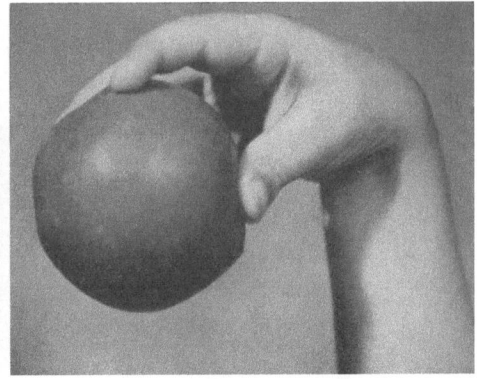

a   b

Abb. 68a u. b. Greifversuch bei spastischer Hemiplegie. a Pathologisches Schließen der Hand kurz vor Erreichen des Gegenstandes. b Greifsynergie nur bei gebeugtem Handgelenk möglich

Schulalter zunimmt. So richtet sich z.B. beim schnellen Laufen der spastische Arm flügelartig auf und rudert in der Luft auf und ab. Oder es kommt zum Faustschluß auf der kranken Seite, wenn der Patient mit der gesunden Hand einen Gegenstand ergreift (s. Abb. 68a u. b).

Ausgeprägte Facialisparesen sind bei Hemiplegien selten, *mimische Facialisdifferenzen* jedoch häufig (WOODS; FORD). Eine Beteiligung des motorischen Trigeminusanteils ist mehrfach beschrieben worden. Man findet in diesen Fällen beim Öffnenlassen des Mundes eine Verschiebung des Unterkiefers nach der gesunden Seite infolge Überwiegens der Mm. Pterigoidei (IBRAHIM).

Spastische Monoplegie. Isolierte Monoplegien eines Beines sind mehrfach beschrieben (WOODS; FORD). Bei der Mehrzahl der Fälle von Monoplegie eines Armes dürfte es sich um abortive Hemiplegien mit neurologischen Mikrosymptomen am gleichseitigen Bein handeln.

Spreizung. Das Handgelenk wird gebeugt und abduziert, der Vorderarm proniert. Im Bereich der mimischen Muskulatur zeigen sich *grimassierende Bewegungen*, die in Verbindung mit Hyperkinesen der Zunge zu erheblichen *Dysarthrien* führen. Der Mund ist meist geöffnet und der *Speichel rinnt aus den Mundwinkeln. Kau- und Schluckstörungen* sind die Ursache der häufig nachweisbaren Dystrophie der Patienten.

Im Hals- und Rumpfgebiet erschweren torquierende Bewegungen Sitzen und Stehen. Die mangelhafte Kontrolle der Beinbewegungen führt zu einer Gangstörung, wobei die Zehen häufig eine Tendenz zur Dorsalflexion aufweisen. Eine bestimmte Körperhaltung kann nicht längere Zeit beibehalten werden.

Die athetotischen Hyperkinesen werden durch intendierte Bewegungen, emotionale Erregungs- und Spannungszustände erheblich verstärkt, im Schlaf sistieren sie in der Regel völlig. *Zwangslachen* und *Zwangsweinen* wird öfter beschrieben.

Wie bei den spastischen Formen der ICP ist bei völliger Entspannung der Muskeltonus normal. Durch Willkürbewegungen oder erhöhte Aufmerksamkeit kommt es zu einer

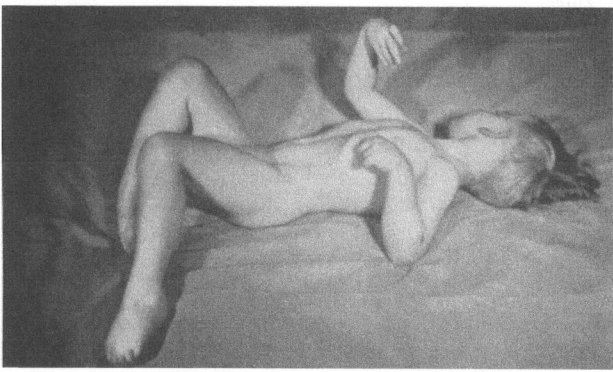

a

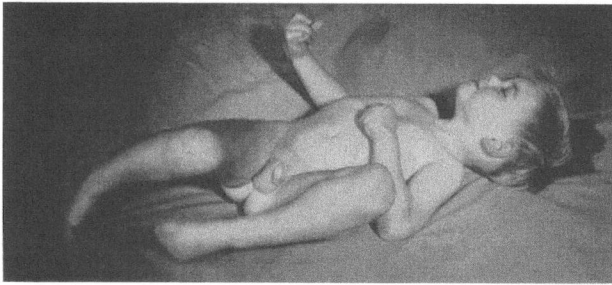

b

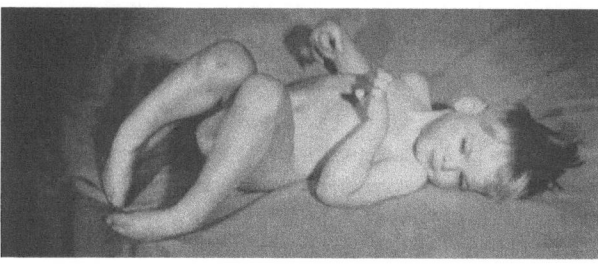

c

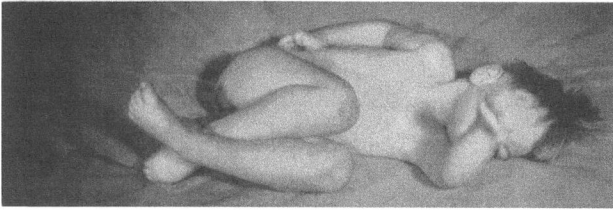

d

Abb. 69a—d. 2jähriger Junge mit Choreoathetose

rigorartigen Tonuserhöhung in den verschiedensten Muskelpartien. Diesen Wechsel zwischen Rigor und normaler Muskelspannung bzw. Hypotonie hat Wilson *„spasmus mobilis"* genannt.

Die *Eigenreflexe* sind in normaler Stärke auslösbar; der Babinski ist in reinen Fällen negativ. *Primitive Reflexmechanismen* wie Moro-Reflex, Saugreflex, tonische Halsreflexe usw. bleiben nach Bobath; Gesell u. Amatruda; Lamm u. Koven besonders bei Athetotikern *abnorm lange erhalten* und sind eine wichtige Mitursache für die Störung der Willkürmotorik.

In *leichteren Fällen* beschränkt sich die Athetose auf eine Ungeschicklichkeit im Gehen, Sprechen und Greifen, vor allem in einer Störung der Feinmotorik der Hände, die eine ständige Bewegungsunruhe sowie eine Tendenz zur Spreizstellung zeigen.

Nur ausnahmsweise läßt sich eine Athetose bereits einige Wochen nach der Geburt nachweisen. In der Regel wird die Bewegungsstörung gegen Ende des 1. Lebensjahres, manchmal erst im Kleinkindes- oder Schulalter manifest (Denhoff u. Robinault; Lamm u. Koven).

Für die Eltern ist die verzögerte statische Entwicklung und Sprachentwicklung meist der Anlaß, den Arzt aufzusuchen. Im Schulalter bessert sich die Dyskinese oft infolge zunehmender Fähigkeit zur willkürlichen Regulation der Koordination und Unterdrückung der Hyperkinesen. Um die Pubertät bleibt dann allerdings der Zustand stationär (Ford).

Bei lange bestehender Athetose können sich Kontrakturen entwikkeln, die im Gegensatz zur Hypermotilität der nichtbetroffenen Gelenke stehen (Phelps). Kombinationen von Athetose mit spastischen Formen der ICP oder Pseudobulbärparalyse sind häufig anzutreffen.

Chorea und Choreoathetose. Die choreatische Form der ICP unterscheidet sich von der athetotischen durch *rasche und kurzdauernde Muskelkontraktionen,* die zu *ausfahrenden Bewegungen* führen. Wie bei der Athetose erfolgt eine Steigerung der Hyperkinesen durch Erregung, Konzentration und Willkürbewegungen. Die Muskulatur ist häufig hypoton, so daß in den ersten Lebensmonaten, in denen die Hyperkinesen noch fehlen, die Abgrenzung von der atonisch-astatischen Form der Diplegie schwierig ist.

Im frühen Kindesalter liegt häufig ein Mischbild zwischen Chorea und Athetose vor, weshalb manche Autoren den Begriff „*Choreoathetose*" verwenden (s. Abb. 69).

Torsionsdystonie. Ähnlich wie die Athetose äußert sich die Torsionsdystonie in *langsamen, oft stereotypen Bewegungsabläufen.* Sie wirken sich vor allem an den *proximalen Extremitätenabschnitten* aus und führen im Rumpf- und Halsbereich zu charakteristischen torquierenden, schraubenförmigen Bewegungsstörungen. Nicht selten resultiert eine Skoliose und Lordose der Wirbelsäule. Auch die Sprache der Patienten mit Torsionsdystonie ist meist artikulatorisch gestört.

Ballismus. Ballismen sind *unwillkürliche, schleudernde, ausfahrende Bewegungen,* die auf raschen Kontraktionen der proximalen Extremitätenabschnitte beruhen und in ihrer Dynamik den choreatischen Bewegungsstörungen ähneln. Meist treten sie halbseitig auf (Hemiballismus).

Tremor. Der Tremor beruht auf einer unwillkürlichen rhythmischen, alternierenden Innervation von Agonisten und Antagonisten. In den Händen ist er stets am stärksten ausgeprägt, es können jedoch auch der Kopf, die Zunge und die unteren Extremitäten betroffen sein. Man unterscheidet einen grobschlägigen von einem feinschlägigen Tremor.

Der durch Willkürinnervationen wie Schreiben, Anziehen usw. verstärkte *Intentionstremor* ist vom Ruhetremor abzugrenzen, der bisweilen bei Willkürbewegungen sistiert.

Eine sorgfältige Analyse der im Rahmen einer ICP auftretenden Tremorphänomene ist deshalb erforderlich, weil nach PHELPS viele Tremorformen nicht der Ausdruck einer Störung des extrapyramidalmotorischen Systems sind, sondern in das Gebiet des „normalen" Tremors gehören. Sie sind der Ausdruck einer Überanstrengung bestimmter Muskelgruppen bei der Überwindung der spastischen Antagonisten. Eine weitere bei Spastikern zu beobachtende tremorartige Störung (Pseudotremor) tritt dann auf, wenn sie z.B. versuchen, die Hand oder den Fuß über eine unebene Oberfläche zu bewegen.

Mischformen

Nicht selten zeigt die genaue Analyse der Motilitäts- und Tonusstörung, daß Mischformen der oben beschriebenen Erscheinungsbilder vorliegen (COURVILLE; IBRAHIM). So kann eine Choreoathetose mit einer atonischen oder spastischen Diplegie kombiniert sein. Spastische Hemiplegien zeigen häufig zusätzliche athetotische Hyperkinesen der betroffenen Extremitäten. Im Krankengut von SKATVEDT werden 25% Mischformen angegeben, PAINE u. CROTHERS fanden 13%. Manche Autoren klassifizieren nach der dominierenden Bewegungs- oder Tonusstörung und verzichten auf die Angabe von Mischformen.

Statistische Schwierigkeiten bereitet schließlich die Tatsache, daß infolge der Ausreifung des ZNS im Laufe von Monaten oder Jahren eine Form der ICP in eine andere übergehen kann, z.B. die hypotonataktische in eine spastische Diplegie.

Fakultative assoziierte Störungen

Trophische Störungen und Veränderungen des Skeletsystems

Trophische Störungen des Knochen- und Muskelwachstums sind am ausführlichsten bei den hemiplegischen Formen der ICP untersucht (s. Abb. 67a—c). Hier kann es zu erheblichen *Verkürzungen* und *Umfangsverminderungen* der betroffenen Extremitäten oder einzelner Extremitätenabschnitte kommen (KÖNIG; ROSENBERG; WOHLWILL; IBRAHIM; CROTHERS u. PAINE u.a.). Doch auch bei Diplegien liegt nach STERLING das *Längenwachstum* der Kinder signifikant unter der Altersnorm (sog. *dyscerebrale Minderwuchsformen*).

Bereits ROSENBERG hat festgestellt, daß die Wachstumsstörungen nicht vom Ausmaß der motorischen Störung abhängig ist, d. h. sie kann nicht ausschließlich Folge einer Inaktivität sein. Nach KÖNIG spielt der Zeitpunkt der cerebralen Läsion für die Ausbildung von Wachstumsstörungen eine Rolle. Je früher die Erkrankung einsetzt, desto eher ist mit Wachstumsstörungen zu rechnen. Bereits FREUD hat darauf hingewiesen, daß diese Abhängigkeit keineswegs gesetzmäßig ist. Nach PENFIELD hängen periphere Wachstumsstörungen und andere trophische Störungen von der Lokalisation des Cerebralschadens ab. Er postuliert ein trophisches Regulationszentrum im Parietalhirn (Gyrus postcentralis), dessen Einbeziehung in die cerebrale Läsion die trophischen kontralateralen Störungen verursacht.

Weitere trophische Störungen, die gelegentlich beschrieben wurden, sind: *Behaarungsanomalien, vasomotorische Störungen, Verminderung der Hauttemperatur, Herabsetzung des*

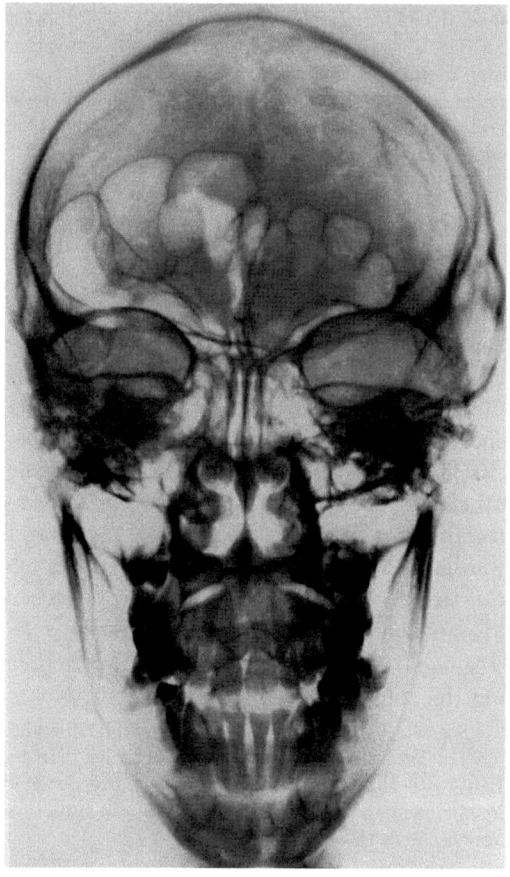

Abb. 70. Linksseitige angeborene Hemiplegie bei 18jährigem Mädchen mit psychomotorischer Epilepsie. Verkleinerung der Schädelkalotte rechts; Erweiterung der Stirnhöhlen rechts. Im PEG Erweiterung des rechten Seitenventrikels

Blutdrucks, Verkleinerung einer Brustdrüse u. ä. (Rosenberg; König; Collis et al.).

Von klinischer Bedeutung sind ferner sekundäre Skeletveränderungen meist als Folge von Inaktivität, Muskelspasmen, Kontrakturen und Veränderungen der statischen Verhältnisse. Bei Diplegien findet sich röntgenologisch häufig eine allgemeine *Osteoporose* als Ausdruck von trophischen Störungen.

Die Bedeutung von ein- oder doppelseitigen *Hüftgelenksluxationen* und *-subluxationen* im

Rahmen der ICP wird von Gaubele; Ibrahim; Künne; Frischknecht u. Schuler hervorgehoben. Collis et al. fanden eine Hüftluxation in 4% ihrer Fälle mit ICP.

Fast regelmäßig kommt es als Folge mangelnder oder fehlerhafter statischer Belastung zu einer *Coxa valga-Bildung*. Künne weist ferner auf *Subluxationen des Radiusköpfchens* durch Muskelspasmen hin. Schultheiss beschreibt *Hochstand der Patella* durch vermehrte Spastik im Quadriceps femoris. Die Ausbildung von *Kyphosen* und *Skoliosen* erklärt sich durch Hypotonie der Rumpfmuskulatur bzw. einseitig verstärkten Muskelzug im Bereich des Erector trunci.

Mikrocephalien mit vorzeitigem Fontanellenschluß finden sich besonders bei den diplegischen Formen der ICP. In manchen Fällen kann es jedoch infolge eines ausgeprägten Hydrocephalus oder einer Megalencephalie zu einem *Makrocephalus* kommen.

Dyskranien, insbesondere *Plagiocephalie* und *Brachycephalie*, sind ebenfalls häufig erhobene Befunde. Sie können sich durch konstante Rücken- oder Seitenlage im Säuglingsalter ausbilden, besonders wenn eine rachitische Stoffwechselstörung hinzukommt. Auch bei cerebralen Hemiatrophien oder einseitigen Lobärsklerosen können sekundäre Veränderungen des Schädelskelets auftreten (s. Abb. 70). So sind herdseitige Abflachungen einer Kalottenhälfte, Hyperostose, Felsenbeinhochstand, Erweiterung der herdseitigen Stirnhöhle und Siebbeinzellen, Deformierung der Orbita und Neigung der Crista Galli zur Herdseite beschrieben (Dyke et al.; Penfield; Tönnis u. Krenkel). *Einseitige Ausbuchtungen und Verdünnungen der Kalotte* — meist temporal — weisen auf cystische Hirnveränderungen hin.

Auf Störungen der *Handskeletentwicklung* hat besonders Schmid aufmerksam gemacht. Neben irregulärem Ablauf der Entwicklung der Carpalia (Asymmetrie und Reihenfolgestörungen) finden sich morphologische Abnormitäten wie Brachymesophalangie, Pseudoepiphysen und lokale Veränderungen im Bereich der Radiusepimetaphyse wie Polstermetaphysen, stumpfwinkelige oder zeltförmige Ausziehung der Radiusverkalkungszonen und verspätetes Auftreten des Radiusepiphysenkerns (s. Abb. 71).

Augensymptome

Motilitätsstörungen. Die bei der ICP am häufigsten anzutreffende Motilitätsstörung (etwa 50% der Fälle) ist der *Strabismus* (GUIBOR; BREAKEY; JÄGER). In der Regel handelt es sich um ein einseitiges oder alternierendes, konvergierendes Begleitschielen mit wechselnden Graden von Hyperopie und Amblyopie, seltener um ein Lähmungsschielen.

Auch *Blickparesen* kommen bei ICP vor. Am häufigsten ist die Kombination einer vertikalen Blickparese mit Athetose und Hörstörungen für hohe Frequenzen (WOODS). *Konjugierte Blickabweichungen* nach den Seiten, nach oben oder unten sind von DENHOFF u. ROBINAULT; GUIBOR beschrieben. Nach GUIBOR erfolgen diese hyperkinetischen oder hypertonischen Blickabweichungen bei irritativen

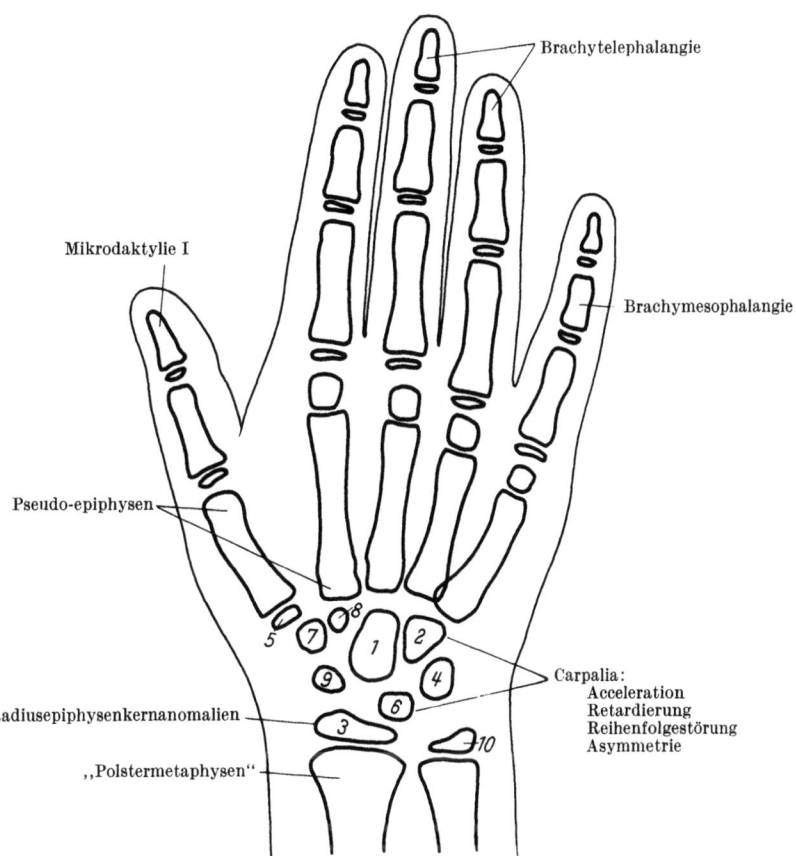

Abb. 71. Art und Lokalisation der wichtigsten Störungen der Handskeletentwicklung bei frühinfantilen organischen Cerebralschäden. (Nach SCHMID u. MOLL)

Der Strabismus fällt im allgemeinen erst nach dem ersten Trimenon, nicht selten nach einem fieberhaften Infekt auf, der deshalb mitunter als Encephalitis fehlinterpretiert wird (FORD).

In 10—20% aller Fälle von ICP liegt ein *Nystagmus* vor. Auf folgende Nystagmusformen ist dabei besonders zu achten:

1. *Ungerichteter Pendelnystagmus* bei Visusstörungen (sog. Amblyopennystagmus). 2. *Blickparetischer Nystagmus.* 3. *Rotatorischer und Rucknystagmus.* 4. *Cerebellarer bzw. vestibulärer Nystagmus.*

Noxen nach der Herdgegenseite, bei destruktiven Läsionen — wie meist bei der ICP — nach der Herdseite. Die Blickabweichungen können sich bei älteren Kindern spontan zurückbilden oder einem alternierenden Strabismus Platz machen.

Alle Motilitätsstörungen infolge mangelhafter binocularer Zusammenarbeit führen sekundär zu Sehstörungen, andererseits haben die meisten primären Sehstörungen einen Strabismus zur Folge.

Sehstörungen. Im Säuglings- und Kleinkindesalter ist die Analyse von Sehstörungen

kompliziert und auch im späteren Kindesalter
wird die Abklärung der Pathogenese oft durch
die mangelnde Mitarbeit und ungenügende
Konzentrationsfähigkeit der Patienten erschwert, besonders wenn zusätzliche Intelligenzdefekte vorliegen.

Am besten objektivierbar, jedoch am seltensten, sind Sehstörungen auf dem Boden
einer *einfachen Opticusatrophie*. Da die Diagnose
einer Opticusatrophie im Säuglingsalter wegen
der physiologisch hellen Papillen auch für den
Erfahrenen oft nicht einfach ist, läßt sich ein
eindeutiges Urteil manchmal erst im Kleinkindesalter fällen.

Unter Vernachlässigung der Grenzfälle fanden Breakey und Schachat bei 2—3% aller
ICP eine einfache Opticusatrophie. Auch ältere
chorioretinitische Degenerationsherde kommen
als Ursache für Sehstörungen in Betracht, besonders wenn sie, wie bei der Toxoplasmose, in
der Macula liegen.

Die präzise Feststellung von *Gesichtsfeldausfällen* stößt ebenfalls auf methodische
Schwierigkeiten. Am häufigsten finden sie sich
in Form *homonymer Hemianopsien* mit Aussparung der Fixationspunkte bei spastischer
Hemiplegie (nach Tizard et al. in 25%, nach
Crothers u. Paine in 20%). Bei Tetraplegien
kann es zu *konzentrischen Gesichtsfeldeinengungen* kommen.

Freud weist darauf hin, daß eine Hemianopsie schon bei Kleinkindern erkannt werden
kann, nämlich „durch die Gleichgültigkeit gegen Gegenstände in der verlorenen Hälfte des
Gesichtsfeldes und durch den Ausdruck der
Ratlosigkeit und Verzweiflung, wenn man vorher gesehene und begehrte Dinge in die andere
Hälfte des Sehraumes bringt".

Die in Deutschland seltene *retrolentale Fibroplasie*
infolge hochkonzentrierter O_2-Beatmung Frühgebo-
rener wurde von Ingram u. Kerr; Woods u.a. bei
ICP verschiedentlich als Ursache für Sehstörungen
und Amaurose nachgewiesen.

Am schwierigsten ist die diagnostische
Trennung von Rindenblindheit, Seelenblindheit
und apperzeptiver Blindheit als Ursache von
Sehstörungen. Eine *Rindenblindheit* beruht auf
einer doppelseitigen Zerstörung der corticalen
Sehsphäre.

Beidseitige Läsionen im Bereich der optischen Erinnerungsfelder bzw. der zuführenden
Assoziationsfasern der Area striata führen zur
totalen oder partiellen *Seelenblindheit (optische*

Agnosie). Die Patienten sehen in solchen
Fällen zwar Gegenstände als körperliche oder
flächenhafte Gebilde, erkennen jedoch nicht
ihre Bedeutung.

Im Rahmen der ICP hat die *apperzeptive
Blindheit*, die auf einem Ausfall der für optische
Wahrnehmungen unerläßlichen aktiven Aufmerksamkeit beruht und sich anatomisch nicht
genau lokalisieren läßt, die größte Bedeutung.
Bei solchen Patienten muß nicht selten die im
Säuglingsalter gestellte Diagnose einer Amaurose später korrigiert werden, da die Kinder
mit zunehmendem Kontakt zur Umwelt auch
optische Eindrücke verarbeiten (Woods).

Angeborene Fehlbildungen wie *Iris-* und
Aderhautkolobome oder *Katarakte* können Hin-
weise auf die pränatale hereditäre oder exogene
Genese der ICP geben.

Hör- und Sprachstörungen

Hörstörungen. Nach amerikanischen und
skandinavischen Statistiken muß in 10—30%
aller Fälle von ICP mit Hörstörungen gerechnet
werden (Caldwell; Porter; Barr u. Klockhoff). Meist handelt es sich um eine *Innenohrschwerhörigkeit mit Hochtonverlust* (Berendes)
aufgrund einer Schädigung des Innenohres oder
des Hörnerven. Kinder mit Athetosen auf dem
Boden eines Kernikterus sind besonders häufig
davon betroffen.

Bei der Hochtonschwerhörigkeit perzipieren
die Patienten Sprachlaute nicht nur quantitativ, sondern auch qualitativ verändert.
Schwerhörigkeit bedeutet demnach meist auch
Fehlhörigkeit und führt zu verzögertem Spracherwerb und Sprachstörungen, den sog. *audio-
genen Dyslalien* (Schilling). Außer der Hochtonschwerhörigkeit kommen bei ICP auch Hörverluste über dem gesamten Sprachfrequenz-
bereich, selten völlige Taubheit vor (Fricker;
Petermann).

Analog zu den Sehstörungen haben Hörstörungen und sprachliche Entwicklungshemmungen bei ICP nicht selten eine zentrale
Ursache (Berendes; Arnold; Nadoleczny).
Lernt ein Kind bis zum 3. Lebensjahr nicht
sprechen, so kann es sich um eine *motorische
Hörstummheit* handeln. Bei diesen Patienten
sind Gehör und Intelligenz normal oder nur
leicht gestört. Während das Sprachverständnis
für einzelne Worte und einfache Sätze vorhanden ist und leichte Aufträge ausgeführt

werden können, fehlt die Spontansprache entweder völlig oder es werden nur einige Worte wie „Papa", „Mama", „Ada" bzw. unverständliche Lautgebilde produziert.

Die Genese des nur einen funktionellen Tatbestand bezeichnenden Begriffs Hörstummheit ist uneinheitlich. So kann es sich um *Abortivformen einer Pseudobulbärparalyse* handeln. Bisweilen liegt eine „*Facio-bucco-linguale Apraxie*" zugrunde (GÖLLNITZ). Diese Kinder sind auch nicht in der Lage, auf Aufforderung oder eigene Willensbildung differenzierte Bewegungen des Gesichtes oder der Zungenmuskulatur auszuführen, während im Affekt u. U. solche Bewegungen ohne weiteres gelingen.

Bei der seltenen *Seelentaubheit (akustische Agnosie)* können bei normalem Gehör den akustischen Eindrücken — seien es Sprachlaute oder einfache Geräusche — keine Begriffe zugeordnet werden; das Sprach- und Geräuschverständnis fehlt. Infolgedessen können diese Patienten — im Gegensatz zur motorischen Hörstummheit — gesprochene Aufträge nicht durchführen. Die Spontansprache fehlt, Nachsprechen ist jedoch möglich, ohne daß die Patienten den Inhalt ihrer eigenen Sprachprodukte verstehen. Häufig machen sie sich durch Zeichen verständlich und stoßen dabei unartikulierte Laute aus. Bei meist intakter Sprachmotorik sind die Patienten intellektuell oft erheblich retardiert.

Voraussetzung zur diagnostischen Erfassung und formalen Analyse solcher Hörstörungen sind Hörprüfungen und psychometrische Untersuchungen, die auf Lebensalter und Intelligenzstand der Patienten abgestimmt sein müssen. So lassen sich mit Hilfe der Spielaudiometrie und nichtverbaler Intelligenztestreihen (BAAR; SNIJDERS-OMEN) Störungen der Sprachentwicklung bereits im Vorschulalter differenzieren und einer geeigneten Therapie mit Sprachtraining, Hörgeräten usw. zuführen.

Sprachstörungen. Als eine der entwicklungsgeschichtlich jüngsten Funktionen der Menschheit ist die Sprache durch alle das noch nicht ausgereifte Gehirn treffenden Schäden am leichtesten affizierbar (GÖLLNITZ). Der Prozentsatz von Sprachstörungen bei ICP übertrifft daher den der Hörstörungen bei weitem und wird von manchen Autoren mit 80—90% angegeben (CALDWELL; PALMER).

Zunächst muß bei allen Hörstörungen mit sekundären Sprachstörungen gerechnet werden. Konsonantenstammeln, besonders Störungen der Hochtonkonsonanten, Silben- und Wort-stammeln mit Auslassung unbetonter Nebensilben und Auslaute, sowie Störungen der Sprachakzente (Sprachdynamik, -melodik und -rhythmik) weisen nach SCHILLING auf eine primäre Hörstörung hin. Die Mehrzahl der dysarthrischen Sprachstörungen ist auf Koordinationsstörungen der Sprachmuskulatur zurückzuführen und steht in direkter Beziehung zu den übrigen bei ICP vorkommenden motorischen Störungen (PALMER). So ist ohne weiteres verständlich, daß bei Spastikern — besonders bei solchen mit Pseudobulbärsymptomen (GUTZMANN) — beim Sprechversuch die einzelnen Muskelgruppen einer Artikulationsgemeinschaft durch Spasmen in ihrer feinmotorischen Koordination gestört sind und daß hierdurch eine verwaschene, breiige und offennäselnde Sprache oder ein organisches Stottern resultiert (BERENDES).

Schließlich können angeborene *Gebiß- und Gaumenanomalien* eine Sprachstörung hervorrufen oder verstärken. Nach PALMER ist ein Teil dieser Strukturanomalien Folge einer chronischen neuromuskulären Störung der Zungen- und Wangenmuskulatur.

Die mit unwillkürlichen Hyperkinesen einhergehenden Formen der ICP zeigen andere Auswirkungen auf die Sprache. Durch die dauernde Bewegungsunruhe im Bereich der mimischen Muskulatur ist die Bildung von Vokalen wie o und u, durch die Hyperkinesen der Zunge die Bildung von Konsonanten wie l—d—t und der Zischlaute erschwert oder unmöglich. Als Ausdruck einer gestörten Atemtätigkeit sowie der mangelnden Funktion des Gaumensegels entstehen schließlich Störungen der Stimmodulation (z. B. starker Einsatz und schnelles Absinken zum leise näselnden Sprechen).

Auch die ataktischen Formen der ICP führen zu charakteristischen Störungen der Sprachmotorik und Modulation. Überschneidungen einzelner Formen und Mischbilder sind häufig. Fast alle Patienten mit solchen Dysarthrien leiden im Säuglingsalter an Saug-, Kau- und Schluckstörungen.

Epilepsien

Wie aus Tabelle 21 hervorgeht, bilden epileptische Anfälle eine häufige zusätzliche Komplikation der ICP.

Die differenten Angaben der einzelnen Autoren über die Häufigkeit hängen im wesentlichen davon ab, ob einmalige oder mehrfach rezidivierende cerebrale Anfälle im Säuglings- und Kleinkindesalter (z.B. Neugeborenenkrämpfe oder Begleitkrämpfe bei banalen Infekten) als Epilepsie bezeichnet werden, wie das von manchen amerikanischen Autoren geschieht (Perlstein et al.). Nach Ausscheidung dieser Fälle, die im deutschen Schrifttum von den Epilepsien abgetrennt werden (Bamberger u. Matthes), leiden rund $1/4$ aller Kinder mit ICP an chronisch rezidivierenden epileptischen Anfällen.

Die Tabelle 21 zeigt ferner, daß Epilepsien am häufigsten bei den hemiplegischen und am seltensten bei den rein extrapyramidalen Formen zu erwarten sind.

Erkrankung (Trauma, Encephalitis, Gefäßprozeß) sehr häufig von statusartigen Halbseitenkrämpfen eingeleitet, die nach Abklingen zunächst eine schlaffe Parese hinterlassen, welche innerhalb weniger Wochen spastisch wird (Gastaut et al.).

Die Manifestationsform der Epilepsie (Anfallsform) ist wechselnd. Sie hängt ganz wesentlich vom Lebensalter und von der Lokalisation der cerebralen Läsion ab. So finden sich bei den konnatalen Formen der ICP und hier wiederum besonders bei den hypoton-atak-

Tabelle 21. *Häufigkeit von Epilepsie bei ICP (in Prozenten)*

| Autoren | Fallzahl | Epilepsie insgesamt | Epilepsie bei | | | |
			Diplegie	Hemiplegie	Athetose	Ataxie
Kirman	157	45	50	51	26	0
Crothers u. Paine	1821	44	36	63	23	—
Woods	301	38	49	43	12	14
Asher u. Schonell	400	—	23	24	4	—
Hansen	2621	22	21	23	13	16
Perlstein u. Gibbs	1217	47	63		22	20
Skatvedt	370	22	19	35	7,5	25
Paul u. Frank	342	39	50		24	

Nach Skatvedt setzt die Epilepsie in 44% der Fälle bereits im Laufe des 1. Lebensjahres ein, in 79% innerhalb der ersten 4 Lebensjahre. Zwischen Eintritt des kausalen Cerebralschadens und Manifestation des Anfallsleidens konnten wir selbst Intervalle von mehreren Jahren beobachten. Nicht selten kommt es bei konnataler ICP zu einem „Wetterleuchten" mit Krämpfen in der Neugeburtsperiode oder bei Infekten im Säuglings- und Kleinkindesalter, bis dann nach längerem Intervall die Epilepsie einsetzt.

Infolge der multifaktoriellen Genese der Epilepsien überhaupt ist der die ICP hervorrufende Cerebralschaden zwar als wesentliche, jedoch nicht als einzige Ursache für die Manifestation rezidivierender cerebraler Anfälle anzusehen. Genetische und andere endogene Faktoren müssen ebenfalls in Betracht gezogen werden.

Die geringe Epilepsiehäufigkeit bei den rein extrapyramidalen Fällen der ICP weist auf die entscheidende pathogenetische Bedeutung corticaler Läsionen hin.

Bei den postnatal erworbenen hemiplegischen Formen der ICP wird die auslösende

tischen Diplegien häufig die altersgebundenen *Propulsiv-Petit-Mal-Anfälle* (Blitz-, Nick- und Salaamkrämpfe) (Matthes u. Mallmann-Mühlberger; Roger u. Poirier).

Im Schulalter und um die Pubertät treten *psychomotorische Paroxysmen* in den Vordergrund. Grand-Mal-Anfälle und fokale Anfälle — auch solche vom Jackson-Typ — zeigen dagegen keine besondere Bindung an ein bestimmtes Lebensalter. Die Lokalisation des Cerebralschadens formt das Anfallsbild besonders bei den hemiplegischen Formen der ICP, bei denen *motorische und sensible Jackson-Anfälle* in den entsprechenden Extremitäten sowie *psychomotorische Anfälle* im Vordergrund stehen. So hatten nach Matthes unter 135 Kindern mit psychomotorischen Anfällen 15% eine hemiplegische Form der ICP.

Nicht selten sind die kleinen epileptischen Anfälle das Vorspiel einer Grand-Mal-Epilepsie oder es handelt sich um Kombinationen von großen und kleinen Anfällen. Pyknolepsien (gehäufte Absencen) sind bisher bei ICP nicht beschrieben.

Das zeitliche Intervall zwischen den Anfällen kann erheblich wechseln. Im Krankengut Skat-

VEDTS hatten 36% der Patienten täglich oder mehrmals wöchentlich Anfälle, während bei 41% die Paroxysmen nur in mehrjährigen Intervallen auftraten (sog. Oligoepilepsien).

Psychische Störungen

Die Mehrzahl der Kinder mit ICP zeigt eine Desintegration der Gesamtpersönlichkeit, die man als „*hirnorganisches Psychosyndrom*" bezeichnet.

Die Untersuchung der psychischen Struktur dieser Patienten stößt infolge der motorischen und häufig assoziierten sensorischen Störungen auf technische Schwierigkeiten und kann ohne die genaue Kenntnis des neurologischen Befundes zu Fehlschlüssen Anlaß geben.

Das gilt insbesondere für die Beurteilung der *Intelligenz*, da die Mehrzahl der gebräuchlichen Intelligenzteste auf einer intakten Werkzeugfunktion, d.h. einer normalen Sensomotorik, aufgebaut ist. So müssen sowohl bei der Auswahl als auch bei der Interpretation der einzelnen psychometrischen Untersuchungen vor allem evtl. Sehstörungen, Hör- und Sprachstörungen, agnostische und apraktische Störungen der Extremitäten berücksichtigt werden.

Für die *Genese der Intelligenzminderung* spielt das Auslöschen von Entwicklungspotenzen durch die organische Hirnschädigung die Hauptrolle. Nach SIEGFRIED muß ferner die Störung der normalen Entwicklungsprozesse berücksichtigt werden. So erreichen die Patienten die normalen Reifungsstufen nicht, sei es, weil die stato-motorische Entwicklung verzögert abläuft, oder weil die für die Assimilation von Erfahrungen erforderliche Wiederholungsmöglichkeit von Handlungen nicht gelingt bzw. von eigenen Körperempfindungen durchkreuzt und verwischt wird.

ASPERGER weist darauf hin, daß manche Patienten besonders im Säuglings- und Kleinkindesalter durch eine gute Instinktanpassung die Lebenssituation zu beherrschen scheinen und damit ein höheres Intelligenzniveau vortäuschen. Triebhafte ungebremste Reaktionen, die sich oft destruktiv äußern, werden von den Eltern nicht selten mit Raffinement und Boshaftigkeit verwechselt und als Zeichen intakter Intelligenz angesehen.

Auch für die *Beurteilung der Affektivität* und des Gesamtverhaltens ist die Beachtung der motorischen Störungen wichtig. So kann durch

verstärkte Ausdrucksbewegungen und unwillkürliche Hyperkinesen bei extrapyramidalen Formen der ICP emotionale Instabilität vorgetäuscht werden oder durch Hypomimie bei pseudobulbärparalytischer Beteiligung Stumpfheit und Antriebsschwäche.

Fehlhaltungen der Familie und der übrigen Umwelt dem chronisch kranken Kind gegenüber, die sich in Überfürsorge, Ängstlichkeit und Unsicherheit oder Gereiztheit und Ablehnung manifestieren können, führen schließlich nicht selten zu Beeinträchtigungen des Selbstwertgefühls und *sekundären neurotischen*

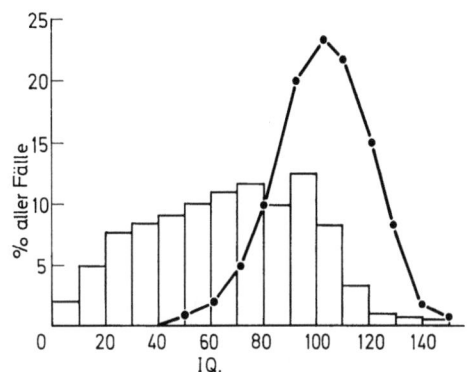

Abb. 72. IQ-Verteilung bei Kindern mit infantiler Cerebralparese verglichen mit der IQ-Verteilung der gleichen Altersgruppe der Gesamtpopulation. Fallzahl: 992. Mittlerer IQ = 70,4%. (Nach HOPKINS, BICE u. COLTON)

Verhaltensstörungen, die sich mit den hirnorganisch bedingten psychischen Veränderungen eng verflechten. Nur eine sorgfältige Analyse unter Berücksichtigung aller dieser Faktoren kann hier zu einem einigermaßen zutreffenden Bild der Persönlichkeitsstruktur und damit zu den erforderlichen heilpädagogischen Maßnahmen führen.

Einen Überblick über die Häufigkeit von Intelligenzdefekten vermitteln die Untersuchungen von MILLER u. ROSENFELD; HOHMANN; ASHER u. SCHONELL; HAIKE u. SCHULZE; COLLIS et al.; HOPKINS et al. Hiernach zeigen durchschnittlich 25% der Kinder mit ICP eine normale Intelligenzspielbreite (IQ > 90), 25% sind begrenzt geistig bildungsfähig (debil, IQ 70—89), und weitere 50% nur praktisch bildungsfähig oder psychomotorisch so schwer geschädigt, daß sie reine Pflegefälle sind (IQ < 70). Der mittlere IQ beträgt 70,4 (s. Abb. 72). Die Schwere der Motilitäts- und Tonusstörung steht in keiner festen Beziehung zum Intelligenzstand.

Setzt man jedoch die einzelnen klinischen Formen der ICP in Beziehung zum Intelligenzstand, wie dies CROTHERS u. PAINE getan haben, so ergibt sich, daß die rein extrapyramidalen Fälle intellektuell am wenigsten gestört sind (50% normale Intelligenz; nur 10% bildungsunfähig), während diplegische spastische oder atonische Fälle am ungünstigsten abschneiden (nur 15% normale Intelligenz und 40% bildungsunfähig). Die hemiplegischen und Mischformen liegen hinsichtlich der Verteilung der IQs etwa zwischen diesen Extremen.

Woods hat die Beobachtung gemacht, daß die Intelligenz der Patienten mit linksseitiger Hemiplegie, bei denen die nichtdominante Hemisphäre vom organischen Hirnschaden betroffen ist, signifikant schlechter ist als bei rechtsseitiger Hemiplegie.

Unabhängig vom Intelligenzstand zeigt die Mehrzahl der Kinder mit ICP Störungen der Affektivität und des Charakters. Im Kleinkindesalter findet sich nicht selten ein *erethisches Syndrom*, das von Heinze; Kramer u. Pollnow; Göllnitz u.a. eingehend beschrieben wurde und im wesentlichen auf einer *Antriebsstörung* beruht.

Soweit es die Motilitätsstörung erlaubt, zeigen die Patienten eine elementare, dranghaft wirkende *motorische Unruhe*. Sie wirken energiegeladen, rastlos und unstet. Konstruktives Spielen ist nicht möglich. Rasche Ermüdbarkeit und *Mangel an Ausdauer* sind weitere charakteristische Züge der erethischen Verhaltensstörung.

Außerhalb der motorischen Sphäre macht sich die gesteigerte Aktivität der Kinder in *Konzentrationsschwäche* und *leichter Ablenkbarkeit* bemerkbar. Die Aufmerksamkeitsspanne ist kurz unelastisch und endet abrupt. Die *Stimmungslage* der Mehrzahl der Kinder ist mißmutig, sie sind quängelig und reizbar, besonders wenn die gesteigerten Antriebe infolge der stato-motorischen Behinderung nicht motorisch umgesetzt werden können. Seltener finden sich *hypomanische Züge* mit übertrieben

und unecht wirkender Heiterkeit und Läppischkeit.

Durch die *Affektinkontinenz* neigen die Patienten zu Wutausbrüchen und unerwarteten Aggressions- und Kurzschlußhandlungen. Sie treten, kratzen, beißen, brauchen zum Entsetzen der Eltern häßliche Schimpfworte und zeigen ein vorwiegend destruktives Verhalten. Charakteristisch ist ferner eine besonders bei psychometrischen Untersuchungen zutage tretende *Perseverationstendenz*.

Im Säuglings- und höheren Schulalter findet sich nicht selten das andere Extrem einer Antriebsstörung in Form *apathischer Zustandsbilder* mit erheblichem Impulsmangel bis zur Torpidität. Die Spontaneität dieser Kinder ist weitgehend erloschen und jede Reaktion auf die jeweiligen Anforderungen der Situation kostet sie große Mühe. Auch die motorischen Aktionen laufen verlangsamt ab.

Es ist das Verdienst von Göllnitz, die weitgehende Altersabhängigkeit der Erscheinungsform des hirnorganischen Psychosyndroms herausgearbeitet zu haben. Das bei Kindern im Kleinkindes- und frühen Schulalter häufig anzutreffende erethisch-hyperkinetische Syndrom geht oft in späterem Alter in ein stumpf-apathisches Bild mit ausgesprochenem Antriebsmangel über.

Berücksichtigt man schließlich noch die sekundären psychischen Störungen durch *Minderwertigkeitsgefühle* und *Fehlhaltungen der Umwelt*, so entsteht ein komplexes psychisches Bild, bei dem die sensomotorischen Störungen aufs engste mit den primären und sekundären Verhaltensstörungen verwoben sind und sich wechselseitig ungünstig beeinflussen.

Ätiologie und Pathogenese

Die Littlesche ätiologische Konzeption der ICP (Frühgeburt, Schwergeburt, Asphyxie) wurde bereits von Freud, der den Syndromcharakter der Krankheit hervorhob, durch eine „multiätiologische" Betrachtungsweise erweitert. Heute ist man der Meinung, daß praktisch alle cerebralen Erkrankungen des unreifen Gehirns eine ICP verursachen können, sofern sie zu bleibenden, nicht progredienten Funktionsstörungen des neuromuskulären Systems führen.

Hinsichtlich der relativen Bedeutung und statistischen Häufigkeit verschiedener ätiologischer Faktoren sowie deren pathogenetische

Grundlagen bestehen unter den einzelnen Autoren z.T. erhebliche Differenzen (s. Tabelle 22). Die von Sachs 1862 vorgeschlagene Unterteilung der Cerebralläsionen in prä-, peri- und postnatale hat sich allgemein eingebürgert.

Sichere Rückschlüsse aus dem klinischen Bild der ICP auf die Ätiologie sind nicht möglich, da Cerebralläsionen verschiedenster Natur (genetisch, infektiös, vasculär, hypoxämisch) zu gleichen neurologischen Syndromen führen können. Hinsichtlich der Pathogenese stimmen die meisten Autoren darin überein, daß hypoxämische prä- oder perinatale Cerebralschäden die ausschlaggebende Rolle spielen. Im Krankengut Corners, der anhand von Obduktionsbefunden nachwies, daß neonatale Todesfälle im

Prinzip die gleichen Ursachen haben wie ICP, standen die *hypoxämischen Hirnschäden* in beiden Gruppen mit 50% weit an der Spitze.

Bedeutung der Heredität. Zur Frage der Heredität der ICP existieren zahlreiche Einzelbeobachtungen über Zwillings-, Geschwister- oder Familienerkrankungen (HANNHART; SJÖRGEN u. LARSON; RUSSEL; BLUMEL et al.; HOTTINGER u. PASSWEG u.a.). DENHOFF u. ROBINAULT schätzen, daß in 10% der Fälle von ICP mit einer genetischen Komponente gerechnet werden muß.

Die meisten Autoren messen dagegen der Heredität keine wesentliche Bedeutung zu

tersuchungsergebnissen den Schluß, daß die Erbanlage am Zustandekommen der ICP keinen maßgeblichen Anteil hat.

Die Gültigkeit der Thumsschen Befunde zeigt sich bei einer kritischen Analyse der Einzelbeobachtungen von Geschwistererkrankungen oder sonstigen Fällen in der Ascendenz der Probanden. Häufig trifft nämlich die Diagnose ICP nicht zu, sofern man die heute international übliche Definition zugrunde legt. In anderen Fällen ist die Heredität nicht mit der nötigen Sicherheit nachweisbar.

Die meisten Irrtümer entstehen durch die Ausweitung des Begriffs ICP auf Patienten mit

Tabelle 22. *Bedeutung prä-, peri- und postnataler Cerebralläsionen für die infantile Cerebralparese*

Autoren	Pränatal	Perinatal	Postnatal	Ungeklärt
DENHOFF u. ROBINAULT	10—40%	33%	16%	—
ANDERSEN	16,5	66	9,5	8
HAIKE u. SCHULZE	20,5	46,8	19,5	13,2
McINTIRE (nach ROSSI)	23	54,6	9	13,4

(FREUD; LUCAS; BENDA; ASHER u. SCHONELL; SKATVEDT u.a.). So fand z.B. SKATVEDT unter 370 Kindern mit ICP bei 45 Zwillingen nur in 2 Fällen homologe Geschwistererkrankungen, die eine genetische Bedingtheit wahrscheinlich machten.

Genetisch verursachte Formen der ICP sind z.B. die nichtprogrediente hereditäre Ataxie, der hereditäre Tremor, die hereditäre Athetose sowie das erstmals von PARDO, CASTENO und FAZ beschriebene sog. *Sjögren-Larsson-Syndrom.* Diese Erkrankung zeigt einen monohybrid, autosomal-recessiven Erbgang und äußert sich in Ichthyosis congenita, Oligophrenie und spastischer Diplegie. Da in einigen Fällen eine eindeutige Progredienz der Symptome vorlag, ist die Zugehörigkeit dieses Syndroms zur ICP definitionsgemäß fraglich. Im deutschen Schrifttum hat GREITHER einen entsprechenden Fall publiziert.

Es war das große Verdienst von THUMS (1939), die Frage der Heredität der ICP erstmals an einem representativen Krankengut von 90 ein- und zweieiigen Zwillingspaaren systematisch untersucht zu haben. Er fand dabei unter 13 eineiigen Zwillingen nur 1 Paar hinsichtlich der ICP konkordant, von 33 zweieiigen Zwillingen 2 Paare; bei 44 weiteren Paaren war der Partner des Ausgangspaarlings „kleingestorben". THUMS zieht aus seinen Un-

progredienten degenerativen oder metabolischen zentralnervösen Erkrankungen, die neurologisch häufig zu den gleichen Bildern führen wie die ICP, und die in der Regel genetisch bedingt sind. Auch die von einigen Autoren vorgenommene Einbeziehung genetisch determinierter reiner Schwachsinnsformen ohne neuromuskuläre Störungen zur ICP muß zu einer Überschätzung genetischer Faktoren führen.

Eine hereditäre Verursachung der ICP kann schließlich durch Geburtshindernisse bei der Mutter vorgetäuscht werden, die bei mehreren Geschwistern zu Cerebralläsionen führen, oder durch die erhöhte Anfälligkeit von Mehrlingsgeburten für hypoxämische oder traumatische Hirnschäden, selten einmal durch intrauterine infektiöse Fruchtschäden.

An der vorwiegend peristatischen Bedingtheit der ICP kann hiernach kein Zweifel bestehen.

Pränatale Hirnschädigungen. Bisweilen ist es nicht möglich, aus der Anamnese und den klinischen Befunden zwischen prä- und perinatalen Hirnschäden zu differenzieren. Die Tatsache, daß ein pränatal geschädigtes Kind zu einer erschwerten oder pathologischen Geburt prädisponiert ist, sowie die klinische Erfahrung, daß sich trotz anamnestischer oder klinischer Hinweise auf ein cerebrales Geburtstrauma luftencephalographisch oder autoptisch sichere Anhaltspunkte für eine pränatale Hirnschädigung ergeben, zeigt die Relativität ätiologischer Aussagen zur Genüge. Wahrscheinlich ist eine Kombination prä- und perinataler Störungen gar nicht so selten.

Die wichtigsten pränatalen Ursachen für eine ICP sind:

1. *Hypoxämische Hirnschädigungen* durch mütterliche Anämie, Schwangerschaftsblutungen, drohenden Abort, Eklampsie, Hypotension, Placentarinfarkt, Placentaabriß, Knickungen oder Kompressionen der Nabelschnur, kongenitale Vitien (Mossberger) und Gefäßverschlüsse (Norman).

2. *Meningoencephalitiden* durch diaplacentare Übertragung bei Infektionen der Mutter (z.B. Lues, Toxoplasmose, Listeriose, Cytomegalie [Diezel; Zöller u. Matthes; Haymaker et al.]; Rubeolen [Töndury] und sonstige neurotrope Viruserkrankungen).

3. *Stoffwechselstörungen* (z.B. Diabetes [Kloos], Vitaminmangelkrankheiten, Unterernährung).

4. *Cerebrale Blutungen* (direktes mechanisches Trauma, mütterliche hämorrhagische Diathese, Eklampsie, Toxämie [Schachter], sekundär als Folge einer fetalen Hypoxämie).

5. *Toxische und sonstige Störungen* (z.B. Röntgen- und Radiumbestrahlungen [Zappert; Goldstein], Medikamente; Abtreibungsversuche [Windorfer], psychische Faktoren?).

Perinatale Hirnschädigungen. Hierunter versteht man Hirnschädigungen, die vom Wehenbeginn bis zum Ende der 1. Lebenswoche wirksam werden. Die Pathogenese dieser meist mit der Geburt zusammenhängenden Läsionen ist vielfältig. An erster Stelle steht die *cerebrale Hypoxämie* (Wohlwill; Ibrahim). Dann folgen mechanisch bedingte Läsionen wie *intra- und extracerebrale Blutungen* oder *traumatische Gewebszerstörungen*. Nach Hallervorden; Orthner u. Veith spielt das *Hirnödem*, das im unreifen Gehirn weit schwerere Schäden erzeugt als beim Erwachsenen, eine wichtige Rolle. Auch mit *toxischen Gewebsschäden*, besonders bei der Bilirubinencephalopathie, muß gerechnet werden. In vielen Fällen sind mehrere der genannten Faktoren am Zustandekommen der Hirnschädigung beteiligt.

Cerebrales „Geburtstrauma". Jede Spontangeburt führt zu einer intrakraniellen Druck-steigerung mit Zirkulationsstörungen und Hemmung der Gewebsernährung. Dabei ist sowohl die arterielle O_2-Zufuhr als auch der venöse Abtransport behindert (Hartl). Erst durch das Hinzutreten weiterer Faktoren wird dieses im Normalfall kompensierte Trauma der Geburt klinisch relevant und kann zu einer ICP führen. Solche Faktoren sind:

Störungen der Blutzirkulation in Placenta und *Nabelschnur* (Nabelschnurvorfall, Placenta praevia, vorzeitige Placentalösung).

Placentainsuffizienz (z.B. bei Übertragung oder Gestosen).

Protrahierter Geburtsverlauf (Wehenschwäche, Mißverhältnis von kindlichem Kopf und mütterlichem Becken).

Hypoxie der Mutter (Anämie, Herzkrankheiten, Narkose).

Depression des kindlichen Atemzentrums durch Narkotica unter der Geburt.

Mechanische respiratorische Insuffizienz (Aspiration mit Lungenatelektasen).

Operative Geburten (Zangengeburt, forcierte Handgriffe, Beckenendlagen, Schnittentbindung). Über ICP nach Vakuumextraktionen liegen bisher noch keine Berichte vor.

Hypoprothrombinämie, die zu einer verstärkten Blutungsneigung führt.

Pränatale Hirnschädigungen des Kindes, wobei bereits die Belastung einer normalen Geburt zu einer zusätzlichen cerebralen Schädigung führen kann.

Frühgeburten und Mehrlingsgeburten. Frühgeborene finden sich bei ICP signifikant häufiger als in der Durchschnittsbevölkerung. Während die Frühgeburtenziffer in Europa und USA zwischen 4 und 11% liegt, betrug unter Kindern mit ICP der prozentuale Anteil der Frühgeburten nach Lilienfeld 22%, nach Greenspan 33%, nach Denhoff u. Holden 30%, nach Skatvedt 28% und nach Eckhardt in Deutschland 23%. Polani stellte fest, daß Diplegien bei Frühgeborenen über 1800 g 3mal häufiger, bei solchen unter 1800 g 70mal häufiger auftreten als bei reifen Kindern. Skatvedt fand in ihrem Kollektiv von ICP unter den Frühgeburten mit weniger als 1500 g fast ausschließlich spastische Diplegien, während bei schwereren Frühgeburten auch andere Formen der ICP anzutreffen waren.

Pathogenetisch spielen bei der Frühgeburt leichtere Gefäßzerreißlichkeit, erhöhte Capillarpermeabilität, Blutungsneigung infolge Hypoprothrombinämie, Neigung zu Kernikterus und Unreife des Atemzentrums die Hauptrolle.

Bei *Mehrlingsschwangerschaften*, die ebenfalls einen hohen Anteil der ICP bilden, sind Frühgeburt und Eklampsieneigung die wichtigsten pathogenetischen Mechanismen für die Entstehung des Cerebralschadens (CARDWELL).

Kernikterus (Bilirubinencephalopathie). Der Kernikterus stellt eine wohldefinierte Ursache der ICP innerhalb der Perinatalperiode dar. Als Folge eines Icterus gravis (meist aufgrund einer Inkompatibilität im Rh- oder ABO-System, aber auch ohne Blutgruppenunverträglichkeit) kann es in Abhängigkeit von der Höhe des indirekten Bilirubinspiegels im Blut zu einer elektiven Schädigung der Stammganglien kommen. Die ersten Fälle wurden bereits 1913 und 1915 von GUTHIER und SPILLER beschrieben.

Nach der akuten Phase des Kernikterus mit Apathie, Somnolenz, Muskelhypotonie oder Rigidität, Opisthotonus und tonischen oder tonisch-klonischen Krämpfen (Letalität 50%) muß nach DIAMOND bei etwa 10% der überlebenden Kinder mit der Entwicklung einer ICP gerechnet werden. In der Mehrzahl der Fälle zeigt sich auf motorischem Gebiet eine doppelseitige oder einseitig betonte Tonuserhöhung (Rigidität) mit extrapyramidalen Hyperkinesen (Athetose double, Choreoathetosen).

Auch pseudobulbäre Symptome finden sich nach Kernikterus häufig (Sprachstörungen, Schluckstörungen, supranucleäre Augenmuskelstörungen). Die motorischen Symptome sind meist mit Oligophrenie, Innenohrtaubheit und Epilepsie assoziiert. Außer diesen charakteristischen Bildern sind auch spastisch-diplegische und hypoton-ataktische Formen der ICP nach Kernikterus beobachtet worden (ZUELZER u. MUDGETT).

Mit zunehmender Kernikterusprophylaxe durch frühzeitige Diagnose und Austauschtransfusion geht der Prozentsatz der durch Bilirubinencephalopathie bedingten ICP laufend zurück (vor 1950 nach PERLSTEIN etwa 10%). So fanden AMLIE et al. unter 101 ausgetauschten Erythroblastosen nur 2 Fälle mit ICP, während von 55 nichtausgetauschten Erythroblastosen 8 Kinder an ICP erkrankten.

Postnatale Hirnschädigungen. Eine bestimmte zeitliche Begrenzung für postnatale Cerebralschäden, die zu einer ICP führen, ist in der Literatur nicht angegeben. Im allgemeinen wird jedoch das 4.—6. Lebensjahr, also etwa das Ende der Markreifung, als obere Grenze angenommen. Der Kernikterus wird von manchen Autoren als pränatale Läsion, von anderen als peri- oder postnatale Hirnschädigung eingeordnet.

Es würde zu weit führen, alle postnatalen Erkrankungen, die zu einer ICP führen können, im einzelnen aufzuführen. In Hauptgruppen zusammengefaßt handelt es sich in der Reihenfolge ihrer Häufigkeit um:

1. *Meningitiden* und *Encephalitiden* verschiedenster Ursache.

2. *Encephalopathien* (z.B. bei Pertussis, Verbrennungen, toxischen Enteritiden, Vergiftungen (Blei, Arsen, CO), als Folge langdauernder Krampfanfälle und Status epilepticus).

3. *Gefäßprozesse* (Embolien, Thrombosen, chronische subdurale Hämatome).

4. *Schädelhirntraumen.*

Neuropathologische Befunde

Die pathologisch-anatomische Grundlage der ICP sind entweder cerebrale Fehlbildungen oder Residuen destruktiver Prozesse. Die pathologische Anatomie akuter Zustände oder nosologisch einheitlicher Erkrankungen, die zu einer ICP führen (z.B. Toxoplasmose, Cytomegalie, subdurale Hämatome, Meningoencephalitiden usw.), ist in den entsprechenden Kapiteln dieses Bandes dargestellt.

Cerebrale Mißbildungen und Entwicklungsstörungen. Alle Mißbildungen des Gehirns beruhen auf einer Störung der normalen Entwicklung. Sie betreffen häufig beide Hemisphären und führen zu diplegischen Formen der ICP.

Fehlbildungen können sowohl genetisch als auch exogen bedingt sein, ihre kausale Genese bei ICP wurde im Rahmen der Ätiologie bereits besprochen. Der Zeitfaktor bzw. die teratogenetische Terminationsperiode spielt hierbei eine entscheidende Rolle. Die gleiche Noxe, die in der Embryonalzeit zu einer Mißbildung führt, hinterläßt beim älteren Fetus oder im Säuglingsalter eine destruktive Läsion.

Eine tiefgreifende Entwicklungsstörung des Telencephalon stellt die meist nicht mit dem Leben vereinbare *Cyclopie* bzw. *Arhinencephalie* dar. Hierbei kommt es, abgesehen von einem Fehlen des Riechhirns und seiner Abkömmlinge, zu einer fehlenden oder nur par-

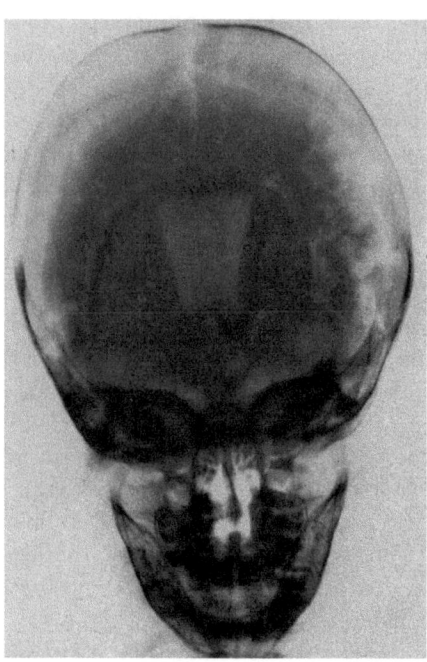

Abb. 73. Partielle Monoventrikulie bei 9 Monate altem Säugling mit spastischer Diplegie rechts mehr als links

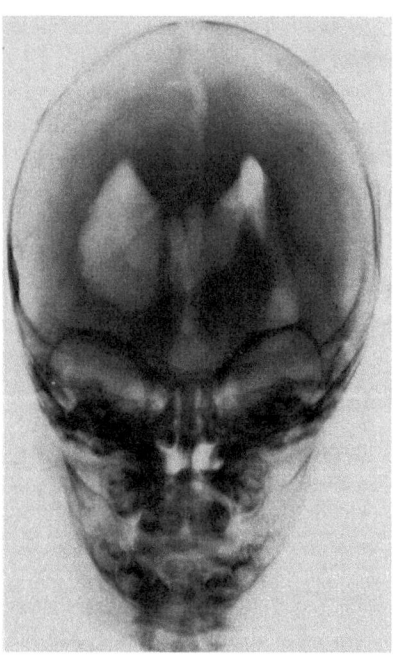

Abb. 74. Typischer PEG-Befund bei Balkenmangel. 4 Monate alter Säugling mit atonischer Diplegie, Idiotie und Propulsiv Petit Mal Epilepsie

tiellen Trennung der Hemisphären mit monoventriculärem Endhirn, fehlendem Septum pellucidum, Balken- und Fornixmangel. Diese Fehlbildung läßt sich luftencephalographisch

erfassen (Bannwarth; Zellweger; Gastraut u. de Wulf) und wurde von Brenner in 3% seiner pneumoencephalographisch untersuchten Fälle von ICP nachgewiesen (s. Abb. 73).

Eine häufiger anzutreffende Mißbildung (nach Brenner bei ICP in 7% der Fälle) ist die *totale oder partielle Agenesie des Balkens*, die auf einer Hemmungsmißbildung des Commissurensystems des Vorderhirns im 2.—7. Fetalmonat beruht und luftencephalographisch ein charakteristisches Bild liefert (Gutmann; Brenner; Zellweger) (s. Abb. 74).

Da partielle Monoventrikulie ebenso wie isolierter Balkenmangel auch bei hirngesunden Menschen gefunden werden können, müssen für die Entstehung einer ICP korrelierte Mißbildungen wie Porencephalien, Mikropolygyrien, Pachygyrien usw. verantwortlich gemacht werden. Der Nachweis solcher Fehlbildungen ist jedoch ein wertvoller Indicator für eine pränatale Ursache der ICP.

Die Mehrzahl der cerebralen Mißbildungen bei ICP beruhen auf *Fehlbildungen der Hirnrinde als Folge einer Migrationsstörung* bzw. *Differenzierungsstörung der embryonalen Neuroblasten*, die aus einer periventriculären Matrix nach den Rindenbezirken abwandern.

Als *Heterotopien* bezeichnet man in das Marklager von Großhirn und Kleinhirn eingesprengte Inseln grauer Substanz. Dieser Befund kann isoliert vorkommen und asymptomatisch bleiben. Häufiger findet sich bei ICP eine Kombination mit *Pachy- bzw. Agyrien* (s. Abb. 75). Hierbei zeigt sich makroskopisch eine uni- oder bilaterale Simplifizierung des Windungsbildes mit Verminderung der sekundären Gyri und Abflachung der Sulci. Im Extremfall sind einige abortive Fissuren oder nur die Fissura Sylvii erkennbar. In leichten Fällen kann die Störung auf kleine, bisweilen bilateral symmetrische Rindenbezirke beschränkt bleiben. Histologisch finden sich in allen Fällen Abnormitäten der Cortexstruktur. In der Regel besteht er nur aus 4 irregulär angeordneten Schichten und ähnelt somit dem fetalen Gehirn im 2.—4. Monat (Greenfield).

Als *Mikropolygyri* bezeichnet man ein komplexes Windungsbild mit einer abnormen Anzahl von Gyri und Sulci (s. Abb. 76). Diese Störung ist im allgemeinen auf ein- oder doppelseitige umschriebene Cortexbezirke beschränkt. Auch hierbei finden sich Heterotopien sowie histologisch nachweisbare Störungen der Cytoarchitektonik der Rinde.

In den meisten Fällen von Pachy- und Mikropolygyrie besteht eine *Mikrocephalie* sowie eine Erweiterung des Ventrikelsystems. Diese Erweiterung ist nicht wie bei destruktiven Prozessen ein kompensatorischer Hydrocephalus ex vacuo, sondern Ausdruck einer Persistenz fetaler Verhältnisse, d. h. einer mangelnden Ausbildung des Marklagers, welche die physiologische Verkleinerung der ursprünglich großen Ventrikelbläschen verhindert. BENDA schlägt daher den Begriff „*Vesiculocephalie*" vor.

Auch abnorm große und schwere Gehirne können Folge einer Mißbildung sein (*Megalencephalien*) und zu neuromotorischen und intellektuellen Störungen führen (KASTEIN).

Ähnliche Mißbildungen wie im Großhirn können auch im *Kleinhirn* auftreten (BRUN; OSTERTAG; GREENFIELD), und zwar isoliert oder in Kombination mit den besprochenen Fehlbildungen.

Residuen destruktiver Prozesse. In der Mehrzahl der Fälle von ICP sind die neuropathologischen Veränderungen Residuen nach destruktiven Prozessen verschiedenster Pathogenese und Ätiologie. Auch hier hängt die Form der Veränderungen entscheidend vom Zeitpunkt der Läsion ab.

Seit den Untersuchungen von SPATZ über die besondere Reaktionsweise des unreifen Zentralnervensystems weiß man, daß exogene Schädigungen, die bei Erwachsenen zu Reparation und Glianarben führen, vor der Ausreifung der Marksubstanz, also etwa vor dem 4. Lebensjahr, Höhlenbildungen infolge Einschmelzung von Hirngewebe hervorrufen.

Intrauterin und im Säuglingsalter ist das im Aufbau begriffene Mark besonders empfindlich (HALLERVORDEN). In diesem Alter geht Marksubstanz rasch und in großem Umfang zugrunde, wobei auch die Hirnrinde oft miteinbezogen ist (HALLERVORDEN). Kommt es zu

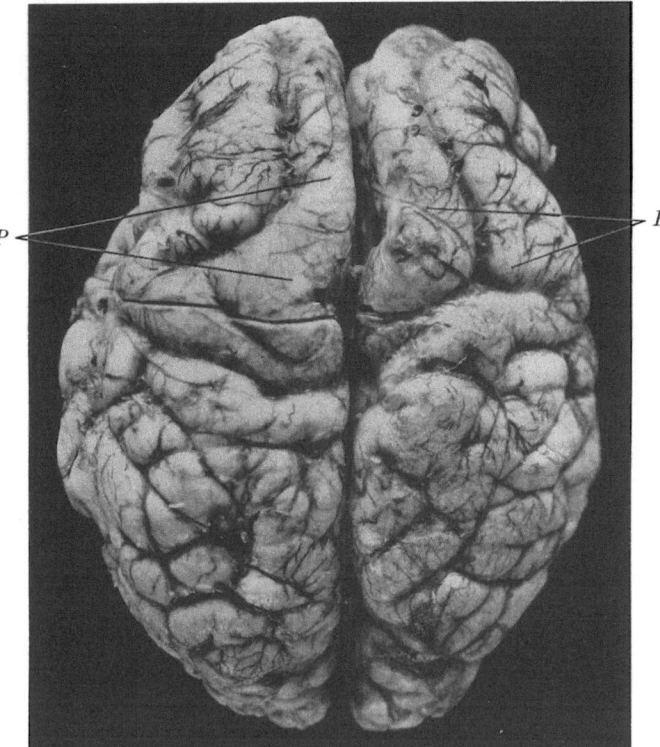

Abb. 75. Pachygyrie besonders rostral von der Zentralregion. (Nach OSTERTAG)

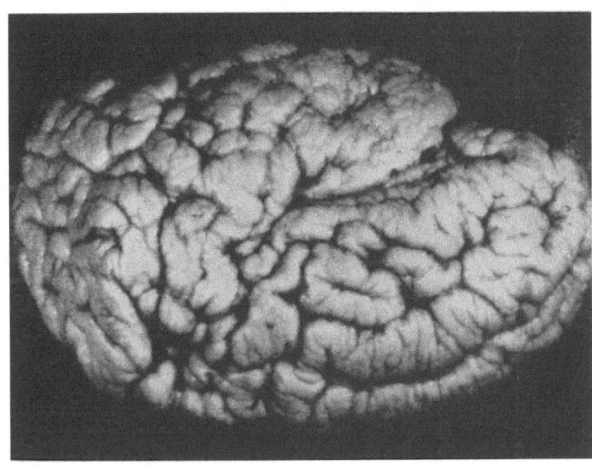

Abb. 76. Mikropolygyrie. (Nach GREENFIELD)

einer Narbenbildung, so ist zu berücksichtigen, daß diese Läsion das weiterschreitende Gehirnwachstum beeinflußt bzw. hiervon beeinflußt wird, besonders wenn sie mit dem Liquorraum in Verbindung steht (JOSEPHY).

Die häufigste Rindenveränderung in diesem Zusammenhang ist die *Ulegyrie* (s. Abb. 77). Man bezeichnet damit eine Schrumpfung und Sklerose von Windungen (Mikrogyrie), die sich

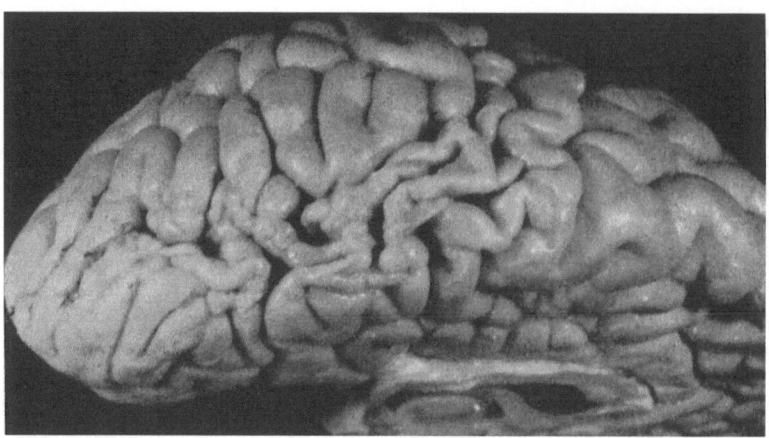

Abb. 77. Typische Ulegyrie des oberen Parietallappens. (Nach GREENFIELD)

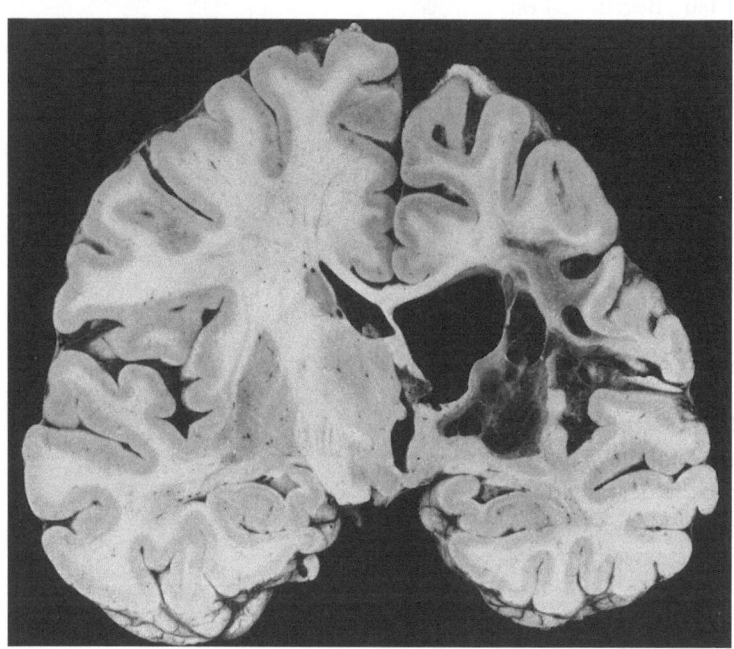

Abb. 78. Porencephalie. Cyste mit Narbenbildung im Bereich der A. cerebri media.
(Nach HALLERVORDEN u. MEYER)

deutlich von der angeborenen Fehlbildung der Mikropolygyrie unterscheiden läßt. Charakteristisch sind dünne und scharfkantige Windungen infolge bevorzugter Schrumpfung der unteren Wandpartien (pilzförmige Windungen). Im Narbenbereich finden sich histologisch in der Regel *laminäre Verödungen* in Form von Ganglienzellausfällen einzelner Schichten über kurze Strecken oder über mehrere Windungen, *Hypermyelinisation* (sog. *Plaques fibromyéliniques*) und bisweilen spongiöse Veränderungen (*Status spongiosus*). Die den ulegyren Veränderungen benachbarte weiße Substanz zeigt im allgemeinen eine beträchtliche Gliose ver-

bunden mit Verschmälerung der markhaltigen Fasern oder kleinen cystischen Auflockerungen (GREENFIELD).

Ulegyrien können einseitig und doppelseitig (manchmal symmetrisch) auftreten und in der Ausdehnung kleine Rindenbezirke, größere Flächen (*Lobärsklerosen*) oder eine gesamte Hemisphäre (*Hemisphärenatrophie*) einnehmen.

In manchen Fällen entsprechen die Veränderungen dem Versorgungsgebiet von Arterien, in anderen finden sie sich in den Grenzzonen zwischen zwei Hauptarterien meist bilateral symmetrisch.

Mit dem Begriff *Porencephalie* bezeichnet man mit Flüssigkeit gefüllte Höhlenbildungen im Marklager mit Öffnung (Porus) zur Konvexität und/oder zum Ventrikelsystem (s. Abb. 78). Solche Defekte finden sich isoliert oder multipel, nicht selten bilateral symmetrisch (HALLERVORDEN). In der Regel sind sie hervorgehoben zu werden, da er in der Regel das pathologisch-anatomische Substrat der doppelseitigen Athetose darstellt (s. Abb. 80). Häufig ist er mit Ulegyrien kombiniert. Makroskopisch weisen die befallenen Kerngebiete, besonders das Striatum, eine marmorierte, weißfleckige Zeichnung auf. Histologisch finden

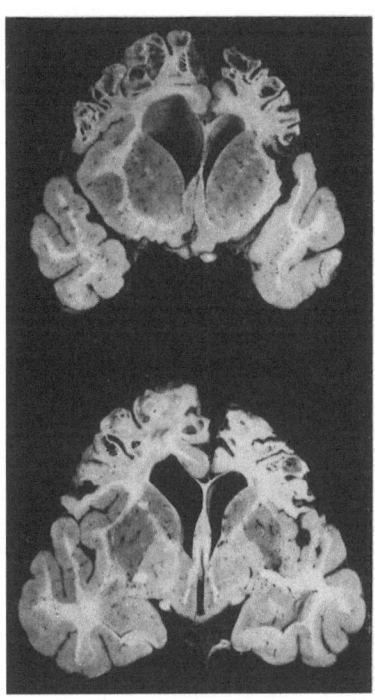 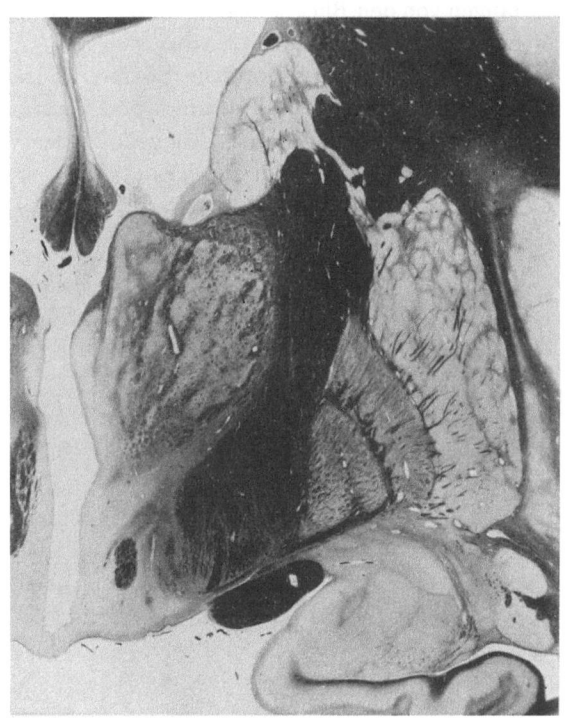

Abb. 79   Abb. 80

Abb. 79. Ulegyrien und cystische Degeneration bei 2jährigem Kind mit spastischer Tetraplegie. (Nach HALLERVORDEN u. MEYER)

Abb. 80. Status marmoratus des Striatum und Thalamus. (Nach HALLERVORDEN u. MEYER)

mit Anomalien der Windungsbildung (Ulegyrien) vergesellschaftet.

Als Folge geburtstraumatischer Hirnschädigungen finden sich häufig uni- oder bilaterale Sklerosen des Centrum semiovale („*sclérose cérébrale centro-lobaire*" MARIE et al.) (GREENFIELD; HALLERVORDEN). Daneben kann es zu multiplen Cystenbildungen („*Cystische Degeneration*" BENDA) bis zur völligen Auflösung des Marklagers kommen („*Markporencephalie*" HALLERVORDEN) (s. Abb. 79). Nach SCHWARTZ sind solche Veränderungen Folge geburtstraumatischer Blutungen oder Stauungen im Abflußgebiet der V. magna Galeni.

Im Bereich der Stammganglien verdient der *Status marmoratus* („*etat marbré*" C. VOGT)

sich Ganglienzellnekrosen, faserige Gliose sowie ein charakteristischer Markfaserfilz als Ausdruck einer pathologischen Wucherung der der Narbe benachbarten myelinhaltigen Strukturen (HALLERVORDEN; GREENFIELD).

Grundlage des *Status fibrosus* bzw. *Status dysmyelinisatus* ist eine ausgedehnte Ganglienzellnekrose mit Markscheidendefekten. Hauptlokalisation ist das *Pallidum*. Der Status dysmyelinisatus tritt als Folge von Kernikterus oder perinataler Hypoxie auf und führt klinisch ebenfalls zu Athetose und Tonussteigerungen.

Im *Thalamus* kann es neben Ausfällen vom Typ des Status marmoratus auch zu sekundären retrograden Atrophien als Folge ausgedehnter corticaler und subcorticaler Schädigungen kommen (GREENFIELD).

Neurophysiologie

Die Markreifung der für die Willkürmotorik verantwortlichen Pyramidenbahn schreitet nach den Untersuchungen von Zülch in rostrocaudaler Reihenfolge fort. Diesem Befund entspricht die ebenfalls vom Kopf nach den Beinen progredierende Entwicklung der Willkürmotorik, angefangen von den Blickbewegungen über Kopfheben, Greifbewegungen, Sitzen bis zum Stehen und Gehen. Die unwillkürliche Steuerung aller Bewegungen sowie des Haltungs- und Ruhetonus beim gesunden Fetus, Neugeborenen und jungen Säugling erfolgt durch caudal

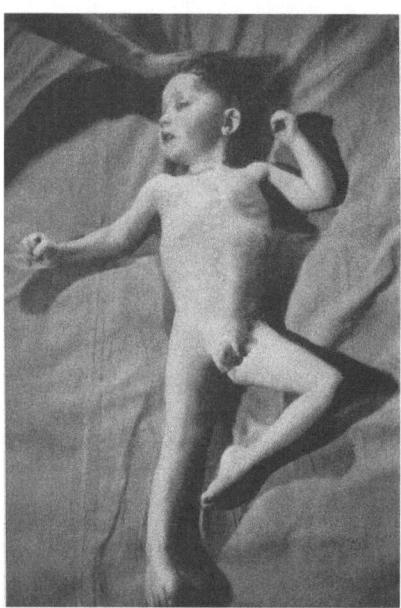

Abb. 81. Passiv ausgelöster asymmetrischer tonischer Nackenreflex bei 2jährigem Jungen mit spastischer Tetraplegie

vom Pallidum gelegene Bahnen und Kerne in reflektorischer Weise.

Die Besonderheit der ICP beruht auf der Tatsache, daß die kausale Läsion das Gehirn gerade in dieser Entwicklungsphase trifft. Jede Läsion der in der Entwicklung befindlichen pyramidalen Willkürbahnen hat folgende neurophysiologischen Auswirkungen: 1. Mangel an corticaler Bremsung und Steuerung. 2. Aktivierung der efferenten γ-Motoneurone mit Empfindlichkeitssteigerung der Muskelspindeln und sekundärer Tonuserhöhung (Zülch). 3. Persistenz primitiver Reflexmechanismen. 4. Auftreten pathologischer Reflexe sowie pathologischer Bewegungssynergien und Massenbewegungen.

Allen klinischen Bildern der ICP ist ein *abnormer Muskeltonus* und eine *gestörte Koordination* der Muskelbewegungen gemeinsam. Diese Abweichungen führen zu *Gleichgewichts-* und *Haltungsstörungen* sowie zu einer Erschwerung der differenzierten Willkürmotorik (Bobath).

An einigen praktischen Beispielen soll erläutert werden, wie pathologische bzw. persistierende Reflexmechanismen eine Störung der Willkürmotorik verursachen können:

1. Persistenz symmetrischer tonischer Nackenreflexe.

Auslösung und Reflexbild: Kopfheben führt zu Extension der Arme und Beugung der Beine; Kopfsenken zu Flexion der Arme und Extension der Beine.

Folge für den Patienten: Unfähigkeit die Arme zu strecken, um etwas aufzuheben, sobald er nach dem Gegenstand schaut. Aber auch Unfähigkeit, ein Kleidungsstück von oben über den Kopf zu ziehen, da die Arme nicht gebeugt werden können, sofern er gleichzeitig nach oben blickt.

2. Persistenz asymmetrischer tonischer Nackenreflexe.

Auslösung und Reflexbild: Kopfwendung zur Seite führt zur Streckung von „Kinnarm" und weniger ausgeprägt „Kinnbein"; außerdem zu Beugerstellung von „Schädelarm" und „Schädelbein" (sog. Fechterstellung) (s. Abb. 81).

Folge für den Patienten: Unfähigkeit, einen seitlich von ihm befindlichen Gegenstand aufzuheben oder zum Mund zu führen, sobald er ihn ansieht. Dieser Vorgang gelingt nur, wenn er vom Gegenstand wegsieht!

3. Persistenz tonischer Labyrinthreflexe.

Auslösung und Reflexbild: Änderung der Kopfstellung im Raum. Rückenlage führt zu Extensorenspastik, Bauchlage zu Flexionsspastik.

Folge für den Patienten: In Rückenlage ist Anheben des Kopfes, Hand-zum-Mund-führen oder Herumwälzen nicht möglich. In Bauchlage gelingt wegen der Beugehaltung der Arme und Adduktion der Schultern das Aufrichten über die kniende Stellung nicht.

4. Persistenz tonischer Hautreflexe (Fluchtreflex und Greifreflex).

Auslösung und Reflexbild: Leichter Reiz der Fußsohle führt zum Fluchtreflex (Beugesynergie), starker Reiz zum Greifreflex der Zehen. Berührung der Fingerspitzen bewirkt Öffnen der Hand; Berührung der palma Faustschluß.

Folge für den Patienten: Bei leichtem Aufsetzen des Fußes kommt es zu Beinbeugung, bei kräftigem zur Krallenstellung der Zehen, wodurch der physiologische Gehsynergismus erheblich gestört ist. Das Greifen wird dadurch erschwert, daß sich die Hand entweder zu früh schließt oder daß sie sich spreizt und öffnet, statt sich zu schließen (s. Abb. 69a u. b, S. 75).

Es leuchtet ein, daß bei einer funktionellen Therapie solche Reflexmechanismen eine entscheidende Rolle spielen, sei es, daß man sie ausnützt oder bremst.

Diagnostische Methoden

Klinisch - neurologische Diagnostik. Die Frühdiagnose der ICP ist mitunter nicht einfach. Sie setzt eine angemessene Untersuchungstechnik und große Erfahrung voraus. Wichtig ist eine sorgfältige Anamnese im Hinblick auf die stato-motorische Entwicklung sowie die motorischen Leistungen des Patienten. Neben gezielten Fragen nach ätiologischen Faktoren ist anamnestisch ferner besonders auf die Dynamik der Erkrankung zu achten, da die verschiedenen Formen der ICP auch von progredienten Hirnprozessen imitiert werden können.

Neben der aufschlußreichen Beobachtung des *Spontanverhaltens* muß die neurologische Untersuchung gezielt durchgeführt und mehrfach wiederholt werden, um zu zuverlässigen Ergebnissen zu kommen. Die *Tonusprüfung* und *Beurteilung der groben Kraft* ist bei abwehrenden und schreienden Säuglingen und Kleinkindern besonders schwierig. Es ist dabei erforderlich, den Patienten in verschiedenen Positionen zu untersuchen, da Störungen im Bereich der Muskulatur nicht statisch sind. Nach J. JACKSON „kennt der Cortex keine Muskeln, sondern nur Bewegungen". Bei spastischer Tetraplegie verleitet z.B. die Beobachtung einer starken Plantarflexion der Füße bei fehlender Möglichkeit zur Dorsalflexion zur Annahme einer Kontraktur. Untersucht man die unteren Extremitäten des gleichen Patienten bei flektierter Körperhaltung, so kann man zu seiner Überraschung eine ausgeprägte Dorsalflexion der Füße mit Sperrung der Plantarflexion feststellen.

Auch mit einer üblichen Untersuchung der Eigenreflexe ist es nicht getan. Besonderes Augenmerk verdient das Fehlen oder die abnorm lange Persistenz von tonischen Halte- und Stellreflexen, Moro-Reflex, Saug- und Greifreflexen, Steigreflexen usw.

Aufschlußreicher als die Reflexprüfung ist oft die *Beobachtung provozierten Verhaltens* besonders bei leichten oder abortiven Formen der ICP (z.B. Greifenlassen nach vorgehaltenen Gegenständen [s. Abb. 69a u. b, S. 75], Beobachtung der Feinmotorik der Hände bei Steckspielen, Hackengang, Fußspitzengang, Seiltänzergang, Hüpfenlassen auf einem Bein, An- und Ausziehen von Kleidungsstücken usw.). Man erfaßt hierbei zuverlässig extrapyramidale Dyskinesen, pathologische Bewegungssynergien, Massenbewegungen und Halbseitenstörungen.

Vergleichende *Umfangs- und Längemessungen der Extremitäten* sowie die Beachtung *trophischer Störungen* erleichtern die Diagnose von reinen oder partiellen Halbseitenstörungen. Besonderes Augenmerk verdienen zusätzliche *sensorische und sensible Störungen*, deren Vernachlässigung zu groben Fehlbeurteilungen sowohl motorischer Ausfälle als auch des Intelligenzniveaus der Patienten führen kann.

Eine übersichtliche Systematik des Untersuchungsganges bei ICP hat MATTHIAS aufgestellt.

Schädeltransillumination. Die einfache Methode der Schädeltransillumination sollte bei allen Fällen von ICP routinemäßig durchgeführt werden. Es lassen sich damit neben ein- oder doppelseitigen stärkeren Dilatationen der Seitenventrikel oder des 4. Ventrikels subdurale Hygrome, porencephale Defekte, rindennahe intracerebrale Cysten sowie sekundäre Erweiterungen der Subarachnoidalräume nach Rindenatrophie erfassen (CALLIAUW; MATTHES; NAJMAN) (s. Abb. 82a u. b).

Elektroencephalographie (EEG). Im Vergleich zur klinisch-neurologischen Untersuchung ist die Leistungsfähigkeit des EEG für die Diagnostik der neuromuskulären Störungen relativ gering (MATTHES). Ein für die ICP spezifischer Befund existiert nicht. Bei über 60% aller Fälle von ICP sind die Kurven altersgemäß oder weisen nur leichte Allgemein-

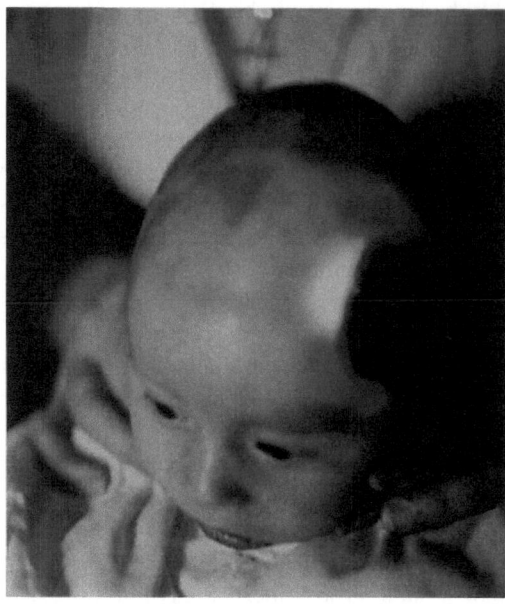

a

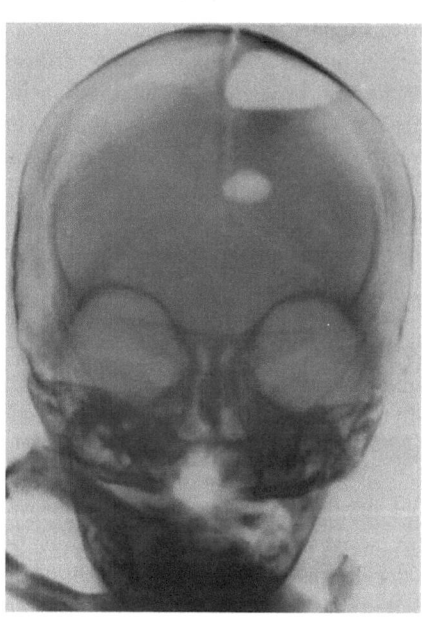

b

Abb. 82a u. b. a Positive Schädeltransillumination
bei 3 Monate altem Säugling mit geburtstrauma-
tischem subduralem Hämatom und leichter Hemiparese. b Bestätigung des Transilluminationsbefundes
durch Luftfüllung des Hämatoms nach
Fontanellenpunktion

veränderungen auf (PERLSTEIN u. GIBBS; AIRD
u. COHEN; DENHOFF u. ROBINAULT; SKAT-
VEDT).

Die hemiplegische Form der ICP führt am
häufigsten zu EEG-Veränderungen. Etwa 50%
dieser Patienten haben im EEG Herdbefunde
über der betroffenen Hemisphäre, in den restlichen Fällen ist mit normalen, doppelseitig veränderten Kurven oder mit Herdveränderungen
über der nicht für die Hemiplegie verantwortlichen Hemisphäre zu rechnen (GOLDENSOHN
et al.; DYKEN et al.; COBB u. PAMPIGLIONE).
Die von JABOUR u. LUNDERVOLT festgestellte
bessere Übereinstimmung der EEG-Befunde
bei Hemiplegien beruht wahrscheinlich auf der
Tatsache, daß sie auch akute Hemiplegien in
die Untersuchung miteinbezogen haben.

Bei tetraplegischen Formen der ICP finden
sich in 40—60% der Fälle diffuse oder herdförmige Dysrhythmien oder Verlangsamungen,
manchmal auch Depressionen der Grundaktivität. Die cerebellaren und extrapyramidalen Formen haben nur ausnahmsweise ein
pathologisches EEG.

Zum unentbehrlichen diagnostischen Hilfsmittel wird das EEG dann, wenn als assoziierte
Störung zur ICP epileptische Anfälle hinzutreten. In diesen Fällen dient es zur Objektivierung der Diagnose Epilepsie sowie zur Lokalisation epileptogener Foci und zur Kontrolle
der antiepileptischen Therapie. Schließlich
stellt das EEG die einzige diagnostische Möglichkeit zur Erfassung latenter Epilepsien dar,
die ohne entsprechende Therapie nicht selten
in höherem Alter manifest werden (WOODS).

Radiologische Diagnostik. *Übersichtsaufnahmen des Schädels:* Oft liefern bereits die
Übersichtsaufnahmen des Schädels Anhaltspunkte für Ätiologie, Ausmaß und Lokalisation
des Cerebralschadens. Die wichtigsten Veränderungen der Schädelkalotte bei ICP wurden
auf S. 110 bereits besprochen. Ergänzend sei
hier auf *intracerebrale Verkalkungen* hingewiesen, die sich durch stereoskopische Auf-
nahmetechnik genauer lokalisieren lassen (z.B.
bei Toxoplasmose, Cytomegalie [s. Abb. 83],
subduralen Hämatomen, Tbc-Meningoencephalitis).

Handskeletaufnahmen s. S. 111.

Pneumoencephalographie (PEG). Die Bedeutung der Pneumoencephalographie für die
Diagnostik der ICP liegt in der Möglichkeit der
Darstellung des Ausmaßes und der Lokalisation
cerebraler Strukturveränderungen, sofern sie
sich auf das Ventrikelsystem oder die Subarachnoidalräume auswirken. Sie dient ferner der
differentialdiagnostischen Abgrenzung progredienter Hirnprozesse. Der Vorschlag BREN-

NERs, die ICP nach PEG-Befunden zu klassifizieren, hat sich nicht durchsetzen können.

Die bei ICP gefundenen PEG-Verände-
rungen variieren erheblich und korrespondieren
nicht immer mit der Schwere und Form des
klinischen Bildes (s. Tabelle 23).

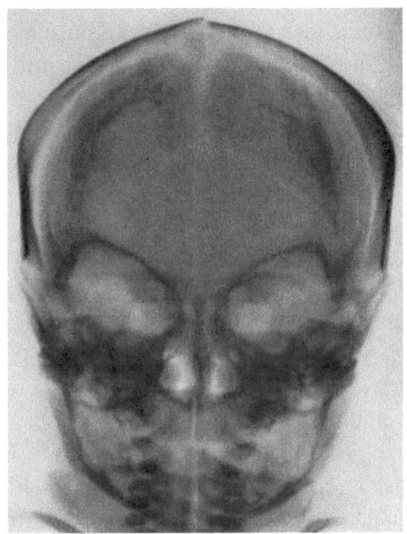

Abb. 83. Typische periventriculäre Verkalkungen bei
3 Wochen altem Säugling mit tetraplegischem Rigor
als Residualschaden nach fetaler Cytomegalie

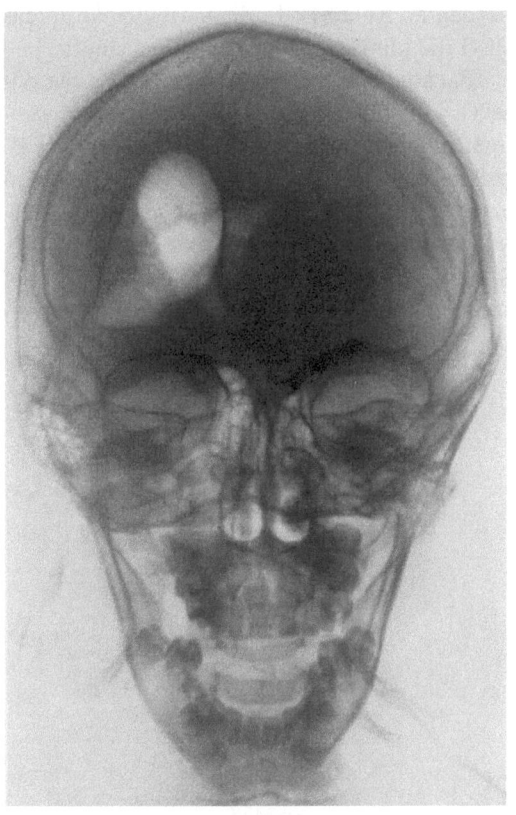

Abb. 84. Massive Erweiterung und Verziehung des
rechten Seitenventrikels mit Schädeldachhyperostose
bei 3jährigem Jungen mit spastischer kongenitaler
Hemiplegie links

Tabelle 23. *Pneumoencephalographische Befunde bei
79 Fällen von ICP.* (Nach SKATVEDT)

Form der ICP	Fall-zahl	Ohne Befund	Pathologisch	
Hemiplegie	16	1	15 {	4 unilat. 11 bilat.
Diplegie	28	7	21	
Hyperkinetische Formen	9	2	7	
Ataxien	2	1	1	
Mischformen	24	2	22	

Erhebliche pneumoencephalographisch
nachweisbare cerebrale Defekte gehen bisweilen nur mit geringen Funktionsstörungen
einher, während bei normalen PEGs schwere
neuromuskuläre Störungen vorliegen können.

Die beste Übereinstimmung zwischen PEG
und klinischem Befund ergibt sich, so wie im
EEG, bei den hemiplegischen Formen der ICP
(TÖNNIS u. KRENKEL; SKATVEDT; DENHOFF
et al.), wo in der Regel kontralaterale Erweiterungen des Seitenventrikels und/oder Vergrößerung der Subarachnoidalräume gefunden

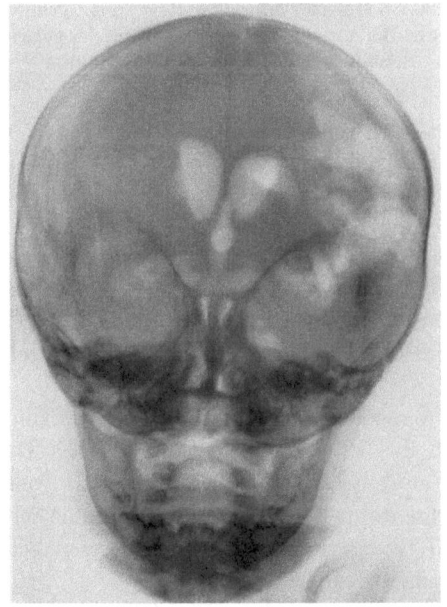

Abb. 85. Linksseitiger porencephaler Defekt bei
mäßiger Erweiterung beider Seitenventrikel. 8 Monate
alter Säugling mit spastischer Tetraplegie

werden (s. Abb. 84). In diesen Fällen kann das PEG die klinische Diagnose untermauern.

Bei allen übrigen Formen der ICP weist das PEG auf bilaterale corticale und/oder subcorticale Strukturveränderungen hin (z.B. porencephale Defekte [s. Abb. 85], Balkenmangel [s. Abb. 74, S. 120], partielle Verschmelzung der Seitenventrikel [s. Abb. 75, S. 120], Septum pellucidum-Cysten bzw. Cavum vergae, Vergrößerung der Cysterna interventri-

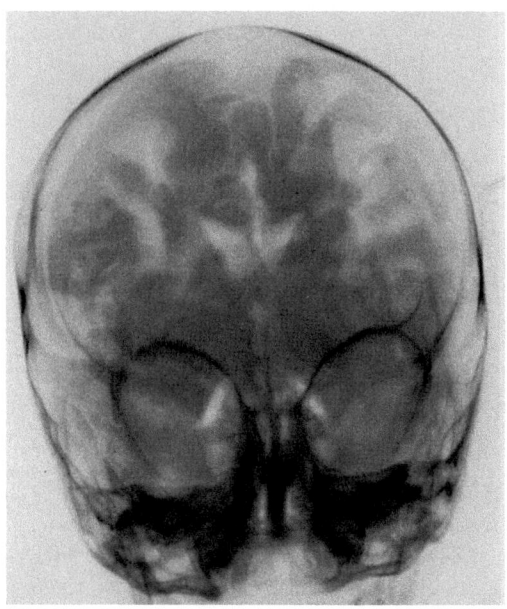

Abb. 86. 5 Monate alter Säugling mit atonischer Diplegie. Bei normalem Ventrikelsystem doppelseitige Erweiterung der Subarachnoidalräume

cularis, Erweiterung und Verziehungen des Ventrikelsystems, Cystenbildung, Erweiterung der Subrachnoidalräume [s. Abb. 86], Vergrößerung der Cysterna magna usw.) (SKATVEDT; SAMSON; KRUSE; BRENNER; MELCHIOR; MALAMUD u. GARUTTE; CROTHERS u. PAINE; EEK u.a.). Konstante Korrelationen zu bestimmten klinischen Formen der ICP bestehen nicht.

Prognostische Aussagen sind mitunter durch das PEG möglich. So sind nach DENHOFF et al. bei allen Fällen mit PEG-Hinweisen auf eine doppelseitige corticale Atrophie selbst durch intensive Therapie keine wesentlichen Fortschritte zu erwarten.

Carotisangiographie. Die Carotisangiographie dient in erster Linie zur differential-diagnostischen Abgrenzung progredienter Hirnprozesse sowie der Diagnostik von Gefäßpro-

zessen (subdurale Hämatome, Gefäßverschlüsse, Gefäßanomalien). TÖNNIS u. KRENKEL unterscheiden bei ICP im wesentlichen 3 pathologische Typen:

1. Normalgelagertes Gefäßsystem mit auffallender Beschleunigung der Hirndurchblutung auf der pathologischen Seite und Mitdarstellung der A. basilaris. Klinisch haben diese Fälle Hemiparesen, die häufig mit Hemiatrophien einhergehen.

2. Ausfälle im Bereich der A. cerebri media mit Kollateralenbildung von der A. cerebri ant. Klinisch meist massive Hemiplegien mit porencephalen Defekten im PEG.

3. Dünne Hauptgefäßstämme und periphere Gefäßarmut, wobei umschriebene gefäßarme Bezirke auf Cystenbildung suspekt sind.

Nach BRANDT et al., die bei 24 Kindern mit ICP Carotisangiogramme und PEGs durchführten, liefert die Angiographie nur in einigen Fällen zusätzliche Informationen, z.B. bei subduralen Hämatomen und Gefäßverschlüssen. Die gleichen Autoren geben bei Patienten mit Hemiplegie oder mit zusätzlicher fokaler Epilepsie sowie bei relativ frischen Fällen der Angiographie gegenüber der Pneumoencephalographie den Vorzug.

Therapie

Aufgaben der Therapie und Behandlungsplan. Das Ziel der Behandlung cerebralparetischer Kinder besteht darin, die motorisch und oft auch geistig behinderten Patienten möglichst unabhängig von der Hilfe anderer zu machen. Das erfordert ein angemessenes Gehvermögen, ausreichende Kommunikationsfähigkeit sowie die Möglichkeit, die wichtigsten Verrichtungen des täglichen Lebens zu bewältigen (THOM). Durch eine seinen geistigen Fähigkeiten angemessene Erziehung und Ausbildung soll der Patient schließlich einen Beruf erlernen, in dem er im Rahmen seiner Möglichkeiten Glück und Erfüllung finden kann.

Voraussetzung für eine gezielte Behandlung und Rehabilitation ist eine sorgfältige diagnostische Klärung jedes einzelnen Falles in enger Zusammenarbeit von Neuropädiater, Orthopäde und Heilpädagoge. Die diagnostische und therapeutische Hilfe weiterer Fachdisziplinen wie Ophthalmologie, Audiologie und Neurochirurgie ist dabei häufig erforderlich. Die beste Arbeit kann von einem aufeinander abgestimmten Team geleistet werden.

Am Ende der Diagnostik steht die Aufstellung eines Behandlungsplanes, in dem die verschiedenen therapeutischen Angriffsmöglichkeiten nach dem jeweiligen Alter und Störungsbild des Patienten aufeinander abgestimmt werden müssen, damit sie sich sinnvoll ergänzen.

Die Aussichten auf eine Besserung oder Überwindung der krankheitsbedingten Behinderungen sind um so günstiger, je früher die Diagnose gestellt wird und je mehr sich der behandelnde Arzt auf die aktive Mitarbeit der Angehörigen und des Patienten selbst stützen kann. *Geduld* und *Optimismus* sind zwei wesentliche Voraussetzungen für eine erfolgreiche Behandlung. Nach dem Abschluß des Wachstums sind die Chancen einer therapeutischen Beeinflussung des Leidens nur noch gering.

Krankengymnastische Behandlung. Die krankengymnastische Übungsbehandlung ist die wichtigste Maßnahme zur Rehabilitation cerebralparetischer Kinder. Sie richtet sich nach Form, Lokalisation und Schwere der Bewegungsstörung und muß dem jeweiligen körperlichen und geistigen Entwicklungsstand angepaßt sein. Die Übungsbehandlung soll den Tonusstörungen entgegenwirken (Erhöhung des Tonus bei atonischen Fällen, Herabsetzung bei spastischen). Kontrakturen sollen bekämpft bzw. verhindert werden. Unwillkürliche Hyper- und Dyskinesen gilt es zu unterbinden.

Die jeweils angewandte Behandlungsmethode sowie die dabei benützten Hilfsmittel sollen stets so beschaffen sein, daß sie etwas höhere Anforderungen an den Patienten stellen, als er gerade ohne größere Mühe bewerkstelligen kann. Dabei ist zu berücksichtigen, daß der Patient durch zu schwierige Übungen oder zu rasches Behandlungstempo nicht überfordert und entmutigt wird. In kleinen Schritten muß auf dem jeweils Erreichten aufgebaut und der Wille des Kindes zur Mitarbeit durch Lob und Ermunterung gestärkt werden.

Es hat sich in der Praxis als sehr zweckmäßig erwiesen, die Therapie stationär oder ambulant in einer *„Spastikerzentrale"* einzuleiten, wo die Angehörigen von erfahrenen Ärzten und Krankengymnastinnen in der Durchführung der Übungsbehandlung geschult werden.

Unter dem Einfluß anglo-amerikanischer Autoren haben sich in den letzten 20 Jahren *spezielle krankengymnastische Behandlungsverfahren* herausgebildet, die auf der Grundlage der Neurophysiologie der ICP in organischer Weise ontogenetische oder phylogenetische motorische Entwicklungsstufen nachvollziehen oder provozieren und pathologische Bewegungsmechanismen hemmen (PHELPS; BOBATH; FAY; KABAT u.a.).

So besteht das wesentliche Prinzip der Bobathschen Methode darin, pathologische Bewegungsmechanismen, die willkürliche Bewegungsmuster verhindern, durch Anwendung reflexhemmender Stellungen möglichst zu unterdrücken (s. auch S. 124 u. 125). Andererseits geht FAY in seinem Verfahren gerade von vorhandenen pathologischen Reflexmechanismen und Primitivbewegungen aus, die er in phylogenetischer Reihenfolge aufbaut, indem der Patient z.B. die Stufe des homologen bilateralen Kriechens der Amphibien, über das kontralaterale homologe Kriechen, bis zum heterolateralen Kreuzgang der Reptilien durchläuft, und zwar möglichst in den adäquaten Medien, wie Wasser oder Sand.

Das Prinzip der Behandlungsmethode von PHELPS besteht im Erlernen bedingter automatischer Bewegungsabläufe sowie dem Training lokalisierter Muskelrelaxierung nach vorangehender Willkürinnervation. Auf ähnliche Weise versuchen BEHAM und OBERHOLZER eine Entspannung der Muskulatur durch vorherige Ermüdung zu erzielen.

In der praktischen Anwendung hängt es entscheidend von der Erfahrung und dem Geschick des Therapeuten ab, welche der verschiedenen Methoden bzw. Einzelübungen dem speziellen Fall am meisten nützen. Einen ausgezeichneten Überblick über die technische Durchführung und theoretische Begründung der heute gebräuchlichen Methoden vermitteln THOM, RATHKE u. KNUPFER.

Eine notwendige Ergänzung der krankengymnastischen Übungsbehandlung ist die *Beschäftigungstherapie*. Ihr Ziel ist die Schulung der Gebrauchsfähigkeit der Arme und Hände durch Anwendung handwerklicher und künstlerisch schöpferischer Arbeiten und durch Maßnahmen zur Förderung der Selbsthilfe bei allen Verrichtungen des täglichen Lebens. Zahlreiche Hinweise und praktische wertvolle Anregungen, auf die hier im einzelnen nicht eingegangen werden kann, finden sich bei THOM; JENTSCHURA; BRUNYATE; DUNTON u. LICHT.

Orthopädische Maßnahmen. Im Säuglings- und Kleinkindesalter genügen oft *Redressionen*, d.h. Beseitigung von Fehlstellungen von Gelenken oder einzelnen Gliedabschnitten unter Dehnung in Narkose. Seltener sind *Einrichtungen von Subluxationen und Luxationen* erforderlich.

Offene Operationen zur Minderung von Spasmen und Kontrakturen können *am peripheren Nervensystem*, ferner *an Muskeln, Sehnen und Knochen* ausgeführt werden. Hierbei ist zu berücksichtigen, daß bei Eingriffen am motorischen Nerven die gewünschte Einwirkung auf die Spastik durch irreparable Teilparesen erkauft werden muß. Zu den Eingriffen an Sehnen und Muskeln gehören radikale Durchtrennungen, plastische Verlängerungen sowie Verlagerung von Muskelursprüngen und -ansätzen (Lindemann). Am Knochen können Arthrodesen, Umstellungs- und Korrekturosteotomien die Ausgangslage für eine Übungsbehandlung verbessern.

Alle Autoren betonen jedoch, daß operative Eingriffe nur dann sinnvoll sind, wenn danach eine energische Übungsbehandlung einsetzt, mit der jede Behandlung der spastischen Paresen steht und fällt.

Die Indikationsstellung zu diesen operativen Eingriffen muß dem erfahrenen Orthopäden überlassen bleiben. Eine gedrängte Übersicht über die wichtigsten Operationsmöglichkeiten sowie die Versorgung mit Schienen, Apparaten, orthopädischen Schuhen und Einlagen findet sich bei Lindemann.

Neurochirurgische Eingriffe. Sieht man von *Operationen am peripheren motorischen Nerven* ab, die wegen der oft erforderlichen Kombination mit Muskel- und Sehnenplastiken im allgemeinen vom Orthopäden ausgeführt werden, so haben neurochirurgische Eingriffe bei ICP bis heute nur eine relativ geringe Bedeutung.

Auf Foerster geht die heute nur noch selten vorgenommene *Durchschneidung der hinteren Rückenmarkswurzeln* bei spastischen Paresen der Beine zurück. Ein ähnlicher Effekt läßt sich durch die *longitudinale Myelotomie* nach Bischof erzielen.

Größeres Interesse hat seit 1950 die *partielle oder totale Hemisphärektomie* bei hemiplegischen Formen der ICP erlangt (Krynauw; Tönnis u. Krenkel; Pia). Indikation für diesen Eingriff ist eine isolierte cerebrale Hemiatrophie (Sicherung durch EEG, PEG und Angiographie erforderlich) unter dem klinischen Bild einer spastischen Hemiplegie, gehäuften therapieresistenten epileptischen Anfällen und intellektueller Retardierung bzw. schwerer Verhaltensstörungen.

Der Eingriff beruht auf der Annahme der funktionellen Bedeutungslosigkeit und evtl. Schädlichkeit der betroffenen Hemisphäre. In vielen Fällen konnte durch diese radikale Operation das Anfallsleiden gebessert oder beseitigt, die Spastik verringert und die Verhaltensstörungen günstig beeinflußt werden.

Tönnis u. Krenkel berichten über gute Ergebnisse durch *Exstirpation größerer Cysten*, Rosner über die *Entfernung venöser Angiome in der Fissura Sylvii*, die er bei 64 craniotomierten ICP 61mal feststellte.

Auch extrapyramidale Hyperkinesen (besonders Athetose und Tremor) wurden verschiedentlich neurochirurgisch angegangen. So empfehlen Tönnis, Krenkel u. Schürmann die *bilaterale Extrapyramidotomie* (Durchschneidung des Vorderstrangs). In letzter Zeit gewinnen *stereotaktische Eingriffe* am Pallidum (sog. *Pallidotomien*) zur Besserung der Hyper- und Dyskinesen zunehmend an Bedeutung (Riechert; Houdart et al.; Narabayashi et al.).

Von unbestrittenem prophylaktischem Wert ist die rechtzeitige Erkennung und *operative Ausräumung subduraler Hämatome*, die innerhalb weniger Wochen zu irreparablen Rindenschädigungen mit entsprechenden neurologischen Ausfallserscheinungen führen können (Pia; Ingraham u. Matson).

Medikamentöse Therapie. Die medikamentöse Therapie der ICP dient zur Unterstützung der Physiotherapie und heilpädagogischen Behandlung, vermag diese jedoch nicht zu ersetzen. Sie erleichtert ferner die postoperative Phase nach Stellungskorrekturen sowie die Anpassung und das tägliche Anlegen von korrigierenden Schienen und Apparaten.

Die größte Bedeutung haben zweifellos die *Myotonolytica*, d.h. Wirkstoffe, die den pathologisch gesteigerten Tonus der Skeletmuskulatur wahrscheinlich über eine zentrale Drosselung der gesteigerten tonischen Grundaktivität der γ- und α-Motoneurone herabsetzen.

Chemisch handelt es sich hierbei um verschiedene Stoffgruppen wie Benzodioxan-, Chlormezanon- und Hydrazin-Triazinverbindungen, Carbamat- und Spiranderivate, Benzodiazepine u. a. Handelspräparate sind z. B. Akineton, Artane, Gamaquil, Sanoma und Muskeltrancopal, Valium (Thom; Bocardi u. Cicogagni; Wallis; Wiedemann; Schmucker u. a.).

Das für den Einzelfall optimale Präparat muß, ebenso wie die optimale Dosis, durch Probieren ermittelt werden. Es empfiehlt sich eine einschleichende Dosierung und intermittierende Behandlung. Auf Nebenwirkungen wie Allergien, Schwindel, Übelkeit, Brechreiz, Somnolenz, Blutdrucksenkung, gastrische Störungen u. ä. ist dabei besonders zu achten.

Eine Kombinationsbehandlung mit *Tranquilizern* (Librium, Valium, Sedapon u. a.) oder mit *Neuroleptica* (Dominal, Truxal, Melleril, Decentan u. a.) ist dann angezeigt, wenn es gilt, Angst, Spannung und Übererregbarkeit herabzusetzen, um eine günstige Basis für die krankengymnastische Therapie zu schaffen. Bei Antriebshemmungen oder Neigung zu rascher Ermüdbarkeit ist die Anwendung von *Analeptica* indiziert, z. B. Katovit, Ritalin, Reactivan, Pervitin u. ä.

Nur geringe Erfolge darf man sich von einer medikamentösen Behandlung der hyperkinetischen extrapyramidalen Formen der ICP versprechen. Athetosen oder choreatische Störungen werden am ehesten durch Akineton und Rauwolfiapräparate (z. B. Serpasil) beeinflußt (Stolle; Kundratitz; Thom). Auch mit Perphenazin erzielten Straub u. Melliva eine Verringerung der Hyperkinese.

Ataktisch-hypotone Formen der ICP sind medikamentös praktisch unbeeinflußbar. Durch Anwendung von Myotonolytica werden sie verständlicherweise verschlechtert.

Die medikamentöse Therapie einer assoziierten symptomatischen Epilepsie muß nach den Regeln der konservativen antiepileptischen Therapie erfolgen.

Heilpädagogik und Soziotherapie. Ohne die Berücksichtigung der Psychopathologie des cerebralparetischen Kindes und ohne heilpädagogische Behandlung ist der Erfolg aller operativen, krankengymnastischen und medikamentösen Maßnahmen häufig in Frage gestellt (Siebert).

So wichtig für den Patienten mütterliche Geborgenheit und Liebe sind, oft trägt der Aufenthalt in einer gut geführten Kindergruppe (z. B. *Sonderkindergarten für körperlich und geistig behinderte Kinder*) mit dem damit verbundenen festen Tagesrhythmus und der frühzeitigen Gewöhnung an das Leben in einer sozialen Gemeinschaft mit ihrem starken Wettbewerbs- und Aufforderungscharakter viel zur Funktionsreifung bei.

In diesem Rahmen besteht auch die Möglichkeit einer *handwerklichen und musischen Erziehung*, wie sie z. B. mit gutem Erfolg in Form der „*Eurythmie*" von der anthroposophischen Pädagogik eingesetzt wird (Asperger). Zur Behandlung organisch bedingter schwerer Verhaltensstörungen oder neurotischer Fehlhaltungen ist die Hilfe eines Kinderpsychiaters unumgänglich.

Sozialfürsorgerische Maßnahmen sollen die Frühdiagnose der ICP fördern (z. B. in Säuglings- und Mütterberatungsstellen) und einer sinnvollen Anwendung der gesetzlich verankerten Rechte und Möglichkeiten (*Jugendwohlfahrtsgesetz* und *Bundessozialhilfegesetz 1961*) für den speziellen Fall den Weg ebnen (Müller).

Literatur

Monographien

Andersen, B.: Infantile cerebral palsy. Acta paediat. (Uppsala) **46**, Suppl. 109 (1957).

Asher, P., and F. E. Schonell: A survey of 400 cases of cerebral palsy in childhood. Arch. Dis. Childh. **25**, 360 (1950).

Benda, C. E.: Developmental disorders of mentation and cerebral palsies. New York: Grune & Stratton 1952.

Cardwell, V. E.: Cerebral palsy. Advances in understanding and care. Baltimore: Williams & Wilkins Co. 1956.

Collis, E., W. R. F. Collis, W. Dunham, L. T. Hilliard, and D. Lawson: The infantile cerebral palsy. Springfield (Ill.): Ch. C. Thomas Publ. 1957.

Courville, C. B.: Cerebral palsy. Los Angeles: San Lucas Press 1954.

Crothers, B., and R. S. Paine: The natural history of cerebral palsy. Cambridge (Mass.): Harvard University Press 1959.

Denhoff, F., and I. C. Robinault: Cerebral palsy and related disorders. A developmental approach to dysfunction. New York - London - Toronto: McGraw Hill Book Co. 1960.

Freud, S.: Die infantile cerebrale Kinderlähmung. Wien: A. Holder 1897.

Gaugele, H., u. F. Gumbel: Die Little'sche Krankheit. Jena: Gustav Fischer 1913.

Hansen, E.: Cerebral palsy in Denmark. A discussion of its occurence, disease types, etiology and social aspects, based on a material of 2621 patients born in the period 1925—1953. Acta psychiat. scand. **35**, Suppl. 136 (1960).

Ibrahim, J.: Die zerebrale Kinderlähmung. In: Handbuch der Kinderheilkunde (Pfaundler-Schlossmann), Bd. IV, S. 299. Berlin: Vogel 1931.

Ingram, T. T. S.: Pediatric aspects of cerebral palsy. Edinburgh and London: E. & S. Livingstone Ltd. 1964.

Lindemann, K.: Die infantilen Zerebralparesen. Stuttgart: Georg Thieme 1963.

Matthiass, H. H.: Untersuchungstechnik und Diagnose der infantilen Cerebralparese im Säuglings- und Kindesalter. Stuttgart: Georg Thieme 1966.

Phelps, B. M., T. W. Hokins, and E. Cousins: The cerebral-palsied child. New York: Simon & Schuster 1958.

Pohl, J. F.: Cerebral palsy. St. Paul (Minn.): Bruce Publ. Comp. 1952.

Rathke, F. W., u. H. Knupfer: Das spastisch gelähmte Kind. Ein Lehratlas zur Krankheitserkennung und Übungsbehandlung. Stuttgart: Georg Thieme 1966.

Skatvedt, M.: Cerebral palsy. A clinical study of 370 cases. Acta paediat. (Uppsala), Suppl. 111 (1958).

Wohlwill, F.: Cerebrale Kinderlähmung. In: Handbuch der Neurologie (O. Bumke u. O. Foerster), Bd. XVI, S. 35. Berlin: Springer 1936.

Woods, G. E.: Cerebral palsy in childhood. Bristol: J. Wright 1957.

Einzelarbeiten

Aird, R. B., and P. Cohen: Electroencephalography in cerebral palsy. J. Pediat. **37**, 448 (1950).

Amlie, R., H. Hagelsten, and L. Salomonsen: The indication for the exchange transfusion in morbus haemoliticus neonatorum. Uppsala: Almquist & Wikseks 1954.

Arnold, G. E.: Die Sprache und ihre Störungen. In: R. Luchsinger u. G. E. Arnold, Lehrbuch der Stimm- und Sprachheilkunde, 2. Aufl. Wien: Springer 1959.

Asperger, H.: Psychologie und Heilpädagogik. In: K. Lindemann, Die infantilen Cerebralparesen. Stuttgart: Georg Thieme 1963.

Baar, E.: Psychologische Untersuchung von tauben, schwerhörigen und sprachlich speziell gestörten Kleinkindern. Basel: S. Karger 1957.

Bamberger, Ph., u. A. Matthes: Anfälle im Kindesalter. Basel u. New York: S. Karger 1959.

Bannwarth, A.: Über den Nachweis von Gehirnmißbildungen durch das Röntgenbild und über seine klinische Bedeutung. Arch. Psychiat. Nervenkr. **109**, 805; **110**, 314 (1939).

Barr, B., and J. Klockhoff: Cerebral palsy and hearing impairment. Nord. Med. **62**, 1512 (1959).

Batten, F. D.: Ataxia in childhood. Brain **28**, 484 (1905).

Batten, F., and W. H. v. Wysse: The atonic form of cerebral diplegia. Brit. J. Dis. Child. **5**, 425 (1913).

Berendes, J.: Störungen der Sprachentwicklung. Ergebn. inn. Med. Kinderheilk. **7**, 26 (1956).

— Hör- und Sprachstörungen. In: K. Lindemann, Die infantilen Cerebralparesen, S. 104. Stuttgart: Georg Thieme 1963.

Bing, R.: Kompendium der topischen Gehirn- und Rückenmarksdiagnostik, 14. Aufl. Basel: Benno Schwabe & Co. 1953.

Bischoff, W.: Die longitudinale Myelotomie. Zbl. Neurochir. **11**, 79 (1951).

Blumel, J., E. B. Evans, and G. W. N. Eggers: Hereditary cerebral palsy. J. Pediat. **50**, 454 (1957).

Bobath, B.: The importance of the reduction of muscle tone and the control of mass reflex action in the treatment of spasticity. Occup. Ther. **27**, 371 (1948).

— The neuropathology of cerebral palsy and its importance in treatment and diagnosis. Cerebr. Palsy Bull. **8**, 13 (1959).

—, and B. Bobath: Spastic paralysis: treatment by the use of reflex inhibition. Brit. J. phys. Med. **13**, 121 (1950).

Boccardia, G., e R. Cicognani: L'uso del Soma nella rieducazione motoria delle paralisi cerebrali infantili. Minerva med. **51**, 2697 (1960).

Brandt, S., S. Brünner, and V. Westergaard-Nielsen: Arteriographic studies in children with cerebral palsy. Acta paediat. (Uppsala) **50**, 586 (1961).

—, and V. Westergaard-Nielson: Etiological factors in cerebral palsy and their correlation with various clinical entities. Dan. med. Bull. **5**, 47 (1958).

Breakey, A.: Ocular findings in cerebral palsy. Arch. Ophthal. **53**, 852 (1955).

Brenner, W.: Ergebnisse der Encephalographie im Kindesalter. Ergebn. inn. Med. Kinderheilk. **62**, 1238 (1942).

Brun, R.: Zur Kenntnis der Bildungsfehler des Kleinhirns. Schweiz. Arch. Neurol. Psychiat. **1**, 61 (1918); **2**, 48 (1918); **3**, 13 (1918).

Brunyate, R. W.: Importance of pre-skill activities in occupational therapy for cerebral palsied. In: Proceed. of the 2. Cerebral Palsy Institut. 1952. Coordinating council for Cerebral Palsy in New York. New York 1952.

Calliauw, L.: The value of transillumination of the skull in neurological examination of neonates and infants. Acta neurochir. (Wien) **10**, 75 (1961).

Cass, T. M.: Speech habilitation in cerebral palsy, 3rd ed. New York: Columbia University Press 1955.

Cazauvieilh, G.: Recherches sur l'agnésie cérébrale et la paralysie congéniale. Arch. gén. Méd. **14** (1827).

Clark, I. P.: Infantile cerebro-cerebellar diplegia of flaccid, atonic-astatic type. Amer. J. Dis. Child. **5**, 425 (1912).

Cobb, W., and G. Pampiglione: The electroencephalogram of hemiplegic patients treated by hemispherectomy. Electroenceph. clin. Neurophysiol., Suppl. **3**, 62 (1953).

Collis, E.: Some differential characteristics of cerebral motor defects in infancy. Arch. Dis. Child. **29**, 144 (1954).

De Lange, C.: Congenital hypertrophy of the muscels, extrapyramidal motor disturbances and mental deficiency. Amer. J. Dis. Child. **48**, 243 (1934).

DENHOF, E., and R. H. HOLDEN: Medical progress. Pediatric aspects of cerebral palsy. J. Pediat. **39**, 363 (1951).

— —, and M. L. SILVER: Prognostic studies in children with cerebral palsy. J. Amer. med. Ass. **161**, 781 (1956).

DIEZEL, P. B.: Mikrogyrie infolge cerebraler Speicheldrüseninfektion im Rahmen einer generalisierten Cytomegalie bei einem Säugling. Virchows Arch. path. Anat. **325**, 109 (1954).

DOLLINGER, A.: Geburtstrauma und Zentralnervensystem. Ergebn. inn. Med. Kinderheilk. **31**, 373 (1927).

DUNTON, W. R., and S. LICHT: Occupational therapy, 2nd ed. Springfield (Ill.): Ch. C. Thomas 1957.

DYKE, C. G., L. M. DAVIDOFF, and C. B. MASSON: Cerebral hemiatrophy with homolateral hypertrophy of the skull and sinuses. Surg. Gynec. Obstet. **57**, 588 (1933).

DYKEN, M. L., P. T. WHITE, and G. NELSON: Electroencephalographic lateralisation in chronic infantile hemiplegia. Electroenceph. clin. Neurophysiol. **17**, 693 (1964).

ECKHARDT, H.: Geburtstrauma als Ursache von Krüppeltum. Gesundheitsfürsorge im Kindesalter **5**, 495 (1930).

EMMINGER, C.: Pränataler Schaden und Geburtstrauma. Dtsch. med. Wschr. **80**, 182 (1955).

FANCONI, G., u. U. TÜRLER: Kongenitale Kleinhirnatrophie mit supranukleären Störungen der Motilität der Augenmuskeln. Helv. paediat. Acta **6**, 475 (1951).

FAY, T.: Neurophysical aspects of therapy in cerebral palsy. Arch. phys. Med. **29**, 327 (1948).

FOERSTER, O.: Der atonisch-astatische Typus der infantilen Cerebrallähmung. Dtsch. Arch. klin. Med. **98**, 216 (1909).

FORD, F. R.: Diseases of the nervous system in infancy childhood and adolescence, 4th ed. Springfield (Ill.): Ch. C. Thomas 1960.

FREUD, S.: Über Hemianopsie im frühen Kindesalter. Wien. med. Wschr. **32**, 33 (1889).

— Zur Kenntnis der cerebralen Diplegien des Kindesalters (im Anschluß an die Littl'sche Krankheit). Wien 1893.

FRICKER, H., u. A. PETERMANN: Hörstörungen. In: Diagnose und Therapie cerebraler Lähmungen, Teil III, S. 33. Basel: S. Karger 1962.

FRISCHKNECHT, W., u. C. SCHULER: Hüftluxation bei cerebraler Kinderlähmung. Helv. paediat. Acta **16**, 795 (1961).

GASTAUT, H., C. VIGOUROUX, C. TREVISAN et H. REGIS: Le syndrome „Hémiconvulsion — Hémiplegie — Epilepsie". Rev. neurol. **97**, 37 (1957).

—, et DE WULF: Étude de deux cas d'une dysgénésie cérébrale exceptionelle: „La synraphie des fissures cérébrales" et des anomalies anatomiques et cliniques qu'elle entraine. Rev. neurol. **79**, 591 (1947).

GESELL, A. A., and C. S. AMATRUDA: Developmental diagnosis. New York: Paul B. Hoeber 1951.

GÖLLNITZ, G.: Die Bedeutung der frühkindlichen Hirnschädigung für die Kinderpsychiatrie. Leipzig: Georg Thieme 1954.

GÖLLNITZ, G.: Beitrag zum Problem der motorischen Hörstummheit. Arch. Psychiat. Nervenkr. **197**, 77 (1957).

GÖTT, TH.: Über cerebellare Asynergie bei Blickwechsel. Münch. med. Wschr. **21** (1909).

GOLDENSOHN, E. S., J. L. O'BRIEN, and J. RONSOHOFF: Electrical activity of the brain in patients treated with hemispherectomy or extensive decortication. Arch. Neurol. (Chic.) **5**, 210 (1961).

GOLDSTEIN, L.: Radiogenic microcephaly. Arch. Neurol. (Chic.) **24**, 102 (1930).

GREENSPAN, L., and GG. DEAVER: Clinical approach to the etiology of cerebral palsy. Arch. phys. Med. **34**, 478 (1963).

GREITHER, A.: Über das Syndrom: Ichthyosis congenita, Schwachsinn und spastische Störungen vom Typ der Little'schen Krankheit. Hautarzt **10**, 403 (1959).

GUIBOR, G.: Some eye defects seen in cerebral palsy with some statistics. Amer. J. phys. Med. **32**, 342 (1953).

GUTHIER, L.: Case of kernikterus associated with choreiform movements. Proc. roy. Soc. Med. **7**, 86 (1913).

GUTTMANN, L.: Möglichkeiten und Grenzen der Encephalographie bei cerebraler Kinderlähmung. Fortschr. Röntgenstr. **40**, 965 (1929).

GUTZMANN, H.: Über dysarthrische Störungen der infantilen Pseudobulbärparalyse. Arch. Laryng. Rhin. (Berl.) **33**, 387 (1920).

HAIKE, H. J., u. H. SCHULZ: Beitrag zum Problem der frühkindlichen Hirnschädigungen. Z. Orthop. **95**, 476 (1962).

HALLERVORDEN, J.: Über Spätfolgen von Hirnschwellung und Hirnödem namentlich bei Schwachsinnigen und Idioten. Psychiat.-neurol. Wschr. **2** (1939).

— Entwicklungsstörungen und frühkindliche Erkrankungen des Zentralnervensystems. In: Handbuch der inneren Medizin, 4. Aufl., Bd. V/3, S. 905. Berlin-Göttingen-Heidelberg: Springer 1953.

—, u. J. E. MEYER: Cerebrale Kinderlähmung. In: Handbuch der speziellen pathologischen Anatomie und Histologie, Bd. XIII/4, S. 194. Berlin-Göttingen-Heidelberg: Springer 1956.

HANNART, E.: Eine Sippe mit einfach recessiver Diplegia spastica infantilis (Little'sche Krankheit) aus einem Schweizer Inzuchtgebiet. Erbarzt 165 (1936).

HARTL, H.: Allgemeine und geburtshilfliche Prophylaxe. In: Die infantilen Cerebralparesen. Stuttgart: Georg Thieme 1963.

HAYMAKER, W., B. R. GIRDANY, I. STEPHENS, R. D. LILLIE, and G. W. FETTERMAN: Cerebral involvement with advanced periventricular calcification in generalized cytomegalic inclusion disease in newborn. J. Neuropath. exp. Neurol. **13**, 562 (1955).

HEINZE, H.: Das Syndrom der dranghaften Erethie im Kindesalter. Z. ges. Neurol. Psychiat. **141**, 485 (1932).

HOHMAN, L. B.: Intelligence levels in cerebral palsied children. Proceed. of the annual meeting of the American Academy for Cerebral Palsy. Baltimore: Williams & Wilkins Co. 1952.

134   A. MATTHES:

HOHMAN, L. B.: A study of IQ retest evaluations on 370 cerebral palsied children. Amer. J. phys. Med. **38**, 180 (1959).

— L. BAKER, and R. REED: Sensory disturbances in children with infantile hemiplegia, triplegia and quadriplegia. Amer. J. phys. Med. **37**, 1 (1958).

HOPKINS, TH. W., H. V. BICE, and K. C. COLTON: Evaluation and education of the cerebral palsied children. New Jersey study. Washington, D. C.: International Council for exeptional children 1954.

HOTTINGER, A., u. E. PASSWEG: Über familiäres Auftreten cerebral spastischer Lähmungen in Kombination mit Augenveränderungen. Schweiz. med. Wschr. **87**, 601 (1957).

HOUDART, R., P. GRENET, M. DUGAS et M. DONDEY: Traitement des mouvements athétitiques de l'hémiplégicérébrale infantile par coagulation pallidolenticulaire. Bull. Soc. méd. Hôp. Paris **4**, 76 (1960).

HUTH, E.: Die Frühdiagnose der infantilen Cerebralparese. Arch. Kinderheilk. **170**, 110 (1964).

INGRAHAM, F. D., and D. D. MATSON: Neurosurgery of infancy and childhood. Springfield (Ill.): Ch. C. Thomas Publ. 1954.

INGRAM, T. T. S.: Congenital ataxic syndromes in cerebral palsy. Acta paediat. (Uppsala) **51**, 209 (1962).

JABBOUR, J. T., and A. LUNDERVOLLD: Hemiplegia: A clinical and electroencephalographic study in childhood. Develop. Med. Child. Neurol. **5**, 24 (1963).

JÄGER, W.: Augensymptome bei infantiler Cerebralparese unter besonderer Berücksichtigung des Schielens. In: K. LINDEMANN, Die infantilen Cerebralparesen, S. 120. Stuttgart: Georg Thieme 1963.

JASCHKE, TH. V.: Mechanik und klinische Bedeutung des Schädeltraumas unter der Geburt. Mschr. Kinderheilk. **34**, 538 (1926).

JENTSCHURA, G.: Beschäftigungstherapie. Stuttgart: Georg Thieme 1959.

JOSEPHY, H.: The brain in cerebral palsy. A neuropathological review. Nerv. Child 8, 152 (1949).

KASTEIN, G. W.: Über Megalencephalie. Acta neerl. Morph. **3**, 249 (1940).

KIRMAN, B. H.: Epilepsy and cerebral palsy. Arch. Dis. Childh. **31**, 1 (1956).

KLOOS, G.: Zur Pathologie der Feten und Neugeborenen diabetischer Mütter. Virchows Arch. path. Anat. **321**, 177 (1952).

KÖNIG, E.: Behandlungsresultate bei Früh- und Spätfällen. In: E. ROSSI, Diagnose und Therapie cerebraler Lähmungen im Kindesalter. Basel u. New York: S. Karger 1962.

KÖNIG, W.: Über die bei den cerebralen Kinderlähmungen zu beobachtenden Wachstumsstörungen. Dtsch. Z. Nervenheilk. **19**, 63 (1901).

— Beiträge zur Klinik der cerebralen Kinderlähmung. Dtsch. Z. Nervenheilk. **20**, 455 (1901).

KRAMER, F., u. H. POLLNOW: Über eine hyperkinetische Erkrankung im Kindesalter. Mschr. Psychiat. **82**, 1 (1932).

KRUSE, F.: Cerebrale Krankheiten des Kindesalters in typischen Elektroencephalogrammen. Ergebn. inn. Med. Kinderheilk. **37**, 333 (1930).

KÜNNE, H.: Die Kombination der angeborenen Subluxation des Radiusköpfchens mit der Little'schen Krankheit. Z. orthop. Chir. **31**, 138 (1913).

KUNDRATITZ, K.: Die therapeutische Beeinflußbarkeit zerebralgestörter Kinder. Wien. klin. Wschr. **69**, 423 (1957).

LAMM, ST. S., and L. J. KOVEN: The athetoid syndrome in cerebral palsy. Pediatrics **14**, 130, 181 (1954).

LILIENFELD, A. M., and E. PARKHURST: A study of the association of factors of pregnancy and parturition with the development of cerebral palsy: preliminary report. Amer. J. Hyg. **53**, 262 (1952).

LITTLE, W. J.: On the influence of abnormal parturition, difficult labours, premature birth and asphyxia neonatorum on the mental and physical condition of the child especially in relation to deformities. Trans. obstet. Soc. Lond. **3**, 293 (1862).

— On the nature and treatment of the deformities of the human frame. London: Loagman, Brown, Green and Longmans 1953.

LUCAS, K. H.: The cerebral palsies in childhood. British Council for Welfare of Spastics 1954.

MALAMUD, N., and B. GAROUTTE: Pneumoencephalography in children with mental defect and/or cerebral palsy. Amer. J. Dis. Child. **87**, 16 (1954).

MATTHES, A.: Die psychomotorische Epilepsie im Kindesalter. II. Mitt. Z. Kinderheilk. **84**, 472 (1961).

— Bedeutung der Schädeltransillumination für die pädiatrisch-neurologische Diagnostik. Paediat. prax. **2**, 433 (1963).

— Indikationen und Wert der EEG-Diagnostik beim Kind. Paediat. prax. **2**, 263 (1963).

—, u. E. MALLMANN-MÜHLBERGER: Die Propulsiv Petit Mal Epilepsie und ihre Behandlung mit Hormonen. Dtsch. med. Wschr. **88**, 426 (1963).

MELCHIOR, J. CH.: Pneumoencephalography in atrophic brain lesions in infancy and childhood. Acta paediat. (Uppsala) **50**, Suppl. 127 (1961).

MILLER, E., and G. B. ROSENFELD: The psychologic evaluation of children with cerebral palsy and its implication on treatment. J. Pediat. **41**, 613 (1952).

MOSSBERGER, J. J.: Anoxia of central nervous system and congenital heart disease. Amer. J. Dis. Child. **78**, 28 (1949).

MÜLLER, M.: Sozialfürsorge. In: Die infantilen Cerebralparesen, S. 324. Stuttgart: Georg Thieme 1963.

NADOLECZNY, M.: Die Sprachstörungen im Kindesalter, 2. Aufl. Leipzig: W. Vogel 1926.

NAJMAN, E.: Der diagnostische Wert der Schädeldiaphanoskopie im Säuglingsalter. 2. int. Kongr. psych. Entw.stör. Kindesalt., Wien 1961, Teil I, S. 211 (1963).

NARABAYASHIN, H., H. SHIMAZU, J. FUJITA, S. SHIKIBA, T. NAJAO, and M. NAGAHATA: Procaine-oilwax pallidectomy for double athetosis and spastic states in infantile cerebral palsy. Report on 80 cases. Neurology (Minneap.) **10**, 61 (1960).

NAUJOKS, H.: Geburtsverletzungen des Kindes. Münch. med. Wschr. **83**, 835 (1936).

NILSONNE, H.: Synspunkter pa Spastikervarden. Nord. Med. **48**, 1149 (1952).

NORMAN, R. M.: Bilateral atrophic lobar sclerosis following thrombosis of the superior longitudinal sinus. J. Neurol. **17**, 135 (1936).

OBHOLZER, A.: Ermüdung als positiver Therapiefaktor. Krankengymnastik **13**, 93 (1961).

OPPENHEIM, H.: Über Mikrogyrie und die infantile Form der cerebralen Glosso-pharyngo-labialparese. Neur. Zbl. **14**, 130 (1895).

— Wesen und Lokalisation der kongenitalen und infantilen Pseudobulbärparalyse. J. Psychiat. u. Neurol. **18**, 293 (1911).

— Lehrbuch der Nervenkrankheiten, 7. Aufl. Berlin: S. Karger 1923.

ORTHNER, H.: Frühkindliche Ödemschäden des Gehirns. Zbl. allg. Path. path. Anat. **95**, 392 (1956).

OSLER, W.: The cerebral palsies of children, a clinical study from the infirmary of nervous diseases. Philadelphia: P. Blakiston 1889.

OSTERTAG, B.: Mißbildungen. In: Handbuch der speziellen pathologischen Anatomie und Histologie, Bd. XIII/4, S. 283. Berlin-Göttingen-Heidelberg: Springer 1956.

PALMER, M.: Speech disorders in cerebral palsy. Nerv. Child. **8**, 193 (1949).

PAUL, J., u. J. FRANK: Studien zur Pathologie der Statik und Motorik bei hirngelähmten Kindern, Teil I—III. Z. Kinderheilk. **94**, 208, 352 (1965).

PENFIELS, W., and H. H. JASPER: Epilepsy and functional anatomy of the brain. Boston: Little Brown & Co. 1954.

PERITZ, G.: Die Pseudobulbärparalyse des Kindesalters. Berlin: Karger 1902.

PERLSTEIN, M. A.: Medical aspects of cerebral palsy. Nerv. Child **8**, 128 (1948).

— Infantile cerebral palsy, classification and clinical correlations. J. Amer. med. Ass. **149**, 30 (1952).

— Infantile spastic hemiplegia. Pediatrics **14**, 463 (1954).

— Infantile cerebral palsy. Advanc. Pediat. **7** (1955).

— E. L. GIBBS, and F. A. GIBBS: The electroencephalogram in infantile cerebral palsy. Res. Publ. Ass. nerv. ment. Dis. **26**, 377 (1947).

PHELPS, W. M.: The rehabilitation of cerebral palsy. Sth. med. J. (Bgham, Ala.) **34**, 770 (1946).

— Description and differentiation of types of cerebral palsy. Nerv. Child. **8**, 107 (1949).

PIA, H. W.: Das subdurale Hämatom im Kindesalter. Med. Bild-Dienst Roche Nr 11 (1955).

— Neue Wege zur Behandlung der zerebralen Kinderlähmung. Chirurg. Praxis **2**, 219 (1961).

POLANI, P. E.: Prematurity and cerebral palsy. Brit. med. J. **1958 II**, 37.

PORTER, C. VAN: The cerebral palsied deaf. Pupil. Amer. Ann. Deaf **102**, 359 (1957).

ROGER, A., et F. POIRIER: Les encéphalopathies myocloniques infantiles avec hypsarhythmie. 9. Réunion Europ. d'informat. Electroencephalogr., Marseille 1960.

ROHDEN, L.: Der atonisch-astatische Typus der cerebralen Kinderlähmung. Z. ges. Neurol. Psychiat. **62**, 67 (1920).

ROSENBERG, F.: Kasuistischer Beitrag zur Kenntnis der cerebralen Kinderlähmung und der Epilepsie. Beitr. Kinderheilk., N.F. **4**, 92 (1893).

ROSNER, S.: Further studies in complicated cerebral palsy. Arch. Pediat. **77**, 340 (1960).

RUSSEL, E. M.: Cerebral palsied twins. Arch. Dis. Child. **36**, 328 (1961).

SACHS, B.: Die Hirnlähmungen der Kinder. Volkmanns Samml. Klin. Vortr. No 46—47, 435 (1862).

SAMSON, K.: Die Liquordiagnostik im Kindesalter (einschließlich Encephalographie). Ergeb. inn. Med. Kinderheilk. **41**, 553 (1931).

SCHACHTER, M.: Toxicoses gravidiques et prognostic neuromental de la déscendance. Zit. nach Zbl. ges. Neurol. Psychiat. **113**, 247 (1951).

SCHEEL THOMSON, O.: Cerebral parese, spastik lammelse på Fyn. Ugeskr. Laeg. **114**, 1691 (1952).

SCHILLING, A.: Sprachstörungen (einschließlich Hörstummheit und Seelentaubheit) bei Cerebralparetikern und ihre Behandlung unter besonderer Berücksichtigung des Hörtrainings. Jb. d. Fürs. f. Körperbeh. Stuttgart: Georg Thieme 1962.

SCHMID, F.: Das Handskelet bei frühinfantilen Affektionen des Zentralnervensystems. Fortschr. Röntgenstr. **86**, 239 (1957).

—, u. H. MOLL: Atlas der normalen und pathologischen Handskeletentwicklung. Berlin-Göttingen-Heidelberg: Springer 1960.

SCHMUCKER, E.: Zur Behandlung spastischer Erkrankungen mit Akineton. Ther. d. Gegenw. **99**, 253 (1960).

SCHWARTZ, PH.: Birth injuries of the newborn. Basel and New York: S. Karger 1961.

SIEBERT, J. F.: Behandlung und Betreuung von cerebralparetischen Kindern. Mschr. Kinderheilk. **109**, 262 (1961).

SIEGFRIED, K.: Intelligenz und Charakter bei zerebral gelähmten Kindern. In: K. LINDEMANN, Diagnose und Therapie zerebraler Lähmungen im Kindesalter II. Basel u. New York: S. Karger 1962.

SIEGMUND, H.: Die Entstehung von Porencephalie und Sklerose aus geburtstraumatischen Hirnschädigungen. Virchows Arch. path. Anat. **241**, 237 (1923).

— Die geburtstraumatischen Veränderungen des Zentralnervensystems einschließlich der Encephalitis congenita Virchow. In: Handbuch der speziellen pathologischen Anatomie und Histologie, Bd. XIII/3. Berlin-Göttingen-Heidelberg: Springer 1956.

SJÖGREN, T., and T. LARSSON: Oligophrenia in combination with congenital ichthyosis and spastic disorders. Acta psychiat. scand. Suppl. 113, vol. 32 (1957).

SNIJDERS, J. TH., u. N. SNIJDERS-OOMEN: Sprachfreie Intelligenzuntersuchungen für Hörende und Taubstumme. Groningen: J. B. Wolters 1958.

SPATZ, H.: Über eine besondere Reaktionsweise des unreifen Zentralnervensystems. Z. ges. Neurol. Psychiat. **8**, 363 (1940).

SPEARS, C. E., and W. M. PHELPS: Preliminary trial of a new muscle relaxant N-isopropyl-2-methyl-2-propyl-1,3-propanediol-dicarbamate (Soma in outpatient children with cerebral palsy. Arch. Pediat. **76**, 287 (1959).

Spiller, W. G.: Severe jaundice in the new-born child. A cause of spastic diplegia. Amer. J. med. Sci. **149**, 345 (1915).

Sterling, H. W.: Height and weight of children with cerebral palsy and aquired brain-damage. Arch. phys. Med. **41**, 131 (1960).

Stolle, H.: Das spastische Kind. Medizinische **36**, 1396 (1958).

Straube, W., u. H. Melliwa: Zur Dauerbehandlung extrapyramidaler Hyperkinesen mit Perphenazin. Nervenarzt **33**, 549 (1962).

Thom, H.: Ergebnisse vergleichender Prüfung neuartiger Myotonolytika bei der Behandlung der infantilen Cerebralparese. Med. Welt 8, 432 (1960).

— Physiotherapie und Beschäftigungstherapie. In: K. Lindemann, Die infantilen Cerebralparesen, S. 163. Stuttgart: Georg Thieme 1963.

Thums, K.: Zur Klinik, Vererbung, Entstehung und Rassenhygiene der angeborenen cerebralen Kinderlähmung (Little'sche Krankheit). Monographien Neurol. H. 66 (1939).

Tizard, J. P., R. S. Paine, and B. Crothers: Disturbances of sensation in children with hemiplegia. J. Amer. med. Ass. **155**, 628 (1954).

Töndury, S.: Zur Wirkung des Erregers der Rubeola auf den menschlichen Keimling. Helv. paediat. Acta 7, 105 (1952).

Tönnis, W., u. W. Krenkel: Neurologie und Neurochirurgie. In: K. Lindemann, Die infantilen Cerebralparesen, S. 70. Stuttgart: Georg Thieme 1963.

Upplö, A.: Das Schädeltrauma bei der Geburt. Mschr. Kinderheilk. **34**, 502 (1926).

Veith, G.: Über die Pathogenese des perinatalen Hirnschadens. Geburtsh. u. Frauenheilk. **20**, 905 (1960).

Vogt, C.: Sur l'état marbré du striatum. Zbl. ges. Neurol. Psychiat. **44**, 880 (1926).

Wallis, H.: Die Behandlung cerebraler Kinderlähmung mit Akineton. Mschr. Kinderheilk. **105**, 334 (1957).

Wiedemann, H. R.: Die spastischen und hyperkinetischen Störungen im Kindesalter im Bereich der infantilen Cerebrallähmung vom Standpunkt des Pädiaters. Med. Wschr. **12**, 512 (1958).

Windorfer, A.: Zum Problem der Mißbildungen bewußte Keim- und Fruchtschädigung. Med. Klin. **1953**, 293.

Wohlwill, F.: Zur Frage der sog. Encephalitis congenita Virchow. Z. ges. Neurol. Psychiat. **68**, 384; **73**, 360 (1921).

Yannet, H., and F. Horsten: Hypotonic cerebral palsy in mental defectives. Pediatrics 9, 204 (1952).

Zappert, J.: Über röntgenogene fetale Mikrocephalie. Arch. Kinderheilk. **80**, 34 (1927).

Zellweger, H.: Agenesia corporis callosi. Helv. paediat. Acta 7, 98 (1952).

— Kasuistischer Beitrag zum Problem der Cyclencephalie und des Congenital single lateral ventricle. Helv. paediat. Acta 7, 98 (1952).

Zöller, E., and A. Matthes: Congenitale cerebrale Cytomegalie. (Im Druck.)

Zülch, K. J.: Betrachtungen über die Entstehung der frühkindlichen Hirnschäden aufgrund der klinischen und morphologischen Befunde. Arch. Kinderheilk. **3**, 149 (1954).

Zuelzer, W. W., u. R. T. Mudgets: Kernikterus. Pediatrics 6, 452 (1950).

Die Oligophrenien*

Ihre Einteilung, Ätiologie und Pathophysiologie

H. Mautner, Boston

Es muß seit jeher aufgefallen sein, daß manche Kinder in ihrer geistigen Entwicklung hinter anderen Kindern zurückbleiben. Die älteste Reaktion dazu war sicher, und nicht nur im alten Sparta, diese Belastungen so rasch wie möglich auszumerzen. Der erste, der sich ihrer annahm, sie sammelte und sie vor einer für sie zu harten Umgebung zu schützen suchte, soll der Bischof Nicholas in Myra im 3. Jahrhundert gewesen sein, dessen Erinnerung als Vorbild der Güte

* Dieser Titel wurde von den Herausgebern für das einleitende Kapitel zu dem Gebiet des Schwachsinns gewählt, obwohl im allgemeinen gleichsinnige deutsche Ausdrücke Fremdwörtern vorzuziehen sind. Dies ist solange berechtigt, als in manchen Ländern der Ausdruck „Schwachsinn" noch immer nicht eine medizinische Diagnose, sondern eine Beschimpfung bedeutet, und solange ein schwachsinniges Kind in der Familie nicht als Unglück, sondern als Schande empfunden wird.

und Hilfsbereitschaft sich bis heute in der Figur des Nikolo und noch viel populärer in Amerika als Santa Claus erhalten hat. Das erste Land, das sie unter einen gewissen gesetzlichen Schutz stellte, war das England des 14. Jahrhunderts. Noch Luther soll sie als „Kinder des Teufels" für nahezu vogelfrei gehalten haben. Als erster ärztlicher Versuch, sich für das Problem des Schwachsinns zu interessieren, werden die Bestrebungen Itards angesehen, einen in Südfrankreich aufgefundenen Burschen (1798), den „wilden Knaben von Aveyron" durch Erziehungsversuche und Übung der Sinnesorgane zu einem brauchbaren Mitglied der menschlichen Gesellschaft zu machen. Ein nennenswerter Erfolg wurde zwar mit diesem anscheinend idiotischen Kind nicht erzielt, doch die Erfolge Itards mit anderen Kindern waren so gut, daß er eine sehr erfolgreiche Tätigkeit in Paris entfalten konnte. Besonders sein Mitarbeiter Séguin machte seine Methoden populär. Er wurde nach Amerika eingeladen, wo er die ersten Anstalten für die Pflege und Erziehung schwachsinniger Kinder gründete. In deutschsprachigen Ländern dürfte GUGGENBÜHL in der Schweiz der erste gewesen sein, der sich in ähnlicher Weise junger Kretins annahm. Das erste Universitätsinstitut, das hier eine bestehende Lücke auszufüllen suchte, war PIRQUETS Kinderklinik in Wien, wo zu Beginn des 20. Jahrhunderts eine Abteilung für „schwererziehbare Kinder" unter der Leitung von ERWIN LAZAR errichtet wurde. Unerwartete Möglichkeiten eröffneten sich auf diesem neuen Gebiet, als BINET und SIMON in Frankreich durch ein Schema von Fragen den Grad der geistigen Entwicklung der Kinder feststellten. Die ursprüngliche Absicht war, die Schulfähigkeit der Kinder festzustellen. Das Verhältnis des chronologischen Alters zu dem der geistigen

Einteilung nach dem Grade des Schwachsinns

Wenn wir den I.Q. einer sehr großen Zahl von Personen, etwa von einer ganzen Stadt, bestimmen und in einer Kurve darstellen würden, wäre das Resultat nicht die genaue Gausssche Zufallskurve, sondern würde durch die pathologischen Fälle eine Abweichung zugunsten der niedrigeren I.Q.s zeigen. Das Maximum einer solchen Kurve entspricht dem Durchschnitt der Bevölkerung und wird mit dem I.Q. 100 bezeichnet. Besonders gute Be-

Terminologie des Schwachsinns (n. PENROSE)

Grad des Schwachsinns	Deutschland	England	Amerika	Frankreich	I. Q.	Geistige Entwicklungsstufe / Jahre
Mild	debil	feebleminded	moron	debile	50—69	7—10
Schwer	imbezil schwachsinnig	imbecile	imbecile	imbecile	20—49	3—6
Hochgradig	idiotisch blödsinnig	idiot	idiot	idiot	0—19	0—2
Alle Grade	oligophren geistesschwach	mentally defective	feebleminded	arrière oligophrenic	0—70	0—10

Entwicklung wird ziffernmäßig ausgedrückt, wofür WILLIAM STERN den Ausdruck Intelligenzquotient (I. Q.) einführte. Eine kaum übersehbare Menge von Methoden wurde ausgearbeitet, um für die verschiedensten Gebiete und Spezialfragen den I.Q. oder besondere Begabungen festzustellen. Eines der wichtigsten Ergebnisse dieser auf breitester Grundlage durchgeführten Beobachtungen ist die Feststellung, wie häufig die leichteren Grade des Schwachsinns sind. Die Zahl der Schwachsinnigen in den Kulturstaaten wird jetzt auf 1—1½% geschätzt.

Schwachsinn ist selbstverständlich keine scharf umrissene Diagnose; er kann durch unzählig viele Krankheiten und Schädigungen des Gehirns verursacht sein. Die Diagnose schwachsinniger Kinder muß von drei verschiedenen Seiten her versucht oder, besser ausgedrückt, in drei Teile zerlegt werden. In vielen Fällen liegt ein typisches klinisches Bild vor, in anderen Fällen können wir eine ätiologische Diagnose stellen, wobei die gleiche Ursache unter Umständen zu sehr differenten Krankheitsbildern Anlaß geben kann. Auf jeden Fall aber ist immer auch der Grad des geistigen Rückstands festzustellen. Die Krankheitsbilder des Schwachsinns werden auch nach diesen drei Gesichtspunkten eingeteilt.

gabung beginnt bei 120—125. Als Grenze für pathologischen Schwachsinn wird ein I.Q. von 70 angenommen. Bei einem I.Q. von 70—80 sprechen wir von Übergangsfällen. Das Gebiet des Schwachsinns mit einem I.Q. von 0—70 wird meistens in drei Grade eingeteilt, von 0—20, 20—50 und 50—70. Die Einteilung ist natürlicherweise willkürlich, wie ja überhaupt die Bedeutung der I.Q.-Bestimmung nicht überschätzt werden darf. Intelligenz ist eine vielseitige Angelegenheit; es gibt einseitige Begabungen und Unterbegabungen. Die Stadien des Schwachsinns werden in den einzelnen Ländern in verschiedener Weise bezeichnet; PENROSE gibt dafür die obenstehende Übersicht.

Neuerlich wird in Amerika versucht, die Stadien des Schwachsinns nicht so sehr nach dem I.Q., sondern mehr nach den Bedürfnissen der Kranken und nach der Art der Hilfe, die sie benötigen, abzugrenzen. Es wird besonders betont[1], daß schwachsinnige Kinder in drei Gebieten zurückbleiben, die in verschiedenen

[1] Monograph supplement to Amer. J. ment. Defic. **64**, Nr 2 (1959). A manual on terminology and classification in mental retardation.

Altersstufen von verschiedener Bedeutung sind. Der Defekt kann sich in körperlicher Unreife der Entwicklung, besonders des Gehirns, äußern, was in den ersten Lebensjahren ausschlaggebend ist. Die Unfähigkeit zu lernen und Kenntnisse zu erwerben, ist im Schulalter von besonderer Wichtigkeit. Für ältere Kinder und auch späterhin spielt der Mangel an sozialer Anpassung eine wesentliche Rolle. Es werden jetzt sehr oft die Ausdrücke Moron, Imbecile, Idiot durch Bezeichnungen ersetzt, die die Möglichkeiten der Entwicklung und die Art der benötigten Hilfe in den Vordergrund stellen. Wir sprechen nicht so sehr vom I. Q., als von den drei Gruppen der *Lernfähigen (teachable)*, *Trainierfähigen (trainable)* und *Pflegebedürftigen (dependable)*.

Ätiologie der Oligophrenien

Die geistige Entwicklung des Kindes kann aus sehr verschiedenen Ursachen gehemmt bleiben. Manche Krankheitsbilder des Schwachsinns kommen in gewissen Familien gehäuft vor und sind mit höchster Wahrscheinlichkeit hereditär bedingt. Andere basieren auf erworbenen Schädigungen des Gehirns. Diese Einteilung in ererbte und erworbene Anomalien scheint klar und eindeutig zu sein, ist jedoch dadurch kompliziert, daß oft nicht so sehr die Krankheiten selbst, sondern nur eine Anlage dazu, eine Tendenz, vererbt wird, wozu noch eine spezielle Schädigung kommen muß, um das Krankheitsbild auszulösen. Im allgemeinen ist aber diese Einteilung in ererbte und erworbene Krankheitsbilder durchaus anwendbar.

Die erworbenen Schädigungen werden nach dem Zeitpunkt ihres Auftretens in pränatale, paranatale und postnatale eingeteilt.

Postnatale Gehirnschädigungen des Kindes können durch Infektionen, durch Traumen oder durch Vergiftungen verursacht sein.

Echte Encephalitiden treten manchmal in kleinen Epidemien mit hoher Mortalität und schweren Schädigungen der wenigen Überlebenden auf. Einige davon wurden durch Viren erzeugt, die bei Pferden endemisch sind. Manche andere Virusinfektionen werden nicht weiter übertragen. Die postvaccinale Encephalitis hatte den Ruf, daß die Kinder „sterben oder gesund werden", bleibende Schädigungen also nicht zu erwarten sind. Doch sind neuer-

lich auch schwachsinnige Kinder beschrieben worden, die Opfer einer postvaccinalen Encephalitis waren. Das Echo- und das Coxsackie-Virus oder das Herpes febrilis -Virus, mit dem Doerr im Beginn der Virusforschung Encephalitiden im Tierversuch erzeugt hat, werden als Erreger gefunden. Eine besondere Bedeutung haben die Encephalitiden, die nach den verschiedensten akuten Infektionskrankheiten einsetzen können. Poliomyelitis kann als Encephalitis auftreten und zu schweren Schädigungen des Gehirns führen. Encephalitiden sind nach Masern, Röteln, Blattern, Varicellen, Mumps und Mononucleosen beobachtet worden. Das Masernvirus wurde einigemale aus dem Gehirn von Kindern gezüchtet, die an Masernencephalitis gestorben sind. McAlpine u. Mitarb. berichten über eine demyelinisierende Leukencephalopathie nach Herpes zoster, dessen Erreger mit dem Varicellenvirus identisch ist oder ihm zumindest sehr nahe steht. Eine Sonderstellung in der Pathologie stellt der Keuchhusten dar, bei dem die Schädigung eine Encephalitis sein kann, aber oft auf Blutungen beruht, die bei paroxysmalen Attacken im Gehirn entstehen können. Es ist daher gebräuchlich, nicht von Keuchhustenencephalitiden, sondern von Keuchhustenencephalopathien zu sprechen.

Auch *Gehirnhautentzündungen* lassen ihre Opfer mit schwerstem geistigen Rückstand zurück. Die Antibiotica haben die Mortalität der Gehirnhautentzündungen herabgesetzt, erreichen aber nicht immer völlige Heilung. Manchmal entwickelt sich ein Hydrocephalus, doch auch andere Schädigungen des Gehirns selbst oder der Gehirngefäße werden gefunden (Smith und Landing). Alle diese bleibenden Schädigungen sind in den ersten Lebensjahren besonders häufig und besonders schwer. Bei diesen ganz jungen Kindern werden auch andere schwere Erkrankungen als Ursache mangelhafter geistiger Entwicklung beschuldigt. Schwere Pneumonien (Schachter), schwere Durchfallkrankheiten, septische Prozesse können die geistige Entwicklung ungünstig beeinflussen. Auch allergische Myeloencephalitiden, manchmal von ausgebreiteter Demyelinisierung begleitet (Kolb), kommen vor. Nicht gar selten sind schwere Infektionen des Mittelohrs mit Hemmungen der geistigen Entwicklung verbunden, die von Symonds als „otitic hydrocephalus" bezeichnet wurden, trotzdem dabei meistens kein Hydrocephalus, sondern eher Thrombosen oder fortgeleitete Hirnabscesse vorliegen.

Schädeltraumen spielen als Ursache des Schwachsinns eine größere Rolle, als meistens angenommen wird. Schädelfrakturen mit schweren Blutungen können vorkommen, in Tierversuchen wurde auch gezeigt, daß anscheinend leichte wiederholte Erschütterungen des Schädels zu ausgedehnten, histologisch nachweisbaren Veränderungen des Gehirns führen können. Auch nach schweren Verbrennungen (Kruse) sind encephalitisartige Krankheitsbilder gesehen worden.

Von Vergiftungen, die Schwachsinn als Folgeerscheinung zurücklassen können, ist die Bleiencephalopathie zweifellos die häufigste. Ebenso kann jede vorübergehende Unterbrechung der Sauerstoffzufuhr zum Gehirn bleibende Schädigungen des Gehirns zur Folge haben. So beschreibt Swedenberg eine Leukencephalopathie, die sich an eine schwere Kohlenoxydvergiftung anschloß; Mautner berichtete über ein idiotisches Mädchen, welches Opfer einer Asphyxie war.

Perinatale Schädigungen, die zu Schwachsinn Anlaß geben können, sind in erster Linie die Geburtstraumen. Potter sagt in ihrem Buch über die Erkrankungen des Fetus und des Neugeborenen, daß die Geburt das gefährlichste Erlebnis ist, dem der Durchschnittsmensch je ausgesetzt ist, so daß es nicht überraschen kann, daß es dabei manchmal zu Verletzungen kommt, sondern eher, daß sie nicht viel häufiger sind. Nach schweren Entbindungen werden Zerreißungen des Tentoriums gefunden, die mit schweren Blutungen einhergehen können. Schwartz betont besonders die Gefahren der Druckdifferenz zwischen dem intrauterinen Innendruck und der Außenwelt. Das kann auch bei leichten, raschen Entbindungen eine Rolle spielen und die Gehirnschädigungen erklären, die bei durch Kaiserschnitt geborenen Kindern auftreten können. Es ist besonders zu betonen, daß Geburtstraumen bei leichtgewichtigen Kindern, also besonders bei Frühgeborenen, viel häufiger sind als bei voll ausgetragenen Kindern. Dies ist durch die Unterentwicklung der Gefäße und durch die Neigung zu Thrombosen der Frühgeborenen bedingt, die besonders oft im Gebiet der Venae terminales und der Vena magna Galeni auftreten und weniger durch direkte Traumen als durch Asphyxie ausgelöst werden.

Drillier konnte anläßlich einer Nachprüfung bei 22 von 50 Frühgeborenen mangelhaften Schulfortschritt feststellen.

Eine weitere Gehirnschädigung zur Zeit der Geburt ist die angeborene hämolytische Anämie oder Erythroblastosis mit dem pathologischen Bild des Kernikterus. In vielen Fällen liegt Inkompatibilität der Blutgruppen von Mutter und Kind vor, die besonders die Rh-Gruppe, aber in leichteren Fällen auch die A-B-Faktoren betrifft. Das gleiche Krankheitsbild wird nicht so selten auch bei Frühgeburten oder bei Kindern diabetischer Mütter gefunden. Enzymdefekte in der Leber des Neugeborenen verhindern die Bindung des gefährlichen „freien" Bilirubin zu dem leicht ausscheidbaren Bilirubinglucuronat, das sich besonders in den grauen Kernen des Gehirns ansammelt und zu schweren Gehirnschädigungen Anlaß gibt, die besonders häufig motorische Störungen, Athetosen und spastische Zustände verursachen.

Zu den perinatalen Schädigungen muß man auch die Toxämie der Mutter zählen. Da dabei rasche Entbindung indiziert ist, sind sehr viele dieser Kinder Frühgeborene und auch die pathologisch-anatomischen Befunde stimmen mit denen bei sonstigen Frühgeburten genau überein. In seltenen Fällen aber führt Toxämie zu Schädigungen, wenn bei den Kindern Infarkte der Placenta oder der Leber entstehen, wie sie bei den toxämischen Frauen gefunden werden.

Pränatale Schädigungen während der Schwangerschaft sind von besonderem Interesse schon deshalb, weil hier prophylaktische Maßnahmen Aussicht auf Erfolg haben. Direkte mechanische Verletzungen des embryonalen Schädels, etwa durch ungeschickte Abtreibungsversuche, wurden beschrieben, sind aber gewiß seltene Vorkommnisse. Es ist lange bekannt, daß Krankheiten der schwangeren Mutter auf das Kind übertragen werden können. Blatternkranke können Kinder mit voll entwickeltem Blatternausschlag zur Welt bringen. Toxoplasmose, Listerose, Torulose u. a. mit ihren schweren Folgen für das Kind und seine geistige Entwicklung werden von der leicht erkrankten Mutter während der Schwangerschaft übertragen. Ankylostomuminfestationen, die nach Stransky ebenfalls der Anlaß zu geistigem Rückstand sein können, sind nach der Geburt häufiger als vorher.

Eine pränatale Infektion liegt selbstverständlich bei der kongenitalen Syphilis vor. Obwohl die pathologischen Befunde der Cerebrospinalflüssigkeit bei der Hälfte dieser Kinder (Tezner) eine häufige Beteiligung der Meningen annehmen lassen, kommen schwere Hirnschädigungen und Schwachsinn nur bei einer relativ kleinen Zahl von Kindern vor, wahrscheinlich, wenn spezifische Erkrankungen des Gehirns oder seiner Gefäße vorliegen. Syphilitischer Hydrocephalus kommt vor, bleibt aber immer in bescheidenen Grenzen. Die Mehrzahl der syphilitischen Kinder unter den Schwachsinnigen gehören zu der Gruppe der familiären Oligophrenie und sind eher Opfer der ungünstigen Familienverhältnisse, Vernachlässigung und ungenügender Therapie.

Eine viel größere Bedeutung als alle diese Krankheiten haben die akuten Infektionskrankheiten. Seit Greggs erster Mitteilung über Röteln als Ursache angeborener Katarakte hat eine kaum mehr übersehbare Zahl von Veröffentlichungen uns zu dem Schluß kommen lassen, daß unter Umständen so gut wie jede akute Erkrankung der schwangeren Mutter zu einer Schädigung des Kindes führen kann (Flamm, Mautner). Die Veröffentlichungen betreffen öfter Mißbildungen als die geistige Entwicklung. Die Krankheit der Mutter verursacht eine Entwicklungshemmung und die verschiedenen Organe des Kindes werden in den Entwicklungsstufen der Schwangerschaft nicht gleichmäßig beeinflußt. Die Augen, das Herz und das Zentralnervensystem sind die am häufigsten geschädigten Organe. Während aber das Auge und das Herz sich in den ersten Monaten der Schwangerschaft vollkommen entwicklen, ist das Gehirn zur Zeit der Geburt noch nicht vollständig ausgereift. Ein schädigender Einfluß auf die Gehirnentwicklung ist daher auch noch in späteren Stadien der Schwangerschaft möglich. Wir wissen nicht, warum trotz der Erkrankung der Mutter nur ein Teil der Kinder betroffen wird. Doch scheint der Prozentsatz der geschädigten bei verschiedenen Krankheiten zu wechseln. Röteln, wobei Mißbildungen zuerst beschrieben wurden, scheinen besonders gefährlich zu sein, doch stehen Masern und Mumps nicht sehr nach. Auch Varicellen, Poliomyelitis, Hepatitis, Grippeerkrankungen der Mutter wurden als Ursache des Schwachsinns der Kinder beschrieben. Doch die Liste ist nicht auf Viruserkrankungen beschränkt. Auch nach Erkrankung der Mutter während der Schwangerschaft an Typhus, Scharlach, Malaria sind geistig zurückgebliebene Kinder beobachtet worden. Der Mechanismus dieser Schädigungen ist nicht ganz klar. Manche Beobachtungen scheinen dagegen zu sprechen, daß ein direktes Übergreifen des Virus auf den Fetus vorliegt. Wenn eine Frau knapp vor der Entbindung an Schafblattern erkrankt, bricht die Krankheit bei dem Kind meist 2—3 Wochen nach der Entbindung aus, Mutter und Kind scheinen also nicht gleichzeitig infiziert worden zu sein. Andererseits konnte Kozlovskaya im Tierversuch den Übertritt von Masernvirus und Influenzavirus durch die Placenta nachweisen. Von besonderem Interesse sind die recht häufigen Beobachtungen, besonders bei Röteln und Masern, daß die Mutter gar nicht selbst erkranken muß, sondern nur in engem Kontakt mit Kindern kam, die an diesen Krankheiten erkrankt waren, sie selbst aber seit früher Jugend immun ist. In diesen Fällen fällt die Möglichkeit weg, daß sekundäre Bedingungen der kranken Mutter, wie Fieber oder Stoffwechselstörungen, die Entwicklung des Kindes gestört haben.

Intensive Röntgenbestrahlung während der Schwangerschaft führt zu Mikrophthalmie, Mikrocephalie und Schwachsinn. Doch hat die Zahl der so geschädigten Kinder in den letzten Jahren bedeutend abgenommen, seit jeder Röntgenologe die Gefahr kennt und vermeidet.

Alkoholismus der Mutter ist nicht mit Sicherheit als Ursache von Schwachsinn nachzuweisen. Für Statistiken, die einen solchen Zusammenhang vermuten lassen, bleibt immer die Möglichkeit, daß mangelhafte Pflege des Kindes von größerem Einfluß ist als Alkoholkonsum während der Schwangerschaft.

Unsere Ansichten über Entwicklungsstörungen auf Grund von Schädigungen der Mutter während der Schwangerschaft haben sich hauptsächlich unter dem Einfluß der zahllosen tierexperimentellen Beobachtungen geändert, die vorwiegend mit den Arbeiten von Warkany begannen. Wir wissen heute, daß so gut wie jede Art von Schädigung trächtiger Tiere zu Entwicklungsstörungen des Nachwuchses Anlaß geben kann. Einseitige Ernährung, mehr oder weniger jede Art von Avitaminosen, aber auch Überbelastung mit manchen Vitaminen, die verschiedensten Gifte, Bestrahlung, alle Hormone wurden untersucht. WARKANY hat auch auf verschiedene Weise Entwicklungshemmungen des Zentralnervensystems und von Schädel und Wirbelsäule erzeugt, die auch in der menschlichen Pathologie häufig sind und als „spinaler Dysraphismus" bezeichnet werden. Es ist selbstverständlich schwer zu entscheiden, welche Rolle solche Schädigungen bei Anomalien der Kinder spielen. Komplette Ausschaltung einzelner Vitamine, wie sie im Tierversuch leicht erreicht werden, wird bei Frauen wohl kaum vorkommen. NEWBERNE und O'DELL haben Hydrocephalus als Folge von B_{12}-Mangel beschrieben. Enormes Überangebot einzelner Vitamine wird praktisch kaum je vorkommen. Es ist aber sehr wahrscheinlich, daß längere Zufuhr von sonst relativ harmlosen Stoffen Schädigungen verursachen kann. Dabei könnten die verschiedensten Medikamente, besonders Hormone, eine Rolle spielen. Auch Abtreibungsversuche wurden wiederholt mit bleibenden Schädigungen des Kindes in Zusammenhang gebracht und hier besonders dem Chinin solche Wirkungen zugesprochen.

Die verschiedensten Mißbildungen wie Hasenscharten und Wolfsrachen, Spina bifida occulta, Encephalo- und Meningocelen, Mißbildungen des Herzens oder der Augen können sich als Embryopathien, also durch Schädigungen während der Schwangerschaft entstanden, herausstellen. Manche Kombinationen von Mißbildungen werden immer wieder angetroffen, wie etwa das Syndrom von LAWRENCE-MOON-BIEDL oder die Akrocephalosyndaktylie usw. Da aber die Ätiologie nicht geklärt ist, soll davon in einem anderen Zusammenhang die Rede sein.

Die Ansicht, daß Aufregungszustände und psychische Traumen der schwangeren Frau zu Störungen in der Entwicklung des Kindes Anlaß geben können, wird im allgemeinen für Aberglauben gehalten. Doch gibt es Beobachtungen, die einen solchen Zusammenhang durchaus nicht ausgeschlossen erscheinen lassen. So haben wir über eine Frau berichtet, deren Vater zur Zeit des Beginns ihrer Schwangerschaft wegen eines Rectumcarcinoms operiert wurde und deren Mutter zu derselben Zeit wegen eines geistigen Zusammenbruchs in eine Irrenanstalt gegeben werden mußte. Die Frau kam durch Wochen zu keiner ruhig durch-schlafenen Nacht und zu keiner in Ruhe eingenommenen Mahlzeit. Das Kind hat schwerste Mißbildungen beider Hände und Füße. Ein Zusammenhang zwischen den erschöpfenden Aufregungen der Mutter und den Mißbildungen ist kaum zu beweisen. Aber wer kann einen Zusammenhang mit Sicherheit ausschließen?

Hereditäre (genetisch bedingte) Schädigungen

Viele Krankheiten, die mit Schwachsinn einhergehen, werden in manchen Familien gehäuft angetroffen und sind daher wahrscheinlich hereditär bedingt. Mit dem Ausdruck „familiärer Schwachsinn" oder familiäre Oligophrenie bezeichnen wir aber eine ganz bestimmte Gruppe. Zu Anfang des Jahrhunderts hat GODDARD die Geschichte der „Kalikak-Familie" berichtet. Ein Offizier der amerikanischen Revolution hatte mit einem schwachsinnigen Mädchen einen unehelichen Sohn. Später heiratete er ein Mädchen aus guter Familie und gründete eine hochangesehene Familie mit vielen hervorragenden Mitgliedern. Jedoch auch der uneheliche Sohn hinterließ eine große Nachkommenschaft mit einer großen Zahl von schwachsinnigen und vielen verbrecherischen Angehörigen. Dieses Buch und das Aufsehen, das es erregte, gaben Anlaß zu der Erkenntnis, daß Schwachsinn und alle seine bösen Folgen auf ererbten Anlagen beruhen können. Mehrere solche Familien sind unterdessen beschrieben worden und in den Anstalten für schwachsinnige Kinder hat eine sehr große Zahl der Insassen mit einem I.Q. von etwa 40—70 schwachsinnige Eltern und Geschwister. BENDA hat betont, daß hier ein gut abgegrenztes Krankheitsbild vorliegt, das er als familiäre Oligophrenie bezeichnete, für das aber jetzt öfter der Name „kulturell-familiäre" Oligophrenie gebraucht wird, um zu betonen, daß die geistige Unterentwicklung zum Teil ererbt sein kann, zum Teil aber auch mit dem schlechten Einfluß einer Umgebung von Schwachsinnigen mit ihrem Mangel an Anregungen, Erziehung, Vorbild usw. zusammenhängen kann.

Neben dieser Gruppe gibt es eine kaum begrenzte Menge von Krankheiten, die Schwachsinn als Komplikation aufweisen können.

Einige Nervenkrankheiten sollen erwähnt werden. FRIEDREICHS Ataxie ist nur bei einem

Teil der Befallenen mit Schwachsinn verbunden, der meist leichteren Grades ist; die Krankheitszeichen erscheinen meistens erst nach der Pubertät. Das gleiche gilt auch für die Kombination von Ataxie mit Kleinhirnsymptomen, die Nonne-Mariesche Krankheit. Die Chorea Huntington, die ebenfalls erst im Erwachsenenalter in Erscheinung tritt, zeigt langsam fortschreitenden geistigen Verfall. Von den diffusen, langsam progressiven Erkrankungen der weißen Substanz, die Strümpell vor fast 100 Jahren als diffuse Sklerose bezeichnet hat, für die aber jetzt oft der Ausdruck Leukencephalopathie oder Leukodystrophie gebraucht wird, werden auf Grund pathologisch-anatomischer Befunde einige schärfer gekennzeichnete spezielle Krankheitsbilder abgegrenzt. Die Krabbesche Krankheit des Säuglingsalters ist durch Globoidzellen im Gehirn charakterisiert. Die metachromatische Form der Leukodystrophien ist durch Ablagerung von Substanzen gekennzeichnet, die anders als andere Gehirnteile auf Farbstoffe reagieren und nach Norman den Lipidosen nahestehen. Alle Krankheiten, die zu dieser Gruppe gehören, enden mit schwerster Idiotie. Manchmal sind Geschwister befallen, andere Fälle sind ganz isoliert. Die Ätiologie ist nicht gesichert. Neben der hereditären Anlage wurden Infektionen, Allergie, Vergiftungen als Ursache beschuldigt. Lumsden fand in Rattenversuchen ausgedehnte Demyelisation nach Blausäurevergiftungen; Myelinverlust in ausgedehnten Teilen des Gehirns ist bei der Phenylketonurie die Regel.

Die hierher gehörige Pelizeus-Merzbachersche Krankheit ist ausgesprochen familiär, während Schilders Encephalitis periaxialis diffusa auf entzündlicher Ursache beruht und mit Vererbung nichts zu tun hat.

Die tuberöse Sklerose oder Epiloia zeigt scharf umschriebene Tumoren im Gehirn mit Adenoma sebaceum des Gesichts, oft mit ähnlichen Tumoren in Herz oder Nieren. Fast alle diese Patienten haben epileptische Anfälle und sind schwachsinnig. Sehr oft läßt sich ein familiäres Vorkommen nachweisen.

Familiäres Auftreten von Schwachsinn in Kombination mit Erkrankungen anderer Organe ist häufig. Es seien die angeborenen Katarakte mit Schwachsinn erwähnt, die Kilman beschrieben hat. Die Kombination von Katarakt, Schwachsinn und cerebellaren Symptomen nennen wir nach einem Vorschlag von McGillivray das Syndrom von Marinesco und Garland.

Die Kombination von Schwachsinn mit Ichthyosis und Epilepsie wird als Ruds Syndrom bezeichnet. Sjörgren und Larssen beschrieben die Trias von Schwachsinn, spastischen Kontrakturen und einer diffusen Erkrankung der gesamten Haut, die nach dem histologischen Bild besser als Erythroderma wie als Ichthyosis bezeichnet wird (Baar u. Mitarb.).

Von Krankheiten des Skelets findet man bei Chondrodysplasien geringere Grade von geistigem Rückstand, bei der Beteiligung des Thorax und der Wirbelsäule in Morquios Krankheit aber schweres geistiges Zurückbleiben. Auch Kinder mit Albers-Schöbergs Marmorknochenkrankheit sind meistens in geringem Grade schwachsinnig.

Von den familiär auftretenden Muskelerkrankungen ist Schwachsinn, meistens leichteren Grades, bei Muskeldystrophien zu beobachten. Von den Amyotonien findet sich Schwachsinn regelmäßig nur bei der sog. dystrophischen Form mit Muskelschwund und Atrophien fast aller Hormondrüsen.

Eine besondere Rolle spielen die angeborenen Stoffwechselstörungen. Soweit die Physiologie dieser Krankheiten bekannt ist, handelt es sich fast durchwegs um spezifische Enzymdefekte. Störungen im Aminosäurestoffwechsel bestehen bei Föllings Phenylketonuria, bei der Ahornzuckerkrankheit (Menkes u. Mitarb.), bei der H. oder Hartnupkrankheit von Baron u. Mitarb. Der Zusammenhang dieser Stoffwechselstörungen mit dem oft hohen Grad von Schwachsinn ist nicht klar. Norman u. a. beschreiben weitgehende Demyelinisierung in Phenylketonurie.

Von den Krankheiten mit Störungen im Kohlenhydratstoffwechsel spielt die häufigste, Diabetes mellitus, nur soweit eine Rolle, daß einige Kinder diabetischer Mütter in ihrer geistigen Entwicklung gehemmt sein können. Schwere Störungen kommen bei der glücklicherweise viel selteneren Galactosämie vor. Bei den verschiedenen Formen der Glykogenspeicherkrankheit ist die geistige Entwicklung nicht immer betroffen.

Die Speicherkrankheiten des Lipidstoffwechsels führen ausnahmslos zu schwerem Grade des Schwachsinns, in Gauchers Krankheit manchmal erst in den Endstadien. In Niemann-Picks Krankheit und in Tay-Sachs' familiär amaurotischer Idiotie und ihrer Varianten steht der geistige Zerfall im Vordergrund. In HURLERs Gargoylismus liegt die Kombination einer Lipidanhäufung in Gehirn, Leber und Milz mit Speicherung eines Mucopolysaccharids in Bindegewebe, entlang den Gefäßen und Meningen usw. vor.

Bei WILSONs hepato-lenticularer Degeneration besteht eine Störung des Kupferstoffwechsels in Zusammenhang mit einem Absinken des Ceruloplasmins im Blut. Leichtere Grade des Schwachsinns sind dabei die Regel.

Unterfunktion der Schilddrüse ist eine häufige Ursache von Schwachsinn. Wir finden erblich bedingte Formen, die wiederholt bei Geschwistern gefunden wurden und bei denen zumindest drei verschiedene Störungen im Auf- und Abbau der Schilddrüsenhormone vorliegen können. Sie sind durch Myxödem und großen Kropf charakterisiert. Athyreosen zeigen Myxödem ohne Kropf und sind Mißbildungen, deren Ursache nicht geklärt ist. Die häufigste Störung der Schilddrüsenfunktion war der endemische Kropf, der auf Jodmangel beruht und durch rechtzeitige Jodverfütterung verhindert werden kann und seit Einführung des jodierten Salzes so gut wie ausgerottet ist.

Neue Gesichtspunkte für die Entstehung des Schwachsinns müssen in Zusammenhang mit unseren Kenntnissen über Anomalien der Chromosome in Erwägung gezogen werden. Die aufsehenerregenden Berichte von LEJEUNE u. Mitarb. über ein überzähliges Chromosom bei Mongoloiden erschütterten unsere Vorstellungen über diese immer als rätselhaft empfundene Krankheit. Allerdings hat WAARDENBURG vor mehr denn einem Vierteljahrhundert ausgesprochen, daß ein überzähliges Chromosom manche Rätsel des Mongolismus erklären würde. Auch FRANCONI hat an Anomalien der Chromosome bei Mongoloiden gedacht, doch eher eine Minderzahl vermutet. POLANI u. Mitarb. haben bei einzelnen Mongoloiden 46 Chromosomen gefunden; da aber eines der größeren Chromosome eine abnormale Verzweigung zeigte, vermuten sie wohl mit Recht, daß hier eine abnorme Verbindung eines größeren Chromosoms mit dem überzähligen kleinen Mongoloidchromosom vorliegt. Die überzähligen Chromosome der Mongoloide sind klein, gehören zu der Gruppe 21 oder 22 und sind vom Y-Chromosom zu unterscheiden. BENHOLDT-THOMSON hat gezeigt, daß die Müt-

ter mongoloider Kinder im Durchschnitt älter sind als Mütter gesunder Kinder. Doch kommt Mongolismus auch bei jungen Müttern vor. Es hat sich herausgestellt, daß in den Familien der jüngeren Mütter mongoloider Kinder öfter Anhaltspunkte für hereditäre Einflüsse nachweisbar sind, ganz im Gegensatz zu den älteren Müttern. Man könnte daraus schließen, daß Trisomie eines kleinen autosomen Chromosomes und Mongolismus auf verschiedene Weise zustande kommen können.

In den letzten Jahren sind zumindest drei weitere Anomalien autosomer Chromosome beschrieben worden (PATAU u. Mitarb., EDWARDS u. Mitarb., UCHIDA u. Mitarb.). Das häufigste davon scheint das sog. 18-Trisomie-Syndrom zu sein mit dem überzähligen Chromosom in der Gruppe 18. UCHIDA u. Mitarb. zählen folgende Mißbildungen als mehr oder weniger regelmäßige Befunde auf: Schwachsinn, Unterentwicklung, Abbiegen der Finger, mißbildete tiefsitzende Ohren, kleiner Unterkiefer, kurzes und mangelhaft verknöchertes Brustbein, diaphragmatische Hernie, Muskelhypertonie, mangelhafte Abduktion im Hüftgelenk, kurze, aufwärts gebogene großen Zehen, Mißbildungen von Herz und Nieren, vorspringendes Hinterhaupt, Diastase der Bauchmuskeln, Nabelhernien und Klumpfüße. Der Neugeborene zeigt immer Muskelhypotonie. Die Liste fällt zu großem Teil mit dem zusammen, was seit LOMBROSO als Degenerationszeichen oder als Stigmata bezeichnet wird und bei so vielen schwachsinnigen Kindern erscheint.

Eine größere Zahl von Anomalien finden wir in der Ausbildung der Geschlechtschromosome. Die bestanalysierten sind die folgenden: TURNERs Syndrom der geistig und körperlich unterentwickelten weiblichen Zwerge mit einer Hautfalte vom Nacken zur Schulter, bei denen ALBRIGHT das Fehlen von Ovarien (Agenesis) feststellen konnte. Die meisten dieser Kinder zeigen keine Chromatin-Körper der Zellkerne, die sonst bei weiblichen Personen vorhanden sind. Ihre Chromosomenzahl ist 45, das männliche Geschlechtschromosom Y fehlt.

Ein Gegenstück dazu ist das Klinefelter-Syndrom, Männer mit unterentwickelten Hoden, die bei histologischer Untersuchung eine hyaline Umwandlung der Tubuli zeigen. Die meisten Zellkerne dieser Patienten zeigen deutliche Chromatinkörper, wie es sonst nur bei weiblichen Individuen die Regel ist. Die meisten sind schwachsinnig. Die Chromosomen zeigen ein überzähliges weibliches Geschlechtschromosom, also die Formel XXY.

Eine dritte Gruppe, die sog. Überweibchen, sind schwachsinnige weibliche Zwerge mit dem Chromosomensatz XXX.

Wir können demnach feststellen, daß fast bei allen Patienten mit Anomalien der Chromosome die geistige Entwicklung gestört ist und Mißbildungen der verschiedensten Organe vorliegen. Ein Zusammenhang ist vorläufig noch nicht klar, doch einige Möglichkeiten könnten in Betracht gezogen werden. Wir wissen, daß die Gene, die Bestandteile der Chromosome, den Ursprung spezifischen Eiweißes und daher der Enzyme darstellen. Es ist selbstverständlich, daß in der Organentwicklung und Funktion des Gehirns enzymatische Prozesse eine große Rolle spielen. Es sei an den enzymatischen Auf- und Abbau des Myelins, an Auf- und Abbau des Acetylcholins und des Adrenalins erinnert. Gene bestehen vorwiegend aus Ribosenucleinsäure, deren Beteiligung an hirnphysiologischen Vorgängen neuerlich nachgewiesen worden ist.

Spezielle Anomalien und Kombination der Chromosomen führen, wie wir sehen, zu speziellen Mißbildungen und Kombinationen von Mißbildungen. Gewisse Kombinationen von Mißbildungen verschiedener Organe werden immer wieder beobachtet. Es könnte möglich sein, daß auch dabei spezielle Chromosomstörungen vorliegen, die bisher noch nicht nachgewiesen werden konnten. Soche Kombinationen sind unter anderem: das Syndrom von LAWRENCE-MOON-BIEDL mit Schwachsinn, Polydaktylie, Retinitis pigmentosa und Fettsucht; ferner das oft gemeinsame Vorkommen von Gesichts- und Nierenmißbildungen, wie sie von POTTER, von BRAUN und GROSS, von HILSON u. a. beschrieben wurden. APERT beschrieb die nicht sehr seltene Akrocephalosyndaktylie, die Kombination von Turmschädel und Mißbildungen von Händen und Füßen mit schwerstem Grade von Schwachsinn. Mißbildungen des Gesichts, mit Beteiligung der Augen, Ohren, Gaumen und Kiefer, in wechselndem Ausmaß, wurden unter den verschiedensten Namen beschrieben (TREACHER-COLLINS Syndrom, mandibulofaciale Dysortose, FRANCESCHETTI und ZWAHLEINS Syndrom, kraniofaciale Dysmorphie. Diese Krankheitsbilder sind oft auch mit Hasenscharte und Wolfsrachen, mit Fehlen der Daumen und anderen Anomalien verbunden. Nach KULCZYCKI kommt dabei Schwachsinn vor, ist aber nicht regelmäßig zu finden.

Abschließend können wir feststellen, daß für viele Formen des Schwachsinns die Ätiologie so weit klargelegt ist, daß wir auf den Erfolg prophylaktischer Maßnahmen hoffen können, um die erschreckend hohe Zahl schwachsinniger Menschen in Zukunft zu reduzieren.

Pathophysiologie der Oligophrenien

Die physiologischen Grundlagen des Schwachsinns sind nur mangelhaft bekannt. Die Frage nach der Ursache des Schwachsinns kann gewiß nicht von einem Punkt aus beantwortet werden. Intelligenz und ihre Störungen sind eine vielseitige Angelegenheit. Wir kennen die spezifischen Beziehungen gewisser Anteile des Gehirns zu bestimmten Funktionen. Jedoch die lange gehegte Ansicht, daß das Stirnhirn der „Sitz" der Intelligenz ist, hat sich vor allem nach den Erfahrungen mit Patienten, die Lobotomien oder ähnlichen Operationen unterzogen wurden, als unhaltbar herausgestellt. DENNY-BROWN sagt wohl mit Recht, daß alles, was wir bei Routinebestimmungen des I.Q. untersuchen, anscheinend ohne Zusammenhang mit dem Stirnhirn ist. Die Forschung der letzten Jahre hat uns eine Fülle neuer Tatsachen über die Funktion des Gehirns geliefert. Vieles davon zeigt die Unhaltbarkeit älterer Ansichten, manches scheint vorläufig noch anderen Befunden zu widersprechen, und nur hier und da scheinen sie sich zu kleinen zusammenhängenden Bildern zusammenzuschließen. Fast alle neuen Erkenntnisse beruhen auf Tierversuchen. Es ist aber noch immer die Frage, ob das, was wir bei Tieren als Lernfähigkeit vorfinden, mit menschlicher Vernunft identifiziert werden darf. YAKOVLEV betont, daß Tiere immer nur etwas „den" Dingen tun, aber nie etwas „mit den" Dingen tun; er hält die Fähigkeit, Werkzeuge zu benützen, für einen Hinweis für den Unterschied von tierischer Klugheit und menschlicher Vernunft. Auch die Fähigkeit zu abstraktem Denken wird als wesentlicher Unterschied zwischen Tier und Mensch betont. Bei dem Versuch einer physiologischen Erklärung des Schwachsinns muß auch in Betracht gezogen werden, daß es einen Unterschied bedeutet, ob ein schwer geschädigtes Gehirn unfähig ist, „normal" zu reagieren, oder ob nur die Weiterentwicklung gehemmt ist. Letzteres würde erklären, warum die gleichen Schädigungen bei einem Säugling zu bleibendem geistigen Rückstand führen, die von Erwachsenen ohne Folgen ertragen werden. Die Entwicklung des Gehirns ist zur Zeit der Geburt noch nicht abgeschlossen. KAES hat vor mehr als einem halben Jahrhundert betont, daß die Gehirnentwicklung und besonders Myelinisierung von Nervenfasern bis in das dritte Jahrzehnt andauert. Die geistige Entwicklung des Kindes geht der anatomischen Entwicklung des Gehirns parallel und ist, wie DE CRINIS gezeigt hat, von ihr direkt abhängig. Es sei an die psychologischen Untersuchungen von LURIA erinnert, der beschreibt, wie Kinder in verschiedenen Altersstufen bestimmte Aufforderungen in spezifischer Weise beantworten. Dabei findet er eine markante, oft plötzlich einsetzende Veränderung im 4. Lebensjahr. Wenn Kinder auf einer niederen Entwicklungsstufe stehen bleiben, muß dem nicht eine nachweisbare anatomische Schädigung des Gehirns zugrunde liegen; es besteht vielleicht nur eine Hemmung der Weiterentwicklung, vielleicht in Zusammenhang mit Störungen im Myelinaufbau. Auch Störungen in der normalen Zufuhr notwendiger Stoffe zum Gehirn, wie Sauerstoff, Zucker, Adenosin, Phosphorverbindungen und manches andere können mit der normalen Funktion des Gehirns in Widerspruch stehen. Auch reibungslose Funktion der vielen enzymatischen Vorgänge im Gehirn ist für normale Funktion und Entwicklung erforderlich. Das betrifft neben vielem anderen den Auf- und Abbau von Acetylcholin, Adrenalin oder Noradrenalin, von Myelin oder die Verwertung der Nährstoffe.

Die physiologischen Grundlagen der nervösen Reizleitung sind im peripheren Nervensystem besser durchforscht als im Gehirn. Wir wissen seit den klassischen Untersuchungen von O. LOEWI, daß bei Reizung der Vagusnerven an den Synapsen Acetylcholin freigesetzt wird, bei Reizung des Sympathicus Adrenalin oder Noradrenalin. Alle drei chemischen Übermittler sind auch im Gehirn nachgewiesen worden und spielen in der Physiologie des Gehirns zweifellos eine wichtige Rolle. Einige andere Stoffe, die im Gehirn reichlich vorhanden sind, sind von physiologischer Bedeutung und wurden zum Teil auch vermutungsweise als chemische Überträger aufgefaßt. Besonders Serotonin hat viel Interesse erweckt, weil es sich bei Mollusken als chemischer Übermittler erwiesen hat. Es hat starken Einfluß auf das autonome Nervensystem, steht in engster Beziehung zur Wirkung des Reserpins und wirkt antagonistisch zu LSD 25, dem ein hemmender Einfluß auf abstraktes Denken zukommen soll (SILVERSTEIN und KLEE). Eine weitere Substanz, deren Bedeutung für die Gehirntätigkeit intensiv untersucht wurde, ist die Glutaminsäure. ZIMMERMAN, WAELSCH u. a. haben sie zur Behandlung schwachsinniger Kinder verwendet. Sie ist am Aufbau von Acetylcholin beteiligt und neutralisiert Ammoniak, dieses schwere Gift normalen Zellstoffwechsels. GRÜNDIG und BRETTSCHNEIDER konnten zeigen, daß Glutaminsäure in der Cerebrospinalflüssigkeit schwachsinniger Kinder stark herabgesetzt ist. Gamma-aminobuttersäure, das decarboxylierte Glutamat, wirkt anticholinergisch, seine Menge steigt während der Nervenentwicklung an. Diese Stoffe, ferner Histamin, Cystidin, Uridin, Adenosin-triphosphat, Ribonucleinsäure und viele andere sind zweifellos an der Funktion des Gehirns beteiligt.

Bei der anscheinend entscheidenden Rolle des autonomen Nervensystems und seiner Überträger in der Hirnphysiologie muß das regulierende Zentrum des autonomen Nervensystems im Hypothalamus, das KARPLUS und KREIDL (1909) beschrieben haben, eine besondere Rolle spielen. Hier ansetzende Schädigungen müssen einen Einfluß auf die gesamte Hirntätigkeit ausüben. In den letzten Jahren wurde zwei weiteren Anteilen des Gehirns eine solche allgemeine Beeinflussung des gesamten Gehirns zugesprochen, das retikuläre und das limbische System. Das retikuläre System steht in unseren Vorstellungen über die Physiologie des Gehirns heute im Vordergrund. INGRAM, PROCTOR u. a. haben zeigen können, daß sowohl Reizung wie Schädigung dieses Systems das ganze Verhalten der Tiere weitgehend beeinflußt. Von den Beziehungen zum Aufbau bedingter Reflexe wird noch zu sprechen sein. Auch dem limbischen System oder Papez-Ring, das den Hirnstamm umgreift, wird eine Beeinflussung des gesamten Gehirns zugesprochen. MACLEAN konnte den Einfluß auf das Verhalten der Tiere beobachten, betont aber, daß dieses System, das im Gegensatz zum Stirnhirn einen phylogenetisch viel älteren Teil des Gehirns darstellt, in erster Linie Verhalten und Reflexe beeinflußt, die mit der Erhaltung der Art und des Individuums zusammenhängen und nicht so sehr zu dem Beziehungen hat, was gewöhnlich als Intelligenz bezeichnet wird.

Verhalten, Lernen, geistige Entwicklung steht in engstem Zusammenhang mit der Erwerbung bedingter Reflexe. Dabei spielen unbewußte Vorgänge eine größere Rolle als abstraktes Denken. Doch kann ihre Bedeutung für die Gehirnphysiologie kaum überschätzt werden. BIRCH und DEMB konnten bei mongoloiden Kindern bedingte Reflexe schlechter erzeugen als bei normalen Kindern, während bei anderen Formen des Schwachsinns nicht der Aufbau, sondern das Auslöschen dieser Reflexe gehemmt war.

Die letzten Jahre physiologischer Forschung in Rußland, in Amerika und in Europa haben die Vorgänge im Gehirn bei Erzeugung und Vernichtung bedingter Reflexe besonders mit elektroencephalitischen Untersuchungen an Tieren mit eingepflanzten Elektroden untersucht und eine ungeheure Menge neuer Tatsachen aufgedeckt. Dabei hat sich wieder ergeben, daß unsere Ansichten über Gehirnphysiologie einer Remedur bedürfen. Bei der Er-

zeugung bedingter Reflexe kommt es nicht zur Ausbildung direkter temporärer Verbindung der zwei beteiligten Hirnpartien. Es ist dabei immer auch der Hirnstamm, besonders das reticuläre System beteiligt. Am Auf- und Abbau bedingter Reflexe sind also ausgedehnte Teile des Gehirns mit im Spiel und Schädigungen können daher viel leichter von schweren Folgen begleitet sein, als wenn nur sehr begrenzte Anteile zur normalen Funktion nötig wären.

Alle unsere Bemühungen, biologische Vorgänge und besonders die Physiologie des Gehirns zu verstehen, hat SZENT-GYÖRGYI durch seine Untersuchungen über physikalische Einflüsse und submolekulare Vorgänge in neue Bahnen gelenkt. Es sei nur erwähnt, daß SZENT-GYÖRGYI zeigen konnte, daß Chlorpromazin, dieser Arzneikörper von beinahe einzigartigem Einfluß auf das Gehirn, in seinen physikalischen Eigenschaften von allen bekannten stabilen Substanzen abweicht.

Alle diese Untersuchungen und Experimente werden uns vielleicht in Zukunft einen besseren Einblick in die Physiologie des Gehirns geben und auch die physiologischen Grundlagen pathologischer Vorgänge und des Schwachsinns besser verstehen lassen als es bis heute erreicht ist.

Literatur

BENDA, C. E.: Developmental disorders of mentation and cerebral palsies. New York: Grune & Stratton 1952.

BENHOLDT-THOMSON, C.: Über den Mongolismus und andere angeborene Abartungen in ihrer Beziehung zum hohen Alter der Mütter. Z. Kinderheilk. 53, 181 (1932).

BIRCH, H. C., and H. DEMB: The formation and extinction of conditioned reflexes in brain damaged and mongoloid children. J. nerv. ment. Dis. 129, 162 (1959).

BRAUN, O., and H. GROSS: Zur Kenntnis der eigenartigen mit Nierenfehlbildungen kombinierten Gesichtsveränderungen. Virchows Arch. path. Anat. 329, 433 (1956).

CRINES, M. DE: Die Entwicklung der Gehirnrinde nach der Geburt in ihren Beziehungen zur intellektuellen Ausreifung des Kindes. Wien. klin. Wschr. 45, 1161 (1932).

DRILLIER, C. M.: The incidence of mental and physical handicaps in schoolage children of very low birth weight. Pediatrics 27, 452 (1961).

FANCONI, G.: Die Mutationstheorie des Mongolismus. Schweiz. med. Wschr. 20, 995 (1939).

FESSARD, A., R. W. GERARD, and J. KONORSKI: Brain mechanism and learning. Oxford: Blackwell 1961.

FIELD, J., H. W. MAGOUN and V. E. HALL: Neurophysiology. Amer. Physiol. Soc. Washington D.C. 1960.

FLAMM, H.: Die pränatalen Infektionen des Menschen. Stuttgart: Georg Thieme 1959.

GASTAUT, H.: Some aspects of the neurophysiological basis of conditioned reflexes and behavior. London: Ciba Found. 1958.

GENGERELLI, J. A., and J. W. CULLEN: Studies in the neurophysiology of learning. J. comp. physiol. Psychol. 48, 311 (1955).

GRÜNDIG, E., u. R. BRETTSCHNEIDER: Über die Bedeutung der Glutaminsäure für das Zentralnervensystem. Neue öst. Z. Kinderheilk. 4, 370 (1959).

HESS, W. R.: Hypothalamus und Thalamus. Stuttgart: Georg Thieme 1956.

HEYER, G., R. MISES and J.-F. DEREUX: The offsprings of alcoholic parents. Presse méd. 65, 657 (1957).

HSIA, D. Y. Y.: Inborn errors of metabolism. Chicago: Year book Publ. Corp. 1959.

INGRAM, W. R.: Modification of learning by lesions and stimulation in the encephalon and related structures. In: Reticular formation in the brain. Boston: Little, Brown 1958.

KOLB, L. C.: The relationship of the demyelinating diseases to allergic encephalomyelitis. Medicine (Baltimore) 29, 99 (1950).

KOZLOWSKAJA, L. A.: Quoted from Excerpta med. (Amst.), Sect. VII 13, 542 (1959).

KRUSE, F.: Enzephalitis und Amaurose nach Verbrennung. Dtsch. med. Wschr. 54, 1039 (1928).

KULCZYCKI, L.: The Treacher Collins syndrome and mental deficiency. In: Mental retardation (Editors: W. P. BOWMAN and H. MAUTNER). New York: Grune & Stratton 1960.

LEJEUNE, L., M. GAUTIER et M. TURPIN: C. R. Acad. Sci. (Paris) 248, 602 (1959).

LUMSDEN, C. E.: Cyanide leuco-encephalopathy in rats and observations on the vascular and ferment hypothesis of demyelinating diseases. J. Neurol. Psychiat. 12, 1 (1950).

LURIA, A. R.: Verbal regulation of behavior. In: The central nervous system and behavior (Editor: M. A. B. BRAZIER). New York: J. Macy jr. Found. 1960.

MACLEAN, P. D.: The limbic system with respect to two basic life principles. In: The central nervous system and behavior (Editor: M. A. B. BRAZIER). New York: J. Macy jr. Found. 1959.

MCALPIN, D., Y. KUROIWA, Y. TAYOKURA and S. AVAKI: Acute demyelinating disease complicating herpes zoster. J. Neurol. Neurosurg. Psychiat. 22, 99 (1959).

MCGILLIVRAY, R. C.: Oligophrenia, cerebellar ataxia and cataracts. Amer. J. ment. Defic. 61, 719 (1957).

MAUTNER, H.: Some unusual accidents followed by mental retardation. Arch. Pediat. 70, 40 (1953).

— Drug action on underdeveloped and damaged brains. Arch. Pediat. 72, 265 (1955).

— Mental retardation. London: Pergamon Press 1959.

— Prenatal infections. Exp. Med. Surg. 18, 98 (1960).

MORRELL, F.: Electrophysiological contributions to the neural basis of learning. Physiol. Rev. 41, 443 (1961).

NEWBERNE, F. M., and B. L. O'DELL: Histopathology of hydrocephalus resulting from a deficiency of vitamine B_{12}. Proc. Soc. exp. Biol. (N.Y.) 97, 62 (1958).

NORMAN, R. M., H. ULRICH, and A. H. TINGEY: Achromatic encephalopathy, a form of lipoidosis. Brain 89, 369 (1960).

PATTAU, K., E. THERMAN, D. W. SMITH, and R. J. MCMARS: Trisomy for chromosome Nr. 18 in man. Chromosoma (Berl.) 12, 286 (1961).

PENROSE, L. S.: The biology of mental defect. London: Sidgwick and Jackson 1954.

POLANI, P. F., J. H. BRIGGS, C. E. FORD, C. M. CLARKE, and J. M. BERRY: A mongol girl with 46 chromosomes. Lancet 1960 I, 721.

POTTER, E. L.: Pathology of the fetus and the newborn. Chicago: Year book Publ. Corp. 1953.

PRIBRAM, K. H.: A review of theory in physiological psychology. Ann. Rev. Psychol. 11, 1 (1960).

PROCTOR, L. D., R. S. KNIGHT, J. A. CHURCHILL, and J. BEBIN: Changes in behavior through stimulation of the reticular formation of the monkey. Henry Ford. Hosp. med. Bull. 6, 266 (1958).

RUESS, A. L., S. PRUZANSKY, E. F. LIS, and K. PATTAU: The oral-facial-digital syndrome; a multiple congenital condition of females with associated chromosomal abnormalities. Pediatrics 29, 985 (1962).

SCHACHTER, M.: Perturbations neuro-psychologiques tardives. J. suisse Med. 81, 334 (1951).

SCHÖNENBERG, H.: Über Kombination von Lippen-Kiefer-Gaumenspalten mit Extremitätenmißbildungen. Z. Kinderheilk. 76, 79 (1955).

SCHWARTZ, P.: Cerebrospinal birth injury: types, causes, pathogenesis, consequences and prevention. In: Mental retardation (Editors: P. W. BOWMAN and H. MAUTNER). New York: Grune & Stratton 1960.

SCHWEDENBERG, T. H. S.: Leucencephalopathy following carbon monoxide asphyxia. J. Neuropath. exp. Neurol. 18, 607 (1959).

SILVERSTEIN, A. B., and G. D. KLEE: Effect of lysergic acid diethylamide (LSD 25) on intellectual function. Arch. Neurol. Psychiat. (Chic.) 801, 477 (1958).

SMITH, D. W., K. PATTAU, and E. THERMAN: A new syndrome of multiple congenital anomalies caused by an extra autosome. Amer. J. Dis. Child. 100, 72 (1961).

SMITH, J. F., and B. H. LANDING: Mechanism of brain damage in H. influenza meningitis. J. Neuropath. exp. Neurol. 19, 248 (1960).

SZENT-GYÖRGYI, A.: Introduction to a submolecular biology. New York and London: Acad. Press 1960.

TEZNER, O.: Der Liquor des kongenitalen Luetikers. Acta paediat. (Uppsala) 17, 215 (1934).

THISTLEWAITE, D.: A critical review of latent learning and related experiments. Psychol. Bull. 48, 97 (1951).

UCHIDA, J. A., J. M. BOWMAN, and H. C. WANG: The trisomy syndrome. New Engl. J. Med. 266, 1198 (1962).

WAARDENBURG, P. J.: Das menschliche Auge und seine Erbanlagen. Haag: Nijhoff 1932.

WARKANY, J.: Experimental production of congenital malformations of the central nervous system. In: Mental retardation (Editors: P. W. BOWMAN, and H. MAUTNER). New York: Grune & Stratton 1960.

—, and R. C. NELSON: Skeleton abnormalities in the offspring of rats on deficient diets. Anat. Rec. 79, 83 (1941).

YAKOVLEV, P. I.: Anatomy of the human brain and problems of mental retardation. In: Mental deficiency (Editors: P. W. BOWMAN and H. MAUTNER). New York: Grune & Stratton 1960.

Hydrocephalus

A. Matthes, Kork

Historisches

Die anatomischen Untersuchungen von Valentin (1836), Schmidt (1850) und Luschka (1855) über die Produktion des Liquor cerebrospinalis in den Plexus chorioidei bildeten die wissenschaftliche Basis für die Erforschung des Hydrocephalus.

In ihren klassischen Arbeiten über die Anatomie der Subarachnoidalräume beschrieben Key und Retzius 1875 die Rolle der Arachnoidalzotten für die Liquorresorption und entwickelten bereits konkrete Vorstellungen über die Liquorzirkulation. Ihre Hypothesen wurden durch die experimentellen Arbeiten von Weed (1914) weiter gestützt.

Einen entscheidenden Fortschritt bedeutet die von Dandy 1918 und Bingel 1921 unabhängig voneinander entdeckte Möglichkeit der Darstellung der Liquorräume durch Liquorentnahme und Ersatz durch Lufteinblasung. Dandy erreichte dieses Ziel durch direkte Ventrikelpunktion, Bingel durch das einfachere Verfahren der lumbalen Luftfüllung. Diese Untersuchungsmethoden ermöglichten erstmals die intravitale Diagnose eines Hydrocephalus.

In die Zeit zwischen 1913 und 1918 fallen schließlich die genialen tierexperimentellen Untersuchungen Dandys über die Liquorzirkulation und ihre Störungen, die noch heute die Basis für unsere Anschauungen über die Pathogenese des Hydrocephalus bilden.

Definition und Klassifikation

Unter Hydrocephalus versteht man eine partielle oder allgemeine Erweiterung der liquorführenden Räume im Schädel. Eine solche Erweiterung kann prinzipiell auf zwei grundverschiedenen pathogenetischen Mechanismen beruhen:

1. Passiver Hydrocephalus (Thiebaut); *Hydrocephalus ex vacuo.*

Sekundäre Erweiterung der Ventrikel oder Subarachnoidalräume infolge Dysplasie oder Atrophie von Hirnsubstanz. In diesen Fällen ist der Druck im Liquorsystem nicht erhöht.

2. Aktiver Hydrocephalus (Thiebaut); *Druckhydrocephalus.*

Erweiterung der liquorführenden Räume infolge akuter oder chronischer Erhöhung des Liquordrucks. Die Druckerhöhung beruht entweder auf einer mangelnden Resorption oder auf einer Hypersekretion.

Hydrocephalus obstructivus bzw. aresorptivus. Hierunter fallen alle aktiven Hydrocephali, die auf einer Störung der Liquorzirkulation oder Resorption beruhen. Nach Dandy und Russel gehören 95—99% der aktiven Hydrocephali in diese Gruppe.

Falls die Lokalisation und die Ursache des Blocks bzw. der Resorptionsstörung bekannt sind, sollte der Begriff durch diese Daten näher bestimmt werden (z.B. „Hydrocephalus occlusivus durch Aquäduktverschluß infolge Toxoplasmose" oder „Hydrocephalus obstructivus durch meningofibrotische Verwachsungen im Bereich der Basalzisternen nach eitriger Meningitis").

Je nach der Lokalisation des Blocks trennt Dandy einen *kommunizierenden* von einem *nichtkommunizierenden Hydrocephalus.* Dabei versteht man unter nichtkommunizierendem Hydrocephalus eine Blockade der Liquorzirkulation zwischen den For. Monroi und den Ausgängen des 4. Ventrikels. Das Ventrikelsystem läßt sich in diesen Fällen daher weder von lumbal noch von suboccipital füllen. Beim kommunizierenden Hydrocephalus ist dagegen die Luftfüllung des Ventrikelsystems von lumbal und suboccipital her möglich, weil der Block im Bereich der Basalzisternen oder der Resorptionsstätten über den Hemisphären liegt.

Hydrocephalus hypersecretorius. Dieser extrem seltene Mechanismus eines aktiven Hydrocephalus muß bei Tumoren der Plexus chorioidei angenommen werden.

Von einem *kompensierten, aktiven Hydrocephalus* spricht man dann, wenn die Erhöhung des intrakraniellen Drucks klinisch symptomlos bleibt. Stellt sich spontan oder durch operative Maßnahmen ein Gleichgewicht zwischen Liquorproduktion und -resorption ein, kann sich der intrakranielle Druck bei einem kompensierten Hydrocephalus normalisieren. Die Erweiterung des Ventrikelsystems ist in solchen Fällen partiell rückbildungsfähig.

Die früher gebräuchliche chronologische Klassifikation des Hydrocephalus in *Hydrocephalus congenitus* und *aquisitus* ist praktisch ohne Wert, da hierbei weder pathogenetische noch ätiologische Gesichtspunkte berücksichtigt werden.

Die Gliederung in *Hydrocephalus internus* (Erweiterung des Ventrikelsystems) und *externus* (Erweiterung der Subarachnoidalräume) spielt bei der Besprechung des aktiven Hydrocephalus deshalb keine Rolle, weil ein isolierter Hydrocephalus externus hierbei nicht vorkommt und die Kombination von Hydrocephalus internus und externus eine Ausnahme darstellt.

Die von SCHALTENBRAND und TÖNNIS vorgeschlagene Bezeichnung: *Hydrocephalische Störung* für rückbildungsfähige Ventrikelerweiterungen infolge Liquorzirkulationsstörungen konnte sich bisher nicht durchsetzen.

Im folgenden soll nur der aktive Hydrocephalus abgehandelt werden. Der passive Hydrocephalus (ex vacuo), der einen unkorrigierbaren Residualzustand darstellt, wird bei den entsprechenden Erkrankungen in diesem Band besprochen.

Physiologie der Liquordynamik

Die Kenntnis der normalen *Liquordynamik* (Liquorproduktion, Liquorströmung und Liquorresorption) ist eine notwendige Voraussetzung für das Verständnis des aktiven Hydrocephalus. Die Grundtatsachen sind heute pathoanatomisch und experimentell genügend belegt. Über Einzelfragen bestehen noch Unklarheiten.

Die *Hauptproduktionsstätten* des Liquor cerebrospinalis sind die in den 4 Ventrikeln liegenden Plexus chorioidei. Die von einigen Autoren besonders unter pathologischen Bedingungen nachgewiesene Fähigkeit der Meningen und des Ventrikelependyms zur Liquorbildung ist nur von untergeordneter Bedeutung.

Die *Art der Liquorbildung* sowie die physiologischerweise in 24 h produzierte Liquormenge ist noch nicht völlig geklärt. Die meisten Untersuchungen sprechen für einen *aktiven Sekretionsvorgang in den Plexus*, aber auch eine Dialyse wird von einigen Autoren diskutiert. Die täglich produzierte *Liquormenge* beim Menschen wird auf 200—500 ml geschätzt.

Der in den Seitenventrikeln produzierte Liquor fließt durch die For. interventriculares (MONROI) in den 3. Ventrikel, von hier durch den Aquaeductus Sylvii in den 4. Ventrikel. Dann tritt er durch die For. Luschkae direkt in die Basalzisternen und durch das For. Magendie in die Cisterna magna. Über die Basalzisternen (Cisterna pontis, Cisterna interpeduncularis, Cisterna chiasmatis) gelangt er schließlich in die Subarachnoidalräume über den Hemisphären (s. Abb. 87).

Die Meinungen über die eigentlichen *Resorptionsorgane* sind noch geteilt. Neben den Arach-

noidalzotten — besonders den Pacchionischen Granulationen — werden für die Resorption vor allem die Meningealvenen, die venösen Capillaren der Pia, die Venen der Hirnoberfläche, sowie die perineuralen Scheiden der lumbalen Spinalnerven diskutiert. Ein wesentlicher Ein-

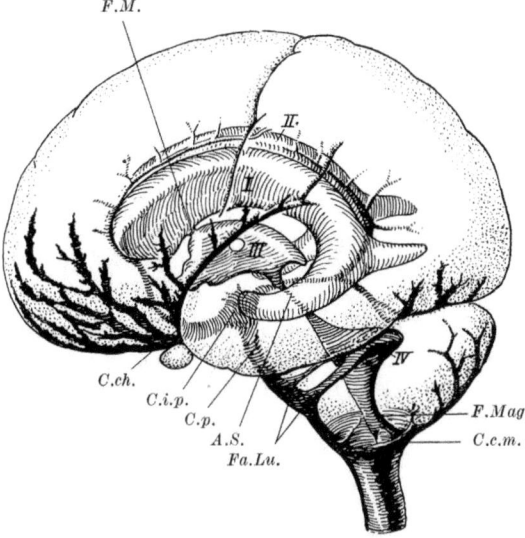

Abb. 87. Liquorräume und deren Verbindung nach DANDY, aus SAMSON. *F.M.* For. Monroi; *F.Mag.* For. Magendie; *C.c.m.* Cisterna cerebellomedullaris (Cisterna magna); *Fa.Lu* Foramina Luschkae; *A.S.* Aquaeductus Sylvii; *C.p.* Cisterna pontis; *C.i.p.* Cisterna interpeduncularis; *C.ch.* Cisterna chiasmatis-

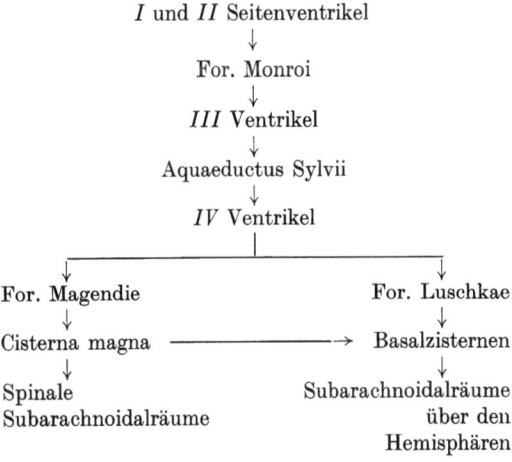

wand gegen die Bedeutung der Pacchionischen Granulationen für die Liquorresorption zumindest im frühen Kindesalter ist die von RUSSELL hervorgehobene Tatsache, daß diese Gebilde beim Feten und beim Säugling noch nicht ausgebildet sind.

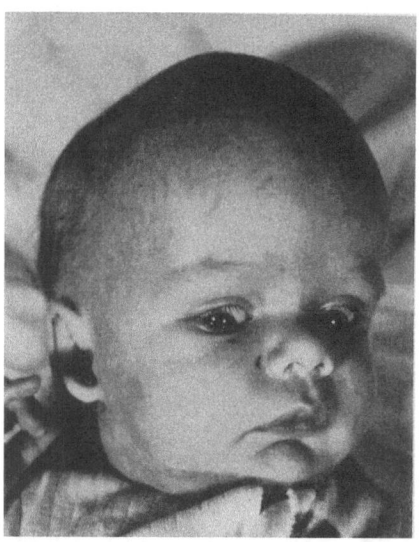

Abb. 88. Beginnender Hydrocephalus bei einem
4 Monate alten Säugling. Vorwölbung der großen
Fontanelle, Sonnenuntergangsphänomen

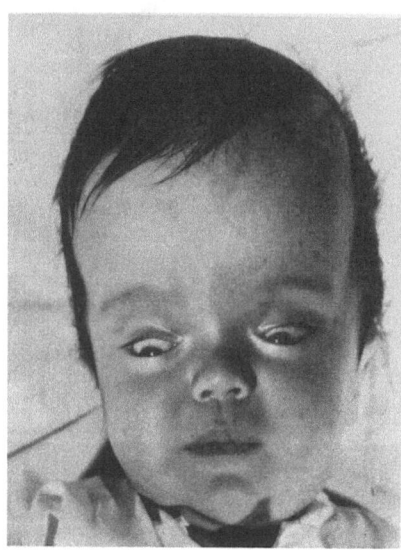

Abb. 89. Fortgeschrittener Hydrocephalus bei einem
11 Monate alten Säugling. Deutliches Mißverhältnis
zwischen Gehirn- und Gesichtsschädel, ausgeprägtes
Sonnenuntergangsphänomen

Durch zahlreiche klinische und experimentelle Beobachtungen ist belegt, daß ein Verschluß der Basalzisternen oder der Subarachnoidalräume über den Großhirnhemisphären zu
einer Vermehrung des Liquors unter erhöhtem
Druck mit Ausbildung eines Hydrocephalus
führt. Es steht demnach wohl außer Zweifel,
daß die Hauptresorption des Liquors im Bereich der Subarachnoidalräume über den Großhirnhemisphären stattfindet.

Einzelheiten und Literaturhinweise über die Physiologie und Pathologie der Liquordynamik finden
sich bei Schaltenbrand und Wolff sowie in dem
CIBA-Foundation-Symposium über die Cerebrospinalflüssigkeit.

Die *Liquormenge* beträgt beim Neugeborenen etwa 5 ml, bei Säuglingen 40—60 ml und
bei älteren Kindern 150—200 ml.

Der lumbale initiale *Liquordruck* bei liegendem, ruhigem Kind schwankt zwischen 70 bis
200 mm H_2O, bei Neugeborenen werden Werte
zwischen 14 und 80 mm H_2O angegeben. Im
Sitzen steigt der Druck um 20—50 mm H_2O an.
Durch Schreien, Husten, Pressen usw. erfolgen
Druckanstiege um 100 mm H_2O und mehr.

Klinisches Bild

Die klinische Symptomatik des Hydrocephalus wird durch das Erkrankungsalter, die
Wachstumsgeschwindigkeit sowie die Grundkrankheit geprägt oder modifiziert.

Erkrankungsalter. Die Symptome des erhöhten intrakraniellen Drucks im Säuglings-
und Kleinkindesalter unterscheiden sich ganz
wesentlich von denen älterer Kinder und Erwachsener, da bei fehlender oder unvollkommener Nahtverknöcherung die Schädelknochen
auseinanderweichen, sobald der Schädelinnendruck ansteigt. Deshalb fehlen in dieser Altersgruppe die klassischen Hirndrucksymptome
wie Kopfschmerzen, Erbrechen und Stauungspapille.

Wachstumsgeschwindigkeit. Je schneller und
kompletter die Okklusion bzw. die Verödung
der Resorptionsgebiete eintritt, desto eher
kommt es zu Dekompensationserscheinungen.
Langsam wachsende Hydrocephali (z.B. bei
partiellem Block) können symptomarm oder
völlig symptomlos verlaufen.

Grundkrankheit. Die den Hydrocephalus ver-
ursachende Grundkrankheit kann abgesehen
von der Liquorzirkulations- oder -produktions-
störung symptomlos bleiben (z.B. isolierte
Aquäduktstenose). Sie kann andererseits zahlreiche nicht unmittelbar mit dem Hydrocephalus in Verbindung stehende Symptome wie neurologische Herdzeichen, Intelligenzdefekte oder
Epilepsie hervorrufen (z.B. bei Hydrocephalus
durch Meningoencephalitis oder Tumoren in
der hinteren Schädelgrube).

Im folgenden sollen nur die durch den
Hydrocephalus direkt verursachten Symptome
abgehandelt werden.

Drucksymptome im Säuglingsalter. Das prominenteste Symptom eines *Hydrocephalus im Säuglingsalter* ist das *abnorme Wachstum des Gehirnschädels*. Bei langsam fortschreitenden Prozessen kann es nur durch regelmäßige Umfangsmessungen rechtzeitig erkannt werden.

Die Verdachtsdiagnose eines Hydrocephalus läßt sich in der Regel bereits aus dem Aspekt stellen (s. Abb. 88—91). Am auffälligsten ist das *Mißverhältnis zwischen Gehirn- und Gesichtsschädel*. Während der Gehirnschädel in der Regel in allen Dimensionen ausgeweitet ist, bleibt der Gesichtsschädel klein. Der Kopf wirkt dadurch birnenförmig.

Die Haut über dem Schädeldach ist atrophisch und gespannt, der Haarwuchs spärlich. Die Ohrmuscheln sind nach hinten und unten abgedrängt. Der Meatus accusticus externus ist in eine horizontale Spalte umgewandelt (siehe Abb. 90).

Beim Pressen oder Schreien der Kinder zeigen die Schädelvenen eine pralle Füllung. Sehr charakteristisch ist der „*Sonnenuntergangsblick*" (s. Abb. 89). Durch Verdrängung der Bulbi nach unten und außen, vor allem aber durch eine Retraktion des Oberlides wird ein Teil der Sklera über dem oberen Irisrand sichtbar. Die Iris verschwindet weitgehend hinter dem Unterlid. Nach MACNAB hängt dieses Phänomen mit einer Erweiterung und Druckerhöhung des 3. Ventrikels zusammen. Nach Druckentlastung durch Ventrikelpunktion konnte dieser Autor eine prompte Normalisierung der Augenstellung beobachten.

Die *Schädelknochen* sind pergamentartig dünn und federnd; die *Schädelnähte* kanalartig erweitert. Sie münden in die abnorm großen und *kissenartig vorgewölbten Fontanellen*, die weder Pulsations- noch Respirationsschwankungen aufweisen. Bei der *Schädelperkussion* hört man hohe Tympanie (KOEPPE).

Eine *Stauungspapille* ist bei Hydrocephalus im Säuglingsalter ein ungewöhnliches Symptom und weist nach MACNAB mit großer Wahrscheinlichkeit auf ein Neoplasma als Ursache der Druckerhöhung bzw. des Makrocephalus hin.

Die *Allgemeinsymptome* sind bei hydrocephalen Säuglingen gering. Manchmal werden die Patienten lethargisch und zeigen wenig Interesse an der Umgebung. Bei rascher Progredienz kann es zu Unruhe, Tremor, Opisthotonus, schrillem Schreien und Überempfindlich-

keit gegenüber Geräusch- und Berührungsreizen kommen.

Nur selten treten *manifeste epileptische Erscheinungen* auf. Nach PAMPIGLIONE hatten von 50 Säuglingen und Kleinkindern mit aktivem Hydrocephalus nur 3 Krampfanfälle.

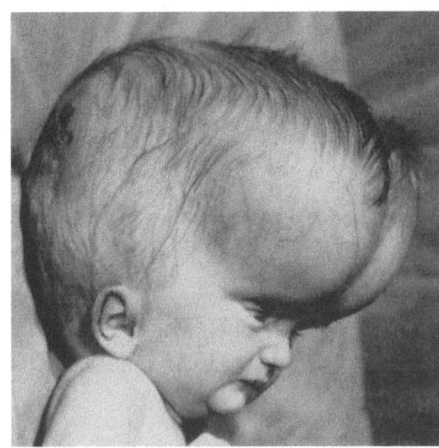

Abb. 90. Exzessiver postmeningitischer Hydrocephalus bei einem 10 Monate alten Säugling

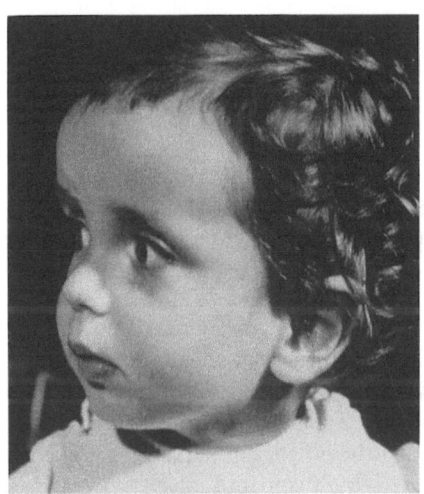

Abb. 91. Hydrocephalus bei einem 3jährigen Kind. Nahtsprengung, Schädelschettern bei Perkussion; nur geringe Zunahme des Kopfumfangs

Die häufige *Verzögerung der stato-motorischen Entwicklung* dieser Kinder ist in der Regel auf den abnorm schweren Kopf zurückzuführen, seltener auf zusätzliche neurologische Störungen.

Drucksymptome bei älteren Kindern. Bei *älteren Kindern* äußern sich die Symptome des erhöhten intrakraniellen Drucks in einer *Sprengung der Schädelnähte* und dem charakteristischen Geräusch des zersprungenen Topfes (sog.

Schädelschettern) bei der Schädelperkussion. Im Gegensatz zum Hydrocephalus beim Säugling kann es zu *krisenhaften Kopfschmerzen, Schwindel, Erbrechen, Stauungspapille* und *Opticusatrophie* kommen. Je älter die Kinder sind, desto geringer wird die pathologische Größenzunahme des Hirnschädels (s. Abb. 91). Um die Pubertät bleibt sie völlig aus.

Neurologische Störungen. Als Folge der Ventrikelerweiterung kann es bei Hydrocephalus auch zu neurologischen Störungen kommen. Da entspringenden Motoneurone, welche die unteren Extremitäten versorgen, der größten Dehnung durch die Ventrikelerweiterung ausgesetzt sind (s. Abb. 92).

Durch die hydrocephale Erweiterung des 3. Ventrikels in Richtung Chiasma und Sella kann es zu *Gesichtsfeldeinschränkungen* kommen. Häufiger sind *hypothalamische* und *hypophysäre Störungen* wie *Nanismus* (DZIERZYNSKY), *Adipositas* (CORNER), *Polydipsie, Polyurie, Pubertas praecox* (LANGE-COSACK;

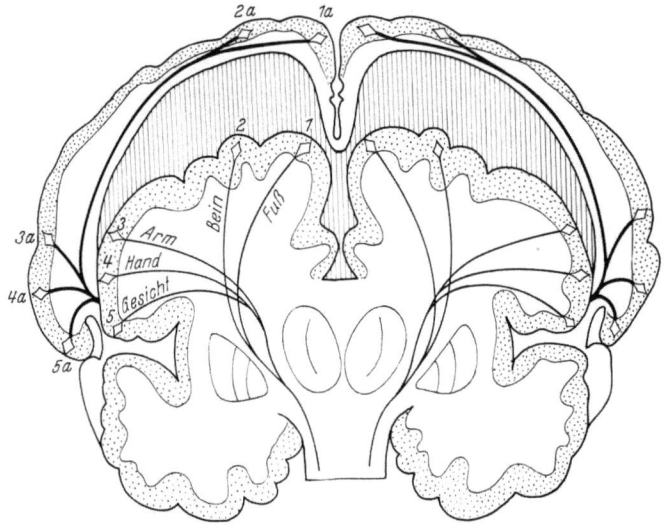

Abb. 92. Superponierte Querschnitte durch ein normales und ein hydrocephales Gehirn (nach YAKOVLEV). Erhebliche Streckung der von den parazentralen Arealen (Representationsfelder für Füße und Beine) kommenden Faserzüge beim hydrocephalen Gehirn, die für die Pyramidenbahnsymptome im Bereich der unteren Extremitäten verantwortlich sind

sie nur selten sehr ausgeprägt sind, werden sie häufig nicht beachtet oder übersehen.

Kleinhirnsymptome in Form von *Muskelhypotonie, Tremor* der Hände, *Gangataxie,* seltener Unsicherheit bei den Zeigeversuchen beruhen nach ZÜLCH und NACHTWEY auf einem Abschermechanismus an den Kleinhirnbindearmen infolge axialer Verschiebung des Hirnstammes. Auch Ventrikelhernien in Richtung Kleinhirn oder Verdrängung des Tentoriums nach unten durch die erweiterten Hinterhörner der Seitenventrikel können die Ursache für Kleinhirnsymptome bei Hydrocephalus sein.

Pyramidenbahnzeichen erstrecken sich von pathologischen Reflexsteigerungen, positivem Babinski und Tonuserhöhung bis zu spastischen Paresen der Extremitäten. Die *Spastik* betrifft in der Regel die Beine. Nach YAKOWLEV ist dies darauf zurückzuführen, daß die parazentral in den oberen Anteilen des Gyrus praecentralis

ANDRÉ-THOMAS und SCHAEFFNER), *Hypogenitalismus* (GIARD und GUINET), *Störungen des Schlaf-Wachrhythmus* und *zentrale Temperaturregulationsstörungen* (LANGE-COSACK). Selten sind auch *narkoleptische Anfälle* beschrieben (KEHRER).

Die *Pubertas praecox* bei Hydrocephalus beruht nach LANGE-COSACK auf einer vermehrten Ausschüttung gonadotroper Hormone der Adenohypophyse aufgrund eines Wachstumsreizes durch partielle Läsion des Tuber cinereum. Es ist charakteristisch für diese Fälle, daß die Frühreife erst zwischen dem 6. und 10. Lebensjahr einsetzt, auch wenn die Läsion in der frühen Kindheit liegt. Eine Zerstörung der hypothalamischen Sexualzentren führt nach GIARD und GUINET dagegen zu einem Hypogenitalismus.

Psychische Veränderungen. Die Frage nach psychischen Veränderungen als direkte Folge des Hydrocephalus ist deshalb nicht einfach zu beantworten, weil es häufig unmöglich ist, die

Rolle der Grundkrankheit für das Zustandekommen solcher Störungen zu ermessen.

Von allen Autoren wird betont, wie wenig
die *intellektuellen Fähigkeiten* auch bei ausge-
dehntem Hydrocephalus beeinträchtigt sind.
HAGBERG; LAURENCE; HEMMER u. Mitarb. u. a.
fanden bei ihren Fällen keine feste Beziehung
zwischen dem Ausmaß des Hydrocephalus und
dem Intelligenzquotienten. So berichtet LAU-
RENCE über einen Fall, bei dem der IQ bei einer
Hirnmanteldicke von nur 0,5 cm im Normbereich lag (!).

In 63 Fällen von FOLZ und SHURTLEFF
zeigte sich, daß Kinder mit einer Hirnmanteldicke von weniger als 2 cm intellektuell signi-

Kollektive von LAURENCE und HAGBERG zusammengestellt sind. Diese Untersuchungen
sind von größtem Interesse für die Beurteilung
der Erfolge der modernen neurochirurgischen
Behandlungsmethoden.

Aus der Tabelle ergibt sich, daß rund 50%
der Kinder einen Spontanstillstand des Hydrocephalus aufweisen. Nach LAURENCE tritt dieser meist zwischen dem 9. Monat und dem
2. Lebensjahr ein. Etwa $^1/_3$ der überlebenden
Kinder hat weder neurologische Ausfallserscheinungen noch Intelligenzdefekte und ist voll
leistungsfähig.

Schreitet der Hydrocephalus fort, so kann
der Gehirnschädel monströse Ausmaße anneh-

Tabelle 24. *Prognose des nichtoperierten Druckhydrocephalus im Kindesalter nach 2—5 Jahren*

Autor	Zahl der Fälle	Gestorben	Über-lebende	Zustand der Überlebenden IQ < 85	Motor. Ausfälle	unauffällig
LAURENCE	179	89 (50%)	90 (50%)	48 (27%)	27 (15%)	59 (33%)
HAGBERG	180	95 (50%)	95 (50%)	43 (24%)	42 (24%)	47 (26%)

fikant schlechter waren als solche mit einem
dickeren Hirnmantel. Die Grundkrankheit ist
bei diesen Untersuchungen jedoch nicht berücksichtigt.

Als *besonderen psychopathologischen Zug* bei
den geistig retardierten, hydrocephalen Kindern beschreiben HAGBERG; INGRAM und
NAUGHTON eine fehlende Fähigkeit zu logischen
Verknüpfungen bei gut erhaltenem Lernvermögen. Die Kinder sind außerordentlich ge-
sprächig, reden jedoch ohne Sinnzusammenhang darauf los. HAGBERG schlägt daher für
diese Besonderheit die Bezeichnung „*Cocktailparty-Syndrom*" vor; INGRAM und NAUGHTON
benützen den Begriff „*Chatterbox-Syndrom*"
(Quasseltanten-Syndrom).

Verlauf und Prognose

In ausgeprägten Fällen von pränatalem
Hydrocephalus kann das Kind bereits in utero
absterben oder ein unüberwindliches *Geburts-
hindernis* darstellen. Bei der Mehrzahl der Patienten ist der Kopfumfang jedoch bei Geburt
normal oder nur leicht vergrößert.

Der aktive Hydrocephalus kann in jedem
Stadium spontan zum Stillstand kommen.
Einen statistischen Überblick über den Spontanverlauf des kindlichen Druckhydrocephalus
vermittelt Tabelle 24, in der zwei repräsentative

men. Kopfumfänge von 60—80 cm sind bei
nichtoperierten Fällen keine Seltenheit. Spon-
tanrupturen der Ventrikel in die Subarachnoidalräume oder gar der Schädelkapsel mit
Entleerung des Liquor nach außen wurden
mehrfach beschrieben.

In der Hälfte der Fälle kommt es bei nicht-
operiertem Hydrocephalus zum Exitus. Ursachen für den letalen Ausgang sind nach
HAGBERG und LAURENCE in der Regel eine medulläre Insuffizienz infolge des ständig progredienten Hydrocephalus oder Ernährungsstörungen und Infektionen, und zwar bei Myelocelen aufsteigende Infektionen des Zentralnervensystems, in den übrigen Fällen decubi-
tale Phlegmonen mit Übergreifen auf Knochen
und Meningen oder pulmonale Infektionen.

FORD weist darauf hin, daß in manchen
Fällen ein kongenitaler Hydrocephalus bis auf
eine leichte Vergrößerung des Kopfes und eine
verspätete statomotorische Entwicklung symptomlos bleiben kann. Plötzliche Dekompen-
sationen sind dann im Kleinkindesalter oder
Schulalter möglich. Als Ursache für diesen Verlauf diskutiert FORD eine zunächst inkomplette
Stenose (z.B. des Aquädukt), die schließlich zu
einer Atresie führt. Wir selbst beobachteten
einen Fall, bei dem ein banales Kopftrauma zu
einer Dekompensation des Hydrocephalus mit
Opticusatrophie und völliger Erblindung führte.

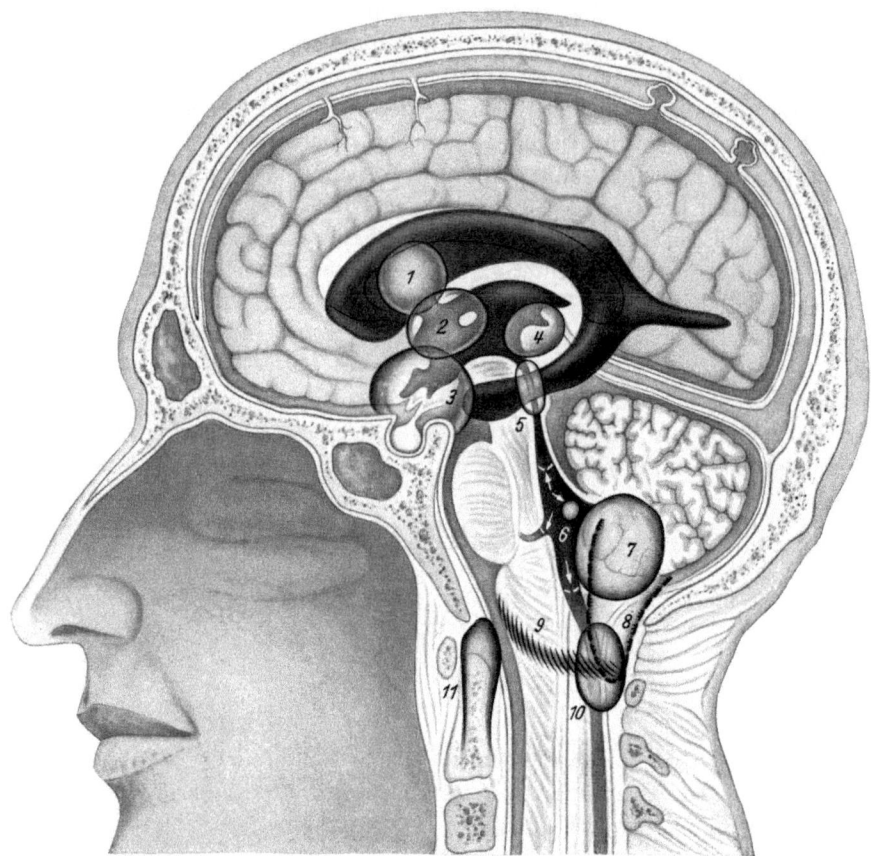

Abb. 93. Schematische Darstellung der Prädilektionsstellen für eine Liquorblockade durch Tumoren, Entwicklungsanomalien und entzündliche Verklebungen. (Nach Riechert u. Umbach). *1* Monroe-Blockade durch Tumoren des Seitenventrikels; *2* Monroe-Blockade (häufig beiderseits) durch Kolloidcysten des 3.Ventrikels; *3* Monroe-Blockade durch sellanahe Tumoren (meist Kraniopharyngeome); *4* Aquäduktblockade durch Pinealome; *5* Aquäduktblockade durch Gliosen und Stenosen oder Tumoren der Vierhügelplatte; *6* Blockade der Foramina Luschkae und Magendie durch arachnitische Verwachsungen; *7* Blockade des 4. Ventrikels durch Kleinhirn- und Wurmtumoren; *8* Blockade im Bereich des Foramen occipitale magnum durch Arnold-Chiarische Mißbildung; *9* Blockade des Foramen occipitale durch arachnitische Verwachsungen; *10* Blockade des Foramen occipitale durch Tumoren des 4. Ventrikels und des oberen Halsmarkes; *11* Blockade des Foramen occipitale durch knöcherne Fehlbildungen (Platybasie, abnorm langer Dens epistropheus)

Pathogenese und Ätiologie

Der aktive Hydrocephalus ist ein polyätiologisches klinisches Syndrom, dem pathogenetisch stets ein Mißverhältnis zwischen Liquorproduktion und Liquorresorption zugrunde liegt. Nach den grundlegenden Untersuchungen von Dandy und Russell beruht dieses Mißverhältnis bis auf wenige Ausnahmen auf einer Resorptionsstörung durch eine partielle oder totale Okklusion im Verlauf des normalen Liquorstromes.

Eine Übersicht über die häufigsten Prädilektionsstellen für eine Liquorblockade vermitteln Abb. 93 und Abb. 94. In Tabelle 25 sind die wichtigsten ätiologischen Faktoren zusammengestellt.

Okklusionen des For. Monroi. Wie schon Dandy durch Tierversuche zeigen konnte, ruft der Verschluß eines For. Monroi eine isolierte Erweiterung des betreffenden Seitenventrikels hervor.

Klinisch kann es zu einem partiellen oder totalen, ein- oder doppelseitigen Monroi-Verschluß kommen (z.B. durch Kraniopharyngeome oder Kolloidcysten des 3. Ventrikels). Einseitige hydrocephale Erweiterungen eines Seitenventrikels können durch kontralaterale Großhirntumoren hervorgerufen werden, sofern sie zu einer Massenverschiebung mit Monroi-Einengung führen.

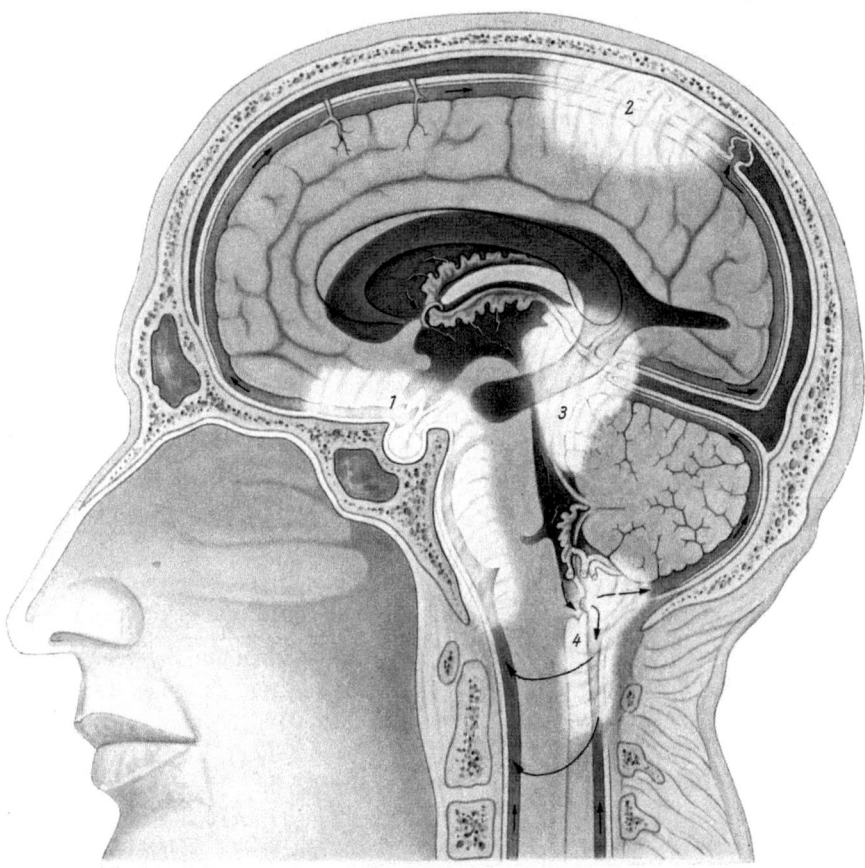

Abb. 94. Schematische Darstellung der Liquorströmungsverhältnisse und der (entzündlichen) Verwachsungs-lokalisationen. (Nach RIECHERT u. UMBACH). Die eingezeichneten Pfeile zeigen die Liquorströmung aus den (hauptsächlichen) Liquorquellen in den Plexus der Ventrikel, seine Ausbreitung durch die Foramina des 4. Ventrikels zu den basalen und konvexitätsnahen Resorptionsflächen des Groß- und Kleinhirns und um das Rückenmark. Die mattierten Bezirke sollen schematisch die wichtigsten Arachnoideaverdickungen und -entzündungen andeuten, die zur Strömungsblockade und zur Resorptionsverschlechterung führen: *1* im Bereich der basalen Zisterne, *2* im Bereich der Konvexität, *3* im Bereich der medialen Zisterne, *4* im Bereich des 4. Ventrikels und der großen Hinterhauptszisterne

Tabelle 25. *Ätiologie des Okklusionshydrocephalus im Kindesalter*

Angeborene Fehlbildungen Entwicklungsstörungen	Entzündungen	Tumoren
Aquaeductverschluß durch	Aseptisch	Großhirn
Stenose	Ventrikelblutungen	III. Ventrikel
Atresie, Gabelung	Subarachnoidalblutungen	Craniopharyngeome
Septum	Thesaurismosen	Kolloidcysten
Aneurysma		
Gliose		Mittelhirn
Dandy-Walker-Syndrom	Infektiös	Spongioblastome
Intrakranieller Hautsinus	Eitrige Meningitis	Astrocytome
Dysraphien des ZNS	Tbc-Meningoencephalitis	Pinealome
Myelocele	Luische Meningoencephalitis	Infratentoriell
Encephalocele	Toxoplasmose	Medulloblastome
Arnold-Chiari-Syndrom	Cysticerkose	Ependymome
Hydrancephalie	Seröse Meningitis (?)	Astrocytome
Platybasie		
Fehlentwicklung der Sub-		
arachnoidalräume		

Okklusionen im Aquäduktbereich. Der nur bleistiftminendicke etwa 2 cm lange Aquädukt ist verständlicherweise diejenige Stelle im Liquorstrombereich, die gegenüber stenosierenden Prozessen am empfindlichsten ist. Angeborene Fehlbildungen oder entzündliche Prozesse sind im Kindesalter die häufigsten Ursachen einer Aquäduktstenose oder einer Atresie.

Fehlbildungen können in Form von *Stenosen oder Atresien* ohne wesentliche proliferative Veränderungen des Ependyms oder der subependymalen Glia auftreten (Dandy; Russell; Zülch u. Nachtwey). Von Bickers u. Adam wurde eine erbliche Form der angeborenen Aquäduktstenose beschrieben.

Bei der ebenfalls angeborenen *Gabelung des Aquädukt* ("forking aquaeduct") verbindet einer der meist gefalteten oder verengten Kanäle den 3. mit dem 4. Ventrikel, während die anderen cranial- oder caudalwärts blind im Gewebe verlaufen (Russell; Zülch).

Eine *transversale Septumbildung* am vorderen oder hinteren Ende des Aquädukt, meist in Form einer dünnen Membran wurde von Russell, Zülch und Nachtwey beobachtet.

Auch durch angeborene *arteriovenöse Aneurysmen* oder *Angiome* im Gebiet der V. Galeni kann es zu einer Kompression des Aquädukt kommen (Colmant; Gibson u. Mitarb.; Bailey u. Woodard; Pampus u. Mitarb.; Gold u. Mitarb.).

Die sog. *Aquäduktgliose* kann die Folge einer aseptischen oder infektiösen Narbenstenose sein. Von anderen Autoren wird eine dysgenetische Störung diskutiert (Beckelt u. Mitarb.; Colmant; Russell u.a.). Aber auch in diesen Fällen ist nach Zülch eine bereits intrauterin abgelaufene Entzündung zu erwägen.

Bei den *infektiösen Aquäduktstenosen* handelt es sich in erster Linie um eitrige Meningitiden oder in das Ventrikelsystem perforierte Hirnabscesse, die zu einer stenosierenden Ependymitis führen (Zülch; Russell; Lysholm u. Mitarb.). Stenosen durch ausgeheilte Tbc-Meningitiden wurden von Hoen u. Schmidt-Rohr, Brüggemann u. Windaus beschrieben.

Der Hydrocephalus bei *Toxoplasmose* beruht ebenfalls auf einer granulomatösen Aquäduktstenose. Seltene Infektionen des ZNS mit gleichen Auswirkungen sind *Lues* und *Cysticerkose* (Sato; Obrador).

Aseptische entzündliche Gliosen sind fast immer die Folge von *Ventrikelblutungen* auf dem Boden eines cerebralen Geburtstraumas.

Über die entzündliche bzw. dysgenetische Aquäduktstenose bei Hydrancephalie siehe S. 164.

Blastomatöse Aquäduktstenosen. Neben Tumoren des 3. Ventrikels, die den Eingang des Aquädukt blockieren (z. B. Kraniopharyngeome oder Kolloidcysten) sind nach Zülch; Riechert u. Umbach besonders die von der Vierhügelgegend ausgehenden „Periaquädukttumoren" (Astrocytome, Spongioblastome, Ependymome und Pinealome) für den blastomatösen Aquäduktverschluß verantwortlich. Auch durch *Hamartoblastosen* (M. Recklinghausen und tuberöse Hirnsklerose) wurden Blockaden im Aquäduktbereich beobachtet (Russell; Benda; Hallervorden u. Krücke).

Okklusionen im Bereiche des 4. Ventrikels. Die häufigsten zu einer Liquorblockade mit aktivem Hydrocephalus führenden *Fehlbildungen* in dieser Region sind der angeborene Verschluß des For. Magendie und der For. Luschkae (*Dandy-Walker-Syndrom*) und die *Arnold-Chiarische Mißbildung* (Benda; Hemmer; Dandy; Gibson, Taggart u. Walker; Brodal u. Hauglie-Hanssen).

Das *Dandy-Walker-Syndrom*, das eine Kleinhirnwurmaplasie oder -hypoplasie mit einschließt, führt zu einem Hydrocephalus aller Ventrikel, wobei besonders der 4. Ventrikel erheblich erweitert ist.

Die *Arnold-Chiarische Fehlbildung* betrifft das Rhombencephalon. Sie ist charakterisiert durch eine zungenartige Verlängerung des Kleinhirns und der Medulla oblongata in den cervicalen Anteil des knöchernen Spinalkanals, wobei der Plexus chorioideus des 4. Ventrikels oft am caudalen Ende liegt. In der Regel ist diese Fehlbildung mit weiteren dysraphischen Störungen (Spina bifida, Meningo-myelocelen) sowie *Lückenschädel* und Mikrogyrien kombiniert.

Der Hydrocephalus beruht pathogenetisch entweder auf einem mechanischen Verschluß der Ausgänge des 4. Ventrikels durch die Einklemmung im Spinalkanal oder auf einem Verschluß des Subarachnoidalraumes im Bereich des For. magnum. Der Liquor kann in diesem Falle zwar durch das patente Foramen des 4. Ventrikels in den Spinalkanal eintreten, er gelangt jedoch nicht in die Basalzisternen (MACNAB; INGRAHAM u. MATSON).

INGRAHAM u. MATSON beschreiben Fälle, bei denen ein intracranialer dermaler Hautsinus in eine *Epidermoidcyste* endete, die über eine Okklusion des 4. Ventrikels zu einem Hydrocephalus führte.

Auch auf entzündlicher Basis kann es zu einer Verlegung der Ausgänge des 4. Ventrikels kommen (*Arachnoiditis, Subarachnoidalcysten*).

Die häufigste Ursache für eine Blockade im Bereich des 4. Ventrikels sind im Kindesalter die *infratentoriellen Tumoren*, insbesondere vom Dach des 4. Ventrikels ausgehende Ependymome, Medulloblastome und Astrocytome des Kleinhirns.

Okklusionen im Bereich der Subarachnoidalräume. Die Liquorblockade ist hier fast immer die Folge einer entzündlichen Fibrose der Meningen mit Verlötung des Subarachnoidalraumes im Bereich der Basalzisternen oder über den Hemisphären. Ätiologisch kommen Meningitiden (insbesondere die basale Tbc-Meningoencephalitis, BRÜGGEMANN u. WINDAUS; SCHÖNENBERG u.a.), aber auch Blutungen (subdurale Hämatome, Subarachnoidalblutungen) in Frage.

Auch manche Speicherkrankheiten können sekundär zu einer entzündlichen Fibrose der Meningen führen. So beruht die Makrocephalie der Pfaundler-Hurlerschen Erkrankung neben einem Defekt der mesodermalen Anlage der Schädelbasis z.T. auf einem Okklusionshydrocephalus.

Knochenerkrankungen und Fehlbildungen des Schädels kommen ebenfalls als Ursache für einen Hydrocephalus in Frage z. B. Platybasie (basilare Impression), Osteogenesis imperfekta oder Chondrodystrophie (RUSSEL; INGRAHAM u. MATSON).

Hydrocephalus bei Rachischisis (Dysraphischer Hydrocephalus). Der Hydrocephalus bei Meningocelen, Meningomyelocelen und Encephalocelen bedarf wegen der Häufigkeit dieser Fehlbildungen einer besonderen Besprechung (s. Abb. 95).

Nach LORBER, der 72 Kinder mit Rachischisis ventrikulographierte bestand in 80% der Fälle bereits vor dem operativen Verschluß der Cele ein Hydrocephalus internus. Am

häufigsten ist ein Hydrocephalus bei Meningomyelocelen in der Lumbalregion zu erwarten (96%). Der gleiche Autor betont, daß bei über $^1/_3$ der Patienten bei normalem Schädelumfang und sonstigen fehlenden Symptomen eines Hydrocephalus eine Erweiterung des Ventrikelsystems besteht.

Über die Pathogenese des dysraphischen Hydrocephalus sind die Meinungen noch geteilt. Neben Aquäduktstenosen oder Stenosen am Ausgang des 4. Ventrikels wird die meist vor-

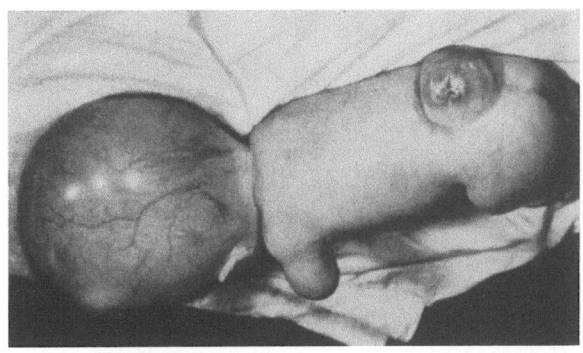

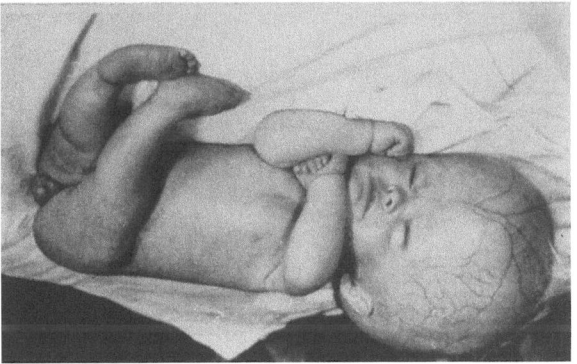

Abb. 95. Hydrocephalus bei Meningomyelocele im Lumbalbereich

handene Arnold-Chiarische Fehlbildung verantwortlich gemacht (MACNAB; INGRAHAM u. MATSON). SCHMIDT u. BREINING beschrieben einige Fälle mit Fehlbildungen (Verwachsungen) der Thalami optici und des 3. Ventrikels, die zu einer Liquorzirkulationsstörung mit Hydrocephalus führten.

CHAMBERS berichtete über 3 Fälle von Encephalocele, bei denen die Zunahme des Kopfumfangs auf einem unter dem Defekt liegenden Hämangiom und nicht auf einem Hydrocephalus beruhte.

Eine weitere Ursache für die rasche Progredienz des Hydrocephalus bei Rachischisis ist eine infektiöse Meningitis, mit der nach MACNAB in 18% der Fälle gerechnet werden muß.

Die beschleunigte Zunahme des Kopfumfangs nach operativem Verschluß von Meningomyelocelen führen Ingraham u. Matson auf eine Verschlechterung der Liquorpassage im Bereich des For. magnum durch die Arnold-Chiarische Fehlbildung zurück. Die Hypothese, daß die postoperative Zunahme des Hydrocephalus bei Rachischisis auf einer Malresorption infolge Verringerung der Resorptionsfläche im Bereich des Lumbalsacks beruht, ist heute allgemein verlassen.

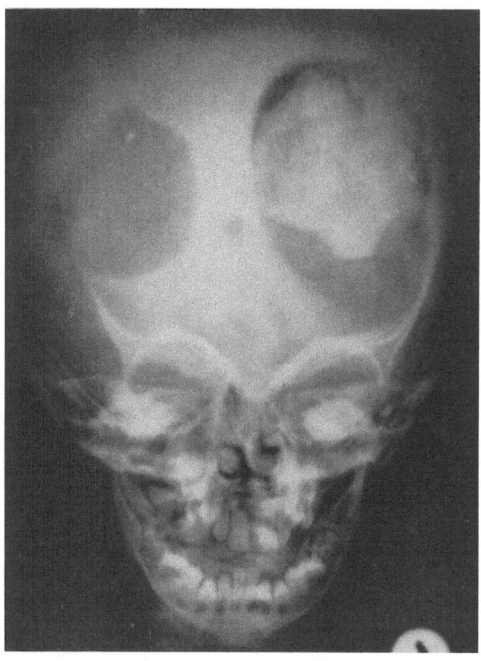

Abb. 96. Hypersekretorischer Hydrocephalus bei einem 11 Monate alten Mädchen mit Plexuspapillom im linken Seitenventrikel. (Nach Gerlach u.a.)

Hydrocephalus hypersecretorius. Ein aktiver Hydrocephalus auf dem Boden einer Hypersekretion der Plexus ist eine große Rarität. Nach einschlägigen kasuistischen Beobachtungen besteht andererseits kein Zweifel, daß dieser pathogenetische Mechanismus möglich ist, besonders bei Plexuspapillomen (s. Abb.96).

So war bei einem 15 Monate alten Kind, das Fairburn beschrieb, ein kommunizierender Hydrocephalus auf ein Plexuspapillom eines Seitenventrikels zurückzuführen. Die Ventrikeldrainage ergab in diesem Fall eine tägliche Liquormenge von 500—1000 ml. Laurence führt einen Fall an, bei dem eine Hypertrophie der Villi der Plexus beider Seitenventrikel, die das 15fache des normalen Gewichts aufwiesen, ebenfalls zu einem aktiven Hydrocephalus führte. Ingraham und Matson stellten 3 Fälle mit Plexuspapillom und Hydrocephalus bei Kindern unter einem Jahr zusammen. Zander berichtet über 6 Fälle von Plexus-

papillom und Hydrocephalus, darunter ein 13jähriger Junge. Bei allen Patienten lag kein Anhalt für eine Blockbildung vor, der Hydrocephalus war kommunizierend und symmetrisch.

Es ist bisher noch umstritten, ob der bei Meningitiden und Meningoencephalitiden auftretende aktive Hydrocephalus auf einer entzündlichen Mitbeteiligung der Plexus (Chorioiditis) mit Hypersekretion beruht oder — wie die meisten Autoren annehmen — auf einem meningofibrotischen oder ödematösen entzündlichen Block im Bereich der Basalzisternen bzw. der Resorptionsflächen über den Hemisphären.

Ähnliche Überlegungen gelten für den *akuten, posttraumatischen Hydrocephalus*, für den manche Autoren (Dressler; Tönnis) pathogenetisch ebenfalls eine Störung der Liquordynamik mit Hypersekretion diskutieren.

Ungeklärt ist es auch, ob ein *Vitamin A-Mangel* oder eine *Überdosierung* beim Menschen zu einem Hydrocephalus führen können. Miller u. Woolliam konnten bei Kaninchen nachweisen, daß Vitamin A-Mangel während der Schwangerschaft hydrocephale Kaninchen erzeugt. Diese Autoren stellen daher die Hypothese auf, daß der Hydrocephalus auf einer Liquorhypersekretion beruht. Ähnliche Ergebnisse ließen sich tierexperimentell durch Vitamin A-Überdosierung während der Schwangerschaft erzeugen.

Beim menschlichen Säugling beschrieben 1954 Marie und See bei Vitamin A-Überdosierung eine akute Vorwölbung der Fontanellen mit Erhöhung des intracerebralen Drucks („benigner akuter Hydrocephalus"). Der von den Autoren postulierte Hydrocephalus konnte jedoch von Boniver an Patienten mit dem gleichen Syndrom luftencephalographisch nicht nachgewiesen werden.

Pathologisch-anatomische Veränderungen durch Stauungshydrocephalus

Jede längerdauernde Erhöhung des intraventriculären Drucks führt zu charakteristischen morphologischen Veränderungen des Gehirns, die von den für den Hydrocephalus verantwortlichen cerebralen Läsionen abgrenzbar sind.

Je nach der Ausprägung der Ventrikelerweiterung wird das Ventrikelparenchym reduziert. In extremen Fällen kommt es zu einer membranartigen Verdünnung des Hirnmantels über den Hemisphären, wobei das Marklager der Stirn- und Schläfenlappen die stärkste Atrophie erfährt. Die Occipitalpole und die Stammganglien sind weniger betroffen.

Weitere morphologische Folgen des Stauungshydrocephalus sind: Erweiterung der For. interventriculares und des Aquädukts (sofern ihr Verschluß nicht die Ursache des Hydrocephalus ist), Fenestration bzw. Zerstörung des Septum pellucidum, Hochdrängung des Balkens (GREENFIELD), ballonartige Vorwölbung des Bodens des 3. Ventrikels, Ausweitung des Recessus supraopticus und suprapinealis, Atro-

stenter gegenüber derartigen ischämischen Schädigungen. RUSSELL u. RAUBITSCHEK weisen auf das häufige Fehlen der Ependymauskleidung der Ventrikelwände hin, das als Folge einer Ependymitis granularis aufgefaßt wird; stattdessen findet sich eine reaktive Gliose mit Vermehrung der Oligodendroglia- und Astrogliazellen.

Elektronenmikroskopische Untersuchungen der Hirnrinde hydrocephaler Säuglinge ergaben als wesentlichen Befund eine „Gefügestörung" des Neuropils mit Verschmälerung der Gliafortsatzstrukturen bei intakten Dendriten und Neuriten (STRUCK u. HEMMER).

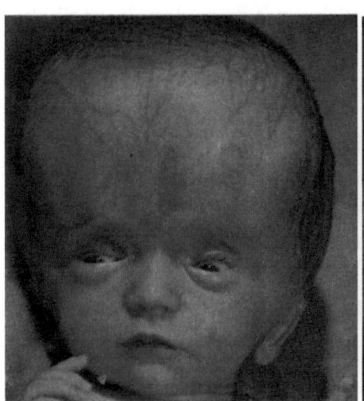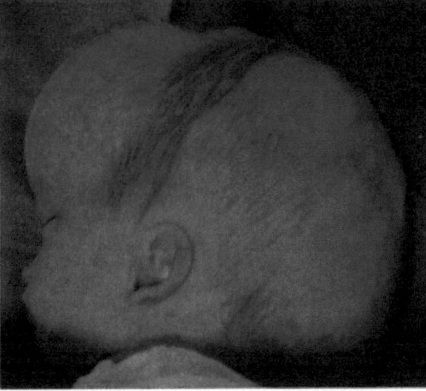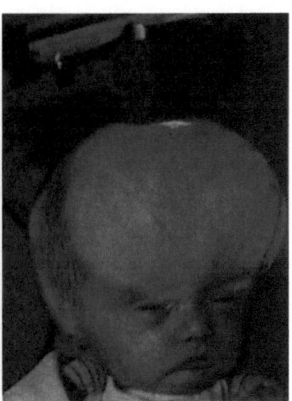

Abb. 97. Positiver Transilluminationseffekt bei 8 Monate altem Säugling mit Hydrocephalus internus auf dem Boden einer Aquäduktstenose

phie der Plexus choriodei, sowie Abflachung der Hirnwindungen und Verstreichen der Sulci. JOHNSON weist auf die Tendenz der Seitenventrikel und des 3. Ventrikels zur Hernienbildung am Tentoriumschlitz hin, die wiederum Ursache einer sekundären Liquorpassagestörung werden kann.

Gelegentlich kommt es zu (Entlastungs-) Rupturen der Ventrikelwände mit Divertikelbildung bzw. Durchbruch in den Subarachnoidalraum (KAJTOR u. HABERLAND; NORTHFIELD u. RUSSEL; WEBER u. DARUGNA; DE LANGE; RUSSELL; SCHÉDA u. CSANADI). Selbst eine Sprengung der Schädelkapsel mit Liquorentleerung nach außen oder durch die Nase ist beschrieben (AMYOT; MEYER; JAGER).

Die Atrophie des Hirngewebes betrifft in erster Linie das Marklager. Nach PENFIELD u. ELVIDGE führt der erhöhte intracerebrale Druck über eine Capillarkompression zu ischämischer Atrophie. Infolge ihrer reichen Gefäßversorgung ist die graue Substanz wesentlich resi-

Diagnostische Hilfsuntersuchungen

Schädeltransillumination. Als *orientierende Schnellmethode* hat sich vor allem die Schädeltransillumination bewährt (STEFFEN; STRASBURGER; v. BOKAY; CALLIAUW; MATTHES). An Modellversuchen und pneumoencephalographischen Vergleichsuntersuchungen konnte MATTHES nachweisen, daß ein positives Transilluminationsphänomen dort zu erwarten ist, wo der Hirnmantel eine Dicke von weniger als 1,5 cm besitzt (s. Abb. 97).

Die Extremform des Hydrocephalus internus, die angeborene *Hydrancephalie* (s. S. 164), läßt sich mit Hilfe der Schädeltransillumination bereits am ersten Lebenstag mit großer Sicherheit diagnostizieren (NAJMAN; DIETZE u. URBAN; MATTHES).

Beim *Dandy-Walker-Syndrom* (s. S. 156) kommt es charakteristischerweise über der Occipitalregion zu einem positiven Diaphaniebefund als Folge der cystischen Erweiterung des 4. Ventrikels.

Echoencephalographie. Die noch junge diagnostische Methode der Ultraschalluntersuchung des Schädels in Form des Echo-Impuls-Reflexionsverfahrens — der Echoencephalographie (LEKSELL, 1955) bietet neben der

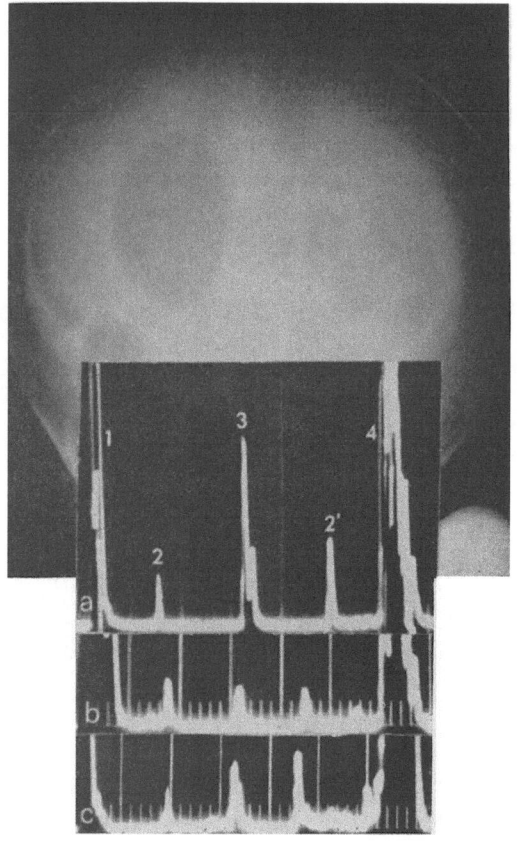

Abb. 98. Echoencephalographische Verlaufskontrolle nach Anlegen eines atrioventriculären Shunts bei kindlichem Hydrocephalus. 1 = Initialecho; 2 und 2′ = Außenwand der Seitenventrikel; 4 = Endecho. Die präoperative Hirnmantelbreite (a) von 24 mm stimmt mit dem Luftencephalogramm (nach Abzug der Verzeichnung durch Röntgenstrahlendivergenz) überein. Zwei Monate post operationem (b) ist sie auf 31 mm, drei Monate später (c) auf 34 mm angewachsen. (Nach UMBACH u. KLEY)

Schädeltransillumination eine weitere Möglichkeit ohne Eingriff am Patienten das Ausmaß des Hydrocephalus zu bestimmen. Da die dünnen Schädeldecken des Säuglings und Kleinkindes auch eine Registrierung des Echos von den Wänden der Seitenventrikel erlauben, ist es möglich die Ventrikelgröße (Seitenventrikel und 3. Ventrikel) sowie die Hirnmanteldicke direkt zu messen (LITHANDER; SCHIEFER u. KAZNER). Die ambulant durchführbare Ultraschalldiagnostik leistet besondere Dienste

bei der Verlaufskontrolle nach operativen Verfahren der Liquorableitung (UMBACH u. KLEY; HEMMER) (s. Abb 98).

Kombinierte Druckmessung. Durch *gleichzeitige Ventrikelpunktion* und *Lumbalpunktion* läßt sich eine kombinierte Liquordruckmessung durchführen. Bei freier Kommunikation zwischen Ventrikel und lumbalem Subarachnoidalraum sollte der Druck in horizontaler Lage des Patienten gleich sein und sich je nach Neigung der Körperachse ändern. Durch Pressen, Schreien oder jugulare Kompression steigt der Druck unter normalen Bedingungen in beiden Steigrohren gleichmäßig an.

Liegt ein Block zwischen den Ventrikeln und den lumbalen Subarachnoidalräumen vor, wie z. B. bei Aquäduktstenosen oder obstruktiven Prozessen in der hinteren Schädelgrube, kann der ventriculäre und der lumbale Druck entweder gleich oder verschieden sein. Bei Änderungen des Neigungswinkels des Patienten, Jugularisdruck oder Schreien haben die Druckwerte in beiden Manometern keine Beziehung zueinander (INGRAHAM u. MATSON; RIECHERT u. UMBACH).

Farbstoffteste. Bei den Farbstofftesten wird ein Farbstoff in den Seitenventrikel injiziert und sein Auftauchen im lumbalen Liquor, sowie im Urin qualitativ und quantitativ geprüft. Am besten bewährt hat sich hierbei die Verwendung von *Phenolsulfonphthalein* (DANDY u. BLACKFAN) und die von FOERSTER angegebene *Jod-Natriumprobe*. FANCONI u. PACHE empfehlen die Injektion einer 0,4% *Indigocarminlösung*. Neuerdings schlägt SCHÄFER *Paraaminohippursäure* zur Passageprüfung vor.

Der *Phenolsulfonphthaleintest* wird nach INGRAHAM u. MATSON folgendermaßen durchgeführt:

1 ml neutrales Phenolsulfonphthalein wird durch Ventrikelpunktion in einen Seitenventrikel injiziert. Durch eine gleichzeitige Lumbalpunktion tropft Liquor ab. Vom Injektionsbeginn an wird Urin gesammelt und die Farbstoffausscheidung nach 2 und 12 Std gemessen.

Beim Gesunden erscheint Phenolsulfonphthalein nach 2—6 min im lumbalen Liquor. Im Urin läßt sich innerhalb von 2 Std 25—40%, innerhalb von 12 Std 50—70% des Farbstoffes quantitativ nachweisen.

Erscheint der Farbstoff in der Lumbalflüssigkeit regelrecht nach 2—6 min, beträgt die Urinausscheidung in 12 Std jedoch nur 8—15%, so muß ein externer Block der Subarachnoidalräume distal von der Cisterna magna angenommen werden. Promptes Erscheinen des Farbstoffs im Lumballiquor und

20—30% Ausscheidung im 12 Std-Urin spricht für eine partielle Obliteration der Subarachnoidalräume.

Fehlender Farbstoffnachweis lumbal innerhalb von 20 min ergibt den Verdacht auf einen Block im Ventrikelsystem, dem Aquädukt oder im Bereich der Cisterna magna. In diesem Fall wird in der Regel weniger als 10% des Farbstoffs im 12 Std-Urin ausgeschieden. Eine weitergehende Differenzierung der Phenolrotprobe in bezug auf den Aussagewert über die Lokalisation des Blocks wurde von LAURENCE versucht.

Bei der *Foersterschen Jodstärkeprobe* wird 1—2 ml 1% Jod-Natrium in einen Seitenventrikel injiziert. Zur Herabsetzung der Nebenwirkungen (Kopfschmerzen, zentrale Temperaturen, Bewußtseinsstörungen) empfehlen RIECHERT u. UMBACH die Farbstoffe zunächst mit 10 ml Liquor zu vermischen und dann zu injizieren. Der Jodnachweis erfolgt mittels Jod-Stärkereaktion mit einem Stärke-Salpetersäurereagens (GUTTMANN). Der lumbale Farbstoffnachweis entspricht dem oben geschilderten Vorgehen bei der Phenolsulfonphthaleinprobe. Im Urin soll Jod nach $^1/_2$—1 Std erscheinen; die Ausscheidung hält 20—30 Std an. Hierzu ist eine Katheterisierung mit $^1/_4$stündiger Urinentnahme erforderlich.

Die Foerstersche Jod-Stärkeprobe hat die Fehlerquelle der individuell verschiedenen Jodspeicherung sowie die Schwierigkeit der $^1/_4$stündigen Uringewinnung bei liegendem Katheter.

RIECHERT u. UMBACH weisen darauf hin, daß verschiedene technische und biologische Faktoren die Zuverlässigkeit der Farbteste beeinträchtigen. So können z. B. die Farbstoffe durch dünne arachnoidale Verschlüsse diffundieren oder Stenosen passieren, die für die Ausbildung eines Hydrocephalus ausreichen.

Radioaktive Tracermethoden. Eine weitere neue Untersuchungsmethode zur Klärung der Lokalisation, Ursache und Prognose der Hydrocephalus bildet die radioaktive Tracermethode mit J¹³¹-Hippuran (MUNDINGER u. Mitarb.). Die Resorptionsprüfung beruht darauf, daß nach intraventriculärer Injektion von J¹³¹-Hippuran szintillographisch die effektive Halbwertszeit gemessen wird, die beim Gesunden 2,5 Std beträgt (HEMMER). Diese effektive Halbwertszeit ist abhängig vom Grad der Passage- und Resorptionsstörung. Extrem hohe Werte finden sich z. B. bei völliger Verödung der Resorptionsräume im Rahmen des postmeningitischen Hydrocephalus.

Infolge der raschen Urinausscheidung bei fehlender Schilddrüsenspeicherung beträgt die Strahlenbelastung dieser Methode beim Kind etwa $^1/_4$ einer Röntgenübersichtsaufnahme.

Auch zur Prüfung der Funktionstüchtigkeit eines ventriculo-atrialen Shunts kann diese Methode mittels kardialer Impulsfrequenzmessung herangezogen werden (MUNDINGER u. Mitarb.).

Neuroradiologische Untersuchungen

Schädelübersichtsaufnahme. Ebenso wie die klinischen Symptome hängen auch die bei der Schädelleeraufnahme sichtbaren Veränderungen ganz wesentlich vom Alter des Patienten ab.

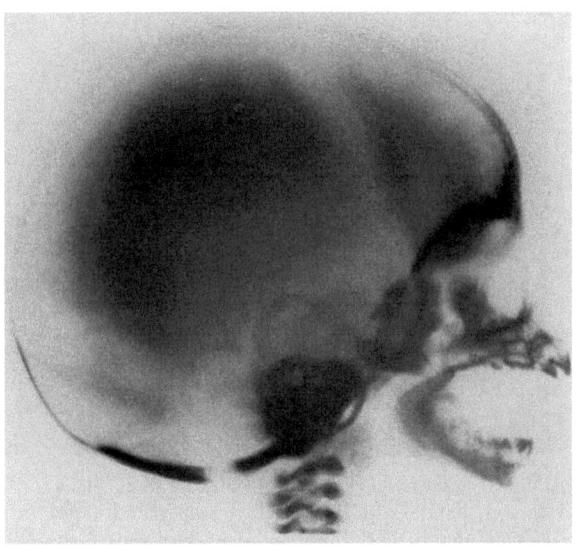

Abb. 99. Schädelleeraufnahme bei beginnendem Hydrocephalus (6 Wochen alter Säugling). Kanalartige Erweiterung aller Schädelnähte, Vergrößerung der Fontanellen

Im Säuglingsalter zeigt sich eine Erweiterung des Hirnschädels in allen Dimensionen mit vergrößerten Fontanellen und erweiterten Nähten (s. Abb. 99). In auffälliger Diskrepanz hierzu steht der kleine Gesichtsschädel. Die Schädelbasis ist relativ kurz, ihre Gruben sind flach und weit. Die Sella ist schüsselförmig ausgeweitet, die Felsenbeinpyramiden abgeplattet, die Lamina cribriformis eingesunken und das Orbitaldach nach unten gedrängt.

Infolge schlecht ausgeprägter oder fehlender Diploestruktur, sowie fehlender Impressiones digitatae und Gefäßimpressionen erscheint die verdünnte Schädelkalotte homogen (SCHMID u. WEBER).

Ein konzentrischer Knochenanbau kann nach SCHÜLLER dann eintreten, wenn sich der Schädelinnendruck wieder normalisiert und das Gehirn zurücksinkt.

Bei älteren Kindern führt der Druckhydrocephalus zu Nahtsprengung oder -lockerung.
Da die Schädelknochen jedoch nicht mehr so
freizügig auseinanderweichen können, zeichnen
sich bereits ähnliche Symptome wie beim erhöhten Innendruck des Erwachsenen ab. Mehr
oder weniger ausgeprägte Impressiones digitatae, Erhaltenbleiben der Diploestruktur und
geringeres Mißverhältnis des Gehirnschädels
zum Gesichtsschädel kennzeichnen den Hydrocephalus älterer Kleinkinder und Schulkinder.
Destruktion des Os sphenoidale besonders am
dorsum sellae findet sich praktisch nie vor dem

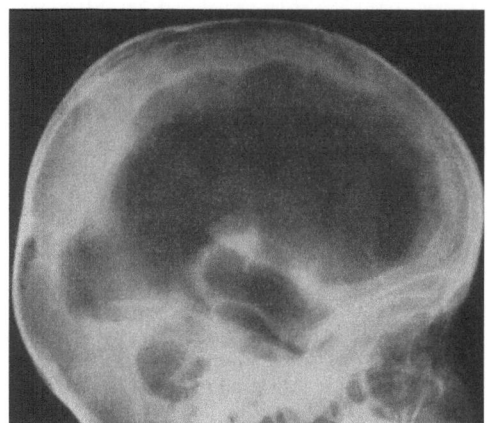

Abb. 100. Seitliches Pneumoencephalogramm eines
3jährigen Kindes mit Hydrocephalus aufgrund einer
Blockbildung in der hinteren Schädelgrube. (Nach
GERLACH u. a.)

10. Lebensjahr, da bis dahin die Nähte noch
nachgeben.

Pneumencephalographie. Die zuverlässigste
Methode zur Erkennung des Hydrocephalus ist
die lumbal bzw. suboccipital oder ventriculär durchgeführte Pneumencephalographie.
Sie erlaubt die Bestimmung des Ausmaßes
des Hydrocephalus sowie in vielen Fällen die
genaue Lokalisation des Blocks.

Der einseitige For. Monroi-Verschluß führt
zur Erweiterung des ipsilateralen Seitenventrikels. Bei doppelseitigem Verschluß sind
beide Seitenventrikel erweitert. Liegt der
Liquorblock im Bereich des Aquäduktes, zeigt
sich eine Dilatation der Seitenventrikel und
des 3. Ventrikels, wobei nach Ansicht der meisten Autoren die Erweiterung des 3. Ventrikels
die früheste Veränderung darstellt (BRENNER;
KEHRER). Der Verschluß der For. Luschkae
und des For. Magendie (Dandy-Walker-Syndrom) führt in der Regel zu einer cystenartigen

Erweiterung des 4. Ventrikels, ferner zu einer
Dilatation des Aquäduktes, des 3. Ventrikels
und der Seitenventrikel (INGRAHAM u. MAT-
SON).

In allen angeführten Fällen läßt sich von
lumbal das Ventrikelsystem nicht oder nur in
den caudal vom Block liegenden Abschnitten
füllen. Die Darstellung der cranial vom Block
liegenden Hohlräume gelingt durch die Ventriculographie. Bei noch offenen Fontanellen
ist eine Ventrikelpunktion durch die große
Fontanelle möglich, bei kleinen oder geschlossenen Fontanellen muß ein Bohrloch angelegt werden (s. Abb. 100).

Erweiterung aller Ventrikel, der Cisterna
magna sowie der Basalcisternen bei fehlender
Luft in den Subarachnoidalräumen über den
Hemisphären spricht für einen Block an der
Basis oder über den Hemisphären (sog. Hydro-
cephalus communicans).

Gelegentlich zeigt das Pneumencephalogramm des Hydrocephalus charakteristische
Veränderungen an den Ventrikelwänden, die
von DYKE u. DAVIDOFF als „*ribbing*" bezeichnet werden. Diese Furchenbildungen, die sich
encephalographisch als streifenförmige Aus-
sparungen an den Ventrikelwänden darstellen,
werden durch Blutgefäße hervorgerufen, die in
das Ventrikellumen hineinragen. Für dieses
Phänomen ist eine Druckatrophie des Marks
bei größerer Resistenz der Blutgefäße verantwortlich.

Das Ausmaß der Ventrikelerweiterung kann
durch Bestimmung des *Ventrikelquotienten*
(Verhältnis von planimetrisch ermittelter Schä-
delfläche zur Ventrikelfläche) oder des Ven-
trikelindex (Verhältnis von Schädelbreite zur
Breite beider Seitenventrikel) metrisch erfaßt
werden (HEINRICH; WOLFF u. BRINKMANN;
KEHRER; SCHIERSMANN).

Da ein kompletter oder weitgehender Li-
quor-Luftaustausch bei Hydrocephalus mit
erheblichen Nebenwirkungen belastet ist, begnügt man sich in der Regel mit kleinen Luft-
mengen (sog. „*bubble-Studie*") und fertigt
Röntgenaufnahmen in verschiedenen Positionen an. Die Hängelage ist dabei zur Darstellung des Aquäduktes, des 4. Ventrikels
und der Basalcisternen besonders geeignet
(BRENNER; CAFFEY).

Angiographie der Hirngefäße. Zur Erkennung von Fehlbildungen der Hirngefäße, die
mitunter zu einem Hydrocephalus führen kön-

nen, ist die Angiographie unentbehrlich. Im übrigen wird diese Untersuchungsmethode zur Diagnostik des Hydrocephalus nur selten herangezogen, da die klinischen und pneumoencephalographischen Untersuchungen in der Regel überlegen sind.

Das charakteristische Angiogramm des kindlichen Hydrocephalus zeigt eine „spinnenbeinartige" Streckung und Auseinanderdrängung der Gefäße (s. Abb. 101). Gewisse Unterschiede bestehen ferner in den Gefäßbildern bei kommunizierenden und nichtkommunizierenden Hydrocephalus (GERLACH).

EEG-Untersuchungen. Über EEG-Veränderungen bei kindlichem Hydrocephalus finden sich in der Literatur nur wenige systematische Arbeiten (HEMMER; PAMPIGLIONE u. LAURENCE; FOIS u. Mitarb.; BOGACZ u. REBOLLO). Danach existieren keine für Hydrocephalus spezifischen Kurvenbilder. Die von FOIS u. Mitarb. als typisch angesehene bilaterale Asynchronie der Vertexspikes und Spindeln im Schlaf-EEG konnte von anderen Autoren nicht bestätigt werden.

In durchschnittlich 25% der Fälle mit Hydrocephalus ist das EEG normal. Neben unspezifischen intermittierenden δ-Rhythmen (DUMERMUTH) haben 20—30% der Patienten fokale oder diffuse spezifisch-epileptische Veränderungen, meist jedoch ohne klinische Anfallsmanifestationen (PAMPIGLIONE u. LAURENCE).

Die pathologischen EEG-Veränderungen bei Hydrocephalus beruhen zum Teil auf der primären, für den Hydrocephalus verantwortlichen Noxe bzw. ihren Residuen (TUMOR, Encephalitis u.a.), zum Teil auf reversiblen oder irreversiblen Hirnschädigungen durch die intracerebrale Druckerhöhung. Je rascher der Hydrocephalus wächst, um so eher sind EEG-Veränderungen zu erwarten.

Die Dicke des Hirnmantels über den erweiterten Seitenventrikeln hat nach PAMPIGLIONE u. LAURENCE keine konstanten Beziehungen zur Form oder Schwere der pathologischen EEGs; Amplitudenverminderungen sind lediglich über erheblich atrophischer Hirnrinde oder sekundären subduralen Ergüssen zu erwarten. Für die prognostische Beurteilung sowie die postoperative Verlaufskontrolle ist nach HEMMER; PAMPIGLIONE u. LAURENCE das EEG ebenfalls von untergeordneter Bedeutung.

11*

Differentialdiagnose

Nicht jedes abnorme Wachstum des kindlichen Kopfes beruht auf einem Hydrocephalus. Differentialdiagnostisch müssen bei einer Makrocephalie folgende physiologische Varianten und cerebrale Prozesse in Erwägung gezogen werden:

Physiologische Makrocephalie

Familiäre Makrocephalie. Ihr kommt keine pathologische Bedeutung zu. Bei jedem Fall von Makrocephalus sollte man daher Kopfform und Kopfgröße der Eltern und Geschwister

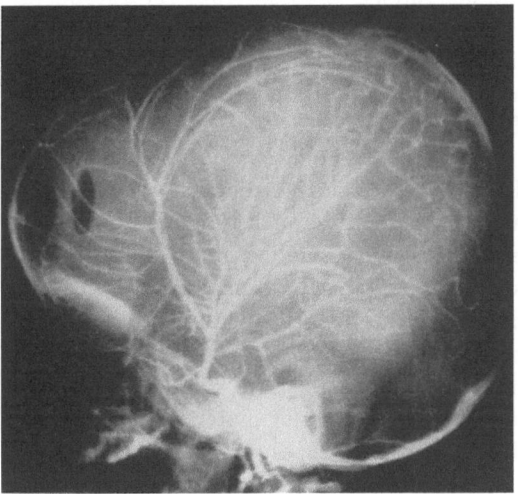

Abb. 101. Carotisangiogramm bei Hydrocephalus occlusus. Streckung und Auseinanderdrängung der Gefäße. Kräftige Füllung der A. cerebralis ant. bis in ihre Endaufzweigungsgebiete. (Nach GERLACH u.a.)

beachten. Vom Hydrocephalus unterscheidet sich die familiäre Makrocephalie durch das Fehlen sämtlicher Hirndruckzeichen.

Makrocephalie der Frühgeburten (sog. Pseudohydrocephalus). Frühgeburten zeigen außer einer Wachstumsdissoziation zwischen Kopf und übrigem Körper zwischen dem 2. und 8. Lebensmonat einen temporären absoluten Makrocephalus (FORD; LANG). In den genau untersuchten Kollektiven von LANG lag der Mittelwert des Kopfumfangs um die Zeit des errechneten Termins 8 mm über dem reifgeborener Kinder.

Pathologische Makrocephalien

Subdurale Ergüsse. Das ein- oder doppelseitige subdurale Hämatom oder Hygrom führt in der Regel über eine Erhöhung des intracerebralen Drucks zu einem abnormen Wachstum des Gehirnschädels. Auch hierbei sind die Fontanellen vergrößert und gespannt, die Schädelnähte erweitert. Das Schädelwachstum nimmt allerdings nie solche Ausmaße an wie beim Hydrocephalus. Auch der Sonnenuntergangsblick fehlt, da das Ventrikelsystem nicht oder nur mäßig erweitert ist. Die Erweiterung des Ventrikelsystems beruht dabei auf einer Resorptionsstörung infolge Verringerung der resorbierenden Oberfläche durch den Erguß oder auf cysternalen Verklebungen infolge zusätzlicher Subarachnoidalblutung (Macnab).

Die differentialdiagnostische Abgrenzung des subduralen Ergusses vom Hydrocephalus gelingt in der Regel bereits durch das EEG und die Echoencephalographie. In Zweifelsfällen erlaubt die Carotisangiographie eine sichere Diagnose.

Hirntumoren und Hirnabscesse. Bei jeder Erhöhung des intracerebralen Drucks mit abnormem Schädelwachstum muß man an einen Hirntumor oder einen Hirnabsceß denken. Während die Hemisphärentumoren meist nur durch die tumorbedingte Massenzunahme zu Hirndruckzeichen führen, kommt es bei den im Kindesalter besonders häufigen Tumoren der Mittellinie und der hinteren Schädelgrube durch Verlegung der Liquorpassage fast immer zu einem sekundären Druckhydrocephalus (s. S. 151 und 152).

Megalencephalie. Die Makrocephalie beruht in diesen Fällen auf einer abnormen Hirngröße, das Ventrikelsystem ist normal groß oder durch Druck verkleinert. Häufig sind Windungsanomalien oder sonstige Fehlbildungen der Cytoarchitektonik assoziiert (Benda; Ford; Weygandt; Wilson; Greenfield). Die Patienten sind in der Regel oligophren und haben epileptische Anfälle. Die Kopfform unterscheidet sich nicht wesentlich von der eines Hydrocephalus, Sonnenuntergangsblick und Zeichen eines erhöhten intracerebralen Drucks fehlen. Die Differentialdiagnose läßt sich durch Echoencephalogramm und Pneumoencephalogramm leicht stellen.

Hydrancephalie. Die Hydrancephalie ist eine angeborene Störung, bei der das Großhirn durch eine mit Flüssigkeit gefüllte Blase ersetzt ist, ohne daß der Schädel eine auf die Hirnmißbildung hinweisende Anomalie zeigt (Lange-Cosack; Benda; Dietze u. Urban; Schönenberg). Im Gegensatz zum Hydrocephalus fehlt die Ependymauskleidung der

Blasenwand. Sie besteht aus Pia, Arachnoidea sowie einem schmalen Gliasaum.

Nach Lange-Cosack lassen sich klinisch und pathologisch-anatomisch zwei Typen unterscheiden:

1. Fälle, bei denen das Großhirn gänzlich fehlt und der Hirndefekt sich auch auf die Stammganglien erstreckt. Der Schädelumfang ist hierbei normal oder verkleinert und nur ausnahmsweise makrocephal. Klinisch sind die Kinder bereits in der Neugeborenenperiode auffällig durch Saug- und Schluckschwierigkeiten, Störungen der Thermoregulation, der Atem- und Kreislauffunktion sowie des Muskeltonus. Der Exitus tritt nach maximal 3 Monaten ein, die meisten Patienten sterben bereits in der Neugeborenenperiode.

2. Fälle, bei denen die Stammganglien sowie Reste der basalen Rindenanteile vorhanden sind. Diese Kinder können bis über 1 Jahr alt werden und fallen gewöhnlich nach der Geburt durch ein abnormes Kopfwachstum auf. Oft wird die Fehlbildung nicht erkannt, da die Säuglinge nicht grob auffällig zu sein brauchen und erst wegen verzögerter psychomotorischer Entwicklung dem Arzt vorgestellt werden.

Ursächlich werden vor allem gefäßbedingte oder traumatische Einschmelzungsprozesse in der Fetalperiode diskutiert. Das bei Typ 2 postnatal einsetzende Kopfwachstum beruht nach Lange-Cosack auf einer Aquäduktstenose oder einer Stenose der For. Monroi. Da die Plexus erhalten sind (Peters; Schönenberg), kommt es hierdurch zu einer sekundären Erweiterung der beiden anstelle des Großhirns vorhandenen Blasen. Manche Autoren vertreten dagegen die Auffassung, daß die Hydrancephalie mit postnatalem Kopfwachstum das Ergebnis eines bereits intrauterin abgelaufenen excessiven Hydrocephalus ist.

Die Diagnose der Hydrancephalie läßt sich bereits am 1. Lebenstag durch das lampionartige Aufleuchten des gesamten Gehirnschädels bei der Schädeltransillumination stellen (Hamby u. Mitarb.; Dietze u. Urban; Matthes).

Therapie

Durch frühzeitige Erkennung und Behandlung entzündlicher Erkrankungen des Zentralnervensystems, die nach Hemmer u. Mitarb. bei 15% aller aktiven Hydrocephali kausal in

Frage kommen, läßt sich die Entwicklung eines Hydrocephalus bei einem Teil dieser Patienten verhindern. Auch die Prophylaxe von Frühgeburt und cerebralem Geburtstrauma dürfte die Hydrocephalusfrequenz wesentlich senken.

Eine erfolgversprechende Therapie des aktiven Hydrocephalus ist nur durch neurochirurgische Maßnahmen möglich. Behandlungsziel ist die Verhinderung einer fortschreitenden Ventrikeldilatation durch Beseitigung des erhöhten intracerebralen Drucks und damit die Ermöglichung einer normalen geistigen und körperlichen Entwicklung.

Die Klärung des Grundleidens bildet eine wichtige Voraussetzung für die Art des chirurgischen Vorgehens. So ist bei Tumoren als Ursache des Hydrocephalus in manchen Fällen eine kausale Therapie durch radikale Entfernung der Geschwulst möglich. Auch manche Mißbildungen oder entzündliche Stenosen, insbesondere wenn sie zu Abflußbehinderungen aus dem 4. Ventrikel führen, lassen sich operativ direkt angehen.

In der Mehrzahl der Fälle ist allerdings eine kausale Behandlung nicht möglich. Die operativen Maßnahmen beschränken sich hierbei auf eine Korrektur der gestörten Liquordynamik.

Seit der Jahrhundertwende hat man die verschiedensten Wege beschritten, um dieses Ziel zu erreichen. Im wesentlichen zielten die Operationsmethoden entweder auf eine Umgehung des Blocks oder die Ableitung des Liquors in einen Fremdraum (Bauchhöhle, Pleura, Ileum, Ureteren, Knochen). Durch Resektion oder Koagulation des Plexus versuchte man ferner die Liquorproduktion zu bremsen. Alle diese Verfahren brachten jedoch mit Ausnahme der Ventriculo-Cisternostomie nach THORKILDSON auf die Dauer keine wirklich befriedigenden Erfolge. Unzureichende Liquoraufnahmefähigkeit der benützten Fremdräume, Elektrolytverluste und aufsteigende Infektionen waren für die Mißerfolge verantwortlich (NEIDHARDT u. DIETZE; SCARFF). Die meisten dieser Verfahren haben daher heute nur noch historische Bedeutung. Einen kritischen Überblick über die wichtigsten Operationsmethoden geben SCARFF; RIECHERT u. UMBACH.

Rein theoretisch nähert sich die Ableitung des gestauten oder nicht resorbierten Liquors in das Blutgefäßsystem am ehesten den phy-siologischen Verhältnissen. Dieses bereits von GÄRTNER 1895 vorgeschlagene Verfahren ist bis zum Jahre 1956 immer wieder an technischen Schwierigkeiten gescheitert (PAYR; INGRAHAM u. MATSON). Ein Hauptproblem lag darin, den Blutrückfluß in den Liquorraum zu verhindern, was NULSEN u. SPITZ 1949 erstmals durch die Verwendung eines Ventilmechanismus gelang. Den entscheidenden Schritt tat der Ingenieur HOLTER, der 1956 ein röhrenförmiges Doppelventil konstruierte, welches auf der einen Seite mit einem abgewinkelten, mehrfach perforierten Ventilkatheter, auf der anderen mit einem Venenkatheter aus flexiblem Silikongummi verbunden war. Der Venenkatheter endet in der V. jugularis oder im rechten Vorhof (ventriculo-auriculärer Shunt). PUDENZ beschrieb 1957 eine Variation dieses Verfahrens, das von manchen Neurochirurgen dem Spitz-Holter-Verfahren vorgezogen wird.

Operationsindikationen. Nach RIECHERT u. HEMMER soll ein Hydrocephalus dann operiert werden, wenn bei erhöhtem Liquordruck folgende Dekompensationserscheinungen isoliert oder in Kombination vorliegen: Gespannte Fontanelle; Sonnenuntergangsphänomen; verstärkte Venenzeichnung am Kopf; Abducensparese; Krampfanfälle; Erbrechen; Klaffen der Schädelnähte und als sicherstes Zeichen zunehmende Erweiterung des Ventrikelsystems sowie abnorm beschleunigtes lineares Kopfwachstum. Die Operation soll möglichst frühzeitig erfolgen, d.h. bei angeborenem, aktivem Hydrocephalus innerhalb des 1. Lebensmonats.

Kontraindikationen für eine Shuntoperation sind: Frische Meningitis; frische Blutung; stark erhöhter Eiweißgehalt des Liquors (über 200 mg-%); Luftgehalt der Ventrikel nach vorausgehender Pneumoencephalographie.

Operationsergebnisse. Über die Ergebnisse der Ventiloperationen sind seit 1956 zahlreiche Arbeiten im in- und ausländischen Schrifttum erschienen (SPITZ; SAYERS; JENSEN u. AMADOR; RIECHERT u. HEMMER; HEMMER u. Mitarb.; NEIDHARDT u. DIETZ; BRADESKY u. Mitarb.; REGENBRECHT; STOLZ u. WENKER; FOLTZ u. SHURTLEFF; PIA u. SEEGER u.a.). Die Auswertungsmaßstäbe der einzelnen Autoren weichen teilweise stark voneinander ab, so daß die erzielten Resultate recht unterschiedlich sind. Die Erfolgsquote, d.h. Stillstand des abnormen Kopfwachstums, liegt beim Durchschnitt der Autoren bei 70—80%. Der Prozentsatz der erforderlichen Revisionen bzw. Nachoperationen schwankt zwischen 14% (Pudenz) und 85% (Nulsen).

Einen Vergleich zwischen 46 nichtoperierten Hydrocephali und 64 operierten führten Foltz

Tabelle 26. *Vergleich von 2 Hydrocephaluskollektiven mit und ohne Operation.* (Nach Foltz u. Shurtleff)

	Operiert (64 Fälle)	Nichtoperiert (46 Fälle)
Überlebende	61,8%	22,2%
IQ über 75	33,8%	5,5%
IQ unter 75	27,6%	16,7%

u. Shurtleff durch. Dabei ergab sich die eindeutige Überlegenheit der neurochirurgischen Gruppe bei einer Katamnesendauer von rund 5 Jahren (s. Tabelle 26).

Hauptkomplikationen der Operation sind: Funktionsstörungen im Bereich des Venenkatheters durch Längenwachstum oder abnorme Kopfbewegungen der Patienten, Thrombosen der V. jugularis, Okklusion im Bereich des Ventrikelkatheters sowie das von Cohen und Callashan 1961 beschriebene Syndrom einer Septicämie durch Infektion des Ventils, das durch wochenlange Fieberschübe, progrediente Anämie und Splenomegalie gekennzeichnet ist. Während Sayers und Regenbrecht eine solche Sepsis bei rund $^1/_4$ ihrer Fälle beobachteten, läßt sich nach Hemmer u. Mitarb. diese Komplikation, die stets eine Entfernung des Katheters erfordert, durch technische Verbesserung der Operation vermeiden.

Bei jungen Säuglingen kommt es schließlich nach erfolgreicher Operation oft zu einem Übereinanderschieben der Knochen im Bereich der Nähte und bisweilen zu einer vorzeitigen Synostosierung, die wiederum operativ beseitigt werden muß (Gerlach u. Mitarb.).

Literatur

Amyot, T. E.: Case of spina bifida and hydrocephalus with bursting of the head. Med. Ts (Lond.) 1, 330 (1869).

André-Thomas et H. Schaeffer: Un cas de macrogénitosomie précox avec hydrocéphalie, lésions inflammatoires de la région infundibulo-tuberienne et symphyse cervicale triméningéesans neoplasme intracranienne. Rev. neurol. 38, II, 595 (1931).

Ask-Upmark, E.: Reflexes of spinal automatism in internal hydrocephalus. Acta paediat. (Uppsala) 135, 14 (1962).

Baily, O. T., and J. S. Woodard: Small vascular malformations of the brain. Their relationship to unexpected death hydrocephalus and mental defidiency. J. Neuropath. exp. Neurol. 18, 98 (1959).

Bass, M. H., and G. R. Fisch: Increased intracranial pressure with bulging fontanel. A symptom of vitamin A deficiency in infants. Neurology (Minneap.) 11, 1091 (1961).

Beckelt, R. S., G. M. Nitsky, and H. M. Zimmermann: Developmental stenosis of the aqueduct of Sylvius. Amer. J. Path. 26, 755 (1950).

Benda, C. E.: Developmental disorders of mentation and cerebral palsies. New- ork: Grune & Stratton 1952.

— The Dandy-Walker-syndrome or the so-called atresia of the foramen Magendie. J. Neuropath. exp. Neurol. 13, 14 (1954).

Bickers, D. S., and R. D. Adams: Hereditary stenosis of the aquaeduct of Sylvius as a cause of congenital hydrocephalus. Brain 72, 246 (1949).

Bingel, A.: Encephalographie, eine Methode zur röntgenographischen Darstellung des Gehirns. Fortschr. Röntgenstr. 28, 205 (1921).

Bogacz, J., and M. A. Rebollo: Electroencephalographic abnormalities in non tumor hydrocephalus. Electroenceph. clin. Neurophysiol. 14, 123 (1962).

Bokay, H. v.: Neue Beiträge zum Wert der Transparenzuntersuchung nach Strasburger bei Hydrocephalus internus. Mschr. Kinderheilk. 25, 43 (1923).

Boniver, G.: Ricerche clinico-sperimentali sull „idrocefalo acuto benigno" da Vitamina A. Acta paediat. lat. (Reggio Emilia) 10, 718 (1957).

Brandesky, G., Ch. Groh, F. Helmer, G. Weissenbacher, A. Zängl u. E. Zweymüller: Erfahrungen mit dem Spitz-Holter-Ventil bei der Behandlung des Hydrocephalus im Kindesalter. Z. Kinderchir. 1, 21 (1964).

Brenner, W.: Beitrag zur Kenntnis der Pathogenese des Hydrocephalus internus. Z. Kinderheilk. 61, 265 (1939).

— Die Röntgenologie des Hydrocephalus im Kindesalter unter besonderer Berücksichtigung des Normalen. Fortschr. Neurol. Psychiat. 20, 445 (1952).

Brodal, A., and C. Gauglie-Hanssen: Congenital hydrocephalus with defective development of the cerebellar vermis (Dandy-Walker-Syndrome). Clinical and anatomical findings in two cases with particular reference to the socalled atresia of the foramina of Magendie and Luschka. J. Neurol. Neurosurg. Psychiat. 22, 99 (1959).

BRÜGGEMANN, W., u. H. WINDAUS: Untersuchungen über die Produktion und Resorption des Liquors bei der tuberkulösen Meningitis. Klin. Wschr. 28, 716 (1950).

CAFFEY, J.: Pediatric X-ray diagnosis, 3rd ed. Chicago: The Year Book Publ. Inc. 1957.

CALLIAUW, L.: The value of transillumination of the skull in neurological examination of neonates and infants. Acta neurochir. (Wien) 10, 75 (1961).

CIBA-Foundation-Symposium: The cerebrospinal fluid. Production, circulation and absorption. London: J. & A. Churchill Ltd. 1958.

COHEN, S. J., and R. P. CALLAGHAN: A syndrome due to the bacterial colonisation of Spitz-Holter valves. A review of 5 cases. Brit. med. J. 1961 II, 677.

CORNER, B. D.: Dystrophia adiposogenitalis associated with hydrocephalus in a child aged 2 years. Proc. roy. Soc. Med. 31, 358 (1938).

DANDY, W. E.: Ventriculography following the injection of air into the cerebral ventricles. Ann. Surg. 68, 5 (1918).

— Experimental hydrocephalus. Ann. Surg. 70, 129 (1919).

— The cause of so-called idiopathic hydrocephalus. Bull. Johns Hopk. Hosp. 32, 67 (1921).

— The diagnosis and treatment of hydrocephalus due to the occlusions of the formaina of Magendie and Luschka. Surgery 32, 112 (1921).

— Hirnchirurgie. Leipzig: Johann Ambrosius Barth 1938.

DANDY, W. F., and K. D. BLACKFAN: Internal hydrocephalus. An experimental, clinical and pathological study. Amer. J. Dis. Child. 8, 406 (1914).

DIETZE, R., u. H. URBAN: Zur Hydrancephalie und ihrem klinischen Bild. Psychiatr. Neurol. med. Psychol. (Lpz.) 14, 201 (1962).

DRESSLER, W.: Hirnkammerformen frischer Schädelverletzungen. Münch. med. Wschr. 495 (1951).

DUMERMUTH, G.: Elektroencephalographie im Kindesalter. Einführung und Atlas. Stuttgart: Georg Thieme 1965.

DYKE, C. G., and L. M. DAVIDOFF: Explanation of the ribbing seen in the walls of dilated cerebral ventricels. Yale J. Biol. Med. 9, 485 (1938).

DZIERZYNSKI, WL.: Hydrocephalischer Nanismus. Ref. Zbl. ges. Neurol. Psychiat. 74, 406 (1934).

EICHHORN, O.: Untersuchungen über Störung und Resorption des spinalen Liquors. Dtsch. Z. Nervenheilk. 174, 31 (1955).

FAIRBURN, B.: Choroid Plexus papilloma. J. Neurosurg. 12, 166 (1966).

FOIS, A., E. L. GIBBS, and F. A. GIBBS: Bilaterally independent sleep patterns in hydrocephalus. Arch. Neurol. Psychiat. (Chic.) 79, 264 (1958).

FOLTZ, E. L., and D. B. SHURTLEFF: Five-year comparative study of hydrocephalus in children with and without operation. J. Neurosurg. 20, 1064 (1963).

FORD, F. R.: Diseases of the nervous system in infancy, childhood and adolescence, 3rd ed. Springfield, Ill.: Ch. C. Thomas Publ. 1952.

GÄRTNER, P.: 67. Naturforscherverslg 1895, Teil II, 2. Hälfte, S. 146.

GERLACH, J., H. P. JENSEN, W. KOOS, and H. KRAUS: Pädiatrische Neurochirurgie. Stuttgart: Georg Thieme 1967.

GIARD u. GUINET: Zit. bei H. LANGE-COSACK.

GIBSON, J. B.: Congenital hydrocephalus due to atresia of the foramen Magendie. J. Neuropath. exp. Neurol. 14, 244 (1955).

— A. R. TAYLOR, and A. C. RICHARDSON: Congenital arterio-venous fistula with an aneurysm of the great cerebral vein and hydrocephalus trated surgically. J. Neurol. Neurosurg. Psychiat. 22, 224 (1959).

GOLD, A. P., J. RANSOHOFF, and S. CARTER: Vein of Galen malformation. Acta neurol. scand. 40, Suppl. 11 (1964).

GREENFIELD, J. G.: Neuropathology, 2rd ed. London: Edward Arnold Publ. 1963.

HADENIUS, A., B. HAGBERG, K. HYTTNÄS-BENSCH, and I. SJÖGREN: The natural prognosis of infantile hydrocephalus. Acta paediat. (Uppsala) 51, 117 (1962).

HAGBERG, B.: The sequelae of spontaneously arrested infantile hydrocephalus. Develop. Med. and Child Neurol. 4, 583 (1962).

HALLERVORDEN, J.: Kindlicher Hydrocephalus. In: Handbuch der inneren Krankheiten, Bd. V/3, S. 957—965. Berlin-Göttingen-Heidelberg: Springer 1953.

HAMBY, W. B., R. F. KRAUSS, and W. F. BESWICK: Hydrancephaly. Clinical diagnosis. Pediatrics 6, 371 (1950).

HEINRICH, A.: Altersvorgänge im Röntgenbild. Leipzig: Georg Thieme 1941.

HEMMER, R.: Zum Hydrocephalus occlusus infolge congenitaler Mißbildungen am Ausgang des 4. Ventrikels. Z. ges. Neurol. Psychiat. 197, 206 (1958).

— Erfahrungen mit der modernen operativen Hydrocephalusbehandlung. Beihefte zum Arch. Kinderheilk. 51 (1964).

HOEN, E., u. H. SCHMIDT-ROHR: Über die hydrocephalen Störungen bei der Tbc.-Meningitis im Verlauf der Behandlung mit Streptomycin. Mschr. Kinderheilk. 99, 292 (1950).

INGRAHAM, F. D., and D. D. MATSON: Neurosurgery of infancy and childhood. Springfield, Ill., USA: Ch. C. Thomas Publ. 1054.

INGRAM, T. T. S., and J. A. NAUGHTON: Paediatric and psychological aspects of cerebral palsy associated with hydrocephalus. Develop. Med. Child Neurol. 4, 287 (1962).

JAGER, H. DE: Spontane Perforation eines Hydrocephalus in die Gegend der großen Fontanelle. Ned. T. Geneesk. 1934, 3954.

JENSEN, J. P., u. R. V. AMADOR: Ventriculo-auriculostomie zur Behandlung des Hydrocephalus. Neurochirurgia (Stuttg.) 4, 99 (1961).

JOHNSON, R. T.: Clinico-pathological aspects of the cerebrospinal fluid circulation. In: The cerebrospinal fluid, S. 265. London: J. & A. Churchill Ltd. 1958.

KAHN, A. E., and J. T. LUROS: Hydrocephalus from overproduction of cerebrospinal fluid (abd. experiences with other papillomas of the chorioid plexus). J. Neurosurg. 9, 59 (1952).

KAJTOR, F., u. K. HABERLAND: Durch Hydrocephalus bedingtes Kammerdivertikel in der Cysterna ambiens. Arch. Psychiat. Nervenkr. 185, 95 (1950).

KEHRER, H. F.: Der Hydrocephalus internus und externus. Seine klinische Diagnose und Therapie. Basel u. New York: S. Karger 1955.

KEY, A., u. G. RETZIUS: Studium in der Anatomie des Nervensystems und des Bindegewebes. Stockholm: Samson & Walin 1875.

KOEPPE, H.: Über Hydrocephalus occultus, zerebrale Rachitis und Hydrocephalus rachiticus. Arch. Kinderheilk. 78, 83 (1926).

LANG, K.: Die Entwicklung des Kopfumfangs bei Frühgeburten. Mschr. Kinderheilk. 110, 490 (1962).

LANGE, C. DE: Klinische und pathologisch-anatomische Mitteilungen über Hydrocephalus chronicus congenitus und aquisitus. Z. ges. Neurol. Psychiat. 120, 433 (1929).

LANGE-COSACK, H.: Die Hydranencephalie (Blasenhirn) als Sonderform der Großhirnlosigkeit. Arch. Psychiat. Nervenkr. 117, 1, 595 (1944).

— Verschiedene Gruppen der hypothalamischen Pubertas präcox. 2. Mitt. Dtsch. Z. Nervenheilk. 168, 237 (1952).

LAURENCE, K. M., in: Ciba Foundation Symposium on The cerebrospinal fluid. Production, circulation and absorption, S. 311—314. London: J. & A. Churchill Ltd. 1958.

—, and S. COATES: The natural history of hydrocephalus. Arch. Dis. Childh. 37, 345 (1962).

LAZORTHES, G., J. GÉRAUD et H. ANDUZE: L'hydrocéphalie non tumorale de l'adolescent et d'adulte. Apropos de 31 cas vérifiés. Rev. neurol. 82, 427 (1950).

LEKSELL, L.: Echo-Encephalography. I. u. II. Mitt. Acta chir. scand. 110, 301 (1955/56); 115, 255 (1960).

LORBER, J.: Systematic ventriculographic studies in infants born with meningomyelocele and encephalocele. The incidence and development of hydrocephalus. Arch. Dis. Childr. 36, 381 (1961).

LUSCHKA: Zit. nach KEHRER.

LYSHOLM, E., E. EBENIUS, K. LINDBLOM u. H. SAHL-Das Ventrikulogramm. Stockholm 1935.

MACNAB, G. H.: Spina bifida cystica. In: Recent advances in paediatrics (D. GAIRDNER), 2. Aufl., S. 201—213. London: Churchill 1958.

— Hydrocephalus of infancy. Brit. Surg. Pract. 98 (1961).

MARIE, J., et G. SÉE: Hydrocéphalie aigue bénigne du nourisson après ingestion d'une dose massive et unique de vitamine A et D. Arch. franç. Pédiat. 8, 563 (1951).

MATTHES, A.: Die Bedeutung der Schädeltransillumination in der pädiatrisch-neurologischen Diagnostik. Pädiat. prax. 2, 433 (1963).

MEYER, A.: Adenoma of the pineal gland, occluding the aquaeduct of Sylvius, with escape of cerebrospinal fluid through the nose and perforation of the frontal horn of the right vetricle. Med. Rec. 67, 315 (1905).

MUNDINGER, F., M. ANLAUF u. G. BOUCHARD: Die cardiale Impulsfrequenzmessung des J^{131} Hippuran, eine neue Methode zur Passageprüfung ventriculo-atrialer shunts und die ventriculöse Resorptionsprüfung zu Differentialdiagnose der Hydrocephali. Acta neurochir. (Wien) 11, 272 (1963).

NAJMAN, E.: Der diagnostische Wert der Schädeldiaphanoskopie im Säuglingsalter. Verh. 2. Int. Kongr. psych. Entw.-Stör. Kindesalter, Wien 1961, Teil I, S. 211 (1963). Basel u. New York: S. Karger.

NEIDHARDT, M., u. H. DIETZ: Erfahrungen mit Ventiloperationen zur Behandlung des kindlichen Hydrocephalus. Mschr. Kinderheilk. 112, 418 (1964).

NORTHFIELD, D. W., and D. S. RUSSEL: False diverticulum of the lateral ventricle causing hemi legia in chronic internal hydrocephalus. Brain 62, 311 (1939).

OBRADOR, A. S.: Clinical aspects of cysticercosis. Arch. Neurol. Psychiat. (Chic.) 59, 457 (1948).

PAMPIGLIONE, G., and K. M. LAURENCE: Electroencephalographic and clinico-pathological observations in hydrocephalic children. Arch. Dis. Childh. 37, 491 (1962).

PAMPUS, F., H. GÖTT u. G. KERSTIG: Das Aneurysma der Vena Galeni als Ursache des Hydrocephalus occlusivus internus und apoplektischer Blutungen im Säuglings-, Kindes- und Jugendalter. Neurochirurgia (Stuttg.) 3, 203 (1960).

PENFIELD, W., and A. R. ELVIDGE: Hydrocephalus and atrophy of cerebral compression. In: W. PENFIELD (ed.), Cytology and cellular pathology of the nervous system, vol. 3. New York: Paul B. Hoeber 1932.

PENNYBAKER, J.: Obstructive hydrocephalus. Ann. roy. Coll. Surg. 12, 51 (1953).

PIA, H. W., u. W. E. SEEGER: Der Hydrocephalus und seine Behandlung. Dtsch. med. Wschr. 89, 957 (1964).

PUDENZ, R. H., F. E. RUSSELL, A. H. HURD, and C. H. SHELDEN: Ventrikulo-auriculostomy. A technique for shunting cerebrospinal fluid into the right auricle. J. Neurosurg. 14, 171 (1957).

RAUBITSCHEK, H. V.: Zur Hirnstruktur in Fällen von erworbenem Hydrocephalus. Virchows Arch. path. Anat. 323, 24 (1953).

REGENBRECHT, J.: Zur operativen Behandlung des Hydrocephalus mit dem Holter-Ventil. Münch. med. Wschr. 105, 454 (1963).

RIECHERT, T., u. R. HEMMER: Die operative Behandlung des Hydrocephalus. Z. ärztl. Fortbild. 11, 522 (1961).

—, u. W. UMBACH: Die operative Behandlung des Hydrocephalus. In: Handbuch Neurochirurgie, IV/I, S. 599—672. Berlin-Göttingen-Heidelberg: Springer 1960.

RUSSELL, D. S.: Observations on the pathology of hydrocephalus. Spec. Rep. Ser. med. Res. Coun. (Lond.) Nr 265 (1949).

SAMSON, K.: Die Liquordiagnostik im Kindesalter. Ergebn. inn. Med. Kinderheilk. 41, 553 (1931).

SCARFF, J. E.: Treatment of hydrocephalus: an historical and cirtical review of methods and results. J. Neurol. Neurosurg. Psychiat. 26, 1 (1963).

SCHÄFER, H.: Hydrocephalus im Kindesalter. Z. Kinderheilk. 87, 306, 379 (1962).

Schaltenbrand, J., u. H. Wolff: Die Produktion und Zirkulation des Liquors und ihre Störungen. In: Handbuch der Neurochirurgie, Grundlagen I, S. 91—207. Berlin-Göttingen-Heidelberg: Springer 1959.

Schéda, W., u. B. Csanádi: Gehirnventrikelruptur bei Hydrocephalus occlusivus. Psychiat. Neurol. med. Psychol. (Lpz.) 15, 93 (1963).

Schiefer, W., u. E. Kazner: Die Echoencephalographie. Diagnostische Möglichkeiten. Dtsch. med. Wschr. 89, 1394 (1964).

Schiersmann, O.: Einführung in die Encephalographie (Pneumencephalographie). Stuttgart: Georg Thieme 1952.

Schmid, F., u. G. Weber: Röntgendiagnostik im Kindesalter. München: J. F. Bergmann 1955.

Schmidt, C.: Zit. nach Kehrer.

Schmidt, H., u. H. Breining: Ursachen des dysraphischen Hydrocephalus. Med. Bilderdienst, Roche 3, 3 (1965).

Schönenberg, H.: Hydranencephalie. Z. Kinderheilk. 90, 223 (1964).

Schüller, A.: A short review of cranial hyperostosis. Acta radiol. (Stockh.) 34, 361 (1950).

Sourander, P.: A case of hydrocephalus in infancy caused by choroid papilloma. Ann. Med. intern. Fenn. 36, 679 (1947).

Steffen, A.: Die Krankheiten des Gehirns im Kindesalter. In: Handbuch der Kinderkrankheiten, Bd. 5/I, S. 225. Tübingen: Laupp'sche Buchhandlung 1880.

Stolz, Ch., u. H. Wenker: Vergleichende Untersuchungen über Frühergebnisse nach Spitz-Holter- und Pudenz-Heyer-Operationen bei Kindern und Jugendlichen. Z. Kinderchir. 2, 25 (1965).

Strasburger, J.: Transparenz des Kopfes bei Hydrocephalus. Dtsch. med. Wschr. 1, 294 (1910).

Struck, G., u. R. Hemmer: Elektronenmikroskopische Untersuchungen an der menschlichen Hirnrinde beim Hydrocephalus. Arch. Psychiat. Nervenkr. 206, 17 (1964).

Taggart, J. K., and A. E. Walker: Congenital atresia of the foramens of Luschka and Magendie. Arch. Neurol. Psychiat. (Chic.) 48, 582 (1942).

Thiebaut: Zit. nach Lazorthes u. Mitarb.

Tönnis, W.: Die Behandlung der frischen und gedeckten Hirnverletzung im Hinblick auf die Verhütung der Hllnleistungsschwäche. Nervenarzt 19, 201 (1948).

Umbach, W., u. M. Kley: Untersuchungen mit Ultraschall zur Diagnose und Verlaufskontrolle des kindlichen Hydrocephalus. Dtsch. med. Wschr. 90, 1315 (1965).

Weber, G., u. D. da Rugna: Spastische Lähmung und Rindenblindheit bei kommunizierendem Hydrocephalus internus mit dissezierenden intracerebralen Divertikeln. Confin. neurol. (Basel) 11, 314 (1951).

Weygandt, W.: Der jugendliche Schwachsinn. Stuttgart: Ferdinand Enke 1936.

Wilson, S. A. K.: Megalencephaly. J. Neurol. sychopath. 14, 193 (1934).

Wolff, H., u. L. Brinkmann: Das „normale" Encephalogramm. Dtsch. Z. Nervenheilk. 151, 1 (1940)

Yakovlev, P. I.: Paraplegias of hydrocephalics. (A clinical note and interpretation.) Amer. J. ment. Defic. 51, 561 (1947).

Zander, E.: Sechs Fälle von Papillomen des Plexus Chorioideus. Mschr. Psychiat. 18, 321 (1949).

Zülch, K. J., u. W. Nachtwey: Pathologie und Klinik des Aquäduktverschlusses. Zbl. Neurochir. 18, 80 (1958).

Mißbildungen des Zentralnervensystems

H.-D. Pache, München

Die Dysraphien des Zentralnervensystems

Die Beziehungen zwischen Schluß des Neuralrohrs und Schluß des Hüllskelets

Beim mangelhaften Schluß des Neuralrohrs ist meistens gleichzeitig auch die hüllende Wirbelsäulen- und Hirnhautanlage im Sinne der Rachischisis oder der Spina bifida verbildet. Die alten Autoren Hensche, Virchow und Ribbert hatten angenommen, daß ursächlich eine fetale Meningitis verantwortlich zu machen ist, die einen Hydrops des Medullarkanals erzeugt, der seinerseits die gesamten Spaltbildungen am Neuralrohr und am Skelet verursacht. v. Recklinghausen hielt später Entwicklungshemmungen des Mesenchyms für das Primäre, während seit Ernst die früher erfolgende *Entwicklung des ektodermalen Neuralrohres* und deren Störung als *führend* angesehen wird. Auch Keiller und Degenhardt sind der Meinung, daß bei der überwiegenden Zahl dieser Mißbildungsformen der Schließungsvorgang des Neuralrohres primär gehemmt ist, der mangelhafte Schluß der mesenchymalen Hirnhäute und des Wirbelrohres aber als induziert betrachtet werden muß. Der Defekt im Schluß des Neuralrohres kann dabei vorübergehend sein ohne bleibende Anomalien am voll entwickelten Rückenmark. Spuren bleiben dann nur in Form von Defekten an den Wirbeln dieses Bezirks zurück (KARLIN). Sinngemäß ist also die Mehrzahl der hier zu behandelnden Mißbildungen als „dorsale Schließungsstörung des Achsenskelets *und* der Medulla spinalis" (DEGENHARDT) zusammenzufassen.

Ob unter den Spaltbildungen der Wirbelsäule, die von keiner Myelodysplasie begleitet sind (Spina bifida occulta und reine Meningocelen), auch isolierte Entwicklungsstörungen der mesenchymalen Hüllgewebe vorkommen, muß offengelassen werden.

Die Dysraphien des Rückenmarks

Nomenklatur. Nach MORGAGNI ist die *Spina bifida* 1641 von TULPIUS, dem Arzt, den Rembrandt in seinem berühmten Anatomie-Bilde verewigt hat, erstmals benannt. Seit 1881 unterscheidet man mit W. KOCH zwischen 1. *Rachischisis*, der offenen Wirbelspalte, und 2. *Hydrorachis* oder *Spina bifida cystica*, bei der die Spalte im Skeletsystem mit Weichteilen der verschiedensten Schichten gedeckt

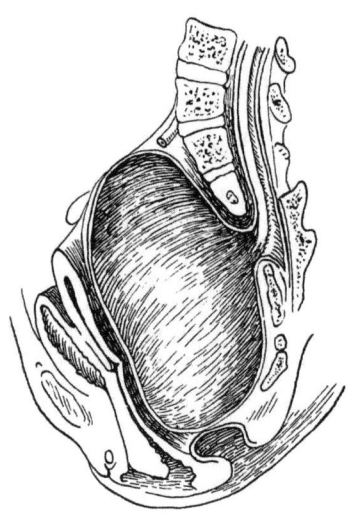

Abb. 102. Spina bifida ant. sacralis (nach KRONER und MARCHAND). 20jähriges Mädchen mit Pes varus congenit. — Nach einem Sturz Schmerzen im Leib, Diagnose der Geschwulst, Punktion, Drainage, Meningitis, Exitus. (Aus HESSE)

ist. 1. und 2. können als *Spina bifida aperta* zusammengefaßt werden. Als letztes Glied schließt sich 3. die *Spina bifida occulta* an, bei der die Weichteildeckung fast vollständig ist.

Am Rückenmark heißt die entsprechende teratologische Reihe 1. *Myeloschisis* (mit Rachischisis), 2. *Myelocele, Myelocystocele, Syringomyelocele, Hydromyelocele, Myelocystomeningocele, Myelomeningocele, Meningocele* (mit Spina bifida cystica) und 3. *Myelodysplasien*, verschiedene *Mißbildungstumoren* wie Lipome und Dermoide sowie die *angeborenen Hautsinus* (mit Spina bifida occulta).

Spina bifida anterior

Die *Spina bifida anterior* ist so selten, daß unter einer Spina bifida im allgemeinen kurzweg die Spina bifida posterior oder dorsalis gemeint ist. Die seltene Sonderform sei deswegen hier vorweg abgehandelt:

Bei der Spina bifida anterior liegt ein Knochenspalt oder auch -defekt meist mehrerer Wirbel*körper* vor, durch den sich eine cystische Geschwulst nach vorne zu, d. h. nach dem Hals, Thorax, Abdomen oder Becken entwickeln kann. Bekannt ist diese Form auch schon seit TULPIUS. Ätiologisch dürfte sie nicht die gleiche Genese wie die dorsalen Spaltbildungen haben (TÖNDURY). Oft besteht aber zusätzlich eine Spina bifida posterior. Das weibliche Geschlecht überwiegt.

Die *Symptome* bestehen vor allem in *Verdrängungserscheinungen*, seltener in *Lähmungen* und dergleichen (Abb. 102). Stuhl- oder Urinbeschwerden, Geburtshindernisse, Schmerzen durch Druck auf die Nerven sind die häufigsten klinischen Erscheinungen.

Bei Totgeburten besteht gelegentlich eine Kommunikation zwischen dem Gastrointestinalapparat und dem Rückenmark, so daß ausgebildete Darmschlingen nach dem Rückenmark zu etwa in der Area medullovasculosa bei gleichzeitiger Myelocele posterior münden, oder daß statt ihrer ein mehr oder weniger obliterierter Strang Medulla und Magen-Darmkanal verbindet, ein Strang, dessen Ende die entsprechende Auskleidung — Darmschleimhaut bzw. Ependym — trägt. Man deutet dieses Verhalten als ein Fortbestehen des Canalis neurentericus und vermutet in seiner Persistenz die formale Entstehungsursache der Spina bifida anterior überhaupt.

Für den Kliniker interessant sind vor allem die Formen mit Sitz *in der Sacralregion*, da, von wenigen Ausnahmen abgesehen, nur diese lebensfähig sind. In den meisten Fällen handelt es sich hier um *Meningocelen*.

Gewöhnlich wird die Diagnose erst durch Probepunktion und ihre unglücklichen Folgen (Liquorverlust, Meningitis) gestellt. Durch rectale Untersuchung läßt sich aber die Situation richtig erkennen: die tastbare Vorwölbung wird beim Valsalva-Versuch härter. Durch Myelographie ist dann der Befund weiter zu klären (TAVERAS u. WOOD). Als *Differentialdiagnose* sind zu nennen: Cysten im Ligamentum latum, Ovarialcysten, Mesenterialcysten, Hydronephrose, Haematocele retrouterina, Echinococcus-Cysten und Spondylitis tuberculosa. (Ausführliche Literatur bei HESSE u. NINI, TABET und TABBARA.)

Begleitmißbildungen bei Dysraphien des Rückenmarks

Charakteristisch für die Spina bifida posterior (wie die Sp. b. anterior) und die mit ihr verbundenen Mißbildungen des Rückenmarkes ist die *Häufung anderer schwerer Mißbildungen* in ihrer Begleitung (Abb. 103) (SCHRÖDER). Nach RECORD u. McKEOWN findet sich eine solche Kombination bei angeborenen Herzfehlern in 25,9%, bei der Lippen-Kiefer-Gaumenspalte

Myomeren, die ihrerseits das Deszendieren der Scapula verhindern (BROMANN, SCHWARZWELLER). Hier gibt es Übergangsformen zum Status dysraphicus. Ähnlich kommen Kombinationen mit dem *Morbus Crouzon* (Dysostosis craniofacialis) vor (SCHURMANS u. HARIGA). Schließlich besteht im *Reese-Syndrom* eine typische Kombination von dysraphischen Störungen mit bilateralen Augenmißbildungen und zusätzlichen Defekten an Skelet, Lunge, Verdauungssystem, Herz oder Urogenitalapparat [A. B. REESE and BR. R. STRAATSMA: Retinal dysplasia. Amer. J. Ophthal. 45, 199 (1958)].

Häufigkeit der Dysraphien des Rückenmarks

Die dorsalen Verschlußstörungen des Neuralrohres stehen zahlenmäßig an der Spitze

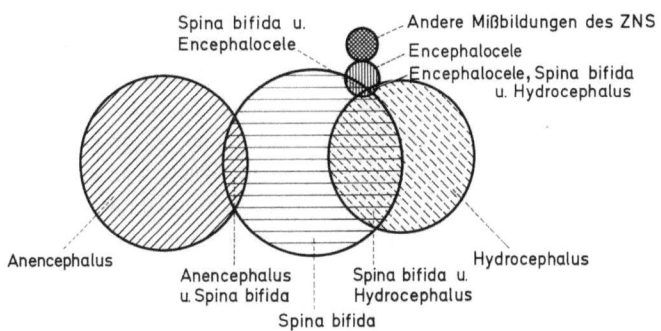

Abb. 103. Kombination von ZNS-Mißbildungen verschiedener Art. (Nach RECORD u. McKEOWN, 1949)

in 21,9%, bei der Spina bifida aber in 62%. 160mal häufiger, als bei der Durchschnittsbevölkerung zu erwarten, findet sich ein Hydrocephalus, 74mal häufiger ein Anencephalus, 33mal häufiger ein Klumpfuß, aber auch 23mal häufiger eine Lippen-Kiefer-Gaumenspalte. Außerdem kommen öfter vor: Eventerationen, Darmduplikaturen Blasenspalten, Nabelbrüche, Kryptorchismus, Milzdefekte, Syn- und Polydaktylien sowie Fehlen der Nebennieren (ERNST, KERMAUNER). Diese *Kombinationen haben großen Einfluß auf die Lebensfähigkeit.* Spina bifida-Patienten ohne begleitende andere Mißbildungen haben bei der Geburt eine Lebenschance von 82,5%, während bei Kombination mit anderen Mißbildungen diese nur 61,2% beträgt. Die Aussicht, das 1. Lebensjahr zu überdauern, ist bei isolierter Spina bifida mit 41,3%, bei kombinierter mit 5,8% beziffert.

Zu den schweren Systemmißbildungen der Halswirbelsäule, die mit den Schließungsstörungen gekoppelt sind, gehören das *Klippel-Feil-Syndrom* und der *Sprengelsche Schulterblatthochstand.* Es kommt dabei zu Reduktion, Verschmelzung oder Spaltung der Wirbelkörper mit Entwicklungsstörungen der

aller Mißbildungen des ZNS und bilden auch eine Hauptgruppe der großen Entwicklungsdefekte überhaupt. Die Angaben über die Häufigkeit der Spina bifida in ihrer manifesten Form, also der Spina bifida aperta, schwanken zwischen $0,2^0/_{00}$ (MITANI, NEEL, Japan), $1,7^0/_{00}$ (v. HARNACK u. KIRSTEN, Deutschland) und $5,0^0/_{00}$ (LAURENCE u. DAVID, England) (Tabelle 27). Die unterschiedlichen Zahlenangaben erklären sich aus der differenten Häufigkeit in verschiedenen Regionen und Rassen (bei Farbigen seltener als bei Weißen, besonders niedriger Prozentsatz bei Juden (INGALLS u. Mitarb., 1954), in Japan über 15mal seltener als in England) und aus der Verschiedenheit des untersuchten Materials, je nachdem z.B., ob Totgeburten in die Statistik eingeschlossen sind oder nicht. ARESIN u. SOMMER sowie REGENSTREIF bezeichnen diese Mißbildungsform als zweithäufigste nach den angeborenen Herzfehlern. Nach STEIN u. SCHMID bildet sie 11%, nach RECORD u. McKEOWN 13%, nach HEMPEL 16% aller angeborenen Mißbildungen. Wenn man die Schlußstörungen des Neuralrohres im weitesten Sinne, also einschließlich der Anencephalie nimmt, übertreffen sie an Zahl mit $4,96^0/_{00}$ (RECORD u. McKEOWN, 1960) sogar die angeborenen Herzfehler, die bei Kontrolle bis ins 5. Lebensjahr nach den genannten Autoren nur $4,18^0/_{00}$ erreichen.

Tabelle 27. *Häufigkeit der Spina bifida cystica*

1. Australien	SMITH (1966)	$1,24^0/_{00}$
2. Dänemark	HINDSE-NIELSEN (1938)	$1,2^0/_{00}$
3. Deutschland	FREUDENFELD (1957)	$1,1^0/_{00}$
	v. HARNACK u. KIRSTEN (1958)	$1,7^0/_{00}$
	HEMPEL (1942)	$1,5^0/_{00}$
	KERMAUNER (1909)	$1,0^0/_{00}$
4. England	LAURENCE u. DAVID (1963)	$5,0^0/_{00}(!)$
	MALPAS (1937)	$2,8^0/_{00}$
	CARTER (1950)	$1,89^0/_{00}$
	NASH (1963)	$2,5^0/_{00}$
	RECORD u. McKEOWN (1949)	$2,7^0/_{00}$
	RECORD u. McKEOWN (1950)	$1,6^0/_{00}$
5. Frankreich	CHAUSSIER (1812) (nach KEILLER)	$1,0^0/_{00}$
6. Irland	COFFEY u. JESSOP (1955) (nach SMITH)	$4,2^0/_{00}$
7. Italien	CISLAGHI (1940)	$0,5^0/_{00}(!)$
8. Japan	MITANI (1943)	$0,2^0/_{00}(!)$
	NEEL (1958)*	$0,2^0/_{00}(!)$
9. Schweden	BÖÖK (1951)	$1,1^0/_{00}$
10. USA	HARRAR (1916) (nach SMITH)	$1,1^0/_{00}$
	STEVENSON, WORCESTER u. RICE (1950)	$1,96^0/_{00}$
	HARRIS u. STEINBERG (1954)	$2,4^0/_{00}$
	INGALLS et al. (1954)	$2,5^0/_{00}$
	INGRAHAM u. FOWLER (1956) (nach SMITH)	$2,5^0/_{00}$

* Krankengut frei von blutsverwandten Eltern!

Die Zahlen für das Vorkommen von *Spina bifida occulta* ohne oder mit sehr oft inapparent bleibenden kleineren Rückenmarksdefekten steigen von 17,3% (CURTIUS u. LORENZ), 36% (FRIEDMAN, FISHER u. DEMARK) bis zu 54% (KARLIN). Fusionsdefekte am 5. Lenden- und 1. Sacralwirbel, dem „Wetterwinkel" der Wirbelsäule, außerdem am Atlas, sind bei Kleinkindern ein fast normaler Befund. Sie finden sich nach FAWCITT im Alter unter 5 Jahren bei 94%. Man kann diese als *Spina bifida occultissima* (WEIDENMÜLLER) bezeichnen oder mit HINTZE von einer „*Fontanella lumbosacralis*"

sprechen, womit gezeigt wird, daß diese Spaltbildung allein überhaupt keine Mißbildung darstellt. SUTOW u. PRIDE fanden diese Spaltbildung bei Japanern(!), die bei Studien über die Spätwirkung der Atombombenexplosion in Hiroshima untersucht wurden, im Alter von 7—8 Jahren bei 58,7%, bei 12jährigen in 48,4%, bei 16—18jährigen in 42,6%, bei Erwachsenen in 28%. Nach CROW u. BROGDON ist die Spina bifida occultissima im Alter von 20 Jahren noch bei 35,7% anzutreffen.

Die Häufigkeit der Spina bifida occulta kann exakt natürlich nur bei Röntgenreihenuntersuchungen festgestellt werden (ALTSCHUL). Dabei muß auf Ausgleich der Lendenlordose geachtet werden, da man sonst einen Teil der Spaltbildungen infolge von Überschneidungen im Röntgenbild übersieht (LANGE).

Als „occulte Meningocelen" bezeichnet man Ausbuchtungen des Subarachnoidal-Raumes, die sich caudal von seinem üblichen Ende in Höhe von S_2 finden. Als „Wurzel-Meningocelen" werden erweiterte Höhlen der Spinalnerven bezeichnet, wenn sie nur enge Verbindungen zum Subarachnoidalraum haben. Sie können bei hohem Eiweißgehalt der in ihnen enthaltenen Flüssigkeit im Laufe der Zeit durch Osmose wachsen und Erosionen am Sacrum verursachen (TAVERAS u. WOOD). Auch diese Gebilde lassen sich durch Myelographie darstellen.

Geschlechtsverteilung

Die Schlußstörungen des Rückenmarkrohres verteilen sich etwa gleichmäßig auf die beiden Geschlechter mit geringem Überwiegen von Frauen, bei denen schwerere Veränderungen ebenfalls überwiegen (HEMPEL, v. HARNACK). DORAN u. GUTHKELCH fanden unter 64 einfachen Meningocelen gleichviel Knaben und Mädchen, LAURENCE (2) fand 20 Knaben gegenüber 19 Mädchen. Dagegen waren unter 243 Myelomeningocelen bei DORAN u. GUTHKELCH 113 männlichen und 130 weiblichen Geschlechts. Die entsprechenden Zahlen bei LAURENCE sind 163 ♂ gegen 205 ♀. Die Mädchenwendigkeit bei Totgeborenen mit Rückenmarksspalte ist nach RECORD u. McKEOWN mit 182 Mädchen auf 120 Knaben noch größer. Das läßt sich mit der bekannten höheren Letalität der schwer mißbildeten Buben schon in frühen Schwangerschaftsperioden erklären. Die Spina bifida occulta zeigt dagegen nach LORBER u. LEWIK sowie SUTOW u. PRYDE eine deutliche Androtropie.

Ätiologie

Familiäre Häufung wird von PYBUS, DE-MELER, HINDSE-NIELSEN, WALDMANN und WEIDENMÜLLER beschrieben.

PYBUS berichtet von einer Familie mit 4 Kindern, von denen 2 eine Spina bifida aperta, 1 eine Spina bifida occulta mit leichter Skoliose und das vierte nur eine Fovea coccygea aufweisen. DUNN u. SALTER zeigen einen Stammbaum, in dem 2 Mädchen von 8 Geschwistern an Spina bifida früh sterben und ein weiteres, das selbst eine Spina bifida occulta hat, 2 Kinder mit Anencephalie bekommt. Bei HINDSE-NIELSEN waren unter 548 Geschwistern in 124 Familien 28 Kinder von der gleichen Entwicklungs-störung betroffen, d.h. 51$^0/_{00}$ statt der zu erwartenden 1—5$^0/_{00}$. Aus den Zahlen von MLETZKO (55 Geschwister in 31 Familien) errechne ich ebenfalls 54$^0/_{00}$ mit der gleichen Mißbildung. BAUWENS teilt eine Familie mit, in der von eineiigen weiblichen Zwillingen einer Anencephalie, der andere eine Spina bifida lumbalis, 2 Geschwister eine Spina bifida des obersten Sacralwirbels, der Vater eine sacrale Hypertrichose mit Sacralisation des 5. Lendenwirbels, Skoliose und Hohlfuß, die Mutter eine Spina bifida occulta des 1. Sacralwirbels hatte und eine Schwester der Mutter ebenfalls ein anencephales Kind zur Welt brachte. RECORD u. MCKEOWN fanden unter den Geschwistern von 654 totgeborenen oder im 1. Lebensjahr verstor-benen Kindern mit Spina bifida 10, die ebenfalls eine Spina bifida aperta aufwiesen, das sind 15,3$^0/_{00}$. Außerdem war bei 7 = 10,7$^0/_{00}$ eine Anencephalie festzustellen. Die Zahlen der sehr gründlichen Ermitt-lungen von LORBER in den Familien von 722 Säug-lingen mit Spina bifida cystica sind noch höher: 4,3$^0/_{00}$ Spina bifida cystica und 17,7$^0/_{00}$ Anencephalie bei Geschwistern. Auch in der weiteren Verwandtschaft (unter Eltern, Großeltern, Urgroßeltern und deren Nachkommen) fanden RECORD u. MCKEOWN in 5% , LORBER bei 16,3% Mißbildungen des Zentralnerven-systems. Bei HINDSE-NIELSEN waren unter 12 550 Per-sonen dieser weiteren Verwandtschaft 50mal Kinder mit Spina bifida aperta anzutreffen. Eigenartigerweise war dieses Vorkommen unter den Verwandten der mütterlichen Linie mit 3,2$^0/_{00}$ deutlich häufiger als unter denen der väterlichen Linie mit nur 1,5$^0/_{00}$.

Zwillinge findet HINDSE-NIELSEN in den Familien mit Spina bifida auffallend oft, doch sind diese nach MCKEOWN u. RECORD nicht häufiger befallen als Einzelgeburten. Vor allem sind sie *fast nie konkordant* betroffen.

Bemerkenswert ist aber *ein eineiiges Zwillingspaar* mit fast übereinstimmender Spina bifida lumbalis von ESKELUND u. BARTELS *sowie ein anderes*, das BIJL beschreibt, bei dem *konkordant* Araphie, allerdings in verschiedener Ausprägung, besteht: Das erste Kind zeigt eine Anencephalie mit Spina bifida aperta lumbalis, dazu Mißbildungen der Wirbelsegmente im Hals- und Brustwirbelsäulenbereich. Der zweite Zwilling weist eine partielle Rachischisis thoraco-lumbalis auf, dazu Hydrocephalus internus und Miß-bildung der Wirbelsegmente im Hals- und Brust-wirbelbereich. Das eineiige Zwillingspaar von BAU-WENS ist bereits besprochen.

Eine *direkte Weitergabe an Kinder* ist schon deswegen *selten* zu erwarten, weil die meisten Merkmalsträger im frühen Kindesalter ver-sterben oder jedenfalls nicht zur Fortpflanzung kommen. Bei den Männern fehlt die Potentia coeundi.

Immerhin beschreibt MILLS eine Frau mit kokos-nußgroßer Meningomyelocele in der Lumbosacral-region, deren erstes Kind mit mäßig starkem Hydro-cephalus und offener dorso-lumbaler Myelocele mit Kephalotrypsie entbunden wurde. HINDSE-NIELSEN erwähnt dagegen 3 Frauen mit großer cystischer Spina bifida, die 5 normale Kinder geboren haben. Ein Vater gesunder Kinder hatte eine Spaltbildung des ganzen Os sacrum und kleine Zeichen von Myelo-dysplasie. WEIDENMÜLLER gibt Daten über 91 Mit-glieder einer Sippe, in der man bei der Mutter von 3 mißbildeten Kindern einen halbseitigen Wirbelbogen-defekt im 1. Sacralsegment röntgenologisch nach-weisen konnte. Die Mißbildungen ihrer Kinder zeigen sehr verschiedene Ausprägungen der dorsalen Ver-schlußstörung von einer Encephalocele mit Frosch-kopf über eine Spina bifida cystica thoracalis bis zu einer Rachischisis partialis mit Wirbelkörpermißbil-dungen im Bereich der Brustwirbelsäule, also dem Bilde einer Spina bifida anterior. LANGE bildet die Röntgenbefunde von einem Vater und seinem Sohn mit Spina bifida occulta und Skoliose bei beiden ab. Nach LORBER u. LEWIK ist unter den Eltern von Spina bifida aperta-Kindern 4mal häufiger als bei Kontrollen eine Spina bifida occulta nachzuweisen.

Blutsverwandtschaft fand HINDSE-NIELSEN in den von ihm untersuchten Elternpaaren *nur dreimal*.

Von einem *einfachen Erbgang*, wie ihn SCHAMBUROW u. STILBANS annehmen (homo-zygote Merkmalsträger = Spina bifida aperta, heterozygote = Spina bifida occulta) kann also *nicht die Rede* sein, auch nicht, wenn man berücksichtigt, daß 4,98% aller bekannt ge-wordenen Konzeptionen in der Familie der Probanden nach RECORD u. MCKEOWN als Tot- und Fehlgeburt endeten, die unerkannte Merkmalsträger gewesen sein können. Immer-hin hält LORBER einen *recessiven Erbgang mit wechselnder Penetranz* für möglich unter Be-rücksichtigung der erhöhten Abortziffern und den Schwierigkeiten einer exakten Erfassung der parallelen Erkrankung in den Familien der Spina bifida-Träger. DEGENHARDT nimmt „gen-bedingte Einflüsse auf die Empfindlichkeits-schwelle der frühembryonalen Neuralrohr-anlage" an, die exogene Noxen leichter zum Durchbruch kommen lassen (*Synteratogenese*) [vgl. auch GREBE (3)].

Im *Tierexperiment* sah GLUECKSOHN-SCHÖNHEIMER bei Inzuchtmäusen Spina bifida zusammen mit Mißbildungen am Urogenital- und Darmtrakt als Hinweise auf *genetische Faktoren.*

Die Bedeutung *exogener Noxen* ist aus den Untersuchungen der *Entwicklungsmechanik* zu erkennen.

Bereits HERTWIG konnte an Froschköpfen Schlußstörungen des Rückenmarks dadurch erzeugen, daß er

rungen des Zentralkanals und Hypoplasie eines Hinterstranges wurden beobachtet. Diese Differenzierungsstörungen fanden sich auch, wenn grobe, äußerlich zu erkennende Mißbildungen nicht aufgetreten waren.

Von GILLMAN u. Mitarb., WADDINGTON u. CARTER, HAMBURGH sowie von GUNBERG und schließlich von WARKANY u. Mitarb. (1958) wurde durch Injektion wäßriger *Trypanblau-Lösungen* (1 ml 0,7—1%ige Lösung am 8.—10. Tage der Gravidität subcutan) bei trächtigen Mäusen bzw. Ratten die Entstehung von Rückenmarksdefekten erreicht. Trypanblau soll nach GILLMAN die Serumalbumine binden.

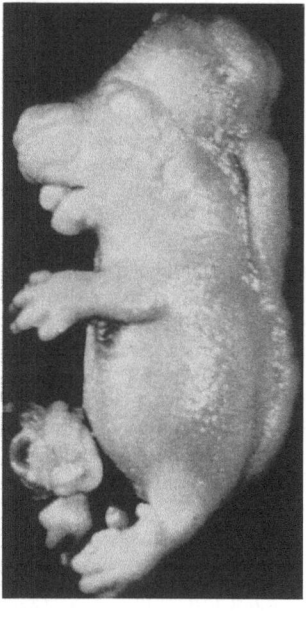
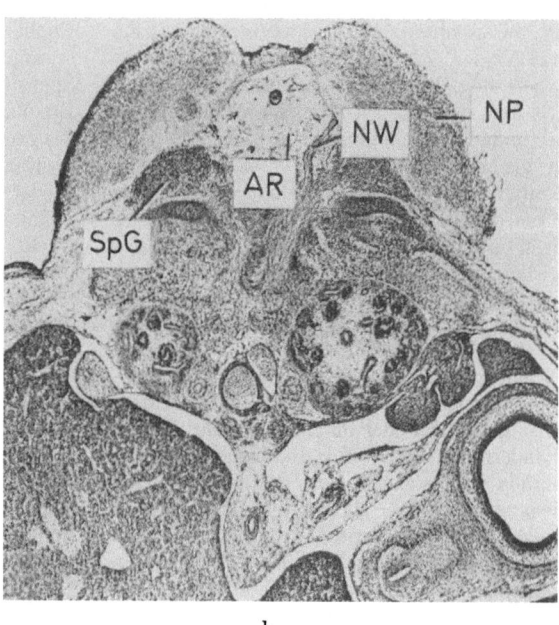

a   b

Abb. 104a u. b. Rattenembryo, 17 Tage alt, nach Trypanblau-Injektion am 8.—10. Tage. Myeloschisis und Cranioschisis, Wirbelsäulenelemente. Neuralplatte erheblich hyperplastisch im Vergleich zu anderen Geweben. (Aus WARKANY, WILSON u. GEIGER). *NP* Neuralplatte, *NW* Nervenwurzel, *AR* Arachnoidalraum, *SpG* Spinalganglion

die Eier nach der Entnahme aus dem Ovar 3 Tage lang in Seewasser liegen ließ und ihnen dann erst Sperma zusetzte. Nach Voruntersuchungen bei *Amphibien* wurden von der Büchnerschen Schule die viel älteren Versuche von SAINT HILAIRE, RICHTER u. GERLACH am *Hühnchenkeim* systematisch ergänzt, die GALLERA neu aufgenommen hatte (RÜBSAAMEN, NAUJOKS, MUSHETT, DIETSCHE). Durch kurzfristigen Sauerstoffmangel (3—5 Std bei 3—5% Sauerstoff) am 1. Bruttage ließen sich bei weiterer Bebrütung häufig Anencephalie, Rachischisis und Spina bifida neben anderen Mißbildungen, z.B. Herzektopien, erzielen. Darüber hinaus fanden sich besonders bei Einwirkung des Sauerstoffmangels am 2.—6. Tage (bei einer normalen Schlüpfzeit am 21. Tage) Rosettenbildungen am Zentralkanal oder in seiner Umgebung und vascularisierte Wucherungen neuralen Gewebes in der Lichtung des Zentralkanals. Auch Mehrfachbildungen des Zentralkanals, Verwerfungen der Struktur caudaler Rückenmarksteile, Hydromyelie sowie Defekte des Ependyms, spaltförmige Erweite-

Von WARKANYs 254 behandelten Mutterratten entwickelten sich 1850 Feten. Unter ihnen war bei 4,1% der Defekt äußerlich erkennbar. 12 von 25 genau Untersuchten hatten eine eindeutige Myeloschisis. Der jüngste Fetus war 12 Gestationstage alt, die anderen 14—22 Tage. Bei diesen ließ sich die Entwicklung einer Myelomeningocele aus der anfänglichen Myeloschisis verfolgen (Abb. 104).

Durch *Insulininjektionen* in den Dottersack von *Hühnerembryonen* (LANDAUER, MOSELEY, DUVAISWAMI) und durch Insulinschock bei trächtigen *Kaninchen* (CHOMETTE) haben sich ähnliche Effekte erzielen lassen.

DEGENHARDT hat trächtige *Kaninchen* einer 4- bis 7stündigen O_2-*Mangel*periode im Unterdruckverfahren ausgesetzt. Bei Einwirkung am 8.—10. Schwangerschaftstage ergaben sich Entwicklungsstörungen, unter denen Spaltbildungen der Wirbelsäule sehr häufig vertreten waren.

KAVEN u. DEGENHARDT konnten bei *Röntgenbestrahlung* von trächtigen *Mäusen* am 6.—10. Gestationstag die Morphogenese der Wirbelsäule und der Gehirnanlage stören.

COHLAN hat durch *hohe A-Vitamingaben* während der Schwangerschaft bei *Ratten* eine deutliche Abnahme der Wurfzahl und schwere angeborene Mißbildungen erzielt. Als kritische Periode erwies sich auch bei ihm der 7.—10. Tag der Schwangerschaft. Er fand Exencephalie und Spina bifida mit Meningocele und Hydrocephalus neben Augenmißbildungen, Kieferspalten, Verkürzungen der Mandibula und der Maxilla in 52% der neugeborenen Tiere. WARKANY u. SCHRAFFENBERGER erzielten ähnliche Mißbildungen auch mit Vitamin A-Mangel und mit *riboflavinfreier Diät.*

Schließlich sind die Versuche von WARKANY, TAKACS und KALTER zu erwähnen, die durch Vergiftung

ersten Schwangerschaftsdrittel steht vereinzelt da.

Die *anatomischen Untersuchungen* von ROSER seien hier eingefügt. Er fand *im Rückenmark* menschlicher Neugeborener, die vor, während oder kurz nach der Geburt verstorben waren, bei Vorhandensein makroskopisch sichtbarer Mißbildungen in 80% von 18 noch zusätzlich *feingewebliche Fehlbildungen des Zentralkanals im Rückenmark.* Unter 41 Früchten ohne gröbere Mißbildungen waren Rückenmarksveränderungen histologisch noch in 60% nachzuweisen (spalt- und höhlenförmige Aus-

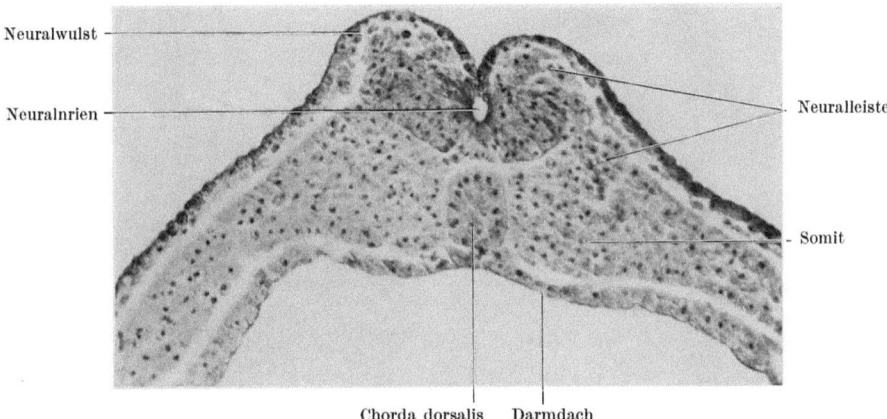

Abb. 105. Querschnitt durch eine junge Neurula von Rana temporaria. Ausschnitt aus der dorsalen Hälfte bei stärkerer Vergrößerung, Neuralrinne, Neuralleiste. (Aus STARCK)

mit *Salicylsäure* ebenfalls bei der *Ratte* Myelomeningocelen, Exencephalie und Hydrocephalus neben einer großen Zahl von Mißbildungen an anderen Organsystemen induziert haben.

Voraussetzung war bei diesen Tierversuchen, daß die Einwirkung des schädigenden Agens in einer *Phase* erfolgte, *die beim Menschen etwa der 3. Embryonalwoche entspricht* (HEMPEL, DEGENHARDT). Es ist also ein in der Zeit der Blastogenese wirkender Schaden mindestens als *phasenspezifischer* wichtiger *Manifestationsfaktor* anzunehmen. Klare klinische Hinweise auf die Ätiologie dieser **Blastopathien** *beim Menschen* sind selten. Höheres Gebäralter scheint bei der Spina bifida eine geringere Rolle zu spielen als bei der Anencephalie (MALPAS). Nach INGALLS, PUGH u. MCMAHON besteht eine stärkere Belastung auch bei Erstgebärenden, die in den letzten Jahrgängen ihrer Untersuchung (1948—1952) aber nicht mehr festzustellen war.

Die Mitteilung von COFFEY und JESSOP über ihre Häufung nach mütterlicher Grippe im

weitung des Zentralkanals, Einbruch von Neuralgewebe in seine Lichtung, Bildung von Doppel- und Mehrfachlumina und Rosettenbildung mit überschießender Spongioblastenproliferation). *Gliose* und *Syringomyelie* schließen sich nach der Auffassung von BIELSCHOWSKY u. UNGER sowie von HENNEBERG als *wesensgleiche*, nur quantitativ verschiedene *Prozesse* an. Damit läßt sich die *Myelodysplasie* von FUCHS und der *Status dysraphicus* von BREMER u. CURTIUS in diesen Kreis dysgenetischer Fehlbildungen einschließen.

Pathogenese der Schließungsstörungen des Neuralrohres

Normale Entwicklung. Das Rückenmark und die Spinalnervenwurzeln entwickeln sich aus dem *Ektoderm.* Das *Rückenmark* entsteht aus der *Neuralplatte* allein, die Wurzeln der Spinalnerven enthalten Fortsätze von Zellen der Neuralplatte und dazu auch Fortsätze von Zellen der Neuralleiste (Abb. 105). Die Neuralplatte

erscheint vor der Primitivgrube (Blastoporus
oder Canalis neurentericus) in der 3. Embryonalwoche beim 4—5 mm langen Embryo
als eine Verdickung. Sie entwickelt sich schnell
zu einer Rinne (Abb. 106a u. b) und dann zu

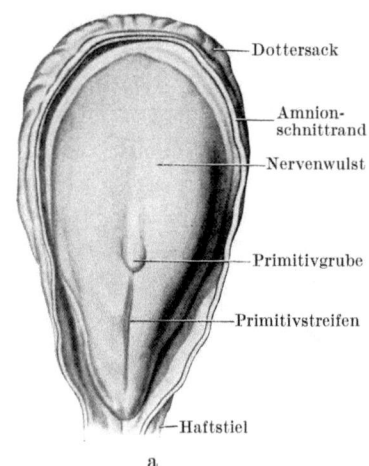

a

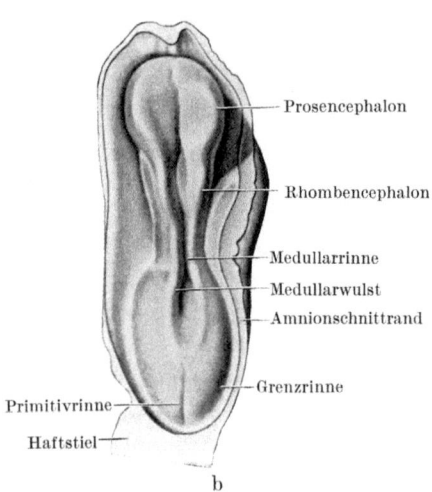

b

Abb. 106a u. b. Aufblick auf die Embryonalanlage
nach Eröffnung der Amnionhöhle. a Embryo Carnegie Nr. 5960, 16 Tage, Präsomitenstadium. b Embryo INGALLs, 18 Tage, Bildung der Neuralanlage.
(Nach STREETER, 1931, aus STARCK)

einem Rohr (Abb. 107 und 108), das bereits am
Ende der 4. Embryonalwoche vollständig geschlossen zu sein hat. Das Mesoderm, das seitlich
vor der Neuralrinne liegt, schiebt sich dann als
Membrana reuniens zwischen das Integument
und das Neuralrohr und bildet die Anlage für
die Hirnhäute und Wirbelbögen. Der Schluß
des Wirbelkanals wird auf das Ende der 11.
Embryonalwoche datiert (KARLIN). Bildung
und Verschluß des Rohrs gehen vom Kopf zum

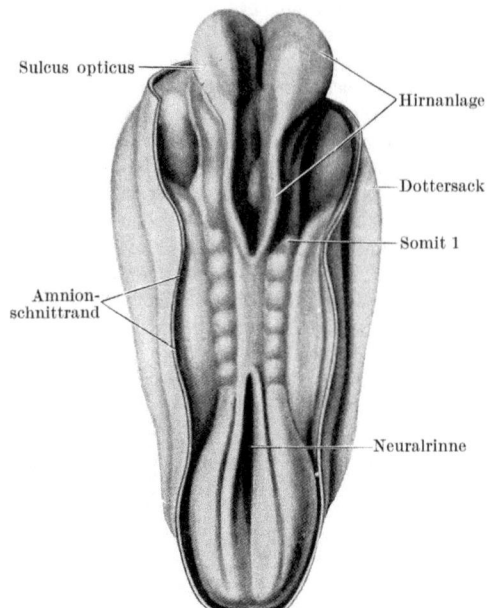

Abb. 107. Homo Payne. 7 Somite. 19 Tage.
(Aus STARCK)

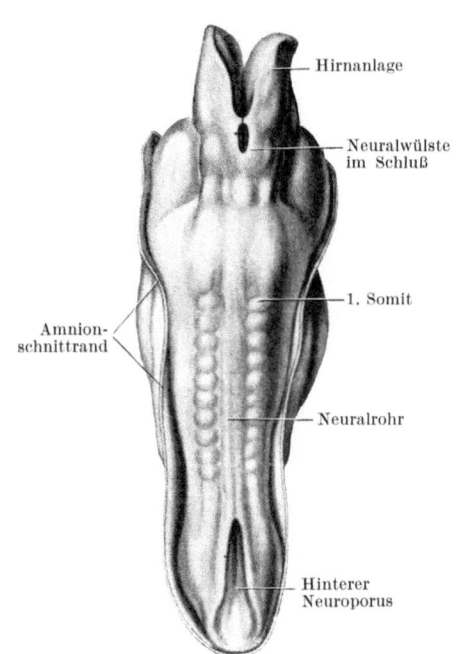

Abb. 108. Homo Corner. 10 Somite. 20 Tage.
(Aus STARCK)

Steiß voran, die Lumbo-Sacralregion kommt
also dabei zuletzt an die Reihe (STARCK).

Der unterste Abschnitt des Rückenmarks
entwickelt sich nicht in dieser typischen „primären" Weise (HERTWIG), sondern wird aus
einem mit dem Integument zunächst in Zusammenhang bleibenden soliden Epithelstrang

geformt, der sich später kanalisiert und dann erst von diesem getrennt und in die Tiefe verlagert wird („sekundäre" Entwicklungsform, HOLMDAHL).

Zunächst ist das Lumen des Neuralrohres im Verhältnis zur Wanddicke groß. Diese *physiologische Hydromyelie* bleibt bis etwa zur 6. Embryonalwoche bestehen. Zu diesem Termin perforiert das Dach des primitiven IV. Ventrikels und der Subarachnoidealraum weitet sich, während der Zentralkanal von den dicker werdenden Wandstrukturen komprimiert wird.

Mit 3 Embryonalmonaten reicht das Rückenmark durch die ganze Länge des Wirbelkanals bis zum Os coccygeum. Später wächst der umhüllende Wirbelkanal schneller in caudaler Richtung, so daß schließlich das Rückenmark bei der Geburt nur noch bis zum 3. Lendenwirbel reicht und beim Erwachsenen am 1. Lendenwirbel endet *(„Ascension" des Rückenmarks)*. Die Nervenwurzeln verlassen bis zum 3. Embryonalmonat die zugehörigen Wirbelsegmente rechtwinklig, während sie später unter Verlängerung zu einem von cranial nach caudal zunehmenden Absteigen in ihre Austrittslöcher in der Wirbelsäule gezwungen sind (KEILLER).

Die *Neuralleiste* stellt zunächst einen Ektodermstreifen an beiden Seiten der Neuralplatte, später eine Säule beidseits des Neuralrohrs dar (Abb. 105). Aus ihr entstehen unter anderem die Ganglien der Hinterwurzeln und die Hüllzellen der Wurzeln. Die Neuritenfortsätze der Spinalganglienzellen erreichen das Rückenmark erst nach der 5. Embryonalwoche. Eine Woche vorher haben sich die Vorderwurzeln gebildet.

Die *Chorda dorsalis*, die Platzhalterin der Wirbelsäule, ist zwar unter der Neuralplatte schon vor deren Einsenkung zur Neuralrinne vorhanden, entwickelt sich dann aber langsamer als das präsumptive Rückenmark. Das Neuralrohr ist normalerweise bereits geschlossen, bevor sich die Segmente der endgültigen Wirbelsäule und die Membrana reuniens posterior differenziert haben.

Pathologische Entwicklung. *Anatomische Befunde über sehr frühe Stadien der Myelomeningocelen* sind *selten*. SCHWALBE beschreibt eine solche bei einem 9 mm langen, PATTEN bei einem 8 mm langen Embryo. Die Störungen des normalen Verschlusses ereignen sich besonders häufig da, wo sich als letzter Akt der

Neuralrohrbildung das primäre und das sekundär entstandene Rohr vereinigen, d.h. in der späteren Lumbo-Sacralregion (Abb. 109). Die Störungen beschränken sich auf die Zone der Neuralplatte allein. Die klinischen Befunde sind überwiegend Folgen einer Dysplasie des zentralen Nervensystems im engsten Sinne, d.h. motorische Ausfälle gehen auf Vorderhorndysplasien, sensorische auf mangelhaftes Aussprossen der Neuriten aus den Hinterwurzelganglien zurück.

SMITH findet an 18 von 111 am Leben gebliebenen Trägern einer Myelomeningocele,

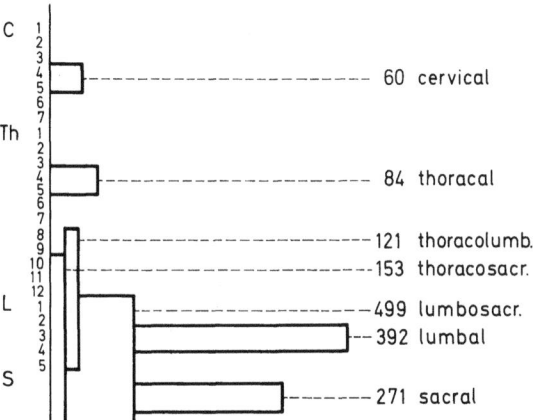

Abb. 109. Lokalisation von 1442 Fällen von Spina bifida cystica (aus der Literatur zusammengestellt)

daß das Niveau der motorischen Lähmungen nicht dem der sensiblen Ausfälle entspricht, sondern mindestens ein Segment höher geht. Das umgekehrte Verhalten, also größere sensible als motorische Ausfälle, kommt nie vor. Er folgert daraus, daß die Dysplasie ventral beginnt und nach dorsal fortschreitet, also nicht unmittelbar mit der Fusionsstörung zusammenfällt.

Theorien über die Pathogenese: Ein *Entwicklungsstop* vor Schluß des Neuralrohrs ist die verhältnismäßig einfache Erklärung für die schwerste Form der Spaltbildung: die Myeloschisis (mit Rachischisis), bei der die Anlage eines Zentralkanals völlig fehlt. Auch die Myelomeningocelen ohne Zentralkanal sind so zu erklären. Die vordringenden Kulissen der Membrana reuniens können später zur Überdeckung der Neuralplatte mit Pia und Arachnoidea führen, die Epithelisierung mit Ektoderm kann in der zweiten Schwangerschaftshälfte erfolgen. *Wachstums- und Differenzierungshemmungen*, also Hypoplasien, bilden dabei das pathogenetische Grundelement, für das O_2-Mangel ätiologisch gut verständlich ist.

Dieser Entstehungsmodus kann aber nicht dort vorliegen, wo ein Zentralkanal vorhanden oder in Form einer Hydromyelie sogar besonders deutlich ausgeprägt ist. Das ist aber bei den meisten Myelocystomeningocelen der Fall. Für ihre Entstehung ist eine zweite Hypothese wahrscheinlicher: Die Periode der physiologischen Hydromyelie, die jeder Embryo in der normalen Entwicklung durchläuft, kann sich nach WEED und GARDNER durch eine Verspätung in der Öffnung des IV. Ventrikeldaches verlängern. Die erste Folge davon ist die Entwicklung der Arnold-Chiari-Mißbildung. Außerdem kommt es dann aber durch den erhöhten intramyeloischen Druck zu einem Aufblasen von Rückenmark und Hirnhäuten mit Hernienbildung. Die Beugehaltung des Fetus in utero mit dem relativ späten Schluß des Neuralrohres in der Lumbalregion macht es verständlich, daß sich hier die Auftreibung am häufigsten zeigt. Nach Perforation des

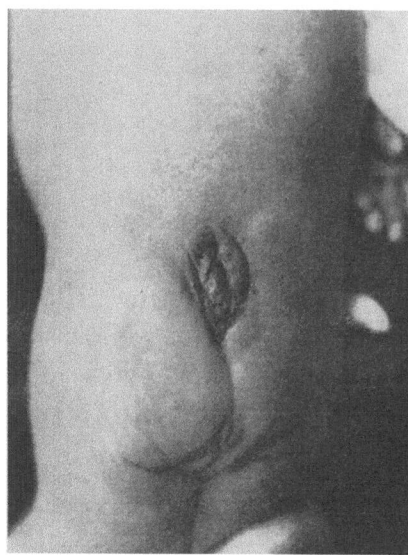

Abb. 110. Rachischisis partialis mit Myloschisis partialis. (Aus DRACHTER u. GOSSMANN)

Ventrikeldachs kann schließlich ein kommunizierender Hydrocephalus bestehen bleiben. Gegen diese Deutung ist allerdings einzuwenden, daß der Druck, unter dem die Cerebrospinalflüssigkeit sezerniert wird, schwerlich den außen auf dem Fetus lastenden Fruchtwasserdruck übersteigen dürfte (KOCH).

Als Zusatzfaktor fordert PATTEN deswegen ein überschießendes Wachstum des Gewebes, also eine *Hyperplasie* der Neuralplatte in der Gegend der Spaltbildung und ein kurzes Stück darüber. Er konnte auch an Präparaten zeigen, daß die Rückenmarkssegmente cranial von den Rückenmarksspalten abnorm groß sind. Es würde demnach also neben Wachstumshemmung auch als *zweiter pathogenetischer Faktor* eine *partielle und temporäre Hyperplasie* in Frage kommen, für die unter Umständen ganz andere Ursachen zu suchen wären, als sie bisher in Sauerstoffmangel u. dgl. gefunden worden sind (vgl. Abb. 104a u. b, S. 174).

Pathoanatomie

Unter den Myelodysplasien lassen sich folgende Typen von anatomisch-morphologischem Standpunkt aus unterscheiden:

Reine Form der vollständigen Spalte

a) Rachischisis totalis mit totaler Myeloschisis. Diese Form ist sehr selten. Hierbei ist die Medullarplatte oder -rinne in ganzer Länge als flacher dunkelroter Streifen (Area medullovasculosa) in der offenen Wirbelrinne zutage liegend, ohne daß sich festes oder flüssiges Material aus ihr hervorhebt. Der Streifen kann sich bis zur totalen oder partiellen *Amyelie* verdünnen (KERMAUNER, ERNST). Oft sind Rückstände von Ependym zu erkennen, daneben liegen die Meningen (Area epithelioserosa), diese gehen in eine pergamentartige Haut (Zona dermatica) über, die sich am Rande der Läsion mit der normalen Haut mischt. Haut und Meningen zeigen die Tendenz, die Area medullo-vasculosa zu überwachsen.

b) Rachischisis partialis mit partieller Myeloschisis. Beschränkt sich die vollständige Spaltbildung auf umschriebene Stellen des Rückenmarks, so spricht man von partieller Rachischisis bzw. Myeloschisis (Abb. 110). Das Rückenmark zeigt bei diesen Formen der Myelodysplasie keine Ähnlichkeit mit den normalen Strukturen, sondern enthält nur ungeordnete Gruppen von Ganglienzellen und Nervenfasern.

Partielle und totale Rachischisis und Myeloschisis sind fast stets mit anderen Mißbildungen (Cranioschisis, Acranie, Anencephalie, Bauchspalte) kombiniert. Die Träger sind nur selten lebensfähig, die Störung spielt deswegen für die Klinik eine nur geringe Rolle (vgl. S. 192).

Durch Flüssigkeitsansammlung komplizierte vollständige Spalten

Hydrorachis bzw. Spina bifida aperta cystica

a) Myelocelen oder Meningomyelocelen. Es handelt sich um weiche, kugelige oder eiförmige Tumoren von Haselnuß- bis Kindskopfgröße, die breitbasig oder gestielt meist genau in der Mittellinie dem Rücken aufsitzen. Am häufigsten sind die Lenden- und Kreuzbeingegend befallen, gelegentlich auch der Nacken oder der Bereich der Brustwirbelsäule. Über die Verteilung s. Abb. 109. Im Halsbereich ist die Mißbildung oft mit Cranioschisis und Encephalocele kombiniert.

Ihre Oberfläche läßt in kokardenartiger Ring- bzw. Kreisform unterscheiden: 1. die Area medullo-vasculosa auf der Kuppe der Geschwulst (Abb. 111). Von ihr aus ziehen der subduralen Myelocele durch die Arachnoidea von innen her verstärkt.

3. die Zona dermatica, der äußerste Ring der Kokarde. Sie besteht aus verdickter Cutis und ist häufig stärker behaart und gefäßreich.

Die Kokardenzeichnung der Myelocelen-Bedeckung kann durch geschwürige Prozesse

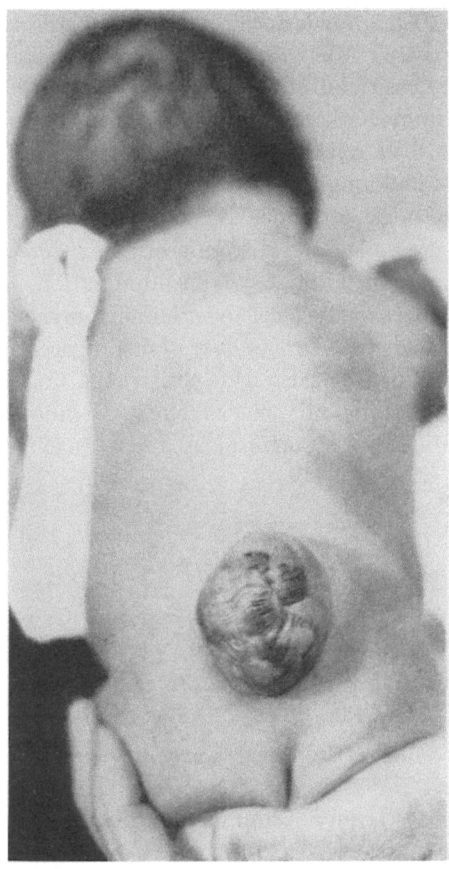

Abb. 111. Meningomyelocele. (Aus DRACHTER u. GOSSMANN)

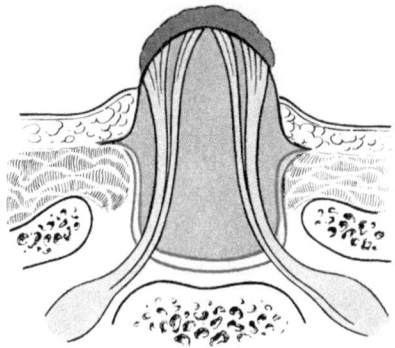

Abb. 113. Myelocele subarachnoidalis. (Schematischer Querschnitt nach HESSE)

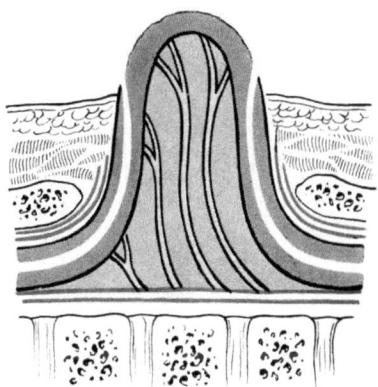

Abb. 114. Myelocele. Schematischer Längsschnitt. (Abgeändert nach ERNST)

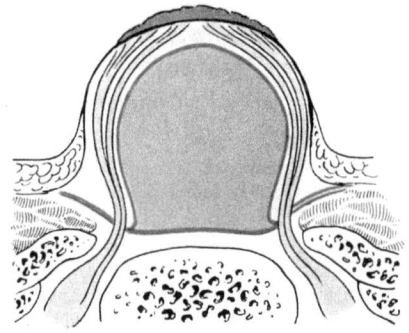

Abb. 112. Myelocele subduralis. Schematischer Querschnitt. (In Anlehnung an HESSE)

Nervenbündel an der Sackwand entlang (Myelocele subduralis) (Abb. 112) oder auch mitten durch den Hohlraum der Cyste (Myelocele subarachnoidalis) (Abb. 113) nach vorn.

2. die Zona epithelio-serosa, die als mattglänzender, blaßroter Kranz die zentrale Area umgibt. Dieser Abschnitt der Cystenwand wird von der Pia gebildet, die mit einer dünnen Epithellage überzogen ist, und wird im Falle

und durch sekundäre Epithelisierung auf der Area medullo-vasculosa verlorengehen.

Der Tumor enthält die Neuralplatte und die Nervenwurzeln. Der Kontakt mit dem Oberflächenektoderm ist erhalten: dieses ist fest an die Sackwand geheftet, so daß der Liquor ventral unter Haut, Meningen und Neuralplatte liegt (Abb. 114). Das Rückenmark ist unvollständig entwickelt und unter Umständen durch Adhäsionen und Zug sekundär zusätzlich geschädigt. Die Wurzeln der Spinalnerven entspringen oft mit größeren Abständen und zeigen statt der cranio-caudalen Richtung einen mehr horizontalen oder gar caudo-cranialen Verlauf (Abb. 121).

12*

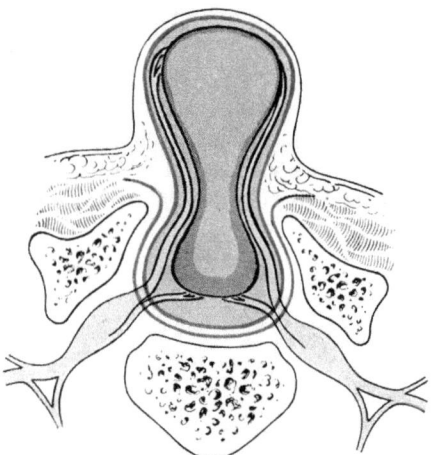

Abb. 115. Myelocystocele. Schematischer Querschnitt.
(Abgeändert nach ERNST)

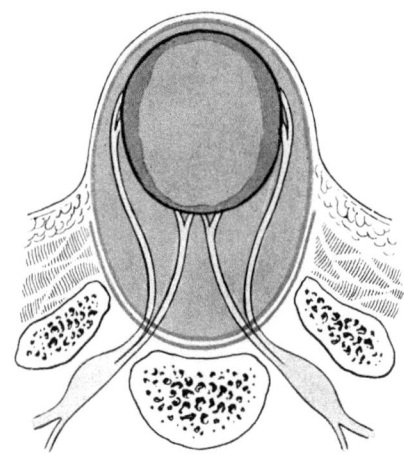

Abb. 116. Myelocystomeningocele ventralis.
Schematischer Querschnitt. (Modifiziert nach HESSE)

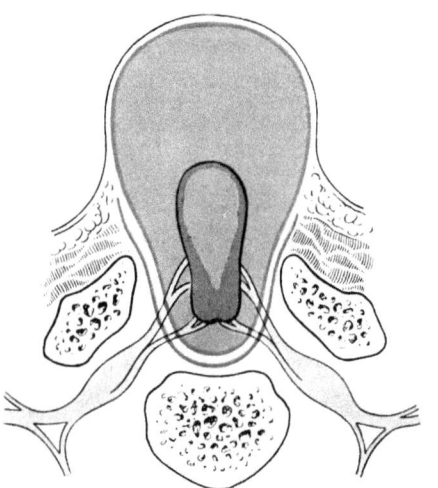

Abb. 117. Myelocystomeningocele dorsalis.
Schematischer Querschnitt. (Modifiziert nach HESSE)

b) Eine Sonderform bildet die *Myelocysto-meningocele.* Bei dieser ist der Zentralkanal geschlossen und oft besonders erweitert. Diese Hydromyelie kann um viele Segmente weiter nach oben reichen als der aufgetriebene Teil der Mißbildung. Im Extremfall ist das Rückenmark zu einer dünnen Wand reduziert, in der Ganglienzellen und Nervenfasern ganz zerstört sind. Dann fällt die Transillumination, die sonst bei der Myelocele oder Meningomyelocele und auch bei der Myelocystomeningocele im allgemeinen negativ ist, positiv aus und die Verwechslung mit einer reinen Meningocele ist klinisch fast unvermeidbar. Je nach der

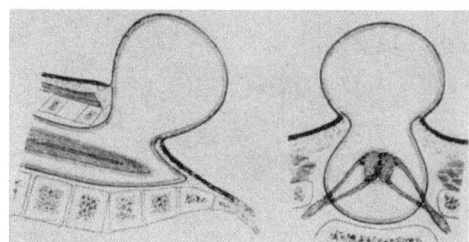

Abb. 118. Meningocele. (Aus GROB)

Lage der Liquoransammlung spricht man von einer Myelocystocele (Abb. 115), von einer Myelocystomeningocele ventralis (Abb. 116) oder von einer Myelocystomeningocele dorsalis (Abb. 117).

c) Die letzte Form der Spina bifida aperta cystica bilden die *Meningocelen.* Diese sind im Gegensatz zu den Myelocelen ziemlich gleichmäßig über die verschiedenen Wirbelsäulenregionen verteilt (Abb. 118).

Das *Verhältnis zwischen Meningocelen und Myelocelen* geben INGRAHAM u. MATSON ähnlich wie DORAN u. GUTHKELCH, FISCHER und SCHWIDDE mit 1:3 an, v. HARNACK/KIRSTEN und REGENSTREIF finden 1:5, LAURENCE und SMITH 1:10 und SHARRARD gar nur 1:24. Die Differenz zwischen den verschiedenen Autoren dürfte sich damit erklären, daß viele Fälle mit Spina bifida cystica klinisch zunächst als Meningocelen imponieren, bei kritischer histologischer Untersuchung aber doch Rückenmarksgewebe im Bruchsack enthalten und damit den Myelocystomeningocelen zugerechnet werden müssen. v. RECKLINGHAUSEN hat unter seinen sehr genau untersuchten Fällen keine einzige echte Meningocele beobachtet, bestreitet aber die Möglichkeit ihres Vorkommens nicht.

INGRAHAM u. SWAN fordern entsprechend, daß eine Meningocele nur dann angenommen werden kann, wenn keine Hydrocephalie und keine nervösen Ausfälle vorliegen. Bei sacralem Sitz ist der Tumor kirsch- bis kindskopfgroß,

die Diaphanie gewöhnlich positiv. Die be-
deckende Haut ist bei den kleinen Formen
verdickt, oft behaart oder stark vascularisiert.
Außerdem finden sich gelegentlich Geschwulst-
einlagerungen (Lipome, Dermoide), wodurch
die Diaphanie wieder negativ wird. Der Bruchsack erscheint dann größer als der Liquormenge
entspricht. Die Meningocelen lassen sich durch
Druck nicht verkleinern. Die Bruchpforte ist
meist sehr eng, der Spalt in der Wirbelsäule
nur schwer oder gar nicht tastbar. Einzelne
Meningocelen verlassen den Wirbelkanal durch
den Hiatus sacralis. Komplikationen mit anderen Mißbildungen sind nur ausnahmsweise
anzutreffen. Eine direkte Lebensbedrohung
besteht durch diese Mißbildungsform kaum.

Klinische Symptomatologie der dysraphischen Myelodysplasien

Motorische Ausfälle. Die Symptomatologie
der relativ seltenen cervicalen Myelodysplasien
ist ein wenig charakteristisches Gemisch von
sensiblen und motorischen Störungen. Spastische Zeichen sind z. T. mit ataktischen kombiniert, wohl als Folge der cerebralen Begleit-
anomalien (BLUESTONE u. DEEVER).

Die Erscheinungen bei tieferem Sitz zeigen
typische Gruppierungen: Am frühesten fallen
die *motorischen Lähmungen* auf, die bei etwa
90% anzutreffen sind. Es sind *fast immer
schlaffe Lähmungen* infolge von Läsionen im
peripheren Neuron. Nur *selten* kommen *spastische Lähmungen* vor. Bei der häufigsten
Form mit der lumbo-sacralen Lokalisation
kann man 4 Gruppen unterscheiden:

1. bei Störungen über dem 3. Lendenwirbel: *totale Paraplegie.*

2. bei Störungen der Entwicklung in Höhe
von L4 und tiefer: *Ausfall von Hüftstreckung
und Kniebeugung* sowie *totale Fußschlaffheit,*
dazu *Inkontinenz von Blase und Dickdarm.*

3. Störungen im 1. Sacralsegment und tiefer: *Schwäche von Hüftstreckung und Kniebeugung, Ausfall der Fußbeuger, Schwäche der
Pro- und Supination des Fußes, Ausfall der
Zehenspreizer, Blasen- und Mastdarmlähmung.*

4. Störung von S3 und tiefer: keine motorischen Ausfälle, wohl aber *Blasen- und
Mastdarmlähmung* (Tabelle 28).

Über die Störungen der *männlichen Sexual-
aktivität* ist bei den Trägern der Myelodysplasien wenig bekannt, weil es sich ja meist um

Kinder handelt. Erektion und Ejaculation, die
ihr Zentrum im Segment S_2 bzw. S_2-S_5 haben,
müssen aber ebenso wie Blasen- und Mastdarm-
kontinenz fast immer ausgefallen sein.

Etwa $2/3$ der betroffenen Kinder gehören
der schwer geschädigten Gruppe 1 und 2 an,
$1/5$ der Gruppe 3, während nur $1/10$ der Gruppe 4
mit normaler Beweglichkeit der Beine angehören. Diese Unterscheidung nach Beweg-
lichkeitsausfällen erscheint für die praktisch-
orthopädischen Maßnahmen brauchbarer als
die üblichen neurologischen Segmenttafeln
(Tabelle 29).

Die Lähmungen sind fast alle bei der Geburt vorhanden, nur wenige scheinen sich durch
Austrocknen und Infektion der Area medullo-
vasculosa oder durch Traktion bei Füllung des
Bruchsackes mit Liquor später noch zu entwickeln oder zu verstärken.

Ein großer Teil der Fußdeformitäten
(Klumpfuß, Knickfuß, Hackenfuß), die sich
bei Neugeborenen mit Myelodysplasien finden,
sind *assoziierte Mißbildungen,* nicht Lähmungs-
folgen. Auch Hüftluxationen kommen als Begleitmißbildungen vor. Sind sie aber para-
lytischer Natur, so beruhen sie nicht auf einer
Pfannendachdysplasie und erfordern eine differente Behandlung (s. S. 189).

**Störungen der Sensibilität und der auto-
nomen Versorgung.** Entsprechend dem peripheren Lähmungstyp gehören *sensible Ausfälle und Störungen in der autonomen Innervation*
zum Bilde der Myelodysplasien. Die Ausdehnung der Sensibilitätsverluste läßt sich bei
Prüfung der Berührungsempfindlichkeit und
Schmerzempfindlichkeit beim Säugling und
Kleinkind oft nur ungefähr bestimmen. Eindeutiger sind die sich dabei ergebenden *Komplikationen: Geschwüre* z. B. über den Tubera
ischii und den Fersen oder unter Schienen,
besonders an den Gesäßbacken, sowie *Druck-
stellen, Excoriationen* an Vulva und Prae-
putium. Die trophischen Störungen können bis
zur Gliedergangrän führen und die Amputation
erzwingen. In dem Patientengut von SMITH
fanden sich solche Komplikationen bei 42%.
Gelegentlich kommt es auch sekundär zur
Osteomyelitis.

Das Wichtigste ist die Prüfung der *Sensibilität in der Perinealregion.* Die Anaesthesie
im 3.—5. Sacraldermatom („*Reithosenanaesthesie*") weist immer auf eine „neurogene Blase"
hin. Ist die Schmerzempfindung im Perineal-

Tabelle 28. *Grade der Bewegungsstörungen nach Höhe der Rückenmarksläsionen*

Gruppe	Höhe der RM-Läsion	Klinische Befunde
1	über L3	totale Paraplegie
2	L4 und darunter	Hüftstrecker und Kniebeuger gelähmt Fußschlaffheit Harn- und Stuhlinkontinenz erhalten: Kniestrecker Hüftbeuger Hüftadductoren
3	S1 und darunter	Hüftstrecker und Kniebeuger schwach Plantarbeuger am Fuße gelähmt Pro- und Supination am Fuße schwach Zehenspreizen unmöglich Zehenstand unmöglich Harn- und Stuhlinkontinenz erhalten: Kniestrecker Hüftbeuger Hüftadductoren Dorsalbeuger der Füße, geringgradig auch Hüftstrecker und Kniebeuger
4	S3 und darunter	Harn- und Stuhlinkontinenz erhalten: Beinbeweglichkeit

Tabelle 29. *Beziehung zwischen Gelenkbewegungen und Spinalsegmenten*

Gelenk	Bewegung	Spinalsegmente lumbal	sacral	Hauptmuskeln
Hüfte	Beugung	1, 2—3, 4		Iliopsoas Rectus femoris
	Adduktion	2, 3, 4		Adductorengruppe
	Abduktion	4, 5	1	Glutaeus medius
	Innenrotation	4, 5	1	Glutaeus medius
	Außenrotation	4, 5	1, 2	Glutaeus maximus Obturator int.
	Streckung	4, 5		Glutaeus maximus
Knie	Streckung	2, 3, 4		Quadriceps femoris
	Beugung	5	1, 2	Oberschenkelbeugergruppe
Fuß	Dorsalflexion	4, 5	1	Tibialis anterior Extensor digit. longus Extensor hallucis long.
	Supination	4, 5	1, 2	Tibialis posterior Tibialis anterior
	Pronation	5	1, 2	Peronaeus longus Peronaeus brevis
	Plantarbeugung	5	1, 2	Soleus Gastrocnemius
Zehen	Streckung	5	1, 2	Extensor hallucis long. Extensor digit. longus
	Beugung	5	1, 2, 3	Flexor hallucis longus und brevis Extensor digit. longus Flexor digit. longus
	Spreizung und Hebung des Fußgewölbes	1, 2		Kleine Fußmuskeln

bereich beim Säugling dagegen normal, so kann man, von wenigen Ausnahmen abgesehen, auf eine normale Blasenfunktion hoffen.

Störungen am Darmtrakt. Infolge mangelhafter Versorgung von Colon und Rectum mit präganglionären Fasern aus dem Sacralmark sind Störungen der Stuhlentleerung bei den Myelodysplasien in 95% der Patienten anzutreffen. Sie bestehen in *Verstopfung, Inkontinenz* und *Rectalprolaps.* Bei fehlender Peristaltik gelingt die Austreibung des Stuhls nicht und das Rectum füllt sich mit harten Scybala. Durch diese Obstipation kann gelegentlich die Insuffizienz des Sphincter ani getarnt werden. Es kommt aber immer wieder zu *Überlauf-Diarrhoen,* die besonders bei zusätzlichen Diätfehlern auftreten.

Störungen an den abführenden Harnwegen

Die zur genauen Analyse der Situation notwendigen urologischen Untersuchungen sind: bakteriologische Urinuntersuchung, Ausscheidungspyelographie (bei liegendem Blasenkatheter), Miktionscystourethrogramm (mit Beobachtung im Bildverstärker) und retrograde Pyelographie, (auf die weniger Wert gelegt wird).

Auf Grundlage dieser Untersuchungen stellt SMITH zwei klinische Gruppen auf:

Die *Gruppe I* findet sich vorwiegend bei lumbalem und hoch-lumbosacralem Sitz der Myelodysplasie mit *schlaffem Sphincter* und *hypotoner Blase.* Ihre Symptome sind *konstantes Harnträufeln* und *nicht tastbare, leicht ausdrückbare Blase.* Trotzdem besteht fast immer eine kleine Menge Restharn (20—40 ml) und damit die Gefahr der Harninfektion. Die Blasenkapazität ist fast immer für das Alter normal. Balkenblasen finden sich wohl infolge Infektionen öfter nach Ablauf einiger Monate ohne nennenswert gesteigerten Blaseninnendruck. Der Blasenhals ist nach SMITH (entgegen den Angaben von ROBERTS) immer offen und zeigt Trichterform. Auch sind überraschenderweise Ureter und Nierenbecken sehr oft erweitert bei ein- oder beidseitigem Reflux, auch wenn kein distales Abflußhindernis vorliegt (STEPHENS u. LENAGHAN).

Die *Gruppe II* ist vorwiegend bei sacraler Myelodysplasie anzutreffen. Sie hat einen *spastischen Sphincter.* Ihre Symptome sind *intermittierendes Harnträufeln durch Überfließen* nach längeren Trockenheitsperioden, *palpable Blase,* die *schwerer ausdrückbar* ist, größere Restharnmenge, oft Infektion mit chronischer

Pyelonephritis. Dilatation der oberen ableitenden Harnwege und Reflux sind bei dieser Form überraschenderweise seltener als in Gruppe I. Sind sie trotzdem vorhanden, so zeigen sie aber schwerere Ausprägung.

In einer sehr kleinen Gruppe III können Mischungen von Typ I und II nebeneinander erscheinen.

Als Neugeborene können die Kinder ihre Blase meist in normal starkem Strahl durch Druck der Bauchdecken vollständig entleeren, gehören also der klinischen Gruppe I an. Später aber (bis zum 3. Lebensjahr) bekommen sie, wohl infolge Stase des Urins und Infektion, oft größere Restharnmengen mit Überlaufinkontinenz und gehen damit in Gruppe II über.

Bei der „*neurogenen Blase*" ist fast immer eine *Reithosenanaesthesie* anzutreffen, bei ihrem Nachweis muß man also auch nach Blasenstörungen suchen. Bei Sacral-Agenesie (vgl. S. 191) besteht diese Korrelation nicht so regelmäßig. Ein zweiter Hinweis auf Blasenstörungen ist das Vorliegen einer *Lähmung des Analsphincters mit tiefem Stand des Anus* (in Höhe der Gesäßbacken) *und Schlaffheit* bei der digitalen Untersuchung. Bei Lähmung des Levator und Sphincter ani besteht immer auch Blasenlähmung.

Nach ROSE u. SMITH hat jedes 4. Kind mit Meningomyelocele entweder bei Geburt eine Hydronephrose oder bekommt diese im Laufe der ersten 3 Lebensjahre. 10% von 119 Kindern hatten sie bereits unmittelbar post partum. ROBERTS weist darauf hin, daß an den Störungen der Blasenfunktion auch Anomalien der „akzessorischen" Muskulatur, nämlich des Zwerchfells, der Bauchdecken und des Beckenbodens ursächlich beteiligt sein können.

Während das Leben der Myelodysplasieträger in den ersten beiden Jahren hauptsächlich von nervösen Störungen bedroht wird, übernehmen danach die Komplikationen von seiten der abführenden Harnwege diese Rolle (ROSE).

Enuresis und Spina bifida occulta. Bei systematischer Untersuchung an Rekruten der Wiener Garnison, die an *Bettnässen* litten, hat FUCHS gefunden, daß sich dabei sehr oft eine *Spina bifida occulta* nachweisen läßt. Er nahm deswegen eine Myelodysplasie als Ursache des Bettnässens an und war zufrieden, „damit wenigstens die Enuresis einer gewissen spekulativen Richtung entrückt zu haben, welche heutzutage (1909!) das Gebiet der sog. funktionellen Neurosen allenthalben überwuchert, und auf nüchterne anatomische Basis gestellt zu haben". Die Befunde sind später von mehreren anderen Autoren bestätigt worden. PERITZ untersuchte neben Rekruten auch Waisenkinder. Er fand bei 22 Erwachsenen in 68,2% und bei 20 Kindern in 35% Spina bifida occulta als „Ursache" der Enuresis. HOFMANN sah unter 125 Kindern, die meist zwischen 8 und 13 Jahren alt waren und an Enuresis nocturna litten, in 59,2% eine Spina bifida occulta. In 66,2% des Gesamtkrankengutes fand sich

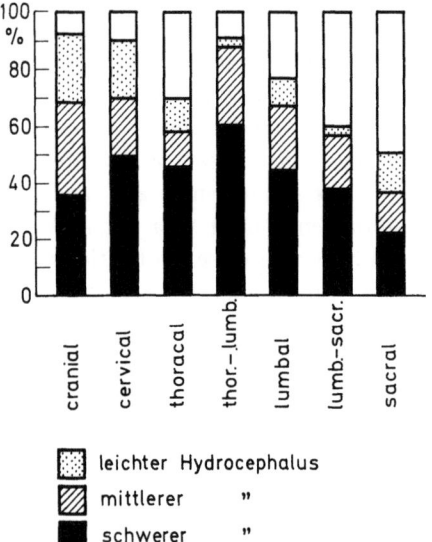

Abb. 119. Häufigkeit und Grad des Hydrocephalus nach Lage der Spina bifida cystica bei 368 Fällen von LAURENCE

diese am 1. Sacralwirbel. Im allgemeinen fehlten bei diesen Beobachtungen andere Hinweissymptome auf Spina bifida wie abnorme Behaarung, Mißbildungen des Fußes oder Sensibilitätsstörungen.

Angesichts der Feststellung von FAWCITT (vgl. S. 172) ist mindestens im frühen Kindesalter dieser Befund als physiologisch anzusehen. Die Beziehungen zwischen Enuresis und Spina bifida occulta werden heutzutage deswegen für sehr viel weniger eng gehalten. Das Vorliegen einer röntgenologisch festgestellten Spaltbildung bei Enuresis gibt also nur einen gewissen Hinweis, genauer nach begleitenden Myelodysplasien und den daraus folgenden Blasenstörungen infolge Sphincterschlaffheit oder Überlaufinkontinenz zu suchen.

Hydrocephalus. Der *Hydrocephalus* ist die *Hauptkomplikation* der dysraphischen Myelo-

dysplasien. Bei der einfachen Meningocele entwickelt er sich so gut wie nie. Bei den übrigen Formen der Spina bifida cystica soll man aber nach einem Hydrocephalus internus immer suchen. Das Diagramm von LAURENCE (Abb. 119) zeigt, daß die Ausprägung des Hydrocephalus sehr verschieden ist, je nach der Lokalisation der Spina bifida: am mildesten bei sacralem, am stärksten bei thoraco-lumbalem Sitz; bei thorakaler und cervicaler Lokalisation kommt er wieder seltener vor.

Bereits v. RECKLINGHAUSEN hat darauf hingewiesen, daß im Zusammenhang mit dem Hydrocephalus bei der Spina bifida oft ein *Lücken-*, *Relief-* oder *Leistenschädel* zu beobachten ist. CANDRAVIOTIS war auf Grund histologischer Untersuchungen zu dem Ergebnis gekommen, daß es sich hierbei um eine Ossifikationsstörung durch pathologische Vascularisation des knochenbildenden Bindegewebes handelt, KREBS jedoch wie FAUST, KATO, KÖTTGEN (2), VAN WALWIJK u. Mitarb. sowie WYATT u. GOLDENBERG führen die Lacunenbildung auf den Ausfall der normalerweise vorhandenen Liquorpolster an der Konvexität zurück. Die Hirnwindungen können dann mit ihren Gefäßpulsationen einen arrodierenden Effekt auf die Schädelkapsel ausüben [SCHÖNENBERG (4)].

Fast immer ist der Hydrocephalus verbunden mit einer *Arnold-Chiarischen Mißbildung.* Bei 50% aller Kinder, die einen Hydrocephalus bekommen, ist dieser bei der Geburt schon da. Bei 90% ist er bis zum Ende des 1. Lebensmonats entwickelt, bei allen bis zum Ende des 3. Lebensmonats. Erworbene Vernarbungen infolge von Meningitiden verschlimmern oft eine vorbestehende Liquorzirkulationsbehinderung. Wiederholte Prüfung des Kopfumfanges, der Fontanellenspannung, der Transillumination sowie Beobachtung auf Venenstauung und Nahterweiterung läßt die Entwicklung eines Hydrocephalus rechtzeitig erfassen. Das ist wichtig, weil der Hydrocephalus im 1. Lebensjahr der wichtigste lebensbedrohende Faktor ist. Ventriculographisch ließ sich eine Hydrocephalie von SCHÖNENBERG bei allen Patienten, von KÖTTGEN (3) bei 13 von 14 Kindern, bei LORBER in 39% der Spina bifida cystica-Träger nachweisen, auch wenn der Kopfumfang normal war. KLEIN u. Mitarb. sahen ihn bei 37%, nach JOLLY u. McNAB ist er bei 50% zu erwarten.

Unbehandelt führte der Hydrocephalus in 75—90% der Fälle zum Tode (HEMMER). Nur selten kam er spontan zum Stillstand. Die Bedeutung einer frühen ventriculo-atrialen Anastomose-Operation ist dadurch deutlich gemacht.

Die Arnold-Chiarische Mißbildung. Das Hauptphänomen dieser Mißbildung bildet die Verlagerung des Kleinhirnwurmes, des IV. Ventrikels und der Medulla oblongata in das Foramen occipitale und in die Halswirbelsäule (Abb. 120). Die Arnold-Chiarische Mißbildung betrifft darüber hinaus aber das ganze Gehirn. Über dem Tentorium findet man neben einer *Erweiterung der Ventrikel* auch eine *Vermehrung des Gewebes der Hirnhemisphären.* Ihre Oberfläche zeigt vermehrt Faltenbildung in Form der *Mikrogyrie.* Im Groß- und Kleinhirn sind *heterotope Knoten grauer Substanz* anzutreffen. Das *Tentorium cerebelli* liegt auf *einem tieferen Niveau* als normal, es ist ungewöhnlich flach, seine Incisur ist weit. Die Occipitallappen der Hemisphären bilden oft *bruchartige Ausstülpungen* durch diese Incisur (DANIEL u. STRICH). Wegen der caudalen Verlagerung des Tentoriums ist die *hintere Schädelgrube kleiner als normal.* Die Schädelbasis zeigt oft eine pilzartige Deformierung infolge Impression seiner Basis (Platybasie, HEPPNER). Brücke und Medulla oblongata sind abgeflacht. Das Kleinhirn ist hypoplastisch. In ungefähr $^1/_3$ der Fälle findet sich eine Gabelbildung mit *Stenose des Aquaeductus Sylvii.* Der IV. Ventrikel ist länger und dünner als in der Norm. Die Verlagerung der Medulla durch das Foramen magnum in den Halsteil der Wirbelsäule betrifft ihren dorsalen Teil mehr als den ventralen. Die darüber befindliche Ausziehung von Cerebellargewebe, bei dem eine Differenzierung in Wurm, Hemisphären, Tonsillen und Flocculus meist nicht möglich ist (RUSSELL u. DONALD), wird durch vasculär-fibröse Adhäsionen an die Medulla fixiert. Der untere Teil dieses ausgezogenen Kleinhirnstückes und folglich auch des IV. Ventrikels kann bis zum 7. Halswirbel reichen. Das Foramen Magendie ist verschlossen.

Die abnorm tiefe Lage der Medulla oblongata hat eine Ausziehung der unteren Hirnnerven zur Folge. Auch der Halsteil des Rückenmarkes ist nach caudal verlagert, so daß die Wurzeln der ersten cervicalen Spinalnerven nach oben ziehen, um ihre Austrittslöcher an

der Wirbelsäule zu erreichen (Abb. 121). Oft zeigt das Rückenmark eine Hydromyelie, die mit dem unteren Ende des ausgezogenen IV. Ventrikels in Verbindung steht.

CHIARI und mit ihm GARDNER u. GOODALL sowie SPATZ u. STROESCU erklären die ganze Deformierung

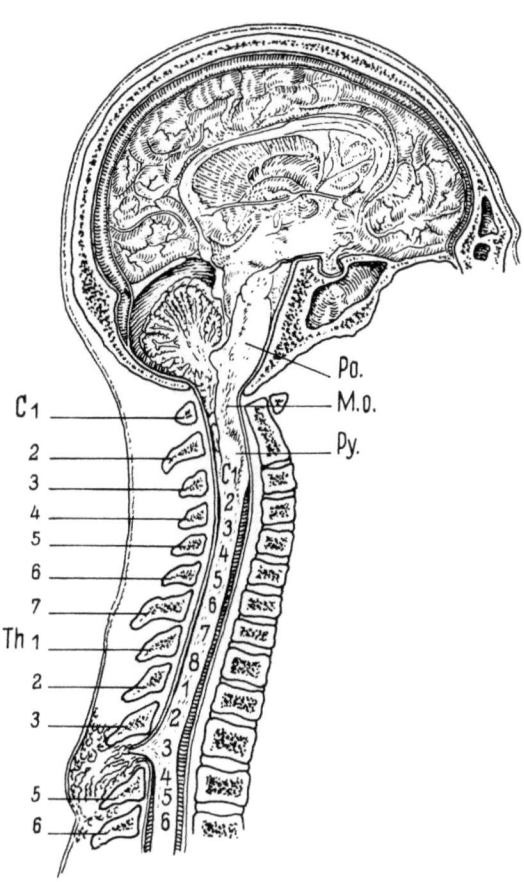

Abb. 120. Arnold-Chiarische Mißbildung.
(Aus PENFIELD u. COBURN)
Po Pons, *M.o.* Medulla oblongata; *Py* Pyramidenbahnkreuzung. Beachte: Erweiterung des Ventrikelsystems, Spina bifida bei Th 4

der hinteren Hirnpartien als Resultat des erhöhten Drucks in den Seitenventrikeln, als Folge also des Hydrocephalus, nach Art eines *intrauterinen Druckconus.* CAMERON sucht die *Drucktheorie* damit zu stützen, daß er annimmt, der Ventrikelliquor könne über den Zentralkanal durch das Liquorleck an der Stelle der Meningomyelocele in die Amnionflüssigkeit entweichen. Dadurch werde der von außen auf den Schädel des Embryos wirkende Druck erhöht und führe dazu, daß Teile des Cerebellum und der Medulla oblongata durch das Foramen occipitale magnum austreten. Eine ähnliche Druckwirkung glaubt BROWNE darauf zurückführen zu können, daß zu wenig Amnionflüssigkeit vorhanden ist. Zu diesen Vorstellungen paßt nicht die beobachtete Vermehrung des Hemisphärenvolumens, ebensowenig die Abwärtslagerung des Tentoriums auch in den Fällen, wo kein Verschluß des Aquädukts nachzuweisen ist. Auch die heterotopen Knoten grauer Substanz im Groß- und Kleinhirn sowie die relativ stärkere Ausziehung der dorsalen Medullarplatte gegenüber der ventralen bleibt mit diesen hydrostatischen Theorien unerklärt.

PENFIELD u. COBURN sowie LICHTENSTEIN nehmen an, daß die Gehirndeformität ihren Ursprung in der

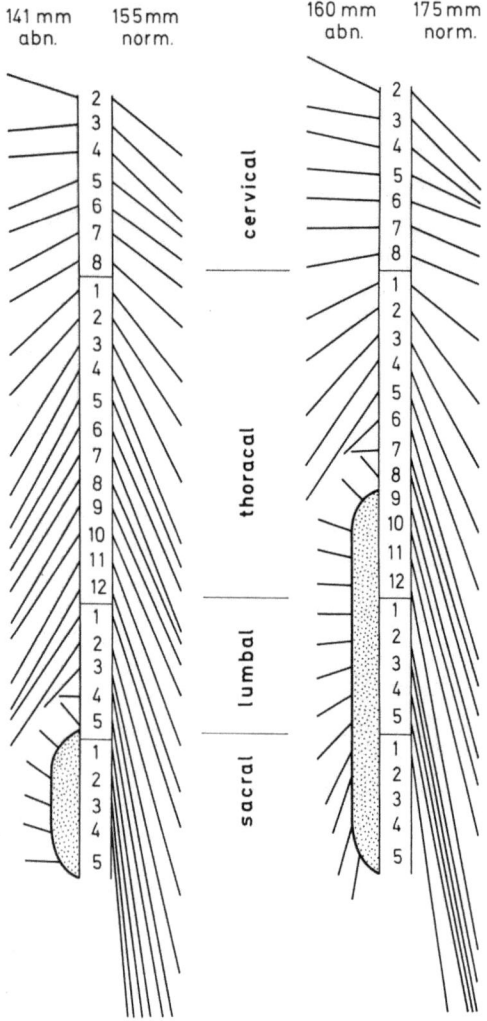

Abb. 121. Verlauf der Spinalnervenwurzeln bei Feten mit sacraler und lumbosacraler Myelomeningocele (links) im Gegensatz zur Norm (rechts). (Nach BARRY u. Mitarb.)

abnormen Fixation des Rückenmarks am Grunde der Myelomeningocele hat. Die Ursache soll also der *Zug am Kleinhirn* sein, der es aus der hinteren Schädelgrube in den Halsteil des Wirbelkanals hineinverlagert. LICHTENSTEIN sah eine Unterstützung dieser Annahme in der Tatsache, daß sich postmortal das Rückenmark bei einer Myelomeningocele im Wirbelkanal aufwärtsbewegt, wenn man es von den Punkten der Verklebung zur Haut befreit. RUSSELL konnte aber zeigen, daß bei Beugung des Halses eine ähnliche

Bewegung auch bei normalen Individuen eintritt. Darüber hinaus müßte, wenn die *Traktionstheorie* zuträfe, eine fortschreitende Abwärtsverlagerung jedes Rückenmarksegmentes bis zum Niveau der Myelomeningocele zu finden sein. Das ist jedoch nicht der Fall. Die Halssegmente sind nach unten verlagert, die oberen thorakalen Segmente befinden sich aber in ihrer normalen Position. Erst unmittelbar oberhalb der Meningomyelocele ist wieder eine kleine Abwärtsverlagerung des Rückenmarks zu finden. Diese ist zweifellos die Folge einer Traktion, die sich aber nur auf 4—6 Segmente auswirkt (Abb. 121).

Eine dritte Theorie wird von BARRY u. Mitarb. vertreten, die am Gehirn von 2 Feten im Alter von 4 bzw. 17 Embryonalwochen das Kleinhirn größer als bei normalen altersentsprechenden Früchten fanden. Bei der älteren waren auch die Großhirnhemisphären unproportional groß. BARRY und auch PATTEN sowie STEWARD meinen auf Grund solcher Beobachtungen, daß eine partielle *Gehirnhyperplasie* für die caudale Verlagerung von Tentorium und Kleinhirn mitverantwortlich sei.

HOYTEMA u. VAN DEN BERG schließlich sehen die Genese folgendermaßen: Das Dach des IV. Ventrikels öffnet sich nicht rechtzeitig, da der Liquor an der Myelocelenstelle in die Amnionflüssigkeit entweichen kann und nicht den für die rechtzeitige Aufsprengung des Foramen Magendie nötigen Druck entwickelt. Das Velum caudale bleibt auf diese Weise als straffe Platte länger erhalten und verhindert wie ein Zügel die physiologische Einrollung der Kleinhirntonsillen. Diese stülpen sich statt dessen durch das Hinterhauptsloch aus.

Der Zusammenhang zwischen Arnold-Chiari-Mißbildung und Hydrocephalus wird von RUSSELL u. DONALD kausal gesehen: Durch die (sich später doch entwickelnden) nach unten verlagerten und dadurch verlegten Foramina Luschkae und Magendie kann der Ventrikelliquor nicht nach oben in die Subarachnoidalräume der hinteren Schädelgrube und von dort an die Schädelkonvexität gelangen, wo er resorbiert werden soll. So käme es zum Rückstau nach Art eines Hydrocephalus occlusus. KREBS vertritt wie KÖTTGEN die Meinung, es bestehe kein ursächlicher Zusammenhang zwischen Hydrocephalus und Arnold-Chiari, sondern es seien parallele Hemmungsmißbildungen, für welche als teratogenetische Terminationsperiode die 2.—3. Fetalwoche anzusetzen sei. DORAN und GUTHKELCH schlagen deswegen für die Arnold-Chiari-Mißbildung den neutraleren Namen: *encephalo-craniale Disproportion* vor.

Röntgenologisch ist die *hintere Schädelgrube* bei der *Arnold-Chiari-Deformität* im Verhältnis zu den supratentoriellen Abschnitten *sehr klein*. Dies steht im *Gegensatz* zu einer ähnlichen Schädelmißbildung, dem *Dandy-Walker-Syndrom*, bei dem eine fehlende Perforation der Foramina Luschkae und Magendie mit Hydrocephalus internus occlusus ohne die übrigen Dysplasien vorliegt. Hier zeigt das Röntgenbild eine übermäßige *Erweiterung der hinteren Schädelgrube*, die durch die Ausweitung des

IV. Ventrikels hervorgerufen ist, mit einer Anhebung des Sinus transversus, der Torcular
Herophili und der inneren Occipitalprotu-
beranz.

Die *praktische Bedeutung* dieser Verhältnisse für die Behandlung der Spina bifida
cystica mit Myelomeningocele liegt in zwei
Richtungen: 1. Die Einstopfung der Medulla
oblongata und des Kleinhirns in das Foramen
occipitale magnum und die Verengung des
Aquaeductes kann bei plötzlichem Ablassen
von Lumballiquor zum Verschlußhydrocephalus führen. 2. Bei Operationen können Blutungen und Infektionen zu einer Meningeal-
reaktion Anlaß geben, durch welche die schon
von vornherein nicht normale Liquorzirkulation
zusätzlich behindert wird. Auf diese Weise
kann es zur Progredienz der Hydrocephalie
kommen.

Die Behandlung der Spina bifida aperta

Für eine erfolgreiche Behandlung der Spina
bifida aperta sind erst durch die *Antibiotica
grundlegende Voraussetzungen* geschaffen worden, durch welche die entmutigenden Verhältnisse aus der Aera davor (NORMAN) erheblich gewandelt worden sind. Eine zweite entscheidende Etappe wurde durch die Entwicklung der *ventriculo-atrialen Anastomosen* nach
SPITZ-HOLTER und PUDENCE-HEYER erreicht.

Die Behandlung soll *bei der Geburt beginnen.*
Das Neugeborene muß in einem Inkubator bei
erhöhter Luftfeuchtigkeit und Wärmezufuhr
in Bauchlage mit Hochlagerung der Gesäß-
partie gepflegt werden, damit es nicht zu
Austrocknungs-, Kälte- und Druckschäden und
zu Verschmutzung an den vorspringenden
Rückenpartien kommt. Dann ist die erste
Aufgabe die *Abtragung des Bruchsackes* und
der *Verschluß der freiliegenden Teile des Rückenmarkes* durch Dura, Fascien und Haut (INGRA-
HAM u. MATSON). Durch sie läßt sich die lokale
Infektion und die Meningitis verhüten und ein
gewisser Teil der Lähmungen bessern. SHAR-
RARD und seine Mitarbeiter zeigten bei 40 Pa-
tienten mit Meningomyelocelen im Windel-
bereich in einem 1:2-Versuch, daß die Läh-
mungen im Laufe der ersten 3 Monate nach
Operation zurückgehen, während sie bei kon-
servativer Behandlung eher fortschreiten. Das
Hauptaugenmerk ist dabei auf „wasserdichten
Verschluß" zu legen, um die gefürchtetste
Komplikation, die Liquorfistel, zu vermeiden.

Die technischen Schwierigkeiten der Verschluß-
operation sind nach SHARRARD u. Mitarb. in den
ersten 48 Std erheblich geringer als später. ZACHARY
rät zur Einweisung in Spezialkliniken und zur Operation möglichst schon in den ersten 24 Std nach der
Geburt. MLETZKO spricht von den „risikoreichen
ersten beiden Lebensmonaten" und operiert zum Teil
erst danach. Für ihn sind „ausgeprägte Lähmungen,
Kontrakturen und anderweitige Mißbildungen"
Gründe zur Rückstellung von der Operation. Das
Hinausschieben der Operation bis zum 6. Lebensmonat, wie es WILSON u. LLEWELLYN empfehlen, weil
danach das Auftreten eines Hydrocephalus nicht mehr
zu fürchten ist, kann man bei der Möglichkeit einer
frühzeitigen ventriculo-atrialen Anastomose nicht
mehr vertreten. Doch wird von manchen Autoren
(ROUGERIE u. Mitarb.) eine Zurückstellung von „aus-
sichtslosen Fällen" doch noch empfohlen.

Die *Operationsletalität* ist seit 1918 (46%,
HESSE) unter den besseren technischen Möglichkeiten inzwischen erheblich zurückgegangen
(15%, MLETZKO; 8%, SCHWIDDE).

Diese guten Überlebenszahlen stimmen aber nur,
wenn man Meningocelen und Myelocelen zusammen-
rechnet. SHARRARD hat von seinen 20 operierten
Kindern im Laufe der ersten 3 Monate auch 1963 noch
10 verloren. Bei DORAN u. GUTHKELCH ist von
64 Meningocelen-Patienten nur einer gestorben. Er
war der einzige, der nicht operativ behandelt worden
ist. Demgegenüber haben von 243 Myelomeningocelen
nur 43% überlebt. Von den nicht Operierten starben
92,5% ($^1/_3$ an Meningitis, $^1/_3$ an den Folgen des Hydrocephalus), von den Operierten 30%, nur 3 Patienten
an Meningitis.

Die Vorstellung, durch die operative Entfernung des Meningocelensackes würde eine
große Resorptionsfläche für den Liquor beseitigt und damit die Entwicklung eines Hydrocephalus nach der Operation gefördert (PEN-
FIELD u. CONE), hat sich inzwischen als irrig
herausgestellt. Die Sorge davor bildet also keine
Gegenindikation für die frühzeitige Operation
mehr. Durch die Verhütung von Meningitis
und lokalen Infektionen sind mit ihr sogar eher
Verschlimmerungen der Hydrocephalie zu vermeiden (SHARRARD).

Die Behandlung des Hydrocephalus

Eine *erfolgreiche Hydrocephalus-Therapie* ist
die Voraussetzung für alle Bemühungen um die
orthopädische Rehabilitation und die Behandlung der Störungen im Bereich der abführenden
Harnwege. Sie ist durch die verschiedenen
Methoden der *ventriculo-atrialen Anastomose-
Bildung* jetzt realisierbar. Die Plexuskoagula-
tion sowie die Erweiterung des Foramen occipitale, die Eröffnung des Foramen Magendie

und die Rekanalisierung des Aquaeductus Sylvii durch ein Röhrchen (KLEIN u. Mitarb., 18% Letalität) sind gegenüber diesen Möglichkeiten in den Hintergrund getreten. Ob die Operation vor dem Verschluß des Rückendefektes oder nachher erfolgt, muß je nach der Größe und Progredienz des Hydrocephalus von Fall zu Fall entschieden werden. Sie soll aber stets in den ersten 2 Lebensmonaten geschehen, um einer Druckschädigung der Hirnrinde und der damit verbundenen Behinderung der Intelligenzentwicklung zuvorzukommen.

Intelligenzentwicklung. Daß bei den geschilderten Dysplasien am Rückenmark und am Gehirn die Intelligenz nicht schadensfrei bleibt, ist verständlich. Die große Mehrheit der Kinder aber, die das Schulalter erreichen, hat einen Intelligenzquotienten, der eine Erziehung ermöglicht (STEPHEN). Die Kombination mit Hydrocephalus reduziert die Intelligenz, auch wenn dieser spontan oder nach Operation zum Stillstand gekommen ist (LAURENCE). Bei DORAN u. GUTHKELCH haben 29 von 40 Kindern, die $2^1/_2$ Jahre und mehr alt geworden sind, einen Intelligenzquotienten von 80. Die geistige Entwicklungshemmung ist häufiger und stärker ausgeprägt bei den Totalgelähmten. 30% aber auch von diesen waren normal. Nur 6 Kinder waren an Geist und Körper völlige Krüppel. Das ist zum Glück der kleine Anteil von 2,5% des Krankengutes, von dem die Untersuchung von DORAN u. GUTHKELCH ausgeht. BADELL u. RIBERA zeigen, daß durch „aggressive Behandlung" des Hydrocephalus die Chancen für die geistige Rehabilitation deutlich gebessert werden können. LAGRANGE u. SCHUMANN fanden bei der Nachuntersuchung von 14 direkt nach der Geburt oder im Alter von 1—2 Jahren operierten Kindern mit Meningomyelocelen im Lumbalbereich nur zweimal unterdurchschnittliche, RIZK bei 80% seiner 50 operierten Myelomeningocelen, KLEIN bei 70% normale Intelligenzquotienten. Diese Feststellungen sind besonders deswegen wichtig, weil man bei der langen und eingreifenden Rehabilitationsbehandlung von urologischer und orthopädischer Seite auf die intelligente Mitarbeit der Patienten sehr angewiesen ist.

Behandlung der Störungen an den abführenden Harnwegen

In den ersten 3 Lebensjahren, der *Windelperiode*, soll nach SMITH besonderer Wert auf folgende Punkte gelegt werden: 1. Salbenpflege der Gesäßbacken und der Perianalregion. 2. Regelmäßige Stuhlentleerung, wodurch auch die Harnentleerung erleichtert wird. 3. Regelmäßige manuelle Urinentleerung durch den Credéschen Handgriff. Wenn sie damit nicht gelingt, muß der Katheter angewandt werden, damit es nicht zu Divertikelbildung, Reflux und Verdünnung der Harnblasenwand kommt. An diese Komplikationen ist schon von den ersten Lebenswochen an zu denken. Das Ausdrücken des Urins soll anfangs einmal pro Tag, später so oft ausgeführt werden, daß im Intervall Trockenheit erreicht wird. 4. Ausscheidungspyelographie. 5. Vierteljährlich Urinkultur und Untersuchung auf Harnstoff-N im Blute. 6. Langzeittherapie jeder festgestellten Infektion.

In der *zweiten Lebensperiode vom 4. bis 5. Jahr* muß versucht werden, die *konservative Kontrolle der Harninkontinenz* zu erreichen. Das Kind soll lernen, die Blasenentleerung eigenhändig auszuführen. Die regelmäßigen Abstände sollen alle 3 Monate um eine halbe Stunde bis zum möglichen Maximum verlängert werden. Jetzt ist auch der späteste Zeitpunkt für eine Cystourethrographie.

Abgesehen werden soll von einer *Circumcision*, da die freiliegende Glans penis später, falls ein Urinal benötigt wird, eher zu Ulcerationen neigt, als wenn sie von der Vorhaut bedeckt bleibt. Auch ein *Dauerkatheter* ist *zu vermeiden*, da dadurch die Infektionsgefahr erhöht wird.

In Gruppe II (s. S. 183), deren Patienten einen behinderten Ausfluß des Harns haben, ist an Verminderung des Widerstandes durch beidseitige Durchtrennung des N. pudendus, transurethrale Resektion oder Plastik des Blasenhalses zu denken. Umgekehrt ist bei den Patienten der Gruppe I eine Erhöhung des Ausflußwiderstandes zu überlegen, wenn es nicht gelingt, Trockenheit durch Ausdrücken der Blase wenigstens für 2 Std zu erreichen. Solche Maßnahmen sind: Faltung der Urethra, Schlinge des M. pyramidalis um den Blasenhals, Gracilissehne um die Urethra, Streifen der Scheide des M. rectus und des M. obliquus internus um den Blasenhals, Einpflanzung einer aufblasbaren Gummimanschette in einer Hauttasche um die Urethra posterior.

An *Dringlichkeitsmaßnahmen* kann zu jedem Zeitpunkt nötig werden: 1. die endoskopische Blasenhalsresektion (besonders bei Mädchen), 2. die transurethrale Resektion mit Katheterdrainage, 3. die bilaterale Nephro- oder Pyelostomie und 4. die cutane Ureterostomie.

Die häufigsten assoziierten Nierenanomalien wie Doppel-, Hufeisen- und ektopische Nieren müssen dabei berücksichtigt werden.

Falls eine *dauernde Ableitung des Harns* notwendig wird, gibt es folgende Möglichkeiten: Einpflanzung der Harnleiter in eine ausgeschaltete Ileumschlinge, Einpflanzung der Harnleiter beiderseits in die Bauchwand, suprapubische Cystostomie. Bei erhaltener Kontinenz des Sphincter ani kommen auch Einpflanzung der Ureteren oder des Trigonums in den Dickdarm oder die Cystocolostomie in Frage. Alle Verfahren sind mit Komplikationen belastet.

Nach dem 4. Lebensjahr und *vor dem Schulalter* mit seinen größeren sozialen Verpflichtungen muß es sich herausgestellt haben, ob mit konservativen Maßnahmen Trockenheit zu erreichen ist und ob die Nierenfunktion normal bleibt. Das gelang nach SMITH nur bei 5 von 100, nach KLEIN bei 10 von 50 Patienten. Nach KLEIN bleiben 29% „semiinkontinent", d.h., sie können ihren Urin nur 2—3 Std halten. Bei 49% besteht für immer völlige Inkontinenz. Bei diesen müssen jetzt chirurgische Maßnahmen eingeleitet werden (s. o.).

Die Behandlung der Darmstörungen

Das führende klinische Symptom der Lähmung von Sphincter und Levator ani, die von Geburt an bestehende *Obstipation*, verschlimmert sich nach dem Ablauf des 1. Lebensjahres gewöhnlich. Es ist Aufgabe, eine *Diät* zu finden und einzuhalten, welche die Faeces etwas fester als normal, aber nicht zu hart macht. Mit Hilfe manueller Expression, unterstützt vom Anziehen der Knie an die Brust, soll *täglich eine Stuhlentleerung* erreicht werden. Beim Auftreten von *Überlaufdiarrhoen* darf man sich nicht irreführen lassen. Auch ihnen liegt eine Obstipation zugrunde, die jetzt sogar stärkere Maßnahmen wie *digitale Ausräumung und Einläufe* zur Behandlung erfordert. Gegen den *Analprolaps* haben zusammenziehende Heftpflasterverbände von der einen zur anderen Gesäßbacke keinen Wert, da sie nur die ohnehin schon vorhandene Hautreizung verstärken. Nur selten ist ein Thiersch-Ring nötig. Fast

immer verschwindet der Prolaps spontan wieder.

Die meisten Kinder lernen selbst, für die tägliche Entleerung zu sorgen. Nach dem 7. bis 8. Lebensjahr kommt Einkoten nur noch selten vor. Ein Anus praeter ist meistens nicht erforderlich. Doch kann sich ein sekundäres Megacolon entwickeln.

Die orthopädische Behandlung der Bewegungsstörungen

In den ersten 3 Lebensjahren besteht die orthopädische Betreuung hauptsächlich in *prophylaktischen Maßnahmen gegen* die Ausbildung von *Beugekontrakturen*. Täglich müssen die gelähmten Glieder bis zur Grenze ihrer normalen Exkursionsbreite passiv bewegt werden. Dabei ist besonders auf Streckung im Hüftgelenk zu achten. An den *Füßen* ist bei normaler Sensibilität, also bei den als Begleitmißbildung auftretenden („assoziierten") Klumpfüßen, die übliche Therapie anzuwenden. Der Knick- und Plattfuß benötigt vor dem Laufenlernen keine Behandlung. Bei Fußdeformitäten mit gestörter Sensibilität müssen Verbände und Schienen täglich abgenommen und wieder angelegt werden, damit trophische Ulcera an der Haut rechtzeitig bemerkt und behandelt werden.

Die *Hüftluxation* vom „assoziierten Typ", die also nicht paralytisch bedingt ist, muß der Spreizbehandlung in den ersten Lebensmonaten unterzogen werden. Bei paralytischen Hüftluxationen hat diese frühe Therapie keinen Wert; sie kann wie die des paralytischen Klump- und Plattfußes auf die Zeit des Laufenlernens verschoben werden. Dann muß meistens die Antetorsion des Femurhalses durch Rotationsosteotomie angegangen werden. Die Korrektur soll geschehen, auch wenn das Gehen danach nur mit großen Hilfsapparaturen möglich wird, weil sonst durch die Fehlstellung schmerzhafte Früharthrosis droht.

Nach dem 3. Lebensjahr muß bei jedem Kind, ohne Rücksicht auf die Schwere seiner Lähmungen, versucht werden, das *Gehen* zu ermöglichen. Das wird oft nur durch langfristige Aufnahme in eine orthopädische Spezialabteilung zu erreichen sein, wo auch die psychologischen Voraussetzungen für eine zuversichtliche Haltung des Kindes seiner Zukunft gegenüber leichter geschaffen werden können. Schlaffe Gelenke müssen durch Schienenapparate gestützt oder durch Knochenspäne versteift werden. Jede aktionsfähige Muskelgruppe aber soll so gut wie möglich

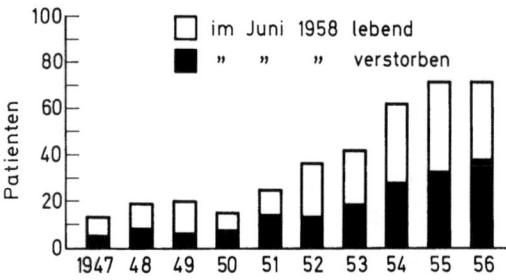

Abb. 122. Zunahme der Klinikeinweisungen von Spina bifida cystica. (Nach LAURENCE)

in Funktion gehalten werden. Jede Deformität an Wirbelsäule, Hüft-, Knie- oder Sprunggelenken, die den aufrechten Gang behindert, muß korrigiert werden (BLUESTONE u. DEAVER).

in Abductorfunktion) und Osteotomien beseitigt werden. Beugekontrakturen am Knie erfordern ebenfalls nach Extensionsverbänden oft Muskeldurchschneidungen und gelegentlich Osteotomien. Gegen den Klumpfuß sind Durchschneidung der Supinatoren und später Verlängerung der Achillessehne, evtl. auch Rotationsosteotomie der Tibia und schließlich auch Arthrodesen der Sprunggelenke je nach der Situation einzusetzen.

Die Gruppe 1 mit totaler Lähmung bringt dabei gewöhnlich weniger Probleme als die Gruppe 2, bei der die Tendenz zur Beugekontraktur größer ist.

Nach KLEIN gelingt es, 52% der Kinder zum Gehen ohne Apparathilfe zu bringen, 26% brauchen dazu einen Apparat, während sich 22% trotz aller Bemühungen nicht aufrecht halten können. Das Ziel der vereinten Bemühungen aller Spezialisten muß es sein, keinen

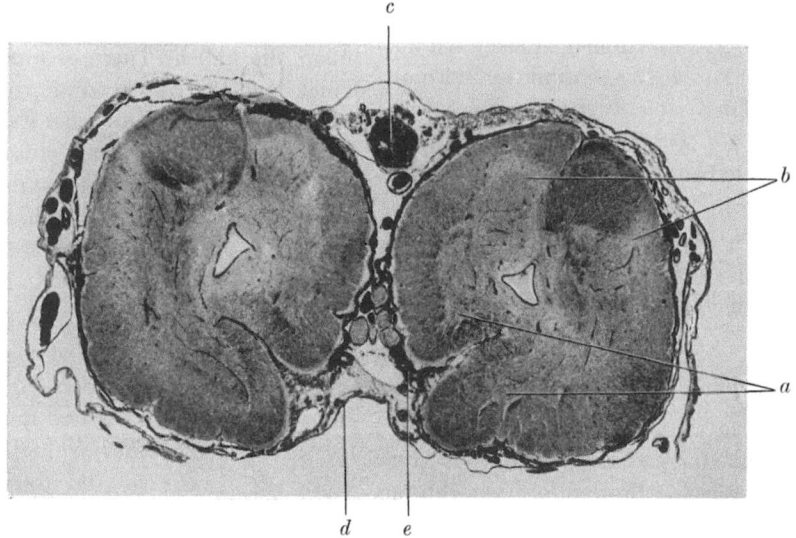

Abb. 123. Rückenmarkquerschnitt bei einem Fall mit Myelomeningocele kurz vor dem Eintritt in den Hautsack. Doppelbildung des Rückenmarks, beide Rückenmarkskörper sind voneinander vollkommen getrennt und haben ungefähr denselben Querschnitt. In der Mitte zwischen den beiden ein Spinalganglion. Bei *a* Vorderhörner, bei *b* Hinterhörner, bei *c* Spinalganglion, bei *d* Arachnoidea, bei *e* Pia. (Nach GAGEL, aus OSTERTAG)

Am häufigsten bildet sich als Folge der Beugekontraktur in den Hüften eine Hyperlordosierung bei Patienten der Gruppe 2 (siehe S. 181). „Assoziierte", also nicht lähmungsbedingte Skoliosen und Kyphosen (durch Wirbelkörperdysplasien) müssen mit Schienen oder durch Osteotomien behandelt werden. Beugekontrakturen der Hüften sollen ebenso wie Adduktionskontrakturen des Oberschenkels vor dem Laufenlernen durch Muskelresektionen, Muskeltransplantationen (M. psoas

einzigen Patienten zeitlebens im Fahrstuhl bleiben zu lassen.

Soziale Bedeutung

Die schweren Verschlußstörungen des Neuralrohres hatten bisher für die praktische Medizin trotz ihrer dargelegten relativen Häufigkeit keine nennenswerte Bedeutung, da die Mehrzahl ihrer Träger, soweit sie nicht schon tot zur Welt kamen, sehr früh verstarben. Es werden aber in den Kliniken zunehmend viele Kinder mit diesem Mißbildungstyp vorgestellt (Abbildung 122). Nach DE RUDDER waren das 7mal mehr als in den Vorkriegsjahren. Die verbesserte ärztliche Fürsorge sowie die operativen Behandlungsmöglichkeiten der neueren Zeit lassen immer mehr Betroffene überleben und erhöhen die Patientenzahl mit schweren Paraplegien Jahr für Jahr erheblich. Damit wird in Zukunft diese Frage ein immer größeres medizinisches und soziales Interesse erfordern (DORAN u. GUTHKELCH, BLUESTONE u. DEAVER).

Sacral-Agenesie

Zu Ausfällen am Ende des Rückenmarks und an der Cauda equina kommt es auch bei den sacro-coccygealen Wirbelsäulen-Defekten der sog. *Sirenoide*. In den seltenen Fällen ihres Überlebens ähneln die Symptome und therapeutischen Probleme denen der besprochenen Myelodysplasien (vgl. dieses Hdb. VI, 302).

Diastematomyelie oder Diplomyelie

(διάστημα = Zwischenraum)

Die totale oder partielle *Verdoppelung des Rückenmarks* ist ein zwar seltenes, aber charakteristisches Teilstück der Schließungsstörungen des Rückenmarks. Verschiedene Hypothesen über ihre Entstehung werden von MOES u. HENDRICK diskutiert. Sie findet sich ober- oder unterhalb einer Spina bifida und bei Anencephalie oder Cyclopie. Es kommen alle Übergänge vom Vollbild bis zur abortiven Ausprägung in Form der Verdoppelung des Zentralkanals allein vor (Abb. 123, 124). An der Ventralseite des Rückenmarks besteht dabei häufig ein von der Hinterfläche des Wirbelkörpers vorspringender *knöcherner oder knorpeliger* Sporn und von ihm ausgehend ein die beiden Rückenmarkshälften trennendes bindegewebiges Septum. Das Aufsteigen des Rückenmarks im Wirbelkanal (vgl. S. 177) kann dadurch behindert werden, so daß es zu Traktionsschäden kommt.

Das *klinische Korrelat* sind neurologische Ausfälle in den unteren Extremitäten, an der

Harnblase und am After sowie Differenzen in Dicke und Länge der Beine. JAMES u. LASSMANN fanden unter 70 derartigen Patienten, bei denen nur eine Spina bifida occulta vorlag, 24 mit Diastematomyelie. Meist ist die Haut über der Rückenmarksanomalität mit Hypertrichose, Grübchenbildung, Fettansammlung oder angiomatöser Veränderung auffällig. Röntgenologisch läßt sich oft eine Erweiterung des Wirbelkanals feststellen. Der Sporn ist in gewöhnlichen Röntgenaufnahmen nicht immer

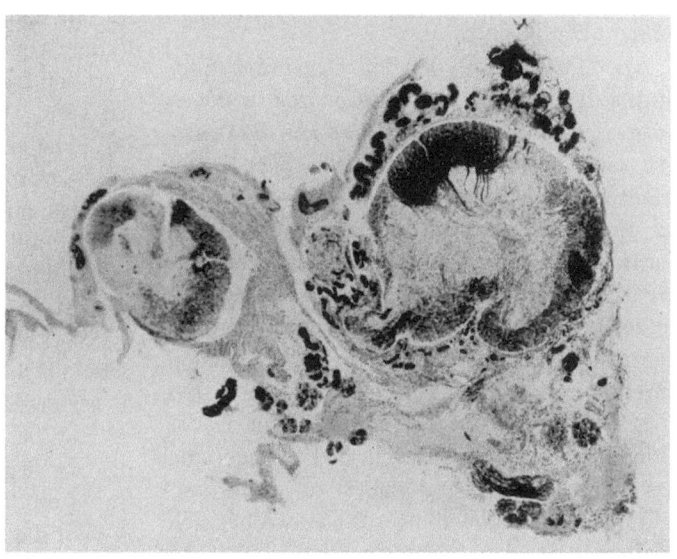

Abb. 124. Doppelbildung des Rückenmarks bei differentem Umfang und unterschiedlicher Differenzierung. Enorme Gefäßvermehrung in den Leptomeningen, Markscheidenbild. (Nach GAGEL, aus OSTERTAG)

zu bemerken, da er sich auf den Processus spinosus projizieren kann. Dann läßt sich mit einer Schichtaufnahme oder *Myelographie* die Diagnose sichern (NEUHAUSER u. Mitarb., DECKER). 13 mal war bei JAMES u. LASSMANN eine getrennte Duraröhre, 11 mal eine gemeinsame nachzuweisen. Der Knochenvorsprung läßt sich nach Laminektomie aufsuchen und entfernen. Die vorbestehenden neurologischen Ausfälle werden dadurch allerdings meistens nicht behoben, doch läßt sich ihre Progredienz verhüten (MOES u. HENDRICK, MATSON u. Mitarb.).

Status dysraphicus und Syringomyelie

Beim *Status dysraphicus* stehen als *Hauptsymptome* die Spina bifida aperta oder viel häufiger die Spina bifida occulta und die mit ihr zusammengehörigen Myelodysplasien samt ihren direkten Auswirkungen: Enuresis, Hohl-

oder Klumpfuß, Acrocyanose, Sensibilitätsstörungen, kleine Fingerkontrakturen und sacrale Hypertrichose im Vordergrund. Dann
werden aber Dysproportioniertheit zwischen
Rumpf und Gliedmaßen, Kyphoskoliosen,
Trichterbrust, Fingerkrümmungen, Pigmentanomalien und Heterochromien der Iris, Flug-
hautbildungen am Hals und zwischen den
Fingern und schließlich familiäre Neuropathie
angeschlossen, Störungen, die bei der Spina
bifida aperta trotz deren Neigung zur Kombination mit anderen Mißbildungen nicht besonders häufig sind.

Die *Pathogenese* der im Gegensatz zum
Status dysraphicus nicht stationären, sondern
progredienten Syringomyelie hat von STAEMM-
LER eine besonders ausführliche Würdigung
erfahren. Nach seinen Vorstellungen sezernieren
die Ependymzellen um den zunächst offenen
Zentralkanal beim Neugeborenen einen Liquor,
der sich durch einen sehr hohen Eiweißgehalt
auszeichnet. Der Ependymzellmantel um den
Zentralkanal ist von ziemlich dicht liegenden
unreifen und reiferen Gliazellen umgeben. Bei
Dysraphie treten Lückenbildungen im Epen-
dymepithel auf, Liquor dringt in die Umgebung
des Zentralkanals und führt zu einer umschriebenen Gliaquellung. Diese wölbt sich
pilzförmig in den Defekt vor und führt zu
gröberen Wucherungen, die sich als Mantel-
schicht um die gequollene innere Schicht legen
und schließlich zu gröberen Einbrüchen in die
umgebende Glia und das angrenzende Rückenmark mit Verflüssigung und Auflösung der
nervösen Substanz führen. Dadurch kommt es
zu Hohlraumbildung, die im weiteren Verlauf
wieder von fortschreitender Gliawucherung
ausgefüllt werden kann, so daß eine solide
Gliose resultiert.

Diese Vorgänge spielen sich inapparent in
der Kindheit ab. Die typischen *Symptome der
Syringomyelie*: dissoziierte Empfindungsstörungen (Mucius Scaevola-Syndrom), motorische
Schwäche und Muskelatrophie mit Reflex-
anomalien, spastischen Paresen und trophischen
Störungen treten dagegen fast immer erst
unter dem Einfluß zusätzlicher Schäden wie
Infekte und Traumen (ALTSCHUL) später in
der Kindheit oder meist erst im Erwachsenenalter in Erscheinung.

In der *Ätiologie des Status dysraphicus und
der Syringomyelie* ist wohl der Erblichkeit in
Kombination mit exogenen Faktoren ebenso

Bedeutung zuzumessen wie bei der Entstehung
der Spina bifida im allgemeinen. Von BREMER
und besonders von CURTIUS ist die Erbkompo-
nente allerdings sehr stark herausgestellt
worden.

Die Dysraphien am Schädel und am Gehirn

Die schwerste Form der dorsalen Schließungsstörung ist die *Cranioschisis* mit *Anencephalie* (Synonyma: Pseudoencephalie, Meroencephalie, Hemiencephalie[1]). Diese Mißbildung
ist mit dem Leben nicht lange vereinbar. Sie
findet sich aber bei Totgeburten bemerkenswert häufig. RECORD u. McKEOWN sahen sie
bei 2,2°/$_{00}$ der Totgeburten und bei 0,1°/$_{00}$ der
im 1. Lebensjahr Verstorbenen. Die Anencephalie wäre demnach nur wenig seltener, nach
MALPAS mit 3,08°/$_{00}$ und STEVENSON (Nord-
irland) mit 6,7°/$_{00}$ (!) sogar häufiger als die
Spina bifida cystica. In Frankreich fanden
FREZAL u. LAMY (zit. nach PENROSE) nur
0,35°/$_{00}$. In Japan erreichen die Anencephalien
ebenfalls nur 0,64°/$_{00}$ (MITANI, NEEL). Während
dieser Prozentsatz im Vergleich zu den meisten
Werten bei der kaukasischen Rasse zwar auch
niedrig liegt, so übertrifft er doch den der
Spina bifida in Japan um das Dreifache.

Für die *Ätiologie* kommen grundsätzlich die
gleichen Faktoren in Frage wie für die Myeloschisis und die Myelomeningocelen, mit denen
sie häufig kombiniert auftritt (vgl. S. 171).

Hingewiesen sei hier deswegen nur auf
einige Unterschiede:

Überwiegen der Mädchen ist deutlich (223 Mädchen
gegen 109 Buben bei RECORD u. McKEOWN, 62 Mädchen gegen 20 Buben bei DEPPE, 225 Mädchen gegen
101 Buben bei INGALLS, 42 Mädchen gegen 24 Buben
bei BÖÖK u. RAYNER und gar 55 Mädchen gegen
9 Buben bei COFFEY u. JESSOP). Die Hinweise auf *endogene
Faktoren* sind *stärker* als bei der Spina bifida. *Familiäre
Häufung* wird von BÖÖK u. RAYNER, EERLAND,
FEUERLICHT, GREBE (2), SCHADE, SCHIRMER und
SCHRÖDER berichtet. Über *Blutsverwandtschaft der
Eltern* schreibt FLORIS, über Häufung in Inzucht-
gebieten POLMANN. *Konkordantes Auftreten bei eineiigen Zwillingen* haben COLLIN, GRUBER, JOSEPHSON
u. WALLER, PRIEBE, WALDMANN und WIESE gesehen.
Diskordantes Verhalten bei eineiigen Zwillingen be-
richten allerdings BAUWENS, GREBE (1), PANSE u.
GIERLICH sowie OSTERTAG. AHLFELD fand bei Dril-
lingen 2 weibliche Anencephale neben einem gesunden
Knaben. Von BATTAGLIO u. FRACCARO, GREEN und
GRUBER werden anencephale Doppelmonstren mitgeteilt. Einzigartig ist die Beobachtung von GREBE,

---

[1] Anencephalie, wörtlich = Gehirnlosigkeit, ist
ähnlich wie Anämie für „Hirnarmut" gebraucht.

nach zwei Frauen vom gleichen Mann je ein anencephales Kind bekommen haben.

Unter den *Umweltfaktoren* scheint hohes mütterliches Alter bei der Geburt für die Anencephalie eine Rolle zu spielen im Gegensatz zu den Verhältnissen bei der Spina bifida. Nach MALPAS sowie KLEBANOW u. HEGNAUER kommt sie bei Gebärenden zwischen dem 46. und 50. Lebensjahr 10mal häufiger vor als bei solchen zwischen dem 16. und 20. Jahr (vgl. auch COLLIN und BÜCHI sowie COFFEY u. JESSOP). Nach INGALLS, PUGH u. McMAHON ist auch bei der Anencephalie die Gefährdung bei ersten Geburten höher als bei den zweiten und nimmt dann mit der Geburtennummer fortschreitend zu. v. WINKEL hat darauf aufmerksam gemacht, daß Anencephalie und Encephalocelen besonders häufig bei ektopischen Früchten mit ihrer schlechteren Ernährung vorkommen. Placenta-Anomalien fanden BENEKE, PRIEBE und MURPHY. SOKOLANSKY berichtet von schwerer, der Schwangerschaft vorausgehender Endometrium-Entzündung. JÖRGENSEN und OLIM-TURNER machen Zusammenhänge zwischen Herzfehlern der Mutter und Anencephalie wahrscheinlich. v. HARNACK u. MARTINI berichten über eine Virushepatitis am Anfang der Gravidität, die zu einer Anencephalie führte. Beobachtungen von DEBIASI über 2 Anencephalusfeten bei einer Mutter mit Hyperthyreoidismus lassen sich in die Vorstellungen von der Embryopathia thyreotica einfügen.

Aus dem Felde der *Tierexperimente* ist auf die Befunde von BONNEVIE hinzuweisen, die durch Inzuchtkreuzungen von Mäusen Embryonen mit Pseudoencephalie erzeugen konnte (vgl. S. 213). Während daraus Hinweise auf *genetische Grundlagen* resultieren, betonen die Sauerstoffmangeluntersuchungen an Tritonen und Hühnchenkeimen (vgl. S. 174) die *Bedeutung exogener Faktoren:* Bei frühem Termin des Sauerstoffmangels kamen besonders Anencephalusfeten zutage. INGALLS, CURLEY u. PRINGLE erreichten das gleiche bei Mäusen durch Sauerstoffmangel am 9. Graviditätstage, KAVEN u. RUSSEL durch Röntgenbestrahlung am 7.—8. Tag. Bei Ratten erzielten COHLAN sowie GIROUD u. MARTINET durch starke Dosen A-Vitamin in hohem Prozentsatz Anencephalus-Feten.

Das typische Erscheinungsbild der *Anencephalie mit totaler Cranioschisis* zeigt eine Area cerebro-vasculosa, die wie das Krönchen beim Froschkönig einer verkleinerten Schädelbasis bei Fehlen des Schädeldaches aufsitzt (Abb.125). Ein anderes Bild bietet die partielle Spaltbildung mit *Exencephalie*, bei der ein voll angelegtes Großhirn, von der äußeren Haut oder nur von den Hirnhäuten umgeben, einer mangelhaft gebildeten Schädelbasis aufsitzt oder sich durch eine occipitale Spalte in einem Hautsack nach außen vorwölbt. Eine cervicale Spina bifida schließt sich nach hinten oft an, wobei die Halswirbelsäule in Hyperextensionshaltung versteift zu sein scheint, die Geschwulst in der offenen Rinne nach hinten abgleitet und das

Gesicht gen Himmel zu blicken scheint (Uranoscopie bei Iniencephalie = Nackengehirn).

Pathogenese. GIROUD u. MARTINET (1957) verfolgten bei ihren A-Vitamin-Versuchen mit Ratten die Entwicklung der anatomischen Verhältnisse bei der Anencephalie vom 11. bis 21. Gestationstage. Sie konnten dabei zeigen, daß der Schluß des Telencephalon ausbleibt, daß sich aber bis zum 18. Tage die Großhirnhemisphären mit dem Plexus chorioideus und vor allem die Corpora striata gut aufbauen

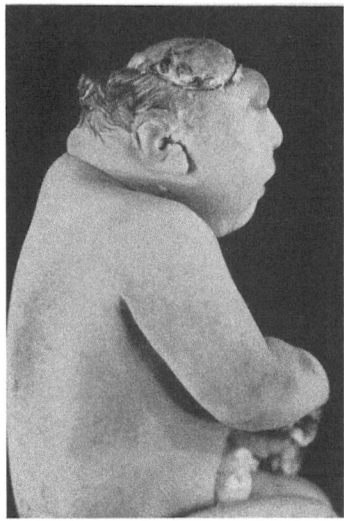

Abb. 125. Anencephalie (37/151). Normale Geburt, 45 cm lang. Der Durchmesser der Area cerebro-vasculosa betrug 5 cm. (Aus HALLERVORDEN)

und erst dann einer Nekrose und Degeneration verfallen, so daß bei der Geburt nur noch klägliche Reste von angiomatösem und nervösem Gewebe in der Area cerebro-vasculosa enthalten sind.

Bemerkenswert ist darüber hinaus bei ihren Versuchen, daß die Menge des Fruchtwassers 10mal größer als in der Norm war, was sie mit Hinzutreten von Liquor cerebrospinalis durch den Defekt hindurch in die amniotische Flüssigkeit erklären.

Besondere Formen. Encephalocelen können sich gelegentlich auch analog der Spina bifida anterior nach vorn entwickeln und dann in der Nasengegend (*Cephalocele naso-frontalis*) oder intranasal durch die Lamina cribriformis austreten und bei Neugeborenen bereits die Nasenatmung verlegen. Dadurch entsteht eine ausgeprägte *Hypertelorie.* Röntgenologisch ist dann die Zeichnung der Siebbeinzellen und des Nasenseptums unterbrochen.

Orbitale Encephalomeningocelen führen als Folge eines Defektes im großen Keilbeinflügel zu einem *pulsierenden Exophthalmus*, bei geringer Entwicklung von Flüssigkeit auch zu einem *pulsierenden Enophthalmus* (DECKER).

In *abortiver Form* prägen sich Encephalocelen selten auch als runde Knochendefekte

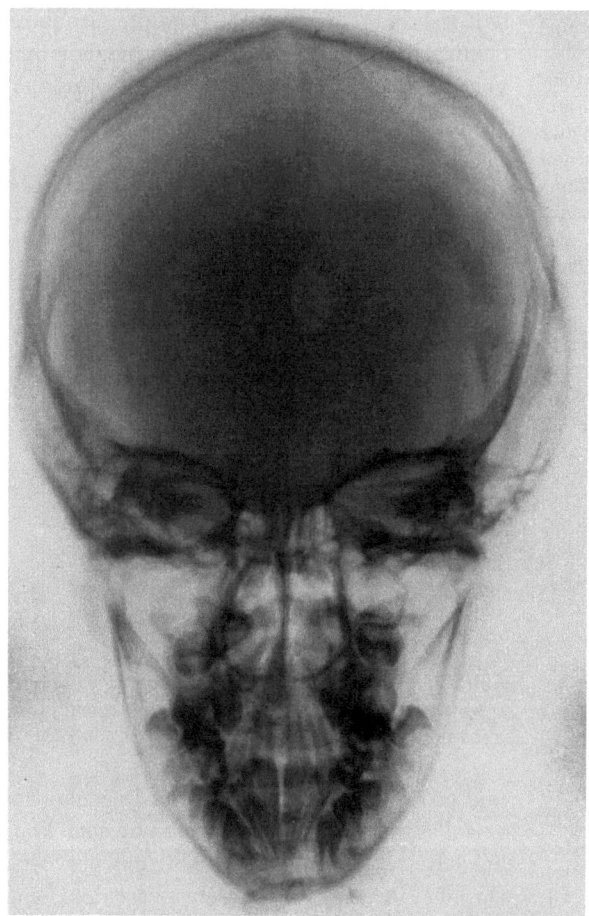

Abb. 126. Rudimentäre Encephalocele. Rundlicher Knochendefekt am Hinterhaupt bei 8jährigem imbezillem Mädchen (zweieiiger Zwilling), Geburtsgewicht 1500 g. Cerebrale Anfälle, rechts betont PEG: mäßige Erweiterung der Seitenventrikel und des 4. Ventrikels, vermehrte Subarachnoidalluft über rechter Kleinhirnhemisphäre. Älteres Geschwister mit Meningocele im Alter von 6 Wochen gestorben (Gabriele A., 1163/65)

besonders in der Hinterhauptschuppe aus (Abb. 126). Die Differentialdiagnose muß in erster Linie Dermoidcysten und Hautsinus (s. S. 195) berücksichtigen. Gegen andere Rundherde am knöchernen Schädel wie kavernöse Angiome, eosinophile Granulome und die Läsionen der fibrösen Dysplasie sind sie durch ihre Lage in der Medianlinie abzugrenzen.

Schließlich kann der Hirnschädel in verkleinerter Form mit flacher Stirn und hervortretenden Orbitaldächern voll geschlossen sein, das Gehirn aber hypoplastisch oder im Sinne der *Hydranencephalie* reduziert ausgebildet sein. Dabei handelt es sich eher um das Resultat einer prozeßhaften Rückbildung bei normaler primärer Anlage (OSTERTAG, ANDRÉ-THOMAS, WARREN). Ausgedehnte Verkalkungen (Abb. 127a u. b) weisen besonders in diese Richtung. Hierbei spielen Schließungsstörungen sicher keine Rolle. Die Geschwister-Fälle von HALLERVORDEN, von FRITZSCHE und BEYNE sowie von NEILL u. DINGWALL weisen aber auf die Bedeutung endogener Faktoren auch dabei hin.

Die *Neurologie der Anencephalie* ist von GAMPER, CATEL u. KRAUSPE, GYSI, MALLENTIN sowie von MONNIER u. WILLI ausführlich dargestellt. Diese Studien haben uns wesentliche Aufschlüsse über die Funktionen niederer Hirnteile gebracht. Es werden dabei *Rautenhirn-* und *Mittelhirnwesen* unterschieden. Mit dem Vorderhirn fehlt regelmäßig auch der Tractus olfactorius. Der Fasciculus opticus richtet sich nach Anlage oder Fehlen des Diencephalon. Auch die Augenmuskeln, Augenmuskelnerven bzw. Augenmuskelnervenkerne können fehlen, die Ursprünge von N. facialis und N. octavus können atypisch sein (vgl. S. 213). Bemerkenswert ist bei der Anencephalie das oft festgestellte *Fehlen der Hypophyse*, besonders ihres Hinterlappens, und die davon abhängige *Hypoplasie der Nebennieren* (KIND, OSTERTAG).

Die Dysraphien des Kleinhirns

Auch das Kleinhirn kann von den dysraphischen Störungen betroffen sein. Das Dach des IV. Ventrikels kann offenbleiben und das Kleinhirn besonders in seinen Wurmanteilen dorsal klaffen. Mit Defekten im basalen Os occipitale und in den cranialen Teilen der Halswirbelsäule resultiert daraus eine *Cerebello-Meningocele*. Verbunden damit oder an ihrer Stelle sind *Syringomyelien* und mediane *Cystenbildungen* (PIA). Diese Kleinhirncysten sehen

Transsudatcysten der *Kleinhirnangiomatose* von Hippel-Lindau gelegentlich ähnlich und imponieren klinisch stets als *Kleinhirntumoren*. Manchmal ist es möglich, operativ eine Kommunikation mit dem Ventrikelsystem herzustellen oder durch occipitale Dekompression die klinischen Symptome zu beheben (Ostertag, Pia). Kleinhirnaplasien und -hypoplasien bei einer Spina bifida sind mehrfach beschrieben (David u. Müller; Frigyesi u. Ersöss; Huth u. Amini; Morsier; Rubinstein u. Freeman; Schönenberg).

Die angeborenen Hautsinus und intraduralen Dermoide

Synonyma: Dermalsinus, Pilonidalsinus. Teratoma pilosum.

Die *Entstehung* der *angeborenen Hautsinus* ist auf unvollständige Trennung des Neuroektoderms vom epithelialen Ektoderm zurückzuführen. Ihre Terminationsperiode ist damit die 3.—5. Embryonalwoche. Es handelt sich dabei also um ähnliche Störungen wie bei den bisher behandelten dorsalen Verschlußstörungen des Neuralrohrs. Eine Defektbildung liegt dabei allerdings nur am Skeletsystem vor, während sich das Ektoderm durch diese handschuhförmig einstülpt.

Dieser Hautschlauch oder Sinus kann bis zur Dura reichen, mit seinem inneren Ende aber auch im Liquorraum liegen. Grüter fand bei der Zusammenstellung von 47 Schrifttumsfällen und einer eigenen Beobachtung eine *Häufung in der occipitalen und lumbosacralen Region*.

Bei den 12 Fällen mit Sinusbildungen im *Schädelbereich* endeten diese nur 3mal epidural bzw. am Tentorium, 6mal aber intracerebellar und 2mal gar im IV. Ventrikel. Im Zuge der weiteren Gewebsreifung kann es innerhalb eines solchen Tubus zur Bildung von Dermoiden, Epidermoiden und auch lipomähnlichen *Tumoren* kommen. Ein in der Außenhaut liegender kleiner Geschwulstknoten ist dabei oft mit einem intraduralen Tumoranteil in Verbindung. Es entstehen dann *sanduhr-* oder *zwerchsackähnliche Gebilde*, welche durch eine enge Lücke des Schädels oder Wirbels miteinander verbunden sind. Die tastbare äußere Vorwölbung wird bald, z.B. am Hinterhaupt beim Kämmen, erkannt. Der intrakranielle Anteil, der bis zu Faustgröße wachsen kann, macht sich erst durch neurologische Zeichen bemerkbar. Es kommt durch Beeinträchtigung des Kleinhirns und durch Behinderung der

Liquorpassage mit Steigerung des intrakraniellen Drucks zu den Zeichen eines Kleinhirntumors. Eine Erweiterung der inneren Hirnkammern kann auch ohne Passage-

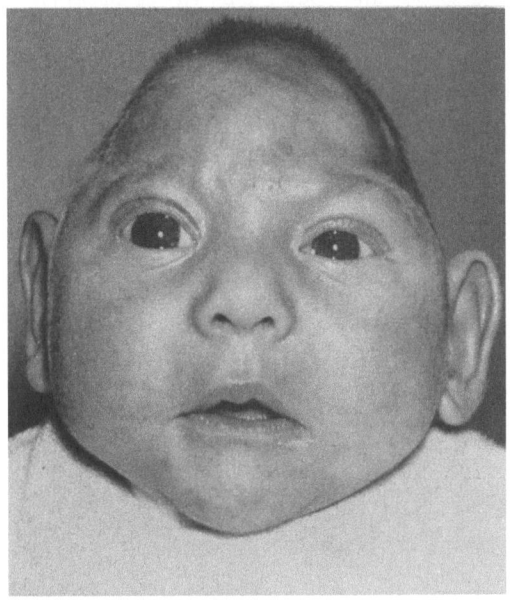

a

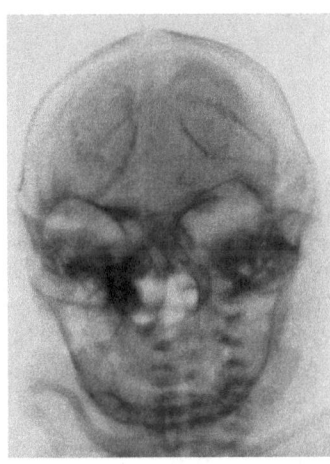

b

Abb. 127a u. b. Mikrocranie mit Hydranencephalie bei ausgedehnten intrakraniellen Verkalkungen (eigene Beobachtung: Nikolaus F., 4467/7/7, 1 Monat alt, KU.: 27 cm)

störung als parallele Entwicklungshemmung (Lorenzo u. Weber, Stenzel) entstehen.

Bei den *Sinusbildungen am Rücken*, die neben ihrer Prädilektionslokalisation im Lumbosacralbereich auch in jeder Höhe der Wirbelsäule vorkommen, findet sich ein *pigmentierter bordeauxroter Hautfleck*, der auch *stärker behaart* sein kann. In seiner Mitte ist ein *Grübchen* zu erkennen. Aus diesem kann sich von Zeit zu Zeit etwas Liquor entleeren. Durch Infektion, meist mit Colikeimen aus dem Windelbereich (GOES), kann sich auf diesem Wege ein *Subduralabsceß* und später eine *eitrige Meningitis* entwickeln. Bei *rezidivierenden eitrigen Meningitiden* soll immer nach dieser typischen Eintrittspforte besonders gefahndet werden (PACHE u. LORENZO, JACOBI u. Mitarb.). Außerdem können sich auch spinale Epidermoide mit den

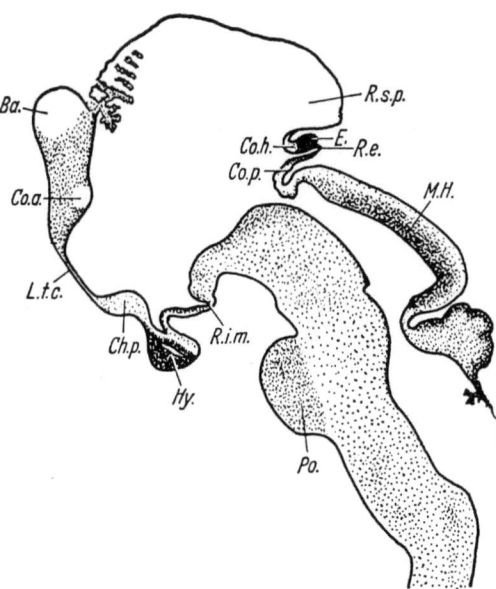

Abb. 128. Commissurenplatte sagittal beim menschlichen Embryo von 105 mm Steiß-Scheitel-Länge. *Ba* Balkenanlage; *Co.a.* Commissura anterior; *L.t.c.* Lamina terminalis cinerea. (Aus HOCHSTETTER)

Symptomen des *Rückenmarktumors* entwickeln. Eine Spina bifida occulta kann sich im Niveau des Sinus finden, doch tritt der Hautschlauch gelegentlich auch zwischen intakten Wirbelbögen durch.

Die wichtigste *Differentialdiagnose* bilden die anderen extramedullären Spinal- bzw. Hirntumoren.

SÁNCHEZ-VILLARES weist auf das *gleichzeitige Vorkommen anderer Entwicklungsstörungen* (konnatale Herzvitien, psychomotorischer Rückstand, proportionierter Zwergwuchs, Kryptorchismus) hin.

Die Mißbildungen der Medianstrukturen des Gehirns

Die Medianstrukturen des Gehirns: Corpus callosum, Commissura rostralis (anterior), Septum pellucidum, Fornix und Psalterium (Commissura hippocampi) sind entwicklungsge-

schichtlich sehr interessant. Ihre Mißbildungen bieten hinsichtlich Häufigkeit, röntgenologischer Darstellbarkeit und klinischer Bedeutung noch viele Unklarheiten.

Normale Entwicklung. Die Lamina terminalis (Abb. 128) ist ursprünglich der rostrale Abschluß des Endhirnbläschens. Infolge des Hinauswachsens der Hemisphären nach den Seiten und über den Hirnstamm nach hinten verschwindet diese immer mehr im Interhemisphärenspalt. Mit der Ausreifung der Hirnmantelneurone entstehen Commissurenfasern, welche die beiden Großhirnhemisphären miteinander verbinden. Sie benützen die „Commissurenplatte" in der Lamina terminalis zum Übertritt: Die *Commissura anterior* verbindet basale Endhirnanteile und rhinencephale Abschnitte beider Seiten; nach ihr entwickelt sich die mächtige neocorticale Commissur des *Balkens*. Er schiebt sich im Laufe des Wachstums von rostral nach occipito-caudal über den III. Ventrikel und das Zwischenhirn. An den dünnen Innenwänden der Hemisphären entstehen die Fornices als Verbindung zwischen Ammonshörnern und Corpora mamillaria. Zwischen Balken, Commissura anterior und Fornix werden Teile der Lamina terminalis zum *Septum pellucidum* ausgezogen (HOCHSTETTER, GRÜTER u. HERRMANN, NEUHÄUSER).

Der Balkenmangel

Synonyma: Corpus callosum - Agenesie, -Aplasie, Azygie.

Der Balken nimmt in der Säugetierreihe allmählich an Ausdehnung zu und ist beim Menschen am größten. Sein *Commissuren- und Assoziationssystem* dient höchsten geistigen Funktionen (DE CRINIS), deren Fehlen allein den Betroffenen nicht sehr auffällig macht. Die Funktionen des Balkens sind nach MINGAZZINI: Ergänzung der höchsten Sprachfunktionen (durch Verbindung der beidseitigen Gebiete der motorischen Aphasie), der Taxie und Eupraxie und die Kombination der Seh- und Gehörzone „zur Verstärkung der Brauchbarkeit des Materials der betreffenden Eindrücke". Die Synchronisation der bioelektrischen Hirnströme und epileptischen Krampfentladungen über beiden Hemisphären ist auch ohne intakten Balken über basale Zentren möglich (AKELAITIS). Es sind Mäusestämme mit erblichem Fehlen des Balkens beschrieben, deren Träger nicht vom Verhalten normaler Tiere ab-

wichen (KING u. KEELER). Durchschneidung
des Balkens zeigte zunächst bei Katzen und
Affen (HARTMANN u. TRENDELENBURG) und
auch beim Menschen (DANDY) keine deutlichen
Folgen. Die neueren Untersuchungen von
MYERS, JEEVES, GESCHWIND zeigen aber doch
deutliche Behinderung der Hemisphären-
Zusammenarbeit an Menschen und Versuchstieren mit Balkenmangel bzw. Balkendurchtrennung besonders bei Übertragung erlernter
Vorgänge z.B. von der rechten auf die linke
Hand. Eine ausführliche Kasuistik-Sammlung
findet sich bei UNTERHARNSCHEIDT, JACHNIK
u. GÖTT.

Die Voraussetzung für die Bildung eines so
großen Verbindungssystems zwischen den beiden Hemisphären ist die normale Ausbildung
seiner Ursprungsstellen in der Hirnrinde. Sind
diese intakt, so ist ein Balkenmangel als eine
Art Dysraphie am rostralen Neuralrohrende zu
deuten. („*Teleencephaloschisis restricta*", MAR-
BURG). Die teratogenetische Terminationsperiode liegt zwischen der 3. Woche und dem
3. Monat der Embryonalentwicklung. Mehrfaches Vorkommen bei Geschwistern ist wiederholt beschrieben (ZELLWEGER, ZIEGLER, NAI-
MAN und FRASER, ROSENTHAL-WISSKIRCHEN)
und weist auf Beteiligung recessiv vererbter
Faktoren besonders dann hin, wenn, wie in
einer eigenen Beobachtung, ein Sohn und eine
Tochter nahe blutsverwandter Eltern (Onkel
und Nichte) betroffen sind. Die Kombination
mit Encephalocelen und Spina bifida ist häufig, auch bestehen oft Kleinhirnaplasien mit
großer Cisterna cerebello-medullaris im PEG.
Oft handelt es sich nicht um einen totalen Defekt, sondern nur um das Fehlen der rückwär-
tigen Abschnitte. Das Septum pellucidum ist
ebenfalls oft nicht angelegt. Regelmäßig fehlt
das Psalterium, während die Fornices und die
Commissura anterior erhalten sind. Die beiden
Frontalhörner der Seitenventrikel und die
Fissura longitudinalis sind ebenfalls normal
ausgebildet.

Durch Fehlen des Corpus callosum als
Trägerfläche kippen die unteren Teile der
neben der Fissura longitudinalis liegenden Hirnwindungen, besonders der Gyrus cinguli, nach
unten in den Seitenventrikel hinein („Win-
dungseinbruch"). Die Furchen verlaufen dann
in radiärer Richtung. Während normalerweise
der Balken das Dach des Seitenventrikels bildet, tritt bei seinem Fehlen ein *Balkenlängs-*

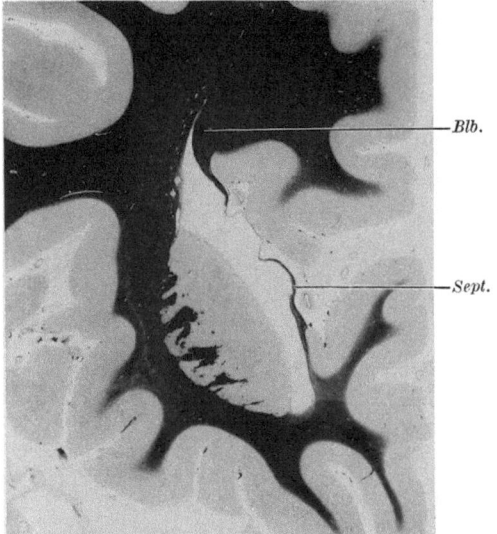

Abb. 129. Frontalschnitt durch III. Ventrikel bei
Balkenmangel. Markscheidenfärbung. 2³/₄ Jahre alt.
Blb. Balkenlängsbündel, *Sept.* Septum pellucidum mit
Markfasern. (Aus ROSENTHAL-WISSKIRCHEN)

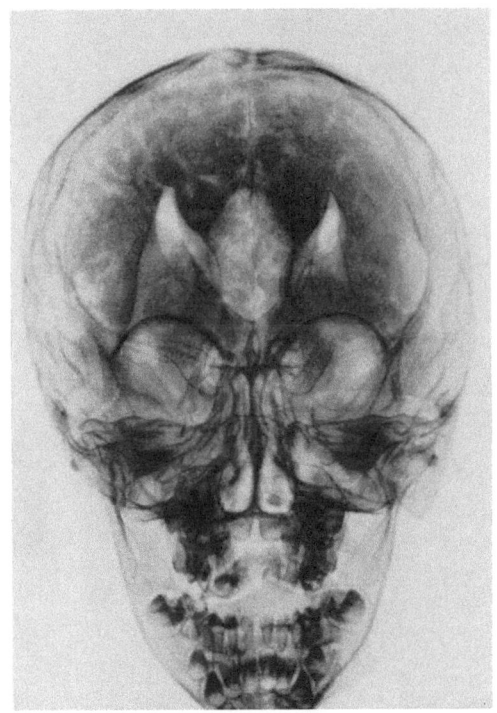

Abb. 130. Typischer PEG-Befund bei Balkenmangel.
(Aus KÖTTGEN)

bündel auf, das zusammen mit Septum, Fornix
und Plexus den Abschluß des betreffenden
Seitenventrikels nach medial bildet (Abb. 129).
Dieses Balkenlängsbündel mit seinen longitudinal verlaufenden Markfasern wird als

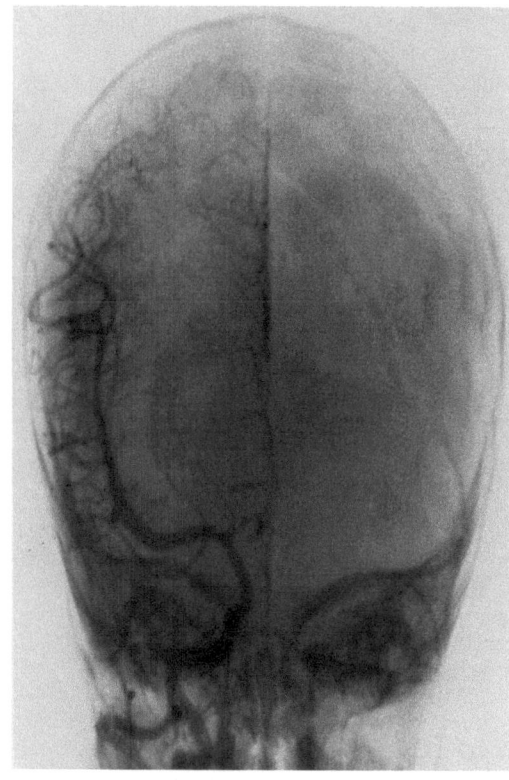

a

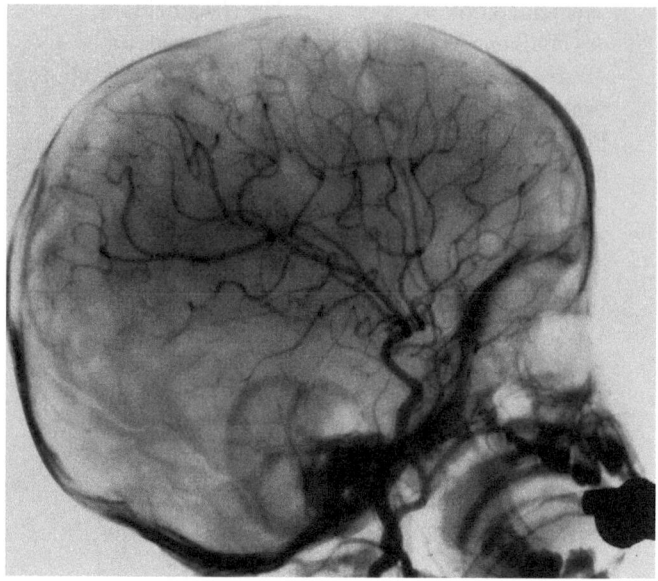

b

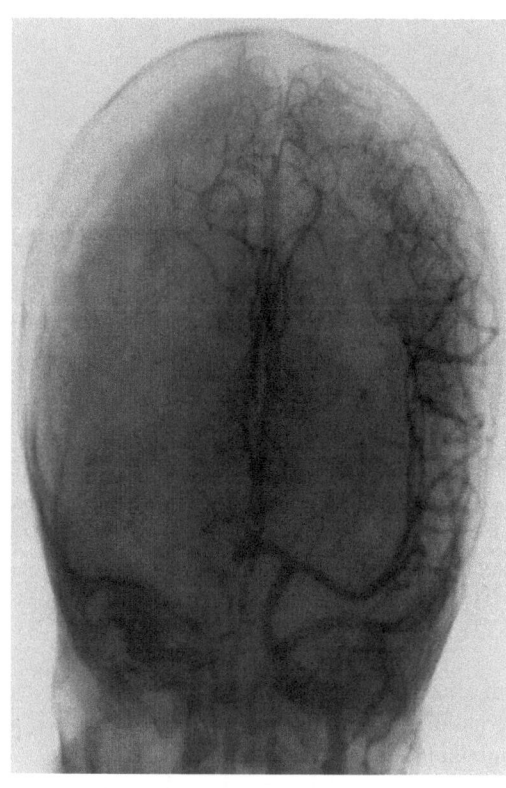

c

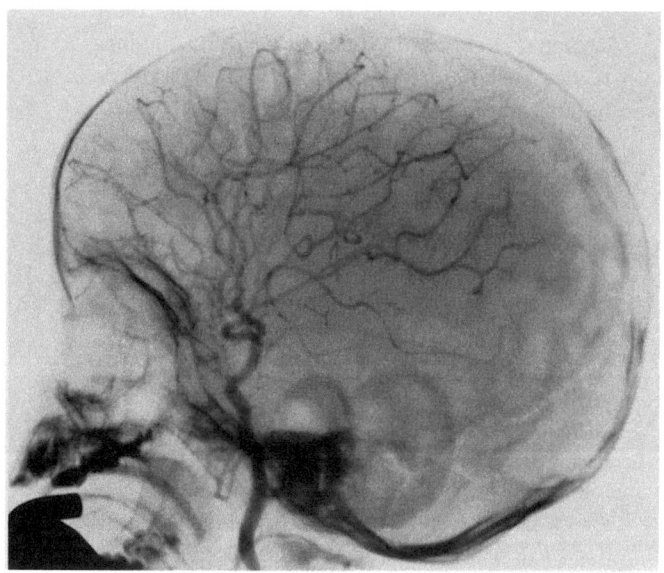

d

Abb. 131 a—d. Carotisangiographie-Befund bei Balkenmangel. Eigene
Beobachtung: Familiäre Häufung bei blutsverwandten Eltern. Ge-
rald H., 11892/7/7.   a Füllung in rechter A. carotis, a.p.-Bild.
b Seitenbild. Senkrechter, fast geradliniger Anstieg der A. cerebri
anterior mit rechtwinkligem Abbiegen nach occipital statt des üblichen Bogens um das Genu corporis callosi. c Füllung in linker
A. carotis, a.p.-Bild. Darstellung beider Aa. cerebri anteriores. d Seitenbild. Die linke A. cerebri anterior zeigt einen der Norm
ähnlicheren Bogen als die rechte

Produkt eines Regulationsvorganges gedeutet, durch den jede der bei Balkenmangel von der anderen Seite getrennten Hemisphären zu einem in sich geschlosseneren Ganzen wird (ROSENTHAL-WISSKIRCHEN).

Röntgenologisch bildet sich das bei der Pneumencephalographie in charakteristischer Weise ab: Die beiden Seitenventrikel stehen weit auseinander, sind nach oben stierhornförmig ausgezogen, von median konkav eingebuchtet und fast immer sehr verengt. Die Hinterhörner sind dagegen stark erweitert und nach außen verlagert. Der III. Ventrikel kann vergrößert sein und nach oben weit über seine normale Begrenzung hinaus reichen [DAVIDOFF u. DYKE, GUTTMANN, HYNDMAN u. PENFIELD, FOERSTER, KÖTTGEN (1), BANNWARTH, BRENNER] (Abb. 130). Hinweise auf das Vorliegen eines Balkenmangels kann schon das Carotisangiogramm geben (Abb. 131 a—d) (ZELLWEGER, 1952).

Durch Einbeziehung von pluripotentem Bindegewebe können ähnlich wie bei den Dysraphien des Rückenmarks im Gebiet der großen Längsspalte besonders Lipome (JUBA, ROGNER u. KLUST), aber auch Angiome (CREUTZFELDT u. SIMONS) sowie Fibrome (LLOYD u. JACOBSEN) entstehen.

Symptomatisch, also nicht im Sinne einer primären Dysraphie, tritt der Balkenmangel auch dann auf, wenn schwere allgemeine Dysplasien in Gestalt von Makro- und Mikrogyrie oder andere Migrationsstörungen vorliegen, bei denen es zu keiner ordnungsgemäßen Ausbildung der Hirnrinde kommt (MORSIER u. MOZER).

Eine dritte, *eigenständige Form von Balkenmangel* liegt bei der *Cyclopie* bzw. *Cyclencephalie* und der *Arrhinencephalie* vor. In diesen Fällen sind die vorderen Abschnitte der Hirnkammer unpaar geblieben. Fornix und Septum pellucidum fehlen ebenfalls. Für die Ausbildung eines Balkens ist bei diesem *monoventriculären Telencephalon* gar kein Anlaß gegeben. Die Ursachen für diese Formen liegen viel früher, zwischen dem 1. Tage und der 3. Woche der Embryonalentwicklung, vor Schluß des vorderen Neuroporus.

Die schwerste Störung aus dieser Gruppe stellt die *Cyclopie* dar, bei welcher die mittelliniennahen Anteile des rostralen Neuralrohrpols sich nicht entfaltet haben (3-Bläschen-Stadium). Beide Seitenventrikel und der

III. Ventrikel bilden einen mehr oder weniger einheitlichen Liquorraum. Riechhirn mit Bulbus olfactorius, Regio parolfactoria und Ammonshornformationen sind nicht ausgebildet. Paral-

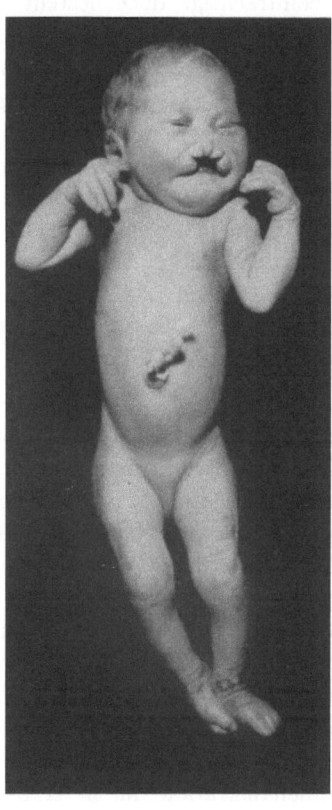

Abb. 132. Arrhinencephalie bei D-Trisomie. 5 Tage altes Neugeborenes. (Aus NEUHÄUSER u. USENER)

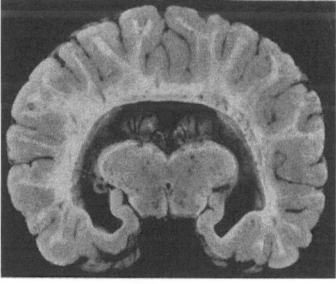

Abb. 133. Arrhinencephalie (41/83). ¹/₄ natürliche Größe. Fehlende Medianspalte, einheitlicher Ventrikel. (Normal geboren, 2¹/₄ Jahre alt, Hirngewicht 550 g)

lele Mißbildungen am Schädel und im Gesicht führen zur Bildung eines zyklopischen Auges in einer Orbita (Synophthalmie), zu rüsselartigen Nasenteilen (Proboscis), Fehlen oder Hypoplasie der Mundspalte (A- bzw. Mikrostomie) sowie zur Entstehung einer Trigonocephalie.

Zu einem etwas späteren teratogenetischen Terminationspunkt ist die *Arrhinencephalie* an-

zusetzen. Bei Beginn dieser Entwicklungshemmung ist das Vorderhirn schon in ein Tel-
und Diencephalon (5-Bläschen-Stadium) differenziert. Die Augenanlage wird nicht mehr wesentlich beeinträchtigt, doch besteht u.U. ein
Hypotelorismus. Das Riechhirn und seine Abkömmlinge aber fehlen, Unter- und Oberkiefer
sind hypoplastisch, die Nase ist abgeflacht
(Cebocephalie). Außer dem Balken fehlen Falx,
Septum pellucidum, rostrale Fornixanteile,
meist auch das Corpus striatum. Der Thalamus
opticus ist mit seinem Gegenüber verschmolzen.
Riechnerv, Infundibulum, Corpora mamillaria
und Zirbeldrüse fehlen (MEITNER). Das Windungsrelief kann im Sinne der Agyrie unterentwickelt sein (LANDAU u. Mitarb.).

Eine *besondere Gruppe der Arrhinencephalie*
mit medianer Lippen-Kiefer-Gaumenspalte,
fehlendem oder unterentwickeltem Zwischen-
kiefer und Nasenseptum, Polydaktylie, Spina
bifida, Herz-, Nieren- und Genitalmißbildungen
ist als Folge einer *Chromosomenaberration* erkannt (PÄTAU u. Mitarb., NEUHÄUSER u. USE-
NER). Es ist die *Trisomie* eines Chromosomen
der Gruppe *D* (No. 13—15) in solchen Fällen
festgestellt (Abb. 132). Bei familiärer Häufung,
wie sie DOMINOK u. KIRCHMAIER beobachtet
haben, wäre an eine genetische Fixation dieser
Chromosomenaberration durch Translokation
zu denken, wie sie von MIGEON u. YOUNG beschrieben ist. Die von DURAND u. ZUNIN

herausgestellte dysraphische Mißbildungskom-
bination von Spina bifida, Hydrocephalus
internus, Fehlen des Septum pellucidum,
Lückenschädel und Klumpfußbildung mit familiärem Vorkommen dürfte ähnlich einzuordnen sein.

Das anatomische Präparat (Abb. 133) dieser
zyklopischen Form des Balkenmangels unter-
scheidet sich mit seiner einfachen Höhlendar-
stellung erheblich vom Bilde des dysraphischen
Balkenmangels (GOLDSTEIN u. RIESE, HIN-
RICHS), ebenso das Röntgenbild [DAVIDOFF,
FOERSTER, KÖTTGEN (1), SCHÖNENBERG (1),
ZELLWEGER].

Klinische Symptomatik beim Balkenmangel.
Bei den zu Lebzeiten diagnostizierten Patienten
mit Balkenmangel liegt oft ein Mikro- oder
Hydrocephalus vor. Die Kinder leiden an
spastischen Lähmungen, Muskelhypotonie, geistiger Unterentwicklung oder Krampfanfällen.
Doch können alle auf eine Gehirnerkrankung
hinweisende Zeichen auch fehlen. Die Diagnose
des Balkenmangels wird dann erst bei der Obduktion als Zufallsbefund gestellt (FOERSTER).
Krampfanfälle, Lähmungen und Entwicklungsrückstand dürften also nicht direkt die Folge
des Balkenmangels sein, sondern mit kombinierten Mißbildungen am ZNS zusammenhängen. Ebenso sind die fokalen oder generalisierten Abnormalitäten und latenten Krampfentladungen im EEG auf diese zurückzuführen.

Cavum septi pellucidi und Cavum fornicis (Vergae)

Normale Entwicklung

Im Septum pellucidum entsteht nach dem
4. Embryonalmonat durch Dissektion infolge
Gewebsspannung oder durch Rückbildungs-
prozesse ein Hohlraum, das *Cavum septi pellucidi*, welches sich zunächst über die ganze
Länge des Septums zwischen seinen beiden aus
zellarmem Markgewebe bestehenden Lamellen
ausdehnt. Wenn der Fornix nach oben wächst
und die Unterfläche des Corpus callosum erreicht, wird dorsal eine Teilhöhle abgetrennt,
das *Cavum fornicis (Vergae)*. Dieses obliteriert gewöhnlich schon gegen Ende der intrauterinen Entwicklung von occipital nach
rostral hin (LARROCHE u. BAUDEY). Auch das
Cavum septi pellucidi kann wieder völlig verschwinden. Beide Hohlräume können aber
bestehen bleiben (HOCHSTETTER). Mit dem Ven-

trikelsystem haben sie ihrer Entstehung nach
nichts zu tun, obwohl sie früher auch als 5. und
6. Ventrikel bezeichnet worden sind.

Häufigkeit. Bei Säuglingen und Kindern
sind sie häufiger zu finden als im späteren
Alter. In Sektionsstatistiken werden sehr unterschiedliche Zahlen angegeben: DANDY 2%,
CORNING 3%, JÄGER u. BANNWARTH 2—5%,
SCHWIDDE 20,34%, VAN WAGENEN u. AIRD
60%, SCHUNK 60,2%, HUGHES 85%, COTTINI
95% (Literatur z.T. bei NEUHÄUSER). Diese
Differenzen sind damit zu erklären, daß keine
Altersgruppen gebildet worden sind und daß
manche Autoren bereits schlitzförmige Öffnungen, andere erst größere Hohlräume als
Cava bezeichnen.

Das Cavum septi pellucidi kann ebenso
wie das Cavum fornicis Vergae durch sekundäre

Öffnungen mit dem Ventrikelsystem in Verbindung treten. Dann lassen sie sich auch *röntgenologisch* bei der Pneumencephalographie nachweisen. Es bildet sich im a.-p.-Bild als ein länglicher vertikal stehender Raum ab zwischen den Vorderhörnern der Seitenventrikel und oberhalb des III. Ventrikels (Abb. 134). Im Seitenbild projiziert es sich als eine meist kommaförmige Verschattung auf die unteren und frontalen Partien des Vorderhorns der Seitenventrikel. Nicht kommunizierende Cava werden aus einem breiten Septum pellucidum-Schatten (über 1,5—3 mm) diagnostiziert. Die Angaben über die Häufigkeit darstellbarer Höhlen schwanken ebenfalls sehr: SWETTOWA u. Mitarb. 0,15%, ZELLWEGER 0,2%, BERGLEITER u. FEKAS 1,2%, DECKER 1,4%, RUBIN 5%, SCHUNK 46%, SWENSON 54% (Literatur z.T. bei NEUHÄUSER).

Die Begrenzungen des Cavum septi pellucidi bilden nach vorn das Genu corporis callosi, nach unten das Rostrum corporis callosi und die Commissura anterior, nach hinten die Crura fornicis, nach oben der Balken, nach den Seiten die beiden Blätter des Septum pellucidum.

Cysten des Septum pellucidum

Die Wände des Cavum septi pellucidi können von Tumoren bis zu Gänseeigröße auseinandergedrängt werden (Astrocytome, Spongioblastome, Ependymome, Oligodendrogliome, Angiome). Darin können Cysten verschiedenen Inhalts enthalten sein (HENSCHEN). Klinische Symptome davon sind im Kindesalter kaum je zu erwarten.

Zu größeren Flüssigkeitsansammlungen kann es vielleicht über versprengte Keime von Pia und Arachnoidea oder durch „Dialyse und Ultrafiltration" (BANNWARTH) auch ohne Tumorbildungen im Septum pellucidum und Septum fornicis kommen (Abb. 135 bis 138). Um klinisch manifest zu werden, müssen diese Cysten ähnlich wie die Tumoren eine gewisse Größe erreichen (GÖLLNITZ) und nicht mit dem Ventrikelsystem kommunizieren. In solchen Fällen können sie die Foramina Monroi dauernd oder intermittierend blockieren oder die vorderen Teile des III. Ventrikels und der Seitenventrikel ausfüllen und zu intrakranieller Drucksteigerung führen. Meistens ist die Vergrößerung einseitig.

Bemerkbar können sie sich unter Umständen schon in früher Jugend machen: So wird von DANDY ein 4¹/₄jähriger schwachsinniger Knabe mit Schrei- und Brechanfällen sowie einem halbseitigen Status epilepticus beschrieben, dessen allgemeiner und psychischer Zustand sich durch operative Verbindung des Cavum septi pellucidi mit dem Seitenventrikel bedeutend bessern ließ (Abb. 139). Die Beobachtung von JEFFERSON u. JACKSON betrifft ein 4jähriges, die von SCOTT ein 6jähriges Mädchen. JAEGER u. BANNWARTH beschreiben einen Patienten, bei dem seit Kindheit dumpfer Druck und Schmerz im ganzen Hirnschädel bestanden haben, der nach operativer

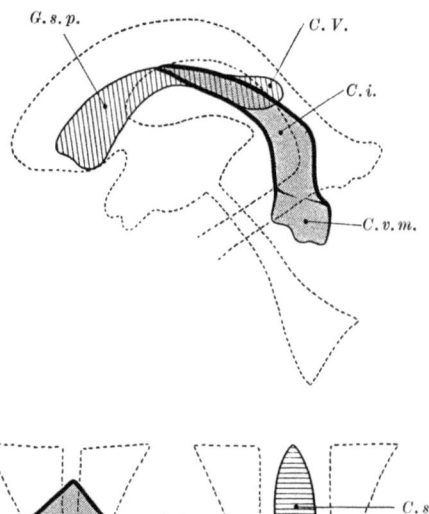

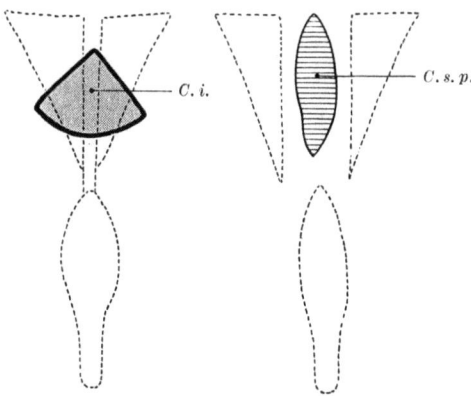

Abb. 134. Schematische Darstellung der PEG-Befunde bei kommunizierendem Cavum septi pellucidi, Cavum fornicis und Cisterna interventricularis.
[Nach ZELLWEGER (1)]

Verbindung zwischen Septum pellucidum-Cyste und dem rechten Seitenventrikel im 27. Lebensjahr „einfach ein neuer Mensch" geworden ist.

RODER u. TELLENBACH weisen auf das gleichzeitige Vorkommen von erweitertem Cavum septi pellucidi mit *Mikroventrikulie* hin und betonen die Verwandtschaft des klinischen Erscheinungsbildes, das „mit einer weitgehend unspezifischen Symptomengruppierung vegetativer und endokriner Störungen eine abnorme Funktionsbeschaffenheit des Gehirns, speziell des Hirnstamms, vermuten läßt".

Das *Cavum fornicis (Vergae)* ist eingegrenzt durch die Unterfläche des Balkens nach oben,

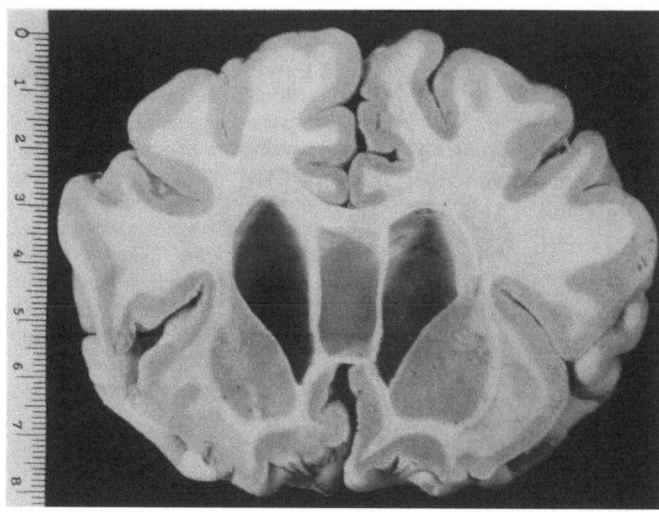

Abb. 135. Frontalschnitt. Großes nicht kommunizierendes Cavum septi pellucidi; deutliche Erweiterung
der Vorderhörner. (Nach DANDY)

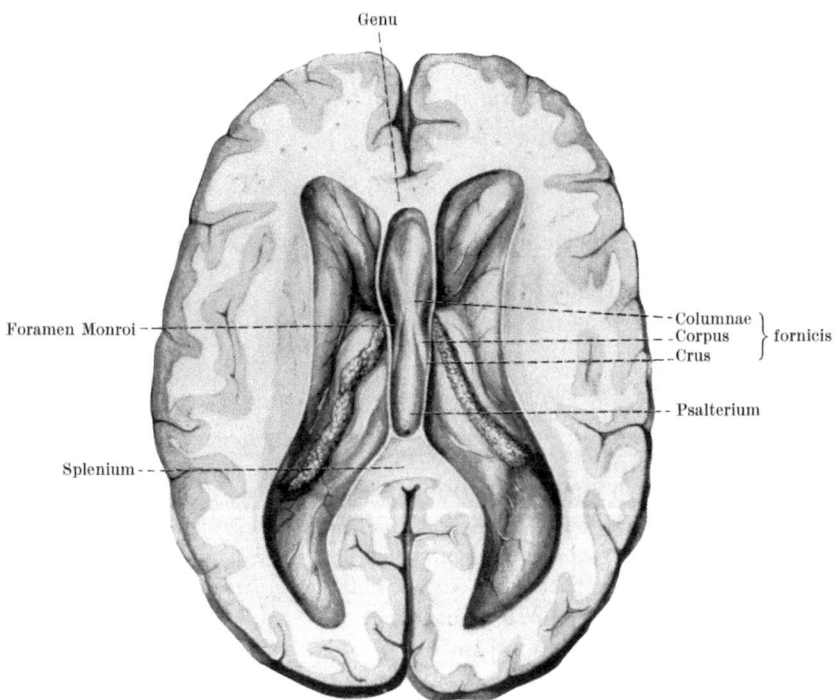

Abb. 136. Auf dem Horizontalschnitt erkennt man zwischen den beiden Seitenkammern eine große, langgestreckte Höhle, welche durch ein cystisch erweitertes Cavum septi pellucidi und Cavum Vergae gebildet
wird; beide Hohlräume gehen unmittelbar ineinander über. (Nach DANDY)

das Splenium nach dorsal, die Crura fornicis
nach vorn, das Psalterium nach unten und die
beiden Blätter des Septum pellucidum nach
lateral. Während das Cavum septi pellucidi
vertikal seine größte Ausdehnung nimmt, ist

das Cavum Vergae ein mehr horizontal liegender Hohlraum. Auch dieser Spalt kann zu einer
Cyste erweitert sein.

Bei Autopsien ist es von BACKMANN in 1%,
von SCHWIDDE in 2,32%, von RETZIUS in 3%,

von BERGLEITER-FEKAS in 6,2%, von TEN-CHINI in 4—9% gefunden worden (Literatur bei NEUHÄUSER).

Cavum septi pellucidi und Cavum Vergae können durch einen mehr oder weniger engen Gang, den Aquaeductus septi pellucidi, miteinander verbunden sein.

ziehung am Fornix festzustellen. Eine solche röntgenologische Diagnose ist sehr selten (ZELLWEGER in 0,2%) (Abb. 134).

Schwierig ist die Abgrenzung eines isolierten Cavum Vergae gegenüber der *Cisterna interventricularis*, die auch Cavum veli interpositi genannt wird. Diese ist ein Teil des subduralen Raumes, der sich in

Wand der Septumcyste (Lamina septi pellucidi)

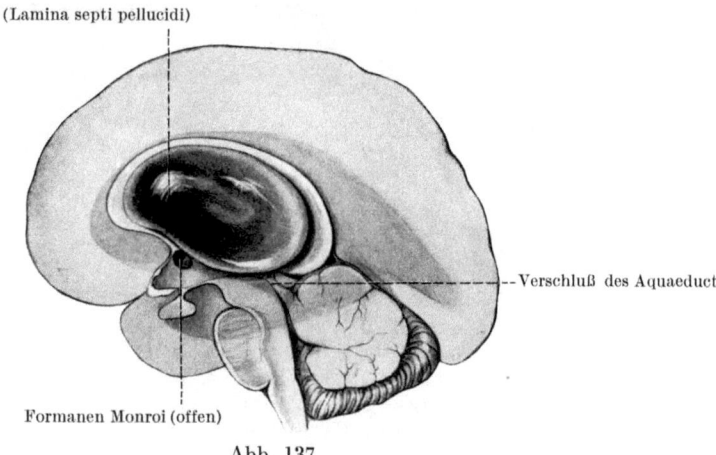

--Verschluß des Aquaeduct

Formanen Monroi (offen)

Abb. 137

Erweiterter Seitenventrikel

Verschluß des Aquaeduct

Laminae septi pellucidi

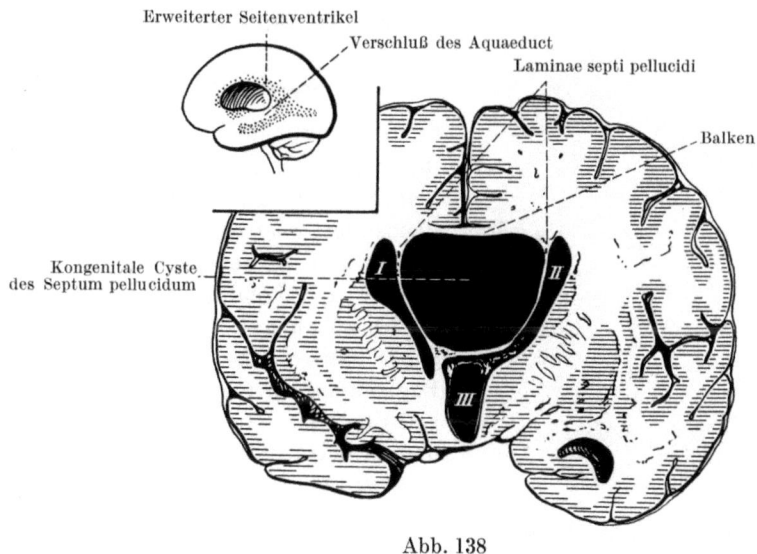

Balken

Kongenitale Cyste
des Septum pellucidum

I

II

III

Abb. 138

Abb. 137 u. 138. Cysten des Septum pellucidum und Septum fornicis. (Nach DANDY)

Röntgenologisch stellt sich das Cavum Vergae beim Pneumencephalogramm im a.-p.-Bild als ein oberhalb des III. Ventrikels und zwischen den Seitenventrikeln liegender Luftspalt dar. Bei frontalem Strahlengang wird es als olivenförmiges, längliches Gebilde sichtbar, das unter dem Splenium corporis callosi über dem Dach der Seitenventrikel liegt. Bei Kombination eines Cavum septi pellucidi und eines Cavum Vergae ist eine sanduhrförmige Ein-

der Tela chorioidea des III. Ventrikels, aus der Deckplatte der diencephalen Region entwickelt, also einen ganz anderen Ursprung hat [ROBERTSON, ZELLWEGER (1), TAVERAS und WOOD] (Abb. 134). Dieser Hohlraum ist am leichtesten zu identifizieren, wenn er im PEG eine Verbindung mit dem Zisternensystem, besonders mit der Cisterna venae magnae Galeni, hat. Die Cisterna interventricularis ist selten und fast nur bei Säuglingen zu finden. ZELLWEGER stellte sie bei 700 Untersuchungen nur 39mal, ROBERTSON bei 500 nur 8mal und JACOBI unter 450 Fällen nur 25mal dar. Sie scheint sich häufiger zu entwickeln, wenn eine

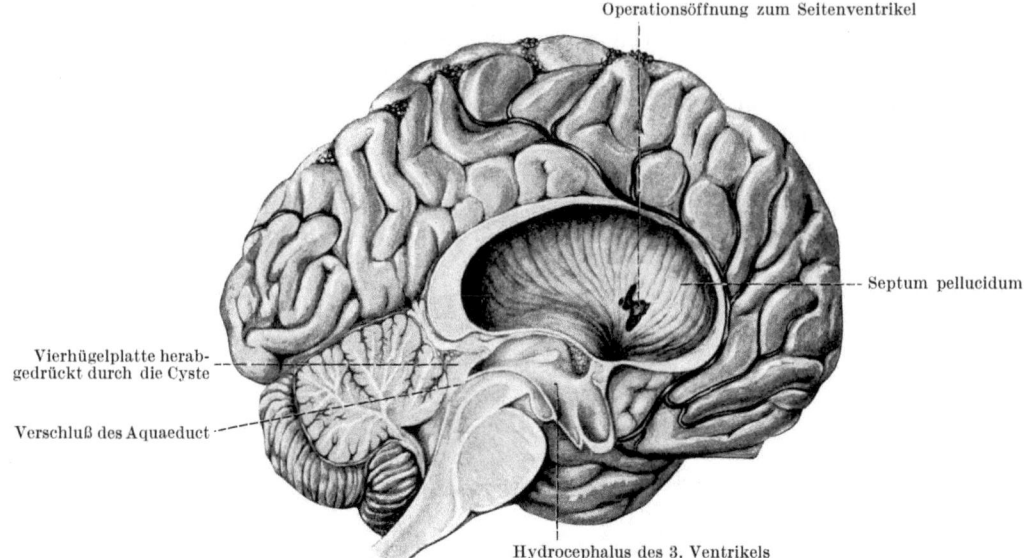

Abb. 139. Auf dem Sagittalschnitt sieht man eine riesige Cyste, welche durch ein mächtig vergrößertes Cavum septi pellucidi und Cavum Vergae gebildet wird. Beide Hohlräume gehen ineinander über. Verschluß des Aquaeduct, deutlicher Hydrocephalus des 3. Ventrikels. (Nach DANDY)

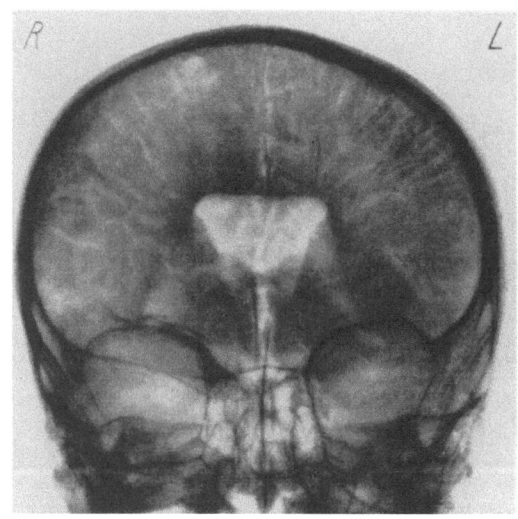

Abb. 140. Fehlen des Sept. pellucidum. Paarige Schläfenhörner. Verwachsung der Stammganglien über III. Ventrikel. 9jähriger Bub mit angeborenem Nystagmus und Sehnervenatrophie. Normale Intelligenz. [Aus BANNWARTH (1)]

Hypoplasie des Balkens (ZELLWEGER), ein ungewöhnlich starkes Auseinanderweichen der Crura fornicis (ROBERTSON), ein atrophischer Prozeß, Tumoren der Vierhügelplatte, des Kleinhirns oder des caudalen Hirnstamms oder schließlich ein intermittierender Hydrocephalus (JACOBI) vorliegen. Die Begrenzungen sind nach vorne das Septum pellucidum und die Crura anteriora fornicis, nach oben das Psalterium und das Corpus fornicis, nach unten die Tela chorioidea ventriculi III, nach seitlich die Crura posteriora

fornicis und die Tela chorioidea. Nach hinten öffnet sich die Cisterna gegen die Cisterna venae magnae.

Septum pellucidum-Defekt

Das Septum pellucidum kann teilweise oder in Gänze fehlen, so daß die Vorderhörner der beiden Seitenventrikel mehr oder weniger breit ineinander übergehen. Das ist in manchen Fällen von Balkenagenesie der Fall [ZELLWEGER (1)], kommt aber auch bei anderen Hydrocephalien vor. Die röntgenologische Diagnose basiert auf dem Fehlen des vertikalen Parenchymschattens zwischen den Seitenventrikeln im a.-p.-Bild des PEG (ZELLWEGER und MURALT, DAVIDOFF und DYKE, BANNWARTH) (Abb. 140).

Die klinische Symptomatik der Patienten mit Septum pellucidum-Defekt zeigt im Kindesalter neben geistigem Entwicklungsrückstand und Krämpfen bemerkenswert oft halbseitige Spastik und Opticusatrophie, doch ist diese sicher auf Begleitmißbildungen zurückzuführen und läßt keine Schlüsse auf spezielle Funktionen des Septum pellucidum zu.

Gelegentlich sind gröbere Defekte auch der Hemisphärenteilung anzunehmen, so bei den Akrocephalosyndaktylie-Patienten von MARTISCHNIG-THALHAMMER und ZELLWEGER-MURALT. Im ganzen kann man auch diese Fehlbildung als ein Teilstück des *Status dysraphicus* ansehen.

Die übrigen Dysplasien des ZNS

Gegenüber der ersten, ziemlich einheitlichen Gruppe von Mißbildungen des ZNS enthält die zweite Gruppe sehr viel *heterogenere Typen*. Oft sind auch bei diesen Elemente der Dysraphie-Gruppe anzutreffen, so daß eine eindeutige Abtrennung im Einzelfall nicht immer möglich ist. Im ganzen handelt es sich aber um die Folgen von später, nach der organogenetischen Phase in der Embryonalentwicklung auftretenden Störungen, in einer Periode, in welcher der Hemisphärenmantel durch *Migration* und *Differenzierung* seiner Zellen endgültig ausgebaut wird *(histogenetische Phase)*.

Normale Entwicklung des Hemisphärenmantels. Nach Ausbildung des biventriculären Telencephalons (5-Bläschen-Stadium) bestehen die Hemisphärenwände zunächst aus zwei Schichten: aus der *zellreichen*, innenliegenden *Matrix* und der *zellarmen Randschicht* nach außen. Dazwischen bildet sich eine maschig gebaute *Zwischenschicht*. Die *Rinde* entwickelt sich nun, indem Zellelemente, die Keimzellen, aus der Matrix durch die Zwischenschicht bis an den Randschleier heranwandern und sich hier ordnen (HIS). Diese Wanderung vollzieht sich in der Zeit vom 2.—5. Embryonalmonat. Die Keimzellen differenzieren sich dabei unter Teilung zu *Spongioblasten*, die zu Gliazellen, und *Neuroblasten*, die zu Ganglienzellen werden.

Ende des 2. und Anfang des 3. Embryonalmonats sind 4 Wandschichten zu unterscheiden: neben massiven *Matrixresten* die *Zwischenschicht*, die dort, wo sie an die Matrix angrenzt, immer kernreicher wird, und als erste Hirnrindenanlage ein mehrfach geschichteter *Kernsaum* an der Grenze zum *Randschleier*.

Im 4.—5. Embryonalmonat ist die Hemisphärenwand bereits in 8 Schichten gegliedert: 1. Höhlengrau = Matrixrest, 2. innere streifige Schicht, 3. innere Übergangsschicht, 4. äußere streifige Schicht, 5. äußere Übergangsschicht, 6. breite Zwischenschicht, 7. Rinde, 8. Randschleier. Die Schichten 2—5 stammen aus der Zwischenschicht des vorausgehenden Stadiums und werden zum späteren Hemisphärenmark.

Die *Rinde* ist im 5. Embryonalmonat in ihren peripheren Abschnitten sehr kernreich und zeigt lebhafte Kernwucherung. Sehr oft sieht man Höcker und Zapfen in den Randschleier vorstoßen (*Status verrucosus simplex*, RANKE und RETZIUS). Mit diesen Wärzchen steht nach RANKE die Windungsbildung in Zusammenhang. Um dieselbe Zeit ist auch eine *superficielle Körnerschicht* am stärksten entwickelt. Sie zieht sich im Randschleier dicht unter der Membrana limitans externa an der Oberfläche hin. Bis zur Geburt ist sie wieder fast völlig verschwunden.

Die Matrix wird mit der Zeit zellärmer. Vom 5. Embryonalmonat an beginnt sie sich in das zentrale *Höhlengrau* und die *Ependymzellen umzuwandeln*.

Die *Rinde*, die vom 6. Fetalmonat an im Neocortex die Sechsschichtung von BRODMANN erreicht, wächst unter dem Einfluß einer besseren Vascularisation jetzt schneller als die tieferen Schichten. Durch dieses Wachstum von innen nach außen entsteht nach RANKE u. BIELSCHOWSKY ein Teil der *Windungen*, die sekundären, während sich die primären (die Fossa Sylvii und die Longitudinalspalte) noch zur Zeit der Organogenese einstülpen und weitgehend unabhängig von den Migrationsvorgängen in der histogenetischen Phase der Hirnentwicklung sind. Nach SCHAFFER u. LANDAU ist das Primäre allerdings die *Furchenbildung* durch Einwuchern der superficiellen Körnerschicht bzw. der äußeren Zell-Lage der Lamina corticalis. Die Frage nach der Entstehung der Hirnwindungen ist also noch nicht eindeutig gelöst.

Pathologische Entwicklung. Reste dieser embryonalen Entwicklungsstufen finden sich bei der anatomischen Untersuchung der Gehirne von Schwachsinnigen aller Grade, wobei positive Befunde aber nur bei einem kleinen Bruchteil der Schwachsinnigen erhoben werden. Auf der anderen Seite kommen Teile dieser Veränderungen jedenfalls in geringer Ausprägung auch bei normalen Individuen als Normvarianten zur Beobachtung.

Heterotopien

Inseln grauer Substanz, nach v. MONAKOW *Heterotopien* genannt, finden sich bald unter dem Ependym, bald in tiefen Schichten des Marklagers, bald in kontinuierlichem Zusammenhang mit der grauen Masse der Rinde oder der zentralen Ganglien. Sie wechseln in ihrer Größe von kleinsten Zellkomplexen, die nur mikroskopisch nachweisbar sind, bis zu Haselnußgröße. Liegen diese dicht unter dem Ependym, so können sie sich tumorartig in den Ventrikel hinein vorwölben. Sie sind aus Neuropil und Nervenzellen zusammengesetzt, auch Markfasern können sich in ihnen finden.

Die Nervenzellen zeigen alle Übergänge von der embryonalen Keimzelle bis zur ausgereiften Pyramidenform. Sie können wirr durcheinander liegen oder auch eine an Rindenarchitektonik erinnernde Schichtung zeigen. Sie entstehen im wesentlichen durch Fixierung wandernden Keimmaterials am falschen Orte während der Wanderungsperiode, sind also vor den 5. Embryonalmonat zu datieren.

Mißbildungen im Bau und in der Anordnung der Windungen

Pachygyrie und Agyrie

Unter *Pachygyrie* versteht man abnorm breite, plumpe und wulstige Windungen. Die Furchen sind dabei flach. Die ganze Oberfläche scheint deswegen mangelhaft gegliedert. Das pachygyre Gehirn hat eine gewisse Ähnlichkeit

sind. Pachygyrie ist nicht selten auch mit Mikrogyrie und Mikrencephalie verbunden [DE LANGE (2)].

Histologisch sind für die Pachygyrie 4 Schichten der Hemisphärenwand charakteristisch: 1. die Ependymschicht, 2. das

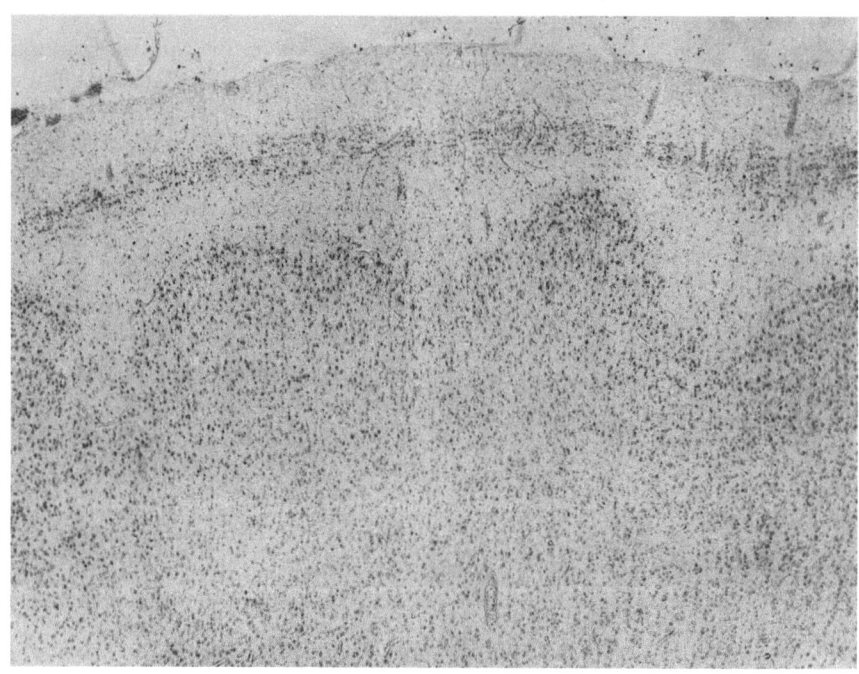

Abb. 141. Rindenverdoppelung bei Pachygyrie. (Aus OSTERTAG)

mit den normalen Verhältnissen im 6.—7. Embryonalmonat (SCHOB).

Die Pachygyrie kann sich auf die gesamte Hirnoberfläche erstrecken, kann aber bei etwa gleicher teratologischer Terminationsperiode auch auf einzelne, gewöhnlich symmetrische Bezirke beider Hemisphären beschränkt sein (Abb. 75, S. 121). Den Extremfall der Pachygyrie stellt die *Agyrie* oder *Lissencephalie* (λισσός = glatt) dar, bei der mehr oder weniger ausgedehnte Bezirke vollkommen windungslos

stark verschmälerte Marklager mit einzelnen Heterotopien grauer Substanz, 3. eine breite Zone grauer Substanz mit großenteils radiär gestellten Markfasern, die Zwischenschicht, und 4. die eigentliche Rinde, die ihrerseits zumeist ebenfalls eine 4-Schichtung zeigt. Zwischen Mittelzone und eigentlicher Rinde liegt ein Markfaserstreifen, der den U-Fasern der reifen Hirnrinde zu entsprechen scheint („Verdoppelung der Rinde") (Abb. 141).

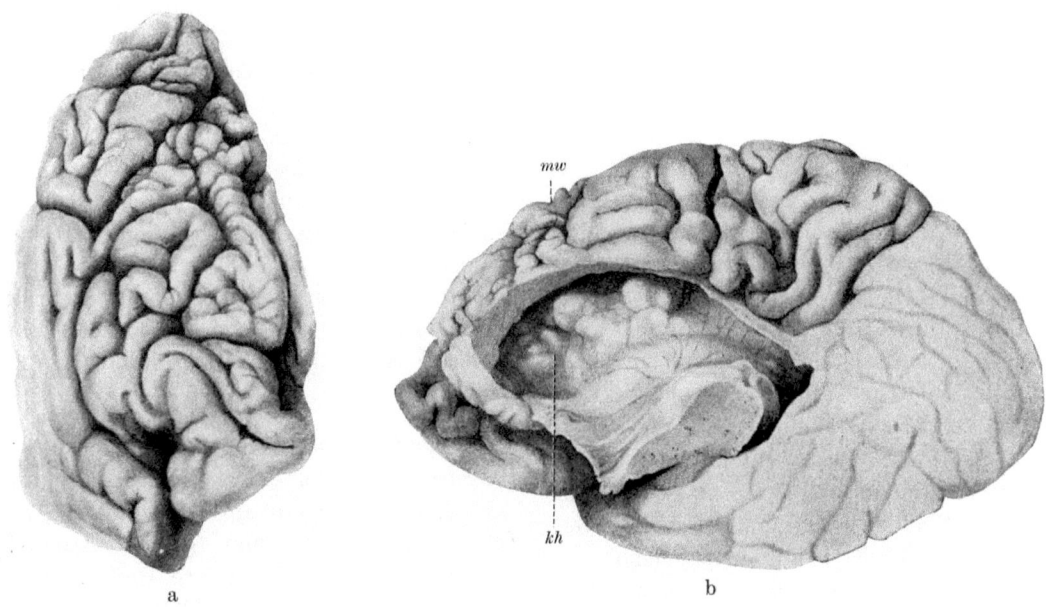

Abb. 142a u. b. Mikrogyrie, Heterotopien, Status verrucosus. b *kh* knollig in den Ventrikel vorspringende Heterotopien; *mw* mikrogyre Windungszüge. (Aus SCHOB)

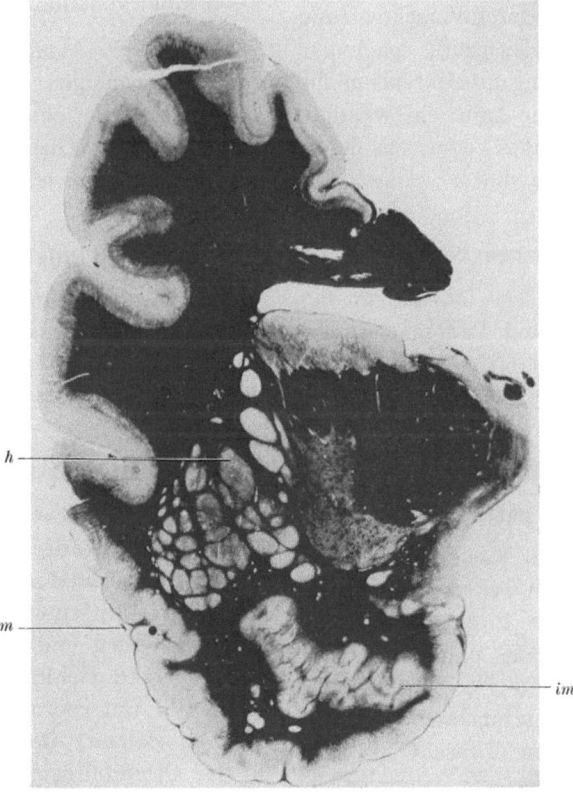

Abb. 143. *m* Mikrogyrie; *h* Heterotopien; *im* innere Mikrogyrie (versenkte Windungen). (Aus SCHOB)

Die Ventrikel sind bei der Pachygyrie oft erweitert.

Für die Genese nimmt BIELSCHOWSKY einen Stillstand in der Wanderung der von der Matrix zur Rinde ziehenden Neuroblastenschwärme auf der Ebene der Hisschen Zwischenschicht an, die dem Zentrum semiovale des ausgereiften Organs entspricht (*Atelokinese*).

Hinsichtlich der kausalen Genese hat H. Jacob eine familiäre konstitutionelle Anomalie der Rindenentwicklung im Inselgebiet bei Geschwistern nachweisen können.

Mikrogyrie, Polygyrie

Die *Mikrogyrie* ist durch abnorm schmale, *kleine, an Zahl* wesentlich *vermehrte* Windungen, die auch einen abnormen Verlauf nehmen können, charakterisiert.

Diesen durch frühembryonale Wachstumsstörungen verursachten Rindenverformungen steht das Bild der *Ulegyrie* entgegen, bei dem normal angelegte Windungen durch Zerstörungsprozesse mit Vernarbung sekundär verkleinert worden sind. Bei dieser Form ist die Zahl der Windungen und ihre Anordnung verständlicherweise der Norm entsprechend.

Nur selten ist das Gehirn in ganzer Ausdehnung und auf beiden Hemisphären mikrogyrisch. Häufiger sind nur einzelne Lappen beider oder nur einer Hemisphäre befallen. Die mikrogyren Teile können durch Verschmelzung der Molekularschicht gleichzeitig pachygyr sein. Die Vergesellschaftung mit Mikrencephalie ist häufig. Die Oberfläche kann ein warziges Aussehen annehmen (Status verrucosus deformis, Ranke) (Abb. 142a u. b).

Mikroskopisch ist in den mikrogyren Windungen keine eigentliche Zellschichtung, sondern eher eine drüsenschlauchartige Formation festzustellen. Die Zellen erscheinen durcheinandergeworfen, die weiße Substanz des Zentrum semiovale ist von Heterotopien durchsetzt, die den Eindruck von mikrogyren Windungen machen, die in die Tiefe versenkt sind („innere Mikrogyrie"). Diese können bis an den oft erweiterten Ventrikel heranreichen. Im ganzen sind die Befunde wesentlich komplizierter als bei der Pachygyrie (Schob) (Abb. 143).

Pathogenese der Windungsanomalien. Pathogenetisch handelt es sich bei der Mikrogyrie wie bei der *Pachygyrie* um *Störungen der Cytokinese*, Beziehungen zum Status verrucosus simplex und eine verminderte Proliferationsfähigkeit der Zellen in diesen Warzenbildungen. Die Terminationsperiode verlegt Kotschetkowa mit ziemlich breiter Streuung in den 1.—5. Embryonalmonat.

Mikrogyrien kommen oft in der Umgebung von porencephalen Defekten vor, was auf ätiologische Beziehungen mit destruktiven Prozessen, die vor dem 5. Embryonalmonat abgelaufen sind, hinweist.

Differenzierungsstörungen der Rinde ohne Windungsanomalien

Histologisch ergeben sich als Effekt der gehemmten Migration und Differenzierungsvorgänge Störungen der Cyto- und Myeloarchitektonik der Rinde oft auch dort, wo äußerlich an der Windungsbildung nichts Auffälliges festzustellen ist. Ostertag spricht von Störungen der tertiären Windungsbildung mit der Besonderheit der „Hirnwarzen" (Jacob).

Störungen im Massenwachstum der Hirnsubstanz

Megalencephalie

Unter *Megalencephalie* verstehen wir ein relativ zu großes Gehirn bei normaler Konfiguration und normalen Proportionen ohne begleitenden Hydrocephalus und ohne Hirnschwellung, also eine echte *Überschußbildung*. Teilweise ist nur die Stützsubstanz vermehrt. Dabei kann eine primäre diffuse Gliose mit Neoplasma-Charakter oder eine „interstitielle Hyperplasie" vorliegen. In anderen Fällen zeigen alle Gewebsbestandteile eine „echte" numerische Hyperplasie. Auch die einzelnen Ganglienzellen können größer sein. Harmonischen Vergrößerungen stehen andere mit einem Mißverhältnis zwischen grauer und weißer Substanz, Großhirn und Kleinhirn oder Balken und Dicke der Hirnrinde gegenüber. Kastein unterscheidet zwei Typen: 1. Gehirne mit breiten Windungen und normaler Zahl, kleinen Stammganglien und nur etwas verkleinertem Balken und 2. Gehirne mit verdoppelter Windungszahl, unternormaler weißer Substanz und kleinem Balken; die Hirnrinde ist besonders in der Occipitalregion oft dicker als normal.

Histologisch zeigen alle untersuchten Gehirne Entwicklungsstörungen in Form von Heterotopien, besonders am Gyrus hippocampi und am Ammonshorn, Persistenz der äußeren Körnerschicht der Kleinhirnrinde und ein breites, wenig gewundenes Olivenband.

Tabelle 30. *Liste der Hirngewichte von Megalencephalen und Mikrencephalen (nach* Schob *ergänzt)*

Die *kursiv ausgezeichneten* Fälle gehören dem Kindesalter an und sind in Abb. 144 dargestellt.

2850 g	21jähriger epileptischer Idiot	v. Walsem
2222 g	normal entwickelter Bauer	Rudolphi
2160 g	*13 Monate altes Kind, auffallende Muskelschwäche*	Wolf, Abner, Cowen
2155 g	55jähriger geistig normaler Epileptiker	Schminke
2050 g	*12jähriger retardierter Bub*	Ferraro u. Barrera
2012 g	Turgenjeff	
2000 g	Cromwell	
1920 g	*8jähriges geistig normales Kind, jedoch häufig Kopfweh und Erbrechen*	Tsiminakis
1860 g	*16jähriger epileptischer Knabe*	Volland
1860 g	*7jähriges blindes, taubstummes Kind*	Middlenahs
1807 g	Bismarck, 83 Jahre alt	
1807 g	Byron, 36 Jahre alt	
1770 g	*15 Monate altes Kind*	Apley u. Symons
1770 g	*3¹/₂jähriges idiotisches Kind*	Peter u. Schlüter
1750 g	*7 Monate altes Kind*	de Lange
1645 g	*2¹/₂jähriger schwachsinniger Bub, an Krämpfen gestorben*	Wilson
1502 g	*3¹/₂jähriger Knabe*	Wilson
1450 g	*16 Monate altes Kind*	Apley u. Symons
1425 g	Mommsen	
1420 g	Helmholtz	

Normalbereich

719 g	*14jähriger*	Rüdinger
700 g	*16jähriger*	Brunati
335 g	*17jähriger*	Mingazzini
325 g	*6jähriger*	Blumenau
317 g	*17jähriger*	Aeby
305 g	26jähriger Idiot	Wagner
282 g	42 Jahre alt	Gore u. Marschall
241 g	*12jähriger Idiot*	Termens
225 g	*8jähriger*	Bischoff
219 g	*7³/₄jähriger*	Dannenberger
200 g	20jähriger	Frigenio
200 g	*2jähriger Idiot*	Klus
195 g	*3¹/₂jähriger Idiot*	Probst
171 g	*9 Monate altes Kind*	Dahmen
170 g	*5 Monate altes Kind*	Sander
152 g	*3 Monate altes Kind*	Dannenberger
124 g	*12jähriger Idiot*	Marchand
107 g	*3jähriger (Geschwister von vorhergehendem)*	Dannenberger
63 g	*3jähriger*	Calori
47 g	*3¹/₂ Monate altes Kind*	Gueniot
25 g	*3 Monate altes Kind*	v. Monakow

Für die *klinische Symptomatik* der Megalencephalie ist es wichtig, daß die *Größe des Gehirns mit seinen Leistungen* unmittelbar *wenig zu tun* hat. Megalencephalie findet sich bei psychisch unauffälligen Menschen, sogar bei Hochbegabten, häufiger aber bei Schwachsinnigen und Anfallskranken. Tabelle 30 und die obere Hälfte der Abb. 144 geben die verschiedenen Hirngewichte bei Kindern mit Megalencephalie wieder und stellen sie einigen Megalencephalien bei Erwachsenen, den Normalwerten und den Gewichten bei Mikrencephalien gegenüber.

Auffallend oft werden Atrophien oder andere Störungen der Nebennierenrinde erwähnt.

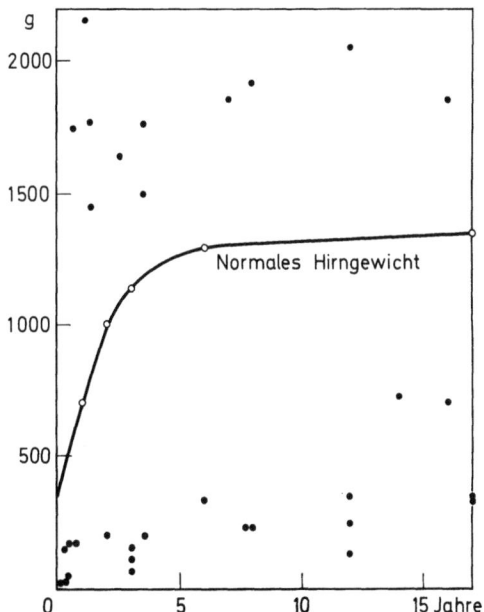

Abb. 144. Abnorm hohe und niedrige Hirngewichte mit Normalkurve

Mikrencephalie

Die Masse des Gehirns kann durch Hemmung des Wachstums im ganzen vermindert sein. Die Grenze gegen die Norm ist nicht leicht zu bestimmen. Neben den Durchschnittsgewichten jeder Altersstufe ist noch das Gesamtgewicht des Patienten zu berücksichtigen.

Das niedrigste Hirngewicht hat v. Monakow mit 25 g bei einem 3 Monate alten lissencephalen Säugling mitgeteilt. Hirngewichte zwischen 100 und 200 g sind bei 3 und 12 Jahre alten Kindern, 466 g bei einem, der das 41. Jahr erreicht hat, beschrieben. Einzelheiten können der Tabelle 30 und Abb. 144 entnommen werden. Die Tatsache, daß die kleinsten Gewichte bei kindlichen Individuen gefunden worden sind, läßt vermuten, daß auch das mikrencephale Gehirn noch wächst, wenn auch innerhalb geringer Grenzen.

Die zentralen Ganglien und das Kleinhirn sind im Verhältnis zum Hirnmantel meist recht gut entwickelt. Fast immer ist das Marklager im Verhältnis zum Grau der Rinde stärker reduziert. Sehr oft finden sich neben der Mikrencephalie zahlreiche andere Mißbildungen vom Fehlen des N. olfactorius über den Balkenmangel bis zu Pachy- und Mikrogyrien sowie allen Typen von Heterotopien.

Ätiologisch muß man mit GIACOMINI von der *echten primären Mikrencephalie*, bei der

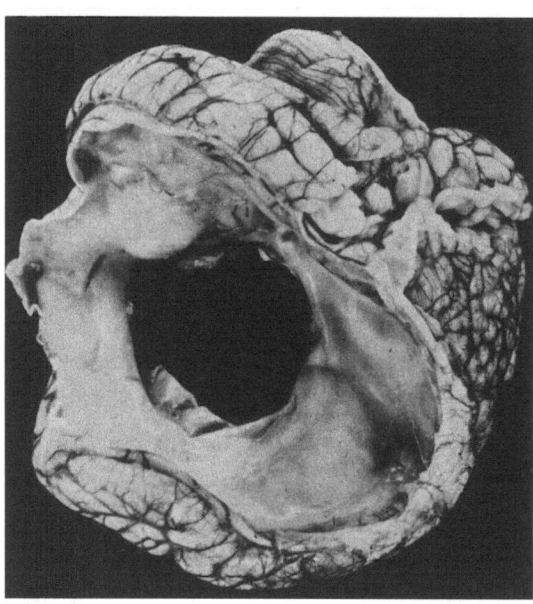

Abb. 145. Porencephalie. (Aus HALLERVORDEN u. MEYER)

keine Reste von pathologischen Abbauprozessen histologisch nachweisbar sind, sekundäre *Pseudo-Mikrencephalien* abtrennen, die sich unmittelbar auf die Zerstörung vorher angelegter Organe zurückführen lassen. Dabei ist zu berücksichtigen, daß offenbar alle im kindlichen Gehirn sich abspielenden krankhaften Prozesse bei längerer Dauer einen wachstumshemmenden Effekt auf die Umgebung bis hinüber in die unbetroffene Hemisphäre haben. Beiden Formen gemeinsam ist die Kleinheit des Kopfes, die im allgemeinen als *Mikrocephalie* bezeichnet wird, obwohl der bessere Name für die Kleinheit des Hirnschädels eigentlich *Mikrokranie* wäre.

In den Bereich der echten Mißbildungen gehört bestimmt die *erbliche Form der Mikro-*

cephalie, die nach VAN DEN BOSCH auf ein *recessives Gen* zurückzuführen ist. Ihr Vorkommen in den Niederlanden wurde von ihm mit 1:250000 bei einer allgemeinen Mikrocephalusfrequenz von 1:93000 ermittelt. Die Diagnose dieser „Mikrocephalie spezieller genetischer Ursache" wird auf Grund folgender Kriterien gestellt: Mikrocephalie mit deutlichem Schwachsinn, hypoplastischer Unterkiefer, zurückweichende Stirn und ausgeprägte Hypoplasie des Hirnschädels im Vergleich zum übrigen Kopf bei Fehlen von Lähmungen, Kontrakturen oder Asymmetrien. Als bestätigende Kriterien gelten: Blutsverwandtschaft der Eltern und weitere Mikrocephalus-Fälle in der Familie, wie sie BRENNER, DANNENBERGER und STRINGARIS beschrieben haben.

Doch spielen in der Ätiologie der echten *Mikrencephalie* ähnlich wie bei der *Megalencephalie* exogene Schäden in der frühembryonalen Entwicklung wohl die überwiegende Rolle.

Was die *klinischen Symptome* der Mikrencephalie betrifft, so ist *Schwachsinn* aller Grade das Charakteristische, doch sind auch einzelne geistig besser entwickelte Individuen beschrieben worden. Nach A. JAKOB *kann* man mit einem kleinen Gehirn intelligent, mit einem großen aber auch ein Idiot sein.

Mikroventrikulie

Unter *Mikroventrikulie* („Zwergventrikel") versteht man nach KEHRER eine konstitutionelle Kleinheit der Ventrikel, welche die Folge einer relativen Megalencephalie oder einer chronischen Hirnschwellung (REICHARDT) ist. KEHRER fand unter 3000 pneumencephalographierten Patienten 31mal dieses *Röntgensymptom*, von denen 20 an cerebralen Anfällen, 11 an Migräne (darunter 3 Kinder von 10, 11 und 14 Jahren) litten. Auch TELLENBACH u. RODER sowie BRONISCH sahen Mikroventrikulie bei chronischen Kopfschmerzen, Migräne und Epilepsie. Sie glauben, daß es sich um ein röntgenologisch erkennbares Zeichen für gestörte Entwicklungsvorgänge am Gehirn handelt, die nicht unbedingt klinische Manifestationen nach sich ziehen müssen, dies aber unter dem Einfluß auslösender Vorgänge wie Infekte, Traumen, Intoxikationen können.

DECKER bezeichnet die Mikroventrikulie als Variante, die „ebenso wie das Cavum septi pellucidi nur eine geringe Anhebung der Häufigkeit bei einzelnen Krankheiten zeigt". Er findet sie bei 1—2% seiner PEG-Untersuchungen.

HEINRICH hat gezeigt, daß beim Kind im Verhältnis zum Erwachsenen immer eine relative „normale" Mikroventrikulie besteht.

Porencephalie

Als *Porus* wird ein lochartiger Defekt im Hirnmantel bezeichnet (Abb. 145). *Zum größten Teil* gehören solche Gebilde als Folge von encephalomalacischen Zerstörungsprozessen und Gefäßverschlüssen *nicht* in das Kapitel der *Mißbildungen*. Doch gibt es gelegentlich auch Cystenbildung mit Mikrogyrie und Heterotopien im cystenfernen Cortexgebiet als Hinweise auf *direkte genetische Anlagestörung* in analoger Ausbildung bei Mutter und Kind (UNTERBERG). OSTERTAG faßt diese sehr seltenen Vorkommnisse mit *kompletter Anophthalmie, Riechhirntransposition* und uncharakteristischen *Balkendefekten* als „*systemisierte schwere Verbildungen eigener Prägung*" zusammen.

Das Charakteristikum der sehr viel häufigeren *sekundären Porencephalien* ist es, daß neben den Höhlenbildungen fast immer Spuren von abgeräumtem Gewebe und geringe Vernarbungsprozesse anzutreffen sind (Fettkörnchenzellen, Hämosiderin, Gliainseln, vermehrte Gefäße, zuweilen mit endarteriitischen Veränderungen). Die Besonderheiten dieser *Prozesse beim unreifen Gehirn*, also besonders in der Fetalzeit und in den ersten 3 Lebensjahren, hat SPATZ gründlich dargestellt und tierexperimentell untermauert. Häufig besteht gleichzeitig eine Minderung des gesamten Hirnwachstums im Sinne der sekundären oder auch primären Mikrencephalie, von der besonders Rinde und Mark der Hemisphären, weniger die Stammganglien betroffen sind. Die Windungen können zu Ulegyrien geschrumpft oder handschuhfingerartig ausgehöhlt sein, größere Abschnitte des tieferen Marklagers, ganze Lappen, ja beide Hemisphären in häutige, mit Flüssigkeit gefüllte Säcke verwandelt sein, (Hydranencephalie, „Blasenhirn"),die nach außen nur noch durch einen schmalen Rindenstreifen, nach dem Ventrikel durch eine dünne Ependymschicht abgeschlossen sind. Diese kann sekundär durch-

brechen und zu einer Kommunikation zwischen Porus und Ventrikel führen. Die Ventrikel sind oft im Sinne eines Hydrocephalus e vacuo auch dann erweitert, wenn sich eine solche Verbindung nicht gebildet hat. Der Schädelumfang kann sehr klein bleiben (vgl. Abb. 127), durch sekundäre Liquorstauung aber auch nach Art eines Hydrocephalus internus occlusus erheblich wachsen.

Betrifft der Prozeß der Porencephalie nur die Marklager, so spricht man von „*Mark-Porencephalie*". Bisweilen erscheint die Rinde wie Schweizer Käse von Höhlen ganz verschiedener Form und Größe durchlöchert. Diese Höhlen sind von Strängen durchzogen, die oft Gefäße enthalten. Der Balken ist in den mit dem Defekt zusammenhängenden Abschnitten atrophisch.

Während es bei den primären Porusbildungen gelegentlich Verdoppelung des Rückenmarks im Sinne der *Diastematomyelie* gibt, sind bei den Porusbildungen infolge von Abbauprozessen Degenerationen in der inneren Kapsel, Verschmälerungen des Hirnschenkels oder der Brücke, auch der dem pathologischen Prozeß kontralateralen Kleinhirnhälfte, verständlich. Vikariierende Hypertrophie der anderen Hemisphäre mit Hypertrophie der dazugehörigen Pyramidenbahn ist beschrieben.

Ätiologisch sind meist *Geburtstraumen* mit langdauernden schweren Asphyxien verantwortlich. Auch *intrauterine Gefäßverschlüsse* der A. cerebri anterior und media können für das Bild verantwortlich gemacht werden analog den Tierversuchen von H. BECKER, der beim jungen Hund durch Verstopfung der Carotiden mit Paraffinplomben Hydranencephalien erzeugen konnte. Gelegentlich ist auch eine *eitrige Meningitis* in den ersten Lebensjahren mit ihren sekundären Gefäßstörungen als erklärende Ursache anzuerkennen.

Die *klinischen Zeichen* setzen sich wieder aus verschieden starken Ausprägungen von Schwachsinn, cerebralen Anfallsleiden und infantiler Cerebralparese zusammen. Der Befund überrascht aber bei Säuglingen auch öfter bei der Sektion, weil Ausfallssymptome wegen der erst später einsetzenden Großhirnfunktion noch nicht in Erscheinung getreten waren, die Funktionen der vegetativen Zentren und der extracorticalen Ganglien aber wegen deren relativ guter Entwicklung ungestört abgelaufen sind.

14*

Angeborene Beweglichkeitsdefekte im Hirnnervenbereich

Unter den angeborenen Beweglichkeitsdefekten im Hirnnervenbereich spielen *Augenmuskelstörungen* eine bevorzugte Rolle. Fast
ebenso häufig und sehr oft mit oculären Defekten kombiniert sind *faciale Formen*. Läsionen im Ausbreitungsgebiet der *distalen Hirnnerven* sind sehr viel seltener. Zugehörig zu
diesem Kapitel sind nur Krankheitsbilder, die
von Geburt an stationär da sind (COLMANT).

Man kann folgende Syndrome unterscheiden:

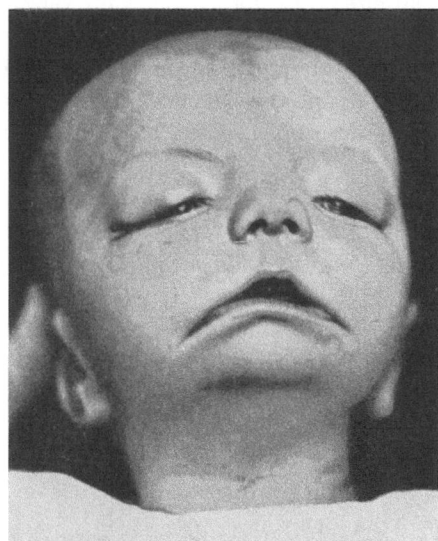

Abb. 146. Angeborene Ophthalmoplegia ext., beidseitige Ptosis, doppelseitige Facialislähmung und lichtstarre Pupillen. (Nach SPATZ u. ULLRICH)

Oculo-faciale Beweglichkeitsdefekte

a) *Angeborene Ptosis.* Diese kann ein- oder
doppelseitig auftreten. Sie ist oft mit Epicanthus verbunden. Familiäres Vorkommen
ist wiederholt beobachtet, ebenso Vorkommen
bei eineiigen Zwillingen und in geschlechtsgebundener Vererbung.

b) *Angeborene* ein- oder doppelseitige *Abducenslähmungen mit ,,Retraktionsphänomen''.*
Unter Retraktionsphänomen versteht man eine
Retraktion des Bulbus bei intendierter Adduktion, etwas seltener auch bei Abduktion,
oft verbunden mit einer gleichzeitigen Verengerung der Lidspalte. Erblichkeit ist in diesen
Fällen selten. Begleitende Hirnnervenlähmungen fehlen stets, während sonstige Fehlbildungen (fehlende Tränendrüsen, Pectoralisdefekt, Handmißbildung) gelegentlich beobachtet worden sind (DANIS).

c) *Beidseitige* einfache *Abducensparesen
ohne Retraktionsphänomen*, die in etwa der
Hälfte der Beobachtungen von Facialisparesen
begleitet sind.

d) *Angeborene Blickstörungen zur Seite* bei
erhaltener Konvergenz. Sie zeichnen sich durch
besonders hohe Frequenz begleitender Facialisparesen (91%), sonstiger Hirnnervenlähmungen
und körperlicher Mißbildungen, wie beidseitigem Epicanthus, einseitigem Pectoralisdefekt,
Mamillenhypoplasie, Hohlhand, Synbrachydaktylie und Arachnodaktylie (82%), aus.

e) *Angeborene vertikale Beweglichkeitsstö-
rungen*, die ebenfalls mit Retraktionsphänomen und Enophthalmus einhergehen können.

f) Mehr oder minder vollständige *angeborene
Ophthalmoplegie* meist nur der äußeren Augenmuskeln. FANCONI sah allerdings auch die Beteiligung der inneren einmal. *Erblichkeit* spielt
bei der angeborenen Ophthalmoplegia externa
eine nicht geringe Rolle. BRADBURNE sah sie
in 5, VÖLZ in 4 aufeinanderfolgenden Generationen.

g) *Angeborene beidseitige Facialislähmungen.*
Sie treten sehr oft mit Abducenslähmung, Ophthalmoplegia externa und Ptosis sowie Zungen-
lähmung kombiniert auf. Auch Klumpfuß,
Armmißbildungen und Pectoralisdefekte sind
dabei oft beobachtet worden (DANIS).

h) *Angeborene einseitige Facialisparesen*, die
vor allem mit begleitenden schweren Ohrmiß-
bildungen einhergehen.

Bulbäre Beweglichkeitsdefekte

Ein Teil von ihnen tritt mit den oculo-
facialen Lähmungen kombiniert auf. Es handelt sich um *Lähmungen der Zunge*, der *Schlingmuskulatur*, des *Gaumensegels* und des *Kehl-
kopfes*. Dabei sind Defekte des M. trapecius
und des M. sternocleidomastoideus beobachtet.

Die anatomischen Unterlagen der angeborenen Beweglichkeitsdefekte sind *Aplasien*
oder *Hypoplasien*, von denen *jedes Glied der
neuromuskulären Kette:* Muskel, Nerv oder
Hirnnervenkern betroffen sein kann (SPATZ-
ULLRICH). Die Mehrzahl der Beweglichkeitsdefekte am Auge ist auf Anomalien in Form
einfacher Hypoplasie oder (viel seltener) völligen Fehlens eines oder mehrerer Augen*muskeln*
sowie fehlerhafter Insertion oder Verwachsung
der Muskeln untereinander zurückzuführen.

Defekte der *peripheren Nerven* (z. B. des N. facialis bei Mißbildung der Ohrmuschel, des Mittel- und Innenohrs) sind selten nachgewiesen. Auch zentrale *Hirnnervenkerndefekte* sind bisher in sehr geringer Zahl anatomisch belegt. Das ist der Fall bei dem $1^3/_4$ Jahre alt gewordenen Mädchen von HEUBNER, bei dem angeborene Paresen des Abducens und des Facialis bestanden, dazu Tränenlosigkeit, etwas aphonische Stimme und linksseitige Zungenatrophie. Auch der 6 Wochen alt gewordene Knabe, den SPATZ u. ULLRICH beschrieben haben, gehört in dieses Kapitel (Abb. 146). Schließlich ist noch das 5jährige Mädchen mit doppelseitiger Abducenslähmung von PHILLIPS u. Mitarb. in diesem Zusammenhang zu nennen.

Die Patienten haben daneben noch andere Fehlbildungen aufgewiesen. Bei BIEMOND liegen ausgedehnte Veränderungen vor, die der Arrhinencephalie nahestehen. Ansonsten sind abnorme Faserstränge (PHILLIPS), heterotope Inseln undifferenzierter Nervenzellen (SPATZ u. ULLRICH) und hypoplastische Olive (HEUBNER) erwähnt.

Als *teratogenetische Terminationsperiode* sieht ULLRICH die Zeit zwischen der 5. und 9. Embryonalwoche an. Er hält eine sekundäre Zerstörung der betreffenden Hirnnervenkerne in dieser Zeit für wahrscheinlicher als eine primäre Agenesie eines derart umschriebenen Bezirkes. Der Begriff des Moebiusschen *„infantilen Kernschwundes"* wäre also zutreffend, wenn man ihn auch besser als *„pränatalen Kernschwund"* bezeichnen sollte. Die familiär gehäuft auftretenden Fälle sind damit allerdings nicht erklärt. ULLRICH hat ein äußerst polyphänes Syndrom, den „Status Bonnevie-Ullrich", mit Epicanthus, fehlenden Tränendrüsen, Dysplasie äußerer Augenmuskeln, Pectoralisdefekten, Dysthelie, Brustbein- und Rippendefekten, Synbrachydaktylie und Flughautbildung an den Händen mit dem Austritt einer *Liquorwanderblase* zu erklären versucht, wie sie BONNEVIE bei röntgenbestrahlten Mäusen als *recessives Erbmerkmal* beobachtet hat. Diese Blasentheorie kann den Gestaltungsweg räumlich so weit auseinanderliegender Fehlentwicklungen verständlich machen, sie ist aber insgesamt unbewiesen und nicht unwidersprochen geblieben (ROSSI u. CAFLISCH). DANIS hält mit PASSOW die „peripheren Adnexanomalien", also die Muskelaplasien, für Formes frustes des *Status dysraphicus*.

Literatur

I. Die Dysraphien und Mißbildungen der Medianstrukturen des ZNS

AHLFELD, F.: Zwei Hemicephale unter Drillingen. Münch. med. Wschr. **54**, 294 (1907).

AKELAITIS, A. J.: Studies on the corpus callosum. Arch. Neurol. Psychiat. (Chic.) **45**, 788 (1941).

ALTSCHUL, A.: Occulte Spina bifida. Med. Klin. **20**, 1567 (1924).

ANDERSON, H., and C. A. CARLSSON: The surgical management of myelomeningocele with a preliminary report of 31 cases. Acta paediat. (Uppsala) **55**, 626 (1966).

ANDRÉ-THOMAS, M. M.: L'anencephalie est-elle primitive ou secondaire? Presse méd. **29**, 1425 (1950).

ANDREWS, L. G.: Spina bifida cystica: a follow-up survey. Canad. med. Ass. J. **97**, 280 (1967).

ARESIN, N., u. K. H. SOMMER: Mißbildungen und Umweltfaktoren. Zbl. Gynäk. **72**, 1329 (1950).

ARNOLD, J.: Gehirn, Rückenmark und Schädel eines Hemicephalus. Beitr. path. Anat. **11**, 407 (1892).

— Über Myelocyste, Transposition von Gewebskeimen und Sympodie. Beitr. path. Anat. **16**, 1 (1894).

BADELL-RIBERA, A., K. SHULMAN, and N. PADDAK: Spina bifida. Pediatrics **37**, 787 (1966).

BANNWARTH, A.: Über den Nachweis von Gehirnmißbildungen durch das Röntgenbild und seine klinische Bedeutung. Arch. Psychiat. Nervenkr. **109**, 805 (1939); **110**, 314 (1939).

BARRY, A., B. M. PATTEN, and H. B. STEWART: Possible factors in the development of the Arnold-Chiari malformation. J. Neurosurg. **14**, 285 (1957).

BATTAGLIO, S., and M. FRACCARO: Anencefalia in sirenide. Folia hered. path. (Pavia) **3**, 197 (1954).

BAUWENS, L. M.: Malformations of identical twins. Ned. T. Geneesk. **98**, 3304 (1954).

BENEKE, R.: Demonstration eines Falles von totaler Craniorhachischisis. Münch. med. Wschr. **58**, 439 (1911).

BERGLEITER, R., u. L. FEKAS: Das Cavum septi pellucidi und Cavum Vergae in Klinik und Röntgenbild. Fortschr. Neurol. **32**, 361 (1964).

BEYME, F.: Über das Gehirn einer familiär Oligophrenen mit symmetrischen Kalkablagerungen. Schweiz. Arch. Neurol. Psychiat. **56**, 161 (1945/46).

BIELSCHOWSKY, M., u. E. UNGER: Syringomyelie mit Teratom und extramedullärer Blastombildung. J. Psychol. Neurol. (Lpz.) **25**, 173 (1920).

BIJL, L.: Status dysraphicus. Baarn: Uitgevenig Hollandia 1956.

BLUESTONE, S. S., and G. G. DEAVER: Habilitation of the child with spina bifida and myelomeningocele. J. Amer. med. Ass. **161**, 1248 (1956).

BÖÖK, J. A.: (1) The incidence of congenital diseases and defects in a south Swedish population. Acta genet. (Basel) **2**, 289 (1951).

— (2) Genetical investigations in a north Swedish population. Ann. human. Genet. **21**, 191 (1957).

Böök, J. A., and S. Rayner: A clinical and genetical study of anencephaly. Amer. J. hum. Genet. **2**, 61 (1950).

Bonnevie, K.: Genetische induzierte Mißbildungen. Skr. norske Vidensk.-Akad., I. Math.-nat. Kl. **9**, 39 (1936).

— Manifestierung der Pseudoencephalie. In: Handbuch der Erbbiologie des Menschen, Bd. 1. Berlin: Springer 1940.

Bremer, F. W.: Klinische Untersuchungen zur Ätiologie der Syringomyelie, der „Status dysraphicus". Dtsch. Z. Nervenheilk. **95**, 1 (1926).

Brenner, W.: Encephalographie im Kindesalter. J. Kinderheilk. **60**, 595 (1939).

— Die Ergebnisse der Encephalographie im Kindesalter. Ergebn. inn. Med. Kinderheilk. **62**, 1238 (1942).

Bromann, I.: Normale und abnorme Entwicklung des Menschen. Wiesbaden: J. F. Bergmann 1911.

Browne, D.: Discussion on hydrocephalus of infancy. Proc. roy. Soc. Med. **48**, 850 (1955).

Bruce, A.: The absence of the corpus callosum in the human brain. Brain **12**, 171 (1898).

Büchi, E. C.: Über die Abhängigkeit der Mißbildungen vom Gebäralter. Arch. Klaus-Stift. Vererb.-Forsch. **25**, 61 (1950).

Büchner, F.: Von den Ursachen der Mißbildungen und Mißbildungskrankheiten. Münch. med. Wschr. **97**, 1673 (1955).

— J. Maurath u. H. J. Rehn: Experimentelle Mißbildungen des ZNS durch allgemeinen O_2-Mangel. Klin. Wschr. 24/25, 137 (1946).

Bühler, E., u. M. Bühler: Cebocephalie. Ann. paediat. (Basel) **199**, 198 (1962).

Caffey, J.: Pediatric x-ray diagnosis, 5. Aufl. 1967.

Cameron, A. H.: The Arnold-Chiari and other neuroanatomical malformations associeted with spina bifida. J. Path. Bact. **73**, 195 (1957).

Candido, R.: Anencefalia. Acta ostet. ginec. (Napoli) **59**, 238 (1953).

Candraviotis, N.: Zur Entstehung des Lückenschädels. Frankfurt. Z. Path. **66**, 449 (1955).

Carter, C. O.: Maternal states in relation to congenital malformations. J. Obstet. Gynec. Brit. Emp. **57**, 897 (1950).

Catel, W., u. C. A. Krauspe: Über die nervöse Leistung und den anatomischen Bau einer menschlichen Hirnmißbildung (Meroencephalie und Merokranie). Jb. Kinderheilk. **129**, 1 (1930).

Chiari, H.: Über Veränderungen des Kleinhirns, der Pons und der Medulla oblongata infolge von kongenitaler Hydrocephalie des Großhirns. Kl. d. Kaiserl. Akad. Wiss. Wien **63** (1895).

Chomette, G.: Entwicklungsstörungen nach Insulinschock beim trächtigen Kaninchen. Beitr. path. Anat. **115**, 439 (1955).

Cisleghi, F.: Contributi allo studio della patologia del neonato. 1. Su di un caso di spina bifida con malformazioni multipli. Med. ital. (Milano) **21**, 116 (1940).

Coffey, V. P., and W. J. Jessop: Congenital abnormalities. Irish J. med. Sci. **1955**, 30.

— — Maternal Influenza and congenital Deformities. Lancet **1959 II**, 935.

Cohlan, S. Q.: Congenital anomalies and Vitamin A. Pediatrics **13**, 556 (1954).

Collin, J. P.: Über Anencephalie unter Berücksichtigung von 69 Fällen der Kieler Universitäts-Frauenklinik aus den Jahren 1908—1953. Diss. Kiel 1954.

Corbett, H. V.: The aetiology of anencephalus. J. Obstet. Gynaec. Brit. Emp. **60**, 907 (1953).

Corning, H. H.: Lehrbuch der Entwicklungsgeschichte. München: J. F. Bergmann 1931.

Creutzfeldt, H. G., u. A. Simons: Zur Frage der Balkenbildung. Zbl. ges. Neurol. Psychiat. **57**, 854 (1930).

Crinis, M. de: Über einen Fall von Balkenmangel. J. Psychol. Neurol. (Lpz.) **37**, 443 (1928).

Crow, N. E., and B. G. Brogdon: The normal lumbosacral spine. Radiology **72**, 97 (1959).

Cursario, G., and F. N. Silverman: Orbital hypotelorism, arhinencephaly and trigonocephaly. Radiology **74**, 206 (1960).

Curtius, F.: Status dysraphicus und Myelodysplasie. Fortschr. Erbpath. **3**, 199 (1939).

—, u. I. Lorenz: Über den Status dysraphicus. Z. ges. Neurol. Psychiat. **149**, 1 (1934).

Dandy, W.: Congenital cerebral cysts of the cavum septi pellucidi (fifth ventricle) and cavum Vergae (sixth ventricle). Arch. neurol. Psychiat. (Chic.) **25**, 44 (1931).

Daniel, P. M., and S. J. Strich: Some observations on the congenital deformity of the central nervous systeme known as the Arnold-Chiari malformation. J. Neuropath. exp. Neurol. **17**, 225 (1958).

David, E., u. K. Müller: Die Arnold-Chiari-Mißbildung im Rahmen der dysraphischen Aequivalente des Großhirns und des Kleinhirns. Ein Beitrag zum Durand-Zunin-Syndrom. Z. Kinderheilk. **95**, 263 (1966).

Davidoff, L. M., and G. Dyke: Agenesis of the corpus callosum. Its diagnosis by encephalography. Report of 3 cases. Amer. J. Roentgenol. **32**, 1 (1934).

—, and J. A. Epstein: The abnormal pneumencephalogramm. Philadelphia: Lea & Febiger 1950.

Debiasi, E.: Dysthyreoidismus der Mutter und Anencephalie des Fetus. Zbl. Gynäk. **55**, 135 (1931).

Decker, K.: Klinische Neuroradiologie. Stuttgart: Georg Thieme 1960.

Degenhardt, K. H.: Humangenetik, Bd. II, S. 489. Stuttgart: Georg Thieme 1964.

Demeler, W.: Über familiäre Mißbildungen der Wirbelsäule. Diss. Münster 1933.

Deppe, B.: Beiträge zur Frage der Skelettverhältnisse bei Anencephalie und Craniorachischisis. Virchows Arch. path. Anat. **293**, 153 (1934).

Dietsche, A.: Differenzierungsstörungen am Rückenmark des ausgebrüteten Hühnchens nach O_2-Mangel in der Frühentwicklung. Beitr. path. Anat. **115**, 599 (1955).

Dietze, R., u. M. Zerres: Beobachtungen an einem Kind mit Blasenhirn. Paediat. u. Grenzgeb. **3**, 19 (1964).

Döderlein, G.: Anencephalus bei zweieiigen Zwillingen. Z. Geburtsh. Gynäk. **95**, 544 (1929).

DOMINOK, G. W., u. H. KIRCHMAIER: Familiäre Häufung von Fehlbildungen der Arrhinencephaliegruppe. Z. Kinderheilk. 35, 19 (1961).

DORAN, P. A., and A. N. GUTHKELCH: Studies in spina bifida cystica. J. Neurol. Neurosurg. Psychiat. 24, 331 (1961).

DRACHTER u. GOSSMANN: Chirurgie des Kindesalters. In: v. PFAUNDLER u. SCHLOSSMANN, Handbuch der Kinderheilkunde, Bd. IX, S. 766. Leipzig: F. C. W. Vogel 1930.

DROESE, W., H. STOLLEY, W. FREISLEDERER, E. BUCHBORN, G. RIECKER u. K. KOCOREK: Chronische Hyperosmolarität bei Hirnschäden an Hand eines Falles von Cyklopen-Ventrikel. Klin. Wschr. 37, 918 (1959).

DUNN, H. G., and J. G. SALTER: Recurrent anencephaly. J. Obstet. Gynec. Brit. Emp. 51, 529 (1944).

DURAND, P., e C. ZUNIN: Associazione di agenesia del setto pellucido, cranio lacunare, spina bifida ad altri segni malformativi. Minerva pediat. 7, 1249 (1955).

DUVAISWAMI, P. K.: Insulin-induced skeletal abnormalities in developing chickens. Brit. med. J. 1950 II, 384.

ECKSTEIN, H. B., and G. H. MACNAB: Myelomeningocele and hydrocephalus. The impact of modern treatment. Lancet 1966 I, 842.

EMERY, J. L.: Effect of continual decompression using Holter valve on weights of cerebral hemispheres in children with hydrocephalus and spina bifida. Arch. Dis. Childh. 39, 379 (1964).

ERNST, P.: Mißbildungen des Nervensystems. In: Die Morphologie der Mißbildung des Menschen und der Tiere v. E. SCHWALBE, Bd. III/2. Jena: Gustav Fischer 1909.

ESKELUND, V., u. E. D. BARTELS: Spina bifida lumbalis bei eineiigen Zwillingen. Nord. Med. 11, 2075 (1941).

FAUST, H.: Über den angeblichen Relief-Lückenschädel und seine genetische Beziehung zu Spaltbildungen im Medullarrohr. Beitr. path. Anat. 86, 613 (1931).

FAWCITT, J.: Some radiological aspects of congenital anomalies of the spine in childhood and infancy. Proc. roy. Soc. Med. 52, 331 (1959).

FEUERLICHT, N.: Recurrent anencephaly. J. Amer. med. Ass. 143, 23 (1950).

FISCHER, R. G., A. UIHLEIN, and H. M. KEITH: Spina bifida and cranium bifidum, study of 350 cases. Proc. Mayo Clin. 27, 33 (1952).

FLORIS, M.: Sulla genesi dell'anencefalia. Riv. ital. Ginec. 11, 129 (1930).

— Sopra due casi di anencefalia. Boll. Soc. Eustach. Camerino 30, 13 (1932).

FOERSTER, O.: Ein Fall von Agenesie des Corpus callosum. Z. ges. Neurol. Psychiat. 164, 380 (1939).

FOLTZ, E. I., u. D. B. SHURTLEFF: Myelomeningocele und Hydrocephalus. J. Neurosurg. 20, 1064 (1963).

FREUDENFELD, G.: Das Problem der Anencephalie und Rachischisis im Lichte der modernen Mißbildungsforschung. Med. Diss. München 1957.

FREUDENFELD, G.: Die Cranioschisis unter besonderer Berücksichtigung des Wesens und der Entstehung der Anencephalie. Kinderärztl. Prax. 31, 157 (1963).

FRIEDMAN, M. M., R. J. FISHER, and R. E. VAN DEMARK: Lumbosacral roentgenograms of 100 soldiers; control study. Amer. J. Roentgenol. 55, 292 (1946).

FRIGYESI, G., u. A. ERSÖSS: Cranium lacunare congenitum (Lückenschädel). Fortschr. Röntgenstr. 82, 593 (1955).

FRITZSCHE, R.: Eine familiär auftretende Form von Oligophrenie mit röntgenologisch nachweisbaren symmetrischen Kalkablagerungen im Gehirn. Schweiz. Arch. Neurol. Psychiat. 35, 1 (1935).

FUCHS, A.: Über den klinischen Nachweis kongenitaler Defektbildungen in den unteren Rückenmarkabschnitten. Wien. klin. Wschr. 59, 2142, 2266 (1909).

GAGEL, O., u. A. MESZAROS: Zur Frage der Myelopathia necroticans. Z. ges. Neurol. Psychiat. 179, 423 (1948).

GALLERA, J.: Influence de l'atmosphére artificiellement modifiée sur le développement embryonaire du poulet. Acta anat. (Basel) 11, 549 (1950/51).

GAMPER, E.: Bau und Leistung eines menschlichen Mittelhirnwesens (Arrhinencephalie mit Encephalocele). Z. ges. Neurol. Psychiat. 102, 154; 104, 49 (1926).

GARDNER, W. J.: Myelomeningocele. The result of rupture of the embryonic neural tube. Cleveland Clin. Quart. 26, 118 (1959); 27, 88 (1960).

—, and R. I. GOODALL: The surgical treatment of Arnold-Chiari-malformation in adults. J. Neurosurg. 7, 199 (1950).

GAUPP, R., u. H. JANTZ: Zur Kasuistik der Balkenlipome. Nervenarzt 2, 58 (1942).

GESCHWIND, N.: Disconnexion-syndromes in animals and man. Brain 88, 237, 585 (1965).

GILLMANN, J., C. GILBERT, T. GILLMANN, and I. SPENCE: A preliminary report on hydrocephalus, spina bifida and other congenital abnormalities in the rat produced by trypan blue. S. Afr. J. med. Sci. 13, 47 (1948).

GIROUD, A.: Malformations embryonaires d'origine carentielle. Biol. Rev. 29, 220 (1954).

—, et M. MARTINET: Morphogenèse de l'Anencephalie. Arch. Anat. micr. et morph. exp. 46, 247 (1957).

GLUECKSOHN-SCHÖNHEIMER, S.: Embryonic developments of mutants of Sd.-strain in mice. Genetics 30, 29 (1945).

GÖLLNITZ, G.: Über das klinische Bild bei erweitertem Cavum septi pellucidi. Dtsch. Z. Nervenheilk. 163, 1 (1949).

GOES, A.: Der Epiduralabszess des Rückenmarks im Kindesalter. Kinderärztl. Prax. 17, 315 (1949).

GOLDSTEIN, K., u. W. RIESE: Klinische und anatomische Beobachtungen an einem 4-jährigen riechhirnlosen Kinde. J. Psychol. Neurol. (Lpz.) 32, 291 (1926).

GREBE, H.: (1) Anencephalie bei einem Paarling von eineiigen Zwillingen. Virchows Arch. path. Anat. 316, 116 (1949).

Grebe, H.: (2) Erbliche und nichterbliche Anencephalie. Folia hered. path. (Pavia) 2, 99 (1953).
— (3) Frühletale Mißbildungen und Heredität. Z. menschl. Vererb.- u. Konstit.-Lehre 31, 334 (1953).
Green, M. W.: Anencephalo-thoracopagus monstrosity. Amer. J. Obstet. Gynec. 65, 1149 (1953).
Grob, M.: Lehrbuch der Kinderchirurgie. Stuttgart: Georg Thieme 1957.
Gros, Ch., R. Sacrez, J. M. Levy, J. P. Walter et F. F. Francfort: Hypertélorisme avec malformations craniofaciales, encephaliques et vertébrales multiples. J. Radiol. Électrol. 44, 635 (1963).
Gruber, G. B.: Zur Vererbungsfrage im Falle der Mißbildungen. Med. Klin. 30, 533 (1934).
— Vorweisungen zur Frage der Entstehung einiger Mißbildungen (Anencephalie, Spina bifida, Arrhinencephalie, Hemicephalie). Verh. Dtsch. Path. Ges. 27. Tagg. Zbl. allg. Path. path. Anat. 60, 305 (1934).
Grüter, W.: Der congenitale Hautsinus, eine Dysplasie als Quelle von Meningitiden und Spinal-Abszessen. Arch. Psychiat. Nervenkr. 196, 455 (1958).
—, u. E. Herrmann: Mißbildungen der Medianstrukturen des Gehirns. Radiologe 6, 453 (1966).
Gunberg, D. L.: Spina bifida and the Arnold-Chiari-malformation in the progeny of trypan blue injected rats. Anat. Rec. 126, 343 (1956).
Guthkelch, A. N.: Seasonal variations in the frequency of spina bifida births. Brit. J. prev. roc. Med. 16, 159 (1962).
Guttmann, L.: Über einen Fall von Entwicklungsstörung des Groß- und Kleinhirns mit Balkenmangel. Psychiat.-neurol. Wschr. 1929, 453.
— Röntgendiagnostik des Gehirns und Rückenmarks.. In: Handbuch der Neurologie, Bd. 7/II, S. 346. Berlin: Springer 1936.
Gysi, W.: Über einen Fall von Anencephalie. Schweiz. Arch. Neurol. Psychiat. 38, 69 (1936).
Hallervorden, J.: (1) Über diffuse symmetrische Kalkablagerungen bei einem Krankheitsbild mit Mikrocephalie und Meningoencephalitis. Arch. Psychiat. Nervenkr. 184, 579 (1950).
— (2) Entwicklungsstörungen und frühkindliche Erkrankungen des Zentralnervensystems. In: Handbuch der inneren Medizin, Bd. V/3, S. 905. Berlin-Göttingen-Heidelberg: Springer 1953.
Hamburgh, M.: The embryology of trypan blue induced abnormalities in mice. Anat. Rec. 119, 409 (1954).
Harnack, G. A. v., u. B. Kirsten: Meningo- und Myelomeningocele. Nachuntersuchungen über 103 Kinder, die 1946—1956 behandelt wurden. Dtsch. med. Wschr. 83, 2122 (1958).
—, u. G. A. Mailini: Hepatitis und Schwangerschaft. Dtsch. med. Wschr. 77, 40 (1952).
Harris, L. E., and A. G. Steinberg: Abnormalities observed during the first six days of life in 8716 live-born infants 1944—1950. Pediatrics 14, 314 (1954).
Hartmann, F., u. W. Trendelenburg: Zur Frage der Bewegungsstörungen nach Balkendurchtrennung an der Katze und am Affen. Z. ges. exp. Med. 54, 578 (1927).

Hassin, G. B., and T. Harris: Spina bifida and the cerebrospinal fluid. J. Neuropath. exp. Neurol. 5/6, 309 (1946/47).
Hemmer, R.: Frühoperation der Myelocele. Z. Kinderchir. 2, 465 (1965).
Hempel, H. C.: Spina bifida cystica. Klinik, Therapie und bevölkerungspolitische Bedeutung. Mschr. Kinderheilk. 91, 82 (1942).
Henneberg, R.: (1) Über Geschwülste der hinteren Schließungslinie des Rückenmarks. Berl. klin. Wschr. 1921, 10.
— (2) Spina bifida occulta. Zbl. ges. Neurol. Psychiat. 26, 380 (1921).
—, u. M. Westenhöfer: Über asymmetrische Diastematomyelie vom Typus der „Vorderhornabschnürung" bei Spina bifida. Mschr. Psychiat. Neurol. 33, 205 (1913).
Henschen, F.: Tumoren des ZNS und seiner Hüllen. In: Handbuch der speziellen pathologischen Anatomie, Bd. XIII/3, S. 682. Berlin-Göttingen-Heidelberg: Springer 1955.
Heppner, F.: Arnold-Chiari-Mißbildung und kindlicher Hydrocephalus. Öst. Z. Kinderheilk. 6, 314 (1951).
Hertwig, O.: Urmund und Spina bifida. (Eine vergleichende morphologische, teratologische Studie an mißbildeten Froscheiern). Arch. mikr. Anat. 39, 353 (1892).
Heschl, E.: Über einen Fall von Arrhinencephalie mit Störung der Wärmeregulation. Z. Kinderheilk. 56, 140 (1934).
Hesse, F. A.: Spina bifida cystica. Ergebn. Chir. Orthop. 10, 1197 (1918).
Hindse-Nielsen, S.: Spina bifida — Prognose; Erblichkeit. Acta chir. scand. 80, 525 (1938).
Hinrichs, U.: Über eine durch Balken- und Fornixmangel ausgezeichnete Gehirnmißbildung. Arch. Psychiat. Nervenkr. 89, 57 (1930).
Hintze, A.: Die Fontanella lumbo-sacralis und ihr Verhältnis zur Spina bifida occulta. Langenbecks Arch. klin. Chir. 119, 409 (1922).
Hochstetter, F.: (1) Beiträge zur Entwicklungsgeschichte des menschlichen Gehirns, Bd. I und II. Wien u. Leipzig: Franz Deuticke 1919 bzw. 1929.
— (2) Über das Cavum septi pellucidi. Morph. Jb. 75, 269 (1935).
Hofmann, W.: Über den Röntgenbefund bei Enuresis nocturna (Spina bifida occulta). Fortschr. Röntgenstr. 26, 322 (1918/19).
Holmdahl, D. E.: Rachischisis. (Eine vom entwicklungsmechanischen Gesichtspunkt lehrreiche Mißbildung.) Wilhelm Roux Arch. Entwickl.-Mech. Org 144, 626 (1951).
Hoytema, G. J., and R. van den Berg: Embryologic studies of the posterior fossa in connection with Arnold-Chiari malformation. Develop. Med. Child Neurol., Suppl. 11, 61 (1966).
Hughes, R. A., J. W. Kernottan, and W. M. Craig: Caves and cysts of the Septum pellucidum. Arch. Neurol. Psychiat. 74, 259 (1955).
Huth, E., u. A. Amini: Der Lücken- und Wabenschädel. Z. Kinderheilk. 69, 479 (1951).
Hyndman, O., and W. Penfield: Agenesis of the corpus callosum. Arch. Neurol. Psychiat. (Chir.) 37, 1251 (1937).

INGALLS, TH. H., F. J. CURLEY, and R. A. PRINDLE: Experimental production of congenital anomalies. Amer. J. Dis. Child. 80, 34 (1950).

— TH. F. PUGH, and B. MCMAHON: Incidence of anencephalus, spina bifida and hydrocephalus related to birth-rank and maternal age. Brit. J. soc. Med. 8, 17 (1954).

INGRAHAM, F. D., and D. MATSON: Neurosurgery of infancy and childhood. Springfield (Ill.): Ch. C. Thomas 1954.

— H. SWAN, H. HAMLIN, J. LOWREY, D. D. MATSON, and H. W. SCOTT: Spina bifida and Cranium bifidum. Cambridge: Harvard Univ. Press 1943.

JACOB, H.: Über die Fehlentwicklung des Kleinhirns, der Brücke und des verlängerten Markes (Arnold-Chiari) bei kongenitaler Hydrocephalie und Spaltbildung des Rückenmarks. Z. ges. Neurol. Psychiat. 164, 229 (1939).

JACOBI, G.: Die Bedeutung der Darstellung der dorsalen Cisternen im Luftencephalogramm. Mschr. Kinderheilk. 115, 274 (1967).

— W. SCHIEFER u. H. TRUCKENBRODT: Über rezidivierende eitrige Meningitiden beim Kind. Z. Kinderheilk. 88, 606 (1963).

JAEGER, F., u. A. BANNWARTH: Kongenitale Cysten des Cavum septi pellucidi und Cavum Vergae und ihre operative Behandlung. Zbl. Chir. 68, 1058 (1941).

JAMES, C. C. M., and L. P. LASSMANN: Diastematomyelia. Arch. Dis. Childh. 39, 125 (1964).

JEEVES, M. A.: Functions of the corpus callosum, p. 73. London: J. & A. Churchill 1965.

JEFFERSON, G., and H. JACKSON: Tumours of the lateral and the third ventricles. Proc. roy. Soc. Med. 32, 1105 (1939).

JÖRGENSEN, G.: Ein Beitrag zur nichterblichen Mißbildungsursache. (Anencephalie bei Mitralvitium der Mutter.) Zbl. Gynäk. 75, 974 (1953).

JOLLY, H.: Discussion on hydrocephalus in infancy. Proc. roy. Soc. Med. 48, 843 (1955).

JOSEPHSON, J. E., and K. B. WALLER: Anencephalie bei eineiigen Zwillingen. Canad. med. Ass. J. 29, 34 (1933).

JUBA, A.: Über einen mit Lipomatose verbundenen Fall von partiellem Balkenmangel. Arch. Psychiat. Nervenkr. 106, 324 (1937).

KAKULAS, B. A., and N. P. ROSMAN: 13—15 trisomy in 8 cases of arrhinencephaly. Lancet 1965 II, 717.

KALTER, H., and J. WARKANY: Experimental production of congenital malformations by metabolic procedure. Amer. J. Path. 38, 1 (1961).

KARLIN, I. W.: Incidence of spina bifida occulta in children with and without enuresis. Amer. J. Dis. Child. 49, 125 (1935).

KARPLUS, J. P.: Balkendurchtrennung beim Affen. Wien. klin. Wschr. 20, 645 (1914).

KATO, J.: Über angeborene Relief- und Leistenschädel bei Spina bifida. Virchows Arch. path. Anat. 211, 438 (1913).

KAVEN, A.: Auftreten von Gehirnmißbildungen nach Röntgenbestrahlungen von Mäuseembryonen. Z. menschl. Vererb.- u. Konstit.-Lehre 22, 247 (1938).

KEILLER, V. H.: A contribution to the anatomy of spina bifida. Brain 45, 31 (1922).

KERMAUNER, F.: Mißbildungen des Rumpfes. In: Die Morphologie der Mißbildungen des Menschen und der Tiere. E. SCHWALBE, Bd. III/1. Jena: Gustav Fischer 1909.

KIND, C.: Das endokrine System der Anencephalen. Helv. paediat. Acta 17, 244 (1962).

KING, L. S., and C. E. KEELER: Absence of corpus callosum. A hereditary brain-anomaly of the house mouse. Proc. nat. Acad. Sci. (Wash.) 18, 525 (1932).

KLEBANOW, D., u. H. HEGNAUER: Zur Frage der klinischen Genese von angeborenen Mißbildungen. Med. Klin. 45, 1198—1203, 1233—1240 (1950).

KLEIN, M. R., L. DELÈGUE, and PH. ENGEL: La spina bifida. Neurochirurgia (Stuttg.) 2, 163 (1959).

KLUG, W., u. T. TZONOS: Spina bifida, Cranium bifidum und ihre operativen Möglichkeiten. Nervenarzt 32, 506 (1961).

KOCH, W.: Beiträge zur Lehre von der Spina bifida. Kassel 1881.

KÖTTER, E.: Über das Cavum septi pellucidi und andere Veränderungen des Septum pellucidum. Nervenarzt 9, 392 (1936).

KÖTTGEN, H. U.: (1) Die Erkennung des angeborenen Balkenmangels. Mschr. Kinderheilk. 78, 227 (1939).

— (2) Zur Frage des Hydrocephalus bei der Spina bifida cystica. Mschr. Kinderheilk. 96, 372 (1948).

— (3) Encephalographische Untersuchungen bei Spina bifida cystica. Dtsch. med. Wschr. 74, 307 (1949).

KOHN, A.: Anencephalie und Nebennieren. Arch. mikr. Anat. 102, 113 (1924).

KREBS, H.: Hirnmißbildung und Lückenschädel bei Spina bifida. Z. Kinderheilk. 77, 586 (1956).

KRÜGER, W.: Über Balkenmangel (Balkenagenesie). Bericht über 3 eigene Fälle mit Encephalogramm. Arch. Psychiat. Nervenkr. 110, 638 (1939).

LAGRANGE, E., u. R. SCHUMANN: Spätprognose bei operierter Meningomyelocele. Dtsch. med. Wschr. 89, 1457 (1964).

LANDAU, J.-W., J. M. BARRY, and R. KOCH: Arrhinencephaly. J. Pediat. 62, 895 (1963).

LANDAUER, W.: Rumplessness of chicken embryos produced by the injection of insulin and other chemicals. J. exp. Zool. 98, 65.

LANGE, M.: Erbbiologie der angeborenen Körperfehler. Beih. Z. orthop. Chir. 63 (1935).

LARROCHE, J. C., and J. BAUDEY: Cavum septi pellucidi, Cavum Vergae, Cavum veli interpositi. Cavités de la ligne médiane. Biol. neonat. 3, 193 (1961).

LAURENCE, K. M.: (1) The natural history of hydrocephalus. Lancet 1958 II, 1152.

— (2) The natural history of spina bifida cystica. Arch. Dis. Childh. 39, 41 (1964).

— (3) The survival of untreated spina bifida cystica. Develop. Med. Child. Neurol. 11 (Suppl.) 10 (1966).

—, and P. A. DAVID: The incidence of major central nervous system malformations in South Wales. Arch. Dis. Childh. 38, 98 (1963).

LICHTENSTEIN, B. W.: Atresia and stenosis of the aqueduct of Sylvius with comments on the Arnold-Chiari-complex. J. Neuropath. exp. Neurol. 18, 3 (1959).

LLOYD, J. S., and J. N. JACOBSEN: Agenesis of the corpus callosum. J. ment. Sci. 84, 995 (1938).

LORBER, J.: (1) Systematic ventriculographic studies in infants born with meningomyelocele and encephalocele. Arch. Dis. Childh. **36**, 381 (1961).
— (2) The family history of spina bifida cystica. Pediatrics **35**, 589 (1965).
—, and K. LEVICK: Spina bifida cystica. Incidence of spina bifida occulta in parents and in controls. Arch. Dis. Childh. **42**, 171 (1967).
LORENZO, J., u. E. WEBER: Die Mißbildungsgeschwülste des Zentralnervensystems im Kindesalter, unter besonderer Berücksichtigung der Dermoide. Z. Kinderheilk. **83**, 386 (1960).
MACNAB, G. H.: (1) Spina bifida cystica. Ann. roy. Coll. Surg. Engl. **14**, 124 (1954).
— (2) Discussion on hydrocephalus of infancy. Proc. roy. Soc. Med. **48**, 846 (1955).
— (3) Spina bifida cystica. In: Recent advances in pediatrics, p. 201. London: Churchill 1958.
MAHOUDEAU, D., et S. DAUM: Deux cas de cyste du septum pellucidum. Rev. neurol. **85**, 47 (1951).
MALLENTIN, A.: Beitrag zum Problem der Anencephalie. Diss. Berlin 1948.
MALPAS, P.: The incidence of human malformations and the significance of change in the maternal environment in their causations. J. Obstet. Gynaec. Brit. Emp. **44**, 434 (1937).
MARBURG, O.: Cyclopia, arhinencephalia and callosal defect. Amer. J. nerv. Dis. **107**, 430 (1948).
—, and F. A. METTLER: The nuclei of the cranial nerves in a human case of cyclopia and arhinia. J. Neuropath. exp. Neurol. **2**, 54 (1943).
MARTISCHNIG, E., u. O. THALHAMMER: Akrocephalosyndaktylie. (Erörterung der Genese vom Gesichtspunkt der Embryopathie.) Helv. paediat. Acta **7**, 257 (1952).
MATSON, D. D., R. B. WOODS, J. B. CAMPBELL, and F. D. INGRAHAM: Diastematomyelia (Congenital cleft of the spinal cord). Pediatrics **6**, 98 (1956).
MAURATH, J., u. J. REHN: Beiträge zur experimentellen Erzeugung einfacher Mißbildungen durch O_2-Mangel an Tritonen. Frankfurt. Z. Path. **60**, 495 (1949).
MAURER, E.: Zusammenstellung der in den Jahren 1917—1933 an der Univ.-Frauenklinik Tübingen beobachteten Fälle von fetalen Mißbildungen. Med. Diss. Tübingen 1933.
MEITNER, E. R.: Über die Agenesis corporis callosi. Z. ärztl. Fortbild. **54**, 189 (1960).
MERRILL, R. E., J. B. ISOM, R. M. ANSLOW, and J. A. PINKERTON: Hydrocephalus and meningocele. Pediatrics **30**, 809 (1962).
MIGEON, B. R., and W. J. YOUNG: Reciprocal (D/E) translocation. Euploid transmission in three generations. Bull. Johns Hopk. Hosp. **115**, 379 (1964).
MILLS, W. G.: A case of inherited spina bifida. Brit. med. J. **1949**, 139.
MINGAZZINI, G.: Der Balken. Berlin: Springer 1922.
MITANI, S.: Malformations of newborns. Sanka to Fujinka **11**, 345 (1943).
MLETZKO, J.: Über Spätergebnisse nach Meningo- und Myelomeningocelenoperationen. Chirurg **31**, 400 (1960).
MOES, C. A. E., and E. B. HENDRICK: Diastematomyelia. J. Pediat. **63**, 238 (1963).

MONNIER, M., u. H. WILLI: Die integrative Tätigkeit des Nervensystems beim normalen Säugling und beim bulbospinalen Anencephalus (Rautenhirnwesen). Ann. paediat. (Basel) **169**, 289 (1947).
— — Die integrative Tätigkeit des Nervensystems beim mero-rhombo-spinalen Anencephalus (Mittelhirnwesen). Mschr. Psychiat. Neurol. **126**, 239 (1953).
MORGAGNI, J. B.: De sedibus et causis morborum per anatomem indigatis. Lib. 1. De morbis capitis. Venetis, ec typographia Remondiana superiorum permissu, ac privilegio 1761.
MORSIER, G. DE: Études sur les dysrhaphies cranioencéphaliques. Schweiz. Arch. Neurol. Psychiat. **85**, 100 (1960).
—, et I. I. MOZER: Agénésie complète de la commissure calleuse et troubles du développement de l'hémisphère gauche avec hémiparésie droite et intégrité mentale. Schweiz. Arch. Neurol. Psychiat. **35**, 64, 317 (1935).
MOSELEY, H. R.: Insulin-induced rumplessness of chickens. J. exp. Zool. **105**, 279 (1947).
MURPHY, D. P.: Congenital defects. J. Amer. med. Ass. **106**, 457 (1936).
MUSHETT, CH. W.: Elektive Differenzierungsstörungen des ZNS am Hühnchenkeim nach kurzfristigem O_2-Mangel. Beitr. path. Anat. **113**, 367 (1953).
MYER, W. DE: A 46-chromosome cebecephaly, with remarks on the relation of 13—15 trisomy to holoprosencephaly (arhinencephaly). Ann. paediat. (Basel) **203**, 169 (1964).
MYERS, R. E.: The neocortical commissures and interhemispheric transmission of information functions of the corpus callosum. London: J. & A. Churchill 1965.
NAIMAN, J., and F. FRASER: Agenesis of the corpus callosum. A report of two cases in siblings. Arch. Neurol. (Chic.) **74**, 182 (1955).
NASH, E. F.: Meningomyelocele. Proc. roy. Soc. Med. **56**, 506 (1963).
NAUJOKS, H.: Der Einfluß kurzfristigen O_2-Mangels auf die Entwicklung des Hühnchens in den ersten Bruttagen. Beitr. path. Anat. **113**, 221 (1953).
NEEL, J. V.: A study of major congenital defects in Japanese infants. Amer. J. hum. Genet. **10**, 398 (1958).
NEILL, C. A., and M. M. DINGWALL: A syndrome resembling progeria; review of two cases in a family. Arch. Dis. Childh. **25**, 213 (1950).
NEUHÄUSER, G.: Hohlräume im Bereich der Medianstrukturen des Gehirns. Radiologe (1968) (im Druck).
—, u. M. USENER: Hirnmißbildung und autosomale Trisomie. Z. Kinderheilk. **95**, 244 (1966).
NEUHAUSER, E. B., M. H. WITTENBORG, and K. DEHLINGER: Diastematomyelia, transfixation of the cord or cauda equina with congenital anomalies of the spine. Radiology **54**, 659 (1950).
NINI, N., M. TABET et W. TABBARA: Méningocèle à développement abdominal. A propos d'un cas. Ann. Chir. infant. **8**, 119 (1967).
NORMAN, A. P.: Spina bifida cystica. Arch. Dis. Childh. **24**, 25 (1949).
OLIM, CH. B., and H. B. TURNER: Anencephaly in fetuses of mothers with tetralogy of Fallot.

Normal infant following Blalock operation. J. Amer. med. Ass. **149**, 932 (1952).

OSTERTAG, B.: Mißbildungen des Zentralnervensystems. In: Handbuch der speziellen pathologischen Anatomie (Herausg. HENKE-LUBARSCH), Bd. XIII/4. Berlin-Göttingen-Heidelberg: Springer 1956.

PACHE, H. D., u. J. LORENZO: Der kongenitale Hautsinus als Quelle rezidivierender Meningitiden. Münch. med. Wschr. **102**, 191 (1960).

PÄTAU, K., D. W. SMITH, E. THERMAN, S. L. INHORN, and H. P. WAGNER: Multiple congenital anomalies caused by an extraautosome. Lancet **1960I**, 790.

PANSE, F., u. J. GIERLICH: Zur Pathogenese der Anencephalie auf Grund der Untersuchung eines Akardius und seines Paarlings. Virchows Arch. path. Anat. **316**, 135 (1949).

PATTEN, B. M.: Embryological stages in the establishing of myeloschisis with spina bifida. Amer. J. Anat. **93**, 365 (1953).

PENFIELD, W., and D. F. COBURN: Arnold-Chiari malformation and its operative treatment. Arch. Neurol. Psychiat. (Chic.) **40**, 328 (1938).

—, and W. CONE: Spina bifida and cranium bifidum. J. Amer. med. Ass. **98**, 454 (1932).

PENROSE, L. S.: Genetics of anencephaly. J. ment. def. Res. **1**, 4 (1957).

PETTERSON, G., and H. WERKMÄSTER: Intraspinal dermoidcysts in children. Acta paediat. (Uppsala) **52**, 187 (1963).

PFALTZ, H.: Einfluß von Vitaminmangel auf Fertilität, Trächtigkeitsverlauf und Entwicklung der Embryonen bei der Ratte. Münch. med. Wschr. **97**, 1677 (1955).

PIA, H. W.: Pseudocysten der Cisterna cerebellomedullaris. Eine congenitale Erweiterung der Cisterne und ihre Beziehung zu den cerebellären Dysraphien. Dtsch. Z. Nervenheilk. **184**, 1 (1962).

POLMANN, A.: Anencephaly, spina bifida and hydrocephaly. Genetica (Haag) **25**, 29 (1950).

PRIEBE, G.: 48 Fälle von Anencephalus. Verlauf, Schwangerschaft, Geburt. Med. Diss. Berlin 1938.

PUDENCE, R. H., E. E. RUSSELL, A. H. HURD, and C. A. SHELDAN: A technique for shunting cerebrospinal fluid into the right auricle. J. Neurosurg. **14**, 171 (1957).

PYBUS, F. L.: Recurrence of Spina bifida. Lancet **1921II**, 599.

RECKLINGHAUSEN, F. V.: Untersuchungen über Spina bifida. Virchows Arch. path. Anat. **105**, 243 (1886).

RECORD, R. G., and TH. MCKEOWN: (1) Congenital malformations of the central nervous system, I. Brit. J. soc. Med. **3**, 183 (1949).

— — (2) Congenital malformations of the central nervous system, II. Brit. J. soc. Med. **4**, 26 (1950).

— — (3) Malformations in a population observed for five years after birth. Ciba-Foundation Symposion on congenital malformations. London: J. & A. Churchill 1960.

REGENBRECHT, J.: Die chirurgische Behandlung des Hydrocephalus mit dem Spitz-Holter-Ventil. Münch. med. Wschr. **102**, 2164 (1960).

REGENSTREIF, H.: Nachuntersuchungsergebnisse eines auslesefreien Krankengutes von Spina bifida cystica. Arch. Kinderheilk. **165**, 44 (1962).

RICHTER, u. GERLACH: Über die experimentelle Darstellung der Spina bifida. Anat. Anz. **3**, 686 (1888).

RIZK, A.: Myelomeningocele. J. Urol. Néphrol. **67**, 661 (1961).

ROBERTS, J. B. M.: Spina bifida and urinary tract. Ann. roy. Coll. Surg. Engl. **31**, 69 (1962).

ROBERTSON, E. G.: Pneumencephalography. Springfield, Ill.: Ch. Thomas 1957.

RODER, E., u. H. TELLENBACH: Mikroventrikulie und erweitertes Cavum septi pellucidi. Mschr. Psychiat. Neurol. **126**, 393 (1953).

RÖSSLE, R.: Die pathologische Anatomie der Familie. Berlin: Springer 1940.

ROGNER, G., u. E. KLUST: Seltene mediane Hirnmißbildungen im Röntgenbild. Kinderärztl. Prax. **33**, 385 (1965).

ROSE, J. F.: What happens to the child with myelomeningocele. J. Urol. (Baltimore) **87**, 625 (1962).

ROSE, R. S., and J. P. SMITH: Hydronephrosis in infants with meningomyelocele: its early recognition. J. Urol. (Baltimore) **90**, 129 (1963).

ROSENTHAL-WISSKIRCHEN, E.: Pathologisch-anatomische und klinische Beobachtungen beim Balkenmangel mit besonderer Berücksichtigung der Balkenlängsbündel. Dtsch. Z. Nervenheilk. **192**, 1 (1967).

ROSER, H.: Vergleichende Untersuchungen am Rückenmark normaler und mißbildeter menschlicher Nervensysteme. Beitr. path. Anat. **120**, 252 (1959).

ROUGERIE, J., P. CREISSARD et E. HERTZOG: Spina bifida du nourrisson et de l'enfant. Indications opératives, technique et résultats. Neuro-chirurgie **12**, 305 (1966).

RUBINSTEIN, B. G., and W. FREEMAN: Cerebellar agenesis. J. nerv. ment. Dis. **92**, 489 (1940).

RUDDER, B. DE: Zur Frage einer Zunahme schwerer Mißbildungen. Dtsch. med. Wschr. **84**, 1809 (1959).

RÜBSAAMEN, H.: Über die teratogenetische Wirkung des Sauerstoffmangels in der Frühentwicklung. Beitr. path. Anat. **112**, 336 (1952).

RUGGIERO, G.: L'encephalographie fractionée. Paris: Masson & Cie. 1957.

RUSSELL, L. B.: X-ray induced developmental abnormalities in mouse and their use in analysis of embryological patterns. J. exp. Zool. **114**, 545 (1950).

RUSSELL, D. S., and CH. DONALD: The mechanism of internal hydrocephalus in spina bifida. Brain **58**, 203 (1935).

SAINT-HILAIRE, G. ST.: Philosophie anatomique des monstrositées humaines. Paris: Rignoux 1822.

SÁNCHEZ-VILLARES, E.: Tractos dérmicos congénitos craneanos. Rev. esp. Pediat. **17**, 409 (1961).

SCHADE, H.: Beitrag zur Erblichkeit der Anencephalie. Erbarzt **7**, 116 (1939).

SCHAMBUROW, D. A., u. J. J. STILBANS: Die Vererbung der Spina bifida. Arch. Rassen- u. Ges.-Biol. **26**, 304 (1932).

SCHIRMER, E.: Familiäre Häufung von Anencephalie. Zbl. Gynäk. **31**, 71 (1907).

SCHMIDT, A.: Familiäre Spaltenneigung. Zbl. Gynäk. **66**, 1796 (1942).

Schönenberg, H.: (1) Encephalographische Befunde bei Bildungsfehlern des Septum pellucidum. Arch. Kinderheilk. **137**, 131 (1949).

— (2) Klinische und encephalographische Befunde bei Verdacht auf Cavum Vergae. Z. Kinderheilk. **68**, 512 (1950).

— (3) Zur Frage des Hydrocephalus und des Lückenschädels bei der Spina bifida. Mschr. Kinderheilk. **103**, 514 (1955).

— (4) Lückenschädel. In: Handbuch der Kinderheilkunde, Bd. VI, S. 256. Berlin-Heidelberg-New York: Springer 1967.

Schröder, C. H.: Erbliche Beziehungen der Rachischisis, der Hasenscharte und Gaumenspalte zu anderen körperlichen Mißbildungen, insbesondere zu Wirbelsäulenmißbildungen. Bruns' Beitr. klin. Chir. **169**, 402 (1939).

Schunk, H.: Congenital dilatations of the Septum pellucidum. Radiology **81**, 610 (1963).

Schurmans, P., et J. Hariga: Dysostose craniofaciale familiale et malformations nerveuses associées. Acta neurol. belg. **63**, 794 (1963).

Schwalbe, E., u. M. Gredig: Entwicklungsstörungen von Kleinhirn, Pons, Medulla oblongata und Halsmark bei Spina bifida. Zbl. allg. Path. Anat. **17**, 49 (1906).

Schwarzweller, F.: Der angeborene Schulterblatthochstand und seine Beziehung zu den Mißbildungen der Wirbelsäule. Z. menschl. Vererb.- u. Konstit.-Lehre **20**, 350 (1936).

Schwidde, J. T.: (1) Spina bifida. Survey of 225 encephaloceles, meningoceles and myelomeningoceles. Amer. J. Dis. Child. **84**, 35 (1952).

— (2) Incidence of Cavum septi pellucidi and Cavum Vergae in 1032 human brains. Arch. Neurol. Psychiat. (Chic.) **67**, 625 (1952).

Scott, H. W.: Cysts of sixth ventricle (cavum Vergae). Successful removal through transventricular approach with notes on embryology and histopathology. J. Neurosurg. **2**, 191 (1945).

Sharrard, W. J. W., R. B. Zachary, J. Lorber, and A. M. Bruce: A controlled trial of immediate and delayed closure of spina bifida cystica. Arch. Dis. Childh. **38**, 18 (1963).

Smilkstein, G.: A ten-year study of anencephaly. Calif. Med. **96**, 350 (1962).

Smith, E. D.: Spina bifida and the total care of spinal myelomeningocele. Springfield (Ill.): Ch. C. Thomas 1965.

Sokolansky, G.: Zur Anatomie und Physiologie des Nervensystems der Anencephalen. Arch. Psychiat. Nervenkr. **118**, 532 (1929).

Spatz, H., u. G. J. Stroescu: Zur Anatomie und Pathologie der äußeren Liquorräume des Gehirns. Nervenarzt **7**, 425 (1934).

Spinner, W.: Klinische Beobachtung zum Cavum septi pellucidi in Kombination mit anderen Mißbildungen der Medianstrukturen des Schädels. Psychiat. Neurol. med. Psychol. (Lpz.) **19**, 346 (1967).

Staemmler, M.: Hydromyelie, Syringomyelie und Gliose. Anatomische Untersuchungen über ihre Histogenese. Monograph. Ges. Gebiet Neurol. u. Psychiat., H. 72. Berlin: Springer 1942.

Starck, D.: Embryologie, 2. Aufl. Stuttgart: Georg Thieme 1965.

Stein, H., u. G. Schmidt: Beitrag zu den Spaltbildungen der Wirbelsäule. Arch. Kinderheilk. **103**, 135 (1960).

Stenzel, E.: Über angeborene mediane Spaltbildungen im Os occipitale. Nervenarzt **26**, 75 (1955).

Stephen, E.: Intelligence levels and educational status of elder children with meningomyelocele. Proc. roy. Soc. Med. **56**, 512 (1962/63).

Stephens, F. D., and D. Lenaghan: The anatomical basis and dynamics of vesico-urethral reflux. J. Urol. (Baltimore) **87**, 669 (1962).

Stevenson, S. S., J. Worcester, and R. G. Rice: 677 congenital malformed infants and associated gestational characteristics. Pediatrics **6**, 37 (1950).

Strassmann, P.: Genotypus, Phaenotypus und der Krötenkopf. Arch. Frauenh. konstitut. Forschung (Lpz.) **16**, 172 (1930).

Sutow, W. W., and A. W. Pryde: Incidence of spina bifida occulta in relation to age. Amer. J. Dis. Child. **91**, 211 (1956).

Swenson, O.: Nature and occurence of cavum septi pellucidi. Arch. Path. **37**, 119 (1944).

Taveras, J. M.: Neuroradiology in children. In: Clinical neuroradiology, p. 359. New York: McGraw-Hill Book Co. 1966.

Taveras, J. M., and E. H. Wood: Diagnostic neuroradiology. Baltimore: Williams & Wilkins 1964.

Thurel, R., J. Veslot et J. Pedrono: Microcéphalie du type Monakow. Sem. Hôp. Paris **37**, 44 (1961).

Töndury, G.: Die Bedeutung der Chorda dorsalis für die Entwicklung der Wirbelsäule. Arch. Klaus-Stift. Vererb.-Forsch. **24**, 237 (1949).

Tönnis, W.: Kongenitale Cyste des Septum pellucidum. Zbl. Chir. **62**, 1018 (1935).

Tulpius, N.: Observations medicae, Neue Aufl. Amstelodami: L. Elzevirius 1652.

Unterharnscheidt, F. J., D. Jachnik u. H. Gött: Die Agenesie des Corpus callosum. Monogr. aus dem Gesamtgebiet der Neurol. u. Psychiatr. Heft 128. Berlin-Heidelberg-New York: Springer 1968.

Waddington, C. H., and T. C. Carter: Malformations in mouse embryos induced by trypan blue. Nature (Lond.) **169**, 27 (1952).

Wagenen, W. P. van, and R. B. Aird: Dilatation of the cavity of the Septum pellucidum and Cavum vergae, report of cases. Amer. J. Cancer **20**, 539 (1934).

Waldmann, B.: Beitrag zur Frage der Erblichkeit der Spina bifida und der Rachischisis. Z. menschl. Vererb.- u. Konstit.-Lehre **21**, 558 (1938).

Walwijk, C. van,- van Doorn, and J. Boet: Lacunar skull and craniofenestria. Amer. J. Dis. Child. **77**, 315 (1949).

Warkany, J. G., and R. C. Nelson: Skeletal abnormalities in offspring of rats reared on deficient diet. Anat. Rec. **79**, 83 (1941).

—, and E. Schraffenberger: (1) Congenital malformations induced in rats by maternal vitamin A deficiency. 1. Defects of eye. Arch. Ophthal. **35**, 150 (1946).

— (2) Congenital malformations induced in rats by maternal nutrititional deficiency. 5. Effect of a purified diet lacking riboflavin. Proc. Soc. exp. Biol. (N.Y.) **54**, 92 (1943).

—, and E. TAKACS: Experimental production of congenital malformations in rats by salicylate poisoning. Amer. J. Path. **35**, 315 (1959).

— J. G. WILSON, and J. F. GEIGER: Myeloschisis and myelomeningocele produced experimentally in the rat. J. comp. Neurol. **109**, 35 (1958).

WARREN, R. S.: Acrania induced by anencephaly. Anat. Rec. **111**, 653 (1951).

WEED, L. H.: The development of the cerebro-spinal spaces in pig and in man. Washington D.C.: Carnegie-Institute 1917.

WEIDENMÜLLER, K.: Beitrag zur Frage der Erblichkeit der Spina bifida. Z. menschl. Vererb.- u. Konstit.-Lehre **20**, 42 (1937).

WIESE, W.: Konkordante Anencephalie bei eineiigen Zwillingen. Zbl. Gynäk. **72**, 504 (1950).

WILLI, H.: Neurologisches auf dem Gebiet der Neugeborenenpathologie. Ann. paediat. (Basel) **178**, 297 (1952).

WILSON, CH. B., and R. C. LLEWELLYN: The surgical management of meningoceles and meningomyeloceles. J. Pediat. **61**, 595 (1962).

WINCKEL, F. v.: Über die Mißbildungen von ektopisch entwickelten Früchten und deren Ursachen. Wiesbaden: J. F. Bergmann 1902.

WYATT, J. P., and H. GOLDENBERG: Craniolacunia. Arch. Path. **45**, 667 (1948).

YAKOVLEV, P. I.: Pathoarchitectonic studies of cerebral malformations. III. Arhinencephalies (Holotelencephalies). J. Neuropath. exp. Neurol. **18**, 22 (1959).

ZACHARY, R. B.: The problem of myelomeningocele. Z. Kinderchir., Suppl., 4—8 (1966).

ZELLWEGER, H. (1) Die Cisterna interventricularis und ihre klinische Bedeutung. Helv. paediat. Acta **6**, 484 (1951).

— (2) Kasuistischer Beitrag zum Problem der Cyclencephalie und des congenitalen single lateral ventricle. Helv. paediat. Acta **7**, 98, 136, 229 (1952).

—, and E. F. VAN EPPS: The Cavum veli interpositi and its differentiation from Cavum Vergae. Amer. J. Roentgenol. **82**, 793 (1959).

—, u. G. v. MURALT: Zur Pathologie des Septum pellucidum im Pneumencephalogramm. Helv. paediat. Acta **7**, 229 (1952).

ZIEGLER, E.: Bösartige, familiäre, frühinfantile Krampfkrankheit, teilweise verbunden mit familiärer Balkenaplasie. Helv. paediat. Acta **13**, 169 (1958).

II. Die übrigen Dysplasien des ZNS

APLEY, J., and M. SYMONS: Megalencephaly, a report of two cases. Arch. Dis. Childh. **22**, 172 (1947).

BECKER, H.: Über Hirngefäßausschaltungen. Dtsch. Z. Nervenheilk. **161**, 407, 446 (1949).

BIELSCHOWSKY, M.: Über die Oberflächengestaltung des Großhirnanteils bei Pachygyrie, Mikrogyrie und bei normaler Entwicklung. J. Psychol. Neurol. (Lpz.) **30**, 29 (1923).

BIEMOND, A.: Über einen Fall von Kernaplasie (Moebius) kombiniert mit Arrhinencephalie. Acta psychiat. (Kbh.) **11**, 49 (1936).

BONNEVIE, K.: Manifestierung der Pseudoencephalie. In: Handbuch der Erbbiologie des Menschen. Bd. 1. Berlin: Springer 1940.

BOSCH, J. VAN DEN: Microcephaly in the Netherlands. A clinical and genetical study. Ann. hum. Genet. **23**, 91 (1959).

BRADBURNE, A. A.: Hereditary ophthalmoplegia in five generations. Trans. ophthal. Soc. U. K. **32**, 142 (1911/12).

BRENNER, W.: Zur Frage der Erblichkeit von Mikrocephalie und Hydrocephalie. Z. menschl. Vererb.-u. Konstit.-Lehre **30**, 374 (1951).

BRONISCH, F. W.: Über die Mikroventrikulie. Nervenarzt **22**, 55 (1951).

COLMANT, H.-J.: Angeborene Beweglichkeitsdefekte im Hirnnervenbereich. In: Handbuch der speziellen pathologischen Anatomie, Bd. XIII/2, S. 2597. Berlin-Göttingen-Heidelberg: Springer 1955.

DANIS, P.: Sur les anomalies congénitales de la motilité oculaire d'origine musculaire. Ann. Oculist. (Paris) **181**, 148 (1948).

DANNENBERGER: Die Mikrocephalen-Familien Becker in Bürgel. Klin. psych. Kr. **7**, 27 (1912).

ELSNER, E., and H. N. ROBACK: Cerebral dysgenesis (agenesis). Amer. J. Dis. Child. **57**, 371 (1939).

FANCONI, G.: Zur Frage der sogenannten infantilen Kernschwunde (Moebius). Ein Fall von angeborener totaler unilateraler Oculomotorius- und Trochlearislähmung. Jb. Kinderheilk. **104**, 33 (1924).

FERRARO, A., and S. E. BARRERA: Megalo-cyclo-encephaly. Report of a case with diffuse medulloblastosis. Amer. J. Psychiat. **92**, 509 (1935).

FISCHER, H.: Ein eineiiges Zwillingspaar mit Hydrocephalus internus communicans und Megalencephalie. Z. ges. Neurol. Psychiat. **174**, 264 (1942).

GIACOMINI: I cervelli dei microzefali. Giorn. R. Accad. Med. Torino 1890. Zit. nach HALLERVORDEN.

HALLERVORDEN, J.: Entwicklungsstörungen und frühkindliche Erkrankungen des Zentralnervensystems. In: Handbuch der inneren Medizin, 4. Aufl., Bd. V/3, S. 905. Berlin-Göttingen-Heidelberg: Springer 1953.

HANSEMANN, D. v.: Über echte Megalencephalie. Berl. klin. Wschr. **1**, 7 (1908).

HEINRICH, A.: Altersvorgänge im Röntgenbild, S. 30. Leipzig: Georg Thieme 1941.

HEUBNER, O.: Über angeborenen Kernmangel. Berlin 1901.

HIS, W.: Über die Entwicklung des menschlichen Gehirns während der ersten Monate. Leipzig: S. Hirzel 1904.

JACOB, H.: (1) Eine Gruppe familiärer Mikro- und Mikrencephalien. Z. ges. Neurol. Psychiat. **156**, 633 (1936).

— (2) Genetisch verschiedene Gruppen entwicklungsgestörter Gehirne. Z. ges. Neurol. Psychiat. **160**, 615 (1938).

— (3) Megalencephalie und angeborener Schwachsinn. In: Handbuch der speziellen pathologischen Anatomie, Bd. XIII/4, S. 65. Berlin-Göttingen-Heidelberg: Springer 1955.

JAKOB, A.: Über Megalencephalie als Grundlage der Idiotie. Zbl. ges. Neurol. Psychiat. **92**, 348 (1926).

Kastein, G. W.: Über Megalencephalie. Acta neerl. Morph. 3, 249 (1940).

Kehrer, F. A.: (1) Die konstitutionelle Verkleinerung der Hirnventrikel (Mikroventrikulie) und ihre nosologische Bedeutung. Arch. Psychiat. Nervenkr. 179, 430 (1948).

— (2) Die nosologische Bedeutung der Mikroventrikulie mit besonderer Berücksichtigung der Migräne. Dtsch. Z. Nervenheilk. 163, 555 (1950).

Kotschetkowa, L.: Beiträge zur pathologischen Anatomie der Mikrogyrie und der Mikrocephalie. Arch. Psychiat. Nervenkr. 34, 39 (1901).

Landau, E.: Anatomie des Großhirns. Formanalytische Untersuchungen. Bern 1923.

Lange, C. de: (1) Über Megalencephalie. Acta psychiat. (Kbh.) 7, 955 (1932).

— (2) Lissencephalie beim Menschen. Mschr. Psychiat. Neurol. 101, 350 (1939).

Magni, S.: Le sindromi dei difetti congeniti dell'abduzione. Riv. oto-neuro-oftal. 29, 74 (1954).

Michailowicz, R., u. A. Wilmowska: Einige Probleme hinsichtlich der Porencephalie bei Kindern. Mschr. Kinderheilk. 114, 413 (1966).

Moebius, P. J.: (1) Über infantilen Kernschwund. Münch. med. Wschr. 35, 91, 108 (1888).

— (2) Über angeborene doppelseitige Abducens-Facialislähmung. Münch. med. Wschr. 39, 17, 41, 55 (1892).

Monakow, K. v.: Biologisches und Morphologisches über die Mikrocephalia vera. Neur. u. Psychiatr. Abh., Schweiz. Arch. Neurol. H. 3. Zürich: Orell-Füssli 1926.

Passow, A.: Hornersyndrom, Heterochromie und Status dysraphicus. Arch. Augenheilk. 107, 1 (1933).

Peter, K.: Ein weiterer Beitrag zur Frage der Megalencephalie und Idiotie. Z. ges. Neurol. Psychiat. 113, 286 (1928).

—, u. K. Schlüter: Über Megalencephalie als Grundlage der Idiotie. Z. ges. Neurol. Psychiat. 108, 21 (1927).

Phillips, W. H., J. K. Dirion, and G. O. Graves: Congenital bilateral palsy of the abducens. Arch. Ophthal. 8, 355 (1932).

Ranke, H. v.: Beiträge zur Kenntnis der normalen und pathologischen Hirnrindenbildung. Beitr. path. Anat. 47, 51 (1910).

Reichardt, M.: Zur Entstehung des Hirndrucks bei Hirngeschwülsten und anderen Hirnkrankheiten und über eine bei diesen zu beobachtende besondere Art der Hirnschwellung. Dtsch. Z. Nervenheilk. 28, 306 (1905).

Retzius, M. G.: Das Menschenhirn. Stockholm 1895.

Rossi, E., et A. Caflisch: Le syndrom du ptérygium. Helv. paediat. Acta 6, 119 (1951).

Schaffer, K.: Über normale und pathologische Hirnfurchung. Zum Mechanismus der Hirnfurchung. Z. ges. Neurol. Psychiat. 38, 1 (1917).

Schob, F.: Pathologische Anatomie der Idiotie. In: Handbuch der Geisteskrankheiten, Bd. VII, S. 779. Berlin: Springer 1930.

Senise, T.: Concetto e aspetti della Megalenzefalia. Cervello 13, 71 (1934).

Spatz, H.: (1) Über eine besondere Reaktionsweise des unreifen Zentralnervensystems. Z. ges. Neurol. Psychiat. 53, 363 (1920).

— (2) Morphologische Grundlagen der Restitution des Zentralnervensystems. Dtsch. Z. Nervenheilk. 115, 197 (1930).

—, u. O. Ullrich: Klinischer und anatomischer Beitrag zu den angeborenen Beweglichkeitsdefekten im Hirnnervenbereich. Z. Kinderheilk. 51, 579 (1931).

Stringaris, M. G.: Mikrencephalie. Ein Beitrag zur Lehre und Kasuistik der Mißbildungen. Frankfurt. Z. Path. 37, 396 (1929).

Tellenbach, H., u. E. Roder: Das klinische Syndrom bei Mikroventrikulie. Arch. Psychiat. Nervenkr. 185, 58 (1950).

Ulrich, M.: Klinische Beiträge zur Lehre vom angeborenen Kernmangel. Jena: Gustav Fischer 1913.

Unterberg, A.: Hereditäre Fehlbildungscyste des Großhirns. Diss. Tübingen 1951.

Völz, G.: Typisches und Atypisches in einer Familie mit kongenitaler Ophthalmoplegie. Nervenarzt 27, 262 (1956).

Walsem, B. C. v.: Über das Gewicht des schwersten bis jetzt beschriebenen Gehirns. Neurol. Zbl. 1899.

Wilson, S. A. K.: Megalencephaly. J. Neur. 14, 193 (1937).

Zappert, J.: Über infantilen Kernschwund. Ergebn. inn. Med. Kinderheilk. 5, 303 (1910).

Degenerative Erkrankungen des Zentralnervensystems

Diffuse Gehirnsklerosen

J. Martinius, Berlin

Der ursprünglich von Heubner geprägte Begriff „*Sclerosis diffusa cerebri et medullae spinalis*" bezeichnete eine als pathologische Einheit gedachte Krankheit, deren klinischer Ausdruck *progressiver geistiger Verfall* und zunehmend *schwere neurologische Defekte*, d.h. Spastik, Ataxie, Ausfall der Sinnesfunktionen, Krampfanfälle, sind, die unweigerlich zum Tode führen. Pathophysiologisch bedeutet diffuse Sklerose *Markscheidendegeneration*. Lokalisation und Art des Prozesses sind schärfer erfaßt mit einem Namen, den Bielschowsky und Henneberg schufen: *Leukodystrophie*. Es war die Evolution der *Histochemie*, die in den letzten Jahren dazu geführt hat, eine Reihe recht unterschiedlicher Formen diffuser Gehirnsklerosen zu erkennen und unzureichende, primär klinisch gefaßte Definitionen zu präzisieren (Hallervorden, Poser u. van Bogaert). Da mit einer Ausnahme zur Ätiologie aller Formen der diffusen Gehirnsklerose wenig bekannt ist, wird man mit weiteren Umgruppierungen rechnen müssen. Sicher ist, daß der Schlüssel zum Verständnis dieser Gruppe vorwiegend kindlicher Erkrankungen in dem Gedanken an angeborene Stoffwechselstörungen im Sinne von Enzymopathien (Diezel) liegt. Für die metachromatische Form der Leukodystrophie ist mit den jüngsten Untersuchungen von Jatzkewitz bzw. Austin diese Art der Pathogenese aufgeklärt.

Eine genaue Unterscheidung der Einzelformen ist eminent wichtig, um die eugenische Beratung der Eltern solch unglücklicher Kinder zu erleichtern (Poser). Auch scheint sich das Interesse an den diffusen Gehirnsklerosen zu mehren, seit in vielen Fällen die Diagnose zu Lebzeiten möglich wurde.

Historische Daten. Am längsten bekannt ist die chronische, infantile Form der diffusen Gehirnsklerose, die 1885 von Pelizaeus noch als multiple Sklerose bezeichnet, jedoch als eigenartig familiär-hereditär erkannt und 1910 von Merzbacher histopathologisch beschrieben wurde. Den Begriff diffuse Gehirnsklerose benutzte Heubner 1897 erstmalig. 1908 erscheint von Beneke die Mitteilung eines Falles hochgradiger, ausgedehnter Sklerose des Zentralnervensystems, der akut verlief und der nach allen Einzelbefunden der 1916 von Krabbe beschriebenen und nach ihm benannten Form zugerechnet werden muß. Schilder beschrieb 1912, 1913 und 1924 diffuse Gehirnsklerosen, die er der Morphologie nach als „*Encephalitis periaxialis diffusa*" bezeichnete. Es gilt jedoch als erwiesen (Poser u. van Bogaert), daß Schilder irrtümlich ganz verschiedene Krankheitsbilder unter eine Kategorie zusammenfaßte, und daß nur der 1912 veröffentlichte Fall als echte diffuse Sklerose bezeichnet werden darf, während es sich bei den letzten Fällen um Leukoencephalitiden handelte. Infolge der daraus entstandenen nicht geringen Verwirrung ist die Diagnose: Schildersche Krankheit über Jahre hin auf recht heterogene Krankheitsbilder angewandt worden (Lumsden).

Nachdem Alzheimer 1910 die sich metachromatisch anfärbenden „Abräumzellen" im Marklager bei Fällen von diffuser Gehirnsklerose erwähnt, war es Scholz, der 1925 anhand klinischer, erbbiologischer und morphologischer Besonderheiten die Form der diffusen Gehirnsklerose beschrieb, die neuerdings als metachromatische Leukodystrophie bezeichnet wird, und für die Scholz seinerzeit bereits eine „Anomalie der den Stoffwechsel der Gliazellen regulierenden Faktoren" annahm. In die gleiche Richtung deutete die kurze Mitteilung von Witte (1921), in der der Fall eines Erwachsenen geschildert wird, bei dem sich metachromatisch anfärbbare Substanz nicht nur im atrophischen Großhirnmark, sondern auch in Niere, Leber und Hoden fand. Witte erkannte diese als den Lipoiden zugehörig und regte seinerzeit schon Harnuntersuchungen an.

In den nachfolgenden Jahren sind morphologische und klinische Klassifikationsschemata auf diese Form der diffusen Gehirnsklerose angewandt worden: *Spätinfantile Form* (Scholz, van Bogaert), *juvenile Form*

(Scholz), im angloamerikanischen Schrifttum seit 1933 für die spätinfantile Form auch *Greenfields Disease*. Einarson und Neel gebrauchten die Bezeichnung *Leukoencephalopathia metachromatica*, die sich etwas abgewandelt als metachromatische Leukodystrophie ins Schrifttum eingebürgert und unter diesem Namen auch weitgehend durchgesetzt hat, mit um so größerer Berechtigung, als alle Lebensalter — vom Neugeborenen an — betroffen sein können, und die als erste veröffentlichten Fälle, z. B. die von Scholz, inzwischen nachuntersucht (Peiffer) und als metachromatische Leukodystrophien klassifiziert wurden.

Die wichtigsten Publikationen der letzten Jahre stammen von folgenden Autoren:

Austin; Diezel; Jervis; Poser (1960); Black u. Cumings, Hansen, Olsen u. Plum; Hallervorden (1961); Hagberg, Sourander u. Thorén; Zeman u. Whielden; Thieffry; Allen; McCusker u. Tourtelotte; Hagberg, Sourander u. Svennerholm; Peiffer (1962); Isler, Bischoff u. Esslen; Abraham u. Lampert; D'Agostino, Sayre u. Hayles (1963); Mehl u. Jatzkewitz; Austin, McAfee u. Shearer (1965).

Akute, infantile Form (Krabbe), Globoidzellen-Leukodystrophie

Häufigkeit. Die Erkrankung ist außerordentlich selten. Nur wenige Familien sind beschrieben, und die genaue Zahl der Fälle ist nie zusammengestellt worden.

Altersdisposition. Die Erkrankung ist familiär mit autosomal recessivem Erbgang. Bei fast jedem der publizierten Fälle sind Geschwistererkrankungen vorgekommen. Betroffen sind immer zunächst gesunde Säuglinge. Die Krankheit beginnt konstant zwischen dem 4. und 6. Lebensmonat und führt innerhalb von 1—2 Jahren zum Tode. Eine Geschlechtsdisposition besteht nicht.

Pathobiologie. Die Ätiologie der Erkrankung ist unbekannt. Entzündliche Faktoren sind angenommen worden (Hager u. Oehlert). Hallervorden hat diese Möglichkeit diskutiert und als unwahrscheinlich hingestellt. Wahrscheinlicher ist, daß es sich um eine den Lipoidosen nahestehende Speicherkrankheit handelt. Die histologischen und histochemischen Befunde sind von hervorragender Spezifität und haben seit der Erstbeschreibung im Kern des Interesses gestanden. Die weiße Substanz von Groß-, Kleinhirn, Rückenmark und corticalen Projektionsfasern ist ausgedehnt entmarkt unter weitgehender Verschonung der subcorticalen U-Fasern. In den frischen Entmarkungszonen finden sich frei und perivasculär Anhäufungen mononucleärer Epitheloidzellen und großer, vielkerniger Globoidzellen, von denen man annimmt (Stammler, Hübner u. Hallervorden), daß sie mesodermaler Abkunft sind, d.h. der Gefäßadventitia entstammen. Ultrastrukturelle Untersuchungen bestätigen diese Ansicht (Nelson).

Die Läsionen sind diffus und symmetrisch. Befunde von Hager u. Oehlert und die von Scheidegger deuten darauf hin, daß es sich hier um eine Systemerkrankung handelt:

Globoidzellen wurden außer im Zentralnervensystem auch in Lunge und Milz gefunden. Diezel, Hübner u. Hallervorden verwenden auch den Namen „*Abraumzellen*", da sie im Demyelinisationsprozeß Material von den zugrunde gehenden Markscheiden aufnehmen. Austin hat am klarsten nachgewiesen, daß es sich um Cerebrosidablagerungen handelt. In welcher Weise der Cerebrosidstoffwechsel gestört ist, bleibt ungeklärt. Norman und Oppenheimer und Tingey sind die Autoren, die den Gedanken einer den Lipoidosen verwandten Speicherkrankheit m. E. durchaus berechtigt propagieren.

Symptomatologie. Die klinisch nach Geburt und in den ersten Lebensmonaten normal erscheinenden Säuglinge entwickeln im Alter von 4—6 Monaten zunehmend spastische Extremitätenlähmungen, bereiten bald Schwierigkeiten beim Füttern und fallen durch unaufhörliches Schreien auf. Krabbe erwähnt subfebrile Temperaturen als wesentliches Begleitsymptom. Ein apathisch-stuporöses Stadium folgt. Tonische Krämpfe treten auf, gelegentlich ausgelöst durch bloßes Berühren, Licht oder Geräusche, mit Beugung der Arme und Strecken der Beine bei gleichzeitig heftigem Schreien. Gewöhnlich stellt sich Spontannystagmus ein, und schließlich allgemeine Starre und Opisthotonus, terminal Opticusatrophie und Erblindung sowie Bulbärparalyse. Die Kinder werden seltener älter als ein Jahr.

Laboratoriumsdaten. Der Eiweißgehalt des Liquor cerebrospinalis ist erhöht auf Werte von 180—340 mg-% (Allen). Das EEG ist frühzeitig, unter Umständen bevor klinisch Symptome manifest werden, pathologisch verändert (Radermecker, Torres, Hager u. Oehlert). Diffuse Dysrhythmien gehen mit

Fortschreiten der Erkrankung in Bilder mit krampfspezifischen Veränderungen über.

Diagnose. Wenn Geschwistererkrankungen bekannt sind, ist zumindest die Verdachts-diagnose zu Lebzeiten möglich. Eine Möglichkeit bietet sich mit der Hirnbiopsie an.

Therapie. Außer symptomatischen Maßnahmen ist eine Behandlung nicht bekannt.

Chronische, infantile Form (Pelizaeus-Merzbacher)

Häufigkeit. Es sind wie bei der akuten, infantilen Form nur wenige Familien beschrieben.

Geschlechtsdisposition. Die Erkrankung tritt ausschließlich familiär auf mit offenbar geschlechtsgebundenem, recessivem Erbgang, d.h. meist sind Knaben in aufeinanderfolgenden Generationen betroffen. MERZBACHER selbst hat aber in der von ihm beschriebenen Familie auch zwei erkrankte Mädchen vorgefunden. Ein zweiter, einfach recessiver Erbgang dürfte also möglich sein.

Pathobiologie. Großhirn, Kleinhirn und weniger regelmäßig Stammganglien und Rückenmark fallen einem chronisch degenerativem Myelinabbau anheim, der in Ventrikelnähe seinen Anfang nimmt und sich von dort nach peripher ausbreitet. Unter Aussparung der Achsencylinder breitet sich der Prozeß diffus und symmetrisch aus. Typischerweise bleiben auch perivasculär angeordnete Markinseln erhalten. Als Abraumstoff der Demyelinisation findet sich spärlich in Phagocyten gespeichertes Neutralfett Histochemisch sind sämtliche, das Myelin aufbauenden Lipoide gleichmäßig vermindert, ohne selektive Anhäufung einer einzelnen Fraktion wie bei den anderen Leukodystrophien (SEITELBERGER). Die Ätiologie der Erkrankung ist obskur.

Symptomatologie und Verlauf. Die chronisch progrediente Erkrankung beginnt im Säuglings- bis Kleinkindesalter und führt bis ins 2. oder 3. Lebensjahrzehnt. Die ersten Anfänge sind durch rotatorischen oder Pendelnystagmus gekennzeichnet, gleichzeitig Wackelbewegungen des Kopfes. Die statische Entwicklung der Kinder ist verzögert, Sitzen und Stehen mag nie erlernt werden. Extremitätenspastik entwickelt sich im Laufe von Jahren, die Sehnenreflexe sind bis zum Klonus gesteigert und der Babinskische Reflex wird auslösbar. Gleichzeitig stellt sich die cerebelläre Symptomatik ein mit Ataxie, Intentionstremor, skandierender Sprache. Demenz tritt später auf, nachdem die motorische Schwäche in Lähmung übergegangen ist. Kontrakturen und Deformitäten, wie Skoliose, folgen. Große Anfälle können auftreten und die Sehkraft nachlassen infolge Opticusbefalles. Das klinische Bild variiert jedoch, der Verlauf bei erkrankten Geschwistern kann unterschiedlich sein. Jenseits des Kindesalters können Jahre ohne Verschlechterung vergehen, der Prozeß kann stationär werden, Remissionen sind jedoch nicht bekannt.

Laboratoriumsdaten. Außer dem EEG, in dem unspezifische Verlangsamung der Grundaktivität gesehen werden kann (TYLER), sind keine Laboratoriumsuntersuchungen bekannt, die für diese Form der diffusen Gehirnsklerose von Bedeutung sind und ihrer Diagnostik dienen.

Diagnose. Eine eindeutige Familienanamnese und im frühen Kindes- oder gar Säuglingsalter einsetzende Störungen wie Nystagmus und Lokomotionsdissoziation ermöglichen die Diagnose.

Differentialdiagnose. Das streng familiäre Auftreten, die vornehmlich männliche Geschlechtsdisposition und der chronische Verlauf unterscheiden die Pelizaeus-Merzbachersche Erkrankung von den anderen Formen der diffusen Sklerose. Kongenitaler Nystagmus, Nystagmus in Verbindung mit Retinaerkrankungen und Spasmus nutans müssen in Erwägung gezogen werden. Im übrigen s. gesonderten Abschnitt Differentialdiagnose der diffusen Gehirnsklerose.

Prognose. Remissionen sind nicht zu erwarten. Da der Krankheitsprozeß jenseits des Kindesalters gewöhnlich nicht mehr so rasch fortschreitet, kann unter guter Pflege das 3. Lebensjahrzehnt erreicht werden.

Therapie. Eine wirksame Behandlung ist nicht bekannt.

Metachromatische Leukodystrophie

Synonyme: *Sulfatid-Lipoidose, spätinfantile Form der diffusen Sklerose* (VAN BOGAERT, SCHOLZ), *juvenile Form der diffusen Sklerose* (SCHOLZ), *Greenfield's Disease.*

Die morphologisch-histochemische Klassifizierung hat sich für diese Form der diffusen Sklerose als sicher richtig erwiesen. Seit v. Hirsch u. Peiffer die Kresylviolettfärbung, mit der Metachromasie erzeugt wird, exakt beschrieben und die chemisch-analytische Aufklärung vorangetrieben wurde (Diezel, Mehl u. Jatzkewitz, Blackwood u. Cumings, Austin), besteht kein Zweifel mehr an der Zugehörigkeit der metachromatischen Leukodystrophie zu den Lipoidosen. Bis 1960 waren nur 10 erwiesene Fälle veröffentlicht (Jervis); die Zahl hat sich bis 1963 vervierfacht (Isler et al.). Sicher ist das Vorkommen nicht so selten, wie bisher angenommen. Dem Verfasser sind an der Bostoner Klinik allein 2 Fälle bekannt, die zu Lebzeiten diagnostiziert wurden und gegenwärtig verfolgt werden.

Disposition. Die Erkrankung nimmt ihren Anfang gewöhnlich zwischen dem 1. und 2. Lebensjahr (spätinfantile Form, van Bogaert-Scholz), ausnahmsweise früherer, sogar kongenitaler Beginn ist beschrieben (Feigin). Selten ist daneben die juvenile Form (Scholz).

Familiäres Auftreten mit autosomal recessivem Erbgang ist auch für die metachromatische Leukodystrophie charakteristisch.

Pathobiologie. Die metachromatische Leukodystrophie ist eine Speicherkrankheit. Das gespeicherte Lipoid ist ein *Cerebrosidschwefelsäureester* (Jatzkewitz), das *Sulfatid*, das eine Sphingolipoidfraktion darstellt und im gestörten Myelinstoffwechsel abfällt. Für die Stoffwechselstörung ist ein genetisch fixierter Enzymdefekt („Inborn error of metabolism") verantwortlich (Austin). Die Arylsufatase Typ A ist nach neuesten Arbeiten von Austin und Mehl u. Jatzkewitz im Harn Erkrankter signifikant erniedrigt bzw. fehlt ganz.

Die *Demyelinisation* breitet sich symmetrisch diffus aus und betrifft besonders Partien relativ frischer Myelinisierung. Sie dehnt sich über die weiße Substanz von Groß-, Kleinhirn und Pyramidenbahnen. Braun-metachromatisch anfärbbares Material findet sich als freie und phagocytierte Granula in der weißen Substanz und in Ganglienzellen, besonders im Nucleus dentatus, in der Substantia nigra und in den Stammganglien (v. Hirsch, Peiffer). Die Tatsache, daß Lipoid in Ganglienzellen gespeichert wird, ließ bereits 1955 die Annahme einer Lipoidose als gesichert erscheinen.

Je nach Dauer des Leidens kann sich Sulfatid in peripheren Nerven, Retina, Niere, Leber und Gallengangsepithel ansammeln (Witte, Jacobi, Cogan et al., Austin). Die Oligodendroglia verschwindet aus den erkrankten Hirnmassen.

Chemisch-analytisch sind die charakteristischen Myelinlipoide Cholesterin, Phospholipid und Sphingomyelin eindeutig vermindert, während aus der Hirnsubstanz vermehrt Cholesterinschwefelsäureester und nichtlipoides Hexosamin isoliert werden kann (Jatzkewitz, Black u. Cumings, Austin).

Symptomatologie. Die Kinder erkranken meist zwischen dem 1. und 2. Lebensjahr. Sie können früher erkranken, die ersten Symptome sind aber unspezifisch und zunächst oft wenig auffällig, wie z. B. vermehrtes Schreien und leicht verzögerte statische Entwicklung, und können deshalb lange übersehen oder vernachlässigt werden. Stehen und Laufen und erste Worte mögen erlernt werden. Oft ist Strabismus das erste gravierende Symptom, häufiges *nächtliches Aufschreien* wird nun nicht mehr überhört. Der Gang wird ataktisch-unsicher aufgrund einer Entwicklung, die von *Hypotonie*, *Reflexausfall* und schlaffer Tetraplegie zu mäßiger Muskelatrophie führt. Der Umschlag in spastische Symptomatik bildet die nächste Phase: Das anfangs einer *Polyradiculopathie* ähnelnde Bild weicht dem der spastischen Diplegie, das im weiteren Verlauf fortschreitend durch cerebelläre Zeichen überlagert wird: *Ataxie, Nystagmus, Extremitätentremor*. Der Kopfumfang vergrößert sich bei einigen Kindern bis zur oberen Normgrenze. Krampfanfälle sind häufig, oft durch Fieber begünstigt. Diese Anfälle können gemischt sein, neben großen Anfällen sind atonische oder myoklonische Formen aus dem Petit-Mal-Kreis beschrieben (Peiffer). Demenz entwickelt sich allmählich, gewöhnlich spät, und hat Verwirrtheit und Abreißen der Umweltbeziehung als Vorläufer und Begleitsymptom. *Opisthotonus* wird im Terminalstadium kaum vermißt, wenn gleichzeitig mit dem Ausfall von Seh- und Hörfunktion auch Bulbärparalyse auftritt. Als seltener Befund ist ein *kirschroter Maculafleck* — wie bei der amaurotischen Idiotie — beschrieben (R. J. Allen).

Laboratoriumsdaten. Das *EEG* fällt uncharakteristisch pathologisch aus, wie bei anderen Leukodystrophien. Diffuse Verlangsamung und eingestreute Krampfpotentiale wechselnder Lokalisation werden früh im Krankheitsverlauf registriert (TORRES, RADERMECKER). Typisch ist die zunehmende Verschlechterung. Beweise für die Erkrankung auch des unteren motorischen Neurons geben *Elektromyographie* und *Messung der Nervenleitgeschwindigkeit* (AUSTIN, ISLER et al.). Ein *Cholecystogramm* mag von diagnostischem Nutzen sein in Fällen, in denen metachroma-

Dieser Harntest ist recht verläßlich; neuerdings wird die etwas umständlichere *papierchromatographische Analyse* empfohlen (HAGBERG et al.). In Zukunft wird die Messung der Sulfatase-Aktivität im Harn die Diagnose wesentlich erleichtern: Ein Schnelltest wurde von AUSTIN entwickelt. Die baldige Veröffentlichung ist in Aussicht gestellt. Seit JACOBI die Ausdehnung des Krankheitsprozesses auch auf periphere Nerven beschrieben hat, wurde die Probeexcision als für die Diagnostik wichtig

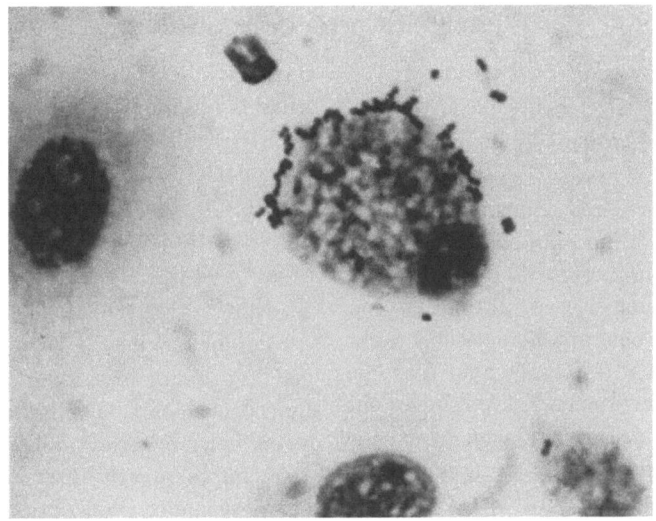

Abb. 147. Intracellulär gelagertes metachromatisches Material. Harnsediment. Präparation und Färbung nach LAKE. Mit freundlicher Genehmigung von Herrn Dr. RANDOLPH K. BYERS, Boston

tisches Material die Gallenblase füllt, ein Befund, der naturgemäß erst in fortgeschrittenen Stadien erhebbar ist. Der Liquor cerebrospinalis dagegen ist von Beginn der Erkrankung an abnorm insofern, als der *Proteingehalt* auf 75—200 mg-% erhöht ist, während Druck und Zellzahl regelrecht bleiben (ALLEN et al.). Nach PEIFFER ist die Mastixzacke linksgelagert, mittelstark. Das Alpha-2-Globulin im Liquor ist als erhöht beschrieben (N. ALLEN), ebenso im Spätstadium das Cholesterin.

Für Auslesezwecke ist der von AUSTIN angegebene und von LAKE modifizierte Harntest wichtig:

Frischer Harn (nicht Morgenurin!) wird bei 200 bis 300 U/min zentrifugiert, nicht länger als 10 min lang. Vom Sediment werden 6 Ausstriche angefertigt und formalinfixiert in 60° C Formalindampf, 1 Std lang, danach in Wasser gewaschen und 10 min lang mit 1% Kresylviolett gefärbt. Metachromatisches Material erscheint goldbraun als Körnchen, Cylinder und intracellulär gelagert.

erkannt (TIEFFRY) und seitdem häufig angewandt. HAGBERG fand typische Veränderungen bereits 15 Monate nach Krankheitsbeginn. Prädilektionsstelle für die Excision ist der Unterschenkel (N. suralis). Genannt werden soll in diesem Zusammenhang auch die Hirnbiopsie.

Diagnose. Die klinisch-neurologische Symptomatik ist — besonders zu Beginn der Erkrankung — keineswegs eindeutig genug, um rasch zur Diagnose zu gelangen. Der wichtigste anamnestische Hinweis ist auch hier die Familiarität.

Aufgrund von Liquor- und Harnuntersuchungen und der Nervenbiopsie ist es möglich, die Diagnose klinisch zu stellen. Im Frühstadium mag das EEG von Bedeutung sein.

Die übrigen Leukodystrophien beginnen früher oder verlaufen chronischer (Typ Krabbe bzw. Pelizaeus-Merzbacher). Es kann sehr schwer sein, die Schildersche Erkrankung abzugrenzen. Gedacht werden muß an die juvenile Form der amaurotischen Idiotie, an subakute Encephalitiden und an progressive degenerative Erkrankungen der Hirnrinde.

Verlauf. Die metachromatische Leukodystrophie verläuft im allgemeinen subakut und führt innerhalb von 2—3 Jahren zum Tode. Letzteres trifft für die kongenitalen und vor allem die spätinfantilen Fälle zu. Mehr chronischer Verlauf ist für die juvenile Form beschrieben, die unter progressiver spastischer Paralyse, Demenz und schließlich Erblindung sich über einen Zeitraum von 2—9 Jahren hinziehen kann. Die Prognose ist in jedem Falle schlecht.

Therapie. Von allgemein-pflegerischen Maßnahmen und antikonvulsiver Behandlung abgesehen ist eine Therapie nicht bekannt. Wichtig ist Prophylaxe durch eugenische Beratung.

Encephalitis periaxialis Schilder

Synonym: *Sudanophile Leukodystrophie.*

Die Erkrankung wird vielfach als „echte" diffuse Gehirnsklerose bezeichnet, um die wesentlichen Unterschiede zur Gruppe der Leukodystrophien zu markieren. SCHILDER hat bei der Erstbeschreibung an eine enge Beziehung zur multiplen, disseminierten Sklerose geglaubt, eine Ansicht, die nach wie vor aktuell ist und aus klinischer wie histopathologischer Sicht gerechtfertigt erscheint. Solange aber über die Ätiologie dieser sehr seltenen Erkrankung nicht mehr bekannt ist, bleiben Erklärungsversuche Spekulation. Bessere Klassifizierung und differenziertere Diagnostik der diffusen Sklerosen und der subakuten Encephalitiden hat zur Revision einer ganzen Reihe ehedem als „Schildersche Erkrankung" benannter Fälle geführt (POSER, ZEMAN, LUMSDEN). Allein 2 der 3 ursprünglich von SCHILDER veröffentlichten Fälle wurden revidiert, so daß es schwer ist, über die Häufigkeit der Erkrankung Genaues auszusagen. POSER stellte 1957 33 Fälle echter diffuser Sklerose aus der Literatur zusammen.

Disposition. Die Schildersche Erkrankung ist im Gegensatz zu den anderen Formen der diffusen Sklerose nicht erblich, sie tritt sporadisch auf. Ihr Beginn fällt zwischen das 5. bis 12. Lebensjahr, sie ist aber nicht auf das Kindesalter beschränkt und scheint überhaupt keine vorwiegend kindliche Erkrankung zu sein. Alter und genetische Konstitution sind für die Entstehung offenbar von Bedeutung, POSER nimmt Abweichungen im endokrinen und enzymatischen System an. Die lange verfochtene Infektions-Theorie ist jedenfalls nicht haltbar, da das, was als „entzündliche" Reaktion gesehen wird, die normale Organantwort auf Myelinschädigung — gleich welcher Art — darstellt. Letzten Endes lehnt sich die Diskussion um die Ätiologie an das an, was für die multiple Sklerose im Brennpunkt des Interesses steht, um so mehr, als mit zunehmender Häufigkeit Übergangsfälle von der einen in die andere Erkrankung beschrieben werden (POSER, ROIZIN et al., HEERNU et al.).

Eine Geschlechtsdisposition besteht nicht.

Pathobiologie. Die Demyelinisierung ist ausgedehnt und nicht symmetrisch. In seiner Konfiguration bleibt das Großhirn — von geringer Ventrikelerweiterung abgesehen — erhalten. Der mikroskopisch unter Myelinfärbung sichtbar werdende Destruktionsprozeß dokumentiert sich in scharf ausgestanzt erscheinenden Läsionen, die sich *herdartig in der weißen Substanz* vor allem der Occipitallappen, weniger ausgedehnt als unregelmäßige Flecken temporal, parietal und frontal finden. Die scharfe Demarkation der Herde und die relative Aussparung der Achsencylinder sind typisch. Peripher finden sich perivasculäre Zellansammlungen mit Lymphocyten, Plasmazellen und zahlreichen, Abbauprodukte enthaltenden sudanophilen Makrophagen. Reaktive Gliawucherung folgt der Myelindisintegration. Es kommt, wie bei der Wallerschen Degeneration zu „normalem", orthochromatischem Lipoidabbau, dessen Endprodukte Cholesterinester und Neutralfette sind.

Symptomatologie. Die Initialsymptome treten plötzlich innerhalb weniger Tage auf. *Gangunsicherheit und Krampfanfälle*, fokal oder generalisiert, sind gewöhnlich die ersten alarmierenden Zeichen neben *Hemiparesen*, die an sich zu Gangstörungen führen und den fokal einsetzenden zentralen Prozeß reflektieren. Schwinden des geistigen Potentials dokumentiert sich zunächst in *Interesselosigkeit, Apathie,*

Unfähigkeit, die Schulaufgaben zu erledigen. Das Gedächtnis läßt nach, und bald setzt *Sehschwäche* ein, die in Erblindung übergeht. Beidseitige Neuritis N. optici und *Opticusatrophie* bilden das organische Korrelat. Kopfschmerz und Erbrechen neben anderen Symptomen gesteigerten intrakraniellen Druckes sind häufig. Die auftretenden Lähmungen und Reflexausfälle sind entsprechend dem zentralnervösen Prozeß unsymmetrisch. Zum fortgeschrittenen Krankheitsbild gehören Taubheit, bulbärparalytische Schluckstörungen und Persönlichkeitsverfall, begleitet von spastischer Paralyse und unvermeidlichen Kontrakturen. Das Bewußtsein der bedauernswerten Patienten bleibt lange erhalten.

Laboratoriumsdaten. Im Pneumencephalogramm kann die Ventrikelerweiterung sichtbar werden. Für den Liquor cerebrospinalis zieht POSER Analogieschlüsse zur multiplen Sklerose, d.h. er erwartet Eiweißvermehrung, bei Fraktionierung einen Anstieg des Gamma-Globulins.

Diagnose. Es ist praktisch unmöglich, die Diagnose ohne histologische Verifizierung zu stellen.

Verlauf. Der Erkrankungsbeginn fällt ins Schulalter, d.h. zwischen das 5. und 12. Lebensjahr, charakteristisch ist das plötzliche Auftreten relativ schwerer Symptome. Von nur kurzen stationären Phasen unterbrochen, führt der Prozeß innerhalb von mehreren Monaten bis zu 3 Jahren zum Tode.

Therapie. Eine andere als symptomatische Therapie ist nicht bekannt.

Differentialdiagnose. Die diffusen Sklerosen sind sich im klinischen Bild ähnlich genug, um sie differentialdiagnostisch als Gruppe gemeinsam abzuhandeln. Sie stehen einer Vielzahl von Entwicklungsstörungen des Gehirns gegenüber, die zum gleichen Zeitpunkt zu Retardierung und Epilepsie führen können. *Stoffwechselerkrankungen* wie die Gruppe der länger als solche bekannten, klassischen *Lipoidosen* können gleiche Bilder erzeugen; *Aminoacidurien* und *Speicherkrankheiten* anderer Art müssen in Erwägung gezogen werden, nicht zuletzt entzündliche Prozesse (Toxoplasmose, Cytomegalie) und Hirntumoren. Die meisten der systematischen Stoffwechselerkrankungen sind durch Hepatomegalie gekennzeichnet (Morbus Gaucher, M. Niemann-Pick, M. v. Pfaundler-Hurler, M. Gierke, Galaktosämie), retinale Degeneration ist typisch für die amaurotische Idiotie und die Niemann-Picksche Erkrankung. Entsprechende Harnuntersuchungen sind angebracht, um Aminoacidurien auszuschließen, resp. die Diagnose der metachromatischen Leukodystrophie zu sichern.

In der *frühkindlichen Phase* unterscheiden sich die Leukodystrophien untereinander durch Erbmodus und feine Symptomatik. Primäre Spastik ist typisch für die Krabbesche Form. Initialer Nystagmus und Chronizität kennzeichnen die Pelizaeus-Merzbachersche Erkrankung. Die *juvenile Form* der metachromatischen Leukodystrophie (SCHOLZ) und die Schildersche Encephalitis periaxialis können klinisch identisch sein. In solchen Fällen wird die Nervenbiopsie die Frage klären, zumindest solange die Messung der Sulfataseaktivität im Harn noch nicht routinemäßig durchgeführt wird.

Fällt der Erkrankungsbeginn in die juvenile Phase, ist außerhalb der Leukodystrophiegruppe zu denken an spezielle Epilepsieformen (Myoklonusepilepsie, Psychomotorische Epilepsie), ektodermale Dysplasien, die spinocerebelläre Ataxie, Morbus Wilson, Morbus Hallervorden-Spatz, juvenile Schizophrenie und subakute Leukencephalitis.

Literatur

ABRAHAM, K., and P. LAMPERT: Intraneuronal lipid deposits in metachromatic leukodystrophy. Histochemical and topographic observations. Neurology (Minneap.) **13**, 686 (1963).

ALLEN, N.: In: Pediatric Neurology, ed. by W. THOMAS. New York: Farmer, Harper & Row, Publ. 1964.

ALLEN, R. J., J. J. McCUSKER, and W. W. TOURTELOTTE: Metachromatiy leukodystrophy. Clinical, histochemical and cerebrospinal fluid abnormalities. Pediatrics **30**, 629 (1962).

ALZHEIMER, A., u. F. NISSL: Beiträge zur Kenntnis der pathologischen Neuroglia und ihrer Beziehungen zu den Abbauvorgängen im Nervengewebe. Nissl-Arbeiten **3**, 401 (1910).

AUSTIN, J. H.: Metachromatic form of diffuse sclerosis. Diagnosis during life by urine sediment examination. Neurology (Minneap.) **7**, 415 (1957).

— Observations in metachromatic leucoencephalopathy. Trans. Amer. neurol. Ass. **83**, 149 (1958).

— Metachromatic form of diffuse cerebral sclerosis. Significance of sulfatide and other lipid abnormalities in white matter and kidney. Neurology (Minneap.) **10**, 470 (1960).

AUSTIN, J. H.: Histochemical and biochemical studies in diffuse cerebral sclerosis (Metachromatic and globoid body forms). Proceedings of the fourth int. congress of Neuropathology. Stuttgart: Georg Thieme 1961.

— Studies in globoid (KRABBE) leukodystrophy. J. Neurochem. **10**, 921 (1963).

— Studies in globoid (KRABBE) leukodystrophy, the significance of lipid abnormalities in white matter in eight globoid and thirteen control patients. Arch. Neurol. (Chic.) **9**, 207 (1963).

— D. McAFEE, and L. SHEARER: Metachromatic form of diffuse cerebral sclerosis, low sulfatase activity in the urine of nine living patients with metachromatic leukodystrophy. Arch. Neurol. (Chic.) **12**, 447 (1965).

BENEKE, R.: Ein Fall hochgradiger ausgedehnter Sklerose des Zentralnervensystems. Arch. Kinderheilk. **47**, 420 (1908).

BIELSCHOWSKY, M., u. R. HENNEBERG: Über familiäre diffuse Sklerose. J. Psychol. u. Neurol. **36**, 131 (1928).

BLACK, J. W., and J. N. CUMINGS: Infantile metachromatic leucodystrophy. J. Neurol. Neurosurg. Psychiat. **24**, 233 (1961).

BLACKWOOD, W., and J. N. CUMINGS: Diagnostic cortical biopsy. A histological and chemical study. Lancet 1959 II, 23.

BOGAERT, L. VAN, u. W. SCHOLZ: Klinischer, genealogischer und pathologisch-anatomischer Beitrag zur Kenntnis der familiären diffusen Sklerose. Z. ges. Neurol. Psychiat. **141**, 510 (1932).

COGAN, D. G., T. KUWABARA, E. P. RICHARDSON, and G. LYON: Histochemistry of the eye in metachromatic leukoencephalopathy. Arch. Ophthal. **60**, 397 (1958).

D'AGOSTINO, A. N., G. SAYRE, and A. B. HAYLES: Krabbe's disease. Globoid cell type leukodystrophy. Arch. Neurol. (Chic.) **8**, 82 (1963).

DIEZEL, P. B.: Histologische Untersuchungen an den Globoidzellen der familiären infantilen diffusen Sklerose vom Typus Krabbe. Virchows Arch. path. Anat. **327**, 206 (1955).

— In: Die Stoffwechselstörungen der Sphingolipoide. Berlin-Göttingen-Heidelberg: Springer 1957.

FEIGIN, I.: Diffuse cerebral sclerosis (Metachromatic leukoencephalopathy). Amer. J. Path. **30**, 715 (1954).

GREENFIELD, J. G.: A form of progressive sclerosis in infants associated with primary degeneration of the interfascicular glia. J. Neurol. Psychiat. **13**, 289 (1933).

HAGBERG, B.: Clinical and laboratory diagnosis of metachromatic leucodystrophy. Cerebr. Palsy Bull. **3**, 438 (1961).

— P. SOURANDER, and L. SVENNERHOLM: Sulfatide lipoidosis in childhood. Report of a case. Amer. J. Dis. Child. **104**, 644 (1962).

— —, and L. THORÉN: Peripheral nerve changes in the diagnosis of metachromatic leucodystrophy. Acta paediat. (Uppsala) **51**, 135 (Suppl.), 63 (1962).

HAGBERG, B., and L. SVENNERHOLM: Metachromatic leucodystrophy — A generalized lipoidosis. Acta paediat. (Uppsala) **49**, 690 (1960).

HAGER, H., u. W. OEHLERT: Ist die diffuse Hirnsklerose des Typ Krabbe eine entzündliche Allgemeinerkrankung? Z. Kinderheilk. **80**, 82 (1957).

HALLERVORDEN, J.: Die degenerative diffuse Sklerose. In: Handbuch der speziellen pathologischen Anatomie und Histologie, Bd. XIII, Teil 1. Berlin-Göttingen-Heidelberg: Springer 1957.

— Die Markscheidenentwicklung und die Rosenthalschen Fasern. Dtsch. Z. Nervenheilk. **181**, 547 (1961).

HANSEN, E., S. OLSEN, and C. MUNCK PLUM: Hereditary progressive cerebral leukodystrophy. Acta neurol. scand. **37** (3), 208 (1961).

HÜBNER, O., u. J. HALLERVORDEN: Ein Geschwisterpaar mit familiärer infantiler diffuser Sklerose vom Typus Krabbe. Zbl. allg. Path. path. Anat. **94**, 461 (1956).

ISLER, W., A. BISCHOFF u. E. ESSLEN: Die metachromatische Leukodystrophie. Diagnose durch Biopsie eines peripheren Nerven und Nachweis einer starken Verlangsamung der Nervenleitgeschwindigkeit bei einem Fall mit frühinfantiler Form. Helv. paediat. Acta **18**, 107 (1963).

JACOBI, M.: Über Leukodystrophie und Pelizaeus-Merzbachersche Krankheit. Virchows Arch. path. Anat. **314**, 460 (1947).

JATZKEWITZ, H.: Die Leukodystrophie Typ Scholz (metachromatische Form der diffusen Sklerose) als Sphingolipoidose (Cerebrosid-Schwefelsäureester-Speicherkrankheit). Hoppe Seylers Z. physiol. Chem. **318**, 230 (1959).

JERVIS, G. A.: Infantile metachromatic leukodystrophy (Greenfield's disease). J. Neuropath. exp. Neurol. **19**, 323 (1960).

KRABBE, K.: A new familial form of diffuse sclerosis. Brain **39**, 74 (1916).

LAKE, B. D.: A reliable rapid screening test for sulfatide lipoidosis. Arch. Dis. Childh. **40**, 284 (1965).

LUMSDEN, C.: Fundamental problems in the pathology of multiple sclerosis and allied demyelinisating diseases. Brit. med. J. 1951 I, 1035.

MEHL, E., u. H. JATZKEWITZ: Eine Cerebrosidsulfatase aus Schweineniere. Hoppe Seylers Z. physiol. Chem. **339**, 260 (1964).

MERZBACHER, L.: Eine eigenartige familiär-hereditäre Erkrankungsform (Aplasia axialis extracorticalis congenita). Z. ges. Neurol. Psychiat. **3**, 1 (1910).

NELSON, E., G. AUREBECK, K. OSTERBERG, J. BERRY, and J. T. JABOUR: Ultrastructural and chemical studies on Krabbe's disease. J. Neuropath. exp. Neurol. **22**, 414 (1963).

NORMAN, R. M., D. R. OPPENHEIMER, and A. H. TINGEY: Histological and chemical findings in Krabbe's disease. J. Neurol. Neurosurg. Psychiat. **24**, 223 (1961).

PEIFFER, J.: Zur formalen Genese der Globoidzellen bei der diffusen Sklerose vom Typ Krabbe. Arch. Psychiat. Nervenkr. **195**, 446 (1957).

— Über metachromatische Leukodystrophien. Arch. Psychiat. Nervenkr. **199**, 386 (1959).

PEIFFER, Q.: Differentiation of various types of leukodystrophy. Wld Neurol. 3, 580 (1962).

—, u. TH. v. HIRSCH: Über histologische Methoden in der Differentialdiagnose von Leukodystrophien und Lipoidosen. Arch. Psychiat. Nervenkr. 194, 88 (1955).

— Über metachromatische Leukodystrophien. Arch. Psychiat. Nervenkr. 199, 386 (1959).

PELIZAEUS, F.: Über eine eigentümliche Form spastischer Lähmung mit Cerebralerscheinungen auf hereditärer Grundlage (Multiple Sklerose). Arch. Psychiat. Nervenkr. 16, 698 (1885).

— Über eine eigenartige familiäre Entwicklungshemmung vornehmlich auf motorischen Gebiet. Arch. Psychiat. Nervenkr. 31, 101 (1899).

POSER, C.: Diffuse-disseminated sclerosis in the adult. J. Neuropath. exp. Neurol. 16, 61 (1957).

— The differential diagnosis of diffuse sclerosis in children. J. Dis. Child. 100, 380 (1960).

—, and L. VAN BOGAERT: Natural history and evolution of the concept of Schilder's diffuse sklerosis. Acta psychiat. scand. 31, 285 (1956).

SCHEIDEGGER, S.: Diffuse Encephalopathie. Beitrag zur Frage der diffusen Sklerosen und Speicherungskrankheiten. Ann. paediat. (Basel) 193, 1 (1959).

SCHILDER, P.: Zur Kenntnis der sog. diffusen Sklerose. Z. ges. Neurol. Psychiat. 10, 1 (1912).

— Zur Frage der Encephalitis periaxialis diffusa. Z. ges. Neurol. Psychiat. 15, 359 (1913).

— Die Encephalitis periaxialis diffusa. Arch. Psychiat. Nervenkr. 71, 327 (1924).

SCHOLZ, W.: Klinische, pathologische und erbbiologische Untersuchungen bei familiärer diffuser Hirnsklerose im Kindesalter. Z. ges. Neurol. Psychiat. 99, 651 (1925).

SEITELBERGER, F.: Histochemie und Klassifikation der Pelizaeus-Merzbacherschen Krankheit. Wien. Z. Nervenheilk. 14, 74 (1957).

STAMM, C. F.: Neuropathological and chemical aspects of diffuse demyelinating diseases. Psychiat. Neurol. Neurochir. 67, 332 (1964).

STAMMLER, A.: Klinik, Pathologie und Histochemie der familiären infantilen diffusen Sklerose vom Typus Krabbe. Dtsch. Z. Nervenheilk. 174, 505 (1956).

THIEFFRY, S.: La leucodystrophie métachromatique infantile familiale. Maladie de Scholz-Greenfield. Lipoidoses a sulfatides. Pédiatrie 17, 593 (1962).

TYLER, H. R.: Pelizaeus-Merzbacher disease. Arch. Neurol. Psychiat. 80, 162 (1958).

WITTE, F.: Über pathologische Abbauvorgänge im Zentralnervensystem. Münch. med. Wschr. 68, 69 (1921).

WOHLWILL, F., J. BERNSTEIN, and P. YAKOVLEV: Dysmyelinogenic leukodystrophy. Report of a case of a new, presumably familial type of leukodystrophy with megalobar encephaly. J. Neuropath. exp. Neurol. 18, 359 (1959).

ZEMAN, W., and J. A. WHIELDEN: Clinical considerations in „Schilder's disease". J. Dis. Child. 104, 635 (1962).

Cerebroretinale Degenerationen

Amaurotische Idiotie

J. MARTINIUS, Berlin

Unter dieser Bezeichnung wird eine *Gruppe von erblichen Erkrankungen des Kindesalters* zusammengefaßt, die sich durch *Glykolipoid-(Gangliosid-)Speicherung* (KLENK) *im zentralen und peripheren Nervensystem* auszeichnet und unter *Intelligenzabbau, Paralyse, Epilepsie und Erblindung unweigerlich zum Tode führt*. Die Klassifizierung richtet sich nach dem Alter, in dem erste Symptome beobachtet werden. Die Gruppe ist anderen Erkrankungen des Nervensystems nah verwandt, wie dem Lipoidosen und den diffusen Gehirnsklerosen. Die Einzelformen (infantile, spätinfantile und juvenile Form) sind auf genetischer, pathobiologischer und chemischer Basis sowie durch den Verlauf unterscheidbar. Mehrere Ganglioside sind bekannt, jede Einzelform cerebroretinaler Degeneration entsteht durch Speicherung eines strukturell besonderen Gangliosids, und es liegt nahe, ein für jede Form in anderer Weise defektes Enzymsystem anzunehmen (JATZKEWITZ, O'BRIEN, VOLK), das den Gangliosidabbau nicht regelrecht stattfinden läßt (KOREY, O'BRIEN). Die Tatsache, daß inzwischen generalisierte Gangliosidosen beschrieben worden sind, spricht für die Annahme von partiellen Enzymdefekten für die drei klassischen Formen der amaurotischen Idiotie, wie sie SEITELBERGER diskutiert.

Historische Daten. WAREN TAY hat 1881 als erster auf die typischen Augenhintergrundveränderungen bei einem 12 Monate alten Säugling aufmerksam gemacht. Unabhängig hiervon veröffentlichte SACHS 1887 den nach wie vor gültigen klinisch-pathologischen Abriß eines ähnlichen Falles und schlug, nachdem er in gleicher Weise betroffene Geschwister untersucht und den familiären Charakter des Leidens erkannt hatte, den Namen „Familiäre amaurotische Idiotie" vor (1896).

Die juvenile Form trägt den Namen Spielmeier-Vogt, nach der Beschreibung der beiden Autoren im Jahre 1906, obwohl BATTEN 1903 und MAYOU 1904 bereits Fälle cerebromakulärer Degeneration, im 6. bzw. 7. Lebensjahr beginnend, beschrieben hatten.

Der spätinfantile Typ als intermediäre Form zwischen juveniler und infantiler Manifestation wurde zuerst von JANSKY 1909 und später von BIELSCHOWSKY 1913 beschrieben.

Tiefen Einblick in aktuelle Fragen zur amaurotischen Idiotie gewährt das 1964 erschienene Buch zum Thema von BRUNO W. VOLK. Im übrigen sei auf das Symposion im Jahre 1959 verwiesen, dessen Einzelbeiträge im J. Dis. Child. veröffentlicht wurden.

Infantile Form (Tay-Sachs)

Sie ist die relativ häufigste von den cerebroretinalen Degenerationen (JERVIS), bis 1933 waren 200 Fälle aus der Weltliteratur bekannt (APERT). Die Erkrankung hat ein konstantes Verlaufsmuster und befällt ausschließlich Säuglinge vor Ende des 1. Lebensjahres, wobei erwähnt werden muß, daß kongenitale Fälle vorgekommen sind (HAGBERG et al., NORMAN u. WOOD). Im allgemeinen gilt die Ansicht, daß eine strenge rassische Disposition besteht, d.h. ausschließlich jüdische Familien betroffen sind, und unter diesen vorwiegend solche osteuropäischer Abstammung. Diese Ansicht wurde inzwischen von ARONSON u. VOLK sowie von SLOME revidiert. 10—20% ihrer Fälle entstammten nichtjüdischen Familien. Für die Vererbung ist ein autosomal-recessives Gen verantwortlich. Die Häufigkeit elterlicher Blutverwandtschaft ist ungewöhnlich hoch (HAGBERG).

Pathobiologie. Ein angeborener Enzymdefekt wird als für die Ätiologie bestimmend angenommen. KLENK hat 1939 den Grundstock zu unserem heutigen Wissen über die chemischen Hintergründe dieser Speicherkrankheit gelegt, nachdem er das im Gehirn gespeicherte Material als *Glykolipoid* identifiziert hatte. Die endgültige Aufklärung der Stoffwechselstörung fehlt jedoch bis heute.

Der Pathologe unterscheidet drei Krankheitsphasen (KANOF et al.), in deren erster (bis 14 Monate Krankheitsdauer) das Gehirn leicht atrophisch erscheint, die Sulci verengt und die Ventrikel leicht erweitert sind. Mikroskopisch ist ausgedehnte Quellung des neuronalen Cytoplasma deutlich. In den aufgequollenen Rindenneuronen findet sich bis in die Dendriten hinein feinkörnig abgelagertes Lipoid (*Gangliosid*). Die Zellkerne sind in die Peripherie verdrängt. Gleiche Veränderungen sind im Rückenmark und in den autonomen Ganglien sichtbar. Elektronenmikroskopisch erscheint die Gangliosidspeicherung als lamelläre Struktur (KOREY et al.). Ganglienzellen sind in diesem Stadium noch kaum geschwunden, und Gliose und diffuse Demyelinisierung sind minimal. In Phase II (15—24 Monate) sind *Hirngewicht und -volumen* bereits vermehrt, *Kleinhirn und Hirnstamm atrophiert.* Feingeweblich werden ausgedehnter Nervenzellschwund, heftige, für die Gewichtszunahme verantwortliche Gliawucherung und *diffuse Demyelinisierung* deutlich. Jenseits von 24 Monaten Krankheitsdauer (Phase III) erreicht das Gehirngewicht Werte bis zu 1850 g, die Windungen sind verstrichen. Demyelinisierung, starkes Ödem und cystische Degeneration der weißen Substanz fallen auf. Neuronale Desintegration und Gliawucherung sind exzessiv.

Der retinale Degenerationsprozeß ist identisch mit dem des gesamten Nervensystems. Er findet in der Ganglienzellschicht statt, wo die gleiche Lipoidanhäufung in Erscheinung tritt, vorwiegend in der Gegend der dichtesten Ganglienzellbesiedlung, d.h. um die Macula. Zunehmender Ganglienzellschwund führt zu Transparenz an dieser Stelle, infolge deren die choriocapilläre Schicht als roter Fleck imponiert. Ansonsten erscheint der Fundus trübweißlich, wahrscheinlich auch als Folge der Gangliosidspeicherung.

Symptomatologie. Die Symptomatik ändert sich erheblich mit Fortschreiten der Erkrankung von Phase zu Phase, sie ist mit dem Verlauf untrennbar verknüpft. Die anscheinend *gesund geborenen Kinder* entwickeln sich normal bis zum 4.—10. Lebensmonat, und es ist der *Entwicklungsstillstand*, der als erstes Symptom auffällt. *Schlaffheit, Desinteresse* an der Umgebung, *Apathie,* Schwierigkeiten beim Füttern, *Verlorengehen der* eben erlernten *statischen Funktionen* wie Sitzen und Stehen bilden den Anfang. Der Säugling fixiert nicht mehr mit den Augen, nimmt seine Eltern nicht mehr wahr, kann den Kopf nicht mehr halten; *Gewichtsabnahme* setzt ein. Geräusche oder bloße Berührung können abnormes, generalisiertes *Zucken* hervorrufen (*Hyperakusis*), d.h.

plötzliches Strecken des Rumpfes mit Flexion der Extremitäten. Die ophthalmoskopische Untersuchung ergibt in diesem Stadium bereits den typischen, im allgemeinen diagnostischen Befund. Am Ende dieser ersten, etwa ein Jahr dauernden Phase stehen *Hypotonie, Reflexschwäche* und nahezu *vollständige Erblindung*. Der Übergang zu völliger *Demenz und Hilflosigkeit* zieht sich über Monate hin, die Hypotonie verkehrt sich in Starre, spastische Phänomene treten in die Symptomatik ein: Reflexsteigerung bis zum Klonus und positives Babinskisches Zeichen. Typische Opisthotonushaltung bildet sich aus mit gebeugten, adduzierten, pronierten Armen und gestreckten Beinen. Die Hyperakusis bleibt bestehen, echte *Krampfanfälle* treten auf, generalisiert oder fokal. Einseitige Myoklonien sind häufig. Emotional abnormes Verhalten wie *explosives Lachen* oder *plötzliches heftiges Schreien* sind beschrieben. Am Ende des 2. Verlaufsjahres stehen Kachexie und vollständige Erblindung, gekoppelt mit Nystagmus oder gar koordinationslosen, willkürlichen Augenbewegungen. Die Lichtreaktion der Pupillen ist erloschen. Dauert das Leiden länger als 24 Monate, so dehnt sich der Schädel unter Nahtsprengung über dem sich vergrößernden Hirn zu Umfängen, die bis zu 20% über der Altersnorm liegen (KANOF, ARONSON et al.). Die Sehnenreflexe können nun wieder verlorengehen, die Skeletmuskulatur atrophiert, Bulbärparalyse ist terminal häufig.

Laboratoriumsdaten. Röntgenographisch sind unspezifische Befunde erhebbar. Der schon früh einsetzende Wachstumsstillstand geht mit mäßiger Verzögerung des Knochenalters einher (KANOF). Von größerem Interesse ist die Luftencephalographie, mit der sich die anfänglich überwiegende Hirnatrophie als leichte Ventrikelerweiterung, und später die Massenzunahme durch Speicherung als Ventrikelschrumpfung verfolgen und ein persistierender Hydrocephalus ausschließen läßt (ARONSON et al.).

Gleichzeitig ist das Klaffen der Schädelnähte sichtbar. Obwohl die elektroencephalographische Untersuchung in jedem Falle ergiebig ist, sind spezifische Befunde für keine der Lipoidosen bekannt (TORRES). Das Bild wechselt offenbar mit dem Verlauf; unregelmäßige Verlangsamung der Grundaktivität mit eingestreuten hochamplitudigen Krampfspitzen geht über in konstante Verlangsamung bei gleichzeitigem Spannungsabsinken, streckenweise von generalisiert auftretenden hochamplitudigen hypersynchronen steilen Wellen unterbrochen. Die Befunde haben große Variationsbreite. Von Bedeutung ist lediglich, daß pathologische EEG-Befunde erhoben werden, und zwar frühzeitig genug, um erkrankte Geschwister zu erfassen, bevor neurologische Ausfälle erkennbar sind. Erwähnt werden soll an dieser Stelle, daß bei sämtlichen Formen der amaurotischen Idiotie auch das *Elektroretinogramm* pathologisch ausfällt (COPENHAVER u. GOODMAN). Unter den Laboratoriumsdaten ist die Bestimmung der Enzymaktivitäten im Serum von diagnostischer Bedeutung. *Serum-Aldolase, SGOT* und *Milchsäure-Dehydrogenase* sind signifikant auf das Drei- bis Vierfache der Norm erhöht, und zwar SGOT und LDH bereits im Frühstadium, während die Serum-Aldolase erst im 2. Krankheitsjahr mit fortschreitender Muskelatrophie ansteigt. Im Liquor cerebrospinalis sind alle drei genannten Enzyme gemeinsam und vor allem in den Anfangsstadien der Erkrankung vermehrt (ARONSON). Als Analogieschluß zu den übrigen Lipoidosen wird angenommen, daß die *saure Phosphatase* im Serum ebenfalls erhöht ist (SOBOTKA et al.). Im Liquor ist außerdem die *Neuraminsäure* als vermehrt festgestellt worden (SAIFER et al.).

SPIEGEL-ADOLF et al. haben *vacuolisierte Lymphocyten* im peripheren Blut bei erkrankten Kindern und deren Eltern festgestellt. Kleine, klare Vacuolen lagern im Cytoplasma, Veränderungen, wie sie auch für die Niemann-Picksche Erkrankung bekannt sind.

Erwähnt sei auch die Probeexcision aus der Darmwand, die in Zweifelsfällen diagnostische Klarheit bringen kann, da Gangliosid auch in den Ganglienzellen der Auerbachschen und Meissnerschen Plexus gespeichert wird.

Diagnose. Bei entsprechender Vorgeschichte (familiäre und in den meisten Fällen rassische Belastung) und eindeutigem ophthalmoskopischen Befund dürfte die Diagnose der infantilen amaurotischen Idiotie nicht schwerfallen. Die Niemann-Picksche Erkrankung, die diffuse Sklerose vom Typ Krabbe und die metachromatische Leukodystrophie sind die wesentlichen, differentialdiagnostisch zu erwägenden Möglichkeiten.

Verlauf. Das Wesentliche findet sich in der Beschreibung der klinischen Symptomatik. Die durchschnittliche Krankheitsdauer ist während der letzten beiden Jahrzehnte von etwa 18 auf bis zu 30 Monate verlängert worden, da interkurrente Infekte bei den schließlich völlig hilflosen und bewegungsunfähigen Patienten mit Antibiotica lange unter Kontrolle gehalten werden können.

Therapie. Herkömmliche Antikonvulsiva sind in den meisten Fällen ausreichend, um Krampfanfälle zu verhindern oder doch die Zahl der Anfälle zu verringern. Sedativa und Phenothiazine können von Nutzen sein. Eine spezifische Therapie ist nicht bekannt.

Spätinfantile Form (Bielschowsky)

Disposition. Diese intermediäre Form der amaurotischen Idiotie ist sehr selten. 1957 stellten Seitelberger et al. aus der Weltliteratur 28 Fälle zusammen. Der Erkrankungsbeginn fällt in das 2.—4. Lebensjahr, die Dauer ist auf weitere 3—4 Jahre beschränkt. Knaben und Mädchen sind gleichermaßen betroffen, eine rassische Disposition existiert nicht. Der Erbmodus ist der gleiche wie bei den anderen Formen der amaurotischen Idiotie.

Pathobiologie. Das im Einleitungsteil Gesagte gilt für die Unterformen, d.h. die jeweils besondere Art des gespeicherten Gangliosids deutet auf den speziellen, wahrscheinlich partiellen intracellulären Enzymdefekt (Volk), der den Sphingolipoidstoffwechsel mit unterschiedlicher Intensität stört (Seitelberger et al.). So wird erklärlich, daß die spätinfantile Form relativ protrahiert verläuft, histologisch-pathologisch aber der infantilen Form weitgehend gleicht. Das Kleinhirn kann vorwiegend befallen sein (Bielschowsky), was jedoch kein pathognomonisches Merkmal ist, ebensowenig die in Einzelfällen überwiegende Degeneration im zentralen optischen System (Seitelberger et al.).

Symptomatologie. Das typische Syndrom (Idiotie, Erblindung, Motilitätsstörungen) entwickelt sich innerhalb von Monaten, bis zur vollen Ausbildung innerhalb eines oder zweier Jahre. Krampfanfälle stehen gewöhnlich am Beginn, und diese sind dann medikamentös schwer kontrollierbar, Intelligenzabbau setzt

bald ein, und motorische Störungen gesellen sich als Gangunsicherheit und Dysarthrie hinzu. Schließlich beherrscht allgemeine Spastik das Bild. Die Sehnenreflexe sind gesteigert und der Babinskische Reflex wird auslösbar. Gleichzeitig — oder je nach selektivem Befall des Kleinhirns früher — fallen Ataxie und fahrige, choreatische Extremitätenbewegungen auf. Die Lichtreaktion der Pupillen kann lange erhalten bleiben.

In den meisten Fällen tritt beidseitige Opticusatrophie mit oder ohne Verengung der Retinaarterien auf. Die sonst typischen Maculaveränderungen werden offenbar selten ausgebildet. Ford erwähnt einen trüb-roten Fleck in der Maculagegend sowie degenerative Pigmentierung der Retina.

Laboratoriumsdaten. Seitelberger hat Liquoruntersuchungen durchgeführt und inclusive Mastixreaktion ausschließlich normale Befunde erhoben. Hydrocephali wurden autoptisch festgestellt, ein Befund, der luftencephalographisch nachweisbar sein dürfte. Weitere Daten sind nicht bekannt.

Diagnose. Familiäre Häufung und Erkrankungsalter im Zusammenhang mit dem typischen klinischen Bild reichen aus, um die Verdachtsdiagnose zu stellen. Gargoylismus und Niemann-Picksche Erkrankung kommen differentialdiagnostisch in Betracht.

Verlauf. Eine Krankheitsdauer von maximal 7—9 Jahren ist beschrieben, durchschnittlich führt das Leiden innerhalb von 3—4 Jahren zum Tode.

Therapie. Außer symptomatischen Maßnahmen ist eine Behandlung nicht bekannt.

Juvenile Form (Spielmeyer-Vogt)

Auch diese, dritte, Unterform der amaurotischen Idiotie bildet eine selbständige Einheit und unterscheidet sich von der infantilen Form nicht nur durch das Erkrankungsalter, obwohl sich die morphologischen Veränderungen beider sehr ähneln und die Kardinalsymptome dieselben sind: Progressive Demenz, Erblin

dung und Verlorengehen der motorischen Funktionen.

Disposition. Über die Häufigkeit fehlen genaue Zahlenangaben. Die juvenile Form scheint aber im Verhältnis zur infantilen nicht so selten zu sein, wie allgemein angenommen. Jervis fand in seinem Krankengut neben

15 infantilen Fällen 9 juvenile, und das in einer Klinik mit vorwiegend jüdischer Klientel. SJÖGREN hat in den 30er Jahren die Häufigkeit des verantwortlichen Gens in Schwedens Bevölkerung mit 0,0038% berechnet. Das Leiden ist autosomal recessiv erblich, und es liegt, wie bei der spätinfantilen Form, keine rassische Bevorzugung vor. Die Verbreitung scheint universell zu sein; Erkrankungen von Negern und Asiaten sind — allerdings als seltene Ausnahme — bekannt. Unter Juden ist das Leiden bisher nicht vorgekommen.

Ein Hinweis auf Familiarität und Erblichkeit mag der Tatsache entnommen werden, daß degenerative Retinaveränderungen auch in der anderweitig gesunden Elterngeneration gefunden werden.

Pathobiologie. Die Hirnläsionen sind die gleichen wie die der infantilen Form, gekennzeichnet durch Glykosidspeicherung im neuronalen Cytoplasma, den Prozeß der Degeneration einleitend und vorantreibend, begleitet von Gliose und Demyelinisierung. Auch anatomisch entsprechen sich die Bilder, allenfalls mit Ausnahme der Retinaveränderungen, wo außer den Ganglienzellen — wie bei der infantilen Form — auch Zäpfchen und Stäbchen in den Prozeß miteinbezogen sind.

Symptomatologie. Verlust der *Sehkraft* ist gewöhnlich ein Frühsymptom im Anschluß an völlig normale kindliche Entwicklung bis zum 5. oder 7. Lebensjahr. Im 1. oder 2. Schuljahr kommt es zum Leistungsknick, mit dem sich der gleichzeitig einsetzende Intelligenzabbau dokumentiert. Eins kann dem anderen vorausgehen, die Reihenfolge ist nicht einheitlich. Der sonst klassische „rote Fleck" um die Macula erscheint nicht, sondern allenfalls Abblassung in dieser Gegend, umgeben von einer rötlichen Zone. Die *Degeneration* ist zunächst auf *Macula und perimaculäre Areale* beschränkt, breitet sich aber von dort aus. Eine Regel läßt sich aber auch hier nicht aufstellen, da das Anfangsstadium nicht mit strenger Lokalisation einhergehen muß und der gewöhnlichen Retinitis pigmentosa sehr ähneln kann. In diesem Falle findet sich *Opticusatrophie* vor der später erscheinenden Pigmentierung.

SJÖGREN hat 1931 in seiner Monographie fünf Verlaufsstadien herausgestellt, deren erstes Verlust der Sehkraft ist. Der Beginn des zweiten Stadiums ist durch das Auftreten von *Krampfanfällen* charakterisiert, meist vom Typ des Grand Mal. *Debilität* wird in dieser Phase deutlich, und *psychische Labilität* gesellt sich hinzu, in Erscheinung tretend als Reizbarkeit, Unruhe, emotionale Instabilität, eine Symptomatik, die sich zu psychotischen Formen ausweiten kann.

Sprachstörungen wie Stammeln oder Stottern treten auf und leiten über zum dritten Stadium, in dem Konzentrations-, Urteils- und Erinnerungsvermögen bereits ganz verlorengegangen sind. *Krampfhaftes Lachen* oder *Weinen* fallen auf, die Sprache ist monoton und verwaschen. Die neurologischen Symptome bieten das Vollbild des *Parkinsonismus:* Steifheit, Bewegungsverlangsamung, rhythmischer Tremor und schleppender Gang.

Es folgt mit vollständiger *Idiotie* das vierte Stadium, gekennzeichnet durch Hilflosigkeit. Die Patienten nehmen ihre Umgebung nicht mehr wahr, können nicht mehr sprechen und sind vollständig erblindet. Diskret positive Pyramidenbahnzeichen kündigen das Endstadium an, während dessen zunehmende Paralyse zu vollständiger Starre und schwerer Muskelatrophie führt. Das Leiden endet oft im Status epilepticus.

Laboratoriumsdaten. COBB et al. glaubten an 12 diagnostisch nicht ganz gesicherten Fällen von juveniler amaurotischer Idiotie spezifische EEG-Veränderungen festgestellt zu haben. Als solche werden genannt paroxysmal generalisiert auftretende triphasische steile Wellen. Die Befunde sind nicht unwidersprochen (TORRES). Andere Laboratoriumsdaten sind nicht bekannt. Routine-Liquoruntersuchungen, soweit berichtet, fielen normal aus.

Diagnose. Diese steht und fällt mit den Retinaveränderungen in Verbindung mit der übrigen Symptomatik.

Verlauf. 10—15 Jahre sind als durchschnittliche Krankheitsdauer angegeben. Die Verlaufsstadien sind in der Symptomatik abgehandelt.

Therapie. Eine wirksame Behandlung ist nicht bekannt.

Literatur

ARONSON, S. M., A. LEWITAN, A. M. RABINER, N. EPSTEIN, and B. W. VOLK: The megaloencephalic phase of infantile amaurotic familial idiocy. Arch. Neurol. Psychiat. (Chic.) 79, 151 (1958).

BATTEN, F. E.: Cerebral degeneration with symmetrical changes in the maculae in two members of a family. Trans. ophthal. Soc. U.K. 23, 386 (1903).

BIELSCHOWSKY, M.: Über spätinfantile familiäre amaurotische Idiotie mit Kleinhirnsymptomen. Dtsch. Z. Nervenheilk. 50, 7 (1914).

COBB, W., F. MARTIN, and G. PAMPIGLIONE: Cerebral lipoidoses: Electroencephalographic study. Brain 75, 343 (1952).

COPENHAVER, R. M., and G. GOODMAN: The electroretinogram in infantile, late infantile and juvenile amaurotic idiocy. Arch. Ophthal. 63, 559 (1960).

CORDES, F. C., and W. D. HORNER: Infantile amaurotic idiocy in two Japanese families. Amer. J. Ophthal. 52, 558 (1929).

DIEZEL, P. B.: Histochemische Untersuchungen an primären Lipoidosen: Amaurotische Idiotie, Gargoylismus, Niemann-Pick'sche Krankheit, mit besonderer Berücksichtigung des Zentralnervensystems. Virchows Arch. path. Anat. 326, 89 (1954).

FORD, F. R.: In diseases of the nervous system in childhood. Springfield (Ill.): Ch. C. Thomas 1960.

FRIEDRICH, G.: Die familiäre amaurotische Idiotie. In: Handbuch der speziellen pathologischen Anatomie und Histologie, Bd. XIII, Teil 1. Berlin-Göttingen-Heidelberg: Springer 1957.

HAGBERG, B., G. HULTQUIST, R. ÖHMAN, and L. SVENNERHOLM: Congenital amaurotic idiocy. Acta paediat. (Uppsala) 54, 116 (1965).

JERVIS, G. A.: Juvenile amaurotic idiocy. J. Dis. Child. 97, 663 (1959).

KANOF, A., S. M. ARONSON, and B. W. VOLK: Clinical progression of amaurotic family idiocy. J. Dis. Child. 97, 656 (1959).

KLENK, E.: Niemann-Pick'sche Krankheit und amaurotische Idiotie. Hoppe-Seylers Z. physiol. Chem. 262, 128 (1939).

—, u. H. LANGERBEINS: Über die Verteilung der Neuraminsäure im Gehirn (mit einer Mikromethode zur quantitativen Bestimmung der Substanz im Nervengewebe). Hoppe-Seylers Z. physiol. Chem. 270, 185 (1941).

KOREY, S. R., and A. STEIN: Studies in Tay-Sachs disease. Biochemistry, catabolism of gangliosides and related compounds. J. Neuropath. exp. Neurol. 22, 67 (1963).

KUFS, H.: Über eine Spätform der amaurotischen Idiotie und ihre heredofamiliären Grundlagen. Z. ges. Neurol. Psychiat. 95, 169 (1925).

KUHN, R., H. WIEGAND u. H. EGGE: Zum Bauplan der Ganglioside. Angew. Chem. 73, 580 (1961).

MAYOU, M. S.: Cerebral degeneration, with symmetrical changes in the maculae, in three members of a family. Trans. ophthal. Soc. U.K. 24, 142 (1904).

MORELLI, F., and F. TORRES: Electrophysiological analysis of a case of Tay-Sachs disease. Brain 83, 213 (1960).

NORMAN, R. M., and N. WOOD: A congenital form of amaurotic family idiocy. J. Neurol. Psychiat. 4, 175 (1941).

O'BRIEN, J. S., M. B. STERN, B. H. LANDING, J. K. O'BRIEN, and G. N. DONNELL: Generalized gangliosidosis. J. Dis. Child. 109, 338 (1965).

SACHS, B.: An arrested cerebral development with special reference to its cortical pathology. J. nerv. ment. Dis. 15, 541 (1887).

SALAM, M., and H. IDRISS: Infantile amaurotic idiocy and gargoylism in siblings. Pediatrics 34, 658 (1964).

SCHNECK, L., J. MAISEL, and B. W. VOLK: The startle response and serum enzyme profile in early detection of Tay-Sachs disease. J. Pediat. 65, 749 (1964).

SEITELBERGER, G., G. VOGEL u. H. STEPAN: Spätinfantile amaurotische Idiotie. Z. ges. Neurol. Psychiat. 196, 154 (1957).

SJÖGREN, T.: Die juvenile amaurotische Idiotie. Hereditas (Lund.) 14, 197 (1931).

SPIEGEL-ADOLF, M., H. W. BAIRD, D. KOLLAS, and E. G. SZEKELLY: Cerebrospinal fluid, serum, and blood investigation in amaurotic family idiocy. J. Dis. Child. 97, 676 (1959).

SPIELMEYER, W.: Histologische und histopathologische Arbeiten über die Großhirnrinde. Klinische und anatomische Untersuchungen über eine besondere Form von familiärer amaurotischer Idiotie. Nissl-Arbeit 2, 193 (1908).

TAY, W.: Symmetrical changes in the region of the yellow spot in each eye of an infant. Trans. ophthal. Soc. U.K. 1, 55 (1881).

TERRY, R. D., and M. WEISS: Studies in Tay-Sachs disease; ultrastructure of cerebrum. J. Neuropath. exp. Neurol. 22, 2 (1963).

VOGT, H.: Über familiäre amaurotische Idiotie und verwandte Krankheitsbilder. Mschr. Psychiat. Neurol. 18, 161 (1906).

VOLK, B. W.: Tay-Sachs disease. New York: Grune & Stratton 1964.

— B. J. WALLACE, L. SCHNECK, and A. SAIFER: Late infantile amaurotic idiocy. Ultramicroscopic and histochemical studies. Arch. Path. 78, 483 (1964).

ZIERL, F.: Über Skeletveränderungen bei der juvenilen Form der amaurotischen Idiotie. Z. ges. Neurol. Psychiat. 131, 400 (1930).

Heredodegenerationen mit blastomatösem Einschlag

Die Phakomatosen

F. Seitelberger, Wien

Einleitung

Unter dem Namen „Phakomatosen" werden die folgenden einzelnen Krankheiten zusammengefaßt:

1. Die tuberöse Sklerose (Bourneville),

2. die generalisierte Neurofibromatose (von Recklinghausen),

3. die Angiomatosis retinae et cerebelli (von Hippel-Lindau),

4. die encephalo-faciale Angiomatose (Sturge-Weber).

Andere Namen für die gleiche Krankheitsgruppe sind: *Neurocutane Syndrome* (Koch), *Dysplasies neuroéctodermiques congénitales* (van Bogaert), *Hamartoblastomatosen* (Zülch), dysgenetische neurocutane Erkrankungen mit Tumorbildung (Noetzel), genopathies et embryopathies neuro-ophthalmiques (Dureux). Die übergeordnete Krankheitsgruppe sind die „dysontogenetischen Prozesse mit blastomatösem Einschlag" (Bielschowsky), zu denen auch die Syringomyelie zählt. Die *Phakomatosen*, vom griechischen „φακός" — Muttermal gebildet, sind angeborene, protrahiert verlaufende Leiden, die durch das Auftreten multipler Geschwulstbildungen in mehreren Organen (Zentralnervensystem, Auge, Herz, Nieren, Haut) ausgezeichnet sind. Van der Hoeve, der die Augenveränderungen bei der tuberösen Sklerose entdeckt hatte, faßte 1921 die tuberöse Sklerose und die generalisierte *Neurofibromatose* unter dieser Bezeichnung zusammen, weil beide Krankheiten multiple gutartige Naevusgeschwülste mit geringer Wachstumstendenz aufweisen. Später wurde von demselben Autor auch die Angiomatosis retinae et cerebelli (1933) sowie die encephalo-faciale Angiomatose (1937) den Phakomatosen zugezählt. Als weitere Form der Phakomatosen wurde 1950 von van Bogaert die *neurocutane Melanose* namhaft gemacht.

In einer weiteren Fassung des Phakomatose-Begriffes (Benda) werden auch die *Xerodermische Idiotie de Sanctis-Cacchione* (Epidermishypertrophie, Pigmentanomalien, evtl. Teleangiektasien und Verkalkungen im Gehirn, Oligophrenie), die *multiple circumscripte Lipomatose* (Krabbe-Bartels), die *Pigmentfleckenpolypose* (Peutz-Jeghers-Touraine), die *Megalencephalie* (Hyperplasie einer oder beider Großhirnhemisphären, Idiotie, Epilepsie, evtl. örtlich Riesenwuchs des Gewebes in den Extremitäten, Naevi, Lipome) sowie das *Klippel-Trénaunay-Webersche Syndrom* (Hautnaevi, varicöse Venenerweiterungen, umschriebene oder halbseitige „Verriesung", Oligophrenie) dieser Krankheitsgruppe zugeordnet. Die zuletzt genannten neurocutanen Syndrome werden im folgenden nicht ausführlich abgehandelt; auf die *Hemimegalencephalie* wird im Abschnitt „Tuberöse Hirnsklerose" kurz eingegangen.

Die *familiären Gliomatosen-Glioblastomatosen* stellen nach Hallervorden (1936) einen eigenen Krankheitskreis innerhalb der Dysplasien mit blastomatösem Einschlag dar. Auf diese Gruppe wird hier nicht eingegangen; auf die zusammenfassenden Darstellungen von Boeters (1939), Kurland et al. sowie van der Wiel sei verwiesen.

Die letzte zusammenfassende Darstellung des Gesamtproblems der Phakomatosen besonders vom Standpunkt der Genetik ist die von Koch (1966).

Die tuberöse Hirnsklerose (Bourneville)

Synonym: Epiloia (im anglo-amerikanischen Schrifttum).

Historische Daten. Die Krankheitsbezeichnung stammt von Bourneville (1880). Sie bezieht sich auf das vordringliche neuropathologische Merkmal knotiger Verhärtungen der Hirnrinde der von ihm mitgeteilten Fälle. Hartdegen und Pelizzi warfen die Frage des Mißbildungs- bzw. des Tumorcharakters der Veränderungen auf. Die für das Wesen der Krankheit charakteristische Kombination von histologischen und histogenetischen Störungen stellte zuerst Vogt in voller Deutlichkeit heraus. Die Kenntnisse der Organveränderungen wurden durch Kufs sehr erweitert. Der Gesamtbetrachtung der Krankheit wies Bielschowsky die bis heute gültige Richtung. Eine vollständige Darstellung der Morphologie gaben Hallervorden und Krücke sowie van Bogaert. Die letzte zusammenfassende Darstellung stammt von Waardenburg.

Disposition. Die tuberöse Sklerose ist relativ selten (1:50—150000 in der Durchschnittsbevölkerung) und wird auch in Psychiatrischen Krankenhäusern und Epileptiker-Anstalten nicht oft angetroffen (in 0,1—0,7%). Männer scheinen gleich häufig wie Frauen betroffen zu sein. Die Manifestation erfolgt meist schon in der Jugend, kann aber auch sehr spät eintreten. Erbliches und familiäres Auftreten wird in zahlreichen Fällen beobachtet. Wahrscheinlich liegt ein dominanter oder unregelmäßig dominanter Erbmodus ohne Anzeichen von Anteposition vor. Die verschiedenen Phänotypen der Krankheit sind dabei oft wechselnd ausgeprägt.

Pathobiologie. Die Ätiologie der Krankheit kann mit der Festellung einer „dysontogenetischen Störung (Entwicklungsanomalie) mit blastomatösem Einschlag" mehr umschrieben als gekennzeichnet werden. Für die Beurteilung der Pathogenese sind die verbindenden Merkmale der Geschwulstbildungen in den betroffenen Organen von Wichtigkeit (Hallervorden und Krücke):

1. Die Organanlage selbst ist in der Regel nicht gestört, sondern vielmehr die gewebliche Differenzierung.

2. Im Gehirn treten Fehldifferenzierungen und Dystopien durch Migrationshemmung auf.

3. Die vorwiegend betroffenen Organe (Gehirn, Herz, Niere) besitzen ein doppelwertiges Keimgewebe mit komplizierter Entwicklung. Die Terminationsperiode der „Geschwulstanlagen" muß zwischen der 3. und 5. Embryonalwoche liegen; das Rückenmark ist nie betroffen. Später bewirken die an den Geschwulstanlagen angreifenden „realisierenden Kräfte" die Manifestation der Tumoren. Lokalfaktoren spielen dabei eine erwiesene Rolle; Hormonwirkungen sind nicht auszuschließen.

Einflüsse von seiten des Gefäßsystems (Hallervorden) und der Neurotisation auf die Entstehung der Geschwulst werden angenommen. Piazza u. Bueno denken an eine Fehlbildung der Gefäße als Grundlage der Organveränderungen (Haut, ZNS).

Klinik

Symptomatologie. Das klinische Bild der tuberösen Sklerose, die im Gegensatz zur Neurofibromatose im allgemeinen eine Erkrankung des Kindesalters ist, wird beherrscht durch Epilepsie sowie hochgradigen Schwachsinn und macht häufig Anstaltsbehandlung notwendig. Die epileptischen Manifestationen stehen im Vordergrund und umfassen Grand mal-, Petit mal-, Jackson-Anfälle, Verstimmungs- und Dämmerzustände. Sie können in frühester Jugend beginnen und treten oft serienweise auf. Nur selten erscheinen sie erst im späteren Leben oder fehlen überhaupt. In wenigen Fällen wird Schwachsinn vermißt

oder manifestiert sich spät. Die neurologischen Symptome kommen in Form corticospinaler und extrapyramidaler Bewegungsstörungen sowie in Form von Hirntumorsymptomen vor. Der Befall anderer Organe tritt am häufigsten in Form von Hautveränderungen hervor. Die größte pathognomonische Bedeutung hat der Naevus Pringle, der aus kleinen, bis zu stecknadelkopfgroßen, derben, gelbrötlichen Knötchen besteht, die sich im Gesicht in Schmetterlingsform anordnen und meist am Ende der ersten Lebensdekade auftreten. Sie dienen gelegentlich als früheste diagnostische Hinweise (Gold and Freeman). Ferner sind Chagrinlederhaut, sub- und periunguale Fibrome, Netzhauttumoren, Papillome und Knochenveränderungen klinisch nachweisbar. Mit der Röntgenuntersuchung kann man mitunter verkalkte Ventrikeltumoren und Knochenveränderungen, mit den Kontrastmethoden Ventrikel- und Nierentumoren nachweisen. Eine lokalisierte Angiomatose im Ileum mit exzessivem Albuminverlust in den unteren Darmtrakt beschrieben Engström et al. Josephy unterscheidet drei Erscheinungsformen der tuberösen Sklerose:

1. „Klassische" Fälle mit Epilepsie, Schwachsinn und meistens Hautveränderungen. Dazu einige Unterarten.

2. Fälle mit Symptomen von seiten der erkrankten Körperorgane.

3. Abortivfälle (fehlende Hautveränderungen, alleinige Hautveränderungen usw.).

Der **Verlauf** der Krankheit ist infolge der wechselnden Ausprägung des Organbefalls und der funktionellen Störungen (Epilepsie) sowie des verschiedenen Erkrankungsalters überaus variabel. Die *Todesursache* liegt zumeist in der Häufung schwerer epileptischer Anfälle, manchmal auch in Hirndruckerscheinungen infolge eines progressiven Ventrikeltumors. In Betracht kommen ferner Nierenblutungen sowie interkurrente Krankheiten.

Eine kausale **Therapie** der tuberösen Sklerose gibt es begreiflicherweise nicht. Die Epilepsie ist symptomatisch beeinflußbar, die Tumoren verschiedener Organe sind gelegentlich operabel. Prophylaktisch ist die eugenische Beratung der Mitglieder der Familien, in denen die Krankheit auftritt, von großer Wichtigkeit.

Die **klinische Differentialdiagnose** ist bei den Abortivfällen schwierig. Wenn keine Hautver-

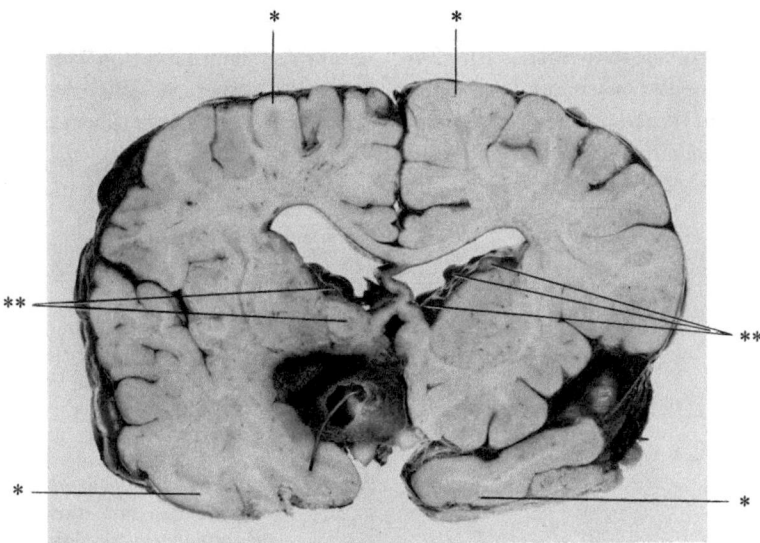

Abb. 148. Tuberöse Sklerose. N.I. 45—55, frontale Hirnscheibe. Beidseitige multiple Rindenknoten durch weißliche Verfärbung der Rinde und Verplumpung der Windungen erkennbar (*). Multiple Tumoren in der lateralen Wand der Seitenventrikel (**). Links orbitofrontal eine frische Massenblutung, ausgehend von einem Aneurysma der Art. recurrens Heubner. In der Rupturöffnung liegt eine Sonde

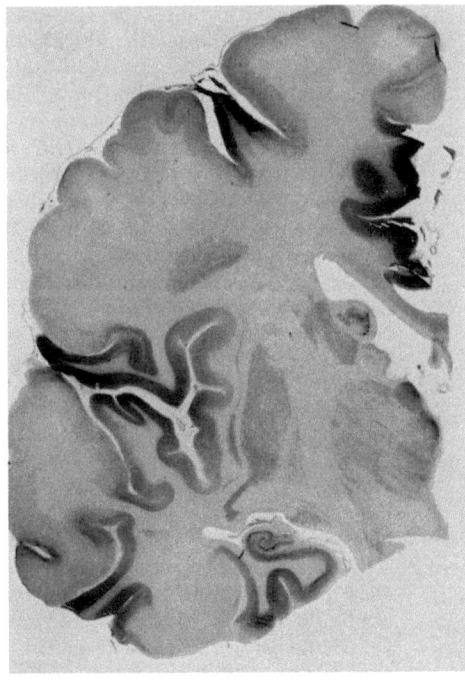
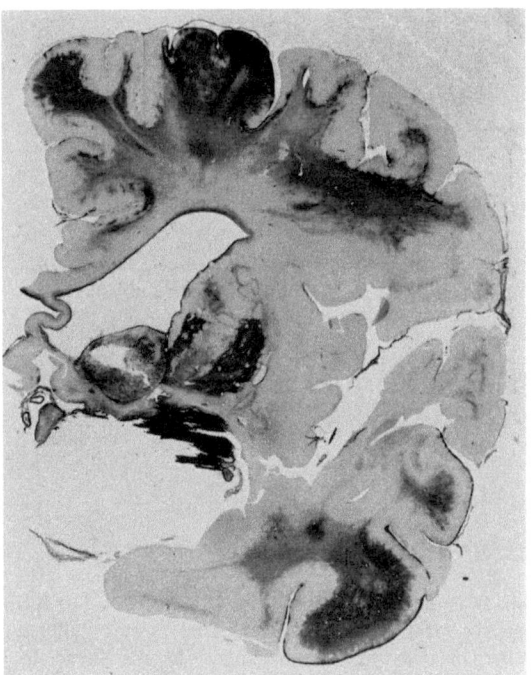

a   b

Abb. 149a u. b. Tuberöse Sklerose. a N.I. 32—55, Großhirn-Frontalschnitt. Paraffin, Kresylviolett. Multiple Rindenknoten mit Windungsverplumpung und abgeblaßter Zeichnung. Unter den Herden ist das subcorticale Mark aufgehellt, manchmal cystisch verändert. In der lateralen Wand des Seitenventrikels liegen zwei Tumoren, ein weiterer im Dach des Unterhornes. b N.I. 45—55, Großhirn-Frontalschnitt. Paraffin, Kanzler. Im Bereich mehrerer Rindenknoten ist die Rinde und/oder das subcorticale Mark in weiter Ausdehnung sklerosiert. Außerdem besteht eine Sklerose des Linsenkernes. Ein großer Ventrikeltumor liegt ventro-lateral; darunter die aneurysmatische Blutungshöhle. Das Blutcoagulum ist größtenteils entfernt änderungen bestehen, weist manchmal die Feststellung von Hautgeschwülsten bei Familienmitgliedern der Patienten auf das Leiden hin. Wenn nur Hautveränderungen ohne Cerebralsymptome vorliegen, muß an die generalisierte Neurofibromatose gedacht werden, die

Dem letalen Verlauf einer postvaccinalen cerebralen Komplikation kann eine bisher unbemerkte tuberöse Sklerose zugrunde liegen (Helderweirt; Jellinger u. Ruziczka).

Bei der letztgenannten eigenen Beobachtung handelte es sich um einen 11 Monate alten Knaben, der 3 Wochen ante exitum eine komplikationslose Pockenschutzimpfung erhalten hatte. Einen Tag vor dem Tode traten epileptische Anfälle auf; das Kind wurde bewußtlos und verfiel rasch. Im Gehirn fanden sich keine typischen Rindenknoten, aber mehrere kleine Ventrikeltumoren sowie Markherde aus blastomatösen Gliazellen im Frontal- und Temporallappen (s. Abb. 150). Außerdem bestanden die Zeichen einer allgemeinen Störung der Bluthirnschranke mit starker Hirnschwellung, die offenbar den akuten Tod verursacht hatte.

Patho-Anatomie. An den relativ großen Gehirnen sieht man weißliche derbe Rindenveränderungen verschiedener Größe, die mitunter symmetrisch angeordnet sind. Auf die größeren umfurchten Knoten mit einer zentralen nabelförmigen Einziehung trifft der Name „Tuber" zu. Auf der Schnittfläche erweisen sich die Tubera als pilzförmige, auf die Marksubstanz übergreifende weißliche Gebilde, die manchmal kleine Cysten aufweisen (Abb. 148). In der Marktiefe finden sich häufig Heterotopien. An den Wänden der Seitenventrikel trifft man meist multiple Tumoren verschiedener Größe an, die Kalkeinlagerungen enthalten können. Auch im Kleinhirn kommen Rindenherde vor. Das Rückenmark bleibt immer frei von Veränderungen. *Histologisch* besteht in den Rindenherden ein starker Nervenzellverlust mit Architekturstörung (Abb. 149a). Einzelne große unorientierte, abnorme Nervenzellen sind vorhanden, vor allem aber atypische, polymorphe Gliazellen: Große mehrkernige Astrocyten, sog. „Vogelaugenzellen", rundliche Zellen mit großen Blasenkernen (Abb. 150a), spindelförmige Zellen usw. Eine Anzahl der Elemente sind unklassifizierbar: „Dysgenetische Zellen" Medunas. Eine sehr starke gliöse Faserproduktion bedingt die Sklerose der Herde (Abb. 149b). Die Vascularisation der Herde ist gering. Auffallend ist der von Helmke 1937 entdeckte Glykogengehalt der Ganglien- und Gliazellen des Herdbereiches (Abb. 150b), ein Befund, der vorher bereits in den Organgeschwülsten dieser Krankheit gefunden worden war. Auf die durch die Glykogenablagerungen im Neuropil sich ergebenden Aspekte cellulärer und Gewebsstoffwechselstörungen wies Jacob hin. Gruner zeigte in elektronenoptischen Befunden die Anwesenheit des unphysiologischen α-Glykogens in den pathologischen Zellen.

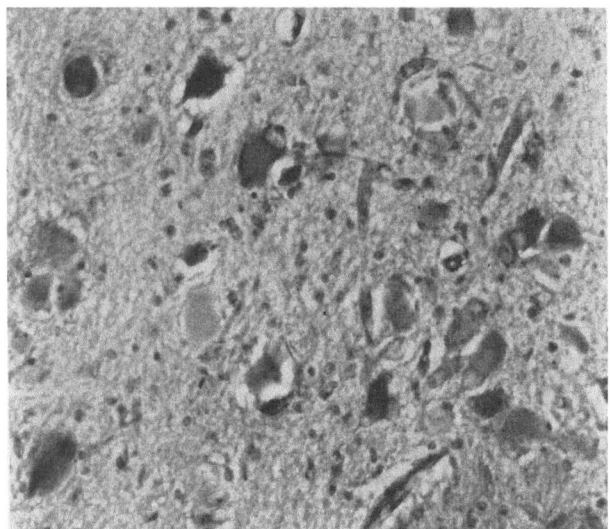

Abb. 150a u. b. Tuberöse Sklerose. N.I. 60—60, Markheterotopie. a Paraffin, Kresylviolett, 270×. Anhäufung atypischer großer Gliazellen mit randständigen blasigen Kernen und homogenem, fast ungefärbtem Plasma; sog. „Vogelaugenzellen". b Paraffin, PAS, 270×. Das Plasma der atypischen Gliazellen färbt sich intensiv rot; der Inhalt ist PAS-positiv, d.h. Glykogen

gleichartige Haut- und Netzhautveränderungen aufweisen kann. Geschwülste peripherer Nerven kommen zum Unterschied von der generalisierten Neurofibromatose bei der tuberösen Sklerose niemals vor.

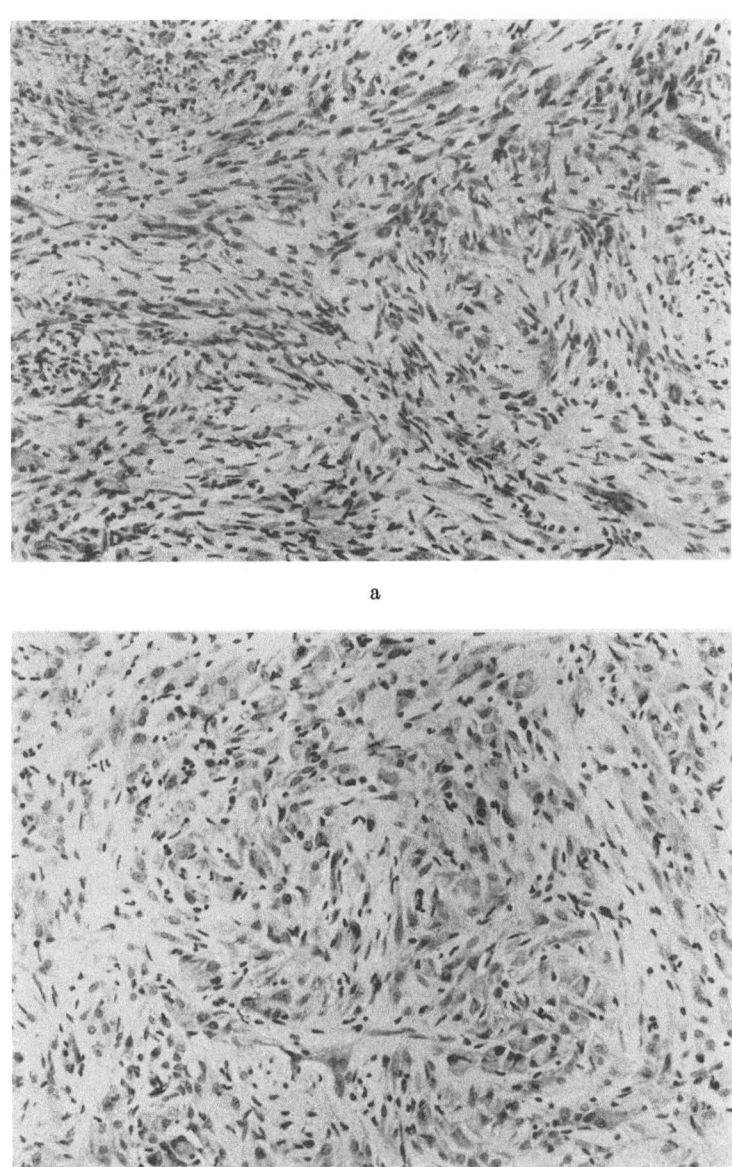

a

b

Abb. 151a u. b. Tuberöse Sklerose. N. I. 25—56, Ventrikeltumor. Paraffin, Kresylviolett, 170×. a Fasciculärer Tumoranteil: Zellen mit länglichen Kernen, die sich in Zügen und Bündeln durchflechten. b Retikulärer Anteil, bestehend aus großen, polygonalen Zellen mit runden, manchmal multiplen Kernen und hellem Plasma

Die Ventrikeltumoren mit dem Lieblingssitz in der Gegend des Foramen Monroi bestehen aus zwei geweblich verschiedenen Anteilen. Erstens einem retikulären aus großen, polygonalen Zellen (Abb. 151a) und zweitens einem fasciculären, aus sich durchflechtenden Zellbändern bestehenden Anteil (Abb. 151b). Dieser Bau erinnert an die zentralen Neurinome, d.h. Spongioblastome. Die Faserbildung ist in ihnen besonders stark. Es besteht eine Neigung zur regressiven Umwandlung mit Verkalkung.

Die Netzhauttumoren bei der tuberösen Sklerose ähneln histologisch den Ventrikeltumoren. Es überwiegt die spindelige Zellform in fasciculärer Anordnung, durchmischt von Gliafasern. Sie liegen in der Nervenfaserschicht der Retina und dringen nur

selten in die tieferen Schichten ein. Regressive Umwandlung mit Cystenbildung, Ablagerung von Corpora amylacea oder Verkalkung bestehen häufig (LUND).

Das histologische Bild der Hauttumoren ist vielgestaltig. Bemerkenswert ist, daß im sog. Adenoma sebaceum (Typ Pringle) die Hyperplasie von Talgdrüsen nur eine unter den proliferativen Veränderungen der epithelialen und mesenchymalen Hautstrukturen darstellt (GANS), unter denen auch Angiome zu erwähnen sind.

Die häufigste *Dysplasie am Herzen* sind die sog. Rhabdomyome oder Cordomyome, die subendotheliale Knoten bilden. Sie bestehen aus großen Muskelfasern (bis zum 20fachen

Normaldurchmesser) mit kavernösen Hohlräumen, in denen reichlich Glykogen vorhanden
ist. Der embryonale Charakter dieser Zellen
legt ihre Entstehung aus einer Entwicklungsstörung nahe. Die hauptsächlich im Rinden-
bereich gelegenen Nierenveränderungen entsprechen hamartoblastomatösen Mischge-
schwülsten, Hämangiomen und verschiedensten Hamartomen. Obiditsch-Meyer fand
am Knochen eine umschriebene Hamartie,
die histologisch als „herdförmige Angioneuromyomatose mit Cystenbildung" charakterisiert wird: Salzer-Kuntschik beschrieb ha-
martomatöse Veränderungen in Lymphknoten
und im retroperitonealen Fettgewebe.

Bisher nicht beobachtet war das Zusammentreffen von tuberöser Sklerose mit einem angeborenen
Aneurysma im Bereich der basalen Hirnarterien: Bei
einem 4jährigen Knaben eigener Beobachtung
(Fall XIII in Jellinger et al.) waren mit 3 Jahren
vorübergehende Hirndruckzeichen aufgetreten und
abdominelle Tumoren festgestellt worden. Mit
4 Jahren traten epileptische Anfälle und neurologische
Halbseitenzeichen links auf; 5 Tage später erfolgte
der Tod im cerebralen Koma. Die Gehirnuntersuchung
erwies den typischen Befund der tuberösen Sklerose
mit multiplen Rinden- und Ventrikeltumoren sowie
eine typische intracerebrale frontobasale Massenblutung aus einem gestielten Aneurysma der Arteria
cerebri anterior am Abgang der Arteria recurrens
Heubner (s. Abb. 149 und Abb. 149 b). Der Tod war
durch die arterielle Blutung erfolgt, die im Verlauf
der epileptischen Anfälle eingetreten war.

Eine seltene Veränderung mit Beziehung
zur tuberösen Sklerose ist die *Hemimegalencephalie*, welche die bei den Rindenknoten beschriebenen Merkmale in weiträumig diffuser
Ausbreitung aufweist (vgl. Benda; Cravioto
u. Feigin). Besonders eindrucksvoll ist die
Beobachtung von Gross et al.

Die generalisierte Neurofibromatose (von Recklinghausen)

Historische Daten. Die Neurofibromatose war als
Krankheit bereits lange bekannt (Erstbeschreibung
durch Tilesius, 1793), als von Recklinghausen
1882 die für sie charakteristischen multiplen Tumoren als Neurofibrome klassifizierte. Klassische
Beschreibungen und Deutungen stammen von Bielschowsky, Verocay, Gagel; Übersichtsarbeiten von
Schmitt und Waardenburg. Zuletzt wurde von
Schmincke die Histopathologie überschauend dargestellt.

Disposition. Die Recklinghausensche Krankheit ist häufiger als die tuberöse Sklerose
(1:2000—3000 in der Durchschnittsbevölkerung). Eine Geschlechtsdisposition scheint nicht
vorzuliegen. Die Krankheit ist angeboren,
erblich und familiär (Vorkommen oft in
mehreren Generationen). Ein dominanter oder
unregelmäßig dominanter Erbmodus mit oft
großer intrafamiliärer Variabilität ist anzunehmen.

Pathobiologie. Wie bei der tuberösen Sklerose
handelt es sich um eine dysontogenetische Störung
mit blastomatösem Einschlag. Sie äußert sich in einer
Hemmung der Abwanderung der Neuroblasten und
Spongioblasten von der Ventrikelmatrix, respektive
der noch undifferenzierten Zellen von der Ganglienleiste. Die dystopische, mangelhaft differenzierte Glia
erleidet unter dem Einfluß „realisierender Faktoren"
eine blastomatöse Umwandlung. Hallervorden
sieht in der pathologischen Wachstumstendenz die
primäre Störung der Krankheit. Lassmann vermutet
eine generelle Hyperplasie nervöser Elemente mit
Umschlagen in eine blastomatöse Entartung. Hormonelle, über das Gefäßsystem wirkende Einflüsse
dürften für den Ablauf des Krankheitsgeschehens
von Bedeutung sein. Die Terminationsperiode muß
später liegen als bei der tuberösen Sklerose. Der
Mißbildungscharakter tritt bei der generalisierten
Neurofibromatose gegen den Tumorcharakter der
Veränderungen zurück. Die Tumormanifestation erfolgt meist erst im jugendlichen Alter um die Pubertät.

Klinik

Symptomatologie. Gagel unterscheidet den
eigentlichen Recklinghausenschen Symptomenkomplex und sonstige Degenerationszeichen.
Die *erste Gruppe* umfaßt: 1. Pigmentanomalien
und Tumoren der Haut, 2. Tumoren der tiefen
Nerven (periphere, vegetative und Hirnnerven),
3. Veränderungen am Zentralnervensystem und
an seinen Häuten. Die *zweite Gruppe* umfaßt:
1. Psychische Veränderungen, 2. Organveränderungen (Knochensystem, endokrines System, Auge, Niere usw.).

Unter den Pigmentanomalien der Haut sind
punktförmige und fleckförmige Pigmentationen
zu unterscheiden. Zu den letzteren gehören die
auf Druck abblassenden Café-au-lait-Flecken.
Die Hauttumoren treten in verschiedenster
Zahl und Größe auf, ebenso die oft tastbaren
Tumoren im Verlauf peripherer Nerven.
Psychische Störungen stehen wohl im Zusammenhang mit den zentralnervösen Veränderungen.

Verlauf. Die Mehrzahl der Fälle ist stationär
bzw. langsam progredient und besitzt eine gute
Lebenserwartung. Die Minderzahl ist progressiv, wobei Zahl und Größe der Tumoren

stetig zunehmen und dadurch Erscheinungen machen. Die Haut- und Nerventumoren sind im Kindesalter in der Regel klein oder können noch fehlen. Unter den topographisch bedingten Tumorwirkungen ist die Raumforderung der intraspinalen und intrakraniellen Tumoren die gefährlichste. Ein schweres Symptom liegt auch in Schmerzzuständen vor. Maligne Entartung der Tumoren ist selten.

Gefäßen erkennen lassen (RATZENHOFER). Die Nervenfasern ziehen zumeist über die Oberfläche der Geschwulst hinweg, in der selbst Nervenzellen gefunden werden können. Charakteristisch ist der Pigmentgehalt der *Neurinome* (MÜLLER). Nur in seltenen Fällen kommt es zu einem malignen Wachstum der Nervengeschwülste.

In der Peripherie sind die sensiblen Nervenstämme mit Vorliebe befallen, wodurch die Druckschmerzhaftigkeit und spontane Schmerzzustände erklärlich sind. Von den Hirnnerven wird der N. stato-

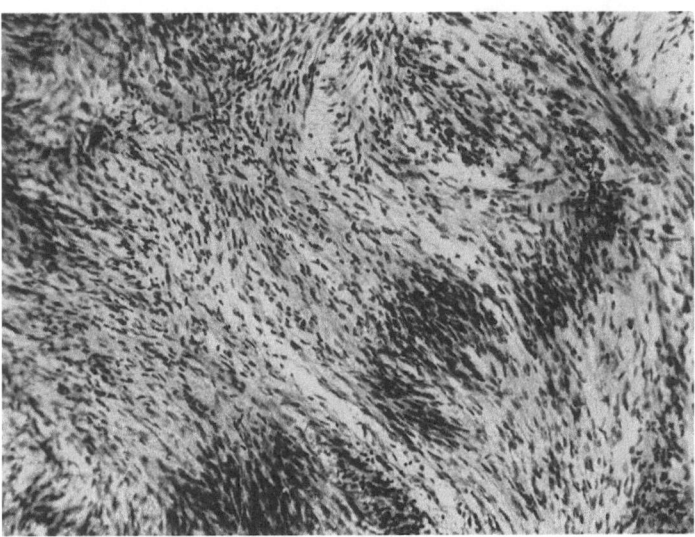

Abb. 152. Generalisierte Neurofibromatose. Peripheres Neurinom. Paraffin, HE, 185×. Langgestreckte Zellen mit stiftförmigen Kernen, die in Palisadenreihen angeordnet sind und sich in breiten Zügen durchflechten

Therapie. Sie ist auf symptomatische Maßnahmen beschränkt, da auch eine radikale Behandlung nicht möglich ist und jederzeit neue Geschwülste an ungünstiger Stelle auftreten können. Die eugenische Prophylaxe ist vordringlich wichtig.

Patho-Anatomie. Bei den Hauttumoren der Recklinghausenschen Krankheit handelt es sich um bindegewebige Geschwülste, die von den Nervenscheiden ausgehen, und zwar um *perineurale Fibrome.* Nur selten zeigen die im Zentrum der Wucherungen liegenden Markfasern Degenerationserscheinungen. In der Geschwulst sind zahlreiche Silberfasern vorhanden, die randständig eine dichtere kapselartige Zone bilden.

Die Tumoren der peripheren Nerven, Hirnnerven, Rückenmarkswurzeln und des peripheren vegetativen Nervensystems besitzen den Aufbau von *Neurinomen.* Größere Exemplare der eingekapselten, weißlichen, elastischen Geschwülste bestehen aus mehreren Knötchen und können regressive Veränderungen, wie Verflüssigung und Verfettung, aufweisen. Histologisch besitzen die Neurinome eine fibrilläre Struktur mit länglichen, in Palisadenform angeordneten Kernen in einem feinstreifigen Stroma (Abb. 152), das sich im van Gieson-Schnitt rötlichgelb anfärbt, und häufigen Wirbelbildungen, welche Beziehungen zu den

acusticus bevorzugt. Größere derartige, vom distalen Vestibularisanteil ausgehende Tumoren, Acusticus-Neurinome, die oft beidseitig auftreten, rufen das Kleinhirnbrückenwinkelsyndrom hervor (Abb. 153). Der erste und zweite Hirnnerv bleiben immer verschont. Meist multipel sind die Tumoren der Rückenmarkswurzeln, besonders der Cauda equina. Ein häufiger Begleitbefund der Recklinghausenschen Krankheit sind in der Regel multipel auftretende typische Meningiome der Hirn- und Rückenmarkshäute. Nicht selten finden sich multiple intrakranielle Primärtumoren (RODRIGUEZ u. BERTHRONG).

Auch im *Zentralnervensystem* selbst finden sich bei der Recklinghausenschen Krankheit regelmäßig Veränderungen. So treten in der Rinde und subcortical im Groß- und Kleinhirn kleine Nester aus großkernigen Zellen von blastomatösem Aussehen auf (STRUWE und STEUER) (Abb. 154). HALLERVORDEN hob die Beziehungen von herdförmigen, blastomatösen Gliawucherungen zum Gefäßsystem besonders hervor. Ferner können Gliafaserproliferationen, angiomatöse Formationen (Angiofibrome) und echte Tumore, u.a. zentrale Neurinome und Spongioblastome, die übrigens auch den ersten und zweiten Hirnnerv betreffen können, gefunden werden. Ein seltener Befund ist die von FOERSTER und GAGEL sowie von SANTHA beschriebene „zentrale Schwannose" oder „diffuse Lemmoblastose" mit einer dichten

16*

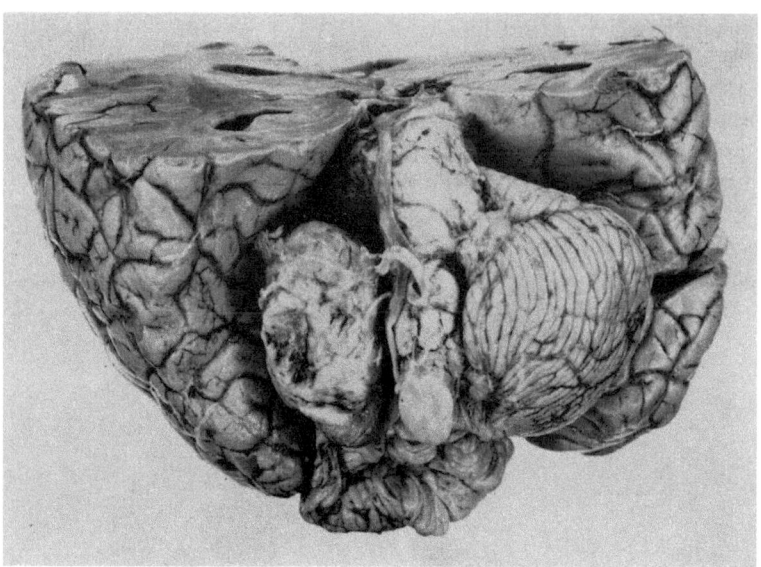

Abb. 153. N.I. 119—61, generalisierte Neurofibromatose. Rechtsseitiger mächtiger Kleinhirnbrückenwinkel-tumor: Neurinom, welcher den Hirnstamm verdrängt und sich tief in die Unterseite des Kleinhirns und in die hinteren Brückenanteile einmischt

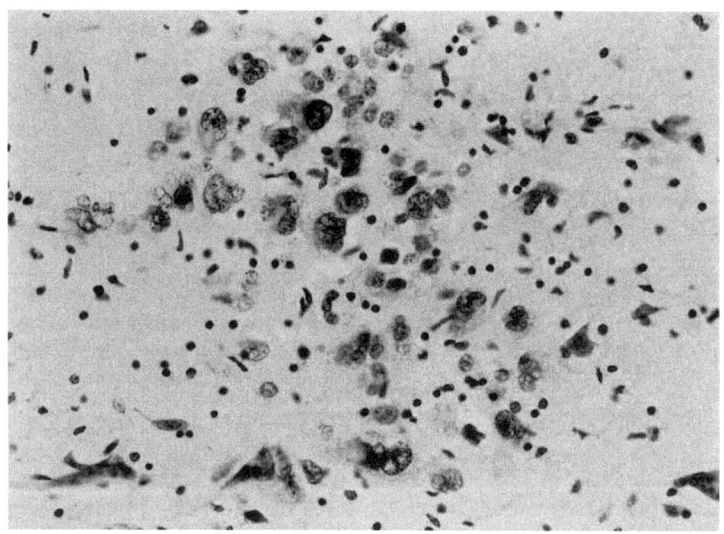

Abb. 154. Generalisierte Neurofibromatose. N.I. 255, Großhirnrinde. Paraffin, Kresylviolett, 275×. Eine lockere Aggregation von abnormen Gliazellen liegt vor, deren Plasma schwach angefärbt und in den Ausläufern nicht abgrenzbar ist. Die Kerne sind unregelmäßig geformt, blaß, oft multipel, manchmal Kernhaufen: Zentrale Neurofibromatose

Wucherung von spongioblastenähnlichen Zellen um die inneren Gehirnoberflächen. Kombinationen der Recklinghausenschen Krankheit mit verschiedensten anderen Bildungsfehlern und cerebralen Verbildungen (Rindendysmorphien, Heterotopien usw.) sind häufig zu beobachten (vgl. Rosman u. Pearce).

Von den *Augenveränderungen* der Reckling-hausenschen Krankheit ist das *Neurinom der Aderhaut* bzw. der Uvea die wichtigste. Neben einer Vermehrung der Chromatophoren treten spindelige, in Zügen oder Wirbeln angeordnete pigmenthaltige Zellen, ein bindegewebiges Stroma sowie auffallend zahlreiche Nerven-zellen auf. Die Intimaveränderungen an den Gefäßen von derart erkrankten Augen, von Böck als „vasculäre Neurofibromatose" be-zeichnet, entsprechen den von Feyrter auf-gedeckten Wucherungen des gefäßeigenen neurogenen Gewebes. Den Pigmentknötchen der Iris liegen Ansammlungen von pigmen-tierten Spindelzellen zugrunde (Lund).

Angiomatosis retinae et cerebelli (von Hippel-Lindau)

Historische Daten. LINDAU fand 1926 in den Wänden von Kleinhirncysten angioplastische Tumoren und entdeckte das Zusammentreffen mit der Angiomatosis retinae (von Hippelschen Krankheit). Die Angiomatose des Zentralnervensystems trägt seither seinen Namen. Neuere zusammenfassende Arbeiten stammen von KRAYENBÜHL u. YASARGIL, SCHMITT sowie von WAARDENBERG.

Disposition. In großen Statistiken intrakranieller Geschwülste rangieren die Lindau-Tumoren mit 1,1 % (CUSHING) bis 1,5 % (ZÜLCH).

Klinik

Symptomatologie. Im klinischen Bild tritt die Drucksteigerung im Bereich der hinteren Schädelgrube besonders hervor. Die durch die Kleinhirntumoren bewirkte Einklemmung ist beträchtlich und kann im akuten Anfall den Tod herbeiführen. Kombinationen mit generalisierter Neurofibromatose und mit Syringomyelie kommen vor. Nicht selten ist das Syndrom nur inkomplett ausgebildet.

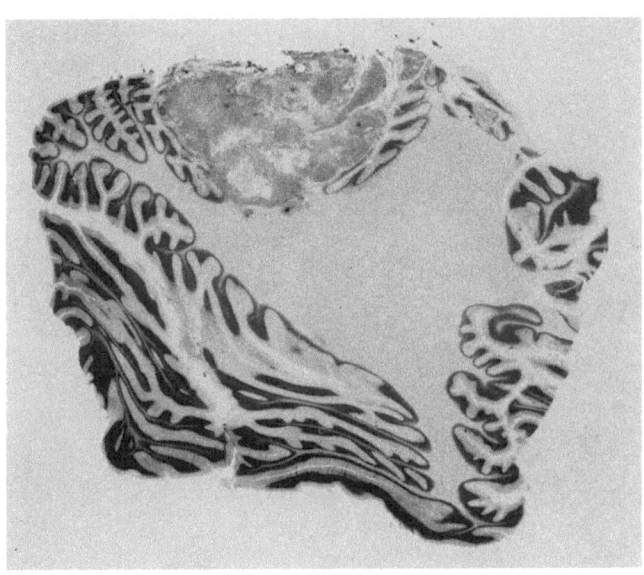

Abb. 155. Hippel-Lindausche Krankheit. N. I. 87—59, Kleinhirn. Paraffin, Kresylviolett, 2×. Von der Oberfläche her und mit den Meningen im Zusammenhang ist ein Fremdgewebe tief eingemischt, das einen lappigen Aufbau und cystische regressive Veränderungen erkennen läßt

Das häufigste Manifestationsalter ist zwischen 35—40 Jahren. Doch kann die Erkrankung vom 2.—7. Lebensjahrzehnt auftreten. Das männliche Geschlecht erscheint bevorzugt (41 von 60 Fällen ZÜLCHs waren Männer). Mindestens 20 % aller Fälle sind dominant erblich und familiär. Der Erbmodus ist zumeist einfach autosomal dominant mit unvollständiger Penetranz und variabler Expressivität.

Pathobiologie. Das Wesen der Krankheit liegt in einer systematischen mesenchymalen Fehlbildung mit Angiomatose des Zentralnervensystems sowie multiplen Tumoren und Mißbildungen anderer Organe. Als Ausgangspunkt kommt die Gefäßplatte in der Decke des vierten Ventrikels bzw. in der späteren Area postrema in Betracht. Die Terminationsperiode soll am Ende des ersten Fetalmonats (LUNDGREN), nach anderen im 3. Embryonalmonat (KARLEFORS) liegen.

Diagnose. Sie stützt sich zumeist auf den Nachweis extracerebraler Hamartome (Netzhaut, Niere) oder multipler intranervöser Tumoren (Medulla, Rückenmark). Wichtig ist die im Blutbild zu findende echte Polycythämie.

Verlauf. Er ist nach der ersten Manifestation zwischen dem 27. und 37. Lebensjahr mit Augensymptomen und intrakraniellen Druckzeichen zumeist rasch progredient; die Prognose ist schlecht. Der Tod erfolgt infolge Hirndrucks oder selten nach Blutung in den Tumor.

Therapie. Sie besteht in der neurochirurgischen Entfernung der Tumoren und Cysten.

Patho-Anatomie. Die Gehirntumoren sind vorzugsweise in den Kleinhirnhemisphären, viel seltener in der Medulla oblongata oder im Rückenmark zu finden. Im Kleinhirn liegen sie oberflächlich im Zusammenhang mit den Leptomeningen (Abb. 155). In den meisten Fällen gehen sie mit großen Cystenbildungen einher, im Rückenmark unter dem Bild einer „Syringomyelie". Bei einer eigenen Beobachtung bestand eine Kombination von Cauda-Angioblastom, extramedullärem arterio-venösen Angiom mit angiodysgenetischer Myelopathie und cervico-thoracaler Syringomyelie (Jellinger u. Mitarb.). Die soliden Tumoranteile sind eher derb-knotig, von rötlicher Farbe und mit weiten Gefäßen an der Oberfläche. Feingeweblich handelt es sich um *Angioblastome:* Die Geschwulst besteht aus verschieden großen, blutgefüllten Capillaren und kavernösen Räumen, die von einem Netz von Silberfasern und wenigen kollagenen Bindegewebsfasern umsponnen sind. In den Zwischenräumen liegen polymorphe, mit den Gefäßwänden in Kontakt stehende „Zwischenzellen", die Zülch als mesodermal erachtet (Angioblasten) (Abb. 156). Häufig sind regressive

Veränderungen, insbesondere Fetteinlagerungen in den Zwischenzellen („Pseudoxanthomzellen") und Hyalinisierung zu beobachten. Ultrastrukturelle Untersuchungen von Angioblastomen liegen von Cancilla u. Zimmerman, Ramsey sowie Castaigne et al. vor.

Die *Netzhauttumoren* der Augen besitzen die gleichen histologischen Merkmale des Angioblastoms. Sie wachsen langsam infiltrierend und können in die Chorioidea eindringen, sogar die Sklera perforieren. Im Gegensatz zu den Gehirntumoren kann es zur Verkalkung kommen. Analog zur Beobachtung von Davison et al. wurde in einem eigenen Fall Verknöcherung des Tumors beobachtet.

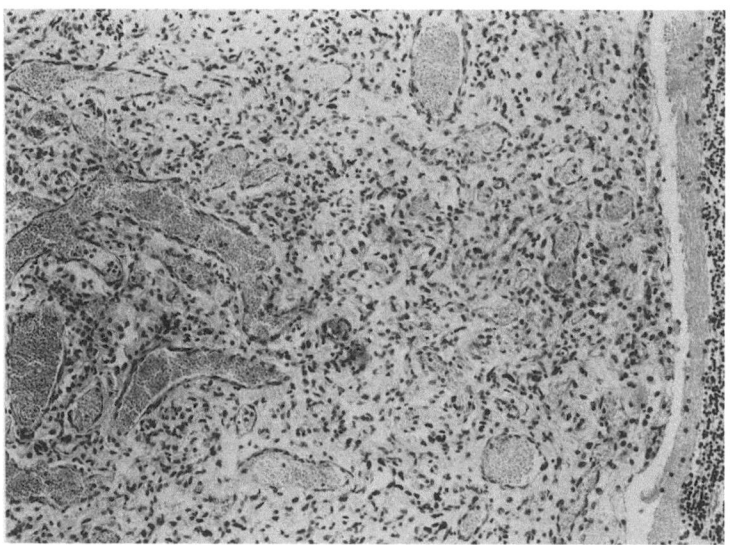

Abb. 156. Hippel-Lindausche Krankheit. N.I. 87—59, Kleinhirntumor. Paraffin, Kresylviolett, 100×. Das Fremdgewebe besteht aus verschieden großen, meist blutgefüllten Hohlräumen mit einer wandbildenden Endothelschicht. Zwischen den Gefäßen liegen große Zellen mit randständigen Kernen und blassem, granulärem oder vacuolärem Plasma: Zwischenzellen. Manche großen Kerne sind erkennbar. Am rechten Bildrand Kleinhirnrinde

Encephalo-faciale Angiomatose (Sturge-Weber)

Synonyma: Sturge-Weber-Krabbe-Dimitri-Syndrom, Angioma capillarae et venosum calcificans (Zülch), *central calcification epilepsy* (Geyelin und Penfield).

Historische Daten. Sturge hatte 1879 einen Fall von kongenitalem Glaukom mit gleichseitigen Naevus flammeus und kontralateralen epileptischen Krampfanfällen mitgeteilt, nachdem schon 1860 von Schirmer eine gleichartige Beobachtung beschrieben worden war. Dimitri konnte 1923 bei einem Kranken, der die Sturgesche Symptomentrias bot, erstmals röntgenologisch intrakranielle Verkalkungen nachweisen, Weber erst 1929. Die heute übliche Bezeichnung Sturge-Webers Krankheit wurde von Bergstrand et al. 1936 vorgeschlagen. Die von van der Hoeve 1937 vorgenommene Zuordnung zu den Phakomatosen wurde durch die Beobachtung einer verifizierten Kombination mit tuberöser Sklerose (Hallervorden und Krücke) stark unterstützt. Die jüngsten zusammen-

fassenden Darstellungen sind die von Peters sowie von Alexander u. Norman, Asenjo et al., Krayenbühl et al. und von Waardenberg.

Disposition. Das Leiden ist besonders in seiner vollausgebildeten Form selten. Zahlreiche Formes frustes-Varianten sind bekannt. Die Häufigkeit eines Vollsyndroms wird auf 1:230000 geschätzt (Piotrowski u. Röjrborn), jene von monosymptomatischen Formen auf 1:2000—6000. Beide Geschlechter sind gleichhäufig betroffen. Das jugendliche Alter ist bevorzugt. Die Erblichkeit wird durch mehrere familiäre Beobachtungen belegt, bei denen es sich zumeist um inkomplette Manifestationen handelt. Der Erbmodus ist dominant bzw. unregelmäßig dominant (Pleiotrophie); daneben ist auch Recessivität anzunehmen. In der Originalsippe HIPPELs bestand ein autosomal-dominanter Erbgang mit 100% Penetranz.

Pathobiologie. Der Krankheit, die eine primäre multiple Angiomatose (PETERS) mit Lokalisation in Haut, Chorioidea, Hirnhäuten und im Gehirn darstellt, wird auf eine angeborene Fehlmesenchymation zurückgeführt, die im Gehirn eine sekundäre Parenchymschädigung der betroffenen Gebiete bedingt. Die Entstehungszeit müßte in der dritten Phase STREETERs der Hirngefäßentwicklung liegen, d. h. zum

form cerebraler Angiodysgenesien geht ohne Angiomatose der Haut, häufig aber mit Veränderungen der großen Gefäße einher.

Die Mehrzahl der bisher bekannten 45 Beobachtungen des Schrifttums (davon 27 morphologisch verifizierte Fälle) verstarb vor Erreichung des 1. Lebensjahres an den Folgen der Gefäßmißbildung (progressiver Hydrocephalus, Subarachnoidalblutungen, sekundäre Hirnschäden bis zur Markporencephalie sowie häufig Herzversagen). Es besteht eine Bevorzugung des männlichen Geschlechtes. Nur ein kleiner

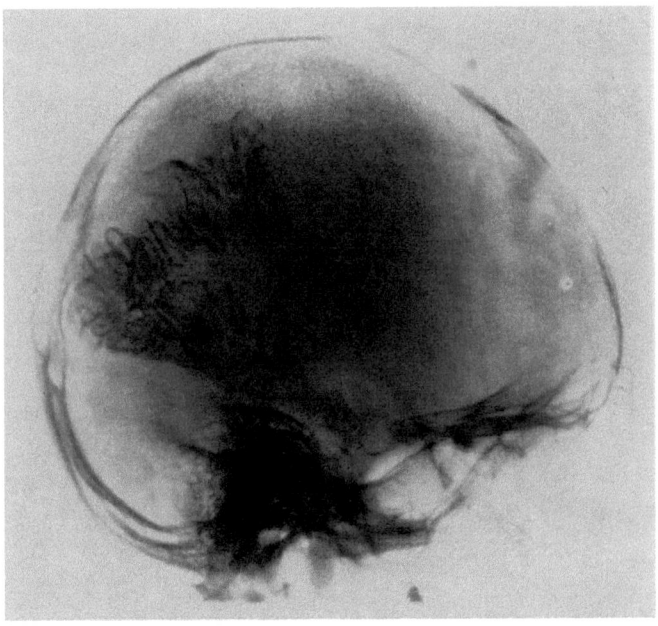

Abb. 157. Sturge-Webersche Krankheit. Schädelröntgen: Seitliche Aufnahme. (Sammlung der Neuroradiologischen Abteilung der Psychiatrisch-Neurologischen Klinik der Universität Wien, Leiter: Dr. E. KLAUSBERGER.) Im Bereich des (atrophischen) Occipitallappens sind doppelkonturierte, girlandenförmige, strahlendichte Schatten vorhanden, die Rindenverkalkungen entsprechen

Zeitpunkt der Scheidung in ein äußeres durales und ein cerebrales Gefäßsystem durch die Entwicklung des primordialen Schädeldaches mit Dura und Leptomeningen (4.—5. Embryonalwoche).

Das Sturge-Weber-Syndrom gilt als Sonderform multipler Angiomatosen, unter deren vielfältigen zentralnervösen Manifestationsformen eine kongenitale meningo-cerebrale Angiodysplasie mit sackförmiger Erweiterung (Ektasie-Varix-,,Aneurysma") der Vena magna Galeni einen besonders eindrucksvollen Befund darstellt (vgl. GOLD et al., JELLINGER et al., NOETZEL u. ZORGER). Die Erweiterung der Vena Galeni ist regelmäßig gekoppelt mit einer Entwicklungsstörung der Hirngefäße und Ausbildung arterio-venöser Kurzschlüsse (shunts) zwischen den Basisarterien und der Vena magna oder den großen Hirnsinus. Diese das männliche Geschlecht bevorzugende Sonder-

Teil der Patienten wurde älter als 10 Jahre; dabei handelte es sich meist um Fälle mit weniger stark ausgeprägten Veränderungen, die einer operativen Behandlung zumindest teilweise zugänglich waren.

Klinik

Symptomatologie. Das klinische Bild umfaßt oft hochgradigen geistigen Abbau, epileptische Krampfanfälle meist herdförmigen Charakters, Hemiparesen, Hemianopsie, Hirnnervenausfälle, häufig den Naevus flammeus des Gesichtes und seltener einäugige Sehstörungen bis zur Blindheit infolge eines Glaukoms (Buphthalmus). Wichtig sind die röntgenologisch nachweisbaren Verkalkungen des Hirngewebes mit charakteristischem Gepräge (Doppelkonturierung, Girlandenform — Abb. 157). Im Luftencephalogramm ist die Hirnatrophie nachweisbar. Die cerebrale Arteriographie deckt eine Verlangsamung der Durchblutung auf der Herdseite auf. Im EEG fällt die Inkongruenz von Krampfherden und Verkalkungen auf (s. auch Zweymüller).

Diagnose. Sie ist bei Nachweisbarkeit der Symptomentrias: Naevus flammeus (vasculosus) des Gesichtes, angiomatöse Veränderungen der Chorioidea und meningeales Angiom

Seite des Naevus flammeus im Gehirn eine umschriebene Angiomatose der Gehirnhäute über einem atrophischen Rindengebiet, in flächen- oder fleckförmiger Ausdehnung (Abb. 158). Betroffen sind hintere Hemisphärenabschnitte, besonders der Occipitallappen der linken Seite. In einem Teil der Fälle ist auch die kontralaterale Kleinhirnhemisphäre samt ihren Häuten gleichartig betroffen. Zahlreiche geschlängelte, dünnwandige Gefäße sind vorhanden, die oft so dicht liegen, daß der Eindruck einer subduralen Blutung

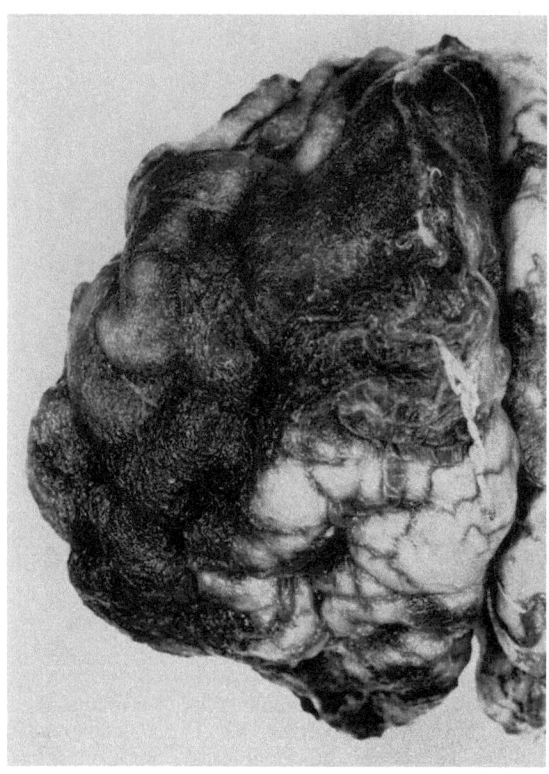

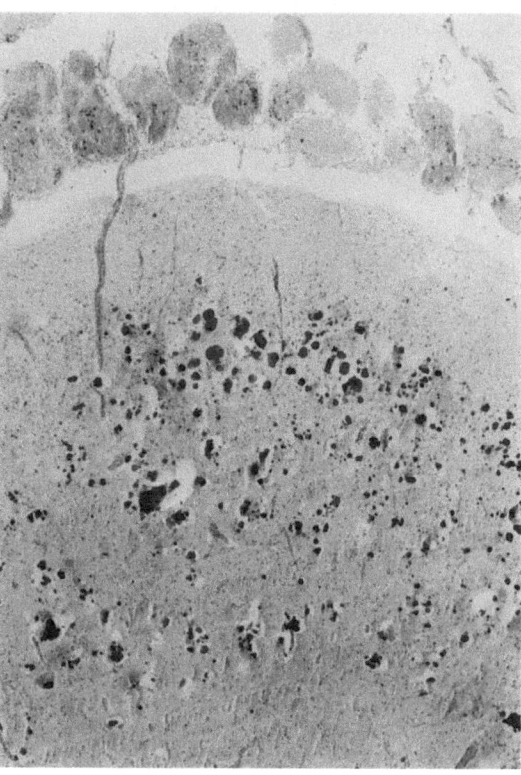

Abb. 158   Abb. 159

Abb. 158. Sturge-Webersche Krankheit. N. I. 34—54, linker Occipitalpol. Die Hirnoberfläche ist in weiten Bereichen von massenhaften kleinen, blutgefüllten Gefäßen (Teleangiektasien) bedeckt

Abb. 159. Sturge-Webersche Krankheit. N. I. 34—54, Großhirnrinde. Paraffin, HE, 48×. In der Pia liegen zahlreiche dünnwandige, dicht gelagerte, weite blutgefüllte Gefäße. Die Hirnrinde ist in den tieferen Schichten III—V von multiplen, verschieden großen Kalk- und Pseudokalkkonkrementen durchsetzt. Das Parenchym ist diffus reduziert

mit Hirnschädigung leicht zu stellen und wird durch die Röntgenuntersuchung des Schädels wesentlich unterstützt.

Verlauf. Er wird durch das Ausmaß der sekundären regressiven Hirnschädigung und die epileptischen Anfallsfolgen einschließlich des Hirnödems bestimmt.

Therapie. Neurochirurgische Behandlung in Form von Entfernung der betroffenen Hirnteile: Lappenresektion ist möglich.

Patho-Anatomie. In typischen Fällen der Sturge-Weberschen Krankheit findet man entsprechend der

erweckt wird. Die atrophischen Rindenbezirke sind mehr oder weniger verkalkt, auch die gelbgrau verfärbten atrophischen Markbezirke enthalten tastbare Kalkeinlagerungen. *Histologisch* erweisen sich die Meningealgefäße als dicht gelagerte, ektatische, dünnwandige Gefäße. Sie bestehen meist nur aus der Endothelzellage und einer dünnen, unvollständigen, kollagenen Faserschicht. Muscularis und Elastica fehlen. Diese Gefäßformationen stehen auf einer Zwischenstufe zwischen Teleangiektasien und dem Angioma racemosum venosum. Es handelt sich also um Produkte einer Mißbildung ohne Tumorcharakter. Die vordringliche Veränderung der unterliegenden Rindenbezirke ist die ausgedehnte pericapilläre Verkalkung, die in der zweiten und dritten Schicht am intensivsten ist und durch Konfluenz größere unregelmäßige Kalkformationen entstehen läßt (Abb. 159). Die Verkalkungen sind in verschiedenem Maße eisenhaltig. Nach der Entkalkung bleiben eiweißhaltige, amorphe Substanzen mit Gehalt an Kohlenhydraten und sauren Gruppen (saure Mucopolysaccharide, MÜLLER) zurück, die dem sog. Pseudokalk entsprechen. Diese Art von Verkalkung ist als Folge einer Gefäßwandfunktionsstörung zu betrachten, die sich im Verlauf der Krankheit progressiv entfaltet, wie aus klinisch-röntgenologischen Verlaufsuntersuchungen hervorgeht. Dazu stimmt, daß gleichartige Verkalkungen auch im Rahmen von wesensverschiedenen Erkrankungen (Tumoren usw.) auftreten können. In den verkalkten Rindenzonen ist die Zahl der Nerven-

Außer diesen Veränderungen kann man im Gehirn die typischen Folgen der epileptischen Anfälle bzw. der mit ihnen verbundenen funktionellen Kreislaufstörungen finden: Elektive Parenchymnekrosen und ischämische Zellveränderungen in den Prädilektionsstätten des Ammonshorns, der Kleinhirnrinde und des Thalamus.

Die *Augenveränderungen* bestehen aus angiomatösen Mißbildungen der Aderhaut, die früher oder später zu Glaukomsymptomen Anlaß geben. Teleangiektasien, sinusoide Gefäße, capillare und kavernöse Angiome sind beschrieben, deren Erkennung intra vitam nicht immer möglich ist (DANIS und VAN BOGAERT).

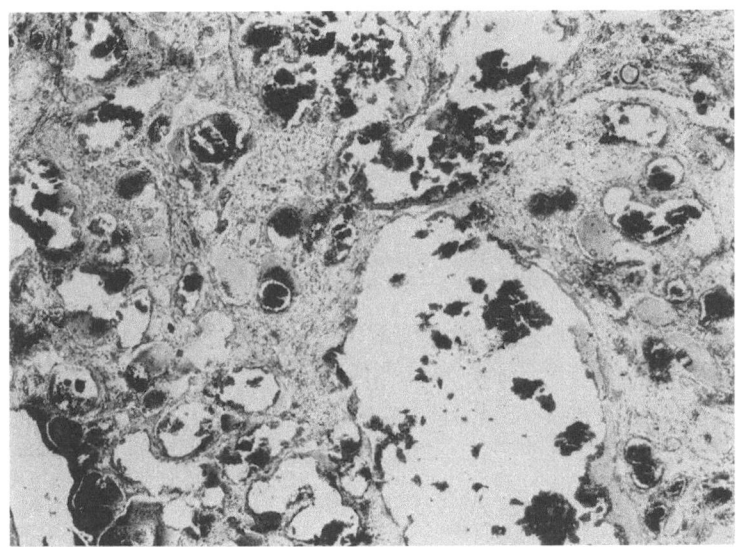

Abb. 160. Sturge-Webersche Krankheit. I—2—17 (Steinhof, Sammlung Prim. Dr. GROSS). Angiom des Plexus chorioideus. Paraffin, Mallory, 40×. Verschieden weite, blutgefüllte Gefäße von unterschiedlichem Wandbau sind durch ein zellreiches Zwischengewebe mit Kollagenfasern getrennt. Kalkkonkremente sind vorhanden

zellen reduziert, verkalkte Nervenzellen treten selten einmal auf, und eine substitutive Gliazellwucherung mit Faserbildung kann beobachtet werden. Manchmal sind auch Fremdkörper-Riesenzellen zu sehen. Die Markschädigung mit Myelinabbau entspricht in ihrem Umfang meist dem Verlust von Rindenparenchym. Angiomatöse Verbildungen der intracerebralen Gefäße sind nur ausnahmsweise vorhanden (GIAMPALMO; VAN BOGAERT; PAARMANN et al.: Plexus chorioideus; PETERS: Capillares Angiom der Brücke).

Bei einem 14jährigen verstorbenen Mädchen aus der Beobachtung von GROSS und UIBERRAK (Psychiatrische Klinik der Stadt Wien) mit dem vollen Symptomenbild der Sturge-Weberschen Krankheit fand sich im Trigonum des Seitenventrikels eine umschriebene angiomatöse Plexusveränderung (Abb. 160). Eine Angiomatose des Schädels und der Dura kann vorliegen (ALEXANDER u. NORMAN, NELLHAUS et al.). Selten wurde eine Kombination mit diffuser leptomeningealer Melanose (VAN BOGAERT) 1950; ALEXANDER u. NORMAN; NELLHAUS et al., sowie mit cerebralen Verbildungen beobachtet (VAN BOGAERT; YAKOVLEV u. GUTHRIE; NELLHAUS et al.).

In seltenen Fällen finden sich Pigmentnaevi des Auges.

Die *Naevi vasculosi der Haut* sind meist einseitig auf das Ausbreitungsgebiet eines oder mehrerer Trigeminusäste beschränkt. Wenn sie am Stamm auftreten, sind sie oft segmental angeordnet. KAUTZKYs vergleichende Untersuchung der Ausbreitung der Haut- und Hirnhautangiomatose führte zu dem Schluß, daß die Pia-Angiomatose im allgemeinen in *der* Hirnregion gefunden wird, deren Dura vom gleichen Nerven (Trigeminusast) innerviert wird, wie das im selben Fall von Naevus befallene Hautgebiet. Der Autor hält die den sensiblen Nerven beigemischten parasympathischen vasomotorischen Fasern für pathogenetisch bedeutsam und verweist in diesem Zusammenhang auch auf die manchmal vorhandenen echten Hyperplasien von Knochen,

Haut, Zähnen usw. Alexander u. Norman weisen dagegen darauf hin, daß in Fällen, in denen der Gesichtsnaevus ausschließlich unterhalb der Lidspalte liegt, die cerebrale Sturge-Weber-Läsion nicht vorhanden ist, was mit der Kautzkyschen Theorie nicht vereinbar erscheint. Hingegen sind in Fällen von sehr ausgebreiteten cerebralen Verkalkungen auch ausgedehnte Gesichtsanteile vom Naevus befallen. Hautnaevi können auch in Kombination mit anderen Gefäßmißbildungen, mit der v. Hippel-Lindauschen Krankheit, der v. Recklinghausenschen Krankheit und der tuberösen Sklerose gefunden werden. Gelegentlich tritt bei der Sturge-Weberschen Krankheit auch ein Adenoma sebaceum — wie es die tuberöse Sklerose auszeichnet — auf.

Als seltenere, den Phakomatosen in weiterem Sinne zuzurechnende Syndrome mit angiomatösen Veränderungen sind hier noch vollständigkeitshalber zu erwähnen: Die „familiäre, nicht calcifizierende, diffuse corticomeningeale Angiomatose mit progressiver Demyelinisierung der weißen Substanz" (Divry u. van Bogaert), das „arterio-venöse Aneurysma der Retina und des Mittelhirns" (Wyburn-Mason) (Syndrom von Bonnet-Dechaume-Blanc), die relativ häufige „Ataxie-Telangiektasie" (Syndrom von Louis-Bar und Boder u. Sedgwick) sowie evtl. die konnatalen Aneurysmen der basalen Hirnarterien und die übrigen Gefäßgeschwülste und Gefäßmißbildungen des Gehirns und Rückenmarks (Koch).

Literatur

Alexander, G. L., and R. M. Norman: The Sturge-Weber syndrome. Bristol: J. Wright & Sons 1960.

Asenjo, A., E. Uiberall i J. Fierro: Afecciones vasculares quirurgicas del encéfalo. Zig-Zag, Santiago de Chile 1957.

Benda, C. E.: Developmental disorders of mentation and cerebral palsies. New York: Grune & Stratton 1952.

Bergstrand, H., H. Olivecrona u. W. Tönnis: Gefäßmißbildungen und Gefäßgeschwülste des Gehirns. Leipzig: Georg Thieme 1936.

Bielschowsky, M.: Über tuberöse Sklerose und ihre Beziehungen zur Recklinghausen'schen Krankheit. Z. Neur. 26, 133 (1914).

— Zur Kenntnis der Beziehungen zwischen tuberöser Sklerose und Gliomatose. J. Psychol. u. Neur. 24, 20 (1919).

— Zur Histologie und Pathogenese der tuberösen Sklerose. J. Psychol. u. Neur. 30, 167 (1924).

Böck, J.: Über eigenartige Gefäßveränderungen am Auge bei v. Recklinghausen'scher Neurofibromatose. Ber. 54. Zus. Dtsch. Ophthal. Ges., S. 275, Heidelberg (1948).

Boeters, H.: Sonstige Geschwulstformen. In: Handbuch der Erbbiologie des Menschen, Bd. V/1, hrsg. von G. Just. Berlin: Springer 1939.

Bogaert, L. van: Sclérose tubereuse et spongioblastome multiforme. J. belge Neurol. Psychiat. 33, 802 (1933).

— Les dysplasies neuro-ectodermiques etc. Rev. neurol. 63, 353 (1935).

— Pathologie des angiomatoses. Acta neurol. belg. 50, 526 (1950).

— Neuropathologie générale des phakomatoses et de quelques dystrophies neuro-cutanées moins bien connues chez l'enfant. Congr. de l'assoc. de Pédiatrie de langue française, Genève 1961.

Bourneville, D. M.: Contribution à l'étude de l'idiotie. Sclérose des circonvolutions cerebrales;

idiotie et épilepsie hémiplégique. Arch. Neurol. (Paris) 81, 69 (1880).

Cancilla, P. A., and H. M. Zimmerman: The fine structure of a cerebellar hemangioblastoma. J. Neuropath. exp. Neurol. 24, 621—628 (1965).

Castaigne, P., M. David, B. Pertuiset, R. Escourolle et J. Poirier: L'ultrastructure des hémangioblastomes du système nerveux central. Rev. neurol. 118, 5—26 (1968).

Cravioto, H., and I. Feigin: Localiced cerebral gliosis with giant neurons histologically resembling tuberous sclerosis. J. Neuropath. exp. Neurol. 19, 572—579 (1960).

Cushing, H.: Intracranielle Tumoren. Berlin: Springer 1935.

Danis, P., et L. van Bogaert: Angiome choroid „muet" au cours d'une maladie de Sturge-Weber suivie pendant toute la vie du sujet. Acta neurol. belg. 51, 74 (1951).

Davison, C. M., S. Brock, and C. G. Dyke: Retinal and central nervous Hemangioblastomatosis with visceral changes (von Hippel-Lindau disease). Bull. neurol. Inst. N.Y. 5, 72 (1936).

Dimitri, V.: Tumor cerebral congénito (Angioma cavernoso). Rev. Ass. méd. argent. 36, 63 (1923).

Dureux, J. B.: Les génopathies et embryopathies neuro-ophthalmiques. Encéphale 46, 253 (1957).

Engström, N., A. Ljungqvist, B. Persson, and J. Wetterfors: Tuberous sclerosis with a localized angiomatous malformation in the ileum and excessive albumin loss into the lower intestinal tract. Report of a case. Pediatrics 30, 681—695 (1962).

Feyrter, F.: Über die vaskuläre Neurofibromatose, nach Untersuchungen am menschlichen Magen-Darmschlauch. Virchows Arch. path. Anat. 317, 221 (1949).

Foerster, A., u. O. Gagel: Zentrale diffuse Schwannose bei Recklinghausen'scher Krankheit. Z. Neur. 151, 1 (1934).

GAGEL, O.: Neurofibromatose (Recklinghausen'sche Krankheit). In: Handbuch der Neurologie v. BUMCKE und FOERSTER, Bd. XVI, S. 289. Berlin: Springer 1936.

GANS, O.: Histologie der Hautkrankheiten, Bd. 2. Berlin: Springer 1928.

GEYELIN, H. R., and W. PENFIELD: Cerebral calcification epilepsy (Endarteritis calcificans cerebri). Arch. Neurol. (Chic.) 21, 1020 (1929).

GIAMPALMO, A.: Sulla mallatia de Sturge è Weber. Riv. Path. 32, 1 (1940).

GOLD, A. P., and J. M. FREEMAN: Depigmented naevi; earliest sign of tuberous sclerosis. Pediatrics 35, 1003—1005 (1965).

GOLD, A., J. RANSOHOFF, and S. CARTER: Vein of Galen malformation. Acta neurol. scand. 40, Suppl. 11 (1964).

GROSS, H., K. JELLINGER u. E. KALTENBÄCK: Blastomatöse Hemimegalencephalie. Vortrag: Tagg Ver. dtsch.Neuropathol.u.Neuroanat.,Würzburg(1962).

GRUNER, J. E.: Histopathologie fine de la maladie de Bourneville. Vortrag: Soc. Ital. Neurol. Sez. Neuropatol. Riunione di Primavera, Perugia, 10. bis 11. Mai, 1958.

HALLERVORDEN, J.: Erbliche Hirntumoren. Nervenarzt 9, 1 (1936).

— Bemerkungen zur zentralen Neurofibromatose und tuberösen Sklerose. Dtsch. Z. Nervenheilk. 169, 308 (1952).

—, u. W. KRÜCKE: Die tuberöse Hirnsklerose. In: Handbuch der speziellen pathologischen Anatomie und Histologie, Bd. XIII, 4. Teil, IV, S. 602. Berlin-Göttingen-Heidelberg: Springer 1956.

HARTDEGEN, A.: Ein Fall von multipler Verhärtung des Großhirns bei einem Neugeborenen. Arch. f. Psychiatr. 11, 117 (1881).

HASSLER, O.: Ataxia-telangiectasia (Louis-Bar-syndrome). Acta neurol. scand. 43, 464—471 (1967).

HELDERWEIRT, G.: Sclérose tubereuse revélée par un état de mal épileptique en neuvième jour d'une vaccination antivariolique chez un nourrisson. Acta psychiat. scand. 30, 467 (1955).

HELMKE, K.-H.: Glykogenablagerung im Gehirn bei tuberöser Sklerose. Virchows Arch. path. Anat. 300, 130 (1937).

HIPPEL, E. v.: Über das Angiom der Aderhaut. Arch. Ohr-, Nas.- u. Kehlk.-Heilk. 127, 46 (1909).

HOEVE, VAN DER: Augengeschwülste bei der tuberösen Hirnsklerose. Albrecht v. Graefes Arch. Ophthal. 105, 880 (1921).

— Augengeschwülste bei der tuberösen Hirnsklerose und verwandte Krankheiten. Albrecht v. Graefes Arch. Ophthal. 111, 1 (1923).

— Eye diseases in tuberous sclerosis of the brain and in Recklinghausen disease. Trans. ophthal. Soc. U. K. 43, 534 (1923).

— Les phakomatoses de Bourneville, de Recklinghausen et de Hippel-Lindau. J. belge Neurol. Psychiat. 33, 752 (1933).

JACOB, H.: Zentralnervöse Zell- und Gewebsdysfunktionen bei tuberöser Sklerose. Arch. Psychiat. Z. Neurol. 206, 208—227 (1964).

JELLINGER, K., K. HUBER u. G. ZERVOPOULOS: Zur Pathologie und Klinik basaler Hirnschlagaderaneurysmen. Wien. Z. Nervenheilk. 16, 25 (1959).

JELLINGER, K., L. KUCSKO u. F. SEITELBERGER: Diffuse meningocerebrale Angiodysplasie mit hypoplasiogener Isthmusstenose bei einem Neugeborenen. Beitr. path. Anat. 133, 41—72 (1966).

—, M. MINAUF, F. GARZULY und E. NEUMAYER: Angiodysgenetische nekrotisierende Myelopathie. Arch. Psychiat. Im Druck.

—, u. O. RUZICZKA: Akut-letale Manifestation einer tuberösen Hirnsklerose nach Pockenschutzimpfung. Z. Kinderheilk. 88, 82—90 (1963).

JOSEPHY, H.: Tuberöse Sklerose. In: Handbuch der Neurologie v. BUMKE und FOERSTER, Bd. XVI, S. 273. Berlin: Springer 1936.

KARLEFORS, J.: Die Hirnhauträume des Kleinhirns. Stockholm: Nordstedt & Soner 1924.

KAUTZKY, R.: Die Bedeutung der Hirnhaut-Innervation und ihre Entwicklung für die Pathogenese der Sturge-Weber'schen Krankheit. Dtsch. Z. Nervenheilk. 161, 506 (1949).

KOCH, G.: Erbliche Hirngeschwülste. Z. menschl. Vererb.- u. Konstit.-Lehre 29, 400 (1949).

— Tuberöse Sklerose (zusammenfassender Bericht über die wichtigsten Forschungsergebnisse des Auslandes). Ärztl. Forsch. 6, 471 (1952).

— Phakomatosen. In: Handbuch Humangenetik, hrsg. P. E. BECKER, S. 34—111. Stuttgart: Georg Thieme 1966.

KRABBE, K. H.: Recherches anatomopathologiques sur un cas de soi-disant angiome calcifié des méninges, démontré par la radiographie. Rev. neurol. 1, 1394 (1932).

KRAYENBÜHL, H., u. G. YASARGIL: Das Kleinhirnhämangiom. Schweiz. med. Wschr. 88, 99 (1958).

— — u. E. UEHLINGER: Klinischer und pathologisch-anatomischer Beitrag zur Sturge-Weber-Krabbeschen Krankheit. Dermatologica (Basel) 115, 555 (1957).

KUFS, H.: Beiträge zur Diagnostik und pathologischen Anatomie der tuberösen Sklerose usw. Z. Neur. 18, 291 (1913).

— Über den Erbgang der tuberösen Sklerose. Z. Neur. 144, 562 (1933).

— Über eine Spätform der tuberösen Hirnsklerose unter dem Bilde des Hirntumors und andere abnorme Befunde bei dieser Krankheit. Arch. Psychiat. Nervenkr. 182, 177 (1949).

— Über die Umwandlung der Hamartoblastombildung bei der Spätform der tuberösen Hirnsklerose in einen reinen gliomatösen Tumorprozeß und über die Entwicklung großer Ventrikeltumoren vom Bau der Ependymome bei der Frühform der tuberösen Sklerose. Psychiat. Neurol. med. Psychol. (Lpz.) 6, 285 (1954).

KURLAND, L. T., N. C. MYRIANTHOPOULOS, and S. LESSELL: Epidemiologic and genetic considerations on intracranial neoplasms. In: W. S. FIELDS, and P. C. SHARKEY: The biology and treatment of intracranial tumors. Springfield: Thomas 1962.

LASSMANN, G.: Neurofibromatose Recklinghausen. Untersuchungen bei zwei Fällen von cutaner Neurofibromatose und einem Neurofibrome encapsulée der Gebärmutter. Dtsch. Z. Nervenheilk. 190, 241—266 (1967).

Lindau, A.: Studien über Kleinhirncysten. Bau, Pathogenese und Beziehungen zur Angiomatosis retinae. Acta path. microbiol. scand., Supp. 1, 128 (1926).

— Zur Frage der Angiomatosis retinae und ihrer Hirnkomplikationen. Acta ophthal. (Kbh.) 4, 193 (1927).

Louis-Bar, D.: Sur un syndrome progressif comprenant des télangiectasies capillaires cutanées et conjonctives symétriques à disposition naevoide et des troubles cérébelleux. Confin. neurol. (Basel) 4, 32—42 (1941).

Lund, O.-E.: Histologische und morphogenetische Untersuchungen an Auge und Hirn bei Phakomatosen. Albrecht v. Graefes Arch. Ophthal. 162, 369 (1960).

Lundgren: Zit. nach Bergstrand, Olivecrona u. Tönnis.

Müller, W.: Zur Frage der Verkalkung bei der Sturge-Weber'schen Krankheit. Zbl. Neurochir. 21, 67 (1961).

— Über das Pigment im Neurinom. Dtsch. Z. Nervenheilk. 183, 331 (1962).

Nellhaus, G., C. Haberland, and B. J. Hill: Sturge-Weber disease with bilateral intracranial calcifications at birth and unusual pathologic findings. Acta neurol. scand. 43, 314—347 (1967).

Noetzel, H.: Die Pathologie des Nervensystems. In: Spezielle Pathologie von Franz Büchner, 2. Aufl. München u. Berlin: Urban & Schwarzenberg 1955.

—, u. B. Zorger: Angiodysplasie der basalen Hirnarterien mit Varix der Vena magna Galeni. Z. Kinderchir. 5, 156—166 (1967).

Norman, R. M.: Observations on the neuropathology of cerebellar disease in early liefe. Little Club Clin. Dev. Med. 8, 49—62 (1963).

Obiditsch-Meyer, I.: Persönliche Mitteilung.

Paarmann, H.-F.: Angio- und Meningeomatosen des Plexus chorioideus und der Hirnhäute bei den neurocutanen Syndromen. Dtsch. Z. Nervenheilk. 173, 21 (1955).

Pelizzi, G. B.: Studi clinici ed anatomopatologici sull'idiozia. I. Della idioza da sclerosi tuberosa. Ann. di Fren. 10, 63 (1901).

Peters, G.: Sturge-Weber'sche Krankheit. In: Handbuch der speziellen pathologischen Anatomie und Histologie, Bd. XIII, 4. Teil, IV, S. 696. Berlin-Göttingen-Heidelberg: Springer 1956.

Peters, G., u. O.-E. Lund: Die Fehlbildungen des Zentralnervensystems. In: Lehrbuch der speziellen pathologischen Anatomie von Kaufmann und Staemmler, Bd. III, 1. Teil, S. 343. Berlin: Walter de Gruyter & Co. 1958.

Piazza, R., et U. P. Bueno: Sur la pathogénie de la Sclérose Tubéreuse. Acta neuropath. (Berl.) 3, 588—600 (1964).

Piotrowski, W., u. G. Röhrborn: Eine Familienstudie des klassischen Falles von v. Hippel-Linau-Syndrom. Langenbecks Arch. klin. Chir. 311, 310—322 (1965).

Ramsey, H. J.: Fine structure of hemangiopericytoma and hemangioendothelioma. Cancer (Philad.) 19, 2005—2018 (1966).

Ratzenhofer, M.: Ein Fall von generalisierter Neurinomatose, gleichzeitig ein Beitrag zur Kenntnis von Bauplan und der Entstehungsweise des neurinomatösen Gewebes. Beitr. path. Anat. 105, 127 (1941).

Recklinghausen, F. v.: Über die multiplen Fibrome der Haut und ihre Beziehung zu den multiplen Neuromen. Festschrift für Virchow. Berlin: August Hirschwald 1882.

Rodriguez, H. A., and M. Berthrong: Multiple primary intracranial tumors in von Recklinghausen's neurofibromatosis. Arch. Neurol. (Chic.) 14, 467—475 (1966).

Rosman, N. P., and J. Pearce: The brain in multiple neurofibromatosis (von Recklinghausen's disease): a suggested neuropathological basis for the associated mental defect. Brain 90, 829—838 (1967).

Salzer-Kuntschik, M.: Über Veränderungen in Lymphknoten und im retroperitonealen Fettgewebe bei einem Fall von tuberöser Sklerose. Wien. Z. Nervenheilk. 23, 356—365 (1966).

Santha, K. v.: Diffuse Lemmoblastose des Zentralnervensystems. Z. Neur. 154, 763 (1936).

Schirmer, R.: Ein Fall von Teleangiektasie. Albrecht v. Graefes Arch. Ophthal. 7, 119 (1860).

Schmincke, A.: Recklinghausen'sche Krankheit. In: Handbuch der speziellen pathologischen Anatomie und Histologie, Bd. XIII, 4. Teil, IV, S. 664. Berlin-Göttingen-Heidelberg: Springer 1956.

Schmitt, J.: Les formes viscérales des phacomatoses. Paris: Doin 1959.

Streeter, G. L.: The development alterations in the vascular system of the brain of the human embryo. Carnegie Publications Nr. 271, 5 (1918).

Struwe, F., u. E. J. Steuer: Eine Recklinghausen-Familie. Z. Neur. 125, 728 (1930).

Sturge, W. A.: A case of partial epilepsy, apparently due to a lesion of one of the vasomotor centres of the brain. Clin. Soc. Trans. 12, 162 (1879).

Tadjoedin, M. K., and F. C. Frazer: Heredity of ataxia-telangiectasia (Louis-Bar syndrome). Amer. J. Dis. Child. 110, 64—68 (1965).

Tilesius, W. G.: Historia pathologica singularis cutis turpidinis. Leipzig 1793 (nach von Recklinghausen).

Waardenburg, P. J.: Neurofibromatosis. In: Genetics and ophthalmology, Bd. II. Assen: Van Gorcum 1963.

— Tuberous sclerosis (epiloia). In: Genetics and ophthalmology, Bd. II. Assen: Van Gorcum 1963.

— Angioblastomatosis (von Hippel-Lindau). In: Genetics and ophthalmology, Bd. II. Assen: Van Gorcum 1963.

— The angio-encephalo-cutaneous syndrome. In: Genetics and ophthalmology, Bd. II. Assen: Van Gorcum 1963.

Weber, F. P.: Notes on association of extensive haemangiomatous naevus of skin with cerebral (meningeal) haemangioma especially cases of facial vascular naevus with contralatent hemiplegia. Proc. roy Soc. Med. 22, 431 (1929).

VEROCAY, J.: Multiple Geschwülste und System-erkrankungen am nervösen Apparat. Chiari-Festschrift. Wien und Leipzig 1908.

WIEL, H. J. VAN DER: Inheritance of glioma. The genetic aspects of cerebral glioma and its relations to status dysrhaphicus. Amsterdam: Elsevier Publ. Co. 1959.

YAKOVLEV, P. I., and R. H. GUTHRIE: Congenital ectodermosis (neurocutaneous syndromes) in epi-leptic patients. Arch. Neurol. Psychiat. (Chic.) **26**, 1145—1194 (1931).

ZÜLCH, K. J.: Biologie und Pathologie der Hirn-geschwülste. In: Handbuch der Neurochirurgie, Bd. III, S. 1. Berlin-Göttingen-Heidelberg: Springer 1956.

ZWEYMÜLLER, E.: Das Krankheitsbild von Sturge-Weber. Öst. Z. Kinderheilk. **7**, 35—66 (1952).

Progressive cerebellare Ataxie mit oculo-cutanen Teleangiektasien (Louis-Bar-Syndrom)

A. MATTHES, Kork

Historische Daten. Im Jahr 1941 beschrieb Madame LOUIS-BAR den Fall eines 9jährigen Jungen, bei dem sich neben einer langsam progredienten, cerebellaren Ataxie symmetrische Teleangiektasien an den Bindehäuten und Ohrmuscheln entwickelt hatten. Sie erkannte die nosologische Zusammengehörigkeit der Erkrankung des ZNS mit den Hauterscheinungen und ordnete das Krankheitsbild in die Gruppe der Phako-matosen ein. Bei den bereits 1926 von SYLLABA u. HENNER publizierten 3 Geschwistern mit doppel-seitiger Athetose, Dystrophie und Erweiterung der Conjunctivalgefäße dürfte es sich um die gleiche Krankheit gehandelt haben.

Erst 1956 wurden 3 weitere Fälle mit diesem charakteristischen Syndrom von BUCHANAN beob-achtet. BODER und SEDGWICK schlugen 1957 die Bezeichnung „Ataxia telangiectasia" vor. Den ersten Fall in Deutschland hat MATTHES 1959 beschrieben. Insgesamt sind etwa 200 Fälle publiziert worden. Eine zusammenfassende Darstellung mit vollständiger Literatur gaben JUNGO u. Mitarb. 1963 sowie MARTIN 1964.

Klinisches Bild. Nach normaler statisch-motorischer und psychischer Entwicklung wer-den die Kinder nach dem 1. Lebensjahr durch eine *Gangstörung* auffällig. Sie gehen breitbeinig schwankend, torkelnd und stolpern häufig. Der Kopf wird beim Gehen oft anteflektiert und evtl. nach einer Seite geneigt.

Die neurologische Untersuchung ergibt eine *bilaterale cerebellare Symptomatik* mit Gang- und Rumpfataxie, Dysdiadochokines, Inten-tionstremor und allgemeiner Muskelhypotonie. Die Eigenreflexe können abgeschwächt sein oder fehlen; die Sensibilität ist intakt. In einigen Fällen (BIEMOND; WELLS u. SHY) standen *extrapyramidale Dyskinesien*, meist in Form einer Athetose oder Choreoathetose der Extremitäten, im Vordergrund des klinischen Bildes. *Hypersalivation* und *Hypomimie* wer-den von mehreren Autoren als eindrucksvolle Symptome hervorgehoben (JUNGO u. Mitarb.; BODER u. SEDGWICK; BRANDT; SIEKERT u.a.).

Seltener sind *initiale rigorartige Tonus-erhöhungen* bei passiven Bewegungsversuchen (BODER u. SEDGWICK; MATTHES) oder Hyper-reflexie bzw. positiver Babinski (THIEFFRY, SIEKERT). Pyramidenbahnsymptome gehören jedoch üblicherweise nicht zum Krankheits-bild.

Bis zum Schulalter kann die Gangstörung stationär bleiben. Dann setzt in der Regel eine Progredienz der Kleinhirnsymptomatik ein, so daß bis zur Pubertät freies Stehen und Gehen nicht mehr möglich ist.

Die meisten Patienten leiden außerdem an einer *Sprachstörung*. Es kommt zu einer dys-arthrischen, skandierenden, monotonen und abnorm leisen Sprache, die sich im Verlauf der Krankheit zunehmend verschlechtert.

Die von SMITH u. COGAN als *oculomoto-rische Apraxie* bezeichnete Störung der äußeren Augenmotorik wurde in über 80% der Fälle registriert. Dabei verharren die Bulbi bei Kopf-drehung in der alten Stellung und kehren erst nach einem Intervall in die Medianstellung zurück (ZELLWEGER; PELC). *Nystagmus* ist häufig, *Strabismus* seltener beschrieben.

Einige Jahre nach Beginn der cerebellaren Symptome — meist zwischen dem 3. und 6. Le-bensjahr — kommt es zu ebenfalls *progre-dienten Haut- und Schleimhautveränderungen*. Charakteristisch sind die im Lidspaltenbereich symmetrisch ausgebildeten *Ektasien der Con-junctivalgefäße* (s. Abb. 161) ohne entzündliche Begleiterscheinungen. Später können sie auf die palpebralen Conjunctiven übergreifen. Nicht selten führen die Bindehautverändrungen zu der Fehldiagnose einer chronischen Conjunctivitis.

Andere bevorzugte Lokalisationen von *Teleangiektasien* sind: Wangen, Nasenwurzel, Augen-Nasenwinkel, Ohrmuschel, seitliche und hintere Nackengegend, Kniekehle, Ellbeuge, Hand- und Fußrücken.

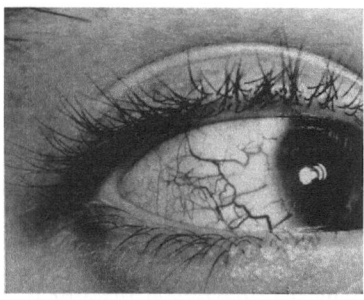

Abb. 161. Teleangiektasien der Conjunctivalgefäße bei einem 8jährigen Jungen mit Ataxia telangiektasia

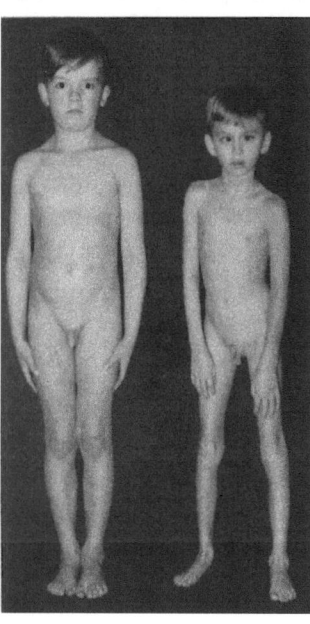

Abb. 162. Minderwuchs, Dystrophie, Strabismus, Haltungsanomalie und breitbeiniger Stand (cerebellare Ataxie eines 8jährigen Jungen mit Louis-Bar-Syndrom). Daneben gleichaltriger, eutropher Junge

Zusätzliche *Café-au-lait-Flecke*, *Angiome*, *Pigmentnaevi* und *atrophische Hautbezirke* wurden in vielen Fällen beobachtet. Auch *graue Haare* waren einigen Autoren aufgefallen (ZELL-WEGER; THIEFFRY; BODER u. SEDGWICK).

In $^2/_3$ der Fälle kommt es zu *chronisch-rezidivierenden Nasen-, Rachen-, Nebenhöhlen-und Bronchialinfektionen*, z.T. mit *Bronchiek-tasen* und bronchopneumonischen Infiltraten,

die bei einigen Patienten die Ursache für den letalen Ausgang darstellten (BODER u. SEDGWICK; TELLER u. MILLICHAP). Die meisten Kinder entwickeln eine *Dystrophie* und bleiben im *Längenwachstum zurück* (s. Abb. 162). Bei Kranken, die das Pubertätsalter erreicht haben, wird über *sexuellen Infantilismus* berichtet.

Die *psychischen Befunde* sind wechselnd. Während das *Verhalten* der Kinder oft als gutmütig, fröhlich und zufrieden beschrieben wird, kann es mit zunehmender Krankheitsdauer zu einem *Intelligenzabbau* kommen (REYE; THIEF-FRY; PICKUP u. PUGH; MATTHES). Höhere Grade von Schwachsinn sind jedoch Ausnahmen.

Laboratoriumsbefunde. *Immunelektrophoretisch* wurde von THIEFFRY erstmals eine Verminderung der γ_1A-Globuline festgestellt. Diese Befunde konnten später von mehreren Autoren bestätigt werden (FIREMAN u. Mitarb.; AMMANN u. Mitarb.; PETERSON u. Mitarb., u.a.). Bei 6 Patienten FIREMANs, die alle rezidivierende sinu-pulmonale Infekte hatten, fehlte 5mal γ_1A-Immunglobulin vollständig, im letzten Fall war es auf $^1/_4$ des Normalwertes reduziert. AMMANN u. Mitarb. fanden eine Verminderung des γ_1A-Globulins auch bei 2 Patienten ohne rezidivierende Infekte, so daß eine reaktive Dysproteinämie unwahrscheinlich ist. Die Dysgammaglobulinämie ist jedoch kein obligates Symptom. PETERSON u. Mitarb. weisen in diesem Zusammenhang auf *abnorme Thymusbefunde* hin; bei einigen ihrer Patienten war der Thymus hypoplastisch, abnorm strukturiert oder fehlte ganz.

Im *Blutbild* wurden in einigen Fällen Lymphocytopenien beschrieben (PETERSON u. Mitarb.; AMMANN u. Mitarb.), im übrigen ist das Blutbild unauffällig. Auch die *Papierelektrophorese* des Serums ergibt keine konstant pathologischen Befunde.

Die üblichen *Liquoruntersuchungen* auf Eiweiß, Zellen und Zucker verlaufen normal. MATTHES fand liquorelektrophoretisch eine mäßige Albuminverminderung und eine Erhöhung der β-Globuline.

Im *Pneumoencephalogramm* wurde verschiedentlich eine Erweiterung des 4. Ventrikels und der Cysterna magna als Ausdruck der Kleinhirnatrophie festgestellt.

Elektroencephalographisch zeigten sich in der Mehrzahl der Fälle normale, seltener unspezifisch allgemeingestörte Kurvenbilder.

Differentialdiagnose. Bei voll ausgeprägtem Krankheitsbild läßt sich die Diagnose aufgrund der beiden Kardinalsymptome: Ataxie und oculo-cutane Teleangiektasien auf Anhieb stellen. Solange die pathognomonischen Conjunctival- und Hautveränderungen noch fehlen und die cerebellare Symptomatik das klinische Bild beherrscht, kann die Abtrennung von anderen frühkindlichen chronischen Ataxien schwierig sein. Die *hypoton-ataktische Form der infantilen Cerebralparese* geht in der Regel mit schweren Intelligenzdefekten, einer primär verzögerten motorisch-statischen Entwicklung sowie einer symptomatischen Epilepsie einher.

Unter den sog. Heredoataxien muß vor allem die meist später einsetzende *Friedreichsche Ataxie* berücksichtigt werden. Pyramidenbahnzeichen, Skeletdeformitäten sowie Störungen der Tiefensensibilität bei Morbus Friedreich sind wichtige differentialdiagnostische Kriterien.

Seltenere zentralnervöse Erkrankungen des Säuglings- und Kleinkindesalters, die mit cerebellaren oder extrapyramidalen Symptomen einsetzen können, sind z.B. *Encephalitis periaxialis* (SCHILDER), *Pelizäus-Merzbacher* und *Degeneration der cerebellaren grauen Substanz* (ALPERS).

Patho-anatomische Befunde. Bisher konnten 4 Patienten, die im Alter von 9, 10, 12 und 25 Jahren der Krankheit erlagen, autoptisch untersucht werden (BIEMOND; BODER u. SEDGWICK; CENTERWALL u. MILLER). In allen Fällen fand sich eine *Kleinhirnatrophie*, der histopathologisch eine primär chronische, progressive cerebelläre *Degeneration mit Verminderung der Purkinje-Zellen*, der *Körnerschicht* sowie der *Korbzellen* zugrunde lag. Homologe Störungen konnten CENTERWALL u. MILLER auch an den Pyramidenbahnzellen der Großhirnrinde nachweisen. Entsprechend den Gefäßveränderungen der Haut fanden sich die kleinen Venen der Leptomeninx des Kleinhirns, der weißen Substanz sowie des Nucleus dentatus erweitert, dünnwandig und gestaut. Bei einem von ZELLWEGER und KHALIFEH nach Freilegung der hinteren Schädelgrube

bioptisch untersuchten 9jährigen Mädchen zeigten sich die gleichen Veränderungen.

Nosologie und Pathogenese. Wie die Erstbeschreiberin LOUIS-BAR ordnen die meisten Autoren das Syndrom wegen der Kombination progredienter zentralnervöser Symptome mit charakteristischen Hautveränderungen in die Gruppe der Phakomatosen ein. Ungewöhnlich ist dabei die abiotrophische Natur der cerebralen Veränderungen. PETERSON u. Mitarb. vermuten enge Beziehungen zu abnormer Thymusfunktion und malignen Tumoren des lymphoretikulären Systems. Hierfür spricht nach Ansicht dieser Autoren die in mehreren Fällen nachgewiesene Lymphocytopenie, das Fehlen oder die Dysplasie des Thymus sowie die relativ häufige Koinzidenz des Syndroms mit malignen Tumoren des lymphoretikulären Systems.

Der selektive γ_1A-Globulinmangel sowie der Umstand, daß die γ_1A-Globuline die stärkste Globulinfraktion im Schleim der Atemwege darstellen und eine wichtige Rolle bei der Infektabwehr spielen, erklärt die rezidivierenden oto-sino-pulmonalen Infektionen. Der Zusammenhang zwischen neurologischen Störungen, Teleangiektasien und immunologischem Defekt ist ein noch ungelöstes Problem.

Von den bisher publizierten 61 Fällen waren 24 Geschwister und 2 Cousins. Eine statistisch signifikante Bevorzugung eines Geschlechtes besteht nicht (Knaben:Mädchen = 33:27). Für die Erkrankung wird daher ein *autosomal-recessiver Erbgang* angenommen (pleiotropes Gen). ZELLEGER u. KHALIFEH sowie UTIAN u. PLIT stellten bei ihren Patienten einen normalen Karyotyp fest.

Prognose und Therapie. Die Prognose hängt von der Geschwindigkeit des degenerativen Kleinhirnprozesses sowie den häufigen pulmonalen Komplikationen ab. Um die Pubertät sind die meisten Patienten bereits gehunfähig.

Heilgymnastische Maßnahmen, antibiotische Therapie und prophylaktische Gaben von γ-Globulin sind die einzigen Möglichkeiten zur Milderung der Symptome bzw. Verlängerung des Lebens.

Literatur

AMMANN, P., V. LOPEZ, R. BÜTLER u. E. ROSSI: Das Ataxie-Teleangiektasie-Syndrom (Louis-Bar-Syndrom) aus immunologischer Sicht. Helv. paediat. Acta **20**, 137 (1965).

BIEMOND, A.: Pallaeocerebellar atrophy with extrapyramidal manifestations in association with bronchiectases and telangiectases of the conjunctiva bulbi as a familial syndrome. First Internat.

Congr. of Neurological Sciences, Brussels, Neuro-pathology, Bd. IV, S. 206. Oxford: Pergamon Press 1957.

Boder, E., and R. P. Sedgwick: Ataxia-telangiectasia: a familial syndrome of progressive cerebellar ataxia, oculocutaneous telangiectasia and frequent pulmonary infections. Pediatrics 21, 526 (1958).

— — Ataxia-Telangiectasia: A review of 101 cases in „Cerebellum Posture and Cerebral Palsy". Little Club Clin. develop. Med. 8, 110 (1963).

Brandt, S.: Cefalo-oculo-cutane teleangiectasier (Louis-Bar's syndrom). Nord. Med. 62, 1519 (1959).

Buchanan, D. N.: Clinical presentation at the 25th anniversary convention of the Department of Pediatrics, University of Chicago, Oct. 1956. Nicht publiziert.

Centerwall, W. R., and M. M. Miller: Ataxia, telangiectasia and sinopulmonary infections: a syndrome of a slowly progressive deterioration. Amer. J. Dis. Child. 95, 385 (1958).

Fireman, P., M. Boesman, and D. Gitlin: Ataxia Teleangiectasia: Dysgammaglobulinaemia with deficient gamma-1-A (beta-2A)-globuline. Lancet 1964I, 1193.

Jungo, O., P. Glausner u. E. König: Die chronische progressive cerebelläre Ataxie mit Teleangiektasien (Syndrom von Louis-Bar). Erste Beobachtung in der Schweiz. Helv. paediat. Acta 18, 280 (1963).

Louis-Bar, D.: Sur un syndrome progressif comprenant des télangectasies capillaires cutanées et conjonctivales symétriques a disposition naevoide et des troubles cérébelleux. Confin. neurol. (Basel) 4, 32 (1941).

Martin, L.: Aspect choréoathétosique du syndrome d'ataxie-télangiectasie. Acta neurol. belg. 64, 802 (1964).

Matthes, A.: Cerebello-oculo-cutane Teleangiektasien (Louis-Bar'sche Krankheit). Z. Kinderheilk. 82, 292 (1959).

Pelc, J., et H. Vis: Ataxie familiale avec télangectasies oculaires (Syndrome de D. Louis-Bar). Acta neurol. belg. 60, 905 (1960).

Peterson, R. D. A., W. D. Kelly, and R. A. Good: Ataxia-Teleangiektasia: Its association with defective thymus immunological deficiency disease and malignancy. Lancet 1964I, 1189.

Pickup, J. D., and R. J. Pugh: Familial ataxia-telangiectasia. Arch. Dis. Childh. 36, 336 (1961).

Reye, C.: Ataxia-telangiectasia. Report of a case. Amer. J. Dis. Child. 99, 905 (1960).

Siekert, R. G., H. M. Kieth, and F. R. Dion: Ataxia telangiectasia in children. Proc. Mayo Clin. 34, 58 (1959).

Smith, J. L., and D. G. Cogan: Ataxia-telangiectasia. Arch. Ophthal. 62, 364 (1959).

Syllaba, L., u. K. Henner: Contribution à l'indépendance de l'athétose double idiopathique et congénitale. Atteinte familiale, syndrome dystrophique, signe du véseau vasculaire conjunctival, intégrité psychique. Rev. neurol. 33, 541 (1926).

Teller, W. M., and J. G. Millichap: Ataxia-telangiectasia (Louis-Bar-syndrome) with prominent sinopulmonary disease. J. Amer. med. Ass. 175, 779 (1961).

Utian, H. L., M. Plit: Ataxia teleangiectatica. J. Neurol. Psychiat. 27, 38 (1964).

Thieffry, S. T., M. Arthuis, J. Aicardi et G. Lyon: L'ataxie-télangectasie. Rev. neurol. 105, 390 (1961).

Wells, C. E., and G. M. Shy: Progressive familial choreoathetosis with cutaneous telangiectasia. J. Neurol. Neurosurg. Psychiat. 20, 98 (1959).

Zellweger, H., and R. R. Khalifeh: Ataxia Telangiectasia. Report of two cases. Helv. paediat. Acta 18, 267 (1963).

Erkrankungen der Basalganglien

G. Jacobi, Frankfurt a. M.

Juvenile Paralysis agitans

Begriffsbestimmung. Auch heute noch kann die Definition von James Parkinson aus dem Jahre 1817 für die Paralysis agitans als zutreffend angesehen werden. „Involuntary tremulous motion, with lessened muscular power, in parts not in action and even when supported; with a propensity to bend the trunk forward and to pass from a walking to a running pace; the senses and intellect being uninjured" (zit. nach Buzzard u. Ostheimer). Die Paralysis agitans ist also klinisch gekennzeichnet durch: Tremor, Rigor und Schwäche. Sie muß als Krankheit sui generis vom Parkinson-Syndrom

bzw. Parkinsonismus unterschieden werden. Man spricht von symptomatischem Parkinsonismus, wenn das Krankheitsbild bei cerebraler Arteriosklerose, nach einem Geburtstrauma, CO-Vergiftung, bei einem Tumor des Hirnstamms oder der disseminierten Encephalomyelitis auftritt. Postencephalitischer Parkinsonismus ist heute bei Kindern und Jugendlichen eine Seltenheit, nachdem die großen Wellen der Lethargica-Epidemien schon lange abgeklungen sind.

Die Paralysis agitans ist vorwiegend eine Erkrankung des hohen Lebensalters. Bei der juvenilen Paralysis agitans (j.P.a.) setzen die Symptome im 1. und 2. Lebensjahrzehnt ein (VAN BOGAERT, MJÖNES, WILLIGE); nach Meinung anderer Autoren (HUNT, PATRICK und LEVY, STIEFLER) spricht man von einer juvenilen Form auch noch im 3. Lebensjahrzehnt.

Historische Daten. Nach der Erstbeschreibung durch PARKINSON (1817) wurde die j.P.a. erstmals von CHARCOT und seinem Schüler ORDENSTEIN (1870, zit. nach WILLIGE) auf Grund klinischer Kriterien von der Sclérose en plaques abgegrenzt. J. RAMSAY HUNT (1917, 1920, 1921, 1922, 1924 und 1933) faßte die j.P.a. als abiotrophischen Prozeß im Sinne GOWERS auf, der das pallidäre efferente System befällt. Diesem Erkrankungstyp, der durch Lähmung, Tremor und Rigor gekennzeichnet ist, stellte er eine Krankheit des Neostriatum gegenüber, die durch einen Ausfall der kleinen Zellen des Striatum zustande kommt, die Chorea. Diese strenge Trennung in paläostriäre und neostriäre Syndrome hat sich aber nicht durchgesetzt, da Striatum und Pallidum Teile des extrapyramidalen Systems sind, das bei den einzelnen Krankheitsbildern oft an verschiedener Stelle geschädigt sein kann. Auch die von HUNT sowie VAN BOGAERT unterstützte These, daß sich die j.P.a. von den idiopathischen oder senilen Formen unterscheide, ist sachlich nicht begründbar; der hereditäre Einschlag ist mit 50% (MENDEL, STIEFLER) bei den juvenilen Fällen größer als bei den Formen des höheren Lebensalters; Erkrankungen mit zeitlich sehr verschiedenem Beginn wurden in derselben Familie gefunden (MJÖNES).

Häufigkeit und Altersdisposition. Nach MJÖNES tritt Parkinsonismus bei 0,16% aller Menschen über 50 Jahren auf. MYRIANTHOPOULOS et al. geben die Häufigkeit allgemein mit 1,8⁰/₀₀, bei über 50jährigen mit 1% an. JENKINS kommt in einer Feldstudie in Gipsland (Australien) auf eine allgemeine Erkrankungsziffer von 0,85⁰/₀₀. Neben geographischen Faktoren dürften die Unterschiede vor allem auf der Intensität ärztlicher Untersuchungen und auf der Miterfassung von Abortivformen beruhen. Einen Erkrankungsbeginn vor dem 20. Lebensjahr fand MJÖNES in seinem Krankengut aus Südschweden in 5,3%.

Geschlechtsdisposition. Die Zahl männlicher Patienten überwiegt bei allen Autoren etwa in einem Verhältnis 3:2 (ALLAN, MJÖNES, ONUAGULUCHI, PATRICK und LEVY).

Ätiologie. Es besteht Übereinstimmung, daß bei der idiopathischen, familiären Paralysis agitans ein autosomales, dominantes, monohybrides Leiden vorliegt (ALLAN, HALLERVORDEN, KEHRER, MJÖNES). Interessanterweise werden auch beim arteriosklerotischen

und postencephalitischen Parkinsonismus häufig Sekundärfälle in der Familie gefunden (MJÖNES); auch beim durch Medikamente induzierten Parkinsonismus (etwa durch Bulbokapnin, Phenothiazine, Rauwolfiaalkaloide) spielt ein genetischer Faktor eine Rolle, wenngleich hier nicht von Dominanz oder Recessivität gesprochen werden kann (MYRIANTHOPOULOS et al.). Eine nur auf den Mariana-Inseln, vor allem auf Guam heimische Form, Parkinsonismus-Dementia-Komplex genannt, tritt als dominantes Erbleiden zusammen mit amyotrophischer Lateralsklerose auf (LESSELL et al., SCHALTENBRAND).

Pathogenese. Aus den Untersuchungen der letzten Jahre geht hervor, daß der Katecholaminstoffwechsel bei Patienten mit extrapyramidalen Erkrankungen, besonders beim Parkinson-Syndrom, gestört ist (BARBEAU et al., 1960, 1962 und 1963; BERNHEIMER et al., UMBACH und BAUMANN, UMBACH). Möglicherweise ist die Decarboxylaseaktivität vermindert, worauf eine Verminderung des Dopamingehaltes der Substantia nigra und anderer basaler Kerngebiete hinweist. Die Decarboxylase ist für die Bildung von Dopamin aus Dopa, aber auch von Serotonin aus 5-Hydroxy-Tryptophan das gemeinsame Ferment; sie führt ganz allgemein aromatische L-Aminosäuren in entsprechende Amine über; dabei spielt Pyridoxinphosphat eine Rolle (SEILER). In die Richtung einer gestörten Synthese biogener Amine weist auch die Tatsache, daß die Ausscheidung von Dopamin und 5-Hydroxy-Indolessigsäure, einem Metaboliten des Serotonin, im 24 Std-Urin bei Parkinson-Patienten vermindert ist (BARBEAU et al., 1962 und 1963) (s. Abb. 163).

Der Dopamingehalt scheint wichtig zu sein für Funktionsabläufe in den extrapyramidalen Zentren, während Noradrenalin und Serotonin sich gehäuft an den zentralen Schaltstellen des sympathischen Systems nachweisen ließen. Beim durch Reserpin oder Phenothiazine verursachten Parkinsonismus wurde eine Verarmung des Gehirns an Serotonin und Noradrenalin gefunden (UMBACH und BAUMANN). Adrenalin, Noradrenalin und Serotonin werden von der Monoaminooxydase inaktiviert (SEILER). Auf dieser Tatsache beruhen therapeutisch wirksame Versuche mit Monoaminooxydasehemmern (BERNHEIMER et al., UMBACH, 1966).

Auch Histamin, das in hoher Konzentration im Striatum und im Hypothalamus vorkommt, und Acetylcholin spielen möglicherweise eine Rolle bei der Genese des Parkinsonismus. Die Verhältnisse sind aber heute keineswegs schon geklärt; Barbeau (1963) hält es für möglich, daß in den ausbalancierten Systemen: Dopamin/Acetylcholin und Serotonin/Histamin durch den Mangel an Decarboxylase eine

(Denny-Brown, 1960; Lewy) in den Vordergrund. Mjönes berichtet über Lacunen- und Höhlenbildung im Linsenkern.

Pathophysiologie. Man kann das Parkinson-Syndrom als Störung im Sinne eines Zuwenig im motorischen Haushalt und in der motorischen Stimmung auffassen (Schaltenbrand). Durch eine Unterbrechung von Fasern, die von rostral, also vor allem von der Substantia nigra, den Basalganglien und den extrapyramidalen Rindenfeldern des Frontal-, Temporal- und Parietalhirns zur Substantia reticularis des

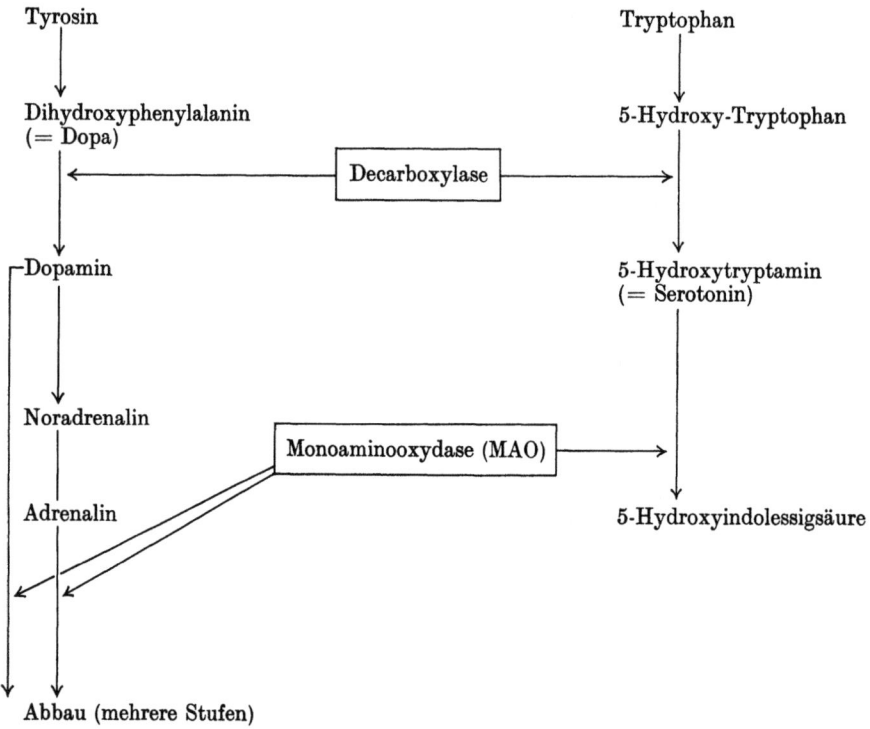

Abb. 163. Die Decarboxylase ist gemeinsames Ferment für Bildung von Dopamin und Serotonin. Beim Abbau beider Substanzen und des Adrenalin ist MAO mehrfach notwendig

Störung des Gleichgewichts resultiert. Andere Theorien besagen, daß die Dopa-Synthese gestört ist oder daß biogene Amine nicht ausreichend an den Zellorganellen der basalen Kerngebiete gespeichert werden können (Seiler).

Pathoanatomie. Nervenzellschwund, kugelige Einschlüsse im Zellplasma (sog. Lewy-Körperchen), Alzheimer-Fibrillenbildung, Neuronophagien und gliöse Narben werden besonders häufig und intensiv in der Zona compacta der Substantia nigra, im Locus coeruleus und dem dorsalen Vaguskern gesehen (Alvord, Greenfield und Bosanquet, Hassler, Jakob, Klaue, Markham et al., Trétiakoff). Nach Hassler ist das Verteilungsmuster der Zellausfälle im Niger und dem Locus coeruleus differentialdiagnostisch für oder gegen eine Paralyse agitans zu verwerten. Andere Autoren (Hunt, van Bogaert) stellen Ausfälle im Bereich der Basalganglien, besonders des Globus pallidus, aber auch des Striatum

caudalen Hirnstamms ziehen, wird die Aktivität des Gammasystems vermindert. Das Gammasystem ist beim Parkinsonismus weitgehend außer Aktivität gesetzt, während das alphamotorische System, dessen Impulse von der Hirnrinde zu den großen Vorderhornzellen des Rückenmarks und von dort wieder zu den extrafusalen Muskelfasern verlaufen, überaktiv ist (Hassler, Markham et al., Stern und Ward). Die Gammafasern nehmen ihren Ursprung von den kleinen Vorderhornzellen des Rückenmarks; diese werden wahrscheinlich durch den Tractus reticulospinalis lateralis aktiviert (Denny-Brown, 1966). Sie stehen so unter dem Einfluß suprasegmentaler Kerngebiete und Funktionskreise, unter denen vom anatomischen Standpunkt aus besonders wichtig die Substantia reticularis von Medulla, Brücke und Mittelhirn, die Nigra und das efferente System des Kleinhirns sind (Denny-Brown, 1966; Eccles et al., Eldred et al., Granit et al., 1955 und 1957). Die Gammafasern versetzen die intrafusalen Muskelfasern in eine Art Dauertetanus, deren Spannungszustand wird dann wiederum von den Anulospiralfasern der

Muskelspindeln über die hintere Wurzel einmal auf segmentaler Höhe den großen Vorderhornzellen (Alpha-Motoneuronen) gemeldet, zum anderen aber auch via Hinterstrang nach oben gemeldet; diese Afferenzen werden dann als suprasegmentale Reflexmechanismen weiter verarbeitet (CHAPTAL et al., DENNY-BROWN, 1966; CROSBY und SCHNEIDER, ONUAGULUCHI) (s. Abb. 164).

Bezüglich der einzelnen Symptome beim Parkinson-Syndrom ist folgendes zu sagen: Eine Unterbrechung des gamma-afferenten Systems durch Novocainblockade am Muskel (WALSHE, 1924, 1947) oder durch Hinterwurzeldurchtrennung (VOLKERT und SPIEGEL) bessert den Rigor, während der Tremor unbeeinflußt bleibt. Tremor ist als rhythmisch wiederkehrender, gesteigerter Aktivitätszustand des alphamotorischen Systems aufzufassen. Eine Reihe von zentralen Strukturen, nämlich der Nucleus ventrooralis und lateralis des Thalamus und das Pallidum internum, scheinen hierbei wichtige Quellen für diesen überstarken Erregungszustrom zu sein. Dies geht aus den guten therapeutischen Erfahrungen mit Zieleingriffen, die zur Ausschaltung dieser Kerngebiete führen, hervor.

Klinik

Symptomatologie. Die Erkrankung setzt in der Regel mit *Tremor* ein, der zunächst ein Glied betrifft, dann auf eine Körperhälfte übergreift (Hemiparkinson-Syndrom) und dann mit Seitenunterschied den Körper und alle 4 Extremitäten erfaßt. Ein Trauma, seelischer Schock, früher auch Typhus abdominalis oder Gelenkrheumatismus (KRUKOWSKI, WILLIGE), können von den Patienten subjektiv auf den Beginn der Erkrankung bezogen werden. Der Parkinson-Tremor ist in der Regel ein Ruhetremor, der im Schlaf aufhört. Er kann aber auch intentionellen Charakter haben, was nicht gegen die Diagnose zu sprechen braucht. Er ist ein Agonisten/Antagonistentremor, d.h. die jeweiligen Agonisten und Antagonisten werden nacheinander rhythmisch innerviert. Im Bereich des Unterarms kann man dabei eine Pro- und Supinationskomponente deutlich erkennen, im fortgeschrittenen Fall wird der Daumen adduziert und leicht flektiert, es kommt dadurch die pillenrollende Bewegung zustande. Durch eine alternierende Innervation von Flexoren und Extensoren der unteren Extremität im Hüftgelenk kann es zum regelmäßigen Klopfen der Fußsohle auf dem Boden kommen. Die Frequenz des Tremor schwankt zwischen 3 und 8 Schlägen pro Sekunde. In

fortgeschrittenen Stadien können Tremor von Kopf, Rumpf, Zunge und Lippen beobachtet werden. Parkinsonismus ohne Tremor wird als Paralysis agitans sine agitatione bezeichnet.

Rigor nennt man den plastischen Dehnungswiderstand gegen eine passive Bewegung in ihrem vollen Ausmaß (DENNY-BROWN, 1960). Im Gegensatz dazu fühlt man bei einer spastischen Tonuserhöhung einen Bewegungs-

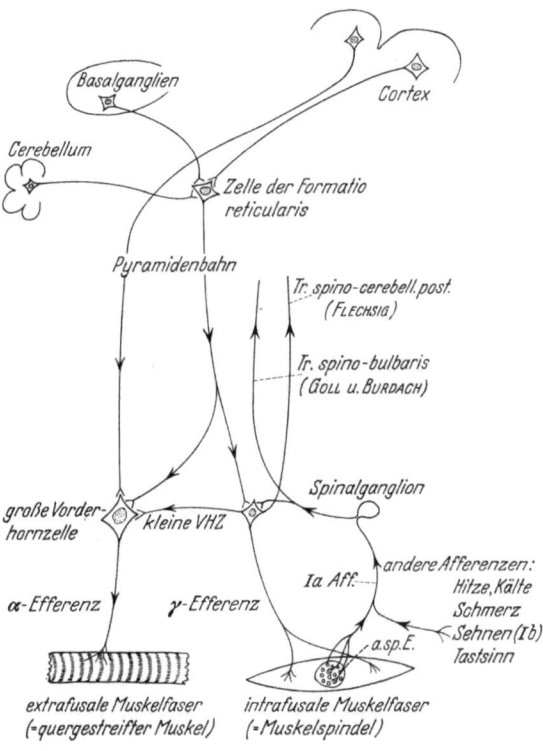

Abb. 164. Schematische, vereinfachte Skizze zur Erklärung des Servomechanismus zur Steuerung des Muskeltonus. Erklärung s. Text. a.sp.E. = anulospirales Endorgan. Ia Aff. = Ia-Afferenzen, vom anulospiralen Endorgan kommend. Ib Aff. = Ib-Afferenzen, vom Golgischen Sehnenkörperchen kommend

widerstand bis zu einem bestimmten Punkt, der dann nach Art eines zusammenklappenden Taschenmessers plötzlich verschwindet. Rigor ist zuerst an den Beugern, dann an den Streckern nachzuweisen. Ein *Zahnradphänomen* kommt durch eine Überlagerung von Rigor durch Tremor zustande, der bisweilen klinisch noch nicht deutlich zu sehen sein kann. Eine leichte Form von Rigor wird durch den Wartenberg-Test geprüft: Der Patient liegt flach auf dem Rücken, er wird durch Konversation und Augenschließen abgelenkt. Der Untersucher hebt den Patienten dabei langsam etwas an und zieht plötzlich die den Kopf unterstützende Hand weg. Dabei fällt der Kopf des Patienten normalerweise wie ein Klotz nach unten; zögernder Fall oder abgerundete Ausgleichsbewegungen sprechen für eine Tonussteigerung im Sinne eines Rigor. Folgen von Rigor und einer allgemeinen Bewegungsarmut (*Akinese*) sind: Armut an Ausdrucksbewegungen, Maskengesicht, eine allgemeine Bewegungsverlangsamung, Fehlen der Mitbewegungen, was besonders beim Gehen deutlich wird, die Unfähigkeit, sich im Liegen umzudrehen, Muskelschwäche und eine leichte Ermüdbarkeit. Auch Sprachstörungen wie Echolalie, Palilalie, Verbigerationen und Logoklonien kann man überwiegend als Äußerungen von Rigor und Akinese auffassen. Die persönliche Modulation der Sprachmelodie ist geschwunden, die Sprache ist eintönig und leise, bisweilen flüsternd geworden.

Haltungsanomalien sind meist sehr typisch beim Parkinson-Patienten und können besonders beim Gehen beobachtet werden: Der Gang ist kleinschrittig, oft etwas breit, der Rumpf ist leicht nach vorne gebeugt, ebenso Hals und Kopf. PURDON MARTIN und HURWITZ weisen darauf hin, daß beim normalen Gehen der Schwerpunkt des Körpers einmal etwas nach vorne geneigt wird und zum zweiten ständig um eine Horizontalachse schwingt. Dem Parkinson-Patienten bereitet nun die ausgeglichene Vorverlagerung des eigenen Schwerpunktes größte Mühe, sie wird überbetont, der Patient muß daher seinem eigenen Schwerpunkt nachlaufen. Der Gang wird dabei immer schneller, gehetzter; man bezeichnet dies als *Festination*. Andere Äußerungen einer solchen Kinesia paradoxa ist die *Akathisie*, die Unfähigkeit, längere Zeit sitzenzubleiben. BOSTROEM (1924a) weist darauf hin, daß es akinetische Phänomene beim Parkinsonismus auch beim Fehlen jedes Rigor gibt. STIEFLER und WILSON stellen dem häufigen „Beugetyp" einen seltenen Kopf-Hals-Strecktyp gegenüber. Das Phänomen der *Pro-, Latero-* und *Retropulsion* hängt eng mit dem oben geschilderten mangelnden Ausgleichs- und Schwerpunktverlagerungsvermögen zusammen; es ist beim sitzenden, stehenden oder auch gehenden Patienten fast immer nachweisbar.

Vegetative Symptome sind verstärkter Speichel- und Tränenfluß, plötzlich auftretendes Schwitzen und vermehrte Talgsekretion, die zum Salbengesicht führt.

Zwei Meinungen stehen sich bezüglich *seelischer Veränderungen* beim Paralysis agitans-Patienten gegenüber, die eine schon von PARKINSON formuliert: „... the senses and intellect being uninjured."

Eine andere Ansicht besagt, daß die Mentalität beim Patienten selbst, aber auch bisweilen bei seinen Verwandten, die nicht an der neurologischen Störung leiden, im Sinne von motorischer Aggressivität, einer übertriebenen Identifizierung mit dem dominanten Elternteil und dem Drang zum sozialen Konformismus gekennzeichnet sei (BOOTH). Der Patient wird, durch seine zunehmende Behinderung bedingt, argwöhnisch, übergenau und leicht zu erregen (MJÖNES). Im fortgeschrittenen Stadium kommen Persönlichkeitsveränderungen vom organischen Typ, nämlich schlechtes Gedächtnis für rezente Ereignisse, Konzentrationsschwäche, leichte Ermüdbarkeit und eine Verlangsamung der Gedankenabläufe hinzu. BOSTROEM (1924b) erklärt die Bradyphrenie als Folge vermehrter Anstrengung, die für den Patienten notwendig wird, einmal, um einen Bewegungsablauf zu starten und zum zweiten, um ein Bewegungsdefizit auszugleichen. Diese vermehrte Anstrengung sei nicht nur für die verstärkte Ermüdbarkeit in der körperlichen Sphäre verantwortlich, sondern trage auch maßgeblich zur Einengung der Gesamtpersönlichkeit bei.

Laboratoriumsbefunde. Im *Pneumencephalogramm* können eine Erweiterung der beiden Seitenventrikel, besonders ihrer mittleren Anteile, sowie der **3.** Hirnkammer und eine vermehrte Oberflächenzeichnung auffallen (ERBSLÖH).

Im *Elektrencephalogramm* wird nach UMBACH (1966) in 40% eine Verlangsamung des Grundrhythmus in Form von Thetawellen und eingestreuten Deltawellen gesehen; dies ist besonders bei Patienten mit ausgeprägtem Rigor und Akinese der Fall (ONUAGULUCHI). WIENFIELD und SPARER stellten im Schlafstadium C nach Loomis eine Verarmung an Schlafspindeln fest.

Elektromyographisch wurde von COBB eine Zunahme der Tremorfrequenz von Kindern zu Jugendlichen und wieder zu älteren Parkinson-Patienten festgestellt. Weiter fand er, daß verschiedene Muskelgruppen der gleichen Person eine gleiche Tremorfrequenz haben, diese aber nach Monaten etwas verschoben sein kann. Im EMG ist eine verstärkte Spontanaktivität der Agonisten und Antagonisten (Hintergrundaktivität) zu finden (STRUPPLER). Mit Hilfe eines Stufenmyographen lassen sich beim Parkinson-Patienten pathologische Dehnungsreflexe als schmelzender Dehnungswiderstand registrieren; bei passiver Entspannung einer willkürlich innervierten Muskelgruppe wird eine Aktivitätserhöhung durch Wegfall der dominierenden Hemmungsimpulse beobachtet (HUFSCHMIDT et al.).

Der *Liquor* ist bei der Paralysis agitans frei von pathologischen Veränderungen.

Diagnose und Differentialdiagnose. Bei der Symptomentrias: Rigor, Tremor und Akinese wird man zunächst die Diagnose Parkinson-Syndrom stellen. Ist die gleiche Erkrankung bei Personen derselben Familie, auch in wesentlich höherem Alter, aufgetreten, so ist man berechtigt, klinisch die Diagnose einer juvenilen Paralysis agitans zu stellen. Es muß dabei aber auch die persönliche Vorgeschichte des Patienten, insbesondere seine Perinatalanamnese, berücksichtigt werden, da auch bei familiärer Belastung ein symptomatischer Parkinsonismus vorliegen könnte.

Differentialdiagnostische Erwägungen sind besonders hinsichtlich einer postencephalitischen Verlaufsform anzustellen: Schauanfälle (HALLERVORDEN), Schwitzkrisen (ONUAGULUCHI) und epileptische Anfälle sprechen sehr für einen postencephalitischen Zustand; das gleiche gilt für eine Eiweißvermehrung im Liquor, evtl. mit Linksausfall in der Mastixkurve, oder für ein Papillenödem (LEMOS). Selbstverständlich muß bei solchem Liquorbefund auch eine Lues cerebri ausgeschlossen werden. Weiter soll das Erkrankungsbild in jedem Falle gegen eine Wilsonsche Erkrankung abgegrenzt werden, da diese heute einer Behandlung zugänglich ist. Schubförmiger Verlauf und Exacerbationen und Remissionen, Nystagmus, Augenmotilitätsstörungen oder vorübergehende Sehverschlechterung (KRUKOWSKI, WEISENBURG) und eine Abschwächung der Bauchhautreflexe (WILLIGE) sprechen für eine disseminierte Encephalomyelitis. Dabei ist bei weiblichen Patientinnen die Diagnose einer multiplen Sklerose noch eher gegeben als bei männlichen. Für eine Huntingtonsche Chorea, die auch unter einem rigid-akinetischen Bild verlaufen kann, spricht das Auftreten von Anfällen, ein zunehmender geistiger Abbau sowie Demenz oder Anfälle bei Familienangehörigen. Beim gleichzeitigen Auftreten einer atypischen Retinitis pigmentosa zusammen mit einem Parkinson-Syndrom ist die Diagnose einer familiären amaurotischen Idiotie gegeben (SJÖGREN). Stauungspapille und andere Hirndruckerscheinungen im Rahmen eines Parkinsonismus sprechen für einen raumfordernden Prozeß im Bereich des oralen Hirn-

stamms oder für eine Hirnstammkompression bei erhöhtem intrakraniellem Druck (OLIVER).

Symptomatischer Parkinsonismus kann weiter bei primären Blutkrankheiten auftreten, vor allem im Rahmen einer Polycythämie (ERBSLÖH) oder bei Polyglobulie im Rahmen angeborener, cyanotischer Herzfehler (eigene Beobachtung). Bei dem weit verbreiteten Gebrauch von Phenothiazinen, weniger von Rauwolfiaalkaloiden, muß man ein medikamentös bedingtes Parkinsonoid auszuschließen versuchen. Von HILL wurde Parkinsonismus bei Säuglingen einer schizophrenen Mutter, die mit Thioridazin, Chlorpromazin und Trifluoroperazin während zweier Schwangerschaften behandelt worden war, beschrieben. Vergiftungen mit Kohlenmonoxyd, Schwefelkohlenstoff und Mangan können zum Parkinsonismus führen, wobei pathologisch eine bilaterale Pallidumnekrose beobachtet wird. Nach Herz-Atemstillständen, die überlebt wurden, kann Parkinsonismus als Durchgangsstadium in der Rekonvaleszenz auftreten (eigene Beobachtungen).

Verlauf. Paralysis agitans wurde bereits im Alter von 3 Jahren beschrieben (HUCHARD, zit. nach WILLIGE) oder mit 7 Jahren (VAN BOGAERT), die meisten juvenilen Fälle betreffen aber das 2. und 3. Jahrzehnt. MJÖNES und ähnlich CRITCHLEY unterscheiden klinisch 5 verschiedene Verlaufsformen: Den gewöhnlichen Typ mit Tremor, den sine agitatione, einen mit cerebellären und pseudobulbären Symptomen, den mit cerebralen Episoden wie Lähmungen, Bewußtseinsstörungen und Pyramidenzeichen und einen Paralysis agitans-Demenz-Komplex.

Das gemeinsame Auftreten von P.a. mit amyotrophischer Lateralsklerose wurde von VAN BOGAERT und RADERMECKER gesehen, die Kombination mit Friedreichscher Ataxie bei einem Jugendlichen von BIEMOND und SINNEGE und die Verbindung mit neutraler Muskelatrophie von BIEMOND und BECK. MJÖNES verfolgte die von LUNDBORG (1903 und 1913) in Südschweden beschriebene 2200köpfige Sippe weiter; hier kam Paralysis agitans als dominantes Erbleiden und Myoklonusepilepsie als recessive Erkrankung vor.

Die P.a. verläuft langsam progredient oder mit langen Stillständen. Die juvenilen Formen hatten eine Verlaufsdauer von 10—30 Jahren. Der durchschnittliche Verlauf beim älteren Patienten ist dagegen kürzer: 16 Jahre (FEIN-STEIN). Dabei sind Extreme von 5—31 Jahren bekannt. Bei der gleichen Person kann im Jugendalter ein- oder beidhändiges Zittern auffallen, sich dann aber erst im 6. oder 7. Jahrzehnt das Vollbild der P.a. entwickeln (MJÖNES).

Als *Abortivformen* kann man in Familien mit sicherer P.a. alleinigen Ruhetremor oder statischen Tremor werten, ebenso Schwachsinn ohne weitere extrapyramidale Störungen (FEINSTEIN, KEHRER, MJÖNES).

Als *Komplikationen* müssen zunehmende Deformitäten gelten: Eine Beugung im Handgelenk, Überstreckung in den Fingergrundgelenken und eine starke Beugung der Fingerendglieder. Der Daumen wird adduziert und zwischen den 2. und 3. oder 3. und 4. Finger gestreckt. Die Füße können in Richtung eines Pes equinovarus verformt sein, Knie- und Hüftgelenke neigen zur Beugekontraktur. Skoliose und Kyphoskoliose der Wirbelsäule sind häufig, gelegentlich auch ein Torticollis. Ist der Rigor seitenbetont, so wird die ganze Wirbelsäule zur weniger betroffenen Seite verzogen. Als weitere Komplikationen sind Bronchopneumonien infolge ungenügender Atemexkursionen zu erwähnen (ONUAGULUCHI).

Therapie. Die Behandlung des Parkinson-Syndroms gliedert sich heute in zwei Richtungen:

1. Die medikamentöse Therapie. Die Behandlung mit Belladonnaalkaloiden geht auf CHARCOT (1874) zurück. Hyosciamin (BURY, 1902) wird seit Beginn dieses Jahrhunderts verwendet. Die Dosierung von Scopolamin und Atropinpräparaten erfolgt, wie bei allen anderen Anti-Parkinsonmitteln, langsam einschleichend; Trockenheit im Mund, Obstipation und Akkomodationsstörungen sind bekannte Nebenwirkungen der beiden Medikamente. Barbiturate bessern zwar den Tremor oft recht gut, können aber Rigor und Akinese oft in wenigen Tagen schwer verstärken (ZISKIND und ZISKIND). Weckamine (Amphetamin, Metamphetamin) verschieben die vegetative Lage mehr zur sympathicotonen, ergotropen Seite hin, beim Parkinsonpatienten herrscht eine überstarke vagotone Grundeinstellung vor (UMBACH, 1966). Monoaminooxydasehemmer (Iproniazid und Nialamid) bessern Akinese und Antriebsarmut, bewirken einen leichten Blutdruckanstieg und eine Aktivierung der Hirn-

stromkurve (UMBACH und BAUMANN, 1964). Sie wirken möglicherweise dem Abbau der beim Parkinson-Syndrom im Bereich der Basalganglien verminderten Katecholamine entgegen; sie haben bisweilen schwere hepatotoxische Nebenwirkungen. Beim gleichzeitigen Genuß tryptophanreicher Nahrungsmittel, etwa Quark oder Käse, oder auch bestimmter Weinsorten, etwa Cianti, kann der Blutdruck infolge einer plötzlichen Erhöhung von Pressorsubstanzen krisenartig ansteigen. Benzhexol (Artane), ähnlich Biperidin (Akineton) und Caramiphen (Parpanit) wirkt wahrscheinlich bremsend auf cerebelläre Funktionen; es bessert Rigor und Tremor oft wesentlich; bei Überdosierung treten Verwirrtheitszustände, Sprachverlangsamung, Horizontalnystagmus und Intentionstremor auf (ONUAGULUCHI). Diese Substanzen haben weiter Nebenwirkungen wie Atropin. Orphenadrin (Disipal) hat eine curareähnliche Wirkung, weiter einen depressorischen Effekt auf die von den Muskelspindeln ausgehenden Afferenzen und zum dritten eine gefäßerweiternde Wirkung; außerdem wirkt es euphorisierend, Magen-Darmbeschwerden sind bekannt geworden (ONUAGULUCHI). Von den Antihistaminika wird Diphenhydramin (Benadryl) am meisten beim Parkinsonismus empfohlen; es hat eine stark sedierende Wirkung und kann deshalb mit Weckaminen kombiniert werden.

2. Die stereotaktische Behandlung. In den letzten 10 Jahren haben sich Zieleingriffe, die zur Ausschaltung bestimmter subcorticaler Schaltstellen führen sollen, bei der Behandlung des Parkinsonismus, aber auch anderer Hyperkinesen, vor allem dystonischer und ballistischer Syndrome, hervorragend bewährt. Nach Ansicht von HASSLER beruht der Erfolg dieser Eingriffe vor allem auf der Ausschaltung von Afferenzen zweier Hauptwege zum Cortex:

a) Vom Putamen zu den ventralen $^2/_3$ des Pallidum, von dort über die Ansa lenticularis und das Forelsche Feld (H 1 und H 2) zum ventralen Oralkern des Thalamus, und zwar seiner vorderen Partie, von dort zur area 6 a alpha. Zielpunkt dieser Neuronenketten sind: Entweder das Pallidum internum oder der vordere Ventro-Oralkern des Thalamus. Dadurch kann Rigor etwa in 80% aller Fälle gebessert oder ganz beseitigt werden (AGUINIS, COOPER, DIEMATH, KRAYENBÜHL und YASARGIL, MUNDINGER und RIECHERT).

b) Der Weg vom Zahnkern des Kleinhirns, und zwar seinem parvocellulären Anteil, über das Brachium conjunctivum zum hinteren Anteil des Ventro-Oralkerns des Thalamus und von dort zur area 4 gamma (s. Abb. 165).

Ein Eingriff im hinteren Anteil des Ventro-Oralkerns des Thalamus hat eine etwas günstigere Wirkung auf Tremor; dabei ist die Miterfassung der Zona reticularis, der sog. Gitterschichte des Thalamus, wichtig für die nachhaltige Wirksamkeit des Eingriffs, da von hier weitgestreute Afferenzen zu extrapyramidalen, sensorischen Rindenfeldern verlaufen (AGUINIS). Ein anderer Zielpunkt ist bei der Subthalamotomie (HOUDART et al., ANDY et al.) bzw. Campotomie (SPIEGEL und WYCIS) die Regio subthalamica, wo die verschiedensten efferenten und afferenten Fasersysteme von und zu den Basalganglien und den Zentren des Mittelhirns verlaufen.

Der Zieleingriff muß bei beidseits ausgeprägter Symptomatik auf beiden Seiten ausgeführt werden, asymmetrische Läsionen sind zur Vermeidung psychischer Defektzustände wichtig (FEINSTEIN, KRAYENBÜHL und YASARGIL, MUNDINGER und RIECHERT, NARABAYASHI und KUBOTA). MARKHAM et al. konnten an Hand anatomisch genau kontrollierter Fälle feststellen, daß der Koagulationsherd besonders beim Vorliegen eines hirnatrophischen Prozesses bisweilen doch außerhalb des geplanten Zielgebietes liegt. MUNDINGER und RIECHERT geben eine Zielgenauigkeit von in der Regel 1—1,5 mm an.

Als Komplikationen sind bei Zieleingriffen neben intracerebralen, bisweilen auch tödlichen Blutungen, Hemiparesen, Sprachstörungen und Hirnnervenausfälle bekannt geworden. Bei der Pallidotomie oder Subthalamotomie ist hier besonders der Tractus opticus gefährdet. Weiter wurden Fälle von akuter und chronischer abakterieller Meningitis beobachtet (MUNDINGER und RIECHERT, ROSENSCHON und WECHSLER). Myoklonien traten auf, wenn die Läsion die Endstrahlung des Tractus dentato-thalamicus betraf (MARKHAM

et al.). Bewußtseinsstörungen nach einem Zieleingriff sind meist vorübergehend; Persönlichkeitsveränderungen, die Merkfähigkeit, Gedächtnis und Affektivität betreffen können, sind meist ernsterer und bleibender Natur. Sie

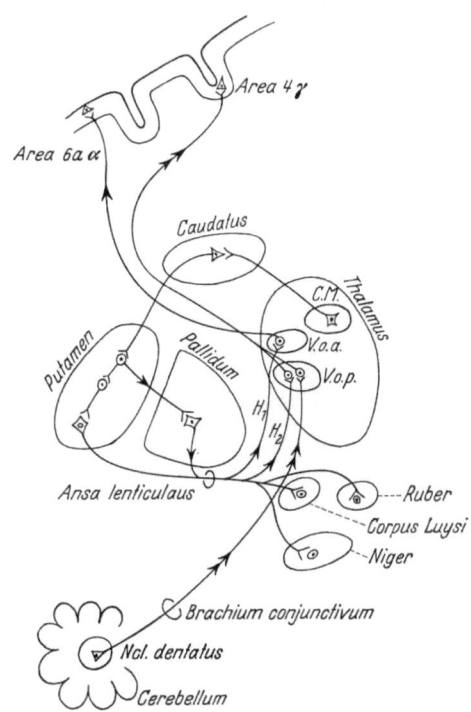

Abb. 165. Schematische Darstellung einiger Funktionskreise des extrapyramidal-motorischen Systems; besondere Berücksichtigung der beiden afferenten Wege, die bei stereotaktischen Eingriffen im Pallidum, Ventrooralkern des Thalamus oder in der Regio subthalamica unterbrochen werden. C.M. = Centre median. V.o.a. = Ncl. ventro-oralis, pars anterior. V.o.p. = Ncl. ventro-oralis, pars posterior. H_1 und H_2 = Strahlungen des Forelschen Feldes. > = Weg a; ≫ = Weg b

wurden besonders bei Patienten mit deutlicher Verlangsamung der Grundaktivität der Hirnstromkurve bei fortgeschrittener Hirnatrophie beobachtet (HESS, zit. nach KRAYENBÜHL und YASARGIL).

Stereotaktische Eingriffe werden in Zukunft in der Behandlung von Hyperkinesen und Parkinsonismus bei Jugendlichen eine zunehmende Bedeutung erlangen.

Literatur

AGUINIS, M.: Die Bedeutung des Nucleus reticulatus thalami in der stereotaktischen Parkinson-Behandlung. Acta neurochir. (Wien) 11, 151 (1964).

ALLAN, W.: Inheritance of shaking palsy. Arch. intern. Med. 60, 424 (1937).

ALVORD jr., E. C.: The pathology of Parkinsonism: Etiology, pathogenetic and prognostic implications. Trans. Amer. neorol. Ass. 90, 167 (1965).

ANDY, O. J., M. F. JURKO, and F. R. SIAS: Subthalamotomy in treatment of Parkinsonian tremor. J. Neurosurg. 20, 860 (1963).

Aring, C. D.: The riddle of the Parkinsonian syndrome. Arch. Neurol. (Chic.) 6, 1 (1962).

Barbeau, A.: Preliminary observations on abnormal catecholamine metabolism in basal ganglia disease. Neurology (Minneap.) 10, 446 (1960).

— The pathogenesis of Parkinson's disease: a new hypothesis. Canad. med. Ass. J. 87, 802 (1962).

— G. Jasmin, and Y. Duchastel: Biochemistry of Parkinson's disease. Neurology (Minneap.) 13, 56 (1963).

Bell, J., and A. J. Clark: A pedigree of paralysis agitans. Ann. Eugen. (Lond.) 1, 455 (1925/26).

Bernheimer, H., W. Birkmayer u. O. Hornykiewicz: Verhalten der Monoaminoxydase im Gehirn des Menschen nach Therapie mit Monoaminoxydase-Hemmern. Wien. klin. Wschr. 74, 558 (1962).

Biemond, A., and W. Beck: Neural muscle atrophy with degeneration of the substantia nigra. Confin. neurol. (Basel) 15, 142 (1955).

—, and J. L. M. Sinnege: Tabes of Friedreich with degeneration of the substantia nigra, a special type of hereditary Parkinsonism. Confin. neurol. (Basel) 15, 129 (1955).

Biondi, G.: Ein Fall von nicht-encephalitischem jugendlichem Parkinsonismus mit eigenartigem anatomischem Befund (kolloidale Degeneration der Ganglienzellen). Z. ges. Neurol. Psychiat. 140, 226 (1932).

Bogaert, L. van: Contribution clinique et anatomique a l'étude de la paralysie agitante, juvenile primitive. Rev. neurol. 54, 315 (1930).

—, et M. A. Radermecker: Scléroses bilatérales amyotrophiques typiques et paralysies agitantes héréditaires, dans une même famillie avec une forme de passage possible entre les deux affections. Mschr. Psychiat. Neurol. 127, 185 (1954).

Bonhoeffer, K.: Demonstration eines Kranken mit juveniler Paralysis agitans. Berl. klin. Wschr. 48, 1250 (1911).

Booth, G.: Psychodynamics in Parkinsonism. Psychosom. Med. 10, 1 (1948).

Bostroem, A.: Das Wesen der rigorfreien Starre. Arch. Psychiat. Nervenkr. 71, 128 (1924a).

— Encephalitische und katatone Motilitätsstörungen. Klin. Wschr. 3, 465 (1924b).

Buren, J. M. van: Confusion and disturbance of speech from stimulation in the vicinity of the head of the caudate nucleus. J. Neurosurg. 20, 148 (1963).

Bury, J. S.: Two cases of paralysis agitans in the same family, in which improvement followed the administration of hyoscine. Lancet 1902I, 1097.

Buzzard, T.: A clinical lecture on shaking palsy. Brain 4, 473 (1881).

Carpenter, M. S., N. I. Strominger, and A. H. Weiss: Effects of lesions in the intralaminar thalamic nuclei upon subthalamic dyskinesia. Arch. Neurol. (Chic.) 13, 113 (1965).

Chaptal, J., R. Jean, H. Bonnet, E. Lété et R. Navarre: Étude clinique et électromyographique de l'action du dimethyl sulfamoyl 3 Phenothiazine au cours de la chorée aiguë et de la choréoathétose de l'enfant. Transformation du syndrome choréique en un syndrome parkinsonien. Pédiatrie 19, 71 (1964).

Charcot, J. M.: Paralysis agitans. Paris: Leçons du Mardi 1889.

Cobb, S.: Electromyographic studies of paralysis agitans. Arch. Neurol. Psychiat. (Chic.) 8, 245 (1922).

Critchley, McD.: Arteriosclerotic Parkinsonism. Brain 52, 23 (1929).

— Post-encephalitic Parkinsonism with marked palilalia. Proc. roy. Soc. Med. 40, 552 (1947).

Crosby, E. G., R. C. Schneider, B. R. de Jonge, and P. Szonyi: The alternations of tonus and movements through the interplay between the cerebral hemispheres and the cerebellum. J. comp. Neurol. 127, Suppl. 1, 1 (1966).

Denny-Brown, D.: Diseases of the basal ganglia. Their relation to disorders of movement. Part I. Lancet 1960II, 1099.

— Diseases of the basal ganglia. Their relation to disorder of movements. Part II. Lancet 1960II, 1155.

— The cerebral control of movement — The Sherrington Lectures VII. Liperpool: University Press 1966.

Dietmath, F.: Die Bedeutung stereotaktischer Hirnoperationen für Heilung und Forschung. Langenbecks Arch. klin. Chir. 310, 107 (1965).

Eccles, J. C., M. Ito, and J. Szentágothai: The cerebellum as a neuronal machine. Berlin-Heidelberg-New York: Springer 1967.

Ehringer, H., u. O. Hornykiewicz: Verteilung von Noradrenalin und Dopamin (3-hydroxy-tyramin) im Gehirn des Menschen und ihr Verhalten bei Erkrankungen des extrapyramidalen Systems. Klin. Wschr. 38, 1236 (1960).

Eldred, E., R. Granit, and P. A. Mertoni: Supraspinal control of the muscle spindle and its significance. J. Physiol. (Lond.) 122, 498 (1953).

Erbslöh, F.: Parkinsonismus. In: Differentialdiagnose neurologischer Krankheitsbilder (Herausg. G. Bodechtel), S. 554. Stuttgart: Georg Thieme 1958.

Feinstein, B.: Surgical treatment for Parkinsonism. Arch. Neurol. (Chic.) 6, 66 (1962).

Goodhart, S. P.: Postencephalic deformities of motion. A lecture illustrated by motion pictures. Arch. Neurol. Psychiat. (Chic.) 8, 652 (1922).

Granit, R., B. Holmgren, and P. A. Merton: The two routes for excitation of muscle and their subservience to the cerebellum. J. Physiol. (Lond.) 130, 213 (1955).

— C. G. Phillips, S. Skoglund, and G. Steg: Differentiation of tonic from phasic alpha ventral horn cells by stretch, pinna and crossed extensor reflexes. J. Neurophysiol. 20, 470 (1957).

Greenfield, J. G., and F. D. Bosanquet: The brainstem lesions in Parkinsonism. J. Neurol. Neurosurg. Psychiat. 16, 213 (1953).

Hadden, W. B.: Paralysis agitans in a young man. Brain 13, 465 (1890).

Hallervorden, J.: Paralysis agitans. In: Handbuch der speziellen pathologischen Anatomie und Histologie, Bd. 13/1a, S. 900. Berlin-Göttingen-Heidelberg: Springer 1957.

HASSLER, R.: Zur Pathologie der Paralysis agitans und des postencephalitischen Parkinsonismus. J. Psychol. Neurol. (Lpz.) 48, 367 (1938).

— Das Parkinson-Syndrom. In: Handbuch der inneren Medizin, Bd. 5, Teil 3, S. 3795. Berlin-Göttingen-Heidelberg: Springer 1953.

— Motorische und sensible Effekte umschriebener Reizungen und Ausschaltungen im menschlichen Zwischenhirn. Dtsch. Z. Nervenheilk. 183, 148 (1961).

HILL, R. M., M. M. DESMOND, and J. L. KAY: Extrapyramidal dysfunction in an infant of a schizophrenic mother. J. Pediat. 69, 589 (1966).

HOUDART, R., H. MAMO, M. DONDEY et J. COPHIGNON: Résultats de coagulation sous-thalamique dans la maladie de Parkinson (à propos de 50 cas). Rev. neurol. 112, 521 (1965).

HUCHARD, H.: Observation de paralysie agitante datante de l'age de trois ans. Un. med. (Montpellier) 19, 76 (1875).

HUFSCHMIDT, H.-J., G. SCHALTENBRAND u. H. SOLCHER: Über Muskelatrophien im Zusammenhang mit postencephalitischem Parkinsonismus. Dtsch. Z. Nervenheilk. 181, 335 (1960).

HUNT, J. RAMSAY: Progressive atrophy of the globus pallidus (Primary atrophy of the pallidal system). Brain 40, 58 (1917).

— The static and kinetic systems of motility. Arch. Neurol. Psychiat. (Chic.) 4, 353 (1920).

— Dyssynergia cerebellaris myoclonica — primary atrophy of the dentate system: a contribution to the pathology and symptomatology of the cerebellum. Brain 4, 490 (1921).

— The striocerebellar tremor. A study of the nature and localisation of the combined form of organic tremor. Arch. Neurol. Psychiat. (Chic.) 8, 664 (1922).

— Attaques statiques dans l'épilepsie; un type de paroxysme épileptique caractérisé par une parte soudaine du contrôle de posture. Rev. neurol. 41, 201 (1924).

— Primary paralysis agitans (primary atrophy of efferent striatal and pallidal systems). Arch. Neurol. Psychiat. (Chic.) 30, 1332 (1933).

JAKOB, A.: Die extrapyramidalen Erkrankungen. In: Monogr. Ges. geb. Neurol. Psychiat. Berlin: Springer 1923.

JELGERSMA, H. C.: Ein Fall von juveniler hereditärer Demenz vom Alzheimer-Typ mit Parkinsonismus und Klüver-Bucy-Syndrom. Arch. Psychiat. Nervenkr. 205, 262 (1964).

JENKINS, A. C.: Epidemiology of Parkinsonism in Victoria. Med. J. Aust. 53, 496 (1966 II).

JINNAI, D., A. NISHIMOTO, M. NUMOTO, and I. ADACHI: Electrophysiological studies in stereotaxic surgery for extrapyramidal disorders. Confin. neurol. (Basel) 24, 281, 289 (1964).

KEHRER, F.: Der Ursachenkreis des Parkinsonismus (Erblichkeit, Trauma, Syphilis). Arch. Psychiat. Nervenkr. 91, 187 (1930).

KLAUE, R.: Parkinsonsche Krankheit (Paralysis agitans) und postencephalitischer Parkinsonismus. Versuch einer klinisch-anatomischen Differentialdiagnose. Arch. Psychiat. Nervenkr. 111, 251 (1940).

KRAYENBÜHL, H., u. M. G. YAŞARGIL: Ergebnisse der stereotaktischen Operationen beim Parkinsonismus, insbesondere der doppelseitigen Eingriffe. Dtsch. Z. Nervenheilk. 182, 530 (1961).

KRUKOWSKI, G.: Ein Fall von Paralysis agitans im jugendlichen Alter. Neurol. Zbl. 31, 1427 (1912).

LEKSELL, L.: The action potential and excitatory effects on the small ventral root fibres to skeletal muscle. Acta physiol. scand. 10, Suppl. 31, 9 (1945).

LEMOS, M.: Claudication intermittente, cramps de crivains, déviation de la tête et des yeux, spasme des muscles masticateurs glosso-patato-laryngès et des membres supérieurs, apparus au cours du syndrome Parkinsonien. Encéphalite prolongée. Localisation striée probable. Rev. neurol. 42, 425 (1924 II).

LESSELL, S., A. HIRANO, J. TORRES, and L. T. KURLAND: Parkinsonism-dementia complex. Arch. Neurol. (Chic.) 7, 377 (1962).

LEWY, F. H.: Die Lehre vom Tonus und der Bewegung. Berlin: Springer 1923.

LUNDBORG, H.: Die progressive Myoklonus-Epilepsie (Unverricht's Myoklonie). Upsala: Almqvist & Wiskell 1903.

— Medizinisch-biologische Familienforschung innerhalb eines 2232-köpfigen Bauerngeschlechtes in Schweden (Provinz Blekinge). Jena 1913.

MARKHAM, C. H., W. J. BROWN, and R. W. RAND: Stereotaxic lesions in Parkinson's disease. Arch. Neurol. (Chic.) 15, 480 (1966).

MARTIN, J. PURDON, and L. J. HURWITZ: Locomotion and the basal ganglia. Brain 85, 261 (1962).

MENDEL, K.: Die Paralysis agitans. Berlin: Springer 1911.

METTLER, F. A.: Substantia nigra and Parkinsonism. Arch. Neurol. (Chic.) 11, 529 (1964).

MJÖNES, H.: Paralysis agitans. A clinical and genetic study. Acta psychiat. neurol. scand., Suppl. 54, 1 (1949).

MUNDINGER, F., u. T. RIECHERT: Ergebnisse der stereotaktischen Hirnoperationen bei extrapyramidalen Bewegungsstörungen auf Grund postoperativer Langzeituntersuchungen. Dtsch. Z. Nervenheilk. 182, 542 (1961).

MYRIANTHOPOULOS, N. C., A. A. KURLAND, and L. T. KURLAND: Hereditary predisposition in druginduced Parkinsonism. Arch. Neurol. (Chic.) 6, 5 (1962).

NARABAYASHI, H., and K. KUBOTA: Reconsideration of ventrolateral thalamotomy for hyperkinesia. Progr. Brain Res. B 21, 339 (1966).

OLIVER, L.: Parkinsonism due to midbrain compression. Lancet 1959 II, 817.

ONUAGULUCHI, G.: Parkinsonism. London: Butterworth & Co. 1964.

ORDENSTEIN: Sur la paralysie agitante et de la sclérose en plaques. Thèse de Paris 1867.

O'REILLY, S., M. LONCIN, and B. COOKSEY: Dopamine and basal ganglia disorders. Neurology (Minneap.) 15, 980 (1965).

OSTHEIMER, J. A., and J. PARKINSON: An essay on the shaking palsy with biographical notes. Arch. Neurol. Psychiat. (Chic.) 7, 685 (1955).

Parkinson, J.: An essay on the shaking palsy. London 1817. Zit. nach T. Buzzard 1881 u. J. A. Ostheimer 1922.

Patrick, H. T., and D. M. Levy: Parkinson's disease. A clinical study of one hundred and forty-six cases. Arch. Neurol. Psychiat. (Chic.) 7, 711 (1922).

Rosenschon, G., u. W. Wechsler: Zur Chemopallidektomie und der Ausschaltung des N. reticulatus thalami in der stereotaktischen Behandlung des Parkinsonismus. (Eine klinisch-morphologische Untersuchung.) Arch. Psychiat. Nervenkr. 205, 100 (1964).

Sailer, J.: Unilateral paralysis agitans occuring after hemiplegia. J. nerv. ment. Dis. 34, 425 (1907).

Scarpalézos, S.: Sur la notion d'hérédité similaire dans la maladie de Parkinson. Rev. neurol. 80, 184 (1948).

Schaltenbrand, G.: Das extrapyramidale System. Paralysis agitans (Morbus Parkinson). In: H. Dennig, Lehrbuch der inneren Medizin, Bd. 2, S. 574. Stuttgart: Georg Thieme 1961.

Schneider, R. C., and E. C. Crosby: The interplay between cerebral hemispheres and cerebellum in relation to tonus and movement. J. Neurosurg. 20, 188 (1963).

Seiler, N.: Der Stoffwechsel im Zentralnervensystem, S. 46. Stuttgart: Georg Thieme 1966.

Spiegel, E. A., H. T. Wycis, E. G. Szekely, J. Adams, M. Flanagan, and H. W. Baird: Campotomy in various extrapyramidal disorders. J. Neurosurg. 20, 870 (1963).

Stern, J., and A. A. Ward: The relationship of the alpha and gamma motor system to its efficiency of the surgical therapy of Parkinsonism. J. Neurosurg. 20, 185 (1963).

Stiefler, G.: Klinischer Beitrag zur genuinen Paralysis agitans im jüngeren Alter. Wien. klin. Wschr. 27, 265 (1914 I).

Struppler, A.: Elektrodiagnostik. In: G. Bodechtel, Differentialdiagnose neurologischer Krankheitsbilder, S. 916. Stuttgart: Georg Thieme 1958.

Tóth, S.: The effect of the removal of the nucleus dentatus on the Parkinsonian syndrome. J. Neurol. Neurosurg. Psychiat. 24, 143 (1961).

Trétiakoff, C.: Contribution à l'étude de l'anatomie pathologique du locus niger de Soemmering avec quelques déductions rélatives à la pathogénie des troubles du tonus musculaire de la maladie de Parkinson. Thèse de Paris 1919.

Umbach, W., u. D. Baumann: Die Wirksamkeit von 1-Dopa bei Parkinson-Patienten mit und ohne stereotaktischen Hirneingriff. Arch. Psychiat. Nervenkr. 205, 281 (1964).

Walshe, F. M. R.: Observations on the nature of the muscular rigidity of paralysis agitans and its relationship to tremor. Brain 47, 159 (1924).

— On the role of the pyramidal system in willed movements. Brain 70, 329 (1947).

Weisenburg, T. H.: A case of probable paralysis agitans in a boy of twelve. J. nerv. ment. Dis. 34, 327 (1907).

Wienfield, D. L., and P. J. Sparer: The electroencephalogram in paralysis agitans. Dis. nerv. Syst. 15, 114 (1954).

Willige, H.: Über Paralysis agitans im jugendlichen Alter. Z. ges. Neurol. Psychiat. 4, 520 (1911).

Wilson, S. A. K.: On decerebrate rigidity in man and the occurrence of tonic fits. Brain 43, 220 (1920).

— Die zentralen Bewegungsstörungen. Abh. Neurol. Psychiat. Psychol. u. Grenzgeb. 75, 1 (1936).

Yoshida, M., N. Yanagisawa, H. Shimizu, A. Givre, and H. Narabayashi: Physiological identification of the thalamic nuclei. Arch. Neurol. (Chic.) 11, 435 (1954).

Ziskind, E., and E. S. Ziskind: Phenobarbital contraindicated in Parkinsonism. J. Amer. med. Ass. 109, 20 (1937 I).

Chorea Huntington

(Chorea minor s. Bd. III, S. 198)

Begriffsbestimmung. Das lateinische Wort chorea bedeutet „Tanz", es leitet sich vom Griechischen $\chi o \rho \varepsilon \acute{v} \omega =$ „einen Tanz aufführen" her. Die familiäre Form der Chorea wurde nach ihrem Erstbeschreiber George Huntington (1872) benannt. Andere Bezeichnungen für die Erkrankung sind: Erbchorea, Erb-Veitstanz, progressive Chorea, Chorea chronica progressiva hereditaria.

Unter Chorea Huntington wird ein dominantes Erbleiden verstanden, das gekennzeichnet ist durch ausfahrend-schleudernde, unwillkürliche Bewegungen, Persönlichkeitsveränderungen und eine fortschreitende Demenz. Bei Kindern und Jugendlichen kann die Erkrankung auch durch zunehmende Ver-

steifungen, Anfälle und einen seelisch-geistigen Abbau charakterisiert sein.

Geschichtliches. Im Mittelalter wurden von Paracelsus (zit. nach Schaltenbrand) 3 Formen des Veitstanzes unterschieden, nämlich Tanzepidemien auf psychogener Grundlage, weiter die „Chorea lasciva", der Veitstanz aus sinnlicher Begierde, und eine „Chorea naturalis sive coacta", nämlich die auf organischen Veränderungen beruhende Erkrankungsform. 1872 beschrieb G. Huntington erstmals das Krankheitsbild der Erbchorea, das er selber, sein Vater und Großvater (1797) in Familien von Long Island beobachtet hatten. Vessie konnte die Stammbäume der Choreatikerfamilien von Connecticut und Massachussets bis in das Jahr 1630 zurückverfolgen, alle Merkmalsträger stammten von 3 illegitimen Söhnen einer Puella publica ab, die aus dem Dorf Bures aus England (Suffolk) eingewandert waren. Dort waren „Hexen" durch ein Dekret James I. der

Verfolgung ausgesetzt, besonders wenn sie an Körperverrenkungen und ihre Kinder an Krämpfen litten. Die überschießenden Bewegungen dieser bedauernswerten Kranken wurden als böswillige Nachahmung und Verspottung des ans Kreuz geschlagenen Heilands gedeutet. Holländische Einwanderer steckten Choreatikerinnen in „witch-houses", in hölzerne Käfige, wegen ihrer „magrums", d.h. ihrer unkontrollierten Bewegungen. Man war der Meinung, daß Choreatikerinnen im Bunde mit dem Teufel stehen, der sich ihnen in Form eines Tieres nähert, ihr Blut saugt und sie so befriedigt. Die Hauptepoche der Hexenverfolgungen lag im 17. Jahrhundert. Die Betroffenen wurden isoliert, es herrschte Promiskuität und Inzucht in ihren Sippen.

BECHTEREW (1898) hielt die Kombination von Chorea mit Epilepsie für Erscheinungen zweier verschiedener Leiden beim gleichen Patienten, er sprach von „Epilepsia choreica". ZIEMSSEN trennte das Krankheitsbild der rheumatischen Chorea von der Huntington-Form ab (HALLERVORDEN).

Häufigkeit und Altersdisposition. Die allgemeine Erkrankungshäufigkeit wird für die Chorea Huntington verschieden angegeben:

Für das Rheinland: 3,2/100000 (PANSE); für England: 4,12/100000 (CHANDLER et al.), wobei für Cornwall (5,57/100000) und Northamptomshire (6,5/100000) höhere Zahlen gefunden wurden; für die USA: 5/100000 (PERRINE et al.); für Australien: 4,58/100000 (Bezirke Victoria und Tasmania — BROTHERS); für Japan, Bezirk Aischi: 0,3/100000.

Die Erkrankung ist unter Juden, Indern, Malaien und Japanern weniger verbreitet als in der kaukasischen Rasse (HASSLER).

JERVIS errechnete aus Literaturangaben bei 2282 Fällen einen Erkrankungsbeginn im 1.—5. Lebensjahr bei 0,26% und vom 6. bis 10. Jahr bei 0,41%. WENDT et al. fanden, daß die Erstsymptome bei 3% der Patienten vor dem 31. Lebensjahr zu beobachten waren. Höhere Zahlen eines Krankheitsbeginns vor dem 20. Lebensjahr fanden PANSE (6,3%) und BELL (10,4%). MARKHAM und KNOX schätzen, daß zwischen 1—6% aller Choreatiker bereits im Kindesalter Krankheitszeichen aufweisen. Die unterschiedlichen Zahlenangaben beruhen teilweise darauf, daß von einigen Autoren das Ersterscheinen der choreatischen Bewegungsunruhe als *das* Symptom zur Festsetzung des Krankheitsbeginns gewertet wird, von anderen dagegen neben dem Einsetzen der Hyperkinesen auch eine progressive Versteifung, Anfälle oder eine klar erkennbare Demenz dazu herangezogen werden. BELL meint (zit. nach FALSTEIN und STONE), daß in derselben Familie gehäuft Frühfälle auftreten können, was bei gemeinsamer Wurzel vieler Choreatiker der Vereinigten Staaten bei später Krankheitsmanifestation sich auch statistisch bemerkbar

machen könne. MÜLLER-KÜPPERS und STENZEL halten eine Erkrankungszahl von 60 bis 70 Kindern und Jugendlichen in der Bundesrepublik gegeben.

Das Phänomen der Anteposition (Antecipation), nämlich eine Vorverlegung des Erkrankungsbeginns von Generation zu Generation, wird von DAVENPORT und MUNCEY, MÜLLER-KÜPPERS und STENZEL, OWENSBY und PANSE gefunden, während CURRAN eine solche Möglichkeit bezweifelt. WENDT et al. bemerken dazu, daß durch den üblichen Erfassungsmodus wahrscheinlich ein Defizit an Früherkrankungsfällen entsteht, da Choreatiker mit vielen Kindern wahrscheinlich erst spät erkranken, während in frühem Alter betroffene Patienten keine oder nur wenige Kinder haben können. Durch die allgemeine Vorverlegung des Heiratsalters in der modernen Industriegesellschaft ist zu erwarten, daß die Huntingtonsche Chorea in Zukunft häufiger als bisher bei Kindern und Jugendlichen zu beobachten sein wird.

Geschlechtsdisposition. Es besteht nach Ansicht der Autoren keine Geschlechtsbevorzugung bei der Huntington-Chorea (CHANDLER et al., DAVENPORT, PANSE, WENDT et al.).

Ätiologie und Pathogenese. Es handelt sich um ein einfach dominantes, nicht geschlechtsgebundenes Erbleiden mit hoher Penetranz (JERVIS, MINSKI und GUTTMANN, PENROSE, SJOEGREN und LARSSON).

CHANDLER et al. nehmen an, daß Spontanmutationen von 1/100000 Genen pro Generation auftreten können, wobei als Kriterium für eine Spontanmutation angenommen werden muß, daß beide Eltern gesund sind, klinisch ein klassischer Verlauf vorliegt und Nachkommen betroffen sind. In der Literatur werden 36 Spontanmutationen angegeben, von denen 11 pathologisch-anatomisch untersucht worden sind (CHANDLER et al.). Man wird aber HALLERVORDEN sowie OLTMAN und FRIEDMAN zustimmen können, daß Einzelfälle vorgetäuscht werden, wenn einer der Eltern als Merkmalsträger vorzeitig stirbt oder nur ungenügende Informationen über die Familie erhalten werden können; das Haupterkrankungsalter liegt zwischen dem 30. und 50. Lebensjahr (KEHRER, MINSKI und GUTTMANN). Weiter können sporadische Fälle vorgetäuscht werden, wenn Formes frustes verkannt werden. Bis 1960 sind 20 Zwillingsbeobachtungen veröffentlicht worden, von denen 8 eineiige Paare Konkordanz bezüglich der Huntington-Chorea zeigten; das Einsetzen der Symptome kann dabei beim einzelnen Paarling um 1—6 Jahre variieren (MYRIANTHOPOULOS und ROWLEY). Von den 12 zweieiigen Zwillingspaaren verhielten sich die Hälfte konkordant, der andere Teil diskordant

(MYRIANTHOPOULOS und ROWLEY, MINSKI und GUTT-MANN, ROSANOFF und HANDY).

Pathogenese. Bisher konnten keine Stoffwechselanomalien bei der Erbchorea festgestellt werden, die ein Licht auf die Nervenzelluntergänge werfen könnten; so konnten BRUYN et al. eine Störung im Magnesiumstoffwechsel als unwahrscheinlich ausschließen. HOOGHWINKEL et al. versuchten, durch Bestimmung der Lipoide im Plasma und den Erythrocyten eine Störung von Membranfunktionen nachzuweisen; sie konnten aber bei Choreatikern und Normalpersonen nur die gleichen Werte bestimmen.

Pathoanatomie. Das Choreatikergehirn zeichnet sich durch eine allgemeine Atrophie aus, wobei das Gehirngewicht durchschnittlich bei 900—1000 g liegt (HALLERVORDEN). Das Verhältnis von Großhirn zu Kleinhirn, normalerweise 7,2/1, ist beim Choreapatienten auf 5,8/1 herabgesetzt (DUNLAP). Die Hirnwindungstäler sind verbreitert, die Weite der Seitenventrikel oft auf das Doppelte vergrößert (CAMPBELL et al., HALLERVORDEN, JERVIS). Im Markscheidenbild liegt der Kopf des Schweifkerns wie ein dünnes graues Band über der inneren Kapsel (HASSLER). Im Bereich der weichen Hirnhäute können Verdickungen und chronisch proliferative Veränderungen gesehen werden (BONHOEFFER). Der wesentliche Befund ist nach Ansicht vieler Autoren ein Untergang der kleinen Nervenzellen des Nucleus caudatus und des Putamen, die großen Ganglienzellen sind durch den atrophischen Prozeß näher aneinander gerückt, zeigen teilweise auch Degenerationserscheinungen. Die Astro- und Oligodendroglia ist gewuchert, es können Kalkkonkremente in Maulbeerform („Choreakörperchen") und vermehrt Lipoide gefunden werden. Im äußeren Pallidumglied ist häufig eine Verarmung an Nervenzellen zu sehen, es kann zum Bild des Status dysmyelinisatus oder Status spongiosus (HALLERVORDEN, MYRIANTHOPOULOS und ROWLEY) oder zur Höhlenbildung im Caudatus (MARKHAM und KNOX) kommen. Es kann eine Verarmung an markhaltigen Fasern der striatopallidären und striato-nigralen Bahnen auffallen. Auch im Hypothalamus finden sich im Bereich des Nucleus tuberis lateralis, paraventricularis und mammillaris Ausfälle. BIRNBAUM stellte bei einem Patienten, der eine Hodenatrophie bei Infantilismus hatte, eine Hypoplasie des Hypophysenvorderlappens fest. Im Bereich des Kleinhirns wurden Ausfälle von Purkinje-Zellen, seltener im Bereich der Körnerschicht, festgestellt. Bei einem Teil der Patienten dürfte es sich allerdings hierbei um sekundäre, iktogene Parenchymnekrosen handeln. BIRNBAUM beschrieb lamelläre Atrophien der Purkinje-Zellen bei 2 Patienten; es waren retrograde Ausfälle am System der unteren Olive vorhanden.

Im Bereich der Hirnrinde können Ausfälle besonders im Bereich der III.—VI. Schicht gefunden werden, ohne daß es nach HALLERVORDEN eine für die Erbchorea typische Schichterkrankung gäbe (CAMPBELL et al., BIRNBAUM, BRION und COMOY, JERVIS, MARKHAM und KNOX, ROTTERS, SIMMA). Im Occipitallappen können diese Ausfälle besonders deutlich sein. Im Bereich des Centrum semiovale, besonders des Hinterlappens, können ausgedehnte Entmarkungserscheinungen festgestellt werden (BIRNBAUM, CAMPBELL et al.).

Pathophysiologie. Als Substrat von Persönlichkeitsveränderungen und progressiver Demenz bei der Huntingtonschen Chorea wird man die corticalen Ausfälle ansehen dürfen (HALLERVORDEN); dies dürfte auch für die symptomatischen Krampfanfälle gelten. Ob das choreatische Syndrom eine Folge des Untergangs der kleinen Zellen des Striatum allein ist oder auch auf Strukturveränderungen des Streifenkörpers insgesamt und auch der Area 6 beruht (BRION und COMOY), muß dahingestellt bleiben. Eine Beteiligung des Globus pallidus scheint nicht die alleinige Voraussetzung für das Auftreten akinetischer Symptome zu sein, vielmehr der gemeinsame Ausfall des Putamen und äußeren Pallidumgliedes (DENNY-BROWN). Krankheitserscheinungen vegetativer Art dürften Ausfällen in hypothalamischen Kerngebieten zuzuschreiben sein.

Klinik

Symptomatologie. Im Kindes- und Jugendalter kann die Erkrankung zwei verschiedene Formen haben, eine klassische, die durch Hyperkinesen gekennzeichnet ist, und eine atypische, die sich durch fortschreitende Versteifungen und Krampfanfälle auszeichnet. Beide Verlaufsformen sind in diesem Alter etwa gleich häufig (BARROWS und COOPER, BITTENBENDER und QUADFASEL, BRION und COMOY, JERVIS, MARKHAM und KNOX).

Klassische Form. Nach OLTMAN und FRIEDMAN sowie PANSE können eine eigenartige Laschheit und Unbeteiligtheit, zunehmende Reizbarkeit, übertriebene Eifersucht, ständiges Querulieren, Mißempfindungen in verschiedenen Körperregionen, Schlafstörungen, Hyperreflexie oder seitenungleiches Reflexverhalten, das Gordonsche oder Babinskische Zeichen sowie gelegentlich Muskelzuckungen einzelner Körperregionen Hinweise auf eine beginnende choreatische Erkrankung sein. Das Vollbild ist gekennzeichnet durch eine stete Bewegungsunruhe, die praktisch alle Gliedabschnitte, aber auch Stamm-, Hals- und Gesichtsmuskulatur betrifft. Die Bewegungsimpulse sind plötzlich, sie sind willentlich nicht zu unterdrücken und durch Hinwendung zum Patienten oft zu steigern. Die Muskulatur ist hypoton, das Hampelmannphänomen ist positiv: Bei Anheben des Patienten unter den Achseln: Durchsacken. Im schweren Fall kann der Kranke steh- und sitzunfähig werden. Die Eigenreflexe sind überlebhaft bis gesteigert, das Gordonsche Zeichen ist bisweilen positiv: Nach Ablauf des eigentlichen Sehnenreflexes (PSR) kommt es zu einer tonischen, langsam nachlassenden Wiederanspannung der gedehnten Muskelgruppe. Die Fremdreflexe sind lebhaft auslösbar, die Gruppe der Pyramidenzeichen gelegentlich positiv. Die Sprache ist unverständlich, zerhackt, explosiv. Die Bewegungsstörungen lassen das Schriftbild anfangs unregelmäßig und verwackelt werden, später können die Patienten nicht mehr schreiben oder zeichnen.

Rigid-akinetische Form. Das Krankheitsbild gleicht hier weitgehend dem Parkinsonismus. Es kommt zu einer zunehmenden Bewegungsarmut, Beugehaltung, zum Tremor von Kopf und Extremitäten, bisweilen auch pillenrollenden Fingerbewegungen. Der Gang wird steif, kleinschrittig, der Körper vornübergebeugt. Später können sich Beugekontrakturen entwickeln. Im Beginn solcher Krankheitsverläufe kann man in den proximalen Gelenken bereits Rigor, in den distalen Abschnitten dagegen noch eine Hypotonie feststellen (BITTENBENDER und QUADFASEL). Bei fortgeschrittenem Rigor kommen Zahnradphänomen, Amimie und eine monotone Sprache hinzu. Diese Verlaufsvariante zeichnet sich durch gehäufte Krampfanfälle aus (BRIONI und COMOY, ENTRES, MARKHAM und KNOX, NOTKIN, PANSE). Nach OEPEN (1963a) handelt es sich dabei in der Hälfte der Fälle um große Anfälle, bei 10% um rein tonische Paroxysmen, bei weiteren 10% um psychomotorische Zustände und bei 30% um rein vegetative, anfallsartig auftretende Erscheinungen.

Bei dieser Verlaufsform können vertikale, seltener horizontale Blickschwäche oder -paresen auftreten (ANDRÉ-THOMAS et al., DERREUX, MARKHAM und KNOX). Die Patienten verdrehen den Kopf zur Seite, um ein Objekt zu fixieren; nur so können die Augen das seitlich liegende Sichtziel erfassen. Weiter wurde ein Ausfall der schnellen Komponente des optokinetischen oder calorischen Nystagmus gefunden (MARKHAM und KNOX). Eine mimische

Facialisparese (BARROWS und COOPER), eine Ptose (PANSE) oder auch eine supranucleäre Hypoglossusparese (MÜLLER-KÜPPERS und STENZEL) sind weiter aufgeführte motorische Hirnnervenausfälle. In den Spätstadien kommt es zum Bilde einer Pseudobulbärparalyse mit Dysarthrie und Dysphagie.

Nach PANSE können Choreatiker eine Vielfalt *vegetativer Symptome* entwickeln: Gesteigerte Eßlust bei fallendem Körpergewicht, eine schnell sich entwickelnde Adipositas, einen Diabetes mellitus oder insipidus; Infantilismus, Hodenaplasie oder Ausbleiben der Menarche können als hypothalamisch-hypophysäre Ausfälle gewertet werden.

Veränderungen im *seelisch-geistigen Bereich* sind häufig, besonders bei den akinetisch-rigiden Formen. Bei Kindern können Verhaltensstörungen oder Debilität jahrelang Erstsymptom einer Chorea sein (OLTMAN und FRIEDMAN, WENDT et al.); etwa Wutausbrüche, Feindseligkeit, Brutalität, sexuelle Delikte oder übertriebene Ängstlichkeit und Scheu (BITTENBENDER und QUADFASEL, GOODMAN et al., OEPEN et al., 1963b). Dabei ist die affektive Sphäre meist mehr betroffen als die intellektuellen Leistungen (CURRAN). Nach PANSE kommen bei 18% der Choreatiker sexuelle Entgleisungen und Delikte vor, die aber bei Zunahme der Demenz wieder völlig verschwinden (OLTMAN und FRIEDMAN). BROTHERS gibt an, daß man bei 1/3 der Choreatiker mit einer organischen Demenz, bei 1/5 mit schwerer Psychopathie rechnen muß, wobei hebephrene und paranoide Verlaufsformen nicht selten sind. Interessant ist die Feststellung OEPENS (1963a), daß bei überwiegender Rechts-Symptomatik und stärkerer Erweiterung des linken Seitenventrikels im Pneumencephalogramm eine Demenz im Vordergrund des Krankheitsbildes steht, bei hauptsächlicher Links-Symptomatik mit betonter Erweiterung des rechten Seitenventrikels dagegen sexuelle Verhaltensstörungen überwiegen.

Laboratoriumsuntersuchungen. Im *Pneumencephalogramm* ist bei ausgeprägtem Krankheitsbild praktisch immer eine Erweiterung der beiden seitlichen Hirnkammern mit Einsinken der Stammganglientaille zu erkennen (CAMPBELL et al., JERVIS, MARKHAM und KNOX). Auch die Subarachnoidalzeichnung ist meist verstärkt, es kann zur Luftansammlung in den Inselzisternen kommen. Eine Früherkennung von Merkmalsträgern ist nach PANSE durch die Pneumencephalographie möglich.

Im *Elektrencephalogramm* kann eine allgemeine Frequenzverlangsamung auffallen, also eingestreute Theta- oder Deltawellen; dies ist besonders bei akinetisch-rigiden Verlaufsformen der Fall (BARROWS und COOPER, CAMPBELL et al., JERVIS). Gelegentlich sind die Kurven auch spannungsarm (OEPEN, 1963a; PERRINE et al.). Der Blockadeeffekt kann fehlen. Im Schlafstadium C nach Loomis kann ein Überschuß von hochamplitudigen (80 bis 100 Mikrovolt), 5—7 sec dauernder Schlafspindeln um 11—14 Hz auffallen; dieser Befund wird mit einer verstärkten Hemmung des Gammasystems in einen Zusammenhang gebracht (PUCA et al.). Krampfwellenausbrüche in Form von Spitze-Wellenherden, evtl. auch von unregelmäßigen 3/sec spike-waves (MARKHAM und KNOX) oder temporalen Krampfspitzen (OEPEN, 1963a), sollen besonders in den beiden ersten Krankheitsjahren beobachtet werden, auch ohne daß klinisch Anfallserscheinungen beobachtet wurden (VOGEL et al.). Das EEG hat nach Ansicht dieser Autoren keinen Aussagewert für eine Früherfassung von Merkmalsträgern bzw. Frühfällen.

Der *Liquor* ist normal in seiner Zusammensetzung (BRION und COMOY, CAMPBELL et al., CURRAN); der Eiweißwert kann aber auch bis zu 100 mg-% erhöht sein (BARROWS und COOPER, JERVIS). MARKHAM und KNOX fanden eine Erhöhung des Serum-Kupfer- und Coeruloplasminwertes.

Diagnose und Differentialdiagnose. Bei positiver Familienvorgeschichte kann man sowohl bei Vorliegen der klassischen als auch der akinetisch-rigiden Form mit Anfällen und Debilität die Diagnose stellen. Hat ein Kind aus einer Choreatikerfamilie nur cerebrale Anfälle, Debilität oder schwere Verhaltensstörungen, so ist eine Wahrscheinlichkeitsdiagnose berechtigt. Wichtig ist, daß gerade in Choreatikersippen die Situation sehr oft durch bewußtes Lügen oder unbewußtes Krankheitsverneinen verschleiert wird (BONHOEFFER, CHANDLER et al., OLTMAN und FRIEDMAN).

Differentialdiagnostische Erwägungen sind vor allem gegenüber der Wilsonschen Krankheit, der Torsionsdystonie, seltener Choreoathetosen oder spino-cerebellären Erkrankungen anzustellen. In jedem Fall muß eine Neuro-Syphilis ausgeschlossen werden. Bei den akinetisch-rigiden Formen gilt es, eine juvenile Paralysis agitans oder symptomatischen Parkinsonismus abzugrenzen, bei reinem Tremor auch den familiären Tremor.

Verlauf. GROTJAHN und CREUTZFELDT beobachteten gemeinsames Auftreten von Huntingtonscher Chorea mit spinaler Muskelatrophie, die Verbindung mit amyotrophischer Lateralsklerose wurde von PANSE beschrieben, das Zusammentreffen mit Dysostosen und Oligophrenie von MINSKI und GUTTMANN.

Debilität bei einem Mitglied einer Choreatikerfamilie muß allerdings heute mit Wahrscheinlichkeit als Ausdruck einer *Abortivform* gewertet werden. Gleiches gilt für Psychopathie oder Psychose. Die Tatsache, daß in Choreatikersippen gehäuft kriminelle Delikte, Herumvagabundieren, Alkoholismus (HASSLER), aber auch motorische Auffälligkeiten wie rhythmische Myoklonien im Mundbereich oder ein Wackeltremor des Kopfes (MINSKI und GUTTMANN, PANSE) oder Tics (DAVENPORT und MUNCEY) auftreten, führte KEHRER dazu, den Begriff einer „Choreopathie" aufzustellen; C. und O. VOGT sprachen von „Prä-Chorea" oder „Sub-Chorea". Diese unscharfen Bezeichnungen sollte man aber vermeiden, vielmehr von einer Frühform oder einer Forme fruste der Chorea reden.

Im klassischen Fall verläuft die Chorea Huntington chronisch-progredient, wobei rigide Formen mit durchschnittlich 11,4 Jahren (BITTENBENDER und QUADFASEL) eine kürzere Krankheitsdauer haben als hyperkinetische: 13,7 Jahre nach BELL oder PANSE, 14,2 Jahre nach DAVENPORT. Für die antibiotische Ära werden 15,8 Jahre angegeben (CHANDLER et al.). Dabei können Verlaufsschwankungen zwischen 1—37 Jahren beobachtet werden (CURRAN). Bei Jugendlichen liegt die Verlaufsdauer oft nur zwischen 4 und 8 Jahren (JERVIS, MARKHAM und KNOX). Die Suicidrate ist für nichtinstitutionalisierte Patienten hoch, sie beträgt nach CHANDLER et al. sowie OLTMAN und FRIEDMAN etwa 8% für männliche und 6,4% für weibliche Patienten. Dies trifft aber nur für die ersten Krankheitsjahre zu, die spätere allgemeine Verflachung und Verlangsamung aller Denkabläufe verhindert solche Gewalthandlungen. In den Endstadien sind die Patienten bettlägerig, an den unteren Extremitäten in Extensionsstellung versteift, die Füße sind adduziert. Die oberen Extremitäten sind in der Schulter adduziert, im Ellbogen gebeugt, die Finger halb zur Faust geballt, der Kopf nach hinten durchgestreckt. Eine zunehmende Auszehrung, bronchopneumonische Schübe infolge Kau- und Schluckstörungen oder Decubitalgeschwüre mit nachfolgender Sepsis können das Leiden beenden.

In seltenen Fällen verläuft die Chorea Huntington auch ohne seelisch-geistigen Abbau (PERRINE et al.), oder eine Progression wird völlig vermißt. BROTHERS konnte bei einigen seiner Patienten erfahren, daß sie in der Kindheit als rheumatische Chorea gedeutete Hyperkinesen hatten, bereits ab dem 2. Lebensjahr, dann wieder vollständig genasen, als Erwachsene aber das Vollbild der Huntington-Chorea zeigten. Er konnte feststellen, daß einer seiner Patienten drei solcher Chorea-Attacken als Kind gehabt hatte.

Prognose. Die Vorhersage ist weitgehend von der Sicherheit abhängig, mit der die Diagnose gestellt werden konnte; bei der versteifenden Form, insbesondere wenn eine ausgeprägte Debilität vorliegt, wird man dem Patienten im allgemeinen eine Lebenserwartung von weniger als 15 Jahren geben müssen. Dies gilt selbstverständlich nicht für monosymptomatische oder atypische Verlaufsformen.

Therapie. Zur Beeinflussung choreatischer Hyperkinesen hat sich Reserpin bewährt (KEMPINSKI et al.). Die Dosierung beträgt bei Kindern 1—3 mg, bei Jugendlichen und Erwachsenen 2—5 mg pro Tag. Blutdruck-

senkungen, Apathie und Selbstvernachlässigung können bei Rauwolfiaalkaloiden als Nebenwirkungen auftreten, es kann dann Amphetamin ausgleichend verordnet werden. Auch Phenothiazine können Anwendung finden zur Dämpfung der Bewegungsunruhe, besser in seiner Wirkung wird von NICK und NICOLLE jedoch das Haloperidol beurteilt, bei Kindern 1—1,5 mg, bei Erwachsenen 3—5 mg über den Tag verteilt. Hiermit kann ebenfalls nur eine hyperkinetische Form der Chorea beeinflußt werden, bekannte Nebenwirkungen sind bei allen 3 Medikamenten, in hoher Dosierung über längere Zeit gegeben, ein Parkinson-Syndrom. Die akinetische Form einer Chorea wird ähnlich wie eine Paralysis agitans mit Anti-Parkinsonmitteln behandelt (s. dort). Krampfanfälle im Rahmen einer Chorea sprechen oft nur zeitweise und dann ungenügend auf Antikonvulsiva an.

Durch stereotaktische Eingriffe ist eine länger anhaltende Besserung nicht möglich, wie schlechte Erfahrungen von BRION und COMOY, COOPER, MUNDINGER und RIECHERT zeigten.

Eine sinnvolle *Prophylaxe* kann heute in Westdeutschland nur in Form einer genetischen Beratung erfolgen: Bei sicherer Erkrankung eines Elternteils muß mit Nachdruck darauf hingewiesen werden, daß in der Nachkommenschaft einer solchen Ehe wahrscheinlich 50% von dem Leiden befallen sein werden. Die Chorea Huntington ist das Erbleiden des Zentralnervensystems mit der stärksten Penetranz.

Literatur

ANDRÉ-THOMAS, A., X. ABÉLY, J. DE AJURIA-GUERRA et M. LEULIER: Troubles de l'élévation des globes oculaires dans un cas de chorée de Huntington. Rev. neurol. 77, 248 (1945).

BARROWS, H. S., and W. C. COOPER: Rigidity as a disease form of Huntington's disease. Bull. Los Angeles neurol. Soc. 28, 144 (1963).

BECHTEREW, W. v.: Über Epilepsia choreica. Dtsch. Z. Nervenheilk. 12, 266 (1898).

BELL, J.: Huntington's chorea. In: K. PEARSON, Treasury of human inheritance, vol. 4, pt. 1, p. 1—67. London: Cambridge University Press 1935.

BIRNBAUM, G.: Chronisch-progressive Chorea mit Kleinhirnatrophie. Arch. Psychiat. Nervenkr. 114, 160 (1941).

BITTENBENDER, J. B., and F. A. QUADFASEL: Rigid and akinetic forms of Huntington's chorea. Arch. Neurol. (Chic.) 7, 275 (1962).

BONHOEFFER, K.: Die akuten und chronischen choreatischen Erkrankungen und die Myoklonien. Abh. Neurol. Psychiat. Psychol. u. Grenzgeb. 75, 87 (1936).

BRION, S., et C. COMOY: Rigidité et chorée de Huntington. La forme infantile de la maladie de Huntington. (Étude d'un cas anatomo-clinique.) Rev. neurol. 112, 183 (1965).

BROTHERS, C. R. D.: Huntington's chorea in Victoria and Tasmania. J. neurol. Sci. 1, 405 (1964).

BRUYN, C. W., C. J. K. MINK, and J. F. CALJÉ: Biochemical studies in Huntington's chorea. Neurology (Minneap.) 15, 455 (1965).

CAMPBELL, A. M. C., B. CORNER, R. M. NORMAN, and H. URICH: The rigid form of Huntington's disease. J. Neurol. Neurosurg. Psychiat. 24, 71 (1961).

CHANDLER, J. B., T. E. REED, and R. N. DE JONG: Huntington's chorea in Michigan. III. Clinical observations. Neurology (Minneap.) 10, 148 (1960).

Curran, D.: Huntington's chorea without choreiform movements. J. Neurol. Psychopath. 10, 305 (1930).

Dana, C. L.: A contribution to the pathological anatomy of chorea with the report of a case. Brain 13, 71 (1907).

Davenport, C. B.: Huntington's chorea in relation to heredity and eugenics. Eugen. Rec. Off. Bull. 17, 1 (1916).

—, and E. B. Muncey: Huntington's chorea in relation to heredity and eugenics. Amer. J. Insan. 73, 195 (1916).

Denny-Brown, D.: The basal ganglia and their relation to disorders of movement, p. 32. Cambridge: Oxford University Press 1962.

Derreux, J.: Chorée chronique et paralysie du regard. Rev. neurol. 71, 207 (1939).

Dunlap, C. B.: Structural changes in Huntington's chorea. Brain 50, 631 (1927).

Entres, J. L.: Genealogische Studie zur Differentialdiagnose zwischen Wilsonscher Krankheit und Huntingtonscher Chorea. Z. ges. Neurol. Psychiat. 98, 497 (1925).

Falstein, E. I., and T. T. Stone: Juvenile Huntington's chorea. Arch. Neurol. Psychiat. (Chic.) 45, 151 (1941).

Goodman, R. M., C. L. Hall jr., L. Terango, G. A. Perrine jr., and P. L. Roberts: Huntington's chorea. A multidisciplinary study of affected parents and first generation offspring. Arch. Neurol. (Chic.) 15, 345 (1966).

Grotjahn, H., u. H. G. Creutzfeldt: Chronisch progrediente Chorea und spinale Muskelatrophie. Ref. Zbl. ges. Neurol. Psychiat. 73, 251 (1934).

Hallervorden, J.: Huntington'sche Chorea. In: Handbuch der speziellen pathologischen Anatomie und Histologie, Bd. 13/1a, S. 793. Berlin-Göttingen-Heidelberg: Springer 1957.

Hassler, R.: Chorea Huntington. In: Handbuch der inneren Medizin, Bd. 5, Teil 3, S. 692. Berlin-Göttingen-Heidelberg: Springer 1953.

Hooghwinkel, G. J. M., P. F. Borri, and G. W. Bruyn: Biochemical studies in Huntington's chorea. II. Composition of blood lipid. Acta neurol. scand. 42, 213 (1966).

Jervis jr., G. A.: Huntington's chorea in childhood. Arch. Neurol. (Chic.) 9, 244 (1963).

Kalkhof, J., u. O. Ranke: Eine neue Chorea Huntington-Familie. Z. ges. Neurol. Psychiat. 17, 2 (1913).

Kehrer, F. A.: Erbsveitstanz. Allgemeiner und klinischer Teil. In: Handbuch der Erbkrankheiten, Bd. III, S. 185. Leipzig: Georg Thieme 1940.

Kempinsky, W. H., W. R. Boniface, P. P. Morgan, and A. K. Busch: Reserpine in Huntington's chorea. Neurology (Minneap.) 10, 38 (1960).

Markham, C. H., and J. W. Knox: Observations on Huntington's chorea in choldhood. Pediatrics 67, 46 (1965).

Minski, L., and E. Guttmann: Huntington's chorea: A study of thirty-four families. J. ment. Sci. 84, 21 (1938).

Müller-Küppers, M., u. K. Stenzel: Zum Problem der Frühmanifestation der Erbchorea. Acta paedopsichiat. 30, 348 (1963).

Mundinger, F., u. T. Riechert: Ergebnisse der stereotaktischen Hirnoperationen bei extrapyramidalen Bewegungsstörungen auf Grund postoperativer Langzeituntersuchungen. Dtsch. Z. Nervenheilk. 182, 542 (1961).

Myrianthopoulos, N. C., and P. T. Rowley: Monozygotic twins concordant for Huntington's chorea. Neurology (Minneap.) 10, 506 (1960).

Nick, J., et M.-H. Nicolle: Une médication spécifique du mouvement choréique le 4-fluoro-4(1-(4 hydroxy-4-(4'-chloro) phényl pipéridino)) butyrophénone ou R 1625 (halopéridol). Bull. Soc. med. Hôsp. Paris 115, 275 (1964).

Notkin, J.: Convulsive manifestations in Huntington's chorea. J. nerv. ment. Dis. 74, 149 (1931).

Oepen, H.: Paroxysmale Störungen bei der Huntington'schen Chorea. Arch. Psychiat. Nervenkr. 204 245 (1963b).

— H. J. Landzettel, R. Streletzki u. I. V. Koppenfeld: Statistische Befunde zur Klinik der Huntington'schen Chorea. Arch. Psychiat. Nervenkr. 204, 11 (1963a).

Oltman, J. E., and S. Friedman: Comments on Huntington's chorea. Dis. nerv. Syst. 22, 313 (1961).

Owensby, N. M.: Huntington's chorea in a twin child. Case report. J. nerv. ment. Dis. 61, 466 (1925).

Panse, F.: Huntingtonsippen des Rheinlandes. Z. ges. Neurol. Psychiat. 161, 550 (1938).

— Erbchorea. Eine klinisch-genetische Studie. Leipzig: Georg Thieme 1942.

Penrose, L. S.: The problem of anticipation. Ann. Eugen. (Lond.) 14, 125 (1948).

Perrine jr., G. A., and R. M. Goodman: A family study of Huntington's chorea with unusual manifestations. Ann. intern. Med. 64, 570 (1966 I).

Puca, F. M., R. di Perri e G. Margherita: Caratteristiche dei fusi da sonno nelle coree. Acta neurol. (Napoli) 20, 259 (1965).

Reisch, O.: Studien an einer Huntington-Sippe. Ein Beitrag zur Symptomatologie verschiedener Stadien der Chorea Huntington. Arch. Psychiat. Nervenkrankh. 86, 327 (1929).

Rosanoff, A. J., and L. M. Handy: Huntington's chorea in twins. Arch. Neurol. Psychiat. (Chic.) 33, 839 (1935).

Rotter, W.: Zum Problem des Vorkommens progressiver Versteifung bei der Huntington'schenKrankheit. Z. ges. Neurol. Psychiat. 138, 376 (1932).

Schaltenbrand, G.: Die Chorea (Veitstanz). In: H. Dennig, Lehrbuch der inneren Medizin, Bd. 2, S. 582. Stuttgart: Georg Thieme 1961.

Simma, K.: Das Centrum medianum thalami bei Chorea Huntington. Mschr. Psychiat. Neurol. 119, 99 (1950).

Vessie, P. R.: On the transmission of Huntington's chorea for 300 years — the Bures family group. J. nerv. ment. Dis. 76, 553 (1932).

Vogel, F., G. G. Wendt u. H. Oepen: Das EEG und das Problem einer Frühdiagnose der Chorea Huntington. Dtsch. Z. Nervenheilk. 182, 355 (1961).

Wendt, G. G., H. J. Landzettel u. I. Unterreiner: Das Erkrankungsalter bei der Huntingtonschen Chorea. Acta genet. (Basel) 9, 18 (1959).

Torsionsdystonie (Dystonia musculorum deformans)

Begriffsbestimmung. Das dystonische Syndrom besteht aus Dystonie und Torsion: In die Muskelgruppen, die willkürlich bewegt werden sollen (intendierte Bewegung), schießen Spasmen ein (HASSLER); Agonisten und Antagonisten werden gleichzeitig innerviert (DENNY-BROWN). Diese unwillkürlichen Bewegungsimpulse sind drehend, schraubend, ziehend, meist langsam in ihrem Ablauf (Torsionsspasmen); sie erfassen die Muskelgruppen des Stammes weit mehr als distale Anteile. Sie sind den Athetosen verwandt, FOERSTER spricht daher von einem „lokalen Athetose-Syndrom". OPPENHEIM verwendet den Begriff Dystonie, weil neben einer Tonuserhöhung in der gleichen Muskelgruppe nur wenig später eine Hypotonie beobachtet werden kann. HERZ sieht im Begriff der Dystonie eine klinische Einheit, die durch einen „excess of motion" und einen „excess of tension" gekennzeichnet ist. Neben den selteneren idiopathischen Formen kommt Torsionsdystonie als Symptom bei einer Reihe von anderen Erkrankungen vor (HALLERVORDEN): Während und als Folgezustand verschiedener Encephalitiden, bei der Wilsonschen Erkrankung, der idiopathischen Verkalkung der Hirngefäße, Angiom der Stammganglien (FOERSTER) und bei der Hallervorden-Spatzschen Krankheit. Unter den Erstbeschreibungen gehörten eine Reihe zur Wilsonschen Erkrankung.

Synonyma und Geschichtliches. Das Krankheitsbild wurde erstmals von WILLIAM GOWERS (1893) unter dem Begriff der „tetanoid chorea" beschrieben. SCHWALBE (1908) und ZIEHEN (1910) hielten die Störung für eine „Torsionsneurose". Erst OPPENHEIM (1911) erkannte, daß es sich um ein organisches Nervenleiden handelt, er führte den Namen „Dysbasia lordotica progressiva" ein, auch schlug er die Bezeichnung „Dystonia musculorum deformans" vor. FRAENKEL (1912) stellte das Krankheitsbild seinen amerikanischen Kollegen vor unter dem Namen „Tortipelvis". THOMALLA (1918) und TAYLOR (1920) sprachen von einer „Dysbasia lenticularis", letzterer Autor auch von „Myastasie". MENDEL (1919) bezeichnete die Erkrankung als „Torsionsdystonie", ein Krankheitsbegriff, der auch heute noch am zweckmäßigsten erscheint.

Häufigkeit, Alters- und Geschlechtsdisposition. Die idiopathische Torsionsdystonie ist eine seltene Erkrankung, über deren Häufigkeit in einem bestimmten Bevölkerungskollektiv keine Angaben in der Literatur vorliegen. Der Erkrankungsbeginn fällt für gewöhnlich in das 1. oder 2. Lebensjahrzehnt. Mit HERZ kann man dabei 3 Gruppen unterscheiden: Eine früh, im 1.—5. Lebensjahr einsetzende, eine juvenile Form mit Beginn zwischen 6 und 15 Jahren und Spätfälle mit Erstsymptomen am Ende des 2. und 3. Dezennium. Auftreten erster Krankheitserscheinungen nach dem 30. Jahr ist eine Rarität.

Das männliche Geschlecht scheint etwas häufiger betroffen zu sein als das weibliche: MENDEL (1919): 22:11, DAVISON und GOODHART (1938): 9:11, SJOEGREN und LARSSON (1959): 54:31, COOPER (1962): 26:24. Die beiden letzten Angaben beziehen sich nur auf idiopathische Formen.

Die ersten Erkrankungsfälle wurden in jüdischen Familien beobachtet, die aus Polen, Galizien oder Westrußland stammten (SCHWALBE, ZIEHEN, FLATAU, BERNSTEIN, OPPENHEIM, CLIMENKO); inzwischen ist aber klar geworden, daß es sich um kein rassisch gebundenes oder geographisch beschränktes Leiden handelt; jedoch zeigen auch neuere Berichte, daß die Erkrankung bevorzugt Juden befällt (RIBERA und COOPER, 1959).

Ätiologie. Die meisten Autoren kamen aufgrund ihrer Familienforschungen zu dem Schluß, daß die idiopathische Form der Torsionsdystonie einem autosomal dominanten, monohybriden Erbgang folgt mit frühem Einsetzen der Symptome und großer Varianz in der Expressivität (HALLERVORDEN, JOHNSON et al., SJOEGREN und LARSSON, ZEMAN et al., 1959). GUNTHER und PENROSE (zit. nach ZEMAN et al., 1960) nehmen dabei an, daß zwei verschiedene Gene das Krankheitsbild bestimmen, von denen eines verantwortlich ist für den Phänotypus, das andere für die Progression. ZEMAN et al. setzten sich kritisch mit den 4 bisher publizierten Stammbäumen mit angeblich recessivem Erbgang auseinander; sie kamen zu dem Schluß, daß es sich bei den Beobachtungen von WECHSLER und BROCK, MANKOWSKY und CZERNY und BEILIN um dominanten Erbgang handelte, da diese Autoren Formes frustes nicht berücksichtigten. Lediglich in der von SANTANGELO beschriebenen Familie sei ein recessiver Erbgang möglich gewesen. Man wird also in der Regel bei der Torsionsdystonie einen dominanten Erbgang erwarten müssen.

Pathoanatomie. Es liegen nur vereinzelte Beobachtungen vor: Dabei war das Wesentliche ein Ausfall der großen und kleinen Zellen des Putamen und des mit ihm verbundenen Zentralkerns des Thalamus (Hassler). Rose stellte vorwiegend einen Schwund und regressive Veränderungen der kleinen Zellen des Striatum und eine Proliferation der Oligodendroglia fest, während Quandt sowie Davison und Goodhart (1938) einen Schwund beider Ganglienzellarten besonders im oralen Drittel des Putamen fanden. Mehrere Autoren (Quandt, Rose, C. und O. Vogt) vermißten die Makroglia fast völlig. Nach Herz steht bei früh einsetzenden und schnell verlaufenden Fällen ein Status marmoratus oder Status dysmyelinisatus des Striatum im Vordergrund des pathologisch-anatomischen Bildes, während bei den langsam progredienten Fällen degenerative Nervenzellveränderungen und deren Untergang das Bild bestimmen. Status marmoratus kann auch im Thalamus oder der Hirnrinde gefunden werden (Denny-Brown).

Klinik

Symptomatologie. Die Krankheit setzt meist schleichend ein; bisweilen wird die Störung dem Patienten erstmals bei einem banalen Fußtrauma oder nach seelischem Schock bewußt und dann mit dem äußeren Ereignis in einen ursächlichen Zusammenhang gebracht. Bei 80% der Patienten beginnt die Dystonie an einem Fuß (Ford, Johnson et al., Ribera und Cooper); der betroffene Fuß wird nach innen verdreht und plantarflektiert, die Zehen sind adduziert und gebeugt (Pes talus oder Pes semilunaris nach Ford); oder der Patient kann nur auf den Zehen tänzelnd und geziert auftreten. Es kommt dann eine Tendenz zur Beugung und Adduktion in der Hüfte des befallenen Beines hinzu. Seltener beginnt die Erkrankung im Bereich einer oberen Extremität, wobei dann oft Verkrampfungen beim Schreiben oder die Unmöglichkeit auffällt, weit ausholend eine gezielte Bewegung durchzuführen. Dabei kann das feine Bewegungsspiel distaler Muskelgruppen noch in Ordnung sein. Zunächst tritt die dystone Bewegung nur gelegentlich bei bestimmten Haltungen oder beabsichtigten Bewegungen auf (Ribera und Cooper), später ist sie ständig vorhanden und kann im weiteren Verlauf willkürlich oder passiv nur schwer ausgeglichen werden (Johnson et al.). Setzte die Erkrankung zunächst nur mit Tonus- und Haltungsstörungen einer unteren Extremität ein, so treten beim Übergreifen auf einen Arm nun Hyperkinesen immer mehr in den Vordergrund (Ford). Von den schraubend-drehenden Bewegungen sind dann vor allem die proximalen Muskelgruppen betroffen, der Gang wird eigenartig tänzelnd oder die Beine werden geworfen und das Becken ver-

dreht (Tortipelvis). Die Lendenwirbelsäule wird hyperlordosiert, es kommt zur Skoliosehaltung im Bereich der Brustwirbelsäule. Kopf und Hals können in grotesker Art nach vorne gebeugt werden, so daß die von Oppenheim beschriebene „Dromedarhaltung" resultiert. In den späteren Krankheitsstadien wird der Patient gehunfähig. Nur in bestimmten Stellungen bei Seit- oder Bauchlagerung kann es zur Beruhigung des unwillkürlichen Bewegungsspiels und zum Verschwinden der vertrakten Haltungen kommen. Hebt man den Patienten in die Höhe (nicht unter den Achseln), so nimmt er eine hemiplegische Beugehaltung ein; die Spasmen sind also stark von Hautsinnesreizen abhängig (Denny-Brown).

Manche Autoren (Ribera und Cooper, Sjoegren und Larsson) unterscheiden eine dynamische bzw. hyperkinetische Form von einer mehr fixierten, myostatischen Variante; der Begriff myostatisch meint dabei, daß andeutungsweise oder ganz eine Haltung wie bei der Enthirnungsstarre (decerebrate rigidity nach Sherrington) eingenommen wird (Wechsler und Brock). Nach Johnson et al. gehen die zunächst mehr hyperkinetischen Formen dann in ein fixiertes Stadium mit Haltungsanomalien und Ausbildung von Kontrakturen über. Die Erkrankung schreitet an den unteren Extremitäten schneller fort als an den oberen.

Neben den einschießenden Spasmen beobachtet man gelegentlich auch einen herabgesetzten Muskeltonus beim gleichen Patienten („Dystonie" nach Oppenheim). Die Sprache ist zunächst intakt, wird aber dann von einschießenden Spasmen der Zungen- und Schlundmuskulatur unterbrochen, die zur schweren Wortverstümmelung und auch zu Schluckstörungen führen können. Auch scheint die gleichmäßige und gezielte Atmung beim Sprechen durch Zwerchfellspasmen gestört werden zu können. Tremor, sei es in Form eines Ruhetremors oder eines Zitterns bei gezielten Bewegungen, kann vor allem im späteren Krankheitsverlauf häufig beobachtet werden. Die Eigenreflexe sind regelrecht oder nur schwer auszulösen, die Gruppe der Pyramidenzeichen ist negativ, die Sensibilität bleibt ungestört. Eine echte Ataxie ist nicht festzustellen. Ausfälle an den Hirnnerven sind eine Rarität. Wechsler und Brock erwähnen Nystagmus.

Infolge des steten Bewegungsspiels kann es zur echten Muskelhypertrophie, besonders im Bereich des M. sternocleidomastoideus und des Schultergürtels, kommen (CLIMENKO, HUNT, ZEMAN et al., 1959). In den Spätstadien der Erkrankung fallen bei fixierten Deformitäten häufig Muskelatrophien auf, besonders an den unteren Extremitäten. Eine Inkontinenz kann im Terminalstadium hinzukommen (RIBERA und COOPER).

Die Hyperkinesen können durch Emotionen ausgelöst oder gesteigert werden, sie sistieren im Schlaf. Die Patienten zeigen bisweilen Wutausbrüche (FLATAU und STERLING) oder sind von depressiver Stimmung (MENDEL); im späteren Krankheitsverlauf scheint aber auch ein echter Abbau intellektueller Funktionen stattzufinden (,,torsionsdystonische Idiotie" KEHRERs) (MANKOWSKY und CZERNY, JOHNSON et al., ZEMAN et al., 1960).

Laboratoriumsdaten. *Im Pneumencephalogramm* kann eine Erweiterung der Hirnkammern mit Schwund der Stammganglientaille sowie eine Verbreiterung der Hirnwindungen beobachtet werden (ZEMAN et al., 1960). *Die Hirnstromkurve* kann eine Verlangsamung des Grundrhythmus zeigen (GILMAN und HORENSTEIN). *Im Elektromyogramm* ist eine gleichzeitige Innervation von Agonisten und Antagonisten festzustellen (ZEMAN et al., 1960). *Der Liquor* ist in Ordnung. Auch bei genauen biochemischen und serologischen Untersuchungen konnten SJOEGREN und LARSSON keine Abweichungen von der Norm finden.

Verlauf. Die Krankheit ist chronisch-progredient oder durch Stillstände mit Exacerbationen gekennzeichnet. Nach MENDEL beträgt der durchschnittliche Krankheitsverlauf 15 Jahre. Es sind aber auch schon Verläufe von mehr als 35 Jahren bekannt geworden. Nach RIBERA und COOPER ist die Krankheitsdauer in den einzelnen Altersgruppen verschieden: Bei Erkrankungsbeginn in früher Kindheit sind die Patienten bereits in 4—6 Jahren schwer behindert, hyperkinetische Bewegungsstörungen überwiegen. Im Schulalter ist dagegen mit mehr fixierten, zunehmenden Deformitäten zu rechnen, die nach 6—8 Jahren den Patienten verkrüppeln können. Setzen die Symptome am Ende des 2. oder im 3. Jahrzehnt ein, so überwiegen dystonische Fehlhaltungen im Stammbereich und behindern den Patienten meist nach etwa 15 Jahren schwerer.

Eine Torsionsdystonie kann auch mit einer anderen Erkrankung des ZNS zusammen auftreten: Mit familiärer Paraplegie, Oligophrenie und einer Bulbärparalyse (GILMAN und HORENSTEIN); zusammen mit progressiver Muskeldystrophie (REGENSBURG); mit Hemiatrophia faciei (MENDEL); oder mit Erscheinungen zusammen wie beim Parkinson-Syndrom (SCHWALBE).

Einen stationären Verlauf beobachtet man dagegen bei den Formes frustes, die besonders von JOHNSON et al. und von ZEMAN et al. (1960) herausgearbeitet wurden: Torticollis spasticus, Tremor einer Extremität oder des Kopfes, gelegentliche Hyperkinesen oder Tics, Haltungs- und Stellungsanomalien, etwa eine Plantarflexion eines Fußes, die nur beim Laufen auffällt, Dyssynergien, die besonders den Schreibablauf behindern können. Auch Sprachstörungen sind häufig als Formes frustes zu finden: Eine explosive Aussprache, plötzliche Änderungen im Sprachtempo, die Unfähigkeit, einzelne Konsonanten wie ,,R", ,,F" oder ,,S" auszusprechen, dies besonders bei Kindern und Jugendlichen. Solche Sprachstörungen können bis zu 30 Jahren der eigentlichen Erkrankung vorausgehen (REGENSBURG, KEYSERLINCK). Diese Sprachstörungen, von den Angehörigen oft als ,,Stottern" bezeichnet, sind eine spezielle Form einer ,,paradoxical kinesia" (ZEMAN et al., 1960), worunter verstanden wird, daß eine dystone Bewegung nur im Zusammenhang mit einer Willkürbewegung auftritt. Dieses Phänomen kann im Beginn der eigentlichen Erkrankung beobachtet werden, bei einzelnen Familienangehörigen aber ein Dauerzustand sein. So stellt man bei normalem Gang plötzlich eine Innenrotation eines Fußes fest, gelegentliche Überstreckung im Ellbogen oder extreme Pro- oder Supination bei sonst geschickt ausgeführten Bewegungsabläufen; dabei kann ein oder mehrere Finger im Grundgelenk unnötigerweise gebeugt werden. Haltungsanomalien wie Pes equinovarus, Kyphoskoliose, Kontraktur im Ellbogen oder Blepharospasmus können in Familien mit Torsionsdystonie ebenfalls als Formes frustes aufgefaßt werden (ZEMAN et al., 1960). Auch Debilität kann als einziges Krankheitszeichen vorkommen.

Diagnose und Differentialdiagnose. Die Diagnose wird zunächst an das klinische Bild: Torsionsdystonie gebunden sein. Die Entscheidung, ob eine familiäre — also idiopathische — Form vorliegt, muß die genaue Erhebung der Familienanamnese ergeben, wobei auch die oben geschilderten Abortivformen mit in Erwägung zu ziehen sind.

In den Kreis differentialdiagnostischer Überlegungen wurde früher immer die Hysterie, vor allem die maladie des tics (Syndrom von GILLES DE LA TOURETTE), einbezogen. Heute muß man vor allem eine Wilsonsche Erkrankung auszuschließen versuchen, da diese einer gezielten Behandlung zugänglich wäre. Die Abgrenzung gegen eine Chorea Sydenham erscheint aus Vorgeschichte und Verlauf leicht, gegen eine Chorea maior dagegen schwieriger. Für letztere spricht das Auftreten von Anfällen beim Patienten selbst oder einem Familienmitglied, ein schnell zunehmender geistiger Abbau oder Imbezilität oder Psychopathie in der Familie. Die Unterscheidung von schweren Athetoseformen ist etwa im Falle einer Athetose double leicht, bei oligosymptomatischen Formen dagegen schwierig oder unmöglich.

Therapie. In der medikamentösen Behandlung werden Barbiturate (YASKIN), Sedativa wie Valium (KEATS) oder auch Phenothiazine (RIBERA und COOPER) empfohlen. Die Methode der Wahl in einem ausgeprägten Fall stellt aber heute ein stereotaktischer Eingriff dar, wobei entweder das Pallidum internum oder ventrolaterale und ventro-orale Anteile des Thalamus ausgeschaltet werden (COOPER, 1957, 1959, 1962; HASSLER, MUNDINGER und RIECHERT). SPIEGEL et al. geben den thalamischen Anteil des Forelschen Feldes als Zielpunkt des Eingriffs an (Campotomie).

Orthopädisch-chirurgische Eingriffe am Sehnen-Muskel-Bandapparat sind in der Regel bei der dystonen Bewegungsstörung kontraindiziert, Schienen und Liegeschalen können den Bewegungsüberschuß und die Stärke der Fehlstellung noch verstärken (FORD, RIBERA und COOPER).

Literatur

BEILIN, V. A.: Genetische und klinische Analyse des Torsionssyndroms. Z. ges. Neurol. Psychiat. **152**, 126 (1935).

BERNSTEIN, S.: Ein Fall von Torsionskrampf. Wien. klin. Wschr. **25**, 1567 (1912 II).

BOGAERT, L. VAN: Un torticollis héréditaire et familial avec tremblement. Mschr. Psychiat. Neurol. **103**, 321 (1941).

BURMAN, M. S.: Therapeutic use of curare and erythroidine hydrochloride for spastic and dystonic states. Arch. Neurol. Psychiat. (Chic.) **41**, 307 (1939).

CLIMENKO, H.: A case of dystonia musculorum progressiva. J. nerv. ment. Dis. **42**, 167 (1915).

COOPER, I. S.: Relief of juvenile, involuntary disorders by chemopallidectomy. J. Amer. med. Ass. **164**, July 20 (1957).

— Dystonia musculorum deformans alleviated by chemopallidectomy and chemothalamotomy. Arch. Neurol. Psychiat. (Chic.) **81**, 5 (1959).

— Heredofamilial tremor abolition by chemothalamectomy. Arch. Neurol. (Chic.) **7**, 129 (1962 a).

— Dystonia reversal by operation on basal ganglia. Arch. Neurol. (Chic.) **7**, 132 (1962 b).

DAVISON, C., and S. P. GOODHART: Dystonia musculorum deformans. Arch. Neurol. Psychiat. (Chic.) **29**, 1108 (1933).

— — Dystonia musculorum deformans. Arch. Neurol. Psychiat. (Chic.) **39**, 939 (1938).

DENNY-BROWN, D.: Diseases of the basal ganglia. Their relation to disorders of movement. Lancet **1960 II**, 1099, 1155.

FLATAU, E., u. W. STERLING: Progressiver Torsionsspasmus bei Kindern. Z. ges. Neurol. Psychiat. **7**, 586 (1911).

FOERSTER, O.: Mobile spasm of the neck muscle and its pathological basis. J. comp. Neurol. **58**, 725 (1933).

FORD, F. R.: Diseases of the nervous system in infancy, childhood and adolescence, p. 247. Springfield (Ill.): Ch. C. Thomas 1966.

FRAENKEL, J.: Dystonia musculorum deformanstortipelvis. J. nerv. ment. Dis. **39**, 361 (1912).

GARLAND, H. G.: Torsion-spasm (Dystonia lenticularis): with case report. J. Neurol. Psychiat. **12**, 193 (1932).

GILLES DE LA TOURETTE: Études sur une afféction nerveuse caractérisée par l'incoordination motrice, accompagnée d'écholalie et de coprolalie. Arch. neurol. **9**, 19, 158 (1885).

GILMAN, S., and S. HORENSTEIN: Familial amyotrophic dystonic paraplegia. Brain **87**, 51 (1964).

HALLERVORDEN, J.: Die Torsionsdystonie. Der Hemiballismus. In: Handbuch der speziellen Anatomie und Histologie, Bd. 13/Ia, S. 925. Berlin-Göttingen-Heidelberg: Springer 1957.

HERZ, E.: Dystonia. III. Pathology and conclusions. Arch. Neurol. Psychiat. (Chic.) **52**, 20 (1944).

HUNT, J. RAMSAY: The progressive torsion spasm of childhood (Dystonia musculorum deformans). A consideration of its nature and symptomatology. J. Amer. med. Ass. **67**, 1430 (1916, 2).

JOHNSON, W., G. SCHWARTZ, and A. BARBEAU: Studies on dystonia musculorum deformans. Arch. Neurol. (Chic.) **7**, 301 (1962).

KEATS, S.: Dystonia musculorum deformans progressiva. Experience with diazepam. Dis. nerv. Syst. **24**, 624 (1963).

KEHRER, F. A.: Die erblichen Nervenkrankheiten. Dtsch. Z. Nervenheilk. **83**, 201 (1924).

— Ursachen und Erblichkeitskreis von Chorea, Myoklonia und Athetose. Berlin: Springer 1928.

KEYSERLINCK, H. V.: Zum familiären Vorkommen der idiopathischen Torsionsdystonie. Nervenarzt **27**, 34 (1956).

MANKOWSKY, B. N., u. L. I. CZERNY: Zur Frage über die Heredität der Torsionsdystonie. Mschr. Psychiat. Neurol. **72**, 165 (1929).

MENDEL, K.: Torsionsdystonie (Dystonia musculorum deformans, Torsionsspasmus). Mschr. Psychiat. Neurol. **46**, 309 (1919).

MUNDINGER, F., u. T. RIECHERT: Ergebnisse der stereotaktischen Hirnoperationen bei extrapyramidalen Bewegungsstörungen auf Grund postoperativer Langzeituntersuchungen. Dtsch. Z. Nervenheilk. **182**, 542 (1961).

OPPENHEIM, H.: Über eine eigenartige Krampfkrankheit des kindlichen und jugendlichen Alters (Dystonia lordotica progressiva, Dystonia musculorum deformans). Neurol. Zbl. **30**, 1090 (1911).

QUANDT, J.: Beitrag zur Histopathologie der idiopathischen Torsionsdystonie. Dtsch. Z. Nervenheilk. **175**, 100 (1956).

REGENSBURG, J.: Zur Klinik des hereditären torsionsdystonischen Symptomenkomplexes. Mschr. Psychiat. Neurol. **75**, 323 (1930).

RIBERA, A. B., and I. S. COOPER: The natural history of dystonia musculorum deformans. A clinical study. Arch. Pediat. **77**, 55 (1960).

ROSE, A.: Die morphologische Grundlage der Torsionsdystonie. Arch. biol. Sci. et lettres Varsovie **6**, 1 (1937). Zit. nach HALLERVORDEN, J. 1957.

SANTANGELO, G.: Contributo clinico alla conoscenza delle forme familiari della dysbasia lordotica progressiva. G. Psichiat. Neuropat. **62**, 52 (1934).

SCHALTENBRAND, G.: Klinik und Behandlung des Torticollis spasticus. Dtsch. Z. Nervenheilk. **145**, 36 (1938).

SCHWALBE, M. W.: Eine eigenartige tonische Krampfform mit hysterischen Symptomen. Inaug.-Diss. Berlin-Schade 1908.

SJÖGREN, T., and T. LARSSON: Dystonia musculorum deformans. A clinical and genetic population study. Proc. 2nd Int. Congr. Hum. Genet. Rome 1961, p. 92.

TAYLOR, E. W.: Dystonia lenticularis (Dystonia musculorum deformans). Arch. Neurol. Psychiat. (Chic.) **4**, 417 (1920).

THOMALLA, C.: Ein Fall von Torsionsspasmus mit Sektionsbefunden und seine Beziehungen zur Athetose double, Wilsonschen Krankheit und Pseudosklerose. Z. ges. Neurol. Psychiat. **41**, 311 (1918).

WECHSLER, I. S., and S. BROCK: Dystonia musculorum deformans — With special reference to a myostatic form and the occurrence of decerebrate rigidity phenomena. Arch. Neurol. Psychiat. (Chic.) **8**, 538 (1922).

WILSON, S. A. K.: On decerebrate rigidity in man and the occurrence of tonic fits. Brain **43**, 220 (1920).

YASKIN, J. C.: The treatment of spasmodic torticollis with special reference to psychotherapy, with a report of a case. J. nerv. ment. Dis. **81**, 299 (1935).

ZEMAN, W., R. KAELBLING, and B. PASAMANICK: Idiopathic dystonia musculorum deformans. I. The hereditary pattern. Amer. J. hum. Genet. **11**, 188 (1959).

— — — Idiopathic dystonia musculorum deformans. II. The formes frustes. Neurology (Minneap.) **10**, 1068 (1960).

ZIEHEN, T.: Vorstellung einer Patientin mit „tonischer Torsionsneurose" auf der Sitzung des psychiatrischen Vereins Berlin am 17. 12. 1910. Neurol. Zbl. **30**, 109 (1911).

Hallervorden-Spatzsche Krankheit

Pigmentdegeneration des Globus pallidus und der Substantia nigra

Begriffsbestimmung. Unter Hallervorden-Spatzscher Krankheit (H.-Sp.K.) versteht man eine pathologisch-anatomische Diagnose, die gekennzeichnet ist durch eine starke Pigmentanhäufung im Globus pallidus und der roten Zone der Substantia nigra sowie regressive Zellveränderungen in verschiedenen Gebieten des Hirnstamms, Kleinhirns, aber auch des Großhirns und Entmarkungserscheinungen, die ebenfalls bevorzugt die Basalganglien betreffen. Klinisch handelt es sich um ein uncharakteristisches, fortschreitendes cerebrales Krankheitsbild mit Hypotonie oder Spastizität, zunehmender Versteifung, gelegentlich auch Hyperkinesen sowie geistigen Abbau.

Geschichtliches. Das Krankheitsbild wurde 1922 von JULIUS HALLERVORDEN und HUGO SPATZ erstmals beschrieben; in einer Familie waren 5 von 9 Geschwistern betroffen, weitere 3 waren in frühestem Lebensalter verstorben. 1957 stellten SEITELBERGER und GROSS sowie GROSS, KALTENBÄCK und UIBERAK

die These auf, daß es zwei weitere Abarten der H.-Sp.K. gäbe, nämlich eine spätinfantile und eine juvenile neben der adulten Form. Sie faßten die von SEITELBERGER ab 1952 in mehreren Veröffentlichungen beschriebene „neuroaxonale Protein-Dystrophie" als spätinfantile Form der H.-Sp.K. auf.

Häufigkeit, Alters- und Geschlechtsdisposition. Die Pigmentdegeneration des Globus pallidus und der Substantia nigra ist eine ausgesprochen seltene Erkrankung, die entweder sporadisch oder mehrmals in einer Geschwisterreihe (bisher 7 entsprechende Beobachtungen) auftrat. Nach GROSS et al. kann man eine spätinfantile Verlaufsform mit Beginn am Ende des 1. oder im 2. Lebensjahr, eine juvenile Variante, die im Schulalter einsetzt, und eine adulte Form unterscheiden. Eine Geschlechtsgebundenheit der Erkrankung besteht nicht.

Ätiologie und Pathogenese. Genaue Vorstellungen über einen möglichen Erbgang kann man sich noch nicht machen, obwohl die meisten familiären Fälle nur in einer Generation, besser gesagt in einer Geschwisterreihe, beobachtet wurden. Dieser Umstand sowie die Angabe von Takei, daß die gesunden Eltern eines seiner Patienten Vettern 2. Grades waren, spräche für eine mögliche recessive, nicht geschlechtsgebundene Vererbung. Demgegenüber stehen die Berichte von Sacks et al. sowie de Myer et al., daß ein Elternteil ihrer Patienten an derselben Krankheit verstorben war. Beide Beobachtungen sind aber weder durch genauen klinischen, noch einen pathologisch-anatomischen Befund belegt. Es ist nicht klar, ob es sich bei der H.-Sp.K. um eine Enzymopathie handelt (Bischoff und Regli, Cowen und Olmstead, Eicke), ob eine spezielle Form einer Speicherkrankheit mit chronischem Reizzustand der Axone, Anreicherung von Mitochondrien und endlichem Bersten der Achsencylinder vorliegt (Sacks et al.) oder ganz allgemein eine Stoffwechselstörung der Neurone (Helfand, Seitelberger und Gross, Takei) besteht. Bei Ratten konnte durch Vitamin E-Mangel eine Schollenbildung, ähnlich wie man sie bei der H.-Sp.K. sieht, im Experiment erzeugt werden (Helfand, Lampert et al.).

Pathoanatomie. Es liegt eine weite Gebiete des ZNS ergreifende Störung vor. Das Entscheidende am Befund der spätinfantilen und juvenilen Fälle scheint das Auftreten von Schollen zu sein, die auch Sphaeroide genannt werden. Diese ovalen oder kugeligen Körper imponieren bisweilen als Axonenauftreibungen, oft auch frei im Parenchym oder sie scheinen noch eine Kontinuität mit der Nervenzelle zu haben. Ihr Durchmesser wechselt stark zwischen 7 und 110 my. Nach Ansicht einiger Autoren entstammen sie nur den Axonen (Hallervorden und Spatz, Gross et al., Seitelberger), nach anderer Meinung aber auch aus den Dendriten oder der Ganglienzelle selbst (Vincent und van Bogaert, Cowen und Olmstead, Kalinowsky, Winkelmann) oder auch aus gewucherten Astrocyten (Helfand). Wenn man Seitelbergers Ansicht berücksichtigt, so sind diese Schollen bei den im späteren Alter auftretenden Formen, also der H.-Sp.K. im eigentlichen Sinne, bereits desintegriert und abtransportiert; es überwiegt dann das Bild der Pigmenteinlagerung (Status pigmentosus) in die Ganglienzellen sowie in hypertrophierte Astrocyten und Mikrogliazellen im Bereich des Globus pallidus und der Substantia nigra; das Pigment kann auch frei im Gewebe liegen. Es wird als Ablagerungsferritin in den beiden genannten Kerngebieten schon normalerweise verstärkt gefunden, der Ablagerungsvorgang wird nach Ansicht Seitelbergers bei der H.-Sp.K. durch den krankhaften Prozeß, nämlich die neuroaxonale Degeneration, übersteigert und stellt so eine sekundäre, überschießende Antwort des Organismus dar. Makroskopisch sind der Globus pallidus und die rote Zone der Nigra rotbraun verfärbt oder weisen

eine gelb-grünliche Farbe auf (McCormick und Lemmi). In den Basalganglien kommt es weiter zur starken Ansammlung von Fettzellen, die Neutralfette und Cholesterin enthalten (Takei). État spongieux (Lyon und Sée) bzw. ein Status dysmyelinisatus des Pallidus oder auch des Striatum (Kalinowsky, Onari) oder des Dentatus und der unteren Olive (Meyer und Earl, Takei) sind weiter anzutreffende Befunde. Zellausfälle in den verschiedenen basalen Kerngebieten, besonders aber im Bereich des Kleinhirns (Purkinje-Zellschicht) werden von vielen Autoren beschrieben (Bischoff und Regli, Cowen und Olmstead, Takei, Yanagisawa et al.). Auch die Kerngebiete der Hirnnerven sowie die großen ab- und aufsteigenden Bahnen können von den regressiven Zellveränderungen bzw. Ausfällen vor allem von feinen Markfasern betroffen sein und bedingen so das bunte klinische Bild der Erkrankung.

Massive Pigmentablagerungen wurden auch bei anderen Primärerkrankungen, etwa einer Neurofibromatose, kardialer Form der Myopathie, Lungentuberkulose, chronischer Meningitis, Myoclonusepilepsie (Yakovlev) oder zusammen mit einer amaurotischen Idiotie (Jervis, Moschel) gesehen. Auch bei 2 Patienten mit einer Thalassaemia major wurden der H.-Sp.K. ähnliche Pigmenteinlagerungen und eine mikrocystische Degeneration des äußeren Pallidumgliedes, des Luisschen Körpers und des schwarzen Kernes gesehen (McCormick und Lemmi). Andererseits sind kolbige Achsencylinderauftreibungen bei anderen neuropathologischen Zuständen, etwa einer traumatischen Schädigung, der progressiven Paralyse, beim Diabetes mellitus, bei der chronischen Herzinsuffizienz, bei der Arteriosklerose und bei der Alzheimerschen Erkrankung gefunden worden. Es fragt sich daher, ob die H.-Sp.K. wirklich eine nosologische Einheit ist. Nach der Ansicht von Gross et al. stellt erst die Kombination der beiden Befunde einer starken Pigmentablagerung und der Schollenbildung mit Prädilektion im Globus pallidus und der Substantia nigra das Charakteristikum der H.-Sp. K. dar.

Klinik

Symptomatologie. Als erstes Krankheitszeichen fällt oft eine Hohl-Spitzfußbildung und zunehmende Gangstörung auf; die unteren Extremitäten versteifen, die Kinder verlernen wieder das Laufen; dies gilt vor allem für die spätinfantilen Formen (Bischoff und Regli, Cowen und Olmstead, Eicke, 1940; Gross et al., Jervis, McCormick und Lemmi, Takei). Nach Monaten oder Jahren werden auch die oberen Extremitäten von einer rigiden oder spastischen Tonussteigerung ergriffen, es kommt oft zum Bilde dystonischer oder choreo-athetotischer Hyperkinesen. Torticollis, Tremor, Myoklonien (Sacks et al., Yakovlev) wurden seltener beobachtet. Die Sprache wird zunehmend unverständlich, verwaschen oder zerhackt. Die Eigenreflexe können kloniform gesteigert oder auch, bei hypotonen Formen, abgeschwächt bzw. nicht auszulösen sein. Die Bauchhautreflexe können seitendifferent gefunden werden. Es kann zu verschiedenen Hirnnervenausfällen, besonders zu Augenmuskellähmungen, zur Taubheit oder Sehstörung infolge einer Opticusatrophie oder atypischen Retinitis pigmentosa kommen. Die Patienten erleiden einen zunehmenden geistigen Abbau bis zur schweren Demenz. Während im Beginn des Krankheitsverlaufes oft eine Adipositas auffällt, sind in späteren Stadien Gewichtsabnahme und echte Muskelatrophie besonders an den unteren Extremitäten festgestellt worden.

Spezielle Untersuchungen. *Die Hirnstromkurve* scheint besonders zu Beginn der Erkrankung keine pathologischen Veränderungen aufzuweisen (LYON und SÉE). Im weiteren Krankheitsverlauf wird über hochamplitudige langsame Abläufe (TAKEI) oder allgemeine Verlangsamung und Niederspannung (KÖRNVEY) berichtet.

Elektromyographisch wurde der Befund einer neurogenen Muskelatrophie erhoben (LYON und SÉE, TAKEI, YANAGISAWA et al.) sowie eine Störung der reziproken Innervation, wie bei der dystonen Bewegungsstörung. Die Untersuchung eines N. saphenus ergab keinen pathologischen Befund (LYON und SÉE).

Röntgenologisch kann eine Verdickung der Schädelkalotte, besonders bei Patienten mit Mikrocephalie, im Rahmen der H.-Sp.K. gefunden werden. Das Ventrikelsystem ist im Anfang nicht, später nur geringgradig erweitert.

Der Liquor wies bei einigen Patienten keine krankhaften Veränderungen auf (BISCHOFF und REGLI, COWEN und OLMSTEAD, GROSS et al., LYON und SÉE), einmal wurde eine Erhöhung der Gammaglobuline sowohl im Liquor als auch im Serum gefunden (KÖRNVEY). Die Kreatin-Ausscheidung im 24 Std-Urin war in einem Fall von TAKEI erhöht. Eine Steigerung der Aminosäure-Ausscheidung im Urin konnte nicht beobachtet werden (LYON und SÉE, KÖRNVEY), während die Kupfer-Ausscheidung im Urin erhöht war, ebenso wie der absolute Coeruloplasmin-Wert (KÖRNVEY).

Diagnose und Differentialdiagnose. Über eine klinische Verdachtsdiagnose wird man wohl kaum hinauskommen können, da die Krankheitsverläufe wenig charakteristisch sind. Man wird immer versuchen müssen, eine Wilsonsche Erkrankung durch entsprechende Laboruntersuchungen auszuschließen. Außerdem sollten atypische Verlaufsformen der Chorea Huntington durch eine genaue Verfolgung der Familienanamnese abgegrenzt werden. Bei den Neurolipidosen, besonders der spätinfantilen und juvenilen Form, stehen Krampfanfälle oft im Vordergrund des Krankheitsgeschehens; dies ist bei der H.-Sp.-K. nicht der Fall. Die Pelizäus-Merzbachersche Erkrankung folgt einem geschlechtsgebunden recessiven Erbgang (nur männliche Individuen betroffen), verläuft langsamer und ist im Beginn besonders durch Nystagmus und Kopfwackeln bisweilen gekennzeichnet. Die intellektuellen Funktionen sind hier länger erhalten.

Verlauf. Die Kombination der H.-Sp.K. mit progredientem Myoklonus (YAKOVLEV) sowie mit amaurotischer Idiotie (JERVIS, MOSCHEL) ist mehrfach beobachtet worden; weiter ihr Zusammentreffen mit der Thalassaemia major (McCORMICK und LEMMI). Die Krankheitsdauer kann von 1 bis zu 18 Jahre betragen (LYON und SÉE, YAKOVLEV).

An *Komplikationen* sind zunehmende Kachexie, vor allem infolge der progredienten Demenz und der Schluck-Kaustörungen, Kontrakturen sowie final Bronchopneumonie und Decubitus zu erwähnen. Eine *prognostische Aussage* wird man bei der Unsicherheit der Diagnose nur bei einem bereits gesicherten Fall in der Familie machen können.

Therapie. Bei Überwiegen von Hyperkinesen oder Akinese, Rigor wird auf die im Kapitel über die Huntingtonsche Chorea bzw. die Paralysis agitans besprochene medikamentöse Behandlung hingewiesen. Durch einen stereotaktischen Eingriff konnte keine Besserung des Krankheitsbildes in einem Fall erzielt werden (YANAGISAWA et al.).

Status dysmyelinisatus. Den von CÉCILE VOGT (1911) beschriebenen Status dysmyelinisatus, nämlich eine Verbreiterung der inneren Kapsel durch Zunahme der Markfasern bei Atrophie des Corpus striatum kann man heute nicht mehr als Krankheitseinheit auffassen. Der Zustand ist klinisch gekennzeichnet durch eine spastische Diplegie oder Tetraplegie mit doppelseitiger Athetose und Pseudobulbärparalyse. Das Krankheitsbild muß nicht, kann aber klinisch progredient verlaufen. Der Status dysmyelinisatus („État marbré") ist als pathologisch-anatomisches Symptom aufzufassen, das man beispielsweise bei der H.-Sp.K., aber auch nach Asphyxie intra partum (ONARI) und besonders nach Erythroblastose beobachten kann (DECHAMPS und VAN BOGAERT). Die Tatsache, daß der Morbus haemolyticus neonatorum in einer Geschwisterreihe häufig auftreten kann, täuscht dann ein Erbleiden als Ursache eines Status dysmyelinisatus vor. Bilateral-symmetrische Striatumnekrosen mit Entmarkungserscheinungen können auch als Ausdruck familiärer, nekrotisierender Encephalopathien oder andersartiger, nicht erbbedingter frühkindlicher Encephalopathien gefunden werden (BARGETON-FARKAS et al., USUNOFF u. BOJINOV).

Literatur

BARGETON-FARKAS, E., A. M. COCHARD, H. E. BRISSAUD, O. ROBAIN et J. C. LE BALLE: Encéphalopathie infantile familiale avec nécrose bilatérale et symmétrique des corps stries. J. neurol. Sci. 1, 429 (1964).

BISCHOFF, A., u. F. REGLI: Die Hallervorden-Spatzsche Krankheit. Diskussion der pathologisch-anatomischen Befunde an Hand eines eigenen autoptisch bestätigten Falles. Arch. Psychiat. Nervenkr. 204, 589 (1963).

COWEN, D., and E. V. OLMSTEAD: Infantile neuroaxonal dystrophy. J. Neuropath. exp. Neurol. 22, 175 (1963).

DECHAMPS, A., et L. VAN BOGAERT: Idiotie, épilepsie, choreoathetose double avec un syndrome medullaire. (Observation anatomo-clinique.) Acta neurol. psychiat. belg. 48, 480 (1948).

EICKE, W. J.: Neue Beobachtungen über die Hallervorden-Spatz'sche Krankheit. Arch. Psychiat. Nervenkr. 111, 514 (1940).

— Die Hallervorden-Spatz'sche Krankheit. In: Handbuch der speziellen pathologischen Anatomie und Histologie, Bd. XIII/1A, S. 836. Berlin-Göttingen-Heidelberg: Springer 1957.

GROSS, H., E. KALTENBÄCK u. B. UIBERAK: Über eine spätinfantile Form der Hallervorden-Spatzschen Krankheit. I. Mitt.: Klinisch-anatomische Befunde. Dtsch. Z. Nervenheilk. 176, 77 (1957).

HALLERVORDEN, J., u. H. SPATZ: Eigenartige Erkrankung im extrapyramidalen System mit besonderer Beteiligung des Globus pallidus und der Substantia nigra. Ein Beitrag zu der Beziehung zwischen diesen beiden Zentren. Z. ges. Neurol. Psychiat. 79, 254 (1922).

HASSLER, R.: Status dysmyelinisatus und Hallervorden-Spatz'sche Krankheit. In: Handbuch der inneren Medizin, S. 795 ff. Berlin-Göttingen-Heidelberg: Springer 1953.

HELFAND, M.: Mitteilung eines Falles von Hallervorden-Spatz'scher Krankheit. Z. ges. Neurol. Psychiat. 143, 794 (1933).

JERVIS, G. A.: Hallervorden-Spatz disease associated with atypical amaurotic idiocy. J. Neuropath. exp. Neurol. 11, 4 (1952).

KÖRNVEY, ST.: Die Stoffwechselstörungen bei der Hallervorden-Spatzschen Krankheit. Arch. Psychiat. Nervenkr. 205, 178 (1964).

LAMPERT, P., J. M. BLUMBERG, and A. PENTSCHEW: An electron microscopic study of dystrophic axons in the gracile and cuneate nuclei of Vitamin E-deficient rats. J. Neuropath. exp. Neurol. 23, 60 (1964).

LYON, G., et G. SÉE: La dégénerescence neuroaxonale infantile (maladie de Seitelberger). Étude anatomique d'une observation. Rev. neurol. 109, 133 (1963).

McCORMICK, W. F., and H. LEMMI: Familial degeneration of the pallido-nigral system. Neurology (Minneap.) 15, 141 (1965).

MEYER, A.: The Hallervorden-Spatz syndrome. In: Neuropathology, ed. by J. G. GREENFIELD, vol. VII, p. 640. London: Arnold 1958.

—, and C. J. G. EARL: Studies on lesions of the basal ganglia in defectives. J. ment. Sci. 82, 798 (1936).

MOSCHEL, R.: Amaurotische Idiotie mit einer besonderen Form von Pigmentablagerung. Dtsch. Z. Nervenheilk. 172, 102 (1954).

MYER, W. DE, D. H. HARTER, and W. ZEMAN: Familial spasticity, hyperkinesia and dementia. Clinicopathologic observations and comments on the nosology of Hallervorden-Spatz disease. Acta neuropath. (Berl.) 4, 28 (1964).

ONARI, K.: Über zwei klinisch und anatomisch kompliziert liegende Fälle von Status marmoratus des Striatum (mit hochgradigen Veränderungen in anderen subcorticalen Gebieten). Z. ges. Neurol. Psychiat. 98, 457 (1925).

SACKS, O. W., M. J. AGUILAR, and W. J. BROWN: Hallervorden-Spatz disease. Its pathogenesis and place among the axonal dystrophies. Acta neuropath. 6, 164 (1966).

SEITELBERGER, F., u. H. GROSS: Über eine spätinfantile Form der Hallervorden-Spatz'schen Krankheit. II. Mitt.: Histochemische Befunde, Erörterung der Nosologie. Dtsch. Z. Nervenheilk. 176, 104 (1957).

TAKEI, Y.: Infantile neuroaxonal dystrophy (Seitelberger's disease). Report of an autopsy case. Acta neuropath. (Berl.) 5, 1 (1965).

USUNOFF, G., et S. BOJINOV: Encéphalopathie alcoolique aigue chez l'enfant. (Forme anatomo-clinique particulière avec nécrose bilatérale du putamen.) Encéphale 53, 311 (1964).

VINCENT, C., et L. VAN BOGAERT: Contribution à l'étude des syndromes du globe pâle: la dégénérescence progressive du globe pâle et la portion réticulée de la substance noire. Rev. neurol. 65, 921 (1936).

VOGT, C.: Demonstration anatomischer Präparate (Syndrom des Corpus striatum). Neurol. Zbl. 30, 197 (1911).

WINKELMAN, N. W.: Progressive pallidal degeneration: a new clinicopathological syndrome. Arch. Neurol. Psychiat. (Chic.) 27, 1 (1932).

YAKOVLEV, P. I.: A case of myoclonus epilepsy with atrophy of brain-stem and Hallervorden-Spatz type of pathologic change in the pallidum, substantia nigra and dentate nucleus. Trans. Amer. neurol. Ass. 68, 95 (1942).

YANAGISAWA, N., H. SHIRAKI, M. MINAKAWA, and H. NARABAYASHI: Clinico-pathological and histochemical studies of Hallervorden-Spatz disease with torsion dystonia with special reference to diagnostic criteria of the disease from the clinico-pathological viewpoint. In: Progr. Brain Research, vol. 21 B, S. 373, ed. by T. TOKIZANE and J. P. SCHADE. Amsterdam: Elsevier Publ. Co. 1966.

Symmetrische Verkalkungen der Basalganglien und des Kleinhirns
(Fahrsche Krankheit)

Begriffsbestimmung. Nach VOLLAND versteht man unter der Fahrschen Krankheit eine idiopathische, nicht arteriosklerotische, intracerebrale Gefäßverkalkung mit Bevorzugung extrapyramidaler Zentren. Von den Kalkablagerungen betroffen sind vor allem der Globus pallidus und der Nucleus dentatus des Kleinhirns. Klinisch handelt es sich um ein uncharakteristisches Krankheitsbild mit verschiedenartigen cerebralen Krampfanfällen, extrapyramidalen Störungen, Debilität oder Verhaltensstörungen bei gelegentlich familiärem Auftreten; die Diagnose kann entweder röntgenologisch oder pathoanatomisch gesichert werden.

Den eigentlichen „idiopathischen" Krankheitsfällen stellt man die bekannter Ätiologie gegenüber, wobei vor allem Hypoparathyreoidismus, Pseudohypoparathyreoidismus und Hypothyreose eine Rolle spielen. Da diese Erkrankungen ebenfalls erblicher Natur sein können, ist eine zusammenfassende Darstellung des Krankheitsbildes: symmetrische Kalkablagerungen in den Stammganglien und dem Zahnkern des Kleinhirns als idiopathisches oder symptomatisches, familiäres Krankheitsbild gerechtfertigt.

Auf ektopische Calcifikationen allgemein wurde bereits in Band VI dieses Handbuchs (S. 401 ff.) eingegangen (Beitrag G. WILHELM).

Historische Daten. In der Literatur wird über Kalkablagerungen in den basalen Kerngebieten erstmals unabhängig voneinander von VIRCHOW („Kalkmetastasen") und BAMBERGER (beide 1855) berichtet. PICK stellte 1894 einen jugendlichen Patienten mit Tetanie und Epilepsie in der Prager Neurologischen Vereinigung vor, bei dem es sich später herausstellte, daß er symmetrische Kalkablagerungen im Groß- und Kleinhirn hatte (PICK). 1931 beschrieb FAHR massive Verkalkungen im Marklager der Großhirnhemisphären, weniger ausgeprägt in den Basalganglien, bei einem 55jährigen Patienten, der an tetanischen Anfällen gelitten hatte. FAHR vermutete Parallelen zur Vitamin D-Intoxikation. 1935 gelang FRITSCHE erstmals der röntgenologische Nachweis von Kalkablagerungen in den basalen Kerngebieten bei 3 Patienten.

Häufigkeit, Alters- und Geschlechtsdisposition. Die Erkrankung ist selten, genaue Angaben über ihre Häufigkeit in einem bestimmten Bevölkerungskollektiv konnten in der Literatur nicht gefunden werden. Männliche und weibliche Patienten sind gleich häufig betroffen

(ARDEN, DINKEL). Der Krankheitsbeginn kann in der 2. Lebenswoche (VASILIU), aber auch noch im 7. Dezennium liegen (DINKEL).

Ätiologie. Bei den infantilen und jugendlichen Formen der idiopathischen Fahrschen Krankheit findet man gelegentlich Konsanguinität der Eltern, Schwachsinn in der Aszendenz und Krämpfe bei Geschwistern. Die bisherigen Kasuistiken reichen aber noch nicht für die Konstitution eines recessiven Erbganges aus (ERBSLÖH und BOCHNIK). FRITSCHE glaubte einen recessiven Erbgang bei seinen Fällen, die Struma hatten, annehmen zu können.

Pathoanatomie. Prädilektionsstellen für die Ablagerung kolloidaler Substanzen sind das Pallidum externum und der Dentatus; solche „Pallidumkörperchen" (OSTERTAG) können in den genannten Gebieten bereits in geringem Umfang jenseits des 40. Lebensjahres mit ziemlicher Regelmäßigkeit festgestellt werden. Bei der Fahrschen Krankheit werden solche Polysaccharid-Protein-Komplexe, die von SPATZ als Pseudokalk bezeichnet werden, in starkem Ausmaß in Media und Intima der Arteriolen und im peri capillären Raum abgelagert. Die Venen sind dagegen nur wenig betroffen (CAMP, DINKEL, KASANIN et al.). Diese kolloidale Substanz, die auch frei im Gewebe liegen kann, wird dann sekundär mit Kalksalzen imbibiert. Die einzelnen Konkremente können zusammenfließen und als „Hirnsteine" imponieren. Bei der Hirnsektion spießen verkalkte Gefäße aus der Schnittfläche hervor (VIRCHOW). Manche Autoren stellten fest, daß am eigentlichen Hirnparenchym keine nennenswerten Veränderungen gefunden werden können (CAMP, CHAVANY et al., EATON et al., 1939b; KASANIN et al.); andere wiederum fanden Nervenzellschädigungen durch Ödem und Chromatolyse von Ganglienzellen, perivenöse Entmarkungsherde und Aufhellungszonen mit Gliawucherungen (ERBSLÖH und BOCHNIK, LAUBENTHAL und HALLERVORDEN). Neben dem Dentatus und den Basalganglien können die Windungstäler von Klein- und Großhirn betroffen sein von den Verkalkungen, aber meist nur in geringem Ausmaß. VOLLAND bezog die Mitbeteiligung der inneren Kapsel auf eine spastische Hemiparese der Gegenseite bei einem seiner Patienten. SCHIELE stellte neben Kalkeinlagerungen in den Stammganglien doppelseitige Subduralergüsse bei einem seiner Patienten fest. SIMON fand bei einer idiotischen Patientin einen starken Hydrocephalus und ein Fehlen der sekundären und tertiären Hirnwindungen.

In die regressiv veränderten Gefäße, in denen sich Thrombosen und Rekanalisierungsvorgänge abspielen können (KÖRNVEY und MATTYUS), blutet es gelegentlich hinein (ERBSLÖH und BOCHNIK, SIMON).

An den Epithelkörperchen können beim Hypoparathyreoidismus regressive Veränderungen gelegentlich gefunden werden: Fettig-fibröser Ersatz von rund $^4/_5$ des Parenchyms und Fehlen von Glykogenspeicherung (DRAKE et al.). RÖSSLE stellte bei 2 Patienten mit Tetanie und Krämpfen, die Mißbildungen branchiogener Organe und eine Thymushypoplasie hatten, das völlige Fehlen der Nebenschilddrüse fest. Bei 2 weiteren debilen und kleinwüchsigen Patientinnen konnte er in Serienschnitten der Halsorgane keine Epithelkörperchen nachweisen, eine der Patientinnen hatte Epilepsie und Tetanie seit früher Kindheit gehabt; bei ihr wurden ausgedehnte Verkalkungen in den Basalganglien gefunden. FANCONI und PRADER berichteten über Fälle von kongenitalem Hypoparathyreoidismus, bei denen später bei der Sektion dystopische, rudimentäre Epithelkörperchen mit wasserhellen Zellen, also Zeichen einer sekundären Funktionsanpassung, gesehen wurden.

Pathogenese und Pathophysiologie. Es ist schwierig, die kolloidale Entmischung und sekundäre Kalkeinlagerung auf die Störung eines einzigen biochemischen Grundvorgangs oder Faktors, etwa die Hypocalcämie, zurückzuführen. Bei Korrektur der gestörten Elektrolytverhältnisse kann ein völliger Rückgang subjektiver und objektiver Symptome festgestellt werden (CAMP, EATON und HAINES, 1939a), ohne daß sich röntgenologisch ein Rückgang des Befundes nachweisen ließe. Man kann die Hypocalcämie für die Erregbarkeitssteigerung peripherer und zentraler Synapsen (KUGELBERG, MCKINNEY) und des peripheren Nervenstrangs selbst verantwortlich machen. Auch beim Kretinismus, besonders wenn er mit Hypoparathyreoidismus gekoppelt ist, finden sich häufig Kalkablagerungen in den basalen Kerngebieten. Andererseits weiß man, daß intrakranielle Verkalkungen Beziehungen zur Glia haben können, so daß VOLLAND eine Membranstörung der morphologisch nicht veränderten Glia bei der Fahrschen Krankheit vermutet. Gliatumoren, insbesondere Oligodendrogliome, verkalken häufig. Pseudokalk- und Kalkablagerungen können auch bei einer Reihe anderer Erkrankungen verschiedener Ätiologie gefunden werden: Nach Encephalitiden und Meningitiden, besonders der tuberkulösen und luischen Form, bei der Toxoplasmose, Listeriose, Cytomegalie und chronischer Herpes simplex-Infektion des ZNS, bei der Sturge-Weberschen Erkrankung und der tuberösen Sklerose, bei der Hallervorden-Spatzschen Krankheit, der funikulären Myelose, der Amyloidose, nach CO- und Pb-Intoxikation und bei chronischen Magen- und Leberleiden (DINKEL). Es ist daher zu vermuten, daß neben der endokrinen Störung

auch O_2-Mangel, Gefäßanomalien und Störungen der Glia mitbestimmende Faktoren beim Zustandekommen von kolloidaler Entmischung und Kalkablagerung im ZNS sind.

Klinik

Symptomatologie. Allgemeine Unruhe, Schlaflosigkeit, Lichtscheu, Muskelschwäche und Obstipation können die ersten Krankheitszeichen sein (DINKEL). $^1/_3$ der Patienten mit idiopathischer Verkalkung der Basalganglien ist geistig retardiert, $^1/_4$ weist einen allgemeinen, proportionierten Minderwuchs auf, der etwa ab dem 7. Lebensjahr deutlich wird (DINKEL). Extrapyramidale Störungen werden von einer Reihe von Autoren beschrieben (unter anderen CHAVANY et al., EMMERSON et al., ERBSLÖH und BOCHNIK, MCKINNEY): Tremor, evtl. nur der Zunge, Rigor, parkinsonähnlicher Gang, Choreathetose bzw. nur Hemiathetose (CHAVANY), Ballismus, Torticollis, Blepharospasmus, Oesophagospasmus (LEVY). Bleibende oder wechselnde Paresen werden immer wieder erwähnt. Lähmungen und extraparamidale Erscheinungen wurden besonders bei Patienten ohne Elektrolytstörungen beobachtet. Muskelzuckungen können den ganzen Körper, auch Gesichts- und Augenmuskeln betreffen (KASANIN et al.). Ataktische Erscheinungen, Dysdiadochokinese, Dysarthrie zusammen mit einer familiären Pigmentdegeneration der Macula und Oligophrenie wurden von MCKINNEY und STROBOS et al. beobachtet. VASILIU erwähnt Taubheit, wechselnde Paresen und Schwachsinn in der von ihm untersuchten Familie.

Zeichen einer Hirndrucksteigerung wurden von ALBRECHT, GUILLAIN et al., LOVE et al., LEVY, SUGAR, WISE und HART beschrieben und führten häufig zur Ventrikulographie oder auch unter der Annahme eines frontobasalen Tumors zur operativen Freilegung. SUGAR sah bei einem Patienten ein Foster-Kennedy-Syndrom, ohne daß autoptisch ein Tumor gefunden werden konnte.

Tetanie mit allen ihren klinischen Zeichen und tetanische Anfälle wurden bei vielen Patienten mit Hypoparathyreoidismus oder Pseudohypoparathyreoidismus beobachtet (LACHMANN): Das Erbsche Zeichen, nämlich eine Kathodenöffnungszuckung unter 3,5 mA, das Peroneuszeichen, das Chvosteksche Zeichen; nach FRANKL-HOCHWART bezeichnet man

mit Chvostek I das Zucken des ganzen Gesichtes bei Beklopfen des Facialisstammes, mit
Chvostek II Zuckungen des Mundwinkels und
Nasenflügels, als Chvostek III des Mundwinkels
allein. Das Trousseausche Zeichen wird durch
Druck auf die Nervenstränge in der Biceps-
furche, am besten mit einer aufgeblasenen
Blutdruckmanschette, nachgewiesen. Dabei treten zuerst Parästhesien, dann typische Karpal-
spasmen der abgeschnürten Extremität auf.
Ähnlich das Schlesingersche Zeichen: Griff um
das Fußgelenk bewirkt Beugung in der Hüfte
und nach etwa 2 min einen Pedalspasmus.
Linsentrübungen, die sich innerhalb eines
Monats entwickeln können (EMMERSON et al.),
sind weitere wichtige Zeichen einer Tetanie,
nach denen auch bei Fehlen subjektiver Sehstörungen gefahndet werden muß (HOESCH,
1937b). Brüchige Nägel, Zahndefekte, schüt-
teres Haar, Ichthyosis oder Impetigo herpeti-
formis (DINKEL, LACHMANN) sind klinische
Randsymptome bei chronischer Tetanie. SIMP-
SON und WILSON erwähnen Hemitetanie im
Rahmen eines Hypoparathyreoidismus.

Mit und ohne Tetanie können cerebrale
Krampferscheinungen bei der Fahrschen Krankheit ein buntes klinisches Bild verursachen:
Große, generalisierte Krämpfe, auch Status
epilepticus, häufiger aber atypische fokale Anfälle, plötzlich auftretende Amnesie, Dämmerzustände oder absenceähnliche Bilder können
sich beim gleichen Patienten abwechseln (DIN-
KEL, ERBSLÖH und BOCHNIK, HOESCH, 1937a
und b). Plötzlich einschießende Dystonie (SIMP-
SON), tonische Starre (GUILLAIN et al.) oder
paroxysmale Opistotonushaltung (CHAVANY
et al.) müssen in das Gebiet der subcorticalen
Epilepsie (SPILLER) gerechnet werden, die
auch als extrapyramidale Epilepsie (STERLING)
oder als „épilepsie striée" (WIMMER) in der
Literatur aufgeführt wird. Cerebrale Krampferscheinungen können einer Tetanie nach Wochen, Monaten oder Jahren erst folgen oder
auch gemeinsam mit tetanischen Anfällen auftreten (HOESCH, 1937b; LACHMANN).

Geistig-seelische Veränderungen können im
Beginn der Erkrankung in Ängstlichkeit, Reizbarkeit, leichter Ermüdbarkeit und motorischer Unruhe sich bemerkbar machen (BISHOP
und MOWBRAY, CHAVANY, SCHIELE). Torpider
oder euphorischer Schwachsinn wird häufig
gefunden. Psychotische Bilder mit paranoidem
oder illusionär - halluzinatorischem Inhalt

(ERBSLÖH und BOCHNIK, GREENE und SWAN-
SON, SUGAR) stellen seltene Beobachtungen dar,
die besonders bei plötzlichem Ausfall der Para-
thyreoideafunktion sich einstellen können.

Patienten mit Pseudohypoparathyreoidismus zeichnen sich schon äußerlich durch eine
bestimmte Konstitution aus: Sie sind klein-
wüchsig, oft schon von Geburt an adipös
(ALEXANDER et al., BERARDINELLI), haben ein
plumpes, rundes Gesicht mit breiter Nasenwurzel, vorspringenden Stirnhöckern und kurzem Nacken. Die Hände und Füße sind breit
und plump, der Intelligenzgrad ist meist nicht
sehr hoch. Zahnwuchs- und -strukturanomalien
sowie abnorme Behaarung werden ebenfalls
beschrieben (BISHOP und MOWBRAY).

Laboratoriumsuntersuchungen. Bei den Fällen, die
auf Pseudo- oder Hypoparathyreoidismus beruhen,
wird eine Erniedrigung des Serumcalciumwertes und
ein erhöhter Phosphorspiegel bei normaler oder erhöhter alkalischer Phosphatase gefunden. Der Magne-
siumgehalt des Serum kann erniedrigt sein (ROSE und
VAS). Im Liquor ist ein normaler Befund zu erheben
(EATON und HAINES, ERBSLÖH und BOCHNIK); es
wird aber auch über eine Eiweißerhöhung im Liquor
bis zu 75 mg-% (SUGAR, WISE und HART) sowie über
positive Globulinfällungsreaktionen (ALBRECHT) berichtet.

Röntgenologie. Wichtigstes Zeichen der Fahrschen Krankheit überhaupt ist eine symmetrische,
tüpfelige bis grobfleckige Verkalkung im Bereich der
Stammganglien und des Zahnkerns in der hinteren
Schädelgrube. Nach CAMP kann man dabei 3 Stadien
unterscheiden:

a) Diskrete, irreguläre symmetrische Verdichtungszonen im Bereich des Striatum.

b) Diese Verdichtungen nehmen eine wellen-
förmige Schlängelung an, besonders im Dentatus-
bereich und der Folia cerebelli.

c) Es kommen Verkalkungsbezirke im Hemisphärenmark hinzu, die aber ebenfalls beiderseits
auftreten.

Die Häufigkeit einer Verkalkung des Nucleus
dentatus wird von DINKEL mit $^1/_4$ aller Fälle angegeben. BERARDINELLI erwähnt eine Hyperostose im
Sellabereich, EATON und HAINES (1939a) berichten
über Verkalkungen im Os parietale und frontale.
KASANIN et al. sowie VASILIU fanden eine Erweiterung der Seitenventrikel im Pneumencephalogramm,
weiterhin eine deutliche Zeichnung des 4. Ventrikels
und der Subarachnoidalzeichnung.

FANCONI et al., KOLB und STEINBACH sowie ROSE
und VAS berichten Zeichen eines röntgenologischen
Hyperparathyreoidismus bei klinischem Hypoparathyreoidismus: Hyperostosen des Schädeldachs,
Osteoporose des Handskelets, Auftreibungen der
Metacarpalia, Atrophie zentraler Trabekelstrukturen,
subperiostale Erosionen an den Radiusmetaphysen.
Für einen Pseudohypoparathyreoidismus spricht
immer, wenn Weichteilverkalkungen oder Kalk-

ablagerungen in parenchymatösen Organen wie Lungen oder Nieren (Löwenthal) gefunden werden.

Elektrencephalographie. Die Hirnstromkurve zeigt eine Reihe von Veränderungen, vor allem eine Verlangsamung der Grundaktivität in Form von eingestreuten Theta- oder Deltawellen, oder das EEG ist flach und etwas beschleunigt (Berardinelli, Erbslöh und Bochnik, Fanconi et al., 1964; Simson, Sugar). Langsame Wellen können auch in Gruppen mit ein- oder beidseitiger frontaler Betonung auftreten (Gotta und Odoriz, Wise und Hart). Krampfwellenausbrüche, fokaler oder generalisierter Art, wurden mehrfach gefunden (Erbslöh und Bochnik, Gotta und Odoriz, Simpson, Sugar).

Diagnose und Differentialdiagnose. Werden bei einem klinischen Bild mit tetanischen und/ oder cerebralen Krampfanfällen, Intelligenzstörungen, extrapyramidalen Symptomen oder Lähmungserscheinungen beidseitige Verdichtungszonen im Bereich der Basalganglien und des Kleinhirns röntgenologisch nachgewiesen, so handelt es sich um eine Fahrsche Erkrankung. Durch genaue Stoffwechseluntersuchung, evtl. auch eine Belastung mit Parathormon (Ellsworth-Howard-Test), sowie weitere Röntgenuntersuchungen muß herausgefunden werden, ob ein Hypoparathyreoidismus oder Pseudohypoparathyreoidismus die Ursache der Erkrankung ist. Weiter sind immer Hypothyreose oder Kretinismus durch entsprechende gezielte Untersuchungen auszuschließen. Bezüglich der radiologischen Differentialdiagnose intracerebraler Kalkeinlagerungen sei auf das Kapitel über die Pathoanatomie der Erkrankung hingewiesen. Die tuberöse Sklerose, die Toxoplasmose oder Cytomegalie bevorzugt die Ependymnähe, also mehr zentral gelegene Bezirke. Bei Lipoidproteinosen wird bevorzugt im Gebiet der Mandelkerne Kalk eingelagert. Bei der Toxoplasmose-Encephalitis kann es zur Bevorzugung der Seitenventrikelplexus durch die Kalkablagerungen kommen. Von Geyelin und Penfield wurde unter dem Namen „cerebral calcification epilepsy" ein familiäres Krankheitsbild mit Krämpfen und diffus verteilten Verkalkungen der Großhirnhemisphären, besonders der corticalen Windungstäler, beschrieben. Histologisch handelte es sich um eine calcifizierende Endarteriitis.

Verlauf. Körnvey und Mattyus unterscheiden 2 Verlaufsformen:

1. Beginn in Kindheit oder dem Jugendalter mit häufigen und oft therapeutisch kaum beeinflußbaren Krampfanfällen, extrapyramidalen Störungen oder Lähmungserschei-

nungen sowie fortschreitendem geistigem Abbau. Hier sind Stoffwechselstörungen und Familiarität häufig anzutreffen.

2. Einen langsam fortschreitenden Verlauf mit seltenen Krampfanfällen jenseits des 40. Lebensjahres, wobei nur gelegentlich extrapyramidale Störungen zu finden, eine fortschreitende Verblödung dagegen häufig anzutreffen ist.

Zu röntgenologisch nachweisbaren Kalkeinlagerungen kann es im Verlauf von Jahren und Jahrzehnten kommen (Camp, Dinkel, Lachmann). Der kürzeste Zeitabschnitt wurde mit 2 Jahren von Camp, und noch kürzer von Hartrup und Reske-Nielsen beobachtet: Hier handelte es sich um einen 1 Monat und einen 22 Monate alten Patienten, bei denen autoptisch Verkalkungen in weiten Gebieten der Stammganglien und des Dentatus gefunden wurde; bei beiden Kindern lag eine schwere blaue Asphyxie nach der Geburt vor, die Autoren beziehen die Kalkablagerungen auf die Geburtsstörung. Die Frage des post oder propter hoc erscheint aber in beiden Fällen offen. Bennett et al. erwähnen röntgenologisch nachgewiesene intracerebrale Verkalkungen bei einem Säugling, der viel Calciuminjektionen erhielt wegen tetanischer Anfälle post partum und ein extrapyramidales Bild zeigte; Kalkablagerungen und klinische Erscheinungen seien später wieder spontan verschwunden. Möglicherweise hat es sich hierbei um einen von Fanconi und Prader (1967) beschriebenen Fall von transitorischem, kongenitalem Hypoparathyreoidismus gehandelt.

Prognose. Liegt eine Stoffwechselstörung vor, so darf bei entsprechender sorgfältiger Behandlung mit einem Rückgang der klinischen Erscheinungen, der extrapyramidalen Störungen wie der tetanischen, weniger der cerebralen Krampferscheinungen gerechnet werden. Auch eine Besserung der intellektuellen Funktionen ist nicht zu erwarten, lediglich eine allgemeine Beruhigung und Minderung von Verhaltensstörungen. Die Röntgenveränderungen verschwinden nicht.

Therapie. Drake et al. wiesen darauf hin, daß durch die Implantation einer Glandula parathyreoidea kein Erfolg erzielt werden kann. Gutes Ansprechen zeigen alle Formen von Hypo- und Pseudohypoparathyreoidismus auf eine Vitamin D_3-Behandlung, wobei Dosen von 30000—400000 Einheiten (ARDEN) angegeben werden. Die von HOLTZ inaugurierte Behandlung des Hypoparathyreoidismus mit A.T. 10 ist dagegen kostspieliger, die Dosierung beträgt anfangs um 3 mg und kann später reduziert werden (ARDEN, SPRAGUE et al.). Diese spezifische Therapie kann noch durch Gaben von Calcium p.o. unterstützt werden (CAMP, EATON und HAINES, 1939a; SUGAR). Bei normocalcämischen Fällen mit Tetanie wird, besonders bei Vorhandensein von Katarakt (HOESCH), eine wenigstens vorübergehende Anhebung des Calciumwertes auf 11—12 mg-% befürwortet (LACHMANN).

Literatur

ALBRECHT, K.: Stauungspapille bei Tetanie. Mschr. Psychiat. Neurol. 55/56, 55 (1924).

ALEXANDER, S. B., and H. ST. G. TUCKER: Pseudohypoparathyroidism. Report of a case with late manifestations. J. clin. Endocr. 9, 862 (1949).

ARDEN, F.: Idiopathic hypoparathyroidism. Med. J. Aust. 40, 217 (1953).

BAMBERGER (1855): Zit. nach K. ROKITANSKY, Lehrbuch der pathologischen Anatomie, Bd. 2. Wien: Wilhelm Braunmüller 1856.

BARR, D. P., C. M. MacBRYDE, and T. E. SANDERS: Tetany with increased intracranial pressure and papilledema, results from treatment with dihydrotachysterol. Trans. Amer. Physicians 53, 227 (1938).

BERARDINELLI, W.: Pseudohypoparathyroidism with decreased glucose tolerance and diabetes insipidus. Acta endocr. (Kbh.) 7, 7 (1951).

BISHOP, P. M. F., and R. R. DE MOWBRAY: Pseudohypoparathyroidism. Proc. roy. Soc. Med. 44, 952 (1951).

DECHAUME, J., R. E. GIRARD, A. GARDE et B. SCHOTT: La maladie de Fahr. Calcifications intracérébrales non artérioscléreuses idiopathiques et ses et ses rapports avec la tétanie. J. méd. Lyon 32, 764 (1951).

CAMP, J. D.: Symmetrical calcification of the cerebral basal ganglia. Its roentgenologic significance in the diagnosis of parathyroid insufficiency. Radiology 49, 568 (1947).

CHAVANY, J. A., L. VAN BOGAERT et R. HOUDART: Aspects extryrapamidaux de la „calcification vasculaire intracérébrale non artérioscléreuse idiopathique" de Fahr. Mschr. Psychiat. Neurol. 117, 77 (1949).

DINKEL, D.: Die zerebrale Kernkalzinose. Ein Beitrag zur Ätiologie und Nosologie vom Röntgenbild her. Med. Klin. 62, 897, 933 (1967).

DRAKE, T. E., F. ALBRIGHT, W. BAUER, and B. CASTLEMAN: Chronic idiopathic hypoparathyroidism; report of 6 cases with autopsy findings in 1. Ann. intern. Med. 12, 1751 (1938/39).

EATON, L. M., J. D. CAMP, and J. G. LOVE: Symmetric cerebral calcification, particularly of the basal ganglia, demonstrable roentgenographically. Arch. Neurol. Psychiat. (Chic.) 41, 921 (1939b).

—, and S. F. HAINES: Parathyroid insufficiency with symmetrical cerebral calcification; report of three cases in one of which, patient was treated with dihydrotachysterol. J. Amer. med. Ass. 113, I, 749 (1939a).

EMERSON jr., K., F. B. WALSH, and J. E. HOWARD: Idiopathic hypoparathyroidism: a report of 2 cases. Ann. intern. Med. 14, 1256 (1941).

ERBSLÖH, F., u. H. BOCHNIK: Symmetrische Pseudokalk- und Kalkablagerungen im Gehirn (sog. „idiopathische, nicht arteriosklerotische intrazerebrale Gefäßverkalkungen" — FAHR). In: Handbuch der speziellen Anatomie und Histologie, Bd. B, Teil 2, S. 1769. Berlin-Göttingen-Heidelberg: Springer 1958.

FAHR, T.: Idiopathische Verkalkung der Gehirngefäße. Zbl. allg. Path. path. Anat. 50, 129 (1930).

FANCONI, A., H. G. HEINRICH u. A. PRADER: Klinischer und biochemischer Hypoparathyroidismus mit radiologischem Hyperparathyreoidismus. Helv. paediat. Acta 19, 181 (1964).

—, and A. PRADER: Transient congenital idiopathic hypoparathyroidism. Helv. paediat. Acta 22, 342 (1967).

FRANKL-HOCHWART, L.: Bemerkungen zur Lehre von der Tetanie. Dtsch. Arch. klin. Med. 44, 429 (1889).

FRITSCHE, R.: Eine familiär auftretende Form von Oligophrenie mit röntgenologisch nachweisbaren symmetrischen Kalkablagerungen im Gehirn, besonders in den Stammganglien. Schweiz. Arch. Neurol. Psychiat. 35, 1 (1935).

GEYELIN, H. R., and W. PENFIELD: Cerebral calcification epilepsy: Endangiitis calcificans cerebri. Arch. Neurol. Psychiat. (Chic.) 21, 1020 (1929).

GOTTA, H., and J. B. ODORIZ: The electroencephalogram in hypoparathyroidism with tetany and epilepsy. J. clin. endocr. 8, 674 (1948).

GREENE, J. A., and L. W. SWANSON: Psychosis in hypoparathyroidism; with a report of five cases. Ann. intern. Med. 14, 1233 (1941).

GUILLAIN, G., I. BERTRAND et L. ROUQUÉS: Sur une affection dégénérative spéciale pallido-dentelée se traduisant cliniquement par des phénomènes d'excitation motrice et d'hyperexcitabilité neuromusculaire et un syndrome hypertensif terminal. Rev. neurol. 65, 737 (1936).

HASTRUP, J., and E. RESKE-NIELSEN: Symmetrical brain calcification in infants. Acta neurol. scand. 41, Suppl. 13, 637 (1965).

HOESCH, K.: Die Epithelkörpercheninsuffizienz und die Epithelkörperchenepilepsie. Münch. med. Wschr. 84, 467 (1937a).

— Katarakt und Nebenschilddrüsenepilepsie. Dtsch. med. Wschr. 2, 1582 (1937b).

HOLTZ, F.: Bericht über Erfahrungen mit A.T.10. Klin. Wschr. 13, 104 (1934).

KASANIN, J., R. P. CRANK, D. E. NOBLE, and A. C. RIVARD: A case of extensive calcification of the brain: selective calcification of the finer cerebral blood vessels. Arch. Neurol. Psychiat. (Chic.) 34, 164 (1935).

Körnvey, St., u. A. Máttyus: Zur Kenntnis der vornehmlich strio-dental lokalisierten Kalkablagerung im Gehirn. Mschr. Psychiat. Neurol. **119**, 1 (1950).

Kolb, F. O., and H. L. Steinbach: Pseudohypoparathyroidism and osteitis fibrosa. J. clin. Endocr. **22**, 59 (1962).

Kugelberg, E.: Activation of human nerveus by hyperventilation and hypocalcaemia. Arch. Neurol. Psychiat. (Chic.) **60**, 153 (1948).

Lachmann, A.: Hypoparathyroidism in Denmark. A clinical study. Acta med. scand. Suppl. **121**, 1 (1941).

Laubenthal, F., u. J. Hallervorden: Über ein Geschwisterpaar mit einer eigenartigen frühkindlichen Hirnerkrankung nebst Mikrocephalie und über seine Sippe. Arch. Psychiat. Nervenkr. **111**, 712 (1940).

Levy, H. A.: Unusual clinical manifestation of chronic hypoparathyroidism. Med. Clin. N. Amer. **31**, 243 (1947).

Löwenthal, A.: La calcification vasculaire intracérébrale non artérioscléreuse de Fahr: est-elle la manifestation cérébrale d'une perturbation des functions parathyroidiennes? Acta neurol. belg. **48**, 613 (1948).

Love, J. G., J. D. Camp, and L. M. Eaton: Symmetrical cerebral calcification, particularly of the basal ganglia, demonstrable roentgenologically, associated with cyst of the cavum septi pellucidi and cavum Vergae. Proc. Mayo Clin. **13**, 225 (1938).

McKinney, A. S.: Idiopathic hypoparathyroidism presenting as chorea. Neurology (Minneap.) **12**, 485 (1962).

Ostertag, B.: Über die an besondere Lokalisation gebundenen Konkrementablagerungen des Gehirns. Zbl. allg. Path. path. Anat. **33**, 226 (1922).

— Die an bestimmte Lokalisation gebundenen Konkremente des Zentralnervensystems und ihre Beziehungen zur „Verkalkung intrazerebraler Gefäße" bei gewissen endokrinen Erkrankungen. Virchows Arch. path. Anat. **275**, 828 (1930).

Pick, A.: Vorläufige Mitteilung zur Pathologie der Tetanie. Neurol. Zbl. **21**, 578 (1902).

Rössle, R.: Über den angeborenen Mangel der Epithelkörperchen. Schweiz. med. Wschr. **68**, II, 848 (1938).

Rose, G. A., and C. J. Vas: Neurological complications and electroencephalographic changes in hypoparathyroidism. Acta neurol. scand. **42**, 537 (1966).

Schiele, B. G.: Über vorwiegend perivasale sekundäre verkalkende Konkrementbildung im Hirn-gewebe. Virchows Arch. path. Anat. **282**, 790 (1931).

Schüpbach, A., et B. Courvoisier: Existe-t-il un pseudohypoparathyréoidisme? Schweiz. med. Wschr. **79**, 887 (1949).

Simon, T.: Ausgedehnte Verkalkung der Hirngefäße bei einer Idiotin. Virchows Arch. path. Anat. **55**, 534 (1872).

Simpson, J. A.: The neurological manifestations of idiopathic hypoparathyroidism. Brain **75**, 76 (1952).

Spiller, W. G.: Subcortical epilepsy. Brain **50**, 171 (1927).

Sprague, R. G., S. F. Haines, and M. H. Power: Metabolic effects of parathyroid hormone, dihydrotachisterol, and calciferol in a case of pseudohypoparathyroidism. J. Lab. clin. Med. **30**, 363 (1945).

Sterlin, W.: Le type spasmodique tétanoide et tetaniforme de l'encephalite épidemique. Remarques sur l'épilepsie „extrapyramidale". Rev. neurol. **41**, 484 (1924 II).

Strobos, R. R. J., E. de la Torre, and J. E. Martin: Symmetrical calcification of the basal ganglia with familial ataxia and pigmentary macular degeration. Brain **80**, 313 (1957).

Sugar, O.: Central neurological complications of hypoparathyroidism. Arch. Neurol. Psychiat. (Chic.) **70**, 86 (1953).

Vasiliu, O.: 6 Fälle von symmetrischer intracerebraler Kalkablagerung in den Stammganglien, verbunden mit epileptischen Anfällen und Geistesstörung, diagnostiziert mit Hilfe der Kraniographie und Encephalographie. Wien. med. Wschr. **90**, 153 (1940).

Virchow, R.: Kalkmetastasen. Virchows Arch. path. Anat. **8**, 103 (1855).

Volland, W.: Über intracerebrale Gefäßverkalkungen: Die idiopathische Form mit vorwiegend extrapyramidalem Krankheitsbild, nebst Bemerkungen zur Sturge-Weberschen Krankheit. Arch. Psychiat. Nervenkr. **111**, 5 (1940).

Wilhelm, G.: Ektopische Calcifikation und Ossifikation. In: Handbuch der Kinderheilkunde, Bd. VI, S. 401. Berlin-Heidelberg-New York: Springer 1967.

Wilson, S. A. K.: Neurology, vol. II, p. 1615. London: Arnold 1944.

Wimmer, A.: Étude sur les syndromes extrapyramidaux. Spasme des torsion infantile debutant par des crises d'hémispasmes toniques (épilepsie striée). Rev. neurol. **42**, 281 (1925 II).

Wise, B. L., and J. C. Hart: Idiopathic hypoparathyroidism and pseudohypoparathyroidism. Arch. Neurol. Psychiat. (Chic.) **68**, 78 (1952).

Progressive Myoklonusepilepsie (Unverricht-Lundborg)

Synonyma: *Unverricht-Lundborg-Syndrom; Myoklonuskörperkrankheit; Lafora's disease.*

Historisches. Unter der Bezeichnung „familiäre Myoklonie" beschrieb Unverricht 1891 bei 5 Geschwistern ein progredientes Krankheitsbild, das im Alter zwischen 6 und 13 Jahren mit generalisierten, nächtlichen Krampfanfällen einsetzte; einige Jahre später traten gehäufte Myoklonien hinzu. Der autosomal recessive Erbgang des Leidens wurde von Lundborg (1903, 1912, 1913) herausgearbeitet.

Die von Clark und Prout 1902 vorgeschlagene Bezeichnung „Myoklonusepilepsie" erweiterte Lundborg durch den Zusatz „progressive Myoklonusepilepsie". 1911 fand Lafora in den Ganglienzellen des Zentralnervensystems solcher Patienten bis dahin unbekannte Einschlußkörperchen, die seither als „Lafora-Körperchen" bezeichnet werden. Durch biochemische Untersuchungen konnten Harriman u. Mitarb. 1955 nachweisen, daß diese Einschlußkörperchen aus sauren Mucopolysacchariden bestehen.

Definition. Die progressive Myoklonusepilepsie Unverricht-Lundborg ist eine seltene, nosologisch einheitliche, autosomal-recessive Erbkrankheit. Sie setzt in der Regel im Schulalter mit Grand Mal und Myoklonien ein und führt nach einem unaufhaltsam progredienten Verlauf mit dementiellen Abbau zum Exitus.

Klinik. Das durchschnittliche Erkrankungsalter liegt um 10 Jahre bei Schwankungen zwischen dem 6. und 20. Lebensjahr. Beide Geschlechter sind gleich häufig betroffen.

Nach normaler psychomotorischer Entwicklung setzt die Krankheit meist mit nächtlichen tonischen oder tonisch-klonischen Krampfanfällen ein. In den von Unverricht beschriebenen Fällen begannen einige Jahre nach dem Grand Mal-Vorspiel die Myoklonien. Nach Diebold u. Mitarb. können sie jedoch auch gleichzeitig oder als Erstmanifestation der Krankheit auftreten.

Die Myoklonien sind asymmetrisch, asynchron und arhythmisch und betreffen einzelne Muskelbündel, Muskeln oder Muskelgruppen. Eine Häufung der Myoklonien um die Zeit des Erwachens und des Einschlafens ist in allen Fällen deutlich. Durch emotionale Erregungen, sensorische Reize oder Willkürinnervationen werden die Myoklonien provoziert. Nach Janz entwickelt sich ein großer Anfall nicht selten aus einem myoklonischen Bewegungssturm.

Im weiteren Verlauf gesellt sich zu den epileptischen Manifestationen ein wechselnd ausgeprägtes, jedoch ständig progredientes, *hirnorganisches Psychosyndrom* mit *Antriebshemmung, Bradylalie, Perseverationstendenz, Reizbarkeit, paranoid-halluzinatorischen Symptomen, Dämmer- und Verwirrtheitszuständen* und *dementiellem Abbau.*

In den späteren Stadien der Erkrankung werden auch neurologische Störungen beobachtet, vor allem *extrapyramidale Symptome* wie Rigor, Akinese, Hyperhidrose, Salbengesicht und Hypersalivation. Pyramidenbahnsymptome wurden von Hodskins und Yakovlev beschrieben. Auch cerebellare Symptome kommen vor. Eine exakte Abgrenzung cerebellarer von myoklonischen Phänomenen ist oft schwierig, da in den fortgeschrittenen Krankheitsstadien die gehäuften Myoklonien jeden Bewegungsvollzug begleiten und so desorganisieren, daß Ataxie, Intentionstremor und Dysdiadochokinese vorgetäuscht werden können.

Die Kombination von myoklonischen und neurologischen Symptomen führt zu *progredienten Steh-, Geh-, Sprach- und Schluckstörungen.* Wenn der Tod nicht durch interkurrente Erkrankungen eintritt, gehen die bewegungsunfähigen Kranken an Marasmus zugrunde.

In der Terminalphase ist oft ein Rückgang oder ein völliges Sistieren der epileptischen Phänomene zu verzeichnen. Nach Noetzel; Seitelberger u. Mitarb. führt die Erkrankung innerhalb 10—15 Jahren, spätestens am Beginn des 3. Lebensjahrzehnts, zum Tode.

Elektroencephalographisch findet sich ausnahmslos eine Verlangsamung der Grundaktivität, meist in Form synchroner, langsamer Wellen, aus denen sich generalisierte, bilateral synchrone spike-wave- und poly-spike-wave-Komplexe herausheben (Heykop Ten Ham u. Jager; Diebold u. Mitarb.; Delay u. Mitarb.; Harenko u. Toivakka).

Im Verlauf der Erkrankung nimmt im allgemeinen die Störung der Grundaktivität zu, während die spezifisch-epileptischen Potentiale über viele Jahre konstant bleiben können. Das

EEG ist zwar charakteristisch, für die Erkrankung aber nicht spezifisch (s. Abb. 166).

Pneumoencephalographisch beobachteten Heykop Ten Ham u. Jager in einem Fall eine erhebliche, symmetrische Erweiterung des Ventrikelsystems.

Pathologisch-anatomische und biochemische Befunde. Die von Lafora 1911 entdeckten Myoklonus-körperchen sind für die Erkrankung pathognomonisch (Heykop Ten Ham u. Jager; Seitelberger u. Mitarb.). Es handelt sich dabei um kugelige, konzentrisch aufgebaute, intracelluläre Einschlußkörperchen mit bevorzugter Lokalisation im Nucleus caudatus, den Oliven, der Substanzia nigra und dem Thalamus bei meist schwacher Streuung im Großhirn und anderen Hirnabschnitten (s. Abb. 167). PAS-positive Speicherungen konnten ferner in Leber- und Herzmuskelzellen nachgewiesen werden.

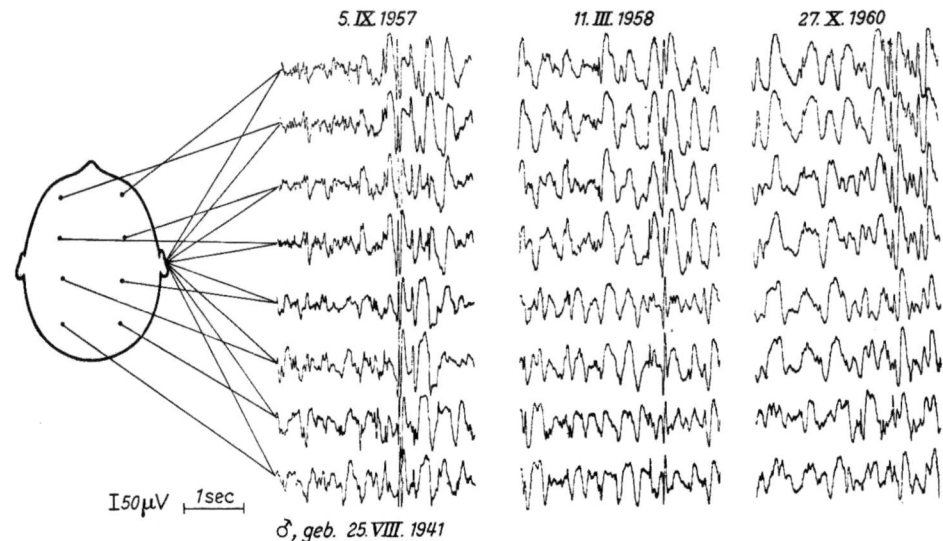

Abb. 166. Progredienz der Störung der Grundaktivität bei einem Patienten mit progressiver Myoklonusepilepsie Unverricht-Lundborg. Die spike-wave-Komplexe bestehen unverändert. (Nach Diebold u. Mitarb.)

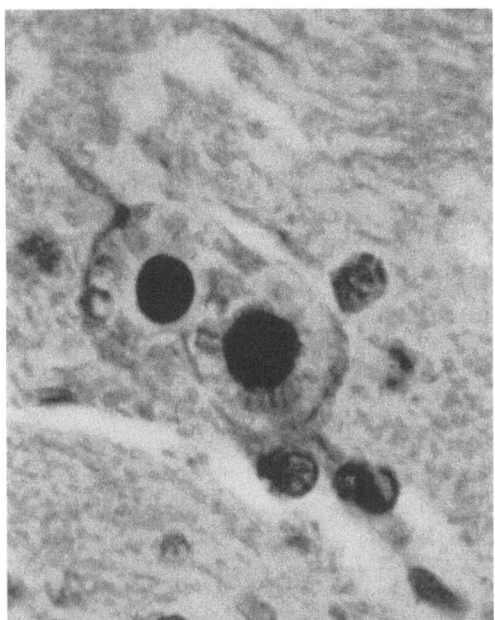

Abb. 167. Ganglienzelle der Großhirnrinde mit 2 intracellulären Einschlußkörperchen (Lafora-Körperchen) bei einem Fall von Myoklonusepilepsie Unverricht-Lundborg. (Aus Seitelberger u. a.)

Harriman u. Mitarb. identifizierten diese Speichersubstanz histochemisch als saure Mucopolysaccharide. Schwarz u. Yanoff wiesen 1965 nach, daß es sich um einen Komplex aus sauren Mucopolysacchariden und Glykoproteinen handelt. Nach Edgar; Seitelberger u. Mitarb. liegt der Erkrankung wahrscheinlich eine enzymatische Läsion der cellulären Glykogensynthese zugrunde.

Differentialdiagnose. Myoklonien sind ein so ubiquitäres Symptom, daß es zu weit führen würde, hier sämtliche mit Myoklonien einhergehenden Erkrankungen differentialdiagnostisch zu besprechen. Deshalb seien nur die wichtigsten genannt.

Vogel u. Mitarb. konnten zeigen, daß es eine Randform der progressiven Myoklonusepilepsie Unverricht-Lundborg gibt, für die sie die Bezeichnung „*Progressive Myoklonusepilepsie Typ Hartung*" vorschlagen. Diese Erkrankung hat einen autosomal dominanten Erbgang; der Erkrankungsbeginn liegt zwischen dem 7. und 46. Lebensjahr. Die Progredienz der epileptischen und psychischen Symptome ist sehr langsam oder fehlt.

Das Prädilektionsalter des *myoklonisch-astatischen Petit Mal* liegt nach KRUSE im 2.—4. Lebensjahr. Die myoklonischen Zuckungen sind bei dieser Epilepsieform von vornherein systematisiert (Blinzelanfälle, Nickanfälle, Sturzanfälle) und laufen symmetrisch ab. Oft sind sie von einer Absence begleitet. Das EEG zeigt sharp-slow waves und irreguläre spike-waves, die isoliert oder in Perioden auftreten (spike-wave-variant-Muster). Geschwistererkrankungen sind eine Ausnahme; pathogenetisch handelt es sich in der Regel um eine Residualepilepsie.

Die von MUSKENS und LENNOX als „*Myoklonisches Petit Mal*", von JANZ und CHRISTIAN als „*Impulsiv Petit Mal*" beschriebene Epilepsieform mit einem Erkrankungsalter zwischen 10 und 23 Jahren ist durch koordinierte, isoliert oder salvenartig auftretende Myoklonien charakterisiert, die bevorzugt nach dem Erwachen beobachtet werden. Elektroencephalographisch haben diese Kranken in der Regel eine normale Grundaktivität und zeigen korreliert zu den Anfällen ausgeprägte, generalisierte poly-spike-wave-Komplexe. Hirnorganische Veränderungen fehlen; die Intelligenz ist meist nicht beeinträchtigt.

Erhebliche differentialdiagnostische Schwierigkeiten kann die ebenfalls im Kindes- oder Jugendalter einsetzende „*Dyssynergia cerbellaris myoclonica* (HUNT)" bereiten. Hauptsymptome dieser heredo-degenerativen Erkrankung sind Krampfanfälle, Myoklonien und cerebellare Störungen. Da auch bei der Unverricht-Lundborgschen Myoklonusepilepsie in den späteren Stadien cerebellare Symptome auftreten können und da gehäufte Myoklonien zu Bewegungsdyssynergien führen, die mitunter nicht von primär cerebellaren Störungen zu unterscheiden sind, ist eine Abgrenzung beider Erkrankungen nach dem klinischen Bild mitunter unmöglich. Das wichtigste differentialdiagnostische Kriterium ist das frühe Einsetzen der cerebellaren Symptomatik bei der Huntschen Erkrankung.

Wesentlich einfacher ist die Differentialdiagnose gegenüber der „*Essentiellen Myoklonie*", einer seltenen, zuletzt von BECKER und WIESER beschriebenen Erbkrankheit, die mit asynchronen, vorwiegend proximal lokalisierten Myoklonien einhergeht. Epileptische Anfälle und psychische Veränderungen fehlen, auch das EEG ist hierbei normal.

Schließlich kann die Trias: Myoklonien, Grand Mal und Demenz auch bei der spätinfantilen Form der *amaurotischen Idiotie* vorkommen (sog. myoklonische Variante der amaurotischen Idiotie nach SEITELBERGER). Das Erkrankungsalter ist in diesen Fällen meist niedriger als bei der progressiven Myoklonusepilepsie und der psychische Abbau geht immer dem myoklonischen Stadium voraus.

Therapie. Die Therapie der Myoklonusepilepsie ist rein symptomatisch und zielt auf die medikamentöse Prophylaxe generalisierter Krampfanfälle und die Eindämmung der Myoklonien. Nach eigenen Erfahrungen bewährt sich am besten eine Kombination aus Pyrimidinen und Succinimiden in hohen Dosen.

Literatur

BECKER, P. E., u. S. WIESER: Zur Genetik der essentiellen Myoklonie. Humangenetik **1**, 14 (1964).

CLARK and PROUT: The nature and pathology of myoclonus-epilepsy. Amer. J. Insan. **59** (1902). Zit. nach LUNDBORG (1903).

DELAY, J., H. FISCHGOLD, P. PICHOT et G. VERDEAUX: L'épilepsie myoclonique de type Unverricht. Etude génétique. Constatations électro-encéphalographiques. Rev. neurol. **79**, 430 (1947).

DIEBOLD, K., u. H. HÄFNER: Zur Klinik der progressiven Myoklonusepilepsie. Dtsch. Z. Nervenheilk. **110**, 199 (1967).

EDGAR, G. W. F.: Progressive myoclonus epilepsy as an inborn error of metabolism comparable to storage disease. Epilepsia **4**, 120 (1963).

HARENKO, A., and E. I. TOIVAKKA: Myoclonus epilepsy (Unverricht-Lundborg). Finnland. Acta neurol. scand. **37**, 4 (1961).

HARRIMAN, D. G. F., J. H. D. MILLAR, and A. C. STEVENSON: Progressive familial myoclonic epilepsy in three families. Its clinical features and pathological basis. Brain **78**, 325 (1955).

HARTUNG, E.: Zwei Fälle von Paramyoclonus multiplex mit Epilepsie. Z. ges. Neurol. Psychiat. **56**, 150 (1920).

HEYKOP TEN HAM, M. W. VAN, and H. DE JAGER: Progressive myoclonus epilepsy with Lafora bodies. Clinical-pathological features. Epilepsia **4**, 95 (1963).

HODSKINS, B., and P. I. YAKOVLEV: Anatomic clinical observations on myoclonus in epileptics and on related symptom complexes. Amer. J. Psychiat. **9**, 827 (1930).

HUNT, R. J.: Dyssynergia cerebellaris myoclonica. Primary atrophy of the dentate system: A contribution to the pathology and symptomatology of the cerebellum. Brain **44**, 490 (1921).

Janz, D., u. W. Christian: Impulsiv-Petit Mal. Dtsch. Z. Nervenheilk. **176**, 346 (1957).

Kruse, R.: Das myoklonisch-astatische Petit Mal. Habil.-Schr. Heidelberg, 1966.

Lafora, C. R.: Über das Vorkommen amyloider Körperchen im Inneren der Ganglienzellen. Virchows Arch. path. Anat. **205**, 295 (1911).

Lennox, W. G.: Heredity of epilepsy. J. Amer. med. Ass. **146**, 529 (1951).

Lundborg, H.: Die progressive Myoklonusepilepsie. Uppsala: Almquist & Wiksell 1903.

— Der Erbgang der progressiven Myoklonusepilepsie. Z. ges. Neurol. Psychiat. **9**, 353 (1912).

Muskens, L. J. J.: Epilepsie. Berlin: Springer 1926.

Noetzel, H.: Die Myoklonusepilepsie. In: Handbuch der speziellen pathologischen Anatomie und Histologie, Bd. XIII, Teil 1, Bandteil A, S. 588. Berlin-Göttingen-Heidelberg: Springer 1957.

Ostertag, B.: Zur Histopathologie der Myoklonusepilepsie. Arch. Psychiat. Nervenkr. **73**, 632 (1925).

Schwarz, G. A., and M. Yanoff: Lafora's disease. Arch. Neurol. (Chic.) **12**, 172 (1965).

Seitelberger, F., H. Jakob, J. Pfeiffer u. H. D. Colmant: Die Myoklonuskörperkrankheit. Fortschr. Neurol. Psychiat. **32**, 305 (1964).

Unverricht, H.: Die Myoklonie. Leipzig u. Wien: Deuticke 1891.

Vogel, F., H. Häfner u. K. Diebold: Zur Genetik der progressiven Myoklonusepilepsien. Humangenetik **1**, 437 (1965).

Die kongenitalen stationären und anatomisch bedingten Myopathien

R. Beckmann, Freiburg i. Br.

Hypoplasia musculorum generalisata (Krabbe)

Begriff. Es handelt sich um eine generalisierte Fehlanlage der Skeletmuskulatur. Struktur und Funktion der vorhandenen Muskelfasern sind normal, jedoch ist die Zahl der angelegten Muskelfibrillen gegenüber der Norm mehr oder weniger stark herabgesetzt.

Synonyma. Congenital universal muscular hypoplasia, l'hypoplasie musculaire généralisée congénitale, Krabbe-Syndrom.

Historische Daten. 1946 hat Krabbe erstmals über diese Myopathie berichtet.

Disposition. Nach den bisherigen Beobachtungen sind beide Geschlechter betroffen. Sichere Aussagungen über genetische Gesetzmäßigkeiten sind noch nicht möglich. Ford beobachtete das Leiden gleichzeitig bei Mutter und Tochter.

Pathobiologie. Ätiologie und Pathogenese dieser angeborenen generalisierten Muskelhypoplasie sind unbekannt.

Anatomisch ist die Struktur der vorhandenen Muskelfasern völlig normal und auch Quer- und Längsstreifung sind intakt. Die Anzahl der Muskelfibrillen zeigt aber eine starke Verminderung.

Klinik. Primär fällt bei den Patienten, deren Symptomatik eine weitgehende Übereinstimmung zeigt, die stark verminderte Muskelmasse auf. Unter Umständen läßt sich bei der Palpation kaum Muskelgewebe tasten. Schwächlich sind vor allem Säuglinge in den ersten Lebensmonaten; ihre Gliedmaßen zeigen weitgehend herabgesetzte Motilität. Nur langsam vollzieht sich die statische Entwicklung.

Laufen wird spät, etwa mit $2^1/_2$ Jahren, möglich. Doch nun knicken die Kinder häufig beim Gehen ein, das Gangbild ist watschelnd und kleinschrittig („Trippeln"). Während des Spielens oder beim Spazierengehen müssen sie sich immer wieder länger ausruhen. Aus dem Liegen geschieht das Aufrichten oftmals nur über die sog. Vierfüßlerstellung. Im Stehen sind lose, abstehende Schulterblätter („scapulae alatae") und eine Lendenlordose mit Hängebauch (Bauchmuskelhypoplasie) ausgeprägt. Nicht selten bereitet das Hochhalten des Kopfes Anstrengungen. Insgesamt erscheint die Motorik der Kinder, die zugleich eine ausdruckslose oder starre Mimik zeigen können, schlapp und langsam. Phasen völliger Adynamie bis zur Dauer von 14 Tagen werden beschrieben. Konstitutionspathologische Stigmata fehlen.

Das Verhalten der Muskeldehnungsreflexe ist normal, bisweilen abgeschwächt. Direkte wie indirekte elektrische Erregbarkeit der Nerven und Muskeln sind nicht beeinträchtigt. Entartungsreaktionen wurden nicht bekannt.

Röntgenologisch kommen die Knochen grazil und etwas kalkarm — bei altersentsprechenden Ossifikationsverhältnissen — zur Darstellung.

Charakteristisch ist die stark verminderte Kreatinin-Ausscheidung im Harn bei geringer bis fehlender Kreatinurie. Andererseits soll gelegentlich die Kreatinmenge im *Harn* jene an Kreatinin überschreiten (bis über Normalwerte). Keine pathologische Aminoacidurie.

Differentialdiagnose. Abzugrenzen sind — je nach Lebensalter und Symptomatologie — die progressive Muskeldystrophie (ERB) und spinale progressive Muskelatrophie (WERDNIG-HOFFMANN). Verwechslungsmöglichkeiten können auch mit der neonatalen Form der Myasthenia gravis pseudoparalytica (ERB-GOLDFLAM)

Langzeitbehandlung mit anabolen Steroiden (z.B. *Dianabol*), jeweils 4 Wochen in der Menge von 0,04 mg/kg Körpergewicht täglich, (oder entsprechende Mengen *Primobolan*), bewirken (BECKMANN). Nutzlos sind Glykokoll, Methionin, ATP und Glanzmannsche Phosphatlösung (SCHREIER).

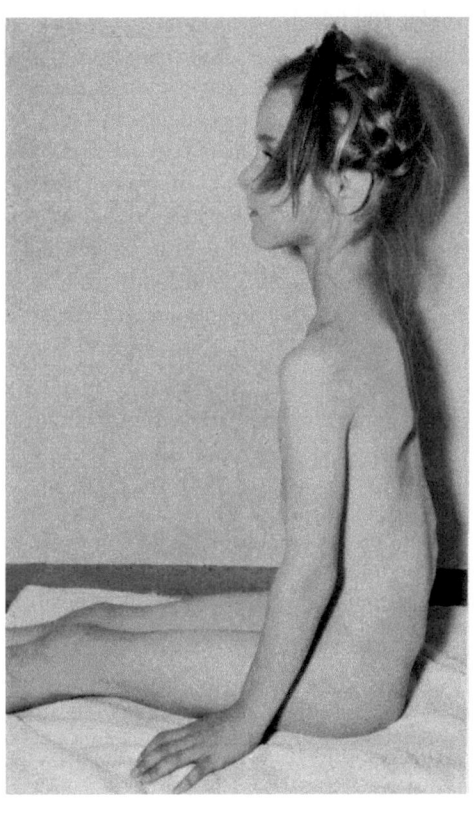
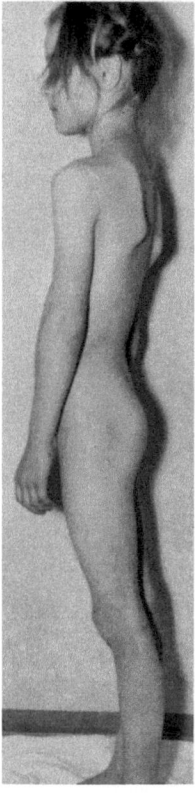
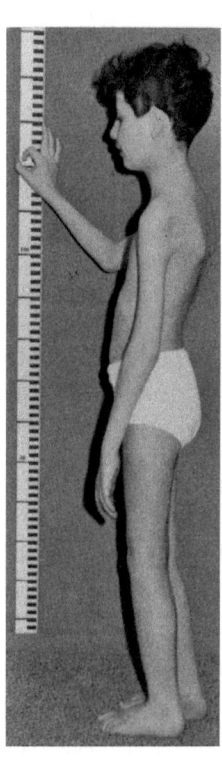

Abb. 168 a   Abb. 168 b   Abb. 169

Abb. 168a u. b. Hypoplasia musculorum generalisata congenita (KRABBE) bei 8 Jahre altem Mädchen: Allgemein dürftige Muskulatur, angedeutete lose Schultern, Sitzkyphose, im Stehen ausgeprägte Lordose

Abb. 169. 10jähriger Junge mit Hypoplasia musculorum generalisata congenita (KRABBE)

bestehen. Im Schulkindalter, zumal in der Pubertätsphase, mag der äußere Aspekt an eine Anorexia nervosa oder gar an eine Simmondsche Kachexie erinnern. Ebenso besteht eine gewisse Ähnlichkeit mit der Arachnodaktylie (Marfan-Syndrom).

Verlauf. In den ersten Lebensmonaten ist die Lebenserwartung durch Infektionen, vor allem Pneumonien, getrübt. Sonst erscheint die Prognose nicht ungünstig. Spontanremissionen sind möglich. Gelegentlich wird die Geschlechtsreife erreicht.

Therapie. Eine Zunahme an Muskelmasse und Muskelkraft kann die *intermittierende*

Central core disease (Shy-Magee-Syndrom) (Zentralfibrillen-Myopathie)

Krankheitsbegriff. Kongenitale, nicht progressive Myopathie infolge besonderer histologischer und histochemischer Muskelveränderungen.

Historisches und Disposition. Die Erstbeschreibung stammt von SHY und MAGEE aus dem Jahre 1956 und bezieht sich auf fünf Mitglieder in drei Generationen einer Familie. Wahrscheinlich ist der Erbgang dominant.

Pathobiologie. Bisher sind Ätiologie und Pathogenese unbekannt.

Wichtige *histologische* und *histochemische* Veränderungen betreffen die quergestreifte Muskulatur:

zahlreiche Muskelfasern sind erheblich verdickt und zeigen eine abnorme Anordnung der zentralen Fibrillenbündel, von der Peripherie her strahlen aberrierende Fibrillen in das Faserzentrum ein. Auffällig ist eine zentrale Kernstellung und stärkere positive Reaktion der Fibrillenbündel auf Schiffsches Reagens und auf PAS-Färbung. In den meisten Fasern werden zwei bis vier, vereinzelt fünf bis sechs „cores" gesehen: Anhäufungen von Myofilamenten ohne Unterteilung in Fibrillen. Nach *elektronenmikroskopischen* Befunden fehlen im Faserzentrum Mitochondrien und ein voll ausgeprägtes sarkoplasmatisches Reticulum. Die zugehörigen Myofibrillen zeigen eine Verkürzung der Sarkomeren bei geringer Verbreiterung der Z-Streifen. Oxydative Ferment- und Phosphorylaseaktivität fehlen in der Zentralspirille. Keine Bindegewebsvermehrung. Keine herdförmigen Faserausfälle. Keine Veränderungen am zentralen oder peripheren Nervensystem.

Klinische Symptomatologie. Die Myopathie ist angeboren. Erste Symptome bestehen in einer Hypotonie und Schwäche der proximalen Beinmuskulatur, die schon in den ersten Lebensjahren zu beobachten sind. Bisweilen ist auch eine Schwäche der Arm- und Schultermuskulatur auffällig. Die statische Entwicklung ist stark verzögert; Sitzen, Aufrichten aus dem Liegen, Gehen und Treppensteigen werden spät erlernt. Laufen ist oft erst im Alter von 4—6 Jahren möglich.

Pathologische Hirnnervenausfälle bestehen nicht. Das Reflexverhalten ist normal. Die Kinder zeigen psychisch und intellektuell eine altersentsprechende Entwicklung.

Laboratoriumsbefunde. Blutchemisch zeigen sich keine Abweichungen, z.T. besteht eine vermehrte Kreatin- und eine verminderte Kreatininurie.

Röntgenologisch o. B.

Diagnose und Differentialdiagnose. Wesentlich ist der muskelbioptische Befund, andernfalls bestehen klinische Verwechslungsmöglichkeiten mit den bekannten Formen der angeborenen, essentiellen Muskelhypotonien, der kongenitalen progressiven Muskeldystrophie und der infantilen spinalen progressiven Muskelatrophie.

Verlauf und Prognose. Die Merkmalsträger sind in der Lage, einen Beruf zu ergreifen und haben eine normale Lebenserwartung.

Therapie. Symptomatisch.

Nemaline Myopathy (Stäbchen-Myopathie)

Diese angeborene und familiäre Myopathie wurde zuerst von Shy, Sommers und Wanko (1963) beschrieben.

Pathobiologie. Kennzeichnend ist eine Anomalie der Innenarchitektur zahlreicher Muskelfasern. 46%

derselben enthalten an der Peripherie oder im Zentrum, nicht selten über die Fläche normaler Fibrillen verstreut, schlangenförmige, in Pallisaden und ohne Orientierung zur Längsachse der Myofibrillen angeordnete myosinähnliche *Stäbchen*, sog. „rod or thread-like elements". Im Hg.-Licht zeigen diese eine schwache Doppelbrechung.

Historisches. Beobachtet wurden bisher einzelne Kinder zwischen 4 und 16 Jahren, darunter einmal Geschwister und ihre Mutter.

Klinisch fallen die Merkmalsträger auf durch eine verlangsamte Entwicklung der motorischen Funktionen, eine allgemeine Adynamie und Muskelhypotonie. Die Gliedmaßenumfänge sind geringer als normal. Reflexe fehlen. Deutlich können Becken- und Schultergürtelmuskulatur mit den Mm. sternocleidomastoidei betroffen sein. Das Leiden ist nicht progredient. Es wird ein dominanter Erbgang vermutet.

Myopathie mit abnormen Riesenmitochondrien

Diese dritte strukturelle Myopathie entdeckten Shy und Gonatas im Jahre 1964. Sie beobachteten ein 8jähriges Mädchen, das seit mindestens 3 Jahren eine nicht progrediente Hypotonie und Schwäche der proximalen Rumpfmuskeln und des Halses aufwies.

Elektronenmikroskopische und histochemische Untersuchungen zeigten große bizarre intrafibrilläre und subsarkolemmnale Mitochondrien.

1966 haben Shy u. Mitarb. cytochemisch und ultrastrukturell zwei weitere Myopathien mit abnormen Riesenmitochondrien bei Kindern gefunden. Die Riesenmitochondrien zeigten bei einem 8jährigen Mädchen mit proximaler, seit dem 3. Lebensjahr langsam fortschreitender Muskelschwäche mit Lordose, erschwertem Aufrichten und Reflexverlust rechtwinklige und andere Einschlüsse. Die Arbeitsgruppe um Shy spricht von „*megakonialer Myopathie*".

Die andere Form, genannt „*pleokoniale Myopathie*", wurde bei einem Knaben mit proximaler Muskelschwäche und Muskelschwund beobachtet, der gleichzeitig unter Anfällen von schlaffer Lähmung und Salzhunger litt. Das Kind zeigte von Geburt an eine verzögerte statische Entwicklung und wurde von den Eltern als „floppy baby" beschrieben. In den Muskelzellen waren große Mengen von Mitochondrien.

Kongenitale Muskelhypertrophie (De Lange) und andere Hypertrophien der Skeletmuskulatur

Krankheitsbegriff. Die kongenitale Muskelhypertrophie ist ein Teil eines Syndroms, das mit extrapyramidalen motorischen Störungen, geistigen Defekten und angeborenen Mißbildungen des Striatums sowie mit Porencephalie auftritt.

Synonyma. Congenital muscular hypertrophy, hypertrophie musculaire congénitale, hipertrofia muscular congenita.

Historisches. Die kongenitale Muskelhypertrophie wurde zuerst 1935 von DE LANGE beschrieben.

Disposition. Das Syndrom der kongenitalen Muskelhypertrophie ist selten, eindeutige Beobachtungen im Sinne von DE LANGE gelangten etwa zehnmal zur Veröffentlichung. Das Leiden ist angeboren; keine Geschlechtsdisposition.

Pathobiologie. Die Ätiologie ist ungeklärt. Pathologisch-anatomisch und histologisch sind die quergestreiften Muskeln normal. Es besteht eine echte Vermehrung der Muskelfasern ohne verstärkte Bildung von Zwischengewebe.

Symptomatologie. Bei den bisherigen Beobachtungen war schon bei der Geburt eine allgemeine Hypertrophie und Hypotonie der Gliedmaßenmuskeln, besonders der Deltoidei und Wadenmuskeln, auffällig. Das von GOLDSTEIN beobachtete Mädchen zeigte auch eine große, weit aus dem Mund ragende Zunge. Alle Kinder wiesen einen mehr oder weniger starken körperlichen und geistigen Entwicklungsrückstand auf. C. DE LANGE wies bereits auf die spastische Körperhaltung der kleinen Patienten hin, die mit ihrer Muskelhypertrophie an Athleten erinnern können.

Röntgenologisch o. B.

Laborbefunde. Die Kreatinausscheidung im *Harn* ist vermindert. Kalium, anorganisches Phosphat und Phosphatase im Serum normal, dito Cholesterin.

Diagnose und Differentialdiagnose. Kennzeichnend für diese klinische Krankheitseinheit ist die angeborene Muskelhypertrophie bei gleichzeitigen extrapyramidalen Bewegungsstörungen und Debilität.

Differentialdiagnostisch abzugrenzen sind:

1. Myotonia congenita Thomsen (s. Bd. VI, S. 592).

2. Hypothyreotische Myopathie (DEBRÉ und SEMELAIGNE) (s. Bd. VI, S. 600).

3. Muskelhypertrophien und Muskelhypertonien bei gewissen Formen der Glykogenspeicherkrankheit (s. Bd. IV, S. 206).

4. Berardinelli-Syndrom. Infolge einer Hypophysenüberfunktion kommt es im Verlaufe des Lebens (nicht angeboren) zur Ausbildung einer gleichförmigen, doch mäßigen Hypertrophie der Skeletmuskulatur sowie zu akromegaloider Wachstumsbeschleunigung. Weitere Symptome sind Hypergenitalismus bei fehlender Ausbildung sekundärer Geschlechts-

merkmale, Venendystrophie und Hepatosplenomegalie mit fettigen Infiltrationen und später Nekrosen der Leber. Die 17-Ketosteroide im Harn sind erhöht. Es besteht eine Hyperlipämie und -proteinämie. Der Kohlenhydratstoffwechsel ist gestört.

5. Myohypertrophia kymoparalytica (OPPENHEIM). Die Muskelhypertrophie ist vergesellschaftet mit Crampi, Muskelwogen und Paresen. Über die Natur des Leidens besteht keine klare Vorstellung.

6. Postneuritische Muskelhypertrophie (KRABBE) sowie Volumenvermehrung von Muskeln als Stauungsphänomen (lokalisiert) bei Venenthrombosen.

7. Genuine, angeborene Muskelhypertrophie (DUCHENNE, GILBERT, BALLET).

8. Gnomenwaden bei bestimmten Formen der progressiven Muskeldystrophie, bei spastischer Spinalparalyse und gelegentlich bei Hydrocephalie.

Verlauf, Prognose und Therapie. Die Lebenserwartung der Kinder mit kongenitaler Muskelhypertrophie ist sehr gering, das 2. Lebensjahr wird kaum erreicht. Therapeutische Möglichkeiten sind nicht bekannt geworden.

Essentielle oder benigne konnatale Muskelhypotonie

Krankheitsbegriff. ZELLWEGER hat im Jahre 1945 eine ätiologisch und pathogenetisch ungeklärte Sonderform der Muskelschlaffheit abgegrenzt. Ihr gutartiger Verlauf und das Vorkommen bei meist degenerativen, vegetativlabilen Kleinkindern hat ZELLWEGER veranlaßt, von „essentieller Muskelhypotonie bei degenerativen Kindern" zu sprechen.

Synonyma. „Floppy-infant-Syndrom", „limp-infant", Myatonie generalisée congénitale, Hypotonie musculaire generalisée.

Historisches. Erstbeschreibung durch CZERNY, richtige nosologische Abgrenzung durch ZELLWEGER, WALTON und LELONG et al.

Biologische Daten. Die essentielle Muskelhypotonie ist angeboren; gelegentlich besteht Familiarität. Manche Mütter geben an, während der Schwangerschaft auffallend geringe Kindsbewegungen verspürt zu haben. Keine Geschlechtsbevorzugung. Vielfach konstitutionspathologische Stigmata.

Pathologisch-anatomisch ist die Muskulatur dieser Kinder gewöhnlich normal. FORD (1960) will einen geringeren Muskelfaserdurchmesser nachgewiesen haben.

Klinische Symptomatologie. Meist ist die Muskelschlaffheit schon in der Neugeborenenperiode erkennbar, zuweilen in den Armen etwas weniger stark als in den Beinen. Das Muskelrelief kann normal sein. Ein Teil der Säuglinge wird auffällig durch die verzögerte statische Entwicklung. Bei Kleinkindern kann ein Krankheitsbild ausgeprägt sein, das mit seinem unsicheren, watschelnden Gang, losen Schultern und der Lendenlordose, dem vorgewölbten Leib („frog belly") und schaukelndem Becken sowie den Schwierigkeiten beim Aufstehen und Treppensteigen stark an die progressive Muskeldystrophie erinnert. Verschiedentlich ist eine Trichterbrust vorhanden. Die Sehnenreflexe sind aber normal oder nur abgeschwächt. Intelligenz und psychisches Verhalten entsprechen denen gesunder Kinder.

Blutchemische und Liquor-Befunde sind normal. Keine elektrische Entartungsreaktion.

Die Mehrzahl der Kinder zeigt *degenerative Stigmata:* schwach und unterschiedlich modellierte Ohrmuscheln, angewachsene Ohrläppchen, Epicanthus, Hypertelorismus, ovigaler Gaumen, Cutis laxa, Hyperflexibilität der Gelenke, Klinodaktylie, Duboissches Kleinfingerzeichen, Finger- und Zehensyndaktylie, Nabelhernie, Rectusdiastase u.a.m.

Auch bei makrocephalen, großwüchsigen Säuglingen mit Übergängen zur Arachnodaktylie werden essentielle Muskelhypotonien angetroffen. Gleiches gilt auch für mikrocephale, kleinwüchsige Kinder.

Wesentliches Kennzeichen ist der gutartige, regressive Verlauf, der innerhalb der ersten Lebensjahre zur fast völligen Normalisierung führt.

Differentialdiagnose. Muskelhypotonie (-schlaffheit) und Muskelschwäche (-müdigkeit) sind ein vieldeutiges Symptom. Es wird häufig angetroffen, so bei elektrolyt-chemischen, endokrinen und enzymatisch bedingten, erworbenen oder angeborenen Stoffwechselstörungen. In anderen Fällen ist die Muskelhypotonie wesentliches Merkmal der primär-degenerativen oder sekundären, spinalen und entzündlichen Myopathien, bei denen es zu progressivem Muskelschwund und zur Ausbildung von Kontrakturen kommt.

Eine leichte Hypotonie der Muskulatur ist gegen Ende des 1. sowie im 2. und 3. Lebensjahr als physiologisch anzusehen, sie „erklärt die rasche Ermüdbarkeit der Kleinkinder sowie die Neigung zu X-Beinen, zu Knick- und Plattfüßen, besonders wenn das Kind zu früh gehen lernt und die Beine zu sehr belastet" (Fanconi). In den ersten Lebensmonaten hingegen ist der Muskeltonus infolge der noch fehlenden Hemmwirkung der Pyramidenbahn auf den spinalen Reflexbogen erhöht, vor allem in den Flexoren.

Verlauf und Prognose sind günstig. Die muskulären Symptome können sich spätestens im Schulkindalter verlieren.

Therapie. Krankengymnastische Maßnahmen, Vitaminkombinationen, insbesondere Vitamin E und B$_6$.

Familiäre kongenitale Muskeldystrophie mit Gonadendysgenesie (Bassöe)

Dieses Leiden wurde bisher nur in einer Sippe Nordnorwegens beobachtet. Ein 26 Jahre alter Mann und seine 22jährige Schwester litten an angeborener Muskelschwäche mit Hypotonie, Hypogonadismus (bzw. Agenesie der Ovarien) und infantiler Katarakt.

Myotubuläre Myopathie

Krankheitsbegriff. Progressive Myopathie infolge Persistierens sog. „Myotuben", d.h. vor dem 5. Fetalmonat gebildeter, noch unreifer Muskelzellen.

Erstbeschreibung 1966 von Spiro, Shy und Gonatas bei einem 12 Jahre alten Patienten mit Muskelschwund, beidseitiger Ptosis, Ophthalmoplegie, Diplegie des Gesichtes und anderen kongenitalen Anomalien.

Der Junge fiel auf, als er im 3. Lebensmonat in Bauchlage den Kopf nicht heben konnte. Beidseitige Ptosis ohne externe Ophthalmoplegie festgestellt. Unvollkommenes Gehenlernen im Alter von 17 Monaten; mit 5$\frac{1}{4}$ Jahren behandlungsbedürftige Residualepilepsie. Im Alter von 10 Jahren wurde eine progressive und schleichende, generalisierte Muskelschwäche der Beine, an denen die Reflexe fehlten, diagnostiziert. Progredienter Muskelschwund, progrediente Unfähigkeit zu gehen, Treppen zu steigen und sich aus dem Liegen aufzurichten.

Bis auf eine verminderte Kreatininausscheidung normale *Laboratoriumsbefunde.*

Elektromyographisch Vorkommen von Fibrillationspotentialen.

Histologisch zeigten sich Änderungen der Innenarchitektur der Muskelfasern: Der zentrale Muskelfaseranteil ist von Kernen, Mitochondrien und Myelinkörpern besetzt und völlig frei von Myofibrillen.

Ätiologie und *Pathogenese* sind unbekannt.

Literatur

Bassöe, H. H.: Familial congenital muscular dystrophy with gonadal dysgenesis. J. clin. Endocr. **16**, 1614 (1956).

Beckmann, R.: Erfahrungen mit Anabolica bei Myopathien. 2. Kolloquium über Wirkung und Anwendung anaboler Steroide, Berlin 4.—6. 4. 1963.

Gonatas, N. K., G. M. Shy, and E. H. Godfrey: Nemaline myopathy: The origin of nemaline structures. New Engl. J. Med. **274**, 535 (1966).

Krabbe, K. H.: Congenital familial spinal muscular atrophy and their relation to amyotonia congenita. Brain **43**, No 2, 166, 191 (1920).

— Treffen der Dänischen Neurologischen Gesellschaft, Kopenhagen 27. 2. 1946.

Lelong, M.: Les hypotonies musculaires chez le nourrisson et le petit enfant; l'hypotonie musculaire solitaire. Gaz. méd. Fr. **42**, No 19, 909, 913 (1935).

— P. Canlorbe, le Tan-Vinh, J. C. Dalloz, J. L. Corbin et J. Vassal: Myopathie chez une fille de 9 ans revelée à la naissance par une hypotonie musculaire generalisée. Arch. franç. Pédiat. **19**, 581 (1962).

Schreier, K., u. R. Huperz: Über die Hypoplasia musculorum generalisata congenita. Ann. paediat. (Basel) **186**, 241 (1956).

Shy, G. M., K. W. Engel, J. E. Somers, and Th. Wanko: Nemaline myopathy. A new congenital myopathy. Brain **86**, 793 (1963).

—, and N. K. Gonatas: Human myopathy with giant abnormal mitochondria. Science **145**, 493 (1964).

— —, and M. Perez: Two childhood myopathies with abnormal mitochondria. I. Megaconial myopathy. II. Pleoconial myopathy. Brain **89**, 133 (1966).

—, and K. R. Magee: A new congenital non-progressive myopathy. Brain **79**, 610 (1956).

Spiro, A. J., G. M. Shy, and N. K. Gonatas: Myotubular Myopathy. Persistence of Fetal Muscle in an Adolescent Boy. Arch. Neurol. Mineapolis **14**, 1 (1966).

Walton, J. N.: Amyotonia congenita — a follow up study. Lancet **1**, 1023 (1956).

— N. Geschwind, and J. A. Simpson: Benign congenital myopathy with myasthenic features. J. Neurol. Neurosurg. Psychiat. **19**, 224 (1956).

Zellweger, H.: Die essentielle Muskelhypotonie bei degenerativen Kindern. Helv. paediat. Acta **1**, 495 (1946).

Klinische Elektromyographie*

A. Struppler, München

Affektionen des peripheren motorischen Neurons
(Neurogene Parese bzw. Atrophie)

Die neurogene Parese ist charakterisiert durch Ausfall von Aktionspotentialen motorischer Einheiten bzw. Untereinheiten im Aktivitätsbild. Handelt es sich nur um eine reversible Leitungsunterbrechung (Neurapraxie), so bildet sich dieser Ausfall wieder zurück; werden jedoch Muskelfaserbündel durch Nervendegeneration (Wallersche Degeneration) denerviert, so zeigen sie eine Spontanaktivität, z.B. die sog. Fibrillationspotentiale.

Je nach zeitlichem Verlauf ändern sich statistisch signifikant die Parameter der Aktionspotentiale durch Faserumbau im Territorium der motorischen Einheit.

Der Nachweis von Fibrillationspotentialen ist in der Pädiatrie deshalb wichtig, weil dadurch Denervierungsvorgänge schon sehr frühzeitig (in der 2.—3. Woche) und an engumschriebenen Stellen (innerhalb einzelner motorischer Einheiten) zu erkennen sind.

Fibrillationspotentiale (0,6—3 msec) entstehen dann, wenn im Beginn eines Denervierungsprozesses die Muskelfaser ein Stadium der Übererregbarkeit durchmacht, bevor sie völlig unerregbar wird. Innerhalb dieser Zeitspanne ruft der mechanische Reiz der Nadelelektrode nicht nur eine kurze Einstichaktivität, sondern über mehrere Sekunden anhaltende rhythmische Spontanentladungen einzelner Muskelfasern bzw. von „Unter-Einheiten" (Subunits) hervor.

Da der Nachweis von Fibrillationspotentialen zur Sicherung der Diagnose Denervierung (z.B. Werdnig-Hoffmann) entscheidend ist und diese Spontanaktivität aber nur am entspannten Muskel sichtbar wird, bewährt sich manchmal eine Sedierung (Nembutal) oder Kurznarkose während der Ableitung.

Affektionen des proximalen Teils
(Vorderhornanteil)

Poliomyelitis anterior. In der Beurteilung der Poliomyelitis ist das EMG deshalb ein wertvolles Hilfsmittel, da es mit Sicherheit folgende Aussagen erlaubt:

Welche Muskeln sind von der Lähmung betroffen?

---

* Grundlagen der Elektromyographie s. 2. Band, 1. Teil, S. 451—453.

Sind in einem klinisch vollständig gelähmten Muskel noch innervierbare Muskelfaserbündel vorhanden?

Tritt eine kollaterale Reinnervation ein?

Ist der Denervierungsvorgang in einem bestimmten Muskel abgeschlossen oder besteht eine Progredienz?

Diese letzte Frage ist für orthopädische Ersatzoperationen von entscheidender Bedeutung; auch in der Gutachtentätigkeit spielt sie eine Rolle und kann eben nur durch das EMG beantwortet werden.

Finden sich im akuten Stadium Fibrillationspotentiale, so besteht an dieser Stelle ein Denervierungsvorgang. Bei der Ableitung muß man berücksichtigen, daß die sehr kurz dauernden Aktionspotentiale motorischer Einheiten bei Kindern leicht mit Fibrillationspotentialen verwechselt werden können. Das Aktivitätsbild bei Willkür- oder Reflexinnervation entspricht dem Typ der neurogenen Läsion: ein gelichtetes Aktivitätsbild, das Potentiale einzelner motorischer Einheiten bereits bei mittelstarker Innervation in typischer Weise erkennen läßt. Es besteht ein „charakteristischer Mangel an Rekrutierung neuer motorischer Einheiten" (THIEBAUT und ISCH). Dauer und Amplituden der Aktionspotentiale sind signifikant erhöht. Bei der Ableitung von verschiedenen Stellen desselben Muskels läßt sich das klassische Phänomen der Synchronisation (BUCHTHAL, DENNY-BROWN) nachweisen: auch entfernt voneinander liegende Einheiten entladen gleichzeitig. Das Aktivitätsbild ist im Vergleich zu der noch relativ guten Muskelkraft oft erstaunlich stark gelichtet — ein differentialdiagnostisch wichtiger Faktor zur Unterscheidung neurogener Paresen von myogenen. Muskeln, die im Beginn der Erkrankung Fibrillationspotentiale, zunehmende Synchronisation und Verlängerung der mittleren Dauer der Potentiale aufweisen, haben erfahrungsgemäß eine schlechtere Erholungstendenz (BUCHTHAL). Besteht noch nach mehreren Jahren reichlich Fibrillieren, so ist ein chronischer Denervierungsvorgang eingetreten. Muskeln mit einem derartigen Befund scheiden für eine Ersatzoperation aus. Im Spätstadium der Polio fand BUCHTHAL das Territorium einer motorischen Einheit sowie die Anzahl der von einer Vorderhornzelle innervierten Muskelfasern pro Muskelquerschnitt vergrößert. Durch kollaterale Reinnervation (WOHLFART) übernehmen die von der Denervierung verschont gebliebenen Motoneurone die Innervation der denervierten Muskelfasern. Die Endaufzweigungen der Neuriten intakter Motoneurone sichern den funktionellen Anschluß dieser Muskelfasern, so daß im EMG polyphasische Potentiale hoher Amplitude auftreten, da bis zu 50mal mehr Muskelfasern angeschlossen sein können.

Werdnig-Hoffmannsche Krankheit. Typisch für Werdnig-Hoffmann ist der Nachweis von Denervierungszeichen. Sie lassen sich oft nur an eng umschriebenen Stellen und nach langem Suchen aufdecken, so daß mehrere Verlaufskontrollen erforderlich sind. Wir konnten beobachten, daß gerade in den Muskeln, die klinisch am deutlichsten betroffen sind, Fibrillationspotentiale nicht mehr nachweisbar sind, während in den klinisch noch nicht affizierten Muskeln (meist in der oberen Extremität) überraschend Fibrillationspotentiale abgeleitet werden können. Auch die Verlaufsstadien der Erkrankung lassen sich im EMG gut objektivieren, z.B. ob es sich um eine Phase der Progredienz oder um ein mehr oder minder stationäres Stadium handelt. Wir konnten auch gelegentlich einen klinisch nicht nachweisbaren Klonus beobachten; hier kann also das EMG auch Störungen im Bereich des ersten motorischen Neurons aufdecken, die klinisch meist nicht erkannt werden, doch histopathologisch nachgewiesen sind. Da das Aktivitätsbild der neurogenen Störung im Anfangsstadium oft von einem normalen Aktivitätsbild nicht zu unterscheiden ist, dagegen gut von einem Myopathiebild, steht und fällt die Diagnose Werdnig-Hoffmann mit dem Nachweis von Fibrillationspotentialen.

Kongenitale Lähmung einzelner Nerven (sog. Kernaplasien). Bei symmetrischen Atrophien, bei denen sich im Verlauf mehrerer Kontrollen Fibrillieren niemals nachweisen läßt und ein deutliches nucleäres Aktivitätsbild mit Rieseneinheiten besteht, ist auch an Kernaplasien zu denken, sofern sich eine frühkindliche konnatale Poliomyelitis ausschließen läßt.

Bei einem jungen Mädchen von 15 Jahren bestand seit Geburt klinisch ein Maskengesicht mit hochgradiger mimischer Parese und Störungen der äußeren Augenmuskeln (beiderseits Abducensparese). Im EMG fand sich das Bild einer hochgradigen nucleären Innervationsstörung, wobei nur vereinzelte Einheiten mit hoher Amplitude entluden (sog. Rieseneinheiten). Da auch bei mehrfacher Kontrolle nie Fibrillationspotentiale abgeleitet werden konnten, wurde die Diagnose einer Kernaplasie im Bereich des VI. und VII. Hirnnerven gestellt. Die Differenzierung gegenüber einer Myopathie (z.B. oculäre Myopathie) ist durch das typische Aktivitätsbild mit Sicherheit durchzuführen.

Spina bifida. Falls es bei einer Spina bifida zu einer Irritation von Vorderwurzelfasern kommt, läßt sich dies im EMG zur Höhenlokalisation der Schädigung verwerten. Die Verteilung der Fibrillationspotentiale gibt dann einen sicheren Hinweis auf die Höhe und Ausdehnung der spinalen Läsion.

Diese Untersuchungsmethode ist beim Rükkenmarkstumor oft empfindlicher als der Röntgenbefund, weil sich Fibrillationspotentiale schon bei Verletzung weniger Fasern finden. Besteht Verdacht auf einen Rückenmarkstumor, so sollte man ein Elektromyogramm nicht unterlassen, denn lassen sich Denervierungszeichen nachweisen, so ist hiermit die Höhenlokalisation sicher durchführbar.

Arthrogryposis multiplex congenita. EMG-Ableitungen können klären, ob hierbei eine Aplasie des Neurons oder eine myogene Affektion vorliegt. In klinisch zweifelhaften Fällen kann das EMG weiter helfen oder zumindest die Stellen aussuchen lassen, die für eine Biopsie in Frage kommen.

Klumpfuß. Hier kann das EMG eine evtl. vorhandene stationäre oder progrediente Schädigung des peripheren motorischen Neurons aufdecken.

Affektionen des distalen Teils (Neuritenanteil)

Die Polyneuropathie. Langsam zunehmende Muskelatrophien ohne sichere Sensibilitätsstörungen lassen zunächst die Frage aufkommen, ob eine myogene oder eine neurogene Störung vorliegt. Gerade in der Kinderklinik ist diese Differenzierung häufiger nötig, da Sensibilitätsstörungen oft nur schwer zu verifizieren sind. Hier kann die Untersuchung der *Nervenleitungsgeschwindigkeit* oft weiter führen.

Ist die spezifische Funktion des peripheren Neuriten, nämlich die Weiterleitung der nervösen Impulse, temporär gestört, wie z.B. bei einer Polyneuropathie, so sind zunächst oft noch keine Denervierungszeichen nachweisbar, aber die Nervenleitungsgeschwindigkeit

ist verringert (GILLIAT, LAMBERT, BUCHTHAL, GAMSTORP). Klinisch latente Ausfallserscheinungen lassen sich durch diese Messungen objektivieren. In letzter Zeit wurde auch die Messung der Leitungsgeschwindigkeit sensibler Fasern ausgebaut. Dabei ist zu berücksichtigen, daß die Leitungsgeschwindigkeit beim Neugeborenen ca. die Hälfte beträgt und erst nach dem 3. Lebensjahr den Normbereich des Erwachsenen erreicht. Die Reifung der Vorderwurzel im Rückenmark beginnt erst ab dem 6. Lebensmonat. Zu diesem Zeitpunkt beträgt ihr Durchmesser, der ja entscheidend für die Nervenleitungsgeschwindigkeit ist, nur etwa die Hälfte des Erwachsenenwertes.

Die stärkste Herabsetzung der Leitungsgeschwindigkeit findet man oft bei den degenerativen Erkrankungen des Neuriten, z.B. der neuralen Muskelatrophie (CHARCOT-MARIE-TOOTH). Dadurch läßt sich dieses Krankheitsbild auch bei anderen Mitgliedern der Sippe frühzeitig erkennen. Weiterhin ist die Leitungsgeschwindigkeit z.B. bei der diabetischen Polyneuropathie vermindert, wobei nicht die Schwere der Erkrankung, sondern die Dauer der metabolischen Störungen der entscheidende Faktor zu sein scheint. Daneben lassen sich die verschiedenen Stadien der einzelnen Polyneuropathien während der Behandlung mit dieser Methode gut verfolgen.

Die traumatischen Nervenläsionen (geburtstraumatische Plexuslähmung, Facialisparese). Zwei Gesichtspunkte sind entscheidend:

Die möglichst frühzeitige und genaue *Lokalisation.*

Liegt die Schädigung noch im Wurzel- oder schon im Plexusbereich?

Bei einer Plexusschädigung: Welche Faszikel sind betroffen?

Beim peripheren Nerven: In welchem Abschnitt seines Verlaufs ist der Nerv verletzt?

Handelt es sich um eine temporäre oder um eine bleibende, um eine partielle oder um eine komplette Leitungsunterbrechung?

Da dies im EMG sehr exakt festzustellen ist, ergibt sich klar die Indikationsstellung zu einer operativen Revision, die dann möglichst bald durchgeführt werden soll, oder zu einer späteren orthopädischen Ersatzoperation. Bei den Plexusläsionen läßt sich das Ausmaß und die genaue Lokalisation im EMG sehr exakt ermitteln.

In der Kinderpraxis stehen wir bei einer peripheren motorischen Parese, bei der Sensibilitätsstörungen nicht sicher abgrenzbar sind, sehr häufig vor der

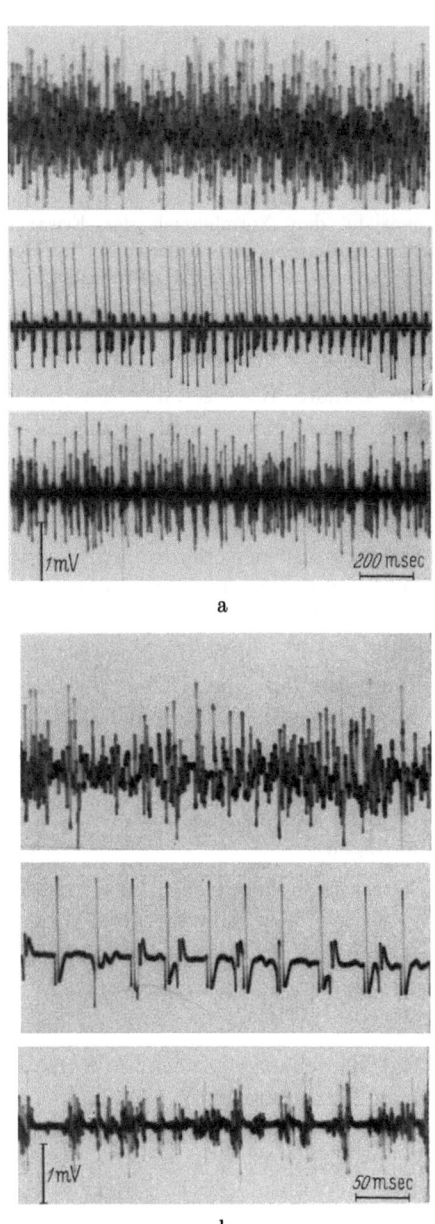

a

b

Frage, ob es sich um die Folgen einer latent durchgemachten Polio handelt oder um eine iatrogene
traumatische Parese, wie z.B. nach Gipsverbänden
oder nach einer chirurgischen Reposition von Hüftluxationen im Kindesalter. Wenn man sich die Mühe
macht, systematisch und exakt Muskel für Muskel in
verschiedenen Abschnitten abzuleiten und zu prüfen,
ob und wo Denervierungszeichen bestehen und ob das
Aktivitätsbild für eine Schädigung des peripheren
Neuriten oder für eine typische nucleäre Affektion
spricht, so läßt sich diese Unterscheidung, die klinisch bekanntlich oft nicht durchführbar ist, relativ
sicher treffen.

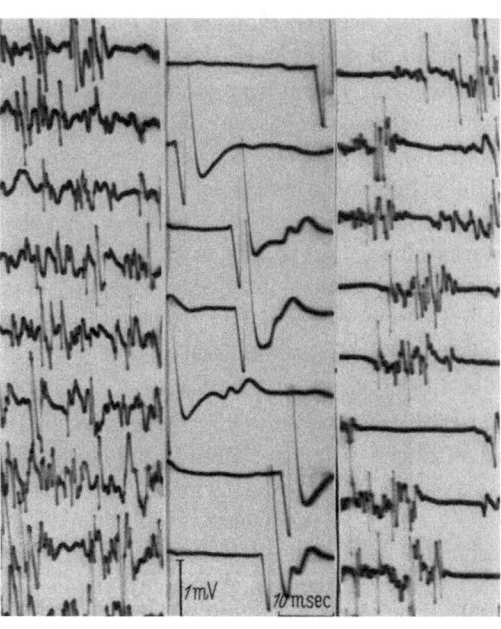

c

Abb. 170a—c. Aktivitätsbild bei mittelstarker Willkürinnervation mit drei verschiedenen Registrier-
geschwindigkeiten aufgezeichnet: normale Versuchsperson (obere bzw. linke Kurve), neurogene Muskelatrophie (mittlere Kurve) und myogene Dystrophie
(untere bzw. rechte Kurve)

Affektionen des Muskels (Myogene Atrophie)

Die myogene Parese ist charakterisiert
durch den diffusen Ausfall von Muskelfasern
innerhalb einer motorischen Einheit, so daß
die Zahl der aktiven Fasern vermindert ist.
Dauer und Amplitude der Aktionspotentiale
sind deshalb verringert, wobei polyphasische
Formen vermehrt vorkommen; um die Muskelleistung aufrechtzuhalten, müssen die einzelnen
Einheiten viel häufiger, d.h. frequenter, innerviert werden. Zahlreiche neue Einheiten werden
zur Kompensation der ausgefallenen Muskelfasern eingesetzt, d.h. rekrutiert, so daß schon

bei geringer Kraftentfaltung eine relativ dichte
Aktivität entsteht.

Die primären und sekundären Myopathien.
Die primären Affektionen des Muskels ma-
chen elektromyographisch keine so stereo-
typen Veränderungen wie die neurogenen.
Typisch für die myogene Störung ist der starke
Kontrast zwischen dem dichten Aktivitätsbild
und der geringen Kraft. Das charakteristische
Myopathiebild ist bei sämtlichen endogenen
Dystrophieformen *(Typ Duchenne, Becken-
gürtel-Typ und Facioscapulohumeraler Typ)*

immer das gleiche. Eine *myotonische Dystrophie* (STEINERT-CURSCHMANN) läßt sich schon im Frühstadium in klinisch absolut latenten Fällen mit dem EMG verifizieren: Neben dem typischen Myopathiebild findet sich eine mehr oder minder starke myotonische Reaktion. Bei der *Polymyositis* sind nach eigenen Erfahrungen neben dem Myopathiebild Fibrillieren und positive Denervierungspotentiale sehr häufig. Es muß deshalb immer neben der Spontanaktivität auch das Aktivitätsmuster genau beobachtet werden.

Auch beim *Myxödem* findet sich häufig ein Myopathiebild. Myopathiebilder können weiterhin vorkommen bei Stoffwechselstörungen und Intoxikationen; hier finden sich aber Mischbilder zwischen neurogenen und myogenen Atrophien, da sowohl die motorischen Endaufzweigungen als auch die Muskelfasern betroffen werden können. Bei der diffusen und umschriebenen *Sklerodermie* findet sich ebenso ein Myopathiebild, so daß die Diagnose durch das EMG sehr erleichtert werden kann.

Primäre Störungen der neuromuskulären Erregbarkeit

Das myotonische Syndrom *(kongenitale Myotonie, myotonische Dystrophie* [STEINERT-CURSCHMANN], *Paramyotonie)* scheint auf einer Übererregbarkeit der Muskelfasermembran zu beruhen. Da im EMG sehr leicht und ganz rasch die *myotonische Reaktion* sogar in einzelnen Muskelfaserbündeln nachgewiesen werden kann, sollte man es nicht unterlassen, bei

nachweisen, daß bei dem geringsten klinischen Verdacht ein EMG abgeleitet werden sollte. Da Kinder myasthenischer Mütter häufig Bewegungsstörungen mit Myatonien (transitorische Myasthenie) aufweisen, ist es wichtig, gleich zu Beginn nach einem Myasthenie-Syndrom zu fahnden, da das Kind mit entsprechender Prostigmin-Therapie nur über die

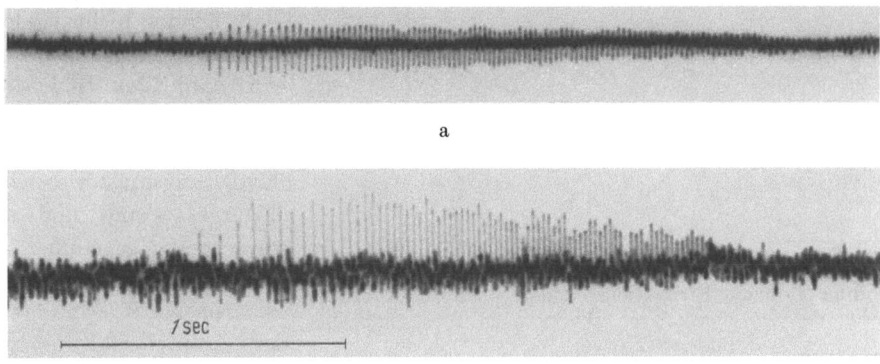

a

b

Abb. 171a u. b. Myotonische Reaktion, die als sog. „Sturzkampfbombergeräusch" im Lautsprecher zu hören ist, beim Einstechen der Nadelelektroden in den Muskel

Patienten mit Myotonie auch die übrigen Familienmitglieder, besonders die Kinder, zu elektromyographieren. Es ist sehr eindrucksvoll, wenn nach einem mechanischen Reiz (z. B. beim Einführen der Elektrode) die Muskelfaser sich mit einer sehr hohen Frequenz von 200—300mal proSekunde entlädt und dabei im Lautsprecher das sog. „Sturzkampfbombergeräusch" entsteht. Durch die charakteristische Entladungsfolge, läßt sich das myotonische Syndrom z. B. vom *infektiösen Tetanus* im EMG abgrenzen.

Das myasthenische Syndrom. Auch das myasthenische Syndrom mit seiner Blockierung der Impulsübertragung vom Nerven auf die Muskelfaser läßt sich im EMG so empfindlich

ersten Wochen hinübergerettet werden muß. Läßt sich der typische neuromuskuläre Block im EMG nachweisen und mit Prostigmin kompensieren, so kann man durch das EMG von vornherein nicht nur nucleäre Störungen, wie z. B. einen Werdnig-Hoffmann, sondern auch eine frühkindliche Dystrophie und eine cerebellare Innervationsstörung ausschließen. Auch die schwerwiegende Unterscheidung, ob es sich im Verlauf einer Behandlung um eine Prostigmin-Unterdosierung *(myasthenische Krise)* oder um eine Überdosierung *(cholinergische Krise)* handelt, ist durch das EMG zu treffen; sie wird durch den gleichzeitigen Tensilon-Test (OSSERMAN) wesentlich erleichtert.

Störungen im Kaliumstoffwechsel. Lähmungen des muskulären Erfolgsorganes durch Störungen im Elektrolythaushalt, z.B. des Kalium, sind durch das EMG bei elektrischem Reiz des motorischen Nerven zu differenzieren. Nicht nur bei den endogenen Kaliumstörungen, wie z.B. bei der *paroxysmalen familiären Muskellähmung*, die mit einer Abnahme des extracellulären Kalium einhergeht, sondern auch bei den interkurrenten hyperkalämischen

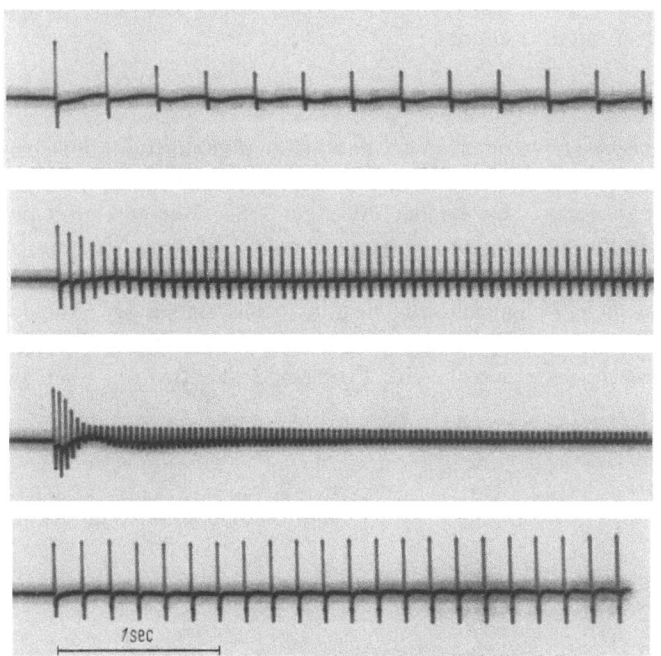

Abb. 172. Myasthenische Reaktion und Abhängigkeit des neuromuskulären Blocks von der Stimulationsfrequenz (obere drei Kurven). Kompensation des neuromuskulären Blocks nach Prostigmingabe (unterste Kurve)

Adynamien bzw. Lähmungen, wie z.B. bei der *Adynamia episodica hereditaria* (GAMSTORP) oder auch bei erworbenen hyperkalämischen Adynamien (z.B. bei Nierenversagen), läßt sich eine typische Kaliumstörung im EMG von anderen muskulären Funktionsstörungen differenzieren.

Tetaniesyndrom. Beim tetanischen Syndrom imponieren klinisch und elektromyographisch die Übererregbarkeit im peripheren sensiblen und motorischen Neuriten-System (Paraesthesien und Spasmus). Die für die Tetanie typischen Doublets oder Multiplets (KUGELBERG, TURPIN, LEFEBVRE) treten entweder zu Beginn des klinisch manifesten tetanischen Krampfes oder beim Abklingen im EMG auf. Bei Kindern ist der Nachweis dieser typischen Spontanentladungen nicht so häufig möglich wie beim Erwachsenen. Es liegt wohl daran, daß Kinder nicht so leicht zur Hyperventilation zu bringen sind. Am häufigsten findet sich eine spontane Aktivität beim Trousseauschen Versuch. Die typischen Entladungsmuster beweisen ein Tetaniesyndrom und sind mit Sicherheit gegenüber anderen *peripheren* oder *zentralen Krampfzuständen* (z.B. Myotonie, cerebraler Krampfanfall) abzugrenzen.

Zentrale (supranucleäre) Störungen der Motorik

Hier dient das periphere motorische Neuron im EMG als Indicator für die zentrale Innervationsstörung.

Bei Ableitung aus dem „ruhenden" Muskel läßt sich nachweisen, ob eine klinisch latente Aktivität vorhanden ist, d.h. ob Motoneurone spontan oder reflektorisch entladen. Stellen wir Spontanaktivität fest, so können wir sehr rasch eine aktionsstromlose *Kontraktur* (myogen oder arthrogen) von einer reflektorisch-tetanischen *Kontraktion* (z.B. Spastik) des Muskels unterscheiden. Wenn z.B. eine spontane Dorsalflexion der großen Zehe den Verdacht auf einen Dauer-Babinski lenkt oder eine abnorme Fixation der Fingergelenke eine Athetose vermuten läßt, so können diese Inner-

vationsstörungen durch das EMG mit Sicherheit von aktionsstromfreien myogenen oder arthrogenen Kontrakturen differenziert werden.

Durch die Reflextestung untersuchen wir, ob auf passive Dehnung oder Entdehnung eines Muskels oder nach einem Hautreiz reflektorische Aktivität im Muskel auftritt, oder aber, ob sie durch diese äußere Einwirkung zum Verschwinden gebracht werden kann. Wir prüfen also, wie periphere Reize im Rückenmark reflektorisch verarbeitet werden und können daraus Schlüsse auf die Art der zentralen Innervationsstörung ziehen.

Spastisches Syndrom. Eine Spastizität ist im EMG durch den Nachweis der pathologisch gesteigerten Eigen- und Fremdreflexerregbarkeit sehr empfindlich zu testen. Ohne passive Vordehnung findet sich im spastischen Muskel im allgemeinen keine Aktivität, da der Muskel dann keine reflektorische Hypertonie entwickelt. Erst eine Dehnung des Muskels — und sei sie nur durch die Schwerkraft bedingt die auf die ruhende Extremität einwirkt —, ruft reflektorisch die spastischen Kontraktionen hervor. Die klinisch latente pathologische Beugereflexbereitschaft zeigt sich dadurch, daß durch Hautreiz über dem rezeptiven Feld des Beugereflexes die tonisch entladenden Motoneurone der Beuger in ihrer Entladungsfolge beschleunigt werden. Hierdurch lassen sich Indikation und Ausdehnung von Tenotomien oder Ersatzoperationen abgrenzen. Beim *Morbus Little* finden wir im EMG eine Mischform von Spastizität, Rigidität und Athetose, wobei die tonische Aktivität sehr stark überwiegt. Je nach Schwere des Krankheitsbildes lassen sich die einzelnen Komponenten oft in ein und demselben Muskel getrennt voneinander verifizieren.

Rigor. Bei der Rigidität, wie sie z. B. bei Erkrankungen des Palaeostriatums vorkommt (SPATZ-HALLERVORDEN), ist im Gegensatz zur Spastik die Hintergrundaktivität bereits im ruhenden Muskel vorhanden; sie kann sehr starken Schwankungen unterworfen sein. Beim Rigor kann schon eine ganz langsame Dehnung eine tonisch-myotatische Reflexaktivität auslösen. Zwischen Erregbarkeit und Hemmbarkeit besteht ein sehr labiles Gleichgewicht: passive Dehnung erzeugt die tonisch-myotatische Reflexaktivität, weitere Dehnung unterdrückt sie und bei geringer Entspannung tritt sie ebenso rasch wieder auf (Release-Phänomen), z. B. „paradoxes Tibialis"-Phänomen.

Tremor. Die verschiedenen Tremorarten lassen sich im EMG unter anderem dadurch differenzieren, daß der extrapyramidale Tremor durch passive Dehnung des befallenen Muskels in charakteristischer Weise reflektorisch gehemmt werden kann; dagegen läßt sich der cerebellare Tremor durch Intention bahnen.

Dyskinesien. Bei den striären Dyskinesien bzw. Hyperkinesien ist das EMG nur notwendig, wenn diese auch in klinisch nicht befallenen Muskeln nachgewiesen werden sollen, wie z. B. vor stereotaktischen Eingriffen. Da sich mit dem EMG besonders die tonische Komponente objektivieren läßt, kann man Effekte entsprechender Drogen recht genau testen.

Bei der *Chorea* zeigt das Aktivitätsbild während einer Willkürbewegung keine Besonderheit. Der Innervationsaufwand wird entsprechend der geforderten Muskelleistung abgestuft. Im Ruhezustand tritt unrhythmisch und ungeordnet Aktivität auf. Dadurch läßt sich das Choreasyndrom bis zu einem gewissen Grade von einer psychogenen Innervation trennen, da hier auch meist die Willkürinnervation verändert ist.

Bei der *Athetose* herrscht tonische Aktivität, ähnlich wie beim Rigor, vor, wodurch sich die Athetose im EMG genauer objektivieren läßt als die Chorea. Die langsam einschießende Aktivität in Form von tonischen Entladungen, die sowohl Agonisten wie Antagonisten betrifft und zu der bekannten klinischen Versteifungsinnervation führt, erlaubt eine Differenzierung gegenüber der Chorea. Die EMG-Kontrolle ist auch deshalb zweckmäßig, da klinisch der mechanische Effekt oft nur geringgradig ist und die tonische Innervation, die gleichzeitig in antagonistischen Muskeln abläuft, oft nicht ausreichend beurteilt werden kann.

Eine *Dystonie* (z. B. Torticollis des Kleinkindes) läßt sich in ihrem Ausmaß genauer abgrenzen und der Effekt einer Operation feiner beurteilen, als es klinisch oft möglich ist.

Bei der **Ataxie** läßt sich in unklaren Fällen durch das EMG die Innervationsstörung oft dadurch feststellen, daß während einer isometrischen Haltearbeit die einzelnen Motoneurone unregelmäßig entladen. Wir untersuchen dann die Regelmäßigkeit in der Impulsfolge einzelner Motoneurone während einer Halteinnervation und prüfen außerdem, ob diese „tonische" Aktivität nach plötzlicher Entlastung des Muskels reflektorisch verändert wird (sog. Entlastungsreflex).

Tetanus. Beim infektiösen Tetanus ist das EMG eine wertvolle Hilfe, da dieses Krankheitsbild im Anfangsstadium klinisch sehr schwer von cerebralen Krampfzuständen zu differenzieren ist. Entladungsmuster und Reflexverhalten beim Tetanus sind so typisch, daß bei dem geringsten Verdacht nie auf das EMG verzichtet werden sollte, da das EMG allein Einblick in die intraspinalen Hemmungsvorgänge erlaubt. Schon die einfache Nadelableitung im Routine-EMG ermöglicht eine Differenzierung von Tetanus, Myotonie, Spastik und Rigor.

Zur Differentialdiagnose des „floppy infant"

Das Syndrom des bewegungsarmen und tonuslosen Kindes bietet klinisch-differentialdiagnostisch bekanntlich große Schwierigkeiten, da sowohl neurogene, und zwar periphere wie zentrale, Affektionen als auch myogene Affektionen dieses vieldeutige Krankheitsbild verursachen können. Das EMG erlaubt hierbei folgende Differenzierung der verschiedenen Krankheitsbilder:

1. Die chronisch progrediente nucleäre Muskelatrophie (WERDNIG-HOFFMANN).

2. Die cerebral bedingte Tetraplegie (Morbus Little).

3. Die cerebellare Hypogenesie (RADE-MAKER).

4. Das atonisch-astatische Syndrom (FOERSTER).

5. Die progressive Muskeldystrophie (Typ Duchenne).

6. Das myasthenische Syndrom (neonatale Myasthenie).

Diese Differentialdiagnose stützt sich auf den Nachweis von Denervierung (1), von verschiedenen zentralen Innervationsstörungen (2, 3, 4), von einem Myopathiebild (5) oder von einer myasthenischen Reaktion (6).

Literatur

BOTTONE, E.: L'analisi quantitativa del potenziale d'unità motrice del bambino normale della II e III infanzia. Minerva pediat. 12, 1068—1071 (1960).

BUCHTHAL, F.: The electromyogram. Wld Neurol. 3, 16—34 (1962).

DENNY-BROWN, D.: Interpretation of the electromyogram. Arch. Neurol. (Chic.) 61, 99—128 (1949).

GAMSTORP, I.: Normal conduction velocity of ulnar, median and peroneal nerves in infancy, childhood and adolescence. Acta paediat. (Uppsala), Suppl. 146, 68—76 (1963).

—, and S. A. SHELBURNE jr.: Peripheral sensory conduction in ulnar and median nerves of normal infants, children and adolescents. Acta paediat. scand. 54, 309—313 (1965).

GILLIATT, R. W., and P. K. THOMAS: Changes in nerve conduction with ulnar lesions at the elbow. J. Neurol. Neurosurg. Psychiat. 23, 312—320 (1960).

—, and T. A. SEARS: Sensory nerve action potentials in patients with peripheral nerve lesions. J. Neurol. Neurosurg. Psychiat. 21, 109—118 (1958).

HOEFER, P. F. A.: Electromyographic study of the motor system in man. Mschr. Psychiat. Neurol. 117, 241—256 (1949).

JUNG, R.: Elektromyographie und Myographie. Handbuch der inneren Medizin, Bd. V/I, S. 1379—1403. Berlin-Göttingen-Heidelberg: Springer 1953.

KUGELBERG, E.: Clinical electromyography. Progr. Neurol. Psychiat. 8, 264—282 (1953).

LAMBERT, E. H.: In: Clinical examinations in neurology (Mayo Clinic and Mayo Foundation), p. 313. Philadelphia: W. B. Saunders Co. 1956.

MARINACCI, A. A.: The EMG in muscular disorders of infancy and childhood. Bull. Los Angeles neurol. Soc. 21, 75—79 (1956).

NEWMAN, M.: Diagnostic problems in muscular atrophy in infants and children. Observation in 300 cases. News Letter A.A.E.E. 7, (1960).

OSSERMAN, K. E., and P. TENG: Studies in myasthenia gravis: A rapid diagnostic test. Further progress with edrophonium (Tensilon) chloride. J. Amer. med. Ass. 160, 153 (1965).

PATEISKY, K.: Elektromyographie. Wien. Arch. Psychol. Psychiat. Neurol. 1, 161—175 (1951).

RAMEZ-DELFORGES, TH.: L'electromyogrammes en Pediatrie. Thèse (Diss.) Lille 1961.

ROSELLE, N.: Electromyographie. Louvain (Leuven): Nauwelaerts 1960.

SERRA, C.: Electromiografia Clinica. Quad. Acta neurol. 20, 1—503 (1959).

STRUPPLER, A.: Elektrodiagnostik. In: Differentialdiagnose neurologischer Krankheitsbilder. Stuttgart: Georg Thieme 1958.

— Die Bedeutung des Elektromyogramms für die Beurteilung motorischer Störungen im Kindesalter. 8. Tgg Dtsch. EEG-Ges., München 1959.

THIEBAUT, F. F., et C. ISCH: La place de l'electromyographie en Neurologie. Encéphale 5, 1300—1366 (1956); 6, 1397—1455 (1956).

TURPIN, R., J. LEFEBVRE, M. P. SCHUTZENBERGER et J. LERIQUE: Analyse statistique du trace electromyographique de la tetanie. C. R. Acad. Sci. (Paris) 232, 552—553 (1951).

WIESENDANGER, M., u. W. ISLER: Über die diagnostische Bedeutung der Elektromyographie bei neuromuskulären Erkrankungen im Kindesalter. Helv. paediat. Act. 17 (2), 86—102 (1962).

WOHLFART, G.: Collateral regeneration in partially denervated muscles. Neurology (Minneap.) 8, 175 (1958).

Die entzündlichen Erkrankungen des Zentralnervensystems

Allgemeine Semiotik

W. Krämer und F. Schmid, Heidelberg

Meningitis

Einführung

Das eindrucksvolle und meist bedrohliche Krankheitsbild einer Hirnhautentzündung kann durch Fortleitung von Krankheitserregern aus den Nachbarorganen oder auf dem Blutweg entstehen. Daher geht jeder Meningitis nach einer gewissen Inkubationszeit ein Vorstadium mit Allgemeinsymptomen oder entzündlichen Erscheinungen der benachbarten Gewebe voraus. Während dieser Prodromi werden unterschiedliche Phänomene beobachtet, die sich meist ohne Schwierigkeit als Symptome der Grundkrankheit der Meningitis einordnen lassen. Da diese Krankheitszeichen wichtige Hinweise auf die Ursache und Behandlungsmöglichkeit der Meningitis geben, soll jeder Patient einer gründlichen und kunstgerechten Allgemeinuntersuchung unterzogen werden. Andererseits ergibt sich auch die Notwendigkeit einer Untersuchung des ZNS, wenn sinnfällige Zeichen einer extraneuralen Erkrankung das Bild beherrschen.

Wichtige Übersichtsartikel zum Thema Meningitis geben folgende Publikationen — vorwiegend der letzten Jahre — in Monographien, Hand- und Lehrbüchern, Sammelreferaten und großen Kasuistiken: Hutinel, 1909; Eckstein, 1931; Stirnimann, 1944; Giese, 1944; Schaltenbrandt, 1949; Palitsch, 1953; Smith, 1954; Schönenberg, 1955; Meyfarth, 1963; Palitsch, 1963; Friederiscick, 1964; Heycock und Noble, 1964; Windorfer, 1965; Lawson, Metcalfe et al., 1965; Gordon, 1965; Herzog und Bühler, 1965; Wiedemann, 1966; Kuelz, 1966; Schönenberg und Tahbasian, 1966; Löser und Ackermann, 1966.

Das klinische Vorstadium der Meningitis

Wie aus dem oben Gesagten hervorgeht, verläuft eine Hirnhautentzündung in zwei Phasen, wobei zunächst die Symptome der Grundkrankheit dominieren, später kommen Zeichen der meningealen Reizung hinzu.

In der Mehrzahl der Fälle bestehen die Prodromi einer Meningitis in uncharakteristischen Allgemeinerscheinungen wie Abgeschlagenheit, Appetitmangel, Quengeligkeit, Müdigkeit, Kopfschmerzen, Fieber und Durchfällen. Die bei der *Meningokokkenmeningitis* vorhandenen embolischen Hautblutungen sind Ausdruck einer Generalisation der Meningokokken und leiten über zum Waterhouse-Friderichsen-Syndrom (s. Abb. 173).

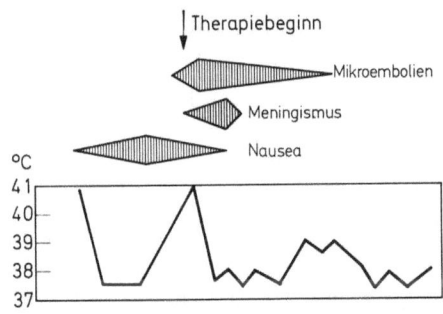

Abb. 173. Zeitlicher Ablauf der Symptome bei Meningokokkenmeningitis. (Nach Moeschlin)

Parotisschwellung, Retrobulbärschmerz und kurz andauernde Exantheme sind auf eine *Virusgenese* hinweisend. Milz- und Leberschwellung sowie Albuminurie finden sich im Vorstadium der *Leptospirenmeningitis*. Gastrointestinale Symptome, grippeähnlicher Verlauf mit Conjunctivitis, Drüsenschwellung und Monocytose gehen der *Listeriosemeningitis* voraus.

Bei den *fortgeleiteten Meningitiden* treten die entzündlichen *Veränderungen an den Nachbarorganen stellvertretend für die Prodromi* ein.

Die konnatale Übertragung von Erregern bei aufsteigenden Infektionen im Genitaltrakt der Mutter ist für die Neugeborenenmeningitis prädisponierend. *E. Coli, Enterokokken, Streptokokken* oder *Pyocyaneus* gelten als die häufigsten Erreger. Eintrittspforten sind Mittelohr, Lunge, Magendarmtrakt und Nabel. Die Meningitis tritt hierbei meist *im Rahmen einer allgemeinen Sepsis auf*, woraus die schlechte Prognose erklärt werden kann.

In wenigen Fällen ist die Ursache besonders von rezidivierenden Meningitiden in einer Hautanlagestörung zu suchen. Es handelt sich um epithelial ausgekleidete Kanälchen zwischen Hautoberfläche und Zentralnervensystem, die als Hemmungsmißbildung in der 3.—5. Embryonalwoche entstehen. Man bezeichnet einen derartigen Verbindungsschlauch als *Hautsinus* oder *Dermalsinus*. Das sind kleine Hauteinziehungen oder Fisteln, die in Intervallen sezernieren und örtliche Hautentzündungen hervorrufen können. Häufig wird die äußere Öffnung des Hautsinus von Teleangiektasien, Pigmentierungen oder Haarbüscheln umgeben (LUBOLD, 1967). Die Entstehung des Dermalsinus macht es verständlich, daß er nur im Bereich der Mittellinie von der Nasenwurzel bis zur Steißbeinspitze anzutreffen ist. In 78 Fällen aus dem Schrifttum ergibt sich das folgende Verteilungsmuster (s. Tabelle 31 nach BRAUN und ULLMANN, 1967).

Tabelle 31. *Lokalisation der Hautsinus bei 78 Patienten aus der Literatur*

Frontal	Occipital	Cervical	Thorakal	Lumbosacral	Sakrococcygeal
2	19	1	8	45	3

Röntgenologisch sind unter einem spinalen Hautsinus oft Verknöcherungshemmungen der Wirbelbögen zu erkennen. Der craniale Hautsinus führt zu runden Knochendefekten mit verdichtetem Randsaum am Schädel (HECK und REHBEIN, 1965).

Schädelfrakturen, vor allem Schädelbasisbrüche der vorderen und mittleren Schädelgrube, gehen verhältnismäßig häufig mit gleichzeitigem Einreißen der Dura einher, so daß eine Liquorfistel entsteht (LINK und SCHLEUSSING, 1958; BÖNNINGHAUS, 1960; JACOBI, SCHIEFER und TRUCKENBRODT, 1963; KIPNIS, 1965; SEEGER, 1967). Manchmal ist diese Verbindung zwischen Meningealraum und Außenwelt erst nach vorausgegangenen Provokationsversuchen zu erkennen. So kann sich eine Liquorfistel zur Nasenhöhle erst nach stundenlanger Kopftieflagerung mit nachfolgendem Queckenstedtschen Versuch in einem leichten Liquorfluß verraten (RIECHERT, 1957).

Zur Identifizierung von Liquor werden Glucotest-, Comburtest- oder Klinistixstreifen mit Erfolg herangezogen (KELLER und BRAUN, 1965). Während Nasenschleim meist keine Verfärbung des Streifens bewirkt, reagiert der Liquor wegen seines relativ hohen Glucosegehaltes stets positiv. Selbstverständlich können Röntgenuntersuchungen eine Kontinuitätsunterbrechung der knöchernen Schädelkapsel objektivieren. Selten ist die intrathecale Farbstoffinjektion zum Fistelnachweis erforderlich.

Das Stadium der meningealen Reizung

Leitsymptom der meningealen Reizung ist die *Nackensteifigkeit*. Dabei ist die Nackenmuskulatur reflektorisch verspannt. Es resultiert eine Tendenz zur Reklinationshaltung des Kopfes bei aktiver und passiver Beugebehinderung der Halswirbelsäule. Klinisch lassen sich die verspannten Nackenmuskeln als paarige, derbe Stränge tasten. Oft hält der Patient von sich aus den Kopf in Überstreckung und bohrt ihn nach hinten in das Kissen ein. In schweren Fällen zeigt sich die mit solcher Opisthotonushaltung des Kopfes angestrebte Entlastung der mitaffizierten Hinterwurzeln der Spinalnerven in einer Lordosehaltung der Lendenwirbelsäule (s. Abb. 174) mit Anziehen der Oberschenkel an den Unterbauch und in einem Kahnbauch. Dabei wird vom Patienten die Seitenlage bevorzugt. Man spricht von einer „*Gewehrhahnstellung*", position en chien de fusil der französischen Literatur, fälschlicherweise mit „Jagdhundstellung" übersetzt.

Alle Bewegungen der Wirbelsäule werden schon früh gemieden. Dies gilt in besonderem Maße für das Herbeiführen von Haltungen des Achsenorgans, welche der „Gewehrhahnstellung" entgegengerichtet sind. Daraus wurde eine Reihe von klinischen Testmethoden entwickelt, die mit einfachen Handgriffen ausgeführt werden können. Es handelt sich im einzelnen um folgende Proben:

1. Die Messung des Kinn-Brustbeinabstandes. Der Patient kann sein Kinn dem Brustbein nicht mehr richtig nähern. Der bei passiver Inklination des Kopfes noch eben erreichbare Kinn-Manubriumabstand läßt sich in Zentimetern angeben und gilt als Grad für die Schwere der Nackensteifigkeit.

2. Das Brudzinskische Nackenphänomen. Bei der Vorwärtsbewegung der Halswirbelsäule wird beim Patienten, der mit ausgestreckten Beinen liegen soll, eine Beugung im Hüft- und Kniegelenk ausgeführt. Dieses Brudzinskische[1] Nackenphänomen findet man fast regelmäßig bei Meningitis.

3. Das Lasèguesche Zeichen. Die passive Kyphosierung der Lendenwirbelsäule ist schmerzhaft eingeschränkt. Eine Beckenkippung nach vorne oben,

---

[1] BRUDZINSKI, IVAN, Arzt in Warschau, geb. 1874, gest. 1917.

wie sie beim Lasègue-Versuch[1] durch Hüftbeugung der im Kniegelenk gestreckten Beine erreicht wird, führt zu einer Lendenwirbelsäulenkyphose. Sie verursacht beim Patienten mit Meningitis heftige Schmerzen in der Lumbalregion. Der Winkelgrad, bis zu dem die ausgestreckten Beine dem Rumpf genähert werden können, dient ebenfalls als Maß für die Schwere des Meningismus.

4. Die Gegenprobe zum Lasègue-Versuch. Die Gegenprobe zum Lasègueschen Versuch besteht darin, daß man den mit gestreckten Beinen liegenden Patienten veranlaßt, den Rumpf aufzurichten. Dabei kommt es wie beim Lasègue-Versuch zu einer Lendenwirbelsäulenkyphose. Im Vorschulalter kann dabei mit passiver Unterstützung durch den Arzt das Gesicht des Kindes bis in die Ebene der Fußspitzen gebracht werden. Wird dies nicht erreicht, muß der Verdacht auf einen Meningismus geäußert werden.

5. Das Knieküßphänomen. Selbst bei angewinkelten Beinen ist es dem Patienten mit Hirnhautentzündung nicht möglich, mit dem Mund die Knie zu erreichen.

6. Das Dreifußzeichen. Schon beim Aufsetzen weigert sich das Kind von einem gewissen Grad an, mit der Aufrichtung weiterzugehen und es klagt über Rückenschmerzen, wobei es die Arme wie zur Schienung der Wirbelsäule hinter dem Gesäß abstützt. Dieses „Dreifußzeichen" heißt in der amerikanischen Literatur „amoss sign".

7. Schließlich ist die *Seitenausbiegung der Wirbelsäule* beim Meningitispatienten behindert: Übt man auf das sitzende Kind einen seitlichen Druck auf den Kopf aus, so weicht es nicht durch eine Seitwärtsbeugung des Rumpfes aus, sondern die Steife der Wirbelsäule bewirkt eine seitliche Beckenkippung, wodurch die entsprechende Gesäßbacke von der Unterlage abgehoben wird. Es handelt sich um ein Phänomen, das in der amerikanischen Literatur als „*spine sign*" bezeichnet wird.

Sensorische Symptomatik. Alle sensorischen Nerven sind bei Meningitis überempfindlich: Es besteht *Hyperästhesie gegenüber Licht- und Schallreizen* sowie eine *Berührungsüberempfindlichkeit.* Die peripheren Reflexe (Fremd- und Eigenreflexe) sind meist gesteigert. Oft findet man eine Ausweitung der Reflexerregbarkeit. Das „*Wangenphänomen*" beschreibt einen Vorgang, bei welchem das Beklopfen der Wange zu einer reflektorischen Armhebung führt.

Die Mitbeteiligung des *vegetativen Nervensystems* am meningitischen Geschehen zeigt sich in *Schweißneigung, Dermographismus ruber, Stellulae palmares* und *Salivation.*

Die *Hypersensibilität* der peripheren Nervenkabel wird mit den bekannten *Ischiadicus-*

zeichen geprüft: Beim Kernigschen[2] Versuch beugt man das Bein im Hüftgelenk bis 90° und führt dann eine passive Streckung des Kniegelenks durch. Hierbei wird der mit den Nervenwurzeln am Zentralorgan und mit den peripheren Aufzweigungen im Unterschenkel und Fuß verankerte N. ischiadicus gedehnt, was bei Meningitis zu Schmerzen entlang den Nerven führt. Nach BRAGARD wird diese Dehnung des

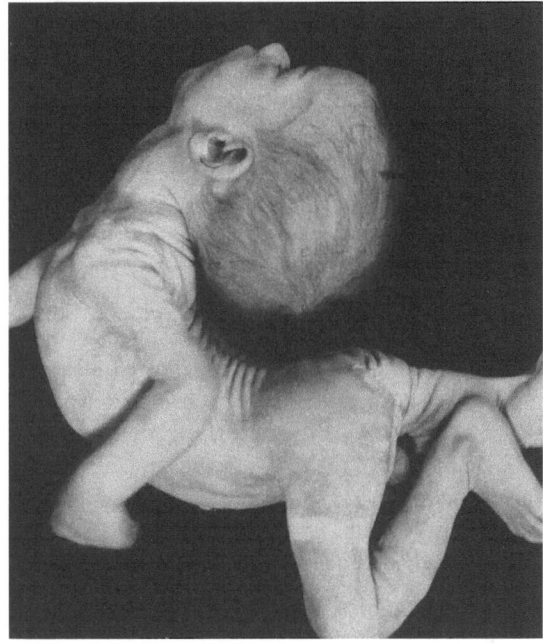

Abb. 174. Schwerer Opisthotonus bei eitriger Meningitis. (Nach E. MORO)

Beinnervs auch durch eine passive Dorsalflexion des Fußes im Sprunggelenk erreicht, wenn das Bein in der Hüfte bei 90° und im Knie bei 150° gebeugt fixiert wird. THOMSON geht einen Schritt weiter; er sucht bei der im Bragard-Versuch erreichten Beinhaltung in der Kniekehle den N. tibialis auf, umgreift diesen und reißt ihn in Querrichtung wie eine Saite der Baßgeige an. Dadurch werden auf die Nervenradix ein Zug und eine Erschütterung ausgeübt, die bei Wurzelirritationen schmerzhaft ist (THOMSON, 1937).

Drucksteigerung. Immer ist eine Hirnhautentzündung mit einer intrakraniellen Drucksteigerung korreliert. Beim Säugling ist dies an der Spannung und Vorwölbung der Fontanelle und am Auseinanderweichen der Schädelnähte

---

[1] LASÈGUE, ERNEST CHARLES, Arzt in Paris, geb. 1816, gest. 1883.

[2] KERNIG, WOLDEMAR, Arzt in Petersburg, geb. 1840, gest. 1917.

erkennbar. Dieses Symptom tritt dann besonders in Erscheinung, wenn die Prüfung der
oben angegebenen meningitischen Zeichen negative Resultate liefert. Beim älteren Kind und
beim Erwachsenen besteht das klassische Syndrom der intrakraniellen Drucksteigerung
in anfallsweise auftretenden *Kopfschmerzen,
Schwindel, Erbrechen, dösigem Kopf, Sehstörungen, Pulsverlangsamung* und *Bewußtseinsstörungen.*

Bei der *tuberkulösen Meningitis* werden die
Symptome der meningealen Reizung modifiziert. Dies erklärt sich aus der typischen Lokalisation der entzündlichen Veränderungen an
der Hirnbasis. Pathoanatomisch findet man
von der Sehnervenkreuzung bis zur Brücke die
Pia mit einem sulzigen Exsudat durchtränkt.
Diese Exsudationen erstrecken sich über die
Scheiden der Hirnnerven nach vorne hin zur
Fossa Sylvii und nach hinten bis zur Medulla
oblongata. Für die Diagnose maßgeblich ist die
Trias unmotiviertes Erbrechen, Kopfschmerzen
und Fieber. Aus dem Befall der Hirnnerven
ergeben sich bei Miteinbeziehung des Oculomotorius Ptose, Lähmungsschielen und Pupillenstörungen. Wegen seiner langen intrakraniellen Verlaufsstrecke ist der Abducens oft
früher befallen. Facialislähmungen und Hypoglossuslähmungen werden beobachtet. Eine
entzündliche Reizung der Gegend um das
Ganglion Gasseri führt zum Trismus. Veränderungen in der Fossa Sylvii haben Jackson-
Anfälle und aphasische Symptome zur Folge
(Kleinschmidt, 1959).

Eine Sonderstellung in der Symptomatologie der Hirnhautentzündung nimmt die *Neugeborenenmeningitis* ein.

1895 hat Scherer erstmalig über 3 Neugeborene
mit Meningitis berichtet. In neuerer Zeit hat sich eine
Reihe von Autoren mit diesem Problem befaßt. Es
seien an dieser Stelle genannt: Debre, 1954; Smith,
1954; Watson, 1957; Ziai, 1958; Groover, 1961;
Moorman, 1961; Keitel, 1962; Buetow, 1965;
Watson, 1966; Beerman, 1966; Keuth, 1967.

Prädisponierende Faktoren sind Infektionen
der Mutter während der Schwangerschaft und
Geburt. In Frage kommen die entzündlichen
Erkrankungen des Genitale wie Endometritis,
Vulvitis und Vaginitis. Aber auch andere fieberhafte Zustände, die oft erst im Wochenbett
manifest werden, gehören hierher. Beispiele
sind septische Krankheitsbilder, Harnwegs-
infekte und eitrige Hautaffektionen. Begünstigend für die Infektion des Kindes wirkt der

vorzeitige Blasensprung. In der Regel verläuft
die *Meningitis des Neugeborenen im Rahmen
einer allgemeinen Sepsis.*

An Symptomen werden beobachtet: Füt-
terungsschwierigkeiten, Erbrechen, Diarrhoe,
Gelbsucht, Lethargie oder Übererregbarkeit.
Symptome von seiten des Respirationstraktes
wie Atemnot, Cyanose und Atemdepression
oder Hautembolien, Omphalitis, Otitis media,
Blutungsneigung. Leber- oder Milzschwellung
werden seltener beschrieben. Der Befall des
Zentralnervensystems zeigt sich in Krämpfen,
Opisthotonus, Vorwölbung der Fontanelle, ab-
geschwächtem oder fehlendem Moro-Reflex,
gesteigerten Sehnenreflexen, Muskelhypertonie
oder Muskelhypotonie, Gesichtsnervenlähmun-
gen und Hemiparesen. Selbstverständlich ist
die Mehrzahl der angeführten neurologischen
Symptome bereits als Zeichen einer Meningoencephalitis zu werten. Lediglich die derzeit
übliche Terminologie hat uns dazu bewogen,
die Neugeborenenmeningitis an dieser Stelle
abzuhandeln.

Die Liquorsymptome der Meningitis

Ist bei der klinischen Untersuchung auch
nur der Verdacht auf das Vorliegen einer Meningitis aufgekommen, muß zur Sicherung der
Diagnose die Analyse des Liquor cerebrospinalis erfolgen.

Der Liquor wird in der Regel durch Lumbalpunktion gewonnen. Nur in seltenen Ausnahmefällen,
nämlich dann, wenn Hautaffektionen, eine Meningocele oder ein Beckengips den Eingriff lumbal unmöglich machen, oder wenn durch Fibrinbildung Adhäsionen und abgekapselte Herdbildungen zu befürchten
sind, kann zur Gewinnung des Zisternenliquors die
Suboccipitalpunktion oder aber auch die Ventrikelpunktion erforderlich werden. Selbstverständlich hat
sich der Untersucher vor Ausführung des Eingriffs zu
vergewissern, daß keine Kontraindikationen bestehen.

Der Liquordruck bei Meningitis

Bei allen Formen der Meningitis ist der
Liquordruck erhöht. Eine Drucksteigerung des
lumbalen Liquors über 200—300 mm Wassersäule ist beim ruhig liegenden Kind pathologisch. Die durch Suboccipitalpunktion gewonnene Cerebrospinalflüssigkeit steht normalerweise unter einem Druck von 0—10 mm
Wassersäule. Durch die Fontanellenpunktion
werden im Normalfall nur Liquormengen von
weniger als 2 cm³ erhalten. Die zur exakten

Druckmessung unerläßliche ruhige Haltung des Patienten läßt sich bei Kindern kaum erzielen. Außerdem ist die Lage der Punktionsnadel im Liquorraum auf den gemessenen Wert von Einfluß. Deshalb verzichten viele Autoren überhaupt auf die Druckmessung und begnügen sich mit der Beobachtung der Art des Abfließens des Nervenwassers aus der Kanüle.

Wenn nun bei einem Patienten mit meningealen Reizerscheinungen eine Steigerung des Liquordrucks objektiviert worden ist, ergeben sich weitere Überlegungen: Die Drucksteigerung ohne wesentliche Änderung der qualitativen und quantitativen Zusammensetzung ist Symptom eines *Meningismus* bzw. einer *Pseudomeningitis*. Das heißt, der Patient ist mit den klinischen Zeichen einer Meningitis einschließlich Liquordrucksteigerung erkrankt, obwohl die nachfolgende Untersuchung das Vorliegen einer Meningitis ausschließt. Dieses Erscheinungsbild wird auch mit den Begriffen *Meningealhydrops* (SAMSON, 1932) und *Liquorkongestion* treffend beschrieben. Die Pathophysiologie des Zustandes ist noch nicht vollständig abgeklärt (SCHÖNENBERG, 1960). Er wird bei einer Vielzahl von fieberhaften Erkrankungen beobachtet und klingt in der Regel rasch, spontan und folgenlos ab. Hinsichtlich der Häufigkeit der Ursache stehen die banalen Infekte im Vordergrund. Für das Erythema subitum ist ein Meningismus nahezu pathognomonisch. Er findet sich auch beim Typhus, bei Pneumonien und bei Otitis media. Schwerstkranke Säuglinge mit alimentärer Intoxikation zeigen gewöhnlich ebenfalls einen Meningismus, wie auch bei Intoxikationen anderer Genese meningitische Bilder beschrieben wurden.

Der Aspekt des Liquors bei Meningitis

Der normale Liquor cerebrospinalis ist auch bei Betrachtung im Schräglicht wasserklar; ausgenommen ist der Fall einer durch Punktion verursachten Blutung. Zeigt der im durchfallenden Licht klare Liquor bei seitlicher Beleuchtung oder bei Betrachtung gegen einen dunklen Hintergrund feinste Trübungen, spricht man von „*Sonnenstäubchentrübung*". Es handelt sich hierbei um ein Sichtbarwerden subvisueller Teilchen im Sinne eines Tyndall-Phänomens. Dabei sind meist im Liquor mehr als 100 Zellen pro mm³ angereichert (DE RUD-

DER, 1953). Ein weißlich bis schwach gelb getrübter Liquor enthält mehr als 200 Partikelchen pro mm³. Klärt sich diese Trübung beim Zentrifugieren nicht, muß der Verdacht auf eine *mikrobielle Infektion* des Meningealraumes geäußert werden. Der Liquor kann dabei das Bild einer aufgeschwemmten Reinkultur von Krankheitserregern bieten. Eitrige Cerebrospinalflüssigkeit wird durch Sedimentation der Leukocyten beim Zentrifugieren klar. Man findet nicht selten bei purulenter Meningitis ein ausgeprägtes *Empyem des Meningealsacks* mit dickflüssigem, rahmigem Eiter, der nur unter Schwierigkeiten aus der Punktionsnadel abläuft. Besonders zähflüssig ist das Punktat bei Pneumokokkenmeningitis, wobei zusätzlich noch eine leicht *grünliche Verfärbung* auffallen kann. Bildet sich nach 12—24 Std langem unbewegtem Stehen des Liquors ein Netz feinster, am Glas haftender Fibrinfäden, sprechen wir von einem *Spinnwebsgerinnsel*. In ihm sind, wenn überhaupt, Tuberkelbakterien mikroskopisch nachweisbar. Aber auch bei anderen Meningitisformen können — selten — Spinnwebsgerinnsel beobachtet werden. Nach SCHÖNENBERG wird in 62,9% der Fälle mit Meningitis tuberculosa ein Spinnwebsgerinnsel registriert.

Ein *blutig tingierter Liquor*, dessen einzelne Portionen unterschiedlich stark bluthaltig sind und der nach Zentrifugieren wasserhell wird, kann nicht mehr sicher bewertet werden. Es besteht Verdacht auf artefizielle Blutung. Bleibt er nach Zentrifugieren trüb-blutig, muß an eine meningeale Blutung gedacht werden. Dieser Verdacht kann durch den mikroskopischen Nachweis *phagocytierter Erythrocyten* erhärtet werden. Nur in seltenen Fällen liegt dem eine hämorrhagische Meningitis (z.B. bei Tuberkulose oder Milzbrand) zugrunde. Das gleiche gilt für die *Xanthochromie*. Darunter versteht man die Gelbverfärbung des Nervenwassers. Bei Neugeborenen mit Ikterus ist der Liquor infolge der erhöhten Durchlässigkeit der Blut-Liquorschranke stets xanthochrom. Dies darf nur dann als autochthone Farbstoffbildung gewertet werden, wenn der Bilirubinspiegel des Liquors dem des Blutes mindestens gleichkommt (Catel-Frammsche Probe) oder wenn die Gelbextinktion nach Abzug der durch Bilirubin erzeugten Gelbverfärbung den kritischen Grenzwert überschreitet (KÜBLER, 1967).

Das Liquorzellbild bei Meningitis

Die Zählung der Liquorzellen erfolgt in der Regel mittels der Fuchs-Rosenthal-Zählkammer, welche einen Inhalt von 3,2 mm³ umfaßt, so daß der gefundene Wert durch 3 dividiert werden muß. Der normale Liquorzellgehalt in den verschiedenen Altersklassen ist in der Tabelle von Samson aufgezeigt (Tabelle 32).

Tabelle 32. *Der normale Zellgehalt im Liquor cerebrospinalis bei verschiedenen Altersklassen*

Neugeborenes	1 bis 2 Monate	2 bis 3 Monate	3 bis 6 Monate	über 6 Monate	Kleinkinder und Erwachsene
2—5	2—5	1—3	1—2	1—2	1—2

Zur Beurteilung der ermittelten Werte gilt die Faustregel, daß eine Pleocytose von 4 Zellen pro mm³ für einen organischen Prozeß des Zentralnervensystems spricht. Zellvermehrungen über 10 pro mm³ weisen auf eine entzündliche Erkrankung des Zentralnervensystems und seiner Häute hin. Allerdings ist das Auftreten neutrophiler Leukocyten im Liquor auch bei fehlender Pleocytose ein ernstzunehmendes Indiz auf das Vorliegen einer Meningitis (Haggarty und Ziai, 1964).

Bei der Durchsicht von 400 Krankenblättern von Patienten mit Meningitis an der Heidelberger Kinderklinik wurden Zellzahlen zwischen 2 und über 30000 pro mm³ registriert. 66,5% der Kinder mit bakterieller Meningitis zeigten Pleocytosen über 1000/mm³. Die virusbedingten Meningitisformen führen in 81% der Fälle zu Zellvermehrungen bis zu 600/mm³. Die Tbc.-Meningitis bedingt in 59% der Fälle eine Pleocytose, deren Werte zwischen 100 und 600 pro mm³ liegen (s. Tabelle 33).

Zur morphologischen Differenzierung der Liquorzellen begnügt man sich vielfach mit der Betrachtung in der Zählkammer. Diese erlaubt eine Unterscheidung in gelapptkernige und rundkernige Zellen.

Eine prozentuale Aufschlüsselung der Anteile der einzelnen Zellformen scheitert bei der üblichen Sedimentierungs- und Ausstrichtechnik an der leichten Verletzlichkeit der Zellen im eiweißarmen Milieu des Liquor cerebrospinalis. Nach Anwendung besonderer Kunstgriffe, wie sie das Sedimentationsverfahren nach Sayk (1960), die Eiweißanreicherung der Cerebrospinalflüssigkeit mit Blutserum (Forster) und die Liquorzelladsorption an Fibrin nach Simon und Schröer (1963) darstellen, ist die Pappenheim-Färbung und anschließende cytologische Beurteilung möglich.

Derartige *Meningogramme* (Fanconi) zeigen bei Meningitis folgende Veränderungen: Die dominierende Zelle ist der neutrophile Leukocyt. Daneben findet man retikuläre Zellelemente und Makrophagen. Vereinzelt treten auch Plasmazellen auf. Mit Abklingen der akuten Erscheinungen kommt es zu einem Rückgang der Neutrophilie bei Zunahme der lymphocytären, mononucleären und retikulären Zellformen. Im weiteren Verlauf tritt eine Normalisierung des cytologischen Bildes ein. Bei den sog. aseptischen Meningitisformen herrschen die Lymphocyten gegenüber den oben erwähnten Zellen vor (Pette, 1929; Schuster, 1950; Juner, 1941). Gehäuftes Auftreten eosinophiler Leukocyten deutet auf eine allergische Genese der Meningitis hin, wie man sie bei Parasitenbefall des Gehirns als Begleitmeningitis vorfindet. Aber auch nach intrathecaler Penicillingabe kann eine Eosinophilie gefunden werden. Bei tuberkulöser Meningitis sind neben Lymphocyten, Monocyten,

Tabelle 33. *Zellzahl im Liquor cerebrospinalis bei der Aufnahmeuntersuchung von 400 Patienten mit Meningitis an der Universitätskinderklinik Heidelberg*

	Meningokokken-Meningitis	Meningitis tuberculosa	Andere bakterielle Meningitisformen	Mumps-Meningitis	Andere virusbedingte Meningitisformen
Anzahl der Fälle	100	100	100	50	50
Zellzahl im Liquor	% Anteil	% Anteil	% Anteil	% Anteil	% Anteil
Unter 3 /mm³	5	0	0	0	0
4—9 /mm³	2	1	1	4	6
10—99 /mm³	11	17	6	18	30
100—599 /mm³	13	59	13	54	46
600—999 /mm³	7	14	9	12	10
1000—10000/mm³	38	9	48	12	8
Über 10000/mm³	24	0	23	0	0

Plasmazellen und Gitterzellen mitunter auch Riesenzellen vom Langhans-Typ und Lymphoidzellen nachgewiesen worden (WEDEMEYER, 1935; JUNKER, 1950; SCHÖNENBERG, 1955; SAYK, 1960; BISCHOFF und WILLI, 1962; KUNZE, 1965).

Cytochemisch lassen sich folgende Zellveränderungen feststellen: 1. Erhebliche Glykogeneinlagerung am physiologischen Orte innerhalb der Granulocyten bei bakterieller Meningitis. 2. Verminderung der physiologischen Lipoide in den Cytoplasmagranula der Segmentkernigen bei allen Meningitisformen. 3. In den Lymphocyten des Liquors bei Meningitis liegt die Affinität für Pyridin wesentlich höher als bei morphologisch gleichartigen Zellen des Blutes (HERTL, 1959).

Chemische Liquorbefunde bei Meningitis

Bei Meningitis sind verändert: Der Liquorproteingehalt, die Anteile der einzelnen Eiweißfraktionen, die Aktivität der Liquorenzyme, das Aminosäuremuster, der Zuckergehalt und die Elektrolytzusammensetzung.

Die Liquorproteine bei Meningitis

Abgesehen von Schwankungen, die aus den verschiedenen Bestimmungsmethoden resultieren, variieren die Normalwerte für Protein in den verschiedenen Altersklassen und nach der Entnahmestelle. YSAGHI gibt für die verschiedenen Altersklassen folgende Normalwerte an (Tabelle 34).

das Gesamteiweiß mit Esbach-Lösung und die Globuline mit Ammonsulfat gesondert fällt und dann die Eiweißmengen volumetrisch durch Ablesen der maximal zentrifugierten Niederschläge an graduierten Spezialröhrchen bestimmt. Die Eiweißmenge wird in „Teilstrichen" abgelesen, wobei 1 Teilstrich 24 mg-% Eiweiß entspricht (MÜLLER und SEIFERT, 1949). Der normale Albumin-Globulinquotient wird hierbei mit 1:0,25 angegeben. Es braucht nicht mehr hervorgehoben zu werden, daß bei Meningitis je nach Entzündungstyp sowohl die Proteine insgesamt als auch die Globuline mehr oder weniger stark vermehrt sind. Das heißt, der Gesamteiweißgehalt ist erhöht, der Albumin-Globulinquotient ist klein.

HAGGARTY (1964) fand bei 90% seiner Patienten mit bakterieller Meningitis eine Eiweißvermehrung über 100 mg-%. Weniger eindrucksvoll sind die Veränderungen bei virusbedingten Meningitiden: Hier ergeben sich Eiweißvermehrungen über 30 mg-% nur in 10% (SCHUSTER, 1950) bzw. 20% (SCHMIDT, 1967) der Fälle. Bei der Tbc-Meningitis, die hier eine mittlere Position einnimmt, sahen wir in 90% der Fälle eine Proteinvermehrung über 30 mg-% und in 30% der Fälle über 90 mg-%.

Als Orientierungshilfen am Krankenbett sind folgende eiweißchemische Kurzproben, die eine Proteinvermehrung oder eine Verschie-

Tabelle 34. *Normalwerte des Liquoreiweißgehaltes bei verschiedenen Altersklassen*

Frühgeborene	Neugeborene	1—2 Monate	2—6 Monate	6—12 Monate	Kinder und Erwachsene
50—60 mg-%	42 mg-%	28—32 mg-%	21—25 mg-%	19—21 mg-%	18—25 mg-%

Für die Abhängigkeit von der Entnahmestelle sei folgende Tabelle repräsentativ (Tabelle 35).

Tabelle 35. *Normalwerte des Liquoreiweißgehalts bei unterschiedlichem Punktionsort*

Ventrikelliquor	18,2 mg-%
Zisternenliquor	28,0 mg-%
Lumballiquor	32,0 mg-%

Wegen ihrer Einfachheit wird noch heute im klinischen Labor die Methode nach KAFKA bevorzugt. Ihr Prinzip beruht darauf, daß man

bung der Albumin-Globulinrelation anzeigen, nützlich:

Reaktion nach PANDY. Ein schwarzes Uhrglas wird mit gesättigter wäßriger Phenollösung (PANDYs Reagens) beschickt. Dazu werden einige Tropfen Liquor gegeben. Ein ganz zartes, eben sichtbares Wölkchen gilt als noch normal. Jede stärkere Trübung bedeutet pathologisches Verhalten. Der Grad der Trübung wird mit +, ++ und +++ bezeichnet.

Globulinreaktion nach WEICHBRODT. 0,7 ml Liquor werden mit 0,3 ml einer 0,1%igen Sublimatlösung vermischt (WEICHBRODTs Reagens). Bei Globulinvermehrung kommt es zu Opalescenz oder stärkerer Trübung. Allerdings wirkt ein hoher Albumingehalt hemmend auf diese Reaktion (Schutzkolloidwirkung).

Nonne-Apeltsche Reaktion. 0,5 ml Liquor und 0,5 ml gesättigte Ammonsulfatlösung werden in einem Reagensglas vermischt. Die Reaktion wird nach einigen Minuten gegen einen dunklen Hintergrund abgelesen. Opalescenz und Trübung gelten als positive, Fällung als stark positive Reaktion.

Albustixreaktion. Neuerdings ist die Schätzung des Liquoreiweißgehalts mit den zur Urinanalyse gebräuchlichen Albustixstreifen möglich. Der Streifen wird mit Liquor benetzt. Die *Farbänderung* des Indicatorstreifens wird mit einer auf der Packung angebrachten Skala verglichen. Nach Kutter (1964) werden damit brauchbare Resultate erhalten.

Die Kolloidreaktionen. Differenzierte Aussagen über die kolloidalen Eigenschaften des Liquor cerebrospinalis geben *Mastix-, Goldsol*- und *Collargolreaktion.*

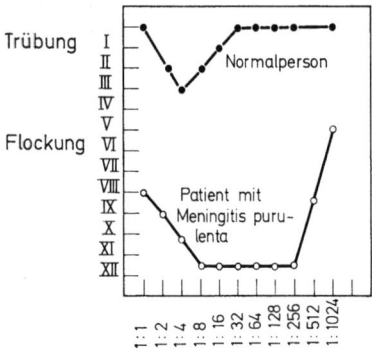

Abb. 175. Mastixkurve bei Meningitis purulenta. Im Vergleich zur Normalkurve kann man die stark ausgeprägte Rechtszacke erkennen

Diese Proben erlauben auch differentialdiagnostische Aussagen im Vergleich zu anderen Erkrankungen des Zentralnervensystems. Es wird eine Reihe von Reagensgläsern mit verschiedenen Liquorverdünnungen beschickt und ermittelt, bei welcher Liquorkonzentration Goldsol, Mastixharz bzw. Collargol gegen die präcipitierende Wirkung von Salzen und Säuren geschützt werden. Das heißt, die Schutzkolloidwirkung des Nervenwassers gegenüber anderen kolloidgelösten Substanzen wird registriert. Die Ergebnisse des Reaktionsablaufs in den einzelnen Gläsern werden in Kurvenform angegeben. Normaler Liquor verhindert in allen angesetzten Konzentrationen die Überführung der verwendeten Testkolloide vom Sol- zum Gelzustand. Bei Meningitis wird infolge des hohen Liquorproteingehaltes die Fällung im nur wenig verdünnten Liquor gering, erst in den letzten Röhrchen vermögen sie die grobdispersen Kolloide nicht mehr vor der Ausflockung zu schützen. So kommt eine charakteristische Rechtszacke zustande (Hallmann, 1960).

Bedingt durch methodische Schwierigkeiten ist die **elektrophoretische Auftrennung** der Proteine des Liquors noch nicht in das Routineprogramm bei der Untersuchung von Patienten mit Meningitis oder Meningitisverdacht eingegangen. Wegen der relativ geringen Proteinkonzentration muß zunächst eine Einengung des Nervenwassers erfolgen, wobei eine Denaturierung der Eiweiße vermieden werden muß. Hierfür eignen sich die Ultrazentrifugierung (Sved-

berg, 1925) und die Dialyse des Liquors durch eine eiweißdichte Membran gegen makromolekuläre Lösungen wie Dextran, Kollidon und Gummi arabicum (Ewerbeck). Nach Plückthun und Matthes (1953) lassen sich bei der nachfolgenden Papierelektrophorese alle aus dem Blutserum bekannten Fraktionen auch im Liquor nachweisen. Darüber hinaus findet man vor der eigentlichen Albuminfraktion einen liquorspezifischen Eiweißkörper, V-Fraktion genannt, der normalerweise bis zu 4,4% der Liquorproteine ausmachen kann, ein weiterer Bestandteil lagert sich an die β-Globulinfraktion ab. Die bereits erwähnte Ähnlichkeit des Serum- und Liquorpherogramms macht es verständlich, daß die pathologischen Veränderungen so aussehen, wie wir sie vom Serum her gewöhnt sind (Plückthun und Matthes, 1953; Wawersik und Böckler, 1951; Koch, 1956): In der akuten Phase der Entzündung überwiegen α-2- und β-Globuline, die im weiteren Verlauf von einem Anstieg der γ-Globuline abgelöst werden. Bei elektrophoretischer Bestimmung beträgt normalerweise das Albumin-Globulinverhältnis 1,2:1,0. Der Unterschied zur Kafka-Relation wird durch ungenügende Fällung der Globuline bei Halbsättigung mit Ammonsulfat erklärt.

Die Enzymaktivitäten im Liquor bei Meningitis

Die meisten Autoren geben bei akuten Meningitiden und Meningoencephalitiden einen Anstieg der Aktivität von GOT[1], GPT[2], LDH[3] und PHI[4] an (Boer, 1958; Jakoby und Jakoby, 1958; Wroblewski, 1958; Tompson, Hirschberg, Osnos und Gellhorn, 1959;

Tabelle 36. *Normalwerte der Enzymaktivitäten im Liquor cerebrospinalis* (Schmidt, Horn et al., 1962)

Enzym	Normalwert
GOT	11,9 ± 5,49 Wroblewsky-E/ml
GPT	3,0 ± 2,74 Wroblewsky-E/ml
LDH	1,07 μMol/h/ml
PHI	0,9 μMol/h/ml

Braun und Ley, 1966). Zur Deutung dieser Befunde werden diskutiert: Der Übertritt der Enzyme vom Blut in den Liquor als Folge einer Permeabilitätssteigerung der Blutliquorschranke, das Freiwerden von Zellenzym aus lädierten Ganglienzellen und Gliazellen des Zentralnervensystems (Scheda und Marko, 1965) und schließlich bei überhöhten Blutwerten die Passage entsprechend dem Konzentrationsgefälle zum Liquor. Die Normalwerte

---

[1] GOT = Glutamin-Oxalessigsäure-Transaminase.
[2] GPT = Glutamin-Pyruvat-Transaminase.
[3] LDH = Lactatdehydrogenase.
[4] PHI = Phosphohexoseisomerase.

der Liquorenzymaktivitäten sind in Tabelle 36 niedergeschrieben.

Das Aminosäuremuster des Liquors bei Meningitis

Der normale Wert des Aminostickstoffs der Cerebrospinalflüssigkeit liegt nach Enteiweißen zwischen 1,6 und 2,7 mg-%. Er ist erhöht bei Meningitis. Es zeigt sich auch meist eine deutliche Zunahme der papierchromatographisch nachweisbaren Aminosäuren hinsichtlich der Zahl, Intensität und Größe der Flecke. Es gelingt aber nicht, den ätiologisch verschiedenen Meningitisformen ein bestimmtes Fleckenmuster zuzuordnen (SCHÖNENBERG, 1955).

Der Glucosegehalt des Liquors bei Meningitis

Der normale Liquorzuckergehalt beträgt 50—65% des Blutzuckerspiegels. Er ist in der Regel vermindert bei bakterieller Meningitis und tuberkulöser Meningitis und vermehrt bei Encephalitis, Hirnabsceß, Tabes und Poliomyelitis (GREENFIELD und CARMICHAEL, 1925). Nach HAGGARTY und ZIAI (1964) ist in ca. $^2/_3$ der Fälle von eitriger Meningitis eine relevante Zuckerverminderung festzustellen. Die Virusmeningitiden zeigen meist einen normalen Zuckergehalt des Nervensystems (KELLER, 1942; SCHUSTER, 1950; JUNKER, 1943). Die Zuckerbestimmung scheint besonders nützlich zur Erkennung der Meningitis tuberculosa. Von den letzten 100 Patienten, die in der Universitätskinderklinik Heidelberg mit tuberkulöser Meningitis behandelt wurden, zeigten 88 Kinder bei der Aufnahmeuntersuchung eine Zuckerverminderung (s. Tabelle 37).

Tabelle 37. *Glucosegehalt des Liquors bei 100 Patienten mit Meningitis tuberculosa in der Universitätskinderklinik Heidelberg*

Glucosespiegel	Anzahl der Fälle
unter 10 mg-%	4
10—19 mg-%	27
20—29 mg-%	35
30—39 mg-%	22
40—49 mg-%	8
50 mg-% und darüber	4

Als Bedside-Test zur approximativen Ermittlung der Glucosekonzentration im Liquor empfiehlt KUTTER (1964) Klinistixstreifen. Liegt der Glucosewert unter 20 mg-%, benötigt die Klinistixreaktionszeit mehr als 15 sec. Konzentrationen um 40 mg-% verursachen eine Grünverfärbung nach 8—9 sec. Bei 100 mg-% dauert der Farbumschlag 3—4 sec.

Die Elektrolyte im Liquor bei Meningitis

Ein Vergleich der Elektrolytwerte im Serum und Liquor zeigt, daß mit Ausnahme der Calciumkonzentration[1] ein wesentliches Konzentrationsgefälle nicht besteht. Erhöhten, normalen und erniedrigten Werten im Serum entsprechen ebensolche im Liquor (WEBER, 1954). Es sind daher keine signifikanten Abweichungen des Liquorionogramms bei Meningitis gegenüber dem normalen Liquor zu erwarten. Als Kriterium zur Diagnose einer Tbc-Meningitis wird in einigen Lehrbüchern auf eine Verminderung des Kochsalzgehaltes im Nervenwasser hingewiesen. v. OLDERHAUSEN konnte in ca. 50% der Fälle eine Chloridverminderung unter den Normalwert von 680 mg-% feststellen. WILLEMIN, CLOG et al. (1962) sahen aber auch bei 31% der Patienten mit Virusmeningitis Chloridverminderungen im Liquor cerebrospinalis.

Meningoencephalitis

Einführung

Unter einer Meningoencephalitis verstehen wir sowohl die Formen von Meningitis, bei denen das entzündliche Geschehen auf das Gehirn übergreift, als auch die Formen der Encephalitis, die mit einer Entzündung der Meningen einhergehen. Da die weichen Hirnhäute und das cerebrale Gefäßsystem eine Reaktionseinheit darstellen (PETTE und KALM, 1953), ist es verständlich, daß fast jede Meningitis zu mehr oder weniger ausgeprägten Alterationen der Hirnsubstanz führt. Andererseits kommen bei Encephalitiden nicht selten entzündliche Reizungen der Hirnhäute im Sinne der „Meningitis concomitans" vor.

Am Krankenbett bleibt es daher oft eine Ermessensfrage, ob man von Encephalitis oder Meningitis sprechen soll. Dies gilt in besonderem Maße für die virusbedingten Formen der Meningitis und Encephalitis. Infolgedessen bevorzugen viele Autoren eine Terminologie, bei welcher der Begriff *Meningoencephalitis* als

[1] Nur das ionisierte Calcium diffundiert normalerweise in den Liquor.

Oberbegriff regiert, wobei der Schwerpunkt der Entzündung im Gehirn oder in den Hirnhäuten liegen kann.

Meningoencephalitis mit Schwerpunkt der Entzündung in den Hirnhäuten

Geht man vom Krankheitsbild der Meningitis aus, muß man feststellen, daß Hirnsymptome um so häufiger registriert werden, je sorgfältiger der Patient neurologisch überwacht wird. *Fieberdelirien, Desorientiertheit, Bewußtseinstrübungen, stäupchenartige Myoklonien, Unruhezustände, Zähneknirschen* oder auch *generalisierte Krämpfe* sind als Allgemeinsymptome des ZNS zu betrachten (WEISSE, 1957). Sie werden bei einer großen Zahl von fieberhaften Erkrankungen beobachtet, z. B. bei Typhus, Paratyphus, toxischer Ruhr, Exanthema subitum und Masern. Wenn derartige Symptome im Verlauf einer Hirnhautentzündung auftreten, aber rasch, spontan und folgenlos wieder abklingen, sprechen wir von einem *Begleitencephalismus*. Die Ursache dieser Art der Hirnbeteiligung am infektiösen Geschehen ist noch nicht vollständig abgeklärt. Sie wird vornehmlich im Kindesalter beobachtet und braucht die Prognose der Erkrankung nicht zu trüben.

Nicht selten kommt es aber auch im Verlauf einer Meningitis zu ernsthaften Schwellungszuständen des Gehirns als Ausdruck eines kollateral *entzündlichen Ödems*. Hierbei beobachtet man *Bewußtlosigkeit, Erbrechen, Bradykardie, Biotsche[1] Atmung, positive Pyramidenbahnzeichen, Stauungspapille* und *Visusverfall*. Manchmal kommt es hierbei sogar noch vor Einsetzen der antibiotischen Behandlung zu Einklemmungserscheinungen des Hirnstamms und plötzlichen Exitus (HOFF und JELLINGER, 1962; WILLIAMS, SWANSON et al., 1964).

Weiterhin existieren im Verlauf einer Meningitis Bilder umschriebener Entzündungen des Gehirns, die *Herdsymptome* wie lokalisierte Krämpfe, *Störungen der Empfindung* und *Wahrnehmung*, der *Handlungsfähigkeit, Hirnnervenlähmungen* und *Lähmungen der Gliedmaßen* oder *Kleinhirnsymptome* hervorrufen. Es handelt sich um Meningoencephalitiden, die als Meningitis en plaque (CHANTEMESSE, 1884) bezeichnet bzw. unter den Oberbegriff *Pseudotumor*

[1] BIOT, CAMILLE, Arzt aus Lyon um 1880: Biotsche Atmung: kräftige Atemzüge von gleicher Tiefe werden durch Atempausen unterbrochen.

cerebri (NONNE, 1904; MÜLLER, 1958) gehören.

Bei Nachuntersuchungen von Patienten, die eine Meningitis durchgemacht haben, findet man in einem beträchtlichen Prozentsatz neurologische *Dauerschäden* wie manifeste *Epilepsien* (8% der Fälle), *Wesensveränderungen* (14% der Fälle), *Acusticusschäden* unterschiedlichen Ausmaßes (16% der Fälle) und mehr oder weniger ausgeprägte spastische Paresen (10% der Fälle). Die Ursache dieser Gesundheitsstörungen ist sicherlich nicht einheitlich. Ein Teil mag auf meningoencephalitische Verlaufsformen zurückzuführen sein. Weiterhin kommen in Betracht: Gefäßbeteiligungen wie Thrombophlebitiden und Arteriitiden, kleine Subduralergüsse, septische Streuherde im Gehirn oder Toxinschädigungen des Zentralorgans (BAMBERGER, 1960).

Meningoencephalitis mit Schwerpunkt der Entzündung im Gehirn

Im Rahmen einer Encephalitis sehen wir mit großer Häufigkeit die Symptome einer Begleitmeningitis. Bei 43% der Patienten mit Virusencephalitis aus der Universitätskinderklinik Heidelberg wurde eine Liquorpleocytose festgestellt. KENNY (1965) fand bei Rötelnencephalitis in 66% der Fälle eine Zellvermehrung und LA BOCETTA (1964) bei Masernencephalitis in 75% der Fälle.

Physikalisch-technische Untersuchungsmethoden. Oft ist es erst durch eine EEG-Untersuchung möglich, Funktionsstörungen des Gehirns bei Meningitis nachzuweisen. Bei den bakteriellen Meningitiden ist der Grund-

Tabelle 38. *EEG-Befunde bei 188 Patienten mit Meningitis im Vergleich zu denen bei 35 Patienten mit Encephalitis* (BAMBERGER-MATTHES, 1959)

	Meningitis	Tbc-Meningitis	Encephalitis
Normal	24	2	0
Unspezifische Allgemeinstörungen	95	16	20
Theta- und Deltafocus	15	10	5
Einseitiger Krampffocus	4	7	6
Generalisierte Krampfwellenausbrüche und multiple Foci	9	6	4
Gesamt	147	41	35

rhythmus des EEG mehr oder minder verlangsamt. Unter antibiotischer Therapie kann er sich innerhalb weniger Tage normalisieren. Nach tuberkulöser Meningoencephalitis werden aber häufig persistierende Herdbefunde festgestellt (GÄNSHIRT, 1964). Die Virusmeningitiden weisen im EEG leichte bis mittelgradige Wellenverlangsamungen auf (GIBBS und GIBBS, 1962). Über die Häufigkeit derartiger Befunde unterrichtet Tabelle 38 aus BAMBERGER-MATTHES (1959):

Die überragende Bedeutung der EEG-Untersuchungen ist im Hinblick auf die Prognose einer Meningoencephalitis zu sehen; denn generalisierte Krampfwellenausbrüche oder epileptogene Foci können den Übergang in ein chronisches Anfallsleiden oft schon vor der klinischen Manifestation der epileptischen Anfälle ankündigen.

Von den röntgenologischen Untersuchungsverfahren mit und ohne Kontrastmittelanwendung ist bei erheblicher Hirndrucksteigerung oder bei einseitiger Hirnschwellung eine positive Aussage zu erwarten. Das Echoencephalogramm kann lediglich bei einseitigen Veränderungen eine Massenverschiebung zeigen.

Encephalitis

Einführung

Unter einer Encephalitis verstehen wir die Entzündung der Gehirnsubstanz selbst. Sie kann durch Protozoen, Würmer, Pilze, Bakterien, Rickettsien, Viren, physikalisch-chemische Noxen, allergisch oder aus unbekannter Ursache entstehen (OPPENHEIM, 1890; ECONOMO, 1920; PETTE, 1929; KLEINSCHMIDT, 1941; KELLER, 1942; PETTE und KALM, 1953; v. BOGAERT, 1959; FORD, 1960; KOEPPE, 1961; PACHE, 1964; ALEXANDER, 1965; RADL, 1965; NOLEN, SHOOT et al., 1965; RADERMECKER, 1963; TSUKER, 1966; KRÜCKEMEYER, 1966; VIVELL und NESSLER, 1966; HENNE, 1967; VIVELL, 1967).

Tabelle 39. *Häufigkeit der einzelnen Encephalitisformen beim Erwachsenen (50 Fälle der I. Med. Klinik der Freien Universität Berlin) und beim Kind (230 Fälle aus der Universitäts-Kinderklinik Heidelberg)*

	Kinder	Erwachsene
Virusencephalitis	54,5%	46%
Chorea minor	19,2%	—
Toxoplasmose des Gehirns	14,4%	2%
Cerebellitis	9,1%	—
Leukencephalitis v. BOGAERT	1,3%	—
Eitrige Encephalitis	1,2%	44%
Allergisch-serogene Form	0,4%	2%
Rickettsiosen des Gehirns	—	4%
Cysticerken im Gehirn	—	2%

Hinsichtlich der Häufigkeit überwiegen die virusbedingten Formen. Es folgen der jugendliche Veitstanz (Chorea minor), die Toxoplasmose des Gehirns, die sog. Cerebellitis (akute cerebellare Ataxie), die subakute Leukencephalitis van Bogaert und verwandte Encephalitisformen, die eitrigen Gehirnentzündungen und allergisch-serogenen Encephalitiden, zuletzt

die Rickettsiosen des Gehirns sowie die Cysticerken.

In Tabelle 39 ist die prozentuale Verteilung der einzelnen Ursachen einer Encephalitis beim Erwachsenen aus der I. Medizinischen Klinik der Freien Universität Berlin (ALEXANDER, 1965) und bei Kindern aus der Universitätskinderklinik Heidelberg zusammengestellt.

In der Entwicklung einer Encephalitis sind prinzipiell *drei Phasen* zu unterscheiden: Die *Inkubation*, das *Stadium der Generalisation* und Verteilung der Noxe im Organismus und schließlich das *Stadium der Organmanifestation* im Gehirn. Alle drei Phasen können Spuren im Organismus hinterlassen, die uns wichtige diagnostische Hinweise geben.

Das Vorstadium der Encephalitis

In seltenen Fällen ergibt sich die ätiologische Diagnose der Encephalitis aus der Eintrittspforte des Erregers. Zur Diagnose der Tollwut beim Menschen soll eine Bißverletzung durch Haus- oder Wildtiere anamnestisch festzustellen sein. Bei der von Arbor-Viren hervorgerufenen *europäischen Frühsommermeningoencephalitis* ist in 60% der Fälle ein der Erkrankung vorausgegangener *Zeckenbiß* nachweisbar (MORITSCH, 1962). Hierher gehören auch eine Reihe von Infektionen des Gehirns, die geographisch begrenzt in außereuropäischen Ländern auftreten, deren gemeinsames Merkmal darin besteht, daß sie von Gliederfüßlern übertragen werden. Es seien genannt: die *tropische Schlafkrankheit*, die *amerikanische Pferdeencephalitis*, die *St. Louis-Encephalitis*, die *japanische B-Encephalitis*, die *Murray-Valley-Encephalitis* Nordaustraliens sowie die *afrikanische Gruppe der Virus-encephalitiden.*

Gewisse Hinweise auf die Natur der Encephalitisursache geben uns auch die Symptome im Prodromalstadium. Katarrhalische Prodromi charakterisieren die durch *Adenoviren, Grippeviren, Psittakoseviren* und *Q-Fieberrickettsien* hervorgerufenen Hirnentzündungen (Germer, 1954). Kopfschmerzen, Pharyngitis, Muskel- und Gliederschmerzen sowie flüchtige Exantheme gehen den *Enterovirusinfektionen* (Poliomyelitis, Echo-Viruserkrankungen und Coxsackie-Virusinfektionen) des Gehirns voraus (Munk, 1959). Ohne differentialdiagnostische Schwierigkeiten sind diejenigen Entzündungen des ZNS zu fassen, die wir als seltene Komplikation an sich häufiger ansteckender Kinderkrankheiten auffassen, wie die *para- oder postinfektiösen Encephalitiden* bei Masern, Varicellen, Vaccination, Röteln, Mumps und M. Pfeiffer (Radl, 1959). Die *bakteriellen Encephalitiden* (Hirnabsceß und metastatische Herdencephalitis) treten im Gefolge einer Sepsis, fortgeleitet aus eitrigen Entzündungen der Nachbarorgane oder nach offenen Hirnverletzungen, auf. Auch die *allergisch bedingten Formen*, die mitunter schwer von den infektiösen abzugrenzen sind, zeigen ein Prodromalstadium oder begleitende Krankheitserscheinungen von gewisser differentialdiagnostischer Bedeutung: Die Chorea wird in der Regel von einer Myokarditis und Polyarthritis (Miehlke, 1961) eingeleitet. Prodromi mit flüchtigen urticariellen Effflorescenzen sehen wir bei den Encephalitiden nach Serumgaben und Toxoidimpfungen.

Ein schleichender Beginn cerebraler Symptome mit Wesensveränderung, Reizbarkeit und Abnahme der geistigen Leistungsfähigkeit, der sich über Wochen und Monate erstreckt, ist einer Reihe von Encephalitiden mit bisher unbekannten Erregern gemeinsam. Es handelt sich um die *sklerosierende Leukencephalitis* van Bogaert, die *Panencephalitis* Pette-Döring, die *Einschlußkörperchenencephalitis* Dawson sowie die im Kindesalter ausgesprochen seltene multiple Sklerose.

Bei den *intrauterin erworbenen Encephalitisformen*, wie Toxoplasmose, Listeriose, Lues und Cytomegalie vermissen wir jegliche Prodromi, da diese bereits in der Fetalperiode abgelaufen sind. Postnatal liegt oft schon ein Stadium der Defektheilung vor.

Das encephalitische Stadium

Die Vielfalt der Symptome des encephalitischen Stadiums läßt sich in Allgemeinerscheinungen und Herdsymptome unterteilen (Weisse).

Die **Allgemeinerscheinungen** sind charakterisiert durch hyperpyretische Temperaturen, Schüttelfrost, Erbrechen, Fieberdelirien, die sich in Desorientiertheit, Verwirrtheitszuständen oder in schizophrenieartigen Psychosen äußern können. Eine *Hyperexzitabilität* verrät sich beim jungen Säugling in stäupchenartigen Myoklonien und leichter Auslösbarkeit der Umklammerungs- und Fluchtreflexe, beim älteren Kind in Unruhezuständen, Zähneknirschen und Nachtwandeln. Auch generalisierte Krämpfe gehören hierher. Meist ist das Bewußtsein getrübt, wobei die Grade von einer leichten Dösigkeit und Schwerbesinnlichkeit bis zum völlig reaktionslosen Koma reichen können. Das von *Kopfschmerzen* ausgelöste schrille Schreien, „cri encephalique", ist Zeichen einer Schädelinnendrucksteigerung. Vegetative Sensationen, die oft anfallsartig auftreten, sind meist von kurzer Dauer und großer Heftigkeit. Hierher gehören die vasovagalen, *synkopalen Anfälle* von ohnmachtsartigem Charakter, *Blutzuckerschwankungen* mit hyper- und hypoglykämischen Krisen, *Speichelfluß, Schweißausbrüchen, Störungen der Schlaf-Wachregulation* und des *Wasserhaushaltes* mit *Polyurie* und *Polydipsie* (Seitelberger, 1964). Bei älteren, bettreinen Kindern kann es erneut zum Einnässen und Einkoten kommen. Nicht selten bestehen darüber hinaus noch die Krankheitszeichen der begleitenden Meningitis. Auch im Gesicht drückt sich das unheimliche Walten des cerebralen Geschehens aus (Hertl, 1962). Teils finden wir *rasch wechselnde Ausdrucksformen* der Angst, der Ungeduld oder des starren Ernstes, teils sieht man aber auch mimisch unbewegte, *maskenartige Gesichtszüge* (s. Abb. 176a—c).

Bei den Allgemeinerscheinungen der Encephalitis handelt es sich um recht unspezifische Symptome, die man entsprechend der en block-Reaktionsneigung des kindlichen Gehirns auch dann beobachtet, wenn das Gehirn de facto gar nicht erkrankt ist. Analog zur Bezeichnung Meningismus nennen wir diese Reaktionsweise Encephalismus, dessen bekannteste Form die Fieberkrämpfe darstellen. Der Encephalismus wird bei vielen fieberhaften Erkrankungen beobachtet, insbesondere im Beginn von Virusinfektionen. Bezogen auf das Lebensalter dominieren die Patienten im Alter bis zu 5 Jahren. Das rasche, spontane und folgenlose Abklingen der Erscheinungen, das Fehlen lokaler Symptome und das Fehlen einer Begleitmeningitis sind wesentliche differentialdiagnostische Kriterien.

Die **Herdsymptome** sind der typische Ausdruck einer Prozeßlokalisation, die uns in sehr wechselvollen Bildern entgegentreten. *Rindenstörungen* sind gekennzeichnet durch Herabsetzung der *intellektuellen Leistung, logische Störungen, Trugwahrnehmungen* und *Wahnideen*.

Schauanfälle, die manchmal von Adversivbewegungen begleitet sind, denen sich tonischklonische Anfälle der Extremitäten der Herd-

Rindenblindheit, Hemianopsie, Herabsetzung der Hörschwelle oder Sensibilitätsverlust bestimmter Hautareale resultieren.

Nicht selten werden *Hirnnervenstörungen* wie Trismus, Facialisparesen, Hypoglossuslähmungen, insbesondere aber Ophthalmoplegien mit Bulbusdeviation, Ptose, Doppelsehen oder auch mit Pupillenstörungen beobachtet. Beteiligung des N. acusticus und seiner Kerne findet man besonders bei der Mumpsencephalitis. *Bulbärparalytische Bilder*, die bei Poliomyelitis nicht selten beobachtet wurden, äußern sich in Schluckstörungen, Dysarthrien und Singultus.

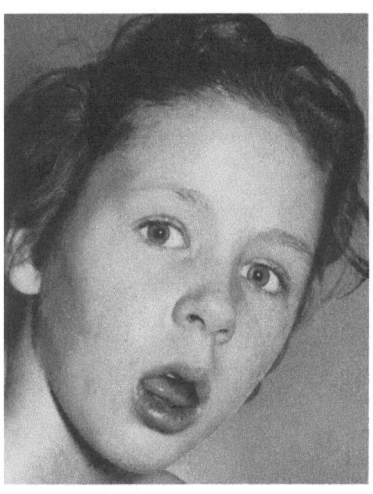 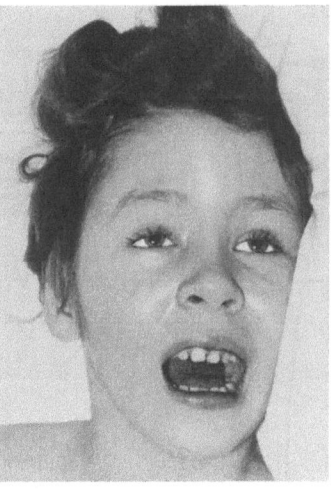 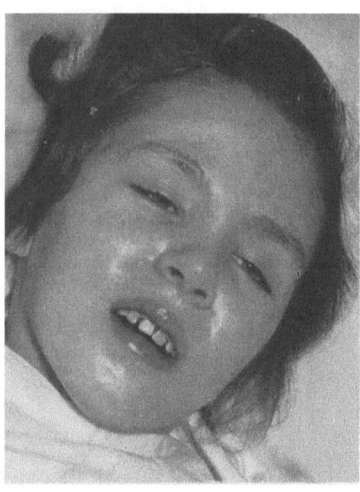

a   b   c

Abb. 176a—c. Typische Ausdrucksformen des Gesichts bei Kindern mit Encephalitis. a Kontaktloses Schauen, b unmotiviertes Schreien, c Salbengesicht. (Aus K. WEISSE in OPITZ DE RUDDER, 1957)

gegenseite anschließen können, weisen auf einen Stirnhirnprozeß. Bei dieser Lokalisation der Entzündung finden wir auch *Koordinationsstörungen, allgemeine Unsicherheit* des Gehens und Stehens, *Zwangsgreifen* und psychische *Enthemmung*.

Lokalisierte Krämpfe mit postparoxysmalen Lähmungen, die zunächst schlaff erscheinen, aber mit der Zeit mehr und mehr spastischen Charakter annehmen, sind Folge einer Mitbeteiligung der motorischen Rinde. Selbstverständlich können auch dabei primäre Lähmungen aller Art beobachtet werden.

Wo man vom Patienten Auskunft erhält, können *sensorische Reizerscheinungen* wie Mißempfindungen der Haut, Nebelsehen, Lichterscheinungen, Sausen und Läuten geschildert werden. Die sensorischen Rindenfelder können auch ganz oder teilweise ausfallen, so daß

Eine Beteiligung des *extrapyramidalen Systems* führt zu Störungen im Muskeltonus, den Ausdrucksbewegungen und Mitbewegungen. In extremen Fällen sehen wir einerseits das hyperkinetisch-hypotone Syndrom der Chorea, andererseits das hypokinetisch-hypertone Syndrom, das uns als encephalitischer Parkinsonismus nicht selten begegnet. In die Reihe dieser extrapyramidalen Reiz- und Ausfallserscheinungen gehören auch *Tics, Torsionsspasmen, Rigor* und die für die Tollwut typischen Schlingkrämpfe. Rhythmische extrapyramidale *Myoklonien* sind Hinweise auf das Vorliegen einer subakuten sklerosierenden *Leukencephalitis* van Bogaert.

Der *Befall des Kleinhirns* im encephalitischen Geschehen, cerebellare Encephalitis genannt, findet man gewöhnlich bei Varicellenencephalitis. Vorherrschend ist eine Verminderung des Muskeltonus (cerebellare Atonie), häufig findet man auch Gangabweichungen und Störungen in der Feinmotorik. Die postinfektiöse akute cerebellare Ataxie, Cerebellitis genannt, unterscheidet sich von diesen Zuständen durch das Fehlen von Liquor- und EEG-Veränderungen. Sie klingt in der Regel nach einigen Wochen ab und hinterläßt keine neurologischen Ausfälle (Geisler u. Mitarb., 1963).

neuropathologische Substrate herausgearbeitet wurden (Spatz, 1930; Krücke, 1952; Pette und Kalm, 1953; Weisse und Krücke, 1953; Kalm, 1955; Pette, 1955; Seitelberger, 1966), bestimmt der Reifegrad des Gehirns die Semiotik (Thalhammer): Säuglinge bieten meist ein Bild mit generalisierten Konvulsionen. Hemiparesen dominieren im Kleinkindesalter. Somnolent-ophthalmoplegische Formen werden um das 5. Lebensjahr herum

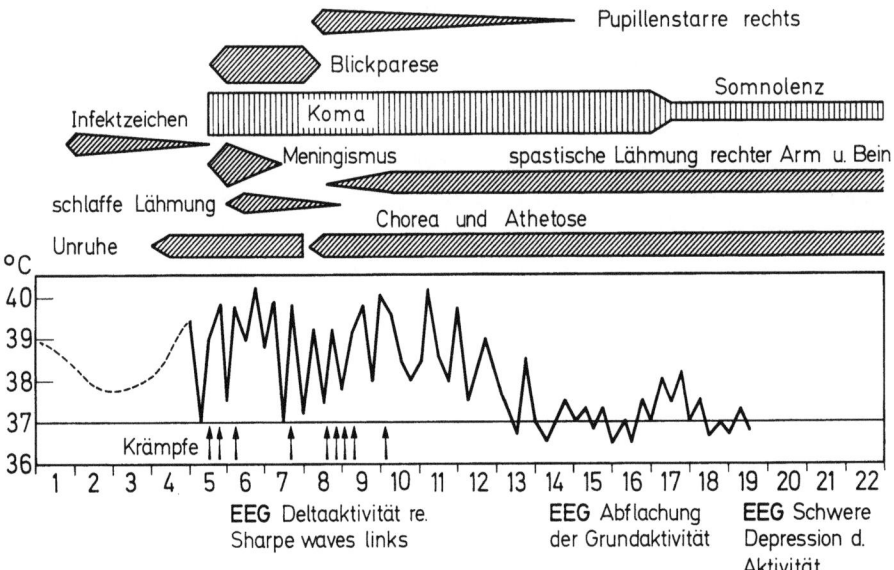

Abb. 177. Verlauf einer Virusencephalitis (Echo-Viren). Die 7¹/₂ Jahre alte Patientin wurde mit Infektzeichen, Acetonurie und motorischer Unruhe unter der Verdachtsdiagnose Encephalitis aufgenommen. Die Diagnose konnte durch den typischen Liquorbefund bestätigt werden. Mit einem schweren generalisierten rechtsbetonten Krampfanfall kam es zu tiefer Bewußtlosigkeit mit Blicklähmung nach links. Postparoxysmal blieb eine schlaffe Hemiparese rechts, die mehr und mehr spastischen Charakter annahm. Später stellten sich eine Hemiathetose rechts und eine choreatische Bewegungsunruhe links ein

Je nach Ort und Ausdehnung der entzündlichen Prozesse wechselt die Herdsymptomatik, die regelmäßig mit Allgemeinerscheinungen vermischt auftritt, von Fall zu Fall erheblich. Es können aber auch an einem Patienten wechselnde Symptome mit Zeichen der Progredienz und mit rückläufiger Tendenz gleichzeitig nebeneinander bestehen (s. Abb. 177).

Encephalitiden können im akuten Stadium aber so symptomarm verlaufen, daß sie nicht ohne weiteres erkennbar sind. Trotzdem können sich Restschäden einstellen, die sich bei Kindern in Schulschwierigkeiten, Intelligenzdefekten, Verhaltensstörungen, einem Knick der geistigen Reifung oder gar in Residualepilepsien äußern können (Bamberger, 1960).

Neben dem Befallsmuster, wofür bei den einzelnen Encephalitisformen recht typische

und lethargisch-paraparetische Verläufe im Schulalter beobachtet.

Der Augenspiegelbefund

Jeder Patient mit Verdacht auf Encephalitis muß mit dem Augenspiegel untersucht werden. Je nach Lage des Falles ergibt das ophthalmoskopische Bild Veränderungen am Sehnerveneintritt, an der Aderhaut oder Netzhaut (Dolfuss, 1926; Kettner, 1936; Thiel, 1948).

Eine Entzündung des Sehnervs wird nur dann erkennbar, wenn sie den Bereich der Papille miteinbezieht. Dann sehen wir Exsudation in Papillennähe, Rotverfärbung der Papille und Prominenz, verstrichene Gefäßtrichter, Erweiterung der Netzhautvenen, Begleitstreifen um die Gefäße als Zeichen der Mitreaktion der perivasculären Lymphräume und Trübungen des hinteren Glaskörperabschnitts.

Auf eine Drucksteigerung im Schädelinnern weist die Stauungspapille hin. Dabei ist die Papille prominent, pilzförmig geschwollen, im Gegensatz zur Neuritis ist die Lamina cribrosa durchschneidend. Sämtliche Netzhautgefäße sind am Papillenrand abgeknickt, die Arterien der Netzhaut sind verengt, schwer auffindbar, die Venen sind dunkelrot und korkzieherartig geschlängelt. Oft findet man ein peripapilläres Ödem mit radiär gestellten Blutungen.

Eine Sehnervenatrophie mit porzellanweißer Papille, verstrichenem Gefäßtrichter, verengten Arterien und geschlängelten Venen, schmutzig grauer Verfärbung der peripapillären Netzhaut, ist erst im Endstadium der Encephalitis vorhanden. Es handelt sich um ein ausgesprochen unspezifisches Symptom, dem nach SCHWARTZ (1964) nur selten eine Encephalitis zugrunde liegt.

Chorioretinitische Herde, die unregelmäßig verstreut (Chorioretinitis disseminate), seltener in der Nachbarschaft der Papille (Chorioretinitis juxtapapillaris) oder in der Fovea centralis liegen können, sind Ausdruck einer Einschwemmung von Krankheitserregern und geben manchmal ätiologische Hinweise auf eine Toxoplasmose, Lues oder Tuberkulose.

Der EEG-Befund

Ein für die Encephalitis pathognomonisches Hirnwellenbild existiert nicht. Man findet im allgemeinen einen verlangsamten, unregelmäßigen Grundrhythmus bei hoher Amplitude (GIBBS und GIBBS, 1947; HODES, 1950; TURRELL und ROSEMAN, 1955; RADERMECKER, 1956; VALLAT, LEPETIT et al., 1957; COBB, 1958; RADERMECKER, 1960; KUGLER, 1963; DUMMERMUTH, 1965; ROTZ, 1965). Damit ist vom EEG her gesagt, daß eine diffuse cerebrale Störung vorliegt. Es bestehen keine spezifischen und konstanten Beziehungen zur Ätiologie, Pathogenese und Klinik der Encephalitis. Sehr charakteristisch und unverkennbar sind allerdings die Veränderungen bei der subakuten Leukencephalitis, welche die Diagnose hirnelektrisch manchmal früher ermöglichen als die übrigen klinischen Daten (GÄNSHIRT, 1964). Es handelt sich um periodische, mit der Häufigkeit von 10—20 pro

Minute auftretende bi-, tri- oder polyphasische Wellenkomplexe hoher Amplitude, die mit den für diese Krankheit typischen myoklonischen Zuckungen zeitlich korrelieren (COBB, 1960; RADERMECKER, 1960).

Laboratoriumsbefunde

Als Zeichen der Entzündung im Organismus sind verändert die Blutsenkungsreaktion, das weiße Blutbild und die Serumelektrophorese. Die Liquorsymptome sind gekennzeichnet durch eine Zuckervermehrung, durch eine Pleocytose und durch Veränderungen der Eiweißzusammensetzung, wobei für die subakute Encephalitis van Bogaert, Pette-Döring bzw. Dawson pathologische Eiweißkörper der γ-Globulinfraktion typisch sind (KOCAR, 1966).

Die Liquorbefunde hängen vom Ausmaß der begleitenden Meningitis ab, die ihrerseits wieder je nach Lokalisation des Krankheitsprozesses im Gehirn und nach der Art der Erreger unterschiedlich ausgeprägt ist.

Bei 100 Patienten mit postinfektiöser und postvaccinaler Encephalitis aus der Heidelberger Universitätskinderklinik fanden wir 43mal eine Pleocytose von über 10 Zellen pro mm³, 37mal eine positive Pandy-Reaktion und in 34 Fällen eine Liquorzuckervermehrung mit Werten über 70 mg-% (s. Tabelle 40). Bei Masernencephalitis stellte LA BOCCETTA u. Mitarb. (1964) in 75% der Fälle eine Pleocytose über 10 Zellen pro mm³, in 47% der Fälle eine Proteinvermehrung über 45 mg-% und in 52% der Patienten eine Erhöhung des Liquorzuckerspiegels über 75 mg-%. Ähnliche Verhältnisse ergeben sich aus der Statistik von KARLITZ (1962).

Bei der Auswahl des *bakteriologischen und virologischen Untersuchungsmaterials* ist auf die Pathogenese Bedacht zu nehmen. In diesem Zusammenhang kann die Erkenntnis vorangestellt werden, daß die Encephalitis keine primäre Erkrankung des Zentralnervensystems darstellt, sondern stets eine Komplikation einer Grundkrankheit darstellt. Es fällt daher nicht schwer zu glauben, daß bei Ausbruch einer

Tabelle 40. *Ergebnisse der Bestimmung der Zellzahl und des Glucosegehaltes im Liquor cerebrospinalis bei 100 Kindern mit Virusencephalitis (Kinderklinik Heidelberg)*

Zellzahl	Anzahl der Patienten	Glucosegehalt	Anzahl der Patienten
Unter 3 Zellen/mm³	38	unter 60 mg-%	48
4— 9 Zellen/mm³	19	60—79 mg-%	35
10— 99 Zellen/mm³	30	80—99 mg-%	9
100—299 Zellen/mm³	7	über 100 mg-%	8
300 und mehr Zellen/mm³	6		

Virusencephalitis bereits neutralisierende Antikörper im Blut nachgewiesen werden können. Allerdings müssen neutralisierende Antikörper nicht unbedingt mit einer bestehenden Krankheit korreliert sein, da diese mehrere Jahre, mitunter sogar lebenslänglich, im Organismus vorhanden sein können. Immerhin stellt das Fehlen neutralisierender Antikörper eine Möglichkeit dar, eine aktuelle Krankheit auszuschließen. Komplementbildende Antikörper werden hingegen recht spät im Verlauf einer Infektionskrankheit gebildet und verschwinden auch ziemlich schnell aus dem Blut der Patienten; daher eignen sie sich besonders zum Nachweis einer bestehenden oder eben gerade abgeklungenen Infektion. Selbstverständlich kommt der Isolierung des Erregers die größte diagnostische Bedeutung zu. Allerdings muß man dabei in Rechnung stellen, daß in Epidemiezeiten eine große Zahl von gesunden Probanden mit dem Erreger ohne manifeste Erkrankung infiziert ist, so daß erst die Isolierung aus dem Liquor beweiskräftig ist (Moritsch, 1965).

Myelitis

Einführung

Der Begriff der Myelitis ist scharf definiert. Man versteht darunter die Folgeerscheinungen zelliger Infiltration des Rückenmarks in Verbindung mit einer aktiven Umstellung der Neuroglia. Gleichwohl ist die Krankheitsbezeichnung Myelitis in der modernen Literatur kaum anzutreffen. Während früher jegliche Rückenmarkserkrankung unter die Dachbezeichnung Myelitis eingeordnet wurde, kennen wir heute lediglich noch die zusammengesetzten Begriffe wie *Poliomyelitis, Encephalomyelitis, Querschnittsmyelitis* u. ä. Vom Syndrom her ist eine Gruppierung entsprechend dem Rückenmarksquerschnitt in Entzündungen der *grauen Substanz* (Beispiel: Poliomyelitis), der *weißen Substanz* (Beispiel: Tabes dorsalis), Entzündungen des *gesamten Rückenmarksquerschnitts* (Beispiel: Myelitis transversa) und Entzündungen im Bereich der *Spinalganglien* (Beispiel: Herpes zoster) möglich. Hinzu kommen Unterteilungen nach der Topik des Prozesses in Halsmark-, Brustmark- und Lumbosacralmarkmyelitis. Bei der Myelitis disseminata findet man die Herde diffus über das Rückenmark verteilt. Schließlich beobachten wir den Typ der *ascendierenden Myelitis* in Form der Landry-Paralyse (Schliack, 1965).

Die Prodromi der Myelitis

Die Prodromalerscheinungen der Myelitis bestehen in Rückenschmerzen, Gliederschmerzen, Mattigkeit, Gürtelgefühl und Fieber. Bei den meisten Formen werden diese Symptome aber von der Grundkrankheit überlagert. Es gibt kaum eine Infektionskrankheit, in deren Gefolge Myelitiden nicht beschrieben wurden. Klassische Beispiele von vorausgehenden Erkrankungen sind Masern, Pocken, Vaccination, Typhus, Paratyphus, Ruhr, Grippe, Mumps und Sepsis (Bodechtel, 1953). Der fortgeleiteten Myelitis liegt meist eine Spondylitis zugrunde.

Die spinalen Symptome der Myelitis

Die spinalen Symptome setzen mehr oder weniger früh nach Beginn der Prodromi ein. Neben einem Meningismus mit positivem Brudzinski, Lasègue, Kernig, Dreifußzeichen und Knieküßphänomen sehen wir bei Erkrankungen der *grauen Substanz* periphere schlaffe Lähmungen, Reflexausfälle und Muskelatrophien vom Typ Poliomyelitis. Für den Befall der Substantia nigra im myelitischen Krankheitsgeschehen ist die dissoziierte Empfindungslähmung typisch. Da die Hinterwurzelfasern für Schmerz- und Temperaturvermittlung im gleichseitigen Hinterhorn über Fasern, die quer durch die graue Substanz hindurch zur Gegenseite zum Tractus spinothalamicus ziehen, umgeschaltet werden, finden wir Funktionsausfälle der Schmerz- und Temperaturwahrnehmung, während die über die Hinterwurzeln und gleichseitigen Hinterstränge geleiteten Berührungs- und Bewegungsempfindungen ungestört bleiben.

Symptome von seiten der *Pyramidenbahnen* bestehen in schmerzhaften Muskelzuckungen, Gliedmaßenlähmungen, die erst schlaff sind, aber bald spastisch werden und später zu Beuge- und Adduktionskontrakturen führen, sowie im Auftreten pathologischer Reflexe der Babinski-Gruppe.

Affektionen der *Hinterstrangbahnen* (Goll- und Burdachsches Bündel) führen vor allem zu Störungen der Tiefensensibilität, des räumlichen Unterscheidungsvermögens und zu sensiblen Reizerscheinungen wie lanzinierende

Schmerzen, Gürtelgefühl und Blasen-Mastdarmkrisen. Die Reizwahrnehmung ist verspätet. Schmerz- und Berührungsreize werden falsch lokalisiert.

Totale Querschnittsläsionen (Myelitis transversa) haben eine völlige motorische und sensible Lähmung in den unterhalb der Entzündung gelegenen Körperpartien zur Folge. Daneben bestehen auch Störungen der Blasen- und Mastdarmfunktion, der Schweißsekretion, Vasomotorenfunktion und Pilomotorentätigkeit.

Halbseitige Querschnittsmyelitiden führen zum Brown-Séquard-Syndrom. Das heißt, auf der Seite der Läsion bestehen unterhalb der Läsionsstelle motorische Lähmungen spastischer Art, Vasomotorenlähmungen und Störungen der Tiefensensibilität. Auf der Gegenseite findet man unterhalb des Entzündungsgebietes Störungen der Schmerz- und Temperaturempfindung. Darüber hinaus bedingt die Entzündungsstelle selbst atrophische Lähmungen der korrelierten Muskelgruppen. Ungestört ist die Berührungsempfindung, da sie gekreuzt und ungekreuzt geleitet wird. Eine *Wurzelirritation* macht sich immer nur in den befallenen Segmenten bemerkbar. Entzündungen der Hinterwurzelganglien führen zu Hyperästhesie, Parästhesie oder Anästhesie in dem entsprechenden Hautsegment. Beim Übergreifen entzündlicher Wirbelprozesse auf die gesamte Nervenradix resultieren radikuläre Schmerzen, segmentale sensible und motorische Ausfälle sowie Reflexstörungen. Die Entzündungen im Bereich des *centrum ciliospinale* finden als Horner-Syndrom besondere Beachtung.

Zur Höhendiagnostik muß die topographische Anatomie des Rückenmarks berücksichtigt werden:

Das Rückenmark nimmt den Wirbelkanal nicht in seiner ganzen Länge ein. Das untere Ende, der Conus medullaris, liegt in Höhe des 1. Lendenwirbels. Das 1. Lumbalsegment findet sich hinter dem Dornfortsatz des 10. und 11. Brustwirbels, das 1. Thorakalsegment hinter dem 6. und 7. Halswirbel (MÜLLER-SEIFERT, 1949). Die vorderen und hinteren Wurzeln nehmen von ihrem Austritt aus dem Rückenmark einen absteigenden Verlauf bis zu den Intervertebrallöchern, wo die Ganglia spinalia der sensiblen Wurzeln liegen (SOBOTTA, 1956). Übergreifende entzündliche Wirbelveränderungen werden also das Rückenmark in einem höhergelegenen Segment befallen, während bei Nervenwurzelbeteiligung das gleiche Segment betroffen ist.

Die topische Diagnose der Rückenmarksentzündungen richtet sich im wesentlichen nach folgenden Gesichtspunkten:

1. Die sensiblen Ausfälle ordnen sich nach den gleichnamigen Dermatomen.

2. Die Segmentdiagnose aufgrund motorischer Lähmungen läßt sich aus der radikulären Innervation der einzelnen Muskeln ablesen. Ohne die Muskeln im einzelnen zu untersuchen, können aus der Prüfung markanter Bewegungen genügend genaue lokalisatorische Hinweise gewonnen werden. Hierfür ist das einfache Schema von BING (1945) geeignet, das in Tabelle 41 wiedergegeben ist.

3. Auch die Reflextätigkeit ermöglicht eine Höhendiagnose. Bei fehlendem Reflex liegt die Läsion in Höhe der Umschaltstelle. Gesteigerte Reflexe zeigen, daß eine Schädigung an höher gelegener Stelle erfolgt sein muß. Das Niveau der jeweiligen Störung ergibt sich aus dem Schema aus HEGGLIN (1959):

Biceps-Sehnenreflex	C_1 bis C_6
Triceps-Sehnenreflex	C_6 bis C_7
Oberer Bauchdeckenreflex	Th_8 bis Th_9
Unterer Bauchdeckenreflex	Th_9 bis Th_{12}
Kremaster-Reflex	L_1 bis L_2
Patellar-Sehnenreflex	L_2 bis L_4
Achilles-Sehnenreflex	L_5 bis L_2

Tabelle 41. *Topische Höhendiagnostik von Rückenmarksprozessen durch Funktionsprüfung von Muskelgruppen nach* BING

Cervicalmark	Thorakalmark	Lumbalmark	Sacralmark
oberes Bewegungen von Kopf und Hals, Heben der Schultern *mittleres* Zwerchfellatmung, Bewegungen des Ober- und Unterarmes *unteres* Bewegungen der Hände und Finger	Bewegungen der Intercostalmuskulatur und Bauchmuskulatur	*oberes* Bewegungen im Hüftgelenk, Adduktion der Oberschenkel *unteres* Bewegungen der Unterschenkel	Bewegungen der Füße und Zehen, Versorgung der Damm- und Beckenbodenmuskulatur

Literatur

Alexander, M.: Encephalitis. Ergebn. inn. Med. Kinderheilk. **23**, 39—88 (1965).

Bamberger, Ph.: In: Linneweh, Die Prognose chronischer Erkrankungen. Berlin - Heidelberg-New York: Springer 1960.

—, u. A. Matthes: Anfälle im Kindesalter. Basel: S. Karger 1959.

Beerman, P. H., and B. Q. Banker: Neonatal meningitis — A clinical and pathological study of 29 cases. Pediatrics **38**, 6—24 (1966).

Bing, R.: Lehrbuch der Nervenkrankheiten. Basel 1945.

Bischoff, A., u. H. Willi: Ergebnisse der Liquorzytodiagnostik beim Neugeborenen und Säugling. Helv. paediat. Acta **17**, 24—35 (1962).

Bodechtel, G., u. A. Schrader: Erkrankungen des Rückenmarks. In: Handbuch der inneren Medizin, Bd. 5, S. 300—776. Berlin-Göttingen-Heidelberg: Springer 1953.

Boenninghaus, H. G.: Die Behandlung der Schädelbasisbrüche. Stuttgart: Georg Thieme 1960.

Boer, G. E.: Zit. bei Schmidt, Schmidt et al., Methoden der enzymatischen Analyse. Weinheim: Verlag Chemie 1962.

Bogaert, L. van: Acute encephalitis in childhood. Brit. med. J. **1959**I, 1199—1204 (1959).

Braun, H., u. H. Ley: Fermentbestimmungen im Liquor. Münch. med. Wschr. **108**, 1562—1566 (1966).

Braun, W., u. G. Ullmann: Kongenitaler Dermalsinus als Ursache recidivierender Meningitis. Paediat. Prax. **6**, 75—82 (1967).

Buetow, K. C., S. W. Klein, and R. B. Lange: Septicaemia in premature infants. Amer. J. Dis. Child. **110**, 29—45 (1965).

Cheidina, R. B.: Troubles de l'ouie compliquant les meningites purulentes traitées par les methodes actuelles du traitement. Zh. Nervopat. Psikhiat. **66**, 349—353 (1966).

Cobb, W. A.: On the specifity of the EEG changes in subacute encephalitis and some remarks on their possible pathological basis. Electroenceph. clin. Neurophysiol. **10**, 354 (1958).

Debre, R., P. Mozziconacci et M. Berkman: Les méningites purulentes du noveau né. Sem. Hôp. **30**, 4479 (1954).

Dolfuss: Ann. Oculist. (Paris) **103**, 115 (1926). Zit. bei Pette.

Eckstein, A.: Erkrankungen der Hirn- und Rückenmarkshäute. In: Handbuch der Kinderheilkunde, S. 495—569. Berlin: Vogel 1931.

Economo, C.: Die Encephalitis lethargica-Epidemie von 1920. Wien. klin. Wschr. **33**, 1—16 (1920).

Ewerbeck, H.: Die elektrophoretische Darstellung des normalen menschlichen Liquors. Klin. Wschr. **28**, 692 (1950).

Ford: Disease of the nervous systems in infancy, childhood and adolescence. Philadelphia 1960.

Friedeiscick, F. K.: Meningitis purulenta. In: Marget-Kienitz, Praxis der Antibiotikatherapie im Kindesalter. Stuttgart: Georg Thieme 1964.

— Das gewandelte Bild der eitrigen Meningitis unter dem Einfluß der modernen Therapie. 63. Tagg

Dtsch. Ges. Kinderheilk. Norderney 20.—22. 9. 1965.

Geisler, E., H. P. Jensen u. D. M. Vuckovich: Akute zerebellare Ataxie bei Kindern. Pädiatrie und Grenzgebiete **2**, 83—109 (1963).

Germer, W. D.: Viruserkrankungen des Menschen. Stuttgart: Georg Thieme 1954.

Gibbs, F. A., and E. L. Gibbs: The electroencephalogramm in encephalitis. Arch. Neurol. Psychiat. (Chic.) **58**, 184—192 (1947).

Giese, W.: Die pathologische Anatomie der eitrigen Meningitiden. Beitr. path. Anat. **109**, 229 (1944).

Groover, R. V., J. M. Sutherland, and B. H. Landing: Purulent meningitis of newborn infants. New Engl. J. Med. **264**, 1115 (1961).

Gordon, R. R.: Meningeal infections in childhood. Practioner (Sheffield) **194**, 343—349 (1965).

Haggarty, R. J., and M. Ziai: Acute bacterial meningitis in children controlled study of antimicrobial therapy with particular reference to combinations of antibiotics. Pediatrics **25**, 742 (1960).

Hallmann, L.: Klinische Chemie und Mikroskopie. Stuttgart: Georg Thieme 1960.

Heck, W., u. F. Rehbein: Meningitis bei Dermalfistel. Mschr. Kinderheilk. **113**, 441—442 (1965).

Henne, K.: Diagnose und Differentialdiagnose der Viruskrankheiten von Hirn- und Hirnhäuten. Z. ges. inn. Med. **22**, 31 (1967).

Hertl, M.: Das Gesicht des kranken Kindes. München u. Berlin: Urban & Schwarzenberg 1962.

—, u. K. H. Finzer: Cytochemische Untersuchungen der Liquorzellen bei Meningitis. Klin. Wschr. **37**, 1024—1029 (1959).

Herzog, B., u. U. Bühler: Die bakterielle Meningitis im Kindesalter. Ann. paediat. (Basel) **205**, 173—186 (1965).

Hodes, H. L., and S. Livingston: Elektroencephalographic findings in measles encephalitis. J. Pediat. **36**, 577—582 (1950).

Hutinel, V.: Les maladies des enfants. Paris: Asellin & Houzeau 1909.

Jacobi, G., W. Schiefer u. H. Truckenbrodt: Über rezidivierende eitrige Meningitiden beim Kind. Z. Kinderheilk. **88**, 599—605 (1963).

Jacoby, R. N., and M. B. Jacoby: J. Neurosurg. **15**, 45 (1958). Zit. bei Schmidt, Schmidt et al., Methoden der enzymatischen Analyse. Weinheim: Verlag Chemie 1962.

Junker, F.: Die Zellen des Liquor cerebrospinalis im Phasenkontrastmikroskop. Dtsch. Z. Nervenheilk. **166**, 237—246 (1950).

Junker, K.: Diss. Heidelberg 1943.

Kalm, H.: Probleme der pathologischen Anatomie virusbedingter Erkrankungen des Nervensystems. Verh. Dtsch. Ges. inn. Med. 61. Kongr. 1955, S. 179.

Karelitz, S., and M. Eisenberg: Measles encephalitis. Pediatrics **27**, 811—818 (1961).

Keitel, H. G., J. Hananian, R. Ting, L. M. Prince, and E. Randall: Meningitis in newborn infants. J. Pediat. **61**, 39 (1962).

Keller, H., u. H. D. Bruhn: Eine einfache Methode zur Diagnose der Liquorrhoe. Dtsch. med. Wschr. **88**, 1384—1385 (1965).

KELLER, W.: Die Krankheiten des Nervensystems. In: KELLER, Lehrbuch der Kinderheilkunde. Berlin-Göttingen-Heidelberg: Springer 1942.

KENNY, F. M., R. H. MICHAELS, and K. S. DAVIS: Rubella encephalitis. Amer. J. Dis. Child. 110, 374—380 (1965).

KETTNER, B.: Encephalitis und Amaurose im Kindesalter. Diss. Heidelberg 1936.

KEUTH, U.: Zur Neugeborenensepsis. Tagg Südd. Kinderärzte vom 20. 5. bis 21. 5. 1967.

KIPNIS, S. L.: Les meningites purulentes apparaissant après traumatisme de la tête. Zh. Nevropat. Psikhiat. 66, 1001—1009 (1966).

KLEINSCHMIDT, H.: Viruskrankheiten und Zentralnervensystem. Mschr. Kinderheilk. 87, 272—279 (1942).

— Erkrankungen des Nervensystems. In: FEER, Lehrbuch der Kinderheilkunde. Stuttgart: Gustav Fischer 1959.

KOCH, G.: Beitrag zur elektrophoretischen Untersuchung des Liquor cerebrospinalis im Kindesalter unter besonderer Berücksichtigung der Meningitiden. Z. Kinderheilk. 77, 563—576 (1956).

KOEPPE, H. W.: Neurotrope Viruskrankheiten. Med. Klin. 1961 Nr 8, 321—325; Nr 9, 365—369 (1961).

KOLCAR, O.: Das Vorkommen pathologischer Eiweißkomponenten im Liquor. Klin. Wschr. 44, 279—280 (1966).

KRÜCKE, W.: Pathologische Anatomie der Vaccinevirusencephalitis. Mschr. Kinderheilk. 100, 182 (1952).

KRÜCKEMEYER, W.: Differentialdiagnose der entzündlichen Prozesse des Gehirns im Kindesalter. Arch. Kinderheilk. 175, 63—69 (1966).

KÜBLER, W.: Liquorpigmente bei geburtstraumatischen Blutungen. Tagg Nordwestdtsch. Ges. Kinderheilkunde, Braunschweig 21.—23. 4. 1967.

KUELZ, J.: Meningitis einst und jetzt. Med. Mschr. 20, 203—207 (1966).

KUGLER, J.: Grundlagen der Elektroencephalographie. Stuttgart: Georg Thieme 1963.

KUNZE, H. G.: Differentialdiagnostische Beiträge zur Liquorzytologie. Z. ges. inn. Med. 20, 245—247 (1965).

KUTTER, D.: Bedside test for the chemical examination of spinal fluid. Helv. paediat. Acta 19, 490—495 (1964).

LABOCETTA, A. C., and A. S. TORNAY: Measles encephalitis. Amer. J. Dis. Child. 107, 247—259 (1964).

LAWSON, D., M. METCALFE, and G. PAMPIGLIONE: Meningitis in childhood. Brit. med. J. 1965 I, No 5434, 557—562.

LINK, K., u. H. SCHLEUSSING: Die offenen Verletzungen des Gehirns und des Rückenmarks. In: Handbuch der speziellen pathologischen Anatomie und Histologie. Berlin-Göttingen-Heidelberg: Springer 1958.

LÖSER, R., u. R. ACKERMANN: Eitrige Meningitiden. Med. Welt 17, 1621—1623 (1966).

LUBOLD, W.: Dermalsinus und Meningitis. Paediat. Prax. 6, 83—88 (1967).

MEYFARTH, G.: Poliomyelitis und abakterielle Meningitis im heutigen Krankengut einer Kinderklinik. Arch. Kinderheilk. 168, 230—247 (1963).

MIEHLKE, K.: Die Rheumafibel. Berlin-Göttingen-Heidelberg: Springer 1961.

MOORMAN, R. S., and S. A. SELL: Neonatal septicemia. Sth. med. J. (Bgham, Ala.) 54, 137 (1961).

MORITSCH, H.: Durch Arthropoden übertragene Viruskrankheiten des ZNS in Europa. Ergebn. inn. Med. Kinderheilk. 17, 1—57 (1962).

MORITSCH, H.: Virusencephalitis vom Standpunkt des Hygienikers. Paediatrie u. Paedologie 1, 179—182 (1965).

MÜLLER, K.: Differentialdiagnose herdförmiger intracranieller Prozesse im Kindesalter. Mschr. Kinderheilk. 106, 442—447 (1958).

MÜLLER-SEIFERT: Taschenbuch der medizinischen Diagnostik, bearb. v. Frh. v. v. KRESS. München: J. F. Bergmann 1949.

MUNK, K.: Die Enteroviruskrankheiten. Med. Klin. 1959, Nr 14, 682—686.

NOLEN, W., H. C. M. SHOOT, A. P. WOUDENBERG, H. G. S. RAALTE u. W. J. B. SLOT: En Kind met Encephalitis. Ned. T. Geneesk. 109, 1398—1404 (1965).

OPPENHEIM, H.: Die Encephalitis. In: NOTHNAGEL, Spezielle Pathologie und Therapie. Wien 1897.

PACHE, H. D.: Physiologie und Pathologie des Nervensystems — Übersichtsreferat. Mschr. Kinderheilk. 112, 398—404 (1964).

PALITZSCH, D.: Die heutige Situation der Meningitis purulenta. Arch. Kinderheilk. 1969, 32—41 (1963).

PETTE, H.: Infektion und Nervensystem. Dtsch. Z. Nervenheilk. 110, 221—289 (1929).

—, u. H. KALM: Entzündliche Erkrankungen des ZNS. In: Handbuch der inneren Medizin, Bd. 5. Berlin-Göttingen-Heidelberg: Springer 1953.

PLÜCKTHUN, H., u. A. MATTHES: Papierelektrophoretische Studien an Liquoreiweiß. Z. Kinderheilk. 72, 521—531 (1953).

RADERMECKER, J.: Systématique et electroencephalographie des encéphalites et encéphalopathies. Electroenceph. clin. Neurophysiol., Suppl. 5 (1956).

— Das Elektroencephalogramm bei Encephalitiden und Encephalopathien des Kindesalters. Nervenarzt 31, 529 (1960).

— Aktuelle Encephalitisprobleme. Verh. Med. Ges. Marburg am 13. 5. 1963.

RADL, H.: Zerebrale Komplikationen bei Infektionskrankheiten. Münch. med. Wschr. 101, 2163—2171 (1959).

— Entzündliche Erkrankungen des ZNS in den letzten Jahren. Münch. med. Wschr. 107, 2232 (1965).

RIECHERT, T.: Die posttraumatische nasale Liquorrhoe. Münch. med. Wschr. 99, 654—656 (1957).

ROTH, G.: Zum EEG bei Virusencephalitis. Paediatrie u. Paedologie 1, 191—199 (1965).

RUDDER, B. DE: Kinderärztliche Notfallfibel. Stuttgart: Georg Thieme 1953.

SAYK, J.: Cytologie der Cerebrospinalflüssigkeit. Jena: Gustav Fischer 1960.

SCHALTENBRANDT, G.: Die bakteriellen Meningitiden. Dtsch. Arch. klin. Med. 195, 314 (1949).

SCHEDA, W., u. Z. MARKO: Parainfektiöse Encephalopathie im frühen Kindesalter. Kinderärztl. Prax. 34, 539—546 (1966).

Scherer, F.: Ein Beitrag zur Ätiologie der Leptomeningitis purulenta bei Säuglingen. Jb. Kinderheilk. **39**, 1 (1895).

Schliak, H.: Differentialdiagnose der aufsteigenden Lähmungen. Paediat. Prax. **4**, 251—258 (1965).

Schmidt, E., F. W. Schmidt, H. D. Horn u. U. Gerlach: Methoden der enzymatischen Analyse. Weinheim: Verlag Chemie 1962.

Schmidt, R. M.: Zur Klinik der Virusmeningoencephalitis. Paediat. Prax. **6**, 269—276 (1967).

Schönenberg, H.: Der heutige Stand der Liquordiagnostik im Kindesalter. Ergebn. inn. Med. Kinderheilk. **6**, 100—184 (1955).

— Der Liquor cerebrospinalis im Kindesalter. Stuttgart: Georg Thieme 1960.

—, u. M. Tahbasian: Therapie und Prognose der eitrigen Meningitis im Kindesalter. Med. Klin. **61**, 801—804 (1966).

Schulte, F. J.: Über die zentralnervösen Komplikationen bei Varicellen. Dtsch. med. Wschr. **88**, 1836—1844 (1963).

Schuster, M.: Über epidemische Virusmeningitis. Mschr. Kinderheilk. **98**, 294—304 (1950).

Seeger, W.: Frontobasale Frakturen. Dtsch. med. Wschr. **92**, 1009—1012 (1967).

Seitelberger, F.: Virusencephalitis und vegetatives Nervensystem. Acta neuroveg. (Wien) **26**, 494—509 (1964).

— Virusencephalitis. Paediatrie u. Paedologie 1, 183—190 (1965).

Shwartz, J. F., A. M. Chutorian, R. A. Evans, and S. Carter: Optic atrophy in childhood. Pediatrics **34**, 670—679 (1964).

Simon, G., u. H. Schröer: Das Zellfangverfahren — eine neue Methode zur Liquorzelldiagnostik. Laboratoriumsbl. Leverkusen, H. 2, 17—26 (1963).

Smith, E. S.: Purulent meningitis in infancy and childhood — A review of 409 cases. Amer. J. Ped. **45**, 425 (1954).

Spatz, H.: Handbuch der Geisteskrankheiten, Bd. 11. Berlin: Springer 1931.

Stejskal, J., u. M. Ôslešjkova: Transaminaseaktivitäten im Liquor cerebrospinalis und im Serum bei Meningitis. Mschr. Kinderheilk. **114**, 344—349 (1966).

Stern, H.: Aetiology of central nervous system infections. Brit. med. J. **1961**I, 1061—1066.

Stirnimann, W.: Die Genickstarre im Kindesalter. Basel: Huber 1944.

Thiel, R.: Atlas der Augenkrankheiten. Stuttgart: Georg Thieme 1948.

Thompson, H. G., E. Hirschberg, M. Osnos, and A. Gellhorn: Neurology **9**, 545 (1959). Zit. bei Schmidt, Schmidt et al., Methoden der enzymatischen Analyse. Weinheim: Chemie-Verlag 1962.

Turrel, R. C., and E. Roseman: Electroencephalographic study of the encephalopathies. Arch. Neurol. Psychiat. (Chic.) **73**, 141 (1955).

Vallat, J. N., J. M. Ledetit et G. Brussely: Étude électrocinique de 3 cas d'encéphalite de la vaccination. Press. med. **65**, 528 (1957).

Vivell, O.: Die Encephalitiden. Therapiewoche 16, 1022 (1966).

— Ätiologie und Klinik der Viruskrankheiten des Gehirns und der Meningen. Z. ges. inn. Med. 22, 20—26 (1967).

—, u. G. Nessler: Die Encephalitiden. Therapiewoche 16, 1489—1493 (1966).

Watson, D. G.: Purulent neonatal meningitis. J. Pediat. **50**, 352 (1957).

Watson, K. C., J. G. Krogh, and D. T. Jones: Neonatal meningitis. J. clin. Path. **19**, 79—80 (1966).

Weber, H.: Über das Kationen-, Anionenverhältnis im Liquor unter normalen und pathologischen Bedingungen. Mschr. Kinderheilk. **102**, 75—77 (1957).

Wedemeyer, H. H.: Über die Zellen im Liquor cerebrospinalis bei Meningitis tuberkulosa. Klin. Wschr. **1935**, 858.

Weisse, K.: Entzündliche Erkrankungen des ZNS. In: Opitz-de Rudder, Paediatrie. Berlin-Göttingen-Heidelberg: Springer 1957.

— W. Krücke u. R. Siegert: Klinisch anatomische und virologisch bakteriologische Befunde bei Encephalitiden nach Pockenschutzimpfungen. Z. Kinderheilk. **73**, 23 (1953).

Widell, S.: On the cerebrospinal fluid. Acta paediat. (Uppsala) **47**, 1—102 (1958).

Wiedemann, H. R.: Akute Entzündungen der Hirnhäute. Med. Welt **41**, 2167 (1966).

Williams, C. P. S., A. G. Swanson, and J. T. Chapman: Brain swelling with acute purulent meningitis. Pediatrics **34**, 220—227 (1964).

Willemin-Clog, G. Mennt, N. Chatelain et M. J. Bezou: La chlorurorachie en cours de la méningite tuberculeuse et des méningite lymphocytaires. Pédiatrie **17**, 637—647 (1962).

Windorfer, A.: Akute elementare Gefährdungen im Kindesalter. Therapiewoche **15**, 945—949 (1965).

Wroblewski: Ann. N.Y. Acad. Sci. **75**, 322 (1958). Zit. bei Schmidt, Schmidt et al., Methoden der enzymatischen Analyse. Weinheim: Chemie-Verlag 1962.

Ziai, M., and R. J. Haggerty: Neonatal meningitis in premature children. New Engl. J. Med. **259**, 314 (1958).

Ziehme, E.: Zur Diagnostik der eitrigen Meningitis beim Neugeborenen. Mschr. Kinderheilk. **108**, 433—437 (1960).

Bakterielle Infektionen

Die eitrige Meningitis

F. Hummert und F. Schmid, Heidelberg

Synonyma. Eitrige Hirnhautentzündung, Meningitis purulenta, Leptomeningitis purulenta, Meningitis simplex — in der älteren Literatur.

Englisch: Purulent meningitis oder suppurative meningitis.

Französisch: Méningite purulente.

Italienisch: Meningite purulenta.

Spanisch: Meningitis purulenta.

Definition. Die Bezeichnung „eitrige Meningitis" stammt aus einer Zeit, in der man in erster Linie aus Unkenntnis der Ätiologie vieler Meningitisformen eine Einteilung nach der Beschaffenheit des Liquor cerebrospinalis vornahm. Man unterschied zwischen der *Meningitis serosa* (Quincke), bei der nur eine geringe Pleocytose im Liquor vorhanden war, und der *Meningitis purulenta* mit starker Pleocytose im Liquor. Wenn die entzündlichen Vorgänge in den Hirnhäuten einen blutigen Liquor verursacht hatten, sprach man von einer *Meningitis haemorrhagica*. Die Bezeichnung einer eitrigen Meningitis trifft demnach keinerlei Aussage über die Ätiologie der Meningitis, sondern ist ebenso wie die Meningitis serosa und die Meningitis haemorrhagica ein Sammeltopf ursächlich ganz verschiedener Meningitisformen.

In der Regel wird die eitrige Meningitis durch Bakterien, die seröse Meningitis dagegen durch Viren ausgelöst; tuberkulöse Hirnhautentzündungen reiht man im allgemeinen nicht in die Gruppe der eitrigen Meningitiden ein, doch geschieht dies gelegentlich im angelsächsischen Schrifttum.

Im Abschnitt über die eitrigen Meningitiden wird nur auf die wichtigsten bakteriell bedingten eitrigen Meningitiden eingegangen. Einige der bakteriellen Meningitisformen wurden an anderer Stelle dieses oder eines anderen Handbuch-Bandes ausführlich behandelt und werden deshalb nicht erneut berücksichtigt (s. Bd. I, Bd. V, Bd. IX).

Historische Daten. Aus Beschreibungen in alten Literaturquellen darf man schließen, daß die Meningitis sicher schon im Mittelalter bekannt war. 1478 wurden in Italien als „Mal del zucho", 1661 von Willis als „neue Krankheit" und 1685 von Sydenham Krankheitsbilder dargestellt, die recht typisch für eine Meningokokken-Meningitis waren.

Zu Beginn des vorigen Jahrhunderts schilderte Vieusseux in der Schweiz eine klassische Meningokokken-Epidemie in Genf, die 33 Todesfälle forderte. Jedoch erst Ende des 19. Jahrhunderts war es der Internist Quincke, der die „Infektion des Zentralnervensystems" näher studierte, die Technik der Lumbalpunktion ausbaute und die Ergebnisse der Liquoranalyse mit dem klinischen Bilde verglich. Er unterschied bereits zwischen seröser und eitriger Meningitis und wies darauf hin, daß der erhöhte intrakranielle Druck bei der Meningitis für die Hirnschädigung verantwortlich sei. Ferner beobachtete er, daß in den meisten durch ein „infektiöses Agens" bedingten Meningitiden die Konvexität des Gehirns mehr betroffen war als die Ventrikel. Er vertrat auch, im Gegensatz zu späteren Auffassungen, die eine Bakterienwanderung entlang Nerven- und Venenwänden ins Gehirn annahm, die moderne Auffassung, daß die „Parasiten", wie er die Infektionserreger nannte, auf dem Blutwege das Gehirn erreichten.

Gleich zu Anfang des 20. Jahrhunderts begann, sicherlich angeregt durch die vorzügliche Vorarbeit Quinckes und die Entdeckung vieler Krankheitserreger um die Jahrhundertwende, vor allem in Frankreich, Deutschland und den USA, die systematische Erforschung der Meningitiden und die Entwicklung einer wirksamen Therapie. Nach vielen vergeblichen Behandlungsversuchen mit verschiedenen Mitteln hatte man mit der Entwicklung spezifischer Antiseren gegen einige Erreger und deren Verabreichung, z.B. bei der Meningokokken-Meningitis, zwischen 1920 und 1930 erstmalig eine Herabsetzung der Mortalität bei einigen Meningitisformen erreicht; eine dramatische Verbesserung der Therapieergebnisse wurde aber erst durch die Einführung der Sulfonamide zwischen 1935 und 1940 und des Penicillins Anfang der 40er Jahre erreicht.

Disposition

Häufigkeit. Unter den Krankheiten des Kindesalters spielen die entzündlichen Erkrankungen der Hirnhäute eine wichtige Rolle. So fanden wir bei einer Durchsicht des gesamten stationären Krankengutes von 12 Jahrgängen der Heidelberger Universitäts-Kinderklinik — es wurden die Jahre 1931, 1935, 1950/51 und 1959—1966 ausgewertet —, daß jährlich zwischen 1—2,2% der stationär behandelten Fälle eine entzündliche Erkrankung des ZNS aufwiesen.

Vom neurologischen Krankengut der Klinik entfielen ca. 5,5% auf die bakteriellen und 6,5% auf die abakteriellen Meningitiden. Insgesamt sahen wir in den genannten 12 Jahren 677 Patienten mit einer Meningitis; von diesen hatten 312 Patienten = 46% eine bakterielle — davon 77 = ca. 25% eine tuberkulöse — und 382 = 54% eine aseptische Meningitis (s. auch Abb. 178). In den Jahren 1950/51 stellten die tuberkulösen Meningitiden das Hauptkontingent der bakteriell bedingten Meningitiden, während sie in den letzten Jahren kaum mehr vorkamen.

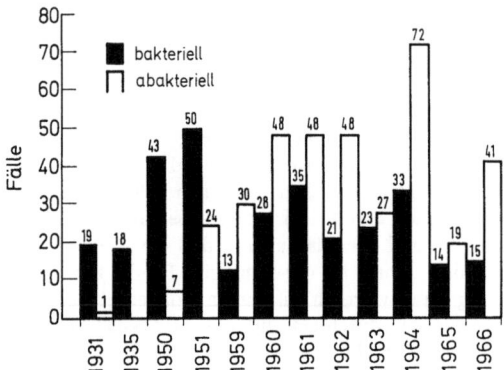

Abb. 178. Häufigkeit der bakteriellen und abakteriellen Meningitiden in den Jahren 1931, 1935, 1950,
1951 und 1959—1966 (677 Fälle der Universitäts-
Kinderklinik Heidelberg)

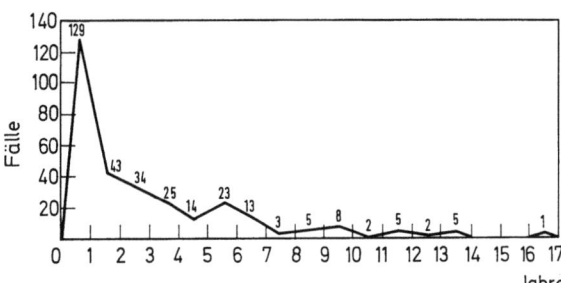

Abb. 179. Altersverteilung der bakteriellen Meningitis
(312 Fälle der Universitäts-Kinderklinik Heidelberg;
77 Tbc-Meningitisfälle eingeschlossen)

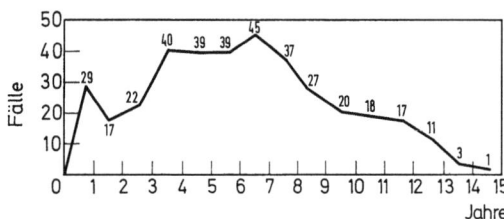

Abb. 180. Altersverteilung der abakteriellen Meningitis (365 Fälle der Universitäts-Kinderklinik
Heidelberg)

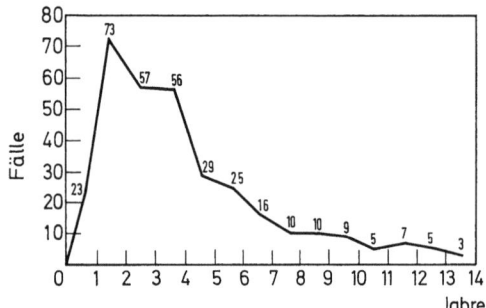

Abb. 181. Altersverteilung der Poliomyelitis (327 Fälle
der Universitäts-Kinderklinik Heidelberg)

Für die analysierten Jahre betrugen die Prozentsätze der an einer eitrigen Meningitis erkrankten Patienten durchschnittlich 0,3—1,1% der stationär
behandelten Patienten. Auch aus einer Veröffentlichung von Haggerty und Ziai (1964) kann man
entnehmen, daß auf die eitrigen Meningitiden im
Krankengut des Children's Hospital Centers in Boston
jährlich zwischen 0,4—0,9% der stationär behandelten
Patienten entfallen.

Einen *signifikanten Rückgang* in der Anzahl
der eitrigen Meningitiden, den man wegen der
heute recht großzügigen Anwendung von Antibiotica und Sulfonamiden bei allen möglichen
fieberhaften Infekten vermuten könnte, kann
man weder aus dem Zahlenmaterial unserer
Klinik noch aus dem von Haggerty und Ziai
(1964) ablesen. Von einigen Autoren wie Friederiszick wird jedoch eine solche Abnahme
der eitrigen Meningitiden beschrieben.

Altersdisposition. Bei der eitrigen Meningitis besteht eine ausgesprochene Altersdisposition, und zwar insofern, als Kinder um so
häufiger erkranken, je jünger sie sind.

Fothergill und Sweet sowie Neal zeigten
schon 1933 bzw. 1935, daß die eitrige Meningitis in
keinem Lebensjahr häufiger ist als im ersten. Auch in
neueren Statistiken wird eine solche Altersdisposition
sichtbar. Verron fand bei 513 an eitriger Meningitis
erkrankten Kindern, daß 37% oder 190 Erkrankungen
in den ersten 6 Lebensmonaten und 51% oder 263 Erkrankungen im 1. Lebensjahr vorkamen. E. Smith
(1954a) machte bei 354 Patienten eine ähnliche Beobachtung:

In seinem Krankengut traten 53% der Erkrankungen im 1. Lebensjahr auf und er gab ferner an,
daß die eitrige Meningitis im 1. Lebensmonat häufiger
sei als in jedem späteren Lebensmonat. Nach D. Palitsch entfallen etwa 80% aller kindlichen eitrigen
Meningitisfälle auf das Säuglings- und Kleinkindesalter, und nur noch etwa 10% verteilen sich nach dem
5. Lebensjahr auf die übrigen Jahre des Kindesalters.

Die Abb. 179, 180, 181 bringen vergleichende Darstellungen über die Altersverteilung
der bakteriell bedingten Meningitiden (Tbc-
Meningitisfälle eingeschlossen), der aseptischen
Meningitiden und der Poliomyelitis aus dem
klinischen Material der Heidelberger Universitäts-Kinderklinik.

Geschlechtsdisposition. Bei den eitrigen Meningitiden zeigt sich sowohl in der Morbidität
als auch in der Mortalität eine signifikante Geschlechtsdisposition; Knaben erkranken und
sterben häufiger als Mädchen (Haggerty und
Ziai, 1964).

Koch et al. (1961) fanden bei über 600 Fällen
einer eitrigen Meningitis, daß männliche Kinder fast
doppelt so häufig erkranken wie weibliche. Washburn
et al. prüften an Hand der Fälle des Johns Hopkins

Hospitals in Baltimore und sorgfältig ausgewählter Veröffentlichungen in der Weltliteratur, inwieweit Geschlechtsdifferenzen bei schweren Infektionskrankheiten bestehen, und untersuchten ebenfalls, in welchen Altersstufen solche Differenzen vorkommen. Besondere Aufmerksamkeit wandten sie in ihrer Studie der bakteriellen Meningitis und Sepsis im Kindesalter zu. Sie fanden bei der Meningitis und Sepsis ein signifikantes Überwiegen des männlichen Geschlechtes sowohl unter den Erkrankten als auch unter den an der Meningitis Verstorbenen. Bei der Meningitis der Neugeborenen war die Geschlechtsdifferenz am deutlichsten (s. Tabelle 42).

Tabelle 42. *Geschlechtsdisposition der eitrigen Meningitis* (nach WASHBURN et al.)

| Alter | Zahl der Fälle | | Verhält-nis |
	Männlich	Weiblich	
Neugeborene	296	164	1.81
Ältere Patienten	9834	6986	1.41
Summe	10130	7143	1.42

Als eine mögliche Erklärung für das häufigere Erkranken des männlichen Geschlechtes stellten WASHBURN et al. die Hypothese auf, daß Gene, die an der Steuerung der Immunglobulinsynthese beteiligt sind, auf X-Chromosomen lokalisiert sind. Da das männliche Geschlecht nur ein X-Chromosom besitzt, nehmen die Autoren an, daß es bei der Produktion der Immunglobuline benachteiligt sei.

Allerdings ist nicht aus allen Veröffentlichungen, in denen auf die Geschlechtsdisposition eingegangen wird, ein so eindeutiges Überwiegen des männlichen Geschlechtes unter den Erkrankten ersichtlich. HERZOG und BÜHLER beobachteten ein Erkrankungsverhältnis von 104 Knaben zu 70 Mädchen und VERRON fand bei 513 Kindern mit eitriger Meningitis nur 287 Erkrankungen bei Knaben gegenüber 226 bei Mädchen. Das letztere Ergebnis ergibt gerade noch eine statistisch signifikante Differenz, zeigt aber keineswegs ein so deutliches Überwiegen des männlichen Geschlechtes, wie es bei den zuvor zitierten Autoren vorlag.

Konstitutionelle Disposition. Eine konstitutionelle Disposition scheint bei der Erkrankung an einer Meningitis eine gewisse Rolle zu spielen. J. GEHRT beobachtete, daß Patienten, in deren Familien neurologische Erkrankungen wie Krampfleiden vorkommen, wesentlich häufiger an Meningitis und Encephalitis erkranken als andere Personen. Auch KÜLZ fand bei 38 Patienten, die an einer Meningokokken-Meningitis erkrankt waren, daß bei 11 der Patienten eine Belastung mit Krankheiten des ZNS nachweisbar war.

Für das Vorliegen einer konstitutionellen Disposition sprechen auch jene oft nach jahrelangen Intervallen rezidivierenden eitrigen Meningitiserkrankungen, bei denen keine der bekannten prädisponierenden Faktoren für eine Meningitis vorliegen und bei denen jeweils andere Erreger im Liquor gefunden werden.

Derartige Fälle sind häufiger in der Literatur beschrieben worden (VERRON).

Jahreszeitliche Disposition. Eine „Saisonabhängigkeit" bezüglich des Auftretens von eitrigen Meningitiden wird von vielen Autoren beschrieben, doch ergeben sich bei den einzelnen Veröffentlichungen einige Differenzen hinsichtlich der jahreszeitlichen Disposition, wenn die einzelnen Meningitisformen getrennt analysiert werden — Differenzen, die allerdings z.T. durch die geographische Lage bedingt sind.

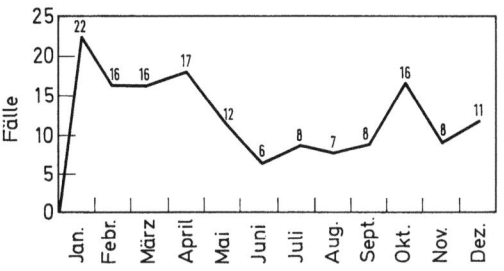

Abb. 182. Jahreszeitliche Verteilung der Meningokokken-Meningitis (147 Fälle der Universitäts-Kinderklinik Heidelberg)

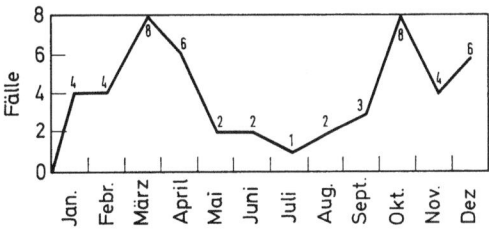

Abb. 183. Jahreszeitliche Verteilung der Pneumokokken-Meningitis (50 Fälle der Universitäts-Kinderklinik Heidelberg)

DE RUDDER gibt an, daß die Meningokokken-Meningitis in Abhängigkeit von meteorologischen Einflüssen signifikant häufiger im Winter und Frühling als im Sommer und Herbst auftritt („Saisonkrankheit"). Wir fanden bei der Auswertung von 147 eigenen Fällen einer Meningokokken-Meningitis, außer einer Krankheitshäufung im Winter und in den Frühlingsmonaten, einen Gipfel im Monat Oktober (vgl. Abb. 182). Nach SMITH (1956) soll die Prädilektionszeit für die Meningokokken-Meningitis und für die Pneumokokken-Meningitis in den Monaten März und April liegen, doch sahen wir unter 50 Fällen von Pneumokokken-Meningitis ebenso viele Fälle im Oktober und Dezember wie im März und April (vgl. Abb. 183).

Die Haemophilus influenzae-Meningitis kommt nach RIVERS hauptsächlich im Herbst und frühen Winter vor.

Trotz der unterschiedlichen Angaben in der Literatur bezüglich des jahreszeitlichen Auftretens der einzelnen Meningitisformen besteht weitgehend Einigkeit darüber, daß Meningo-

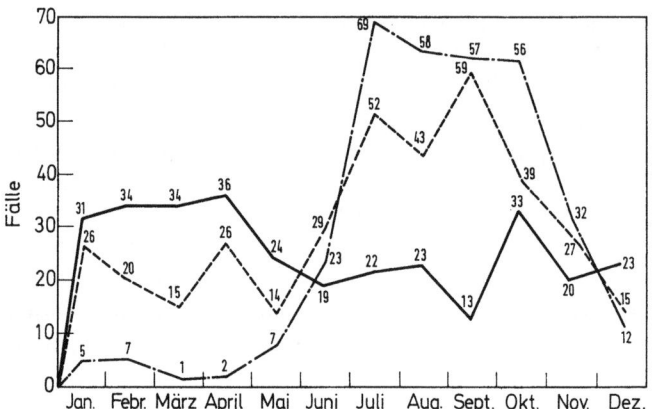

Abb. 184. Jahreszeitliche Verteilung der bakteriellen Meningitis (——— 312 Fälle), der abakteriellen Meningitis (- - - - 365 Fälle) und der Poliomyelitis (—·— 327 Fälle) der Heidelberger Universitäts-Kinderklinik

kokken-, Pneumokokken- und Haemophilus influenzae-Meningitiden als eine zusammengefaßte Gruppe betrachtet, vorwiegend im Herbst, Winter und Frühling auftreten und sich nur wenige Erkrankungen in den Sommermonaten finden. Bei den aseptischen Meningitiden zeigt sich dagegen eine Häufung in den Sommermonaten (s. Abb. 184).

Pathobiologie

Ätiologie. Die bakteriell bedingten eitrigen Meningitiden werden durch verschiedene, in der Regel über eine hämatogene Streuung in die Hirnhäute eingeschleppte pyogene Bakterien hervorgerufen. Grundsätzlich können alle Bakterien, auch solche, die gewöhnlich nicht als

pathogene Keime bekannt sind, wie z.B. Staphylococcus albus, eine eitrige Meningitis auslösen. Im Kindesalter ist es jedoch so, daß für 60—80% der eitrigen Meningitiden nur 3 Erreger, nämlich Meningokokken-, Pneumokokken- und Haemophilus influenzae-Bakterien verantwortlich sind (Smith, 1954a; Kneebone, Mozziconacci und Girard, Verron, Friederiszick); bei Neugeborenen und Frühgeborenen sind dagegen coliforme Bakterien, insbesondere Escherichia coli und Paracoli-Bakterien, in über 60% der Fälle ätiologisch für die eitrige Meningitis verantwortlich (vgl. Tabellen 43 und 50).

Interessant ist die Tatsache, daß in Europa Meningokokken als bei weitem häufigste Er-

Tabelle 43. *Erregerverteilung bei den eitrigen Meningitiden*

Erreger	FRIEDERISZICK	VERRON		MOZZICONACCI	SMITH 1954a	KNEEBONE
	366 Fälle 1948—1962	259 Fälle 1931—1948	254 Fälle 1949—1960	227 Fälle 1946—1958	354 Fälle 1944—1953	237 Fälle 1953—1959
Neisseria meningitidis	172	105	105	90	72	61
Diplococcus pneumoniae	65	53	48	36	41	36
Haemophilus influenzae	36	14	21	18	106	67
Escherichia coli	28	—	6	11	19	9
Ohne Erregernachweis	28	69	56	48	91	37
Staphylokokken	12	2	4	4	6	?
Streptokokken	11	15	11	2	5	?
Listeria monocytogenes	5	—	—	—	—	?
Klebsiella pneumoniae	3	—	—	3	—	?
Salmonellen	3	—	—	—	6	?
Pseudomonas aeruginosa	2	1	1	4	5	?
Proteus	1	—	—	3	1	?
Moraxella Lwoffi	—	—	—	2	—	?
Alcaligines faecalis (Faecalis alcaligines)	—	—	—	1	—	?
Paracolobactrum	—	—	—	—	2	?
Seltene Erreger	—	0	2	—	—	?
Mehrere Erreger	—	—	—	5	—	7

reger der eitrigen Meningitis in Frage kommen (HERZOG und BÜHLER, QUAADE und KRISTENSEN, FRIEDERISZICK, VERRON, MOZZICONACCI und GIRARD), während in den USA, Kanada und Australien Haemophilus influenzae-Bakterien als Erreger an der Spitze stehen (KOCH et al., 1961; HAGGERTY und ZIAI, 1964; KNEEBONE, GOSSAGE, SMITH, 1954a).

Im Erwachsenenalter dominieren in allen Ländern Pneumokokken und Meningokokken als ätiologisch verantwortliche Erreger, wobei von einigen Autoren Pneumokokken, von anderen Meningokokken als häufigste Erreger angegeben werden. Haemophilus influenzae-Meningitiden sind im Erwachsenenalter und auch jenseits des 5. Lebensjahres im Kindesalter ausgesprochen selten.

Mischinfektionen mit 2 oder mehr bakteriellen Keimen werden in der Literatur nur äußerst selten beschrieben. Davon abweichend gibt es jedoch einzelne Veröffentlichungen, in denen über Mischinfektionen in einer Häufigkeit von 2,5 bis maximal 8% berichtet wird (MOZZICONACCI und GIRARD, KNEEBONE, VADEN et al.).

Beachtenswert sind einige Mitteilungen in der neueren Literatur, in denen „Simultan-Infektionen" von Viren und Bakterien nachgewiesen werden konnten. So gelang es BRUNNEL und DODD in einem Fall neben Haemophilus influenzae-Bacillen vom Typ B auch Herpes-Viren und WRIGHT et al. ebenfalls in einem Fall neben Haemophilus influenzae-Bacillen vom Typ B Echo-Viren vom Typ IX aus dem Liquor zu isolieren. Diese Autoren meinen, daß sich eine solche Simultan-Infektion von Viren und Bakterien bei eitrigen Meningitiden bei intensiver Suche häufiger finden lassen müsse. Auch nehmen sie an, daß solche Virusinfektionen wegbahnend für die bakterielle Meningitis sein könnten. Umgekehrt beobachteten LAPLANE et al., wie 3 mit einer eitrigen Meningitis erkrankte Kinder nach einem Kontakt mit einem Poliopatienten eine Poliomyelitis mit schweren Paralysen bekamen, während 2 andere Kontaktkinder, die an einer Tbc erkrankt waren, keine Paralysen davontrugen.

Pathogenese und Pathophysiologie. Eine eitrige Meningitis kann auf 2 verschiedenen Wegen zustande kommen:

Die bei weitem häufigste, sog. *hämatogen-metastasierende Form*, entsteht dadurch, daß Keime in die Blutbahn gelangen und auf hämatogenem Wege in die Hirnhäute verschleppt werden. Bei der als „*fortgeleitete Meningitis*" bezeichneten Form gelangen die Erreger dagegen auf direktem Wege durch anatomische Defekte oder entlang Gefäßbahnen vom Mittelohr oder Mastoid in die Hirnhäute. Ob noch eine 3. Möglichkeit, nämlich die der

lymphogenen Entstehung, eine Rolle spielt, ist nicht genau geklärt; sicher kommt sie — falls überhaupt — nur sehr selten vor.

Die *prädisponierenden Faktoren* der fortgeleiteten Meningitis liegen sehr nahe: Es sind dies Frakturen in gewissen Schädelregionen (Ohr-, Nasen-Nebenhöhlenbereich), kongenitale Mißbildungen entlang der Neuralrinne, bei denen eine direkte Verbindung zwischen Haut und ZNS besteht (kongenitaler Hautsinus mit oder ohne Hauttumor, Meningomyelocelen), und entzündliche parameningeale Prozesse (Otitis, Mastoiditis, Sinusitis ethmoidalis).

Viel schwieriger ist es jedoch, die Entstehung der auf hämatogen-metastatischem Wege ausgelösten Meningitis zu erklären. Zunächst muß es zum Eintritt der Keime in die Blutbahn kommen. Als Faktoren, die das Auftreten einer solchen Bakteriämie begünstigen können, sind alle entzündlichen Erkrankungen (z.B. Pneumonie, Absceß, Pyelonephritis, Otitis), aber auch andere schwere Erkrankungen anzusehen, die die Abwehrkraft des Körpers herabsetzen und dadurch ein Eindringen pathogener Keime über die Schleimhäute in die Blutbahn möglich machen. Ferner sind alle Verletzungen an Haut und Schleimhäuten, Hypo- und Agammaglobulinämien, Postsplenektomiezustände und Leukämien als prädisponierende Faktoren beschrieben worden (KNEEBONE, APPELBAUM, FOTHERGILL und WRIGHT, GITLIN, SWARTZ und DODGE, 1965b; KOCH, 1961). Es müssen jedoch noch andere Faktoren hinzukommen, die die gewöhnlich schwer passierbare Blut-Liquorschranke verändern, damit die Keime aus der Blutbahn in die Hirnhäute gelangen können. Die große Erkrankungshäufigkeit von Frühgeborenen hat man durch eine sehr gesteigerte Durchlässigkeit der Blut-Liquorschranke in diesem Alter erklärt und hat eine solche gesteigerte Durchlässigkeit bei Frühgeborenen auch nachweisen können (OTILA).

Nach F. SCHMID ist die Tatsache. daß Säuglinge und Kleinkinder unverhältnismäßig stark betroffen sind, in erster Linie darauf zurückzuführen, daß die Infektabwehr in dieser Altersstufe bis zur vollen Entfaltung der lymphoretikulären Abwehrzonen (Lymphknotensystem) auf die lockeren Bindegewebe der serösen Häute angewiesen ist (s. auch Abb. 185).

Bei älteren Kindern und Erwachsenen hat man Schädeltraumen, auch ohne sichtbare Verletzungen, für eine erhöhte Durchlässigkeit der Blut-Liquorschranke verantwortlich zu machen versucht (HAGGERTY und ZIAI, 1964; APPELBAUM). Möglicherweise kommen auch voraufgegangene Virusinfektionen für solche Permeabilitätsänderungen in der Blut-Liquorschranke in Frage (WRIGHT et al.).

Viele Probleme der kausalen Frage: „Warum erkrankt das eine Kind an einer eitrigen Meningitis und die meisten anderen Kinder in ähnlicher Situation nicht", sind jedoch ungeklärt.

Pathoanatomie. Die eitrige Meningitis ist ihrem Namen nach in erster Linie eine Entzündung der Hirnhäute. Von diesen sind ins-

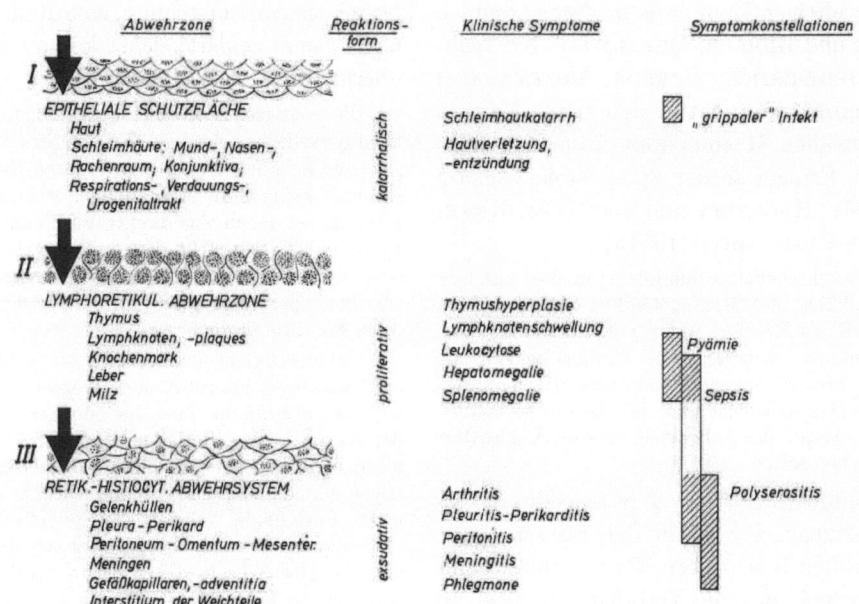

Abb.. 185 Infektionsabwehr- und Immunsystem. I. Epitheliale Schutzfläche, II. Lymphoretikuläre Abwehrzone, III. Reticulo-histiocytäres Abwehrsystem. Dazugehörige klinische Symptome bei Inanspruchnahme. (Nach F. Schmid)

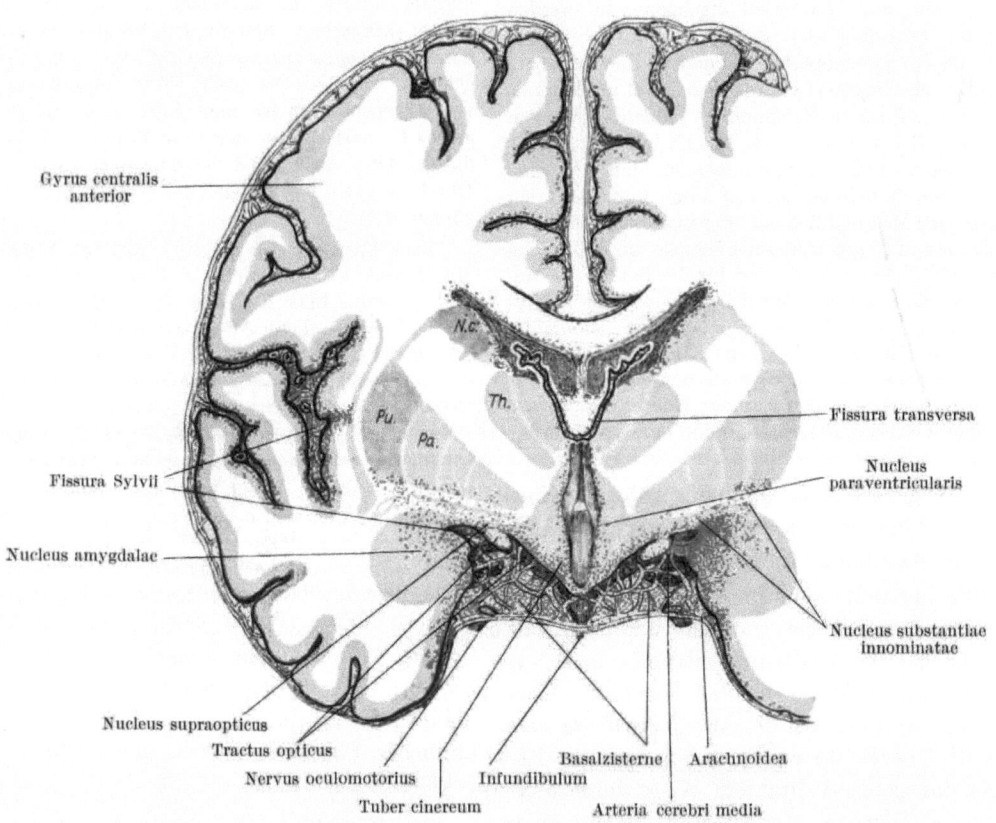

Abb. 186. Ausbreitungsmodus der Meningoencephalitis, entlang der äußeren und inneren Oberflächen und in den angrenzenden Bezirken des Gehirns. Rot = entzündliche Veränderungen. (Nach H. Spatz)

besondere die Arachnoidea und Pia mater, also die weichen Hirnhäute oder Leptomeningen, dagegen kaum die Dura mater betroffen. Der Entzündungsprozeß ist in der Regel aber keineswegs auf die weichen Hirnhäute beschränkt, sondern erfaßt auch die weichen Häute des Rückenmarkes, sowie in unterschiedlicher Intensität oberflächennahe Regionen der Hirnrinde und des Rückenmarkes (vgl. Abb. 186). Vom pathoanatomischen Bild her müßte man also eher von einer eitrigen Meningoencephalomyelitis als von einer eitrigen Meningitis sprechen.

In der *Lokalisation* der entzündlichen Veränderungen und der Beschaffenheit des entzündlichen Exsudates ergeben sich bei den verschiedenen *hämatogen entstandenen Meningitisformen* oft gewisse Unterschiede: Bei der durch Meningokokken bedingten Meningitis sind die schwersten entzündlichen Erscheinungen typischerweise über dem Kleinhirn und den Parietal- und Occipitallappen des Gehirns lokalisiert. Dadurch wird die besonders deutlich ausgeprägte Nackensteifigkeit dieser Meningitisform verursacht. Bei der Pneumokokken-Meningitis findet sich dagegen ein dickes, reichlich Fibrin enthaltendes, entzündliches Exsudat über den Frontal- und Parietallappen, was dieser Form den Namen einer „Haubenmeningitis" eingetragen hat. Die Lokalisation des Exsudates macht bei dieser Form auch die gelegentlich nur geringgradig oder sogar ganz fehlende Nackensteifigkeit verständlich. Eine charakteristische Exsudatverteilung fehlt bei der Haemophilus influenzae-Meningitis; bei dieser Form kann die entzündliche Reaktion einmal stärker an der Hirnbasis, ein anderes Mal mehr über der Hirnkonvexität ausgeprägt sein. Bei längerem Bestehen der Haemophilus influenzae-Meningitis findet sich überall an der Hirnoberfläche und in den Sulci ein meist dicker, gelblich-grünlicher Eiter.

Die entzündlichen Erscheinungen der durch Betahämolytische Streptokokken ausgelösten Meningitisform sind meistens über die ganze Hirnoberfläche verteilt und das eitrige Exsudat enthält weniger Fibrin und ist weniger dick als das der Pneumokokken-Meningitis. Staphylokokken-Meningitiden zeichnen sich in der Regel durch starke Eiteransammlungen in Meningen und Gehirn aus. Wie bei der Tbc-Meningitis findet man bei den durch coliforme Erreger verursachten Meningitiden häufig die stärksten Eiteransammlungen an der Hirnbasis oder ziemlich gleichmäßig über Konvexität und Basis des Gehirns verteilt.

Aus diesen Schilderungen, die größtenteils noch auf Befunden der präantibiotischen Ära basieren, mag der Eindruck entstehen, daß man in typischen Fällen allein aus den vorliegenden makroskopischen Befunden an den Hirnhäuten eine ätiologische Diagnose stellen könnte. Je nach Dauer und Wirksamkeit der Behandlung vor dem Ableben sind die meningialen Befunde gewöhnlich jedoch nur wenig für verschiedene Erreger charakteristisch, und nur bakteriologische Untersuchungen erlauben eine sichere ätiologische Diagnose. Viele andere Veränderungen am Gehirn der an Meningitis verstorbenen Patienten sind jedoch auch heute noch den Befunden vor der präantibiotischen Ära weitgehend ähnlich.

Häufig findet man bei der eitrigen Meningitis ein Übergreifen der Entzündung auf die Hirnbinnenräume, mit denen der Subarachnoidalraum über die Foraminae Luschkae et Magendii in Verbindung steht. Es kommt dort zu ähnlichen entzündlichen Veränderungen wie an der Hirnkonvexität. Eine Ependymitis granularis kann zu einem Verschluß des Aquaeductes und damit zu einem Hydrocephalus führen. Ferner sind Empyeme mit reichlichen Bakterienansammlungen in den Hirnkammern gewöhnlich die Folgen einer solchen Entzündungsausbreitung.

Vasculäre Veränderungen in den kleinen Arteriolen (Periarteriitis oder Endarteriitis mit später folgenden Intimaproliferationen) sowie Thrombophlebitiden treten gelegentlich auf und führen gewöhnlich zur Nekrose zugehöriger Rindenbezirke. In erster Linie von amerikanischen Autoren (ADAMS et al., DODGE und SWARTZ, 1965a; BERMAN und BANKER) wurden auch Nekrosen in tieferen Rindenschichten beobachtet, die nicht durch vasculäre Verschlüsse erklärt werden konnten und von diesen Autoren als durch Bakterientoxine oder Hypoxie bzw. Anoxie entstandene Nekrosen gedeutet wurden. Ausgeprägte Hirnödeme und -hernien finden sich bei den an einer eitrigen Meningitis verstorbenen Patienten nur selten (DODGE und SWARTZ, 1965a; BERMAN und BANKER). Wie schon erwähnt, können die entzündlichen Reaktionen an der Hirnoberfläche zur Zerstörung der oberen Rindenschichten mit nachfolgendem reaktiven Auftreten von Mikrogliazellen und Astrocyten in diesen Bezirken führen. Über Verklebungen zwischen Arachnoidea und Pia kann es zum Bild einer Arachnitis adhaesiva, möglicherweise mit Cystenbildung (Arachnitis adhaesiva cystica), kommen.

Bei der *fortgeleiteten Meningitis* ist die Entzündung nach ESSBACH innerhalb der weichen Hirnhaut zunächst über dem benachbarten Schädelwand- und Duraprozeß am intensivsten ausgeprägt (z.B. bei Otitis im Temporalhirnbereich), und bleibt dort auch nach der Ausbreitung der Entzündung auf andere Regionen häufig noch herdbetont. Staphylokokken, Streptokokken und Pneumokokken sind die am häufigsten bei solchen fortgeleiteten Meningitiden gefundenen Erreger, doch können natürlich auch andere Keime vorkommen.

Das klinische Bild der eitrigen Meningitis

Die ursächlich verschiedenen Formen der eitrigen Meningitis sind in ihrem klinischen Erscheinungsbild sehr ähnlich, so daß es gerechtfertigt erscheint, in einem allgemein gefaßten Kapitel über das klinische Bild zu referieren. Auf Besonderheiten wird in den Abschnitten über die speziellen Meningitisformen eingegangen werden.

Allgemeine Symptomatologie. Die Symptome der eitrigen Meningitis hängen weitgehend vom Alter des Patienten ab: Je jünger das Kind bzw. der Säugling, um so weniger „klassische Meningitiszeichen" treten im allgemeinen auf. An dieser Stelle sollen nochmals kurz die häufig vorkommenden und typischen Symptome einer Meningitis angegeben werden, wie sie bei Kindern jenseits des 2. Lebensjahres in der Regel beobachtet werden; detailliertere Beschreibungen der einzelnen Zeichen und Symptome sind im einleitenden Kapitel der Semiotik geschildert worden (s. S. 304 ff.).

Anamnestisch am häufigsten angegebene Symptome wie Fieber, Brechreiz, Erbrechen, Appetitlosigkeit, Müdigkeit sind recht uncharakteristische Zeichen, die sich bei vielen Erkrankungen des Kindesalters finden. Dagegen weisen sehr heftige Kopfschmerzen, Reizbarkeit und Berührungsempfindlichkeit, Störungen des Sensoriums sowie Krämpfe eher auf einen krankhaften Prozeß im Gehirn hin und lassen wegen des akuten Beginnes solcher Symptome an eine Meningitis denken. Ergibt die anschließende Untersuchung des Patienten nun noch Befunde, die am konstantesten bei einer Meningitis beobachtet werden, wie Nackensteifigkeit, positive Kernigsche und Brudzinkische Zeichen, so erhärtet sich der Verdacht auf das Vorliegen einer Meningitis immer mehr. Auch im Verlauf der akuten Erkrankung aufgetretene Paresen einzelner Hirnnerven weisen auf eine meningitische Erkrankung hin, wobei sich allerdings über deren Ätiologie daraus keinerlei Rückschlüsse ziehen lassen. Papillenödeme am Augenhintergrund deuten eher auf eine tuberkulöse Meningitis, einen intrakraniellen Absceß oder eine Sinusthrombose hin. Eine sorgfältige Hautuntersuchung ergibt bei Vorliegen von petechialen Blutungen oder einer bis münzgroßen Purpura bei entsprechenden anderen Symptomen den Verdacht auf eine Meningokokkenmeningitis. In sehr seltenen Fällen kommen solche Hauterscheinungen jedoch auch bei Pneumokokken- und Haemophilus influenzae-Meningitiden vor. Vasomotorische Störungen wie der Dermographismus ruber und ein Kreislaufkollaps finden sich ebenfalls besonders häufig bei der Meningokokken-Meningitis, ohne daß diese Erscheinungen pathognomonisch für eine Meningokokken-Meningitis wären. Bei einem kongenitalen Hautsinus sind eher andere als die

üblichen Erreger der Meningitis ätiologisch beteiligt.

Die „klassischen Zeichen" einer Meningitis findet man gewöhnlich erst bei Kindern jenseits des 2. Lebensjahres. Bei den *Säuglingen* und *Kleinkindern* beobachtet man häufig *Symptome* wie Fieber, gehäuftes Erbrechen, Trinkunlust, akute Verschlechterung des Allgemeinzustandes, Somnolenz oder große Unruhe und Reizbarkeit, Atemstörungen ohne kardiale oder pulmonale Erklärung und Krämpfe. Eines der signifikantesten Zeichen ist im Säuglingsalter die vorgewölbte oder gespannte Fontanelle, die aber keineswegs vorliegen muß und andererseits auch gelegentlich nach Tetracyclintherapie und nach Ingestion von exzessiven Vitamin A-Dosen vorkommen kann. Nackensteifigkeit, Kernigsche und Brudzinkische Zeichen sind in dieser Altersklasse schwer zu beurteilen. Einen besseren Hinweis liefert bei 1—2jährigen Kindern meistens das sog. „Dreifuß-Zeichen". Die Haut, Augen und neurologischen Befunde entsprechen weitgehend denen älterer Kinder.

Die Symptome der Neugeborenen- und Frühgeborenenmeningitis sind auf S. 356 eingehend beschrieben.

Diagnose und Differentialdiagnose. Aufgrund der vorliegenden Symptome und Untersuchungsbefunde kann zwar eine meningitische Erkrankung vermutet werden, doch erlaubt nur die Lumbalpunktion und Liquoranalyse die sichere Diagnose einer Meningitis und deren Differenzierung in eitrige und seröse Meningitiden. Es gibt im Kindesalter eine ganze Reihe anderer Erkrankungen, die nicht nur die uncharakteristischen, bei eitrigen Meningitiden vorkommenden Symptome aufweisen, sondern daneben auch häufig mit einem deutlichen Meningismus einhergehen. So beobachtet man einen Meningismus häufiger bei Pneumonien, insbesondere den lobären Oberlappenpneumonien, aber auch bei einigen Virus-bedingten Infektionskrankheiten, sowie bei schweren Entzündungen im Ohr-, Hals- und Rachenbereich. Einige andere Erkrankungen, die man differentialdiagnostisch erwägen sollte, sind Encephalitis, Hirntumoren und Hirnabscesse. Im Neugeborenen- und Säuglingsalter muß die Differentialdiagnose wegen der weniger typischen Symptome noch viele andere Erkrankungen berücksichtigen (vgl. Kapitel über Neugeborenen-Meningitis). Die Tabelle 44 soll

Tabelle 44. *Typische Liquor-Befunde differentialdiagnostisch zu erwägender Erkrankungen*

Krankheit	Zellzahl	Zelldifferenz.	Zucker	Protein	Kultur	Liquordruck
Ak. eitr. Meningitis	↑—↑↑	vorwiegend segmentkern.	↓—↓↓	↑—↑↑	+	↑
Anbehandelte eitr. Meningitis	↑	vorwiegend mononucleär	↓—N	↑	oft —	↑—N
Tb. Meningitis	↑	vorwiegend mononucleär	↓	↑	Tierversuch + Spezial- kulturen (+)	↑
Seröse Meningitis	↑	vorwiegend mononucleär	N	N	—	↑
Meningismus	N	—	N	N	—	↑
Hirnabszess (ohne Durchbruch)	N—↑	vorwiegend mononucleär	N	N—↑	—	↑
Hirntumor	N—↑	vorwiegend mononucleär	N	N-(↑)	—	↑
Encephalitis	N—(↑)	vorwiegend mononucleär	N—(↑)	N-(↑)	—	↑

↑ = leicht-mäßig erhöht; ↓ = leicht-mäßig erniedrigt; — = neg.; N = normal; ↑↑ = stark erhöht; ↓↓ = stark erniedrigt; + = pos.

kurz die typischen Befunde der Liquoranalyse bei differentialdiagnostisch in Frage kommenden Erkrankungen wiedergeben.

Da die Frühdiagnose der eitrigen Meningitis von großer prognostischer Bedeutung ist, muß beim geringsten Verdacht auf das Vorliegen einer solchen Erkrankung eine Lumbalpunktion durchgeführt und durch eine sofortige Untersuchung des Liquors die vermutete Diagnose bestätigt oder entkräftet werden. Eine bei der bakteriellen Meningitis fast immer bestehende Proteinvermehrung im Liquor kann schon während der Punktion im Schnellverfahren mit dem Pandy-Reagens nachgewiesen werden. Liquor-Kulturen müssen sofort wegen der großen Empfindlichkeit verschiedener Erreger in vitro auf geeigneten Nährböden angelegt werden. Ebenso sollten immer sogleich von Liquorausstrichen eine Methylenblau- und Gram-Färbung angefertigt werden. Die Untersuchung der angefärbten Liquorausstriche ergibt häufig eine vorläufige ätiologische Diagnose und kann in einigen Fällen, in denen wegen antibiotischer Vorbehandlung ein Wachstum der Keime auf Nährböden ausbleibt, noch eine Darstellung der geschädigten Keime ermöglichen. Auch im Beginn einer eitrigen Meningitis — im Status bacillaris — ist die Untersuchung der Liquorausstriche von großer Bedeutung, da in diesem Stadium oft alle anderen Untersuchungen — einschließlich der Liquorzucker-, Liquorproteinwerte und der Zellzählung — wenig charakteristische Werte

für eine eitrige Meningitis ergeben. Auch für die Durchführung einer möglichst gezielten Therapie mit den erfahrungsgemäß wirksamsten Antibiotica und Sulfonamiden gleich im Beginn der Erkrankung ist die rasche Erregeridentifizierung unerläßlich. Im allgemeinen können Meningokokken und Pneumokokken von einer in der Bakteriologie erfahrenen Person in Liquorausstrichen identifiziert werden.

Eine Blutzuckerbestimmung sollte zur Zeit der Liquorentnahme ebenfalls durchgeführt werden, um einen möglicherweise niedrigen Liquorzucker später noch als normal bzw. pathologisch werten zu können; der Liquorzucker soll normalerweise 45—75% des Blutzuckers betragen. In der überwiegenden Zahl der eitrigen Meningitiden ist der Liquorzucker erniedrigt.

Die Liquorzellen müssen sofort ausgezählt werden, da sie bei längerem Stehen des Liquors zum Teil unkenntlich werden. In jedem Fall sollte auch eine Zelldifferenzierung angestrebt werden, da ein Vorherrschen von segmentkernigen Zellen eher für eine bakterielle Meningitis spricht, während bei abakteriellen und Tbc-Meningitiden meistens die Lymphocyten bei den Zellen überwiegen.

Auch die Abnahme von Blutkulturen kann sich für die Identifizierung der ätiologisch verantwortlichen Erreger als sehr nützlich auswirken, besonders dann, wenn bei den Befunden einer eitrigen Meningitis in den Liquorkulturen kein Erreger wächst, die Blutkultur dagegen positiv ausfällt.

HAGGERTY und ZIAI (1964) konnten bei 40% der durch die 3 Haupterreger verursachten Meningitiden die Erreger auch im Blut nachweisen. Andere Autoren (SWARTZ und DODGE, 1965b; SMITH, 1954a) gaben noch höhere Prozentsätze positiver Blutkulturen an. Im Gegensatz zu den Blutkulturen sind Nasen-Rachenabstriche nur von begrenztem Wert. Haggerty und Ziai (1964) konnten zwar in 65% der Patienten mit eitrigen Meningitiden in Nasen-Rachenabstrichen den gleichen Erreger wie in der Liquorflüssigkeit nachweisen, doch kann man bei negativen Liquorkulturen einen im Nasen-Rachenraum gefundenen pathogenen Keim höchstens mit einer gewissen Wahrscheinlichkeit als für die Meningitis verantwortlichen Keim ansehen, da solche Erreger sich auch bei gesunden Personen häufig im Nasen-Rachenabstrich finden.

der Meningokokken-Meningitis rascher ein — sie kann bereits nach 36—48 Std erfolgt sein — als bei der Haemophilus influenzae- und Pneumokokken-Meningitis, bei denen das Fieber über 4 Tage hinaus andauern kann. Ebenso beobachtet man auch bei einigen durch gramnegative Erreger verursachten Meningitiden bei sonst unkompliziertem Verlauf der Erkrankung über viele Tage anhaltende Fieberperioden.

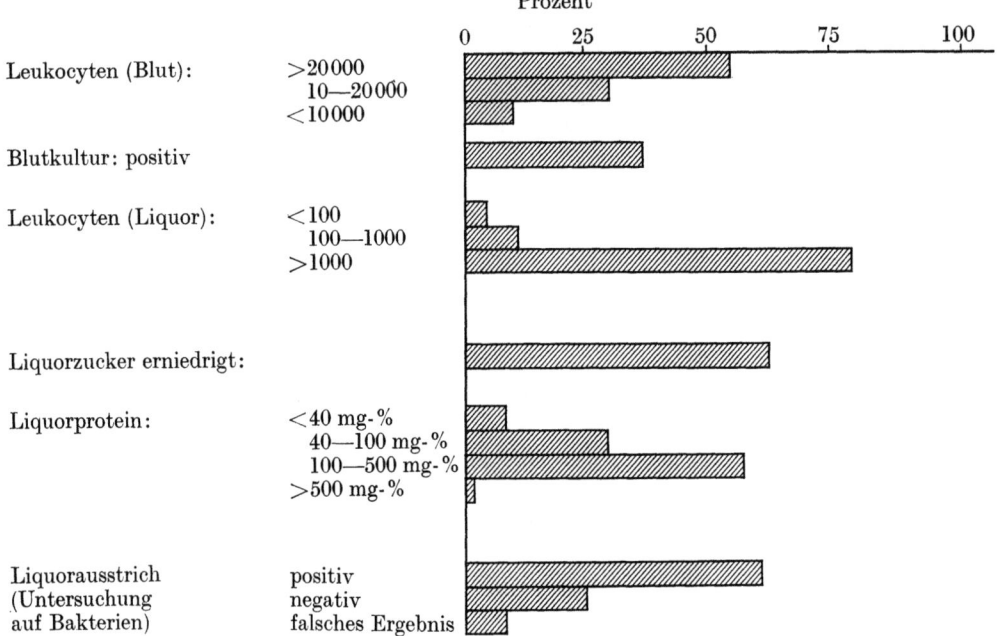

Abb. 187. Laboratoriumsdaten bei Patienten mit bakterieller Meningitis. (Nach Haggerty und Ziai, 1964)

Andere diagnostische Untersuchungen sind eigentlich nur von untergeordneter Bedeutung. Leukocytosen mit Linksverschiebung liegen zwar bei den meisten Fällen von eitriger Meningitis vor, kommen aber ebenso bei vielen anderen bakteriellen und auch bei einigen Viruserkrankungen vor. Eine Bestimmung der Serum-Elektrolytwerte sollte auf jeden Fall bei abgelaufenen Krämpfen durchgeführt werden.

Liquordruckerhöhungen finden sich zwar fast immer bei einer eitrigen Meningitis, doch sind die Werte der Druckmessung bei Kindern meistens wegen ihrer großen Unruhe während der Punktion nicht zu verwerten.

Verlauf. Herzog und Bühler geben an, daß ihre Patienten (174 Fälle) im Durchschnitt nach 4tägiger Behandlung fieberfrei waren und bis dahin auch keine meningealen Zeichen mehr aufwiesen. In der Regel tritt die *Entfieberung* und Rückbildung der anderen Symptome bei

Im allgemeinen sollte man 36—48 Std nach eingeleiteter Therapie eine *Nachpunktion* durchführen, um den Erfolg oder Mißerfolg der bisherigen Therapie festzustellen. Dabei sollte die Zellzahl im Liquor bereits eine fallende Tendenz zeigen und der Liquorzucker angestiegen sein. Die Liquorkultur ist in der Regel bei suffizienter Therapie bereits steril, doch kann man dies bei einigen durch gramnegative Erreger verursachten Meningitiden nach 48 Std nicht immer erreichen. Bei zufriedenstellendem Verlauf sollte eine weitere Punktion vor Absetzen der Antibiotica durchgeführt werden. Der Liquor dieser Kultur muß steril und der Liquorzucker wieder normalisiert sein; die Liquorproteine sind oft nach 2—3wöchiger Therapie noch erhöht, sollten aber eine Tendenz zur Normalisierung zeigen. Die Liquorzellzahlen gehen in vielen Fällen nicht vor Ablauf von 4—6 Wochen auf Normalwerte zurück und dürfen nicht als einziges Kriterium für Absetzen oder Fortführen der antibakteriellen Therapie herangezogen werden. Bei den „Restzellen" im Liquor sollte es sich um vorwiegend mononukleäre Zellen handeln.

Im gewöhnlichen Verlauf der Meningitis reichen 3 Lumbalpunktionen aus und der Patient sollte darüber hinaus nicht unnötig durch weitere Punktionen strapaziert werden. Kommt es jedoch innerhalb einer Woche nicht zu einer Entfieberung oder nach anfänglich normalisierter Temperatur wieder zu einem Temperaturanstieg, der nicht anderweitig erklärt werden kann, so muß erneut punktiert werden, um eine persistierende aktive Meningitis auszuschließen. Bei der Pneumokokken-Meningitis sind solche „Rückfälle" bekannt, und auch bei der Haemophilus influenzae-Meningitis nicht ganz selten; dagegen kommen sie bei Meningokokken-Meningitiden praktisch nie vor.

Komplikationen. Während die Mortalität der eitrigen Meningitis durch die Einführung von Sulfonamiden und Antibiotica entscheidend gesenkt werden konnte, beobachten wir auch heute noch oft durch verspätet einsetzende oder unzureichend durchgeführte Therapie bedingte Komplikationen, die in vielen Fällen bleibende Schäden beim Patienten hinterlassen. Die Häufigkeit des Auftretens von Komplikationen ist wie die Mortalität von vielen Faktoren abhängig, in erster Linie aber vom Alter des Patienten, von der Art des Erregers und vom Zeitpunkt des Beginnes einer optimalen Therapie.

Neugeborene und Frühgeborene weisen neben den höchsten Letalitätsziffern auch die größte Anzahl von persistierenden Schäden auf, die von verschiedenen Autoren mit 30 bis über 50% bei den Überlebenden angegeben werden (BERMAN und BANKER, ZIAI und HAGGERTY, WATSON, GROOVER et al.). Unter Berücksichtigung aller Altersstufen werden Restschäden in der Literatur unterschiedlich in einer Frequenz von 10—50% genannt (BERGSTRAND et al., HÜTHER und KIENITZ, KNEEBONE, KÜLZ, KRESKY et al., DODGE und SWARTZ, 1965a, b). Dabei dürften die großen Differenzen in erster Linie mit der unterschiedlichen Definition des „Spätschadens" zusammenhängen, ferner aber auch durch die Art der Untersuchungen und deren Auswertung bedingt sein.

Meningitiden, bedingt durch coliforme Erreger, zeigen eine höhere Komplikationsrate als die durch Meningokokken, Haemophilus influenzae und Pneumokokken verursachten Meningitiden; von den letzten 3 Meningitisformen weisen die Pneumokokkenmeningitiden die höchste Anzahl von Restschäden auf. Schließlich ist die Komplikationsrate um so höher, je länger der Beginn einer adäquaten Behandlung hinausgezögert wird.

Einteilen lassen sich die Komplikationen in solche, die im akuten Stadium der Erkrankung auftreten — diese sind, wenn sie nicht zum Tode des Patienten führen, häufig reversibel — und solche, die oft erst lange Zeit nach dem Abklingen der entzündlichen Erscheinungen als „Spätkomplikationen" auftreten und meistens permanente Schäden darstellen. Daneben gibt es therapiebedingte Komplikationen, wie z. B. Schäden durch intrathekal applizierte Antibiotica, Arzneimittelallergien, hämatologische Komplikationen, Nieren- oder Nervenschädigung durch gewisse Medikamente. Auf derartige iatrogene Schäden soll hier jedoch nicht näher eingegangen werden.

Die am häufigsten im akuten Stadium der Erkrankung auftretenden Komplikationen sind folgende:

Peripherer Kreislaufkollaps, Krämpfe, fokale Zeichen einer cerebralen Dysfunktion, Hirnnervenlähmungen, subdurale Ergüsse, Papillenödeme und Hirnödem, Sinusthrombosen und Sinusphlebitiden, sekundäre septische Streuherde, Elektrolyt- und Zuckerstoffwechselstörungen.

Der **periphere Kreislaufkollaps** wird am häufigsten als sogenanntes „Waterhouse-Friderichsen-Syndrom" bei der Meningokokken-Meningitis und -Sepsis beobachtet. Dieser Kollaps wird nach MAY und anderen Autoren durch Endotoxine und nicht, wie man früher annahm, durch eine Nebenniereninsuffizienz verursacht. Eine Therapie mit Corticosteroiden erscheint daher wenig sinnvoll (vgl. S. 338 ff. und Bd. V, S. 530). Zielgerichteter ist die Kollapsbehandlung mit intravenöser Dauertropfinfusion, Plasma und Blut, sowie mit Arterenol-Infusionen (1 Ampulle auf 250—500 cm³ Flüssigkeit).

Krämpfe treten besonders häufig bei Neugeborenen, Säuglingen und Kleinkindern, oft als erstes Hinweissymptom auf eine meningitische Erkrankung auf. Sie können fokaler oder generalisierter Natur sein. Von verschiedenen Autoren wird die Häufigkeit der Krämpfe bei eitriger Meningitis zwischen 25 bis 30% angegeben (Külz, Dodge und Swartz, 1965a). Persistierende fokale Krämpfe deuten auf einen begleitenden fokalen Prozeß im Gehirn hin, z.B. einen Hirnabsceß, einen subduralen Erguß oder ein subdurales Empyem, eine bakterielle Endokarditis mit einem verschleppten Hirnembolus oder eine lokal entstandene Thrombose mit nachfolgender Hirnnekrose. Nicht selten treten nach Dodge und Swartz (1965a) Paresen an den Extremitäten auf.

Hirnnervenlähmungen können den 2., 3., 4., 7. und 8. Hirnnerven betreffen. Sie kommen bei allen Formen eitriger, aber auch einiger abakterieller Meningitiden (z.B. Poliomyelitis) vor. Glücklicherweise sind diese Lähmungen bis auf die des 8. Hirnnerven meistens passagerer Art und verschwinden kurze Zeit nach Abheilen der Meningitis (Dodge und Swartz, 1965a; Nyhan und Richardson, 1963; Kneebone, Kresky et al.). Die Schädigungen des N. acusticus, die über eine direkte Zerstörung des Innenohrs durch eine Ausdehnung der meningialen Entzündung zustande kommen, sind meistens nicht reversibel. Auch permanente Schäden des N. vestibularis sind bekannt. Einzelne Autoren berichten über eine persistierende Schädigung des 8. Hirnnerven in 3—5% der Fälle (Haggerty und Ziai, 1964; Smith, 1956).

Subdurale Ergüsse wurden 1950 erstmalig von McKay et al. bei der Haemophilus influenzae-Meningitis beschrieben und sind seither auch bei allen anderen bakteriell bedingten Meningitisformen beschrieben worden. Die *Häufigkeit* der subduralen Ergüsse bei Kindern wird in der Literatur sehr unterschiedlich zwischen 10—50% angegeben; in den meisten Veröffentlichungen zwischen 10—20% der eitrigen Meningitisfälle (Platou et al., Koch et al., 1961; Dodge und Swartz, 1965b). Benson et al. fanden subdurale Ergüsse in 34% der Fälle, wenn bei jedem Kind mit eitriger Meningitis subdurale Punktionen durchgeführt wurden. — Die *Pathogenese* dieser Ergüsse, die sich besonders häufig bei Pneumokokken- und Haemophilus influenzae-Meningitiden und in der Altersklasse zwischen 9 Monaten und 3 Jahren finden, ist bisher nicht geklärt. Am ehesten

scheinen sie die Folge einer Thrombophlebitis der Brückenvenen, die den Subduralraum durchkreuzen, zu sein.

Die postmeningitischen Subduralergüsse treten gewöhnlich gegen Ende der 1. Krankheitswoche auf und zeichnen sich meistens durch folgende *Symptome* aus: Keine Entfieberung in der üblichen Zeitspanne oder ein Wiederauftreten von Fieber bei vorher schon normalisierten Temperaturen, Reizbarkeit, Erbrechen, fokale neurologische Zeichen oder generalisierte Krämpfe und eine erneut vorgewölbte oder stark gespannte Fontanelle bei den Säuglingen. Bei größeren subduralen Flüssigkeitsansammlungen ist ein positiver Diaphaniebefund zu erheben, wodurch die Verdachtsdiagnose erhärtet wird. Die *Diagnose* wird durch die subdurale Punktion bestätigt und ergibt gewöhnlich eine xanthochrome, sterile Flüssigkeit von hohem Proteingehalt. In sehr seltenen Fällen findet man ein eitriges Exsudat, aus dem dann gewöhnlich der für die Meningitis verantwortliche Erreger isoliert werden kann.

Die beste *Behandlung* der subduralen Ergüsse scheint die in 24—48stündlichen Abständen wiederholte Abpunktion der Flüssigkeit zu sein. Haben diese konservativen Maßnahmen nach 2—3wöchiger Dauer noch immer nicht zu einer Austrocknung des subduralen Ergusses geführt, so ist ein neurochirurgischer Eingriff zur Entfernung von subduralen Membranen angezeigt. Unbehandelte größere Ergüsse führen schließlich in vielen Fällen zu neurologischen Ausfällen, Epilepsie und geistigen Störungen. — Detailliertere Darstellungen über die subduralen Ergüsse finden sich in den Veröffentlichungen folgender Autoren: McKay et al. (1950 und 1953), Gitlin, Platou et al., Benson et al., Jensen und Koos, Dodge und Swartz (1965b).

Papillenödeme kommen trotz der bei fast allen eitrigen Meningitiden bestehenden intrakraniellen Druckerhöhungen nur selten vor. Wenn diese im Beginn der Erkrankung auftreten, sollte man an einen begleitenden pathologischen Prozeß, wie etwa eine venöse Sinusthrombose, einen Hirnabsceß oder ein subdurales Empyem, denken. Noch seltener findet sich eine Perineuritis des N. opticus, die einseitig auftritt und sich durch eine unscharfe Papille mit umgebenden Netzhautblutungen auszeichnet und durch Entzündungsübergriff auf den N. opticus bzw. eine Thrombophlebitis der Zentralvene des Auges zustande kommen kann.

Hirnödeme fanden DODGE und SWARTZ (1965a) unter 29 an einer akuten eitrigen Meningitis verstorbenen Patienten nur 5mal vor. Wie häufig diese bei den überlebenden Patienten vorkommen, läßt sich natürlich nicht genau feststellen. Häufiger beobachteten DODGE und SWARTZ unter den 29 sezierten Fällen eine „*Hernienbildung*" des Temporallappens (3 Fälle) und des Cerebellums (7 Fälle). Im klinischen Bild deuten Koma und Dysfunktion des 3. Hirnnerven, Bradykardie sowie Atemstörungen bis zum Atemstillstand auf ein schweres Hirnödem hin.

DODGE und SWARTZ (1965a) weisen ferner auf eine der möglichen Komplikationen bei der Lumbalpunktion hin. Einer ihrer Patienten mit eitriger Meningitis starb gleich im Anschluß an eine Lumbalpunktion, 2 weitere innerhalb von 2 Std nach der Punktion; bei allen 3 Fällen wurde eine „Hernienbildung" im Gehirn nachgewiesen.

Sinusthrombosen und Sinusphlebitiden sind bei der heutigen Therapie recht selten geworden. Am ehesten findet man noch Thrombosen bzw. Thrombophlebitiden des lateralen Sinus und des Sinus cavernosus, während diejenigen des Sinus longitudinalis ausgesprochen selten sind. Bei allen Patienten, die Augen- oder Ohrinfektionen und Zeichen wie stark geschwollene Augenlider, gestaute Netzhautvenen und Papillenödeme aufweisen, sollte eine Sinusthrombophlebitis jedoch vermutet werden.

Septische Streuherde außerhalb des Gehirns beobachtet man am häufigsten bei Meningokokken- und Staphylokokken-Meningitiden. Dabei kann es in allen möglichen Organen zur Absiedlung von Keimen und entzündlichen Erscheinungen kommen. Am bekanntesten sind septische Arthritis, Pleuritis, Peri- und Endokarditis und am Auge das Hypopyon. Bei der fulminanten hämorrhagischen Meningokokken-Meningitis sieht man gelegentlich auch *periphere Gangränen*, die durch septisch-thrombotische Gefäßverschlüsse zustande kommen.

Spontane **Hyperglykämien und Glucosurien** wurden von FERGUSON und BARR in frühen Stadien der Meningitis bei 20—30% der durch Meningokokken- und Pneumokokken-bedingten, eitrigen Meningitiden, in selteneren Fällen auch bei anderen bakteriellen Meningitisformen

beschrieben. Auf **Hyponatriämien und Hypoosmolarität** bei eitrigen Meningitiden wiesen NYHAN und COOKE (1956) sowie CHEEK und GRAYSTONE hin.

In der Gruppe der **„Spätkomplikationen"**, die zum Teil erst lange Zeit nach Abklingen der entzündlichen Erscheinungen auftreten bzw. bemerkt werden, sind folgende Komplikationen einzureihen: Hydrocephalus, symptomatische Epilepsie, schwere permanente neurologische Defekte (Hirnnervenlähmungen, inklusive Hör- und Sehstörungen, spastische periphere Lähmungen) sowie die rezidivierenden Meningitiden. Auf andere, in der Literatur oft mit großer Häufigkeit als „Spätschäden" deklarierte Störungen wie Verhaltensstörungen, gehäufte Kopfschmerzen, Schwachsinnsformen und vegetativ-nervöse Störungen kann hier nicht näher eingegangen werden. Die Veröffentlichungen auf diesem Gebiet enthalten keine adäquaten Kontrollgruppen und ohne solche Kontrollen erscheint es nicht ganz gerechtfertigt, Störungen, die bekannterweise auch ohne vorausgegangene meningitische Erkrankung häufig bei Kindern vorkommen, als Spätschäden einer Meningitis zu postulieren. Dennoch dürfte ein erheblicher Prozentsatz solcher „psycho-nervösen Störungen" Meningitisfolge sein.

Ein nach einer Meningitis auftretender **Hydrocephalus** ist eigentlich ein Frühschaden, doch macht er sich selten vor der 3.—4. Krankheitswoche durch ein schneller als gewöhnlich erfolgendes Schädelwachstum bemerkbar. Bei den üblichen Meningitisformen des Kindesalters sieht man diese Komplikation bei suffizienter Therapie nur noch sehr selten, dagegen ist ein Hydrocephalus bei den vorwiegend durch gram-negative Erreger verursachten Neugeborenen-Meningitiden noch immer eine der häufigsten Komplikationen.

BERMAN und BANKER konnten bei 25 sezierten Fällen einer Neugeborenen-Meningitis in 14 Fällen einen Hydrocephalus nachweisen. Eine ähnliche Häufung von Hydrocephalusfällen beobachtete man vor der Einführung der Antibiotica- und Sulfonamidtherapie.

Beim Hydrocephalus nach einer Meningitis kann patho-anatomisch sowohl ein Okklusions-Hydrocephalus, bei dem der Verschluß meistens im Aquaeduct, seltener bei den Foraminae Luschkae et Magendii liegt, oder ein häufiger vorkommender Hydrocephalus communicans, bei dem eine vermehrte Liquorproduktion bzw. verminderte Liquorresorption ohne nachweisbaren Verschluß besteht, vorliegen. Die einzige beim Hydrocephalus therapeutisch auf längere Sicht hin erfolgversprechende Maßnahme einer Shuntoperation (z.B. nach Spitz-Holter) kommt erst nach völligem Abklingen der entzündlichen Erscheinungen sowie nach weitgehender Normalisierung des Liquorproteins in Betracht.

Eine symptomatische, meistens persistierende **Epilepsie** braucht sich keineswegs schon während der akuten Phase einer Meningitis manifestieren, sondern kann noch Monate bis Jahre nach angenommener Restitutio ad integrum manifest werden. Die in der akuten Phase der eitrigen Meningitis, besonders bei kleinen Kindern, sehr häufig zu beobachtenden Krämpfe gehen in den allermeisten Fällen nicht in ein permanentes Krampfleiden über.

Külz fand bei Nachuntersuchungen von 146 Kindern mit eitriger Meningitis, von denen in der akuten Krankheitsphase 25,6% gekrampft hatten, nur noch bei 2% ein Fortdauern der Krampfanfälle. Haggerty und Ziai (1964) gaben bei 100 nachuntersuchten Fällen nur eine Epilepsiehäufigkeit von 1% an. Dogge und Swartz (1965a) berichteten, daß von 156 Fällen, von denen 48 oder 30% in der akuten Phase gekrampft hatten, bei 5 Patienten eine postmeningitische Epilepsie auftrat.

Die sich nach einer Meningitis entwickelnden Krampfleiden dürften zum Teil auf intracerebrale Narbenbildungen und Narbenschrumpfungen zurückzuführen sein und bei einigen wenigen Fällen kann durch einen neuro-chirurgischen Eingriff versucht werden, solche „Krampf-Foci" zu beseitigen. In der überwiegenden Zahl wird man sich dagegen auf eine medikamentöse antikonvulsive Therapie beschränken müssen.

Wie bereits erwähnt, bilden sich die meisten **Nervenlähmungen** wieder zurück; nicht rückgebildete, zunächst schlaffe periphere Lähmungen gehen gewöhnlich nach 4—8 Wochen in spastische Lähmungen über. Andere persistierende neurologische Defekte treten zwar überwiegend schon in der akuten Phase der Erkrankung auf und sind deswegen auch unter den akuten Komplikationen beschrieben worden, werden aber insbesondere bei Säuglingen und Kleinkindern häufig nicht bis zur Entlassung bemerkt. Dies gilt insbesondere für Seh-, Sprach- und Hörstörungen, die in dieser Altersgruppe nur schlecht zu prüfen sind. Eingehende Nachuntersuchungen sind deswegen bei allen Patienten mit einer eitrigen Meningitis, also auch bei den als „geheilt" entlassenen, unbedingt erforderlich, damit Patienten mit Spätschäden rechtzeitig einer entsprechenden Behandlung zugeführt werden.

Rezidivierende Meningitiden finden sich am häufigsten bei kongenitalen Mißbildungen, bei denen eine Verbindung des ZNS mit Haut oder Schleimhäuten besteht (Meningomyelocelen, kongenitaler Hautsinus, kongenitale Defekte der Ethmoidalplatte), sowie nach Schädelfrakturen, besonders im Bereich der paranasalen Höhlen oder des Mittelohrs. Seltener ist ein Hirnabsceß oder ein parameningealer entzündlicher Focus, z.B. eine chronische Otitis, Mastoiditis oder Sinusitis für das erneute Auftreten einer Meningitis verantwortlich. Wurde zuvor eine Shunt-Operation wegen eines Hydrocephalus durchgeführt, so ist in der Regel das eingeführte Ventil als Sepsisherd anzuschuldigen. Ferner sind Agammaglobulinämien, Postsplenektomie-Syndrome und Leukämien als prädisponierende Faktoren für rezidivierende eitrige Meningitiden im Säuglings- und Kindesalter beschrieben worden (vgl. Übersichtsarbeit über rezidivierende Meningitiden von Swartz und Dodge, 1965c). Trotz der Vielfalt solcher prädisponierender Faktoren bleiben jedoch Fälle, bei denen keine Ursache erkennbar ist.

Beim Vorliegen von anatomischen Defekten finden sich alle möglichen Keime, die die Haut- oder Respirationstraktflora ausmachen, als Meningitiserreger. Liegt kein anatomischer Defekt vor, so sind in erster Linie Pneumokokken, viel seltener Staphylokokken oder gramnegative Erreger ätiologisch für die rezidivierende Meningitis verantwortlich. In der Literatur sind Fälle beschrieben, in denen Pneumokokken-Meningitiden häufiger als 10mal rezidivierten, ohne daß ein Defekt gefunden werden konnte (Spink und Su, 1960).

Die Diagnostik eines anatomischen Defektes kann sich als sehr schwierig erweisen. Mit Röntgenaufnahmen gelingt es oft nicht, knöcherne Defekte und Frakturlinien nachzuweisen. Eine sorgfältige Suche nach Liquorabfluß aus Nase oder Ohr ist sehr wichtig und deutet, falls vorhanden, auf eine Fraktur im Nasen-Nebenhöhlen- bzw. Ohrbereich hin. Durch eine genaue Prüfung der dorsalen Mittellinie zwischen After und Stirn können kongenitale Mißbildungen, die mit dem ZNS in Verbindung stehen, ausgeschlossen werden. Blutbild und Immunelektrophorese decken hämatologische und immunologische Anomalien auf.

Therapeutisch sollte in jedem Fall zunächst eine antibakterielle Behandlung der Meningitis begonnen werden und unter weiterem antibiotischen Schutz, sofern möglich, eine Korrektur des prädisponierenden Faktors vorgenommen werden.

Prognose. Vor Einführung der spezifischen Serumtherapie, die sich als erste therapeutisch wirksame Maßnahme bei einigen eitrigen Meningitisformen erwies, heute aber verlassen ist, lag die Letalität bei den ätiologisch unterschiedlichen Formen der eitrigen Meningitis zwischen 70—100%. Eine Ausheilung ohne Restschäden kam, außer in seltenen Fällen der Meningokokken-Meningitis, praktisch nicht vor.

Mit den heute verfügbaren Antibiotica und Sulfonamiden ist die Letalität ganz erheblich gesenkt worden und beträgt bei Einschluß aller Altersgruppen und aller Formen der eitrigen Meningitis nach verschiedenen Statistiken zwischen 10—20% (HERZOG und BÜHLER, KÜLZ, SWARTZ und DODGE, 1965b). Die höchste Letalitätsquote ist bei der Neugeborenen-Meningitis zu verzeichnen, die auch heute noch in allen größeren Statistiken mit über 60% angegeben wird (s. S. 356). Nicht nur die Letalität, sondern auch die Häufigkeit von Komplikationen bei den Überlebenden liegt in dieser Altersklasse wesentlich höher als bei älteren Kindern. Die Gründe dafür sind hauptsächlich in den noch mangelhaft entwickelten Infekt-Abwehrmechanismen des Neugeborenen, in der Schwierigkeit der frühzeitigen Erkennung der Meningitis in dieser Altersstufe und der dadurch verursachten verspäteten Diagnose zu suchen, nicht zuletzt aber auch durch die Art der Keime bedingt, die in dieser Altersklasse für die überwiegende Anzahl der Meningitiden ätiologisch in Frage kommen.

Bei den durch die üblichen Erreger (Pneumokokken, Meningokokken und Haemophilus influenzae) verursachten Meningitiden liegt die Letalität und Zahl der Spätschäden auch heute noch bei den Pneumokokken-Meningitiden recht hoch. Die Letalität wird für die Pneumokokken-Meningitis heute bei optimaler Therapie mit hochdosiertem Penicillin, mit oder ohne Sulfonamidtherapie kombiniert, noch bis 20% angegeben (SWARTZ und DODGE, 1965b; FRIEDERISZICK, SMITH, 1956) und die Zahl der organischen Restschäden nach dieser Meningitisform ist ebenfalls beachtlich (über 20% nach FRIEDERISZICK). Bei der Haemophilus influenzae und Meningokokken-Meningitis wird die Letalität heute in der Literatur zwischen 5—15% angegeben (SMITH, 1954a; SMITH, 1956; FRIEDERISZICK). Neurologische Organdefekte werden bei diesen beiden Meningitisformen unterschiedlich zwischen 5—25% beziffert (SMITH, 1954a; KOCH et al., 1961; FRIEDERISZICK).

Als Hauptfaktoren für die Prognosebeurteilung sind der *Zeitpunkt der Diagnosestellung*, die *Art und Virulenz des Erregers* sowie dessen *Empfindlichkeit auf verfügbare Antibiotica* und das *Alter des Patienten* anzusehen. Ein klinisch sehr wertvolles prognostisches Zeichen ist ferner der Bewußtseinszustand des Patienten zur Zeit der Diagnosestellung:

Ein noch nicht bewußtseinsgestörter Patient hat im allgemeinen eine gute Überlebenschance, während bei den anderen Patienten die Prognose um so ernster zu bewerten ist, je stärker das Bewußtsein getrübt ist. Eine Ausnahme zu dieser Regel bilden die Meningokokken-Meningitiden, bei denen der Patient trotz eines Kreislaufkollapses noch bei vollem Bewußtsein sein kann. Ein komatöser Patient hat aber immer eine schlechte Prognose.

Das Auftreten von Krämpfen, die Höhe und Dauer des Fiebers in der akuten Krankheitsphase und die Zellzahl im Liquor können dagegen nicht als prognostisch ungünstige Zeichen gewertet werden. Dagegen beeinflussen schwere gleichzeitig bestehende Erkrankungen wie Sepsis, Pneumonie, Leukämie die Prognose in ungünstiger Weise.

Therapie

Allgemeine therapeutische Maßnahmen. Jeder Fall einer eitrigen Meningitis ist als ein Notfall anzusehen und bedarf gleich nach der durch Lumbalpunktion gesicherten Diagnose intensiver therapeutischer Maßnahmen. Sofort muß mit einer antibiotischen Therapie begonnen werden, doch sollen in diesem Abschnitt zunächst allgemeine therapeutische Maßnahmen besprochen sowie Richtlinien für die Corticosteroid-, intrathecale und Antibioticabehandlung gegeben werden; über die detaillierte Behandlung mit Antibiotica und Sulfonamiden wird in den Kapiteln über die speziellen Meningitisformen sowie in Form einer Übersichtstabelle (Tabelle 45) am Ende dieses Kapitels referiert.

Zumindest bis zur Identifizierung des ätiologisch verantwortlichen Erregers sollte jeder Patient mit einer eitrigen Meningitis isoliert werden. Wichtig ist, daß der Patient *Ruhe* hat, da er oft nicht nur berührungsempfindlich, sondern auch geräuschempfindlich ist. Trotzdem müssen Puls, Temperatur und Blutdruck in kürzeren Abständen überprüft werden. Bei großer Unruhe des Patienten müssen *Sedativa* und bei Krämpfen *Antikonvulsiva* angewandt werden. Barbiturate sollten wegen möglicher depressiver Wirkung auf das Atemzentrum besser nicht gegeben werden. Zu bevorzugen sind Medikamente wie Chloralhydrat und Paraldehyd, die auf verschiedene Art, z.B. auch rectal, appliziert werden können. In unserer Klinik hat sich Valium i.v. oder i.m. vor allem bei der Behandlung von Krämpfen sehr bewährt. Bei starken Kopfschmerzen und Fieber sollten *Analgetica und Antipyretica* gegeben werden, um den Patienten möglichst beschwerdefrei zu halten. Auch *physikalische Maßnahmen* wie feuchte Umschläge über der Stirn und anderen Körperregionen werden vom Patienten oft als angenehm empfunden und können dabei auch die Antipyrese unterstützen.

Die Rolle einer therapeutischen *Hypothermie* ist bei der Meningitis noch nicht genügend untersucht, bietet bei theoretischen Überlegungen jedoch einige Vorteile: Sie setzt den erhöhten Liquordruck herab und gewährt einen relativen Schutz für das Gehirn in Anoxieperioden (Smith und Stetson, 1961). Eine andere Methode, die intrakranielle Druckerhöhung herabzusetzen, wäre die intravenöse Verabreichung von Harnstoff in einer Dosierung von 1 g/kg, die von Haggerty und Ziai 1964 auch bei eitrigen Meningitiden angewandt wurde und gelegentlich eine dramatische Besserung des klinischen Bildes ergab. Besser als Harnstoff dürfte eine rasche Infusion von Tutofusin S 40 (Sorbit) sein.

Von großer Bedeutung ist die *Überwachung des Kreislaufes*. Bei allen Formen der eitrigen Meningitis sollte heutzutage, zumindest in den ersten Tagen der Behandlung, ein intravenöser Dauertropf, der als Basis am besten eine $1/3$ bis $1/2$ isotone Multielektrolytlösung enthält, angelegt werden. Durch den Dauertropf können einmal die Antibiotica und andere Medikamente auf sichere und den Patienten nicht störende Weise verabreicht werden, zum anderen wird gerade bei den häufig erbrechenden Patienten eine ausreichende Flüssigkeits- und Elektrolytzufuhr gewährleistet. Bei einem evtl. eintretenden Kreislaufkollaps, wie er bei den Meningokokken-Meningitiden nicht selten beobachtet wird, kann ohne Verzögerung mit einer Kreislaufauffüllung und einem Arterenol-Dauertropf begonnen werden. Auf diese Weise lassen sich nicht nur die Mortalitätsziffern verbessern, sondern in einigen Fällen lassen sich auch die durch einen länger dauernden Kreislaufkollaps bedingten sekundären Schäden wie

eine „Schockniere" und anoxämische Hirnschäden vermeiden (Uhl). Im Kollapszustand i.m. oder subcutan gespritzte Kreislaufmittel sind praktisch wirkungslos, weil sie wegen des darniederliegenden Kreislaufs nicht abtransportiert werden. Sie können, wiederholt gespritzt, sogar sehr schädlich sein, wenn nämlich, bei wieder erholtem Kreislauf, plötzlich große Mengen dieser Mittel resorbiert werden und dadurch Überdosierungseffekte entstehen.

Die *Elektrolytwerte des Serums* sollten zu Beginn der intravenösen Dauertropfbehandlung und danach mindestens 1mal täglich während der Zeit der Dauertropfbehandlung kontrolliert werden, damit Elektrolytverschiebungen bald korrigiert werden können. Hyponatriämien, die bei extrem niedrigen Natriumwerten zur Auslösung von Krämpfen führen können, Hypoosmolarität und Stickstoffretentionen sind von Cheek und Graystone bei eitrigen Meningitiden beschrieben worden. Sie können auch iatrogen entstehen, wenn zu große Mengen stark hypotoner Lösungen i.v. infundiert werden (Wasserintoxikation).

Die *Nahrungszufuhr* muß in der Regel bei Säuglingen und Kleinkindern in den ersten Tagen sowie bei komatösen älteren Patienten durch eine Magensonde erfolgen. Steht Erbrechen im Vordergrund, empfiehlt es sich, auch die Sondennahrung in Form eines Dauertropfes zu geben. Die Nahrung sollte calorienreich und leicht verdaulich sein. Selbstverständlich müssen intravenös und per Magensonde zugeführte Flüssigkeitsmengen addiert und unter Berücksichtigung der Verluste durch Erbrechen, Schwitzen und übriger Ausscheidungen dem altersentsprechenden Bedarf des Patienten angepaßt werden.

Bei stärkeren Anämien (Hb unter 10 g-%) ist eine Bluttransfusion indiziert. Sauerstoffgabe empfiehlt sich, wenn ein Kreislaufkollaps und Cyanose vorliegen.

Therapie mit Corticosteroiden. Der Einsatz von Corticosteroiden in der Meningitisbehandlung ist umstritten. Die beiden Hauptgründe, die zur Anwendung von Corticosteroiden führten, waren die Behandlung des peripheren vasculären Kollapssyndroms und der Versuch, durch Gabe von Corticoiden die entzündlichen Reaktionen im Gehirn zu hemmen, um dadurch neurologische Spätkomplikationen zu verhindern.

Zum peripheren Kreislaufkollaps kommt es am häufigsten bei der Meningokokken-Meningitis oder -Sepsis (Waterhouse-Friderichsen-Syndrom). Bei diesen Patienten läßt sich häufig eine Nebennierenrindenblutung nachweisen. Daraus schloß man, daß eine Nebennieren-Insuffizienz und damit ein Mangel an Corticosteroiden vorliegen müsse. Untersuchungen von FERGUSON und CHAPMAN haben jedoch ergeben, daß bei Patienten mit einem Waterhouse-Friderichsen-Syndrom nicht immer eine Nebennierenblutung zu finden ist. Bei einigen wenigen Patienten mit Waterhouse-Friderichsen-Syndrom, bei denen Corticoidbestimmungen im Blut durchgeführt wurden, waren diese ebenso wie bei anderen Patienten mit schweren Infektionen sogar erhöht (KELLY und KLEIN, KASS und FINLAND, SPINK, 1957; MAY, UHL). Außerdem wurde gezeigt, daß ACTH-Injektionen bei solchen Patienten ein weiteres Ansteigen der Blutcorticoide bewirkten (MELBY und SPINK, MAY). Nach diesen Studien ist die Corticoidtherapie beim Waterhouse-Friderichsen-Syndrom wenig fundiert und trotz einiger Berichte in der Literatur, die auf Grund ihrer Untersuchungen Erfolge der Corticosteroidtherapie beim Waterhouse-Friderichsen-Syndrom sahen (APPELBAUM und ABLER, 1958; JAHN et al.), wird von den meisten Autoren und in Arbeiten mit guten Kontrollen kein Vorteil in der Behandlung des Schocks mit Corticosteroiden gesehen (CASSIDY, LEPPER und SPIES, MARGARETTEN und McADAMS, UHL).

MAY nimmt an, daß Endotoxine und nicht ein Corticosteroidmangel für das Schocksyndrom verantwortlich sind, und meint, daß Corticosteroidgaben beim Schocksyndrom sogar schädlich sein können. In tierexperimentellen Untersuchungen läßt sich nämlich durch Corticosteroid- und nachfolgende Endotoxinverabreichungen ein generalisiertes Shwartzman-Sanarelli-Phänomen erzeugen, und dieses Phänomen ist dem Bild des Waterhouse-Friderichsen-Syndroms sehr ähnlich.

Der zweite Grund für den Einsatz von Corticosteroiden in der Meningitistherapie beruht auf der Entdeckung, daß ACTH und Cortison entzündliche Reaktionen, und zwar insbesondere das Wachstum von Fibroblasten und die Bildung von Granulationsgewebe hemmen kann. Man erhoffte, daß man in Ausnutzung dieser Beobachtung durch Corticosteroidgaben die Mortalität und insbesondere die neurologischen Spätfolgen entscheidend

beeinflussen könnte. Bis heute liegt jedoch noch kein eindeutiger Beweis vor, daß ein solcher Effekt bei bakteriellen Meningitiden erzielt werden kann. Eine Ausnahme bilden die tuberkulösen Meningitiden, bei denen demonstriert werden konnte, daß durch Corticosteroidverabreichung eine Reduktion von erhöhten intrakraniellen Druckwerten erreicht und Blockierungen in der Liquorpassage wieder aufgehoben werden konnten (CHOREMIS et al., COCCHI).

LEPPER und SPIES (1958) fanden in den wohl größten bisher veröffentlichten Vergleichsserien von Patienten mit Pneumokokken-, Meningokokken- und Haemophilus influenzae-Meningitiden, die mit oder ohne Corticosteroide behandelt wurden, keine Unterschiede in der Letalität bei den Vergleichsgruppen. Sie berichteten aber, daß 25% der mit Corticoiden behandelten Patienten mit H. influenzae-Meningitiden gegenüber nur 3% der nicht damit behandelten subdurale Ergüsse aufwiesen.

HAGGERTY und ZIAI (1964) schlagen vor, daß die Anwendung von Corticosteroiden zum gegenwärtigen Zeitpunkt auf Fälle, bei denen ein Liquorblock, ein äußerst dickes Exsudat, oder ein ständig stark erhöhter Liquordruck vorliegt, beschränkt bleibt. Sie glauben ferner, daß eine intrathecale Hydrocortison-Verabreichung sich in solchen Fällen als nützlich erweisen könnte.

Über das *Problem der antibiotischen bzw. Sulfonamidtherapie der Meningitis* sind derart viele, zum Teil sich widersprechende Veröffentlichungen erschienen, daß eine kurze Erörterung verschiedener Fragestellungen angezeigt erscheint.

Wahl des Antibioticums. Bei der Auswahl des Antibioticums bzw. Sulfonamids für die Behandlung der eitrigen Meningitis müssen folgende Faktoren berücksichtigt werden:

1. Welcher Erreger ist für die Meningitis verantwortlich und welches ist das erfahrungsgemäß bestwirksame Medikament in der Behandlung der Meningitis durch diesen Erreger?

2. Wie ist die Liquordiffusion des Antibioticums und lassen sich im Liquor bakteriostatische oder besser noch bactericide Konzentrationen erzielen?

3. Wie steht es mit der Toxizität des Medikamentes?

Unter Berücksichtigung dieser Fragestellungen wurde aus Veröffentlichungen von WALTER und HEILMEYER, MARGET und KIENITZ, KNUDSEN et al., BRUMFITT et al., KLEIN et al. sowie BARRETT et al. (1966) und THRUPP

22*

Tabelle 45. *Erfahrungsgemäße Wirksamkeit antibakterieller Medikamente in der Behandlung der eitrigen Meningitis*

	Meningokokken	Pneumokokken	Haemophilus influenzae	Streptokokken (Strept. Pyogenes)	Staphylokokken Pen. G-empfindl.	Staphylokokken Pen. G-resistente	E. coli	Salmonellen	Proteus Vulgaris / Proteus Morganii / Proteus Rettgeri	Proteus Mirab.	Pseudomonas A. (B. Pyocyaneus)	Aerobacter aerogenes	Enterokokken (Streptococcus faec.)	Streptococcus Viridans	Shigellen	Klebsiellae Pneum.	Liquorspiegel (normale Hirnhäute) in % des Serumspiegels	Liquorspiegel (entzünd. Hirnh.) in % des Serumspiegels
Sulfonamide																		
Sulfapyramidine	+++*	+				−	+	−	+	−	−	(+)	(+)	(+)	+*	+	10—80%	50—80%
Sulfa-furazol	+++*	+	+			−	+	−	+	−	−	(+)	(+)	(+)	+*	+	10—80%	50—80%
Sulfadiazine	+++*	+	+			−	+	−	+	−	−	(+)	(+)	(+)	+*	+	10—80%	50—80%
Antibiotika																		
Penicillin G	+++*	+++*	+	+++*	+++*	−							+	+++*	−	−	bis 10%	10—30%
Methicillin	+	++	(+)	+	+++	+++*								−			Spuren	?
Isoxazolyl-Penicilline	++	++	+	+	++	+++*								−			0	?
Ampicillin	++(+)	++(+)	+++*	++(+)*	++(+)*	−	++*	++	++	++*	−	−	++*	++	++*	−	0—10%	2—30%
Carbenicillin	+(+)	+(+)	+++	++	++	−	++	+	++*	++	+(+)	++	++	++	+(+)	−	Vermutlich ähnlich wie Ampicillin	ähnlich wie
Chloramphenicol	++	++	+++*	++	++	+(+)	++	++*	++	++	+	++	++*	++	++	+(+)	30—50%	50—100%
Kanamycin	+	++	++	−	++	++	++*	++	(+)	++	(+)	++*	−	−	++*	++*	<10%	30%
Gentamycin	(+)	+	++	(+)	++	++	++*	++	++*	++	++*	++*	(+)	(+)	++*	++*	?	soll therapeutisch ausreichend sein
Polymyxin B	−	−	+	−			++				++*	++			++		0	?
Polymyxin E	−	−	++				++				++*	++			++		0	?
Streptomycin	+	+	++	+	+		++		+		(+)	+	−	+	++*	++*	2—5%	10—20 (10—50%)
Tetracycline	+	+	++(+)	+	+	+	+	+(+)	−	(+)	−	+	+	+	+	+(+)	1—10%	15—25%
Erythromycin	++	++	+	++	++	++	+							+		−	2—5%	10—20%

* = Mittel der Wahl; +++ = sehr gute Wirksamkeit; ++ = gute Wirksamkeit; + = mäßige Wirksamkeit; − = keine nennenswerte Wirksamkeit.

et al. die Tabelle 45 zusammengestellt, die bei der Auswahl eines geeigneten Antibioticums für die Behandlung verschiedener Meningitisformen helfen soll. Natürlich muß das zunächst gewählte Antibioticum gegen ein anderes ausgetauscht werden, wenn das Antibiogramm eine Resistenz des Erregers gegen dieses Mittel ergeben hat oder der klinische Verlauf ein Umsetzen verlangt.

In der Tabelle 45 sind 2 neuere Antibiotica *(Gentamycin* und *Carbenicillin)* angeführt, die nach bisher vorliegenden Berichten möglicherweise die mit erheblicher Toxicität belasteten Polymyxine sowie das Kanamycin und Neomycin aus der Behandlung verschiedener eitriger Meningitisformen verdrängen werden. Gentamycin ist dem Neomycin und Kanamycin verwandt. Es soll bei einem noch breiteren antibakteriellen Spektrum weniger toxisch als das Kanamycin, Neomycin und die Polymyxine sein. Ein großer Vorteil ist ferner, daß es sowohl gegen B. Proteus als auch gegen B. Pyocyaneus eine gute Wirksamkeit entfaltet (KLEIN et al., NEWMAN und HOLT).

Carbenicillin ist ein semisynthetisches Penicillinpräparat, das ein noch breiteres antibakterielles Spektrum aufweist als das Ampicillin. Nach BRUMFITT et al. und KNUDSEN et al. zeigt es eine gute antibakterielle Wirkung gegen viele gramnegative Erreger einschließlich der meisten B. Proteus-Typen (vgl. Tabelle 45) und B. Pyocyaneus. Bei letzteren Bakterien sind allerdings Konzentrationen des Carbenicillins erforderlich, die im Liquor wohl kaum durch parenterale Gaben zu erreichen sind.

Für Gentamycin und Carbenicillin liegen bisher nur Erfahrungen aus der Behandlung von einzelnen Meningitisfällen mit diesen Antibiotica vor, so daß ein endgültiges Urteil über deren Brauchbarkeit noch nicht möglich ist. Wir haben diese beiden Antibiotica deswegen auch noch nicht in die Behandlungsvorschläge bei den verschiedenen Meningitisformen einbeziehen können.

In der Regel lassen sich im Liquor auch bei der Meningitis trotz höchster parenteral applizierter Antibioticadosen nur bakteriostatisch wirksame Spiegel erzielen. In einigen Fällen gelingt es jedoch mit maximaler Penicillindosierung und mit höchsten Ampicillindosen, bactericide Liquorkonzentrationen für einige Erregerarten (z. B. Pneumokokken, Meningokokken, Streptokokken) zu erreichen.

Kombination oder Einzelantibioticum. In der Literatur sind viele Arbeiten erschienen, die sich mit antagonistischen und synergistischen Wirkungen sowie Indifferenz und Additionseffekten verschiedener Antibioticakombinationen auseinandersetzen (LEPPER und DOWLING, 1951; JAWETZ, DOWLING, 1957; vgl. auch WALTER und HEILMEYER und MARGET und KIENITZ).

Während eine antagonistische Wirkung für die Kombination Penicillin und Tetracyclin zu bestehen scheint (LEPPER und DOWLING, 1951), besteht eine solche bei klinischer Anwendung von den in der Meningitisbehandlung üblichen Antibioticakombinationen von Penicillin und Sulfonamiden sowie Sulfonamiden, Chloramphenicol und Penicillin, anscheinend ebensowenig wie ein Synergismus. Letzteres geht aus gut kontrollierten Arbeiten von HAGGERTY und ZIAI (1960) und BARRETT et al. hervor, in denen sich keine signifikanten Unterschiede im Behandlungsergebnis von 2 Kontrollgruppen ergaben, deren eine mit dem Antibioticum der Wahl allein und deren andere Gruppe mit den üblichen Antibioticakombinationen behandelt wurde.

Solange nicht bewiesen ist, daß die Gabe eines einzelnen Antibioticums bessere Behandlungsergebnisse bringt als eine Kombination von bestimmten antibakteriellen Mitteln, erscheint eine Kombinationstherapie mit 2 oder, bei unbekanntem Erreger, auch 3 verschiedenen antibakteriellen Medikamenten zumindest bei der Schwere der Erkrankung gerechtfertigt, u.a. sogar erstrebenswert. Dies um so mehr, als man von Liquorspiegelbestimmungen verschiedener Antibiotica weiß, daß die Liquordiffusion selbst bei entzündeten Hirnhäuten von Patient zu Patient sehr unterschiedlich ist und die Liquordiffusion einiger Antibiotica (z. B. Penicillin, Ampicillin und Kanamycin) bei abklingender Entzündung rasch wieder nachläßt.

Bei unbekanntem Erreger erscheint an Stelle der bisher allgemein üblichen Kombination von Sulfonamiden, Penicillin-G und Chloramphenicol eine Kombination von Ampicillin und Chloramphenicol günstiger, da das Ampicillin gegen Pneumokokken und Meningokokken eine etwa gleichgute Wirkung zeigt wie das Penicillin-G. Gegen Haemophilus influenzae-Bacillen entfaltet es sogar eine deutlich bessere Wirkung als Penicillin-G (BARRETT et al., 1966) und ist daneben auch noch gegen viele andere gramnegative Erreger wirksam. Auf den Einsatz von Sulfonamiden kann man bei der Behandlung einer Meningitis mit unbekanntem Erreger u.E. bei einer Kombinationstherapie von Ampicillin und Chloramphenicol verzichten, doch bestehen auch keine Bedenken gegen eine zusätzliche Gabe.

Tabelle 46. *Behandlungsschema der eitrigen Meningitiden*

Erreger	Antibioticum bzw. Sulfonamid	Dosierung Initialdosis (IV oder IM)	Dosierung Weitere Dosierung	Applikationsart	Bemerkungen	Durchschnittl. Therapiedauer
Meningokokken	1. Penicillin G	Neugeborene: 500000 E; Säuglinge: 1 Mill. E; ältere Kinder: 1 Mill. E	500000 E/kg/Tg.; 1 Mill. E/kg/Tg.; 500000 E/kg/Tg.	Dauertropf oder in 2stündlichen Abständen IM oder IV	Nach 2—4 Tagen Übergang auf Depotpenicillin möglich (z.B. Procain-Penicillin 2—4 Mill. E tägl. in 2—3 Dosen)	7 Tage
	2. Sulfonamid	Neugeborene: —; Säuglinge: 50 mg/kg; ältere Kinder: 50 mg/kg	—; 100—150 mg/kg/Tg.; 100—150 mg/kg/Tg.	Dauertropf oder 4—6stündliche Dosen IM oder IV	Nicht bei Neugeborenen geben! (Kernikterusgefahr!) Nach 2—3 Tagen auf orales Sulfonamid (150—200 mg/kg/Tg.) übergehen	
Pneumokokken und Streptokokken (β-hämolytisch)	1. Penicillin G 2. Sulfonamid	wie bei Meningokokken				3—4 Wochen 2 Wochen
H. influenzae	1. Ampicillin	Neugeborene: 75 mg/kg; Säuglinge: 100—150 mg/kg; ältere Kinder: 100 mg/kg	150 mg/kg/Tg.; 300 mg/kg/Tg.; 200 mg/kg/Tg.	Dauertropf oder 4—6stündliche Injektionen (IV oder IM)	Hohe Dosierung erforderlich um wirksame Liquorspiegel zu erreichen. Nach 4—5 Tagen kann auf orale Präparate übergegangen werden	10—14 Tage
	2. Chloramphenicol	Neugeborene: 15—20 mg/kg; Säuglinge: 50 mg/kg; ältere Kinder: 50 mg/kg	25—(100) kg/Tg.; 100 mg/kg/Tg.; 100 mg/kg/Tg.	Dauertropf oder 6—8stündliche Injektionen (IV oder IM)	Bei Neugeborenen und Frühgeborenen Gefahr des „Grey syndroms"! Daher am besten nicht bei diesen geben. Nach 3—4 Tagen Übergang auf orales Präparat möglich	
Unbekannter Erreger (Neugeborene und junge Säuglinge)	1. Ampicillin	wie bei H. influenzae				3—4 Wochen
	2. Kanamycin (bzw. Polymyxin B oder E)	Neugeborene: 7,5 mg/kg; Säuglinge: 10—15 mg/kg; ältere Kinder: 10 mg/kg	10—15 mg/kg/Tg.; 25 (50) mg/kg/Tg.; 25 mg/kg/Tg.	Dauertropf oder 2 Dosen IM Dauertropf oder 3 Dosen IM	Mögliche Nebenwirkungen: Nephro- und Ototoxizität; häufige Blutharnstoff- und Urinkontrollen erforderlich; sollte nicht länger als als 2—(3) Wochen gegeben werden. Vorsicht in ersten Lebenstagen!	
Unbekannter Erreger (Kinder aller Altersstufen vom 2.—3. Lebensmonat an)	1. Ampicillin 2. Chloramphenicol (3. evtl. Sulfonamid)	wie bei H. influenzae wie bei Meningokokken				3 Wochen

Erreger	Medikament		mg/kg/Tg.	Applikation	Bemerkung	Dauer
Enterokokken (Streptoc.faec.) Staphylokokken	1. Ampicillin	wie bei H. influenzae				2—3 Wochen
	2. Chloramphenicol					3—4 Wochen
	1. Penicillin G	wie bei Meningokokken				
	2. Methicillin (oder Isoxazolyl-Penicilline)	Neugeborene 75—100 mg/kg Säuglinge: 150 mg/kg ältere Kinder: 100 mg/kg	150—200 mg/kg/Tg. 300 mg/kg/Tg. 200—300 mg/kg/Tg.	4—6stündlich IM oder IV	In den ersten Tagen auch 2—5 (—10) mg intrathecal geben	
E. coli und Paracoli	1. Ampicillin	wie bei H. influenzae				2—3 Wochen
	2. Kanamycin (bzw. Polymyxin B oder E)	wie bei unbekanntem Erreger (Neugeborene)				
Proteus	1. Ampicillin	wie bei H. influenzae				2—3 Wochen
	2. Kanamycin	wie bei unbekanntem Erreger				
Salmonellen Klepsiellen	Chloramphenicol	wie bei H. influenzae				3 Wochen
	1. Chloramphenicol	wie bei H. influenzae				3 Wochen
	2. Streptomycin	Neugeborene: 10 mg/kg Säuglinge: 20 mg/kg ältere Kinder: 20 mg/kg	15—20 mg/kg/Tg. 30—40 mg/kg/Tg. 30—40 mg/kg/Tg.	nur IM; in 2 Dosen aufteilen	Nicht mehr als 1g Streptomycin tägl.; sollte nach 8—10 Tagen abgesetzt werden; in den ersten Tagen auch 5—10—20 mg intrathecal	
Aerobacter Aerogenes	3. Sulfonamide	wie bei Meningokokken				3 Wochen
	1. Kanamycin	wie bei unbekanntem Erreger				3 Wochen
	2. Polymyxin B IM	wie bei Pyoceaneus				
	3. Polymyxin B (intrathecal)	Neugeborene: 1—2 mg Säuglinge: 2 mg ältere Kinder: 2—5 mg		intrathecal für 3—5 Tage		
Pyocyaneus (= Pseudomonas A.)	1. Polymyxin B (oder E)	Neugeborene: 1 mg/kg Säuglinge: 1,5—2 mg/kg ältere Kinder: 1,5—2 mg/kg	2 mg/kg/Tg. 5 mg/kg/Tg. 3—5 mg/kg/Tg.	3 Dosen IM 4 Dosen IM 4 Dosen IM	Mögliche Nebenwirkungen: Nephro- und Ototoxicität; sollte nicht länger als 2 Wochen gegeben werden. In den ersten Tagen auch intrathecal	2—4 Wochen
	2. Polymyxin E (intrathecal)	wie bei Aerobacter				
	Polymyxin E (Colistimethat)	Neugeborene: 7—10 mg/kg Säuglinge: 10—12 mg/kg ältere Kinder: 5—10 mg/kg	bis 20 mg/kg/Tg, (200000 E/kg/Tg). 20—25 mg/kg/Tg. (200000—300000 E/kg/Tg.) bis 15 mg/kg/Tg. (180000 E/kg/Tg.)	3 Dosen IM 4—6 Dosen IM 4—6 Dosen IM	Mögliche Nebenwirkungen: Nephro- und Ototoxicität; sollte nicht länger als 2 Wochen gegeben werden. In den ersten Tagen auch intrathecal	
	Polymyxin E (intrathecal)	Neugeborene: bis 6 mg (75000 E) Säuglinge: bis 12 mg (150000 E) ältere Kinder: bis 12 mg (150000 E)		intrathecal intrathecal intrathecal		

Über die **Art der Applikation** von Antibiotica besteht insofern weitgehende Einigkeit, als in fast allen Kliniken in den ersten Tagen der eitrigen Meningitisbehandlung eine i.v.-Gabe von Antibiotica und Sulfonamiden praktiziert wird. Nach einigen Tagen kann in der Regel auf i.m. oder orale Applikation der Medikamente übergegangen werden. Unterschiedliche Meinungen bestehen darüber, ob es besser sei, Antibiotica bzw. Sulfonamide in Form von Dauertropfinfusionen oder zur Erzielung von Spitzenwerten in mehrstündlichen Abständen in konzentrierter Form zu injizieren. Dazu wäre zu sagen, daß die erste Dosis der angewandten Mittel in jedem Falle konzentriert und in genügend hoher Dosierung i.v. injiziert werden muß, damit möglichst rasch ein wirksamer Antibiotica- bzw. Sulfonamidspiegel im Blut und Liquor entsteht. Nach Erreichung eines solchen Spiegels scheinen bei ausreichender Dosierung keine Unterschiede zu bestehen, ob der Weg einer Dauertropfinfusion oder der einer konzentrierten Applikation in mehrstündlichen Abständen gewählt wird (Haggerty und Ziai, 1964). Es muß jedoch sorgfältig bei jedem Antibioticum geprüft werden, in welcher Infusionsflüssigkeit es aufgelöst werden kann und wie lange die volle Wirksamkeit des betreffenden Antibioticums in einer solchen Infusionsflüssigkeit anhält. Während die Wirksamkeit von Chloramphenicol, Sulfonamiden und Penicillin auch nach mehrstündiger Auflösung in einer solchen Infusionsflüssigkeit kaum nachläßt, ist z.B. von den Methicillinen bekannt, daß sie nur in einer Pufferlösung von bestimmtem pH stabil bleiben. Derartige Antibiotica sollten deshalb in mehrstündlichen Abständen in konzentrierter Form gespritzt werden, da ihre Wirksamkeit in Infusionslösungen rasch nachlassen würde.

Außerdem muß untersucht werden, ob sich Antibiotica in einer Infusionsflasche mischen lassen. Sulfonamide, Penicilline und das saure Succinatsalz des Chloramphenicols können ohne Bedenken in eine für 8—12 Std ausreichende Infusionslösung gegeben werden. Bei der Mischung anderer Kombinationen muß diese Frage erneut überprüft werden.

Die **intrathecale** Verabreichung von Antibiotica ist heute in erster Linie wegen der häufigen damit verbundenen Nebenwirkungen, wie z.B. Schädigungen des N. acusticus nach intrathecal verabreichtem Streptomycin, Krämpfe und Hämorrhagien nach Penicillin und wegen der Tatsache, daß diese Applikationsart bei den gewöhnlichen Meningitisformen keine signifikante Besserung der Therapieergebnisse gebracht hat, fast ganz verlassen worden.

Als einzige gerechtfertigte Indikationen gelten heute noch gewisse, durch gramnegative Erreger ausgelöste Meningitiden. Bei der Behandlung einer durch Pseudomonas aeruginosus (Bacterium pyocyaneus) verursachten Meningitis z.B. scheint intrathecal verabreichtes Polymyxin B (Dosierung nach W. Marget 1 mg bei Neugeborenen und Frühgeborenen, 2 mg bei Säuglingen, bis 5 mg täglich bei Kindern über 2 Jahre) die sonst infauste Prognose günstig zu beeinflussen. Bei Meningitisformen, die zu einem Okklusionshydrocephalus geführt haben und bei denen sich in den Ventrikelräumen oft große Eiteransammlungen finden, muß das Medikament direkt in die Ventrikel injiziert werden. Die Einspritzung muß langsam durchgeführt werden, am besten nachdem zuvor mit Liquor eine Verdünnung hergestellt wurde.

Ferner bietet sich Colistin bei anderen durch coliforme Erreger erzeugten Meningitiden für die intrathecale Applikation an, die auf eine parenterale Behandlung nicht befriedigend angesprochen haben. W. Marget gibt die intrathecale Dosierung bei diesem Medikament mit 6 mg = 75000 E bei Säuglingen und Frühgeborenen, mit 12 mg = 150000 E bei Säuglingen und ebenfalls 12 mg bei älteren Kindern täglich bzw. jeden 2. Tag an.

Die Tabelle 46 enthält Therapie- und Dosierungsrichtlinien für die Durchführung der antibakteriellen Therapie der einzelnen Meningitisformen.

Newman und Stewart glauben durch intrathecal bzw. intraventriculär applizierte Streptokinase und Urokinase eine Fibrinbildung verhindern und eine Fibrinauflösung erreichen zu können, was zur Verhütung einiger Spätkomplikationen beitragen könnte. Hamburger et al. zeigten schon 1955 die Wirksamkeit einer solchen Therapie in experimentell erzeugten Meningitiden an Rhesusaffen. Wegen der großen Toxicität dieser Substanzen sind jedoch weitere kontrollierte Studien erforderlich, bevor deren gezielte Anwendung gerechtfertigt erscheint.

Abb. 188 a—h. a Meningokokken-Liquor mit zahlreichen gramnegativen Diplokokken (Idealbild). b Meningokokken-Liquor mit nur ganz vereinzelten Meningokokken (Pfeile). c Pneumokokken-Liquor. Idealbild, zum Teil deutliche Kapseldarstellung. d Pneumokokken-Liquor mit besonders massivem Befund. e Liquorausstrich bei H. influenzae-Meningitis (Idealbild). f Liquor bei Streptokokken-Meningitis. Massiver Befund. g Liquor bei Staphylokokken-Meningitis. Typische, grampositive Traubenkokken. h Liquor bei Coli-Meningitis. Mittellange, gramnegative Stäbchen. [Sämtliche bakteriologischen Abbildungen aus Naumann u. v. Harnack, Meningitis purulenta — bakterioskopische Diagnostik und Therapie. Med. Bild-Dienst Roche **4**, 7 (1962)]

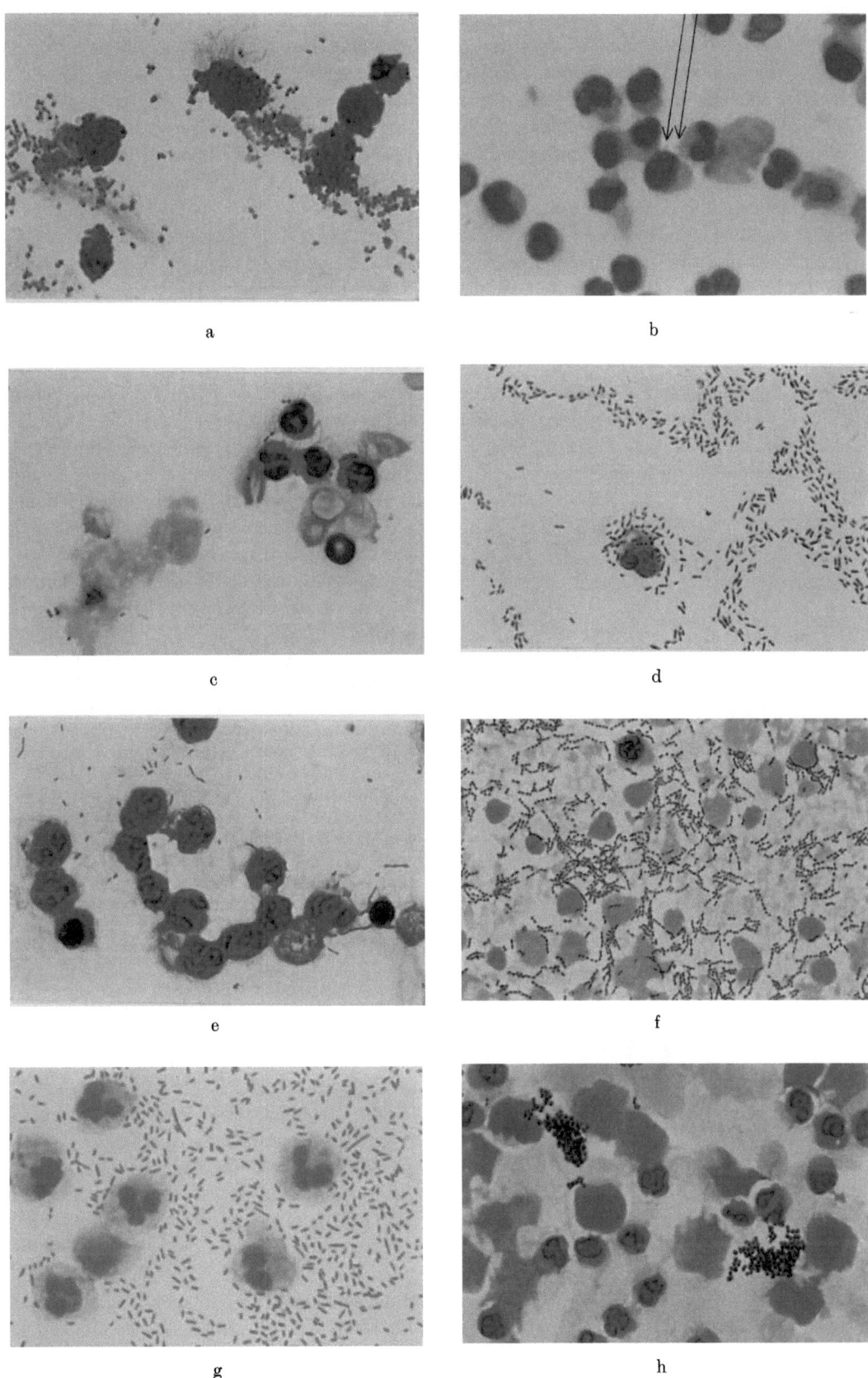

a

b

c

d

e

f

g

h

Abb. 188 a—h.

Prophylaxe. Eine antibiotische bzw. Sulfonamid-Prophylaxe ist nur bei Personen angezeigt, die mit einem Patienten mit einer schweren Meningokokkenerkrankung besonders engen Kontakt hatten. Durch Untersuchungen in Meningokokkenepidemien weiß man, daß bei Kontaktpersonen in 60—70% Meningokokken im Nasen-Rachenraum nachweisbar sind und man bei einer solchen Häufigkeit mit weiteren Erkrankungen rechnen muß. Wie Chaver et al. zeigen konnten, können bereits durch 2tägige therapeutische Sulfonamidgaben die Meningokokken bei den Keimträgern ausgerottet werden. Pneumokokken- und Haemophilus influenzae-Bacillen sind so häufig in der Nasen-Rachenflora von beschwerdefreien Personen zu finden, daß eine gezielte antibakterielle Prophylaxe nicht angezeigt erscheint. Ein epidemieartiges Auftreten von Pneumokokken- und Haemophilus influenzae-Meningitiden ist bisher auch nicht bekannt geworden.

Meningokokken-Meningitis

Die Meningokokken-Meningitis wurde im Bd. V, S. 519ff. im Rahmen der Meningokokkenerkrankungen von J. Gehrt ausführlich dargestellt, so daß hier nur eine kurze

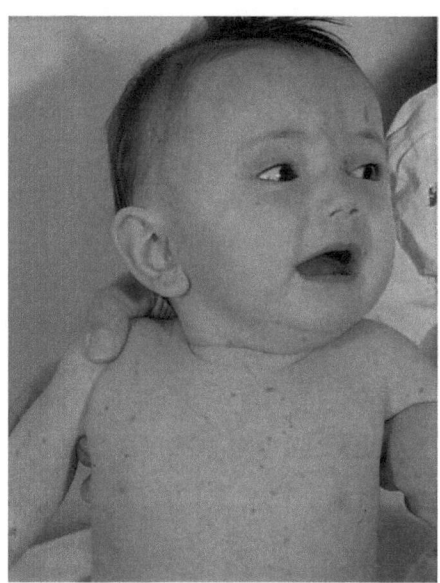

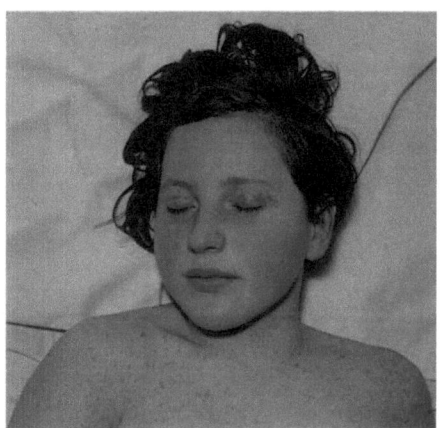

Abb. 189a u. b. Hautembolien bei der
Meningokokken-Meningitis und -Sepsis

Übersicht über diese Form der eitrigen Meningitis gebracht werden soll.

Nach Angaben verschiedener Autoren werden zwischen 40—50% der eitrigen Meningitiden im europäischen Raum durch Meningokokken hervorgerufen (vgl. Tabelle 43). Epidemien durch diesen Keim werden heute in Europa nur noch selten beobachtet, kommen dagegen noch häufiger in afrikanischen Ländern vor.

Bei den 1887 von Weichselbaum entdeckten Erregern handelt es sich um gramnegative Kokken von sehr verschiedener Größe, die typischerweise intracellulär, aber auch extracellulär liegen (vgl. Abb. 188a u. b). Meistens finden sich nur wenige Erreger im Liquorausstrich; Kulturen der sehr empfindlichen Keime sind in der Regel nur positiv, wenn sie bald nach der Liquorentnahme auf geeigneten Nährböden angelegt werden (z.B. Blutagar) und noch keine antibiotische „Anbehandlung" erfolgt war.

Die Meningokokken-Meningitis entsteht fast ausschließlich im Rahmen einer Septikämie durch hämatogen-metastatische Verschleppung der Keime in die Meningen. Oft geht der Erkrankung ein Racheninfekt voraus.

Klinik

Außer den im Semiotik- und allgemeinen Kapitel über die eitrigen Meningitiden geschilderten Symptomen (s. S. 304ff. und 330) gibt es für die Meningokokken-Meningitis einige sehr typische Zeichen, die—falls vorhanden—bereits den Verdacht auf eine Meningokokken-Meningitis lenken können: So der plötzliche Beginn der Erkrankung mit Kopfschmerzen, Fieber und Erbrechen, die stark ausgeprägte „Genickstarre" und stecknadelkopf- bis münzengroße Hautblutungen (vgl. Abb. 189). Nach Angaben der Literatur kommen solche Hautblutungen, die Ausdruck einer generalisierten Erkrankung sind und durch bakterielle Embolien hervorgerufen werden, in 30 bis über 50% der

Meningokokken-Meningitiden vor (SWARTZ und DODGE, 1965a; J. GEHRT). In seltenen Fällen werden derartige Hauterscheinungen aber auch bei Pneumokokken-, Haemophilus influenzae- und Streptokokken-Meningitiden beobachtet (HAGGERTY und ZIAI, 1964; CARPENTER und PETERSDORF).

Neben der häufigeren hochakuten Verlaufsform der Meningokokken-Meningitis, die ohne Therapie oft schon nach 24—48 Std zum Tode des Patienten führt, gibt es seltener subakut bis chronisch verlaufende Formen, bei denen sich die Erkrankung über Wochen bis Monate ausdehnt. Im Liquor lassen sich bei diesen Formen persistierend Meningokokken nachweisen und in den meisten Fällen sterben die Patienten schließlich an einer auftretenden Komplikation wie einem Hydrocephalus. In einigen Fällen kommt es zu einer oft mit Restschäden einhergehenden „Spontanheilung", die man bei der Meningokokken-Meningitis vor der Antibiotica- und Sulfonamiden-Ära in 10 bis 20% der Fälle sah. Dank der großen Empfindlichkeit von Meningokokken gegen Antibiotica und Sulfonamide sieht man solche protrahiert verlaufenden Formen heute nur noch selten.

Eine ätiologisch sichere Diagnose kann man — wie bei allen anderen Formen einer eitrigen Meningitis — nur durch den Nachweis von Meningokokken im Liquor stellen. Finden sich im Liquorausstrich Keime, so lassen sich diese in der Regel bereits im angefärbten Direktausstrich als Meningokokken identifizieren. Wie man der nach Angaben von SWARTZ und DODGE (1965b) aufgestellten Tabelle 47 über die Häufigkeit des Vorkommens weiterer Laborbefunde bei der Meningokokken-Meningitis entnehmen kann, gibt es außer den bakteriellen Befunden keine Laborbefunde, die für eine Meningokokken - Meningitis charakteristisch wären.

Tabelle 47. *Laborbefunde bei der Meningokokken-Meningitis* (nach SWARTZ und DODGE; 33 Fälle)

Liquorzellen	Streubreite von 10—50000 Zellen/mm³; 20% weniger als 100 Zellen/mm³; 16% über 10000 Zellen/mm³
Liquorproteine	In 80% erhöht; Mehrzahl zwischen 60—400 mg-%
Liquorzucker	45% der Fälle weniger als 40 mg-% bzw. weniger als 40% des Blutzuckers
Blutkulturen	In 33% der Fälle positiv

Die **Prognose** der Meningokokken-Meningitis ist seit Einführung der Sulfonamide und Antibiotica besser als die aller anderen bakteriell bedingten eitrigen Meningitiden. Man rechnet heute noch mit einer Letalität von etwa 5%. Neurologische Restschäden werden bei 10—20% der Überlebenden angegeben (KOCH et al., 1961; SMITH, 1956; FRIEDERISZICK; HAGGERTY und ZIAI, 1964). Als neurologische Spätschäden können alle im Abschnitt über die Komplikationen der eitrigen Meningitiden beschriebenen Störungen auftreten. Einige Komplikationen, die in der Regel nur bei Meningokokken-Meningitiden, seltener aber auch bei Staphylokokken und anderen Meningitisformen auftreten können, sind septische Arthritis, Endokarditis, periphere Gangränen und ein peripherer Kreislaufkollaps (Waterhouse-Friderichsen-Syndrom). Subdurale Ergüsse kommen nur selten vor (KOCH et al., 1961). Diese finden sich viel häufiger bei Pneumokokken- und Haemophilus influenzae-Meningitiden.

Therapie. Vor dem Beginn einer antibiotischen Therapie sollte unbedingt eine Lumbalpunktion durchgeführt werden und sogleich eine Identifizierung des für die Meningitis verantwortlichen Erregers im angefärbten Direktausstrich versucht werden, damit möglichst bald eine gezielte Behandlung erfolgen kann. Läßt sich bei inadäquaten Laborverhältnissen nicht innerhalb einer halben Stunde eine Diagnose aus dem Direktausstrich des Liquors stellen, so muß gleich nach der Durchführung der Lumbalpunktion mit der antibakteriellen Therapie begonnen werden. Solange der Erreger nicht bekannt ist, gilt der für die Meningitis mit unbekanntem Erreger angegebene Therapievorschlag einer Kombinationstherapie mit Ampicillin und Chloramphenicol (evtl. zusätzlich Sulfonamide), in den in der Übersichtstabelle 46 angegebenen Dosierungen.

Bei gesicherter Diagnose einer Meningokokken-Meningitis werden von vielen amerikanischen Autoren gut liquorgängige Sulfonamide (Sulfadiazin und Sulfisoxacol) als Mittel der Wahl für die Behandlung der Meningokokken-Meningitis angesehen (HODES und STRONG; SMITH, 1956 u. 1965; KOCH et al., 1961; HAGGERTY und ZIAI, 1964) und sind von einigen Autoren als alleiniges Mittel für die Behandlung der Meningokokken-Meningitis empfohlen worden (SMITH, 1956 u. 1965). WINTER erzielte sogar mit nur einer einzigen intravenösen Sulfonamidgabe ausgezeichnete

Therapieergebnisse. Lepper et al. (1952) zeigten, daß eine hochdosierte Penicillintherapie bei dieser Meningitisform genauso gute, aber nicht bessere Ergebnisse als eine alleinige Sulfonamidtherapie brachte. Friederiszick und Marget (1965) empfehlen eine alleinige hochdosierte Penicillintherapie (500000 bis 1 Mill. E Penicillin-G/kg/Tag in 2—3stündliche Dosen aufgeteilt oder als Dauertropfinfusion), wie sie von diesen Autoren auch für die Pneumokokken-Meningitis angegeben wird.

Die alleinige hochdosierte Penicillintherapie erscheint auf Grund der Therapieergebnisse und der Tatsache, daß bisher keine gegen Penicillin resistenten Meningokokkenstämme gefunden wurden, durchaus vertretbar. Dagegen muß man eine alleinige Sulfonamidtherapie heute ablehnen, da in den letzten Jahren von Millar et al. und Eickhoff und Finland über sulfonamidresistente Meningokokkenstämme berichtet wurde.

In Übereinstimmung mit Herzog und Bühler, Krugman und Ward, Swartz u. Dodge (1965b) halten wir eine Kombination von hochdosiertem Penicillin und gut liquor-gängigen Sulfonamiden (Sulfisoxacol oder Sulfapyrimidine) auch heute noch wegen der relativ langsamen und individuell unterschiedlichen Liquordiffusion der Penicilline für gerechtfertigt, obwohl die Resultate einer solchen Kombination nach Haggerty und Ziai (1960) nicht besser sind als die einer alleinigen Sulfonamidtherapie. Bezüglich der Dosierung und Art der Verabreichung des Penicillins und der Sulfonamide vgl. die Übersichtstabelle.

Eine *Corticosteroidtherapie* ist — wie aus den Darlegungen im Abschnitt über die Corticosteroidtherapie der eitrigen Meningitiden und ihrer Komplikationen hervorgeht — nicht indiziert (s. S. 338).

Als antibakterielle *Behandlungsdauer* werden von den meisten Autoren zwischen 7 bis 14 Tage für die Meningokokken-Meningitis angegeben (Friederiszick; Marget; Swartz u. Dodge, 1958b; Haggerty und Ziai, 1960).

Pneumokokken-Meningitis

Die Pneumokokken-Meningitis ist im europäischen Raum die zweithäufigste Form der eitrigen Meningitis im Kindesalter. Wie die durch andere bakterielle Erreger erzeugten Meningitiden, mit Ausnahme der Tbc-Meningitis, ist die Zahl der Pneumokokken-Meningitiden im 1. Lebensjahr weit größer als in jedem späteren Lebensjahr (Smith, 1954a; Friederiszick). Die Pneumokokken-Meningitis findet sich ebenfalls in allen späteren Lebensjahren und wird von einigen Autoren als häufigste, von anderen als zweithäufigste bakterielle Meningitisform im Erwachsenenalter angegeben (vgl. Swartz u. Dodge, 1965a).

Pathobiologie. Die Pneumokokken (wissenschaftliche Bezeichnung: Diplococcus pneumoniae) wurden von Weichselbaum und Fränkel (1886) als Pneumonieerreger entdeckt. Sie sind wegen ihrer sehr typischen Form in der Regel leicht im Ausstrichpräparat zu erkennen. Es handelt sich um grampositive, lanzettförmige oder kerzenflammenähnlich aussehende Erreger, die meistens in Paaren so gelagert sind, daß die spitzen Enden nach außen gerichtet sind (vgl. Abb. 188c und d). Selten liegen sie einzeln oder bilden kurze Ketten. Charakteristisch für Pneumokokken ist die Kapselbildung. Ihre Züchtung gelingt am besten in Serumbouillon oder auf Blut- oder Serumagar.

Man unterscheidet mehr als 80 verschiedene Typen und Untertypen, die nach Nelson alle für die Meningitis verantwortlich sein können, wobei die am häufigsten bei der Pneumokokken-Meningitis beobachteten Typen recht unterschiedlich angegeben werden (Davidson und Wollstein, Ross und Burke, Alexander et al., 1953). Nelson gibt die Typen III, V und XIV als die am meisten vorkommenden an. Sauerbrei (Handbuchband V) schreibt dagegen, daß die Typen I und II bei der primären Pneumokokken-Meningitis die häufigsten Typen darstellen.

Der Typ III zeichnet sich durch reichliche Schleimbildung aus und wird deshalb auch als Pneumococcus mucosus bezeichnet. Wegen der Schleimbildung wird dieser Typ von Medikamenten schlecht erreicht. Deswegen ist eine besonders intensive und lange Therapie bei den durch diesen Typ verursachten Krankheiten angezeigt.

Pneumokokken lassen sich bei vielen gesunden Personen aus dem Respirationstrakt isolieren. In vielen Fällen werden aber Erkrankungen wie Sinusitis, Otitis, Mastoiditis, lobäre oder Bronchopneumonien durch diesen Erreger hervorgerufen. Solche Krankheiten findet man häufig als Vor- bzw. Begleiterkrankungen bei der Pneumokokken-Meningitis. Während Davidson und Wollstein, Ross und Burke sowie Alexander et al. bei einem zahlenmäßig großen Krankengut in 30—44% der Fälle einen Primärfocus in der Lunge, nur in etwa 20—25% einen solchen im Mittelohr, Mastoid oder Nasennebenhöhlen, und in etwa 25—35% überhaupt keine mutmaßliche Erregereintrittspforte fanden, sahen Koch et al. (1961) bei 128 Fällen einer Pneumokokken-Meningitis in 72 Fällen eine purulente Otitis und in 30 Fällen eine Mastoiditis.

Klinik

Das klinische Bild entspricht weitgehend dem der übrigen eitrigen Meningitiden (s. S. 330), wie es in den allgemeinen Darlegungen geschildert wurde. Der Beginn ist bei der

Pneumokokken-Meningitis sehr akut, nur ausnahmsweise subchronisch.

Labordaten. Eine ätiologische Diagnose kann — wie bei allen anderen Meningitisformen — nur durch den Nachweis der Pneumokokken im Liquor gestellt werden. Im allgemeinen kann eine in der Bakteriologie erfahrene Person bereits im angefärbten Direktausstrich des Liquors die meistens reichlich darin vorhandenen Pneumokokken als solche identifizieren. Findet man keine Pneumokokken im Direktpräparat, so gelingt der Nachweis bei nicht antibiotisch vorbehandelten Patienten fast immer in der Liquorkultur. Die übrigen bei der Pneumokokken-Meningitis ebensowenig wie bei den anderen eitrigen Meningitiden für eine bestimmte Meningitisform charakteristischen Veränderungen im Liquor und Blutbild können aus der nach Angaben von SWARTZ und DODGE (1965b) zusammengestellten Tabelle 48 entnommen werden.

Tabelle 48. *Laborbefunde bei der Pneumokokken-Meningitis* (nach SWARTZ und DODGE; 54 Fälle)

Liquorzellen	Mehrzahl zwischen 1000—10000 Zellen/mm³; Streubreite von weniger als 70—87000 Zellen/mm³
Liquorproteine	In 92% der Fälle erhöht; bei der Mehrzahl zwischen 200—800 mg-%
Liquorzucker	Bei 55% der Fälle weniger als 40 mg-% bzw. weniger als 40% des Blutzuckers
Blutkulturen	In 56% der Fälle positiv

Verlauf. In der akuten Krankheitsphase treten Krämpfe (entweder fokal oder generalisiert), passagere Nervenlähmungen und subdurale Ergüsse — letztere besonders häufig bei Säuglingen und Kleinkindern — als häufigste Komplikationen auf. Gleichzeitige Erkrankungen in anderen Organen (z.B. Pneumonien, Mastoiditis, Otitis) sind, wie bereits erwähnt, nicht selten. Das Fieber der Patienten fällt oft erst 3—5 Tage nach Beginn der Therapie ab.

Prognose. Nach Einführung der Sulfonamide konnte die *Mortalität* der Pneumokokken-Meningitis von vorher 98—100%, unter Berücksichtigung der Veröffentlichungen mit den besten Therapieergebnissen der damaligen Zeit, auf etwa 60% gesenkt werden (HODES et al.). Danach erreichte man zwar durch Anwendung verschiedener Antibiotica, zum Teil kombiniert mit Sulfonamiden, einen weiteren Rückgang der Mortalität, doch erbrachte erst die Einführung der hochdosierten Penicillintherapie durch DOWLING et al. (1949) eine entscheidende

Reduzierung in der Mortalität der Pneumokokken-Meningitis. Bei Anwendung dieser Therapie mit oder ohne zusätzliche Sulfonamide gelang es, die Mortalität der Pneumokokken-Meningitis inzwischen auf 10—20% zu reduzieren (KOCH et al., 1961; SMITH, 1956; HAGGERTY und ZIAI, 1964).

FRIEDERISZICK gibt die Letalität nach Einführung der hochdosierten Penicillintherapie bei seinen 44 Patienten mit 11% an, während die Letalität vor Einführung dieser Therapie 33% betragen hatte. Die Letalität ist wie bei anderen eitrigen Meningitisformen am höchsten im 1. Lebensjahr und bei Personen über 50 Jahren.

Die Anzahl der permanenten *Spätschäden* ist bei der Pneumokokken-Meningitis auch heute noch erschreckend hoch: Organdefekte gibt FRIEDERISZICK nach Einführung der maximalen Penicillintherapie mit 24% und psycho-nervöse Schäden bei 26% seiner Fälle an. Von 44 von KOCH et al. (1961) mit der hochdosierten Penicillintherapie und Sulfadiazine behandelten Fällen starb nur 1 Patient, 21% wiesen jedoch neurologische Organdefekte auf. Besonders häufig fanden KOCH et al. nach der Pneumokokken-Meningitis Taubheit und schwere Intelligenzdefekte.

Die *Rezidivgefahr* ist bei der Pneumokokken-Meningitis von den 3 gewöhnlichen Meningitisformen weitaus am größten. SPINK fand eine solche in 5 von 55 Fällen; bei einem der Fälle wurde 15mal ein Rezidiv beobachtet.

Therapie. Es wird heute allgemein anerkannt, daß die hochdosierte Penicillintherapie, wie sie von DOWLING et al. 1949 zuerst angegeben wurde, die vorteilhafteste Therapie für die Pneumokokken-Meningitis darstellt. Während einige Autoren eine alleinige hochdosierte Penicillintherapie anwenden (FRIEDERISZICK; MARGET, 1965; DOWLING et al., 1949; SWARTZ u. DODGE, 1965b), empfehlen viele andere Autoren eine zusätzliche Sulfonamidtherapie (NEMIR und ISRAEL; SMITH, 1956; KOCH et al., 1961; KRUGMAN und WARD; HERZOG u. BÜHLER). Da Pneumokokken, zumindest bislang, eine sehr gute Empfindlichkeit gegen Penicillin zeigen, ist bei den guten Ergebnissen, die z.B. FRIEDERISZICK mit der maximalen Penicillintherapie erzielte, nichts gegen eine alleinige Penicillintherapie einzuwenden. Andererseits weist die Addition von Sulfonamiden keineswegs Nachteile, z.B. im Sinne einer antagonistischen Wirkung, auf, wie sie von LEPPER und DOWLING (1951) für die Kombination von Penicillin mit Aureomycin bei der Behandlung von Pneumokokken-Meningitiden beschrieben wurde. Nach einigen Berichten über Ergebnisse einer solchen kombinierten Therapie bestehen vielleicht sogar Vorteile in einer Kombination mit Sulfonamiden (Koch et al., 1961). Bei der guten Liquorgängigkeit einiger Sulfonamide und ihrer recht guten Wirksamkeit gegen Pneumokokken erscheint uns angesichts der Schwere der Erkrankung der Einsatz dieses Medikamentes durchaus gerechtfertigt. Die ohnehin nicht gute Diffusion des Penicillins in den Liquor wird bei abklingender meningealer Entzündung noch schlechter und man kann in diesem Stadium durch die Sulfonamide möglicherweise ein Wiederaufflackern der Entzündung bzw. ein späteres Rezidiv der Pneumokokken-Meningitis vermeiden.

Der Einsatz eines 3. Antibioticums, z.B. des Chloramphenicols, wie es von manchen Autoren empfohlen wird (Alexander, 1952 oder Kuske), hat sich bei dieser Meningitisform in keiner Weise als vorteilhaft erwiesen.

Während Nemir und Israel nach dem Studium der damaligen Literatur zu der Auffassung gelangten, daß eine intralumbale Penicillintherapie bei der Behandlung der kindlichen Pneumokokken-Meningitis nicht erforderlich sei, sind in den letzten Jahren wieder einige Autoren als Befürworter einer solchen zusätz-lichen Therapie bei der Pneumokokken-Meningitis eingetreten (McKendrick, Pengelly, Marget, 1965). Marget gibt als Dosis für die intrathecale Penicillintherapie 2500 E bei Neu- und Frühgeborenen, 2500 bis 5000 E für Säuglinge und 5000—8000 E für ältere Kinder an. Von den meisten Autoren wird die intrathecale Penicillinbehandlung jedoch heute als nicht mehr erforderliche Therapie für die Pneumokokken-Meningitis angesehen und wegen möglicher iatrogener Komplikationen (Krämpfe, Hämorrhagien, Anaphylaxie) abgelehnt.

Einen Vorschlag zur Therapiedurchführung enthält die Tabelle 46.

Eine gleichzeitig bestehende Sinusitis, Mastoiditis oder purulente Otitis muß heute nur noch selten operativ angegangen werden. In jedem Fall sollte aber eine mehrtägige antibakterielle Therapie einem operativen Eingriff vorausgehen.

Im Gegensatz zu vielen amerikanischen Autoren, die eine *Therapiedauer* von 2—3 Wochen oder bis 1 Woche nach Fieberabfall für ausreichend halten, erscheint uns eine antibakterielle Therapiedauer von 4 Wochen bei der Pneumokokken-Meningitis wegen der großen Rezidivgefahr unbedingt erforderlich.

Haemophilus influenzae-Meningitis

Die Haemophilus influenzae-Meningitis wird durch den 1893 von Pfeiffer entdeckten Influenzabacillus (Pfeiffer-Bacillus oder Bacterium influenzae) verursacht. Diese bakteriell bedingte Form darf nicht mit der durch Influenzaviren verursachten aseptischen Influenza-Meningitis verwechselt werden, die bei „Influenza-Epidemien" gelegentlich beobachtet wird.

Während Rivers 1922 bei einer Zusammenstellung von 197 Fällen aus der damaligen Literatur und 23 eigenen Fällen die H. influenzae-Meningitis nur als vierthäufigste Meningitisform ansah, gelten die H. influenzae-Bakterien in den USA und Australien heute als die häufigsten Erreger eitriger Meningitiden im Kindesalter. In diesen Ländern verursachen sie mehr als die Hälfte der eitrigen Meningitiden im Alter von $1/2$ Jahr bis zu 4 Jahren. Auch in Europa wird über eine Zunahme der H. influenzae-Meningitis berichtet, doch gilt diese Meningitisform im europäischen Raum noch immer als nur dritthäufigste Form. In den beiden ersten Lebensmonaten, bei Schulkindern und Erwachsenen ist die H. influenzae-Meningitis ausgesprochen selten. Fothergill und Wright fanden schon 1933 eine Erklärung für diese Tatsache, als sie nachwiesen, daß Neugeborene und junge Säuglinge durch von der Mutter übertragene Antikörper geschützt sind, die nach einigen Monaten verlorengehen. Erst im Alter von 4—5 Jahren haben Kinder bei der weiten Verbreitung dieser Keime eine ausreichende eigene aktive Immunität gegen die H. influenzae-Bacillen entwickelt.

Pathobiologie. Bei den H. influenzae-Bakterien handelt es sich um unbewegliche, sehr grazile, gramnegative, an den Enden leicht abgerundete, stäbchenförmige Erreger mit einer besonderen Neigung zur Pleomorphie. Man kann die Bacillen einzeln, in Paaren nebeneinanderliegend und manchmal in kurzen Ketten oder langen Fäden auftreten sehen (vgl. Abb. 188e). Einige Stämme weisen eine Kapsel auf. Die Erreger wachsen sehr leicht in üppigen Kolonien auf hämoglobinhaltigen Agarnährböden.

Man unterscheidet verschiedene Typen. Fast alle Fälle der H. influenzae-Meningitis werden durch den Typ B verursacht. In Ausnahmefällen sind jedoch auch andere Typen — Typ F von Rosenblatt und Zweifler und neuerdings Typ A von Fine et al. — beschrieben worden.

In einzelnen Fällen wurden neben H. influenzae-Bakterien auch Herpesviren (Brunnell und Dodd) oder Echoviren (Wright et al.) aus dem Liquor isoliert und Wright et al. stellten zur Diskussion, ob nicht eine gleichzeitige Infektion von Viren und Bakterien bei der Entstehung einer eitrigen Meningitis eine Rolle spielt.

Häufig geht der H. influenzae-Meningitis eine Infektion der oberen Luftwege voraus oder besteht gleichzeitig. In vielen Fällen sieht man dabei nach Koch und Carson eine begleitende Mittelohrentzündung, die sie bei 50 von 128 Fällen oder 39% beobachteten. Die Infektion der Meningen erfolgt bei der H. influenzae-Meningitis in der überwiegenden Zahl der Fälle auf dem Blutwege, was schon daraus ersichtlich ist, daß man bei 70—80% der Patienten eine Bakteriämie nachweisen kann (SMITH, 1954a; KOCH und CARSON; SWARTZ und DODGE, 1965b). Als Eintrittspforte der Erreger in die Blutbahn dürften fast ausschließlich die Schleimhäute des Respirationstraktes in Frage kommen. In Nasen-Rachenabstrichen kann man nicht nur bei erkrankten, sondern auch bei gesunden Personen H. influenzae-Bacillen relativ häufig nachweisen, dagegen ist der Erreger nur sehr selten von anderen Schleimhäuten des menschlichen Körpers zu isolieren.

Klinik

Das klinische Bild gleicht weitgehend dem der anderen eitrigen Meningitisformen. Während bei der Mehrzahl der Fälle einer H. influenzae-Meningitis akut meningitische Zeichen auftreten und damit auf einen akuten Beginn der Erkrankung hindeuten dürften, gibt es nach RIVERS sowie KOCH und CARSON Verläufe mit wochen- bis monatelang bestehenden wenig charakteristischen Beschwerden. In solchen Fällen kann der Beginn der meningitischen Erkrankung zeitlich überhaupt nicht festgelegt werden. Solche Verläufe beobachtet man heute besonders bei Patienten, die in Verkennung einer vielleicht noch symptomarmen Meningitis wegen „Infekten der oberen Luftwege" oder „ungeklärtem Fieber" mit Penicillin oder Sulfonamiden behandelt wurden. KOCH und CARSON schildern Fieber, Erbrechen und Lethargie als häufigste anamnestisch angegebene Symptome. Krämpfe wurden in fast 20%, von DODGE und SWARTZ (1965a) sogar in 44% der Patienten mit H. influenzae-Meningitis gesehen. Befundmäßig wurden von KOCH und CARSON am häufigsten eine Nackensteifigkeit (75% der Fälle), viel weniger häufig dagegen ein positives Brudzinski- oder Kernigsches Zeichen (bei etwa 40%) gefunden. Rund ein Viertel der Patienten von KOCH und CARSON gelangten in komatösem Zustand zur Aufnahme.

Laborbefunde. Auch bei antibiotisch vorbehandelten Patienten sind H. influenzae-Bakterien nach KOCH und CARSON in den meisten Fällen aus dem Blut oder Liquor zu isolieren. Eine direkte Identifizierung dieses Erregers aus Liquorausstrichen, in denen sie meistens in Massen vorhanden sind, ist nach KOCH und CARSON wegen der pleomorphen Formen dieser Erreger mit einer 25%igen Fehlerbreite belastet, nach Angaben von HAGGERTY und ZIAI (1964) ist diese Fehlerbreite noch größer. Die übrigen Laborwerte sind wenig charakteristisch und können aus den von SWARTZ und DODGE (1965b) angegebenen Werten, die in der Tabelle 49 zusammengestellt sind, entnommen werden.

Tabelle 49. *Laborbefunde bei der H. influenzae-Meningitis* (nach SWARTZ und DODGE; 47 Fälle)

Liquorzellen	Mehrzahl zwischen 1000—10000 Zellen/mm³; Streubreite von 67—65000 Zellen/mm³
Liquorproteine	In 88% der Fälle erhöht; Mehrzahl zwischen 100—300 mg-%
Liquorzucker	53% der Fälle weniger als 40 mg-% bzw. weniger als 40% des Blutzuckers
Blutkulturen	In 79% der Fälle positiv

Verlauf. Die Patienten gelangen häufig in schwerkrankem Zustand zur Aufnahme und fiebern — trotz intensiver antibakterieller Therapie — oft über viele Tage. Wie schon erwähnt, treten im Beginn der Erkrankung oft Krämpfe auf. Subdurale Ergüsse kommen bei der H. influenzae-Meningitis häufiger als bei anderen Meningitisformen vor. Die Anzahl der übrigen Komplikationen wird in der Literatur im allgemeinen höher als bei der Meningokokken-Meningitis, aber niedriger als bei der Pneumokokken-Meningitis angegeben.

Die **Prognose** der H. influenzae-Meningitis ist heute, gemessen an der früheren völlig infausten Prognose, recht gut. Vor der Verfügbarkeit von Sulfonamiden und Antibiotica betrug die Letalität zwischen 98—100%. Heute berichten verschiedene amerikanische Autoren von einer Letalität zwischen 5—10% (SMITH, 1954a; KOCH und CARSON; KOCH et al., 1961; NELSON, KRUGMAN und WARD; SMITH, 1956; ROSS et al., 1955), doch gibt FRIEDERISZICK bei 36 Fällen noch eine Letalität von 14% und permanente Organdefekte bei 23% sowie psychonervöse Schäden bei 35% der Überlebenden an.

Therapie. Viele Arten einer antibakteriellen Therapie für die H. influenzae-Meningitis sind in der Literatur angegeben worden und erstaunlicherweise zeigten sich in den Therapieresultaten keine sehr deutlichen Differenzen. So wurden Tetracycline allein oder in Kombination mit Streptomycin oder Sulfonamiden, Streptomycin in Kombination mit Chloramphenicol und Sulfonamiden und andere Therapieregime angewandt.

Von den meisten Autoren wird jedoch das Chloramphenicol wegen seiner ausgezeichneten Diffusion in den Liquor, seiner guten Wirksamkeit gegen H. influenzae-Bacillen und den vielseitigen Applikationsmöglichkeiten als Mittel der Wahl bei der Behandlung der H. influenzae-Meningitis angesehen (Haggerty und Ziai, 1964; Nelson, Krugman und Ward; Friederiszick).

In einer Untersuchungsreihe von Haggerty und Ziai, bei der in einer Gruppe von Patienten Chloramphenicol allein, in der anderen Gruppe eine Kombination von Chloramphenicol mit Streptomycin und Sulfadiazin gegeben wurde, zeigte sich keine signifikante Differenz im Therapieerfolg. Wird eine Kombination des Chloramphenicols mit anderen Mitteln bei der Therapie der H. influenzae-Meningitis angewandt, so wird in der Literatur am häufigsten die Kombination mit Sulfonamiden angegeben (Nelson, Krugman und Ward; Smith, 1956; Herzog und Bühler; Kuske; Friederiszick). Dabei sollte eine „Initialdosis" von 50 mg/kg Chloramphenicol und von 50 mg/kg des Sulfonamids (Sulfapyrimidine, Sulfisoxacol oder Sulfadiazine) sofort nach Abnahme des Liquors und der weiteren Kulturen i.v. gegeben werden. Dadurch soll möglichst rasch ein wirksamer Liquorspiegel der Medikamente erreicht werden. Als weitere Dosierung wird für Chloramphenicol im allgemeinen 100 mg/kg/24 Std und für die Sulfonamide 100—200 mg/kg/24 Std angegeben, wobei die Maximaldosis von 4 g Chloramphenicol und von 6 g eines Sulfonamids auch während der ersten Tage nicht überschritten werden sollte. Diese Medikamente sollten in der obigen Dosierung in den ersten Tagen der Behandlung i.v., entweder in Form einer Dauertropfinfusion oder in 4 Dosen aufgeteilt in 6stündlichen Abständen konzentriert verabreicht werden. Nach 2—4 Tagen kann gewöhnlich auf orale Präparate dieser Medikamente umgesetzt werden.

In den letzten Jahren sind mehrere interessante und zum Teil gut kontrollierte Veröffentlichungen über die alleinige Anwendung von Ampicillin in der Therapie der H. influenzae-, der Pneumokokken- und Meningokokken-Meningitis erschienen (Ivler et al.; Thrupp et al.; Naumann, Barrett et al., 1966). Es hat sich dabei gezeigt, daß Ampicillin in vitro und in vivo ausgezeichnet gegen fast alle H. influenzae-Stämme vom Typ B und keineswegs weniger wirksam als Chloramphe-

nicol ist. Von Thrupp et al. sowie Barrett et al. (1966) wurden bei der Behandlung der H. influenzae-Meningitis mit Ampicillin (150 mg/kg/24 Std — aufgeteilt in 4 Dosen und parenteral appliziert) gleichgute Therapieresultate erzielt wie in Kontrollgruppen, die mit Chloramphenicol behandelt wurden. Angesichts dieser Untersuchungen scheint Ampicillin ein durchaus brauchbares, und wegen seiner geringen Nebenwirkungen ein dem Chloramphenicol vielleicht sogar vorzuziehendes Antibioticum in der Behandlung der H. influenzae-Meningitis zu sein. Eine höhere Dosierung von etwa 200—300 mg/kg/24 Std dürfte wegen der bekannten schlechten Liquorgängigkeit des Ampicillins über höhere Liquorspiegel wahrscheinlich eine noch bessere Wirkung entfalten. Bei der geringen Toxicität und der ausgezeichneten Wirksamkeit dieses Medikamentes kann es sicherlich ebensogut ohne größeres Risiko wie die „maximalen Penicillindosen" bei der Pneumokokken-Meningitis gegeben werden.

Wenn eine Kombinationstherapie bei der H. influenzae-Meningitis überhaupt angewandt wird, erscheint uns die Kombination von Ampicillin und Chloramphenicol, wie wir sie neuerdings mit bisher gutem Erfolg bei der eitrigen Meningitis mit unbekannter Ätiologie und bei der H. influenzae-Meningitis anwenden, vorteilhafter zu sein als die Kombination von Chloramphenicol und Sulfonamiden. Bezüglich der Durchführung einer solchen Therapie vgl. die Übersichtstabelle 46.

Als erforderliche antibakterielle *Therapiedauer* werden bei normalem Verlauf gewöhnlich zwischen 10—14 Tage oder bis 1 Woche nach Entfieberung des Patienten angegeben (Kuske; Koch et al., 1961; Nelson, Haggerty und Ziai, 1964).

Streptokokken-Meningitis

In diesem Kapitel soll zunächst auf die durch *Beta-hämolysierende Streptokokken* der Gruppen A und B verursachten Meningitiden eingegangen werden. Kürzere Darstellungen über die durch *Streptococcus faecalis (Enterokokken)* und *Streptococcus viridans* bedingten Meningitiden finden sich am Ende dieses Kapitels.

Die Häufigkeit von eitrigen Meningitiden, die durch Beta-hämolytische Streptokokken der Gruppen A und B nach Lancefield hervorgerufen werden, ist seit Einführung der

Sulfonamide und des Penicillins immer mehr zurückgegangen. Sie werden jetzt am häufigsten noch im frühen Säuglingsalter und dabei besonders bei den Neugeborenen beobachtet. Groover et al. fanden in einer Zusammenstellung von 211 Fällen eine Streptokokken-Meningitis mit weitem Abstand hinter Esch. coli- und Paracoli-Meningitiden bei Neugeborenen als dritthäufigste Meningitisform (in 23 Fällen).

Neben Meningitiden durch Beta-hämolytische Streptokokken der Gruppe A sind neuerdings auch mehrere Veröffentlichungen in der Literatur erschienen, die bei Neugeborenen sehr fulminante und prognostisch äußerst ungünstig verlaufende Meningitisfälle durch Beta-hämolysierende Streptokokken der Gruppe B (Synonyma: Streptococcus agalactiae oder Streptococcus mastitides) berichten [MAHER et al. (S. 659) und WINTERBAUER et al. (S. 661), J. Pediat. 1966]. Nach diesen Literaturangaben sollen diese Streptokokkentypen häufig in der Vaginalflora schwangerer Frauen vorkommen und unter der Geburt auf das Neugeborene übertragen werden.

Pathobiologie. Außer durch die Beta-Hämolyse auf Blutagarplatten zeichnen sich die Streptokokken der Gruppe A und B dadurch aus, daß sie bei der Vermehrung mehr oder minder lange Ketten bilden. Im Liquorpräparat sind sie dagegen gelegentlich einzeln, häufiger zu zweien gelagert und deshalb leicht mit Diplokokken verwechselbar (vgl. Abb. 188f). Sie sind grampositiv und lassen sich auch mit Methylenblau recht gut anfärben. Sie wachsen ausgezeichnet in Blutbouillon oder auf einer Blutagarplatte.

Als Vor- oder Begleiterkrankung findet sich bei Kleinkindern und älteren Kindern häufig eine durch Streptokokken verursachte Otitis, Sinusitis, Pharyngotonsillitis, eine Phlegmone oder ein Absceß. Seltener führt eine Impetigo, ein Erysipel, Scharlach, Pneumonie oder Osteomyelitis sekundär zu einer Streptokokken-Meningitis. Bei Neugeborenen dringen die Streptokokken sehr häufig vom Nabel aus in die Blutbahn ein und werden hämatogen von dort aus ins Gehirn verschleppt. Während man in den meisten Fällen einen Focus, der als Erregereintrittspforte in Frage kommt, nachweisen kann, gelingt dieses nicht bei allen Erkrankten.

Klinik

Symptome sowie klinische und *Laborbefunde* der Streptokokken-Meningitis unterscheiden sich nicht wesentlich von denen anderer eitriger Meningitis-Formen. Auffällig ist lediglich der besonders bei Neugeborenen fulminante Verlauf, der innerhalb eines Tages häufig zum Tode führt.

Die *Prognose* der Streptokokken-Meningitis ist bei Frühgeborenen, Neugeborenen und Säuglingen wegen des perakuten Verlaufes ausgesprochen schlecht. ZIAI und HAGGERTY konnten trotz der bei einigen Patienten verhältnismäßig früh einsetzenden Therapie von 9 Patienten nicht einen einzigen retten. Über die Häufigkeit und Aufgliederung von Spätkomplikationen konnten in der Literatur wohl wegen der nur seltenen Fälle der Streptokokken-Meningitis keine aussagekräftigen Angaben gefunden werden.

Die *Therapie* der durch Beta-hämolytische Streptokokken der Gruppen A- und B-bedingten Meningitiden deckt sich mit der der Pneumokokken-Meningitis. Wegen der geringeren Rezidivgefahr der Streptokokken-Meningitis ist eine antibakterielle Therapiedauer von 2 Wochen jedoch in der Regel ausreichend.

Streptococcus viridans-Meningitis

HOYNE und HERZON konnten 1950 30 Fälle einer Streptococcus viridans-Meningitis aus der Literatur zusammenstellen. Es zeigte sich, daß der Meningitis in der Regel eine Endocarditis lenta oder Entzündungen im Hals- und Nasenbereich voraufgingen. Entsprechend den Eigenheiten dieses Erregers verläuft die Erkrankung verhältnismäßig milde; der Beginn ist schleichend. Die Liquorveränderungen zeigen keine für eine Streptococcus viridans-Ätiologie charakteristischen Merkmale (SCHÖNENBERG). Eine Therapie mit „maximalen Penicillindosen", kombiniert mit Streptomycin (30—40 mg/kg/ 24 Std), scheint wie bei der Endocarditis lenta-Behandlung die besten Therapieresultate zu bringen.

Enterokokken-Meningitis

Über Enterokokken-Meningitiden (Streptococcus faecalis-Meningitiden) konnte in der Literatur keine Übersichtsarbeit mit einer Zusammenstellung der veröffentlichten Fälle gefunden werden. Daß diese Erreger jedoch nicht ganz selten sind, geht daraus hervor, daß in jeder Statistik, die eine größere Anzahl von eitrigen Meningitiden nach Erregerverteilung aufschlüsselt, ein oder mehrere Fälle von Enterokokken - Meningitis enthalten sind (SMITH, 1954a; MOZZICONACCI und GIRARD; HERZOG und BÜHLER; GROOVER et al.).

Am häufigsten findet sich eine Enterokokken-Meningitis im Neugeborenen- und frühen Säuglingsalter.

Die Liquorveränderungen entsprechen denen anderer eitriger Meningitiden. Das Ausstrichspräparat zeigt meist reichlich grampositive, lanzettförmige oder ovale Diplokokken, die leicht mit Pneumokokken verwechselt werden können. Auch Tetraden und kurze Kettenformen können vorkommen.

Die Therapie sollte am besten mit hochdosiertem Ampicillin (150—300 mg/kg/24 Std) durchgeführt werden. Auch Chloramphenicol zeigt eine gute Wirksamkeit gegen Enterokokken und kann entweder sofort kombiniert mit Ampicillin, oder erst einige Tage später, wenn die Diffusion des Ampicillins in den Liquor wegen der Rückbildung der meningealen Entzündung nachläßt, eingesetzt werden.

Staphylokokken-Meningitis

Die Staphylokokken sind bei Kindern relativ selten Erreger einer eitrigen Meningitis. Wie man der Tabelle 43 entnehmen kann, sind Staphylokokken nur in 1,5—3,5% ätiologisch für eitrige Meningitiden verantwortlich. Die meisten Fälle ereignen sich bereits bei Neugeborenen und im frühen Säuglingsalter. Von den 211 Fällen einer Neugeborenen-Meningitis, die GROOVER et al. zusammenstellten, waren 17 Fälle durch diesen Keim verursacht.

Pathobiologie (s. Abb. 188g und Bd. V, S. 494 ff.).

Klinik

Das klinische Bild entspricht in etwa dem anderer eitriger Meningitisformen. Eine ätiologische Diagnose ist wie immer nur durch bakteriologische Untersuchung des Liquors möglich.

Die *Prognose* ist ungünstiger als die der Pneumokokken-, H. influenzae- und Meningokokken-Meningitis, obwohl heute auch für die Penicillinase-produzierenden Typen recht wirksame Antibiotica zur Verfügung stehen. Die Mortalität allein wird aber heute noch mit über 30% angegeben.

Die *Behandlung* sollte mit einem penicillinasefesten Penicillin (Methicillin oder den Isoxazolyl-Penicillinen) in den in Tabelle 46 angegebenen Dosierungen sowie mit Penicillin G in Maximaldosen (500 000 bis 1 Mill. E/kg/Tag) eingeleitet werden. Wegen der schlechten Haltbarkeit der penicillinasefesten Präparate in Infusionslösungen sollten diese konzentriert in mehrstündigen Abständen gespritzt werden und müssen wegen schlechter Liquordiffusion in der Regel auch einige Male intrathecal injiziert werden (z. B. 5—10 mg Methicillin intrathecal).

Die antibiotische Therapie sollte wegen großer Rezidivgefahr mindestens 3—4 Wochen durchgeführt werden (WALTER und HEILMEYER).

Neugeborenen-Meningitis

Definition. Als Neugeborenen-Meningitis werden in der Literatur im allgemeinen alle diejenigen Fälle angegeben, deren Beginn in die ersten 4 Lebenswochen fällt. Man hat die Neugeborenen-Meningitis als Sondergruppe herausgestellt, weil sie sich in vielen Einzelheiten, wie z. B. Ätiologie, klinischem Bild und Prognose, sehr von den Meningitiden des älteren Kindes und Erwachsenen unterscheiden.

Häufigkeit. Bis zum Jahre 1943 konnte FLENSBORG nur 150 Fälle von Neugeborenen-Meningitiden aus der Weltliteratur zusammenstellen, doch sind gerade in den letzten 10 Jahren viele Arbeiten über dieses Thema erschienen. SMITH (1954a) gab nach einer Analyse von 409 Fällen von eitrigen Meningitiden im Kindesalter an, daß die eitrige Meningitis im 1. Lebensmonat häufiger als in jedem späteren Lebensmonat vorkomme. GROOVER et al. fanden eine Erkrankungshäufigkeit von 0,13 pro 1000 am Termin geborener Säuglinge und von 2,24 pro 1000 Frühgeborenen. Das entspricht einer 17mal häufigeren Erkrankungsrate bei den Frühgeborenen. CRUICKSHANK berichtete 1930 über eine Serie von 800 Neugeborenenautopsien; bei 33 dieser Neugeborenen war eine eitrige Meningitis die Todesursache.

Altersdisposition. ZIAI und HAGGERTY fanden, daß die meisten ihrer Fälle in den ersten 14 Lebenstagen erkrankten. Dabei wurden 75% der durch gramnegative Erreger verursachten Meningitiden in den ersten 14 Lebenstagen diagnostiziert, die Mehrzahl der durch Staphylokokken und Streptokokken bedingten Neugeborenen-Meningitiden (70%) traten dagegen erst in der 3.—4. Lebenswoche auf. Von den 45 Fällen WATSONs erkrankten 30 in den ersten beiden Lebenswochen.

Pathobiologie

Ätiologie. Für die eitrige Meningitis der Frühgeborenen und Neugeborenen sind in erster Linie andere Erreger als im späteren Kindes- und Erwachsenenalter verantwortlich. Gramnegative Erreger und hierbei insbesondere Escherichia coli und andere coliforme Bakterien sind von verschiedenen Autoren in einer Häufigkeit von über 50—88% der Fälle angegeben worden (ZIAI und HAGGERTY, DUPONT und THAMDRUP, WATSON, YU und GRAUAUG, GROOVER et al.). KAGAN et al. fanden in einer Untersuchung von Frühgeborenen mit einer Meningitis, daß von 22 Patienten 14 eine Escherichia coli- bzw. Klepsiellen-Meningitis hatten. Die Häufigkeitsverteilung der Erreger kann aus der Tabelle 50 ersehen werden, die GROOVER et al. aus mehreren Veröffentlichungen über Neugeborenen-Meningitis zusammenstellte.

Tabelle 50. *Verteilung der Erreger bei der Neugeborenen-Meningitis* (nach GROOVER, 211 Fälle)

Erreger	Anzahl der Fälle
Escherichia coli	65
Paracolobactrum	19
Aerobacter	7
Klebsiella pneumoniae	1
Proteus	9
Bacterium anitratum	2
Pseudomonas aeruginosa	6
Salmonella	4
Haemophilus influenzae	2
Listeria monocytogenes	4
Streptococcus (hämolytisch)	23
Staphylococcus (hämolytisch)	17
Streptococcus viridans	8
Diplococcus pneumoniae	11
Neisseria meningitidis	2
N. Gonorrhoeae	1
Mehrere Erreger	10
Unbekannte Erreger	20
Insgesamt	211

Pathogenese, Pathophysiologie. Die Unterschiede in der Ätiologie der Neugeborenen-Meningitis und der des späteren Kindesalters dürften zum Teil durch von der Mutter übertragene Antikörper gegen gewisse Erreger wie Pneumokokken, Meningokokken und H. influenzae-Bakterien, bzw. durch das Fehlen solcher Antikörper gegen viele der enteralen Bakterien bedingt sein (vgl. dazu FOTHERGILL und WRIGHT). ZIAI und HAGGERTY messen Faktoren wie Frühgeburt, Geburtstrauma, vorzeitiger Ruptur der Eihäute sowie bestehenden mütterlichen Infektionen eine größere Bedeutung bei der Entstehung der Neugeborenen-Meningitis bei als dem Antikörpermangel. Sie beobachteten bei ihren insgesamt 83 Fällen 52mal solche oben beschriebenen Faktoren. BERMAN und BANKER beschrieben perinatale Infektionen der Mutter bei fast der Hälfte ihrer Fälle. Sicher bildet jedoch die physiologische Immunschwäche der Neugeborenen die entscheidende Basis. Das Fehlen der Antikörper im Verein mit der Inaktivität der lymphatischen Apparatur verlagert die Infektionsabwehr in die serösen Häute (s. Abb. 185; s. auch Bd. III, S. 8—10, 128).

Die Keime des Genitaltraktes der Mutter dürften für fast alle kurz nach der Geburt auftretenden Meningitiden des Neugeborenen verantwortlich sein. Das zeigen kulturelle Studien der Haut, des Nabels, des Auges und des Nasopharynx von Neugeborenen, bei denen sich nach Untersuchungen verschiedener Autoren in der Regel die gleichen Erreger wie im Geburtskanal der Mutter finden.

Die Eintrittspforte der Keime in den kindlichen Organismus kann variieren: Nabel, Lunge, Haut, Magen-Darm und Urogenitaltrakt sowie der Ohrkanal sind von verschiedenen Autoren als Eintrittspforte beschrieben worden. Die meisten grampositiven Kokkeninfektionen dürften andererseits häufiger nach

der Geburt erworben sein und als Eintrittspforte für diese Erreger kommt nach ZIAI und HAGGERTY am ehesten die Haut, der Nabel oder der Respirationstrakt in Frage. Gelegentlich kommen Neugeborenen-Meningitiden in Form von Epidemien in Neugeborenen- bzw. Frühgeborenenstationen vor. So berichten CABRERA et al. über eine Flavo-Bakterienepidemie mit Meningitis bei 14 Neugeborenen, von denen 3 der 4 überlebenden Patienten einen Hydrocephalus aufwiesen und RANCE et al. über eine Epidemie von Sepsis und Meningitis durch einen anderen seltenen Erreger, nämlich Paracolobactrum aerogenoides. Von den 12 mit einer Meningitis erkrankten Patienten starben trotz Behandlung 11.

Pathoanatomie. Die anatomischen Veränderungen der Neugeborenen-Meningitis sind von BERMAN und BANKER eingehend beschrieben worden. Nach ihren Untersuchungen sind die histopathologischen Befunde bei der Neugeborenen-Meningitis denen der vorantibiotischen Ära bei älteren Kindern und Erwachsenen, die an dieser Erkrankung starben, sehr ähnlich. Sie führen dies in erster Linie auf die wegen der Symptomenarmut der Neugeborenen-Meningitis meistens verzögerte Diagnose zurück. Auf Grund histopathologischer Kriterien glauben sie, daß die Dauer der Erkrankung eher dem Alter des Patienten entsprechen würde, als daß sie aus dem Zeitpunkt des Auftretens von Symptomen bestimmt werden könnte. Das würde also bedeuten, daß die Infektion in den meisten Fällen kurz nach der Geburt erfolgt.

Bei den 25 von ihnen sezierten Fällen konnten bei 17 Herde in anderen Organen (Lunge, Pleura, Herz, Leber, Peritoneum, Nieren, Gelenken, Nabel, Ohren) nachgewiesen werden. Bei 11 der Fälle war das Exsudat an der Hirnbasis und bei nur 5 über der Hirnkonvexität am stärksten ausgeprägt. Bei den übrigen 9 Fällen war es gleichmäßig verteilt.

Als häufigste vasculäre Veränderungen sahen sie Phlebitiden und Arteritiden, zum Teil mit Thrombosen, die zu corticalen Infarkten geführt hatten. Neben den entzündlichen Veränderungen, die in vielen Fällen auch auf das Ventrikelsystem übergegriffen hatten und in 14 der 25 Fälle zu einem Hydrocephalus geführt hatten, beobachteten sie in allen Fällen eine häufig sehr stark ausgeprägte, nichtentzündliche Degeneration von corticalen Neuronen, die in den unteren Rindenschichten am deutlichsten war. Nach ihrer Ansicht können für diese Schädigungen Anoxien oder toxisch-metabolische Veränderungen verantwortlich sein.

Bei den nach subakutem Verlauf ad exitum gekommenen Neugeborenen fiel auf, daß trotz langdauernder vorheriger Antibioticagabe noch reichlich Bakterien nachweisbar waren und die sonst übliche lymphocytäre Reaktion bei den Liquorzellen ausgeblieben war.

Klinik

Symptomatologie und Diagnose. Die Diagnose einer Meningitis ist bei Frühgeborenen und vollausgetragenen Neugeborenen sehr schwer zu stellen, da typische, auf eine meningitische Erkrankung hinweisende Symptome in den meisten Fällen fehlen. Ziai und Haggerty fanden in einer Analyse der aufgetretenen Symptome bei 83 Fällen von Neugeborenen-Meningitis am häufigsten Fieber, Dyspnoe, Cyanose, Inaktivität, Trinkschwäche und schlechten Allgemeinzustand, also nicht für eine Meningitis typische Symptome. Dagegen beobachteten sie Zeichen, die eher auf eine Hirnhautentzündung hindeuten würden, wie eine gespannte Fontanelle und Nackensteifigkeit in weniger als 40 bzw. weniger als 10% der

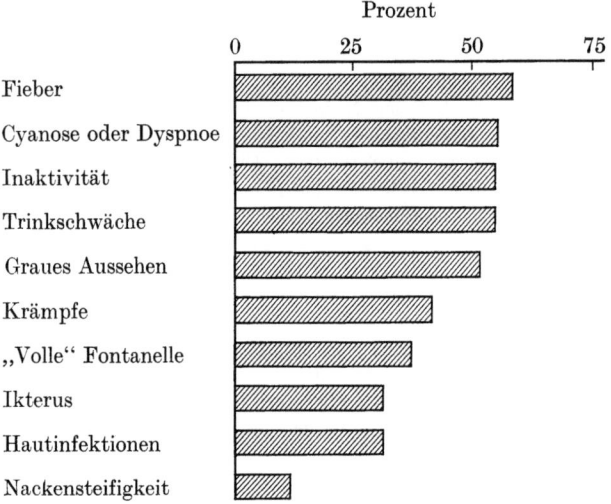

Abb. 190. Häufigkeit von Symptomen bei der Neugeborenen-Meningitis. (Nach Ziai und Haggerty; 83 Fälle)

Fälle. Die prozentuale Aufgliederung der Symptome der von Ziai und Haggerty untersuchten 83 Fälle ergibt sich aus Abb. 190.

Eine ähnliche prozentuale Aufgliederung der Symptome fand auch Watson, dessen Untersuchungen sich allerdings nur auf 45 Fälle stützen.

Als weitere Symptome werden von anderen Autoren noch angegeben: Reizbarkeit, Unruhe, Erbrechen, Durchfälle, wimmerndes Schreien und gelegentlich auch subnormale Temperaturen.

Beim Vorliegen einiger solcher unspezifischer, aber anderweitig nicht ausreichend erklärbarer Symptome muß eine Lumbalpunktion durchgeführt werden, denn nur die Liquoruntersuchung kann mit Sicherheit die vermutete Diagnose stützen oder entkräften. Eine Blutkultur sollte ebenfalls angelegt werden. Haggerty und Ziai (1964) berichten, daß diese bei den Neugeborenen-Meningitiden in fast 75% ein positives Resultat ergeben und

somit für die Erreger-Identifizierung von großem Wert sein kann. Im Blutbild kann man eine höhere als dem Alter zustehende Leukocytose und Linksverschiebung finden, doch sind gerade bei Neugeborenen solche Veränderungen wegen der großen physiologischen Spielbreite schwer zu beurteilen.

Die Liquorbefunde entsprechen bei der Neugeborenen-Meningitis weitgehend den früher in den allgemeinen Darlegungen angegebenen Werten (vgl. Abb. 187), wenn auch die Pleocytose bei der Neugeborenen-Meningitis durchschnittlich niedriger liegt.

Differentialdiagnose. Entsprechend den wenig charakteristischen Symptomen kommen sehr viele andere Erkrankungen differentialdiagnostisch in Frage, wobei an dieser Stelle nur einige der wichtigsten angeführt werden sollen. Beim Vorliegen von mehreren unspezifischen Symptomen ist am ehesten an eine Sepsis oder bei älteren Neugeborenen an eine Pyelonephritis, z.B. bei Harnwegsmißbildungen, zu denken. Sind respiratorische Anomalien vorhanden, so sind pulmonale und kardiale Erkrankungen auszuschließen. Treten Ikterus oder Krämpfe auf, so ist die gesamte Differentialdiagnose dieser Symptome zu durchdenken. Auch der Elektrolyt- und Zuckerstoffwechsel müssen möglicherweise überprüft werden.

Verlauf und Prognose. Der Verlauf ist gewöhnlich nach dem Auftreten von klinischen Symptomen sehr stürmisch und führt trotz therapeutischer Maßnahmen auch heute noch verhältnismäßig häufig zum Tode. In allen größeren und neueren Statistiken wird die *Letalität* der Neugeborenen-Meningitis zwischen 60—75% angegeben (Ziai und Haggerty, Groover et al., Dupont und Thamdrup, Watson, Yu und Grauaug). Die wenigen Überlebenden weisen häufig schwere *neurologische Schäden* wie Hydrocephalus, Nervenlähmungen, Taubheit und Epilepsie auf, so daß die Prognose der Neugeborenen-Meningitis bis heute außerordentlich schlecht ist.

Therapie. Die Behandlung muß nach Abnahme des Liquors, der Blutkulturen und möglicherweise auch von Kulturen vermutlicher Erreger-Eintrittspforten sofort mit möglichst breit wirkenden Antibiotica eingeleitet werden, um die Vielzahl der in Frage kommenden Erreger zu treffen. Eine Identifizierung der am häufigsten verantwortlichen gramnegativen Erreger gelingt meistens nicht vor Ablauf von 24—48 Std. Um ein maximales therapeutisches Spektrum bei guter Wirksamkeit zu erreichen, muß man im Neugeborenenalter auch Antibiotica einsetzen, die mit einer größeren Toxicität belastet sind. Während in der Initialphase von amerikanischen Autoren (z.B. HAGGERTY und ZIAI, 1964) Kanamycin als sehr brauchbar empfohlen wird, wendet man in Deutschland meistens Colistin (Polymyxin E) in Kombination mit anderen Breitspektrum-Antibiotica an. Kanamycinsulfat wird bei Neugeborenen und Frühgeborenen in einer Dosierung von 5—10(—15) mg/kg/Tag, aufgeteilt in 2—3 Dosen, i.m. oder i.v. und Colistin in einer Dosierung von 10—20 mg/kg/Tag, aufgeteilt in 2—4 Dosen, appliziert. Dabei gelten die niedrigeren Dosierungen für Neugeborene in den ersten Lebenstagen. Die Aufteilung der Gesamtdosis in nur 2 Einzeldosen reicht in den ersten 3—4 Lebenstagen wegen der verzögerten Ausscheidung aus.

Bei Vorliegen des Ergebnisses der Resistenzbestimmung sollte mit einer möglichst gezielten Behandlung fortgefahren werden. Man sollte vor eventuellen Umstellungen in der antibiotischen Therapie jedoch auch den klinischen Verlauf insofern berücksichtigen, als man bei gutem Ansprechen auf die Behandlung die angefangene Therapie in gleicher Weise noch für einige Tage fortsetzt und nur solche Antibiotica absetzt, die sich in der Resistenzbestimmung als unwirksam ergeben haben.

Angesichts der großen prognostischen Bedeutung einer frühzeitigen, wirksamen Therapie sollte zumindestens bis zum Zeitpunkt der Erregeridentifizierung bzw. bis zum Vorliegen des Resistenzbestimmungsergebnisses ein *zweites Antibioticum* eingesetzt werden. Hier bieten sich in erster Linie das Ampicillin wegen seiner minimalen Nebenwirkungen, selbst bei höchsten Dosen, und seiner guten Wirksamkeit bei grampositiven und einigen gramnegativen Erregern, sowie das Chloramphenicol wegen seines sehr breiten Spektrums und ausgezeichneter Liquorgängigkeit an.

Während bei Ampicillin eine Dosierung von 100 bis 150 mg/kg täglich in 3—6 Einzeldosen, parenteral appliziert, ausreichen dürfte, sollte die Dosis von 25 mg Chloramphenicol/kg täglich bei Frühgeborenen und von 50 mg/kg täglich bei Neugeborenen wegen der Gefahr des Grey-Syndroms nicht überschritten werden.

Eine *intrathecale Applikation* von Antibiotica sollte bei Neugeborenen entsprechend den im Therapiekapitel beschriebenen Richtlinien heute nur noch bei einigen durch gramnegative Erreger erzeugten Meningitiden angewandt werden. Als Antibiotica kämen dabei in erster Linie das Colistin in einer Dosierung von 6 mg täglich, oder jeden 2. Tag, und Polymyxin B in einer Dosierung von 1 mg täglich intrathecal in Frage (nach MARGET, 1965).

Bezüglich anderer therapeutischer Maßnahmen sei auf den Therapieabschnitt und die Kapitel über die Besonderheiten spezieller Meningitisformen hingewiesen.

E. coli-Meningitis

Escherichia coli-Bakterien kommen ebenso wie die anderen Enterobakterien fast nur im Neugeborenen- und frühen Säuglingsalter als ursächliche Erreger für eine eitrige Meningitis in Betracht. Im Neugeborenenalter sind sie die am häufigsten gefundenen Erreger der eitrigen Meningitis überhaupt (vgl. Tabelle 50). FRIEDERISZICK gibt die Häufigkeit von E. coli-Meningitiden unter 301 Fällen einer eitrigen Meningitis mit 9,5% an. BARRET et al. konnten 1942 100 Fälle von E. coli und 8 von Aerobacter aerogenes aus der Literatur zusammenstellen und untersuchten an Hand dieser Fälle den Verlauf dieser Meningitisform.

Pathobiologie (s. Abb. 188 h und Bd. V, S. 402 ff.).

Grundsätzlich können alle Coli-Typen als Erreger der Coli-Meningitis in Frage kommen. Gelegentlich wurden auch „Dyspepsie-Coli" aus dem Liquor gezüchtet. Eine andere Species des Genus Escherichia, nämlich E. freundii, wurde ebenfalls in seltenen Fällen als Erreger der Meningitis gefunden.

Die Übertragung der Coli-Bakterien soll nach ZIEHME schon diaplacentar erfolgen können. Die Gefährdung ist nach Angaben des gleichen Autors besonders bei Frühgeborenen, geburtstraumatisch geschädigten Säuglingen und bei Neugeborenen, deren Mütter zur Zeit der Geburt eine infektiöse Erkrankung hatten, sehr groß. Als Erregereintrittspforte kommen nach BARRET et al. (1942) am häufigsten der Nabel, der Darm- und Urogenitaltrakt sowie Mittelohrinfektionen in Betracht. In den meisten Fällen läßt sich vor Aufnahme der antibakteriellen Therapie eine Bakteriämie nachweisen.

Klinik

Das klinische Bild der Coli-Meningitis entspricht weitgehend den Darstellungen im Kapitel der Neugeborenen-Meningitis. Nach BARRET et al. (1942) ist der Verlauf oft protrahiert. Liquorzellzahlen werden von diesen Autoren als gewöhnlich unter 3000, nur selten über 10000 liegend, angegeben.

Die *Prognose* ist recht ungünstig; allein die Mortalität liegt nach Angaben verschiedener Autoren zwischen 40—75% und bei etwa der Hälfte der Überlebenden muß man mit neurologischen Spätschäden, speziell Hydrocephalus, rechnen.

In der **Therapie** sind verschiedene Antibioticakombinationen versucht worden: Ziehme gibt bis zum Bekanntwerden des Erregers einer Neugeborenen-Meningitis eine Kombination von Penicillin, Streptomycin und Chloramphenicol an. Nach der bakteriologischen Sicherung der Diagnose einer Coli-Meningitis empfiehlt er Chloramphenicol in einer Dosierung von 50 bis 100 mg/kg/Tag und 40 mg/kg/Tag Streptomycin i.m. sowie 1—2 mg/kg/Tag Streptomycin intrathecal. Friederiszick hält eine kombinierte intrathecale und i.m.-Anwendung von Streptomycin bzw. Polymyxin B für eine brauchbare Behandlungsmethode und empfiehlt zusätzlich die Gabe von Corticosteroiden. Zurzeit verspricht eine hochdosierte parenterale

Ampicillinapplikation in Verbindung mit parenteralem Kanamycin oder Colistin die geeignetste Therapiekombination zu sein. Colistin oder Polymyxin B sollten dabei in den ersten Tagen wegen ihrer schlechten Liquorgängigkeit auch intrathecal appliziert werden. Gegen Chloramphenicol sind bekanntlich viele Coli-Typen nicht mehr empfindlich. Es sollte daher nur eingesetzt werden, wenn sich in der Resistenzbestimmung eine gute Empfindlichkeit des verantwortlichen Coli-Typs gegen Chloramphenicol ergibt.

Kienitz empfiehlt bei Neugeborenen eine antibiotische Prophylaxe, wenn zur Zeit der Geburt bei der Mutter eine schwere Infektion (Sepsis, Cystopyelitis, Pneumonie) besteht, oder sie in den letzten Schwangerschaftswochen einen Unfall hatte. Als eine beschränkte Indikation sieht Kienitz ferner schwierige Geburten an. Auch Ziehme hält bei Infektionen der Mutter eine antibiotische Prophylaxe bei den Neugeborenen für gerechtfertigt. Uns scheint jedoch eine sorgfältige Beobachtung eines solchen für eine Meningitis prädisponierten Neugeborenen eher angezeigt, da man mit einer wirksamen antibiotischen Prophylaxe wahrscheinlich mehr therapiebedingte Schäden produzieren als eitrige Meningitiden verhindern würde.

Meningitis durch Paracoli-Bakterien

Groover et al. fanden Paracolibakterien (Paracolobactrum coliforme) unter 211 Fällen von Neugeborenen-Meningitis 19mal als ursächlich verantwortliche Erreger.

Da sich das klinische Bild einschließlich der Therapie dieser Meningitisform nicht wesentlich von dem der Coli-Meningitis unterscheidet, braucht nicht näher auf die Paracolimeningitis eingegangen werden.

Proteus-Meningitis

Proteus-Meningitiden sind sehr selten. Scherzer et al. konnten 1966 nur 65 Fälle aus der Weltliteratur zusammenstellen. Fast 30% dieser Fälle waren bei Neugeborenen aufgetreten und je 35% der Fälle bei älteren Kindern und Erwachsenen.

Pathobiologie. Proteus-Bakterien sind gramnegative, bewegliche, stäbchenförmige Erreger mit zahlreichen langen Geiseln, die oft in der Flora des Intestinaltraktes nachweisbar sind. Proteus mirabilis kann gelegentlich bei Harnwegsinfekten (vor allem chronischen Infekten) aus dem Urin isoliert werden. In Kulturen wachsen Proteusbakterien sehr leicht auf verschiedenen Nährböden und zeichnen sich durch charakteristisches „Ausschwärmen" aus.

Von dem Genus Proteus sind vor allem die Species Proteus vulgaris und Proteus mirabilis — nur in einzelnen Fällen die Species Morganii und Rettgeri — als Meningitiserreger beschrieben worden. Von den 65 von Scherzer et al. zusammengestellten Fällen

entfielen, soweit Typen bei den Veröffentlichungen angegeben waren, 21 auf die Species Proteus vulgaris, 12 auf die Species Pr. mirabilis, 4 auf die Species Pr. Morganii und nur 1 Fall auf die Species Pr. Rettgeri.

Jenseits des Neugeborenenalters kommt die Proteus-Meningitis am häufigsten als Komplikation einer Otitis vor, selten auch nach bestimmten kongenitalen Mißbildungen und Infektionen des Urogenitaltraktes. Bei Neugeborenen ist ein entzündeter Nabel meistens die Eintrittspforte der Proteusbakterien.

Klinik

Der Verlauf ist in der Regel akut bis subakut. Die Symptome und Liquorbefunde entsprechen denen anderer eitriger Meningitiden.

Die *Prognose* ist noch immer sehr schlecht, da Proteusbakterien gegenüber fast allen Antibiotica und Sulfonamiden nur wenig empfindlich sind. Am besten sind die Aussichten heute bei der Proteus mirabilis-Meningitis. Die meisten Stämme dieser Species sind gegen Ampicillin gut empfindlich und SCHERZER et al. konnten kürzlich über 2 Heilungen nach Anwendung dieses Antibioticums bei dieser Meningitisform berichten.

Die antibakterielle **Therapie** hat sich weitgehend nach den Resistenzbestimmungsergebnissen zu richten. Solange das Resultat des Antibiogrammes und eine Typisierung der Proteusbakterien noch nicht vorliegt, ist Kanamycin nach WALTER und HEILMEYER das Mittel der Wahl. Eine Kombination mit Ampicillin, das bei Proteus mirabilis und einigen Stämmen von Proteus vulgaris eine gute Wirksamkeit zeigt, ist ratsam.

Die *Therapiedauer* muß sich nach dem klinischen Verlauf richten, doch sind mindestens 2—3 Wochen einer antibakteriellen Therapie erforderlich.

Salmonellen-Meningitis

Eine Salmonellen-Meningitis ist — gemessen an den anderen menschlichen Salmonellenerkrankungen — sehr selten und kommt fast nur im frühen Kindesalter vor. SAPHRA und WINTER konnten unter 7779 menschlichen Salmonellainfektionen nur 77 Fälle mit einer Salmonella-Meningitis feststellen.

In einer Zusammenstellung von 211 Fällen einer Neugeborenen-Meningitis fanden GROOVER et al. nur 4 Fälle einer Salmonellen-Meningitis, obwohl gerade Frühgeborene, Neugeborene und junge Säuglinge besonders empfänglich für eine derartige Infektion sind. HENDERSON stellte 1948 insgesamt 147 Fälle einer Salmonellen-Meningitis aus der Weltliteratur zusammen. Von 129 dieser Patienten, bei denen das Alter angegeben war, waren 49 weniger als 1 Monat alt.

Pathobiologie. Die Typhus- und Paratyphusbakterien sind gramnegative, etwas plumpe Stäbchen mit leicht abgerundeten Enden, an denen bei der Mehrzahl Geiseln sitzen (Einzelheiten s. Bd. V, S.416).

Viele der 300 verschiedenen Typen sind als ursächliche Erreger einer Salmonellen-Meningitis beschrieben worden, am häufigsten aber S. Paratyphi B, S. Enteritis Gärtner, S. Havanna, S. Panama, S. Typhimurium, S. Typhosa, S. Paratyphi A, S. Choleraesuis und S. Bredeney (HENDERSON; OCKLITZ, 1949; BEENE et al.; SMITH, 1954b).

In der Regel kommen entzündete Darmwände als Eintrittspforte der Salmonellen in die Blutbahn und damit als Ausgangspunkt für die meningeale Infektion, die praktisch immer auf hämatogenem Wege erfolgt, in Frage.

SMITH (1954b) gibt an, daß von 13 von ihm aus der Literatur zusammengestellten Fällen 10 eine positive Blutkultur aufwiesen. Auch eine diaplacentare Übertragung von Salmonellen ist beschrieben worden.

Klinik

Bei Neugeborenen und jungen Säuglingen geht der Salmonellen-Meningitis fast immer eine durch diese Erreger bedingte Dyspepsie voraus, während eine Enteritis bei älteren Kindern häufig fehlt. Die Salmonella-Meningitis selbst zeigt bei jungen Säuglingen einen recht fulminanten, bei älteren Kindern einen mehr protrahierten Verlauf. Fieber, Leukocytosen mit Überwiegen der Neutrophilen, leichte bis mäßige Pleocytosen im Liquor und ein unterschiedlicher Ausfall in den Agglutinationsreaktionen wurden von HENDERSON als konstanteste Befunde einer Salmonellen-Meningitis in allen Altersstufen angegeben. Die Erreger sind meist reichlich im Liquor vorhanden, können aber nur durch kulturelle und serologische Verfahren als Salmonellen erkannt und typenmäßig eingeordnet werden.

Die *Prognose* der Salmonellen-Meningitis ist auch heute noch sehr schlecht. Bei den Neugeborenen beträgt allein die Letalität noch 70—80%. In den anderen Altersklassen ist sie dagegen heute bis auf unter 50% gesunken (SMITH, 1954b). Als Komplikation in der akuten Phase und Spätschäden können alle möglichen bei anderen eitrigen Meningitiden beschriebenen Störungen auftreten.

In der antibakteriellen **Therapie** ist Chloramphenicol als das Mittel der Wahl anzusehen (REDMOND u. SLAVIN, WALTER u. HEILMEYER). Es kann evtl. mit Polymyxin B oder Streptomycin intrathecal kombiniert werden. Einzelne Fälle sind geschildert worden, in denen Chloramphenicol allerdings in der Therapie versagte und eine Ausheilung durch Chlortetracyclin erreicht wurde (SMITH, 1954b).

Eine *Therapiedauer* von mindestens 3 Wochen ist angezeigt, da Rückfälle bei kürzerer Therapiedauer häufig sind.

Klepsiella pneumoniae-Meningitis

Spivack et al. konnten 1957 140 Fälle einer Klepsiella-Meningitis aus der Weltliteratur zusammenstellen und fügten 11 eigene Fälle bei Erwachsenen hinzu, die von 1936—1956 im Philadelphia General Hospital beobachtet wurden. Die Häufigkeit dieser Meningitisform wurde von diesen Autoren mit 1,5% der Meningitisfälle des zuvor genannten Hospitals angegeben, doch werden in den meisten anderen Statistiken über die Erregerverteilung bei der eitrigen Meningitis eine Häufigkeit von unter 1% genannt (vgl. Tabelle 43). Von den insgesamt 151 durch Spivack et al. ausgewerteten Fällen waren 44 weniger als 1 Jahr und 65 weniger als 10 Jahre alt.

Pathobiologie. Bei den Erregern handelt es sich um gramnegative, unbewegliche und von einer Schleimkapsel umgebene Stäbchen mit abgerundeten Enden, die einzeln oder in Paaren zusammenliegen und kokkenähnlich aussehen können. Nur sehr schwer sind sie von unbeweglichen Typen der Species Aerobacter aerogenes zu unterscheiden. Mit Hilfe typenspezifischer Antiseren kann man bis zu 77 verschiedene Typen unterscheiden (Spivack et al.). — Klepsiellen (auch Friedländer-Bacillen genannt) finden sich als normale Saprophyten im oberen Respirationstrakt und bei etwa 5% gesunder Personen auch im Stuhl. Diese Keime können außer für eine Meningitis noch für viele andere Erkrankungen (z.B. Pneumonien, Entzündungen der Nebenhöhlen und des Mittelohrs, Harnwegsinfektionen) ätiologisch in Frage kommen. Spivack et al. geben auf Grund der Literaturstudien an, daß sich bei den Patienten mit einer Klepsiellen-Meningitis am häufigsten ein primärer Infektionsherd in den oberen Luftwegen fand und in abnehmender Frequenz untere Luftwege, Wundinfektionen, Darm- und Urogenitaltrakt sowie Gelenke als Primärherd dienen können. Bei Erwachsenen wurden Diabetes und Alkoholismus als prädisponierende Faktoren beschrieben.

Klinik

Der Verlauf ist nach Spivack et al. meistens fulminant. Von ihren 11 Fällen starben 6 in weniger als 48 Std nach der Aufnahme. Die Liquorbefunde unterscheiden sich nicht von denen anderer eitriger Meningitisformen.

Die *Prognose* ist trotz antibiotischer Therapie auch heute noch schlecht. Von den 151 Patienten, die Spivack et al. aus der Weltliteratur zusammenstellten, überlebten nur 44. Die günstigsten therapeutischen Resultate sind nach Spivack et al. von einer Kombination von Sulfonamiden und Chloramphenicol oder Chloramphenicol mit Streptomycin (evtl. zusätzlich Sulfonamide) zu erwarten. Das Streptomycin sollte dabei wegen der schlechten Liquorgängigkeit auch mehrmals intrathecal gegeben werden. Heute dürfte eher ein Therapieversuch mit Gentamycin angezeigt sein. Die Therapie sollte mindestens 3 Wochen durchgeführt werden.

Meningitis durch Aerobacter-Aerogenes

Aerobacter-Aerogenes ist ein den Klepsiellen nahe verwandter Keim. Durch diesen Erreger verursachte Meningitiden sind sehr selten und finden sich fast ausschließlich bei Neugeborenen und Frühgeborenen (vgl. Tabellen 43 und 50). Dortmann et al. beschrieben eine epidemische Meningitis durch Aerobacter-Aerogenes auf einer Frühgeborenenstation, an der alle 7 erkrankten Kinder starben.

Das klinische Bild entspricht weitgehend dem der Klepsiellen-Meningitis. Die Therapie muß nach der Resistenzbestimmung ausgerichtet werden, doch sind erfahrungsgemäß von Kanamycin (Neomycin) oder Polymyxinen (B oder E) die besten Behandlungsergebnisse zu erwarten.

Meningitis durch Shigellen

Shigellen verursachen so gut wie nie eine Sepsis oder Meningitis; nur einzelne Fälle wurden in der Literatur beschrieben. 1964 wurde von Johnston und Sell über eine Sepsis durch Shigellen bei einem 9 Monate alten Säugling berichtet und Whitfield und Humphries veröffentlichten 1967 einen Fall einer eitrigen Neugeborenen-Meningitis und -Sepsis durch Shigella sonnei. Letzterer Fall wurde durch Ampicillin- und Kanamycintherapie geheilt.

Pyocyaneus-Meningitis

Der Bacillus Pyocyaneus (Syn. Pseudomonas aeruginosa, Pseudomonas pyocyanea) gilt als recht seltener Meningitiserreger und Pyocyaneus-Meningitiden sind in der Literatur zumeist nur als Einzelfälle beschrieben worden. Dennoch konnten Kalmar und Ott aus der

Weltliteratur 187 Fälle zusammenstellen und diesen 3 eigene Fälle hinzufügen. 65,5% der Fälle waren bei Erwachsenen, 21,6% bei Säuglingen, 12,9% bei älteren Kindern aufgetreten.

Pathobiologie. Pyocyaneus-Bakterien sind gramnegative, lebhaft bewegliche Stäbchen mit endständigen Geißeln, die sich am häufigsten in eiternden Wunden oder chronischen Entzündungen im Urogenital- und Ohrbereich finden. Der Eiter hat eine charakteristische blau-grüne Farbe. Bei Neugeborenen und Säuglingen erzeugen Pyocyaneus-Keime gelegentlich eine Sepsis.

KALMAR und OTT fanden, daß die Pyocyaneus-Meningitis in den meisten der von ihnen zusammengestellten 190 Fälle durch direkte Verschleppung der Erreger in den Subduralraum zustande kam (127 Fälle), und zwar nach Lumbalanaesthesien (51 Fälle), Lumbal- oder Suboccipitalpunktionen, einschließlich therapeutischer Punktionen (49 Fälle), sowie nach neurochirurgischen Eingriffen und offenen Schädelfrakturen (27 Fälle). In 18 Fällen wurde die Pyocyaneus-Meningitis durch direkte Fortleitung der Entzündung von einem parameningialen Herd (Stirnhöhlenempyem, Mastoiditis, Otitis) ausgelöst. Nur in 37 Fällen war die Infektion der Meningen nachweislich über eine hämatogene Streuung erfolgt, wobei als Ausgangsherde Darminfekte, Hauterkrankungen, Otitiden, Nabelschnurinfektionen, Circumcisionswunden und Empyeme angegeben wurden.

Klinik

Nach Angaben von KALMAR und OTT treten in den meisten Fällen bereits nach weniger als 24—48 Std die ersten Krankheitserscheinungen auf. Die Symptome, Untersuchungs- und Laborbefunde decken sich weitgehend mit denen anderer eitriger Meningitiden. Der Verlauf kann fulminant, akut, subakut und chronisch sein. Am häufigsten sind die subakuten bis chronischen Verlaufsformen.

Die Prognose ist bei den „Inoculations-Meningitiden" (durch direkte Verschleppung von Erregern in die Meningen bedingt) besser als bei den septisch-fulminanten Verlaufsformen, wie sie vorwiegend bei Neugeborenen und jungen Säuglingen vorkommen. Die durchschnittliche Mortalität betrug vor der Sulfonamid-Ära nach KALMAR u. OTT etwa 70% und soll heute unter einer optimalen Therapie mit Polymyxin B auf etwa 15% gesenkt worden sein.

In der **Therapie** ist Polymyxin B zur Zeit das Mittel der Wahl, doch muß dieses wegen schlechter Liquordiffusion neben der i.m.-Gabe auch intrathecal verabreicht werden.

Als Dosierung geben KALMAR u. OTT bei Kindern unter 2 Jahren 2,5 mg/kg/die i.m. und intrathecal 2 mg täglich in den ersten 3—4 Tagen, danach 2,5 bis 3 mg jeden 2. Tag an. Bei Kindern über 2 Jahren geben diese Autoren ebenfalls 2,5 mg/kg/Tag an und intrathecal 2—4 mg täglich für 3—4 Tage, danach intrathecale Gaben nur noch in 2tägigen Abständen. Häufige Urinkontrollen sind wegen möglicher nephrotoxischer Nebenwirkungen dieses Medikamentes erforderlich. Im allgemeinen ist die Therapie für 2 bis 4 Wochen durchzuführen, um Rezidive zu vermeiden.

Seltene Meningitis-Formen

Eine **Gonokokken-Meningitis** ist am häufigsten bei Personen zwischen 20—30 Jahren beschrieben worden, doch kommen vereinzelt auch Fälle bei Säuglingen und Kindern vor. LORENTZ gab 1929 einen zusammenfassenden Bericht über 17 Fälle und BRADFORD u. KELLY fanden 1933 20 Fälle in der Literatur. Letztere Autoren berichten über einen eigenen Fall einer Gonokokken-Meningitis bei einem Neugeborenen. Nach Einführung der Antibiotica und Sulfonamide ist eine Gonokokken-Meningitis zu einer Rarität geworden. Während beim Neugeborenen in der Regel eine durch Gonokokken bedingte Conjunctivitis der Gonokokken-Meningitis vorausgeht, ist bei älteren Kindern meistens eine Urogenitalinfektion der Ausgangspunkt für die auf hämatogen-metastatischem Wege ausgelöste Meningitis.

Das *klinische Bild* ist das einer akuten eitrigen Meningitis, wie es im allgemeinen Teil beschrieben wurde. Die Prognose ist bei frühzeitig einsetzender Therapie mit hochdosierten Penicillindosen (500000 bis 1 Mill. E/kg/Tag) recht günstig. Nach 3—4tägiger Therapie mit Penicillin sollte zusätzlich ein gut liquorgängiges Sulfonamid verabreicht werden.

Auch der **Micrococcus catarrhalis,** ein eng mit den Gonokokken und Meningokokken verwandter Erreger, zählt zu den ausgesprochen seltenen Erregern einer eitrigen Meningitis. GAUPP und AXEN berichteten über einen Fall, bei dem eine Osteomyelitis des Oberkiefers und eine Sepsis vorlag. Die Therapie entspricht der der Meningokokken- und Gonokokken-Meningitis.

Der erste Fall einer **Milzbrand-Meningitis** wurde 1874 von WAGNER mitgeteilt und seither sind von vielen Autoren — zuletzt von KIENITZ und RITZERFELD — Einzelfälle beschrieben worden.

Der Milzbranderreger (Bacillus anthracis) kann auf verschiedenen Wegen von einem Primärherd aus auf dem Blutwege in die Meningen gelangen: Von Hautwunden (Milzbrandödem oder Milzbrandkarbunkel), durch Verschlucken (Darmmilzbrand) oder durch Inhalation (Lungenmilzbrand).

Das *klinische Bild* der Milzbrand-Meningitis verläuft fulminant. Es kommt rasch zu diffusen Blutungen im Gehirn und unter schweren Bewußtseinsstörungen führt die Erkrankung rasch zum Tode. Der Liquor ist mehr sanguinolent als eitrig (daher auch als „haemorrhagische Meningitis" bezeichnet) und

Milzbrandbacillen lassen sich leicht aus dem Liquor in Reinkultur züchten.

Therapeutisch kommen in erster Linie hochdosiertes Penicillin und Chloramphenicol oder Penicillin, kombiniert mit Kanamycin, in Frage.

Über **Gasbrand- oder Clostridien-Meningitis** sind nur einzelne Fälle in der Literatur bekannt geworden. Colwell et al. berichteten 1960 über einen fulminant verlaufenden Casus einer Clostridium perfringens-Meningitis mit einer hohen Pleocytose im Liquor und Fehlen einer subcutanen Gasbildung. Therapeutisch scheint Chloramphenicol in hohen Dosen das Mittel der Wahl zu sein.

Auch einzelne Fälle einer Meningitis durch verschiedene Species der **Pasteurellen** sind veröffentlicht worden. Paso stellte 1925 19 Fälle einer echten Pest-Meningitis (Erreger: Pasteurella pestis) aus der Literatur zusammen; bei fast 50% der Fälle handelte es sich um Kinder. David und Owens sowie Fields beschrieben Fälle einer *Tularämie-Meningitis* (Erreger: Pasteurella tularense) und Swartz und Kunz berichteten über einen Fall einer Meningitis durch *Pasteurella multocida*. Die meisten solcher Fälle kommen nach Tierkontakten zustande.

Chloramphenicol und Sulfonamide scheinen die besten therapeutischen Mittel zu sein.

Kürzlich sind in der Literatur mehrere Fälle einer durch **Mima polymorpha** verursachten Meningitis erschienen (Olafson et al., Waite u. Kline). Es wird darauf hingewiesen, daß dieser Erreger wegen seiner polymorphen Formen leicht mit H. influenzae-Bakterien im Ausstrich verwechselt werden kann.

Eine eitrige Meningitis durch einen Pseudoinfluenzae-Bacillus, den sog. **Koch-Weekschen Bacillus,** wurde häufiger in der Literatur bei Kindern beschrieben (Meyer u. Steinert). Dieser Erreger, der im morphologischen und kulturellen Verhalten den H. influenzae-Bakterien sehr ähnelt, erzeugt beim Menschen eine besondere Art einer Conjunctivitis und diese geht der meningitischen Erkrankung gewöhnlich voraus. Die Therapie entspricht der der Haemophilus influenzae-Meningitis.

Natürlich gibt es noch eine große Anzahl anderer Bakterien, die ätiologisch für eine eitrige Meningitis in Frage kommen können und auch als Meningitiserreger beschrieben wurden, doch es ist hier nicht möglich, alle diese Meningitisformen zu behandeln.

Auf einige nicht so seltene bakterielle Meningitisformen wie die durch Listeria monocytogenes, Leptospiren, Brucellen und Spirochäten verursachten Meningitiden wurde im Handbuchband V näher eingegangen.

Literatur

Adams, R. D., C. S. Kubik, and F. J. Bonner: The clinical and pathologic aspects of influenzal meningitis. Arch. Pediat. **65**, 354, 408 (1948).

Alexander, H. E.: Advances in the treatment of bacterial meningitis. In: Advances in pediatrics, vol. V. Chicago: Year Book Publ. 1952.

— Guides to optimal therapy in bacterial meningitis. J. Amer. med. Ass. **152**, 662 (1953).

Alexander, J. D., H. F. Flippin, and G. M. Eisenberg: Pneumococcic meningitis: study of 102 cases. Arch. intern. Med. **91**, 440 (1953).

Appelbaum, E.: Meningitis following trauma to the head and face. J. Amer. med. Ass. **173**, 1818 (1960).

—, and C. Abler: Advances in the diagnosis and treatment of acute pyogenic meningitis. N.Y. St. J. Med. **58**, 204, 363 (1958).

Barrett, F. F., W. A. Eardley, M. D. Yow, and H. A. Leverett: Ampicillin in the treatment of acute suppurative meningitis. J. Pediat. **69**, 343 (1966).

Barrett, G. S., C. H. Rammelkamp, and J. Worcester: Meningitis due to Escherichia coli. Amer. J. Dis. Child. **63**, 41 (1942).

Beene, M. L., A. E. Hansen, and M. Fulton: Salmonella meningitis. Amer. J. Dis. Child. **82**, 567 (1951).

Benson, P., W. L. Nyhan, and H. Shimizu: Prognosis of subdural effusions complicating pyogenic meningitis. J. Pediat. **57**, 670 (1960).

Bergstrand, C. G., T. Fahlén, and A. Thilén: A follow-up study of children treated for acute purulent meningitis. Acta paediat. (Uppsala) **46**, 10 (1957).

Berman, P. H., and B. Q. Banker: Neonatal meningitis (a clinical and pathological study of 29 cases). Pediatrics **38**, 6 (1966).

Bradford, W. L., and H. W. Kelley: Gonococcic meningitis in a newborn infant, with a review of the literature. Amer. J. Dis. Child. **46**, 543 (1933).

Brumfitt, W., A. Percival, and D. A. Leigh: Clinical and laboratory studies with carbenicillin. Lancet **1967**, 1289.

Brunnel, P. A., and K. Dodd: Isolation of herpesvirus hominum from the cerebrospinal fluid of a child with bacterial meningitis and gingivostomatitis. J. Pediat. **65**, 53 (1964).

Cabrera, H. A., and G. H. Davis: Epidemic meningitis of newborn caused by flavobacteria. J. Dis. Child. **101**, 289 (1961).

Carpenter, R. R., and R. G. Petersdorf: Clinical spectrum of bacterial meningitis. Amer. J. Med. **33**, 262 (1962).

Cassidy, J. E.: Therapy in collapse due to meningococcus infection. Ann. intern. Med. **46**, 1099 (1957).

Chaver, F. S., B. B. Breese, and H. C. Upham: Treatment of meningococcus carriers with sulfadiazine. Ann. intern. Med. **19**, 602 (1943).

Cheek, D. B., and J. E. Graystone: Metabolic changes in purulent and tuberculous meningitis. Further observations. Amer. J. Dis. Child. **105**, 542 (1963).

Choremis, C., C. Papadatos, A. Gargoulas, and C. Drosus: Inthrathecal hydrocortisone in the treatment of tuberculous meningitis. J. Pediat. **50**, 138 (1957).

Cocchi, C.: Cortisone and corticotropin in the treatment of tuberculosis in infancy and childhood. Amer. Rev. Tuberc. **74**, 209 (1956).

Colwell, F. G., J. Sullivan, H. H. Shuman, and J. R. Cohen: Acute purulent meningitis due to Clostridium perfringens: report of case. New Engl. J. Med. **262**, 618 (1960).

CRUICKSHANK, J. N.: The causes of neonatal death. Med. Spec. Rep. Ser. No 145 Res. Counc. (Lond.) (1930).

DAVID, J. K., and J. N. OWENS: Tularemic meningitis. Amer. J. Dis. Child. **67**, 44 (1944).

DAVIDSON, L. T., and W. WOLLSTEIN: Pneumococcus meningitis in children with an analysis of 122 cases. Acta paediat. (Uppsala) **11**, 367 (1930).

DODGE, P. R., and M. N. SWARTZ: Bacterial meningitis — A review of selected aspects. New Engl. J. Med. **272**, 954 (1965a); **272**, 1003 (1965b).

DORTMANN, A., H. FASSKE, K. HOFFMANN u. F. KÜSTER: Epidemische Meningitis auf einer Frühgeborenenstation hervorgerufen durch Klepsiellen Typ 2 (Aerobacter aerogenes). Dtsch. med. Wschr. **85**, 379 (1960).

DOWLING, H. F.: Mixtures of antibiotics. J. Amer. med. Ass. **164**, 44 (1957).

— L. K. SWEET, J. A. ROBINSON, W. W. ZELLARS, and H. L. HIRSH: The treatment of pneumococcic meningitis with massive doses of systemic penicillin. Amer. J. Med. **217**, 149 (1949).

DUPONT, A., and E. THAMDRUP: Neonatal meningitis: Investigations of sources and routes of infection. Dan. med. Bull. **3**, 6 (1956).

EICKHOFF, T. C., and M. FINLAND: Changing susceptibility of meningococci to antimicrobial agents. New Engl. J. Med. **272**, 395 (1965).

ESSBACH, H.: Paidopathologie. Leipzig 1963.

FERGUSON, F., and D. BARR: Glycosuria in meningitis. Ann. intern. Med. **21**, 173 (1944).

FERGUSON, J. H., and O. D. CHAPMAN: Fulminating meningococcic infections and the so-called Waterhouse-Friderichsen syndrome. Amer. J. Path. **24**, 763 (1948).

FIELDS, W. S.: Tularemic meningitis. Arch. Neurol. Psychiat. (Chic.) **61**, 422 (1949).

FINE, R. N., H. M. KURTZ, and G. KRIEGER: Hemophilus influenzae type A meningitis. J. Pediat. **70**, 962 (1967).

FLEMSBORG, E. W.: Akute purulente Meningitis bei Neugeborenen. Acta paediat. (Uppsala) **30**, 305 (1943).

FOTHERGILL, L. D., and L. K. SWEET: Meningitis in infants and children with special reference to age-incidence and bacteriologic diagnosis. J. Pediat. **2**, 696 (1933).

—, and J. WRIGHT: Influenzal meningitis: Relation of age incidence to the bactericidal power of blood against the causative organism. J. Immunol. **24**, 273 (1933).

FRIEDERISZICK, F. K.: Meningitis purulenta. In: Praxis der Antibiotikatherapie im Kindesalter. Stuttgart: Georg Thieme 1966.

GAUPP u. AXEN: Meningitis cerebrospinalis purulenta durch den Micrococcus catarrhalis. Klin. Wschr. **1933**, 1177.

GEHRT, J.: Meningokokkeninfektionen. In: Handbuch der Kinderheilkunde, 1. Aufl., Bd. V. Berlin-Göttingen-Heidelberg: Springer 1963.

GITLIN, D.: Pathogenesis of subdural collections of fluid. Pediatrics **16**, 345 (1955).

GOSSAGE, J. D.: Acute purulent meningitis in children. Experience at the Hospital for Sick Children, Toronto. Canad. med. Ass. J. **90**, 615 (1964).

GROOVER, R. V., J. M. SUTHERLAND, and B. H. LANDING: Purulent meningitis of newborn infants. New Engl. J. Med. **264**, 1115 (1961).

HAGGERTY, R. J., and M. ZIAI: Acute bacterial meningitis in children: Controlled study of antimicrobial therapy with particular reference to combinations of antibiotics. Pediatrics **25**, 742 (1960).

— — Acute bacterial meningitis. In: Advances in pediatrics, vol. XIII, p. 129. Chicago: Year Book Publ. 1964.

HAMBURGER, M.: Studies in experimental meningitis in rhesus monkeys. J. infec. Dis. **97**, 39, 299, 305 (1955).

HARTER, D. H., and R. G. PETERSDORF: Consideration of the pathogenesis of bacterial meningitis: Review of experimental and clinical studies. Yale J. Biol. Med. **32**, 280 (1960).

HENDERSON, L. L.: Salmonella meningitis (report of 3 cases and review of 144 cases from the literature). Amer. J. Dis. Child. **75**, 351 (1948).

HERZOG, B., u. U. BÜHLER: Die bakterielle Meningitis im Kindesalter. Jb. Kinderheilk. **205**, 173 (1965).

HODES, H. L., M. H. D. SMITH, and H. J. ICKES: Sixty cases of pneumococcic meningitis treated with sulfonamides. J. Amer. med. Ass. **121**, 1334 (1943).

—, and P. S. STRONG: Treatment of meningococcic meningitis with sulfonamides. J. Amer. med. Ass. **119**, 691 (1942).

HOYNE, A. L., and H. HERZON: Meningitis due to Streptococcus viridans, review of literature and report of 9 recoveries. Ann. intern. Med. **33**, 879 (1950).

HÜTHER, W., u. M. KIENITZ: Studie über das Schicksal meningitiskranker Kinder. Münch. med. Wschr. **103**, 1097 (1961).

IVLER, D., L. D. THRUPP, J. M. LEEDOM, P. F. WEHRLE, and B. PORTNOY: Ampicillin in the treatment of acute bacterial meningitis. Antimicrobial Agents and Chemother. **1963**, 355.

JAHN, J. P.: The combination of ACTH-cortisone-hydrocortisone with antibiotics in the management of overwhelming severe infections. J. Pediat. **44**, 640 (1954).

JAWETZ, E.: Antibiotic synergism and antagonism. Arch. intern. Med. **90**, 301 (1952).

JENSEN, H. P., u. W. KOOS: Frühkindliche Subduralergüsse bei Meningitis. Med. Welt **1962**, 2318, 2338.

JOHNSTON, R. B., and S. H. SELL: Septicemia in infants and children. Pediatrics **34**, 473 (1964).

KAGAN, B. M., J. H. HESS, B. MIRMAN, and E. LUNDEEN: Meningitis in premature infants. Pediatrics **4**, 479 (1949).

KALMAR, P., u. H. OTT: Pyocyaneus-Meningitis. Dtsch. med. Wschr. 87, 590 (1962).

KASS, E. H., and M. FINLAND: Adrenocortical hormones and management of infection. Ann. Rev. Med. 8, 1 (1957).

KEITEL, H. G., J. HANANIAN, R. TING, L. M. PRINCE, and E. RANDALL: Meningitis in newborn infants. J. Pediat. **61**, 39 (1962).

KELLY, V., and R. KLEIN: In: L. I. GARDNER, Adrenal function in infants and children. New York: Grune & Stratton 1956.

Kienitz, M.: Die eitrige Meningitis des Neugeborenen mit besonderer Berücksichtigung der Colimeningitis. Ärztl. Wschr. 10, 155 (1955).

—, u. W. Ritzerfeld: Milzbrandmeningitis bei einem Kleinkind. Z. Hyg. Infekt.-Kr. 149, 11 (1962).

Klein, J. O., T. C. Eickhoff, and M. Finland: Gentamicin: Activity in vitro and observations in 26 patients. Amer. J. med. Sci. 248, 528 (1964).

Kneebone, G. M.: Purulent meningitis in childhood. Med. J. Aust. 2, 124 (1961).

Knudsen, E. T., G. N. Rolinson, and R. Sutherland: Carbenicillin: A new semisynthetic penicillin active against pseudomonas pyocyanea. Brit. med. J. 1967, 75.

Koch, R., and M. J. Carson: Management of hemophilus influenzae type B meningitis: analysis of 128 cases. J. Pediat. 46, 18 (1955).

— M. Kogut, and L. Asay: Management of bacterial meningitis in children. Pediat. Clin. N. Amer. 8, 1177 (1961).

Kresky, B., S. Buchbinder, and I. M. Greenberg: Incidence of neurologic residua in children after recovery from bacterial meningitis. Arch. Pediat. 79, 63 (1962).

Krugman and Ward: Infectious diseases of children. St. Louis: C. V. Mosby Co. 1964.

Külz, J.: Klinische und hirnelektrische Spätbefunde nach Meningitis im Kindesalter. Kinderärztl. Prax. 30, 549 (1962).

Kuske, F. A.: Die Erkennung und Behandlung der eitrigen Meningitis im Säuglings- und Kindesalter. Ther. d. Gegenw. 100, 285 (1961).

Laplane, R., G. Desburquois, D. Graveleau et B. Grenier: Poliomyélites au cours de l'évolution de méningites bactériennes. Arch. franç. Pédiat. 21, 801 (1964).

Lepper, M. H., and H. F. Dowling: Treatment of pneumococcic meningitis with penicillin compared with penicillin plus aureomycin. Arch. intern. Med. 88, 489 (1951).

— — P. F. Wehrle, N. H. Blatt, H. W. Spies, and M. Brown: Meningococcic meningitis: Treatment with large doses of penicillin compared to treatment with gantrisin. J. Lab. clin. Med. 40, 891 (1952).

—, and H. W. Spies: The use of intravenous hydrocortisone as supplemental treatment in acute bacterial meningitis. In: Antibiotics Annual, 1957/58, p. 336. New York: Medical Encyclopedia, Inc. 1958.

Lerner, A. M.: New viral exanthems. Ann. intern. Med. 60, 703 (1964).

Lorentz, K.: Über Meningitis gonorrhoica. Derm. Wschr. 1929 II, 1305.

Margaretten, W., and A. J. McAdams: An appraisal of fulminant meningococcemia, with reference to the Shwartzman phenomenon. Amer. J. Med. 25, 868 (1958).

Marget, W.: Behandlungsrichtlinien der eitrigen Meningitis. Dtsch. med. Wschr. 90², 1960 (1965).

—, u. M. Kienitz: Praxis der Antibiotikatherapie im Kindesalter. Stuttgart: Georg Thieme 1966.

May, C. D.: Circulatory failure (shock) in fulminant meningococcal infection. Pediatrics 25, 316 (1960).

McKay jr., R. J., F. D. Ingraham, and D. D. Matson: Subdural fluid complicating bacterial meningitis. J. Amer. med. Ass. 152, 387 (1953).

— R. A. Morissette, F. D. Ingraham, and D. D. Matson: Collections of subdural fluid complicating meningitis due to H. influenzae (Type B). New Engl. J. Med. 242, 20 (1950).

McKendrick, G. D. W.: Pneumococcal meningitis. Lancet 1954 II, 512.

Meade, R. H., and R. Weinstein: Treatment of H. influenzae meningitis. Boston m. Quart. 7, 35 (1956).

Melby, J. C., and W. W. Spink: Comparative studies on adrenal cortical function and cortisol metabolism in healthy adults and in patients with shock due to infection. J. clin. Invest. 37, 1791 (1958).

Meyer, H., u. R. Steinert: Eine eigentümliche Meningitisform im Kindesalter, hervorgerufen durch Koch-Weeksche Bacillen. Münch. med. Wschr. 1928, 945.

Millar, J. W., E. E. Siess, H. A. Feldman, C. Silverman, and P. Frank: In vivo and in vitro resistance to sulfadiazine in strains of neisseria meningitidis. J. Amer. med. Ass. 186, 139 (1963).

Mozziconacci, P., et F. Girard: La méningite purulente traitée. Paris: Masson & Cie. 1961.

Naumann, P.: Experimentelle und klinische Untersuchungen zur parenteralen Anwendung von Ampicillin. Dtsch. med. Wschr. 90, 1085 (1965).

—, u. G. A. v. Harnack: Meningitis purulenta-bakterioskopische Diagnostik und Therapie. Med. Bild-Dienst „Roche" 4, 7 (1962).

Neal, J. B.: Meningococcic meningitis in children. J. Amer. med. Ass. 105, 568 (1935).

Nelson, W. E.: Textbook of pediatrics. Philadelphia: W. B. Saunders Co. 1964.

Nemir, R. L., and J. Israel: Pneumococcic meningitis in infants and children: Combined therapy using penicillin and sulfonamide. J. Amer. med. Ass. 147, 213 (1951).

Newman, R. L., and R. J. Holt: Intrathecal gentamicin in treatment of ventriculitis in children. Brit. med. J. 1967 II, 539.

—, and G. T. Stewart: The use of fibrinolytic activators in meningitis and similar conditions. Arch. Dis. Childh. 40, 235 (1965).

Nyhan, W. L., and R. E. Cooke: Symptomatic hyponatremia in acute infections of the central nervous system. Pediatrics 18, 604 (1956).

—, and F. Richardson: Complications of meningitis. Ann. Rev. Med. 14, 243 (1963).

Ocklitz, H. W.: Encephalomeningitis purulenta durch Typhusbazillen. Mschr. Kinderheilk. 97, 1 (1949).

Olafsson, M., Y. C. Lee, and T. J. Abernethy: Mima polymorpha meningitis: report of a case and review of literature. New Engl. J. Med. 258, 465 (1958).

Otila, E.: Studies on the cerebrospinal fluid in premature infants. Acta paediat. (Uppsala), Suppl. 8 (1948).

Palitsch, D.: Die heutige Situation der Meningitis purulenta. Arch. Kinderheilk. 169, 32 (1963).

Paso, F. R.: Pestmeningitis. Sem. méd. **32**, 1139 (1925).

Pengelly, C. D. R.: Pneumococcal meningitis. Brit. med. J. **1955I**, 870.

Platou, R. V., A. Rinker, and J. Derrick: Acute subdural effusions and late sequelae of meningitis. Pediatrics **23**, 962 (1959).

Quaade, F., and K. P. Kristensen: Purulent meningitis: review of 658 cases. Acta med. scand. **171**, 543 (1962).

Quincke, H. I.: Über Meningitis serosa. Samml. klin. Vortr. **67**, 655 (1893).

Rance, C. P., T. E. Roy, W. L. Donahue, A. Sepp, R. Elder, and M. Finlayson: An epidemic of septicemia with meningitis and hemorrhagic encephalitis in premature infants. J. Pediat. **61**, 24 (1962).

Redmond, A. J., and H. B. Slavin: Salmonella meningitis. J. Amer. med. Ass. **175**, 708 (1961).

Rivers, T. M.: Influenzal meningitis. Amer. J. Dis. Child. **24**, 102 (1922).

Rosenblatt, P., and B. M. Zweifler: Type F hemophilus influenzae meningitis. J. Pediat. **38**, 620 (1951).

Ross, S., and F. G. Burke: Pneumococcus meningitis in infants and children. J. Pediat. **29**, 737 (1949).

— E. L. Rice, and F. G. Burke: Treatment of meningitis due to hemophilus influenzae. New Engl. J. Med. **253**, 653 (1955).

Saphra, I., and J. W. Winter: Clinical manifestations of salmonellosis in man: evaluation of 7779 human infections identified at New York Salmonella Center. New Engl. J. Med. **256**, 1128 (1957).

Scherzer, A. L., D. Kaye, and H. R. Shinefield: Proteus mirabilis meningitis: report of two cases treated with ampicillin. J. Pediat. **68**, 731 (1966).

Schmid, F.: Topographie der Infektionsabwehr. Fortschr. Med. **21**, 914 (1967).

Schönenberg, H.: Der Liquor cerebrospinalis im Kindesalter. Stuttgart: Georg Thieme 1960.

Smith, E. S.: Purulent meningitis in infants and children: review of 409 cases. J. Pediat. **45**, 425 (1954a).

— Salmonella meningitis in infancy. Amer. J. Dis. Child. **88**, 732 (1954b).

Smith, M. H. D.: Acute bacterial meningitis. Pediatrics **17**, 258 (1956).

— Acute bacterial meningitis. In: Pediatric therapy. St. Louis: C. V. Mosby Co. 1964.

Smith, R. M., and J. B. Stetson: Therapeutic hypothermia. New Engl. J. Med. **265**, 1097, 1147 (1961).

Spink, W. W.: ACTH and adrenocorticosteroids as therapeutic adjuncts in infectious diseases. New Engl. J. Med. **257**, 979 (1957).

—, and C. K. Su: Persistent menace of pneumococcal meningitis. J. Amer. med. Ass. **173**, 1545 (1960).

Spivack, A. P., G. M. Eisenberg, W. Weiss, and H. F. Flippen: Klepsiella meningitis. Amer. J. Med. **22**, 865 (1957).

Swartz, M. N., and P. R. Dodge: Bacterial meningitis — A review of selected aspects. New Engl. J. Med. **272**, 725 (1965a), 779 (1965b), 842 (1965c).

—, and L. J. Kunz: Pasteurella multocida infections in man: report of two cases-meningitis and infected cat bite. New Engl. J. Med. **261**, 889 (1959).

Thrupp, L. D., J. M. Leedom, D. Ivler, P. F. Wehrle, J. F. Brown, A. W. Mathies, and B. Portnoy: H. influenzae meningitis: A controlled study of treatment with ampicillin, "Therapy with the new penicillins", proceedings of a conference held at the Apothecaries Hall, London, 1964, p. 119.

Uhl, H. S. M.: Norepinephrine in the treatment of acute meningococcemia with shock (Waterhouse-Friderichsen syndrom) and an evaluation of adrenocortical function. New Engl. J. Med. **249**, 229 (1953).

Vaden, E. B., E. C. Rice, and V. Stadnichenko: Meningitis due to simultaneous double infections in children. J. Amer. med. Ass. **143**, 1402 (1950).

Verron, G.: Die eitrige Meningitis im Kindesalter. Kinderärztl. Prax. **30**, 367 (1962).

Vieusseux, G.: The disease which raged in Geneva during the spring of 1805. In: R. H. Major, Classic descriptions of disease, 3rd ed., p. 188. Springfield (Ill.): Ch. C. Thomas 1945.

Wagner: Die Intestinalmykose und ihre Beziehung zum Milzbrand. Arch. Heilk. **15** (1874).

Waite, C. L., and A. H. Kline: Mima polymorpha meningitis: report of case and review of literature. J. Dis. Child. **98**, 379 (1959).

Walter, A. M., and L. Heilmeyer: Antibiotika-Fibel. Stuttgart: Georg Thieme 1965.

Washburn, T. C., D. N. Medearis, and B. Childs: Sex differences in susceptibility to infections. Pediatrics **35**, 57 (1965).

Watson, D. G.: Purulent neonatal meningitis. J. Pediat. **50**, 352 (1957).

Whitfield, C., and J. M. Humphries: Meningitis and septicemia due to shigellae in a newborn infant. J. Pediat. **70**, 805 (1967).

Winter, S. J.: Treatment of meningococcic meningitis with a single dose of IV sulfadiazine. J. Pediat. **26**, 459 (1945).

Wright jr., H. T., R. M. McAllister, and R. Ward: "Mixed" meningitis: report of a case with isolation of hemophilus influenzae Type B and ECHO virus Type 9 from the cerebrospinal fluid. New Engl. J. Med. **267**, 142 (1962).

Yu, J. S., and A. Grauaug: Purulent meningitis in the neonatal period. Arch. Dis. Childh. **38**, 391 (1963).

Ziai, M., and R. J. Haggerty: Neonatal meningitis. New Engl. J. Med. **259**, 314 (1958).

Ziehme, E.: Über Coli-Meningitis bei Neugeborenen. Med. Klin. **1957**, 335.

Die eitrige Encephalitis

W. Krämer und F. Schmid, Heidelberg

Einführung

Eitrige Encephalitiden können fortgeleitet aus eitrigen Entzündungen der Nachbarorgane, direkt durch Verschleppung von Krankheitskeimen bei Verletzungen des Gehirns und hämatogen entstehen. Im einzelnen unterscheiden wir folgende Formen:

1. die eitrige Meningoencephalitis,
2. die Hirnphlegmone,
3. den Hirnabsceß (incl. Subduralabsceß),
4. die embolisch-metastatische Herdencephalitis.

Klinik, Pathologie und Therapie der *eitrigen Meningoencephalitis* sind im Kapitel „eitrige Entzündungen der Hirnhäute" besprochen. Sie bedürfen an dieser Stelle keiner weiteren Erläuterungen. Die übrigen Formen, die sich nach dem Schweregrad der Entzündung ordnen lassen, entstehen offenbar in Abhängigkeit von der Menge und Virulenz der auf das Gehirn einwirkenden Krankheitskeime einerseits und andererseits in Abhängigkeit von der Abwehrlage des Organismus.

Die schwerste Form der eitrigen Encephalitis stellt die *Hirnphlegmone* dar. Sie entwickelt sich bei massiver Invasion hochvirulenter Keime und entsteht praktisch nur, wenn bei einer ausgedehnten Hirnverletzung eine Vielzahl von Eitererregern auf zertrümmertem Hirngewebe abgesiedelt wird. Diese lebensbedrohliche Erkrankung gehört als unmittelbare Verletzungsfolge primär in die Hand des Chirurgen.

Eine mittlere Position im Kräftespiel der Virulenz-Resistenz nimmt unter den eitrigen Encephalitiden der *Hirnabsceß* ein. Hierbei gelingt es dem Organismus, den eingeschleppten Erregerherd abzugrenzen und einigermaßen in Kontrolle zu halten. Es kommt jedoch zur Einschmelzung von Hirngewebe und zur Eiteransammlung.

Bei der dritten Form, nämlich der *embolischen* Herdencephalitis, werden Keime von geringer Pathogenität auf dem Blutweg an das Zentralorgan herangebracht. Die dadurch hervorgerufene Entzündung geht kaum über die perivasculären Bezirke hinaus. Allerdings kommen auch hier kleine Eiteransammlungen in Form von Mikroabscessen vor.

Im folgenden sollen nun die beiden für den Kinderarzt wichtigen Formen der Encephalitis purulenta dargestellt werden. Es handelt sich um den Hirnabsceß und die embolische Herdencephalitis.

Der Hirnabsceß

Begriff und Bezeichnung. Unter einem Hirnabsceß verstehen wir eine lokalisierte Eiteransammlung innerhalb der Hirnsubstanz. Er kann durch Vereiterung einer penetrierenden Schädelverletzung, fortgeleitet aus eitrig entzündlichen Prozessen der Nachbarschaftsorgane des Gehirns und als septische Metastase auf dem Blutweg entstehen.

Häufigkeit. Vor Einführung der Antibiotica und Chemotherapeutika in die Therapie bakterieller Erkrankungen wurde unter 10 000 Obduktionen 63mal ein Hirnabsceß als Todesursache festgestellt (Pitt, 1890).

Heute sind Hirnabscesse eine extrem seltene Komplikation purulenter Erkrankungen. Ein vergleichbares Bild über die derzeitige Häufigkeit läßt sich aus Sektionsstatistiken kaum mehr gewinnen, da sie durch die erfreuliche Verbesserung der neurochirurgischen Behandlungsmethoden seltener zum Tode führen. Klinikstatistiken besagen, daß bei 186 Kindern, die unter der Diagnose „raumfordernder Prozeß im Schädelinnern" operiert wurden, 21mal die Diagnose Hirnabsceß gestellt wurde (Grote und Wappenschmidt, 1965). In internen Kinderkliniken findet man, wie z. B. in unserem Krankengut, unter 230 Patienten mit Encephalitis 2mal die Sonderform Hirnabsceß vor.

Ätiologie. Ätiologisch überwiegen zahlenmäßig die Erreger Staphylokokken, Streptokokken, Pneumokokken und Escherichia coli. Es folgen Proteus, Salmonellen und Gasbrandbakterien (Kautzky, 1955).

Pathogenese. Wie aus dem oben Gesagten hervorgeht, können die Erreger auf drei Wegen in das Gehirn gelangen:

1. der direkte Weg über eine offene Hirnverletzung,

2. per continuitatem fortgeleitet von einem entzündlichen Prozeß in der Nachbarschaft des Gehirns,

3. in Form der hämatogenen Metastase durch Verschleppung von Eiterherden, die auch weitab vom Gehirn lokalisiert sein können.

buli, auch noch die Fissura petrosquamosa als Eintrittspforten benutzt werden (MOSER und OKEN, 1966). Aber auch die eitrigen Entzündungen der Nasennebenhöhlen, die Meningitiden, Schädelknochenosteomyelitiden können ebenso zu Hirnabscessen führen wie Kopfschwartenphlegmonen, Orbitalphlegmonen und Gesichtsfurunkel.

Beim Kleinhirnabsceß spielt unter Umständen auch ein Dermalsinus eine Rolle in der Pathogenese (FORD, 1960).

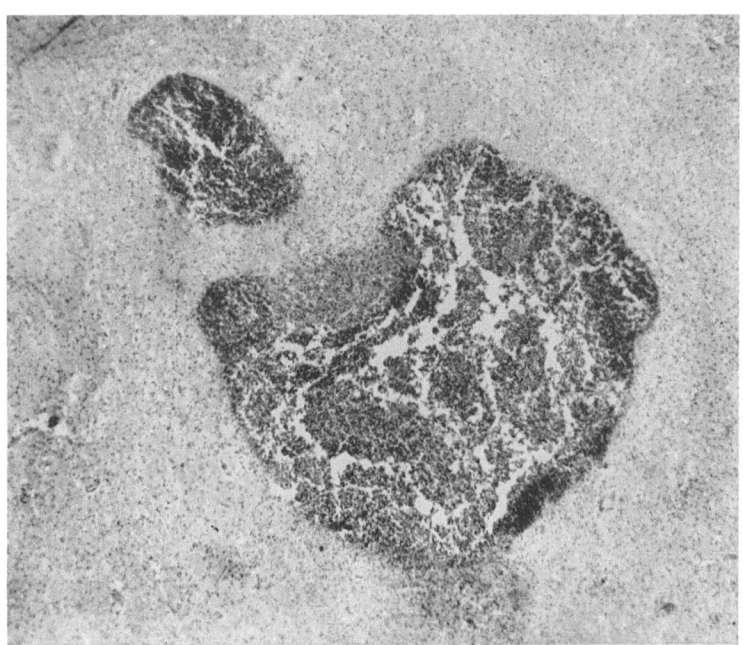

Abb. 191. Frischer kleiner metastatischer Absceß ohne Kapsel. Etwa 20fache Vergrößerung. (Aus KAUTZKY)

Der *traumatische Hirnabsceß* entwickelt sich in der durch die Hirnverletzung entstandenen Gewebszertrümmerung. Diese stellt einen idealen Nährboden für die miteingedrungenen Keime dar. Begünstigend für die Ausbreitung derselben wirken in die Hirnwunde eingelagerte Fremdkörper und Knochensplitter. Das Schicksal der Verletzten hängt neben dem Ausmaß der erlittenen Hirnwunde weitgehend von der Qualität der ersten chirurgischen Wundversorgung ab (STICH-GARRE-BAUER, 1949).

Bei den *fortgeleiteten Hirnabscessen* steht die Otitis media als Ursache an erster Stelle der Häufigkeit. Besonders die epitympanalen, chronischen Otitiden geben Anlaß zur Eiterausbreitung in das Gehirn, wobei neben den Lymphverbindungen, dem Aquaeductus vesti-

Die Erreger der *metastatischen Abscesse* erreichen das Gehirn über den Blutweg. Es ist leicht einzusehen, daß hierbei eitrige Lungenerkrankungen wie der Lungenabsceß, Bronchiektasen und Pleuraempyeme am ehesten angetroffen werden (VIRCHOW, 1853). Seltener sind die Eiterungen im Bereich der Abdominalorgane oder der Extremitäten als Ursache anzuführen, da verschlepptes Keimmaterial erst das Capillarbett der Lunge als Filter passieren muß. In letzter Zeit häufen sich aber die Beobachtungen von Hirnabscessen bei angeborenen cyanotischen Herzfehlern: RABINOWITZ, WEINSTEIN und MARKUS, 1932; WEXLER und KAPLAN, 1940; HANNA, 1941; SMOLIK u. Mitarb., 1946; MARONDI, 1950; COHEN u. Mitarb., 1950; BELLER, 1951; CLARK, 1952; LAFSON, 1956; NEWTON, 1956; MATSON und Salam, 1961; Rivoalen u. Mitarb., 1962; Linder und Madiarov, 1963; Raimondi u. Mitarb., 1965; Arseni u. Mitarb., 1966.

Die Ursache hierfür dürfte einmal in der Möglichkeit der paradoxen Embolie eitrigen Materials, aber auch in der durch die mit diesen Herzfehlern vergesellschafteten Erschwerung der Capillardurchblutung des Gehirns infolge der Polyglobulie zu suchen sein. Palliativoperationen der Herzfehler wie die Blalock-Anastomose senken das Risiko der Keimver-

kann oder als Hirnabsceß lokalisiert bleiben kann (Abb. 191) (Kautzky, 1955).

Dabei entsteht im Entzündungsgebiet eine zentrale Nekrose, die sich verflüssigt und von einer Zellinvasion von polynucleären Leukocyten, Lymphocyten, Plasmazellen und später auch von Fibroblasten umgeben wird, so daß ein Granulationswall entsteht. Durch Ausbildung einer bindegewebigen Membran, die durch ausgeprägte Gliawucherungen verstärkt wird, entsteht das pathoanatomische Bild des ausgereiften Hirnabscesses (Abb. 192).

Besonders bei den hämatogen entstandenen Hirnabscessen werden oft multiple Absiedlungen gefunden.

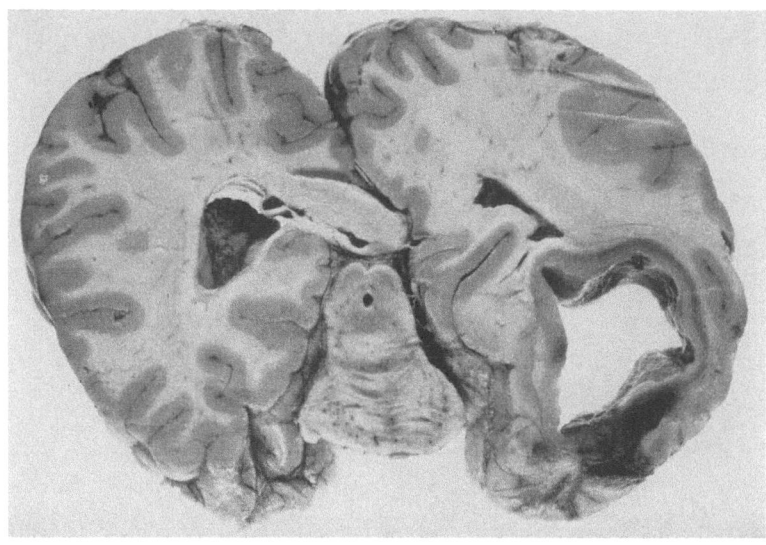

Abb. 192. Einkammeriger alter, großer, metastatischer Schläfenlappenabsceß mit dicker Kapsel. (Aus Kautzky)

schleppung in das Gehirn nicht. Die Häufigkeit der Hirnabscesse durch cyanotische Herzfehler beträgt bis zu 30% aller Hirnabscesse. Newton (1956) weist darauf hin, daß der Hirnabsceß bei angeborenen Herzfehlern 100mal häufiger vorkommt als in der Durchschnittsbevölkerung.

Pathoanatomie. Unabhängig vom Infektionsweg reagiert das Gehirn auf die Einwirkung des eingeschwemmten Keimmaterials je nach Virulenz des Erregers und Resistenzlage des Organismus recht gleichförmig. Zunächst entsteht am Ort der Keimabsiedlung eine allgemein entzündliche Reaktion mit Hyperämie, verstärkter Vascularisation, perivasculärer Infiltration und einer phagocytär wirkenden Mikrogliose.

Für das weitere Schicksal dieser lokalisierten Entzündung ergeben sich drei Möglichkeiten. Bei geringer Erregerinvasion, geringer Virulenz und guter Abwehrlage kommt es zur raschen Vernichtung der Keime und damit zur Heilung. Bei massiver Invasion von Krankheitserregern mit großer Virulenz und schlechter Resistenz des Patienten entwickelt sich eine fortschreitende, infiltrierende eitrige Hirnentzündung, die in eine Hirnphlegmose mit letalem Ausgang übergehen

Klinik

Nach der klassischen Beschreibung von Oppenheim (1890) werden beim Hirnabsceß drei Krankheitsstadien unterschieden:

1. Das Stadium der Entstehung: Initialstadium.

2. Das Stadium des Stillstandes: Latenzstadium.

3. Das Stadium der manifesten Erkrankung.

Allerdings ist keineswegs bei allen Hirnabscessen jedes Stadium festzustellen.

Das Initialstadium. Der Beginn der Eiterungsprozesse im Gehirn ist durch folgende Symptome gekennzeichnet: Kopfschmerzen, Erbrechen, Benommenheit, Verwirrtheit, leichte Delirien, Fieber und Pulsbeschleunigung. Seltener gehören bereits Herdsymptome in diese Epoche. Das Leitsymptom Kopfschmerz wird durch alles, was die Blutfülle des Gehirns vermehrt, gesteigert: Husten, Pressen, Niesen und Niederbeugen des Kopfes. Besonders Säuglinge und Kleinkinder neigen zu Erbrechen, Quengeligkeit und pausenlosem Schreien, oft begleitet mit einem Bohren mit den Fingern am Gaumen (Grote und Düx, 1964). Nimmt die Erkrankung einen akuten, progredienten Verlauf, beobachten wir unmittelbar im Anschluß an diese Allgemeinerscheinungen eine Zunahme der Somnolenz bis zum tiefen, unerweckbaren Koma. Mehr und mehr treten dann Hirndruckerscheinungen und cerebrale Herdsymptome hinzu.

Das Latenzstadium. Für die sog. Spätabscesse ist das Latenzstadium eine charakteristische Erscheinungsform. Brückensymptome sind gelegentliche Kopfschmerzen, Schwindel und psychische Alterationen. Dieses Stadium kann Wochen bis Monate und, wie wir von Kriegsverletzungen her wissen, Jahre dauern. Offensichtlich liegt diesem Latenzstadium eine Stabilisierung des Krankheitsprozesses, womöglich die Bildung der Absceßmembran, zugrunde.

Das Stadium der manifesten Erkrankung. Unbehandelt macht sich das Krankheitsgeschehen aber wieder bemerkbar. Nun beobachten wir die *Symptome eines intracerebralen, raumfordernden, entzündlichen Geschehens.* Beim älteren Kind und beim Erwachsenen bestehen typische Hirndrucksymptome mit anfallsweise auftretenden Kopfschmerzen, dösigem Kopf, Schwindel, Sehstörungen, Pulsverlangsamung und Bewußtseinstrübung sowie Stauungspapille. Beim Säugling wächst der Schädelumfang, die Schädelnähte weichen auseinander, es wird ein Sonnenuntergangsblick festgestellt (Dietel, 1958). Die Schädelperkussion kann durch den Nachweis von Tympanie oder Schettern einen Anhalt für Nahtsprengung geben.

Die Lokalisation der Abscesse gelingt bei Kenntnis einiger wichtiger neurologischer Symptome oft relativ leicht:

Stirnhirn. Das bei Erwachsenen typische Psychosyndrom mit Vergeßlichkeit, Witzelsucht, Affektlabilität und Störungen des Auffassungsvermögens kommt beim Kind nicht vor. Charakteristischer sind Reizerscheinungen des frontalen Adversivfeldes mit Anfällen, die eine Drehung des Kopfes zur Herdgegenseite bewirken, denen sich Drehungen des ganzen Körpers und tonisch-klonische Paroxysmen der kontralateralen Extremität anschließen können. Ein eigentümliches Stirnhirnsymptom beim älteren Kind ist das *Zwangsgreifen*, wobei wie beim gesunden Neugeborenen jede Berührung der Hohlhand zu einem festen Faustschluß führt. Das Vorhandensein aus-

giebiger Bahnen zwischen Stirnhirn und Kleinhirn läßt erwarten, daß wir häufig Koordinationsstörungen vorfinden. Nicht selten wird eine allgemeine Unsicherheit des Stehens, Gehens und von Einzelbewegungen in Form einer Ataxie beobachtet. Je näher der Krankheitsherd an die motorische Rinde heranrückt, um so häufiger treten lokale Anfälle und Paresen, meist Monoplegien, auf. Bei Sitz der Abscesse im hinteren Teil der unteren Stirnwindung der dominanten Hemisphäre (beim Rechtshänder links) tritt eine motorische Aphasie auf. Das heißt, das Kind war vor der Erkrankung in der Lage zu sprechen und hat dies bei erhaltenem Wortsinnverstand verlernt.

Schläfenlappen. Dieser am häufigsten otogen entstandene Absceß äußert sich vornehmlich in Krampfanfällen, für die eine Aura mit Gehörseindrücken und Trugwahrnehmungen des Geruchs und Geschmacks charakteristisch sind. Nicht selten sieht man psychomotorische Attacken mit oralen Automatismen wie *Schmatzbewegungen, Kauen, Schnüffeln*, die als „Uncinatusanfälle" für eine Lokalisation im Gyrus uncinatus typisch sind.

Der Befall der Heschelschen Windung hat eine Ertaubung des gegenseitigen Ohres zur Folge, zumindest wird die Hörschwelle um einige Dezibel herabgesetzt. Sprachstörungen, die durch eine Alteration des Wernicke-Zentrums entstehen, werden in 90% der Fälle beobachtet. Allerdings kommt die völlige Worttaubheit selten vor. Vielmehr verarmt die Sprache an konkreten Wörtern, vor allem beim Bezeichnen von Gegenständen (Sonntag). Die Beteiligung der Sehstrahlung führt zu Gesichtsfeldausfällen, die in typischer Weise einen gleichsinnigen Quadranten betreffen.

Scheitellappen. Die seltene Lokalisation im Scheitellappen bewirkt ein klinisches Syndrom, das durch Astereognosie, Agraphie oder Apraxie gekennzeichnet ist.

Hinterhauptslappen. Abscesse im Occipitalhirn bewirken durchweg Ausfallserscheinungen der Sehfähigkeit. Ist die Area striata betroffen, finden wir Gesichtsfeldausfälle der Herdgegenseite. Die Area parastriata repräsentiert das Feld der optischen Erinnerungsbilder. Ihre Zerstörung führt zu Seelenblindheit.

Zentralregion. Abscesse der Zentralregion zeigen eine recht charakteristische Symptomatologie, die sich kurz zusammenfassen läßt: progrediente Monoparese mit motorischen Jackson-Anfällen. Sitzt der Herd in der hinteren Zentralregion, finden wir progrediente Sensibilitätsstörungen mit sensiblen Reizerscheinungen.

Kleinhirn. Für die klinische Diagnostik der Kleinhirnabscesse ist besonders der Nachweis von Gangabweichungen bei Prüfung des Gangs mit geschlossenen Augen (Blindgang) bedeutsam. Desgleichen finden wir Seitendifferenzen im Finger-Nasenversuch, im Knie-Hackenversuch und im Rombergschen Stehversuch. Häufig begegnen wir einem Nystagmus, dessen schnelle Komponente nach der kranken Seite weist. Darüber hinaus besteht auf der Seite der Erkrankung eine Dysmetrie der Bewegungen mit Hypotonie der Muskulatur (Kuelz und Dittmer, 1967).

Hirnstamm. Ein extrem seltenes Ereignis ist der Absceß im Hirnstamm. Weickhard und Davis (1964) fanden im Schrifttum nur 34 Beobachtungen. Dabei stehen Hirnnervenlähmungen, gleichseitige und alternierende Hemiparesen der Extremitäten und bulbärparalytische Bilder im Vordergrund.

Physikalisch-technische Untersuchungsmethoden

EEG. Als eine der zuverlässigsten Untersuchungsmethoden zur Seitenlokalisation des Hirnabscesses hat sich die Elektrencephalographie erwiesen. Ein besonderer Vorteil dieser Methode liegt darin, daß sie völlig gefahrlos auch beim Schwerkranken rasch angewendet werden kann. Man findet bei subdural gelegenen Abscessen eine Amplitudenverminderung der Herdseite. Eine Verlangsamung der hirnelektrischen Aktivität wird ebenso in der Nähe des Abscesses gefunden wie Krampfspitzen oder hypersynchrone Wellenmuster.

Echoencephalographie. Im Echoencephalogramm läßt sich gegebenenfalls eine Verlagerung des Mittelechos und der Ventrikelwandechos nach der gesunden Seite zeigen. Der subdurale Absceß mag zu einer akzessorischen Zackenbildung im Anschluß an das Initialecho der Herdseite oder kurz vor dem Endecho der Herdgegenseite führen.

Röntgenuntersuchung. Beim Säugling und Kleinkind eignet sich die Schädelleeraufnahme zum Nachweis des gesteigerten Schädelinnendrucks. Dieser wird durch eine Erweiterung der Nähte offenkundig. Weniger groß ist die Aussagekraft vermehrter und verstärkter Impressiones digitatae. Wenn der Pinealkörper bereits im Kindesalter verkalkt ist, kann seine Verlagerung zur gesunden Seite eine absceßbedingte Massenverschiebung anzeigen. Die Fälle, bei denen eine Gasbildung im Absceßinneren oder eine Verkalkung der Absceßkapsel nachweisbar ist, sind extrem selten. Zur Feststellung der Ursache des Hirnabscesses können jedoch einfache Röntgenuntersuchungen des Schädels nicht selten wertvolle Beiträge liefern. Es seien genannt: der Nachweis eines Nebenhöhlenexsudats, der Nachweis einer Mastoiditis, einer Knochenverletzung oder der Nachweis von intracerebralen Fremdkörpern.

Die Luftfüllung der Ventrikel kann nur eine Verlagerung der Hirnbinnenräume erkennen lassen.

Die *Carotisangiographie* zeigt beim Absceß eine Verlagerung des cerebralen Gefäßraums,

eine zarte Anfärbung der Umgebung der Absceßwand im Spätbild und eine Verzögerung der Hirndurchblutung. Bei der Suche nach einem Kleinhirnabsceß muß natürlich eine Vertebralisangiographie erfolgen.

Laboratoriumsbefunde. Als Zeichen der Eiterung im Organismus findet man eine Erhöhung der Blutsenkungsgeschwindigkeit, eine Leukocytose mit Linksverschiebung im Blutbild.

Der Liquor bietet das Bild wie bei einer Begleitmeningitis mit mehr oder weniger ausgeprägter Pleocytose, Eiweißvermehrung und Veränderung des Liquorzuckerspiegels. Dieser kann wie bei der Meningitis vermindert sein oder wie bei einer Encephalitis erhöhte Werte aufweisen.

Diagnose. Ford (1960) faßt die wichtigsten klinischen Kriterien für einen Hirnabsceß wie folgt zusammen:

1. In der Vorgeschichte werden typische purulente Infektionen wie Otitis media, eitrige Lungenerkrankungen oder Infektionen bei bestehendem cyanotischen Herzfehler genannt. Selten resultiert der Hirnabsceß aus einem Schädeltrauma.

2. Es finden sich allgemeine Zeichen einer schweren Infektion mit Fieber, beschleunigter Blutsenkung und Leukocytose.

3. Hirndruckzeichen machen sich bemerkbar.

4. Es besteht ein cerebraler Herdbefund.

5. Die Cerebrospinalflüssigkeit ist wie bei einer Meningitis verändert.

Freilich kann das eine oder andere klinische Symptom fehlen. Heute noch entstehen 20% der Hirnabscesse „kryptogen" (Weber, 1957), d.h., die Vorgeschichte ist bezüglich einer Vorkrankheit des Hirnabscesses leer.

Solange der Eiterherd abgekapselt ist, vermissen wir Fieber und Leukocytose. Ziemlich konstant sind die Zeichen des gesteigerten Schädelinnendrucks, die beim Säugling zu einem abundanten Schädelwachstum führen können, das zu Verwechslungen mit einem Hydrocephalus Anlaß geben können. Auf der anderen Seite veranlassen die typischen Hirndruckzeichen den Untersucher zu Recht, von einer Lumbalpunktion, die ja auch nicht immer typische Befunde liefert, Abstand zu nehmen.

Physikalisch-technische Untersuchungsmethoden erhärten die Diagnose. Das EEG ist stets, wenn auch nicht charakteristisch, verändert. Das Echoencephalogramm zeigt ebenso wie die nicht unbedingt notwendige

Luftencephalographie Massenverschiebungen nach der gesunden Seite hin. Ergiebiger ist die Hirnangiographie, die beim vermuteten Großhirnabsceß über die A. carotis und beim möglichen Kleinhirnabsceß durch die A. vertebralis erfolgt. Beweisend ist die *Probetrepanation.*

Differentialdiagnose. Bei den differentialdiagnostischen Erwägungen spielen zwei wesentliche Eigenschaften des Hirnabscesses eine große Rolle. Einmal handelt es sich um einen *raumfordernden Prozeß im Schädelinnern,* der die gleiche Symptomatologie wie ein Hirntumor aufweisen kann. Auf der anderen Seite handelt es sich um eine echte, wenn auch lokalisierte *Encephalitis.* Während sich aus der Fehldiagnose „Hirntumor" für den Patienten keine fatalen Konsequenzen ergeben, da auch in diesem Falle die baldige Operation angezeigt ist, kann die an sich richtige Diagnose Encephalitis das therapeutische Bemühen in völlig falsche Richtung lenken, wenn das Vorliegen der 65mal häufigeren *Virusencephalitis* unterstellt wird. Die auf eine Hemisphäre beschränkte Herdsymptomatik beim Hirnabsceß, die Blutbildveränderungen bei Eiterung, nämlich Leukocytose und Linksverschiebung, die Anamnese einer vorausgegangenen purulenten Erkrankung, das Dominieren von Hirndrucksymptomen muß in diesen Fällen Anlaß zu entsprechenden hirnangiographischen Untersuchungen und schließlich zur Probetrepanation geben. Eine *eitrige Meningoencephalitis* kann klinisch nicht sicher vom Absceß abgegrenzt werden. Hier entscheidet der Verlauf unter antibiotischer Behandlung das weitere Vorgehen. Persistierendes Erbrechen, zunehmende Dystrophie, zunehmende Herdbefunde und zunehmende Hirndruckzeichen unter der gezielten Therapie sind genügende Indikationen, die entsprechenden Spezialuntersuchungen durchzuführen.

In die Differentialdiagnose des bakteriellen Hirnabscesses gehören auch noch die seltenen lokalisierten encephalitischen Bilder wie *Listeriome, Tuberkulome, Aspergillome, Aktinomykose, Sarcoidosis Boeck und Echinococcuscysten.* Sie sind serologisch oder durch Intracutantests zu entlarven.

Therapie. Die Behandlung des Hirnabscesses gestaltet sich kombiniert antibiotisch, chemotherapeutisch und chirurgisch. Befindet sich der Patient in sehr schlechtem Zustand, wird man bei intensiver antibiotischer Therapie zuerst die Absceßhöhle durch Punktion zu entleeren versuchen und im Anschluß daran eine Drainage einführen. Dadurch wird auch eine lokalantibiotische Therapie mit laufenden Injektionen und Spülungen der Absceßhöhle möglich. Nach Verkleinerung des Herdes kann dann in einer zweiten Sitzung die Exstirpation in toto erfolgen.

In der überwiegenden Mehrzahl der Fälle ist die primäre Ausschälung des Abscesses samt seiner Membranen möglich. Auch ein begleitendes Hirnödem stellt heutzutage keine wesentliche Schwierigkeit dar, da dies mit Infusionen von Harnstofflösungen oder hochprozentigen Zuckerlösungen erfolgreich bekämpft werden kann. Das früher übliche Abwarten mit der Operation, bis sich eine dicke Absceßhülle gebildet hat, ist seit Einführen des antibiotischen Schutzes nicht mehr nötig. Nach Entfernen des Abscesses läßt sich die Dura leicht schließen. Mußte der Absceß eröffnet oder gar zerkleinert werden, muß vor Beendigung des Eingriffes ein Drain eingeführt werden, das nach ca. 6 Tagen wieder entfernt werden kann (GERLACH, JENSEN et al., 1967).

Prognose. Die Prognose des Hirnabscesses hängt weitgehend vom Allgemeinzustand des Patienten ab. Dabei spielt selbstverständlich die Schwere der Grundkrankheit eine erhebliche Rolle. Desolat sind die Fälle, bei denen der Prozeß im Hirnstamm gelegen ist. Die bekannte Komplikation der Ventrikelperforation mit nachfolgendem Pyocephalus internus ist wohl auch heute noch in den meisten Fällen tödlich. Aber auch eine Perforation des Absceßinhalts in den Meningealraum trübt die Prognose.

Prophylaxe. Eine gezielte Vorbeugung zur Entstehung eines Hirnabscesses wird wohl mit Ausnahme der sorgfältigen Versorgung von penetrierenden Schädelverletzungen kaum durchgeführt werden können. Unbewußt stellt jedoch jede lege artis geführte Behandlung eitriger Infektionen, insbesondere dann, wenn es sich um Mittelohrentzündungen, purulente Lungenerkrankungen oder Entzündungen der Nachbarorgane des Gehirns handelt, eine echte Prophylaxe des Hirnabscesses dar, die tagtäglich ausgeübt wird und schließlich den Grund für den erheblichen Rückgang dieser Erkrankung darstellt.

24*

Der Subduralabsceß

Begriff und Bezeichnung. Beim Subduralabsceß handelt es sich um eine Eiteransammlung im Subduralspalt, also dem Raum, der zwischen Dura und Arachnoidea liegt. Die Bezeichnung „subdurales Empyem" wäre sinnvoller; sie hat sich aber im Schrifttum noch nicht durchgesetzt. Der Begriff „Pachymeningitis purulenta circumscripta" wird synonym gebraucht.

Ätiologie und Pathogenese. Die Erkrankung entwickelt sich meist im Gefolge einer Leptomeningitis. Oft ist eine septische Thrombose der Hirnsinus Ausgangspunkt der subduralen Eiterung. Eine vom Ohr übergreifende purulente Entzündung kann vor der Arachnoidea Halt machen und sich als Subduralempyem ausbreiten. In seltenen Fällen kann sich das Leiden durch Sekundärinfektion eines subduralen Hämatoms oder Hygroms entwickeln.

Klinik

Das klinische Bild hängt weitgehend von der Lokalisation des Empyems ab. Am häufigsten ist eine haubenartige Ausbreitung über dem Schläfenlappen. Daher ist es verständlich, daß sensorische Reizerscheinungen, Krämpfe und Meningismus dominieren. Hirndruckerscheinungen wie unstillbares Erbrechen, Bradykardie, unregelmäßige Atmung, Dystrophie, Benommenheit und Stupor sind beinahe obligat. Nicht selten wird dabei eine Stauungspapille beobachtet. Der Verlauf gestaltet sich besonders akut, wenn sich der Eiter im Interhemisphärenspalt ansammelt. Dann sehen wir ein *Falx-Syndrom* mit distal betonter Paraparese. Stets ist der Liquor cerebrospinalis verändert. Man findet das Bild einer Begleitmeningitis mit Pleocytose, Eiweißvermehrung und Zuckerverminderung. Das EEG zeigt schwere, seitenbetonte Allgemeinveränderungen oder eine einseitige Amplitudendepression. Unerläßlich zur Lokalisation des Prozesses ist die Angiographie (Kubik und Adams, 1943; Keith, 1949; Hitchcock und Andreadis, 1964).

Diagnose und Differentialdiagnose. Typische vorausgegangene Erkrankungen sind die Leptomeningitis purulenta, die eitrige Otitis media, die aus paranasalen Eiterungen entstandene Sinusthrombose oder das subdurale Hämatom bzw. Hygrom. Hirndrucksymptome, Meningismus und Liquorveränderungen geben ebenso wie fokale Reizerscheinungen diagnostische Hinweise. Amplitudendepression im EEG und das Auftreten einer zusätzlichen Zacke im Echoencephalogramm, die wenige Zentimeter auf das Initialecho oder Endecho folgt, geben weitere Indizien. Besonders nützlich sind die Befunde der Angiographie. Klarheit bringt das Ergebnis der Probetrepanation. Im Gegensatz zur Leptomeningitis purulenta circumscripta, zum Hirnabsceß und zur septischen Sinusthrombose findet man hierbei den Eiter genau zwischen Dura und Arachnoidea.

Therapie und Prognose. Therapeutisch hat sich die Drainage des Empyems, die am besten durch mehrere Bohrlöcher erfolgt, und nachfolgende Spülung mit Antibiotica bewährt. Eine kombiniert antibiotische Allgemeinbehandlung wie beim Hirnabsceß ist unerläßlich.

Leider sind die Aussichten auf vollständige Heilung nicht günstig. Hirnabscesse, Erweichungsherde im Gehirn, Arrodierung des Schädeldachs und narbige Ausheilung trüben die Prognose.

Die embolische Herdencephalitis

Begriff und Bezeichnung. Die embolische Herdencephalitis ist charakterisiert durch die Folgeerscheinungen von Bakterienembolien in den Gehirngefäßen. Sie entsteht im Verlauf einer subakuten Sepsis, die durch eine bakterielle Endokarditis unterhalten wird.

Häufigkeit. Unter 230 Patienten mit Encephalitis der Universitätsklinik Heidelberg wurde die Diagnose embolische Herdencephalitis einmal gestellt.

Ätiologie. Der häufigste Erreger ist der relativ wenig pathogene Streptococcus viridans. In etwa 10% der Fälle werden jedoch auch andere Keime gefunden. An erster Stelle stehen hier die Enterokokken, es folgen Staphylokokken, Pneumokokken, Gonokokken und gramnegative Stäbe.

Pathogenese. Die erste Erregerinvasion erfolgt in der Regel über eine Entzündung des Zahnhalteapparats oder der Tonsillen. Im

Rahmen der Erkrankung kommt es zu geschwürigen Prozessen auf den Herzklappen oder bei angeborenen Vitien auf der Gefäßintima eines Ductus arteriosus bzw. dem Endokard im Bereich des Defektes. Diese Endokarditis wird zum sekundären Streuherd der Sepsis lenta, wobei der Endokardprozeß zahlreiche Organe mit Bakterienembolien versorgt. Ist dabei das Gehirn befallen, sprechen wir von embolischer Herdencephalitis.

Neuropathologie. Die auffallendsten morphologischen Veränderungen sehen wir sinngemäß an den kleinen Hirngefäßen und in deren Umgebung. Besonders die Arteriolen sind auf kürzere oder längere Strecken mit Rundzellen und segmentkernigen Leukocyten infiltriert, mitunter hyalinisiert, thrombosiert oder nekrotisch. In der Nachbarschaft der Gefäße werden Infiltrate angetroffen, an deren Aufbau sich Leukocyten und Gliazellen unterschiedlich stark beteiligen. Mitunter kommt es zu größeren ischämischen Ausfällen. Oft werden miliare Abscesse beobachtet.

Klinik

Nach einem langsamen, untypischen Krankheitsbeginn mit subfebrilen Temperaturen, später mit Schüttelfrost, kommt es allmählich zu einer Anämie, zu Trommelschlegelfingern und zu kardialen Insuffizienzerscheinungen. Embolien durch abbröckelnde infizierte Endokardreste führen zu Milzinfarkten mit akuten Oberbauchschmerzen und Milzschwellung, Löhleinscher Herdnephritis mit Erythrocyturie ohne Blutdrucksteigerung und ohne Ödeme sowie zu multiplen Hautembolien. Der Befall des Gehirns zeigt sich unter dem Bild eines cerebralen Gefäßprozesses mit plötzlich einsetzender Hemiplegie, Aphasie oder Hemianopsie. In anderen Fällen kommt es aus vollem Wohlbefinden zu einer Ohnmacht, die eine diskrete Bewußtseinstrübung hinterläßt. Manchmal verrät sich der Befall des Gehirns in einem fokalen Krampfanfall. Seltener werden auch schleppend verlaufende paranoid halluzinatorische Zustände oder andersartige Durchgangssymptome beobachtet (HEGGLIN, 1959; KELLER und WISKOTT, 1966; SCHEID, 1966).

Laboratoriumsbefunde. Im Blutbild sehen wir je nach Allergielage des Patienten Leukocytosen mit erheblicher Eosinophilie oder Leukocytosen bei Fehlen der eosinophilen Zellen. Bei mittlerer Allergielage sind die Leukocyten- und Eosinophilenzahlen normal (GERMER, 1951). Bei septischen Verlaufsformen sind die Blutkulturen stets positiv, bei hyperergischen Formen sind diese meist negativ. Das Auftreten von Endothelzellen im strömenden Blut ist Ausdruck einer allgemeinen Endothelproliferation. Im Liquor cerebro-

spinalis findet man das Bild einer Begleitmeningitis vor.

Diagnose. Die Diagnose embolische Herdencephalitis wird gestellt, wenn es im Rahmen einer Endocarditis lenta zu cerebralen Ausfallserscheinungen gekommen ist. Entscheidend für die Diagnose ist das Ergebnis der Blutkultur, die unter allen Umständen mehrmals versucht werden muß. Weitere diagnostische Kriterien sind der Nachweis eines Herzgeräusches, einer Herdnephritis, eines Milzinfarktes und von Hautembolien. Der neurologische Status ist nicht bei allen Patienten einheitlich. Bei den sog. Apoplexien im Kindesalter wird man die Diagnose in erster Linie zu bedenken haben.

Differentialdiagnose. Am schwierigsten gestaltet sich die Abgrenzung gegenüber den *herdförmigen bakteriellen Meningoencephalitiden* und gegenüber multipel auftretenden *metastatischen Hirnabscessen*, da zu diesen Erkrankungen im neuropathologischen Substrat fließende Übergänge bestehen. Ein Überwiegen meningitischer Symptome mit Nackensteifigkeit und eitrigem Liquor unterstützt die Diagnose Meningoencephalitis purulenta circumscripta besonders dann, wenn sich kein Anhalt für einen Endokardprozeß ergibt. Multiple Hirnabscesse gehören ebenso zum Bild der Sepsis lenta wie zum metastatischen Hirnabsceß der akuten Sepsis. Die Diagnose der einen oder anderen Erkrankung ist daher ein Problem, das allein mit den internistischen Methoden gelöst wird. Hemiplegien, Aphasien oder Hemianopsien im späten Kindesalter sind stets auf eine *Lues der Hirngefäße* verdächtig. Hierher gehören auch die luische Demenz und die syphilitische Epilepsie. Entscheidende Merkmale sind der lues-positive Blut- und Liquorbefund, Pupillenstörungen und die bekannte Unbeständigkeit luischer Hirnsymptome. Bei ca. 50% der Patienten mit *Periarteriitis nodosa* werden cerebrale Symptome festgestellt. Bei dieser Erkrankung, die mit vielerlei Organsymptomen verläuft, stehen Gliederschmerzen, Myalgien, Polyneuritiden und Oberbauchschmerzen im Vordergrund. Diagnostische Klärung bringt die Muskelbiopsie.

Therapie. Nach dem oben Gesagten wird die Erkrankung in über 90% der Fälle von nicht hämolysierenden Streptokokken wie Viridansstreptokokken und Enterokokken hervorgerufen. Diese Keime zeichnen sich durch eine gute Empfindlichkeit gegenüber Penicillin aus. Da die Erreger innerhalb der Endokardthromben schwer zu erreichen sind, ist aber eine hohe Dosierung und eine relativ lang dauernde Verabreichung erforderlich. Zur Verzögerung einer Resistenzentwicklung ist die Kombination mit einem weiteren bactericid wirkenden Antibioticum unerläßlich. Die Dauer der Behandlung soll nach Kienitz (1964) 6 Wochen nicht unterschreiten. In der ersten akuten Behandlungsphase sollen die Antibiotica unbedingt in Form einer Dauertropfinfusion verabreicht werden. Die Penicillindosierung liegt für ältere Kinder bei 5—30 Megaeinheiten pro Tag.

Kombinationsmöglichkeiten sehen wir im Streptomycin (30—40 mg/kg), Kanamycin (15 bis 25 mg/kg/Tag), Novobiocin (20—50 mg/kg/Tag) und Vancomycin (50—100 mg/kg/Tag); geeignet für die Dauerbehandlung sind auch Ampicillin-Kombinationen (Totocillin, Ampiclox). Je nach dem Ergebnis der bakteriologischen Untersuchung wird die Therapie modifiziert. Bei negativen Blutkulturen ist die Penicillin-Streptomycinkombination zweckmäßig. Liegt man richtig, wird innerhalb von 3—4 Tagen eine deutliche Besserung der Symptome festgestellt. Andernfalls sind die Präparate auszuwechseln.

Prognose. Die Prognose der embolischen Herdencephalitis kann nur im Zusammenhang mit der Grundkrankheit, nämlich der Endocarditis lenta, betrachtet werden. Eine Frühbehandlung, die zur raschen Vernichtung der Keime führt, kann eine völlige Beseitigung der neurologischen Symptome bewirken. Defektheilungen am Herzklappenapparat trüben die Prognose quo ad vitam. Narbenbildungen im Entzündungsgebiet des Gehirns haben unter Umständen Residualepilepsien, Halbseitensymptome, Störungen der Handlungsfähigkeit oder der Wahrnehmung zur Folge.

Prophylaxe. Die meisten Autoren betonen den prophylaktischen Wert einer sorgfältigen zahnärztlichen Betreuung der Kinder, da Zahngranulome die häufigste Eintrittspforte des Erregers darstellen. Durch eine rechtzeitige operative Korrektur eines angeborenen Herzfehlers, insbesondere des offenen Ductus arteriosus, wird der wichtigste Ansatzpunkt für eine Endocarditis lenta beseitigt.

Literatur

Arseni, C., L. Horvath u. L. Dumitrescu: Hirnabszeß der Kinder im Rahmen der zyanotischen angeborenen Herzfehler. Pediatria (Buc.) **15**, 31—43 (1966).

Berthrong, M., and D. C. Sabistan: Cerebral lesions in congenital heart disease. Bull. Johns Hopk. Hosp. **89**, 384 (1951).

Beller, A.: The syndrome of brain abscess with congenital cardiac disease. J. Neurosurg. **8**, 238 (1951).

Clark, D. B., and E. S. Clarke: Brain abscess as a complication of congenital cardiac malformation. Ann. Neurosurg. **77**, 73 (1952).

Cohen, J., P. S. Bergman, and L. Malis: Paradoxic brain abscess in congenital heart disease. J. Neurosurg. **8**, 221 (1951).

Garré, C., R. Stich u. K. H. Bauer: Lehrbuch der Chirurgie. Berlin-Göttingen-Heidelberg: Springer 1949.

Greal, D. A.: Brain abscess in children. Canad. med. Ass. J. **86**, 261—268 (1962).

Dietel, K.: Hirnabszeß im Kindesalter. Mschr. Kinderheilk. **106**, 553 (1958).

Ford: Disease of the nervous system in infancy, childhood and adolescence. Philadelphia 1960.

Gerlach, J., H. P. Jensen, W. Koos u. H. Kraus: Pädiatrische Neurochirurgie. Stuttgart: Georg Thieme 1967.

Grote, W., u. J. Düx: Der Hirnabszeß im Kindesalter. Arch. Kinderheilk. **171**, 237—259 (1964).

Grote, W., u. J. Wappenschmidt: Großhirngeschwülste im Kindesalter. Z. Kinderchir. (Bonn) **2**, 153—173 (1965).

Hanna, R.: Cerebral abscess and paradoxical embolism. Amer. J. Dis. Child. **62**, 5555 (1941).

Hegglin, R.: Differentialdiagnose innerer Krankheiten. Stuttgart: Georg Thieme 1959.

Hitchcock, E. A., and A. Andreadis: Subdural empyema. J. Neurol. Neurosurg. Psychiat. **27**, 442 (1964).

Hoff, F.: Behandlung innerer Krankheiten. Stuttgart: Georg Thieme 1962.

Karimi, A., u. W. Kreukel: Gasbrand-Hirnabszeß nach Kopfplatzwunde. Dtsch. med. Wschr. **91**, 1231—1233 (1966).

Kautzky, R.: Der Hirnabszeß. Ergebn. inn. Med. Kinderheilk. **2**, 145—182 (1951).

Keith, W. S.: Subdural empyema. J. Neurosurg. **6**, 127 (1949).

Kienitz, M.: Sepsis und bakterielle Endocarditis. In: Marget-Kienitz, Praxis der Antibioticatherapie im Kindesalter. Stuttgart: Georg Thieme 1964.

Kubik, C. S., and R. D. Adams: Subdural empyema. Brain **66**, 18 (1943).

Külz, J., u. J. Dittmer: Zur Differentialdiagnose von Kleinhirnabszessen im Kindesalter. Z. Kinderheilk. **99**, 79 (1967).

Lafon, R.: Abscess cerebraux a corynebact. liquefaciens, complication d'une Fallot pentalogie. Rev. neurol. **94**, 386 (1956).

Linder, L. M., and S. D. Madiarov: A brain abscess in congenital heart disease in a child. Pediatriya **42**, 80—82 (1963).

Marondi, R. F.: Brain abscess and congenital heart disease. Ann. intern. Med. **33**, 602 (1950).

Moser, F., u. F. W. Oken: Der otogene Hirnabszeß. In: Handbuch der Hals-Nasen- und Ohrenheilkunde. Stuttgart: Georg Thieme 1966.

Newton, E. J.: Hematogenous brain abscess in cyanotic congenital heart disease. Quart. J. Med. **25**, 201 (1956).

Oppenheim, H.: Der Hirnabszeß. In: Spezielle Pathologie und Therapie. Wien: Alfred Hölder 1897.

Pitt: Spezielle Pathologie und Therapie. Wien 1897. Zit. bei Oppenheim.

Rabinowitz, M. A., J. Weinstein, and D. Marcus: Brain abscess in congenital heart disease. Amer. Heart J. **7**, 790 (1932).

Raimondi, A. J., S. Matsumoto, and R. A. Miller: Brain abscess in children with congenital haert disease. J. Neurosurg. **23**, 588 (1965).

Rivoalen, A., N. The-Minth, T. Luy, N. N. Huy, P. Hun-Chi et T. P. Cann: Abcés cérébral compliquant une pentalogie de Fallot. Sem. Hop. Paris **38**, 3709 (1962).

Tyler, H. R., and D. B. Clark: Incidence of neurological complications in congenital heart disease. Arch. Neurol. Psychiat. (Chic.) **77**, 17 (1957).

Virchow, R.: Zit. bei Oppenheim, Spezielle Pathologie und Therapie, 1897.

Weber, G.: Der Hirnabszeß. Stuttgart: Georg Thieme 1957.

Weickhardt, G. D., and R. L. Davis: Solitary abscess of the brainstem. Neurology (Minneap.) **14**, 918 (1964).

Wexler, J. S., and A. Kaplan: Cerebral abscess accompanying congenital heart disease. Arch. intern. Med. **66**, 1282 (1940).

Tuberkulose des ZNS

K. Wechselberg, Köln

Neben der *Meningitis tuberculosa* (s. Abschnitt Weingärtner, Bd. V, S. 714) sind als Tuberkuloseformen des ZNS im wesentlichen noch zwei Manifestationen zu unterscheiden: Die *Meningo-Encephalitis* resp. *Meningo-Encephalopathie* und das *Tuberkulom*. Beide hämatogen entstandenen Erscheinungsformen kommen häufig kombiniert vor. Einerseits werden Tuberkulome des ZNS mit und ohne klinische Symptome gelegentlich als Zufallsbefunde bei der Autopsie neben oder im Gefolge einer Meningo-Encephalitis tuberculosa gefunden. Andererseits können Tuberkulome des ZNS oder isolierte Konglomerattuberkel herdförmige Nachbarschaftsreaktionen mit spezifischer Leptomeningitis hervorrufen. Während die Meningo-Encephalitis als chronische Verlaufsform (Meningo-Encephalopathie) unter der modernen tuberkulostatischen Behandlung auch heute noch beobachtet werden kann, sind Tuberkulome des ZNS extrem selten.

Meningo-Encephalitis und Meningo-Encephalopathie

Begriff, Bezeichnung und historische Daten. Im strengen Sinne des pathologisch-anatomischen Begriffs der Meningo-Encephalitis gehören hierzu alle Formen der Meningitis tuberculosa (Men. tbc.), bei der neben einer Leptomeningitis auch mehr oder weniger ausgeprägte, oft nur histologisch nachweisbare Beteiligungen der angrenzenden Hirnsubstanz vorliegen. Die direkte Beeinträchtigung des Hirnparenchyms durch Übergreifen der tuberkulösen Leptomeningitis als fortgeleitete Meningo-Encephalitis, ebenso wie die indirekten Einflüsse auf das Hirngewebe durch spezifische Gefäßprozesse, Encephalomalacien, Nekrosen, Hämorrhagien und Hirnödem waren schon vor Beginn der tuberkulostatischen Therapie bekannt (Askanazy; Biber; Bodechtel u. Opalsky; Bodechtel u. Gagel; Huebschmann, 1928; Sittig u. a.). Schwere desolate Krankheitsfälle in fortgeschrittenem Stadium der Men. tbc. mit sensiblen, sensorischen und motorischen Lähmungen sind fast immer von encephalitischen Symptomen begleitet. Die akute meningo-encephalitische und encephalotoxische Verlaufsform in fortgeschrittenem Stadium der Men. tbc. kann hier unberücksichtigt bleiben (s. Abschnitt Weingärtner, Bd. V, S. 714).

Seit Anwendung der tuberkulostatischen Therapie mit Streptomycin und chemotherapeutischen Mitteln hat sich das klinische Bild und die Verlaufsform der Men. tbc. so wesentlich gewandelt, daß sich eine neue *chronische Krankheitsform* mit primärer oder sekundärer Beteiligung der Hirnsubstanz entwickelt hat. Das pathologisch-anatomische Korrelat ist dabei vor allem durch den Übergang der akuten exsudativen Entzündung der Meningen in die produktive Entzündungsform mit allen ihren Begleit- und Folgeerscheinungen für das ZNS geprägt. Für diese Sonderform der cerebralen

Tuberkulose hat sich in der Literatur die Bezeichnung „*Meningo-Encephalitis tuberculosa chronica*" (Men.-Enc. tbc. chron.) am meisten durchgesetzt. Janssen (1959) hat unter dieser Krankheitsbezeichnung die pathologische Anatomie, Pathogenese, klinische Symptomatologie und Spätschäden monographisch zusammen-

der Men. tbc. mehr in den Vordergrund der Pathogenese. Die chronisch-entzündlichen Prozesse im Sinne der „Men.-Enc. tbc. chron." und ihre nichtentzündlichen Auswirkungen auf die Hirnsubstanz im Sinne der „Meningo-Encephalopathie" sind klinisch nicht streng zu unterscheiden. Beide chronologisch ineinander

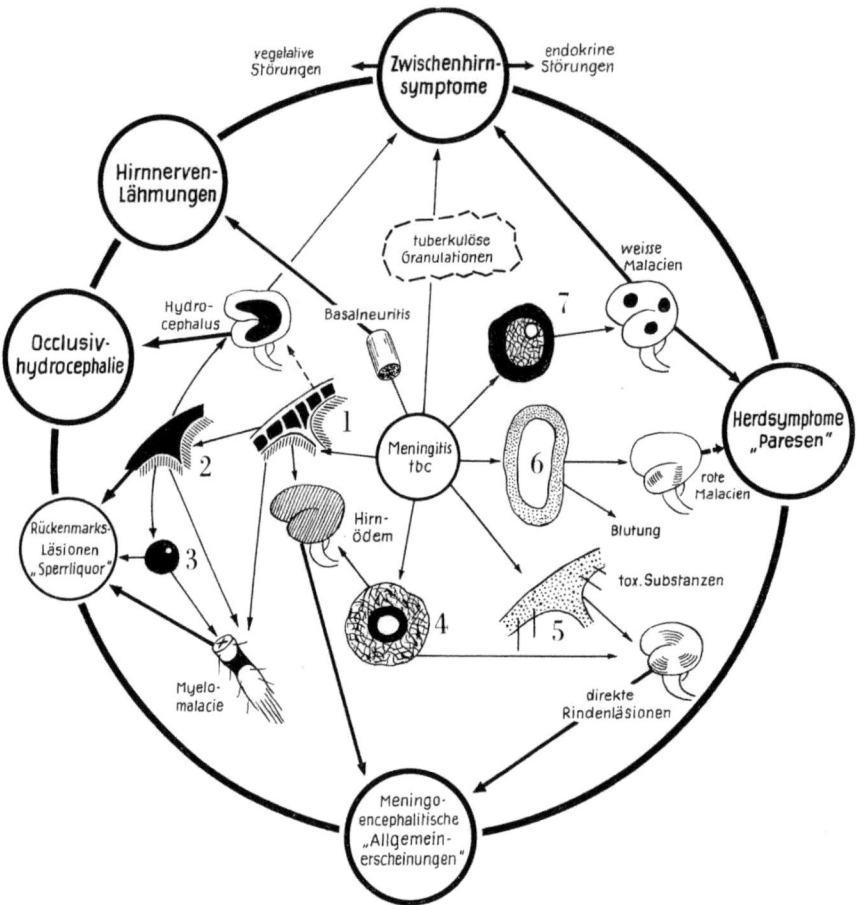

Abb. 193. Die sekundären Schädigungen durch die Meningoencephalitis tuberculosa. *1* Subarachnoidales Lückensystem = Verlegung. *2* Leptomeninxfibrosierung. *3* Perisklerose. *4* Perivasculäre Lymphspalten = Verlegung. *5* Leptomeninx = Austritt toxischer Substanzen. *6* Panphlebitis. *7* Endarteriitis. (Nach Janssen)

gefaßt. Gebräuchlich sind außerdem noch: Encephalomeningitis-, Corticomeningitis-, Meningo-Encephalo-Myelytis tbc. chron. Charakteristische chronisch-encephalopathische Verlaufsformen sind als „*encephalopathisches Syndrom*" (Garsche u. Souchon, 1950) oder „*Meningoencephalopathia tbc. chron.*" (Wechselberg, 1953) beschrieben worden. Mit dieser Terminologie rücken die nichtentzündlichen Begleit- und Folgeerscheinungen der chronisch produktiven Gewebstuberkulose auf das ZNS mit diffusen und fokalen Hirnschädigungen im Verlaufe der tuberkulostatischen Behandlung

übergehenden und nebeneinander bestehenden Manifestationsformen prägen das komplexe Krankheitsbild.

Häufigkeit und Altersdisposition. Von der Frühphase der akuten Men. tbc. mit meningoencephalitischen oder encephalotoxischen Symptomen abgesehen, sind Krankheitsverläufe mit Men.-Enc. tbc. chron. und Encephalopathie in den ersten Jahren der Streptomycin- und PAS-Behandlung im Verhältnis zur Gesamtzahl der behandelten Kinder relativ häufig beobachtet worden. Garsche und Souchon haben 1950 bei 12 von 25 Kindern und Wech-

SELBERG 1953 bei 38 von 140 Kindern derartige chronische Krankheitsverläufe beschrieben (Tabelle 51).

Entsprechend der Altersdisposition bei der Men. tbc.-Morbidität im allgemeinen sind Klein-

kinder in den ersten 3 Lebensjahren auch von der Men.-Enc. tbc. chron. häufiger befallen als ältere (s. Tabelle 51). Unabhängig von dem starken Rückgang der Tuberkulose-Morbidität in den letzten Jahren, werden seit Anwendung

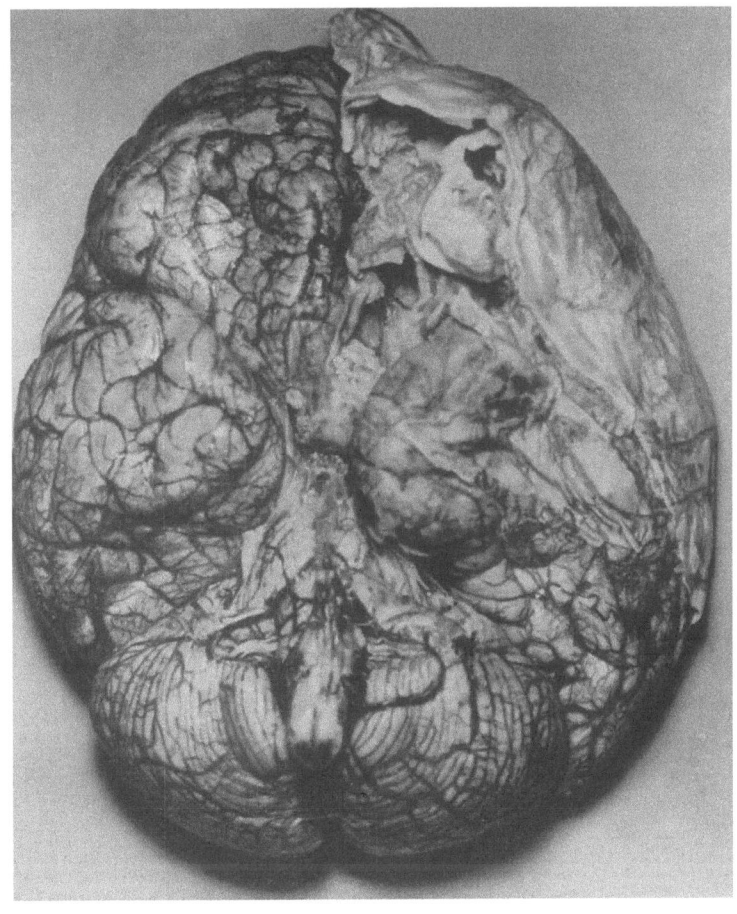

a

Abb. 194a u. b. Zustand nach alter Men.-Enc. tbc. chron. mit größeren Erweichungsherden und Verwachsungen des Gehirns mit der Dura im Bereich des hinteren Scheitel- und Stirnbeins mit erheblichem Hydrocephalus internus bei einem 13jährigen Jungen. Exitus 7 Jahre nach der Erstmanifestation der Men. tbc.
a Aufsicht der Hirnbasis

Tabelle 51. *Häufigkeit encephalopathischer Krankheitsverläufe bei Meningitis tuberculosa* (Universitäts-Kinderklinik, Köln: Stationäre Aufnahme zwischen dem 19. 2. 1948 und 29. 9. 1951 von insgesamt 140 Kindern mit Men. tbc.)

Alters-bereich (Jahre)	Zahl der Fälle	Nach chron. encephalo-path. Verlauf gestorben	Nach chron. encephalo-path. Verlauf „klinisch geheilt"
0—3	22	13	9
4—7	12	5	7
8—16	4	4	—
0—16	38	22	16

des INH auf Grund eigener Erfahrungen an der Universitäts-Kinderklinik Köln relativ seltener derartige chronisch-encephalopathische Krankheitsverläufe beobachtet. Im gewissen Grade können die neuen Therapiemethoden selbst neben der Abhängigkeit von der Schwere und Ausdehnung der Men. tbc. bei Behandlungsbeginn für die abnehmende Häufigkeit derartiger Verlaufsformen verantwortlich gemacht werden.

Es finden sich in der Literatur zahlreiche Hinweise für den Rückgang der Häufigkeit encephalopathischer Krankheitsformen, insbesondere auch hydrocephaler Restzustände nach Anwendung moderner Behandlungsmethoden unter Verwendung von INH und Cortisonderivaten (BERNARD; GOLDSTEIN; KÖTTGEN u. HARTUNG; RATNER et al.; SHANE u. RILEY; VIZUETTE u.a.). Grundsätzlich sind aber unter den verschiedensten Behandlungsmethoden auch seit

in der Nachbarschaft derselben mit Beteiligung der Hirngefäße und daraus resultierenden Begleit- und Folgeerscheinungen unter tuberkulostatischer Therapie sind Gegenstand zahlreicher pathologisch-anatomischer Studien ge-

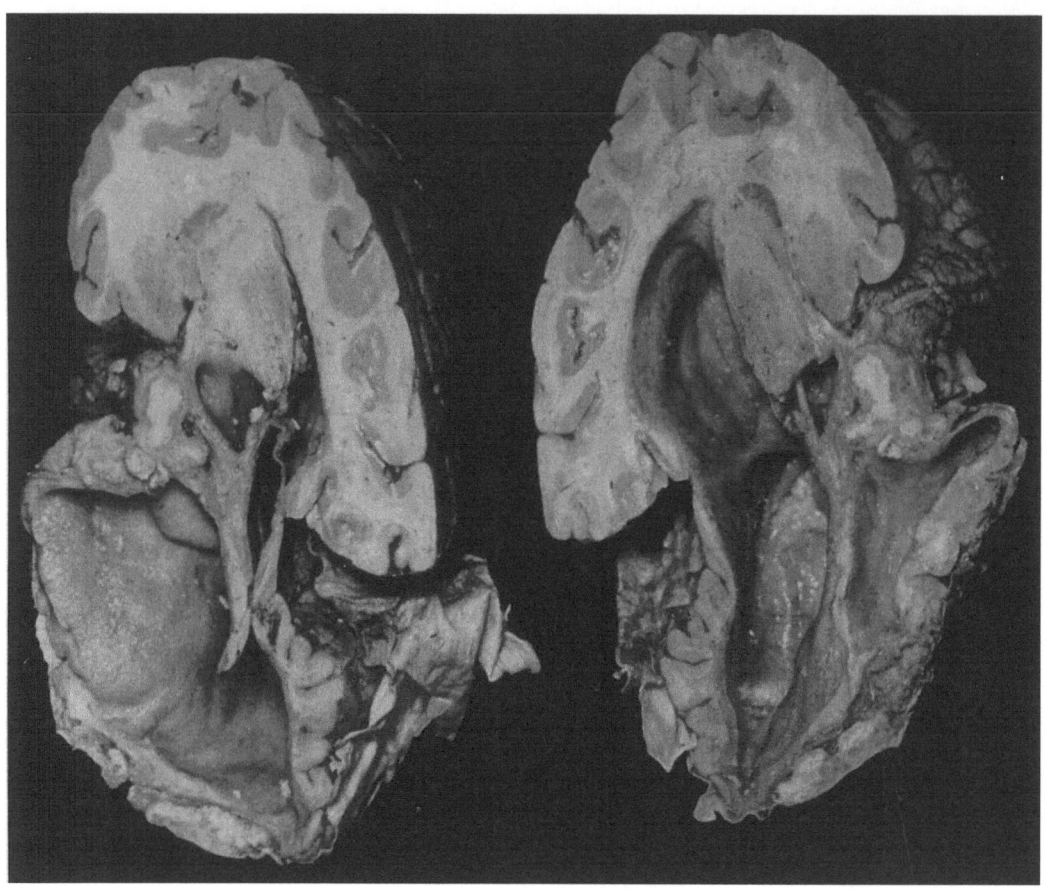

Abb. 194b. Im makroskopischen Schnittpräparat. (Nach WECHSELBERG, 1960)

Anwendung des INH bis in jüngster Zeit chronisch encephalitische oder encephalopathische Krankheitsverläufe mit mannigfaltiger Symptomatologie beschrieben worden (GERBEAUX et al.; SAGGESE u. PACI; SCHNEEGANS et al.).

Pathobiologie. Die *Ätiologie* des Krankheitsbildes ist bereits bei der Besprechung der Men. tbc., von der die chronisch-encephalitischen und encephalopathischen Verlaufsformen unter tuberkulostatischer Therapie ihren Ausgang nehmen, eingehend behandelt worden (s. Abschnitt WEINGÄRTNER, Bd. V, S. 714). Die *Pathogenese* wird weitgehend durch den Übergang der akuten exsudativen Entzündung an den Meningen in die chronisch produktive Heilphase bestimmt. Die produktiven und proliferativen Gewebsveränderungen an den Meningen,

wesen (BAGGENSTOSS et al.; BERBLINGER; CHIARI; GÜTTNER; HUEBSCHMANN, 1940; KÖNN; LÜCHTRATH, 1953, 1954; LÜTHY; MAGGI u. CONTI; SCHWARZ; TERPLAN; ZOLLINGER; s. Literaturübersicht bei JANSSEN; SCHEIDEGGER).

Es handelt sich um die folgenden pathoanatomischen Zustandsbilder, die aus den zahlreichen Einzelbefunden und Darstellungen der Literatur zusammengefaßt werden:

1. Chronisch-entzündliche Prozesse mit fibrinoider, hyaliner, fibröser und sklerosierender Umwandlung der Hirnhäute, Verwachsungen, Verklebungen und Vernarbungen neben einer regelmäßig nachweisbaren Ependymitis granularis der Ventrikelwandung.

2. Produktive, in fortgeschrittenem Stadium obliterierende Endarteriitis der Art. cerebri media, ihrer Äste oder kleinerer cerebraler Gefäße mit hierdurch

bedingten Zirkulationsstörungen der entsprechenden Versorgungsgebiete, anämische Encephalomalacien und panphlebitische Prozesse mit Hämorrhagien.

3. Die bei ausgedehnten Prozessen der Hirn- und Rückenmarkshäute auftretende Mitbeteiligung der harten Hirnhaut (Pachymeningitis tbc.) und des benachbarten Hirn- und Rückenmarksparenchyms im Sinne einer fortgeleiteten Meningo-Encephalomyelitis tbc.

4. Verlegung der Basalcysternen und Blockierung der Liquorpassage an verschiedenen Stellen des subarachnoidalen und ventriculären Liquorraums (Liquorblock) mit chronisch progredienter Hydrocephalie.

JANSSEN hat in Anlehnung an ZOLLINGER den Versuch unternommen, diese komplexen, pathoanatomischen Befunde mit den ihnen zugeordneten wesentlichsten Symptomen der Men.-Enc. tbc. chron. systematisch darzustellen (Abb. 193). Abb. 194a und b veranschaulicht typische pathologisch-anatomische Befunde am Gehirn nach chronisch-encephalopathischem Krankheitsverlauf eines bei der Erstbehandlung 6 Jahre alten Knaben, der als Defektheilung mit spastischer Hemiparese entlassen wurde und 7 Jahre später plötzlich verstarb.

Klinik

Symptomatologie. Die Vielzahl der oben zusammengefaßten pathoanatomischen Befunde mit *diffusen und fokalen Hirnschädigungen* bedingen je nach Grad, Ausdehnung und Lokalisation das außerordentlich komplexe Erscheinungsbild der Men.-Enc. tbc. chron. und Encephalopathie. Eine Schematisierung der Symptomatik ist auf Grund der heterogenen Ursachen und Auswirkungen kaum möglich.

Auf Grund langjähriger klinischer Erfahrungen haben die Universitäts-Kinderkliniken in Kiel (GARSCHE und SOUCHON, 1950) und Köln (WECHSELBERG, 1953) spezielle umfassende Beschreibungen des Krankheitsbildes vorgelegt. Zahlreiche Einzelbeobachtungen und Mitteilungen, die auch in jüngster Zeit immer wieder auftauchen, beschäftigen sich mit dem Formenreichtum der Symptomatik chronisch-encephalopathischer Krankheitsverläufe bei der Men. tbc. (BÜNGER u. GEIGER; GERBEAUX et al.; GOLDSTEIN; KIESER; KÜLZ; K. MÜLLER; SAGGESE u. PACI; SCHNEEGANS et al.; SMITH u. VOLLUM u.a.; s. Literaturübersicht bei JANSSEN).

Das schwerste, u. U. wochenlang bestehende und meist tödlich verlaufende Erscheinungsbild stellt das Syndrom der *Enthirnungsstarre* dar. Als Ausdruck einer allgemeinen schweren Hirnschädigung ist dieses auch bei anderen cerebralen Prozessen vorkommende Syndrom im anglo-amerikanischen Schrifttum seit 1920 als „Decerebrate rigidity" bekannt.

In der Endphase des chronisch encephalopathischen Verlaufes unter tuberkulostatischer Behandlung der Men. tbc. ist dieses Syndrom der *Enthirnungsstarre* oder „*Dyscerebrie*" (GARSCHE u. DLUGOSCH) durch folgende Symptome gekennzeichnet: Koma, völlig darniederliegende statische, sensible und sensorische Funktionen, tonische Streckstarre der meist nach innen rotierten Arme mit Beugefixierung der Hände, tonische Streckstarre mit Adductorenspasmen der Beine und Spitzfußstellung, Opisthotonus, ausgedehnte cerebrale Primitivfunktionen und terminale Krampfmanifestationen. Dieses Syndrom ist fast immer mit einer klinisch, encephalographisch oder autoptisch nachweisbaren schweren Hydrocephalie oder Liquorblockerscheinung mit Hirndruckzeichen verbunden. Leichtere Übergangsformen mit tonischer Muskelstarre, Neigung zu Kontrakturen, Opisthotonus, Tremor, Hyperreflexie, wechselnde Bewußtseinsstörungen können noch nach Wochen und Monaten rückbildungsfähig sein.

Eine charakteristische und häufige Allgemeinerscheinung der Men.-Enc. tbc. chron. stellt das *encephalopathische Stuporsyndrom* dar (WECHSELBERG, 1953). Hervorstechendstes Merkmal ist ein mehr oder weniger stark ausgeprägter Stupor, der durch den Ausfall physiologischer cerebraler Hemmungen gegenüber primitiven subcorticalen Impulsen und Reflexen einerseits sowie durch den Fortfall corticaler psychischer und psycho-motorischer Antriebe andererseits gekennzeichnet ist. Klinisch imponieren Zustände von Regungslosigkeit, Unansprechbarkeit und psychischer sowie motorischer Antriebsschwäche mit offenen Augen, leerem ausdruckslosem Blick, mimischer Starre, Mutismus und verschiedene Zeichen cerebraler Enthemmung mit primitiven Abwehrreaktionen (vgl. Abb. 195). Subcorticale Phänomene sind spontan als stereotype triebhafte Saug-, Lutsch- und Schmatzbewegungen oder reflektorisch bei mechanischer oder akustischer Reizung als orale Mechanismen mit Aufsperren des Mundes zu beobachten. Die statischen Funktionen liegen völlig brach.

Leichtere stuporöse Zustände sind lediglich durch Bewegungsarmut, psychische Reaktionsträgheit, Verlangsamung der psychomotorischen Impulse gekennzeichnet. Charakteristisch dabei eine mühsame, monotone und leise Sprache, anhaltende Perioden beharrlichen Schweigens, Zwangslachen, Zwangsweinen, negativistische Reaktionen und Affektäußerungen, Erregungszustände oder Apathie. Stereotype Drang-

und Triebhandlungen, Koprophagie, Stuhlschmieren, Polydipsie und Heißhunger, triebhafter Beschäftigungsdrang oder Zerstörungsdrang, Merk- und Konzentrationsschwäche sowie Charakter- und Wesensveränderungen sind Allgemeinsymptome, die in der abklingenden Phase eines chronisch encephalo-

destruierenden Gewebsprozessen in Form von spastischen Monoparesen, Hemiparesen und Hemiplegien, sensorischer und motorischer Aphasie sowie extrapyramidalen Syndromen und anderen Ausfallserscheinungen treten häu-

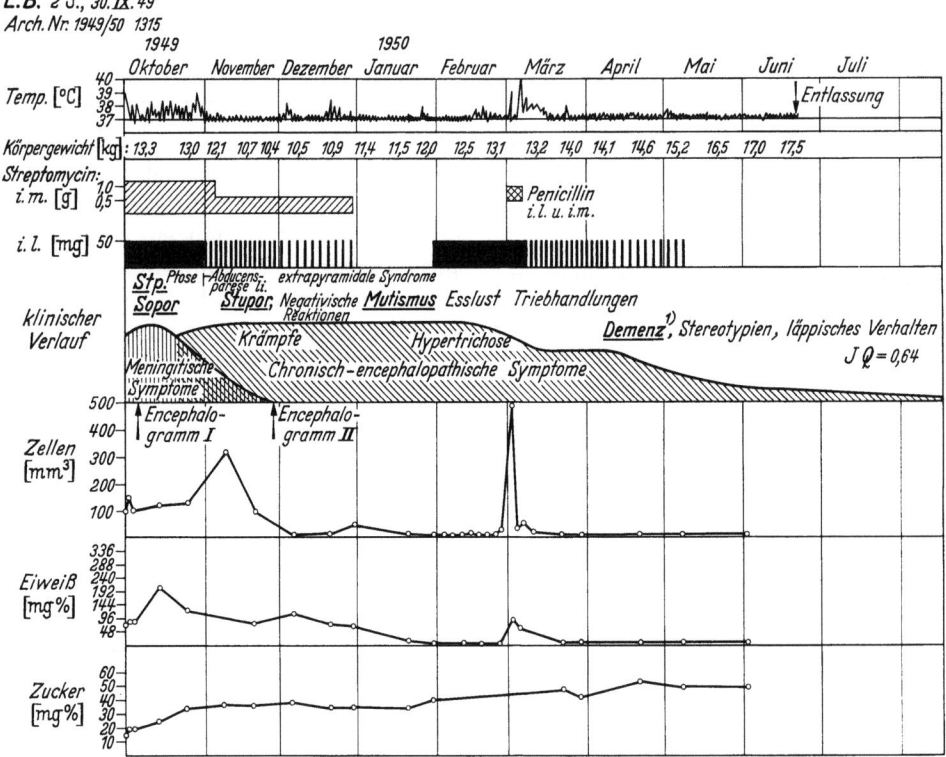

Abb. 195. Beispiel eines schweren encephalopathischen Krankheitsverlaufes mit progredienter Hydrocephalie (vgl. Abb. 197a u. b), Stuporsyndrom und starker Intelligenzminderung bei der Entlassung. Spätprognose nach Jahren günstig mit vollständiger Rückbildung aller Residuen und normaler altersentsprechender statischer, geistiger und psychischer Entwicklung. (Univ.-Kinderklinik Köln)

pathischen Verlaufes häufig beobachtet werden können.

Mit diesen komplexen allgemeinen Erscheinungen der Men.-Enc. tbc. chron. sind zahlreiche neurologische Symptome, Herderscheinungen, psychische Veränderungen und endokrine Störungen vergesellschaftet. Die verschiedensten *Hirnnervenstörungen* (Anisokorie, Pupillenstarre, Augenmuskellähmungen, Facialisparesen u.a.) können nach der akuten Phase der Men. tbc. bestehen bleiben oder erst in der chronischen Phase der Meningo-Encephalopathie sekundär auftreten, ebenso wie die Stauungserscheinungen am Augenhintergrund mit Stauungspapille, primärer und sekundärer Opticusatrophie. Ausgesprochene *Herdsymptome* als Ausdruck obliterierender Gefäßprozesse mit Encephalomalacien oder sonstigen

fig im Verlauf der Men.-Enc. tbc. chron. sekundär auf.

Dabei ist der Beginn der fokalen Lähmungserscheinungen gelegentlich plötzlich, apoplektiform mit allmählichem Übergang zur spastischen Parese. Auch können sich Halbseitenlähmungen zunächst ohne auffällige Bewegungseinschränkungen durch gesteigerte Reflexe und zunehmenden Hypertonus der Muskulatur ankündigen, bevor das Vollbild der spastischen Parese ausgeprägt ist. Selten sind konjugierte Blicklähmungen mit Kopfwendung, homonyme Hemianopsien, Hemichorea, Hemiathetosen, halbseitige Hyperalgien und bei Beteiligung des Rückenmarks auch Sensibilitätsstörungen, schlaffe Lähmungen und Querschnittssyndrome.

Verschiedene *psychische Störungen* sind, soweit noch nicht im Rahmen des encephalopathischen Stupor-Syndroms erwähnt, häufige Begleiterscheinungen der Men.-Enc. tbc. chron. Plötzlich auftretende, rezidivierende, im allgemeinen reversible *Psychosen* können das Krankheitsbild vorübergehend beherrschen. Aus dem Formenreichtum der psychischen Veränderungen sind vor allem delirante Syndrome, hochgradige Angstpsychosen, Unruhe-

vegetativen Dysregulationen erklären. Es sind dies *Cushing-ähnliche Erscheinungsformen* mit ausgeprägten Striae, adiposo-genitale Dystrophien, Kachexien vom Typ der Simondschen Krankheit, exzessive Adipositas, Hypertri-

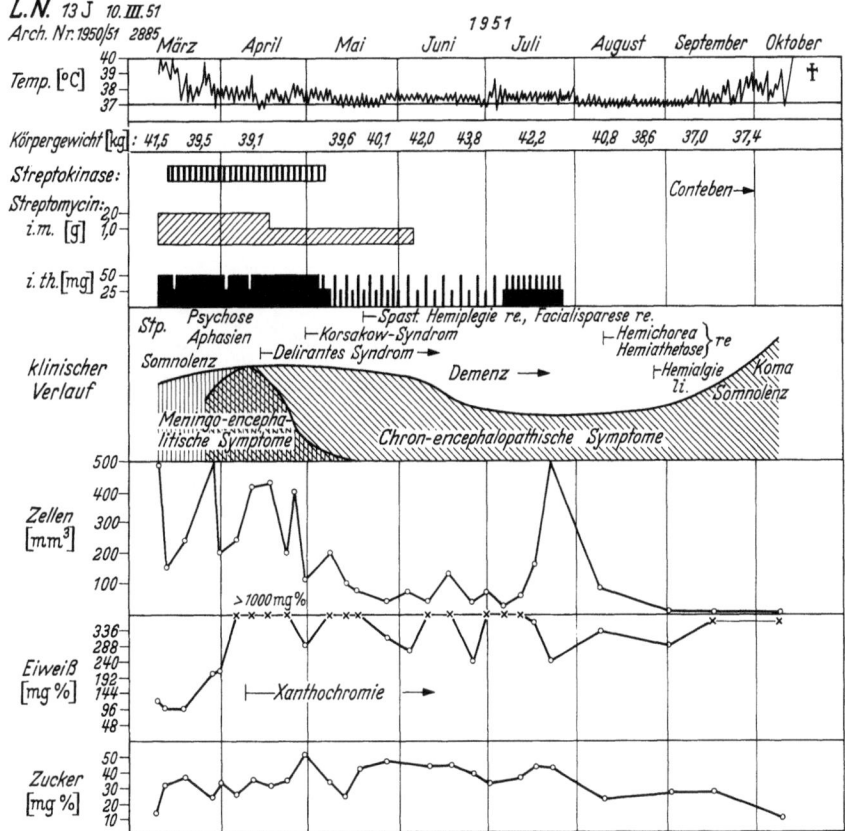

Abb. 196. Beispiel eines schweren encephalopathischen Krankheitsverlaufes mit sekundär auftretenden Paresen, extrapyramidalen Symptomen, psychischen Störungen und Liquorblockerscheinungen. Exitus im 8. Monat der Behandlung infolge von Hirndruckzeichen mit Hydrocephalus, ausgedehnten Encephalomalacien in der linken Hemisphäre, Mark, Rinde und Stammganglien mit Blutungen. (Univ.-Kinderklinik Köln)

zustände mit psychomotorischen Erregungen, manischen Phasen mit unmotivierter Heiterkeit und Lachzwang, Perseverationen, Paraphasien sowie optische und akustische Halluzinationen zu nennen. Das Erscheinungsbild des Korsakowschen Syndroms wurde verschiedentlich in der abklingenden Phase nach akuten Psychosen beobachtet. Im Sinne des Achsensyndroms der chronischen symptomatischen Psychose können schwere Verlaufsformen von Persönlichkeitsabbau und Demenz gefolgt sein (vgl. Abb. 196).

Durch Schädigungen im Bereich des *Hypophysen-Zwischenhirnsystems* lassen sich die oft schon im Verlaufe der chronischen Encephalopathie auftretenden *endokrinen Störungen* und

chosen, Osteoporosen, Pubertas praecox und Diabetes insipidus. Desgleichen können verschiedene vegetative Regulationsmechanismen wie Thermoregulation, Schlaf-Wach-Rhythmus und Stoffwechselfunktionen gestört sein.

Diagnose. Entscheidend für die Diagnose einer Men.-Enc. tbc. chron. ist der charakteristische klinische Verlauf unter tuberkulostatischer Behandlung nach Überwindung des akuten Stadiums der Men. tbc. Chronisch-encephalopathische Symptome stellen sich am häufigsten 4—8 Wochen im Anschluß an eine initial schwere und fortgeschrittene oder rezidivierende Men. tbc. (im II. und III. Stadium bei Behandlungsbeginn) ein, wenn nicht bis dahin eindeutige Besserungen des Allgemein-

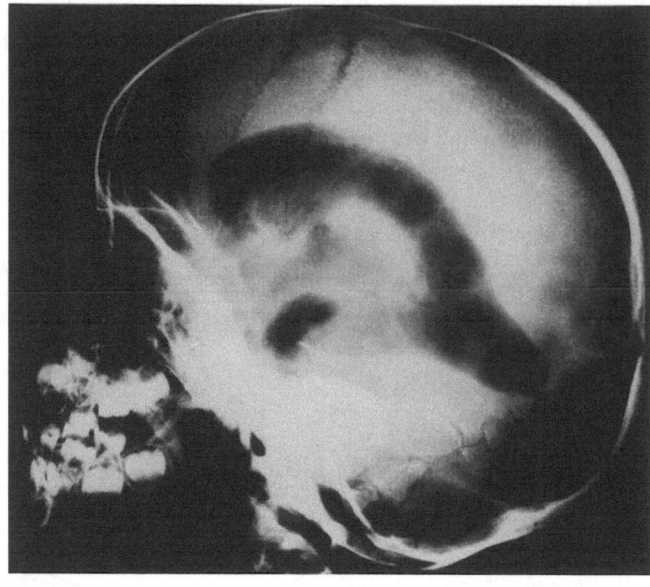

a

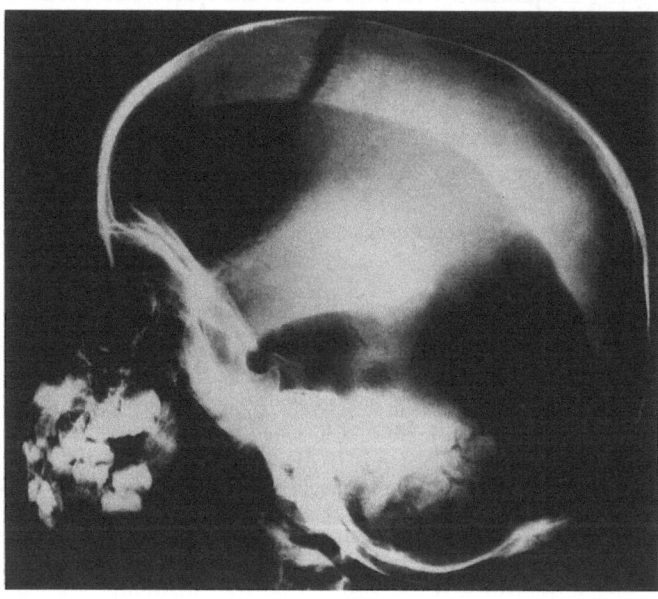

b

Abb. 197a u. b. Progredienter Hydrocephalus internus communicans am 7. (a) und 59. Tag (b) der stationären Behandlung bei einem 2¹/₂jährigen Mädchen, das nach chronisch-encephalopathischem Verlauf als „Defektheilung" entlassen, später eine völlige Normalisierung der geistigen und körperlichen Entwicklung aufwies. (Univ.-Kinderklinik Köln)

befindens und der meningitischen Phänomene eingetreten sind. Seltener treten symptomarme Intervalle nach Rückbildung der anfänglichen meningitischen Krankheitsphase auf, bis die encephalopathischen Allgemeinsymptome, Herderscheinungen, psychische Veränderungen u.a. den chronischen Verlauf sekundär einleiten.

Die *Liquorbefunde* sind weitgehend uncharakteristisch. Treten im Stadium der Encephalopathie die entzündlich-exsudativen Erscheinungen an den Meningen mehr in den Hintergrund, so können die pathologischen Zell-, Zucker- und Eiweißwerte oft schon wesentlich gebessert sein oder bleiben über Wochen und Monate im Bereich subnormaler Werte bestehen (vgl. Abb. 195). Die dabei mehr oder weniger ausgeprägten quantitativen Schwankungen der Entzündungselemente im Liquor zeigen meist keine unmittelbaren Parallelen zur klinischen Symptomatologie. Liquorblocksymptome, partiell oder total, können mit der Men.-Enc. tbc. chron. vergesellschaftet sein. Sie kündigen sich vorwiegend durch einen stark ansteigenden Eiweißgehalt des lumbalen Liquors mit Xanthochromie u. U. bis zur vollen Ausprägung des Froinschen Syndroms an (vgl. Abb. 196). Die Liquordruckverhältnisse in verschiedenen Abschnitten des Subarachnoidalraums (lumbal-suboccipital) sowie die Überprüfung des Queckenstedtschen Syndroms gewinnen dann diagnostische Bedeutung.

Regelmäßig sind während des encephalopathischen Verlaufs klinische und luftencephalographische Zeichen eines chronischen, meist *progredienten Hydrocephalus internus*

regungsabläufe im EEG wider. Für die Beurteilung des Krankheitszustandes in seinem regressiven oder progredienten Verlauf ist das EEG den übrigen klinischen Untersuchungsmethoden überlegen. Die elektroencephalographische Herdbestimmung bei fokalen Ausfallserscheinungen ist im Stadium der Men.-Enc. tbc. chron. sehr unsicher und erst nach monatelanger Latenzzeit in der klinischen Heilphase als seitendifferenter Restbefund im EEG möglich.

Verlauf. Kinder im schweren fortgeschrittenen Stadium der u. U. über Monate bestehen-

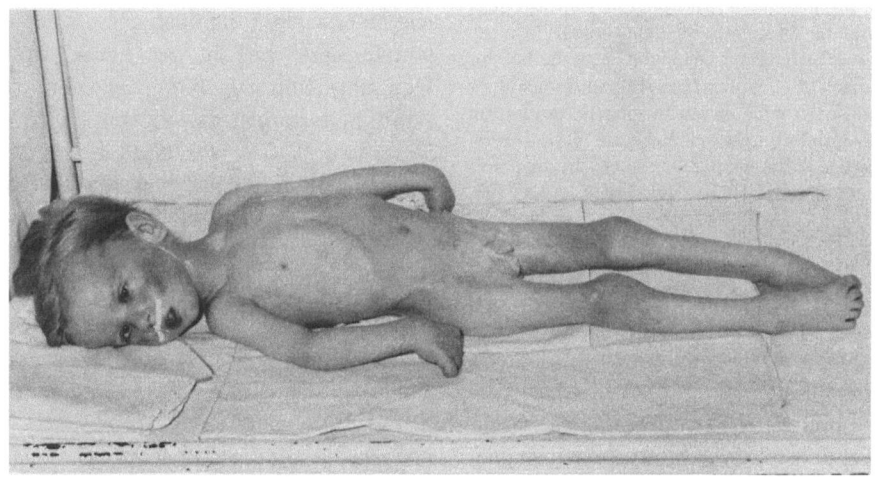

Abb. 198. Das Syndrom der Enthirnungsstarre im Verlauf der kombinierten Streptomycin-INH-Corticosteroid-Behandlung nach schwerem meningo-encephalitischem Initialstadium bei Therapiebeginn. Krämpfe, Zeichen gesteigerten Hirndrucks, Paresen, beidseitige Stauungspapille mit sekundärer Opticusatrophie und andere schwere Ausfallserscheinungen waren die auffälligsten Symptome. Nach Intensivierung der kombinierten INH-Streptomycin-Behandlung mit alternierenden lumbalen und suboccipitalen Injektionen von Solu-Decortin und Streptomycin neben symptomatischen Maßnahmen Überwindung der Enthirnungsstarre und klinische Heilung mit neurologisch-psychologischen Defekten

(Abb. 197a und b) sowie klinische, ophthalmologische und röntgenologische Veränderungen eines *erhöhten Schädelinnen*drucks nachweisbar (BICK; D. MÜLLER; PRIESS u. BRENNER u.a.).

Im *EEG* können die Beteiligungen des Hirnparenchyms im Verlaufe der Encephalopathie objektiv erfaßt werden (DEBRÉ et al.; FOLTZ u. SHEEHY; GARSCHE u. DLUGOSCH; SARROUY et al. u.a.). Die dabei auftretenden bioelektrischen Störungen kommen vorwiegend als Allgemeinveränderungen zum Ausdruck und sind nicht krankheitsspezifisch, da sie auch bei Hirnschädigungen anderer Genese vorkommen. Die Schwere encephalopathischer Affektionen des Gehirns spiegeln sich auch in dem Ausmaß der pathologischen Kriterien abnormer Er-

den chronischen Encephalopathie mit dem *Syndrom der Enthirnungsstarre* gehen an den zunehmenden Hirndruckzeichen der progredienten Hydrocephalie mit und ohne Liquorblocksyndrome oder an den ausgedehnten Encephalomalacien in der Regel mit terminalen Krämpfen zugrunde (vgl. Abb. 196). Plötzlich oder sehr rasch eintretende Todesfälle werden dabei durch Einklemmungserscheinungen des Hirnstammes hervorgerufen. Nur gelegentlich können diese schwersten Zustände der Enthirnungsstarre überwunden werden und mit residualen neurologisch-psychologischen Defekten ausheilen (SMITH u. VOLLUM; SCHNEEGANS et al.; WECHSELBERG, 1960 u.a.; vgl. Legende zu Abb. 198).

Das *encephalopathische Stuporsyndrom* ist noch nach Monaten rückbildungsfähig.

Dabei tritt eine allmählich fortschreitende Besserung der psychischen und motorischen Reaktionsfähigkeit bei noch länger bestehendem Mutismus ein. Es folgt eine langsame Normalisierung des Gesichtsausdrucks mit lebhafter Mimik und reger werdendem Interesse an der Umgebung. Anfänglich werden noch Wünsche und Willensäußerungen lediglich mit Kopfschütteln, Kopfnicken oder sonstigen Gesten und Zeichen vermittelt. Dann setzt auch die zunächst noch monotone und leise Sprache wieder ein und entwickelt sich rasch bis zu einem dem jeweiligen geistigen Entwicklungszustand der Heilphase entsprechenden Ausmaß. *Charakter- und Wesensveränderungen* treten häufig mit und ohne Intelligenzdefekte als Restzustand der abklingenden Encephalopathie auf und können jahrelang bestehen bleiben. Selbst bei beträchtlicher residualer Hydrocephalie kann die bei der Entlassung nach 8—12monatiger Behandlungsdauer noch nachweisbare erhebliche Intelligenzminderung mit Wesensveränderungen im Verlaufe von Jahren einer normalen, altersgemäßen Entwicklung weichen (Wechselberg, 1955; vgl. auch Abb. 195, 197a u. b).

Hirnnervenstörungen bilden sich oft noch nach Monaten zurück oder können die klinische Heilung als harmlose Restzustände überdauern. *Herdsymptome* können sich weitgehend zurückbilden. Sehr häufig bleiben aber spastische Lähmungen, extrapyramidale Symptome und andere fokale Ausfallserscheinungen, residuale, rezidivierende Krampfmanifestationen oder leichtere neurologische Anomalien mit Pyramidenbahnzeichen, Reflexdifferenzen, Koordinationsstörungen u.a. als temporäre oder endgültige Restzustände erhalten. Die im Verlaufe der chronischen Encephalopathie beschriebenen *Psychosen* sind meist transitorische Phänomene. Für die *endokrinen Störungen* ist die späte, in der Regressionsphase der Men.-Enc. tbc. chron. auftretende Symptomatik und ihre nur langsame Rückbildungstendenz typisch. Eine Reihe endokrinologischer Krankheitsbilder sind als residuale Defektzustände beschrieben worden.

Die *Spätschäden* und *Defektzustände* (s. Weingärtner, Bd. V, S. 728) sind entsprechend der Ausdehnung diffuser und fokaler Hirnschädigungen sehr mannigfaltig und komplex. Nach chronischer Encephalopathie sind nur ausnahmsweise vollständige klinische Heilungen ohne Defektzustände möglich. Die häufig als späte Folgeerscheinungen nachweisbaren, noch nach Jahren rückbildungsfähigen *pathologischen EEG-Befunde* (Eckler et al.;

Garsche, 1955; Lefebvre et al.; Sarrouy et al.; u.a.), *intrakranielle Verkalkungen* (Aleksandrowa; Garsche, 1953; Lefebvre et al.; Oldham et al.; u.a.) und *residuale Hydrocephalie* sind jedoch nicht immer mit klinisch manifesten Folgeerscheinungen vergesellschaftet. *Plötzliche Todesfälle* infolge Liquordruckkrisen mit Einklemmungssyndrom oder deletären Auswirkungen schwerer cerebraler Parenchymdefekte sind bis zu 7 Jahren nach Behandlungsbeginn vorgekommen (vgl. Legende zu Abb. 194a und b).

Die *Prognose* der schweren encephalopathischen Krankheitsverläufe ist quad vitam, wie zu erwarten, ungünstig. Es sind jene Verlaufsformen, die bei der heute erreichbaren Heilquote von 80—90% der Men. tbc. aller Krankheitsstadien die Vitalprognose belasten. Nur etwa $^1/_3$—$^2/_5$ der Kinder mit Men.-Enc. tbc. chron. überleben (vgl. Tabelle 51). Endgültige Defektzustände sind bei encephalopathischer Verlaufsform nicht zu vermeiden.

Therapie. Neben der *allgemeinen und speziellen Behandlung* der Men. tbc. (s. Abschnitt Therapie der Meningitis tuberculosa: Bd. V, S. 773 und 799) sind *symptomatische Maßnahmen* im Stadium der Encephalopathie von besonderer Bedeutung. Liquordruckentlastungen durch Lumbal- und Suboccipitalpunktionen, Ventrikeldrainagen, Ernährung durch Sonde oder Dauertropfinfusionen und pflegetechnische Maßnahmen müssen sich den jeweiligen Situationen des klinischen Verlaufs anpassen. Antikonvulsive Medikamente, Muskelrelaxantien und Psychopharmaka sind bei entsprechender Indikation notwendig. Intensive krankengymnastische Behandlungen durch geeignete Lagerungen, aktive und passive Bewegungsübungen u.a. zur Vermeidung von Kontrakturen und Unterstützung der aktiven Bewegungsfunktionen bei Lähmungen sind unerläßlich.

Für die *Prophylaxe* der Men.-Enc. tbc. chron. gilt als entscheidenster Faktor die *Frühdiagnose* der Men. tbc. Der frühzeitig einsetzende Behandlungsbeginn vermag nicht nur prozentual günstigere Heilungsergebnisse zu erzielen, sondern kann die Ausbildung chronisch-encephalopathischer Krankheitsverläufe und damit die gefürchteten Defektheilungen vermeiden.

Tuberkulome

Begriffe, Bezeichnung, historische Daten.
Hämatogen entstandene „*Konglomerattuberkel*"
oder „*Tuberkulome*" gehörten vor 60 Jahren
zu den häufigsten raumbeengenden Prozessen
des Gehirns (ZÜLCH, 1951). Multipel oder
solitär („großer Solitärtuberkel") auftretend,
sind sie häufig Zufallsbefunde bei der Autopsie
oder als größere Tuberkulome je nach Sitz
und Ausdehnung Ursache neurologischer Symptome und Hirndruckzeichen. Es ist deshalb
nicht verwunderlich, wenn größere Übersichtsarbeiten und Mitteilungen eigener Erfahrungen
vorwiegend von Pathologen, Neurologen und
Hirnchirurgen stammen (ASENJO; BALLY;
GSELL u. UEHLINGER; OBRADOR; PARNITZKE;
SCHEIDEGGER; TÖNNIS; WEBER; WILSON;
ZÜLCH u. a.).

In den Statistiken der Geschwülste des ZNS
finden sich Hirntuberkulome in der Gruppe der
„Granulomatösen Tumoren" häufig erwähnt. Die
Bezeichnung „Tuberkulom" wird wegen seines Tumorcharakters an Stelle des sonst noch gebräuchlichen Namens „Konglomerattuberkel" vorgezogen,
weil der Begriff „Tuberkel" besser für die kleineren
und miliaren Formen reserviert bleiben sollte.

Häufigkeit und Altersdisposition. Die statistischen Angaben über die Häufigkeit der
Hirntuberkulome schwanken außerordentlich.
Am besten können zeitlich und örtlich Ver-
gleichsstatistiken gewonnen werden, wenn die
Zahl der Tuberkulome in Relation zur Zahl der
sonstigen intrakraniellen Tumoren beurteilt
wird (Tabelle 52).

Tabelle 52. *Tuberkulome unter den kindlichen
Hirntumoren.* (Nach WEBER u. a.)

Autor	Land	Jahr	Intrakra- nielle Tu- moren bei Kindern und Ju- gendlichen	Tuber- kulome
STARR	USA	1889	300	152
CUSHING	USA	1927	154	6
STERN	England	1937	54	4
ZÜLCH	Deutschland	1937	120	2
WEBER	Schweiz	1961	266	1
— *	Österreich	1967	600	7

* Neurochirurgische Universitäts-Klinik Wien,
nach: Pädiatrische Neurochirurgie, herausgeg. von
J. GERLACH, H.-P. JENSEN, W. KOOS, H. KRAUS,
Stuttgart: Georg Thieme 1967.

Die starke Abnahme der aus Tabelle 52
ersichtlichen Tuberkulom-Häufigkeit des Kindesalters im Verhältnis zur Gesamtzahl der
Hirngeschwülste ist im wesentlichen eine Folge
des Rückgangs der Tuberkulosedurchseuchung
und Morbidität, insbesondere der hämatogenen
Generalisation. Die Verschiebung des Primär-
infektionstermins vom Kindesalter in das Erwachsenenalter mag ebenfalls bei der chronologischen Abnahme der Häufigkeit kindlicher
Tuberkulome eine Rolle spielen. War noch vor
1900 in der ältesten Statistik der Anteil der
Tuberkulome an den Hirngeschwülsten im
Kindesalter bis zu 50% angegeben (STARR),
so liegt der Prozentsatz in jüngerer Zeit in
Westeuropa um 1% (WEBER; ZÜLCH u.a.).
Relativ häufig sind Tuberkulome in jenen
Ländern und Bevölkerungsschichten zu finden,
wo die Tuberkulosedurchseuchungsquote noch
sehr hoch ist (ASENJO et al.; OBRADOR; SCOTT
und GRAVES u.a.). Kinder unter 16 Jahren
sind prozentual weniger häufig von Tuberkulomen befallen als Jugendliche und Erwachsene über 16 Jahren (GSELL u. UEHLINGER;
SIBLEY u. O'BRIEN; WEBER). WEBER hat nach
einer Sammelstatistik der Weltliteratur von
insgesamt 141 Tuberkulomen 27 bei Kindern
unter 16 Jahren und 114 bei Patienten über
16 Jahren gezählt. Er konnte auch an einer
neueren Zusammenstellung der Literatur
frühere Angaben von SCOTT und GRAVES bestätigen, daß cerebrale Tuberkulome bei Männern und Knaben (65%) häufiger vorkommen
als bei Frauen und Mädchen (35%).

Pathobiologie. Im Kindesalter ist die Entwicklung
der größeren solitären oder kleineren multipel auftretenden Hirntuberkulome Folge einer hämatogenen
Aussaat. Dabei entwickeln sich aus einzelnen miliaren
Tuberkeln größere Tuberkulome oder durch Zusammenfließen mehrerer Tuberkel „Konglomerattuberkel". Vor Einsetzen der ersten antibiotischen
und chemotherapeutischen Behandlungsmöglichkeiten
der Tuberkulome haben sich GSELL und UEHLINGER
(1936) besonders mit den Tuberkulomen des ZNS bei
Kindern im Ablauf der hämatogenen Tuberkulose
beschäftigt. Die zum Hirnherd führende hämatogene
Aussaat erfolgte in 15 von 16 untersuchten Kindern
als Frühgeneralisation im Anschluß an die Primär-
infektionsperiode. In der Mehrzahl der Fälle war dabei
der Drüsenanteil des pulmonalen Primärkomplexes
Ausgangsherd der Streuung. Hirntuberkulome nach
einer Spätstreuung sind im Gegensatz zum Erwachsenen im Kindesalter sehr selten. Der Verlauf der
Hirntuberkulome war fast immer tödlich; Kinder in
den ersten 2 Lebensjahren starben innerhalb von

2 Monaten und ältere Kinder innerhalb von 6—12 Monaten an einer Miliartuberkulose oder Men. tbc. Solitäre, durch Verkalkungen ausheilende Tuberkulome des Gehirns sind extrem selten. Rich und McCordock sowie McGregor und Green sind auf Grund ihrer pathoanatomischen Studien von Hirntuberkulomen bei gleichzeitiger hämatogener Tuberkulose der Ansicht, daß eine tuberkulöse Hirnhautentzündung von einem in den Liquorraum einbrechenden Hirntuberkulom ausgehen könne. Im Rahmen der spezifischen antibakteriellen Behandlung der Tuberkulose mit diskreter miliarer Aussaat oder manifester Miliartuberkulose und Men. tbc. können sich bei Kindern kleine multiple oder solitäre tumorähnliche Tuberkulome entwickeln, die ohne Therapie an der tuberkulösen Streuung gestorben wären.

Makroskopisch von unterschiedlicher Größe, Form und Konsistenz, je nach ihrer Beschaffenheit und Lokalisation weisen sie einen charakteristischen Bau auf. Im allgemeinen sind sie zentral verkäst und zeigen einen aus tuberkulösem Granulationsgewebe mit Epitheloid- und spärlichen Riesenzellen bestehenden Randsaum. Die Kapsel ist bei älteren Tuberkulomen von kollagenfaserigem Bindegewebe durchsetzt. Auf der Schnittfläche sind bei kindlichen Hirntuberkulomen gelegentlich Verkalkungen in Form von Kalkstaubringen zu finden. Um große Knoten herum finden sich häufig kleinere, sog. Resorptionstuberkel, in denen Tuberkelbacillen zahlreich vorkommen können.

Mit unterschiedlicher Häufigkeit sind Tuberkulome praktisch in allen Abschnitten des ZNS gefunden worden. Nach Gsell und Uehlinger werden die basalen Hirnbezirke bevorzugt. Im Bereich des Großhirns, Kleinhirns und Hirnstammes treten sie wesentlich häufiger auf als im Rückenmark.

Klinik

Symptomatologie, Diagnose, Verlauf (nach Asenjo et al.; Camerer; Gsell u. Uehlinger; Obrador; Parnitzke; Weber u. a.). Die Mehrzahl der autoptisch nachgewiesenen Tuberkulome sind symptomlos verlaufen. Sie können sich auch als Spätfolge nach tuberkulostatischer Behandlung der Men. tbc. in Form multipler oder solitärer Verkalkungen im Röntgenbild zu erkennen geben. Die Vielseitigkeit der Symptome wird von der Größe, Lokalisation und Auswirkung auf die Liquorzirkulation bestimmt. Nach Kopfschmerzen und Erbrechen als allgemeine Frühsymptome können sich wie bei anderen Hirntumoren durch die Ausdehnung des Tuberkuloms Zeichen *intrakranieller Drucksteigerung* bemerkbar machen. Bei Kindern sind diese neben den bekannten ophthalmologischen und röntgenologisch faßbaren Befunden häufig mit Krampfmanifestationen verbunden. Durch Blockierung der Liquorpassage kann es zum Occlusions-

hydrocephalus und tödlichem Kompressionssyndrom kommen. Bei einem 13 Jahre alten Mädchen der Kölner Universitäts-Kinderklinik kam es 5 Jahre nach der tuberkulostatischen Behandlung einer Men. tbc. zu akuten Hirndruckzeichen mit Kopfschmerzen, Erbrechen, Krämpfen, cyanotischen Apnoe-Anfällen und Exitus. Die Autopsie ergab ein Tuberkulom im Bereich des Mittelhirns mit Kompression des Aquaeductus Sylvii (Abb. 199). Die *neurologische und psychische Symptomatik* umfaßt je nach Lokalisation der Tuberkulome die ganze Skala fokaler und allgemeiner Reiz- und Ausfallserscheinungen, wie sie auch bei Hirngeschwülsten anderer Gewebsart vorkommen.

Als kasuistische Beispiele seien die Beobachtungen von Camerer erwähnt: Bei einem $2^1/_2$ Jahre alten Kind mit einem autoptisch nachgewiesenen Tuberkulom der linken Großhirnhemisphäre machten sich die ersten Erscheinungen in Form einer rechtsseitigen Armlähmung bemerkbar. Im weiteren Verlauf stellten sich Kopfschmerzen, epileptiforme Krämpfe, Facialisparese rechts, rechtsseitige Pyramidenbahnzeichen, Stauungserscheinungen im Augenhintergrund, eine homonyme rechtsseitige Hemianopsie und röntgenologische Hirndruckzeichen ein. Das verkalkende Tuberkulom war als Schattenherd mit Kalksaum zwischen Clivus und Felsenbein im Röntgenbild erkennbar.

Beim zweiten Fall stellten sich im Alter von 3 Jahren Fieber, Gewichtsabnahme, Kopfschmerzen, spastische Paresen der Arme und Beine, Pyramidenbahnzeichen, beidseitige Stauungspapille und Röntgenzeichen der Hirndrucksteigerung mit Hydrocephalus neben einer aktiven Primärtuberkulose ein. Nach Balkenstich rasche Besserung und Rückbildung der Krankheitssymptome. Im Verlauf von 7 Jahren waren als Ausdruck der Heilung ausgedehnte Verkalkungen im Bereich der rechten Kleinhirnhemisphäre nachweisbar.

Peter beschrieb ein Solitärtuberkulom von über Kirschgröße im Pons bei einem 8 Monate alten Säugling; die Symptome: rechtsseitige Abducens- und Facialisparese, schlaffe Hemiparese, Erbrechen, Exitus 2 Monate nach Auftreten der ersten klinischen Erscheinungen.

Der von Kreilmayer beschriebene 12jährige Knabe fiel anfangs durch starke Nackenschmerzen und Steifheit des Halses auf. Es entwickelte sich im Verlauf von Wochen eine typische Kleinhirnsymptomatik mit terminalen bulbären Zeichen und Tetraplegie. Röntgenologisch stellte sich eine pflaumengroße Verkalkung der hinteren Schädelgrube dar. Autoptisch war ein kleinkindfaustgroßes Tuberkulom in der rechten Kleinhirnhemisphäre mit circumscripter Meningitis und Kompression des Hirnstammes nachweisbar.

Die Ergebnisse der *klinisch-diagnostischen Maßnahmen* (Liquorbefunde, Röntgenuntersuchung einschließlich Luftencephalographie und Carotisangiographie sowie EEG) sind nur selten krankheitsspezifisch und entsprechen im wesentlichen der allgemeinen Tumordiagnostik. Selbst verkalkte Tuberkulome, wie sie auch bei gutartigen Verlaufsformen nachweisbar sein können, bieten differentialdiagnostische Schwierigkeiten (CAMERER; DIETRICH; KREIL-MAYER; PARNITZKE; WISSLER u. STRAUB).

lung und Ausheilung der Hirntuberkulome führen. Von 32 Kindern, die mit Streptomycin, INH oder Thiosemicarbazon behandelt wurden, haben 26 Hirntuberkulome verschiedener Lokalisation überlebt, davon 50% ohne Restzustände (ROEDENBECK). Operativ zugängliche Solitärtuberkulome werden unter prä- und postoperativem prophylaktischem INH- und Streptomycin-Schutz neurochirurgisch total-

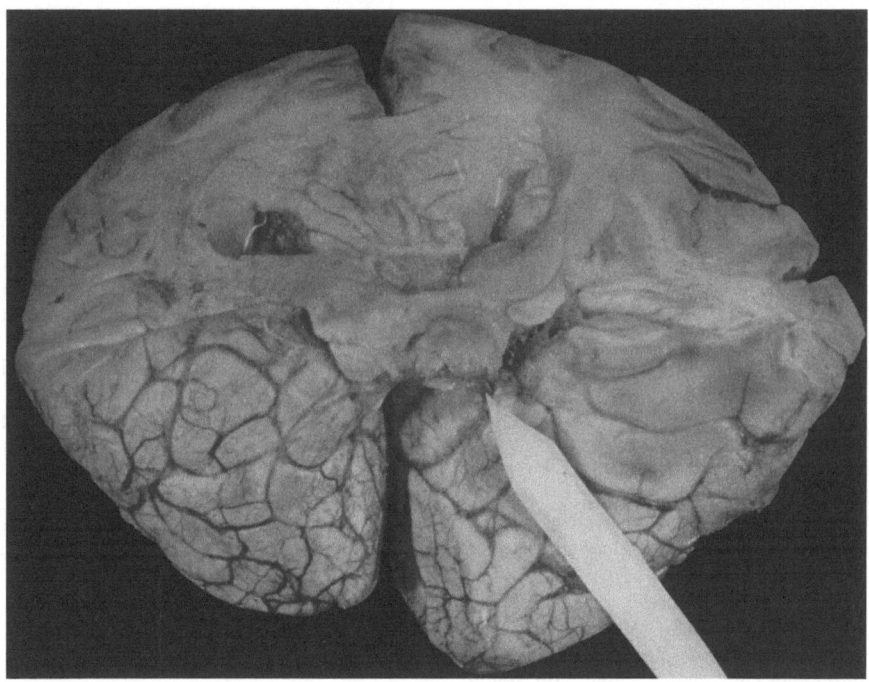

Abb. 199. Tuberkulom im Bereich des Mittelhirns mit Kompression des Aquaeductus Sylvii beim 13 Jahre alten Mädchen. Exitus 5 Jahre nach erfolgreicher kombinierter INH-Streptomycin-Corticosteroid-Behandlung einer schweren Men. tbc. (Universitäts-Kinderklinik Köln. Sektion: Prof. Dr. VOLLAND, Pathologisch-Anatomisches Institut der Universität Köln, Direktor: Prof. Dr. LEUPOLD)

Die unterschiedlichen Verlaufsformen (progrediente, remittierende oder restituierende) hängen weitgehend von den tuberkulostatisch beeinflußbaren hämatogenen Streuungen, insbesondere der begleitenden Men. tbc. einerseits und der Möglichkeit der neurochirurgischen Exstirpation andererseits ab. Spontanheilungen vor der Ära tuberkulostatischer Therapie sind beschrieben, aber selten.

Therapie und Prognose. Die tuberkulostatische Behandlung kann allein zur Abkapse-

exstirpiert und tuberkulostatisch nachbehandelt. Auf diese Weise ist die Heilungsaussicht günstiger geworden im Vergleich zu früher vor der Möglichkeit tuberkulostatischer Behandlungen, als die Men. tbc. postoperativ zu den häufigsten tödlich verlaufenden Komplikationen gehörte. Nach einer Sammelstatistik von WEBER sind von insgesamt 253 Patienten (Anteil der Kinder nicht erwähnt) nach operierten cerebralen Tuberkulomen (1950—1961) 46 = 18% gestorben.

Literatur

ALEKSANDROWA, A. W.: Die Bedeutung der röntgenologischen Untersuchung des Schädels für die Klinik der Meningitis tuberculosa bei Kindern. Radiol. diagn. (Berl.) **4**, 95 (1963).

ASENJA, O., H. VALLADARES, and J. FIERRO: Tuberculomas of the brain. Report of onehundredandfifty-nine cases. Arch. Neurol. Psychiat. (Chic.) **65**, 146 (1951).

Askanazy, M.: Die Gefäßveränderungen bei der akuten tuberkulösen Meningitis und ihre Beziehungen zu den Gehirnläsionen. Dtsch. Arch. klin. Med. **99**, 333 (1910).

Baggenstoss, A. H., W. H. Feldman, and H. C. Hinshaw: Streptomycin in miliary tuberculosis. Its effect on the pathological lesions of generalized miliary tuberculosis in human being. Amer. Rev. Tuberc. **55**, 54 (1947).

Baily, P.: Intracranialtumors, 2. Aufl. Springfield, Ill.: Ch. C. Thomas, Publ. 1948.

Berblinger, W.: Das morphologische Bild der chronischen miliaren Lungentuberkulose und der Tuberkulose der Meningen nach Streptomycintherapie. Beitr. Klin. Tuberk. **101**, 611 (1949).

Bernard, E.: Le traitement actuel de la méningite tuberculeuse. Bull. int. Un. Tuberc. **25**, 121 (1955).

Biber, W.: Über Hämorrhagien und Gefäßveränderungen bei tuberkulöser Meningitis. Frankfurt. Z. Path. **6**, 262 (1911).

Bick, G.: Die Bedeutung des Hydrocephalus internus für die chronische Meningitis tuberculosa. Z. Kinderheilk. **69**, 99 (1951).

Bodechtel, G., u. O. Gagel: Die Histopathologie der „vegetativen" Kerne des menschlichen Zwischenhirns am Beispiel der tuberkulösen Meningitis und Polioencephalitis. Z. ges. Neurol. Psychiat. **132**, 755 (1931).

—, u. A. Opalsky: Gefäßbedingte Herde bei der tuberkulösen Meningitis. Z. ges. Neurol. Psychiat. **125**, 401 (1930).

Bünger, P., u. W. Geiger: Zum klinischen Bild der mit Streptomycin behandelten Meningitis tuberculosa. Dtsch. med. Wschr. **75**, 1579 (1950).

Camerer, J. W.: Hirntuberkulome im Kindesalter. Mschr. Kinderheilk. **83**, 163 (1940).

Chiari, H.: Pathologisch-anatomische Befunde bei mit Streptomycin behandelten Fällen von Meningitis tuberculosa. Wien. med. Wschr. **1948**, 837.

Cushing, H.: The intracranial tumors of preadolescence. Amer. J. Dis. Child. **33**, 551 (1927).

— Intracranial tumors. Notes upon a series of 2000 verified cases with surgical mortality percentages pertaining. Springfield, Ill.: Ch. C. Thomas 1932.

Debré, R., H. E. Brissaud, A. Lerique-Koechlin et S. Balsan: L'électrocephalogramme dans la méningite tuberculeuse. Ann. Méd. **53**, 414 (1952).

Dietrich, R.: Neuro-Röntgendiagnostik des Schädels, 2. Aufl. Jena: Gustav Fischer 1959.

Eckler, E., A. Schulte, H.-M. Giesler u. E. Sokol: Ergebnisse bei der klinisch geheilten Meningitis tuberculosa nach Streptomycinbehandlung unter Hervorhebung von Pneumencephalogramm, Elektroencephalogramm und Entwicklungstest (Bühler-Hetzer). Beitr. Klin. Tuberk. **113**, 309 (1955).

Fitzsimons, Judith M.: Tuberculous meningitis. A follow-up study on 198 cases. Tubercle (Lond.) **44**, 87 (1963).

Foltz, E. L., and Th. F. Sheehy jr.: Pneumoencephalography in tuberculous meningitis. Amer. Rev. Tuberc. **74**, 835 (1956).

Garsche, R.: Intrakranielle Verkalkungen als Spätfolge der Meningitis tuberculosa nach Streptomycinbehandlung. Fortschr. Röntgenstr. **78**, 391 (1953).

Garsche, R.: Das Elektroencephalogramm bei der Meningitis tuberculosa im Kindesalter nach Beendigung der Behandlung. Z. Kinderheilk. **75**, 613 (1955).

—, u. G. Dlugosch: Über Veränderungen der Hirnstromkurve bei Meningitis tuberculosa unter Streptomycinbehandlung (II. Mitt. Chronische Verlaufsformen). Z. Kinderheilk. **70**, 354 (1952).

—, u. F. Souchon: Zur Klinik der tuberkulösen Meningitis bei Kindern unter perlongierter Streptomycinbehandlung. Arch. Kinderheilk. **138**, 113 (1950).

Gerbeaux, B., J. Caron, H. Korn et F. Lecocq: Méningites tuberculeuses et phénomènes de décérébration chez l'enfant. Bull. Soc. méd. Hôp. Paris **113**, 702 (1962).

Goldstein, R.: Meningo-encephalitis tuberculosa. Ann. paediat. (Basel) **183**, 88 (1954).

Gsell, O., u. E. Uehlinger: Gehirntuberkulose und ihre Stellung im Ablauf der haematogenen Tuberkulose. Beitr. Klin. Tuberk. **87**, 169 (1936).

Güttner, H.-G.: Pathologisch-anatomische Untersuchungen bei Leptomeningitis tuberculosa nach Verabreichung von Streptomycin. Dtsch. Gesundh.-Wes. **1951**, 1477.

Huebschmann, P.: Pathologische Anatomie der Tuberkulose. Berlin: Springer 1928.

— Die histologischen Unterlagen der Tuberkulosebehandlung mit Streptomycin. Med. Klin. **28**, 894 (1949).

Janssen, E. G.: Meningoencephalitis tuberculosa chronica und Spätschäden nach tuberkulöser Meningitis. Ergebn. inn. Med. Kinderheilk., N.F. **12**, 126 (1959).

Kieser, E.: Neurologische Veränderungen im Verlaufe streptomycinbehandelter tuberkulöser Meningitis. Z. Kinderheilk. **67**, 423 (1949/50).

Könn, G.: Wandlungen des morphologischen Bildes der menschlichen Tuberkulose unter der Chemotherapie. Ergebn. Tuberk.-Forsch. **13**, 1 (1956).

Köttgen, H. U., u. K. Hartung: Die Verbesserung der Meningitis-tuberculosa-Behandlung mit Isoniazid. Med. Klin. **1953**, 1624.

Kreilmayer, H.: Zur Differentialdiagnose verkalkender Kleinhirnprozesse. Mschr. Kinderheilk. **89**, 143 (1941/42).

Külz, A.: Psychologische Veränderungen beim Kinde im Verlaufe der Streptomycin-behandelten tuberkulösen Meningitis. Z. Kinderheilk. **69**, 62 (1951).

Lefebvre, G., C. Rey, S. Gerbeaux, M. Daveau et Pérez: Séquelles électroencéphalographiques et radiographiques des méningites tuberculeuses chez des enfants considérées comme guéris depuis plus d'un an. Rev. neurol. **90**, 834 (1954).

Lüchtrath, H.: Die Vernarbung bei der tuberkulösen Meningitis. Frankfurt Z. Path. **63**, 504 (1953).

— Der Einfluß der antibiotischen und chemotherapeutischen Behandlung auf das morphologische Bild der abheilenden Tuberkulose. Tuberkulose-Bücherei, Stuttgart: Georg Thieme 1954.

Lüthy, F.: Die Wirkung der Streptomycintherapie auf die Meningitis tuberculosa. Schweiz. Arch. Neurol. Psychiat. **68**, 389 (1949).

MAGGI, R., e C. CONTI: Ependimopatie granulomatose e glioperplastiche nelle leptomeningite tubercolare cronica. Arch. De Vecchi Anat. pat. 18, 875 (1952).

McGREGOR, A. R., and C. A. GREEN: Tuberculosis of the central nervous system, with special reference to tuberculous meningitis. J. Path. Bakt. 45, 613 (1937).

MÜLLER, D.: Über das Bild der Enthirnungsstarre bei der Meningitis tuberculosa, seine anatomischen Grundlagen und seine Diagnose durch das Encephalogramm. Beitr. Klin. Tuberk. 109, 516 (1953).

— Über verschiedene Formen der sog. „Meningitis tuberculosa", ihre Diagnose und Prognose durch das Encephalogramm. Dtsch. Z. Nervenheilk. 170, 1 (1953).

MÜLLER, K.: Die neurologisch-psychologische Symptomatik der Meningitis tuberculosa mit Berücksichtigung ihrer Altersabhängigkeit. Nervenarzt 26, 483 (1955).

OBRADOR, S.: Intracraniel tuberculomas. A review of 47 cases. Neurochirurgia (Stuttg.) 1, 150 (1959).

OLDHAM, G. S., B. D. BOWER, I. J. CARRÉ, and O. H. WOLFF: Streptomycin treatment of tuberculous meningitis in children. A long-term follow-up study. Tubercle (Lond.) 35, 102 (1954).

PARNITZKE, K. H.: Verkalkte Hirntuberkulome und ihre Erscheinungsweise. Ärztl. Wschr. 10, 505 (1955).

PETER, H.: Solitärtuberkel im Pons bei einem 8 Monate alten Säugling. Mschr. Kinderheilk. 71, 316 (1937).

PRIESS, H., u. W. BRENNER: Über Veränderungen der liquorabführenden Räume bei chronischer tuberkulöser Meningitis. Z. Kinderheilk. 68, 607 (1950).

RATNER, B., J. R. KLIMKIEWICZ, W. C. ELLIS, H. J. MALONE, and J. DOLGIN: The relativ merits of isoniazid and other therapeuthic agents in the treatment of tuberculous meningitis in children. A five-year follow-up. Pediatrics 20, 676 (1957).

RICH, A. R., and H. A. McCORDOCK: The pathogenesis of tuberculous meningitis. Bull. Johns Hopk. Hosp. 12, 5 (1933).

ROEDENBECK, S. D.: Tuberculomas of the nervous system in children. A report of 32 cases. Wld Neurol. 3, 54 (1962).

RUDDER, B. DE: Die Tuberkulose des Kindes. In: Pädiatrie, hrsg. von H. OPITZ u. B. DE RUDDER, S. 571. Berlin-Göttingen-Heidelberg: Springer 1957.

SAGGESE, V., e A. PACI: La meningite tubercolare cronica nell'infanzia. G. Mal infett. 15, 181 (1963).

SARROUY, CH., Mme SAINT-JEAN et L. SENDRA: Les données de l'électroencéphalographie dans le prognostic de la méningite tuberculeuse d'après l'étude de 400 tracés. Pédiatrie (Lyon) 10, 697 (1955).

SCHEIDEGGER, S.: In Handbuch der speziellen pathologischen Anatomie und Histologie, hrsg. von O. LUBARSCH, F. HENKE u. R. RÖSSLE, Bd. XIII, Teil II/A, S. 1125. Berlin-Göttingen-Heidelberg: Springer 1958.

SCHNEEGANS, E., A. HAARSCHER, F. ISCH et Mlle M. LEVY: Arachnoidite spinale et syndrome de décérébration au cours d'une méningite tuberculeuse-guérison. Pédiatrie (Lyon) 10, 715 (1955).

SCHWARZ, H.: Weitere pathologisch-anatomische Untersuchungen über die mit Streptomycin und PAS behandelte Meningitis tuberculosa. Schweiz. Z. Tuberk. 9, 167 (1952).

SCOTT, E., and G. GRAVES: Tuberculoma of the brain. Amer. Rev. Tuberc. 27, 171 (1933).

SHANE, S. G., and C. RILEY: Tuberculous meningitis. Combined therapie with cortisone and antimicrobial agents. New Engl. J. Med. 249, 829 (1953).

SIBLEY, W. A., and J. L. O'BRIEN: Intracranial tuberculomas. A review of clinical features and treatment. Neurology (Minneap.) 6, 157 (1956).

SMITH, H. V., and R. L. VOLLUM: Effects of intracranial tuberculin and streptomycin in tuberculous meningitis. An interim report. Lancet 1950 II, 275.

STARR, R. P.: Tumors of the brain in childhood. Med. News (N.Y.) 54, 29 (1889).

STERN, R. O.: Central tumors in children. A pathologic report. Arch. Dis. Childh. 12, 291 (1937).

TERPLAN, K. L.: Morphologic analysis of fatal tuberculosis in children. With some comments on endogenous exacerbation and tuberculous meningitis. Amer. Rev. Tuberc. 74, 7 (1956).

VIZUETE, M.: Estudio clinico comparativo de la meningitis tuberculosa tratada con estreptomycina e isoniazida. Arch. Pediat. (Barcelona) 4, 65 (1953).

WEBER, G.: Tuberkulome des Zentralnervensystems. In: Handbuch der Tuberkulose, hrsg. von J. HEIN, H. KLEINSCHMIDT, E. UEHLINGER, Bd. IV, S. 285. Stuttgart: Georg Thieme 1964.

WECHSELBERG, K.: Chronisch-encephalopathische Zustandsbilder und ihre Prognose bei der Meningitis tuberculosa („Meningoencephalopathia tuberculosa chronica"). Mschr. Kinderheilk. 101, 222 (1953).

— Normalisierung der geistigen und körperlichen Entwicklung eines als „Defektheilung" entlassenen Kindes nach Meningitis tbc (5-jährige Katamnese). Kinderärztl. Prax. 23, 73 (1955).

— Meningitis tuberculosa im Kindesalter, Diagnose, Therapie und Prognose. Tägl. Prax. 1, 411 (1960).

WILSON, S. A. K.: Tuberculoma of brain and cord. In: Neurology. London: Edward Arnold & Co. 1940.

WISSLER, H., u. H. STRAUB: Gehirntuberkulose. Helv. paediat. Acta 11, 179 (1956).

ZOLLINGER, H. U.: Die pathologische Anatomie der Meningitis tuberculosa und der Miliartuberkulose. In: FANCONI u. LÖFFLER, Streptomycin und Tuberkulose. Basel: Benno Schwabe & Co. 1948.

ZÜLCH, K. J.: Die Hirngeschwülste in biologischer und morphologischer Darstellung. Leipzig: Johann Ambrosius Barth 1951.

— Granulome (Tuberkulome). In: Handbuch der Neurochirurgie, Bd. III, S. 597. Berlin-Göttingen-Heidelberg: Springer 1956.

Erkrankungen des ZNS bei Virusinfektionen und nach Schutzimpfungen
Meningitiden und Encephalomyelitiden mit sicherem Virusnachweis

C. SIMON und H.-R. WIEDEMANN, Kiel

Allgemeine Vorbemerkungen

Primäre Virus-Meningoencephalitiden sind die durch direkten Virusbefall hervorgerufenen Erkrankungen, bei denen die Erreger aus dem Hirngewebe oder Liquor isoliert werden können. Über die Vielzahl der ätiologischen Möglichkeiten informiert die Tabelle 53. Mit dem Rückgang der Poliomyelitis durch die Impfprophylaxe sind in Europa und den USA die Erkrankungen durch Coxsackie-, ECHO- und ARBO-Viren stärker hervorgetreten, während die lymphocytäre Choriomeningitis, die Herpes simplex-Encephalitis sowie die Encephalo-Myokarditis weiterhin selten vorkommen. Lyssa, welche wie die Poliomyelitis in Band V dieses Handbuches behandelt wird, ist in den letzten Jahrzehnten wieder häufiger geworden. Die nicht seltene Mumps-Meningitis bzw. Meningoencephalitis wird von einigen Autoren zu den primären Virus-Meningoencephalitiden, von anderen zu den Affektionen mit fakultativem Virusnachweis gerechnet. Die Encephalitis Economo (Encephalitis lethargica) hat nur noch historisches Interesse, da sie seit über 30 Jahren nicht mehr festgestellt worden ist. Der Erreger, offenbar ein Virus, konnte nicht nachgewiesen werden.

In patho-anatomischer Hinsicht finden sich bei den primären Virus-Meningoencephalitiden entweder herdförmige oder diffuse Läsionen besonders in der grauen Substanz von Hirnrinde und Hirnstamm oder es liegen die Zeichen einer hämorrhagischen nekrotisierenden Encephalitis vor, z.B. bei Infektion durch Herpes-Viren. Im Gegensatz hierzu ist das patho-logisch-anatomische Substrat der para- oder postinfektiösen Encephalitis die glio-perivenöse Encephalitis, bei welcher die Veränderungen vor allem in der den Hirnvenen benachbarten weißen Substanz lokalisiert sind.

Die primären Virus-Meningoencephalitiden verlaufen teils unter dem Bilde einer Encephalitis (mit Bewußtseinsstörungen, Lähmungen, Krämpfen), teils unter dem Bild einer Meningitis (mit vorwiegend meningealen Reizerscheinungen und Liquorveränderungen) oder einer Myelitis (Rückenmarksyndrom). In manchen Fällen kombinieren sich die encephalitischen, meningitischen und myelitischen Symptome. Überhaupt ist eine scharfe Trennung zwischen Meningitis und Encephalitis bzw. Myelitis wegen der stets anzutreffenden Parallelität von Entzündungserscheinungen am Gehirn und an den Hirnhäuten nicht möglich, wie sich besonders bei Anwendung feinerer Untersuchungsmethoden (EEG, Liquorchemie, Histologie) erweist. Wegen der Ähnlichkeit der Krankheitsbilder ist eine Unterscheidung der ätiologisch unterschiedlichen Virus-Meningoencephalitiden nach klinischen Symptomen meist nicht möglich. Dennoch können einige Leitsymptome den Verdacht in eine bestimmte Richtung lenken (Tabelle 54). Eine Klärung läßt sich nur durch virologische und serologische Untersuchungen herbeiführen (Tabelle 55). Andere infektiöse Ursachen müssen durch entsprechende Untersuchungen ausgeschlossen werden: Anbehandelte pyogene Meningitis, Tbc, Leptospirose, Listeriose, Lues, meningeale Reaktionen bei Typhus und Paratyphus, Herdencephalitis bei Lenta-Sepsis, Toxoplasmose, evtl. auch Pilzinfektionen wie Candidiasis, Torulose und Aspergillose, Aktinomykose, Nocardiose sowie Erkrankungen durch

Tabelle 53. *Primäre Virus-Meningo-Encephalitiden*

Krankheitsbezeichnung	Gruppe der Viren	Virus-Typ
Poliomyelitis	Entero-Viren	I, II, III
Coxsackie-Meningitis	Entero-Viren	vorwiegend A_2, A_4, A_7, A_9, B_{1-5}
ECHO-Meningitis	Entero-Viren	2, 4, 6, 9, 11, 15, 16, 18, 19
ARBO-Viruserkrankungen	ARBO-Viren	Untergruppe A, B, C
Lymphocytäre Choriomeningitis	—	—
Herpes-Encephalitis	Herpes-Viren	Herpes simplex, Herpes B (simiae)
Encephalo-Myokarditis (EMC)	Columbia-SK-Viren	—
Lyssa	—	—

Tabelle 54. *Klinische Leitsymptome bei Virus-Meningoencephalitiden.* (Nach GRINSCHGL)

Klinische Leitsymptome	Virus-Meningoencephalitis durch
Nur lymphocytäre Meningitis	ECHO, Coxsackie, CEE, Mumps, Polio, LMC (Zoster)
Spinale Lähmungen	Polio, CEE, ECHO, Coxsackie, Zoster
Isolierte Facialisparese	CEE, ECHO, Coxsackie, Zoster, Polio, Mumps
Meningoencephalitis	CEE, Mumps, Polio, LCM
Schwere Encephalitis	Herpes simplex, CEE, Mumps, Varicellen, Polio (LCM)
Nystagmus, Tremor, Ataxie	Varicellen, CEE, Mumps
Muskelschmerzen, Pleurodynie	Coxsackie B, CEE
Hauteruptionen (Bläschen)	Varicellen, Zoster, Herpes simplex
Exanthem	ECHO, Coxsackie A_9
Herpangina	Coxsackie A
Parotitis, Orchitis	Mumps (LCM)

Abkürzungen: CEE = Zentraleuropäische Encephalomyelitis (ARBO-Virusinfektion).
LCM = lymphocytäre Choriomeningitis.

Tabelle 55. *Untersuchungsmaterial zur Labordiagnose primärer Virusencephalitiden.* (Nach GRINSCHGL)

	Virusisolierung aus:							
	Stuhl	Liquor	Gehirn	Blut	Speichel Rachenspülw.	Harn	Hautbläschen	Serologische Untersuchung
Polio	++	?	+		+			NT, KBR
Coxsackie	++	+			+			NT, KBR
ECHO	++	+			+			NT, KBR
CEE		(+)	++	(+)				NT, KBR
LCM		+		+		+		KBR, NT
Lyssa			+		+			
Herpes simplex	(+)	+	+				+	
Varicellen-Zoster		+					+	KBR
Mumps		+			+	+		KBR

Abkürzungen: CEE = Zentraleuropäische Encephalomyelitis (ARBO-Virusinfektion)
LCM = lymphocytäre Choriomeningitis
NT = Neutralisationstest, KBR = Komplementbindungsreaktion

Parasiten (Trichinen und Cysticerken). Eine sympathische Meningitis, die bei Otitis, Sinusitis, hirnhautbenachbarten Knochenprozessen, Hirnabsceß, Tumor, Metastasen vorkommt, und eine Sinusthrombose können ähnliche Symptome wie eine Virus-Meningoencephalitis hervorrufen. Durch die Eiweiß-Elektrophorese des Liquors (γ-Globulinvermehrung bei veränderten Kolloidkurven) lassen sich die Leukoencephalitiden, deren Genese noch unklar ist, von den akuten Virus-Encephalitiden abgrenzen, die durch eine Vermehrung der α_2-Globuline im Liquor charakterisiert sind.

Coxsackie-Meningitis

Historische Daten. Im Jahre 1947 isolierten DALLDORF et al. aus Stuhlproben von 2 an Poliomyelitis erkrankten Kindern aus dem Ort Coxsackie (N.Y.) eine neue Virusart, die den Namen Coxsackie-Virus erhielt. Eine Epidemie von abakterieller Meningitis, deren Ursache Coxsackie B-Viren waren, wurde erstmals 1949 von CURNEN et al. und MELNICK et al. in New England festgestellt.

Ätiologie. Eine gemeinsame Eigenschaft der Coxsackie-Viren ist ihre Pathogenität für neugeborene Mäuse. Nach den eintretenden Organveränderungen unterscheidet man die Coxsackie-Viren der Gruppe A, welche zu Pseudoparesen infolge diffuser degenerativer Veränderungen der Skeletmuskulatur führen, von den Coxsackie-Viren der Gruppe B, welche eine Encephalitis mit spastischen Lähmungen und herdförmige Nekrosen der Muskulatur sowie eine Pankreatitis erzeugen; jedoch ist eine scharfe Trennung der beiden Gruppen nicht möglich, da es viele Übergänge gibt. Auf Grund der serologischen Unterschiede wurde eine Einteilung in 30 Serotypen (A_{1-24}, B_{1-6}) vorgenommen. Als Erreger einer Meningoencephalitis kommen sowohl Coxsackie A- als auch Coxsackie B-Viren in Frage. Letztere können beim Menschen auch Pleurodynie, Myokarditis und Perikarditis hervorrufen.

Pathogenese. Wahrscheinlich stellen die Schleimhäute der Tonsillen, des Rachens und des Dünndarms die Eintrittspforte für die Erreger dar. Auf welchem Wege sich die Viren im Körper ausbreiten, ist nicht genau bekannt. Im akuten Stadium läßt sich das Virus im Blut, Liquor und im Rachenspülwasser nachweisen. Die Virusausscheidung erfolgt mit den Faeces.

Pathoanatomie. Wegen des gutartigen Charakters der Coxsackie-Meningitis konnten nur vereinzelt pathologisch-anatomische Befunde erhoben werden. Die Obduktion von Neugeborenen, die an einer Encephalomyokarditis durch Coxsackie B-Viren gestorben waren, ergab stets eine herdförmige Myokarditis, in drei Viertel der Fälle außerdem eine Meningoencephalitis und in weniger als der Hälfte der Fälle eine Pankreatitis sowie Leber- und Nebennierennekrosen.

Klinik

Symptomatologie. Die Coxsackie-Meningitis wird am häufigsten durch die Serotypen B_{1-6}, A_2, A_4, A_7 und A_9 ausgelöst und beginnt meistens mit einem *fieberhaften Vorstadium*, das in einem Teil der Fälle durch ein kurzes, symptomenfreies Intervall von dem *meningitischen Stadium* getrennt ist. Während im Prodromalstadium nur uncharakteristische Symptome wie allgemeines Krankheitsgefühl, Fieber, Kopfschmerzen, Schwindel auftreten, findet man im meningealen Stadium eine *auffallende Schläfrigkeit* und meningitische Zeichen. Durch A_2- und A_4-Virus verursachte Erkrankungen gehen häufig mit einer *Herpangina* einher. Infektionen durch A_9-Virus sind nicht selten von einem *maculopapulösen Exanthem* gefolgt. *Pleurodynie*, *Myokarditis* und *Perikarditis* kommen bei Coxsackie B-Virusinfektionen vor. Vorübergehende *schlaffe Lähmungen* sind vor allem bei Coxsackie A_7-Infektionen beobachtet worden, seltener bei A_2-, A_4-, A_9-, B_3-, B_4- und B_5-Infektionen. Auch eine *isolierte Facialisparese* ist möglich.

Bei *Neugeborenen* rufen die Coxsackie B-Viren eine schwere, meist tödlich verlaufende *Myokarditis* und *Meningoencephalitis* hervor (Javett et al., van Creveld et al., Kibrick et al.). Die Infektion wird entweder in utero oder während der Neugeborenenperiode übertragen. Bei der Mutter ergibt die Vorgeschichte oft eine leichte fieberhafte Erkrankung, eine Pleurodynie oder aseptische Meningitis. Die Erkrankung der Neugeborenen äußert sich in

den ersten 2 Lebenswochen in Form von *Trinkschwierigkeiten, Benommenheit, Gelbsucht* und *Fieber*. Es kommt zu *Tachykardie, Dyspnoe und Cyanose*, die mit Herz-, Leber- und Milzvergrößerung verbunden sind. Das EKG zeigt die bei einer Myokarditis üblichen Veränderungen. Der Krankheitsverlauf kann biphasisch sein, wobei die Symptome im ersten Stadium nicht so stark ausgeprägt sind und es erst im zweiten Stadium zu einer Verschlimmerung kommt. Manche Kinder geraten plötzlich in einen *schweren Kreislaufkollaps* und sterben innerhalb weniger Stunden.

Verlauf und Prognose. Die bei älteren Kindern und Erwachsenen vorkommende Coxsackie-Meningitis ist auch bei Auftreten flüchtiger Lähmungen im allgemeinen gutartig. Eine Ausnahme bildet die Encephalomyokarditis der Neugeborenen, die meist zum Tode führt, jedoch sind auch Heilungen ad integrum beobachtet worden.

Diagnose. Das periphere Blutbild ist gewöhnlich nicht verändert. Im klaren oder höchstens leicht getrübten Liquor schwankt die Zellzahl im allgemeinen zwischen 50 und 500 Zellen pro mm³, allerdings sahen Curnen et al. bei einer Coxsackie B_5-Epidemie Zellzahlerhöhungen bis 2400 pro mm³. Im Anfang ist die Mehrzahl der Liquorzellen polymorphkernig; bei Rückgang der Pleocytose überwiegen die Lymphocyten. Der Virusnachweis gelingt aus Liquor, Rachenabstrichen und Stuhlproben, in seltenen Fällen auch aus Blut, Knochenmark und Urin. Bei verstorbenen Neugeborenen wurde das Virus aus dem Herzmuskel, dem Gehirn und aus anderen Organen gezüchtet (Delaney et al., Hosier et al., Javett et al.). Der Virusnachweis im Rachenspülwasser oder in den Faeces beweist noch nicht eine Coxsackie-Meningitis, da die Viren auch bei gesunden Personen im Magen-Darmkanal vorkommen können (Melnick et al., Gear et al.). Durch serologische Untersuchungen lassen sich im Verlauf der Erkrankung Titeränderungen um mindestens 3 geometrische Stufen feststellen, wodurch die Virusätiologie bestätigt wird. Antikörper gegen Coxsackie-Viren sind bereits ab 4. Krankheitstag nachweisbar; ein signifikanter Titeranstieg ist meist in der 3. oder 4. Krankheitswoche zu finden. Der Gehalt an komplementbindenden Antikörpern geht nach einigen Wochen wieder zurück, während die neutralisierenden Antikörper bis zu 2 Jahren nach der Erkrankung nachweisbar sind. Bei Gesunden nimmt der Serumgehalt an Antikörpern gegen die einzelnen Serotypen mit steigendem Alter zu (DALLDORF et al.).

Therapie s. S. 424.

Epidemiologie. Der Kontagionsindex ist bei den Coxsackie B-Infektionen relativ hoch, wie Familienuntersuchungen gezeigt haben. Bei etwa zwei Drittel der Infizierten treten Krankheitserscheinungen auf, bei einem Drittel auch meningitische Symptome. Hierdurch unterscheiden sich die Coxsackie B-Infektionen deutlich von der Poliomyelitis. Am häufigsten sind Erkrankungen in der Zeit von Ende August und Anfang September, während die Poliomyelitis ihren höchsten Gipfel etwas später erreicht (GARD). Gemischte Epidemien von Coxsackie-Meningitis und Poliomyelitis sind beschrieben. Doppelinfektionen durch Polio- und Coxsackie B-Viren kommen selten vor, während das gleichzeitige Auftreten von Polio- und Coxsackie A-Viren häufiger festgestellt worden ist.

ECHO-Meningitis

Historische Daten. ROBBINS et al. isolierten 1951 zum ersten Mal ECHO-Viren aus den Faeces eines Patienten mit aseptischer Meningitis. Der Name „ECHO" ist eine Abkürzung für die Bezeichnung „Enteric Cytopathogenic Human Orphan". Während MELNICK et al. und RAMOS-ALVAREZ et al. die Viren nur in Stuhlproben von gesunden Kindern gefunden hatten, gelang es später HAMMON et al., ROBBINS et al., STEIGMAN et al. u.a., ECHO-Viren im Liquor von Kindern nachzuweisen, die an Meningitis erkrankt waren.

Ätiologie. Die ECHO-Viren unterscheiden sich von den übrigen Entero-Viren durch ihre Antigenstruktur und die fehlende Tierpathogenität. Man kennt gegenwärtig mindestens 31 Serotypen, von denen besonders die Typen 2—6, 9, 11, 14—19 und 29 als Meningitiserreger gefunden worden sind. Das Frater-Virus, das von DUNCAN zu den ECHO-Viren gerechnet wird, kann ebenfalls eine aseptische Meningitis auslösen.

Pathogenese. Wahrscheinlich ist die Schleimhaut der Mundhöhle oder des Magen-Darmkanals die Eintrittspforte des Virus. Auf der Höhe des Fiebers besteht eine Virämie, welche am häufigsten zu Meningoencephalitis, seltener zu Erkrankungen der Atemwege, Durchfällen und mit Fieber einhergehenden Exanthemen führen kann. Die Viren lassen sich nicht nur aus Blut, Rachenabstrichen, Faeces und Liquor, sondern auch aus Hautefflorescenzen anzüchten. Die Inkubationszeit schwankt zwischen 2 und 20 Tagen und beträgt im Durchschnitt 5—10 Tage. Eine besondere Alters- und Geschlechtsdisposition besteht im allgemeinen nicht, jedoch kamen bei epidemischem Auftreten Erkrankungen in bestimmten Altersklassen häufiger vor, was mit einer unterschiedlichen Expositionshäufigkeit erklärt worden ist. Nach KAHLMETER u.a. sollen Erkrankungen an ECHO-Meningitis bei Erwachsenen in größerer Zahl vorkommen als bei Kindern. SYLVERTON gibt an, daß Kinder vorzugsweise zwischen 6 und 15 Jahren erkranken. Ein Überwiegen des männlichen Geschlechtes unter den Erkrankten stellten KIBRICK und KAHLMETER bei einer Epidemie durch ECHO-Virus 6 bzw. 9 fest.

Pathoanatomie. Erfahrungen über die pathohistologischen Veränderungen bei ECHO-Meningitis liegen bisher kaum vor.

Klinik

Symptomatologie. Die Erkrankung beginnt meist plötzlich mit starkem *Kopfschmerz*, allgemeinem *Schwächegefühl*, ferner *Übelkeit* und *Erbrechen*. Das *Fieber* kann *mono- oder biphasisch* sein. Bei biphasischem Krankheitsverlauf, den etwa ein Drittel der Fälle zeigt, steigt das Fieber nach einem symptomenfreien Intervall von wenigen Tagen wieder an, es kommt zu *Nackensteifigkeit*, *Hyperaesthesie*, *Muskelschmerzen*, *Reflexstörungen*, zeitweiser Schwäche der Muskulatur. Bei einer ECHO-6-Epidemie von aseptischer Meningitis hatten 16% der Fälle einen Verlust der tiefen Sehnen- oder Hautreflexe; bei 38% der Erwachsenen und 5% der Patienten unter 20 Jahren traten *Pleurodynie*-ähnliche Brustschmerzen auf, die daher nicht als unbedingt charakteristisch für eine Coxsackie B-Infektion gelten können. Bei Kindern entsteht auf der Höhe des ersten oder zweiten Fiebers manchmal ein flüchtiges *Röteln-ähnliches Exanthem*, das sich in blaßrosa maculopapulösen Efflorescenzen, besonders im Gesicht, oder in vorzugsweise am Rumpf und an den Extremitäten lokalisierten Papeln äußern kann (LANDSMAN et al.). *Petechiale Blutungen* können gleichzeitig mit dem Exanthem auftreten und erinnern an die Hautveränderungen bei einer Meningokokkensepsis. KARZON et al. stellten bei einem Teil ihrer Patienten mit ECHO-Meningitis gastrointestinale Störungen fest. *Encephalitische Symptome*, z.B. Delirien, Doppeltsehen, Krämpfe, cerebellare Ataxie, choreiforme Bewegungen, Lähmung des Nervus facialis, Nystagmus, vorübergehende Taubheit und Koma sind von HAMMON et al., MCALLISTER et al., SABIN et al. und VON OLDERSHAUSEN beobachtet worden; ihr Vorkommen ist jedoch, bezogen auf die Gesamtzahl der Erkrankungen, selten. Poliomyelitis-ähnliche Lähmungen, die sich rasch zurückbildeten, sind von einer Reihe von Autoren beschrieben worden. Meist handelte es sich um Infektionen durch den Typ 2, 4, 6, 9 und 16. An dem Zusammenhang mit der ECHO-Virusinfektion ist nicht zu zweifeln, da das Virus aus dem Liquor mehrerer Patienten (von Oldershausen et al.) und aus dem Rückenmark eines verstorbenen Kindes (Steigman) gezüchtet werden konnte.

Verlauf und Prognose. In unkomplizierten Fällen kommt es nach 5—21 Tagen zur Entfieberung, und meist tritt 3—4 Wochen nach Krankheitsbeginn eine völlige Heilung ein. Wenn ausnahmsweise eine schwere Encephalitis bzw. Bulbärparalyse vorliegt, endet die Krankheit meist tödlich (Verlinde et al., Sabin et al.).

Diagnose. Im Blutbild findet sich nach Kahlmeter bei einem Teil der Fälle eine *relative Lymphocytose*, nach McAllister teilweise eine *polymorphkernige Granulocytose*. Im Liquor steigt die *Zellzahl* meist nicht über 500 Zellen pro mm³ an, jedoch ist auch eine stärkere Zellvermehrung (bis zu 1500 Zellen pro mm³) möglich. In den ersten Krankheitstagen überwiegen die polymorphkernigen Zellen, später die Lymphocyten. Der Eiweißgehalt ist teilweise erhöht, der Zuckergehalt normal. EEG-Veränderungen konnten von Kahlmeter in 30% der Fälle von Meningitis durch ECHO-Virus 9 festgestellt werden. Das Virus läßt sich aus den Faeces — am leichtesten in den ersten 10 Tagen nach Krankheitsbeginn — isolieren. Danach geht die Virusausscheidung zurück und ist in der 4.—5. Woche nur noch bei 10% der Infizierten nachweisbar (Sabin et al.). Im Frühstadium der Infektion lassen sich die Viren aus Blut, Rachenspülflüssigkeit

und Liquor züchten. Da gesunde Personen ebenfalls ECHO-Viren mit den Faeces ausscheiden können, ist der Virusnachweis im Stuhlgang nicht beweisend für eine Infektion des ZNS. Läßt sich aber durch Untersuchung von 2 oder mehreren Seren aus verschiedenen Stadien der Krankheit im Neutralisationstest, Hämagglutinationshemmungstest oder in der KBR ein signifikanter Titeranstieg feststellen, so ist die Annahme einer ECHO-Virusinfektion berechtigt. Die neutralisierenden Antikörper gegen ECHO-Viren sind weitgehend typenspezifisch, jedoch sind zwischen den Typen 1, 4, 8, 11, 12, 13 und 14 in geringem Grade Kreuzreaktionen möglich.

Therapie s. S. 424.

Epidemiologie. Die Übertragung der ECHO-Viren erfolgt durch Schmutz- und Schmierinfektion sowie durch menschliche Virusträger, möglicherweise auch durch infiziertes Trinkwasser. Der Prozentsatz von Virusträgern in der Bevölkerung zeigt jahreszeitliche und geographische Schwankungen und ist im Sommer und Herbst am höchsten. In den Sommer- und Herbstmonaten sind ECHO-Meningitiden besonders häufig, in Gegenden mit heißem Klima das ganze Jahr hindurch möglich. Die ECHO-Viren haben eine hohe Kontagiosität. Meistens erkranken mehrere Personen in einer Familie. ECHO-Viren sind über die ganze Welt verbreitet und in vielen europäischen Ländern einschließlich Deutschland als Erreger von aseptischer Meningitis diagnostiziert worden. ECHO-Virusinfektionen können sporadisch, in kleinen und größeren Epidemien (besonders durch die Typen 4, 6, 9 und 16) auftreten. Im Sommer des Jahres 1957 erkrankten beispielsweise in Minnesota (USA) insgesamt 400000 Personen, davon etwa die Hälfte an abakterieller Meningitis, hervorgerufen durch das ECHO-Virus 9 (Prince et al.).

ARBO-Virus-Encephalitis

Historische Daten. Eine Anzüchtung von ARBO-(ARthropod-BOrne-)Viren, die durch Insekten auf den Menschen übertragen werden, aus dem Gehirn erkrankter Menschen oder Tiere gelang in England zuerst Pool et al. und Rivers et al., in Rußland Silber, in der Tschechoslowakei Hloucal, in Österreich Moritsch et al., in den USA Meyer et al. und Hammon et al., in Japan Hayashi.

Ätiologie. Die ARBO-Viren, von denen heute über 100 Typen bekannt sind, haben als gemeinsame Eigenschaft die Fähigkeit, sich in Vertebraten und Arthro-

poden zu vermehren. Sie zählen zu den RNS-Viren und besitzen ein Hämagglutinin mit Antigencharakter. Nach ihren serologischen Eigenschaften teilt man die ARBO-Viren in 4 Hauptgruppen (A, B, C, Bunyamwera-Gruppe) ein. Die Erreger der Westlichen, Östlichen und Venezuelanischen Pferdeencephalitis gehören in die Gruppe A, während sich in der Gruppe B u.a. der Erreger der in Europa vorkommenden *Tick borne Encephalitis* (*TBE*) mit den Subtypen CEE, FSME, *Louping Ill* und RSSE, der Erreger der *Japan. B-Encephalitis*, des *West Nile*

Tabelle 56. *Meningo-Encephalomyelitiden des Menschen durch ARBO-Viren*

Virus	Gruppe	Geographisches Vorkommen	Vektor
Western Equine Encephalomyelitis (WEE)	A	Nord-, Mittel-, Südamerika	Culex tarsalis (Culicinae div. gen.)
Eastern Equine Encephalomyelitis (EEE)	A	Amerika, Ostasien, Australien	Culiseta melanura, Culicinae div. gen., Culicoides sp.
Venezuelan Equine Encephalomyelitis (VEE)	A	Äquatorialamerika	Culicinae div. gen.
Tick borne Encephalitis (TBE)	B	*Europa* (Subtyp CEE u. FSME)	Ixodes ricinus
		Großbritannien (Subtyp Louping Ill)	Ixodes persulcatus
		Ferner Osten (Subtyp RSSE)	Ixodes ricinus
Japan. B Encephalitis (JBE)	B	Ost- u. Südostasien, Indien	Culex tritaenio-rhynchus
West Nile Fever (WN)	B	Afrika, Indien, Israel	Culex pipiens mol. u.a. Moskitoarten
Murray Valley Encephalitis (MVE)	B	Australien, Neu-Guinea	Culex annulirostris
St. Louis Encephalitis (SLE)	B	USA, Äquatorialamerika	Culex div. gen.
California Encephalitis	?	Nord- u. Äquatorialamerika, Afrika, *Osteuropa*	Aedes Species

Abkürzungen: FSME = Frühsommer-Meningo-Encephalitis
CEE = Central European Encephalitis
RSSE = Russian Spring Summer Encephalitis

Fever, der *Murray Valley-Encephalitis* und der *St. Louis-Encephalitis* befinden (Tabelle 56). Das Virus der *California-Encephalitis*, welches in Amerika, Afrika und Osteuropa vorkommt, zählt zur Gruppe der CEV-Viren. Da die in Europa festgestellten ARBO-Virusstämme im Antigenaufbau weitgehend übereinstimmen und sich im pathogenetischen Ablauf sowohl im Menschen als auch im Versuchstier innerhalb noch zulässiger biologischer Schwankungen identisch verhalten, haben MORITSCH et al. vorgeschlagen, die früher als *Biphasische Meningo-Encephalitis, Biphasisches Milchfieber, Central-Europäische Encephalitis, Kumlinge Disease, Louping Ill, Russische Frühlings-Sommer-Encephalitis, Tick borne-Encephalitis* usw. bezeichneten Krankheiten als einheitliches Krankheitsbild zusammenzufassen und dafür den Namen „*Frühsommer-Meningo-Encephalitis*" (FSME) zu verwenden. Da in Europa bisher vorwiegend das TBE-Virus als Erreger der FSME gefunden worden ist, wird im folgenden nur diese ARBO-Virus-Encephalitis besprochen und auf die anderen, in Amerika, Afrika, Asien und Australien auftretenden ARBO-Meningoencephalitiden nicht eingegangen.

Pathogenese. Die Infektion des Menschen erfolgt unter natürlichen Bedingungen durch den Stich oder Biß eines blutsaugenden Insektes, wobei das Virus mit dem Speichel ausgeschieden wird und in den menschlichen Körper gelangt. Der Erreger der FSME (Frühsommer-Meningo-Encephalitis) wird durch den Holzbock (Ixodes ricinus, eine Zeckenart) auf den Menschen übertragen. Die Zecken können in gleicher Weise auch Wirbeltiere (Säugetiere und Vögel) infizieren, bei denen es zur Virämie kommt. Nehmen Arthropoden das Blut dieser Tiere in sich auf, so übertragen sie das Virus mit dem Speichel auf ein anderes Wirbeltier oder den Menschen. Bei den Arthropoden verläuft die Infektion inapparent; die Tiere können aber zeitlebens latent infiziert sein und die nachfolgende Generation transovariell infizieren. — Auch durch infizierte Milch ist eine Virusübertragung auf den Menschen möglich, da Ziegen oder Rinder im Stadium der Virämie das Virus mit der Milch ausscheiden. Beim Menschen gelangt das Virus resorptiv in die Blutbahn und kann sich im Knochenmark, in Leber, Milz oder Lymphknoten vermehren. Nach Ausschüttung der Viren in die Blutbahn entwickelt sich die Phase 1, das Stadium der Virämie, welche die eigentliche Grundkrankheit der ARBO-Virusinfektion darstellt. Die bestehenden Krankheitserscheinungen sind oft nur geringfügig, und meistens tritt unter Bildung von neutralisierenden Antikörpern die Heilung ein. In einem Teil der Fälle aber schließt sich nach einem symptomfreien Intervall die zweite Phase der Erkrankung an. Die in das Zentralnervensystem, in die Leber oder in das mesenchymale Gewebe eingedrungenen Viren verursachen eine Organerkrankung, die an vielfältigen Symptomen zu erkennen ist. Das Überstehen der Erkrankung hinterläßt eine lang andauernde Immunität.

Pathoanatomie. Die histologischen Veränderungen des Gehirns sind durch fleckförmige entzündliche Herde weit auseinanderliegender Teile des ZNS mit deutlicher Bevorzugung der grauen Formationen gekennzeichnet. Es bilden sich perivasculäre Infiltrate im Parenchym und in den Meningen; auch Parenchymverödung und diffuse, mesenchymal-gliöse Zellanhäufungen werden angetroffen. Immer sind Rückenmark, Hirnstamm, Klein- und Zwischenhirn beteiligt.

Zum Unterschied von der Poliomyelitis finden sich bei der ARBO-Virus-Encephalitis gleichförmige encephalitische Läsionen der Kleinhirnrinde mit Ausfall und Neuronophagie der Purkinje-Zellen, der zentralen Kerne und des Markes. Stets sind bei der FSME die Stammkerne mit Bevorzugung des Thalamus und des Putamen betroffen, während der vordere Hypothalamus meist frei bleibt. Bei protrahiertem Krankheitsverlauf sieht man disseminierte spongiöse Fokalnekrosen in Großhirnrinde und Mark, Stammganglien und Kleinhirnrinde.

Klinik

Symptomatologie. Nach einer Inkubationszeit von 7—14 Tagen beginnt das virämische Stadium mit mäßigem Fieber bis zu 38° C, heftigen Schmerzen im Kopf, in den Gelenken und Muskeln sowie mit katarrhalischen Erscheinungen im Nasen-Rachenraum und der Conjunctiven. Diese erste Phase dauert 2 bis 4 Tage. Nach einem symptomenfreien Intervall von etwa 8 Tagen steigt die Temperatur erneut an (bis zu 40° C). Wieder treten heftige Kopf- und Rückenschmerzen, außerdem Schwindel und Erbrechen auf. Der weitere Verlauf hängt meist vom Alter des Patienten ab. Bei jüngeren Menschen bis zum 40. Lebensjahr überwiegt die meningitische Verlaufsform. Bei Patienten zwischen 40 und 60 Jahren steht die Encephalitis im Vordergrund, bei Personen über 60 Jahren die paralytische Verlaufsform (Moritsch).

Bei der vorwiegend *meningitischen Verlaufsform* fehlen Symptome, die auf eine Beteiligung des Hirnparenchyms hindeuten. Die meningealen Erscheinungen können verschieden stark ausgeprägt sein und gehen meist nach 3—5 Tagen wieder zurück.

Bei der *encephalitischen Verlaufsform* treten neben meningitischen Symptomen Bewußtseinstrübung, Tremor, Ataxie, Sprach- und Schluckstörungen, Schizophrenie-ähnliche Psychosen, Konvulsionen, Augenmuskellähmungen oder kurzdauernde Sensibilitätsstörungen auf.

Bei der *paralytischen Verlaufsform* (in ca. 10—20% der Fälle) entwickeln sich schlaffe Lähmungen der Extremitäten, vorzugsweise der Arme, der Hals-Nacken- und Schultergürtelmuskulatur. Die Lähmungen können langsam auftreten und sind von denen bei einer Poliomyelitis kaum zu unterscheiden. Auch Spätlähmungen nach Abklingen der akuten Phase sind beobachtet worden, selten vorübergehende Sensibilitätsstörungen. Bulbär lokalisierte Paralysen und ascendierende Formen vom Landryschen Typ haben eine ernste Prognose. Bei Atemlähmung kann der letale Ausgang nur durch rechtzeitige Tracheotomie und Überdruckbeatmung verhindert werden.

Verlauf und Prognose. Die meningitische Verlaufsform hat eine günstige Prognose und führt nach kurzem Krankheitsverlauf zur Restitutio ad integrum. Bei foudroyant verlaufender Encephalitis kann der Tod innerhalb von 24 Std eintreten. Im allgemeinen gehen die encephalitischen Symptome nach 7—10tägiger Krankheitsdauer allmählich zurück, und es kommt zur völligen Ausheilung. In einem Teil der Fälle aber ist die Erkrankung von einem Anfallsleiden oder Parkinsonismus, von Ertaubung oder Erblindung gefolgt (Silber et al.). Lähmungen bilden sich meist innerhalb von 2 Wochen zurück und sind spätestens nach einem halben Jahr verschwunden. Die Letalität der FSME schwankt zwischen 0,2 bis 5%, soll aber im asiatischen Rußland wesentlich höher sein (bis 40%).

Diagnose. In der ersten Phase der Erkrankung besteht meist eine *Leukopenie*, in der zweiten Phase eine *Leukocytose* mit Eosinophilie. Der Liquor enthält nicht mehr als 1000 Zellen pro mm³, überwiegend Lymphocyten. Der Eiweißgehalt beträgt zunächst 35—150 mg-% und nimmt mit der Dauer der Erkrankung zu. Der Gehalt an Zucker und Chloriden ist normal. Der Virusnachweis gelingt bei verstorbenen Patienten aus dem Gehirn; aus dem Blut läßt sich das Virus nur im virämischen Stadium anzüchten, in dem noch keine neutralisierenden Antikörper gebildet worden sind. Eine serologische Diagnose kann durch einen mindestens vierfachen Titeranstieg neutralisierender, hämagglutinationshemmender und komplementbindender Antikörper gestellt werden. In der zweiten Phase der Erkrankung schließt ein negativer Neutralisationstest eine FSME aus.

Therapie und Prophylaxe. Da eine spezifische Beeinflussung der Erreger durch Virostatica noch nicht möglich ist, gelten die auf S. 424 erwähnten Behandlungsrichtlinien. Von den prophylaktischen Maßnahmen, die eine Ausbreitung der ARBO-Virusinfektionen verhindern sollen, wären die Pasteurisierung der Milch, eine aktive Immunisierung der Rinder und Ziegen, eine Bekämpfung der Zecken, z.B. durch DDT oder Hexachlor, oder anderer in Frage kommender Arthropoden (Mücken) zu nennen. Auch die Wirtstiere (Nager), die ein Virusreservoir darstellen können, müssen bekämpft werden. Bei Personen, die durch Zeckenbiß gefährdet worden sind oder sich eine Laborinfektion zugezogen haben, kann eine passive Immunisierung durch rechtzeitige Anwendung von Hyperimmunglobulin, das aus Rekonvaleszentenserum gewonnen worden ist, nützlich sein. Eine aktive Immunisierung des Menschen mit formalin- oder hitzeinaktivierten Impfstoffen aus Gewebekulturen kommt bei gefährdeten Personen (Land- und Forstarbeitern) in Endemiegebieten in Frage.

Epidemiologie. Berichte über Erkrankungen an Frühsommer-Meningo-Encephalitis liegen aus Großbritannien (RIVERS et al., DAVISON et al. u.a.), Süd- und Westdeutschland (STILLE et al., KLEMM et al., QUEISSER et al., ACKERMANN et al., SCHALTENBRAND, SINNECKER), Österreich (MORITSCH et al., GROLL et al.), der Tschechoslowakei (HLOUCAL), Rußland

(SILBER), Finnland (OKER-BLOM) und anderen Ländern vor. Bei den menschlichen Infektionen waren Männer häufiger als Frauen befallen. In der Landbevölkerung, besonders bei Land- und Forstarbeitern, war die Erkrankungshäufigkeit größer als in der Stadtbevölkerung, da die Gefährdung durch Zeckenbisse dort größer ist. Durch die saisonbedingte Häufung der Zecken in der Natur erklärt sich die größere Zahl menschlicher Erkrankungen im Frühsommer mit einem Gipfel im Juli. In Nordeuropa liegt der Häufigkeitsgipfel im August. Zu den Wirbeltieren, bei denen das TBE-Virus isoliert worden ist, gehören Mäuse, Eichhörnchen, Vögel, Schafe, Igel und Maulwürfe. Eine besondere Rolle als Virusreservoir scheinen Vögel, besonders Zugvögel, zu spielen, da diese ebenfalls von Zecken befallen werden und das Virus über weite Strecken verschleppen können.

Die lymphocytäre Choriomeningitis

Historische Daten. Das Virus der lymphocytären Choriomeningitis (LCM) wurde zuerst von ARMSTRONG et al. 1934 aus dem Gehirn eines Affen gezüchtet, und ein Jahr später gelang RIVERS et al. der Nachweis des Virus bei menschlichen Erkrankungen an aseptischer Meningitis. Später fand TRAUB LCM-Viren bei gesunden Mäusen, die ein Virusreservoir darstellen.

Ätiologie. Das Virus der LCM hat eine Größe von 40—60 mµ und geht außerhalb des Organismus rasch zugrunde. Für eine Infektion empfänglich sind — außer dem Menschen — Affen, Hunde, Meerschweinchen, Ratten und Mäuse. Bei Mäusen geht die Infektion am besten nach intracerebraler Impfung an. Nach 5—12 Tagen entsteht bei den Versuchstieren eine tödlich endende Encephalitis.

Pathogenese. Die Inkubationszeit beträgt 1—3 Wochen. Die Eintrittspforte für das Virus scheinen die oberen Luftwege und der Magen-Darmkanal zu sein. Während des virämischen Stadiums gelangt das Virus in das ZNS und ist im Liquor nachweisbar. Die Erkrankung hinterläßt eine Immunität.

Pathoanatomie. Bei Vorliegen einer Encephalomyelitis findet man Rundzellinfiltrationen der Meningen, des Ependyms und des Plexus chorioideus, außerdem herdförmige und ausgedehnte Infiltrationen, Gliareaktion und perivasculäre Rundzellmanschetten.

Klinik

Symptomatologie. Nach den bisherigen Erfahrungen verläuft eine Infektion durch das LCM-Virus nicht selten *inapparent*. Häufig treten nur *grippeähnliche Symptome* auf, die uncharakteristisch sind (SMADEL). Bei der meningitischen Verlaufsform kommt es zunächst zu Fieber und katarrhalischen Erscheinungen, die nach einigen Tagen wieder zurückgehen. In der zweiten Phase der Erkrankung zeigen die Patienten *meningeale Symptome*. Auch das zweite Stadium hält nicht lange an,

und nach etwa 2wöchiger Krankheitsdauer tritt in der Regel Heilung ein. Das symptomfreie Intervall zwischen erstem und zweiten Stadium kann 7 Tage betragen. Ein dreigipfliger Fieberverlauf ist möglich. In schweren Fällen entwickelt sich eine *Encephalitis* oder *Myelitis*; letztere kann einer Poliomyelitis ähneln. Dabei können Parästhesien und Sensibilitätsstörungen sowie Blasen- und Mastdarmlähmungen auftreten. In Einzelfällen wurde eine schwere Allgemeininfektion mit Leberbeteiligung und interstitieller Pneumonie festgestellt. Auch Myokarditis, Parotitis, Orchitis, Haut- und Schleimhautblutungen sowie maculopapulöse Exantheme sind beobachtet worden (BLATTNER).

Verlauf und Prognose. Im allgemeinen nimmt die Erkrankung einen gutartigen Verlauf. Diencephale Störungen im Rekonvaleszenzstadium wurden von SCHEID beschrieben. Bei schwerer Encephalitis ist tödlicher Ausgang möglich (SCHEID et al.).

Diagnose und Differentialdiagnose. Das Blutbild ist normal oder zeigt eine *Leukopenie*. Im Liquor können anfangs segmentkernige Leukocyten vorkommen. Später entwickelt sich eine *lymphocytäre Pleocytose* (500 bis 1000 Zellen/mm³), die einige Wochen anhalten kann. Der Eiweißgehalt des Liquors ist leicht oder mäßig erhöht, der Zuckergehalt anfangs erheblich erniedrigt (wie bei tuberkulöser Meningitis). Eine Isolierung des Virus gelingt während des Fieberstadiums aus dem Blut, während der meningealen Phase aus dem Liquor, weiterhin aus Rachenspülwasser und Urin. Bei tödlichem Ausgang läßt sich das

Virus aus Hirn, Milz und Lungen anzüchten. Im Laboratorium werden Mäuse und Meerschweinchen intracerebral infiziert, die an einer tödlich verlaufenden Meningoencephalitis erkranken. Eine Virusanzüchtung ist in der Gewebekultur auf der Chorioallantois möglich. Gleichzeitig müssen zur Bestätigung der Diagnose in verschiedenen Stadien der Erkrankung Serumuntersuchungen auf komplementbindende und neutralisierende Antikörper vorgenommen werden. Die erste Serumprobe soll bis zum 10. Krankheitstag, die zweite 3 Wochen nach Krankheitsbeginn, eine weitere in der 6.—10. Krankheitswoche gewonnen werden. Komplementbindende Antikörper treten gewöhnlich 3—4 Wochen, neutralisierende Antikörper 6—10 Wochen nach Krankheitsbeginn auf; letztere sind nach Überstehen der Krankheit noch längere Zeit, oft mehrere Jahre nachweisbar. Differentialdiagnostisch sind andere lymphocytäre Meningitiden, z. B. durch ECHO-, Coxsackie- und ARBO-Viren sowie durch Tuberkelbakterien, abzugrenzen.

Therapie s. S. 424.

Epidemiologie. Das natürliche Virusreservoir sind Hausmäuse, welche in großer Zahl befallen und nach ihrer Erkrankung zu Virusausscheidern werden. Sie scheiden das Virus mit dem Nasensekret, Speichel, Kot und Urin über lange Zeit aus und infizieren andere Mäuse. Erkrankungen kommen auch bei Hunden, Ratten, Meerschweinchen und Affen vor. Die Übertragung auf den Menschen erfolgt wahrscheinlich durch Staub, infizierte Nahrungsmittel oder durch Mäusebiß. Hunde und Katzen können Zwischenträger sein. Laboratoriumsinfektionen sind wiederholt vorgekommen (Scheid). Menschliche Erkrankungen treten vorwiegend im Winter und Frühjahr auf. Das LCM-Virus wurde in verschiedenen Teilen der Welt, auch in Europa (Lepine et al.), gefunden. Inapparente Infektionen des Menschen scheinen relativ häufig zu sein, denn Armstrong fand in den USA unter 2000 Seren bei gesunden Personen in 11% neutralisierende Antikörper. Nach Adair et al. waren in einer amerikanischen Klinik LCM-Viren in fast einem Zehntel der Fälle die Ursache von abakterieller Meningitis.

Herpes simplex-Encephalitis

Historische Daten. Smith et al. gelang 1941 zum ersten Mal die Isolierung von Herpes simplex-Virus aus der Hirnrinde eines an Encephalitis verstorbenen Säuglings. Später sind virologisch gesicherte Erkrankungen des ZNS durch Herpes simplex-Virus in großer Zahl veröffentlicht worden (Bloedhorn et al., Ross et al., Wenner et al., Jellinger et al., Witzleben et al., Vanderhaeghen et al., Mitchell et al., Wheeler et al. u.a.).

Ätiologie s. Band V, S. 149.

Pathogenese. Empfänglichkeit, Latenzphänomen und Aktivierungsmechanismus bei Herpes-Virusinfektionen sind in Band V, S. 150 besprochen worden. Im virämischen Stadium oder im Verlauf einer Herpes-Sepsis gelangt das Virus auf dem Blutweg in das Gehirn und ist im Liquor nachweisbar. Auch eine Virusausbreitung auf dem Nervenweg bzw. per continuitatem von Zelle zu Zelle wird für möglich gehalten (Krücke u.a.). Bei der disseminierten Herpes-Virusinfektion können außer dem Gehirn noch andere Organe wie Leber, Lungen und Nebennieren befallen sein. Nach neueren Arbeiten kann sich eine Herpes-Encephalitis nicht nur im Anschluß an eine Primärinfektion entwickeln, sondern auch durch Reaktivierung einer latenten Infektion (endogene Reinfektion) entstehen (Leider et al., Schmidt et al.). Hinsichtlich einer Generalisierung sind besonders Früh- und Neugeborene gefährdet, auf die das Virus schon intrauterin oder bei der Geburt (Herpes-Vulvovaginitis der Mutter) übertragen werden kann. Eine erhöhte Disposition für eine disseminierte Herpes-Virusinfektion haben auch unterernährte Kinder, die an Kwashiorkor leiden (Becker et al.).

Pathoanatomie. Die Autopsie zeigt eine akute, nekrotisierende Encephalitis mit intranucleären eosinophilen Einschlußkörperchen in den Ganglien- und Gliazellen. Im Großhirn ist die Entzündung vorzugsweise in der medio-basalen Schläfenrinde, in den unteren Orbitalwindungen, in der Inselrinde, in den basalen Abschnitten der Zentralwindungen und im Gyrus cinguli, sowie in den dorso-lateralen Abschnitten des Parieto-occipital-Gebietes lokalisiert. Außerdem bestehen entzündliche Veränderungen mit vielkernigen Riesenzellen im Mittelhirn, in der Brücke und Medulla oblongata, im Rückenmark, in den Wurzelnerven und Spinalganglien, nicht im Kleinhirn. In der Rinde findet man auch perivasculäre Infiltrationen, petechiale Hämorrhagien, Nekrosen, fettbeladene Phagocyten, Neuronophagie und Astrocytose. Die Meningen sind hyperämisch und zeigen perivenöse Rundzellinfiltrate.

Klinik

Symptomatologie. Die Herpes simplex-Encephalitis kann akut oder protrahiert verlaufen. Bei der *akuten Verlaufsform* haben die Patienten meist *hohes Fieber*, *Krämpfe*, *Benommenheit*, *Hyperkinesen* (Athetosen, choreiforme Bewegungen, Tics, Myoklonien, Hemiballismen, Torsionen), *primitive orale Bewegungsautomatismen*, *Halbseitenlähmung* oder *Halluzinationen*. Bei *subakutem Krankheitsverlauf* beobachtet man zunächst ein Nachlassen der geistigen Leistungen, Wesensveränderungen und Halluzinationen, im weiteren Verlauf Krampfanfälle, Hyperkinesen, Spasmen und Sehstörungen. Im *chronischen Sta-*

dium stehen *extrapyramidale Störungen* (Rigor) und *vegetative Regulationsstörungen* im Vordergrund. Bei den generalisierten Erkrankungen treten außer cerebralen Symptomen eine Leber- und Milzschwellung, ein Ikterus und eine erhebliche Blutungsneigung auf.

Verlauf und Prognose. Leichten Verlaufsformen stehen schwere Erkrankungen gegenüber, die nach 1—2wöchiger Dauer tödlich enden. Bei Neugeborenen und Säuglingen nimmt die Erkrankung meist einen tödlichen Ausgang.

Diagnose und Differentialdiagnose. Das Blutbild zeigt in den meisten Fällen eine mäßige oder erhebliche *Leukocytose* und *Linksverschiebung* (Scheid et al., 1966). Im Liquor findet man eine Vermehrung der Zellen (vorwiegend Lymphocyten), oft auch Erythrocyten und Xanthochromie (Miller et al.), ferner einen erhöhten Eiweißgehalt. Nur ausnahmsweise bestehen gleichzeitig Haut- oder Schleimhautveränderungen (Herpesbläschen auf der Haut, Eccema herpeticum, ein traumatischer Herpes, ein Herpes progenitalis, eine Vulvovaginitis, eine Gingivostomatitis, eine Keratoconjunctivitis), welche auf eine Herpes-Virusinfektion hindeuten. Der allein beweisende Virusnachweis gelingt durch Verimpfen von Hirngewebe oder Liquor auf die scarifizierte Hornhaut des Kaninchens, wo sich die typischen eosinophilen Einschlußkörperchen entwickeln, ferner durch Anzüchtung des Virus auf der Chorioallantois des Bruteies oder in der Gewebekultur. Das Auftreten neutralisierender und komplementbindender Antikörper ist bei einer Primärinfektion am Ende der 1. Krankheitswoche zu erwarten; sie erreichen in der 2. und 3. Woche ihren höchsten Titer.

Einschlußkörperchen im Gehirn findet man nicht nur bei der Herpes simplex- und Herpes B-Encephalitis, sondern auch bei der seltenen, durch das Herpes zoster-Virus hervorgerufenen Encephalitis, bei Tollwut, Cytomegalie mit Hirnbeteiligung, bei der Einschlußkörperchen-Encephalitis von Dawson und der subakuten sklerosierenden Leukoencephalitis von van Bogaert, außerdem als unspezifische Reaktion der Zellkerne nach Schwermetallvergiftung (Blei) und Stoffwechselstörungen.

Therapie s. S. 424.
Epidemiologie s. Band V, S. 150.

Herpes B-Encephalitis

Historische Daten. Herpes B-Virus (Herpes simiae) wurde 1934 von Sabin et al. erstmals aus dem Gehirn eines an Encephalomyelitis gestorbenen Laboranten gezüchtet, der von einem Affen gebissen worden war.

Ätiologie. Herpes B-Virus ähnelt in der Größe, dem Antigenaufbau und der Wirtsspezifität dem Herpes simplex-Virus. Es läßt sich auf der Chorioallantois von bebrüteten Hühnereiern und in Affennierenkulturen fortzüchten.

Pathogenese. Die Inkubationszeit beträgt 10 bis 20 Tage. Ob das Virus auf hämatogenem Wege zum Gehirn gelangt oder eine Wanderung entlang der Nervenbahnen stattfindet, ist noch nicht entschieden. Für die letztere Möglichkeit sprechen die neurohistologischen Befunde, die Betonung der neurologischen Symptome auf der gebissenen Seite und die Tatsache, daß es häufig zu einer aufsteigenden Myelitis kommt.

Pathoanatomie. Fast immer besteht eine Myelitis sowie eine Beteiligung der Medulla oblongata und des Hirnstammes. Auch das Großhirn kann einbezogen werden (Thomas et al.). Die histologische Untersuchung ergibt perivasculäre Infiltrationen von mononucleären Zellen, eine Entmyelinisierung und das Auftreten von intranucleären Einschlußkörperchen. Herdförmige nekrotische Veränderungen können in Leber, Milz, Nebennieren und Lymphknoten gefunden werden.

Klinik

Symptomatologie. Je nach Lokalisation der Entzündung treten vorwiegend encephalitische oder vorwiegend myelitische Symptome auf. Steht die Myelitis im Vordergrund, so hat diese fast immer einen aufsteigenden Charakter und führt schließlich zur Atemlähmung.

Verlauf und Prognose. In den meisten Fällen endete die Erkrankung nach tage- oder wochenlangem Verlauf tödlich.

Diagnose. Jede akute Encephalomyelitis, die nach Kontakt mit Affen oder Affenzellen auftritt, ist auf eine Herpes B-Infektion verdächtig. Der Liquor zeigt eine lymphocytäre Pleocytose und einen erhöhten Eiweiß-, aber normalen Zuckergehalt. Das Herpes B-Virus läßt sich aus Hirn, Rückenmark, Lymphknoten und Milz in Gewebekulturen unter Bildung eines cytopathogenen Effektes anzüchten. Bei Überleben des Patienten wird ein Anstieg der neutralisierenden und komplementbindenden Antikörper festgestellt.

Therapie s. S. 424.

Epidemiologie. Beim Affen entstehen durch die Primärinfektion Bläschen auf der Haut und eine ulcerierende Stomatitis. Auch in den Organen von gesunden Tieren, die das Virus mit dem Speichel ausscheiden, wurden Herpes B-Viren häufig nachgewiesen (Hull et al.). Wegen der starken latenten Durchseuchung der Affen und des häufigen Vorkommens von Virusträgern sind Ärzte, Tierpfleger und Laboranten gefährdet, die aus beruflichen Gründen mit Affen umgehen und durch Biß, Kratzwunden oder Verunreinigung schon bestehender Hautläsionen mit Affenspeichel infiziert werden können.

Encephalo-Myokarditis

Historische Daten. Die zur Columbia-SK-Virusgruppe zählenden Viren (EMC-Viren) sind an verschiedenen Orten unter verschiedenem Namen beschrieben worden; die meisten Stämme sind identisch oder nahe verwandt. Als erste fanden Jungeblut et al. 1940 und 1943 in New York Virusstämme, die zunächst als Columbia-SK- und MM-, später als EMC-Viren bezeichnet wurden. Smadel et al. isolierten 1947 EMC-Viren als Erreger einer Meningoencephalitis bei amerikanischen Soldaten, die auf den Philippinen stationiert waren. Verlinde et al. gelang 1950 der Nachweis von EMC-Viren in den Faeces poliomyelitiskranker Kinder. Bieling et al. züchteten aus Faeces, Liquor und Blut von Patienten mit einer abakteriellen Meningitis Viren, die zur EMC-Gruppe gehörten und mit den von Keller et al. gefundenen Stämmen übereinstimmten.

Ätiologie. Die EMC-Viren rufen bei experimentell infizierten Tieren eine Encephalitis und Myokarditis hervor, während beim Menschen die Erkrankung meist ohne Myokardbeteiligung verläuft. Nur selten treten myokarditische Erscheinungen auf (Brenning, Verlinde). Die EMC-Viren haben eine Größe von 20 bis 30 mμ, sie sind relativ stabil und tierpathogen für Affen, Kaninchen, Meerschweinchen, Hamster und Mäuse. Eine Virusvermehrung ist in Hühnerembryonen und Gewebekulturen möglich. Die hämagglutinierende Eigenschaft der Viren kann durch spezifisches Immunserum gehemmt werden.

Pathogenese. Nach einer Inkubationszeit von 5—8 Tagen kommt es während einer Virämie zum Befall des ZNS. Neutralisierende Antikörper sind ab 2. Krankheitswoche nachweisbar.

Klinik

Symptomatologie. Die Krankheit, welche auch den Namen „Drei-Tage-Fieber" führt, beginnt mit plötzlichem Fieberanstieg und starken Kopfschmerzen. Es kommt zu Nackensteifigkeit und Steigerung der Sehnenreflexe; das Bewußtsein kann getrübt sein. Von Dick et al. sind in einem Fall Parästhesien, eine leichte Armparese und Sensibilitätsstörungen festgestellt worden. Bei zwei in Holland beobachteten Erkrankungen verlief die eine unter dem Bilde einer paralytischen Poliomyelitis, die andere als Encephalomyelitis.

Verlauf und Prognose. Meist gehen nach 3 Tagen alle Krankheitserscheinungen zurück.

Diagnose. Der Liquor zeigt eine mäßige, vorwiegend mononucleäre Zellvermehrung. Eine Virusisolierung ist aus Blut, Liquor, Faeces, Urin, Rachenspülflüssigkeit, Gehirn und Herzmuskelgewebe möglich. Das Material wird intracerebral und intraperitoneal an Mäuse verimpft, die an einer Encephalitis erkranken. Eine Bewertung der serologischen Befunde in der KBR, im Neutralisations- und Hämagglutinationstest ist nur möglich, wenn zwei Serumproben untersucht worden sind. Neutralisierende Antikörper sind ab 5.—7. Krankheitstag nachweisbar und erreichen später hohe Titer. Auch im Serum gesunder Personen sind neutralisierende Antikörper gefunden worden, die auf das Vorkommen latenter Infektionen hinweisen.

Therapie s. S. 424.

Epidemiologie. Der natürliche Wirt der EMC-Viren scheint die wilde Ratte zu sein (Warren et al.). Möglicherweise spielen Mücken als Virusüberträger eine Rolle. Der Infektionsmodus ist nicht genau bekannt. Außer in den USA sind Virusisolierungen in Deutschland, Holland, Südamerika und Australien gelungen.

Literatur

Ackermann, R., W. Scheid u. B. Küpper: Infektion mit dem Virus der Zentraleuropäischen Encephalitis in Südwestdeutschland. Dtsch. med. Wschr. **91**, 1141 (1966).

Adair, C. V., R. L. Gould, and J. E. Smadel: Aseptic meningitis, disease of diverse etiology: clinical and etiologic studies on 854 cases. Ann. intern. Med. **39**, 675 (1953).

Armstrong, C.: Studies on choriomeningitis and poliomyelitis. Monographie. Harvey Lect. Wash., **39** (1940/41).

—, and R. D. Lillie: Experimental lymphocytic choriomeningitis of monkeys and mice produced by a virus encountered in studies of the 1953 St. Louis encephalitis epidemia. Publ. Hlth Rep. (Wash.) **49**, 1019 (1934).

Becker, W., T. Du Naudé, A. Kripps, and D. McKenzie: Virus studies in disseminated herpes simplex infections. S. Afr. med. J. **37**, 74 (1963).

Bieling, R., u. F. Koch: Versuch einer Differentialdiagnose der abakteriellen Meningitis. Z. Kinderheilk. **72**, 85 (1952).

Blattner, R. J.: Parotitis, orchitis, and meningo encephalitis due to lymphocytic choriomeningitis virus. J. Pediat. **60**, 633 (1962).

Bloedhorn, H., A. Stammler, R. Ackermann u. W. Scheid: Herpes simplex-Enzephalitis des Erwachsenen mit tödlichem Ausgang. Dtsch. med. Wschr. **87**, 1247 (1962).

Brenning, R.: Encephalomyocarditis acuta. A disease suis generis? Upsala Läk.-Fören. Förh. **56**, 51 (1951).

Creveld, S. van, and H. de Jager: Myocarditis in newborns, caused by coxsackie virus. Ann. paediat. (Basel) **187**, 100 (1956).

Curnen, C. E.: The coxsackie viruses. Pediat. Clin. N. Amer. **7**, 903 (1960).

Curnen, E. C., A. H. London, E. Tanabe, W. P. Glenzen, and J. Koomen: An epidemic of aseptic meningitis attributable to coxsackie B₅ virus. Amer. J. Dis. Child. **96**, 571 (1958).

— E. W. Shaw, and J. L. Melnick: Disease resembling nonparalytic poliomyelitis associated with a virus pathogenic for infant mice. J. Amer. med. Ass. **141**, 894 (1949).

DALLDORF, G.: The coxsackie virus. Bull. N.Y. Acad. Med. **26**, 329 (1950).

— J. MELNICK, and E. C. CURNEN: The coxsackie group of viruses. In: Viral and rickettsial infections of man (T. M. RIVERS and F. L. HORSFALL). Philadelphia: J. B. Lippincott Co. 1959.

—, and G. M. SICKLES: An unidentified filterable agent isolated from the feces of children with paralysis. Science 108, 61 (1948).

— — H. PLAGER, and R. GIFFORD: A virus recovered from the feces of „Poliomyelitis" patients pathogenic for suckling mice. J. exp. Med. **89**, 567 (1949).

DAVISON, G., C. NEUBAUER, and E. W. HURST: Meningo-encephalitis in man due to the looping-ill virus. Lancet 1948 II, 453.

DELANEY, T. B., and F. H. FUKUNAGA: Myocarditis in a newborn infant with encephalomeningitis due to coxsackie virus group B, type 4. New England J. Med. **259**, 234 (1958).

DICK, G. W. A., A. M. BEST, A. J. HADDOW, and K. C. SMITHBURN: Meningo-encephalitis a hitherto unknown virus affecting man. Lancet 1948 II, 286.

DUNCAN, J. B. R.: Aseptic meningitis associated with a previously inrecognised virus. Lancet 1960 II, 470.

GARD, S.: Viruskrankheiten des zentralen Nervensystems. In: Die Infektionskrankheiten des Menschen und ihre Erreger (A. GRUMBACH u. W. KIKUTH), Bd. 2, S. 1385. Stuttgart: Georg Thieme 1958.

GEAR, J. H. S.: Coxsackie virus infections of newborn. Progr. med. Virol. 1, 106 (1958).

GRINSCHGL, G.: Die primären Virusmeningoenzephalitiden. Med. Klin. 60, 366 (1965).

GROLL, E., J. KRAUSLER, CH. KUNZ u. H. MORITSCH: Untersuchungen über die Morbidität und stille Durchseuchung einer Population in einem Endemiegebiet der Frühsommer-Meningo-Encephalitis. Arch. ges. Virusforsch. **15**, 151 (1965).

HAMMON, W.: Evaluation of red cross gamma globulin as a prophylactic agent for poliomyelitis. V. Reanalysis of results based on laboratory confirmed cases. J. Amer. med. Ass. **156**, 21 (1954).

— D. S. YOHN, E. H. LUDWIG, R. A. PAVIA, G. E. SATHER, and L. W. MCCLOSKEY: A study of certain nonpolio and poliomyelitis enterovirus infections. J. Amer. med. Ass. **167**, 727 (1958).

—, and R. A. PAVIA: Isolation and characterization of prototype viruses ECHO-26, ECHO-27, coxsackie B-6. Proc. Soc. exp. Biol. (N.Y.) **103**, 164 (1960).

HLOUCAL, L.: Zeckenencephalitis in Böhmen und Mähren. Schweiz. med. Wschr. 83, 78 (1953).

HOSIER, D. M., and W. A. NEWTON jr.: Serious coxsackie infection in infants and children. Amer. J. Dis. Child. 96, 251 (1958).

HULL, R. N., F. B. PECK, T. G. WARD, and J. C. NASH: Immunization against B virus infection. Amer. J. Hyg. 76, 239 (1962).

JAVETT, S. N., S. HEYMANN, B. MUDEL, W. J. PEPLER, H. I. LURIE, J. GEAR, V. MEASROCH, and Z. KIRSCH: Myocarditis in the newborn infant. J. Pediat. 48, 1 (1956).

JELLINGER, K., and F. SEITELBERGER: In: Encephalitides. Amsterdam: Elsevier Publ. Co. 1961.

JUNGEBLUT, C. W., and G. DALLDORF: Epidemiological and experimental observations on the possible significance of rodents in a suburban epidemic of poliomyelitis. Amer. J. publ. Hlth **33**, 169 (1943).

—, and M. SANDERS: Isolation of a murine neurotropic virus by passage of monkey poliomyelitis virus to cotton rats and white mice. Proc. Soc. exp. Biol. (N.Y.) **44**, 375 (1940).

— — Studies of a murine strain of poliomyelitis virus in cotton rats and white mice. J. exp. Med. **72**, 404 (1940).

KAHLMETER, O.: Clinical aspects of ECHO viruses. In: Virus meningo-encephalitis (G. E. W. WOLSTENHOLME amd M. P. CAMERON), p. 24. London: J. & A. Churchill Ltd 1961.

KARZON, D. T., A. L. BARRON, W. WINKELSTEIN jr., and S. COHEN: Isolation of ECHO virus type 6 during outbreak of seasonal aseptic meningitis. J. Amer. med. Ass. **162**, 1298 (1956).

— N. S. HAYNER, W. WINKELSTEIN jr., and A. L. BARRON: An epidemic of aseptic meningitis syndrome due to ECHO virus type 6. Pediatrics 29, 418 (1962).

KELLER, W., u. O. VIVELL: Poliomyelitisähnliche Krankheitsbilder und ihre Erreger beim Menschen. Ergebn. inn. Med. Kinderheilk. 5, 1 (1954).

KIBRICK, S., and K. BERNIRSCHKE: Acute aseptic myocarditis and meningoencephalitis in the newborn child infected with coxsackie virus group B, type 3. New Engl. J. Med. **255**, 883 (1956).

— — Severe generalized disease (encephalohepatomyocarditis) occurring in the newborn period and due to infection with coxsackie virus, group B. Pediatrics **22**, 857 (1958).

— L. MELÉNDEZ, and J. F. ENDERS: Clinical associations of enteric viruses with particular reference to agents exhibiting properties of the ECHO group. Ann. N.Y. Acad. Sci. 67, 311 (1957).

KLEMM, D., H. BERTHOLD u. J. MÜLLER: Endemisches Vorkommen der Frühsommer-Meningoenzephalitis in Südbaden. Dtsch. med. Wschr. **92**, 756 (1967).

KRÜCKE, W.: Herpes simplex-Virus und Nervensystem. Jahrbuch Max-Planck-Gesellschaft zur Förderung der Wissenschaften 1960, S. 70.

LANDSMAN, J. B., H. MCANESPIE, W. J. WEETCH, and E. J. BELL: New rashes for old. Brit. med. J. **1960** II, 464.

LEIDER, W., R. L. MAGOFFIN, E. H. LENNETTE, and L. N. R. LEONARDS: Herpes simplex-virus encephalitis. New Engl. J. Med. **273**, 341 (1965).

LÉPINE, P., et V. SAUTTER: Existence en France du virus murine de la chorioméningite lymphocytaire. C. R. Acad. Sci. (Paris) **202**, 1624 (1936).

MCALLISTER, R. M.: ECHO virus infections. Pediat. Clin. N. Amer. 7, 927 (1960).

— K. HUMMELER, and L. L. CORIELL: Acute cerebellar ataxia. Report of a case with isolation of type 9 ECHO virus from cerebrospinal fluid. New Engl. J. Med. 261, 1159 (1959).

Melnick, J. L., and K. Agren: Poliomyelitis and coxsackie viruses form normal infants in Egypt. Proc. Soc. exp. Biol. (N.Y.) 81, 621 (1952).

—, and E. C. Curnen: The coxsackie group. In: Viral and rickettsial infections of man (T. M. Rivers), 2nd ed. Philadelphia: J. B. Lippincott Co. 1952.

—, and A. B. Sabin: The ECHO virus group. In: Viral and rickettsial infections of man (T. M. Rivers and F. L. Horstfall), 3rd ed. Philadelphia: J. B. Lippincott Co. 1959.

— E. W. Shaw, and E. C. Curnen: A virus isolated from patients diagnosed as nonparalytic poliomyelitis or aseptic meningitis. Proc. Soc. exp. Biol. (N.Y.) 71, 344 (1949).

Miller, J. K., F. Hesser, and V. N. Tompkins: Herpes simplex encephalitis. Ann. intern. Med. 64, 92 (1966).

Mitchell, J. E., and F. C. McCall: Transplacental infection by herpes simplex virus. J. Dis. Child. 106, 207 (1963).

Moritsch, E., u. J. Krausler: Die endemische Frühsommer-Meningo-Encephalo-Myelitis. Wien. klin. Wschr. 69, 921 (1957).

Moritsch, H.: Durch Arthropoden übertragene Virus-infaktionen des Zentralnervensystems in Europa. Ergebn. inn. Med. Kinderheilk. 17, 1 (1962).

— Die Arbo-Viren. In: Virus- und Rickettsien-infektionen des Menschen (R. Haas u. O. Vivell). München: J. F. Lehmann 1965.

Oker-Blom, N., and P. Pohjanpelto: Occurence of coxsackie group of viruses in Finland. Ann. Med. exp. Fenn. 31, 166 (1953).

Oldershausen, H. F. von: Klinische Beobachtungen über eine neuartige primäre aseptische Meningo-encephalitis („epidemische Virus-Meningoenzephalitis"). Dtsch. med. Wschr. 82, 442 (1957).

— L. Gruetzner u. G. Friedbold: Über eine poliomyelitis-ähnliche paralytische Erkrankung nach ECHO-Virusinfektion. Klin. Wschr. 38, 923 (1960).

Pool, W., A. Brownlee, and D. R. Wilson: Etiology of „looping-ill". J. comp. Path. 43, 253 (1930).

Prince, J. T., J. W. St. Geme, and W. F. Schever: ECHO-9-virus exanthem. J. Amer. med. Ass. 167, 692 (1958).

Queisser, H.: Beobachtungen von mehreren Fällen mit Zeckenencephalitis in Deutschland. Münch. med. Wschr. 47, 2288 (1962).

Ramos-Alvarez, M., and A. B. Sabin: Characteristics of poliomyelitis and other viruses recovered in tissue culture from healthy american children. Proc. Soc. exp. Biol. (N.Y.) 87, 655 (1954).

Rivers, T. M., and F. F. Schwentker: Loaping-ill in man. J. exp. Med. 59, 669 (1934).

—, and T. F. M. Scott: Meningitis in man caused by a filtrable virus. Science (N.Y.) 81, 439 (1935).

Robbins, F. C., J. F. Enders, T. H. Weller, and G. L. Florentino: Studies in the cultivation of poliomyelitis viruses in tissue culture. V. The direct isolation and serologic identification of virus strains in tissue culture from patients with nonparalytic poliomyelitis. Amer. J. Hyg. 54, 286 (1951).

Ross, C. A. C., and J. Stevenson: Herpes-simplex meningoencephalitis. Lancet 1961 II, 682.

Sabin, A. B., E. R. Krumbiegel, and R. Wiegand: ECHO type 9 virus disease: virologically controlled clinical and epidemiologic observations during 1957 epidemic in Milwaukee with coxsackie and other ECHO viruses. Amer. J. Dis. Child. 96, 197 (1958).

—, and A. M. Wright: Acute ascending myelitis following monkey bite with isolation of a virus capable of reproducing disease. J. exp. Med. 59, 115 (1934).

Schaltenbrand, G.: Radikulomyelomeningitis nach Zeckenbiß. Münch. med. Wschr. 104, 829 (1962).

Scheid, W.: Das Virus der lymphozytären Choriomeningitis und seine Bedeutung für die Neurologie. Fortschr. Neurol. Psychiat. 25, 73 (1957).

— K.-A. Jochheim u. A. Stammler: Tödlicher Verlauf einer Infektion mit dem Virus der lymphozytären Choriomeningitis. Dtsch. Z. Nervenheilk. 174, 123 (1956).

Schmidt, J. K., and A. F. Rasmussen: Activation of latent herpes simplex encephalitis by chemical means. J. infect. Dis. 106, 154 (1960).

Silber, L. A., and V. D. Soloviev: Far eastern tick-borne spring-summer (spring) encephalitis. Amer. Rev. Sov. Med. (spec. Suppl.) New York, American-Soviet-Medical-Society 1946.

Sinnecker, H.: Zecken-Encephalitis in Deutschland. Zbl. Bakt., I. Abt. Orig. 180, 12 (1960).

Smadel, J. E., and J. Warren: The virus of encephalomyocarditis and its apparent causation of disease in man. J. clin. Invest. 26, 1197 (1947).

Smith, M. G., E. H. Lenette, and H. R. Reames: Isolation of virus of herpes simplex and demonstration of intranuclear inclusions in case of acute encephalitis. Amer. J. Path. 17, 55 (1941).

Steigman, A. J.: Poliomyelitis properties of certain nonpolio viruses. Enteroviruses and Heine-Medin disease. J. Mt Sinai Hosp. 25, 391 (1958).

— U. P. Kokko, and R. J. Silverberg: Unusual properties of a virus isolated from the spinal cord of a child with fatal poliomyelitis. Amer. J. Dis. Child. 86, 509 (1953).

Stille, W., u. J. Bauke: Zeckenenzephalitis in Westdeutschland. Münch. med. Wschr. 107, 370 (1965).

Sylverton, J. T.: Outbreak of aseptic meningitis caused by coxsackie B 5 virus. Laboratory, clinical, and epidemiologic study. J. Amer. med. Ass. 164, 2015 (1957).

— Enteroviruses. Pediatrics 24, 643 (1959).

Thomas, E., u. E. Henschel: Über die Herpes B-Virus-Myelitis und -Encephalitis beim Menschen. Dtsch. Z. Nervenheilk. 181, 494 (1960).

Traub, E.: A filterable virus recovered from white mice. Science (N.Y.) 81, 298 (1935).

Vanderhaeghen, J. J., O. Périer, and Y. Bossaert: Acute necrotizing encephalitis. Path. europ. 1, 29 (1966).

Verlinde, J. D., and E. Nihoul: Excretion of poliomyelitis virus by healthy contact persons. Ned. T. Geneesk. 94, 1186 (1950).

Verlinde, J. D., and J. B. Wilterdink: Neuropathogenicity of non-polio enteroviruses with special reference to ECHO-9 virus. Folia psychiat. neurol. 61, 670 (1958).

Warren, J., S. B. Russ, and H. Jeffries: Neutralizing antibody against viruses of the encephalomyocarditis group in the sera of wild rats. Proc. Soc. exp. Biol. (N.Y.) 71, 376 (1949).

— J. E. Smadel, and S. B. Russ: The family relationship of encephalomyocarditis, Columbia SK, MM and meningoencephalomyelitis viruses. J. Immunol. 62, 287 (1949).

Wenner, H. A., and Lou Ty: Virus diseases associated with cutaneous eruptions. Progr. med. Virol. 5, 219 (1963).

Wheeler, C. E., and W. D. Huffines: Primary disseminated herpes simplex of the newborn. J. Amer. med. Ass. 191, 455 (1965).

Witzleben, C. L., and S. G. Driscoll: Possible transplacental transmission of herpes simplex infection. Pediatrics 36, 192 (1965).

Meningoencephalomyelitiden und Encephalopathien mit fakultativem oder fehlendem Virusnachweis

H. Doose und H.-R. Wiedemann, Kiel

Allgemeine Vorbemerkungen zur Pathogenese der Meningoencephalitiden und Encephalopathien bei Virusinfektionen und nach Schutzimpfungen

Eine Betrachtung der entzündlichen Erkrankungen des Zentralnervensystems allein unter dem Aspekt der Organmanifestation wird den tatsächlichen Verhältnissen kaum gerecht. Diese Feststellung von Pette und Kalm (1953) gewinnt in einer Zeit rascher Fortschritte der Infektionslehre und insbesondere der Virusforschung zunehmend an Aktualität. Gerade für die Pathogenese frühkindlicher *para- und postinfektiöser Encephalopathien und Encephalitiden* rückt immer mehr eine Betrachtung in den Vordergrund, die diese Erkrankungen als Teilerscheinungen einer Allgemeininfektion versteht. Es werden sich deshalb bei der Besprechung der Encephalitis gewisse Überschneidungen mit entsprechenden Abschnitten der Infektionslehre nicht vermeiden lassen. Um zu weitgehende Wiederholungen zu umgehen, muß für Fragen der Ätiologie auf die entsprechenden Abschnitte dieses Handbuches verwiesen werden (Band V).

Der älteste Versuch, die vielfältigen Formen der Encephalitiden zu ordnen, basiert auf einer Einteilung nach den klinischen Erscheinungen. Die Symptomatologie kann indessen bei ätiologisch einheitlichen Erkrankungen erhebliche intra- und interepidemiale Unterschiedlichkeiten zeigen und andererseits bei ätiologisch differenten Prozessen weitgehend übereinstimmen. Wie die Ätiologie hat auch der Typus der patho-anatomischen Veränderungen einen nur begrenzten Einfluß auf die Art der klinischen Erscheinungen. Wesentlich bestimmend für die Symptomatik scheint demgegenüber das Alter des Kindes zu sein. Die Vielfalt klinischer Krankheitsbilder läßt sich nach Thalhammer (1954) im wesentlichen auf folgende Formen begrenzen: *Allgemein-konvulsive und hemiparetische Encephalitiden, somnolent-ophthalmoplegische* und schließlich *lethargisch-paraparetische Encephalitiden.* Diese Reaktionsformen lassen eine weitgehend strenge Bindung an bestimmte Altersklassen erkennen. Als ein wesentlicher Parameter für die klinische Symptomatik erweist sich demnach die jeweilige Reifungsstufe des Gehirnes. Wenn eine solche, von einem allgemeinbiologischen Aspekt bestimmte Klassifizierung der Encephalitiden auch ein beträchtliches theoretisches Interesse hat, so genügt sie andererseits nicht den praktisch-klinischen Bedürfnissen.

Die gleichen Einschränkungen gelten für ein an der Morphologie der Encephalitiden orientiertes Ordnungsprinzip. Die Formalgenese — Entwicklung und Ablauf morphologischer und funktioneller Änderungen (Pette) — wird wesentlich geprägt durch den jeweiligen Reifungsgrad des Gehirnes. Insbesondere erweisen sich die postvaccinalen und die sog. para- und postinfektiösen Encephalitiden und Encephalopathien — wie dies besonders in letzter Zeit deutlich wurde — als in ihrer Pathogenese wesentlich abhängig vom Lebensalter des Erkrankten. Eine Abgrenzung dieser Krankheitsformen im herkömmlichen Sinne als besondere Gruppe kann pathogenetische Vorstellungen präjudizieren, die höchstens für einen Teil dieser Krankheitsbilder diskutabel sind.

Bei dem derzeitigen Wissensstand wird eine Einteilung der Encephalitiden nach ätiologischen Gesichtspunkten am befriedigendsten erscheinen. Eine Darstellung unter diesem Aspekt macht aber einige grundsätzliche Erörterungen über die Pathogenese erforderlich. Dabei können Krankheitsbilder mit bekannten Erregern und mit einer durch die Erreger unmittelbar bestimmten Pathogenese, also primär virogene Encephalitiden außer Betracht bleiben. Die Erörterung muß vielmehr dem seit mehr als 20 Jahren im Vordergrund aller Diskussionen über die Encephalitis-Ätiopathogenese stehenden Problem gelten: Gibt es neben Encephalitiden, deren Pathogenese von den direkten Auswirkungen bekannter Erreger und gegebenenfalls ihrer Produkte bestimmt wird, Krankheitsformen, für deren Prozeßgestaltung und -lokalisation pathogenetische Zwischenglieder — mittelbare Auswirkungen der Infektion — verantwortlich sind? Diese Frage betrifft die sog. para- und postinfektiösen wie postvaccinalen Encephalitiden.

1927 äußerte GLANZMANN erstmals die Vorstellung, diese Erkrankungen seien als Ausdruck einer anaphylaktischen Reaktion zu verstehen. Dieser Gedanke wurde später von FINLEY, PETTE sowie FANCONI et al. aufgegriffen. PETTE (1942) entwickelte auf der Grundlage dieser Vorstellungen die Arbeitshypothese von der „neurallergischen" Genese dieser Krankheitsformen. Seit jener Zeit wird über diese Fragen eine ungewöhnlich heftige Diskussion geführt, und erst neuerdings hat sich eine Annäherung der Standpunkte ergeben.

Die Hypothese von der „neurallergischen" Genese postinfektiöser Encephalitiden stützte sich auf folgende Argumente:

1. Relativ konstantes Zeitintervall zwischen primärer Erkrankung bzw. Impfung und Manifestation der cerebralen Symptomatik.

2. Weitgehende Übereinstimmung des patho-anatomischen Bildes mit perivenös angeordneten Gliasäumen und Entmarkungen.

3. Beschränkung der Veränderungen auf das Mark im Gegensatz zu der vorwiegend das Grau betreffenden Lokalisation der virogenen Encephalitiden.

4. Fehlender Virusnachweis.

5. Die Unmöglichkeit, mit den Erregern der Grundkrankheit ein gleichartiges Bild zu zeugen.

Diese Gesichtspunkte PETTEs bildeten den Ansatz für eine Kritik zahlreicher Autoren, die eine Virogenese der postinfektiösen Encephalitiden vertreten (WEISSE et al., THALHAMMER, 1958, und zahlreiche andere). Es wurden dabei besonders betont: Die Variabilität der Inkubationszeit, die Beobachtung neurologischer Störungen, z.B. bereits vor dem Exanthem, der in letzter Zeit zunehmend häufiger gelungene Nachweis der Erreger im Zentralnervensystem, die Inkonstanz des histologischen Bildes, das Ausbleiben einer Encephalitis bei Revaccination von Impfencephalitikern, die Beteiligung auch der grauen Substanz am Entzündungsprozeß, die Möglichkeit, mit den Erregern selbst im Experiment vergleichbare Krankheitsbilder zu erzeugen (KRÜCKE) u.a.

Die über diese Gesichtspunkte entstandene Diskussion hat zu einer bemerkenswerten Fixierung der Auffassungen geführt, die indessen den Gegebenheiten jeweils nur partiell gerecht zu werden scheinen. Die ursprünglich aber von PETTE sowie FANCONI et al. vertretene Konzeption, daß ein gleichzeitig mit der Allgemeininfektion auftretender neuraler Prozeß als unmittelbare Auswirkung des Virus anzusehen sei, „während eine erst nach einem bestimmten Intervall auftretende Encephalomyelitis nur mittelbar virusbedingt" sei, drückt eine durchaus nicht einseitige Deutung parainfektiöser neuraler Prozesse aus. Sie gibt vielmehr einer Betrachtung Raum, die u.E. die verschiedenen Auffassungen und oben angeführten Argumente zu einem Bild zu vereinigen vermag.

Die Problematik der Pathogenese parainfektiöser Encephalitiden läßt sich wegen des klar übersehbaren Infektionsablaufes besonders gut an der postvaccinalen Encephalitis untersuchen. Für diese Krankheitsgruppe wurden in den letzten Jahren Gesichtspunkte erarbeitet, die den gesamten Fragenkreis in einem anderen Licht erscheinen lassen. Zunächst wies DE VRIES nach, daß neurale Impfkomplikationen unter zwei morphologisch verschiedenen, nach unterschiedlicher Latenz auftretenden und darüber hinaus weitgehend streng altersabhängigen Bildern in Erscheinung treten. Bei Kindern unter 2 Jahren fand DE VRIES keine perivenöse mikrogliale Encephalitis, sondern einerseits das Bild einer Encephalopathie mit Hyperämie und Ödem, degenerativen Veränderungen der Nervenzellen, selten auch perivasculären Blutungen, und zum anderen lymphocytäre Infiltrationen der perivasculären Räume und der Meningen als Reaktion auf das Vaccinevirus selbst und eine gegebenenfalls vorhandene Begleitinfektion. Zu grundsätzlich gleichen, aber noch weiter differenzierten Unterteilungen kam später SEITELBERGER (1966). Ähnlich wie DE VRIES stellten WEBER und LANGE bei statistischen Untersuchungen anhand von Literaturfällen für die vaccinale Encephalopathie des Kleinkindes und die postvaccinale Encephalomyelitis des älteren Kindes und Erwachsenen eine unterschiedliche „Inkubationszeit" fest ($8,6 \pm 2,3$ bzw. $12,3 \pm 2,1$ Tage). In ganz analoger Weise erlaubt auch die klinische Beobachtung, zwei verschiedene altersgebundene und nach unterschiedlicher Latenz auftretende neurale Komplikationen zu unterscheiden (DOOSE und CARSTENSEN, HENDRIOK, EHRENGUT und EHRENGUT, 1965).

Nach DE VRIES bestehen zwischen der postvaccinalen Encephalopathie des Kleinkindes und der mikroglialen perivenösen Herdencephalitis des älteren Kindes keine unmittelbaren pathogenetischen Beziehungen; er sieht in vaccinaler Encephalopathie und mikroglialer Encephalitis vielmehr pathogenetisch differente Prozesse, deutet also diese Krankheitsformen im Gegensatz zu WEISSE et al., SCHLEUSSING u.a. nicht als „Früh-" bzw. „Spätstadium" eines pathogenetisch einheitlichen Geschehens. Auch die klinische Beobachtung ergibt keinen Anhalt dafür, daß es sich bei der im Stadium der Virämie auftretenden vaccinalen Encephalopathie um das Vorstadium einer postvaccinalen Encephalitis handelt (DOOSE und CARSTENSEN).

Der Gesamtkomplex postvaccinaler neuraler Komplikationen gliedert sich danach in zwei Grundformen, die sich hinsichtlich des Prädilektionsalters, der Prozeßmorphologie und des klinischen Bildes unterscheiden. Sie sind bei Berücksichtigung des Infektionsablaufes entsprechend den von PETTE und FANCONI vertretenen Auffassungen zwanglos einerseits als direkte Auswirkungen der Virusinfektion und andererseits eines sekundären, nur mittelbar virusbedingten pathogenetischen Geschehens zu verstehen.

Mit solchen Überlegungen ergeben sich zunächst stark vereinfacht erscheinende Verhältnisse. Die Vielfalt der klinischen und morphologischen Befunde, die als Abweichung von den genannten Grundformen beschrieben und zugleich als Argument gegen eine Konzeption primärer und sekundärer Prozeßformen angeführt wurden, rückt jedoch unter erweiterten Aspekten dem Verständnis näher: Klinische und tierexperimentelle Untersuchungen der letzten Jahre haben zunehmend deutlicher werden lassen, daß Struktur und Lokalisation encephalitischer Prozesse jeweils aus einer Summation sehr vielfältiger Wirkungsmomente zu verstehen sind (JACOB, 1956). Konstitutionelle Reaktionsbereitschaft, präparatorische Infekte, Doppel- und Mischinfektionen mit Potenzierungseffekten und Interferenzphänomenen, vasculäre Prozesse, Auswirkungen chemischer und morphologischer Nebenprodukte der primär affizierten Zellen, Änderung der Reaktionslage im Sinne einer Parallergie, d.h. einer veränderten Reagibilität gegenüber anderen Infektionen (MORO und KELLER, FEHRINGER und EHRENGUT) — diese und andere Faktoren können sich, worauf besonders JACOB (1956, Lit.) hinwies, in vielfältiger Weise überlagern und sich auf Art und Struktur des cerebralen Prozesses auswirken. Hervorzuheben sind unter den genannten Faktoren wegen ihrer besonderen Wichtigkeit bakterielle und virale Doppelinfektionen, die über einen Toxinsynergismus in einer großen Zahl der Fälle für die Entstehung und Verlauf parainfektiöser Encephalopathien gerade des Kleinkindesalters von ausschlaggebender Bedeutung zu sein scheinen (STICKL, 1960).

In den letzten Jahren liegen die Fortschritte in der Erforschung der Entmarkungsencephalitiden vor allem auf experimentellem Gebiet. Seit es RIVERS et al. (1933) gelang, durch Injektion von Nervengewebe beim Affen eine disseminierte Encephalomyelitis zu erzeugen, ist die experimentelle allergische Encephalitis zu einer wichtigen Modellkrankheit der Neuropathologie geworden. Sehr zahlreiche Untersuchungen (WÜTHRICH, Lit.) führten zur Feststellung weitgehender morphologischer Gemeinsamkeiten zwischen der experimentellen allergischen und der humanen perivenösen Encephalitis und vor allem der multiplen Sklerose. Seit die Übertragung der experimentellen Encephalitis durch lymphatisches Gewebe gelang (Paterson) und wie bei der humanen multiplen Sklerose demyelinisierende Antikörper nachgewiesen werden konnten (Bornstein und Appel), kann es als gesichert gelten, daß der experimentellen Erkrankung eine Antigen-Antikörper-Reaktion — also ein Mechanismus im Sinne der „Neurallergie" von Pette — zugrunde liegt. Die Isolierung der encephalitogenen Substanzen ist ein Hauptanliegen der derzeitigen Forschung.

Eine weitere wesentliche Stütze für die Annahme einer immunopathologischen Genese der humanen Entmarkungsencephalitiden bilden die Beobachtungen bei den neuralen Komplikationen nach der Lyssaschutzimpfung (Uchimura und Shiraki). Es bestehen sehr weitgehende morphologische Übereinstimmungen mit der experimentellen allergischen Encephalitis. Neben diesen Kriterien sprechen aber auch serologische Befunde (Kirk und Ecker, Koprowski und le Bell) und z.B. die Feststellung, daß mit der Anzahl der Vaccine-Injektionen die Häufigkeit von neuralen Komplikationen zunimmt (Appelbaum et al., 1953), für ein allergisches Geschehen. — Sehr bemerkenswert ist in diesem Zusammenhang weiterhin die klinische und patho-anatomische Beobachtung einer disseminierten Encephalomyelitis mit ausgedehnten Entmarkungen nach wiederholten Injektionen von lyophilisiertem Hirngewebe durch Seitelberger et al. (1958).

Aus der Gesamtheit der heute vorliegenden Befunde darf man nach Seitelberger (1967) die Berechtigung ableiten, eine prinzipielle ätiopathogenetische Vergleichbarkeit der experimentellen allergischen Encephalomyelitis, der postvaccinalen und der postinfektiösen Encephalitiden anzunehmen.

Der heute noch ausstehende exakte Beweis für eine Antigen-Antikörper-Reaktion bei der Encephalitis nach Pockenschutzimpfung und den postinfektiösen neuralen Komplikationen wird sehr viel schwieriger als bei der Encephalitis nach Lyssaschutzimpfung zu erbringen sein. Voraussetzung für die Entstehung dieser Prozesse scheint eine voll ausgebildete Virämie zu sein. Das Gehirn selbst muß der Entstehungsort für das durch das Virus provozierte encephalitogene Agens sein, um dann selbst zum Erfolgsorgan der Autoaggression zu werden. Damit ergeben sich im Gegensatz zu den vergleichsweise experimentellen Bedingungen bei der Encephalomyelitis nach Lyssaschutzimpfung notwendig Überlagerungen verschiedener — entzündlicher und nicht entzündlicher — pathogenetischer Mechanismen, die im obengenannten Sinne eine vielfältige Prozeßlokalisation und -gestalt erwarten lassen.

Heute ist es noch nicht möglich, aus der bunten Vielgestaltigkeit der klinischen und morphologischen Befunde, die uns bei der postvaccinalen und den sog. postinfektiösen Encephalitiden begegnet, in jedem Fall verbindliche Schlüsse hinsichtlich der Ätiopathogenese zu ziehen. Unter dem Eindruck der besonders von Jacob (1956) sowie Seitelberger (1966, 1967) mehrfach betonten Vielfalt von Wirkungsmomenten, die im Einzelfall Struktur und Lokalisation des encephalitischen Prozesses bestimmen, scheint aber eine streng alternative Formulierung des Problems — virogene oder „neurallergische" Encephalitis — verfehlt, da eine eigentliche Gegensätzlichkeit bei infektionsabhängigen cerebralen Prozessen nicht bestehen kann.

Masern-Meningoencephalomyelitis

Historische Daten. Die erste Mitteilung von neurologischen Störungen bei Masern erfolgt durch Nebel 1724 (40jährige Frau mit Augenmuskellähmungen). 1790 beschrieb Lucas bei einem 23jährigen Mädchen ein ausgeprägtes Krankheitsbild mit schlaffen Paresen, Blasenlähmung u.a. Erste anatomische Untersuchungen stammen von Barlow und Penrose (1887). Seit dem 2. und 3. Jahrzehnt dieses Jahrhunderts häufen sich die Mitteilungen über Erkrankungsfälle mit ausführlicher Beschreibung des klinischen und pathologisch-anatomischen Bildes. Eine eingehende Darstellung der pathologischen Anatomie und Histologie erfolgte erstmals durch Wohlwill (1929).

Häufigkeit. Die Angaben über die Häufigkeit neurologischer Komplikationen nach Masern divergieren außerordentlich. Sie schwanken zwischen 0,7 und 2⁰/₀₀ (Jacob, Lit.). Häufungen cerebraler Komplikationen bei einzelnen Epidemien kommen vor (Lorenz und Kaloud). In den letzten 30 Jahren wurde zunehmend häufiger über Masernencephalitiden publiziert. Ob eine echte Häufigkeitszunahme vorliegt (Zischinsky) oder die Erkrankung lediglich vermehrt beachtet wird (Pette und Kalm), ist nicht sicher zu entscheiden. Amerikanische Erhebungen sprechen für eine reale Zunahme der Masernencephalitis (Terry). — Eine abortiv oder sogar subklinisch verlaufende

Affektion des Zentralnervensystems ist bei Masern wahrscheinlich sehr viel häufiger als bisher angenommen. Elektrencephalographische Untersuchungen bei klinisch unkompliziert erscheinenden Masern deckten bei mehr als 50% der Fälle eindeutige, zum Teil schwere Veränderungen auf, wobei besonders Kleinkinder betroffen waren (GROSSMAN et al., GIBBS et al., 1959, 1962; GMYREK et al.). Es erscheint jedoch als problematisch, aus dem Nachweis von EEG-Veränderungen in jedem Fall auf eine entzündliche Affektion des Zentralnervensystems zu schließen, da auch ein Meningealhydrops und jede infekttoxisch bedingte Bluthirnschrankenstörung — kongestiv-ödematöse Encephalopathie (SEITELBERGER 1966) — zu EEG-Veränderungen führen können.

Altersdisposition. Das Prädilektionsalter ist das 5.—10. Lebensjahr (JACOB, Lit.). Säuglinge erkranken nur vereinzelt (FOX et al.).

Geschlechtsdisposition. Während einige Autoren über vermehrtes Betroffensein von Mädchen berichten (APPELBAUM et al., APPENZELLER, BRODTMANN u.a.), finden andere Untersucher einen gleichmäßigen Befall der Geschlechter, niemals jedoch eine Bevorzugung von Knaben.

Ätiologie. 1954 gelang es ENDERS und PEEBLES' das Masernvirus auf Kulturen menschlicher Nierenzellen zu züchten. Das Virus hat eine Größe von etwa 140 mµ und erweist sich bei experimentellen Studien als relativ resistent gegen Erhitzung und Gefrieren. Einzelheiten s. Band V, S. 45.

Pathogenese s. allgemeine Vorbemerkungen, S. 403.

Pathoanatomie. (s. auch allgemeine Vorbemerkungen, S. 403). Das morphologische Substrat der Masern-Encephalitis ist nicht einheitlich (JACOB, Lit.). Die Prozeßgestalt kann sich in zweierlei Richtung entwickeln. Im initialen Krankheitsstadium finden sich überwiegend toxisch-encephalopathische Störungen mit Ödem und Blutungen, seltener auch Thrombenbildungen. Mesodermal-lymphocytäre perivasculäre Infiltrate wechselnden Ausmaßes sind in der Regel vorhanden. Aufgrund von Querschnittsuntersuchungen kommt WALTHARD zu der Auffassung, daß die infiltrativen Prozesse nach den ersten 3 Tagen zurücktreten zugunsten von perivenösen Entmarkungen im Sinne der mikroglialen perivenösen Herdencephalitis. Es werden indessen sehr beträchtliche Variationen des morphologischen Bildes beobachtet: So können schon bei 2tägigem Krankheitsverlauf neben perivasculären entzündlichen Infiltraten typische perivenöse Entmarkungen vorkommen, wie andererseits entzündliche Veränderungen auch bei subakuten Verläufen mit mehrwöchiger Krankheitsdauer neben Entmarkungsprozessen nachweisbar sein können oder gar das Bild beherrschen. Nach DE VRIES ist das Ausmaß der mikroglialen Reaktion im wesent-

lichen bestimmt vom Alter der Patienten. Bei jungen Kindern mit akut-konvulsiven Krankheitsbildern überwiegen die toxisch-encephalopathischen und mesodermalen entzündlichen Veränderungen, bei älteren Kindern dagegen die Entmarkungsprozesse. DE VRIES (1961) fand bei Kindern unter 2 Jahren niemals eine mikrogliale Encephalitis. In jüngster Zeit beschrieb JACOB den Befund einer protrahiert verlaufenden Masernencephalitis (23 Tage). Es fanden sich neben ausgedehnten, wahrscheinlich hypoxiebedingten Nekrosen im Cortex und im Hirnstamm konfluierende Entmarkungsherde, die an das Bild einer multiplen Sklerose erinnerten.

Klinik

Symptomatologie. Unter Berücksichtigung der zeitlichen Beziehungen zwischen dem Auftreten cerebraler Erscheinungen und dem Ausbruch des Exanthems lassen sich zwei Formen von neuralen Komplikationen unterscheiden.

a) Präexanthematische Encephalitis und Encephalopathie (Frühencephalitis nach FANCONI, präeruptive Encephalitis nach McMATH, Premeasle-encephalitis nach CLEMENS, Inkubationsencephalitis nach MAYER et al.). Neurale Komplikationen vor dem Ausbruch des Exanthems, also im Invasions- und Generalisationsstadium der Infektion sind relativ selten. Sie betreffen überwiegend Kleinkinder. Charakteristisch ist ein akuter Beginn mit Krampfanfällen, Apathie, Bewußtseinstrübung oder Koma (GLANZMANN). Nicht selten sind die Krämpfe halbseitig und von Lähmungen gefolgt (sog. Hemiplegie-Syndrom). Meningeale Reizerscheinungen und Hirnnervensymptome kommen vor. Der Tod kann nach kurzer Zeit im Krampfstatus erfolgen (GLANZMANN u.a.). Im übrigen klingen die Erscheinungen meistens mit Ausbruch des Exanthems ab. Der Liquor ist meistens normal. Oft sind die klinischen Symptome sehr flüchtig. Sie können sich auf einen einmaligen Krampfanfall beschränken. Die Grenzen zwischen der echten präexanthematischen Encephalitis und einer flüchtigen konvulsiven Reaktion im Sinne eines „prämonitorischen Masernkrampfes" (HUSLER) sind unscharf. Fließende Übergänge bestehen andererseits zu den von GLANZMANN überwiegend bei älteren Kindern und Erwachsenen im präexanthematischen Stadium beobachteten Symptomen: Psychische Veränderungen, weinerliche Verstimmung, Halluzinationen, psychotiforme Zustände, Benommenheit, Apathie, Delirien. Solche Symptome werden besonders bei toxischen Masern gesehen.

b) Postexanthematische Encephalitis. Die Mehrzahl der cerebralen Komplikationen bei Masern tritt zwischen dem 3. und 7. Tag nach Exanthemausbruch in Erscheinung, seltener schon in den ersten 2 Tagen oder gleichzeitig mit dem Exanthem. Längere Latenzzeiten (bis zu 8 Wochen bei Hamilton und Hana) sind selten. In solchen Fällen bleibt ein kausaler Zusammenhang stets zweifelhaft. Der Beginn der Encephalitis zeigt sich an einem erneuten Fieberanstieg. Initiales cerebrales Symptom ist überwiegend die rasch einsetzende Bewußtseinstrübung, die oft in ein tiefes Koma übergeht. In etwa der Hälfte der Fälle werden Krampfanfälle generalisierten und fokalen Typs beobachtet, die sich oft zu Serien häufen. Meningeale Reizerscheinungen sind häufig, aber durchaus nicht obligat. Ein relativ häufiges Symptom sind Extremitätenlähmungen wechselnder Lokalisation. Hirnnervenausfälle, besonders Facialislähmungen, werden bei zahlreichen Patienten beobachtet. Glanzmann sah eine Opticusatrophie. Die sehr vielgestaltige Symptomatik zeigt gerade hinsichtlich seltenerer Symptome wie extrapyramidaler Störungen, cerebellarer Ataxie, Aphasie, deliranter und hyperkinetischer Bilder sehr beträchtliche interepidemiale Unterschiede. Rein spinale Krankheitsformen, z. B. in Form einer Landryschen Paralyse, wie sie Lorenz und Kaloud bei einer Epidemie gehäuft sahen, sind insgesamt selten. Hervorzuheben ist, daß die Masernencephalitis gelegentlich unter nur sehr flüchtigen Erscheinungen verläuft: Leichtes organisches Psychosyndrom, vermehrte Schläfrigkeit, geringe Ataxie u. ä.

Der Liquor zeigt meistens eine nur mäßige Pleocytose zwischen 50/3 und 100/3 Zellen/mm³. Eine Vermehrung der Zellzahl bis über 300/3 oder gar 1000/3 Zellen ist selten (Appelbaum et al.). Eine leichte Eiweißerhöhung ist die Regel. Veränderungen des Liquorzuckers sind schwer zu bewerten, da die Kinder häufig nach langanhaltenden Krämpfen punktiert werden. — Im Blutbild ist häufig eine Leukocytose nachweisbar. Glanzmann u. a. fanden Werte bis 55000. — Das EEG zeigt erwartungsgemäß keine spezifischen Veränderungen (Ross, Shinners et al., Radermecker u. a.): Initial findet sich in der Regel eine allgemeine Verlangsamung. Zwischen dem Ausmaß der Verlangsamung und der Bewußtseinslage bestehen keine festen Korrelationen. Im Verlauf kommen Seitendifferenzen, mehr oder weniger flüchtige Herde mit Spitzen und langsamen Wellen oft rasch wechselnder Lokalisation vor. In der Rückbildungsphase treten zunächst die langsamen Wellen zurück bei gleichzeitigem Erscheinen von oft rhythmischen Theta-Wellen; im Verlaufe von Tagen oder Wochen kehrt die altersentsprechende Aktivität langsam wieder. Im allgemeinen sind klinischer Verlauf und Verhalten des EEGs gut korreliert. Selten findet man im akuten Stadium eine generalisierte Abflachung des EEGs, die prognostisch besonders ungünstig ist (Radermecker).

Diagnose und Differentialdiagnose. Die charakteristischen zeitlichen Beziehungen zwischen dem Auftreten der zentralnervösen Erscheinungen und dem Exanthemausbruch lassen die Diagnose im allgemeinen rasch stellen. Bei längerer Latenz und womöglich nur flüchtigem Exanthem ist eine genaue Anamnese zur Erkennung des Zusammenhanges wichtig. Bei der Einordnung der präexanthematischen Formen sind die Prodromalsymptome der Masern wegweisend. — Die Differentialdiagnose hat alle entzündlichen Erkrankungen des Zentralnervensystems, embolische und thrombotische Gefäßprozesse, seltener Absceß und Tumor zu berücksichtigen. Insbesondere bei Kleinkindern sind eitrige Meningitiden auszuschließen. Schwierig kann die Differentialdiagnose flüchtiger Encephalitiden gegenüber Infektkrämpfen sein. Für Infektkrämpfe sprechen: Beim Patienten bereits früher aufgetretene eindeutig okkasionelle Krämpfe, entsprechende familiäre Belastung, rasche Normalisierung des EEGs nach dem Krampfanfall (Gibbs et al., 1964), normaler Liquorbefund.

Verlauf und Prognose. Über die Prognose der *präexanthematischen Encephalitis* und *Encephalopathie* können wegen der Seltenheit dieser Ereignisse keine umfassenden Angaben gemacht werden. Besonders bei den mit schweren Krämpfen einhergehenden Formen scheinen Defekte häufig zu sein. Todesfälle im Krampfstatus wurden mehrfach beschrieben (Glanzmann u. a.). Auch die flüchtigen konvulsiven Reaktionen — die „prämonitorischen Masernkrämpfe" — sind nach Bamberger und Matthes prognostisch ernster zu beurteilen als okkasionelle Krämpfe bei anderen Infektionen. Der Prozentsatz späterer Epilepsien ist beträchtlich. Ob es sich hier um echte Folgezustände handelt oder aber der Masernerkrankung lediglich die Bedeutung eines Realisationsfaktors für eine anlagebedingte Epilepsie zukommt, ist im Einzelfall kaum zu entscheiden. — Die *postexanthematischen Encephalitiden* lassen im wesentlichen zwei Verlaufsformen unterscheiden: Die akut-konvulsiv und die protrahiert verlaufende Meningo-Encephalitis. Die erstgenannte Form betrifft vor allem jüngere Kinder und ist prognostisch besonders ungünstig. Nicht selten sterben die Kinder innerhalb weniger Tage im tiefen Koma oder im Krampfstatus. Defekte sind bei diesen Krankheitsbildern häufig. Diesen meist foudroyant verlaufenden Erkrankungen sind jene gegenüberzustellen, die mit mehr oder weniger rasch einsetzender Schläfrigkeit oder Bewußtseinstrübung beginnen. Krämpfe treten überwiegend erst im Krankheitsverlauf auf, während meningeale Reizerscheinungen früh vorhanden sind. Diese Formen betreffen im wesentlichen ältere Kinder und Erwachsene und verlaufen im allgemeinen langsamer und anscheinend günstiger. Die Krankheitsdauer kann 10 Tage bis mehrere Wochen betragen (SAWCHUK et al., JACOB, Lit.).

Die *Letalität* der neuralen Komplikationen bei Masern liegt bei sehr beträchtlichen interepidemialen Unterschieden zwischen 10 und 30%. In der großen Statistik von HAMILTON und HANA fanden sich 20% Todesfälle. Sie betreffen vorwiegend Kinder unter 10 Jahren. Unter den Todesursachen sind bakterielle Komplikationen und Aspirationen bei komatösen Kindern besonders bedeutungsvoll. — Ebenso divergieren die Angaben über die Häufigkeit von *Defektzuständen* beträchtlich. Nachuntersuchungen von zahlreichen Autoren ergaben in 20—70% der Fälle Residualsymptome (MEYER und BYERS, SAWCHUK et al., JACOB, Lit.). Zwischen der Schwere des initialen Krankheitsbildes und dem späteren Verlauf bestehen keine strengen Korrelationen. Nach Encephalitiden mit langanhaltenden Krämpfen sind Defektzustände aber besonders häufig. Das Intervall zwischen Encephalitis und Manifestation der Defektsymptomatik kann mehrere Jahre betragen. Insbesondere gilt dies für cerebrale Anfallsleiden. Das EEG ist für die frühzeitige Erkennung einer vermehrten Krampfbereitschaft von wesentlichem Nutzen. Eine stark verzögerte Rückbildung der allgemeinen Verlangsamung sowie Persistieren von Herden mit langsamen Wellen und Spitzen sind ungünstig (RADERMECKER, DOOSE, 1959, u.a.). Andererseits erlaubt jedoch eine rasche Normalisierung des EEGs keine sichere prognostische Aussage. Noch nach Jahren können sich schwere Veränderungen einstellen.

Ob auch abortiv oder klinisch inapparent verlaufende, nur im EEG faßbare cerebrale Affektionen bei Masern (GIBBS et al., 1959, 1962; GROSSMAN et al., GMYREK et al.) zu klinischen Defektzuständen und bleibenden EEG-Veränderungen führen können, ist bis heute nicht verbindlich geklärt. Im Einzelfall muß vor Annahme solcher Zusammenhänge die Frage einer cerebralen Vorschädigung erwogen und zum anderen berücksichtigt werden, daß auch bei hirngesunden Kindern in einem beträchtlichen Prozentsatz abnorme EEG-Kurven vorkommen (DOOSE et al., 1967).

Die *Defektsymptomatik nach Masernencephalitis* ist außerordentlich mannigfaltig: Krampfleiden (überwiegend fokale Epilepsien einschließlich der psychomotorischen), Verzögerung der geistigen Entwicklung bis zu schwerer Demenz, Persönlichkeitsveränderungen, Verhaltensstörungen, verschiedene neurologische Defekte wie spastische Paresen, Hirnnervenlähmungen, seltener Sprach- und Hörstörungen, Erblindung, Ataxie u.a. Eine Pubertas praecox wurde von APLEY beschrieben. Uncharakteristische Symptome wie auffallende Ermüdbarkeit, Aufmerksamkeitsstörungen, nervöse Reizbarkeit, emotionale Instabilität u.ä. sind häufig, aber hinsichtlich des kausalen Zusammenhanges oft schwer einzuordnen.

Therapie s. S. 424.

Prophylaxe. Die bisherigen Versuche, die Masern-Encephalitis durch Unterdrückung bzw. Mitigierung der Masern mittels passiver Immunisierung (Rekonvaleszentenserum, Gammaglobulin) zu verhüten, waren keineswegs immer erfolgreich (GREENBERG et al., ODESSKY). — Einen entscheidenden Fortschritt in der Prophylaxe der Masern-Encephalitis dürfte die aktive Immunisierung bedeuten (BONIN, Lit., Intern. Conf. on measles immun. 1961). Die Impfung allein mit inaktiviertem Virus löst keine Impfkrankheit aus, bewirkt aber keinen dauerhaften Schutz (FOEGE et al. u.a.). Die Vaccination mit Lebendimpfstoff dagegen führt zu einer Impfkrankheit, die mitigierten Masern mit verkürzter Inkubationszeit ähnelt, aber nicht infektiös ist (KRUGMAN et al., 1962). Der Impfschutz scheint sehr lange anzuhalten. Besonders schonend und risikolos ist offenbar die Kombination beider Verfahren: Die Immunisierung wird mit 1—2 Injektionen von inaktiviertem Impfstoff begonnen und durch eine Gabe von Lebendimpfstoff komplettiert (BONIN, Lit., GUINEE et al.). Zentralnervöse Komplikationen scheinen bei solchem Vorgehen nicht vorzukommen. — GIBBS et al (1961) sowie MÜLLER und ECKOLDT wiesen nach, daß bei Impfmasern die sonst bei Masern in mehr als der Hälfte der Fälle auch ohne klinische Symptomatik nachweisbaren, unter Umständen schweren EEG-Veränderungen praktisch fehlen.

Varicellen-Meningoencephalitis

Historische Daten. 1875 beschrieb Hunter erstmals neurale Komplikationen bei Varicellen. Osler (1899) berichtete über eine Hemiplegie im Zusammenhang mit Windpocken. Marfan (1893) beobachtete bei einem Kind von 22 Monaten eine Ophthalmoplegie. Weitere Berichte stammen von Gay (1894) sowie Menko (1899), zusammenfassende Darstellungen später von Zimmerman und Yannet (1931), Underwood (1935), Bergman und Magnusson (1939), Appelbaum et al. (1953).

Häufigkeit und Disposition. Appelbaum et al. (1953) fanden bei klinisch behandelten Varicellen, also in einem ausgelesenen Krankengut, in 0,26% neurale Komplikationen. Die Autoren schätzen die reelle Häufigkeit auf weniger als 0,1⁰/₀₀. Entsprechende Erhebungen von Bergman und Magnusson sprechen dafür, daß die Meningoencephalitis nach Varicellen seit etwa 1925 absolut häufiger geworden ist. Die seit jener Zeit wachsende Häufigkeit von Publikationen scheint ihren Grund nicht nur in einer besseren Kenntnis und vermehrten Beachtung dieser Erkrankung zu haben. — Betroffen sind zu etwa 90% Kinder unter 10 Jahren. Das ausgeprägte Maximum der Morbiditätskurve liegt zwischen dem 5. und 7. Lebensjahr. In den ersten 2 Lebensjahren ist eine Varicellen-Encephalitis sehr selten. Auffallend ist ein bevorzugtes Befallensein von Knaben in den Zusammenstellungen von Appelbaum et al. (70% von 59 Kindern) und Bergman und Magnusson (85 Knaben unter 135 Fällen) sowie Miller et al. (35 Knaben unter 50 Fällen).

Ätiologie s. Band V, S. 80.

Pathogenese s. allgemeine Vorbemerkungen, S. 403.

Pathoanatomie. Die Zahl obduzierter und ausreichend genau histologisch untersuchter Fälle ist gering. Schulte findet 1963 im Schrifttum 8 Beobachtungen (van Bogaert, 1930; Zimmerman und Yannet, 1931; Dagnélie und Dubois, 1932; Waring et al., 1942; Roeder-Kutsch, 1944; Swan, 1946; Appelbaum et al., 1953; Lander, 1955). Ein einheitliches patho-anatomisches Substrat ist für die Varicellen-Encephalitis wie für die übrigen postexanthematischen Encephalitiden nicht nachzuweisen. De Vries (1961) analysierte unter einheitlichen Gesichtspunkten die mitgeteilten Beobachtungen und bezeichnet nur den Fall von Roeder-Kutsch als eine typische mikrogliale Encephalitis. In anderen Fällen finden sich zwar z. T. auch geringe perivasculäre Entmarkungen, im übrigen sprechen aber nach de Vries Prozeßausbreitung und -qualität für vasculär bedingte Encephalopathien. Im Fall von Lander bestand das Bild einer akuten hämorrhagischen Leukencephalitis (Hurst).

Klinik

Symptomatologie. Die Erkrankung beginnt zwischen dem 1. und 30. Tag nach dem Exanthemausbruch, in der überwiegenden Zahl der Fälle zwischen dem 4. und 7. Tag (Appelbaum et al., 1953; Bergman und Magnusson, Schulte). Selten kommen präeruptive Encephalitiden vor; in der Zusammenstellung von 150 Literaturfällen von Bergman und Magnusson sind 12 Fälle enthalten, in denen die cerebralen Symptome bis zu 7 Tagen vor den Hauterscheinungen auftraten. Vereinzelt wurden Encephalitiden ohne Exanthem, aber nach entsprechendem Kontakt beschrieben (van Bogaert, 1930; Josserand).

Unter Berücksichtigung der Prozeßlokalisation und der jeweils im Vordergrund stehenden neurologischen Störungen lassen sich nach Schulte vier Grundformen der neuralen Komplikationen unterscheiden: *Hirnstamm-Encephalitiden mit Ophthalmoplegie, choreatischen* und *athetotischen Bewegungsstörungen* u. ä., die *akute Cerebellitis,* die *Myelitis* sowie schließlich überwiegend *akut-konvulsiv verlaufende encephalopathische Krankheitsbilder.* Diese zuletzt genannte Krankheitsform unterscheidet sich hinsichtlich des Verlaufes und auch der pathologisch-anatomischen Veränderungen deutlich von den ersterwähnten Bildern und bedarf deshalb gesonderter Betrachtung.

Die *Encephalomyelitiden* beginnen mit Kopfschmerzen, meningealen Reizerscheinungen, Erbrechen, Fieber, Somnolenz, Koma, selten Krämpfen. Im weiteren Verlauf ist die Symptomatik in einer von Fall zu Fall stark wechselnden Weise durch Ophthalmoplegien, extrapyramidale Bewegungsstörungen, Blasen-Mastdarm-Störungen, Sensibilitätsausfälle und andere myelitische Symptome bis zum Querschnittsyndrom bestimmt. Reine Myelitiden sind ebenso wie isolierte Polyradikulitiden (Miller et al.) selten. — Sehr häufig und deshalb besonders kennzeichnend für die Varicellen-Encephalitis ist eine *cerebellare Ataxie* mit Tremor, Muskelhypotonie, Dysmetrie (s. auch S. 423). Die Ataxie kann so ausgeprägt sein, daß die Kinder nicht in der Lage sind, die aufrechte Körperhaltung zu bewahren. Das ataktische Syndrom kann ganz im Vordergrund stehen oder sogar alleinige Manifestation der cerebralen Affektion sein. Appelbaum et al.

fanden eine cerebellare Ataxie in 18 von 59 Fällen, DAGNÉLIE und DUBOIS in 14 von 25 Fällen. — Der Liquor zeigt überwiegend eine Pleocytose bis 100/3 Zellen, sehr selten bis über 1000/3 Zellen pro mm³ (APPELBAUM et al., 1953). Die Eiweißwerte sind höchstens leicht erhöht. Im EEG findet sich je nach Lokalisation des Prozesses eine mäßige allgemeine Verlangsamung, bei isolierter cerebellarer Ataxie überwiegend ein normales, höchstens gering diffus verändertes Kurvenbild (RADERMECKER). — Die *Encephalopathien* sind durch akut einsetzendes Koma und generalisierte Konvulsionen, später spastische Paresen gekennzeichnet. Nach SCHULTE neigen cerebral vorgeschädigte Kinder zu dieser Verlaufsform, während eine entsprechende Disposition für die Varicellen-Encephalomyelitis nicht bekannt ist. Bakterielle Komplikationen (Otitis, Mastoiditis, Impetigo, Hautabscesse usw.) infolge der für schwere Varicellen charakteristischen Resistenzminderung scheinen für die Entwicklung und den Verlauf des cerebralen Prozesses zusätzlich von wesentlicher Bedeutung zu sein (s. allgemeine Vorbemerkungen, S. 403). Anders als bei der postvaccinalen Encephalopathie — vgl. S. 415 — ist eine Altersgebundenheit, d.h. ein bevorzugter Befall von Kleinkindern, für die akut-konvulsive Encephalopathie bei Varicellen nach den bisherigen Untersuchungen nicht zu erkennen. — Der Liquor kann eine geringe Pleocytose zeigen, aber auch normal sein (SCHULTE). Das EEG ist im akuten Stadium schwer verändert (generalisierte, starke Verlangsamung).

Diagnose und Differentialdiagnose. Tritt die Encephalitis nach dem Exanthem auf, so ist die Diagnose im allgemeinen rasch zu stellen. Differentialdiagnostisch sind alle Formen entzündlicher Erkrankungen einschließlich bakterieller Infektionen, bei der cerebellaren

Ataxie aber vor allem auch ein Prozeß in der hinteren Schädelgrube zu berücksichtigen.

Verlauf und Prognose. Eine Angabe über die *Letalität* erscheint nach dem Gesagten nur sinnvoll unter Berücksichtigung des jeweiligen klinischen Bildes. So divergieren die summarischen Angaben der Literatur erwartungsgemäß erheblich. Die Letalität wird zwischen 5 und 20% angegeben (MILLER et al., APPELBAUM et al., 1953; DAGNÉLIE und DUBOIS, BERGMAN und MAGNUSSON). Nach SCHULTE gehen die Todesfälle wahrscheinlich überwiegend zu Lasten der encephalopathischen Krankheitsformen, die nicht selten innerhalb der ersten Krankheitstage letal enden. So fand SCHULTE in der Literatur unter 21 Fällen dieser Verlaufsform 9 Todesfälle. Die Letalität der Encephalomyelitis ist dagegen mit weniger als 1% anzunehmen. — *Defektheilungen* wurden von APPELBAUM et al. (1953) unter 33 Nachuntersuchten 10mal gesehen (geistige Entwicklungsverzögerung, Persönlichkeitsveränderungen, spastische Lähmungen, cerebrale Anfälle, Blindheit, Sprachstörungen). PIETSCH und SCHINDLING fanden bei 7 Kindern einmal eine Ataxie und einmal eine Störung der Sprachentwicklung. BERGMAN und MAGNUSSON sowie BRODTMANN stellten bei 9 bzw. 8 Patienten keine Restsymptome fest. Solche summarischen Angaben über Residualleiden geben aber für den Einzelfall keine brauchbaren Hinweise. Spätschäden wie Krampfleiden, Störungen der geistigen Entwicklung usw. scheinen nach Encephalopathien häufiger zu sein als nach der Encephalomyelitis. Der Verlauf dieser Krankheitsform, insbesondere der cerebralen Ataxie, ist meistens günstig. Die Rückbildung der Symptome verläuft zwar langsam, in der Regel innerhalb von 2—3 Wochen, aber überwiegend vollständig; Restzustände sind selten.

Therapie s. S. 424.

Meningoencephalomyelitis bei Mumps

Historische Daten. HAMILTON beschreibt 1790 eine cerebrale Komplikation bei Mumps. Er berichtet über einen 22jährigen Mann, der innerhalb von 3 Tagen nach einer Parotitis unter den Zeichen einer Encephalitis verstarb.

Häufigkeit und Disposition. Die tatsächliche Häufigkeit einer Beteiligung der Hirnhäute und des Gehirnes bei Parotitis epidemica ist schwer zu bestimmen, da insbesondere bei der Meningitis klinische Symptome fehlen können

und systematische Liquoruntersuchungen bei Mumpskranken nur vereinzelt durchgeführt wurden. BANG und BANG fanden in 40% von 235 Fällen eine Pleocytose. Nur 45 Patienten zeigten meningoencephalitische Symptome. Ebenso konnte AFZELIUS-ALM in mehr als der Hälfte von 661 Patienten eine Erhöhung der Zellzahl feststellen. Erschwerend für die Bestimmung der Häufigkeit von neuralen Komplikationen wirkt weiter, daß das für die Diagnose der Infektion wegweisende Symptom — die Parotitis (bzw. Entzündung der Glandula submandibularis) — fehlen kann. — Cerebrale Komplikationen betreffen alle Altersklassen, aber vorwiegend Kinder zwischen dem 5. und 9. Lebensjahr. Knaben werden doppelt so häufig befallen wie Mädchen (Murray et al., Miller et al.).

Ätiologie. 1934 zeigten Johnsson und Goodpasture, daß die Erkrankung durch ein Virus hervorgerufen wird, welches sich auf Rhesusaffen übertragen läßt. Das Virus gehört zur Gruppe der Myxoviren und hat eine Größe von etwa 140—190 µ. Wiederholt gelang der direkte Virusnachweis aus dem Liquor. Einzelheiten s. Band V, S. 112.

Pathogenese s. allgemeine Vorbemerkungen, S. 403.

Pathoanatomie. Seit dem ersten Bericht von Hamilton wurden etwa 20 histologische Befunde bei Mumps-Meningoencephalitis mitgeteilt; hinreichend ausführliche Beschreibungen liegen dabei nur von 8 Fällen vor (Lit. bei Fletcher und Toreson, Schwarz et al.). Das pathologisch-anatomische Bild ist nicht einheitlich. Nur in einem Teil der Fälle findet man eine perivenöse Entmarkungsencephalitis, in den übrigen Fällen entzündliche Syndrome, die für eine primär virogene Encephalitis sprechen.

Klinik

Symptomatologie. Die cerebralen Symptome treten 5 Tage vor bis 14 Tage nach der Parotitis auf. Nicht selten und seit Einführung der serologischen Diagnostik zunehmend häufiger wird eine cerebrale Manifestation der Mumpsinfektion ohne Parotitis diagnostiziert. So fanden Murray et al. in der Hälfte ihrer 80 Fälle keine Parotitis.

Die *Meningitis* ist die häufigste neurale Komplikation: Krankheitsbeginn mit Fieber, Abgeschlagenheit, Kopfschmerzen, Übelkeit, Erbrechen, Nackensteifigkeit, manchmal Somnolenz. Im Liquor finden sich Zellzahlerhöhungen oft erheblichen Grades. Kleinschmidt beobachtete Werte von 42/3 bis 5585/3 Zellen/mm³. Es handelt sich überwiegend um mononucleäre Zellen. Der Zuckergehalt des Liquors ist meistens normal. Die Eiweißwerte sind oft bis 60 mg-%, selten noch stärker erhöht. Sie erreichen gelegentlich ihr Maximum erst, wenn die Zellzahl schon rückläufig ist.— Sehr viel seltener werden bei Mumps *encephalitische* Krankheitsbilder beobachtet. So fanden Murray et al. bei einem Drittel ihrer 50 Fälle encephalitische Symptome. Die cerebrospinalen Zeichen können sekundär zu

den meningealen Reizerscheinungen hinzutreten oder aber von vornherein das Bild beherrschen: Bewußtseinstrübung wechselnden Ausmaßes, Delirien, seltener Krämpfe, zentrale und spinale Lähmungen, Hirnnervenausfälle. Es handelt sich überwiegend um Kinder im Schulalter, selten um Kleinkinder. Die Encephalitis kann unter dem Bild eines akuten Halbseitensyndroms mit Krämpfen und Hemiplegie verlaufen (Miller et al.). Das EEG zeigt bei der Encephalitis im Gegensatz zur unkomplizierten Mumps-Meningitis, bei der sich höchstens eine geringgradige Verlangsamung findet, zum Teil schwere diffuse Veränderungen (Holmgren, Subirana et al. u. a.). — Isolierte Myelitis, Polyradiculitis und Mononeuritis sind selten.

Diagnose und Differentialdiagnose. Eine wesentliche Voraussetzung für die Erkennung einer neuralen Komplikation bei Mumps ist, daß auch bei geringfügigen Symptomen der Liquor untersucht wird. Sofern neben meningitischen Zeichen eine Parotitis oder eine andere extraneurale Manifestation der Infektion nachweisbar ist bzw. zweifelsfrei Kontakt mit einem Mumpskranken bestanden hat, ist die Diagnose unschwer zu stellen. Fehlen indessen diese Hinweise — Manifestation der Meningitis vor der Parotitis oder Mumpsinfektion ohne Speicheldrüsenschwellung —, so führt die serologische Diagnostik mittels der KBR weiter. Beweisend für eine Mumpsinfektion ist ein Titeranstieg innerhalb der ersten 3 Krankheitswochen. Wenn nur eine Serumprobe zur Untersuchung gelangt, so spricht ein Titer von 1/160 oder darüber für eine Infektion. Die KBR kann auch im Liquor positiv sein (Lennartz). Von geringerer praktischer Bedeutung sind der Hämagglutinationstest, der Hauttest und der Virusnachweis im Speichel, Rachenspülwasser, Liquor, Urin und Blut. Eine rasche Diagnose ist unter Umständen durch Nachweis einer Vermehrung der Urindiastase auf 512 WE und mehr möglich, die auch bei Fehlen einer Parotitis vorhanden sein kann (Bieling und Koch).

Die geschilderten diagnostischen Verfahren sind von wesentlicher Bedeutung für die früher sehr schwierige und zugleich sehr wichtige Differentialdiagnose der Mumpsmeningoencephalitis gegenüber der Poliomyelitis, der Meningitis tuberculosa und anderen entzündlichen cerebralen Prozessen.

Verlauf und Prognose. Der Verlauf der Mumps-Meningitis ist in der Regel leicht. Die Zellzahl normalisiert sich meistens innerhalb von 2—3 Wochen. Schwere Folgezustände sind nicht bekannt. Gelegentlich wird später über Kopfschmerzen, Schwindelgefühl, nervöse Reizbarkeit und ähnliches geklagt. — Die Encephalitis kann schwer und protrahiert verlaufen. Es wird eine Letalität von etwa 20% angegeben (MILLER et al., Lit.). Über Defektzustände liegen nur relativ wenige Mitteilungen vor. PIETSCH und SCHINDLING fanden unter 14 Nachuntersuchten 3mal leichte neurologische Symptome. MØLLER in 3 von 13 Fällen, MILLER et al. in 30% der encephalitischen Erkrankungen. Innenohr- oder Acusticus-Schädigungen mit Schwerhörigkeit oder Taubheit sind wiederholt beobachtet worden. DOUTLIK et al. stellten bei Nachuntersuchungen von 50 Kindern in fast 50% der Fälle Symptome wie Kopfschmerzen, nervöse Übererregbarkeit und ähnliches sowie pathologische EEG-Veränderungen fest. Ein Teil der Kinder war aber nach der Anamnese als vorgeschädigt anzusehen. Auch SCHMIDT und HOFMANN fanden in 15% von 71 Kindern Verhaltensstörungen und in 17% pathologische EEG-Befunde.

Therapie s. S. 424.

Meningoencephalomyelitis bei Röteln

Historische Daten. Erste Beschreibungen von neurologischen Komplikationen bei Röteln erfolgten durch REVILLIOD und LONG (1906) und LABOUYLE (1910). BENARD berichtet 1921 über eine Rötelnepidemie, bei der 4,5% von 291 Fällen am 6. und 7. Tag nach dem Exanthem an einer gutartigen abakteriellen Meningitis erkrankten. Seitdem sind fast 100 Fälle von neuralen Komplikationen bei Röteln bekannt geworden (WILSON, 1940; MARGOLIS et al., 1943; MITCHELL und PAMPIGLIONE, 1954; RADERMECKER, 1956; MILLER et al., 1956; YTREHUS, 1956; SEITELBERGER und ZISCHINSKY, 1962).

Häufigkeit und Disposition. Von der Häufigkeit neuraler Komplikationen bei Röteln bestehen keine genauen Vorstellungen. Sicherlich sind sie im ganzen selten. MARGOLIS et al. schätzen nach Erhebungen bei einer Epidemie in Detroit die Encephalitishäufigkeit auf 0,2⁰/₀₀, den gleichen Wert fanden SHERMAN et al. bei einer Epidemie in Pennsylvania, während WALKER und NAHMIAS in Atlanta nur in 0,04⁰/₀₀ der Erkrankungsfälle neurale Komplikationen beobachteten. Die Encephalitis betrifft Kinder zwischen dem 2. und 15., am häufigsten zwischen dem 6. und 14. Lebensjahr; Kleinkinder erkranken sehr selten (MILLER et al.). Eine Geschlechtsdisposition besteht nicht.

Ätiologie. Der Erreger ist ein filtrierbares Virus, das HABEL 1942 auf Hühnerembryonen züchten konnte (Einzelheiten s. Band V, S. 64).

Pathogenese s. allgemeine Vorbemerkungen, S. 403.

Pathoanatomie. Ausreichende histopathologische Untersuchungen liegen von 14 Fällen vor (MOTZFELDT, BRIGGS, WIGAND, FALGER, MARGOLIS et al., NJÄ, MØLLER, PEIFFER, GADEHOLT und GRIMSTVEDT, SEITELBERGER und ZISCHINSKY, SHERMAN et al.). In 5 Fällen bestand das Bild der perivenösen Herdencephalitis mit Prozeßausbreitung im Mark, kontinuierlichen perivenösen Entmarkungen und Gliasäumen. In den übrigen Fällen, die zum Teil auch mit mehrtägigem Intervall nach dem Exanthem auftraten, zeigten sich überwiegend Befunde, wie sie für virale Polioencephalitiden charakteristisch sind. Die Prozeßausbreitung betraf zum Teil weiße und graue Substanz; in den von DAVISON und FRIEDFELD, PEIFFER sowie SEITELBERGER und ZISCHINSKY beschriebenen Fällen fehlte die Beteiligung des Markes vollkommen. SEITELBERGER und ZISCHINSKY betonen, angesichts der Prozeßstruktur könne nicht eingeräumt werden, „daß sich etwa bei längerer Krankheitsdauer das typische perivenöse Syndrom entwickelt hätte". Auch PEIFFER möchte in seinem Fall nach Prozeßausbreitung und Entzündungsqualität eine virale Genese annehmen (Krankheitsbeginn am 8. Tag nach Exanthemausbruch). SHERMAN et al. fanden in 3 Fällen lediglich Veränderungen im Sinne einer Encephalopathie mit Hirnschwellung und degenerativen Alterationen der Ganglienzellen ohne Entmarkung und wesentliche entzündliche Zeichen.

Klinik

Symptomatologie. Die cerebralen Symptome setzen in der überwiegenden Zahl der Fälle um den 4.—5. Tag nach dem Exanthem ein. Bei Myelitis und Polyradiculitis kommen Latenzzeiten bis zu 11 Tagen vor (MILLER et al.). Nur selten treten die ersten Symptome schon gleichzeitig mit dem Exanthem oder einige Tage vor Exanthemausbruch auf. Die Erkrankung beginnt in der Regel akut mit Kopfschmerzen, Apathie, Nackensteifigkeit, Erbrechen und hohen Temperaturen, die allerdings auch fehlen können. Es folgen meistens rasch Bewußtseinstrübung und Koma; mit wenigen Ausnahmen treten Krampfanfälle hinzu. Rein meningitische Krankheitsformen sind selten. Die Symptomatik ähnelt im übrigen der bei der Masernencephalitis beobachteten. Eine Ataxie fanden MILLER et al. in

13% der Fälle, Seitelberger und Zischinsky in 4 von 12 Fällen. Die cerebellare Ataxie kann selten auch einziges Symptom der cerebralen Affektion sein. Myelitische Syndrome sind selten (Seitelberger und Zischinsky, Tinel und Bénard). Ebenso wurde eine Polyradiculitis nur vereinzelt beobachtet (Miller et al.). Der Liquor zeigt eine Pleocytose bis zu 500/3 Zellen, überwiegend aber unter 100/3 Zellen. Das Eiweiß kann bis zu 100 mg-% vermehrt sein. EEG-Untersuchungen ergaben grundsätzlich gleiche Verhältnisse wie bei den anderen postexanthematischen Encephalitiden (Mitchell und Pampiglione, Humbert und Laget, Radermecker).

Diagnose und Differentialdiagnose. Entscheidend ist der Nachweis typischer Rötelnsymptome in der Woche vor Krankheitsbeginn. Differentialdiagnostisch kommen alle entzündlichen Erkrankungen des Zentralnervensystems sowie Gefäßprozesse, Tumor, Absceß in Betracht.

Verlauf und Prognose. Die Krankheitsdauer ist in der Regel kurz, sie beträgt wenige Tage bis eine Woche, selten länger. Die Letalität ist nicht unbeträchtlich; Seitelberger und Zischinsky fanden 3 Todesfälle unter 12 Beobachtungen, Margolis et al. 4 unter 14, Sherman et al. in 3 von 6 Fällen. Miller et al. sahen letale Verläufe bei Frauen (27%) doppelt so häufig wie bei Männern (13,5%), 30% der Todesfälle betrafen dabei Patienten jenseits des 16. Lebensjahres; es handelte sich vorwiegend um foudroyant verlaufende konvulsive Krankheitsbilder. Der Tod trat innerhalb der ersten 3 Krankheitstage ein. — Ergebnisse von systematischen katamnestischen Erhebungen an einer größeren Zahl von Patienten liegen nicht vor, so daß über die Häufigkeit von Defektzuständen keine verbindliche Aussage gemacht werden kann. Davison und Friedfeld sowie Margolis et al. berichten über Ataxie, Tremor, Facialisparesen u.a.

Therapie s. S. 424.

Meningoencephalitis bei infektiöser Mononukleose

Historische Daten. Die erste Beschreibung neuraler Komplikationen bei Mononukleose erfolgte 1922 durch Longcope. Seither sind mehr als 100 Fälle beschrieben worden (Bernstein und Wolf, 1950; Kissel et al., 1952; Walsh et al., 1954; Wolf, 1956).

Häufigkeit und Disposition. Die Häufigkeit neuraler Komplikationen bei Mononukleose wird von Wolf auf etwa 3% geschätzt. Wahrscheinlich ist aber eine klinisch symptomlose Beteiligung der Meningen sehr viel häufiger (8—10% nach Stiefel). Nach EEG-Untersuchungen von Bercel u.a. kommen auch subklinische encephalitische bzw. encephalopathische Prozesse vor. — Betroffen sind überwiegend Jugendliche und Erwachsene, Männer offenbar häufiger als Frauen. Bei Kindern sind neurale Komplikationen im Verlauf der Mononukleose anscheinend eine Seltenheit.

Ätiologie. Der Erreger ist bis heute nicht bekannt, wahrscheinlich aber ein Virus. Einzelheiten s. Band V dieses Handbuches, S. 186.

Pathogenese s. allgemeine Vorbemerkungen, S. 403.

Pathoanatomie. Es liegen nur vereinzelte Ergebnisse einer genauen pathologisch-anatomischen Untersuchung des Gehirnes vor. Danach finden sich neben entzündlichen Veränderungen mit perivasculären rundzelligen Infiltraten vor allem degenerative Veränderungen der Nervenzellen, perivasculäre Blutungen, z.T. in Form einer hämorrhagischen Encephalopathie (Wolf, Lit.).

Klinik

Symptomatologie, Verlauf und Prognose. Die neuralen Symptome zeigen sich in der Regel 1—3 Wochen nach Beginn der Mononukleose, selten schon gleichzeitig oder gar vor Manifestation der extraneuralen Erkrankung. Nach Kissel et al. sind meningitische, meningoencephalitische, rein encephalitische sowie myelitische und neuritische Krankheitsbilder zu unterscheiden. Ausgeprägte Encephalitiden mit Koma und Krämpfen sind selten (Leibowitz, Bergin). Gelegentlich verläuft die Erkrankung unter dem Bild einer isolierten cerebellaren Ataxie (Haynal und Regli, Retif et al., Bennet und Peters). Mehrfach wurde das ausgeprägte Bild einer Polyradiculitis (Guillain-Barré-Syndrom) beobachtet (Eaton et al.). Die Diagnose der Erkrankung kann schwierig sein, wenn — wie dies nicht selten ist — typische klinische Zeichen einer Mononukleose fehlen. Blutbild und serologische Befunde sind wegweisend. Im Liquor können atypische Lymphocyten (Hollister et al.) und heterophile Antikörper nachweisbar sein (Silberstein et al.). — Der Verlauf neuraler Komplikationen bei infektiöser Mononukleose ist in Abhängigkeit vom Charakter der jeweiligen Affektion wechselnd. Für Encephalitiden wurde eine Letalität von 11% angegeben (Geliebter).

Therapie s. S. 424.

Seltene para- und postinfektiöse Encephalitiden

Bei einer Anzahl weiterer, im vorstehenden noch nicht erwähnter Infektionskrankheiten kommen neurale Komplikationen unter dem Bilde einer Encephalopathie oder Encephalomyelitis vor, für die eine erregerbedingte Genese nicht oder nicht in jedem Fall zu erweisen ist.

Für die *akute infektiöse Lymphocytose* wurden vereinzelt neurale Komplikationen beschrieben (THELANDER und SHAW, WIEDEMANN, 1954; BOJINOV et al. u.a.). Während WIEDEMANN bei einem 3jährigen Knaben ein leichtes encephalitisches Bild beobachtete, sahen BOJINOV et al. bei einem Kleinkind 7 Tage nach Krankheitsbeginn eine mit bulbären Symptomen verlaufende, tödlich endende Encephalitis. Histologisch fand sich eine perivenöse Entmarkung im Bereich des Bulbus medullae oblongatae.

Grippale Infektionen verschiedener Ätiologie können nach unter Umständen mehrwöchigem Intervall von encephalitischen Erkrankungen gefolgt sein. Die Verkennung des postinfektiösen Charakters dieser Prozesse ist möglich, wenn die Ersterkrankung sehr leicht, womöglich abortiv verläuft (WEGMANN).

Beim *Exanthema subitum* werden im präexanthematischen Fieberstadium — offenbar häufiger als bei anderen Infektionskrankheiten — Krampfanfälle beobachtet. Ihre Häufigkeit ist für ein nicht ausgelesenes Krankengut mit 1,8% anzunehmen (BRUNNER). Überwiegend handelt es sich um unkomplizierte Infektkrämpfe, die sich allerdings mehrfach während der Erkrankung wiederholen können (WINDORFER und KORNHUBER, Lit.). Ob und inwieweit diesen Komplikationen in jedem Fall ein encephalopathischer Prozeß zugrunde liegt, ist nicht bekannt. Neben diesen meist flüchtigen, rein konvulsiven Krankheitsformen kommen auch schwere cerebrale Komplikationen z.B. unter dem Bilde eines akuten Hemikonvulsion-Hemiplegie-Syndroms vor, die von bleibenden Schäden gefolgt sein können (WINDORFER und KORNHUBER, Lit.). Diese Fälle müssen den akut-konvulsiven Encephalopathien (s. allgemeine Vorbemerkungen, S. 403) zugeordnet werden. (Weitere Einzelheiten über neurale Komplikationen bei Exanthema subitum s. Band V dieses Handbuches, S. 76.)

Neurale Komplikationen bei der *Virushepatitis* wurden bisher verhältnismäßig wenig beachtet. Eine zusammenfassende Darstellung gaben in letzter Zeit MÜHLER und GROS (Lit.). Die Angaben über die Häufigkeit divergieren stark (3—20%); sie sind z.T. nicht verwertbar, da das typische Leberkoma in die Betrachtung einbezogen wurde. — Die Erkrankung beginnt wenige Tage vor oder gleichzeitig mit der Hepatitis. Neben mehr oder weniger flüchtigen lymphocytären Meningitiden, die sich überwiegend im Prodromalstadium manifestieren, kommen ausgeprägte Encephalitiden mit Bewußtseinsstörung unterschiedlichen Ausmaßes, wechselnden neurologischen Symptomen, psychomotorischen Erregungszuständen, extrapyramidalen Bewegungsstörungen, schließlich Krampfanfällen und Halbseitenlähmungen u.a. vor. Die Letalität scheint gering zu sein und geht vorwiegend zu Lasten von Fällen mit extrapyramidalen Störungen (STOKES et al.). Die Prognose der überlebenden Fälle ist günstig, Defekte sind selten. — Neben encephalitischen Komplikationen werden Polyradiculitis, Polyneuritis, Landrysche Paralyse beobachtet. Tödlicher Ausgang ist möglich. — Die Differentialdiagnose kann besonders bei anikterischer Hepatitis schwierig sein. Fermentuntersuchungen und gegebenenfalls Leberbiopsie sind u.U. von Bedeutung für eine Abgrenzung gegen neurale Komplikationen bei infektiöser Mononukleose und gegen andere Encephalomyelitiden. Bei choreatisch-hyperkinetischer Symptomatik muß an Lupus erythematodes und an eine rheumatische Chorea gedacht werden. — Die Ätiopathogenese der neuralen Störungen bei Hepatitis ist wahrscheinlich nicht einheitlich. Neben unmittelbaren toxischen Auswirkungen der Leberschädigung müssen eine direkte Viruswirkung und „neurallergische", also mittelbare pathogenetische Mechanismen in Betracht gezogen werden. — Neue Aspekte eröffnet der Bericht von SIMPSON über Fälle von subakuter Encephalitis Dawson-van Bogaert nach Hepatitis. SIMPSON hält es für möglich, daß die subakute Einschlußkörperchen-Encephalitis eine seltene Manifestation der Infektion mit dem Hepatitis-Virus sei.

Encephalitis und Encephalopathie nach Pockenschutzimpfung *

Historische Daten. DE CARO beschrieb 1901 ein 4 Monate altes Mädchen, das 11 Tage nach der Pockenschutzimpfung an „Zuckungen" starb. In Böhmen wurden 1902 bei 31 Kindern nach der Impfung Konvulsionen beobachtet (zit. nach KAISER und ZAPPERT). In den 20er Jahren dieses Jahrhunderts häuften sich die Mitteilungen über neurale Komplikationen nach der Pockenschutzimpfung (LUKSCH, 1924; VAN BOUWDIJK-BASTIAANSE, 1925; TURNBULL und MCINTOSH, 1926).

Häufigkeit. Seit dem Nachweis einer Altersgebundenheit der postvaccinalen Encephalitis (BERGER und PUNTIGAM, 1954, 1960; HERRLICH et al., 1956) und einer daraus folgenden Beschränkung der Erstimpfung auf die ersten

3 Lebensjahre ist die postvaccinale Encephalitis ein sehr seltenes Ereignis geworden. Dafür traten zahlenmäßig die akut-konvulsiven Impfreaktionen des Säuglings und Kleinkindes (sog. postvaccinale Encephalopathien) in den Vordergrund. Ein exaktes Bild von der realen Häufigkeit von Impfkomplikationen des verschiedenen Typs zu geben, ist heute kaum möglich. Entsprechende Statistiken sind mit bedeutenden Unsicherheiten belastet: Ungenaue, gelegentlich nur geschätzte Zahlen der Impflinge, unsichere Erfassung der Komplikationen. So werden vor allem in den einzelnen

---

* Siehe auch Bd. III, S. 681 und Bd. V, S. 91.

Statistiken die akut-konvulsiven Encephalopathien des Säuglings und Kleinkindes sehr
unterschiedlich erfaßt, von manchen Autoren
von vornherein als nicht belangvolle sog.
Fieberkrämpfe ausgesondert. Allein für diese
Form der cerebralen Impfkomplikation fanden
Ehrengut und Ehrengut in Hamburg eine
Häufigkeit von 1:1030. In Schleswig-Holstein
fanden Doose und Eckel eine Häufigkeit von
1:500 bis 1:800.

Die postvaccinale Encephalitis im eigentlichen Sinne dürfte sehr viel seltener sein. Für
Deutschland kann man mit einer Erkrankungshäufigkeit von 1:10000—1:13000 rechnen
(Gutachten des Bundesgesundheitsamtes 1959,
Seelemann). In etwa gleicher Größenordnung
liegen die von Herrlich et al. (1965) gefundenen Werte. Bemerkenswerterweise schwanken die Angaben für die einzelnen deutschen
Bundesländer — wahrscheinlich infolge unterschiedlicher Erfassung — zwischen 1:5000 und
1:30000.

Die Häufigkeit der Encephalitis nach Wiederimpfung ist derzeit nicht genau zu bestimmen, sie ist
sicherlich sehr gering. Seelemann, Herrlich et al.
(1965) u.a. vermuten wahrscheinlich zu Recht, daß es
sich bei den wenigen bekannt gewordenen Fällen fast
ausschließlich um nicht erkannte Erstimpflinge handelt. Diese Vermutung stützt Seelemann durch die
Feststellung, daß sich z.B. in Hamburg bei den
„Wiederimpflingen" von 1947—1958 1,2—6,1% Erstimpflingsreaktionen zeigten. Herrlich fand einen
Anteil von 6%.

Altersdisposition. Das Risiko einer echten
Encephalitis ist bei Kindern jenseits des 4. Lebensjahres größer als bei Säuglingen und jüngeren Kleinkindern. Es wächst nach Berger
und Puntigam von etwa 1:10000 im 1.—3. Lebensjahr auf 1:100 im 11.—14. Lebensjahr.
Auch Herrlich findet bei älteren Kindern die
Gefahr einer neuralen Komplikation wesentlich
höher als in der frühen Kindheit, er sieht ein
weiteres Anwachsen des Risikos zwischen dem
4. und 14. Lebensjahr aber als nicht ausreichend erwiesen an.

Für die heute besonders häufigen akut-
konvulsiven cerebralen Komplikationen gelten
andere Verhältnisse: Sie treten in der typischen
Form (s. unten) fast nur in den ersten 3 Lebensjahren auf, wobei das 1. Lebenshalbjahr seltener
betroffen ist als das spätere Säuglings- und das
Kleinkindesalter (Ehrengut und Ehrengut,
Doose und Eckel).

Geschlechtsdisposition. Von einzelnen Autoren wurde eine vermehrte Gefährdung des

weiblichen Geschlechts gefunden (Herrlich,
Eckstein). Eine statistisch zu sichernde Geschlechtsdisposition scheint weder für die
Encephalitiden im eigentlichen Sinne noch für
die konvulsiven Impfkomplikationen des Säuglings und Kleinkindes zu bestehen.

Konstitutionelle Disposition. Luksch macht
bereits 1924 auf ein familiäres Vorkommen der
postvaccinalen Encephalitis aufmerksam. Seither ist eine größere Zahl entsprechender Beobachtungen mitgeteilt worden (Jacob, Lit.;
Ehrengut, 1961, Lit.; Herrlich et al., 1965,
Lit.). Ehrengut fand bei Zwillingsuntersuchungen, die allerdings neben typischen
Encephalitiden auch akut-konvulsive Encephalopathien des Kleinkindes einschlossen,
keinen Anhalt für eine genetische Prädisposi-
tion zur Erkrankung. Keuter sah demgegenüber in den Familien von Patienten mit Encephalitis eine erhöhte Neigung zu neuralen
Erkrankungen und Epilepsie. André-Balisaux
wies in entsprechenden Familien vermehrt
pathologische EEG-Befunde nach, die er als
Ausdruck einer Disposition zu cerebralen Erkrankungen wertet. H. Müller wiederum fand
keine besonderen zentralnervösen Auffälligkeiten bei den Angehörigen von Kindern mit
Impfencephalitis, wobei allerdings von vornherein die Familien von Kindern mit Krampfanfällen nach der Impfung ausgeschieden
wurden. — Burmester sieht in einer familiären
„allergischen Diathese" ein wesentliches disposi-
tionelles Moment. In mehr als der Hälfte von
48 Fällen fand er entsprechende Hinweise. In
einem vergleichbaren Kollektiv von Doose
und Carstensen waren keine Häufungen von
allergischen Erkrankungen nachzuweisen.

Insgesamt divergieren somit die Ansichten
über die Bedeutung dispositioneller Faktoren
(familiäre Bereitschaft zu Krämpfen und entzündlichen Erkrankungen des Zentralnervensystems, cerebrale Vorschäden, „allergische
Diathese", präparatorische Infekte usw.) beträchtlich. Die Beurteilung der Zusammenhänge wird dadurch erschwert, daß sich die
von den einzelnen Autoren untersuchten Kollektive hinsichtlich der verschiedenen Formen
von cerebralen Impfkomplikationen unterschiedlich zusammensetzen.

Als gesichert kann aber gelten, daß in der
Pathogenese der akut-konvulsiven cerebralen
Komplikationen des Säuglings und Kleinkindes
eine familiäre Disposition zu Krampfanfällen

eine hervorragende Rolle spielt. DOOSE et al. (1968) fanden in 35% der Fälle in der eigenen und/oder der Anamnese der engeren Familie cerebrale Anfälle, in bis 37% der Patienten im EEG Symptome einer genetisch determinierten Krampfbereitschaft. Außerdem konstatierten sie eine sehr bemerkenswerte Häufung von cerebralen Vorschäden oder entsprechenden Verdachtsmomenten (in 31% der Fälle Komplikationen der Schwangerschaft und/oder Geburt, Störung der frühkindlichen Entwicklung u. a.).

Ätiologie und Pathogenese s. allgemeine Vorbemerkung, S. 403.

Pathoanatomie. Prozeßgestalt und -lokalisation der cerebralen Impfkomplikationen lassen eine sehr deutliche Abhängigkeit vom Lebensalter der Erkrankten erkennen. Beim Säugling und Kleinkind findet sich fast ausschließlich das Bild einer diffusen toxischen Encephalose mit Hyperämie, Ödem, selten perivasculären Blutungen und degenerativen Veränderungen der Ganglienzellen. Lymphocytär-infiltrative Vorgänge können hinzutreten (DE VRIES, 1960; WEBER und LANGE). SEITELBERGER (1967) unterteilt darüber hinaus die postvaccinalen cerebralen Erkrankungen des frühen Kindesalters in die postvaccinale Encephalopathie als altersmodifizierte Form der entzündlichen cerebralen Reaktion und die kongestivödematöse Encephalopathie als nicht entzündliche, unspezifische, nämlich als Begleiterscheinung verschiedenster Erkrankungen auftretende Reaktion. Die besonders von WEISSE et al. vertretene Auffassung, es handele sich bei der postvaccinalen Encephalopathie um das Frühstadium der perivenösen Herdencephalitis, wird den heute vorliegenden Befunden nicht mehr voll gerecht, denn auch bei längerem Krankheitsverlauf findet sich bei Kleinkindern nicht das typische Bild einer Herdencephalitis (DE VRIES; JACOB, Lit.). — Die klassische perivenöse Herdencephalitis mit Entmarkungen und Wucherungen der Mikroglia im Sinne von SPATZ findet sich nach DE VRIES, WEBER und LANGE sowie SEITELBERGER fast ausschließlich bei älteren Kindern und Erwachsenen. Aber auch in dieser Altersklasse sind diese Veränderungen nicht regelmäßig nachweisbar. Man sieht lymphocytäre Encephalitiden mit Befall der grauen Substanz, nekrotisierende Encephalitiden nach VAN BOGAERT (JACOB, Lit.) wie auch hämorrhagische Encephalitiden (DE VRIES) und andere Prozeßformen. Bei Wiederimpflingen findet sich eine typische mikrogliale Encephalitis ausschließlich dann, wenn sich eine Pustelreaktion ausgebildet hat. — Das Vorkommen von chronisch progredienten cerebralen Prozessen im Anschluß an das akute Stadium ist bisher nicht sicher erwiesen.

Klinik

Symptomatologie. Die neuralen Komplikationen beginnen mit einer Latenzzeit von 4 bis 18 Tagen nach der Impfung. WEBER und LANGE konnten an einer großen Zahl von autoptisch untersuchten Fällen nachweisen, daß außerhalb dieses Zeitraumes beobachtete neurologische Erkrankungen mit weitgehender Wahrscheinlichkeit ursächlich nicht auf die Impfung zu beziehen sind. Innerhalb des genannten Zeitraumes lassen die „Inkubationszeiten" bei Berücksichtigung des Erkrankungsalters zwei Verteilungen erkennen, die sich um den 8. bzw. 12. Tag gruppieren und zwei Formen von neuralen Komplikationen zugehören, die sich pathologisch-anatomisch wie in der Regel auch klinisch unterscheiden lassen (DE VRIES, WEBER und LANGE, KEUTER, DOOSE, 1962; EHRENGUT und EHRENGUT, DOOSE et al., 1968): Vaccinale Encephalopathie (WEBER und LANGE) und postvaccinale Encephalitis. Obwohl die klinischen Bilder dieser Krankheitsformen in vielerlei Hinsicht Überschneidungen zeigen, die eine differentialdiagnostische Unterscheidung unmöglich machen können, erscheint nach den heute vorliegenden Kenntnissen (ähnlich wie bei der „Premeasle"- und der postexanthematischen Masernencephalitis) eine getrennte Besprechung notwendig.

a) Vaccinale Encephalopathie und postvaccinale Krampfanfälle. Diese Krankheitsform betrifft fast ausschließlich ältere Säuglinge und Kleinkinder. Die Krankheit beginnt überwiegend zwischen dem 5. und 10. Tag nach der Impfung bei einem ausgeprägtem Maximum um den 8. Tag (DOOSE und CARSTENSEN, HENDRIOK, EHRENGUT und EHRENGUT, 1965; DOOSE et al., 1968). Bei autoptisch verifizierten Fällen von frühkindlichen Impfkomplikationen fanden WEBER und LANGE eine Inkubationszeit von 8,6 ± 2,3 Tagen. Die Encephalopathie des Kleinkindes beginnt in der Regel auf der Höhe des Impffiebers — sehr selten ohne Fieber — mit generalisierten Krampfanfällen. Anders als bei den Encephalitiden älterer Kinder geht den Krämpfen meist keine Bewußtlosigkeit voraus. Die Krampfanfälle stehen im Vordergrund des klinischen Bildes. Sie können Stunden dauern oder sich gar zu Tage anhaltenden Staten häufen. Der Tod kann in den ersten 48 Std im Krampfstatus eintreten. Andernfalls hellt sich das Bewußtsein nach den Krampfanfällen meistens rasch auf. Die Krämpfe können von mehr oder weniger flüchtigen, aber auch bleibenden Paresen und Lähmungen zentralen Charakters gefolgt sein. Dies ist besonders typisch für jene Fälle, die akut mit Halbseitenkrämpfen beginnen (sogenanntes akutes Hemiplegie- oder Halbseitensyndrom). Meningeale Reizerscheinungen kommen vor. Der Liquor steht oft unter erhöhtem Druck, zeigt dabei meistens normale Eiweißwerte und eine normale, höchstens gering erhöhte Zellzahl. — Im EEG findet sich nach den Krämpfen eine allgemeine Verlangsamung, die meistens innerhalb der 1. Woche abklingt. Bei entsprechender klinischer Symptomatik, gelegentlich auch bei Fehlen von klinischen Herdzeichen, sind fokale Verlangsamungen nachweisbar, die stets zu vorsichtiger prognostischer Beurteilung mahnen. — Sehr häufig finden sich bei Kindern mit vaccinalen Encephalopathien bakterielle Begleitinfektionen — Angina, Otitis, Bronchitis, Pneumonie u.a. (Stickl et al.; s. auch allgemeine Vorbemerkungen, S. 403).

Die geschilderte akut-konvulsive Impfreaktion des Säuglings und Kleinkindes kann sehr flüchtig verlaufen und klinisch-symptomatologisch einem einfachen sog. Fieberkrampf gleichen (Hoefnagel, Doose et al., 1968). Es ist derzeit nicht möglich, scharfe Grenzen zwischen einer Encephalopathie, einer flüchtigen Encephalitis und einer einfachen konvulsiven Reaktion zu ziehen. Es erscheint willkürlich, allein die Schwere der Symptomatik — z.B. die Dauer der Krampfanfälle — als Kriterium für eine Unterscheidung heranzuziehen (Doose et al., 1968). Der Liquorbefund erlaubt nur bedingt eine Differentialdiagnose. Wenn auch eine Zellzahlvermehrung im allgemeinen für einen entzündlichen Prozeß spricht, so kommen andererseits nach langanhaltenden Krampfstaten auch Pleocytosen vor. Darüber hinaus kann eine echte Encephalitis beim Säugling und Kleinkind mit normalem Liquor einhergehen. Auch das EEG ist für die Differentialdiagnose nur bedingt geeignet. Es kann nach langanhaltenden sog. Fieberkrämpfen in gleicher Weise verändert sein wie bei einer Encephalitis.

Wie einerseits fließende Übergänge zum einfachen Infektkrampf bestehen, kann andererseits die Impfencephalopathie lediglich als flüchtiger Encephalomeningismus in Erscheinung treten: Fieber, Erbrechen, leichte Benommenheit, geringe klinische meningeale Reizsymptome, erhöhter Liquordruck. Hier sind die Grenzen zur normalen Impffiebersymptomatik unscharf. Systematische EEG-Untersuchungen nach Impfungen haben gezeigt, daß eine als Impfencephalopathie zu deutende cerebrale Beteiligung nach der Impfung sehr viel häufiger ist, als es die klinische Beobachtung vermuten läßt (Radtke, Gibbs et al.).

b) Postvaccinale Encephalitis. Diese „klassische" Form der neuralen Impfkomplikation betrifft Kinder jenseits des 2. Lebensjahres und Erwachsene. Sie tritt nach einer Latenz von 5—18 Tagen nach der Impfung, überwiegend um den 12. Tag herum, auf. Weber und Lange fanden an autoptisch verifizierten Fällen eine mittlere Inkubationszeit von $12,3 \pm 2,1$ Tagen. Oft gehen den cerebralen Zeichen am 8.—10. Tag p.v. uncharakteristische Allgemeinerscheinungen wie Kopfschmerzen, Abgeschlagenheit und anderes voraus. Sie sind als Impffiebersymptome einzuordnen. Nach meistens ganz erscheinungsfreiem Intervall von 2—4 Tagen setzt dann die Encephalitis ein: Überwiegend plötzlicher Beginn mit Kopfschmerzen, Berührungsempfindlichkeit, meningealen Reizerscheinungen, rasch zunehmender Bewußtseinstrübung bis zum tiefen Koma. Oft treten schon in den ersten Stunden generalisierte oder seitenbetonte Krämpfe hinzu. In einigen Fällen steht die Bewußtseinstrübung im Vordergrund. Auf der Höhe der Erkrankung kann eine bunte Vielfalt neurologischer Störungen auftreten: Pyramidale und extrapyramidale Störungen, Hirnnervenparesen, spinale Symptome bis zum ausgeprägten Querschnittssyndrom (Jacob, Lit.). Für die postvaccinale Encephalitis eigentlich typische Symptome gibt es erwartungsgemäß nicht. Neben schweren Bildern, die eine Affektion aller Teile des Zentralnervensystems erkennen lassen, sieht man rein meningitische, encephalitische und myelitische Formen. Die Symptomatik zeigt dabei eine gewisse Altersgebundenheit derart, daß mit zunehmendem Alter die zentral-paretischen Bilder seltener, die myelitischen Verlaufsformen sowie ophthalmoplegische, cerebellare und bulbäre Symptome häufiger werden (Thalhammer, 1954; Burmester, Pette u.a.). Rein myelitische und neuritische Krankheitsbilder scheinen ausschließlich bei Schulkindern und Erwachsenen vorzukommen (Herrlich et al.). Ein Guillain-Barré-Syndrom wird selten beobachtet. — Der Liquor zeigt in der Regel eine leichte bis mäßige Zellzahlvermehrung, die selten $1000/3/mm^3$ übersteigt. Mit zunehmendem Alter wird eine stärkere Pleocytose häufiger (PUNTIGAM und BERGER). Selten ist der Liquor normal. — Das Blutbild zeigt vor dem 10. Tag p.v. meist niedrige Leukocytenwerte, die im weiteren Verlauf bei gleichzeitiger Verminderung der Lymphocyten ansteigen (PUNTIGAM und BERGER). Serologische Untersuchungen bei cerebralen Impfkomplikationen ergaben bezüglich der hämagglutinationshemmenden und komplementbindenden Antikörper zeitlich und qualitativ normale Verhältnisse, während präcipitierende Antikörper vermehrt gefunden wurden (EPP). — Virusuntersuchungen: Das Vaccine-Virus befindet sich normalerweise zwischen dem 3. und 10. Tag nach der Impfung in der Blutbahn. Zwischen dem 5. und 7. Tag wurden die meisten positiven Befunde gewonnen (HERZBERG-KREMMER und HERZBERG). Im Liquor ist das Virus bei normalem Impfverlauf nicht nachweisbar. Bei Impfencephalitiden dagegen gelang der Nachweis schon mehrfach (HERZBERG-KREMMER und HERZBERG; WEISSE et al., HERRLICH et al., 1965, Lit.). Das EEG zeigt die für alle akuten Encephalitiden typische allgemeine Verlangsamung mit generalisierten Delta-Wellen, oft mit rasch wechselnden Herdbefunden. Die Rückbildung erfolgt über eine langsame Frequenzzunahme. Das Persistieren von Herdbefunden und Auftreten von Krampfpotentialen in der Rückbildungsphase ist prognostisch ungünstig (RADERMECKER, VALLAT et al., BURMESTER u.a.).

Von der Symptomatik der *neuralen Komplikation nach Revaccination* ist wegen der extremen Seltenheit dieser Erkrankung nur schwer ein Bild zu gewinnen. Die Inkubationszeit scheint sehr viel breiter zu streuen als bei der Erstimpflingsencephalitis. Es wurden encephalitische Bilder mit und ohne Konvulsionen, Meningitiden, Guillain-Barré-Syndrom, Neuritiden und anderes beschrieben, ohne daß in jedem der mitgeteilten Fälle sicher zu erweisen wäre, daß es sich wirklich um eine echte Impfkomplikation gehandelt hat (DE VRIES, Lit.).

Diagnose und Differentialdiagnose. Die Erkennung einer vaccinalen Encephalopathie und postvaccinalen Encephalitis beruht wesentlich auf dem Nachweis des engen zeitlichen Zusammenhanges mit der Impfung. Diagnostische Schwierigkeiten können abortive Erkrankungen bereiten, deren cerebrale Genese oft nur mittels des EEGs zu verifizieren ist. Hervorgehoben sei, daß das Fehlen einer lokalen Impfreaktion eine postvaccinale Komplikation nicht mit Sicherheit ausschließt

(REHSTEINER und WIESMANN). — Ausdrücklich zu betonen ist, daß der Nachweis einer zeitlichen Beziehung allein nicht für die Annahme eines kausalen Zusammenhanges genügt. In jedem Fall müssen differentialdiagnostisch alle Formen von parainfektiösen, virogenen und bakteriellen cerebralen Affektionen sowie Tumor, Abeceß und Gefäßprozesse in Betracht gezogen und durch eingehende klinische, serologische, virologische und bakteriologische Untersuchungen ausgeschlossen werden. Besonders bei Kleinkindern muß differentialdiagnostisch an eine pyogene Meningitis und auch an andere bakterielle Infektionen mit sekundärer toxischer cerebraler Symptomatik („infektiös-toxisches Syndrom" [STICKL et al., 1964]) mit dem anatomischen Substrat der kongestiv-ödematösen Encephalopathie (SEITELBERGER, 1967) gedacht werden. Zwischen dem 4. und 18. Tag nach der Impfung kommt es zu einer Resistenzminderung bzw. „parallergischen" Umstimmung des Organismus, die die Empfänglichkeit gegenüber bakteriellen Infektionen erhöht (STICKL und HELMING). — Bei tödlichem Ausgang einer Impfkomplikation ist immer eine Autopsie notwendig.

Verlauf und Prognose. Die Impfencephalopathien des Kleinkindes und die typischen Encephalitiden des älteren Kindes zeigen hinsichtlich des Verlaufes Unterschiede. Die Encephalopathie verläuft meistens foudroyant. Es zeigt sich entweder rasch eine Besserung, oder aber der Tod tritt in den ersten Tagen ein. 50% der letalen Fälle bei WEBER und LANGE starben bereits am 1. Krankheitstag. Die Encephalitis des älteren Kindes verläuft dagegen in der Regel protrahierter. Die Dauer der akuten Erkrankung beträgt 2 Tage bis höchstens 3 Wochen. Über Monate ausgedehnte subakute Verläufe werden gelegentlich beobachtet, wobei indessen jeweils schwer zu entscheiden ist, ob die fortbestehende klinische Symptomatik Ausdruck eines noch floriden Prozesses oder bereits von Folgezuständen ist (JACOB, Lit.). Das Maximum der Todesfälle liegt um den 4. Krankheitstag (WEBER und LANGE).

Die Angaben über die *Letalität* der Impfencephalitis schwanken beträchtlich; sie liegen zwischen 15 und 50% (JACOB, Lit.; SEELEMANN, Lit.). Die Divergenzen erklären sich dadurch, daß sich die Kollektive hinsichtlich der verschiedenen Formen von neuralen Komplikationen sehr unterschiedlich zusammensetzen. Man gewinnt aufgrund der Kasuistik den Eindruck, daß die in letzter Zeit vermehrt beachteten Erkrankungen des Säuglings- und Kleinkindesalters eine höhere Letalität besitzen als die Encephalitiden älterer Kinder (Jacob, Bick et al., Seelemann), wobei Säuglinge gegenüber Kleinkindern vermehrt gefährdet sind (Berger, 1964, 1967). Zu berücksichtigen ist allerdings, daß die leichten — womöglich unter dem Bild eines Fieberkrampfes verlaufenden — Impfkomplikationen des Kleinkindes nur unvollkommen erfaßt werden (Seelemann, Doose und Eckel).

Die genannten Unsicherheiten gelten in gleicher Weise für die Feststellung von Residualschäden. Während Kaiser und Zappert noch 1938 konstatierten, daß die postvaccinale Encephalitis entweder zum Tode führe oder ausheile, liegen heute sehr zahlreiche Berichte über schwere Defektzustände vor. Die Häufigkeit wird mit 4—50% angegeben (Jacob, Lit.). Herrlich et al. (1956) fanden sogar bei 57% der Überlebenden Defektsymptome. Die Symptomatik umfaßt Paresen, extrapyramidale Störungen, Hirnnervenausfälle, Epilepsien, geistige Entwicklungsretardierung, Störungen im affektiv-emotionalen Bereich usw. Hervorzuheben ist, daß sich Defektsymptome, insbesondere Epilepsien, oft erst nach mehrjährigem erscheinungsfreien Intervall manifestieren. Zwischen der Schwere des akuten Krankheitsbildes und der Spätprognose bestehen keine straffen Korrelationen. Fälle mit wochenlang anhaltender Bewußtlosigkeit können vollkommen ausheilen, während andererseits leicht verlaufende Krankheitsbilder zu Defekten führen können. Im letztgenannten Fall kann allerdings eine Entscheidung über den Kausalzusammenhang sehr schwierig sein. So ist gerade bei der Beurteilung von Kleinkindern daran zu denken, daß vorbestehende, z.B. durch eine ante- oder perinatale Störung bedingte Schäden oft erst in einem Alter erkennbar werden, in dem die Impfung normalerweise stattfindet. — Daß abortiv oder klinisch inapparent verlaufende, womöglich nur im EEG faßbare cerebrale Affektionen zu Defektzuständen führen können, ist bis heute nicht sicher erwiesen.

Über die *Prognose der akut-konvulsiven Reaktionen des Säuglings und Kleinkindes* wurden in letzter Zeit ausführliche Untersuchungen angestellt. Hendriok fand in 27% von 248 aus der Literatur zusammengetragenen Fällen Defektzustände. Doose et al. (1968) sahen bei 81 selbst beobachteten Kindern in 17,4% eindeutige, z.T. schwere Schäden. Es handelte sich überwiegend um Epilepsien, die in unmittelbarem zeitlichen Zusammenhang mit der akut-konvulsiven Impfreaktion zur Manifestation kamen. Neben einer erblichen Disposition zu Krampfanfällen scheinen lange anhaltende Krämpfe während der akuten Erkrankung eine wesentliche pathogenetische Bedeutung für spätere Defektzustände zu haben. Im Einzelfall ist indessen oft schwer zu entscheiden, ob der cerebralen Impfkomplikation die Bedeutung eines ursächlichen oder lediglich eines realisierenden Faktors für ein anlagebedingtes epileptisches Geschehen zukommt. Von dieser theoretischen Frage wird die Beurteilung eines ursächlichen Zusammenhanges zwischen Impfung und später aufgetretenen Krankheitserscheinungen nicht berührt.

Therapie s. S. 424.

Prophylaxe. Alle bisher entwickelten Verfahren zur Prophylaxe von neuralen Impfkomplikationen beruhen auf dem Versuch, eine starke Virämie zu verhüten bzw. eine Grundimmunität zu erzeugen, die der des Wiederimpflings gleicht. In Holland führte man Impfungen mit einem sog. „milden" Impfstamm durch und kam zu positiven Ergebnissen (Beunders et al.). Größere praktische Bedeutung hat dieses Verfahren in Deutschland bisher nicht erlangt. — Der Versuch, medikamentös den Verlauf der Impfkrankheit zu beeinflussen, schlug fehl. Das in Betracht kommende Thiosemicarbazon-Derivat Marboran beeinflußt bei sehr starken Nebenwirkungen weder die Lokal- noch die Allgemeinreaktion (Herrlich et al., 1965; Stickl 1967).

Schon 1957 versuchten Herrlich und Ehrengut durch Kombination der aktiven Immunisierung mit einer passiven Vorimmunisierung in Form einer Gabe von Vaccine-Hyperimmunserum oder Gammaglobulin die Impfkrankheit zu mildern und Komplikationen zu verhüten. In Holland wurden Großversuche durchgeführt. Bei den vorimmunisierten Personen traten Encephalitiden seltener auf (Nanning). Joppich et al. empfahlen für die Impfung die simultane Gabe von Hyperimmunserum (0,3 ml/kg Körpergewicht) und konnten nachweisen, daß durch ein solches Verfahren die Virämie eingeschränkt, andererseits die Entwicklung der Immunität nicht zu sehr gehemmt wird. Sofern einfaches Gammaglobulin gegeben wird, sind mindestens 0,7 bis 0,8 ml/kg Körpergewicht notwendig (Karte). Ein gewisser Nachteil der genannten Verfahren liegt darin, daß schon nach 2 Jahren eine Wiederimpfung notwendig wird.

Die größte praktische Bedeutung hat unter den prophylaktischen Maßnahmen in Deutschland bisher die *Vorimpfung mit inaktiviertem Impfstoff* (Vaccine-Antigen) erlangt. Aufbauend auf Untersuchungen von Bland und Collier et al. u.a. gelang es Herrlich (1959) in Zusammenarbeit mit Ehrengut, ein wirksames Antigen durch Formolinaktivierung einer Kulturvaccine zu gewinnen. Herrlich verfügt 1967 über Erfahrungen bei etwa 170 000 überalterten Erstimpflingen, die vor Durchführung der eigentlichen Vaccination einer Vorimpfung mit dem Vaccine-Antigen unterzogen wurden. Dreimal wurde eine postvaccinale Encephalitis beobachtet, davon zweimal mit leichtem, einmal mit schwerem Verlauf. Ein Todesfall trat nicht auf.

Eine nicht unbeträchtliche Zahl von neuralen Komplikationen ist sicher durch eine sehr sorgfältige Auswahl der Impflinge zu vermeiden. Ehrengut (1961, 1965) gibt einen umfangreichen Katalog der Gegenindikationen. Besonders hervorzuheben sind Störungen der Schwangerschaft, Geburt und frühkindlichen Entwicklung sowie jeder Hinweis auf eine cerebrale Vorschädigung. Ehrengut führt schon bei geringem Verdacht auf ein vermehrtes Impfrisiko eine Vorimpfung mit Vaccine-Antigen durch. Doose et al. (1968) legen darüber hinaus besonderes Gewicht darauf, daß Kinder, die früher Krampfanfälle hatten (z.B. auch sog. Fieberkrämpfe) oder aus entsprechend disponierten Familien stammen, wenn überhaupt, so ausschließlich bei sehr dringender Indikation und nach Vorimpfung mit Vaccine-Antigen geimpft werden. Die Dauer der Anfallsfreiheit vor der Impfung wird dabei als bedeutungslos angesehen. Doose et al. (1968) betonen besonders die begrenzte Aussagefähigkeit des EEGs im Säuglings- und frühen Kleinkindesalter. Es sei deshalb — sofern normal — für die Stellung der Impfindikation nicht geeignet.

Ehrengut und Ehrengut empfehlen aufgrund statistischer Untersuchungen über die Altersverteilung der Impfkomplikationen im Säuglings- und Kleinkindesalter, möglichst schon im 1. Lebenshalbjahr (4.—6. Monat) zu impfen. Ungünstig könnte sich bei solchem Vorgehen auswirken, daß man bei kleinen Säuglingen eine Störung der psychomotorischen Entwicklung — *jedenfalls bei Massenimpfterminen* — kaum immer sicher erfassen kann.

Es bleibt zu prüfen, ob durch die Verwendung milderer Impfstämme, die nur eine geringere Virämie erzeugen, die frühkindlichen Impfkomplikationen weitgehend vermieden werden können.

Meningoencephalomyelitis nach Tollwutschutzimpfung

Historische Daten. Die Tollwutschutzimpfung wurde 1885 durch Pasteur eingeführt. Schon wenig später erfolgten die ersten Berichte über neurale Komplikationen (Gonzales, 1888). Über 5 Todesfälle berichtete Bareggi 1889.

Häufigkeit und Disposition. Die Komplikationsrate der Impfung wird unterschiedlich, im allgemeinen mit 0,1—1,3⁰/₀₀ angegeben (Greenwood, Simon, Remlinger u.a.). Bei Kindern sind neurale Komplikationen außerordentlich selten (Pampus und Wahle, Lit.). Eine Geschlechtsdisposition scheint nicht zu bestehen. Wieweit die Art des verwendeten Impfstoffes (Hempt-Vaccine und Semple-Vaccine) für die Komplikationshäufigkeit von Bedeutung ist, kann aufgrund der Literaturberichte nicht sicher gesagt werden. Mehrfach wurde hervorgehoben, die Verträglichkeit der Hempt-Vaccine sei besser als die des Semple-Impfstoffes (Finger, Mohr u.a.). Die Häufigkeit der Impfkomplikationen nimmt mit der Zahl der vorangegangenen Injektionen zu. Appelbaum et al. fanden postvaccinale Störungen bei Patienten, die 14 Injektionen erhalten hatten, 5mal so häufig wie bei Kranken mit nur 7 oder weniger Impfungen.

Ätiologie und Pathogenese (s. auch allgemeine Vorbemerkungen, S. 403). Die Pathogenese der neuralen Komplikationen nach Lyssaschutzimpfung ist bis heute nicht verbindlich geklärt. Im wesentlichen sind 3 Theorien angeführt worden: Virusinfektion, toxische Schädigung, Neurallergie. Seit die Impfung fast ausschließlich mit Totimpfstoffen durchgeführt wird, hat die Anschauung, ein allergischer Mechanismus sei die Ursache der neuralen Schäden, zunehmend Anerkennung gefunden. Als Argument werden vor allem angeführt: Klinische und morphologische Befunde bei der experimentellen allergischen Encephalitis und ihre weitgehende Übereinstimmung mit den Veränderungen bei den Impfkomplikationen, Beobachtung von Encephalitis nach Injektion von Hirntrockenzellen (Seitelberger et al.), die Korrelation zwischen der Zahl der Injektionen und Komplikationsrate (Appelbaum et al., 1953), die Beziehungen zwischen allergischen Hauterscheinungen und neuralen Zeichen sowie der Nachweis organspezifischer Antikörper (Kirk und Ecker, Koprowski und le Bell u.a.).

Pathoanatomie. Die pathologisch-anatomischen Veränderungen zeigen eine große Variationsbreite (Pampus und Wahle, Lit.): Am häufigsten werden perivasculäre Entmarkungen und geringe lymphocytäre Infiltrate, mikrogliale Proliferationen und mehr oder weniger ausgeprägte Nervenzellschädigungen gefunden. Die entzündlichen Prozesse betreffen vorwiegend die weiße Substanz, die graue Substanz kann aber mitbetroffen sein.

Klinik

Symptomatologie. Die klinischen Symptome treten zwischen dem 2. und 35., überwiegend zwischen dem 10. und 15. Tag nach der Vaccine-Injektion auf. Uncharakteristische Allgemeinerscheinungen wie Fieber, Kopfschmerzen und Erbrechen leiten die Erkrankung ein. Die neurologischen Krankheitsbilder lassen sich nach van Rooyen und Rhodes in folgende Gruppen unterteilen: Die häufigste Form ist die dorsolumbale Myelitis. Sie hat eine relativ günstige Prognose. In der Regel darf man mit einer vollständigen Wiederherstellung rechnen. Die Letalität beträgt etwa 5%. Sehr viel ungünstiger ist die Prognose der unter dem Bild einer Landryschen Paralyse verlaufenden Komplikationen, die oft einen foudroyanten Verlauf zeigen und innerhalb der ersten 2 Tage unter den Zeichen einer Bulbärparalyse zum Exitus führen können. Die Letalität wird mit 30% angegeben (Pampus und Wahle, Lit.). Zur 3. Gruppe, den neuritischen Formen, gehören sehr unterschiedliche Krankheitsbilder: Hirnnervenlähmungen, isolierte Paresen der Extremitäten, ausgedehnte polyneuritische Störungen unter dem Bilde eines Guillain-Barré-Syndroms. — Eine Encephalitis im engeren Sinne ist die seltenste Komplikation. Ihre Symptomatik gleicht weitgehend der von postexanthematischen Formen bekannten. EEG-Beobachtungen über das akute Stadium liegen nicht vor. Im Liquor findet sich eine leichte bis mäßige Pleocytose (überwiegend Lymphocyten). Stark erhöhte Eiweißwerte kommen nur bei polyradiculoneuritischen Krankheitsbildern vor.

Therapie s. S. 424.

Seltene zentralnervöse Komplikationen nach Schutzimpfung gegen virale und bakterielle Infektionen

Poliomyelitis-Schutzimpfung

a) Impfung mit inaktivierter Vaccine nach Salk. In den ersten großen Berichten von Languir und Nathanson (1957) über 90 Millionen in USA durchgeführter Impfungen sind 15 Erkrankungen des Zentralnervensystems verzeichnet. Sie traten 24 Std bis 24 Tage nach der Impfung auf. Es handelte sich um Myelitiden, Encephalitiden sowie leichtere Erkrankungen mit meningealen Reizerscheinungen, Fieberkrämpfen u.a. Spätere Publikationen berichten von Polyneuritiden, Radikulitiden (Guillain-Barré-Syndrom), Myelitiden, z.T. unter dem Bild einer Landryschen Paralyse (Graser und Fortong, Falk und Hinrichs, Uehlinger u.a.).

b) Impfung mit Lebendvaccine nach Sabin. Mehrfach wurden encephalomyelitische und polyneuritische Krankheitsbilder nach der Sabin-Impfung beschrieben. Eine genaue Analyse dieser Kasuistiken führte Joppich und Koller sowie Pette zu der Feststellung, daß für diese Krankheitsformen im Gegensatz zu den Impfpoliomyelitiden ein kausaler Zusammenhang mit der Impfung bis heute nicht als erwiesen gelten kann. Komplikationen bei der Poliomyelitis-Schutzimpfung als einer Massenvaccination mit sehr niederer Komplikationsrate machen in jedem Fall eine besonders sorgfältige Differentialdiagnose erforderlich. Es ist stets — z.B. auch bei sog. Fieberkrämpfen — an ein zufälliges Zusammentreffen mit einer anderen Erkrankung zu denken. Es sind deshalb u.a. eingehende serologische und virologische Untersuchungen zum möglichst sicheren Ausschluß aller anderen in Betracht kommenden Ursachen zu fordern, ehe eine echte Impfkomplikation angenommen wird.

Bei der *Gelbfieberimpfung*, die hierzulande nur selten durchgeführt wird, wurden vereinzelt neurale Komplikationen beobachtet.

Diphtherietoxoidimpfung. Neurale Komplikationen sind äußerst selten. Sie treten wenige Stunden bis 14 Tage nach der Impfung in Erscheinung. Die Symptomatologie umfaßt überwiegend periphere neurologische Zeichen (Beinlähmung, Gaumensegellähmung, Hirnnervenparesen u.a.), nur sehr selten cerebrale Erscheinungen (Ehrengut, 1964, Lit.; Miller und Stanton). Pathogenetisch liegt dem Geschehen wahrscheinlich eine Sensibilisierung gegenüber Diphtherie-Bakterieneiweiß zugrunde, das in Spuren im Toxoid vorkommen kann (Ehrengut).

Keuchhustenimpfung und kombinierte Keuchhusten - Diphtherie - Tetanus - Impfung. Erste Beschreibungen cerebraler Komplikationen stammen von Madsen (1933), Köng (82 Fälle). Die Angaben über die Häufigkeit schwanken sehr. Ström fand bei systematischen Erhebungen in Schweden neurologische

Komplikationen in einer Häufigkeit von 1:3600. Ob und inwieweit diese Zahlen auch für Deutschland zutreffen (andere Impfstoffe), ist nicht bekannt. Im Gegensatz zu anderen Autoren sah STRÖM cerebrale Reaktionen besonders häufig nach der ersten Injektion. Die Latenzzeit zwischen Impfung und Krankheitsbeginn beträgt 20 min bis 24 Std, sehr selten länger. Die Symptomatik des oft akut-anaphylaktoid einsetzenden Krankheitsbildes umfaßt Bewußtseinstrübung bis zum Koma, Konvulsionen, zentrale Paresen u.a. (MILLER und STANTON, RIEDER, STRÖM). Im Liquor findet sich gelegentlich Vermehrung der Zellzahl und des Eiweißes. Vereinzelt wurden Todesfälle gesehen. Defektzustände wie Epilepsie, Lähmungen, Entwicklungsrückstand u.a. kommen vor. Cerebral vorgeschädigte Kinder werden offenbar bevorzugt befallen. Die Pathogenese der cerebralen Komplikationen scheint toxischer Natur zu sein. Eine allergische Bereitschaft dürfte keine Rolle spielen (HALPERN und HALPERN, STRÖM). Kinder mit cerebralen Vorschäden sollte man von der Pertussisimpfung ausschließen (KÖNG, BEDSON et al.).

Typhus-Paratyphus-Schutzimpfung. Eine Übersicht über die insgesamt sehr seltenen Beobachtungen von neuralen Komplikationen geben MILLER und STANTON (1954), später RIEDER. Die Komplikationen treten meistens nach der zweiten, selten bereits nach der ersten Injektion auf. Die Latenz zwischen Impfung und Erkrankung beträgt wenige Stunden bis zu 14 Tagen, überwiegend um 3 Tage. Die Symptomatologie umfaßt encephalitische, myelitische und neuritische Zeichen. Selten kommt eine Landrysche Paralyse vor. Letaler Ausgang und Defektzustände sind möglich. Ein Teil der schweren Krankheitsbilder wurde offenbar dadurch verursacht, daß trotz bereits bestehender neuraler Symptomatik die Impfung fortgesetzt wurde. — Auch nach intravenöser Typhus-Vaccine-Applikation zur Fiebertherapie wurden vereinzelt neurale Komplikationen beobachtet.

Unter anderem wurden bei folgenden *weiteren seltenen Impfungen* neurale Komplikationen beobachtet (MILLER und STANTON, Lit.): Landrysche Paralyse nach Gabe von Pneumokokken-Vaccine, Polyneuritis nach Dysenterie-Impfung.

Anhang: Akute cerebellare Ataxie

Synonyma. Acute cerebellar encephalitis (GRIFFITH), Cerebellitis, Encephalitis cerebelli (BATTEN).

Obwohl die Besprechung der entzündlichen Erkrankungen des Gehirnes auf einer ätiologischen Einteilung basierte, wird die akute cerebellare Ataxie als polyätiologisches Krankheitsbild gesondert behandelt, da sie in der Gesamtheit der encephalitischen Krankheitsbilder wegen ihrer Symptomatik und speziellen differentialdiagnostischen Problematik eine Sonderstellung einnimmt (Übersichten von BATTEN, GRIFFITH, LASATER und JABBOUR, FORD u.a.).

Ätiologie. Die cerebellare Ataxie wird als Komplikation einer großen Zahl verschiedener Virusinfektionen beobachtet. An erster Stelle stehen die exanthematischen Erkrankungen, darunter vor allem die Varicellen (s. dort). Vereinzelt wird die cerebellare Ataxie auch bei Mononukleose, nach Schutzimpfungen sowie schließlich bei Scharlach, Diphtherie, Typhus und anderen Infektionskrankheiten gesehen. In vielen Fällen bleibt die Ätiologie unklar.

Pathogenese. Genaue Vorstellungen bestehen nicht. Wieweit entzündliche, „neurallergische" oder infekttoxische Mechanismen verantwortlich zu machen sind, ist derzeit nicht sicher bestimmbar.

Klinik

Symptomatologie. Es erkrankten überwiegend Kinder zwischen dem 3. und 12. Lebensjahr, am häufigsten Kleinkinder. Erwachsene sind sehr selten betroffen. Wenige Tage nach einer akuten Infektionskrankheit, selten aber auch ohne erkennbare Vorkrankheit, bildet sich eine Ataxie cerebellaren Typs aus. Charakteristisch ist der überwiegend ganz plötzliche Beginn. Im Vordergrund steht zunächst Gangunsicherheit, später auch ausgeprägte lokostatische Ataxie, unter Umständen mit Unfähigkeit, frei zu sitzen. Hinzu kommen Intentionswackeln, Nystagmus, Dysarthrie, Hypotonie der Muskulatur, Dysmetrie der Bewegungsabläufe. Selten werden Kombinationen mit myelitischen und encephalitischen Symptomen beobachtet. Der Liquor ist meistens normal, vereinzelt kommen Zellzahl- und Eiweißvermehrung vor. Das EEG zeigt bei isolierter cerebellarer Ataxie meistens keine Veränderungen.

Diagnose und Differentialdiagnose. Die Erkennung der Erkrankung mit akut einsetzender Ataxie — überwiegend im Anschluß an eine Infektionskrankheit — bereitet meistens keine Schwierigkeiten. Differentialdiagnostisch muß vor allem ein raumverdrängender Prozeß im Bereich der hinteren Schädelgrube ausgeschlossen werden, dessen Symptomatik gelegentlich auch akut einsetzen kann. In Betracht kommen weiter Intoxikationen mit Barbituraten, Diphenylhydantoin, Alkohol, DDT u. a. Das EEG kann hier wegweisend sein. Leichter ist die Abgrenzung gegenüber schleichend sich ausbildenden Ataxien bei heredodegenerativen, hirndystrophischen Erkrankungen u. a. Eine z. B. durch einen Infekt aggravierte cerebellare Form der cerebralen Kinderlähmung ist durch die Anamnese auszuschließen. Sind langanhaltende Krampfanfälle vorausgegangen, ist eine iktogene Kleinhirnschädigung in Betracht zu ziehen.

Verlauf und Prognose. Während sich das meist ohnehin nicht wesentlich beeinträchtigte Allgemeinbefinden rasch bessert, bildet sich die Ataxie nur langsam zurück — in der Regel in 2—4 Wochen, seltener in 2—3 Monaten, vereinzelt innerhalb mehrerer Jahre (BATTEN). Bleibende Restzustände nach einer cerebellaren Ataxie sind sehr selten. SOKOLOWSKA-DEKOWA et al. haben allerdings bei katamnestischen Untersuchungen wiederholt eine Beeinträchtigung der geistigen Leistungsfähigkeit gefunden.

Therapie s. unten.

Therapie der Encephalitiden

Eine ätiologische Therapie der virusbedingten Encephalitiden ist bis heute nicht möglich. Viricide Medikamente befinden sich zur Zeit erst in Entwicklung. Von zahlreichen Autoren wurde versucht, den Verlauf der Encephalitis durch große Dosen von Rekonvaleszentenserum bzw. Immungammaglobulin zu beeinflussen. Von der Wirkung dieser Therapie ist nur schwer ein Bild zu gewinnen, da unterschiedliche Dosen zu verschiedenen Zeitpunkten des Krankheitsverlaufes angewandt wurden. ODESSKY et al., APPELBAUM und ABLER sowie SWANSON u. a. kamen bei Gammaglobulinbehandlung der Masernencephalitis zu dem *Eindruck*, daß das akute Stadium abgekürzt würde und Defektzustände seltener und weniger schwer seien. GREENBERG et al. sahen in einem größeren Kollektiv keinerlei Effekt. Von Bluttransfusionen wurde in früheren Jahren wiederholt Günstiges gesehen (WIEDEMANN, 1966, u. a.). — Besonders bei den postinfektiösen und postvaccinalen Encephalitiden hat man in den letzten Jahren vielfach Glucocorticoide und ACTH angewandt. Ein solches Vorgehen ist theoretisch durch die Erfahrung begründet, daß die experimentelle allergische Encephalomyelitis durch frühzeitige und hoch dosierte Gaben von Cortisonkörpern zu unterdrücken bzw. zu verhindern ist (KABAT et al.). Die klinischen Erfahrungen sind indessen sehr unterschiedlich. Während APPELBAUM et al. den Eindruck einer günstigen Wirkung hatten, sahen andere Autoren (ZIEGRA, KARTE u. a.) keinerlei Effekt. EHRENGUT et al. beobachteten bei postvaccinaler Encephalitis eine günstige Wirkung von intralumbalen Cortisongaben. —

Da nicht erwiesen ist, daß eine zeitlich begrenzte Therapie mit Nebennierenrindenhormonen bei einer Encephalitis ungünstig wirkt, sollte man im Hinblick auf die berichteten positiven Eindrücke den Versuch einer hochdosierten Therapie machen (4 mg/kg Körpergewicht Prednison oder 100—200 mg Hydrocortison (SHIRKEY). — Nicht nur bei Cortisontherapie sollten von Beginn an Antibiotica gegeben werden (z. B. Ampicillin), da bakterielle Begleitinfektionen nach klinischen und experimentellen Erfahrungen ein wesentlicher Faktor für die Entstehung schwerer Prozeßformen sind (STICKL, 1960, Lit.). Nur bei klinisch rein meningitischen Krankheitsbildern kann auf die Gabe von Antibiotica verzichtet werden.

Im übrigen ist die Therapie der Encephalitis symptomatisch: Bei bewußtseinsgetrübten Kindern intravenöser Dauertropf, keine orale Ernährung. Flüssigkeits- und Elektrolytzufuhr bedürfen einer laufenden Kontrolle mittels Ionogramm, Hämatokritbestimmung, Messung der Harnausscheidung und des spezifischen Gewichtes. Wegen der Gefahr, ein Hirnödem zu provozieren oder zu verstärken, ist eine zu starke Flüssigkeitszufuhr auf jeden Fall zu vermeiden. Bei Cyanose oder hypoxischen Zuständen ist Sauerstoffgabe notwendig. Tief bewußtlose Patienten mit zentraler Atemstörung müssen unter Umständen zur künstlichen Beatmung und Freihaltung der Atemwege tracheotomiert werden. Gegebenenfalls ist der Patient mehrfach täglich in Bauch- und Kopftieflage zur Entfernung des Sekretes abzuklopfen und außerdem abzusaugen. Die

Aspiration ist eine bedeutende Gefahr bei schweren Encephalitiden und häufige Todesursache (BENDZ).

Besonders bei Kleinkindern kann eine durch Pyramidon sowie physikalische Maßnahmen nicht beherrschbare Hyperpyrexie eine kontrollierte Hypothermie notwendig machen (Megaphen 2—4 mg/kg Körpergewicht und Tag intramuskulär oder Kombination von Atosil, Dolantin und Megaphen in einer Dosierung von 2—4 mg des Gemisches/kg Körpergewicht und Tag). Krampfanfälle sollten möglichst rasch durch intravenöse Gabe von Valium (je nach Alter 2—10 mg) beendet werden.

Ist Valium nicht ausreichend wirksam, wird Somnifen intravenös injiziert. Bei Säuglingen und jungen Kleinkindern wird 1 cm³ Somnifen zusammen mit 9 cm³ 10%iger Traubenzuckerlösung, bei großen Kindern 2 cm³ Somnifen mit 8 cm³ 10%iger Traubenzuckerlösung aufgezogen. Die Lösung wird mit wiederholten Pausen sehr langsam bis zum Sistieren des Krampfes injiziert. Die benötigte Dosis ist außerordentlich wechselnd. Gegebenenfalls kann zusätzlich Chloralhydrat als Rektiole gegeben werden. Die alleinige *intramuskuläre* Behandlung eines Krampfstatus mit Barbituraten ist nicht ausreichend.

Literatur

AFZELIUS-ALM, L.: Aseptic encephalomeningitides in Gothenburg 1932—1950. Acta med. scand. (Stockh.) **140**, Suppl. (1951).

ANDRÉ-BALISAUX, G.: Incidence familiale et facteurs préparant dans l'encéphalite de la vaccination jennérienne (aspects EEG). Acta neurol. belg. **53**, 438—471 (1953).

APLEY, J.: Sexual precocity in a boy after measles encephalo-myelitis. Arch. Dis. Childh. **27**, 584—585 (1952).

APPELBAUM, E., and CH. ABLER: Treatment of measles encephalitis with corticotropin. Amer. J. Dis. Child. **92**, 147—151 (1956).

— V. B. DOLGOPOL, and J. DOLGIN: Measles encephalitis. Amer. J. Dis. Child. **77**, 25 (1949).

— M. GREENBERG, and J. NELSON: Neurological complications following antirabies vaccination. J. Amer. med. Ass. **151**, 188—191 (1953).

— M. H. RACHELSON, and V. B. DOLGOPOL: Varicella encephalitis. Amer. J. Med. **15**, 223—230 (1953).

APPENZELLER, K.: Die Masernenzephalitis im Kinderhospital Zürich in den Jahren 1928—52. Helv. paediat. Acta **10**, 301 (1955).

BAMBERGER, PH., u. A. MATTHES: Anfälle im Kindesalter. Basel u. New York: S. Karger 1959.

BAREGGI (1889): Zit. nach I. PAMPUS u. H. WAHLE.

BARLOW, T., and F. G. PENROSE: One case of early disseminated myelitis occuring in the exanthem stage of measles and fatal on the eleventh day of that disease. Med. Chir. Trans. London **70**, 77 (1887). Zit. nach H. PETTE u. H. KALM.

BATTEN, F. E.: Ataxia in childhood. Brain **28**, 484 (1905).

BÉNARD, R.: Les complications nerveuses de la rubeole. Bull. Soc. méd. Hôp. Paris **37**, No 31 (1921).

BENDZ, P.: Risk of death from asphyxiation in measles encephalitis. Amer. J. Dis. Child. **86**, 772—776 (1953).

BENNET, D. R., and H. A. PETERS: Acute cerebellar syndrom secondary to infectious mononucleosis. Ann. intern. Med. **55**, 147—149 (1961).

BERCEL, N. A.: The electro-encephalogram in cerebral complications of infectious mononucleosis. J. nerv. ment. Dis. **107**, 537 (1948).

BERGER, K.: Todesfälle nach Pockenschutzimpfungen. Wien. med. Wschr. **114**, 249—256 (1964).

— Einfluß des Impfalters auf die Häufigkeit der Todesfälle nach Pockenschutz-Erstimpfungen. Wien. med. Wschr. **117**, 746—757 (1967).

—, u. F. PUNTIGAM: Die Altersdisposition bei postvakzinaler Enzephalitis. Dtsch. med. Wschr. **85**, 1520—1524 (1960).

BERGIN, I. D.: Focal encephalopathy in glandular fever. J. Neurol. Neurosurg. Psychiat. **23**, 69—73 (1960).

BERGMANN, R., u. J. H. MAGNUSSON: Studie über Enzephalitis bei Varizellen mit besonderer Berücksichtigung der Spätprognose. Acta paediat. (Uppsala) **26**, 31—61 (1939).

BERNSTEIN, T. C., and H. C. WOLFF: Involvement of the nervous system in infectious mononucleosis. Ann. intern. Med. **33**, 1120—1138 (1950).

BEUNDERS, B. J. W.: Symp. int. sur la vaccinat. antivariolique, Lyon 1962, 7th Int. Congr. of Trop. Med. and Malaria, Rio de Janeiro 1963. Zit. nach HERRLICH 1964.

— J. H. DRIESSEN u. CH. VAN DEN HOEK: Arch. ges. Virusforsch. **10**, 382 (1960). Zit. nach HERRLICH 1964.

BICK, G., I. GERBERDING u. A. STAMMLER: Zur Klinik der akuten und subakuten Encephalitis im Kindesalter. 1. Mitt.: Die akute atypische und parainfektiöse Encephalitis. Z. Kinderheilk. **75**, 307—321 (1954).

BIELING, R., u. F. KOCH: Die Bedeutung der Diastasebestimmung für die Diagnose der Mumps-Meningitis im Rahmen der abakteriellen Meningitis. Mschr. Kinderheilk. **102**, 375—379 (1954).

BLAND, I. O. W.: Immunisation with inactive vaccinia virus. J. Hyg. (Lond.) **32**, 55 (1932).

BOGAERT, L. VAN: Contribution clinique et anatomique a l'étude des manifestations neurologiques et psychiatrique de l'infection varicelleuse. J. belge Neurol. Psychiat. **30**, 623 (1930).

— Über funktionelle Kreislaufstörungen des ZNS und das Problem der postvakzinalen Enzephalitis. Arch. Psychiat. Nervenkr. **185**, 482 (1950).

— Acute encephalitis in childhood. Brit. med. J. **1959** I, 1199—1204.

Bojinov, S., and Iv. Georgiev: Perivenous demyelinating encephalitis in the course of infectious lymphocytosis. In: Encephalitides. Amsterdam: Elsevier Publ. Co. 1961.

Bonin, O.: Grundlagen der Masernschutzimpfung. Mschr. Kinderheilk. 113, 150—155 (1965).

Bornstein, M. B., and S. H. Appel: Ann. N.Y. Acad. Sci. 122, 280—286 (1965). Zit. nach Seitelberger 1967.

Bouwdijk-Bastiaanse, F. S. van: Encephalitis vaccinalis na eerst vaccinatie, vergeleken met die na revaccinatie, waarbij en immuniteitsreactie op de hiud aanwizig was. Ned. T. Geneesk. 85, 925 (1941).

— On the difference between encephalomyelitis following revaccination during partial immunity, and the well-known picture after primary vaccination (clinico-pathological observations). Folia psychiat. neerl. 58, 147 (1955).

Briggs, J. F.: Meningoencephalitis following rubella. J. Pediat. 7, 609—612 (1935).

Brodtmann, J.: Restbefunde und Spätschädigungen bei postinfektiöser und postvakzinaler Enzephalitis. Mschr. Kinderheilk. 78, 62 (1939).

Brunner, N.: 172 Fälle von Exanthema subitum aus Praxis und Klinik. Helv. paediat. Acta 14, 408—424 (1959).

Burmester, K.: Postvaccinale Encephalitis und Encephalopathie. Dtsch. Z. Nervenheilk. 180, 252—300 (1960).

Caro, de: Zit. nach H. Pette u. H. Kalm.

Clemens, H. H.: Premeasles encephalitis. J. Pediat. 22, 731 (1943).

Collier, W. A., D. McLean, and L. Vallet: J. Hyg. (Lond.) 53, 513 (1955). Zit. nach A. Herrlich.

Dagnélie, J., et R. Dubois: Complications neurologiques des exanthemes (rougeole, varicelle et scarlatine). Protocolles cliniques et anatomopathologiques. J. belge Neurol. Psychiat. 32, 630 (1932).

Davison, C., and L. Friedfeld: Acute encephalomyelitis following German measles. Amer. J. Dis. Child. 55, 496—510 (1938).

Doose, H.: Die Bedeutung des EEG's für die Prognose der Enzephalitiden. Medizinische 26, 1252—1259 (1959).

— Gelegenheitskrämpfe. Mschr. Kinderheilk. 110, 107—111 (1962).

—, u. H. Carstensen: Klinische und EEG-Verlaufsbeobachtungen bei postvakzinaler Enzephalitis und Enzephalopathie. Med. Welt 1962, 1542—1552.

—, u. U. Eckel: Über die Häufigkeit von Krampfanfällen nach der Pockenschutzimpfung. Dtsch. med. Wschr. 93, 2263—2266 (1958).

— — u. E. Völzke: Krampfanfälle nach der Pockenschutzimpfung. Z. Kinderheilk. 103, 214—236 (1968).

— H. Gerken u. E. Völzke: Elektrenzephalographische Untersuchungen über die Genetik zentrenzephaler Epilepsien. Z. Kinderheilk. 101, 242—257 (1967).

Doutlik, S., Z. Matějček, H. Grantová, E. Skálová, and A. Lysá: Late findings in children after parotitis meningoencephalitis. Čs. Pediat. 21, 781—784 (1966).

Eaton, O. M., H. Stevens, and H. M. Silver: Respiratory failure in polyradiculitis associated with infectious mononucleosis. J. Amer. med. Ass. 194, 609—611 (1965).

Eckstein, A.: Enzephalitis im Kindesalter. Ergebn. inn. Med. Kinderheilk. 36, 494 (1929).

Ehrengut, W.: Erfahrungen mit Vaccineantigen. Münch. med. Wschr. 101, 921 (1959).

— Zur Frage der Prophylaxe neuraler Komplikationen der Pockenschutzimpfung. Bundesgesundheitsblatt 1961, 49—54.

— Genetische Studien über die postvakzinale Enzephalitis. Dtsch. med. Wschr. 86, 2164—2170, 2223—2228 (1961).

— Über neurale Komplikationen nach Diphtherieschutzimpfung oder Impfung mit Diphtherietoxoid-Mischimpfstoffen. Mschr. Kinderheilk. 112, 331—338 (1964).

— In: Handbuch der Schutzimpfungen von A. Herrlich, S. 301. Berlin-Heidelberg-New York: Springer 1965.

—, u. I. Ehrengut: Zur Frage der Pockenschutzfrühimpfung. Dtsch. med. Wschr. 90, 1768—1771 (1965).

Epp, Ch.: Über das Antikörperbild des Menschen bei normalem und gestörtem Verlauf einer Pockenschutzimpfung. Arch. Hyg. (Berl.) 145, 256—273 (1961).

Falger, E. F. J. H.: De la méningo-encéphalite postrubéolique. Acta med. scand. 118, 282—291 (1944).

Falk, W., u. R. Hinrichs: Neurallergische Komplikationen nach Poliomyelitisschutzimpfung nach Salk. Wien. klin. Wschr. 73, 277—279 (1961).

Fanconi, G., u. A. Wallgren: Lehrbuch der Pädiatrie. Basel u. Stuttgart: Benno Schwabe & Co. 1961.

— H. Zellweger u. A. Botsztejn: Die Poliomyelitis und ihre Grenzgebiete. Basel: Benno Schwabe & Co. 1945.

Fehringer, W. D., u. W. Ehrengut: Zur Frage der parallergischen Vorgänge nach der Pockenschutzimpfung. Med. Welt 1962, 2377—2379.

Finger, H.: Experimentelle Untersuchungen zur Frage der Enzephalitisgefahr bei der Schutzimpfung gegen Tollwut nach Hempt. Z. Immun.-Forsch. 121, 291—310 (1961).

Finley, K.-H.: Pathogenese of encephalitis occuring with vaccination, variola, and measles. Arch. Neurol. Psychiat. (Chic.) 39, 1047 (1938).

Fletcher, B. T., and W. E. Toreson: Primary mumps meningo-encephalitis. Arch. intern. Med. 112, 216—221 (1963).

Foege, W. H., O. S. Leland, C. S. Mollohan, V. A. Fulginiti, D. A. Henderson, and C. H. Kempe: Inactivated measles-virus vaccine. Publ. Hlth Rep. (Wash.) 80, 60—64 (1965).

Ford, F. R.: Diseases of the nervous system in infancy, childhood, and adolescence. Springfield (Ill.): Ch. C. Thomas 1962.

Fox, M. J., J. F. Kuzma, and J. D. Stuhler: Measles encephalo-myelitis. Amer. J. Dis. Child. 85, 444 (1953).

Gadeholt, H., and M. Grimstvedt: Rubella encephalitis. Nord. Med. 55, 594 (1956).

GAY, W. (1894): Zit. nach L. VAN BOGAERT.

GELIEBTER, S.: Acute infectious mononucleosis complicated by encephalomyelitis: report of a case. Lancet 1946 I, 753—754.

GIBBS, F. A., and E. L. GIBBS: Electroencephalogram in encephalitis. Arch. Neurol. Psychiat. (Chic.) 58, 184 (1947).

— — P. R. CARPENTER, and H. W. SPIES: Electroencephalographic abnormality in „uncomplicated" childhood diseases. J. Amer. med. Ass. 171, 1050 (1959).

— —, and I. M. ROSENTHAL: Electroencephalographic study of children immunized against measles with live attenuated virus vaccine. New Engl. J. Med. 264, 800 (1961).

— — H. W. SPIES, and P. R. CARPENTER: Common types of childhood encephalitis. Arch. Neurol. (Chic.) 10, 1—11 (1964).

—, and M. ROSENTHAL: Electroencephalography in natural and attenuated measles. Amer. J. Dis. Child. 103, 395—400 (1962).

GLANDER, R., u. H. ILLERT: Amaurose und Hemiparese nach Typhus abdominalis bei einem 3jährigen Kinde. Arch. Kinderheilk. 158, 164—170 (1958).

GLANZMANN, E.: Die nervösen Komplikationen der Varizellen, Variola und Vakzine. Schweiz. med. Wschr. 57, 145—154 (1927).

— Masern (Morbilli). In: Handbuch der inneren Medizin, Infektionskrankheiten, I. Teil, S. 100—151. Berlin-Göttingen-Heidelberg: Springer 1952.

GMYREK, D., G. ECKOLDT u. K. MÜLLER: Elektrenzephalographische und Liquoruntersuchungen bei unkomplizierten Masern. Z. Kinderheilk. 93, 197—222 (1965).

GONZALES (1888): Zit. nach I. PAMPUS u. H. WAHLE.

GRASER, F., u. G. FORTONG: Nervöse Komplikationen bei der Poliomyelitis-Schutzimpfung. Mschr. Kinderheilk. 107, 227—230 (1959).

GREENBERG, M., E. APPELBAUM, O. PELLITTERI, and D. EISENSTEIN: Measles encephalitis. II. Treatment with gamma globulin. J. Pediat. 46, 647—653 (1955).

— O. PELLITTERI, and D. T. EISENSTEIN: Measles encephalitis. I. Prophylactic effect of gamma globulin. J. Pediat. 46, 642—647 (1955).

GREENWOOD, M.: Tenth report on data of antirabies treatment supplied by Pasteur Institutes. Bull. Hlth Org. L. o. N. 12, 301—364 (1945/46).

GRIFFITH, J. P. C.: Acute cerebellar encephalitis. Amer. J. med. Sci. 162, 781 (1921).

GROSSMAN, H. J., E. L. GIBBS, M. H. LEPPER, and H. W. SPIES: EEG studies on children with measles with no clinical evidence of central nervous system involvement. Electroenceph. clin. Neurophysiol. 7, 315 (1955).

GUINEE, V. F., D. A. HENDERSON, H. L. CASEY, S. T. WINGO, and D. W. RUTHIG: Cooperative measles vaccine field trial. Pediatrics 37, 649 (1966).

Gutachten des Bundesgesundheitsamtes. Berlin-Göttingen-Heidelberg 1959.

HALPERN, S. R., and D. HALPERN: Reactions from DPT immunization and its relationship to allergic children. J. Pediat. 47, 60—66 (1955).

HAMILTON, P. M., and R. J. HANA: Encephalitis complicating measles. Amer. J. Dis. Child. 6, 483 (1941).

HAMILTON, R.: An account of a distemper by the common people in England vulgarly called the mumps. Lond. med. J. 11, 190 (1790).

HAYNAL, A., u. F. REGLI: Seltene neurologische Krankheitsbilder bei Mononucleosis infectiosa. Dtsch. med. Wschr. 90, 305—308 (1965).

HENDRIOK, E.: Zur Symptomatik und Prognose der postvaccinalen Enzephalitis bei Überlebensfällen unter besonderer Berücksichtigung der Altersdisposition. Inaug.-Diss. München 1964.

HERRLICH, A.: Über Vakzine-Antigen. Münch. med. Wschr. 101, 12—14 (1959).

— Probleme der postvakzinalen Enzephalitis. Dtsch. med. Wschr. 87, 71—76 (1962).

— Welchen Nutzen hat die Prophylaxe der postvakzinalen Enzephalitis? Dtsch. med. Wschr. 89, 968—974 (1964).

— Die Pockenschutzimpfung des Überalterten. Mschr. Kinderheilk. 112, 115—117 (1964).

— Symposion über aktuelle Probleme der zerebralen Komplikationen nach Pockenschutzimpfung. Wien 1967.

—, u. W. EHRENGUT: Zur Anwendung von Gammaglobulin bei überalterten Erstimpflingen. Kinderärztl. Prax. 25, 395 (1957).

— — u. H. SCHLEUSSING: In: Handbuch der Schutzimpfungen von A. HERRLICH. Berlin-Heidelberg-New York: Springer 1965.

— — u. J. WEBER: Untersuchungen über Disposition und Prognose der Enzephalitis postvaccinalis. Münch. med. Wschr. 98, 156—159 (1956).

— A. STICKL u. E. MUNZ: Kann man den Ablauf der Pockenschutzimpfung medikamentös beeinflussen? Dtsch. med. Wschr. 90, 69—74 (1965).

HERZBERG-KREMMER, H., u. K. HERZBERG: Zit. nach K. WEISSE, W. KRÜCKE u. R. SIEGERT.

HOEFNAGEL, D.: Acute transient encephalopathy in young children following smallpox vaccination. J. Amer. med. Ass. 180, 127—129 (1962).

HOLLISTER, L. E., G. H. HOUCK, and W. A. DUNLAP: Infectious mononucleosis of the central nervous system: Demonstration of atypical lymphocytes in the cerebrospinal fluid. Amer. J. Med. 20, 643—646 (1956).

HOLMGREN, E. B.: E.E.G. i nagra meningo-encephalitfall. Nord. Med. 40, 1810—1814 (1948).

HUMBERT, R., et P. LAGET: L'E.E.G. et son evolution dans les complications encéphaliques (rougeole, rubéole, oreillon et varicelles) de quelques maladies infectieuses de l'enfance. Rev. neurol. 93, 443—448 (1955).

HUNTER, W.: Case of varicella complicated with convulsion. Lancet 1875, 45—46.

International Conference on Measles Immunization. Bethesda 1961. Amer. J. Dis. Child. 103, 211 (1962).

JACOB, H.: Die postinfektiösen sekundären Enzephalitiden und Enzephalopathien. Fortschr. Neurol. Psychiat. 24, 244—274 (1956).

— Masernenzephalitis — Masernenzephalopathie. Fortschr. Neurol. Psychiat. 24, 635—651 (1956).

Jacob, H.: Postvakzinale Enzephalitis und Enzephalopathie. Fortschr. Neurol. Psychiat. 24, 651—668 (1956).

— Postvaccinial encephalitis. In: Encephalitides. Amsterdam: Elsevier Publ. Co. 1961.

— Atypical measles encephalitis prolonged. In: Encephalitides. Amsterdam: Elsevier Publ. Co. 1961.

Joppich, G.: Simultanimpfung gegen Pocken. Dtsch. med. Wschr. 87, 2231—2234 (1962).

— Wirkungen und Nebenwirkungen der oralen Poliomyelitisschutzimpfung. Mschr. Kinderheilk. 112, 112—115 (1964).

— M.-J. Kächell, H. Löhr, K. E. Schneeweis u. H. Winkler: Die Virämie bei Simultanimpfung gegen Pocken und die Entwicklung der Vakzinationsimmunität. 62. Tagg. Dtsch. Ges. Kinderheilk., München 1964.

—, u. S. Koller: Reaktionen und Komplikationen nach oraler Poliomyelitisimpfung. Dtsch. med. Wschr. 90, 1197—1200 (1965).

Josserand, P. (1938): Zit. nach F. J. Schulte.

Kabat, E. A., A. Wolf, and A. E. Bezer: Effect of cortisone on experimental acute disseminated encephalomyelitis. Fed. Proc. 10, 412 (1951).

Kaiser, M., u. J. Zappert: Die „postvakzinale Enzephalitis". Wien: Springer 1938.

Karte, H.: Behandlung der Encephalitis. Therapiewoche 12, 978—981 (1962).

— Zur Prophylaxe der Encephalitis nach Vaccination. Mschr. Kinderheilk. 110, 257 (1962).

Keuter, E. J. W.: Predisposition to postvaccinial encephalitis. Amsterdam: Elsevier Publ. Co. 1960.

Kirk, R. C., and E. E. Ecker: Time of appearance of antibodies to brain in the human receiving antirabies vaccine. Proc. Soc. exp. Biol. (N.Y.) 70, 734—737 (1949).

Kissel, P., G. Arnould et P. Leval: Les formes nerveuses de la mononucléose infectieuse. Sem. Hôp. Paris 28, 387—397 (1952).

Kleinschmidt, H.: Viruskrankheiten und Zentralnervensystem. Mschr. Kinderheilk. 87, 272—279 (1941).

Köng, E.: Zur Pertussisimpfung und ihren Gegenindikationen. Helv. paediat. Acta 8, 90—98 (1953).

Koprowski, H., and I. Le Bell: The presence of complement-fixing antibodies against brain tissue in sera of persons who had received antirabies vaccine treatment. Amer. J. Hyg. 51, 292—299 (1950).

Krücke, W.: Pathologische Anatomie der Vaccinevirus-Encephalitis. Mschr. Kinderheilk. 100, 182—184 (1952).

Krugman, S., J. P. Giles, A. M. Jacobs, and H. Friedman: Studies with live attenuated measlesvirus vaccine. Amer. J. Dis. Child. 103, 353—363 (1962).

Labouyle (1910): Zit. nach H. Pette u. H. Kalm.

Lander, H.: A case of acute haemorrhagic leucoencephalitis (Hurst) complicating varicella. J. Path. Bact. 70, 157—165 (1955).

Languir, A. D., and N. Nathanson: Poliomyelitis Surveillance Unit, Atlanta, Jan. 1957.

Lasater, G. M., and J. T. Jabbour: Acute ataxia in childhood: a summary of fifteen cases. Amer. J. Dis. Child. 97, 61—65 (1959).

Leibowitz, S.: Infectious mononucleosis. The value of differential absorption tests in its serologic diagnosis. Amer. J. Med. 13, 172 (1952).

— Infectious mononucleosis. In: Modern medical monographs, p. 54—66. New York: Grune & Stratton, Inc. 1953.

Lennartz, H.: Antikörpernachweis im Liquor bei der Mumpsinfektion. Klin. Wschr. 31, 957—958 (1953).

Longcope, W. T.: Infectious mononucleosis (glandular fever) with a report of ten cases. Amer. J. med. Sci. 164, 781 (1922).

Lorenz, E., u. H. Kaloud: Klinische Beiträge zur Masernenzephalomyelitis. Z. Kinderheilk. 76, 175—196 (1955).

Lucas, J. (1790): Zit. nach H. Pette u. H. Kalm.

Luksch, F.: Blatternimpfung und Enzephalitis. Med. Klin. 1924, 1.

Madsen, T.: Vaccination against whoop-cough. J. Amer. med. Ass. 101, 187—188 (1933).

Marfan, A. B.: Bull. Soc. Méd. Paris 10, 183 (1893). Zit. nach F. J. Schulte.

Margolis, Fr. H., J. H. Wilson, and Fr. H. Top: Postrubella encephalomyelitis. J. Pediat. 23, 158—165 (1943).

Mayer, J. B., R. Th. Rieder u. B. Dillschneider: Die Inkubationsenzephalitis. Dtsch. med. Wschr. 86, 1948—1952 (1961).

Menko, M. L. H. S. (1899): Zit. nach F. J. Schulte.

Meyer, E., and R. K. Byers: Measles encephalitis. A follow up study of sixteen patients. Amer. J. Dis. Child. 84, 543—579 (1952).

Miller, H., and J. B. Stanton: Neurological sequalae of prophylactic inoculation. Quart. J. Med. 23, 1—27 (1954).

— —, and J. L. Gibbons: Parainfectious encephalomyelitis and related syndroms. Quart. J. Med., N. S. 25, 427—505 (1956).

Mitchell, W., and G. Pampiglione: Neurological and mental complications of rubella. Lancet 1954 II, 1250—1253.

Møller, F.: On postinfectious nervous involvement. Acta med. scand., Suppl. 232 (1949).

Mohr, W.: Tollwut (Lyssa oder Rabies). In: Handbuch der inneren Medizin, 4. Aufl., Bd. I, Teil 1, S. 567—590. Berlin-Göttingen-Heidelberg: Springer 1952.

Moro, E., u. W. Keller: Zur Analyse der Hautallergie nach kombinierter Impfung mit Tuberkulin und Kuhpockenlymphe. Dtsch. med. Wschr. 51, 433 (1926).

Motzfeldt, K.: Rubeola-encefalitt. Norsk Mag. Laegevidensk. 94, 153—156 (1933).

Mühler, E., u. H. Gros: Neurologische Komplikationen bei Virushepatitis. Dtsch. med. Wschr. 89, 931—935 (1964).

Müller, H.: Über die Disposition zur Impfencephalitis. Öff. Gesundh.-Dienst 19, 526—534 (1958).

Müller, K., u. G. Eckoldt: Masern-Schutzimpfung und EEG. Z. Kinderheilk. 96, 172—180 (1966).

Murray, H. G. S., C. M. B. Field, and W. J. McLead: Mumps meningo-encephalitis. Brit. med. J. 1960 I, 1850—1853.

NANNING, W.: Prophylactic effect of antivaccinia gammaglobulin against postvaccinal encephalitis. Bull. Wld Hlth Org. **27**, 317 (1962).

NEBEL: Zit. nach H. PETTE u. H. KALM.

NJÄ, A.: Komplikasjonerved Rubeola. Thrombopenisk purpura Encefalitt-Misdannelser. T. norske Laegeforen. **66**, 775—776 (1946).

ODESSKY, L., A. v. BEDO, K. G. JENNINGS, I. J. SANDS, PH. ROSENBLATT, H. WEISLER, and B. NEWMAN: Therapeutic doses of gamma globulin in the treatment of measles encephalitis and encephalomyelitis. J. Pediat. **43**, 536—568 (1953).

— — A. WEISLER, and B. NEWMAN: Encephalitis in children with measles who were given attenuating doses of gamma globulin. J. Pediat. **43**, 404—406 (1953).

OSLER, W. (1899): The cerebral palsies of children. Zit. nach F. J. SCHULTE.

PAMPUS, I., u. H. WAHLE: Über die neurologischen Komplikationen nach Tollwutschutzimpfung. Fortschr. Neurol. Psychiat. **32**, 165—188 (1964).

PATERSON, P. Y.: Transfer of allergic encephalomyelitis in rats by means of lymph node cells. J. exp. Med. **111**, 119—136 (1960).

PEIFFER, J.: Über eine in der grauen Substanz sich ausbreitende Encephalitis nach Rubeolen. Arch. Psychiat. Nervenkr. **193**, 337—346 (1955).

PETTE, H.: Die akut entzündlichen Erkrankungen des Nervensystems. Leipzig: Georg Thieme 1942.

— Die Allergie und die akut entzündlichen Erkrankungen des Nervensystems. Allergie u. Asthma **3**, 327—334 (1957).

— Reaktionen und Komplikationen nach oraler Poliomyelitisimpfung. Dtsch. med. Wschr. **90**, 1200—1203 (1965).

—, u. H. KALM: Die entzündlichen Erkrankungen des Gehirns. In: Handbuch der inneren Medizin, Bd. V/3. Berlin-Göttingen-Heidelberg: Springer 1953.

PIETSCH, J., u. I. SCHINDLING: Katamnestische Untersuchungen an kindlichen Enzephalitispatienten. Z. Kinderheilk. **81**, 645—659 (1958).

PUNTIGAM, F., u. K. BERGER: Über das Verhalten der Gehirn-Rückenmarksflüssigkeit bei Encephalitis post vaccinationem. Z. Kinderheilk. **77**, 180—200 (1955).

— — Über das Verhalten des weißen Blutbildes bei Encephalitis post vaccinationem. Schweiz. med. Wschr. **85**, 604 (1955).

— — Über die Häufigkeit von Folgezuständen nach Encephalitis post vaccinationem. Wien. med. Wschr. **106**, 604 (1956).

RADERMECKER, J.: Systématique et électroencéphalographie des encéphalites et encéphalopathies. Electroenceph. clin. Neurophysiol., Suppl. **5**, 1—239 (1956).

RADTKE, H.: Cerebrale Reaktionen nach Pockenschutzimpfung. Arch. Psychiat. Nervenkr. **196**, 554—573 (1958).

— EEG-Befunde gesunder Erstimpflinge. Mschr. Kinderheilk. **109**, 12—15 (1961).

REHSTEINER, R., u. E. WIESMANN: Vaccine-Antikörper-Nachweis im Serum nach reaktionsloser Vaccination und Impf-Encephalitis. Ann. paediat. (Basel) **172**, 230—231 (1949).

REMLINGER, P.: Les paralysies du traitement antirabique. Rev. Immunol. (Paris) **16**, 280—285 (1952).

RETIF, J., P. BEGHIN et J. BRIHAYE: L'ataxie cérébelleuse aigue, forme neurologique de la mononucléose infectieuse. Acta neurol. belg. **62**, 884—898 (1962).

REVILLIOD u. LONG (1906): Zit. nach H. PETTE u. H. KALM.

RIEDER, R. TH.: Zur Frage der Enzephalitis nach Seruminjektionen und nach Schutzimpfungen gegen bakterielle Erkrankungen im Kindesalter. Münch. med. Wschr. **104**, 1180—1184 (1962).

RIVERS, T. M., O. H. SPRUNT, and G. P. BERRY: Observations on attempts to produce acute disseminated encephalomyelitis in monkeys. J. exp. Med. **58**, 39—53 (1933).

ROEDER-KUTSCH, TH.: Enzephalitis nach Varizellen. Z. ges. Neurol. Psychiat. **177**, 514 (1944).

ROOYEN, C. E. VAN, and A. J. RHODES: Virus diseases in man, p. 876—887. New York: Thos. Nelson & Sons 1948.

ROSS, I. S.: Electroencephalographic findings during and after acute encephalitis and meningo-encephalitis. J. nerv. ment. Dis. **102**, 172—182 (1945).

SAWCHUK, ST., A. C. LABOCCETTA, A. TORNAY, A. SILVERSTEIN, and A. R. PEALE: Measles encephalitis. Amer. J. Dis. Child. **78**, 844—867 (1949).

SCHACHTER, M.: Les encéphalopathies post-typhoidiques chez l'enfant. Ann. paediat. (Basel) **183**, 43—58 (1954).

SCHLEUSSING, H.: Über Frühstadien postvaccinaler Enzephalomyelitis. Fortschr. Med. **71**, 327—328 (1953).

SCHMIDT, G., u. H. HOFMANN: Klinische und elektrenzephalographische Verlaufsuntersuchungen während und nach Mumpsmeningoencephalitis. Mschr. Kinderheilk. **114**, 424—432 (1966).

SCHULTE, F. J.: Über die cerebralen Komplikationen bei Varizellen. Dtsch. med. Wschr. **88**, 1836—1844 (1963).

SCHWARZ, G. A., D. C. YANG, and E. L. NOONE: Meningoencephalomyelitis with epidemic parotitis. Arch. Neurol. (Chic.) **11**, 453—462 (1964).

SEELEMANN, K.: Zerebrale Komplikationen nach Pockenschutzimpfungen. Dtsch. med. Wschr. **85**, 1081—1089 (1960).

SEITELBERGER, F.: Zum Problem der postvaccinalen Enzephalitis mit besonderer Berücksichtigung der zentralnervösen Komplikationen nach der Pockenschutzimpfung. Nervenarzt **37**, 59 (1966).

— Autoimmunologische Ergebnisse der Entmarkungsenzephalitiden. Nervenarzt **38**, 525—535 (1967).

— K. JELLINGER u. H. TSCHABITSCHER: Zur Genese der akuten Entmarkungsencephalitis. Wien. klin. Wschr. **70**, 453—459 (1958).

—, u. H. ZISCHINSKY: Rubeolen-Enzephalitis. Münch. med. Wschr. **104**, 1681—1685 (1962).

SHERMAN, F. E., R. A. MICHAELS, and F. M. KENNY: Acute encephalopathy (encephalitis) complicating rubella. J. Amer. med. Ass. **192**, 675—681 (1965).

SHINNERS, B. M., R. F. KRAUSS, and B. ROCHESTER: Encephalitis in children with electroencephalographic changes. N.Y. St. J. Med. **49**, 2140—2144 (1949).

Shirkey, H. C.: Pediatric therapy. St. Louis: C. V. Mosby Co. 1964.

Siegert, R.: Das Verhalten des Vakzinevirus im Organismus bei zentralnervösen Impfschäden. Dtsch. med. Wschr. 82, 2021—2024 (1957).

Silberstein, I. K., T. C. Bernstein, and T. Stern: Demonstration of heterophil antibodies in the cerebrospinal fluid. J. Lab. clin. Med. 33, 1204—1206 (1948).

Simon, G.: Über Lähmungen im Verlauf der Tollwut-schutzimpfungen. Zbl. Bakt., I. Abt. Orig. 68, 72—112 (1913).

Simpson, J. A.: Subacute inclusion-body encephalitis: a possible association with infective hepatitis. Lancet 1961 II, 685—687.

Sokolowska-Dekowa, A., Z. Slaski, B. Darwai, I. Kostrzewski, and I. Szczepanska: Catamnestic studies of children formerly suffering from acute encephalitis. Ann. paediat. (Basel) 204, 281—294 (1965).

Stickl, H.: Art und Zustandekommen kombinierter Virus- und Bakterieninfektionen. Ergebn. inn. Med. Kinderheilk., N. F. 15, 214—272 (1960).

— Symposion über aktuelle Probleme der zerebralen Komplikationen nach Pockenschutzimpfung. Wien 1967.

—, u. M. Helmig: Eitrige Meningitiden nach der Pockenschutzimpfung. Dtsch. med. Wschr. 91, 1307—1310 (1966).

— E. Schmidt u. N. Colacov: Zentralnervöse und vegetative Funktionsstörungen bei Kindern als Folge von Infektionskrankheiten. Z. Kinderheilk. 89, 367—376 (1964).

Stiefel, H.: Zur Frage der Mononucleosis infectiosa beim Erwachsenen. Folia haemat. (Lpz.) 67, 61 (1943).

Stokes, J. F., J. R. Owen, and E. G. Holmes: Neurological complications of infective hepatitis. Brit. med. J. 1945 I, 642—644.

Ström, J.: Further experience of reactions, especially of a cerebral natur, in conjunction with triple vaccination: in Sweden 1959—1965. Brit. med. J. 4, 320—323 (1967).

Subirana, A., y L. Oller-Daurella: Meningo-encefalitis ligand a la parotidis epidemica. Estudio clinico y electroencefalografico (nota previa sobre el valor de la encefalografia en la profilaxia de las complicationes tardias de los procesos meningo-encefaliticos). Med. clin. Barcelona 12, 249—256 (1949).

Swan, C.: A case of post-varicellal encephalitis showing bilateral softening of the neostriatum and terminal „tetanoid chorea" (Gowers). Med. J. Aust. 33, 697 (1946).

Swanson, B. E.: Measles meningoencephalitis. Amer. J. Dis. Child. 92, 272—275 (1956).

Terry, L. L.: Opening remarks — International conference on measles immunization. Amer. J. Dis. Child. 103, 217—218 (1962).

Thalhammer, O.: Die Determination des klinischen Bildes der kindlichen Enzephalitis. Z. Kinderpsychiat. 74, 275—297 (1954).

— Die neuroallergische Theorie über die Genese der parainfektiösen Encephalitis. Neue öst. Z. Kinderheilk. 3, 57—62 (1958).

Thelander, H. E., and E. B. Shaw: Infectious mononucleosis with special reference to cerebral complications. Amer. J. Dis. Child. 61, 1131—1145 (1941).

Tinel, J., et R. Bénard: Myelite aigue ascendante au cours de la rubéole. Rev. neurol. 39, 310—314 (1923).

Turnbull, H. M., and J. McIntosh: Encephalitis following vaccination. Brit. J. exp. Path. 7, 181 (1926).

Uchimura, I., and H. Shiraki: A contribution to the classification and the pathogenesis of demyelinating encephalomyelitis. J. Neuropath. (Baltimore) 16, 139—208 (1957).

Uehlinger, E. (1957): Zit. nach G. Schaltenbrand u. H. C. Hopf.

Underwood, E. A. (1935): Zit. nach F. J. Schulte.

Vallat, J. N., J. Lepetit et G. Boussely: Etude électroencéphalographique de trois cas d'encéphalite de la vaccination jennérienne et de leurs séquelles comitiales. Presse méd. 1957, 528.

Vivell, O.: Die Poliomyelitisschutzimpfung. In: Spiess, Schutzimpfungen. Stuttgart: Georg Thieme 1958.

Vries, E. de: Postvaccinial perivenous encephalitis. Amsterdam: Elsevier Publ. Co. 1960.

— Encephalitis following vaccination and exanthematous diseases. In: Encephalitides. Amsterdam: Elsevier Publ. Co. 1961.

— The acute encephalopathic reaction in infants. Psychiat. Neurol. Neurochir. (Amst.) 68, 85—114 (1965).

Walker, I. M., and I. Nahmias: Neurologic sequelae of rubella infection. Clin. Pediat. 5, 699 (1966).

Walsh, F. C., C. M. Poser et S. Carter: Infectious mononucleosis encephalitis. Pediatrics 13, 536—543 (1954).

Walthard, B., u. K. M. Walthard: Encephalitis nach Vaccination, Variola, Morbilli und Varicellen. In: Handbuch der speziellen pathologischen Anatomie und Histologie, Bd. XIII, S. 771—825. Berlin-Göttingen-Heidelberg: Springer 1958.

Waring, J. J., K. T. Neubuerger, and E. F. Geever: Severe forms of chickenpox in adult. Arch. intern. Med. 69, 384 (1942).

Weber, G., u. J. Lange: Zur Variationsbreite der „Inkubationszeiten" postvakzinaler zerebraler Erkrankungen. Dtsch. med. Wschr. 86, 1461—1468 (1961).

Wegmann, T.: Postgrippöse Encephalitis. Schweiz. med. Wschr. 83, 1233 (1953).

Weisse, K., W. Krücke u. R. Siegert: Klinisch-anatomische und virologisch-bakteriologische Befunde bei Enzephalomyelitiden nach Pockenschutzimpfung. Z. Kinderheilk. 73, 23—62 (1953).

Wiedemann, H.-R.: Akute infektiöse Lymphozytose mit parainfektiöser Encephalitis. Kinderärztl. Prax. 22, 160—161 (1954).

— Die Krankheiten des Nervensystems. In: Feer, Lehrbuch der Kinderheilkunde. Stuttgart: Gustav Fischer 1966.

Wigand, H.: Tödliche Encephalomyelitis nach Röteln. Z. ges. Neurol. Psychiat. 173, 448—460 (1941).

Windorfer, A., u. B. Kornhuber: Zur Klinik und Epidemiologie des Exanthema subitum. Dtsch. med. Wschr. 89, 105—110 (1964).

Wohlwill, F.: Zur Enzephalomyelitis bei Masern. J. Neurol. 37, 408 (1929).

Wolf, G.: Die infektiöse Mononukleose und das Nervensystem. Fortschr. Neurol. Psychiat. 24, 167—216 (1956).

Wüthrich, R.: Probleme der experimentellen allergischen Encephalomyelitis. Basel u. New York: S. Karger 1964.

Ytrehus, K.: Rubeola-encephalitis. T. norske Laegeforen. 76, 689—691 (1956).

Ziegra, S. R.: Corticosteroid treatment for measles encephalitis. J. Pediat. 59, 322—323 (1961).

Zimmerman, H. M., and H. Yannet: Nonsuppurative encephalomyelitis accompanying chickenpox. Arch. Neurol. Psychiat. (Chic.) 26, 322 (1931).

Zischinsky, H.: Die Masern. In: Handbuch der Kinderheilkunde, Bd. V. Berlin-Göttingen-Heidelberg: Springer 1963.

Primäre oder bevorzugte Beteiligung des ZNS bei Infektionen

H. Radl, Wien

Protozoenerkrankungen (Malaria, Toxoplasmose)

Die Protozoen sind einzellige tierische Lebewesen mit Eigenbeweglichkeit. Cystenbildungen gestatten das Überdauern ungünstiger Lebensbedingungen. Die Vermehrung erfolgt in der Regel durch Zweiteilung, manchmal auch durch Vielfachteilung.

Der Name *Malaria* (paludisme, Sumpffieber, Wechselfieber) ist ein Sammelbegriff für eine Gruppe von Infektionskrankheiten, die durch mehrere, dem Genus Plasmodium zugehörende Protozoenarten hervorgerufen werden. Den durch Mücken der Gattung Anopheles auf den Menschen übertragenen Arten P. vivax, P. malariae und P. falciparum entsprechen die Krankheitsformen der M. tertiana, M. quartana und M. tropica. Die Malaria ist heute vorwiegend eine Erkrankung der warmen Länder. In den Tropen ist sie trotz großer Anstrengungen der einzelnen Staaten, die die Bekämpfung mit Unterstützung der Weltgesundheits-Organisation intensiv durchführen, zum Teil noch endemisch. In Europa und Amerika sind die Malariaerkrankungen wesentlich zurückgegangen (Balkan, Italien, Pyrenäenhalbinsel, Südfrankreich) oder ganz verschwunden.

Die Mehrzahl der Todesfälle wird durch die komatöse Form der Malaria tropica hervorgerufen; die anderen Malariaformen heilen in der Regel ohne Komplikationen aus.

Bei *Sektionsbefunden* fällt am Gehirn bereits makroskopisch eine rauchgraue Verfärbung der Hirnsubstanz infolge der Ansammlung von Plasmodien und Pigment in den Capillaren auf. Außerdem können Blutaustritte nach Gefäßwandschädigungen als punktförmige Hämorrhagien kenntlich sein. In der Umgebung thrombosierter Capillaren entstehen Nekroseherde, die von entzündlicher Reaktion in Form einer Gliazellwucherung eingefaßt werden (Dürcksche Malariagranulome). Diese Granulome sind aber nicht streng spezifisch, sondern kommen auch bei anderen mit Degeneration der Gefäßwandung einhergehenden Erkrankungen, wie z.B. dem Fleckfieber, vor und können narbige Defekte hinterlassen. An den Hirnhäuten kann es zu Ödem und mehr oder weniger stark ausgeprägten lymphocytären Infiltrationen kommen, die dem Bild einer nichteitrigen Meningitis entsprechen (Nauck, Fischer).

Hervorgerufen werden die Schädigungen der Gefäßwand besonders im capillaren Bereich durch eine mechanische und eine toxische Komponente. Einerseits werden beim Zerfall der Plasmodien und bei der Zerstörung der roten Blutkörperchen Substanzen frei, die toxinartig wirken, andererseits neigen die plasmodiumhaltigen Erythrocyten besonders bei der Malaria tropica zu Zusammenballungen und zum Haften an den Gefäßwänden, wodurch es zu einer Verstopfung der feineren Gefäße und zu einer Stockung der Blutbewegung kommt. Vor allem die Gewebsanoxie wird als wesentliche Ursache der Organschädigung bei der Malaria angesehen.

Bedeutungsvoll für das Zustandekommen schwerer pathologischer Veränderungen ist somit auch die Zahl der in den Organismus gelangenden Plasmodien, da die Zerstörung der Erythrocyten und das Ausmaß der Gefäßschädigung damit zusammenhängt.

Neben der zum Tode führenden komatösen Form gibt es bei der *Malaria tropica* noch zahlreiche Symptome, die auf eine Mitbeteiligung des ZNS hinweisen. So berichtete erst kürzlich Mai über seine Erfahrungen in Lambarene, wo er oft beängstigend schwere Erkrankungen an Malaria bei Kindern gesehen hat. Nackensteifigkeit, stundenlang anhaltende Unruhe, vorübergehende Lähmungen von Extremitäten, abnorme Reflexerregbarkeit und Erbrechen können ebenso wie Parästhesien, epileptiforme Krämpfe, Aphasien und cerebellare Ataxien zentralnervöse Störungen anzeigen. Jelinek beschreibt einen Fall, der unter dem typischen Bild eines Kleinhirntumors verlief. Auch apoplektische Zustandsbilder oder solche, die eine Querschnittsmyelitis oder gar eine multiple Sklerose vortäuschten, wurden — wenn auch sehr selten — beobachtet. Außerdem können auch akute psychotische Störungen auftreten. Entzündliche Polyneuritiden werden u.a. bei Krücke im Gefolge der Malaria erwähnt.

Mai sah diese schweren Formen mit Beteiligung des ZNS nur bei Kindern, nicht bei Säuglingen und Erwachsenen, und führt dies auf eine noch fehlende Immunität des Organismus für Malariainfektionen im Kindesalter zurück.

Im Verlauf der *Malaria tertiana* oder *quartana* kann es gelegentlich auch zu geringgradigen Veränderungen im ZNS kommen, niemals jedoch zu schweren encephalitischen oder komatösen Zustandsbildern.

Die Wa.R. kann vereinzelt positiv ausfallen. Eine Infektion des Fetus durch die erkrankte Mutter ist möglich.

An Folgezuständen nach Malaria tropica sind besonders epileptiforme Anfälle zu erwähnen.

Die *Diagnose* einer Malaria gelingt durch den Nachweis der Plasmodien im Blut (dünner Ausstrich, dicker Tropfen). Die *Therapie* besteht in der sofortigen Behandlung mit Chinin, Plasmochin, Atebrin, Resochin, Proguanil, Daraprim oder Primaquin.

Die systematische Einordnung des Erregers der *Toxoplasmose*, des Toxoplasma gondii, ist noch nicht endgültig geklärt.

Bei der Toxoplasmose, einer in der ganzen Welt verbreiteten Erkrankung bei Mensch und Tier, ist zu unterscheiden zwischen einer konnatalen und einer erworbenen Form.

Die überwiegende Mehrzahl der *postnatal erworbenen Infektionen* verläuft chronisch latent oder inapparent. Daneben gibt es, besonders bei Laboratoriumsinfektionen beschriebene, subakut verlaufende Erkrankungen und natürlich Fälle, die als akute Infektionskrankheit ablaufen. Aber auch bei akuten Erkrankungen ist die Diagnose schwierig zu stellen. Nur durch einen direkten Erregernachweis oder einen positiven Tierversuch kann eine erworbene Toxoplasmose mit Sicherheit diagnostiziert werden. Der Antikörpernachweis durch serologische Reaktionen (Sabin-Feldman, Westphal) ist in hohem Prozentsatz bei gesunden

Erwachsenen positiv; nur ein ausgesprochener Titeranstieg im Verlauf einer Erkrankung macht das Vorliegen einer Toxoplasmoseinfektion einigermaßen wahrscheinlich.

Das *klinische Bild der erworbenen* Toxoplasmose ist vor allem im Erwachsenenalter mannigfaltig und uncharakteristisch. Abgeschlagenheit, Kopfschmerzen und Gliederschmerzen sind häufige Prodromalerscheinungen. Hohes Fieber, maculopapulöse Exantheme, pulmonale, kardiale und enterocolitische Verlaufsformen wurden während der akuten Phase der Erkrankung beobachtet. Milz, Lymphdrüsen und Leber sind häufig mitbetroffen.

Als Zeichen einer Mitbeteiligung des ZNS bei der erworbenen Toxoplasmose können meningitische Symptome auftreten, und im Liquor kann es zu einer Vermehrung der Zellen und des Eiweißgehaltes kommen. Im Liquorsediment ist vereinzelt der Erregernachweis möglich. Neben rein meningitischen wurden auch gemischte meningo-encephalo-myelitische Verläufe beobachtet. Vereinzelt können danach Folgezustände wie psychische Veränderungen, Schlafstörungen und epileptiforme Anfälle auftreten (Mohr). In jüngster Zeit wurden auch isoliert vorkommende Chorioretinitiden, zum Teil mit schubweisem Verlauf, beobachtet (Thalhammer). Nach Weisse und Krücke weichen die pathomorphologischen Veränderungen im Gehirn bei der Erwachsenentoxoplasmose in keiner Weise von der konnatalen Form ab. (Allerdings sind bei der ersteren noch nie Verkalkungen im Gehirn gefunden worden.)

Die erworbene Toxoplasmose des Kindes kann unter dem Bild einer akuten Encephalomyelitis oder einer Markencephalitis ablaufen, scheint aber nicht so häufig zu so schweren cerebralen Veränderungen zu führen wie die angeborene. Allerdings ist auch hier das Entstehen eines Hydrocephalus internus und das Auftreten spastischer Paresen, parkinsonartiger Bilder und von Krämpfen möglich.

Bei der *konnatalen Toxoplasmose* handelt es sich um eine Erkrankung, die in etwa 90% der Fälle intrauterin abläuft, so daß die Kinder bereits mit einem mehr oder weniger schweren postencephalitischen Schaden zur Welt kommen. Das gewöhnliche Bild der konnatalen Form der Toxoplasmose stellt die Encephalomyelomeningitis mit Verkalkungen und einer Chorioretinitis dar. Nach Thalhammer sind

17% aller angeborenen Hirnschäden, insbesondere Epilepsie und psychomotorische Retardation, auf eine Toxoplasmose zurückzuführen. Er unterscheidet nach dem Zeitpunkt der pränatalen Infektion beim Neugeborenen das Stadium der Generalisation, der floriden Encephalitis und des postencephalitischen Schadens.

Panarteriitis, Panphlebitis und Nekrosen verschiedenster Ausdehnung mit der Neigung zur Verkalkung und Granulombildung sind die wesentlichsten Veränderungen im ZNS. WEISSE unterscheidet zwischen einer Meningoencephalitis mit Ependymitis, einer hämatogen-metastatischen Herdencephalitis und großen Toxoplasmosegranulomen. Die Granulome beherbergen fast immer Toxoplasmen. Meist werden auch Granulome im Subarachnoidealraum, im Bereich des Plexus und subependymär gefunden. Die Granulombildungen an den Engen des inneren Liquorsystems führen zur Blockade, woraus ein Hydrocephalus internus resultiert. Auch im Rückenmark können ähnliche Veränderungen gefunden werden. Eine Beteiligung der Leptomeningen mit Blutung, Trübung, herdförmiger Verdickung und gelblich-bräunlicher Fleckung wurde u.a. von KEAN und GROCOTT beschrieben. Der Liquor selbst kann sanguinolent oder xanthochrom sein und zeigt meist eine starke Eiweißvermehrung bei mehr oder minder erhöhter Zellzahl (SCHÖNENBERG). Die Ausbildung eines Hydrocephalus internus und externus kann zur Zerstörung der Hirnsubstanz bis zu zwei Drittel führen. Auch wurden vereinzelt endokrine Störungen beobachtet.

Auch *klinisch* steht bei der angeborenen encephalo-myelo-meningitischen Form der Hydrocephalus im Vordergrund. Die große Fontanelle kann exzessive Maße erreichen. Meningismus und extrapyramidale Störungen, wie Streckkrämpfe, Tonussteigerung, Rigor, Tremor, Opisthotonus und Schreckhaftigkeit sowie Paresen der Extremitäten können Zeichen einer angeborenen Toxoplasmose sein. Das klinische Bild ist vielgestaltig, so daß bei jeder unklaren cerebralen Erkrankung und bei jedem Hydrocephalus im Säuglingsalter neben einer Wa.R. auch eine Sabin-Feldman-Reaktion durchgeführt werden soll. Allerdings können manche Erkrankungen auch symptomlos verlaufen oder sich in einem leichten Fraisenanfall erschöpfen und erst gelegentlich einer Schädelröntgenaufnahme durch die Feststellung von Kalkschatten im Gehirn und durch den pathologischen Fundusbefund (Chorioretinitis) bekannt werden. Die Verkalkungen im Gehirn, die nach ESSBACH bei ungefähr 50% der angeborenen Toxoplasmosen zu finden sind, müssen nicht immer Zeichen eines zur Ruhe gekommenen Prozesses sein.

FRANCESCHETTI beschrieb ein digito-okuläres Bewegungssyndrom bei der *Rubeolenembryopathie*, bei dem die Kinder mit den Fingern in den Augenhöhlen bohren. Dieses Syndrom kann auch bei der Toxoplasmose beobachtet werden. Engstellung der Lidspalten und nystagmusartige Augenbewegungen können ebenfalls festgestellt werden. Wie ja überhaupt auch die vielgestaltigen Veränderungen des Auges (Mikrophthalmus, Iritis, Iridocyclitis, Linsentrübung, Kolobom, Uveitis, Katarakt) an das Vorliegen einer Toxoplasmose denken lassen sollen.

Die *Diagnose* kann durch die röntgenologisch darstellbaren Verkalkungen im Gehirn, durch den Nachweis der Chorioretinitis, durch die bereits angeführten Testmethoden und den Erregernachweis gestellt werden. Das Ausmaß der Schädigung und damit das Schicksal der Erkrankten ist auch abhängig vom Zeitpunkt der mütterlichen Infektion.

Bei einer Encephalographie kann häufig eine Erweiterung des Ventrikelsystems, eine Abflachung der Vorderhörner, eine Erweiterung der Hinterhörner, eine Reduzierung der Hirnsubstanz, Mikrogyrie, Rindenschrumpfung oder Porencephalie gefunden werden. Das EEG zeigt meist ein abnormes Hirnstrombild über der ganzen Konvexität.

Epilepsie, Störungen des Sehvermögens, Entwicklungshemmung, Debilität, Affektenthemmung, Scheindemenz oder oligophrene Zustandsbilder können *Folgezustände* nach einer konnatalen Toxoplasmose sein.

Gelegentlich werden auch frühfetale Schädigungen, wie Spina bifida, Meningocele und Meningomyelocele, in direkten Zusammenhang mit einer Toxoplasmose gebracht. Voraussetzung für die Infektion der Leibesfrucht ist allerdings eine Parasitämie, die aus Gründen der Placentarstruktur nur in der zweiten Hälfte der Schwangerschaft möglich ist. Daher wäre es auch wünschenswert, daß bei allen Graviden routinemäßig im 3. und 8. Schwangerschaftsmonat ein Toxoplasmosetest durchgeführt werden könnte. Nach THALHAMMER und RIEGER soll es bei der Toxoplasmose im Gegensatz zur Lues nur einmal, im Anschluß an die Infektion, zu einer Erkrankung der Frucht (Fetopathie) kommen können, die auch zu Fehl-, Früh- und Totgeburten führen kann.

Die *Therapie* besteht in einer kombinierten Sulfonamid- und Daraprim-Medikation.

In letzter Zeit wurden vereinzelt Erkrankungen an *Cytomegalie* bekannt, bei denen neben Gehirnblutung und Konvulsionen ebenfalls intrakranielle Verkalkungen gefunden wurden. Dies könnte differentialdiagnostisch bedeutungsvoll werden. Die Cytomegalie selbst tritt in der Regel bei schwächlichen und frühgeborenen Säuglingen auf und wird von den meisten Autoren zu den Viruserkrankungen gerechnet.

Von den anderen Protozoenerkrankungen führen die *Lambliasis* und die *Leishmaniasen* nie zu primären Veränderungen des ZNS. Die *Schlafkrankheit* (Erreger: Trypanosoma gambiense und rhodesiense), die durch die Tsetsefliege auf den Menschen übertragen wird, findet man nur im tropischen Afrika. Bei dieser Erkrankung unterscheidet man ein Invasionsstadium und ein encephalitisches Stadium. Die *Chagaskrankheit* (Erreger: Trypanosoma cruzi) kommt in Mittel- und Südamerika vor und führt besonders bei Kleinkindern gelegentlich zu einer Meningoencephalitis.

Die *Amoebiasis* (Erreger: Entamoeba histolytica) ist vor allem in tropischen und subtropischen Gegenden heimisch, tritt aber auch in Südeuropa auf. Als Komplikation dieser Erkrankung kommt es — wenn auch höchst selten — zu einem Hirnabsceß.

Leptospirosen (Weilsche Krankheit, Lues)

Die Leptospiren gehören mit den Borellia und Treponema in eine Gruppe (Treponemataceae), die als Übergangsfamilie zwischen Bakterien und Protozoen anzusehen ist. Sie sind im Dunkelfeld als feine Fäden mit hakenförmigen Enden und einer charakteristischen Eigenbewegung zu erkennen.

Unter den Leptospirosen besitzt die *Leptospirosis icterohaemorrhagiae* (Morbus Weil, 1886) die größte Bedeutung. Erkrankungen sind in allen Ländern der Erde bekannt geworden. Dem septicämischen Primärstadium mit positiver Blutkultur folgt ein Stadium der Organschädigung mit Auftreten von Antikörpern im Serum. Neben schweren Erkrankungen mit Ikterus, Nephritis, Muskel- und Gelenkschmerzen, aber auch Delirien und Somnolenz gibt es leichte Verlaufsformen, die unter dem Bild einer serösen Meningitis auftreten. Die Infektion kann direkt vom Tier auf den Menschen übertragen werden (Fleischer, Rattenfänger), häufiger aber durch verseuchtes Wasser. Die Leptospiren gelangen durch verletzte Hautstellen oder die äußeren Schleimhäute in den menschlichen Organismus.

Die häufigsten Erkrankungen finden sich bei Jugendlichen; bei Kleinkindern sind Leptospirosen selten. GSELL gibt das Alter des jüngsten Patienten mit $4^3/_4$ Jahren an, STROBEL berichtet über 10 Kinder, die an Morbus Weil oder Feldfieber erkrankt waren, das jüngste mit 2 Jahren. KÖVÉR erwähnt 64 Kinder, darunter 6 unter einem Jahr.

Die *seröse Leptospirenmeningitis* (Spirochétose meningée, Leptospirosis meningealis, Meningitis leptospirosa) tritt erst in der zweiten Krankheitsphase auf. Im ersten Fieberstadium kann gelegentlich bei normalem Liquorbefund ein Meningismus bestehen. Aus diesem Grund ist am 7. bis zum 12. Krankheitstag bei Verdachtsfällen eine zweite Liquorpunktion angezeigt. Nackensteifigkeit, Kopfschmerzen, Brechreiz und der pathologische Liquorbefund gestatten in der Regel keine sichere klinische Abgrenzung zu anderen serösen Meningitiden. Die Zellzahlvermehrung, die bald bloß die Lymphocyten betrifft, kann beträchtlich sein, im Durchschnitt ist sie um 50—200/3. PANDY und NONNE-APELT sind positiv, der Liquorzucker zeigt keine wesentlichen Veränderungen. Bei ikterischen Erkrankungen kann auch der Liquor ikterisch sein. In der 3. Woche sind die meningitischen Zeichen meist wieder völlig geschwunden, die Zellvermehrung kann aber noch mehrere Wochen anhalten (chronische Meningitis). Auch Rezidive wurden bekannt. Gelegentlich kann es zu einem positiven Ausfall der Wa.R. kommen. Die Meningitis heilt in der Regel ohne Folgezustände ab.

Eine relativ gute Prognose haben auch die vereinzelt vorkommenden Encephalomyelitiden. Das klinische Bild kann mannigfaltig sein: Paresen einzelner Hirnnerven, schlaffe Paresen meist flüchtiger Art, Myelitiden, Myoklonien, Radikulitiden und Polyneuritiden wurden beschrieben (SCHEID).

Wegen des meist gutartigen Verlaufes der Leptospirosen sind nur wenige pathoanatomische Befunde über die entzündlichen Veränderungen im ZNS bekannt. Diese sind außerdem völlig unspezifisch. PETERS erwähnt, durch die erhebliche Blutungsneigung bei der Weilschen Krankheit bedingt, ein extradurales Hämatom im Wirbelkanal, das zur Kompression des Rückenmarks führte, ferner Blutungen in der harten und weichen Hirn- und Rückenmarkshaut und intracerebrale Blutungen.

In der *Therapie* der Leptospirosen finden Aureomycin, Terramycin und Streptomycin Verwendung.

Weitere, vor allem auch in Europa vorkommende Leptospirosen sind das *Feldfieber* (Leptospirosis grippotyphosa, Erntefieber, Schlammfieber, Wasserfieber), die *Schweinehüterkrankheit* (Leptospirosis pomona und mitis) und das *Canicolafieber*. Diese Erkrankungen gehen ebenfalls meist mit einer serösen Meningitis einher.

Das Treponema pallidum (Spirochaeta pallida, Spironema pallidum), von SCHAUDINN und HOFFMANN 1905 entdeckt als Erreger der *Lues* (Syphilis, harter Schanker), kommt nur beim Menschen vor und ist im Dunkelfeld an seiner anhaltenden gleichmäßigen Rotation zu erkennen.

Es findet sich in den erkrankten Organen in allen Stadien der erworbenen und konnatalen Lues und ist im Gewebe mittels der Silberimprägnation nach LEVADITI darzustellen. Für die Diagnose stehen außerdem serologische Untersuchungsmethoden zur Verfügung, so die Wassermann-Reaktion (von der 2. bis 3. Woche an positiv), verschiedene Flockungs-, Trübungs-, Ballungs- und Klärungsreaktionen und der Nelson-Test.

Im Kindesalter ist vorwiegend die konnatale Lues von Interesse, bei der zwischen einer Säuglingslues oder Frühsyphilis, einer Rezidivperiode und einer Spätlues (Lues connata tarda) unterschieden wird. Eine erworbene Lues des Kindes, sei es durch eine Infektion während des Geburtsaktes, durch Schmierinfektion oder durch Stuprum, ist selten. Eine germinative Infektion wird heute abgelehnt. Jede Mutter eines konnatal syphilitischen Kindes muß vorher selbst infiziert gewesen sein. Je kürzer die Infektion der Mutter zurückliegt, um so eher und schwerer erkrankt der Fetus. Wird die Mutter erst während der Schwangerschaft infiziert, so wird der Säugling um so eher geschädigt, je früher in der Schwangerschaft die Infektion erfolgte; nur bei einer frischen Erkrankung in den letzten 6 Wochen vor der Geburt kann ein gesundes Kind erwartet werden (FLAMM).

Bei der *Säuglingslues* (Frühsyphilis) ist neben dem Befall von Lunge, Leber, Niere, Milz und Skeletsystem, der luischen Coryza, Hautveränderungen und Augenschädigungen häufig eine Meningitis luica vorhanden. Sie geht mit einer Pleocytose und Eiweißvermehrung einher; die Luesreaktionen im Liquor können positiv sein. Neben klinisch unauffälligen meningitischen Erkrankungen, die nur durch eine Lumbalpunktion aufgedeckt werden,

treten auch akute meningitische Reizzustände auf. Außerdem kann ein hypersekretorischer Hydrocephalus internus entstehen. Meningitis und Hydrocephalus sprechen auf Penicillin gut an, wenngleich in vereinzelten Fällen später cerebrale Ausfallserscheinungen und geistige Entwicklungsrückstände beobachtet werden können.

Der *Rezidivperiode* im Kleinkindesalter sind frische Symptome von seiten des ZNS in der Regel fremd. Nach KELLER und WISKOTT können aber gelegentlich auch in dieser Periode durch Gehirngefäßschädigung unvermittelt Hemiplegien auftreten.

Die *Lues connata tarda* kennt gewisse Stigmata, wie die Sattelnase (Folge eines Hydrocephalus und hyperostosierender Prozesse am Stirnbein) und die Hutchinsonsche Trias (Zahndeformitäten, Keratitis parenchymatosa, Innenohrschwerhörigkeit). Periostitis und gummöse Ostitiden, Rhinopharyngitis und Gonitis werden in diesem Stadium ebenfalls angetroffen. Die Beteiligung des ZNS an der luischen Infektion kann in dieser Periode durch mannigfaltige Ausfallserscheinungen (motorische, sensorische, psychische und Mischsyndrome) offensichtlich werden (LINDEMAYR). Spastische Paresen, unkoordinierte Motorik, epileptische Anfälle und Intelligenzdefekte verschiedenen Ausmaßes sind als Restzustände einer frühkindlichen Hirn- und Gefäßschädigung zu erwarten, ebenso auch frisch auftretende motorische Ausfallserscheinungen an den Extremitäten und an den Hirnnerven als Zeichen einer noch im Gang befindlichen (chronischen) Meningitis. Nicht zu selten ist eine rasch fortschreitende Demenz erstes Symptom einer Lues connata tarda, manchmal auch verbunden mit einer stolpernden Sprache oder Wortarmut. Bei allen Fällen seelisch-geistiger Veränderungen und bei unklaren neurologischen Erkrankungen ist daher an das Vorliegen einer Syphilis zu denken. Auch Anisokorie, Mydriasis, reflektorische Pupillenstarre oder Opticusatrophie sind klinische Hinweise für das Vorliegen dieser Erkrankung. Wir selbst hatten erst vor wenigen Monaten ein 8jähriges Mädchen wegen einer spastischen Hemiparese in stationärer Behandlung, bei dem uns zu Beginn vor allem die Anisokorie an eine Lues denken ließ. Auf wiederholte Penicillinkuren gingen die Paresen und die Wesensveränderungen fast ganz zurück. Daß die klinisch gesunde Mutter, die eine positive Wa.R. in Blut und Liquor hatte, ebenfalls einer spezifischen Behandlung unterzogen wurde, ist selbstverständlich.

Die *Meningoencephalitis syphilitica* (Lues cerebrospinalis) ist vor allem eine Basalmeningitis. Durch die Ependymitis granularis kann es zu einem Hydrocephalus internus occlusus kommen. Klinisch stehen Herdsymptome und Lähmungserscheinungen im Bereich der Hirnnerven (besonders Augenmuskellähmungen) durch Übergreifen des Prozesses auf die im Subarachnoidealraum verlaufenden Gefäße und Nerven im Vordergrund. Neben einer meningitischen gibt es auch eine mehr vasale Form, bei der es durch Lumeneinengung oder Verlegung der Arterien zu Erweichungen im Gehirn kommt. Diese äußern sich klinisch unter dem Bild eines apoplektischen Insults im Auftreten von Mono- oder Hemiparesen. Als dritte wäre hier die seltene gummöse Form zu erwähnen, die das Bild eines Hirntumors mit Stauungspapille bieten kann.

Die *progressive Paralyse* ist pathoanatomisch durch eine chronische Encephalitis mit Atrophie des Gehirns, Schwund des Parenchyms und Entmarkung bedingt. Die juvenile Paralyse, die auch eine anoxische Gewebsschädigung zur Ursache hat, ist charakterisiert durch Pupillenstarre, lebhafte Tiefenreflexe, Sprachstörung, Abfall der Persönlichkeit und cerebrale Krampfanfälle.

Die *Tabes dorsalis* hat ihre Ursache in einer Entmarkung der Hinterstränge und der hinteren Nervenwurzeln. Sie äußert sich u.a. in Ataxie, Sensibilitätsstörungen und verzögerter Schmerzleitung, Pupillenstarre (Argyll Robertson), Opticusatrophie und Augenmuskellähmungen.

Die *Lues spinalis* geht einher mit Sensibilitätsstörungen, Pyramidenbahnsymptomen, Blasen- und Darmstörungen, Hyper- oder Hypästhesie und Mono- oder Polyneuritiden, die zu schlaffen Paresen und Areflexie führen können. Außerdem kann hier der Hornersche Symptomenkomplex beobachtet werden (Rosenmayr, Bodechtel).

Daneben tritt gelegentlich noch eine Endarteriitis luica und eine Pachymeningitis hypertrophicans, die zu Querschnittssyndromen führt, auf. Luische Aneurysmen im Gehirn sind sehr selten. Die Pseudoparalyse (Parrot-

sche Lähmung) ist bedingt durch eine subepiphysäre Osteochondritis.

Reisner beschrieb eine Salvarsanencephalitis (hämorrhagische Encephalitis oder Encephalopathie mit Hirnpurpura), die früher während einer Salvarsanbehandlung der Lues beobachtet werden konnte und eine toxische Schädigung des Gefäßsystems zur Ursache hat.

Die *Differentialdiagnose* der Lues ist mannigfaltig und betrifft fast alle Erkrankungen des ZNS, besonders die Meningitis tuberculosa, Hirntumoren und -blutungen. Die Multiple Sklerose kann hier wohl außer acht gelassen werden, da sie im Kindesalter noch nicht auftritt.

Die *Prognose* der Lues ist heute, besonders wenn sie rechtzeitig erkannt wird, günstig. In der *Therapie* hat sich das Penicillin sehr bewährt. Es wird, besonders solange die Liquorreaktionen positiv sind, in mehreren Kuren gegeben; eventuell in Kombination mit Wismutpräparaten (Casbis) oder Arsenpräparaten (Spirotrypan). Vor allem bei langanhaltenden positiven Liquorbefunden kann bei Kindern über 3 Jahren auch die von Wagner-Jauregg eingeführte Malariakur angewendet werden (Kundratitz). Nach Oehme kann die Frucht erst nach Ausbildung der Placenta erkranken (Fetopathie); die angeborene Lues gehört zu den vermeidbaren Krankheiten, da sie bei der Mutter bereits vorher zu diagnostizieren und zu behandeln ist. In unbehandelten Fällen kann es zu Früh- oder Totgeburten der Frucht kommen.

Eine endemische, nicht venerische Form der Syphilis ist unter dem Namen *Bejel* bekannt. Sie kommt ausschließlich in gemäßigten und tropischen Gebieten vor und wird vorwiegend im Kindesalter erworben. Der Befall des ZNS ist wesentlich seltener als bei der Lues.

Außerdem ist in der Gruppe der Treponemataceae neben der *Framboesie* (Erreger: Treponema pertenue), bei der ein Befall des ZNS nicht zum gewohnten Bild gehört, noch das durch Borrelia recurrentis (Spirochaeta obermeieri) hervorgerufene *Rückfallfieber* zu erwähnen. Man unterscheidet zwischen dem durch Zecken übertragenen Zeckenrückfallfieber (u.a. in Ost- und Südeuropa) und dem durch Läuse übertragenen Läuserückfallfieber. Charakteristisch sind mehrtägige Fieberanfälle. Neben Glieder-, Rücken-, Kopf- und Knochenschmerzen kommt es zu Milz- und Leberschwellung sowie petechialen Hautblutungen und Nasenbluten. Erkrankungen des zentralen und peripheren Nervensystems, wie Facialisparese, Meningitis serosa, Hydrocephalus und meningeale Blutungen, gehören zu den Komplikationen dieser Erkrankung. Histologisch wurde eine Rindenencephalitis gefunden.

Parasitosen (Trichinose, Cysticerkose u. a.)

Schwerwiegende Wurminfektionen sind in unseren Gegenden selten geworden und daher auch als Ursache zentralnervöser Erkrankungen zu den Raritäten zu zählen. Dies soll aber nicht bedeuten, daß sie aus dem differentialdiagnostischen Denken bei cerebralen Erkrankungen ausgeschieden werden dürfen. Vor allem bei Bestehen einer höhergradigen Blut- oder Liquoreosinophilie muß an die Möglichkeit einer Helminthiasis gedacht werden. Der Nachweis von Wurmteilen oder Wurmeiern im Stuhl, Duodenalsaft oder Urin, Intracutantests und Komplementbindungsreaktionen können zur richtigen Diagnose beitragen.

Von den bei uns nicht so selten vorkommenden Wurmkrankheiten wäre vor allem die *Ascaridiasis* (Spulwurmerkrankung) zu erwähnen. Zentralnervöse Erscheinungen wären hierbei denkbar als toxisch-allergische Reaktion des ZNS auf massiven Wurmbefall, aber auch als direkte Schädigung durch embolisch verschleppte Ascaridenlarven. So berichtet KARLEN über einen unter schweren cerebralen Erscheinungen verstorbenen Knaben, bei dem sich in der linken Gehirnhälfte in der Nähe des Opticuschiasmas, bis zur Hirnbasis herabreichend, ein Spulwurm fand. HOFMEIER schreibt von einem 3jährigen Knaben, der jahrelang Krampfanfälle hatte. Nach einer Wurmkur gingen hunderte Spulwürmer ab, und die Anfälle verschwanden. BODECHTEL erwähnt u. a. Verwirrtheitszustände, psychische Veränderungen, Krämpfe und flüchtige Paresen unter den neurologischen Symptomen bei Ascaridiasis. Aber auch bei starkem *Oxyurenbefall* können u. a. Krampfanfälle und zentralnervöse Störungen beobachtet werden (LITTER). Gleichzeitig muß aber festgestellt werden daß bis heute in der pädiatrischen Literatur das Krankheitsbild der „Meningite vermineuse" umstritten ist (ESSELIER u. FORSTER; FANCONI).

Wesentlichere Bedeutung, besonders in der Differentialdiagnose zu Hirntumoren, besitzt die *Cysticerkose*, hervorgerufen durch Cysticercus cellulosae, der Finne von Taenia solium, dem Schweinebandwurm. Die Erkrankung beim Menschen kann durch Selbst- oder Fremdinfektion zustande kommen. Meist liegt ein Befall verschiedener Organe vor (Haut, Muskel, Augen). Der Sitz der Cysticerken im Gehirn kann cortical, ventriculär, in den basalen Zisternen oder gemischt sein (OBRADOR). Außerdem ist zwischen einer hyperakuten Form, wo die Blasen wie Eitertropfen an der Hirnoberfläche liegen, einer akuten Form mit Veränderungen im Hirn und an den Meningen, einer chronischen Form und einer Meningitis cysticercosa zu unterscheiden. Die Zahl der Cysticerken im Gehirn kann 150 und mehr betragen. Die Finnen finden sich sowohl frisch lebend als auch abgekapselt; in diesem Zustand können sie verkalken. Eine besondere Form stellt die racemöse Cysticerkose dar, bei der die Blasen in Traubenform in den Zisternen liegen und eine erhebliche basale Meningitis verursachen. Neben dem Gehirn kann auch das Rückenmark und die Wirbelsäule betroffen sein; bei Bagatelltraumen kommt es dann unter Umständen zu Kompressionsfrakturen.

Hydrocephalus, Epilepsie, meningealer Reizzustand, Stauungspapille, Krampfanfälle und psychoseartige Zustandsbilder sowie Hirnnervenlähmungen und Ataxie sind die wesentlichsten cerebralen Symptome. Nach ELSAESSER findet sich unter 125 Hirntumoren einmal eine Cysticerkose.

Die *Therapie* besteht, wenn möglich, in der operativen Entfernung der Cysticerken.

Die Finnen des Hundebandwurms (Echinococcus granulosus) kommen beim Menschen in zwei verschiedenen Formen vor (Echinococcus cysticus oder unilocularis und Echinococcus alveolaris oder multilocularis) und führen zur *Echinokokkose*. Die Infektion erfolgt durch direkten Kontakt mit Hunden. Die Echinokokken können sich u. a. in Leber, Niere, Milz, Lunge und Knochen lokalisieren und führen zu allergischen und anaphylaktischen Reaktionen des Organismus.

Das Gehirn wird erst sekundär nach einer Leber- und Magenpassage der Parasiten infiziert; 1—2% der Echinokokkosen sollen eine Infektion des ZNS bewirken. Auffallend häufig finden sich die Erkrankungen im 1. und 2. Lebensjahrzehnt (VOGEL). Die Cysten sind in der Hirnsubstanz, in den Ventrikeln, epidural und im Schädeldach lokalisiert. Sie können relativ groß werden und den Schädelknochen usurieren. Die klinischen Symptome müssen dabei nicht überwältigend sein und können sich in lokalisierten Kopfschmerzen und Mattigkeit erschöpfen, manchmal aber auch einen Hirntumor vortäuschen. Wie bei der Cysticerkose ist auch bei der Echinokokkose ein Befall des Rückenmarkes möglich.

Röntgenologisch ist u. a. der Landkarten-schädel bei der Hand-Schüller-Christianschen Krankheit in der Differentialdiagnose zu be-rücksichtigen.

Die *Therapie* ist vor allem eine chirurgische.

Die *Trichinose* (Trichinella spiralis) wird vor allem durch den Genuß infizierten rohen Schweinefleisches erworben. Verschiedene Krankheitssymptome scheinen allergischer Na-tur zu sein und hängen in ihrer Schwere ab von der Zahl der aufgenommenen Trichinellen. Im Vordergrunde stehen Muskelschmerzen, Lid-und Gesichtsödem, erhöhte Temperatur und verschiedene Exantheme. Neben serösen Me-ningitiden werden bei der Trichinose auch Abkapselungsencephalitiden mit Bewußtseins-trübung, Bewegungsunruhen, Hemiparesen, Krampfanfällen und Aphasie beschrieben (VO-GEL, BODECHTEL).

Verschiedene andere Wurmkrankheiten können ebenfalls zu zentralnervösen Erkrankungen führen. So die *Ankylostomiasis* (Hakenwurmkrankheit), wobei hier die neurologischen Symptome meist aber Ausdruck der hochgradigen Anämie sind. Bei den *Filariosen* werden gelegentlich Parästhesien und Polyneuritiden beobachtet. Die *Bilharziose* (Schistosomiasis) kann zu Granulombildung in Gehirn und Rückenmark führen, aber auch eine Meningitis oder Encephalitis im Gefolge haben. Dementsprechend werden klinisch verschiedene Herdsymptome, insbesondere spastische Paresen und Krampfanfälle, beobachtet. Auch beim großen *Leber-egel* (Fasciola hepatica) und beim *Lungenegel* (Para-gonimus westermani) kommt es gelegentlich zu einem Befall des ZNS und damit zu Encephalitiden.

Mykosen (Aktinomykose, Torulose und andere Pilzerkrankungen)

Bei einer Pilzinfektion des ZNS muß es sich um eine generalisierte Mykose handeln; ein primärer Be-fall ist nicht bekannt (PETERS). Die Generalisation kann durch Weiterschreiten auf benachbarte Organe oder hämatogen und lymphogen erfolgen. Manche Pilze kommen allerdings unter normalen Verhält-nissen ubiquitär als Saprophyten auf der Haut oder den Schleimhäuten vor und werden durch irgend-einen Umstand plötzlich pathogen (endogene In-fektion). Die Pilzerkrankungen scheinen im Zunehmen begriffen zu sein und werden gelegentlich auch bei Patienten mit malignen Erkrankungen (Leukose, Lymphogranulomatose, Carcinom) im Endstadium beobachtet (TURPIN, BOCQUET et al.). Der Nachweis von Pilzelementen kann mit verschiedenen Färbe-methoden im Gewebematerial und kulturell gelingen, ist jedoch nicht immer leicht. Für verschiedene My-kosen wurden außerdem Hauttests und serologische Reaktionen entwickelt.

In der Regel wird unter den Mykosen auch die *Aktinomykose* besprochen, obwohl ihr Er-reger, Actinomyces israeli, noch zwischen den Bakterien und den Pilzen einzureihen wäre. (Das gleiche gilt übrigens auch für die der Aktinomykose verwandte Nocardiose.) Die Aktinomykose findet sich in allen Erdteilen. Meist kommt die Infektion endogen zustande. Ein Befall des Nervensystems ist selten (3,9%); er führt zu einer chronischen Meningitis, gra-nulomatösen Reaktionen, Sinusthrombosen und vor allem zu drusenhaltigen Abscessen. Der Liquor ist trüb, die Zellzahl stark vermehrt, die Eiweißreaktion stark positiv. Es kommt zu Kopfschmerzen, Hirnnervenlähmungen oder myelitischen Syndromen und später zu einem Hydrocephalus internus. Bei den in der Litera-tur mitgeteilten Fällen von isolierter Aktino-mykose im dritten Ventrikel des Gehirns wurde vermutlich der Primärherd übersehen (EL-SAESSER).

ZANDER und BARONTINI konnten fünf Ab-scesse im Gehirn durch Operationen und eine antibiotische *Therapie* zur Abheilung bringen; nicht immer werden jedoch so ausgesprochen günstige Resultate zu erzielen sein.

Zu der Gruppe der *Blastomykosen* zählen die nordamerikanische (Blastomyces dermati-tidis) und die südamerikanische Blastomykose (Paracoccidioidose), die bei uns nicht heimisch sind. Bei der südamerikanischen mehr als bei der nordamerikanischen Blastomykose wurden cerebrale Prozesse, ähnlich denen bei der Ak-tinomykose, beobachtet. Bei der ersteren wird auch von einem subduralen Abszeß berichtet, der von einem perforierten Herd im Schädel-knochen seinen Ausgang nahm.

Mehr Bedeutung hat in dieser Gruppe die *Torulose* (Cryptococcosis, europäische Blasto-mykose, Busse-Buschkesche Krankheit), die durch Torulopsis oder Cryptococcus neofor-mans (Torula histolytica) hervorgerufen wird. Dieser Pilz besitzt anscheinend in besonderem Maße eine Affinität zum Nerven- und Lungen-gewebe. Häufig tritt die Krankheit als sub-akute oder chronische Meningitis auf. Vor allem an der Basis des Gehirns finden sich diffuse oder mehr knötchenförmige, sulzige, grauweißliche Verdickungen. Der Liquor ist klar bis opalescierend, manchmal auch ein-gedickt und gallertartig; auch können Riesen-zellen gefunden werden. Andererseits kommen auch chronische, rezidivierende, diffuse Meningoencephalitiden oder abgekapselte Granulome vor (DANIEL, SCHILLER et al.; HOIGNÉ, BEER et al.). Über 3 Säuglinge mit einer generalisierten Toruloseinfektion, bei denen punktförmige, teils konfluierende Verkalkungsherde im Gehirn und ein Hydrocephalus festgestellt wurden, berichten NEUHAUSER und TUCKER. Nach diesen Autoren ist auch eine intrauterine Infektion möglich.

Kopfschmerzen, Schlafsucht, Bewußtlosigkeit, Nystagmus, Hirnnervenlähmungen, Krämpfe und Lähmungen der Extremitäten sowie psychische Veränderungen werden bei der Torulose beobachtet. Auch Radikulitiden finden sich gelegentlich, und ZEITLHOFER beschreibt ein Torulom der Cauda equina.

Die Erkrankung verläuft schubweise und führt in der Regel zum Tode. EMANUEL behandelte eine Cryptococcus-Meningitis erfolgreich mit Amphotericin B.

Nach HOFFMEISTER ist bei jeder chronischen, ätiologisch unklaren Meningitis eine Mykose in differentialdiagnostische Erwägung zu ziehen. Andererseits ist bei der *Differentialdiagnose* cerebraler Pilzerkrankungen vor allem an die tuberkulöse Meningitis, aber auch an Tumoren und Abscesse zu denken.

Neben der Aktinomykose und der Torulose wurden bis heute bei fast allen Mykosen (Nocardiose, Mucormykose, Histoplasmose, Coccidioidomykose, Moniliasis, Geotrichose, Aspergillose) in vereinzelten Fällen Veränderungen im ZNS im Sinne einer chronischen Meningitis, Meningoencephalitis oder Granulombildung gefunden.

Literatur

BAMATTER, F.: Neuere Gesichtspunkte in der Toxoplasmoseforschung. Wien. klin. Wschr. **64**, 185 (1952).

BODECHTEL, G.: Differentialdiagnose neurologischer Krankheitsbilder. Stuttgart: Georg Thieme 1958.

BOYD, J. F., and A. G. CHAPPEL: Fatal mycetosis due to Candida albicans after combined steroid and antibiotic therapy. Lancet **1961 II**, 19.

BURRY, A. F.: Hydrocephalus after intra-uterine fungal infection. Arch. Dis. Childh. **32**, 161 (1957).

DANIEL, P. M., F. SCHILLER, and R. L. VOLLUM: Torulosis of the cerebral nervous system. Lancet **1941 I**, 53.

DAROFF, R. B., J. J. DELLER, A. J. KASTL, and W. W. BLOKKER: Cerebral malaria. J. Am. med. Ass. **202**, 679 (1967).

DUC, G., O. JUNGO et E. GUGLER: Paralysis faciale bilatérale et toxoplasmose acquise chez un enfant de 4 ans. Helv. paediat. Acta **19**, 207 (1964).

ELSAESSER, K. H.: Zur Symptomatologie, Diagnose und Therapie der Hirncysticerkose. Z. ges. Neurol. Psychiat. **177**, 323 (1944).

— Über die Aktinomykose und ihre Lokalisation im Zentralnervensystem. Dtsch. Z. Nervenheilk. **164**, 123 (1950).

EMANUEL, B., E. CHING, A. D. LIEBERMAN, and M. GOLDIN: Cryptococcus meningitis in a child succefully treated with amphotericin B, with a review of the pediatric literature. J. Pediat. **59**, 577 (1961).

ESSBACH, H.: Paidopathologie. Leipzig: Georg Thieme 1961.

ESSELLIER, A. F., u. G. FORSTER: Eosinophile Encephalomeningitiden. Schweiz. med. Wschr. **87**, 822 (1957).

FANCONI, G.: Die abakteriellen Meningitiden. Ergebn. inn. Med. Kinderheilk. **57**, 399 (1939).

FISCHER, L., u. E. REICHENOW: Protozoenkrankheiten. In: Handbuch der inneren Medizin, Infektionskrankheiten, 4. Aufl., Bd. I, Teil 2. Berlin-Göttingen-Heidelberg: Springer 1952.

FLAMM, H.: Die pränatalen Infektionen des Menschen. Stuttgart: Georg Thieme 1959.

FRANCESCHETTI, A.: Rubéole pendant la grossesse et cataracte congenitale chez l'enfant, accompagnée du phénomène digito-oculaire. Ophthalmologica (Basel) **114**, 332 (1947).

FRIEDRICH, W., u. H. RADL: Sepsis aspergillosa bei einem 10 Monate alten Mädchen. Münch. med. Wschr. **105**, 2066 (1963).

GIESSLER, G., u. F. GULOTTA: Moniliasis des Zentralnervensystems. Zbl. allg. Path. path. Anat. **105**, 433 (1964).

GSELL, O.: Leptospirosen. In: Handbuch der inneren Medizin, Infektionskrankheiten, 4. Aufl., Bd. I, Teil 2. Berlin-Göttingen-Heidelberg: Springer 1952.

— Die Therapie der Leptospirosen. Dtsch. med. Wschr. **90**, 1870 (1965).

HOFFMEISTER, W.: Die Torulopsis neoformans-Infektion. Klin. Wschr. **29**, 301 (1951).

HOFMEIER, K.: Zur Differentialdiagnose von Krämpfen im Kindesalter. Kinderärztl. Prax. **6**, 251 (1935).

HOIGNÉ, R., K. BEER u. H. COTTIER: Über Torulose. Schweiz. med. Wschr. **87**, 97 (1957).

HUGHES, W. T.: Generalized aspergillosis. A case involving the central nervous system. Am. J. Dis. Child. **112**, 262 (1966).

JELINEK, A.: Ein Beitrag zur Pathogenese der Malaria. Med. Klin. **34**, 1711 (1938).

JELLIFFE, D. B.: The therapy of cerebral malaria in children. J. Pediat. **69**, 483 (1966).

KARLEN, M.: Fatal ascariasis. Gastroenterology **16**, 497 (1950).

KARNER, A.: Erworbene Toxoplasmose als Ursache der Meningoencephalitis. Wien. klin. Wschr. **75**, 569 (1963).

KEAN, B. H., and R. G. GROCOTT: Congenital toxoplasmosis. J. Amer. med. Ass. **136**, 104 (1948).

KEMPSKI, H. W.: „Vor-Frühstück-Brechreiz" durch Askariden. Münch. med. Wschr. **107**, 2356 (1965).

Kirchhoff, H., u. H. Kräubig: Toxoplasmose. (Göttinger Symposion.) Stuttgart: Georg Thieme 1962.

Kövér, B., A. Kiss Szabo u. G. Papp: Die leptospiröse Meningitis. Neue öst. Z. Kinderheilk. 5, 6 (1961).

Krepler, P., K. Weingarten u. H. Brenner: Hirnstammenzephalitis und Opticusneuritis bei erworbener Toxoplasmose. Z. Kinderheilk. 93, 155 (1965).

Krücke, W.: Die Erkrankungen der peripheren Nerven. In: Lehrbuch der speziellen pathologischen Anatomie, 11. u. 12. Aufl., Bd. III, 6. Liefg. Berlin: W. de Gruyter & Co. 1958.

Kundratitz, K.: Die Malariatherapie der congenitalen Lues. Ther. d. Gegenw. 70, 61 (1929).

Lalisse, A., J. Mises et Cl. H. Durand: Les altérations électro-encéphalographiques dans la toxoplasmose congénitale et acquise. Ann. Pédiat. 40, 41 (1964).

Lindemayr, W.: Lues congenita. In: Handbuch der Haut- und Geschlechtskrankheiten, Bd. VI, Teil II, S. 1185. Berlin-Göttingen-Heidelberg: Springer 1962.

Litter, L.: Pinworms, a ten-year study. Arch. Pediat. 78, 440 (1961).

Mai, H.: Über 40 Jahre Urwaldhospital Albert Schweizers in Lambarene. Med. Klin. 56, 1613 (1961).

Mayser, P., G. Linzenmeier u. H. J. Nolte: Candida Meningitis nach Antibiotikabehandlung. Münch. med. Wschr. 105, 1199 (1963).

Mohr, W.: Toxoplasmose. In: Handbuch der inneren Medizin, Infektionskrankheiten, 4. Aufl., Bd. I, Teil 2. Berlin-Göttingen-Heidelberg: Springer 1952.

Moldenhauer, W., u. K. Ziegler: Klinische und röntgenologische Merkmale der Zystizerkose des Menschen. Z. Tropenmed. Parasit. 11, 441 (1960).

Nauck, E. G.: Lehrbuch der Tropenkrankheiten. Stuttgart: Georg Thieme 1956.

Neuhauser, E. B. D., and A. Tucker: The Roentgen changes produced by diffuse torulosis in the newborn. Amer. J. Roentgenol. 59, 805 (1948).

Obrador, S.: Clinical aspects of cerebral cysticercosis. Arch. Neurol. Psychiat. (Chic.) 59, 457 (1948).

Oehme, J.: Zur pränatalen Prophylaxe von Gameto-Embryo- und Fetopathien. Kinderärztl. Prax. 29, 489 (1961).

Paul, R.: Akute Toxoplasmose-Meningoenzephalitis. Z. Kinderheilk. 95, 348 (1966).

Peters, G.: Die entzündlichen Krankheiten des Zentralnervensystems. In: Lehrbuch der speziellen pathologischen Anatomie, 11. u. 12. Aufl., Bd. III, Teil 1. Berlin: W. de Gruyter & Co. 1958.

Polemann, G.: Klinik und Therapie der Pilzkrankheiten. Stuttgart: Georg Thieme 1961.

Reisner, H.: Über die sogenannte Salvarsan-Encephalitis. Dtsch. Z. Nervenheilk. 155, 167 (1943).

Rieger, H.: Die Toxoplasmose. Mkurse ärztl. Fortbild. H. 1, 71 (1961).

Robinson, R. G.: Coenurosis of the central nervous system. Wld Neurol. 3, 35 (1962).

Rosenmayr, F.: Zur Symptomatologie und Diagnose der Lues connata tarda. Neue öst. Z. Kinderheilk. 5, 377 (1960).

Schachter, M.: Le neuro-paludisme dans la perspective pédo-psychiatrique. Ann. paediat. (Basel) 197, 237 (1961).

Scheid, W.: Leptospirenerkrankungen unter dem Bild der sogenannten idiopathischen abakteriellen Meningitis. Dtsch. med. Wschr. 74, 898 (1949).

Schönenberg, H.: Der Liquor cerebrospinalis im Kindesalter. Stuttgart: Georg Thieme 1961.

Schüffner, W.: Zur Klinik der Malaria. Dtsch. med. Wschr. 67, 1251 (1941).

Sjövall, K., and L. Köhler: Acquired toxoplasmic encephalitis. Acta paediat. (Uppsala), Suppl. 146, 129 (1963).

Strobel, W.: Leptospirenerkrankungen im Kindesalter. Kinderärztl. Prax. 18, 352 (1950).

Thalhammer, O.: Die Toxoplasmose bei Mensch und Tier. Wien: Wilhelm Maudrich 1957.

Tsiminakis, J. C.: Epilepsie infolge Malaria. Wien. Z. Nervenheilk. 15, 357 (1958).

Turpin, R., L. Bocquet, B. Caille et A. Defranoux: Mucormycose cérébrale, épisode terminal d'une leucose aigue. Ann. Pédiat. 8, 314 (1961).

Utz, J. P., u. W. T. Butler: Cryptococcus-Meningitis. Dtsch. med. Wschr. 90, 941 (1965).

Vogel, H., u. W. Minning: Wurmkrankheiten. In: Handbuch der inneren Medizin, Infektionskrankheiten, 4. Aufl., Bd. I, Teil 2. Berlin-Göttingen-Heidelberg: Springer 1952.

Weisse, K., u. W. Krücke: Die Toxoplasma-Encephalitis. Z. Kinderheilk. 72, 597 (1953).

Wieczorek, V., u. J. Greger: Zur Bedeutung der Liquorzytologie für die neurologische Diagnostik. Münch. med. Wschr. 107, 2245 (1965).

Wilson, J. W.: Therapy of systematic fungous infections in 1961. A symposium. Arch. intern. Med. 108, 292 (1961).

Wolf, G., M. L. Allert, K. Faulhauer, K. Schaefer u. U. Wettmann: Zystizerkenarteriitis. Dtsch. Z. Nervenheilk. 189, 164 (1966).

Zander, E., u. F. Barontini: Über die Aktinomykose des Nervensystems. Schweiz. med. Wschr. 86, 1409 (1956).

Zeitlhofer, J.: Torulopsis neoformans-Infektion des Menschen, „Torulom" der Cauda equina. Frankfurt. Z. Path. 69, 324 (1958).

Zischka-Konorsa, W.: Infektionskrankheiten. Wien u. Innsbruck: Urban & Schwarzenberg 1961.

Zülch, K. J.: Geschwülste und Parasiten des Nervensystems. In: Lehrbuch der speziellen pathologischen Anatomie, 11. u. 12. Aufl., Bd. III, Teil 1. Berlin: W. de Gruyter & Co. 1958.

Siehe auch: K. Weisse: Die Leptospirosen im Kindesalter, S. 899; J. Oehme: Die Lues des Kindes, S. 860; L. Fischer: Malaria, S. 922; O. Thalhammer: Toxoplasmose, S. 957; H. W. Ocklitz: Parasitenerkrankungen, S. 1000; H. Genz: Mykosen, S. 1080 in H. Opitz u. F. Schmid, Handbuch der Kinderheilkunde, Bd. V, Infektionskrankheiten. Berlin-Göttingen-Heidelberg: Springer 1963.

Arachnopathien; Ependymitiden

ROLF KRUSE, Heidelberg

Die Arachnopathien

Synonyma. Arachnitis — Arachnoiditis — Piitis — Arachnoidose — Leptomeningeose — Meningopathie — (Lepto-)Meningitis serosa mit dem Zusatz „chronica circumscripta" und weiteren Adjektiven, die entweder die Lokalisation bezeichnen (cerebralis, spinalis, optochiasmatis), auf die Ätiologie und Pathogenese hinweisen (z.B. traumatica, primär und sekundär) oder das vorherrschende morphologische Bild beschreiben (adhaesiva, cystica, fibrosa, proliferans, ossificans). Besonders große cystische Bildungen werden als (Sub-)Arachnoidalcysten (Meningealcysten) und zisternale (Pseudo-)Zysten abgetrennt.

Die Vielzahl dieser Synonyma weist auf eine uneinheitliche Pathogenese hin. Besondere Kritik haben vor allem die Termini erfahren, die stets eine entzündliche Natur der Erkrankung unterstellen („-itis"), obgleich die Arachnoidea keinen eigenständigen Gefäßapparat besitzt und nicht primär entzündlich erkranken kann — abgesehen davon, daß auch nichtentzündliche Mechanismen in Frage kommen. Die Termini „Arachnoidose" (VERAGUTH) und „Leptomeningeose" (OSTERTAG) haben sich nicht eingebürgert; mehr und mehr wird der Terminus „Arachn(oid)itis" durch den nicht präjudizierenden Begriff „Arachnopathie" verdrängt, den auch wir bevorzugen.

Definition. Unter Arachnopathie werden alle gröberen morphologischen Veränderungen umschriebener und chronischer Art an den weichen Hirnhäuten verstanden, die mit Vernarbung und Cystenbildung einhergehen (ausgenommen parasitäre und neoplastisch-tumoröse Cystenbildungen), gleichgültig, ob morphologisch entzündliche Vorgänge nachgewiesen werden oder nicht.

„Subarachnoidalcysten" im engeren Sinn sind definiert als „*vollständig* vom übrigen Liquorraum abgeschlossene flüssigkeitserfüllte Räume zwischen Arachnoidea und Pia" (ZEHNDER).

Diese Definition von der Morphologie her beinhaltet keine ätiologische Aussage; die Ätiologie ist uneinheitlich und bleibt oft unklar. Die Definition deckt sich auch nicht mit einem einheitlichen klinischen Bild; klinisch erscheinen Arachnopathien häufig unter dem Bild eines raumfordernden intrakraniellen oder intraspinalen Prozesses und imitieren einen Tumor („Pseudotumor cerebri oder spinalis"). Die neurologische Symptomatik der Arachnopathien ist vermutlich nur Folgezustand der mechanischen Einwirkung der Cysten und Adhäsionen und nicht des (polyätiologischen) primären Prozesses. Arachnopathien und Subarachnoidalcysten können aber auch klinisch stumm bleiben und Zufallsbefunde bei Obduktionen darstellen.

Historische Daten. Cystische und adhäsive Veränderungen der weichen Hirnhäute werden ab der 2. Hälfte des 19. Jahrhunderts zunächst als Sektionsbefunde mitgeteilt. Den von QUINCKE geprägten Begriff der „Meningitis serosa", verwendet für *generalisierte* akute oder chronische cerebrale Entzündungen abakterieller Art, überträgt STROEBE auf *lokale* Veränderungen des Spinalraums. Der Beginn der *klinischen* Kenntnis der chronischen lokalisierten Arachnopathien fällt zusammen mit den großen Fortschritten der Neurochirurgie zu Beginn des 20. Jahrhunderts (SPILLER u. Mitarb., 1903).

KRAUSE und OPPENHEIM (1906) gelten als Begründer der klinischen Lehre von der „Meningitis serosa adhaesiva circumscripta" „ex arachnitide chronica" (KRAUSE, 1907); zahlreiche Arbeiten dieser beiden Autoren ziehen weitere Mitteilungen (s. GERSTMANN) bis zum 1. Weltkrieg nach sich, der reichlich Gelegenheit gibt, die Kenntnis von der „Arachnitis traumatica spinalis" zu erweitern.

Kritik am Terminus „Arachnoiditis" wird bald von MARBURG geäußert, da die Arachnoidea, die kein eigenes Gefäßgebiet besitzt, nicht selbständig erkranken kann; dieser Kritik schließt sich später PETTE (1936) an.

Die Verwirrung, die durch die wahllose Verwendung der gleichsinnig gebrauchten Termini „Meningitis serosa" und „Arachnitis adhaesiva" entsteht, klärt dann vor allem die französische Neurologie (BARRÉ und seine Schule), die primäre von sekundären Formen der Arachnitis abtrennt.

Dennoch bleibt die Begriffsfassung der „Arachnitis" in der Folgezeit uneinheitlich, da die Ätiologie unklar oder vielfältig ist. Der Terminus wird nicht selten Sammeltopf pathogenetisch nicht eindeutig erklärbarer neurologischer Krankheitsbilder, und da keine einheitliche Definition hinsichtlich pathologisch-anatomischer Befunde gefunden wird, fordern KUHLENDAHL u. FELTEN, zumindest für die spinalen Formen, den Terminus „Arachnitis" als pathologisch-anatomischen Begriff wie als klinische Krankheitsbezeichnung ganz aufzugeben.

Die cerebralen Arachnopathien

Häufigkeit. Unter den raumfordernden intrakraniellen Prozessen sind die cerebralen Arachnopathien relativ selten. In der Sammlung Zülch (6000 Fälle aller Altersstufen) stehen sie der Häufigkeit nach an 16. Stelle und machen — Ependymitiden inbegriffen — 1,5% aller raumfordernden intrakraniellen Prozesse aus. In der Wiener Sammlung (Gerlach u. Mitarb.) dagegen findet sich kein kindlicher Fall; die Autoren betonen aber, daß sich die Zahl der Kinder mit Arachnoidalcysten vor allem nach der Heilungsmöglichkeit von Meningitiden mit Antibiotica vermehrt hat.

Ätiologie und Pathogenese. Bei ätiologischen Überlegungen wird im allgemeinen eine verwirrende Vielzahl von Faktoren diskutiert, die in der Meinung von Kraus gipfelt, die „Arachnitis" ist eine „Begleiterscheinung und Folge irgendeines (!) pathologischen Geschehens im Organismus". Nur selten ist die Ätiologie wirklich gesichert worden, häufig genug bleibt sie völlig unklar.

1. Entzündungen. Ätiologie und Pathogenese einer „Arachnitis" sind einleuchtend, wenn sie sich im Anschluß an eine zentralnervöse Infektion entwickelt und histologisch entzündliche Restprozesse in den adhäsiven und cystischen Bildungen der Arachnoidea nachgewiesen werden.

Bei jeder bakteriellen Meningitis können als Folge der entzündlichen Reaktionen der Leptomeningen Membranen entstehen, welche den Subarachnoidalraum besonders in den Zisternenbereichen durchziehen, unterteilen und Cysten bilden, deren Liquor mit Mikroorganismen besonders angereichert ist, die von Antibiotica nicht mehr erreicht werden können, da die Cystenwände gefäßlos sind. Meningitiden mit diesem Übergang in chronische Arachnopathien heilen häufig mit Hydrocephalusbildung aus — das war vor und am Beginn der therapeutischen Ära mit Sulfonamiden, Antibiotica und Tuberkulostatica häufiger der Fall, als diese Medikamente noch ungenügend wirksam waren oder ungenügend dosiert wurden; das kann auch noch heute geschehen, wenn die Therapie zu spät einsetzt, unzureichend dosiert oder nicht gezielt behandelt wird.

Nicht nur bakterielle, auch virale Meningitiden und Encephalitiden sollen Arachnopathien nach sich ziehen können, desgleichen

werden fetale Infektionen als Ursache diskutiert — bei sehr frühem Auftreten können später Entzündungszeichen fehlen und die Arachnoidalcysten als Fehlbildungen imponieren.

In den basalen Zisternen beginnen und enden meningeale Entzündungen (Spatz u. Stroescu), und je chronischer ein diffuser Entzündungsvorgang wird, desto mehr zieht er sich auf die Windungstäler und Zisternen zurück (Ostertag); dies sind auch die Prädilektionsstellen für Arachnopathien.

Verständlich wird die Entzündungs-Ätiologie auch dann, wenn Arachnopathien sich als Folge einer *lokalisierten* Entzündung des ZNS und seiner Hüllen entwickeln, sei es als bakterielle lokale Durchwanderungs-Meningitiden mit Beteiligung der Dura, aber auch bei intakter Dura, sei es als „sterile" Umgebungsreaktion auf lokale Entzündungen (sympathische Meningitis). So können otogene Entzündungen (akute Otitis media mit und ohne Mastoiditis sowie chronische Otitiden) zu Arachnitiden der Basalzisternen und der hinteren Schädelgrube führen, rhinogene Entzündungen (Sinusitis ethmoidalis und sphenoidalis) zu basalen Arachnopathien; Kopfschwartenphlegmone und -absceß und Osteomyelitis des Schädeldaches sind hier ebenso zu nennen wie Hirnabscesse.

Zusammenfassend können alle Prozesse, bei denen ein entzündlicher Liquor entstehen kann, auch zu einer Arachnopathie führen.

Problematisch werden die ätiologischen Überlegungen, wenn zur Deutung von Arachnopathien bei leerer Anamnese Zustände nach klinisch latenter Meningitis oder Encephalitis vermutet werden oder ein Zustand nach toxisch-bedingtem „meningealem Reizzustand" bei Allgemeininfektionen oder den verschiedensten Infektionskrankheiten und Intoxikationen. Für Fälle mit Arachnopathien bei oder nach chronisch lokalen Eiterungen ohne Beziehung zum ZNS, z.B. nach Pleuraempyem (Brobell u. Maneke), bleibt aber die Annahme einer *metastatisch* entstandenen lokalen Meningitis einleuchtender als die Annahme einer toxischen Pathogenese als „Fernwirkung".

2. Fehlbildungen. Eine pränatale, primär kongenitale Fehlbildung liegt für die zisternalen Subarachnoidalcysten auf der Hand, besonders wenn sie, was nicht selten ist, mit anderen, vor allem dysrhaphischen Entwicklungsanomalien, vergesellschaftet sind, frühzeitig eine Knochenaufbauchung erkennen lassen und histologisch entzündliche Zeichen fehlen. Natürlich kann auch für solche Fälle — ebenso wie für Hirn-Entwicklungsanomalien — eine sehr frühe fetale Entzündung diskutiert werden, die später als Fehlbildung imponiert.

Zwei sehr eindrucksvolle Fehlbildungen, das Dandy-Walker-Syndrom und die Pseudocysten der hinteren Schädelgrube (PIA) können aber nicht mehr den Arachnopathien zugerechnet werden (s. Differentialdiagnose). Als „fetale Cysten" im Arachnoidalgebiet bezeichnet ZÜLCH (1956) solche mit milchigtrübem Inhalt und Bodensatz, die in der Cisterna sylvii und interhaemispherica bei Erwachsenen gefunden wurden, bei denen aufgrund des histologischen Befundes (s. unten) eine fetale Anlagestörung diskutiert wird. In anderen Fällen mit anderer Lokalisation (z. B. in der Cisterna ambiens beim Kind) gab der histologische Befund Anlaß, die Cyste als „Ependymcyste" zu bezeichnen (HAMBY u. GARDNER) und eine gewebliche Fehlbildung anzunehmen (ROTHMANN; LEWIS).

Der seltene Fall einer Arachnoidalcyste bei Sturge-Weber-Krabbe-Syndrom (TÖNNIS) gehört ätiologisch ebenfalls in die Fehlbildungsgruppe. Für Arachnoidalcysten bei kongenitalem Hydrocephalus, Arnold-Chiari-Fehlbildung und Syringomyelie vermutet FORD eine fehlerhafte Entwicklung der Subarachnoidalräume.

3. *Trauma und Gefäßerkrankung.* Häufig steht gerade bei kindlichen Arachnopathien ein Schädel-Hirn-Trauma am Beginn der klinischen Symptomatik, wobei es sich in der Regel um ein banales Kopftrauma ohne Frakturzeichen und nicht um eine Contusio cerebri handelt; solche Traumen stellen einen charakteristischen Manifestationsfaktor dar, weil sie zu zusätzlichen Liquorpassagestörungen und zu (vermehrtem) Hirndruck führen; sie haben keine ätiologische Bedeutung. Zwar hat man feinste traumatische Gefäßrupturen primär für Arachnopathien verantwortlich gemacht (TÖNNIS u. Mitarb.); für das Kindesalter mit seinen häufigen Schädeltraumen kann dieser pathogenetische Mechanismus keine Rolle spielen.

Anders liegen die Verhältnisse bei den in der Regel einige Jahre zurückliegenden heftigen Schädeltraumen mit Schädelfrakturen und -fissuren, besonders parietal, die zum traumatischen Durariß geführt haben, durch den sich die Arachnoidea vorwölbt und die Heilung verhindert; statt dessen kommt es zu arachnoidalen Verklebungen mit Cystenbildungen durch Blutungsreste und Liquoraustritte, die cystischen Bildungen weiten die Frakturlücke aus und erzeugen epileptogene Läsionen am Cortex. Die auf diese Weise „wachsende" Schädelfraktur (PIA u. TÖNNIS) mit pathognomonischem Röntgenbild (SCHWARTZ) und „traumatischen Leptomeningealcysten" (TAVERAS u. RANSOHOFF) ist eine spezifischkindliche Komplikation der Schädeldachfraktur, wird aber im deutschen Schrifttum nicht den Arachnopathien zugeordnet.

Geburtstraumatisch bedingte intrakranielle Blutungen, die allerdings zu massiver Blutansammlung im Subarachnoidalraum geführt haben müssen, können ebenso wie Subarachnoidalblutungen anderer Genese zu arachnoidalen Verwachsungen besonders im „Schlammfang" der Zisternen führen (OSTERTAG), mit und ohne Ausbildung eines Hydrocephalus (LORBER u. BASSI).

Zur Vermeidung postoperativer arachnoidaler Adhäsionen muß bei der Operation stets eine komplette Blutstillung und Entfernung allen devitalisierten und nekrotischen Materials angestrebt werden.

4. Chronische Reizzustände auf intrathekal applizierte chemische Substanzen wie Streptomycin, Jodöle als Kontrastmittel, Spinalanaesthetica und in Punktionsgeräten zurückbleibende Reste von Detergentien (WINKELMANN), die nicht nur descendierend im Schlammfang der Cauda equina, sondern auch ascendierend in der hinteren Schädelgrube und den Basalzisternen sich ansammeln, können die Ursache von Arachnopathien sein. Ähnliches gilt für Cholesteatommassen rupturierender Dermoide, Epidermoide und Teratome (Abb. 200).

Über Arachnitiden speziell nach Pantopaque-Myelographie s. Literatur bei MASON u. RAAF.

5. Arachnopathien als Umgebungsreaktion auf intrakranielle Tumoren („peritumorale Arachnitis") sind ebenso wie blastomatöscystische Bildungen der Arachnoidea selbst

(Arachnoidea-Sarkome) von differentialdiagnostischer Bedeutung.

Patho-Anatomie. Die für den Kliniker wichtigen Kenntnisse über die Morphologie der Arachnopathien sind mehr auf dem Operationstisch als auf dem Sektionstisch gewonnen worden. Sektionsbefunde sind selten und wiederholt nur Zufallsbefunde bei Erwachsenen gewesen (z.B. klinisch stumme Solitärcysten der Cisterna fissurae lateralis oder milchige Trübung der verdickten Arachnoidea in verschiedenen Bereichen); hinzu kommt, daß bei gewöhnlicher Sektionstechnik arachnoidale Verwachsungen leicht abgerissen und übersehen werden können.

1956), meist nur Fibrose (einfache Verdickung des bindegewebigen Gerüstes in Form eines zellarmen, faserreichen, hyalinisierten Bindegewebes, Abb. 202) mit gelegentlicher geringer Vermehrung der Arachnothelien bei mehr oder weniger gut erhaltener Meningealstruktur mit erweiterten Subarachnoidalräumen bis zur Cystenbildung, selten und meist nur bei Sektionen milde Entzündungszeichen mit Infiltration von Plasmazellen, Histiocyten und Lymphocyten. Auch die von Davis und Haven durchgeführten histologischen Studien an operativ entfernten dicken arachnoidalen Membranen cerebraler Lokalisation bei Erwachsenen erbrachten als häufigsten Befund nur eine Fibrose vorwiegend der retikulären Schicht,

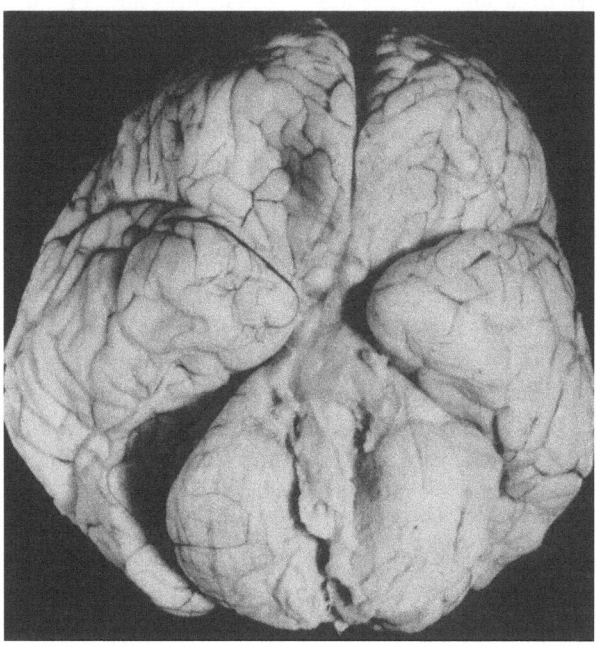

Abb. 200. Obliteration der Basalzisternen durch organisiertes Exsudat nach Ruptur einer Dermoidcyste in den Subarachnoidalraum. Entstehung eines extremen Hydrocephalus. Aus Ingraham u. Matson, 1954

Im Operationsgebiet werden Cysten verschiedener Größe gefunden, in der Regel von klarer, dem Liquor ähnelnder Flüssigkeit erfüllt; die Cystenwand besteht aus verdickter, wenig transparenter grauweißlicher Arachnoidea und wird von strangartigen Verwachsungen durchzogen. Diese hauptsächlich im Bereich der Cisternen lokalisierten Cysten sind meist unilokulär, seltener multilokulär, gelegentlich in Form eines Cystensystems anzutreffen (Abb. 201; Zülch, 1954), am häufigsten in der hinteren Schädelgrube, am Kleinhirnwurm, weniger häufig in den Basalzisternen, am Chiasma und in der Fissura sylvii, seltener am Hirnstamm (Cisterna ambiens) und — wohl nur bei Erwachsenen — zwischen den Hemisphären (Cisterna interhemisphaerica); eine Sonderstellung nehmen die traumatischen Leptomeningealcysten über der Hemisphäre, meist über dem Parietallappen bei wachsenden Schädelfrakturen des Kindesalters, ein.

Die *histologischen* Untersuchungen von Operationspräparaten bringen oft enttäuschend geringe Abweichungen vom Normalbau der Arachnoidea (Zülch,

manchmal mit mäßiger Hyperplasie der arachnoidalen Membranzellen, zusätzlich aber leichte Rundzelleninfiltrate in den fibrösen Maschen als Hinweise auf eine entzündliche Basis; ausgeprägte Entzündungsbilder oder Hyperplasien traten demgegenüber zurück.

Manchmal glückt histologisch die Entscheidung, ob arachnoidale Cystenbildungen als primäre Fehlbildungen oder als postmeningitische Cysten angesehen werden müssen, dann nämlich, wenn die Cystenwand aus Endothel die Merkmale einer Keimschicht besitzt (ähnlich einem Epidermoid) mit Proliferation und Abschilferung ins Cystenlumen. Der Cysteninhalt ist in diesen Fällen milchig-trübe und enthält einen Bodensatz („fetale Cysten"; Zülch, 1950). In anderen Fällen wurde in der Cystenwand ein flaches kubisches (sezernierendes?) Epithel gefunden („Ependymcyste", Hamby u. Gardner) oder neuroektodermale epitheliale Zellwucherungen (Rothmann). Auch Ostertag und Lewis fanden histologisch Zellsäume ähnlich einem primitiven Plexus-

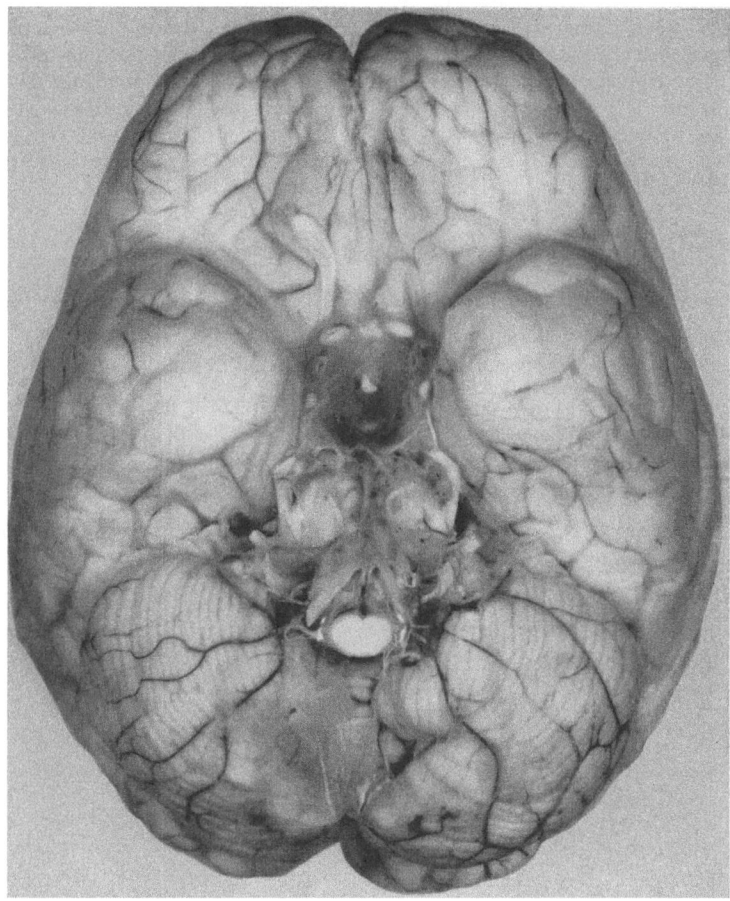

Abb. 201. System in sich abgeschlossener Cysten in der Cisterna magna, pontomedullaris, ambiens und basalis. (1 Jahr alter Junge.) Aus Zülch, 1956

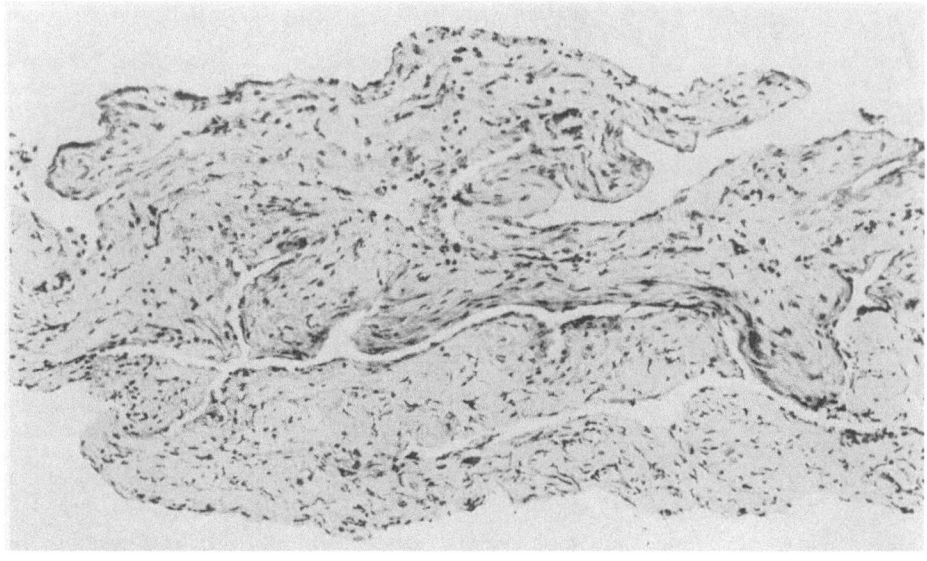

Abb. 202. Histologisches Bild einer operativ entfernten Membran, die den Ausgang des 4. Ventrikels verschlossen hatte (vgl. Abb. 208). Dichtes kollagenes fibroblastisches Bindegewebe ohne Zeichen akuter Entzündung. Aus Ingraham u. Matson, 1954

epithel und postulierten eine eigenständige Liquorproduktion solcher Cysten. Meist ist aber aus der
Histologie bei abgeschlossener Vernarbung kein Schluß
auf die Ursachen der leptomeningealen Narben zu
ziehen (Schleussing).

Als Reaktion des darunterliegenden Hirngewebes
findet sich ein Ödem des Hirnparenchyms, besonders
der oberflächlichen Schichten, evtl. auch eine Liquor-

ansammlung unter der fibrösen Membran der Pia, was
eine Blockade des normalen Liquorstroms von der
Hirnrinde zum Subarachnoidalraum vermuten läßt
(Ringertz); Zülch fand ein Netz von Lichtungs-
bezirken im Hirnparenchym (1956). Ausgeprägte
Druckzeichen werden aber kaum angetroffen, da das
Gehirn eine enorme Toleranz auf chronische Druck-
steigerungen besitzt.

Klassifikation der cerebralen Arachnopathien

Prädilektionsstellen für cerebrale Arachnopathien sind die großen Zisternen, jene starken
Erweiterungen des Cavum leptomeningicum,
die dadurch entstehen, daß sich die Arachnoidea über die tiefen Spalten und Buchten
zwischen den einzelnen Hirnabschnitten hin-
wegspannt (Abb. 203, 204a u. b). Hier entstehen Tumor-Syndrome der betreffenden Zi-
sternen-Region; aus der anatomischen Einteilung der einzelnen Zisternen-Bereiche ergibt
sich somit eine klinische Klassifikation der
cerebralen Arachnopathien (Tabelle 57).

Arachnopathien der Cisterna cerebellomedullaris

Häufigkeit. Unter allen Arachnopathie-
Formen sind die der hinteren Schädelgrube die
häufigsten; im Krankengut von Cushing (1264
wegen Verdacht auf Hirntumor operierte Fälle
aller Altersstufen) machten sie sogar 2,7% aus
(33 Fälle, darunter 5 Kinder; Horrax). Klein
u. Brogly fanden sie in 15% aller infratentoriellen raumfordernden Prozesse; Knudtzon lokalisierte fast 28% aller auf eine Zisterne
beschränkten cystischen Arachnopathien in
diesen Bereich.

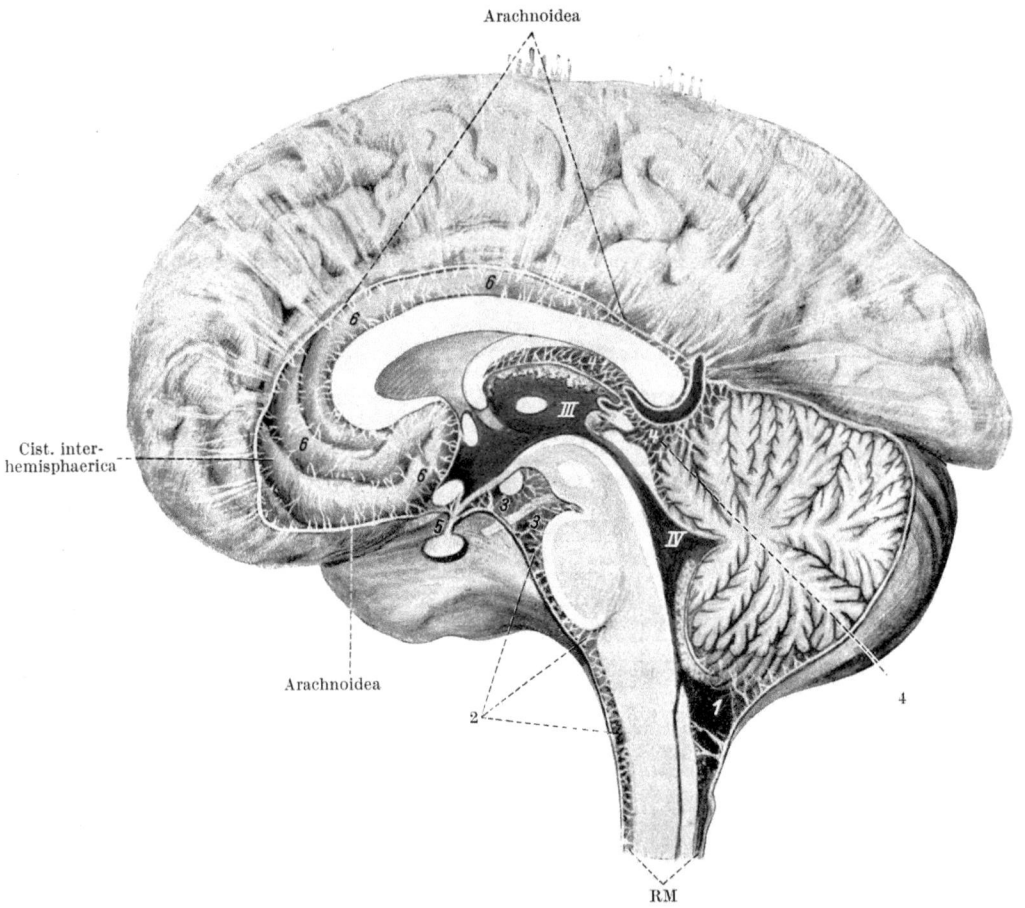

Abb. 203. Schematische Zeichnung der Zisternen. Medianer Sagittalschnitt ohne Dura, Subarachnoidalraum
im natürlichen, nicht kollabierten Zustand gezeichnet. Zahl 1—6 nach Tabelle 57. *RM* Subarachnoidalräume
des Rückenmarkes. Aus Spatz u. Stroescu, 1934

Tabelle 57

Einteilung der Cisternen in Anlehnung an SPATZ u. STROESCU	Weitere, z. T. unterteilende Bezeichnungen
1. Cisterna cerebello-medullaris	Cisterna magna
2. Cisterna ponto-medullaris	Cisterna pontoolivaris, pontis media, pontis lateralis, acusticofacialis, pontocerebellaris
3. Cisterna basalis	Cisterna intracruralis, interpeduncularis, Cisterna chiasmatis caudaler Teil
4. Cisterna ambiens	Cisterna fissurae transversae mit Cist. V. cerebr. magna Galeni
5. Cisterna fissurae lateralis	Cisterna fossae Sylvii
6. Cisterna interhemisphaerica	Cisterna corporis callosi, Cisterna chiasmatis oraler Teil (Cist. praechiasmatica)

Patho-Anatomie. Morphologisch können 3 Formen unterschieden werden (DIETRICH; ZÜLCH, 1956):

1. Membranöse Verlötung und arachnitische Verklebung des Foramen Magendi, evtl. auch der Foramina Luschkae mit (partiellem) Block und Erweiterung des 4. Ventrikels, mit und ohne Wandverdickung der Zisterne, die aber nicht prall gefüllt ist (KRAUS).

2. Verlötung der Randpartien der Zisternen bei durchgängigen Foramina Magendi und Luschkae, die sich nicht in die Zisterne, sondern in einen unter Druck stehenden cystischen Hohlraum aus verdickter und getrübter Arachnoidea öffnen von Kirsch- bis Apfelgröße, der zu Verdrängungserscheinungen und Druckatrophie des Kleinhirns (Wurm und Hemisphären) nach oben und rostral führt (Abb. 205), evtl. die Ausgänge der Cisterne völlig verlötet und sich auch in den Spinalbereich fortsetzt (HAMPEL).

3. Ein System in sich abgeschlossener Cysten in der Cisterna magna und über sie hinaus (Cisterna pontocerebellaris und basalis), das die basalen Liquorräume verlötet (Abb. 201, S. 445).

Von diesen Formen müssen die „Pseudocysten" (PIA) abgetrennt werden (Abb. 206a u. b): Anstelle von abgrenzbaren Cysten mit Cystenwandungen findet sich hier eine riesige, prall gefüllte Zisterne mit unveränderter Arachnoidea oder mit feinen Adhäsionen ohne nachweisbare Verlegung und Einengung der Liquorpassage; das Foramen occipitale mag-

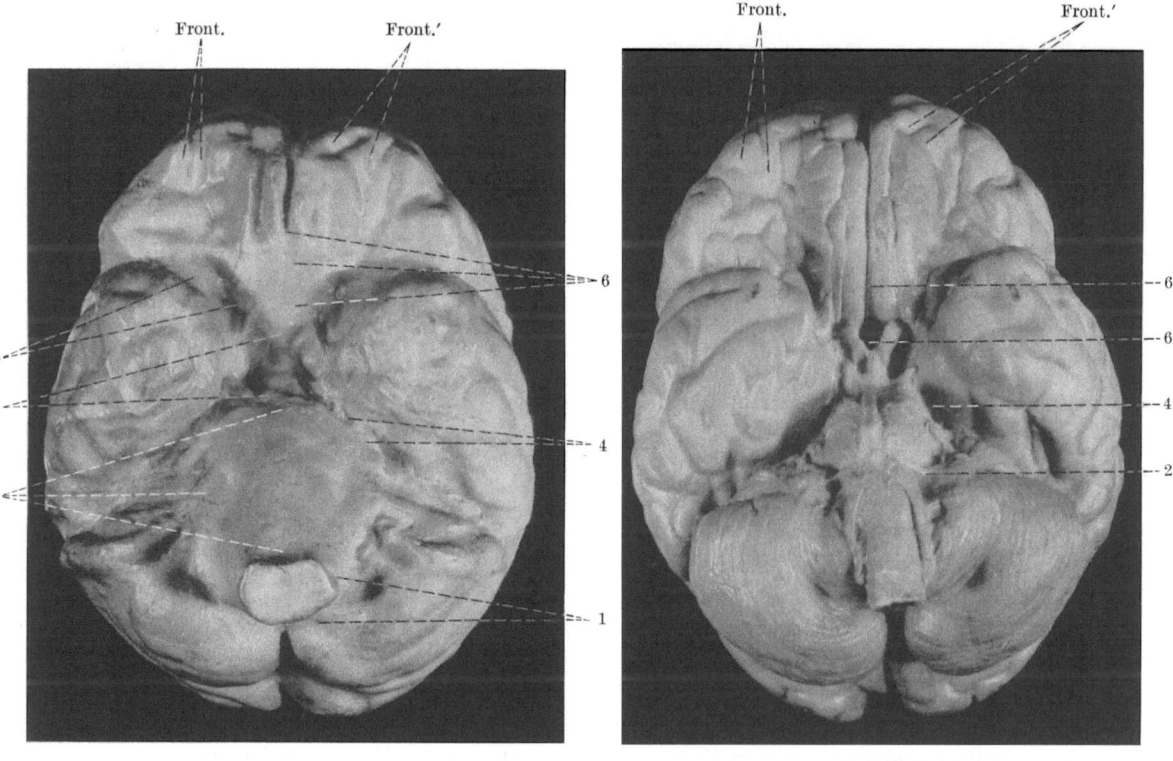

a   b

Abb. 204. a Bezeichnung der Zisternen an einem Schädelausguß, betrachtet von der Basis. An den Orten der Zisternen sind die Konturen der Hirnoberfläche nicht erkennbar. b Abguß des dazugehörigen Gehirns. Die Gegenüberstellung zeigt die Differenz zwischen Hirnoberfläche und Schädelinnenfläche im Bereich der Zisternen. Zahl 1—6 nach Tabelle 57. Aus SPATZ u. STROESCU, 1934

num ist erweitert, die Hinterhauptschuppe zeigt Druckatrophie, nicht selten finden sich Kombinationen mit dysraphischen Störungen und anderen Fehlbildungen, wie Wurm-Agenesie, Spaltbildung des (Unter-)Wurms und

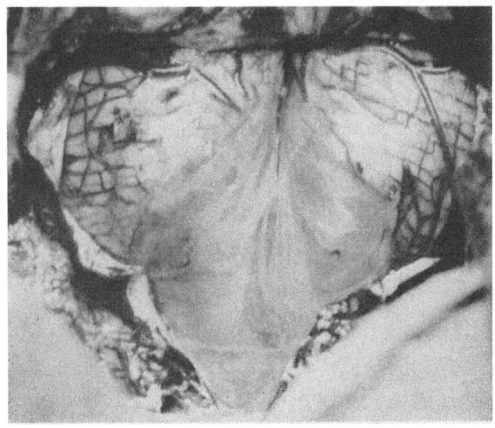

Abb. 205. Arachnoidalcyste der Cisterna magna (14jähriger Knabe). Beide Kleinhirnhemisphären sind nach lateral verdrängt, die Tonsillen druckatrophisch. Aus GERLACH u. Mitarb., 1967

hinteren Schädelgrube, eines Kleinhirnsyndromes mit allgemeinen Hirndruckzeichen: Kopfschmerzen, besonders am Hinterkopf und Nacken lokalisiert, Nackensteifigkeit, Schwindel, Erbrechen, Doppelbilder, evtl. Zunahme des Kopfumfanges und Stauungspapille, hinzu kommen cerebellare Symptome wie statische und lokomotorische, evtl. seitenbetonte Ataxie bis zur Astasie und Abasie, Koordinationsstörungen, muskuläre Hypotonie, Hyporeflexie und gelegentlich Hirnnervensymptome (Abducens, Facialis, Vestibularis) und Pyramidenbahnzeichen.

Nicht selten entwickeln sich diese Symptome recht akut innerhalb von 2 Wochen bis 3 Monaten, evtl. im Anschluß an einen Infekt oder ein Bagatelltrauma des Schädels unter dem Bilde einer akuten Liquorpassagebehinderung bzw. eines dekompensierten, kongenitalen oder früh erworbenen Hydrocephalus. Gerade für die „Pseudocysten" ist ein akuter

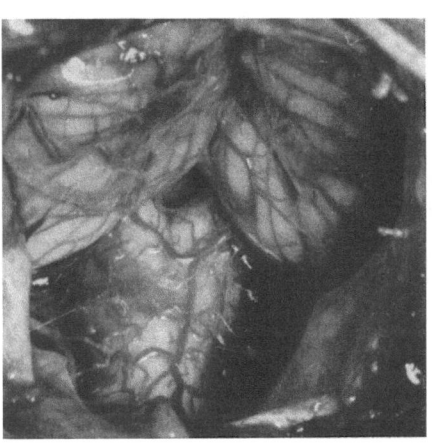

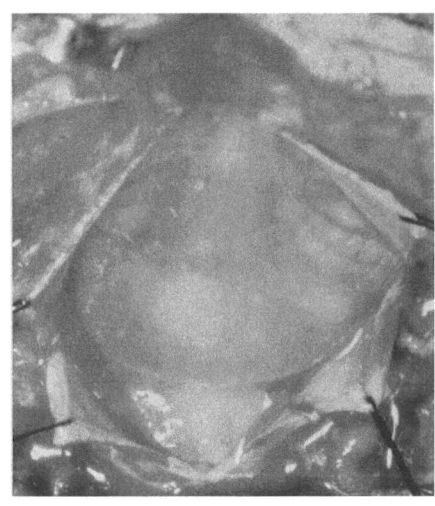

a   b

Abb. 206a u. b. Pseudocysten der Cisterna cerebellomedullaris. a Erweiterung der Cisterna magna mit Auseinanderdrängung des Kleinhirns und freiem Einblick in den 4. Ventrikel (4jähriger Junge, Operationsphoto). b Pralle Füllung der erweiterten, bei unbehindertem Liquorfluß als Cyste imponierenden hinteren Zisterne (1½jähriges Mädchen, Operationsphoto). Aus PIA, 1962

des Velum medullare posterius, einseitige Agenesie der posterior-inferioren Kleinhirnarterie, evtl. vergesellschaftet mit anderen cerebralen (dysraphischen) Anomalien. Da keine morphologische Verlegung der Liquorpassage vorliegt und keine echten Cysten erkennbar sind, hat PIA den Terminus „Pseudocysten" gewählt.

Symptomatologie. *Klinisch* finden sich die Symptome eines raumfordernden Prozesses der

Verlauf charakteristisch; die Fälle von PIA zeigten Anamnesendauer von 3 Wochen bis 6 Monaten (durchschnittlich 2 Monate).

Die Symptomatologie kann sich aber auch chronisch schleichend über Zeitraum von vielen Monaten und Jahren entwickeln.

Die Hinterhauptsschuppe ist über der Arachnoidalcyste vorgewölbt und verdünnt, Ausdehnung und Seitenlokalisation kann gelegentlich bereits aus der Asymmetrie der knöchernen Wand der hinteren Schädelgrube ersehen werden.

Die *Schädeltransillumination* ergibt ein symmetrisches oder asymmetrisches pathologisches Aufleuchten der hinteren Schädelgrube; der Befund ist — zusammen mit dem Röntgenbild — vor allem differentialdiagnostisch gegenüber dem Dandy-Walker-Syndrom abzugrenzen (s. unten).

Liquor. Die Liquorbefunde sind wechselnd und uncharakteristisch, fallen normal aus oder zeigen leichte Zell- und Eiweißvermehrung.

säumt werden, nach 24 Std erneut zu röntgen, da arachnoidale Cysten sich gelegentlich erst verspätet füllen können (sog. 24 Std-PEG nach KAUTZKY u. ZÜLCH). Die Ventriculographie erbringt entsprechende Hinweise auf einen Hydrocephalus occlusus mit Verschluß je nach dem Sitz der Verwachsungen (Abb. 207 und 208). Im Vertebralisangiogramm werden die Cysten als raumbeengende gefäßfreie Bezirke sichtbar.

Das *EEG* kann Normalbefunde oder Allgemeinveränderungen (Verlangsamung und

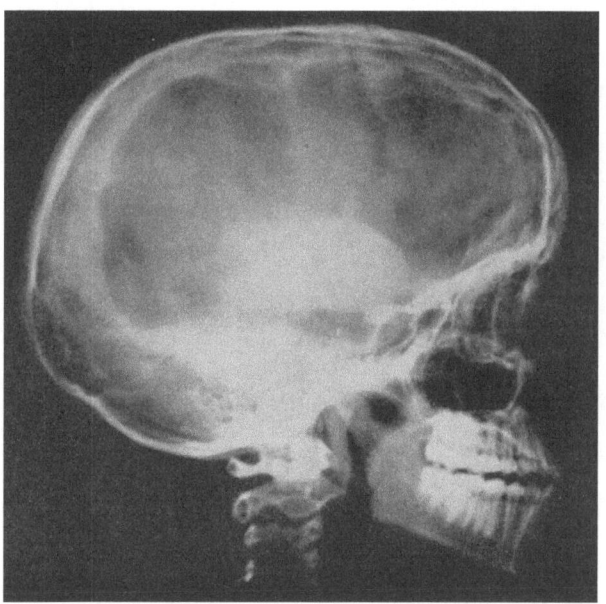

Abb. 207. Chronischer Hydrocephalus infolge adhäsiver Arachnitis in der hinteren Schädelgrube. Bei der Operation völliger Verschluß der Ausgänge des 4. Ventrikels (13jähriges Mädchen, Ventrikulogramm seitlich). Aus INGRAHAM u. MATSON, 1954

Röntgenologisch zeigt die Schädel-Leer-Aufnahme allgemeine Hirndruckzeichen oder das typische Bild des Hydrocephalusschädels mit Vergrößerung und Nahtverbreiterung, evtl. mit besonderer Betonung der Lambdanähte; insbesondere bei den „Pseudocysten" findet sich eine verdünnte Hinterhauptsschuppe und Ausweitung des Hinterhauptloches. Bei der Luftencephalographie können alle Übergänge von fehlender intrakranieller Luftfüllung oder fehlender Ventrikelfüllung bis zur Darstellung eines cystisch erweiterten Liquorraumes der hinteren Schädelgrube mit Abknickung des Aquaeductes und Ventrallagerung des 4. Ventrikels oder eines Hydrocephalus internus gefunden werden. Bei zunächst diagnostisch nicht ergiebigem Luftfüllungsbefund sollte nicht ver-

diffuse Dysrhythmie) zeigen, evtl. mit Seitenbetonung parieto-occipital.

Die **Diagnose** wird häufig erst intra operationem gestellt. Die *Differentialdiagnose* zum *Kleinhirntumor* ist meist nicht zu stellen, denn die cystische Arachnopathie der hinteren Schädelgrube simuliert einen Kleinhirntumor. Der für „Arachnitiden" häufig beschriebene Wechsel der subjektiven Beschwerden und objektiven Befunde, ein Alternieren zwischen Stadien der Kompensation mit Beschwerdefreiheit und Stadien der Dekompensation, also ein fluktuierender Verlauf, ist im Kindesalter in der Regel nicht gegeben.

Das Auffinden von entzündlichen Zeichen läßt differentialdiagnostisch auch an einen *Hirnabsceß* denken.

Das in der Anamnese nicht selten erfaßbare vorangehende Schädeltrauma erfordert differentialdiagnostische Überlegungen hinsichtlich einer einfachen *posttraumatischen Hyperliquorrhoe*, die aber ohne (anhaltende) cerebellare Syndrome und ohne Hirnnervenstörungen einhergeht und binnen weniger Tage völlig abklingt.

Zu einer besonders großen „Cysten"-Bildung in der hinteren Schädelgrube führt das *Dandy-Walker-Syndrom*, der kongenitale Verschluß der F. Magendi und Luschkae mit

Die Liquorzirkulationsstörung wird nicht allein durch die Verlagerung der Kleinhirntonsillen (in den Cervicalbereich), der Oblongata, des 4. Ventrikels, der basalen und ambienten Zisternen behindert, sondern auch durch zusätzliche derbe arachnoidale Verwachsungen (INGRAHAM u. MATSON).

Über „*Pseudocysten*" s. Pathoanatomie S. 447.

Stets muß im Auge behalten werden, daß es sich nur um eine „symptomatische" *peri-*

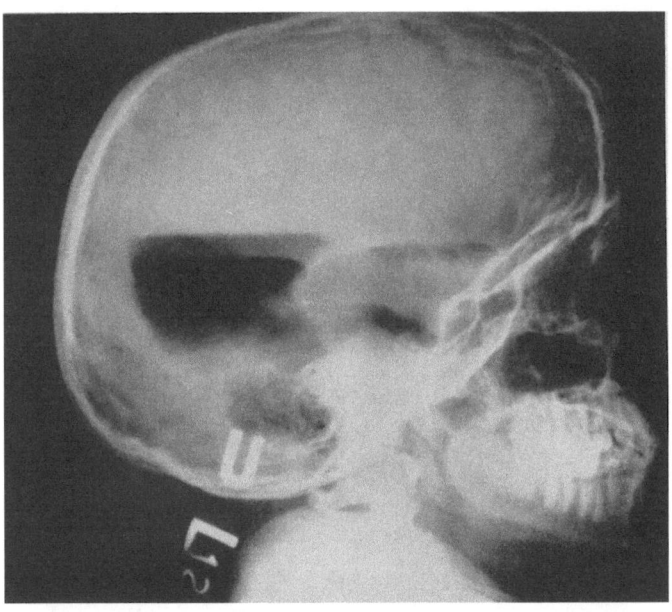

Abb. 208. Ausgeprägter Hydrocephalus infolge adhäsiver Arachnitis, die die Ausgänge des 4. Ventrikels verschlossen hat (s. Abb. 202). Seitliches Ventrikulogramm (in Kopfhängelage) mit Dilatation des 3. und 4. Ventrikels und der Seitenventrikel, aber fehlende Luftfüllung der Cisterna magna und des Subarachnoidalraums. Aus INGRAHAM u. MATSON, 1954

Okklusionshydrocephalus — die Cyste ist hierbei der 4. Ventrikel selbst, der die Cisterna magna völlig ausfüllt, evtl. mit Herniation in den Spinalkanal. Die Differentialdiagnose ist mit Hilfe der Schädeltransillumination und der pathognomonischen Röntgenbilder leicht möglich: symmetrisches Aufleuchten des Occipito-Parietalgebietes, röntgenologisch eine sehr weite hintere Schädelgrube mit Anhebung des Tentoriums, der Duralsinus (Sinus transversi, Sinus rectus und Confluens sinuum) und der entsprechenden Knochenstrukturen.

Die *Arnold-Chiarische Mißbildung* mit Hydrocephalus, die zum partiellen oder totalen Verschluß der Cisterna magna führt, ist in der Regel mit anderen dysraphischen Fehlbildungen kombiniert (Spina bifida, Meningomyelocele).

tumorale Arachnopathie handeln kann, besonders wenn die Cystenbildung fehlt oder unbedeutend ist und eine vorwiegend adhäsive Arachnopathie bei der Operation angetroffen wird. Auch bei einem sehr sorgfältigen Operateur kann die Suche nach einem Tumor der hinteren Schädelgrube erfolglos bleiben, und nicht selten wird die Diagnose „Arachnitis" durch den weiteren Verlauf widerlegt!

Therapie. Wenn auch gelegentlich eine Luftencephalographie zu einem Therapieerfolg führen kann, so wird in der Regel eine Operationsindikation aufgrund des raumfordernden infratentoriellen Prozesses mit Liquorpassagebehinderung gegeben sein, wenn nicht schon während der diagnostischen Maßnahmen die Symptomatik sich zurückbildet.

Ziel der Operation ist die Wiederherstellung der normalen Liquorzirkulation durch Lösung von Verwachsungen, Abtragung von Membranen und Entfernung oder (mehrfache) Fensterung der Cysten.

Finden sich zusätzlich ausgedehnte Verklebungen der basalen Zisternen, muß ein ventriculo-atriärer Shunt angelegt werden.

Wenn operativ keine Adhäsionen und Cysten, sondern eine weite und prallgefüllte Zisterne mit unbehindertem Liquorfluß („Pseudocyste") angetroffen werden, so empfiehlt PIA eine occipitale Dekompression mit Resektion der Hinterhauptschuppe und des Atlasbogens unter Eröffnung von Dura und Arachnoidea.

Postoperativer **Verlauf.** Das dem Pädiater zurückgegebene operierte Kind bedarf weiterhin einer gewissenhaften neurologischen Überwachung, da die Diagnose „Arachnitis" nicht selten unbefriedigend bleibt und den Tumorverdacht nicht ausräumen kann. Auch bei gesicherter Diagnose ist die Prognose nach Cystenresektion ungewiß. TÖNNIS sowie KLEIN u. BROGLY berichten über ausgezeichnete Operationserfolge bei Kindern, GERLACH u. Mitarb. verneinen dies für das frühe Kindesalter; auch KRAUS betont eine große Rezidivneigung (vorwiegend Fälle des Erwachsenenalters).

PIA sah bei seinen Fällen mit „Pseudocysten" keine Rezidive; die Operationsmortalität betrug 15% (2 von 13 Fällen).

Arachnopathien der Cisterna pontomedullaris

Isolierte Arachnopathien der Cisterna pontolivaris und acusticofacialis, teils als Acusticusneurinom, teils als Kleinhirnbrückenwinkel-Tumor diagnostiziert (KRAUS; BENGOCHEA u. BLANCO), sind bei Kindern bisher nicht aufgefunden worden (Ausnahme Fall 2 von OPPENHEIM u. BORCHARDT). Cysten dieses Bereichs waren im Kindesalter nur Teil eines größeren Cystensystems mehrerer Zisternenbereiche (Abb. 209).

Bei einigen Fällen des Erwachsenenalters handelte es sich gar nicht um primäre, sondern um peritumorale Cystenbildungen bei Schädelbasis-Sarkom oder Acusticus-Neurinom (OSTERTAG u. SCHIFFER).

Arachnitis optochiasmatis

(Arachnopathien der Cisterna basalis)

Synonyma. Arachnitis opt(ic)o-chiasmatica; Arachnoidites opto-chiasmatiques; chronische Basilarmeningitis; Balado-Syndrom.

Definition. Lokalisierter chronischer Entzündungsprozeß an der Hirnbasis, der Arachnoidea, Chiasma, Nervi optici und gelegentlich auch benachbarte Strukturen befällt infolge verschiedener infektiöser, vielleicht auch toxischer Noxen oder traumatischer Schädigungen, häufig aber ätiologisch unklar bleibt.

Historische Daten (nach HARTMANN). Kenntnisse und klinisches Interesse an diesem Krankheitsbild sind aus folgenden Überlegungen erwachsen: Auch einem Chiasma-Syndrom braucht kein Tumor, ihm könnte ein „Pseudo-Tumor" zugrunde liegen (HOLMES, 1929); in Analogie zu den bereits entdeckten zisternalen Arachnitis-Formen, besonders der (otogenen) Arachnitis der Cisterna pontoolivaris im Klein-

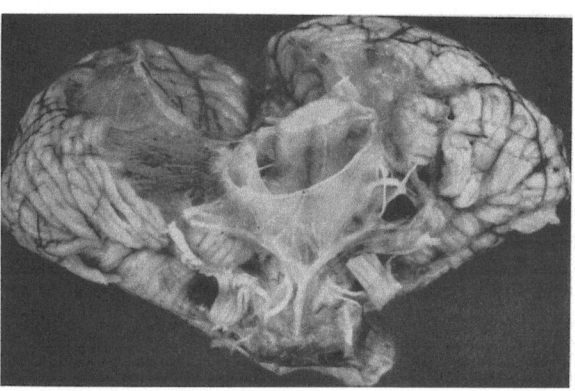

Abb. 209. Große doppelwandige Cyste in der Cisterna magna und pontomedullaris mit Cystensystem an der Vorderseite der Oblongata und hochgradiger Atrophie des verdrängten Kleinhirns. (10 Monate alter Säugling.) Aus ZÜLCH, 1956

hirnbrückenwinkel müßten auch rhinogen verursachte cystische Arachnitiden der Chiasma-Zisterne aufzufinden sein (CUSHING, 1930). Der Entschluß, eine ätiologisch unklare, beiderseitige primäre Opticusatrophie operativ anzugehen, führt zur Auffindung einer Arachnitis optochiasmatis (BALADO u. SATANOWSKI, 1929). Von diesem Zeitpunkt an häufen sich die Mitteilungen über diagnostizierte und oft auch operativ bestätigte Fälle, bis BOLLACK u. Mitarb. die erste monographische Darstellung veröffentlichen (1937).

Häufigkeit. Statistische Angaben der Literatur sind nur mit Vorbehalt zu werten; bei besonderem Interesse an diesem Krankheitsbild ist die Diagnose zu häufig gestellt worden (Kritik von PETTE u. KALM), diagnostizierte Fälle sind nicht immer operativ bestätigt worden; RUF allerdings ist der Meinung, daß die Arachnitis optochiasmatis (A.o.) häufiger ist als angenommen.

Im Krankengut von HARTMANN z. B. lag eine A.o. in etwa 8% aller wegen Verdacht auf intrakraniellen Tumor operierten Fälle des Kindes- und Erwachsenenalters zugrunde; das

Verhältnis der Chiasmatumoren zu den arachnitischen Pseudotumoren betrug 1,4:1.

Unter 104 Fällen mit cerebraler Arachnitis von Knudtzon war die A.o. nach der diffusen Arachnitis die zweithäufigste Form (32%).

Altersverteilung. Am häufigsten tritt die A.o. im Alter zwischen 20—40 Jahren auf, nimmt aber das Kindesalter nicht aus. In der Statistik von Bollack u. Mitarb. (124 Fälle) waren reichlich 5% der Fälle Kinder unter 10 Jahren, 15% der Patienten waren weniger als 20 Jahre alt. Unter den 47 von Dickmann u. Mitarb. operierten Fällen waren 10% Kinder.

Ätiologie und Pathogenese. Die Ätiologie der A.o. bleibt häufig unklar. Wohl glauben Bollack u. Mitarb., in etwa 80% der Fälle einen oder mehrere ätiologische Hinweise gefunden zu haben; die Wertigkeit der angegebenen ätiologischen Faktoren ist aber umstritten.

1. Eine *rhinogene* Entstehung (bei chronischer Sinusitis ethmoidalis oder sphenoidalis mit und ohne Empyem) ist pathogenetisch verständlich, denn die Lymphwege der Nase haben direkte Abflüsse zum Subarachnoidalraum, die Venen Verbindungen zu den Vv. ophthalmicae und zu den kleinen Venen, die in Dura und Scheiden der Nervi optici im Canalis optici entspringen; so kann sich eine Sinusitis auch ohne Knochenfissur fortleiten. Diskutiert man diesen pathogenetischen Weg, dann bleibt die Diskrepanz zwischen der Häufigkeit der weitverbreiteten chronischen Sinusitiden und der Seltenheit einer A.o. ungeklärt. Auch otogene und sogar dentogene Entstehungen sind angenommen worden; Bruetsch fand in seinem Sektionsmaterial für keinen der genannten pathogenetischen Wege entsprechende Fälle.

2. *Cerebro-meningeale Infektionen.* In den Basalzisternen finden sich oft die ersten Anfänge und die letzten Reste entzündlicher Prozesse bei cerebromeningealen Infektionen (Spatz u. Stroescu). In der Tat kann bei akuter eitriger Meningitis sogar akute Erblindung eintreten, die aber in der Regel passager ist, da der basiläre Eiter völlig resorbiert wird. Sicher sind bakterielle Meningitiden eine seltene Ursache für A.o. In Einzelfällen mit tuberkulöser Meningitis im chronischen, abheilenden Stadium ist eine A.o. erfolgreich operativ behandelt worden (Yuhl). Dickmann u. Mitarb. sind der Ansicht, daß sich auch bei chronischen Organ-Tuberkulosen toxisch-bedingte A.o. entwickeln können. Die ebenfalls unsichere luische Genese (die Lues macht bekanntlich häufig eine chronische Basilarmeningitis, selten aber Symptome einer A.o.) spielt für das Kindesalter keine Rolle. Riegler erwähnt die erworbene Toxoplasmose als Ursache einer A.o.

Für (virale) Encephalitiden als ätiologischen Faktor fand Bruetsch bei Sektionen keinen Hinweis.

3. Für eine *traumatische Genese* einer A.o. muß die Schädelverletzung schwer sein und mit einer Basisfraktur einhergehen; das zeitliche Intervall bis zum Beginn einer A.o. muß kurz sein, um als mögliche Ursache anerkannt zu werden.

4. Bezüglich weiterer ätiologischer Faktoren bei seltenen, schwer verständlichen Fällen der Literatur muß auf die allgemeine Diskussion der Ätiologie der Arachnitiden S. 442 verwiesen werden.

Zur **Pathogenese** haben Taptas u. Dimopoulos sowie Dickmann u. Mitarb. die Vorstellung entwickelt, daß der A.o. eine neurovasculär-bedingte Capillarpermeabilitätsstörung im prädisponierten Terrain der gesamten Chiasma- und Infundibular-Region zugrunde liegt, ausgelöst durch differente, nur z.T. bekannte, im Prinzip unspezifische Faktoren; dieser lokale Prozeß, der mit Vasodilatation, Exsudation und Vernarbung einhergeht, ergreift nicht allein die Arachnoidea, sondern primär auch die nervöse Substanz.

Damit übereinstimmend weisen patho-anatomische und histologische Befunde einiger Fälle darauf hin, daß ein einheitlicher Entzündungsprozeß Leptomeningen, Sehnerven und Chiasma zugleich ergreift, der Entzündungsprozeß primär in den Nervi optici entsteht und die Leptomeningen simultan oder sekundär befällt.

Außerdem führt die Zugwirkung der Adhäsionen auf die Arterien, die das Chiasma und die Nervi optici versorgen, zu mechanischer Ischämie, reflektorischen Gefäßspasmen und venöser Stase und beeinträchtigt die Ernährung der Nervenfasern.

Patho-Anatomie. Bei der chirurgischen Exploration können 3 Formen der A.o. angetroffen werden:

a) Cystische Form. Suprasellär, über und vor dem Chiasma, gelegentlich auch unter dem Chiasma, sind cystische Bildungen zu sehen, bestehend aus wandverdickter Arachnoidea, evtl. mit narbigen Strängen oder als glasiger Beutel aus gelatinösem Gewebe. Statt multipler kleiner Cysten kann auch eine solitäre große Cyste in der (erweiterten) Cisterne liegen.

b) Adhäsive Form. Sehnerven und Chiasma sind von arachnoidalen Verwachsungen mehr oder weniger komplett eingeschlossen, die sich auch auf benachbarte Strukturen erstrecken, auf Teile der Sehbahn, des Cortex, der Bulbi olfactorii und auf die perichiasmalen Blutgefäße wie Carotis interna, A. cerebri anterior, A. communicans anterior und A. ophthalmicae. Die verdickte Arachnoidea kann Vascularisation zeigen und erscheint selbst als milchiger Schleier, als Gespinnst aus zahlreichen kleinen Adhäsionen oder als eine kräftig derbe Membran, die sich brückenartig über Chiasma und Fasciculi optici spannt, diese Strukturen furcht und strikturiert und die großen Gefäße verzieht.

c) Atrophisierende Form. Hier sind — ohne ausgeprägte Adhäsionen oder cystische Bildungen — die Sehnerven verschmälert und verdünnt, selten verbreitert und ödematös, von blasser, grau-weißer Farbe oder durchscheinend gelatinösem Aussehen, evtl. hyperämisch und vermehrt vascularisiert.

Diese 3 Formen treten selten isoliert, sondern in der Regel kombiniert auf, wobei eine Form dominiert.

Es muß aber betont werden, daß die Grenze zwischen normaler und pathologisch verdickter Arachnoidea fließend ist; nicht jede leichte Verdickung gibt eine Erklärung ab für eine unklare Opticusatrophie!

Histologisch sind nämlich wiederholt nicht nur Verdickungen der Arachnoidea und — als Folge davon — eine Demyelinisierung und Atrophie *oberflächlicher* Nervenfasern der Sehnerven und des Chiasma gefunden worden, sondern auch Läsionen *innerhalb* des Chiasma und der Nervi optici wie bei einer Encephalitis (BRUETSCH). Das bedeutet, daß der ätiologisch uneinheitlichen A.o. nicht immer eine *primäre* Erkrankung der Leptomeningen und als Folge davon eine sekundäre Atrophie oberflächlicher Nervenfasern der Sehnerven und des Chiasma zugrunde liegt, sondern daß nicht selten ein einheitlicher, Pia-Arachnoidea wie Nervi optici und Chiasma ergreifender Prozeß angenommen werden muß (BRUETSCH; HARTMANN; s. Pathogenese).

Die **Symptomatologie** besteht aus wenig typischen Symptomen. Neben Kopfweh, das bifrontal oder retrobulbär lokalisiert wird, stehen ophthalmologische Symptome ganz im Vordergrund wie Visusverlust, Gesichtsfelddefekte und Fundusveränderungen; weitere neurologische Symptome treten demgegenüber zurück. Der neuro-ophthalmologischen Symptomatik können gelegentlich passagere unspezifische Symptome wie Müdigkeit, leichtes Fieber, Übelkeit und Schwindel vorausgehen.

Ein für A.o. pathognomonisches ophthalmologisches Syndrom gibt es nicht; jede Form akuter und chronischer Erkrankung des Chiasma und der Sehnerven kann angetroffen werden.

1. *Visusstörungen.* Die Herabsetzung der Sehschärfe — ein Frühsymptom, oft einseitig beginnend — kann abrupt und schnell einsetzen, häufiger entwickelt sich der Visusverlust aber langsam über Monate. Die Hälfte der Patienten zeigt eine einseitig betonte Herabsetzung des Visus auf weniger als 1/10.

2. *Gesichtsfeldstörungen* sind ein konstantes und wichtiges Symptom; allerdings kann jede Art von Defekten gefunden werden. Am häufigsten sind nicht bitemporale Defekte, sondern

Zentralskotom und konzentrische Einengungen (in mehr als 50% der Fälle von BOLLACK u. Mitarb.); daneben können binasale Einengungen, laterale homonyme und altitudinale Hemianopsien oder ganz irreguläre bizarre Defekte gefunden werden.

3. Der *Fundus* ist selten normal (10% der Fälle); besonders verdächtig auf A.o. ist eine Opticusatrophie vom Mischtyp zwischen primärer und sekundärer Atrophie (VAIL), d.h. der Befund einer primären Opticusatrophie mit leichtem darüberliegendem Ödem. Andere Fälle zeigen reine primäre Atrophien, Papillenödem, temporale Abblassung, Hyperämie und altitudinale Atrophie.

4. Weitere neurologische Symptome sind sehr selten wie Ausfälle des III., V. (sensibel), VI., noch seltener des I., VII. und VIII. Hirnnerven. Selten sind auch hypophysär-diencephale Symptome wie Diabetes insipidus, Adipositas, Hypopituitarismus.

5. *Röntgenologisch* ist charakteristisch, daß die Sella normal ist (RIECHERT) und *keine* Zeichen für einen raumfordernden intrakraniellen Prozeß bzw. für einen sellären oder suprasellären Tumor zu finden sind. Nur ausnahmsweise kann eine (infrachiasmatische) Cyste wie bei einem Gliom die Sella vergrößern oder das Foramen opticum erweitern und die hintere Wand des Canalis nervi optici destruieren (RYAN). Die Luftencephalographie erbringt gelegentlich einen Hinweis auf A.o., wenn sich die Basalzisternen nicht füllen oder einen wabigen Bau (RUF) zeigen.

6. Der *Liquor* ist in der Regel normal, geringe Zell- und Eiweißvermehrungen können aber gefunden werden.

Die **Diagnose** der A.o. ist schwierig und oft nur durch Operation und postoperativen Verlauf zu klären. Ein fluktuierender Verlauf mit an- und abschwellender Symptomatik, gelegentlich diagnostisch hilfreich bei einer Arachnitis der hinteren Schädelgrube oder einer Arachnitis spinalis, ist für diese Arachnitis-Form nicht charakteristisch.

Zunächst wird in der Regel ein Chiasma-Syndrom diagnostiziert werden; dabei muß gerade im Kindesalter zuerst an ein Chiasmagliom oder Craniopharyngeom gedacht werden. Nachdrücklich muß davor gewarnt werden, unklare Opticusatrophien mit A.o. zu erklären!

Sofort verdächtig auf eine A.o. ist ein beiderseitiger Visusverlust, bei dem eine primäre Opticusatrophie mit leichtem darüberliegendem Papillenödem gefunden wird und der mit konzentrischer oder mit mehr oder weniger regulärer Einengung des Gesichtsfeldes einhergeht ohne röntgenologische Zeichen eines raumfordernden intrakraniellen Prozesses.

Die *Differentialdiagnose* gegenüber sellären, suprasellären und Chiasmatumoren erstreckt sich im Kindesalter besonders auf Craniopharyngeome und Chiasmagliome.

Craniopharyngeome lassen sich meist durch ihre Verkalkungen, durch röntgenologische Kontrastverfahren und an ihren endokrinen Auswirkungen erkennen.

Die Unterscheidung zum *Chiasmagliom* kann sehr schwierig sein, wenn nicht andere Symptome einer Neurofibromatose Recklinghausen vorliegen, da Papillenbefund (primäre Opticusatrophie) und Gesichtsfelddefekte sich gleichen und auch hierbei Hirndruckzeichen fehlen können; oft klärt nur die Operation die Diagnose.

Bei einseitigem Beginn muß auch an andere *retrobulbäre Tumoren* gedacht werden.

Ein *Hydrocephalus internus occlusus* kann infolge ballonförmiger Erweiterung des 3. Ventrikels zum Druck auf das Chiasma und somit zu Opticusatrophie und Gesichtsfeldstörungen führen (bitemporale Hemianopsien oder große Zentralskotome); Makrocephalus oder Hirndruckzeichen, Luftencephalographie oder Ventriculographie werden die Diagnose erbringen.

Die familiäre *Lebersche Atrophie* tritt geschlechtsgebunden-recessiv bei Jungen auf; eigentümlicherweise sind auch bei dieser Erkrankung operativ optochiasmale Arachnitiden festgestellt worden (DAVIS u. HAVEN; BOLLACK u. Mitarb.).

Eine Entzündung des Sehnerven selbst, im Kindesalter sehr selten, meist akut und einseitig, macht als *Papillitis* charakteristischere funduskopische Bilder und zeigt als ,,*retrobulbäre Neuritis*" im Verlauf weitgehende Rückbildung.

Therapie, Verlauf und Prognose. Die Behandlung beginnt konservativ mit Antibiotica und Corticoiden, wenn eine infektiöse Pathogenese (rhinogen, otogen, bei abklingender Meningitis) erkennbar ist; u. U. müssen chronische Sinusitiden oder Otitiden operativ angegangen werden. Auch bei unbekannter Ätiologie kann unter Antibiotica, Corticoiden und andern Antiphlogistica kurz der Verlauf ab-

gewartet werden, ob eine Rückbildung erkennbar wird; FASANARO hat die Gabe von Trijod empfohlen. Bei Progredienz oder erfolgloser konservativer Therapie ist die Operationsindikation gegeben, und zwar auch dann, wenn schon eine deutliche Opticusatrophie vorliegt und ein längerer Verlauf gegeben ist.

Nach transfrontaler Craniotomie müssen Nervi optici und Chiasma von umgebenden und einengenden Membranen befreit werden; auch wenn keine starken Adhäsionen aufgefunden werden, kann der operative Eingriff erfolgreich sein. Statistisch gesehen sind aber die Operationserfolge nur mäßig, eine Besserung der Sehstörung ist nur in $^1/_3$ der Fälle zu erwarten, $^2/_3$ zeigen keine Besserungen oder Verschlechterungen. Der operative Eingriff selbst hat nach DICKMANN u. Mitarb. eine Letalität von 2%. Diese Autoren halten eine postoperative Bestrahlung für nützlich.

Arachnopathien der Cisterna ambiens

Patho-Anatomie und Ätiologie. Über Arachnopathien in diesem Bereich ist nur in seltenen Einzelfällen berichtet worden, bei denen es sich um meist größere, pflaumen- bis mandarinengroße (Sub-) Arachnoidalcysten handelte, die zu Druckerscheinungen auf alle benachbarten Hirnabschnitte führten: zur Kompression des Mittelhirns, vor allem der Vierhügelplatte mit Abklemmung des Aquaeductes (Abb. 210), der Bindearme und zu Verdrängungserscheinungen am Oberwurm und angrenzenden Kleinhirnhemisphären und an der Großhirnunterfläche. Zum Teil kommunizierten diese Cysten mit dem Ventrikelsystem über einen Durchbruch im Bereich des Trigonum oder des Hinterhorns; zur Ruptur des Seitenventrikels war es offenbar dadurch gekommen, daß die Cyste den Aquaeduct vollständig abklemmte und der so entstehende Hydrocephalus occlusus zur Ausziehung und Ruptur des Seitenventrikels besonders an der Stelle führte, wo der Cystendruck die Wand des Ventrikels von unten verdünnt hatte.

Ätiologisch wurde meist eine abgelaufene Entzündung unspezifischer Art diskutiert (NOETZEL, 1940); der Fall von HAMBY u. GARDNER (ohne Kommunikation mit dem Seitenventrikel) wies auf eine kongenitale Fehlbildung hin, denn die innere Cystenwand war mit einreihigem kubischen Epithel, mit möglicherweise sekretorisch aktiven Ependymzellen bekleidet (,,Ependymcyste"). Narbige Verschwartung ohne Cystenbildung wurde nach tuberkulöser, mit Streptomycin behandelter Meningitis gefunden (ZÜLCH, 1956).

Symptomatologie. Klinisch fanden sich, z.T. manifestiert durch ein Schädeltrauma, neben Hirndrucksymptomen und Ataxie Zeichen eines Mittelhirntumors, besonders der hinteren

Vierhügelgegend mit (beiderseitiger) Ertaubung ohne Störungen der Vestibularisfunktion. Die Ventriculographie deckte einen okklusiven Hydrocephalus mit großer symmetrischer Erweiterung der Seitenventrikel und des 3. Ventrikels auf bei fehlender Darstellung des (ganzen) Aquäduktes und des 4. Ventrikels (ALEXANDER), z.T. war der 3. Ventrikel nur im vorderen Teil dargestellt — die Hinterwand

oder mehrkammerige *Subarachnoidalcysten*, die die Fissura Sylvii weit auseinanderdrängen, den Frontallappen nach oben, den Temporallappen nach unten drücken oder sich über den Temporal- und Frontallappen, über den Gyrus prae- und postcentralis erstrecken (*„fronto-Rolandosche Cysten"*), an der Schädelbasis bis zum Keilbeinflügel und Tentoriumschlitz (ZEHNDER), nach vorn bis zum Temporalpol reichend — hier kann die Hinterwand der Orbita arrodiert werden und ein pulsierender Exophthalmus entstehen. Auch die Tiefenausdehnung solcher Cysten

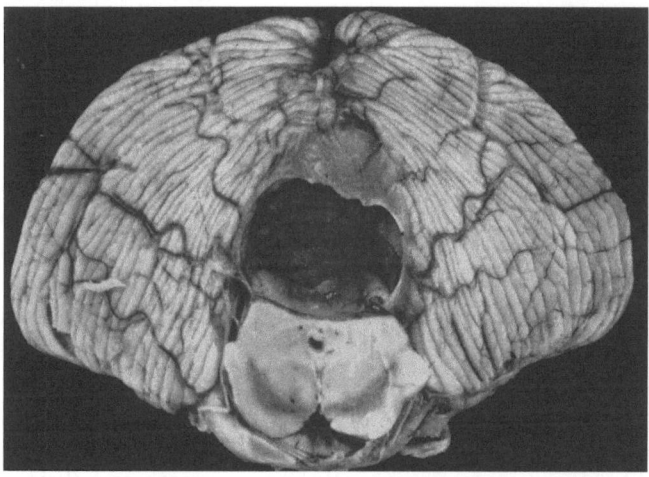

Abb. 210. Große abgeschlossene Cyste in der Cisterna ambiens über der Vierhügelplatte mit Verdrängungserscheinungen am Kleinhirn. (17jähriger Patient.) Aus ZÜLCH, 1956

des 3. Ventrikels zeigte einen großen konvexen Füllungsdefekt bzw. eine Verdrängung rostralwärts. Zur Darstellung der Cyste selbst kam es dann, wenn die Cyste über die erwähnte Ruptur mit dem inneren Liquorsystem kommunizierte (NOETZEL, 1940).

Die *Differentialdiagnose* hatte Tumoren der Vierhügelplatte, Pinealome bzw. Teratome und große Cavum vergae-Cysten zu berücksichtigen. Wichtig war auch die Unterscheidung zu einem Verschlußhydrocephalus aus anderer Ursache, bei dem es sekundär zur Herniation in die Cisterna ambiens gekommen war; röntgenologisch zeigte dann die Ventriculographie im Bereich der Hinterwand des 3. Ventrikels keine Verdrängung und keinen Füllungsdefekt, sondern breite Zugänge zu den Recessus supra- und infrapinealis des 3. Ventrikels.

Arachnopathien der Cisterna Sylvii und der Konvexität

Ätiologie und Patho-Anatomie. Bei Lokalisationen in diesem Bereich handelt es sich seltener um umschriebene adhäsive Arachnitiden, d.h. um Restzustände älterer Entzündungen (DAVIS u. HAVEN), sondern um Cysten, und zwar um oft sehr große, ein-

kann erstaunlich sein; Übergangsbilder zu intracerebralen Cysten kommen vor, wenn bei der operativen Eröffnung der Ventrikel in der Tiefe sichtbar wird (WEBER).

OKONEK beschrieb bei einem Kind sogar eine Ausdehnung über die ganze Konvexität; dieser Fall zeigte einen ependymalen Zellbesatz der inneren Cystenwand. Bei einem Fall von ZEHNDER mit milchigtrübem Cysteninhalt und Bodensatz bestand die innere Cystenwand aus mehrreihigem kubischen und zylindrischen Epithel sowie aus pigmentspeicherndem Flimmerepithel. Dies weist auf eine Fehlbildung bei der Anlage der Hirnhäute hin. Für einen sehr frühen Zeitpunkt der Entstehung solcher Cysten sprechen ebenso ein Umbau der Schädelbasis und eine Aufbauchung der Schädelkalotte.

Symptomatologie. Faustgroße Subarachnoidalcysten dieser Lokalisation sind wiederholt als überraschende Zufallsbefunde bei der Sektion Erwachsener gefunden worden (SCHERER; KLEIN). Die seltenen Fälle des Kindesalters hatten mit und ohne Anlaß (Manifestation durch Schädelhirntrauma) Symptome akuter oder chronischer Hirndrucksteigerung mit leichter Stauungspapille und Herdzeichen wie (latente) Hemiparesen und fokale oder psychomotorische Epilepsien.

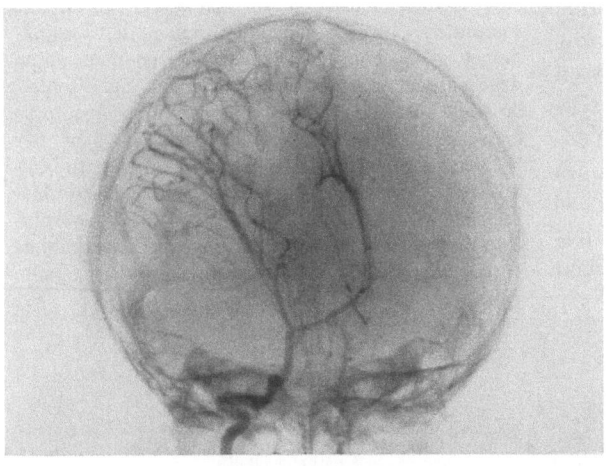

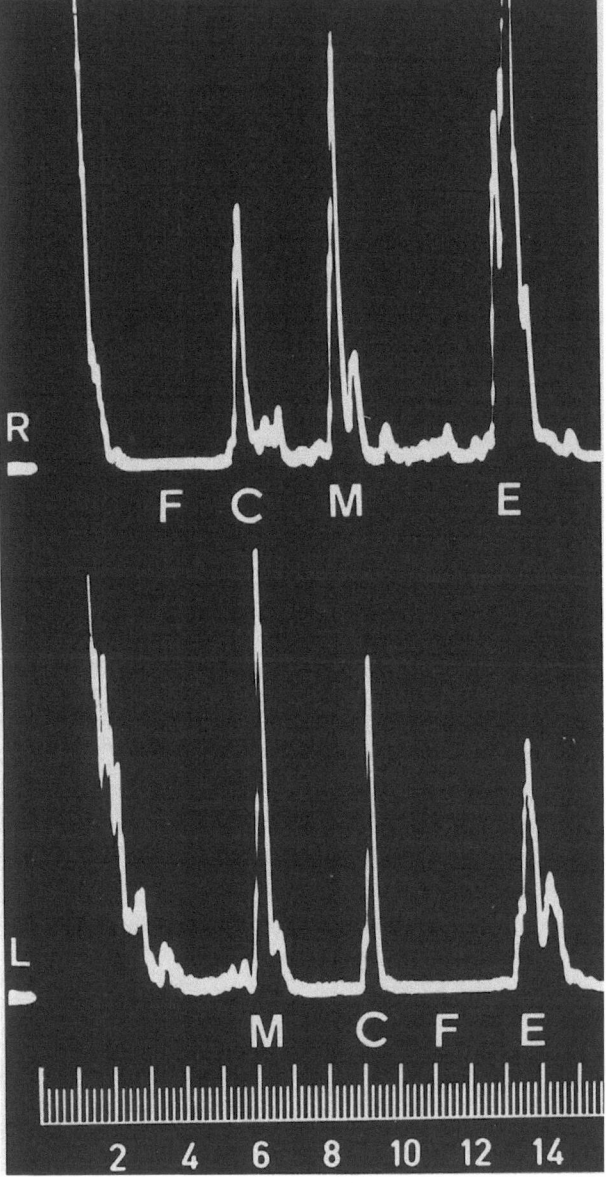

Röntgenologisch zeigte die Schädelaufnahme eine Aufbauchung und Verdünnung der Schädelkalotte temporal, Verbreiterung der mittleren Schädelgrube, Anhebung des Keilbeinflügels sowie gleichseitig vermehrte Pneumatisation der Stirn- und Keilbeinhöhlen (Noetzel).

Luftencephalographisch fanden sich entsprechende Kompressions- und Verdrängungserscheinungen an Seitenventrikeln und 3. Ventrikel, angiographisch eine Verlagerung der großen Gefäße (Anhebung der Sylviischen Gefäßgruppe, seitliche Verziehung der A. cerebri anterior) und ein gefäßfreier Raum.

Im Echo-Encephalogramm waren eine Verlagerung des Mittelechos, eine echofreie Zone und ein Cystenwandecho nachweisbar (Abb. 211).

Die **Diagnose** wird nur selten präoperativ gelingen, wenn bei einer Luftfüllung durch Riß der Cystenmembran (bei ausgiebigem Luft-Liquor-Austausch) die Cyste selbst zur Darstellung kommt. In der Regel wird bei klinischer Manifestation (Hirndruck, Herdzeichen) ein Tumor entsprechender Lokalisation diagnostiziert werden und die Operation zur Erkennung führen. Ohne solche klinische Manifestation kann gelegentlich eine Schädel-Leeraufnahme den Verdacht auf eine solche Cyste erwecken, wenn entsprechende knöcherne Umbauzeichen festgestellt werden, zusammen mit einem charakteristischen Echo-Encephalogramm, Schädeltransilluminationsbefund und Angiogramm.

Differentialdiagnostisch sind raumfordernde intracerebrale Cysten (Hirncysten) und echte Tumoren abzu-

Abb. 211. Echo-Encephalogramm bei großer temporaler Arachnoidalcyste (3jähriges Kind). Erhebliche Verlagerung des Mittelechos (11 mm); echofreie Zone (*F*), die von einem hohen Echo (*C*) begrenzt wird, das von der medialen Cystenwand stammt. Völlige Übereinstimmung mit dem angiographischen Befund (oben). Aus Schiefer u. Kazner, 1967

grenzen, was meist nur operativ möglich sein wird, ferner cystische Hirnatrophien bzw. Temporallappen-Agenesien ohne raumfordernden Charakter (ROBINSON). Subarachnoidalcysten des Großhirns können sich gerade im Kindesalter mit Hydrocephalus internus (GRUSZKIEWCZ u. PEYSER, Abb. 212) und mit Subduralhämatom kombinieren (GERLACH u. Mitarb.; PIA u. GELETNEKY). Außerdem müssen die besonders parietal lokalisierten traumatisch bedingten Leptomeningealcysten bei „wachsender Schädelfraktur" unterschieden werden (s. S. 443).

Der **Verlauf** kann wie bei allen Lokalisationen einer Arachnopathie bzw. Arachnoidalcyste akut und chronisch sein; akuter Beginn der Symptomatik wird häufig durch ein (banales) Kopftrauma ausgelöst.

Die **Therapie** kann bei klinischer Manifestation nur operativ sein. Fehlen Hirndruckzeichen, neurologische Symptome und Hinweise auf eine *progrediente* Raumforderung, kann der Verlauf ohne Therapie abgewartet werden (ROBINSON).

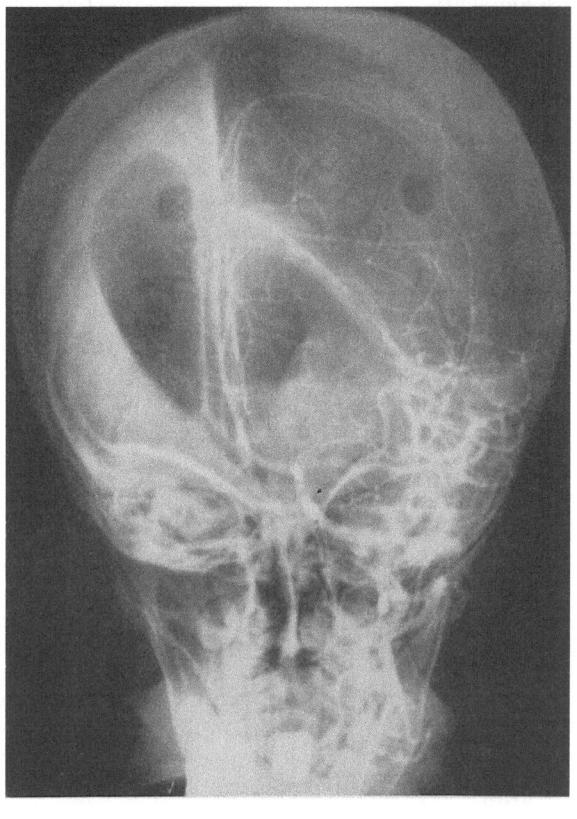

Abb. 212. Große Arachnoidalcyste bei Hydrocephalus internus. Aus MEYER, 1968

Arachnopathien der Cisterna interhemisphaerica

Subarachnoidalcysten dieses Zisternenbereiches sind Raritäten geblieben. ZEHNDER z. B. beschrieb zwei Fälle des Erwachsenenalters; bei dem einen Fall ließ eine mannsfaustgroße Cyste milchigen Inhalts zwischen den Stirnhirnen präoperativ zuerst an ein doppelseitiges parasagittales Meningeom denken; der zweite Fall mit einer wurstförmigen Cyste, die sich einseitig neben der Falx von frontal bis occipital erstreckte, hatte die Symptomatik eines parietalen Tumors geboten.

Hinsichtlich des Kindesalters hat FORD die Seltenheit dieser Lokalisation (über oder unter dem Balken) betont und auf die fehlenden eindeutigen Herdzeichen neben Symptomen geistigen Abbaus hingewiesen.

Die spinalen Arachnopathien

Häufigkeit. Im Kindesalter sind diese Arachnopathien eine große Seltenheit; die Mehrzahl der in der Literatur berichteten Fälle stammt zudem aus der Zeit vor Einführung der Sulfonamid- bzw. Antibiotica-Therapie der eitrigen Meningitis (ELIASBERG; BROWER; MACKAY; GASTALDI). In der Erwachsenenneurologie dagegen hat diese Arachnopathie stets eine bedeutsame Rolle gespielt und ist viel diskutiert worden (vgl. PETTE; KUHLENDAHL u. FELTEN); die meisten Fälle werden im mittleren Lebensalter diagnostiziert (ELKINGTON).

Ätiologisch können, wie BODECHTEL u. SCHRADER dies getan haben, alle akuten und chronischen, z. T. abgeklungenen Prozesse nicht nur des Subarachnoidal- und Epiduralraums, sondern des gesamten Spinalraumes aufgeführt werden:

1. Meningeale Infektionen (Myelitiden, eitrige und tuberkulöse Meningitiden) oder (vermutete) allgemeine Infektionen akuter und chronischer Art.

2. Begleitreaktionen auf lokale entzündliche Prozesse wie Epiduralabsceß, tuberkulöse Spondylitis (HILLER), Wirbelkörper-

osteomyelitis, verbunden mit (Peri-)Pachymeningitis.

3. Chemisch-toxische Arachnopathien auf Jodöle als Kontrastmittel („verseifende" Entzündungen im Cauda-Bereich durch Lipiodol, Jodipin und Pantopaque), auf Streptomycin und Detergentien (WINKELMANN), sowie chronische Reizmeningitiden bei rupturierenden Epidermoiden und Dermoiden oder durch den Kunststoffkatheter bei rachiperitonealen Ableitungsoperationen (WEISSBACH).

4. Traumen, direkt und indirekt als Fernwirkung, offene und gedeckte Traumen der Wirbelsäule und des Rückenmarkes, mit und ohne Wirbelfrakturen und -luxationen, dazu Operationsfolgen (Zustand nach Laminektomie, DAVIDOFF u. Mitarb.).

5. Begleitreaktion auf Bandscheiben-Prolapse.

6. Begleitreaktion bei intra- und extramedullären Tumoren.

7. Fehlbildung, z.B. bei Status Bonnevie-Ullrich (GUARALDI), Begleitreaktion bei Syringomyelie.

Diese verwirrende Vielzahl ätiologischer Faktoren weist auf die Uneinheitlichkeit dieses Krankheitsbildes hin. Andere ätiologische Einteilungen in sog. primäre Arachnopathien bei akuten oder chronischen Allgemeininfektionen, traumatische Arachnopathien und concomitierende Arachnopathien, deren Symptomatologie und Verlauf durch die primäre Erkrankung bestimmt wird (z.B. Spinaltumoren oder Wirbelkörperprozesse), befriedigen ebensowenig. KUHLENDAHL und FELTEN haben vorgeschlagen, den Terminus „Arachnitis spinalis" durch den Begriff der stets sekundären lokalisierten Meningopathie zu ersetzen, die sich ätiologisch gliedern ließe in

1. sekundäre Adhäsionen nach bakteriellen Entzündungen (Meningitis, Peripachymeningitis);

2. posttraumatische narbige Adhäsionen;

3. Läsionen der Rückenmarkshäute und Spinalwurzeln durch Bandscheibenprolapse;

4. ätiologisch häufig unklare cerviko-thorakale Verschwartungen (Pachymeningitis interna).

Patho-Anatomie. Morphologisch handelt es sich um narbige Verwachsungen innerhalb der Rückenmarkshäute, feinere oder derbe Schwielen der Arachnoidea mit und ohne Cystenbildung, die alle Segmentbereiche befallen können, bevorzugt aber dorsal an-

getroffen werden, lokal begrenzt oder ausgedehnter über viele Segmente oder ganz diffus verteilt.

Intra operationem quillt nach Eröffnung der meist verdickten, straff gespannten, nicht pulsierenden Dura häufig ein dünner, leicht gelblich erscheinender Cystensack hervor, der stark eiweißhaltige Flüssigkeit enthält und nach dessen Entleerung feinere Stränge sichtbar werden, die von der Rückenmarksfläche nach den Seiten ziehen; in anderen Fällen bildet die Arachnoidea mit Pia und Dura, die sich von der Arachnoidea nur scharf lösen läßt, eine verdickte und undurchsichtige Membran, die dem Rückenmark eng anliegt, es fixiert, ringförmig einschnürt oder deformiert, die Spinalwurzeln umschnürt, den Subarachnoidalraum völlig obliteriert und kleine Cysten enthält; solche dicken derben Membranen liegen nicht selten unterhalb einer großen cystischen Bildung, weshalb in der Regel die Laminektomie breit erfolgen muß.

Histologisch zeigen die Membranen eine Fibrose des arachnoidalen Bindegewebes mit Verdickung der Trabekel und der Einzelfasern, Wucherungen des Arachnoidea-Endothels und des Dura-Endothels an der Durainnenseite und Gefäßneubildungen; Entzündungszellen sind nur in frühen Stadien nachweisbar, Verkalkungen und Verknöcherungen fanden sich nur bei Erwachsenen (Arachnitis ossificans, s. KNOBLICH u. OLSEN). In schweren Fällen zeigt auch das Rückenmark Schädigungen als Folge von Zirkulationsstörungen in Form von Nekrose und Malacie mit Höhlenbildung wie bei Syringomyelie (LUBIN; KRAMER) bzw. Hydromyelie (HAMPEL).

Symptomatologie. Klinisch erscheinen die ersten Symptome während einer abklingenden (meningealen) Infektion oder im engen zeitlichen Anschluß daran, bei traumatischer Genese allerdings erst nach Intervallen von mehreren Monaten. Eine solche Vorerkrankung kann aber auch fehlen.

Zunächst werden Parästhesien oder heftige neuralgiforme Schmerzen an Rumpf und Gliedern geklagt, je nach dem Sitz der Arachnopathie halbseitig oder doppelseitig, radikulär oder segmental, die sich bei Husten, Niesen und Pressen verstärken. Bei akuteren Fällen lassen sich — mit und ohne Fieber — leichte meningitische Zeichen feststellen; bei Prüfung des Meningismus durch passives Beugen des Nackens werden heftige Schmerzen in den Armen und entlang der Wirbelsäule angegeben, wenn die Arachnopathie cervical lokalisiert ist (l'Hermittesches Zeichen). Motorische Ausfälle treten meist später hinzu, ein- oder doppelseitig als spastische Parese oder Paraparese, gelegentlich im Rahmen eines Brown-Sequardschen Syndroms bis zum inkompletten Querschnittsbild, einschließlich trophischer und Sphincter-Störungen, wobei — im Gegensatz zum spinalen

Tumor — die Anaesthesiegrenze unscharf bleibt und radikuläre Schmerzen und Parästhesien sich über mehrere Dermatome erstrecken.

Die *Liquor*-Befunde sind wechselnd und reichen von normalem Aussehen mit und ohne leichte Zell- und Eiweißvermehrung bis zum stark eiweißhaltigen gelblichen Sperr-Liquor bei totaler Obliteration.

Bei der *Myelographie* finden sich gezackte irreguläre Strukturen, Kerzentropf-, Strich- und Strähnen-förmige Bilder oder Perlschnur-artige Depots über zahlreiche Segmente, aber auch komplette Stops.

Die **Diagnose** ergibt sich aus einer evtl. vorliegenden Vorerkrankung (meningeale Infektion, entzündliche Nachbarschaftsprozesse, schweres Trauma) und dem Wechsel in Intensität und Extensität der Erscheinungen bei fehlendem topischem Zusammenhang der Symptome; hinzu kommen Liquorbefunde und Myelographiebild.

Die *Differentialdiagnose* ist weniger bezüglich einer Polyradiculitis oder Polyneuritis schwierig, als vielmehr im Hinblick auf *extramedulläre Tumoren*, die ebenfalls Sperr-Liquor und Querschnittsbild verursachen und gelegentlich sogar Remissionen vortäuschen können. Hilfreich kann hierbei die Myelographie sein; zwar ist die untere Begrenzungslinie des Stops für die Differentialdiagnose unzuverlässig, aber die Entleerung des Stops innerhalb der nächsten Stunden und Tage soll für Arachnopathien charakteristisch sein (JANTZ). Hilfreich kann auch die Suboccipitalpunktion sein, wenn der zisternale (supraläsionelle) Liquor ebenfalls eine Zell- und Eiweißvermehrung zeigt. In Zweifelsfällen wird erst die Laminektomie die Situation klären können; aber auch dabei sind Täuschungen möglich, wenn nämlich eine peritumorale Arachnopathie, womöglich entfernt vom Tumorsitz, für eine „primäre" Arachnitis gehalten wird. Täuschungen sind aber auch in umgekehrter Richtung möglich: Nicht jedes klinisch diagnostizierte Rezidiv eines operierten extramedullären Tumors ist tatsächlich ein Tumorrezidiv, es kann sich auch um eine postoperative Arachnopathie handeln (DAVIDOFF).

Auch an andersartige raumfordernde Prozesse wie z. B. extra-, epi- oder subdural gelegene *kongenitale Cysten im Wirbelkanal* muß gedacht werden (GERLACH u. Mitarb.); die Differentialdiagnose zwischen ihnen, den Arachnopathien und den cystischen Tumoren vermag oft erst die histologische Untersuchung zu klären.

Raumfordernd können sich *Bandscheibenerkrankungen* manifestieren.

Pachymeningitis interna und externa, z. B. als fortgeleitete Entzündung bei infizierten Verletzungen, Wirbelkörperosteomyelitis, Decubitalgeschwüren usw. lassen sich vielfach von der spinalen Arachnopathie gar nicht abgrenzen (s. DEMME), da der entzündliche Prozeß der Pachymeninx auf die Leptomeninx übergreift.

Cholesteatome der Cauda equina nach tuberkulöser Meningitis, die mit intrathekalen Streptomycin-Gaben behandelt wurde, werden häufig als Arachnitis oder Arachnoradiculitis verkannt (MAREEVA).

Es muß zur Regel gemacht werden, sich nicht mit der Diagnose einer Arachnopathie zu begnügen und immer nach einem primären Krankheitsprozeß zu suchen; die spinale Arachnopathie kann das primäre Krankheitsbild so verschleiern, daß es selbst vom erfahrenen Operateur bei der Laminektomie übersehen werden kann, noch dazu, da arachnoidale Verwachsungen nicht in enger topischer Beziehung zum primären Krankheitsprozeß stehen müssen, weshalb bei der Laminektomie immer breit eröffnet werden und nach cranial und caudal sondiert werden muß!

Für den **Verlauf** ist charakteristisch die fluktuierende Symptomatik, das Kommen und Gehen der Beschwerden im Laufe von Wochen und Monaten, der Wechsel von Intensität und Extensität der Erscheinungen. Ein langsam progredienter, chronisch schleichender „pseudotumoröser" Verlauf über Jahre ist aber keineswegs selten. Im Gegensatz zum spinalen Tumor kann der Prozeß zum völligen Stillstand kommen.

Therapie. Hat die Diagnostik Sicherheit erbracht, daß kein intra- oder extramedullärer Tumor vorliegt und ist das Symptomenbild nicht schwer, kann der Verlauf abgewartet werden, ob Stillstand oder (partielle) Rückbildung der Symptome eintritt, und ein konservativer Therapieversuch mit Antibiotica und Corticoiden gemacht werden, letztere auch intrathekal (z. B. Prednisolon 10 mg 2—3mal pro Woche, GROTE). FASANARO empfiehlt intrathekale Applikation von Trijod 1—2 ml, 2—3mal wöchentlich.

Eine Laminektomie wird schwereren Fällen mit Kompressionssyndrom vorbehalten bleiben. Entleerung von Cysten und Entfernung umschriebener Verwachsungen kann die Symptome bessern; ausgedehnte derbe Verwachsungen, in die die hinteren Wurzeln eingebettet sind, lassen sich schwer und unvollständig lösen, bei besonders derben Membranen ist oft nur eine Längsspaltung möglich. Auch bei breiter Laminektomie lassen sich immer nur lokalisierte Adhäsionen und Cystenbildungen, oft genug unvollständig, entfernen; das erklärt die große Zahl erfolgloser Operationen und die starke Rezidivneigung, besonders bei schon länger bestehenden Prozessen. Ob postoperativ mit milden Röntgenbestrahlungen und wiederholten Lufteinblasungen, intrathekalen Corticoid- und Trijodgaben noch Besserungen erzielt oder Rezidive verhütet werden können, erscheint fraglich.

Eine **Prophylaxe** spinaler Arachnopathien ist nur in beschränktem Umfang möglich: schonende Operation mit sorgfältigster Blutstillung bei spinalen Tumoren, strenge Indikation zur Durchführung der positiven Myelographie — auch Pantopaque kann, descendierend wie ascendierend, Arachnopathien verursachen und muß so vollständig wie möglich unter Röntgen-Kontrolle oder bei der anschließenden Laminektomie entfernt werden. Soweit möglich, soll der negativen Myelographie mit Luft oder Edelgas der Vorzug gegeben werden. Auf intrathekale Streptomycingaben bei der Behandlung der tuberkulösen Meningitis kann verzichtet werden.

Die cerebralen Ependymitiden

Pathogenese sekundärer und primärer Ependymitis-Formen

Sekundäre Formen. In der Regel entsteht eine Ependymitis durch Fortleitung einer Infektion der äußeren auf die inneren Liquorwege (Hasenjäger u. Stroescu). Die *akute Form* dieser fortgeleiteten sekundären Ependymitiden mit „Pyencephalus" (Ostertag) hat kein eigenständiges klinisches Bild; dieses wird vielmehr durch die bakterielle Infektion der Leptomeningen geprägt. Sie soll hier nicht abgehandelt werden.

Auch die akute „*Ventrikulitis*" entsteht in der Regel durch Fortleitung. Dieser neuerdings oft gebrauchte Terminus (Jasper u. Merill) drückt lediglich die diagnostische Methode aus, mit der eine bakterielle Infektion der intrakraniellen Liquorräume nachgewiesen wird, nämlich die Ventrikelpunktion. Diese ist z.B. dann erforderlich, wenn bei einer (operierten) Myelomeningocele mit Hydrocephalus die Lumbalpunktion nicht möglich ist und auch eine Suboccipitalpunktion nicht durchgeführt werden kann, weil eine Arnold-Chiarische Fehlbildung vorliegt oder unterstellt werden muß; in solchen Fällen klärt nur die Ventrikelpunktion die Situation, zu der man sich gerade bei einem Kind mit Hydrocephalus und weit offener Fontanelle leicht entschließt. Die Diagnose „Ventrikulitis" läßt dabei offen, ob diese eitrige Ependymitis primärer oder sekundär fortgeleiteter Natur ist.

Für die Mehrzahl der chronischen Ependymitiden gilt die gleiche Entstehung auf dem „Weg über den Liquor", wenn sie sich aus einer akuten oder chronischen bakteriellen Meningitis entwickeln (z.B. Ependymitis im chronischen Stadium einer tuberkulösen Meningitis) oder wenn eine vorangegangene (subklinische) Meningitis oder Meningoencephalitis unterstellt werden kann (z.B. chronische Ependymitis granularis bei Toxoplasmose, Essbach). Zeigen akute Meningitiden je nach Erreger (s. Giese) oft nur eine geringe Beteiligung der inneren Liquorräume, so werden die Veränderungen des Ependyms, des subependymären Gewebes („marginale Glia") und der Plexuszotten um so ausgeprägter, je chronischer der Meningitis-Verlauf wird (Abb. 213).

Seit Einführung der Sulfonamid- und Antibiotica-Therapie sind solche Verläufe bakterieller Meningitiden sehr selten geworden.

Diese sekundären, *subakuten* oder *chronischen* Ependymitiden bekommen eine besondere klinische Bedeutung dann, wenn sich ein Hydrocephalus entwickelt, der zunächst ein kommunizierender Hydrocephalus sein kann, teils verursacht durch vermehrte Sekretion, besser Exsudation der entzündeten Ventrikelwand, vergleichbar einer Wundsekretion, teils durch gestörte Zirkulation des Liquors infolge lokalisierter chronischer Leptomeningitiden im Bereich der Cisterna magna oder basalis — in solchen Fällen liegt also eine Kombination aus postmeningitischer Arachnopathie und einer meist *diffusen* chronischen Ependymitis vor (Christensen; Zülch, 1954). Später kann sich dieser kommunizierende Hydrocephalus in einen nicht-kommunizierenden verwandeln, wiederum entweder durch cystisch-adhäsive Verschlüsse der Cisterna magna bzw. der Ausgänge des 4. Ventrikels oder — wahrscheinlich viel seltener als bei den primären chronischen Ependymitiden — durch Obstruktion der inneren Liquorwege, vornehmlich im Bereich des Aquäduktes (Abb. 214).

Primäre Formen. Im Vergleich zu den sekundären Ependymitis-Formen sind die primären noch seltener, entstehend durch unmittelbare Infektion der inneren Liquorwege, z. B. hämatogen über die Plexus, durch perforierende Verletzung oder durch unsaubere Technik bei einer ventriculo-atriären Shunt-Operation. Die

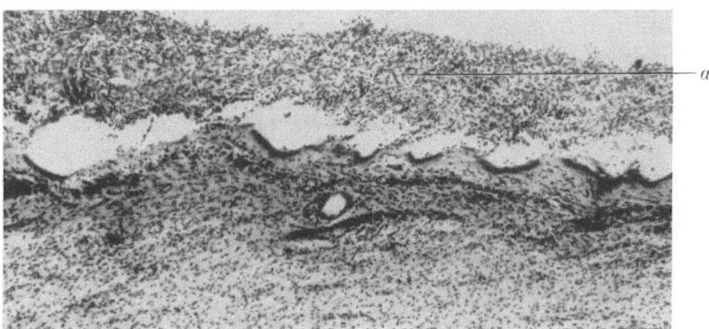

Abb. 213. Organisiertes Exsudat auf der Ventrikelwand. Unter Sulfonamidbehandlung chronisch gewordene Pneumokokkenmeningitis. *a* Von der subependymären Zone ausgehendes Granulationsgewebe. Aus PETTE u. KALM, 1953

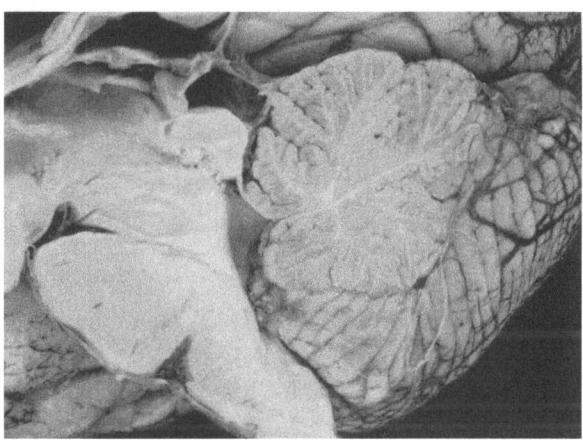

Abb. 214. Strangförmige narbige Verwachsungen im Aquädukt mit völliger Lumenverlegung. Aus ZÜLCH, 1956

Symptomatische chronische Ependymitiden können aber auch ohne Hydrocephalus einhergehen und Überraschungsbefunde bei der Sektion verschiedenartiger chronischer Hirnerkrankungen darstellen, wobei es sich wohl nur um Fälle des Erwachsenenalters gehandelt hat (z. B. bei tuberöser Hirnsklerose, multipler Sklerose, cerebraler Atherosklerose; Literatur s. GLOBUS u. STRAUSS). Ependymitiden, die durch Ruptur eines Hirnabscesses, eines Dermoids oder Epidermoids, durch Cysticerkose oder — sehr selten — durch Fortleitung einer Encephalitis entstehen, werden ebenfalls den symptomatischen Formen zugerechnet.

Entstehung kann hierbei auf die inneren Liquor-Räume beschränkt bleiben, wenn die Liquorpassage zum Subarachnoidalraum durch ein entzündliches Exsudat, einen „septischen Pfropf", rasch verlegt wird oder wenn die Infektion einen Hydrocephalus internus occlusus befällt; sie kann aber auch sekundär den Leptomeningealraum ergreifen. Bei den *akuten* oder *subakuten Formen* solcher primärer Ependymitiden bakterieller Ätiologie entwickelt sich rasch ein Pyocephalus internus occlusus.

Den sog. primären chronischen Ependymitiden, deren Ätiologie unklar ist, liegt histologisch meist eine *Ependymitis granularis* zugrunde (Abb. 217). Analog zu den sekundären Formen wird auch für die primäre Form von den meisten Autoren pathogenetisch ein Entzündungsprozeß angenommen, obwohl entzündliche Zeichen im histologischen Bild fehlen können (s. unten). Diese primären Formen treten offenbar häufiger als die sekundären mehr *lokalisiert* auf und führen meist zur Obstruktion der inneren Liquorwege im Bereich des Aquädukts („entzündliche Aquäduktstenose"), seltener im Bereich des 4. Ventrikels oder des F. Monroi mit Hydrocephalus

lierte Aquäduktstenosen und -atresien mit Blindsack oder Gabelung von RUSSEL dargelegt worden.

Akute und subakute diffuse Ependymitiden primärer Art

Dabei handelt es sich um sehr seltene Erkrankungen, deren *Ätiologie* sich mit der der bakteriellen Meningitiden deckt. *Patho-anatomisch* findet sich ein frisches zellreiches Exsudat auf den Ventrikelwänden mit subependymal gelegenen Rundzellinfiltrationen

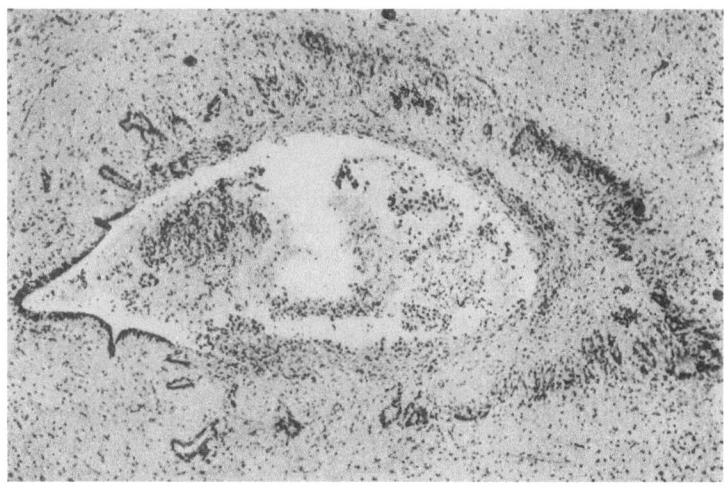

Abb. 215. Proliferative Gliose nach entzündlicher Ependymitis im Aquädukt. Aus GERLACH u. Mitarb., 1967. Aufnahme Dr. KLEIN, Paris

occlusus (bei doppelseitigem F. Monroi-Verschluß kann eine Liquorpassage in die Seitenventrikel durch ein gefenstertes Septum pellucidum möglich sein; ARNOLD).

Wahrscheinlich ist auch ein Teil der als primäre Fehlbildung gedeuteten isolierten Aquäduktblockierungen durch Gliosen (Abb. 215) und Membranen Folgezustand eines embryonalen oder frühkindlichen infektiösen Prozesses, der lokalisiert oder sich lokalisierend im Aquäduktbereich abgelaufen ist (PARKER u. KERNOHAN). Einen kongenitalen Verschluß nur im vorderen Anteil eines Seitenventrikels fanden SKULTETY u. HARDY.

Die Entzündungshypothese der primären chronischen Ependymitis hat man schon früh durch Tierexperimente zu stützen versucht (THOMAS, 1902; MERLE, 1910); die Fehlbildungstheorie, für die Vergleiche mit der Syringoencephalomyelie herangezogen worden sind (SPILLER, 1916), ist überzeugend für iso-

(Subependymitis), das Ependym ist dabei noch (weitgehend) intakt und verdickt. Im subakuten Stadium gesellen sich Gliazellen des subendymären Gewebes, die durch Ependym-Breschen auswandern, zu den Zellinfiltrationen auf den Ventrikelwänden hinzu.

Die klinische *Symptomatologie* ähnelt der eines Hirnabscesses mit Hirndrucksymptomen, rasch sich entwickelnder Stauungspapille, Fieber und Leukocytose und hinzutretenden Krämpfen; schnell kann der Tod eintreten. Ob klinisch meningitische Zeichen auftreten, hängt davon ab, ob und wie stark sich die Entzündung auf die Leptomeningen fortleiten kann.

Bei der Lumbalpunktion, sofern sie durchführbar ist, wird eine leichte Zell- und Eiweißvermehrung gefunden, bei der Ventrikelpunktion dagegen entleert sich unter großem Druck eitriger Liquor (Pyocephalus internus, Pyencephalus, „Ventrikulitis"). Die *Therapie* unterscheidet sich von der anderer bakterieller

Meningitiden nur insofern, als die Antibiotica auch intraventriculär gegeben werden müssen, wobei man zugleich regelmäßig entlasten kann (STARK).

Chronische Ependymitiden

Ätiologisch kommen alle meningo-cerebralen Infektionen in Frage; besonders zu erwähnen

anamnestisch erfaßte) Meningitis oder Meningoencephalitis vorausgegangen zu sein scheint, können als sog. primäre Formen ätiologisch völlig unklar bleiben.

Patho-Anatomie. Morphologisch zeigen die Ventrikelwände ein charakteristisches Bild in Form einer warzenförmigen Oberfläche aus kleinen Knoten und Papeln, die histologisch

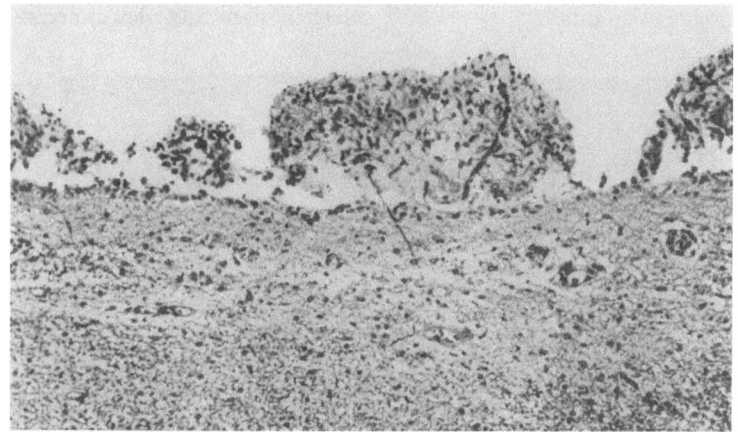

Abb. 216. Ependymitis nach tuberkulöser Meningitis. Aus GERLACH u. Mitarb., 1967. Aufnahme Dr. KLEIN, Paris

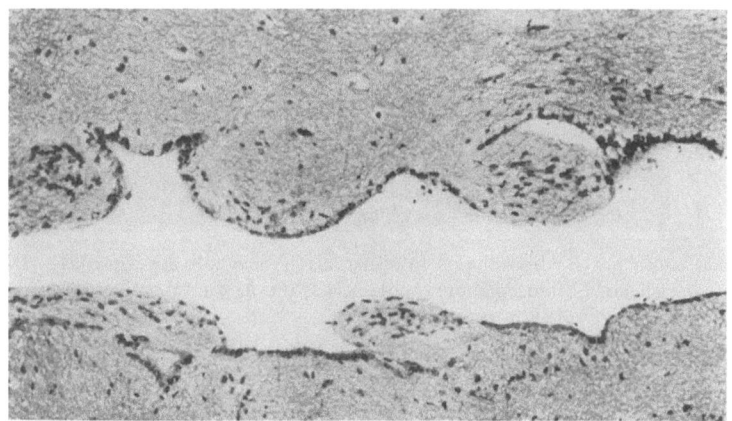

Abb. 217. Ependymitis granularis bei Hydrocephalus. Aus GERLACH u. Mitarb., 1967. Aufnahme Dr. KLEIN, Paris

sind fetale Encephalomeningitiden im Rahmen einer Toxoplasmose (ESSBACH), Listeriose oder Rubeolen-Embryopathie, ferner luische und tuberkulöse Meningitiden, letztere mit modifiziertem histologischen Bild (HASENJÄRGER u. STROESCU; s. auch Abb. 216). Auch chemische und andere irritierende Substanzen wie Kontrastmittel oder Cholesteatom-Massen aus rupturierten Dermoiden und Epidermoiden können chronische Ependymitiden erzeugen. Granuläre Ependymitiden, denen keine (klinisch oder

aus faserreichen und zellarmen, gefäßarmen Gliaknötchen bestehen und durch Ependymlücken hindurch in die Ventrikel ragen (Ependymitis granularis, Abb. 217). Seltener ist das Ependym großflächig zusammenhängend eingeschmolzen und hat einer flächenhaften Wucherung von Gliazellen und -fasern Platz gemacht (Ependymitis diffusa).

Dabei handelt es sich offenbar um einen Zustand nach Resorption eines anfangs auf dem Ependym liegenden entzündlichen Exsudates, das durch subependymäre Gliazellen, die aus „Ependymbreschen" ausgewandert sind (HASENJÄGER u. STROESCU), organisiert worden ist. Zeichen einer chronischen Entzündung mit Auflagerung von Histiocyten und Lymphocyten können in der Tat (noch) vorhanden sein, aber auch völlig fehlen, so daß das histologische Bild rein hyperplastisch erscheint — vermutlich das Ergebnis eines besonders chronischen Verlaufs.

brechen und Schwindel ein stationäres Bild zeigen (GLETTENBERG), evtl. sogar ohne objektive Hirndruckzeichen, die sich unter Ausbildung einer sekundären Opticusatrophie zurückgebildet haben können.

Die üblichen diagnostischen Maßnahmen, die unter der Diagnose eines raumfordernden intrakraniellen Prozesses bzw. eines progredienten Hydrocephalus ergriffen werden, decken den Sitz der inneren Liquorpassage-

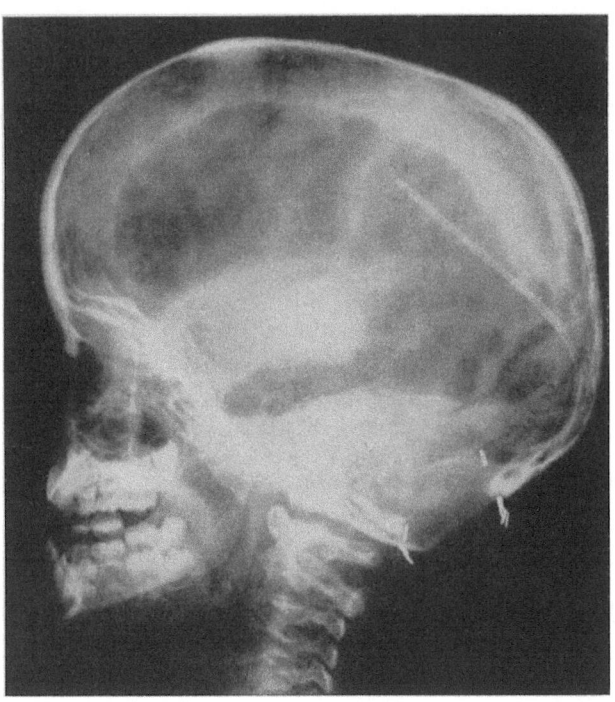

Abb. 218. Aquäduktstenose mit Hydrocephalus internus, erfolgreich mit der Torkildsen-Drainage behandelt (seitliches Luftencephalogramm). Aus INGRAHAM u. MATSON, 1954

Die Plexus sind meist klein und vernarbt und von einer weißlichen Membran schwielig eingekapselt.

Klinisch wird ein progredienter Hydrocephalus internus occlusus mit Verdacht auf Hirntumor im Bereich des Hirnstamms, des 3. oder 4. Ventrikels bzw. ein infratentorieller Mittellinien-Tumor diagnostiziert; Herdzeichen fehlen allerdings meist.

Bei besonders chronischem Verlauf kann sich als Folge extremer Hirnrindenatrophie ein doppelseitiges spastisches Syndrom mit Demenz und Wesensänderung entwickeln; Ataxie und hypophysäre Funktionsstörung können hinzutreten. Chronische Verläufe können aber auch über Jahre sehr symptomarm sein und bis auf gelegentlich Kopfschmerzattacken, Er-

behinderung auf (F. Monroi oder Aquädukt oder Ausgänge des 4. Ventrikels), aber natürlich nicht die Art des Verschlusses. Die Diagnose einer (obstruktiven) Ependymitis granularis mag gelegentlich bei der operativen Inspektion der inneren Liquorräume gestellt werden.

Die *Therapie* besteht in einer Umgehungsdrainage wie bei anderen Formen des inneren Verschlußhydrocephalus. Eine Ventriculocisternostomie nach TORKILDSEN (Abb. 218), die sich erst jenseits des 3. Lebensjahres bewährt hat (GERLACH u. Mitarb.), kommt nur in Frage, wenn eine freie Liquorpassage in der Cisterna magna und den Basalzisternen und von dort zu den Liquorresorptionsstätten gesichert ist. Da diese Sicherheit selten gegeben ist, wird in der Regel eine ventriculo-atriäre

Shunt-Operation indiziert sein. Die zuerst von DANDY empfohlene Sondierung des Aquädukts mit anschließender Drainage bei isoliertem entzündlichen Aquädukt-Verschluß ist mit der gleichen Unsicherheit belastet; sie ist zudem sehr risikoreich (Gefahr der Verletzung lebenswichtiger Zentren, zusätzliche schwere Symptome wie Somnolenz, Hyperthermie und neurologische Ausfälle durch den Reiz des eingelegten Fremdkörpers) und hat die Erwartungen enttäuscht (TÖNNIS, 1948).

Literatur

ALEXANDER, E., JR.: Benign subtentorial supracollicular cyst as a cause of obstructive hydrocephalus. J. Neurosurg. 10, 317 (1953).

ARNOLD, J. G.: Primary ependamitis; subacute type with occlusion of the foramina of Monroe and hydrocephalus of the lateral ventricles. Arch. Neurol. Psychiat. (Chic.) 32, 143 (1934).

BALADO, M., e P. SATANOWSKY: Zit. nach E. HARTMANN.

BARRÉ u. Mitarb.: Zit. nach H. PETTE u. H. KALM.

BENGOCHEA, F. G., and F. L. BLANCO: Arachnoidal cysts of cerebellopontine angle. J. Neurosurg. 12, 66 (1955).

BODECHTEL, G., u. A. SCHRADER: Arachnitis spinalis. In: Handbuch der inneren Medizin, 4. Aufl., Bd. V/2 (Neurologie), S. 645. Berlin-Göttingen-Heidelberg: Springer 1953.

BOLLACK, J., M. DAVID et P. PUECH: Les arachnoidites opto-ciasmatiques: Etude ophthalmologique et neurochirurgicale. Paris: Masson & Cie. 1937.

BROBEIL, A., u. M. MANEKE: Beitrag zur Klinik und Pathogenese der sog. Arachnoidalcysten der Cisterna magna. Schweiz. Mschr. Psychiat. Neurol. 127, 103 (1954).

BRUETSCH, W. L.: Aetiology of optochiasmatic arachnoiditis. Arch. Neurol. Psychiat. (Chic.) 59, 215 (1948).

CHRISTENSEN, E.: Four cases of chronic granular ependymitis. Acta psychiat. scand. 17, 123 (1942).

CUSHING, H.: Zit. nach W. L. BRUETSCH.

DAVIDOFF, L. M., H. GASS, and J. GROSSMAN: Postoperative spinal adhesive arachnoiditis and recurrent spinal cord tumor. J. Neurosurg. 4, 451 (1947).

DAVIS, L., and H. A. HAVEN: Clinicopathologic study of intracranial arachnoid membrane. J. nerv. ment. Dis. 73, 129, 286 (1931).

DEMME, H.: Meningitis. Fortschr. Neurol. Psychiat. 20, 103 (1952).

DICKMANN, G. H., F. K. CRAMER, and A. D. KAPLAN: Opto-chiasmatic arachnoiditis. Surgical treatment and result. J. Neurosurg. 8, 355 (1951).

DIETRICH, A.: Zur Topographie der Cisterna cerebellomedullaris bei Hydrocephalus. Z. ges. Neurol. Psychiat. 121, 224 (1929).

ELIASBERG, H.: Zur Klinik der Rückenmarkserkrankungen im Kindesalter. Jb. Kinderheilk. 84, 445 (1916).

ELKINGTON, J. ST. C.: Meningitis serosa circumscripta spinalis (spinal arachnoiditis). Brain 59, 181 (1936).

ESSBACH, H.: Die Toxoplasmose vom Standpunkt des Pathologen. In: Toxoplasmose. Götting. Symposion 18./19. 11. 1960, herausgeg. v. H. KIRCHHOFF u. H. KRÄUBIG. Stuttgart: Georg Thieme 1962.

FASANARO, G.: Behandlung der spinalen und optochiasmatischen Arachnoiditis durch subdurale Jodinjektionen. Dtsch. Z. Nervenheilk. 175, 38—42 (1956).

FORD, F.: Diseases of the nervous system in infancy, childhood and adolescence, 5. ed., p. 558. Springfield (Ill.): Ch. C. Thomas 1966.

GASTALDI, G.: „Aracnoidite" da meningite cerebrospinale epidemica. Ref. Zbl. ges. Neurol. Psychiat. 103 (1943).

GERLACH, J., H.-P. JENSEN, W. KOOS u. H. KRAUS (Hrsg.): Pädiatrische Neurochirurgie. Stuttgart: Georg Thieme 1967.

GERSTMANN, J.: Beiträge zur Pathologie des Rückenmarkes. Zur Frage der Meningitis serosa und serofibrinosa circumscripta spinalis. Z. ges. Neurol. Psychiat. 29, 97 (1915).

GIESE, W.: Die eitrigen Hirnhautentzündungen und ihre ätiologische Differenzierung. (Eine pathologisch-anatomische Studie.) Beitr. path. Anat. 109, 229 (1947).

GLETTENBERG, O.: Zur Symptomatologie des chronisch entzündlichen Aquäduktverschlusses. Zbl. Neurochir. 1, 63 (1936).

GLOBUS, J. H., and I. STRAUSS: Subacute diffuse ependymitis. Arch. Neurol. Psychiat. (Chic.) 19, 623 (1928).

GROTE, W.: Entzündliche Prozesse des Rückenmarks, seiner Häute und der dazugehörigen Wirbelabschnitte. In: Chirurgie des Gehirns und Rückenmarks im Kindes- und Jugendalter, herausg. v. K.-A. BUSHE u. P. GLEES, S. 1151 u. 1153. Stuttgart: Hippokrates-Verlag 1968.

GRUSZKIEWICZ, J., and E. PEYSER: Supratentorial arachnoidal cysts with hydrocephalus. J. Neurol. Neurosurg. Psychiat. 28, 438 (1965).

GUARALDI, G. P.: Complicanza neurologica da cisti aracnoidea in soggetto con sindrome dello pterigio. Ref. Zbl. ges. Kinderheilk. 89, 318 (1963).

HAMBY, W. B., and W. J. GARDNER: An ependymal cyst in the quadrigeminal region. Arch. Neurol. Psychiat. (Chic.) 33, 391 (1935).

HAMPEL, E.: Zur Klinik und Pathologie der chronischen Arachnitis adhaesiva. Dtsch. Z. Nervenheilk. 144, 107 (1937).

HARTMANN, E.: Optochiasmic Arachnoiditis. Arch. Ophthal. (N.Y.) 33, 68 (1945).

HASENJÄGER, TH., u. G. STROESCU: Über den Zusammenhang zwischen Meningitis und Ependymitis und über die Morphologie der Ependymitis granularis. Arch. Psychiat. Nervenkr. 109, 46 (1938).

HILLER, F.: Beitrag zur Aetiologie und Klinik der Meningitis serosa ... Mitt. Grenzgeb. Med. Chir. 40, 73 (1927/28).

Horrax, G.: Generalized cisternal arachnoiditis simulating cerebellar tumor. Arch. Surg. 9, 95 (1924).

Ingraham, F. D., and D. D. Matson: Neurosurgery of infancy and childhood. Springfield (Ill.): Ch. C. Thomas 1954.

Jantz, H.: Zur Differentialdiagnose zwischen Arachnoiditis spinalis und Tumor spinalis im Myelogramm. Nervenarzt 18, 175 (1947).

Jasper, P. L., and R. E. Merill: Hydrocephalus and myelomeningocele. Central nervous system infection. Amer. J. Dis. Child. 110, 652 (1965).

Kautzky, R., u. K. J. Zülch: Neurologisch-neurochirurg. Röntgendiagnostik und andere Methoden zur Erkennung intracranialer Erkrankungen, S. 28. Berlin-Göttingen-Heidelberg: Springer 1955.

Klein, M. R., et G. Brogly: Les kystes arachnoïdiens de la fosse posterieure. Etude clinique et anatomique d'après 25 cases. Sem. Hôp. (Paris) 30, 193 (1954).

Klein, W.: Über „Subarachnoidalcysten des Gehirns". Zbl. allg. Path. path. Anat. 100, 69 (1959).

Knoblich, R., and B. S. Olsen: Calcified and ossified plaques of the spinal arachnoid membranes. J. Neurosurg. 25, 275 (1966).

Knudtzon, K.: Zit. nach Zülch, 1956.

Kramer, W.: Multilocular myelomalacia following adhesive arachnoiditis. Neurology (Minneap.) 6, 594 (1956).

Kraus, H.: Die Arachnitis chronica cerebralis und spinalis und ihre operative Behandlung. Langenbecks Arch. klin. Chir. 261, 31 (1948).

Krause, F.: Zit. nach Kuhlendahl u. Felten.

Kuhlendahl, H., u. H. Felten: „Arachnitis spinalis". Arch. Psychiat. Nervenkr. 189, 380 (1952).

Lang, W.: Zur Morphologie der infantilen Hemiplegie. Dtsch. Z. Nervenheilk. 185, 339 (1963).

Lewis, A. J.: Infantile hydrocephalus caused by arachnoid cyst. J. Neurosurg. 19, 431 (1962).

Lorber, J., and U. Bassi: The aetiology of neonatal hydrocephalus. Develop. med. Child. Neurol. 7, 289—294 (1965).

Lubin, A. J.: Adhesive spinal arachnoiditis as a cause of intramedullary cavitation; comparison with syringomyelia. Arch. Neurol. Psychiat. (Chic.) 44, 409 (1940).

Mackay, R. P.: Chronic adhesive spinal arachnoiditis; a clinical and pathological study. J. Amer. med. Ass. 112, 802 (1939).

Marburg, O.: Zit. nach Kuhlendahl u. Felten.

Mareeva, T. G.: Einige Besonderheiten der Klinik und der chirurgischen Behandlung des Cholesteatoms der Cauda equina bei Kindern nach Meningitis tuberculosa. Pediatrija 45, 85 (1966). Ref. Fortschr. Med. 85, 98 (1967).

Mason, M. S., and J. Raaf: Complications of pantopaque myelography. J. Neurosurg. 19, 302 (1962).

Merle, P.: Zit. nach E. Christensen.

Meyer, E.: Mißbildungen und angeborene Störungen. In: Chirurgie des Gehirns und Rückenmarks im Kindes- und Jugendalter, herausgeg. v. K.-A. Bushe u. P. Glees. Stuttgart: Hippokrates-Verlag 1968.

Noetzel, H.: Arachnoidalcysten in der Cisterna ambiens. Zbl. Neurochir. 5, 281 (1940).

Noetzel, H.: Über den Einfluß des Gehirns auf die Form der benachbarten Nebenhöhlen des Schädels. Dtsch. Z. Nervenheilk. 160, 126 (1949).

Okonek, G.: Extracerebrale Arachnoidalcyste der linken Großhirnhemisphäre. Zbl. Neurochir. 3, 112 (1938).

Oppenheim, H.: Zit. nach Kuhlendahl u. Felten.

—, u. M. Borchardt: Zur Meningitis chronica serosa circumscripta (cystica) des Gehirns. Dtsch. med. Wschr. 36, 57 (1910).

Ostertag, B.: Die Pathologie des neuroaxialen Hüllraumes sowie der intra- und extracerebralen Liquorräume. In: Handbuch der speziellen pathologischen Anatomie und Histologie, Bd. XIII/4, S. 23. Berlin-Göttingen-Heidelberg: Springer 1956.

—, u. K.-H. Schiffer: Über symptomatische cisternale Cystenbildungen bei basalen raumfordernden Prozessen. Arch. Psychiat. Nervenkr. 181, 93 (1948).

Parker, H. L., and J. H. Kernohan: Stenosis of the aqueduct of Sylvius. Arch. Neurol. Psychiat. (Chic.) 29, 538 (1933).

Pette, H.: Die verschiedenen Formen der „Meningitis serosa". Zbl. Neurochir. 1, 86 (1936).

—, u. H. Kalm: Arachnitis adhaesiva circumscripta. In: Handbuch der inneren Medizin, 4. Aufl., Bd. V/3, Neurologie, S. 249. Berlin-Göttingen-Heidelberg: Springer 1953.

Peyser, E., and D. Weissberg: Post-traumatic arachnoidal cyst. J. Neurosurg. 18, 551 (1961).

Pia, H. W.: Pseudocysten der Cisterna cerebellomedullaris. Dtsch. Z. Nervenheilk. 184, 1 (1962).

—, u. C. L. Geletneky: Echoencephalographie. Stuttgart: Georg Thieme 1968.

—, u. W. Tönnis: Die wachsende Schädelfraktur des Kindesalters. Zbl. Neurochir. 1, 1—23 (1953).

Riechert, T.: Zur Klinik und operativen Therapie der Arachnitis optico-chiasmatis. Nervenarzt 13, 5 (1940).

Riegler, H.: Die Augenveränderungen bei Toxoplasmosis acquisita. In: Toxoplasmose. Götting. Symposion 18./19. 11. 60, herausgeg. v. H. Kirchhoff u. H. Kräubig. Stuttgart: Georg Thieme 1962.

Ringertz, N.: Histologische Untersuchungen bei Arachnitis. Zbl. Neurochir. 2, 356 (1937).

Robinson, R. G.: Intracranial collections of fluid with local bulging of the skull. J. Neurosurg. 12, 345 (1955).

Rothmann, A.: Eine ungewöhnlich große Arachnoidalcyste. Zbl. allg. Path. path. Anat. 73, 5 (1939).

Ruf, H.: Raumbeengende Erkrankungen im Schädelinneren. In: Handbuch der inneren Medizin, 4. Aufl., Bd. V/3, Neurologie, S. 464 u. 487. Berlin-Göttingen-Heidelberg: Springer 1953.

Russel, D. S.: Observations on the pathology of hydrocephalus. London: H. M. Stationery Office 1949.

Ryan, E. R.: Optochiasmatic Arachnoiditis: Report of three cases. Arch. Ophthal. 29, 818 (1943).

Scherer, E.: Über Cystenbildung der weichen Hirnhäute im Liquorraum der Sylvii'schen Furche mit hochgradiger Deformierung des Gehirns. Z. ges. Neurol. Psychiat. 152, 787 (1935).

Schleussing, H.: Die pathologische Anatomie der Leptomeningitis. In: Handbuch der speziellen pathologischen Anatomie und Histologie, Bd. XIII/2, Erkrankungen des zentralen Nervensystems II, Bandteil A., S. 43. Berlin-Göttingen-Heidelberg: Springer 1958.

Schwartz, Ch. W.: Leptomeningeal cysts from roentgenological viewpoint. J. Amer. Roentgenol. 46, 160 (1941).

Skultety, F. M., and R. G. Hardy: Congenital obliteration of the anterior portion of the laterale ventricle. Neurology (Minneap.) 6, 478 (1956).

Spatz, H., u. G. J. Stroescu: Zur Anatomie und Pathologie der äußeren Liquorräume des Gehirns. Nervenarzt 7, 425—437, 481—498 (1934).

Spiller, W. G.: Zit. nach E. Christensen.

Spiller, Musser u. Martin: Zit. nach Kuhlendahl u. Felten.

Stark, G.: Treatment of ventriculitis in hydrocephalic infants: Intrathecal and intraventricular use of the new penicillins. Develop. med. Child. Neurol. Suppl. 15, 36 (1968).

Stroebe, H.: Krankhafte Veränderungen der knöchernen Kapsel und der Hüllen des Gehirns. In: Handbuch der pathologischen Anatomie des Nervensystems, S. 398. Berlin: Karger 1904.

Taptas, J. N., and T. Dimopoulos: Arachnoidites opto-chiasmatiques et maladie neurovasculaire. Paris: Masson & Cie. 1949.

Taveras, J. M., and J. Ransohoff: Leptomeningeal cysts of the brain following trauma with erosion of the skull. J. Neurosurg. 10, 233 (1953).

Thomas, W. S.: Zit. nach E. Christensen.

Tönnis, W.: Die Chirurgie des Gehirns und seiner Häute. In: Kirschner-Nordmann, Die Chirurgie, Bd. III, S. 663. Wien: Urban & Schwarzenberg 1948.

— Zit. nach W. Lang.

— u. Mitarb.: Zit. nach Brobeil u. Maneke.

Veraguth, O.: Die Arachnoidose. Schweiz. med. Wschr. 74, 1043 (1944).

Weber, E.: Arachnoidalcysten. In: Lehrbuch der Chirurgie und Orthopädie des Kindesalters, herausgeg. v. A. Oberniedermair, Bd. II, S. 915. Berlin-Göttingen-Heidelberg: Springer 1959.

Weissbach, G.: Das Liquorzellbild nach rachiperitonealen Ableitungsoperationen im Säuglingsalter. Z. Kinderheilk. 99, 289 (1967).

Winkelmann, N. W.: Neurological symptoms following accidental intraspinal detergent injection. Neurology (Minneap.) 2, 284 (1952).

Yuhl, E. T., and C. W. Rand: Tuberculous optico-chiasmatic arachnoiditis. Report of a case. J. Neurosurg. 8, 441 (1951).

Zehnder, M.: Subarachnoidalcysten des Gehirns. Zbl. Neurochir. 3, 100 (1938).

Zülch, K. J.: Zur Pathologie der äußeren Liquorräume. Zbl. Neurochir. 10, 25 (1950).

— Beobachtungen über die Entstehung frühkindlicher Hirnschäden auf Grund der klinischen und morphologischen Befunde. Arch. Kinderheilk. 149, 3 (1954).

— Die Arachnitis. In: Handbuch der Neurochirurgie, herausgeg. v. H. Olivecrona u. W. Tönnis, Bd. III, S. 603. Berlin-Göttingen-Heidelberg: Springer 1956.

— Zit. nach Gerlach u. Mitarb., 1967.

Entzündliche Erkrankungen der peripheren Nerven

Neuritis

G. Neuhäuser, München

Definition. Der Begriff Neuritis (Mononeuritis) kennzeichnet die Erkrankung eines peripheren Nerven als Folge entzündlicher, toxisch-degenerativer, ischämischer oder mechanischer Schädigung. Die Trennung in Neuritis und Neuropathie hat sich im deutschen Schrifttum nicht durchsetzen können, zumal auch vom neuropathologischen Bild her entzündliche und degenerative Veränderungen nicht eindeutig zu differenzieren sind. Außerdem wird gerade im pädiatrischen Sprachgebrauch der Ausdruck „Neuropathie" in völlig anderer Bedeutung verwendet.

Folge der Läsion sind Reiz- und/oder Ausfallserscheinungen, welche die motorischen, sensiblen und/oder autonom-vegetativen Faserqualitäten des peripheren Nerven in unterschiedlichem Ausmaß betreffen. Jeder Nerv kann neuritisch erkranken, manche Nerven werden aber besonders häufig befallen. Die Abgrenzung der Mononeuritis hat vorwiegend lokalisatorischen Wert: Nur bei rein mechanischer Läsion ist ein einzelner Nerv isoliert von der Schädigung betroffen. Die Neuritiden verlaufen im Kindesalter ähnlich wie beim Erwachsenen (Wexberg, Scheller).

Historisches. Die Bezeichnung Neuritis wurde 1880 durch Leyden klar definiert und von Rückenmarkserkrankungen abgegrenzt; Remak u. Flatau gaben 1900 die erste größere Übersicht und unterschieden Mononeuritis, Mononeuritis multiplex und Polyneuritis (Viets). Schon Erb (1883) und Strümpell (1884) hatten die Trennung entzündlicher Vorgänge von degenerativer Atrophie des Nerven vorgeschlagen (Howe).

Anatomische Vorbemerkung. Der Achsencylinder (Axon, Neurit der Nervenzelle) ist im peripheren Nervensystem von zwei Schichten bedeckt, vom

Neurilemm (Schwannsche Scheide) und von der Myelinscheide; diese besteht aus Fortsätzen der Schwannschen Zellen und ist an den Ranvierschen Schnürringen unterbrochen. Als bindegewebige Hüllen umgeben Epineurium und Perineurium die Nervenfasern.

Physiologische Vorbemerkung. Der periphere Nerv hat folgende Eigenschaften (Grinker u. Sahs): Reaktion nach dem Alles-oder-Nichts-Gesetz bei adäquatem Reiz; Refraktärzeit nach Passieren eines Impulses; Möglichkeit, in zwei Richtungen zu leiten, obwohl meist nur der Weg Soma—Axon benützt wird; Multiplikation von Impulsen an Verzweigungsstellen; Interaktion zwischen Nervenfasern.

Beim Vorgang der Nervenleitung sind Ionen-Prozesse bedeutsam (Hodgkin); an den Nervenendigungen werden Überträgerstoffe freigesetzt (Eccles u.a.).

Vorkommen. Im Kindesalter sind Mononeuritiden nur selten zu beobachten (Fanconi, Keller u. Wiskott u.a.); toxische und traumatische Ursachen spielen eine geringere Rolle als beim Erwachsenen. Verläßliche Angaben über die Häufigkeit liegen nicht vor, da Neuritiden nur ausnahmsweise stationär behandelt werden müssen und bei der guten Regenerationsfähigkeit peripherer Nerven häufig spontan ausheilen.

Ätiologie und Pathogenese. Die Monotonie im geweblichen Aufbau des peripheren Nervenkabels hat auch eine Monotonie in den geweblichen Reaktionen auf die verschiedenartigen Schädigungen zur Folge (Bodechtel). Es können die parenchymatösen Strukturen (Achsencylinder, Schwannsche Zelle, Myelinscheide) oder das umgebende Bindegewebe bzw. die Gefäßversorgung des Nerven betroffen sein, so daß von „vorwiegend parenchymatöser" oder „vorwiegend interstitieller" Neuritis gesprochen wird (Döring, Krücke).

Tabelle 58. *Ätiologie umschriebener Störungen der peripheren Nerven.* (In Anlehnung an Scheid und Scheller)

1. Schädigung durch physikalische Einwirkung (akute oder chronische Traumen; Quetschung, Zerrung, Zerreißung, Druck; Verdrängung; thermische, elektrische Ursachen)
2. Injektionsneuritis (toxico-traumatisch)
3. Neuritis bei Infektion des Nerven (lokale, fortgeleitete Infektion, Lepra, Herpes zoster)
4. Neuritis bei und nach Infektionskrankheiten (bakteriell-toxisch, virusbedingt oder allergisch)
5. Exogen-toxische Nervenschädigung
6. Neuritis bei Stoffwechselerkrankungen und Mangelernährung
7. Neuritis auf der Grundlage von Durchblutungsstörungen bei Gefäßprozessen

Die ätiologische Bedeutung der „Erkältung" bei der Entstehung einer Neuritis kann auf Grund der klinischen Erfahrungen nicht geleugnet werden (Bodechtel); ausnahmsweise sind Neuritiden nach Überanstrengung auch im Kindesalter beobachtet worden (Meyers). Mit einer familiären Anfälligkeit ist zu rechnen, die individuelle Disposition muß in Betracht gezogen werden.

Häufig wirken bei der Entstehung der Neuritis mehrere Ursachen zusammen; nicht immer läßt sich die Ätiologie eindeutig klären (Tabelle 58). Nach Mumenthaler ist eine echte Mononeuropathie, zu welcher sich auch später keine anderen Paresen hinzugesellen, immer nur oder ganz vorwiegend mechanisch verursacht. Als „traumatische" Neuritis (Wexberg) können neuritische Beschwerden nach unauffälligen Läsionen, wie Dehnung, Zug oder Druck, aufgefaßt werden. Bei der Injektionsneuritis ist neben der mechanischen Schädigung eine toxische Wirkung von Bedeutung. Direkter Befall des Nerven durch Erreger, z.B. nach Arrosion durch einen Absceß, ist selten; bei der Lepra finden sich bakterielle Infiltrate, beim Herpes zoster handelt es sich um eine Viruserkrankung der Spinalganglien. Neuritiden können bei und nach Infektionskrankheiten (Masern, Varicellen, Mumps, infektiöse Mononucleose, Hepatitis, Brucellose, Leptospirose, Typhus, Ruhr, Toxoplasmose, Wurmkrankheiten usw.) auftreten, sind dann durch Viren oder bakteriell-toxische Einflüsse bedingt oder häufiger Folge allergisch-hyperergischer Reaktionen. Verschiedene Gifte wirken schädigend auf das periphere Nervensystem ein (vgl. Polyneuritis). Bei Stoffwechselstörungen oder Mangelernährung, z.B. Avitaminosen, sind neuritische Beschwerden zu beobachten; auch bei Durchblutungsstörungen (z.B. bei Periarteriitis nodosa) oder bei Kollagenosen (z.B. Dermatomyositis) kommen sie vor. Neuritis nach vorhergehender Seruminjektion ist wohl allergisch verursacht, während neuritische Störungen nach Poliomyelitisimpfung möglicherweise direkte Folge der Vaccination sind.

Über die Pathogenese der Neuritis ist wenig bekannt; diskutiert werden Störungen im Aneurin-Acetylcholinstoffwechsel (Scheller) oder dysorische Vorgänge.

Patho-anatomische Befunde. Der betroffene Nerv ist ödematös geschwollen, Capillaren und kleinste Gefäße sind erweitert; lymphocytäre und leukocytäre

Elemente treten ins interstitielle Gewebe aus. Schließlich kommt es zu degenerativen Erscheinungen an der Myelinscheide mit Fettspeicherung in Körnchenzellen. Der Achsencylinder ist zunächst verschont, später aber gequollen, kolbig verdickt und aufgesplittert (Scheller); dies hat eine Diskontinuität der betroffenen Nervenfasern mit Degeneration der peripheren Anteile und retrograden Veränderungen zur Folge. Je nach der Ätiologie des Prozesses kommt es dann zur Regeneration (Grinker u. Sahs).

Klinisches Bild. Weniger durch die Ätiologie, als vor allem von der Ausdehnung des neuritischen Prozesses bestimmt, sind die verschiedenen Funktionen des peripheren Nervenkabels beeinträchtigt, kommt es zu motorischen, sensiblen und autonom-vegetativen Reiz- bzw. Ausfallserscheinungen.

Sensible Reizsymptome werden subjektiv als Schmerzen (bohrend, reißend, brennend, oft nachts zunehmend) oder als Parästhesien (Pelzigsein, Brennen, Kribbeln, Taubheitsgefühl, Ameisenlaufen) empfunden; Muskelschmerz oder Muskelkrampf kommt vor. Hauptbefund einer Neuritis im Kindesalter ist die Muskelschwäche mit rascher Ermüdbarkeit bei bestimmten Bewegungen. Fasciculäre Zuckungen sind selten zu beobachten; eine Muskelatrophie kann sich rasch ausbilden. Der Sensibilitätsausfall ist gering oder fehlt ganz, je nach dem Versorgungsgebiet des betroffenen Nerven. Autonome Störungen sind im Kindesalter ungewöhnlich; bei der Quecksilbervergiftung allerdings stehen sie ganz im Vordergrund (Watters u. Barlow).

Die Reiz- und Ausfallserscheinungen sind auf das Versorgungsgebiet bestimmter Nerven beschränkt und lassen sich durch ihre Lokalisation anatomisch entsprechend abgrenzen.

Diagnose. Die motorische Störung kann von leichter Schwäche bis zu vollständiger Lähmung reichen und ist durch Prüfung der Muskelkraft zu erfassen (Johnson), evtl. auch quantitativ festzulegen (Wieck). Sehnenreflexe sind in dem betroffenen Gebiet, je nach der radikulären Muskelinnervation (Villiger-Ludwig), abgeschwächt oder aufgehoben. Die Feststellung von Muskelatrophien kann im Säuglings- und Kleinkindesalter schwierig sein. Sensible Ausfallserscheinungen (An- und Hypästhesie, seltener Hyper- oder Parästhesie bzw. Anaesthesia dolorosa) finden sich besonders im Autonom- und Maximalgebiet des betroffenen Nerven; ihre Prüfung ist im Kindesalter besonders problematisch.

Bei Untersuchung der elektrischen Erregbarkeit sind partielle oder komplette Entartungsreaktion zu beobachten; die motorische oder sensible Chronaxie ist erhöht (Scheller). Im Elektromyogramm findet man Denervierungspotentiale (Walter u. Carson), die Erregungsleitungsgeschwindigkeit des betroffenen Nerven ist verlängert (Kaeser u.a.). Bei der Untersuchung von Blut und Liquor sind keine pathologischen Abweichungen festzustellen, wenn der Neuritis nicht eine Allgemeinerkrankung zugrunde liegt und Befunde der Laboruntersuchungen ätiologische Hinweise geben.

Die Diagnose der Neuritis muß sich also vorwiegend auf Anamnese und klinische Befunderhebung stützen.

Differentialdiagnose. Betreffen die Reiz- oder Ausfallserscheinungen mehrere Nerven, muß von einer Mononeuritis multiplex gesprochen werden (Wartenberg); bei der Polyneuritis sind die Veränderungen symmetrisch lokalisiert und weniger streng an das Ausbreitungsgebiet bestimmter Nerven gebunden. Der Poliomyelitis fehlen sensible Ausfälle; die Abgrenzung isolierter poliomyelitischer Lähmungen von rein motorischen Neuritiden kann allerdings klinisch unmöglich sein. Bei Schmerzen im Ausbreitungsgebiet eines Nerven ohne Ausfallserscheinungen ist eine Neuralgie anzunehmen. Skelet- und Gelenkerkrankungen, Muskelkrankheiten oder Störungen an inneren Organen (Hansen u. Schliack) müssen durch entsprechende Untersuchung ausgeschlossen werden.

Verlauf und Prognose. Die Erkrankung kann akut, subakut oder chronisch verlaufen, auch rezidivieren, je nach der zugrunde liegenden Ursache. Sensible Reizerscheinungen gehen meist den motorischen Ausfällen voraus; eine rein sensible Mononeuritis ist selten (Wartenberg). Lähmung und Atrophie können sich rasch ausbilden, während ihre Restitution lange Zeit (Wochen bis mehrere Monate) benötigt und Restsymptome bestehen bleiben können. Die Prognose hängt von der Ätiologie ab, ist aber allgemein günstig, da die peripheren Nerven ein großes Regenerationsvermögen haben.

Therapie. Sie folgt im wesentlichen den Grundsätzen, wie sie für Erwachsene angegeben werden (Scheller): Zuerst ist eine kausale Behandlung anzustreben. Im akuten

Stadium sind Ruhigstellung mit geeigneter Lagerung und Wärmebehandlung (Lichtkasten, Rotlicht, Packungen, Bäder) günstig; oft werden Analgetica nötig sein. Salicylate oder Pyramidon wirken gegen die entzündlichen Erscheinungen; auf Corticoide kann wegen der begrenzten Lokalisation der Erkrankung verzichtet werden. Vitamine sind wirkungslos.

Frühzeitig sollten die betroffenen Muskeln massiert werden, um einer Atrophie vorzubeugen; sobald als möglich müssen aktive Übungen (Krankengymnastik) durchgeführt werden. Nach Abklingen der akuten Symptome wird mit elektrischer Therapie begonnen, für die galvanischer Strom, am besten jedoch Exponentialstrom zu verwenden ist. Eine Fokalsanierung kann günstig sein.

Lokalisationsformen der Neuritis

Für praktische Zwecke ist weniger eine ätiologische Klassifizierung der Neuritiden bedeutsam, als vor allem ihre anatomische Lokalisation und die topische Diagnose, welche sich an dem motorischen und sensiblen Versorgungsgebiet des betroffenen Nerven orientiert.

Hirnnerven
Fila olfactoria

Die Riechfasern gehen von den Sinneszellen der Regio olfactoria aus und ziehen durch die Lamina cribrosa des Siebbeins zum Bulbus olfactorius, wo das erste Neuron an den Mitral- oder Pinselzellen endet.

Im Anschluß an Infektionskrankheiten (Grippe, Rhinitis usw.), aber auch ohne faßbare Ursache können Riechstörungen (Anosmie, Parosmie, Kakosmie) auftreten, die durch eine entzündliche Erkrankung der Riechfasern verursacht sind; halbseitige Anosmie kommt bei traumatischen Läsionen vor.

Fasciculus (Nervus) opticus

Neuritis optica und retrobulbäre Neuritis treten als isolierte Erkrankung auch im Anschluß an Infektionskrankheiten (Masern, Scharlach, Pertussis, Typhus, Influenza, Malaria usw.) auf oder haben toxische Ursachen (Methylalkohol, Tabak usw.) (s. Bd. IX ds. Handbuchs). Selten sind sie erstes Symptom einer multiplen Sklerose im Jugendalter (Kennedy u. Carter).

Augenmuskelnerven (N. oculomotorius, N. trochlearis, N. abducens)

Das Kerngebiet des N. oculomotorius (III) besteht aus mehreren Abteilungen und liegt im Mittelhirn in Höhe der vorderen Vierhügel; die Fasern treten an der medialen Fläche des Großhirnstiels und im Sulcus ni. oculomotorii aus, verlaufen zwischen A. cerebri post. und A. cerebelli sup. in der Cisterna interpeduncularis und dringen neben dem Proc. clinoideus post. in die laterale Wand des Sinus cavernosus ein. Dann gelangt der Nerv durch die Fissura orbitalis sup. innerhalb des Anulus tendineus Zinni in den Trichter der Augenmuskeln; mit efferenten Fasern versorgt er M. levator palpebrae sup., M. rectus sup.,

M. rectus med., M. obliquus inf. und M. rectus inf.; afferente Fasern kommen von den sensiblen Endorganen in den Augenmuskeln, efferente parasympathische Fasern ziehen zum Sphincter pupillae und M. ciliaris. — Der N. trochlearis (IV) hat sein Kerngebiet am Boden des Aquaeductus Sylvii in Höhe der hinteren Vierhügel; er tritt an der dorsalen Seite des Hirnstamms aus, verläuft mit der A. cerebri post. in der Cisterna mesencephalica, schlingt sich um den Großhirnstiel und dringt hinter dem III. Hirnnerven in die laterale Wand des Sinus cavernosus ein. Durch den medialen Abschnitt der Fissura orbitalis sup. außerhalb des Anulus tendineus erreicht er von der periorbitalen Seite her den M. obliquus sup. — Der N. abducens (VI) entspringt von dem im Colliculus facialis gelegenen pontinen Blickzentrum, tritt zwischen dem caudalen Brückenrand und der Pyramide aus, liegt zunächst in der Cisterna pontis, durchbricht im Bereich des Clivus den Durasack, um zwischen den Venen des Plexus basalis und über die Pyramidenspitze hinweg in den Sinus cavernosus einzudringen und an der lateralen Seite der A. carotis interna nach vorn zu ziehen. Durch Fissura orbitalis sup. und Anulus tendineus gelangt er zum M. rectus lat.

Ausfall von Augenmuskeln hat Strabismus und Auftreten von Doppelbildern zur Folge (s. Bd. IX dieses Handbuchs). Augenmuskellähmungen im Kindesalter erfordern immer eine gründliche neurologische Untersuchung, da sie von Hirntumoren, blastomatösen oder entzündlichen Prozessen der Schädelbasis, Druckerscheinungen (z. B. Clivuskantensyndrom) oder basalen Meningitiden verursacht sein können. Sie werden auch nach verschiedenartigen allgemeinen und toxisch-infektiösen Prozessen beobachtet (Wartenberg); sind sie bereits kurz nach der Geburt vorhanden, ist eine Kernaplasie (Moebius-Syndrom) anzunehmen.

Am häufigsten kommt bei Kindern eine Abducensparese im Anschluß an Infektionen und Schutzimpfungen vor (Knox et al.); aber auch bei hirndrucksteigernden Prozessen ist der VI. Hirnnerv besonders oft betroffen. In Ausnahmefällen sind Abducensparesen nach Lumbalanaesthesie oder Lumbalpunktion beobachtet worden (SCHELLER). Als Gradenigo-Syndrom bezeichnet man das Auftreten einer Abducenslähmung mit neuralgischen Schmerzen im homolateralen Trigeminusgebiet bei Otitis mit Mastoiditis (Syndrom der Pyramidenspitze); dabei kann es zur Thrombose des Sinus petrosus inf. kommen, die auch den III. und IV. Hirnnerven in Mitleidenschaft zieht („oculosympathetic palsy"; HOEFNAGEL u. JOSEPH, FORD).

Isolierte Lähmung des N. oculomotorius wurde nach Varicellen und Mumps beschrieben (IBRAHIM), vereinzelt auch bei der Poliomyelitis-Schluckimpfung beobachtet (SCHALTENBRAND u. HOPF). Differentialdiagnostisch ist bei periodischer, rezidivierender Lähmung an die ophthalmoplegische Migräne zu denken, die auch schon im frühen Kindesalter auftreten kann (VAN PELT u. ANDERMAN).

Nervus trigeminus

Das Kernareal für die Fasern der sensiblen Portio maior des Nerven liegt im hinteren, oberen Teil der Brückenhaube und hat Ausläufer ins Halsmark und ins Mittelhirn; etwas weiter nach medial und caudal entspringen die motorischen Axone. Der Nerv tritt lateral von den Brachia ad pontem cerebelli am vorderen seitlichen Rand der Brücke aus und durchbricht in Nähe der Pyramidenspitze die Dura. Hier liegt das Ganglion semilunare, zu dem die drei Hauptäste ziehen (N. ophthalmicus, N. maxillaris, N. mandibularis); jedem dieser Nerven sind vegetative Ganglien zugeordnet. Die Portio minor zur Versorgung der Kaumuskeln verläuft mit dem N. mandibularis. Das sensible Versorgungsgebiet des N. trigeminus umfaßt Gesicht und Kopfhaut bis zum Scheitel; die einzelnen Äste haben bestimmte Ausbreitungszonen (VILLIGER u. LUDWIG u.a.).

Bei entzündlichen Prozessen in der Nachbarschaft ist der N. trigeminus nicht selten affiziert (Entzündung der Nasennebenhöhlen, Gradenigo-Syndrom usw.); es treten dann Reiz- und Ausfallserscheinungen auf. Eine elektive Schädigung des Nerven wurde bei Trichloräthervergiftung beobachtet (PLESSNER). Außer sensiblen Störungen (An- oder Hypästhesie im Gesicht, Fehlen des Cornealreflexes) können bei der Neuritis des Trigeminus auch motorische Ausfälle vorkommen (PETTE). Die herpetische Entzündung des Ggl. semilunare wird im Kindesalter kaum einmal beobachtet. Ist der N. trigeminus im Rahmen einer Polyneuritis betroffen, sind die Sensibilitätsstörungen entlang der Sölderschen Linien zwiebelschalenförmig um den Mund angeordnet (WIECK).

Nervus facialis

Als N. intermedio-facialis erhält der VII. Hirnnerv neben motorischen Fasern auch sensible und autonome Zuschüsse. Sein Kern liegt am Übergang vom Bulbus medullae zur Brückenformation, die Fasern bilden um den oberhalb und medial gelegenen Abducenskern das sog. innere Facialisknie, verlassen vor dem VIII. Hirnnerven den Hirnstamm und ziehen durch den Kleinhirnbrückenwinkel zum Meatus acusticus internus. Von hier aus gelangt der N. facialis in seinen Kanal, welcher in die Wand der Paukenhöhle eingebettet ist. Am sog. äußeren Knie mit dem Ggl. geniculi geht der N. petrosus superfic. maior mit vegetativen Fasern zur Tränendrüse und motorischen Ästen zum M. levator veli palatini ab; unterhalb des Ganglion verläßt der N. stapedius den Facialis; schließlich trennt sich die Chorda tympani (parasympathische Fasern zu den Unterzungendrüsen, sensorische Innervation des vorderen Zungenabschnittes) vom Nerven, welcher durch das Foramen stylomastoideum den Schädel verläßt. Er durchsetzt die Glandula parotis, verzweigt sich im Pes anserinus und erreicht schließlich die mimische Muskulatur.

Der N. facialis ist der am häufigsten von Schädigungen betroffene Hirnnerv.

Ätiologie. Die Störungen, die zu einer Facialisparese führen können, sind verschiedenartig (Tabelle 59); nicht immer wird sich auch bei gründlicher Untersuchung eine Ursache für die Läsion finden lassen.

Als kongenitale Störung ist die Facialisparese meist mit anderen Anomalien kombiniert, häufig mit Augenmuskellähmungen (Moebius-Syndrom); mitunter ist auch nur ein Ast des Nerven betroffen (HENDERSON). Häufig sind Facialisparesen im Kindesalter otogen oder idiopathisch (PAINE); durch gründliche Untersuchung müssen aber andere Ursachen ausgeschlossen, muß die zentrale, supranucleäre oder periphere Läsion durch entsprechende Prüfung differenziert werden. Die idiopathische (refrigeratorische, „rheumatische") Facialisparese (Bellsche Lähmung) tritt oft nach Durchkühlung bzw. Erkältung auf, scheint im wesentlichen Folge einer toxischen, ischämischen oder ödematösen Neuritis zu sein. Durch Schwellung wird der Nerv in seinem Kanal komprimiert, was wiederum zu Zirkulationsstörungen führt (vgl. PAINE).

Beim Zoster oticus (Hunt-Syndrom) kommt es zur Infektion des Ggl. geniculi durch das Herpesvirus; außer der Facialisparese und heftigen Schmerzen finden sich Hautveränderungen im Bereich des äußeren Gehörgangs und der Concha.

Klinisches Bild und Verlauf. Oft gehen leichte Schmerzen im Ohr voraus, die Lähmung kann aber auch ohne vorherige Symptome

Tabelle 59. *Ätiologische Einteilung der Facialisparese im Kindesalter.* (Nach Paine)

I. Angeborene Lähmung (bei Geburt vorhanden bzw. kurz danach festgestellt)
  A. Kongenitale Anomalie (Moebius-Syndrom)
  B. Geburtstrauma
    1. Schädelfraktur
    2. Intrakranielle Blutung
    3. Schädigung durch Zangendruck
    4. Druckschädigung bei Pressen des kindlichen Kopfes gegen das Sacrum der Mutter
II. Postnatal erworbene Lähmung
  A. Trauma
    1. Schädelfraktur
    2. Verletzung bei chirurgischem Eingriff
    3. Unfallverletzung
  B. Erkrankungen des Schädels
    1. Osteomyelitis
    2. Tumoren der Schädelbasis (Sarkom usw.)
    3. Osteopetrosis (Albers-Schönberg)
    4. Idiopathische infantile Hypercalcämie (schwere Verlaufsform)
  C. Intrakranielle Ursachen
    1. Tumoren (vor allem Astrocytom, Medulloblastom, Ponsgliom), Abscesse oder andere raumfordernde Erkrankungen
    2. Hypertension (vermehrter Gefäßdruck, Aneurysma, Blutung)
    3. Intrakranielle Drucksteigerung verschiedener Ursache, einschließlich Blutung
  D. Extrakranielle Verdrängung des Nerven Parotistumoren, leukämische Infiltrate, Lymphome usw.
  E. Entzündungen
    1. Otitis media mit oder ohne Mastoiditis
    2. Infektion mit Enteroviren (Poliomyelitis, Coxsackie, ECHO)
    3. Meningitis (tuberkulöse Meningitis, lymphocytäre Meningitis usw.)
    4. Encephalitis
    5. Polyneuritis (Guillain-Barré-Strohl-Syndrom)
    6. Facialisneuritis bei anderen entzündlichen Prozessen
      a) Kopftetanus
      b) Trichinose
      c) Neurolues
      d) Lepra
      e) Herpes zoster (Hunt-Syndrom)
      f) als Komplikation der Poliomyelitis-Schluckimpfung
      g) bei oder nach Infektionskrankheiten (Poliomyelitis, Parotitis epidemica, Mononucleosis infectiosa, Scharlach, Diphtherie usw.)
      h) bei Chorea minor; bei Morbus Boeck
  F. Familiäre, rezidivierende Facialislähmung
    1. Isoliert auftretend
    2. In Verbindung mit ödematöser Schwellung von Lippen oder Gesicht (Melkersson-Rosenthal-Syndrom)
  G. Idiopathische Facialisparese

plötzlich oder allmählich einsetzen, sich innerhalb von Stunden oder Tagen entwickeln: Hängen des Mundwinkels, Schwierigkeiten beim Sprechen und Essen, Verstreichen der Nasolabialfalte, mangelnder Lidschluß mit Bellschem Phänomen, Unmöglichkeit des Stirnrunzelns. Je nach Lokalisation des Prozesses finden sich Störungen der Tränensekretion, Hyperakusis oder Ohrbrummen bzw. Geschmacksstörungen im Bereich der vorderen zwei Drittel der Zunge.

Die Lähmung ist häufig einseitig, kann aber auch doppelseitig sein. Ihre Rückbildung erfolgt langsam und kann Monate beanspruchen. Dabei gestattet die Untersuchung der elektrischen Erregbarkeit gewisse prognostische Rückschlüsse (Scheller): Wenn nach 18 Tagen keine Entartungsreaktion nachzuweisen ist, wird die Erholung in etwa 4 Wochen vollständig sein; kommt es zur Entartungsreaktion, muß mit langdauernder, häufig unvollständiger Restitution gerechnet werden. Es treten dann nicht selten Mitbewegungen, Kontrakturen oder Störungen der Tränensekretion auf („Syndrom der Krokodilstränen"), die durch Anomalien bei der Nervenregeneration verursacht sind. Bei etwa 90% der Fälle ist die Prognose günstig, bei Kindern wohl noch besser als bei Erwachsenen (Paine).

Als „Gewohnheitslähmung" (Oppenheim) bezeichnet man eine klinisch feststellbare Facialisparese bei Kleinkindern, bei der objektiv kein pathologischer Befund (elektrische Untersuchung, Elektromyographie) zu erheben ist; über ihre nosologische Stellung besteht Unklarheit (Bodechtel).

Therapie. Wegen der Selbstheilungstendenz der Facialisparese ist der Erfolg verschiedener therapeutischer Maßnahmen schwierig zu beurteilen (Müller u. Mumenthaler, Paine). Im akuten Stadium wirken physikalische Therapie (lokale Wärmeanwendung, Kopflichtkasten, Rotlicht), vorsichtige elektrische Stimulierung mit galvanischem bzw. exponentiellem Strom, Massage und aktive Übungen vor dem Spiegel günstig. Analgetica sind selten nötig, Antipyretica und Antiphlogistica mitunter hilfreich. Die Meinungen über den Wert der Glucocorticoidbehandlung bei idiopathischer Facialisparese sind geteilt: Möglicherweise kommt es schneller zur Rückbildung der Lähmung (Paine), wenn im akuten Stadium mit hohen Dosen von Prednison oder Prednisolon behandelt wird; beim Vergleich mit konventioneller Therapie ist aber ein Unterschied statistisch nicht zu sichern (MÜLLER u. MU-MENTHALER). Wenn ein allergisches Geschehen anzunehmen ist, scheint die Corticoidbehandlung trotzdem gerechtfertigt und dürfte rasch zum Abschwellen des Nerven im Kanal führen. Die „Dekompression" des N. facialis durch otochirurgischen Eingriff (MIEHLKE u.a.) wird empfohlen, wenn nach 3—6 Wochen die Parese unverändert fortbesteht und Degenerationszeichen zu erkennen sind (PAINE, LAMM). Da die Indikationsstellung nicht eindeutig ist, sind die Operationserfolge nur schwer zu beurteilen.

Bei ungenügendem Augenschluß muß Schutz durch Eintropfen öliger Lösungen erfolgen; die feuchte Kammer bewährt sich bei Kleinkindern nicht (PAINE).

Bei unvollkommener Restitution sind durch chirurgische Eingriffe (Nervenverpflanzung, Plastik) bessere funktionelle und kosmetische Ergebnisse zu erzielen.

Melkersson-Rosenthal-Syndrom. Es handelt sich um meist doppelseitige, rezidivierende Facialisparesen, die mit Gesichts- und Lippenschwellung und Lingua scrotalis auftreten. Das Syndrom kommt bereits bei Kindern vor (EHMANN u. STICKL, STEVENS). Bei rezidivierenden Gesichtslähmungen sollte daran gedacht werden (FORD), die Schwellung kann erst Jahre später hinzukommen. Es handelt sich wohl um ein angioneurotisches Ödem. Die Regeneration des Nerven ist beim Melkersson-Rosenthal-Syndrom nur selten vollständig, häufig kommt es zu Mitbewegungen oder zum Krokodilstränen-Syndrom.

Nervus statoacusticus

Der VIII. Hirnnerv besteht aus zwei Teilen, die gemeinsam am hinteren Rand der Brücke lateral von der Olive den Hirnstamm verlassen und mit dem N. facialis zum Meatus acusticus int. ziehen: Der N. vestibularis leitet Reize aus Utriculus und Sacculus (Lageempfindungen) sowie von den Bogengängen (Kopfbewegungen) vom Ganglion vestibulare zu seinen Kernen, die am Boden bzw. im lateralen Winkel der Rautengrube liegen. Der N. cochlearis übermittelt die Erregungen aus dem Cortischen Organ der Schnecke vom Ggl. spirale zum Hirnstamm, wo seine Fasern ventral und lateral vom Corpus restiforme am Nucleus terminalis ant. und post. enden.

Die entzündliche Erkrankung des N. cochlearis ist eine Ursache plötzlich auftretender Taubheit (v. SCHULTHESS), wie sie z.B. nach Parotitis epidemica (IBRAHIM), Zosterinfektion (MUMENTHALER), aber auch ohne faßbare Ursache beobachtet wird. Genaue otologische Untersuchung ist erforderlich, da rechtzeitig therapeutische Maßnahmen eingeleitet werden müssen. Mitunter sind auch vestibuläre Störungen festzustellen.

Entzündliche Affektionen können vom Mittelohr auf das Labyrinth übergreifen; N. cochlearis und N. vestibularis werden auch durch Virusneuritiden oder bei Infektionskrankheiten (Typhus, Lues) mitbetroffen (BODECHTEL).

Eine isolierte Schädigung des N. vestibularis liegt der „Neuraxitis vertiginosa" („Vertigo epidemica") zugrunde; als Folge der Nervenentzündung treten Schwindel und Nystagmus auf. Die Erkrankung ist von der Labyrinthitis zu unterscheiden (DIX u. HALLPIKE, HARRISON); andere Ursachen des paroxysmalen Schwindels (BASSER) müssen ausgeschlossen werden.

Als Nebenwirkung von Medikamenten (Streptomycin, Dihydrostreptomycin) können Störungen am N. statoacusticus auftreten.

Die Vagusgruppe (N. glossopharyngeus, N. vagus, N. accessorius)

Die Nerven der Vagusgruppe haben zusammenhängende Kerngebiete, auch ihre peripheren Äste stehen miteinander in Verbindung. Der IX. Hirnnerv zieht durch das Foramen jugulare; seine afferenten Fasern kommen aus Rachen und Schlund, parasympathische Äste erreichen über den N. tympanicus die Parotis, sensorische Fasern kommen vom hinteren Zungendrittel, motorische Äste ziehen zum M. styloglossus, M. pharyngopalatinus und M. stylopharyngeus. — Der N. vagus verläßt die hintere Schädelgrube ebenfalls durch das Foramen jugulare; er gibt Äste zur Schleimhaut des Rachens, der Mundhöhle und des Gaumenbogens ab, versorgt motorisch die Schlingmuskulatur und den weichen Gaumen; N. laryngeus sup. und N. recurrens innervieren den Kehlkopf, zahlreiche parasympathische Äste ziehen zu den inneren Organen. — Der N. accessorius hat einen spinalen und einen bulbären Anteil, welcher hinter der Olive austritt; die Fasern ziehen durch das Foramen jugulare und versorgen den M. sternocleidomastoideus und (zusammen mit Ästen des Plexus cervicalis) den M. trapezius.

Bei Störungen im Bereich der Vagusgruppe ist vor allem an Prozesse der Schädelbasis (Entzündungen, Tumoren) zu denken (Foramen jugulare-Syndrom); isolierte Läsion eines Nerven kommt nur selten vor. Mononeuritis des N. glossopharyngeus und N. vagus ist bei Typhus, Diphtherie, Grippe, Pneumonie, Gonorrhoe, Blei- und Arsenvergiftung gesehen worden (BODECHTEL), Parese des N. accessorius bei „rheumatischen Affektionen" und durch fortgeleitete Entzündung am Hals. Recurrenslähmungen wurden bei Kindern postdiphtherisch, nach Pockenschutzimpfung (IBRAHIM) oder bei Druck auf den Nerven beobachtet.

Nervus hypoglossus

Der rein motorische Nerv tritt zwischen Pyramide und Olive aus der Medulla oblongata aus und verläßt die Schädelhöhle durch den Canalis ni. hypoglossi; er versorgt die Zungenmuskeln.

Neuritische Hypoglossusparesen wurden vereinzelt bei allgemeinen Infektionen und Intoxikationen beschrieben (Bodechtel, Wartenberg). Sie haben Innervationsstörung der Zunge mit Atrophie zur Folge.

Plexus cervicalis (C_1—C_4)

Die motorischen Äste des Plexus cervicalis versorgen den M. trapezius und die tiefen Halsmuskeln; seine sensiblen Fasern verzweigen sich in der Haut von Hinterhaupt, Nacken und Hals.

Die Occipitalneuralgie führt zu heftigen, nach dem Hinterkopf ausstrahlenden Schmerzen; sie wird meist durch Wirbelprozesse, selten durch eine Entzündung der Nerven verursacht. Ein Ausfall motorischer Äste macht sich klinisch kaum bemerkbar; möglicherweise ist der rheumatische Schiefhals als Neuritis des Plexus cervicalis aufzufassen (Pette). Mitbeteiligung des Halsplexus im Rahmen einer Polyneuritis führt beim Kleinkind dazu, daß der Kopf nicht gehalten werden kann. Der N. phrenicus (C_3—C_4[—C_5]) kann in seinem Verlauf durch entzündliche Prozesse der Umgebung oder durch Verdrängung geschädigt werden, so daß es zur Zwerchfellähmung kommt. Die kongenitale Phrenicusparese ist vielleicht durch eine traumatische Neuritis verursacht. Manchmal wird der Nerv bei schweren Diphtherie-, Alkohol- oder Bleipolyneuritiden mitbetroffen.

Plexus brachialis
(C_5—Th_1; Zuschüsse von C_4 und Th_2)

Isolierte Äste des Plexus brachialis versorgen die Muskeln des Schultergürtels: Der N. suprascapularis (C_5—C_6) inneviert den M. supra und infra spinam, der N. dorsalis scapulae (C_5) die Mm. rhomboidei, die Nn. thoracales ant. (C_6—Th_1) den M. pectoralis maior und minor, der N. subscapularis (C_6—C_7) den M. subscapularis und M. teres maior, der N. thoracodorsalis (C_6—C_8) den M. latissimus dorsi und der N. thoracicus longus (C_5—C_7) den M. serratus ant.

Der Plexus brachialis gliedert sich in die oberhalb der Clavicula gelegenen Primärfaszikel (C_5—C_6: oberer; C_7: mittlerer; C_8—Th_1: unterer), die sich dann zu den Sekundärfaszikeln umordnen (C_5—C_7: lateraler; C_8—Th_1: medialer; C_5—C_8: dorsaler); von ihnen gehen die einzelnen Nerven für die obere Extremität ab (v. Lanz u. Wachsmuth).

Der N. thoracicus longus (Bell's Nerv), der den M. serratus ant. versorgt, wird von trau-

matischen und entzündlichen Läsionen nicht selten betroffen. Lähmungen wurden z. B. nach Mumps (Stutte) oder Mononucleosis infectiosa beobachtet (Gautier-Smith, Wolf); sie führen zu Scapula alata und Schwierigkeiten bei Erheben des Armes über die Horizontale.

Mononeuritis des N. suprascapularis mit Atrophie der von ihm versorgten Schulterblattmuskeln wurde von Bodechtel nach Sulfonamidgabe bei Pneumonie und nach Virushepatitis gesehen.

Schädigungen des Plexus brachialis sind zur Hälfte durch Infektionen und Tumoren verursacht; der Rest ist traumatischen Ursprungs (Grinker u. Sahs).

Neuralgische Amyotrophie oder Neuritis des Plexus brachialis (Spillane, Parsonage u. Turner). Es handelt sich um eine akut schmerzhafte Entzündung des Plexus brachialis, die zu Schwäche, Lähmung und Atrophie von Schultermuskulatur und proximalen Armmuskeln führt, selten auch zu Sensibilitätsstörungen. Sie ist meist einseitig lokalisiert, kann aber auch beidseits vorkommen. Die Ätiologie ist häufig unbekannt (Magee u. Dejong), mitunter aber tritt die Erkrankung nach unspezifischen Infektionen oder nach Schutzimpfungen bzw. Serumgaben auf (Diphtherie- oder Tetanusserum; Typhus-, Lyssa-, Pertussis-, Scharlach-, Diphtherie-, Tetanus-Schutzimpfung); derartige serogenetische Neuritiden scheinen eine allergisch-hyperergische Ursache zu haben (Bannwarth, Vogel u. a.). Familiäre Fälle kommen vor (,,recurrent heredofamilial brachial plexus neuritis and mononeuritis''; Dreschfeld, Ford); Kinder sind gelegentlich betroffen.

Differentialdiagnostisch müssen Poliomyelitis, Rückenmarkstumoren, degenerative Erkrankungen, Druckschädigung des Plexus durch Halsrippe oder Scalenussyndrom, sowie Prozesse im Bereich der Wirbelsäule ausgeschlossen werden. Meist kommt es bei der neuralgischen Amyotrophie unter Behandlung mit physikalischen Maßnahmen und Analgetica innerhalb von Wochen und Monaten zur Erholung; Paresen und Atrophie können allerdings bestehen bleiben.

Die Entzündungen im Bereich des Plexus brachialis führen zu ganz ähnlichen Symptomen, wie sie bei traumatischer Läsion vorkommen, je nach der Ausdehnung des Krankheitsprozesses (obere [C_5—C_6], untere [C_8—Th_1] oder komplette Plexuslähmung).

a) Nervus axillaris (C_5—C_6). Der N. axillaris ist bei der neuralgischen Amyotrophie bevorzugt geschädigt. Isolierte Axillarislähmung wurde nach Pockenschutzimpfung (WARTENBERG), bei Ruhr, Malaria, Kohlenoxyd-, Barbiturat- und Bleivergiftung (BODECHTEL) beschrieben. Es kommt dann zur Lähmung des M. deltoideus und M. teres minor; selten ist ein Sensibilitätsausfall im Bereich der Schulter (N. cutaneus brachii lat.) nachzuweisen (MAGEE u. DEJONG), wie es bei serogenetischer Neuritis charakteristisch sein soll (GRINKER u. SAHS).

b) Nervus radialis ((C_5), C_6—Th_1). In seinem Verlauf ist der N. radialis besonders am Oberarm traumatischen Läsionen ausgesetzt. Die Ausfallserscheinungen sind von der Lokalisation der Schädigung abhängig (obere, mittlere, untere Radialislähmung) und betreffen die Streckmuskeln des Armes in unterschiedlichem Ausmaß. Sensibilitätsstörungen können im Gebiet des N. cutaneus brachii et antebrachii post. oder am lateralen Handrücken (Ram. superfic. ni. radialis) nachzuweisen sein; mitunter sind trophische Störungen zu beobachten.

Neuritische Lähmungen wurden nach Malaria (FONZO), Fleckfieber, Serumgaben, Polyarthritis oder rheumatischen Beschwerden (BODECHTEL) beobachtet; die Bleipolyneuritis ist vorwiegend im Radialisgebiet lokalisiert.

c) Nervus musculocutaneus (C_5—C_7). Isolierte Neuritis des N. musculocutaneus ist bei und nach Infektionen (BODECHTEL) bzw. im Rahmen einer serogenetischen Neuritis (SCHELLER) gesehen worden; durch paravenöse Injektion kann besonders der Endast (N. cutaneus antebrachii lat.) geschädigt sein. Bei motorischer Läsion des Nerven werden die Beugemuskeln des Oberarms paretisch und atrophieren.

d) Nervus medianus (C_6—Th_1). Auch der N. medianus wird bevorzugt traumatisch geschädigt, z.B. durch Druck am Oberarm (MUMENTHALER) oder durch übermäßige Streckung („Streckneuritis"; BODECHTEL). Nach der Ansicht von SCHELLER kommt eine isolierte Neuritis des Nerven auf toxisch-infektiöser Grundlage nicht vor, wogegen allerdings kasuistische Berichte sprechen (WARTENBERG). Je nach Lokalisation der Schädigung ist eine obere,

mittlere und untere Lähmung zu unterscheiden, wobei die Muskelversorgung (radiale Beuger des Unterarms, Daumenballenmuskeln mit Ausnahme des M. adductor) in unterschiedlichem Ausmaß betroffen ist. Nicht immer wird die typische Schwurhand beobachtet. Sensibilitätsstörungen finden sich volar an der lateralen Handhälfte, dorsal vor allem an der Streckseite des Mittel- und Endglieds von Daumen, Zeige- und Mittelfinger. Trophische Störungen sind nicht selten.

Das Karpaltunnelsyndrom (MARIE u. FOIX) kommt im Kindesalter nicht vor.

e) Nervus ulnaris (C_6—Th_1). Durch seinen exponierten Verlauf am Epicondylus medialis humeri ist der N. ulnaris Druckläsionen besonders ausgesetzt. Es wurden aber auch entzündliche Mononeuritiden beobachtet, z.B. bei Typhus, Influenza, Scharlach, Ruhr, Masern, Tetanus, Sepsis, Kohlenoxyd-, Blei- und Barbituratvergiftung (BODECHTEL u.a.). Wahrscheinlich spielt auch hier eine Druckschädigung neben anderen Faktoren die wesentliche Rolle (MUMENTHALER). Es kommt zur Lähmung der medialen Hand- und Fingerbeuger (proximale Lähmung: M. flexor carpi med., medialer Kopf des M. flexor digitorum profundus) und der Muskeln des Kleinfingerballens, des M. adductor pollicis (und Caput prof. des M. flexor poll.) sowie der Mm. interossei (distale Lähmung) mit Ausbildung der „Krallen- bzw. Affenhand". Sensibilitätsstörungen finden sich an der medialen Handhälfte und am 4. bzw. 5. Finger.

N. cutaneus brachii med. (Th_1—Th_2) und N. cutaneus antebrachii med. (C_8—Th_1) sind selten einmal isoliert geschädigt.

Differentialdiagnose der Armlähmung. Bei Kleinkindern kann nach heftigem Zug an der Hand die „schmerzhafte Armlähme" (Chassaignac-Lähmung) auftreten: In Pronationsstellung und leichter Beugung wird der Unterarm steif gehalten; beim Bewegungsversuch werden Schmerzen geäußert. Es handelt sich um eine Subluxation des Capitulum radii, die durch Streckung im Ellenbogengelenk, Supination und Beugung einfach zu reponieren ist.

Die Parrotsche Pseudoparalyse tritt bei Osteochondrosis syphilitica oder bei Epiphysenlösung auf (IBRAHIM).

Nervi intercostales thoracales et abdominales (lumbales)

Die Intercostalnerven werden gelegentlich von neuritischen Affektionen betroffen (z.B. nach Typhus, Malaria, bei Alkoholismus, Diabetes; Scheller), häufiger aber sind Wirbelprozesse oder Erkrankungen in der Umgebung Ursache für Reiz- und Ausfallserscheinungen in ihrem Versorgungsgebiet; auch der Herpes zoster spielt eine wichtige Rolle und ist gelegentlich bei Kindern zu beobachten. Ob eine Neuritis die Ursache der „Intercostalneuralgie" ist, konnte noch nicht bewiesen werden. Immer müssen symptomatische Ursachen sorgfältig ausgeschlossen werden (Bodechtel u.a.).

Plexus lumbosacralis (L_1—S_3)

N. iliohypogastricus (Th_{12}—L_1) und N. ilioinquinalis (L_1) können durch Zosterinfektion neuritisch erkranken; dabei ist mitunter auch der N. genitofemoralis (L_1—L_2) betroffen.

Läsionen des N. femoralis (L_1—L_4) wurden nach Infektionen, bei Appendicitis (Schwink), nicht selten bei diabetischer Polyneuropathie (Bischoff) beobachtet. Nach dem Einrenkungsmanöver einer Hüftluxation ist als Komplikation eine Parese des Plexus lumbalis gesehen worden (Ibrahim); bei hämorrhagischer Diathese kommen Blutungen in den N. femoralis vor und führen zu Ausfallserscheinungen in seinem Versorgungsgebiet (M. quadriceps femoris; Rr. cutanei femoris ant., N. saphenus [L_3]). — Ausfall einzelner Äste des Plexus lumbalis (z.B. auch N. obturatorius [L_2—L_4]) wurde nach Scharlach, Influenza und anderen Infektionskrankheiten beobachtet; bei der serogenetischen Neuritis kann der Plexus isoliert betroffen sein (Scheller).

Als Neuritis ist wohl die *Meralgia paraesthetica* aufzufassen (Bernhardt-Rothsche Krankheit), welche sich in Schmerzen und Parästhesien (Pelzigsein, Kribbeln) im Ausbreitungsgebiet des N. cutaneus femoris lat. (L_2—L_3) an der Außenseite des Oberschenkels äußert. Sie kann bereits im Kindes- und Jugendalter vorkommen (Wartenberg) und ist wohl Folge einer Druckschädigung des Nerven an seiner Austrittsstelle im Bereich des Lig. inquinale; möglicherweise sind aber auch zusätzliche Schädigungsfaktoren bedeutsam.

Lähmung der vom N. glutaeus sup. (L_4—S_1) oder N. glutaeus inf. (L_5—S_2) versorgten Muskeln treten selten isoliert auf, mitunter aber als Folge einer toxico-traumatischen Läsion nach Injektion oder im Rahmen einer proximal lokalisierten Polyneuritis. Durch die Parese der kleinen Glutaealmuskeln kommt es zu Gangunsicherheit und Watschelgang (Duchenne-v. Trendelenburg-Phänomen). Sensible Störungen im Gebiet des N. cutaneus femoris post. (S_1—S_3) sind dabei möglich.

Der *Nervus ischiadicus (L_4—S_3)* ist im Kindesalter nur selten neuritisch erkrankt. Allerdings kommen Injektionslähmungen bei Frühgeborenen, Säuglingen und Kleinkindern gerade im Ausbreitungsgebiet dieses Nerven vor (Combes et al., Curtis u. Tucker, Scheinberg u. Allenworth u.a.); bei dieser toxicotraumatischen Läsion ist der peronaeale Anteil des Nerven häufiger und stärker betroffen: Es macht sich zuerst der Ausfall der Mm. peronaei und Unterschenkelstreckmuskeln mit dem typischen Steppergang bemerkbar. Sensibilitätsstörungen sind an der Außenseite des Unterschenkels und am Fußrücken zu finden.

Ob eine „Ischiasneuritis" wirklich vorkommt, ist strittig (Pette); zweifellos spielen bei ihrer Entstehung (Ischias-Syndrom) mechanische Ursachen die Hauptrolle (Discusprolaps usw.). Ibrahim berichtet von „idiopathischer Ischiasneuritis", die spontan ausheilte.

Mononeuritiden des N. peronaeus wurden vor allem bei Typhus und Fleckfieber beobachtet; wahrscheinlich spielt hier wiederum die Druckschädigung des am Capitulum fibulae exponierten Nerven eine wesentliche Rolle.

Lähmung des N. tibialis führt zum Ausfall der Wadenmuskulatur und der Fußmuskeln sowie zu Sensibilitätsstörung an der Wade und Fußsohle. Meist liegen traumatische Läsionen zugrunde.

Anhang: Neuralgie

Die früher übliche scharfe Trennung zwischen Neuritis und Neuralgie ist heute nicht mehr begründet (Bodechtel, Pette u.a.); nach Wartenberg kann die Neuralgie als sensible Neuritis aufgefaßt werden. Es handelt sich um die auf das Ausbreitungsgebiet eines Nerven beschränkten Schmerzzustände, bei denen objektiv kein pathologischer Befund zu erheben ist (Umbach u.a.).

Im Kindesalter sind Neuralgien selten und meist als psychogene Beschwerden zu entlarven (Ibrahim); bei Schulkindern sind allerdings echte Trigeminusneuralgien nach Grippe oder als Folge einer Nebenhöhlenentzündung beobachtet worden.

Charakteristisch für die Neuralgie sind heftige, plötzlich einschießende Schmerzen („tic douloureux"), die von sog. Triggerzonen ausgelöst werden und sich auf das Versorgungsgebiet eines Nerven (N. trigeminus, N. glossopharyngeus usw.) beschränken.

Die Behandlung ist schwierig; meist sind nur chirurgische Eingriffe in der Lage, die Erkrankung zu beseitigen oder zu lindern (Umbach).

Polyneuritis

G. Neuhäuser, München

Definition. Die Polyneuritis ist keine einheitliche und eigenständige Erkrankung, sondern ein Syndrom, welches im Rahmen einer Allgemeinerkrankung das periphere Nervensystem betrifft und zu diffusem, gewöhnlich symmetrischem Ausfall von Funktionen der gemischten peripheren Nerven führt; es variiert in der Verteilung der Symptome und im Ablauf der Krankheitserscheinungen (Low et al., Wieck u. a.).

Von der Polyradiculoneuritis (Guillain-Barré-Strohl-Syndrom) ist die Polyneuritis nicht eindeutig abzugrenzen (Haymaker u. Kernohan, Low et al., McFarland et al.); es gibt Zwischenstufen und Übergangsformen, die nicht einzuordnen sind, wo auch der Liquorbefund eine Differenzierung nicht gestattet. Von Polyneuritis sollte gesprochen werden, wenn sich der Entzündungsprozeß vorwiegend auf das periphere Nervensystem beschränkt.

Die Unterscheidung entzündlicher Nervenerkrankungen („Polyneuritis") von degenerativen Störungen des peripheren Nervensystems („Polyneuropathie") ist durch klinische Untersuchung ohne Kenntnis der Ätiologie meist nicht möglich, gelingt auch histologisch nur in begrenztem Umfang (Döring, Krücke, Peters u. a.). Es werden deshalb auch die degenerativen Erkrankungen häufig unter der Bezeichnung Polyneuritis zusammengefaßt; im amerikanischen Schrifttum hat sich der Begriff „polyneuropathy" oder „peripheral neuropathy" weitgehend durchgesetzt.

Historisches. Polyneuritische Erscheinungen waren in Zusammenhang mit der Diphtherie bereits im Altertum bekannt. Lettsom beschrieb 1787 die alkoholische Lähmung; 1859 berichtete Landry über die „paralysie ascendante aigue", eine besondere Verlaufsform. 1880 begründete v. Leyden die Selbständigkeit der „multiplen Neuritis", betonte dabei aber auch, daß eine völlig scharfe Trennung zwischen zentraler und peripherer Erkrankung nicht möglich sei. 1882 prägte Pierson den Begriff Polyneuritis, der 1896 auch von Redlich verwendet wurde. 1900 wurde im Handbuchkapitel von Remak und Flatau das damalige Wissen zusammengefaßt. Nachdem bereits 1909 Roemheld und 1910 Feer auf die Liquoreiweißvermehrung bei der Polyneuritis hingewiesen hatten, beschrieben 1916 Guillain, Barré und Strohl das nach ihnen benannte Syndrom, für das v. Bogaert die Bezeichnung Polyradiculoneuritis prägte. 1939 führte Wechsler den Begriff Polyneuropathie ein (vgl. Howe, Viets).

Häufigkeit und Vorkommen. Zunächst nahm man an, die Polyneuritis komme im Kindesalter nicht vor; 1920 wurden aber von Clauss etwa 40 Fälle zusammengestellt, 1931 erwähnt Ibrahim, daß 60 Fälle bekannt seien. So fand das Krankheitsbild ziemlich spät Eingang in die pädiatrischen Lehrbücher (Fanconi). In den letzten Jahren wird es zunehmend häufiger beobachtet (Low et al., Stickl u. Ehmann), so daß die Angabe, es sei beim Erwachsenen zehnmal öfter zu beobachten, sicher nicht mehr zutrifft. Da ältere Berichte wohl auch polyneuritische Verlaufsformen der Poliomyelitis enthalten, dürfte die Häufigkeitszunahme in der letzten Zeit reell sein. Weil aber zwischen Polyneuritis und Polyradiculitis im Kindesalter meist nicht streng unterschieden wird, sind verbindliche Zahlenangaben unmöglich. Es ist anzunehmen, daß flüchtige und rudimentäre Formen mit Reflexabschwächung, Hypästhesie und Hypotonie gerade im Kindesalter nach Infektionskrankheiten häufig auftreten, aber meist unbeachtet bleiben (Stickl u. Ehmann, Wartenberg).

Es sind alle Altersstufen von der Erkrankung betroffen, ein Häufigkeitsgipfel liegt zwischen dem 4. und 9. Lebensjahr (Low et al.); eine Geschlechtsdisposition ist nicht zu erkennen, im Erwachsenenalter sind allerdings Männer häufiger betroffen (Pette). Jahreszeitliche Schwankungen kommen vor (Schorn u. Schaltenbrand); hinter kleinen Epidemien könnte sich die Poliomyelitis verbergen, sofern dies nicht durch serologische und virologische Befunde ausgeschlossen ist.

Ätiologie und Pathogenese. Wie bei der Neuritis sind alle Faserqualitäten der peripheren Nerven vom Erkrankungsprozeß betroffen, meist in symmetrischer Anordnung, distal mehr als proximal; die einzelnen Leitungsbahnen scheinen unterschiedlich vulnerabel. Die ursächlichen Faktoren sind häufig miteinander verflochten. Konstitution (familiäre Belastung) und Disposition werden für die Pathogenese bedeutsam. Als schädigende Faktoren haben Bakterien- oder Viruserkrankungen, Toxinwirkung, allergische Vorgänge, biochemische Beeinträchtigung des Nervenstoffwechsels, genetisch fixierte Störungen im Bereich der Myelinscheide, Einlagerung von Fremdstoffen, echte entzündliche Infiltrate, Läsionen der Vasa nervorum zu gelten (Mumenthaler); bei Kindern wird die Polyneuritis häufiger nach Infektionskrankheiten oder als immunogenetische Erkrankung nach Impfungen beobachtet, während bei Erwachsenen neben der idiopathischen Polyneuritis die Läsionen nach Intoxikation oder Stoffwechselstörung im Vordergrund stehen (Stickl u. Ehmann).

Die morphologischen Veränderungen am peripheren Nervensystem hängen weniger von der Art der Noxe ab als vom Stadium des Erkrankungsprozesses, von der Intensität der Schädigung und von der Reak-

Tabelle 60. *Einteilung der Polyneuritis nach klinischen und ätiologischen Gesichtspunkten.*
(Nach Bodechtel, Poeck und Scheid)

A. Polyneuritis bei und nach Infektionskrankheiten
    a) toxisch: Diphtherie, Botulismus (Sepsis, Pneumonie, Typhus, Paratyphus, Ruhr, Fleckfieber)
    b) parainfektiös: Masern, Varicellen, Rubeolen, Parotitis epidemica, Grippe, infektiöse Mononucleose, Hepatitis infectiosa, Dengue-Fieber, Scharlach, Staphylokokkenenteritis, Toxoplasmose (Poliomyelitis-Schluckimpfung)
    c) direkter Befall der peripheren Nerven: Lepra, Lues, Herpes, Zeckenbiß (Tuberkulose, Morbus Boeck)

B. „Allergische" Polyneuritis
    Serogenetische Polyneuritis, Polyneuritis bei Nahrungs- und Arzneimittelallergie, „rheumatische" Polyneuritis (bei Tuberkulose, bei Kollagenosen)

C. „Idiopathische" entzündliche Polyneuritis (etwa 50%)

D. Polyneuritis bei Ernährungsstörungen („dystrophische Polyneuropathie")
    Kachexie, B-Avitaminosen, Leber- und Pankreaserkrankungen, Alkoholismus, Plasmocytom und andere Dysproteinämien, Diabetes mellitus(?) (Carcinome und andere Malignome)

E. Polyneuritis bei Intoxikationen („toxische Polyneuropathien")
    a) endogene Intoxikation (Stoffwechselstörung): Porphyrie, Urämie, Gicht, Diabetes mellitus(?); Ablagerung bei metachromatischer Leukodystrophie, Amyloidose
    b) exogene Vergiftung: Blei, Thallium, Arsen, Quecksilber, Alkohol, Triorthokresylphosphat, Barium, Gold, Schwefelkohlenstoff, Kohlenoxyd, Barbiturate, Trichloräthylen usw. Medikamente: Sulfonamide (Uliron), Isonicotinsäurehydrazid, Thalidomid, Nitrofurantoin, Chloramphenicol, Vincristin

F. Polyneuritis bei blastomatösen Prozessen

G. Polyneuritis bei Gefäßkrankheiten
    Periarteriitis nodosa, Thrombangiitis obliterans, Arteriosklerose, Kollagenosen, blastomatöse Prozesse
    Ischämische Schädigung bei akuter CO- und Barbituratvergiftung oder bei akuten Blutverlusten

H. Hereditäre Polyneuritis

tionsbereitschaft des Organismus (Peters). Es kommt zum Ödem der Nerven, zur Desintegration von Myelinscheide und Achsencylinder, gefolgt von Phagocytose und Proliferation der Schwannschen Zellen (Low et al.). Krücke unterscheidet primär entzündliche Polyneuritiden und Polyneuropathien (neurodegenerative Prozesse) nach dem histologischen Bild.

Einteilung. Es gibt bisher keine befriedigende Klassifizierung der Polyneuritis, die praktischen und theoretischen Bedürfnissen in gleicher Weise gerecht würde; brauchbar sind Einteilungen nach dem klinischen Verlauf oder nach der Ätiologie des Syndroms, wobei allerdings ungenügend berücksichtigt wird, daß oft erst ein Zusammentreffen mehrerer Faktoren die Erkrankung auslöst (Tabelle 60).

Klinisches Bild. Oft geht dem polyneuritischen Syndrom eine kurzdauernde Erkrankung der Atemwege oder des Gastrointestinaltrakts voraus; körperliche Anstrengung scheint bei der Manifestation der Polyneuritis von Bedeutung (Windorfer). Je nach Art und Ausdehnung der Störung, von der das periphere Nervensystem betroffen wird, entwickeln sich mehr motorische, sensible oder vegetativautonome Ausfallserscheinungen; im Kindesalter überwiegen die motorischen Symptome (Tabelle 61).

Tabelle 61. *Kardinalsymptome der Polyneuritis im Kindesalter.* (Nach Catel und Watters u. Barlow)

1. Beginn mit Mißempfindungen
2. Grundsätzlich symmetrische Ausfallserscheinungen, meist distal mehr als proximal, jedoch auch proximal betont
3. Hauptbefund: Motorische Störung mit rascher Ermüdbarkeit, Tonusverlust, Schwäche und Parese, Atrophie; qualitative und quantitative Änderung der elektrischen Erregbarkeit; Abschwächung oder Fehlen der Sehnenreflexe
4. Sensible Störungen: Parästhesien, Hyp- oder Anaesthesie, Störung der Tiefensensibilität; bevorzugt distal mit unscharfer proximaler Grenze; nicht immer nachzuweisen
5. Autonom-vegetative Störungen: Rubor, Pallor, Akrocyanose, Hyper- oder Hypohidrose, trophische Störungen (Hautveränderungen, Pigmentierung, Beeinträchtigung des Nagel- oder Haarwachstums)
6. Liquorbefund: normal oder geringe Eiweißvermehrung
7. Landrysche Verlaufsform kommt vor
8. Regressive Tendenz nach etwa 3—6 Monaten

Zuerst treten subjektiv empfundene Reizerscheinungen auf, Schmerzen oder Parästhesien, Spannungs- und Schwellungsgefühl; Nervenstämme und Muskeln sind häufig druckempfindlich. Meningitische Zeichen sind selten.

Dann macht sich die Erkrankung durch motorische Störungen bemerkbar; auffallend oft wird zu Beginn Einknicken mit den Knien angegeben (STICKL u. EHMANN). Es kommt zu rascher Ermüdbarkeit und Schwäche in den Beinen, zu Verminderung oder Ausfall der Sehnenreflexe und symmetrisch zunehmender Muskellähmung in unterschiedlichem Ausmaß bis zu völliger Paralyse. Rasch können Atrophien entstehen; fibrilläre Zuckungen oder Muskelkrämpfe sind selten zu beobachten (SCHELLER). Die Lähmung ist meist distal lokalisiert und äußert sich zuerst im Steppergang; sie betrifft vor allem die Beine, kann aber auch die Armmuskulatur befallen. Nicht selten ist im Kindesalter eine proximale Lokalisation der Muskellähmung; bei dieser pseudomyopathischen Verlaufsform (ALAJOUANINE u. DELAY, VAN BOGAERT, SCHEID u.a.) können die Sehnenreflexe erhalten bleiben. Hypo- und Areflexie gehören nicht zu den obligaten Symptomen der Polyneuritis (SCHEID).

Sensibilitätsstörungen werden bei Kindern nur selten festgestellt, hauptsächlich wohl wegen der technischen Schwierigkeiten, die sich dabei ergeben. Zuerst wird die epikritische Empfindung betroffen, dann kommt es zu Hyp- und Anaesthesie mit Beeinträchtigung der Temperaturempfindung; schließlich können auch Tiefensensibilität und Lagesinn ausfallen, so daß eine Ataxie entsteht (Pseudotabes polyneuropathica). Dissoziierte Empfindungsstörungen sind selten. Die Sensibilitätsausfälle haben unscharfe Grenzen, sind oft handschuh- oder sockenförmig angeordnet und nehmen keine Rücksicht auf das Ausbreitungsgebiet peripherer Nerven, der Nervenplexus oder Segmente (SCHALTENBRAND). Die Blasen- und Mastdarmfunktion ist meist nicht beeinträchtigt; Entleerungsstörungen werden aber gelegentlich beobachtet (Low et al.).

Die Hirnnerven können von der Erkrankung betroffen sein; am häufigsten kommt es zu einer Facialisparese, die öfter ein- als doppelseitig ist (Low et al., STICKL u. EHMANN); Lähmung mehrerer Hirnnerven ist möglich (MANZ).

Trophische Störungen werden im Kindesalter nur gelegentlich beobachtet (IBRAHIM); die autonom-vegetativen Störungen stehen bei der durch Quecksilber verursachten Akrodynie allerdings im Vordergrund.

Das Allgemeinbefinden ist nur mäßig beeinträchtigt; Fieber tritt selten auf.

Diagnose. Motorische und sensible Ausfallserscheinungen sind neurologisch nachzuweisen: In typischer Ausprägung sind sie distal-symmetrisch angeordnet; proximale Lokalisation zeigen die pseudomyopathischen Verlaufsformen, bei denen auch die Sehnenreflexe erhalten bleiben. Die Lähmungen sind durch Prüfung der groben Kraft meist einfach festzustellen, bei Säuglingen und Kleinkindern ergeben sich dabei gewisse Schwierigkeiten (JOHNSON). Problematisch ist die Sensibilitätsprüfung im Kindesalter, weswegen die Befunde nur unzuverlässig sein können.

Der Liquor ist normal oder zeigt eine geringe, selten eine ausgeprägte Eiweißvermehrung. Dieser Befund gestattet die Differenzierung von Polyneuritis und Polyradiculitis nicht; schon eher weist eine leichte Zellvermehrung auf die Mitbeteiligung von Nervenwurzeln und Meningen hin. Die Liquorveränderungen brauchen den klinischen Krankheitserscheinungen nicht entsprechen, sie sind wohl mehr von der Krankheitsdauer abhängig (STICKL u. EHMANN). Differenziertere Liquoruntersuchung kann zur Klärung der Diagnose wenig beitragen.

Bei Prüfung der elektrischen Erregbarkeit für faradische und galvanische Ströme sind zunächst nur quantitative Abweichungen festzustellen. Motorische und sensible Chronaxie sind erhöht. Nach etwa 2—3 Wochen kommt es zur Entartungsreaktion, schließlich kann die Erregbarkeit ganz erlöschen.

Eine wertvolle Hilfsuntersuchung ist das Elektromyogramm, in dem sich schon frühzeitig Denervierungen nachweisen lassen; neben Fibrillationspotentialen finden sich auch Reinnervationszeichen und bei maximaler Willkürinnervation gelichtete Interferenzmuster (WALTER u. CARSON u.a.). Wichtig ist gerade im Kindesalter die Bestimmung der Leitungsgeschwindigkeit von motorischen und sensiblen Nerven (DUNN et al., GAMSTORP, HUDSON u. DOW, KAESER, LAMBERT et al. u.a.): Frühzeitig ist die sensible Erregungsleitungsgeschwindigkeit vermindert; die motorische Leitungsgeschwindigkeit nimmt evtl. dann schon sehr stark ab, wenn erst geringgradige Veränderungen der Myelinscheide aufgetreten sind und gestattet damit eine Differenzierung zwischen Polyneuritis und Polyradiculitis (MUMENTHALER). Bei fast allen Polyneuritiden ist die Erregungsleitungsgeschwindigkeit deutlich verringert; mitunter lassen sich die Veränderungen durch kombinierte Methoden noch besser erfassen (vgl. Kaeser). Selten werden Muskel- oder Nervenbiopsie zur Klärung der Diagnose beitragen müssen (Gamstorp).

In den Untersuchungen von Blut und Liquor ergeben sich je nach der Ätiologie bestimmte Abweichungen, die bei der Besprechung der einzelnen Formen erwähnt sind; mit entsprechenden Nachweisverfahren sollte immer nach Viruserkrankungen gefahndet werden.

Differentialdiagnose. Zuerst muß die Poliomyelitis ausgeschlossen werden; Übergangsformen zwischen beiden Erkrankungen kommen sicher vor (Fanconi et al., Schäfer u. Walter). Bei der Kinderlähmung sind die initialen Schmerzen stärker, die Ausfälle fast nie symmetrisch angeordnet, fehlen Sensibilitätsstörungen immer; die Liquoruntersuchung klärt die Diagnose, welche durch das Auftreten der Erkrankung im Rahmen einer Epidemie bzw. die serologischen und virologischen Befunde bestätigt wird. Bei proximal lokalisierten Lähmungen (pseudomyopathische Verlaufsform) sind Muskelerkrankungen (progressive Muskeldystrophie, auch Polymyositis, Dermatomyositis) abzugrenzen. Selten werden Mißbildungen oder Erkrankungen von Wirbelsäule oder Rückenmark in Betracht zu ziehen sein (Spina bifida, Syringomyelie, Varicosis spinalis, Vorderhornprozesse, funikuläre Spinalerkrankung, Tabes dorsalis, Multiple Sklerose).

Unter der Diagnose „Amyotonia congenita" bei verzögerter motorischer Entwicklung und allgemeiner Hypotonie kann sich eine Polyneuritis verbergen (Chambers u. MacDermott), was durch Liquoruntersuchung zu beweisen ist.

Bei ataktischen Formen (Pseudotabes polyneuropathica) sind Hirntumoren, vor allem solche der hinteren Schädelgrube, cerebelläre oder labyrinthäre Ursachen durch entsprechende Untersuchungen auszuschließen. Selten wird die Abgrenzung von einer Dystrophia myotonica Steinert, von paroxysmalen Lähmungen oder peripheren Durchblutungsstörungen schwierig sein.

Verlauf und Prognose. Der Verlauf der Polyneuritis ist wechselhaft (Scheid). Als akute Erkrankung kann sie im Sinn einer Landryschen Paralyse mit rasch aufsteigenden Lähmungen durch Atem- und Kreislaufstörung zum Tode führen; andererseits ist auch bei schweren Fällen vollkommene Erholung möglich. Selten sind chronische Krankheitsformen oder Rezidive zu beobachten (Austin, Becker; Ford: „Recurrent polyneuritis"). Die Symptome verschwinden meist in der umgekehrten Reihenfolge ihrer Entstehung wieder. Allgemein ist die Prognose günstig; sie hängt natürlich von der zugrunde liegenden Ätiologie ab. Die Restitution kann Monate bis Jahre dauern (Low et al.); Restsymptome können bestehen bleiben (Byers u. Taft). Als Komplikation ist im akuten Stadium besonders die Pneumonie zu fürchten.

Spezielle Verlaufsformen. Die „Schulterform" kommt bei Mononucleosis infectiosa zur Beobachtung, die neuralgische Amyotrophie bei serogenetischer Polyneuritis. Die pseudomyopathische Polyneuritis mit Lähmung der Hüftmuskulatur ist häufig, aber nicht ausschließlich im Kindesalter zu sehen (Scheid, Wieck). Bei der ataktischen Polyneuritis (Pseudotabes polyneuropathica) steht die Störung der Tiefensensibilität im Vordergrund (Richter); die Ataxie kann aber auch durch die Lähmung der Hüftmuskeln vorgetäuscht sein (Scheid). Eine rein sensible Polyneuritis soll vorkommen (Wartenberg). Bei der Polyneuritis cerebralis (cranialis) idiopathica (Glavan) sind besonders Hirnnervenausfälle festzustellen (Flury, Manz).

Therapie. Soweit die Ätiologie bekannt ist, sollte nach Möglichkeit eine kausale Behandlung angestrebt werden, um primäre, aber auch sekundäre Ursachen (Erbslöh) zu beseitigen. Da sich die Progredienz der Erkrankung nie gut abschätzen läßt, muß auf jeden Fall eine klinische Behandlung durchgeführt werden. Wesentlich ist dabei gute Pflege des Patienten mit entsprechender Lagerung zur Vermeidung von Kontrakturen und Decubitus, allgemeiner Ruhigstellung und Schonung. Frühkomplikationen müssen rechtzeitig erkannt und entsprechend behandelt werden (Tracheotomie, künstliche Beatmung, Sondenernährung usw.). Wärmebehandlung (Schwitzprozeduren, Lichtkasten, Packungen, Bäder) wirkt günstig; mit Übungstherapie sollte möglichst früh begonnen werden, zunächst mit passiven Bewegungen, wenn sich die Massage durch allgemeine Schmerzhaftigkeit noch verbietet. Die Elektrotherapie darf nicht zu früh eingesetzt werden (Becker); man kann etwa in der 3.—4. Woche beginnen, möglichst erst nach Bestimmung der elektrischen Erregbarkeit. Bei kompletter Entartungsreaktion ist die

Elektrobehandlung kontraindiziert. Zunächst soll mit Exponentialstrom, wenn dies nicht möglich ist, mit galvanischen Strömen gereizt werden; Faradisieren ist schädlich. Schmerzen werden durch Analgetica, auch durch Wärmeanwendung oder Einreibungen beeinflußt; Antipyretica und Antiphlogistica (Salicylate, Pyramidon, Irgapyrin, Butazolidin usw.) wirken oft günstig. Die Ansichten über den Wert einer ACTH- oder Glucocorticoidbehandlung sind verschieden: Sie soll bei schweren Erkrankungen anfangs günstig wirken und den Verlauf abkürzen (AUSTIN, BAMMER u. SCHALTENBRAND, LOW et al., STICKL u. EHMANN, THIELE u. THIELE u.a.), hat bei kritischer Auswertung der Ergebnisse aber wohl keinen wesentlichen Einfluß auf die Erkrankung (FRICK u. ANGSTWURM, SCHEID, WIECK u.a.). Vitamine der B-Gruppe werden vielfach verabreicht, sind aber wohl nutzlos (BODECHTEL, PETTE u.a.). Nach Abklingen der akuten Symptome ist die Fokalsanierung durchzuführen, wenn ein Herdgeschehen vermutet wird (SCHALTENBRAND u.a.).

Formen der Polyneuritis

Entzündliche, allergische und idiopathische Polyneuritiden

Diese Formen kommen im Kindesalter am häufigsten vor (STICKL u. EHMANN), allerdings wohl meist als Polyradiculitis (Guillain-Barré-Strohl-Syndrom) (S. 487; HAYMAKER u. KERNOHAN, McFARLAND et al.). Wie erwähnt, ist die Trennung der beiden Erkrankungen willkürlich, gestützt auf die Lokalisation des pathologischen Prozesses. Man muß wohl von verschiedenen Ausbreitungsformen derselben Erkrankung sprechen.

Nach uncharakteristischer Vorkrankheit oder im Anschluß an eine Infektionskrankheit (Tabelle 60) entwickeln sich mehr oder weniger rasch symmetrische Muskelschwächen mit Reflexverlust, selten Sensibilitätsstörungen. Mitunter ist Fieber oder eine Nackensteifigkeit festzustellen. Die Lähmungen, die anfangs auch unsymmetrisch sein können, breiten sich innerhalb von Tagen von distal nach proximal hin aus, wenn sie nicht von vornherein proximal lokalisiert sind. Hirnnervenlähmungen kommen vor, am häufigsten eine Facialisparese (FORD).

In schweren Fällen kann die Parese bis zu totaler Lähmung fortschreiten, von der nur die Augenbewegungen ausgespart sind (DOWNIE); das Bewußtsein bleibt klar. Gelegentlich wird eine Stauungspapille festgestellt (LOW et al.). Selten ist eine rein ataktische Verlaufsform mit Intentionstremor und Gangunsicherheit. Sphincterstörungen (Retentio urinae) kommen vor.

Zur Ätiologie dieser Formen wird die Wirkung eines neurotropen Virus (z.B. lymphocytäre Meningitis; BANNWARTH, WARTENBERG) oder die durch zusätzliche Faktoren gesteigerte neurotrope Eigenschaft bekannter bzw. bereits im Körper vorhandener Erreger (STUTTE) diskutiert. Eine wesentliche Rolle spielen aber auch neuroallergische Prozesse (PETTE u.a.) bzw. Störungen in den Immunvorgängen (DOWNIE), wofür das Auftreten nach einer Vorkrankheit mit Latenzzeit spräche. Serogenetische Polyneuritiden werden bei Kindern seltener beobachtet als bei Erwachsenen (BENNETT); sie treten 2—14 (8 bis 9) Tage nach der Injektion im Rahmen einer allgemeinen Serumkrankheit (Fieber, Ödem, Urticaria) auf und führen zu Schmerzen und motorischen Störungen, bevorzugt zu einer neuralgischen Amyotrophie, aber auch zu Ausfällen im Bereich des Plexus lumbalis bzw. zu diffuser Erkrankung. Der Liquor bleibt dabei meistens normal.

Nach Salk- und Sabin-Impfung gegen Poliomyelitis wurden Polyneuritiden und Polyradiculitiden beobachtet (BODECHTEL et al., SCHALTENBRAND u. HOPF u.a.), die mit großer Wahrscheinlichkeit als Impfkomplikation aufzufassen sind.

Zu direktem Befall des Nervengewebes durch Erreger kommt es bei der Lepra (Lepra nervosa anaesthetica, Polyneuritis Hansen); dabei sind die Nervenstämme verdickt, die Achsencylinder degenerieren.

Ob bei Lues, Tuberkulose oder Hauteiterungen eine Infektion der Nerven erfolgt, ist fraglich; jedenfalls wurden polyneuritische Syndrome bei diesen Erkrankungen beschrieben (CATEL, WOLF u. HUHN).

Der Herpes zoster ist Folge einer Virusinfektion der Spinalganglien und sensiblen Hirnnervenganglien. Es entstehen typische Hautveränderungen und Schmerzen, aber auch Sensibilitätsstörungen und Paresen mit Verlust von Sehnenreflexen (NACHMAN). Meist sind die Veränderungen streng auf ein Segment beschränkt (HANSEN u. SCHLIACK). Der Schmerz ist bei Kindern weniger ausgeprägt als bei Erwachsenen; postherpetische Neuralgie kommt im Kindesalter nicht vor.

Nach Zeckenbiß kann durch Virusinfektion oder allergische Reaktion ein polyneuritisches Krankheitsbild auftreten (FORD).

Polyneuritis bei Ernährungsstörungen (dystrophische oder dyskrasische Polyneuropathie)

Bei Mangelernährung und Kachexie sind Störungen im Bereich des peripheren Nervensystems zu beobachten. Dafür scheint besonders das Fehlen von Vitaminen der B-Gruppe verantwortlich zu sein, wenn auch weitere Faktoren mitspielen (LUCKNER u. MAGUN).

Mangel an Vitamin B_1 (Aneurin), für den der Säugling besonders empfindlich ist (FORD), wurde als mögliche Grundlage zahlreicher Polyneuropathien angesehen; sicher kommt er als Ursache der Polyneuritis bei Beri-Beri in Frage. Bei der Pellagra (Mangel an Nicotinsäureamid) werden polyneuritische Symptome neben Hautveränderungen und psychischen Störungen beobachtet. Bei perniciöser Anämie (Vitamin B_{12}-Mangel) sind Polyneuritiden gesehen worden (DOWNIE). Beim Skorbut (Vitamin C-Mangel) kann eine Blutung zur Nervenschädigung führen.

Polyneuritiden wurden auch nach Durchfallerkrankungen (IBRAHIM), beim Malabsorptionssyndrom (FORD), Leber- und Pankreaserkrankungen sowie malignen Tumoren des Magen-Darmkanals (CATEL) beschrieben.

Toxische (degenerative) Polyneuropathien

a) Polyneuritis durch biologische Toxine. Bei der postdiphtherischen Polyneuritis, die bei 10—20% der Patienten auftritt, ist das Toxin des Bacteriums für die lokalisierten oder generalisierten neurologischen Störungen verantwortlich (SCHEID, SCHEID u. PETERS). Die Erkrankung wird heute nur ausnahmsweise beobachtet, während sie früher die meisten kindlichen Polyneuritiden umfaßte. Etwa 2 bis 3 Wochen nach der Diphtherie auftretend, zeigt sich ein regelhaft vorkommendes „zeitgesetzliches Verlaufsgefüge" (SCHEID, WIECK); ob diese Feststellung auch für das Kindesalter gilt, ist noch nicht genügend untersucht, scheint aber möglich, wenn auch die jeweilige Reaktionslage des Organismus die Erkrankung verändert (WINDORFER).

Am 5.—12. Tag entsteht das „Hirnnervensyndrom": Gaumensegel- und Schlucklähmung sowie Akkomodationsparese erreichen um den 45. Krankheitstag ihren Höhepunkt; um diese

Zeit (30.—60. Tag) besteht auch die größte Gefahr für Atem- und Kreislauflähmung. Mit einem Höhepunkt um den 90. Tag folgt das „Tetraplegiesyndrom", das sich hauptsächlich auf die unteren Extremitäten beschränkt und im Kindesalter proximale Muskelgruppen („Paresetrias"; SCHEID) bevorzugt. Sensibilitätsstörungen sind selten, zeigen dann distale Betonung mit sog. Felderung (SCHEID, WIECK). Reiz- und Ausfallserscheinungen variieren in Abhängigkeit von der Schwere der Erkrankung (DOWNIE); unsymmetrische Lähmungen kommen vor, die proprioceptiven Funktionen können stark betroffen sein (FORD). Das „primäre zeitgesetzliche Verlaufsgefüge mit der Rangordnung der Symptome" gestattet auch ohne Erregernachweis die Diagnose und zeigt deutliche Beziehungen zur Schwere der Diphtherie (SCHEID u.a., vgl. dagegen FORD, GRINKER u. SAHS).

Auch beim Botulismus werden die neurologischen Ausfälle durch ein biologisches Toxin verursacht, welches jedoch an den Nervenendigungen (Muskelendplatten) angreift (BODECHTEL, TYLER u.a.). Es kommt zu Pupillar- und Augenmuskellähmung, Sprach-, Schluck- und Sekretionsstörung sowie einer rein motorischen Polyneuritis; Sensibilitätsstörungen fehlen. Gelegentlich wird eine retrobulbäre Neuritis beobachtet.

b) Polyneuropathien durch exogene Gifte. Einige toxische Substanzen haben bestimmte Allgemeinerscheinungen zur Folge und können dem polyneuritischen Syndrom eine besondere Ausprägung verleihen. Es entstehen fleckförmig umgrenzte oder generalisierte degenerative Veränderungen an den Nerven, die zum Zerfall der Myelinscheiden und schließlich zur Alteration des Achsencylinders führen.

Die Bleivergiftung, die bei Kindern gelegentlich durch Lutschen an Bleisoldaten, durch Verzehren bleihaltiger Farben („pica") oder ähnliches auftritt (BYERS), führt im Kindesalter besonders zu zentralnervösen Erscheinungen (Blei-Encephalopathie) mit Ptose, Strabismus, retrobulbärer und Opticusneuritis sowie Facialisparese. Bei chronischer Einnahme geringerer Bleimengen kann es aber auch zur Polyneuropathie kommen (SETO u. FREEMAN u.a.). Während diese sich bei Erwachsenen besonders auf die vom N. radialis versorgten Muskeln beschränkt („Fallhand"), ist sie im Kindesalter mehr diffus oder betrifft die unteren Extremitäten, speziell das Gebiet des N. peronaeus (IBRAHIM). Es kommt häufig zu

Muskelkrämpfen, Muskelschmerzen, zu Atrophie und Reflexverlust, während sensible und trophische Störungen selten sind (GRINKER u. SAHS). Als Allgemeinsymptome der Bleiintoxikation werden Koliken, Zahnfleischveränderungen („Bleisaum"), Blutbildabweichungen und Verschattungen im Röntgenbild der Röhrenknochen beobachtet; im Urin ist die Koproporphyrinausscheidung vermehrt, Blei kann im Serum und im Urin nachgewiesen werden. Zur Behandlung wird Calcium-Versenat (Calcium-EDTA) empfohlen (vgl. MOESCHLIN).

Auch die Thalliumvergiftung [z.B. durch Rattengift (Zelio-Paste oder -Körner)] ist gelegentlich bei Kindern zu sehen (PASSARGE u. WIECK). Es kommt zu zentralnervösen Störungen (Benommenheit, Ataxie, Tremor, evtl. psychotisches Bild im Sinne eines Wieckschen Durchgangssyndroms); eine Ptosis soll bei Kindern charakteristisch sein, Opticusschädigungen sind möglich. Bei Erwachsenen stehen polyneuritische Symptome mit heftigen Schmerzen und Parästhesien, vor allem an den Fußsohlen („burning feet") sowie Sensibilitätsstörungen und distal betonte Lähmungen im Vordergrund; Blasenstörungen (Retentio urinae) sind nicht selten. Die Allgemeinveränderungen (gastrointestinale Symptome, Haarausfall, Nagelbänder) lassen die Diagnose vermuten, welche durch den Giftnachweis (PASSARGE u. WIECK) gesichert wird. Zur Behandlung werden vor allem Natriumjodid und Natriumsulfat gegeben (vgl. MOESCHLIN).

Bei der Arsenvergiftung, früher besonders Folge von Arzneimittelintoxikationen, entstehen ebenfalls sensible Reiz- und Ausfallserscheinungen (GRINSCHGL, HEYMAN et al., JENKINS u.a.): Schmerz und Hyperästhesie, Empfindlichkeit der Muskeln, Pseudotabes (GRINKER u. SAHS). Als Allgemeinsymptome sind Leibschmerzen, Erbrechen, Durchfall, Heiserkeit, Conjunctivitis, Tränenfluß, Dermatitis (Arsenhyperkeratose) und Nagelveränderungen (Mees'sche Streifen) zu beobachten. Zur Therapie sind BAL (Sulfactin) und Versenat geeignet (vgl. MOESCHLIN).

Die Quecksilberintoxikation führt im Kindesalter gewöhnlich zur Akrodynie (Feersche Krankheit); sie kann aber auch Tremor, Hypotonie, Schwäche, Muskelatrophie der Beine und Reflexverlust zur Folge haben; STUTTE u. GEHRT beobachteten eine schwere Polyneuropathie bei einem Kleinkind nach rectaler Applikation von grauer Salbe.

Bei der Alkoholpolyneuritis, die auch im Kindesalter gesehen wurde (CATEL, IBRAHIM), kommt es besonders zu sensiblen Störungen (heftige Schmerzen, Ataxie); Lähmungen sind häufig distal lokalisiert.

Vergiftungen mit Triorthokresylphosphat wurden im Rahmen der Erkrankungswelle in Marokko (1959) auch bei Kindern beobachtet (CHARLAS et al.); das Gift ist auch in Kreosot enthalten bzw. kann unter bestimmten Bedingungen aus Kunststoffen (Igelit) freigesetzt werden. Im Gegensatz zu Erwachsenen werden bei Kindern ebenfalls proximale Muskelgruppen von der Lähmung betroffen (SCHEID), welche sonst distal-symmetrisch an den unteren Extremitäten lokalisiert ist, aber auch auf die Arme übergreifen kann. Es gehen gastrointestinale Erscheinungen voraus, die Lähmungen treten etwa 1—3 Wochen nach der Intoxikation auf. Vasomotorische und trophische Störungen sind häufig; der Patellarsehnenreflex bleibt meist erhalten, während der Achillessehnenreflex verschwindet. Die Muskeln sind hypoton und atrophieren. Sensibilitätsstörungen finden sich kaum. Nach Abklingen der Paresen (etwa 6 Wochen) werden spastische Zeichen deutlich und weisen darauf hin, daß auch spinale Bahnen durch das Gift geschädigt wurden. Die Restsymptome der Intoxikation gleichen dann einer spastischen Spinalparalyse oder myatrophischen Lateralsklerose.

In Einzelfällen ist ein polyneuritisches Syndrom nach Vergiftung mit Barium, Gold, Schwefelkohlenstoff, Kohlenoxyd, Barbituraten, Trichloräthylen, Colchicin, Dinitrophenol, DDT und anderen Insektiziden (JENKINS u. TOOLE) oder Cholinesteraseblockern beschrieben worden.

c) Polyneuropathie durch Medikamente. Die Sulfonamide Uliron oder Eubasin, welche früher mitunter zu Polyneuropathien führten, sind heute nicht mehr gebräuchlich. — Thalidomid (Contergan) kann vorwiegend sensible Polyneuropathien mit langsamer, unvollständiger Rückbildungstendenz zur Folge haben, auch Lähmung distaler und proximaler Muskelgruppen der Beine (SCHEID et al.). — Isonicotinsäurehydrazid (INH) ruft im Kindesalter kaum einmal neurologische Störungen hervor (MERTENS), während es bei Erwachsenen in einer Dosierung von mehr als 15 mg/kg Körpergewicht/Tag (etwa 6% der Fälle; IRSKENS, SCHELLER) zu Parästhesien, Schmerzen und vegetativen Störungen führt. Diese können durch Applikation von Pyridoxin (Vitamin B_6) verhindert werden; ob allerdings ein Antagonismus zwischen INH und Vitamin B$_6$ anzunehmen ist, erscheint fraglich (Axt et al.). — Verabreichung von Nitrofurantoin kann auch im Kindesalter eine Polyneuropathie zur Folge haben (Hefelfinger u. Allen, Vaan), wenn gleichzeitig eine chronische Niereninsuffizienz vorliegt. Man beobachtet überwiegend motorische, aber auch sensible Syndrome (Suchenwirth u. Dahl). — Chloramphenicol führt bei hoher Dosierung zu Neuritis optica, peripheren Parästhesien und Reflexverlust (Joy et al.); die Störungen können durch reichliche Gaben von Vitamin B-Kombinationspräparaten verhindert werden (Cocke). — In einzelnen Fällen entstanden Polyneuropathien nach Verabreichung von Vincristinsulfat (Moress et al.), Meprobamat und Hydralazin. Über den Weg einer allergisch-hyperergischen Reaktion können zahlreiche andere Medikamente Polyneuritiden hervorrufen (Mertens).

d) Polyneuropathien bei Stoffwechselstörungen. Beim Diabetes mellitus des Erwachsenen gehört die Polyneuropathie zu den häufigen Komplikationen. Während von manchen Autoren ihr Vorkommen im Kindesalter bezweifelt wird (Hofman), sind bei genauer Untersuchung doch in 10—20% der Fälle Hinweise dafür zu finden (Gamstorp et al., Lawrence u. Locke): Es kommt zu Reflexverlust, Muskelschwäche, distalen Parästhesien, trophischen und vasomotorischen Störungen; wichtiges Frühsymptom ist die verminderte Nervenleitungsgeschwindigkeit (Gamstorp et al.) und ein fehlender Axonreflex (Lawrence u. Locke). Die Veränderungen sind gewöhnlich distal-symmetrisch lokalisiert, es werden aber auch Mononeuritiden (N. femoralis, N. peronaeus) beobachtet. Die Polyneuropathie scheint weniger von Schwere und Einstellung der Stoffwechselstörung, als vor allem von der Dauer der Erkrankung und vom Alter des Patienten abhängig zu sein (Bischoff, Gamstorp et al.). Ihre Ursache muß wohl die metabolische Störung sein, während die diabetischen Gefäßveränderungen eine geringere Rolle spielen. Zur Behandlung sind neben guter Kontrolle des Diabetes lediglich Allgemeinmaßnahmen zu empfehlen.

Bei schweren Hypoglykämien sind polyneuritische Bilder beobachtet worden, wenn hierbei auch besonders die Vorderhornzellen geschädigt sind (Rosner u. Elstad).

Die akute intermittierende Porphyrie führt zu schwerer Polyneuropathie mit rasch aufsteigender Lähmung. Vor der Pubertät kommt sie kaum vor; es wurden aber einzelne Erkrankungen bei Kindern beschrieben (Ford) mit abdominellen Symptomen, geistiger Störung, Polyneuropathie (Schmerz, Hyperästhesie, Berührungsempfindlichkeit), Augenmuskellähmung und vorübergehender Blindheit. Die Stoffwechselstörung ist durch Barbituratgabe auszulösen. Der Porphyrinnachweis im burgunderroten Urin sichert die Diagnose.

Die urämische Polyneuropathie (Asbury et al.) hat an Bedeutung gewonnen, seit es durch Dialyse und Transplantation möglich ist, die Lebensspanne chronisch Nierenkranker zu verlängern; sie kann hereditär bei interstitieller Nephritis auftreten (Marin u. Tyler). — Auch bei Gicht wurde eine Polyneuropathie beobachtet. — Bei metachromatischer Leukodystrophie führt die Ablagerung der vermehrt gebildeten Substanzen zu polyneuritischen Symptomen (Hagberg et al., Yudell et al); ähnlich sind die Veränderungen bei Amyloidose (Andrade), die auch familiär auftreten kann (Ford, Krücke, Schlesinger et al.).

Polyneuritis bei Gefäßkrankheiten

Durchblutungsstörungen als Ursache einer Polyneuritis spielen im Kindesalter kaum eine Rolle, obwohl die Periarteriitis nodosa in jedem Lebensabschnitt mit gleicher Häufigkeit vorkommen soll (Ford, Scheid, Stammler). Diese Erkrankung ist besonders wechselhaft und unbestimmt, sie führt meist zur Mononeuritis multiplex mit regellos verteilten Lähmungen und Sensibilitätsstörungen. Die Diagnose ist oft erst durch histologische Untersuchung der Muskulatur zu stellen (Lovelace u.a.). — Bei Kollagenosen und anderen Bindegewebserkrankungen sind Polyneuritiden wohl die Folge von Veränderungen an den Vasa nervorum; sie wurden bei Fibrositis-Syndrom (Stoeber), Sklerodermie (Kibler u. Rose), Lupus erythematodes (Goldberg u. Chitanondh), rheumatoider Arthritis (Pallis u. Scott), Sjögren-Syndrom, Wegener-Granulomatose (Stern et al.) beobachtet. — Bei malignen Erkrankungen (Brain), Leukämie (Harris), Lymphom (Mooretoda), multiples Myelom (Clarke) kann es durch Ernährungsstörung, Infiltration, Kompression oder Blutung, aber auch durch immunologische oder metabolische Prozesse zu Polyneuritiden kommen. Wird die reiche Blutversorgung des peripheren Nerven akut unterbrochen, sind Verlust der Willkürbewegung, Atrophie, Reflexabschwächung, Anaesthesie oder Hyperästhesie die Folge (z. B. nach Koma; Mertens); chronische Ischämie führt zu Hypästhesie, Hyperästhesie, Schwäche und Atrophie verschiedener Ausprägung.

Hereditäre Formen der Polyneuritis

Hereditäre degenerative Erkrankungen der peripheren Nerven sind vor allem differentialdiagnostisch bedeutsam. Sie machen sich meist erst im Erwachsenenalter bemerkbar, können aber bereits beim Kind die ersten Symptome zeigen. Oft läßt sich eine familiäre Belastung nachweisen; das Erkennen der seltenen sporadischen Fälle ist besonders schwierig.

Die motorischen Störungen entwickeln sich bei den hereditären Polyneuritiden langsam, sind progredient und haben eine ausgeprägte Muskelatrophie zur Folge. Sensible Formen müssen von der kongenitalen Analgesie abgegrenzt werden (OGDEN et al., JOHNSON u. SPALDING).

Der Liquor ist meist normal; wesentlich für die Diagnose sind elektromyographische und histologische Untersuchungen (Nerven- und Muskelbiopsie).

Tabelle 62. *Hereditäre Polyneuritiden und Polyneuropathien*

Progressive neurale Muskelatrophie (CHARCOT-MARIE-TOOTH-HOFFMANN) (DYCK et al.)
Peroneale Muskelatrophie
Progressive hypertrophische Neuritis (Typ Déjerine-Sottas, Typ Roussy-Cornil) (ANDERMAN et al.)
Hypertrophische interstitielle Polyneuritis
Hereditäre sensible Neuropathie, sensible radikuläre Neuropathie (DENNY-BROWN), acropathie ulcéro-mutilante (LANDWIRTH, TURKINGTON u. STIEFEL)
Heredopathia atactica polyneuritiformis (REFSUM)
Familiäre Dysautonomie (RILEY-DAY)
Erbliche neurovasculäre Dystrophie der Extremitäten (ERBSLÖH)

Literatur

ANDERMANN, F., D. L. LLOYD-SMITH, H. MAVOR, and G. MATHIESON: Observations on hypertrophic neuropathy of Dejérine and Sottas. Neurology (Minneap.) 12, 712 (1962).

ASBURY, A. K., M. VICTOR, and R. D. ADAMS: Uremic polyneuropathy. Arch. Neurol. (Chic.) 8, 413 (1963).

BAMMER, H., u. G. SCHALTENBRAND: Die Behandlung der idiopathischen Polyneuritis. Münch. med. Wschr. 107, 1629 (1965).

BECKER, J.: Therapie der Polyneuritis. Pädiat. Praxis 6, 239 (1967).

BODECHTEL, G.: Differentialdiagnose neurologischer Krankheitsbilder, 2. Aufl. Stuttgart: Georg Thieme 1963.

BRAIN, W. R.: The neurological complication of neoplasms. Lancet 1963 I, 179.

BYERS, R. K., and L. T. TAFT: Chronic multiple peripheral neuropathy in childhood. Pediatrics 20, 517 (1957).

CATEL, W.: Differentialdiagnose von Krankheitssymptomen bei Kindern und Jugendlichen, 3. Aufl., Bd. III. Stuttgart: Georg Thieme 1964.

CHAMBERS, R., and V. MACDERMOTT: Polyneuritis as a cause of „amyotonia congenita". Lancet 1957 I, 397.

CHARLAS, R., A. SLOMIC, B. DEQUEVAUVILLER et J. CHARLAS: Myelopolynevrites par le tricresylphosphate chez l'enfant au cours de l'intoxication Marocaine de 1959. Arch. franç. Pédiat. 18, 1173 (1961).

COCKE, M. J. G.: Chloramphenicol optic neuritis. Amer. J. Dis. Child. 114, 424 (1967).

CURTISS, P. H., and H. J. TUCKER: Sciatic palsy in premature infants — a report and follow-up study of 10 cases. J. Amer. med. Ass. 174, 1586 (1960).

DENNY-BROWN, D.: Hereditary sensory radicular neuropathy. J. Neurol. Neurosurg. Psychiat. 14, 237 (1951).

DOWNIE, A. W.: Disorders of roots, plexuses and peripheral nerves. In: TH. W. FARMER, Pediatric neurology. New York, Evanston and London: Hoeber Med. Div.-Harper & Row 1964.

DUNN, H. G., W. ST. J. BUCKLER, G. C. E. MORRISON, and A. W. EMERY: Conduction velocity of motor nerves in infants and children. Pediatrics 34, 708 (1964).

DYCK, P. J., E. H. LAMBERT, and D. W. MULDER: Charcot-Marie-Tooth disease. Neurology (Minneap.) 13, 1 (1963).

EHMANN, B., u. H. STICKL: Rezidivierende Facialisparese und Gesichtsschwellungen. Mschr. Kinderheilk. 110, 541 (1962).

ERBSLÖH, F.: Therapeutische Notwendigkeiten und Möglichkeiten bei den verschiedenen polyneuritischen Krankheitsbildern. Regensburg. Jb. ärztl. Fortbild. 10, 260 (1962).

FANCONI, G., u. A. WALLGREN: Lehrbuch der Pädiatrie, 8. Aufl. Basel u. Stuttgart: Benno Schwabe & Co. 1967.

— H. ZELLWEGER u. A. BOTSZTEJN: Die Poliomyelitis und ihre Grenzgebiete. Basel: Benno Schwabe & Co. 1945.

FLURY, M.: Polyneuritis cerebralis. Beitrag zur Frage der Polyneuritis im Kindesalter. Helv. paediat. Acta 6, 62 (1951).

FORD, F. R.: Diseases of the nervous system in infancy, childhood and adolescence, 5th ed. Springfield (Ill.): Ch. C. Thomas 1966.

FRICK, E., u. H. ANGSTWURM: Zur Kortikosteroid-Behandlung der idiopathischen Polyneuritis. Münch. med. Wschr. 110, 1265 (1968).

GAMSTORP, J.: Polyneuropathy in childhood. Acta paediat. Scand. 57, 230 (1968).

— S. A. SHELBURNE, G. ENGLESON, D. REDONDO, and H. S. TRAISMAN: Peripheral neuropathy in juvenile diabetes. Diabetes 15, 411 (1966).

GRINKER, R. R., and A. L. SAHS: Neurology, 6th ed. Springfield (Ill.): Ch. C. Thomas 1966.

GRINSCHGL, G.: Zum Vorkommen und klinischen Bild der Arsenikvergiftung in Alpenländern und Donauraum. Wien. klin. Wschr. 68, 238 (1956).

HAGBERG, B., P. SOURANDER, and L. THOREN: Peripheral nerve changes in the diagnosis of metachromatic leukodystrophy. Acta paediat. (Uppsala), Suppl. 135, 63 (1962).

HARRISON, M. S.: Epidemic vertigo-vestibular neuronitis. Brain 85, 613 (1962).

Haymaker, W., and J. W. Kernohan: The Landry-Guaillain-Barré syndrome. Medicine (Baltimore) 28, 59 (1949).

Henderson, J. L.: The congenital facial diplegia syndrome: Clinical features, pathology and etiology. Brain 62, 381 (1939).

Heyman, A., J. B. Pfeiffer, R. W. Willett, and H. M. Taylor: Peripheral neuropathy caused by arsenical intoxication. New Engl. J. Med. 254, 401 (1956).

Howe, E.: Die Geschichte der Polyneuritis. Inaug.-Diss. Hamburg 1950.

Hudson, C. H., and R. S. Dow: Motor nerve conduction velocity determination; a neurodiagnostic aid. Neurology (Minneap.) 13, 982 (1963).

Ibrahim, J.: Organische Erkrankungen des Nervensystems. In: M. v. Pfaundler u. H. Schlossmann, Handbuch der Kinderheilkunde, 4. Aufl., Bd. IV. Berlin: Vogel 1931.

Jenkins, R. B.: Inorganic arsenic and the nervous system. Brain 89, 479 (1966).

Johnson, E. W.: Examination of muscle weakness in infants and young children. J. Amer. med. Ass. 168, 1306 (1958).

Johnson, R. H., and J. M. K. Spalding: Progressive sensory neuropathy in children. J. Neurol. Neurosurg. Psychiat. 27, 125 (1964).

Kaeser, H. E.: Veränderungen der Leitgeschwindigkeit bei Neuropathien und Neuritiden. Zur Klassifizierung der Erkrankungen der peripheren Nerven nach dem EMG. Fortschr. Neurol. Psychiat. 33, 221 (1965).

Keller, W., u. A. Wiskott: Lehrbuch der Kinderheilkunde, 2. Aufl. Stuttgart: Georg Thieme 1966.

Knox, D. L., D. B. Clark, and F. F. Schuster: Benign sixth nerve palsies in children. Pediatrics 40, 560 (1967).

Krücke, W.: Erkrankungen der peripheren Nerven. In: Lubarsch-Henke-Rössle, Handbuch der speziellen pathologischen Anatomie und Histologie, Bd. XIII/5. Berlin-Göttingen-Heidelberg: Springer 1955.

— Histopathologie der Polyneuritis und Polyneuropathie. Dtsch. Z. Nervenheilk. 180, 1 (1959).

Lamm, S. S.: Pediatric neurology. New York: Appleton-Century-Crofts 1959.

Lawrence, D. G., and S. Locke: Neuropathy in children with diabetes mellitus. Brit. med. J. 1963 I, 784.

Lovelace, R. E.: Mononeuritis multiplex in polyarteriitis nodosa. Neurology (Minneap.) 14, 434 (1964).

Low, N. L., J. Schneider, and S. Carter: Polyneuritis in children. Pediatrics 22, 972 (1958).

Magee, K. R., and R. N. Dejong: Paralytic brachial neuritis. J. Amer. med. Ass. 174, 1258 (1960).

Manz, F.: Hirnnervenbeteiligung bei Polyneuropathie (Polyneuritis cranialis). Med. Welt (Stuttg.), N. F. 19, 609 (1968).

McFarland, H. R., G. L. Heller, and A. A. Mich: Guillain-Barré disease complex. Arch. Neurol. (Chic.) 14, 196 (1966).

Miehlke, A.: Die Gesichtslähmung im Grenzgebiet zwischen Neurologie und Otologie. Dtsch. Z. Nervenheilk. 186, 461 (1964).

Müller, G., u. M. Mumenthaler: Die kryptogenetische Facialisparese. Dtsch. med. Wschr. 88, 1545 (1963).

Mumenthaler, M.: Neurologie. Stuttgart: Georg Thieme 1967.

Nachman, A. R.: Neurologic complications of herpes zoster. Pediatrics 7, 200 (1951).

Paine, R. S.: Facial paralysis in children. Pediatrics 19, 303 (1957).

—, and Th. E. Oppé: Neurological examination of children. London: Heinemann 1966.

Passarge, Ch., u. H. H. Wieck: Thallium-Polyneuritis. Fortschr. Neurol. Psychiat. 33, 477 (1965).

Pette, E., u. H. Pette: Fortschritte in der Erkennung der Pathogenese der Polyneuritis. Regensburg Jb. ärztl. Fortbild. 10, 252 (1962).

Pette, H.: Die akut entzündlichen Erkrankungen des Nervensystems. Leipzig: Georg Thieme 1942.

Poeck, K.: Einführung in die klinische Neurologie. Berlin-Heidelberg-New York: Springer 1966.

Richter, R. B.: The ataxic form of polyradiculoneuritis (Landry-Guillain-Barré syndrome). J. Neuropath. exp. Neurol. 21, 171 (1962).

Schaltenbrand, G.: Lehrbuch der Neurologie. Die Nervenkrankheiten. Stuttgart: Georg Thieme 1951.

—, u. H. C. Hopf: Neurologische Komplikationen nach Schluckimpfung. Nervenarzt 35, 120 (1964).

Scheid, W.: Über die pseudomyopathische Form der Polyneuritis im Kindesalter. Ärztl. Wschr. 1, 137 (1946).

— Über die postdiphtherischen Lähmungen. Nervenarzt 29, 529 (1958).

— Lehrbuch der Neurologie, 2. Aufl. Stuttgart: Georg Thieme 1966.

Scheller, H.: Die Erkrankungen der peripheren Nerven. In: v. Bergmann-Frey-Schwiegk, Handbuch der inneren Medizin, Bd. V/2/II. Berlin-Göttingen-Heidelberg: Springer 1953.

— Die Erkrankungen der peripheren Nerven. In: Cobet-Gutzeit-Bock-Hartmann, Klinik der Gegenwart, Bd. VII. München u. Berlin: Urban & Schwarzenberg 1958.

Schulthess, G. v.: Das Problem der plötzlich auftretenden Taubheit. Schweiz. med. Wschr. 88, 845 (1958).

Schwink, O.: Appendicitis und Femoralisneuritis. Nervenarzt 11, 361 (1938).

Seto, D. S. Y., and J. M. Freeman: Lead neuropathy in childhood. Amer. J. Dis. Child. 107, 337 (1964).

Stevens, H.: Melkersson's syndrome. Neurology (Minneap.) 15, 263 (1965).

Stickl, H., u. B. Ehmann: Zur kindlichen Polyneuritis. Mschr. Kinderheilk. 109, 498 (1961).

Stutte, H.: Beitrag zur Pathogenese neuraler Mumpskomplikationen. Serratuslähmung bei Parotitis epidemica. Med. Klin. 45, 432 (1950).

—, u. B. Gehrt: Chorea minor mit peripherer Facialisparese. Mschr. Kinderheilk. 104, 359 (1956).

Suchenwirth, R., u. P. Dahl: Die Nitrofurantoin-Polyneuritis. Fortschr. Neurol. Psychiat. 36, 100 (1968).

Turkington, R. W., and J. W. Stiefel: Sensory radicular neuropathy. Arch. Neurol. (Chic.) 12, 19 (1965).

TYLER, H. R.: Botulism. Arch. Neurol. (Chic.) **9**, 652 (1963).

UMBACH, W.: Differentialdiagnose und Therapie der Gesichtsneuralgien. Stuttgart: Georg Thieme 1960.

VIETS, H. R.: History of peripheral neuritis as a clinical entity. Arch. Neurol. Psychiat. (Chic.) **32**, 377 (1934).

VILLIGER, E., u. E. LUDWIG: Die periphere Innervation, 8. Aufl. Leipzig: Wilhelm Engelmann 1943.

WALTER, R. D., and M. J. CARSON: Electromyography in pediatric neuromuscular disorders. J. Pediat. **66**, 110 (1965).

WARTENBERG, R.: Neuritis. Sensible Neuritis. Neuralgie. Stuttgart: Georg Thieme 1959.

WATTERS, G. V., and CH. F. BARLOW: Acute and subacute neuropathies. Pediat. Clin. N. Amer. **14**, 997 (1967).

WEXBERG, E.: Neuritis und Polyneuritis. Klinik. In: O. BUMKE u. O. FOERSTER, Handbuch der Neurologie, Bd. IX. Berlin: Springer 1935.

WIECK, H. H.: Probleme der Polyneuritiden. Fortschr. Neurol. Psychiat. **23**, 379 (1955),

— Das klinische Erscheinungsbild der Polyneuritiden und die zugrunde liegenden Krankheitsprozesse. Dtsch. Z. Nervenheilk. **179**, 309 (1959).

WOLF, G.: Die infektiöse Mononukleose und das Nervensystem. Fortschr. Neurol. Psychiat. **24**, 167 (1956).

—, u. A. HUHN: Beitrag zum Problem der luischen Polyneuritis. Fortschr. Neurol. Psychiat. **27**, 666 (1959).

YUDELL, A., M. R. GOMEZ, E. H. LAMBERT, and M. B. DOCKERTY: The neuropathy of sulfatide lipidosis (metachromatic leukodystrophy). Neurology (Minneap.) **17**, 103 (1967).

Polyneuroradiculitis

H. WÜRSTLEIN, Aschaffenburg

Synonyma. *(Landry-) Guillain - Barré- (Strohl-)Syndrom, Polyradiculitis, Polyradiculoneuritis, Polyganglioradiculoneuritis, Radiculoneuritis, idiopathische Polyneuritis, akute infektiöse Poly(radiculo)neuritis, Neuronitis, Polyneuronitis, akute Encephalomyeloradiculoneuritis.*

Historische Daten. Die Erkrankung wurde bekannt durch die 1916 veröffentlichte Arbeit von GUILLAIN, BARRÉ und STROHL. Ihre schwerste Verlaufsform war bereits 1859 von dem französischen Arzt LANDRY als „paralysie ascendante aiguë" und unabhängig davon im gleichen Jahr von A. KUSSMAUL beschrieben worden. Hinweise auf eine „spontane" Form einer Polyneuritis finden sich ebenfalls schon vor der Publikation durch GUILLAIN, BARRÉ und STROHL bei E. v. LEYDEN und E. REMAK (SCHEID).

Häufigkeit und Disposition. Die jüngsten Erfahrungen haben die frühere Meinung, die Polyneuroradiculitis sei zu den im Kindesalter nicht häufigen oder gar seltenen Erkrankungen zu zählen, revidiert. Vielmehr muß wie beim Erwachsenen (PETTE) auch beim Kind anscheinend mit einer Zunahme der Erkrankung gerechnet werden. SCHEID glaubt, daß Kinder nahezu ebenso häufig befallen werden wie Erwachsene. Die Wandlung wird in der steigenden Zahl der beobachteten Fälle in Publikationen der letzten Jahre über dieses Gebiet deutlich; danach kann an größeren Kinderkliniken im Jahr mit dem Auftreten mehrerer Fälle von Polyneuroradiculitis gerechnet werden. Man kann annehmen, daß

— zumindest teilweise — diese Zunahme auf die gegenüber früher jetzt häufigere Erfassung und richtige Zuordnung auch passagerer und rudimentärer Erscheinungsformen der kindlichen Polyneuroradiculitis zurückzuführen ist.

Das Geschlechtsverhältnis zeigt offenbar eine Dominanz der männlichen Kinder (FANCONI, TAMM u. DIETERLE, SCHEID); worauf diese Geschlechtsdisposition beruht, ist noch nicht bekannt.

Eine Bevorzugung einer bestimmten Altersgruppe ist nicht sicher erkennbar, doch scheint das Haupterkrankungsalter im frühen Schulalter zu liegen (LOW, SCHNEIDER u. CARTER). Auch das Säuglingsalter bleibt nicht verschont, bereits in den ersten Lebensmonaten wurden Erkrankungen an Polyneuroradiculitis beobachtet (EDEN, CANTALINI, STICKL u. EHMANN), KRIJGSMAN beschreibt einen Fall bei einem 18 Tage alten Säugling.

Pathogenese. GUILLAIN, BARRÉ und STROHL sahen das von ihnen beschriebene Krankheitsbild als eine Erkrankung sui generis an, wobei sie glaubten, in der „dissociation albuminocytologique" (Dissoziation zwischen dem erhöhten Eiweißgehalt und der normalen oder nahezu normalen Zellzahl im Liquor) ein pathognomonisches Kriterium gefunden zu haben, das die eindeutige Charakterisierung und differentialdiagnostische Abgrenzung erlaubt. Der Begriff „*Guillain-Barré-Syndrom*" wird heute noch viel verwandt zur Benennung der prognostisch günstigen Verlaufsformen der Polyneuroradiculitis, die eine albumino-cytologische Dissoziation und symmetrische, meist von distal nach proximal fortschreitende Paresen zeigen. Doch wurde inzwischen die differentialdiagnostische Bedeutung der „dissociation albumino-cytologique" entkräftet, da sich gezeigt hat, daß diese Liquorveränderung keineswegs pathognomonisch ist für das von Guillain und Barré beschriebene Krankheitsbild und allein durch sie die Abgrenzung eines besonderen ätiologisch und nosologisch exakt umgrenzten Symptomenkomplexes im Sinne einer „Guillain-Barréschen Krankheit" nicht möglich ist. Teilweise wird der Begriff „Guillain-Barré-Syndrom" heute ausschließlich für das Liquorbild der albumino-cytologischen Dissoziation — also zur Kennzeichnung eines typischen Liquorsyndroms — gebraucht.

Dieselbe Liquorrelation kann bei verschiedenartigen Prozessen des Nervensystems vorkommen, so u. a. bei den Polyneuritiden toxischer und vasculärer Genese, bei raumfordernden spinalen Prozessen (hier als sog. Nonne-Froin-Syndrom), bei traumatischen Schädigungen und selbst im paralytischen Stadium der Poliomyelitis kann nach Rückgang der Zellvermehrung eine isolierte Eiweißvermehrung angetroffen werden.

Patho-anatomisch finden sich in unterschiedlicher Intensität im Nervenwurzelbereich, an den Spinalganglien und am peripheren Nerv — ohne oder bei nur geringer Mitbeteiligung der Ganglienzellen — eine leichte bis mäßige Ödembildung, Hyperämie der pialen Gefäße, selten hämorrhagische Exsudate, herdförmige lymphocytäre Infiltrate, Proliferation der Schwannschen Zellen, daneben degenerative Veränderungen an den Markscheiden und Achsencylindern. Es bestehen also entzündliche Reaktionen und degenerative Alterationen nebeneinander. Über die Möglichkeit einer zentralnervösen Mitbeteiligung wurde berichtet (Oda u. Akagi, Weisse u. Krücke).

Während eine anatomisch-klinische Abgrenzung des Krankheitsbildes möglich ist, ist die Frage der *Ätiologie* und *Pathogenese* ein bis heute nicht gelöstes Problem geblieben. Vielfach wurde versucht, eine gemeinsame ätiologische Basis oder eine gemeinsame pathogenetische Wegstrecke der Polyneuroradiculitiden aufzuzeigen. Neben einer Gruppe ätiologisch und pathogenetisch zumindest weitgehend geklärter Formen von Polyneuroradiculitis (bei und nach Infektionskrankheiten, bei Stoffwechselstörungen, nach exogenen Intoxikationen, nach Serumgaben und Schutzimpfungen) bleibt eine in ihrer Morbidität weitgehend konstante, große Gruppe von Polyneuroradiculitiden bislang unbekannter Pathogenese.

Der Vitamin B-Mangel als auslösender Faktor ist aus der Diskussion verschwunden. Vor allem im aus-

ländischen Schrifttum (Bronzini, Moreira, Parker, Biren und Mietens) werden Mitteilungen über Virusnachweise (Coxsackie-Viren, ECHO-Viren) bei Polyneuroradiculitiden gemacht, es handelt sich jedoch um Einzelfälle, teilweise im Rahmen entsprechender Virusepidemien erhoben.

Bannwarth, Pette, Fanconi und andere Autoren haben die Hypothese der Existenz einer „*neuroallergischen*" Genese aufgestellt. Die meisten Polyneuroradiculitiden gelangen danach in pathogenetische Verwandtschaft mit symptomatologisch sehr verschiedenartigen Erkrankungen des Nervensystems, wie u. a. der Akrodynie, manchen Formen der Encephalomyelitis und der Chorea minor (Fanconi u. Isler). Zur Stützung der vermuteten neuroallergischen Genese der Polyneuroradiculitis werden angegeben: ihr sekundäres Auftreten nach Infektionen, das Vorkommen von Rezidiven, die angeblich häufige Syntropie mit allergischen Manifestationen (Bluteosinophilie, Rheumatismus verus, urticariell-ekzematöse Ausschläge), die albumino-cytologische Dissoziation, der pathologisch-anatomische Befund, die therapeutisch günstige Wirkung von ACTH und NNR-Hormonen. Davon können zumindest der Liquorbefund, die morphologischen Veränderungen und die beobachtete günstige Wirkung von ACTH und Cortison für die neuroallergische Hypothese an sich nicht als ausreichend beweiskräftig angesehen werden, da sie auch bei eindeutig nicht allergisch bedingten Erkrankungen angetroffen werden. Ob die anamnestisch vielfach eruierbaren „Vorerkrankungen" in jedem Fall in direkten ätiologisch-pathogenetischen Zusammenhang mit der nachfolgenden Polyneuroradiculitis gebracht werden dürfen, erscheint zumindest teilweise fraglich.

Es bleibt als Resultat, daß eine große Gruppe von Polyneuroradiculitiden weiterhin als in ihrer Pathogenese noch ungeklärt bezeichnet werden muß.

Klinik

Die Erkrankung *beginnt* in der Regel schleichend mit Muskelhypotonie und Adynamie. Als erstes Symptom findet sich oft ein symmetrischer Schwächezustand der unteren Extremitäten, der Gang wird unsicher (Abb. 219) und schwankend, die Kinder knicken in den Kniegelenken ein, beim Versuch, sich aus der Rückenlage aufzusetzen (Abb. 220), müssen sie sich am Bettrand hochziehen. Nicht selten können als erstes Krankheitszeichen zunächst sensible Reizerscheinungen wie Schmerzen, Parästhesien oder Hypästhesien auftreten. Fast immer verläuft der Beginn afebril. Möglicherweise kann der Krankheitsbeginn — ähnlich wie bei der Poliomyelitis — durch starke körperliche Anstrengungen und Belastungen mit provoziert werden und der Grad der vorausgegangenen Belastungen Schwere und Ausdehnung der nachfolgenden Paresen mit beeinflussen. In manchen Fällen können Prodromalerscheinungen 1—2 Wochen vor Auftritt der Paresen in Form von Erkrankungen der Luftwege oder des Verdauungstraktes beobachtet werden. Der Häufigkeitsgipfel der Polyneuroradiculitis liegt im Frühjahr (CATEL).

Das *Vollbild* wird in Stunden, Tagen oder wenigen Wochen erreicht. Die initiale Adynamie steigert sich bis zur manifesten, schlaffen Lähmung, die sämtliche Grade bis zur Paralyse erreichen kann. Kennzeichnend ist die *Symmetrie der Lähmungen* mit einem segmentalen Verteilungsmuster der Ausfallserscheinungen und einer meist distalen Betonung. Die symmetrischen Lähmungen treten durchweg, aber nicht immer, zunächst an den unteren Extremitäten auf und können später ascendierend unter der typischen langsamen Ausbreitung

myopathische Verlaufsform): es bestehen vorzugsweise Hypotonien bzw. Paresen der beckennahen Muskulatur, neben dieser Betonung der proximalen Beinabschnitte

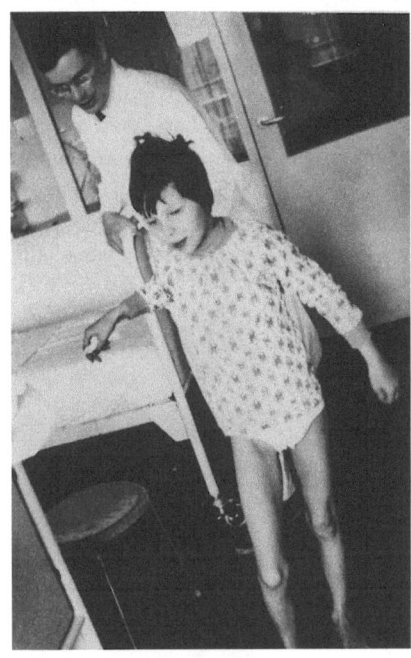

Abb. 219. Gangunsicherheit bei Polyneuroradiculitis; unsicherer, balancierter Gang bei Unterstützung. 9jähriges Mädchen

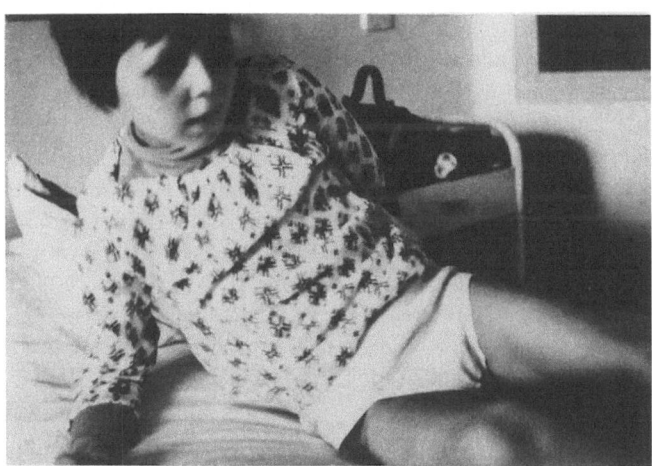

Abb. 220. Schwierigkeiten beim Aufsitzen aus waagrechter Lage; Unterstützung der Arme (= Dreifußphänomen)

(„Zeitlupentempo" nach WISSLER) auch auf die Muskulatur des Rumpfes und der Arme übergreifen. Nach BODECHTEL und SCHEID sollen die Polyneuroradiculitiden im Kindesalter zum Teil ein besonders charakteristisches Verteilungsmuster der Lähmungen im Bereich der unteren Extremitäten zeigen (sog. pseudo-

(Abb. 221) außerdem ein stärkerer Befall der Beugemuskulatur sowie der kleinen Gesäßmuskulatur.

Sehr häufig besteht initial ein unterschiedlich intensiv ausgeprägter Meningismus.

Als ein weiteres Symptom der nerval bedingten, schlaffen Muskellähmung kommt das allmähliche, symmetrische *Erlöschen der Sehnen-reflexe*, bei meist erhaltenen Hautreflexen, hinzu; wobei in der Regel der ASR früher als der PSR nicht mehr auslösbar wird. Manchmal sind die Eigenreflexe nur abgeschwächt, sehr selten bleiben sie voll erhalten. Fanconi hat von mehreren Fällen eines diskordanten Verhaltens von (hypotonem) Muskeltonus und (gesteigerten) Reflexen berichtet, wobei allerdings bei einigen dieser Fälle die Eigenreflexe während der 2. Erkrankungswoche ebenfalls erloschen; stützend auf die histo-pathologischen Befunde von Weisse und Krücke

Das Vollbild der Polyneuroradiculitis ist neben den beschriebenen motorischen Ausfällen geprägt durch gleichzeitig bestehende *Störungen der Sensibilität*. Allerdings zeigen beim Kind die Störungen der motorischen Funktion gegenüber den Sensibilitätsstörungen eine deutliche Dominanz; in nicht wenigen Fällen ist eine Alteration der Sensibilität nicht oder nur angedeutet nachweisbar. Die objektivierbaren Funktionsstörungen bestehen in Abschwächung oder Aufhebung der Hautempfindungsqualitäten, auch eine Beeinträchtigung der Tiefensensibilität und damit des

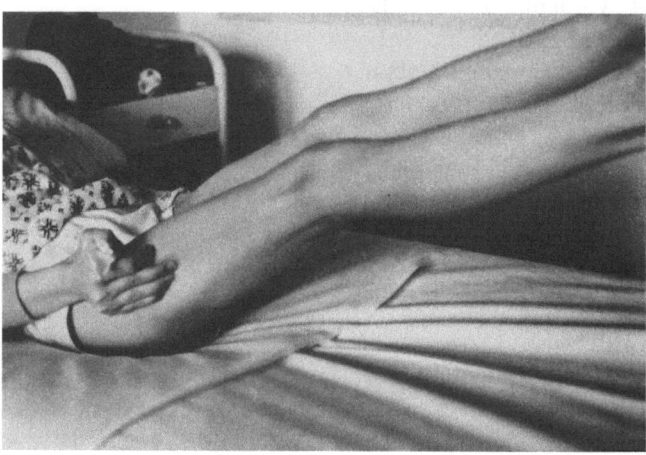

Abb. 221. In Rückenlage können bei Polyneuroradiculitis die Beine nicht in senkrechte Position gebracht werden

wird in diesen Fällen mit Hyperreflexie eine Beteiligung zentraler Neuronen („Neuronitis") vermutet (Fanconi). Allgemein gehören jedoch zentrale Störungen im Sinne spastischer oder hyperkinetischer Erscheinungen nicht zum Erscheinungsbild der Polyneuroradiculitis.

Die bei längerem Verlauf der Erkrankung in unterschiedlichen Graden feststellbare *Abnahme des Muskelvolumens* ist sicher weniger Ausdruck einer degenerativen Muskelatrophie als der einer Inaktivitätsatrophie. Nur bei schweren und langdauernden Formen kommt es bei Prüfung der elektrischen Erregbarkeit zur partiellen oder totalen Entartungsreaktion oder zu einer Aufhebung der elektrischen Erregbarkeit, wobei der Grad der Lähmung und der Grad der Herabsetzung der Erregbarkeit nicht parallel laufen müssen (Bodechtel). Bei leichteren Lähmungsformen zeigt die Chronaximetrie oft schon frühzeitig einen Anstieg des Zeitwertes entsprechend dem Paresegrad (Scheid).

Lagesinnes mit resultierender Ataxie ist möglich. Neben Schmerzsensationen und Berührungsempfindlichkeit können Parästhesien sowie Druckempfindlichkeit der großen Nervenstämme und der Muskulatur auftreten. Sehr selten sind rein adynamische Formen der Polyneuroradiculitis mit allein sensiblen Störungen.

Die nicht seltene Miteinbeziehung von Hirnnervengebieten kann u. a. zu Schluck- und Phonationsbeschwerden führen; nur leichte Paresen der mimischen Muskulatur können mitunter übersehen werden. Am häufigsten ist der N. facialis betroffen, wobei bemerkenswerterweise im Gegensatz zu der sonst feststellbaren Symmetrie der Paresen hier eine asymmetrische Ausbildung möglich ist.

Zu den Störungen der Motorik und Sensibilität können sich noch *vegetative Erscheinungen* hinzugesellen, so passagere Blasen- und Mastdarmstörungen, Hyperhidrosis, Störungen der Hautdurchblutung und Trophik in den betroffenen Gebieten.

Bei der Polyneuroradiculitis findet sich fast ausnahmslos eine *dissociation albumino-cytologique* unterschiedlicher Ausprägung, wobei keine nachweisbare Korrelation zwischen Krankheitsverlauf und Liquorbefund zu bestehen braucht (SCHEID, IVERSEN). Im Initialstadium läßt sich gelegentlich eine geringgradige Pleocytose nachweisen, die sich dann wieder normalisiert, während die Eiweißvermehrung persistiert, wobei die Werte bis 200 mg-% und darüber ansteigen können. Der typische Liquorbefund kann, sich langsam zurückbildend, über Monate bestehen bleiben und selbst die klinische Symptomatik überdauern, aber auch nur sehr flüchtig sein, so daß er je nach Zeitpunkt der Liquorentnahme unter Umständen dem Nachweis entgehen kann. Die Eiweißvermehrung soll vor allem initial im lumbalen Liquor deutlicher als im Zisternenliquor ausgeprägt sein (SCHEID, HORVATH und POPA). Die albumino-cytologische Dissoziation ist, wie schon oben ausgeführt, ein zwar charakteristisches, aber keineswegs pathognomonisches Symptom der Polyneuroradiculitis.

Der *klinische Verlauf* ist meist gutartig, im Verlauf von Wochen bis Monaten — in seltenen Fällen bis Jahren — klingen allmählich alle Symptome ab. Die klinischen Erscheinungen gehen also in der Regel wesentlich langsamer zurück, als sie sich ausbildeten. Die Polyneuroradiculitis kann aber in ihrem Verlauf sehr unterschiedliche Schweregrade erreichen, je nach Akuität des Krankheitsprozesses und der Ausdehnung der ascendierenden Lähmungen. Bei den leichten Erkrankungsformen („forme fruste") beschränkt sich das Bild auf kurz dauernde Adynamien bzw. Paresen von Muskelgruppen der unteren Extremitäten mit nur angedeuteten sensiblen Funktionsstörungen. Bei den Formen mit allmählich von den unteren Extremitäten über die Rückenmuskulatur bis evtl. zu den oberen Extremitäten aufsteigenden Lähmungen („mittelschwere Form", „Landrytyp im Zeitlupentempo") sind anhaltend lebensbedrohliche Beeinträchtigungen der Atemfunktion selten, eine Wiederherstellung der Motilität zu erwarten. Die schwerste Form mit fulminantem, oft in Stunden den Höhepunkt erreichendem Verlauf mit ausgedehnten und schweren, ascendierenden Lähmungen kann hingegen zu ausgeprägten Störungen der muskulären und zentralen Atemfunktion und der Kreislaufregulation führen,

die einen tödlichen Ausgang bedingen können. Diese Verlaufsform entspricht der von LANDRY beschriebenen „paralysie ascendante aiguë". Aber selbst diese perakuten Landryschen Paralysen heilen zuweilen im Sinne einer restitutio ad integrum aus. Im Krankengut von SCHEID, das alle Altersgenerationen umfaßt, werden Lähmungen der Atemmuskulatur in einer Häufigkeit von 6% angegeben.

Wenn auch die Polyneuroradiculitis in der Regel völlig ausheilt, können gelegentlich über Jahre — mitunter zeitlebens — Residuen zurückbleiben. Neben Restparesen sind hier vor allem der persistierende Reflexverlust zu nennen, so daß eine bestehende Areflexie noch lange auf die überstandene Polyneuroradiculitis hinweisen kann. Das Auftreten von Rezidiven noch nach Jahren ist vereinzelt beobachtet worden.

Differentialdiagnose. Auch heute noch steht — wie den Einweisungsdiagnosen bei Klinikaufnahmen unschwer zu entnehmen ist — im Vordergrund der differentialdiagnostischen Erwägungen die Abgrenzung zur *Poliomyelitis*. Die Wichtigkeit der frühzeitigen und exakten diagnostischen Unterscheidung erklärt sich zwangsläufig aus der unterschiedlichen Prognose, dem grundsätzlich andersartigen klinischen Verlauf und aus den differierenden therapeutischen Maßnahmen. Der meist afebrile Krankheitsbeginn, der protrahierte Verlauf mit sich langsam bis zum Vollbild entwickelnden, symmetrischen Lähmungen, die nur selten den Grad einer kompletten Paralyse erreichen, sprechen für das Vorliegen einer Polyneuroradiculitis und lassen sie so auch abgrenzen von anderen akuten Virusinfektionen des zentralen und peripheren Nervensystems. Die dissociation albumino-cytologique ist, isoliert gesehen, an sich kein verwertbares differentialdiagnostisches Kriterium (s. Pathogenese), wenn auch eine ausgeprägte Liquoreiweißvermehrung bei fehlender oder nur geringgradiger Pleocytose am ehesten und zuerst an eine Polyneuroradiculitis denken läßt. SCHÄFER und WALTHER haben mehrere Fälle beschrieben, bei denen sie alle Übergänge von typischen Poliomyelitiden mit polyradikulären Symptomen über Mischformen bis zum klassischen Krankheitsbild einer Polyneuroradiculitis im Sinne GUILLAIN-BARRÉs während einer Poliomyelitisepidemie beobachteten; sie halten für diese letzteren, seltenen Krankheitsbilder die Bezeichnung „polyradiculoneuritische Erscheinungsform der Poliomyelitis" für berechtigt.

Die gelegentlich anzutreffenden, ausgesprochen chronisch beginnenden und verlaufenden Formen der Polyneuroradiculitis, sowie die sog. pseudomyopathischen Formen können klinisch zunächst das Vorliegen einer Dystrophia musculorum progressiva oder einer Myotonia congenita erwägen lassen.

Die Differentialdiagnose gegenüber den ätiologisch bekannten und pathogenetisch weitgehend geklärten Krankheitsbildern der Gruppe der Polyneuritiden läßt sich auf Grund eines bekannten Grundleidens mit entsprechenden Begleitsymptomen bzw. aufgrund eines offensichtlichen Zusammenhanges mit einer vorangegangenen Schädigung führen.

Daneben besteht eine Reihe von Erkrankungen, die mit einer polyneuroradikulären Teilsymptomatik und auch einer verschiedenen intensiven albumino-cytologischen Dissoziation einhergehen können. Erwähnt seien die infektiöse Mononukleose, die Periarteriitis nodosa, die Pachymeningitis cervicalis hypertrophicans, die produktiv — granulomatös — chronische Meningealtuberkulose, die Lues cerebrospinalis, das Refsum-Syndrom, das Fisher-Syndrom, spinale Tumoren, die Neuropathia diabetica.

Therapie. Während sich bislang die Behandlung der Polyneuroradiculitis auf symptomatische Maßnahmen, wie entsprechende Pflege und Lagerung zur Decubitusverhütung, krankengymnastische Bewegungsübungen und Massagen, Sondenernährung und mechanische Beatmung bei schweren Verlaufsformen mit beginnender Schluck- und Atemlähmung beschränkte, hat sich in den letzten Jahren der zusätzliche Einsatz von ACTH- und Corticoidpräparaten zunehmend durchgesetzt. Obwohl bei einer Erkrankung wie der Polyneuroradiculitis mit ihrem bezüglich der Krankheitsdauer sehr variablen Verlauf und ihrer — auch ohne medikamentöse Therapie — spontaner Ausheilungsneigung Aussagen über den Wert therapeutischer Maßnahmen immer schwierig sein werden, wird vielfach einer frühzeitig eingeleiteten ACTH- bzw. Corticoid-Medikation ein rasches Abfangen der Progredienz der Lähmungen und eine deutliche Verkürzung der Krankheitsdauer bis zur völligen Restitution zugeschrieben (HELLER und DE JONG, KAESER, SCHEIDHAUER, SIEGENTHALER u. MOESCHLIN, PALITZSCH). Die Indikation für die Anwendung und die Höhe der Dosierung werden jeweils vom Schweregrad und der Progredienz des Krankheitsbildes bestimmt werden.

Literatur

BIREN, P., u. C. MIETENS: Nachweis einer Coxsackie B₂-Infektion bei Polyradiculitis (Guillain-Barré-Syndrom). Ann paediat. (Basel) **204**, 312 (1965).

BODECHTEL, G.: Differentialdiagnose neurologischer Krankheitsbilder. Stuttgart: Georg Thieme 1963.

BOGAERT, L. v.: La polyganglio-radiculo-névrite. In: Handbuch der speziellen pathologischen Anatomie und Histologie, Bd. 13. Berlin-Göttingen-Heidelberg: Springer 1958.

BRONZINI, R.: Sindrome di Guillain Barré accertata da virus Coxsackie favorevolmente trattata con cortisone. G. Mal. infett. **9**, 987 (1957).

CANTALINI, C.: Poliradiculoneurite di Guillain-Barré in una lattante di due mesi curata con desametazone. Minerva pediat. **12**, 1322 (1960).

CATEL, W.: Differentialdiagnose von Krankheitssymptomen bei Kindern und Jugendlichen. Stuttgart: Georg Thieme 1964.

EDEN, A. N.: Guillain-Barré syndrome in a sixmonthold infant. Amer. J. Dis. Child. **102**, 224 (1961).

FANCONI, G.: Ist der Begriff Neuroallergie berechtigt? In: Moderne Probleme der Paediatrie I. Basel u. New York: Karger 1954.

—, u. W. ISLER, in: FANCONI-WALLGREN, Lehrbuch der Pädiatrie, S. 908. Basel u. Stuttgart: Benno Schwabe & Co. 1967.

FANCONI, G., R. H. TAMM u. E. DIETERLE: Die Neuronitis (Guillain-Barré-Syndrom) mit Hyperreflexie. Helv. paediat. Acta, Ser. C **10**, 495 (1955).

GUILLAIN, G., I. A. BARRÉ et A. STROHL: Sur un syndrome de radiculo-névrite avec hyperalbuminose du liquide céphalo-rachidien sans réaction cellulaire. Bull. Soc. méd. Hôp. Paris **13**, 1462 (1916).

HELLER, G. L., and R. N. DE JONG: Treatment of the Guillain-Barré syndrome. Use of corticotropin and glucocorticoids. Arch. Neurol. (Chic.) **8**, 179 (1963).

HORVATH, L., u. L. R. POPA: Guillain-Barré-Syndrom bei Kleinkindern. Neurol. Psihiat. Neurochir. **11**, 155 (1966).

IVERSEN, TH. O.: Polyradiculitis. Ugeskr. Laeg. **121**, 1562 (1959).

KAESER, H. E.: Über den Wirkungsmechanismus von ACTH und Cortison beim Guillain-Barré-Syndrom. J. Europ. Med. **1**, 22 (1964).

KRIJGSMAN, J. B.: Ein Säugling von 18 Tagen mit dem Syndrom der postinfektiösen Polyradiculo-Neuropathie mit cytoalbuminärer Dissoziation. Maandschr. Kindergeneesk. **33**, 459 (1965).

KUSSMAUL, A.: Zwei Fälle von Paraplegie mit tödlichem Ausgang ohne anatomisch nachweisbare oder toxische Ursache. Erlangen 1859.

LANDRY, I. B. O.: Note sur la paralysie ascendante aiguë. Gaz. hebd. méd. (Paris) **6**, 472, 486 (1859).

Low, N. L., J. SCHNEIDER, and S. CARTER: Polyneuritis in children. Pediatrics **22**, 972 (1958).

MOREIRA, S. R., C. H. TOSI y R. MARTINEZ: Aislamiento del virus Coxsackie (grupo B) en dos pacientes con sindromo de Guillain-Barré. Arch. Pediat. Urug. **34**, 82 (1963).

ODA, T., and S. AKAGI: Pathology of „Landry-Guillain-Barré syndrome" in children. Acta med. Okayama **10**, 175 (1956).

PALITZSCH, D.: Cortisonfibel für die kinderärztliche Praxis. München: Lehmann 1964.

PARKER, W., J. C. WITT, J. W. DAWSON, and W. STACKIW: Landry-Guillain-Barré syndrome; the isolation of an echovirus type 6. Canad. med. Ass. J. **82**, 813 (1960).

PETTE, E., u. H. PETTE: Zur Ätiopathogenese der Entmarkungsencephalomyelitis und der Polyneuritis. Klin. Wschr. **34**, 713 (1956).

PETTE, H.: Die akut entzündlichen Erkrankungen des Nervensystems. Leipzig: Georg Thieme 1942.

SCHÄFER, K. H., u. C. U. WALTHER: Zur Frage der polyradiculoneuritischen Erscheinungsform der Poliomyelitis. Mschr. Kinderheilk. **98**, 267 (1950).

SCHEID, W.: Lehrbuch der Neurologie. Stuttgart: Georg Thieme 1966.

— Zur Klinik der Polyneuritiden. Dtsch. med. Wschr. **86**, 149 (1961).

SCHEIDHAUER, E.: Die ACTH-Behandlung der Polyradiculitis (Guillain Barré) im Kindesalter. Fortschr. Med. **83**, 139 (1965).

SIEGENTHALER, P., u. S. MOESCHLIN: Die Notwendigkeit sehr hoher ACTH-Dosen bei desperaten Fällen von Polyradiculitis Guillain-Barré. Helv. med. Acta **26**, 758 (1959).

WEISSE, K., u. W. KRÜCKE: Die tödliche „primärentzündliche" Polyneuritis im Kindesalter. Z. Kinderheilk. **74**, 167 (1954).

Gefäßerkrankungen des Zentralnervensystems

Fr. Koch, Gießen

Einleitung. Aus Gründen der Häufigkeit und der therapeutischen Sonderstellung ergibt sich die Notwendigkeit und Berechtigung einer zusammenfassenden Darstellung der Gefäßerkrankungen des ZNS im Kindesalter, zumal die Unreife des kindlichen Gehirnes und die ihm eigene spezifische Reaktionsweise wesentliche Abweichungen gegenüber den übrigen Lebensabschnitten bedingen und unser diagnostisches und therapeutisches Vorgehen maßgebend bestimmen. Wenn auch der stärkeren Vulnerabilität eine größere Anpassungsfähigkeit an einen Defekt gegenübersteht (Hallervorden), so sind doch die irreversiblen Schäden um so ausgedehnter, je unreifer das Gehirn ist. Als weiteres Kennzeichen ist die Ödembereitschaft des kindlichen Gehirnes zu berücksichtigen. Sie ist Ausdruck einer mangelhaften Bluthirnschrankenfunktion, die sich von der Geburt ab erst langsam ausbildet (Quadbeck). Schließlich ist noch auf das schnelle und ausgeprägte Hirnwachstum in den ersten Lebensjahren hinzuweisen. All dies rechtfertigt die folgende Darstellung.

Anatomie und Physiologie des cerebralen Kreislaufes

Es ist hier nicht der Ort zu einer eingehenden Deskription des arteriellen und venösen Systems des ZNS, vielmehr muß diese Kenntnis vorausgesetzt werden. Doch läßt es sich nicht vermeiden, einige Grundzüge der Entwicklung des menschlichen Hirngefäßsystems zu erläutern, da eine Reihe von Zirkulationsstörungen und die Entstehung der Hirngefäßmißbildungen auf einer embryonalen Fehlentwicklung beruhen. In gleicher Weise ist es notwendig, auch auf einige physiologische Besonderheiten des Gefäßsystems einzugehen, da wir nur so das notwendige Verständnis für die Pathologie gewinnen.

Zahlreiche Autoren haben sich mit der *Entwicklung des Hirngefäßsystems* im Laufe der Jahre beschäftigt (D. H. Padget, 1948; Lindenberg, 1957; Lange Cosack, 1959).

Daraus ergibt sich, daß die Hirngefäße aus einem reichverzweigten Plexus entstehen und zunächst ein engmaschiges Capillarnetz darstellen. Von diesem bleiben bestimmte Kanäle erhalten, welche nach Umhüllung mit mesenchymalem Keimgewebe zu den späteren großkalibrigen Gefäßen werden. Je nach Bedürfnis und jeweiligem Entwicklungsstand des Gehirnes werden einzelne Gefäße kleiner oder bilden sich ganz zurück, während andere neu entstehen. Streeter hat die Entwicklung in 5 Phasen eingeteilt. In der ersten bildet sich das primordiale Gefäßnetz. In der zweiten erfolgt die Gliederung dieses Netzes in Capillaren mit arterieller und venöser Funktion. Die dritte Phase umfaßt die Aufspaltung der Kopfgefäße in separate Systeme in Verbindung mit der Differenzierung der Hüllen des Gehirnes. Die vierte Phase ist durch die Anpassung der Gefäße an die mit der Entwicklung der Kopfregion einhergehende gestaltliche Veränderung des Gehirnes, des Ohres charakterisiert. Die fünfte, letzte Phase ist in der histologischen Reifung der Gefäßwände zu endgültigen Arterien, Venen und den Sinus gegeben.

Entwicklung der Arterien

Schon beim Embryo von 3 mm Länge (3,5 Wochen) läßt sich die Arteria carotis interna nachweisen, die aus den ersten Kiemengangsarterien, besonders der dritten, gebildet wird. Sie verläuft in Richtung der Augenblase und teilt sich später in eine caudale und craniale Portion. Von dieser primären Aufteilung der Carotis entspringen während späterer Stadien (12 bis 14 mm) verschiedene Kollateralen. Diese sind die Art. chorioidalis ant., die Cerebri media und die Art. cerebri ant. Zum gleichen Zeitpunkt entwickeln sich aus der primitiven Olfactoriusarterie 2 Äste, von denen einer zur Nasengrube, der andere mehr nach medial gegen die Olfactoriuswurzel zu verläuft. Dieses letztere Gefäß ist die zukünftige Fortsetzung der Art. cerebri ant., die zu diesem Zeitpunkt mit derselben Arterie der Gegenseite in der Mittellinie in Verbindung tritt. Hieraus entwickelt sich die zukünftige Art. communicans anterior. Die Verbindung zwischen der Art. carotis int. und den beiden gleichzeitig damit entstehenden longitudinalen Neuralarterien, den Längsanastomosen zwischen den oberen cervicalen Segmentarterien der dorsalen Aorta, aus denen sich später durch Zusammenschluß die Art. basilaris entwickelt, wird durch die sog. primitive Trigeminusarterie gebildet. Der craniale Zufluß von der Art. carotis int. zu den Längsarterien wird außerdem noch durch zwei weitere transitorische Arterien (Art. otica bzw. Art. hypoglossica), die persistieren können, verstärkt.

Die Segmentalgefäße 1—5 bilden sich zurück und der Längsstamm verbindet nun als Arteria vertebralis cervicalis die Art. subclavia mit den caudalen Abschnitten der Art. carotis int. (spätere Art. communicans posterior). Unter dem Rautenhirn verschmelzen die beiden Aa. vertebrales zu einem unpaaren medianen Stamm, der Art. basilaris. Die große Bedeutung der Art. communicans post. während der fetalen Entwicklung zeigt sich noch an ihrem größeren Kaliber beim Neugeborenen im Vergleich zu den Verhältnissen beim Erwachsenen. Generell läßt sich z. B. beim Circulus arteriosus Willisi sagen, daß die Kaliberdifferenz der Gefäße, die beim Erwachsenen sehr ausgeprägt ist, beim Neugeborenen noch nicht ausgeprägt ist. Sie entwickelt sich also erst nach der Geburt mit dem weiteren Wachstum des Gehirnes. Dabei nehmen die Aa. communicantes caudales am wenigsten an Stärke zu. Andererseits muß darauf *hingewiesen werden, daß die Abgangsstellen aller genannten temporären Gefäße eine besondere Bedeutung haben, weil sie Orte einer gewissen Gefäßwandschwäche darstellen und somit zum Ursprung sackförmiger Aneurysmen werden können.*

Die Capillarisierung des Gehirnes selbst beginnt im unteren Teil des Hirnstammes. Ein Unterschied zwischen Mark und Rinde besteht bezüglich der Dichte dieses Netzes zunächst noch nicht. Erst bei einer Länge des Embryos von etwa 40 mm entspricht die Capillarisierung etwa der des Erwachsenen.

Der endgültige Verlauf der Hirngefäße wird in den späteren Stadien der Entwicklung durch die Form des Gehirnes und die erhebliche, aber erst spät einsetzende Größenzunahme und Ausdehnungsrichtung des Gehirnes bestimmt. Da die Entwicklung zur Zeit der Geburt ja noch nicht abgeschlossen ist und noch während der ersten Lebensjahre vonstatten geht, ist es klar, daß die Gefäße, speziell auch ihr Kaliber, worauf oben ja schon hingewiesen wurde, noch beträchtlichen Schwankungen unterliegt.

Entwicklung des venösen Systems

Die Entwicklung der Venen und der Sinus entspricht im wesentlichen der Ausbildung des arteriellen Systems. Mit Ausbildung der Meningen (14—18 mm) erfolgt eine Trennung der Venen, die der Hirnwand anliegen, von denjenigen der Dura und des Schädels. Anstelle der primären Kopfvene bildet sich ein doppelseitiger Abfluß (V. capitis lateralis). Aus dem hinteren Teil der Vena capitis prima entwickelt sich so der Bulbus jugularis und Sinus transversus, aus ihrem vorderen Ende der Sinus cavernus. Aus diesem wächst mit der weiteren Entwicklung des Neo-

pallimus, in dem sich die Vena capitis lat. wieder zurückbildet, die primitive Vena magna Galeni mit ihren Verbindungen zum Sinus saggitalis sup. und inf. nach hinten. Außerdem kommt es durch eine Vena capitis medialis zu einer weiteren Verbindung zwischen Sinus cavernosus und Bulbus jugularis (späterer Sinus petrosus). Schließlich löst die Vena Galeni ihre Verbindung mit dem Sinus cavernosus.

Die oberflächlichen Venen münden beim Feten noch im rechten Winkel in die Sinus: Erst mit der weiteren Entwicklung des Gehirnes kommt die endgültige von occipital spitzwinklige Einmündung zustande, wobei die Blutströmung gegen diejenige im Sinus gerichtet ist. *Dieses einzigartige, nur entwicklungsgeschichtlich verständliche Verhalten hat funktionell die Bedeutung, daß durch die Einmündung gegen den Blutstrom im Sinus das Blut bei niedrigerem Druck während der Diastole leichter in die Vene zurückfließt. Sie werden so vor einer Kompression durch den Liquordruck geschützt.*

Histologisch finden sich weder beim Feten noch bei Neugeborenen im Wandaufbau der Hirnarterien irgendwelche Unterschiede zu anderen gleichgroßen Arterien des Körpers. Erst nach dem Schluß der Fontanellen bildet sich die Muskulatur der Hirngefäße relativ zurück, so daß später die elastischen Eigenschaften der Hirngefäße im Vordergrund stehen. Zwischen Basisgefäßen und Arterien des Gehirnes entwickelt sich dabei ein Unterschied in der anatomischen Anordnung der contractilen Elemente, der sich funktionell auch auswirkt; derart, daß bei den Basisarterien eine Kontraktion nur zu einer Lumenerweiterung und Tonuszunahme der Gefäßwand führt, während bei den übrigen Arteriolen eine Gefäßdilatation in eine Gefäßconstriction umschlagen kann.

Es ergibt sich also, daß im Bereich der Gehirngefäße eine aktive Muskelkontraktion in der Gefäßwand nicht unbedingt zu einer Verengerung des Rohrquerschnittes führt, und daß umgekehrt nicht jeder Weiterstellung eine passive Dehnung der Wand zugrunde liegt. *Daraus kann man weiter folgern, daß die Rolle des vegetativen Nervensystems, insbesondere die Vorstellung des Sympathicus als eines Vasoconstrictors und des Vagus als Vasodilatator, unter den genannten anatomischen Voraussetzungen nicht überwertet werden darf.*

Die nervöse Versorgung der Gehirngefäße

Die früher umstrittene Frage einer nervösen Versorgung der Hirngefäße kann heute als gesichert angesehen werden. Eine sichere anatomische Trennung zwischen sensiblem und motorischem Anteil ist allerdings mit den derzeitigen Untersuchungsmethoden nicht möglich.

Auch die Hirngefäße unterstehen einer übergeordneten sympathischen und parasympathischen Innervation. Dabei verlaufen nach derzeitiger Anschauung die constrictorischen Impulse über den Halssympathicus und das sympathische Geflecht der Art. carotis int. Die

Hirngefäße beider Hemisphären scheinen vom Halssympathicus jeder Seite tonisch innerviert zu werden. Die parasympathischen Impulse werden über ein Faserbündel, welches von der Medulla über den N. facialis und vom Ganglion Geniculi über den N. petrosus superf. major zum Geflecht der Art. carotis int. und zu den Hirngefäßen zieht, geleitet.

Die Gefäßnerven für das Vertebralisgebiet — insgesamt sind die Äste der Art. basilaris stärker innerviert als die Äste der Art. carotis —

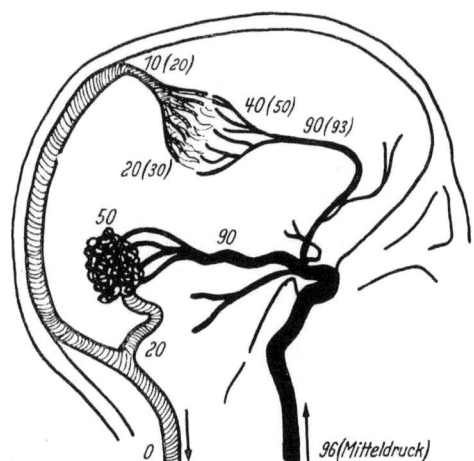

Abb. 222. Im Bereich der A. cerebri ant. ist ein normaler Gefäßabschnitt mit Arterien, Arteriolen, Präcapillaren, Capillaren, Venolen, Venen und Sinus angenommen worden. Betrachtet man den Mitteldruck, so findet sich durch den zwischengeschalteten peripheren Widerstand der Präcapillaren und Capillaren ein Druckabfall von 90 auf 10 mm Hg. Schaltet man in das Strömungsgebiet der A. cerebri media einen arteriovenösen Shunt (Angiom) ein, so ergeben sich andere Verhältnisse. Bei dem herabgesetzten peripheren Widerstand gelangt arterielles Blut direkt in den venösen Schenkel des Kreislaufes, in dem dann noch ein Druck von 20 mm Hg angenommen werden kann

kommen vom Ganglion cervicale inf. des Grenzstranges und vom Gefäßnervengeflecht um die Art. subclavia. Auch die Venen haben eine den Arterien des Gehirnes entsprechende Innervation.

Als Pufferstation zur Aufrechterhaltung eines konstanten Niveaus der Hirndurchblutung ist heute der Sinus caroticus, ein zwiebelschalenförmiges Gebilde am Anfangsteil der Art. carotis int., in dem eine Reihe von Neuroreceptoren nachweisbar sind, anerkannt.

Hinsichtlich des Kollateralkreislaufs im Gehirn beherrschte jahrzehntelang — wenn man vom Circulus arteriosus Willisi absieht — die

Vorstellung von den Endarterien im Gehirn die Diskussion. Dies trotz der Befunde von HEUBNER über die Anastomosen der drei großen Arterien jeder Hirnhälfte, die er als Kanalnetzwerk der meningealen Arterien bezeichnete. Heute steht man auf dem Standpunkt, daß vier unterschiedliche Kollateralkreislaufmöglichkeiten bestehen:

1. Verbindungen über den basalen Gefäßkranz zwischen den Hemisphären bzw. zur hinteren Schädelgrube (Circulus Art. Willisi).

2. Meningeale Anastomosen zwischen den großen Hirnarterien (HEUBNER).

3. Ringförmige Arterienkreise in der Pia (H. W. SCHMIDT).

4. Die innerhalb der Hirnrinde im Bereich der Arteriolen und Venolen liegenden, von PFEIFER nachgewiesenen Querverbindungen.

Klinische Bedeutung haben von diesen nur die beiden erstgenannten. Für die Frage, ob diese Kollateralen für die Versorgung in jedem Fall ausreichen, ist bedeutungsvoll, daß in dem zusammenhängenden, gut anastomosierenden Gefäßnetz jeweils die äußerste Peripherie besonders gefährdet ist. SCHNEIDER führte hierbei den Vergleich mit der künstlichen Bewässerung von Wiesen an, bei denen auch im Falle einer Minderversorgung die „letzte Wiese" schlechter gestellt ist als die erste. Im Hirn finden sich derartige Durchblutungsstörungen an der Grenzzone der drei großen Hauptarterien, in den Stammganglien und der inneren Kapsel. Im Rückenmark sind diejenigen Segmente besonders gefährdet, die in der arteriellen Grenzzone zwischen der aus der Art. vertebralis stammenden Art. segmentalis VI und der aus der Aorta versorgten Art. segmentalis IX liegen.

Die Blutzirkulation in den Hirngefäßen unterliegt prinzipiell den gleichen *Strömungsgesetzen* wie im übrigen Körperkreislauf. Anhand einer schematischen Zeichnung (von TÖNNIS u. SCHIEFER nach M. SCHNEIDER) lassen sich am einfachsten die normalen und pathologischen Druckverhältnisse übersehen (Abb. 222). Daraus ergibt sich für den normalen Befund (im Bereich der Art. cerebri ant.) ein Druckabfall von 90 auf 10 mm Hg im Mittel, während im pathologischen Fall bei einem arteriovenösen Shunt (Angiom im Bereich der Art. cerebri media), ein solcher von 90 auf 20 festzustellen ist, da infolge des verminderten peripheren Widerstandes arterielles Blut direkt in den venösen Schenkel des Kreislaufs gelangen kann.

Die *Regulation* der Hirndurchblutung wurde während des letzten Jahrzehntes eingehend von M. SCHNEIDER und seiner Schule erforscht. Dabei ergab sich, daß diese sowohl von der Blutseite, wie auch von der Gewebeseite und durch die Vasomotorik erfolgen kann. Keiner der genannten Faktoren, für sich allein genommen, ist maßgebend, sondern das Zusammenspiel aller ist für die Regulation entscheidend. Unter normalen Verhältnissen stehen dabei CO_2 und O_2 im Vordergrund, während die Vasomotorik demgegenüber ganz im Hintergrunde bleibt. Normaler Kohlensäure- und Sauerstoffdruck vorausgesetzt, besteht eine festgelegte Beziehung zwischen Blutdruck und Durchblutung des Gehirnes. Diese Beziehung wird durchbrochen, wenn die kritische Grenze von 19 mm Hg in der O_2-Spannung des venösen Blutes erreicht ist. Letzteres ist der Fall, wenn der Blutdruck auf einen arteriellen Mittelwert um etwa 70 mm Hg (normal 85—90 mm) abgesunken ist. Aus dieser überragenden Abhängigkeit der Hirndurchblutung von Blutdruck und Kohlensäurespannung des arteriellen Blutes ergibt sich, daß die Regulierung der Hirndurchblutung letzten Endes von den Mechanismen abhängt, die auch der Steuerung des Gesamtblutdruckes und der Atmung dienen, also den Presso-Chemo-Osmo-Receptoren.

Einige wenige Worte sind noch über die *nervöse Steuerung* der Gehirndurchblutung notwendig, dies besonders im Hinblick auf die später zu besprechenden cerebralen Angiospasmen. Wir haben bereits früher auf die sympathische und parasympathische Versorgung der Gehirngefäße hingewiesen. Während Spasmen für den Körperkreislauf und auch den extrakraniellen Teil der Gefäße des Schädels heute als gesichert gelten, ist dies bei den intrakraniellen Gefäßen noch keineswegs der Fall. Hier stehen sich die Auffassungen hinsichtlich der Tatsache an sich, wie auch im Hinblick auf das Ausmaß noch eindeutig entgegen. Auch bei der Beurteilung *pharmakologischer* Beeinflussung der Hirngefäße herrscht noch viel Widerspruch. Generell ist zunächst festzustellen, daß fast alle Stoffe, welche die Blutgefäße im Körper erweitern, dasselbe — wenn auch in geringerem Grade — an den Hirngefäßen tun. Die Annahme, daß die Hirnstrombahn auf die Mehrzahl der Pharmaka „umgekehrt" reagieren soll wie die Strombahn der anderen Körperorgane, ist wahrscheinlich dadurch zu erklären, daß eine erste constrictorische Wirkungsphase nur schwach ausfällt, während eine zweite dilatatorische sehr lang erscheint. Im allgemeinen ist an den Hirngefäßen weder durch Hormone noch durch Medikamente eine eindeutige direkte Verengerung der Gefäße zu beobachten. Darüber hinaus darf man nicht vergessen, daß sich die Wirkung der meisten Medikamente nicht allein auf eine Änderung der Gefäßweite erstreckt, sondern daß gleichzeitig auch Atemvolumen oder Blutdruck und damit das Blutangebot an das Gehirn beeinflußt werden.

Sehr eng sind die *Beziehungen* der *Gehirngefäße zum Liquor-System* (s. S. 307 ff.).

Funktionelle Durchblutungsstörungen

Einleitung. Funktionelle oder vegetative Durchblutungsstörungen sind Fehlregulationen des gesamten Kreislaufs, des Herzens oder bestimmter Gefäßabschnitte wie des ZNS, ohne nachweisbare Organschädigung. Charakteristisch ist die enge Beziehung zur individuellen Reaktionsart, zur Erlebniswelt, Umgebung und Persönlichkeit des Kranken.

Vegetative Kreislaufstörungen beruhen auf einer Labilität der Regulationen oder anders ausgedrückt, die Koordination der Faktoren, die bei äußerer oder innerer Anforderung die Blutverteilung, den Blutdruck, die Herzaktion, die Atmung usw. regulieren und damit die Funktion konstant erhalten, ist hier nicht vorhanden. Subjektive und objektive Störungsfaktoren sind innig miteinander verflochten und beeindrucken sich gegenseitig. Umwelt, Milieu, Einstellung der Eltern, affektbetonte Situationen, seelische Spannungen bei gleichzeitigem Zwang zur Untätigkeit, Erwartungsangst beeinflussen den Krankheitsablauf viel mehr, als dies bei organischen Erkrankungen der Fall ist. Andererseits werden klinisches Bild und Krankheitsgefühl weitgehend von der Persönlichkeit geformt. Dementsprechend muß bei Anamnese, Befunderhebung und Therapie diesen Faktoren viel mehr Bedeutung zugemessen werden, als dies bei den meisten organischen Leiden sonst der

Fall ist. Auf der anderen Seite muß aber betont werden, daß die *objektivierbaren* Regulationsstörungen mehr auf Kinder und jüngere Altersklassen verteilt sind, während z.B. die herzbetonten, rein *subjektiven* Beschwerden ohne gleichzeitige Regulationsstörung mehr höheren Altersklassen zugehören. Einer *objektiven Analyse* zugänglich sind die elektrobiologischen Verhältnisse im EKG und EEG, ferner die Reaktionsweise des Vegetativums und seiner Partialfunktionen auf mechanische und chemische Belastung. Objektivierbar sind ferner die Merkmale des Habitus und der Konstitution.

Bevor wir auf die Besprechung der einzelnen Formen vegetativ funktionell bedingter Durchblutungsstörungen des ZNS eingehen, noch einige wenige Worte zu Prinzipien der Systematik vegetativer Störungen, ohne daß hier auf Einzelheiten eingegangen werden kann. Die alten Einteilungen des polaren bzw. antagonistischen Schemas Sympathicus — Parasympathicus werden von der Physiologie heute nicht mehr anerkannt. Anstelle dieser werden zwei Vorstellungen diskutiert:

1. Die Ordnung nach Funktionszielen und die Definition einer vegetativen Störung als Fehlanpassung an die jeweilige aktuelle Situation bzw. Leistung.

2. Das Prinzip der biologischen Regelung.

Beide Vorstellungen mit der Ausrichtung des Vegetativums nach Funktionszielen heben den Antagonismus Sympathicus — Parasympathicus weitgehend auf, denn in der Ordnung nach Funktionszielen sind Sympathicus und Parasympathicus fallweise Antagonisten und Synergisten.

Von den uns speziell interessierenden Funktionskreisen steht die Regelung des Blutdrucks, seine Stabilität bzw. im negativen Fall seine Labilität bzw. die Regulation des Blutvolumens mit ihren Auswirkungen auf Hirndurchblutung und Sauerstoffversorgung ganz im Vordergrund.

Die funktionellen Gefäßstörungen des ZNS teilen wir in folgende 3 Gruppen ein:

1. Vasculäre Kopfschmerzen.
2. Migräne.
3. Orthostatische Auswirkungen auf das ZNS.

Zwischen den vasomotorisch bedingten Kopfschmerzen und der Migräne bestehen fließende Übergänge (Gowers, Heyck, Pichler).

Vasculäre Kopfschmerzen

Habituelle, funktionelle, vasculäre Kopfschmerzen beanspruchen während der letzten Jahre, mit der allgemeinen Zunahme der neurovegetativen Regulationsstörungen, ein immer größer werdendes pädiatrisches Interesse (Wiedemann, Schlack, Groh u. Zenker, Bile). Solche Kinder haben in der Regel schon eine Reihe von Ärzten konsultiert, zumal sie bei den negativen organischen Befunden immer wieder Beschwerden haben. Ihre frühzeitige Erkennung und Behandlung unter den eingangs geschilderten Gesichtspunkten ist aber um so notwendiger, da Fehlentscheidungen, von der Einbuße an Lebensfrische und -freude, der Verminderung der Schulleistung, des Appetits usw. abgesehen, unter Umständen für die Fixierung der Beschwerden und Entwicklung des weiteren Lebens entscheidend sein können. Nach Schiff sollen z.B. 80% aller Migränefälle der Erwachsenen ihren Ursprung im Kindesalter haben.

Statistische Angaben über die *Häufigkeit* sind nur mit Vorbehalt zu verwerten, da wohl die Mehrzahl der Patienten in der allgemeinen oder fachärztlichen Praxis betreut werden dürften, zumal in der Mehrzahl der Berichte keine scharfe Trennung zwischen vasomotorischen Kopfschmerzen und Migräne (s. oben) durchgeführt wird. Nach Bile, der sich auf ein Gesamtmaterial von 8993 Schulkinder in Uppsala stützt, beträgt z.B. die Frequenz für Migräne in der Altersklasse von 7—9 Jahren 2,5% bzw. im Alter von 10—12 Jahren 4,6%.

Der Beginn des Leidens ist selten schon im 3. oder 4. Lebensjahr festzustellen (Vahlquist u. Hackzell), zeigt bei Schulbeginn eine gewisse Häufung, steigt in der Frequenz dann an, um in den Pubertätsjahren sein Maximum zu erreichen (Schlack, Bile). Die bei Erwachsenen beobachtete Bevorzugung des weiblichen Geschlechts gilt für das Kindesalter nicht; Schlack gibt eine etwa gleiche Verteilung auf beide Geschlechter an, während andere Autoren (Glaser, Groh und Zenker, Heck und Radtke) ein deutliches Überwiegen bei Knaben fanden. Eine jahreszeitliche Häufung liegt höchstens im Zusammenhang mit der Einschulung, die für viele Kinder eine Störung ihres eigenen Lebensrhythmus mit sich bringt, vor.

Der *Konstitution* nach gehören diese Kinder meist 2 Typen zu. Überwiegend handelt es sich um Astheniker, nur gelegentlich um Pykniker. Nach SCHLACK werden vasomotorisch bedingte Kopfschmerzen nicht selten auch bei Kindern mit einem Adiposogigantismus beobachtet. HECK und RADTKE dagegen vermißten eine Zugehörigkeit zu einem besonderen Konstitutionstyp.

Wichtig ist noch die Frage der *Heredität*. Alle Autoren sind sich hinsichtlich einer starken Belastung der Familie mit Kopfschmerzen, Migräne und anderen neurovegetativen Erkrankungen, z.T. auch mit Epilepsie, einig. Die Zahlenangaben schwanken zwischen 65%, 80% und 90% (zit. nach SCHLACK). Das Fehlen einer solchen wird von letzterem als besonders ernste Verpflichtung bei der Suche nach einer primären, andersartigen Ursache der Kopfschmerzen gewertet. Das hereditäre Moment wird dabei mehr im Sinne einer Bereitschaft zur vegetativen Labilität mit evtl. erhöhter Organbereitschaft gedeutet, bei dem exogene Momente eine bedeutsame Rolle spielen.

Über die *Pathogenese* herrscht noch keine Einmütigkeit. Nach H. G. WOLFF folgt einem vasoconstrictorischen Vorstadium ein solches der Vasodilatation. Wird ein so erschlafftes Gefäß bei Blutdruckschwankung durch Pulswellen weiter gedehnt, so soll es zu den schmerzhaften Sensationen kommen. Neuerdings wird vom gleichen Autor das Freiwerden eines Polypeptids, Neurokinin genannt, als Ursache der Migräne-Anfälle diskutiert. Daß andererseits die Diskussion, ob die Hirngefäße überhaupt einer aktiven Constriction bzw. Dilatation fähig sind, noch nicht abgeschlossen ist, wurde bereits in der Einleitung kurz gestreift. In diesem Zusammenhang zitieren HECK und RADTKE gemeinsame Untersuchungen mit SCHEER über Netzhautarteriendruckmessung (NAD) im Intervall. Sie kamen dabei zu der Feststellung, daß im Intervall bei etwas mehr als der Hälfte der untersuchten Kinder eine Fehlregulation der Hirngefäßmotorik bestand, die zu einer abnormen Tonuslage der Netzhaut bzw. Hirngefäße (4mal angiospastisch, 10mal angiotonisch) geführt hatte. Bei Erwachsenen mit Kopfschmerzen hatte der gleiche Autor während der Schmerzen 90% bzw. im Intervall bei 56% eine Abweichung vom mittleren NAD feststellen können (davon in 25% angiospastisch und in 75% angioatonisch). Diese Befunde würden also beim Kinde und beim Erwachsenen die Schmerzen vorwiegend in die Vasodilatationsphase verlegen. SCHLACK hingegen kam aufgrund seines Kongestionstestes — Stauung im Kopfgebiet durch Tiefhängen des Kopfes mit konsekutiver Verstärkung oder Linderung des Kopf-

schmerzes — zu der Auffassung, daß das Kind sich anders verhält als der Erwachsene und bei diesem der Schmerz in der Vasoconstriction auftritt.

Einig sind sich wohl die meisten Autoren — HEYK, HECK und RADTKE —, daß der Kopfschmerz bzw. die Migräne nicht so sehr durch eine initiale Vasoconstriction mit nachfolgender Dilatation als vielmehr durch die Dysregulation, teilweise bei angiospastischer, teilweise — und scheinbar häufiger — angioatonischer Gefäßstörung verursacht wird. Dies entspricht auch vielmehr den eingangs zitierten Vorstellungen über die Regulation-Funktionskreise und erklärt auch den wechselnden therapeutischen Erfolg teils mit vasoconstrictorischen, teils mit vasodilatorischen Therapeuticis. — HEYK schließlich fand trotz der Gefäßdilatation beim Migräneanfall eine Verminderung der arterio-venösen Sauerstoffdifferenz und schließt daraus auf einen Shunt zwischen Arteriolen und Venolen; dadurch komme es zu einer ungenügenden Sauerstoffversorgung mit allen weiteren Folgen.

Klinik

Symptomatologie. Der Kopfschmerz beginnt bei vielen Kindern schleichend, fast unbemerkt von den Eltern. Aufmerksam werden diese meist erst durch eine Lustlosigkeit, Abgespanntheit bzw. durch ein Nachlassen der Schulleistungen. Gerade letzteres führt oft zum Arzt, wobei die Angabe charakteristisch ist, daß während der ersten beiden Stunden die Kinder unauffällig sind, sie dann ermüden, in der Aufmerksamkeit nachlassen und oft wegen Kopfschmerzen nach Hause gehen müssen. Überhaupt sind die Beschwerden in den Morgenstunden durchweg ausgeprägter als am Nachmittag. Auffällig ist der Farbwechsel, bei dem eine fahle wächserne Blässe vorherrschend ist, bei kühlen feuchten Extremitäten, Schweißneigung, und gelegentlichen Tachykardien. Intellektmäßig stehen die Kinder oft über dem Durchschnitt, in der Schule sind sie ehrgeizig, geltungsbedürftig, aber oft gehemmt.

Die Untersuchung ergibt meist eine Asthenie sowie, neben den bereits erwähnten neurovegetativen Symptomen, einen ausgeprägten Dermographismus bzw. ein positives Facialisphänomen. Im EKG lassen sich oft vegetativbedingte Veränderungen nachweisen, auf die in letzter Zeit besonders STOERMER eingegangen ist (Verbreiterung der P-Zacke, Vorhof- und Ventrikelextrasystolen, Vorhofheterotypien, Av-Rhythmus, Av-Dissoziation und unvollständiger sinuauriculärer Block). FRISCHKNECHT betont besonders die Bedeutung des Achsendifferenzwinkels zwischen

R-Vektor und T-Vektor, letzterer beträgt durchschnittlich im Liegen 29°, nach 10 min Stehen 61°. Bei Orthostatikern schwankt dieser R-T-Achsendifferenzwinkel zwischen 20 und 95° nach 10 min Stehen (Abb. 223).

Nicht zu vernachlässigen ist schließlich auch die Tageszeit. So lassen sich oft bei ein und demselben Individuum morgens bzw. abends normale Befunde erheben, während über Mittag eindeutig abweichende Befunde

Die *Diagnose* soll eigentlich erst nach sorgfältigem Ausschluß aller anderen Erkrankungen, die zu Kopfschmerzen führen — besonders der Nachbarschaftsorgane — gestellt werden. Die Skala ist außerordentlich breit und reicht von der Anämie über die Erkrankungen der Nasen-Rachenorgane, speziell der Nebenhöhlen, über Brechungsfehler der Augen bis zum Hirntumor. Auf das Horton-Syndrom — histaminic cephalgia — braucht hier nicht

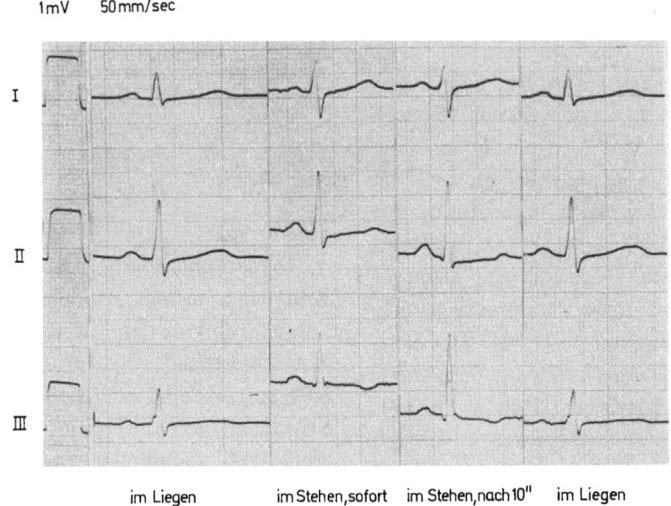

Abb. 223. *EKG* im *Liegen, in Ruhe:* Sinusrhythmus, P = 0,08″, PQ = 0,14″, QRS = 0,07″, rel. QT-Dauer: 0%. α_{QRS} = +56°, α_T = +60°. Achsendifferenzwinkel: 4°. ST_{II} leicht gesenkt, T_{III} abgeflacht positiv. *Steh-EKG sofort:* Sinusrhythmus, P = 0,08″, PQ = 0,12″, QRS = 0,06″, rel. QT-Dauer: +20%. α_{QRS} = +80°, α_T = 0°. Achsendifferenzwinkel: 80°. ST_{II} stärker gesenkt, T_{III} präterminal diskordant negativ. *Steh-EKG nach 10 min:* rel. QT-Dauer: +20%. α_{QRS} = +93°, α_T = 0°. Achsendifferenzwinkel: 93°. ST_{II} weiterhin stärker gesenkt, T_{III} weiterhin negativ. *EKG wieder im Liegen:* Rückbildung aller Veränderungen im Stehen!

vorliegen. In Kopftieflage nach Schlack tritt, wie erwähnt, oft eine Besserung der Beschwerden ein. Im EEG finden alle Autoren (Heck und Radtke, Karlsson, Groh und Zenker, Litchfield, Blumenthal und Fuchs usw.) in recht hohem Prozentsatz pathologische Veränderungen, die besonders bei der Migräne, die ja nur schwer abgrenzbar ist und zu der fließende Übergänge existieren, sehr ausgeprägt sind. Froehlich u. Mitarb., die insgesamt 500 Kinder mit periodischen Kopfschmerzen untersuchten, fanden bei 220 = 44% pathologische Veränderungen. In 75% handelte es sich um eine Grundrhythmusverlangsamung, in 25% um Spikes, womit dann die Frage einer Epilepsie, auf die erst später eingegangen werden soll, auftaucht. Übereinstimmend damit fanden Burke und Peters in 46% ihrer Fälle Dysrhythmien im EEG.

näher eingegangen werden, da es fast nur bei Männern mittleren Alters und nur ein einziges Mal mit einem Beginn im 11. Lebensjahr (Bickerstaff) beobachtet wurde.

Die *Prognose* ist mit Vorsicht zu stellen. Wir wiesen bereits auf die hereditäre Belastung sowie den häufigen Übergang in die Migräne des Erwachsenen hin; daß die Umgebung, die Persönlichkeit eine große Rolle spielen, wurde gleichfalls erwähnt. Andererseits weist Schlack darauf hin, daß die Prognose im Hinblick auf die Tatsache des Überwiegens der Erkrankung bei Knaben gegenüber dem weiblichen Geschlecht bei Erwachsenen, vielleicht bei ersteren doch nicht ganz so ungünstig ist, erst recht, wenn sich keine Heredität nachweisen läßt. Groh und Zenker geben im eigenen Material 25% Dauerheilung an, zitieren andere Autoren mit 7—10%.

Bei der *Therapie* muß besonders die Persönlichkeit, einschließlich des Milieus — Elternhaus, Schule, evtl. andere exogen auslösende Faktoren — berücksichtigt werden. Auf eine geregelte Lebensweise, Wechsel von Schule, Spiel, Sport, ausreichenden Schlaf, Vermeidung heute vielfach üblicher Reizüberflutung muß besonderer Wert gelegt werden. Hydrotherapeutische Maßnahmen, allerdings unter strenger ärztlicher Leitung, wirken oft günstig. Nach HUGHES u. Mitarb. hat sich eine Massage besonders im Halsbereich neben Entspannungsübungen gut bewährt.

Für die Behandlung des einzelnen Anfalls oder auch im Intervall stehen eine Reihe von Medikamenten zur Verfügung. Moloidtabletten, Nitrotabletten (Schering), bei Hypotonikern Mestinon, Bellergal, Hydantoinpräparate bei gleichzeitig bestehender Dysrhythmie oder Krampfpotentialen (SCHLACK), Uzaril (HECK und RADTKE), Dihydroergotamin bei Migräne oder vasomotorischem Kopfschmerz (GROH und ZENKER), Arterenol (WOLFF) haben sich vielfältig, vor allem bei langzeitiger Verabreichung, bewährt.

Migräne

Nach Ansicht wohl aller Autoren unterscheidet sich der Migräneanfall des Kindes nicht von dem des Erwachsenen, lediglich, daß nach BILE der einzelne Anfall im Kindesalter in der Regel kürzer, dafür die Frequenz des Auftretens aber größer ist als beim Erwachsenen. Bekanntlich verstehen wir darunter anfallsweise, meist akut, selten nach einer Aura auftretende, heftige Kopfschmerzen von Halbseitencharakter, die über Stunden anhalten, bei denen es auf dem Höhepunkt oder gegen Ende oft zu Erbrechen kommt. Je älter die Kinder sind, desto präziser sind die Angaben und um so mehr wird auch über optische Symptome — Flimmerskotom, Gesichtsfeldeinschränkung — Parästhesien, Apathie und Konzentrationsschwäche speziell in der Aura geklagt. Auffallend ist die Angabe von BILE, daß stroboskopische Effekte (Kino — Fernsehen, Reflektionen der Sonne an der See bzw. bei Schnee) bei 84% seiner Patienten anfallsauslösend wirkten, während eine Erwartungsangst — speziell in der Schule — diesen bei 59% hervorriefen. Während der Dauer des Anfalls machen die Kinder einen schwerkranken Eindruck, verfallen hinterher oft in einen tiefen Schlaf.

Da nach Ansicht vieler Autoren (GOWERS, HEYK, SCHLACK, HECK und RADTKE usw.) keine scharfe Trennung zwischen vasculären Kopfschmerzen und Migräne möglich ist, vielmehr nur graduelle Unterschiede bestehen, gilt das dort Gesagte hinsichtlich Häufigkeit, Disposition, Heredität usw. auch für die Migräne. Hinsichtlich der Geschlechtsverteilung besteht allerdings nach BILE ein Unterschied insofern, als in seinem sehr umfangreichen Material der Anteil der Mädchen bei den 10—12jährigen

(♂ 3,9% : ♀ 5,4%) überwiegt, eine Differenz, die für die 13—15jährigen (♂ 4% : ♀ 6,4%) noch deutlicher wird.

Etwas näher eingehen wollen wir noch auf die *Pathophysiologie* des Anfalles und seinen Ablauf. Nach H. G. WOLFF ist die Hirnsubstanz selbst nicht schmerzempfindlich; im knöchernen Schädel sind nur die großen Gefäße, und zwar auf Zug, Druck, Verdrängung, Dehnung, Dilatation bzw. pharmakodynamisch. Wir erwähnten bereits im vorigen Kapitel, daß nach seinen experimentellen Untersuchungen einer einleitenden Vasoconstriction eine Vasodilatation folgt. Aufgrund seiner Befunde teilt er den Anfall in 3 Phasen ein. In der ersten *Prodromalphase* treten keine Kopfschmerzen auf. Hier beherrschen Gesichtsfelddefekte, Skotome, Hemianopie und Sehstörungen — infolge vasoconstrictorisch bedingter Ischämie retinaler und corticaler Abschnitte — das Symptomenbild.

Die zweite eigentliche *Kopfschmerzphase* ist mit Dilatation und Dehnung der cranialen Arterien verbunden. Für den Schmerz sind hauptsächlich die Arterien an der Außenseite des Kopfes — Arteria carotis externa, Arteria temporalis superficialis neben den intracranialen — Arteria cerebri media — verantwortlich.

Ein gewöhnlich mit dem vasculär bedingten Kopfschmerz zusammen auftretender — oft aber auch nach dem Aufhören desselben andauernder — Schmerz ist auf eine protrahierte Kontraktion der Kopf-Nacken- und oberen Rückenmuskeln zurückzuführen. Durch Vasoconstriction bedingte Ischämie verstärkt den Muskelschmerz. Beim Abklingen des Anfalls kann eine *dritte Phase* sich gelegentlich anschließen, die durch Ptose, Strabismus, Mydriasis auf der Anfallseite — ophthalmoplegische Migräne —, selten auch durch ein Hämatom um die am meisten betroffene

Arterie charakterisiert ist. Diese III. Phase kommt durch ein Ödem des perivasculären Gewebes sowie Diapedese aus den kleinsten Gefäßen des betroffenen Stromabschnittes zustande. Eine gleiche Erklärung wird auch für die gelegentlich nach einem Anfall beobachtete Xanthochromie des Liquors angenommen.

Daß manche Autoren mehr die Dysregulation als dieses starre Schema mit der Bindung des Schmerzes an die vasodilatatorische Phase betonen, da diese den wechselnden Befunden mehr gerecht wird, wurde bereits bei der Besprechung der vasomotorischen Anfälle diskutiert.

Auch für die objektivierbaren Befunde: EKG bzw. EEG, Belastung, Habitus usw. gilt das bei den vasculären Kopfschmerzen bereits Gesagte. Kurz eingegangen werden muß hier noch auf die Beziehungen zur Epilepsie. Dieses Problem ist äußerst schwierig, da es Beobachtungen gibt, bei denen Migräneanfälle mit typischen epileptischen Anfällen alternieren oder in diese übergehen, nach SUTER u. Mitarb. in 5,5 bzw. 3,5%. Typische EEG-Befunde im Sinne einer Epilepsie sind ja auch nicht ganz selten festzustellen (KARLSSON, HALPERN und BENTAL, GROH und ZENKER), doch sollte man unseres Erachtens, wie dies auch HECK und RADTKE, GROH und ZENKER tun, alle Kinder, welche im EEG für Epilepsie sprechende Befunde aufweisen — auch schon im Hinblick auf die dann notwendige antikonvulsive Therapie —, als echte Epilepsie von der Migräne abtrennen. Für die Differentialdiagnose, Prognose und Therapie gilt das beim vasculären Kopfschmerz bereits Besprochene.

Orthostatische Auswirkungen auf das ZNS

Orthostatische Auswirkungen auf das ZNS sind seit langem in der Kinderheilkunde bekannt und viel umstritten. Synonyma sind orthostatisches Epileptoid (HUSLER), Angioepilepsie (MORO), Synkopale Anfälle (SCHULTE), Anoxische Krämpfe (GASTAUT u. GASTAUT), Vegetative Anfälle (BROSER). Auch in der Kinderheilkunde bürgert sich der Ausdruck Synkopale Anfälle oder Synkope, der viel besser ist, mehr und mehr ein (BAMBERGER u. MATHES, FANCONI usw.). Der Begriff vegetative Anfälle geht vom ätiologisch-pathogenetischen Mechanismus aus, ist aber wohl zu umfangreich, da hier Anfallsformen mit eingegliedert werden, die mit den hier zur Diskussion stehenden orthostatischen Auswirkungen auf das ZNS nichts zu tun haben.

Historisch werden die synkopalen Anfälle bereits von BARTHEZ und RILLIET 1853 anerkannt; über Jahrzehnte werden sie — s. Epileptoid, Angiolepsie — in die Nähe der Epilepsie, ja nach 1956 durch die Research Group of the World Health Organisation on Juvenile Epilepsy bzw. 1958 durch RADERMERCKER der Epilepsie direkt zugeteilt. Nach Ansicht kompetenter Autoren (SCHULTE, BROSER, BAMBERGER und MATHES) trifft dies aber keineswegs zu. Internisten, speziell Neurologen haben sich mit diesem Erkrankungsbild während der letzten Jahre intensiver beschäftigt (MECHELKE u. CHRISTIAN, SCHULTE, BROSER), als dies Pädiater getan haben. Dies ist um so verwunderlicher, als nach allgemeiner Ansicht diese Synkopen bei Kindern häufiger sind als bei Erwachsenen und nicht selten solche Anfälle bei Erwachsenen sich bis in die Kindheit zurückverfolgen lassen (SCHULTE). Erst während der letzten Jahre hat die Erkrankung wieder beim Pädiater mehr Beachtung gefunden (BAMBERGER und MATTHES, GASTAUT und GASTAUT, STOLOWSKY, GENZ und STOLOWSKY).

Genaue Zahlenangaben über die *Häufigkeit* anhand eines größeren Materials fehlen unseres Wissens. BAMBERGER und MATTHES berichten (katamnestisch) über 51 Kinder im Laufe von 20 Jahren. Sicher sind diese Zahlen zu niedrig, wenn man die Befunde von GASTAUT und GASTAUT zugrunde legt, die in den Altersklassen von 0—5 Jahren unter 176 Krampfkindern bei 24 = 13,5% hypoxische Krämpfe nachweisen konnten. Schon beim Säugling können (BAMBERGER und MATTHES), wenn auch selten, bei plötzlichem Aufrichten synkopeartige Zustände auftreten (Blässe, Aussetzung der Atmung, Bewußtlosigkeit), doch verschwinden diese Zustände nach evtl. mehrfacher Wiederholung meist im Laufe des 2. Lebenshalbjahres (orthostatische Ohnmacht des Säuglings nach JAVETT). Am häufigsten wird die Synkope im Schulalter, besonders zur Zeit der zweiten Streckung, beobachtet (FANCONI). Im allgemeinen ist das weibliche Geschlecht stärker betroffen (HENKEL u. ZIMMERMANN = weibl. 30, männl. 11, BAMBERGER und MATTHES, FORD), ein Befund, den STIER (männl. 12, weibl. 6), GASTAUT u. GASTAUT (männl. 14, weibl. 10) nicht bestätigen konnten.

Konstitution und Disposition entsprechen den in den beiden vorigen Kapiteln erwähnten Merkmalen. Eine tageszeitliche Häufung in den Morgenstunden beim Übergang aus der liegenden Haltung zum Stehen ist bekannt, wie es auch gelegentlich in der Nacht bei plötzlichem Wachwerden — nach schreckhaften Träumen — und Sich-Aufsetzen zu einem Anfall kommen kann. Gehäuft treten schließlich solche Synkopen in der Schule bei schlechter Lüftung bzw. bei Erwartungsangst (Blutentnahme) auf.

Pathophysiologisch beruht nach heutiger Ansicht der synkopale Anfall auf einer vegetativ ausgelösten vasogenen Störung der Blutverteilung, die ein Absacken des Blutes in die unteren Körperpartien bei aufrechter Haltung und damit Inaktivierung eines Teiles der zirkulierenden Blutmenge zur Folge hat. Es kommt also durch einen absoluten oder relativen Volumenmangel zu einem Spannungskollaps (Zentralisation nach DUESBERG und SCHROEDER), der immer bei einer Verminderung der zirkulierenden Blutmenge um 30—40% aufzutreten pflegt. Schon beim Gesunden sinkt im Stehen der cerebrale Blutdurchfluß deutlich ab. Eine hypotone Regulationsstörung, wie sie bei diesen Patienten überwiegend nachweisbar ist (Einzelheiten s. Kreislauf-Kapitel), führt durch Versagen der Kompensation zu O_2-Mangel des Gehirnes bzw. zu der Fülle der klinischen Symptome.

Klinik

Symptomatologie. Im Gegensatz zur Epilepsie ist eine eigentliche Aura so gut wie unbekannt; oft wird allerdings über Schwindel, Schwarzwerden und Flimmern vor den Augen, Übelkeit im Magen sowie Schwäche geklagt. Umgekehrt kennen wir aber *anfallsauslösende* bzw. begünstigende Faktoren um so besser. Darunter spielen der orthostatische Auslösungsmechanismus, Schreck, Erregung, Erwartungsangst die größte Rolle. Auf die Begünstigung durch langes Stehen, Überlastung, mangelnden Schlaf, schlechtgelüftete Räume soll nur kurz hingewiesen werden.

Der Anfall selbst kommt meist schnell mit einer mehr oder weniger tiefen Bewußtlosigkeit, die Kinder sinken oder sacken in sich zusammen. Verletzungen sind dementsprechend selten. Der Muskeltonus ist schlaff, die Eigenreflexe sind abgeschwächt. Motorische Symptome beschränken sich auf einige unkoordinierte Bewegungen, Zittern der Hände, Zucken der Schultern. Die schweren motorischen Entladungen, das Einnässen des epileptischen Anfalles fehlen ganz. Vor und während des Anfalls sehen die Kinder leichenblaß aus, manche zeigen nur ein blasses Gesichtsdreieck, eine eigentliche Cyanose fehlt. Kalter Schweiß ist besonders charakteristisch. Die Atmung ist abgeflacht und beschleunigt, der Puls schwach bis nicht fühlbar, verlangsamt, mitunter beschleunigt, der Blutdruck niedrig. Die Augen sind meist geschlossen, selten auch geöffnet und verdreht. Die Lichtreaktion ist träge und verzögert. Nach dem Anfall ist Erbrechen nicht selten. Die Dauer der Synkope schwankt zwischen wenigen Sekunden und 10 min. Bei der kurzen Dauer der einzelnen Anfälle wird

der zugezogene Arzt nur selten Gelegenheit haben, einen solchen zu beobachten. Um so wichtiger ist die Anamnese und Schilderung durch die Angehörigen sowie vor allem die Möglichkeit im Intervall durch die Kreislauffunktionsprüfung nach SCHELLONG die hypodynamische Fehlregulation mit Absinken des systolisch-diastolischen Blutdruckes im Stehen bei relativer Konstanz der Blutdruckamplitude bzw. Absinken des diastolischen Blutdruckes in einen nicht mehr meßbaren Bereich, bei gleichzeitigem Anstieg der Pulsfrequenz zu objektivieren (Abb. 224). Sehr gut hat sich nach GASTAUT und GASTAUT der Bulbusdruckversuch unter gleichzeitiger Registrierung von Atmung, EKG und EEG bewährt, da er nicht nur erlaubt, den Anfall selbst auszulösen und mit den Schilderungen der Angehörigen zu vergleichen, sondern da er darüber hinaus noch objektive Befunde — Atmung, EKG, EEG — liefert. Gleichzeitig ergeben sich damit auch wichtige Befunde für die *differentialdiagnostische* Abgrenzung anderer Erkrankungen, wie respiratorische Affektkrämpfe, echte organische Herzleiden — Vitium, Morgagni-Adams-Stokesscher Symptomenkomplex — oder Epilepsie. Wegen ihrer Bedeutung soll kurz auf die Befunde von GASTAUT und GASTAUT eingegangen werden. Während beim Gesunden auf den Bulbusdruck die klinischen Reaktionen gering sind, kommt es bei den betroffenen Kindern zu Blässe, Schweißausbruch und Bewußtlosigkeit. Der Bulbusdruck vermag 2 Arten von Atemveränderungen hervorzurufen:

1. Eine Beschleunigung um das 2—3fache des Ausgangswertes; diese Polypnoe kann kurz sein, sie kann auch 20—30 sec den Druck überdauern. 2. Ein Atemstillstand oder eine Bradypnoe bis zu $^1/_3$ des Ausgangswertes mit einer Dauer von 1—3 min. Während bei Gesunden der Druckversuch einen Herzstillstand von durchschnittlich 1,2 sec hervorruft, dauert dieser bei den Patienten zwischen 6 und 27 sec mit einem Durchschnitt von 19,9 sec. Die *EEG-Symptome* schwanken in ihrer Intensität abhängig von der Dauer des Herzstillstandes. Sie treten frühestens nach einem Herzstillstand von 5—8 sec auf. Sie bestehen in diffusen langsamen sinusoidalen Wellen von großer Amplitude mit einer Durchschnittsfrequenz von 2,7 sec beiderseits über dem ganzen Hirn. Die durchschnittliche Dauer dieser Entladung beträgt 12 sec. Diese Ver-

änderungen, die völlig von denen der Epilepsie getrennt werden, gehen den klinischen Erscheinungen voraus und sind identisch mit denen einer Anoxie. In den schwersten Fällen — bei langer Dauer des Herzstillstandes — gehen die EEG-Veränderungen in die Synkope über.

Die *Prognose* der synkopalen Anfälle ist im allgemeinen gut. Dauerheilungen sind, wie ja schon die geringere Frequenz beim Erwachsenen zeigt, nicht ungewöhnlich.

In der *Therapie* spielen die bereits in den früheren Kapiteln erwähnten allgemeinen Maßnahmen — Regelung von Schule, Spiel, Sport,

Schlaf, Psychotherapie (z.B. Beseitigung der Erwartungsangst) — eine wichtige Rolle. Hydrotherapeutisches Gefäßtraining in geregelten Grenzen hat sich außerordentlich bewährt. Frühmorgendlich noch vor dem Aufstehen eine Tasse Kaffee oder Tee — ein ausreichendes Frühstück vor der Schule in Ruhe genommen — sind oft erfolgreich und ausreichend. Kurmäßig über 3—6 Wochen gegebene Kreislaufmittel wie Effortil Depot (ALLIES), Carnigen (BRÜCK und OLTMANN), Peripherin (GENZ, STOLOWSKY), Novadral retard, Dihydergot retard (KOCH, WOLFF) haben sich vielfältig bewährt.

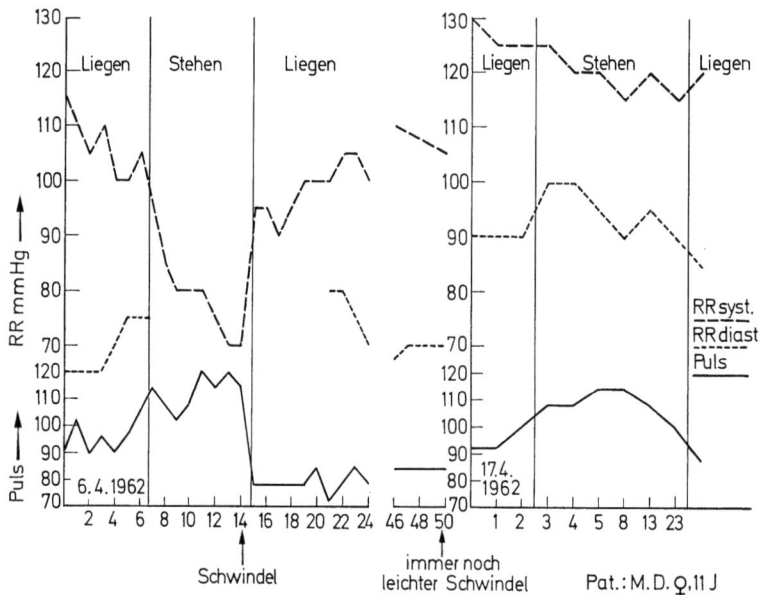

Abb. 224. Die Abbildung zeigt das Verhalten von Blutdruck und Puls im Liegen und Stehen bei einem labilen Kinde mit Kopfschmerzen und Schwindelerscheinungen vor und nach Behandlung mit Dihydergortetard

Thrombosen und Embolien

Gerinnungsfördernde und gerinnungshemmende Faktoren — das *Gerinnungspotential* — sowie fibrinolysefördernde und hemmende Faktoren — das *Fibrinolytische Potential* — befinden sich im Organismus in einem abgestimmten Gleichgewicht.

Eine Störung dieses Gleichgewichts kann an jedem dieser 4 Faktorenkomplexe einsetzen und im Extremfall entweder zum Zusammenbruch der Gerinnung mit hämorrhagischer Diathese oder aber zur Enthemmung mit Entstehung und Weiterwachsen oder Verschleppung eines Gerinnsels führen.

Für die Bildung eines Thrombus sind, entsprechend einer noch heute gültigen These

VIRCHOWS, 3 Faktoren, die in enger Wechselbeziehung miteinander stehen, jedoch in verschiedenem, nicht immer genau abzuschätzenden Umfange, von Bedeutung.

1. Veränderungen der Gefäßwand.

2. Veränderungen der Zirkulation, speziell im Sinne einer Verlangsamung der Blutströmung.

3. Veränderungen der Gerinnungstendenz, sei es von seiten der Thrombocyten, sei es der Gerinnungsproteine.

Alle diese prädisponierenden oder thrombosefördernden Faktoren bedürfen, um zur Bildung einer Thrombose zu führen, des Hinzutretens eines oder mehrerer formalgenetisch im einzelnen nicht immer faßbarer Faktoren, wie z.B. Versagen neurovegetativer Regulationen, Stress-Situation, Wettereinflüsse, Exsiccose, Disposition usw.

Bis vor wenigen Jahren spielte auch im Kindesalter die Thrombose, allerdings mehr für den Pathologen, eine bedeutsame Rolle. Seit der Verbesserung der therapeutischen Möglichkeiten, speziell bei der Behandlung septischer Erkrankungen bzw. schneller Beseitigung der Exsiccose, ist die Anzahl der Thrombosen und Embolien im Kindesalter eindrucksvoll zurückgegangen. Die trotzdem noch verbleibenden Fälle sind für den Kliniker einerseits infolge der heute sehr viel besseren modernen therapeutisch-prophylaktischen Maßnahmen interessant und bedeutungsvoll geworden. Andererseits vermittelt uns die Kenntnis cerebraler Thrombosen und ihrer Abheilungszustände ein besseres Verständnis für manche frühkindliche Hirnschäden (HALLERVORDEN).

Die Trennung zwischen arteriellen und venösen Thrombosen / Embolien hat u.a. eine gewisse klinische Berechtigung, insofern als bei den arteriellen Prozessen die O_2-Versorgung sehr viel früher notleidet als bei den venösen. Bei letzteren stehen Stauungserscheinungen, Strömungsbehinderungen zunächst im Vordergrund, wenn es nicht auf dem Wege über eine der zahlreichen Kollateralen zum Abfluß kommt. Selbst wenn es über die Ödembildung hinaus zu hämorrhagischen Infarzierungen gekommen ist, so sind diese stauungsbedingten Erscheinungen eher reversibel, als die aufgrund arterieller oligämischer Hypoxie auftretenden malacischen Prozesse. Sollte aber die Kapazität der kollateralen venösen Strombahn nicht mehr genügen, so kommt es allerdings auch hier zu irreparablen Hirnfunktionsstörungen oder gar zum Tode.

Sehr viel wichtiger aber ist, vor allem im Hinblick auf die Therapie, die Trennung in *primäre* (sog. blande, autochthone) und *sekundäre* (septische, phlebitische) *Formen*.

Unter ersterem Begriff versteht man Thrombosen, bei denen allgemeine Veränderungen des Blutes, z.B. Verlangsamung der Blutströmung, vor allem aber unbekannte Faktoren zur Thrombosierung führen, während den lokalen Faktoren eine mehr untergeordnete Bedeutung zukommt.

Sekundär sind demgegenüber Thrombosen, die als Komplikation bakterieller Infektionen im Einflußgebiet der intrakraniellen Blutleiter, vor allem also bei Ohren- und Nebenhöhlenprozessen, entzündlichen Erkrankungen der Kopfschwarte, bei bakteriellen Meningitiden sowie ortsferne bei Sepsis, bei connatalen Vitien usw. auftreten.

Die älteste Beschreibung einer zentralen Thrombose bei einem 20 Tage alten Kinde stammt, soweit wir übersehen, von PARROT (1875); HUTINEL berichtete 1877 über zahlreiche Neugeborene und Kleinkinder, bei denen die cerebralen Venen- und Sinusthrombosen infolge Geburtstrauma, Ernährungsstörungen, Infektionskrankheiten aufgetreten waren. In den folgenden Jahrzehnten erschienen zahlreiche Publikationen, von denen besonders die englische Schule um SYMONDS 1930—1940 mit dem Syndrom des otogenen Hydrocephalus aufgrund Thrombose des Sinus longitudinalis sup. sowie Arbeiten von BAILEY und HESS 1937—1951, von BERNHEIM 1954—1956, THALHAMMER und SALZER 1960, THIEFFREY u. Mitarb. 1961 hervorgehoben werden sollen.

Alle Autoren (KAPLAN et al., THALHAMMER et al., EBERT et al.) der letzten Jahre stimmen darin überein, daß die Häufigkeit, dank der modernen Therapie — Beseitigung prädisponierender Faktoren, Antibiotica bei entzündlichen Erkrankungen, Infusionen bei Exsiccose — stark nachgelassen hat.

Exakte Angaben sind aber nicht möglich, da, worauf z.B. THALHAMMER und SALZER mit Recht hinweisen, viele sekundäre Thrombosen heute nicht mehr mitgeteilt werden, bzw. zahlreiche primäre Thrombosen — vor allem, wenn sie intra vitam diagnostiziert werden — als eine Seltenheit beschrieben werden. Sicher ist ferner, daß andererseits viele primäre Thrombosen aus Unkenntnis des Krankheitsbildes nicht diagnostiziert oder z.B. als Encephalitis fehlbeurteilt werden (WISOFF et al., BERNHEIM). Einen ungefähren Anhalt geben die Zahlen von BAILEY und HESS, die (im Bostoner Material) zwischen 1926—1936 80 Fälle, bzw. von SIMPSON, der in Toronto von 1922—1932 40 Fälle beobachten konnte. Alle späteren Publikationen umfassen ein jeweils kleineres Material (z.B. THALHAMMER und SALZER 2, AHVENAINEN 8 Fälle, THIEFFRY u. Mitarb. 8 eigene Fälle mit einem Überblick über 52 weitere der Weltliteratur).

Einig sind sich ferner die meisten Autoren darin, daß speziell für die primären Thrombosen eine *Altersdisposition* vorliegt und das 1. Lebensjahr besonders gefährdet ist.

Nach BAILEY und HESS liegt das Durchschnittsalter bei 9 Monaten, nach AHVENAINEN

bei 4 Monaten. Übersieht man die Publikationen der letzten 10 Jahre, so beträgt das
Durchschnittsalter etwa 10 Monate. Die Erklärung für die Häufung im 1. Lebensjahr
dürfte die erhöhte Hydrolabilität des Säuglings und Kleinkindes — als Thrombose dispo-
nierender Faktor — sein.

Während im Erwachsenenalter das weibliche Geschlecht bevorzugt befallen ist, sind im
Kindesalter beide Geschlechter gleichmäßig
beteiligt (Huhn). Es gibt allerdings auch Autoren, die eine Bevorzugung des weiblichen
Geschlechtes 3:2 betonen (Ehlers und Courville). Demgegenüber fanden Thieffry u.
Mitarb. ein Überwiegen beim männlichen Geschlecht mit 40 gegenüber 20.

Wie beim Erwachsenen betrifft der Carotis-
verschluß auch beim Kind die linke Seite häufiger als die rechte (Thieffry u. Mitarb. 35:24).

Eine konstitutionelle Disposition liegt lediglich bei den connatalen Vitien, speziell bei den
mit Blausucht, schwerer Hypoxie und Polycythämie einhergehenden Formen, vor. Die
Transposition, die Fallotsche Tetralogie bzw.
Pentalogie scheinen eine besondere Häufung
von Embolien zur Folge zu haben, und zwar
derart, daß die Hypoxie während der ersten
beiden Lebensjahre, nach dieser Zeit die Polyglobulie die bei der Auslösung beherrschende
Rolle spielen (Weber, Graser, Tyler und
Clark). Eine jahreszeitliche Häufung schließlich ist nicht bekannt.

In der Einleitung haben wir bereits auf die
3 Faktorenkomplexe Virchows hingewiesen,
die in der Ätiologie bzw. Pathogenese der Thrombose heute noch gültig sind. Es ist hier nicht
der Ort, auf die derzeitigen Vorstellungen über
die Entstehung der Thrombosen im einzelnen
ausführlich einzugehen, doch ist es andererseits
notwendig, einige Faktoren, soweit sie später
in der Klinik oder Therapie des Krankheitsbildes zum Verständnis notwendig sind, aufzuzeigen.

Bei Besprechung der Gefäße als Teilursache
thrombotischer Zustände ist zunächst die Anatomie cerebraler Gefäße zu berücksichtigen.
Entwicklungsgeschichtlich bedingt, münden
die eigentlichen Hirnvenen in die Sinus der
Dura mater entgegen deren Strömungsrich-
tung; bei den occipital gelegenen Einmün-
dungen sogar in einem spitzen Winkel. Diese
Art der Veneneinmündung läßt Blutwirbel
entstehen, die nach Ansicht zahlreicher Au-

toren eine wichtige Voraussetzung für die
Entstehung wandständiger Thromben sind.
Pathologisch - anatomische Untersuchungen
Aschoffs stützen diese These.

Lokale Endothelschäden schließlich sind eine
wichtige Voraussetzung für die Entstehung
von Thrombosen, sei es, daß diese auf dem
Wege über ein Geburtstrauma, sei es über eine
Hypoxie, sei es durch Einlegen eines Dauer-
katheters oder Manipulationen beim Herzkatheter, oder schließlich stromabwärts von
Erweichungsbereichen bzw. im Rahmen herd-
encephalitischer oder meningitischer Prozesse
entstanden sind. Entzündliche Läsionen, sei es
lokal fortgeleitet oder septisch embolisch,
sind gerade bei den sekundären Formen von
entscheidender Bedeutung.

Antigen - Antikörperreaktionen, in deren
Verlauf sich auf dem Endothel der Gefäße
Fibrinabscheidungen entwickeln, spielen bei
der thrombotischen, thrombopenischen Purpura (Moschkowitzschen Erkrankung) ebenso
wie beim Shwartzman-Sanarelli-Phänomen
eine entscheidende Rolle. Gehen doch beide
Erkrankungen — erstere wird pathogenetisch
im Sinne des Shwartzman-Sanarelli-Phäno-
mens erklärt — mit zentralen Erscheinungen
infolge Thrombosierung zentraler Gefäße einher.
Auch bei der Periarteriitis nodosa spielen
allergische Phänomene an der Gefäßwandung
bei der Auslösung zentraler Thrombosen, die
hier gelegentlich beobachtet werden, eine entscheidende Rolle, worauf wir später noch zu
sprechen kommen.

Veränderungen der Zirkulation schließlich
sind die wesentlichen Voraussetzungen, die hier
genannt werden müssen. Dabei ist es in aller-
erster Linie der plötzliche Wasserverlust, der
sich im Gewichtssturz der Säuglinge oder
Kleinkinder manifestiert und nicht so sehr die
chronische Wasserverarmung. Auf die hierbei
oft zu beobachtende Hämokonzentration (Hb.,
Ery., Hämatokrit) — schnell vorübergehender
Art — hat besonders Ahvenainen aufmerksam
gemacht. Neben diesen akuten Wasserver-
lusten, deren frühzeitige Beseitigung derzeit
mit die wesentlichste Ursache für die heute
seltenere Beobachtung von Thrombosen im
Kindesalter ist, muß auf die geänderten Strö-
mungsverhältnisse und die oft damit in Zusammenhang stehende Polyglobulie bei connatalen Vitien hingewiesen werden. Deren
konservative Beseitigung gelingt meist nur

unvollkommen, weshalb gerade vom Herzohr ausgehende cerebrale Embolien heute noch relativ oft beobachtet werden und häufig auch die Todesursache darstellen.

Änderungen im Gerinnungspotential schließlich stellen den dritten Faktorenkomplex dar, auf den hier hingewiesen werden muß. Bekanntlich sind sie am wenigsten zu fassen, versagen doch — bis auf wenige Ausnahmefälle im Thrombelastogramm (HARTERT) — sämtliche gerinnungsanalytischen Untersuchungen zur Vorherbestimmung einer Thrombose. Noch am ehesten sind sie bei den Verbrauchskoagulopathien wie z. B. bei der thrombotischen thrombopenischen Purpura in Gestalt einer Thrombopenie und Faktorenverminderung — Schock bedingt aber auch im Sinne eines Verbrauches bei überschüssiger Gerinnungstendenz — zu erfassen. Trotz der meist negativen Befunde ist aber an der Störung dieser Faktoren im thromboembolischen Geschehen nicht zu zweifeln.

Geradezu ideale Voraussetzungen bieten die posttraumatischen Thrombosen, speziell der Carotis interna und Cerebri media bzw. vertebralis, die auch im Kindesalter nicht selten beobachtet werden. ISFORT hat sich damit in letzter Zeit eingehend beschäftigt. Daß es infolge Kopf- und Halstraumen, aber auch allein durch Spasmen und nicht nur durch Thrombosen zu Gefäßverschlüssen der Hirnarterien kommen kann, zeigten RIECHERT, TIWISINA, FRANTZEN u. Mitarb. mit serienangiographischen Untersuchungen.

Bei der Entstehung dieser traumatischen Thrombosen spielen Intimaeinrisse und Strömungsverlangsamung die entscheidende Rolle. LÖHR konnte 1936 nachweisen, daß es infolge Zerrung, Quetschung oder Kompression zu kleinen Intimaeinrissen sowohl an vorgeschädigten wie auch an gesunden Gefäßen kommen kann. Die intrakranielle Drucksteigerung, die bei Schädel-Hirnverletzten schon nach kurzer Zeit — bereits innerhalb einer Stunde (IS-FORT) — infolge Blutung oder Ödem auftreten kann, vermag schließlich über Verlangsamung der Zirkulation des strömenden Blutes der Thrombusbildung an einer lädierten Arterienwand Vorschub zu leisten. Wenn sich bei intaktem Circulus Willisii ein ausreichender Kollateralkreislauf einstellt, so braucht ein akuter Carotis- oder Vertebralisverschluß nicht unbedingt zu Ausfallserscheinungen zu führen.

Es ist aber von Wichtigkeit, daß von der thrombosierten Arterie vasoconstrictorische Reize ausgehen können, die sich nachteilig auf die Kollateralgefäße auswirken (SUNDER-PLASMAN, 1943; RIECHERT, 1952). Das klinische Bild der traumatischen Carotisthrombose ist dem der intrakraniellen Blutung sehr ähnlich, indem es nach Stunden oder Tagen zu Hirndruckerscheinungen, Halbseitenzeichen, Pupillendifferenzen und evtl. zu Krämpfen kommt.

Nicht unerwähnt bleiben dürfen hier die Thrombosen und Embolien, wie sie nach langem Liegen von Polyvenylkathetern, beim Dauertropf bzw. bei der Herzkatheterisierung im Rahmen der Diagnostik der connatalen Vitien auftreten können. BRÜSTER nimmt an, daß etwa bei 20% der Patienten, bei denen ein Dauertropf über 26 Std durchgeführt wird, eine Thrombophlebitis entsteht, von wo aus gelegentlich Thrombosen bzw. Embolien entstehen können. Neigen schon manche connatale Vitien (s. oben) zu Thrombosen, so zeigten RAUTENBURG u. Mitarb., daß dies beim Herzkatheter unter besonderen Umständen (Endokardirritation, erhöhte Blutviscosität, Zusammenbruch der O$_2$-Versorgung als weitere Faktoren) gelegentlich der Fall sein kann. Als *zusätzliche* Ursache cerebraler Thrombosen beim Herzkatheter fügt AINGER bei seinen eigenen Fällen die durch Narkosemittel verursachte Blutdruckerniedrigung an.

Patho-anatomisch wurde bereits auf den Unterschied zwischen arteriellen und den viel häufigeren venösen Thrombosen hingewiesen. Bei letzteren ist der Sinus sagittalis sup. am häufigsten betroffen.

In etwa einem Fünftel der Fälle ist das System der Vena cerebri magna Galeni befallen (HUHN). Meist sind mehr oder weniger stark die benachbarten Gefäßgebiete in das Geschehen mit einbezogen, und zwar in symmetrischer Form bei den primären, die durch Überwiegen der allgemeinen Ursachen gegenüber den lokalen bedingt sind. Die Tatsache, daß besondere Gefäßgebiete besonders betroffen sind, wird von MEESEN und STOCHDORFF durch den sog. „kritischen Querschnitt" erklärt.

Daneben sind natürlich die lokalen auslösenden Faktoren bei den sekundären Thrombosen von besonderer Bedeutung. So befallen otogene Thrombosen besonders den Sinus

sigmoideus bzw. petrosus oder sagittalis; bei
eitrigen Prozessen der Kopfschwarte wird der
Sinus transversus und sagittalis, bei bakterieller Meningitis besonders der Sinus sagittalis
und Sinus transversus befallen. Schranken-
störungen und Hypoxie beherrschen das Bild.
Erstere führen zu Permeabilitätsstörungen mit
Austritt mehr oder weniger eiweißreicher Flüssigkeit und u.a. zu plasmatischer Infiltrations-
nekrose bzw. regelmäßig zu variablen Blutungen, sei es diapedische ins Mark mit perivasculären Herden, sei es in die Subarachnoidalräume.

Die hypoxischen Veränderungen schließlich
sind nur bei starken Graden der Stauung nachweisbar. Ischämische Nervenzellen finden sich
in den stark aufgelockerten Rindengebieten
und totale frische oder erweichte Nekrosen
besonders in den zentralen Partien der großen
hämorrhagischen Herde. Charakteristisch ist in
jedem Falle die Mischung der auf Anoxie und
Schrankenstörung zurückzuführenden Läsionen.

Klinik

Die *klinische Symptomatik* ist leider nicht
so eindeutig, daß die Diagnose leicht wäre.
Schon eher ist dies bei den sekundären Thrombosen, bei denen das Auftreten cerebraler
Symptome zur Grundkrankheit auf die Komplikation aufmerksam macht, der Fall. Ganz
anders aber bei den primären Thrombosen, bei
denen die differentialdiagnostische Abgrenzung
speziell gegen die Encephalitis, eine subarachnoidale Blutung oder ein subdurales Hämatom
äußerst schwierig sein kann, weshalb die Zahl
der intra vitam diagnostizierten Fälle relativ
gering ist. Der Beginn ist meist akut mit
Krämpfen, die zunächst halbseitig lokalisiert
auftreten, dann aber generalisiert werden. Teils
steht mehr ein klonischer, teils mehr ein tonischer Charakter im Vordergrund. Auffallend
und bis zu einem gewissen Grade charakteristisch ist, daß die Kinder meist zu Beginn nicht
bewußtlos, höchstens leicht soporös sind. Bei
Säuglingen ist mitunter die gespannte Fontanelle, trotz Exsiccose, schon ein Hinweis. Bei
größeren Kindern kann aber auch eine Interesselosigkeit, ein Nachlassen des Gedächtnisses mit Übergang in einen stuporösen Zustand bzw. eine Bewußtlosigkeit auf das Geschehen aufmerksam machen; Lähmungen der
Hirnnerven sind im Gegensatz zur Encephalitis

bei der Sinusthrombose recht selten, doch ist
andererseits ein Nystagmus ein häufiges Symptom. Nur gelegentlich wurde eine Abducensparese — bei Beteiligung des Sinus petrosus
superficialis inferior (SYMONDS) —, noch seltener eine solche des IX., X. oder XI. Hirnnerven beobachtet. Stauungen der Gesichts-
venen, evtl. ein leichtes Ödem, sind mitunter
wichtige Hinweise (BERNHEIM). Letztere werden noch besonders unterstrichen, wenn der
Augenhintergrund eine Unschärfe der Papillen
oder gar ein leichtes Ödem aufweist bzw. ein
Exophthalmus besteht. Blutungen sind ebenso
häufig nachzuweisen (KAESER). Schon frühzeitig ist ein Opisthotonus festzustellen.

Eine Ausnahme und etwas eindeutiger in
der Symptomatik sind die Thrombosen der
Carotis interna. Nach THIEFFRY u. Mitarb., die
wohl über das größte Krankenmaterial verfügen, ist der Beginn immer akut aus voller
Gesundheit mit einer Bewußtlosigkeit und
einer sich mehr oder weniger schnell entwickelnden Hemiplegie. Krämpfe oder Fieber
— wenn man von einer evtl. auslösenden
Krankheit absieht — gehen nur sehr selten
voraus. Tonusdifferenzen, Reflexdifferenzen,
Pyramidenzeichen, Kontrakturen stellen sich
ein. Nicht selten ist im weiteren Verlauf eine
homonyme laterale Hemianopsie, eine motorische Aphasic bzw. eine Hemihypästhesie
zu beobachten. Gelegentlich findet man eine
Abschwächung der Carotispulsation, eine
Druckverminderung um mehr als 50% des
arteriellen Druckes der Retinagefäße der
thrombosierten Seite.

Der *Liquorbefund* kann sehr wechselnd sein.
Eine Eiweißvermehrung wird selten vermißt.
Die Farbe geht über eine Xanthochromie bis
zum reinen Blut. Letztere Symptome weisen
bereits auf eine eingetretene Infarzierung hin.
Bei einseitiger Thrombosierung des Sinus
transversus und des Sinus sigmoideus kann
der modifizierte Queckenstedtsche Versuch ein
wichtiger Befund sein. Bei Kompression der
Vena jugularis der gesunden Seite kommt es
nämlich zu einem Anstieg des Liquordruckes,
während die einseitige Kompression der kranken Seite einen Anstieg vermissen läßt.

Dem *Echoencephalogramm* kommt höchstens
in der differentialdiagnostischen Abgrenzung
gegen einen raumverdrängenden Prozeß eine
Bedeutung zu. Das EEG schließlich läßt ebenso
in vielen Fällen im Stich. Doch kann man in

manchen Fällen seitendifferente Dysrhythmien nachweisen, die auf eine stasebedingte Rindenschädigung hinweisen, in anderen Fällen entsprechen herdförmige Krampfpotentiale den fokalen Anfallserscheinungen.

Nach THIEFFRY u. Mitarb. stellt die Arteriographie heute die fundamentale Untersuchung dar und sollte in keinem Verdachtsfall unterlassen werden. Die Carotisserienangiographie — wenn auch leider im Kindesalter noch nicht ausreichend angewandt — kann dabei charakteristische Phlebogramme ergeben. Die Phase

mal subdurale Ergüsse, wie eigene Erfahrungen bestätigen, nicht selten mit Sinus- und Venenthrombose einhergehen können. Dabei ergibt sich dann die schwer zu beantwortende Frage nach dem propter und post. Die Diagnose der Thrombose solcher Fälle dürfte wahrscheinlich nur durch die Arteriographie oder bei der Operation oder in Tabula möglich sein, da bei der Seltenheit der Thrombose einerseits und der Häufigkeit subduraler Ergüsse andererseits wohl immer zunächst an letztere gedacht wird (Abb. 225).

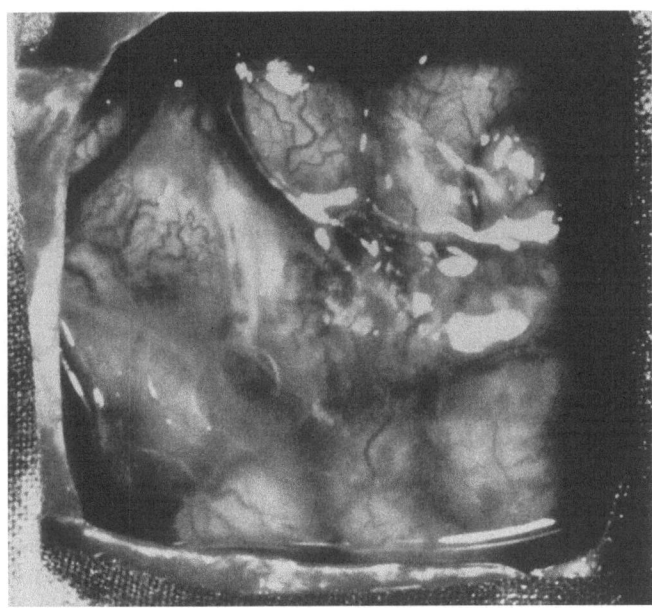

Abb. 225. Im Operationsfoto ist die Thrombose eines Gefäßes nebst der kompensatorischen Weiterstellung der anderen Gefäße eindrucksvoll nachzuweisen

der Venenfüllung ist mehr oder weniger verzögert bzw. ist der Abfluß des Blutes unmöglich. Ist letzteres der Fall, so ist die Prognose ungünstig.

In der *Differentialdiagnose* kommen sämtliche Erkrankungen, die mit einem erhöhten intrakraniellen Druck und cerebralen Herdsymptomen einhergehen, in Frage. Nur sehr selten wurde im Kindesalter die Atheromatose mit cerebraler Thrombose und Massenblutung (SERBAN und TASCA) beobachtet.

Von größerer Bedeutung ist die Abgrenzung von *Subarachnoidalblutungen* auf dem Boden eines Aneurysmas der Hirnbasisarterien. Meist ist bei letzteren die Blutung massiver und das Tempo der Krankheitsentwicklung rascher.

Das *subdurale Hämatom* kann in der Abgrenzung große Schwierigkeiten machen, zu-

Tumoren und *Hirnabscesse* sind — neben ihren evtl. Herdbefunden — meist schon durch die lange Krankheitsgeschichte und den sich nur langsam ändernden Befund abzugrenzen.

Eventuelle Liquorveränderungen — Abscesse — klingen beim thrombotischen Prozeß schneller ab, ebenso spricht auch eine Blutbeimengung für einen solchen. Sehr viel häufiger und wichtiger ist die Abtrennung von einer *Encephalitis* bzw. *Meningitis* tuberculosa (BERNHEIM). Ausschlaggebend — speziell bei Thrombose des Sinus sagittalis — im Sinne der Thrombose dürften hier die geringen oder mangelnden Herdsymptome und der blutige Liquor sein.

Doch wird heute von vielen Autoren (MITCHELL, BERNHEIM, THALHAMMER et al.) angenommen, daß viele sog. postencephalitische

Hemiplegien in der Tat auf einer Thrombose des Sinus sagittalis beruhen. Bei der *Moschcowitzschen Erkrankung*, bei der vorwiegend kleinste Hirnvenen betroffen sind, weist die gleichzeitige Beteiligung der Nieren und die Thrombopenie auf die Diagnose hin. Eitrige Erkrankungen der Nachbarschaftsorgane schließlich wie Otitis, Nebenhöhlenprozesse, Hordeolum, Kopfschwartenphlegmone müssen bei Hinzukommen zentraler Erscheinungen zugunsten thrombotischer Prozesse gewertet werden. Auf die Thromboendangitis obliterans wird kurz am Ende des Kapitels eingegangen.

Die *Prognose* der cerebralen Thrombosen und Embolien im Kindesalter ist nach wie vor sehr ungünstig; von größtem Einfluß ist die primäre, dem Geschehen zugrunde liegende Erkrankung. Wie günstig sich allein schon in der Prophylaxe die antibiotische Therapie entzündlicher Nachbarschaftserkrankungen bzw. die schnelle sachgemäße Rehydrierung exsiccotischer Säuglinge ausgewirkt hat, wurde bereits mehrfach betont. Etwas günstiger quoad vitam ist die Prognose der Carotisthrombosen. Thieffry u. Mitarb. hatten unter 60 Beobachtungen 17 Todesfälle. Zwei Kinder zeigten eine völlige Ausheilung, die übrigen wiesen mehr oder weniger Defekte, die von einer Spastizität der betroffenen Seite bis zur Epilepsie reichen, auf.

In der *Therapie* muß die Behandlung evtl. auslösender Erkrankungen speziell also bei den sekundären Formen — s. oben — ganz im Vordergrund stehen (Huhn). Bei den connatalen Vitien, die besonders gern mit Thrombosen einhergehen, ist zu beachten, daß diese vor allem im Stadium der Rekompensation aufzutreten pflegen (Remde), weshalb eine frühzeitige Prophylaxe von Bedeutung sein kann.

Daß eine solche bzw. eine Therapie einleitend mit Heparin — etwa 500—1000 bis 1500 E/kg/Tag, mit späterem Übergang auf ein Anticoagulans, etwa Sintrom (Dosis abhängig von dem jeweiligen Prothrombin-Komplex bzw. Thrombotestwert Owren) — auch beim Kinde von Nutzen sein kann, zeigen die Fälle von van Creveld und Elis bzw. Mitchell, Bernheim.

Die Bedeutung der Rehydrierung bei Thrombosen von Säuglingen im Anschluß an akuten Flüssigkeitsverlust zeigen die Erfolge in der Prophylaxe sehr eindrücklich. Ebensowenig dürfen die Maßnahmen gegen die intrakranielle Drucksteigerung bzw. zur Besserung der Hirndurchblutung — Venostasin, Ganglienblocker — vernachlässigt werden (Huhn). Die Überlegenheit einer Langzeittherapie mit Anticoagulantien gegenüber einer kurzfristigen Therapie wurde eindrucksvoll von Verstraete u. Mitarb. gezeigt. Neuerdings kommt auch die Aktivierung der Fibrinolyse mit Streptokinase zur Einleitung der Behandlung frischer Thrombosen, die dann mit Anticoagulantien fortgeführt werden muß, in Frage. Doch liegen hierüber Erfahrungen noch nicht vor.

Kollagenosen und Gefäße des ZNS

Einleitung. Bei den im folgenden Kapitel zusammengefaßten Erkrankungen handelt es sich um im Kindesalter seltene Beobachtungen, die aber nach Ansicht mancher Autoren zunehmend häufiger beobachtet werden (Bruhn u. Mitarb., Korb). Ihre gesonderte Besprechung ist deshalb gerechtfertigt, weil ihre Ätiologie bzw. Pathogenese heute noch nicht zweifelsfrei gesichert ist. Im Vordergrund der Diskussion steht die Frage einer allergischhyperergischen Reaktion. Zusammenfassend werden sie heute als Kollagenosen beschrieben. Im einzelnen soll auf die Erkrankungen nur, soweit die Gefäße des ZNS betroffen sind, eingegangen werden. Ihre anderen sehr viel häufigeren Organmanifestationen bzw. ihre sonstige Symptomatologie und Therapie muß an anderer Stelle eingesehen werden.

Thromboendangiitis obliterans Winniwarter-Buerger

Die Thromboendangiitis obliterans Winniwarter-Buerger (T.o.) muß als eigenes Krankheitsbild aufgefaßt werden. Nach Bruhn u. Mitarb. wird sie zunehmend häufiger beobachtet und man sollte auch bei Jugendlichen eine T.o. erwägen, ehe man die Diagnose einer funktionellen Gefäßstörung stellt, obwohl man kein sicheres klinisches Zeichen kennt, das für eine cerebrale T.o. spezifisch wäre.

Die erste Beschreibung einer *cerebralen* Form im Kindesalter — die Erkrankung kann isoliert das ZNS befallen, wie auch ZNS und andere Organe gleichzeitig — stammt von STAEMMLER (1934); weitere Beobachtungen von KRAYENBÜHL u. Mitarb. (1945), ALTSCHUL (1949), BROBELL (1950), ARENDT (1955), BRUHN u. Mitarb. (1957). Der jüngste Patient war 9 Monate alt (ALTSCHUL), die übrigen Patienten waren 3¹/₂, 8, 11, 12, 14 Jahre.

Es wird zwar in der Pathologie des Erwachsenen von einer *konstitutionellen Belastung* gesprochen, ohne daß diese aber im einzelnen faßbar wäre.

Die *Ätiologie* der Erkrankung ist ebenso wie ihre *Pathogenese*, wie schon gesagt, bis heute nicht geklärt. Gefäßspasmen, die zu Endothelschäden führen sollen, werden von SPATZ ursächlich diskutiert, während andere Autoren einen pathergischen Mechanismus aufgrund chronischer Entzündung in den Vordergrund stellen (SUNDER-PLASSMANN u. Mitarb., RÖSSLE, ARENDT).

SPATZ und LINDENBERG unterscheiden *patho-anatomisch* nach den makroskopischen Befunden 2 Typen der T.o.:

1. Größere Gewebsdefekte infolge zahlreicher kleinerer Erweichungsherde, die vornehmlich die Rinde betreffen und unregelmäßig verteilt sind.

2. Fast gesetzmäßige Lokalisierung der Gefäßveränderungen an den distalen Abschnitten der Konvexitätsarterien. Diese Gefäße erscheinen blutleer und in der Nachbarschaft ist die Verdickung der Hirnhaut besonders ausgeprägt.

Histologisch sind die Veränderungen je nach Stadium verschieden. Durch Organisation der Thromben kommt es zur Bildung eines zellarmen Füllgewebes, das manchmal zum Verschluß eines Gefäßes führt, manchmal nur einen Teil des Querschnittes einnimmt. An den Gefäßen werden konzentrische Proliferationen des Intimagewebes gefunden. Elastica interna und media bleiben dabei unverändert.

Klinisch äußert sich die T.o. in anfallsartig auftretenden Kopfschmerzen, Augenflimmern, Schwindel, Parästhesien, flüchtigen Augenmuskelparesen, Hemianopsien, temporären Amblyopien, kurzen Bewußtseinstrübungen und schließlich bleibenden neurologischen Ausfällen. In anderen Fällen beginnt die Erkrankung akut ohne Prodromi mit schwersten cerebralen Symptomen: Lähmungen, Sensibilitätsstörungen, epileptischen Anfällen. Bei jüngeren Patienten sind die Symptome am ausgeprägtesten (LLAVERO). Charakteristisch ist ferner eine Rückbildungstendenz, doch kommt es nach mehr oder weniger langen Intervallen zu Rezidiven. Die Remission wird durch die Pfeiffersche Angioarchitektonik mit ihren Anastomosen erklärt.

Die wichtigste Untersuchung stellt die *Angiographie* dar. Bisweilen ergibt sich ein Verschluß der A. carotis int. Hervorstechend sind die Veränderungen am Carotissiphon, insbesondere eine Aufrichtung, eine Verengerung oder Wanddefekte. Weiter können die Hirnarterien nahe ihrem Abgang aus dem Circulus arteriosus oder in ihrem peripheren Anteil durch eine Engstellung auffallen. Nach BROBEIL heben sich die großen Hirnarterien mitunter nicht mehr deutlich ab, es wird durch vermehrte Schlängelung der Gefäße nur ein Gefäßknäuel dargestellt.

Die *Pneumencephalographie* zeigt meist einen mehr oder weniger großen Hydrocephalus symmetrischer Art oder auch einseitig. Manchmal ist auch eine Atrophie der Rinde durch vermehrte subarachnoidale Füllung nachweisbar.

Das *EEG* schließlich zeigt keine spez. Veränderungen. Auch der Liquor entspricht in der Regel der Norm.

Für die *Diagnose* entscheidend ist die Angiographie. In der *Differentialdiagnose* kommen sowohl funktionelle Gefäßprozesse wie auch ein raumverdrängender Prozeß in Frage.

Die *Prognose* der Erkrankung ist naturgemäß ernst, wenn auch, wie schon darauf hingewiesen, Remissionen geläufig sind.

In der *Therapie* gelten für alle Altersklassen die gleichen Richtlinien, doch muß im Hinblick auf die Spontanremission in der Bewertung ein strenger Maßstab angelegt werden. Ausgehend von der pathogenetischen Vorstellung von SPATZ, daß angiospastische Vorgänge den Prozeß einleiten, werden Spasmolytica, speziell Euphyllin verordnet sowie Padutin, Priscol, Ronicol usw. Anhänger der pathergischen Pathogenese stellen die evtl. Herdsanierung in den Vordergrund. Bei Versagen der konservativen Therapie kommen chirurgische Maßnahmen, wie Resektion des Halssympathicus ein- oder beiderseits in Frage. Gelegentlich wurde auch bei Verschluß der Carotis int. eine Resektion durchgeführt, um die dieser angelagerten sympathischen Fasern auszuschließen. Nach einer Zusammenstellung von EDERLE schließlich hat sich die Behandlung und Prophylaxe mit Anticoagulantien zusätzlich zu obigen Maßnahmen bewährt.

Periarteriitis nodosa

Über die *Häufigkeit* spezifischer Gefäßveränderungen des ZNS bei der Periarteriitis
nodosa (P.n.) schwanken die Angaben nach
PORTWICH zwischen 8—50%. Bei älteren Kranken sind diese häufiger als bei jüngeren anzutreffen (BRENNER, STAMMLER) (Einzelheiten
s. Bd. III, S. 262, SCHMID).

Bei den *zentralnervösen Symptomen* der P.n.
gibt es, wie auch bei den anderen Organmanifestationen der Erkrankung, kein charakteristisches Bild. Praktisch können vielmehr alle
cerebralen Bilder auftreten. So beschreiben
SERVAGE u. Mitarb. einen Fall, der wegen des
Erbrechens als Pylorospasmus gedeutet wurde,
während HERLITZ bei seinem Patienten anfangs
an eine Poliomyelitis acuta dachte. Menin-
gitisch-encephalitische Bilder mit Hemiparesen
und Hirnnervenlähmungen sind bekannt (HAM-
PEL), ebenso wie Querschnittslähmungen (LOO-
GEN). Nicht selten sind subarachnoidale Blutungen, da sich an den pathologisch veränderten
Gefäßen Aneurysmen bilden, die platzen. Bei
älteren Personen sind psychische Veränderungen mit negativistischer, depressiver Stimmung recht häufig.

Von der Lokalisation und dem Grade der
Gefäßerkrankung hängt es ab, ob und in

welchem Ausmaß Liquorveränderungen vorliegen. Mäßige bis hochgradige Zell- und Eiweißvermehrung sind beschrieben (PORTWICH), wie
auch typische Befunde einer subarachnoidalen
Blutung. Vor einer Angiographie warnt KA-
PLAN, der einen Todesfall infolge Gefäßruptur
nach dem Eingriff beobachtete.

Die *Diagnose* und damit die *Differentialdiagnose* kann nur im Zusammenhang mit
Befall anderer Organe und damit verbundener
Probeexcision bzw. histologischer Untersuchung gestellt werden. Alle übrigen Untersuchungsmethoden lassen nur eine Vermutungsdiagnose stellen. Da bisher nur ein
einziger Fall einer rein zentralen Form der P.n.
beschrieben wurde — zit. nach PORTWICH —,
dürfte die Diagnose der Erkrankung möglich
sein, sofern überhaupt bei der Vielfalt der
Symptome an sie gedacht wird.

Die *Prognose* ist nach wie vor ernst, wenn
auch überlebende Fälle (HUNGERLAND u.
Mitarb.) schon aus der Zeit vor Einführung
der Corticoide in die *Therapie* bekannt waren.
Die Erfolge dieser sind noch umstritten.
Neben bejahenden Stimmen (YONIS) gibt
es auch Autoren, die keinen Erfolg sahen
(McCOMBS).

Lupus erythematodes (L. e.)

Schon dem Erstbeschreiber des Lupus erythematodes (L.e.) (KAPOSI, 1872) war die
häufige Beteiligung des ZNS bei dieser Erkrankung aufgefallen. Nach SCHÄRER ist dies
im Kindesalter bei 52% der Fälle zutreffend,
bei einer Frequenz von 45—50% im Erwachsenenalter (SIEGENTHALER u. Mitarb.).

Die Bevorzugung des weiblichen Geschlechtes (mit ♀ 2 : 1 ♂) ist im Kindesalter
nicht so auffällig wie beim Erwachsenen
(♀ : ♂ = 5 : 1). Die jahreszeitliche Häufung im
Sommer ist entsprechend der Lichtempfind-
lichkeit der Hautefflorescenzen erklärt (Einzelheiten s. Bd. III, WINNEWISSER).

Klinisch ist das Bild bei Beteiligung des
ZNS außerordentlich vielgestaltig und uncharakteristisch. Epileptiforme Anfälle können
nach RUSSEL u. Mitarb. dem Krankheitsbild
um Jahre vorausgehen (15%). ALBERTINI u.
Mitarb. sowie BAUER beobachteten Kranke

unter dem Bild einer Chorea minor, FORNARA
einen solchen mit den Befunden einer lymphocytären Meningitis. Para- und Hemiplegien,
Schwindel, Nystagmus, Athetose, Hyperästhesie, Bewußtseinsstörungen, Aphasie usw.
finden sich zerstreut in der pädiatrischen Literatur. Besonders häufig sind Epilepsie und
psychische Veränderungen, meist Depressionen
beschrieben. Neuritiden kommen vor, sind aber
im Gegensatz zur Periarteriitis nodosa, bei der
sie häufig sind, selten.

Liquorveränderungen fehlen im allgemeinen, gelegentlich wird auf Zell- und Eiweißvermehrungen hingewiesen. Uncharakteristische Veränderungen im EEG wurden von
RUSSEL u. Mitarb., GILLOT mitgeteilt.

Die *Diagnose* und damit auch die Differentialdiagnose ist mit Beteiligung anderer Organe,
speziell der Haut, bzw. neuerdings durch den
Nachweis des L.E.-Phänomens möglich.

Gehirnblutungen

Einleitung. Symptomatologie, Ätiologie und Prognose sind bei den intrakraniellen Blutungen je nach dem Sitz der Blutung und ihrer Ausdehnung bzw. der Zeit ihres Bestehens verschieden. Entsprechend ihrer Lokalisation können wir 5 Gruppen unterscheiden:

a) Epidurale
b) Subdurale
c) Subarachnoidale ⎫ Blutungen
d) Intraventriculäre
e) Intracerebrale

Kombinationen der verschiedenen Formen sind häufig, besonders bei traumatischer Ätiologie. Doch empfiehlt sich eine getrennte Besprechung nicht nur aus didaktischen Gründen, sondern auch im Hinblick auf die durch Vorherrschen einer Form bedingte oft differente Ätiologie und Therapie. Ein besonderes Interesse erfordern die intrakraniellen Blutungen der Neugeborenen, auf die aber an anderer Stelle ausführlich eingegangen wird.

Epidurale Blutungen

Extra- oder epidurale Blutungen sind, wenn man von wenigen Ausnahmefällen absieht, sowohl in der Neugeborenenzeit wie auch später so gut wie immer traumatischen Ursprungs infolge Verletzung eines zwischen Dura und Schädel verlaufenden Gefäßes. Die Erkrankung ist im Kindesalter relativ selten (CAMPBELL u. Mitarb. 1,7% bzw. WAKELY u. Mitarb. 2%), doch dürfte mit der Zunahme der Verkehrsunfälle und bei besserer Kenntnis der Symptomatologie nach Ansicht mancher Autoren die Frequenz besonders unter Berücksichtigung kleiner Hämatome größer sein, als dies im allgemeinen angenommen wird. In diesem Sinne könnte auch die Tatsache sprechen, daß Sektionsstatistiken eine viel höhere Frequenz aufweisen (zwischen 11,9% und 30% bei Schädelhirnverletzten, zit. nach WÜLLENWEBER und GROTE), als dies nach klinischen Beobachtungen der Fall ist. Eine Geschlechtsdisposition liegt, im Gegensatz etwa zu den subduralen Blutungen, nicht vor, ebensowenig ist eine jahreszeitliche Häufung bekannt.

Das *Alter* spielt hinsichtlich Frequenz und Lokalisation der Blutung eine gewisse Rolle. Bekanntlich ist die Dura des Säuglings stärker mit den Knochen, besonders auch an den Schädelnähten, verwachsen, als dies im späteren Lebensalter der Fall ist; dies muß als Schutz gegenüber Gefäßzerreißung gewertet werden. Dazu kommt die Möglichkeit, daß der Schädel an den Nähten infolge Klaffens einem evtl. Druck ausweicht; dadurch können die Symptome verdeckt werden bzw. leichte Blutungen ohne Symptome bleiben. Andererseits sind im Säuglingsalter die venösen Plexus im Wirbelkanal außerordentlich zartwandig gebaut und stellen beim liegenden Patienten das

hydrostatisch tiefstgelegene größte venöse Reservoir dar. Bei Asphyxie, Kreislaufversagen, Druck auf die großen Venen der Körperhöhlen, die eine Verlagerung des Blutes in diesem Bereich bedingen, kommt es gerade hier leicht zu Blutungen. Erst jenseits der Säuglingsperiode wird das lockere zarte Bindegewebe des epiduralen Raumes durch reichlich Fettgewebe verstärkt. COUTELLE glaubt darin die Ursache für die sehr viel selteneren epiduralen Blutungen in den Wirbelkanal jenseits der Neugeborenen- bzw. Säuglingsperiode sehen zu dürfen. Andererseits betont gerade dieser Autor sowie ELGJO, daß epidurale Blutungen im Wirbelkanal des Neugeborenen — ohne größeres Trauma — aus den oben geschilderten Gründen relativ häufig sind, besonders bei Beckenendlagen (VEST), bei der es zu einer maximalen Belastung der vertebralen Plexus kommt. Sie fordern deshalb in allen Fällen eines ungeklärten Todes in der Neugeborenenzeit die Revision der Wirbelsäule, am besten von ventral aus.

Häufigste *Quelle der Blutung* im Schädelraum ist die Art. meningea media bzw. deren Äste, in Höhe der Schläfenbeinschuppe. Die Begleitvenen bzw. die Sinus sind sehr viel seltener betroffen. Die Gewalteinwirkung muß weder am Ort noch auf der gleichen Seite der Verletzung stattgehabt haben.

Die Kenntnis der *pathophysiologischen* Vorgänge ist für das Verständnis der anfangs oft fehlenden, dann aber alarmierenden Symptome ebenso wichtig wie für die einzig mögliche operative Therapie, bei welcher schnelles und gezieltes Handeln innerhalb kurzer Zeit über das Leben des Patienten entscheidet. Der rasch ansteigende Druck auf das Gehirn wird verursacht durch die Blutung der Art. meningea media, also einer Arterie, die sich nicht kontrahieren

kann, da ihre Wandung entweder mit den Dura-
lamellen oder mit dem Schädelknochen verwachsen
ist. Sie wird so lange weiterbluten, bis ein Gegen-
druck die Blutstillung erzwingt. Das Tempo der
Blutung und damit die Schnelligkeit der Hirndruckerscheinungen wird also bestimmt vom Kaliber des
blutenden Gefäßes und dem Blutdruck, während bei
der Herdsymptomatik die Lokalisation der Gefäßruptur entscheidet. Die seltene venöse Blutung kann
sich nicht in dieser Geschwindigkeit ausbreiten. Die
epidurale Blutung führt zur Ablösung der Dura von
der Schädelinnenfläche, wodurch sekundär weitere
kleinere Meningicaäste eröffnet werden können, wonach die Hirnkompression noch beschleunigt wird.
Die abgelöste Hirnhaut schiebt supratentoriell das
Hirngewebe vor sich her. Der Verlagerung des fast
nicht kompressiblen Gehirnes im Großhirnraum
stehen nach Ausfüllung der verschieden großen
Raumreserven die Falx und das Tentorium entgegen.
Nur unter der Falx kann der Gyrus cinguli und der
Balken etwas zur Gegenseite ausweichen. Lediglich
an der medialen Hirnbasis ist also eine Verschiebung
möglich. Ein Teil des Schläfenlappens weicht infratentoriell aus, wobei der Nervus oculomotorius gegen
den Tentoriumrand gepreßt wird. Diese basale Quer-
verschiebung der Hirngewebsteile ist beim epiduralen
Hämatom in der überwiegenden Mehrzahl schon frühzeitig gegeben, da die Raumbeschränkung entsprechend der häufigsten Lokalisation der Gefäßruptur am Hauptstamm, also tief temporal entsteht.
Durch den weiterwirkenden Druck kommt es schließlich auch zu einer Massenverschiebung der weichen
Hirnteile in caudaler Richtung, wodurch schließlich
der cerebrale Druckconus, die Tonsilleneinklemmung
entsteht und so die Medulla oblongata geschädigt wird.

In der *Klinik* des epiduralen Hämatoms
wird beim Erwachsenen immer wieder auf das
freie Intervall (1—2 Tage) als besonderes Charakteristikum hingewiesen. Allerdings kann
dieses auch fehlen, wenn die Erscheinungen des
eigentlichen Hirntraumas, wie *Benommenheit*,
Bewußtlosigkeit in die Symptomatik des epiduralen Hämatoms übergehen. Letzteres Geschehen wird auch selten beim Kind beobachtet (STREHLI), doch ist nach der Mehrzahl
der Autoren (SCHREIBER, KLEIN, WÜLLEN-
WEBER et al., MATSON) das verzögerte, verlängerte (1—6 Tage), *freie Intervall*, evtl. auch
aufgrund venöser Blutungen oder Blutungen der
Diploevenen bzw. der Pachionischen Granulationen, überhaupt der atypische Verlauf, sehr
viel häufiger. Dies wird mit den eingangs geschilderten anatomischen Verhältnissen erklärt.
So fehlt auch in der Mehrzahl der kindlichen Fälle
eine initiale Benommenheit oder Bewußtlosigkeit. Nach eigener Erfahrung kann allerdings
die Benommenheit mitunter sehr frühzeitig und
sehr eindrucksvoll auftreten. Prognostisch sind
solche Fälle meist ungünstig. Nach und nach

treten die Folgeerscheinungen des unter dem
arteriellen Druck größer werdenden Hämatoms mit seiner komprimierenden Wirkung,
besonders im Bereiche der Fissura Sylvii, in den
Vordergrund. Zunächst kommt es zu Reizerscheinungen, wie *Erbrechen, psychomotorischer Unruhe, Kopfschmerz, Pulsverlangsamung, Blutdruckerhöhung, Cheyne-Stockescher
Atmung* oder zu *Krämpfen*, kontralateral beginnend bzw. später generalisiert. Dieses Stadium geht mehr oder weniger schnell in das der
Lähmungen, sei es der kontralateralen Ge-
sichtshälfte, sei es der Extremitäten über;
Reflexdifferenzen, Pyramidenzeichen sowie ein
Koma stellen sich ein, vor allem aber eine
Mydriasis bei aufgehobener Lichtreaktion.
Gerade letzteres Symptom gilt in der Pathologie des Erwachsenen als besonderer Hinweis
auf ein homolaterales Hämatom. In der
Symptomatik des kindlichen epiduralen Hämatoms wird es oft vermißt (WÜLLENWEBER et al.),
was nach eigener Erfahrung allerdings nicht
zutrifft. Mit zunehmendem Hirndruck kommt
es dann regelmäßig zur beidseitigen Oculo-
motoriuslähmung mit gleichseitiger Lichtstarre.
Die lebensbedrohliche Situation wird weiter
durch die Streckkrämpfe als Ausdruck der
Mittelhirneinklemmung und als alarmierendes
Zeichen der Enthirnungsstarre gekennzeichnet.
Als Ausdruck der unmittelbar bevorstehenden
zentralen Lähmung sinkt der Blutdruck und
steigt die Pulsfrequenz. Ist die Blutung sehr
groß, besonders bei begleitenden offenen Blutungen, so kann ein posthämorrhagischer
Schock zusammen mit den übrigen Folgen des
Schädelhirntraumas unmittelbar in die Symptomatik des epiduralen Hämatoms übergehen
(WÜLLENWEBER et al., McKISSOCK et al.); der
posthämorrhagische Schock bzw. eine Anämie
nach Schädeltrauma lassen an das Vorliegen
eines epiduralen Hämatoms denken.

Nicht immer muß ein epidurales *Hämatom*
diese Erscheinungen hervorrufen, mitunter liegt
ein epidurales *Hydrom* vor, welches nach EP-
STEIN u. Mitarb. dadurch zustande kommt, daß
der subarachnoidale Liquor nach traumatischer
Ruptur der Hirnhäute epidural sich ausbreitet
und mit der Zeit größer wird. Neuerdings hat
sich PIA eingehend mit der Pathogenese und
Frühbehandlung solch „*wachsender*" *Schädelfrakturen* des Kindes beschäftigt.

Epidurale Hämatome im Bereich der *Wirbelsäule* kommen selten auch außerhalb der

Neugeborenenzeit vor und verlaufen unter dem Bild einer Kompression bzw. Paraplegie der Beine (MAXWELL u. Mitarb.).

Wenn auch meist ein Schädeltrauma in der Anamnese nachweisbar ist, so fehlt es nicht an Autoren, die epidurale Hämatome beim Kinde auch ohne Trauma beobachtet haben (STREHLI). Andererseits ist aber auch bei erwiesenen Traumen oft eine Frakturlinie, besonders wenn nur die Tabula interna eine Fissur aufweist, nicht zu erkennen. Eine normale Röntgenaufnahme läßt also den Verdacht einer epiduralen Blutung nicht ausschließen. Mitunter ist eine Stauungspapille oder ein Papillenödem oder eine Blutung nachzuweisen. Der *Liquor* ist nicht selten blutig bzw. xanthochrom, doch sollte wegen der Gefahr der Conuseinklemmung die Liquorentnahme so gering wie möglich sein.

Das EEG weist nach HOFF et al. in 90% pathologische Veränderungen auf. In über 70% der Fälle findet man die pathologischen Veränderungen im EEG auf der Seite des epiduralen Hämatoms. Sie sind charakterisiert durch eine Verminderung des Alpharhythmus und fokale langsame Frequenzen von 1 bis 5 c/sec, die kein paroxysmales Auftreten haben.

Im *Echo-* bzw. *Luft-Encephalogramm* sieht man deutliche Verdrängungserscheinungen der Ventrikel bzw. bei Sitz der Blutung in der hinteren Schädelgrube einen Hydrocephalus internus (MEREDITH). Im Arteriogramm findet man je nach Lokalisation des epiduralen Hämatoms Verdrängungen der Art. cerebri anterior, besonders bei frontaler Lokalisation oder der Cerebri media bei Sitz in der mittleren Grube. Außerdem sind die Endäste der Art. cerebri media von der Tabula interna abgehoben. Diese Abhebung entspricht der Ausdehnung des Hämatoms.

Die *Differentialdiagnose* hat vor allem das *akute subdurale Hämatom* zu berücksichtigen. Oft kann nur die sorgfältigste Beobachtung über einige Zeit die Klärung bringen. Praktisch spielt dies aber keine entscheidende Rolle, da in beiden Fällen die *Therapie* nur eine aktivchirurgische mit Ausräumung des Hämatoms und evtl. Unterbindung des blutenden Gefäßes ist. Dabei ist zu bedenken (WÜLLENWEBER u.

GROTE), daß der Hirndruck, evtl. ein zusätzliches Ödem, infolge mechanischer Atembehinderung auf dem Transport in eine Spezialklinik, den Tod herbeiführen kann. Weder hypertonische Traubenzuckerinfusionen noch Harnstoffinjektionen vermögen diese Gefahr zu meiden, so daß die operative Entlastung in der nächstgelegenen chirurgischen Abteilung der einzige Weg ist, die Einklemmung des Hirnstammes zu vermeiden. Erst wenn diese Entlastung erfolgt ist, darf der Transport in eine neurochirurgische Spezialklinik durchgeführt werden. Liegt gleichzeitig ein posthämorrhagischer Schock vor, so muß dieser selbstverständlich vor jedem Eingriff beseitigt werden, ebenso wie auch ein evtl. komplizierendes Blutungsübel möglichst gezielt behandelt werden muß (LOEW und WÜSTNER, JUNET und ARABIN).

Bei den sog. wachsenden Schädelfrakturen schlägt PIA, wenn konservative Maßnahmen — wie Entwässerung, Punktion — ohne Erfolg sind, frühzeitige operative Maßnahmen, Entfernung des Meningocelensackes und der Duranarbe sowie Deckung des Defektes mit einem Galea-Periostlappen vor. Bei Bestehen eines gleichzeitigen Hirnprolapses muß dieser mit der Hirnnarbe entfernt werden.

Die *Prognose* ist im allgemeinen besser als beim Erwachsenen (WÜLLENWEBER und GROTE, McKISSOCK et al., CAMPBELL u. Mitarb.). Dies dürfte im wesentlichen darauf beruhen, daß sich das kindliche Gehirn leichter von akuten Druckschädigungen erholt als das erwachsene, und daß deshalb zum Tode führende Sekundärveränderungen nach Hirnverletzungen bei Kindern sehr viel seltener auftreten. Die Prognose der „wachsenden Schädelfraktur" ist im allgemeinen nicht sehr günstig. Defektheilungen (Epilepsie) sind nicht selten, weshalb die Frühbehandlung hier zu fordern ist.

Hält andererseits die Bewußtlosigkeit nach der Entlastung längere Zeit an, so liegt nach MEREDITH sehr häufig zusätzlich ein extradurales Hämatom der *hinteren* Schädelgrube vor, welches bei der üblichen Trepanation nicht entleert wird und dann einen neuerlichen Eingriff notwendig macht.

Subdurale Blutungen

Subdurale Blutungen oder, besser gesagt, subdurale Ergüsse sind, wenn man von den intrakraniellen Blutungen der Neugeborenenzeit absieht, die häufigste Form der intrakraniellen Blutungen, speziell des Säuglings bzw. Kleinkindes. Wir ziehen den Ausdruck subdurale Ergüsse vor, da die eigentlichen Blutungen nur einen kleinen Teil der hier lokalisierten Flüssigkeitsansammlungen darstellen: diese oft nicht blutigen Ergüsse stammen aber nicht aus dem Liquor, sondern aus dem Gefäßsystem (KOCH und SCHNEIDER, KOCH und SCHMIDT, PREDESCU, RABE u. Mitarb.), weshalb sich auch die Berechtigung ergibt, sie hier zusammenfassend zu besprechen.

Die Bezeichnung der Erkrankung hat im Laufe der Jahrzehnte häufig gewechselt. Mit am häufigsten sind heute noch die Synonyma; *Pachymeningitis haemorrhagica interna* (VIRCHOW), *Pachymeningosis haemorrhagica interna* (ASCHOFF), *Haematoma Durae matris* (HENSCHEN), *subdurale hämorrhagische Cyste* (TROTTER), wobei sich der Ausdruck *subdurales Hämatom* während der letzten Jahre mehr und mehr durchsetzt (INGRAHAM und MATSON). Die Benennung als *subdurales Hygrom* oder Hydrom (BANNWARTH) soll dem nicht blutigen Charakter mancher Flüssigkeitsansammlung Rechnung tragen. Der Ausdruck *subdurale Ergüsse* umfaßt schließlich alle Ergüsse ohne Rücksicht auf Ätiologie und Pathogenese und wird der Erkrankung zunächst am meisten gerecht, wobei evtl. spätere Zusätze; „auf Grund traumatischer Blutung", oder „nach Meningitis" die wechselnde Ätiologie am besten zum Ausdruck bringen.

Historisch wurde die Erkrankung erstmals von AMBROISE PARÉ 1559 beschrieben. In den folgenden Jahrhunderten haben sich zahlreiche Autoren, von denen nur die wichtigsten erwähnt seien, mit ihr beschäftigt. MORGAGNI 1747, VIRCHOW 1856, ROSENBERG 1921, ASCHOFF 1923, WOLFF 1942, LINK 1945, BANNWARTH 1949.

Aus neuester Zeit seien besonders McKAY u. Mitarb., INGRAHAM und MATSON sowie im deutschen Schrifttum KOCH — im Hinblick auf die postmeningitische Entstehung und die operative Therapie — genannt.

Über die Zunahme der Erkrankung während der letzten Jahre sind sich alle neueren Autoren einig (KOCH). Auf die Gründe hierfür (Sulfonamid- bzw. Antibiotica-Therapie der eitrigen Meningitis und erhöhte Lebenserwartung speziell dieser bzw. allgemein cerebral geschädigter Kinder) werden wir später bei Besprechung der Ätiologie und Pathogenese näher eingehen. Während ROSENBERG 1921 in 10 Jahren 44 Kinder beobachtete, konnten wir zwischen 1952 und 1962 105 Kinder behandeln. Sicher ist aber auch die Auffassung vieler Autoren, daß die Frequenz der Erkrankung proportional ist der Aufmerksamkeit, mit der man sie sucht, richtig. Andererseits können wir die Meinung von RIED, SMITH u. Mitarb., daß der subdurale Erguß nach einer Influenza- bzw. Pneumokokkenmeningitis im 1. Lebensjahr in 50% der Fälle nachzuweisen wäre, im eigenen Material nicht bestätigen.

Altersdisposition. Die Erkrankung tritt fast ausschließlich im 1. Lebensjahr, speziell zwischen dem 6.—9. Lebensmonat auf. So waren von insgesamt 125 eigenen Patienten nur 2 jenseits des 1. Lebensjahres.

Ebenso eindeutig besteht eine *Geschlechtsdisposition*, das männliche Geschlecht ist etwa zweimal so häufig betroffen als das weibliche (LIEBENAM, im eigenen Material ♂: ♀ = 83:42). Die Gründe für diese Geschlechtsdisposition, die übrigens auch bei der Pachymeningosis des Seniums nachzuweisen ist, sind bis heute unklar.

Eine besondere *konstitutionelle Disposition* liegt nicht vor, wenn man von der gelegentlichen Erkrankung von Kindern mit hämorrhagischer Diathese absieht. Vorwiegend sind es hier Erkrankungen, die die Faktoren des Prothrombinkomplexes betreffen und weniger oft die der eigentlichen Vorphase der Gerinnung (also die Faktoren VIII und IX). Von KOCH bzw. PIA wird neuerdings auf eine gewisse Häufung der Erkrankung bei Kindern mit angeborenen cerebralen Mißbildungen hingewiesen.

Von einer überzufallsmäßigen Koppelung mit multiplen Knochenbrüchen berichten MARIE JULIEN u. Mitarb., TRAISSAC u. Mitarb. sowie JOSSERAND u. Mitarb. (Battered Child syndrome).

Früher beobachtete *jahreszeitliche Häufungen*, die zum Teil mit der Vitamin C-Verarmung während der Wintermonate in Zusammenhang gebracht wurden (LIEBENAM), sind heute nicht mehr festzustellen.

Die *Ätiologie* dieser Ergüsse ist außerordentlich vielgestaltig. So kann ein subduraler Erguß bedingt sein; durch ein *Trauma* (INGRAHAM u. Mitarb., KOCH), battered Child syndrom, ein angeborenes oder erworbenes *Blutungsübel* (KOCH, MEYSER), durch eine *Leukämie* (ERBSLÖH), eine *Avitaminose* (Vitamin C und P) (CATEL, LIEBENAM) sowie eine *Hypervitaminose* (Vitamin A) (BERREY, OLIVER), eine *angeborene Mißbildung* des Gehirnes oder der Gefäße (Abb. 238) (KOCH, PIA, SCHMIDT u. Mitarb.), eine vorausgegangene *Encephalographie* (SMITH u. Mitarb.) oder *Spinalanästhesie* (WELCH), durch eine *Mangelernährung* (ROSENBERG), eine schwere *Exsiccose* (DEBRÉ u. Mitarb., BORDIER u. Mitarb.), eine

Hypernatriämie (GIRARD, FINBERG, BRETON u. Mitarb., TURPIN u. Mitarb., PARE, DE YOUNG u. Mitarb.), durch entzündliche Veränderungen wie *Meningitis* (KOCH) (Pneumokokken, Influenzabacillen, Meningokokken, Toxoplasmose, Encephalitis, Sepsis), *Sinusthrombose* (BARNETT u. Mitarb., MONNET, eigene Beobachtung), durch eine *pulmonale Erkrankung* (SUCKLING u. Mitarb.), durch *Ruptur intrakranieller Aneurysmen* (STRANG u. Mitarb.) sowie schließlich durch ungeklärte Faktoren.

Unter den angeführten Ursachen sind es besonders zwei, welche die Frequenzsteigerung der Erkrankung in den letzten Jahren bedingen.

1. Seit der Einführung der Sulfonamide und Antibiotica in die Therapie der eitrigen Meningitis ist die Überlebensquote dieser Patienten gerade im Säuglingsalter und damit auch die Wahrscheinlichkeit für die Entwicklung eines subduralen Ergusses — nach den Befunden zahlreicher Autoren — sehr viel größer geworden. Dies trifft besonders bei der Pneumokokken- und Influenza-Meningitis zu.

2. Die gleiche Medikation, zusammen mit der besseren Kenntnis und Beherrschung des Wasser- und Mineralhaushaltes, hat aber dazu geführt, daß Kinder mit cerebralen Mißbildungen, die früher komplizierenden Erkrankungen erlegen sind, diese überleben. Unter diesen Kindern befinden sich aber — wie wir im eigenen Material in jüngster Zeit immer klarer erkennen — viele mit subduralen Ergüssen.

Während also die Ätiologie der Erkrankung außerordentlich vielgestaltig sein kann, ist der *pathogenetische Mechanismus* — mit Ausnahme der traumatischen Blutung mit Einriß einer Brückenvene — gleichförmig im Sinne einer mehr oder weniger starken Permeabilitätsstörung. Unsere eigenen Beweise hierfür — mittels der Natriumfluoresceinausscheidung (KOCH u. Mitarb.) in die vordere Augenkammer nach AMSLER und HUBER — sowie der vergleichenden Elektrophorese von Serum, Fontanellenpunktat und Liquor (KOCH u. Mitarb.) — wurden neuerdings durch Untersuchungen von PREDESCU mit radioaktivem Phosphor P_{32} bestätigt.

Zu gleichen Ergebnissen mit J^{131}-markiertem Albumin kamen vor kurzem RABE u. Mitarb. Die Autoren betonen, daß neben der primären Permeabilitätsstörung der Capillaren noch ein Mißverhältnis von großem knöchernem Schädel und kleinem Hirn mit relativ großem dazwischenliegendem Raum im Sinne des Sogs bei Unterdruck pathogenetisch bedeutungsvoll sei, Anschauungen, die seit langem von WOLFF vertreten wurden. Neuerdings haben besonders die Zusammenhänge mit einer Hyperosmolarität (Hyper-

natriämie) des Blutes Beachtung gefunden (s. oben). Experimentell gelingt es auf diesem Wege fast regelmäßig, durch Injektion hypertonischer Kochsalzlösungen in die Bauchhöhle der Versuchstiere subdurale Blutungen zu erzeugen (GIRARD, FINBERG). Noch nicht abgeschlossene eigene Untersuchungen scheinen hier Beziehungen zum Hyperaldosteronismus zu ergeben.

Patho-anatomisch wäre zunächst zu sagen, daß die allgemein herrschende Meinung, diese Ergüsse seien subdural gelegen, nicht unwidersprochen ist. Nach LINK, LELONG u. Mitarb. ist ein großer Teil intradural gelegen. Der Erguß ist einseitig, häufiger beidseitig und liegt meistens über der Konvexität bis zur Falx. Die seitlichen unteren Kantenstellen der Begrenzung entsprechen nach SPATZ den Begrenzungen der cisternalen Außenräume. Der Erguß zeigt ein spindelförmiges Querschnittsbild. Die Membranbildung, die nach MUNRO im Laufe von 8 Tagen eintritt, bildet die Grenze zwischen akutem und chronischem Erguß. Warum in einzelnen Fällen die Entwicklung einer Membran ausbleibt, ist bis heute ungeklärt. Im Rahmen der Organisation dieses Ergusses kommt es aber in der Regel zum Einwachsen bindegewebiger Membranen, die vascularisiert werden. Aus diesen Gefäßen selbst kann es wieder bluten, was den schubartigen Charakter der Erkrankung erklärt, andererseits infolge neuer Organisation die Bildung mehrerer Membranen und evtl. Kammerung des Ergusses verständlich macht.

Histologisch lassen sich nach CHRISTENSEN keine Zeichen entzündlicher Art nachweisen — allerdings blieben die neuerdings häufig beobachteten kindlichen Fälle postmeningitischer Art unberücksichtigt —, weshalb die Autorin mit zahlreichen anderen Autoren den Ausdruck Pachymeningitis rundweg ablehnt. Nach ihr ist die in den Hämatommembranen festgestellte histologische Verschiedenartigkeit auf das Alter — d.h. auf den verschiedenen Entwicklungsgrad der Organisationsprozesse — und die Größe des Hämatoms zurückzuführen. Am Hirn selbst entstehen durch den Druck schwere Parenchymschäden, die an dem infratentoriell gelegenen und dadurch geschützten Kleinhirn vermißt werden (NOETZEL). Eine umfassende Neubearbeitung trotz neuerer Arbeiten z.B. PETERS, speziell pädiatrischer Fälle unter Berücksichtigung der vielgestaltigen Ätiologie — s. besonders postmeningitische Ergüsse —, scheint dringend erforderlich.

Klinik

Bei der Schilderung der *Symptomatologie* wollen wir von der heute häufigsten, postmeningitischen Form ausgehen. Bleibt trotz sachgemäßer Behandlung einer Meningitis das Fieber hoch, der Liquorbefund pathologisch,

bestehen Erbrechen, Unruhe, Berührungsempfindlichkeit oder Benommenheit weiter
fort — Symptome also, die man der Primär-
erkrankung zuschreiben möchte —, treten
tonisch-klonische Krämpfe auf (55%, INGRA-
HAM und MATSON, SCHREIER und RÖMER),
lassen sich neurologische Symptome — speziell
von Herdcharakter —, Pupillen- oder Reflexdifferenzen nachweisen, so können dies hinweisende Symptome sein. Eine Stauungspapille wird man nur selten nachweisen können,
da der Schädel dem wachsenden Innendruck
nachgibt und die Nähte klaffen: findet man
aber retinale Blutungen, so ist dies ein Hinweis
auf ein Blutungsübel oder eine Thrombose,
wenn ein Trauma nicht vorausgegangen ist.
Der wachsende Schädelinnendruck führt immer
primär zu einer Vorwölbung mit Spannung
der Fontanelle, die man auch zunächst der
zugrunde liegenden Meningitis zuschreiben
möchte. Bleibt aber nach einer entlastenden
Lumbalpunktion die Vorwölbung bestehen, so
ist dies fast schon ein beweisender Befund, da
er einen außerhalb des Liquorsystems abge-
kapselten Prozeß anzeigt. Bleibt der Druck
lange genug bestehen, so kommt es zu dem
Klaffen der Nähte und damit zu einer Zunahme des Schädelumfanges. Die Messung des
Kopfumfanges oder besser der Differenz von
Ohr zu Ohr — um fixe Grenzpunkte zu
haben — muß routinemäßig bei jeder Verlaufskontrolle einer Meningitis gefordert werden.

Diese bei den postmeningitischen subduralen Ergüssen beschriebenen hinweisenden
Symptome findet man nun auch alle mehr oder
weniger kombiniert bei den ätiologisch anders
bedingten Formen. Darüber hinaus müssen
aber auch ungeklärte Fieberschübe, ein unmotiviertes mangelndes Gedeihen, eine ungeklärte Anämie, vor allem, wenn es sich um
eine Blutungsanämie handelt, schließlich auch
eine Hypernatriämie im Rahmen einer Exsiccose vor allem, wenn zentrale Symptome
damit verbunden sind, an einen subduralen
Erguß denken lassen.

Die akute posttraumatische subdurale Blutung wird man immer dann diskutieren müssen,
wenn einem, mitunter auch leichten, Schädeltrauma mit kurzem Intervall — bei Riß einer
größeren Arteria (Meningea media) — oder
einem etwas längeren Intervall — bei Blutungen aus kleineren Arterien bzw. Venen —
eine zunehmende Benommenheit mit anderen

Zeichen intracerebraler Druckerhöhung, Erbrechen, Rigor Spasmus, Krämpfe, Anisokorie,
Venenstauung usw. folgen. Eine chronische subdurale Blutung wird meist unter dem Verdacht
eines raumbeschränkenden Prozesses erst intra
operationem diagnostiziert werden, wenn nicht
die Anamnese Brückensymptome zum Trauma
ergibt.

Der einfachste Beweis schließlich für einen subduralen Erguß kann durch die *Fontanellenpunktion*
erbracht werden, bei der sich mitunter Mengen
zwischen einigen wenigen bis 100 cm³ Flüssigkeit
entleeren. Die Farbe schwankt zwischen wasserklar,
xanthochrom, leicht blutig und stark blutig. Der Unterschied zu einer artefiziellen Blutung, etwa durch
Verletzung einer Brückenvene, besteht in der völligen
Ungerinnbarkeit des Fontanellenpunktates, in welchem sich nur durch immunochemische Methoden
Spuren von Fibrinogen nachweisen lassen. Hinsichtlich des Eiweiß- und Mineralgehaltes steht das
Fontanellenpunktat zwischen Blut und Liquor, wodurch auch die Abgrenzung gegenüber Liquor, wie sie
gelegentlich etwa bei Hydrocephalus externus notwendig ist, ermöglicht wird.

Die Fontanellenpunktion stellt unter aseptischen
Bedingungen einen völlig ungefährlichen Eingriff dar
und sollte in Verdachtsfällen nie unterlassen werden.
Mitunter gibt erst eine 2. oder 3. Punktion die Bestätigung der Vermutungsdiagnose. Bei älteren Kindern mit bereits geschlossener Fontanelle ist gelegentlich eine *Probetrepanation* speziell bei traumatischer
Genese erforderlich.

Die *Luftfüllung* des *Subduralraumes* nach
Entlastungspunktion ergibt bei Durchleuchtung einen Überblick über die Kompression
des Gehirns und klärt die Frage, ob der Erguß
frei beweglich oder abgekapselt ist. Mitunter
läßt dies auch das Vorliegen von Membranen
vermuten (Abb. 226—230).

Die einfache *Diaphanoskopie* (MATTHES)
kann mitunter schon wertvolle Hinweise geben, doch vergesse man nie, daß auch ein
Hydrocephalus stärkeren Grades ähnliche Erscheinungen macht.

Zusammen mit GRÜTZNER konnten wir
nachweisen, daß das *Elektrencephalogramm* in
rund 70% der Fälle wertvolle Hinweise in Gestalt einer Frequenzverlangsamung der Grundaktivität zu geben vermag.

Die Arteriographie ist heute auch in dieser
Altersklasse ein oft unentbehrlicher Eingriff
(Abb. 231, 232 und 238). Speziell bei etwas
älteren Kindern mit bereits geschlossener Fontanelle, bei denen eine Punktion des Subduralraumes nicht mehr möglich ist, stellt diese
Methode den einfachsten und sichersten Weg
des Nachweises dar. Für die traumatischen

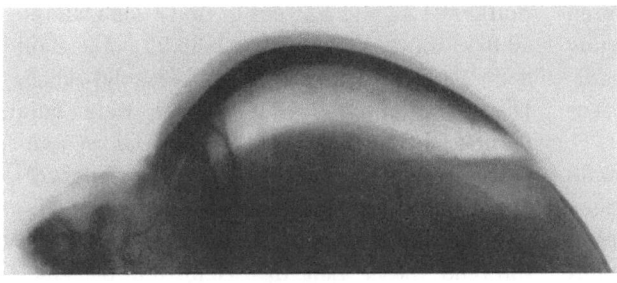 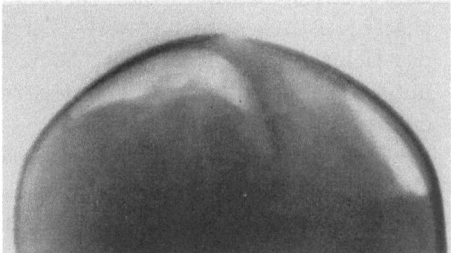

Abb. 226   Abb. 227

Abb. 226. In der Aufnahme ist der unterschiedliche Spiegel zwischen rechter und linker Gehirnhälfte sowie die Kompression des Gehirnes eindrucksvoll zu erkennen*

Abb. 227. In der Abbildung erkennt man neben der Falx links die Adhäsionen, die sich gebildet haben und zu einem nicht vollständigen Kollaps des Gehirnes geführt haben. Die Falx ist eindrucksvoll als Grenzlinie zu erkennen. Auf der anderen Seite sieht man die Luftsichel entlang der Falx nach unten ziehen, ein Bild, welches durchaus charakteristisch ist für subdurale Ergüsse

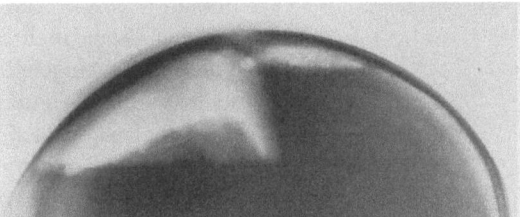

Abb. 228. In der Abbildung ist der unterschiedlich hohe Flüssigkeitsspiegel zwischen rechts und links eindrucksvoll neben der Kompression der rechten Seite nachweisbar

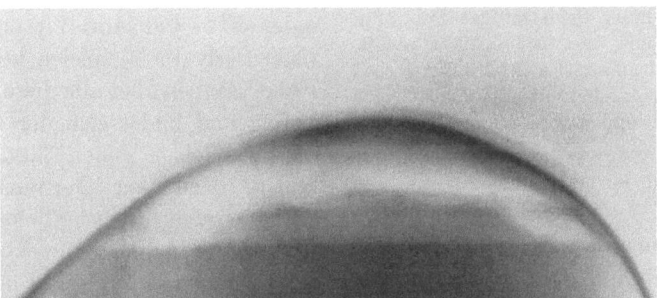

Abb. 229. Die Abbildung läßt im Seitenbild die differente Spiegelbildung zwischen rechts und links erkennen

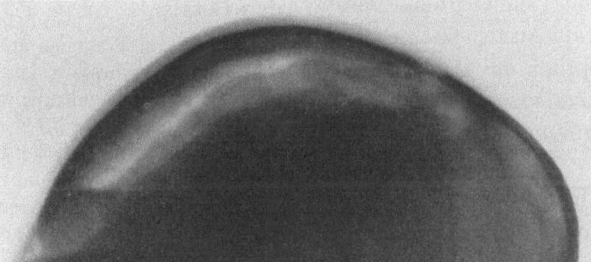

Abb. 230. Die Abbildung läßt bei fließender Durchleuchtung den differenten Spiegel im Bereich des Hinterhauptes nachweisen, nebst der auch hier stattgehabten erheblichen Kompression des Gehirnes

---

* Die Aufnahmen Abb. 226—230 zeigen Röntgenbilder nach Luftfüllung des Subduralraumes im Anschluß an eine Fontanellenpunktion.

Blutungen des älteren Kindes ist sie mit ihren charakteristischen Befunden — Verdrängung des Gehirns, Abknickung der Gefäße — mitunter eine unabdingbare Voraussetzung vor dem operativen Eingriff.

Gelegentlich kann auch das *Echoencephalogramm* wertvolle Hinweise auf das Vorliegen eines subduralen Ergusses geben. Dagegen wird von vielen Autoren vor einer Pneum-Encephalographie gewarnt (INGRAHAM u. Mitarb., KOCH). Auch wir haben bei einer eigenen Patientin einen Todesfall danach beobachtet.

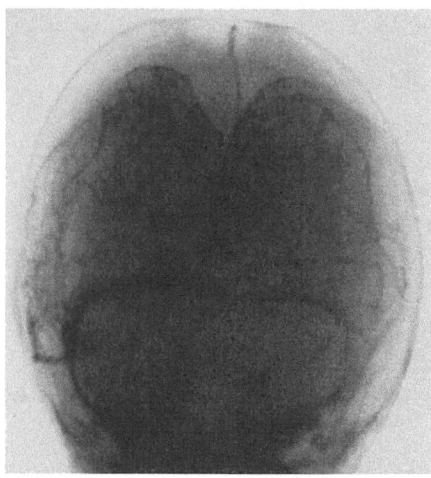

Abb. 231. B. R. 5 Monate. Beiderseitiger Subduralerguß. Totalangiographie über A. brachialis rechts. Venöse Phase: Die beiderseitige Abdrängung und Ausdehnung des Ergusses sind gut erkennbar. (Nach VOGELSANG und BAUER, 1968)

Dieses Risiko ist um so bedauerlicher, da uns der Verzicht auf diese Untersuchungsmethode eine evtl. Mißbildung oft erst bei der Operation erkennen läßt. Wird aber eine solche Encephalographie gemacht, so vermißt man oft die aus der Pathologie des Erwachsenen bekannte Abflachung der Seitenhörner infolge der Kompression, findet vielmehr nicht selten einen Hydrocephalus als Ausdruck einer Mißbildung bzw. Schrumpfung der Hirnrinde.

In der *Differentialdiagnose* müssen alle intracerebralen Erkrankungen berücksichtigt werden.

Die *Prognose* der Erkrankung war zumindest in der Zeit der rein konservativen Behandlung, wenn man von kleineren Ergüssen, die schalenförmig verkalken können (MCLAURIN, DECKER u. Mitarb.), absieht, durchaus schlecht. Die Angaben über die Letalität während der letzten 30 Jahre sind fast unverändert;

SCHEPPE 23%, FANCONI und ZELLWEGER 40,9%, CANOSA 54%, KOCH 36,5%. Die Zahl der Defektheilungen ist erschreckend hoch. Dies nimmt nicht weiter wunder, wenn man berücksichtigt, daß das kindliche Gehirn während der ersten 3 Monate sein Gewicht verdoppelt und dies während der nächsten 6 Monate nahezu noch einmal der Fall ist. Steht während dieser Zeit das Gehirn unter einer ständigen Kompression, so muß dies mehr oder weniger schwere Folgen haben. So berichtet ROSENBERG, daß von 11 nachuntersuchten Kindern nur 2 normal bzw. LIEBENAM, daß von 14 nachuntersuchten nur 5 normal waren. FANCONI und ZELLWEGER fanden bei 19 Kontrollen nur 8 geistig und körperlich normal.

Neuerdings steht die aktive *neurochirurgische Therapie* im Vordergrund der Diskussion. Aber auch heute sollte jede Therapie konservativ eingeleitet werden, muß doch zunächst die Grundkrankheit — Meningitis, Encephalitis, Blutungsübel, Hypernatriämie usw. — behandelt werden. Daneben sollen gehäuft Entlastungspunktionen durch die Fontanelle, etwa jeden 2. Tag, ausgeführt werden — wobei die stetige Entziehung von Eiweiß, evtl. Blut, in der Therapie berücksichtigt werden muß. Gefäßabdichtende Maßnahmen — Calcium, Vitamin C oder P, Cortison-Derivate — spielen keine entscheidende Rolle. Bleiben aber alle diese Maßnahmen ohne Erfolg und bildet sich der Erguß immer neu oder wandelt er seinen Charakter von serös zu blutig, so ist nach längstens 2—3 Wochen die aktiv neurochirurgische Behandlung notwendig (INGRAHAM und MATSON, KOCH). Diese besteht in der breiten Eröffnung, Entleerung und Drainage des Ergusses, mit Entfernung evtl. Membranen, die das Gehirn unter Spannung halten und Unterbindung der zahlreichen versorgenden Gefäße.

Mit diesem Vorgehen gelingt es, die Erfolge entscheidend zu verbessern. INGRAHAM und MATSON, die über die größte Erfahrung verfügen, berichten über eine Letalität von nur 3,7%, CANOSA über eine solche von 12%. Katamnestische Untersuchungen (INGRAHAM) ergaben eine Heilung von 70—80% bzw. bei CANOSA von 70%. Im eigenen Material zeigten 70,8% eine völlige Heilung, während 11% eine geringe Defektheilung aufwiesen.

Eine *Prophylaxe* der Erkrankung im eigentlichen Sinne gibt es nicht, wenn man von der Vermeidung einiger Noxen — Trauma, iatrogene Hypernatriämie, z.B. durch konzentrierte eiweißreiche Sondenernährung speziell bei Frühgeburten (SMITH, PARE, GEMPERLE) oder durch zu schnelle Über-Infusion (DE YOUNG et al.) — absieht. Daran zu denken wäre, daß eine massive antibiotische Behandlung, evtl.

zusätzliche Therapie mit Corticoiden, die häufigste, postmeningitische Form verhindern oder ihre Frequenz vermindern könnte. Eigene Erfahrungen lassen einen schlüssigen Beweis aber in dieser Hinsicht nicht zu.

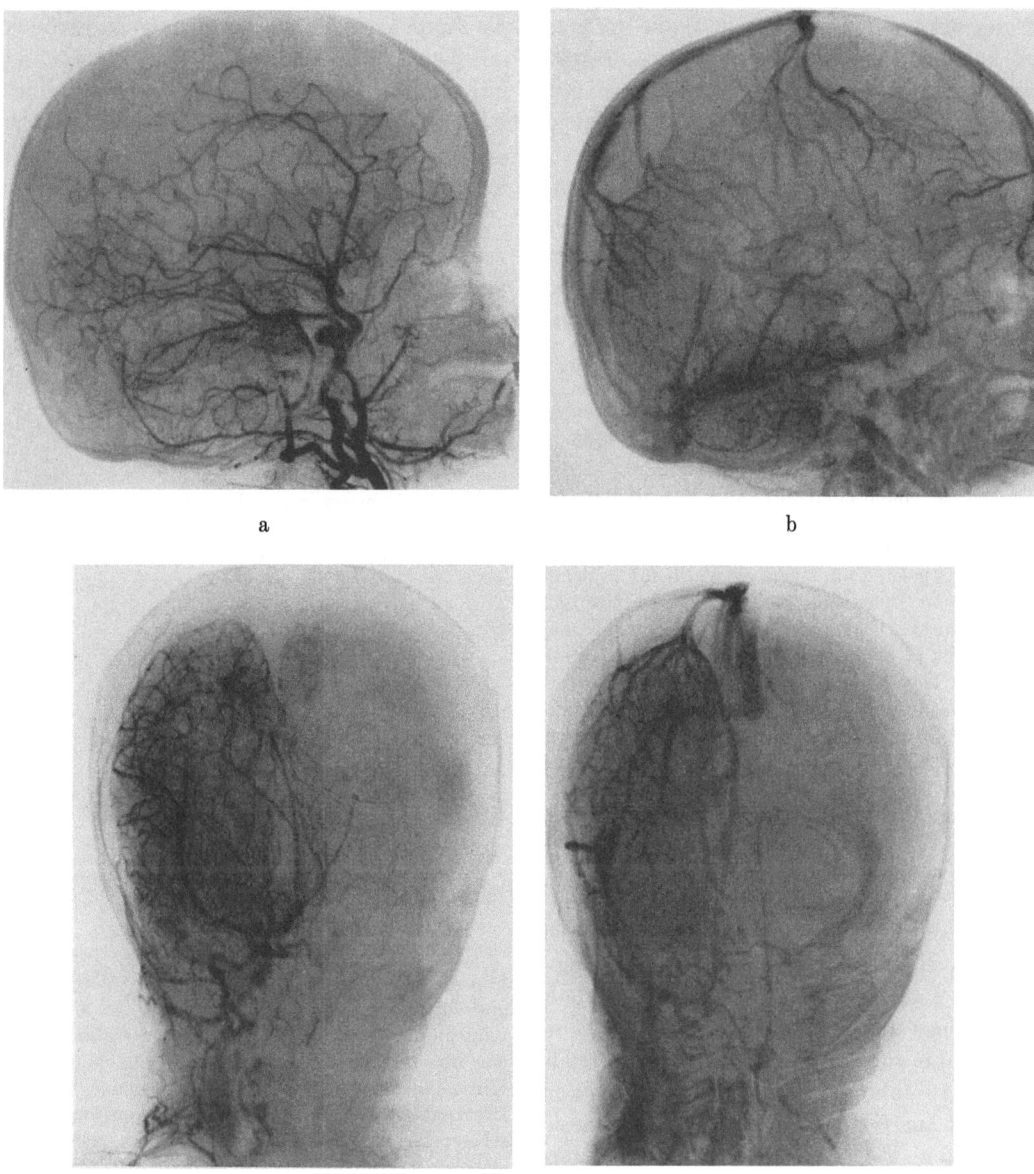

a   b

c   d

Abb. 232a—d. C. K. 7 Monate. Beiderseitiger Subduralerguß. Cerebrale Angiographie über rechte A. brachialis (Subtraktionsaufnahmen): Gefäßfreier Bezirk zwischen Hirnoberfläche und Kalotte, hüllenförmig das Gehirn umgebend. Die Brückenvenen durchziehen die gefäßfreie Zone, das Gehirn wirkt wie aufgehängt. Keine Verlagerungssymptome von A. cerebri ant. und V. cerebri int. Typisches angiographisches Bild des Subduralergusses. (Neurochirurgische Univ.-Klinik, Prof. Dr. H. W. PIA, Gießen)

Subarachnoidale Blutungen

Bei den *subarachnoidalen Blutungen* ist zwischen den „*spontanen*" und „*traumatischen*" zu trennen. Zu den „spontanen subarachnoi-

dalen Blutungen" werden nach SCHEID alle ohne äußere Gewalteinwirkung entstandenen, also alle nichttraumatischen Blutungen in diesen Raum gerechnet. Diese Definition besagt, daß es sich also um ein polyätiologisches Syndrom und nicht um eine ätiologisch eindeutige Erkrankung handelt. Gelegentlich kann die Erkrankung auch mit einer intracerebralen Blutung — man spricht dann oft von einer Hirnblutung mit Durchbruch in die inneren und äußeren Liquorräume — gekoppelt sein. Die traumatischen Blutungen weisen häufig gleichzeitig auch anders lokalisierte — intracerebrale bzw. subdurale — Blutungen auf.

Synonyma sind; *spontane Leptomeninxblutungen, spontane diffuse Meningealblutungen, akute idiopathische Meningealblutungen, Meningealapoplexie* sowie *Leptomeningitis haemorrhagica acuta*, ein Ausdruck, der aber besser vermieden werden sollte.

Die erste Beschreibung einer subarachnoidalen Blutung stammt von BIUMI (1778). SERRÈS (1819) forderte erstmals die Abtrennung von den übrigen Formen intracerebraler Blutungen. Von GULL (1859) stammen die ersten eindrucksvollen Beschreibungen, die aber nicht beachtet wurden, so daß FROIN (1904) das Verdienst zukommt, die Aufmerksamkeit auf die Erkrankung gelenkt zu haben, ein Verdienst, welches im deutschen Schrifttum vor allem FORSHEIM und BITTORF für sich beanspruchen können. Schon früher hatte QUINKE (1891) auf die Möglichkeit der Diagnose mittels der Lumbalpunktion hingewiesen. *Pädiatrisch* haben sich SECKEL 1931, CATEL 1939 sowie HESS 1942 eingehend mit der Erkrankung beschäftigt, nachdem bereits früher verschiedene Autoren über einzelne Beobachtungen publiziert hatten (s. SECKEL). Aus neuerer Zeit sind besonders die Arbeiten von GIRAUD u. Mitarb. bzw. WERTHEIMER u. Mitarb., LAINE et al. zu nennen.

Die *Frequenz* der Erkrankung im Kindesalter — außerhalb der Neugeborenenzeit — ist im allgemeinen sehr gering. Exakte Zahlenangaben fehlen. Einen ungefähren Anhalt gewinnt man aus den Angaben von GIRAUD u. Mitarb., die aufgrund ihres eigenen Materials in einem 10-Jahreszeitraum ein Verhältnis von 1 Patient im Kindesalter auf 20 Erwachsene berechneten. Die Angaben über die Frequenz beim Erwachsenen schwanken allerdings je nach dem Ausgangsmaterial sehr. WALTON gibt aufgrund der Aufnahmen eines allgemeinen Krankenhauses 1,7⁰/₀₀, SCHEID bei einem rein neurologischen Material 1,5% an, MARTLAND schließlich fand bei 2% der zur Obduktion gekommenen plötzlichen Todesfälle eine Subarachnoidalblutung als Todesursache.

Eine *Altersdisposition* der Erkrankung ist unverkennbar, tritt sie doch nach übereinstimmendem Urteil im 5. und 6. Lebensjahr-

zehnt am häufigsten auf. Doch sind zahlreiche Patienten im Kindesalter beschrieben, wenn auch die meisten Autoren kaum mehr als rund 10—15 eigene Fälle in längerer Beobachtungszeit überblicken. Die jüngsten Patienten waren 3 Wochen bzw. 6 und 9 Monate alt (SCHNEIDT): die Frequenz steigt nur langsam an und erreicht in der Präpubertät ihr Maximum für das Kindesalter. Nach GIRAUD et al. waren ²/₃ ihrer Patienten zwischen 10 und 15 Jahre alt, wenn auch eine subtile Anamnese Hinweise auf leichtere frühere Blutungen ergibt.

Eine *Geschlechtsdisposition* ist ebensowenig wie eine konstitutionelle Anlage oder eine jahreszeitliche Häufung bekannt. LANGMAID zitiert allerdings englische Autoren, nach deren Untersuchungen die Mortalität bei Frauen etwa anderthalbmal so groß ist wie bei Männern.

Die Anschauungen über die *Ätiologie* der Erkankung haben sich während der letzten Jahre aufgrund neuer Untersuchungsmethoden (Arteriographie) gewandelt. Während noch BRANDT (1945), gestützt auf 45 Fälle Vitamin K-Mangel, Infektionen, Lues, Tbc, Sepsis, Pertussis, Encephalitis, Urämie, Krämpfe sowie unbekannte Faktoren diskutierte, sind sich alle neueren Autoren einig, daß Gefäßmißbildungen bei weitem die häufigste Ursache (ca. 60—70%) sind. Im Gegensatz zum Erwachsenen, bei dem die Aneurysmen im Vordergrund stehen, überwiegen allerdings beim Kind fast vollständig die *arterio-venösen Angiome*. Nach FORD kommen beim Kinde folgende ätiologische Faktoren in Frage:

1. Vasculäre Anomalien (arterielle Aneurysmen, vor allem arteriovenöse Angiome).

2. Sinusthrombosen.

3. Bluterkrankungen, sowohl Hämoblastosen wie Blutungsübel.

4. Periarteriitis nodosa.

Pathogenetisch wurde früher die Diapedesisblutung (GOLDFLAM, SECKEL) in den Vordergrund gestellt. Heute hat man nachgewiesen, daß auch beim Kind in über 50% die Ruptur eines Gefäßes Ursache der Blutung ist. Bei Fällen mit angeblich normalen Hirngefäßen ist zu bedenken, daß in den ausgedehnten Blutkoagula das geborstene Gefäß mitunter nur schwer zu entdecken ist (SCHEID). Am zweckmäßigsten ist es, am frisch entnommenen Gehirn das Blutextravasat vorsichtig abzuspülen und sogleich nach der Gefäßanomalie zu suchen.

Äußere Einflüsse — körperliche, seelische Belastungen — werden immer wieder als auslösende Faktoren für eine Blutung angesehen, doch halten die angegebenen Gründe nach WOLF in der Regel einer strengen Kritik nicht stand. So treten z.B. nicht selten die ersten Erscheinungen im Schlaf auf. Ein konstanter Hochdruck kann schon eher ein die Blutung begünstigendes Moment darstellen.

Die *patho-anatomischen Befunde* sind vorwiegend durch die Gefäßmißbildung — ihren Sitz, Ausdehnung und Blutungsrichtung — bestimmt (s. S. 529).

Klinik

In der *klinischen Symptomatologie* ist der akute Beginn mit „rasenden" Kopfschmerzen oft im Hinterkopf und Erbrechen charakteristisch: nur selten ist der Beginn schleichend. Krämpfe können gelegentlich die Erkrankung einleiten. Im weiteren Verlauf ist eine schnell sich entwickelnde Bewußtseinsstörung — mitunter auch schleichend — bis zum Koma die Regel. Als Ausdruck der meningealen Reizung tritt fast immer eine Nackensteifigkeit auf, die bei komatösen Patienten fehlen kann. Die Sehnenreflexe können, im Koma meist, aufgehoben sein. Aber auch bei bewußtseinsklaren Kranken wird gelegentlich vorübergehend eine Abschwächung oder ein Erlöschen der Sehnenreflexe, zumal von Eigenreflexen der unteren Extremitäten beobachtet: offenbar handelt es sich hier um eine Schädigung der hinteren Wurzeln. In anderen Fällen sind die Reflexe lebhaft. Eine Déviation conjuguée, Hemi- oder Monoparesen (BERNHEIM u. Mitarb.), Hemianopsien müssen an einen gleichzeitigen Einbruch der Blutung in die Hirnsubstanz denken lassen. Lähmungen von Augenmuskel zusammen mit den Erscheinungen der intracerebralen Drucksteigerung — infolge Kompression — sind ebenso wie Pupillenstörungen und retinale Blutungen, selten mit Durchbruch in den Glaskörper, häufige Erscheinungen (HOLLENHORST u. Mitarb.). Ein Gefäßgeräusch über dem knöchernen Schädel kann gelegentlich schon auf eine Mißbildung aufmerksam machen. Vegetative Regulationsstörungen sind vor allem bei größeren Blutungen sehr ausgeprägt. Fieber, Druckpuls, Blutdrucksteigerungen werden nur selten vermißt. Während der ersten Tage wird nach ROMCKE u. Mitarb. eine vegetativ bedingte massive Albuminurie beobachtet. Auch passagere Glykosurien und Hyperglykämien kommen bei frischen Blutungen vor. Seltener ist eine Ketonurie (ELFRING u. Mitarb.). Eine hartnäckige Obstipation ist die Regel. Atmung und Nahrungsaufnahme sind nur selten gestört.

Sind alle diese Symptome z.T. uncharakteristisch, so ergibt die *Lumbalpunktion* mit dem Nachweis blutigen Liquors den Beweis. In frischen Fällen ist der Liquor mehr oder weniger gleichmäßig blutig gefärbt. Ein Gerinnsel ist auch bei längerem Stehen nicht festzustellen. Die sedimentierten Erythrocyten lassen sich gut aufschütteln. Die Eiweißproben sind infolge des beigemengten Plasmaeiweißes stark positiv. Bei etwas älteren Blutungen zeigen die Erythrocyten Stechapfelformen, der Liquor ist infolge des Blutabbaus xanthochrom: als Ausdruck der Fremdkörpermeningitis, die sich schnell entwickelt, finden sich mehr oder weniger Leukocyten beigemengt.

Vor einer Verwechslung mit einer artefiziellen Blutung schützt die Tatsache, daß bei dieser die Blutbeimengung inkonstant ist — am besten in einer Mehrgläserprobe nachzuweisen —, sowie der Nachweis eines noch so kleinen Gerinnsels. Für eine subarachnoidale Blutung spricht schließlich der Nachweis von Erythrophagen im Liquorzellbild, die nach BISCHOFF frühestens 6—10 Std nach stattgehabter Blutung in Erscheinung treten. Während die Encephalo- bzw. Ventrikulographie heute praktisch — da unergiebig — verlassen sind, kann die Schädelleeraufnahme mitunter durch Gefäßabdrücke oder Verkalkung bei länger zurückliegender Blutung Hinweise auf die Lokalisation bzw. die Seite der Mißbildung geben.

Neben der Lumbalpunktion ist heute die beidseitige percutane *Carotis-Angiographie* die wichtigste Untersuchungsmethode (TÖNNIS und SCHIFFER) (s. Abb. 233, 234, 235). Ist diese ergebnislos, so kann eine Vertebralisangiographie nach SPATZ u. Mitarb. noch in manchen Fällen das Aneurysma bzw. Angiom zur Darstellung bringen. Etwas umstritten ist die Frage, wann, zu welchem Zeitpunkt die Angiographie gemacht werden soll. Berücksichtigt man, daß nach Untersuchungen von LOGUE die größte Gefahr für eine Rezidivblutung in der 2. und 3. Woche liegt, in der 4. nur noch 20%, nach der 8. Woche etwa 10% beträgt, so erscheint der günstigste Zeitraum wohl in der 1. Woche zu liegen.

Bei Verdacht auf eine spinale Blutung kann schließlich die Medullographie bzw. Ossovenographie mit einem Stop des Kontrastmittels die Höhe des Angioms anzeigen.

Im Zusammenhang mit anderen Befunden wird neuerdings auch dem EKG von zahlreichen Autoren eine pathognomonische Bedeutung zugesprochen (EFFERT u. Mitarb., BREMER). Danach können bei subarachnoidalen Blutungen flüchtige EKG-Veränderungen auftreten, die in einer Verlängerung der Q—T-Strecke, im Auftreten positiver TU-Wellen und im Auftreten negativer TU-Verschmelzungswellen bestehen. Der Übergang von positiven TU-Wellen zu negativen TU-Verschmelzungswellen soll charakteristisch für schwere Nachblutungen sein.

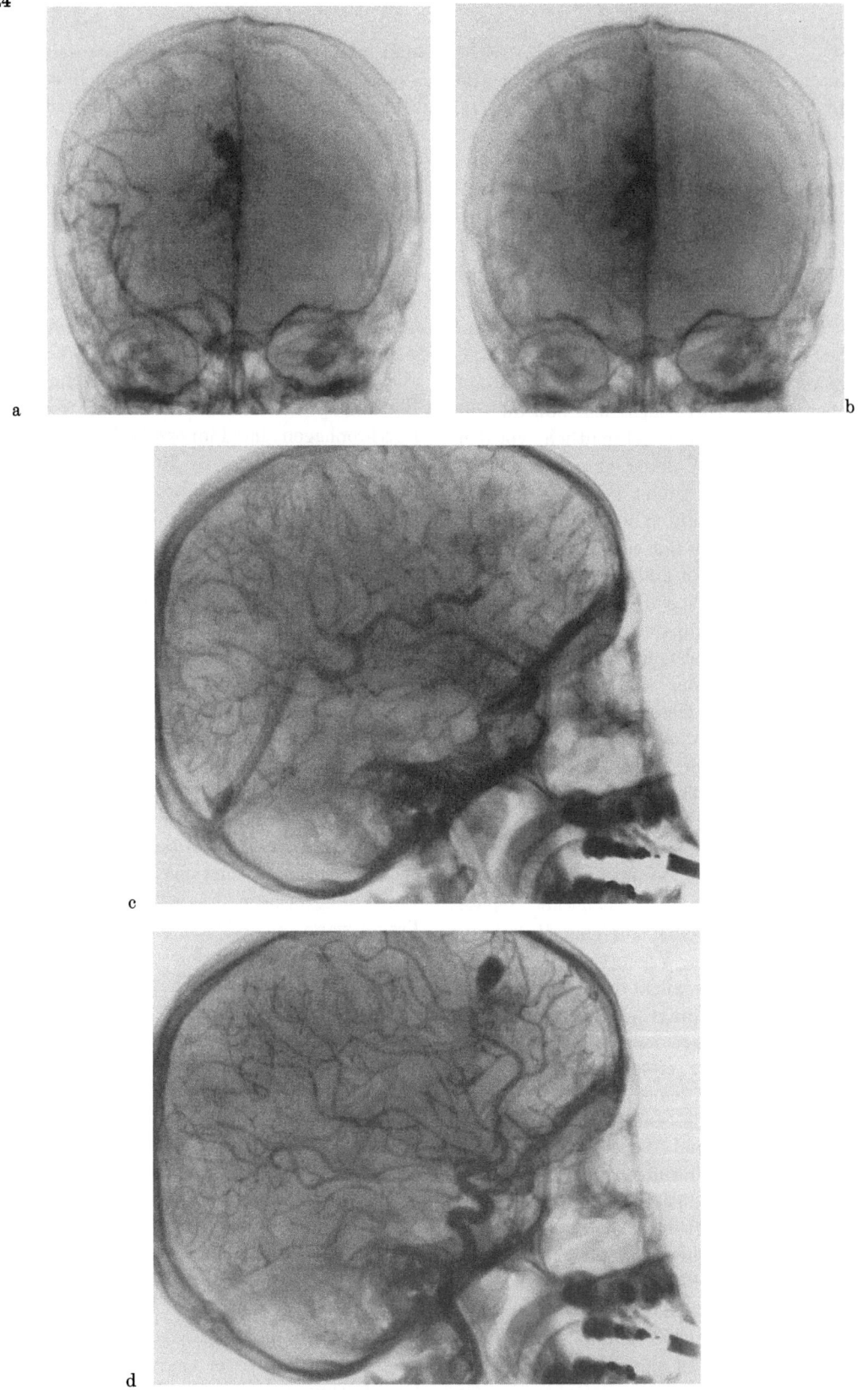

Abb. 233a—d. R. K. 8 Jahre. Arteriovenöses Angiom rechts fronto-median. Carotisangiographie rechts: Versorgung des Angioms über die A. cerebri ant. und ihren Ästen. Dilatierte Venen, bereits in arterieller Phase erkennbar, drainieren in die tiefen Hirnvenen. Verdacht einer intracerebralen Massenblutung (operativ bestätigt). (Neurochirurgische Univ.-Klinik, Prof. Dr. H. W. PIA, Gießen)

Über EKG-Veränderungen bei Frühgeburten mit geburtstraumatischen Blutungen in das ZNS berichtete kürzlich BENEDIKT.

Die *Differentialdiagnose* der subarachnoidalen Blutung ist mitunter schwierig. Auf die *artefizielle Blutung* haben wir bereits hingewiesen. Leichte Blutungen, vor allem, wenn sie nicht am 1. Tag diagnostiziert werden,

Durchbruch in den Liquorraum nur schwer abzugrenzen. Herdsymptome bzw. die Arteriographie werden hier weitgehend Klarheit schaffen (Abb. 233).

Steht der komatöse Zustand im Vordergrund, so kann die Albuminurie bzw. die Glykosurie auch an ein urämisches bzw. diabetisches *Koma* denken lassen. Kreatin und Harnstoff bzw. Blutzuckerbestimmung lassen diese meist schnell ausschließen, doch kann bei Vorliegen einer Hyperglykämie und Ketonurie (s. oben) dies äußerst schwierig sein.

Da die subarachnoidale Blutung ja ein polyätiologisches Syndrom ist, müssen, unabhängig

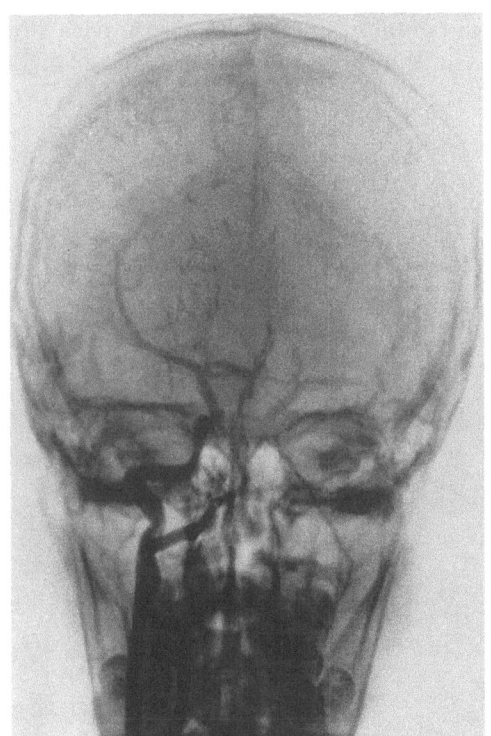
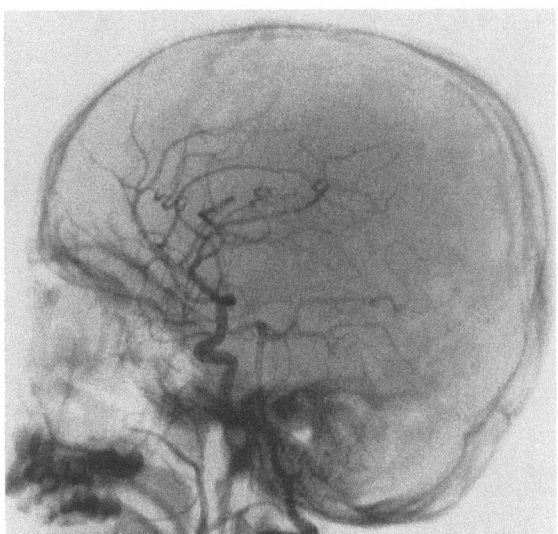

a   b

Abb. 234a u. b. T. M. 8 Jahre. Rechts temporale, intracerebrale Massenblutung unklarer Genese. Cerebrale Angiographie über rechte A. brachialis: Parallelverlagerung der A. cerebri ant. zur Gegenseite. A. cerebri media von lateral und latero-basal her gestaucht und nach frontocranial angehoben. Gefäßarmut im Temporalbereich. (Neurochirurgische Univ.-Klinik, Prof. Dr. H. W. PIA, Gießen)

sind mitunter nur noch mit einer abklingenden Reizmeningitis nachweisbar und können dann mit einer *abakteriellen Meningitis* verwechselt werden, vorausgesetzt, daß nicht der Nachweis von Erythrophagen eine 2—3 Wochen vorausgegangene Subarachnoidalblutung beweist (BISCHOFF). Der mitunter stürmische Beginn mit Bewußtseinstrübung läßt an eine *Encephalitis* denken, die aber nie einen blutigen Liquor aufweist. Kommt es zu einem Einriß der Arachnoidea und wird damit der normalerweise bei subduralem Erguß klare Liquor blutig, so kann auch einmal eine *subdurale Blutung* differentialdiagnostisch in Frage kommen. Diese ist ebenso wie eine *intracerebrale Blutung* mit

von dem Versuch des Nachweises einer Gefäßmißbildung als häufigster Ursache, auch alle anderen ätiologisch in Frage kommenden Erkrankungen, besonders die verschiedenen Formen der Blutungsübel — Coagulopathien, Thrombopenien bzw. Thrombopathien —, eine Thrombose, eine Lues usw. berücksichtigt und ausgeschlossen werden. Bei den verschiedenen Formen der Hämophilie sind subarachnoidale Blutungen — auch ohne vorausgegangenes Trauma (KOCH) — nicht selten (SILVERSTEIN, BRACHFELD et al.).

Bei der Beurteilung des *Verlaufs* und der *Prognose* muß man unterscheiden zwischen der Prognose des jeweiligen Schubes und der Gesamtprognose, die durch die Gefahr erneuter Blutungsschübe belastet ist. Für die Pädiatrie ist hier eine Aussage wegen des jeweils kleinen Materials, welches der einzelne Autor übersieht, kaum möglich. Darüber hinaus fehlt, wenn man von Beschreibungen eines Einzelfalles (HUBER) absieht, jede umfassendere katamnestische Untersuchung. GIRAUD u. Mitarb., die selbst 15 Fälle beobachteten, zitieren weitere 16 Fälle der Literatur. Von diesen insgesamt 31 Patienten starben 4 Kinder, 27

an solche blanden Blutungen denken. Nach WOLF setzt sich — für den Erwachsenen — immer mehr die Ansicht durch, daß die Prognose der konservativ Behandelten im Vergleich zu den operativ Behandelten doch nicht ganz ungünstig ist. Die Mortalitätsangaben schwanken zwischen 17% und 30%.

Als *Komplikation* einer subarachnoidalen Blutung wären die Ein- bzw. Durchbrüche, sei es intracerebral oder subdural (4% nach GOLDEN u. Mitarb.), zu erwähnen (Abb. 234). Er-

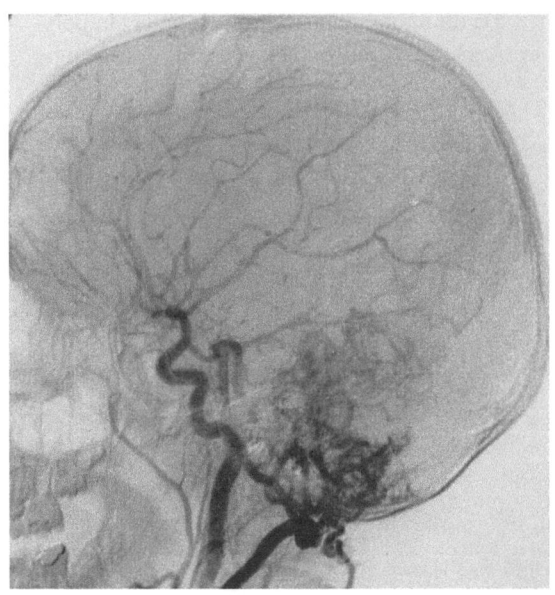 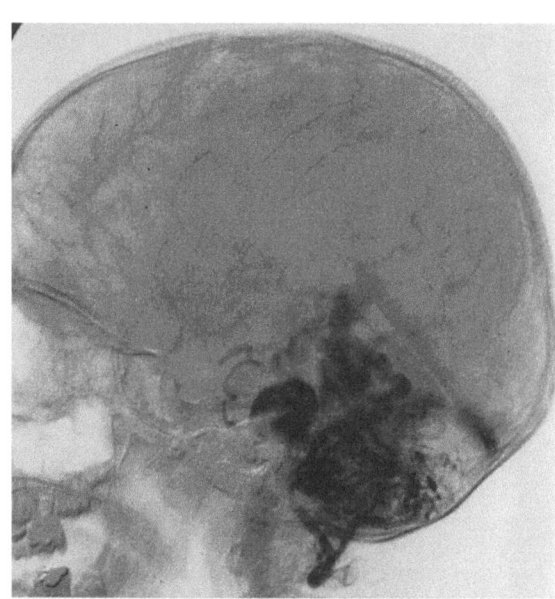

a   b

Abb. 235a u. b. 10 Jahre. Großes infratentorielles arteriovenöses Angiom. Cerebrale Angiographie über A. brachialis (Subtraktionsaufnahmen): Zuflüsse zum ausgedehnten Angiom über stark erweiterte A. cerebelli inf. post. und A. cerebelli sup. sowie über eine Arterie aus der A. subclavia. Extrem erweiterte abführende Venen in die V. Galeni und die Sinus. Aus dem Verlauf der A. cerebri ant. ist der Verschlußhydrocephalus abzulesen. (Neurochirurgische Univ.-Klinik, Prof. Dr. H. W. PIA, Gießen)

blieben überlebend, z.T. mit schweren Defektheilungen. Wenn also auch die Prognose des ersten Schubes nicht absolut ungünstig erscheint, so gilt dies weniger für die Rezidivneigung (BERNHEIM et al.). Nach WERTHEIMER et al. ist allerdings die Prognose nicht sehr günstig, da der Sitz der Angiome sehr oft einen therapeutischen Eingriff unmöglich mache. Nach SCHEID lassen sich auch bei „Erst"-Manifestation im Erwachsenenalter doch in über 50% diskrete Symptome für eine frühere, mitunter Jahrzehnte zurückliegende, Blutung nachweisen. „Rezidivierende Kopfschmerzen", die Tage angehalten haben, ein sog. „*Sonnenstich*", eine „*Kopfgrippe*" lassen

stere führen in der Regel zum Exitus bzw. zu sicheren Defektheilungen. FOLTZ und WARD wiesen darauf hin, daß zahlreiche, bisher ungeklärte Fälle von kindlichem Hydrocephalus in einem zeitlichen Zusammenhang von 2 bis 12 Wochen nach einer subarachnoidalen Blutung auftraten (Abb. 235).

Bei der *Therapie* im akuten Stadium wird vor der Lumbalpunktion — zwecks Entfernung des als Reiz wirkenden Blutes — wegen der Gefahr neuer Blutungen gewarnt, während GERLACH, GIRAUD u. Mitarb. aufgrund eigener Erfahrung bei Punktion im Liegen und beschränktem Entnahmevolumen nichts Nachteiliges sahen. FOLTZ und WARD empfehlen sie sogar besonders, um der Entwicklung eines Hydrocephalus vorzubeugen. Gerinnungsfördernde Mittel werden allgemein bejaht. Eine Bluttransfusion ist gelegentlich, vor allem wenn ein Schock vorliegt, erforderlich. Beachtung und Beseitigung der Obstipation ist zweckmäßig. Das *wichtigste* aber ist die *Ruhigstellung*, die heute am einfachsten durch einen

Coktail Lytique möglich ist. Wenn schließlich das akute Stadium abgeklungen ist, sollte die neurochirurgische Behandlung, sei es Unterbindung der Carotis oder besser Entfernung des Aneurysmas bzw. des Angioms, soweit dies möglich, durchgeführt werden (GIRAUD u. Mitarb., LAINE u. Mitarb., DECKER u. Mitarb., WERTHEIMER u. Mitarb.).

Intraventriculäre Blutung

Isolierte *intraventriculäre* Blutungen bzw. Hämatome sind, wenn man von der Neugeborenenzeit, in der sie nach MARTI, LELONG u. Mitarb., ROHRBACH die häufigste intrakranielle Blutungsform darstellen, sehr selten.

Abgesehen von den wenigen Fällen traumatischen Ursprunges konnten wir nur 3 Fälle mit sog. *spontaner Blutung* in der Literatur finden (MURTAGH und BAIRD bzw. WERNER). Beide Autoren sind der Auffassung, daß solche Blutungen häufiger sind, aber aus Unkenntnis des Krankheitsbildes nicht diagnostiziert werden. Es soll deshalb kurz auf diese spontanen intraventriculären Blutungen hingewiesen werden, deren Symptomatologie mit derjenigen der traumatischen übereinstimmt.

Bei allen 3 beschriebenen Fällen handelt es sich um 3—6 Wochen alte Säuglinge. Dies legt an sich den Gedanken an ein Geburtstrauma nahe, um so mehr, als bei allen 3 Kindern die Geburt erschwert war und 2 Kinder auch wenige Stunden p. p. krampften. Doch betonen die genannten Autoren, daß ein Trauma sowohl durch die Operation (3) wie auch durch die Obduktion (1) als Ursache ausgeschlossen werden konnte. Ein Blutungsübel lag bei keinem der Kinder vor. Die Hypoxie als häufige Blutungsursache wurde allerdings nicht weiter diskutiert, so daß die Blutung als spontan kryptogenetisch gedeutet wurde.

Die bei der Operation entfernten Blutcoagula zeigten *patho-anatomisch* keine Abweichung von sonstigen Coagula. Die Obduktion des einen — 6 Monate post operationem — verstorbenen Kindes zeigte lediglich einen bereits intra vitam diagnostizierten und behandelten Verschlußhydrocephalus.

Überträgt man andererseits die anatomischen Befunde, wie sie bei Frühgeburten angetroffen werden, auch auf diese Fälle, so ergibt sich folgendes Bild: Hirnrinde und Pia sind unauffällig. Die Arachnoidea ist meist ödematös gequollen. Die Ventrikel sind von einem massiven Blutcoagulum erfüllt. Die Plexus chorioidei sind meist unauffällig, die Oberfläche der Ventrikelwandung ist immer großflächig geschädigt. Histologisch sind die Gefäße der Ventrikelwand gestaut. Die Stauung — bei schon frühzeitig einsetzender — reicher Vascularisation des periventriculären Hirnbereiches wird in Verbindung mit funktionellen Schockreaktionen für die Auslösung der

massiven Blutung verantwortlich gemacht (LELONG u. Mitarb.).

In der *Symptomatologie* stehen Krämpfe und ein sich schnell entwickelndes Koma am Anfang der Erkrankung. Bei aufmerksamer Beobachtung gehe eine Zunahme des Kopfumfanges den ersten Erscheinungen voraus. Meningitische Symptome wie Kernig, Brudzinski, Nackensteifigkeit, meist auch ein Opisthotonus, sind die Regel. Die Extremitäten sind spastisch, die Reflexe gesteigert. Bei der Lumbalpunktion ergibt sich ein leicht blutiger Liquor, wie bei einer subarachnoidalen Blutung.

Arteriographie und EEG ergeben keinen entscheidenden Befund, dagegen ist die *Encephalographie* die *wichtigste* Untersuchungsmethode, da sie durch eine Aussparung der Ventrikelfüllung auf das in diesem liegende Coagulum hinweist und auch bei einseitiger Blutung die Seite angibt: ein Befund, der für den *operativen* Eingriff Voraussetzung ist.

In der *Differentialdiagnose* ist in erster Linie an eine *Meningoencephalitis* zu denken, die aber nie einen blutigen Liquor zeigt. Die wichtigste Abgrenzung, die nicht immer möglich ist, ist die *subarachnoidale Blutung*. Hier ist die Encephalographie mit dem Hämatomnachweis das entscheidende Kriterium.

Während kleinere Hämatome resorbiert werden können (WERNER), ist dies bei größeren kaum der Fall. Unbehandelt dürfte bei größeren Blutungen die *Prognose* ungünstig sein und entweder — wie dies bei Neugeborenen meist der Fall ist (MARTI) — zum Tode oder zur Entwicklung eines Verschlußhydrocephalus führen.

Therapeutisch wurde in allen Fällen ein neurochirurgischer Eingriff mit Erfolg durchgeführt und das Coagulum bzw. der Plexus entfernt. Alle 3 Kinder überstanden den Eingriff gut, zwei entwickelten sich in der Folgezeit unauffällig, bei einem Kinde kam es zu einem

Verschlußhydrocephalus, der zu zwei weiteren operativen Eingriffen zwang, die aber erfolglos blieben, so daß das Kind 6 Monate nach Entfernung des Hämatoms zum Exitus kam.

Vielleicht gibt die Zukunft den Autoren recht, die der Auffassung sind, daß dieses Krankheitsbild häufiger ist, als bisher angenommen wurde.

Intracerebrale Blutungen

Außerhalb der Neugeborenenzeit mit ihren geburtstraumatisch bedingten Blutungen sind reine *intracerebrale Blutungen* im Kindesalter selten. Die beim Erwachsenen häufigste Ursache, die Arteriosklerose der Cerebralgefäße, kommt im Kindesalter so gut wie gar nicht vor.

Nach BARBÉ sind zwischen 1903 und 1953 insgesamt 60 Fälle publiziert worden. Zahlenangaben über die Häufigkeit in jüngster Zeit liegen nicht vor. Eine Altersdisposition — beim Erwachsenen steigt die Frequenz nach dem 40. Lebensjahr steil an (ZÜLCH) — ist für das Kindesalter ebensowenig wie eine Geschlechtsdisposition bekannt. Gefäßmißbildungen, auf die wir noch näher eingehen werden, stellen die konstitutionelle Grundlage für die häufigsten Blutungen dar. Im Hinblick auf die kleine Zahl der bisher beschriebenen Fälle ist auch eine jahreszeitliche Häufung nicht festzustellen.

Ätiologisch kommen eine Reihe von Krankheiten in Frage wie: Anoxie, hämorrhagische Diathesen (HEINLEIN, BERRY), speziell Hämophilie, Skorbut, Sepsis, Syphilis, Pertussis, Masern, Leukämie (ERBSLÖH), Thrombosen und Embolien, sowie selten auch eine Arteriosklerose (HEMPELMANN). Chronische Herz- und Nierenkrankheiten, die mit Hochdruck einhergehen, können gleichfalls zu einer intracerebralen Blutung Anlaß geben. Die häufigste Ursache aber stellen das Schädeltrauma, mit und ohne Fraktur, sowie vor allem Gefäßmißbildungen — arterio-venöse Angiome, Mikroangiome, Aneurysmen — dar.

Je nach der Ätiologie ist aber auch der *pathogenetische Mechanismus* und damit das Ausmaß der intracerebralen Blutungen sehr variabel. Die erstgenannten Erkrankungen führen meist nur zu petechialen Blutungen auf der Grundlage einer Permeabilitätsänderung wie speziell bei Anoxie oder bei Pertussis und Masern. Sicher sind diese häufiger als wir allgemein annehmen, da sie sich in der Regel unserem Nachweis entziehen. So mögen manche sog. Fieberkrämpfe speziell bei Keuchhusten, Masern auf solchen Mikroblutungen beruhen. Andererseits muß man schwere Komplikationen, wie etwa Halbseitenlähmungen, eher auf eine Encephalitis als auf eine Blutung zurückführen. Die letztgenannten ätiologischen Faktoren, wie Trauma und Gefäßmißbildung, führen schließlich immer zu einer Ruptur des Gefäßes und damit zu einer Massenblutung (Abb. 234).

Hinsichtlich der *Lokalisation* dieser Massenblutungen gilt folgendes: Während die hochdruckbedingten Blutungen beim Erwachsenen aus hämodynamischen und entwicklungsgeschichtlichen Gründen vorwiegend an den Nahtstellen, am Putamen (Knie der Arteria strio-lenticularis), ferner der Thalamusgegend (Arteria lenticulo-optica) bzw. im Bereich des Dentatum (Arteria cerebelli sup.) auftreten, weisen die Blutungen beim Jugendlichen einen atypischen Sitz auf. Sie können, vor allem, wenn es sich um solche petechialer Art handelt, überall in Erscheinung treten; die Massenblutungen treten aber besonders im Bereich der Art. cerebri media auf. Hier befindliche kleinere oder größere sackförmige Aneurysmen bluten in den Raum der Cisterna fissurae Sylvii, brechen dann in den Temporallappen in Richtung auf das Unterhorn ein und dringen tief in die weiße Substanz vor. Die rechte Seite ist gegenüber der linken bevorzugt (ZÜLCH) (Abb. 236). GERLACH und JENSEN schließlich konnten zeigen, daß derartige kleine Gefäßmißbildungen gelegentlich in der Tiefe der Hirnlappen bestehen, die sie als *Mikroangiome* bezeichneten. Durch Ruptur führen sie zu einem intracerebralen Hämatom unter dem Bilde eines schnell wachsenden Tumors.

Auf die geburtstraumatischen Hämatomyelien — die besonders bei Steißgeburt beobachtet werden (VEST) — und gewöhnlich sich unter dem Bild einer Paralyse beider unteren Extremitäten manifestieren, soll hier nicht weiter eingegangen werden. Hämatomyelien außerhalb der Neugeborenenzeit sind meist traumatischen Ursprunges und äußerst selten.

Die *klinische Symptomatologie* ist ganz verschieden, je nachdem, ob es sich um petechiale oder Massenblutungen handelt. Erstere machen diskrete Symptome (s. oben) und werden wohl meist nur vermutet oder bei der Obduktion festgestellt. Letztere können in zweierlei Form in Erscheinung treten. Einmal, wenn die Blutung langsam sich entwickelt, treten pseudotumorartige Symptome in den Vordergrund, besonders dann, wenn das Hämatom, mit seinem hohen Eiweißgehalt hygroskopisch wirkend, sich vergrößert. Zum anderen ist der Beginn akut und entspricht mit allen Befunden einem apoplektischen Insult. Mitunter sind schon rezidivierende Kopfschmerzen ein prämonitorisches Symptom. Nach Mitteilungen der Weltliteratur (KRAYENBÜHL et al.) finden sich Epilepsie in 41,2%, Blutungen in 39,3%, ausschließlich Paresen in 2,4% und ausschließlich Kopfschmerzen in 17,1%.

Eine sichere *Diagnose* und damit die Indikationsstellung für eine gezielte Therapie — soweit eine solche noch möglich ist — stellt allein die *angiographische* Darstellung des Carotis interna- bzw. des Vertebralis-Kreislaufes dar. Immerhin entgehen aber ein nicht geringer Teil der Gefäßmißbildungen, auch bei Vorliegen augenfälliger klinischer Symptome, der arteriographischen Darstellung, worauf wir im

Der *Verlauf* hängt weitgehend vom Ausmaß bzw. der Akuität der Blutung ab. Kleinere petechiale Blutungen dürften komplikationslos abklingen, größere, soweit sie nicht akut zum Tode führen, heilen mit schweren Defekten — apoplektiforme Bilder, Halbseitenparesen — ab. Bestimmend für die *Prognose* ist, ob es gelingt, das zugrunde liegende Leiden zu behandeln.

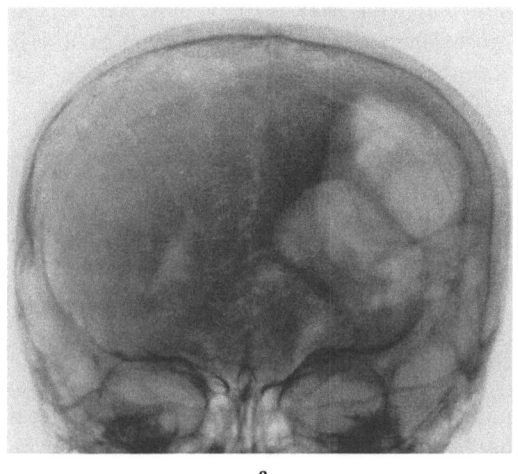 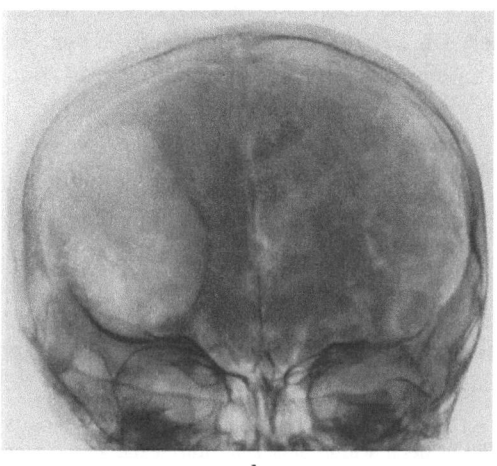

a   b

Abb. 236a u. b. L. Sch. 8 Jahre. Infantile Encephalopathie mit cystischer Mediaeinschmelzung (Hemiatrophia cerebri sinistra). Luftencephalogramm: Normalweiter rechter Seitenventrikel, gering nach links verzogen. Erhebliche Erweiterung des linken Seitenventrikels und große Einschmelzungshöhlen im Mediaversorgungsbereich. (Neurochirurgische Univ.-Klinik, Prof. Dr. H. W. PIA, Gießen)

nächsten Kapitel noch kurz eingehen werden. Für die zeitliche Durchführung der Angiographie gelten die gleichen Empfehlungen wie bei den subarachnoidalen Blutungen. Die *blutige Lumbalpunktion* kann lediglich im Zusammenhang mit evtl. Paresen bzw. Tumorsymptomen den Verdacht einer Massenblutung hervorrufen und dann die Angiographie veranlassen.

Die *Therapie* wird alleinig von der auslösenden Krankheit bestimmt. Bei der häufigsten Ursache einer Gefäßmißbildung ist ein aktiv neurochirurgisches Vorgehen mit möglichst weitgehender Exstirpation dieser indiziert. Hinsichtlich des Zeitpunktes für den Eingriff gelten die gleichen Regeln, wie sie bei den subarachnoidalen Blutungen eingehend diskutiert wurden.

Gefäßanomalien im Bereich des ZNS

Einleitung. Die Differentialdiagnose vasculärer Gehirnerkrankungen ist erst dank der Einführung der cerebralen Angiographie in den letzten 20 Jahren auf eine sichere Grundlage gestellt worden. Früher beschränkte sich diese etwa bei einer kindlichen Apoplexie auf die

der Annahme einer Hämorrhagie oder Embolie. Die cerebrale Angiographie ist geeignet, so manches ätiologisch bisher ungeklärte zentrale Krankheitsbild der Pädiatrie zu klären und damit evtl. einer neurochirurgischen Behandlung zuzuführen.

Pathologische Anastomosen durch Persistenz embryonaler Gefäße

Bereits in der Einleitung wurde darauf hingewiesen, daß vor Ausbildung der Art. comm. post. die Verbindung zwischen Art. carotis und den beiden longitudinalen Vertebral-

arterien durch temporäre Gefäße aufrechterhalten wird. Besonders erwähnt wurde die in Höhe des Ganglion trigemini abgehende primitive Trigeminusarterie. Daneben bestehen zu diesem Zeitpunkt zwei weitere Verbindungen, die primitive Art. otica, welche in Höhe des Ohrbläschens abgeht, und die primitive Art. hypoglossica, die den 12. Hirnnerven begleitet. Normalerweise bilden sich alle drei präsegmentalen Arterien zurück. Doch können diese auch persistieren und zu Subarachnoidal-Blutungen oder Hemiplegien Anlaß geben.

Während eine Persistenz der Art. otica bzw. hypoglossica extrem selten ist, kommt dies bei der *Art. primitiva trigemina* häufiger vor. Auf Kombinationen dieses Krankheitsbildes — auch als Carotis-Basilaris-Anastomose bezeichnet —

mit anderen Abartungen machte jüngst Scheffner aufmerksam. Die klinischen Erscheinungen bestehen in subarachnoidalen Blutungen, epileptischen Anfällen von Herdcharakter und evtl. Hemiplegie. Huber diskutiert als Ursache letzterer einen verstärkten Shunt zwischen Carotis und Vertebralis während des epileptischen Anfalles, wodurch es zu einer relativen Ischämie der betreffenden Großhirnhemisphäre kommen soll. Eingehend wurde das Krankheitsbild von Wiedemann und Heck 1959 beschrieben, die eine Frequenz von ca. 1% im Rahmen routinemäßiger Angiographien feststellten.

Sackförmige Aneurysmen

Sackförmige Aneurysmen finden sich am häufigsten im Bereich des Circulus arteriosus Willisii. Bereits in der Einleitung wurde auf ihre entwicklungsgeschichtlich bedingte Entstehung auf dem Boden von sog. Medialücken hingewiesen.

Die Erstbeschreibung stammt von Morgagni (1761), doch wurde erst 1939 durch die Zusammenfassung von 1125 Fällen der Literatur (McDonald u. Korb) das Interesse der Kliniker geweckt.

Obwohl es sich um eine kongenitale Gefäßmißbildung handelt, ist es heute allgemein anerkannt (McDonald und Korb, Olivecrona u. Mitarb.), daß die ersten Krankheitssymptome gewöhnlich erst im Erwachsenenalter aufzutreten pflegen. Nach Huber machen noch nicht 5% im ersten Lebensjahrzehnt Erscheinungen, eine Zahl, die der Autor allerdings als zu niedrig bezweifelt. Im Material von McDonald u. Mitarb. waren 8% zwischen 1 und 20 Jahren alt. So sind auch zahlreiche Fälle im Kindesalter, z.T. schon bei Neugeborenen (Jones u. Mitarb., Gomez u. Mitarb.), beschrieben.

Als Ursache für diese Spätmanifestierung nimmt Tönnis die langsame Größenzunahme der Aneurysmen im Laufe der Jahre und die damit verbundene geringere Anpassungsfähigkeit des Gefäßsystems an. Nach neueren Sektionsstatistiken wird der Anteil der Aneurysmenträger mit rund 1% angegeben.

Eine Geschlechtsbevorzugung besteht nicht. Die Tatsache, daß Aneurysmen oft mit anderen Hirngefäßmißbildungen, connatalen Vitien bzw. Cystennieren verbunden sind, unterstreicht nochmals die kongenitale Natur dieser Mißbildung und könnte auf gewisse dispositionelle Momente hinweisen.

Neben dieser überwiegenden Zahl kongenitaler Fälle gibt es besonders im extrakraniellen Abschnitt der Carotis int. und der Art. vertebralis, und zwar bei ihrer Passage durch die knöchernen Kanäle der Schädelbasis

und der Wirbelsäule, auch traumatisch entstandene Aneurysmen. Pathogenetisch gleichbedingte an der Schädelbasis sind extrem selten (Krayenbühl u. Mitarb., Isfort, Kia-Noury).

Für das Bersten eines Aneurysmas und damit für die subarachnoidalen Blutungen als häufigste Manifestation lassen sich mitunter äußere Ursachen, psychische oder körperliche Anstrengungen, die zu Veränderungen des Blut- und Hirndruckes führen, eruieren.

Patho-anatomisch handelt es sich meist um ein Aneurysma verum, überwiegend sackförmig, selten zylindrisch, fusiform oder S-förmig geschlängelt. Man findet sie vorwiegend an den Basisgefäßen, und zwar im vorderen Abschnitt des Circulus arteriosus Willisii und an den dort abgehenden Gefäßen (Abb. 237). Nach McDonald und Korb gehen 48% aller intrakraniellen Aneurysmen von der Carotis interna und der Cerebri media aus, 15% von der Art. communicans anterior und 28% betreffen die hinteren Schädelgefäße, vorwiegend die Art. basilaris und die Art. communicans posterior, seltener die Vertebralis und Cerebri posterior. Über atypische intrakranielle Aneurysmen berichtete kürzlich Kia-Noury und Weber. Beide Seiten sind in etwa gleicher Häufigkeit befallen. Die Größe ist sehr unterschiedlich, sie wechselt von kaum sichtbaren Ausbuchtungen der Arterienwand bis zur Ausdehnung eines kleinen Apfels, am häufigsten werden linsen- bis erbsgroße Aneurysmen angetroffen.

Klinik

Symptomatologie. Neben der subarachnoidalen Blutung als hauptsächlichem initialem Symptom mit ihren vielfältigen klinischen Erscheinungen werden häufig auch *epileptiforme Anfälle* besonders von Herdcharakter beobachtet. Sehr vielfältig und wichtig sind die Symptome von seiten der Augen. Nach ihrer Ätiologie werden diese in angeborene Fehl-

oder Mißbildungen einerseits und Folgeerscheinungen des cerebralen Prozesses andererseits untergeteilt. Zu ersteren gehören
Mikrophthalmus, retinale Angiome und Aneurysmen. Folgeerkrankungen sind Exophthal-

gegangen werden kann. Psychische Veränderungen werden in wechselnder Frequenz zwischen 25% und 72% angegeben. Die Skala der
Veränderungen ist außerordentlich breit und
umfaßt Verwirrtheitszustände, Affektstörun-

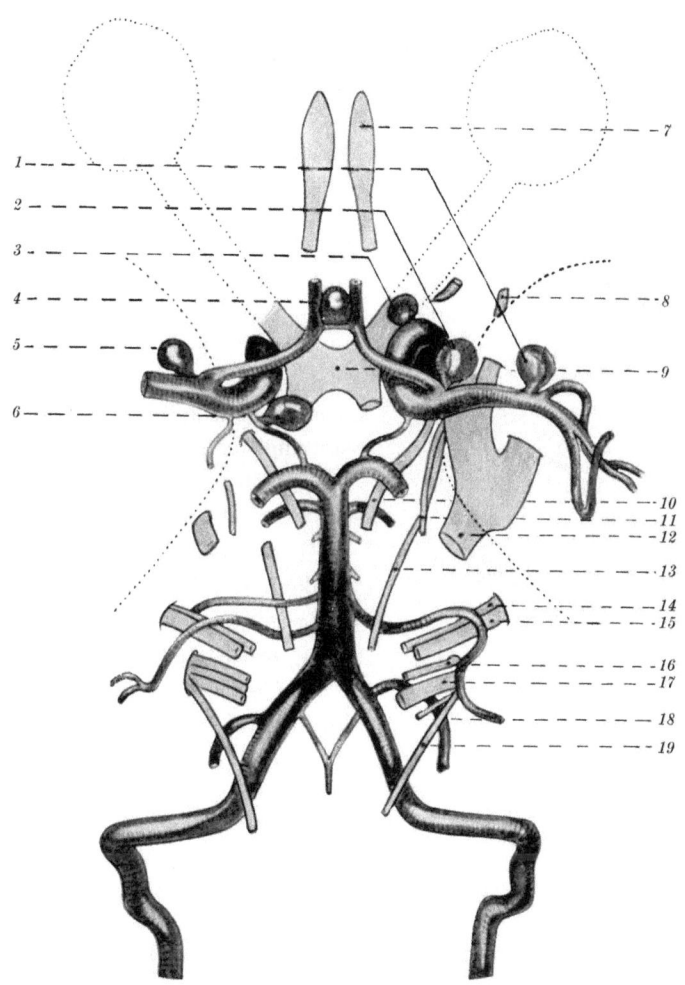

Abb. 237. Topographische Beziehung zwischen Aneurysmen der Hirnbasisarterien und Hirnnerven. *1* Aneurysma an der A. cerebralis med., *2* Aneurysma an der Abzweigung A. cerebralis ant. und A. cerebralis med.,
3 Aneurysma an der A. carotis int., *4* Aneurysma an der A. communicans ant., *5* Aneurysma an der Abzweigung A. cerebralis ant. und A. cerebralis med., *6* Aneurysma an der A. communicans post., *7* B. olfactorius, *8* N. ophthalmicus, *9* N. opticus (Chiasma), *10* N. oculomotorius, *11* N. trochlearis, *12* N. trigeminus, *13* N. abducens, *14* N. facialis, *15* N. acusticus, *16* N. glossopharyngeus, *17* N. vagus, *18* N. accessorius,
19 N. hypoglossus

mus — konstant, intermittierend bzw. pul-
sierend —, Augenmuskelstörungen der verschiedensten Art, Miosis bzw. Mydriosis — ein-
und beidseitig —, Stauungspapille, Netzhautblutungen abhängig vom Sitz und der Ausdehnung der primären Erkrankung. Angiomatöse Hautveränderungen sind nicht ganz
selten, obligatorisch gehören sie zu manchen
Phakomatosen, auf die aber hier nicht ein-

gen mit depressiven Zügen, Leistungsabbau,
Intelligenzdefekte, epilepsiebedingte Wesensveränderungen usw. Schließlich muß hier noch
der *wachsende Hydrocephalus* infolge Druck
auf die abführenden Liquorwege (PAMPUS u.
Mitarb., GIBSON u. Mitarb., BAILEY, POLLTER)
als für das Kindesalter spezielles Symptom erwähnt werden (Abb. 235). Der Hydrocephalus
internus kommt besonders bei Aneurysmen der

Vena magna Galeni durch Druck auf die Nachbarorgane und dadurch bedingten Verschluß des Aquaeductus Sylvii zustande.

Die Sicherung der *Diagnose* kann in jedem Falle nur durch die Carotis- bzw. Vertebralis-Angiographie erfolgen (Abb. 238). Jedenfalls sollte heute obige Symptomatologie in jedem Verdachtsfalle Anlaß zur Serienangiographie geben. Daß aber z. B. infolge Thrombosierung ein negativer Befund möglich ist, wurde bereits

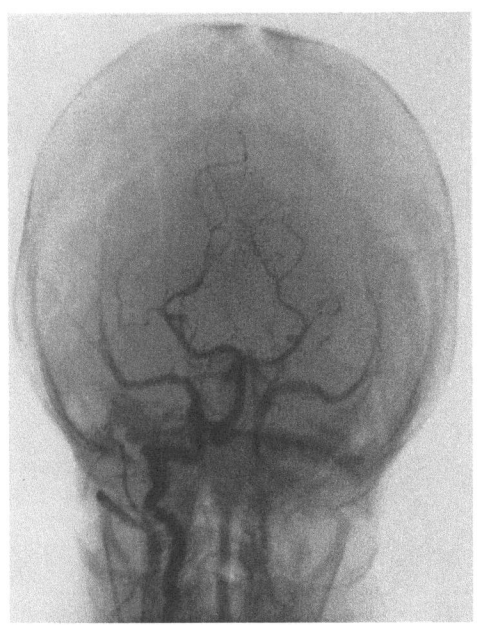

Abb. 238. T. T. 1 Jahr. Arterielles Aneurysma an der linken A. cerebri post. (Zufallsbefund) bei cerebraler Angiographie wegen Subduralerguß. (Neurochirurgische Univ.-Klinik, Prof. Dr. H. W. PIA, Gießen)

erwähnt. Alle anderen Untersuchungsmethoden — L.P., Schädelgeräusche (durchschnittlich 22% nach GERHARD u. Mitarb.), Schädelleeraufnahme mit evtl. Verkalkung, EEG, Messung des Netzhautarteriendruckes — können nur hinweisende Befunde ergeben.

Die *Differentialdiagnose* hat dabei alle raumverdrängenden Prozesse vom Angiom bis zu den Tumoren hin zu berücksichtigen.

Bei Besprechung der Ätiologie wurde bereits auf eine Syntropie mit anderen Herz- und Gefäßmißbildungen aufmerksam gemacht.

Zahlreiche Autoren (SUTER CLAIREAUX u. Mitarb. bzw. SCHWARZ) konnten statistisch gesichert ein überzufallsmäßig gehäuftes Zusammentreffen mit anderen Gefäß- bzw. Herzmißbildungen, Lungen-Leberangiomen, besonders mit einer Aortenstenose, nachweisen. CAVALIERI u. Mitarb. schließlich fanden eine gleiche Koppelung mit ein- oder beidseitiger Cystenniere.

Eine größere Zusammenstellung kindlicher Fälle mit Berücksichtigung der *Prognose* fehlt bisher. Daß Fälle mit gleichzeitigen Herzmißbildungen eine schlechte Prognose haben, ist klar. Im allgemeinen wird man aber sagen können, daß die Prognose und das *therapeutische Vorgehen* durch die angiographische Feststellung der genauen Lokalisation, der Größe des Aneurysmas und der cerebralen Zirkulationsverhältnisse bestimmt werden.

Therapeutisch ergeben sich folgende Möglichkeiten:

A. Keine chirurgischen Maßnahmen.

B. Chirurgische Maßnahmen:

1. Ligatur der Art. carotis communis und interna am Hals und intrakraniell.

2. Kraniotomie mit Darstellung des Aneurysmas:

α) Muskelumschließung des Aneurysmas.

β) Abbinden des Aneurysmasackes mit Klips bzw. Exstirpation.

Letzteres dürfte die optimale und zu erstrebende Therapie sein. Die so erzielten Resultate gelten heute als nicht schlecht (s. PAMPUS et al.). Schließlich muß noch erwähnt werden, daß es auch spontane Heilungen gibt (Thrombosierung), so daß die angiographisch negativen Subarachnoidalblutungen eine sehr günstige Prognose haben können und spätere, tödlich verlaufende Blutungsrezidive kaum zu befürchten sind.

Angiome

Die Angiome des Zentralnervensystems lassen sich in zwei große Gruppen einteilen:

1. Die sog. Hämangioblastome (vasculäre Neoplasmen mit autochthonem Wachstum, auf die hier nicht eingegangen werden kann).

2. Die Hämangiome (vasculäre Mißbildungen, Hämangiome im engeren Sinne, die

zwar ebenfalls eine Volumenzunahme, jedoch kein selbständiges Wachstum zeigen).

Nach BERGSTRAND bzw. ZÜLCH werden bei den Hämangiomen folgende Untergruppen unterschieden:

1. Angioma cavernosum.

2. Angioma racemosum:

a) Teleangiektasien,

b) Angioma capillare et venosum calcificans (Sturge-Webersche Krankheit),

c) Angioma racemosum venosum,

d) Angioma racemosum arteriovenosum.

Von diesen haben besonders zwei, in den Bereich der Phakomatosen gehörende, pädiatrische Bedeutung.

Es handelt sich um neuro-ektodermale Mißbildungen mit Gefäßanomalien sowohl der Haut wie auch des ZNS mit wechselnder Organbeteiligung (s. S. 245, 253).

Pädiatrisch am interessantesten und auch zahlenmäßig am wichtigsten ist das *Angioma arteriovenosum*, auch unzutreffend als arteriovenöses Aneurysma in der angloamerikanischen Literatur bezeichnet.

Nach KRAYENBÜHL u. Mitarb. war es bereits den alten Ägyptern bekannt und soll im Papyrus Ebers (1500 v.Chr.) die Lehre des Imhotep stehen: „Du sollst die Finger davon lassen." Die erste ausführliche Beschreibung stammt von HUNTER, die eingehendste Bearbeitung der Neuzeit von BERGSTRAND, OLIVE-CRONA und TÖNNIS (1936).

Die absolute Häufigkeit der Angiome im Kindesalter läßt sich heute noch nicht übersehen — beim Erwachsenen wird diese Frequenz auf etwa $1—2^0/_{00}$ geschätzt —, doch sind sich die meisten Autoren, die über etwas umfangreichere Erfahrung verfügen, einig, daß diese im Kindesalter häufiger sind als die Aneurysmen (WERTHEIMER u. Mitarb., GIRAUD u. Mitarb.). Ebenso wird allgemein anerkannt, daß diese schon frühzeitiger Erscheinungen machen können, ebenfalls im Gegensatz zu den Aneurysmen. Konträr zu diesen ist auch eine Bevorzugung des männlichen Geschlechtes (nach KRAYENBÜHL u. Mitarb. ♂ 63,1% zu ♀ 36,9%) bekannt. TÖNNIS konnte in einem Falle ein hereditäres Vorkommen nachweisen.

Die Angiome beruhen auf einer *kongenitalen Fehlbildung*. Wegen des undifferenzierten Baues der Gefäßwandung wird der teratogenetische Terminationspunkt von TÖNNIS auf die Zeit vor dem 5. Entwicklungsstadium nach STREETER bestimmt, in welchem die endgültige Differenzierung in Arterien und Venen erfolgt. Das häufige Fehlen begleitender Mißbildungen anderer Organe wird formalgenetisch auf den verhältnismäßig späten Entstehungstermin zurückgeführt. TÖNNIS stellte allerdings andererseits fest, daß die subtentoriellen und mesencephalen Angiome häufiger mit Mißbildungen anderer Organe vergesellschaftet sind, weshalb er hier einen früheren Entstehungstermin als bei den übrigen Angiomen postuliert. Auf das Zusammentreffen von Osteogenesis imperfecta und Angioma cerebri aufgrund der gemein-

samen Mesenchymschwäche machten SCHÜRMEYER u. Mitarb. aufmerksam (Osteoangiogenesis imperfecta).

Pathophysiologisch ist von Bedeutung, daß der Gefäßkurzschluß (Shunt) früher oder später zu weitreichenden funktionellen und morphologischen Veränderungen führt (s. Abb. 222). Durch den abnormen Kreislauf fließen unter hohem Druck und mit großer Geschwindigkeit große Blutmengen, die unausgenutzt in das venöse System und damit in das Herz gelangen. Der fortlaufende Verlust an Sauerstoff und Nährsubstanz ist beträchtlich, wie man durch Untersuchungen der arteriovenösen Sauerstoffdifferenz und mit Radiojod sicher bestimmen kann. Das Herz andererseits reagiert bei großen Angiomen auf die Mehrbelastung mit Hypertrophie. Das Schlagvolumen ist erhöht, der Puls beschleunigt, die Zirkulationszeit vermindert, das Blutvolumen vermehrt. Die so erreichte Kompensation gewährleistet für eine gewisse Zeit eine ausreichende Versorgung des Gehirnes. Früher oder später kommt es zu Ernährungsstörungen des Gehirnes, zunächst in den benachbarten Gehirnabschnitten. Sie sind nicht nur auf Verlust an O_2 und Nährsubstanz, sondern auch auf sekundäre Veränderungen im Angiom in Form von Blutungen und Thrombosen und Kompression durch das Angiom zurückzuführen. Darüber hinaus ist eine allgemeine Hirnschädigung festzustellen, die sich mit zunehmendem Alter verstärkt.

Patho-anatomisch gehören die Angiome den Bereichen einer der 3 großen Gefäße an, sie repräsentieren distale Fehlbildungen, während die Aneurysmen der Basis proximale Fehlbildungen darstellen. Selten ist ihre Lokalisation am Rückenmark (WYBURN-MASON, HÖÖK u. Mitarb., GRAVELEAU u. Mitarb.). Sie bestehen aus einem Gefäßkonvolut, welches in der Regel weite geschlängelte zu- und abführende Gefäße und dazwischen einen Capillarknäuel aufweist und mit dem gewöhnlichen, meistens aber auch erweiterten, übrigen cerebralen Gefäßsystem in Verbindung steht. Die abnormen Gefäße weisen histologisch weder für Arterien noch für Venen typische Strukturen auf, so daß eine Unterteilung oft unmöglich ist. *Histologisch* zeigen die Angiome verdichtete Gefäßwände, hyperplastische Muskulatur, Elasticahyperplasie und Hyalinisierung. An der Innenseite findet man kissenförmige Einbuchtungen, die durch Intimawucherung oder Thrombosen bedingt sind. Das intravasculäre Gewebe zeigt eine Sklerose bzw. eine reaktive Gliose und in beiden Fällen eine mehr oder weniger starke hyaline Umwandlung, Verkalkung und Hämosiderinablagerung. Auch die Umgebung nimmt an all diesen Vorgängen teil; dazu kommt manchmal eine Verkalkung der Capillaren angrenzender Hirnteile. Die Angiome sind meistens pial gelegen, sie haben häufig eine Pyramidenform mit breiter Basis an der Hirnoberfläche und subcortical verschieden tief reichender Spitze. Die Größe ist außerordentlich variabel (s. z.B. Mikroangiome, Gerlach u. Mitarb.). Prädilektionsort ist das Gebiet der A. cerebri media bzw. die Umgebung der Sylviischen Furche.

Klinik

In der *Symptomatologie* stehen die cerebralen *Anfälle* oft fokalen Charakters vom Jackson-Typ mit und ohne Bewußtseinstrübung, oft mit nachfolgender Generalisierung, ganz im Vordergrund. Nach einer Zusammenstellung der Weltliteratur von Krayenbühl u. Mitarb. war dies bei 41,2% der Fall; nächstdem folgt die *intrakranielle*, meist subarachnoidale *Blutung* mit 39,3%. Nur Paresen wiesen 2,4% bzw. nur *Kopfschmerzen* 17,1% auf. Die neurologischen Ausfälle kommen bei Blutungen häufiger vor (23,5%) als bei Epilepsien (6,5%) und Kopfschmerzen (2,7%). Es erübrigt sich, weiter auf die Symptomatologie einzugehen. Wir verweisen hier auf die einzelnen Kapitel. Im wesentlichen entsprechen die Symptome denen der Aneurysmen, wie wir sie oben geschildert haben. Bei vertebralem Sitz ist die Trennung von einer subarachnoidalen Blutung höherer Lokalisation außerordentlich schwierig, doch können Gürtelschmerzen oder beiderseitige Paresen wichtige Hinweise geben (Höök u. Mitarb., Graveleau u. Mitarb.).

Besonders hinweisen müssen wir aber noch auf die häufig zu beobachtende *Herzinsuffizienz* in der Neugeborenen- bzw. frühen Säuglingszeit (Corvin, Polloch u. Mitarb., Glatt u. Mitarb., Gomez u. Mitarb.). Der Zusammenhang zwischen stauungsbedingter Herzinsuffizienz und Angiom ist seit den experimentellen Arbeiten von Reid und Holman an Hunden allgemein anerkannt und ohne weiteres verständlich. Während Höök u. Mitarb. — allerdings bei Erwachsenen — eine solche Shuntfolge nicht feststellen konnten, zeigten Gomez u. Mitarb., daß diese Verlaufsform eine spezifische, auf das Kindesalter beschränkte ist, und vermuten, daß Kinder mit solch schweren Mißbildungen überhaupt nicht das Erwachsenenalter erreichen. Ein wachsender *Hydrocephalus* internus kommt bei entsprechendem Sitz des Angioms ebenso wie beim Aneurysma gelegentlich zur Beobachtung.

Die Sicherung der *Diagnose* erfolgt heute fast ausschließlich durch die *Angiographie*, die möglichst auch schon im frühesten Säuglingsalter durchgeführt werden kann und soll (Dones u. Mitarb.) (Abb. 233, 235).

Für die *Prognose* ist Sitz und Zeit des Bestehens und der dadurch bedingten Schädigung von Bedeutung. Die Größe selbst spielt eine geringere Rolle im Vergleich zur Zahl der zuführenden Arterien. Subtentorielle Angiome sind oft für die Radikaloperation ungeeignet. Da die Angiome infolge ihrer Sogwirkung auf die normalen Arterien und der dadurch bedingten Hypoxie des umgebenden Hirngewebes wie Schmarotzer wirken, ist ihre Radikalentfernung anzustreben. Die früher häufig geübte Röntgenbestrahlung ist heute zugunsten der *Radikaloperation* — soweit dies möglich ist — völlig verlassen. Daß so auch im Kindesalter, selbst bei Säuglingen, befriedigende Resultate zu erzielen sind, zeigen z.B. die Fälle von Jones et al. (4 Wochen) bzw. Decker et al.

Kompression

Die Frage nach der Kompensation und Dekompensation von Hirnkreislauf und Hirndruck wird aufgeworfen, da sie für die Klinik und Prognose von entscheidender Bedeutung ist. Darüber hinaus wollen wir nicht vergessen, daß bei allen intrakraniellen Blutungen eine mehr oder weniger ausgeprägte Compressio cerebri eintritt, die bei einem epiduralen Hämatom am schnellsten sich einzustellen pflegt (Weber u. Mitarb.), Probleme, auf die wir bereits in einem früheren Kapitel eingegangen sind.

Eine Kompression tritt immer dann ein, wenn

a) der normale Schädelinhalt eine nicht kompensierte Korrelationsstörung aufweist oder

b) zum normalen Schädelinhalt ein raumfordernder Prozeß hinzukommt.

Der normale Schädelinhalt besteht aus Gehirnsubstanz, Liquor und Gefäßinhalt. Nimmt die Gehirnsubstanz durch eine Blutung, Ödem oder Schwellung zu, so kommt es kompensatorisch zu einer Verminderung der Liquormenge, die äußeren und inneren Liquorräume verkleinern sich, der Liquor wird ausgepreßt. Dies gilt bis zu einem gewissen Grade auch für das Blut. Das Gehirn verliert sein normales

Relief, die Furchen verstreichen, die Windungen werden abgeplattet, es erscheint blaß, anämisch. Die gleichen Folgen treten aber auf, wenn zu dem normalen Schädelinhalt ein raumfordernder Prozeß: Geschwulst, Absceß, Blutung usw. hinzukommt.

Beim Verschlußhydrocephalus liegen die Verhältnisse umgekehrt, die Liquormenge nimmt auf Kosten der Gehirnsubstanz zu.

Je nach Art, Größe, Wachstum oder Vergrößerung, Entwicklung und Sitz des raumverdrängenden Prozesses entsteht ein örtlicher oder allgemeiner Hirndruck. Im frühen Kindesalter, wenn der Schädel noch wächst, die Nähte noch nicht geschlossen sind, der Schädel noch weich und nachgiebig ist, wirkt die intrakranielle Drucksteigerung im Sinne einer Vergrößerung des Schädels, die Nähte werden gesprengt. Der Druck muß in dieser Altersklasse viel größer sein, um die gleichen Veränderungen wie beim Erwachsenen hervorzurufen. Dies hat z. B. zur Folge, daß kindliche Hirntumoren meist schwerer und größer sind als in späteren Lebensjahren.

Eine weitere Folgerung eines komprimierenden, raumfordernden Prozesses wird eine Massenverschiebung des Gehirnes sein, die zu Einklemmungserscheinungen, sei es am Foramen atlanto-occipitale, sei es an einer der Zisternen führen kann.

Zur Aufrechterhaltung von Funktion und Struktur bedarf das Gehirn einer dauernden optimalen Blutversorgung, wobei seine Sauerstoffaufnahme, sowohl in der Ruhe wie im Tätigkeitsumsatz — infolge seiner *dauernden* Tätigkeit —, etwa 20% des Sauerstoffumsatzes des gesamten ruhenden Organismus ausmacht. Diese Versorgung ist durch dem Gehirn eigene und vom übrigen Organismus abweichende Regulationsvorgänge, auf die einleitend kurz hingewiesen wurde, gewährleistet.

Ältere Auffassungen gingen dahin, daß das klinische Bild bei raumfordernden Prozessen durch gleichsinnige Verknüpfung zwischen Hirndrucksteigerung, Anstieg des Arteriendruckes und Verlangsamung der Pulsfrequenz charakterisiert ist (CUSHING). Neuere Untersuchungen zeigten dagegen, daß bei der Hirndrucksteigerung zwei Faktoren die entscheidende Rolle spielen; einmal der erhöhte Venen- und Liquordruck und zum anderen die durch sie ausgelöste kompensatorische Vasodilatation und Mehrdurchblutung. Diese Kompensation — also Vasodilatation und Vermehrung des Durchflusses ohne Erhöhung des Arteriendruckes — genügen in vielen pathologischen Fällen für eine ausreichende

Sauerstoffversorgung des Gehirnes. Der Hirndruckgrenzwert, bei dem die Kompensation nicht mehr ausreicht und die Dekompensation beginnt, ist nicht konstant. Klinisch fällt er mit dem Beginn der Bewußtseinsstörung zusammen. Erst wenn mit steigendem Hirndruck dieser Grenzwert erreicht wird, nimmt die Hirndurchblutung ab.

Wie wirkt sich nun die gestörte Hirndurchblutung auf das Gehirn aus? Zunächst führt jeder raumfordernde Prozeß zu einer Kompression der benachbarten Venen, nicht aber der Arterien, und zwar wegen ihres hohen Druckes. Durch die Venenkompression kommt es zur Rückstauung und zunächst örtlichen Widerstandserhöhung, der sich die Hirndurchblutung bei langsamem Verlauf anpassen kann. Vollzieht sich der Vorgang akut, so wird schnell aus einer örtlichen Rückstauung eine allgemeine, die Hirndurchblutung nimmt ab, es kommt zur Prästase und teilweisen Stase. Die Gefäßwand wird mehr oder weniger durchlässig, eine wechselnd eiweißreiche Flüssigkeit tritt aus, der dann der Austritt von corpusculären Bestandteilen folgt. Somit kommt es zu einem Circulus vitiosus. Durch den Austritt von Gewebsflüssigkeit, Zunahme des Hirnvolumens mit Steigerung des Hirndruckes, weiterer Widerstandserhöhung und damit Minderdurchblutung zusätzlicher Venenkompression usw.

Im Falle von entzündlichen Veränderungen kommt wahrscheinlich die Toxineinwirkung auf die Gefäßwand noch hinzu. Zum Hirnödem kann schließlich auch noch die Rechts-Insuffizienz bei chronischen Kreislaufstörungen und Herzerkrankungen mit Cyanose, also in erster Linie die Fallotsche Tetralogie bzw. die Aortenstenose, Anlaß geben.

Der so entstandene Hirndruck führt schließlich zu Massenverschiebungen bzw. Folgeerscheinungen am Hirnstamm, zu evtl. Infarzierung des Occipitallappens und zu Zisternenhernien (PIA). Befunde, auf die hier aber nicht eingegangen werden kann. Welche Gesichtspunkte ergeben sich aber aus diesen Anschauungen in allgemeiner *therapeutischer Hinsicht*. Die Beseitigung der Hirndrucksteigerung hat am Anfang aller Bemühungen, vor aktiv chirurgischen Maßnahmen zu stehen. Die Beeinflussung der Hirndrucksteigerung durch Entwässerung mit hypertonischen Lösungen in Kombination mit Diuretica wird immer mehr angezweifelt; sie erscheint wegen der nachfolgenden Gegenregulation und der Belastung für den Kreislauf und den Mineralhaushalt problematisch, ja bedenklich bei gestörter Kreislauffunktion.

30% Harnstofflösungen i.v., auf die neuerdings besonders wieder hingewiesen wurde (KATZ), wirken ausgezeichnet, sind aber nach eigener Erfahrung nicht ungefährlich, da sie durch Einsinken der Hirnsubstanz bei prompter Wirkung zum Einriß von Brückenvenen und damit subduralen Blutungen führen können, Befunde, die auch von MARSHALL u. Mitarb. bestätigt wurden.

Dagegen führen die Ganglienblocker — z. B. Pendiomid 10—50 mg alle 3—4 Std — bei gesteigertem Hirndruck zu einer überzeugenden Verbesserung der Hirndurchblutung. Bei einschleichendem Vorgehen besteht keine Gefahr einer unerwünschten starken Blutdrucksenkung. Der Blutdruck stellt sich auf eine Mittellage ein, der bei akuter Hirndrucksteigerung erhöhte Blutdruck sinkt ab. Am eindrucksvollsten ist die Erweiterung der Blutdruckamplitude infolge Abnahme des peripheren Widerstandes. Parallel damit verschwindet die Bewußtseinstrübung. Mit dieser Therapie ist das Risiko bei diagnostischen Eingriffen geringer bzw. geht der Kranke mit besseren Aussichten zur Operation (PIA).

Literatur

Anatomie und Physiologie des cerebralen Kreislaufs

BECKER, H.: Die Bedeutung der arteriellen Grenzzonen für die Pathologie der Hirndurchblutung. Dtsch. Z. Nervenheilk. 164, 560—568 (1950).

CLARA, M.: Das Nervensystem des Menschen. Leipzig: Johann Ambrosius Barth 1954.

EICHHORN, O.: Untersuchungen über Strömung und Resorption des spinalen Liquors. Dtsch. Z. Nervenheilk. 174, 31—42 (1955).

EICHLER, O., F. LINDER u. K. SCHMEISER: Über die Bildung von Liquor im Lumbalraum, nachgewiesen mit Radionatrium. Klin. Wschr. 1951, 9—12.

HAGER PADGET, D. H.: (1) The circle of Willisi in W. E. DANDY, Intracranial arterial aneurysm. Ithaca, N.Y.: Comstock Publ. 1944.

— (2) Development of cranial arteries in human embryo. Contr. Embryol. Carneg. Instn 32, 205—262 (1948).

HALLERVORDEN, J.: Entwicklungsstörungen und frühkindliche Erkrankungen des Zentralnervensystems. In: Handbuch der inneren Medizin, Bd. V, Teil 3. Berlin: Springer 1953.

HEUBNER, O.: Zur Topographie der Ernährungsgebiete der einzelnen Hirnarterien. Zbl. med. Wiss. 10, 817—825 (1872).

KAFKA, V.: Die Cerebrospinalflüssigkeit. Leipzig: Franz Deuticke 1930.

LANGE-COSACK, H.: (1) Gefäßmißbildungen des Gehirns und seiner Häute. In: KIRSCHNER-NORDMANN, Die Chirurgie, Bd. III, S. 613—660. Wien: Urban & Schwarzenberg 1948.

— (2) Zur Pathologie der arterio-venösen Rankenangiome. Verh. dtsch. Ges. Kreisl.-Forsch. 18, 310—312 (1952).

LINDENBERG, R.: Die Gefäßversorgung und ihre Bedeutung für Art und Ort von kreislaufbedingten Gewebsschäden und Gefäßprozessen. In: Handbuch der speziellen Pathologie, Anatomie und Histologie, Bd. XIII/1, S. 1071—1164. Berlin-Göttingen-Heidelberg: Springer 1957.

PFEIFFER, R. A.: Die Angioarchitektonik der Großhirnrinde. Berlin: Springer 1928.

SCHALTENBRAND, G., u. H. WOLFF: Die Produktion und Zirkulation des Liquors und ihre Störungen. In: Handbuch der Neurochirurgie. Grundlagen, Bd. 1, I, S. 91—207. Berlin-Göttingen-Heidelberg: Springer 1959.

SCHMIDT, H. W.: (1) Über Arterienkreise in der Pia mater des Menschen. Dtsch. Z. Nervenheilk. 172, 526—530 (1955).

— (2) Über Anordnung und Hämodynamik der arterioarteriellen Anastomosen in der Pia mater. Z. ges. exp. Med. 125, 229—235 (1955).

SCHNEIDER, M.: Die Physiologie der Gehirndurchblutung. Regensburg. Jb. ärztl. Fortbild. 5, 1—10 (1956).

—, u. D. SCHNEIDER: Untersuchungen über die Regulierung der Hirndruchblutung. Naunyn-Schmiedebergs Arch. exp. Path. Pharmak. 176, 393—400 (1934).

STREETER, G. L.: (1) The development of the venous sinuses of the dura mater in the human embryo. Amer. J. Anat. 18, 145—178 (1951).

— (2) The developmental alterations in the vascular system of the brain of the human embryo. Contr. Embryol. Carneg. Instn 8, 5—35 (1918).

TÖNNIS, W., u. W. SCHIEFER: Zirkulationsstörungen des Gehirnes im Serienangiogramm. Berlin-Göttingen-Heidelberg: Springer 1959.

Funktionelle Durchblutungsstörungen

BAMBERGER, PH., u. A. MATTHES: Anfälle im Kindesalter. Basel: S. Karger 1959.

BICKERSTAFF, E. R.: The periodic migrainous neuralgia of Wilfred Harris. Lancet 1959 I, 1069.

BILE, B.: Migraine in school children. Acta paediat. (Uppsala) 51, Supp. 136 (1962).

BLUMENTHAL, L. S., and M. FUCHS: Headaches in children. Med. Ann. D.C. 28, 268—272, 304—308 (1959).

BURKE, E. C., and G. A. PETERS: Migraine in childhood. Amer. J. Dis. Child. 92, 330—336 (1956).

FRISCHKNECHT, W.: Das orthostase Elektrokardiogramm beim vegetativ labilen Kind. Helv. paediat. Acta 4, 327—343 (1949).

FROELICH, W. A., CH. C. CARTER, J. L. O'LEARY, and H. E. ROSENBAUM: Headache in childhood, Electroencephalographic evaluation in 500 cases. Neurology (Minneap.) **10**, 639—642 (1960).

GASTAUT, H., and Y. GASTAUT: Electroencephalic and clinical study of anoxic convulsions in children. Their location within the group of infantile convulsions and their differentiation from epilepsy. Clin. Neurophysiol. **10**, 607—620 (1958).

GLASER, J.: Migraine in pediatric practice. Amer. J. Dis. Child. **88**, 92—98 (1954).

GOWERS, W. R.: Das Grenzgebiet der Epilepsie. Leipzig: Franz Deuticke 1908.

GROH, CH., u. CH. ZENKER: Chronische vaskuläre Kopfschmerzen im Kindesalter. Neue öst. Z. Kinderheilk. **3**, 211—220 (1958).

HALPERN, L., and N. BENTAL: Epileptic cephalea. Neurology (Minneap.) **8**, 615—620 (1958).

HECK, W., u. H. RADTKE: Migräne im Kindesalter. Kinderärztl. Prax. **28**, 555—560 (1960).

HEYCK, H.: (a) Neue Beiträge zur Klinik und Pathogenese der Migräne. Stuttgart: Georg Thieme 1956.

— (b) Der Kopfschmerz. Differentialdiagnostik und Therapie für die Praxis. Stuttgart: Georg Thieme 1959.

HUGHES, E. L., and CHR. E. COOPER: Some abservations on headache and eye pain in a group of school children. Brit. med. J. **1956** II, No 4976, 1138—1141.

KARLSSON, B.: Headache of epileptogenic nature. A clinical and electroencephalographic study of 23 children. Acta paediat. (Uppsala) **49**, 17—27 (1960).

LITCHFIELD, H. R.: Headaches in children. Arch. Pediat. **76**, 157—165 (1959).

PICHLER, E.: Der Kopfschmerz. Wien: Springer 1952.

RADERMECKER, J.: Les convulsions hyperthermiques de l'enfant. Acta neurol. belg. **1**, 1—15 (1958).

RILLIET, F., et E. BARTHEZ: Traité des maladies des enfants, 2. éd. Paris 1853.

SCHIFF, E.: Beitrag zur Migräne-Diagnose im Kindesalter. Dtsch. med. Wschr. **76**, 1003—1005 (1951).

SCHLACK, H.: Migräne und habitueller Kopfschmerz im Kindesalter. Dtsch. med. Wschr. **82**, 1605—1609 (1957).

STOERMER, J.: Wichtige Ekg- und Kreislaufveränderungen bei vegetativ labilen Kindern. Arch. Kinderheilk. **159**, 246—258 (1959).

SUTER, C., W. O. KLINGMAN, H. AUSTIN, and O. W. LACY: Migraine and seizure states in children. Dis. nerv. Syst. **20**, 9—16 (1959).

VAHLQUIST, B.: (a) Migraine in children. Int. Arch. Allergy **7**, 348—355 (1955).

— (b) Migräne bei Kindern. Triangel (Sandoz) **5**, 89 (1961).

—, and G. HACKZELL: Migraine of early onset. A study of thirtyone cases in wich the disease first appeared between one and four years of age. Acta paediat. (Uppsala) **38**, 622 (1949).

WIEDEMANN, H.: In: FEER. KLEINSCHMIDT, Lehrbuch der Kinderheilkunde, 20. Aufl. Stuttgart: Gustav Fischer 1962.

WOLFF, H. G.: Haedache and other head pain. New York: Oxford University Press 1948.

— Schmerzmechanismen und Kopfschmerz. Triangel (Sandoz) **2**, 53—64 (1955).

Thrombosen und Embolien

AHVENAINEN, E. K., and N. HALLMAN: Thrombosis of deep veins in childhood. Ann. Paediat. Fenn. **1**, 3—11 (1954).

AINGER, L. E.: Cerebrovascular accidents occuring as a complication of cardiac catheterization. Amer. J. Dis. Child. **98**, 788—791 (1959).

BAILEY, O. T.: Results of long survival after thrombosis of the superior sagittal sinus. Neurology (Minneap.) **9**, 741—746 (1959).

—, and G. M. HASS: (a) Dural sinus thrombosis in early life; recovery from acute thrombosis on the superior longitudinal sinus and its relation to certain acquired cerebral lesions in childhood. Brain **60**, 295 (1937).

— (b) Dural sinus thrombosis in early life. J. Pediat. **11**, 755—771 (1937).

BANKER, B. Q.: Occlusive vascular disease affecting the central nervous system in infancy and childhood. Amer. Neurol. A **84**, 38 (1959).

BERNHEIM, M.: L'Importance des thrombophlébites cérébrales dans la pathologie nerveuse de l'enfant. Ann. paediat. (Basel) **187**, 153—170 (1956).

— P. F. GIRARD et F. LARBRE: Le rôle des phlébites cérébrales dans les encephalites aigues de l'enfant. Sem. Hôp. Paris **31**, 5/1, 20 (janvier 1955).

— J. LANTERNIER, R. FRANÇOIS et J. BERTRAND: Les thrombophlébites crâniofaciales d'origine dentaire chez l'enfant. Arch. franç. Pédiat. **11**, 10 (1954).

—, et F. LARBRE: Le diagnostic des phlébites cérébrales chez l'enfant. Valeur des signes veineux extracraniens. Arch. franç. Pédiat. **13** (3), 22 (1956).

BRÜSTER, H.: Therapeutische Maßnahmen zur Verhütung von Thrombophlebitiden nach Dauertropfinfusionen. Kinderärztl. Prax. **28**, 549—553 (1960).

COURVILLE, C. B.: Venous channel thrombosis as a possible cause of cerebral paralysis of early life. Arch. Pediat. **76**, 129—153 (1959).

CREVELD, S. VAN, J. DE BRUYNE u. G. M. STRANK: Thrombose van de sinus longitudinalis sup. een zuigling behandelt met heparin en intravenueze toevoer van vocht. Ned. T. Geneesk. **93**, 1144—1148 (1949).

EBERT, J., u. N. E. VON DER LEYEN: Thrombosen im Kindesalter. Zbl. Chir. **84**, 834—838 (1959).

ESCOLÁ, J.: Die Gewebsveränderungen bei Thrombosen der Sinus und cerebralen Venen. Arch. Psychiat. Nervenkr. **203**, 342—357 (1962).

FRANTZEN, E., H. H. JACOBSEN, and J. THERKELSEN: Cerebral artery occlusions in children due to trauma to the head and neck. A report of 6 cases verified by cerebral angiography. Neurology (Minneap.) **11**, 695—700 (1961).

GRASER, FR.: Die nicht entzündliche Venenthrombose, vor allem der Hirnsinus, als Komplikation eines angeborenen Herzfehlers. Z. Kinderheilk. **70**, 142—147 (1951).

Graser, Fr., u. J. Burkard: Die marantische Sinusthrombose als Komplikation des M. caeruleus im Säuglingsalter. Medizinische **1953**, 1194—1195.

Gross, R. E.: Arterial embolism and thrombosis in infancy. Amer. J. Dis. Child. **70**, 61 (1945).

Gutheil, H.: Cerebrale Komplikationen bei angeborenen Herzfehlern. Z. Kinderheilk. **84**, 596—609 (1960).

Hallervorden, J.: Entwicklungsstörungen und frühkindliche Erkrankungen des Zentralnervensystems. In: Handbuch der inneren Medizin, Bd. V, Teil 3. Berlin: Springer 1953.

Huhn, A.: Die Hirnvenen und Sinusthrombose. Fortschr. Neurol. Psychiat. **25**, 440—472 (1957).

— Die Therapie der intrakraniellen venösen Thrombosen. Fortschr. Neurol. Psychiat. **29**, 643—657 (1961).

Hutinel: Contribution à l'étude des troubles de la circulation veneuse chez l'enfant et en particulier le nouveau née. Thèse de Paris 1877.

Isfort, A.: Traumatische cerebrale Gefäßschäden im Kindesalter. Z. Kinderheilk. **86**, 469—488 (1962).

Kaplan, M., P. Strauss et Cl. Marx: Les thromboses veneuses chez l'enfant. Sem. Hôp. Paris **1954**, 4126—4128.

Klingler, M., u. W. Voellmy: Über cerebrale Venen- und Sinusthrombosen. Schweiz. med. Wschr. **83**, 97 (1953).

Löhr, W.: Hirngefäßverletzungen in arteriographischer Darstellung. Zbl. Chir. **63**, 2466—2482, 2593—2608, 2642—2662 (1936).

Meesen, H., u. O. Stochdorph: Die venöse Thrombose. In: Handbuch der speziellen pathologischen Anatomie und Histologie (Henke, Lubarsch, Rössle), Bd. XIII, 1. Teil B, S. 1452. Berlin-Göttingen-Heidelberg: Springer 1957.

Mitchell, K. G.: Venous thrombosis in acute infantile hemiplegia. Arch. Dis. Childh. **27**, 95—104 (1952).

Naegeli, Th., u. P. Matis: Die Thromboembolischen Erkrankungen. Stuttgart: Fr. Schattauer 1960.

Rautenburg, H. W., G. Burgemeister u. W. Kolrep: Nil nocere! Intracardiale Thrombenbildung als direkte Folge der Herzkatheterisierung bei zyanotischen Herzmißbildungen. Münch. med. Wschr. **103**, 45—49 (1961).

Remde, W.: Thromboseprophylaxe bei kardialer Dekompensation. Med. Mschr. **15**, 380—382 (1961).

—, u. G. Felsch: Über die Ursachen thromboembolischer Komplikationen bei dekompensierten Herzkranken. Dtsch. Gesundh.-Wes. **11**, 845 (1956).

Riechert, T.: Arteriographisch nachweisbare Störungen der Hirndurchblutung als chronischer Folgezustand nach Schädelverletzungen. Nervenarzt **18**, 453—485 (1947).

— Über arteriographisch nachgewiesene Verschlüsse der Art. vertebralis. Arch. Psychiat. Nervenkr. **188**, 126—130 (1952).

— Die Angiographie der normalen und gestörten Hirndurchblutung. Verh. dtsch. Ges. Kreisl.-Forsch. **19**, 131—141 (1953).

Simpson, K.: Thrombosis of cerebral vessels in infants. Canad. med. Ass. J. **26**, 317 (1932).

Sunder-Plassmann, P.: Durchblutungsschäden und ihre Behandlung. In: Neue deutsche Chirurgie, 65. Stuttgart: Ferdinand Enke 1943.

Symonds, C. P.: Hydrocephalic and focal cerebral symptoms in relation to thrombophlebitis of the dural sinuses and cerebral veins. Brain **60**, 531 (1937).

— Cerebral thrombophlebitis. Brit. med. J. **1940** II, 348.

Thalhammer, O., u. M. Salzer: Primäre Thrombose des Sinus longitudinalis superior im Kindesalter. N. öst. Z. Kinderheilk. **5**, 288—302 (1960).

Thieffry, S., R. Joseph, M. Arthuis, C. Martin, J.-C. Job et J.-C. Rocand: Les occlusions artérielles carotido-sylviennes de l'enfant. Arch. franç. Pédiat. **18**, 1269—1298 (1961).

Tiwisina, Th.: Die cerebralen Durchblutungsschäden nach Schädeltraumen. Chirurg **27**, 390—395 (1956).

—, u. A. D. Stäcker: Die frischen Schädelhirnverletzungen im Gefäßbild. Chirurg **30**, 344—349 (1959).

Tyler, H. R., and D. B. Clark: Cerebrovascular accidents in patients with congenital heart diseases. Arch. Neurol. Psychiat. (Chic.) **77**, 483—489 (1957).

Verstraete, M., A. Amery, and C. Vermylen: Experience of longterm treatment with anticoagulants in cerebrovascular accidents. Chemotherapia (Basel) **3**, 383—387 (1961).

Weber, G.: Hirnabszesse und cerebrale venöse Thrombose bei kongenitalen Herzfehlern. Schweiz. med. Wschr. **87**, 159 (1957).

Wisoff, H. S., N. Y. Jonkers, and A. B. Rothballer: Cerebral arterial thrombosis in children. Arch. Neurol. (Chic.) **4**, 258—267 (1961).

Zischinsky, H.: Über Vorkommen und Klinik von Thrombosen, insbesondere von Sinusthrombosen Blutungen des Gehirnes und seiner Häute und und Embolien am akut infektionskranken Kind. J. Kinderheilk. **124**, 35 (1929).

Thromboendangiitis obliterans Winniwarter Buerger

Altschul, R.: Cerebral endarteritis obliterans in an infant. J. Neuropath. exp. Neurol. 8, 204—208 (1949).

Arendt, A.: Thromboendangiitis obliterans des Gehirnes im Kindesalter. Z. Kinderheilk. **77**, 1—16 (1955).

Brobeil, A.: Hirndurchblutungsstörungen. Stuttgart: Georg Thieme 1950.

Bruhn, B., G. Joppich u. H. Bödecker: Generalisierte Thrombendangiitis obliterans. Z. Kinderheilk. **79**, 597—608 (1957).

Ederle, W.: Thrombotische und embolische Erkrankungen des Zentralnervensystems. In: Naegeli-Matis, Die Thromboembolischen Erkrankungen. Stuttgart: F. K. Schattauer 1960.

Krayenbühl, H., u. G. Weber: Die Thromben der Carotis interna und ihre Beziehungen zur Endangiitis obliterans v. Winniwarter-Buerger. Helv. med. Acta 11, 1/2 (1944).

Lindenberg, R.: Über die Anatomie der cerebralen Form der Thromboendangiitis obliterans. Z. ges. Neurol. Psychiat. **167**, 544 (1939).

Llavero, F.: Thromboendangiitis obliterans des Gehirnes. Basel 1948.

SPATZ, H.: Über die Beteiligung des Gehirnes bei der Winniwarter-Buerger'schen Krankheit (Thrombo-endangiitis obliterans). Dtsch. Ges. Nervenheilk. **136**, 86 (1935).

STAEMMLER, M.: Kieler Med. Gesellsch. 15. XI. 1934. Dtsch. med. Wschr. **1935**, 119.

SUNDER-PLASSMANN, P.: Endangiitis obliterans des Gehirnes. Dtsch. Z. Chir. **254**, 463 (1941).

Periarteriitis nodosa

BERTRAND, J., R. MALLET, P. TANRET et J. GODET-GUILLAIN: Néphro-encéphalopathie postvaccinale avec lésions de périarteriite noeuse et de micro-angéite obliterante. Bull. Soc. méd. Hôp. Paris, Sér. 4, **75**, 705—719 (1959).

BODECHTEL, G.: Differentialdiagnose Neurologischer Krankheitsbilder. Stuttgart: Georg Thieme 1958.

BRENNER, F.: Zur Kenntnis der Hirnveränderungen bei Periarteriitis nodosa. Frankfurt. Z. Path. **51**, 479—503 (1938).

HAMPEL, E.: Zwei ungewöhnliche Fälle von Periarteriitis nodosa. Z. ges. Neurol. Psychiat. **146**, 355—360 (1933).

HERLITZ, G.: Klinische Beiträge zur Kenntnis der Periarteriitis nodosa. Acta paediat. (Uppsala) **10**, 105—112 (1930).

HUNGERLAND, H., u. URSULA GREIFELT: Die Periarteriitis im Kindesalter. Arch. Kinderheilk. **139**, 12—41 (1950).

KAPLAN, M., R. GRUMBACH et S. SIGAL: Étude anatomo-clinique d'une periarteriite noeuse chez un enfant de sept. ans. Mort brutale après une angiographie rénale. Ann. Pédiat. **34**, 479—493 (1958).

KORB, G.: Zur Periarteriitis nodosa beim Säugling. Z. ges. inn. Med. **12**, 605—610 (1957).

LOOGEN, F.: Die Periarteriitis nodosa. Z. klin. Med. **150**, 182—205 (1952).

McCOMBS, R.: The clinical differentiation of allergic vasculitis from periarteriitis nodosa. Int. Arch. Allergy **12**, 98—105 (1958).

PORTWICH, F.: Periarteriitis nodosa. Ergebn. inn. Med. Kinderheilk., N.F. **12**, 428—492 (1959).

RICH, A. R.: Additional evidence of the role of hypersensitivity in the etiology of periarteriitis nodosa: Another case associated with a sulfonamide reaction. Bull. John Hopk. Hosp. **71**, 375—379 (1942).

SAVAGE, T. R., and J. F. SMITH: Periarteriitis nodosa and congenital pyloric hypertrophy. J. clin. Path. **13**, 291—296 (1960).

STAMMLER, A.: Klinik, Pathologie und Probleme der Periarteriitis nodosa des Nerven-Systems. In: Medizin, Theorie und Klinik in Einzeldarstellungen, Bd. 7. Stuttgart: Thieme 1958.

YONIS, J. Z.: Periarteriitis nodosa. Report of three cases succesfully treated by cortisone and ACTH. Ann. paediat. (Basel) **192**, 65—80 (1959).

Lupus erythematodes

ALBERTINI, A. v., u. O. ALB: Über die atypische verrucöse Endocarditis Libman-Sacks und ihre Beziehungen zum Lupus Erythematodes acutus. Cardiologia (Basel) **12**, 133 (1947).

BAUER, K.: Disseminated lupus erythematosus with Sydenham's chorea and rheumatic heart disease. Ann. intern. Med. **33**, 1042 (1950).

FORNARA, O., e M. GENESI: Il. lupus eritematosi acuto disiminato nell infanzia. Minerva pediat. **7**, No 9 (1955).

FRAUCHIGER, E.: Siehe bei SIEGENTHALER.

FRICSAY, M.: Die pulmonale Form des Lupus erythematosus disseminatus acutus. Schweiz. med. Wschr. **86**, 269—273 (1956).

GILLOT, F., R. SABATINI u. A. CONAN: Zit. bei SCHÄRER.

KAPOSI, M. K.: Neue Beiträge zur Kenntnis des Lupus erythematosus. Arch. Derm. Syph. (Berl.) **4**, 36 (1872).

RUSSEL, P. L., J. R. HASERÜCK, and E. M. ZUCKER: Epilepsy in systemic lupus erythematosus. Effect of cortisone and ACTH. Arch. intern. Med. **88**, 78—90 (1951).

SCHÄRER, K.: Lupus erythematodes generalisatus mit eigenartigen Knochenveränderungen. Helv. paediat. Acta **13**, 40—69 (1958).

SIEGENTHALER, W., u. R. HEGGLIN: Der viszerale Lupus erythematosus (Kaposi-Libman-Sacks-Syndrom). Ergebn. inn. Med. Kinderheilk., N.F. **7**, 373—428 (1956).

Epidurale Blutungen

ALEXANDER, G. L.: Extradural haematoma at the vertex. J. Neurol. Neurosurg. Psychiat. **24**, 381—384 (1961).

CAMPBELL, J. B., and J. COHEN: Epidural hemorrhage and the skull of children. Surg. Gynec. Obstet. **92**, 257—280 (1951).

COUTELLE, C.: Epidurale Blutungen in dem Wirbelkanal bei Neugeborenen und Säuglingen und ihre Beziehungen zu anderen perinatalen Blutungen. Z. Geburtsh. Gynäk. **156**, 19—52 (1960).

ELGJO, K. M.: Intraspinal hemorrhages in newborns. Acta path. microbiol. scand. **56**, 1—10 (1962).

EPSTEIN, J. A., B. S. EPSTEIN, and M. SMALL: Subepicranial hydroma. A complication of head injuries in infants and children. J. Pediat. **59**, 562—566 (1961).

FORD, F. R.: Diseases of the nervous system. Springfield (Ill.): Ch. C. Thomas 1946.

HOFF, H., u. H. TSCHABITSCHER: Die intracraniellen extracerebralen Blutungen. Med. Klin. **48**, 1317—1322 (1953).

ISFORT: Traumatische cerebrale Gefäßschäden im Kindesalter. Z. Kinderheilk. **86**, 469—488 (1962).

KLEIN, M. R.: Les traumatismes craniens chez l'enfant. Rev. médicale franç. No 9 (1955).

LOEW, F., u. S. WÜSTNER: Diagnose, Behandlung und Prognose der traumatischen Hämatome des Schädelinneren. Acta neurochir. (Wien), **8**, Suppl. 8, (1960).

MATSON, D. D.: Craniocerebral trauma in childhood (Symposium). Amer. J. Surg. **101**, 677—683 (1961).

MAXWELL, G. M., and F. PILETTI: Chronic spinal epidural hematoma in a child. Neurology (Minneap.) **7**, 596—600 (1957).

McKissock, W., J. C. Taylor, W. H. Bloom, and K. Till: Extradural haematoma. Observations on 125 cases. Lancet 1960I, 167—172.

Meredith, J. M.: Extradural hemorrhage in the posterior fossa. Amer. J. Surg. 102, 524—530 (1961).

Pia, H. W.: Zur Pathogenese und Frühbehandlung der wachsenden Schädelfraktur des Kindesalters. Dtsch. Z. Nervenheilk. 172, 1—11 (1954).

—, u. W. Tönnis: Die wachsende Schädelfraktur des Kindesalters. Zbl. Neurochir. 13, 1—23 (1953).

Scheid, W.: Die Zirkulationsstörungen des Gehirns und seiner Häute. In: Handbuch der inneren Medizin, Neurologie, Bd. 5/III. Berlin-Göttingen-Heidelberg: Springer 1953.

Schreiber, M. S.: Some observations on certain head injuries of infants and children. Med. J. Aust. 1957II, 1930—1933.

Stenvers, H. W.: Extradurale Blutung u.a. bei einem Kinde von 9 Monaten. Ref. Zbl. Kinderheilk. 49, 245 (1954).

Strehli, R.: Epidurales Hämatom. Chir. Praxis 196, 1, 107 (1960).

Vest, M.: Zur geburtstraumatisch bedingten Querschnittläsion des Rückenmarks (Hämatomyelie). Ann. paediat. (Basel) 186, 321—337 (1956).

Wakely, C. P. G., and T. K. Lyle: The problem of extradural haemorrhage. Ann. Surg. 200, 39—50 (1934).

Weber, E., u. F. Lahoda: Das epidurale Hämatom. Med. Klin. 58, 245—250 (1963).

Wüllenweber, R., u. W. Grote: Das epidurale Hämatom im Kindes- und Jugendalter. Arch. Kinderheilk. 164, 126—134 (1961).

Subdurale Blutungen

Bannwarth, A.: Das chron. cyst. Hygrom der Dura in seinen Beziehungen zum sog. chron. traum. subd. Haematom und zur Pachymeningitis haemorrh. int. im Lichte der Relationspathologie. Stuttgart: Georg Thieme 1949.

Barnett, H. J. M., and H. H. Hyland: Non infective intracranial venous thrombosis. Brain 76, 36—49 (1953).

Berry Bedford, H.: Postinfantile cortical hyperostosis with subdural hematoma. Pediatrics 6, 78—85 (1950).

Bordier, A. B., B. Combes et C. André: Meningite sous-durale du nourisson. Arch. franç. Pédiat. 16, 837 (1959).

Breton, A., P. Galibert et R. Walbaum: Hématome sous-dural du nourisson par déshydratation aigue hypernatriemique. Arch. franç. Pédiat. 19, 398—407 (1962).

Canosa, C.: Colecciones subdurales en la infancia. Rev. esp. Pediat. 13, 691—728 (1958). Ref. Z. Kinderheilk. 69, 197 (1959).

Catel, W.: Pathogenese und Differentialdiagnose der Pachymeningosis und Leptomeningosis hämorrh. int. Mschr. Kinderheilk. 80, 137 (1939).

Christensen, E.: Pathologie der intracraniellen Blutungen. In: Handbuch der Neurochirurgie, Bd. III. Berlin-Göttingen-Heidelberg: Springer 1956.

Cooke, R. E., and E. J. Ottenheimer: Clinical and experimental interrelations of sodium and the central nervous system. In: Advances in Pediatrics, vol. XI. Chicago: Year Book Medical Publ. 1961.

Debré, R., P. Mozziconacci, N. Masse et B. Meyer: Epanchements sous-duraux au cours de méningites suppurées. Arch. franç. Pédiat. 8, 1—7 (1951).

Decker, K., u. E. Hipp: Spätveränderungen nach kindlichen Subduralblutungen. Fortschr. Röntgenstr. 82, 375—382 (1955).

De Young, V. R., and E. F. Diamond: Possibility of iatrogenic factors responsible for hypernatriemia in dehyrated infants. J. Amer. med. Ass. 173, 1806—1808 (1960).

Erbslöh, F.: Das ZNS bei Krankheiten des Blutes. In: Handbuch der speziellen Pathologischen Anatomie und Histologie, Bd. XIII, Teil B. Berlin-Göttingen-Heidelberg: Springer 1958.

Fanconi, G., u. H. Zellweger: Die bleibenden Schädigungen des ZNS infolge Erkrankungen des Feten und des Kleinkindes. Schweiz. Arch. Neurol. Psychiat. 63, 193—210 (1949).

Finberg, L.: Pathogenesis of lesions in the nervous system in hypernatremic states. I. Clinical observations in infants. Pediatrics 23, 40—45 (1959).

— Pathogenesis of lesions in the nervous system in hypernatremic states. II. Experimental studies of gross anatomic changes and alterations of chemical composition of the tissues. Pediatrics 23, 46—55 (1959).

Gemperle, M.: Hyperelektrolytämie als Komplikation eiweißreicher Sondenernährung. Schweiz. med. Wschr. 92 (37) (1962).

Girard, F.: Les hématomes sous-duraux. Étude expérimentale. Acta paediat. (Uppsala) 45, 618—632 (1956).

Henschen, C.: Zur Pathologie, Diagnostik und Therapie der blutenden Dura. Schweiz. med. Wschr. 60, 599 (1930).

Ingraham, F. D., and D. D. Matson: Subdural hematoma in infancy (S. Z. Levine). In: Advances pediatrics, vol. 4, p. 231. Chicago Year Book Publ. 1949.

— Neurosurgery of infancy and childhood. Springfield (Ill.): Ch. C. Thomas 1954.

Josserand, P., D. Germain, A. Devillard et J. Girerd: Un nouveau cas d'hématome sous dural associé à des fractures de membranes chez un nourisson. Pédiatrie 15, 647—660 (1960).

Koch, Fr.: Zur Therapie der Pachymeningitis haemorrhagica interna. Habil.-Schr. 1951.

— Subdurale Ergüsse bei eitriger Meningitis. Kinderärztl. Prax. 20, 434—437 (1952).

— Beitrag zur Ätiologie der Pachymeningitis haemorrhagica interna im Kindesalter. Dtsch. Z. Nervenheilk. 169, 77—88 (1952).

— Subdurale Ergüsse. Erschienen in: Friedrich Linneweh, Die Prognose chronischer Erkrankungen, S. 293—297. Berlin-Göttingen-Heidelberg: Springer 1960.

— Diagnose und Therapie subduraler Ergüsse im Kindesalter. Kinderärztl. Prax. 28, 533—538 (1960).

— Zur konservativen Therapie subduraler Ergüsse. beim Säugling. Pädiat. Praxis 2, 212—215 (1963)

Koch, Fr., u. A. Grützner: Elektroencephalographische Befunde bei subduralen Ergüssen im Säuglings- und Kleinkindesalter. Diagnostische und epikritische Untersuchungen. Z. Kinderheilk. **76**, 148—168 (1955).

—, u. G. W. Schmidt: Papierelektrophoretische Untersuchungen bei subduralen Ergüssen im Kindesalter. Z. Kinderheilk. **79**, 55—67 (1957).

—, u. W. Schneider: Permeabilitäts-Studien bei subduralen Ergüssen. Z. Kinderheilk. **76**, 232—250 (1954).

—, u. J. Wenner: Über den Einfluß des subduralen Ergusses auf die O$_2$-Versorgung des Gehirns im Säuglingsalter. Arch. Kinderheilk. **160**, 8—17 (1959).

Krayenbühl, H., u. G. Noto: Das intracranielle subdurale Hämatom. Bern: Huber 1950.

Lelong, M., F. Alison, J. Rougerie, le Tan Vinh et R. Caldera: L'hématome sous-dural chronique du nourisson, étude de 31 observations. Arch. franç. Pédiat. **12**, 1—48 (1955).

Link, K. H.: Traumatische sub- und intradurale Blutung. Pachymeningitis haemorrhagica. Jena: Gustav Fischer 1945.

Marie Julien, P. Apostolidès, J. Salet, E. Eliachar et G. Lyon: Hématome sous-durale du nourisson associe à des fractures des membres. Sem. Hôp. (Paris) **30**, 1757—1763 (1954).

Mayser, P.: Die Rolle der Coagulopathien beim chronisch-subduralen Hämatom des Säuglings. Mschr. Kinderheilk. **110**, 208—209 (1962).

McLaurin, R. L.: Calcified subdural hematomes in childhood. J. Neurosurg. **24**, 648—655 (1966).

Monnet, P.: Collections méningées intracraniennes au cours des meningites suppurrées. Le role des phlebites cérébrales dans leur déterminisme. Arch. franç. Pédiat. **12**, 312—317 (1955).

Morgagni, J. B.: Siehe Krayenbühl u. Noto, Das intracranielle subdurale Hämatom. Bern: Huber 1950.

Munro, D.: Cerebral subdural hematomas, a study of 310 verified cases. New Engl. J. Med. **227**, 87 (1942).

Noetzel, W.: Gehirnveränderungen bei raumfordernden Durahämatomen bzw. Hydromen im Kindesalter. Acta neurochir., Bd. 9, Suppl. VII Kreislaufstörungen des Zentralnervensystems (1961).

Oliver, Th. K.: Chronic vitamin A intoxication. Amer. J. Dis. Cild. **95**, 57—68 (1958).

Paré, A.: Oevres, ed. 10, chapt. 8, p. 255. Lyons 1641.

Pare, Cl.: Hypernatriaemia in a premature infant associated with feeding of a concentrated formula. Canad. med. Ass. J. **82**, 85—86 (1960).

Peters, G.: Die Pachymeningitis hämorrh. int., das intradurale Hämatom und das chron. subdurale Hämatom. Fortschr. Neurol. Psychiat. **19**, 485—542 (1951).

Pia, H. W.: Diagnose und Therapie der Hirnblutungen im Kindesalter. In: Leistungen und Ergebnisse der Neuzeitlichen Chirurgie. Stuttgart: Georg Thieme 1958.

Predescu, J.: Ref. Zbl. Kinderheilk. **72**, 189 (1960).

Putnam, T. J., and H. Cushing: Chronic subdural hematoma. Arch. Surg. **11**, 327 (1925).

Rabe, E. F., R. E. Flynn, and Ph. R. Dodge: A study of subdural effusions on an Infant. With particular reference to the mechanisms of their persistence. Neurology (Minneap.) **12**, 79—92 (1962).

Reid, M. D.: Subdural effusions in pyogenic meningitis. Chlin. Proc. Child. Hosp. (Wash.) **7**, 182—188 (1951).

Rosenberg, O.: Die Pachymeningitis hämorrhagica int. im Kindesalter. Ergebn. inn. Med. Kinderheilk. **20**, 549 (1920).

Scheppe, K. I.: Über das Schicksal konservativ behandelter Kinder mit subduralem Hämatom. Mschr. Kinderheilk. **102**, 414—417 (1954).

Schmidt, H., u. A. Wunderer: Über chronische Duralhydrome bei Fehlbildungen des Gehirnes. Zbl. allg. Path. path. Anat. **103**, 435—445 (1962).

Schreier, P., u. J. Römer: Die Bedeutung des Krampfanfalles für die Diagnose des subduralen Hämatoms im Säuglingsalter. Mschr. Kinderheilk. **110**, 119—120 (1962).

Smith, C. A.: Nutrition in the neonatal period. Proc. Nutr. Soc. **17**, 50—56 (1958).

Smith, M. H. D.: Subdural lesions in childhood, with special reference to infectious processes (S. Z. Levine). Advanc. Pediat. **8**, 165—187 (1956).

— R. E. Dormont, and G. W. Prather: Subdural effusions complicating bacterial meningitis. Pediatrics **7**, 34—43 (1951).

— — — Subdural effusions complicating bacterial meningitis. Amer. J. Dis. Child. **82**, 391—392 (1951).

Spatz, H., u. G. J. Stroescu: Zur Anatomie und Pathologie der äußeren Liquorräume des Gehirnes. Nervenarzt **7**, 425—481 (1934).

Strang, R. R., D. Tovi, and R. Hugosson: Subdural hematomas resulting from the rupture of intracranial arterial aneurysmas. Acta chir. scand. **121**, 345—350 (1961).

Suckling, P. V., and W. Wittmann: S. Afr. med. J. **33**, 1057 (1959).

Traissac, M., Cl. Martin et G. Cantorne: Fractures multiples de côtes associées à un hématome sous-durale chez un prematuré. Arch. franç. Pédiat. **14**, 1285 (1959).

Trotter, L.: Chronic subdural hemorrhage of traumatic origin and its relation to pachymeningitis haemorrh. int. Brit. J. Surg. **2**, 271 (1914).

Turpin, R., R. Gorin, J. Lafourcade, J. Cruveiller et G. Godard: Les hématomes sous douraux au cours des déshydratations hypernatrémiques du nourission. Sem. Hôp. Paris et Ann. Pédiat. **36**, 1903—1915 (1960).

Virchow, R.: Das Hämatom der Dura mater. Verh. Phys.-med. Ges. Würzb. **7** (1857).

Wolff, H.: Die Bedeutung des verminderten Liquordruckes in der Klinik. Stuttgart: Georg Thieme 1942.

Subarachnoidale Blutungen

Benedikt, A.: Über EKG-Veränderungen bei durch geburtstraumatische Blutungen ins Zentralnervensystem geschädigten frühgeborenen Kindern. Kinderärztl. Prax. **30**, 11—14 (1962).

BERNHEIM, M., C. ALLEGRE, J. BERTRAND et R. GILLY: Hémiplégie à rechute chez un enfant, hématome intracérebral avec anévrysme multisaculaire de l'artère sylvienne droite. Pédiatrie 10, 749—753 (1955).

BISCHOFF, A.: Liquorcytodiagnostik. Das ärztliche Panorama — Sandoz Z. Februar 1963.

—, u. H. WILLI: Ergebnisse der Liquorcytodiagnostik beim Neugeborenen und Säugling. Helvet. paediat. Acta 17, 24—36 (1962).

BITTORF, A.: Über Leptomeningitis haemorrhagica acuta. Dtsch. Z. Nervenheilk. 54, 375 (1916).

BRACHFELD, K., and O. HRODEK: Haemorrhagic damage to the CNS in Haemophilia. Ref.: Zbl. Kinderheilk. 67, 308 (1959).

BRANDT, S.: Non traumatic subarachnoid hemorrhages in children beyond the neo-natal age. Acta paediat. (Uppsala) 32, 130 (1945).

BREMER, F. W.: EKG-Veränderungen bei Subarachnoidalblutung. Münch. med. Wschr. 105, 341—348 (1963).

CATEL, W.: Pathogenese und Differentialdiagnose der Pachymeningosis und Leptomeningosis haemorrhagica interna. Mschr. Kinderheilk. 80, 137—156 (1939).

DECKER, K., u. W. FREISLEDERER: Arteriovenöse Angiome des Gehirnes im Kindesalter. Arch. Kinderheilk. 155, 34 (1957).

EFFERT, S., F. GROSSE-BROCKHOFF u. R. RUPPERT: Elektrokardiographische Befunde bei Subarachnoidalblutungen. Dtsch. med. Wschr. 86, 1508—1510 (1961).

ELFRING, G., and H. AKARBLOM: Subarachnoid hemorrhage with ketonuria. Ann. Med. intern. Fenn. 51, 219—221 (1962).

FORD, F. R.: Diseases of the nervous system in infancy. Baltimore: Williams & Wilkins Co. 1946.

FORSHEIM, A.: Ein Beitrag zum Studium der spontanen Subarachnoidalblutung. Dtsch. Z. Nervenheilk. 49, 123 (1913).

FROIN, G.: Les hémorrhagies sousarachnoidiennes et le méchanisme de l'hématolyse en général. Thèse Paris 1904.

GERLACH, J.: Erkennung, Behandlung und Prognose intrakranieller Blutungen und Hämatome. III. Die subarachnoidalen Blutungen und die intracerebralen Hämatome. Med. Klin. 52, 2031—2036 (1957).

GIRAUD, O., J. E. PAILLAS, J. BONNAL, A. ORSINI et CL. RIGHINI: Considerations sur une série d'Hémorragies meningées sous arachnoidiennes chez l'enfant en dehors de la période néonatale. Pédiatrie 17, 11—24 (1961).

GOLDEN, J., G. L. ODOM, and B. WOODHALL: Subdural hematoma following subarachnoid hemorrhage. Amer. Arch. Neurol. Psychiat. 69, 486—489 (1953).

GOLDFLAM, S.: Beitrag zur Ätiologie und Symptomatologie der spontanen subarachnoidalen Blutungen. Dtsch. Z. Nervenheilk. 76, 158—164 (1923).

GULL, W.: Cases of aneurysm of the cerebral vessels. Guy's Hosp. Rep. III, 281 (1859).

HESS, U.: Subarachnoidalblutungen bei Kindern. Mschr. Kinderheilk. 90, 106—113 (1942).

HOLLENHORST, R. W., H. A. STEIN, H. M. KEITH, and C. S. MACCARTY: Subdural hematoma, subdural hygroma and subarachnoid hemorrhage among infants and children. Neurology (Minneap.) 7, 813—819 (1957).

—, and H. A. STEIN: Ocular signs and prognosis in subdural and subarachnoidal bleeding in young children. Arch. Ophthal. 60, 187 (1960).

HUBER: Zur akuten idiopath. Meningealblutung im Kindesalter. Kinderärztl. Prax. 20, 481—483 (1952).

KOCH, FR.: Nicht veröffentlichte Beobachtungen.

LAINE, E., P. GALIBERT et G. DELANDTSHEER: Les Manifestations cliniques des malformations vasculaires du cerveau chez l'enfant. Pédiatrie 12, 143—156 (1958).

LANGMAID, C.: Intracranial aneurysm and subarachnoid haemorrhage. Neurochirurgia (Stuttg.) 1, 73—88 (1958).

LAZORTHES, G.: Les hémorrhagies intracraniennes, traumatiques, spontanées et du premier âge. Paris: Masson & Cie. 1952.

MARTLAND, H. S.: Spontaneous subarachnoid hemorrhage and congenital berry aneurysmy of the circle of Willis. Amer. J. Surg. 43, 10 (1939).

PAILLAS, J. E., M. BERARD-BADIER, J. BONNAL et G. SERRATRICE: (1) Angiomes artérioveineux du cerveau chez l'enfant. Rev. neurol. 94, 279—281 (1956).

— — — — (2) Les angiomes artérioveineux du cerveau chez l'enfant. Presse méd. 66, 526—528 (1958).

QUINKE, H.: Die Lumbalpunktion des Hydrocephalus. Berl. klin. Wschr. 1891, 965.

ROMCKE, O., u. E. SKOUGE: Zur Frage der zentral bedingten Albuminurie, Glycosurie und Azetonurie. Acta med. scand. 77, 211 (1931).

SCHEID, W.: Die Zirkulationsstörungen des Gehirnes und seiner Häute. In: Handbuch der inneren Medizin, Bd. V/3. Berlin - Göttingen - Heidelberg: Springer 1953.

SCHNEIDT, W.: Subarachnoidalblutung im Säuglingsalter. Arch. Kinderheilk. 152, 275—282 (1956).

SECKEL, H.: Akute idiopathische Meningealblutungen bei älteren Kindern. Mschr. Kinderheilk. 50, 386—399 (1931).

SEDZIMIR, C. B.: Head injuries as a cause of internal carotid thrombosis. J. Neurol. (London) 18, 293—296 (1955).

SILVERSTEIN, A.: Intracraniell bleeding in hemophilia. Arch. Neurol. (Chic.) 3, 141—157 (1960).

SPATZ, E. L., and J. W. DULL: Vertebral arteriographie in the study of subarachnoid hemorrhage. J. Neurosurg. (Springfield) 14, 543 (1957).

TÖNNIS, W., u. W. SCHIEFER: Zirkulationsstörungen des Gehirns im Angiogramm. Berlin-Göttingen-Heidelberg: Springer 1959.

WALTON, J. N.: Subarachnoid haemorrhage of unusual aetiology. Neurology (Minneap.) 3, 517 (1953).

WERTHEIMER, O., G. ALLÈGUE, C. LAPRAS et J. NAGOULITCH: A propos de quelques aspects neurochirurgicaux de la pathologie vasculaire cérébrale chez l'enfant. Neurochirurgia (Stuttg.) 4, 120—131 (1961).

WOLF, G.: Das Syndrom der Subarachnoidalblutung, die intrakraniellen Aneurysmen und Angiome, sowie die Hämatome und Gefäßerkrankungen im Bereich der harten Hirnhaut. Fortschr. Neurol. Psychiat. 28, 363—418 (1960).

Intraventriculäre Blutungen

LELONG, M., et R. LAUMONIER: L'Hémorrhagie massive intraventriculaire du prématuré. Sem. Hôp. Paris 1953, 1812—1816.

MARTI, J.: Zur klinischen Analyse der intrakraniellen Blutungen bei Frühgeburten und Neugeborenen. Schweiz. med. Wschr. 90, 767—796 (1960).

MURTAGH, F., and R. M. BAIRD: J. Pediat. 59, 351 (1961).

ROHRBACH, H.: Gehirnventrikelblutungen als häufiger Sektionsbefund bei Feten und Frühgeburten. Zbl. Gynäk. 75, 1709—1712 (1953).

WERNER, A.: Sur un cas d'hématome intraventriculaire spontané chez un nourrison. J. Suisse Méd. 92, 1568 (1962).

Intracerebrale Blutungen

BARBÉ, P.: Hématome intracérebrale spontané chez une enfant de 14 ans. Arch. franç. Pédiat. 10, 208—211 (1953).

BERRY, R.: Zur Kenntnis der Massenblutungen ins Gehirn bei Thrombopenie. Inaug.-Diss. Zürich 1939.

CHRISTENSEN, E.: Pathologie der intracraniellen Blutungen. In: Handbuch der Neurochirurgie, Bd. III. Berlin-Göttingen-Heidelberg: Springer 1956.

ERBSLÖH, F.: Das Zentralnervensystem bei Erkrankungen des Blutes. In: Handbuch der speziellen Pathologie, Anatomie und Histologie, Bd. 13, Teil 2. Berlin-Göttingen-Heidelberg: Springer 1958.

GERLACH, J., u. H. P. JENSEN: Die intracerebralen Haematome bei Mikroangiomen. Kreislaufstörungen des Zentralnervensystems. Acta neurochir. (Wien), Suppl. 7, 367—374 (1961).

HEINLEIN, M.: Hirnblutung bei hämorrhagischer Diathese. Inaug.-Diss. Bonn 1940.

HEMPELMANN: In: I. BRENNEMANN and VINCENT-KELLEY, C., Practice of pediatrics. Hagerstown: W. F. Prior Co. Inc. 1962.

KRAYENBÜHL, H., u. M. G. YASARGIL: Das Hirnaneurysma. Documenta Geigy, Series chir. No. 4 (1958).

McDONALD, J. V.: Spontaneous intracerebral bleeding in children from cryptic vascular hamartomas. J. Pediat. 55, 200—206 (1959).

SCHEID, W.: Die Zirkulationsstörungen des Gehirnes und seiner Häute. In: Handbuch der inneren Medizin, Bd. V, Teil III. Berlin-Göttingen-Heidelberg: Springer 1953.

SPATZ, H.: Pathologische Anatomie der Kreislaufstörungen des Gehirnes. Z. ges. Neurol. Psychiat. 167, 301—351 (1939).

WEINSTOCK, P.: Intracerebrale Massenblutungen ungewöhnlicher Genese bei jungen Menschen. Dtsch. med. Wschr. 87, 1907—1910 (1962).

ZÜLCH, K. J.: Die Pathogenese von Massenblutungen und Erweichungen unter besonderer Berücksichtigung klinischer Gesichtspunkte. Kreislaufstörungen des Zentralnervensystems. Acta neurochir. (Wien), Suppl. 7, 51—118 (1961).

Gefäßmißbildungen des ZNS

BAILEY, O. T., and J. S. WOODARD: Small vascular malformations of the brain. Their relationship to unexpected death, hydrocephalus and mental deficiency. J. Neuropath. exp. Neurol. 18, 89—113 (1959).

BERGSTRAND, H., H. OLIVECRONA u. W. TÖNNIS: Gefäßmißbildungen und Gefäßgeschwülste des Gehirnes. Leipzig 1936.

CAVALIERI, S., e P. ORLANDI: Reni policistici e aneurysma cerebrale in un bambino di 8 anni. Fracastoro 47, 228—233 (1954).

CLAIREAUX, A. E., and C. G. H. NEWMAN: Arteriovenous aneurysm of the great vein of Galen with heart failure in the neonatal period. Arch. Dis. Childh. 35, 605—612 (1960).

CORRIN, B.: Three cases of intracranial vascular malformations in infants. J. clin. Path. 12, 412—418 (1959).

DECKER, K., u. W. FREISLEDERER: Arteriovenöse Angiome des Gehirns im Kindesalter. Arch. Kinderheilk. 155, 34—43 (1957).

GERLACH, J., u. H. P. JENSEN: Mikroangiome des Gehirnes. Langenbecks Arch. klin. Chir. 293, 481—493 (1960).

GIBSON, J. B., A. R. TAYLOR, and A. E. RICHARDSON: Congenital arteriovenous fistula with on aneurysm of the great cerebral vein and hydrocephalus treated surgically. J. Neurol. Neurosurg. Psychiat., N.S. 22, 224—228 (1959).

GIRAUD, O., J. E. PAILLAS, J. BONNAL, A. ORSINI et CL. RIGHINI: Considérations sur une série d'Hémorrhagies meningées sous arachnoidiennes chez l'enfant en dehors de la Période néo-natale. Pédiatrie 17, 11—24 (1962).

GLATT, B. S., and R. D. ROWE: Cerebral arteriovenous fistula associated with congestive heart failure in the newborn. Report of two cases. Pediatrics 26, 596—603 (1960).

GOMEZ, M. R., CH. F. WITTEN, A. NOLKE, J. BERNSTEIN, and J. STIRLING MEYER: Aneurysmal malformation of the great vein of galen causing heart failure in early infancy. Pediatrics 31, 400—412 (1963).

GRAVELEAU, D., et C. PAOLETTI: Malformations et tumeurs vasculaires de la Moelle chez l'enfant. A propos de deux observations. Ann. Pédiat. 38, 310—316 (1962).

HAMBY, R. J., and F. DESPOSITO: Congenital intradural arteriovenous fistula and congestive heart failure in infancy. J. Pediat. 61, 590—594 (1962).

HERTZBERG, R.: Proptosis in infancy and childhood. Trans. ophthal Soc. Aust. 14, 30—39 (1955).

HÖÖK, O., and H. LIDVALL: Arteriovenous aneuryms of the spinal cord. A report of two cases by vertebral angiography. J. Neurosurg. 15, 84—91 (1958).

HOLMAN, E. F.: Physiology of an arteriovenous fistula. Arch. Surg. 7, 64 (1923).

HUBER, P.: Ein Beitrag zur Problematik des cerebralen arteriovenösen Aneurysmas beim Kinde.
Dtsch. Z. Nervenheilk. **179**, 510—522 (1959).
— Akute infantile Hemiplegie und A. trigemina
primitiva. Schweiz. Arch. Neurol. Neurochir.
Psychiat. **89**, 245—255 (1962).
JONES, R. K., and E. W. SHEARBURN: Intracranial
aneurysm in a four week old infant. Diagnosis by
angiography and succesful operation. J. Neurosurg. **18**, 122—124 (1961).
KIA-NOURY, M.: Traumatisches intracranielles Aneurysma der Arteria meningea media nach Schädel-
basisfraktur. Zbl. Neurochir. **351**, 6 (1961).
—, u. E. WEBER: Atypische intracranielle Aneurysmen. Langenbecks Arch. klin. Chir. **302**, 268—
275 (1963).
KRAYENBÜHL, H., u. M. GAZI YASARGIL: Das Hirnaneurysma. Documenta Geigy, Ser. chir. No 4
(1958).
LAINE, E., P. GALIBERT, G. DELANDTSHEER-ARNOTT
et J. M. DELANDTSHEER: Les manifestations cliniques des malformations vasculaires du cerveau
chez l'enfant. Pédiatrie **13**, 143—156 (1958).
McDONALD, C. A., and M. KORB: Intracranial aneurysms. Arch. Neurol. Psychiat. (Chic.) **42**, 298
(1939).
MORGAGNI, J. B.: De sedibus et causis morborum per
anatomen indigatis. Venetiis 1761.
OLIVECRONA, H., and J. LADENHEIM: Congenital
arteriovenous aneurysms of the carotid and vertebral arterial system. Berlin-Göttingen-Heidelberg:
Springer 1957.
PAILLAS, J. E., J. BONNAL, M. BÉRARD-BADIER et
G. SERRATRICE: Les angiomes artérioveneux
du cerveau chez l'enfant. Presse méd. **1958**,
525—528.
PAMPUS, F.: Die Gefäßmißbildungen des Gehirnes im
Kindesalter, ihre Klinik und ihre Behandlung.
Arch. Kinderheilk. **168**, 128—166 (1963).
— H. GÖTT u. G. KERSTING: Das Aneurysma der
Vena Galeni als Ursache des Hydrocephalus
occlusus internus und apoplektischer Blutungen
im Säuglings-, Kinder- und Jugendalter. Neuro-
chirurgia (Stuttg.) **3**, 203—222 (1960).
REID, M. R.: The effect of arteriovenous fistula upon
the heart and Blood vessels. Bull. Johns Hopk.
Hosp. **31**, 43 (1920).
SCHEFFNER, D.: Kombination einer Karotis-Basilaris-
Anastomose mit weiteren Abartungen. Fortschr.
Röntgenstr. **97**, 810—812 (1962).
SCHÜRMEYER, E., u. A. ISFORT: Osteogenesis imper-
fecta tarda Eckman-Lobstein mit diffuser Hirn-
gefäßmißbildung (Osteoangiogenesis imperfecta).
Langenbecks Arch. klin. Chir. **302**, 449—462
(1963).
SCHWARTZ, M. J., and I. D. BARONOFSKY: Ruptured
intracranial aneurysm associated with coarctation
of the aorta. Report of a patient treated by hypo-
thermia and Surgical repair of the coarctation.
Amer. J. Cardiol. **6**, 982—988 (1960).
SILVERMAN, B. K., TH. BRECKX, J. CRAIG, and A. S.
NADAS: Congestive failure in the newborn caused
by cerebral A-V-fistula. Amer. J. Dis. Child. **89**,
539—543 (1955).

SUTER, W.: Zit. nach BODECHTEL, Differentialdiagnose neurologischer Krankheitsbilder. Stuttgart: Georg Thieme 1958.
TÖNNIS, W.: Symptomatologie und Klinik der supratentoriellen arteriovenösen Angiome. 1. Congr. int.
Sci. neurol. 1957, S. 205—215.
—, u. H. LANGE-COSACK: Klinik, operative Behandlung und Prognose der arteriovenösen Angiome
des Gehirnes und seiner Häute. (Ein Bericht über
72 Fälle.) Dtsch. Z. Nervenheilk. **170**, 460—485
(1953).
—, u. W. WALTER: Warum Totalexstirpation der
intracraniellen arteriovenösen Angiome? Aus:
Leistungen und Ergebnisse der neuzeitlichen
Chirurgie. Stuttgart: Georg Thieme 1958.
WERTHEIMER, P., G. ALLÈGRE, C. LAPRAS et J. NA-
GOULITCH: A propos de quelques aspects neurochirurgicaux de la pathologie vasculaire cérébrale
chez l'enfant. Neurochirurgia (Stuttg.) **4**, 120—131
(1961).
WIEDEMANN, O., u. E. HECK: Abnorme Kommunikation zwischen der Region der Art. carotis und
der Arteria basilaris. Fortschr. Röntgenstr. **91**,
350—365 (1959).

Kompressionen

BERNSMEIER, A.: Die klinische Bedeutung der Ganglienblocker. Münch. med. Wschr. **95**, 1221 (1953).
—, u. K. SIEMONS: Hirndruck und Hirndurchblutung.
Klin. Wschr. **31**, 166 (1953).
CUSHING, H.: The blood-pressure-reaction of acute
cerebral compression. Amer. J. med. Sci. **125**,
1017 (1903).
GÄDEKE, K.: Experimentelle Untersuchungen über
das Gehirnödem nach ACTH-Gabe unter besonderer Berücksichtigung therapeutischer Effekte
und blutdrucksenkender Substanzen. Mschr. Kin-
derheilk. **102**, 65 (1954).
GÄNSHIRT, H.: Hirndurchblutungsmessungen beim
Tumor cerebri. Verh. dtsch. Ges. Kreisl.-Forsch.
19, 218 (1953).
— Messungen der Hirndurchblutung mit der Methode
Kety-Schmidt bei Schädelinnendrucksteigerung.
Kreislaufstörungen des Zentralnervensystems.
Acta neurochir. (Wien), Suppl. **7**, 451—458
(1961).
KATZ, R. A.: Intravenous urea in therapy of increaset
intracranial pressure with lead encephalopathie.
New Engl. J. Med. **262**, 870 (1960).
KAUTZKY, R.: Behandlung der intrakraniellen Drucksteigerung. Kreislaufstörungen des Zentralnervensystems. Acta neurochir. (Wien), Suppl. **7**, 493—
501 (1961).
KETY, S.: Circulation and metabolism of the human
brain in health and disease. Amer. J. Med. **8**, 205
(1950).
—, and C. F. SCHMIDT: Determination of cerebral
blood flow in man by use of intravenous oxide in
low concentrations. Amer. J. Physiol. **143**, 53
(1945).
LINDENBERG, R.: Gefäßsyndrome bei intrakranieller
Drucksteigerung. Kreislaufstörungen des Zentralnervensystems. Acta neurochir. (Wien), Suppl. **7**,
430—436 (1961).

Loew, F.: Über Störungen der zentralen Kreislaufregulation bei intrakraniellen raumbeengenden
Prozessen. Zbl. Neurochir. **9**, 131 (1949).
—, u. W. Tönnis: Erfahrungen mit der Anwendung
eines ganglienblockierenden Medikamentes (Pendiomid) während und nach intrakraniellen Eingriffen. Zbl. Neurochir. **12**, 82 (1952).
Marshall, S., and F. Hinman, Jr.: Subdural hematoma following administration of urea for hypertension. J. Amer. med. Ass. **182**, 813—814
(1962).
Opitz, E., u. M. Schneider: Über die Sauerstoffversorgung des Gehirnes und den Mechanismus
von Mangelwirkungen. Ergebn. Physiol. **46**, 125
(1950).

Pia, H. W.: Die Schädigung des Hirnstammes bei den
raumfordernden Prozessen des Gehirnes. Acta
neurochir. (Wien) **5**, Suppl. 4, (1957).
Schneider, D.: Beziehungen zwischen Gehirndurchblutung und Gehirndruck. Langenbecks Arch. klin.
Chir. **183**, 448 (1935).
Tönnis, W.: (a) Zirkulationsstörungen bei krank-
haftem Schädelinnendruck. Z. ges. Neurol. Psychiat. **167**, 462 (1939).
— (b) Aktuelle Probleme der Durchblutungsstörung
bei intrakranieller Drucksteigerung. Kreislaufstörungen des Zentralnervensystems. Acta neurochir. (Wien), Suppl. **7**, 421—429 (1961).
Weber, E., u. F. Lahoda: Das epidurale Hämatom.
Med. Klin. **58**, 245—250 (1963).

Schädigungen des ZNS durch physikalische Einwirkungen

R. Kruse, Heidelberg

Hitzeschädigungen des ZNS
Die Überwärmungskrankheiten

Begriff und Bezeichnung. Die verwirrende Vielzahl von Begriffen, mit denen in der Literatur des 18. und 19. Jahrhunderts die verschiedenen Formen der Erkrankungen durch äußere Wärmeeinwirkung bezeichnet worden sind, kann hier nicht wiedergegeben werden. Ähnlich mannigfaltig sind die Versuche, die Überwärmungskrankheiten zu systematisieren. Die in der internationalen Klassifikation der Hitzeerkrankungen verwendeten Begriffe und Synonyme führt Tabelle 63 in der Übersetzung auf.

Eine Modifizierung dieser Klassifikation nach streng klinischen Gesichtspunkten mit exakt definierten Begriffen ist 1958 vom britischen Medical Research Council vorgeschlagen worden (Tabelle 64). Der Terminus *„Sonnenstich" (sunstroke)* ist hierbei aufgegeben worden, da er kein einheitliches klinisches Bild umreißt und außerdem kein grundsätzlicher Unterschied zwischen Hitzschlag und Sonnenstich besteht. Vom *Hitzschlag* wird die *Hitze-Hyperpyrexie*[1] unterschieden, die ohne die charakteristischen dramatischen Begleitumstände des Hitz-„Schlages" einhergeht. Grosse-Brockhoff bevorzugt hierfür den übergeordneten Begriff *„exogene Hyperthermie"*[1]; er vereinfacht auch die Klassifikation in die *akuten* Schädigungen durch exogene Überwärmung (exogene Hyperthermie — Hitzeerschöpfung — Hitzekrämpfe) und in die *chronischen* Hitzeschäden (Haut- und besonders Schweißdrüsenerkrankungen — tropische Dermatosen — psychische Veränderungen).

---

[1] Die Begriffe *„Hyperthermie"* und *„(Hyper-)Pyrexie"* werden uneinheitlich gebraucht. „Hyperthermie" wird definiert (Newzella) als Erhöhung der Körpertemperatur bei an sich intakter Wärmeregulation, jedoch hoher Wärmebildung oder eingeschränkter Wärmeabgabe, wodurch die Leistungsgrenze der Thermoregulation überschritten wird. Unter „(Hyper-)Pyrexie" (*„Fieber"* im engeren Sinn) dagegen wird eine Erhöhung der Körpertemperatur durch Reizung des zentralen Wärmeregulation verstanden als Folge von Infektionen, von Applikation unspezifischer Eiweißkörper oder pyrogener Substanzen, von traumatischen Einwirkungen wie Großhirnoperationen usw. Hierbei handelt es sich nicht um eine Wärmestauung, sondern um eine „Verstellung der Regelzentren" auf einen höheren „Sollwert" (Hensel). — Der klinische Sprachgebrauch hat jedoch hiervon abweichend Termini geprägt, von denen auch in dieser Darstellung nicht abgegangen werden soll, z. B. *„traumatische Hyperthermie"* oder *„Hitze-Hyperpyrexie"*.

Die folgende Darstellung lehnt sich an die Begriffe und — im klinischen Teil — an die Klassifikation der Tabelle 64 an unter besonderer Berücksichtigung der pädiatrischen Belange und der zentralnervösen Symptomatik; auf die Hauterkrankungen kann im Rahmen des gestellten Themas nicht eingegangen werden, auch die rein psychischen Auswirkungen des akuten oder chronischen Hitze-Stress (z. B. akute Hitze-Neurasthenie am Arbeitsplatz, chronische Hitze-Neurasthenie in den Tropen) sind für den Pädiater von geringerem Interesse, desgl. die Hitze-„Krämpfe" als typische Berufskrankheit der Heizer, Bergarbeiter und ähnlicher Berufe.

Die Verbrennungskrankheiten und insbesondere die Verbrennungsencephalopathien werden in diesem Kapitel nicht berücksichtigt.

Historische Daten. Hitzschlag und Hitzeerschöpfung sind altbekannte Soldaten- und Tropenkrankheiten; von Militär- und Tropenärzten sind daher wichtige Arbeiten verfaßt worden (z. B. Steinhausen, 1910; Willcox, 1920; Ladell u. Mitarb., 1944; Borden u. Mitarb., 1945).

Daneben erweiterten Hitzewellen in Großstädten die Kenntnis über akute Hitzeerkrankungen, z. B. in New York 1896 (Lambert) und 1948 (Cardullo), in Berlin 1911 (L. F. Meyer), Chikago 1916 (Gauss u. Meyer) und Melbourne 1959 (Danks u. Mitarb.).

In beiden Weltkriegen wurden weitere große Erfahrungen gesammelt (z. B. Malamud u. Mitarb., 1946; Schickele, 1947), einmal auf Grund von Belastungen unter extremen klimatischen Bedingungen, zum anderen konnte die Einwirkung extremer Hitzestrahlung bei Großbränden durch konventionelle Luftangriffe oder Atombombenabwürfe studiert werden (Gräff, 1948; Büttner, 1950).

Im pädiatrischen Schrifttum ist besonders im Zusammenhang mit der seit alters her bekannten überhöhten Sommersterblichkeit der Säuglinge äußere Hitzeeinwirkung als Krankheitsursache viel diskutiert worden (L. F. Meyer, 1911), denn: Je größer die Sommerhitze war, desto höher war die Erkrankungsrate und Letalität an der „Cholera infantum aestiva". Bald nach der Entwicklung der Bakteriologie prallten zwei Meinungen aufeinander, ob nämlich die hohe Umgebungstemperatur nur mittelbar, z. B. über die bakterielle Zersetzung der Säuglingsnahrung oder die Verschlimmerung einer präexistierenden Darmerkrankung einwirke, oder ob Hitze unmittelbar als echte Wärmestauung und Hitzschlag wirksam werde (Meinert, 1887; Finkelstein, 1909; Rietschel, 1910

Tabelle 63. *Internationale statistische Klassifikation der Hitzeerkrankungen (Auszug)*
Aus: Manual of the International Statistical Classifikation of Diseases, Injuries and Causes of Death. Genf: W. H. O. 1957.

Nr. 981, 0: Hitzschlag (außer Sonnenstich): Hitze-Apoplexie, Hitzschlag, Thermoplegie
  1: Sonnenstich: Ictus solaris, Insolation, Siriasis, Sonnenstich, thermisches Fieber
  2: Hitzekrämpfe
  3: Hitzeerschöpfung und -kollaps: Hitzeerschöpfung, Hitzekollaps, Hitzeprostration, Hitzesynkope
  4: Sonnenbrand: Aktinische Dermatitis
Nr. 714, 0: Erkrankungen der Schweißdrüsen: Anhidrosis, Hitze-Rash, Miliaria rubra, „prickly heat", andere Schweißdrüsenerkrankungen
Nr. 318, 3: Asthenische Reaktion auf Hitze ...
Nr. 981, 5: Andere, sonst nicht spezifizierte Hitzeerkrankungen infolge heißen Wetters oder überhitzter Räumlichkeiten

Tabelle 64. *Klassifikation der Hitzeerkrankungen, vorgeschlagen vom Brit. Medical Research Council (Auszug)*
Aus: British Medical Journal 1958 I, p. 1533

Hitzschlag (heat stroke) ⎫
Hitze-Hyperpyrexie ⎬ bei Anhidrosis, fieberhafter Erkrankung oder nach Hitzeerschöpfung
Hitzekrämpfe (heat cramps) ⎭
Hitzeerschöpfung (heat exhaustion):
  1. anhidrotische Form
  2. Salzmangelform (außer Hitzekrämpfe)
  3. weitere Formen einschließlich Hitzeerschöpfung infolge Wassermangel, infolge körperlicher Anstrengung, Hitzesynkope

und 1911). In den letzten 50 Jahren ist aber die überragende Bedeutung der Infektionen für die Ätiologie der akuten Ernährungsstörung gesichert worden, und die Fortschritte auf dem Gebiet der Ernährung, Hygiene und Enteritis-Therapie haben zum Verschwinden des Sommergipfels der Säuglingssterblichkeit geführt, obwohl die Sommerhitze geblieben ist.

1819 definierte STEINKÜHL „Hitzschlag" und „Sonnenstich" als zwei in ihrer Ätiologie verschiedene Hitzeerkrankungen: Hitzschlag als allgemeine Wärmewirkung auf den gesamten Organismus, Sonnenstich als lokale Wirkung der Sonnenstrahlen auf den unbedeckten Kopf. Diese Ansicht wurde bald bezweifelt (STEINHAUSEN, 1910; ARON, 1911) und wird heute allgemein nicht anerkannt (s. „Ätiologie", S. 550).

Häufigkeit

Mortalität. Tabelle 65 zeigt die jährliche Häufigkeit der Sterbefälle durch „ungewöhnliche Hitze und Sonnenbestrahlung" in der Bundesrepublik für ein Jahrzehnt (1952—1961 inkl.) nach den Veröffentlichungen des Statistischen Bundesamtes. Die von besonders starken Hitzeperioden betroffenen Jahre heben sich durch die überhöhte Sterblichkeit deutlich heraus (1952, 1957 und 1959).

Dieses Zahlenmaterial ist auch für unser gemäßigtes Klima sehr klein, die Diagnose „Tod durch äußere Hitzeeinwirkung" wird sicher zu wenig gestellt: Ein tödlich verlaufender Hitzschlag mag als Virus-Encephalitis

Tabelle 65. *Unfallsterbefälle durch ungewöhnliche Hitze und Sonnenbestrahlung (Bundesrepublik Deutschland)*
Aus: Jahresbände über das Gesundheitswesen, herausg. v. Statist. Bundesamt Wiesbaden. Mainz: W. Kohlhammer.

Jahr	Gesamt-sterbefälle	Davon Kinder unter 15 Jahren		
		Gesamtzahl	männl.	weibl.
1952	169	42	27	15
1953	36	11	5	6
1954	34	5	4	1
1955	44	13	11	2
1956	10	1	—	1
1957	161	27	10	17
1958	30	6	5	1
1959	69	24	12	12
1960	18	3	1	2
1961	32	2	1	1

verkannt, eine tödliche Hitze-Hyperpyrexie nur für eine Komplikation eines Virusinfektes gehalten werden. Zudem wird statistisch häufig nur die präexistierende Grundkrankheit erfaßt werden, z.B. beim Hitzetodesfall auf dem Boden eines Hydrocephalus oder einer Mucoviscidose.

Morbidität. Größere statistische Erhebungen über Hitzeerkrankungen liegen nicht vor.

Unter 277 Säuglingen mit akuter Dehydratation ermittelten GORIN u. Mitarb. 4,3% Hitzschlagfälle. Während einer Hitzewelle in New York 1948 stieg die statistisch vorausberechnete Mortalität um 100% (FRIEDFELD); 15% aller (geschätzten) Patienten mit Mucoviscidose kamen zur stationären Aufnahme (KESSLER u. ANDERSEN). Über Letalität s. „Verlauf", S. 563.

Disposition

Altersdisposition. Je jünger das Kind, desto größer die Hitzeempfindlichkeit! Ordnet man

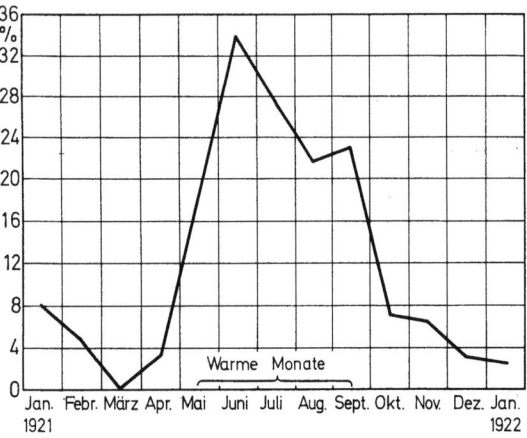

Abb. 239. Monatlicher Prozentsatz reifer Neugeborener mit sog. transitorischem Neugeborenenfieber. 88% verteilen sich auf die wärmeren Monate Mai bis September in Minneapolis. (Nach F. L. ADAIR u. C. A. STEWART)

Tabelle 66. *Unfallsterbefälle durch ungewöhnliche Hitze und Sonnenbestrahlung (Bundesrepublik Deutschland, 1949—1961)*

Aus: Jahresbände über das Gesundheitswesen, herausg. v. Statist. Bundesamt Wiesbaden. Mainz: W. Kohlhammer.

Altersgruppen von ..... bis unter ..... Jahren	männlich	weiblich
0—1	64	50
1—5	11	16
5—10	6	2
10—15	9	1

die Hitzetodesfälle nach Altersstufen (Tabelle 66), so zeigt sich ein starkes Überwiegen des 1. Lebensjahres.

Neugeborene sind bekanntlich gegen äußere Überwärmung besonders empfindlich, unreife mehr als ausgetragene. Dieser „Thermolabilität" liegt aber keineswegs eine „Unreife" des Wärmezentrums oder eine „Insuffizienz" der Hautvasomotorik zugrunde — auch recht unreife Neugeborene zeigen bereits einige Stun-

den nach der Geburt eine voll funktionsfähige Hautdurchblutung im Dienste der Wärmeregulation —; sie beruht vielmehr auf dem ungünstigen Verhältnis zwischen Körperoberfläche und Körpervolumen und auf der häufig erst in der 2.—3. Lebenswoche einsetzenden Schweißproduktion mit erhöhter Reizschwelle für den Beginn der Schweißsekretion (s. S. 552ff.).

Daß die hohen Umgebungstemperaturen des Sommers die Häufigkeit des transitorischen Neugeborenenfiebers beeinflussen, haben ADAIR u. STEWART an einer großen Zahl von gesunden reifen Neugeborenen gezeigt: In den Monaten Mai bis September fieberten doppelt so viel Neugeborene (24%), als es dem Jahresdurchschnitt (12%) entsprach (Abb. 239).

Eine **Geschlechtsdisposition** für Hitzeerkrankungen läßt sich aus den statistischen Unterlagen nicht erkennen.

Hinsichtlich einer *konstitutionellen Disposition* sind adipöse und pastöse Kinder besonders gefährdet.

Disposition bei präexistierenden Erkrankungen. Dies betrifft in erster Linie alle Kinder mit schweren, angeborenen oder erworbenen *Hirnschäden* (besonders Hirnmißbildungen [MADER], Hydrocephalus, Down-Syndrom, infantile Cerebralparesen vom tetraplegisch-spastischen Typ); ihre fehlerhafte Thermoregulation — ÅKERREN spricht sogar von „Poikilothermie" bei Cerebralschaden — führt häufig zu den schwersten Hyperpyrexien mit hoher Letalität (s. Abb. 240; CARDULLO). An zweiter Stelle sind die akuten sowie alle chronischen *pulmonalen Infekte* zu nennen. Eine Sonderstellung nimmt die *Mucoviscidose* ein; der gegenüber der Norm 3—5fach erhöhte Kochsalzgehalt des Schweißes[1] führt unter der Hitzebelastung bald zu bedrohlichen NaCl-Verlusten, die durch ein früh einsetzendes Erbrechen noch verschlimmert werden. Bei jeder Hitzeerschöpfung im Kindesalter sollte auch an eine bisher unerkannte Pankreasfibrose gedacht werden (KESSLER u. ANDERSEN). Umgekehrt: Jede bekannte Pankreasfibrose, die bei heißem Wetter Erbrechen und Dehydration

---

[1] Nach LOBECK u. HÜBNER liegt der Natriumgehalt des mittels Pilocarpin-Iontophorese gewonnenen Schweißes bei Kindern mit Mucoviscidose durchschnittlich 5mal höher als bei gesunden Kindern (20 mval/l gegenüber 100 mval/l); ähnliche Werte gelten für den Chlorgehalt des Schweißes (WEES u. BROWN).

zeigt, ist verdächtig auf akuten Salzverlust. Selbstverständlich stellen auch andere *Salzverlustsyndrome* (z.B. adrenogenitales Syndrom, Nebennierenrindeninsuffizienz, Salzverlustnephritis, cerebrales Salzverlustsyndrom) eine große Gefahr bei Hitze dar. Übrigens ist der Natriumgehalt des Schweißes auch bei *chronischen pulmonalen Erkrankungen* ohne Mucoviscidose signifikant erhöht (WEES u. BROWN) sowie bei *allergischen* Erkrankungen (HSIA u. Mitarb.).

throdermien, Ichthyosis, ektodermale Dysplasie vom anhidrotischen Typ, Angiokeratoma corporis diffusum, Incontinentia pigmenti, Miliaria rubra, ausgedehnte Verbrennungen einschließlich Sonnenbrand) sowie bei *Polyneuropathien* (z.B. diabetische Anhidrose DIETERLE; Anhidrose bei kongenitaler familiärer sensorischer Polyneuropathie PINSKY u. DI GEORGE). Endlich hinterläßt der einmal *überstandene Hitzschlag* eine verminderte Hitzetoleranz und schafft eine erhöhte Bereitschaft zu zentral-

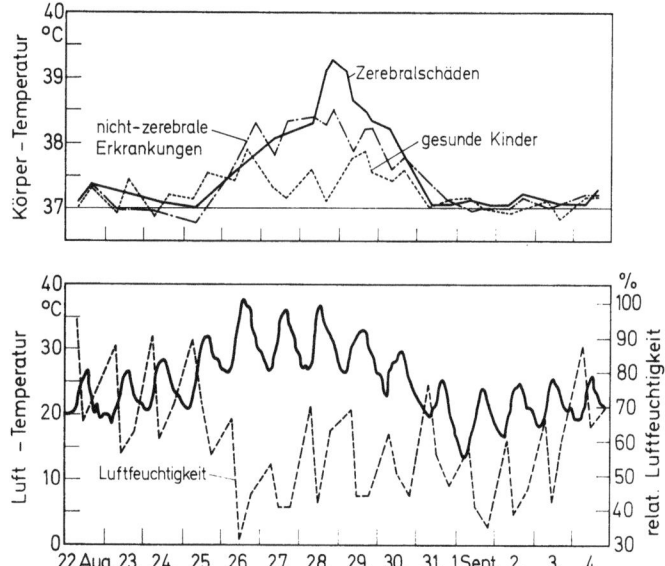

Abb. 240. Vergleich der Rectal-Temperaturverläufe von 88 stationären Kindern unter 2 Jahren (45 gesunde Kinder, davon 24 Neugeborene; 43 kranke Kinder, davon 24 mit Cerebralschäden) während einer Hitzewelle in New York 25.—30. 8. 1948. (Nach H. M. CARDULLO)

Bei Kindern in der *Rekonvaleszenz* von Infektionskrankheiten, bei Säuglingen mit akuter und chronischer *Ernährungsstörung* (KAHN), bei *herzkranken* Patienten (BURCH) und bei *Diabetes insipidus* ist die Disposition u.a. infolge insuffizienter Schweißproduktion erhöht, natürlich auch bei *Hauterkrankungen*, die zur Beeinträchtigung der Schweißdrüsenfunktion führen (z.B. Eczema infantum[1], Ery-

nervösen Komplikationen unter erneuter Hitzebelastung.

Zur Frage der **rassischen Disposition** muß festgehalten werden, daß der Pigmentgehalt der Haut im unbekleideten wie bekleideten Zustand gar keine Rolle spielt (CARDULLO). Wärmestrahlen werden bei weißer wie schwarzer Hautfarbe gleich gut, nämlich 100%ig, absorbiert, das sichtbare Spektrum des Sonnenlichtes absorbiert der unbekleidete Neger sogar vermehrt (BLUM). Die größere Resistenz der eingeborenen Bevölkerung im tropischen Klima beruht vielmehr auf Akklimatisation (s. S. 567).

Jahreszeitliche Verteilung. Ein ungewöhnlich spät einsetzender Frühling oder außergewöhnlich früh beginnender Sommer schafft in unseren Breiten im allgemeinen nicht gefährliche klimatische Bedingungen (s. dagegen LIEFMANN u. LINDEMANN; AUSTIN u. BERRY).

---

[1] Für den frühkindlichen plötzlichen, unerwarteten Tod (Mors subita) zuvor anscheinend gesunder Kinder oder Kinder mit endogenem Ekzem (Ekzemtod) ist als Ursache u.a. auch eine Überwärmung diskutiert worden; in jüngster Zeit sind aber überzeugende ätiologische Beweise für einen (per)akuten viralen Luftwegsinfekt erbracht worden (s. G. MÜLLER). — Als häufigere Ursache plötzlicher Todesfälle junger Soldaten nach körperlichen Anstrengungen ist nach neuen Erfahrungen neben dem Herzinfarkt (oft auf der Basis von Entwicklungsanomalien der Herzgefäße) die Endomyokarditis anzusehen (BANSI); akute Hitzeschäden treten demgegenüber zurück.

Erst Hoch- und Spätsommer führen zu hohen Lufttemperaturen über 32—35° im Schatten („Hundstage"). Doch können auch niedrigere Lufttemperaturen zu gefährlichen Wärmestauungen führen, wenn unzweckmäßige (flüssigkeitsarme) Ernährung, fehlerhafte Bekleidung und außergewöhnliche körperliche Anstrengung mit sehr hoher relativer Luftfeuchtigkeit zusammentreffen.

Über den Sommergipfel der Säuglingssterblichkeit früherer Jahrzehnte s. S. 546.

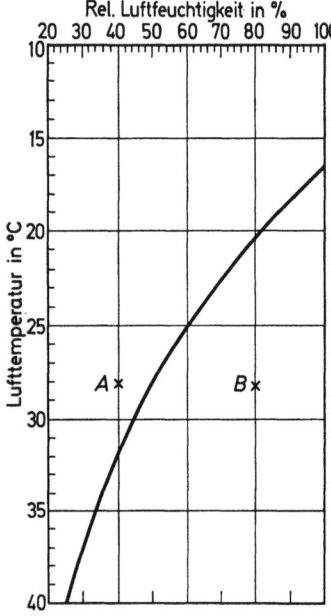

Abb. 241. Schwülekurve nach LANCASTER-CASTENS. Temperaturen und Luftfeuchtigkeiten unter der Schwülekurve zeigen Schwülezustände an. Die Schwüleempfindung ist im allgemeinen um so stärker, je weiter entfernt der ermittelte Schnittpunkt von Temperatur und Luftfeuchtigkeit von der Kurve entfernt liegt. Beispiel: Bei einer Lufttemperatur von 28°C und 80% relativer Luftfeuchtigkeit (B) besteht Schwüleempfindung, bei gleicher Temperatur, aber nur 40% relativer Luftfeuchtigkeit (A) dagegen nicht. (Aus: J. GROBER, H. HORN u. F. OBERDOERSTER)

„Ätiologie": Quellen äußerer Wärmeeinwirkung

Natürliche klimatische Wärme. Lufttemperatur, Luftfeuchtigkeit und Luftbewegung sind die wichtigsten Klimafaktoren, die das Maß der Gefährdung bestimmen, hinzu kommen direkte und reflektierte Sonnenstrahlung und Wärmestrahlung des erhitzten Bodens (s. unten).

Hitzeschädigungen und „Schwülekrankheiten" (GROBER) können in allen Klimaten beobachtet werden, ausgenommen allein solche mit niedriger Lufttemperatur und niedri-

gem Wasserdampfdruck der Luft. Sommerliche Hitzeperioden in unseren Breiten halten meist die Mitte zwischen trocken-heißem Wüstenklima (mit hoher Luft- und Bodentemperatur und niedriger relativer Luftfeuchtigkeit) und feucht-warmem Tropenklima (mit hohem Wasserdampfdruck) bzw. tendieren öfter zu subtropischem Klima mit recht hoher relativer Feuchte.

Hitzschlagfälle im Freien mit tödlichem Ausgang können schon bei nur 26°Umgebungstemperatur auftreten, wenn die Luftfeuchtigkeit hoch ist (SCHICKELE). Anhaltspunkte für die kritische Temperaturgrenze tödlicher Hitzschlagfälle im Freien gibt Tabelle 67, allerdings

Tabelle 67. *Kritische Temperaturgrenze für tödliche Hitzschlagfälle im Freien bei Erwachsenen*
(Nach HAYMAKER, MALAMUD u. CUSTER, 1947)

Temperatur in °C	26,7°	32,2°	37,8°
Temperatur in F°	80°	90°	100°
Relative Luftfeuchtigkeit	80%	40%	20%

an (vorwiegend jugendlichen) Erwachsenen ermittelt. Ein Maß für die Belastung durch feuchtwarmes Klima gibt die Castens-Lancastersche Kurve der Schwülegrenze, ermittelt aus dem subjektiven Erleben der Schwüle, das die drohende Wärmestauung ankündigt (bei körperlicher Ruhe, leichter Bekleidung in ruhender Luft, Abb. 241). Diese „Schwüle-Kurve" ermöglicht, bei gegebenen klimatischen Daten[1] die Schwülebelastung abzuschätzen, die um so größer ist, je weiter die Schnittpunkte von Lufttemperatur und Luftfeuchtigkeit in den Schwülebereich fallen. In diese Schätzung gehen aber Luftbewegung und körperliche Aktivität — oft entscheidend für das Ausmaß der Klimabelastung — nicht ein, auch nicht weitere außerklimatische Faktoren wie Bekleidung, Ernährung und Hitzeadaptation bzw. Akklimatisation (s. S. 567).

Ein Klimasummenwert stellt auch die Effektivtemperatur dar, eine Maßeinheit, die den Behaglichkeitseindruck genau so berücksichtigt wie Windgeschwindigkeit, Trocken-

---

[1] Über die klimatischen Verhältnisse an verschiedenen Punkten der Erde orientieren die „Tables of Temperature, Relative Humidity and Precipitation for the World". Her Majesty's Stationery Office: London 1963.

und Feuchttemperatur (Diagramme s. GROSSE-BROCKHOFF). Ab 28° Effektivtemperatur ist bei Erwachsenen mit einer Beeinträchtigung der körperlichen und geistigen Leistungsfähigkeit zu rechnen; im Wüstenklima (Umgebungstemperatur z. B. 30° bei relativ trockener und zugleich bewegter Luft) wird die Effektivtemperatur um 24°, also durchaus im Behaglichkeitsbereich, liegen, im Dschungelklima gleicher Umgebungstemperatur mit hoher Feuchtigkeit der unbewegten Luft dagegen über 30° ansteigen!

Direkte und indirekte Sonnenbestrahlung. Die besonders im deutschen Schrifttum vertretene Trennung zwischen Hitzschlag und Sonnenstich kann nicht im ätiologischen Sinne aufrechterhalten werden, d. h. in dem Sinn, daß etwa die Sonnenstrahlen eine spezifische Wirkung insbesondere auf den unbedeckten Kopf oder Nacken ausübten, direkt die Temperatur von Hirnhäuten und Gehirn erhöhten und besonders zu calorischer Meningitis, hämorrhagischer Encephalitis oder Meningealblutung führten. Der Teil der gesamten strahlenden Sonnenenergie, der nicht durch Haut oder Kleidung reflektiert wird, wird bereits nach wenigen Millimetern innerhalb der Haut absorbiert und trägt als „solare Hitzebelastung" zur gesamten Wärmebelastung des ganzen Organismus bei (BLUM).

Schon ARONs Affenversuche haben dies 1911 bewiesen: Wurden die Tiere gänzlich der Tropensonne ausgesetzt, trat der Tod ein; sie überlebten aber viel längere Expositionszeiten, wenn nur der rasierte Kopf exponiert wurde.

Die Abschaffung des Tropenhelms, der den Tropen-Europäern lange Zeit als unerläßlicher, spezifischer Schutz vor „Sonnenstich" galt, hat sich überhaupt nicht nachteilig ausgewirkt.

Der Terminus „Sonnenstich" könnte noch für jene Fälle exogener Hyperthermie verwendet werden, die allein durch die strahlende Sonnenenergie verursacht werden, z. B. im Hochgebirge bei klarer und kühler Luft; so isoliert, ohne zusätzliche Faktoren, kommt aber strahlende Sonnenwärme kaum zur Wirkung.

THOMSON bezeichnet als „Sonnenstich" die Hyperthermien, die erst am 2./3. Tag einer intensiven Sonnenbestrahlung nach Sonnenbrand auftreten: Die ultraviolette Hautschädigung vermindert die Schweißproduktion beträchtlich und beeinträchtigt die Wärmeabgabe durch Verdunstung so stark, daß es bei weiterer solarer Hitzebelastung zur bedrohlichen Wärmestauung kommt.

Die „solare Hitzebelastung" setzt sich zusammen aus direkter Sonnenbestrahlung und Reflexionsstrahlung von Himmel und um-gebendem Terrain, abzüglich der von Haut und Kleidung reflektierten Strahlung. Grünflächen absorbieren viele Wärmestrahlen der Sonne, Asphaltstraßen und trockene Erde geben Sonnenwärme intensiv ab.

Kinder sind „sonnenempfindlicher" als Erwachsene; ihre Strahlenabsorption ist zwar die gleiche, aber im Verhältnis zu ihrem Körpervolumen haben sie eine viel größere Körperoberfläche!

Künstliche Wärme. Überhitzte Aufenthaltsräume lösen bei größeren Kindern nicht selten harmlose Hitzesynkopen aus. Überheizte Wohnräume dagegen können Säuglinge auch im Winter ernstlich gefährden (coup de chaleur d'hiver, GORIN). Lebensbedrohlich können schlecht klimatisierte Operationsräume für den narkotisierten Patienten sein, der mit nicht voll funktionsfähiger Thermoregulation in windstiller, wasserdampfgesättigter Luft unter dichten Tüchern liegt, noch dazu, wenn die Schweißproduktion durch Atropingaben eingeschränkt wurde (HARRIS u. HUTTON; ELLIS).

Unsachgemäß verwendete Wärmkrüge und Wärmflaschen gefährden Neugeborene, besonders unreife oder übergewichtige und solche mit abnormem Geburtsverlauf. Durch fehlerhafte Bekleidung verursachen übervorsichtige Mütter häufig Wärmestauungen bei fiebernden Kindern. Welch tödliche Gefahr die unkontrollierte stundenlange Anwendung von Heizkissen für junge Säuglinge darstellt, zeigen die von KLEIN u. MUELLER berichteten Todesfälle und Modellversuche!

Therapeutische Wärmeanwendungen bis zur Erträglichkeitsgrenze, ja bis zum tödlichen Ausgang, sind auch im Kindesalter beobachtet worden. Allgemeine Schwitzprozeduren aus diagnostischen Gründen erfordern höchste Vorsicht (s. „Prophylaxe", S. 566)! Sie sollten heute nicht mehr verwandt werden.

Flächenbrände und Feuerstürme. Die durch konventionelle wie atomare Bombenangriffe verursachten ausgedehnten Brände und daraus entstehenden Feuerstürme führten im letzten Krieg — auch ohne Verbrennungen — häufig zu exogenen Hyperthermien, besonders auf der Flucht durch brennende Straßen oder beim Verweilen im Keller durch Hitze von oben. In Hamburg und Leipzig z. B. verstarben viele Personen, die nicht in den frühen Stadien der Feuersbrunst geflohen waren, in den Schutzräumen an Hitzschlag und Dehydrierung, wobei meist noch eine CO-Vergiftung hinzukam (GRÄFF).

Die Temperatur offener Feuer liegt meist zwischen 500—1000° C; die Übertragung der Hitze auf den Menschen erfolgt dabei hauptsächlich durch Wärmestrahlung, denn die Infrarotstrahlen des Feuers werden von Haut und Kleidung fast komplett absorbiert. Die Übertragung durch Wärmeleitung, durch erhitzte Luft spielt eine geringere Rolle, noch weniger die durch Inhalation heißer Luft (BÜTTNER).

Ungeheuer ist die thermische Wirkung von Atombomben; 35% der Bombenenergie entlädt sich als Wärmestrahlung. Menschen, die die Sofortwirkung der thermonuclearen Explosion (Explosionsdruck, Hitze und initiale Neutronen- und Gammastrahlung) überlebt haben, sind auch nach der Explosion außer durch Radioaktivität durch die „Hitzewelle" gefährdet (s. REICHSTEIN).

Physiologische Vorbemerkungen

Besonderheiten der physikalischen Thermoregulation im Kindesalter. Um bei hohen Umgebungstemperaturen die Körpertemperatur konstant zu halten, stehen dem Organismus zwei Möglichkeiten zur Verfügung: 1. Verminderung der Wärmeproduktion; 2. Erhöhung der Wärmeabgabe.

1. Die gesamte Wärmebildung erfolgt auf drei Wegen: Grundumsatz, Muskelarbeit und spezifisch-dynamische Wirkung der Nahrungsstoffe. Nur durch Verminderung von Muskelarbeit und spezifisch-dynamischer Wirkung kann die Wärmeproduktion bei äußerer Hitzeeinwirkung eingeschränkt werden. Die Grundumsatzwärme als konstante Abfallwärme der Lebensäußerungen kann adaptiv nicht gesenkt werden (etwa über eine Hemmung der Oxydationsvorgänge). Mit steigender Hitzebelastung tritt vielmehr auch eine passive Steigerung der Stoffwechselvorgänge gemäß des van t'Hoffschen Gesetzes auf, wird also Zusatzwärme produziert, die die Thermoregulation zusätzlich belastet.

2. Bei steigenden Umgebungstemperaturen kann allein durch vermehrte Wärmeabgabe die Körpertemperatur aufrechterhalten werden. Drei physikalische Mechanismen stehen dafür zur Verfügung: Wärmeleitung, Wärmestrahlung und Wasserverdunstung.

a) Die Wärmeabgabe durch *Wärmeleitung* (Konduktion und Konvektion), die physikalisch gesehen dadurch geschieht, daß die Moleküle der Haut den Molekülen der Umgebung die ihrer Wärme entsprechenden Bewegungsimpulse vermitteln, hat an der Wärmebilanz im allgemeinen nur geringen Anteil. Die abgegebene Wärmemenge hängt ab von der Größe der Körperoberfläche und der Hauttemperatur sowie von den physikalischen Eigenschaften des den Körper umgebenden Mediums (z.B. Lufttemperatur und Windgeschwindigkeit).

b) Wichtiger ist die Wärmeabgabe durch *Strahlung*. Physikalisch gesehen kann die Haut unabhängig von ihrem Pigmentgehalt als vollkommen schwarzer Strahlungskörper angesehen werden, d.h. alle Wärmestrahlen werden von ihr gleich gut absorbiert wie ausgestrahlt. Der Wärmeaustausch durch Strahlung hängt lediglich von der Temperaturdifferenz und Größe der abstrahlenden Oberflächen ab. Die Luft zwischen den strahlenden Körpern erwärmt sich dabei nicht; nur bei Wasserdampfsättigung findet eine geringe Wärmeabsorption statt.

Die Mechanismen der Wärmeabgabe durch Strahlung und Leitung, in der angloamerikanischen Literatur als *sensibler Wärmeverlust* zusammengefaßt, bleiben an die Hauttemperatur gebunden. Der Organismus reguliert sie über die Hautdurchblutung und verwendet sie fast ausschließlich bei normaler Umwelt- und Eigentemperatur.

Auch gesunde *Neugeborene* und sogar recht unreife Neugeborene besitzen bereits wenige Stunden nach der Geburt eine voll funktionsfähige Hautdurchblutung im Dienste der physikalischen Thermoregulation (SERAPHIN; BRÜCK u. Mitarb.); daß sie dennoch *thermolabil* sind, beruht auf ihrem ungünstigen Oberflächen-Volumenverhältnis: Ein 1500 g schweres Frühgeborenes z.B. besitzt eine Körperoberfläche von 840 cm²/kg Körpergewicht, während ein 1jähriges Kind von 9100 g nur 525 cm² Oberfläche pro kg Körpergewicht hat. Hinzu kommt noch eine Einschränkung der physikalischen Wärmeregulation durch eine sehr hohe Reizschwelle für den Beginn der Schweißproduktion (s. S. 553).

Lediglich *innerhalb der ersten Lebensstunden* ist der Regelbereich der Hautdurchblutung gegen Überwärmung eingeschränkt; besonders bei sehr unreifen oder bei übergewichtigen Neugeborenen und solchen nach abnormem Geburtsverlauf besteht eine starke Vasoconstriction (BRÜCK u. Mitarb.), die sich durch äußere Überwärmung nur schwer und verzögert durchbrechen läßt, wobei es rasch, d.h. bei noch niedriger Körpertemperatur, zum Anstieg der Herzfrequenz kommt — der Zustand ähnelt dem einer Zentralisation des Kreislaufs, wohl Ausdruck der unspezifischen Stressreaktion auf den Geburtsvorgang. Der energetisch indifferente Temperaturbereich, die sog. „Komfortzone" thermischen Wohlbefindens, innerhalb der die Menge der abgegebenen und produzierten Körperwärme etwa gleich bleibt, liegt im 1. Lebensmonat zwischen 25 und 29° und sinkt bis zum Ende des 1. Lebensjahres auf 21° ab (bei 50% relat. Luftfeuchtigkeit und leichter Bekleidung im Bett, BLUDOROW). Ständiger Aufenthalt in dieser Komfortzone ließe aber die thermoregulatorischen Mechanismen untrainiert; das optimale „Mikroklima" muß zwischen indifferenten und höheren wie niedrigeren Lufttemperaturen schwanken!

Wird bei steigender Umgebungstemperatur die Temperaturdifferenz zwischen Haut und Umgebung kleiner, verringert sich entsprechend der sensible Wärmeverlust, bis eine Umkehrung des Temperaturgradienten zwischen Haut und Umgebung zur Wärmeaufnahme durch Leitung und Strahlung führt. Ab 36°

Außentemperatur kann nur noch durch Wasserverdunstung Wärme abgegeben werden.

c) Die Wärmeabgabe durch *Wasserverdunstung*, auch insensibler Wärmeverlust oder „feuchte Wärmeabgabe" genannt, erfolgt durch die *Perspiratio insensibilis*, d.h. der unsichtbaren Wasserdampfabgabe per Diffusion, die zu $^2/_3$ durch die Haut und zu $^1/_3$ durch die Atemwege erfolgt, und durch die *(sichtbare) Schweißproduktion*. Die durch Perspiratio insensibilis abgegebene Wärmemenge bleibt, solange die Schweißproduktion nicht einsetzt, bei steigender Außentemperatur konstant (Möglichkeit der Grundumsatzbestimmung aus der Perspiratio insensibilis unter Standardbedingungen!), die cutane insensible Perspiration steigt allerdings kurz vor dem Schweißausbruch fast auf das Doppelte an (KUNO). — Mit einsetzender Schweißproduktion nimmt dann die

denn die Aktivierung der Schweißdrüsen setzt während oder nach der Neugeborenenzeit zögernd ein, kann für Tage wieder versiegen und bleibt lange inkomplett, wenn auch die Schweißkapazität innerhalb des 1. Lebensmonats rasch zunimmt. Auch die histologische Untersuchung der Schweißdrüsen von Neugeborenen hat gezeigt (DAY u. Mitarb.; BLUDOROW), daß viele Drüsen keine Lumina und keine Ausführungsgänge besitzen, daß also nur ein Teil der Schweißdrüsen funktionieren kann. Der Beginn der ersten, noch inkompletten Schweißbildung ist zudem individuell sehr verschieden: Bis zum 5. Lebenstag zeigen $^1/_4$, bis zum 18. Lebenstag knapp die Hälfte der reifen Neugeborenen (unabhängig vom Körpergewicht) Schweißbildung, Frühgeborene wesentlich später (UCHINO), am Ende der 3. Lebenswoche kann die Mehrzahl der Kinder schwitzen (BLUDOROW) und

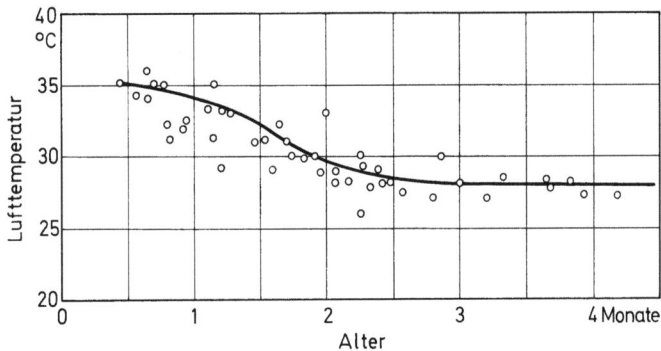

Abb. 242. Altersmäßige Grenzwerte der Lufttemperaturen, bei denen eine thermoregulatorische Schweißabsonderung beginnt (Ruhezustand; Bekleidung mit Hemdchen, Windel und Pikeedecke, Luftfeuchtigkeit 40—45%). (Nach A. S. BLUDOROW)

Wärmeabgabe durch Verdunstung sprunghaft zu. Einen kritischen Grenzwert der Hauttemperatur anzugeben, von dem ab die Schweißsekretion beginnt, ist unmöglich, denn dieser Beginn hängt ab von der Umgebungstemperatur, der Luftfeuchtigkeit und der Fähigkeit zu schwitzen. Selbstverständlich ist nur die tatsächlich verdunstete Schweißmenge für die Wärmebilanz von Bedeutung; in dicken Tropfen zur Erde rinnender Schweiß ist wertlos, wie dies z.B. bei hoher Luftfeuchtigkeit der Fall ist. Nur in trockener heißer Luft kann die effektive, verdunstete Schweißmenge gleich der totalen Schweißmenge sein. Ganz allgemein hängt ja die Wärmeabgabe durch Verdunstung vom Grad der Wasserdampfsättigung, besser vom Wasserdampfdruck der Luft, ab: Je höher der Wasserdampfdruck der Umweltluft, desto geringer die insensible Wärmeabgabe; auch bei feuchtigkeitsgesättigter Luft kann die Haut noch Wasser verdunsten, wenn der Dampfdruck der Hautoberfläche (bei hoher Hauttemperatur) größer als der der Luft ist. Sie hängt weiter davon ab, ob der Organismus in ausreichender Menge Flüssigkeit zur Verdunstung zur Verfügung stellen kann und ob eine genügende Anzahl funktionsfähiger Schweißdrüsen vorhanden ist.

Zwar ist schon bei *Frühgeborenen* ab der 28. Fetalwoche mit Hilfe von intradermalen Pilocarpin-Injektionen eine Schweißsekretionsaktivität nachweisbar; unter mäßiger Hitzeexposition bleiben aber *Neugeborene* am Tag der Geburt noch schweißlos,

erst mit $2^1/_2$ Jahren ist die Aktivierung aller Schweißdrüsen komplett (mit Ausnahme der erst ab der Pubertät aktiven apokrinen Schweißdrüsen der Axilla) und bleibt konstant für das ganze weitere Leben (KUNO).

Je jünger der Säugling ist, desto höher liegt die Reizschwelle für den Beginn der Schweißsekretion (BLUDOROW): Während ein 1 Jahr altes Kind bei 26° Lufttemperatur (mit 40—45% relat. Luftfeuchtigkeit) zu schwitzen beginnt, wird im Alter von 2—3 Wochen die Schwelle erst bei 35° Umgebungstemperatur erreicht (Abb. 242). Hinzu kommt, daß mit geringerem Körpergewicht das Körperoberflächen-Volumenverhältnis ungünstiger ist (s. S. 552), die Wärmeeinwirkungsfläche also relativ groß ist; beides erklärt die leichte Übererhitzbarkeit junger Säuglinge. Bei jungen Säuglingen liegt also die Schwellentemperatur für die Schweißproduktion und der obere Grenzwert des energetisch indifferenten Temperaturbereiches (s. oben) viel weiter auseinander (bis 8°) als mit 1 Jahr (um 5°); die sich daraus ergebende längere Latenzzeit für die Schweißabsonderung bei ansteigenden Umgebungstemperaturen zeigt die hohe Wärmeanfälligkeit der ersten Lebensmonate an.

d) *Veränderungen des Elektrolyt- und Wasserhaushaltes bei Hitzebelastung.* Die Elektrolytverluste durch die Haut sind minimal unter Bedingungen, die zu keiner oder nur zu sehr geringer Schweißbildung führen. Bei kräftiger Schweißproduktion nimmt mit zunehmendem Alter der Natrium- und Chlorverlust durch den Schweiß zu, besonders bei mangelhafter Hitzeadaption oder Akklimatisation, zudem verlieren Erwachsene um so mehr Natrium und Chlor, je größer die Schweißmengen sind. In unserem Klima erreichen aber die Kochsalzverluste gesunder Säuglinge und Kinder kein bedrohliches Ausmaß und können durch gewöhnliche Milchmischungen bzw. übliche Kost ersetzt werden, so daß sich zusätzliche Kochsalzgaben erübrigen (COOKE u. Mitarb.), vorausgesetzt, daß eine Hitzewelle nicht länger als 4 Tage zu fast ununterbrochener Schweißproduktion treibt.

Hoch dagegen ist bei Säuglingen und jungen Kleinkindern der Wasserverlust durch Schwitzen und Polypnoe. COOK u. Mitarb. errechneten bei Hitzebelastungen (33°, 20—30% relat. Luftfeuchtigkeit) von 5—16 Monate alten Kindern ein Schweißvolumen von 45—65 ml/kg Körpergewicht pro Tag und stellten einen totalen Wasserverlust durch Verdunstung von 80—110 g/kg Körpergewicht pro Tag fest. Der pulmonale Wasserverlust beträgt bei einer Atemfrequenz von 45/min etwa 35 g/kg Körpergewicht pro Tag und verdoppelt sich bei 60 Atemzügen pro Minute (KERPEL-FRONIUS u. Mitarb.)! Unter üblicher Ernährung und gewöhnlicher Milchmischung kann es besonders dann, wenn den Kindern nicht zusätzlich Wasser angeboten wird, durch Überschreiten der physiologischen Harnkonzentrationsgrenze leicht zum Anstieg von Natrium und Chlor im Serum kommen:

Alleiniger Wassermangel bewirkt Anstieg der extracellulären Natriumkonzentration, infolgedessen tritt Wasser aus den Zellen aus, der osmotische Druck steigt also extra- und intracellulär an. Der extracelluläre Na-Anstieg reizt die Osmoreceptoren in der A. carotis interna und führt zur Ausschüttung des antidiuretischen Hormons, das die tubuläre Wasserrückresorption steigert. Durch Erhöhung des extracellulären Volumens kommt es zu einem leichten Gewichtsanstieg trotz beginnender Dehydration, durch Austritt intracellulären Wassers aber (zunächst) zu keinem stärkeren Na-Anstieg extracellulär. Die Hitzetoleranz wird erheblich vermindert, denn weitere Hitzebelastung mit Wassermangel verringert nun auch das Plasmavolumen und damit das Herzzeitvolumen, was die Nierendurchblutung und die Glomerulusfiltration vermindert; die Na-Konzentration im Serum steigt weiter an (Entwicklung einer hypernatriämischen hypertonen Dehydration).

Bei adäquater Wasserzufuhr (Tee ad libit.) oder verdünnten Milchmischungen tritt dagegen keine Elektrolytverschiebung auf; der Kochsalzgehalt des Organismus bleibt konstant, das extracelluläre Volumen bleibt geschützt; trotz leichter Gewichtsabnahme, die auf Kosten des intracellulären Flüssigkeitsvolumens gehen, treten keine gefährlichen Dehydrationssymptome auf, die Hitzetoleranz wird also gesteigert, was von großer praktischer Bedeutung ist (s. Prophylaxe, S. 566).

Für das ganze Kindesalter gilt, daß pro Kilogramm Körpergewicht 2—3mal so viel Wasser verdunstet wird und die Schweißmengen fast doppelt so groß sind als im Erwachsenenalter. Kinder schwitzen früher, auch in der

kühlen Jahreszeit, und zeigen keine so ausgeprägten jahreszeitlichen Veränderungen der Schweißproduktion wie Erwachsene (s. Akklimatisation, S. 567). Die kindlichen Schweißzentren sind offenbar das ganze Jahr über „lebendig" und sprechen sofort auf jeden adäquaten Reiz an (KUNO); der Wechsel vom kindlichen zum Erwachsenentyp der Schweißsekretion tritt mit 14—16 Jahren ein, mit der Pubertät erscheint offenbar ein sekundärer Kontrollmechanismus, der eine nutzlose, zu frühe und zu stark einsetzende Schweißproduktion verhindert und die Zentren „schlafend" läßt, außer bei hoher Umgebungstemperatur.

e) *Kreislaufreaktionen auf Erwärmung.* Mit steigender Außentemperatur kommt es nach einem kurzfristigen leichten Blutdruckabfall zu einem Anstieg des Blutdrucks unter der Blutdruckamplitude, des Minutenvolumens und der Herzfrequenz bei abnehmenden peripheren Gesamtwiderstand und abnehmender arteriovenöser Sauerstoffdifferenz. Alle Kreislaufwerte, die — bei konstanter Luftfeuchtigkeit — durch Erhöhung der Lufttemperatur gesteigert werden, steigen in gleicher Weise — bei konstanter Lufttemperatur — mit Erhöhung der Luftfeuchtigkeit an. Mit anderen Worten: Unabhängig von trockenheißer Luft oder feuchtwarmem Klima liegen bei gleicher Körpertemperatur die gleichen Kreislaufveränderungen vor. Zu jeder Bluttemperatur und zu jeder mittleren Hauttemperatur gehört ein definierter Kreislaufzustand (THAUER).

f) *Veränderungen der Atmung bei Erwärmung.* Die thermoregulatorische Funktion der Atemfrequenz bei Erwachsenen ist umstritten — im Gegensatz zum Hecheln des Hundes und anderer Tiere ohne Schweißdrüsen. Nach THAUER sind alle bei Wärmeeinwirkung eintretenden Atemvolumenveränderungen des erwachsenen Organismus proportional dem Sauerstoffverbrauch, sind also rein passive Folge des veränderten Stoffwechsels. Als physikalischer Nebeneffekt ergibt sich bei hoher Temperatur der umgebenden Luft eine geringe Wärmeabgabe dadurch, daß von der exspirierten Alveolarluft, die bei Körpertemperatur wasserdampfgesättigt ist, aus den vorgeheizten Atemwegen Wasserdampf aufgenommen wird.

Im (frühen) Säuglingsalter kommt es allerdings sehr viel schneller zur Erhöhung der Atemfrequenz und zu einem Kühleffekt innerhalb der Atemwege, die Wasserdampfverluste bei der Polypnoe des Säuglings sind hoch (MENDELSSOHN; EWERBECK; BLUDOROW; KERPEL-FRONIUS u. Mitarb., s. Abschnitt d)! Diese thermoregulatorisch wirksame Polypnoe geht mit zunehmendem Kindesalter zurück.

g) *Nervöse Apparate der Thermoregulation.* 1. Thermoreceptoren. Für die Thermoreceptoren der Haut ist die absolute Hauttemperatur der adäquate Reiz (HENSEL). Steigt bei Zufuhr von Wärme die Hauttemperatur an, werden reflektorisch durch Änderung der Entladungsfrequenz der Wärmereceptoren die Mechanismen der Wärmeabgabe in Gang gesetzt:

Vermehrte Hautdurchblutung mit entsprechender Kreislaufumstellung und vermehrte Wasserabgabe durch die Haut. Ab einer kritischen Grenze bleibt aber die Hauttemperatur infolge der Schweißproduktion und des gleichbleibenden Kühleffektes der Schweißverdunstung konstant; bei weiterer Wärmezufuhr von außen könnten also die Wärmereceptoren der Haut keine weiteren Gegenregulationen in Gang setzen, da ihre Entladungsfrequenz konstant bleibt. Nunmehr treten zentral gelegene Wärmefühler in Funktion, deren adäquater Reiz die Erhöhung der Bluttemperatur ist.

2. Thermoregulationszentren. Die sowohl auf afferente Reize von der Haut wie auf die Bluttemperatur reagierenden temperaturregulierenden Zentren liegen im Hypothalamus, die Zentren für die Wärmeabgabe im besonderen im N. supraopticus und paraventricularis („Kühlzentrum"). Ihre Verletzung führt zur hypothalamischen Hyperthermie mit kühler und blasser Haut ohne Schweißproduktion. Auch Halsmarkschäden oberhalb des Abgangs der sympathischen Bahnen führen zur Störung der physikalischen Thermoregulation. Die spinale Hyperthermie ist durch eine einfache Wärmestauung gekennzeichnet mit Temperaturanstieg, ebenfalls ohne Schweißbildung, ohne Tachypnoe und Tachykardie, aber im Gegensatz zur hypothalamischen Hyperthermie durch eine vermehrt durchblutete und erwärmte Haut (s. ZÜLCH).

3. Schweißzentren und -bahnen. Als Teil der supranucleären diencephalen Sympathicusbahn läuft die zentrale sudomotrische Bahn von hypothalamischen Reglerzentren aus in der Tiefe des Rückenmarkes zu den Seitenhornzellen, vorwiegend des gleichseitigen Seitenhorns (GAGEL).

Eine cerebral-corticale Repräsentation schweißfördernder (und schweißhemmender?) Mechanismen wird in der prämotorischen Area vermutet. Von den kindlichen Schweißzentren wird angenommen, daß sie zu empfindlich eingestellt sind und die Schweißproduktion zu früh und zu stark antreiben (s. S. 554).

Spinale Schweißzentren (C_8—L_2) werden nur aktiv, wenn sie von cerebraler Kontrolle isoliert werden.

Pathophysiologie

Akute Hitzeerkrankungen sind vornehmlich zu erkennen an 1. Versagen des Kreislaufs; 2. Nachlassen der Schweißproduktion; 3. zentralnervöser Symptomatik; 4. Veränderungen im Wasser- und Elektrolytgleichgewicht und im Hautturgor.

1. Hitzebelastung bedeutet *Kreislaufbelastung*; ein Versagen des Organismus hängt bei größeren Kindern und Erwachsenen in erster Linie mit einem Zusammenbruch der Kreislaufregulation zusammen (bei Säuglingen dagegen in erster Linie mit einem hochgradigen Wasserverlust s. unten). Dabei kann es sich

a) um eine Kreislaufinsuffizienz infolge extremer regulatorischer Einwirkung auf die Hautgefäße handeln, d.h. um einen peripheren Gefäßkollaps oder

b) um einen Zusammenbruch der zentralen Kreislaufregulation (zentralnervöser Kollaps).

a) Zur Regulierung der Körpertemperatur wird die Hautdurchblutung unter Wärmeeinfluß enorm vermehrt, demgegenüber können sich vasoconstrictorische Einflüsse, die zur Aufrechterhaltung des Blutdruckes notwendig wären, nicht durchsetzen; das erklärt die hochgradige Neigung zu orthostatischen Kollapsen bei höheren Umgebungstemperaturen oder im heißen Bade (*Hitzesynkope*), wobei die Körpertemperatur gar nicht oder nicht nennenswert gesteigert zu sein braucht. Gerade unter klimatischen Grenzbedingungen, die zu keiner oder zu keiner hohen Hyperthermie führen, kann es nach einiger Zeit zu einem peripheren Gefäßkollaps mit mangelndem venösen Rückstrom zum Herzen kommen (*Hitzeerschöpfung*). Schneller Anstieg der Körpertemperatur dagegen reguliert den Kreislauf über eine Erregbarkeitssteigerung des Vasomotorenzentrums zunächst auf Hochtouren mit normalem oder sogar erhöhtem Blutdruck; bis zu einer Körpertemperatur von 40—41°C kann die Vasodilatation der Haut durch eine Vasoconstriction der dem Körperkern zugehörigen Gefäßgebiete in gewissem Umfang aufgewogen werden. Bei primär auftretendem Hitzschlag kann daher das Kollapsstadium der Hitzeerschöpfung zunächst sozusagen übersprungen werden, bis bei noch höheren Körpertemperaturen die Katastrophe eintritt. Kurz vor dem völligen Zusammenbruch der Kreislaufregulation ist der Blutdruck meist nur wenig abgesunken, der O_2-Verbrauch stark erhöht, und, da es in diesem Stadium sehr häufig zum Sistieren der Schweißproduktion (s. unten) kommt, ist die gerötete und erhitzte Haut trocken (*rotes Stadium des Hitzschlages*). Weiterer Fieberanstieg führt dann zu generalisierter Vasodilatation mit finalem Kollapszustand, die Hautfarbe wechselt nach dunkelrot oder aschgrau (*graues Hitzschlagstadium*), der Blutdruck wird unmeßbar, das Minutenvolumen fällt steil ab, auch das Atemminutenvolumen und der nach der van t'Hoffschen Regel gestiegene O_2-Verbrauch nimmt jetzt ab als Zeichen einer allgemeinen Gewebsanoxie. Jede kollapsbedingte Oligämie — aus welcher Ursache auch immer — führt zur Hypoxydose der Gewebe und Organe, besonders des Gehirns (BÜCHNER); dieser

Sauerstoffmangel wirkt sich aber bei Hitzschlag katastrophal aus, da die Zellen wegen der bei

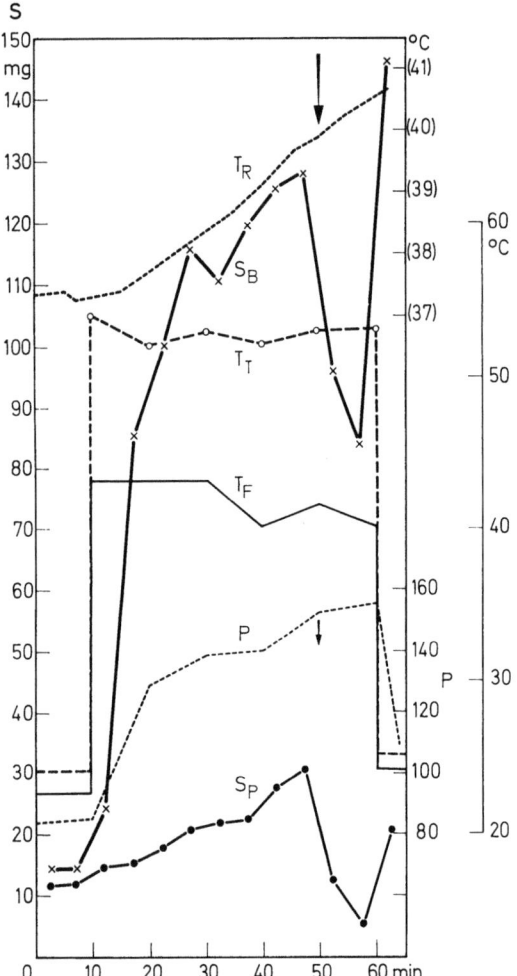

Abb. 243. Akuter experimenteller Hitzschlag beim Menschen mit Sistieren der Schweißproduktion. Sofort nach Betreten der heißen Kammer (Trockentemperatur T_T um 53°C, Feuchttemperatur T_F um 42°) rapider Anstieg der Schweißmenge der Brustregion S_B, langsame Zunahme der Schweißmenge der Handinnenfläche S_P und rascher Anstieg der Pulsfrequenz P. Die Vp. (junger Mann) äußert zunächst für 15 min Schläfrigkeit und leichten Schwindel, dann Reizbarkeit, vermehrten Schwindel, Übelkeit, Erbrechen, Kopfweh, Salivation, dann Unruhe, die übergeht in Stupor (Pfeil), Schlappheit, verwaschene Sprache und Dyspnoe. Mit Beginn dieser Hitzschlagsymptome (Pfeil) nach 40 min Hitzeexposition plötzliches *Nachlassen der Schweißproduktion*; Rectaltemperatur T_R und Pulsfrequenz steigen unverändert fast linear an. 10 min später Abbruch des Versuchs. Nach Verlassen der heißen Kammer erneutes noch stärkeres Einsetzen der Schweißproduktion, also keine Schweißdrüsenermüdung! Ordinate links: S Schweißmenge in mg; rechts (°C) Rectaltemperatur, P Pulsfrequenz/min, °C Umgebungstemperatur als Trocken- oder Feuchttemperatur. (Nach: Kuo u. Mitarb., aus: Y. Kuno)

höchstem Fieber auf Hochtouren laufenden Stoffwechselvorgänge einen extremen Sauerstoffbedarf haben. Die obere letale Körpertemperatur liegt bei 43°.

Der Circulus vitiosus (ansteigende Körpertemperatur → vermehrte stoffwechselbedingte Wärmeproduktion → weiterer Fieberanstieg, da die physikalische Gegenregulation versagt) kann über den Tod hinaus weitergehen; obwohl nun kein O_2-Transport mehr erfolgt, laufen die chemischen Prozesse weiter, und ungehindert durch alle Regelmechanismen kann die Körpertemperatur 1—3 Std postmortal bis auf 45° ansteigen!

b) Daneben kann primär ein zentralnervöser Kollaps infolge direkter Hitzeschädigung des Vasomotorenzentrums eintreten. Dies wird bei sehr raschem hyperpyretischem Temperaturanstieg der Fall sein; für Patienten mit Hitzeerschöpfung kommt diese Deutung nicht in Frage.

Ein primäres Herzversagen spielt in der Pathogenese des Hitzschlages keine Rolle. Golds Meinung, daß jedem Kreislaufkollaps ein Herzversagen bei erhöhtem Minutenvolumen vorausgeht (infolge erhöhten Venendrucks und eines großen arteriovenösen Shunts in der Gefäßperipherie), entspricht nicht klinischen Erfahrungen, besonders nicht im Kindesalter. Ein solches Herzversagen („high output type of cardiac failure") ist eine eventuelle späte Komplikation, aber kein frühes Ereignis des Hitzschlages.

2. Mit der Entwicklung eines Hitzschlages wird häufig ein *Nachlassen* und *Sistieren der Schweißproduktion* beobachtet (Abb. 243). Pathophysiologisch verständlich ist, daß dieses Ereignis die Katastrophe anbahnt: Bei maximal vergrößerter Hautdurchblutung wird der Organismus dieses entscheidenden Wärmeabgabemechanismus' beraubt, und der Wärmetransport kann jetzt sogar umgekehrt in Richtung Körperkern erfolgen! Dieses Symptom ist aber für die Entstehung eines Hitzschlages nicht obligat, es kann auch erst später im Verlauf eines bereits ausgebildeten Hitzschlagsyndroms auftreten (Kuno). Andererseits befindet sich nicht jeder Patient ohne Schweißbildung auf dem Höhepunkt eines Hitzschlags (s. „akute anhidrotische Form der Hitze-Erschöpfung", Bannister). — Ursache der *akuten Anhidrosis* ist häufig — sofern keine akuten oder chronischen Hauterkrankungen vorliegen — eine hypertone (hypernatriämische) Dehydrierung (s. unten) mit starkem intra-

cellulärem Wasserverlust. Die Thermoregulation tritt hierbei zugunsten der Aufrechterhaltung der Wasserbilanz zurück, besonders beim Säugling, der unter Wärmebelastung vornehmlich mit Wasserverlust reagiert. Die Schweißdrüsen imitieren dabei gleichsam die Niere in der Osmoregulation der Körperflüssigkeiten. Bei älteren Kindern und Erwachsenen ist aber häufig keine Dehydration nachweisbar; die Ursache der akuten Anhidrosis bleibt in solchen Fällen unklar. Eine direkte Hitzeschädigung, d.h. Lähmung der thermoregulierenden Zentren (Schweißzentrum), erklärt nicht das Auftreten einer Anhidrose bei leichten Fällen ohne ZNS-Symptomatik. GOLD diskutiert als Ursache einen erhöhten Venendruck; auch Herzkranke zeigen bei erhöhtem Venendruck verminderte Schweißproduktion, ebenso ernährungsgestörte Säuglinge — KAHN nimmt für beide Erkrankungen gestörte Zirkulationsverhältnisse als Ursache der Hypohidrosis an. Zirkulatorische Veränderungen erklären aber nicht das *abrupte* Nachlassen der Schweißproduktion.

3. Die *zentralnervöse Symptomatik* des Hitzschlags ist einmal Folge der Kreislaufinsuffizienz, zum anderen muß bei Hyperpyrexie eine direkte und evtl. irreversible Hitzeschädigung des Protoplasmas der Ganglienzellen angenommen werden. Besonders bei Säuglingen spielt eine hypernatriämische Dehydration (s. unten) eine entscheidende Rolle (GORIN) und kann in schwere Defektheilungen übergehen. Eine rasch entstehende hämorrhagische Diathese (Thrombocytopenie) mag zur kollapsbedingten Capillarpermeabilitätsstörung hinzukommen und zu vermehrten cerebralen Hämorrhagien führen. HAYMAKER u. Mitarb. (1955) machen dafür eine direkte Hitzeschädigung der Megakaryocyten verantwortlich.

Darüber hinaus sind Fälle mit ausgeprägter cerebraler Hitzschlagsymptomatik ohne eindrucksvolles Kreislaufversagen, ohne Hyperpyrexie und ohne Stoffwechselveränderungen (s. unten) beschrieben worden. Wieso exogene Wärme bei solchen Patienten schwere zentralnervöse Reiz- und Ausfallserscheinungen verursachen kann, während dies bei gleich hohen fieberhaften Temperaturen anläßlich eines Infektes nicht der Fall ist, bleibt unklar.

4. Für den typischen Hitzschlag des Erwachsenen ist *Dehydration* keine Voraussetzung, nicht einmal ein Begleitsymptom. HAYMAKER

u. Mitarb. (1947) fanden niemals Hämokonzentration oder Dehydration bei 125 Todesfällen des Erwachsenenalters! Im 1. und 2. Lebensjahr aber können unter der Hitzebelastung — ohne Diarrhoe und ohne Erbrechen — sehr rasch hohe Gewichtsverluste durch die Perspiratio insensibilis und durch Schwitzen auftreten (s. S. 553ff.), besonders bei ungenügendem Flüssigkeitsangebot oder bei Nahrungsverweigerung, ist doch die Osmolarität des Schweißes viel geringer als die des Serums. Dieser hypotone Flüssigkeitsverlust via Haut und Lungen geht zunächst auf Kosten des intracellulären, später auch des extracellulären Flüssigkeitsvolumens. Die Dehydration kann rasch enorme Ausmaße erreichen *(Hitzeerschöpfung durch Wassermangel)*, während ein Kochsalzverlust zunächst (ohne Erbrechen und ohne Diarrhoe) nicht befürchtet werden muß, es sei denn bei einer Mucoviscidose oder bei außergewöhnlich lang anhaltenden Hitzeperioden (sog. „hypochlorämische *Form der Hitzeerschöpfung*" mit extracellulärer Dehydrierung). Unter solchen Umständen führt ausreichende Flüssigkeitszufuhr ohne Salzersatz zu hyponatriämischer Dehydrierung mit Kollapsneigung durch Hypovoliämie und cellulärer „Hyperhydrierung", wobei dann auch bei Kindern gelegentlich *Hitze-„Krämpfe"* beobachtet werden können. In unseren klimatischen Verhältnissen ist dies jedoch nicht der Fall, und Hitze-„Krämpfe", d.h. schmerzhafte Muskelkrampi der Willkürmuskulatur durch Hypochlorämie nach profusem Schwitzen bei gleichzeitiger Wasser-„Vergiftung" (hypotone Hyperhydration), sind ausschließlich eine typische Berufskrankheit der Heizer, Grubenarbeiter usw.

Eher als eine Hypochlorämie ist bei „reinen" akuten Hitzeerkrankungen des Säuglingsalters eine *Hypernatriämie* zu fürchten. Ungenügende Flüssigkeitszufuhr führt bei Hitzebelastung zur Oligurie und zu Natrium- und Chloranstieg im Blut mit anfangs erhöhtem extracellulärem Volumen, durch Schwitzen nimmt zunächst nur das intracelluläre Volumen ab. Diese anfangs leichte hypertonische Dehydration kann bei anhaltendem Wassermangel bzw. Wasserverlust zusammen mit kollapsbedingtem Nierenversagen in eine schwere Hypernatriämie und Hyperchlorämie übergehen (GORIN), später auch in eine tödliche Hyperkaliämie (BAXTER u. TESCHAN); solche hypernatriämischen Dehydrationen, bei denen das intracelluläre Volumen mehr als das extracelluläre vermindert ist, führen häufiger und eher als hyponatriämische Zustände und Wasservergiftung zu schweren zentralnervösen Symptomen, sogar zu subduralen Hämatomen und Ergüssen (FINBERG)!

Von besonderer klinischer Bedeutung sind die *Veränderungen des Hautturgors.* Sie treten bekanntlich bei hyponatriämischer Dehydration — z.B. durch gehäuftes Erbrechen und bzw. oder Diarrhoe — rasch auf (ab 2,5—5% Gewichtsverlust, LARON) und werden sehr ausgeprägt; dies gilt in gleicher Weise für die im Kindesalter allerdings sehr seltene Salzmangelform der Hitzeerschöpfung. Die häufigere hypernatriämische Dehydrierung dagegen, z.B. infolge Hitzebelastung, beginnt mit diskreten Turgorveränderungen, die viel später erscheinen (erst ab 6—10% Gewichtsverlust) und auch bei schweren Formen der hypertonen Dehydration meist nicht die Intensität erreichen wie bei hypotoner Dehydrierung!

Pathoanatomie

Eindrucksvolle Organbefunde können nur selten erhoben werden. Im wesentlichen handelt es sich um multiple Mikrohämorrhagien, Transsudate und parenchymatöse Veränderungen unspezifischer Art. Unter ihnen ragen die Befunde am Zentralnervensystem hervor, da generalisierte Kreislaufstörungen sich hier besonders intensiv auswirken. Auf Grund von Erfahrungen bei Hitzewellen liegen folgende Durchschnittsbefunde vor (nach JACOB):

Makroskopisch sind die Meningealgefäße stark blutgefüllt; neben subduralen Ekchymosen finden sich an den weichen Hirnhäuten nicht selten Petechien oder diffuse Hämorrhagien, innerhalb des Hirngewebes Purpurablutungen, meist vereinzelt, seltener gruppenförmig besonders subcortical und in der Wand des 3. Ventrikels, aber auch sonst im Hirnstamm oder Kleinhirn; dazu interstitielles Ödem des Gehirns oder seröse Transsudation innerhalb der Subarachnoidalräume, wobei durch Suggilationen der Liquor rötlich angefärbt ist.

Histologisch zeigt sich das typische Bild von Purpurablutungen und serösen Transsudationen, perivasal oder diffus. Die Befunde am nervösen Parenchym differieren sehr stark in Abhängigkeit von der Überlebenszeit: Degenerative Veränderungen an den Neuronen aller Grade und Ersatz durch Glia im Bereich des cerebralen Cortex, der Basalganglien und besonders im Kleinhirn (vor allem Purkinje-Zellen). Typische ischämische Ganglienzellnekrosen fehlen in der Regel.

Seltenere Sonderformen. Eine Subarachnoidalblutung kann isoliert vorliegen, desgleichen eine sog. „Insolationsmeningitis", bei der histologisch nur eine gesteigerte Flüssigkeitsdurchtränkung der äußeren und inneren Liquorräume mit Rundzelleninfiltration nachzuweisen ist. Bei diesen seltenen Formen bleibt also die vasale Dysfunktion auf die Hirnhäute beschränkt.

Als Sonderform wird ferner eine hämorrhagische Insolationsencephalitis abgetrennt, histologisch gekennzeichnet durch cerebrale Ring- oder Kugelblutungen mit fibrinoidnekrotischem Zentrum, nicht anders als bei einer parainfektiösen Encephalitis.

Befunde an anderen Organen, geordnet nach ihrer Häufigkeit (HAYMAKER u. Mitarb., 1955): Megakaryocytendegeneration, Blutungen in Herz und Lunge, herdförmige Myokarddegeneration, lower nephron nephrosis, Nebennierenrindendegeneration und -nekrosen, bronchopneumonische Herde. SCHÜRMANN beschrieb besonders seröse Entzündungen des Gehirns, Herzmuskels und der Leber, MALAMUD u. Mitarb. zentrolobuläre Leberzellnekrosen.

Besondere Kasuistik des Kindesalters. Mächtige Ödeme des Gehirns und der Hirnhäute, der serösen Häute, Schleimhäute und Lungen („seröse Entzündung") mit Blutungen innerhalb der ödematösen Gewebe, besonders der Lungen (aber keine „seröse Hepatitis") fanden KLEIN u. MUELLER bei 2 innerhalb weniger Stunden an exogener Hyperthermie verstorbenen jungen Säuglingen. Ähnlich — mit stärker entwickelten kleinen Hämorrhagien der inneren Organe bei längerer Überlebenszeit — war der Befund im Fall von MISCH u. HOLDEN (Tod eines 13 Monate alten Kindes 14 Std nach Durchführung des Schweißtestes mittels Plastikbeutel!). Im Gegensatz dazu stellten DANKS u. Mitarb. eine mächtige Dehydration aller Organe — ohne Hirnödem — bei Kindern fest, die bereits vor der Klinikaufnahme verstorben waren — ein für Hitzschlag nicht charakteristischer Befund; dabei muß es sich um sehr schwer verlaufene Hitzeerschöpfungen infolge Flüssigkeitsmangel gehandelt haben. Der Fall von GORVOY u. Mitarb. (Tod eines 2jährigen Kindes 58 Std nach Durchführung des Schweißtestes mittels Plastikbeutelmethode!) mit ausgedehnter eitriger Bronchopneumonie unterstreicht — wie bei einigen Fällen von DANKS u. Mitarb. — die Bedeutung der konkurrierenden pulmonalen Infektion, hier auf dem Boden einer Mucoviscidose.

Pathogenetisch lassen sich die aufgeführten Befunde typischer Fälle einmal von der Kollapsnatur der Hitzeschäden her deuten (SCHÜRMANN, RIX): Die kreislaufdynamisch bedingte Oligämie führt zur Hypoxämie und zu Capillarpermeabilitätsstörungen mit serösen Transsudationen und kleinen Blutaustritten und zur Schädigung von Ganglienzellen und Parenchymzellen (BÜCHNERS „oligämische Hypoxydose"). Zum anderen mag eine hitzebedingte Megakaryocytenschädigung (HAYMAKER) das Auftreten von Hämorrhagien begünstigen. Für schwere Fälle muß ferner auch eine direkte Schädigung des (nervösen) Parenchyms durch hyperpyretische Temperaturen angenommen werden.

Schwere Hypernatriämien können ihrerseits zu multiplen Mikrohämorrhagien und zu subduralen Ergüssen führen (FINBERG).

Klinik

Symptomatologie der Hitzeerschöpfung

Unter Hitzeerschöpfung wird jene Störung der Thermoregulation unter der Hitzebelastung verstanden, die zum Versagen der Kreislaufregulation führt, wobei — im Gegensatz zur Hitzepyrexie — die Körpertemperatur normal oder nur leicht bis mäßig erhöht ist und — im Gegensatz zum Hitzschlag — zentralnervöse Symptome nur anklingen, aber nicht im Vordergrund stehen. Dieser Begriff könnte mit dem Terminus „Hitzekollaps" gleichgesetzt werden, doch werden darunter im engeren Sinn nur jene mit *plötzlichem* Kollabieren verbundene Zustände der Hitzeerschöpfung zusammengefaßt.

Meist gehen Prodromalerscheinungen der Hitzeerschöpfung voraus, gekennzeichnet durch eine initiale Leistungssteigerung der Thermoregulation (GROSSE-BROCKHOFF): Die Haut ist gerötet und schweißbedeckt, die Schleimhäute sind trocken, es besteht Tachypnoe und Tachykardie, evtl. mit Extrasystolen, die Urinmengen sind spärlich und hochkonzentriert. Subjektiv werden Durst, Kopfschmerzen, Herzbeklemmung, Schwindelgefühle, Flimmern vor den Augen, Ohrensausen und Parästhesien geklagt. Säuglinge und Kleinkinder werden unruhig, reizbar, essen schlecht, trinken gierig, zeigen aber später Trinkunlust!

Hält die Hitzebelastung an, entwickelt sich das Vollbild der Hitzeerschöpfung mit hochgradigem Schwächegefühl, Ohnmachtsneigung, passageren Bewußtseinsstörungen, Sehstörungen (Flimmerskotom), Übelkeit und Erbrechen. Objektiv entspricht das klinische Bild einem peripheren Gefäßkollaps mit mangelhaftem Rückstrom zum Herzen (GROSSE-BROCKHOFF), wobei der Puls klein und hochfrequent ist.

Diese Form der akuten Hitzeerkrankung wird in unserem Klima am häufigsten beobachtet, häufiger als der Hitzschlag. Viele als „Hitzschlag" oder „Sonnenstich" diagnostizierten Fälle mit günstigem Verlauf, die oft gar nicht in die Klinik eingewiesen werden, gehören in diese Krankheitsgruppe.

Aus jeder Hitzeerschöpfung kann sich, wenn der Hitzestress anhält, eine Hitzepyrexie oder ein Hitzschlag entwickeln.

Folgende Sonderformen der Hitzeerschöpfung werden unterschieden (Tabelle 64):

1. Anhidrotische Form der Hitzeerschöpfung (Syn.: Hitzeerschöpfung Typ II LADELL u. Mitarb., tropische anhidrotische Asthenie, thermogene Anhidrosis).

Diese mit Verminderung oder Aufhören der Schweißproduktion einhergehende Form ist besonders im heißen Wüstenklima an Soldaten beobachtet worden und hat in unseren Breiten für das Kindesalter weniger Bedeutung. Sie darf nicht verwechselt werden mit der Hitze-Intoleranz bei der anhidrotischen Form der kongenitalen ektodermalen Dysplasie. Unterschieden werden neuerdings eine akute Form des Schweißmangels mit rascher Erholungsmöglichkeit (BANNISTER) und eine mehr chronische Form verminderter Schweißproduktion mit plötzlicher Verschlechterung des Allgemeinzustandes. Bei der *akuten Form* läßt plötzlich, während oder kurz nach körperlicher Anstrengung, die Schweißproduktion nach oder sistiert völlig wie beim Hitzschlag; die Haut ist rot, heiß und trocken, Körpertemperatur unter 39°C, es bestehen Kopfschmerzen, Dösigkeit oder leichte Bewußtseinstrübungen, die Patienten sind unfähig zu stehen wie überhaupt zu jeder weiteren Anstrengung. Die Prognose ist aber im Gegensatz zum Hitzschlag günstig, bei Ruhe in kühler Umgebung tritt vollständige Erholung und Wiedereinsetzen der Schweißsekretion binnen weniger Stunden ein.

Bei der *chronischen Form* besteht bereits längere Zeit ein chronischer Schweißmangel infolge tropischer Dermatosen mit Veränderungen der Schweißdrüsen und hyperkeratotischer Blockade ihrer Ausführungsgänge (Miliaria rubra, prickly heat, „roter Hund"), verbunden mit allgemeiner körperlicher und geistiger Schwäche. Erfolgt nunmehr eine zusätzliche akute Hitzebelastung, tritt eine völlige Erschöpfung ein mit intensivem Wärmegefühl, Dyspnoe, Tachykardie und Polyurie. Nach Erholung und nach Klimawechsel vergehen viele Wochen, bis normales Schwitzen wiedererlangt wird.

2. Salzmangel-Form der Hitzeerschöpfung (Syn.: hypochlorämische Form der Hitzeerschöpfung, Hitzeerschöpfung Typ I LADELL u. Mitarb.).

Diese Form ähnelt dem hypochlorämischen Syndrom bei normaler Umgebungstemperatur aus anderer Ursache und entwickelt sich in heißer Umgebung dann, wenn der durch starkes Schwitzen eintretende Kochsalzverlust nicht durch entsprechende Zufuhr ersetzt wird. Infolge einer hypotonen Dehydration mit Hypochlorämie und Hyponatriämie und des reduzierten Blutvolumens zeigen sich klinisch bei mehr chronischem Verlauf eine allgemeine Schwäche, Erschöpfung und Kollapsneigung, bei akutem Verlauf ausgeprägte Kollapszeichen mit Blässe, Schwitzen und Erbrechen und ein deutlicher Turgorverlust der Haut. Der spärliche Urin ist konzentriert, aber fast frei von Chloriden. Hitze-„Krämpfe" können hinzutreten, d.h. schmerzhafte Muskelkrampi an der Waden-, Oberschenkel- oder Bauchmuskulatur.

Diese Hitze-Hypochlorämie ist im Kindesalter selten und wird erst bei lang anhaltenden Hitzeperioden beobachtet (Danks, Webb u. Allen). Sehr gefährdet sind aber Kinder mit Mucoviscidose, deren Elektrolytgehalt im Schweiß 2—4fach höher liegt (Sant'Agnese u. Mitarb.); im Serum können die Chloride bis auf 60—80 mval/l absinken (Kessler u. Andersen).

3. Wassermangel-Form der Hitzeerschöpfung.

Im Vordergrund steht hierbei der Mangel an Flüssigkeitszufuhr bei Hitzebelastung mit starkem Schwitzen. Durst, körperliches Unbehagen, Unruhe, Schreien und Weinen gehen bald über in Appetitlosigkeit, Trinkunlust (trotz hohem Wasserbedarf!), Apathie, Müdigkeit und Dösigkeit. Unfähigkeit zu gehen, Dyspnoe und Cyanose kennzeichnen das Erschöpfungsstadium, Stehunfähigkeit, Unruhe, Bewußtseinsstörungen, delirante Zustände das Kollapsstadium. Obwohl sich rasch eine schwere Dehydration mit Gewichtssturz entwickelt, ist klinisch der Turgorverlust der Haut in der Regel wenig eindrucksvoll, wenn auch die Schleimhäute trocken sind, da der intracelluläre Wasserverlust dominieren kann (hypertone, hypernatriämische Dehydration). Nach einem Verlauf von 24—48 Std tritt — meist ganz plötzlich — die lebensbedrohliche Verschlechterung ein (Übergang in Hitzschlag bzw. Hitze-Hyperpyrexie): Temperaturanstieg auf 40—42°, Bewußtlosigkeit und Krämpfe; schon 30 min später kann der Tod eintreten! Bei Kindern sahen Danks u. Mitarb. diesen Typ der Hitzeerschöpfung mit Übergang in Hitzschlag bzw. Hitze-Hyperpyrexie während einer trocken-heißen Hitzeperiode in Melbourne am häufigsten. Besonders gefährdet sind in dieser Hinsicht Säuglinge ab dem 2. Trimenon, da sie während der Hitzebelastung aus körperlichem Unbehagen die übliche Trinkmenge bald verweigern, ebenso und aus dem gleichen Grund Kinder mit schwereren Hirnschäden. Erschwerend kommt hinzu, daß die Gewichtsverluste der Säuglinge bei anhaltendem Schwitzen fast doppelt so hoch wie bei Erwachsenen sind; dieser Wasserverlust geht hauptsächlich auf Kosten des intracellulären Flüssigkeitsvolumens.

Überlebende des Hamburger Feuersturms, ausgelöst durch Bombenangriffe im letzten Krieg, haben erschütternde Erlebnisberichte über Hitzebelastung bei Wassermangel und körperlicher Überanstrengung gegeben (s. Gräff). Die große Verschiedenheit des Durstgefühls und der Schweißproduktion, die abrupt einsetzende Erschöpfung und das Kollabieren, das meist den Tod bedeutete, aber auch die außerordentlich rasche Erholung nach geglückter Flucht und nach ausgiebigem Trinken geht daraus eindrucksvoll hervor.

4. Hitze-Synkope.

Gleich einem synkopalen Anfall aus anderer Ursache kann, oft begünstigt durch psychische Faktoren, während aufrechter Körperhaltung in heißer Umgebung eine Synkope auftreten, wie während jeder größeren Menschenansammlung im Freien bei sommerlicher Hitze oder in überheizten und schlecht belüfteten Räumen beobachtet werden kann. Aber auch beim Liegen im warmen Bade kann solch eine Ohnmacht auftreten. Die sofortige Wiederkehr des Bewußtseins und rasche Erholung in Ruhe mit Flachlagerung ist auch für Hitzesynkopen charakteristisch.

5. Hitzeerschöpfung infolge körperlicher Anstrengung.

Wird bei hohen Umgebungstemperaturen anhaltende schwere Muskelarbeit geleistet, kann auch bei intakter Schweißproduktion, ausreichender Wasser- (und Salz-) Zufuhr und zweckmäßiger Bekleidung mehr oder weniger rasch eine Erschöpfung eintreten, die einer weiteren (freiwilligen) körperlichen Betätigung ein Ende setzt, je nach dem Grad der Akklimatisation oder der Art der Disposition. Das klinische Bild bietet keine Besonderheiten und entspricht der anfangs gegebenen Schilderung der akuten Hitzeerschöpfung.

Symptomatologie des Hitzschlages

a) *Klinisch*. Beim *Hitzschlag* handelt es sich um ein akutes und vollständiges Versagen der gesamten Thermoregulationsmechanismen einschließlich des Kreislaufs, charakterisiert durch hohe Körpertemperatur, die oft — aber nicht immer — Hyperpyrexiegrade erreicht, und durch zentralnervöse Symptomatik in Form von Bewußtseinsstörungen und Krämpfen. Das Krankheitsbild setzt im Gegensatz zur Hitzepyrexie dramatisch und „schlag"-artig ein, mit und ohne Prodromi, oder es entwickelt sich plötzlich aus einer Hitzeerschöpfung heraus.

Von *Hitzepyrexie* wird im Unterschied zum Hitzschlag dann gesprochen, wenn die Störung der Wärmeregulation mit hyperpyretischen Temperaturen ab 41°C ohne die dramatischen Begleitumstände des Hitzschlages einsetzt.

Die *Prodromi* des Hitzschlages gleichen denen der Hitzeerschöpfung. Häufig kommt als charakteristisches Prodromalsymptom ein plötzliches Sistieren der Schweißproduktion hinzu; diese plötzliche Anhidrosis kann aber auch erst im weiteren Verlauf eines bereits voll ausgebildeten Hitzschlagsyndromes auftreten.

Die Haut des Hitzschlagpatienten ist also häufig trocken und ohne Schweiß, entweder heiß und gerötet, wenn die Kreislaufregulation noch nicht völlig zusammengebrochen ist (rote Form oder *rotes Frühstadium des Hitzschlages*) oder — später — blaßgrau-cyanotisch (graue Form, *graues Spätstadium*). Der Puls ist klein und fliegend, die Atmung anfangs beschleunigt und tief, aber nicht groß, subfinal treten zentrale Atemstörungen auf.

Neurologisch treten apoplektiform beim Hitzschlag, weniger plötzlich bei anhaltender Hitzepyrexie, schwere *zentralnervöse Reiz- und Ausfallserscheinungen* auf: Bewußtseinsstörungen aller Grade, meist als Koma, seltener als Dämmerzustände oder als Hitzedelirium (STEINHAUSEN); dazu cerebrale Krämpfe, generalisiert oder herdförmig, oft als Status, isolierte irreguläre Myokloni oder anfallsweise einsetzende Enthirnungsstarre unter dem Bild von tonischen Anfällen (cerebellar fits). Bei hypernatriämischer Dehydration der Säuglinge ist im Koma der muskuläre Tonus erhöht mit Zeichen neuromuskulärer Übererregbarkeit (GORIN). Seltener lassen sich *herdförmige neurologische Ausfälle* wie Hemiparesen, Aphasien, Hemianopsien usw. feststellen. Häufig gesellen sich klinisch meningitische Symptome hinzu mit Opisthotonus, der Liquor kann unter erhöhtem Druck stehen und vermehrtes Eiweiß zeigen, seltener Pleocytose, Sanguinolenz oder Xanthochromie. Gelegentlich treten akute subdurale oder subarachnoidale Blutungen auf oder intracerebrale Massenblutungen bei Jugendlichen (WEINSTOCK). Auch an der Haut können Blutungen erscheinen.

b) Im *EKG* sind — oft erst nach einigen Tagen — polymorphe Veränderungen nachgewiesen worden: Arrhythmien, Überleitungs- und Erregungsrückbildungsstörungen (SCHOLER u. Mitarb.), Schenkelblock- und Infarktbilder bei Jugendlichen (METZ). Diese waren in der Regel flüchtig und bildeten sich innerhalb von Wochen zurück, konnten aber auch nach Monaten noch nachweisbar sein.

Das *EEG* zeigt unspezifische, diffuse Allgemeinstörungen verschiedener Schweregrade (AUSTIN; GORIN), WEINSTOCK sah Herdveränderungen bei Massenblutung.

Im Carotisangiogramm stellte ISFORT bei einem 17jährigen Mann mit hämorrhagischer Insolationsencephalitis während des Komas eine maximale Weitstellung aller Gefäße fest.

c) *Weitere Laboratoriumsdaten. Elektrolyte:* Der Natriumgehalt im Serum ist bei älteren Kindern meist normal, der Chlorgehalt normal oder leicht erhöht, nach länger vorangegangener Schwitzvorphase sind beide erniedrigt, besonders bei (Hitzschlag nach) hypochlorämischer Form der Hitzeerschöpfung mit hypotoner Dehydration. Der Kaliumgehalt im Serum ist normal oder erniedrigt. Atypische Verläufe und insbesondere Hitzschlagsyndrome, die sich beim Säugling aus einer Wassermangelform der Hitzeerschöpfung entwickeln (s. S. 557), zeigen hochgradige Hypernatriämie (bis 175 mval, GORIN) und Hyperchlorämie (hypertone Dehydration) und präfinal fulminanten Kaliumanstieg (BAXTER u. TESCHAN; AUSTIN u. BERRY; STAUDACHER u. Mitarb.). Zu Beginn einer hypertonen Dehydration kann aber die Na-Konzentration und der *Hämatokrit*wert nur leicht erhöht sein, da bei Wassermangel die Erythrocytenkonzentration zwar ansteigt, das Erythrocytenvolumen aber infolge Zellschrumpfung kleiner wird (KLAUS).

Rest-N-Erhöhung und verminderte Alkalireserve im Rahmen einer metabolischen Acidose zeigen die *Niereninsuffizienz* infolge kollapsbedingter renaler Minderdurchblutung an: Hyperthermie, Gewebsanoxie und mangelnde Eiweißzufuhr führen ebenfalls zur Vermehrung der Eiweißkatabolite.

Leberfunktion. Hitzschlag mit Gelbsucht ist kein seltenes Ereignis (s. HERMAN u. SULLIVAN); direktes und indirektes Bilirubin im Serum können auf Grund einer „zentrolobulären Leberzellnekrose" innerhalb von 2 bis 3 Tagen beträchtliche Werte erreichen. Parenchymschäden der Leber können aber ebenso wie Myokardschäden subklinisch bleiben (SCHOLER u. Mitarb.).

Blutgerinnung. Meist muß allein die kollapsbedingte Capillarpermeabilitätsstörung für Symptome einer hämorrhagischen Diathese verantwortlich gemacht werden, jedoch können auch Thrombocytopenien (HAYMAKER, MALAMUD u. CUSTER) und Hypoprothrombinämien gefunden werden. SHIBOLET u. Mitarb. haben bei einigen jugendlichen Hitzschlagfällen eine gesteigerte Fibrinolyse mit Hypo und Afibrinogenämie nachgewiesen.

Diagnose und Differentialdiagnose

Treten bei vorhandener Hitzeexposition Zeichen körperlicher Erschöpfung und Symptome eines peripheren Gefäßkollapses auf bei fehlendem oder nur leichtem Fieber, ist die Diagnose einer *Hitzeerschöpfung* gegeben. Stehen im Zusammenhang mit einer Hitzebelastung zentralnervöse Symptome im Vordergrund eines schweren klinischen Bildes mit hohem Fieber oder mit Hyperpyrexie, liegt außerdem ein Nachlassen oder Aufhören der Schweißproduktion vor, kann die Diagnose eines *Hitzschlages* gestellt werden. Im 1. und 2. Lebensjahr ist eine akute Dehydration ohne Diarrhoe auf Hitzeerkrankung verdächtig, auch bei wenig erhöhter Umgebungstemperatur!

Bei jedem Fall muß an eine präexistierende, vor allem chronische Grundkrankheit gedacht werden, besonders an Cerebralschäden, Mucoviscidose, andere pulmonale und Hauterkrankungen (s. S. 548).

Die Diagnose „*Sonnenstich*" mag noch berechtigt sein für jene seltene, besondere klinische Verlaufsform einer Hitzeerkrankung, bei der nach intensiver Sonnenbestrahlung bei relativ niedriger Lufttemperatur — z.B. im Hochgebirge (Leonhard; Knoll) — mit einer Latenz von mehreren Stunden nach der Wärmebelastung schwere cerebrale Erscheinungen ohne Hyperpyrexie auftreten, oder für Fälle, deren Hyperthermie Folge einer Hypohidrose bei Sonnenbrand ist (s. S. 551).

Differentialdiagnostische Erwägungen erstrecken sich vornehmlich auf *Meningitiden*, *Encephalitiden* und *akute Subarachnoidalblutungen*, die in vielem einem Hitzschlagsyndrom ähneln können — daher sind ja auch die Begriffe „Insolationsmeningitis" und „Insolationsencephalitis" geprägt worden —, ferner müssen Hyperpyrexiesyndrome aus anderen Ursachen abgegrenzt werden. Dies ist beim *infektabhängigen Hyperpyrexiesyndrom* der Säuglinge und Kleinkinder oft nicht leicht möglich, denn die Symptome des vorangehenden akuten Infektes — meist handelt es sich um einen Luftwegsinfekt, seltener um einen enteralen Infekt — pflegen gering oder durch das voll ausgebildete Hyperpyrexiesyndrom verwischt zu sein. Zum anderen kann ein Hitzschlag mit einem Infekt einhergehen, wie umgekehrt bei der infektbedingten Hyperpyrexie nicht selten eine Wärmestauung als „sekundärer Zusatzschaden" (Schorr) hinzukommt. Klinisch besteht also ein Parallelismus zwischen Hitzschlag und Bild des hyperpyretischen Syndroms bzw. eine Übereinstimmung in der cerebralen Symptomatik (Åkkeren). Der Nachweis von Infektzeichen darf aber nicht dazu verleiten, schwere cerebrale Bilder als Folge oder Komplikation des Infektes anzusehen und die zugrunde liegende primäre metabolische Störung einer Hitzebelastung (meist hypernatriämische Dehydration) zu übersehen, weil der Turgorverlust gering erscheint, und damit die dringend notwendige Rehydrierung zu verzögern!

Natürlich kann auch jede Encephalitis oder akute Encephalopathie anderen Ursprungs sekundär mit gleichen Wasser- und Elektrolytstörungen einhergehen, da jede Bewußtseinsstörung zu unzureichender oraler Flüssigkeitszufuhr führt. Oft vermag nur eine minutiöse Analyse der Vorgeschichte dieses diagnostische Problem zu lösen, besonders hinsichtlich Erkrankungsbeginn und zeitlicher Abfolge der Symptome (erst Wasserverlust, dann ZNS-Symptome), um die neurologischen Symptome einer metabolischen Hitze-Encephalopathie zuordnen zu können. Entscheidend sind daher die Ermittlungen über die Umgebungstemperatur und (bzw. oder) über die Bekleidung und Bedeckung des Kindes, die initiale Schwitzperiode und die mangelhafte Flüssigkeitszufuhr, die die Grundbedingung für die Entstehung eines Hitzschlagssyndroms in diesem frühen Kindesalter sind.

Toxische Enteritiden, die bekanntlich saisonbedingt auch — aber keineswegs ausschließlich — an die heiße Jahreszeit gebunden sein können und eine ähnliche Altersdisposition zeigen, lassen sich differentialdiagnostisch eher unterscheiden, denn wohl können vermehrte schlechte Stühle bei Hitzschlag erscheinen, doch beherrschen diese nicht das Bild und erklären nicht die Schwere der Elektrolytstörung (Gorin).

Diagnostische Schwierigkeiten können beginnende „*Encephaloenteritiden*" machen, wenn sich zunächst ein rein cerebrales Bild mit Bewußtseinsstörung, hohem Fieber und Krämpfen entwickelt. — Der alte Streit um die Ätiologie der akuten Ernährungsstörung (s. S. 546) ist heute zugunsten der Infektionen entschieden; dem Hitzefaktor kann nur eine untergeordnete Bedeutung als „sekundärer Zusatzschaden" zuerkannt werden. Zudem hat Menger nachgewiesen, daß Säuglingstoxikosen nicht am 2. oder 3. Tag einer Hitzeperiode gehäuft auftreten, wie dies bei Hitzeerkrankungen der Fall ist (s. CARDULLO; GORIN; DANKS), sondern später durch Kaltlufteinbrüche begünstigt werden, die sich an Hitzewellen anschließen.

Das *Durstfieber* der Neugeborenen und Säuglinge kann Initial- oder Begleitsymptom einer Hitzeerschöpfung sein, aber natürlich auch isoliert ohne Symptome einer Hitzeerkrankung und ohne Hitzebelastung oder im Rahmen anderer Erkrankungen, z.B. eines Diabetes insipidus, auftreten. Als isoliertes Symptom ist es im späteren Kindesalter praktisch unbekannt. Die Beziehung zwischen transitorischem Neugeborenenfieber und klimatischer Wärme stellt Abb. 239 (S. 548) dar: Während der warmen Monate können bis zu 25% der meist 2—5 Tage alten gesunden Neugeborenen den bekannten abrupten Fieberanstieg (gelegentlich fast bis 41°!) mit leichter Dehydration zeigen, ohne nennenswert beeinträchtigt zu sein (ADAIR u. STEWART; CARDULLO).

Auch ohne Hitzebelastung ist bei einem Teil der Neugeborenen ein oft nur wenige Stunden anhaltender Fieberanstieg vermutlich Folge unzureichender Flüssigkeitszufuhr oder gesteigerter Wasserabgabe; wenn die Fieberzacke mit dem Tiefpunkt der Gewichtskurve zusammenfällt, ist diese Deutung naheliegend und wird durch die Entfieberung nach reichlicher Flüssigkeitszufuhr bestätigt. Ohne diese Beziehung muß das Fieber als Umstellungsfolge auf die eigene Wärmeproduktion gedeutet werden (EWERBECK). — Das Durstfieber der Säuglinge südlicher Länder (z.B. Griechenland, CHOREMIS u. Mitarb.) und im tropischen Klima, wahrscheinlich mehr durch Hyperosmolarität als durch Dehydration verursacht, tritt nicht etwa in den heißesten, sondern in den feuchtesten (heißen) Monaten auf (SHAKER) in Gestalt des charakteristischen, oft langanhaltenden unregelmäßigen Temperaturverlaufs mit Fieberanstieg in der Nacht, Gipfel am frühen Morgen und Entfieberung im Laufe des Tages, weil die Nachtperiode gleichzeitig die Durstperiode ist, wenn in der Nacht keine (zusätzliche) Flüssigkeit angeboten wird. Besonders disponiert sind dafür calorisch reich ernährte, vor allem proteinreich ernährte Säuglinge und solche mit leichter Rachitis.

Die *postoperative Hyperthermie* der Säuglinge und Kleinkinder, eine in der Kinderchirurgie gefürchtete Komplikation, hat mit der während einer Narkose verursachten Hitzestauung (s. S. 551) nichts zu tun. Die Ursache dieses „Blässe-Hyperthermie-Syndroms" (OMBRÉDANNE), das mit und ohne Narkose nach kleinen und großen Eingriffen 5—6 Std post op. einsetzt, ist nach wie vor ungeklärt (HECKER u. HENSCHEL). Auch *Traumen und Tumoren des Gehirns* können ebenso wie *neurochirurgische Eingriffe* zur Beeinträchtigung der wärmeregulierenden Zentren im Bereich des Hypothalamus, des Mittelhirns, der Medulla oblongata und des Halsmarkes und damit zur „zentralen Hyperthermie" führen. Über diencephale und spinale Hyperthermie s. S. 555.

Die *Malaria* soll bei Kindern am häufigsten als akute cerebrale Form mit hoher Letalität verlaufen und dem Hitzschlag sehr ähneln (FORD).

Die verschiedenen Formen der *endogenen Hyperthermie* des Kindesalters (Bewegungs- oder Arbeitshyperthermie, konstitutionelle Hyperthermie, emotionelle Hyperthermie [„Lampenfieber"], postinfektiöse Hyperthermie, Schreifieber und alimentäre Hyperthermien, s. STRÖDER) sind so mild, daß eine Hitzeerkrankung nicht erwogen zu werden braucht.

Verlauf und Prognose (Letalität)

Hitzeerschöpfungen zeigen stets einen günstigen Verlauf, wenn die Hitzeexposition sofort beendet und die Ursachen der Wärmestauung beseitigt werden können. Bei körperlicher Ruhe in kühlem Milieu tritt rasche und völlige Erholung in Stunden oder wenigen Tagen auf. Selbstverständlich ist bei der hypochlorämischen Form und der Wassermangelform der Hitzeerschöpfung die Normalisierung des Wasser- und Elektrolythaushaltes die Voraussetzung für eine vollständige Erholung. Hält aber der Hitzestress mit oder ohne körperliche Anstrengung, d.h. vermehrte Muskelarbeit, an, kann jede Form der Hitzeerschöpfung in einen Hitzschlag übergehen; als Zeichen drohender Gefahr ist das akute Versagen der Schweißproduktion anzusehen.

Das voll ausgebildete *Hitzschlagsyndrom* muß in jedem Fall zunächst als lebensbedrohliche Erkrankung gewertet werden, besonders bei Körpertemperaturen über 41°C. Das Auftreten cerebraler Anfälle verschlechtert die Prognose. Besonders hoch ist die Letalität dann, wenn trotz erfolgreicher Abkühlungsmaßnahmen und adäquatem Flüssigkeitsersatz Koma, Krämpfe und Gefäßkollaps persistieren. Absolut infaust sind Fälle mit anhaltendem Koma und akutem Nierenversagen, bei denen es — meist am 2. oder 3. Tag — zu einem hohen Kaliumanstieg kommt (Austin u. Berry; Baxter u. Teschan; Staudacher u. Mitarb.). Die Prognose wird ebenfalls getrübt bei zugrunde liegenden chronischen Erkrankungen, z.B. chronischen Ernährungsstörungen, Mucoviscidose, hämodynamisch bedeutsamen Herzvitien und besonders bei schweren Cerebralschäden. Milde konkurrierende Erkrankungen wie Enteritis oder Luftwegsinfekte waren in der Statistik von Danks u. Mitarb. ohne Einfluß auf die Gesamtletalität.

Die Angaben über die *Letalität* des Hitzschlags umfassen in der älteren Literatur einen Bereich von 10—80% (vorwiegend bei Erwachsenen, Gauss u. Meyer; Willcox), in jüngerer Zeit 17% (Austin u. Berry). Bei Kindern ermittelten Danks u. Mitarb. während einer trocken-heißen Hitzeperiode 30% Letalität — fast die Hälfte dieser Kinder war bereits bei der Ankunft in der Klinik tot!

Für die überwiegende Mehrzahl der Patienten ist der Verlauf der ersten 24—48 Std entscheidend. Von 185 tödlich verlaufenden Hitzschlagfällen (Haymaker, Malamud u. Custer) verstarben 75% innerhalb der ersten 24 Std nach der Klinikaufnahme, der Rest nach 1—12 Tagen.

Bei günstig verlaufenden Fällen läßt sich die Körpertemperatur prompt senken und eine rasche Besserung der schweren initialen Symptomatik unter der Infusionstherapie feststellen: Innerhalb weniger Stunden kehrt das Bewußtsein wieder, die Krämpfe sistieren und die Kreislaufverhältnisse normalisieren sich. Nur selten und meist gerade dann, wenn die initiale Symptomatik nicht schwer und die anfängliche Therapie nicht energisch genug war, tritt eine lebensbedrohliche Verschlechterung erst am 2. oder 3. Tag auf. Ein um die gleiche Zeit erscheinender *hepatocellulärer Ikterus* oder *EKG-Veränderungen* pflegen stets einen günstigen Verlauf zu nehmen, während die sehr seltenen schweren *hämorrhagischen Diathesen* meist letal enden (Shibolet u. Mitarb.). Häufiger können *neurologische Ausfälle* nach dem Erwachen aus dem Koma erhoben werden; beschrieben sind bei Säug-

lingen zentrale Tetraplegien (Gorin), bei Kleinkindern und Schulkindern akute cerebellare Syndrome (schwerste statische und lokomotorische Ataxien, cerebellare Sprachstörung, Nystagmus, lageabhängiger Schwindel mit Erbrechen), vorwiegend bei Jugendlichen und Erwachsenen Hemiplegien, Aphasien und Hemianopsien. Solche Ausfälle zeigen im weiteren Verlauf eine langsame Rückbildung, doch sind *Defektheilungen* in Form von Restparesen, Tetraplegien mit Entwicklungsstillstand und Schwachsinn, extrapyramidalen Syndromen oder cerebellarer Ataxie (Danks u. Mitarb.; Freedman u. Rourke) möglich, auch vereinzelte Fälle von Epilepsie und Hydrocephalus (z.B. G. Schmidt) sind mitgeteilt worden (weitere Lit. s. Jacob).

Der Verlauf subduraler Hämatome oder akuter Subarachnoidalblutungen unterscheidet sich nicht von dem anderer Genese.

Nach überstandenem Hitzschlag können Wochen vergehen, bis die Schweißproduktion normalisiert ist, und eine *verminderte Hitzetoleranz* kann viele Jahre bestehen bleiben.

Therapie

Therapie des Hitzschlags. Der Hitzschlag erfordert eine rasch einsetzende energische Therapie. Bei schweren Fällen kann wegen der Gefahr irreversibler ZNS-Schädigungen jede Minute kostbar sein!

Zwei therapeutische Maßnahmen sind besonders vordringlich: Abkühlung und Flüssigkeitsersatz.

1. *Abkühlung.* In der Regel kann mit Applikation von Eiswasserblasen und einer Lagerung auf Eiswasserkissen *(Abkühlung durch Konvektion)*, mit feuchten Tüchern, Wasserspray und Ventilator *(Abkühlung durch Verdunstung)*, zusammen mit Aspirin die Hyperpyrexie rasch beherrscht werden.

Die viel empfohlene rigorose Maßnahme eines Eiswasserbades, das unter Massage der Extremitäten und Kontrolle der Rectaltemperatur so lange beibehalten wird, bis die Körpertemperatur unter 38,5°C abgesunken ist, wird man im Kindesalter nur mit Zurückhaltung erwägen; sie ist gefährlich (Schock und Exitus!), unpraktisch und verzögert die Infusionstherapie.

Auch für Erwachsene wird neuerdings die alte drastische physikalische Abkühlung abgelehnt (z.B. Hoagland u. Bishop) und die Anwendung von Chlorpromazin angeraten.

Hypothermie mittels Chlorpromazin führten Danks u. Mitarb. nur selten, und zwar nur bei

Kindern mit therapieresistenten Krämpfen, durch. SCHORR empfiehlt beim Hyperpyrexiesyndrom als Einzeldosis Megaphen 1 mg/kg, Atosil 1 mg/kg und Dolantin 2 mg/kg, zu Beginn langsam i.v., Wiederholung frühestens nach 6 Std; Tagesdosis später auf 2—1 mg/kg Megaphen und Atosil reduzieren.

Bei entsprechender Erfahrung wird man sich leichter zur *kontrollierten Hypothermie* entschließen, vorausgesetzt, daß sorgfältigste Pflege und Überwachung gewährleistet sind. Zu empfehlen ist ein Vorgehen nach HECKER u. HENSCHEL mit einem modifizierten lytischen Cocktail: In der Mischspritze 50 mg Atosil, 100 mg Hydergin und 0,6 mg Dolantin, davon 0,3 Teilstriche pro kg Körpergewicht als Einzeldosis stündlich i.v., Temperatur halbstündlich kontrollieren und nicht unter 34°, im allgemeinen nur auf Normwerte absinken lassen.

2. Zugleich mit diesen Abkühlungsmaßnahmen wird die *Infusionstherapie* begonnen, zunächst mit indifferenten Lösungen (Ringer-Lösung, 5%ige Traubenzuckerlösung, Plasma), die später bei adäquater Diurese unter Kontrolle des Serum-Ionogramms entsprechend modifiziert werden. Keine Vollbluttransfusionen!

Besondere Vorsicht ist bei hypernatriämischer Dehydration der Säuglinge und Kleinkinder erforderlich: Salzzufuhr kann hierbei die Rückbildung schwerer neurologischer Symptome verhindern, die extracelluläre Hyperosmolarität verstärken und das klinische Bild verschlimmern (Gefahr subduraler Blutung). Aber auch zu rasch infundierte hypotone Lösungen sind gefährlich, denn ein zu brüsker intracellulärer Wassereinbruch provoziert Krämpfe. Nach GORIN u. Mitarb. ist in diesen Fällen eine isotone Glucoselösung mit einem Gehalt von 0,2% NaCl für die ersten 24 Std zu geben, in den ersten 4 Std nicht mehr als 50 ml/kg, in den folgenden 20 Std 100 bis 150 ml/kg.

Als Notfallstherapie im Katastrophenfall: Durch Laienhelfer Kochsalzlösung als Klysma (1 knapp gestrichener Teelöffel NaCl auf 1 Liter Wasser).

3. Gabe von O_2, am besten durch Nasensonde.

4. *Bei Krämpfen* Valium i.v., bei Versagen Somnifen i.v. (ab 2. Lebenshalbjahr), Phenobarbital i.m.

Bei therapieresistenten Krämpfen empfehlen DANKS u. Mitarb. kontrollierte Hypothermie.

5. *Corticoide* sollen unwirksam sein (WAUGH). In verzweifelten Fällen wird man sich dennoch dazu entschließen.

6. *Antibiotica* zur Pneumonie-Prophylaxe bei Anzeichen eines konkurrierenden Luftwegsinfektes, bei länger dauerndem Koma oder bei kontrollierter Hypothermie.

7. Periphere Kreislaufmittel sind initial kontraindiziert, da eine Vasoconstriction die Blutzufuhr in die Haut reduziert und damit die gewünschte Wärmeabgabe verhindert. Das beste Kreislaufmittel ist die Infusion.

8. Bei anhaltender „Schockniere" evtl. künstliche Niere einsetzen.

9. Bei Hyperkaliämie (Anstieg über 7 bis 8 mval/l): Insulin-Glucose-Infusion (1 Einheit Altinsulin pro 3—4 g Glucose der 25%igen Traubenzuckerlösung).

Therapie der Hitzeerschöpfung. Körperliche Ruhe, flache Lagerung, evtl. Sedierung, dazu reichlich perorale Flüssigkeitszufuhr (gekühlte Fruchtsäfte, Tee mit Traubenzucker) führen meist zu rascher Erholung. Flaschenkinder müssen vorübergehend auf verdünnte Milchmischungen umgesetzt werden und sollen ad libitum Tee-Traubenzucker nachtrinken. Keine zusätzliche Gabe von NaCl; nur die sicher nachgewiesene hypochlorämische Form der Hitzeerschöpfung (evtl. mit Hitzekrampf, im Kindesalter sehr selten!) erfordert perorale oder intravenöse Zufuhr von (hypotonen) Kochsalzlösungen unter Kontrolle der Serumelektrolyte. Schwerere Wassermangelformen der Hitzeerschöpfung, die sich auf perorale Flüssigkeitsgaben nicht rasch erholen oder bei denen die Flüssigkeitsaufnahme Schwierigkeiten bereitet (schwachsinnige Kinder, Somnolenz), bedürfen der Infusionstherapie mit isotoner Glucose- und hypotoner (0,2%iger) NaCl-Lösung. Bei erhöhter Körpertemperatur milde Abkühlungsmaßnahmen (Eisbeutel auf Kopf, Entkleiden, Besprengen mit Leitungswasser, Ventilator), Aspirin und keine peripheren Kreislaufmittel! Bei „Wasservergiftung" (hypotone Hyperhydration) mit Verdünnungshyponatriämie wird 0,85%ige NaCl-Lösung infundiert und die Infusion abgebrochen, wenn der Na-Gehalt im Serum auf 130 mval angestiegen ist, sonst Gefahr des Lungenödems!

Prophylaxe

Prophylaktische Maßnahmen gegen Hitze-erkrankungen erstrecken sich auf

1. sorgfältige Beobachtung meteorologischer Daten;

2. Ernährung;

3. Bekleidung;

4. Regulierung des Raumklimas;

5. besondere Vorsicht bei künstlicher Wärmezufuhr;

6. regelmäßige Kontrolle der Schweißproduktion bei jeder Hitzeexposition;

7. Hitzetraining und Akklimatisation;

8. Besondere Maßnahmen für Katastrophenfälle.

1. Die Wetterlage muß berücksichtigt werden bei geplanten Unternehmungen, besonders wenn sie mit größeren körperlichen Anstrengungen verbunden sind (Wandertage, Sportfeste). Unterschätzt wird meist die strahlende Kraft der Sonne im Hochgebirge bei relativ kühler Lufttemperatur („Sonnenstich" nach Gletscherwanderungen, Knoll); in tiefen Lagen wird leicht die Gefahr hoher Luftfeuchtigkeit bei Windstille verkannt. Über „Schwülebelastung" und kritische Temperaturen für tödliche Hitzschlagfälle in Abhängigkeit von der Luftfeuchtigkeit s. S. 550.

2. Ernährung. Reichliche Wasserzufuhr bedeutet besonders für das frühe Kindesalter erhöhte Hitzetoleranz. Flaschenkinder erhalten während einer Hitzeperiode verdünnte Milchmischungen, mit Kohlenhydraten angereichert, und zusätzliche Flüssigkeitsgaben außerhalb der Mahlzeiten, bei Trinkschwierigkeiten mit der Sonde. Auf je 100 Nahrungscalorien müssen mindestens 150 g Wasser kommen, damit während der Hitzeperiode mit den üblichen Milchmischungen die physiologische Harnkonzentrationsgrenze nicht überschritten wird (Darrow u. Mitarb.). Zusätzliche Natrium- oder Chlorgaben sind nicht erforderlich, wenn nicht Verluste durch Erbrechen und Diarrhoe eintreten; nur bei sehr lang dauernden Hitzewellen, die ein excessives Schwitzen verursachen — im allgemeinen erst nach 4 Tagen — wäre eine zusätzliche Gabe von 0,1%iger Kochsalzlösung erforderlich (s. S. 553).

Gesunde vollgestillte Säuglinge sind vor Hitzeerkrankungen geschützt, sofern ihr gesteigerter Trinkbedarf „voll gestillt" werden kann.

Auch Kleinkinder und Schulkinder erhalten eine herabgesetzte Calorienmenge mit reichlicher Flüssigkeitszufuhr, eine leichte Kost mit vorübergehend erniedrigtem Eiweißgehalt; die Hauptmahlzeit wird auf den Abend verlegt.

Im Wüstenklima muß auch bei anscheinend sonst guter Hitzeakklimatisation „über den Durst" getrunken werden!

3. Kleidung.

Die unter extremen klimatischen Bedingungen zweckmäßigste Bekleidungsart demonstriert die einheimische Bevölkerung: Der Beduine im trocken-heißen Wüstenklima geht verhüllt und trägt einen weiten Mantel, der beim Laufen Luftbewegung gibt, von weißer Farbe, um das Sonnenlicht optimal zu reflektieren, darunter ein wollenes Leibtuch, das die wasserdampfabgebende Fläche vergrößert. Der Neger im feucht-heißen Dschungelklima dagegen geht so nackt wie möglich, denn bei hoher relativer Luftfeuchtigkeit wirkt sich die Bekleidung ungünstig aus.

In unseren Breiten birgt das modische Bestreben, bei sonnigem warmem Wetter jede Gelegenheit wahrzunehmen, die Hautpigmentierung zu verstärken, die Gefahr des Sonnenbrandes und der Hitzeerkrankung in sich. Leichte, helle, weite und saugfähige Bekleidung, dazu eine Kopfbedeckung sind am zweckmäßigsten, besonders für im Freien spielende Kinder, die sich nicht auf Grünflächen unter Bäumen, sondern auf trockener Erde oder Asphalt aufhalten, wenn nicht ständige Gelegenheit zur Abkühlung mit Wasser gegeben ist. Ebenso müssen hitzegefährdete Säuglinge von Zeit zu Zeit mit Wasser besprengt werden. Dem falschen Instinkt vieler Mütter, das fiebernde Kind aus Furcht vor Erkältung besonders warm einzupacken, muß energisch entgegengetreten werden. Das früher viel benutzte Steckkissen, das den auf einer großen Gummiunterlage liegenden Säugling fast gänzlich wie eine feuchte Kammer einhüllte, wird glücklicherweise kaum noch benutzt.

Bei jedem hochfieberhaft erkrankten Kind, das nach längerem Transport zur Krankenhausaufnahme kommt, muß auch an einen Wärmeschaden gedacht werden, besonders bei disponierten Kindern (s. S. 548).

4. Raumklima. Raumtemperatur und Luftfeuchtigkeit müssen kontrolliert werden. Das gilt für den kleinen Raum der Couveuse ebenso wie für das große Krankenzimmer oder den Operationssaal (s. S. 551). Die optimale relative Luftfeuchtigkeit des Raumes liegt für Neugeborene zwischen 75—50%, für ältere Säuglinge zwischen 65—40% (BLUDOROW). Bei fehlender Klimaanlage Ventilatoren aufstellen, für ausreichende Belüftung in Klassenzimmern und Versammlungsräumen sorgen! Im Wohnhaus gehört dem Säugling der kühlste Raum während einer Hitzewelle. Die heiße Kammer eines in der Sonne abgestellten Kinderwagens oder eines parkenden Autos kann für den Säugling rasch lebensbedrohlich werden!

5. Künstliche Wärmezufuhr, Wärmetherapie. Sehr vorsichtig müssen bei jungen Säuglingen Wärmflaschen und Heizkissen benutzt werden. Bei Frühgeborenen, die zwischen Wärmkrügen liegen, wird die Bett-Temperatur mit einem Thermometer unter der Bettdecke überprüft.

Äußerste Vorsicht bei Schwitzprozeduren aus diagnostischen Gründen, z.B. zur Ermittlung des Kochsalzgehaltes im Schweiß gerade bei Kindern mit Verdacht auf Mucoviscidose! Ständige Beobachtung (Sitzwache!) und häufige Kontrollen der Körpertemperatur sind unbedingt erforderlich. Auf die Plastikbeutelmethode nach SHWACHMAN u. Mitarb. sollte, da Todesfälle aufgetreten sind (Lit. bei GORVOY u. Mitarb., eigene Beobachtung), verzichtet und die ungefährlichere Pilocarpin-Iontophorese bevorzugt werden (GIBSON u. COOKE), die schon bei Neugeborenen (z.B. mit Meconium-Ileus) verläßliche Werte für die Diagnose einer Mucoviscidose erbringt (ELIAN u. Mitarb.) (s. Bd. II, S. 468).

Laien sind sich der Gefahr der (meist überflüssigen) Schwitzpackungen nicht bewußt. Oberstes Gebot bei jeder therapeutischen Wärmeanwendung wie heiße Bäder, Packungen, Sauna, Dampfbäder, Lichtbäder ist das allgemeine subjektive Wohlbefinden. Bei Säuglingen sollte man von Schwitzpackungen überhaupt Abstand nehmen.

6. Schweißkontrolle. Nachlassen und Aufhören der Schweißproduktion trotz anhaltender Hitzebelastung ist ein Alarmsymptom, das den drohenden Hitzschlag anzeigt. Darauf sollten Mütter und Pflegepersonen eindringlich hingewiesen werden. In Heimen, Anstalten und Krankenhäusern ohne Klimaanlagen sollte während einer länger als 36 Std anhaltenden Hitzewelle und auch noch 1—2 Tage danach mindestens 3mal täglich eine „Schweißvisite" durchgeführt werden, häufiger bei fiebernden Kindern!

7. Akklimatisation. Schutz vor Hitzeerkrankungen gewährt eine gute Akklimatisation. Von der Akklimatisation im engeren Sinne, der Anpassung an einen permanenten Aufenthalt im tropischen Klima, muß die *Hitzeadaptation* unterschieden werden (KUNO), d.h. die transitorische Anpassung an wiederholte, zeitlich begrenzte Hitzeexpositionen, z.B. an die sommerlichen Wärmeperioden unseres Klimas. Im Sommer schwitzt der Mensch prompter und profuser als — unter gleichen Bedingungen — im Winter; mit Beginn des Sommers verkürzt sich die Latenzzeit bis zum Beginn des Schwitzens, setzt die Schweißproduktion bei niedrigerer Körpertemperatur ein, nimmt die Schweißmenge zu und der Chlorgehalt des Schweißes (und der des Urins) ab, offenbar teils als Trainingseffekt der Schweißdrüsen, teils als Erregbarkeitssteigerung der Schweißzentren anzusehen (KUNO); im Herbst schwächen sich diese Reaktionen wieder ab. Im ganzen Kindesalter bis zur Pubertät ist diese transitorische Adaptation allerdings weniger ausgeprägt als im Erwachsenenalter (s. S. 554).

Eine gute Hitzeadaptation wird entgegen anders lautenden Meinungen (s. FLORIAN; ZÖLLNER) von Erwachsenen nicht schon nach 1—2 Wochen, sondern frühestens nach 2 Monaten, im allgemeinen erst nach 4—5 Monaten erreicht (LEHMANN), ebenso im Kindesalter (MARSCHAK). SCHICKELEs Analyse von Hitzetodesfällen unter verschiedenen klimatischen Bedingungen zeigt, daß die Häufigkeitskurve der Todesfälle bei Erwachsenen erst ab dem 3. Aufenthaltsmonat asymptotisch wird! Durch Gaben von D-Aldosteron soll aber eine verbesserte Hitzeadaptation schon nach wenigen Tagen erzielt werden können (BRAUN u. Mitarb.). Da im Grunde jede Muskelarbeit die Thermoregulation beansprucht, ist jedes sportliche Training, das die allgemeine körperliche Leistungsfähigkeit erhöht, automatisch ein Hitzetraining.

Da Arbeit und Hitze in gewissen Grenzen austauschbar sind, wird man sich rascher adaptieren und die einmal erworbene Akklimatisation besser erhalten, wenn man sich nicht schont, sondern sich täglich einer hohen, aber nicht zu langen Hitzebelastung von wenigen Stunden Dauer aussetzt mit anschließender ausgiebiger Erholung (s. HÖFLER).

Die gute *Dauerakklimatisation* an tropisches Klima zeigt sich daran, daß die Schweißmengen ökonomischer produziert werden, die Zahl aktiver Schweißdrüsen besonders hoch ist, die Schweißabsonderung bei niedrigerer Rectaltemperatur beginnt und bei gegebener Rectaltemperatur größer ist, die Harnmengen dagegen abnehmen; daß der Chlorgehalt des Schweißes besonders niedrig ist, das spezifische Harngewicht aber ansteigt, daß schließlich das Durstgefühl bei gleichem Schweißverlust zunimmt, so daß nunmehr der Wasserverlust durch das Durstgefühl voll gedeckt wird. Zu Beginn der Klimabelastung wird nämlich die Wasseraufnahme durch das Durstgefühl ganz ungenügend gesteuert; gerade im Wüstenklima kann diese mangelhafte Steuerung über lange Zeit zur ständigen Dehydrationsgefahr werden, so daß der Europäer absichtlich „über den Durst" trinken muß (Adolph u. Mitarb.). Eine Akklimatisation an Dehydration gibt es nicht!

Eine ideale Akklimatisation erreichen aber nach Kuno nur die Eingeborenen (im Vollsinn des Wortes), die in den Tropen geboren werden und dort aufwachsen, gleichgültig welcher Rasse, oder bis zum Alter von 2 Jahren einwandern — jenseits dieser Altersgrenze soll eine volle Aktivierung aller Schweißdrüsen nicht mehr möglich sein. Der im späteren Alter Einwandernde braucht offenbar Jahre bis Jahrzehnte, um sich der idealen Akklimatisation der Eingeborenen anzunähern.

Das Kindesalter als solches bedeutet keine Einschränkung der *Tropentauglichkeit*. Alle auf S. 548 aufgeführten Erkrankungen, die zu Hitzeschädigungen disponieren, machen Kinder tropenuntauglich oder — bei leichter Aus-prägung — nur bedingt tauglich. Dies gilt auch für weitere chronische Leiden wie Nierenerkrankungen, Anämien, chronische Otitis media und endokrine Erkrankungen einschließlich Diabetes mellitus.

8. Besondere Maßnahmen für Katastrophenfälle. Über die Voraussetzungen, die ideal hitzeadaptierte Personen erfüllen müssen, um für den Rettungsdienst im Hitzekatastrophenfall vorbereitet zu sein, s. Hausman u. Mitarb. Menschen in der Großstadt, die nach einem konventionellen oder nuclearen Angriff vor der Hitze des Feuerorkans flüchten, wären nur durch isolierende Schutzanzüge (aus Glasfasergewebe mit Aluminiumüberzug, neuerdings aus Schaumstoff) vor der Hitzestrahlung geschützt; dies als Schutzmaßnahme zu fordern, wäre illusorisch. Nicht minder illusorisch wäre aber auch die Forderung, in ausreichender Zahl thermisch isolierte (und zugleich strahlensichere), völlig in sich abgeschlossene Schutzräume mit genügendem Sauerstoff-, Wasser- und Lebensmittelvorrat zu bauen, die einen Aufenthalt über längere Zeit gestatteten. Denn wenn solch ein Schutzraum jenseits der Zone absoluter Vernichtung dem Explosionsdruck standgehalten hätte, müßte anschließend, um darin zu überleben, ein längeres Verweilen bei völligem Abschluß von der Außenwelt gewährleistet sein, während ein Feuerorkan mit 150 bis 200 Meilen pro Stunde darüber hinwegbraust und die Radioaktivität nur langsam abnimmt (Aronow u. Mitarb.).

Literatur

Adair, F. L., and C. A. Stewart: Fever in newborn infants. Amer. J. Dis. Child. **31**, 846 (1926).

Adolph, E. F., u. Mitarb.: Physiology of men in desert. New York 1947. Zit. nach H. Hensel.

Åkerrén, Y.: On hyperpyretic conditions during infancy and childhood. Acta paediat (Uppsala) **31**, 1 (1943).

Aron, H.: Investigation of the action of the tropical sun on men and animals. Philipp. J. Sci., Med. Sect. **6**, 101 (1911).

Aronow, S., F. R. Ervin, and V. W. Sidel (eds): The fallen sky. New York and Zürich: Hill & Lang 1963.

Austin, M. G., and J. W. Berry: Observations in 100 cases of heatstroke. J. Amer. med. Ass. **161**, 1525 (1956).

Bannister, R.: Acute anhidrotic heat exhaustion. Lancet **1959 II**, 313.

Bansi, H. W.: Klinische Überlegungen zum Problem des akuten Herztodes und der Hitzeschäden bei jungen Soldaten. Wehrmedizin **3**, 1 (1965).

Baxter, Ch. R., and P. E. Teschan: Atypical heat stroke, with hypernatremia, acute renal failure and fulminating potassium intoxication. Arch. intern. Med. **101**, 1040 (1958).

Bludorow, A. S.: Besonderheiten der Wärmeregulation im Säuglingsalter. Berlin: VEB Verl. Volk u. Gesundheit 1956.

Blum, H. F.: The physiological effects of sunlight on man. Physiol. Rev. **25**, 483 (1945).

— The solar heat load; its relationship to total heat load and its relative importance in the design of clothing. J. clin. Invest. **24**, 712 (1945).

Borden, D. L., J. F. Waddil, and G. S. Grier: Statistical study of 265 cases of heat disease. J. Amer. med. Ass. **118**, 1200 (1945).

Braun, W. E., I. T. Maher, and R. F. Byrom: Effect of D-aldosterone on heat acclimatization in man. Clin. Res. **13**, 546 (1965).

Brück, K., M. Brück u. H. Lemtis: Hautdurchblutung und Thermoregulation bei neugeborenen Kindern. Pflügers Arch. ges. Physiol. **265**, 55 (1957).

BRÜCK, K., M. BRÜCK u. H. LEMTIS: Hautdurchblutung und Thermoregulation bei reifen und unreifen Neugeborenen. Arch. Gynäk. **190**, 512 (1958).

BÜCHNER, F.: Allgemeine Pathologie, 4. Aufl. München u. Berlin: Urban & Schwarzenberg 1962.

BÜTTNER, K.: Effects of extreme heat on men. J. Amer. med. Ass. **144**, 732 (1950).

BURCH, G. E.: Zit. nach E. KAHN.

CARDULLO, H. M.: Sustained summer heat and fever in infants. J. Pediat. **35**, 24 (1949).

CHOREMIS, K., C. DANELATOU, F. MAOUNIS, B. BASTI, P. LAPATSANIS, and K. KIOSSOGLOU: Paper chromatography for amino-acids in thirst fever. Helv. paediat. Acta **14**, 44 (1959).

COOKE, R. E., E. L. PRATT, and D. C. DARROW: The metabolic response of infants to heat stress. Yale J. Biol. Med. **22**, 227 (1949/50).

DANKS, D. M., D. W. WEBB, and J. ALLEN: Heat illness in infants and young children. A study of 47 cases. Brit. med. J. **1962 II**, 287.

DARROW, D. C., R. E. COOKE, and W. E. SEGAR: Water and electrolyte metabolism in infants fed cow's milk mixtures during heat stress. Pediatrics **14**, 602 (1954).

DAY, R., J. CURTIS, and M. KELLEY: Respiratory metabolism in infancy and in childhood. Amer. J. Dis. Child. **65**, 376 (1943).

DIETERLE, P.: Die diabetische Anhidrose. Dtsch. med. Wschr. **92**, 1159 (1967).

DiSANT'AGNESE, P. A., R. C. DARLING, G. A. PERERA, and E. SHEA: Abnormal electrolyte composition of sweat in cystic fibrosis of the pancreas. Pediatrics **12**, 549 (1953).

ELIAN, E., H. SHWACHMAN, and H. HENDREN: Intestinal obstruction of the newborn infant. New Engl. J. Med. **264**, 13 (1961).

ELLIS, F. P.: Heatstroke during and after anaesthesia. Lancet **1961 II**, 715.

EWERBECK, H.: Der Säugling. Berlin-Göttingen-Heidelberg: Springer 1962.

FINBERG, L.: Pathogenesis of lesions in the nervous system in hypernatremic states. Pediatrics **23**, 40 (1959).

FINKELSTEIN, H.: Über den Sommergipfel der Säuglingssterblichkeit. Dtsch. med. Wschr. **35**, 1377 (1909).

FLORIAN, H.-J.: Arbeitsmedizinische Erfahrungen beim Einsatz von Arbeitskräften in Übersee insbesondere bei Hitze- und Höhenbelastung. Münch. med. Wschr. **109**, 515 (1967).

FREEDMAN, D. A., and J. C. ROURKE: Selective sensitivity of the Purkinje cells of the cerebellum. Amer. J. Med. **17**, 861 (1954).

FRIEDFELD, L.: Prophylaxis and treatment of heat-reaction states. New Engl. J. Med. **240**, 1043 (1949).

GAGEL, O.: Einführung in die Neurologie, S. 135. Berlin-Göttingen-Heidelberg: Springer 1949.

GAUSS, H., and K. A. MEYER: Heat stroke: Report of 158 cases from Cook county hospital Chicago. Amer. J. med. Sci. (N.S.) **154**, 554 (1917).

GIBSON, L. E., and R. E. COOKE: Test for concentration of electrolytes in sweat in cystic fibrosis of pancreas utilizing pilocarpin by iontophoresis. Pediatrics **23**, 545 (1959).

GOLD, J.: Development of heat pyrexia. J. Amer. med. Ass. **173**, 1175 (1960).

GORIN, R., J. CRUVEILLER, C. SALAMA et C. GODARD: A propos des formes graves du coup de chaleur du nourisson. Ann. Pédiat. (Sem. Hôp. Paris) **39**, 296 (1963).

GORVOY, J. D., H. ACS, and M. L. STEIN: The hazard of induction of sweating in cystic fibrosis of the pancreas. Pediatrics **25**, 977 (1960).

GRÄFF, S.: Tod im Luftangriff. Ergebnisse pathologisch-anatomischer Untersuchungen. Hamburg: H. H. Nölke 1948.

GROBER, J.: Wärmestauung und Schwülekrankheiten. Stuttgart: Gustav Fischer 1960.

— H. HORN u. F. OBERDOERSTER: Gesundheitstaschenbuch für die warmen Länder. Berlin: VEB Verlag Volk u. Gesundheit 1960.

GROSSE-BROCKHOFF, F.: Allgemeine Schädigungen durch äußere Hitzeeinwirkung. In: Handbuch der inneren Medizin, 4. Aufl., Bd. VI/2. Berlin-Göttingen-Heidelberg: Springer 1954.

HARRIS, T. A. B., and A. M. HUTTON: Heat-stroke during and after anaesthesia. Lancet **1956 II**, 1024.

HAUSMAN, A., D. BELAYEW et J. PATIGNY: Rev. Inst. Hyg. Mines **21**, 36 (1966). Ref. Presse méd. **75**, 4 (1967).

HAYMAKER, W., N. MALAMUD, and R. P. CUSTER: Heat stroke. A clinic-pathologic study of 125 fatal cases. J. Neuropath. **6**, 209 (1947).

— J. R. TEABEAUT, L. KRAINER, and E. SCHICKELE: Heat stroke. An analysis of 185 fatal cases. Acta neuroveg. (Wien) **11**, 142 (1955).

HECKER, W. CH., u. W. F. HENSCHEL: Zur postoperativen Hyperthermie. Langenbecks Arch. klin. Chir. **296**, 434 (1960).

HENSEL, H.: Siehe PRECHT u. Mitarb.

HERMAN, R. H., and B. H. SULLIVAN jr.: Heatstroke and jaundice. Amer. J. med. **27**, 154 (1959).

HOAGLAND, R. J., and R. H. BISHOP jr.: A physiologic treatment of heat stroke. Amer. J. med. Sci. **241**, 415 (1961).

HÖFLER, W.: Hitzeakklimatisation. Hippokrates (Stuttg.) **39**, 517 (1968).

HSIA, D. Y., S. G. DRISCOLI, D. GREENBERG, T. LEE, and G. LANOFF: Abnormal sweat electrolytes in patients with allergies. Amer. J. Dis. Child. **96**, 685 (1958).

ISFORT, A.: Zur Insolationsencephalitis. Med. Klin. **55**, 531 (1960).

JACOB, H.: Wärme- und Kälteschädigungen des ZNS. In: Handbuch der speziellen pathologischen Anatomie und Histologie, Bd. XIII/3, S. 288. Berlin-Göttingen-Heidelberg: Springer 1955.

KAHN, E.: The effects of heat stress on patients suffering from cardiac failure and in infantile malnutrition. Ref. Zbl. ges. Kinderheilk. **49**, 368 (1954).

KERPEL-FRONIUS, E., F. VARGA, K. KUN u. J. VÖNÖCZKY: Die Hyperventilationstoxikose bei Säuglingsgrippe. Ann. paediat. (Basel) **177**, 1 (1951).

KESSLER, R. W., and D. H. ANDERSEN: Heat prostration in fibrocystic disease of the pancreas and other conditions. Pediatrics **8**, 648 (1951).

Klaus, D.: Diagnostik und Therapie von Störungen im Wasser- und Elektrolythaushalt. Materia Med. Nordmark 18, 377, 426 (1965).

Klein, H., u. D. Mueller: Tod durch Hyperthermie im Säuglingsalter. Zwei Todesfälle mit elektrischen Heizkissen im Kinderbett. Med. Welt 1964, 1958.

Knoll, W.: Allgemeine Hitzeschädigungen. Med. Klin. 38, 677 (1942).

Kuno, Y.: Human perspiration. Springfield (Ill.): Ch. C. Thomas 1956.

Ladell, W. S. S.: Heat cramps. Lancet 1949 II, 836.

— J. C. Waterlow, and M. F. Hudson: Desert climate. Physiological and clinical observations. Lancet 1944 II, 491, 527.

Lambert: Report of 805 cases of sunstroke in New York 1896. N.Y. Med. News 71, 97 (1897).

Laron, Z.: Skin turgor as a quantitave index of dehydration in children. Pediatrics 19, 816 (1957).

Lehmann, G.: Praktische Arbeitsphysiologie. Stuttgart 1953.

Leonhard, K.: Die Gefahr des reinen Sonnenstichs ohne Überhitzung im Hochgebirge. Münch. med. Wschr. 1939 I, 174.

Liefmann u. Lindemann: Der Einfluß der Hitze auf die Sterblichkeit der Säuglinge in Berlin etc. Braunschweig 1911.

Lobeck, C. C., and D. E. Huebner: Effect of age, sex, and cystic fibrosis on the sodium and potassium content of human sweat. Pediatrics 30, 172 (1962).

Mader, A.: Über die regulatorische Dysfunktion des thermogenetischen Apparats bei mißgebildeten Neugeborenen. Jb. Kinderheilk. 98, 105 (1922).

Malamud, N., W. Haymaker, and R. P. Custer: Heat stroke: A clinicopathologic study of 125 fatal cases. Milit. Surg. 99, 397 (1946).

Marschak: Zit. nach A. S. Bludorow.

Meinert, E.: Die klinischen Bilder der die Kindersterblichkeit des Hochsommers beherrschenden Krankheitsformen, S. 145. Verh. Ges. Kinderheilk. Wiesbaden 1887.

Mendelssohn, A.: Über das Wärmeregulationsvermögen des Säuglings. Z. Kinderheilk. 5, 267 (1913).

Menger, W.: Die meteorotropen Krankheiten des Kindesalters. Dtsch. med. Wschr. 82, 1965 (1957).

Metz, E.: Herzschädigungen durch Hitzschlag im EKG. Klin. Wschr. 19, 247 (1940).

Meyer, L. F.: Die Morbidität und die Mortalität der Säuglinge im Sommer 1911. Dtsch. med. Wschr. 37, 2090 (1911).

Misch, K. A., and H. M. Holden: Sweat test for the diagnosis of fibrocystic disease of the pancreas; report of a fatality. Arch. Dis. Childh. 33, 179 (1958).

Müller, G.: Der plötzliche Kindstod. Pathologische Anatomie und Dynamik. Stuttgart: Georg Thieme 1963.

Newzella, E.: Exogene Hyperthermie. Diss. Bonn 1949.

Ombrédanne, L.: Précis clinique et operatoire de chirurgie infantil. Paris: Masson & Cie. 1925.

Pinsky, L., and A. M. DiGeorge: Congenital familial sensory neuropathy with anhidrosis. J. Pediat. 68, 1 (1966).

Precht, H., J. Christophersen u. H. Hensel: Temperatur und Leben. Berlin-Göttingen-Heidelberg: Springer 1955.

Reichstein, W.: Die medizinischen Folgen des thermonuclearen Krieges (Übersetzung). Dtsch. Ärztebl. 1965, Nr 8—12.

Rietschel, H.: Die Sommersterblichkeit der Säuglinge. Ergebn. inn. Med. Kinderheilk. 6, 369 (1910).

— Die Sommersterblichkeit der Säuglinge, ein Wohnungsproblem. Dtsch. med. Wschr. 37, 1840 (1911).

Rix, E.: Experimentelle Versuche zur Hyperthermie. Verh. dtsch. Ges. Path. (33. Tagg 1949) 33, 160 (1950).

Schickele, E.: Environment and fatal heat stroke. An analysis of 157 cases occuring in the army in the U.S. during world war II. Milit. Surg. 100, 235 (1947).

Schmidt, G.: Die Folgen des „Sonnenstichs" am Zentralnervensystem. Dtsch. Z. Nervenheilk. 151, 146 (1940).

Scholer, H., Z. E'Lö u. D. Baranović: Myokardalteration und Hepatopathie nach Wärmestauung und Leistungsüberforderung. Dtsch. med. Wschr. 93, 210 (1968).

—, u. D. Sokhegyi: Flüchtige polymorphe EKG-Veränderungen bei Hitzschlägen. Cardiologia (Basel) 34, 81 (1959).

Schorr, R.: Die Hyperpyrexie im Kindesalter, ihre Verhütung und Behandlung. Z. ärztl. Fortbild. 53, 11 (1959).

Schürmann: Der Hitzschlag im Lichte der Kollapsforschung. Veröff. Heeres-San.-Wes. H. 205, 218 (1938).

Seraphin, R.: Zur Frage der Wärmeregulation der Säuglinge und Frühgeborenen. Z. Kinderheilk. 75, 664 (1955).

Shaker, Y.: Thirst fever, with a characteristic temperature pattern in infants in Kuweit. Brit. med. J. 1966 I, 586.

Shibolet, S., S. Fisher, H. Bank, T. Gilat, and H. Heller: Fibrinolysis and hemorrhages in fatal heatstroke. New Engl. J. Med. 266, 169 (1962).

Shwachman, H., H. Heubner, and P. Catzel: Mucoviscidosis. Advanc. Pediat. 7, 249 (1955).

Staudacher, G., R. Oechslin u. P. G. Frick: Zur Klinik der Hitzeschäden. Schweiz. med. Wschr. 92, 927 (1962).

Steinhausen, F. A.: Nervensystem und Insolation. Bibl. v. Coler-v. Schjerning, Bd. XXX. Berlin: August Hirschwald 1910.

Steinkühl: Sektionsbefund zweier am Sonnenstich plötzlich verstorbener Individuen ... Hufelands J. prakt. Arzneykunde 49, V. 35 (1819).

Ströder, J.: Wärmehaushalt. In: Biologische Daten für den Kinderarzt, hrsg. v. J. Brock, 2. Aufl. Berlin-Göttingen-Heidelberg: Springer 1954.

Thauer, R.: Physiologie der Wärmeregulation. Acta neuroveg. (Wien) 11, 12 (1955).

THOMSON, M. L.: Zit. nach H. HENSEL.

UCHINO: Zit. nach Y. KUNO.

WAUGH, W. H.: Cortisone and the treatment of heat stroke. Ann. intern. Med. 41, 841 (1954).

WEES, M. M., and G. A. BROWN: Sweat analysis in fibrocystic disease, chronic pulmonary disease and controls. Arch. Dis. Childh. 33, 74 (1958).

WEINSTOCK, P.: Intrazerebrale Massenblutungen ungewöhnlicher Genese bei jungen Menschen. Dtsch. med. Wschr. 87, 1907 (1962).

WILLCOX, W. H.: The nature, prevention and treatment of heat pyrexia. The clinical aspect. Brit. med. J. 1920 I, 302.

ZÖLLNER, N.: Physiologie des Gesamtstoffwechsels. In: THANNHAUSERs Lehrbuch des Stoffwechsels und der Stoffwechselkrankheiten. Stuttgart: Georg Thieme 1957.

ZÜLCH, K. J.: „Zentrales Fieber"? Septisches Fieber? Wärmestauung? Dtsch. med. Wschr. 87, 1881 (1962).

Schädigungen des Nervensystems durch Elektrizität und Blitz

Neurologie des Elektrounfalls

Historische Daten. Nach den grundlegenden Entdeckungen, die die physikalische Erforschung der elektrischen Erscheinungen seit Beginn des 17. Jahrhunderts gemacht hatte, beginnt die rasche Entwicklung der eigentlichen, angewandten Elektrotechnik zu Anfang des 19. Jahrhunderts mit dem Bau des ersten elektrischen Telegraphen (SÖMMERING, 1809). Später schafft SIEMENS mit der Erfindung der Dynamomaschine 1866 die Voraussetzung für die Stromerzeugung in großem industriellem Ausmaß und baut um 1880 die ersten elektrischen Eisen- und Straßenbahnen. Wenig später entwickelt sich ein immer größeres Lichtnetz, nachdem durch EDISON die Glühlampen verbessert worden sind. Dies ist der Zeitpunkt, an dem eine ernstliche Unfallgefährdung durch elektrischen Strom beginnt: 1879 wird in Frankreich über den ersten tödlichen elektrischen Unfall berichtet.

Die eigenständige Bedeutung der Elektropathologie in umfassender Weise herausgearbeitet zu haben, ist das verdienstvolle Lebenswerk von JELLINEK (ab 1903), wertvolle Beiträge verdankt die Elektrounfallmedizin dem Elektroingenieur ALVENSLEBEN (ab 1915). Im deutschen Schrifttum haben dann vor allem PANSE (ab 1930) und KOEPPEN (ab 1933) die elektropathologischen Kenntnisse vertieft, besonders PANSE auf dem Gebiet der Neurologie, wie auch später CRITCHLEY in England (ab 1932) und ALEXANDER in USA (ab 1938) den neuropathologischen Aspekt des Elektrounfalls bearbeitet haben.

Häufigkeit

Zu Beginn unseres Jahrhunderts nimmt mit fortschreitender Elektrifizierung die Unfallgefährdung rasch zu. Zwischen 1910 und 1926 steigt z. B. in Preußen der Prozentsatz tödlicher elektrischer Unfälle, bezogen auf die Gesamtzahl aller tödlichen Unfälle, von 0,5% auf 1,9%. ALVENSLEBEN schätzt 1925 die Zahl tödlicher Elektrounfälle in Deutschland auf jährlich etwa 300. Trotz ständig weiterer Ausdehnung der Netze und Erhöhung der Anschlußenergie erhöhen sich die Unfallzahlen in der Folgezeit aber nicht, auch nicht nach dem 2. Weltkrieg (s. Tabelle 68) — ein Erfolg verbesserter Technik und umfassenderer Aufklärung. Diese Konstanz tödlicher

Tabelle 68. *Unfallsterbefälle durch elektrischen Strom (Bundesrepublik Deutschland)*

Aus: Jahresbände über das Gesundheitswesen, herausgegeben vom Statistischen Bundesamt Wiesbaden, Mainz: W. Kohlhammer.

Jahr	Gesamt-sterbe-fälle	Davon Kinder unter 15 Jahren		
		Gesamt-zahl	männlich	weiblich
1959	317	42	31	11
1950	286	31	27	4
1941	286	33	28	5
1952	268	22	21	1
1953	287	28	22	6
1954	317	33	27	6
1955	308	28	24	4
1956	298	26	17	9
1957	279	22	16	6
1958	280	16	13	3
1959	272	17	13	4
1960	298	22	16	6
1961	273	28	18	10
Errechneter Jahres-durchschnitt	289,9	26,7	21,0	5,7

Elektrounfälle trotz steigender Energieerzeugung zeigen auch andere hochindustrialisierte Länder Nord- und Westeuropas und die USA.

Im Rahmen der Gesamtunfälle bleiben die Elektrounfälle eine relativ geringe Zahl; HYSLOP ermittelte für die USA (1946), daß 0,4% aller Unfälle in Haushalt und Betrieb elektrische Unfälle sind.

Speziell für das Kindesalter läßt sich der Anteil der Elektrounfälle an der Gesamtzahl aller (stationär behandlungsbedürftigen) Unfälle mit 0,23% errechnen (GRUENAGEL u. JUNKAT); 1—2% aller Verbrennungsunfälle des

Kindesalters sind durch elektrischen Strom verursacht (Bleck; Engler; Colebrook).

Letalität und Mortalität. Die Seltenheit elektrischer Unfälle kontrastiert zu einer hohen Sterblichkeit. Nach den Unterlagen des Statistischen Bundesamtes verläuft jeder 12. registrierte Elektrounfall tödlich.

Von den bei der Berufsgenossenschaft Feinmechanik und Elektrotechnik 1947—1952 gemeldeten Hochspannungsunfällen (ab 1000 V) verliefen 20,3% tödlich (165 von 814), von den im gleichen Zeitraum gemeldeten Niederspannungsunfällen (unter 1000 V)

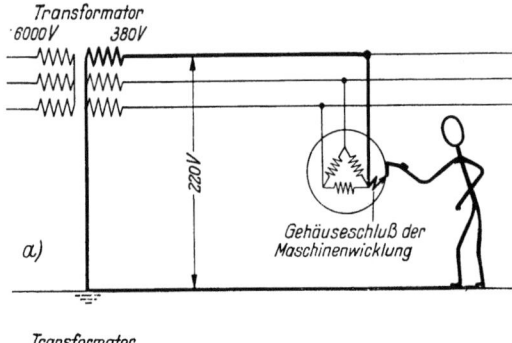

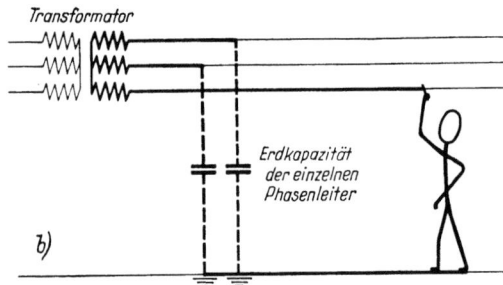

Abb. 244a u. b. Schematische Darstellung des geschlossenen Unfallstromkreises an Drehstromanlagen. a Bei vorgeschaltetem Transformator mit geerdetem Sternpunkt (Kurzschlußstrom); b bei vorgeschaltetem Transformator ohne geerdeten Sternpunkt (Kapazitätsladestrom). (Aus A. Otto)

waren 3,2% tödlich (95 von 2970), d.h. etwa 7% aller gemeldeten Elektrounfälle hatten einen tödlichen Ausgang. Für das Kindesalter liegen nur sowjetische Statistiken vor, nach denen eine Letalität von 21 bis 36,5% der gemeldeten Unfälle durch elektrische Energie bestehen soll, Blitzunfälle inbegriffen (Kaplan).

Ohne Unterteilung in Hoch- und Niederspannungsunfälle können für das Kindesalter nur die Gesamtzahlen tödlicher Elektrounfälle verläßlich angegeben werden (Tabelle 68). Eine Aufgliederung nach Altersgruppen zeigt Tabelle 69. In der Bundesrepublik sterben also pro Jahr durchschnittlich etwa 27 Kinder unter 15 Jahren den elektrischen Unfalltod, davon weit mehr Knaben als Mädchen (Verhältnis etwa 4:1, wie bei Unfällen im Kindes-

Tabelle 69. *Unfallsterbefälle durch elektrischen Strom (Bundesrepublik Deutschland 1949—1961)*

Aus: Jahresbände über das Gesundheitswesen, herausgegeben vom Statistischen Bundesamt Wiesbaden, Mainz: W. Kohlhammer.

Altersgruppen von—bis unter ... Jahren	Männlich	Weiblich
0— 1	9	1
1— 5	67	29
5—10	71	19
10—15	126	26

alter überhaupt). Die tödliche Gefährdung beginnt praktisch erst mit dem 2. Lebensjahr, sie nimmt mit steigendem Lebensalter zu, hauptsächlich bei den Knaben. Die Gesamtzahl tödlicher Elektrounfälle ist also relativ klein, die Mortalität bleibt selbst bei den 10—15jährigen unter 1:100000. — Der Anteil tödlicher Elektrounfälle an der Gesamtunfallsterblichkeit des Kindesalters liegt unter 1% (z.B. für Hamburg 1951—1959 = 0,62% (Gädecke).

Disposition

Neben einer artspezifischen Toleranz gegenüber dem elektrischen Strom postulierte Jellinek eine je nach körperlicher Konstitution und seelischer Struktur individuelle Toleranz jedes Menschen, die ständigen Schwankungen unterworfen sei, vor allem je nach der Bewußtseinslage (Schlaf und Narkose sollen die Toleranz erhöhen) bzw. Aufmerksamkeit. In der „Strombereitschaft" sah Jellinek eine gewollte psychomotorische Schutzfunktion gegen die Dynamik des Elektrotraumas. Daß ein psychisches Phänomen wie die Aufmerksamkeit gleichsam wie ein Vorschaltwiderstand physikalische Eigenschaften entfaltet, ist in der Psychopathologie ohne Parallele, wie Panse (1930) betont. Diese Hypothese ist zugunsten einer exakten Analyse aller physikalischen Faktoren einer Unfallkonstellation verlassen worden.

Technisch-physikalische und elektrobiologische Vorbemerkungen

Ein elektrischer Unfall kann nur auftreten, wenn durch den menschlichen Körper oder einzelne Gliedmaßen ein Stromkreis geschlossen wird, d.h. wenn Kontakt des Körpers an zwei Punkten besteht, zwischen denen eine elektrische Spannung herrscht, sei es, daß zwei Pole (Phasen) berührt werden oder daß der Strom von einem Pol (Phase) über den menschlichen Körper zur Erde oder zu einem geerdeten Gegenstand wie Wasserleitung, Heizungsrohre o.ä. abfließt. Zwei Beispiele eines Unfallstromkreises skizziert die Abb. 244.

Nicht nur durch Kontakt, auch auf Distanz kann Stromübergang auf den Menschen erfolgen: Bei Annäherung an Hochspannungsanlagen betragen die

Tabelle 70. *Vorkommen verschiedener Stromarten und Spannungen.* (Nach Ing. M. GERNALZICK)

Stromart	Niederspannung bis 1000 V		Hochspannung ab 1000 V
	Schwachstrom bis 65 V	Starkstrom ab 100 V	
Wechselstrom (einphasig)	Klingel- und Ruf-anlagen 12 V; Elektrisches Kinderspielzeug bis 24 V	Einphasige Abnahme von 380 V Drehstrom, z. B.: Haushaltselektrogeräte, Beleuchtungseinrichtungen, Klein-maschinen-Antriebe in Gewerbe und Industrie — 220 V	Bundesbahn-Oberleitungen 15000 V; Bundesbahn-Zuleitungen 50000 V, 100000 V
Drehstrom (dreiphasiger Wechselstrom)	Auto-Licht-maschine 12 V	Ortsnetze (Zuleitungen für Haushalt und Gewerbe): Kochherde und Wasch-maschinen, Antriebsmotoren in Industrie und Landwirtschaft, elektrisch beheizte Industrieanlagen — 380 V; Schwerindustrie-Antriebsmotoren 500 V	Antriebsmotoren der Schwer-industrie 3000 V; Elektrische Energie-Erzeugungs-anlagen 3000 V, bis 10000 V; Elektrische Energie-Verteilungs-anlagen: Umspannstationen 380—380000 V, Mittelspannungsnetz 6000—30000 V, Hochspannungsnetz 60000—380000 V
Gleichstrom	Auto-Lichtanlage 6 V, 12 V; Elektrisches Kin-derspielzeug bis 15 V; Fernmelde- und Signaltechnik 24 V, 60 V	Motoren und Regelantriebe der Industrie 110 V, 220 V, 440 V; Straßenbahnen und O-Busse 550 V, bis 750 V	Stadtbahnen (U-Bahnen) mit besonderem Bahnkörper 1100 V, 1500 V, 3000 V

Distanzen zur Ausbildung eines Lichtbogens z.B. 6 mm bei 20000 V oder 35 mm bei 100000 V. Die Spannung nimmt dabei umgekehrt zur Länge des Lichtbogens ab; die durch Lichtbogen erzeugte Wärme beträgt 2500—3000° C.

Folgende Faktoren bestimmen vorwiegend Art und Schwere der Beeinflussung und Schädigung des menschlichen Organismus: Stromart, Stromstärke, Durchströmungsdauer und Stromweg.

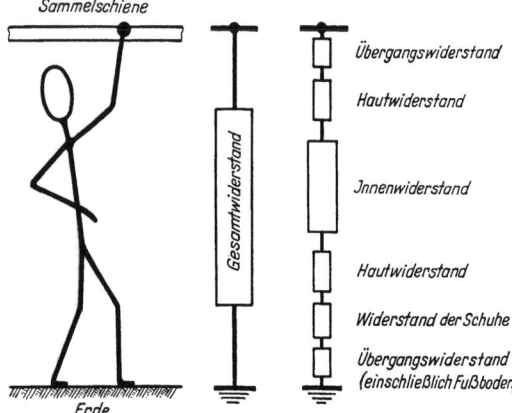

Abb. 245. Schematische Darstellung des Unfallwiderstandes. (Aus A. OTTO)

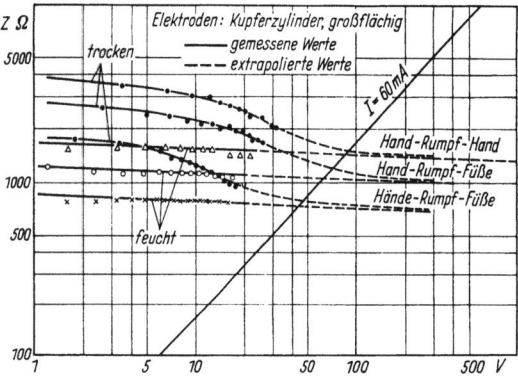

Abb. 246. Elektrischer Körperwiderstand des Menschen in Abhängigkeit von Spannung, Hautfeuchtigkeit und Stromweg (Wechselstrom 50 Hz). (Aus P. OSYPKA)

Stromart. Von den drei möglichen Stromarten ist (Tabelle 70) der *Gleichstrom* durch die stets gleiche Richtung des Stromes charakterisiert. *Wechselstrom* zeigt eine periodische Änderung von Richtung und Größe der Spannung; die bei uns gebräuchliche Frequenz beträgt 50 Hz. *Drehstrom* ist dreiphasiger Wechselstrom, entsprechend dem Drehfeldsystem des Generators sind die drei Phasen in der Periode von 50 Hz um 120° verschoben. Diese drei Wechselströme sind in bestimmter Weise miteinander verbunden, eine Drehstromleitung besteht daher stets aus drei oder vier Leitungen (Abb. 244). In bezug auf die biologische Wirksamkeit ist Wechselstrom 3—4mal gefährlicher als Gleichstrom, besonders in den Frequenzen zwischen 40—150 Hz. Ab 10000 Hz beginnt die *Hochfrequenztechnik*; bekanntlich führt der ab 300000 Hz therapeutisch verwendete Hochfrequenzstrom zu

keinerlei spezifisch elektrischer Wirkung mehr im Sinne der Erregung, sondern allein zur Erwärmung. Während Gleichstrom — außer bei exzessiver Stromstärke — nur bei Ein- und Ausschaltung erregt, tritt bei dem gebräuchlichen Wechselstrom von 50 Perioden ein „Tetanus" der Muskulatur während der gesamten Durchströmungsdauer auf. Diese Tetanisierung der Skeletmuskulatur führt ihrerseits zu hohen Blutdruckanstiegen (KOEPPEN), die der Armmuskulatur zur Unfähigkeit, den Kontakt zu lösen: Das Kind „klebt" am Kontakt.

Stromstärke. Nicht die Spannungshöhe bestimmt das Maß der Gefährdung, sondern die Stromstärke. Unter extremen Bedingungen kann eine Spannung von 46 V zum Tode führen, während Unfälle an Hochspannungsanlagen bis 25000 V überlebt wurden (BALDRIDGE). Entscheidend ist vielmehr die einwirkende Stromstärke. Nach jedem elektrischen Unfall sollte ihre Größenordnung in Zusammenarbeit mit technischen Sachverständigen im Rahmen einer möglichst exakten Unfallanalyse abgeschätzt, d.h. nach dem Ohmschen Gesetz $I = \frac{U}{R}$ errechnet werden. Die Spannungshöhe U ist gegeben (s. Tabelle 70), die Abschätzung des *Unfallwiderstandes* R, d.h. der gesamten Widerstandsverhältnisse eines Elektrounfalls (Abb. 245), bereitet u.U. große Schwierigkeiten. Zunächst müssen die vorhandenen *Übergangswiderstände* berücksichtigt werden, also die Summe jener Widerstandsfaktoren, die zwischen Energiequelle und menschlichem Körper liegen, z.B. Schuhe, Fußboden usw. Der Gesamtwiderstand des menschlichen Körpers gliedert sich in drei hintereinandergeschaltete Widerstände: den Hautwiderstand an der Stromeintrittsstelle, den Körperinnenwiderstand und den Hautwiderstand an der Stromaustrittsstelle. Entscheidend ist der *Hautwiderstand*, der großen individuellen Schwankungen unterworfen ist, je nach Hornhautdicke und Feuchtigkeitsgehalt (Abb. 246); eine normale trockene Erwachsenenhand hat etwa 3000—10000 Ohm pro cm², Schwitzen kann den Hautwiderstand um das 12fache, Eintauchen in Wasser um das 25fache herabsetzen. Die intakte, trockene Epidermis, insbesondere das Stratum corneum, stellt eine Art Isolierung dar und besitzt bei kleinen und mittleren Spannungen einen bedeutenden dielektrischen Schutzwert (FREIBERGER). Der Widerstand dieses gegen Durchströmung sehr empfindlichen Dielektrikums bricht im Laufe der Durchströmung zusammen, je eher, je größer die Stromstärke, d.h. die angelegte Spannung, ist. Mit zunehmender Spannung und Stromflußzeit vermindert sich der Hautwiderstand bis auf einen Grenzwert, der für Gleich- und Wechselstrom etwa identisch ist: auf den *Körperinnenwiderstand*, d.h. auf den kleinsten bei einem Elektrounfall möglichen Körperwiderstand. Dieser ist abhängig von Körpergröße und Körperbau und weist bei Erwachsenen je nach Stromweg Werte ab 650 Ohm auf (Tabelle 71, Abb. 246). Bei hohen Spannungen bricht der Hautwiderstand in Bruchteilen von Sekunden zusammen. Im allgemeinen ist bei Unfällen mit einer Kontaktdauer von mehr als 1 sec nur noch mit dem Innenwiderstand zu rechnen.

Hinsichtlich des Kindesalters gelten für die Widerstandverhältnisse folgende Überlegungen: Die zartere Haut zumal des Kleinkindes bedingt einen sehr viel niedrigeren Hautwiderstand als schwielige Arbeitshände eines Erwachsenen. Im Krabbel- und frühen Kleinkindesalter kann leicht der Kontakt mit dem durch Speichel befeuchteten Finger oder mit der Lippen- bzw. Mundschleimhaut erfolgen (Abb. 247); in diesen Fällen kann nur noch der Körperinnenwiderstand in Rechnung gestellt werden. Dieser ist einerseits durch die kleinere Körperlänge geringer als im Erwachsenen-

Tabelle 71. *Körperinnenwiderstände bei Erwachsenen in Abhängigkeit vom Stromweg (Wechselstrom 50 Hz). (Aus: P. OSYPKA)*

Stromweg	Körperinnenwiderstand
Hand-Rumpf-Hand	1300 Ohm
Hand-Rumpf-Füße	975 Ohm
Hände-Rumpf-Füße	650 Ohm

alter, andererseits bieten die kleineren Gelenkquerschnitte höhere Teilwiderstände. Bei den im jüngeren Kindesalter häufigen häuslichen Elektrounfällen stellen trockene Fußböden aus Holz, Linoleum oder Kunststoffplatten, besonders wenn sie mit Teppichen belegt sind, schlechte Leiter mit hohem Übergangswiderstand dar.

Durchströmungsdauer. Die Kontaktdauer, der Faktor Zeit, ist neben Stromstärke und Widerstand für die Beurteilung von Hitzeschäden durch Joulesche Wärme wichtig nach der Formel $Q = c \cdot I^2 \cdot R \cdot t$ bzw. $Q = c \cdot I \cdot U \cdot t$ ($c = 0,239$ = elektrocalorisches Wärmeäquivalent). Bei kurzer Durchströmungszeit treten Hitzeschäden erst ab der hohen Stromstärke von 10 A auf, also bei Hochspannungsunfällen. — Bei Berührung von Hochspannungsleitungen ab 30000 V unterbrechen automatische Sicherheitsmaßnahmen den Stromfluß nach 0,1—0,2 sec. — Die größte Wärmemenge entsteht am Ort des höchsten Spannungsabfalls entlang der Strombahn, d.h. am größten Einzelwiderstand (OTTO), z.B. beim Übertritt zur Hand, wenn der Übergangswiderstand relativ groß ist, oder in der Hand, wenn deren Widerstand hoch ist, oder im Körper, wenn Übergangswiderstand und Hautwiderstand durch festes Anpressen, Feuchtigkeit, Schweiß, Einwirkung höherer Spannung usw. relativ klein sind. Im Innern der Leibeshöhlen mit ihrem relativ großen Querschnitt sind thermoelektrische Wirkungen aber erst bei sehr großen Stromstärken mit langer Stromflußzeit zu erwarten, rascher dagegen an Stellen verkleinerten Querschnitts der Stromwege, also hoher Stromdichte, wie z.B. an den kleinen und mittleren Gelenken. Diese Gelenkbereiche mit schlecht leitenden Knochen und Sehnen stellen zugleich die höchsten Teilwiderstände dar (nach FREIBERGER

11—30% des Körpergesamtwiderstandes). Andererseits ist die Skeletmuskulatur ein sehr guter Stromleiter; so kann der Hochspannungsstrom den Körper rasch in seinem Muskelmantel umfließen. Durch hohe Grade Joulescher Stromwärme kommt es dabei neben Hämolyse zu ausgedehnten Zerstörungen der Muskulatur, deren Ausmaß zunächst gar nicht übersehbar ist, da die Haut oft wesentlich weniger beteiligt ist. Von diesen durch Stromfluß erzeugten *elektrischen Nekrosen* in Form von Verbrennungen oder Verkochungen müssen die durch Lichtbogen verursachten *Verbrennungen* unterschieden werden, die stets oberflächlich sind, entstanden durch die aus dem Flammbogen austretenden und durch Wärmeleitung fortgeleiteten thermischen Energien.

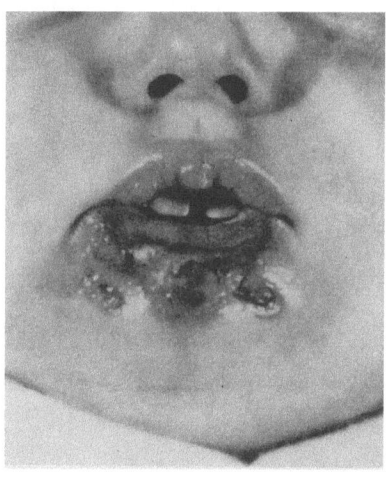

Abb. 247. Thermoelektrische Nekrose der Unterlippe eines 10 Monate alten Kindes, entstanden durch Lutschen an einem sicherheitswidrigen Steckkontakt einer Verlängerungsschnur (110 V~).
(Aus W. WITTELS)

Die leichteste Form thermoelektrischer Hautschädigung stellen die *Strommarken* dar (Abb. 248), die allein oder zusammen mit den etwas größeren, meist tiefer in die Epidermis bzw. ins Corium reichenden thermoelektrischen Hautverletzungen (Abb. 249a—c) den begonnenen oder vollendeten Durchbruch des Hautwiderstandes anzeigen. Solche engumgrenzten Stromeintrittsstellen erfolgen an Punkten höchster Stromdichte, entweder von Spitzen oder Kanten eines Leiters bei kleinflächiger Berührung (z.B. Fingerbeere) oder an Stellen eng umgrenzt herabgesetzten Hautwiderstandes bei breitflächiger Berührung (z.B. Schweißdrüsengänge). Nach Strommarken muß stets sorgfältig gefahndet werden. Die prozentuale Häufigkeit ihres Auftretens in Abhängigkeit von der Stromstärke zeigt Abb. 250. Sie können fehlen (nach HAUF sogar in 35% der Niederspannungsunfälle), wenn sich der eintretende

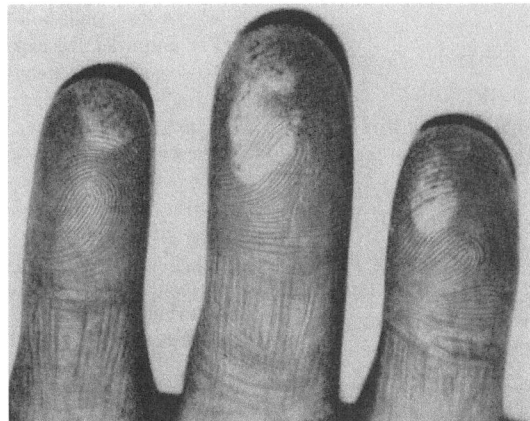

Abb. 248. Strommarken an den Fingerbeeren (3460 V∿ gegen Erde). (Aus F. PANSE)

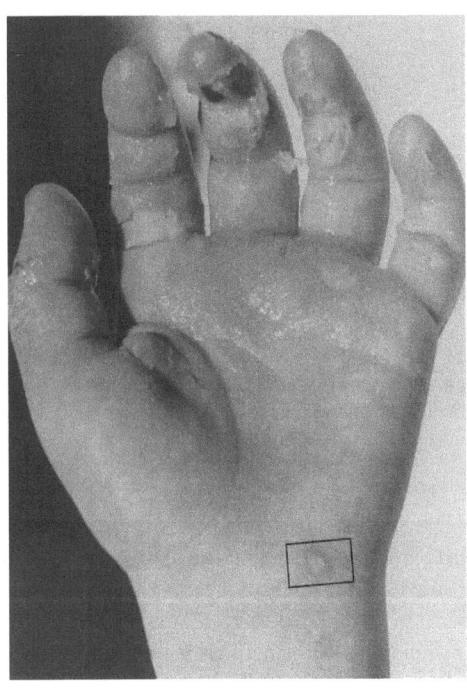

a

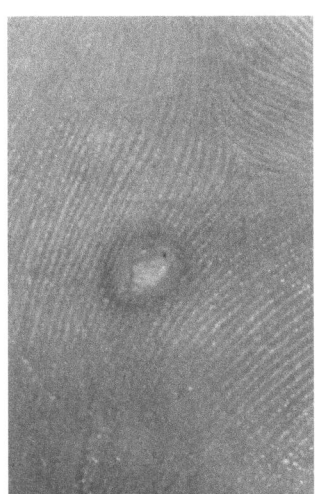

b

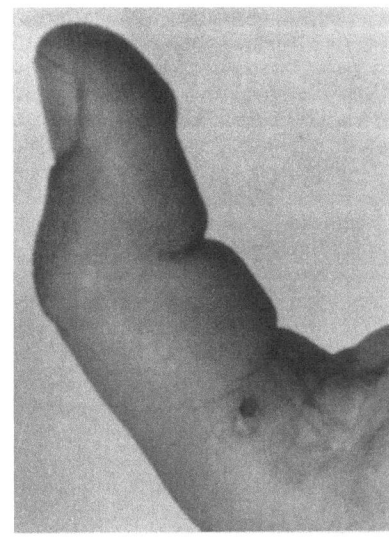

c

Abb. 249a—c. Multiple thermoelektrische Handver-
letzungen verschiedener Grade eines 10jährigen Jungen, entstanden durch kurzes „Kleben am Kontakt"
beim Berühren des unter Netzspannung (220 V∿)
stehenden Gehäuses einer defekten Nachttischlampe
mit der linken Hand (a und b) und flüchtigen Kontakt
mit der rechten Hand (c). a Meist tiefgehende Nekrosen und Blasenbildung (teilweise abgetragen) an
den Fingerbeugeseiten, größere Strommarke in der
Hohlhand nahe 4. Metacarpalphalangealgelenk, Epi-
dermisdefekt mit gerötetem Hof am proximalen
Ende des Kleinfingerballens; b vergrößerter Ausschnitt von a; c Strommarke mit schwärzlicher
Einsprengung am rechten Daumen

Strom auf einen relativ großen und überall gleichmäßig gut leitenden Querschnitt verteilt. Dies ist bei Durchfeuchtung der Haut der Fall, sei es im Bad, sei es durch nasse Kleidung und nasse Schuhe.

Stromweg. Der Stromweg ist von besonderer Wichtigkeit und sollte genau rekonstruiert werden. Die „Topik der Durchtrittsstellen" (JELLINEK) ergibt sich aus dem Kontakt des Körpers mit zwei Punkten, zwischen denen eine Spannung besteht. Der zweite Pol kann, wenn überhaupt eine Stromeinwirkung diskutabel ist, immer die Erde sein. — Bei einem Stromweg von Hand zu Hand ist — bei konstanten Versuchsbedingungen — der komplexe Körperwiderstand am größten; er vermindert sich bei dem Stromweg Hand—Rumpf—Füße um 25%, bei Stromweg Hände—Rumpf—Füße sogar um 50% (OSYPKA, Tabelle 71). — Liegt das Herz in der Strombahn, kann bei entsprechender Stromstärke tödliches Herzkammerflimmern auftreten, wobei die für die Flimmererzeugung kritische elektrische Feldstärke des Herzens am ehesten bei der Längsdurchströmung erreicht wird (Stromweg Hand— bzw. Hände—Rumpf—Füße) (Abb. 251). Niemals sind bei einer Teildurchströmung, bei der der Stromweg auf eine Extremität beschränkt blieb, ernstliche Folgen beobachtet worden. Der Stromweg über das Rückenmark kann zu neurologischen Spätschäden führen (s. unten).

Stromeinwirkungsarten. Neben der *erregenden* Wirkung des Stromes auf Muskel- und Nervengewebe, der *elektrothermischen* Wirkung durch Joulesche Wärme und der rein *thermischen* Wirkung des Lichtbogens entfaltet der Strom bekanntlich auch eine *elektrolytische* Wirkung auf den Organismus, der — wie jedes organische Gewebe — als Leiter 2. Ordnung, als Elektrolyt elektrische Energie in Form von Ionenwanderung transportiert. Die im Experiment erhobenen Befunde elektrolytischer Wirkungen schlagen aber keine Brücke zu den noch ungelösten Fragen der Stromwirkung am Menschen. Für den Bestand des Lebens ist die Elektrolyse wahrscheinlich belanglos (SCHAEFER, 1958). — Diskutiert wird, ob technischer Strom auch als mechanische Energie wirksam wird (sog. *elektrodynamische* Wirkung); entsprechende Stromverletzungen wie Sprengungen von Knochen und Gelenken lassen sich aber als thermische Wirkung verstehen: Durch

hohe Grade Joulescher Wärme entsteht plötzlich ein hoher Dampfdruck, der zu mechanischen Zerstörungen führt. — Endlich kann elektrischer Strom durch die *strahlende Energie* eines Lichtbogens auf das Auge schädigend wirken.

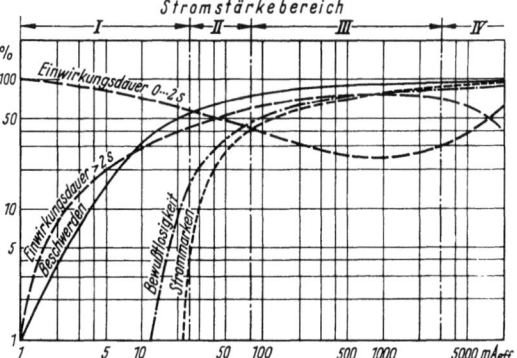

Abb. 250. Einwirkungsdauer, Strommarken, Bewußtlosigkeit und Beschwerden in Abhängigkeit von der Stromstärke nach der statistischen Auswertung von 769 Wechselstromunfällen. (Aus P. OSYPKA)

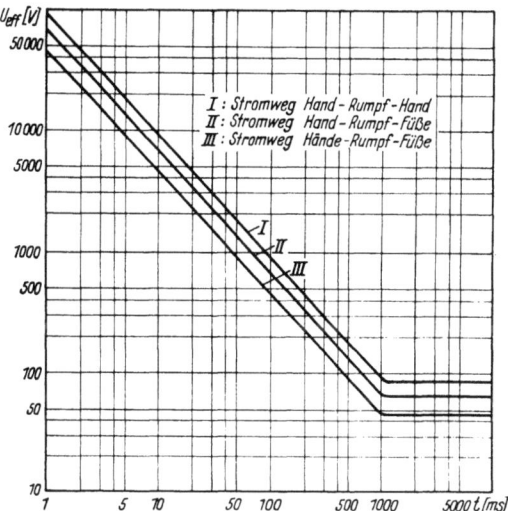

Abb. 251. Die tödlich gefährliche Spannung als Funktion der Einwirkungsdauer bei ungünstigen Verhältnissen. (Aus P. OSYPKA)

Der menschliche Körper kann auch *elektrostatisch* aufgeladen werden durch Reibung (z.B. bei Massage), Influenz oder durch Berührung aufgeladener Gegenstände, besonders wenn synthetische Wäsche und isolierende Fußbekleidung getragen werden und wenn in Räumen mit gut isolierendem Fußboden die entstandenen Ladungen nur langsam abfließen können (BRINKMANN). Die unerwartete plötzliche Entladung beim Berühren geerdeter Gegenstände führt niemals direkt zu körperlichen

Schäden; elektrostatische Unfallgefahren drohen aber durch Schreckreaktionen oder durch den Entladungsfunken, der Gas-Luftgemische (z.B. in Operationsräumen) zur Explosion bringen kann.

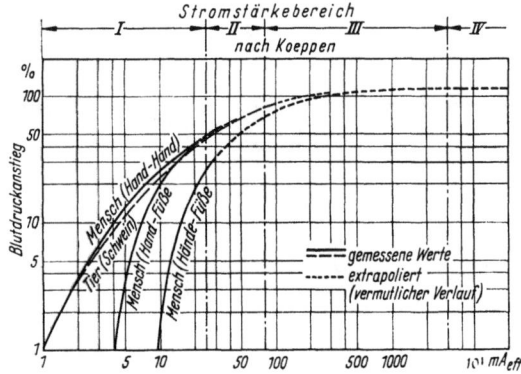

Abb. 252. Blutdruckanstieg als Funktion der Stromstärke bei Mensch und Tier (Wechselstrom 50 Hz, Einwirkungsdauer 10 sec). (Aus P. OSYPKA)

Stromstärkebereiche nach KOEPPEN; interne Folgeerscheinungen

KOEPPEN kommt das Verdienst zu, mehrere Stromstärkebereiche abgegrenzt zu haben, die sich für die Deutung und Beurteilung elektrischer Unfälle in der Praxis bewährt haben und von zahlreichen Nachuntersuchern bestätigt worden sind. Tabelle 72 zeigt die von OSYPKA ergänzten und modifizierten Stromstärkebereiche nach KOEPPEN für Wechselstrom; über entsprechende Bereiche für Gleichstrom s. KILLINGER.

Hinsichtlich interner Folgeerscheinungen nach elektrischen Unfällen ist, nach KOEPPEN zusammengefaßt, der Stromstärkebereich I völlig harmlos und hinterläßt keinerlei Folgen, insbesondere keine organischen Herzerkrankungen. Lediglich während der Durchströmung kommt es infolge der Tetanisierung der Skeletmuskulatur mit zunehmender Stromstärke zu steigender Blutdruckerhöhung (Abb. 252) und Drosselung der Atemexkursionen. Ab Stromstärkebereich II treten, sofern das Herz in der Strombahn gelegen hat, nachfolgende kardiale Erscheinungen auf unter dem Syndrom der Angina pectoris, entweder ohne nachweisbare EKG-Veränderungen (sog. funk-

Tabelle 72. *Stromstärkebereiche nach* KOEPPEN *für Wechselstrom, von* OSYPKA *modifiziert.* (Nach P. OSYPKA)

Stromstärkebereiche nach KOEPPEN	I	II	III u. IV
Elektrizitätsmenge (bei Einwirkungsdauer bis etwa 1 sec)	0—30 mAs	30—100 mAs	über 100 mAs
Stromstärke (bei Einwirkungsdauer über etwa 1 sec)	0—30 mA	30—85 mA	über 85 mA
Selbständiges Lösen vom Kontakt	ab 5—15 mA gerade noch möglich (let-go-current) ab 15—25 mA nicht mehr möglich	nicht möglich	nicht möglich
Strommarken und elektrische Verbrennungen	sehr selten bei Körperdurchströmung, fast stets bei Teildurchströmung	vermehrt Strommarken oder geringgradige Verbrennungen	häufig Strommarken und Verbrennungen, meist III. Grades
Tetanisierung der Atemmuskulatur	gering	ab 50 mAs stark, Atmung noch möglich, ab 85 mAs Atemstillstand	Atemstillstand
Blutdruckanstieg	auf 30—50% des Normwertes	auf 50—80% des Normwertes	auf 80—110% des wertes
Bewußtlosigkeit	sehr selten (in 1,5%)	vermehrt (in 30%)	sehr häufig (in 80%, sonst Benommenheit)
Herzwirkungen	keine	reversibler Herzstillstand, nachfolgend Vorhofflimmern, Vorhofflattern, Extrasystolie über Stunden und Tage. Länger anhaltende oder irreversible Herzschäden selten (in 9%) Kein Kammerflimmern	durch Kammerflimmern (in 44%) anerkannte und irreversible Herzschäden in 20%

tionelle Angina pectoris electrica, von anderen Autoren nur als Teilsymptom einer allgemeinen vegetativen Dystonie angesehen) oder mit im EKG nachweisbaren Störungen: Atrioventriculäre Überleitungsstörungen mit und ohne Arrhythmien, Störungen der intraventriculären Erregungsausbreitung bis zur Schenkelblockbildung und zum infarkttypischen EKG auch bei Jugendlichen (HUNDT), seltener Störungen der Erregungsrückbildung. Vorhofflimmern und -flattern sind nur kurze Zeit nach dem Unfall nachweisbar. Solche elektrotraumatischen Herzschädigungen zeigen in der Regel eine günstige Prognose (reversible Form), bleiben selten stationär (irreversible Form) und weisen niemals Progredienz auf. — Der Stromstärkebereich III ist der akut lebensbedrohliche Bereich wegen der Gefahr tödlichen Herzkammerflimmerns (s. auch S. 586, „Tod durch elektrischen Unfall").

Neben den kardialen und den im folgenden zu besprechenden neurologischen Folgeerscheinungen sind elektrische Schädigungen anderer innerer Organe nicht bekannt, abgesehen von sekundären indirekten Stromwirkungen wie Auswirkungen schwerer Verbrennungen oder Folgen exzessiver Blutdrucksteigerung. Mit anderen Worten: Bei Niederspannungsunfällen unter 1000 V stehen die „spezifisch-elektrischen" Sofort- und Spätwirkungen auf Herz und Nervensystem im Vordergrund (KOEPPEN II—III), bei Hochspannungsunfällen thermoelektrische Wirkungen.

KOEPPEN hat vom Bereich III noch einen Bereich IV für Hochspannungsunfälle oberhalb 3—8 A abgegrenzt mit Wirkungen wie im Bereich II, bei dem die nachfolgenden schweren Verbrennungen im Vordergrund stehen und die Gefahr tödlicher Herzwirkung wieder abnimmt, aber natürlich nicht verschwindet. Denn bei jedem elektrischen Unfall kann der Organismus nur von einem Teilstrom betroffen werden — infolge reduzierter Stromstärke wird so der Unfall an einer Hochspannungsanlage zu einem Niederspannungsunfall (im Stromstärkebereich III). So stellten z.B. LANG u. BAUR nach Hochspannungsunfällen häufiger Herzstörungen fest als nach Niederspannungsunfällen.

Die Neurologie des elektrischen Unfalls

Die Darstellung der Klinik des Elektrotraumas wird einmal die *Sofortwirkungen des elektrischen Stromes* zu berücksichtigen haben, zum anderen die Spätfolgen. Die mit dem Elektrounfall sofort eintretenden Folgen sind so gut wie geklärt; für die Spätfolgen liegen, abgesehen von den Auswirkungen elektrischer *Hitzeschäden*, nach dem heutigen Stand wissenschaftlicher Methodik und Erkenntnis keine exakten wissenschaftlichen Grundlagen vor (SCHAEFER, 1958). Vorerst ist das akute Ereignis, d.h. die erregende Wirkung des Stromes auf Herz- und Skeletmuskulatur und auf das Nervengewebe sowie die thermische Wirkung des Stromes mit ihren sekundären Folgen alles, was sicher beurteilt werden kann. Von daher sind grundsätzlich zwei Haltungen möglich: einmal nur das bisher Erwiesene gelten zu lassen und Spätfolgen organischer Genese abzulehnen, zum anderen Nachdruck auch auf das noch Problematische zu legen und auf Grund zahlreicher, wenn auch oft vieldeutiger klinischer Befunde und einer umfangreichen Kasuistik gegenüber Spätfolgen eine positivere Haltung einzunehmen. Der im folgenden gegebene Überblick über die Neurologie des elektrischen Unfalls gliedert sich deshalb in die gesicherten thermoelektrischen Stromwirkungen auf das Nervensystem und in sonstige Stromwirkungen primärer oder sekundärer Art, die nicht thermoelektrisch bedingt sind, wobei — in enger Anlehnung an PANSE — auch das Problematische kurz erwähnt werden soll.

Über die Häufigkeit neurologischer Störungen bei kindlichen Elektrounfällen gibt es keine Zahlenunterlagen. Bei Erwachsenen ermittelten LANG u. BAUR unter 685 Elektrounfällen, die bei der Schweizerischen Unfallversicherungsanstalt gemeldet worden waren, neurologische und psychische Störungen in 10% der Niederspannungs- und in 12% der Hochspannungsunfälle.

Elektrotrauma und Gehirn

Thermoelektrische Hirnschädigungen

Bei Hochspannungsunfällen im Stromstärkebereich IV nach KOEPPEN dominieren thermoelektrische Wirkungen, d.h. schwere und schwerste Verbrennungen. Hochspannungsunfälle sind im Erwachsenenalter ganz vorwiegend Berufsunfälle, im Kindesalter sind sie sehr selten. Meist sind es ältere Buben, die aus Übermut oder aus Neugier, aus angestacheltem Geltungsbedürfnis oder gelegentlich einmal in suicidaler Absicht (JAEGER; GEY) Hochspannungsmaste erklettern. Dabei erfolgt der Stromübergang durch unmittelbaren Kontakt oder auf Distanz infolge des entstehenden Lichtbogens. Aber auch ein mittelbares Berühren von Hochspannungsleitungen ist möglich durch Tragen von leitenden Stangen, Werfen von Drähten, beim Drachensteigenlassen über eine Drahtschnur oder eine feuchte Schnur, oder mittelbarer Kontakt erfolgt durch Spielereien mit dem Harnstrahl.

Noch nicht schulpflichtige Buben unterhielten sich damit, auf einer Straßenüberführung stehend den Fahrdraht der elektrischen Bahn (16000 V Drehstrom) mit ihrem Harnstrahl zu treffen. Ein 5jähriger

Junge, dem dies gelang, wurde augenblicklich getötet (JELLINEK).

Erfolgt bei Hochspannungsunfällen der Kontakt mit dem Kopf, so entstehen lokal meist schwere Schädelverbrennungen, erstaunlicherweise jedoch durchaus nicht immer bleibende Hirnschäden. Die Schädelkalotte stellt nämlich — trotz Emissarien — einen schlechten Leiter mit hohem Widerstand dar. So kann selbst bei schwerer Verbrennung die Lamina interna erhalten bleiben, wie die spätere Sequestrierung zeigt.

Marklager erstrecken, wie die spätere Sektion zeigt. Offenbar bereitet die lokale thermische Vorschädigung den Boden für die Entstehung und Ausbreitung eines Hirnabscesses.

Klinik, akute Symptomatologie. Bei solchen thermoelektrischen Einwirkungen hoher Stromstärken tritt in der Regel eine *tiefe initiale Bewußtlosigkeit* auf, die mehrere Stunden, evtl. mehrere Tage anhält und oft begleitet wird von cerebralen Reizerscheinungen wie tonische oder tonisch-klonische Krämpfe, irregulär auftretende Myokloni oder ständige motorische

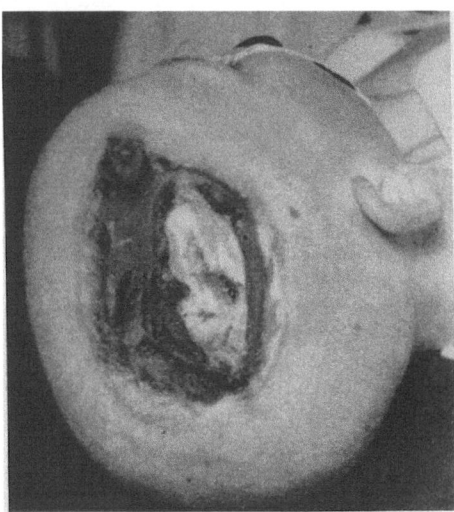   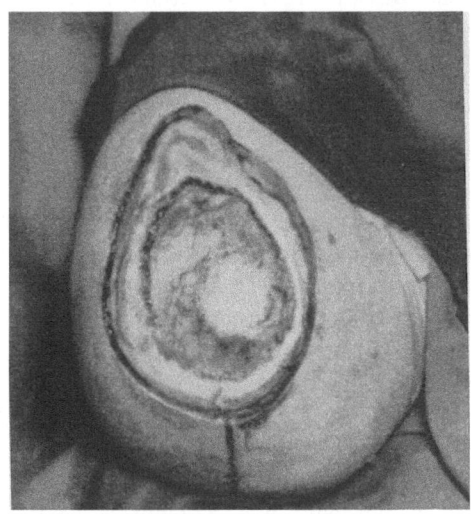

a   b

Abb. 253a u. b. Elektrische Schädelverbrennung eines 11jährigen Jungen nach Kontakt mit 7000 V; a vor der Operation, b unter der Operation nach Entfernung der Kopfhaut-Kalottennekrose, Blick auf die freigelegte nekrotische Partie der Dura-Hirnrinde. (Aus W. J. GARDNER)

Pathoanatomisch werden bei sofortigem Tod schwere Verbrennungen, ja Verkohlungen des Schädelknochens, Calcinationen und Einschmelzungen unter Bildung von Knochenperlen aus phosphorsaurem Kalk gefunden. Durch Dampfentwicklung kann der Schädel gesprengt, das Gehirn mechanisch zerstört oder grobblasig wabig aufgelockert sein. Die mehr lokalen Schädigungen des Gehirns zeigen je nach dem Grad der Wärmeentwicklung von der Veraschung über die Koagulationsnekrose bis zur lokalen wärmebedingten Kreislaufstörung alle pathomorphologischen Übergänge. Bemerkenswert gering ist die Neigung zu Massenblutungen; durch Elektrokoagulation und Thrombenbildung in den geschädigten Gefäßen sistiert die Blutzirkulation offenbar von vornherein. Die noch reaktionsfähige Umgebung weist Ödem und petechiale Blutungen, das umgebende Interstitium die bekannten Abräum- und Vernarbungsprozesse auf. Nach Überleben fand KOEPPEN 6 bzw. 8 Jahre später in 2 Fällen eine bemerkenswert umschriebene Hirn-Duranarbe. Unter dem sequestrierenden Schädelknochen kann sich in wenigen Wochen ein Hirnabsceß entwickeln. Diese Hirnabscesse können sich auffallend tief ins

Bewegungsunruhe. Eine evtl. mehrtägige symptomatische Psychose von delirantem Charakter nach Art einer Kontusionspsychose kann sich anschließen. Nur selten wird sofort oder in den folgenden Tagen ansteigend eine intrakranielle Drucksteigerung mit hohem Liquordruck festgestellt (JELLINEK; PANSE; KOEPPEN), mit und ohne Pleocytose. Je nach dem Ort der Einwirkung zeigen sich akut herdförmige Reiz- oder Ausfallserscheinungen wie fokale Krämpfe, Deviation conjugée, corticale Paresen, Pupillenstörungen usw.

Abb. 253a zeigt eine schwere lokale Schädelverbrennung 5 Tage nach dem Unfall bei einem 11jährigen Jungen, der einen Hochspannungsmast von 7000 V erkletterte, abstürzte, 9 Std bewußtlos war und eine Hemiplegie zeigte, die sich nach 3 Wochen völlig zurückbildete. Das Operationsphoto (Abb. 253b) zeigt die weißliche Dura-Hirnnekrose nach Excision der nekrotischen Kopfhaut und des devitalisierten Knochens, der in diesem Fall allerdings gänzlich, also unter Einschluß der Lamina interna, der Nekrose anheimfiel.

Auch ohne cerebralen Stromdurchfluß tritt bei jedem 3.—4. Hochspannungsunfall eine initiale Bewußtlosigkeit auf (CUSTER). Diese ist meist kürzer und weniger schwer als bei elektrischen Schädelverbrennungen, fokale Reiz- oder Ausfallssymptome fehlen und die Prognose hinsichtlich cerebraler Spätschäden ist günstiger.

Die **Diagnose** hat die Unfallkonstellation zu berücksichtigen. Die lokale Ausdehnung der thermoelektrischen Verbrennung an Haut und Knochen ist kein Maß für die eingetretene Hitzeschädigung des Nervengewebes, abgesehen davon, daß das Ausmaß der lokalen Nekrose zunächst gar nicht verläßlich abgeschätzt werden kann. Der Nachweis von Chromoproteid-Abbauprodukten im angesäuerten Urin mittels Äther-Ausschüttelung (GOERZ u. IPPEN) gestattet eine grob quantitative Abschätzung der eingetretenen thermoelektrischen Muskelnekrosen und ist von großer Wichtigkeit für die interne Therapie bzw. Prophylaxe der Elektro-Crush-Niere (s. S. 589).

Differentialdiagnostisch muß stets an mechanische Schädel-Hirn-Traumen mit intrakraniellen Blutungen gedacht werden, verursacht durch Sturz oder Fall von der Höhe oder durch Wegschleudern vom Kontakt.

Das Wegschleudern ist bei Wechselstromunfällen seltener und mehr eine Schreckreaktion, es ereignet sich aber oft bei Kontakt mit Gleichstrom: Durch ein kapazitives Verhalten des Organismus kommt es zu Beginn der Berührung zum Fließen eines kräftigen Ladestromes, der zu einer kurzzeitigen Muskelverkrampfung führt und damit zum Losschleudern vom Kontakt über mehrere Meter (KILLINGER).

Verlauf, Komplikationen, Prognose. Wird der akute Zustand überlebt, können zurückbleibende Hirnschäden entweder mehr Ausdruck einer lokalisierten Hirnrinden-Affektion oder mehr diffus sein. Die Art der Herdausfälle ist abhängig vom Ort der Schädelknochenverbrennung. Diese haben nach klinischer Erfahrung meist nicht die Schwere, die umschriebene kontusionelle Hirnverletzungen haben können (PANSE). So sind auch symptomatische Epilepsien nicht häufig. Unter dem Knochensequester, der sich meist innerhalb von Wochen und Monaten abstößt, kann sich bei 15% der Fälle mit elektrischer Schädelverbrennung ein Hirnabsceß entwickeln, besonders bei stark

verlangsamter Sequestrierung. Diese Hirnabscesse können sich auffallend tief ins Marklager erstrecken. Auch extra- und intradurale Abscesse sowie eitrige Meningitiden vermögen den Heilungsverlauf zu komplizieren. Gelegentlich kommt es zu Verwachsungen der Hirnhäute (Arachnitis), die die Ursache heftiger und wechselnder Kopfschmerzen nach Hochspannungsunfällen sein können (PETERS, 1951).

Ist mehr eine diffuse Hirnschädigung eingetreten, so zeigt sich später eine organische Hirnleistungsschwäche oder eine unspezifische Wesensänderung, im Kindesalter vor allem vom Typ der hyperkinetischen Verhaltensstörung, nicht anders als bei postencephalitischen und posttraumatischen Folgezuständen. Störungen der Intelligenz und Wesensänderung können sich auch kombinieren wie im folgenden Fall (FETTERMAN u. SMILEY):

Bei einem 12jährigen Jungen trat nach Kontakt mit 4000 V, der zu Schädelverbrennung mit nachfolgender Sequestrierung bis auf die Dura und anfangs zu tiefer Bewußtlosigkeit mit Myokloni und generalisierten Krämpfen, dann zu einem 2wöchigen delirantem Zustand geführt hatte, ein Stillstand der intellektuellen Entwicklung ein und es entwickelte sich eine schwere Wesensänderung vom erethisch-hyperkinetischen Typ, so daß er in der Schule nicht mehr tragbar war.

Die *Prognose* ist am Beginn ganz ungewiß. Schwere cerebrale Initialsymptome können günstig ausgehen, leichtere zu einem schweren Defektzustand führen. Auch die Unversehrtheit der Lamina interna ist kein verläßliches Zeichen für das Ausmaß der thermoelektrischen Hirnschädigung.

Im *EEG* Erwachsener fand LEISCHNER bei Nachuntersuchungen in mehrjährigem zeitlichen Abstand vom Unfall meist Allgemeinstörungen, weniger herdförmige Verlangsamungen am Ort der Stromeinwirkung, im ganzen nur leichte pathologische Veränderungen des Hirnstromkurvenbildes. WENZEL u. HEIDRICH konnten auch frische Fälle elektrencephalographisch untersuchen und stellten Herdveränderungen nach Hochspannungsunfällen (> 500 V) in etwa der Hälfte der Fälle fest (überraschenderweise in gleichgroßer Häufigkeit auch nach Niederspannungsunfällen, s. S. 582); die Herdveränderungen bildeten sich meist allmählich wieder zurück, und nur in Einzelfällen waren Herdbefunde 6—30 Monate nach dem Hochspannungsunfall weiterhin nachweisbar.

Sonstige Stromwirkungen auf das Gehirn Sofortwirkungen. Liegt bei einem Niederspannungsunfall der Kopf in der Strombahn, so gleicht die Unfallkonstellation dem sog.

„Elektro-Heilschlaf" der russischen Schule (s. HEPPNER) bzw. der Elektro-Narkose (Bewußtlosigkeit für die Dauer der Hirndurchströmung, zur Betäubung von Schlachtvieh in großem Umfang angewendet) oder — bei höherer Stromstärke — dem therapeutischen Elektroschock.

Intrakraniell fließt dabei der Strom nicht wie in einem homogenen Leiter, er bevorzugt überraschenderweise auch keineswegs den Liquor, sondern strömt prinzipiell entlang den Achsencylindern, eingebettet in das dielektrische Myelin, und zwar nicht in Spindel- oder Zwiebelform, sondern entlang neuronaler Wege von Elektrode zu Elektrode (LORIMER).

Elektroschlaf und Elektrokrampf als Beispiele für die spezifische Stromwirkung auf das Hirngewebe haben jedoch nur bedingte Bedeutung für die Klinik elektrischer Unfälle; so ist ein cerebraler Krampfanfall *während* des Kontaktes — auch bei Hochspannungsunfällen — kaum beobachtet worden. Zum anderen tritt zwar gerade bei Kindern (KAPLAN) oft eine *initiale Bewußtlosigkeit* auf, die bei Spannungen unter 1000 V meist synkopalen Charakter hat, in der Regel wenige Sekunden oder Minuten dauert und ohne retrograde Amnesie einhergeht. Dabei hat aber in der großen Mehrzahl der Fälle das Gehirn gar nicht in der Strombahn gelegen! Zweifelsfrei wird bei solchen peripheren Elektrotraumen das Gehirn oft ins pathologische Geschehen mit einbezogen, wie Statistiken beweisen: Jeder 5. Unfall unter 426 Niederspannungsunfällen, die bei der Schweizerischen Unfallversicherung gemeldet wurden, ging mit initialer Bewußtlosigkeit einher (LANG u. BAUR). Die Abb. 250 (S. 577) zeigt, daß die Häufigkeitskurve initialer Bewußtlosigkeit mit steigender Stromstärke sich 100% nähert! Welcher Art aber die Hirnbeteiligung bei peripherer Durchströmung ist, muß dahingestellt bleiben.

Hier drängt sich die Parallele zum peripheren *mechanischen* Trauma auf: Auch hierbei kann — allerdings sehr selten — die Fernauslösung eines psychischen Kommotionssyndromes nach alleiniger, erheblicher Erschütterung der Extremitäten oder des Rumpfes beobachtet werden (WITTER; VOSS).

Für eine solche „*Fernwirkung*" des elektrischen Stromes, die den sicheren Ausschluß eines mechanischen Schädel-Hirn-Traumas oder einer thermoelektrischen Hirnreaktion voraussetzt, gibt es bisher keine gesicherte pathophysiologische Erklärung Dies gilt auch für die seltenen Fälle, bei denen sich nach einer

dann meist verlängerten initialen Bewußtlosigkeit Zeichen eines *Hirnödems* anschlossen, oder Fälle, die nach einem Intervall von Stunden — ohne initiale Bewußtlosigkeit — Symptome einer intrakraniellen Drucksteigerung mit *Liquordruckerhöhung* entwickelten.

Wird im Tierversuch diese Unfallkonstellation rekonstruiert, so können im Gehirn keine meßbaren Ströme registriert werden (WEEKS u. ALEXANDER) und dennoch intrakranielle Vasoconstrictionen beobachtet werden (HEIDRICH u. Mitarb.), besonders bei Durchströmung von Vorder- zu Vorderpfote, die zu Gehirnanämie, konsekutiver Hyperämie und vereinzelt zu Hirnödem führen, was eine Ventrikelerweiterung zur Folge haben kann und damit eine Erklärung bietet für gelegentliche Fälle von elektrotraumatischen Hydrocephalus, die beim Menschen als Spätschäden (s. unten) auch nach peripherer Durchströmung beobachtet worden sind.

Pathoanatomisch sind bei sofortigem Exitus nur von wenigen Untersuchern Hirnödeme oder „Hirnschwellung" festgestellt worden, obwohl das Gehirn außerhalb der Strombahn gelegen hatte, so von JELLINEK, auch von LEWINSKI, der bei einem 4jährigen Mädchen, das im Bade nach Berührung von 220 V mit der rechten Hand nach kurzem Aufschrei zu Tode kam, Hirnödem und Blutaustritte in den weichen Hirnhäuten fand; in anderen Fällen gleicher Unfallkonstellation war das Gehirn bei der Sektion unauffällig (SCHRIDDE; BOEMKE u. PIROTH).

PANSE (1955), der die diesbezügliche Kasuistik der Weltliteratur kritisch gesichtet hat, hält es für erwiesen, daß nach peripherer Durchströmung sofort oder nach kurzem Intervall eine intrakranielle Drucksteigerung auftreten *kann*. Zudem scheinen neuere *EEG-Untersuchungen* die „Fernwirkung" des peripheren Elektrotraumas auf das Gehirn zu bestätigen.

So fanden ALEKSANDROVA u. MAKAROVA bei frischen Fällen bis zu 2 Wochen nach dem Unfall im EEG deutliche Zeichen einer leichten unspezifischen Allgemeinstörung in Form einer allgemeinen Dysrhythmie und Verlangsamung, z.T. mit Assymmetrien, obwohl das Gehirn außerhalb der Strombahn gelegen hatte. Ebenso stellten WENZEL u. HEIDRICH nach peripherer Durchströmung recht häufig pathologische EEG-Veränderungen fest, auch ohne daß Bewußtlosigkeit aufgetreten war. Sie erhoben sogar Herdbefunde Stunden bis Wochen nach Niederspannungsunfällen ohne Kopfdurchströmung, und zwar — mit und ohne initiale Bewußtlosigkeit — in jeweils etwa der Hälfte der Fälle. Bei Fällen mit initialer Bewußtlosigkeit waren aber die Herdveränderungen länger nachweisbar (bis 2½ Jahre nach dem Unfall). Bemerkenswerterweise fanden diese Autoren nach Niederspannungsunfällen (unter 500 V) nicht mehr normale EEGs als nach Hochspannungsunfällen. Auch LEISCHNER sowie KOEPPEN u. HOPPE führten EEG-Untersuchungen bei Erwachsenen durch, allerdings nicht bei frischen Fällen. LEISCHNER stellte anläßlich von Nachuntersuchungen bis zu 7 Jahren

nach peripherem Elektrotrauma (mit initialer Bewußtlosigkeit) Verlangsamungen des α-Grundrhythmus,
leichte temporale Dysrhythmien und leichte Hyper-
ventilationsveränderungen fest; diese Befunde wertet
der Autor als eindeutig pathologisch. KOEPPEN u.
HOPPE konnten dies nicht bestätigen.

Spätschäden. So wenig wie die Genese des
akuten elektrogenen Hirnödems infolge Fernwirkung bei peripherer Durchströmung gesichert ist, so unklar bleibt der Entstehungs-
mechanismus cerebraler Spätschäden, für die
eine thermoelektrische (oder mechanische) Ursache nicht in Frage kommt. Allerdings ist hier
die Kasuistik sehr spärlich.

In der Literatur finden sich hirnorganische Psychosyndrome ähnlich einer posttraumatischen Hirnleistungsschwäche sowie extrapyramidale Bewegungsstörungen (striäre Tics, choreatische, athetotische und
Parkinson-ähnliche Syndrome), jeweils nur in Einzelfällen des Erwachsenenalters mit Katamnesen bis zu
4 Jahren nach peripherem Elektrotrauma. Obduktionsbefunde liegen nicht vor. Viele Autoren lehnen
einen Kausalzusammenhang von vornherein ab, auch
für symptomatische Epilepsien nach peripherer Durchströmung, die extrem selten mitgeteilt wurden (PANSE,
1955; DE MENDOCA; GÖLLNITZ). Angaben, daß eine
vor dem Unfall bestehende Epilepsie sich nach dem
Elektrotrauma verschlimmert habe, hielten Nachprüfungen nicht stand.

Daß nach Elektroschockbehandlung eine Epilepsie auftreten kann, ist eine gesicherte, wenn auch
äußerst seltene Komplikation angesichts der in so
großem Umfang durchgeführten Therapie. Zur Aufhellung der hier vorliegenden Problematik kann dies
nicht beitragen, denn beim Elektroschock liegt das
Gehirn in der Strombahn und im Verlauf der Therapie
wird es wiederholt gereizt. So läßt sich eine nachfolgende Epilepsie gut auf iktogene Hirnschäden
zurückführen (SCHOLZ).

Analog zum posttraumatischen Hydrocephalus nach mechanischen Schädel-Hirn-
Traumen sind von HEIDRICH Fälle mit
,,elektro-traumatischem Hydrocephalus" beschrieben worden, und zwar auch nach peripheren Elektrotraumen (s. oben). Ebenso hat
im Fall von GÖLLNITZ das Gehirn außerhalb
des Stromweges gelegen.

Ein 4jähriger Junge steckte im Spiel zwei Strick-
nadeln in eine Steckdose, erlitt Verbrennungen beider
Hände und war längere Zeit bewußtlos. Danach förm-
licher Entwicklungsknick, nachdem Geburt und bisherige Kindheitsentwicklung normal gewesen waren.
Mit etwa 6 Jahren traten ,,Jackson-artige Anfälle der
rechten Körperseite" auf. Bei der Untersuchung mit
10 Jahren zeigte sich neurologisch eine rechts halbseitige Dysdiadochokinese, psychisch eine intellektuelle Unterbegabung, vermehrte Reizbarkeit und
starke Ermüdbarkeit. Im Luftencephalogramm erheblicher Hydrocephalus internus ohne sichere Seiten-
differenz.

Elektrotrauma und Rückenmark
Thermoelektrische Rückenmarksschäden

Führen Hochspannungsunfälle zu schweren
Verbrennungen in der Nähe des Rückenmarkes, so muß auch mit einer unmittelbaren Wärmewirkung auf das Nervengewebe gerechnet werden. Da diese Unfallkonstellation selten gegeben ist, werden auch entsprechende spinale
Syndrome sehr selten beobachtet. Denn elektrische Verbrennungen finden sich wesentlich
häufiger an Extremitäten und Kopf als an
Nacken, Hals und Rücken. Besonders charakteristisch für solche Unfälle sind Strombrücken
von Schulter zu Schulter bzw. von Scapula zu
Scapula.

Klinik, Verlauf. Häufig zeigen sich die
ersten neurologischen Symptome nach einem
mehrtägigen Intervall, und erst nach einigen
Wochen ist das volle Ausmaß der spinalen
Läsionen erkennbar.

Auch Haut- und Muskelgewebe können bei
schweren Verbrennungen über den gleichen Zeitraum
hinweg noch der Nekrose anheimfallen; ein solcher
über die ursprüngliche Schädigung hinausgehender
fortschreitender Gewebsuntergang wird mit fortschreitenden arteriellen und venösen Thrombosen
erklärt. Eine Analogie zum allmählichen Untergang
hitzegeschädigten Nervengewebes liegt nahe, ist
pathologisch-anatomisch jedoch nicht bewiesen, wie
überhaupt die Literatur keine verwertbaren pathologisch-anatomischen Befunde über thermoelektrische
Rückenmarksschäden enthält.

Im neurologischen Bild stehen spastische
Symptome ganz im Vordergrund, meist eine
spastische Paraplegie der Beine. Kombinationen mit Hinterstrangsymptomen und Blasen-
Mastdarmstörungen sind möglich bis zum partiellen Querschnittssyndrom. Dennoch ist der
neurologische Befund meist nicht sehr schwer,
komplette Querschnittsbilder konnten nie mit
Sicherheit auf den elektrischen Unfall selbst
zurückgeführt werden, hierfür waren stets begleitende mechanische Traumen verantwortlich
zu machen.

Der Verlauf thermoelektrischer Rückenmarksläsionen ist häufig relativ günstig, mit
einer langsamen, aber stetigen Besserung kann
sogar über Jahre hin gerechnet werden, wenn
auch mit keiner völligen Ausheilung. Selten
bleiben die Ausfälle stationär.

Differentialdiagnostisch müssen einmal mechanische Rückenmarkstraumen erwogen werden, die den Elektrounfall begleiten können.
Mit Brustwirbel-Kompressionsfrakturen als

Folge der abrupten Tetanisierung der Muskulatur ist im Kindesalter kaum zu rechnen, sie werden auch bei kindlichen Grand Mal-Anfällen im Gegensatz zum Erwachsenenalter nicht beobachtet. Die „spezifisch-elektrischen" spinalatrophischen Folgezustände sind für das Kindesalter bisher nicht beschrieben worden (s. unten).

Sonstige Stromeinwirkungen auf das Rückenmark

Sofortwirkungen. Unmittelbar nach Ende des Stromflusses können flüchtige motorische und sensible Paresen bemerkt werden (Immediatlähmungen, PANSE, 1955), ähnlich wie nach Blitzunfällen. Nach elektrischen Unfällen sind sie aber seltener, die motorischen Paresen leichter, Sensibilitätsausfälle selten und gering, die Rückbildung verläuft zögernder und meist ohne die für Keraunoparalysen charakteristischen Parästhesien. Oft ist klinisch schwer zu unterscheiden, ob es sich um flüchtige Funktionsausfälle der peripheren Nerven im durchströmten Glied oder um flüchtige Reiz- oder Ausfallerscheinungen vom spinalen Typ handelt. Denn nur in manchen Fällen weisen Symptome wie halbseitige Hyperreflexie, segmentär begrenzte Sensibilitätsstörungen, Harnverhaltung u. ä. auf eine spinale Genese hin. Die neurologischen Ausfälle bilden sich innerhalb von Stunden bis wenigen Tagen vollständig zurück. Selten überdauern vasomotorische Störungen den Unfall um Monate.

Spätschäden. Im Anschluß an solche oft diskreten Immediatsymptome, aber auch ohne sie nach einem symptomfreien Intervall können Atrophien vom Typ der Vorderhornschädigung auftreten. Solche spinalen Spätschäden, die nicht thermoelektrisch bedingt sein können, hat PANSE unter dem klinischen Begriff der „spinal-atrophischen Folgezustände" zusammengefaßt. Im einzelnen ist über ihre Genese weder pathophysiologisch noch pathologisch-anatomisch Sicheres bekannt.

Es handelt sich um Niederspannungsunfälle im Stromstärkebereich II—III nach KOEPPEN mit Stromweg über das Rückenmark. Bei Stromdurchgang von Hand zu Hand finden sich meist halbseitig betonte neurologische Ausfälle zwischen C_4—D_2, meist Atrophien, gelegentlich ein Horner-Syndrom, seltener segmentale Sensibilitätsausfälle und Pyramidenbahnsymptome mit spastischen Zeichen der Beine. Bei Stromweg von Hand zu Fuß oder von Fuß zu Fuß können auch Ausfälle in lumbalen, seltener sacralen Segmenten festgestellt werden. Bei atypischen Fällen

stehen nicht Atrophien, sondern spastische und spinal-vasomotorische Symptome im Vordergrund oder bulbäre und pontine Symptome treten hinzu, also über den gegebenen Stromweg hinausgehende Symptome. Das spinale Syndrom entwickelt sich in der Regel innerhalb einiger Monate, selten bleibt dann der Befund stationär, meist bessert er sich langsam. Das Durchschnittsalter liegt zwischen 40—45 Jahren, der bisher jüngste Fall ist 24 Jahre alt gewesen.

Für das Kindesalter sind solche spinalatrophischen Folgezustände in der Literatur bisher nicht beschrieben worden. Für sie muß eine Disposition im mittleren Lebensalter angenommen werden, wenn man bedenkt, daß gerade solche Niederspannungsunfälle die häufigsten elektrischen Unfälle im Kindes- und Jugendalter sind. Eine Ausnahme scheint der folgende, von HOEHL beschriebene Fall zu sein:

„6jähriger Knabe bekommt bei dem Versuch, den Draht einer 220 V gespannten Oberleitung, der über die Straße gefallen war, mit der Hand beiseite zu schieben, mehrere heftige Schläge, die ihn mehrfach zu Boden werfen. Außer Summen im rechten Arme und Schwellung der rechten Hohlhand, die nach 3 Tagen zurückging, war nichts geklagt worden. Nach 15 Monaten entwickelt sich bei dem sonst gesunden, nicht belasteten und vorher nie kranken Knaben eine Atrophie des rechten Armes von der Schulter nach der Hand fortschreitend, nach 2 Monaten auf den linken Arm übergehend, sodann die Gesäßmuskulatur unter Ausbildung einer spastischen Parese der unteren Extremitäten befallend. Sinnesorgane blieben frei. Keine Schmerzen. In der befallenen Muskulatur finden sich von normaler Reaktion bis zur völligen Unerregbarkeit alle Übergänge, die Reflexe sind auch an den oberen Extremitäten lebhaft. Durch Ausschluß anderer Affektionen wird die sichere Diagnose amyotrophische Lateralsklerose gestellt und die Erkrankung mit Wahrscheinlichkeit auf den Unfall zurückgeführt" (wörtlich zitiert). — Offenbar Einwirkung mittlerer Stromstärke (KOEPPEN II) auf Stromweg von einer Hand, wahrscheinlich der rechten Hand durch die Füße zur Erde, anschließend flüchtige initiale Parästhesien und vasomotorische Störungen mit Ödem des rechten Armes. Im gleichen Arm werden nach auffallend langem beschwerdefreiem Intervall von 15 Monaten progrediente Atrophien als Beginn einer amyotrophischen Lateralsklerose (ALS) festgestellt, deren Verlauf über mehrere Monate verfolgt wird. Weitere Mitteilungen über den späteren Verlauf oder über eine eventuelle Obduktion werden nicht gemacht.

Angesichts des äußerst seltenen Vorkommens einer ALS im Kindesalter, deren Heredität im Gegensatz zum Erwachsenenalter in der Regel nachgewiesen wird, ist dieser Fall bemerkenswert. PANSE (1955) ordnet ihn zusammen mit weiteren 10 Weltliteraturfällen des Erwachsenenalters jenen spinalatrophischen Folgezuständen zu, die *Progredienz* zeigen und ähnlich einer ALS oder einer progressiven spinalen Muskelatrophie verlaufen oder deren Verlauf mit dem einer solchen Systemerkrankung identisch ist.

Diese äußerst seltenen Vorkommnisse lassen eher an ein zeitlich zufälliges Zusammentreffen von Elektrotrauma und degenerativer Systemerkrankung denken, wenn man nicht die Hypothese zur Hilfe nehmen will, daß gerade diese beiden Systematrophien bei vorhandener endogener Bereitschaft durch verschiedene exogene Faktoren aus der Latenz hervorgeholt werden können (PETERS, 1954). Andere Autoren lehnen einen Kausalzusammenhang für solche Fälle, die unter dem Bild einer degenerativen Systemerkrankung verlaufen, strikt ab (JENNY, 1945; KOEPPEN).

Hinsichtlich der Pathogenese typischer spinalatrophischer Folgezustände diskutiert PANSE eine mittelbare Stromwirkung, und zwar eine auf dem Weg über die Gefäßinnervation entstehende vasomotorische Vorderhornzellschädigung, KOEPPEN eine spezifisch-elektrische, d. h. unmittelbare Stromwirkung oder eine hypoxämische Schädigung der Vorderhornsäule. Autoptische Befunde typischer Fälle liegen nicht vor.

Elektrotrauma und periphere Nerven

Im Bereich von Verbrennungen oder ihrer unmittelbaren Umgebung ist auch mit einer thermoelektrischen Schädigung des peripheren Nerven zu rechnen, der sich gegenüber dieser Wärmeeinwirkung ähnlich verhält wie das ihn umgebende Haut- und Muskelgewebe. Wie dieses wird er irreversibel geschädigt, mit ihm kann er sich auch erholen. Ort und Ausmaß der Nervenschädigungen hängen von der Lokalisation und Tiefe der Verbrennung ab, insbesondere auch von der Gelenknähe, denn die hohen Teilwiderstände z. B. an den Hand- und Fußgelenken oder Knie- und Ellenbogengelenken und die hohen Stromstärken auf engem Querschnitt in diesen Gelenkbereichen führen zu besonders starker Entwicklung Joulescher Wärme.

Die *Differentialdiagnose* hat mechanische Nervenschädigungen zu berücksichtigen, die teils durch Überdehnung und Zerrung während der tetanischen Muskelkontraktion oder durch Druck und Zug auf Grund von Frakturen und Luxationen, im Heilungsverlauf auch durch Vernarbung des umgebenden Gewebes entstehen können. Von der Verbrennungswunde aus kann eine infektiöse oder infektiös-toxische Neuritis per continuitatem entstehen. Über „spezifisch-elektrische" Neuritiden oder Neuralgien liegen keine sicheren Beobachtungen vor. Hinter dieser früher oft gestellten Diagnose verbergen sich nach heutiger Ansicht teils die

oben angeführten Krankheitsbilder, teils spinalatrophische Folgezustände. Die sog. Immediatlähmung (PANSE) im durchströmten Glied ist flüchtig. Auch an Muskel- oder Sehnenrisse muß gedacht werden.

Elektrotrauma und vegetatives Nervensystem

Zusammen mit einer Immediatlähmung (s. oben), aber auch ohne sie können vasomotorische Störungen mit Parästhesien im durchströmten Glied auftreten. Diese werden zuerst oder allein in der Umgebung evtl. vorhandener Strommarken beobachtet und können sich auf die gesamte betroffene Extremität ausbreiten, nämlich flüchtige Rötungen und Schwellungen (elektrisches Ödem, JELLINEK) oder eine u. U. länger anhaltende Blässe und Kühle der Haut. Die Hautvasodilatation ist offenbar eine sekundäre Wirkung des Stromes, verursacht durch chemische Produkte der Durchströmung (SCHÄFER, 1958); eine direkte, lokal-vasoconstrictorische Stromwirkung ist umstritten. Selten überdauern lokale vasomotorische Störungen mit und ohne Anomalien der Schweißproduktion den elektrischen Unfall um Monate.

Auch die Deutung vegetativer Allgemeinerscheinungen, die in ähnlicher Weise wie nach Schädel-Hirn-Traumen oft über längere Zeit nach Elektrounfällen beobachtet werden (BENTHAUS u. HUNDT; KAPLAN bei Kindern), muß offen bleiben. Über die Einwirkungsorte des Stromes im vegetativen Nervensystem ist nichts bekannt. KOEPPEN u. Mitarb. (1961/62) allerdings fanden vegetative Dystonien nach Elektrotraumen nicht häufiger als in der Gesamtbevölkerung überhaupt!

Elektrotrauma und Ohr

Tierversuche haben gezeigt (LOEBELL), daß bei Einwirkung elektrischen Stromes des Niederspannungsbereiches auf das Gehörorgan Trommelfell- und Mittelohrblutungen auftreten können sowie Blutungen in den Aquaeductus cochleae, in die Schnecke und um die Nerven des inneren Gehörgangs, seltener in den Vestibularapparat. Beim Menschen ist aber eine elektrotraumatische Schwerhörigkeit bei gleichzeitig nachgewiesenen Läsionen des Trommelfells und Mittelohres sehr selten beobachtet worden, seltener als eine elektrotraumatische Schwerhörigkeit bei intaktem Trommelfell und Mittelohr — in diesen Fällen wird eine isolierte

Kernschädigung des VIII. Hirnnerven vermutet (s. Neuberger). Moog sah retrolabyrinthäre Vestibularisstörungen, Wagemann hat auch endolabyrinthäre Störungen beschrieben, besonders einen initialen Labyrinthhochdruck als Fernwirkung des elektrischen Stromes, der reversibel ist. In der Tat liegen keine Hitzenekrosen vor (wie bei Hochspannungsunfällen mit Stromweg über das Ohr), womöglich mit sekundärer Infizierung, so sind die Ausfälle meist rasch regressiv; in der Literatur sind aber auch Fälle mit progredienter Hörstörung beschrieben und als geradezu charakteristisch für elektrotraumatische Hörschädigungen bezeichnet worden (s. Lafon).

Elektrotrauma und Auge

Bei der Bildung eines elektrischen Lichtbogens kann das Auge einer starken Einstrahlung durch ultraviolettes Licht ausgesetzt sein. Die entstehende starke schmerzhafte Reizung der Lider mit Erythem und Schwellung der Bindehaut (Chemosis) und Hornhaut führt zu Lichtscheu, Lidkrampf und Tränenträufeln und täuscht eine Anfangserblindung vor (*Ophthalmia photoelectrica*), klingt aber in der Regel nach 2—3 Tagen ab.

Ein typischer Folgezustand nach Hochspannungsunfällen mit elektrischen Verbrennungen des Gesichtes und Vorderhauptes stellt die *Cataracta electrica* dar. Das Anfangsstadium ist oft kaum bemerkbar, erst nach einer Latenzzeit von mindestens 4—6 Wochen, spätestens nach 1—2 Jahren entwickelt sich eine Trübung meist unter der vorderen Linsenkapsel. Der Linsenstar kann beiderseits auftreten, die stärkere Linsenschädigung zeigt sich dann auf der Seite der elektrischen Verbrennung. In der Regel reift dieser Elektrostar — im Gegensatz zum Blitzstar (s. S. 600) — schnell und ist gut operabel. Sein pathogenetischer Mechanismus ist ungeklärt; sicher ist er kein Wärmestar, auch eine ultraviolette Strahlenschädigung hat keinen Einfluß auf die Starentstehung.

Am *Fundus* sind — mit und ohne Katarakt — kleine Hämorrhagien, Maculaödeme und -degenerationen, vereinzelt auch Netzhautablösungen im Ora serrata-Bereich festgestellt worden, sowie passagere Sehnervenschädigungen bei Kindern (Kaplan). Im übrigen muß auf die umfangreiche ophthalmologische Literatur verwiesen werden (s. Bainbridge; Neubauer).

Tod durch elektrischen Unfall

Der gesicherte Mindestwert der tödlichen Stromstärke liegt nach Koeppen u. Mitarb. (1961/62) bei 80—100 mA Wechselstrom (50 Hz), d.h. im Stromstärkebereich III; bei sehr langer Einwirkungsdauer jedoch beginnt die tödliche Gefährdung ab 40 mA. Über die tödlich gefährliche Spannung als Funktion der Stromeinwirkungsdauer unterrichtet Abb. 251 (S. 577), die zugleich die verschiedenen Stromwege berücksichtigt.

Der sofortige elektrische Tod bei *Niederspannungsunfällen* ist nach dem heutigen Stand des Wissens ein *Herztod*, und zwar in der Mehrzahl der Fälle durch irreversibles *Herzkammerflimmern* verursacht.

Ursache des Kammerflimmerns ist, vereinfachend ausgedrückt, eine fraktionierte Erregung des Myokards (Schaefer, 1958). Da die einzelnen Herzmuskelfasern einen sehr verschiedenen räumlichen Verlauf haben, liegen jeweils nur einzelne Myokardabschnitte in optimaler Richtung zum Reizstrom und werden schon erregt, andere dagegen noch nicht. Die einzelnen Myokardfasern haben also für den jeweiligen Stromreiz unterschiedliche Schwellen. Eine fraktionierte Erregung kann aber nur erfolgen, wenn ein nicht zu starker Stromreiz in die sog. vulnerable Periode des Herzens fällt, d.h. in die Phase der relativen Refraktärzeit, die dem ansteigenden Schenkel der T-Zacke im EKG entspricht, und wenn eine bestimmte Elektrizitätsmenge oberhalb 100 mAsec überschritten wird. Die fraktionierten Erregungen laufen unabhängig voneinander ab und beeinflussen benachbarte unerregte Teile. So entsteht unter der starken lokalen Reizwirkung des elektrischen Stromes eine Entfesselung der automatischen Erregungsbildung im Herzmuskel, eine Vielzahl ektopischer Erregungsbildungszentren, die ohne Rücksicht auf den Normalrhythmus mit relativ hoher Frequenz die Herzmuskulatur antreiben und um die herum die Erregungen kreisen — das Herz „fällt aus dem Tritt", es flimmert und verliert damit seine mechanisch wirksame Kreislauffunktion. Diese Theorie der „kreisenden Erregung", die für die Ventrikelmuskulatur bisher noch nicht sicher bewiesen werden konnte (Weidinger), setzt die Abkürzung der Aktionspotentialdauer und damit die Abkürzung der Refraktärzeit als grundsätzliche Flimmerursache voraus (Fleckenstein): In der Phase der höchsten Vulnerabilität, also in der Phase der Erregungsrückbildung, besitzt die Zellmembran der Muskelfasern die höchste physiologische Permeabilität für Kalium-Ionen. Nur in dieser Phase kann ein hinzukommender Stromreiz flimmererzeugend wirken, und zwar dadurch, daß die Reizkathode eines Gleichstromes bzw. der kathodische Stromstoß eines Wechselstromes eine zusätzliche Membranpermeabilitätssteigerung und damit eine jetzt maximale Kaliumfreisetzung bewirkt. Die Erregung wird dadurch schnell beendet, d.h. die Dauer des Aktionspotentials abgekürzt.

Nach tierexperimentellen Erfahrungen ist in etwa 70% ein Kammerflimmern Ursache des Kreislaufstillstandes nach Elektrounfällen, in ca. 30% ein primärer Herzstillstand (SCHAEFER, 1958). Im Tierversuch wurde im gleichen Stromstärkebereich gelegentlich primärer Herzstillstand nach einer Bradykardie beobachtet. Dies kann eine Erklärung sein für den seltenen „Exitus interruptus" (JELLINEK): Der Verletzte erwacht aus der kurzen initialen Bewußtlosigkeit und spricht einige Worte, verläßt noch den Unfallort und bricht dann tot zusammen.

Eine primäre *zentrale Atemlähmung* durch elektrischen Strom — im älteren Schrifttum viel diskutiert — kommt als Todesursache kaum in Frage (SCHAEFER, 1961; KLEIN), besonders auf Grund der Erfahrungen mit der Elektroschocktherapie. Ein Atemstillstand durch langdauernde Tetanisierung der Atemmuskulatur kann aber über den Sauerstoffmangel die Flimmerbereitschaft des Herzens erhöhen, desgleichen ein Atemstillstand bei sehr langer Kopfdurchströmung. Solche extrem langen Durchströmungszeiten (mehr als 1 min) kommen aber sehr selten vor.

Auch der Soforttod bei *Hochspannungsunfällen* ist in der Mehrzahl ein Herztod. Häufig wirkt nämlich gar nicht oder nicht für die gesamte Dauer des Unfallherganges die volle Stromstärke ein (BAUR u. BISSIG), sondern nur eine Teilspannung, z.B. die Spannung eines Nebenstromkreises — die übrige Energie entlädt sich über andere Teile der Anlage oder in Form eines Lichtbogens —, oder es handelt sich um Induktionsströme oder um kapazitive Entladungen. Der Unfall spielt sich also gar nicht im Stromstärkebereich IV, sondern in III ab. Nur selten ist der Verbrennungstod ein Soforttod, häufiger tritt der Tod durch schwere elektrische Verbrennungen erst nach Tagen ein, nicht anders als bei Kindern mit schweren Brand- oder Verbrühungsschäden, im Kollaps- oder Intoxikationsstadium durch Nierenversagen oder durch Verbrennungen lebenswichtiger Organe.

Auch durch die mechanische Auswirkung des Elektrotraumas kann der Tod sofort oder später eintreten, also durch tödliche Sturz-, Schlag- oder Prellungsfolgen.

Ein eindeutiges *pathoanatomisches* Substrat für den Stromtod konnte bisher nicht nachgewiesen werden (BOEMKE u. PIROTH).

An den inneren Organen sind bei sofortigem elektrischen Tod, sofern nicht Hitzeschäden vorliegen (s. S. 580), die Befunde nicht spezifisch: Dilatation des Herzens (Stillstand in der Diastole), venöse Hyperämie der inneren Organe, Blutungen vorwiegend subperikardial, seltener subendokardial oder im Myokard. Am Zentralnervensystem können nur selten makroskopische Veränderungen festgestellt werden: Hirnödem, Blutüberfüllung großer Venen, petechiale Blutungen. Mikroskopisch wurde eine Fülle z.T. widersprechender Befunde erhoben, die die verschiedensten Deutungen erfuhren. Kontrahierte Arterien, erweiterte blutüberfüllte Venen, perivasculäre Hämorrhagien besonders am Boden des 3. und 4. Ventrikels, seltener im Groß- und Kleinhirn, gelegentlich in der grauen Substanz der Vorderhörner — auch diese Befunde blieben ebenso wie die verschiedenen Befunde am nervösen Parenchym und ektodermalen Interstitium nicht unwidersprochen, sofern sie als Folge der elektrischen Durchströmung gedeutet wurden, und agonale, iktogene mechanisch-traumatische und artefizielle Entstehungsweisen wurden dikutiert. Nur mit großem Vorbehalt kann daher gesagt werden, daß der elektrische Strom offenbar am Gefäßapparat angreift und im Zentralnervensystem durch Kreislaufstörungen neben Blutungen und Ödemen auch Parenchymausfälle durch Anoxie zu verursachen scheint.

Das pathologische Bild der Stromwirkung am Zentralnervensystem ist jedenfalls keineswegs einheitlich oder spezifisch, sondern durch eine große Variabilität des Einzelfalls gekennzeichnet (ZEMAN; SCHWARZ).

Erste Hilfe; Therapie

Zuerst muß das Kind aus dem Stromkreis gebracht werden. Kann die Leitung nicht sofort abgeschaltet werden (Vorsicht: Hängt das Opfer an den Drähten, Maßnahmen gegen Abstürzen ergreifen!), muß sich der Helfer bei Niederspannungsunfällen zunächst isolieren: Vom Boden z.B. durch mehrere Lagen Bretter, Balken, Kisten usw., an den Händen durch Benutzung einer langen trockenen Holzstange oder Leiter, durch mehrfaches Umwickeln mit trockenen Kleidungsstücken oder Papier — dann erst Kind wegstoßen oder an den Kleidern wegziehen. Bei Hochspannungsunfällen muß, sofern keine automatische Abschaltung erfolgt ist, das Opfer durch Fachleute aus dem Stromkreis entfernt werden. Wache am Unfallort aufstellen, Elektrizitätswerk benachrichtigen!

Ist das Kind bei Bewußtsein, besteht im allgemeinen von seiten des Herzens und der Atmung keine unmittelbare Gefahr. Cave Strophanthin und periphere Kreislaufmittel — sie erhöhen die Bereitschaft zum Herzkammerflimmern! Statt eines reflektorischen Griffs nach der Spritze soll der Arzt das Kind beruhigen, nicht unbeobachtet lassen und ins Krankenhaus begleiten, Beine hochlagern, Verbrennungen steril abdecken.

Ist das Kind *bewußtlos*, zeigen aber Kreislauf und Atmung keinen besorgniserregenden Zustand, gilt die gleiche abwartende Zurückhaltung. Cave „Weckmittel": Bildet sich die initiale Bewußtlosigkeit nicht innerhalb von 20 min zurück, liegen Komplikationen wie intracerebrale Blutung, Commotio oder Contusio vor — Weckamine wären sinnlos, auch sie erhöhen die Flimmerbereitschaft! Auf freie Atemwege achten (Seitenlagerung)!

Bei Pulslosigkeit bzw. *akutem Kreislaufstillstand*, der durch Herzstillstand (Asystolie), durch Kammerflimmern oder durch eine äußerst schwache Herzaktion verursacht sein kann, muß sofort mit der *künstlichen Beatmung* begonnen werden, am besten als Mund-zu-Nase-Beatmung, ein zweiter Helfer führt die *äußere, indirekte Herzmassage* durch (zur Technik bei Kindern s. Moll; Safar; Wolf). Ist am Unfallort nur ein Helfer anwesend, muß dieser die Beatmung periodisch unterbrechen durch äußere Herzmassage: Nach 15 Massagebewegungen jeweils 4 Atemspenden. Darunter wird Zeit gewonnen für weitere therapeutische Maßnahmen oder für den Transport in eine Reanimationsabteilung. Eine (improvisierte) Not-Thorakotomie am Unfallort erübrigt sich. Mit dieser Herzmassage und Beatmung kann der Blutkreislauf bis zu 2 Std aufrechterhalten werden; deshalb dürfen die Reanimationsbemühungen nicht zu früh aufgegeben werden!

Kann in den nächsten Minuten kein EKG-Direktschreiber und kein Defibrillator-Schrittmacher herbeigeschafft werden und kommt die Herztätigkeit nicht in Gang, erfolgt eine *intrakardiale Injektion* von „Alupent" 0,25—0,5 mg ($^1/_2$—1 Ampulle). Diese Injektion kann eine Asystolie beenden, bei Kammerflimmern wird sie die Rhythmusstörung nicht beseitigen können, aber auch nicht schaden; von einer Adrenalin-Injektion ist abzusehen (Friese). Gleichzeitig wird durch Hilfspersonen ein mit den nötigen Reanimationsgeräten ausgerüsteter Ambulanzwagen herbeizurufen versucht oder ein Krankenwagen bestellt, der das Kind unter Fortsetzung von äußerer Herzmassage und Beatmung ins nächste Krankenhaus trans-

portiert. Wenn diese Möglichkeiten nicht bestehen und 2—3 Injektionen von „Alupent" die spontane Herztätigkeit nicht wiederhergestellt haben, wird eine medikamentöse Entflimmerung mit 5—10 ml „*Kaliumchlorid salvia*" rasch intrakardial versucht; wenn binnen 10 min kein Effekt eintritt, Wiederholung mit 3—7 ml Kaliumchlorid.

Wird mittels EKG eine *Asystolie* nachgewiesen (totaler sinuatrialer Block oder kompletter AV-Block oder partieller AV-Block hohen Grades), kann neben Alupent 10%ige *Calciumchlorid*-Lösung 3—5 ml injiziert werden, evtl. mehrfach.

Wird mittels EKG ein *Kammerflimmern* oder -flattern nachgewiesen und steht kein Defibrillator zur Verfügung, wird eine medikamentöse Entflimmerung mit Kaliumchlorid (s. oben) versucht. Novocainamid 15 mg/kg ist ebenfalls wirksam (Wolf), aber von geringerer therapeutischer Breite.

Steht in kürzester Zeit ein Defibrillator-Schrittmacher zur Verfügung, aber kein EKG, ist es auch ohne sichere Diagnose der Art des Kreislaufstillstandes zu verantworten, die externe transthorakale elektrische Defibrillation vorzunehmen (s. unten), da der Kreislaufstillstand meist durch Kammerflimmern verursacht ist (nach Schaefer in 70%, nach Weidinger sogar in 90%).

Stehen die nötigen Reanimationsgeräte zur Verfügung, wird intubiert und abgesaugt und ohne Unterbrechung der Beatmung und Herzmassage eine mittels EKG gezielte Therapie des akuten Kreislaufstillstandes begonnen:

Bei *Asystolie* „Alupent" $^1/_2$—1 Ampulle 1—2mal intrakardial und 10%ige Calciumchloridlösung 3—5 ml, evtl. mehrfach; wenn ohne Erfolg, Anwendung eines elektrischen Schrittmachers; bei *Kammerflimmern* elektrische Defibrillation, bei schon länger bestehendem Kammerflimmern gleich 3 Stromstöße hintereinander mit Stromdurchgang über 1 Ampère, ablesbar am Gerät (Friese). Nach erfolgreicher Defibrillation müssen Herzmassage und Beatmung weitergeführt werden, bis eine hämodynamisch ausreichende Herztätigkeit und genügende Spontanatmung wiedergekehrt sind. Kommt durch die Gegenschocks zwar eine im EKG nachweisbare Erregungsbildung, aber keine mechanisch wirksame Herzaktion zustande, langsame intrakardiale Injektion von Alupent $^1/_2$—1 Ampulle evtl.

mehrmals, bei Erfolglosigkeit Adrenalin 0,25 bis 0,5 mg (FRIESE), das hierbei zur Verbesserung der Contractilität indiziert ist!

Kreislauf- und Atemstillstand führen rasch zu metabolischer Acidose, die mit *Natriumbicarbonat*lösung kompensiert werden muß.

Eine perorale Alkalitherapie Hochspannungsverletzter mit Natriumbicarbonat als Maßnahme der Ersten Hilfe haben FISCHER u. FRÖHLICHER sogleich nach Rückkehr des Bewußtseins gefordert. Als Soforttherapie am Unfallort erscheint diese Maßnahme nach den Untersuchungen von SCHAEFER u. Mitarb. sowie von BLÖMER unbegründet.

Zweck dieser Alkalitherapie soll sein, das sofort in großer Menge in die Blutbahn einströmende nephrotoxische saure Myoglobin durch einen alkalischen Urin in Lösung zu halten und so das Ausmaß der Nierenschädigung und die Gefahr der Anurie zu vermindern. Der Muskelmantel ist nämlich für den Strom nach Durchbruch der Haut ein relativ guter Leiter mit großem Querschnitt; entwickeln sich in ihm hohe Grade Joulescher Wärme, wird infolge der Nekrose großer Muskelgebiete die Blutbahn schlagartig von toxischen Eiweißstoffen wie Myoglobin, aber auch Hämoglobin und seinen Zerfallsprodukten überschwemmt. Klinisch ähneln hierbei die Verhältnisse dem Crush-Syndrom bei Verschüttung (Elektro-Crush-Niere). — Nach JENNY (1953), BRUNNER und SCHAEFER u. Mitarb. ist die Wirkung dieser Alkalitherapie am Unfallort nicht bewiesen; sie macht den Urin in den vorgeschlagenen und technisch anwendbaren Mengen auch nicht alkalisch.

Die weitere *klinische Allgemeinbehandlung* Hochspannungsverletzter und reanimierter Niederspannungsverletzter erfolgt nach gleichen Gesichtspunkten wie nach akuten Kreislaufstillständen und schweren Verbrennungen anderer Ätiologie hinsichtlich Schocktherapie, Infektionsgefahr, Tetanusprophylaxe, Aufrechterhaltung des Elektrolytgleichgewichtes, Bekämpfung der metabolischen Acidose und der Hypovolämie, der Anurie und Urämie usw. — darauf braucht in diesem Rahmen nicht näher eingegangen zu werden, auch nicht auf die Besonderheiten der elektrischen Verbrennungen und ihrer *Lokalbehandlung*, der primären Versorgung und plastischen Deckung. Hier stehen sich zwei gegensätzliche therapeutische Haltungen gegenüber, eine vorwiegend konservativ-abwartende und eine von vornherein aktive (z. B. BALDRIDGE; OECONOMOPOULOS). Auch der Nichtchirurg muß jedoch um die Eigentümlichkeit elektrischer Verbrennungen wissen, daß nämlich das Ausmaß der Gewebsschädigung zunächst nicht verläßlich abzuschätzen ist und daß als gefährliche Spätkomplikation arterielle Blutungen drohen!

Auch die *Therapie des Zentralnervensystems* weist keine Besonderheiten auf und erfolgt wie bei schweren Hirn-Rückenmarkstraumen. Bei ansteigendem intrakraniellem Druck wird man die von JELLINEK stark propagierte Lumbalpunktion nur mit großer Zurückhaltung erwägen. Bei Hirnödem empfiehlt sich die Durchführung einer Osmotherapie mit hypertonischer Lösung und Diuretica, z. B. Sorbit-Infusionen und „Lasix". Bei delirantem Bild und starker motorischer Unruhe Sedierung mit Luminal und Valium, letzteres auch intravenös zur Anfallskupierung bei Krämpfen. Stets ist auf Nebenverletzungen zu achten: Commotio, Contusio, epidurales Hämatom, Frakturen und Luxationen usw.

Prophylaxe

Technik und Industrie haben wirkungsvolle Maßnahmen zur Verhütung elektrischer Unfälle ergriffen. Das VDE-Zeichen bürgt dafür, daß Gerät und Elektromaterial nach den Sicherheitsbestimmungen des Vereins Deutscher Elektrotechniker erzeugt sind.

Haushalt und Wohnung bergen aber immer noch gefährliche Unfallquellen für *Niederspannungsunfälle*. So fehlen z. B. in älteren Wohnungen häufig noch dreipolige Steckdosen mit Erdkontakt, es werden zwei- statt dreipolige Verlängerungskabel benutzt, so daß die Schutzerdung des elektrischen Apparates fehlt. Andererseits wird ein erheblicher Teil tödlicher Unfälle durch die versehentliche Vertauschung eines Stromleiters mit dem Nulleiter verursacht; dieser Fehler unterläuft leider auch Fachleuten! Unsachgemäße Behandlung der Kabel für Haushaltgeräte (z. B. Zug am Kabel statt am Stecker), defekte Birnenfassungen gewöhnlicher Lampen, unvorsichtiges Manipulieren an elektrischen Geräten oder Leitungen, laienhafte Installationen oder schlechte Unterhaltung elektrischer Einrichtungen (besonders in der Landwirtschaft), unzweckmäßige „Ersatz"-Sicherungen — all dies kann sich deletär auswirken. Für das Badezimmer, wie Küche und Waschküche ein besonders stromgefährdeter Raum, gelten zusätzliche Vorsichtsmaßnahmen; so gehören z. B. nur festmontierte und geerdete elektrische Heizkörper ins Badezimmer. Im Kinderzimmer sollen

Lampen in angemessener Höhe an der Decke angebracht, Steckdosen nicht zu nahe am Boden und nicht in der Nähe von Heizungskörpern, Gas- und Wasserrohren verlegt sein und zusätzlich durch einsetzbare, mit Schlüssel gesicherte Verschlußkappen dem kindlichen Zugriff entzogen sein (Abb. 254). Besondere Vorsicht ist bei der Benutzung von Verlängerungskabeln und Zuleitungsschnüren, z. B. für

nungen erleiden durch unzureichende Ableitfähigkeit der indifferenten Elektrode, die genügend groß sein und der Haut fest aufsitzen muß, oder durch Entstehung eines Nebenschlußstromkreises, wenn der Patient mit leitfähigem Material in Verbindung steht (Gresser). Zum anderen drohen Explosion und Brand, wenn der Entladungsfunken *elektrostatischer Aufladungen* explosible Gas-Luft-

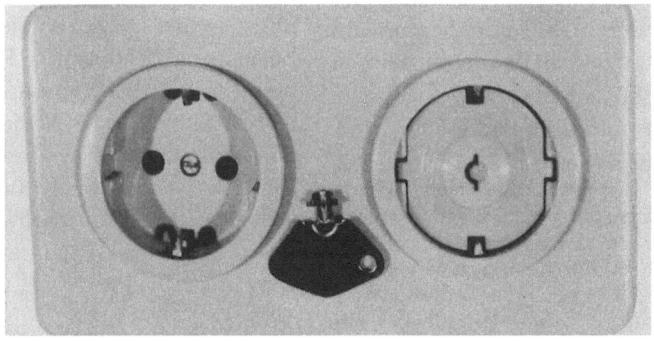

Abb. 254. Einsetzbarer Steckdosenverschluß (rechts), durch Schlüssel gesichert

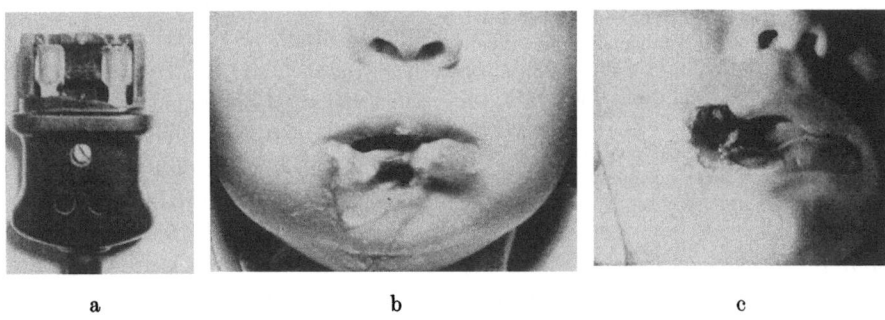

a   b   c

Abb. 255a—c. Elektrische Mundverbrennungen bei Kleinkindern. a Schadhafter Stöpsel eines elektrischen Staubsaugers, die Bakelit-Isolation zur Hälfte abgebrochen. b Typische elektrische Verbrennung der Unterlippe (und Zunge). c Schwere elektrische Verbrennung der rechten Commissur.
(Aus P. Fogh-Andersen u. B. Sorensen)

eine Plätte oder einen Staubsauger, erforderlich, die selbstverständlich auch nicht als Verlängerungsschnur mißbraucht werden dürfen: Kleinkinder stecken die Kupplungssteckdose gern in den Mund, der Speichel des Kindes schließt den Kontakt, die starke Widerstandsverminderung durch die Feuchtigkeit des Mundes, aber u. U. auch der Nase und der Augen, führt dann zu meist tiefgreifenden Mittelgesichtsverbrennungen (Abb. 255) als typische Elektroverletzung des Kleinkindesalters (Gabka; Ploner; Fogh-Andersen u. Sorensen).

Auch der *Operationsraum* ist ein besonders unfallgefährdeter Raum: Bei elektrochirurgischen Eingriffen kann der Patient Verbren-

Gemische entzündet. Daher sind Wolltücher, Gummi- und Plastiktücher und die Mehrzahl der Gewebe aus synthetischen Fasern für Op.-Einrichtungen ungeeignet; ortsfremde und ortsbewegliche Einrichtungsgegenstände des Operationsraumes müssen in allen Teilen untereinander und mit dem Fußboden leitfähig verbunden, isolierte Teile leitfähig überbrückt werden. — Auch in den übrigen Krankenhausräumen sollen Gummitücher, Gummimatratzen und Gummischuhe aus besonders leitfähigem Gummi bestehen oder gänzlich damit überzogen sein, desgleichen geschäumte Kunststoffe.

Hochspannungsunfälle bei Kindern entstehen meist durch das Erklettern von Gittermasten; besonders Jungen müssen hiervor eindringlich gewarnt werden. Hochspannungsfreileitungen unter Brücken sind in der Regel so vor Berührung und Distanz geschützt, daß der Kontakt mit Stöcken, Drähten oder mit dem Harnstrahl (s. S. 579) weitgehend ausgeschlossen ist. Vorsicht beim Steigenlassen von Drachen in der Nähe von Freileitungen!

Die *Aufklärung* über die Unfallgefährdung, die die *Unterrichtung* über die elementare Elektrizitätslehre einschließen muß, sollte in Schule und Berufsschule fester Bestandteil des Lehrplanes sein, ebenso das exakte Erlernen der Mund-zu-Nase-Beatmung und der äußeren Herzmassage als lebensrettende Notfallsmaßnahmen, wie dies bereits in Skandinavien verwirklicht worden ist.

Literatur

ALEKSANDROVA, L. J., u. L. G. MAKAROVA: Die Dynamik der neurologischen Symptome und des bioelektrischen Verhaltens des Gehirns bei Patienten mit Elektrotraumen. Ref. Zbl. ges. Neurol. Psychiat. 119, 99 (1952).

ALEXANDER, L.: Electrical injuries to the central nervous system. Med. Clin. N. Amer. 22, 663 (1938).

ALVENSLEBEN, K.: Elektrische Unfälle und deren Folgen. Dtsch. med. Wschr. 1925, 1009.

BAINBRIDGE, W.: Optic atrophy, with retinal changes, caused by high-tension current. Brit. med. J. 1930 II, 955.

BALDRIDGE, R. R.: Electrical burns, report of a case. New Engl. J. Med. 250, 46 (1954).

BAUR, E., u. H. BISSIG: Tödliche Elektrounfälle an Hochspannungsanlagen. Elektromedizin 7, 150 (1962).

BENTHAUS, J., u. H.-J. HUNDT: Herzschäden und vegetative Störungen nach elektrischem Unfall. Z. ges. inn. Med. 9, 847 (1954).

BLECK, E. E.: Causes of burns in children; study of full-thickness burns in 457 patients ... J. Amer. med. Ass. 158, 100 (1955).

BLÖMER, A.: Myoglobinausscheidung der Niere in Abhängigkeit von Diurese und pH des Urins, untersucht in Langzeitversuchen. Z. ges. exp. Med. 137, 17 (1963).

BOEMKE, F., u. M. PIROTH: Zur Pathologie des elektrischen Stromtodes. Frankfurt. Z. Path. 70, 1 (1959).

BRINKMANN: Ref. v. HERRLE, Beobachtungen interessanter Elektrisierungserscheinungen in einem Krankenhaus. Elektromedizin 1, 20 (1954), Beilage Med. Klin. 49 (1954).

BRUNNER, W.: Starkstromunfälle mit Schock, ausgedehnten Muskelnekrosen und tubulärer Schädigung der Nieren. Helv. chir. Acta 16, 318 (1949).

COLEBROOK, L., and V. COLEBROOK: The prevention of burns and scalds; review of 1000 cases. Lancet 1949 II, 181.

CRITCHLEY, M.: Neurological effects of lightning and of electricity. Lancet 1934 I, 68.

CUSTER, W.: Über Hochspannungsunfälle. Elektromedizin 4, 113 (1959).

DANNHORN, G.: Über Schädigungen des Nervensystems durch Blitzschlag. Veröff. Volksgesdh.dienst, Bd. XLVIII, H. 7. Berlin: R. Schoetz 1937.

ENGLER, J.: Die Unfälle im Kindesalter. Z. Kinderchir. 4, 48 (1967).

FETTERMAN, J. L., and R. E. SMILEY: Electrical damage to the brain. A case presenting a hyperkinetic behaviour syndrome. J. Amer. med. Ass. 108, 1390 (1937).

FISCHER, H.: Experimentelle und praktische Grundlagen zur Alkaliprophylaxe beim Hochspannungsunfall. Aus: Beiträge zur Ersten Hilfe und Behandlung von Unfällen durch elektrischen Strom. Frankfurt: VWEW 1959.

—, u. R. FRÖHLICHER: Fortschritte in der Behandlung schwerer und schwerster Hochspannungsunfälle. Stuttgart: Georg Thieme 1951.

FLECKENSTEIN, R.: Die Pathophysiologie des Vorhofs- und Kammerflimmerns. Aus: Beiträge zur Ersten Hilfe und Behandlung von Unfällen durch elektrischen Strom, H. 2. Frankfurt: VWEW 1961.

FOGH-ANDERSEN, P., and B. SORENSEN: Electric mouth burns in children. Treatment and prevention. Acta chir. scand. 131, 214 (1967).

FREIBERGER, H.: Der elektrische Widerstand des menschlichen Körpers gegen technischen Gleich- und Wechselstrom. Berlin: Springer 1934.

FRIESE, G.: Die Behandlung des Herzstillstandes und des Herzkammerflimmerns bei geschlossenem Thorax. Aus: Beiträge zur Ersten Hilfe und Behandlung von Unfällen durch elektrischen Strom, H. 2. Frankfurt: VWEW 1961.

— Die Behandlung des Kreislaufstillstandes innerhalb und außerhalb des Krankenhauses. Materia Medica Nordmark 18, 282 (1966).

GABKA, J.: Der elektrische Unfall im Kindesalter. Kinderärztl. Prax. 23, 532 (1955).

GÄDECKE, R.: Der Unfall im Kindesalter ... Stuttgart: Georg Thieme 1962.

GARDNER, W. J.: Electrical burn of the brain. J. Neurosurg. 5, 90 (1948).

GEY, R.: Ein Fall von schwerer Starkstromverletzung bei einem Selbstmordversuch eines 15jährigen Knaben. Arch. Orthop. 24, 137 (1927).

GÖLLNITZ, G.: Die Bedeutung der frühkindlichen Hirnschädigung für die Kinderpsychiatrie, S. 116. Leipzig: Georg Thieme 1954.

GOERZ, G., u. H. IPPEN: Diagnostische Hinweise bei der Starkstom-Verbrennung. Dtsch. med. Wschr. 93, 402 (1968).

GRESSER, A.: Unfälle im Operationssaal. Krankenhausarzt 38, 102 (1965).

GRUENAGEL, H. H., u. H. JUNKAT: Unfälle im Kindesalter. Dtsch. med. Wschr. 92, 141 (1967).

Hauf, R.: Erste Hilfe bei Niederspannungsunfällen. Referat 18. Dtsch. Therapiewoche Karlsruhe 2. 9. 1966.

Heidrich, R.: Hydrocephalus nach Elektrotrauma. Elektromedizin 4, 104 (1959).

— H. Leder u. K. Palm: Experimentelle Studie über das Verhalten der Hirngefäße unter der Einwirkung des elektrischen Stromes. Dtsch. Z. Nervenheilk. 187, 317 (1965).

Heppner, F.: Hirnchirurgische Untersuchungen über das Wesen des Elektroheilschlafs. Med. Klin. 60, 870 (1965).

Hoehl: Zur Kasuistik des elektrischen Traumas. Münch. med. Wschr. 1906, 1276.

Hundt, H.-J.: Herzinfarktähnliche EKG-Veränderungen nach elektrischem Unfall. Z. Kreisl.-Forsch. 44, 941 (1955).

Hyslop, C. H.: Zit. nach Schaefer 1958.

Jaeger, H.: Zur Kasuistik des Selbstmordes durch elektrischen Strom. Dtsch. Z. Chir. 159, 33 (1920).

Jellinek, St.: Elektrische Verletzungen. Klinik und Histopathologie. Leipzig: Johann Ambrosius Barth 1932.

Jenny, F.: Der elektrische Unfall. Bern: H. Huber 1945.

— Über chirurgische Folgen elektrischer Unfälle. Hefte Unfallheilk. 44, 49 (1953).

Kaplan, A. D.: Elektrotrauma bei Kindern. Pediatrija (Moskau) 1, 32 (1949).

Killinger, J.: Vergleichende Untersuchungen von elektrischen Unfällen durch Gleichstrom bei Spannungen bis 1200 Volt in technischer Sicht. Elektromedizin 4, 137 (1959).

Klein, H.: Die gerichtsmedizinische Diagnose des Stromtodes. Unter Berücksichtigung der Rekonstruktion. Dtsch. Z. ges. gerichtl. Med. 47, 29 (1958).

Koeppen, S.: Erkrankungen der inneren Organe und des Nervensystems nach elektrischen Unfällen, 2. Aufl. Berlin-Göttingen-Heidelberg: Springer 1953.

— Neurologische Erkrankungen in ursächlichem Zusammenhang mit Hochspannungs- und Niederspannungsunfällen. Chirurg 26, 354 (1955).

— Maßnahmen zur Wiederbelebung nach elektrischen Unfällen. Elektromedizin 2, 162 (1957).

—, u. D. Hoppe: Der elektrische Unfall, 3. Folge: Elektroencephalographie. Elektromedizin 3, 283 (1958).

— R. Eichler, G. Fölz, D. Hoppe, W. Hosang, F. Kostka u. P. Osypka: Der elektrische Unfall. Elektromedizin 6, 215 (1961); 7, 35, 90 (1962).

Kruse, R.: Der elektrische Unfall im Kindesalter. Prinzipien der Wiederbelebung bei verunglückten Kindern. Fortschr. Med. 84, 160 (1966).

Lafon, H.: Un cas de surdité par electrocution. J. franç. Otorhino-laryng. 6, 635 (1957).

Lang, F., u. E. Baur: Über Elektrounfälle. Helv. chir. Acta 27, 316 (1960).

Leischner, A.: EEG und Elektrotrauma. Arch. Psychiat. Nervenkr. 195, 94 (1956).

Lewinski, W.: Zit. nach F. Panse 1955.

Loebell, H.: Die Wirkung elektrischer Ströme auf das Ohr. Arch. Ohr.-, Nas.- u. Kehlk.-Heilk. 157, 78 (1950).

Lorimer, F. M., M. M. Segal, and S. N. Stein: Path of current distribution in brain during electroconvulsive therapy. Electroenceph. clin. Neurophysiol. 1, 343 (1949).

Mendonca, U. de: Zit. nach F. Panse 1955.

Moll, H.: Soforttherapie bei kindlichen Unfällen. In: Handbuch der Kinderheilkunde, hrsg. v. H. Opitz u. F. Schmid, Bd. II, Pädiat. Diagnostik u. Therapie, Teil 2, S. 607 f. Berlin-Heidelberg-New York: Springer 1966.

Moog, W.: Über Vestibularisstörungen nach Starkstromverletzung. Arch. Ohr-, Nas.- u. Kehlk.-Heilk. 145, 501 (1938).

Neubauer, H.: Zur Begutachtung von Augenschäden nach Blitzschlag oder Elektrounfall. Elektromedizin 3, 255 (1958).

Neuberger, F.: Zur Differentialdiagnose elektrischer und akustischer Hörschädigungen. Arch. Ohr.-, Nas.- u. Kehlk.-Heilk. 162, 497 (1953).

Oeconomopoulos, C. T.: Electrical burns in infancy and early childhood. Amer. J. Dis. Child. 103, 35 (1962).

Osypka, P.: Meßtechnische Untersuchungen über Stromstärke, Einwirkungsdauer und Stromweg bei elektrischen Wechselstromunfällen ... Elektromedizin 8, 153, 193 (1963).

Otto, A.: Der elektrische Unfall. Ein Problem sowohl für den Arzt als auch für den Techniker. Elektromedizin 2, 97, 150, 216 (1957).

Panse, F.: Die Schädigungen des Nervensystems durch technische Elektrizität. Berlin: S. Karger 1930.

— Die Neurologie des elektrischen Unfalls und des Blitzschlags. Aus: S. Koeppen u. F. Panse, Klinische Elektropathologie. Stuttgart: Georg Thieme 1955.

Peters, G.: Spezielle Pathologie der Krankheiten des zentralen und peripheren Nervensystems, S. 348 f. Stuttgart: Georg Thieme 1951.

— Die häufigeren degenerativen Erkrankungen des Zentralnervensystems unter besonderer Berücksichtigung versorgungsärztlicher Gesichtspunkte. Fortschr. Neurol. Psychiat. 22, 139 (1954).

Ploner, L.: Die Verbrennungen durch elektrischen Strom. Aesthet. Med. 9, 396 (1960).

Safar, P.: Ventilatory efficacy of mouth-to-mouth artificial respiration. J. Amer. med. Ass. 167, 335 (1958).

— T. C. Brown, W. J. Holtey, and R. J. Wilder: Ventilation and circulation with closed-chest cardiac massage in men. J. Amer. med. Ass. 176, 574 (1961).

Schaefer, H.: Die Einwirkung des elektrischen Stromes auf wichtige innere Organe. Dtsch. Z. ges. gerichtl. Med. 47, 5 (1958).

— Die Vorgänge beim elektrischen Unfall. Verh. Dtsch. Ges. Arbeitsschutz 17, 98 (1961).

— G. Hieronymi, K. König, M. Steinhausen, A. Blömer, M. Günther u. F. Weiss: Über die Chromproteidausscheidung der Niere, insbesondere nach Starkstromunfall, und die Alkalitherapie. Z. ges. exp. Med. 135, 83 (1961).

Scholz, W.: Die Krampfschädigungen des Gehirns, S. 101 f. Berlin-Göttingen-Heidelberg: Springer 1951.

SCHRIDDE, H.: Zit. nach PANSE 1955.

SCHWARZ, F.: Die durch den elektrischen Strom bedingten Veränderungen am menschlichen Körper. In: Handbuch der allgemeinen Pathologie, Bd. X, Teil 1, S. 331 f. Berlin - Göttingen - Heidelberg: Springer 1960.

Voss, R.: Das psychische Kommotionssyndrom. Nervenarzt 24, 155 (1953).

WAGEMANN, W.: Elektrische Schädigungen des Ohres. Arch. Ohr.-, Nas.- u. Kehlk.-Heilk. 170, 503 (1957).

WEEKS, A. W., and L. ALEXANDER: Zit. nach PANSE 1955.

WEIDINGER, H.: Allgemeine physiologische und pathophysiologische Betrachtung über den Herzstillstand und die Herzwiederbelebung. Materia Medica Nordmark 18, 257 (1966).

WENZEL, E., u. R. HEIDRICH: EEG-Studien nach Elektrotrauma. Psychiat. Neurol. med. Psychol. (Lpz.) 10, 285 (1958).

WITTELS, W.: Ungewöhnlicher elektrischer Unfall. Elektromedizin 1, 13 (1954).

WITTER, H.: Über Kollaps und Schock nach peripheren Traumen und ihre Beziehung zum Commotionssyndrom. Nervenarzt 21, 260 (1950).

WOLF, D.: Zur Behandlung des akuten Herzstillstandes bei Säuglingen und Kindern. Pädiat. Prax. 4, 231 (1965).

ZEMAN, W.: Schädigungen durch Elektrizität und Blitzschlag. In: Handbuch der speziellen pathologischen Anatomie und Histologie, Bd. XIII/3, S. 327. Berlin - Göttingen - Heidelberg: Springer 1955.

Neurologie des Blitzschlagunfalls

Einleitung. Bei Blitzunfällen und Unfällen durch technischen Strom wirkt elektrische Energie auf den menschlichen Organismus ein, der Blitzunfall kann aber nicht als eine Unterform des elektrischen Hochspannungsunfalls angesehen und abgehandelt werden. Das Blitztrauma stellt vielmehr eine selbständige Unfallform dar; physikalische Wirkungsfaktoren, klinische Symptomatologie und Verlauf sowie Pathophysiologie weichen in wichtigen Punkten von denen des technischen Elektrotraumas wie von allen anderen Unfallarten ab. Dies macht eine getrennte Darstellung erforderlich.

Beim Unfall durch technische Elektrizität wirkt strömende, an einen Leiter gebundene Elektrizität auf den Menschen ein. Von Stromart, Stromstärke, Stromweg und Durchströmungsdauer hängt die Art und Schwere der Beeinflussung des Organismus ab, Faktoren, die im Einzelfall rekonstruierbar und physikalisch exakt definierbar sind. Bei der atmosphärischen Elektrizität des Blitzes dagegen sind die Energiegrößen im Einzelfall unbekannt, der Unfallhergang ist nicht rekonstruierbar, der Stromweg nur hypothetisch bestimmbar, die Einwirkungsdauer, die beim technischen Elektrotrauma sehr variiert, ist praktisch konstant und von sehr kurzer Dauer, in der Größenordnung von Mikrosekunden bei der Hauptentladung. Beim Blitz handelt es sich auch nicht um strömende Elektrizität, sondern um eine elektrische Feldwirkung, vergleichbar einer sehr starken Kondensatorenentladung oder einer Lichtbogenbildung.

Historische Daten. Erst in der zweiten Hälfte des 18. Jahrhunderts wurde experimentell durch B. FRANK-LIN die Natur des Blitzes als Erscheinungsform atmosphärischer Elektrizität klar erkannt. STRICKER war 1861 der erste, der die bisher bekannten Beobachtungen über Blitzeinwirkungen auf den Menschen sammelte und kritisch sichtete. Über die Geschichte der Blitzverletzungen und ihrer Therapie seit PARACELSUS informiert im einzelnen TÖNNES. In jüngerer Zeit kommt besonders PANSE (ab 1925) das Verdienst zu, die Kenntnisse über die Neurologie des Blitzunfalles vertieft zu haben.

Häufigkeit, Letalität

Die Zahl der Blitzunfälle hängt ab von der Häufigkeit der Gewitter des jeweiligen Landstriches und seiner Bevölkerungsdichte, wobei zwischen Land und Stadt unterschieden werden muß. Denn der Mensch im Freien ist am meisten gefährdet, also vor allem die Landbevölkerung während der Arbeit. In der Bundesrepublik ereignen sich die meisten Unfälle in den dichtbesiedelten landwirtschaftlichen Gebieten der Norddeutschen Tiefebene, des Rhein-Main-Gebietes und des Alpenvorlandes (Abb. 256) in den Monaten Juni bis August. Nur 10% der Unfälle entfallen auf die Städte und Erholungsgebiete am Stadtrand. In Ungarn, einem in Europa besonders gewitterreichen Land, ist die Gefährdung pro Kopf der Bevölkerung auf dem Land 7—8mal höher als in der Hauptstadt. — Da der Blitz in Gebäuden meist aufgesplittert und abgelenkt wird, im Freien dagegen den Menschen in seiner vollen Stärke treffen kann, ist auch die *Letalität* auf dem Lande höher als in der Stadt. Verläßliches Zahlenmaterial darüber existiert nicht, da die Gesamtzahl der Blitzunfälle sich nicht exakt feststellen läßt. Demzufolge schwanken auch die Angaben über die allgemeine Letalität sehr stark, nach DANNHORN zwischen 25—72%. Für die Bundesrepublik läßt sich nach den Unterlagen von HARMS (404 Blitzunfälle 1950—1955) mit Vorbehalt eine Gesamtletalität von 43% errechnen, für die beteiligten Kinder (43 Fälle) war die Letalität gleich hoch. Bei Blitzeinwirkung auf den Kopf soll die Letalität doppelt so hoch sein wie bei peripherer Einwirkung. In der Bundesrepublik sterben pro Jahr durchschnittlich 60 Menschen den Blitztod,

Tabelle 73. *Unfallsterbefälle durch Blitzschlag*
(Bundesrepublik Deutschland)

Aus: Jahresbände über das Gesundheitswesen, herausgeg. vom Statistischen Bundesamt, Wiesbaden, Mainz: W. Kohlhammer.

Jahr	Anzahl	Jahr	Anzahl
1950	86	1956	57
1951	101	1957	46
1952	48	1958	33
1953	87	1959	43
1954	52	1960	29
1955	91	1961	44

Tabelle 74. *Unfallsterbefälle durch Blitzschlag*
(Bundesrepublik Deutschland 1949—1961)

Aus: Jahresbände über das Gesundheitswesen herausg. vom Statistischen Bundesamt, Wiesbaden, Mainz: W. Kohlhammer.

Altersgruppen von — bis unter ... Jahren	Männlich	Weiblich
0— 1	—	—
1— 5	1	1
5—10	12	8
10—15	46	14

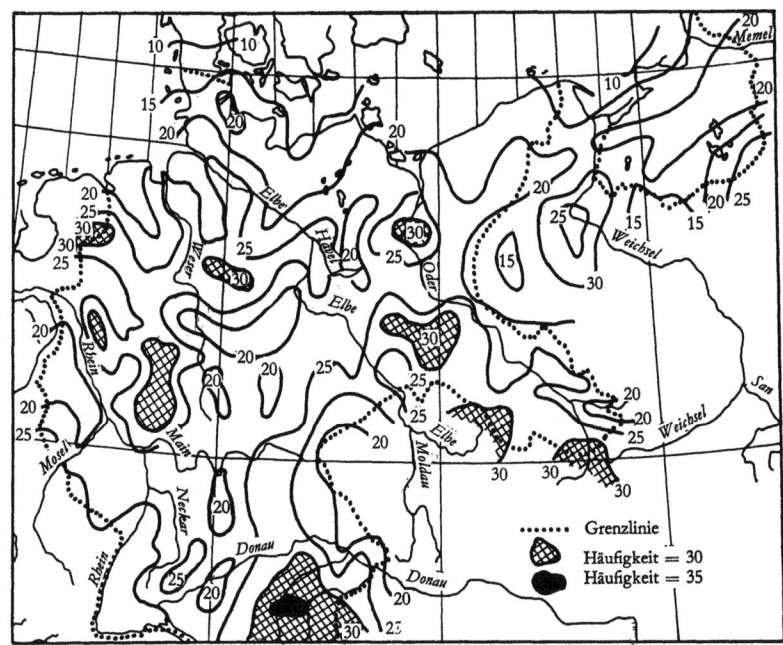

Abb. 256. Karte der Gewitterhäufigkeit in Deutschland 1937 nach F. Herath. (Aus H. Israel 1964)

ungefähr $^1/_{10}$ davon sind Kinder. Tabelle 73 zeigt die starken Schwankungen der jährlichen Häufigkeit je nach gewitterreichen oder -armen Jahren. Im Kindesalter nimmt die Gefährdung mit steigendem Alter zu (Tabelle 74), Kleinkinder unter 5 Jahren sind so gut wie nicht betroffen, Knaben $2^1/_2$mal häufiger als Mädchen.

Physikalisch-meteorologische Vorbemerkungen

Beginn der Elektrizitätsbildung. Eine Wolke wird zum Ursprungsort meßbarer elektrischer Entladungen dann, wenn in ihr die Niederschlagstätigkeit in Gang gekommen ist, wenn also neben Wolkenelementen auch Teilchen merklicher Fallgeschwindigkeit vorhanden sind. Setzt in Aufwindwolken bzw. im oberen Teil von Quellwolken die Vereisung ein und

sinken feste eisförmige Niederschlagselemente unter der Schwerewirkung wieder ab, so läuft die „Elektrisiermaschine" des Gewitters an (Beginn des *physikalischen Gewitters*).

Im einzelnen ist aber der Vorgang der Ladungsbildung und Ladungstrennung in der Gewitterwolke nicht geklärt, ob es nämlich der Niederschlag an sich ist, gleichgültig in welchem Aggregatzustand er sich befindet, oder nur die feste Phase (besonders die Vergraupelung), die zur Elektrizitätsbildung führt, oder ob es sich um Kontakt- oder Zerreißeffekte oder andere an den Niederschlag gebundene Eigenschaften handelt. Dementsprechend gibt es verschiedene Gewittertheorien, auf die nicht im einzelnen eingegangen werden kann (s. Israel).

Blitzentstehung. Ungeklärt sind die Bedingungen, die die Gewitterwolke zu Blitzentladungen veranlassen, ohne ihrer grundsätzlich zu bedürfen (Beginn des *meteoro-logischen Gewitters*). Denn der Blitz ist nur eine Begleiterscheinung des gesamten Gewitter-geschehens, wenn auch der elektrische Ent-ladungsvorgang die markanteste und typischste Erscheinung der Gewitterwolke darstellt. Nach WICHMANN entsteht der Blitz in der Gewitter-wolke zwischen starken, eng begrenzten und anscheinend rasch entstehenden Raumladungen gleichsam als elektrodenloser Gleitfunke, der von seinem Ursprung nach oben und unten innerhalb der Wolke weiterwächst, wobei er das für sein Weiterwachsen notwendige elektrische Feld dank der Feldüberhöhung an seinen Enden immer vor sich her schiebt. Unterschreitet die Feldstärke den zum „Gleiten" notwendigen Wert, ist der Vorgang beendet (Wolkenblitz); reicht die Feldstärke in der Wolke und beson-ders zwischen Wolke und Erde zum Weiter-wachsen des Blitzes bis zum Erdboden aus, entsteht der Erdblitz. Dabei kommt es zu-nächst zur sog. Vorentladung, die stufenweise erfolgt und durch die der Blitzkanal bipolar aufgeladen wird (Dauer etwa 10 msec); ihr folgt die rückläufige Hauptentladung, während der die Neutralisation der Blitzkanal-Ladung mit der Influenzladung im Erdboden statt-findet (Dauer etwa 40 Mikrosec), nachfolgend meist mehrere schwächere Nachentladungen. Damit ist die erste Teilentladung beendet.

Im Mittel besteht jedoch ein Erdblitz aus 3 Teil-entladungen, die im Abstand von etwa 30 msec auf-einander folgen, maximal sind bis zu 27 Teilentla-dungen bei einem Erdblitz registriert worden. — Wichtig für die Auslösung eines Erdblitzes sind die Erdoberflächenverhältnisse: Die bodennahe Luft-schicht muß eine relativ hohe Temperatur und einen hohen Luftfeuchtigkeitsgehalt aufweisen; diese Vor-aussetzungen sind gegeben bei sumpfigen Niederungen, Mooren, Heideflächen und lockeren niederen Nadel-wäldern, besonders in hügeligem oder bergigem Ge-lände. Ferner bevorzugt der Erdblitz bekanntlich Bodenerhebungen wie Bäume, Türme, Masten, Schornsteine usw.; die Äquipotentialflächen des nor-malen Erdfeldes weichen solchen Erhebungen aus, verdichten sich an ihren Spitzen zu einem großen Potentialgefälle, und beim Nahen eines Blitzes erfolgt hier durch Influenz ein weiterer Ladungsanstieg. — Der Blitz folgt dem kleinsten Widerstand und spaltet sich in Zweige auf, wenn der Widerstand in mehrere Richtungen gleich groß ist. Überlebt der vom Blitz getroffene Mensch, so hat es sich meist um ge-ringere Stromstärken in kleinen Seitenentladungen, Verästelungen und Fortleitungen des Blitzes ge-handelt.

Andere Blitzarten (Perlschnurblitze, Flächen-blitze, Kugelblitze) spielen bei Blitzunfällen keine Rolle.

Energiemengen und Energieformen des Blitzes. Im Kanal der Hauptentladung fließt ein Strom von mehreren Tausend Ampère, das Maximum der Stromstärke soll mit 400 000 A gemessen sein, die geschätzte Gesamtspannung wird mit 8—50 Mill. Volt angegeben.

Vielfach sind die physikalischen Wirkungs-faktoren der Blitzenergie, die auf den Menschen einwirken:

1. die *spezifisch-elektrische Wirkung*, d. h. die erregende Wirkung z. B. auf den Herz-muskel (Kammerflimmern!);

2. die *thermoelektrische Wirkung*, d. h. die Entstehung von Joulescher Wärme im Gewebe;

3. die *thermische Energie* des Blitzbogen-lichtes mit Temperaturen um 5000—10 000° C, die direkt oder durch erhitzte Luft zu Ver-brennungen führt;

4. die *explosionsartige Wärmeausdehnung* der atmosphärischen Gase (Drucksteigerung von 40—60 Atmosphären), die Stoßwellen er-zeugt, deren Energie durch Interferenz und Reflexion vervielfacht wird;

5. plötzliche, *explosionsartige Wasserdampf-bildung*, die mechanisch zerstörend wirkt;

6. ob es daneben noch eine *primäre elektro-dynamische* bzw. elektromechanische Wirkung des Blitzes gibt, ist umstritten;

7. die *Ultraschallkomponente* des Blitz-schlages kann Läsionen setzen;

8. die hohe *Lichtstärke* des Blitzbogenlichtes kann das Auge schädigen (Ophthalmia photo-electrica);

9. biologisch bedeutungslos ist die Bildung von nitrosen Gasen und Ozon wegen ihrer ge-ringen Menge;

10. schließlich können auch *indirekte Blitz-traumen* entstehen,

a) wenn der Blitz in eine elektrische Leitung einschlägt oder einmündet und dort *Über-spannung* erzeugt, die ihrerseits zum Unfall führt;

b) wenn die Blitzbahn parallel zu einem Leiter, z. B. einer elektrischen Leitung, ver-läuft und in ihr durch *Induktion* Spannung erzeugt, die ihrerseits zum Unfall führt;

c) wenn der in den Boden einschlagende Blitz über die *Schrittspannung* im Erdboden auf den Menschen einwirkt.

Das Auftreffen und Zusammentreffen dieser physikalischen Faktoren im menschlichen Or-ganismus bedeutet eine Wirkungsmodifikation; ihre Wirkung auf biologische Medien ist oft verschieden von der auf unbelebte Materie. So können z. B. am Körper getragene metallische Gegenstände schmelzen, Kleider durchlöchert werden, während die Blitzläsionen am Organismus selbst ganz unbedeutend bleiben können.

Das akute Blitzsyndrom

Dieses ist gekennzeichnet durch initiale Bewußtlosigkeit, Blitzlähmungen mit lokal-vasomotorischen Reaktionen und Hauterscheinungen.

Eine *initiale Bewußtlosigkeit* tritt häufig ein. IRANYI u. Mitarb. fanden sie in 56% der Fälle (Tabelle 75, S. 598), beim Gruppenunfall auf der Festung Königsstein (PANSE, 1925) waren von 21 Blitzgetroffenen sogar 18 bewußtlos und 2 benommen. Die Bewußtlosigkeit ist in der Regel kurzdauernd, besonders wenn der Blitz nicht den Kopf getroffen hat, statt ihrer kann auch eine Umdämmerung auftreten. Die Bewußtlosigkeit kann intermittierenden Charakter haben, sich fluktuierend aufhellen und mit retrograder Amnesie einhergehen, nicht selten wird aber der Unfallhergang zumindest teilweise wahrgenommen, ehe die Bewußtlosigkeit auftritt: Zum Beispiel wird der Blitz gesehen, ein Knall, Pfiff oder Sausen gehört, ein Ruck, Schlag oder Schmerz empfunden, das Umfallen im Zeitlupentempo erlebt, Teile des Körpers werden als kalt, gefühllos oder steif wahrgenommen, ehe das Bewußtsein schwindet.

Langdauernde tiefe Bewußtlosigkeit über Stunden und Tage ist nicht typisch für das akute Blitzsyndrom; diese kann bei Blitzeintritt am Kopf oder Nacken auftreten und ist dann meist mit schweren cerebralen Initialsymptomen verbunden wie bei schwerer Commotio oder Contusio cerebri, mit Atemstörungen, Erbrechen, zentralem Fieber und Krämpfen (s. Fall von REMÉ), evtl. mit zunehmenden Hirndrucksymptomen. Anhaltende Benommenheitszustände mit Desorientierung, deliranter Unruhe oder psychotische Zustände (Kontusionspsychosen) können sich anschließen. Bei jeder längeren Bewußtlosigkeit oder Benommenheit muß an intrakranielle Blutungen gedacht werden, die durch die Blitzenergie unmittelbar oder mittelbar durch Wegschleudern verursacht worden sind. Vor allem dürfen epidurale Hämatome (s. ARDEN) oder akute Subduralhämatome nicht übersehen werden.

Bei der *Blitzlähmung (Keraunoparalyse)* handelt es sich um eine typische Auswirkung atmosphärischer Elektrizität. Nach der meist schnellen Rückkehr des Bewußtseins, aber auch ohne initiale Bewußtlosigkeit sind Rumpf und Extremitäten in einzelnen Abschnitten oder als Ganzes schlaff gelähmt und gefühllos, meist gänzlich paralytisch, seltener nur paretisch.

Der Sensibilitätsausfall ist meist total und betrifft alle Qualitäten. Am häufigsten sind beide Beine von der motorischen und sensiblen Lähmung betroffen (s. Tabelle 75, S. 598). Nach kurzer Zeit zeigen Parästhesien die beginnende Rückkehr der Sensibilität und Motilität an, innerhalb von Stunden bilden sich in der Regel die Ausfälle völlig zurück. Nur in seltenen Einzelfällen verläuft die Restitution protrahiert über Wochen. Für die Blitzlähmungen ist also charakteristisch, daß sie stets plötzlich und in voller Intensität auftreten, spontan reversibel sind und relativ schnell verschwinden. Die Art der Lähmungen entspricht keinem bestimmten Verteilungstyp; die Frage, ob es sich um eine periphere, spinale oder vegetativ-vasomotorische Störung handelt oder ob ein kombinierter Lähmungstyp vorliegt, bleibt offen, der pathophysiologische Mechanismus der Keraunoparalysen ist nicht geklärt (s. S. 600). Bei Unfällen durch technische Elektrizität kommen vergleichbare motorisch-sensible Lähmungen nur sehr selten und in abortiver Form vor.

Funktionsausfälle der Hirnnerven werden selten beobachtet, sie treten vornehmlich im Bereich des III. Hirnnerven als Pupillenstörungen und Ptose und im Bereich des VII. bis X. Hirnnerven als Facialislähmung, Schwerhörigkeit, Schluckstörung und Aphonie auf (s. Tabelle 75, S. 598). Auch hierbei ist die Prognose günstig, die Ausfallssymptome bilden sich in der Regel nach Stunden oder Tagen, ausnahmsweise erst nach einigen Wochen (BERTELSEN) zurück. Über Ohrschädigungen im einzelnen s. S. 600.

Mit den Blitzlähmungen sind sehr häufig lokale *vasomotorische Störungen* verbunden: Der gelähmte Körperabschnitt ist livid-cyanotisch verfärbt oder von kühler Blässe oder ausgesprochen ischämisch, wie bei einem akuten Gefäßverschluß. In der Tat kann der Puls selbst großer Arterien wie A. radialis oder A. poplitea erloschen sein und evtl. erst nach Stunden zusammen mit einer konsekutiven Hyperämie wiederkehren. Solche arteriellen Spasmen großer Gefäße sind bei frisch untersuchten Fällen wiederholt eindrucksvoll be-

schrieben worden. Leichtere lokale vasomotorische Störungen, die auch außerhalb der
blitzgelähmten Körperabschnitte auftreten,
können tagelang anhalten und mit übermäßiger
Schweißbildung oder mit statischen Ödemen
einhergehen.

Blasen-Mastdarmstörungen in Form einer
Retention oder Inkontinenz sind selten und
kurzdauernd.

Mannigfaltig sind die *Hautveränderungen*,
die der Blitz hinterläßt. Am charakteristisch-
sten, aber nicht am häufigsten ist die *Blitzfigur*

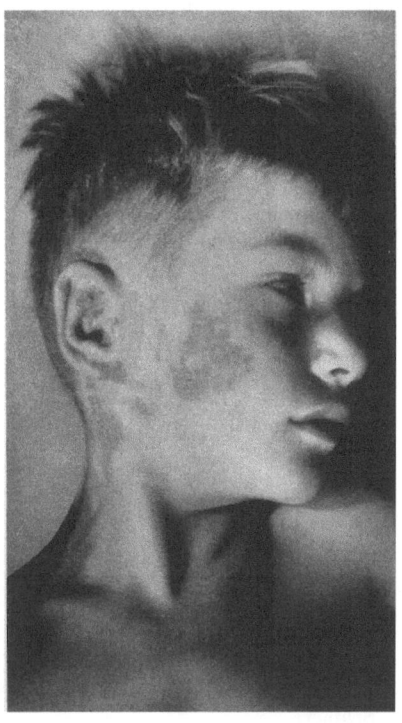

Abb. 258. Flächenhafte, oberflächlich verschorfende
Blitzverbrennungen I. und II. Grades an rechter Ohrmuschel, rechter Wange und rechter Halsseite mit
versengten Haaren oberhalb und hinter der Ohrmuschel. 6jähriger Junge, 17 Std nach Blitzschlagunfall

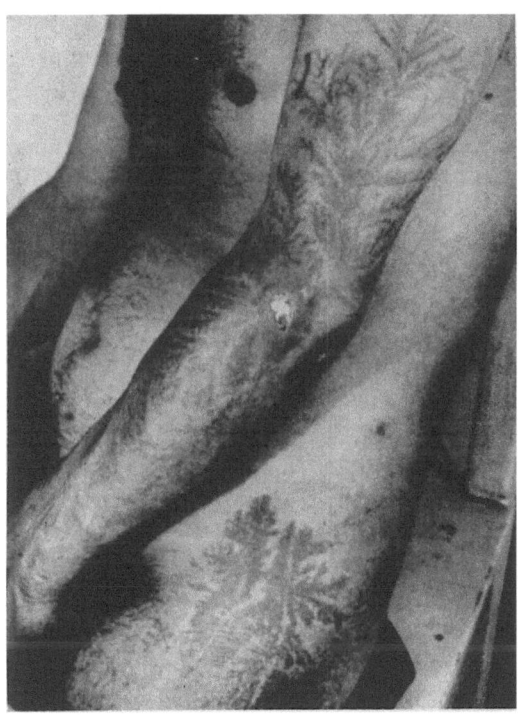

Abb. 257. Typische Blitzfiguren am Oberschenkel
und Arm. (Aus ST. JELLINEK 1955)

(Abb. 257), die in 10—25% der Fälle — oft nur
über wenige Stunden — beobachtet werden
kann: dendritisch verzweigte Hautzeichnun-
gen, auch „tannenreis"- oder „adlerfarnartig"
genannt, als vasomotorische Reaktion auf die
Bahnen des oszillierenden Funkens, die in
gleicher Form auch auf unbelebter Materie
gefunden werden können (JELLINEK, 1955).
Statt baumartig verzweigt kann die Blitzfigur
auch zersplittert oder streifenförmig gestaltet
sein.

Flächenhafte Verbrennungen verschiedener
Größe und Grade als direkte Blitzwirkung
haben nicht entfernt die Schwere wie thermische oder elektrothermische Verbrennungen

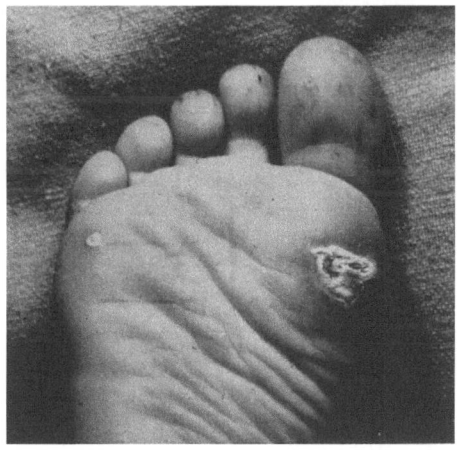

Abb. 259. Blitzmarken an der rechten Fußsohle und
multiple kleine schrotkornartige Nekrosen an den
Zehenkuppen. Fall von Abb. 258

bei technischen Hochspannungsunfällen; meist
handelt es sich nur um linear streifenförmige
oder flächenhafte, sehr oberflächlich verschorfende Verbrennungen I., weniger II. Grades
(Abb. 258).

Tabelle 75. *Prozentuale Symptomenanalyse (Nach* Iranyi *u. Mitarb.) 106 Blitzunfälle aller Altersstufen = 100 %*

A. Akute Symptomatologie

1. Bewußtseinsstörungen
   initiale Bewußtlosigkeit 59
   fluktuierende Bewußtlosigkeit 8
   deliranter Zustand 4
   retrograde Amnesie 55

2. Motorische Blitzlähmungen
   Ausdehnung: 1 Glied 5
         beide Arme 3
         beide Beine 30
         Hemi-Tri-Tetraplegie 19
         gekreuzte Lähmung 3
   Schwere: Paralyse 33
        Parese 27
   Dauer: < 1 Std 44
       < 2 Tage 9
       mehrere Wochen 7

3. Sensibilitätsstörungen
   Paraesthesie 18
   Hypaesthesie 10
   Anaesthesie 12
   Schmerz 13
   brennender Schmerz 10

4. Reflexstörungen
   Hyperreflexie 9
   Hyporeflexie 8
   Arreflexie 3

5. Hirnnervensymptome
   Pupillenstarre 3
   Anisokorie 3
   Ptose 2
   Facialisparese 4
   Hörstörungen 10
   Schluckstörungen 2
   Aphonie 6

6. Blasten-Mastdarmstörungen
   Atonie der Harnblase 2
   Defäkationsstörungen 2

7. Sonstige vegetative Störungen
   lokale Cyanose 16
   lokales Ödem 7
   Hyperhidrose 10
   Kompl. Zirkulationsschock 5
   Inkompl. Zirkulationsschock 4
   Blutdrucksteigerung 2

8. Hautläsionen
   Blitzfigur 27
   Verbrennung I.—III. Grades 26

9. Ohrläsionen
   Hämatotympanon 7
   Trommelfellriß 5

10. Augenläsionen
    Conjunctivitis 7
    Combustio corneae 4
    Keratitis 3
    Iritis 1

B. Spätsymptome (Auswahl):
Katamnesen 1—2 Jahre

1. Organische Spätsymptome 9
   Hörstörung 8
   Facialisschwäche 3
   Arreflexie 3
   Horner-Syndrom 2
   Katarakt 2

2. Funktionelle Symptome 42
   Kopfschmerzen 9
   Schwindel 4
   Vergeßlichkeit 4
   Schlaflosigkeit 8
   Schläfrigkeit 13
   Ermüdbarkeit 11
   hyster. Gangstörung 1

3. Beschwerde- und Symptomfreiheit 49

Tiefergehende Nekrosen, d. h. Verbrennungen III. Grades, sind stets klein — als *Blitzmarken* (Abb. 259) ähneln sie den Strommarken —, oder es handelt sich um multiple kleine, schrotkornartige Nekrosen.

Gelegentlich markiert ein scharfrandig ausgestanzter *schußförmiger Hautdefekt* die Blitzabsprungstelle. Die Umgebung der Hautläsionen kann ödematös sein, die Haare flächenhaft versengt, Suffusionen sind möglich.

Nach Blitzspuren auf der Haut muß nicht nur bei gerichtsmedizinischer Fragestellung sorgfältig gesucht werden, besonders an den bevorzugten Hautpartien wie Achselhöhlen, Schenkelbeugen und Damm. Sie können sehr diskret sein oder — wie bei Unfällen durch technischen Strom — völlig fehlen, z. B. wenn die Kleidung des Verunglückten zuvor vom Regen durchnäßt wurde oder wenn allein die Schrittspannung im durchnäßten Erdreich über durchnäßtes Schuhwerk eingewirkt hat!

Grobe Hautverletzungen sind sehr selten. Stiedas Fall eines Afterabrisses ist als Kuriosum bemerkenswert:

Ein 14jähriger Junge wird während der Arbeit auf dem Feld in dem Moment vom Blitz getroffen, als er mit nach vorn gebeugtem Oberkörper jätet. Er wird zu Boden geschleudert und ist kurze Zeit bewußtlos. Von Nabelhöhe abwärts ist er bis auf den linken Strumpf und den linken durch den Blitz zerrissenen Stiefel von Kleidern entblößt, alle übrigen Kleiderstücke liegen bis zu 30 m im Umkreis zerfetzt und zerrissen umher. Blitzverbrennung I. und II. Grades finden sich an Unterbauch, Gesäß und rechtem Bein mit Blitzabsprungstelle am äußeren Knöchel. Der Anus ist in der vorderen und hinteren Zirkumferenz eingerissen und außerdem zirkulär herumgehend abgerissen. Eine „Peronaeuslähmung" (?) bildet sich spontan zurück.

EEG- und EKG-Befunde

EEG-Untersuchungen frischer Fälle sind in der Literatur nur selten und in Einzelfällen mitgeteilt worden. Gefunden wurden leichtere Allgemeinstörungen in Form von Grundrhythmusverlangsamungen, die sich meist rasch zurückbildeten, ferner — bei Erwachsenen — paroxysmale Störungen in Gestalt von bilateral-synchronen, z. T. steilen Zwischenwellen „vom epileptischen Typ" (PATERSON u.

Veränderungen, z. B. infarktähnliche Bilder (SCHMIDT u. Mitarb.; GRÁL) — auch im jugendlichen Alter (REICH) — gingen stets ohne nennenswerte subjektive kardiale Beschwerden einher und bildeten sich nur zögernd zurück. Die sofort nach dem Blitztrauma häufiger anzutreffenden Rhythmusstörungen sind dagegen in der Regel rasch reversibel, können aber bis zur Schwere des Vorhofflimmerns reichen. Selten werden Schenkelblockbilder

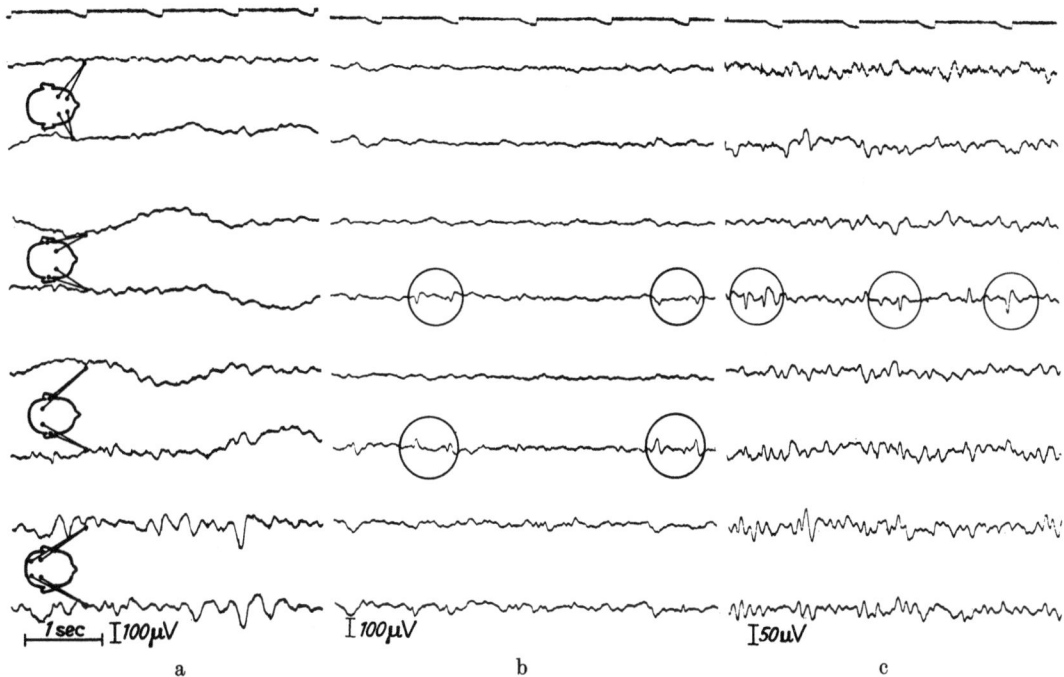

Abb. 260a—c. EEG-Verlauf nach Blitzschlagunfall (Fall von Abb. 258 und 259). a 17 Std nach cerebralem Blitztrauma leichte akute Allgemeinstörung mit occipitaler Verlangsamung und b sharp-wave-Focus rechts temporo-parietal in topischer Übereinstimmung mit der Blitzauftreffstelle (abgeleitet im Eindösen). c 15 Monate später ist dieser epileptogene Herd — bei normalisierter Grundaktivität — unverändert nachweisbar. (Aus R. KRUSE.) — Unveränderter Befund auch bei jetziger Nachuntersuchung (Katamnese: 4 Jahre)

TURNER), besonders über den vorderen Hirnregionen (SCHMIDT u. Mitarb.; GRÜTZNER), die die klinische Heilung Monate überdauern konnten; bei einem Kind (Abb. 260) wurde ein epileptogener Herd in topischer Übereinstimmung mit der höchsten Blitzauftreffstelle gefunden (KRUSE) und bis jetzt, d. h. 4 Jahre lang, unverändert nachgewiesen („latente Epilepsie").

Diese ausgeprägteren EEG-Befunde kontrastierten meist zu einer spärlichen und uncharakteristischen oder fehlenden neurologischen Symptomatik.

Ähnlich verhielten sich EKG-Befunde: Anfänglich sehr schwerwiegend erscheinende

oder Erregungsrückbildungsstörungen gesehen, die über Wochen persistieren (ROESENER).

Neurologische Folgezustände

Für die klinische Symptomatologie des akuten Blitzsyndroms ist die meist rasche und vollständige Rückbildung die Regel. Spätsymptome oder bleibende Folgezustände sind selten. Hier sind in erster Linie Hörstörungen und Blitzstar zu nennen (s. unten), während über Dauerschäden an inneren Organen fast nichts bekannt geworden ist und weitere neurologische Folgezustände ernster Art Raritäten geblieben sind.

Iranyi u. Mitarb. fanden bei Nachuntersuchungen im Abstand von 1—2 Jahren nach dem Blitzunfall neurologische Residualsymptome einschließlich Hörstörung und Katarakt in 9% (Tabelle 75), außerdem *vasomotorisch-vegetative Syndrome* nach Art einer „Causalgia minor" (Collins), nämlich intermittierend auftretende brennende Schmerzen mit Empfindlichkeit gegenüber Kälte und Wärme, Neigung zu cyanotischer Verfärbung und Hyperhidrosis.

Hinsichtlich *spinal-atrophischer Folgezustände* umfaßt Panses Kasuistik aus Eigenbeobachtungen und Literaturfällen (1955) 22 Fälle mit typischem Verlauf (s. S. 584) und 4 Fälle mit progredientem Verlauf nach Art einer myatrophischen Lateralsklerose bzw. spinalen Muskelatrophie; darunter befindet sich kein Blitzunfall im Kindesalter, auch nicht unter den *organisch-cerebralen Folgezuständen*, die sehr selten und nur nach erheblicher Blitzeinwirkung auf das Gehirn beschrieben worden sind: Extrapyramidale Syndrome, zentrale Hemiparese im jugendlichen Alter (Kecht), cerebellare Ataxie (Nemlicher u. Surat; Stiefler), Hydrocephalus internus und hirnorganische Wesensänderungen. Vereinzelte Fälle von Epilepsie (Critchley) sind nicht überzeugend. In bezug auf die hirnorganische Allgemeinschädigung und hirntraumatische Leistungsschwäche war die Symptomgestaltung nicht spezifisch und glich den Verlaufsformen nach kontusioneller Hirnschädigung (W. Bach).

Für eine thermoelektrische Dauerschädigung peripherer Nerven oder des Rückenmarkes gibt es — mit einer Ausnahme (Preissner) — keine sicheren Belegfälle, obwohl die Blitzverbrennungen gelegentlich einmal beträchtliche Tiefe erreichen können.

Ohne Parallele ist der von Demme 1884 beschriebene Fall eines 7jährigen Jungen mit spastischer Paraplegie der Beine geblieben. Diese ging aus einer typischen Blitzlähmung der Beine mit Blasen-Mastdarmstörung hervor, blieb ohne Atrophien und bildete sich nach $2\frac{1}{2}$ Monaten zurück. Blitzspuren waren dabei nur an der Kleidung, nicht aber an der Haut erkennbar gewesen.

Otologische Blitzläsionen

Der Blitz setzt relativ häufig Mittelohrläsionen, vor allem ein Hämatotympanon oder Trommelfellrupturen mit der Gefahr rasch entstehender Infektion. Das Trommelfell kann entzündliche Infiltration und Blasenbildung zeigen (Csillag). Auch das Innenohr vermag geschädigt zu werden, sowohl das akustische Organ (E. Bach) wie das vestibuläre (Wagemann). Nicht selten ist eine nachbleibende Schwerhörigkeit als kombinierte Mittel- und Innenohrschwerhörigkeit beiderseitig und schwer, sie kann der einzig positive neurologische Befund nach Blitzunfällen sein (Bingel).

Die Pathogenese dieser Ohrläsionen ist nicht einheitlich, sicher wirken Luftdruck- und Schallwellen mit (akustischer Gehörschlag). Daneben wird wie beim Elektrotrauma eine primär elektrische Hörschädigung diskutiert (s. Neuberger).

Ophthalmologische Blitzläsionen

Das Bogenlicht des Blitzes kann wie das des technischen Hochspannungsstromes (s. S. 586) zu einer *Ophthalmia pholoelectrica* führen, die rasch abklingt.

Ein typischer Folgezustand ist der *Blitzstar*, der eine ähnliche Latenzzeit wie die Cataracta electrica hat (s. S. 586), aber meist mit einer Trübung der hinteren Rinde beginnt, langsamer reift und über Jahre stationär bleiben kann.

Am *Fundus* sind multiple „chorioiditische" Herde, d. h. atrophische Aderhautprozesse, beschrieben worden (s. Dannhorn) — Veränderungen, für die keine spezifisch elektrische Genese postuliert werden muß, sondern die auch nach mechanischer Contusio bulbi auftreten können.

Bezüglich weiterer ophthalmologisch-kasuistischer Mitteilungen s. Bainbridge; Neubauer.

Pathophysiologie

Der pathophysiologische Mechanismus des Blitztraumas ist nicht geklärt. Verschiedene Hypothesen können nicht durch neurohistologische Befunde gestützt werden, da morphologische Veränderungen fehlen können oder vieldeutig bleiben. Die meisten Autoren erklären das akute Symptombild mit einer Schädigung auf vegetativ-vasomotorischem Gebiet (Critchley; Bingel), insbesondere da die Art der Blitzlähmung sich keinem bestimmten Verteilungstyp zuordnen läßt. Die Blitzenergie löst offenbar schlagartig eine Vasoregulationsstörung aus, dadurch kann u. U. eine ganze Extremität aus dem Blutkreislauf ausgeschaltet, ischämisch und pulslos werden. So entsteht am gemischten Nerv eine partielle oder totale Leitungsblockade der motorischen und sensiblen Fasern, und parallel zur Wiederherstellung des peripheren Blutkreislaufes kehrt die Funktionsfähigkeit des Nerven wieder. Da die Blitzenergie, wie oben ausgeführt wurde, eine Vielzahl von physikalischen Wirkungsfaktoren enthält, werden für diese vasomotorisch-vegetative Regulationsstörung nicht nur elektrische, sondern auch thermische und thermoelektrische Wirkungsfaktoren verantwortlich gemacht (Iranyi u. Mitarb.). Gleiches gilt für die seltenen cerebralen oder spinalen Folgezustände. Neben einer rein mechanischen Genese müssen thermoelektrische und vasomotorische Störungen angenommen werden, auch kolloidchemische Vorgänge werden diskutiert (SPAAR; KOEPPEN).

Tod durch Blitzschlag

Der Soforttod kann eintreten, wenn lebenswichtige Zentren in die Vasomotorenstörung einbezogen werden, die selbst keine morphologischen Veränderungen zu verursachen braucht. Für den sofortigen Tod ohne gestaltlich faßbare Veränderungen wird jedoch — wie beim technischen Elektrotrauma — eher ein irreversibles Herzkammerflimmern verantwortlich gemacht. Die Blitzenergie kann aber auch den menschlichen Körper regelrecht verwüsten, Schädeldecke, Gehirn und Bulbi zertrümmern, so daß der Tod auf der Stelle eintritt.

Bei verzögertem Tod liegen in der Regel schwere innere Verletzungen vor, insbesondere intrakranielle Blutungen, meist mit Schädelfrakturen. Im Gegensatz zu den technischen Hochspannungsunfällen verursacht der Blitz keine so ausgedehnten tiefgehenden Verbrennungen, daß ein Spättod durch Verbrennungsfolgen auftreten kann, es sei denn, der Blitz erzeugt indirekt lebensbedrohliche Verbrennungen, z.B. dadurch, daß er die Kleider in Brand gesetzt hat.

Pathoanatomisch ausgewertete Fälle sind zahlenmäßig gering, die dabei erhobenen Einzelbefunde sind oft vieldeutig und ihre Deutung ist umstritten wie bei den Elektrounfällen (s. S. 587). Dies gilt vor allem für die Fälle, bei denen allein eine Blutfülle der inneren Organe einschließlich des Gehirns festzustellen war (z.B. CAMPELL; SCHALLOCK) oder der isolierte Befund eines Hirnödems oder einer Hirnschwellung erhoben wurde. In anderen Fällen, bei denen der Blitz sicher auf den Kopf einwirkte und sich kein Anhalt für eine Sturzverletzung ergab, fanden sich in topischer Übereinstimmung mit entsprechenden Hautveränderungen am Schädel Subarachnoidalblutungen über einem lehmartig veränderten Hirnbezirk mit gerunzelter Hirnoberfläche, gedeutet als Hitzekoagulation (PETERS, 1955), oder ausgedehnte haubenartige Subarachnoidalblutungen über beiden Konvexitäten, kleine intracerebrale Blutungen, Rindenprellungsherde und Massenblutung mit Ventrikeldurchbruch (SPAAR) ohne grobe Hitzekoagulationen; oder es waren lediglich kleine Blutungsherde am Boden des 3. und 4. Ventrikels, in Hypothalamus, Pons und Corpus striatum nachweisbar, sehr selten dagegen im Cortex (LYNCH u. SHORTHOUSE).

Über histopathologische Befunde s. SCHWARZ; ZEMAN.

Therapie

Über Notfallstherapie bei Kreislauf- und Atemstillstand s. Elektrounfälle, S. 588.

Jedes vom Blitz getroffene Kind gehört in stationäre Beobachtung. Vor dem Abtransport vom Unfallort muß geprüft werden, ob nicht sekundäre mechanische Verletzungen, d.h. Knochenbrüche vorliegen. Nur in diesem Fall ist eine medikamentöse Schmerzbekämpfung und Ruhigstellung erforderlich. Bei intakter Herz- und Kreislauffunktion von Kindern, die rasch aus ihrer initialen Bewußtlosigkeit erwacht sind, ist eine prophylaktische Schocktherapie nicht erforderlich.

In der Klinik werden Kinder mit initialer Bewußtlosigkeit wie eine Commotio cerebri behandelt. Auch schwere hirntraumatische Zustände mit Hirnödem haben keine spezifische Therapie gegenüber Unfällen anderer mechanischer Genese. Epidurale und subdurale Hämatome dürfen nicht übersehen werden.

Lokale Gefäßspasmen sind stets sehr flüchtig und bedürfen keiner Behandlung, Gleiches gilt für die typischen Blitzlähmungen. Auch die kardiologischen Veränderungen sind in der Regel nicht schwer und passager und müssen nicht therapiert werden.

Die meist leichten Blitzverbrennungen I. und II. Grades haben eine sehr gute spontane Heilungstendenz, desgleichen die umschriebenen tiefergehenden Hautdefekte oder Nekrosen. Meist genügt eine Lokalbehandlung mit Sulfonamid-Gel bei Blasenbildung oder mit bactericidem Puder bei Nekrosen. Transplantationen erübrigen sich. Die Gefahr einer Verbrennungskrankheit mit Nierenversagen, Chromoproteidurie usw., wie beim Hochspannungsunfall, droht nicht.

Jeder Blitzgetroffene muß sofort dem *Ohrenarzt* vorgestellt werden; Trommelfellrupturen infizieren sich leicht und bedürfen antibiotischer Behandlung.

Nach Entlassung aus klinischer Behandlung konzentriert sich die weitere Betreuung auf eventuelle Hörstörungen und auf wiederholte Spaltlampenuntersuchungen, um die Entstehung eines Blitzstares rechtzeitig zu erkennen. Die Heilung von Schädelfrakturen muß kontrolliert werden, um wachsende Schädelfrakturen nicht zu übersehen.

Das Blitztrauma kann, zumal bei älteren Kindern, ein erhebliches psychisches Trauma darstellen. Das Erlebnis, der gewaltigen und unheimlichen Naturkraft des Blitzes ausgesetzt gewesen und evtl. sogar durch sie gelähmt worden zu sein, kann ein anhaltendes neurasthenisches Beschwerdebild zur Folge haben oder zu einer Blitzphobie führen („Keraunoneurose"); auch hysterische Lähmungen oder Gangstörungen sind wiederholt beobachtet worden (Critchley; Shaw u. York-Moore; Iranyi u. Mitarb.). Von Anfang an sollten daher die Patienten auf die Harmlosigkeit und rasche volle Rückbildungsfähigkeit der Symptome und Beschwerden des typischen akuten Blitzsyndroms eindrücklich und suggestiv hingewiesen werden.

Prophylaxe des Blitzunfalls

Der Blitz bevorzugt jeden vorstehenden, aufragenden und gut leitenden Gegenstand mit Erdschluß. Besonders gefährdete Stellen sind Einzelbäume — entgegen der Volksmeinung gibt es keine Baumart, die Schutz bietet —, freies Gelände, offene Straßen und Wege; die Hälfte aller Blitzunfälle ereignet sich an solchen Orten (Harms). Zu meiden sind außerdem Dächer, Neubauten, einzelstehende Kapellen, Hütten und Feldscheunen, der Aufenthalt im Wasser, an Waldrändern und auf Bergkuppen, die Nähe von Masten, Baugerüsten, Maschinen und Elektrizitätsanlagen.

Einen guten Schutz vermitteln Gebäude mit geerdeten Installationen (Heizung, Wasser, Elektrizität) und mit vorschriftsmäßigen Blitzableitern, außerdem metallumschlossene Kraftfahrzeuge, Straßenbahnen und Wohnwagen mit Ganzstahlkarosse oder Stahlskelet.

Wenn zwischen Blitz und Donner weniger als 10 sec vergehen, hat das Gewitter die gefährliche Nähe von etwa 3 km erreicht. Im freien Gelände ist jetzt die aufrechte Körperhaltung gefährlich, da sich das erdelektrische Feld über dem Kopf verdichtet. Wer in freiem Feld oder im Wald vom Gewitter überrascht wird, soll sich aber nicht hinlegen, sondern eng zusammenkauern, um die evtl. einwirkende Schrittspannung des Erdbodens so klein wie möglich zu halten: Füße eng zusammen, Arme um die Knie, nicht an Bäume anlehnen!

Beim Zelten bieten Luftmatratzen oder Metalliegen einen behelfsmäßigen Schutz, wobei aber die Berührung mit den Aufstellstangen oder regennassen Zeltwänden vermieden werden muß. Im Hochgebirge zeigen vor Regenbeginn Knistern oder Aufrichten der Haare und Prickeln an den Händen die drohende Gefahr: Deckung suchen (jedoch nicht auf feuchtem Schnee über Fels) und eisenhaltige Gegenstände wie Schirme, Stöcke sofort beiseite legen.

Literatur

Arden, G. P., S. H. Harrison, J. Lister, and R. H. Maudsley: Lightning accident at Ascot. Brit. med. J. 1956 I, 1450.

Bach, E.: Elektrotraumatische Schädigung des Hörorgans nach Blitzschlag. Mschr. Ohrenheilk. 91, 79 (1957).

Bach, W.: Hirnorganische Dauerfolgen nach Verletzung durch Blitzschlag. Nervenarzt 21, 16 (1950).

Bainbridge, W.: Optic atrophy, with retinal changes, caused by high-tension current. Brit. med. J. 1930 II, 955.

Bertelsen, S.: Perifer Facialisparese after lyntraume. Nord. Med. 60, 1602 (1958).

Bingel, A.: Zur Klinik und Pathogenese neurologischer Krankheitsbilder nach Blitzschlagverletzungen. Dtsch. Z. Nervenheilk. 141, 97 (1936).

Campell, R.: Blitzschlag und Blitzschäden beim Menschen. Verh. Schweiz. Naturforsch. Ges. 124. Jahresverslg 1944, S. 11.

Collins, V. L.: Zit. nach Iranyi u. Mitarb.

Critchley, M.: Neurological effects of lightning and of electricity. Lancet 1934 I, 68.

Csillag, S.: Der Blitzschlag als Elektrotrauma des Gehörorgans. Mschr. Ohrenheilk. 93, 257 (1959).

Dannhorn, G.: Über Schädigungen des Nervensystems durch Blitzschlag. Veröff. Volksgesdh.-dienst, Bd. XLVIII, H. 7. Berlin: R. Schoetz 1937.

Demme: Über das Auftreten von spastischer Spinalparalyse bei einem durch Blitzschlag getroffenem Kinde. Wien. med. Bl. 7, 710 (1884).

Grál, T.: Myokardinfarktähnliche EKG-Veränderungen nach Blitzverletzung. Z. ges. inn. Med. 16, 906 (1961).

Grützner, A.: EEG-Befunde bei cerebralen Blitzschäden. Zbl. ges. Neurol. Psychiat. 155, 241 (1960).

Harms, W.: Personenblitzschäden. Elektromedizin 1, 153 (1956).

Irányi, J., B. Orovcz, E. Somogyi u. K. Irányi: Das Blitztrauma in neuerer Sicht. Münch. med. Wschr. 104, 1496 (1962).

Israel, H.: Das Gewitter. Leipzig: Akademische Verlagsgesellschaft 1950.

— Probleme der Gewittererforschung. Forschungsberichte des Landes Nordrhein-Westfalen, Nr 1408. Köln-Opladen: Westdeutscher Verlag 1964.

Jellinek, St.: Elektrische Verletzungen. Klinik und Histopathologie. Leipzig: Johann Ambrosius Barth 1932.

— Atlas zur Spurenkunde der Elektrizität. Wien: Springer 1955.

KECHT, B.: Über zentral-nervöse Blitzschlagfolgen. Wien. med. Wschr. 100, 248 (1950).

KOEPPEN, S.: Personenschäden durch Blitzeinwirkung. Med. Klin. 60, 1390 (1965).

KRUSE, R.: Außergewöhnlicher EEG-Befund nach cerebralem Blitztrauma beim Kind. Dtsch. Z. Nervenheilk. 188, 53 (1966).

LYNCH, M. J. G., and P. H. SHORTHOUSE: Injuries and death from lightning. Lancet 1949I, 473.

NEMLICHER, L., u. V. SURAT: Akute Ataxie vom Leyden-Westphalschen Typus nach Blitzschlag. Ref. Zbl. ges. Neurol. Psychiat. 51, 769 (1929).

NEUBAUER, H.: Zur Begutachtung von Augenschäden nach Blitzschlag oder Elektrounfall. Elektromedizin 3, 255 (1958).

NEUBERGER, F.: Zur Differentialdiagnose elektrischer und akustischer Hörschädigungen. Arch. Ohr.-, Nas.- u. Kehlk.-Heilk. 162, 497 (1953).

PANSE, F.: Über Schädigungen des Nervensystems durch Blitzschlag. Mschr. Psychiat. Neurol. 59, 329 (1925).

— Die Neurologie des elektrischen Unfalls und des Blitzschlags. Aus: S. KOEPPEN u. F. PANSE, Klinische Elektropathologie. Stuttgart: Georg Thieme 1955.

PATERSON, J. H., and J. W. TURNER: Lightning and the central nervous system. J. roy. Army med. Cps 82, 73 (1944).

PETERS, G.: Spezielle Pathologie der Krankheiten des zentralen und peripheren Nervensystems, S. 352, 359. Stuttgart: Georg Thieme 1951.

— Über Gehirnveränderungen nach tödlichem Blitzschlag. Dtsch. Z. ges. gerichtl. Med. 44, 743 (1955).

PREISSNER, F.: Isolierte Dauerschädigung des Rückenmarks durch Blitzschlag, ähnlich dem Bilde der M.S. Dtsch. med. Wschr. 54, 1164 (1928).

REICH, H.: Über Blitzschlagfolgen beim Menschen unter besonderer Berücksichtigung elektrokardiographischer Veränderungen. Diss. Med. Fak. Univ. Hamburg 1961.

REMÉ, H.: Eine Blitzverletzung. Dtsch. med. J. 1957, 207.

ROESENER, G.: Klinische und elektrokardiographische Beobachtungen an 6 durch Blitzschlag getroffenen Menschen. Elektromedizin 7, 24 (1962).

SCHALLOCK, G.: Über eine ungewöhnliche Form von Blitzschlagfolgen. Zbl. allg. Path. path. Anat. 88, 245 (1952).

SCHMIDT, W., A. GRÜTZNER u. H. R. SCHOEN: Beobachtungen bei Blitzschlagverletzungen unter Berücksichtigung von EKG und EEG. Dtsch. Arch. klin. Med. 204, 307 (1957).

SCHWARZ, F.: Die durch den elektrischen Strom bedingten Veränderungen am menschlichen Körper. In: Handbuch der allgemeinen Pathologie, Bd. X, Teil 1, S. 331f. Berlin - Göttingen - Heidelberg: Springer 1960.

SHAW, D., and M. E. YORK-MOORE: Neuropsychiatric sequelae of lightning stroke. Brit. med. J. 1957II, 1152.

SPAAR, F. W.: Hirnbefund nach Blitzschlag. Virchows Arch. path. Anat. 326, 732 (1955).

STIEDA: Über Blitzschlag. Münch. med. Wschr. 1906, 1782.

STIEFLER, G.: Über eine seltene Blitzschlagfolge. Dtsch. Z. ges. gerichtl. Med. 32, 407 (1939/40).

STRICKER, W.: Die Wirkung des Blitzes auf den menschlichen Körper. Virchows Arch. path. Anat. 20 (N.F. 10), 45 (1861).

TÖNNES, J.: Die Geschichte der Blitzverletzungen und ihre Therapie. Diss. Med. Fak. Düsseldorf 1939.

WAGEMANN, W.: Elektrische Schädigungen des Ohres. Arch. Ohr.-, Nas.- u. Kehlk.-Heilk. 170, 503 (1957).

WICHMANN, H.: Siehe ISRAEL, 1950.

ZEMAN, W.: Schädigungen durch Elektrizität und Blitzschlag. In: Handbuch der speziellen pathologischen Anatomie und Histologie, Bd. XIII/3, S. 327. Berlin - Göttingen - Heidelberg: Springer 1955.

Cerebrale Anfälle

PH. BAMBERGER, München

Größere Statistiken machen wahrscheinlich, daß etwa 4—5% aller Menschen wenigstens einmal im Leben einen Anfall haben; man vermutet, daß 10% eine erhöhte Krampfbereitschaft im EEG zeigen. In Deutschland rechnet man mit etwa 250000 Epileptikern; bei $^2/_3$—$^3/_4$ von ihnen beginnt das Leiden in den ersten 15 Lebensjahren.

Der große Anfall ist neben dem Schlaganfall das eindrucksvollste und beunruhigendste akute Krankheitsgeschehen. Die Auswirkung in Form von religiösen, sozialen, juristischen und politischen Vorschriften läßt sich bis in die Frühzeit aller bekannten Kulturen verfolgen. An dem Unheimlich-Dämonischen

hat auch die Erkenntnis des Hippokrates, daß „die sog. heilige Krankheit eine natürliche Ursache hat, wie die übrigen", nichts ändern können; bis in die neue Zeit hinein wurde der Exorzismus als Hilfe gegen den Morbus scelestus benutzt und von gläubigen Katholiken wurden und werden noch heute mehr Heilige zum Schutz gegen sie angerufen als gegen alle übrigen Krankheiten.

Der fokal-motorische Anfall war bereits im Altertum bekannt, der Begriff des petit mal wurde wahrscheinlich von ESQUIROL Ende des 18. Jahrhunderts systematisiert und im 18. Jahrhundert gab es schon recht gute Darstellungen der verschiedenen Kinderkrämpfe (SEIDLER). Der Durchbruch in eine neue erfolgversprechende Periode von Diagnostik und Therapie erfolgte wesentlich später als bei fast allen übrigen Krankheiten erst vor 30 Jahren; er knüpft sich an die Namen BERGER, LENNOX, PENFIELD, BRIDGE u.a.

Eine befriedigende Einteilung der Anfallskrankheiten nach einem einheitlichen Gesichtspunkt (Anfallsbild, EEG, Ätiologie etc.) führt, wie viele Versuche zeigten, nicht zum

Ziel. Für die praktischen pädiatrischen Belange hat sich das in Abb. 261 dargestellte Einteilungsprinzip bewährt, in das mehr als 90% der vorkommenden Anfälle eingeordnet werden können. Zusammenfassende Übersichten aus der letzten Zeit stammen von BAMBERGER und MATTHES, LIVINGSTON, LEMPP.

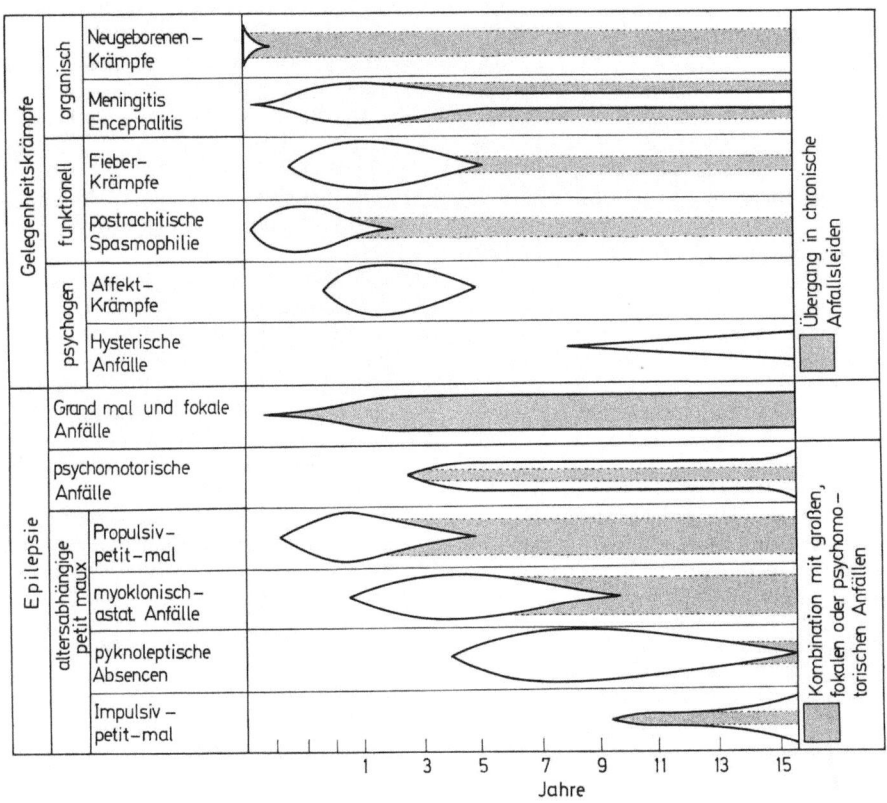

Abb. 261. Die Anfallskrankheiten im Kindesalter

Allgemeine Problematik

Krampffähigkeit, Krampfanlage und Krampfbereitschaft

Die motorischen Neuronen des Großhirns und der subcorticalen Zentren beantworten genügend starke Reize, sofern es nicht zur Funktionseinstellung kommt, mit pathologischen Entladungen. Diese Reaktionsweise findet sich bei allen Menschen und wird als Krampf- oder Anfallsfähigkeit bezeichnet, da sie sich auch klinisch manifestieren kann, wenn das Gehirn von unphysiologischen Reizen wie z.B. beim Cardiazol-, Insulin- oder Elektroschock getroffen wird oder bei sehr schweren exogenen Vergiftungen. Die Eigenschaft mancher Individuen, auch unter sonst belanglosen Belastungen des täglichen Lebens oder ohne

erkennbaren Anlaß Krämpfe zu bekommen, wird als Krampfbereitschaft oder besser Anfallsbereitschaft bezeichnet; d.i. nach JANZ „die Summe aller ererbten und erworbenen Eigenschaften des Organismus, die unter bestimmten Voraussetzungen zu einem Krampfanfall führen".

Altersdisposition. Cerebrale Anfälle sind im Kindesalter wesentlich häufiger als später. Auf Grund umfangreicher Statistiken beträgt der Anteil an grand mal in den ersten 14 Lebensjahren etwa 35—53% aller Altersstufen (PFEIFFER); die höheren Werte werden den Tatsachen sicher besser entsprechen, weil die meisten

Untersuchungen aus neurologischen Kliniken stammen, deren pädiatrisches Krankengut lückenhaft ist. Von den Petit-mal-Formen treffen mehr als 90% auf das 1. Lebensjahrzehnt; sie machen grob gerechnet wenigstens 25% der Epiletiker einer größeren Kinderklinik aus. Diese Schwerpunktsverlagerung kann noch in Einzelheiten weiterverfolgt werden: Bei über 40% unserer Epileptiker begann das Leiden im Säuglingsalter, 15% erkrankten im 2. und nur wenig über 20% zwischen dem 6. und dem 15. Lebensjahr. Mit den Gelegenheitskrämpfen ist das Kindesalter mindestens ebenso stark belastet wie mit Epilepsie.

Dieser Tatbestand wird durch den Begriff „erhöhte Krampfbereitschaft des Kindesalters" umschrieben. Die Ursachen sind

a) indirekte: Läsionen des ZNS, Rachitisanfälligkeit, verminderte Resistenz gegen Allgemeininfekte und speziell gegen Infektionen des ZNS, Neigung zu hohem Fieber;

b) teilweise indirekte: erhöhte Durchlässigkeit der Bluthirnschranke bzw. Hirnliquorschranke und — hypothetisch — labiler Stoffwechsel und erhöhte Verletzbarkeit des ZNS.

c) Die direkten Ursachen sind die Unreife des Markes und die mangelhafte Synapsentwicklung. Diese beiden Faktoren dürften ausschlaggebend sein für die Krämpfe bei Meningitis und Encephalitis der Säuglinge und Kleinkinder, sowie für die Spasmophilie als typische Reaktionsform des Säuglings bei Hypocalcämie. Bei Pyknolepsie liegt wahrscheinlich eine besondere Situation vor.

Vererbung

Die wichtigsten Resultate auf diesem Gebiet sind folgende (KOCH): Die Prüfung bei epileptischen **Zwillingen** ohne Berücksichtigung der persönlichen Anamnese ergab im Mittel aus allen Untersuchungen 60,8% Konkordanz bei Homozygoten und 12,3% bei Heterozygoten. Wird die Ätiologie berücksichtigt, ergibt sich bei Zwillingsuntersuchungen ein Korrelationskoeffizient von 0,9 für kryptogene Epilepsie, d.h. die Erkrankung erscheint nahezu ausschließlich genetisch bedingt, für symptomatische dagegen nur 0,3 bis 0,5 (s. BAMBERGER und MATTHES). Wertvoller als globale Statistiken sind die Ergebnisse nach Aufgliederung in einzelne Anfallsformen; LEN-

NOX fand die größte Übereinstimmung bei eineiigen Zwillingen (EZ) mit kryptogenem grand mal (82,3% gegenüber 15,4% bei ZZ); bei psychomotorischer Epilepsie war sie nur 38 bzw. 5,3% und am niedrigsten (27,3%) war sie bei grand mal kombiniert mit psychomotorischer Epilepsie. Besonders hoch war die Konkordanz im EEG bei EZ mit 3/sec Spikewave (84,3%), während alle 14 ZZ-Paare diskordant waren.

In der **Familienforschung** tritt die Erblichkeit weniger deutlich zutage. Eine Zusammenfassung aller Untersuchungen zeigt, daß in der Tochtergeneration bei kryptogener Epilepsie 4—8% erkranken, bei symptomatischer 1—2,7%; die Erwartungswahrscheinlichkeit unter Geschwistern ist 4 bzw. 1,5%. Der Bevölkerungsdurchschnitt weist etwa 0,4% auf, jedoch werden auch höhere Werte angegeben (POND). Unter Verwandten von Epileptikern findet man ferner eine deutliche Häufung von pathologischen Grenzbefunden im EEG, am seltensten bei Probanden mit Krampffoci, also bei vorwiegend exogener Epilepsie, am häufigsten bei 3/sec Spike-wave (s. a. S. 639).

METRAKOS und METRAKOS stellten bei Patienten, die bis zur Aufnahme in die Klinik wenigstens einen Anfall hatten, eine nahezu dreimal so große Belastung unter der näheren Verwandtschaft fest, wie bei den übrigen Patienten (3,79:1,31). Bei Hemiplegikern mit Krampfanfällen — verschiedener Ätiologie — fanden REMOIN und METRAKOS eine doppelt so hohe familiäre Belastung wie bei der Kontrollgruppe ohne Anfälle; peristatische Faktoren hatten keinen Einfluß. Diese Ergebnisse erhärten unsere Erfahrungen und die vieler anderer Autoren bei den einzelnen Anfallsformen (s. dort).

v. HEDENSTRÖM fand unter den Verwandten von fotosensiblen Epileptikern in 23% eine Fotosensibilität im EEG, unter den Angehörigen der übrigen Anfallskranken ebenso wie in der Gesamtbevölkerung nur 4%.

Der **Erbgang** der Epilepsie ist in vereinzelten Familien teils einfach dominant, teils als recessiv erkannt worden, die meisten Fälle aber lassen auf eine additive Wirkung mehrerer Gene schließen, von denen möglicherweise eines geschlechtsgebunden ist (KOCH). Auch die vergleichenden Familienuntersuchungen bei Epilepsie und Gelegenheitskrämpfen lassen auf eine Polygenie mit differenten Nebengenen schließen (s. S. 654). Schließlich kann die Epilepsie auch Teilerscheinung von genetisch bedingten metabolischen Krankheiten sowie von Chromosomenaberrationen sein (s. S. 655).

Die Erfahrung, daß man in Familien von Epileptikern auffallend häufig Debilität, Trunksucht, Haltlosigkeit und andere psychopathische Züge, ferner Migräne, Pavor, Enuresis,

Bauchschmerzattacken usw. antrifft, führt zu der Frage nach kausalen bzw. genetischen Zusammenhängen („Äquivalente", „Grenzland der Epilepsie"). Siehe hierzu auch S. 646.

Möglicherweise genetisch bedingte konstitutionelle somatische Besonderheiten (dysplastische bzw. iktaffine Konstitution) kann man im Kindesalter nicht feststellen.

Der epileptische Anfall

Durch die Konzeption von SELBACH kann ein Teil der Stoffwechselbefunde bei Grandmal-Epilepsie aus den letzten Jahrzehnten plausibel interpretiert werden. Danach besteht im Intervall eine starke Neigung zu Schwankungen in der vegetativen Tonuslage, die vor dem Anfall immer mehr in die Richtung der Vagotropie gedrängt wird, charakterisiert durch Wasserretention, Tendenz zu dekompensierter Alkalose, reduzierter Stickstoffausscheidung u.a. Sowohl durch einen vagotropen wie auch durch einen sympathicotropen Anstoß kann das labile Gleichgewicht in eine extreme Vagotonie gedrängt werden, die dann nach dem Kippschwingungsprinzip im Sinne einer Notfallsreaktion in eine dissimilatorisch-sympaticotrope Reaktion umschlägt und damit den Krampf auslöst.

Die *erste Phase* des Anfalls ist entsprechend der genialen Theorie von JACKSON ein elektrophysiologischer Vorgang, den wir heute so interpretieren: Ein großer Teil der Oberfläche des Neurons ist von den Synapsen bedeckt, das sind kleine kolbige Auftreibungen an den Enden von Dendriten und Axonen anderer Neuronen, die in ihrem Inneren Flüssigkeitströpfchen enthalten. Ein ankommender Impuls schafft diese durch den schmalen spaltförmigen postsynaptischen Raum zur Zelloberfläche, deren Permeabilität geändert wird, so daß zunächst wenige und unter einem zweiten Impuls eine große Menge Natriumionen ein- und Kaliumionen ausströmen. Parallel dazu steigt das Potential der Zellmembran von $-80\,mV$ auf $+20$. Sofort danach wird durch Spaltung energiereicher Phosphate der umgekehrte Vorgang erzwungen und damit das alte Potential wieder hergestellt. Wir kennen eine Reihe solcher exzitatorischer Substanzen, neben dem Acetylcholin Abkömmlinge aliphatischer Aminosäuren und Guanidine. Außerdem gibt es noch Synapsen mit inhibitorischen Substanzen, die durch einen antagonistischen Reiz auf die Zelloberfläche kommen und man nimmt an, daß ein bis jetzt noch unbekanntes regulatorisches Prinzip ein statistisches Gleichgewicht zwischen Erregung und Dämpfung herstellt. Das integrierte Ergebnis dieser Regulation innerhalb eines größeren Gebietes ist das normale EEG, das nur geringfügige, einigermaßen gleichmäßige Schwankungen um die Mittellinie einhält. Versagt dieses regulatorische Prinzip, kommt es zu synchronen, rhythmischen Entladungen der Neuronen des gesamten betroffenen Gebietes, welche bei genügender Intensität und Dauer die *muskuläre Aktion* in Gang setzt. Das harmonische Zusammenwirken der synaptischen Faktoren kann auf sehr vielfältige Weise durch Stoffwechselvorgänge chemischer oder physikalisch-chemischer Art sowohl in den Neuronen wie in der Glia gestört werden (ECCLES, BAMBERGER).

Initiale Apnoe, Bradykardie und Blutdrucksenkung führen sehr rasch zu einer starken *Hypoxie*, die den Sauerstoffbedarf für den gesteigerten Stoffwechsel dieser Situation nicht mehr decken kann und die Gefäßwände durchlässig macht; das Ödem wiederum beeinträchtigt die Blutzufuhr und steigert die Hypoxie weiter, so daß schließlich eine allgemeine Erschöpfung der Energiereserve im ZNS zustande kommt, welche schließlich den Insult beendet. Dies drückt sich im EEG durch Spannungsreduktion aus.

Nicht alle Neuronen überstehen diese Belastung und vor allem nach längeren Krämpfen bleiben iktogene Läsionen als Glia-Narben zurück (SPIELMEYER und SCHOLZ). Diese bilden die morphologische Basis für die Beobachtung von FOERSTER, daß jeder Anfall die Ursache eines kommenden sein kann. Besonders anfällig sind Großhirnrinde und Thalamus wegen ihres hohen Stoffwechsels und das Ammonshorn auf Grund anatomischer Besonderheiten (siehe S. 624). Welche Neuronenverbände dabei so schwer geschädigt werden, hängt möglicherweise von lokalen Mängeln der Cyto- oder Angioarchitektonik ab, also letzten Endes von endogenen Faktoren.

Auf der Suche nach der *Pathoanatomie* der Anfallskrankheiten stoßen wir entsprechend den ätiologischen Faktoren auf eine Vielzahl von distinkten und diffusen Befunden. Das ist verständlich, weil es viele Störungsmöglichkeiten im biologischen Gleichgewicht der Neuronen gibt und deren einzige aktive Reaktion darauf die Hypersynchronisation ist. Aber die Epilepsie ist keineswegs die notwendige Folge dieser Läsionen, sondern nur ein gelegentlicher Nebeneffekt. Im Gegensatz zu nahezu allen Organkrankheiten ist z.Z. noch kein spezifisch-morphologisches Substrat für eine Epilepsie gesichert; denn es ist noch nicht erwiesen, daß die dendritischen Veränderungen (WARD) ausschließlich und generell bei allen Epilepsieformen auftreten.

Der epileptogene Herd

Die Geschichte des Narbenherdes läßt sich in groben Zügen verfolgen. Sofort oder einige Zeit nach der Läsion können die Neuronen in der Umgebung das bioelektrische Gleichgewicht nicht mehr konstant aufrechterhalten und man findet in wechselnder Häufigkeit pathologische Graphoelemente im EEG als Zeichen einer erhöhten Krampfbereitschaft (s. S. 648 und 658). Dieser labile Zustand des ZNS ohne klinische Symptome kann Wochen und Monate, häufig aber auch mehrere Jahre anhalten, bis das Krampfleiden, sehr oft ohne erkennbaren Anlaß, ausbricht. Als Ursache dieser Herdreifung kommen neben endogenen Faktoren schädigende Einflüsse des täglichen Lebens in Frage; so können klassische Viruskrankheiten ohne die geringsten adäquaten klinischen Symptome pathologische EEG-Befunde provozieren (LIVINGSTON, DOOSE). Das Gleiche ist von schwerem Ikterus bei Rh-Inkompatibilität bekannt. Hinzu kommen sicher auch Schädeltraumen, besonders in den ersten 2 Lebensjahrzehnten, und wir haben schließlich auch erfahren, daß Nebenwirkungen mancher Medikamente keineswegs indifferent für das Nervensystem sind. Diese Vorgänge kann man unter dem Begriff *Plurigenese* zusammenfassen (BAMBERGER). Umgekehrt kann sowohl der klinisch stumme wie auch der aktive Herd nach jahrelangem Bestehen auch ohne unsere Behandlung „ausbrennen".

Formen cerebraler Anfälle

Grand mal

Synonyma. La crise, comitialité, crises épileptiques, convulsions généralisées, generalised convulsions, mal comitial[1].

Definition. Es handelt sich um generalisierte Zuckungen ohne Seitenbetonung, von wenigen Minuten Dauer, denen oft kurze optische, akustische oder andere Sensationen und ziemlich regelmäßig eine ebenfalls nur kurzdauernde tonische Starre vorangehen.

Der große Anfall allein oder in Kombination mit anderen Formen der Epilepsie ist die häufigste und eindrucksvollste Manifestation des chronischen Krampfleidens. Der Anteil des Grand-mal ohne Kombination mit kleinen und fokalen Anfällen betrug auch in den letzten 8 Jahren mit 322 Patienten wieder mehr als $1/3$ aller unserer Epilepsiepatienten.

Die **familiäre Belastung** beträgt, sowohl bei den symptomatischen wie bei den kryptogenen Erkrankungen 30%.

Anfallsbild. Auf Grund der Deutung des Anfalls als Kippentladung ist es verständlich, daß sich stunden- oder tagelang anhaltende psychische oder somatische *Prodromalerscheinungen* einstellen können, die sich bis zum Ausbruch der Entladung steigern und von den Eltern u.U. als Warnsignal erkannt werden. Man findet Unleidlichkeit, Reizbarkeit bis zu Wutausbrüchen, Unkonzentriertheit u. dgl. oder auch unruhigen Schlaf mit vermehrten Zuckungen, Abgeschlagenheit, Kopfweh, Verstopfung, Flatulenz, abnormen Appetit oder abnormen Durst. Dieses Geschehen kommt auch im EEG als verstärkte Dysrhythmie mit eingestreuten kurzen hypersynchronen Entladungen zum Ausdruck. Besteht eine Kombination mit myoklonisch-astatischer Epilepsie, fokalen oder einseitigen Anfällen oder mit Absencen, dann können sich diese ebenfalls vor einem großen Anfall häufen.

Über *Aura* ist bei Kindern naturgemäß seltener etwas zu erfahren als in späteren Lebensjahren. Manchmal laufen kleine Kinder kurz vor dem Anfall schutz- und hilfesuchend zur Mutter oder sie setzen sich schnell zu Boden; andere bezeichnen ein unheimliches Gefühl in der altersentsprechenden Projizierung als Bauchweh. Wenn man diese Fälle hinzurechnet, darf man ein mehr oder minder bewußtes Auraerlebnis bei etwa 7% der kindlichen Patienten annehmen. Es wäre aber vor-

---

[1] Von der Vorschrift, die comities Romana abzubrechen, wenn ein epileptischer Anfall auftrat. — Um Mißverständnisse und Verwirrungen zu vermeiden, sollte die Bezeichnung „Grand-mal-Anfall' nicht auf generalisierte Anfälle bei Gelegenheitskrämpfen ausgedehnt werden.

eilig, das Fehlen der Aura bei den anderen ohne weiteres als Zeichen einer zentrencephalen Epilepsie zu werten.

Der *initiale Schrei* ist äußerst selten, angeblich häufiger bei der zentrencephalen Form. Wie beim Erwachsenen beginnt der Anfall unter Stöhnen und *Bewußtseinsverlust*. Der Sturz kann bei Reflexepilepsie gelegentlich sehr heftig sein mit entsprechenden Verletzungen. In der *tonischen Starre* ist der Rumpf überstreckt, die Arme sind adduziert und die Hände zur Faust geballt. Das Gesicht wird verzerrt, die Augen sind starr, die Pupillen zuerst eng, dann erweitert und reagieren nicht auf Licht. Deviation der Bulbi und Adversivbewegungen des Kopfes kommen nicht selten vor, lassen aber bei Kindern keinen Schluß auf einen Herd zu.

Nach 10—20—30 sec wird dieser Zustand durch *generalisierte Kloni* abgelöst, die zuerst rasch und später langsamer aufeinander folgen. Dabei wird Speichel aus dem Mund gepreßt, der häufig durch Verletzungen der Wangenschleimhaut und der Zunge blutig verfärbt ist. Die Atmung setzt anfangs meist für einige Sekunden aus, dann ist sie unregelmäßig und gepreßt. Das Gesicht, das zu Beginn oft blaß ist, rötet sich, wird bald mehr oder weniger stark cyanotisch und ist mit Schweiß bedeckt. Einnässen kann im tonischen und klonischen Stadium passieren, Einkoten ist selten.

Allmählich werden die Zuckungen seltener und schwächer, um nach einigen Minuten völlig zu sistieren. Im allgemeinen dauert ein Ictus nicht länger als 5—6 min. Werden in der Anamnese glaubhaft Anfälle von erheblich längerer Dauer angegeben, dann handelt es sich meist um rasch aufeinander folgende, aber nicht um einen einzigen kontinuierlichen Krampf, d.h. um einen Übergang in den Grand-mal-Status.

Nach der Attacke sind die Kinder meist ermattet. Manchmal endet der Anfall mit Erbrechen; Atmung und Puls können für einige Sekunden aussetzen. Wir waren aber nie zum Eingreifen gezwungen. Nach leichteren Anfällen können die Patienten ihre Tätigkeit bald ohne besondere Beeinträchtigung fortsetzen, sonst verfallen sie in Schlaf, der komatösen Charakter annehmen kann.

Es ist verständlich, daß dieser „Sturm im ZNS" eine Reihe von neurologischen Störungen hinterlassen kann: Verstärkung und Abschwächung der Eigenreflexe, positiver Babinski, Ataxie, motorische Aphasie, Amaurose usw. Sie sind im allgemeinen nicht bedenklich, wenn sie kurz dauern. Dagegen weisen Paresen, auch wenn sie bald verschwinden, meist auf einen Herd hin. Er kann vor dem Anfall bestanden haben, aber auch während der Attacke entstanden sein.

Gelegentlich kommt es zu postparoxysmaler Desorientiertheit; länger dauernde Zustände dieser Art sind jedoch auf psychomotorische Genese verdächtig. Für den Anfall besteht, abgesehen von der Aura, regelmäßig Amnesie.

Je nach **Abhängigkeit vom Schlaf-Wachrhythmus** unterscheidet man: diffuse, d.h. unabhängige Verteilung, „Aufwach-Epilepsie" nach dem Aufwachen und in der „feierabendlichen Entspannung" (JANZ) und „Schlafepilepsie" [Epilepsia nocturna (BIRK, BRIDGE)]. Die letztere Form zeigen in unserem Beobachtungsgut etwa 20—30% aller Grand mal-Patienten. Ein Teil von ihnen bekommt die Anfälle kurz nach dem Einschlafen oder vor dem Aufwachen, d.h. in den Phasen der vegetativen Umstellung; aber es gibt nicht wenige Ausnahmen.

Die von JANZ gefundenen, in der Pathogenese verankerten Unterschiede zwischen den Schlaf- und Aufwach- bzw. diffusen Epilepsien mit ihren prognostischen Konsequenzen können nicht in dieser Ausschließlichkeit auf das kindliche grand mal übertragen werden (KRUSE): die „Schlafepileptiker" unterscheiden sich vom Gesamtkollektiv weder im Zahlenverhältnis kryptogen-symptomatisch noch in der Intensität der familiären Belastung oder in der Häufigkeit der fokalen EEG-Befunde. Ferner findet man nicht nur Übergänge von Schlaf-Epilepsie in diffuse, sondern auch umgekehrt oder auch Schlaf-Anfälle als Intermezzo in diffuse Verläufe eingebettet.

Auslösung. Jahreszeitliche Einflüsse scheiden so gut wie sicher aus. Über Wetterabhängigkeit wird gelegentlich berichtet, Menses können provozierend wirken.

Die **Anfallsperiodik** ist unübersichtlich und kann auch im Krankheitsverlauf ohne erkennbare Ursache variieren. Immerhin kann man eine Einteilung in 2 Gruppen vornehmen, die ebenso wie die Tagesrhythmik Zusammenhänge mit anderen wichtigen klinischen Symptomen oder ätiologischen bzw. konstitutionellen Faktoren vermissen lassen. 1. Kontinuierliche Verläufe, wenn die Anfälle in mehr oder minder regelmäßigen Abständen kommen, die Tage, Wochen, aber auch Monate betragen können. 2. Intervalläre Formen (BIRK), wobei Zeiten mit gehäuften Attacken in eventuell viele Monate dauernde stumme Perioden eingeschoben sind. Über die Feststellung von verdeckten periodischen Häufungen siehe HELMCHEN und KÜNKEL. Schließlich gibt es noch die „Oligoepilepsien", deren Anfälle während des ganzen Lebens an den Fingern abgezählt werden können. Sie bieten erhebliche diagnostische und therapeutische Probleme (s. S. 611).

Sonderformen. Anfälle von Abortiv-grandmal kommen bei Kindern nach unseren Erfahrungen in kaum 10% der Fälle vor, meist eingestreut in vollentwickelte Paroxysmen, seltener z.B. zu Beginn der Entwicklung des Leidens oder unter nicht ausreichender Therapie über etwas längere Zeit als einzige Darbietungsform. Dabei kann es zu einem kurzen tonischen Stadium und zu leichten, wenige Sekunden anhaltenden Zuckungen kommen; das Bewußtsein geht mehr oder minder verloren, doch brauchen die Patienten nicht unbedingt zu Boden zu fallen. Aura kann vorkommen, Harn- und Stuhlabgang sind äußerst selten. Manchmal, besonders unter antiepileptischer Therapie sind Aura und/oder ohnmachtsähnliche Bewußtseinstrübungen die einzigen Anzeichen eines Anfalls. Bei Säuglingen kommt es oft statt eines durchgehend generalisierten Anfalls zu gekreuzten Konvulsionen an den oberen und unteren Extremitäten oder zu asynchronen Zuckungen der Arme und Beine oder zu Halbseitenkrämpfen mit Seitenwechsel. Ferner findet man flüchtige allgemeine Myoklonien und kurze globale tonische Krämpfe. Daß der große Anfall bis zum 3. Lebensjahr vorwiegend tonisch abläuft (PASSOUANT et al.) können wir jedoch nicht bestätigen.

Im **Grand-mal-Status** erfolgen einzelne große Anfälle in kurzen Abständen aufeinander, ohne daß der Patient dazwischen wieder zu vollem Bewußtsein kommt. Säuglinge reagieren auch hier meist in der beschriebenen Form.

Der Status wird am häufigsten durch interkurrente Infekte oder durch abrupte Unterbrechung der antiepileptischen Therapie ausgelöst; seltener sind akute Erkrankungen des ZNS die Ursache, wie Meningoencephalitis oder Gefäßprozesse u.dgl. Besonders anfällig für den Grand-mal-Status sind Kinder mit umfangreichen Defekten der Hirnsubstanz. Eine Häufung von 6—8 Anfällen, d.h. eine Gesamtdauer von etwa 30 min ist bereits als Status zu bezeichnen und erfordert rasches Eingreifen.

Die Folgen des Status sind potenziert die Erscheinungen des einfachen postparoxysmalen Zustandes: Die Erschöpfung dauert Tage, die Rekonvaleszenz wochenlang; auch die neurologischen Ausfallserscheinungen halten länger an. Gelegentlich zu beobachtende Pseudobulbärsymptome weisen ebenso wie Kontaktverlust, Toben und Schreien auf umfangreiche Zerrüttungen der Hirnsubstanz hin. Eine völlige Restitution ist zwar theoretisch möglich, aber die durch Hypoxämie und andere Stoffwechselanomalien während des langdauernden Anfalls bedingte Schädigung der Neuronen führt so gut wie immer zu Nekrosen an allen möglichen Stellen des ZNS. Daher findet man auch vielfach dauernde klinische Residuen. Besonders eindrucksvoll sind Intelligenzdefekte und Wesensveränderungen.

Der Status ist lebensbedrohend; nach BRIDGE (s. BAMBERGER und MATHES) geht nahezu die Hälfte der Todesfälle epileptischer Kinder auf sein Konto. Die Unmöglichkeit der Nahrungs- und Flüssigkeitsaufnahme führt zu Exsiccose und schweren Störungen im Mineralhaushalt. Infolge der Atmungsstörungen kommt es zu Atelektase, Aspiration von Schleim und zu Infekten der tieferen Luftwege. Wie die bei Kindern häufig beobachtete Störung der Temperaturregulierung und die zentralnervösen Zustände in der Rekonvaleszenz zeigen, muß man auch mit Funktionsbeeinträchtigung bzw. Versagen der Stammhirnzentren rechnen.

Ätiologie. Im Kindesalter sind in etwa $3/4$ der Fälle organische Schädigungen im ZNS nachzuweisen, die man für das Krampfleiden verantwortlich machen kann. Je nach dem Zeitpunkt, dem Sitz und dem Umfang der Schädigung im ZNS und seinen anatomischen Folgen kann man neurologische, röntgenologische und pneumencephalographische Befunde erheben. Da die Neigung zu generalisierten Anfällen im Kindesalter groß ist, kann man recht oft auch erhebliche Asymmetrien im Pneumencephalogramm ohne klinische Seitenhinweise feststellen.

Anfalls-EEG. Im Prodromalstadium findet man generalisierte rasche Wellen bzw. irreguläre spike-wave-Ausbrüche. Während des tonischen Stadiums treten kleine und mittelhohe Beta-Wellen sowie kurze Krampfspitzen auf. Das klonische Stadium wird von hohen Alpha-

und Theta-Formationen und hohen Krampf-spitzen begleitet, die gegen Ende des Ictus langsamer und seltener werden. Im post-paroxysmalen Stupor fehlen elektrische Ent-ladungen mehr oder minder völlig; darauf folgen hohe, unregelmäßige Wellen sehr lang-samer Frequenz, die allmählich in die normale bzw. Schlafaktivität einmünden (s. Abb. 262). Während der folgenden Stunden ist — vermut-lich wegen der Erschöpfung der Neuronen — häufig kein pathologischer Befund zu erheben.

Intervall-EEG. Die Chance, ein positives Ergebnis zu bekommen, ist größer bei jüngeren Kindern, bei höherer Anfallsfrequenz und bei

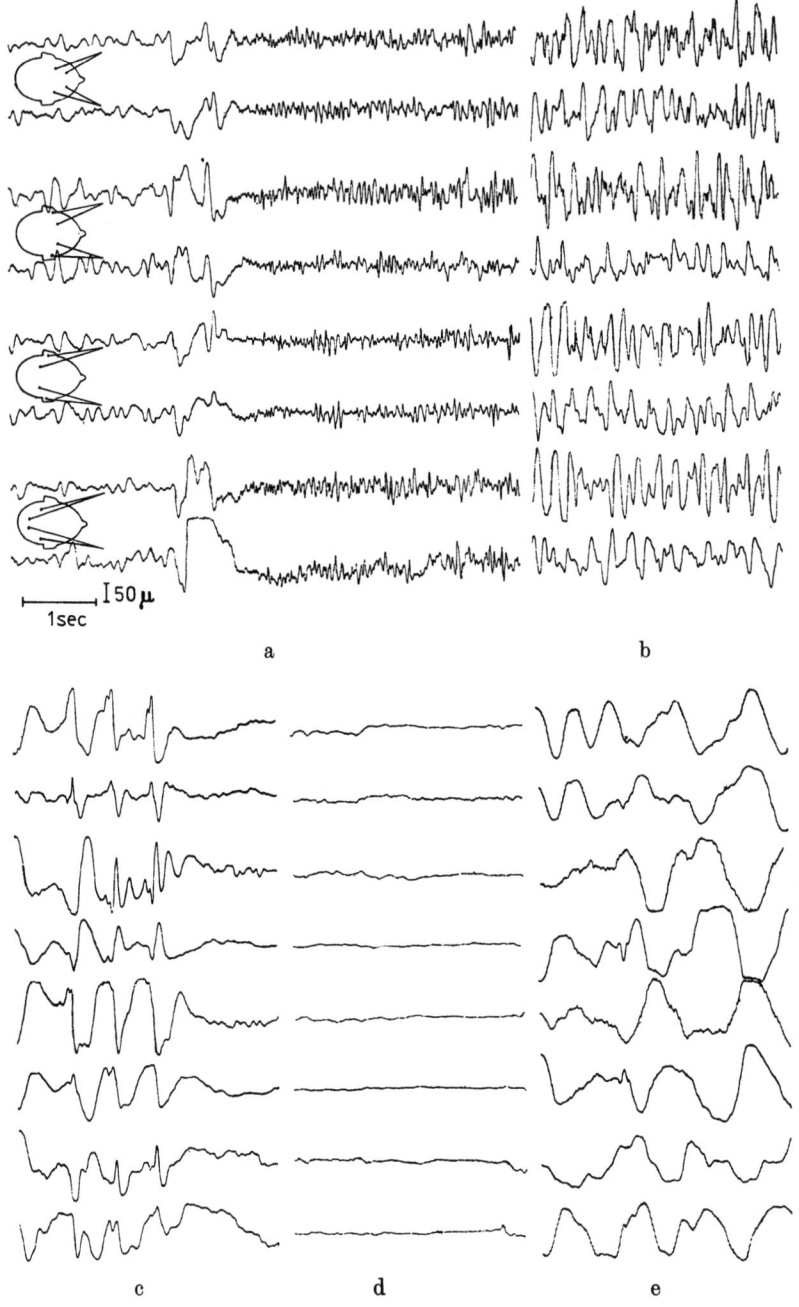

Abb. 262a—e. Ableitung eines generalisierten tonisch-klonischen Krampfanfalls bei einem 3jährigen Jungen (Nr. E 822). a Generalisierte niedrige und mittelhohe Betakrampfspitzen im tonischen Stadium. b Kon-tinuierlicher Übergang in hohe Alpha- und Thetawellen mit eingeschobenen Spikes- und Sharp-Waves gegen Ende des tonischen Stadiums. c Hohe Deltawellen mit seltenen hohen steilen Abläufen am Ende der klonischen Phase. d Extinktionsphase im postparoxysmalen Stupor. e Hohe Delta- und Subdelta-aktivität bei Übergang in den postparoxysmalen Nachtschlaf. (Aus BAMBERGER u. MATTHES)

Ableitung bald nach einem Anfall. Allerdings wird man auch unter diesen Voraussetzungen den Versuch nicht selten, eventuell unter Provokationsbedingungen, wiederholen müssen. Man findet ein sehr variables, teils von der Ätiologie, teils vom Alter und schließlich auch vom Anfallscharakter geformtes Bild: Mehr oder weniger schwere Allgemeinstörungen, paroxysmale Ausbrüche langsamer Wellen, generalisierte Krampfpotentiale und bei Kleinkindern irreguläre spike-wave-Ausbrüche. Sehr

Differentialdiagnose. Die Frage, ob überhaupt eine Epilepsie vorliegt, ist ohne Schwierigkeit zu beantworten, wenn der Patient bereits mehrfach ohne Fieber einen typischen Anfall gehabt hat, wobei das Lebensalter bei Beginn der Anfälle keine Rolle spielt. Wird man zu einem ersten Anfall gerufen, ist zunächst die Körpertemperatur zu berücksichtigen. Ist sie normal, kommen differentialdiagnostisch orthostatische Anfälle, synkopale bei Herzfehlern, ferner Anfälle bei exogenen

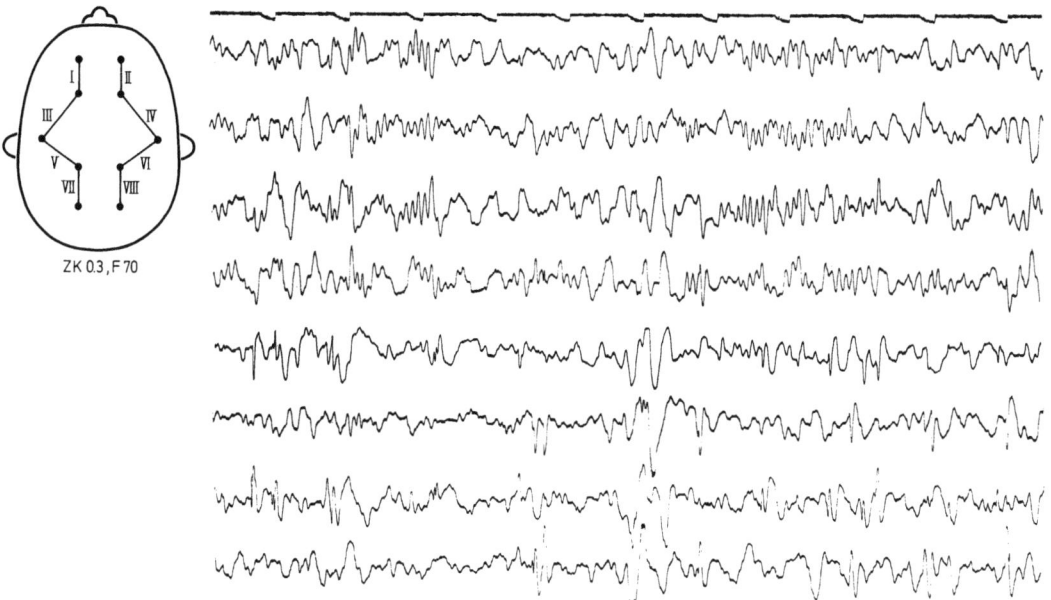

ZK 0.3, F 70

Abb. 263. Zwei voneinander unabhängig auftretende Foci aus hypersynchroner Aktivität (spike-Focus) jeweils links und rechts parieto-occipital. 4jähriger Junge, symptomatische Epilepsie nach frühkindlichem, perinatal bedingtem Hirnschaden mit Grand-mal-Anfällen. Schlaf-EEG, Stadium C. Nr. 2819/67

auffällig ist die Existenz von Herdbefunden nach gut beobachteten und sicher generalisierten Attacken (s. Abb. 263). Sie sind keineswegs an die Zentralwindung gebunden, können in der Mehrzahl auftreten und im Verlauf Ort und Seite wechseln. Es ist schwierig zu entscheiden, welche nosologische Bedeutung diesen Befunden beizumessen ist, d. h. ob sie als derzeitige oder künftige klinisch relevante Herde anzusprechen sind, ferner ob sie primäre oder ictogene Foci darstellen oder Projektionen aus den Zentren des Stammhirns.

Das EEG im Grand-mal-Status zeigt die typischen Einzelparoxysmen in hohe, langsame Wellen eingestreut. Der Status der Säuglinge und Kleinkinder liefert während der Zuckungen steile hohe Abläufe oder Krampfspitzen, die von einer langsamen Nachschwankung begleitet sind (s. Abb. 264).

Vergiftungen sowie bei Hypoglykämie, Leber- und Nierenkoma u. dgl. in Frage. Wutkrämpfe erkennt man leicht an dem typischen Ablauf. Bei Fieber muß man in erster Linie an Encephalitis, Meningitis und dann an Fieberkrämpfe denken. Sorgfältige, klinisch-neurologische Untersuchung und beim geringsten Verdacht Lumbalpunktion (s. a. S. 682)! Die Entscheidung zwischen einem Fieberkrampf und einem grand mal bei Fieber ist u. U. sehr schwierig und erst nach längerer Beobachtungszeit zu fällen. Das EEG bietet hier nicht viel Hilfe.

Die **therapeutischen Maßnahmen** bei grand mal sind auf S. 659f. dargelegt.

Die an sich unabdingbare Forderung nach einer Therapie wird problematisch, wenn ein einziger Anfall vorliegt. LIVINGSTON rät in erster Linie aus psychologischen Gründen in jedem Fall wenigstens

1—2 Jahre zu behandeln; andere, z.B. PACHE, greifen nicht vor der 3. Attacke ein. Ich bin dafür, individuell zu entscheiden. Ein einziger länger zurückliegender Anfall, normales EEG bei mehrfacher Wiederholung und Provokation und leere Familienanamnese sind Grund genug abzuwarten, vor allem wenn die Eltern von der Richtigkeit dieses Vorgehens zu überzeugen sind. Wie viele von diesen Argumenten jeweils noch ausreichen, um dabei zu bleiben, muß immer gesondert entschieden werden, wobei man sich eventuell zweckmäßig auch des Rates einer Anfalls-Ambulanz bedient.

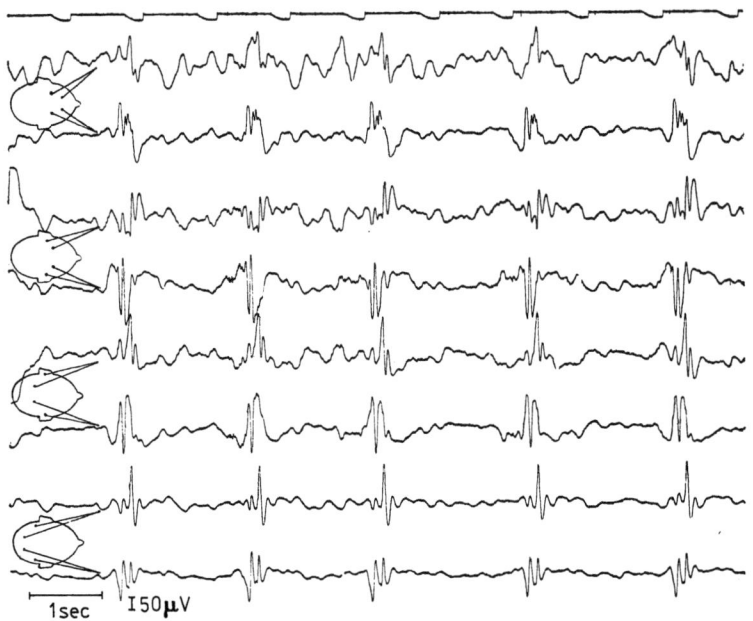

Abb. 264. Status epilepticus. Das 2jährige Mädchen (Fall 728) krampft bei der Aufnahme bereits seit 8 Std. Während der Ableitung erfolgt etwa alle 2 sec eine einmalige klonische Zuckung, wobei die linke Körperhälfte stärker betroffen ist als die rechte. In dieser Form schwelt der Status noch weitere 2 Std. Im EEG synchron mit jeder klinischen Zuckung über der ganzen rechten Hemisphäre eine Gruppe von Krampfspitzen, die etwa $^1/_{10}$ sec später auch über der linken Hemisphäre nachweisbar ist.
(Aus BAMBERGER u. MATTHES)

Fokale Anfälle

Definition. Wir verstehen darunter in erster Linie Anfälle, die ein ihrem Repräsentationsfeld in der Rinde entsprechendes Bild darbieten. Der „klassische" Focus liegt im Gyrus Rolandii (Crises Bravais-Jacksoniennes); weiter rechnet man die vom Mastikations- und Adversiv-Feld ausgehenden Anfälle dazu sowie die Halbseitenkrämpfe. Die vom Temporallappen ausgelösten Anfälle werden wegen ihrer ausgeprägten Besonderheiten davon abgetrennt, während die sensiblen in der hinteren Zentralwindung entstehenden einbezogen werden. Schließlich wurde der Begriff erweitert auf Herde in subcorticalen motorischen und vegetativen Zentren.

Den genannten Herdepilepsien wird die *zentrencephale Epilepsie* gegenübergestellt, die vom Stammhirn ausgeht und bilateral synchrone generalisierte Graphoelemente — meist Spitze-Welle-Komplexe — zeigt. Ihre ideale Ausprägung findet sich bei der reinen Pyknolepsie. Welches Gewicht dem genetischen Faktor bei den anderen zentrencephalen Formen zukommt, ist schwierig zu entscheiden. Bilateral synchrone Ausbrüche findet man auch bei anderen Petitmal-Formen, selbst wenn sie mit schweren cerebralen Schäden einhergehen. Es gibt auch Übergänge von der einen Form in die andere im Lauf der Erkrankung. Über die Entstehungsbedingungen der zentrencephalen Epilepsie (Mikrotraumen, fehlerhafte Angiooder Cytoarchitektonik bzw. funktionelle Defekte der Neuronen oder der Glia) ist noch nichts bekannt (s. auch S. 654).

Geschichte. Bereits Hippokrates hat den fokalen, motorischen Anfall beschrieben und auch den Zusammenhang mit Hirnläsionen der Gegenseite gekannt. 1827 wurde das klinische Bild von BRAVAIS (épilepsie hémiplégique) und 1856 von TODD bearbeitet. JACKSON, dessen Frau an der Krankheit litt, erklärte die Entstehung des Anfalls durch pathologische Entladung der grauen Hirnsubstanz in der Umgebung der „discharging lesion", die er auf die area 4, 5 und 6 beschränkte, und seine Ausbreitung durch Weiterleitung (march of convulsion). Seine Theorie wurde durch das EEG und die Elektrocorticographie bestätigt und durch die Lokalisationslehre von FÖRSTER und PENFIELD erweitert. Sie er-

hielt durch die neuesten Erkenntnisse von den Er-
reger- und Hemmsubstanzen in den Synapsen ihren
theoretischen Unterbau. Größere Untersuchungen
über fokale Anfälle aus den letzten Jahren liegen vor
von Scott und Kellaway, Isler und Hess, Ullrich, Froesewitte, Holowach et al. über Hemikonvulsionen von Gastaut u. Mitarb.

Häufigkeit. Da 80% der kindlichen Epilepsien unter die symptomatischen Formen ein-
gereiht werden müssen, ist der Anteil fokaler
Anfälle recht groß, in unserem Krankengut
mit 20% an erster Stelle hinter den Grand-
mal-Anfällen. Meist beginnt das Leiden in der
frühen Kindheit; rd. 30% der Fälle erkranken
im 1. Jahr, 15% im 2. und bis zum Ende des
3. Jahres ist weit über die Hälfte davon befallen (Froesewitte, Kellaway et al., Holowach).

Die **familiäre Belastung** entspricht den Erfahrungen bei anderen Epilepsie-Formen. Bezüglich prämorbider und konstitutioneller Besonderheiten weichen die Patienten von der
Norm nur ab, soweit schwere angeborene oder
früherworbene Schädigungen des ZNS vorliegen. Eine Untersuchung über das Geburtsgewicht unserer Patienten ergab eine auffällige
Häufung untermaßiger und überschwerer Kinder. Hemiplegien sind besonders zu Epilepsie
disponiert (s. a. S. 614); nach W. v. Hedenström und Schorsch ist die familiäre Belastung
dabei halb so groß wie bei nichtparetischen
Epileptikern, dafür wurden aber neurologische
Störungen in der Verwandtschaft doppelt so
oft gefunden.

Cerebrale Vorschäden. Die meisten Autoren
berichten von 75—85% positiver Anamnesen;
dieses Ergebnis wird nur von den Propulsiv-
Petit-mal-Patienten übertroffen, deren Vorgeschichte lückenloser zu erfassen ist.

Pathogenese. Die hypersynchronen Entladungen gehen von der Umgebung einer Hirnläsion aus, deren anatomisches Substrat sehr
unterschiedlich sein kann: Narben, Cysten,
Atrophien und andere Residuen frühkindlicher
Entwicklungsstörungen und Schäden, ferner
Tumoren. Ihre Lage im ZNS entscheidet im
wesentlichen über die Lokalisation des Insults.

Aufgrund neuro-chirurgischer Erfahrungen darf
man annehmen, daß narbige Veränderungen der Glia
in der Umgebung der zerstörten Hirnsubstanz den
Stoff- und Gaswechsel der verbliebenen Nervenzellen
behindern. Ähnlich wird die Kompression eines Tumors
oder einer Cyste auf die Umgebung wirken. Bei
größeren Herden können narbige, zur Dura oder in
die Tiefe zum Ventrikelplexus führende Züge die Versorgung noch weiter verschlechtern. Im übrigen muß

der Ausgangspunkt der krankhaften Entladungen
auch bei motorisch-fokalen Krämpfen keineswegs in
der Rinde liegen.

Der „march of convulsion" während des Anfalls
dürfte über dendritische Verbindungen zustande kommen. Für die Entwicklung der Halbseitenkrämpfe
werden subcorticale Strukturen verantwortlich gemacht, welche die Erregung rasch unsystematisch
verbreitern (Soulas). Das Überspringen auf die
Gegenseite benutzt — nach Tierversuchen — den
Weg über das Corpus callosum und über tiefer-
gelegene Strukturen im Mesenencephalon. Auch der
Herd von Hemiconvulsionen bei zentrencephaler Epilepsie wird in dieser Gegend angenommen (Gastaut
und Faidherbe).

Im **Anfallsbild** unterscheiden wir folgende
Arten:

*I. Corticale Anfälle. A. Fokale motorische
Anfälle.* Für alle Anfallsformen dieser Gruppe
gilt bezüglich der Prodrome und der Aura das
gleiche wie für das grand mal. Die Prodromi
sind von den gleichen Qualitäten wie dort.
Froesewitte fand sie in 7% der Fälle. Auch
die Aura unterscheidet sich im allgemeinen
nicht von der des großen Anfalls; dazu kommen aber auch Symptome, die vom Repräsentationsfeld und seiner Umgebung, bei Halbseitenkrämpfen auch von unterschiedlichen
Stellen der gleichen Seite ausgehen, z. B.
Schmerzen oder Paraesthesien oder optische
Auren wie Lichterscheinungen, Erblinden beiderseitig oder auf der erkrankten Seite u. ä.
Jedoch sind diese Aurasymptome nicht so bunt
wie bei der psychomotorischen Epilepsie. Sie
können durch intensives Fragen relativ häufig
eruiert werden nach Froesewitte in 19%.

Unter den motorischen Entäußerungen sind
folgende Formen zu beobachten:

1. Jacksonanfälle. Die klonischen, seltener
myoklonischen Zuckungen beginnen weitaus
am häufigsten im Gesicht und in absteigender
Reihenfolge der Häufigkeit an Hand, Fuß,
Arm, Schulter. Dies entspricht dem Umfang
der Repräsentationsfelder im ZNS; Gesicht
und Hand beanspruchen wegen ihrer differenzierten Funktionen nahezu $2/_3$ der gesamten
motorischen Rinde.

Die Kloni können sich auf dieses Gebiet
und die engere Umgebung beschränken; in
ausgeprägten, klassischen Fällen breiten sie
sich über die benachbarten Abschnitte und
dann auf die ganze Körperseite aus (march of
convulsion), und schließlich können sie den
gesamten Körper befallen; in diesem Stadium
verliert der Patient meist das Bewußtsein. Im

Kindesalter sind die klassischen Jackson-anfälle selten (etwa 5% nach FROESEWITTE). Häufiger (in ca. 12%) dehnt sich die Erregung ohne erkennbaren „march" sehr rasch auf die gesamte Körperhälfte und eventuell von da auf die andere Seite aus.

Oft bleiben entsprechend lokalisierte Paresen zurück. Zum Teil halten sie nur mehrere Minuten bis zu Stunden an und werden nur durch gezielte Untersuchung entdeckt. Die Annahme von TODD, sie seien lediglich Ausdruck der Erschöpfung von Neuronen, ist nur teilweise gerechtfertigt. Länger dauernde sind stets verdächtig auf einen nekrotischen Herd. Aber auch bei ganz flüchtigen können irreversible Läsionen zugrunde liegen; denn wenn sich die Anfälle häufen, dauern die Paresen allmählich immer länger und umgreifen größere Gebiete, bis sie schließlich irreversibel sind.

2. *Primäre Halbseitenkrämpfe*, bei denen der Anfall sofort die ganze Körperseite ergreift, die rechte etwas häufiger als die linke; sie stellen die häufigste Form der fokalen Anfälle im Kindesalter dar (60—70%), dies um so mehr, je jünger die Patienten sind. Im Gegensatz zur Grand-mal-Epilepsie scheint Fieber krampf-auslösend zu wirken. Das Bewußtsein ist gewöhnlich von Anbeginn gestört, zumindest falls der Krampf auch die andere Seite erfaßt. Bei einem Teil der Fälle kann die befallene Seite mehrfach im Laufe der Erkrankung wechseln. Diese Attacken gehören wenigstens zum Teil zu den von ROGER und GASTAUT beschriebenen „Hémi-grand-mal"-Anfällen (crises généralisées d'emblé à un hémicorps), für welche bilaterale Narben oder eine centr-encephale Epilepsie postuliert und z.T. auch nachgewiesen wurde.

3. Als Sonderform der Halbseiten-Anfälle kann das *Hemikonvulsion-Hemiplegie-Epilepsie-Syndrom* angesehen werden. Bereits 1897 haben GOWERS und VOISIN über die Entwicklung einer Epilepsie auf dem Boden einer post-paroxysmalen Hemiplegie berichtet. GASTAUT u. Mitarb. haben 1959 anhand von 50 Fällen die Studien über dieses Gebiet wieder aufgenommen; weitere Beiträge zum H-H-E-Syndrom lieferten v. HEDENSTRÖM und SCHORSCH, VIGOROUX, DOOSE und SCHEFFNER sowie FROESEWITTE.

Die den Mechanismus in Gang setzenden, oft statusartigen Halbseitenkrämpfe treten meist zwischen dem 6. Lebensmonat und dem

2.—3. Jahr auf. In etwa der Hälfte der Fälle werden sie durch Virus- oder andere Infekte, Traumen etc. ausgelöst. Der Rest ist ätiologisch unklar. Im Liquor ist während des akuten Stadiums wenig Befund zu erheben, aber ein Teil der Attacken rekrutiert sich zweifellos aus echten Encephalitiden. Die Lähmungen gehen zum Teil nach Stunden und Tagen wieder zurück, sie können aber auch Monate bis Jahre anhalten. FROESEWITTE fand nach mehreren Jahren nur noch knapp $1/_3$ unserer Patienten damit behaftet. Das Krampf-leiden in Form von Hemikonvulsionen, grand mal und später auch psychomotorischer Epilepsie manifestiert sich gewöhnlich innerhalb eines Jahres, muß aber auch noch nach 10 bis 15—20 Jahren erwartet werden. Andererseits waren 4 von 21 Patienten FROESEWITTEs auch wieder anfallsfrei geworden. An der Stelle der Primärläsionen entstehen Atrophien mit entsprechender Ventrikelerweiterung und Cysten, die sich im Pneumocephalogramm und in einem Teil der Fälle im Röntgenbild nachweisen lassen (s.a. S. 658). Die *Hirnstromkurve* besteht sofort nach dem Anfall fast ausschließlich aus trägen Wellen auf der Gegenseite, die im Laufe von Wochen und Monaten einer spannungslosen, manchmal normalen Kurve weichen; dann treten die fokalen Zeichen zunächst zentral und occipital mehr und mehr hervor, und im weiteren Verlauf erscheinen dann vor allem temporal sekundäre Herde.

Das Krankheitsbild wird nach GASTAUT durch folgende intracerebrale Vorgänge geprägt: Der Insult löst Ödeme aus, die allgemeine vasculäre Störungen oder eine Kompression der vorderen Chorioideal-Arterie bzw. der hinteren Cerebral-Arteria am Tentoriumrand und damit massive Zerstörungen von Hirnsubstanz zur Folge haben. HUBER stellt aufgrund einer angiographischen Beobachtung einen anderen Mechanismus zur Diskussion: ein Shunt aus dem Gebiet der Carotis über die Arteria trigemina primitiva oder comunicans posterior in das Basilaris-gebiet, was die ohnehin durch Ödem und Krampf reduzierte Blutversorgung und Anoxie verschlimmert. Mit beiden Theorien kann man aber weder die strikte Begrenzung auf eine Hirnhälfte erklären, noch die Tatsache, daß sich die Epilepsie nur bei einem Teil der Patienten mit kurzdauernder Hemiplegie entwickelt (SCHEFFNER und DOOSE, FROESEWITTE). Es liegt nahe, eine zusätzliche Schädigung anzunehmen; dafür spricht auch die Beobachtung, daß einige unserer Patienten auch an Propulsiv-petit-mal bzw. myoklonisch-astatischen Anfallen gelitten hatten.

4. *Mastikatorische Anfälle* werden durch einen Herd in dem untersten Teil der vorderen

Zentralwindung ausgelöst. Sie demonstrieren im wesentlichen die bei der psychomotorischen Epilepsie beschriebenen Symptome der Oralmotorik, nicht selten begleitet von Parästhesien in dieser Gegend. In der Folge kann sich ein typischer Jacksonanfall entwickeln, der eventuell unter Bewußtseinsverlust in einen grand mal übergeht.

5. *Adversiv-Krämpfe* (PENFIELD, ERIKSON) sind recht häufig (ca. 10% nach FROESEWITTE). Dabei wird der Kopf nach der kontralateralen Seite gedreht, die Bulbi weichen in der gleichen Richtung ab, die Arme werden in Fechterstellung gehalten. Manchmal wird der ganze Körper erfaßt, so daß der Patient zu Boden fällt. Das Bewußtsein ist im allgemeinen erhalten, solange sich nicht ein Grand-mal-Anfall anschließt. Auch hier findet man im EEG sowohl bilaterale auf einen Herd in der Tiefe hinweisende Veränderungen wie fokale Zeichen, die vornehmlich frontal und temporal lokalisiert sind, aber auch occipital und präzentral vorkommen. Nach COTTE und COURJON wird das Bewußtsein besonders bei subcorticalen und temporalen Herden beeinträchtigt. Den Ausgangspunkt für homolaterale Anfälle sehen diese Autoren in der oberen Frontalregion, und für das Übergreifen der Torsion auf Arm und Rumpf machen sie mehrere Herde in der Tiefe verantwortlich.

B. Die von der hinteren Zentralwindung und von benachbarten Gebieten ausgehenden *sensiblen Jacksonanfälle* laufen im Kleinkindesalter natürlich oft unbemerkt ab; meist leiten sie den motorischen Jacksonanfall ein, seltener treten sie isoliert auf. Sie manifestieren sich in Schmerzen, Kribbeln, Gefühl von Eingeschlafensein und anderen Parästhesien. Durch einen kräftigen Gegenreiz können sie u. U. unterbrochen werden und damit manchmal auch die nachfolgenden motorischen Attacken.

II. Subcorticale Anfälle. a) *Mesencephale Anfälle* (PENFIELD) bewirken eine mehrere Sekunden dauernde tonische Starre an Rumpf und Extremitäten mit Plantarflexion der Füße und gelegentlich Opisthotonus, ähnlich einer Enthirnungsstarre. Die Anfälle werden nicht selten durch äußere Reize, Schmerz u. dgl. ausgelöst. Der Herd wird in der grauen Substanz des unteren Mesencephalon oder des oberen Rhombencephalon angenommen.

III. Diencephal-autonome Anfälle (PENFIELD, LANG und BETTAG) bzw. hypothalamische und thalamische Anfälle (GIBBS) sind außerordentlich selten. Die Patienten klagen über Schwindel, werden unruhig, hin und her oder im Kreis herumgetrieben.

Der Anfall selbst äußert sich in Vasodilatation im Gebiet des Halssympathicus, mächtiger Blutdrucksteigerung und Pulsfrequenzerhöhung, Tränenfluß, Schweißausbrüchen, Protrusio bulborum, Pupillendilatation, verlangsamter Atmung und Cyanose; manchmal geht das Bewußtsein verloren. Dann gehen Pulsfrequenz und Atmung wieder zurück, und mit Erbrechen ist der Anfall meist zu Ende. Das EEG ist während der Attacken vor allem in den hinteren Ableitungen verlangsamt. Die Läsion betrifft die hinteren Kerne des Hypothalamus: z.B. Tumor (PENFIELD) bzw. Hämangiom (LANG u. BETTAG).

IV. Vegetative Anfälle. Vasomotorisch bedingte Regulationsstörungen im Bereich vegetativer Zentren auf dem Boden des 4. Ventrikels (PETTE). Sie kündigen sich durch Mattigkeit, Kopfdruck und Schwindel an. Der Anfall beginnt selten mit kurzer, tonischer Starre, öfters Zittern und anderen flüchtigen extrapyramidalen Reizerscheinungen, meist direkt mit Bewußtlosigkeit und mehr oder minder völligem Tonusverlust. Pulsfrequenz und Blutdruck sinken ab, letzterer nicht regelmäßig. Das Gesicht ist blaß oder cyanotisch; häufig erfolgt Urin- oder Stuhlabgang. Der Anfall kann in wenigen Minuten vorbei sein, aber auch Stunden dauern und hinterläßt gewöhnlich langdauernde Abgeschlagenheit. PETTE rechnet diese Attacken nicht der Epilepsie zu, weil sie Zuckungen und eine entsprechende familiäre Belastung vermissen lassen.

Läsionen dieser Gegend können auch andere vegetative Störungen produzieren, die denen bei der psychomotorischen Epilepsie oft recht ähnlich sind. Sensorische und psychische Anfälle werden ebenfalls im Rahmen der Temporallappenepilepsie besprochen.

Als *fokaler Status epilepticus* werden langdauernde oder in kurzen Intervallen rezidivierende, motorische und sensible Anfälle bezeichnet. Eine relativ häufige Form ist die Epilepsia partialis continua (KOJEWNIKOW): ziemlich rhythmische Kloni in den Extremitäten, die auch im Schlaf ununterbrochen oder mit kurzen Pausen tage- und wochenlang dauern und vorübergehend in Halbseitenkrämpfe übergehen können. Man findet multiple Herde sowohl cortical wie subcortical (PASSOUANT, JUUL-JENSEN).

Die fokale, motorische Epilepsie ist recht oft mit anderen Krämpfen vergesellschaftet (nach HOLOWACH in rd. 50%). In unserem Beobachtungsgut litten während einer mehrjährigen Beobachtungszeit mehr als $^2/_3$ der Patienten an anderen Anfallsformen, die z.T. vorher bestanden hatten, meist aber hinzugetreten waren. Bei mehr als $^3/_4$ dieser Patienten wurden Grand-mal-Anfälle beobachtet, in rd. 10% Myokloni bzw. „Absencen", in knapp 5% war ein Propulsiv-petit-mal vorausgegangen, etwa ebenso groß war der Anteil mit psychomotorischen Anfällen. Einmal war ein Retropulsiv-petit-mal hinzugetreten.

Neurologische Befunde. Bleibende Störungen sind erwartungsgemäß häufig; sie finden sich z.T. schon vor dem ersten Anfall, häufiger stellen sie sich im Laufe des Leidens ein bzw. verstärken sie sich. In erster Linie sind es spastische Lähmungen aller Art (30%), wobei die Hemiplegien den Löwenanteil stellen. Andererseits können sich aber spastische

oder sie helfen Tumoren, vor allem oberflächlich gelegene Cysten oder wachsende Schädelfraktur aufdecken; in diesen Fällen sind sie auch für unsere therapeutische Entscheidung wertvoll.

Die **Pneumencephalographie** ist lohnender, sie ergab bei 52 von 64 Patienten abnorme Befunde, jedoch stimmte der Asymmetriebefund nur in $^2/_3$ der Fälle mit dem klinischen Bild überein.

Das Intervall-**EEG** liefert im Kindesalter oft schon bei der ersten Ableitung sowohl bei fokalen wie bei Halbseitenanfällen in 80% positive Ergebnisse. Nach mehrfacher Wiederholung steigt dieser

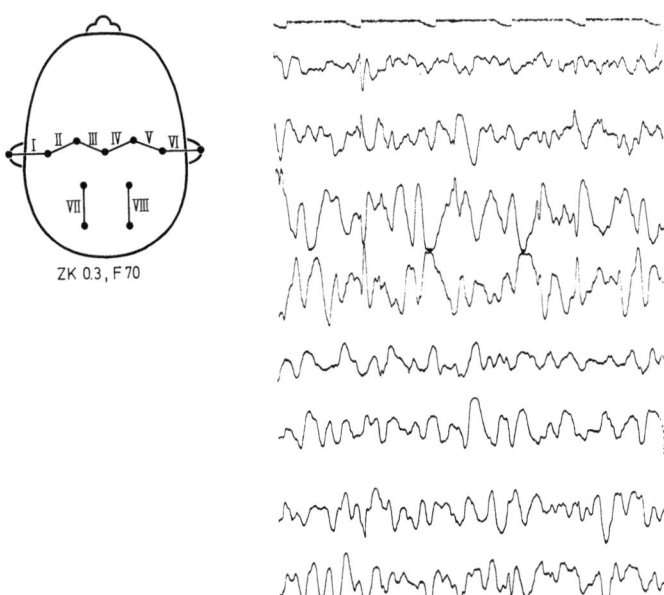

ZK 0.3, F 70

Abb. 265. Herd aus polymorphen langsamen Wellen und hypersynchroner Aktivität (spikes und sharpwaves) links zentral mit Phasenumkehr nach rechts bei mäßiger Allgemeinveränderung. 5jähriger Junge, fokale Epilepsie bei frühkindlichem Hirnschaden unklarer Ätiologie mit rechtsfokalen Anfällen. Wach-EEG, Augen geschlossen. EEG-Nr. 510/68

Paresen, sofern sie nicht allzu schwer sind, bei aktiven Kindern, auch ohne die modernen Methoden manchmal sogar spontan zurückbilden; in unserem Material bei etwa 30%.

Wesentlich seltener sind Partialparesen und Koordinationsstörungen. Die rechte Seite war bei allen Folgeerscheinungen deutlich bevorzugt. Linkshändigkeit ohne pathologisch-neurologischen Befund wurde dreimal und Bevorzugung der linken Hand zweimal angegeben.

Psychische Defekte sind angesichts des großen Anteils organischer Schäden in recht hohem Prozentsatz zu erwarten. Mehr als $^1/_3$ unserer Patienten war deutlich gestört, davon $^3/_4$ bereits vor Ausbruch der Epilepsie.

Röntgenaufnahmen lieferten uns in 16% pathologische Befunde. Sie können ätiologische Hinweise geben durch Verkalkung, ferner durch die Symptome einseitiger totaler oder teilweiser Atrophie (s. S. 658)

Wert noch um 5—10, gelegentlich 15%. Wenn neurologische Zeichen fehlen, ist der Anteil der normalen oder unspezifischen Hirnstromkurven wesentlich größer (FRÖSEWITTE, HOLOWACH), ebenso wenn die Krämpfe streng lokalisiert bleiben. Diese negativen Befunde sind z.T. durch geringe Empfindlichkeit der Methode zu erklären, die kleine oder von der Kalotte weiter abliegende Störungszentren nicht erfassen kann.

Die Herde bestehen aus isolierten oder in Gruppen auftretenden Krampfspitzen, steilen Wellen oder bei jüngeren Patienten aus Spikewave-Variant (s. Abb. 265). Die Veränderungen sind von vornherein weniger eng begrenzt als beim Erwachsenen und neigen zur Ausbreitung auf einer oder beide Seiten (s. Abb. 266). In mehr als 10% findet man auch generalisierte Krampfpotentiale, die meist aus unregelmäßigen langsamen Spike-wave-Ausbrüchen bestehen; sie sind keineswegs immer ein Hinweis auf gröbere Läsionen (GASTAUT und FAIDHERBE). Größere Herde alterieren auch die Grundaktivität und umfangreiche Zerstörungen können selbst ohne Hemiplegie eine Depression der gesamten Hemisphäre zeigen.

Die Graphoelemente fand FRÖSEWITTE in 65% kontralateral, in 30% beidseitig und in 5% ipsilateral; unspezifische Veränderungen wurden in 20% je zur Hälfte kontralateral und beidseitig beobachtet. Ähnliche Zahlen nennt HOLOWACH, während ISLER und HESS 35% der isolierten Herde auf der „falschen"

bilden, so daß nur noch eine normale oder unspezifisch veränderte Kurve bleibt und umgekehrt kann in einer focusfreien Kurve später ein Herd auftauchen. Diese Beobachtungen von FROESEWITTE decken sich weitgehend mit den Ergebnissen von HESS sowie ISLER und HESS. Die Feststellungen unter c) sind natürlich mit einer gewissen Unsicherheit behaftet; es kann nicht ausgeschlossen werden, daß ein vorhandener Herd sich zum Zeitpunkt der

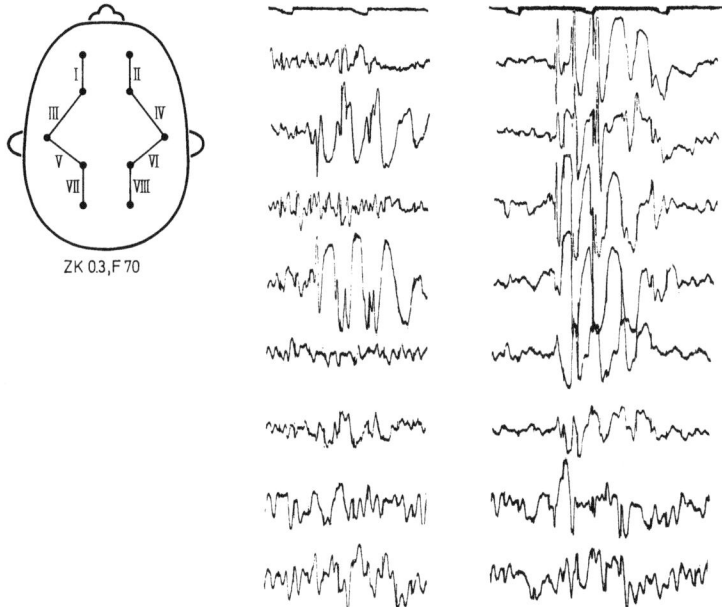

ZK 0.3, F 70

Abb. 266. Homolateraler epileptogener Focus rechts fronto-parietal mit Phasenumkehr. Im Verlauf der Ableitung mehrfach deutliche Generalisationstendenz.
Typische Jackson-Anfälle rechts mit raschem Übergang in Grand mal bei 4¹/₂jährigem Buben; in der Anamnese Meningitis mit 1¹/₄ Jahren

Seite registrierten. Auch die Übereinstimmung zwischen EEG und Lateralisation des PEG war mit wenig mehr als 50% äußerst dürftig. Ferner vermißten ISLER und HESS, sowie ULRICH und FRÖSEWITTE sowohl bei den einseitigen wie bei den beidseitigen Herden eine Prädilektion für die Repräsentationsfelder der neurologischen bzw. klinischen Symptomatik.

Im **Verlauf** der Krankheit unterliegen die EEG-Befunde einem erheblichen Wandel, der nicht nur statistisch wahrscheinlich gemacht, sondern auch durch Einzelverlauf-Beobachtung nachgewiesen werden konnte. a) Formwechsel: Spike-waves können in Wellenmuster übergehen, ferner können Krampfpotentiale und steile Wellen bzw. Mischfoci sich gegenseitig vertreten. b) Der Herd kann sich über ein größeres Gebiet ausdehnen und umgekehrt kann eine halbseitige Störung auf einen Herd einschrumpfen. c) Ein Herd kann sich zurück-

Ableitung nicht dargestellt hat. Eine Prädilektionsstelle für die neuauftretenden Herde konnten wir nicht erkennen, obwohl die Temporalregion etwas häufiger reagierte als die anderen. GASTAUT und GÄNSHIRT betonen eine recht ausgesprochene Prävalenz der Temporalherde mit steigendem Alter, was ISLER und HESS nicht bestätigen konnten.

Das EEG ist also bei der fokalen Epilepsie nicht nur außerordentlich variabel und inkonstant, sondern auch häufig nicht im Einklang mit dem klinischen Bild und der einleuchtenden Grundkonzeption (s. auch S. 659).

Diagnose. Die corticalen motorischen wie die sensiblen fokalen Anfälle sind ohne weiteres zu erkennen, die ersteren auch an den postparoxysmalen Paresen. In der frühen Kindheit ist die Abgrenzung gegenüber teilweise fokal ablaufenden Grand-mal-Attacken schwierig. Befunde im EEG sind um so mehr zu erwarten, je eher es nach dem Anfall aufgenommen wurde; aber die Ortung ist auch dann unsicher. Neurologische Intervall-Symptome, z.B. Spastiken, bieten dagegen wertvolle Hinweise auf den Sitz der Läsion. Therapieresistente fokale Anfälle müssen immer wieder auf Tumoren kontrolliert werden durch Fundoskopie, Röntgenuntersuchung, Echoencephalogramm, Pneumencephalogramm und schließlich durch die Arteriographie, mit der man auch nichtverkalkende Gefäßanomalien aufdecken kann.

Bei Fieber sind akutentzündliche Prozesse im ZNS auszuschließen. Mastikatorische Anfälle sind der psychomotorischen Epilepsie zuzurechnen, wenn das Bewußtsein von Anbeginn beeinträchtigt ist. Auch die mesencephalen Anfälle müssen unter Umständen gegen psychomotorische Epilepsie abgegrenzt werden.

Therapie. Die fokalen Anfälle sind therapeutisch recht schwer zu beeinflussen. Die Kombination von Mylepsin und Hydantoin hat uns in 50% Anfallsfreiheit, in 20% Reduktion auf die Hälfte erbracht. Einige wenigere Patienten reagierten dann noch auf zusätzliche Gabe von Ospolot bzw. Brom oder Comitiadon. Therapieresistent blieben 27 von allen nachuntersuchten, ausreichend behandelten 114 Patienten. 40 Patienten mit seltenen Anfällen wurden von den Eltern nicht oder sehr unzulänglich antikonvulsiv behandelt; innerhalb einer durchschnittlichen Beobachtungszeit von 3,5 Jahren waren 25 von ihnen anfallsfrei, achtmal hatte sich das EEG ohne Therapie normalisiert.

Epileptische Spastiker sollen grundsätzlich nur nach der Methode von BOBATH behandelt werden; zu warnen ist vor forcierter Bewegungstherapie, weil sie Anfälle provozieren kann.

Psychomotorische Epilepsie

Synonyma. Dämmerattacken (MEYER-MIKKELEIT), Oral-petit-mal (HALLEN), Temporallappenepilepsie (JASPER und KERSHMAN), Uncinatus-Anfälle (JACKSON).

Definition. Man versteht darunter nicht altersgebundene Anfälle, die wenigstens 20 sec und bis zu mehreren Minuten, manchmal länger dauern und durch eine außergewöhnlich vielfältige Symptomatik charakterisiert sind; das Kerngeschehen des Anfalls ist eine Umdämmerung des Bewußtseins mit mehr oder minder verschwommenen psychischen Erlebnissen (Halluzinationen und Illusionen), die nicht selten emotionell getönt sind, und somatosensorischen und viscerosensorischen Wahrnehmungen. Die ungemein variablen motorischen Entäußerungen in Form von Stereotypien, Automatismen, auch komplizierter Art, bis zu szenischen Abläufen können als mehr oder minder geglückte bzw. unvollständige Reaktion auf diese Empfindungen angesehen werden.

Geschichte. HOFFMANN (1862) prägte den Begriff der epileptischen Äquivalente, die er dem grand mal und den fokalen Anfällen gegenüberstellte. 1873 wurde von SANDER und 1880 von SOMMER die Beziehung zu anatomischen Veränderungen im Schläfenlappen gefunden. JACKSON, der auch Wutanfälle, dreamy states, intellectual auras, Gesichts- und Geschmacks-Halluzinationen und als „uncinate fits" meist unangenehme Geruchsempfindungen beschrieb, betrachtete die genannten Herde als Anfallsbedingung.

Umfangreiche klinische und pathologisch-anatomische Untersuchungen veröffentlichte STAUDER 1936. Die elektrencephalographischen Korrelationen mit der Klinik und der Patho-Anatomie wiesen GIBBS und GIBBS, LENNOX (1938), JASPER und KERSHMAN (1941) auf. PENFIELD, EARL und BALDWIN machten auf die Ammonshornsklerose als Folge einer Schädigung unter der Geburt aufmerksam. Übersichtsarbeiten aus der neueren Zeit stammen von MATTHES, BINGLEY, HOLOWACH et al.

Häufigkeit, Alter und Geschlechtsverteilung. Die Erkrankung ist mit einem Anteil von 15—20% im Kindesalter etwa ebenso häufig wie die Absencen oder das Propulsiv-Petit-mal. Der Beginn kann bereits im Kleinkindesalter liegen, öfters jedoch im 2.—4. Lebensdezennium, anscheinend mit einem Gipfel zur Zeit der Pubertät. HOLOWACH fand jedoch bereits 30% vor dem 3. Lebensjahr.

Die reine Form scheint leicht mädchenwendig zu sein, während bei Kombination mit grand mal das männliche Geschlecht überwiegt.

Die **familiäre Anfallsbelastung** entspricht nach MATTHES in etwa unseren Erfahrungen bei den übrigen Epilepsieformen. HOLOWACH et al. haben eine Belastung in der engeren Familie sogar bei 28%, in der weiteren Familie bei 55% festgestellt.

Konstitutionelle Besonderheiten auf somatischem Gebiet sind, abgesehen von einer gewissen Häufung des „dysplastischen Typs", nicht beobachtet worden.

Läsionen des ZNS. Nur von 55% unserer Patienten war die Ätiologie bekannt. Bei 20% lag eine Entzündung des ZNS vor, 17% hatten sicher oder zumindest höchstwahrscheinlich eine peri- oder pränatale Störung erlitten. Bei 6 Patienten wurde eine Toxoplasmoseinfektion festgestellt.

Das **Anfallsbild** ist beim Kind unübersichtlicher als beim Erwachsenen, die Schilderung

Atemnot, beängstigende Sensationen in der Herzgegend und in der Brust; aber auch nicht näher definierbare „aufsteigende" Empfindungen (rising epigastric sensation), Schwindel oder Hitzegefühl im Kopf etc. werden angegeben.

Häufig (70%) wird der Anfall eingeleitet, begleitet oder gelegentlich auch beendet durch auffallende vegetative Zeichen wie Speichel-

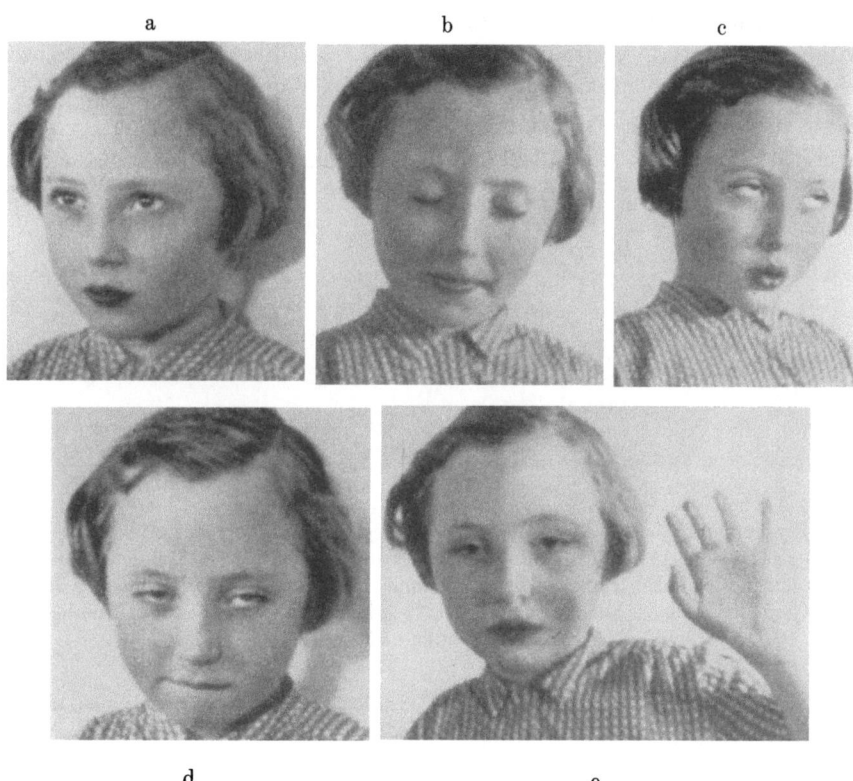

Abb. 267a—e. Psychomotorischer Anfall (Fall 683). Ausgeprägte orale Automatismen. a Anfallsaura. b Leckbewegung. c Mundspitzen. d Einsaugen der Unterlippe. Dabei trippelnde Beinbewegung mit Körperdrehung nach links. e Gleichgewichtsstörungen im Reorientierungsdämmerzustand. (Aus Bamberger u. Matthes)

von Erlebnisinhalten seltener, wahrscheinlich auch unvollständig und bezüglich der Abfolge unpräzis; daher gelingt auch eine klinische Typisierung schlechter. Die Symptome können von mal zu mal wechseln, das Anfallsmuster kann im Laufe der Jahre bunter und in der Form abgewandelt oder durch ein anderes ersetzt werden. Eine für die Praxis wertvolle statistische Symptomanalyse hat Matthes zusammengestellt.

Erinnerte *Auraerlebnisse* sind häufig (nach Matthes in nahezu 60%) und bisweilen die einzige Manifestation eines Ictus. Meist beziehen sie sich auf vegetativ-viscerale Symptome wie Bauchweh, Bauchkollern, ferner

fluß, starke Rötung oder Blässe des Gesichts, Schweißausbrüche, Gänsehaut, Tachykardie, Herzklopfen, ferner meist gegen Ende der Attacke Würgen oder Erbrechen, gelegentlich auch Einnässen oder Einkoten.

Das Bewußtsein ist zu *Beginn* oft nur getrübt, mit starrem Blick und lichtstarren Pupillen. Schmerzreize und Bewegungsbehinderung werden mit heftiger Abwehrreaktion beantwortet, auf akustische oder optische Reize erfolgt meist Zuwendung, doch ist eine sprachliche Reaktion gewöhnlich versagt.

In den *passiv rezeptiven Zuständen* kann dem Patienten die Umgebung plötzlich für einige Zeit fremd und unbekannt erscheinen (dreamy states), ferner kommen déjà-vue-Erlebnisse vor, sowie akustische und optische Halluzinationen oder Sensationen z. T. erregenden Inhalts, homogene oder geformte Farbeindrücke, Hyper- oder Hypakusis, die Empfindung abnormer Größe bzw. Kleinheit der Umgebung oder der eigenen Gliedmaßen wie bei Fieberdelirien und in Träumen.

Auf der *Höhe der Attacke* verliert der Patient das Bewußtsein (s. hierzu Landolt); das Gesicht wirkt starr, ratlos, verträumt oder durch erschlaffte Mimik ausdruckslos blöd.

Es kommt zu motorischen Erscheinungen verschiedener Art, die man zum Teil als

(Jung), teils als Sonderform der psychomotorischen Epilepsie (Kreindler, Matthes).

Manche Patienten setzen ihre Tätigkeit fort, wobei unkomplizierte und mechanisch sich wiederholende Aktionen wie Gehen und dgl. vielleicht nur durch Ungeschicklichkeit, Unsicherheit oder langsameres Tempo auffallen. Komplizierte Handlungen, z. B. Schreiben, werden unterbrochen oder sinnlos weiter geführt (s. Abb. 269).

Der Anfall kann von Lautäußerungen wie Mekkern u. dgl. begleitet werden. Lachen, Kraftausdrücke, Satzbrocken, komische Bemerkungen u. dgl. sind bereits den *Dämmerattacken* zuzurechen. Bei dieser Form werden Handlungen ausgeführt, die in

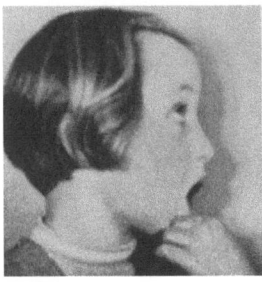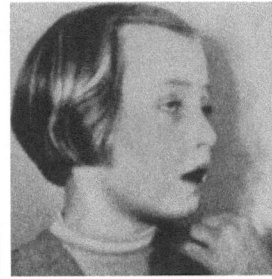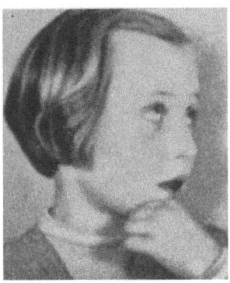

a   b   c

Abb. 268a—c. Psychomotorischer Anfall (Fall 683). Im Gegensatz zu dem auf Abb. 267a—e dargestellten Anfall zeigt das gleiche Kind bei anderen Paroxysmen Automatismen mit den Händen; hier in Form wiederholter Zupfbewegungen der linken Hand an der Unterlippe. Sie gleichen in ihrem flüssigen Bewegungsablauf eher einer Geste des Staunens oder angestrengten Nachdenkens als einer passiven Anfallsbewegung.
(Aus Bamberger u. Matthes)

Reaktion auf die oben beschriebenen Sensationen und psychischen Erlebnisse ansehen kann. Am häufigsten sind orale Automatismen wie Schmatzen, Lecken, Schlucken, Kauen oder Räuspern, Lispeln, Schnaufen, Schnüffeln usw. Die eindrucksvolle Häufung dieser Symptomatik hat Hallen veranlaßt, dafür die Bezeichnung oral petit mal bzw. oraler Typus der psychomotorischen Epilepsie zu wählen. Ferner kommt es zu unsicheren fahrigen Bewegungen der Extremitäten, wie Nesteln, In-der-Tasche-Kramen, Zupfen, Kratzen, Trippeln, Aufstehen, Tänzeln, Umhergehen, Stampfen mit den Beinen etc. (s. Abb. 267 u. 268).
Bei geringfügiger Ausprägung dieser motorischen Symptome kann das Bild der pyknoleptischen Absence ähnlich sein. Man hat dieses Anfallsmuster mit verschiedenen Namen belegt: Pseudoabsencen (Garsche), temporale absence (Gastaut), petit mal automatism (Penfield und Jasper), zentrencephale Form der psychomotorischen Epilepsie (Matthes) und betrachtet es teils als klinische Vorstufe

sich logisch und normal erscheinen, aber ihren pathologischen Charakter durch ihre Beziehungslosigkeit zur vorliegenden Situation verraten. Ein Patient versuchte sich mitten in einer Unterhaltung auszuziehen, ein anderer lief mitten im Spiel zum Waschbecken, um sich die Zähne zu putzen usw. Der Anfall kann sich auch dadurch dokumentieren, daß eine Tätigkeit wie oben beschrieben fortgesetzt wird, aber dann ins Pathologische abgleitet. So stopfte sich eine unserer Patientinnen, die beim Kartoffelschälen vom Anfall überrascht wurde, plötzlich die Schalen in den Mund. Bisweilen erinnert der Anfall an einen Pavor u. U. mit einem dramatischen Akzent. Einer unserer Patienten stürzte spät nachts in heftiger Erregung aus dem Bett, stürmte mit unartikulierten Lauten auf den Flur, wobei er versuchte, sich den Schlafanzug vom Körper zu reißen, und konnte von der herbeigeeilten Schwester kaum gebändigt werden.

Der Anfall dauert im allgemeinen $1/2$—5 bis 10 min, selten länger, und endet im Gegensatz zum pyknoleptischen Anfall nicht abrupt; meist hellt sich das Bewußtsein im Laufe von einigen bis mehreren Sekunden wieder auf, wobei die Kinder gewöhnlich verwirrt und unsicher erscheinen. Für den Anfallsbeginn, insbesondere für die Aura hat der Patient gewöhnlich einen Erinnerungsrest, für das übrige besteht Amnesie. Ein Teil der Patienten ist nachher munter, wie wenn nichts gewesen wäre, die meisten sind aber doch erschöpft und schlafen.

Gar nicht selten sind *tonische Krämpfe*, teils symmetrisch als Opistho- oder Emprostho-

parallel zum Rückgang der Anfälle zu Verstimmungen kommen, die anscheinend durch einen eventuell durchbrechenden Anfall beendet werden können. Schließlich beobachtet man auch episodische Störungen mit psychotischen Zügen.

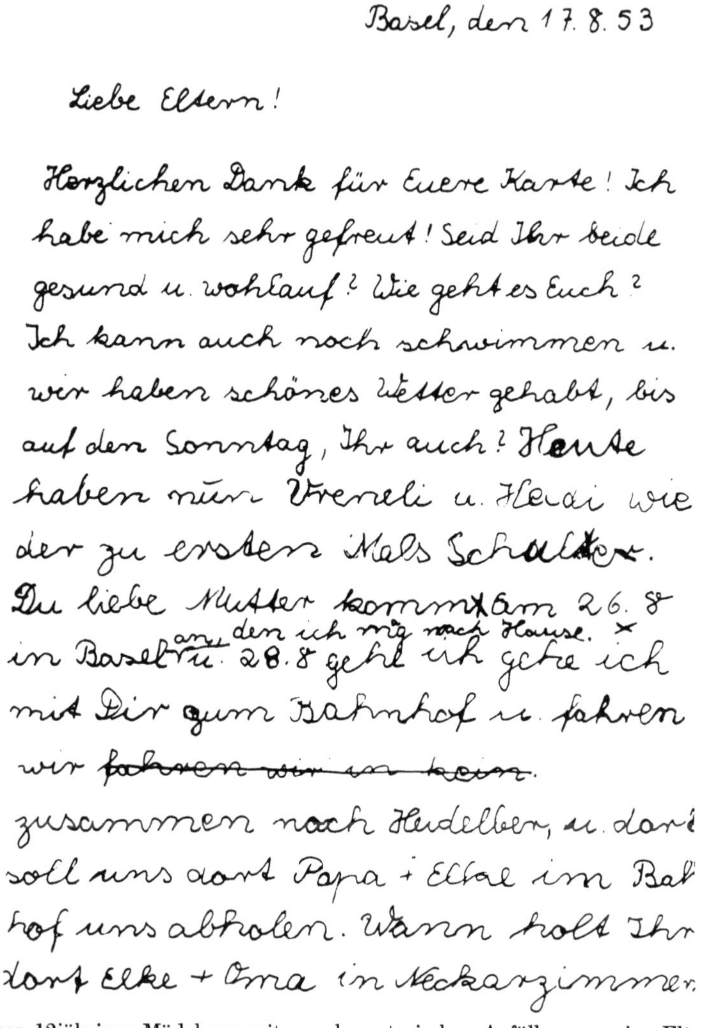

Basel, den 17. 8. 53

Liebe Eltern!

Herzlichen Dank für Euere Karte! Ich habe mich sehr gefreut! Seid Ihr beide gesund u. wohlauf? Wie geht es Euch? Ich kann auch noch schwimmen u. wir haben schönes Wetter gehabt, bis auf den Sonntag, Ihr auch? Heute haben nur Vreneli u. Heidi wie der zu ersten Mals Schalter. Du liebe Mutter kommst am 26. 8 in Basel u. 28. 8 gehe ich gehe ich mit Dir zum Bahnhof u. fahren wir zusammen nach Heidelberg, u. dort soll uns dort Papa + Elke im Bahof uns abholen. Wann holt Ihr dort Elke + Oma in Neckarzimmer.

Abb. 269. Brief eines 12jährigen Mädchens mit psychomotorischen Anfällen an seine Eltern. Bei dem Wort „Heute" eine deutliche Incisur, welche die leichte Bewußtseinstrübung des Anfalls anzeigt. Ataktische vergröberte Schrift mit Schreibfehlern, sinnlosen Sätzen und Perseverationen („gehe ich gehe ich"). Langsamer Übergang in Normalschrift und logische Satzbildung. Die letzten 5 Zeilen stehen auf der Rückseite des Briefbogens; die auf der rechten Seite stehenden Buchstaben wurden leider abgeschnitten, bevor die Reproduktion vorgenommen werden konnte. (Aus BAMBERGER u. MATTHES)

tonus, teils hemilateral, als Adversivbewegungen des ganzen Körpers oder einzelner Teile, meist nach der Gegenseite des Herdes. Auch allgemeiner Tonusverlust wie bei einer Ohnmacht kann vorkommen. Typische Kloni als Symptom der psychomotorischen Epilepsie des Kindesalters sind selten.

Auch länger dauernde *Dämmerzustände* sind im Kindesalter sehr selten; dagegen kann es

Anfallsrhythmik. Die Hälfte der Patienten von MATTHES hatte etwa täglich bis mehrmals wöchentlich einen Ictus, $1/5$ in mehrwöchentlichen Abständen; Intervalle von mehreren Monaten waren selten. Der Rest zeigte unregelmäßige Verteilung. Die meisten Patienten bekommen ihre Anfälle nur untertags, ganz wenige ausschließlich im Schlaf und $1/3$ ohne Bindung an diesen Rhythmus. Abhängigkeit

von meteorologischen Faktoren ist nicht festzustellen; dagegen kann erhöhte Bereitschaft
zur Zeit der Menses bestehen. Seelische Erregungen, insbesondere Aufregung oder Angst,
können bisweilen auslösend wirken. Statusartige Häufung ist außerordentlich selten beobachtet worden.

Beziehung zu großen Anfällen. Häufig gehen
generalisierte oder fokale Anfälle, gelegentlich
auch Propulsiv-petit-mal und myoklonisch-

Dagegen wurden in 80% der untersuchten Patienten
pathologische Befunde im PEG gefunden und zwar
wiederum in $^4/_5$ einseitige Erweiterung oder Deformierung bzw. Verziehung der Seitenventrikel, wobei
die befallene Seite meist mit dem Herd im EEG
korrespondierte (MATTHES).

Der Intelligenzstand ist im allgemeinen wenig erfreulich; ein IQ von 80 wurde von 30—40% der Patienten nicht überschritten (Lit. s. MATTHES). Bei
einem nicht unerheblichen Teil der Patienten von
MATTHES schritt der Verfall während der Erkrankung
weiter. Auch die *Wesensänderung* im Sinne des erethi-

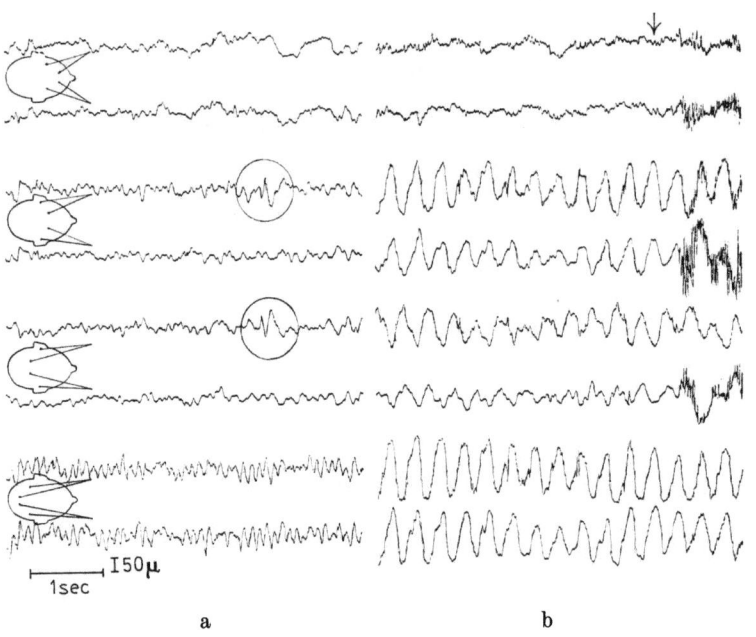

Abb. 270a u. b. EEG bei 12jährigem Jungen (Nr. E 851) mit psychomotorischer Epilepsie. a EEG $^1/_2$ min
vor Anfallsbeginn: Steile Abläufe (eingekreist) über dem linken Temporallappen. b EEG im Anfall: Hohe
Deltawellen von links temporal ausgehend und nach rechts temporal und beiderseits parieto-occipital über-
greifend. Bei ↓ Muskelpotentiale vom Musculus temporalis durch mahlende Kaubewegungen.
(Aus BAMBERGER u. MATTHES)

astatische Anfälle voraus. In unserem Beobachtungsgut war dies bei nahezu der Hälfte
der Patienten der Fall, deren Anamnese auch
meistens auf eine organische Hirnläsion durch
Geburtstrauma, Encephalitis u. dgl. schließen
ließ. Nahezu ebenso oft treten bei Spontan-
verläufen große oder fokale Anfälle im Laufe
der Erkrankung bis weit ins Erwachsenenalter
hinzu. Ein Überwiegen von Schlaf-Epilepsie-
grand-mal kann dabei im Kindesalter nicht
festgestellt werden.

Schwere **neurologische Befunde** (Hemiparesen u. dgl.) sowie ophthalmologische Hinweise auf cerebrale Läsionen sind selten (ca.
10%) (NIEDERMEYER, SCHÖNFELDER, MAT-
THES).

Röntgenologie. Asymmetrien des Schädels, Makro-
und Mikrocephalien sind ebenfalls nicht häufig.

schen und noch mehr des enechetischen Syndroms
findet man bei der psychomotorischen Epilepsie häufig.

EEG. Von den Provokationsmethoden versagt Flickerlicht weitgehend; Schlaf und
Hyperventilation liefern in etwa der Hälfte
der Fälle ein Ergebnis. Im Anfalls-EEG findet
man folgende pathologischen Formationen
(MATTHES): 1. Bilateral synchrone, generalisierte oder fokale steile Delta- und Betawellen
(Abb. 270). 2. Generalisierte 3/sec spikes und
waves wie bei Pyknolepsie (GARSCHE; GLASER
und GOLUP; PENFIELD und JASPER; ROGER
et al.; FUSTER et al., MATTHES). 3. Amplituden-
und frequenzlabile Wellen mit eingestreuten
Krampfspitzen, die allmählich in mangelhaft
ausgeprägte und unregelmäßige Spike-wave-
Komplexe (3/sec) übergehen. 4. Fokale oder
fokal beginnende rhythmische Delta- und

Theta-Aktivität. 5. Fokale oder fokal beginnende rasche niedrige Aktivität oder atypische spikes und waves. In seltenen Fällen kann das EEG befundlos sein, wenn die pathologischen Entladungen nicht bis an die Gehirn- bzw. Schädeloberfläche gelangen.

Positive *Intervallbefunde* werden gewöhnlich nur nach mehrmaligen Versuchen erhoben: Überwiegend herdförmige Veränderungen, vor allem Krampffoci, seltener Delta- und Theta- bzw. Mischfoci, die vorwiegend im Temporalgebiet lokalisiert sind (s. Abb. 271 u. 272); es kommen aber auch Multifoci bis zur Ausbreitung über eine ganze Hemisphäre vor. Normale Hirnstromkurven sind bei intensiver Suche eine Seltenheit (MATTHES). Grundsätzlich die gleichen, wenn auch weniger differenzierten Befunde erhoben KELLAWAY et al. und BLANC et al. HIRT fand bei Kindern bis 10 Jahren nur in 18% Temporalherde und im übrigen diffuse Veränderungen.

Längsschnittuntersuchungen haben ergeben, daß das Intervall-EEG wie bei den fokalen motorischen Anfällen wandelbar ist (MATTHES). 1. Eine bisher unauffällige Hirnstromkurve kann einen temporalen Herd zeigen; ob er im Verlauf neu entstanden ist oder früher nur nicht erfaßt wurde (s. S. 658) muß jeweils offen bleiben. Ausgedehnte Herde und bilaterale spikes und waves können auf einen Temporalfocus zusammenschrumpfen (Fokalisa-

tion). 2. Umgekehrt kann der Herd verschwinden, teils um einer pathologischen Grundaktivität Platz zu machen, teils kommt es zur völligen Normalisierung der Kurve. 3. Einseitige Herde können auf die Gegenseite überspringen. Die von GIBBS, GILLEN und GIBBS beschriebene Focusmigration von parieto-occipital nach temporal konnte nicht

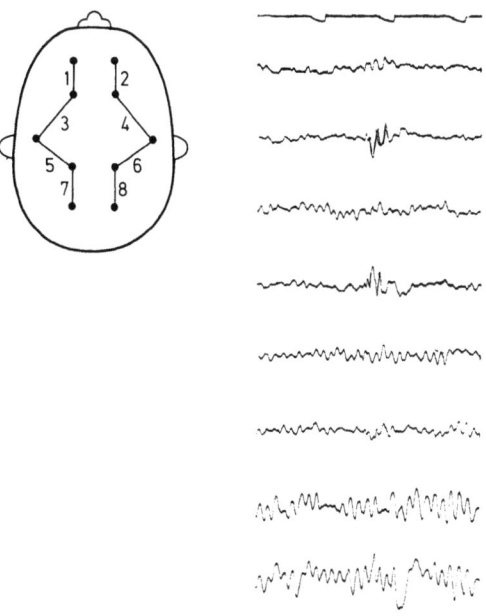

Abb. 271. Bei altersentsprechender Grundaktivität shap-wave-Focus rechts präzentral bis temporal. 8jähriger Bub; vor 3 Jahren Schädeltrauma; seit 1 Jahr psychomotorische Anfälle

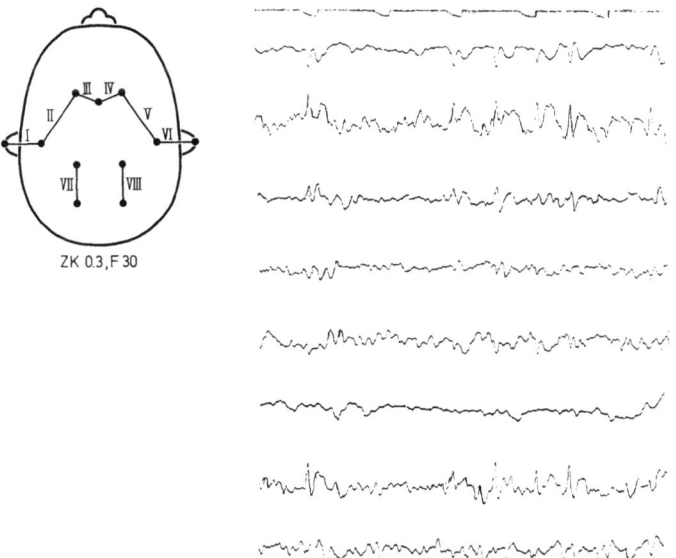

Abb. 272. Epileptogener Herd links, Temporalmitte bis links occipital mit Fortleitung nach rechts temporal Mitte (Mirror-Focus). 9½jähriges Mädchen, psychomotorische Epilepsie unklarer Ätiologie. Wach-EEG, geschlossene Augen

bestätigt werden (Isler und Hess; Matthes).
4. Foci langsamer Wellen können in epileptogene Foci übergehen und umgekehrt: Focusmetamorphose (Matthes).

Bezüglich **Verlauf und Prognose** unterscheidet Matthes 3 Modi, die allerdings nicht immer scharf zu trennen sind: 1. Zentrencephale = Übergangsformen: Kombination mit großen Anfällen kommt vor, spielt aber nur ausnahmsweise eine dominierende Rolle; im Verlauf kommt es häufig zu affektiv-emotionaler Labilität. 2. Multifokale Form: Hier sind in größerem Umfang schwere organische Läsionen des ZNS kausal beteiligt; daher früher Erkrankungsbeginn meist mit Retardierung, häufig luftencephalographische Befunde und Kombination mit großen und fokalen Anfällen, die auch im Vordergrund stehen können. Die psychomotorischen Anfälle sind äußerst polymorph und irregulär verteilt; im EEG überwiegen die Formen mit pathologischer Grundaktivität und Krampfpotentialen oder mit Herden langsamer Wellen, deren Bild und Lokalisation im Laufe der Erkrankung wechselt. Die Prognose ist meist sehr trüb (fortschreitender geistiger Verfall und Wesensveränderung). 3. Temporale Form (nicht identisch mit Temporallappenepilepsie nach Jackson). Die Anfälle sind durch Aura, Automatismen, Handlungen und vegetative Symptomatik charakterisiert und zeigen Neigung zu periodischem Auftreten. Im EEG überwiegen temporale Herde. Neurologische Befunde sind selten. Ein Teil der Patienten ist trotz Weiterbestehens von EEG-Veränderungen unauffällig, der größere Teil allerdings entwickelt sich zu Enechetikern, manchmal mit Intelligenzabbau, ohne daß eine Ursache für diese differenten Verläufe angegeben werden kann.

Gibbs und Gibbs haben 1960 an 739 Patienten mit Anfällen einen Herd in der mittleren Temporalregion festgestellt. Das Krankheitsbild wurde als *mid-temporal-epilepsy* bezeichnet. Bei einer Nachkontrolle im 18. Lebensjahr waren 55% der Untersuchten völlig o.B., 5% hatten noch Krämpfe und Mitteltemporalfoci, 30% hatten positive 14+6/sec Spitzen und vegetative Symptome, bei 10% war neben den klinischen Erscheinungen ein Herd mit negativen Krampfpotentialen im vorderen Temporalgebiet festzustellen. Die Autoren betonen die gute Prognose und lehnen eine chirurgische Therapie ab.

Visceral-vegetative Störungen, Erregungszustände, Parästhesien und gelegentlich auch Krämpfe, kombiniert mit vorwiegend im leichten Schlaf auftretenden 14+6/sec pos. Spikes werden von Gibbs und Stamps teils als temporal bedingt, teils als Zeichen einer thalamischen und der hypothalamischen Störung angesehen. Kellaway fand unter 550 Patienten rd. $^1/_4$ mit ähnlichen Symptomen im EEG. Die nosologische Bedeutung dieses Komplexes und seine Zuordnung ist noch unklar (s. auch Chao).

Ätiologie. Über den Umfang cerebraler Hirnschäden schwanken die Angaben erheblich (s.a. Holowach). Für Kinder dürften die höheren Werte repräsentativ sein; Garsche und Schönfelder fanden 60%, Matthes 88%. Auffallend ist der hohe Anteil von 33% unbekannter Schäden. Die bekannten sind je zur Hälfte prä- bzw. perinatal und postnatal.

Über die Herdbefunde im Temporalgebiet und die psychomotorische Epilepsie liegen folgende Beobachtungen vor: 1. Reizung des limbischen Systems (Pol, sowie die medialen und basalen Anteile des Temporallappens, Ammonshorn, Gyrus cinguli und hippocampus, Mandelkern, sowie Teile der Insel und basale Anteile des oralen Frontalhirns) produziert ebenso wie die Reizung des Thalamus emotional gefärbte Reaktionen ähnlich den Symptomen der psychomotorischen Epilepsie. 2. Die Krampfschwelle des Temporalgebiets ist gegenüber den anderen krampffähigen Hirnteilen herabgesetzt. 3. Es ist offenbar verletzlicher als die übrigen Hirnteile; Pfeiffer fand bei Obduktionen 39% Läsionen im Temporalgebiet gegenüber 34% in der gesamten übrigen Großhirnrinde. Das gilt vor allem für den Uncus und den Hippocampus; sie werden bei intrakranieller Drucksteigerung leicht in den Spalt des Tentoriumausschnittes hineingepreßt (hippocampal herniation) und die Art. chorioidea ant. und Art. cerebri posterior und media können durch den Tentoriumsrand abgedrosselt werden. Die Folge ist die Ammonshornsklerose (incisural sclerosis). 4. Die Häufigkeit von EEG-Herden und von anatomisch nachweisbaren Läsionen im Temporalgebiet sowie die Ergebnisse von Reizversuchen und gezielten Operationen lassen kaum Zweifel an kausalen Beziehungen zur psychomotorischen Epilepsie. 5. Earl Baldwin und Penfield nehmen an, daß die Läsionen durch intrakranielle Drucksteigerung während der Geburt entstehen. 6. Spielmeyer und Pfeiffer legen diesem Entstehungsmodus auf Grund von Obduktionsbefunden (Veith) wenig Bedeutung bei und betrachten die Temporalherde vor allem als allgemeine Krampffolgen, weil man bei psychomotorischer Epilepsie nur unwesentlich mehr Ammonshornsklerosen findet als nach reinem Grand Mal (50:39,6%). 7. Die Erfahrung, daß die Häufigkeit der psychomotorischen Epilepsie und der EEG-Herde im Temporalgebiet mit dem Alter konstant zunimmt, läßt annehmen, daß die Herde sowohl Folge wie auch Ursache der Anfälle sein können.

Im übrigen ist ein Herd im Temporalgebiet — ebenso wie in anderen Regionen — noch nicht notwendigerweise identisch mit einem Anfallsleiden; die Gefahr einer Epilepsie ist vermutlich auch abhängig vom Ort der Läsion innerhalb des limbischen Systems.

Diagnose. Eine Reihe von Anfallsbildern kann fehlgedeutet werden: Fehlhandlungen bei kurzer und geringfügiger Bewußtseinsminderung als Ungeschicklichkeit und Unachtsamkeit, szenische oder abortiv-Grand-mal-Handlungen als Unart oder Jähzorn u. dgl., nächtliche Attacken als Pavor und Somnambulismus; vasomotorische Störungen als Orthostatismus, Ohnmacht, Hypoglykämie, die Sensationen im Bauch als Nabelkoliken etc. (s. a. S. 647). Trotzdem wird der Anfallscharakter bei intensiver Befragung sehr bald erkennbar; wenn nicht anders, dann durch die häufigen vegetativen Begleitsymptome, durch Variation der Darbietungsform, durch Hinweise auf die eingeschränkte Bewußtseinslage und durch geduldige Wiederholung des EEG.

Innerhalb des epileptischen Formenkreises ist die Abgrenzung lediglich bei den Pseudoabsencen schwierig. Gegen Pyknolepsie sprechen seltene tägliche Attacken und ihre längere Dauer, Aura, stärker ausgeprägte und variierte Automatismen und mangelhafter Effekt bzw. Versagen der Succinimid-Therapie, für Pyknolepsie abrupter Beginn und Schluß des Anfalls, stereotype Bewegungen ausschließlich oder vornehmlich in der Sagitallinie und die postictale Amnesie. Das EEG bietet wenig Hilfe. Die Bewegung bei corticalen Adversivkrämpfen ist weniger gleitend-weich als vielmehr krampfartig verzerrt; sie verraten sich überdies ebenso wie die im Kindesalter sehr seltenen mastikatorischen Anfälle mit oraler Symptomatik durch das Fehlen vegetativer Zeichen, sowie durch Übergang in fokale Kloni und nicht selten in eine Grand-mal-Attacke.

Über die Einzelheiten der **Therapie** s. S. 659f und 654. Die Erfolge sind bei dieser vornehmlich fokalen Epilepsieform, meist auf dem Boden von anatomischen Läsionen, nur teilweise befriedigend: 55—60% Anfallsfreiheit, 20% Reduktion von Zahl und/oder Intensität der Attacken auf die Hälfte.

Die altersgebundenen kleinen Anfälle

LENNOX faßte 1945 unter dem Begriff der Petitmal-Trias eine Gruppe von Anfällen mit folgenden Eigenschaften zusammen: starrer Blick, Stoß, Fall; kurze Dauer, abrupter Beginn und Schluß. Hohe Frequenz und Abhängigkeit der Anfälle vom CO_2-Gehalt des Blutes, Unwirksamkeit der Grand-mal-Antikonvulsiva und Übergang einer Form in die andere; im EEG als zentrencephales Zeichen der Komplex von 3/sec-Spitze und Welle bzw. Form- und/oder Frequenz-Varianten davon. Die 3 genannten Eigenschaften des Anfallsgeschehens können von Fall zu Fall und auch individuell erheblich variieren und das unvorhersehbare Einsetzen und die Flüchtigkeit der Attacken erschweren ihre Beobachtung. Daraus erklärt sich z. T. die Unsicherheit in der Literatur bezüglich der Entscheidung, wieviele nosologische Einheiten unter diesem Begriff zu verstehen sind und wie sie gegeneinander abzugrenzen sind. Daher ist auch die Terminologie unübersichtlich und nicht durchgehend synonym.

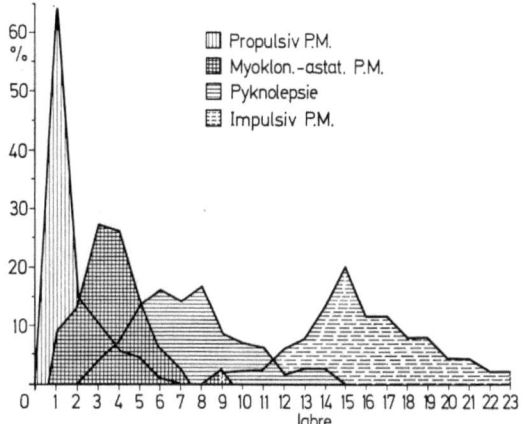

Abb. 273. Altersverteilung der kleinen Anfälle

Als gutes Einteilungsprinzip hat sich die Klassifizierung nach Altersstufen herausgestellt (JANZ); sie rechtfertigt nach unseren derzeitigen Erfahrungen die Aufstellung von 4 auch klinisch gut charakterisierbaren Anfallsformen (s. Abb. 273).

Allerdings herrscht auch heute noch keine einheitliche Auffassung in diesen Fragen. So unterteilt DOOSE die Anfallsformen in den ersten beiden Altersklassen jeweils in eine sekundär-generalisierende Herdepilepsie und in das echte zentrencephale petit mal (s. S. 628 und 632). Ob hier tatsächlich grundsätzlich pathogenetische Unterschiede vorliegen, müßten weitere Beobachtungen zeigen. Bei den Anfällen im Schulalter erscheint es am ehesten angebracht prinzipiell eine symptomatische Pyknolepsie von der reinen abzutrennen.

In engem Zusammenhang damit steht die Frage des Übergangs der einen Anfallsform in die der nächsten Altersstufe. Bei Propulsiv-Petit-Mal ist er offenbar gar nicht selten, dagegen wurde der Wechsel von der zweiten in die dritte Stufe nur wenige Male beobachtet, und in diesen Fällen entsteht nach den bisherigen Erfahrungen nicht die vorwiegend genetisch determinierte reine, sondern eine symptomatische Epilepsie (s. S. 641 und 643). Das heißt man muß jedesmal unterscheiden, ob es sich nur um einen Gestaltwandel oder um einen Artwandel handelt.

Propulsiv-Petit-Mal (Syndrome de West)

Synonyma. Salaam-convulsions (CLARK, 1841), Eclampsia nutans (NEWNHAM, 1849), Nickkrampf, Komplimentierkrampf (WILL-SHIRE, 1951), Tic de salaam (FÉRÉ, 1883), Tic d'inclination de la tête, Tic d'assentiment, Tic de révérence (MARCHAND), spasme salutoire (JACQUET, 1903), Blitzkrämpfe (MORO, 1925), Ruckkrämpfe (IBRAHIM, 1925), Blitz-Nick- und Salaam-(BNS)-Krämpfe (ZELLWEGER, 1948), massive myoclonic jerks (LENNOX, 1950), infantile spasms (GIBBS und GIBBS, 1952), salaam spells, spasmes en flexion avec dysrhythmie majeur u. a.

Definition. Es handelt sich um gehäufte, meist in Serien auftretende, mehr oder minder ruckartige Vorwärtsbewegungen von Kopf, Rumpf und Extremitäten, die meist gemeinsam ablaufen, aber gelegentlich einzelne Abschnitte allein befallen. Charakteristisch ist die Beschränkung auf die ersten Lebensjahre und ein auch im Intervall nahezu in allen Fällen nachzuweisender EEG-Befund.

Historische Daten. Das Leiden wurde zum ersten Mal ausführlich von W. I. WEST beschrieben, der 1851 die Krankengeschichte seines Sohnes veröffentlichte. Die wichtigsten späteren Arbeiten sind aus der Synonyma-Zusammenstellung zu ersehen. Größere Studien aus den letzten Jahren wurden von GARSCHE, GIBBS et al., LIVINGSTON et al., MATTHES und MALLMAN, PETERSEN et al. vorgelegt.

Häufigkeit. Bis vor 15—20 Jahren schien das Leiden sehr selten zu sein. WOEHLER stellte 1941 aus der Literatur 68 Fälle zusammen. Heute wird der Anteil unter den kindlichen Epileptikern mit 10—15% angegeben (LIVINGSTON, BAMBERGER und MATTHES). Die Zahl unserer Klinikaufnahmen mit Ppm betrug während der letzten 10 Jahre nahezu 200. Zum Teil liegt wohl eine echte Zunahme vor (überlebende prä- und perinatal geschädigte Kinder mit Defektteilungen). Sicher wird aber auch die Erkrankung viel häufiger diagnostiziert, weil die Kenntnis des Krankheitsbildes allmählich Allgemeingut geworden ist. Über die *Altersverteilung* orientiert die Abb. 273, deren Zahlen sich mit denen von GIBBS u. LIVINGSTON weitgehend decken. Der Häufigkeitsgipfel (mehr als 50% aller Patienten) liegt zwischen dem 3. und 6. Lebensmonat. Vor dem Ende des 1. Monats beginnen die Anfälle sehr selten. Der jüngste Patient von LIVINGSTON war 8 Tage alt. Erkrankungsbeginn nach dem 6. Lebensjahr wurde nur einmal von GIBBS

beobachtet. Ohne Therapie verschwindet die Erkrankung spätestens zwischen dem 3. bis 5. Lebensjahr. Die *Geschlechtsrelation* beträgt nach LIVINGSTON 120:100, nach der übrigen Literatur und aufgrund unserer Beobachtungen 150 bis 180:100.

Konstitution, Ätiologie und Pathobiologie. Die familiäre Belastung mit Epilepsie und Gelegenheitskrämpfen liegt mit jeweils rund 10% im Bereich der allgemeinen Belastung epilepsiekranker Kinder. Homologe Geschwistererkrankung ist gelegentlich beobachtet worden.

Bei mehr als 95% unserer Patienten der letzten 10 Jahre bestand eine organische Hirnläsion mit meist schwerster Schädigung der Motorik und der psychischen Entwicklung. MILLICHAP berichtet über Cerebralschäden in etwa ähnlichem Umfang. Mehr als die Hälfte von diesen Schädigungen geht auf Konto prä- und perinataler Defekte incl. Phenylketonurie, Toxoplasmose, Mongolismus; unter den postnatalen sind es vor allem Restzustände von Infekten des ZNS. Viermal unter 194 Patienten fanden wir tuberöse Sklerose. Bei 25% unserer Patienten konnte die Ätiologie der Läsionen nicht geklärt werden. Das von einigen Autoren (BYERS und F. C. MOLL) beschriebene Auftreten von Propulsiv-petit-mal nach Pertussis- bzw. DPT-Vaccination ist zufällig bedingt, weil die Impfung eben im Alter der größten Morbidität erfolgt.

ZELLWEGER wies auf das oft auffallend hübsche Gesicht dieser Kinder hin.

Das **pathologisch-anatomische Bild** ist nach Art und Sitz der Läsionen vielleicht noch inhomogener als bei anderen symptomatischen Formen der kindlichen Epilepsie. Zur Zeit liegen Obduktionsergebnisse von 33 Fällen vor (BIGNAMI et al.). An akuten Veränderungen konnten nur Ödeme, vornehmlich am Stammhirn, daneben in Kleinhirn und Rinde aufgedeckt werden. Dagegen fehlten in Übereinstimmung mit der klinischen Erfahrung Zeichen einer frischen entzündlichen Veränderung so gut wie immer. Die grobanatomischen Befunde, wie Großhirnatrophie, Balkenmangel, cerebellare Atrophie entsprechen den Erwartungen aufgrund der luftencephalographischen Ergebnisse. Im einzelnen fand man Mikro- und Ulegyrie, Porencephalie, spongiöse Degeneration, Status marmoratus, ferner Migrationsstörungen und ektopische Matrixknoten der grauen Substanz, subpiale und subependymale Gliose, verzögerte Myelinisierung und Atrophie der weißen Substanz. Zwei Beobachtungen sind besonders bemerkenswert: sechsmal wurde Pachygyrie gefunden, d. s. abnorm flache und zahlenmäßig reduzierte Windungen, eine Fehlbildung, die BIGNAMI in der Weltliteratur nur wenige Male und fast nur bei Epilepsien antraf. Auch die tuberöse Hirnsklerose war überzufällig oft vertreten, was den klinischen Erfahrungen bei uns und einigen anderen Autoren entspricht.

Diese differenten Restzustände können natürlich nur als unspezifische Ursache für die Entwicklung dieses Krampfleidens angesehen werden, denn bei vielen Patienten treten vorher oder nachher fokale oder Grand-mal-Anfälle auf, d.h. das Propulsiv-petit-mal ist das Symptom eines Durchgangsstadiums epileptischer Entladungen in einem bestimmten Grad der zentralnervösen Unreife, an der wahrscheinlich nicht nur die Markunreife, sondern möglicherweise noch mehr die mangelhafte und unkoordinierte Versorgung der Neuronen mit Synapsen schuld ist.

Elektrobiologie. PAMPIGLIONE konnte an 25 Patienten mit Blitz-Krämpfen zeigen, daß nie einzelne Muskeln sondern stets Muskelgruppen und ihre Antagonisten aktiviert werden. Die Extensoren werden später aktiviert und erreichen ein geringeres Aktionspotential. Die unteren Extremitäten weisen in dieser Beziehung oft geringere Differenzen auf und reagieren daher mehr tonisch. Die Dauer der elektrischen Aktivität wurde mit $1/4$—1 sec bestimmt. Das gleichzeitig geschriebene EEG bot die auf S. 628 beschriebenen Bilder.

Anfallsbild. *Das Leiden tritt in drei Formen auf, die z.T. ineinander übergehen können.*

1. Salaam-Krämpfe. Sie bestehen in einer plötzlichen tonisch gedehnten Vorwärtsbeugung des Kopfes, so daß das Kinn die Brust berührt, gleichzeitig werden die Arme unter leichter Beugung auswärts und nach vorne geführt oder auch nach innen zusammengeschlagen. Die Beine werden angezogen, das Becken angehoben, so daß der ganze Rumpf nach vorn gekrümmt ist. Wenn der Zustand länger als einige wenige Sekunden dauert, beobachtet man oft ein Zittern der tonisch adduzierten Arme. Statt des Emprosthotonus können gelegentlich reine Streckkrämpfe beobachtet werden. Sehr selten wird Seitenbetonung oder noch seltener einseitiger Befall beobachtet, wobei die Seite häufig wechselt. Eine Folgerung für die Lokalisation eines Herdes kann daraus nicht gezogen werden. Begleitet wird der Krampf gelegentlich von einer Deviation der Bulbi nach oben oder seltener nach der Seite, ferner manchmal von einem glucksenden oder wie ein Lachen sich anhörenden Laut, der auch vor Beginn der Serie ausgestoßen werden kann.

Als unmittelbaren Vorboten kann man Gesichtsrötung oder auch auffallend stilles Verhalten des Patienten beobachten. Andere vegetative Zeichen während der Anfälle fehlen. Ob das Bewußtsein während des Krampfes erloschen ist, kann teils wegen der kurzen Dauer, teils wegen des Alters und Retardierung der Patienten nicht entschieden werden. Nach Ablauf von einigen Sekunden wiederholt sich der Anfall 5—10—15, ja gelegentlich bis 50mal und öfter. Im Ablauf dieser Serien werden die Intervalle zwischen den Anfällen allmählich länger und der Anfall selbst schwächer, so daß nur einzelne Abschnitte des Körpers reagieren. Derartige Serien können sich bis viele Male am Tag wiederholen, wobei die Zeit nach dem Erwachen, unabhängig von der Uhrzeit bevorzugt wird. Zu Beginn der Erkrankung kommen die Zuckungen meist nur vereinzelt und nach längeren Intervallen; das Vollbild entwickelt sich von Fall zu Fall innerhalb weniger Tage bis zu einigen Wochen. Im Verlauf können anfallsfreie Tage eingestreut sein, nach denen die Krankheit unvermindert wieder einsetzt. Die Jahreszeit hat weder auf den Beginn noch auf den Verlauf oder irgend eine andere nosologische Qualität einen Einfluß.

2. Die Blitzkrämpfe zeigen grundsätzlich die gleiche Bewegung, deren erheblichen Impulse die Mutter, u.U. schmerzhaft zu spüren bekommt. Sie laufen in Bruchteilen von Sekunden und seltener als die Salaamkrämpfe in ausgeprägten Serien ab, so daß die Eltern sie oft lange als flüchtige, schreckhafte Bewegung deuten, bevor sie sich beunruhigen. Die Salaam- und die Blitzkrämpfe sind die Anfallsvarianten des Säuglingsalters.

3. Beim Nickkrampf wird lediglich der Kopf in der gleichen Weise heftig nach vorne auf die Brust gebeugt. Auch die Nickkrämpfe treten meistens in Serien auf mit Intervallen von mehreren Sekunden. Im Spielalter stürzen die Kinder unvermittelt zu Boden, stehen aber gleich wieder auf („Stehaufmännchen"); nicht selten kommt es dabei zu Verletzungen.

Die nosologische Einheit der 3 Anfallsvarianten wird durch ihre phänomenologische Ähnlichkeit nahegelegt, die mit Ausnahme der sehr seltenen Streckkrämpfe nur Varianten im Tempo und in der Ausbreitung der klinischen Entladung darbieten. Sie ergibt sich aus der Erfahrung, daß sie häufig beim gleichen Patienten nebeneinander oder nacheinander auf-

40*

treten. Beweisend ist die weitgehende Identität des EEGs, das in dieser Form bei keiner anderen Epilepsie angetroffen wird.

Das Propulsiv-petit-mal tritt in mehr als der Hälfte der Fälle mit grand mal oder fokalen Anfällen kombiniert auf. Bei 32 unserer Patienten wurde es mit Neugeborenenkrämpfen eingeleitet, 45 litten gleichzeitig an Grand-mal- oder fokalen Anfällen und etwa ebenso oft treten sie ohne Prophylaxe später teils als Begleitkrämpfe, teils ohne erkennbaren Anlaß auf.

Klinische Befunde. Schon beim ersten Aspekt fällt bei vielen Kindern eine Mikrocephalie oder Schädeldeformierung auf. Ähnlich offenkundig ist der geistige Schaden. Rund 40—50% sind mehr oder minder reaktionslos, 20% debil, und der Anteil der Normalen bleibt in den meisten Statistiken weit unter 10%. Erheblich gestört ist auch die Motorik; MATTHES und MALLMAN fanden nur 43% neurologisch unauffällig. Am häufigsten war Tetraspastik mit 28%. Knapp ein Fünftel waren hypoton; dabei besteht auffallend oft eine Diskrepanz zwischen einer massiven Atonie der Stamm-Muskulatur, so daß Rumpf und Kopf ohne Unterstützung völlig schlaff herunterhängen, während die Extremitäten bewegt werden können. Hemi- und Monoplegie waren mit 7% vertreten und halb so viele mit extrapyramidalen Störungen. 18% der Patienten boten ophthalmoskopische Befunde: 9× Opticusatrophie, 5× Chorioretinitis, 3× Netzhauttumore bei tuberöser Sklerose, 2× Katarakt.

Röntgenbefunde. Mikrocephalie fanden wir 14mal und schwere Schädelskoliose etwa halb so häufig. Verkalkungen in der Tiefe stellten sich siebenmal dar. Veränderungen der liquorführenden Räume werden in mehr als 90% der untersuchten Fälle gesehen; meist handelt es sich um Folgen atrophischer Prozesse des Großhirns; in $1/_3$ der Fälle fanden sich Erweiterung der Ventrikel und der Subarachnoidal-Räume bzw. doppelseitige, oft recht asymmetrische Vergrößerung der Seitenventrikel oder ihrer Abschnitte. Rein einseitig wurden sie in 15% angetroffen, Vergrößerung der Subarachnoidalräume mit oder ohne Ventrikelerweiterung 42mal, Fehlbildungen, wie Cavum vergae, Balkenmangel etc. siebenmal.

Laboratoriumsbefunde. Spezifische Befunde in Blut und Liquor sind nicht bekannt; man kann mit ihrer Hilfe lediglich u.U. die auslösende Erkrankung aufdecken (Toxoplasmose, Lues, Föllingsche Erkrankung etc.).

Das *EEG* ist außerordentlich charakteristisch durch seine gemischte, mehr oder minder kontinuierliche Krampfaktivität. Man unterscheidet a) die klassische Form: unregelmäßige Folge von generalisierten, nicht synchronen Spitzenpotentialen und Wellen, teilweise in Gruppen, sehr selten bilateral synchrone Spitze- und Welle-Komplexe (s. Abb. 274). Dieses Bild wird als Hypsarrhythmie bezeichnet (GIBBS) oder als diffuse gemischte Krampfpotentiale (HESS und NEUHAUS), Dysrhythmie majeur (GASTAUT), gemischte Krampfpotentiale (GARSCHE). b) Bei Kleinkindern treten in einer stark dysrhythmisch gestörten Grundaktivität mehr und mehr aperiodisch bilateral synchrone Komplexe von Spitze und träger Welle, teils einzeln, teils in Gruppen auf. Das Bild ähnelt damit den Kurven bei den myoklonisch-astatischen Anfällen (Abb. 275). DOOSE unterscheidet bei frühem Krankheitsbeginn noch eine weitere, unreifere Form mit extremer Desorganisation: völlige Asynchronie mit sehr unregelmäßigen Folgen von steilen Wellen, vielen zum Teil in Gruppen auftretenden Spitzenpotentialen und raschen Wellen. Ein Übergang der einzelnen Formen mit zunehmendem Alter wird nur gelegentlich beobachtet.

Konstante Asymmetrie weist auf einen Focus hin, der interparoxysmal oder häufiger nach elektroencephalographischer Ausheilung und als Zufallsbefund auch vor der Entwicklung der Hypsarrhythmie entdeckt werden kann. DOOSE trennt diese Form als sekundär generalisierende Herdepilepsie grundsätzlich von den selteneren, der Petit-mal-Trias zugehörigen zentrencephalen BNS-Krämpfen ab. Sie sind durch späten Beginn des Leidens, Vorherrschen der blitzartigen Beugeanfälle und durch weniger schwere Hirnschäden charakterisiert und haben daher eine günstigere Prognose als jene, die auf dem Boden einer organischen Hirnläsion entstanden sind.

Mehr als 90% der Patienten zeigen die eine oder andere der Hirnstromkurven, der Rest kann — in der ersten Zeit der Erkrankung oder in der ersten Zeit der Heilung — eine normale oder abnorm rhythmisierte Kurve mit Krampfspitzen darbieten, die aber im Schlaf in die Hypsarrhythmie umschlägt.

Im Anfall kann das EEG völlig unbeeinflußt sein oder unter Depression der Grundaktivität eine schnelle rhythmische Aktivität

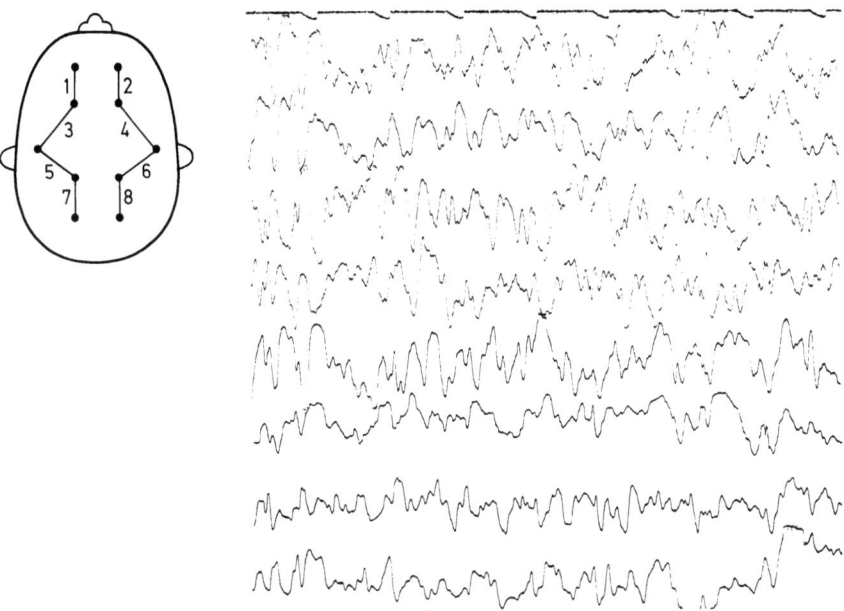

Abb. 274. Klassische Hypoarrhythämie, bestehend aus hohen langsamen Wellen wechselnder Amplitude und Frequenz mit eingestreuten steilen Wellen. 9^1/$_2$ Monate altes Mädchen mit Salaamkrämpfen und Debilität. EEG 2141/67

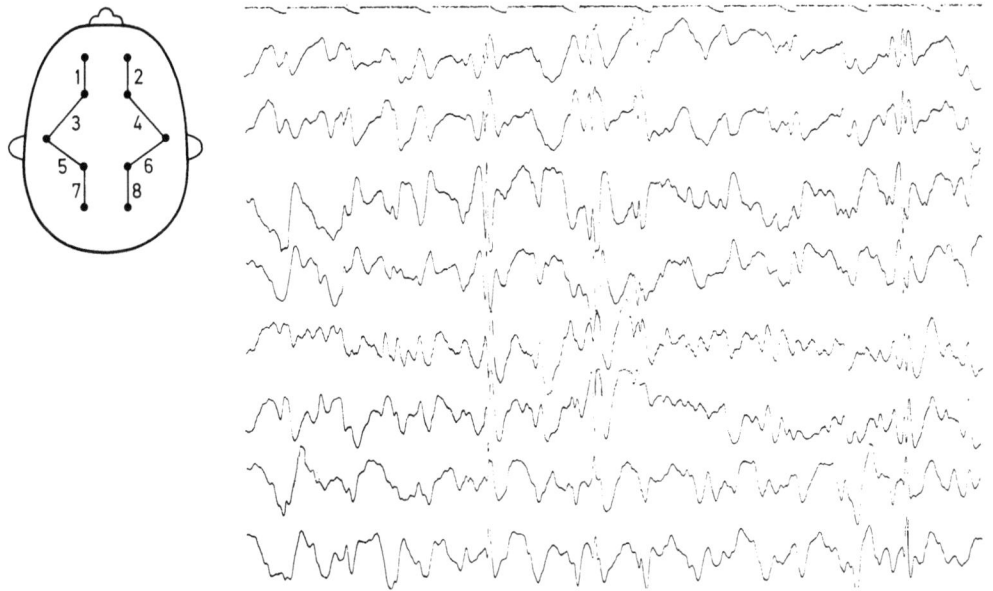

Abb. 275. Atypische Hypoarrhythmie. Die Grundaktivität, bestehend aus irregulären langsamen Wellen, wird in unregelmäßigen Abständen durch Spitze-Welle-Komplexe unterbrochen. 2^1/$_2$jähriger Bub mit Nickkrämpfen nach Geburtstrauma. EEG 1834/67

aufweisen und schließlich mehr oder minder organisierte langsame spike-waves zeigen.

Verlauf und Prognose. Ohne Therapie nehmen die Anfälle im Laufe der Zeit an Intensität und Häufigkeit ab und verschwinden im allgemeinen spätestens im 3.—5. Lebensjahr. Sie können aber auch zu jeder Zeit innerhalb weniger Tage und scheinbar ebenso unmoti-

viert, wie sie gekommen sind, ausbleiben. In vielen Fällen weichen sie aber nur anderen Formen der Epilepsie, den myoklonisch-astatischen, den grand mal, den fokalen und später den psychomotorischen Anfällen. Ein Übergang in (reine?) pyknoleptische Absencen ist bisher nur einige Male beobachtet worden. Auch die Gesamtentwicklung ist entsprechend den häufigen schweren organischen Schäden des ZNS im allgemeinen trist. LIVINGSTON et al. fanden nach Ablauf von $3^1/_2$—25 Jahren von 487 untersuchten Patienten nur 11 mit normaler Intelligenz, nahezu 44% mußten in Heimen untergebracht werden. MATTHES und MALLMANN, sowie PETERSEN u. Mitarb. hatten, vielleicht wegen der kürzeren Katamnesendauer, wesentlich günstigere Ergebnisse: 10 bzw. 20% ihrer Patienten waren nach durchschnittlich 3—5 Jahren normal. Das EEG wurde in dem Kollektiv von MATTHES und MALLMANN in gut $^1/_3$ der Fälle normal. Die übrigen boten fokale oder mehr oder minder typische Hypsarrhythmiebefunde. Die Lebensaussichten waren in der ersten Hälfte dieses Jahrhunderts außerordentlich düster: nach JANZ und MATTHES waren nach dem 15. Lebensjahr von 88 Patienten bereits 39 verstorben, nach 25 Jahren lebte etwa noch die Hälfte. Die Erfahrungen von LIVINGSTON über ein etwa gleich großes Intervall der letzten Zeit sind günstiger, vermutlich infolge besserer Betreuung. Von 622 Patienten verstarben nur 23, 7 erlagen einem Status bzw. Unfällen während eines Anfalls, 10 wurden vermutlich infolge Erstickung nach Erbrechen tot im Bett aufgefunden, der Rest verstarb an Infektionen.

Diagnose. Die Erkrankung kann auf den ersten Blick fehlgedeutet werden: Blitzkrämpfe als Erschrecken, das Anziehen der Beine und die Vorwärtskrümmung des Rumpfes als Pressen, wenn es von Weinen und Schreien begleitet ist, als Kolik, die isolierte Kopfbeugung als normales Kopfheben etc. Der Aufmerksame wird sich schon im Hinblick auf die serienweise Häufung nicht lange täuschen lassen. Amorphe Neugeborenenkrämpfe treten ebenfalls nicht in Serien auf. Spasmus nutans und Stereotypien sind leicht an ihrer Rhythmik zu erkennen.

Schwierig kann die Abgrenzung der Nickkrämpfe gegenüber dem myoklonisch-astatischen petit mal werden. Den entscheidenden Hinweis gibt gewöhnlich die Einheitlichkeit des Anfallsbildes bei Propulsiv-Petit-mal; auch das EEG kann weiterhelfen (s. S. 635). Die pyknoleptischen Absencen unterscheiden sich schon prima vista durch den Beginn frühestens im 4. Lebensjahr, den gegenläufigen Bewegungsablauf, durch die unregelmäßige Verteilung der Attacken über den Tag ohne serienweise Häufung. Die Propulsiv-petit-mal-

bildung; Hyperventilation und EEG brauchen nur noch den letzten Beweis zu liefern.

Bei atonischen Anfällen sinken die Patienten ohne motorische Entäußerung langsam zu Boden, und das Bewußtsein kehrt erst nach längerer Zeit und zögernd wieder. Synkopale Anfälle bei schweren angeborenen Herzfehlern sind durch internistische Untersuchung und durch die Anamnese ohne weiteres abzugrenzen. Myoklonien aufgrund degenerativer Prozesse des ZNS zeigen fast stets auch andere epileptische Manifestationen und eine Reihe von neurologischen Befunden, die die Unterscheidung kaum schwierig werden lassen.

Wer Propulsiv-petit-mal-Krämpfe überhaupt in Erwägung zieht, wird die Diagnose praktisch nicht verfehlen; das EEG nimmt ihm die Entscheidung und letztlich beinahe das Denken ab.

Man sollte sich aber auch der ätiologischen Diagnostik intensiv widmen; die Entdeckung einer Cyste im Cortexgebiet kann für den Patienten, Reihenuntersuchungen des Augenhintergrundes für die grundsätzliche Kenntnis der Ätiologie wertvoll werden.

Therapie. Bis zum Jahre 1958 war jede Behandlung des Propulsiv-petit-mals aussichtslos. Die gelegentlichen Resultate entpuppten sich teils durch Heterogenität der Methoden, mehr noch durch die mangelhafte Reproduzierbarkeit als Zufallsergebnisse. Dies änderte sich schlagartig mit der Einführung der ACTH-Behandlung durch SOREL. Nach den weit mehr als 20 Veröffentlichungen ergibt sich, daß neben ACTH auch die bekannten Glucocorticoide benutzt werden können. Mineralocorticoide sind wirkungslos.

Nach MARKHAM, WEINMANN, DOOSE u. a. lohnt zunächst ein Versuch mit Mogadan in einer täglichen Dosis von 5—15 mg bzw. 0,5 bis 1 mg/kg. Gut die Hälfte der Patienten wird im Verlauf von wenigen Tagen bis zu 2 bis 3 Wochen anfallsfrei; ein Teil der Rezidive spricht auf eine 2. Kur an, der Rest reagiert nicht. Erhöhung der Dosis ist anscheinend ohne Effekt. Das EEG bessert sich entsprechend dem klinischen Befund. Nachteilig ist eine dosisabhängig starke Sekretion der Mund-, Nasen- und Bronchialschleimhaut, die Schlaf, Atmung und Nahrungsaufnahme stark behindert und zu Aspiration führen kann. Harmlosere Nebenwirkungen sind Müdigkeit und Somnolenz. Da die Entwicklung großer Anfälle nicht verhütet werden kann, ist Grand-mal-Schutz mit Mylepsin notwendig.

Die Hormonkur beginnt man wegen der einfacheren und schonenderen Applikationsweise im allgemeinen mit einem Corticoid und setzt ACTH bei verschleppten Fällen oder bei ungenügendem Erfolg ein. Bewährt hat sich Dexamethason in 3 Tagen steigend auf 4 bis 9 mg bzw. 0,3—0,7—0,9 mg pro kg und Tag oder ein anderes Glucocorticoid in entsprechender Dosis. Depot-ACTH wird, ebenfalls ansteigend bis 80—100 E gegeben. Der Effekt im EEG wie im klinischen Bild kann sehr schnell eintreten, nach MATTHES und MALLMAN bei rd. einem Fünftel der Fälle schon innerhalb der ersten 3 Tage, bei knapp der Hälfte zwischen dem 4. und 10. Tag, bei den übrigen können einige Monate vergehen. Ob man nach dem Beispiel einiger Autoren die Therapie sehr lang ausdehnen soll, erscheint fraglich; nach einer 9 Monate dauernden intensiven Behandlung wurde einmal eine Verschlechterung des Zustandes beobachtet (HARVARDSHOLM).

Statt dessen erhöht man besser die Dosis um 50—80% für 1—3 Wochen, falls der Effekt nicht eingetreten ist. Auch diese forcierte Kur kann nach unseren Erfahrungen unter guter Kontrolle notfalls wiederholt werden.

Da die Erkrankung trotz intensiver Kur in 30—50% der Fälle rezidiviert, wird stets eine Nachkur angehängt, am zweckmäßigsten mit einer zu Hause durchführbaren Intervallbehandlung im 14tägigen Rhythmus, wobei man die Pause in hartnäckigen Fällen anfangs nur auf wenige Tage bemißt und allmählich bis auf 10 Tage ausdehnt. Rezidive können damit auch nicht völlig verhütet werden, aber sie beginnen unter dieser Methode zaghaft, und man kann die Kinder rasch einer neuen intensiven Behandlung zuführen. Die Hälfte bis ²/₃ der Rezidive spricht auf die 2. oder 3. Wiederholung an, für die einige Autoren ACTH bevorzugen; ob es tatsächlich wirk-

samer ist als die Nebennierenrinden-Präparate, kann noch nicht entschieden werden. Der Rest, fast ausschließlich schwerstgeschädigte Kinder, ist vermutlich völlig resistent.

Die Angaben über die definitive Heilung schwanken, vermutlich in Abhängigkeit von der Zusammensetzung des Kollektivs, wahrscheinlich noch mehr von der Intensität der Behandlung zwischen 30 und 70%; 20—30% zeigen mehr oder minder deutliche Besserung. Der Effekt auf das EEG entspricht dem klinischen Ergebnis. Es wird in einem erheblichen Bruchteil der Fälle normal oder zeigt nur abnorme Rhythmisierung und unspezifische Veränderungen. In der ersten Zeit der Heilungsphase kann die Hypsarrhythmie im Schlaf wieder auftreten. In 30—35% der Fälle bleiben Spitzenpotentiale zurück (s. oben) oder bei Schwerstgeschädigten Depressionen und andere massive Veränderungen. Bald nach Sistieren der Anfälle setzt, in Abhängigkeit von dem Umfang des cerebralen Vorschadens, auch die psychomotorische Entwicklung wieder ein.

Der erreichte Erfolg bleibt, abgesehen von den seltenen Spätrezidiven, im allgemeinen erhalten (PETERSEN u. Mitarb., SCHMIDT et al.).

Über den definitiven Gewinn der Therapie sind die Ansichten noch geteilt. Der entscheidende und eindrucksvollste Effekt ist allerdings die erhebliche Abkürzung der Krankheit und damit die Verhütung von sekundären, iktogenen Schäden. Insgesamt hängen die Erfolgsaussichten im wesentlichen vom Ausmaß des primären Organschadens ab. Kombination mit anderen Anfällen scheint den Erfolg zu schmälern. Geringer bzw. fraglich ist der Einfluß der Krankheitsdauer und elektroencephalographischer Befunde.

Die Nebenwirkungen der Hormonbehandlung entsprechen denen bei anderen Indikationen (s.a. S. 666 und 668). Auffällig ist das relativ seltene Auftreten eines schweren Cushing-Syndroms, besonders im 1. Lebensjahr.

Myoklonisch-astatisches Petit mal

Synonyma. Astatische Anfälle, akinetische Anfälle, drop seizures, myoklono-amyotonisches petit mal (GASTAUT und REGIS), akinetisches petit mal.

Definition. Es sind auf das Spielalter beschränkte gehäufte Anfälle von myoklonischer

Zuckung und nachfolgendem Tonusverlust, die unvermittelt auftreten und innerhalb von höchstens 1—2 sec ebenso plötzlich zu Ende sind. Zuckung und Tonusverlust können spontan und unabhängig voneinander nach Modus und Intensität variieren und bis zur Unkenntlichkeit abnehmen, so daß nur jeweils die andere Komponente hervortritt (KRUSE). Charakteristisch ist eine außergewöhnlich große Neigung zu langdauerndem Status.

Die *Geschichte* dieser Anfallsform ist eng mit jener der Petit-mal-Trias verknüpft. Die erste Beschreibung als „akinetischer Anfall" stammt von RAMSAY HUNT. GASTAUT erbrachte den Nachweis von Myoclonus plus Amyotonie. Ausführliche Darstellungen des Krankheitsbildes verdanken wir DOOSE und KRUSE.

Fälle. Die *Altersverteilung* bei Beginn der Erkrankung geht aus der Abb. 273 hervor.

Das **Geschlechtsverhältnis** zeigt eine deutliche Knabenwendigkeit (3,3 : 1 nach KRUSE; 2,2 : 1 nach DOOSE).

Familiäre Belastung und Erblichkeit. Die familiäre Belastung mit Epilepsie hält sich quantitativ im gleichen Rahmen wie bei den anderen Formen der Epilepsie. Homologe familiäre Erkrankung kommt sowohl bei den

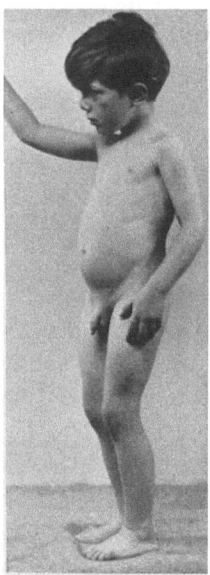 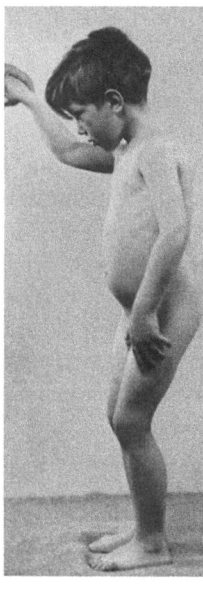 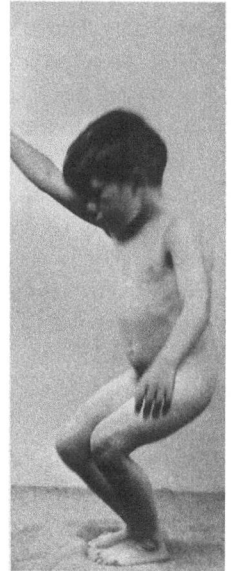 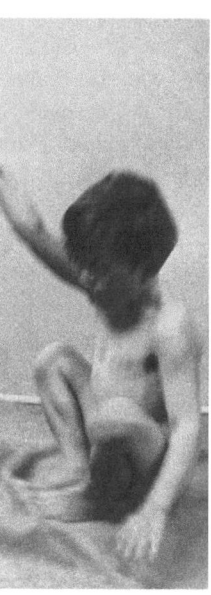

a   b   c   d

Abb. 276a—d. Bildfolge eines Sturzanfalles. a Anfallsbeginn mit starrem Blick; b nachfolgend Nick-Bewegung des Kopfes, angedeutete „Beugung" der Kniegelenke; c dann fast senkrechtes Zu-Boden-Stürzen, zugleich Augenschluß; d Aufnahme am Ende des Sturzes; Fall auf das Gesäß. Unmittelbar danach erhebt sich das Kind sofort ohne Unterstützung. Dauer des gesamten Anfalles etwa 1 sec. 5jähriger Junge. (Nach GARSCHE, 1958)

Über die gegenseitigen Beziehungen der beiden Anfallskomponenten herrscht noch Unsicherheit. GASTAUT fordert im Gegensatz zu LENNOX die Myoklonie als obligat; KRUSE betrachtet ebenfalls beide Komponenten als grundsätzlich integrierende, aber in der geschilderten Form variierende Bestandteile der Krankheit.

DOOSE unterscheidet ferner streng zwischen dem primär zentrencephalen akinetischen petit mal und den sekundär generalisierenden myoklonischen Anfällen. Daher kann diese nicht streng als synonym angesehen werden.

Die Erkrankung ist recht häufig. KRUSE fand wenigstens 5% der gesamten Epilepsiepatienten der Heidelberger Kinderklinik davon befallen; DOOSE errechnete 10% der Petit-mal-

symptomatischen wie bei den kryptogenen Fällen vor, ist aber selten. EEG-Familienuntersuchungen von KRUSE haben keinen Anhaltspunkt dafür ergeben, daß charakteristische EEG-Merkmale in einem signifikanten Prozentsatz vererbt werden. Allerdings ist das Untersuchungsgut für zuverlässige Aussagen nicht genügend umfangreich.

Nach LIVINGSTON sind diese Anfälle fast ausschließlich bei Patienten mit angeborener oder erworbener Hirnschädigung anzutreffen. Etwa $^2/_3$ der Fälle von KRUSE sind sicher oder wahrscheinlich symptomatischer Natur. Bei dem Rest konnte ein ätiologischer Faktor exogener Art nicht erfaßt werden. DOOSE nimmt nur bei 30% seiner Patienten eine symptomatische Epilepsie an, wahrscheinlich wegen der geschilderten Unterteilung.

Anfallsbild. Die Urform des Anfalls ist der Sturzanfall, d.h. eine kurze Myoklonie mit einem nachfolgenden, gleichfalls nur wenige Augenblicke dauernden, völligen Tonusverlust, der erhebliche Verletzungen (Kinn, Stirn, Lippen, Hinterkopf) zur Folge haben kann. Dabei teils aber auch während des Anfalls selbst nacheinander Arme und Füße, nicht selten Rumpf und Kopf in unregelmäßiger und unvorhersehbarer Folge befallen und/oder irreguläre Zuckungen der mimischen Muskulatur auslösen können. Ferner können sie mehr tonisch

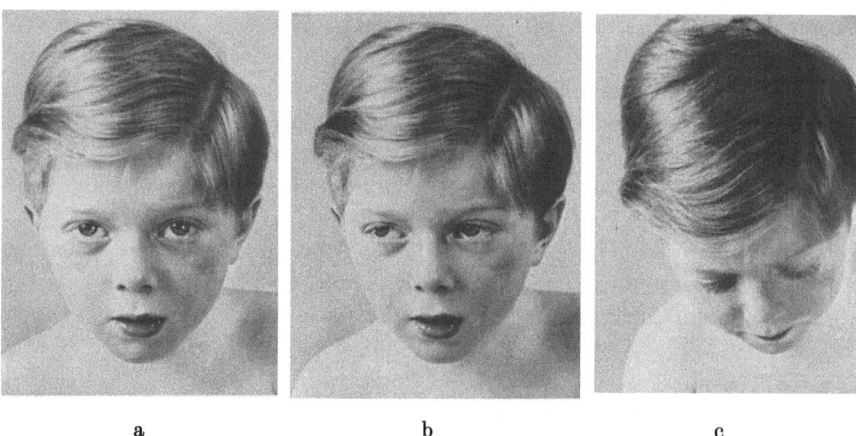

a   b   c

Abb. 277. Peter S., 5 Jahre. Gesichtszüge im akinetischen Anfall: Leichte Aufwärtswendung der Bulbi, Erschlaffung der Mimik; der Unterkiefer sinkt etwas herab, der Kopf fällt nach vorne. (Nach DOOSE, 1964)

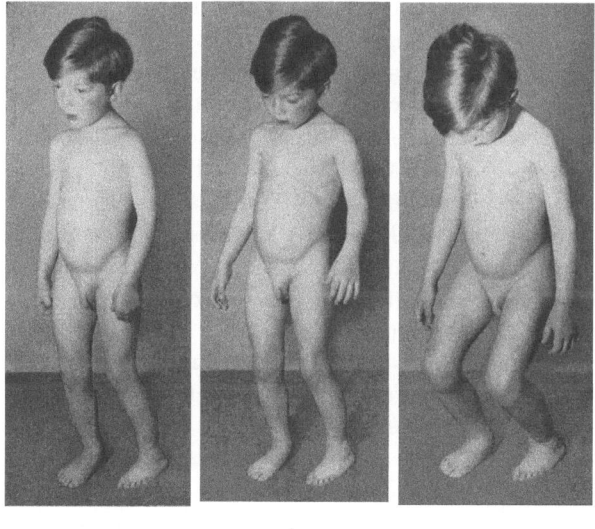

a   b   c

Abb. 278. Peter S., 5 Jahre. Abortiver akinetischer Anfall. Während der Kopf vornüber fällt, sinkt der Junge in die Kniebeuge, ohne zu Boden zu stürzen. Im Anfallsbeginn (Mitte) sieht man eine Flexionsbewegung der Arme. (Nach DOOSE, 1964)

wird keine Fallrichtung bevorzugt, sie hängt vielmehr von der augenblicklichen Lage des Schwerpunktes ab. Das Anfallsbild kann nun von Patient zu Patient und auch innerhalb des individuellen Krankheitsverlaufs folgende Abwandlungen erfahren, die das außerordentlich variable Krankheitsbild bedingen. Die Muskelzuckungen können in kurzen „Schauern" auftreten, die teils symmetrisch und synchron, gedehnt ablaufen und schließlich bis zur Unkenntlichkeit reduziert sein, vielleicht gelegentlich auch tatsächlich vollkommen fehlen. Umgekehrt kann statt des typischen Sturzes der Tonusverlust nur noch durch ein Einknicken, durch Erschlaffung der Mimik oder durch ein Nicken angedeutet werden („abortiver Anfall" nach DOOSE), oder ein langsames Hinsinken zur Folge haben (s. Abb. 276—278). Das letzte Glied in dieser Liste sind einerseits die myoklonische Einzelzuckung und andererseits eine kurze Absence, die völlig blande verläuft oder höchstens einige Blinzelzuckungen darbietet. Ob das Bewußtsein auch bei den anderen Insulten vermindert ist, kann schon wegen der kurzen Dauer nicht entschieden werden. Eine weitere Variante sind die sicher oft übersehenen und ebenso oft nicht als epileptisches Äquivalent gedeuteten „Rufanfälle" (GARSCHE), bei denen die Kinder anscheinend durch eine Zwerchfellkontraktion nur einen kurzen Laut wie „oh, ach, ha, ho" ausstoßen und dabei die Arme ganz kurz ein wenig anheben.

Die Anfälle kommen ohne jede Vorboten und dauern, mit Ausnahme der selteneren tonisch gedehnten kaum mehr als 1—2 sec, oft nur Bruchteile davon.

Wie andere Petit-mal-Paroxysmen treten die myoklonisch-astatischen Anfälle meist täglich gehäuft auf; **Anfallsfrequenzen** von mehr als 100 pro Tag sind keine Seltenheit. Sie können dabei kurze Gruppen bilden, etwa 6—10—12 innerhalb weniger Minuten. Nicht selten wird eine tageszeitliche Häufung beobachtet, insbesondere in den Morgenstunden oder bei Ermüdungssituationen, z.B. vor dem Schlafen mittags oder abends. Stundenweises Anschwellen, ähnlich einem Status bis 40 bis 50 Attacken pro Stunde, ist keine Seltenheit. Nachts gleichen die Anfälle Schlafzuckungen, verraten aber ihren Charakter durch ihre Häufigkeit und durch die gleichzeitigen pathologischen Graphoelemente im EEG. Daneben kommen im Schlaf mehr tonisch gedehnte Anfälle vor, die sich ebenfalls statusartig häufen können und dann elektrencephalographisch wie abortive Grand-mal-Anfälle imponieren, aber im Gegensatz zur Schlafepilepsie keine Ermüdungserscheinungen am Morgen machen.

Staten kommen ungemein häufig vor, nach KRUSE in 25% der Fälle. Sie sind wenig dramatisch und zeigen die gleiche Polymorphie wie der einzelne Anfall. Man kann daher 4 Formen unterscheiden (KRUSE): 1. Der myoklonische Status; dabei werden die Kinder ständig von Zuckungen geschüttelt, die insbesondere die Arme betreffen, häufig auch das Gesicht; in leichteren Fällen können sie trotz dieser heftigen Zuckungen, die gewöhnlich symmetrisch und ununterbrochen oder in raschen Serien auftreten, gehen und laufen; in schweren Fällen werden sie durch intensiven Befall der

unteren Extremitäten bewegungsunfähig. Das Bewußtsein ist im allgemeinen gar nicht oder nur gering eingeschränkt. 2. Beim astatischen Petit-mal-Status geht die Haltungskontrolle des Körpers periodisch verloren, der Kopf sinkt nach vorne, die Kinder werden apathisch, sitzen oder liegen antriebslos da, wollen nicht essen, schließlich verlernen sie das Kauen. Wenn die Gesichtszüge schlaff werden, die Lider und der Unterkiefer herabsinken und infolge mangelhaften Schluckreflexes Speichelfluß auftritt, gleicht das Bild einer Pseudobulbärparalyse. 3. Der myoklonisch-astatische Petit-mal-Status, bei dem das Bild durch die Sukzession Impuls-Tonusverlust charakterisiert ist. 4. Beim blanden Petit-mal-Status fehlen Kloni und Tonusverlust, es kommt nur zu auf- und abschwellender Bewußtseinstrübung.

Nach KRUSE liegt ein Status vor, wenn a) über mehr als 1 Std kontinuierliche Myoklonien auftreten oder/und b) wenn über mehr als 1 Std pro Minute mindestens ein kleiner Anfall auftritt und dazwischen das Bewußtsein getrübt bleibt (Dämmerzustand) bzw. — falls sich die Bewußtseinslage nicht sicher bestimmen läßt — wenn zumindest das gesamte psychische Verhalten des Kindes sich während dieser Phase völlig verändert, c) wenn sich zu Punkt a) und b) entsprechende EEG-Befunde korrelieren, d) wenn EEG-Befund und klinisches Verhalten sich zusammen als zeitlich begrenzte Phase aus dem sonstigen Krankheitsverlauf abtrennen lassen.

Häufigkeit und Dauer der Staten entsprechen der Schwere der Erkrankung. Bei milden Verlaufsformen sind sie ein seltenes Ereignis, oft ausgelöst durch Absetzen der Therapie, schwere fieberhafte Erkrankungen etc., und dauern nur einige Stunden oder Tage. In schweren Fällen kann der Verlauf mehrfach in dieser Form kulminieren. Sie kommen dann auch meist ohne erkennbaren Anlaß und dauern erheblich länger, oft bis zu einigen Monaten.

Etwa $^1/_3$ aller Kinder hat eine verzögerte **psychomotorische Entwicklung** vor Epilepsiebeginn. Die Hälfte davon wird als sicher schwachsinnig beurteilt, Debile und Imbezille halten sich die Waage. Die Entwicklungsverzögerung ist zum größten Teil auf organische Hirnschädigungen zurückzuführen, nur ein Teil der Kinder kann nach Ausheilung des Anfallsleidens wieder einiges aufholen.

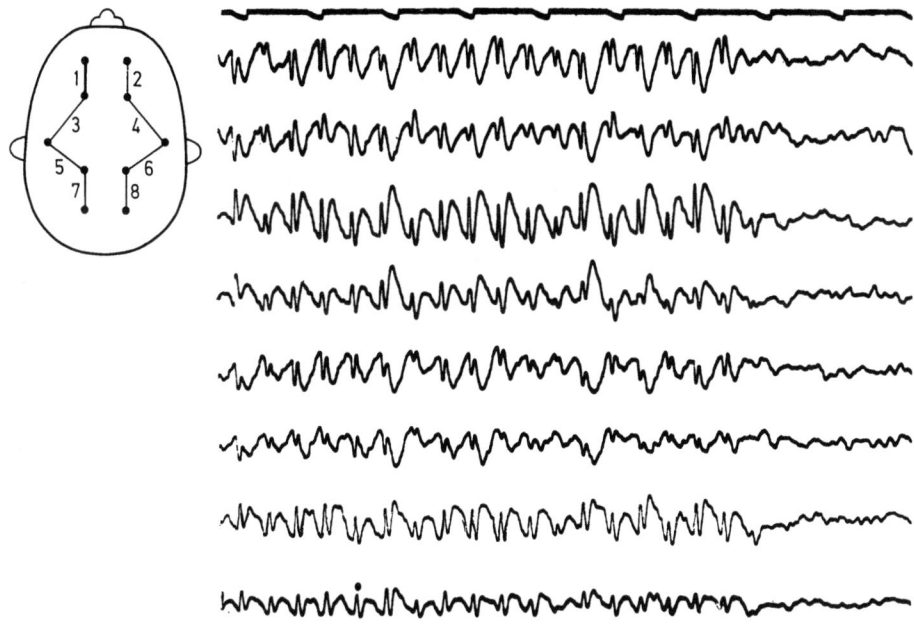

Abb. 279. Sharp-slow-wave-Muster: Bilateral synchrone Komplexe wechselnder Ausprägung mit deutlicher Generalisationstendenz. Die Frequenz liegt bei ca. 2/sec

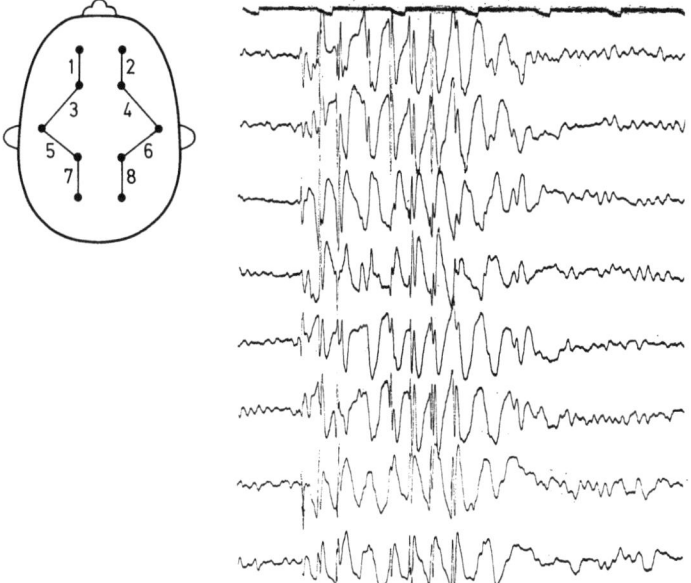

Abb. 280. Irreguläre spike-waves. Knapp $2^{1}/_{2}$ sec dauernder generalisierter Ausbruch. Die spike-waves sind praktisch alle deformiert; die Frequenz liegt bei 3/sec, die Dauer der Einzelkomplexe variiert

EEG. Das Charakteristikum ist das sharp-slow-wave-Muster („Petit-mal-Variant" nach GIBBS und LENNOX, 1939; „slow-spike-waves nach LENNOX, „blunt-spike-hump" nach LENNOX und DAVIS, „langsame wave und spike", „langsames Muster"). Es ist die Kombination eines biphasischen Krampfpotentials von mehr als 8 msec Dauer mit nachfolgender träger Welle einer Frequenz unter 3 Herz. Dieser Komplex tritt meist in Gruppen von wenigen Ausschlägen bilateral-synchron generalisiert auf, denen bifrontal das gleiche Muster auf längeren Strecken vorangeht oder nachfolgt (s. Abb. 279). Er kann kurzfristig einmal eine Verkleinerung der Amplitude der sharp-wave, eventuell bis zu ihrem fast völligen Verschwinden, erfahren, andererseits kann die langsame Welle, ebenfalls ihre Frequenz erhöhen, so daß

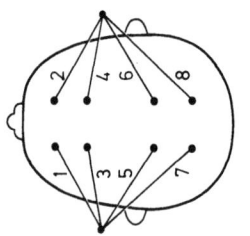

Abb. 281. EEG bei blander Absence. Die Frequenz der sharp-slow-waves liegt um 2½ sec; die sharp wave ist vielfach verkürzt oder nur andeutungsweise vorhanden, die langsame Welle ist ebenfalls häufig mehr oder minder deformiert. Die hinteren Ableitungen zeigen fast nur träge Wellen

die Schwingungsdauer von etwa ½ sec bis auf nahezu ⅕ sec absinkt. So können 3—4—5/sec-Komplexe entstehen, die jedoch mit den spike-waves der Pyknolepsie nicht identisch sind und nur dann mit ihnen verwechselt werden können, wenn die scharfe Welle zu einer Kerbe einschrumpft, wie bei abklingender Pyknolepsie unter der Therapie. Diese Form wird meistens bei älteren Kindern gesehen, aber immer nur phasenweise; im Anfall oder bei Verschlechterung wandelt es sich in das typische langsame 2—2½/sec-Muster um.

Ferner können innerhalb eines Ausbruchs abnorm gebildete Komplexe auftreten, in denen die Welle deformiert ist (irreguläre spike-waves). Sie sind nie langsamer als 3/sec und meist unvollständig synchronisiert (siehe Abb. 281).

Durch Einstreuung von Beta-Krampfspitzen, Deformierung der langsamen Wellen und durch Polyspikes kann das langsame Muster weiter variiert werden. DOOSE hat Multispikes nur in den Fällen mit myoklonischer Komponente im Anfall beobachtet. Schließlich gibt es noch Kombinationen der einzelnen Muster und in sehr seltenen Fällen entspricht das Bild einer Hypsarrhythmie.

Bei etwa ¼ der Patienten können durch Photostimulation Krampfpotentiale in Form von irregulären spike-waves mit mehr oder minder zahlreichen Polyspikes provoziert oder aktiviert werden. Bei etwa der Hälfte dieser Kinder treten dabei klinische Symptome auf, Myokloni, teilweise mit recht heftiger Intensität und zum Teil auch mit flüchtiger Bewußtseinsstörung; die Gefahr einer Grand-mal-Provokation ist in diesen Fällen nicht auszuschließen. Quantitativ und qualitativ ziemlich gleichartige Ergebnisse erhält man durch Hyperventilation.

Im **Anfalls-EEG** finden sich die gleichen Muster wie im Intervall, und zwar unabhängig davon, welche der oben beschriebenen Anfallsvarianten vorliegt — zugleich ein Beweis für die nosologische Einheit des verwirrend variierenden klinischen Bildes.

Während einer Remission werden die Spitzen allmählich seltener und schwächer, bis das Bild mehr oder weniger von einförmigen 4—6/sec-Wellen beherrscht wird.

Der individuelle EEG-Typ wird auch während eines Petit-mal-Status beibehalten, ebenfalls gleichgültig, welcher Art der Status ist.

Dabei treten die beschriebenen Muster fast kontinuierlich auf bzw. häufen sich in dicht aufeinanderfolgenden Paroxysmen. Die Grundaktivität dazwischen ist meist verlangsamt. Schwere Verlangsamung kann mit tiefer Bewußtseinstrübung verbunden sein.

Schließlich können die EEG-Befunde während eines Petit-mal-Status einer modifizierten Hypsarrhythmie gleichen, die jedoch durch Synchronisierung und Auftreten von Paroxysmen modifiziert wird, so daß mehr und mehr bilateral synchrone sharpe-slow-wave-Komplexe vorherrschen. Das EEG im Status in jedem Fall ist so charakteristisch, ja geradezu pathognomonisch, daß es bei unzulänglicher Anamnese oder Beobachtung die Diagnose ermöglicht.

Herdbefunde sind angesichts der Tatsache, daß der größte Teil dieser Patienten eine Vorschädigung aufweist, verständlicherweise häufig. Meist handelt es sich um spike-wave- oder sharp-slow-wave-Herde, die in der Hälfte der Fälle eine Generalisierungstendenz aufweisen. Wenn der Herdbefund zu Beginn der Epilepsie nachweisbar war und später generalisierte, kann man eine sekundär generalisierende Epilepsie annehmen. Im umgekehrten Fall kann der Herd sich dem Nachweis entzogen haben oder sekundär als Folge vieler Sturzanfälle entstanden sein.

Beziehung zu grand mal und Kombination mit anderen Epilepsieformen: Bei $^3/_4$ der Fälle ist die Erkrankung mit Grand-mal-Anfällen kombiniert, und zwar vornehmlich als Einleitung, meist mit einem Intervall von weniger als 1 Jahr. Bei einem kleineren Teil der Patienten treten die großen Anfälle während der Krankheit hinzu, ganz selten endet das petit mal mit Übergang in ein grand mal. Über die Zusammenhänge mit Propulsiv-petit-mal und Pyknolepsie s. S. 625.

Verlaufsformen. KRUSE unterscheidet 3 Arten: a) Kerngruppe. Die Erkrankung beginnt in den charakteristischen Fällen bei hirnorganisch geschädigten, mehr oder minder retardierten Kindern und nach einer Reihe von infektausgelösten Grand-mal-Insulten im Alter von 2—4$^1/_2$ Jahren. Die Anfälle zeigen allmählich immer deutlicher die oben beschriebene Polymorphie und die Erkrankung wird laufend bösartiger („Crescendo" nach KRUSE) mit wiederholten Staten. Nach mehrjähriger Dauer klingt das Leiden langsam ab

und die meist nur hilfsschulfähigen Kinder werden anfallsfrei. b) Beginnt das Leiden bereits früher, bis vor dem Ende des 1. Lebensjahres, handelt es sich fast stets um sehr schwergeschädigte Kinder mit entsprechend schlechterer Prognose. c) Bei Erkrankung nach dem 5. Lebensjahr („Randgruppe") ist das Bild mehr uniform von Absencen mit Kloni wechselnden Grades geprägt. Im EEG finden sich neben irregulären auch reguläre 4—5/sec-spike-waves. Hier ist die Prognose auch bezüglich der geistigen Entwicklung wesentlich günstiger (s. auch DOOSE).

Das Leiden dauert — gewöhnlich mehrmals in seiner Intensität an- und abschwellend — einige bis mehrere Jahre und gehört leider zu den therapeutisch schwierigsten Formen der Epilepsie. Von unseren Patienten wurde im Laufe der ersten 3—4 Jahre etwa $^1/_3$ anfallsfrei, etwa 10% der Kinder litten noch im 8. Jahr daran und schließlich einige wenige bis zum 10. und 12. Lebensjahre.

Differentialdiagnose. Beim Propulsiv-petit-mal besteht der Anfall ausschließlich aus der kurzen, blitzartigen oder gedehnten Zuckung. Ein Tonusverlust ist nie festzustellen. Derartige Muskelaktionen kommen beim myoklonisch-astatischen petit mal nur vereinzelt und stets eingebettet in die übrigen Anfallsformen vor; aber auch dann niemals in dieser gleichförmigen Ausprägung und vor allem nicht in typischen Serien.

Auch der Nickanfall im Säuglingsalter entsteht durch aktive Kontraktion, was man deutlich aus dem Anfallsgeschehen im Liegen erkennen kann. Halten die BNS-Krämpfe bis ins Kleinkindesalter hinein an, werden die mehr globalen Anfallsformen durch partielle Varianten des oberen und unteren Körperpols ersetzt (Blinzeln, Puppenaugenphänomen, Stehaufmännchen u. dgl.), die aber ebenfalls stets uniform auftreten. Unter Umständen kann die Statusneigung die Entscheidung bringen.

Das EEG ist ein wertvolles diagnostisches Hilfsmittel in der Säuglingszeit; bei myoklonisch-astatischen Anfällen erscheint die Hypsarrhythmie nur selten und immer nur vorübergehend. Jenseits des Säuglingsalters verliert auch das EEG häufig an differentialdiagnostischer Bedeutung.

Das Impulsiv-petit-mal ist leicht abzugrenzen durch das Erkrankungsalter, das homogene Anfallsbild und die Polyspikes im EEG.

Bei Pyknolepsie ist die Unterscheidung nur in Ausnahmefällen, bei Patienten mit spätem Krankheitsbeginn gegenüber symptomatischer Pyknolepsie nicht immer leicht.

Die **Therapie** ist höchst undankbar. Nach unseren Erfahrungen versagen Tegretal, Ospolot und Diamox sowie die Barbiturate allein oder in Kombination. Relativ am wirksamsten erscheinen die Succinimide (10% Anfallsfreiheit, 40% Besserung). Bei Oxazolidin, Phenytoin und Primidon ist der Effekt nur halb so günstig. Doose hat mit einer notfalls hochdosierten Hormonkur (bis 1,5 mg/kg/Tag) mehrfach, z.T. in kurzer Zeit Remissionen erreicht; Rezidive sprachen z.T. auf die 2. bzw. 3. Kur an. Die gesamte Behandlung wurde oft über Monate fortgeführt mit einer wochenlangen Sicherheitskur nach erreichter Anfallsfreiheit.

Für die Kupierung des Petit-mal-Status hat sich das Valium ziemlich gut bewährt. Der Effekt kann eventuell mit peroralen Gaben, oder mit Mogadan gehalten werden. Bei Versagen: hochdosierte Langzeitbehandlung mit Corticoiden bzw. ACTH, eventuell zusätzlich Mogadan, Valium oder Tridione.

Grand-mal-Prophylaxe ist außer bei Behandlung der kleinen Anfälle mit Succinimiden stets indiziert. Dafür empfehlen sich, ebenso wie bei Grand-mal-Kombination Primidone und Phenytoin, in zweiter Linie Hydantoin-Barbituratkombinationen.

Pyknolepsie

Synonyma. Petit mal lapse (Jasper), Simple petit mal (Bridge), Petit mal (Gibbs und Gibbs), pure petit mal (Lennox), Retropulsiv-petit-mal (Janz).

Definition. Gehäufte Anfälle von plötzlich und ohne Aura einsetzendem Bewußtseinsverlust (Absence)[1] für 2—20, höchstens 30 sec mit meist ebenso plötzlicher Rückkehr des Bewußtseins. Der Anfall ist von einem charakteristischen EEG-Muster begleitet, motorische Entäußerungen fehlen oder bestehen nur in geringfügigen Automatismen.

Historisches. 1896 beschrieb Fürstner gehäufte kleine Anfälle im Kindesalter und rechnete sie der Hysterie zu. Friedmann bezeichnete sie 1905 als „kurze narkoleptische Anfälle" oder „nichtepileptische Absencen". Von Sauter wurde die Bezeichnung Pyknolepsie eingeführt (pyknos = häufig). Die dürftige Symptomatik, das Fehlen von Intelligenz- und Persönlichkeitsabbau, die häufige Spontanheilung und die Wirkungslosigkeit der üblichen Antiepileptica schienen die Abtrennung von der Epilepsie zu rechtfertigen. Erst die enge Korrelation zwischen Anfallsform und EEG bewies die Zugehörigkeit zu den chronischen Krampfleiden.

Häufigkeit. Der Anteil der kindlichen Patienten mit pyknoleptischen Absencen innerhalb des epileptischen Formenkreises beträgt etwa 10% (Bridge, Janz, Bamberger und Matthes, Weber).

Alters- und Geschlechtsdisposition, Konstitution, Genetik. Die Pyknolepsie steht bezüglich des Erkrankungsalters zwischen den myoklonisch-astatischen Anfällen und dem Impulsiv-petit-mal mit einem deutlichen Gipfel zwischen dem 5. und 8. Lebensjahr (s. Abb. 273). Vor dem 3. Lebensjahr wird das Leiden praktisch nicht angetroffen. Im Gegensatz zu allen anderen Epilepsieformen ist es eindeutig mädchenwendig (60/40).

Nachweisbare Organschäden des ZNS (Geburtstrauma, Encephalomeningitis, Schädeltrauma etc.) sind ebenso wie blande Debilität nach unseren Erfahrungen mit weniger als 10% wesentlich seltener als bei allen übrigen Epilepsieformen des Kindesalters. Sie prädisponieren zu akzessorischen Epilepsien, Status und anderen Komplikationen.

Besondere körperliche *Konstitutionsmerkmale* wie Häufung sog. degenerativer Stigmata sind bei den Patienten ohne cerebrale Schädigung nicht festzustellen.

Die überragende Bedeutung des **genetischen Faktors** ist, insbesondere seit den Untersuchungen von Metrakos und Metrakos erwiesen. Die familiäre Belastung wird in der Literatur zwischen 18 und 36% angegeben (Bamberger und Matthes, Janz). Über die Ergebnisse der jüngsten Untersuchungen in Heidelberg unterrichtet die Tabelle 76. Ein Überwiegen des weiblichen Geschlechtes sowohl bei der Belastung der Probanden, wie auch bei den erkrankten Familienmitgliedern ist erkennbar, aber statistisch nicht gesichert.

---

[1] Das Wort Absence sollte im Interesse einer gegenseitigen Verständigung nicht alternativ für Pyknolepsie benutzt werden, sondern nur für den symptomarmen Vigilitätsverlust, der ja mit geringen Varianten auch bei verschiedenen anderen Epilepsieformen vorkommt.

Tabelle 76. *Familiäre Krampfbelastung bei 129 Patienten mit Pyknolepsie.* (Nach H. P. WEBER)

Belastung mit	Belastung bei			
	Eltern	Geschwistern	weiteren Verwandten	Insgesamt
Epilepsie insgesamt	8 (6,2%)	9 (7,0%)	24 (18,6%)	31,8%
Davon homolog	8 (6,2%)	7 (5,4%)	3 (2,3%)	13,9%
Gelegenheitskrämpfe	6 (4,7%)	15 (11,6%)	7 (5,4%)	21,7%

Besonders aufschlußreich sind EEG-Untersuchungen in der Verwandtschaft.

METRAKOS und METRAKOS fanden das typische 3/sec spike-wave-Muster in 2,24% der Geschwister und 1,03% der Eltern. MATTHES und WEBER haben sich bei der gleichen Fragestellung auf Probanden mit generalisierten bilateral synchronen spike-waves beschränkt und fanden bei 9,2 der untersuchten Geschwister und 2,5% der Eltern das gesuchte Merkmal. Ähnlich wie METRAKOS und METRAKOS vermuten sie auf Grund der Altersverteilung und des häufigen Auftretens von δ-Wellen bei den Eltern, daß die spike-waves bei klinisch Unauffälligen im Laufe des Lebens verschwinden bzw. rudimentär werden. Auffällig ist die Tatsache, daß 4 von 13 Geschwistern unter 4 Jahren bereits das Graphoelement boten; hierin sind eben auch die künftigen manifest Erkrankten enthalten.

Über die beschriebenen spike-wave-Befunde hinaus deckte die Untersuchung von MATTHES u. WEBER noch erhebliche pathologische Veränderungen bei den Verwandten auf: 6,1% der Eltern und 3,1% der Geschwister hatten sonstige Krampfpotentiale; mit Einschluß unspezifischer Befunde waren 34,5 bzw. 38,4% der EEG pathologisch, wobei in der Geschwistergruppe das weibliche Geschlecht eindeutig überwog. Nur bei 29 von 108 untersuchten Familien fanden sich keinerlei pathologische EEG-Veränderungen. Aus den genannten Ergebnissen berechnet sich die Belastung der Probanden mit Krampfpotentialen bei Eltern und Geschwistern zu 34,2% und mit spike-wave zu 18,5%.

METRAKOS und METRAKOS entdeckten ebenfalls bei vielen Eltern und Geschwistern zusätzlich pathologische EEG-Formationen, die aber mit den oben zitierten nicht verglichen werden können, weil mehr als 60% ihrer Probanden atypische spike-waves hatten.

Psychische Befunde. Die Kinder sind meist von einer guten Intelligenz; $3/4$ unserer Patienten lagen im Altersdurchschnitt, 10% darüber und von den Unterbegabten litten $4/5$ zusätzlich an großen Anfällen (FREUDENBERG). Diese Verhältnisse kommen auch in den Leistungen in der Schule und in der Berufsausbildung zum Ausdruck; auffälliges Versagen oder Abgleiten in späteren Jahren (JANZ) haben wir — bei behandelten Patienten mit reiner Pyknolepsie und ohne Organläsion — nicht gefunden. Schwierigkeiten auf schulischem Gebiet gehen fast nur auf Konto mangelhaften Folgens im Unterricht durch die Absencen. Gelegentlich wirken sich auch neurotische Störungen aus, die bei den meist lebhaft-agilen und reizaufgeschlossenen Kranken natürlich leichter auftreten als bei den mehr stumpfen kontaktschwachen, die wir unter den anderen Epilepsieformen häufiger antreffen. Tatsächlich ist der Anteil neurotischer Symptome mit rd. $1/5$ unseres Patientengutes bei reiner Pyknolepsie recht hoch. Auch Zappelei, abnorme Reizbarkeit, Eigensinn und Aggressivität ist auffallend häufig anzutreffen. Dagegen sind schwere Verhaltensstörungen erethischer oder enechetischer Art vornehmlich Begleiterscheinungen bei zusätzlichen Grand-mal-Anfällen.

Pathoanatomie und Pathogenese. Da die Erkrankung nicht lebensbedrohend ist, fehlen aufschlußgebende Obduktionsbefunde. Kausalbezüge zu Vorgängen im Mittel- und Zwischenhirn wurden bereits durch die Bewußtseinsstörung als Kern- und Zentral-Symptom (RATNER) und durch die Bulbusdeviation während des Ictus nahegelegt. In diesem Sinne ist auch die beachtliche Abhängigkeit der Anfallsbereitschaft von Spannungs- und Erregungs- bzw. Ablenkungssituationen zu werten. Das gewichtigste Argument für diese Lokalisationsversuche lieferte die ungemein charakteristische Ausprägung des EEG, dessen Entstehungsort durch elektrische Reizung dieser Hirngebiete bewiesen wurde (JASPERS, HUNTER und JASPERS, GASTAUT u.a.). Im Tierversuch konnte das typische EEG mit den entsprechenden klinischen Symptomen ausschließlich durch Läsion der interlaminaren Thalamuskerne oder der Formatio reticularis erzielt werden (GUERRERO-FIGUERA). Die Pyknolepsie ist demnach als zentrencephale Epilepsie im engsten Sinn zu bezeichnen, womit keineswegs eine Verwandtschaft mit anderen Epilepsieformen erwiesen ist, die ebenfalls generalisiert synchrone spikes und waves zeigen.

Das **Anfallsbild** ist sehr unauffällig. Die Grundform ist der unvermittelt und plötzlich einsetzende Bewußtseinsschwund mit leerem Blick, weiten lichtstarren Pupillen und Sistieren der Tätigkeit. Dieser Zustand dauert gewöhnlich nicht länger als 5—10—20 sec und überschreitet 30 nur in seltenen Fällen, die dann meist auch sonst auffällig sind (erhöhte Neigung zu Petit-mal-Status, zu großen Anfällen und zu Kombination mit psychomotorischer Epilepsie). Der Bewußtseinsverlust kann recht unterschiedlich sein; manche reagieren auf Anruf, andere nicht einmal auf Schmerz. Am Ende der Attacke kehrt das Bewußtsein gewöhnlich ebenso prompt wieder, eine unterbrochene Tätigkeit wird, wie in einem Film nach einigen Sekunden Stillstand, dort fortgesetzt, wo sie aufhörte. Begonnene Sätze können gelegentlich zu Ende geführt werden, häufiger sind allerdings Neuanfang, Verstümmelung und Reiterationen. Deutlicher oder massiver Tonusverlust (DOOSE), gehört nicht zur Pyknolepsie, im Gegenteil, das Gleichgewicht wird auch im Stehen eingehalten und die Standfestigkeit notfalls durch trippelnde Schritte korrigiert. Vegetative Symptome wie Blässe, Gesichtsrötung u. dgl. sind relativ selten und nach JANZ vorwiegend mit Oralmotorik gekoppelt. Einnässen ist ganz selten.

Häufig stellen sich leichte zusätzliche motorische Phänomene ein. So beobachtet man bei geschlossenen Augen ein Zittern der Lider; die Hände oder die Facialismuskulatur können symmetrisch im Rhythmus der elektrischen Entladungen leicht zucken. Der Kopf wird in demselben Tempo stakkatoartig nach hinten oder seltener und eher bei jüngeren Kindern nach vorne oder noch seltener seitlich bewegt („adversive Absencen") mit gleichzeitiger oder vorhergehenden Deviationen der Bulbi in der gleichen Richtung. Das auffällige Überwiegen der Rückwärtsimpulse hat JANZ veranlaßt, den Namen Retropulsiv-Petit-mal vorzuschlagen.

Weitere Automatismen sind nestelnde oder zupfende Bewegungen am Kleid oder Lecken, Schmatzen, Lippenbewegen, „sprachliche" Äußerungen wie Wortfetzen, Murmeln etc. Bei diesen Bildern ist die Abgrenzung gegenüber psychomotorischer Epilepsie schwierig, wenn sie nicht einförmig reiterierend und von Insult zu Insult gleichbleibend sind.

Schließlich kann auch die begonnene Handlung z.B. Stricken, Schreiben u. dgl. in einem stockend langsamen Tempo und mit Fehlern behaftet fortgeführt werden. Wird der Patient auf der Straße von einem Anfall überrascht, kann er sogar Hindernissen ausweichen.

Nur ein Teil der Patienten bietet immer dieselben Symptome dar. Bei den meisten kann man Kombinationen von einigen bis mehreren Varianten beobachten (JANZ, WEBER).

Der Anfall hinterläßt keine Zeichen von Erschöpfung, Desorientiertheit u. dgl. Meist wissen die Patienten nichts von der Attacke; auf Befragen geben sie gelegentlich an, daß etwas Besonderes gewesen sei.

Die *Zahl der Anfälle* wechselt zwischen 3—5 bis zu 60 und 100 oder noch mehr pro Tag; angesichts der Kürze und Unauffälligkeit der Attacken sind natürlich ganz exakte Angaben gewöhnlich nicht zu erhalten. Das Häufigkeitsmaximum liegt bei 10—20—30. Jedoch schwankt die Zahl der täglichen Anfälle sowohl von Patient zu Patient wie auch beim gleichen Patienten recht erheblich, wobei auch völlig anfallsfreie Tage eingeschaltet sein können. Auch von gut beobachtenden Eltern wird ziemlich übereinstimmend angegeben, daß das Leiden mit seltenen Attacken beginnt, deren Häufigkeit im Laufe von Wochen bis Monaten zunimmt.

Die Zeit nach dem Aufwachen wird zwar oft bevorzugt, jedoch kann man weder von einer ausgesprochenen *Tagesrhythmik* noch von einer *Periodik* über längere Zeiträume sprechen. Gelegentlich beobachtet man eine deutliche Häufung um die Zeit der Menses. Als auslösende Faktoren sind, abgesehen von Hyperventilation, Erregung und geistige Beanspruchung bekannt; andererseits kann nichtermüdende Ablenkung die Attacken inhibieren.

Der *Status pyknolepticus* ist zwar schon seit 40 Jahren bekannt (RATNER), aber offenbar nicht häufig und wird wegen seiner Unaufdringlichkeit noch seltener erkannt. Dabei reihen sich wenig ausgeprägte, aber elektrobiologisch faßbare Absencen in dichter Folge aneinander, so daß ein mehrere Stunden bis Tage und Wochen dauernder Zustand kontinuierlicher Benommenheit und Schlaftrunkenheit entsteht, in dem die Kinder zwar situationsgerecht, aber im Zeitlupentempo und wie unkonzentriert mit ständigen Unterbrechungen handeln und sprechen.

Exogene Momente spielen als Auslösung des Status anscheinend keine Rolle. Aber diese Patienten bieten gegenüber dem Gesamtkollektiv eine Reihe von klinischen Besonderheiten (WEBER): Cerebrale Vorschäden sowie Kombination mit grand mal, psychomotorischer Epilepsie und anderen Petit-mal-Formen sind auffallend häufig.

Befunde. Für die Krankheit spezifische, internistische, neurologische oder ophthalmologische Befunde werden bei der reinen Pyknolepsie nicht erhoben; auch Laboruntersuchungen sowie Röntgenaufnahmen des Schädels lassen keine Ergebnisse erwarten.

EEG. Der wichtigste und entscheidende Befund ist die Veränderung der Hirnstromkurve, die sich fast stets in typischer und selbst für den Unerfahrenen sofort erkennbarer Form darstellt. Im Anfall entspringen — gelegentlich nach einem kurzen Vorspiel occipitaler langsamer Wellen — scharf begrenzte Gruppen sehr uniformer Komplexe von Spitze und Welle mit einer Frequenz von 3/sec und einer Amplitude von 30 mV, d.i. etwa das 10—15fache der normalen Grundaktivität (s. Abb. 282). Diese Graphoelemente sind fast immer völlig synchron und meistens gleichmäßig generalisiert, gelegentlich fronto-temporal halbseitig oder anderweitig betont. Gegen Ende des Anfalls geht die Frequenz manchmal zurück. Im allgemeinen bricht die pathologische Entladung gleichzeitig mit dem klinischen Anfall ab; jedoch können orale Automatismen den hirnelektrischen Anfall überdauern (RABENDING und PARNITZKE).

Neben diesen klassischen Graphoelementen findet man typische spike-waves mit Frequenzen über oder unter 3/sec oder Frequenzlabilität, mangelnde Synchronisierung, seltener Polyspikes. Die Grundaktivität kann verlangsamt oder auch dysrhythmisch sein. Alle diese Varianten werden fast durchwegs erheblich häufiger bei Patienten gefunden, die auch andere Anfälle oder cerebrale Vorschäden haben. Bei diesen treten auch öfters spezifische Herde auf (FRIEDEL u. LEMPP). Dagegen findet man rhythmische Delta-Wellen überwiegend bei reiner Pyknolepsie ohne cerebrale Traumen (MATTHES u. WEBER).

Beim *Petit-Mal-Status* entsteht ein nahezu kontinuierlicher Ablauf von spikes and waves oder eine Folge kurzer Gruppen in dichten Abständen, die Grundaktivität in diesen Intervallen ist dann meistens dysrhythmisch oder anderweitig gestört.

Das charakteristische Hirnstrombild kann man auch im Anfallsintervall finden; es hält nur 2—3 sec an, sofern es nicht zu einem klinischen Anfall kommt. Auch die Häufigkeit dieser subklinischen Attacken schwankt individuell und geht weitgehend konform mit der Schwere des klinischen Bildes; GIBBS und GIBBS schätzen das Verhältnis auf etwa 50:1. Durch eine wenigstens 3 min lange Hyperventilation können die spike-waves provoziert oder aktiviert werden. Nicht selten kommt es dabei zu einem klinischen Anfall. Auf Photostimulation reagiert die Pyknolepsie selten.

Verlauf, akzessorische Epilepsien und allgemeine Prognose. Die ursprüngliche Annahme vom gutartigen Spontanverlauf der Pyknolepsie mußte erheblich revidiert werden. JANZ hat in einer Katamnese bis zu 25 Jahren nur 60% Spontanheilungen erfaßt, 31% hatten noch kleine und 53% kleine und große Anfälle. PAAL kommt zu ähnlichen Ergebnissen, er unterscheidet aber nicht streng zwischen spontan geheilten und behandelten Patienten. BAYs Patienten hatten mit 7% Heilung eine wesentlich schlechtere Prognose.

Von unseren 129 Patienten der letzten 15 Jahre hatten 27 vor Beginn des petit mal große Anfälle, teils mit, teils ohne Fieber, teils als Begleitkrämpfe bei Encephalitis u. dgl. Sie wiederholten sich später bei der Hälfte der Fälle. Im Verlauf der Pyknolepsie waren bei 29 Patienten Grand-mal-Anfälle hinzugetreten, am häufigsten in den ersten 4 Krankheitsjahren. Erstaunlicherweise traten zwischen dem 8. und 11. Krankheitsjahr viermal große Anfälle auf, während in der Zwischenzeit diese Kombination bei keinem unserer Fälle beobachtet wurde. Eine auffallende Tendenz zu grand mal zeigen Patienten, die erst nach dem 10. Lebensjahr an Pyknolepsie erkrankten.

Die meisten dieser Grand-Mal-Epilepsien sind durch eine erstaunlich geringe Anfallsfrequenz ausgezeichnet, was bereits vor Einsatz einer wirksamen antikonvulsiven Behandlung bekannt war. $2/5$ unserer Patienten hatten nicht

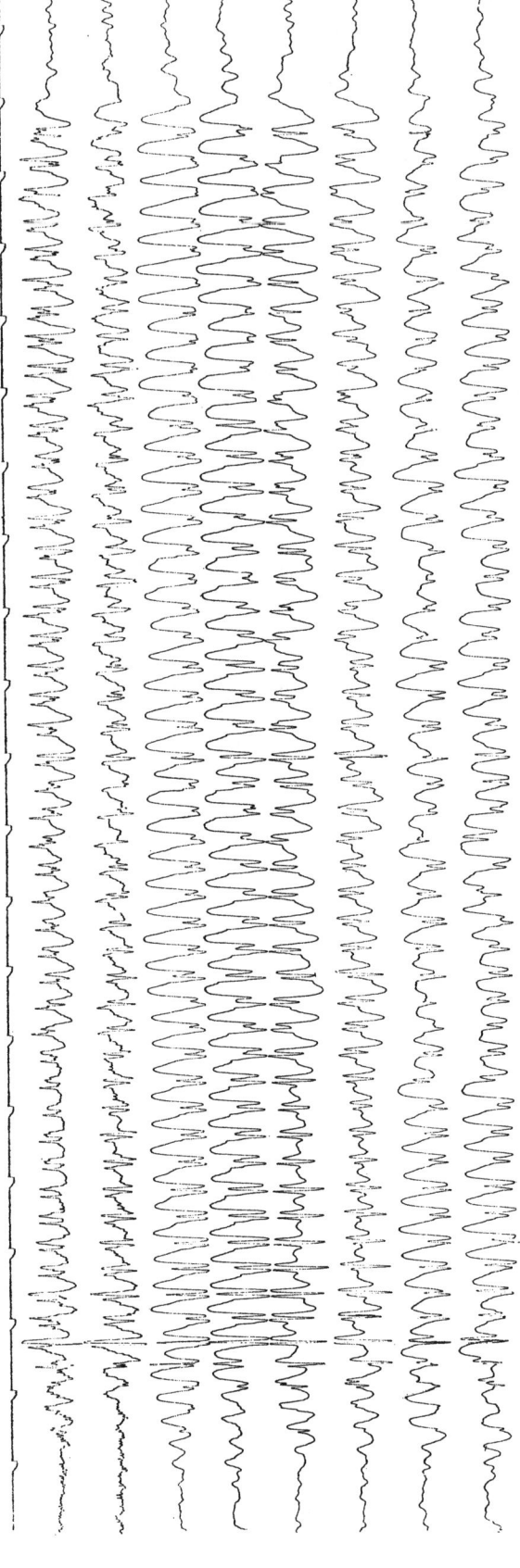

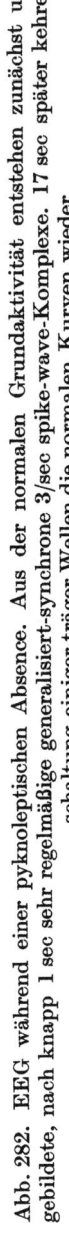

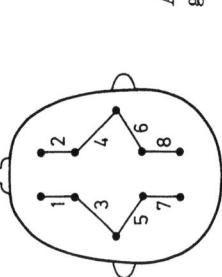

Abb. 282. EEG während einer pyknoleptischen Absence. Aus der normalen Grundaktivität entstehen zunächst unvollkommen ausgebildete, nach knapp 1 sec sehr regelmäßige generalisiert-synchrone 3/sec spike-wave-Komplexe. 17 sec später kehren unter Zwischenschaltung einiger träger Wellen die normalen Kurven wieder

mehr als 3 Attacken, $^2/_3$ nicht mehr als 10. JANZ stellte fest, daß ein recht großer Teil dieser Patienten entsprechend der nosologischen Stellung der Pyknolepsie als zentrencephale Form an Aufwachepilepsie litt. WEBER konnte allerdings nur 50% seiner Patienten in diese Gruppe einordnen. Bei den übrigen waren die Anfälle diffus über den Tag verteilt. Außerdem erwies sich der symptomatische Charakter der Grand-mal-Anfälle bei einigen Patienten durch gelegentlich eingeschobene fokale Krämpfe.

Seltene akzessorische Epilepsien sind psychomotorische bzw. Übergangsformen; Impulsiv-Petit-mal und myoklonisch-astatische sind noch seltener; wenn überhaupt, treten sie neben Grand-mal-Kombination auf.

Die reine Pyknolepsie hat heute von allen Epilepsieformen die besten Therapiechancen. *Prognostisch* günstig sind: Beginn der Krankheit zwischen dem 4. und 9. Lebensjahr, Absencedauer unter 30 sec, klassische 3/sec spike-wave, Grundaktivität normal oder durch δ-wellen charakterisiert. Nachteilig wirken sich aus: Kombination mit grand mal, Beginn der Pyknolepsie vor dem 4. Lebensjahr, neurologische Symptome, Retardierung und erethische oder enechetische Verhaltensstörungen, erhebliche motorische Begleiterscheinungen während der Anfälle, Dysrhythmie und Foci im EEG und Neigung zu Petit-mal-Status, fast alles Folgen einer Schädigung des ZNS.

Prognostisch günstig ist ferner familiäre Belastung; auch unsere Patienten, deren Geschwister oder Eltern das 3/sec Spike-wave-Merkmal im EEG hatten, schnitten im allgemeinen besser ab: seltene Organschäden des ZNS und besonders deutlich selten Kombination mit grand mal.

Diagnose. Die unaufdringliche Form des Anfalls verführt Angehörige und Lehrer meist dazu, die Erkrankung als Verträumtheit, Unaufmerksamkeit oder bei motorischen Begleiterscheinungen als Unart abzutun. Eine sorgfältige Befragung über die Eigenschaften des Anfalls und seine motorischen und vegetativen Begleiterscheinungen verhütet eine Fehldiagnose auch im Anfangsstadium fast stets. Eine wertvolle diagnostische Hilfe stellt die Provokation durch eine 3 min dauernde Hyperventilation dar, die in etwa 50% der Fälle Erfolg hat. Das EEG liefert die Diagnose praktisch mit 100%iger Sicherheit nach Hyperventilation.

Die Häufigkeit der Anfälle, ihr plötzlicher Beginn und ihr ebenso plötzliches Ende sowie eine dürftige, auf die Sagittalebene beschränkte motorische Symptomatik machen die differentialdiagnostische Abgrenzung gegenüber psychomotorischer Epilepsie im allgemeinen leicht. Über die diagnostisch schwierigen Grenzfälle s. S. 620 und 625.

Der Status pycnolepticus kann von unaufmerksamen und unerfahrenen Beobachtern übersehen werden; verständliche Fehldiagnosen sind psychomotorischer Dämmerzustand bzw. langdauernder psychomotorischer Anfall, ferner, falls die Pyknolepsie nicht bekannt ist, Schlafmittelwirkung oder Folgen eines Schädeltraumas. Das EEG klärt die Situation sofort eindeutig.

Über **Therapie** s. S. 659f. Die Neigung zu akzessorischen großen Anfällen macht einen Grand-mal-Schutz notwendig. Ob die Petitmal-Medikamente die Komplikationswahrscheinlichkeit erhöhen („Crescendoeffekt") ist m. E. wenigstens für das Petnidan noch nicht erwiesen; der Vergleich mit der Grand-mal-Häufigkeit früherer Katamnesen insbesondere von JANZ läßt eher annehmen, daß unsere Therapie ausschließlich spezifisch auf den Entstehungsort der 3/sec Spike-wave wirkt. Notwendig ist die Grand-mal-Prophylaxe bei nachgewiesenen Läsionen des ZNS oder bei den oben aufgezählten Symptomen. Über die Therapiedauer besteht noch keine Einmütigkeit; die untere Grenze ist sicher 2—3 Jahre, es werden aber auch 4—5 Jahre über die erzielte Anfallsfreiheit hinaus empfohlen. Ob man im Hinblick auf unsere Erfahrung den Grand-mal-Schutz bis über das 10. Krankheitsjahr ausdehnen soll, kann ebenfalls noch nicht gesagt werden. Mir scheint es in Anbetracht des günstigen Verlaufs dieser Anfallsform gerechtfertigt abzuwarten, falls nicht das EEG verdächtig ist.

Der Erfolg einer ausreichenden Succinimid-Behandlung ist bei reinem petit mal größer als 90% und in den meisten Fällen innerhalb weniger Wochen zu erwarten. Kombination mit grand mal und die anderen oben genannten negativen Fakten senken die Heilungsaussicht auf etwa 75%, 10—15% zeigen eine deutliche Reduktion der Anfälle, der Rest reagiert ungenügend.

41*

Impulsiv-Petit-mal

Synonyma. Secousses, impulsions épileptiques (HERPIN), myoclonies épileptiques (RA-
BOT), myoclonic seizures (LENNOX), benigne
funktionelle oder myoklonische Epilepsie
(SOLÉ-SAGARRA).

Die von JANZ geprägte Bezeichnung Impulsiv-Petit-mal ist zu bevorzugen, weil sie
einerseits den Ablauf der motorischen Entäußerung plastisch und unverkennbar wieder-
gibt, andererseits den grundsätzlichen Unterschied zur Myoklonus-Epilepsie und zu myoklonischen fokalen Anfällen zum Ausdruck
bringt.

Definition. Es handelt sich um unvermittelt
vereinzelt oder in Salven auftretende, heftige
und ziellose meist symmetrische Stöße der
Extremitäten, des Rumpfes und/oder des
Kopfes.

Häufigkeit und Disposition. Das Leiden ist
mit einem Anteil von rund 3% die seltenste
Manifestation innerhalb der Epilepsiegruppe
überhaupt. Vor dem 6. Lebensjahr wird es
kaum beobachtet und hat sein Häufigkeitsmaximum um die Zeit der Pubertät (s. Abb. 273).
Eine Sexotropie ist jedenfalls im Kindesalter
nicht festzustellen, ebenso wenig wie ein Einfluß der Jahreszeit auf Intensität oder Verlauf.

Pathobiologie. Das Ausmaß der familiären
Belastung entspricht den Erfahrungen bei den
anderen Epilepsien. Über die Bedeutung von
organischen Hirnschäden besteht noch keine
einheitliche Meinung; JANZ und CHRISTIAN
lehnen sie überhaupt ab, GIBBS und GIBBS
nehmen sie aufgrund des EEG in 15% der
Fälle an. Untersuchungen über anatomische
Veränderungen, die einen direkten und spezi-
fisch-kausalen Bezug zu den Anfällen erkennen
lassen oder auf ein bestimmtes Lokalisations-
gebiet hinweisen, liegen nicht vor. Nach EEG-
Untersuchungen ist der Ursprung der bioelektrischen Entladungen im Hirnstamm anzunehmen (PENFIELD und JASPER; JANZ und
CHRISTIAN).

Anfallsbild. Die Zuckungen überfallen den
Patienten ohne Aura oder sonstige Vorboten.
Die Extremitäten werden meist symmetrisch
und synchron, wie von einem elektrischen
Schlag, jäh und heftig in allen möglichen Rich-
tungen umhergeschleudert, wobei die stärksten
Impulse die proximalen Anteile treffen. Der
Schultergürtel wird bevorzugt, gewöhnlich

werden auch Rumpf und Kopf, mitunter auch
das Zwerchfell mit einbezogen, was sich durch
ein juchzendes Inspirium bemerkbar macht.
Gegenstände können aus der Hand geschleudert werden; bei massiver Ausprägung stürzt
der Patient zu Boden, kann jedoch sofort
wieder aufstehen. Die Intensität wechselt von
isolierten Zuckungen bis zu Salven von 10 bis
20 Stößen innerhalb von mehreren Sekunden

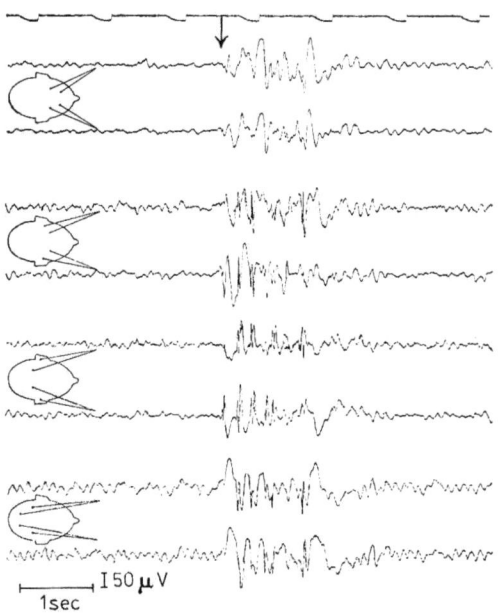

Abb. 283. Impulsiv-petit-mal-Epilepsie (9jähriger
Junge). Aus der mit ↓ bezeichneten Stelle paroxys-
maler Ausbruch generalisierter Multi-spikes und
-waves. Klinisch dabei kurze stoßartige Zuckung mit
Hochschleudern beider Arme. Grundaktivität im
Bereich der Altersnorm (Fall Hs. E 663). (Aus
BAMBERGER u. MATTHES)

bis wenigen Minuten. Bei längerer Dauer des
Anfalls kommt es zu Bewußtseinstrübung. Auch
statusartige Häufung ist beobachtet worden.

Am häufigsten treten die Anfälle nach dem
Erwachen auf, im Schlaf sistieren sie völlig;
seelische Erregung, Schlafentzug und Flickerlicht, seltener akustische und taktile Reize,
wirken anfallsauslösend oder verstärkend. Das
Leiden tritt ausgesprochen anfallsweise auf mit
tage- bis wochenlangen Intervallen.

EEG. Die Kurve zeigt charakteristische
Multispikes mit eingeschobenen hohen Wellen
langsamer Frequenz (3—4/sec) während des
Anfalls (s. Abb. 283). Da der Herd in der Tiefe
sitzt, kann es vorkommen, daß die dort ent-

stehenden Entladungen nicht bis an die Oberfläche vordringen. Im Intervall ist das EEG unauffällig, doch können unter Umständen auch elektrische Impulse ohne sichtbare Muskelaktionen abgeleitet werden.

Als beste Provokationsmethode hat sich Flickerlicht, eventuell kombiniert mit Injektion von kleinen Dosen Cardiazol bewährt, außerdem Schlafentzug, weniger sicher Hyperventilation.

Differentialdiagnose. Das Alter und der ungerichtete Bewegungsablauf schützen vor Verwechslungen mit Propulsiv-petit-mal; auch die milden rhythmischen Zuckungen bei Pyknolepsie sind leicht von Impulsiv-petit-mal zu unterscheiden. Die Myoklonus-Epilepsie, die ebenfalls ungerichtete Bewegungsimpulse produziert, zeigt eine Reihe von charakteristischen Unterschieden: Sie treten nicht ausgesprochen anfallsweise auf, sind gewöhnlich asymmetrisch, asynchron, wahllos über die gesamte willkürliche Muskulatur verteilt und folgen um ein Vielfaches rascher (bis 100/min) aufeinander, ohne größere Bewegungseffekte auszulösen. Willkürliche Bewegungen, Lidschluß, sowie psychische und sensorische Reize verstärken die Impulse; außerdem besteht keine Abhängigkeit von der Tageszeit oder vom Schlaf-Wach-Rhythmus. Unter den nicht epileptischen Krankheitsbildern sind Tics durch die auf gewisse Muskelgruppen beschränkte und stets gleichartige Bewegung, ferner die nie in Salven auftretenden Schlafzuckungen durch ihre eindeutige zeitliche Bindung leicht zu erkennen. Die erscheinungsbildlich ähnliche Motorik bei Chorea tritt nie anfallsweise auf und verstärkt sich bei intendierten Bewegungen; das Grimassieren, die allgemeine Muskelhypotonie, der Gordon-Reflex usw. lassen ebenfalls eine Verwechslung leicht vermeiden. Die in den Anfangsstadien der Leukoencephalitis vorkommenden Anfälle sind stets Einzelzuckungen, die blitzartig ablaufen und sich in ziemlich regelmäßigen Abständen von einigen Sekunden wiederholen.

Verlauf und Prognose. Die Patienten zeigen anfangs für gewöhnlich keine Beeinträchtigung der Intelligenz. Sie sind aber unstet und seelisch labil bis zur Haltlosigkeit. Daher machen sie recht oft Schul- und Erziehungsschwierigkeiten, versagen später im Beruf und ein erheblicher Teil wird mehr oder minder schwer debil. Ähnlich wie bei den anderen Formen der kleinen Anfälle bekommt ein großer Teil der Patienten nach Ablauf von mehreren Jahren auch große Anfälle, die aber auch als Vorspiel mit einem Intervall von 3—5 Jahren beobachtet werden.

Reflex-Epilepsie

Bei manchen Patienten können durch sensorische bzw. sensible Reize ausschließlich oder zusätzlich Anfälle ausgelöst werden. Am häufigsten und wichtigsten ist die photogene Epilepsie, die bereits im Altertum bekannt war; nach GALEN wurde die Reaktion beim Betrachten rotierender Räder gegen die Sonne als Gesundheitstest beim Sklavenkauf verwertet. GOWERS beschrieb die Photoepilepsie 1881, WALTER et al., ADRIAN und MATTHEW entdeckten den Effekt auf die Hirnstromkurve (s. BAMBERGER u. MATTHES).

Der Lichtreiz kann kontinuierlich sein, viel wirksamer sind intermittierende, z.B. das Flimmern im Kino, rotierende Flugzeugpropeller oder Räder, Durchfahren einer Allee u.dgl. Auch nicht völlig regelmäßig wiederkehrende Impulse, wie eine sonnenbeschienene bewegte Wasserfläche, Sonnenlicht, das durch bewegte Blätter eines Baumes scheint, flimmernde Lichtreklame u.dgl. können diesen Effekt haben. Besonders wirksam ist offenbar das Fernsehen: Die Sekundärfrequenz von 25 Hertz liegt im Rahmen der optimalen Reizschwelle, die kurze Entfernung vom Schirm bedingt einen relativ starken Lichteinfall, der zudem die hierauf besonders empfindlichen peripheren Anteile der Retina trifft. Daher treten Anfälle von Reflexepilepsie bevorzugt bei Bildstörungen auf und beim Versuch sie zu beheben. Die Unsitte, Kinder stundenlang in nächster Nähe vor dem Apparat sitzen zu lassen, hat die Zahl der manifesten Photoepilepsien enorm in die Höhe schnellen lassen. PANTELAKIS et al. beobachteten in einer englischen Großstadt innerhalb von 2 Jahren unter 243 epileptischen Kindern 14 mit „Fernsehkrämpfen".

Der pathologische Effekt ist abhängig 1. von der Stärke und Entfernung der Lichtquelle und dem Helligkeitsunterschied gegenüber dem Hintergrund; 2. von der Frequenz: das Optimum liegt bei 18 bis 30 Impulsen/Sekunde. Augenschluß kann durch Deviation der Bulbi nach oben den Effekt verhüten. Die Farbe bzw. Wellenlänge des Lichts wirkt offenbar nur entsprechend der Intensität des physiologischen Eindrucks.

Das Intervall-EEG kann unauffällig sein, Hyperventilation ist wirkungslos, dagegen induziert Flickerlicht, am besten bei den genannten Frequenzen nach wenigen Sekunden langsame Wellen, Multispikes, mehr oder weniger unregelmäßige Spikes und Waves etc. (siehe Abb. 284).

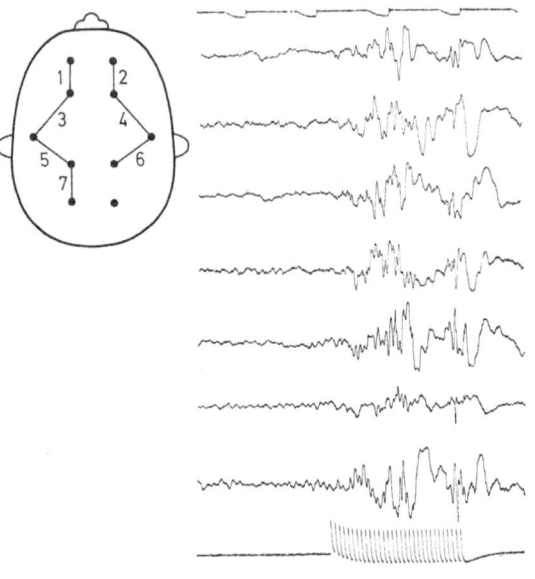

Abb. 284. Fotoepilepsie. Flickerfrequenz von 20/sec. Nach 0,2 sec treten kurze Spitzen auf, die nach weiteren 0,2 sec von Polyspike-waves abgelöst werden. Knapp 1 sec nach Ende der Reizung kommt die alte Grundaktivität wieder zum Vorschein

Die Erfahrung, daß eine Reihe von Epileptikern mit seltenen Manifestationen auf Photostimulation mit pathologischen Hirnstromkurven reagiert, ist für die Diagnostik höchst wertvoll geworden. Bei Nichtepileptikern kann Flickerlicht gelegentlich und nur innerhalb eines sehr engen Frequenzbereiches einige Sekunden dauernde an- und abschwel-

lende Gruppen von synchronen Wellen im Occipitalgebiet auslösen, eventuell mit vegetativen oder sensorischen Reaktionen (ADRIAN, KILOH und OSSELTON).

Der Erfolg von Antikonvulsiva ist unsicher und meist nur von kurzer Dauer. Zur Prophylaxe kann man dunkle Brillen verordnen. Fernsehen sollte, wenn überhaupt, in einem wenig verdunkelten Raum und in größerer Entfernung erlaubt werden; bei Störungen soll der Blick abgewandt werden, Versuche, sie zu beheben, sind strikt zu unterlassen.

Leider sind diese wohlgemeinten Ratschläge meist vergeblich; der Lichteffekt löst offenbar bei einer Reihe von Patienten angenehme Sensationen aus, so daß sie sich durch nichts davon abbringen lassen, ihn z.B. durch Blinzeln oder auch durch Fächeln der gespreizten Finger vor den Augen immer wieder wie in einer Zwangsneurose oder Sucht zu provozieren (MATTHES). Ein Versuch mit Psychotherapie mag immerhin gemacht werden.

Von audiogener (sonogener, musikogener, akustikogener, akustikomotorischer) Epilepsie sind insgesamt nicht mehr als 50 Fälle, fast ausschließlich Erwachsene, bekannt (YVONNEAU und PERREIRA; s. auch BAMBERGER und MATTHES). Anfallsbild und EEG-Formation sind außerordentlich variabel; relativ häufig fand man psychomotorische Manifestationen bzw. temporal gelegene oder betonte Herde. Auslösend wirken: 1. laute, plötzlich auftretende Geräusche; 2. bestimmte Melodien oder Musikstücke; 3. regelmäßig wiederkehrende Töne, welche die gleiche oder eine harmonische Frequenz wie die pathologischen synchronen Entladungen zeigen.

Selten ist auch die Auslösung durch sensible Reize die möglichst überraschend erfolgen müssen. Zum Beispiel können Stoß oder Berührung des Kopfes oder bestimmter Stellen im Gesicht einen Anfall auslösen, der von leichten Zuckungen und geringfügiger Eintrübung des Bewußtseins bis zu generalisierten Krämpfen mit Bewußtseinsverlust reichen kann. Bekannt sind auch Anfälle bei Berührung oder Stoß an Nervenenden oder Operationswunden, wobei dann die motorischen Reaktionen den Segmenten der berührten Stelle entsprechen.

„Maskierte Epilepsie" und „latente Epilepsie"

Unter maskierter Epilepsie werden anfallsauftretende, schmerzhafte oder andere Sensationen verschiedener Lokalisation, vegetative Regulationsstörungen aller Art und episodischpathologisches Verhalten subsummiert mit dem Versuch, sie als monosymptomatische Sonderform des chronischen Anfallsleidens zu etikettieren.

Die Geschichte dieses Begriffs und seiner Deutung beginnt mit GOWERS Veröffentlichung „Das Grenzgebiet der Epilepsie" (1908). Später wurde das EEG teils regulierend, teils durch Überbewertung gewisser Befunde zur Stützung der Theorie herangezogen. Aus dem Jahr 1956 liegt von WALLIS eine Monographie über „Masked epilepsy" vor. Eine Zusammenfassung incl. der neuesten Literatur bringen KÜLZ und DITTMAR.

Wenn man von ungeklärten Fieberattacken, Hypoglykämie, Exanthemen, mangelhafter Gewichtszunahme u. ä. Symptomen absieht, die gewiß nichts mit einem chronischen Anfallsleiden zu tun haben, dann handelt es sich um Bilder, die als Bruchstücke eines echten epileptischen Anfalls, vornehmlich bei psychomotorischer Epilepsie, ferner bei grand mal, seltener bei fokalen Krämpfen bekannt sind, andererseits aber ebenso bei vegetativ-nervösen bzw. neurotischen Störungen wie bei extracerebralen Organerkrankungen vorkommen.

Die wichtigsten **Symptome** sind folgende: 1. *Rezidivierende Bauchschmerzen*, eventuell mit Blässe, Übelkeit und Erbrechen. Neben der Summe nicht cerebralbedingter Bauchschmerzen kommen vor allem psychomotorische Epilepsie und daneben Abortiv-grand-mal differentialdiagnostisch in Frage. Wenn man auf die dort angeführten Kriterien achtet, kann man ein Anfallsleiden nicht übersehen, was eine umfangreiche Erfahrung mit langfristiger Beobachtungszeit in unserer Klinik bestätigt. 2. *Acetonämisches Erbrechen* ist zweifellos noch seltener das einzige Symptom einer Epilepsie; wir selbst haben in einem großen Krankengut keinen sicheren Fall beobachtet und in der kasuistischen Literatur liegen zu viele von den Autoren nicht verwertete Hinweise auf ein Krampfleiden, einen organischen Hirnschaden oder eine stoffwechselbedingte unspezifische EEG-Veränderung vor, um grundsätzlich eine Sonderform cerebraler Anfälle zu postulieren. 3. Das überzufällige Zusammentreffen von *Migräne* bei Erwachsenen mit Epilepsie bei den Probanden oder in der Aszendenz (ELY) führte zu der Annahme, daß in solchen Fällen ein gemeinsamer genetischer Faktor für beide Krankheitsbilder vorliegt; bei den sehr seltenen Fällen von Migräne im Kindesalter stehen derartige Beobachtungen noch aus. Wenn Kopfschmerzen als einziges Symptom einer beginnenden Grand-mal-Epilepsie auftreten, werden aus diesen Abortivbildern früher oder später vollausgeprägte Anfälle. Die EEG-Befunde der Literatur sind recht widersprechend (BURKE und PETERS; HEYCK und HESS; WEIL; LIVINGSTON; KRUPP und FRIEDMANN, RICHTER). MATTHES konnte in einem Kollektiv von 82 Patienten nur 6mal unspezifische Allgemeinstörungen im EEG nachweisen, der Rest blieb auch nach Provokation stumm. Andererseits fand er bei einer Reihe von epileptischen Pa-

tienten das EEG während Kopfwehattacken regelmäßig frei von Anfallszeichen. 4. Bei *Enuresis* ist die Frage nach dem pathogenetischen Zusammenhang mit Epilepsie in der pädiatrischen Literatur verständlicherweise besonders häufig diskutiert worden. Einnässen kann die Folge von voll ausgebildeten oder abortiven Grand-mal-Anfällen sein; bleibt es auf die Dauer das einzige Symptom, ist ein solcher Zusammenhang unwahrscheinlich, um so mehr, wenn der Patient noch nie trocken war. Wenn es regelmäßig und etwa immer um dieselbe Uhrzeit passiert, aber auch bei starker Milieuabhängigkeit, ist ebenfalls eine epileptische Genese nicht wahrscheinlich. Jahrelang zurückliegende Krampfanfälle erhöhen die Wahrscheinlichkeit nicht. Zur Schlüssigkeit solcher Untersuchungen müßte man auch längere Beobachtungszeiten und intensives Eingehen auf die vielschichtige psychosomatische bzw. somatische Problematik des Leidens fordern. Man sollte nicht den gleichen Fehler begehen wie vor 40—50 Jahren, als man ebenso kurzschlüssig bei negativem Urinbefund ausschließlich anatomisch-neurologische Überlegungen anstellte. Ähnlich dankbar wie psychosomatische Überprüfung, allerdings im Gegensatz zur Einleitung einer antikonvulsiven Therapie auch umständlich, sind Nachtschlaf-EEG-Untersuchungen; die vorliegenden Ergebnisse haben keinen Zusammenhang zwischen Absetzen des Urins und pathologischen Graphoelementen aufgedeckt. *Pavor und Somnambulismus* können eine der vielen Manifestationen der psychomotorischen Epilepsie darstellen oder nachahmen. Falls sie das einzige Symptom bleiben, sollte man ebenfalls mit der Etikettierung vorsichtig sein.

Die Argumente für die Zuordnung dieser Zustände zum Kreis der chronischen Anfallsleiden sind, abgesehen von den bruchstückhaften klinischen Symptomen 1. familiäre Belastung mit Epilepsie oder Vorkommen derselben oder ähnlicher Beschwerden bzw. abnormer Verhaltensweisen in der Verwandtschaft. 2. EEG-Befunde; bei spezifischen Graphoelementen kann man dieses Vorgehen diskutieren (s. LEMPP). Da aber dieselben EEG-Befunde bei Kindern gefunden werden können, die nie in ihrem Leben klinische Zeichen eines Krampfleidens bieten, halte ich es für richtiger, nur von einem Verdacht auf Epilepsie zu sprechen, was noch keine Therapie nötig macht, wohl aber zu besonders sorgfältiger Beobachtung zwingt. 3. Das schwächste und bedenklichste Argument ist Besserung oder Verschwinden der Symptome unter antikonvulsiver Therapie. Wenn wir uns schon scheuen, eine Diagnose ex juvantibus zu stellen, dann um so mehr, wenn man damit einen noch keineswegs gesicherten Krankheitsbegriff stützen will. Es ist erstaunlich, mit welcher Selbstverständlichkeit nahezu alle Autoren eine monatelange Behandlung mit diesen pharmakologisch wie psychologisch keineswegs indifferenten Medikamenten durchführen, ohne z.B. die gerade hier so naheliegende Klärung psychogener Zusammenhänge auch nur zu diskutieren und ohne einen einleitenden Versuch mit Placebo oder mit Spasmolytica oder bei Pavor mit einem Sedativum oder Schlafmittel ohne antikonvulsiven Effekt (Noludar, Rebuso). Das verständliche Unbehagen über die vielfältige, oft nicht eruierbare Ätiologie und die undurchschaubare Pathogenese gewisser Krankheitszustände darf uns nicht zu Kurzschlußdenken verführen und die Patienten als Epileptiker abstempeln, bevor nicht alle diagnostischen und therapeutischen Hilfsmittel anderer Art erschöpft sind.

Latente Epilepsie. Man findet bei Routine-EEG-Untersuchungen manchmal eindeutig spezifisch epileptische Graphoelemente ohne jeden Hinweis auf ein Krampfleiden. Bei einer Nachkontrolle hatte $1/3$ der Untersuchten die Krampfpotentiale verloren, $1/3$ behalten und der Rest hatte Krämpfe bekommen. Man darf annehmen, daß definitiv nicht mehr als die Hälfte einen ungünstigen Verlauf nimmt. Noch überzeugender und eindrucksvoller ist der Ablauf bei den Verwandten von Pyknoleptikern; wahrscheinlich erkranken nicht mehr als $1/3$ der Merkmalsträger am manifesten Krampfleiden.

Die Bezeichnung ,,latente'' Epilepsie ist also irreführend; es handelt sich weder um eine ,,ruhende'' noch überhaupt um eine Epilepsie, die ja niemals allein durch das EEG festgestellt werden kann und darf. Auch der gelegentlich verwendete Begriff Präepilepsie verleitet in Anlehnung an das Wort Prädiabetes zu falschen Assoziationen: es handelt sich um potentielle Epileptiker, d.h. um eine nur elektrobiologisch nachweisbare erhöhte Krampfbereitschaft. Die notwendige Konsequenz dieser Begriffsklärung ist, daß wir auch in diesen Fällen nicht nur berechtigt, sondern verpflichtet sind, die beunruhigende Bezeichnung Epilepsie, auch mit einem Zusatzwort, zu vermeiden. Gelegentliche Kontrollen dienen — abgesehen von Ausnahmen wie Früherfassung von Tumoren — im wesentlichen der Beruhigung der Eltern und heuristischen Interessen. Antikonvulsiva kommen vor dem ersten Anfall nicht in Frage.

Psychische Befunde, ihre Ursachen und Folgen

Aus praktischen Gründen kann man, weitgehend in Anlehnung an LANDOLT, in pathophysiologischer Hinsicht folgende Gruppen unterscheiden: progrediente, irreversible, chronisch reversible, episodische und paroxysmale Zustände. Das heißt in bezug auf das Substrat: Organisch-prozeßhaftes Geschehen, Neuronenverlust und Funktionsstörungen. In jeder Gruppe sind nach dem klinischen Bild und entsprechend der Art der Funktionsstörung mehrere Syndrome festzustellen. Die Grenzen sind verständlicherweise nicht immer scharf und klinisch auch für den Erfahrenen oft unerkennbar; so kann sich z.B. erst nach einem operativen Eingriff, z.B. Hemisphärektomie oder Tumorexcision, zeigen, wieviel von den psychischen Befunden Ausfallsyndrom, d.h. Funktionsverlust, und wieviel Störungssyndrom war. Und gerade dieses Beispiel zeigt, wie sehr uns die Frage der Reversibilität chronischer Störung, vor allem im Kindesalter beschäftigen muß. Die diagnostische Hilfestellung durch das EEG ist recht unterschiedlich: bei Funktionsausfall und prozeßbedingten Syndromen, keine oder unspezifische Veränderungen, bei den paroxysmalen meist und bei den episodischen häufig hinweisende Befunde.

Die **progredienten Veränderungen** sind im Kindesalter so gut wie immer an ein prozeßhaftes Geschehen im ZNS, meist auf der Basis einer Enzymopathie geknüpft; sie sind wie cerebrale Anfälle dieser Krankheiten ein Symptom zweiter Ordnung neben den massiven neurologischen, oft auch klinischen Erscheinungen, und brauchen wegen ihrer relativen Seltenheit hier nur gestreift zu werden.

Irreversible Zustände. Das Ausmaß des *Intelligenzdefektes* wird in der üblichen Weise definiert und bestimmt. Von den Eltern wird der Leistungsausfall meist lange Zeit unterschätzt, weil die Kinder ein überraschend anhaltendes Gedächtnis für Situationen haben, besonders wenn das Erlebnis affektbetont war. Bei krampfkranken Kindern wird man aus naheliegenden Gründen gegenüber den Angaben der Eltern noch zurückhaltender sein.

Aufgrund von Erfahrungen an den erwachsenen Anstaltsinsassen sprach man früher von sog. epileptogener *Wesensveränderung*, die man überdies lange fälschlich für ein Charakteristikum der sog. genuinen Epilepsie ansah (v. HEDENSTRÖM).

Das Kindesalter bietet folgende Tatbestände: Bei Kleinkindern findet sich, abgesehen von schwerstgeschädigten Idioten, das erethische Syndrom mit der unermüdlichen sprunghaften und im Grunde interesselosen Umtriebigkeit bis zum Zerstörungsdrang und mit Konzentrations- und Distanzlosigkeit. Ebenso unausgeglichen, wenn auch mehr zu Dysphorie und panischen Ängstlichkeitsausbrüchen neigend, ist die Gemütslage, die oft auf egozentrischer Stufe stehen bleibt. So ist es verständlich, daß diese Patienten für das Familienleben oft eine schwere, für Kindergarten und Sonderschulen eine unzumutbare Belastung darstellen.

Im späteren Schulalter — wie in der Präpubertät — ist der enechetische Typ zu finden mit seiner Schwerfälligkeit, Klebrigkeit, Pedanterie, Antriebslosigkeit und Perseveration, ein Bild, das für die Epilepsie aus den oben genannten Gründen als charakteristisch gegolten hat. Soweit die Intelligenzminderung dies zuläßt, gelingt die soziale Eingliederung dieser Patienten im allgemeinen leichter.

Weder die erethischen noch die enechetischen Wesensveränderungen sind charakteristisch für die Epilepsie des Kindesalters. Beide sind vielmehr die allgemeinen Syndrome jeder frühkindlichen Hirnschädigung; die spezifisch epileptischen Wesenszüge, die pedantische Hartnäckigkeit und der bis zur Lieblosigkeit oder gar Bösartigkeit gehende Egoismus kommen erst im späteren Leben. Dann kann sich auch die Einstellung entwickeln, die der Volksmund als „Gott auf der Zunge und den Teufel im Herzen" charakterisiert, ein Bild, das ein recht komplexes Geschehen ebenso dürftig beschreibt. Es ist unter anderem zum Teil die Reaktion auf verständnislose Umwelt und gestauter Affekt, andererseits Flucht in religiöse Geborgenheit aus Hilflosigkeit. BRÄUTIGAM hat diesen eigenartigen Tatbestand als „Tag- und Nacht-Polarität" (s. auch TÉLLEZ) bezeichnet. Wie weit hier die persönliche und die krankheitsgeprägte Struktur mit hereinspielen, ist noch offen.

Die Erfahrung zeigt, daß neben diesen beiden Gruppen mit groben Ausfällen eine große Zahl von Kindern *Grenzbefunde* von Verhaltensstörungen bieten, die zwar auch sonst in diesem Alter beobachtet werden, aber hier im Übermaß auftreten. Dies sind Unruhe, Zappelei, Konzentrationsschwäche, leichte Ermüdbarkeit und Träumerei, in der Kontaktnahme vorlaut-läppisches Gehabe, Trotz- und Wutausbrüche und auf der anderen Seite Gehemmtheit und Schüchternheit. Ob, wieweit und in welcher Form jeweils Kausalbezüge zur Krankheit bestehen, ist oft recht schwierig zu entscheiden. Die Beurteilung wird noch weiter dadurch erschwert, daß wir gerade beim epileptischen Kind mit reaktiven Störungen in besonderem Maß rechnen müssen.

Quantitative Angaben über die Häufigkeit der Oligophrenie und der Wesensveränderungen haben nur bedingte Aussagekraft, weil das Ergebnis zu sehr von der Zusammensetzung des Kollektivs bezüglich der Ätiologie und der Form und Schwere des Anfallsleidens, dem sozialen Milieu, den therapeutischen Möglichkeiten und Erfolgen usw. abhängt. Eine summarische statistische Übersicht ergab folgendes (BAMBERGER und MATHES):

1. Hinweise auf Vorschäden im ZNS fanden sich bei den erethischen Kindern deutlich häufiger als bei den enechetischen.

2. Daher ist auch in der Gruppe der erethischen die Zahl der retardierten Patienten insgesamt größer als bei den enechetischen, bei denen die schwersten Grade des Intelligenzdefektes überhaupt fehlen.

3. Erethismus entwickelt sich meist in engem zeitlichen Zusammenhang mit dem Anfallsbeginn. Bei Enechetikern konnte ein derartiges Zusammentreffen nicht festgestellt werden.

4. Enechetische Patienten sind anscheinend bei psychomotorischer Epilepsie häufiger anzutreffen, erethische vor allem unter den Patienten mit Propulsiv-petit-mal, was mit der Altersverteilung dieser Anfallsformen zusammenhängt; die übrigen Epilepsieformen zeigten keine zahlenmäßigen Unterschiede in dieser Beziehung.

Ebenso wichtig wie schwierig zu beantworten ist die Frage nach der oder den **Ursachen** für diese psychischen Befunde. Zu diskutieren sind: Die Grundkrankheit, d. h. die primäre Schädigung des ZNS, die Epilepsie selbst — vor allem Art, Zahl und Schwere der Anfälle —, konstitutionelle Faktoren und die antikonvulsive Therapie. Auch hier ist es

wenig sinnvoll, präzise Angaben über das Verhältnis dieser Faktoren zueinander zu machen,
weil der konstitutionell genetische Anteil kaum
geschätzt werden kann und das Gewicht der
übrigen wieder zu sehr von der Zusammensetzung des Kollektivs abhängt. Dagegen ist es

SCHOLZ verweist auf die Ähnlichkeit der Befunde nach Elektroschock und postuliert eine
Parallelität im Ausmaß der Defekte zu Zahl
und Schwere der tonisch-klonischen Anfälle.
Er hält insbesondere die Anfälle des Kindes
für entscheidend in der geistigen Entwicklung.

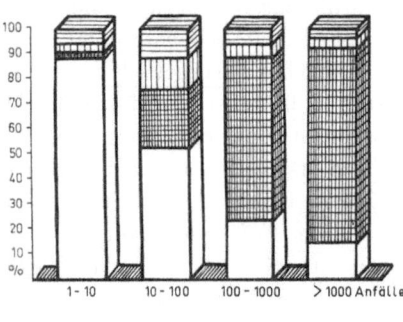 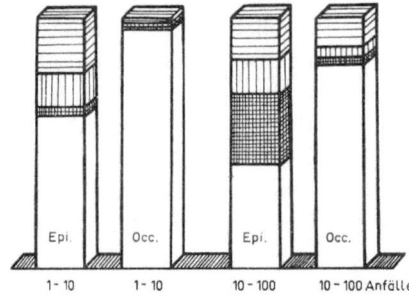

Abb. 285   Abb. 286

Abb. 285. Verhältnis von psychischem Entwicklungsstand zur Anfallszahl bei generalisierten Krämpfen verschiedener Ätiologie. Die absoluten Zahlen der Patienten betragen für die einzelnen Säulen von links nach
rechts 531, 108, 41 und 29. □ = normal; ▓ = debil und wesensverändert

Abb. 286. Verhältnis von psychischem Entwicklungsstand zur Zahl der generalisierten Krämpfe, getrennt für
Epilepsie und Gelegenheitskrämpfe. Die absoluten Zahlen der Patienten betragen für die einzelnen Säulen
von links nach rechts 93, 438, 79 und 29. ▥ = debil; ▓ = wesensverändert

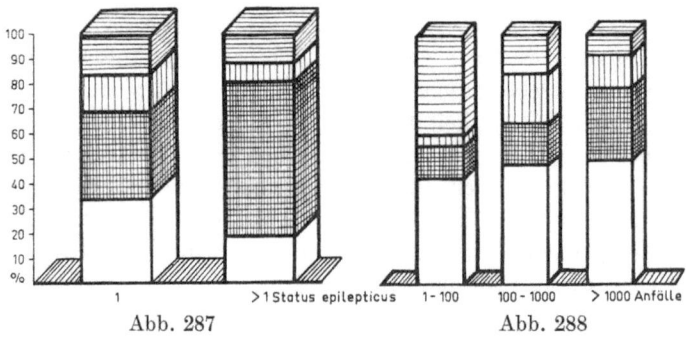

Abb. 287   Abb. 288

Abb. 287. Verhältnis von psychischem Entwicklungsstand zur Zahl der Status epileptici. Die absoluten
Zahlen betragen für die linke Säule 31, für die rechte Säule 22. Die beiden Gruppen sind im Hinblick auf
die Zahl der Grand mal-Anfälle homogen

Abb. 288. Verhältnis von psychischem Entwicklungsstand zur Anfallszahl bei reinen Petit-mal-Epilepsien.
Die absoluten Zahlen der Patienten betragen für die einzelnen Säulen von links nach rechts 26, 34 und 63.
Zeichenerklärung der Schraffur s. Abb. 285 und 286

notwendig, ihre grundsätzliche Bedeutung und
die Bedingungen ihrer Auswirkungen zu untersuchen.

Der Verfall vieler Anstaltspatienten hat
naturgemäß die Aufmerksamkeit auf das Anfallsleiden selbst gelenkt und die histologischen
Befunde an der grauen Substanz von Patienten, die im Anfall gestorben waren, legten
den Gedanken nahe, daß nicht nur neurologische Ausfälle, sondern auch Intelligenzdefekte und Wesensveränderungen krampf-
bedingt sein können (SPIELMEYER und SCHOLZ).

Von den kleinen Anfällen, die keine Anoxien
in der Oberfläche der ZNS hervorrufen, sei
kein Effekt dieser Art zu erwarten. Indirekt
können Anfälle für psychische Defekte verantwortlich werden, wenn es zu schweren Stürzen
mit Kontusionen kommt. Ob häufige, aber
klinisch stumme Ausbrüche von Krampfpotentialen einen Effekt in dieser Richtung
haben können (PACHE), kann nicht entschieden
werden.

Die Ergebnisse unserer Untersuchungen
sind in Abb. 285—288 wiedergegeben (BAMBER-

GER und MATTHES). Das Kollektiv bestand aus Kindern mit grand mal, petit mal, Absencen und Gelegenheitskrämpfen, die vor dem ersten Anfall psychisch unauffällig waren. Das Ausmaß der Folgen generalisierter Anfälle ohne Status hängt offenkundig von ihrer Häufigkeit ab (Abb. 285). Bei Unterteilung des Kollektivs nach Gelegenheitskrämpfen und grand mal kommt zwar die Wirkung der Anfallsfrequenz ebenfalls zur Darstellung, aber viel deutlicher die der Krampfursachen. Unter den Epileptikern finden wir um ein Vielfaches mehr an geistigen Defekten als bei den Kindern mit Gelegenheitskrämpfen, die den gleichen Anfallsdurchschnitt hatten (Abb. 286) und schließlich demonstriert die Abb. 287 den übermächtigen Effekt des Grand-mal-Status. Ebenso eindrucksvoll ist das Ergebnis bei Petit-mal-Absencen. Der gesamte Umfang pathologischer geistiger Funktionen ist im groben unabhängig von der Anfallsfrequenz; lediglich die Zahl der Patienten mit der Charakterisierung „debil und wesensverändert" nimmt mit der Anfallszahl zu (Abb. 288). Es handelt sich im wesentlichen um Patienten mit symptomatischer Pyknolepsie, die auch zu Statushäufung neigen. Die psychischen Veränderungen sind also wahrscheinlich bevorzugt Folgen der akzessorischen Organläsionen.

Weitere Aufschlüsse über diese Zusammenhänge durfte man durch einen Vergleich der Patienten mit symptomatischer und kryptogener Epilepsie erwarten. Eine Studie an 380 Patienten kommt zu folgenden Resultaten (FREUDENBERG): Der Anteil geistig Retardierter war unter den Patienten mit symptomatischer Epilepsie dreimal so groß wie unter denen ohne Noxe des ZNS. Er ist ferner größer, wenn der Schaden vor dem 3. Lebensjahr entstand, desgleichen, wenn die Anfälle früh einsetzen, selbst dann, wenn das Intervall zwischen Trauma des ZNS und dem Beginn des Anfallsleidens mehrere Jahre beträgt. Ebenso nimmt auch das Ausmaß der Intelligenzdefekte zu, je früher das Gehirn geschädigt ist; dagegen kann keine Parallelität zu röntgenologisch faßbaren Substanzdefekten des ZNS festgestellt werden. Diese Regel gilt für symptomatische Grand-mal-, psychomotorische und fokale Anfälle. Dementsprechend lag der Anteil schwerer Intelligenzdefekte unter den Patienten mit Propulsiv-petit-mal und myoklonisch-astatischen Anfällen, die beide ja weitgehend auf

dem Boden eines frühen organischen Hirnschadens entstehen, bei rd. 90%. Im Gegensatz dazu fanden sich bei 48 Kindern mit Pyknolepsie nur 3 mit einem IQ zwischen 80 und 89, und 1 Patient, der einen Cerebralschaden erlitten hatte, mit einem IQ unter 80%. Auch bei den Grand-mal-Patienten mit leerer Anamnese war nur 1 Patient geistig retardiert, d.h. entscheidend für die geistige Entwicklung sind der Zeitpunkt und der Umfang der epileptogenen Noxe. Schließlich hat ein Vergleich der Intelligenzleistung mit vielen und solchen mit wenigen Grand-mal- und fokalen Anfällen ergeben, daß Zahl und Schwere der Anfälle zwar die Entwicklungsmöglichkeiten beeinträchtigen, aber doch nur von sekundärer Bedeutung sind.

Bemerkenswert erscheint die Beobachtung von FREUDENBERG, daß mehr als die Hälfte ihrer Patienten mit kryptogener Epilepsie trotz normaler Intelligenzleistung Störungen in der Gestalterfassung darboten.

Häufigkeit und Schwere der Wesensveränderungen zeigten sich in überzeugenderWeise von den gleichen Faktoren abhängig wie die Intelligenzminderung. Unter symptomatischen Epilepsien ist ihr Anteil dreimal so groß wie unter den kryptogenen. Auch der Zeitpunkt des Schadens- und des Krankheitsbeginns hat hier die gleichen Folgen wie bei der Retardierung. Im allgemeinen geht die Wesensänderung parallel dem intellektuellen Schaden, andererseits kommt aber bei 25—35% der im Normbereich Stehenden mehr oder minder deutliches Fehlverhalten vor. Auffallend war ferner, daß 5 von 11 Patienten mit kryptogenem grand mal ebenfalls Wesensveränderungen zeigen (FREUDENBERG). An beiden Befunden dürften reaktive Störungen erheblich beteiligt sein.

Beziehungen zu gewissen Anfallsformen oder Bevorzugung des enechetischen oder des erethischen Typs bei bestimmten Formen der Epilepsie, wie sie JANZ bei Erwachsenen nachgewiesen hatte, fielen nicht auf. Dagegen vermutet FREUDENBERG mit Recht einen Zusammenhang mit normal-psychologischen Entwicklungstendenzen.

Bei den **chronisch-reversiblen Störungen** sind grundsätzlich die gleichen Überlegungen anzustellen; nach Hemisphärektomie und Eingriffen bei Temporallappen-Epilepsie können sich psychische Defekte mildern, selbst wenn die Anfälle weiter bestehen. Auch bei Propulsiv-petit-mal und myoklonisch-astatischen Anfällen hängt die Möglichkeit der psychomotorischen Erholung offenbar überwiegend von dem Ausmaß des organischen Schadens ab und viel seltener von der Behebung der Anfälle.

Zu den chronisch reversiblen Funktionsstörungen der Neuronen rechnen wir auch die hypnotischen *Nebenwirkungen der Barbiturate*. Dem Luminal wird noch heute da und dort vorgeworfen, daß es zu Verblödung führe, obwohl der Beweis dafür noch zu liefern wäre. Im Gegenteil, wir wissen aus vielfältiger Erfahrung, daß die Vigilität sich auch nach sehr langem Gebrauch völlig restituieren kann, sobald das Medikament abgesetzt wird. Also müssen bei fehlender Erholung andere Faktoren wirksam sein. Hier wäre zu unterscheiden zwischen Überdosis, individueller erhöhter Empfindlichkeit oder, wie oben, Anfallsfolge und Dauerschaden durch das Grundleiden bzw. endogener, progredienter Prozeß. Natürlich wird man sich auch und gerade bei Luminal und ebenso bei Brom an die unterste therapeutische Grenze halten und vor allem Schulschwierigkeiten im therapeutischen Vorgehen berücksichtigen.

Die weitaus bedeutungsvollste Ursache für chronisch-reversible psychische *Störungen* ist *reaktiver Art*. Es ist kein Zweifel, daß Kinder mit Anfallsleiden von allen chronisch Kranken mit am meisten einer Neurotisierung ausgeliefert sind. Körperbehinderte, Leistungsschwache aufgrund angeborener Herzfehler, Asthma oder anderer offenkundig organischer Krankheiten dürfen Hilfe und Schonung auch im Kreis gedankenloser Kameraden erwarten, weil das Leiden Mitleid herausfordert. Selbst Debile, die so oft dem Spott ausgesetzt sind, haben vor den Epileptikern mit gleichen geistigen Defekten etwas voraus; ihnen fehlt das Unheimlich-Dämonische der Krankheit und der Makel der angeblichen Erblichkeit. Unabhängig von Alter, Herkunft und Bildungsgrad ist die Haltung der Menschen gegenüber der Epilepsie selten Hilfsbereitschaft, meist Gleichgültigkeit oder Lieblosigkeit bis zur erschreckten Abwehr.

Schon im engsten Familienkreis kann das Kind den Auswirkungen der Erschütterungen nicht entgehen, die der Gedanke an Epilepsie auslöst. Neben der Sorge um die Zukunft ihres Kindes und um die finanziellen Konsequenzen steht die Angst der Eltern um ihr Ansehen bei Verwandten und Bekannten, eine Angst, der sie sich oft nicht erwehren können, weil sie selbst selten frei von Vorurteilen und falschen Vorstellungen sind. Die Versuche der Vertuschung können groteske Formen annehmen, z.B. daß das Kind vor Besuchern versteckt wird oder ein Arzt in einer weit entfernten Stadt aufgesucht wird. Auch vor dem Kind soll die Sache verheimlicht oder wenigstens beschönigt werden; das Gespräch in der Sprechstunde soll möglichst in Abwesenheit des Patienten geführt werden, usw. usw. Zur Tragödie kann es werden, wenn Rivalitäten der verschwägerten Familien Schuldgefühle provozieren. Nicht selten resultiert eine heimliche Ablehnung gegen das Kind, die dann durch Überfürsorge betäubt wird. Aber auch ohne derartige Komplikationen können die meisten Eltern nicht entscheiden, wieviel sie erzieherisch dem kranken Kind abfordern können oder müssen und welches Maß an Zuwendung für sein Befinden und seine Entwicklung nötig ist, und so tun sie eben gewöhnlich des „Guten" zuviel, mit der häufigen Konsequenz, daß der Patient anspruchsvoll und antriebsarm wird. Wir erleben aber auch nicht selten indolente Mütter, die ihrem kranken Kind nicht gerecht werden.

Im Kreis der Geschwister spitzt sich die Situation zu. Sie reagieren auf tatsächliche oder vermeintliche Bevorzugung des Kranken ebenso wie auf Störungen innerhalb ihres Betätigungsraumes durch dessen Ungeschicklichkeit oder Temperamentsausbrüche und Pache hat sicher Recht, wenn er den „Todeswunsch auch als letzte Resignation der überforderten Mutter" deutet, „daß alles, sie eingeschlossen, zu Ende sein sollte". Bei den Spielkameraden stößt der Epileptiker noch mehr auf Ablehnung als zu Hause. Er ist anders als sie, er kann oft nicht mithalten und stört. Wenn es ihm nicht selbst bewußt wird, demonstriert es ihm die altersentsprechende „Rücksichtslosigkeit", denn Kinder haben noch kein Unterscheidungsvermögen für normale und pathologische Verhaltensweisen der Umgebung.

Auch das epileptische Kind hat seine Antennen für Mißachtung und Zurücksetzung, und es hat seinen Reaktionsdruck, und das um so mehr, als es diese Behandlung als ungerecht empfinden muß und seine Tragfähigkeit begrenzt ist. Sein dementsprechendes Verhalten führt zur Gegenreaktion der Umgebung, und so entsteht ein Teufelskreis, der nur durch psychagogische Hilfe aufgelöst werden kann. Die Beobachtung, daß reaktive Störungen bei den intelligenteren Patienten häufiger sind, leuchtet ein; wie intensiv die Retardierten — abgesehen von den Schwerstgeschädigten — reagieren, wird immer schwer zu entscheiden sein. Die Reaktionsweise besteht nämlich im wesentlichen in Verstärkung der oben beschriebenen spezifischen Symptome: Hemmung, Sich-Verschließen und Autismus bis zur Pseudodebilität auf der einen Seite, Bockigkeit, Aggression und Wutausbrüche usw. auf der anderen Seite. Wir haben den Eindruck, daß psychosomatische Neurosen unter unseren Patienten relativ selten sind. Dagegen haben wir hysterische Reaktionen erlebt, die teils dem Wunsch nach größerer Beachtung und Bevorzugung, aber auch aggressiven Tendenzen entsprungen waren (FREUDENBERG). Schließlich zeigen die Beobachtungen von FREUDENBERG, MACHETANZ u.a., daß aktuelle Konfliktsituationen in einem spannungsgeladenen Milieu auch anfallsauslösend wirken können. Es handelt sich dabei meist um sensible, psychisch labile Kinder. Ähnlich wie bei den Anfällen während der Entspannungszeit (Feierabend- und Wochenend-Anfälle) kam es hier oft erst nach einer Latenzzeit, d.h. nach Abklingen des Schocks zur pathophysiologischen Entladung.

Die Problematik versteift sich, wenn in der Schule regelmäßig die üblichen Leistungen verlangt werden; denn auch bei grundsätzlicher Schulfähigkeit bestehen häufig krankheitsspezifische Intelligenzschwächen, vor allem im Rechnen und noch häufiger Mangel an Ausdauer, rasche Ermüdbarkeit, Konzentrationsschwäche und Schwerfälligkeit; recht oft wird das grundsätzliche Versagen erst in späteren Klassen offenbar. Medikamentbedingte Schwierigkeiten können hinzukommen. Bringen dann Eltern und Lehrer nicht das nötige Verständnis und ausgleichende Hilfsbereitschaft auf, sondern versuchen aus Einsichtslosigkeit oder Ehrgeiz Leistungen zu erzwingen, für die keine geistige Substanz vorhanden ist, kann es zu schwersten Konfliktsituationen kommen.

Im ganzen gesehen sind allerdings die Leistungen in der Schule erfreulicher als man gemeinhin annimmt. Eine Katamnese von 187 Patienten einer Anfallsambulanz lieferte folgendes Ergebnis (WALLIS): 17% waren mehr oder minder offenbar schulunfähig, 21% konnten in Sonderschulen gefördert werden und 82% besuchten die allgemeinen Schulen, freilich ein großer Teil von ihnen nach verspäteter Einschulung und mit Repetieren; 30% boten ausreichende, 20% gute Leistungen, 5% konnten sogar die Oberschule besuchen. Eine Zusammenstellung von PACHE weicht nur insofern ab, als die Prozentzahlen der extrem guten wie der extrem schlechten Patienten wesentlich niedriger liegen, während die mittleren Leistungen von rund 80% seiner Patienten erreicht wurden.

Auf die Schwierigkeiten in der Pubertät und Präpubertät soll nur kurz hingewiesen werden. Die seelische Labilität dieser Zeit wirkt sich bei der niedrigen Toleranzschwelle des Epileptikers besonders stark aus. Die Begrenztheit seiner Leistungsfähigkeit tritt jetzt noch einmal und einschneidend zutage. Er kann weder jeden Beruf seiner Neigung ergreifen, noch darf er erwarten, daß er von jedem Arbeitgeber akzeptiert wird. Mädchen werden sich mit der Frage beschäftigen, ob sie heiraten und Kinder bekommen können.

Neben diesen chronischen Folgen der Epilepsie sind noch die **episodischen Störungen** zu nennen, die nur Stunden bis Tage, seltener bis zu mehreren Wochen andauern, und die wesentlich kürzeren, *paroxysmalen*. Sie haben beide ihre Wurzel im Krampfleiden selbst. Die episodischen Störungen haben lange Zeit das überwiegende Interesse der Psychiater erweckt. DONGIER berichtete 1960 über das Ergebnis einer Untersuchung von 29 europäischen Epileptologen, die alle Qualitäten einer Kollektivarbeit aufweist: überwältigende Materialfülle eines gezielten Programms auf der einen Seite, Inhomogenität des Kollektivs nach Alter, Ätiologie und prämorbider Situation sowie ein gewisser Schematismus der Befundung auf der anderen Seite, was gerade bei psychischen Tatbeständen bedauerlich ist. In den letzten Jahren hat LANDOLT einige sorgfältige Studien vorgelegt, denen wir hier zum Teil folgen.

Es handelt sich einmal um die epileptischen Verstimmungen, die vor oder anstelle eines grand mal auftreten können, zum andern um folgende psychotische Episoden:

1. Der *Petit-mal-Status* bei Pyknolepsie und der Absencestatus bei myoklonisch-astatischen Anfällen, charakterisiert durch Schwerbesinnlichkeit, Reaktionsträgheit, Apathie, Antriebslosigkeit als Folge einer mehr oder minder tiefen Bewußtseinseinschränkung. Das EEG ist dabei hochpathologisch.

2. Der *Produktiv-psychotische Dämmerzustand*, bei dem die Patienten im Gegenteil impulsiv-aktiv sind, eventuell mit Reden, Schreien, Toben, z.T. aufgrund

einer pathologischen Vorstellungswelt mit Halluzinationen oder Wahnideen. Dieser Zustand verhält sich antagonistisch zum Anfallsgeschehen, daher kann er im Gefolge einer klinischen und elektro-encephalographischen „Heilung" auftreten („forcierte Normalisierung nach LANDOLT"). Das Phänomen wurde anfangs als Nebenwirkung, vor allem dem Mylepsin zugeschrieben. Es ist offenbar eine individuelle Reaktionsweise, die bei Temporallappenepilepsie, aber auch bei grand mal zum Durchbruch kommen kann.

3. *Dämmerzustände*, wie wir sie bei Temporallappenepilepsie antreffen.

Man benützt statt idiopathisch besser das Wort kryptogen, das einfach unsere mangelhafte Kenntnis von den, auch bei endogen-genuinen Epilepsien zu fordernden Substrat- bzw. Funktionsdefekten ausdrückt.

Aber auch das Begriffspaar kryptogen-symptomatisch entspricht den Tatbeständen nicht ganz, denn die Bezeichnung symptomatisch läßt leicht den genetischen Faktor vergessen. Zweifellos liegt in jedem Fall ein

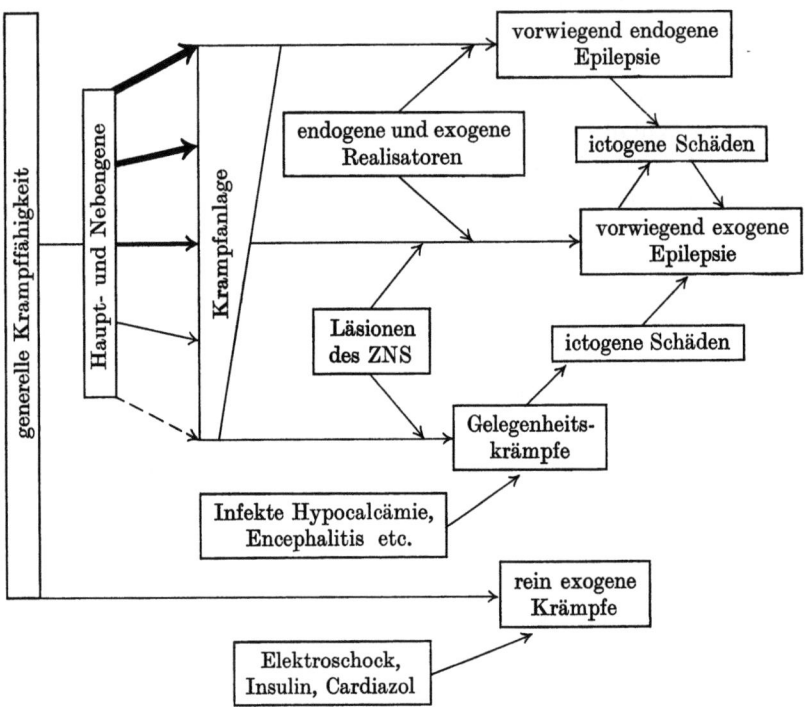

Abb. 289. Pathogenetische Faktoren der kindlichen Anfallskrankheiten.
(Modifiziert nach BAMBERGER u. MATTHES)

4. *Postparoxysmale Dämmerzustände* nach generalisierten Anfällen als „Erschöpfungspsychose" mit großen, trägen Wellen finden sich im Kindesalter, wenn überhaupt sehr selten, weil rasch der Erschöpfungsschlaf eintritt.

Bei psychotischen Reaktionen muß natürlich auch eine psychomotorische Epilepsie erwogen werden.

Die paroxysmalen psychischen Störungen sind einerseits die Bewußtseinstrübung bei Absencen und Bewußtseinsverlust bei Grand-Mal etc., andererseits Bewußtseins-Verschiebung und -Verwirrung bei den Dämmerattacken.

Ätiologie

Die früher übliche, ätiologische Trennung in genuine und symptomatische Form ist heute mit Recht verlassen; aufgrund unserer ständig wachsenden diagnostischen Möglichkeiten wird das „Idiopathische von heute das Symptomatische von morgen" (LORENTZ DE HAAS).

„Faktorenbündel" vor (BAY), von teils unabhängigen, teils einander bedingenden endogenen und exogenen Ursachen; sie sind sowohl bei der Krampfbereitschaft wie bei der Manifestation des Leidens und bei der Auslösung des Anfalls wirksam (s. Abb. 289).

Bei der Pyknolepsie ist z. B. die Krampfbereitschaft offenbar überwiegend oder ausschließlich genetisch bedingt. Für die Manifestation sind ein endogen altersspezifischer und ein geschlechtsgebundener Faktor notwendig; aber da nur ein Teil der Mädchen mit 3/sec. spike-waves erkranken, muß noch wenigstens ein weiteres Glied dazukommen; es kann ebenfalls endogen sein, aber auch ein exogenes Mikrotrauma. Und die Krampfauslösung ist die Folge von Ermüdung, Hyperventilation oder einer spontanen Dysregulation, z. B. einer pH-Verschiebung ohne äußeren Anstoß.

Völlig korrekt wäre also jeweils der Zusatz „vorwiegend". Um eine allzu umständliche

Ausdrucksweise zu vermeiden, genügt das grundsätzliche Eingeständnis der Unexaktheit in der Bezeichnung. In diesem Sinn ist die vorliegende Darstellung der Krankheitsbilder zu verstehen.

Im Kindesalter sind die meisten Epilepsien „symptomatischer Natur". Je jünger die Patienten, um so häufiger stehen ätiologisch bedeutsame Fakten der Anamnese im Vordergrund, in unserem Krankengut im Säuglingsalter nahezu 90%, im 2. Lebensjahr über 40% und erst im Schulalter halten die beiden Formen die Waage.

Einen Überblick über die Bedeutung der z.Z. bekannten ätiologischen Faktoren gibt die Abb. 290.

Pränatale Bedingungen. Der Effekt von Störungen während der pränatalen Entwicklung für die Entstehung eines Krampfleidens ist, wie die Forschungen der letzten Jahre zeigen, mit 25—30% Wahrscheinlichkeit nicht zu hoch gegriffen.

a) *Genetisch verankerte Defektstrukturen*, von denen die Epilepsie ein Teilsymptom ist: z.Z. kennen wir unter den chromosomalen Aberrationen das Klinefelter-Syndrom, Triplo-X und D- und E-Trisomie (Pätau- bzw. Edwards-Syndrom). Von den rund 40 derzeit bekannten hereditären Stoffwechselkrankheiten mit Enzymdefekten im Aminosäure- bzw. Eiweiß-, Kohlenhydrat-, Lipoidstoffwechsel können folgende auch Krämpfe hervorrufen (Tabelle 77).

Tabelle 77. *Formen des metabolisch-genetischen Schwachsinns mit Krämpfen*

Phenylketonurie[a]
Ahornsirup-Krankheit[a]
Argininbernsteinsäure-Krankheit
Hyperlysinämie
Glykokoll-Krankheit
Methionin-Malabsorption[a]
Hyperprolinämie
Histidinämie
Tryptophanabbaustörung mit Autismus
Oculo-cerebro-renales Syndrom Variante McCance[a]
Idiopathische infantile Hypoglykämie[a]
Pseudohypoparathyreoidismus
Crigler-Najjarsche Krankheit[a]
Pyridoxinabhängigkeit[a]
Amaurotische Idiotie
Niemann-Pick
Morbus Gaucher (infantile Form)
Lahey-Bray-Syndrom
Sidbury-Harlan-Wittels-Syndrom
Akute intermittierende Porphyrie

[a] Therapeutisch beeinflußbar.

Die meisten Enzymopathien sind auch durch eine internistische Symptomatologie charakterisiert. Bei der amaurotischen Idiotie ist jedoch das Zentralnervensystem isoliert von der pathologischen Speicherung befallen.

b) *Störungen des Kontaktes zwischen Mutter und Kind* durch Anomalien, Erkrankungen oder degenerative Veränderungen der Placenta (Fehlinsertion der Nabelgefäße, Placentarinfarkt, mangelhafte Zottenausreifung, teilweise Placentarlösung u.dgl.) die zur Einschränkung des intensiven Stoffaustausches

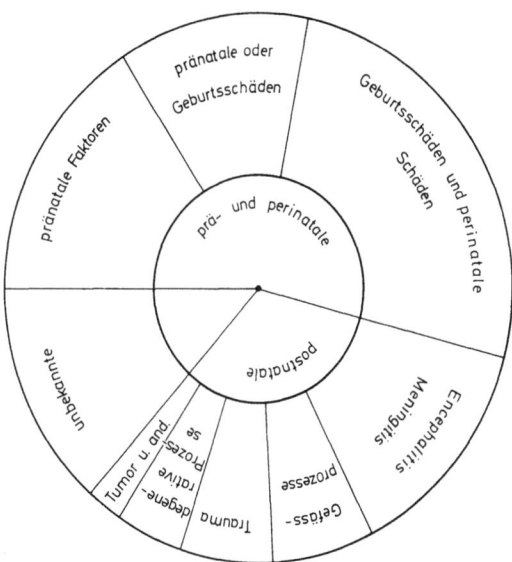

Abb. 290. Ätiologische Faktoren

und vor allem zur Hypoxie des Kindes führen, ferner Gestosen und andere Störungen des Schwangerschaftsverlaufs.

c) Unter den *Umweltfaktoren* kommen Infektionskrankheiten der Mutter (Virusinfekte, Lues, Toxoplasmose), Röntgenbestrahlungen, Abtreibungsversuche usw. in Betracht; das Thalidomidunglück hat gezeigt, wie schwer harmlos erscheinende Medikamente die Frucht schädigen können.

Die Frage, ob eine Gametopathie oder eine Embryopathie vorliegt, muß in vielen Fällen offen bleiben; auch anatomische Befunde sind nicht schlüssig, weil geschädigte Hirnteile in dieser Zeit ohne Narben resorbiert werden.

Als Krampfursachen auf Grund von Fehlentwicklungen des ZNS kennt man z.Z. folgende Zustände: 1. Mehr oder weniger umfangreiche *Agenesien und Dysgenesien* und sekundäre Atrophien mit dem angeborenen *Mikrocephalus* als Extrem. Sie prädestinieren zu Frühmanifestation des Krampfleidens (s. S. 208 ff.), die Erstgenannten mit ausgeprägter Fokalisation. 2. Auch bei *tuberöser Hirnsklerose* wird die Epilepsie häufig schon im Säuglingsalter durch Propulsiv-petit-mal eingeleitet und bleibt neben der erheblichen Retardierung manchmal lange das einzige Symptom. 3. Isolierte *cerebrale Gefäßmißbildungen* und die meningealen Hämangiome bei STURGE-WEBER machen überwiegend fokale, die letzteren mit Vorliebe auch Halbseitenanfälle. Während die Situation bei STURGE-WEBER auf den ersten Blick geklärt ist, erfordert die Feststellung der auf das ZNS beschränkten Hämangiome die Arteriographie; die etwa im Schulalter auftretenden feinkörnigen Verkalkungen ähneln hier bestimmten Residualformen der Toxoplasmose. Intrakranielle arteriovenöse Angiome sind im Kindesalter durch Rupturgefahr beunruhigend, Krämpfe sind erst im späteren Schulalter zu erwarten. 4. *Kraniostenose.* Alle 3 Formen können durch die Druckerhöhung unter anderem auch Anfälle auslösen. Die Operation ist frühzeitig indiziert.

Perinatale Faktoren sind: die Belastungen der Geburt und der Umstellung auf das extrauterine Leben. Die direkten Folgen sind zentrale oder periphere *Hypoxie, Druckschädigung* der Hirnsubstanz (s. a. S. 175 ff.), subdurale und subarachnoidale *Hämorrhagien* und intracerebrale *Petechien* durch Stauung; all dies wird verstärkt durch *Unreife bei der Geburt* und die letztere Folge durch *Vitamin K-Mangel.* Es ist ferner kein Zweifel, daß Störungen in der pränatalen Entwicklung diese Komplikationen vielfach begünstigen oder verstärken. Wo die Kausalkette beginnt und wie sich ihre Glieder auswirken, ist vor allem bezüglich der pränatalen Faktoren häufig nicht zu erkennen; so kann eine schwere Geburt ohne jeden Schaden überstanden werden und umgekehrt; für intrakranielle Blutungen fand LIEBE in $^2/_3$ keine Erklärung im Geburtsverlauf. Die anatomischen Veränderungen (Porencephalie, Ule-Mikrogyrie, Cysten usw.) sind unspezifisch. Bessere Kenntnisse auch bezüglich der prognostischen Deutung dürfen wir erst in 8 bis 10 Jahren erwarten, wenn die ersten Resultate der anlaufenden prospektiven Untersuchungen vorliegen. Warnzeichnung für die Spätprognose sind neben den klinisch-neurologischen Symptomen Anomalien im EEG (SCHULTE und HERRMANN).

Postnatale Schäden. Die akuten Infekte des ZNS nehmen die erste Stelle ein. Die Angaben in der Literatur über die Bewertung schwanken außerordentlich; den Verhältnissen in Deutschland dürften Werte um 10—15% am besten entsprechen; sie stellen allerdings wahrscheinlich die untere Grenze dar; denn man muß nach AGUILAR und RASMUSSEN mit einer erheblichen Anzahl von unbekannt abgelaufenen Encephalitiden rechnen. Erwartungsgemäß ist die Epilepsierate nach Encephalitis und Encephalose größer als nach Meningitis. Ferner erhöht sich die Gefährdung bei jüngeren Kindern, bei schwerem Verlauf und bei Krämpfen im akuten Stadium, Faktoren, die sich z. T. gegenseitig bedingen. Mehr als die Hälfte der Epilepsiepatienten von LÄSSKER und DEGEN hatten die Encephalitis als Säugling durchgemacht. Nur 20% waren älter als 3 Jahre. Das Intervall bis zum Ausbruch des Krampfleidens kann bis weit in das 2. Jahrzehnt hineinreichen. Fokale und Grand-mal-Anfälle überwiegen, doch kommen auch psychomotorische und kombinierte Formen vor. Die Epilepsien verlaufen durchwegs schwer und sind häufig mit geistiger Retardierung aller Grade verbunden.

Schwere *Gastroenteritiden, Toxikosen* im Säuglingsalter und *Encephalo-Enteritis* sind selten geworden und dürften bei prompter Therapie meist ohne cerebrale Komplikation ausheilen.

Dagegen wird man noch mit einem weiteren Anstieg von *Verbrennungsunfällen* mit toxischer Schädigung des ZNS rechnen müssen.

Traumen. Im Kindesalter ist ihre Bedeutung für die Entstehung der Epilepsie schwieriger abzuschätzen als bei Erwachsenen, weil sicher ein großer Teil den Eltern nicht bekannt oder von ihnen wieder vergessen wird und weil die Symptome auch bei den Kontusionen oft nicht sehr eindrucksvoll sein müssen. Außerdem erscheint es mir fraglich, ob Traumen mit bloßer Commotio wirklich ohne Folgen sind. Man schätzt die ätiologische Bedeutung von mechanischen Insulten des ZNS sogar auf 20%. Die Inkubationszeit bis zum Ausbruch des Krampfleidens kann bis zu 10 und 15 Jahren dauern. Meistens kommt es zu fokalen Krämpfen, nach schweren Insulten mit neurologischen Ausfallserscheinungen. Intellektuelle Retardierung ist selten, dafür wird aber von Wesensveränderungen mit Schul- und Erziehungsschwierigkeiten und Neigung zu Explosivität berichtet, wobei m.E. zu fragen ist, wie oft das Trauma umgekehrt einer derartigen Verhaltensweise zu verdanken ist.

Gefäßprozesse. Ursächlich kommen in Frage hämorrhagische Diathese, Pachymeningosis haemorrhagica, ferner postoperative und febrile Embolien und Thrombosen. Sie sind am häufigsten in den ersten Lebensjahren, machen stets schwere Erscheinungen im akuten Stadium und hinterlassen mehr oder minder dauernde neurologische Folgen.

Die möglichst frühzeitige Entdeckung von *Hirntumoren* ist trotz ihrer Seltenheit besonders wichtig, weil die supratentoriellen krampfauslösenden in der überwiegenden Mehrzahl gutartig sind. Die Anfälle können u.U. mehrere Jahre das einzige Symptom sein, anfänglich meist mit fokalen Zeichen, später aber häufig generalisiert.

Schließlich bleibt ein recht ansehnlicher Teil von epileptischen Kindern, bei denen ein cerebraler Schaden durch fokale Krämpfe konstante Herdbefunde, Verkalkungen im Röntgenbild, pathologische Pneumencephalogramme, Debilität oder Obduktion als sicher angenommen werden muß, ohne daß man eine Ursache dafür findet.

Das kann an einer unvollkommenen Anamnese der Geburt und der Neugeburtsperiode liegen, es können pränatale Schäden, unbekannte Traumen, nichtdiagnostizierte Encephalitiden vorliegen, oder cerebrale Erkrankungen der Säuglingszeit mit Krämpfen, die als Fraisen oder Gichter nicht beachtet und wieder vergessen wurden u.v.a.

Diagnostik

Die **Anamnese** muß bei krampfkranken Kindern noch umfangreicher und sorgfältiger sein als bei vielen anderen akuten oder chronischen Krankheiten des Kindesalters. Sie erfordert überdies Takt, wenn verschämte oder durch die Umgebung verprellte Eltern peinliche Tatsachen in der Familie preisgeben sollen.

Hier die wichtigsten Punkte:

Familienanamnese. Sie umfaßt Epilepsie und Gelegenheitskrämpfe, wenigstens bei den Verwandten des I. und II. Grades, ferner Nervenleiden, Geisteskrankheiten, Schwachsinn, Alkoholismus u.dgl., außerdem Zahl und Zeitpunkt von Geburten, Aborten und Frühgeburten.

Eigenanamnese. Alle Vorkommnisse während der *Gravidität* incl. Röntgenbestrahlung, Medikamentverbrauch usw. Sämtliche pathologischen Umstände der Geburt (Zeitpunkt, Dauer, Kunsthilfe, Einleitung, pathologische Lage, Nabelschnurumschlingung, Asphyxie, Unreife, Zwillingsschwangerschaften u.dgl.).

Neugeburtsperiode. Trinkschwäche, abnorme Gelbsucht, apnoische Anfälle, auffällige Schläfrigkeit, Zuckungen ("Fraisen", "Gichter", "Stäupchen"), die häufig als harmlos angesehen werden.

Psychomotorische Entwicklung. Alter bei Beginn von Lächeln, Greifen, Fixieren, Sitzen, Stehen, Gehen, erste Worte, Satzbildung, Ich-sätze. Schulleistung, Erziehungsschwierigkeiten und andere Verhaltensstörungen zuhause und auswärts, insbesondere auch Veränderungen nach Beginn der Anfallskrankheit.

Vorkrankheiten. Besonders Encephalitis, Meningitis, aber auch Virusinfekte und Erkrankungen mit toxischen Symptomen oder auffallend schwerem Verlauf; Schädeltraumen.

Spezielle Anfallsanamnese. Anlaß und Art des ersten Anfalls und gegebenenfalls die Qualitäten andersartiger späterer Attacken. Hier muß man detailliert nach den beschriebenen Eigenschaften aller petit maux, des grand mal, der fokalen Anfälle und der psychomotorischen Epilepsie fragen; bei Verdacht auf Absencen und Bewußtseinstrübungen eventuell Schulhefte kontrollieren. Häufigkeit; Periodizität der Anfälle, Auftreten von Staten.

Die **internistische Untersuchung.** Extracerebrale Ursache von Anfällen s. S. 686, im Verdachtsfall serologische Untersuchung auf Lues, Toxoplasmose. Hautveränderungen insbesondere Pigmentanomalien und Hämangiome, endokrine Störungen, Mißbildungen, die auf pränatale Schädigungen des ZNS hinweisen können.

Neurologische Untersuchung. Mikrosymptome einer spastischen Cerebralparese, angeborene Schwachsinnsformen und heredogenerative Hirnkrankheiten, chromosomale Aberrationen (s. S. 655), Untersuchung auf Schädelschettern ab 4. Lebensjahr, Auskultation: arteriovenöse Hämangiome.

Fundoskopie; kolobomatöse Mißbildungen, chorioretinitische Herde, Opticus-Atrophie, Tumoren und Maculaveränderungen.

Über Indikation zur *Lumbalpunktion* s. S. 682 und 686. Ein subduraler Erguß kann außer durch eine Punktion unter gewissen Bedingungen auch durch *Transillumination* diagnostiziert werden (Band II, 1 S. 81).

Röntgenaufnahme des Schädels: Kraniostenose, klaffende Nähte. Symptome einer einseitigen totalen oder partiellen Schrumpfung der Hirnsubstanz: Verkleinerung und Verdickung der Kalotte mit mangelhafter Modellierung ihrer Innenfläche, ferner entsprechend den ausgefallenen Hirnabschnitten Vergrößerung der Stirnhöhle und/oder der Ethmoidal- und/oder der Felsenbeinzellen, Höherrücken des Orbitadaches bzw. des Jugum und der Ala bzw. der Felsenbeinkante. Verkalkungen nach Frühatrophie durch Toxoplasmose, angiomatöse Fehlbildungen, hämorrhagische oder toxische Erweichungen, Geburtstrauma, Tuberkulom usw.

Die Ergebnisse der *Luftencephalographie* sind für den Patienten und für unsere Entscheidungen selten von Bedeutung; die Methode kann jedoch heuristischen Wert haben; bei generalisierten Krämpfen ohne Herdzeichen und ohne anamnestische Hinweise findet man häufig ohne gezielte Untersuchung pathologische Befunde als Beweis für eine lokale anatomische Läsion.

Mit Hilfe der *Echoencephalographie*, bei der die Reflexion hochfrequenter Schallwellen an den Grenzflächen (Knochen/Gehirn/Liquor) registriert werden, kann man Subduralergüsse, ferner Vergrößerung, Verschiebung und Asymmetrie der Ventrikel erkennen. Die Methode kann die PEG nicht ersetzen, aber die Indikation dafür erleichtern.

Die ergiebigste und wichtigste Untersuchungsmethode für unsere diagnostischen Fragestellungen stellt die *Elektroencephalographie* dar (s. Bd. II, 1 S. 83). Eine an mehr als 19000 Patienten erarbeitete statistische Übersicht der pathologischen Graphoelemente in allen Altersstufen haben GIBBS, GIBBS und RICH vorgelegt.

Die Leistungsfähigkeit und die Grenzen der Methode sind in folgenden Grundsätzen grob umrissen. 1. Die Diagnose Epilepsie darf nicht auf Grund des EEG allein gestellt werden. Nur die Hypsarrhythmie und die generalisiert synchronen 3/sec spikes and waves können nahezu mit Sicherheit einer nosologischen Einheit zugeordnet werden. Die irregulären spikes and waves und die multispikes sind deutlich weniger spezifisch und Krampfpotentiale sind mit der Möglichkeit generalisierter oder partieller tonisch-klonischer Krämpfe vereinbar, aber weder ein hinlänglicher noch gar für das Vorliegen eines chronischen Krampfleidens spezifischer Beweis. Wir können also z.B. aus ihrer Existenz nach Infektkrämpfen oder nach spasmophilen Krämpfen keineswegs folgern, daß hier eine Epilepsie vorliegt. 2. Die Wahrscheinlichkeit bei einer klinisch gesicherten Epilepsie mit einer einmaligen Ableitung einen positiven EEG-Befund zu erhalten, ist, abgesehen vom Propulsiv-petit-mal und der Pyknolepsie möglicherweise auch von myoklonisch-astatischen Anfällen grob gerechnet nicht größer als 50%. Der wechselnde Schwellenwert für den klinischen Anfall ist die Folge einer schwankenden Intensität seiner bioelektrischen Grundlage. Und deren Ursache ist sicherlich weniger vorhersehbar oder durchschaubar als im klinischen Bild. Wir dürfen nicht vergessen, daß das EEG eine Momentaufnahme ist. Ableitungen von längerer Dauer, bald nach einem Krampfanfall und mit Provokation erhöhen die Wahrscheinlichkeit eines positiven Befundes, jedoch nur um einen unbekannten und sicherlich auch jeweils recht unbestimmten Betrag. DOOSE hat zu einer Näherungslösung dieser Problematik folgendes vorgeschlagen: Aus der Häufigkeit, mit der ein Merkmal in einem Teilkollektiv mit einer einzigen Ableitung auftritt, wird nach den bekannten Regeln errechnet, wieviele Aufnahmen bei einem Patienten dieser Art nötig sind, um mit einer Wahrscheinlichkeit innerhalb der notwendigen Vertrauensgrenze ein positives Ergebnis erwarten zu können. Damit sind aber die Unsicherheiten wegen natürlicher Schwankungen bis zur nächsten EEG-Kontrolle noch keineswegs behoben; das macht folgender Vergleich deutlich: Die übliche Routineableitung von 20 min Dauer im Abstand von 3 Monaten entspricht einer „Beobachtungsdauer" von 9 sec, während eines 16stündigen Tagesablaufs! 3. Die Korrelation zwischen Lokalisation eines EEG-Befundes und dem Sitz des verantwortlichen Herdes kann außerordentlich lose sein. Die vom Herd ausgehenden Erregungen können in die Umgebung streuen und auf die Gegenseite überspringen und bei schwergeschädigtem Gehirn können ohne erkennbare klinische Konsequenz auch andere Stellen erhöhte Erregbarkeit im EEG auftauchen und auch wieder verschwinden; von diagnostischer Bedeutung sind nur konstante Herdbefunde. Die Lokalisation der epileptogenen Foci zeigt eine gewisse Altersabhängigkeit: bei Kleinkindern bevorzugt Occipital-, im Schulalter Präzentralregion.

Therapie

Therapie des tonisch-klonischen Anfalls und des Grand-mal-Status.

Der einfache tonisch-klonische Insult ist, gleichgültig ob er als Gelegenheitskrampf oder im Rahmen eines chronischen Anfallsleidens auftritt, nicht lebensbedrohend. Die Eltern sind jedoch verständlicherweise aufs höchste bestürzt, sofern er ihnen nicht als „harmlose Fraisen" und „Zahnkrämpfe" bei Säuglingen bagatellisiert wurde oder sein Ablauf von früher her bekannt war.

Der Krampf dauert im allgemeinen nur wenige Minuten, daher kommen wir fast stets erst, wenn er abgeklungen ist. Wir haben aber auch nur recht beschränkte Möglichkeiten ihn zu kupieren. Sinnvoll ist allein die intravenöse Injektion eines rasch wirkenden Antikonvulsivums. Bei intramuskulärer und rectaler Applikation setzt der Effekt so spät ein, daß man nur von Prophylaxe gegen eine Wiederholung sprechen kann. Die Cyanose erfordert keine Therapie, zentral wirkende Analeptica sind streng kontraindiziert, weil sie als Krampfgifte ein Rezidiv provozieren können. Man sorgt für Schutz vor Verletzungen durch richtige Lagerung, gegen Zungen- und Wangenbiß schiebt man einen mit einem Taschentuch umwickelten Spatel oder Löffel zwischen die Zähne, Brust und Hals befreit man von den engenden Kleidungsstücken und verhindert durch Tief- und Seitwärtslagerung des Kopfes, eventuell auch durch Absaugen die Aspiration von Speichel und Schleim. Über diesen Bemühungen darf man nicht vergessen, daß bei jedem großen Anfall wichtige, z.T. lebensentscheidende differentialdiagnostische Überlegungen anzustellen sind (s. S. 684 und 686).

Auch das postparoxysmale Erschöpfungsstadium verlangt keine therapeutischen Maßnahmen, abgesehen von Schleimabsaugen; auch bei sehr frequentem und kleinem Puls kein

Cardiazol, eventuell ein peripheres Kreislaufmittel!

Kupieren des Status epilepticus.

Das Mittel der Wahl ist Valium, das auch bei Petit-mal-Staten wirkt und bei korrektem Vorgehen, selbst bei Säuglingen so gut wie nie Atem- oder Blutdruck-Depression macht: Man injiziert intravenös je 1 mg in Glucoselösung innerhalb von 15—30 sec, bis der Erfolg einsetzt, der gleichzeitig auch im EEG erkennbar ist. Dazu sind je nach Alter 3—7—10 mg, im Durchschnitt 4—6 mg nötig. Bei größeren Kindern kann man aber auch die Dosis unbedenklich um 50% erhöhen (BAMBERGER u. MATTHES, 1963).

Beim Grand-mal-Status kann man auch je nach Alter 1—3 ml Somnifen oder Pernocton etwa im gleichen Tempo i.v. injizieren (bei Säuglingen cave Atemlähmung)! oder 10—20 mg/kg Diphenylhydantoin. Bei intravenöser Injektion empfiehlt sich die Mischung mit 20—30 ml 40%iger Traubenzucker- oder 5% Sorbitlösung gegen das Hirnödem. Gelingt die intravenöse Injektion nicht, gibt man Luminal-Natrium (0,15 g bzw. 0,2—0,4 g je nach Alter) subcutan oder intramuskulär oder Chloralhydrat-Klysma (3—10 bzw. 10—20 bzw. 20—30 ml der 10%igen Lösung in Schleim), oder in Form der Rectiole. In beiden Fällen ist die Wirkung erst nach 15—20 min zu erwarten; bei ungenügendem Erfolg Nachinjektion mit der halben Dosis oder einer entsprechenden Menge Somnifen i.m. Während der folgenden Tage hält man sich an die obere Grenze der altersentsprechenden Dosis (s. Tabelle 78).

Die Hyperthermie wird durch Megaphen, die Exsiccose und Mineralstoffwechselstörungen durch Traubenzucker- bzw. Kochsalzlösung per Sonde oder perenteral nach den üblichen Grundsätzen bekämpft.

Die medikamentöse Therapie des chronischen Anfallsleidens

Die Krankheit erfordert weit mehr als viele andere chronische Leiden die Behandlung des ganzen Menschen und den Einsatz der ärztlichen Persönlichkeit über Jahre hinweg. Es genügt nicht, wenn die Eltern von dem gründlichen Wissen ihres Arztes auf diesem Gebiet überzeugt sind; die vielen Klippen und Schwierigkeiten können nur überwunden werden, wenn der Patient von uns unbeirrt und sorgfältig auf allen Bereichen seines Tageslaufes geführt wird, wenn die Eltern unser Mitempfinden spüren und wenn wir unsere berechtigte Zuversicht auf sie übertragen können.

Bereits das erste Gespräch kann entscheidend werden. Man muß in jedem einzelnen

Fall erkennen, wann und in welcher Art wir das gefürchtete Wort Epilepsie aussprechen, das weder verschwiegen noch durch ein Tarnwort ersetzt werden darf, wenn man das Vertrauen der Eltern nicht verlieren oder Gleichgültigkeit und Unzuverlässigkeit in der Behandlung riskieren will.

Wir werden die Krankheit als das was sie ist erklären, nämlich als Funktions- bzw. Stoffwechselstörung von Gehirnabschnitten und ihr damit den dämonischen Charakter und den Makel der Schande nehmen. Ein Vergleich mit anderen chronischen Organleiden z.B. Diabetes kann Verständnis und Bereitschaft zur Mitarbeit erleichtern. Wir werden die Eltern über die tatsächlichen erbbiologischen Zusammenhänge aufklären und dadurch geheime Schuldgefühle des einen Teils auflösen oder mögliche Vorwürfe des anderen entschärfen. Wir können große Männer der Geschichte anführen (Cäsar, Mohammed, Karl V., Lord Byron, Dostojewski usw.), können die derzeitigen guten Möglichkeiten der klinischen Heilung betonen und darauf hinweisen, wieviele Menschen heute unter der modernen Therapie nicht etwa nur ihr Leben fristen, sondern auf allen Gebieten Wertvolles leisten.

Es ist notwendig, von vornherein die Grundlagen und die Durchführung der modernen antiepileptischen Therapie ausführlich zu besprechen. Wir klären die Eltern über die wichtigsten Punkte der Behandlung auf und dürfen weder die gelegentliche Notwendigkeit, sich geduldig an das Optimum der Therapie heranzutasten, noch die Möglichkeit der Nebenwirkungen verschweigen. Wir sagen den Eltern, daß der übliche große Anfall nicht lebensbedrohend ist und wie sie sich dabei zu verhalten haben.

Die Eltern und die Patienten, soweit sie dazu in der Lage sind, müssen wissen, daß der Erfolg der medizinischen Wissenschaft und alle Mühe umsonst sind, wenn sie nicht zuverlässig selbst mithelfen. Das bedeutet 1. daß sie die Medikamente konsequent und ununterbrochen geben, keinerlei Änderungen ohne Absprache mit uns vornehmen, insbesondere auch bei langanhaltender Anfallsfreiheit keine Reduktion versuchen; 2. daß sie den Arzt in regelmäßigen Abständen aufsuchen und ihn über die Häufigkeit und die einzelnen Qualitäten der Anfälle informieren; die übersichtlichste und sicherste Methode dazu ist die Führung eines Anfallskalenders, den man bei der Liga erhalten kann (s. S. 675) und der eventuell durch kurze Zusätze über besondere Beobachtungen ergänzt werden kann; 3. daß sie unsere Ratschläge über Lebensführung und

Erziehung durchführen. Recht wertvolle Unterstützung leisten populär wissenschaftliche Darstellungen, die auch viele Ratschläge bringen, z.B. das Heft „Unser Kind hat Anfälle" von Matthes, das ebenfalls unentgeltlich von der Geschäftsstelle der Deutschen Section der Liga gegen Epilepsie, Heidelberg, erhalten werden kann.

Für die antiepileptische Therapie sind *2 Grundsätze* zu beachten: 1. Es gibt kein Allround-Mittel gegen das Leiden. Für die Wahl des Medikaments ist mit Ausnahme von wenigen Fällen (Tumor, Gefäßanomalien, angeborene Stoffwechselstörungen) nicht die Ätiologie entscheidend. Es ist also belanglos, ob eine kryptogene oder symptomatische Form vorliegt und was den Organschaden verursacht hat. Das ist ein Vorteil für unser praktisches Vorgehen, weil beide Vorbedingungen nur selten eindeutig geklärt und abgegrenzt werden können. Die Medikamentwahl wird ausschließlich durch die Anfallsform diktiert. Die erste Forderung für eine gezielte antiepileptische Therapie ist also eine Typendiagnose bezüglich der Anfallsform. 2. Mit den klassischen Antiepileptica betreiben wir im Grunde nur eine Anfallsprophylaxe. Das hat zwei Konsequenzen: Die Neuronen, und nicht nur die des Herdes, werden vor ictogenen Läsionen bewahrt, und der Organismus erhält die Chance der Selbstheilung (S. 607, 618 und 670). Für die Praxis bedeutet dies, daß wir die Anfälle möglichst völlig beherrschen und die Therapie auch nach Verschwinden der Krämpfe ohne Unterbrechung über Jahre fortsetzen müssen.

Wahl des Medikaments. Auf Grund der Typendiagnose können wir aus der Zahl der heute gebräuchlichen Antiepileptica jeweils die geeigneten auswählen (s. Abb. 291). Die Reihenfolge der Medikamente gibt Anhaltspunkte für die erste Wahl bei Beginn der Therapie. Bei Kindern unter 3 Jahren mit grand mal oder fokalen Anfällen versucht man zuerst Mylepsin eventuell auch Barbiturate, bei älteren Mylepsin oder Hydantoine. Schlafepilepsien sprechen auf Hydantoine besser an, Aufwachepilepsien auf Barbiturate, die abends eventuell hoch dosiert werden müssen. Harnstoffderivate benutzen wir nur in Ausnahmefällen und unter klinischer Kontrolle.

Dosis und Einleitung der Therapie. Die individuelle Ansprechbarkeit auf die Antikonvulsiva streut von Patient zu Patient oft außerordentlich stark. Da sie kumulieren, wird der klinische Effekt im allgemeinen erst nach einer Latenzzeit von mehreren Tagen bis zu 1—2 Wochen deutlich. Aus diesem Grund und um die Nebenwirkungen rechtzeitig abzufangen, schleicht man sich stets ein. Die in Tabelle 78 angegebenen Tagesdosen werden im allgemeinen ohne Schematisierung auf drei Gaben verteilt. Die Höhe der Einzelgaben und

therapeutischen Effekt zu erzwingen. Erfreulicherweise kann die Dosis nicht selten wieder soweit reduziert werden, daß die Nebenwirkungen mehr oder minder völlig verschwinden, während der antikonvulsive Effekt voll erhalten bleibt.

In Zeitnot, z.B. wenn der Patient an gehäuften schweren großen Anfällen leidet, leiten wir die Therapie mit Luminal oder Prominal und eventuell Brom sofort mit der üblichen

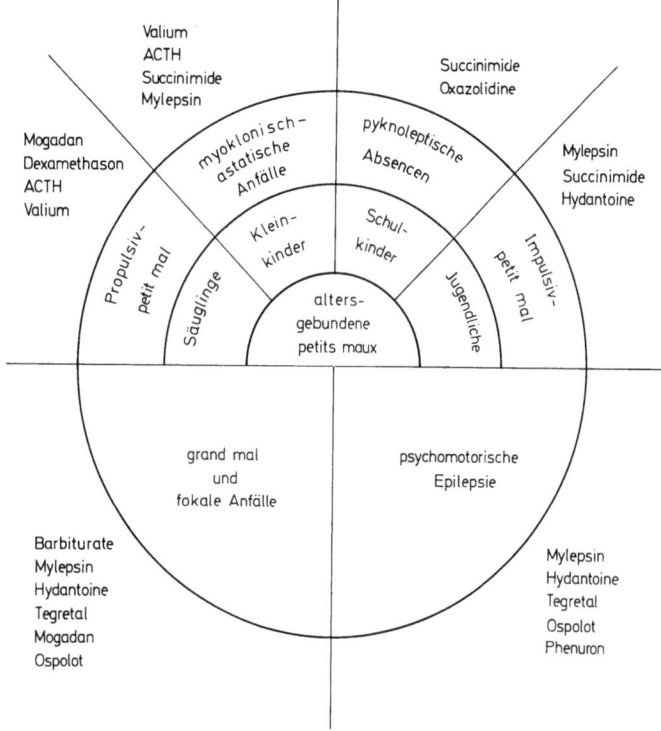

Abb. 291. Gezielte Therapie der epileptischen Anfallsformen. (Nach Matthes u. Bamberger)

der Zeitpunkt der Einnahme müssen bei Anfallshäufung zu bestimmten Tageszeiten diesem Rhythmus angepaßt werden.

Man gibt zuerst etwa $1/5$ bis $1/3$ der altersentsprechenden Dosis des gewählten Medikaments, steigert um die gleiche Menge etwa alle 3—4 Tage bis jene innerhalb von $2^1/_2$—3 Wochen erreicht ist, und wartet den therapeutischen Effekt ab. Als Faustregel kann dabei gelten, daß man wenigstens das Dreifache des üblichen Anfallsintervalls verstreichen lassen muß. Sind Zahl und Intensität der Anfälle wenigstens auf einen Bruchteil reduziert, kann man noch einige Zeit abwarten, sonst steigert man im gleichen Tempo bis die dosisabhängigen Nebenwirkungen eintreten. Auch diese kann man notfalls kurze Zeit hinnehmen, um den

Dosis ein und gehen dann auf Hydantoin oder Kombination über. Bei Pyknolepsie ist man nicht zu einem abgekürzten Vorgehen gezwungen.

Ist jedoch der therapeutische Effekt unbefriedigend oder nur auf Kosten unerträglicher Nebenwirkungen zu erreichen, geht man teilweise oder ganz auf ein anderes Medikament der gleichen therapeutischen Reihe über. Der Wechsel erfolgt in ähnlichem Tempo wie der Aufbau, indem man das eine im selben Maß reduziert wie das neue zugelegt wird. Sind auch diese Versuche vergeblich, kann man zwei oder auch mehr Präparate kombinieren, weil sich der therapeutische Effekt addiert, während Nebenwirkungen häufig von unterschiedlicher Art sind.

Tabelle 78. *Dosierung der reinen Antiepileptika im Kindesalter*

Chemische Gruppen und Handelspräparate	Darreichungs-form	Dosierungsspielraum[a]			Packungen
		Säugling	Kleinkind	Schulkind	
Barbiturate					
Luminal	Tabl. 0,1	—	1—2	1—3	10; 50; 250
Phaenemal	Tabl. 0,1	—	1—2	1—3	10; 50; 250
Phenobarbital (Phenylaethyl-Barbitursäure)					
Luminaletten	Tabl. 0,015	3—9	—	—	
Phenaemaletten					
Prominal	Tabl. 0,2	—	1—2	2—3	10; 50; 500
Mephobarbital					
Mebaral					
(Methylaethyl-Barbitursäure)					
Prominaletten	Tabl. 0,03	2—4—6	4—8—10	—	
Hydantoine					
Zentropil	Tabl. 0,1	$^{1}/_{4}$—1	1—2	1—3	50; 100; 200; 1000
Epanutin	Kaps. 0,1 u. Saft	$^{1}/_{4}$—1	1—2	1—3	100; 1000
Lepitoin	Tabl. 0,1				
Dilantoin (Diphenylhydantoin)					
Mesantoin (5-Aethyl-3-Methyl-5-phenylhydantoin)	Tabl. 0,1	$^{1}/_{4}$—1—$1^{1}/_{2}$	2—4	3—6	20; 100; 500
Pyrimidinderivate					
Mylepsinum	Tabl. 0,25	1—2	1—3	2—4—6	50; 100; 250; 1000
Mysoline					
Primidon (5-Phenyl-5-aethyl-hexahydro-pyrimidin-4-6-dion)					
Oxazolidine					
Tridione (3, 5, 5-Trimethyl-2—4-oxazolidin-dion)	Kaps. 0,3	1—3	2—4	3—8	100
Paradione (3, 5-Dimethyl-5-aethyl-oxazolidin-dion)	Kaps. 0,3	1—3	2—4	3—8	100
Petidiol (3-Aethyl-5, 5 dimethyl-oxazolidin 2, 4-dion)	Tabl. 0,3	1—3	2—4	3—8	100
Succinimide					
Suxinutin	Kaps. 0,25 u. Saft	—	2—4	2—8	50; 150; 500; 1000
Melontin					
Zarontin					
Petnidan (N-methyl-alpha-phenyl-succinimid)	Kaps. 0,25 u. Saft	—	2—4	2—8	30; 100; 1000
Petinutin (Celontin) (N-methyl-alpha, alpha-methyl-phenyl-succinimid)	Kaps. 0,3	—	2—4	4—6	50; 100
Harnstoffderivate					
Comitiadon (Phenyl-alpha-chlor-acetyl-harnstoff)	Tabl. 0,25	—	2—4	2—4	50; 100
Phenurone (Phenylacetylharnstoff)					

Tabelle 78. Fortsetzung

Chemische Gruppen und Handelspräparate	Darreichungs-form	Dosierungsspielraum[a]			Packungen
		Säugling	Kleinkind	Schulkind	
Sonstige Einzelmedikamente Ospolot (N-(4'-sulfamyl-phenyl)-butan-sultam (1,4))	Tabl. 0,2	—	$^1/_2$—1	$^1/_2$—2	50; 250
Benzdiazepine Tegretal (5-Carbamyl-dibenz-(b, f,)-azepin)	Tabl. 0,2	$^1/_2$—1	1—3	3—6	50; 250; 1000
Valium	Tabl. 2 mg u. 5 mg	5—15 mg	15—30 mg	20—40 mg	
(7-Chlor-1,3 dihydro-1-methyl-5-phenyl-2H-1,4-benzodiazepin-2-on)	Amp. 2 ml = 10 mg	s. S. 659			
Mogadan (1,3-dihydro-7-nitro-5-phenyl-2H-1,4-benzodrazepin-2-on)	Tabl. 0,005	$^1/_2$—1—2	2—3—4	3—5—6	
Carbo-anhydrase-Hemmer Diamox (2-acetylamino-1, 3, 4-thidiazol-5-sulfonamid)	Tabl. 0,250	10—20—30 mg/k			

[a] In Tabletten, Kapseln, Meßlöffeln per Tag.

In der Tabelle 79 ist eine Reihe gut wirksamer Kombinationspräparate zusammengestellt. Nun ist das Optimum sowohl der Komponenten wie ihrer Mengenverhältnisse individuell sehr unterschiedlich. Daher muß man sich u. U. durch abgestufte Dosierung der Einzelbestandteile geduldig an die wirksamste Kombination herantasten.

Brom soll dabei nicht vergessen werden, das den Effekt der Barbiturate und Hydantoine bei grand mal und fokalen Anfällen oft wesentlich verstärkt und überdies den Erethismus dämpft. Nach BRIDGE ist es besonders indiziert, wenn die Anfälle vor dem Aufwachen auftreten. Am besten verordnet man eine kochsalzarme Diät, eventuell mit dosierter Zulage von NaCl. Man steigert die Bromdosis innerhalb von 1—2 Wochen bis 1—4 g täglich; der Wirkungseintritt ist unter einer Relation von 3 Chlor zu 1 Brom in 1—3 Wochen zu erwarten.

Ein wertvolles Adjuvans stellt gelegentlich Diamox dar. Es wirkt durch Hemmung der Carboanhydrase auf den in der präparoxysmalen Phase häufig gestörten Wasserhaushalt und bewirkt durch erhöhte Ausscheidung von K und Na im Urin eine Acidose, wodurch die Krampfbereitschaft ebenfalls herabgesetzt wird. Schließlich kann man durch Fasten, Kochsalzentzug oder notfalls durch ketogene Diät den Anfangserfolg der Antiepileptica erzwingen, der oft auch nach Rückkehr zur normalen Ernährung erhalten bleibt. Bei Pyknolepsie bieten sich als Adjuvantien neben Diamox und Fasten auch Pervitin und andere Weckmittel an, da die Anfallsbereitschaft bei Ablenkung und erhöhter Aufmerksamkeit vermindert wird.

Über die Einzelheiten der Therapie bei den myoklonisch-astatischen Anfällen, bei Propulsiv-petit-mal und Pyknolepsie siehe dort.

Bestehen neben dem petit mal auch große Anfälle, muß man kombiniert behandeln. In Anbetracht der Nebenwirkungen und um den Überblick über den therapeutischen Effekt zu erhalten, wird man im allgemeinen eines nach dem anderen in Angriff nehmen, wobei man zuerst die bedrohlichere bzw. beunruhigendere Anfallsform angeht. Der Nebenwirkungen wegen wählt man am besten ein Barbiturat oder Mylepsin, bei myoklonisch-astatischen Anfällen nur dieses oder Zentropil, jeweils in mittlerer Altersdosis; bei Oxazolidin keinesfalls Mesantoin!

Als selbstverständliches Ziel der Therapie ist in jedem Fall die vollständige Anfallsfreiheit anzustreben; mit einer Reduktion der Anfallshäufigkeit und -intensität dürfen wir uns erst dann zufriedengeben, wenn alle Möglichkeiten ausgeschöpft sind. Insbesondere muß man gelegentlich die oben angegebenen Beobachtungszeiten bei den jeweiligen Versuchen verlängern. Mangelhafter Therapieerfolg muß

Tabelle 79. *Kombinationspräparate*

Zusammensetzung	Dosierungsspielraum			Packungen und Darreichungsform
	Säugling	Kleinkind	Schulkind	
Anirrit (5-Methyl-5-1', 2'-dibrom-2'-phenyl-aethyl-hydantoin 0,18; phenyl-aethylbarbitursäure 0,02)	1—3	2—4	2—8	20; 50; 500 Tabl.
Antisacer comp. für Erwachsene Diphenylhydantoin 0,1 Phenyl-aethyl-barbit. 0,025 Kal. bromat. 0,4 Coffein citr. 0,0125 Atropin sulfur. 0,00025	—	$^1/_2$—2	1—4	20; 100; 1000 Tabl.
Antisacer comp. pro inf. Diphenylhydantoin 0,05 Phenyl-aethyl-barbit. 0,035 Kal. bromat. 0,2 Coffein. citr. 0,01 Atropin. sulfur. 0,0002	1—2	2—4		20; 100; 1000 Tabl.
Apydan Bromide 0,25 Acid. phenyl-aethyl. barbit. 0,035 Diphenylhydantoin 0,07 Coffein. citr. 0,06	1—2	2—3	2—6	50; 100; 400 Tabl.
Coffeminal Luminal 0,05 Coffein 0,025	$^1/_2$	1—2	2—4	20; 50 Tabl.
Comital Prominal 0,1 Diphenylhydantoin 0,05	$^1/_2$—$1^1/_2$	1—3	2—4	30; 100; 250 Tabl.
Comital L Prominal 0,05 Luminal 0,05 Diphenylhydantoin 0,05	$^1/_2$—$1^1/_2$	1—2	2—4	30; 100; 250 Tabl.
Glyboral-Mite Coronatrocalcit Bolemanit Boracit Natriumtetraborat Calciumcarbonat Natrium diphenylhydant. 0,05	1—3	2—4	3—8	40; 100; 1000 Tabl.
Glyboral-Forte Kombination von Boranatrocalcit Colemanit Boracit Natriumtetraborat Calciumcarbonat Diphenylhydantoin 0,05 Acidum phenylaethylbarbitur. 0,03 Kal. bromat. 0,2	1—2	1—3	3—5	25; 75; 500 Tabl.
Lubrokal Natrium phenylaethylbarb. 0,04 KBr 0,6 ionogen gebunden	1—2	2—3	3—5	20; 60; 250 Tabl.

Tabelle 79. Fortsetzung

Zusammensetzung		Dosierungsspielraum			Packungen und Darreichungsform
		Säugling	Kleinkind	Schulkind	
Maliasin Molekularverbindung von Luminal u. 1 Cyclohexyl-2-methylaminopropan[a] (Luminalgehalt 60%)	25 mg 100 mg	2—5 —	4—8 —	— 3—5	50 Dr. 50 Dr.
Zentronal Diphenylhydantoin Phenyl-aethyl-barbit.	0,1 0,015	$^1/_2$—1	1—2	2—4	50; 100; 200; 1000 Tabl.

[a] Mildes zentrales Stimulans.

immer wieder Anlaß zur Suche nach Tumoren sein! Es gibt auch Fälle, bei denen ein unwirksames Regime bei Wiederholung nach einiger Zeit aus unbekannten Gründen guten Erfolg hat.

Manche Patienten bedürfen u. U. noch einer Therapie durch Psychopharmaka: bei Affektlabilität Meprobamat, das u. U. nicht zu knapp dosiert werden muß, bei Erethischen Valium, Truxal, Librium, Niamid etc. Der Erfolg der Psychopharmaka ist auf diesem Gebiet selten eindrucksvoll.

Fortsetzung der Therapie. Die optimale Dosis wird zunächst unverändert beibehalten, muß aber dem Wachstum entsprechend im Laufe der Jahre erhöht werden. Mußte die Toleranzgrenze überschritten werden, soll man nach einiger Zeit versuchsweise reduzieren, insbesondere soll auch eine geringe Überdosis von Diphenylhydantoin bald abgebaut werden. Kontraindiziert ist jedes — auch ganz kurzfristiges — Absetzen z. B. vor einer EEG-Kontrolle oder während einer interkurrenten Erkrankung, weil dadurch eine Verschlechterung u. U. sogar ein Status provoziert werden kann. Ausnahmen von dieser Vorschrift werden im Folgenden besprochen. Bei Erbrechen wird das Medikament in Suppositorien verabreicht. Jedoch kann die effektive wie die verträgliche Dosis bei stark reduzierter Nahrungsaufnahme und bei bettlägerigen Patienten deutlich erniedrigt sein, so daß man u. U. erheblichen und bedenklichen Überdosierungserscheinungen (Somnolenz, Apathie, Ataxie etc.) durch konsequente Reduktion begegnen muß (LORGÉ).

Nebenwirkungen. Die Angaben in der Literatur über die Häufigkeit der Neben-

wirkungen schwanken gelegentlich erheblich und Kasuistiken über Gefährdung durch bedrohliche Reaktionen sind nicht lückenlos, so daß man das Risiko nur grob schätzen kann (BAMBERGER und MATTHES, DREYER, KRUSE). Die Tabelle 80 gibt an, wie groß die Erwartung bei den einzelnen Antiepileptica ist. Die Angaben über die Häufigkeit haben natürlich bei den seit Jahren in großer Zahl benützten Medikamenten wesentlich mehr Gewicht als bei den jüngst entwickelten. Grundsätzlich kann man feststellen, daß die Nebenwirkungen fast ausnahmslos reversibel und ungefährlich sind, sofern die hier gegebenen Vorschriften sorgfältig beachtet werden.

Psychologisch erschwerend ist, daß der Nebeneffekt auf das ZNS besonders beunruhigend erscheint, um so mehr als dieses Organ ja ohnehin bereits erkrankt und in seiner Leistung beeinträchtigt ist; und die Forderung, das Medikament noch jahrelang nach dem Sistieren der klinischen Zeichen weiter einzunehmen, erscheint vollends schwer verständlich. Daher kann die Angst vor Dauerschäden am ZNS eine wohlfundierte und wirksame Therapie zu Fall bringen, wobei sich nicht nur voreingenommene Laien und Laiengruppen, sondern auch heute noch nicht selten Ärzte schuldig machen.

1. *Die Einstellungsbeschwerden* sind nervöse Reaktionen auf kleine Dosen entsprechend den Unverträglichkeitserscheinungen; sie sind praktisch immer überwindlich und halten selten länger als 2—3 Wochen an. Die von seiten des Magens behebt man durch Einnehmenlassen während der Mahlzeit, Gaben von Antacida etc., den Effekt auf das ZNS kann man umgehen, wenn man die ersten Gaben abends

Tabelle 80. *Nebenwirkungen der Anticonvulsiva*

	Aller-gische	Unverträglichkeitserscheinungen		
		ZNS	parenchymatöse Organe	zusätzlich-spezifische
Luminal	<0,1%	hypnotisch ++[a] Hypotonie +	0	((Erregung)) Obstipation (+)
Prominal	<0,1%	hypnotisch (+)	0	0
Mylepsin	3%	hypnotisch (+)	((Megaloblast. Anämie))	(Erregung)
Zentropil	5%	Ataxie etc. ++	Agranulocytose + (Megaloblast. Anämie) Leberschädigung ?	Gingiva-Hyperplasie ++ Hypertrichose +
Mesantoin	5—10%	hypnotisch (+)	aplast. Anämie (+) Agranulocytose + Panmyelopathie +	Gingiva-Hyperplasie +
Suxinutin	<0,1%	(Müdigkeit)[b]	((Agranulocytose))	Gastritis, Übelkeit
Petinutin	10%	Müdigkeit + Dösigkeit + Schwindel, Ataxie		
Oxazolidine	10%	Grand-mal-Provokation Photophobie ++	Panmyelopathie + Nephrose +	Singultus + Akne +
Phenuron	1%		Agranulocytose + (+) Leberschädigung + (+) Nephrose + (+)	
Comitiadon			Agranulocytose + Leberschädigung + Nephrose +	
ACTH	0	0	0	Störung des Wasser-haushalts ++ Resistenzminderung +
Ospolot	0	Tachypnoe ++ Hyperpnoe ++	0	Paraesthesien
Diamox	0	Benommenheit (+)	0	
Tegretal	5%[c]	Dösigkeit (+) Schwindel (+) Ataxie (+)	0	Kopfweh ((+)) Appetitlosigkeit (+) Übelkeit (+)
Mogadan		Müdigkeit (+) s. a. S. 630	0	Harn- und Stuhl-verhaltung +

++ + (+) (..) ((..)) bedeutet: sehr häufig bis sehr selten bzw. sehr stark bis sehr schwach ausgeprägt.
[a] Feinschlägiger Tremor +.
[b] Manchmal zu Beginn Einschlafstörungen.
[c] Nur hämatologisch.

vor dem Schlafengehen verordnet und eventuell auch einige Wochen lang die Abenddosis größer als die übrigen wählt, eine Methode, die man bei sensiblen Patienten am besten von vornherein wählt, auch um psychogenes Erbrechen zu verhüten.

2. Die *allergischen Reaktionen* treten unabhängig von der Dosis meist innerhalb der ersten 2—3 Wochen, selten später auf. Am häufigsten finden sich Eosinophilie und unter den klinischen Manifestationen urticarielle, morbiliforme oder scarlatiniforme Exantheme; seltener sind Juckreiz, Fieber, Stomatitis und Lymphknotenschwellungen. Die Eosinophilie kann gelegentlich ohne klinische Erscheinungen über mehrere Wochen anhalten — bei Mylepsin sogar mit recht hohen Zahlen; in diesen Fällen kann die Therapie beibehalten werden, jedoch haben wir den Blutstatus und die klinische Symptomatik in kurzen Abständen zu überprüfen. Klinische Allergie-Symptome zwingen stets umgehend zum Ab-

setzen unter Luminal- und/oder Bromschutz, um eine bedrohliche Entwicklung von exfoliativer Dermatitis, bullösen Exanthemen, Erythema exsudativum multiforme, Agranulocytose, Purpura etc. zu verhüten. Diese schweren Formen sind bei Mesantoin und den Oxazolidinen sehr zu befürchten, bei Zentropil und Petinutin weniger und bei den Barbituraten, bei Petnidan und Mylepsin kaum; auch die Benzdiazepine haben bisher noch keine klinische Allergie ausgelöst. Die Behandlung erfolgt nach den üblichen Grundsätzen. Nach einiger Zeit kann man auch auf ein weiteres Antikonvulsivum übergehen. Gelegentlich kann man dabei Mesantoin durch Zentropil ersetzen. Manchmal wird der Patient auch durch die Reaktion desensibilisiert, so daß man den Versuch mit dem gleichen Präparat eventuell unter Decortin, besonders vorsichtig und langsam steigernd und unter sorgfältiger Beobachtung wiederholen kann, selbstverständlich nicht nach schwerer Erstreaktion und bei Oxazolidin und Mesantoin.

Hydantoine sowie Oxazolidine können — wenn auch sehr selten — einen visceralen Lupus erythematodes provozieren, der keineswegs immer das vollausgeprägte Bild bietet. Unklare Allgemeinerkrankung mit Fieberschüben, erhöhte Senkung, Exantheme, Polyserositis und/oder die bekannten Organmanifestationen verpflichten zur Suche nach L-E-Zellen. Die bisher bekannten Fälle scheinen nach Absetzen des Antikonvulsivums und unter Steroiden wieder symptomfrei geworden zu sein (RUPPLI und VOSSEN, JACOBS).

3. Die *Unverträglichkeitserscheinungen* manifestieren sich am Nervensystem und an den parenchymatösen Organen. Im Gegensatz zu den allergischen sind sie ein quantitatives Problem. Das ZNS reagiert vor allem auf Überschreitung der tolerierten Tagesdosis, die Gefahr der Parenchymschädigungen steigt im allgemeinen mit der Dauer der Therapie, obwohl man in den ersten Monaten und bei relativ niedrigen Dosen vor Überraschungen nicht ganz sicher ist. Auch die Verträglichkeitsgrenze ist, wie die therapeutische Dosis, von Patient zu Patient recht verschieden und liegt gelegentlich recht nahe bei dieser.

Gewöhnlich zeigen sich die Folgen einer Überdosierung bei Luminal nach 8 Tagen, bei den Hydantoinen bis zu 2—3 Wochen nach Überschreiten der Toleranz. Die Reaktion des ZNS kann individuell recht unterschiedlich sein, so finden wir gelegentlich unter Luminal, Suxinutin und Diamox auch gesteigerte Erregbarkeit und Unruhe. Eine Beeinträchtigung der Vigilanz kann durch Zugabe von Coffein und/oder Weckamin kompensiert werden. Die charakteristischen Nebenwirkungen des Zentropil auf das ZNS, die unter Infekten, manchmal auch ohne erkennbare Ursache und selbst nach monatelanger Verträglichkeit auftreten können, bieten eine Kleinhirnsymptomatik und geben gelegentlich zur Diagnose Kleinhirntumor Veranlassung: Hypotonie, Schwindel, Tremor, Nystagmus, Ataxie mit taumeligem Gang, Unsicherheit im Greifen, Dysarthrie und Doppeltsehen.

Die Reaktionen des ZNS verschwinden im allgemeinen bei den Barbituraten innerhalb von 6—8 Tagen, bei den Hydantoinen zögernder, manchmal erst nach Wochen. Ganz vereinzelt wurden allerdings unter Zentropil bei Erwachsenen echte Encephalopathien mit Liquorveränderungen, Dauerschäden und z.T. Todesfolge beobachtet (DREYER, LESNY und VOJTAN). Wenngleich die Iatrogenese keineswegs in allen Berichten gesichert ist, sollte eine deutliche Überdosierung nur kurz bemessen werden; nach Tierversuchen kann Diphenylhydantoine in großen Dosen die Purkinjezellen des Kleinhirns zerstören. Deletär kann sich Diphenylhydantoin bei Diabetikern auswirken: schwere, auch nach Absetzen unbeeinflußbar progressive Kleinhirndegeneration.

Auch bei Brommedikation muß man Müdigkeit, Trägheit, Interesselosigkeit und Ataxie hinnehmen. Die Nebenwirkungen von Petinutin zwingen gelegentlich zum Absetzen. Die Photophobie bei Oxazolidinen, bei der die Patienten bereits vom gewöhnlichen Tageslicht geblendet werden und ihnen alles wie mit Schnee bedeckt erscheint, ist harmlos, aber oft sehr lästig. Wenn eine seitlich abgedeckte Sonnenbrille nicht genügt, muß eventuell die Dosis reduziert werden. Singultus unter Oxazolidin ist sehr selten so quälend, daß er zur Reduktion der Dosis zwingt. Parästhesie an Händen und perioral unter Ospolot sind nicht beunruhigend, ebenso Tachy- und Hyperpnoe, die allerdings erhebliche Alkalose auslösen kann. Das Medikament kann ferner Müdigkeit, Schwindel u. dgl. bei anderen Antikonvulsiva verstärken, bei Mylepsin in bedenklichem Ausmaß.

Parenchymschäden durch die Antiepileptica sind im Ganzen gesehen bedenklicher, aber glücklicherweise auch sehr viel seltener als die Reaktionen des ZNS. Am häufigsten beobachtet man eine Schädigung des Knochenmarks. Die megaloplastische Anämie spricht stets auf Folsäure an (KAHN et al.). Eine seltene und vorübergehende Leukopenie unter Succinimiden hat uns nie zum Absetzen des Mittels gezwungen; Agranulocytose ist dabei nach teilweise mündlichen Berichten insgesamt bisher nur viermal aufgetreten, darunter einmal mit tödlichem Ausgang. Bedenklicher ist Leukopenie unter Zentropil, noch mehr unter Mesantoin, Oxazolidin und Phenuronen.

Unter Hydantoin kann eine schwere exfoliative Dermatitis mit Hyperthermie und atypischer Lymphocytose auftreten (RENTAKALLIN und FUNIHJELM).

Um einen Markzusammenbruch zu verhüten, muß das Blutbild regelmäßig kontrolliert werden: Bei Phenuronen im 1. Jahr alle 2 Wochen, bei Mesantoin und Oxazolidinen alle 4—6 Wochen; später kann das Intervall verdoppelt werden. Vierteljährlich soll es bei Zentropil, Succinimid, Mylepsin und den Barbituraten geprüft werden. Mäßiges Absinken der Leuko- bzw. Granulocyten erfordert kurzfristige Kontrollen. Sinken ihre Werte unter $1/4$—$1/3$ des Ausgangswertes, ist der Befund umgehend zu kontrollieren. Bei Bestätigung oder bei klinischen Symptomen wie Mattigkeit, Appetitlosigkeit, Kopfweh, Fieber, Lymphknotenschwellungen etc. sind die Medikamente umgehend durch unbedenkliche zu ersetzen.

Sicher ist ein erheblicher Teil der bisher bekannt gewordenen Todesfälle (DREYER) einer mangelhaften Blutbild- bzw. Allgemeinkontrolle zur Last zu legen.

Sehr viel seltener sind im Kindesalter Leberschäden. Succinimid kann manchmal die Urobilinogenausscheidung erhöhen, jedoch offenbar ohne die Funktion des Organs wirklich zu beeinträchtigen. Auch Hydantoine belasten es wenig, während Oxazolidin und noch mehr das Phenuron Vorsicht erfordern. Die Gefahr einer Schädigung erhöht sich bei Kombination von Oxazolidin mit Hydantoin und wenn der Patient früher einmal einen Leberschaden erlitten hatte oder mit einem hepatotropen Medikament behandelt worden war. In diesen Fällen ist die Anwendung von Phenuron überhaupt

zu widerraten. Bei schweren interkurrenten Leberschäden bergen auch die Barbituratabkömmlinge ein gewisses Risiko.

Mit Nephrose muß man bei Phenuron und Oxazolidinen rechnen, die bei Unaufmerksamkeit irreversibel ist oder gar tödlich verlaufen kann. Man nimmt daher die Blutbildkontrollen zum Anlaß, nicht nur die Leber sondern auch die Nierenfunktion zu prüfen; leichte Albuminurie und Erythrocyturie mögen vorerst noch hingehen, zwingen aber zum Absetzen, wenn sie nicht zurückgehen oder progredient sind.

In der Altersperiode der 2. Streckung kann unter langdauernder Hydantoin- und Mylepsinbehandlung eine Osteoporose auftreten, die sich durch Schmerzen ankündigt und mit einer Erhöhung der alkalischen Serumphosphatase einhergeht. Bisher sind nur wenige Fälle in der Heidelberger Kinderklinik beobachtet worden, die auf Vigantol gut angesprochen haben (KRUSE).

Nach ACTH und NNR-Hormon sehen wir besonders bei Säuglingen in rund $1/3$ der Fälle eine auffallende aber unbedenkliche Hydrolabilität mit steilem Gewichtsanstieg von einigen Hundert Gramm in den ersten Tagen und nachfolgender, ebenso intensiver Wasserausscheidung. Dagegen verlangt die erhöhte Infektanfälligkeit besondere Vorsicht und Aufmerksamkeit.

4. *Psychische Veränderungen unter der Therapie.* Die mangelhafte geistige Aufnahme und Reaktionsfähigkeit unter Luminal und Brom verschwinden prompt nach Absetzen der Medikamente. Auch die Wesensveränderungen sind nicht durch die antiepileptische Therapie bedingt, sondern ebenso wie echter Intelligenzabbau eine Folge des Krankheitsprozesses bzw. gehäufter Anfälle. Abgesehen davon werden die Patienten — soweit die Läsion des ZNS dies zuläßt — mit zunehmender Anfallsfreiheit munterer und aufgeweckter und verlieren ihre Kontakt- bzw. Erziehungsschwierigkeiten. Gelegentlich kommt es vertretungsweise zu den Zeiten, in denen sonst die großen Anfälle zu erwarten waren, zu einer gewissen Erregbarkeit und Unruhe, die unter konsequenter Therapie im Laufe von Monaten verschwindet. Bei Pyknoleptikern kann man u. U. noch nach Monaten geradezu ein Umschlagen aus der quengelig-labilen oder aggressiv-trotzigen Haltung in völlige Ausgeglichenheit erleben.

Dagegen müssen wir bei psychomotorischer Epilepsie unter der Therapie mit psychotischen Reaktionen rechnen; sie können schwere Ausmaße annehmen mit paranoiden Erregungszuständen oder Depressionen, die u. U. bis zu suicidaler Kurzschlußreaktion ausarten. Sie sind glücklicherweise äußerst selten, aber dafür so bedenklich, daß wir die Therapie abbrechen müssen (s. auch S. 654). Selten löst Mylepsin bei grand mal Exzitationen aus, meist als relativ milde initiale, die unter weiterer Gabe spontan zurückgehen. Wir haben aber auch nach einer $^1/_2$ Tablette zu Beginn der Therapie wie nach gut vertragenem normalem Aufbau nicht zu bändigendes Toben mit Selbstverletzung und hemmungsloser Zerstörungswut erlebt, so daß das Medikament ersetzt werden mußte.

5. Die Gingivahyperplasie sieht man in 15—20% der Fälle als harmlose Nebenwirkung nach Zentropil, manchmal auch nach Mesantoin, sehr selten und mild unter Luminal (s. Abb. 292); sie wird unter anderem durch Anomalien der Zahnstellung begünstigt und kann durch Cariesprophylaxe und sorgfältige Zahnpflege meist in erträglichen Grenzen gehalten werden. Sehr selten nimmt sie exzessive Ausmaße an; Resektion hat nur vorübergehenden Erfolg. Nach Absetzen der Therapie verschwindet sie spontan, ebenso wie die Hydantoinhypertrichose auf Rücken, Nacken und Extremitätenstreckseiten. Obstipation unter Luminal bekämpft man durch schlackenreiche Kost und Paraffin. Appetitlosigkeit, Bauchweh und Übelkeit auf Hydantoin, Mylepsin, Succinimid und Diamox lassen sich durch Einnehmen des Medikaments während der Mahlzeit und durch Masigel u.a. beheben.

Die Liste der Nebenwirkungen ist sehr reichhaltig, abgestuft nach Ernsthaftigkeit kann etwa folgende Reihe aufgestellt werden: Phenuron > Comitiadon > Oxazolidine ≈ Mesantoin > Zentropil > Succinimid ≈ Barbiturate. Die Nebenwirkungen des Ospolot sind recht häufig, haben sich aber bisher als harmlos erwiesen. Es kann die nervösen Symptome der anderen Grand-mal-Präparate verstärken; ungünstig ist die Kombination mit Mylepsin. Tegretal ist noch nicht als unheimlich aufgefallen; Suicidversuche mit z.T. Riesendosen lassen auf eine geringe toxische Wirkung schließen, aber die Beobachtungszeit ist für eine endgültige Beurteilung zu kurz. Jeden-

falls sind regelmäßige Blutbild- und Urinkontrollen aus Sicherheitsgründen angezeigt. Cave Kombination von Oxazolidin mit Phenuron und Mesantoin, aber möglichst auch mit Diphenylhydantoin. Über Nebenwirkungen von Mogadan bei Propulsiv-petit-mal siehe dort.

Zur **Erfolgskontrolle** muß der Patient regelmäßig dem Arzt vorgestellt werden, was wegen der Nebenwirkungen ohnehin notwendig ist. Man läßt sich von den Eltern am besten anhand des Anfallskalenders über Häufigkeit, Tageszeit und Ablauf bzw. Gestaltwandel der

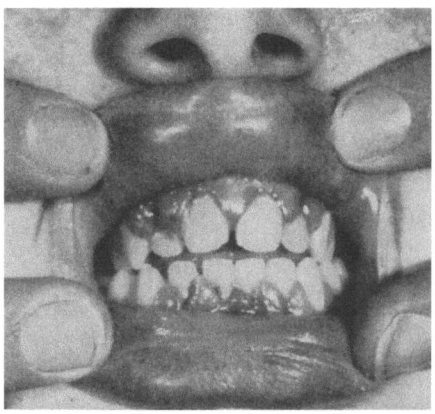

Abb. 292. Gingivahyperplasie unter Zentropil-Medikation bei einem 14jährigen Mädchen. Fall 49. (Aus BAMBERGER u. MATTHES)

Anfälle (Abortivanfälle, Auraerscheinungen, Auftreten anderer Anfallsformen u. dgl.), ferner über den Tageslauf und die psychischen Gegebenheiten berichten. Der neurologische Status muß ebenfalls in größeren, bei Tumorverdacht in kleineren Abständen kontrolliert werden. In Intervallen von anfänglich 3—4, später 6—8—10 Monaten wird das EEG wiederholt. Man muß sich aber darüber klar sein, daß es als „Momentaufnahme" einen geringeren Aussagewert besitzt als der klinische Verlauf. Besserungen und Verschlechterungen der Hirnstromkurve bedeuten also nur etwas, wenn sie über längere Zeit konstant sind (s. auch S. 658). Schließlich sollen diese Anlässe dazu benutzt werden, immer wieder die Notwendigkeit konsequenter Therapie zu betonen und Schwierigkeiten in der Schule, der Erziehung sowie Konflikte mit Geschwistern und Kameraden etc. zu erfassen und auszuräumen.

Dauer und Beendigung der Therapie. Das erreichte Optimum wird zunächst strikt eingehalten, man darf aber nicht vergessen, daß die effektive Dosis altersabhängig ist. Außerdem gibt es Fälle, bei denen die Wirkung des Präparates nach Monaten aus uns unbekannten Gründen nachläßt. Man achte auf Mikrosymptome, Aurazeichen, flüchtige Absencen u. dgl., um die Entwicklung voll ausgebildeter Anfälle rechtzeitig abzufangen. Bevor man sich zur Änderung der Therapie entschließt,

Absetzens jeweils um 1—2—3 Jahre und wenigstens 1 Jahr über die Menarche hinauszögern.

Ergebnisse der Therapie. Zur *Definition:* Wer nach Anlauf der Behandlung dauernd klinisch und elektrobiologisch symptomfrei bleibt, darf als geheilt betrachtet werden; ist das EEG noch nicht normalisiert, kann man analog einer Resthämaturie nach Nephritis

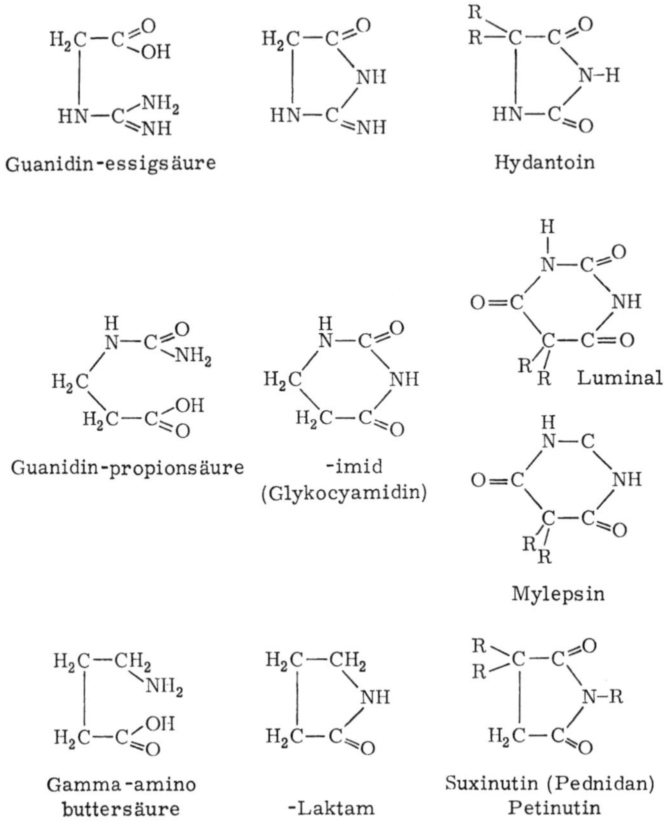

Abb. 293. Vergleich der chemischen Struktur von synaptischen Hemmsubstanzen mit den modernen Anticonvulsiva. (Aus BAMBERGER, 1964)

muß man prüfen, ob die Medikation aus Nachlässigkeit oder absichtlich von den Eltern reduziert wurde, was diplomatisches und oft auch kriminalistisches Geschick erfordert.

Beendigung der Therapie. Die Besserung des EEGs geht gelegentlich konform mit der klinischen Besserung, kann aber 3—5 und mehr Jahre nachhinken. Ist der Patient wenigstens 2 Jahre — nach DREYER 3—5 Jahre — anfallsfrei und das EEG bei mehrfacher Wiederholung befriedigend, wird die Medikation unter weiterer EEG-Kontrolle stufenweise reduziert, bis sie nach Ablauf von 1—2 Jahren völlig abgesetzt ist. In der Pubertät soll man den Zeitpunkt der Reduktion und des völligen

von Defektheilung sprechen. Dieses Ziel erreichen wir nur bei einem Teil der Patienten. Der Erfolg der Antikonvulsiva ist, abgesehen vom Zeitpunkt und der Intensität der Behandlung, abhängig erstens davon, ob ein progredienter Prozeß bzw. eine Residualepilepsie vorliegt und hier wieder, wann die Läsion des ZNS entstanden ist, wo sie sitzt und wie umfangreich sie ist. Auch unsere schwächsten Erfolgsgruppen können gegenüber früheren Verläufen mit Selbstheilung durch Reifungsvorgänge des ZNS und „Ausbrennen" des Herdes auch bei voreingenommenen Skeptikern bestehen. Der eindrucksvollste Beweis für den Effekt ist an der Notwendigkeit der

Heimeinweisung abzulesen: 1936 mußte nahezu jeder 10. Patient eingewiesen werden, 1960 war die Zahl auf nahezu die Hälfte zurückgegangen.

Auf welche Weise die klassischen Antikonvulsiva in das pathologische Geschehen eingreifen, ist noch undurchsichtig. Es konnte nun gezeigt werden, daß sie chemisch eng verwandt sind mit Exzitatoren bzw. Inhibitoren, die für die Impulsübertragung an den Synapsen und damit für die Erregung der Neurone im positiven bzw. negativen Sinn wirksam sind (s. Abb. 293). Der antikonvulsive Effekt ist dann zwanglos als kompetitive Hemmung der Exzitatoren oder als kompetitive Ausschaltung des Abbaues der Inhibitoren zu erklären (BAMBERGER). Die grundsätzliche Richtigkeit dieser Anschauung konnte kürzlich durch einen Vergleich mit unspezifischen Hemmsubstanzen demonstriert werden (DUDEL). Aufschlußreich und interessant ist das EEG unter der Therapie. Bei den meisten verschwinden die pathologischen Graphoelemente sehr zögernd. Suxinutin und Valium haben dagegen die Fähigkeit, es sofort zu beeinflussen. Sie können also das pathologische Geschehen an den Neuronen völlig unterbinden, mit anderen Worten, der molekulare Aufbau fügt sich hier lückenlos behindernd in den Ablauf des Erregungsvorgangs ein.

Ernährung und Diättherapie

Die normale altersgemäße, gemischte Kost deckt auch den Bedarf des kindlichen Epileptikers in jeder Hinsicht; Zulagen von Vitamin, Kalk, sog. nervenstärkenden Präparaten u.dgl. sind vertanes Geld. In der Ernährung soll jede Einseitigkeit oder Ausnahmestellung des Patienten innerhalb der Familie vermieden werden. Auch lactovegetabile Kost ist nicht zu raten. Zu empfehlen ist jedoch eine salzarme Kost, die für die ganze Familie durchgeführt werden kann und Beschränkung der Flüssigkeitszufuhr für den Patienten. In besonderen Fällen können Fasten und ketogene Diät kurzfristig angewandt werden.

1. *Fasten* kann einmal in hartnäckigen Fällen der medikamentösen Therapie zum Durchbruch verhelfen, zum anderen als Einleitung für die ketogene Kost von Wert sein. Der Patient erhält 3—4—6 Tage je nach Alter ausschließlich 700—1000 cm³ Wasser, eventuell mit Saccharin gesüßt. Hier ist klinische Kontrolle notwendig, weil die konsequente Durchführung meist auf Schwierigkeiten stößt und die Methode einen erheblichen Gewichtsverlust mit Kollapsgefahr, Erbrechen und Hypoglykämie zur Folge hat, die eventuell durch etwas Fruchtsaft behoben werden müssen.

2. *Ketogene Diät* nach WILDER und PETERMAN. Die Nahrung setzt sich so zusammen, daß das Ge-

wichtsverhältnis $\dfrac{\text{Fett}}{\text{Eiweiß} + \text{Kohlenhydrate}} = 4$ ist; die tägliche Eiweißgabe soll nicht unter 1 g/kg Körpergewicht und die der Kohlenhydrate nicht über 15 bis 20 g absolut betragen. So kommt man zu einer Gewichtsrelation von etwa 20 F zu $3^1/_2$ E + $1^1/_2$ KH. anstatt normaliter 1:10:12, was sowohl das Einstellen wie auch die Durchführung des Regimes recht schwierig macht.

Man kann entweder im Anschluß an eine kurze Fastenkur zunächst mit kleinen Mahlzeiten beginnen, um im Laufe einiger Tage auf die volle Menge zu gehen; oder man stellt zuerst eine Diät von 1 g Fett zu 1 g KH+E zusammen und variiert in mehrtägigen Abständen bis zur erforderlichen Relation. Während der ersten Wochen soll der Patient in klinischer Beobachtung bleiben. Als Fettkörper werden Sahne und Butter bzw. Öl in gleichem Verhältnis gemischt. Die Zusammensetzung des Diätplans, der den altersgemäßen Calorienbedarf natürlich decken muß, nicht zu knapp Gemüse enthalten und das geforderte Verhältnis auch in den einzelnen Mahlzeiten einhalten soll, erfolgt anhand einer Nahrungsmitteltabelle (s. auch BAMBERGER und MATTHES). Zulagen von Vitamin C und B und von Kalk sind zu empfehlen. Zucker ist streng verboten; saccharingesüßter Tee kann in beliebiger Menge getrunken werden. Der metabolische Effekt wird regelmäßig nach GERHARD bzw. LEGAL kontrolliert. Stuhlgang ist nur alle 1 bis 2 Tage zu erwarten, bei Obstipation gibt man Paraffinöl.

Die Indikationsbreite ist gering, denn Patienten mit schweren Defekten des ZNS reagieren erwartungsgemäß auch auf diese Therapie nicht. Man wird in den anderen therapieresistenten Fällen den Versuch machen, aber die Belastung von Mutter und Patient, der finanzielle Aufwand und die Gefahr des Versagens durch kleinste Diätverstöße sind groß und der Effekt ist trotzdem keineswegs garantiert.

Die **Prophylaxe** ist ein unsicheres Kapitel. Auf dem eugenischen Sektor sind die Erwartungen grundsätzlich gedämpft. Unter den organischen Läsionen des ZNS darf man bei bakteriologischen Erkrankungen einen Erfolg durch Verhütung und Abschwächung verzeichnen (s. S. 686) und bei Viruserkrankungen erhoffen. Gegen die perinatalen Belastungen gibt es wirksame Maßnahmen; aber gerade hier zeigt sich schon jetzt besonders deutlich die Zweischneidigkeit unserer Bemühungen (s. S. 685): Der Gewinn bei den leichten Fällen wird erkauft durch einen Dauerschaden bei den früher Todgeweihten. Unsere Position in diesem Wettlauf wird auch von den Gynäkologen und sehr stark von der Arbeit der Routinepraxis abhängen, d.h. davon, ob die Gefährdeten frühzeitig einer speziellen Behandlung zugeführt werden.

Ambulanz für krampfkranke Kinder

Die Behandlung der Epilepsie ist langwierig; sie konfrontiert den Arzt mit einer Reihe von Schwierigkeiten und erfordert mehr als bei den meisten anderen Krankheiten die ärztliche Kunst, die Fähigkeit zur Menschen-

führung und den Einsatz seiner Persönlichkeit.
Sie muß auf alle Fälle in der Hand des praktizierenden Arztes liegen, weil er den engeren
Kontakt mit dem Patienten und seiner Familie
und auch mehr Einfluß hat. Für die Sicherung
der Diagnose, die Klärung der Ätiologie und
die Beurteilung der EEGs sind Spezialeinrichtungen und Spezialerfahrungen notwendig. Sie
werden von Ambulanzen für krampfkranke
Kinder geboten, die nach dem Heidelberger
Vorbild in einer Reihe großer Städte an Kinderkliniken bzw. -krankenhäusern angeschlossen
sind. Dort wird u. U. zweckmäßigerweise auch
der Therapieplan entworfen. In schwierigen Fällen muß die therapeutische Einstellung klinisch
durchgeführt werden. Die Ambulanzen stehen
auch für EEG und Nachuntersuchung zur Verfügung mit neurologischer, ophthalmologischer
und eventuell hämatologischer Kontrolle sowie
für Ratschläge in besonderen Fällen.

Chirurgische Therapie

Entsprechend den Ursachen kommen folgende Eingriffe in Frage:

1. Operation am knöchernen Schädeldach bei
Kraniostenose: Man erreicht die Entlastung
durch lineare bzw. zirkuläre Kraniotomie und
Einlagen von Kunststoffstreifen, um den Kno-
chenschluß zu verzögern. Der Eingriff soll nach
Ingraham und Farber möglichst vor dem
Ende des 1. Lebensjahres erfolgen, um neuro-
logische oder psychische Folgen zu verhüten.
Unter diesen Voraussetzungen werden die Er-
gebnisse als ausgezeichnet beurteilt.

2. Eingriffe im Subduralraum. Hämatome
und Hygrome können neben Intelligenzdefekten und spastischen Lähmungen in der Hälfte
der Fälle im Laufe der Jahre auch fokale
Krämpfe auslösen. Die Operation (Ausräumung
der Höhle) ist bezüglich der Epilepsie eine
prophylaktische Maßnahme; sie verspricht
grundsätzlich nur Erfolg, wenn die darunter-
liegende Hirnrinde durch die Kompression
weder allzu umfangreich noch langdauernd
geschädigt ist.

*3a. Die Entfernung von subduralen Häm-
angiomen* bei Sturge-Weberscher Erkrankung
ist zu erwägen, wenn sie nicht zu großflächig
sind und der Patient an vielen therapieresistenten Anfällen leidet. Der Eingriff soll erfolgen bevor sekundäre Hirnatrophie, psychische oder neurologische Defekte entstanden
sind.

3b. Angeborene arteriovenöse Angiome erreichen meist erst im Laufe der Jahre einen
größeren Umfang, so daß ein Krampfleiden
nicht vor dem späten Schulalter zu erwarten
ist. Obwohl sich der Erfolg auch hier nicht
immer einstellt, besteht wegen der außerordentlichen Therapieresistenz der Anfälle und
noch mehr wegen der Gefahr einer Ruptur der
Gefäße absolute Indikation zu frühzeitiger
Totalextirpation (de Grood).

4. Operationen an der Hirnsubstanz selbst:
a) *Tumor-Epilepsie* ist im Kindesalter praktisch eine absolute Indikation zur Operation.
Um den Zeitpunkt nicht zu versäumen, muß
bei therapieresistenten fokalen und generalisierten Anfällen, sowie bei psychomotorischer
Epilepsie immer wieder nach spezifischen Symptomen des Tumors gesucht werden. Die Operationsmortalität liegt je nach Situs und Umfang der Geschwulst bei 5—20%. Etwa die
Hälfte der Patienten wird anfallsfrei.

b) *Herd-Epilepsien* durch Narben, Cysten,
Sklerosen etc. Analog einer plastischen Operation im Gebiet der Körperhaut versucht die
Hirnchirurgie eine möglichst kleine, glatte,
ganglienzellfreie Narbe zu schaffen, indem der
kranke Teil des Cortex entlang den Sulci bis
auf den zellfreien Grund der weißen Substanz
excidiert wird; die angrenzenden Teile der
Rinde werden von ihrer Pia gedeckt, um Verwachsung mit der Dura zu verhüten. Das
Indikationsgebiet für diese Therapie sind leicht
zugängliche, also an der Oberfläche gelegene
Herde. Die genaue Lokalisationsbegrenzung
geschieht — allerdings nicht immer mit der
wünschenswerten Sicherheit — durch Elektrocorticographie und Reizung mit Nadelelektroden.

Vorbedingungen für die Indikation sind
1. völliges oder wenigstens weitgehendes Versagen aller mit Akribie und Geduld über lange
Zeit durchgeführter Behandlungsversuche medikamentöser und diätetischer Art. 2. Das
Risiko (Sprachstörung, Apathie, Gedächtnis-
verlust etc.) muß ein Minimum sein bzw. im
richtigen Verhältnis zum erhofften Erfolg
stehen.

Heutzutage sind knapp 20—30% aller
kindlichen Epilepsien den konservativen Methoden gegenüber völlig resistent, von denen
etwa die Hälfte ihren Herd an unzulänglicher
Stelle hat. Da man Kinder mit schweren
primären Intelligenzdefekten ebenfalls aus-

schließen muß, bleiben nur wenige Prozent, bei denen die Operation zu diskutieren ist. In Anbetracht der Unsicherheit in der Focuslokalisierung wird man sich im allgemeinen erst im späteren Kindesalter dazu entschließen. Wenn spastische Paresen vorliegen, sollte man den Eingriff früher erwägen.

Die Operationsmortalität wird mit 1—4% angegeben. Für die Erfolgsbeurteilung liegen bisher nur wenige genügend lange Katamnesen vor. WARD schätzt anhand 10jähriger Beobachtungen (bei Erwachsenen und Kindern) einen vollen antikonvulsiven Erfolg der Cortexexcision in 25% und eine Reduktion der Anfälle auf 1—2 während der gesamten Beobachtungszeit ebenfalls in 25% der Fälle. Schließlich sind wiederum bei einem Viertel der Patienten Zahl und Schwere der Attacken um 50% zurückgegangen. VOSSEN berichtete über allmähliche Verschlechterung psychischer und charakterlicher Art im Lauf einer 10 bis 20jährigen Beobachtung. Die nach 5 Jahren erreichte Anfallszahl blieb konstant.

Ein klares Urteil über den Wert des Eingriffs ist grundsätzlich schwierig zu erhalten. Besserungen können trotz langer Vorbeobachtung noch immer spontan auftreten; sie können durch Fortfall reaktiver Störungen bedingt und aus persönlichen Gründen (z.B. Führerschein) vorgetäuscht werden. Als Ursache von Mißerfolgen ist neben der Unvollkommenheit der Methode vor allem an die Existenz weiterer Herde zu denken; andere nicht durch die Operation beeinflußbare Faktoren des Krankheitsgeschehens sind z.B. Disziplinlosigkeit des Patienten bezüglich Tabletten-Einnahme und Lebensführung.

c) Die *operative Therapie im Temporalgebiet* bietet offenbar bessere Chancen. Man hat 3 Wege beschritten:

1. Resektion des Temporalpols mit Uncus, Teilen des Gyrus und Mandelkern. Die Ergebnisse sollen 1 Jahr nach dem Eingriff konstant

bleiben: ca. 50% Anfallsfreiheit, 30% Besserung, meist auch Rückbildung der psychischen Besonderheiten; die EEG-Befunde gehen im großen ganzen parallel dem Verlauf des Anfallscharakters. Nachteile sind mehr oder minder umfangreiche Hemianopsie, gelegentlich auch Hörstörung und/oder leichte Aphasie (FALCONER).

2. Aufsuchen der Krampfherde mit dem Zielgerät im corticalen und subcorticalen Gebiet und Elektrokoagulation.

3. Unterbrechung der Krampffortleitung durch stereotaktische Durchtrennung des Fornix und der vorderen Commissur, eventuell kombiniert mit Kernkoagulation nach 2. Diese Eingriffe sind relativ schonend, die bisherigen Ergebnisse bezüglich Beherrschung der Anfälle und der Verhaltensstörungen ermutigend; ein weiterer Vorteil gegenüber der Resektion ist die Möglichkeit einer Wiederholung auf der anderen Seite (UMBACH und RIECHERT).

d) Bei *Hemiplegikern* mit vielen nicht beherrschbaren Anfällen wird die Hemisphärektomie durchgeführt. Man entfernt den funktionslosen dünnen Cortexmantel entweder mit Putamen, Pallidum und Caudatum oder läßt die beiden letzteren samt dem Hippocampus oder in einer dritten Version auch die Insel stehen. Die Mortalität dieses recht heroisch anmutenden Eingriffes wird mit ca. 10% angegeben (Schock, intrakranielle Infektionen, Druckschädigung durch Lageveränderung der restlichen Gehirnteile). Die Anfälle gehen regelmäßig stark zurück, vielfach verschwinden sie völlig. Intellektuelle Retardierung, Verhaltensstörung, sogar Motorik und Sensibilität bessern sich meist; als bester Operationstermin wird das 6.—12. Lebensjahr angesehen (DRIESEN, TÖNNIS).

Psychische Betreuung und Fürsorge

Störungen in der Entwicklungsmöglichkeit sind nahezu bei jedem kindlichen Epileptiker zu erwarten, und kaum einer entgeht den psychischen Belastungen durch die Umwelt. Sie brauchen daher sehr viel mehr als andere chronisch Kranke unsere Hilfe, um optimale Bedingungen für die Entfaltung ihrer Persönlichkeit zu schaffen und um störende Faktoren unseres Jahrhunderts in Familie, Schule und ihrer weiteren Umgebung fernzuhalten oder abzuschwächen. Dazu sind je nach Situation

und Alter des Patienten eine Reihe von Personen, Personengruppen und Institutionen aufgerufen.

Der Auftrag des Arztes beginnt bereits in dem Augenblick, wenn er den Eltern die Diagnose mitteilt (s. S. 659f.). In dieser $^1/_2$ Std muß er schon ihre Reaktion erspüren, falsche Ansichten korrigieren und vorschnelles Verzagen verhüten. Mit der Sorge für konsequente Durchführung der Therapie, vernünftige Ernährung und Regelung des Tagesablaufes, ist in den folgenden Jahren seine Tätigkeit noch keineswegs erschöpft. Er ist der ständige Ratgeber in grundsätzlichen Fragen der Lebensführung und Erziehung:

Wo nicht schwere Störungen vorliegen, die ein mehr oder minder ständiges Eingreifen der Eltern erfordern, soll das kranke Kind innerhalb der Geschwisterreihe wie ein gesundes rangieren. Man wird mit Geboten und Verboten zurückhaltender sein, soll aber ihre Übertretung selbstverständlich ahnden, wobei man Form und Ausmaß der Strafe individuell abstimmen muß. Überfürsorge und Verwöhnung hemmt die Entwicklung des Patienten, gefährdet die Harmonie der Familie und liefert das Kind dem Spott der Kameraden aus. Die Eltern sollen nicht Krücke, sondern Führer auf dem Weg ins Leben sein. Anfälle und ihre Besonderheiten werden registriert, ihr Ablauf vor den Geschwistern mit äußerlicher Gelassenheit abgewartet, aber sie sind nicht Gesprächsthema des Tages. Wenn die Anfälle nachts kommen, wird nicht der Vater ausquartiert, sondern das Bett des Patienten in die Nachbarschaft des elterlichen Schlafzimmers gebracht. Die regelmäßige Einnahme der Medikamente ist keine heilige Handlung, sondern selbstverständlich wie Händewaschen und Zähneputzen. Ebenso selbstverständlich und unauffällig wird der Anfallskalender geführt. Körperliche Betätigung wie Wandern etc. ist notwendig; Bodenturnen, Gymnastik, leichter Sport, kindliche Wettkämpfe sind auch im Interesse des Ansehens bei den Kameraden wünschenswert. Radtouren unter zuverlässiger und ständiger Aufsicht eines Erwachsenen sind erlaubt; Schwimmen ist erlaubt, wenn dieser *ständig* in der Nähe und zu Hilfeleistung fähig ist. Verboten sind Geräteturnen, Klettern auf Bäumen und in den Bergen. Von Hochleistungssport ist abzuraten. Natürlich müssen alle Entscheidungen auch auf diesem Gebiet individuell abgestimmt werden. Daß ein epileptisches Kind durch einen Anfall im Straßenverkehr zu Schaden kommt, ist offenbar außerordentlich selten. Das kann nicht allein daran liegen, daß der Aufenthalt im Hochverkehr nur einen Bruchteil des ganzen Tagesablaufs beträgt. Wahrscheinlich funktioniert die Aura rechtzeitig und zuverlässig als Warnsignal, und während der pyknoleptischen Absencen und der Dämmerattacken ist erfahrungsgemäß offenbar noch so viel Restvigilität vorhanden,

daß der Patient richtig reagiert. Bei Erwachsenen ist nach JANZ das Risiko eines anfallsbedingten Verkehrsunfalles für epileptische Fußgänger nicht erhöht, dagegen ist die Unfallziffer für Radfahrer viermal größer als bei Nichtepileptikern. Man sollte also auch hier Beschränkungen mit Bedacht auferlegen.

Der Doktor ist aber auch die erste Instanz, bei der die Mutter sich über besondere Schwierigkeiten aussprechen und ihre Sorgen abladen kann und soll. Nicht jede Mutter kommt damit spontan. Er muß sich schon die Mühe machen, bei jeder Kontrolluntersuchung immer wieder danach zu fragen, bei Retardierten Vorschläge zur Förderung und zur Beschäftigung des Kindes im Haushalt zu machen, muß raten, wie Spannungen im Geschwisterkreis behoben oder gemildert werden können usw.

Wo die Situation zu Hause schwieriger oder die Mutter besonders unsicher ist, braucht man die Hilfestellung eines auf diesem Gebiet erfahrenen Psychologen oder Psychotherapeuten. Die Anfallsambulanzen haben häufig eine solche Persönlichkeit in festem Anstellungsverhältnis oder wissen zumindest jemanden zu raten. Den Kummer um das geschädigte Kind können wir den Eltern natürlich nicht abnehmen, aber wir können ihnen helfen, die täglichen Schwierigkeiten besser zu meistern und schließlich können wir ihnen auch den Entschluß für die Sonderschule oder die Unterbringung in einem Heim erleichtern. Wertvolle Einzelheiten findet man in dem weiter unten zitierten Buch, aber es geht gerade hier nicht an, den Eltern etwas Gedrucktes in die Hand zu geben, um sich die Zeit für ein Gespräch zu ersparen.

Wenn der Erethismus nicht allzu störend ist, soll unser Patient den Kindergarten besuchen, weil die Simultanbetätigung in einer Gruppe ungefähr Gleichaltriger Einordnen und Lernen sehr erleichtert. Wir haben die Erfahrung gemacht, daß die Leiterinnen recht viel pädagogisches Geschick für diese Sonderaufgaben mitbringen, und manchmal sind Sechs- und Siebenjährige dort besser aufgehoben, als wenn sie mit Nachsicht und Mühe in der Schule quälend durch die Klassen geschleift werden.

Falls die Intelligenz des Patienten ausreicht, soll er die öffentliche Schule besuchen; wenn die Zahl dramatischer Attacken aus dem Formenkreis des grand mal, der fokalen und psychomotorischen Anfälle auf wenige im Jahr beschränkt ist und Verhaltensstörungen sich in mäßigen Grenzen halten, hat er auch das Recht, im Kreise seiner Altersgenossen unterrichtet zu werden. Dort, wo die Schulfähigkeit nicht ohnehin bei allen Kindern vor der Einschulung geprüft wird, sollte man möglichst auch bei Patienten, die in ihren bisherigen Leistungen nicht aufgefallen sind, Zahlen- und Mengenbegriff sowie Gestalterfassung testen lassen (s. S. 651). Auch sonst ist auf diesem Gebiet der Rat eines Psychologen oder Psychagogen recht wertvoll.

Der Lehrer muß orientiert werden einmal über die Art der zu erwartenden Anfälle und was dabei zu tun ist, zum anderen über spezifische Leistungsschwächen; er soll ja auf gesteigerte Ermüdbarkeit und auf Langsamkeit im Reagieren und Denken Rücksicht nehmen, bei Legasthenie und Rechenschwäche Hilfestellung leisten, weder krankheitsbedingte Fehler als Leichtsinn oder Bequemlichkeit auslegen, noch Konzentrationsmangel allzu sehr rügen, vielmehr überhaupt durch Lob und gutes Zureden das Selbstvertrauen des Patienten stärken und damit automatisch seine Leistungsfähigkeit bessern. Andererseits muß er eventuell mit unserer Unterstützung überforderndes Pauken zu Hause ohne Ruhepausen unterbinden und den Eltern rechtzeitig die Notwendigkeit einer Umschulung begreiflich machen.

Noch mehr Verständnis für das kranke Kind und die gesamte Situation erfordert die Art, wie er Verhaltensstörungen abwendet, ohne das Kind allzu sehr zu treffen, oder sie hinnimmt, ohne Autorität und Disziplin zu gefährden.

Wenn Anfälle auftreten oder die Wesensveränderung allzu auffällig ist, wird es zweckmäßig oder notwendig sein, die Mitschüler — im Einverständnis mit den Patienteneltern — zu orientieren. Und wenn ihm nicht nur um Wissensvermittlung zu tun ist, wird er die Gelegenheit begrüßen, im mitmenschlichen Sinn erzieherisch zu wirken, Hänseleien zu unterbinden und die Kameradschaftlichkeit und Hilfsbereitschaft zu fördern.

Sehr wertvoll ist oft ein Kontakt zwischen Arzt und Lehrer bzw. Klassen- und Kliniklehrer. Nach unseren Erfahrungen stößt man fast immer auf Verständnis, recht oft auf gute Mithilfe und Hilfsbereitschaft, aber beinahe

ebenso oft auf Unsicherheit, sobald Krankheitsbereiche tangiert werden. Und das ist nicht erstaunlich, wenn man den bisherigen Lehrstoff der Gesundheitslehre in ihrer Ausbildung kennt. Die prophylaktische Pädiatrie hat sich auch dieser Fragen angenommen, und die Erfahrungen in Heidelberg, wo die Studenten der Pädagogischen Hochschule seit einigen Jahren auch an der Klinik praktizieren können, hat ihre Aufgeschlossenheit und Bereitschaft demonstriert. Ein sehr guter Ratgeber ist das vom Deutschen Bundesgesundheitsministerium herausgegebene und durch die LIGA erhältliche Buch „Die epileptischen Anfallskrankheiten, ein Leitfaden für Erzieher, Fürsorger, Arbeits- und Berufsberater".

Eine besonders intensive Betreuung fordern die Schwierigkeiten in der Pubertätszeit. Jetzt muß das direkte Gespräch zwischen Arzt und Patient erfolgen, bei dem zweckmäßig wieder das Grundsätzliche über die Krankheit und ihre Konsequenzen für Beruf, Lebensführung, Ehe usw. und die Chancen einer konsequenten Befolgung der ärztlichen Ratschläge erörtert werden.

Die Berufswahl hängt einmal von der Intelligenz des Patienten, zum andern vom Charakter und von der Häufigkeit der Anfälle ab. Tätigkeiten, die den Patienten oder andere Personen gefährden, scheiden aus. Auch hier steht alles Wesentliche in dem genannten Buch.

Eine chronische Krankheit, die so tief in die Persönlichkeitsstruktur eingreift und die soziale Einordnung erschwert, verlangt — auch im Hinblick auf den hohen Krankenstand — noch mehr als Tuberkulose, Krebs oder die Gefährdung im Säuglingsalter die allgemeine Fürsorge. Wir haben in Deutschland eine Reihe von Anstalten und Heimen, die z.T. vorbildlich geführt sind. Seit einigen Jahren gibt es endlich auch Ferienheime für epileptische Kinder[1]. Die offene, halboffene und nachgehende Fürsorge wird jedoch bei uns im Gegensatz zu anderen Ländern, besonders in USA und Schweden, erst seit einigen Jahren und sicher noch nicht genügend intensiviert. An verschiedenen Kinderkliniken und Kinderkrankenhäusern wurden Ambulanzen nach dem

---

[1] Eine Liste der Einrichtungen zur Betreuung und Förderung Anfallskranker kann von der Geschäftsstelle der Liga in Heidelberg, Handschuhsheimer Landstr. 46, bezogen werden.

Heidelberger Vorbild für krampfkranke Kinder eingerichtet.

Die öffentliche Hand hat sich bisher vielfach noch bescheiden zurückgehalten. Wir erkennen dankbar an, daß seit einigen Jahren endlich nicht nur von einer Schulpflicht gesprochen wird, sondern auch das Recht geistig behinderter Kinder auf Förderung gesetzlich verankert ist. Aber die Einrichtung von Sonderkindergärten, Tagesheimen, Sonderschulen läßt — gelinde gesagt — noch viele Wünsche offen. Und sogar in Großstädten ist die Zahl speziell geschulter und für diese Kinder eingesetzter Fürsorgerinnen noch bei weitem nicht ausreichend.

Statt dessen haben sich, ebenfalls in den letzten Jahren, zwei private Organisationen konstituiert: die Lebenshilfe für das geistig behinderte Kind[1]. Sie errichtet nach holländischem Vorbild unter Leitung eines Schulpsychagogen Kindergärten, Tagesheime und Sonderschulen für nicht mehr hilfsschulfähige, aber lebenspraktisch bildsame Kinder. Älteren und Erwachsenen wird in beschützenden Werkstätten die Möglichkeit geboten, fernab vom Konkurrenzkampf durch Flechten, Buchbinden und andere Papierarbeiten, Handarbeiten, Fertigung von Einzelteilen für die Industrie, Montieren und Verpacken usw. wenigstens einen Teil ihres Lebensunterhalts zu verdienen und damit an Selbstwertgefühl, Disziplinierung usw. zu gewinnen. Die ersten deutschen Institutionen dieser Art sind in Marburg und Heidelberg eingerichtet worden, z.B. das Stöckerwerk in Heidelberg, in dem 50 Epileptiker be-

züglich des Berufs beraten und auf die Berufswahl vorbereitet werden.

Die zweite private Organisation ist die deutsche Sektion der internationalen Liga zur Bekämpfung der Epilepsie, Geschäftsstelle Heidelberg. Sie sorgt für Fortbildung der Ärzte auf diesem Gebiet durch Tagungen, Versendung von Sonderdrucken, für Erleichterung der sozialen Betreuung und der Eingliederung der Kranken und bemüht sich, die Kenntnis über Krampfleiden weiten Kreisen zugänglich zu machen (durch Schriften, Vorträge und Filme) und die falsche Einstellung den Kranken gegenüber zu korrigieren, denn angesprochen und aufgerufen ist letztlich die gesamte Bevölkerung.

In der eugenischen Beratung müssen wir 2 Fragen beantworten: ob die Eltern sich weitere Kinder anschaffen können und was von einer künftigen Heirat des Patienten zu halten ist. Die statistisch berechneten Wahrscheinlichkeiten für das Auftreten einer Epilepsie sind auf S. 604 angegeben; die Formulierung unserer Antwort wird von der Ätiologie des Leidens, von seiner Schwere und von der Persönlichkeit der Eltern abhängen. Bezüglich einer Heirat schlägt KOCH vor, therapeutisch Schwierigen oder geistig Geschädigten abzuraten; seltene und gut beherrschte Anfälle, besonders bei Patienten aus guter sozialer Schicht seien kein Hinderungsgrund, einen Partner aus nichtepileptischer Familie zu wählen. Von einer Partnerwahl mit epileptischer oder auch sonstiger Krampfbelastung ist abzuraten.

Gelegenheitskrämpfe

Wir verstehen darunter einmalige oder rezidivierende Krämpfe, die von akuten oder subakuten Erkrankungen ausgelöst werden (z.B. allgemeine Infektionskrankheiten, physikalische Aggressionen oder vorübergehende Stoffwechselstörungen) und mit diesen wieder verschwinden (HOCHSINGER). Definitionsgemäß bestehen grundsätzlich keine Beziehungen zwischen diesen Anfällen und der Epilepsie. Die auslösenden Erkrankungen, insbesondere Meningitis, Encephalitis und Geburtstrauma können nach mehr oder minder langer Latenzzeit die Ursachen eines Anfallsleidens werden, so-

fern sie einen organischen Schaden gesetzt haben. Und auch wenn man den Konvulsionen selbst im Sinne von FOERSTER und SCHOLZ die Funktion eines Traumas bei der Plurigenese der Epilepsie zubilligt, so stellen sie — insbesondere bei vorgeschädigten ZNS — doch lediglich eine Hilfsursache dar, die ebenso unspezifisch ist wie jede andere mechanische oder toxische Schädigung des ZNS. Tatsächlich hat sich gezeigt, daß Epilepsie z.B. nach anscheinend komplikationslosen Fieberkrämpfen um so seltener ist, je mehr man unsere diagnostische Methoden verbessert und ausschöpft. Daher bezieht sich auch die Therapie auf die Grundkrankheit selbst und ist — ab-

---

[1] Geschäftsführer T. MUTTERS, Marburg a.d. Lahn, Barfüßer Tor 25.

gesehen von Ausnahmen — nicht gegen den Anfall oder antiepileptisch gerichtet.

Auch in den Erblichkeitsverhältnissen zeichnet sich deutlich der Unterschied ab: die familiäre Belastung mit Epilepsie und die mit Gelegenheitskrämpfen unterscheidet sich bei Epileptikern unseres Krankengutes nur um wenige Prozent; bei Patienten mit Infektkrämpfen und Tetanie dagegen ist die Belastung mit Gelegenheitskrämpfen wenigstens 3—8mal größer als die mit Epilepsie (BAMBERGER u. MATTHES).

Infektkrämpfe

Synonyma. Fieberkrämpfe, Eingangs- oder Initial-Krämpfe.

Die Fähigkeit des Säuglings- und Kleinkindes, bei fieberhaften Infekten mit Krämpfen zu reagieren, hat bereits Hippokrates beschrieben. Die wichtigsten modernen Autoren sind: TODD, TROUSSAU, SOLTMANN, HOCHSINGER, HUSLER, FAXÉN, HERLITZ, ZELLWEGER. BAMBERGER und MATTHES, LIVINGSTON, DOOSE.

Definition. Infektkrämpfe sind mehr oder weniger langdauernde Konvulsionen, die im Rahmen akuter fieberhafter Infekte, meist zu Beginn der Erkrankung und in engem zeitlichen Zusammenhang mit der Temperatursteigerung auftreten. Im Hinblick auf die Spätfolgen ist zu unterscheiden zwischen den einfachen (reinen) Infektkrämpfen mit intaktem ZNS und den komplizierten, bei denen alte oder frische Läsionen vorliegen.

Häufigkeit. Die Infektkrämpfe befallen nahezu ausschließlich die Kinder der ersten 5 Lebensjahre und können mehrfach rezidivieren. Auf Grund der klinisch erfaßten Patienten wurde von verschiedenen Autoren angenommen, daß jeweils 1—2 von 100 Kindern daran erkranken (BAMBERGER und MATTHES). HRBEK hat in der Anamnese von gesunden Schulkindern in 2,3% Infektkrämpfe ermittelt, was den damaligen Verhältnissen sicher näherkommt, weil er auch die zuhause durchgemachten Erkrankungen mit einbeziehen konnte. Neuere Untersuchungen der Heidelberger Kinderklinik aus den Jahren 1955—1963 ergaben etwas niedrigere Zahlen, was zum Teil auf geringere Infektanfälligkeit bzw. geringere Exposition sowie auf den Einsatz der modernen Antibiotika und Sulfonamide zurückzuführen ist. Trotzdem gehen auch heute noch schätzungsweise wenigstens 30% aller cerebralen Anfälle während der ersten 5 Lebensjahre auf Konto der Infektkrämpfe.

Alters- und Geschlechtsverteilung. Die Altersdisposition der Infektkrämpfe ist sehr scharf begrenzt. Nach dem 5.—6. Lebensjahr braucht man eine Erstattacke so gut wie nicht mehr und Rezidive nur in seltenen Fällen zu erwarten. Die Altersverteilung zeigt in dem Krankengut der Heidelberger Kinderklinik von 1930—1963 ein Maximum im 1. Lebensjahr mit 35,8% aller Fälle; die Kurve fällt dann jeweils pro Jahr auf knapp 33, 20 und schließlich auf 5 und 3%. Die relative Zunahme im Säuglingsalter gegenüber den Beobachtungsjahren von 1930—1955 ist durch den größeren Anteil an Kindern mit Cerebralschäden bedingt. Nach ihrer Eliminierung liegt der Wert im 2. Lebensjahr knapp über dem der Säuglinge (s. auch DOOSE). Der Wandel in der Infektbekämpfung während der letzten Zeit kommt auch in der Gesamtzahl der Krämpfe zum Ausdruck; während BAMBERGER und MATTHES bei 100 Patienten 335 Anfälle registrierten, war die Anfallshäufigkeit im 2. Untersuchungsabschnitt nur halb so groß.

Das **Geschlechtsverhältnis** zeigt ein starkes Überwiegen der Knaben, die bereinigten Zahlen über alle unsere Beobachtungen lauten im 1. Lebensjahr 148, in den folgenden jeweils 138, 130 bzw. 109. Sowohl die starke Knabenwendigkeit wie auch die sinkende Tendenz mit steigendem Alter sind auf Grund der Pfaundlerschen Untersuchungen zwanglos damit zu erklären, daß hier 2 irreal-sexotrope Aggressoren (Infektanfälligkeit und Krampfbereitschaft) im Spiel sind, deren Auswirkungen im Laufe des Kleinkindesalters zurückgeht. Weitergehende Schlüsse wird man in Anbetracht der nahezu generellen Knabenwendigkeit in diesem Alter nicht ziehen können.

Heredität. Bei 27,5% unserer Patienten mit Infektkrämpfen wurden bei Eltern, Geschwistern und anderen Verwandten Krämpfe festgestellt. Dieselbe Größenordnung fanden BRIDGE, DIESING, LIVINGSTON, OUNSTEDT, LENNOX, ZELLWEGER, BAMBERGER u. MATTHES, DOOSE et al.; eine nicht deutbare Ausnahme macht lediglich PETERMANN mit 71% (zit. nach BAMBERGER und MATTHES). Die Angaben über das Verhältnis von Belastung mit Epilepsie und der mit Gelegenheitskrämpfen schwanken wesentlich stärker. Als wahrscheinlichster Wert kann etwa das Verhältnis 1:4 gelten; wenn man nach Doppelbelastung sucht, verschiebt es sich noch mehr zu Ungunsten der Epilepsie (1:10). Diese Erfahrungen sprechen für ein komplexes Geschehen bei der Entstehung der beiden Krampfanlagen, etwa eine gemeinsame iktaffine Konstitution und differente Faktoren für die Manifestation der Infektkrämpfe und der Epilepsie (s. auch Abb. 289).

Konstitution und Disposition. Trotz vieler darauf verwendeter Mühen konnten weder grob anatomische Abweichungen von der Norm, wie Schädelanomalien,

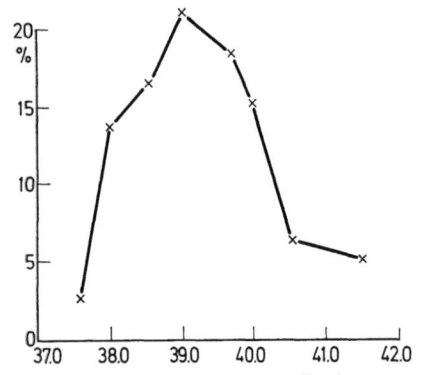

Abb. 294. Temperaturen bei 496 Patienten mit Fieberkrämpfen

noch Auffälligkeiten im psychischen Verhalten oder auf neurovegetativem Gebiet noch abnorme Werte oder besondere Labilität im Ionen-, Kohlenhydrat- oder Wasserhaushalt eruiert werden.

Bedeutsam ist dagegen zweifellos die persönliche *Disposition* und das Schicksal in der prämorbiden Lebenszeit. Unsere Untersuchungen haben gezeigt, daß die Zahl dieser Kinder mit Geburtsgewicht über oder unter der Norm signifikant größer ist als dem Bevölkerungsdurchschnitt entspricht. Die einen wie die anderen sind verdächtig auf abnormen Ablauf der pränatalen Phase und anfällig für perinatale Schäden.

Cerebrale Vorschäden fanden sich im gesamten Beobachtungsgut der Heidelberger Kinderklinik in 10,5%; $^2/_3$ davon waren Geburtstraumen. Ein weiteres knappes Drittel war bereits beim ersten Krampf retardiert, der Rest bot die Residuen der im Kleinkindesalter üblichen und bekannten postnatalen Noxen des ZNS: Restzustände nach Encephalitis, Meningitis, Kernikterus, Schädeltraumen etc. Es besteht kein Zweifel, daß diese Liste der Vorschäden unvollständig ist. DOOSE et al.

konnten im Gegensatz zu uns nur in 4,4% ihres Kollektivs cerebrale Vorschäden finden.

Über die *Realisationsfaktoren* und die Art ihrer Auswirkungen sind die Auskünfte ebenfalls lückenhaft. Der *Temperaturanstieg* ist offensichtlich eine conditio sine qua non. Wenn auch die Erhöhung der Körpertemperatur im täglichen Leben so gut wie stets infektbedingt ist, so zeigt doch die Mitteilung von FINKELSTEIN, daß auch rein physikalische Überhitzung den gleichen Effekt haben kann. Entscheidend für den Effekt ist — selbstverständlich neben der Konstitution des Patienten — offenbar in erster Linie, vielleicht ausschließlich die Fieberhöhe. Die Kurve (Abb. 294) zeigt einen deutlichen Gipfel zwischen 39,0 und 39,5°, außerdem auch eine eindrucksvolle Asymmetrie. Da auch in dieser Altersstufe Temperaturen über 39,5° im allgemeinen wesentlich seltener sind als die unter 39°, ist offenbar, daß die Wahrscheinlichkeit, einen Fieberkrampf zu bekommen, unabhängig von der Lage des Häufigkeitsmaximums mit steigender Temperatur zunimmt.

HERLITZ fand, daß die Krämpfe in den meisten Fällen bald nach dem Kulminationspunkt der Temperaturerhöhung einsetzen. Ob das Tempo des Fieberanstiegs eine Bedeutung hat, kann nicht entschieden werden. Die Erfahrung, daß bei Scharlach Fieberkrämpfe keineswegs häufiger sind als bei anderen Infektionen, spricht nicht dafür.

Auffallend ist die Erfahrung, daß manche Kinder aus Anlaß einer leichten „Grippe" etc. krampfen, während sie vorher oder nachher eine anscheinend (oder scheinbar?) gleiche Erkrankung mit höherem Fieber ohne Anfälle durchmachen, d.h. Fieber ist ein notwendiger, aber nicht hinreichender Grund für Infektkrämpfe.

Bei Krämpfen mit Hyperpyrexie liegt oft ein außerordentlich schwerer Infekt vor, oder es besteht ein hirnorganischer Schaden, der bekanntlich die Temperaturregulierung beeinträchtigen kann. Krämpfe bei Temperaturen unter 38° sind häufig das Nachspiel von Anfällen, die mit hohem Fieber begonnen haben und meistens recht massiv sind, andernfalls liegt der Verdacht nahe, daß die erhöhte Krampfbereitschaft die Folge einer cerebralen Läsion ist, oder daß die erste Attacke eines chronischen Anfallsleidens vorliegt.

Die einfache Auszählung der *auslösenden Erkrankungen* läßt ein gewaltiges Überwiegen der akuten Infekte des Nasen-Rachenraumes und der oberen Luftwege erkennen, das aber um eine Zehnerpotenz reduziert wird, wenn man die Zahl der krampfenden Patienten zur Gesamtmorbidität im Säuglings- und Kleinkindesalter in Beziehung setzt (BAMBERGER und MATTHES). Stellt man diese Überlegung auch bei den anderen Erkrankungen an, die zunächst durch starken oder schwachen iktogenen Effekt auffallen (z.B. Vaccination, Scarlatina, Exanthema subitum), dann kommen — vielleicht mit Ausnahme der grippalen Infekte — recht geringfügige Differenzen zustande, deren Signifikanz erst durch größere Untersuchungen erwiesen werden müßte. Damit entfällt auch die verlockende Vorstellung einer Neurotropie als pathogenetischer Faktor; im Gegenteil, Varicellen sind z.B. in dieser Liste außerordentlich selten vertreten und die so oft von neurologischen Komplikationen begleitete Parotitis glänzt völlig durch Abwesenheit. Diese Erkrankungen verlaufen eben gewöhnlich mit geringem Fieber.

Ein Einfluß der Jahreszeit konnte nicht mit Sicherheit verifiziert werden. HERLITZ fand einen sehr schwach ausgeprägten Gipfel im Sommer. Nach TILLING sollen Frontdurchgänge und Luftmassenwechsel die Neigung zu Fieberkrämpfen erhöhen.

Die **Pathogenese** ist wesentlich rätselvoller als bei den übrigen Gelegenheitskrämpfen des Kindesalters. Mit der so scharf definierten Altersbegrenzung kann eine Reihe von Tatsachen in Beziehung gebracht werden: Die Kurve der Infekthäufigkeit in den ersten 5 Lebensjahren verläuft — soweit die naturgemäß unsicheren Unterlagen eine Aussage erlauben — annähernd parallel. Die Neigung zu hohen Temperaturen sinkt ebenfalls im Laufe des Kleinkindesalters ab; aber auch dies ist nur eindrucksmäßig und nicht quantitativ erfaßt.

Dazu muß aber noch eine spezifische Reaktionsweise auf Infekt und Fieber treten, über deren Eigenschaften und Ursachen z.Z. nur Vermutungen möglich sind. Aus der Erfahrung, daß der Schüttelfrost bis zum Schulalter so gut wie gar nicht vorkommt, können verwertbare Schlüsse für die Pathogenese nicht abgeleitet werden.

DOOSE et al. sehen in den EEG-Befunden bei einem Teil ihres Kollektivs, der eine erhöhte Belastung mit frühkindlichen Anfällen zeigt und vermehrt zu Infektkrampfrezidiven neigt, eine überwiegend gutartige Form frühkindlicher zentrencephaler Epilepsie mit Erkrankungsbeginn im 2. und 3. Lebensjahr und gelegentlicher Chronifizierung, besonders bei Schädigung des ZNS. Zur Sicherung dieser Aussage werden weitere umfangreiche Untersuchungen nötig sein.

Unklarheit besteht auch in der Frage der exogenen Faktoren. Encephalitis ist auf Grund aller klinischen, prognostischen und labortechnischen Kriterien nicht anzunehmen, obwohl z.B. bei Exanthema

subitum und auch bei anderen klassischen Virusinfektionen die Entscheidung im Einzelfall nicht möglich sein wird. Ebenso unwahrscheinlich ist in Anbetracht der unterschiedlichen Grundkrankheiten eine toxische Genese. DOOSE hat auf die bemerkenswerte Parallelität zu Vaccinationsencephalopathie bezüglich des Zeitpunktes der Krämpfe und der Altersverteilung hingewiesen. Eine Identität ist nicht anzunehmen wegen der allergischen Komponente bei Vaccination und der möglicherweise damit zusammenhängenden unterschiedlichen Prognose und schließlich auch wegen der Vielfältigkeit der auslösenden Erkrankungen bei den Infektkrämpfen. Nicht geklärt ist auch, in welchem inneren Zusammenhang diese Encephalopathie mit der von ihm postulierten genetisch bedingten zentrencephalen Epilepsie steht.

Klinik. Der klassische Fieberkrampf ist ein generalisierter klonischer oder tonisch-klonischer Anfall, der sich in seinem Ablauf vom grand mal nur durch eine gewisse Neigung zu längerer Dauer unterscheidet.

Apathie, Unruhe, Schläfrigkeit und Quengeligkeit, Blaßwerden, Kopfschmerzen und Erbrechen sind zu sehr übliche Begleiterscheinungen des fieberhaften Infektes überhaupt, um sie etwa als Prodromi in direkten Zusammenhang mit einem Krampf zu bringen. Selten hört man von gehäuften nächtlichen Zuckungen oder kurzen Myoklonien vor der Attacke; eine erkennbare Aura tritt noch seltener als beim grand mal zutage, teils aus den dort angegebenen Gründen, zum anderen wegen der Apathie und der reduzierten Reaktionsfähigkeit des hochfieberhaften Kindes. Recht häufig werden die Eltern, auch wenn der Krampf vor ihren Augen einsetzt, davon überrascht.

Abortiv verlaufende Formen mit nur wenigen Zuckungen sind sicher sehr selten. ZELLWEGER betrachtet auch kollapsähnliche Zustände nicht als Kreislaufzusammenbrüche, sondern als rein cerebrale Fieberfolgen. Der Beweis dürfte schwierig zu erbringen sein. Dafür genügt auch nicht die Tatsache, daß bei Kindern, die an Infektkrämpfen gelitten haben, der Bulbusdruck häufiger als bei anderen, insbesondere als bei Epileptikern, Synkopen auslösen kann (GASTAUT).

Fieberkrämpfe mit *fokalen Zeichen* kommen auf Grund nahezu aller größeren Statistiken in 10—20% der Fälle vor. Unsere Untersuchungen aus den Jahren 1955—1963 lassen ein Ansteigen um fast 2% gegenüber den vorhergehenden 20 Jahren erkennen. Ein großer Teil dieser Anfälle geht mehr oder minder rasch in einen generalisierten über, bei Wiederholung während desselben Infektes oder bei Rezidiven kann u.U. die Seite wechseln und schließlich kann sich an einen generalisierenden Insult direkt oder nach einer Pause ein fokaler bzw. halbseitiger anschließen. Bezüglich der Diagnostik und der Konsequenzen s. auch S. 613f. Als Ursachen der Herdanfälle sind zu diskutieren. 1. Vorschädigung des ZNS; tatsächlich beträgt die Zahl der Patienten mit sicheren oder wahrscheinlichen cerebralen Traumen ein Vielfaches gegenüber den übrigen (45 gegenüber 6%). 2. Toxisch-vasculäre Herde. 3. Funktionelle Gefäßspasmen oder Durchblutungsstörungen anderer Art. Toxische Thrombosen, septische Embolien und encephalitische Herde gehören nicht mehr zum Bild der Infektkrämpfe; eine Abklärung ist in vivo praktisch nicht möglich.

Anfallsdauer. Angstminuten dauern lang; trotz aller Unsicherheit in den Angaben der Eltern ist anzunehmen, daß mehr als 70% der Fieberkrämpfe länger als 5 min dauern (HERLITZ). BAMBERGER und MATTHES haben eine Krampfdauer bis 15 min in 60% ihrer Fälle gefunden. Die restlichen 40 verteilten sich auf die Zeiten bis zu 2 Std und mehr. Abnorm lange Dauer kommt bevorzugt bei vorgeschädigten Patienten sowie bei schwersten Infekten vor und hier verständlicherweise oft mit Hyperpyrexie verbunden und mit tödlichem Ausgang.

Der *postparoxysmale Zustand* variiert je nach Schwere des Infektes, der Höhe des Fiebers und der Dauer des Anfalls von anscheinend unauffälliger Munterkeit bis zu Stupor und tiefem Nachschlaf wie bei grand mal. Auch neurologische Befunde können sich zeigen wie nach einem epileptischen Anfall. Postparoxysmale Lähmungen können in kurzer Zeit wieder verschwinden, was kein sicherer Beweis dafür ist, daß die Neuronen sich wieder völlig erholt haben. Über die Genese und nosologische Stellung anhaltender Hemiplegien s. S. 614.

Die Bezeichnung Initialkrämpfe bringt bereits zum Ausdruck, daß weitaus der überwiegende Teil in den ersten 24 Krankheitsstunden einsetzt; gar nicht selten werden die Angehörigen erst durch ihn auf die fieberhafte Erkrankung aufmerksam. Bei 10 bzw. 4% der Patienten unseres Gesamtkollektivs trat der Anfall erst am 2. bzw. 3. Krankheitstag auf. Diese verspätet einsetzenden Krämpfe sind in den letzten Jahren dank der modernen antiinfektiösen und antipyretischen Therapie seltener geworden. Krämpfe, die nach dem 3. Krankheitstag auftreten, weisen fast stets auf einen durch die Grundkrankheit bedingten bedenklichen Zustand oder auf eine akute Erkrankung des ZNS hin.

Auch *Wiederholungen* des Krampfes im Laufe der Erkrankung, die früher in etwa $^1/_3$ der Fälle und bis zu 5mal beobachtet werden konnten, sind heutzutage bei Kindern mit integrem ZNS sehr selten geworden.

Fieberkrämpfe *rezidivieren* bei einem neuerlichen Infekt gern. Das Risiko beträgt rund das Doppelte bei familiärer Krampfbelastung (PACHE, HERLITZ, BAMBERGER und MATTHES), wobei die Belastung mit Gelegenheitskrämpfen mehr Gewicht zu haben scheint als die mit Epilepsie. Auch cerebralgeschädigte Kinder leiden häufiger an Fieberkrämpfen als andere, teils weil sie infektanfälliger sind, teils weil die Toleranzgrenze des geschädigten Gehirns reduziert ist. Damit hängt wahrscheinlich auch die Beobachtung zusammen, nach der die Rezidivgefahr größer ist, wenn der erste Krampf bereits im frühen Säuglingsalter aufgetreten war, weil prä- und perinatale Läsionen zu Frühmanifestation der Infektkrämpfe führen. DOOSE hat dabei im Gegensatz zu unseren Erfahrungen keine Erhöhung der Rezidivrate gesehen, jedoch bei Belastung mit Gelegenheitskrämpfen. Als Faustregel für die Praxis kann die Erfahrung gelten, daß eine 2. Attacke 1 Jahr nach dem ersten Anfall nur noch selten zu erwarten ist.

Laborbefunde. Der Liquordruck ist sofort nach der Attacke für kurze Zeit erhöht; ZELLWEGER hat innerhalb der ersten 24 Std in 50% seiner Fälle eine Eiweißerhöhung gefunden, die aber nach unseren Erfahrungen ebenso rasch wieder zurückgeht. Wenn man 10 bis 12/3 Zellen als unbedenklich gelten läßt, fallen rund 85—90% der Probanden in diese Kategorie (ZELLWEGER). Unter den Patienten mit höheren Werten fanden BAMBERGER und MATTHES wieder auffällig viele mit einer cerebralen Vorschädigung, andere litten unter besonders schweren, z.T. tödlichen Infekten.

Das **EEG** im Anfall hat die gleichen Characteristica wie beim grand mal und gleicht bei langer Dauer dem des Status epilepticus. Die Intervallbefunde eines sehr umfangreichen Kollektivs hat DOOSE zusammengestellt (s. Tabelle 81). Von 222 Patienten mit fokalen Krämpfen boten in der ersten Untersuchung 28% einen Herdbefund; aber auch der Rest ist nicht frei davon. Hier ist sicher ein Teil der Anfälle unerkannt fokal abgelaufen, bei anderen kann es sich um iktogene Foci handeln, um so mehr als hier die Auswirkung

Tabelle 81. *EEG-Befunde und Prognose bei Infektkrämpfen.* (Nach Doose)

EEG	Erste Untersuchung			Nachuntersuchung		
	Gesamt	Anfallsform		Gesamt	o. B.	Defekte[a]
		generalis.	fokal			
Normal	769	728 (93%)	41 (7%)	445	359 (81%)	80 (19%)
Langsame Wellen	396	313 (80%)	83 (20%)	302	225 (74%)	77 (26%)
Krampf-aktivität	123	90 (73%)	33 (27%)	88	48 (54%)	40 (46%)
Herdbefund	163	98 (61%)	65 (39%)	120	71 (59%)	49 (41%)
Summe	1451	1229	222	955	703	246

[a] Inclus. Rezidive.

des Krampfes auf das ZNS durch die hohe Temperatur und den Infekt verstärkt wird. Schließlich können es auch generalisierte Anfälle bei organischen Vorschäden gewesen sein. Bei Nachuntersuchungen hat sich der Anteil der Fokalbefunde im Gesamtkollektiv gegenüber der Erstuntersuchung so gut wie gar nicht geändert. Obwohl die beiden Kollektive nicht identisch sind und Schäden des ZNS in der Zwischenzeit berücksichtigt werden müssen, muß man annehmen, daß zum mindesten das Gros der EEG-Foci nach Infektkrämpfen über längere Zeit erhalten bleibt.

Doose et al. haben in Langzeituntersuchungen festgestellt, daß etwa die Hälfte der ausreichend oft kontrollierten Patienten abnorme Delta- und Theta-Rhythmen und im weiteren Verlauf überzufällig häufig Spikewaves aufwiesen, was die Autoren im Zusammenhang mit den oben genannten Argumenten zu der Annahme einer zentrencephalen Epilepsie führte. Bei den übrigen Kindern herrschten fokale Befunde vor, von denen eine Gruppe mit ungünstiger Prognose in 25% ebenfalls bilateral synchrone Spike-waves aufwies.

Die **Obduktionen** haben bisher, abgesehen von venöser Hyperämie und Hirnschwellung gelegentlich Erweichungsherde aufgedeckt. Zimmermann und Herlitz berichten außerdem über ischämische Ganglienzellnekrosen, wie sie als Krampffolgen von Spielmeyer und Scholz beschrieben worden sind.

Prognose. Die Angaben über die Letalität schwanken zwischen 2 und 5%; der Krampf selbst ist jedoch — auch bei längerer Dauer — so gut wie nie lebensgefährlich. Entscheidend sind die Schwere der Grundkrankheit und hirnorganische Läsionen. Daher sind häufige Fieberkrämpfe in der Anamnese und extrem

hohes Fieber im Laufe der Erkrankung von ungünstiger Bedeutung.

Bezüglich der Spätprognose ist die wichtigste Frage, ob eine Epilepsie droht. Wenn man die auch sonst von den übrigen Autoren völlig abweichenden Befunde von Peterman nicht in Betracht zieht, bleiben als höchster Wert 20%. Andererseits berichten einige Autoren von einer Ziffer um 2—2,5% (s. Bamberger und Matthes). Diese starken Unterschiede werden vermutlich von folgenden Faktoren bestimmt: 1. Die Katamnesendauer; Beobachtungen von 5—10 Jahren erfassen rund $^2/_3$, die von 10—20 Jahren $^4/_5$ aller zu erwartenden Epileptiker (Karlsson). 2. Die Zusammensetzung des Kollektivs, d.h. ob Patienten mit Encephalitiden sicher alle ausgeschieden sind und wie groß der Anteil komplizierter Infektkrämpfe ist. Wir selbst haben vor 10 Jahren 15% Epileptiker in einem unausgelesenen Gesamtkollektiv von 300 Patienten erfaßt. Nach Eliminierung der Patienten mit erblicher Belastung, mit prämorbiden und neurologischen Schäden und mit Komplikationen während der Fieberkrämpfe reduzierte sich der Anteil auf etwa $^1/_3$.

Für die prognostische Beurteilung in der Praxis können folgende allgemeine Grundsätze gelten:

1. Familiäre Belastung mit Infektkrämpfen hat keinen, möglicherweise sogar einen günstigen Einfluß. Epilepsiebelastung erhöht die Gefahr, eine Epilepsie zu bekommen, auf das 3—5fache.

2. Cerebrale Vorschäden verschlechtern die Prognose in ähnlichem Ausmaß.

3. Noch ungünstiger wirken sich fokale Anfälle aus; die Gefährdung muß mit mehr als 50% angesetzt werden. Stets mit Vorsicht ist

die Prognose bei Krämpfen aus Anlaß von Masern, Rubeolen und Vaccination zu stellen. Unter den letzten fand DOOSE 25% Epilepsien oder neurologische Defekte.

5. Beginnende Infektkrämpfe im ersten Lebenshalbjahr und starke Häufung, sei es als Wiederholung oder als Rezidiv, sind in erster Linie als Zeichen eines früherworbenen organischen Schadens von ungünstiger Vorbedeutung.

6. Abnorm lang andauernde Krämpfe (man kann die Grenze etwa bei 30—45 min ziehen) und Hyperpyrexie verschlechtern die Prognose erheblich.

7. Erhöhung der Zellzahl im Liquor auf mehr als 15—20/3 Zellen ist ein ungünstiges Omen.

8. Anhaltende EEG-Veränderungen, insbesondere Krampfpotentiale und Herdbefunde sind bedenklich.

9. Krämpfe bei Temperaturen unter 38° und jenseits des 5. Lebensalters sind mit größter Wahrscheinlichkeit keine Infektkrämpfe.

Über die oben genannten 4—5% Patienten, die ohne endogene Disposition und ohne nachweislichen Vorschaden eine Epilepsie bekommen haben, ist folgendes zu sagen: 1. Ihre Zahl entscheidet über die Frage, wie harmlos bzw. bedenklich Infektkrämpfe sind. Welche Abstriche man auf Grund der Fragwürdigkeit unserer Nachweismöglichkeiten der Vorschädigung macht, wird von der mehr oder minder ausgeprägten Zurückhaltung oder Großzügigkeit abhängen, und welche der beiden Bezeichnungen man im Einzelfall wählt, ist eine Frage des psychologischen Fingerspitzengefühls gegenüber den Angehörigen. Aber auch wenn man die genannte Zahl als absolut gegeben ansieht, ist, ohne die Situation zu dramatisieren, Grund genug, die Patienten nicht aus dem Auge zu lassen und insbesondere das EEG gelegentlich zu überprüfen. 2. Die Frage, wie man sich in diesen Fällen die Genese des Krampfleidens vorzustellen hat, ist noch schwieriger zu beantworten, weil jeweils kaum abgeschätzt werden kann, wieviel einer toxischen Noxe und wieviel den rein ictogenen Vorgängen angelastet werden muß bzw. wie weit sie sich gegenseitig verstärken.

Die Epilepsie kann als grand mal, psychomotorische oder fokale Epilepsie auftreten. Der Übergang kann gleitend erfolgen oder auch nach einem mehr oder minder langen Intervall.

Differentialdiagnose. Die wichtigste Entscheidung ist der Ausschluß einer eitrigen Meningitis; da die Symptomatik besonders beim Säugling dürftig ist, und Infektkrämpfe in der Anamnese für die z. Z. vorliegende Erkrankung natürlich gar nichts aussagen, ist die Lumbalpunktion bei jedem Patienten mit fieberhaftem Infekt und Krämpfen dringend anzuraten.

Die Abgrenzung gegenüber abakterieller Meningitis und Encephalitis bzw. Meningoencephalitis, die ebenfalls frühzeitig Krämpfe auslösen können, wird gelegentlich außerordentlich schwierig, wenn nicht gar unmöglich sein; die Entscheidung hat zwar z. Z. keine therapeutischen Konsequenzen, wohl aber wird man auch bei geringem Verdacht die Spätprognose u. U. sehr viel bedenklicher stellen müssen. Zur Unterscheidung gegenüber der Spasmophilie s. S. 685.

Natürlich kann ein Grand-Mal- oder fokalepileptischer Anfall auch einmal bei Fieber auftreten. Tiefer Nachschlaf trotz kurzer Dauer des Anfalls könnte als Hinweiszeichen bei grand mal gelten; Krampfpotentiale im EEG verstärken den Verdacht, aber wir haben kein sicheres Kriterium zur Verfügung.

Therapie und Prophylaxe. Die Maßnahmen beim akuten Anfall sind auf S. 659 beschrieben. Außerdem ist ausgiebige physikalische und medikamentöse Antipyrese angezeigt; auch sie wird mehr prophylaktischen Wert gegen eine Wiederholung des Krampfes haben. Die Prophylaxe zielt in erster Linie auf Infektverhütung; vorbeugende Gaben von Antipyretica oder Anticonvulsiva bei Erkrankungsbeginn kommen meistens zu spät.

LIVINGSTON hält eine grundsätzliche Epilepsie-Prophylaxe für notwendig. Ich meine, man sollte auch hier differenzieren: zu empfehlen ist sie bei den genannten Komplikationen, eine relative Indikation könnte eine mehrfache Wiederholung eines unkomplizierten Infektkrampfes sowie konstante pathologische EEG-Befunde darstellen. Zur Zeit liegen noch keine Erfahrungen vor, die ein Urteil über die notwendige oder zweckmäßige Dauer erlauben. Sinnvoll erscheint nur eine mehrjährige Gabe der mittleren effektiven Dosis, die nach einiger Zeit eventuell unterschritten werden kann. Das EEG kann sich auch als Kriterium wertvoll erweisen. Da MILLICHAP im Tierversuch Hydantoin und Luminal provozierend fand, ist Mylepsin zu bevorzugen.

Hypocalcämische Anfälle, rachitogene Spasmophilie (Eklampsie)

Hypocalcämie erhöht die Permeabilität der Zellmembran für Natrium- und Calciumionen (FRANKENHÄUSER, SCHULTE); das hat zwei neurologische Konsequenzen: die neuromuskuläre Erregbarkeit nimmt zu und in den Nervenfasern können Oscillationen mit gruppierten Aktionspotentialen auftreten. Das klinische Korrelat ist die Tetanie. Die Fähigkeit zu Oscillationen hängt von der Entwicklung der Markscheide ab, wodurch die Erfahrung erklärt wird, daß die Neigung zu tetanischen Anfällen bei Hypocalcämie im Säuglingsalter, aber auch noch im 2. bis 3. Lebensjahr gering ist (BAMBERGER u. MATTHES).

Die andere Folge der Hypocalcämie ist eine Erniedrigung der Reaktionsschwelle an der Oberfläche der Ganglienzellen. Sie kann zu

absoluten Zahlen der Einweisungen und wenig streuend — im Durchschnitt 4—10% unserer klinischen Patienten mit Rachitis auch an Tetanie bzw. Spasmophilie. Die bereits 1957 festgestellte Präzession des Manifestationsalters (BAMBERGER und MATTHES) war in den letzten Jahren noch deutlicher ausgeprägt (s. Abb. 295). Verantwortlich dafür ist in erster Linie die größere Überlebenschance der Frühgeburten, die für Rachitis wie für Spasmophilie anfälliger sind und auch früher daran erkranken; sie werden erst durch die allgemeine Frühprophylaxe besser erfaßt werden.

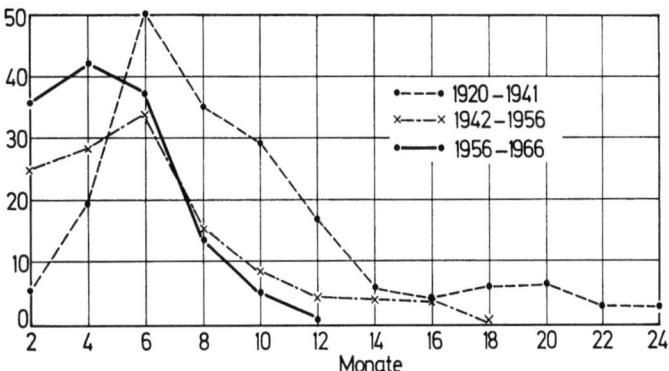

Abb. 295. Manifestationsalter der Spasmophilie-Tetanie

vermehrter Oscillation und Synchronisation der Zellpotentiale führen und dadurch cerebrale Krämpfe auslösen. Dieses Reaktionsgeschehen hat uns hier zu beschäftigen.

Die Hypocalcämie kann verschiedene Ursachen haben: In der Neugeburtsperiode wird eine relative Insuffizienz der Epithelkörper, sowie eine Störung der vegetativen Zentren des Zwischenhirns angenommen; die rachitogene ist im wesentlichen eine indirekte Folge des Vitamin D-Mangels; ferner kennen wir eine enterogene Form bei Malabsorption und eine nephrogene bei Dysfunktion des Tubulusapparates. Sehr selten sind im Kindesalter Hypoparathyreoidismus und Pseudohypoparathyreoidismus.

Die wichtigste Hypocalcämie ist auch heute noch die rachitogene. Um ihre klinische Klärung haben sich BIRK und PFAUNDLER verdient gemacht, die Erhellung des Stoffwechselgeschehens und damit die Grundlage der Therapie verdanken wir HOWLAND-KRAMER, FREUDENBERG und GYÖRGYI.

Die Häufigkeit der rachitogenen Hypocalcämie ist abhängig von der rechtzeitigen und zuverlässigen Durchführung der allgemeinen Rachitisprophylaxe. In den letzten 15 Jahren litten — ziemlich unabhängig von den

Das Geschlechtsverhältnis in unserem Gesamtkollektiv von 576 Patienten liegt mit 186:100 höher als alle früheren Angaben (BAMBERGER und MATTHES). Diese Verschiebung ist wahrscheinlich weniger eine Folge des Kollektivumfanges als der Zusammensetzung und weist einmal mehr auf die damals schon vermutete multifaktorielle Genese des Geschlechtsverhältnisses der postrachitischen Hypocalcämie hin.

Pathogenese. Die Bedeutung der Hypocalcämie für die Auslösung der Anfälle ist statistisch erwiesen und durch den Effekt der Ionenverschiebung im postsynaptischen Raum auch plausibel. Das Serumcalcium schwankt allerdings außerordentlich zwischen 4,0 und 9,1 mg-%. Zur Erklärung dieser differenten Werte hat man als entscheidend für die Auslösung der Krämpfe den Anteil an ionisiertem Calcium angenommen. Wie weit eine Alkalose, die bei tetanischen Anfällen offenbar auslösend ist, auch für die eklamptischen Manifestationen von Bedeutung sein kann, ist recht fraglich; die Tatsache, daß die Anfälle gar nicht selten nach einem Laryngospasmus, also bei Anoxie auftreten, spricht eher dagegen.

Über die auch hier wichtige Frage, wie weit endogene Faktoren am Entstehen des akuten Krankheitsbildes beteiligt sind, kann nur sehr wenig gesagt werden. Gewisse Erfahrungen im klinischen Bild und

im EEG, die später besprochen werden, weisen darauf
hin, daß dieser Faktor offenbar hier ganz besonders
wichtig ist. Die familiäre Belastung an Krampfkrankheiten ist, im Vergleich zur Gesamtbevölkerung,
offenkundig erhöht (BAMBERGER und MATTHES). Die
Zahl der Probanden mit Belastung durch Gelegenheitskrämpfe ist etwa sechsmal größer als die mit
Epilepsie und wenn man die belastenden Familienmitglieder zählt, ist das Verhältnis nahezu 10:1.
Auch psychisch-neuropathische Abwegigkeiten, wie
Alkoholismus, Debilität, Enuresis u. dgl. sind sehr
viel häufiger als im Bevölkerungsdurchschnitt; aber
das gilt auch für die Rachitis selbst, die ja ebenfalls
im sozial niedrigen Milieu sehr viel häufiger vorkommen als sonst.

Anamnestische Hinweise auf sichere oder
wahrscheinliche *prämorbide Cerebralschäden*
fanden wir bei unseren Patienten im letzten
Dezennium nur in 17% gegenüber 25%
15 Jahre vorher, was aber immer noch so
hoch über dem Bevölkerungsdurchschnitt liegt,
daß ein Kausalbezug angenommen werden darf.

Die Spasmophilie tritt im Heilungsstadium
der Rachitis auf; eng damit hängt die Häufung
im biologischen Frühjahr zusammen: unter
558 unserer Patienten erkrankten 57% im
ersten Jahresquartal, 22% im zweiten, 6% im
dritten und 15% im letzten. Die witterungs-
bedingte Anfälligkeit kann nur z. T. durch
ultraviolette Einstrahlung an Wintersonnen-
tagen erklärt werden. Überhaupt ist in der
Pathogenese auch in diesem Punkt noch vieles
unklar. Der kalkhungrige heilende Knochen
kann nicht die einzige Ursache für das Absinken des Calciumspiegels sein, weil die Erkrankung auch — vielleicht sogar gerade —
bei leichten Graden der Rachitis beobachtet
wird; als zusätzlicher Faktor wird heute eine
vorübergehende Funktionseinbuße des Parat-
hormons angenommen.

Neben Jahreszeit und Wetter spielt unter
den *auslösenden Faktoren* auch der fieberhafte
Infekt eine wichtige Rolle. 45% unserer Patienten der letzten 40 Jahre hatten Temperaturen über 37,5°, nahe 20% zeigten Temperaturen von 38,5° und mehr.

Das **klinische Bild** der eklamptischen Anfälle unterscheidet sich nicht grundsätzlich von
den Konvulsionen anderer Genese; auffallend
ist ihre Neigung zu Rezidiven bis zu 10—20
und mehr an einem Tag, jedoch nicht in kurzen
Intervallen wie im Status.

Entsprechend der Genese aus einer allgemeinen Stoffwechselstörung erwartet man ausschließlich generalisierte Konvulsionen; wir

fanden jedoch in unserem Krankengut in 18%
einseitige Krämpfe. Wenn sie im Laufe der
Erkrankung auftreten (6%), kann man lokale
Ischämien während der vorhergegangenen
generalisierten Krämpfe annehmen, die primären aber (12%) sind höchst verdächtig auf
prämorbide herdbildende Prozesse. Der *Liquor*
ist, abgesehen von der üblichen Druckerhöhung
nach den Attacken bei Patienten ohne cerebrale Komplikationen unauffällig.

Wichtig ist im Hinblick auf die genannten
Besonderheiten des klinischen Bildes das **EEG**.
Daß abnorme Befunde bei rein tetanischen
Anfällen eine Ausnahme darstellen, überrascht
nicht. Bei generalisierten Krämpfen sind im
akuten Zustand allgemeine Störungen und
diffuse Krampfpotentiale durchaus zu erwarten.

Von den 22 Patienten mit einseitigen
Attacken hatten 14 auch einen — meist
kontralateralen oder doppelseitigen — Focus.
Wir fanden aber sogar unter 52 Patienten mit
generalisierten Krämpfen 11mal eindeutig
lokalisierte Krampfherde. Diese hohe Zahl an
überraschenden Befunden läßt den Verdacht
aufkommen, daß klinische oder subklinische
Schäden des Zentralnervensystems besonders
zu Eklampsie bei Hypocalcämie prädestinieren.

Prognose. Die Hypocalcämie ist nur durch
den Laryngospasmus gefährlich, der, unterstützt durch die pathologischen Vorgänge im
Herzmuskel, das Leben in Minutenfrist beenden kann. Tod durch eklamptische Anfälle
selbst ist praktisch ausgeschlossen.

Die *Spätprognose* ist ein unsicheres Kapitel;
die trüben Erfahrungen der Erstbeschreiber
(s. BAMBERGER und MATTHES) konnten nicht
bestätigt werden. Die allgemeine Entwicklung
der Patienten ist im ganzen gesehen nicht
schlechter als die vom Nichtspasmophilen der
gleichen sozialen Schicht. Die EEG-Befunde
im akuten Stadium könnten eine erhöhte
Epilepsierate erwarten lassen; die bisherigen
Untersuchungen (BAMBERGER und MATTHES)
sprechen nicht dafür. Jedoch ermittelte die
Nachuntersuchung eine überraschend große
Zahl von geistig retardierten und neuropathischen Kindern.

Diagnose. Die wichtigste differentialdiagnostische Überlegung ist die Abgrenzung gegenüber entzündlichen Erkrankungen des ZNS.
Alter, Jahreszeit, Vorliegen einer Rachitis und
gehäufte Konvulsionen in kurzen Abständen

sind selbstverständlich unsichere Kriterien, was in der Praxis leider noch immer zu wenig beachtet wird, und Sistieren des Krampfes nach einer Injektion von Calcium ist ebensowenig beweisend. Die Entscheidung insbesondere auch gegenüber Begleit- und Infektkrämpfen, sowie gegenüber grand mal und fokaler Epilepsie wird durch die neurologischen Tetaniesymptome, das EKG und durch die Bestimmung des Serum-Calciums gefällt. Natürlich kann auch einmal ein Kind mit Tetanie eine Meningitis bekommen, man sollte daher auch hier mit der Lumbalpunktion nicht zu sehr zurückhaltend sein.

Therapie. Man gibt sofort i.v. 10—20 ml der üblichen Calciumgluconatlösung; der Effekt setzt sofort ein und hält ca. 2 Std an; intramuskuläre Injektionen entfalten ihre Wirkung erst nach 1—2 Std und halten 4 Std an; bei peroralen Gaben wird der Calciumgehalt des Serums erst nach 4 Std normal. Die Kalkmedikation soll 6—8 Tage durchgeführt werden, d.h. so lange, bis der gleichzeitig gegebene Vigantolstoß auf dem Höhepunkt seiner Wirksamkeit ist. Als Unterstützung der Kalkbehandlung wird der acidotische Effekt einer 1—2tägigen Tee-Pause empfohlen, dessen Grundlage für die Therapie der Eklampsie (im Gegensatz zur Tetanie) m.E. noch nicht genügend erwiesen ist.

Die **Prophylaxe** der Spasmophilie deckt sich mit der Rachitisprophylaxe.

Krämpfe während der Neugeburtsperiode

Über die **Häufigkeit** liegt eine Untersuchung von POPOTSCHNIG aus dem Jahre 1954 vor, nach dem 1% aller Neugeborenen daran leiden. In Anbetracht der dürftigen Symptomatik stellt diese Zahl sicher die untere Grenze dar und überdies ist durch die erhöhte Überlebenschance von Frühgeburten und geschädigten Neugeborenen ständig eine weitere Zunahme zu erwarten. Eine ausführliche Studie aus der letzten Zeit stammt von J. F. SCHULTE.

Klinik. Die unvollständige Entwicklung der axodendritischen Synapsen in Neocortex bewirkt unter anderem, daß die Anfälle unaufdringlich sind und gemeinsame Characteristica vermissen lassen. Häufig sind sie fokaler Art, wobei Lokalisation und Ausdehnung, sowie die befallene Seite ständig wechseln können. Sie können ferner generalisieren, jedoch sind primär generalisierte außerordentlich selten. Dann wieder sieht man nur „amorphe" Anfälle (BAMBERGER und MATTHES), d.h. kurze eventuell in Serien auftretende blitzartige Einzelzuckungen der Finger, der Lider, der Füße, die ebenfalls sprungartige Lokalisation zeigen und als sog. Stäupchen fälschlicherweise verharmlost werden. Schließlich können auch tonische Zustände vorkommen, sowie cerebralbedingte apnoische Anfälle.

Die **Ursachen** sind vielgestaltig; das Gros, nach SCHULTE ca. 50%, wird von dem selbst wieder uneinheitlichen Geburtstrauma gestellt. $^1/_4$ seiner Patienten litt an Meningoencephalitis, kardiopulmonalen Erkrankungen, Nierenversagen, Mißbildungen und Schäden durch Erkrankungen der Mutter während der Gravidität; bei dem Rest, der sicher in erster Linie pränatale Schäden und Störungen enthält, konnte die Ursache nicht geklärt werden. Die Liste ist noch zu vervollständigen durch Hydrocephalus, Hypoglykämie, Hypocalcämie, Kernikterus usw.

Die Krämpfe können innerhalb weniger Stunden bis Tage zurückgehen, viele dagegen, insbesondere nach schweren Traumen und bei Mißbildungen halten wesentlich länger bis zu einigen Wochen an. Das EEG kann ganz selten und nur in der allerersten Zeit unauffällig sein. Im übrigen findet man unabhängig vom Charakter der Anfälle Krampfpotentiale, teils multifokal und teils als Einzelfoci sehr unterschiedlicher Lokalisation.

Die **Prognose** ist in hohem Maße abhängig von der Ätiologie und im Ganzen gesehen sehr unerfreulich. BURKE und SCHULTE fanden einen ungünstigen Ablauf bei rund der Hälfte ihrer Patienten. Dabei erkauft man eine Senkung der Todesrate (bei BURKE 37,5%, bei SCHULTE 26%) mittels der modernen Methoden bei der Bekämpfung der perinatalen Sterblichkeit durch eine Vermehrung der Zahl der Schwergeschädigten. Prognostisch ungünstige Zeichen sind: Nullinien-EEG, Krampfwellenausbrüche, anhaltende Spike-wave-Aktivität, dauernde Asymmetrie im EEG, ferner Hypotonie, Rigidität und neurologische Halbseitensymptome.

Differentialdiagnostisch sind lediglich die extrapyramidalen Hyperkinesen und choreoathetotischen Zustände bei Kernikterus abzugrenzen. Der echte Tetanus neonatorum ist heutzutage praktisch verschwunden.

Zur *Behandlung* schlägt SCHULTE 40 mg Luminalnatrium, notfalls einige Male in 24 Std wiederholt, oder Chloralhydrat 0,3 g vor, als Dauertherapie 15 mg 2—3mal täglich über mehrere Wochen. Außerdem empfiehlt er ohne Berücksichtigung des Serumkalkspiegels Calciumgluconat, ferner Vitamin B_6-Gaben.

Begleitkrämpfe bei entzündlichen Erkrankungen des ZNS

Ein Vergleich mit unseren Erfahrungen von vor 1958 zeigt, daß insgesamt weniger Patienten mit eitriger Meningitis an Krämpfen litten; die Kinder wurden offensichtlich allgemein früher eingewiesen oder hatten bereits zuhause eine wirksame Antibiotica-Behandlung erfahren. Die Säuglinge profitierten allerdings nicht davon, weil die Diagnose schwieriger und der Verlauf foudroyanter ist. Auch bei den Encephalitiden sind Krämpfe in den letzten

Tabelle 82. *Prozentualer Anteil der krampfenden Patienten*

bei	bis 1958	1958—1967
Eitriger Meningitis	Insgesamt 38 (33,9%)	21 (19,4%)
	< 4 Jahre 35 (40%)[a]	20 (25%)[b]
	> 4 Jahre 3 (12%)	1 (3%)
Encephalitis	Insgesamt 36 (81,8%)	53 (65,6%)
	< 4 Jahre 21 (84%)	36 (66%)
	> 4 Jahre 15 (79%)	17 (63%)

[a] Darunter 13 Säuglinge.
[b] Darunter 15 Säuglinge.

Jahren prozentual etwas seltener geworden (s. Tabelle 82). Bei Meningitis tuberculosa haben wir überhaupt keine Krämpfe mehr erlebt.

Im übrigen können die damaligen Erfahrungen im wesentlichen bestätigt werden. 1. Der krampfauslösende Effekt bei Konvexitätsmeningitis ist unabhängig vom Erreger; es besteht also kein Anhaltspunkt für die Annahme eines keimspezifischen neurotropen Toxins. 2. Bei Encephalitis und eitriger Meningitis laufen die Konvulsionen etwa in der Hälfte bzw. einem Drittel der Fälle fokal ab. 3. Die familiäre Belastung mit Gelegenheitskrämpfen ist bei krampfenden Kindern signifikant größer als bei nichtkrampfenden. 4. Vorschädigung des ZNS war im Gegensatz zu früheren Erfahrungen unter den Patienten mit Krämpfen etwas häufiger, aber nicht signifikant. 5. Rezidive sind meistens Folge einer Verschlechterung und laufen vor allem bei Encephalitis bevorzugt fokal ab. 6. Normalbefunde im EEG wurden bei Encephalitis überhaupt nicht bei akuter Meningitis ohne Krämpfe diesmal nur in 10% der Fälle gefunden. Krampfherde und generalisierte Paroxysmen kommen, unabhängig von der Art der Grundkrankheit, fast ausschließlich bei krampfenden Patienten vor. Unspezifische Störungen sind bei ihnen kaum häufiger zu finden als bei nichtkrampfenden. 7. Die Letalität ist unter den krampfenden Patienten erheblich höher als bei den nichtkrampfenden; grundsätzlich dieselben Unterschiede gelten für die Spätprognose insbesondere bezüglich Epilepsie.

Die *subakute Leukoencephalitis* (VAN BOGAERT) löst neben Grand-mal-Anfällen rhythmische Kloni und Ballismen aus, die ebenso wie andere Hyperkinesen und die präfinale Enthirnungsstarre ihren Ursprung im Mesencephalon haben. Charakteristisch ist die massive Erhöhung des Gammaglobulinspiegels im Liquor und kurze Gruppen von hochamplitudigen Deltawellen, die gewöhnlich synchron mit den Zuckungen beginnen.

Krämpfe bei internen Erkrankungen

Die Ursachen sind: Blutungen, Hypoxie, Embolien, Infiltrate und endogene oder exogene toxische Substanzen; die Folgen: neben Bewußtlosigkeit, Lähmungen und anderen neurologischen Begleiterscheinungen generalisierte, häufiger fokale und bei Stammhirnalteration tonische Krämpfe; schwere Insulte lösen Status bzw. Enthirnungsstarre aus.

Angeborene Herzfehler machen insgesamt in 5% Krämpfe, cyanotische, vor allem Fallotsche Tetralogie und Pentalogie in 20% (TYLER, CLARK zit. nach GUTHEIL). Hier entwickelt sich eine cerebrale Hypoxie, wenn die kompensatorische Polyglobulie fehlt. Häufige Anlässe sind Erregung oder körperliche Anstrengung, bei Säuglingen u. U. bereits die Nahrungsaufnahme. Seitenbetonung weist auf eine Vorschädigung hin und kann eine dauernde Hemiplegie hinterlassen. Bei Polyglobulie können sowohl Thrombenabrisse aus den Vorhöfen oder der Cava ins Gehirn gelangen wie auch Thromben im ZNS selbst entstehen, die dann meist auch meningeale Reizerscheinungen machen. Begünstigend wirkt Bluteindickung durch Fieber, Schwitzen oder Durst. Bei niedrigem Hb-Gehalt macht man mehrere kleine Bluttransfusionen; dabei sollte der Wert von 13—14 g-% nicht wesentlich überschritten werden, um eine Thrombenbildung zu vermeiden (GUTHEIL).

Hypoxie und Erniedrigung der Krampfschwelle kommen auch bei schwerer Aortenstenose zustande; Aortenisthmusstenose kann durch die hypertonische Arterio- und Arteriolensklerose bereits im jugendlichen Alter Massenblutungen im ZNS bewirken. Weitere kardiale Krampfursachen sind Adam-Stoke-Anfälle und multiple Embolien bei bakterieller Endokarditis. Hirnabscesse anderer septischer Genese lösen keine Anfälle aus.

Die diagnostische Klärung bei den angeborenen Herzfehlern wird kaum je Schwierigkeiten machen, weil es sich stets um schwere Formen mit aufdringlicher Symptomatik handelt. Ein Adam-Stoke-Anfall kann u.U. mit Synkopen verwechselt oder als („hysterische") Ohnmacht deklariert werden; dies und die endokarditischen Embolien zeigen, daß man bei der Untersuchung anfallskranker Kinder auch das Stethoskop nicht vernachlässigen soll.

Vitamin K- und C-Mangel können durch subdurale bzw. subarachnoidale Blutungen An-

fälle auslösen, *Vitamin B₆-Mangel* durch Stoffwechselentgleisung. Die Krankheit macht sich bereits 2—3 Tage nach der Geburt durch Trinkunlust bemerkbar; Ende der ersten oder in der zweiten Woche treten generalisierte Krämpfe auf, die u.U. stundenlang dauern können und mit täglichen Pyridoxin-Gaben von 10—15 mg beherrscht werden. Ende des 2. Lebensjahres ist keine Substitution mehr nötig.

Anfälle als Blutungsfolge kommen ferner bei Gefäßruptur von *Angiomen, Aneurysmen,* bei *Thrombo-* und *Vasopathien* und bei *Leukose* zustande; hier können auch leukotische Infiltrate epileptogen wirken.

Sehr unheimlich auch bezüglich der Spätprognose sind Krämpfe bei schwerer *Gastroenteritis* im Säuglingsalter und bei *Pertussis.* Hier tragen Bakterientoxine, intrakranielle Drucksteigerung und Fieber infolge der Superinfekte zur Entstehung von Blutungs- und Entzündungsherden und Nekrobiosen bei.

Idiopathische *Hypoglykämie.* Die Krämpfe beginnen vornehmlich im Kleinkindesalter und treten meist nach dem Aufwachen auf; neurologische Symptomatik bei einem Teil der Patienten läßt auf eine zentrale Störung des Stoffwechsels schließen. Die Anfälle bei *Pseudourämie* können gelegentlich auch halbseitig auftreten.

Exogene *Vergiftungen* können klonische, seltener tonische Krämpfe auslösen. Eine ausführliche Darstellung gibt MOESCHLIN.

Respiratorische Affektkrämpfe

Synonyma. Verkeuchen, Wut- oder Schreikrämpfe, Wegbleiben, breath holding spells.

Definition. Man versteht darunter ausschließlich in den ersten 5 Lebensjahren auftretende und durch unlustbetonte Anlässe ausgelöste Anfälle von reflektorischem Atemstillstand mit Bewußtlosigkeit und eventuellen Krämpfen.

Historisches. Die erste Beschreibung und die Abgrenzung gegenüber dem Laryngospasmus der Tetanie erfolgte in dem Handbuch von BARTHEZ und RELLIEZ. MEIGS erkannte, daß die Anfälle durch Angst, Schmerz oder Weinen ausgelöst werden. BULL (1853) riet als Therapie Anspritzen mit kaltem Wasser. Daß sie nichts mit Epilepsie gemein haben, erkannte NEUMANN. IBRAHIM prägte den Ausdruck respiratorische Affektkrämpfe und faßte sie als pathologische Bedingungsreflexe bei neuropathischen Kindern auf

und PEIPER (1939) konnte nachweisen, daß der Atemstillstand in der Exspirationsphase erfolgt. Monographien stammen von STIER (1918), BRIDGE, LIVINGSTONE (1948) und TIETZE und ZELLWEGER (1948).

Für den Bevölkerungsdurchschnitt repräsentative Angaben über die **Häufigkeit** können nicht gemacht werden. BRIDGE und LIVINGSTON fanden unter ihren Klinikpatienten einen Prozentsatz von 0,1, während sie aus einem Kinderheim von über 46% berichteten. Dieser letzten Zahl liegen zweifellos besondere Umstände zugrunde, möglicherweise eine „psychogene Infektion"; sie kann u.E. auf keinen Fall verallgemeinert werden. Nach unserer Erfahrung in der Sprechstunde wird man mit einem bis wenigen Prozenten rechnen dürfen. Natür-

lich wird ein erklecklicher Teil halbwegs intelligenter Kleinkinder einmal aus Erregung
dieser Versuchung unterliegen, aber eine
vernünftige Reaktion der Umgebung lehrt
ihn rechtzeitig, daß eine Wiederholung nicht
lohnt.

Charakteristischerweise spielt sich dieser
psychogen ausgelöste Mechanismus in $^3/_4$ aller
Fälle zwischen dem 6. und 18.—24. Monat ein,
in dem Alter, in dem sich Zuwendung zur Umgebung und Auseinandersetzung mit ihr entwickeln. Vor dem 3. Monat sind Affektkrämpfe
ausgesprochen selten; den gelegentlich beschriebenen Anfällen innerhalb der ersten beiden Lebensmonate liegen höchstwahrscheinlich
organische Läsionen, eventuell im Stammhirn,
zugrunde. Im 4. Lebensjahr beginnt die Erkrankung selten, nach dem 5.—6. praktisch
nie. Ein Wegbleiben entspricht dann nicht
mehr der inzwischen erworbenen Form der
aktiven Auseinandersetzung mit der Umwelt, und das Kind verfügt schon längst über
andere Möglichkeiten, seinen Willen durchzusetzen.

Das **Geschlechtsverhältnis** beträgt in guter
Übereinstimmung aller Autoren nahezu 2:1,
was sicherlich im wesentlichen mit der Kron-
prinzenrolle der Buben zu erklären ist.

Konstitution. Nach allgemeiner Überzeugung bestehen keine Beziehungen zu Anfallsleiden in der Familie. Homologe Erkrankung
(nach Stier 25%) besagt, wenn überhaupt,
nur etwas über den Durchsetzungswillen dieser
Kinder und im übrigen alles über Erziehungs-
unfähigkeit in der Familie. Abnorme Reizbarkeit, Nervosität, Jähzornsausbrüche unter
den Angehörigen sollen sich relativ häufig
finden.

Ob der verhältnismäßig hohe Anteil retardierter
Kinder — die Angaben schwanken zwischen 15 und
25% — wirklich real ist, muß nach unseren Erfahrungen als höchst fraglich bezeichnet werden. Eine
niedrige Toleranzschwelle dieser Kinder für psychische
Belastungen mag das Auftreten solcher Anfälle begünstigen; sie mögen vielleicht auch exzessiver reagieren und auf Erziehungsversuche schlechter ansprechen, so daß sie häufiger als normal entwickelte
Altersgenossen mit dieser Reaktionsweise dem Arzt
vorgestellt werden. Aber generell wird die gezielte
Anwendung dieses Durchsetzungsmanövers besonders
oft bei intelligenten Kindern beobachtet. Die Häufigkeit schwerer konstitutioneller Abartigkeiten bzw.
von Minderwertigkeiten, Dyskranie und degenerativen Stigmen, die Zellweger als Zeichen einer
Schädigung des Zwischenhirns ansieht, überschreitet
beim Vergleich mit der übrigen Bevölkerung kaum

die Grenzen der statistischen Verteilung (Bamberger und Matthes).

Ätiologie und Pathogenese. Von den Fällen
mit somatischen und geistigen Defekten können wir absehen, weil sie das Krankheitsbild
als zufällige und zusätzliche Noxe lediglich
modifizieren. Als Zeichen der emotionalen
Labilität stellen sich häufig früher oder später
andere Neuropathiezeichen ein: Nägelkauen,
Pavor und andere Schlafstörungen, Enuresis
u.dgl., ferner Reizbarkeit oder abnorme Ängstlichkeit, die sich dann auch oft ebenfalls deutlich als Kampfmittel decouvrieren. Andererseits findet man besonders aktive, heftig und
überschießend reagierende, energische Kinder,
eventuell mit verstärkter und verlängerter
Trotzphase. Nun sind ja alle diese Beobachtungen ohne analytische Untersuchungen praktisch nicht zu objektivieren, und so wundert
es nicht, wenn Zellweger ähnliche Verhaltensstörungen bei allen seinen Patienten gesehen hat, Bridge nur in $^1/_3$ der Fälle und
Bratz überhaupt nicht. Der Milieueinfluß ist
sicherlich übermächtig. Vielfach drängen sich
bereits beim ersten Gespräch Konfliktsituationen auf. In anderen Fällen scheint nichts
Derartiges vorzuliegen, was ohne ausführliche,
gezielte Anamneseerhebung natürlich nichts
beweist; dafür spürt man aber fast immer
deutlich eine grundsätzliche — nicht etwa
durch die Attacken ausgelöste — Unsicherheit
der Mutter in Erziehungsfragen oder hört, daß
die Anfälle nur in Gegenwart der Großmütter
auftreten u.dgl. Es ist kein Zweifel, daß „die
Entstehung des respiratorischen Infektkrampfes weit in das Gebiet der neurotischen Reaktionsweise hineinragt, die entsprechend dem
Alter und wohl auch je nach der charakterlichen Struktur des Kindes eine hysterisch-
dramatisierende Form produziert, wobei dem
Patienten schließlich die Herrschaft über den
physiologischen Mechanismus entgleitet" (Bamberger und Matthes). *Der Affektkrampf ist
ein Kampfmittel.* Daß man die Mutter oder
sonstwen durch Weinen oder Schreien herbei-
zitieren und sich gefügig machen kann, ist
sicher eine der eindrucksvollsten Erfahrungen
seit der frühesten Säuglingszeit, die das Kind
in seiner naturgegebenen und naturnotwendi-
gen Instinktsicherheit sofort ausbaut und
immer wieder anwendet, wenn die Eltern nicht
beim ersten Ansatz abwehren können, oder gar
ihr Erschrecken und ihre Angst merken lassen.

Der Ablauf der Attacke ist durch die schönen Untersuchungen von PEIPER klar. Gegen Ende des Schreiens wird die Glottis, nach PEIPER durch eine Lähmung oder wahrscheinlicher durch einen Krampf verschlossen. Der Atemstillstand im Endstadium der Exspiration führt sehr rasch zu Anoxie des Gehirns und Bewußtlosigkeit mit ihren Folgen.

Anfallsbild. Das Vorspiel ist charakteristisch monoton: aus Schreck, Angst, Zorn, Trotz oder Schmerz beginnt das Kind heftig und anhaltend zu schreien, dann setzt plötzlich die Atmung aus und das Gesicht wird zunehmend bläulich. Das Weitere läuft in 3 Phasen ab, deren jede durch die wiedereinsetzende Atmung beendet werden kann. Zunächst macht sich das Kind steif, es ist nicht ansprechbar, schlägt mit den Armen unkoordiniert und hilflos um sich, die Augen werden nach oben verdreht und der Kopf meist nach hinten gebeugt. In der 2. Phase erlischt das Bewußtsein völlig. Die Patienten fallen entweder in der tonischen Starre nach hinten um oder sie sinken wie in einer Ohnmacht schlaff zu Boden; in beiden Fällen kann es zu einigen kurzen Zuckungen oder kurzer tonischer Starre der Extremitäten kommen. Wenn der erlösende Atemzug noch immer ausbleibt, kommt es — äußerst selten — in der 3. Phase zu generalisierten tonisch-klonischen Zuckungen, die von einem Grand-mal-Anfall nicht zu unterscheiden sind: mit Schaumbildung, sogar mit Einnässen, Einkoten und Zungenbiß. Hier liegt möglicherweise eine erhöhte organische oder funktionelle Krampfbereitschaft vor. Je nach Intensität beträgt die gesamte Dauer des Anfalls $^1/_2$ bis 1 min, gelegentlich auch noch länger. Danach sind die Kinder weinerlich und etwas müde bzw. erschöpft und in den schwersten Fällen fallen sie in einen tiefen Schlaf.

Die **Anfallshäufigkeit** schwankt außerordentlich; in seltenen Fällen wird das Spiel nur einige Male produziert, meist aber wird es bis zu mehrmals täglich wiederholt (BAMBERGER u. MATTHES). Längere erscheinungsfreie Intervalle, besonders infolge eines Milieuwechsels, kommen vor.

Befunde. Ob vegetative Labilität wie Dermographismus, Wechsel der Gesichtsfarbe, Neigung zu Schwitzen, Cutis marmorata, Herzklopfen usw. wirklich öfter oder ausgeprägter als sonst vorkommen, müßte erst durch gezielte Untersuchungen mit größeren Vergleichszahlen festgestellt werden. Im übrigen kann weder internistisch-neurologisch noch sonst

irgendein ätiologisch zu deutender Befund erhoben werden. Auch das Intervall-EEG ist nach unseren Erfahrungen normal, wenn nicht eine zufällige Kombination mit Epilepsie oder geburtstraumatischer Schädigung vorliegt. Im Anfall kommt es zu unregelmäßigen, hohen Delta-Schwankungen (s. BAMBERGER u. MATTHES).

Kombination mit Epilepsie und Gelegenheitskrämpfen wird gelegentlich, jedoch durchaus im Rahmen der statistischen Wahrscheinlichkeit beobachtet.

Die **Diagnose** ist leicht, wenn man aus eigener Anschauung oder durch eine gute Schilderung den typischen zeitlupenartigen Ablauf: emotionaler Anlaß — Schreiweinen — Atemstillstand — Cyanose — Bewußtlosigkeit — Krämpfe erkennen kann. Der Anfall ist nie fokal oder einseitig, hinterläßt keine Paresen und tritt nie im Schlaf auf. Gezielte Untersuchungen auf spezifische Symptome führen leicht zum Ausschluß von tetanischem Laryngospasmus oder von synkopalen Anfällen bei Herzvitien. Apnoische Anfälle bei Pertussis kommen nur bei jüngsten Säuglingen vor.

Therapie und Prognose. Der Anfall kann recht zuverlässig kupiert werden, wenn man rechtzeitig, d.h. solange das Kind die Maßnahme noch mit einigem Bewußtsein erlebt, einen „Gegenreiz" (Anschreien, leichter Klaps, Bespritzen mit kaltem Wasser usw.) ausübt. Manchmal hat man mit dieser derben Methode auch einen Dauererfolg. Die Umgebung hat sich streng davor zu hüten, Angst oder Aufregung zu zeigen. Unterstützend wird oft „wie ein Wunder" ein Milieuwechsel. Aber man darf sich nicht damit begnügen, sondern muß Fehlhaltungen der Eltern oder anderer Angehörigen und echte Konflikte beseitigen. Medikamente irgendwelcher Art sind überflüssig.

Die **Prognose** ist ohne Einschränkung günstig. Mit 3—5, höchstens 6 Jahren verschwinden die Anfälle spontan. Nachteilige Folgen für Intellekt und charakterliche Entwicklung, Abgleiten in Disziplinlosigkeit etc. sind nicht zu erwarten. Lediglich STIER und BRIDGE beobachteten insgesamt 3mal Übergang in Epilepsie; ob dafür anoxämische Läsionen anzuschuldigen sind, halten wir nicht für wahrscheinlich, wenngleich diese Möglichkeit, bei sehr schweren und gehäuften Anfällen, nicht a limine abgelehnt werden kann.

Narkolepsie

Die Bezeichnung der Krankheit, die bereits WILLIS (1672) und WESTPHAL (1876) beschrieben hatten, stammt von GÉLINEAU (1880). Über die wichtigsten Arbeiten bis 1958 s. BAMBERGER und MATTHES.

Die Krankheit beginnt vorzugsweise im 2. Dezennium, aber nach REDLICH und WILDER, sowie nach YOSS u. DALY erkranken etwa 4% unter 15 Jahren bis herunter zum 3. Lebensjahr.

Krankheitsbild. Man kennt 4 Formen, die isoliert oder kombiniert auftreten können. 1. Die *Narkolepsie* im eigentlichen Sinn, d.s. unwiderstehliche Schlafzustände, die — u.U. täglich mehrfach, manchmal aber nur in Abständen von Monaten — unter unphysiologischen Bedingungen (z.B. beim Essen, Spielen u.dgl.) auftreten. Ermüdung und Erschöpfung kann provozierend wirken. Manchmal können die Patienten sich noch hinsetzen, im übrigen aber sinken sie einfach um. Der Zustand unterscheidet sich in keiner Weise vom natürlichen Schlaf. Das EEG kann als einzige Besonderheit eventuell überraschend schnelle Übergänge der einzelnen Schlafstadien zeigen (ROTH).

Die Schlafdauer schwankt zwischen 30 sec und mehreren Stunden, im allgemeinen aber schwankt sie um etwa 10 min. Sowohl nach spontanem Erwachen wie auch nach Erwecken sind die Patienten frisch und munter.

2. Die nächsthäufige Form ist die *Kataplexie*, auch effektiver Tonusverlust genannt. Das ist eine plötzlich einsetzende Lähmung der Willkürmuskulatur entweder des ganzen Körpers oder in einzelnen Gebieten im Bereich des Kopfes oder der Extremitäten; das Bewußtsein ist nicht beeinträchtigt. Je nach dem Umfang der Paralyse kommt es zum Einknicken oder zu plötzlichem Hinstürzen, mit Unfähigkeit sich zu bewegen oder zu sprechen für mehrere Sekunden. Wie die Bezeichnung bereits andeutet, wirken Affekte auslösend, wobei die heiteren überwiegen, z.B. Lachen oder Kitzeln, aber auch negativ getönte Affekte wie Wut, Ärger, ängstliche Erwartungen u.dgl. können denselben Effekt haben.

3. *Schlafparalyse*, d.h. vorübergehende Bewegungsunfähigkeit, kurz während des Eindösens oder des Erwachens, sowie 4. *hypnagoge Halluzinationen*, vorzugsweise visuelle oder auditive Empfindungen am Übergang vom Schlafen zum Wachen und umgekehrt sind wesentlich seltener als die beiden vorgenannten Ausprägungsformen.

Ätiologie. Die Funktionsstörung wird, z.T. auf Grund von Autopsiebefunden, im Zwischenhirn bzw. in der Formatio reticularis angenommen. Bei einem nicht unerheblichen Teil der Patienten ist der Zustand eine Folge von Encephalitiden, Traumen, auch Geburtstraumen, Gefäßprozessen, Neoplasmen, toxischen Schäden usw.

Das **EEG** außerhalb des Anfalls ist normal, sofern sich nicht die o.g. kausalen Schädigungen kundtun.

Die Läsion im Zwischenhirn hat gelegentlich auch Störungen auf somatischem Gebiet zur Folge, wie Fettsucht und beim Erwachsenen Libidoverlust.

Differentialdiagnostisch bestehen kaum Schwierigkeiten.

Phänomenologisch ist die Krankheit abzugrenzen gegenüber pyknoleptischen Absencen eventuell psychomotorischen Anfällen, Ohnmachtsanfällen, was bei genauer Prüfung immer leicht gelingt.

Zur *Therapie* werden Weckamine, insbesondere Amphetamin genannt.

Synkopale Anfälle

Die wichtigsten Arbeiten darüber stammen von STIER (1920), W. SCHULTE (1941) und SCHOENE, DEGEN und GRAUSTEIN (1967).

Es handelt sich um rezidivierend auftretende Ohnmachtszustände mit Muskelhypotonie, seltener mit dürftigen motorischen Reaktionen, wie Zucken der oberen Extremitäten, Tremor der Hände u.dgl. Die Atmung ist flach, der Puls hochfrequent, seltener langsam oder frequenzlabil, sehr selten wird Einnässen beobachtet.

Disponierend wirken Erschöpfung, Status nach Commotio, Rekonvaleszenz, kardiovasomotorische Dysregulation; psychische Belastungen sind sicher auch oft von Bedeutung. Auslösend können wirken Schmerz und Schreck, Orthostase, Bücken, Husten und Pressen. Fälle ohne derartige erkennbare exogene Faktoren werden als autochthon bezeichnet. In den meisten Fällen ist der auslösende Mechanismus individuell konstant.

Als *Auftakt* kommen vegetative Symptome vor (Blässe, kalter Schweiß, ferner Übelkeit, Schwindel, Herzbeklemmung, Bauchschmerzen, Schwarzwerden vor den Augen u. a.). Die Attacke dauert wenige Sekunden bis einige Minuten, selten länger als 5 und allerhöchstens 10 min; neben den ausgeprägten Anfällen kann man auch abortive Synkopen feststellen, bei denen nur die beschriebenen Vorboten und eventuell Bewußtseinstrübung auftritt.

Es besteht zweifellos kein Zusammenhang mit Epilepsie.

Die synkopalen Episoden können mit Ausnahme der Säuglingszeit in jedem Alter beginnen; eine Prävalenz einzelner, z.B. vegetativ getönter Altersstufen, ist nicht festzustellen. Die Episoden können nach wenigen Wochen zu Ende sein, viele halten Monate bis einige Jahre an, $1/4$ der Patienten von SCHOENE et al. hatten die Anfälle sogar $5^1/_2$—11 Jahre lang. Gegen Ende der Episode pflegen die Anfälle seltener zu werden. Auch die Zahl der Synkopen variiert von „eine" bis „sehr viele", wobei die Patienten mit wenigen ausgeprägten Anfällen immer auch mehrere abortive Attacken hatten.

An **Befunden** ist, abgesehen von motorisch-vegetativer Labilität z.B bei Belastungen nach SCHELLONG mit entsprechenden EKG-Veränderungen häufig auch eine gewisse nervöse Labilität zu finden. Im übrigen zeigen sich die Patienten sehr oft unsicher, schüchtern-gehemmt; Schlafstörungen (Pavor, Unruhe,

Sprechen im Schlaf, Somnambulismus), ferner Nägelkauen, Tics, Stottern etc.) sind auffällig häufig. Über die von GASTAUT vermuteten Zusammenhänge zwischen Auslösbarkeit von Synkopen und Infektkrämpfen (s. S. 679).

Das Anfalls-EEG zeigt langsame Aktivität. Im Intervall fanden SCHOENE et al. in $1/_5$ ihrer Fälle allgemeine Veränderungen, ferner Spannungslabilität — im Gegensatz zu BAMBERGER und MATTHES, die keine faßbaren Anomalien entdecken konnten und zu LIVINGSTON, der bei 58 Patienten einmal verlangsamte, einmal beschleunigte und einmal frequenzlabile Kurven konstatierte.

Bei einer Nachuntersuchung konnten SCHOENE et al. die konstitutionellen Besonderheiten des Kollektivs wieder feststellen. Eigenartigerweise scheint keine Korrelation zwischen der Intensität dieser Befunde und der Dauer bzw. Expressivität der Episode zu bestehen.

SCHULTE hat beobachtet, daß die synkopalen Anfälle bei Erwachsenen in der letzten Zeit wesentlich seltener geworden sind. Diese Feststellung können wir für Kinder eindrucksmäßig bestätigen.

Die Synkopen sind — auch gehäuft — harmlos. Erschöpfungszustände, erschwerte Rekonvaleszenz u.dgl. wird man nach den üblichen Methoden angehen, im übrigen soll man nach Umweltstörungen fahnden oder nach besonderer Belastung, die beide möglichst entfernt werden sollen; Psychotherapie ist sicherlich häufig von Nutzen.

Literatur[1]

AGUILAR, M. G., and TH. RASMUSSEN: Role of encephalitis in pathogenesis of epilepsy. Arch. Neurol. (Chic.) **2**, 636—676 (1960).

BAMBERGER, PH.: Encephalitis, Meningitis. In: Die Prognose chronischer Erkrankungen (FR. LINNEWEH), S. 267—274. Berlin-Göttingen-Heidelberg: Springer 1960.

— Moderne Gesichtspunkte zur Therapie chronischer Anfallsleiden. Mschr. Kinderheilk. **112**, 127—129 (1964).

— Eine neue Therapiemöglichkeit des Status epilepticus im Kindesalter mit Valium i.v. Z. Kinderheilk. **95**, 155—169 (1966).

—, u. A. MATTHES: Anfälle im Kindesalter. Basel: S. Karger 1959.

BAY, E.: Klinik der Epilepsie. Nervenarzt **32**, 241—249 (1961).

BICKEL, H., u. H. CLEVE: Metabolische Schwachsinnsformen. Aus Handbuch für Humangenetik, Bd.V/2. Stuttgart: Georg Thieme 1967.

BIGNAMI, A., M. ZAPPELLA, and P. BENEDETTI: Infantile spasms with hypsarrhythmia. Helv. paediat. Acta **19**, 326—342 (1964).

BINGLEY, TH.: Mental symptoms in temporal lobe epilepsy and temporal lobe glioma. Acta psychiat. (Kbh.) **33**, Suppl. **120**, 1—120 (1958).

BLANC, CL., M. T. NEYRAUT et DREYFUS-BRISAC: Note sur les localisations temporales. Rev. neurol. **103**, 256—260 (1960).

BRAVAIS, L. F.: Zit. nach BAMBERGER u. MATTHES.

BRIDGE, E. M.: Epilepsy and convulsiv disorders in children. New York and Toronto: McGraw-Hill Book Co. Inc.

— S. LIVINGSTON, and C. TIEZL: Breathholdingspells. J. Pediat. **23**, 539 (1943).

BURKE, J. B.: The prognostic significance of neonatal convulsions. Arch. Dis. Childh. **29**, 342 (1954).

—, and H. W. PETERS: Migraine in childhood. J. Dis. Childr. **92**, 330—336 (1956).

---

[1] Nicht aufgeführte Autoren zit. nach PH. BAMBERGER u. A. MATTHES.

BYERS, R. K., and F. C. MOLL: Encephalopathies following prophylactic pertussis imunisation. Pediatrics 47, 35 (1955).

CHAO, D., A. SELTON, and L. DAVIS: Convulsiv equivalent syndrom of childhood. J. Pediat. 64, 499—508 (1964).

CHRISTIAN, W.: EEG-Veränderungen bei der psychomotorischen Epilepsie. Dtsch. Z. Nervenheilk. 183, 218—244 (1962).

CHURCHILL, J. A.: The relationship of epilepsy to breech delivery. Electroenceph. clin. Neurophysiol. 11, 1—12 (1959).

COLVER, T., and D. KERRIDGE: Birth order in epileptic children. Neurol. Neurosurg Psychiat. US. 25, 59—62 (1962).

COTTE, M., et J. COURION: Valeur séméiologique de l'epilepsie. Rev. neurol. 105, 212—213 (1961).

DONGIER, S.: Statistical study of clinical and electroencephalographic manifestations of 536 psychotic episodes occuring in 516 epileptics between clinical seizures. Epilepsia (Amst.) 1, 117—143 (1959/60).

DOOSE, H.: Gelegenheitskrämpfe. Mschr. Kinderheilk. 110, 107—110 (1962).

— Die altersgebundenen pathologischen EEG-Potentiale am Beispiel des kindlichen petit mal. Nervenarzt 35, 72—79 (1964).

— Die akinetischen petit mal. Arch. Psychiat. Nervenkr. 205 (I), 625, 205 (II), 637—654 (1964).

— Zur Nosologie der Blitz-, Nick- und Salaam-Krämpfe. Arch. Psychiat. Nervenkr. 206, 28—48 (1964).

— Verlaufsformen der kindlichen Epilepsie. Fortschr. Neurol. Psychiat. 35, 148—159 (1967).

—, u. E. PETERSEN: Über den Aussagewert einzelner EEG-Ableitungen im Kindesalter. Nervenarzt 37, 513—515 (1966).

— E. VÖLZKE u. E. HERZBERGER: Fieberkrämpfe und Epilepsie. I. Ätiologie, Klinisches Bild und Verlauf der sogenannten Fieber- oder Infektkrämpfe. Arch. Psychiat. Nervenkr. 208, 400—412 (1966).

— — C. E. PETERSEN u. E. HERZBERGER: Fieberkrämpfe und Epilepsie II. Elektroencephalographische Verlaufsuntersuchungen bei sogenannten Fieber- oder Infektkrämpfen. Arch. Psychiat. Nervenkr. 208, 413—432 (1966).

DREYER, R.: Therapieschäden durch antiepileptische Mittel unter Berücksichtigung schwerer Nebenwirkungen an Hand der Literatur und eigener Fälle. Fortschr. Neurol. Psychiat. 27, 401—423 (1959).

— Die Differentialtypologe des kleinen epileptischen Anfalls. Fortschr. Neurol. Psychiat. 30, 289—303 (1962).

DRIESEN, W.: Epilepsie im chirurgischen Aspekt. In: Epilepsie und ihre Randgebiete in Klinik und Praxis. München: J. F. Lehmann 1964.

ECCLES, J. G.: The physiology of nerve cells. Baltimore: John Hopkins Press 1967.

ETHERIDGE, J., and G. MILLICHAP: Hypoglycaemia and seizures in childhood. Neurology (Minneap.) 14, 397—404 (1967).

FALCONER, M. A., E. A. SERAFETTINIDES: A follow up study of surgery in temporal lobe epilepsy. J. Neurol. Neurosurg. Psychiat. 26, 154—163 (1963).

FALCONER, M. A., E. A. SERAFETTINIDES, and J. CORSELLIS: Ethiology and pathogenesis of temporal lobe epilepsy. Arch. Neurol. (Chic.) 10, 233—248 (1964).

FRANKENHÄUSER, B.: The effect of calcium on the myelinated nerve fiber. H. Physiol. 137, 245 (1957).

FREUDENBERG, D.: Leistungs- und Verhaltensstörungen bei kindlichen Epilepsien. Bibl. psychiat. neurol. (Basel u. New York) 136 (1968).

FROESEWITTE, A.: Verlaufsbeobachtung fokaler Krampfanfälle im Kindesalter. Inaug.-Diss. Heidelberg 1965.

GÄNSHIRT, H.: Zur Bedeutung der Elektroencephalographie in der klinischen Neurologie. Nervenarzt 30, 111 (1959).

GARSCHE, R.: Die cerebralen kleinen Anfälle des Kindes. In: Ergebnisse der inneren Medizin und Kinderheilk. N. F. 9, 228—281 (1958).

GARSCHE u. SCHÖNFELDER: Die psychomotorische Epilepsie. Arch. Kinderheilk. 148, 241 (1954).

GASTAUT, H., and Y. GASTAUT: Electroencephalographie and clinical studies of anoxic convulsions in children. Electroenceph. clin. Neurophysiol. 10, 607—620 (1958).

— F. POIRIER, H. PAYAN, G. SALAMON, M. TOGER, and M. VIGOROUX: HHE-Syndrome, hemiconvulsions, hemiplegia, epilepsie. Epilepsia (Amst.) 1, 418—447 (1959/60).

—, and H. REGIS: On the subject of Lennox akinetik petit mal. Epilepsia (Boston) 2, 298 (1961).

— J. ROGER, J. FAIDHERBES, S. OUAHCHI, and G. FRANCK: Non-Jacksonian hemiconvulsive seizures one-sides generalised epilepsy. Epilepsia (Amst.) 3, 56 (1962).

GELINEAU, J. B. E.: De la narcolepsie. Gaz. Hôp. (Paris) 53, 623 (1880). Zit. nach LEIBER OLBRICH, Wörterbuch der klinischen Syndrome. Berlin u. Wien: Urban & Schwarzenberg 1957.

GIBBS, E. L., M. M. FLEMING, and F. A. GIBBS: Diagnosis and Prognosis of hypsarrhythmia and infantile spasms. Pediatrics 13, 66 (1954).

—, and F. A. GIBBS: Electroencephalographic evidence of thalamic and hypothalamic epilepsy. Neurology (Minneap.) 1, 36—144 (1951).

— — Good prognosis of mid temporal epilepsy. Epilepsia (Amst.) 1, 448—453 (1960).

— H. W. GILLEN, and F. A. GIBBS: Disappearance and migration of epileptic foci in childhood. Amer. J. Dis. Childh. 88, 596—603 (1954).

GIBBS, F. A.: Clinical correlations of 14 and 6 positive spikes. Electroencephalographie 8, 145 (1956).

— E. L. GIBBS, P. R. CARPENTER, and H. W. SPIESS: Electroencephalographic abnormalities in „uncomplicated" childhood diseases. J. Amer. med. Ass. 171, 1050—1055 (1959).

— C. L. RICH, and E. L. GIBBS: Psychomotor varianttype of seizure discharge. Neurology (Minneap.) 13, 991—998 (1963).

GROSSMANN, H. J., E. L. GIBBS, and H. W. SPIESS: Electroencephalographic studies on children having measles with no clinical evidence of involvement of the central nervous system. Pediatrics 18, 556—560 (1956).

GUERRERA-FIGUERA, R., A. BARROS, F. D. BALBIAN VERSTER, and R. G. HEATH: Experimental "petit mal in Kittens". Arch. Neurol. Psychiat. (Chic.) 9, 297—306 (1903).

GUTHEIL, H.: Cerebrale Komplikationen bei angeborenen Herzfehlern. Z. Kinderheilk. 84, 596—608 (1960).

HALLEN, O.: Zur Differenzierung der psychomotorischen Anfälle in klinische Formen. Dtsch. Z. Nervenheilk. 183, 199 (1962).

HARVARDSHOLM, F. P.: Infantile spasms with hypsarrhythmia treated with ACTH and corticosteroids. Nord. Med. 69, 197—199 (1957).

HEDENSTRÖM, J. v.: Über den Focuswechsel im EEG bei Epileptikern in Beziehung zu ihren Anfällen. In: Klin. Elektroencephalographie. Berlin-Göttingen-Heidelberg: Springer 1961.

— EEG-Befunde bei Sippenangehörigen von Epileptikern. Zbl. ges. neurol. Psychiat. 102, 7 (1968).

—, u. G. SCHORSCH: Hemiparese und Epilepsie. Arch. Psychiat. Nervenkr. 203, 248 (1962).

HELMCHEN, H., H. KUNKEL u. H. SELBACH: Periodische Einflüsse auf die individuale Häufigkeit cerebraler Anfälle. Arch. Psychiat. Nervenkr. 206, 293—308 (1964).

HERTOFT, P., R. LEINOE, and H. SIMONSEN: Etiologic factors of cryptogenic epilepsy especially the importance of mothers age at the birth of the patients place in se series of siblings. Acta psychiat. scand. 33, 296—302 (1958).

HESS, R.: Verlaufsuntersuchungen über Anfälle und EEG bei kindlichen Epilepsien. Arch. Psychiat. Nervenkr. 197, 568—593 (1959).

HEYCK, H.: Vasomotorische Kopfschmerzen als Symptom latenter Epilepsien. Schweiz. Arch. Neurol. Neurochir. Psychiat. 76, 387 (1955).

HIRT, H. R.: Zur Beurteilung und Klassifizierung der Epilepsien. Helv. paediat. Acta 13, 586—617 (1958).

HOLOWACH, J., Y. A. RENDA, and J. WAPNER: Psychomotor seizures in childhood. J. Pediat. 59, 339—346 (1961).

— D. L. THURSTON, and O'LEARY: Jacksonian seizures in infancy and childhood. Pediatrics 52, 670—686 (1958).

HRBEK, A., H. JANATOVÁ: Beitrag zur Pathogenese der Infektkrämpfe. Ann. paediat. (Basel) 191, 50—55 (1958).

HUBER, G.: Pneumencephalographische Befunde bei idiopathischer Epilepsie. Dtsch. Z. Nervenheilk. 183, 399—416 (1962).

HUBER, P.: Akute infantile Hemiplegie und A. trigemina primitiva. Schweiz. Arch. Neurol. Psychiat. 89, 245—255 (1962).

ISLER, W., u. R. HESS: Verlaufsuntersuchungen über Anfälle und EEG bei fokalen Epilepsien im Kindesalter. Arch. Psychiat. Nervenkr. 200, 257—266 (1960).

JANZ, D.: Die Petit-mal-Epilepsien. Habil.-Schr. Heidelberg 1955.

— Über das Unfallrisiko durch epileptische Anfälle im Straßenverkehr. Nervenarzt 38, 67—68 (1967).

JANZ u. CHRISTIAN: Impulsiv Petit mal. Dtsch. Z. Nervenheilk. 176, 346 (1957).

JOVANOVIC: Schlaf und Epilepsie. Therapiewoche 17, 33—45 (1967).

JUUL-JENSEN, P., and D. DENNY-BROWN: Epilepsia partialis contimia. Arch. Neurol. Psychiat. (Chic.) 115, 563—567 (1966).

KAHN, S. B., H. LISCHNER, L. BAKER, and W. J. WILLIAMS: Megaloblastic anemia associated with the ingestion of phenobarbital and primidone. Pediatrics 32, 376—382 (1963).

KARLSSOHN, B.: Die Prognose des Fieberkrampfes in langer Sicht. Svenska Läk.-Tidn. 5, 601 (1957).

KELLAWAY, P. J., W. CROWLEY, and N. KAGAWA: A specitic electroencephalographic correlation of convulsiv disorders in children. J. Pediat. 55, 582—592 (1959).

— Paroxysmal pain and autonomic disturbancies of cerebral origin. Epilepsia (Amst.) 1, 466—483 (1960).

KEUTH, U., E. SCHMIDT, G. TZIEPLY u. V. WEIDTMANN: Untersuchungen zur unterschiedlichen perinatalen Schädigung von Zwillingen. Z. Kinderheilk. 91, 265—281 (1964).

KOCH, G.: Die Erblichkeit der Epilepsien. Psychiat. Neurol. Neurochir. (Amst.) 66, 153—183 (1963).

KRUSE, R.: Schlafepilepsie im Kindesalter. Nervenarzt 35, 200—207 (1964).

— Schäden durch Langzeittherapie: Anticonvulsiva. Hippokrates (Stuttg.) 35, 631—639 (1964).

— Das myoklonisch-astatische Petit Mal. Monographien aus dem Gesamtgebiet der Neurologie und Psychiatrie, Bd. 124. Berlin-Heidelberg-New York: Springer 1968.

— Osteopathien bei antiepilept. Langzeittherapie. Mschr. Kinderheilk. 116, 188 (1968).

KÜLZ, G., u. J. DITTMAR: Zum Problem der maskierten Epilepsie bei Kindern. Z. Kinderheilk. 92, 215—224 (1965).

LÄSSKER, G., u. R. DEGEN: Epileptische Anfallsleiden nach entzündlichen Hirnerkrankungen im Kindesalter. Z. Kinderheilk. 98, 155—167 (1967).

LANDOLT, H.: Psychische Störungen bei Epilepsie. Dtsch. med. Wschr. 87, 446 (1962).

LANG, K., u. W. BETTAG: Diencephal-autonome Epilepsie im Kindesalter. Dtsch. Z. Nervenheilk. 178, 639—647 (1959).

LEMPP, R.: Die cerebralen Anfallsleiden im Kindesalter. In: W. SCHULTE, Epilepsie und ihre Randgebiete. München: J. F. Lehmann 1964.

— Schwangerschaftsschädigung und Epilepsie. Arch. Psychiat. Nervenkr. 206, 630—640 (1965).

LENNOX, W.: Epilepsy and related disorders. Boston and Toronto: Little, Brown & Co. 1960.

LESNY, J., and V. VOJTAN: Neurological signs of intoxication with hydantoinates in children. Zbl. ges. Neurol. Psychiat. 93, 76 (1964).

LIVINGSTON, S.: Convulsive disorders in infants and children. Advanc. Pediat. 10, 113—185 (1958).

— V. EISNER, and L. PAULI: Minor motor epilepsy. Diagnosis, treatment and prognosis. Pediatrics 21, 916—927 (1958).

LORENTZ DE HAAS: Zur klinischen Symptomatologie der Epilepsie. Psychiat. Neurol. Neurochir. (Amst.) 66, 184—222 (1963).

LORGÉ, M.: Das Prostrationssyndrom — eine ernste Gefahr bei der medikamentösen Epilepsiebehandlung. Dtsch. med. Wschr. **89**, 1707 (1964).

MACHETANZ: Zur Situation des anfallskranken Kindes in Teil- und Ersatzfamilien. Z. Kinderheilk. **94**, 324 (1965).

MARKHAM, C. H.: The treatment of myoclonic seizures of infancy and childhood with L.A.-I. Pediatrics **34**, 511—518 (1964).

MATTHES, A.: Die psychomotorische Epilepsie im Kindesalter. Z. Kinderheilk. **85** (I), 455—471, (II), 472—492, (III), 668—685 (1961).

— Leistungsfähigkeit und Grenzen des EEG in der Diagnostik cerebraler Anfälle im Kindesalter. Mschr. Kinderheilk. **110**, 92—96 (1963).

— Klinische und elektroencephalographische Beobachtungen zur Frage der Prognose bei Epilepsien. Vortrag auf der Jahrestagung der Liga gegen Epilepsie, 1966 Tübingen. Zbl. ges. Neurol. Psychiat. **188**, 16 (1966).

—, u. R. KRUSE: Genetische Untersuchungen bei kindlichen petit mal Epilepsien. Zbl. ges. Neurol. Psychiat. **188**, 22 (1966).

—, u. E. MALLMANN-MÜHLBERGER: Die Propulsiv-Petit-Mal-Epilepsie und ihre Behandlung mit Hormonen. Dtsch. med. Wschr. **88**, 426—434 (1963).

—, u. H. WEBER: Klinische und electroencephalographische Familienuntersuchungen bei Pyknolepsien. Dtsch. med. Wschr. **93**, 429—435 (1968).

METRAKOS, J., and K. METRAKOS: Genetics of convulsiv disorders. Neurology (Minneap.) **10**, 228—240 (1960).

— — Is pregnancy order a factor in epilepsy? J. Neurol. Neurosurg. Psychiat. **26**, 451 (1963).

MILLICHAP, J. G., and R. BACKFORD: Infantile spasms, hyperarrhythmia and mental retardation. J. Amer. med. Ass. **122**, 523—527 (1962).

— P. HERMANDES, M. R. ZALES, L. A. HALPERN, and B. KRAMER: Studies in febrile seizures. II Evaluation of drug effect and develop of a potent new therapy. Neurology (Minneap.) **10**, 575—583 (1960).

MOESCHLIN, S.: Klinik und Therapie der Vergiftungen, IV, S. 689—690. Stuttgart: Georg Thieme 1964.

NIEDERMEYER, E.: Psychomotor seizure with generalized synchronous spike and wave discharge. Electroencephalographie **6**, 495 (1954).

— Zur Frage der psychomotorischen Epilepsie im Kindesalter. Acta. neurochir. (Wien) **5**, 385 (1957).

—, u. J. R. KNOTT: Über die Bedeutung der 14 und 6 positiven Spitzen im EEG. Arch. Psychiat. Nervenkr. **202**, 266—280 (1961).

PAAL, G.: Katamnese und EEG-Untersuchung über die Pyknolepsie. Arch. Psychiat. Nervenkr. **196**, 48—62 (1957).

PACHE, H. D.: Fürsorge für Anfallskinder. Mschr. Kinderheilk. **109**, 267—271 (1961).

— Fragen geistiger Entwicklung und schulischer Betreuung anfallskranker Kinder. Landarzt **41**, 1250—1255 (1965).

PAMPIGLIONE, G.: West's syndrome a polymyographic study. Arch. Dis. Childh. **39**, 571—575 (1964).

PASSOUANT, P., and J. CADILHAC: EEG and clinical study of epilepsy during maturation in man. Epilepsia (Amst.) **3**, 14 (1962).

PENFIELD, W.: Diencephal autonomic epilepsy. Arch. Neurol. Psychiat. (Chic.) **22**, 358—374 (1929).

—, and H. JASPERS: Epilepsy and functional anatomy of the human brain. Boston: Little, Brown & Co. 1954.

PETERSEN, C. E., H. DOOSE u. G. HIMMELMANN: Die psychomotorische Entwicklung von Kindern mit Blitz-Nick- und Salaamkrämpfen mit und ohne Hormonbehandlung. Med. Welt **1964**, 1947—1951.

PETTE, H.: Der sogenannte vegetative Anfall (Hirnstammkrisen). Dtsch. Z. Nervenheilk. **154**, 272—291 (1943).

PFEIFFER, J.: Morphologische Aspekte der Epilepsien, S. 98—118. Berlin-Göttingen-Heidelberg: Springer 1963.

POND, D. A., B. H. BIDWELL, and L. STEIN: A survey of epilepsy in fourteen general practices (Demographic and medical data). Psychiat. Neurol. Neurochir. (Amst.) **63**, 217 (1960).

POPOTSCHNIG, C.: Le convulsioni nell'età neonatale. Minerva pediat. **6**, 573 (1954).

PURPURA, D. P., R. J. SCHOFER, E. M. HOVSEPIAN, and C. R. NOVACK: Ontogenesis of structure-function relations in cerebral and cerebellar cortex. In: Progress in brain research, vol. 4. Amsterdam: Elsevier Publ. Co. 1964.

—, and T. SCRAFF: Properties of synaptic activities and spike pontentials of neurons in immature neocortex. J. Neurophysiol. **28**, 825 (1965).

RABENDING, G., K. H. PARNITZKE: Eigenreflexveränderungen und ihre klinische Korrelation bei Absencen. Dtsch. Z. Nervenheilk. **190**, 55—73 (1967).

RENTAKALLIN, P., and R. FUNIHIELM: Diphenylhydantoin sensitivity. Ann. Paediat. Fenn. **8**, 146 (1962).

RICHTER, K.: Über Anlagefaktoren im EEG. Fortschr. Neurol. Psychiat. **28**, 232 (1960).

RIMOIN, D. L., u. J. D. METRAKOS: Die Genetik von krampfartigen Störungen bei Familien von Hemiplegikern. Second. int. conf. of human genetics. Rom, 1961, D 108.

ROTH, R.: Über das Elektroencephalogramm bei Narkolepsie-Kataplexie. Arch. Psychiat. Nervenkr. **203**, 371—384 (1962).

RUPPLI u. VOSSEN: Nebenwirkungen der Hydantoinkörpertherapie unter dem Bild eines visceralen Lupus erythematodes. Schweiz. med. Wschr. **87**, 1555 (1957).

SCHEFFNER, D., u. H. DOOSE: Zur Diagnose und Prognose der akuten Hemiplegie im Kindesalter. Mschr. Kinderheilk. **112**, 242 (1964).

SCHÖNE, D., R. DEGEN u. L. GRAUSTEIN: Synkopale Anfälle im Kindesalter. Eine katemnestische Studie. Z. Kinderheilk. **100**, 223—244 (1967).

SCHOLZ, W.: The contribution of patho-anatomical research to the problem of epilepsy. Epilepsia (Amst.) **4**, 136—155 (1959).

SCHULTE, F. J.: Bioelektrische Reaktionen des peripheren und zentralen Nervensystems bei Tetanie und Spasmophilie. Z. Kinderheilk. **90**, 150—166 (1964).

Schulte, F. J.: Neonatal convulsions and their relation to epilepsy in early childhood. Child. neurol. 8, 381—392 (1966).

—, u. B. Herrmann: Electroencephalographie bei Neugeborenen, Zuordnung zu anatomischen Befunden und prognostische Bedeutung. Mschr. Kinderheilk. 113, 457 (1956).

Schulte, W.: Vegetative und synkopale Anfälle. In: Epilepsie und ihre Randgebiete, S. 184—192. München: J. F. Lehmann 1964.

Scott, J. S., and P. Kellaway: Epilepsy of focal origin in childhood. Med. Clin. N. Amer. 42, 415—433 (1958).

Seidler, E.: Kindliche Anfallsleiden in der pädiatrischen Literatur des 18. Jahrhunderts. Mschr. Kinderheilk. 112, 393—398 (1964).

Soulas, B.: Les formes electrocliniques de l'épilépsie de l'enfant. Méd. infant. 71, 613—642 (1964).

Spielmeyer, W.: Die Pathogenese des epileptischen Krampfes. Z. ges. Neurol. Psychiat. 109, 501—520 (1927).

Téllez, A.: Die epileptische Wesensveränderung. Nervenarzt 38, 49—54 (1967).

Tyler, H. R., u. D. B. Clark: Zit. nach Gutheil.

Ulrich, J.: Verlaufsuntersuchungen über Anfälle und EEG bei fokalen Epilepsien im Kindesalter. Arch. Psychiat. Nervenkr. 200, 257—266 (1960).

Umbach, W., u. T. Riechart: Elektrophysiologische und klinische Ergebnisse stereotaktischer Eingriffe im limbischen System bei temporaler Epilepsie. Nervenarzt 35, 422 (1964).

Veith, G.: Über die Pathogenese des perinatalen Hirnschadens. Geburts- u. Frauenheilk. 20, 905 (1960).

Vigoroux, M.: Études électroencephalographiques des hémiconvulsions suirvies d'hémiplégie et de ses sequelles epileptiques. Rev. neurol. 99, 39—53 (1958).

Völzke, E., H. Doose, and E. Stephan: The treatment of infantil spasms and hypsarrhythmia with Mogadan. Epilepsia (Amst.) 8, 64—70 (1967).

Ward, J. W.: The epileptic spike. Epilepsia (Amst.) 1, 600—606 (1959).

Weber, H. P.: Genetische Untersuchungen bei Epilepsie. Diss. Heidelberg 1967.

Weinmann, H.: Behandlung von Blitz-, Nick- und Salaamkrämpfen mit Mogadan „Roche". Münch. med. Wschr. 108, 727 (1966).

Yoss, R. E., and D. D. Daly: Narolepsy in children. Pediatrics 25, 1025—1099 (1960).

Erkrankungen des vegetativen oder autonomen Nervensystems

H.-M. Heinisch, Köln

Die Entwicklung unserer Vorstellungen über die Anatomie und Physiologie des sog. vegetativen oder autonomen Nervensystems

Die Bezeichnung „*vegetatives Nervensystem*" (Bichat, 1801 und Reil, 1807) sollte auf den funktionellen Gegensatz des „*Innenweltnervensystems*" innerhalb des pflanzenähnlichen „vegetativen" Körperinnern zum „*Umweltnervensystem*" mit seinen animalischen, vom Zentralnervensystem kontrollierten Funktionen hinweisen. Auch in der heute noch im angloamerikanischen Sprachgebrauch geläufigen Bezeichnung „*autonomic nervous system*" (Langley, 1898) sollte die Unabhängigkeit vegetativer Funktionen von der zentralnervösen Innervation zum Ausdruck kommen.

Das vegetative Nervensystem ist morphologisch und funktionell aufs engste verknüpft mit dem cerebrospinalen Nervensystem. Seine isolierte Betrachtung ist nur gerechtfertigt im Hinblick auf seine Bedeutung als beherrschendes Regulationsprinzip vegetativer oder visceraler Funktionen mit Erhaltung optimaler Bedingungen im Körperinnern [constance de milieu intérieur nach Claude Bernard (1858), Homoeostase nach Cannon (1932)], die es dem Organismus erst ermöglichen, sich mit der Umwelt erfolgreich auseinanderzusetzen. Die vegetative Versorgung beschränkt sich nicht nur auf Eingeweide, Drüsen und Gefäße, sondern ist auch in der quergestreiften Skeletmuskulatur, in Haut und Schleimhäuten nachweisbar. Wahrscheinlich gibt es überhaupt keinen Gewebsabschnitt, an dessen Innervation nicht auch das vegetative Nervensystem beteiligt ist (Clara).

Die peripheren Anteile des vegetativen Nervensystems bilden *Sympathicus und Parasympathicus*, die in erster Linie physiologische und nicht anatomische Begriffe sind (Clara). Nach der klassischen Vorstellung verlassen efferente sympathische Fasern als Neuriten des Nucleus intermediolateralis mit den vorderen Wurzeln das Seitenhorn des Rückenmarks und ziehen als präganglionäre Fasern

oder Rami communicantes albi zur Ganglien-
kette des Grenzstrangs (Ganglion cervicale
superius, medium und inferius; Ganglion stel-
latum; Ganglia thoracica, lumbalia, sacralia).
Ein Teil der Neuriten endet hier. Andere präganglionäre Fasern ziehen jedoch ohne Unterbrechung durch die Ganglien des Grenzstrangs
hindurch und enden in weiter peripher gelegenen Ganglien (z.B. Ganglion coeliacum,
Ganglia mesenterica). Die Rami communicantes grisei gehen dagegen als marklose bzw.
markarme postganglionäre Fasern aus den
Grenzstrangganglien hervor und ziehen mit den
Rückenmarksnerven zur Peripherie. Afferente
sympathische Fasern erreichen über die hinteren Wurzeln das Rückenmark und enden an
den Zellen des Hinterhorns. Von dort bestehen
Verbindungen mit dem Nucleus intermediolateralis. Damit ist der über Synapsen verlaufende Reflexbogen geschlossen.

Der *Parasympathicus* hat nach MONNIER
4 Ursprungsgebiete: 1. Diencephalon, 2. Mesencephalon, 3. Rhombencephalon (Pons und
Medulla) sowie 4. sakrales Rückenmark. Ähnlich wie beim Sympathicus unterscheidet man
präganglionäre und postganglionäre Neurone.
Die präganglionären parasympathischen Neuriten sind sehr lang und enden erst nahe den
Erfolgsorganen in parasympathischen Ganglien
(Ganglia ciliare, pterygopalatinum, submandi-
bulare und oticum).

In der zentralen Organisation vegetativer
Funktionen lassen sich nach MONNIER drei
Stufen unterscheiden. Eine erste spino-rhombo-
mesencephale Organisationsstufe dient dem
Aufbau der segmentalen visceralen Reflexe, die
aus afferenten und efferenten Schenkeln mit
einer Schaltstelle zu einem Reflexbogen verknüpft sind und über Axonreflexe die große
Irradiation vegetativer Erregungswellen verständlich machen. Hierzu gehören die viscero-
visceralen, viscero-motorischen und viscero-
sensiblen (Headsche Zonen) Reflexe.

Die zweite diencephale Organisationsstufe
umfaßt das Zwischenhirn und den Hypothalamus. Letzterer steht wiederum in enger
Beziehung zur Hypophyse. Auf dieser Stufe
findet die synergistische Koppelung neuraler
und humoraler Regulationsvorgänge statt. Hier
wird der Kontakt zwischen der vegetativen
bzw. visceralen und der animalisch-somati-
schen Sphäre gesichert (W. R. HESS, 1949).
Auch die verschiedenen vegetativen Funktions-

apparate, z.B. Kreislauf und Atmung werden
hier gleichsinnig aktiviert oder gedämpft.
Schließlich werden Triebhandlungen wie Angriff oder Fluchtreaktion auf dieser Stufe mit-
integriert.

Die dritte Organisationsstufe besteht in der
corticalen Repräsentation, die für das affektive
Verhalten von Bedeutung ist (Rhinencephalon
mit limbischen, archi- und palaeocorticalen Systemen) und viscero- und somatomotorische
Mechanismen zusammenkoppelt, die für Ziel-
und Zweckhandlungen wichtig sind (neocorticale frontale Systeme in regen Wechselbeziehungen zum Zwischenhirn, MONNIER).

Neuere Erkenntnisse (MITCHELL, 1953)
haben gezeigt, daß entgegen der klassischen
Vorstellung zwischen visceraler und somatischer efferenter Innervation kein grundsätzlicher Unterschied besteht. Denn das präganglionäre Neuron im vegetativen Nervensystem entspricht dem Zwischenneuron des
somatischen Nervensystems. Bei den vegetativen Ganglien handelt es sich um aus dem
Zentralnervensystem ausgewanderte Nerven-
zellkörper, welche vom Zentralnervensystem
abstammen und durch das Zwischenneuron in
Form der präganglionären Fasern mit diesem
verbunden sind. Dem efferenten Neuron des
somatischen Nervensystems, das im Vorderhorn beginnt, entspricht die postganglionäre
Faser des vegetativen Nervensystems, die im
ausgewanderten vegetativen Ganglion ihren
Ursprung nimmt. Diese Identität wird auch
durch die gleichsinnige Acetylcholinausschüttung an der Synapse mit dem echten efferenten
Neuron im somatischen wie im vegetativen
Nervensystem unterstrichen, die bislang für das
sympathische efferente System nicht gedeutet
werden konnte. Die geläufige Vorstellung der
durchlaufenden cerebrospinalen Fasern und der
einmal unterbrochenen vegetativen Faserbe-
ziehung vermittelt ein falsches Bild (STOCH-
DORPH). Das vegetative Nervensystem ist nicht
ein Bestandteil des Zentralnervensystems, sondern wird von diesem in der gleichen Weise
innerviert wie das System der quergestreiften
Muskulatur und inerviert seinerseits wiederum glatte Muskulatur und Drüsengewebe
(STOCHDORPH). Die Sonderstellung der peripheren vegetativen Versorgung beruht damit
anatomisch und funktionell auf der peripheren
Lage des Ursprungsganglions des echten efferenten Neurons. Im Gegensatz zum sympathi-

schen liegen beim parasympathischen System die vegetativen Ursprungsganglien weiter peripher, d.h. die Zwischenneurone in Form der präganglionären Fasern sind sehr lang, während die Ganglien selbst sogar im Erfolgsorgan liegen können, z.B. als intramurale Ganglienzellen. Grundsätzliche Unterschiede zwischen Sympathicus und Parasympathicus bestehen nicht. Rami communicantes albi, d.h. präganglionäre Fasern, von MITCHELL als Zwischenneurone identifiziert, sind ebenso wie auch die distalen Strecken des Vagusnerven nur vorgeschobene langausgezogene Zipfel des Zentralnervensystems (STOCHDORPH). Der Nervus vagus ist nur ein besonders stark ausgebildeter Ramus communicans albus (STOCHDORPH) und stellt ebenso ein Zwischenneuron dar.

Die Unterscheidung eines animalischen und vegetativen Anteils des Nervensystems ist daher mit neueren morphologischen und physiologischen Erkenntnissen nicht mehr zu vereinbaren. Sowohl im Bereich des zentralen Nervensystems wie der Peripherie gibt es keine morphologischen Kriterien, die zu einer derartigen Trennung berechtigen. Die spezifischen Merkmale der vegetativen Peripherie wie beispielsweise das Terminalreticulum (STÖHR jr.) haben sich als Artefakte erwiesen (BOTÁR). Von morphologischer Seite (FLEISCHHAUER) wurde daher die Tilgung des Begriffs „vegetatives Nervensystem" gefordert. Auch aus physiologischer Sicht ist eine Unterscheidung von animalischen und vegetativen Bereichen als biologischer Widersinn bezeichnet worden (BAUST).

In der dualistischen Auffassung als Antagonismus von Sympathicus und Parasympathicus fand die vermeintliche Sonderstellung des vegetativen Nervensystems auch Eingang in die klinische Medizin (EPPINGER u. HESS, 1910). Die Begriffe der Sympathicotonie und Vagotonie, bei denen der funktionelle Antagonismus einzelner Pharmaka mit dem anatomischen Substrat von Grenzstrang und Vagus identifiziert wird, haben lange Zeit das klinische Denken beeinflußt und zu einer großen Anzahl von pharmakologischen Testmethoden Anlaß gegeben. In Wirklichkeit dürften die Ergebnisse solcher Tests den Schwankungen biologischer Werte um einen Mittelwert entsprechen. Ein Antagonismus als Regulationsprinzip im vegetativen System ist durch neuere physiologische, pharmakologische und klinische Erkenntnisse in Frage gestellt worden und wird von zahlreichen Autoren bestritten (ACHELIS; CLARA; MITCHELL; SCHNEIDER; STOCHDORPH u.a.).

Einen Fortschritt bedeutete daher die *Gliederung der vegetativen Leistungen nach Funktionszielen*. Unter dem Gesichtspunkt des Zieles einer vegetativen Ordnung hat W.R. HESS (1949) die ergotrope von der trophotrop-endophylaktischen Reaktion unterschieden, wobei Sympathicus und Parasympathicus fallweise als Antagonisten oder Synergisten wirksam sind (MECHELKE u. CHRISTIAN). In der ergotropen Phase überwiegen die dissimilatorischen Vorgänge, die Bewußtseinshelligkeit ist erhöht, das Herz-Kreislaufsystem wird aktiviert, Glykogen mobilisiert, die Aktivität des Verdauungskanals wie auch die Milchsekretion dagegen gehemmt. Damit wird die Fähigkeit zur Arbeitsleistung, Flucht oder Angriff erhöht. In der trophotrop-endophylaktischen Phase überwiegen dagegen die assimilatorischen Vorgänge, die Kreislaufleistung wird herabgesetzt, das Herz arbeitet im Schongang, während die Tätigkeit der Verdauungsdrüsen und Darmmuskulatur, welche der Restitution und Erholung dienen, gesteigert ist. Die Problematik eines derartigen Vorgehens hat ACHELIS hervorgehoben.

In jüngster Zeit wird der Mechanismus der vegetativen Regulation, der vielfach auf Reflexvorstellungen basierte, im Sinne *technischer Regelsysteme* gedeutet (DELIUS; DRISCHEL; v. HOLST; KMENT; MITTELSTAEDT; VOSSIUS; WAGNER; WIENER u.a.). Mit dieser Erweiterung unserer Vorstellungen wird auch der Zustand des Erfolgsorgans sowie die Bedeutung von Randbedingungen berücksichtigt, die in entscheidender Weise das Ergebnis eines Reizes beeinflussen können und deren Wirksamkeit in früheren Systemen vernachlässigt worden war. Das vegetative Nervensystem wird damit zum Stellorgan dieses internen Reglersystems (STOCHDORPH). Wie kompliziert solche Modellvorstellungen aussehen, hat WEISSBECKER an der Notfallreaktion von CANNON als Extremvariante ergotroper Funktionseinstellung sowie am Beispiel der adenohypophysären Inkretion gezeigt. Eine ausführliche Darstellung der Morphologie und Physiopathologie neurovegetativer Regulationen findet sich im Handbuch der allgemeinen Pathologie (ANTONI; BÜRGI; FEYRTER; HERZOG; HOPF; JUNG).

Literatur

Achelis, J. D.: In: Befinden und Verhalten. Starnberger Gespräche 1960, hrsg. von J. D. Achelis u. H. v. Ditfurth. Stuttgart: Georg Thieme 1961.

Antoni, H.: Elektrophysiologie peripherer vegetativer Regulationen am Beispiel des Herzmuskels und der glatten Muskulatur. In: Handbuch der allgemeinen Pathologie, hrsg. von F. Büchner, E. Letterer u. F. Roulet. Bd. VIII, Teil 2, S. 18. Berlin - Heidelberg - New York: Springer 1966.

Baust, W.: Vegetative Innervation, Hirndurchblutung und Blutdruck im Schlaf. Verh. dtsch. Ges. inn. Med. 71, 798 (1965).

Botár, J.: The autonomic nervous system. Budapest: Akadémiai Kiadó 1966.

Bürgi, S.: Die Physiologie der neurovegetativen Regulationen. In: Handbuch der allgemeinen Pathologie, hersg. von F. Büchner, E. Letterer u. F. Roulet. Bd. VIII, Teil 2, S. 96. Berlin-Heidelberg-New York: Springer 1966.

Cannon, W. B.: The wisdom of the body. New York: Norton 1932.

Clara, M.: Das Nervensystem des Menschen. Leipzig: Johann Ambrosius Barth 1953.

Delius, L.: Probleme der Regulationspathologie. Med. Klin. 57, 693 (1962).

—, u. J. Fahrenberg: Psychovegetative Syndrome. Stuttgart: Georg Thieme 1966.

Drischel, H.: Die vegetative Regulation als theoretisches Problem einer selbsttätigen Regelung. Acta neuroveg. (Wien) 6, 317 (1953).

Eppinger, H., u. L. Hess: Die Vagotonie. Berlin: Springer 1910.

Feyrter, F.: Über die Pathologie peripher-vegetativer Regulationen am Beispiel des Karzinoids und des Karzinoidsyndroms. In: Handbuch der allgemeinen Pathologie, hrsg. von F. Büchner, E. Letterer u. F. Roulet. Bd. VIII, Teil 2, S. 344. Berlin-Heidelberg-New York: Springer 1966.

Fleischhauer, K.: Receptoren. In: Die Technik der Schmerzanalyse. Kongr.-Ber. 64. Tagg Nordwestdtsch. Ges. Inn. Med. 1965, S. 15 und Schlußwort, S. 24.

Herzog, E.: Die orthologische und pathologische Morphologie der neuro-vegetativen Regulationen. In: Handbuch der allgemeinen Pathologie, hrsg. von F. Büchner, E. Letterer u. F. Roulet. Bd. VIII, Teil 2, S. 285. Berlin-Heidelberg-New York: Springer 1966.

Hess, W. R.: Die funktionelle Organisation des vegetativen Nervensystems. Basel: Benno Schwabe & Co. 1948.

— Das Zwischenhirn. Syndrome, Lokalisationen, Funktionen. Basel: Benno Schwabe & Co. 1949.

— Physiologie in biologischer Sicht. Stuttgart: Georg Thieme 1962.

Holst, E. v.: Zentralnervensystem und Peripherie in ihrem gegenseitigen Verhältnis. Klin. Wschr. 29, 97 (1951).

Holst, E. v.: Zentralnervensystem. Fortschr. Zool. 10, 381 (1956).

Hopf, A.: Allgemeine Morphologie der neurovegetativen Regulationen. In: Handbuch der allgemeinen Pathologie, hrsg. von F. Büchner, E. Letterer u. F. Roulet. Bd. VIII, Teil 2, S. 201. Berlin-Heidelberg-New York: Springer 1966.

Jung, R.: Einleitung. Neurovegetative Regelsysteme und ihre Funktionsordnung. In: Handbuch der allgemeinen Pathologie, hrsg. von F. Büchner, E. Letterer u. F. Roulet. Bd. VIII, Teil 2, S. 1. Berlin - Heidelberg - New York: Springer 1966.

Mechelke, K., u. P. Christian: Vegetative Herz- und Kreislaufstörungen. In: Handbuch der inneren Medizin, hrsg. von G. v. Bergmann, W. Frey u. H. Schwiegk, 4. Aufl., Bd. 9, Teil 4. Berlin-Göttingen-Heidelberg: Springer 1960.

Mitchell, G. A. G.: Anatomy of the autonomic nervous system. Edinburgh and London: Livingstone 1953.

Mittelstaedt, H.: Regelungsvorgänge in der Biologie. München: Oldenbourg 1956.

Monnier, M.: Physiologie und Pathophysiologie des vegetativen Nervensystems, Bd. I, Physiologie, Bd. II, Pathophysiologie. Stuttgart: Hippokrates 1963.

Schneider, M.: In: H. Rein, Physiologie des Menschen. Berlin - Heidelberg - New York: Springer 1966.

Stochdorph, O.: Normale und pathologische Anatomie des vegetativen Nervensystems. In: E. Kaufmann, Spezielle pathologische Anatomie, hrsg. von M. Staemmler. Berlin: W. de Gruyter & Co. 1961.

Stöhr jr., P.: Mikroskopische Anatomie des vegetativen Nervensystems. In: Handbuch der mikroskopischen Anatomie des Menschen. Bd. IV/5, hrsg. von W. v. Möllendorff u. W. Bargmann. Berlin-Göttingen-Heidelberg: Springer 1957.

Vossius, G.: Biologische Regulation, Steuerung und Regelung. Regensburg. Jb. ärztl. Fortbild. 9, 1 (1960/61).

Wagner, R.: Probleme und Beispiele biologischer Regelung. Stuttgart: Georg Thieme 1956.

Weissbecker, L.: Physiologie und Pathophysiologie der vegetativen Funktionen. Ber. dtsch. ophthal. Ges. 64, 19 (1961).

— Regelprinzipien bei der adenohypophysären Inkretion und ihre Bedeutung. Verh. dtsch. Ges. inn. Med. 71, 71 (1965).

Wiener, N.: Cybernetics or control and communication in the animal and the machine. New York: J. Wiley & Sons 1948.

— Mensch und Menschmaschine. Frankfurt a. M. u. Berlin: A. Metzner 1952.

— Kybernetik. Übertr. aus dem Amerikanischen. 2. rev. u. erg. Aufl. Düsseldorf: Econ-Verlag 1965.

Störungen der vegetativen Regulation

Allgemeine Vorbemerkungen. Regulation als biologischer Grundbegriff beinhaltet alle Ordnungsformen, mit denen die Lebensvorgänge sich selbst lenken, um bestimmten Leistungszielen oder Anforderungen zu entsprechen (DELIUS). Sie sind Träger der bionomen Organisation, die ROTHSCHUH als leistungsdienliche Zuordnung der Bau- und Funktionsglieder im Dienste der Lebensleistung charakterisiert hat. Der klinische Begriff „vegetative Regulationsstörung" beinhaltet *Regulationsstörungen des Ordnungsgefüges ohne nachweisbares anatomisches Substrat* unter Einschluß des gesamten Individuums, besonders von Nervensystem, Endokrinium und Psyche wie auch seiner Umwelt, die solche Störungen dem Kinde häufig erst bewußt macht und unterhält. Die Grenzen von den hier zu behandelnden mehr physiopathologischen Störungen, für die als Ursache ein entwicklungsbedingter, passagerer physiopathologischer Engpaß postuliert wird zu den psychopathologischen Auffälligkeiten (Verhaltensstörungen u.a.), für die häufig ein reifungsbedingter Engpaß emotional-psychopathologischer Natur besteht, sind bekanntlich fließend mit zahlreichen Überschneidungen. Unterschiede lassen sich am ehesten in den Extremen des vorzugsweise physiopathogenen funktionellen Kreislaufsyndroms und des stärker psychopathologisch gefärbten Atmungssyndroms nachweisen. Diese Unterschiede sind auch prognostisch bedeutsam.

Historische Daten. Über die Vorstellung einer „Neurologie der inneren Organe" (EPPINGER u. HESS, 1910) kam die Diskussion der funktionellen Desorganisationen in Gang. Die Systematik vegetativer Regulationsstörungen mit einem Antagonismus von Sympathicus und Parasympathicus (EPPINGER u. HESS, 1910) läßt sich mit neueren morphologischen, physiologischen, pharmakologischen und klinischen Erkenntnissen nicht mehr in Einklang bringen. Bei klinischen Beobachtungen fanden sich nie Zustandsbilder, „die in reiner Form diesem fiktiven Antagonistenpaar entsprachen, nie Individuen, die nur in einem und nicht auch zugleich im anderen System Veränderungen zeigten, wenn man den Effekt am Erfolgsorgan studierte" (v. BERGMANN). Klinische Befunde führten daher zu anderen Bezeichnungen wie „vegetative Stigmatisierung" (v. BERGMANN, 1931), „vegetative Dystonie" (WICHMANN, 1934), „vegetative Labilität" (SIEBECK, 1938), „neurozirkulatorische Dystonie"(HOCHREIN,1943). Diese klinischen Begriffe berücksichtigen bereits die enge Beziehung des klinischen Erscheinungsbildes zur Persönlichkeit,

Konstitution und Umwelt mit ihren geistigen, körperlichen und seelischen Belastungen, die zwar in früheren Bezeichnungen wie Vasoneurose, Vagusneurose zum Ausdruck kam, aber durch die falsche Vorstellung einer organischen Nervenaffektion bestimmt war.

Auch dem Pädiater sind vegetative Erscheinungsbilder seit langem geläufig. Entsprechend der gerade herrschenden Auffassung findet man sie bei der Besprechung des nervösen Kindes, nervöser Funktionsstörungen und Neurosen, vegetativ neurotischer Störungen, der Neurasthenie, Neuropathie, Psychopathie, neurotischer Verhaltensweisen oder psychosomatischer Erkrankungen erwähnt (GÖTT; HOTTINGER; IBRAHIM; MORO; NIEMANN; REUSS; RETT; RIETSCHEL; SCHIFF). Das Verständnis für die vegetativen oder funktionellen Störungen in der Kindheit ist durch die Erkenntnis einer besonderen Reagibilität des Kindes als entwicklungstypisches und phasenspezifisches Durchgangsstadium entscheidend gefördert worden (BENNHOLDT-THOMSEN; BIERMANN; FREUND). Auch die vegetative Labilität des Erwachsenen wird von SCHEID u. a. als Normvariante mit Neigung zu quantitativ und qualitativ abartigen Reaktionen ohne Krankheitswert definiert. Schon 1952 sprach SCHULTE von kompensierter, d.h. von der Persönlichkeit her kompensierter Labilität im Gegensatz zur dekompensierten oder vegetativen Dystonie bzw. Dysregulation im eigentlichen Sinne. Jedes Individuum kann unter besonderen Bedingungen vegetative Erscheinungen aufweisen, die in einem adäquaten Verhältnis zur auslösenden Ursache stehen. Das gilt in noch viel stärkerem Maße für das Kind, wobei mit DÜHRSSEN und anderen Autoren konstitutionelle Unterschiede ausdrücklich hervorgehoben werden müssen, die sich auch in der Erlebnisqualität jeglicher Mißempfindungen und Belastungen äußern.

Vegetative Labilität. Äußerungen vegetativer Reagibilität sind beim Kind und Jugendlichen häufig (Abb.296). Nach ROMINGER befinden sich nur etwa 14% aller Kinder in einem vegetativen Gleichgewicht. Auch v. HARNACK fand unter Schulkindern 45% Jungen und 31% Mädchen mit nervösen Erscheinungen. Unter 300 Kindern mit Verhaltensstörungen sah KUBITSCHEK 40% als „nervös" an. Für BENNHOLDT-THOMSEN ist das nervöse Kind ein Faktum, das normale eine Utopie. Nach ASPERGER haben die funktionellen Störungen in einer Weise zugenommen, daß solche nervösen Zustände heute fast Durchschnittsnorm geworden sind.

Kein Abschnitt der Kindheit und Jugend ist von den Erscheinungen der vegetativen Labilität verschont. Im ausländischen Schrifttum wird bereits für die „Dreimonatskoliken" des Säuglings eine Hyperreagibilität als Ursache diskutiert (BRENNEMAN; BRESLOW;

Illingworth; Jorup; Lippman; Neff; Taylor; Wessel, Cobb, Jackson, Harris u. Detwiler; White). Besonders anfällig sind Kinder in der Phase der ersten Streckung (kleine Pubertät), in der Präpubertät um das 9. und 10. Lebensjahr und vor allem in der Pubertät (u. a. Freund; Geisler u. Ströder; Haggenmüller; Klinke; Peltonen).

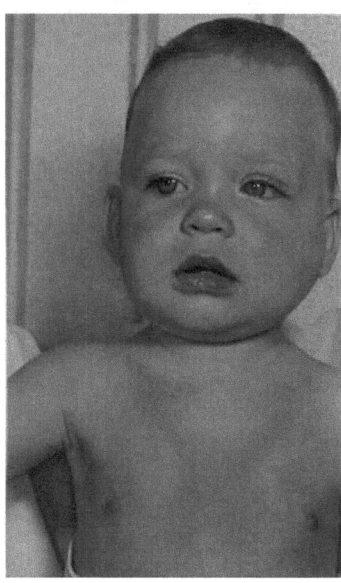

Abb. 296. Lebhafte vegetative Reagibilität („vegetative Labilität") bei gesundem Kleinkind. 13 Monate altes Mädchen. Dermographismus mit Reflexerythem, Hyperhidrosis, Glanzauge, lebhafte psychische Ansprechbarkeit. (Nach Freund)

Ein Charakteristikum der vegetativen Labilität ist die Buntheit der Erscheinungen, die mit steigendem Alter an Intensität und Individualität zunehmen. Blasses Aussehen, Glanzauge, Halones, Schwindelgefühl, Bauch- und Kopfschmerzen, Seitenstechen, Schwitzen in Achselhöhlen, an Händen und Füßen, rascher Farbwechsel, Einschlafstörungen, Ermüdbarkeit und Mangel an Konzentrationsfähigkeit sind die häufigsten Klagen. Die Kinder sind affektlabil, lachen und weinen leicht, verausgaben sich im Spiel, haben schlechten Appetit, neigen zur habituellen Obstipation, sind wetterfühlig oder empfindlich gegen Wolle und das Kämmen und haben beim Einschlafen nicht selten eine behinderte Nasenatmung. Sie sind meist sensibel und ängstlich und erholen sich von Anstrengungen nur langsam. Schlagartige Besserung in den Schulferien, vor allem bei Milieuwechsel, wie erneutes Auftreten der Symptome

unter den Belastungen des Alltags sind kennzeichnend (Bossert; Freund; Frick; Geisler u. Ströder; Haggenmüller; v. Harnack; Kiehl; Peltonen; Schlack).

Auffällige Untersuchungsbefunde sind gesteigerter *Dermographismus* — oft auch bei der Mutter, *motorische Unruhe, Lidflattern, Zungenwogen, lebhafte Reflexe* und *erhöhte Werte für Puls und Blutdruck* zu Beginn der Untersuchung, sowie ausgeprägte *respiratorische Arrhythmie* und positives *Facialisphänomen*.

Vegetative Regulationsstörung. Von dieser Normvariante vegetativer Labilität bestehen so fließende Übergänge zur vegetativen Regulationsstörung, daß die Diagnose des einen oder anderen häufig eine Ermessensfrage ist. Das Wesen der vegetativen Regulationsstörung besteht neben qualitativen und quantitativen Unterschieden in der inadäquaten Beziehung der Symptomatik zur auslösenden Ursache und dem häufig chronischen Verlauf. Persönlichkeit und Schicksal, individuelle Reaktionsart und Erlebnisweise (Mechelke u. Christian) stehen bei der vegetativen Regulationsstörung im Vordergrund. Die pathokinetischen Bedingungen (Rothschuh) können im Kindesalter eine sehr unterschiedliche Anzahl von Wurzeln verschiedener Wertigkeit haben.

Disposition. Neben der Konstitution ist stets die besondere Situation des Kindes als ein im Wachstum und Werden befindlicher Organismus bedeutsam (Salge, 1923). Auch Linneweh hat auf die beherrschende Rolle des altersabhängigen Wandels der Funktionen hingewiesen. Dissoziationen zwischen Organwachstum und Funktionsgüte können das Auftreten von funktionellen Engpässen begünstigen und werden vor allem in Wachstums- und Reifephasen evident. Neben der säkularen und individuellen Acceleration (Bennholdt-Thomsen; Freund u. Maier; E. W. Koch; de Rudder; Vogt) ist besonders das Phänomen der Disharmonie der Reifung (Bennholdt-Thomsen) für zahlreiche funktionelle Störungen von ursächlicher Bedeutung.

Aber auch die Umwelt des Kindes birgt eine Vielzahl von akuten und chronischen körperlichen und seelischen Belastungen (Familie, Schule, Urbanisierung etc. [Asperger; Bennholdt-Thomsen; Joppich; de Rudder]), die pathokinetisch wirksam werden können. Neuerdings wird besonders die Bedeutung emotionaler Faktoren für die Entstehung funktioneller Störungen hervorgehoben. Wie Rothschuh; Schulte; Thiele u. a. betonen, liegt aber kein Nacheinander vor, sondern es handelt sich stets um ein Korrelieren von emotionalen und vegetativen Erscheinungen. Besonders in der Pubertät können aber seelische Faktoren auch in der Weise wirksam werden, daß sie einer subklinischen vegetativen Labilität erst Krankheitswert verleihen (HAGGENMÜLLER). Häufig liegt ein untrennbares Maschenwerk von körperlichen, strukturellen und funktionellen, von psychogenen und neurotischen Bedingungen vor, und nur selten sind die Zusammenhänge durchschaubar, warum ein Kind unter einer Belastung, die von anderen toleriert und kompensiert werden kann, vegetative Krankheitserscheinungen entwickelt (FREUND).

Für die *Häufigkeit* der vegetativen Dysregulation ermittelte FREUND im gesamten klinischen Krankengut eines Jahres einen Prozentsatz von 1,5%. Dieser Anteil stieg bei über 6jährigen auf 5,3%, bei Kindern zwischen 10 und 14 Jahren sogar auf 7% an. Nach v. HARNACK zeigten 19,7% der Schulanfänger, 29,1% der 10jährigen Schüler Erscheinungen vegetativer Regulationsstörungen. Motorisch unruhige Kinder (,,nervöse" Kinder) waren mit 34,3% in einem höheren Prozentsatz befallen als motorisch unauffällige Schüler (29,9%). KLINKE sowie PELTONEN beobachteten Häufigkeitsmaxima um das 7. und 10. Lebensjahr.

Wesentliche *Geschlechtsunterschiede* sind nicht nachweisbar (FREUND). v. HARNACK sah vor der Pubertät mehr Jungen, nach der Pubertät mehr Mädchen erkranken. PELTONEN sowie HAGGENMÜLLER beobachteten übereinstimmend eine leichte Mädchenprävalenz.

Klinik

Symptomatik. Die Beschwerdesymptomatik der vegetativen Regulationsstörungen ist im Kindesalter durch eine bevorzugt umschriebene Lokalisation an einem Organ- oder Organsystem charakterisiert. Daneben besteht eine vegetative Hintergrundssymptomatik, deren richtige Beurteilung von diagnostischer Bedeutung ist. Das Hauptbeschwerde- oder Leitsymptom zeigt häufig anfallsartigen Charakter, kann im Laufe der Entwicklung mit anderen Symptomen bzw. Organmanifestationen alternieren oder auch von einem anderen Symptom abgelöst werden. Dieser Wechsel ist besonders typisch für die *Beschwerdesymptomatik ,,Erbrechen, Bauchschmerzen, Kopfschmerzen"*. Im anglo-amerikanischen Schrifttum ist daher die Bezeichnung ,,*periodic disorder*" (,,*periodic syndrome*") in Gebrauch gekommen (FARQUHAR;

GRAHAM; HAMILTON; KEMPTON; MACKEITH u. O'NEILL; O'NEILL; WYLLIE u. SCHLESINGER). Wesentliche Beschwerden bei vegetativen Regulationsstörungen können alle Organe und Organsysteme betreffen (Kopfschmerz, Leibweh, Störung von Atmung und Herz-Kreislauf, labile Temperaturen, Akrocyanose) oder sich als Übelkeit und Erbrechen, in Allgemeinbeschwerden (Müdigkeit, Leistungsversagen, Konzentrationsschwäche, Schlafstörungen, Obstipation etc.) manifestieren. Einen Überblick über die Häufigkeit funktioneller Beschwerden bei Schulkindern geben v. HARNACK und PELTONEN (s. Tabelle 83 und 84).

Tabelle 83. *Rezidivierende Schmerzzustände und Erscheinungen vegetativer Übererregbarkeit bei 1335 Schulkindern* (VON HARNACK)

	Jungen	Mädchen	Insgesamt
Kopfschmerzen	18,5%	15,9%	17,2%
Leibschmerzen	12,8%	13,8%	13,2%
Übelkeit	4,9%	4,5%	4,7%
Erbrechen	3,4%	2,6%	3,0%
Schwindel	3,4%	4,2%	3,8%
Kollaps	0,7%	0,6%	0,7%

Für die Organ- oder Symptomwahl wird eine entwicklungstypische und phasenspezifische Funktion des bereits entwickelten Organbewußtseins (K. H. SCHÄFER), ein strukturell oder funktionell prädisponierter Locus minoris resistentiae, ein Locus maioris reactionis, eine spezifische psychische Dynamik (Abwehr, Trotz Anorexie, Erbrechen) (FREUND) oder einfach die ,,Substantiierung allgemeiner Unlustgefühle" (GOEBEL), besonders auch angstbetonter Emotionen beispielsweise in den Bauch diskutiert.

Der Begriff vegetative Regulationsstörung ist für diese bereits charakteristische, nicht selten anfallsartige, dramatische und mehr oder weniger profilierte Beschwerdesymptomatik wenig kennzeichnend und beleuchtet häufig nur das Dachsyndrom bzw. die Hintergrundssymptomatik. Andere Bezeichnungen kennzeichnen das klinische Bild besser und lehnen sich im wesentlichen an das Hauptbeschwerde- oder Leitsymptom an wie z. B. *Nabelkoliken* (MORO) oder *vegetativ-orthostatisches Syndrom* (SCHMIDT-VOIGT).

In Anlehnung an T. v. UEXKÜLL fassen wir alle klinischen Erscheinungen von funktionellen Störungen, die nicht auf anatomisch nachweisbaren Organ-

Tabelle 84. *Die wichtigsten funktionellen Beschwerden des Schulalters nach Häufigkeit* (T. Peltonen, 1956)

Gruppe I (klinische Gruppe) umfaßt 99 Kinder, die mit verschiedenen Symptomen in die Kinderklinik der Universität Turku oder in das Epidemiespital der Stadt Turku aufgenommen wurden und bei welchen der Schluß erlaubt war, daß es sich ätiologisch um funktionelle Störungen ohne organische Ursachen handelte.

Gruppe II: Anamnesegruppe erfaßt durch Fragebogen, die von Eltern, Lehrern, Gesundheitspflegerinnen und Schulärzten beantwortet wurden. 5414 Schulkinder.

Gruppe IV (Sportkinder): Es wurden 70 Kinder (21 Mädchen und 49 Knaben) ausgewählt, die als gute aktive Schulwettkampfsportler gelten. Diese Gruppe bildet ein Vergleichsmaterial sowohl in bezug auf die Anamnese wie auch auf die Belastungsprüfungen.

| | Gruppe I | Gruppe II | | Gruppe IV |
| | | Stadtkinder | Landkinder | |
Größe der Versuchsgruppe	99	1086	4328	70
Magenbeschwerden	85±3,6% *	26,3±1,33%	17,6±0,58%	5,4±2,7%
Kalte, feuchte Hände	78±4,1	10,4±0,93	11,7±0,49	4,2±2,4
Leichte Ermüdbarkeit	66±4,7	17,2±1,14	10,9±0,47	2,8±2,0
Ertragen keine Sauna	63±4,8	24,0±1,30	14,3±0,53	2,8±2,0
Nausea	61±4,9	12,9±1,01	9,8±0,45	1,4±1,4
Kopfschmerzen	61±4,9	26,9±1,34	22,9±0,64	4,2±2,4
Stechen	56±5,0	15,8±1,66	15,3±0,55	2,8±2,0
Reiseübelkeit	56±5,0	27,2±1,35	25,5±0,66	11,4±3,8
Einschlafstörungen	56±5,0	18,3±1,18	12,3±0,50	15,7±4,3
Verstopfte Nase	56±5,0	26,0±1,33	19,2±0,60	4,2±2,4
Seufzen	55±5,0	9,5±0,89	6,4±0,37	4,2±2,4
Gähnen	54±5,0	9,7±0,90	7,7±0,41	4,2±2,4
Neigung zu blauen Flecken	53±5,0	18,1±1,17	13,3±0,52	2,8±2,0
Frühjahrsmüdigkeit	51±5,0	9,3±0,88	5,9±0,36	1,4±1,4
Schwindel	48±5,0	9,0±0,87	7,4±0,40	0
Parästhesie, Kribbeln	48±5,0	5,5±0,69	5,1±0,34	1,4±1,4
Schwitzen, besonders nachts	47±5,0	11,1±0,95	6,4±0,37	5,4±2,7
Frieren	42±4,9	4,7±0,64	3,1±0,26	0
Herzsensationen	42±4,9	6,4±0,74	5,4±0,34	1,4±1,4
Epigastrische Beschwerden	40±4,9	7,5±0,80	6,4±0,37	0
Atembeschwerden	35±4,8	5,5±0,69	3,6±0,28	0
„Anfälle"	34±4,7	0	0	0
Schwächegefühl	30±4,6	15,6±1,06	12,0±0,49	1,4±1,4
Zittern	29±4,5	3,0±0,52	3,0±0,26	0
Fieber: a) Temperaturspitzen	24±4,3	2,2±0,45	2,4±0,23	1,4±1,4
b) anhaltende Temperaturerhöhung	12±3,2	5,6±0,70	4,9±0,32	0
Ohnmacht	16±3,7	3,4±0,56	5,2±0,34	1,4±1,4

* Die ±-Zahl hinter der Prozentzahl drückt deren mittleren Fehler ε aus.

schäden beruhen, als funktionelle Syndrome zusammen. Eine derartige Systematik birgt neben den Nachteilen einer jeden Klassifizierung biologischen Geschehens (Überschneidungen) Vorteile, z.B. bezüglich der klinisch-statistischen Auswertung, des Vergleichs verschiedener Kollektive und der Verlaufsbeobachtung, für die beim Erwachsenen bereits eingehende Untersuchungen vorliegen (Cremerius). Der entscheidende Vorteil besteht in der Möglichkeit, die unterschiedliche Dignität funktioneller Syndrome besser zu erfassen. Essentielle funktionelle Syndrome müssen von den symptomatischen funktionellen Syndromen (Verkettungssyndrome, Delius 1962) im Gefolge von Intoxikationen, Infektionen, nachweisbaren Organschäden oder nach

Schädel-Hirn-Trauma abgegrenzt werden. Stolte hat auf diese Unterscheidung im Zusammenhang mit vorausgegangenen gehäuften Infekten bzw. Infektionskrankheiten bereits im Jahre 1929 hingewiesen. Die Möglichkeit von Verkettungssyndromen als funktionelle Störungen im Gefolge von Grundleiden beinhaltet stets die Gefahr einer Fehldiagnose. Daher muß vor der Diagnose eines funktionellen Syndroms der vorurteilslose, gewissenhafte Ausschluß organischer Befunde stehen. Thiele hat neuerdings die funktionellen Störungen unter dem Begriff „psychovegetatives Syndrom" zusammengefaßt, um die Identität von seelischer und vegetativer Gestimmtheit stärker zu betonen, ohne die Problematik der Kausalität zu präjudizieren.

Literatur

ASPERGER, H.: Referat aus der Sicht des Jugendpsychiaters. Ärztl. Mitt. (Köln) **57**, 1889 (1960).
— Ecce infans. Zur Ganzheitsproblematik der modernen Pädiatrie. Wien. klin. Wschr. **74**, 936 (1962).
BENNHOLDT-THOMSEN, C.: Über die Acceleration oder Entwicklungsbeschleunigung der heutigen Jugend. Klin. Wschr. **17**, 865 (1938).
— Bevölkerungsschichtung und Entwicklungsbeschleunigung der Jugend. Mschr. Kinderheilk. **75**, 85 (1938).
— Die Entwicklungsbeschleunigung der Jugend (Grundtatsachen, Theorien, Folgerungen des Accelerationsproblems). Ergebn. inn. Med. Kinderheilk. **62**, 1154 (1942)
— Biologische und pathologische Folgen aus der Entwicklungsbeschleunigung der Jugend (Arbeitshypothesen zum Accelerationsproblem). Arch. Kinderheilk. **128**, 110 (1943).
— Entwicklungswandlung. Studium gen. **4**, 288 (1951).
— Das nervöse Kind unter Berücksichtigung von Erziehungsfehlern. Münch. med. Wschr. **99**, 1269 (1957).
BERGMANN, G. v.: Klinische funktionelle Pathologie des vegetativen Nervensystems. In: Handbuch der normalen und pathologischen Physiologie mit Berücksichtigung der experimentellen Pharmakologie, Bd. XVI/I. Correlationen. II. Berlin: Springer 1930.
BIERMANN, G.: Nervöses Atmungssyndrom und Reifungskrise. Neue öst. Z. Kinderheilk. **5**, 125 (1960).
BOSSERT, O.: Die Störungen des vegetativen Nervensystems im Kindesalter. Medizinische **1952 II**, 1147.
BRENNEMANN, J.: Abdominal pain in children. J. Amer. med. Ass. **127**, 691 (1945).
BRESLOW, L.: A clinical approach to infantile colic. A review of ninety cases. J. Pediat. **50**, 196 (1957).
CREMERIUS, J.: Die Prognose funktioneller Syndrome. Ein Beitrag zu ihrer Naturgeschichte. Stuttgart: Ferdinand Enke 1968.
DELIUS, L.: Die funktionellen peripheren Gefäßstörungen. Internist (Berl.) **2**, 676 (1961).
— Probleme der Regulationspathologie. Med. Klin. **57**, 693 (1962/I).
—, u. J. FAHRENBERG: Psychovegetative Syndrome. Stuttgart: Georg Thieme 1966.
DÜHRSSEN, A.: Psychogene Erkrankungen bei Kindern und Jugendlichen, 6. Aufl. Göttingen: Vandenhoeck & Ruprecht 1967.
EPPINGER, H., u. L. HESS: Die Vagotonie. Berlin: Springer 1910.
FARQUHAR, H. G.: Abdominal migraine in children. Brit. med. J. **1956 I**, 1082.
FRANKLIN, A. W.: Periodic disorders of children. Lancet **1952 I**, 1267.
FREUND, J.: Typen vegetativer Regulationsstörungen im Kindesalter. Z. menschl. Vererb.- u. Konstit.-Lehre **33**, 365 (1956).

FREUND, J.: Störungen des vegetativen Nervensystems. In: Pädiatrie, hrsg. von H. OPITZ u. B. DE RUDDER. Berlin - Göttingen - Heidelberg: Springer 1957.
—, u. E. MAIER: Zur Ätiologie der Entwicklungsbeschleunigung. Z. Kinderheilk. **71**, 1, 79 (1952).
FRICK, P.: Das dystonische Kind. Hippokrates (Stuttg.) **29**, 310 (1958).
GEISLER, E., u. J. STRÖDER: Das nervöse Kind. Münch. med. Wschr. **100**, 925, 964, 1002, 1038 (1958).
GOEBEL, F.: In: Lehrbuch der Kinderheilkunde, hrsg. von E. ROMINGER. Berlin-Göttingen-Heidelberg: Springer 1950.
GÖTT, TH.: Nervöse Funktionsstörungen und Neurosen. In: Handbuch der Kinderheilkunde, hrsg. von M. v. PFAUNDLER u. A. SCHLOSSMANN, IV. Aufl., Bd. IV, S. 399. Leipzig: F. C. W. Vogel 1931.
GRAHAM, ST.: Discussion on cyclical vomiting and allied periodic disorders of childhood. Proc. roy. Soc. Med. **44**, 720 (1951).
HAGGENMÜLLER, F.: Beitrag zur Frage der vegetativen Labilität im Entwicklungsalter. Arch. phys. Ther. (Lpz.) **7**, 285 (1955).
HAMILTON, C. K. J.: Discussion on cyclical vomiting and allied periodic disorders of childhood. Proc. roy. Soc. Med. **44**, 719 (1951).
HARNACK, G. A. v.: Nervöse Verhaltensstörungen beim Schulkind. Stuttgart: Georg Thieme 1958.
HOCHREIN, M.: Herzkrankheiten, Bd. I u. II. Dresden u. Leipzig: Theodor Steinkopf 1941 u. 1943.
HOTTINGER, A.: Über Esanin als Mittel gegen neurovegetative Störungen bei Kindern. Praxis **46**, 689 (1957) (Sondernummer: Pädiatrie).
IBRAHIM, J.: Neuropathie. In: Lehrbuch der Kinderheilkunde, von E. FEER, II. Aufl. Jena: Gustav Fischer 1930.
ILLINGWORTH, R. S.: Three month's colic. Arch. Dis. Childh. **29**, 165 (1954).
— Three month's colic. Treatment by methylscopolamin („skopyl"). Acta paediat. (Uppsala) **44**, 203 (1955).
JOPPICH, G.: Die kulturelle Vernachlässigung der ersten Kindheit. Dtsch. med. Wschr. **87**, 717 (1962).
JORUP, S.: Colonic hyperperistalsis in neurolabil infants. Acta paediat. (Uppsala) **41**, Suppl. 85 (1952).
KEMPTON, J. J.: The periodic syndrom. Brit. med. J. **1956 I**, 83.
KIEHL, W.: Zur kindlichen vegetativen Dystonie. In: Wissenschaftlicher Verhandlungsbericht der Kinderärztetagung der DDR, Halle 1956. Kinderärztl. Prax. Sonderheft, 160—165 (1957).
KLINKE, K.: Funktionelle Störungen im Kindesalter unter besonderer Berücksichtigung des Schulalters. Hippokrates (Stuttg.) **27**, 771 (1956).
KOCH, E. W.: Über die Veränderung des menschlichen Wachstums im ersten Drittel des 20. Jahrhunderts. Leipzig: Johann Ambrosius Barth 1935.

Kubitschek, P. E.: The diagnosis and treatment of functional disorders of children. Med. Clin. N. Amer. 20, 581 (1936/II).

Linneweh, F.: Funktion und Lebensalter. Münch. med. Wschr. 100, 616 (1958).

Lippman, H. S.: Restlessness in infancy. J. Amer. med. Ass. 91, 1848 (1928).

MacKeith, R., and D. O'Neill: The management of recurrent stress disorders in children. Practitioner 172, 37 (1954).

Mechelke, K., u. P. Christian: Vegetative Herz- und Kreislaufstörungen. In: Handbuch der inneren Medizin, hrsg. von G. v. Bergmann, W. Frey u. H. Schwiegk, 4. Aufl., Bd. 9, Teil 4. Berlin-Göttingen-Heidelberg: Springer 1960.

Moro, E.: Über Neuropathie im Kindesalter. Z. ärztl. Fortbild. 11, 1 (1914).

Neff, F. C.: The treatment of colic in infants. J. Amer. med. Ass. 144, 1745 (1940).

Niemann, A.: Neuropathie. In: Kompendium der Kinderheilkunde v. A. Niemann. Berlin: S. Karger 1920.

O'Neill, D.: Discussion on cyclical vomiting and allied periodic disorders of childhood. Proc. roy. Soc. Med. 44, 721 (1951).

Peltonen, T.: Über die sogenannten funktionellen Störungen im Schulalter. Ann. Paediat. Fenn. 2, Suppl. 7 (1956).

— Dystonische Anpassungsreaktionen im Kindesalter. Mschr. Kinderheilk. 112, 44 (1964).

—, and L. Hirvonen: The symptoms of vegetativ dystonia in children. Ann. Paediat. Fenn. 7, 309 (1961).

Rett, A.: Das „nervöse Kind", ein psychosomatischer Begriff. Med. Welt 10, 474 (1961).

Reuss, A.: Über anfallsweise auftretende vegetativ-neurotische Störungen bei Kindern. Mschr. Kinderheilk. 22, 17 (1922).

Rietschel, H.: Kinderheilkunde, II. Aufl. München: J. F. Lehmann 1925.

Rominger, E.: Zit. bei K. Klinke, Funktionelle Störungen im Kindesalter unter besonderer Berücksichtigung des Schulalters. Hippokrates (Stuttg.) 27, 771 (1956).

Rothschuh, K. E.: Theorie des Organismus. Bios, Psyche, Pathos, II. Aufl. München u. Berlin: Urban & Schwarzenberg 1963.

Rudder, B. de: Zur Frage nach der Akzelerationsursache. Dtsch. med. Wschr. 85, 1193 (1960).

Salge, B.: Die Bedeutung der Entwicklungsgeschwindigkeit für die Konstitution des Säuglings. Z. Kinderheilk. 35, 59 (1923).

Scheid, W.: Lehrbuch der Neurologie. III. Aufl. Stuttgart: Georg Thieme 1968.

Schiff, E.: Über das Vorkommen der Vagotonie im Kindesalter. Mschr. Kinderheilk. 14, 245 (1918).

Schlack, H.: Die sog. vegetative Dystonie in pädiatrischer Sicht. Münch. med. Wschr. 102, 1415 (1960).

Schulte, W.: Zur Entstehung und Gestaltung vegetativ-dystoner Störungen. Acta neuro-veg. (Wien) 4, 503 (1952).

Siebeck, R.: Organisch, funktionell, neurotisch in Diagnose und Therapie. Dtsch. med. Wschr. 64, 1753, 1792 (1938).

Stolte, K.: Das blasse Kind. Mschr. Kinderheilk. 43, 503 (1929).

Taylor, W. C.: A study of infantile colic. Canad. med. Ass. J. 76, 458 (1957).

Thiele, W.: Das psycho-vegetative Syndrom. Münch. med. Wschr. 100, 1918 (1958).

— Vegetatives Nervensystem und Affektivität. Münch. med. Wschr. 104, 825 (1962).

— Das psycho-vegetative Syndrom, sein Wesen und seine Behandlung. Med. Welt 1966, 9 (1966).

— Psycho-vegetatives Syndrom. Sandoz-Monographie 1966.

Uexküll, T. v.: Funktionelle Syndrome in der Praxis. Psyche (Stuttg.) 12, 481 (1958).

— Grundfragen der psychosomatischen Medizin. Rowohlts deutsche Enzyklopädie, hrsg. von E. Grassi. Sachgebiet Medizin. Reinbeck bei Hamburg: Rowohlt 1963.

Vogt, D.: Über den gegenwärtigen Stand der Akzeleration in Bayern. Arch. Kinderheilk. 159, 141 (1959).

Wessel, M. A., J. C. Cobb, E. B. Jackson, G. S. Harris, and A. C. Detwiler: Paroxysmal fussing in infancy, sometimes called „colic". Pediatrics 14, 421 (1954).

White, P. J.: The classification and treatment of infantile colic or gastro-enterospasm. Med. Clin. N. Amer. 20, 511 (1936).

Wichmann, B.: Das vegetative Syndrom und seine Behandlung. Dtsch. med. Wschr. 60, 1500 (1934).

Wyllie, W. J., and B. Schlesinger: The periodic group of disorders in childhood, vomiting, headache, abdominal pain and fever. Brit. J. Dis. Child. 30, 1 (1933).

Die „Nabelkoliken" (Moro) als Prototyp des funktionell-abdominellen Syndroms

Historische Daten. Erste Mitteilungen über offensichtlich nicht organisch bedingte Schmerzzustände im Abdomen stammen aus der Mitte des vorigen Jahrhunderts. Wertheimer berichtet 1866 über eine eigentümliche Kolik bei Mädchen im 5.—8. Lebensjahr von reizbarem Temperament und grazilem Körperbau. Die heftig kneifenden Schmerzen von wechselnder Dauer und Frequenz waren plötzlich nach Gemütserregungen aufgetreten. Ältere Kinder lokalisierten den Schmerz in die Nabelgegend. Wertheimer dachte an eine Neurose des Plexus myenteri-

cus. 1904 widmet Friedjung diesen kolikartigen Leibschmerzen ohne Substrat eine monographische Darstellung: „Eine typische Form der Hysterie des Kindesalters und ihre Beziehungen zur Anatomie der Linea alba" und wendet sich gegen die ursächliche Bedeutung der physiologischen Diastase der Linea alba. Friedjung forderte bereits die Ausschlußdiagnose solcher Schmerzzustände. 1914 kritisiert Friedjung den Chirurgen Küttner, der bei Nabelkoliken stets Erkrankungen der Appendix oder deren Vorstufen nachgewiesen haben wollte. 1913 erscheint die entscheidende Arbeit von MORO mit der Einführung der Bezeichnung „Nabelkoliken". Seitdem dauert die Diskussion über die Häufigkeit und Genese funktioneller Schmerzzustände im Abdomen bis auf den heutigen Tag an.

Ursache von Mißverständnissen ist die Wertigkeit des Symptoms Nabelkoliken, das an sich noch keine Krankheitseinheit präjudiziert, sondern zunächst einmal als spezifische Reaktion von Kindern eines bestimmten Alters auf Schmerzen in oder auch außerhalb des Abdomens angesprochen werden muß. Besonders von K. H. SCHÄFER u. Mitarb. ist wiederholt darauf hingewiesen worden, daß dieses Symptom bei einer Vielzahl von organischen Erkrankungen des Magendarmtraktes beobachtet werden kann. Ähnliche Beobachtungen sind in der Literatur auch von BROWN; GIERTMÜHLEN; GUERSTEIN u. REYDERMANN; HÜSSELRATH; LEISTI, AHTO, AHVENAINEN u. AIRAKSINEN; MÜHSAM; NITSCH; PEIPER u. HOFMANN; PRÉVÔT u. LASSRICH; SCHERMULY; SHORT; STUCKEY, speziell für allergische Vorgänge von RATNER sowie RIMER, für ptotische, wachstumsbedingte Veränderungen von STRAUCH; THALBOT u. BROWN, für Zusammenhänge zwischen Nasopharyngealinfekt, Mesenteriallymphknoten und rezidivierenden Bauchschmerzen von BAKER u. JAMES; BRENNEMANN; KARGER; PRIBAM mitgeteilt worden. K. H. SCHÄFER unterscheidet daher Nabelkoliken im weiteren Sinne, bei denen das Symptom Nabelkoliken klinischer Ausdruck aller möglichen mehr oder minder belangvollen organischen Veränderungen im Magendarmtrakt und auch einmal einer Epilepsie sei, von Nabelkoliken im engeren Sinne, bei denen kein organisches Substrat als Ursache oder Vorschub dieser Schmerzattacken nachgewiesen werden kann. Für K. H. SCHÄFER sind Nabelkoliken ein *polyätiologisches Syndrom*, bei dem organische Veränderungen im Bereich des Magendarmtraktes, körperliche Belastung und psychische Faktoren auslösend wirken und zu einer funktionellen Antwort im Bereich des Neurovegetativen führen.

Überwiegend *funktionelle Gesichtspunkte* für die Krankheitseinheit Nabelkoliken bei strenger Trennung von organisch bedingten Schmerzzuständen vertreten BENNHOLDT-THOMSEN; CATEL; CHAPMAN u. LOEB; FELDSTEIN; FINKELSTEIN; FREUND; HEINILD, MALVER, ROELSGAARD u. WORNING; JOPPICH; KNOEPFELMACHER u. BIEN; KVIST; LAMBERT; MACKEITH; MEYER u. NASSAU; NITSCH; SCHIFF; SIEGL; VOLLMER; WALLIS, H. R. E.; sowie die angloamerikanischen Autoren des „periodic syndrom". PAUL deutet die Schmerzzustände als Kausalgie. Nach eigenen tierexperimentellen Untersuchungen dürften passagere orthograde wie retrograde Invaginationen, die auch multipel auftreten können, nicht selten das funktionelle Substrat dieser Leibwehattacken darstellen. Von Beschwerden begleitete, sich wieder spontan lösende passagere Darminvaginationen sind bereits im Jahre 1838 von

GORHAM und 1849 von CRUVEILHIER als Ursache ungeklärter abdomineller Beschwerden im Kindesalter angesehen worden. GOLDMAN u. ELMAN; HEINISCH u.a. haben diese Auffassung mit klinischen Beobachtungen, HOEFER, COHEN u. GREELEY; PRÉVÔT; K. H. SCHÄFER, LASSRICH u. WALLIS u.a. auch mit röntgenologischen Beispielen belegt. Auf die Schwierigkeit des röntgenologischen Nachweises flüchtiger, insbesondere retrograder Darmeinscheidungen ist von HEINISCH u. KALLENBERG hingewiesen worden.

Häufigkeit, Geschlechtsverteilung, Altersdisposition. Von 1000 Schulkindern klagten 10,8% über rezidivierende Bauchschmerzen, darunter 12,3% Mädchen und 9,5% Jungen (APLEY u. NAISH). v. HARNACK ermittelte unter Schulkindern ähnliche Werte (12,8% Jungen, 13,8% Mädchen), während PELTONEN für Stadtkinder sogar einen Prozentsatz von 26,3% anamnestisch erhob (s. Tabelle 83 und 84).

Auch KVIST bestätigt das bevorzugte Auftreten bei Mädchen. Von MORO stammt die Erfahrung, daß das Prädilektionsalter jenseits des 4. Lebensjahres zwischen dem 5. und 7. Lebensjahr liegt und bis in die Reifezeit reicht. Jungen wie Mädchen zeigen ein Ansteigen der Erkrankungsziffern bis zum 5. Lebensjahr, danach nimmt die Häufigkeit bei Jungen ab, während Mädchen eine weitere Zunahme solcher Beschwerden mit einem hohen Prozentsatz im 8. und 10. Lebensjahr aufweisen (APLEY u. NAISH). KVIST fand ein Durchschnittsalter von 8,6 Jahren, HEIMANN u. COHEN ein Prädilektionsalter von 4—12 Jahren.

Hintergrundssymptomatik

Kinder mit Nabelkoliken sind bereits häufig eindrucksmäßig in ihrer Persönlichkeit und emotionalen Struktur so geprägt, daß man bei besonderen Belastungen (Schulbeginn, Examina) die Nabelkoliken voraussagen kann (APLEY u. NAISH). Hinsichtlich Stimmung und Charakter werden sie als sensibel, leicht erregbar und affektlabil wie auch pedantisch, ordentlich, fleißig und ehrgeizig geschildert. Schlafstörungen, Angst und Eßschwierigkeiten sind häufig. Die Intelligenz zeigte keine Unterschiede zu einem Vergleichskollektiv (APLEY u. NAISH). *Morgendliches Schulerbrechen, Migräne, Asthma, Enuresis, orthostatische Albuminurie, Neigung zu Hyperthermie sowie gröbere vasomotorische Störungen, rascher Farbwechsel, Akrocyanose, Schwitzen in den Achselhöhlen, an Handtellern und Fußsohlen, respiratorische Arrhythmie, lebhafte Reflexe, Lidflattern, positives Facialisphänomen kommen gehäuft vor* (Kvist; Paul; Siegl u.a.). Schon gewisse Hyperaesthesien z. B. der Haare, Kopfhaut und Nägel beim Frisieren und Nagelschneiden können „zu unliebsamen Szenen" führen (Moro). Rezidivierende Bauchschmerzen, Ulcusleiden, Migräne, Appendektomie, „Nervenzusammenbrüche" u. a. sind bei Eltern und Geschwistern gehäuft anzutreffen. Psychosen oder schwere Verhaltensstörungen wurden jedoch in übernormaler Häufigkeit vermißt (Apley u. Naish).

Klinik

Aus relativ guter Gesundheit klagen die Kinder unter plötzlichem Blaßwerden und Zusammenkrümmen über heftige, krampfartige Leibschmerzen, die meist in die Nabelgegend, weniger häufig in das Epigastrium, selten auch einmal in den rechten Unterbauch lokalisiert werden (Moro). Mitunter werden zur Erleichterung der Schmerzen die Fäuste gegen den Leib gepreßt. Die Anfallsdauer zeigt individuelle und situative Schwankungen von wenigen Minuten bis zu mehreren Stunden. Charakteristisch ist das Wiederauftreten dieser Schmerzzustände in unregelmäßigen Zeitabständen, dann oft durch körperliche oder seelische Anlässe wie lebhaftes Spiel, Laufen, langes Wandern, während emotionaler Erregungen usw. ausgelöst. Auch periodisches Vorkommen besonders stärkerer Anfälle mit einem Intervall von 2—3 Monaten wird beobachtet. Erbrechen ist selten (Moro). Ketonämisches Erbrechen, das den Attacken vorausgehen oder mit ihnen alternieren kann, kommt vor (Curschmann). Höheres Fieber wird in der Regel vermißt, erhöhte Rectaltemperaturen (um 38° C) sind dagegen öfter nachweisbar. Dauer, Schwere und Häufigkeit der Schmerzparoxysmen weisen große individuelle und situative Schwankungen auf. Im Intervall leiden die Kinder nicht selten an Obstipation.

Die körperliche Untersuchung deckt bei der Mehrzahl der Kinder Zeichen der vegetativen Labilität auf. Dagegen wird eine Abwehrspannung des Abdomens auch während des Anfalls vermißt. Häufig ist die Palpation schmerzhaft, mit der erst nach der Inspektion, Auskultation und Perkussion des Abdomens begonnen wird.

Dabei empfiehlt sich auch die routinemäßige, evtl. symmetrische Prüfung einer etwaigen, dann emotional bedingten Druckschmerzhaftigkeit der Spina iliaca *(Spina-Zeichen)*, die sich mir als zusätzlicher Befund beim Ausschluß organischer Veränderungen wie auch für die Bewertung von Palpationsschmerzen bei der radiologischen Exploration der Bauchhöhle bewährt hat.

Die Laboratoriumsbefunde lassen irgendwelche Veränderungen krankhafter Natur vermissen; die BKS ist bisweilen eher auffallend niedrig.

Diagnose. Von Apley u. Naish werden drei diagnostische Kriterien hervorgehoben: 1. Die Häufigkeit rekurrierender Abdominalschmerzen besonders bei Mädchen eines bestimmten Alters. 2. Das gehäufte Vorkommen abdomineller und anderer Klagen in den Familien der betroffenen Kinder und 3. der negative Befund bezüglich organischer Ursachen und die übernormale Frequenz emotionaler Störungen. Die Diagnose der echten rezidivierenden Nabelkolik Moro, d.h. funktioneller abdomineller Beschwerden ist eine Ausschlußdiagnose und hat den gewissenhaften und vorurteilslosen Ausschluß organischer Erkrankungen zur Voraussetzung. Vegetative Erscheinungen wie auch eine belastende Familien- und Milieuanamnese bedürfen der Kritik und beweisen keineswegs den funktionellen Charakter des Beschwerdebildes. Das Syndrom „Nabelkolik" organischer Genese (symptomatisches funktionelles oder Verkettungssyndrom) ist dagegen von dem funktionell-abdominellen Syndrom des vegetativ labilen Kindes abzutrennen.

Bezüglich der **Differentialdiagnose** sei auf das entsprechende Spezialkapitel verwiesen. Erwähnt sei nur das Vorkommen von Nabelkoliken als Migräneäquivalente (Burke u. Peters; Curschmann; Debré u. Broca; Friedman, v. Storch u. Merritt; Krupp u. Friedman; Schiff; K. H. Schäfer, Lassrich u. Wallis) sowie selten einmal auch als Epilepsieäquivalente (Boissiere, Koupernik, Christophe, Cagnat u. Teillet; Dagenais-Perusse, Baril, Ouadahi u. Ciaburro; Hoefer, Cohen u. Greeley; Juillard; Klingman, Langford, Greeley u. Hoefer; Knoepfelmacher u. Bien; Külz u. Dittmer; Lambert; Livingstone; Moore; O'Brien u. Goldensohn; Schaper; Snyder; de Vore, Cole u. Tumarkin). Vergleiche dazu auch die kritischen Untersuchungen von APLEY, LLOYD u. TURTON.

Die **Prognose** der funktionell abdominellen Beschwerden ist im allgemeinen gut, wenn ihre Natur rechtzeitig erkannt wird (NITSCH). Sonst wird das Kind von Arzt zu Arzt geführt oder sogar operiert, nicht selten ohne Erfolg (FINKELSTEIN; KVIST; MEYER u. NASSAU) oder sogar mit dem Danaergeschenk ebenfalls psychisch unterbauter „Verwachsungsschmerzen" bedacht. Oft verschwindet das Beschwerdesyndrom auch ohne ärztliche Maßnahmen mit Eintritt der Reife. In anderen Fällen werden abdominelle Beschwerden aber von anderen funktionellen Störungen (z. B. Migräne, Kreislaufstörungen) abgelöst. Bei Mädchen in den Reife- und Krisenjahren sind auch Konversionsneurosen in Form von abdominellen Schmerzattacken beobachtet worden (BIERMANN).

Therapie. Neben den andernorts besprochenen allgemeinen Maßnahmen spielt gerade beim Bauchschmerzsyndrom die Suggestivwirkung eine große Rolle, gleichgültig, welche Maßnahmen im einzelnen ergriffen werden. Auch bei den sicher spasmolytisch und sedativ wirkenden Medikamenten ist immer der suggestive Anteil und damit die „Handlung" der Verordnung und Gabe des Medikamentes in Rechnung zu stellen. PEIPER sieht auch in der Besserung derartiger Beschwerden nach Wurmkuren eine Suggestivwirkung. Ähnlich dürften auch die Erfolge bei operativen Eingriffen ohne pathologisches Substrat zu erklären sein (SCHIFF).

Zu den funktionellen Störungen des Verdauungstraktes kann man noch die hypertonisch-atonische Dysphagie (CATEL), oesophageale Affektkrämpfe (LUST), den Megaoesophagus (Kardiospasmus, Achalasie), die Rumination, das habituelle Erbrechen, den Pylorospasmus ohne Hypertrophie, die konstitutionelle nervöse oder emotionale Diarrhoe sowie die funktionellen Störungen des Dickdarms und der Defäkation rechnen. Da sie im Rahmen der topographisch orientierten Spezialkapitel oder bei den psychogenen Erkrankungen abgehandelt werden, sei darauf verwiesen.

Literatur

APLEY, J., u. R. MacKEITH: Das Kind und seine Symptome in psychosomatischer Sicht. Stuttgart: Hippokrates-Verlag 1965.
—, J. K. LLOYD, and CH. TURTON: Electroencephalography in children with recurrent abdominal pains. Lancet 1956 I, 264.
—, and N. NAISH: Recurrent abdominal pains: A field survey of 1000 school children. Arch. Dis. Childh. **33**, 165 (1958).
BAKER, A. H., and U. JAMES: Acute abdominal lymphadenitis in children. Lancet 1946 II, 232.
BENNHOLDT-THOMSEN, C.: Der Bauchschmerz des Kindes. Paracelsus (Wien), Beiheft **13**, 148 (1961).
BIERMANN, G.: Erbrechen und Nabelkolik als konversionshysterisches Syndrom im Reifungsalter junger Mädchen und seine Projektion im Rorschach-Formdeutverfahren. Psyche (Stuttg.) **9**, 453 (1955).
BOSSIERE, H., C. KOUPERNIK, P. CHRISTOPHE, R. CAGNAT et F. TEILLET: La comitialité abdominale de l'enfant. Méd. infant. **70**, 121 (1963).
BRENNEMANN, J.: Abdominal pain and throat infection. Arch. Pediat. **38**, 431 (1921).
BROWN, J. J. M.: Surgery of childhood. London: Edward Arnold Ltd. 1962.
BURKE, E. C., and G. A. PETERS: Migraine in childhood. J. Dis. Child. **92**, 330 (1956).
CATEL, W.: Normale und pathologische Physiologie der Bewegungsvorgänge im gesamten Verdauungskanal. II. Teil: Klinik, Pharmakologie. Leipzig: Georg Thieme 1937.

CATEL, W.: Hypertonisch-atonische Dysphagie bei Säuglingen mit habituellem Erbrechen. Klin. Wschr. **16**, 296 (1937).
CHAPMAN, A. H., and D. G. LOEB: Psychosomatic gastrointestinal problems in children. Amer. J. Dis. Child. **89**, 717 (1955).
CRUVEILHIER, J.: Des déplacements par invagination. Mécanisme de l'invagination intestinale. Traité d'anat. path. gen. **1** (1849). Zit. nach R. PRÉVÔT, Über flüchtige Invaginationen am Magen-Darm-Kanal. Fortschr. Röntgenstr. **86**, 50 (1957).
CURSCHMANN, H.: Über die Beziehungen des periodischen azetonämischen Erbrechens zur Migräne. Arch. Verdau.-Kr. **47**, 318 (1930).
DAGENAIS-PERUSSE, P., E. BARIL, S. OUADAHI et H. CIABURRO: L'épilepsie abdominale chez l'enfant. Ann. Pédiat. **39**, 2337 (1963).
DEBRÉ, R., et R. BROCA: La migraine chez l'enfant et son équivalent abdominal. Bull. méd. Paris **49**, 467 (1935).
DUKKERT, W., u. H. STEIN: Über die sog. nichtsklerosierende Ileitis und ihre Beziehungen zu den Nabelkoliken. Mschr. Kinderheilk. **106**, 371 (1958).
FELDSTEIN, G. J.: Mucous and umbilical colic in children. Arch. Pediat. **47**, 45 (1930).
FINKELSTEIN, H.: Über Nabelkoliken bei Kindern. Z. ärztl. Fortbild. **18**, 486 (1921).
FREUND, J.: Typen vegetativer Regulationsstörungen im Kindesalter. Z. menschl. Vererb.- u. Konstit.-Lehre **33**, 365 (1956).

Friedjung, J.: Eine typische Form der Hysterie des Kindesalters und ihre Beziehungen zu der Anatomie der Linea alba. In: Z. Heilk. (Wien u. Leipzig) 25, 209 (1904).

— Über die sog. rezidivierenden Nabelkoliken der Kinder. Kritische Bemerkungen zu Küttner. Berl. klin. Wschr. 51, 341 (1914).

— Über die Diastase der musculi recti abdominis im Kindesalter. (Die rezidivierenden Nabelkoliken.) Eine geschichtliche Feststellung zum gleichnamigen Aufsatz von Prof. R. Fischl. Arch. Kinderheilk. 104, 168 (1935).

Friedman, A. P., Th. J. C. v. Storch, and H. H. Merritt: Migraine and tension headache. A clinical study of two thousand cases. Neurology (Minneap.) 4, 773 (1954).

Gierthmühlen, F.: Röntgendiagnostik bei kindlichen Leibschmerzen. Ann. paediat. (Basel) 176, 327 (1951).

Goldman, L., and R. Elman: Spontaneous reduction of acute intussusception in children. Amer. J. Surg., N.S. 49, 259 (1940).

Gorham, J.: Observations on intus-susception, as it occurs in infants. Guy's Hosp. Rep. 3, 330 (1838).

Guerstein, A., et J. Reydermann: Douleures abdominales chroniques chez l'enfant. II. Les angiocholécystiques des enfants. Rev. franç. Pédiat. 10, 225 (1934).

Harnack, G. A. v.: Nervöse Verhaltensstörungen beim Schulkind. Stuttgart: Georg Thieme 1958.

Heiman, H., and P. Cohen: Abdominal pain in children due to enterospasm. Arch. Pediat. 45, 383 (1928).

Heinild, Sv., E. Malver, G. Roelsgaard, and B. Worning: A psychosomatic approach to recurrent abdominal pain in childhood. With particular reference to the x-ray appearances of the stomach. Acta paediat. (Uppsala) 48, 361 (1959).

Heinisch, H.-M.: Tierexperimentelle Ergebnisse und klinische Beobachtungen zur Ätiologie und Pathogenese der Darminvagination im Kindesalter. Mschr. Kinderheilk. 109, 161 (1961).

— Tierexperimentelle Erfahrungen über die Entstehung und Spontanlösung der retrograden Darminvagination. Z. Kinderheilk. 102, 172 (1968).

—, u. F. Düttmann: Die retrograde Darmeinscheidung im Kindesalter. Z. Kinderheilk. 102, 238 (1968).

—, u. A. Kallenberg: Zur röntgenologischen Erkennung retrograder Einscheidungen des Intestinaltraktes am Beispiel der coeco-ilealen Darmeinscheidung. Z. Kinderheilk. 104, 257 (1968).

Hoefer, P. F. A., S. M. Cohen, and D. M. L. Greeley: Paroxysmal abdominal pain, an epileptic equivalent. Trans. Amer. neurol. Ass. 75, 183 (1950).

— — — Paroxysmal abdominal pain. J. Amer. med. Ass. 147, 1 (1951).

Hüsselrath, G.: „Nabelkolik" und Erkrankungen des Harntrakts. Kinderärztl. Prax. 8, 49 (1937).

Joppich, G.: Die nicht zu operierenden akuten Baucherkrankungen beim Kleinkind. Langenbecks Arch. klin. Chir. 292, 393 (1959).

Juillard, E.: Doleures abdominales et épilepsie. Pediat. int. (Roma) 10, 183 (1960).

Karger, P.: Zur Diagnostik der Mesenterialdrüsenaffektionen. (Ein Beitrag zu Symptomatologie der Bauchschmerzen.) Jb. Kinderheilk. 139, 91 (1933).

Klingman, W. O., W. S. Langford, D. M. Greeley, and P. F. A. Hoefer: Paroxysmal attacks of abdominal pain, an epileptic equivalent in children. Trans. Amer. neurol. Ass. 67, 228 (1941).

Knoepfelmacher, W., u. G. Bien: Untersuchungen über die Nabelkoliken älterer Kinder. Wien. med. Wschr. 65, 225 (1915).

Krupp, G. R., and A. P. Friedman: Migraine in children. A report of fifty children. Amer. J. Dis. Child. 85, 146 (1953).

Külz, J., u. J. Dittmer: Zum Problem der „maskierten" Epilepsie bei Kindern. Z. Kinderheilk. 92, 215 (1965).

Küttner, H.: Über die sog. rezidivierenden Nabelkoliken der Kinder. Berl. klin. Wschr. 51, 145 (1914).

Kvist, H.: Das Lymphadenitis mesenterica-Syndrom bei Kindern. Ann. Chir. Gynaec. Fenn. 48, Suppl. 86 (1959).

Lambert, J. P.: Psychiatric observations on children with abdominal pain. Amer. J. Psychiat. 98, 451 (1941).

Lassrich, M. A.: Die nichtsklerosierende Ileitis beim Kinde. Z. Kinderheilk. 74, 50 (1953).

— Differentialdiagnose der Nabelkoliken. Verh. dtsch. Ges. inn. Med. 1954, 74.

Leisti, L., A. K. Ahto, E. K. Ahvenainen, and V. K. Airaksinen: Abdominal pain in children. Ann. Paediat. Fenn. 8, 87 (1962).

Livingstone, S.: Abdominal pain as a manifestation of epilepsy (abdominal epilepsy) in children. J. Pediat. 38, 687 (1951).

Lust, F.: Zur Klinik des Oesophagusspasmus. Mschr. Kinderheilk. 27, 9 (1924).

MacKeith, R.: Recurrent abdominal pain in children. Med. Press 118, 233 (1956).

Meyer, L. F., u. E. Nassau: Zur Wertung und Behandlung von Bauchschmerzen im Kindesalter. Ther. d. Gegenw. 71, 72 (1930).

Moore, M. T.: Paroxysmal abdominal pain. A form of focal symptomatic epilepsy. J. Amer. med. Ass. 124, 561 (1944).

— Abdominal epilepsy. A clinical entity. Amer. J. med. Sci. 220, 87 (1950).

Moro, E.: Über rezidivierende Nabelkoliken bei älteren Kindern. Münch. med. Wschr. 60, 2827 (1913).

Mühsam, R.: Über die chirurgische Bedeutung der Nabelkoliken beim Kinde. Z. ärztl. Fortbild. 18, 489 (1921).

Nitsch, K.: Bestehen zwischen Nabelkoliken im Kindsalter und Ulcus ventriculi oder duodeni Zusammenhänge? Med. Klin. 43, 414 (1948).

— Motilitätsstörungen des Digestionstraktes bei Säuglingen und Kindern. Z. Kinderheilk. 76, 609 (1955).

— Anfallsweise Bauchschmerzen ohne faßbare morphologische Veränderungen. Mschr. Kinderheilk. 103, 147 (1955).

O'Brien, J. L., and E. S. Goldensohn: Paroxysmal abdominal pain as a manifestation of epilepsy. Neurology (Minneap.) 7, 549 (1957).

PAUL, J.: Kausalgiegenese der rezidivierenden Nabel-koliken bei Kindern. Z. Kinderheilk. 84, 369 (1960).

PEIPER, A.: Bauchschmerzen im Kindesalter. Dtsch. med. Wschr. 71, 106 (1946).

—, u. E. HOFMANN: Duodenal- oder Magengeschwür und Nabelkolik. Mschr. Kinderheilk. 75, 306 (1938).

PELTONEN, T.: Über die sogenannten funktionellen Störungen im Schulalter. Ann. Paediat. Fenn. 2, Suppl. 7 (1956).

— Dystonische Anpassungsreaktionen im Kindes-alter. Mschr. Kinderheilk. 112, 44 (1964).

—, and L. HIRVONEN: The symptoms of vegetativ dystonia in children. Ann. Paediat. Fenn. 7, 309 (1961).

PRÉVÔT, R., u. M. A. LASSRICH: Zur Frage der Nabel-koliken. Ann. paediat. (Basel) 177, 231 (1951).

PRIBAM, B. O.: Nabelkolik, lymphangitische Form der Appendizitis und Lymphangitis mesenterialis. Münch. med. Wschr. 82, 942 (1935).

RATNER, B.: Abdominal pain in children due to allergy. J. Amer. med. Ass. 127, 696 (1945).

RIMER, E. SH.: Abdominal pain in children. N.Y. St. J. Med. 34, 456 (1934).

SCHÄFER, K. H.: Rezidivierende Bauchschmerzen im Kindesalter. Med. Klin. 51, 285, 305 (1956).

— Die Indikationsstellung zur röntgenologischen Magen-Darm-Diagnostik beim Klein- und Schul-kinde. Mschr. Kinderheilk. 107, 186 (1959).

— Schmerzhafte Bauchsyndrome im Kindesalter unter besonderer Berücksichtigung der röntgeno-logischen Befunde am Magen-Darmtrakt und der Pathogenese. Pädiat. Fortbildungskurse 7—8, 67 (1963).

—, u. M. A. LASSRICH: Über die Genese rezidivie-render kolikartiger Leibschmerzen beim Kinde („Nabelkoliken"). Dtsch. med. Wschr. 78, 421 (1953).

— — u. H. WALLIS: Rezidivierende Leibschmerzen nach Art von Nabelkoliken beim Kinde. Mschr. Kinderheilk. 103, 127 (1955).

SCHAPER, G.: EEG bei Nabelkoliken. Mschr. Kinder-heilk. 103, 148 (1955).

SCHERMULY, W.: Zur Differentialdiagnose der rezidi-vierenden Leibschmerzen. Dtsch. med. J. 7, 412 (1956).

— Passagerer arterio-mesenterialer Darmverschluß als Ursache ungeklärter Bauchschmerzen. Z. Kinderheilk. 78, 197 (1956).

SCHIFF, E.: Ein Beitrag zur Migränediagnose im Kin-desalter. Dtsch. med. Wschr. 76, 1003 (1951).

— Die diagnostische Bewertung des Syndroms Nabel-koliken. Kinderärztl. Prax. 20, 304 (1952).

— Diagnose und Therapie der unklaren Bauch-erkrankungen unter dem Bilde der Nabelkoliken. Therapiewoche 4, 214 (1954).

SHORT, A. R.: Abdominal pain in children. Brit. med. J. 1935 I, 1157.

SIEGL, J.: Bauchschmerzen im Kindesalter. Beihefte zum Arch. Kinderheilk., H. 3. Stuttgart: Ferdi-nand Enke 1933.

SNYDER, C. H.: Epileptic equivalents in children. Pediatrics 21, 308 (1958).

STRAUCH, F. W.: Über Kolikschmerzen im Kindes-alter. Münch. med. Wschr. 72, 60 (1925).

STUCKEY, E. S.: Recurrent abdominal pain in child-hood. Med. J. Aust. 37, 827 (1950).

THALBOT, F. B., and L. T. BROWN: Bodily mechanics: its relation to cyclic vomiting and other ob-scure intestinal conditions. Arch. Pediat. 37, 394 (1920).

VOLLMER, H.: Psychosomatische Störungen im Kin-desalter. Medizinische 1958, 467.

VORE, R. N. DE, E. L. COLE, and B. TUMARKIN: Visceral pain associated with abnormal electro-encephalographic findings in patients and siblings. J. Pediat. 47, 231 (1955).

WALLIS, H. R. E.: Recurrent abdominal pain in children. Med. Press 243, 20 (1960).

WERTHEIMER, A.: Über die Colik im Kindesalter. Dtsch. Arch. klin. Med. 1, 225 (1866).

Funktionelles Hyperthermiesyndrom

Historische Daten. Funktionell bedingte Tem-peraturerhöhungen bei Kindern sind erstmals von FUNKENSTEIN (1907), WOLFF (1911) und MORO (1912) als Bewegungshyperthermie und 1918 von MORO als habituelle Hyperthermie beschrieben worden, nach-dem bereits DA COSTA 1871 über Temperaturerhö-hungen bei funktionellen Herzerkrankungen („irri-table heart") Erwachsener berichtet hatte.

Begriff. Dem funktionellen Hyperthermie-syndrom liegt offenbar eine Störung der Tem-peraturregulation zugrunde, die selten isoliert, häufiger zusammen mit anderen funktionellen Erscheinungen beobachtet und nicht selten übersehen wird. Unter Beachtung einer unter-schiedlichen Dignität wie von Überschneidun-gen läßt sich folgende Einteilung treffen:

1. Bewegungshyperthermie (FUNKENSTEIN, 1907; WOLFF, 1911; MORO, 1912).

2. Habituelle Hyperthermie (MORO, 1918).

3. Typ des „intermittierenden Fiebers" (KLEINSCHMIDT, 1929, 1933).

4. Bereitstellungshyperthermie, z.B. Lam-penfieber; episodisch.

5. Begleithyperthermie als Teilsymptom eines funktionellen Syndroms (z.B. bei Nabel-koliken, Migräne); episodisch.

6. Verkettungssyndrom vom habituellen Fiebertyp oder als Bewegungshyperthermie (FANCONI) (z.B. nach Infektionskrankheiten).

Klinik

Nur selten steht die Temperaturerhöhung im Vordergrund, oft ist sie nur ein Neben-befund. Konstitutionstyp, Allgemeinzustand sowie Hintergrundssymptomatik bestimmen meist das klinische Bild. In der Regel sind es lebhafte, nervöse oder sensible, ängstliche, schüchterne, emotional leicht erregbare Kinder von schmalwüchsiger Konstitution (Feer; Glanzmann; Schiff; Thomas), die auch die anderen Zeichen einer gesteigerten neuro-vegetativen Reagibilität wie Facialisphänomen, Neigung zu Schwitzen, Lidflattern bei langsamem Augenschluß, Zungenwogen, Erbrechen, Cephalgie, Dermographismus, Leibschmerzen (MacKeith; Peltonen u. Hirvonen) aufweisen. Finkelstein bezeichnet sie als vasoneurotischen Typ mit deutlichen Zeichen vasculär-funktioneller Störungen wie Vasolabilität, Pulsschwankungen, raschem Farbwechsel, Schwindel, leichter Ermüdbarkeit und Neigung zu Kopfschmerzen.

1. Die *Bewegungshyperthermie* kann bei vegetativ gestörten wie auch bei unauffälligen Kindern nachweisbar sein. Moro spricht von der einfachen Form der Hyperthermie. Sie tritt nach körperlicher Bewegung oder lebhaftem Spiel ziemlich rasch auf und ist in der Regel nur rectal nachweisbar (topische Anisothermie). Die rectal gemessenen Werte übersteigen oft 38° C. Dagegen bleibt die Axillartemperatur meist unbeeinflußt. Temperaturdifferenzen von 1,0—2,0° C zwischen rectal und axillar ermittelten Werten sind häufig (Feer). Typisch ist der Temperaturabfall nach 30—60 min körperlicher Ruhe. Schon geringe Anstrengungen oder sportliche Übungen (Hawke) sind darum oft und mehrmals täglich mit Temperatursteigerungen verbunden. In diese Gruppe gehört auch das Schreifieber.

2. Als *habituelle Hyperthermie* werden monoton über Monate oder Jahre auch ohne körperliche Bewegung nachweisbare Temperatursteigerungen bezeichnet (Moro). Nur gelegentlich zeigt auch die Axillartemperatur erhöhte Werte („stärkere Form" nach Moro). Die morgendlich leichte Überhöhung und die abendliche Subfebrilität führen zu einer Egalisierung der normalen Tagesschwankungen von 0,5 bis 0,6° C mit einer gewissen Starre der Tagestemperaturkurve. Größere Temperaturschwankungen sind selten. Da die Axillartemperatur meist unbeeinflußt bleibt, übersteigt die Temperaturdifferenz zwischen rectalen und axillaren die üblichen Werte und erreicht 1,5 bis 2,0° C. Jenseits der Pubertät wird die habituelle Hyperthermie kaum beobachtet. Habituelle

und Bewegungshyperthermie können kombiniert oder auch im Wechsel vorkommen. Feer beobachtete die habituelle Hyperthermie bei Kindern mit ungewöhnlich starkem Wachstum, Finkelstein bei sensiblen, neuropathischen bzw. vegetativ stigmatisierten Kindern des 4.—10. Lebensjahres. Auch orthostatische Albuminurie ist bei Kindern mit habitueller Hyperthermie nicht selten nachweisbar (Moro).

3. Als *intermittierendes Fieber* beschrieb Kleinschmidt (1928 und 1933) eine besondere Verlaufsform normaler, aber auch pathologisch erhöhter Körpertemperaturen, welche unabhängig von bestimmten Krankheiten bei labilen Kindern vorkommt. Das Kennzeichnende sind auffällige Tagesschwankungen, welche das übliche Maß überschreiten.

4. *Bereitstellungshyperthermie* als episodische, emotional bedingte Temperaturerhöhung ist dem Pädiater als „Aufnahmefieber" (Moro), „Besuchs- und Erwartungsfieber" (Feer; Künzer; Renbourn) und „Schulfieber" (Pototzky) geläufig. Auch Thomas berichtet über Temperaturanstiege bei sensiblen, nervösen, „vagoton-asthenischen" Kindern nach Aufregungen. Das Erwartungsfieber bei jugendlichen Sportlern vor Wettkämpfen im Vergleich zu gleichaltrigen Zuschauern wurde von Renbourn untersucht, welcher die Temperaturerhöhung auf eine Vasokonstriktion in der Haut zurückführen möchte. Nach kurzer körperlicher Tätigkeit stieg die Temperatur nicht weiter an, sondern fiel sogar ab (oral gemessene Werte). Temperaturanstiege dieser Art, auch als Lampen- und Examensfieber (Malleson; Sheldon) bekannt, sind als Bereitstellungsreaktion zu deuten (Ebbecke).

5. *Begleithyperthermie* als Teilsymptom eines funktionellen Syndroms kann eine infektiöse Noxe vortäuschen und zu Fehldiagnosen Anlaß geben (z. B. bei Nabelkoliken). Als nicht obligate Erscheinung wird sie nicht regelmäßig erfaßt und steht bei dramatischer Symptomatik selten im Vordergrund.

Temperaturschübe dieser Art sind besonders beim Effort-Syndrom des Erwachsenen bekannt geworden (da Costa; Friedman; Lewis; Wolf u. Wolff) und wurden von Friedman als episodisch auftretende, geringgradige Fieberschübe vom intermittierenden Typ charakterisiert. Diese Erkrankten zeigen regelmäßig auch andere funktionelle meist kardio-vasculäre Erscheinungen, deren Genese wie jene des Fiebers einheitlicher Natur sein dürfte.

6. Fieber als sog. *Verkettungssyndrom* wird oft als habituelles Fieber bei vasolabilen Kindern nach Infektionen beobachtet. Die Frage, ob dieses Fieber Ausdruck occulter Infektionen oder einer postinfektiösen Labilität der zentralen Temperaturregulation, schließlich einer schon vorher vorhanden gewesenen habituellen Hyperthermie ist, hat bereits FINKELSTEIN beschäftigt und ist bis heute ungeklärt (H. MÜLLER, 1967).

Häufigkeit, Altersverteilung, Geschlechtsverteilung. Über die Häufigkeit der einzelnen Formen von funktionellem Fieber liegen nur wenige Mitteilungen vor (VAN DER BOGERT u. MORAVEC; FEER; FINKELSTEIN; RENBOURN; PELTONEN). So hatten beispielsweise unter 500 gesunden Schulkindern 31,4%, d.h. knapp ein Drittel, überhöhte Temperaturen (VAN DER BOGERT u. MORAVEC).

Habituelle Hyperthermie wird bei Kindern des 4.—10. Lebensjahres (FINKELSTEIN) gehäuft beobachtet. Den „intermittierenden Fiebertyp" findet man besonders bei Kleinkindern (KLEINSCHMIDT). Unter 157 Schulkindern mit habitueller Hyperthermie fanden VAN DER BOGERT u. MORAVEC folgende Altersverteilung: 7—8jährige 43%; 9—13jährige 33%; über 13jährige 8%.

Auffällige Geschlechtsunterschiede sind nicht mitgeteilt worden.

Literatur

BOGERT, F. VAN DER, and C. L. MORAVEC: Body temperature variations in apparently healthy children. J. Pediat. 10, 466 (1937).

DA COSTA, J. M.: On irritable heart; a clinical study of a functional cardiac disorder and its consequences. Amer. J. Sci. 61, 17 (1871).

EBBECKE, U.: Schüttelfrost in Kälte, Fieber und Affekt. Klin. Wschr. 26, 609 (1948).

FANCONI, G.: In: F. FANCONI u. A. WALLGREN, Lehrbuch der Pädiatrie, 8. Aufl. Basel u. Stuttgart: Schwabe & Co. 1967.

FEER, E.: Bewegungs- und Konstitutionshyperthermie beim Kinde. Schweiz. med. Wschr. 12, 252 (1931).

FINKELSTEIN, H.: Über habituelle Hyperthermien. Jkurse ärztl. Fortbild. 21, 1 (1930).

FRIEDMAN, M.: Etiology and pathogenesis of neurocirculatory asthenia: I. Hyperthermia as one of manifestations of neurocirculatory asthenia. War Med. (Chic.) 6, 221 (1944).

— Hyperthermia as a manifestation of stress. In: Life Stress and Bodily disease. Ass. Research in nervous and mental diseases, vol. XXIX. Baltimore: Williams & Wilkins Co. 1950.

FUNKENSTEIN, O.: Über Temperatursteigerungen und Leukozytose bei Kindern nach Körperbewegungen. Mschr. Kinderheilk. 6, 100 (1907).

GLANZMANN, E.: Einführung in die Kinderheilkunde. Wien: Springer 1949.

HAWKE, W. A.: Elevated temperatures in childhood due to exercise. J. Pediat. 11, 64 (1937).

KLEINSCHMIDT, H.: Intermittierendes Fieber und Schüttelfröste beim Kinde. Msch. Kinderheilk. 42, 297 (1929).

— Das intermittierende Fieber der Kinder. Jb. Kinderheilk. 140, 40 (1933).

KÜNZER, W.: Hyperthermien im Säuglings- und Kindesalter. In: H. BROCK, Biologische Daten für den Kinderarzt, 2. Aufl. Berlin-Göttingen-Heidelberg: Springer 1954.

LEWIS, T.: The soldiers heart and the effort syndrome. New York: P. B. Hoeber 1919.

MACKEITH, R.: Poussées fébriles à répétition chez les enfants. Arch. franç. Pédiat. 10, 176 (1953).

MALLESON, N.: Panic and phobia. A possible method of treatment. Lancet 1959 I, 225.

MORO, E.: Über rektale Hyperthermie im Kindesalter. Mschr. Kinderheilk. 11, 430 (1912).

— Habituelle Hyperthermie. Mschr. Kinderheilk. 14, 214 (1918).

MÜLLER, H.: Krankheiten des Kindesalters, 23. Aufl. München-Berlin-Wien: Urban & Schwarzenberg 1967.

PELTONEN, T.: Über die sogenannten funktionellen Störungen im Schulalter. Ann. Paediat. Fenn. 2, Suppl. 7 (1956).

—, and L. HIRVONEN: The symptoms of vegetativ dystonia in children. Ann. Paediat. Fenn. 7, 309 (1961).

POTOTZKY, C.: In: O. SCHWARZ, Psychogenie und Psychotherapie körperlicher Symptome. Wien: Springer 1925.

RENBOURN, E. T.: Body temperature and pulse rate in boys and young men prior to sporting contests. A study of emotional hyperthermia: With a review of the literature. J. psychosom. Res. 4, 149 (1960).

SCHIFF, E.: Das asthenische Kind. Mschr. Kinderheilk. 26, 1 (1923).

SHELDON, D. W. S.: Psychogenic fever. Lancet 1959 I, 835.

THOMAS, E.: Unklare Fieberzustände beim Kind. Jkurse ärztl. Fortbild. 30, 16 (1939).

WOLFF, A.: Zur Beurteilung der Temperaturschwankungen beim Kinde. Z. Kinderheilk. 3, 228 (1911).

WOLF, ST., and H. G. WOLFF: Intermittent fever of unknown origin. Recurrent high fever with benigne outcome in a patient with migraine and notes on „neurogenic" fever. Arch. intern. Med. 70, 293 (1942).

Funktionelles Kopfschmerzsyndrom

Das funktionelle Kopfschmerzsyndrom umfaßt die vasomotorischen Kopfschmerzformen, deren eindrucksvolle Repräsentanten die Cephalea vasomotorica und die Migräne darstellen. Funktionelle Vorgänge am Gefäßsystem des Gehirns (WOLFF; HEYCK), denen hauptsächlich vasomotorische Fehlregulationen mehr oder minder paroxysmalen Charakters zugrunde liegen, lassen an eine einheitliche Ätiologie im Sinne einer Übererregbarkeit der übergeordneten Vasomotorenzentren im Zwischenhirn denken (HEYCK). Die vegetativen Begleitsymptome veranlaßten HECK u. RADTKE die Migräne als besondere Manifestation einer vegetativen Regulationsstörung aufzufassen, für UMBACH ist sie ebenfalls letztlich Ausdruck einer neurozirkulatorischen Dystonie.

Häufigkeit. Vasomotorische Kopfschmerzen sind bereits im frühen Kindesalter keine Seltenheit; auch die seltenere Migräne ist häufiger als allgemein vermutet wird (BILLE; BURKE u. PETERS; DEBRÉ u. BROCA; FRIEDMAN; FRIEDMAN, v. STORCH u. MERRITT; FROEHLICH, CARTER, O'LEARY u. ROSENBAUM; HECK u. RADTKE; KATZ, FRIEDMAN u. GISOLFI; LITCHFIELD; RILEY; SCHIFF; SCHLACK). Die Angaben über die Häufigkeit der Migräne im Kindesalter schwanken zwischen 1% (BURKE u. PETERS) über 2% (BALYEAT u. RINKEL) bis zu 4,5 und 7,4% (VAHLQUIST). POPEK beobachtete unter Schulkindern 47,2% mit habituellen rezidivierenden Kopfschmerzen, wobei die vasomotorische Form mit 71,6% am häufigsten vertreten war und in 5,8% eine echte Migräne vorlag. An eine Zunahme chronisch-vasculärer Kopfschmerzformen im Gefolge der immer mehr an Bedeutung gewinnenden neuro-vegetativen Dysregulationen denken GLASER; GROH u. ZENKER; HECK u. RADTKE. Die Anzahl Erwachsener mit vasomotorischen Kopfschmerzen und Migräne, bei denen bereits in der Kindheit Erscheinungen eruiert werden konnten, wird unterschiedlich angegeben: UNGER und UNGER 40%; FRIEDMAN, v. STORCH u. MERRITT 35%; SCHWEER etwa 33%; BALYEAT u. RINKEL 30%; CURSCHMANN 80%.

Altersdisposition. Erkrankungsfälle im Säuglings- und Kleinkindesalter sind selten, kommen jedoch vor (CURSCHMANN; GLASER; HEYCK; LITCHFIELD; RILEY; VAHLQUIST u. HACKZELL). VAHLQUIST u. HACKZELL errechneten ein Durchschnittsalter von 3 Jahren bei Erkrankungsbeginn, KRUPP u. FRIEDMAN konnten diesen in 35% vor das 4. Lebensjahr datieren. HECKER; BURKE u. PETERS sowie MISÈS u. LERIQUE beobachteten einen Gipfel für die ersten Krankheitserscheinungen zwischen dem 6. und 10. Lebensjahr. Zu ähnlichen Ergebnissen sind DE WITT; LITCHFIELD sowie

FRIEDMAN u. Mitarb. gekommen. HECK bestimmte den durchschnittlichen Erkrankungsbeginn bei Mädchen mit $8^1/_2$ Jahren, bei Jungen mit 11 Jahren; BILLE fand entgegengesetzte Verhältnisse, nämlich ein Durchschnittsalter der Erstmanifestation für Jungen mit 7,2, bei Mädchen mit 10,9 Jahren.

Geschlechtsdisposition. Keine Geschlechtsunterschiede konnten GLASER sowie KRUPP u. FRIEDMAN nachweisen. Über eine deutliche Knabenwendigkeit wird dagegen von BURKE u. PETERS; GROH u. ZENKER; v. HARNACK; HECK; HECKER; LITCHFIELD sowie VAHLQUIST berichtet. Auch DE WITT sah in der Kindheit mehr Jungen als Mädchen, in der Pubertät jedoch mehr Mädchen erkranken. BILLE fand jenseits des 10. Lebensjahres mehr Mädchen, vor dem 10. Lebensjahr dagegen Mädchen und Knaben in gleicher Häufigkeit befallen.

Konstitution. Der Versuch, eine besondere Persönlichkeitsstruktur nachzuweisen, deren Wurzeln bereits in der Kindheit angelegt würden (MARCUSSEN; STOLL; WOLFF), ist trotz mancher Auffälligkeiten und einer stärkeren psychogenen Komponente beim vasomotorischen Kopfschmerz kaum angebracht (KRUPP u. FRIEDMAN). Man kann weder von einer „Migränepersönlichkeit" oder einer besonderen Migränekonstitution (HECKER) noch von einer Bevorzugung bestimmter Konstitutionstypen (HECK; BILLE) sprechen. BILLE sah bei Kindern keine Beziehung zwischen Intelligenz und Migräne, hinsichtlich Ordnungssinn, Perfektionismus, Ehrgeiz und dem Verhältnis von Leistung zu Begabung keine Besonderheiten. Bei Mädchen beobachtete er dagegen eine mehr langsame, aber analytisch orientierte Auffassungsgabe sowie Ängstlichkeit, sensitive Veranlagung, nervöse Verhaltensweisen, Empfindlichkeit gegenüber Zurücksetzung und schließlich geringe physische Ausdauer. BILLE; VAHLQUIST sowie KATZ, FRIEDMAN u. GISOLFI berichten über verhaltensgestörte Kinder unter den Migränekranken.

Hintergrundssymptomatik. Als Ausdruck der erhöhten Labilität und Erregbarkeit können die vegetativen Regulationen schon auf geringe Reize überschießend reagieren (CURSCHMANN; FRIEDMAN u. BRENNER; FRIEDMAN, v. STORCH u. MERRIT; GROH u. ZENKER; HECK; HEYCK; VAHLQUIST).

Neben Bauchweh und Appetitlosigkeit werden besonders Schwindelgefühl, Ohnmachtsneigung bis zur Synkope, rascher Farbwechsel, gesteigerter Dermographismus, feuchtkalte Hände, Akrocyanose sowie eine gewisse Temperaturlabilität beobachtet. Asthmaanfälle, Heuschnupfen und Ekzem können vorkommen. Nicht selten kommt es sekundär zum Nachlassen der körperlichen und geistigen Leistungsfähigkeit.

Klinik

Das Erscheinungsbild vasomotorischer, funktioneller Kopfschmerzen ist durch kindliche Eigenarten geprägt. Bei der Migräne wie auch bei der Cephalea vasomotorica stehen besonders beim jüngeren Kind begleitende oder alternierende Bauchsymptome im Vordergrund. Da die Symptomatik fallweise wie auch beim einzelnen Kind wechseln kann (BURKE u. PETERS), Kleinkinder auch noch in anamnestischer Hinsicht Probleme aufwerfen und fließende Übergänge zwischen der abortiven Migräne und einer schweren Cephalea vasomotorica bestehen (HECK u. RADTKE), ist eine Differenzierung häufig schwierig und bleibt bisweilen auch unter Berücksichtigung der Heredität eine Ermessensfrage (BILLE; GROH u. ZENKER; HECK; HOFMANN; SCHLACK; STAUFFENEGGER u. STAUFFENEGGER; VAHLQUIST).

Bei Kleinkindern werden Migräneanfälle oft über Jahre verkannt. Kopfschmerz und Prodromi sind in diesem Alter nur schwer zu differenzieren. Meist gelingt die Vermutungsdiagnose erst retrospektiv (CURSCHMANN; VAHLQUIST). Junge Kinder zeigen neben den Bauchschmerzattacken eine recht unklare Symptomatik mit psychischer Verstimmung, *Unpäßlichkeit, plötzlichem Blaß- oder Blauwerden, Mattigkeit, Spielunlust, Reiben des Kopfes, Schreien, Stirnrunzeln* und *Ruhelosigkeit*. Mit zunehmendem Alter werden Klagen über Kopfschmerzen häufiger, die zunächst ohne Seitenbetonung, schließlich als typische *Hemikranie* geschildert werden. Meist werden die klopfenden oder dumpfen Schmerzen in die frontale, orbitale oder temporale Region lokalisiert. Im Gegensatz zum Erwachsenen sind die Anfälle kürzer und weniger schwer, dagegen aber häufiger (BURKE u. PETERS; GLASER; HACKZELL, KRAEPELIEN u. VAHLQUIST; KRUPP u. FRIEDMAN; VAHLQUIST).

Das *Prodromalstadium* ist, von *Leibwehattacken, Nausea, Appetitlosigkeit* und *Müdigkeit* abgesehen, kürzer und weniger prägnant als beim Erwachsenen. Bei nächtlichem Beginn bestehen am folgenden Morgen oft leicht erhöhte Temperaturen (BALYEAT u. RINKEL). Skotome kommen offensichtlich nicht so häufig vor, dagegen besteht öfter eine Photophobie (BURKE u. PETERS; COMBY). Schon bei 10—12jährigen waren jedoch in 30%, bei den 16—19jährigen in 57% Skotome nachweisbar (VAHLQUIST). Eine seltene, aber eigentümliche Variante bei Erwachsenen ist das Alice-im-Wunderlandsyndrom (TODD), bei dem sich die Patienten bezüglich Größe und Gestalt verändert empfinden; über optische Halluzinationen bei einem migränekranken Kind berichtet RILEY. Der Migräneanfall tritt auch bei Kindern meist in den Morgenstunden mit oder vor dem Aufstehen, bisweilen in der Nacht auf (COMBY). Nach dem Anfall kommt es meist zur raschen Restitutio ad integrum (CURSCHMANN).

Bauchschmerzen im Gefolge der Migräne äußern sich beim Kind meist als *Nabelkoliken.* CURSCHMANN wollte daher einen Großteil der Nabelkoliken als Migräneäquivalent auffassen, wurde aber von SCHLACK anhand der anderen Altersverteilung korrigiert. Diese Nabelkoliken können sowohl das Prodromalstadium wie auch den Anfall beherrschen oder aber mit den Kopfschmerzattacken alternieren (BURKE u. PETERS; CURSCHMANN; DEBRÉ u. BROCA; FRIEDMAN u. Mitarb.; KRUPP u. FRIEDMAN; SCHIFF). Das gelegentlich dabei auftretende Erbrechen kann sich bis zum ketonämischen Erbrechen steigern (BALYEAT u. RINKEL; CURSCHMANN; HAMBURGER; VAHLQUIST).

Charakteristische *Begleitsymptome* weisen auf die Bedeutung des vegetativen Nervensystems hin. Neben anderen vasomotorischen Erscheinungen wie *raschem Farbwechsel, Blässe, Schwitzen* oder *Frösteln, Schwindelgefühl, Herzklopfen* und *Bradykardie*, gelegentlich *paroxysmaler Hypertension*, selten auch einmal pectanginösen *Beklemmungsgefühlen* bei älteren Kindern, werden *Atembeschwerden*, Temperaturerhöhungen, *Harnflut* (Urina spastica seu nervosa), *Geruchs- und Geräuschüberempfindlichkeit, Rhinitis vasomotorica* während des Anfalls beobachtet (BURKE u. PETERS; CURSCHMANN; FRIEDMAN; FRIEDMAN, v. STORCH u. MERRITT; GROH u. ZENKER; RILEY; UMBACH;

Vahlquist; Wolfsberg). Groh u. Zenker beschrieben bei einer kleinen Gruppe von Migränepatienten Klonismen und Bewußtseinstrübungen, Extremitätenparaesthesien sowie tiefen Schlaf nach dem Anfall. Neurologische Symptome sind im allgemeinen bei Kindern seltener als bei Erwachsenen (Vahlquist).

Die *Cephalea vasomotorica* verläuft in ausgeprägten Fällen ähnlich, jedoch milder, protrahierter und weniger frequent. Die Prodromi sind nicht so betont, der Beginn ist schleichender, *Augenflimmern, Übelkeit, Schwarzsehen, Erbrechen,* Bauchweh und Nausea können vorkommen. Der Schmerz befällt mehr diffus den ganzen Kopf oder wechselt in seiner Lokalisation. Häufig an- und abschwellend ist sein Charakter gleichfalls klopfend und dumpf. Die Beschwerden treten unabhängig von der Tageszeit, vorzugsweise aber in der zweiten Tageshälfte auf.

Ätiologie und Pathogenese sind besonders beim Erwachsenen studiert worden. Es sei in diesem Zusammenhang auf die monographischen Darstellungen von Wolff und Heyck verwiesen.

Die anfallsfördernden und auslösenden Faktoren, denen zwar eine untergeordnete Bedeutung zukommt, die aber therapeutische Ansatzpunkte darstellen können, sind im Kindesalter mit denjenigen endogenen und exogenen Faktoren identisch, die eine vegetative Regulationsstörung auslösen und unterhalten können. Daneben sind speziell unphysiologische Lichtreize, Menses, Wetterstörungen und Refraktionsanomalien (Grunert; Hughes; Pau), aber auch unregelmäßige Lebensweise von Bedeutung. Die Wirksamkeit allergischer Faktoren, von Balyeat u. Rinkel; Blamoutier u. Denimal; Kallós u. Kallós-Deffner; Kaufmann; Unger u. Unger hervorgehoben, wird von Bergquist; Burke u. Peters; Glaser; Hackzell, Kraepelien u. Vahlquist; Heck; Schwartz; Vahlquist bestritten. Kinder zeigen in den Schulferien nicht selten Spontanremissionen.

EEG-Veränderungen haben bei der Migräne die Frage nach einem Zusammenhang mit der Epilepsie aufgeworfen. Bärtschi-Rochaix glaubt jedoch nicht an elektrobiologische Beziehungen zwischen Migräne und Epilepsie. Der Migräneanfall ist eine spezifische, stereotype Reaktionsweise des Gefäßapparates und nicht des neuralen Systems wie bei der Epilepsie (Bätschi-Rochaix). Pette möchte die Migräne mit ihren vegetativen Fehlsteuerungen als krisenhaftes, hypothalamisches, symptomatologisch präformiertes Geschehen deuten.

Der Heredität wird als dispositioneller Faktor Bedeutung zugemessen (Groh u. Zenker; Heyck; Krupp u. Friedman; Litchfield; Schweer; Vahlquist). Nicht jedes Kind belasteter Eltern muß jedoch erkranken (Vahlquist).

Untersuchungsbefunde. Mehr oder minder belangvolle EEG-Befunde sind von Bille; Burke u. Peters; Friedman, v. Storch u. Merritt; Froehlich, Carter, O'Leary u. Rosenbaum; Groh u. Zenker; Heck; Michael u. Williams; Misès u. Lerique; Krupp u. Friedman mitgeteilt worden. Die Veränderungen bestehen z.T. in unspezifischem, abnormen Wellenverlauf, z.T. in paroxysmalen Dysrhythmien, die von Heyck als epilepsieverdächtig bzw. Krampfentladungen bezeichnet werden. Das Vorkommen der veränderten Hirnstromkurven wird meist mit über 50% angegeben, wobei die Anzahl der positiven Befunde bei der Migräne höher liegt als bei der Cephalea vasomotorica.

Die **Differentialdiagnose** muß neben intrakraniellen Prozessen (Hirntumoren, Blutungen, Blutungsfolgen) Erkrankungen im Bereich des Nasenrachenraums sowie der Augen (Refraktionsanomalien), vor allem auch Anfallsleiden (Barolin; Heyck; Karlsson; Külz u. Dittmer; Snyder u.a.) berücksichtigen.

Prognose und Verlauf sind um so günstiger, je früher die Therapie, besonders auch die Intervallbehandlung, einsetzt. Kinder mit jahrelangen Erscheinungen sprechen im allgemeinen auf therapeutische Maßnahmen sehr viel schlechter an als bei Erkrankungsbeginn (Michael u. Williams). Über spontanes Verschwinden oder Besserung mit zunehmendem Alter, vor allem in der Pubertät, berichten Balyeat u. Rinkel; Bille; Burke u. Peters; Hinrichs u. Keith sowie Vahlquist.

Die **Behandlung** hat drei Punkte zu berücksichtigen: Unterbrechung der vasomotorischen Störung, Herabsetzung der Reizschwelle und Verminderung der emotionalen Spannung.

Bei der Kürze der Prodromi sind frühzeitige Ergotamingaben erforderlich, die wegen Nausea und Erbrechen am besten in Form von Suppositorien erfolgten. Die Intervallbehandlung, z.B. mit Dihydergot, soll zu einer Abschwächung der Anfallsbereitschaft führen. Serotoninantagonisten können hierfür bei den wenigen publizierten pädiatrischen Erfahrungen und wegen möglicher Nebenwirkungen nicht vorbehaltlos empfohlen werden.

Außer der medikamentösen Therapie sind Allgemeinmaßnahmen — evtl. auch Sedierung — wie bei den übrigen funktionellen Syndromen vordringlich.

Literatur

BAROLIN, G. S.: Atypische Migränen. Wien. klin. Wschr. 75, 293 (1963).

BÄRTSCHI-ROCHAIX, W.: Migräne und Epilepsie. Schweiz. med. Wschr. 84, 1953 (1954).

— The electro-encephalogram (EEG) in migraine and the influence of histamine, hydergin and lumbar puncture on the EEG of migrainous and non migrainous patients. Int. Arch. Allergy 7, 381 (1955).

BALYEAT, R. M., and H. J. RINKEL: Allergic migraine in children. Amer. J. Dis. Child. 42, 1126 (1931).

BILLE, B.: Migraine in school children. Acta paediat. (Uppsala) 51, Suppl. 136 (1962).

BLAMOUTIER, J., et C. DENIMAL: Les céphalées allergiques. Monographies sur l'allergie. Paris: Expansion scientifique française 1966.

BURKE, E. C., and G. A. PETERS: Migraine in childhood. J. Dis. Child. 92, 330 (1956).

COMBY, J.: La migraine chez les enfants. Arch. Méd. Enf. 24, 29 (1921).

CURSCHMANN, H.: Über Kindermigräne. Münch. med. Wschr. 69, 1747 (1922).

— Über die Beziehungen des periodischen acetonämischen Erbrechens zur Migräne. Arch. Verdau.-Kr. 47, 318 (1930).

DEBRÉ, R., et R. BROCA: La migraine chez l'enfant et son équivalent abdominal. Bull. méd. (Paris) 49, 467 (1935).

FRIEDMAN, A. P.: Treatment of migraine in children. Neurology (Minneap.) 4, 157 (1954).

—, and CH. BRENNER: Psychological mechanisms in chronic headache. In: Life stress and bodily disease. Ass. for research in nervous and mental diseases, vol. XXIX. Baltimore: Williams & Wilkins Co. 1950.

— TH. J. C. VON STORCH, and H. H. MERRITT: Migraine and tension headaches. A clinical study of two thousand cases. Neurology (Minneap.) 4, 773 (1954).

FROEHLICH, W. A., C. C. CARTER, J. L. O'LEARY, and H. E. ROSENBAUM: Headache in childhood. Electrencephalographic evaluation of 500 cases. Neurology (Minneap.) 10, 639 (1960).

GLASER, J.: Migraine in pediatric practice. Observations with special reference to migraine of the allergic origin. Amer. J. Dis. Child. 88, 92 (1954).

GROH, CH., u. CH. ZENKER: Chronische vasculäre Kopfschmerzen im Kindesalter. Neue öst. Z. Kinderheilk. 3, 211 (1958).

GRUNERT, K.: Über augenbedingte Migräne im Kindes- und Jugendalter. Münch. med. Wschr. 85, 1337 (1938).

HACKZELL, G., S. KRAEPELIEN, and B. VAHLQUIST: Migraine and allergy. Acta allerg. (Kbh.) 2, 95 (1949).

HAMBURGER, F.: Über Kindermigräne. Münch. med. Wschr. 70, 150 (1923).

HARNACK, G. v.: Nervöse Verhaltensstörungen beim Schulkind. Stuttgart: Georg Thieme 1958.

HECK, W., u. H. RADTKE: Migräne im Kindesalter. Kinderärztl. Prax. 28, 555 (1960).

HECKER, R.: Migräne im Kindes- und Jugendalter. Mschr. Psychiat. 94, 173, 237 (1936).

HEYCK, H.: Neue Beiträge zur Klinik und Pathogenese der Migräne. Stuttgart: Georg Thieme 1956.

— Der Kopfschmerz. Differentialdiagnostik und Therapie für die Praxis, 3. Aufl. Stuttgart: Georg Thieme 1964.

— Vasomotorische Kopfschmerzen als Symptom latenter Epilepsien. Schweiz. Arch. Neurol. Neurochir. Psychiat. 76, 387 (1965).

HINRICHS, W. L., and H. M. KEITH: Migraine in childhood: A follow-up report. Proc. Mayo Clin. 40, 593 (1965).

HOFMANN, P.: Zur Pathogenese und Therapie des vasomotorischen Kopfwehs mit Dihydroergotamin (DHE). Schweiz. med. Wschr. 80, 28 (1950).

HUGHES, E. L., and C. E. COOPER: Some observations on headache and eye pain in a group of schoolchildren. Brit. med. J. 1956 I, 1138.

JOCHIMS, J.: Migräne in der kinderärztlichen Praxis. Med. Klin. 50, 1232 (1955).

KALLÓS, P., and L. KALLÓS-DEFFNER: Allergy and migraine. Int. Arch. Allergy 7, 367 (1955).

KARLSSON, B.: Headache of epileptogenic nature. Acta paediat. (Uppsala) 49, 17 (1960).

KATZ, J., A. P. FRIEDMAN, and A. GISOLFI: Psychologic factors of migraine in children. N.Y. St. J. Med. 50, 2269 (1950).

KAUFMANN, W.: Food-induced allergic headaches in non-migrainous individuals. Int. Arch. Allergy 7, 405 (1955).

KRUPP, G. R., and A. P. FRIEDMAN: Migraine in children. A report of fifty children. Amer. J. Dis. Child. 85, 146 (1953).

KÜLZ, J., u. J. DITTMER: Zum Problem der „maskierten" Epilepsie bei Kindern. Z. Kinderheilk. 92, 215 (1965).

LITCHFIELD, H. R.: Headaches in children. Arch. Pediat. 76, 157 (1959).

MARCUSSEN, R. M.: Vascular headache experimentally induced by presentation of pertinent life experiences: Modification of the course of vascular headache by alterations of situations and reactions. In: Life stress and bodily disease. Ass. for research in nervous and mental diseases, vol. XXIX. Baltimore: Williams & Wilkins Co. 1950.

MICHAEL, M. I., and J. M. WILLIAMS: Migraine in children. J. Pediat. 41, 18 (1952).

MISÈS, J., et A. LERIQUE: Les céphalées chroniques de l'enfant. Étude électroclinique. Rev. neurol. 103, 254 (1960).

PAU, H.: Der Kopfschmerz aus augenärztlicher Sicht. In: Kopfschmerzen, hrsg. von J. KRISCHEK. Basel u. New York: S. Karger 1958.

PETTE, H.: Migräne als eine bestimmte Form des Anfallsgeschehens. Dtsch. med. Wschr. 80, 523 (1955).

PIPER, D. W.: Abdominal migraine: Report of a case. Med. J. Aust. 38, 468 (1951).

POPEK, K.: Headache in children. Čs. Neurol. 23, 225 (1960) [Tschechisch]. Ref. Zbl. Kinderheilk. 78, 294 (1961).

Riley, H. A.: Migraine in children and the mechanism of the attack. Bull. neurol. Inst. N.Y. 6, 387 (1937).

Schiff, E.: Beitrag zur Migränediagnose im Kindesalter. Dtsch. med. Wschr. 76, 1003 (1951).

Schlack, H.: Migräne und habitueller Kopfschmerz im Kindesalter. Dtsch. med. Wschr. 82, 1605 (1957).

— Die organischen und funktionellen Nervenkrankheiten im Kindesalter. Stuttgart: Hippokrates-Verlag 1961.

Schwartz, M.: Is migraine an allergic disease? J. Allergy 23, 426 (1952).

Schweer, G.: Zur Diagnose und Therapie des vasomotorischen Kopfschmerzes. Medizinische 1959 I, 368.

Snyder, C. H.: Epileptic equivalents in children. Pediatrics 21, 308 (1958).

Stauffenegger, M., u. S. Stauffenegger: Die Hyderginbehandlung chronischer Kopfschmerzen. Schweiz. med. Wschr. 82, 128 (1952).

Stoll, W. A.: A psychosomatic aspect of migraine. Int. Arch. Allergy 7, 401 (1955).

Todd, J.: The syndrome of Alice in Wonderland. Canad. med. Ass. J. 73, 701 (1955).

Umbach, W.: Das Kopfschmerzproblem. Med. Klin. 1953 II, 1943.

— Das Kopfschmerzproblem. II. Med. Klin. 1954 I, 157.

Unger, A. H., and L. Unger: Migraine is an allergic disease. J. Allergy 23, 429 (1952).

Vahlquist, B.: Über die Beziehungen zwischen acetonämischem Erbrechen und Migräne. Ann. paediat. (Basel) 173, 272 (1949).

— Migraine in children. Int. Arch. Allergy 7, 348 (1955).

—, and G. Hackzell: Migraine of early onset. A study of thirty one cases in which the disease first appeared between one and four years of age. Acta paediat. (Uppsala) 38, 622 (1949).

Witt, J. C. de: Het optreden en de behandeling van migraine bij kinderen. Maandschr. Kindergeneesk. 21, 259 (1953).

Wolff, H. G.: Headache and other head pain. New York: Oxford University Press 1948.

Wolfsberg, J. O.: Bemerkungen zum Problem der Migräne im Kindesalter. Ann. paediat. (Basel) 172, 427 (1949).

Funktionelles kardio-vasculäres Syndrom

Das funktionelle kardio-vasculäre Syndrom umfaßt Herz-Kreislaufstörungen, denen keine organischen Veränderungen zugrunde liegen. Im Kindes- und Reifungsalter steht das orthostatische Syndrom (die hypotone Kreislaufregulationsstörung) bei weitem im Vordergrund. Herzbetonte Regulationsstörungen in Form von Herzrhythmusstörungen sowie Herzsensationen treten in diesem Alter hinsichtlich ihrer körperlichen Auswirkungen im allgemeinen zurück.

Historische Daten. Nicht organisch bedingte Herz-Kreislaufstörungen mit Ohnmachtsneigung und deutlichem körperlichen und geistigen Leistungsabfall bei Kindern und Jugendlichen im Wachstums- und Entwicklungsalter wurden bereits im älteren Schrifttum unter verschiedenen Bezeichnungen mitgeteilt: „Dilatative Herzschwäche" bei Kindern und Jugendlichen (Martius, 1899), „Angiolepsie" (Moro, 1913), „orthostatisches Epileptoid" (Husler, 1921), „Konstitutionelle Kreislaufschwäche und Cardiopathia adolescentium" (Benjamin, 1922), „orthostatische Vasoneurose" (Seckel, 1932).

Häufigkeit, Altersdisposition, Geschlechtsverteilung. Im Rahmen der Zunahme vegetativer Regulationsstörungen wird auch über eine Häufung vegetativer Herz-Kreislaufstörungen im Kindesalter berichtet. Der größere Anteil Herz-Kreislaufkranker hat funktionelle, nicht organisch bedingte Störungen (Kirchhoff). Übereinstimmend wird im Schrifttum über ein Häufigkeitsmaximum mit Beginn der 2. Streckung berichtet (Benjamin; Doxiades; Henckel u. v. Zimmermann; Kaloud; Ossinowsky) und eine leichte Mädchenprävalenz betont. Die im EKG nachgewiesene Häufigkeit und Altersverteilung orthostatischer Kreislaufregulationsstörungen bei 2446 herzgesunden Patienten der Poliklinik der Univ.-Kinderklinik Köln zeigt Abb. 297, die aus einer Untersuchung von Wechselberg u. Motamedi stammt.

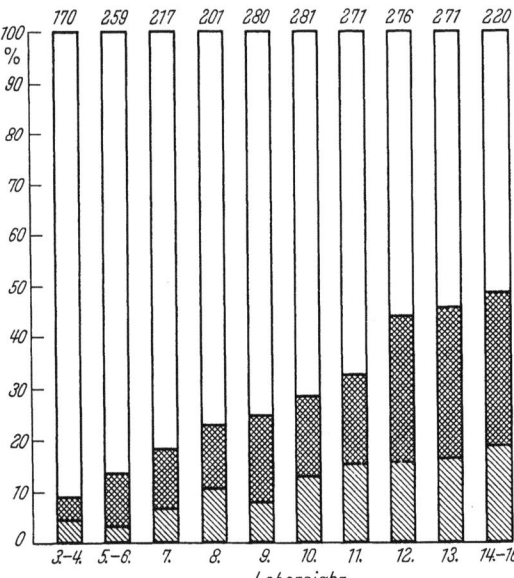

Abb. 297. Häufigkeit und Altersverteilung orthostatischer Kreislaufregulationsstörungen im Kindesalter (Gesamtzahl der untersuchten Patienten 2446). ☐ orth. stabil, ▨ orth. labil, ▨ orthostat. Kreislaufregulationsstörung im EKG. (Aus Wechselberg u. Motamedi)

Klinik

Hintergrundssymptomatik. Neben den Auswirkungen der Herz-Kreislaufstörung besteht oft die *typische Dachsymptomatik* vegetativ labiler oder regulationsgestörter Patienten mit raschem Farbwechsel, Neigung zu Schwitzen in den Achselhöhlen, an Handtellern und Fußsohlen, Temperaturlabilität, Appetitlosigkeit, Herzklopfen, Verstopfung, morgendliches Erbrechen und Übelkeit. Meist sind diese Erscheinungen von den Folgen der Kreislaufstörung nicht zu trennen.

Das orthostatische Syndrom. Bei den funktionellen Herz-Kreislaufstörungen des Kindes stehen Symptome der *orthostatisch-hypotonen Regulationsstörung* im Vordergrund. Die Kinder sind besonders morgens blaß (Wachstumsblässe, BENJAMIN), müde, antriebslos, die körperlichen und geistigen Leistungen lassen infolge der nicht optimalen Blutversorgung von Gehirn und Muskulatur nach; eine orthostatische Albuminurie ist oft nachweisbar. Schwindelgefühl und Übelkeit kommen vor. Stärkere Störungsgrade können bei entsprechenden Gelegenheiten (überfüllte Räume, schlechte Luft, langes Stehen) zu Ohnmachtszuständen führen. Beim langsamen Regulationszusammenbruch kann der Bewußtseinsverlust durch Prodromi eingeleitet werden, klinisch durch kühle, schweißbedeckte Haut, Schwindelgefühl, Schwarzsehen, leichte Akrocyanose, Gähnen, motorische Unruhe und Einengung des Bewußtseins gekennzeichnet. Horizontallage führt infolge der verbesserten Durchblutung zur raschen Normalisierung. Kommt der Blutumlauf nicht binnen 10—12 sec in Gang, sind Erstickungskrämpfe vom Typ tonischer Streckkrämpfe, denen umschriebene oder generalisierte Krämpfe folgen können, zu beobachten. Urinabgang kann vorkommen. Differentialdiagnostisch wichtig ist das Auftreten der Krämpfe aus der Ohnmacht heraus. Diese kreislaufbedingten Erscheinungen sind nie im Liegen, sondern nur im Stehen und dann entweder als Frühreaktion beim Aufstehen oder nach unterschiedlich langem Stehen als Spätreaktion zu beobachten.

Stimmung und Affekt sind durch die Beschwerden beeinträchtigt. SCHMIDT-VOIGT gibt eine treffende Schilderung des Seelenzustandes Erwachsener, die auch für den Jugendlichen gilt. Dem morgendlichen „*Kaffeeschweiger*" ist praktisch jedes Wort zuviel, er nagt beständig an einem „seelischen Knochen", neigt zu Selbstgrübeleien und Depressionen, Antriebs-, Entschlußkraft und Vitalität sind beeinträchtigt. Damit ist auch das Versagen begabter Schüler

infolge Konzentrationsschwäche und Unlust am Lernen und Spielen verständlich. Jüngere Kinder sind psychisch labil, weinerlich, „quengelig" und leiden an antriebsloser Langeweile, obwohl sie oft ehrgeizig und nicht selten pedantisch sind.

Eine Einteilung der Beschwerden nach ihrer Provenienz versuchen BRÜCK u. OLTMANN:

1. *Kreislaufsymptome.* Schwindelgefühl nach dem Aufstehen oder nach längerem Stehen, Kollapsneigung, stenokardische Beschwerden, Herzklopfen, Kopfschmerzen.

2. Symptome seitens des *Digestionstraktes.* Nabelkoliken, Appetitlosigkeit, Übelkeit.

3. Allgemeine *psychasthenische Symptome.* Schlaflosigkeit, Müdigkeit, Nachlassen der Schulleistung.

4. *Nervale Übererregbarkeit* (Facialisphänomen).

Eine Klassifizierung der kreislaufbedingten Beschwerdesymptomatik stammt von SCHMIDT-VOIGT:

1. *Cerebrale Durchblutungsstörungen.* Kopfschmerzen, Flimmern, Schwindel, Ohnmacht, selten Krämpfe.

2. *Durchblutungsstörungen der Skeletmuskulatur.* Müdigkeit, leichte Erschöpfbarkeit.

3. *Durchblutungsstörungen der Haut.* Hierher gehört die arteriell-orthostatische Anämie mit auffälliger Gesichtsblässe und Halones. Die Acren sind feucht-kalt, zumeist livid: Scheinanämie durch ungenügende Füllung des Kreislaufs.

4. Krampfartige Schmerzen und Stechen in der Herzgegend sowie pectanginöse Symptome können auch schon bei Kindern jenseits des 10. Lebensjahres aus funktionellen Ursachen beobachtet werden.

Die hypertone Kreislaufregulationsstörung. Eine hypertone Kreislaufregulationsstörung läßt sich auf der Höhe der Pubertät in einem gewissen Prozentsatz bei Kindern und Jugendlichen nachweisen (KIRCHHOFF). Vor Überbewertung passagerer Blutdruckerhöhungen in diesem Alter muß jedoch gewarnt werden; von einem labilen Hochdruck kann man sprechen, wenn die hypertone Regulationsstörung mehrmals erfaßt wird (GRASER). Diese „Blutdrucklabilen" (SARRE) mit „Pubertäts"- oder juvenilem labilen Hochdruck können zufällig bei Fehlen sonstiger Befunde entdeckt werden. Mitunter finden sich Klagen über Schlafstörungen, Schwindel, Angst, ein subjektiv verringertes Leistungsvermögen bei innerer Unruhe („gespannt erschöpft"), über „Herzstiche" (Palpitationen), Druck und Pochen in den Schläfen (CHRISTIAN, KROPF u. KURTH; DELIUS u. FAHRENBERG) sowie ausgeprägter Vasomotorismus (SCHWENK, EGGERS-HOHMANN u. GENSCH). Von Aktualität ist der labile Pubertätshochdruck, da bereits Beziehungen zur essentiellen juvenilen Hypertonie diskutiert werden (BENNHOLDT-THOMSEN, 1949; CHRISTIAN, HASE u. KROMER; KAPPERT; LEVY, HILLMANN, STROUD u. WHITE; MOELLER; SCHWENK, EGGERS-HOHMANN u. GENSCH). Haben die flüchtigen hypertonen Regulationsstörungen des Entwicklungsalters an sich eine gute Prognose (GRASER), so sollten sie bei Vermeidung iatrogener Schäden therapeutisch nicht vernachlässigt werden (KIRCHHOFF, 1960).

Herzsensationen. Das klinische Bild der Herzrhythmusstörungen (Sinustachykardie, Extrasystolie, respiratorische Sinusarrhythmie, paroxysmale Tachykardie) reicht von ihrem Nichtbewußtwerden bis zur starken Belästigung schon durch einfache Extrasystolen. Im allgemeinen ist die Prognose der häufig phasenhaft und situationsbedingten Störungen bei rein funktioneller Genese gut; iatrogene Hinlenkung sollte vermieden werden.

Obwohl Herzschmerzen bei organisch herzkranken Kindern erst jenseits eines bestimmten Alters auftreten (PLÜGGE u. MAPPES), finden sich gerade bei funktionellen Störungen mitunter Klagen über Herzsensationen wie „Herzstiche" oder Herzschmerzen im Sinne pectanginöser Beschwerden. Allerdings sind auf das Herz bezogene Beschwerden im Kindesalter nach eigenen Erfahrungen in erster Linie auf eine unbewußte Übernahme der Symptome von Beziehungs- bzw. von Kontaktpersonen (Angehörige, Nachbarn u.a.) verdächtig. Stehen solche Klagen vorwiegender Herzsensationen im Vordergrund, so sollten die diagnostischen Überlegungen nach Ausschluß kreislaufregulatorischer Fehlleistungen auch den Formenkreis des funktionellen Atmungssyndroms in Erwägung ziehen.

Pathobiologie. Beim orthostatischen Syndrom liegt praktisch nie die reine Form der hypotonen oder der hypodynamen Regulationsstörung nach SCHELLONG vor. Für das Kindesalter ist jedoch die hypotone Form von weitaus größter Bedeutung.

Zu den jugendlichen flüchtigen Hypertonien kann es auf dem Boden der entwicklungsbedingten hämodynamischen Umstellung im Herz-Kreislaufsystem mit Schlag- und Minutenvolumensteigerung bei vegetativer Alteration kommen. Hinsichtlich der näheren Pathophysiologie sei auf das entsprechende Spezialkapitel in diesem Handbuch verwiesen (GRASER).

Ätiologie. Beim funktionellen Kreislaufsyndrom stehen entwicklungs- und wachstumsbedingte Veränderungen von Kreislauf und Atmung im Sinne einer werdenden Funktion im Vordergrund. Neuere Untersuchungen bezüglich der Leistungsbreite des wachsenden Organismus ergaben, daß sich mit dem 2. Wachstumsschub und mit Beginn der Präpubertät und Pubertät die körperliche Leistungsfähigkeit — im arbeitsphysiologischen Sprachgebrauch meist mit der kardiovasculären bzw. der kardio-pulmonalen Leistungsfähigkeit gleichgesetzt (RUTENFRANZ) — in bezug auf Herz, Kreislauf und Lunge nur allmählich entwickelt. Das jüngere Kind braucht nicht nur eine längere Anlaufzeit, um einen haltbaren Leistungswert zu erreichen, sondern es ist auch durch eine geringere Erholungsfähigkeit gekennzeichnet (FRISCHKNECHT; HELLBRÜGGE u. RUTENFRANZ; HOLLMANN, VALENTIN u. VENRATH; KIRCHHOFF; KIRCHHOFF, REINDELL u. HAUSWALDT; MIES u. JOVY; RUTENFRANZ u. HETTINGER). Dabei muß unter „Erholungsfähigkeit" verstanden werden, daß der Erholungsverlauf nach körperlicher Arbeit von der kardiovasculären Leistungsfähigkeit determiniert wird (RUTENFRANZ). Bezüglich Entwicklung der körperlichen Leistungsfähigkeit im Kindes- und Reifealter s. die Untersuchungen von EGGERS u. WAGNER; HOLLMANN, BOUCHARD u. HERKENRATH; JANDA; RUTENFRANZ u. Mitarb. sowie der schon vorgenannten Autoren. Bei Mädchen liegt das kritische Stadium zwischen dem 11. und 12., für Jungen zwischen dem 14. und 15. Lebensjahr. Schon geringfügige Engpässe bei mangelhafter Korrelation zwischen werdender Funktion, wachsender Struktur und Belastung sind häufig mit Rückwirkungen auf den Kreislauf verbunden (BENJAMIN; DOXIADES; KALOUD; KIRCHHOFF; SCHMIDT-VOIGT). Erfahrungsgemäß ist die Pubertät auch bei Vorliegen organischer Herzerkrankungen, besonders angeborener Herzfehler, mit nachteiligen Rückwirkungen auf die Kreislaufverhältnisse verbunden, ohne daß ein Fortschreiten des ursprünglichen Prozesses nachweisbar wäre (OSSINOWSKY). Kann es bereits bei harmonischer Entwicklung zum Auftreten von Engpässen kommen, so gilt das in noch viel stärkerem Maße für das disharmonisch accelerierte Kind (EGGERS u. WAGNER; SCHMIDT-VOIGT).

Untersuchungsbefunde. Bei der Objektivierung funktioneller Herzkreislaufstörungen stehen Kreislaufbelastungsproben (Schellong-Test) und kombinierte EKG-Untersuchungen im Vordergrund.

Ausführliche Mitteilungen über die Ergebnisse des Schellong-Tests stammen von BRÜCK u. OLTMANN; CAPEK-SCHACHNER u. SWOBODA; EWERBECK u. WECHSELBERG; GENZ u. STOLOWSKY; GRASER u. NELL; KALOUD; NITSCH; SCHMIDT-VOIGT; WECHSELBERG u. MOTAMEDI. Das orthostatisch labile Kind ist weniger durch das leichte Absinken des systolischen als durch die Erhöhung des diastolischen Blutdrucks während der aufrechten Körperhaltung gekennzeichnet (SCHMIDT-VOIGT). Eine Differenzierung in hypotone und hypodyname Form erscheint nach GENZ u. STOLOWSKY nicht möglich und auch nicht wichtig, zumal Übergänge wie auch ein Wechsel bei demselben Patienten vorkommen können (NITSCH). Vor dem Schulalter ist der Schellong-Test in der Regel nicht anwendbar (PABST).

Die hypertone Kreislaufregulationsstörung wird durch häufigere Blutdruckkontrollen erfaßt, jedoch ist bei der Beurteilung der Werte im Kindes- und Jugendalter wegen der Fehlerquellen Vorsicht am Platze. Im Belastungsversuch kommt es bei Vorliegen einer hypertonen Regulationsstörung nach der Arbeit zu weiterer Druckerhöhung (GRASER).

Das Elektrokardiogramm wird im Kindesalter wie beim Erwachsenen durch psychisch-emotionale Vorgänge stark beeinflußt (BRUGSCH; MAINZER). Die Tagesschwankungen sind gerade bei labilen Kindern oft sehr ausgeprägt (CAPEK-SCHACHNER u. SWOBODA). Veränderungen sind stets nur ein Teilsymptom und können sich gegenüber anderen Erscheinungen völlig autonom verhalten. Das Orthostase-EKG soll aber eine Vielzahl von Beschwerden wie Kopfschmerzen, Schwindelgefühl, Kollapsneigung, die sich mit anderen Untersuchungen nicht objektivieren lassen, aufklären können (FRISCHKNECHT), muß jedoch versagen, wenn das Herz nicht in die Kreislaufstörung einbezogen ist (HOCKERTS). Daher könnte ein abnormes Orthostase-EKG nur besagen, daß *eine* komplexe vegetative Regulationsgröße gestört ist. Ein negatives Orthostase-EKG schließt eine vegetative Dysregulation in einem andern Gebiet nicht aus. Daß die elektrokardiographischen Veränderungen mit der vegetativen Innervation bzw. Steuerung der Herzvorgänge zu tun haben sollen, konnten FRISCHKNECHT; KALOUD; LEITNER u. STEINLIN; NORDENFELT; ROTHLIN u. CERLETTI sowie SPÜHLER mit dem sog. DHE- oder Hydergin-EKG in Erfahrung bringen.

Als *typische EKG-Veränderungen* bei orthostatischen Regulationsstörungen werden starke Zunahme der Frequenz, Formveränderungen von P in den Ableitungen II und III mit Größenzunahme und Zuspitzung, stärkere Veränderungen der T-Zacken (Abflachung bis zur O-Linie in Ableitung II, Negativierung in Ableitung III), Verlagerung der elektrischen *R*-Achse nach rechts sowie bei schweren Störungen selten auch einmal Senkungen der *ST*-Strecke in Ableitung II nnd III angesehen.

Über kombinierte EKG-Untersuchungen im Liegen, Stehen und nach Belastung liegen Untersuchungen von BRÜCK u. OLTMANN; CAPEK-SCHACHNER u. SWOBODA; EWERBECK u. WECHSELBERG; EICHLER u. KIRCHHOFF; FRISCHKNECHT; GENZ u. STOLOWSKY; GRASER u. NELL; HENCKEL u. ZIMMERMANN; HOCKERTS; KALOUD; KIRCHHOFF; MICHEL; SCHMIDT-VOIGT; STOERMER; WECHSELBERG u. MOTAMEDI vor.

Dagegen sind nach SCHMIDT-VOIGT Überhöhungen der *T*-Zacke, Hebung der *ST*-Strecke sowie Vertiefung und Verbreiterung der *S*-Zacke mit Neigung zu Bradykardie bei Accelerierten häufig, wobei die Überhöhung und spitze Formveränderung der *T*-Zacke als sichtbares Zeichen einer allgemein gesteigerten Erregbarkeit des vegetativen Nervensystems mit vagotonischem Überwiegen gewertet wurde.

Orthostase-EKG und Schellong-Test ergeben häufig nicht übereinstimmende Resultate (CAPEK-SCHACHNER u. SWOBODA; FRISCHKNECHT; GRASER). EICHLER u. KIRCHHOFF sehen zwischen hämodynamischen Ergebnissen (Schellong-Test) und dem Steh-EKG keinerlei Beziehungen. Therapeutische Erfolge lassen sich nach GENZ u. STOLOWSKY besser am Schellong-Test als am EKG verfolgen.

Die **Diagnose** basiert auf den Ergebnissen der Belastungsproben, den Zeichen der vegetativen Regulationsstörung unter Berücksichtigung von Alter und Entwicklung, besonders aber auf einer eingehenden Anamnese. SCHMIDT-VOIGT macht auf 3 diagnostische Kriterien aufmerksam: 1. die Länge der Anamnese, 2. die Vielzahl der Beschwerden und 3. die statische Bedingtheit.

Die **Differentialdiagnose** muß psychogene Ohnmachtsformen, echte Anfallsleiden, organische Herz-Kreislaufkrankheiten, die sog. posturale Hypotension (BRADBURY u. EGGLESTONE), bei der aber Zeichen vegetativer Labilität fehlen, sowie Blutkrankheiten berücksichtigen.

Therapie. Im Vordergrund stehen physikalische Maßnahmen wie Massage, Bewegungsübungen, Trockenbürstungen, Wechselbäder, Bürstenbäder sowie morgendliche lauwarme bzw. kühle Waschungen und Duschen. Reichliche körperliche Bewegung und Sport führen zu einem guten Training der Zirkulation in der Körperperipherie.

Von Medikamenten sind Carnigen, Peripherin und Effortil, die einen tonisierenden Einfluß auf die Venolen haben und gleichzeitig durch eine Arteriolenerweiterung die Durchblutung verbessern, als unterstützende Maßnahme empfohlen worden.

Körperlicher Schonung und Bettruhe ist dagegen strikt zu widerraten.

Literatur

Benjamin, K. M.: Konstitutionelle Kreislaufschwäche und Cardiopathia adolescentium. Klin. Wschr. **1**, 1255 (1922).
— Zur Pathogenese der Wachstumsblässe. II. Körperwachstum und Herzgröße. Jb. Kinderheilk. **99**, 147 (1922).
— Wuchsform und Blutkreislauf. Helv. paediat. Acta **11**, 24 (1956).
Bennholdt-Thomsen, C.: Wachstumsprobleme. Mschr. Kinderheilk. **97**, 101 (1949).
Bossert, O.: Über anfallsweise auftretende Kreislauf- und Gefäßstörungen bei neuropathischen Kindern. Mschr. Kinderheilk. **74**, 11 (1938).
— Verschiedene Formen des epileptischen Anfalls als Symptom der vegetativen Dystonie. Kinderärztl. Prax. **26**, 476 (1958).
Bradbury, S., and C. Egglestone: Postural hypotension; report of three cases. Amer. Heart J. **1**, 73 (1925).
Brück, K., u. D. Oltmann: Zur Diagnostik und Therapie der orthostatischen Dysregulation des Kindes. Prüfung des Präparates Carnigen. Mschr. Kinderheilk. **105**, 7 (1957).
Brugsch, H.: Das Angst-Ekg des Kindes. Kinderärztl. Prax. **25**, 456 (1957).
Capek-Schachner, E., u. W. Swoboda: Zur Diagnostik und Behandlung orthostatischer Kreislaufregulationsstörungen im Kindesalter. Wien. klin. Wschr. **67**, 678 (1955).
Christian, P., B. Hase u. W. Kromer: Statistische Untersuchungen über die sogenannten „Nervösen Herz- und Kreislaufstörungen". Arch. Kreisl.-Forsch. **20**, 287 (1954).
—, R. Kropf u. H. Kurth: Eine Faktorenanalyse der subjektiven Symptomatik vegetativer Herz- und Kreislaufstörungen. Arch. Kreisl.-Forsch. **45**, 171 (1965).
Delius, L., u. J. Fahrenberg: Psychovegetative Syndrome. Stuttgart: Georg Thieme 1966.
Doxiades, L.: Über konstitutionelle Schwäche des Zirkulationssystems im Kindesalter. Z. Kinderheilk. **44**, 431 (1927).
— Konstitutionelle Schwäche des kardiovasculären Systems im Kindesalter. Ergebn. inn. Med. Kinderheilk. **35**, 98 (1929).
— Kreislaufstörungen des Schulalters und die Methoden ihrer Prüfung. Gesundheitsfürsorge im Kindesalter **6**, 280 (1931).
Eggers, H., u. K. D. Wagner: Somatischer Entwicklungsstand und psychophysisches Leistungsverhalten. Z. Kinderheilk. **86**, 184 (1962).
Eichler, R., u. H. W. Kirchhoff: Hämodynamische Untersuchungen über die Kreislaufregulation bei Lageänderung des Körpers. Z. Kinderheilk. **75**, 167 (1954).
Ewerbeck, H., u. K. Wechselberg: Der Kreislauf und seine Störungen. In: Pädiatrie von H. Opitz u. B. de Rudder. Berlin-Göttingen-Heidelberg: Springer 1957.
Frischknecht, W.: Das Orthostase-Elektrokardiogramm beim vegetativ labilen Kind. Helv. paediat. Acta **4**, 327 (1949).

Frischknecht, W.: Normalisierung des Elektrokardiogramms und Senkung der Leukozytose durch das Sympathicolyticum Hydergin Sandoz bei Pertussis. Helv. paediat. Acta **5**, 120 (1950).
— Elektrokardiogramm-Veränderungen im Kindesalter ohne Myokarderkrankungen. Helv. paediat. Acta **6**, 443 (1951).
— Das kleine Herz während der Pubertät. Praxis **45**, 34 (1956).
Genz, H., u. R.-B. Stolowsky: Zur Diagnose und Therapie der orthostatischen Kreislaufstörungen im Kindesalter. Dtsch. med. Wschr. **81**, 407 (1956).
Graser, F.: Zur Klinik der orthostatischen Kreislaufstörungen im Kindesalter. Mschr. Kinderheilk. **99**, 122 (1951).
— Störungen des Kreislaufs. In: Handbuch der Kinderheilkunde, hrsg. von H. Opitz u. F. Schmid. Bd. 7, S. 955. Berlin-Heidelberg-New York: Springer 1966.
—, u. E. Nell: Die postinfektiösen Kreislaufstörungen im Kindesalter. Mschr. Kinderheilk. **100**, 332 (1952).
Hellbrügge, Th., J. Rutenfranz u. O. Graf: Gesundheit und Leistungsfähigkeit im Kindes- und Jugendalter. Stuttgart: Georg Thieme 1960.
Henckel, H., u. K. v. Zimmermann: Orthostase-Ekg und klinischer Ablauf der orthostatischen Kreislaufstörungen bei Kindern. Mschr. Kinderheilk. **101**, 234 (1953).
Hockerts, Th.: Das Steh-Ekg und seine Bedeutung für die Diagnostik funktioneller Kreislaufstörungen des Kindes. Arch. Kinderheilk. **141**, 28 (1951).
Hollmann, W., C. Bouchard u. G. Herkenrath: Die Entwicklung der Leistungsfähigkeit des kardio-pulmonalen Systems bei Kindern und Jugendlichen des achten bis achtzehnten Lebensjahres. Sportarzt u. Sportmed. **16**, 255 (1965).
— H. Valentin u. H. Venrath: Über Atmung und Kreislauf jugendlicher Personen während dosierter körperlicher Belastung. Sportarzt **10**, 77 (1959).
Husler, H.: Zur Symptomatik und Klinik epileptiformer Krampfkrankheiten im Kindesalter. Ergebn. inn. Med. Kinderheilk. **19**, 624 (1921).
Janda, F.: Anpassung der Arbeit an den Entwicklungsstand der Kinder. Z. ges. Hyg. **8**, 816 (1962).
Kaloud, H.: Zur Kreislauffunktionsprüfung mittels Stehversuch beim vegetativ dystonen Kinde. Ann. paediat. (Basel) **182**, 295 (1954).
Kappert, H.: Der jugendliche Hochdruck. Schweiz. med. Wschr. **82**, 821 (1952).
Kirchhoff, H. W.: Über die Bedeutung der heutigen beim Kind anwendbaren Untersuchungsmethoden für die Erkennung und Behandlung von Kreislaufregulationsstörungen. Arch. Kinderheilk. **146**, 50 (1953).
— Probleme der Kreislaufphysiologie und -pathologie im Kindesalter. Med. Mschr. **13**, 86 (1959).
— Besonderheiten der Regulation von Kreislauf und Atmung im Reifungsalter. Mschr. Kinderheilk. **107**, 51 (1959).

KIRCHHOFF, H. W.: Vegetative Kreislaufregulations-störungen. In: F. LINNEWEH, Die Prognose chronischer Erkrankungen, S. 83. Berlin-Göttingen-Heidelberg: Springer 1960.

—, u. R. EICHLER: Zur Beeinflussung vegetativ bedingter Kreislaufregulationsstörungen im Kindesalter. Kinderärztl. Prax. **23**, 97 (1955).

—, u. G. W. JACOBI: Kreislaufgrößen und Kreislaufregulation im Kindesalter. Z. Kinderheilk. **70**, 578 (1952).

— H. REINDELL u. J. GIESE: Untersuchungen zur Beurteilung der Leistungsfähigkeit im Kindesalter. Z. Kinderheilk. **78**, 634 (1956).

— — u. CH. HAUSWALDT: Untersuchungen zur Beurteilung der Leistungsbreite im Reifungsalter. Z. Kinderheilkunde **81**, 211 (1958).

LEITNER, ST. J., u. H. STEINLIN: Untersuchungen über den Einfluß des vegetativen Nervensystems auf das Elektrokardiogramm. Arch. Kreisl.-Forsch. **13**, 62 (1943).

LEVY, R. L., C. C. HILLMANN, W. D. STROUD, and P. D. WHITE: Transient hypertension; its significance in terms of later development of sustained hypertension and cardiovascular-renal diseases. J. Amer. med. Ass. **126**, 829 (1944).

MAINZER, F.: Über den Einfluß der Angst auf das Elektrokardiogramm. Med. Klin. **48**, 1651 (1953).

MARTIUS, F.: Die Insuffizienz des Herzmuskels. Verh. dtsch. Kongr. inn. Med. **17**, 41 (1899).

MICHEL, D.: Das Steh-Ekg im Kindesalter. Z. Kreisl.-Forsch. **41**, 30 (1952).

— Kritische Betrachtungen zur Ursache und klinischen Bedeutung des Stehelektrokardiogramms. Dtsch. Arch. klin. Med. **201**, 17 (1954).

— Orthostatische Kreislaufbelastung und -insuffizienz. Internist (Berl.) **3**, 516 (1962).

MIES, H., u. D. JOVY: Vegetatives System und körperliche Belastbarkeit Jugendlicher. Dtsch. med. Wschr. **86**, 2208 (1961).

MOELLER, J.: Essentielle Hypertonie. In: F. LINNEWEH, Die Prognose chronischer Erkrankungen, S. 69. Berlin-Göttingen-Heidelberg: Springer 1960.

MORO, E.: Kindliche Epilepsie und Grenzgebiete. Münch. med. Wschr. **81**, 1567 (1934).

NITSCH, K.: Untersuchungen über die Kreislaufregulation bei organisch gesunden Kindern. Mschr. Kinderheilk. **96**, 296 (1948/49).

NORDENFELD, O.: Die Elektrokardiogrammveränderungen bei orthostatischen Kreislaufstörungen und Ergotamintartrat. Z. Kreisl.-Forsch. **31**, 761 (1939).

OSSINOWSKY, N. J.: Herz-Gefäßsystem in der Pubertätsperiode. Acta paediat. (Uppsala) **28**, 56 (1940/41).

PABST, R.: Über Herzkreislauffunktionsprüfungen im Kindesalter. Kinderärztl. Prax. **19**, 465 (1951).

PLÜGGE, H., u. R. MAPPES: Befinden und Verhalten herzkranker Kinder und Erwachsener. In: Befinden und Verhalten. Starnberger Gespräche 1960. Hrsg. von J. D. ACHELIS.

ROTHLIN, E., u. A. CERLETTI: Zur Beurteilung der Wirkung von Mutterkorn-Sympathicolytica auf das EKG. Helv. med. Acta **17**, 3 (1950).

RUTENFRANZ, J.: Entwicklung und Beurteilung der körperlichen Leistungsfähigkeit bei Kindern und Jugendlichen. Untersuchungen zur Standardisierung der Leistungsprüfung im Jugendalter. Bibl. paediat. (Basel-New York) **82** (1964).

— Die Entwicklung der körperlichen Leistungsfähigkeit. In: Handbuch der Kinderheilkunde, hrsg. von H. OPITZ u. F. SCHMID. Bd. 3, S. 466. Berlin-Heidelberg-New York: Springer 1966.

— u. TH. HETTINGER: Untersuchungen über die Abhängigkeit der körperlichen Leistungsfähigkeit von Lebensalter, Geschlecht und körperlicher Entwicklung. Z. Kinderheilk. **83**, 65 (1959).

— CH. HOCKE u. E. HOFMANN-KEILHACKER: Über den Aussagewert einiger ergometrischer Verfahren zur Prüfung der körperlichen Leistungsfähigkeit von Kindern und Jugendlichen. I. Mitt.: Die Abhängigkeit der Meßwerte von Lebensalter, Geschlecht und körperlicher Entwicklung. Int. Z. angew. Physiol. **20**, 294 (1964).

SARRE, H.: Blutdrucksteigerung bei Jugendlichen und ihre Beurteilung. Dtsch. med. Wschr. **18**, 457 (1942).

SCHELLONG, F.: Die Regulationsprüfungen des Kreislaufs. Dresden u. Leipzig: Steinkopff 1938.

SCHMIDT-VOIGT, J.: Wesenszüge im Elektrokardiogramm des accelerierten Jugendlichen. Z. Kinderheilk. **65**, 395 (1948).

— Fortschritte in der Erkennung orthostatischer Kreislaufstörungen. Dtsch. med. Wschr. **75**, 462 (1950).

— Kreislaufprobleme bei accelerierten Jugendlichen. Z. menschl. Vererb.- u. Konstit.-Lehre **30**, 671 (1952).

— Erkennung und Behandlung des vegetativ-orthostatischen Kreislaufsyndroms. Regensburg. Jb. ärztl. Fortbild. **5**, 372 (1956/57).

— Nachweis und Theorie des orthostatischen Symptomenkomplexes. Regensburg. Jb. ärztl. Fortbild. **9**, 102 (1961).

SCHWENK, A., G. EGGERS-HOHMANN u. F. GENSCH: Arterieller Blutdruck, Vasomotorismus und Menarchetermin bei Mädchen im 2. Lebensjahrzehnt. Zugleich ein Beitrag zum Problem der jugendlichen Hypertension. Arch. Kinderheilk. **150**, 235 (1955).

SECKEL, H.: Kreislaufsystem und zirkulierende Blutmenge bei kranken Kindern. III. Mitt.: Die orthostatische Vasoneurose der älteren Kinder. Jb. Kinderheilk. **137**, 51 (1932).

SPÜHLER, O.: Die experimentelle Untersuchung eines neuen Sympathicolyticums, des Dihydroergotamins (DHE 45). Schweiz. med. Wschr. **77**, 28 (1947).

STOERMER, J.: Einflüsse des vegetativen Nervensystems auf das EKG im Kindesalter. Mschr. Kinderheilk. **107**, 73 (1959).

— Wichtige Ekg- und Kreislaufveränderungen bei vegetativ labilen Kindern. Arch. Kinderheilk. **159**, 246 (1959).

VANCURA, A.: On transient hypertension in young subjects. Cardiologia (Basel) **16**, 124 (1950).

WECHSELBERG, K., u. M. MOTAMEDI: Die praktische Bedeutung des vegetativ-orthostatischen Kreislaufsyndroms im Kindesalter. Z. Kinderheilk. **97**, 347 (1966).

Funktionelles Haut-Gefäßsyndrom

Die Akrocyanose gehört zu den Angiolopathien, einer besonderen Gruppe funktioneller Störungen der terminalen Strombahn (RATSCHOW) und wird in hormonellen Umstellungsphasen und im Wachstumsalter gehäuft beobachtet.

Historische Daten. Von NOTHNAGEL (1866) bei den vasomotorischen Neurosen erstmals beschrieben, traten CROCQ (1896) und CASSIRER (1912) für ihre Sonderstellung ein.

Häufigkeit, Alter, Geschlechtsverteilung. KREINDLER u. ELIAS (1931) sahen unter 216 Knaben einer Mittelschule 79 Kinder mit einer Akrocyanose. Auch KLÜKEN hält die Erkrankung für eine häufige Erscheinung bei Jungen und Mädchen.

Der Erkrankungsbeginn liegt bei Mädchen zwischen dem 12. und 13. Lebensjahr, für Knaben dagegen etwas später. THOMAS (1921) spricht wegen ihrer Häufigkeit bei Schulkindern von der Akrocyanose des Schulalters. Nach ROBOZ betrafen 90% der schweren Fälle Kinder der Präpubertät und Pubertät. Wegen des bevorzugten Befalls der Hände bei Kindern im Wachstumsalter spricht SCHMIDT-VOIGT von „Wachstumscyanose der Hände" (Cheirocyanose).

Im Gegensatz zur Erythrocyanosis crurum puellarum wird auch das männliche Geschlecht nicht verschont. Gleichmäßige Erkrankungsfrequenzen bei Jungen und Mädchen sind von KLÜKEN; MERLEN u.a. mitgeteilt worden. RATSCHOW und JANSSON fanden in der Pubertät eine gleichmäßige Geschlechtsverteilung, nach vollendeter Reife jedoch ein Überwiegen des weiblichen (RATSCHOW) wie des männlichen Geschlechts (JANSSON). BRÜNAUER; COMBY; DE GRACIANSKY u. BOULLE; KREINDLER u. ELIAS; THOMAS sowie WOLLHEIM betonen die Frauen- und Mädchenprävalenz.

Konstitution. Eine gesetzmäßige oder regelhafte Relation zwischen Konstitution und Akrocyanose konnte ROBOZ nicht feststellen, häufiges Vorkommen vegetativ-nervöser Erscheinungen bei den Familienangehörigen war dagegen auffällig. DE GRACIANSKY u. BOULLE sowie HUÉ sahen bei Frauen eher den kurzstämmigen, zur Adipositas neigenden Typ, beim männlichen Geschlecht dagegen große, hagere, hypomuskuläre Individuen mit geringer Behaarung befallen. Als besonderes Merkmal bei Kindern wird von KREINDLER u. ELIAS Minder-

wuchs und zarter Körperbau mit grazilem Skelet hervorgehoben.

Hintergrundssymptomatik. Vasomotorische Erscheinungen sind häufig. ROBOZ spricht von einer Dystonie des vegetativen Nervensystems mit kardio-vasculärer Labilität, Herzklopfen, Extrasystolie, paroxysmal auftretenden Ödemen, Urticaria und Neigung zu Migräne sowie gastro-intestinalen Krampferscheinungen und Menstruationsstörungen. Die Kinder sind reizbar, leicht aufgeregt und neigen zu Zornesausbrüchen. Enuresis wird häufig beobachtet. PARRISIUS beobachtete einen gewissen Parallelismus zwischen Gefäßsystem und Verdauungstrakt mit vasomotorischen Veränderungen an der Haut und spastisch-atonischen Zuständen am Intestinaltrakt.

Klinik

Symptomatologie. Die *Akrocyanose* ähnelt der Kältecyanose Gesunder, ist aber ausgedehnter und intensiver, bereits bei normaler Umgebungstemperatur nachweisbar und läßt sich nur schwer in eine aktive Hyperämie überführen (BRÜNAUER). Bei symmetrischem Befall der Acren, besonders der Hände, Finger, Vorderarme, seltener Ohren, Nase, Wangen sowie Füße und unterem Drittel der Unterschenkel ist die Akrocyanose durch drei Merkmale charakterisiert (DE GRACIANSKY u. BOULLE): *Cyanose, Erniedrigung der Hauttemperatur* und *übermäßige Schweißbildung.*

Die rosarote bis tiefviolette Verfärbung wird z.T. durch hell- bis purpurrote Inseln unterbrochen, denen besser durchblutete Areale entsprechen (PARRISIUS; TÖRÖK u. RAJKA). Die Verfärbung wird um so dunkler, je stärker die Außentemperatur abfällt. Bei Anämisierung auf Spateldruck strömt das Blut langsam von der Peripherie zurück (ELLIOTT, EVANS u. STONE; KLÜKEN; THOMAS).

Die befallenen Hautbezirke passen sich der Umgebungstemperatur an (Akropoikilothermie, GAHLEN u. KLÜKEN) bzw. weisen eine *erniedrigte Temperatur* auf, welche häufig auch über den benachbarten, äußerlich nicht verfärbten Hautpartien beobachtet werden kann.

Die *übermäßige Schweißbildung* ist an Handtellern und Fußsohlen besonders ausgeprägt. Aufregungen und Anstrengungen verstärken das Symptom und führen zur Schweißabsonderung in den Achselhöhlen. Subjektiv besteht ein unangenehmes Kälte- und Feuchtigkeitsgefühl.

Oft sind teigig-ödematöse Schwellungen der betroffenen Körperabschnitte vorhanden [HEIDELMANN; KLÜKEN; KREINDLER u. ELIAS; LAYANI; MARAÑON („hypogenitale Hand"); THOMAS]. Dellenbildung auf Druck wird jedoch vermißt. Von ELIAS u. KREINDLER sind Paresen der Arme bei erniedrigten Chronaxiewerten der kleinen Handmuskeln beschrieben und als Folge der schlechten Muskeldurchblutung gedeutet worden.

Von Begleiterscheinungen sind *Erythrocyanosis crurum puellarum*, Livedo der Unter- und Oberarme sowie der Oberschenkel, Keratosis pilaris, Digitus mortuus, Nagelveränderungen mit halbmondförmiger Abhebung einzelner Fingernägel (SELLEI) sowie Perniones zu nennen. Akrocyanose mit Hyperhidrose scheint das Auftreten planer juveniler und vulgärer Warzen zu begünstigen (GERTLER).

Von WOLLHEIM u. ZISSLER ist neben der lokalisierten eine diffuse Form der Akrocyanose mit flächenhafter Ausbreitung über Arme und Beine, weniger über den Stamm beschrieben worden. Letztere ist mit hämodynamischen Auswirkungen verbunden und führt zu verminderter Hirndurchblutung mit Mattigkeit, Konzentrationsunfähigkeit und Initiativelosigkeit oder aber einem orthostatischen Syndrom. Das weibliche Geschlecht ist davon bevorzugt betroffen. Körperliche Belastung oder Sport werden gut vertragen, längeres Stehen oder ungünstiges Sitzen kann dagegen zu Ödemen an den Unterschenkeln führen.

Pathobiologie. DELIUS sieht das Wesen der Akrocyanose in einer konstitutionell bedingten Bereitschaft zu Tonusanomalien der oberflächlich gelegenen Strombahn. RATSCHOW spricht von atonisch-hypertonischer Störung (s. Erythrocyanosis crurum puellarum).

Die Ätiologie ist, von der Annahme einer Disposition abgesehen, bislang ungeklärt. Hormonelle, sympathisch-vegetative oder übergeordnete neuro-endokrine Störungen sind als Ursache erwogen worden (FERRIER; HUÉ; KREINDLER u. ELIAS; LAYANI; PINELES; C. SCHIRREN; VILLARET, JUSTIN-BESANÇON, CACHERA u. BOUCOMONT; VILLARET u. SAINT-GIRONS). Endokrine Erscheinungen sind jedoch nicht obligat (ALLEN, BARKER u. HINES). Für RATSCHOW ist es ungewiß, ob die weiblichen Sexualhormone die Gefäßweite der Peripherie direkt beeinflussen. Die Verhältnisse seien bei den Angiolopathien noch so ungeklärt, daß bestenfalls klinische Eindrücke solche Zusammenhänge möglich erscheinen lassen: „Sicher ist bei der Akrocyanose der Jugendlichen eine hormonale Dysregulation mit im Spiel, ihr Stellenwert in der formalgenetischen Reihe aber unbekannt."

Kälte und *Nässe* können auslösend wirken und die Entwicklung bestimmen (RATSCHOW). GAHLEN u. KLÜKEN sowie MARX u. SCHOOP konnten zeigen, daß die charakteristische Kälteempfindlichkeit auf einer allgemeinen Innervationsstörung beruht, die — einen beachtlichen Fehler in der Thermoregulation bildend — sich in einer auffallenden Starre jeglicher Vasomotorik äußert. Auf Kältereize sinkt die bereits erniedrigte Hauttemperatur noch weiter ab, ohne daß der Ausgangswert nach Wegfall des Kältereizes wieder erreicht wird (HECHT; KLÜKEN). Das cyanotische Hautorgan ist gegenüber Kälteeinflüssen durch eine mangelhafte Schutzfunktion gekennzeichnet. Eine „dissoziierte angiopathische Reaktionslage", d.h. einen Antagonismus zwischen acraler und Stammhautdurchblutung wiesen HEIDELMANN u. SCHMIDT nach.

Diagnose, Differentialdiagnose. Das typische Erscheinungsbild bereitet keine diagnostischen Schwierigkeiten. Symptomatische Formen nach Entzündungen der Haut, Intoxikationen und neurologischen Erkrankungen wie Poliomyelitis, Polyneuritis und extrapyramidalen Syndromen müssen ebenso wie kardial oder pulmonal bedingte Cyanosen abgegrenzt werden.

Prognose und Verlauf. Die Prognose ist gut. Trophische Störungen fehlen bis auf vereinzelte Ausnahmen (KREINDLER u. ELIAS). Mit vollendeter Reife klingen die Erscheinungen allmählich ab. Die therapeutischen Maßnahmen entsprechen denen bei der Erythrocyanosis crurum puellarum.

Literatur

ALLEN, E. V., N. W. BARKER, and E. A. HINES jr.: Peripheral vascular diseases. Philadelphia and London: W. B. Saunders Co. 1962.

BRÜNAUER, ST. R.: Hautveränderungen bedingt durch Störungen am peripheren Gefäßapparat. In: M. v. PFAUNDLER u. A. SCHLOSSMANN, Handbuch der Kinderheilkunde, 4. Aufl., Bd. 10. Berlin: Vogel 1935.

CACHERA, R.: L'acro-asphyxie. Étude physio-pathologique et pathogénique. Thèse de Paris 1933, Masson & Cie.

CASSIRER, R.: Die vasomotorisch-trophischen Neurosen, 2. Aufl. Berlin: S. Karger 1912.

COMBY, J.: L'acrocyanose permanente des enfants. Arch. Méd. Enf. **31**, 645 (1928).

DELIUS, L.: Die funktionellen peripheren Gefäßstörungen. Internist (Berl.) **2**, 676 (1961).

ELLIOT, A. H., R. D. EVANS, and C. S. STONE: Acrocyanosis: A study of the circulary fault. Amer. Heart J. **11**, 431 (1936).

FERRIER, M.: L'acrocyanose d'origine centrale. Phlébologie **5**, 2 (1952).

Gahlen, W., u. N. Klüken: Über Variation, Norm und Labilität der Hauttemperatur. II.: Das Verhalten der Hauttemperatur im Kindesalter. Klin. Wschr. **32**, 1007 (1954).

Gertler, W.: Die Bedeutung peripherer Durchblutungsstörungen für das Auftreten von planen juvenilen und vulgären Warzen. Med. Klin. **40**, 435 (1944).

Graciansky, P. de, u. S. Boulle: Atlas der Dermatologie. Stuttgart: Gustav Fischer 1954.

Hecht, H.: Temperaturmessungen im Bereich von Akrozyanose und Lupus vulgaris. Derm. Wschr. **107**, 1221 (1938).

Heidelmann, G.: Durchblutungsstörungen der Gliedmaßen und der Akren. Klin. d. Gegenw. **2**, 33 (1956).

—, u. H. H. Schmidt: Vergleichende Untersuchungen über die Hautgefäßreaktionen am Stamm und an den Akren des Menschen unter pathophysiologischen Bedingungen. Z. klin. Med. **154**, 405 (1957).

Hué, A.: Bilance d'essais thérapeutiques dans l'acrocyanose. Phlébologie **13**, 113 (1960).

Jansson, H.: Über das Vorkommen von Nebenbefunden am menschlichen Hautorgan. I. Cutis marmorata, Akrocyanose, Erythrocyanose. Z. Haut- u. Geschl.-Kr. **23**, 188, 210 (1957).

Klüken, N.: Zur Pathogenese der Akrozyanose. Derm. Wschr. **120**, 249 (1949).

— Angiolopathien. In: M. Ratschow, Angiologie. Stuttgart: Georg Thieme 1959.

— Periphere Durchblutungsstörungen ausschließlich variköser Symptomenkomplex. In: Dermatologie und Venerologie, hrsg. von H. A. Gottron u. W. Schönfeld. Bd. III, Teil 1, S. 155. Stuttgart: Georg Thieme 1959.

Kreindler, A., u. H. Elias: Zur Klinik und Pathogenese der juvenilen Akrozyanose. Z. Kinderheilk. **50**, 608 (1931).

Layani, F.: Les acrocyanoses. Troubles vasculaires cutanées d'origine nerveuse végétative ou centrale. Paris: Masson & Cie. 1929.

— Les acrocyanoses. Rev. Méd. (Paris) **48**, 376 (1931).

Marañon, G.: Über die hypogenitale Hand (= Akrocyanose). Siglo méd. **68**, 672 (1921) [Spanisch]. Ref. Zbl. Haut- u. Geschl.-Kr. **3**, 229 (1922).

Merlen, J. F.: Les acrocyanoses. Strasbourg méd., N. S. **9**, 30 (1958).

Nothnagel: Zur Lehre von den vasomotorischen Neurosen. Dtsch. Arch. klin. Med. **2**, 173 (1866).

Parrisius, W.: Capillarstudien bei Vasoneurosen. Dtsch. Z. Nervenheilk. **72**, 310 (1921).

Pineles, F.: Über die endokrinen Beziehungen der Akrozyanose. Endokrinologie **5**, 227 (1929).

Ratschow, M.: Periphere Durchblutungsstörungen und Berufsschäden. Bedeutung von Kälte- und Nässeschäden für die Entstehung peripherer Durchblutungsstörungen. Dtsch. Ges. Kreislaufforschung IX. Tagg 1936, S. 220.

— Angiologie. Stuttgart: Georg Thieme 1959.

Roboz, P.: Konstitution bei kindlicher Akrozyanose. Jahresverslg ungar. Derm. Ges., Budapest 5. bis 6. 6. 1936. Ref. Zbl. Haut- u. Geschl.-Kr. **55**, 423 (1937).

Schirren, C.: Hautveränderungen bei inneren Erkrankungen. In: Grundlagen und Grenzgebiete der Dermatologie. Ergänzungswerk (hrsg. von A. Marchionini), Bd. 8, S. 569, hrsg. von H. A. Gottron, zum Handbuch der Haut- und Geschlechtskrankheiten. Hrsg. von J. Jadassohn. Berlin-Heidelberg-New York: Springer 1967.

Schmidt-Voigt, J.: Das Körperbild im Reifungsalter. Ergebn. inn. Med. Kinderheilk. **64**, 995 (1945).

Sellei, J.: Teilweise Nagelabhebungen bei Erythrozyanose der Hände. Derm. Wschr. **99**, 1261 (1934).

Thomas, E.: L'acrocyanose dans la période scolaire. Schweiz. Rdsch. Med. **21**, 193 (1921).

Török, L., u. E. Rajka: Über das Verhalten der Blutgefäße der Haut auf lokale gefäßverengernde und erweiternde Einwirkungen bei der Akrocyanose und bei der Cyanose nach Umschnüren des Armes. Klin. Wschr. **4**, 1642 (1925).

Villaret, M., L. Justin-Besançon, R. Cachera et R. Boucomont: Étude critique sur la pathogénie des troubles circulatoires périphériques. I. Les acrocyanoses. Arch. Mal. Coeur **27**, 725 (1934).

—, et Fr. Saint-Girons: L'acrocyanose des jeunes femmes. Importance physio-pathologique et pathogénique de l'hypertension veineuse et de l'insufficiance ovarienne. Arch. Méd. Enf. **32**, 79 (1929).

Wollheim, E.: Zur funktionellen Bedeutung der Cyanose. Z. klin. Med. **108**, 248 (1928).

—, u. J. Zissler: Krankheiten der Gefäße. In: Handbuch der inneren Medizin, hrsg. von G. v. Bergmann, W. Frey u. H. Schwiegk, Bd. 9, Teil 6. Berlin-Göttingen-Heidelberg: Springer 1960.

Funktionelles Atmungssyndrom

Das funktionelle Atmungssyndrom ist ein Symptomenkomplex, der durch eine funktionelle Störung der Atemmechanik — meist im Sinne einer Ventilationssteigerung — charakterisiert ist und deren pathophysiologische Folgeerscheinungen mit anderen, in der Regel kardio-vasculären und abdominellen Begleitsymptomen kombiniert sind, die die Atemstörungen überlagern oder sogar maskieren können.

Historische Daten. Dieses Syndrom ist bei Erwachsenen seit langem bekannt: „The irritable heart" (da Costa, 1871), „Soldiers heart" (Mackenzie, 1916), „Effort-Syndrom" (Lewis, 1919), „Neurotische Atmungstetanie" (Adlersberg u. Porges, 1924); „Atemkorsett" (v. Hattingberg, 1929); „Respiratory neurosis" (Christie, 1935); „Atmungstetanie" (Rossier, 1939; Meili, 1948; Rossier, Bühlmann u. Wiesinger, 1958); „Hyperventilationssyndrom" (Sargant, 1940); „da Costas Syndrome" (Wood, 1941); „Neurocirculatory asthenia" (Friedman, 1945, 1947); „Pulmonale Dystonie" (Hochrein u.

SCHLEICHER, 1949); „Kardio-respiratorisch-tetaniformer Symptomenkomplex" (DELIUS, 1951); „Nervöses Atmungssyndrom" (CHRISTIAN, SCHRENK, MOHR u. ULMER, 1955; CHRISTIAN, MOHR u. ULMER, 1955); „Psychogene Atemfunktionsstörung" (KLUMBIES, 1966); „Hyperventilationssyndrom" (WEIMANN, 1968). Mitteilungen aus dem pädiatrischen Schrifttum stammen von GILLESPIE („The hyperventilation syndrome" 1954); PELTONEN („Respiratorische Störungen" 1956); SZUTRÉLY u. TOMORY („Neurotische kardio-respiratorische Dysfunktion" 1958); BIERMANN („Nervöses Atmungssyndrom" 1960); BUCHS („Hyperventilationssyndrom" 1960); KUJATH („Paroxysmales Hyperventilationssyndrom" 1962); MOSS u. MCEVEDY („overbreathing", 1966); ENZER u. WALKER („Hyperventilation syndrome", 1967) sowie HEINISCH u. HILLER („Funktionelles Atmungssyndrom", 1968).

Alter, Häufigkeit, Geschlecht. Über die Häufigkeit des funktionellen Atmungssyndroms beim Kind ist wenig bekannt.

Unter 200 Erwachsenen mit Da Costa-Syndrom ließen sich die Krankheitserscheinungen bei 18,6% bis in die Kindheit, bei 48% bis in die Altersgruppe zwischen 10 und 20 Jahren zurückverfolgen (WOOD, 1941). Ähnliche Erfahrungen sind von OPPENHEIMER u. ROTHSCHILD (1918) mitgeteilt worden. GILLESPIE; SZUTRÉLY u. TOMORY sowie ENZER u. WALKER halten das Hyperventilationssyndrom beim Kind für keine Seltenheit. Das frühe Kindesalter wird meist verschont, mit Beginn der Pubertät wird es häufiger beobachtet (SZUTRÉLY u. TOMORY; ENZER u. WALKER; HEINISCH u. HILLER). Nach den bislang im pädiatrischen Schrifttum mitgeteilten Beobachtungen erkranken Mädchen häufiger als Jungen (SZUTRÉLY u. TOMORY; ENZER u. WALKER; HEINISCH u. HILLER).

Klinik

Die **Symptomatologie** dieses Krankheitsbildes ist bei Erwachsenen eingehend erforscht worden. Charakteristisch ist der Beginn mit dem subjektiven Gefühl einer Enge über der Brust, des „Nicht-Durchatmen-Können s". Meist von *Herzklopfen* begleitet, können die Erscheinungen zuweilen pectanginösen Charakter annehmen. Die einsetzende Seufzeratmung kann in eine zwanghafte Hyperventilation übergehen, ohne daß sie dem Patienten, der paradoxerweise weiterhin *Lufthunger* verspürt, bewußt wird. Schwindelgefühl, Ohrensausen, Zittern, vasomotorische Erscheinungen, Trockenheit des Mundes, Schluckbeschwerden, Luftschlucken mit Flatulenz und sonstige Abdominalbeschwerden treten auf. Ein eigentümlich leichtes, benommenes Gefühl im Kopf bis zur Bewußtseinstrübung stellt sich ein. Die Bewußtseinstrübung ist als Schutzmechanismus vor weiterer, exzessiver, nun autonom gewordener Hyperventilation, die zur At-

mungstetanie führt, angesehen worden (B. J. LEWIS). Bei Gesunden kommt es bei willkürlicher Hyperventilation niemals zu Anfällen, da sie durch die Hyperventilation vorzeitig erschöpft werden (ZIMMERMANN, MEIER-SYDOW u. MEINICKE).

Manche Patienten zeigen akut eine anfallsartige exzessive *Hyperventilation*, die zur *Atmungstetanie* führt (ROSSIER, 1939): Nach einigen Minuten kommt es zu *Paraesthesien* (Taubheit und Ameisenlaufen) und Tremor der Hände, schließlich zu Karpopedalspasmen und Spasmen der Gesichtsmuskulatur. Neben Schluckbeschwerden ist eine eigentümliche rosafarbene oder cyanotische Verfärbung der Haut nachweisbar. Subjektiv besteht das Gefühl der Lähmung, Angst und Bewußtseinstrübung. Anfallsformen mit betont psychisch-emotionalen Alterationen, mit starken, pectanginösen Beschwerden oder mit Spasmen der Pharynx- und Larynxmuskulatur, die einen Croup oder ein Glottisödem vortäuschen können, kommen vor (ROSSIER).

Neben solchen episodisch auftretenden Zustandsbildern können aber auch bei mehr chronischem Verlauf Vitalität und Leistungsvermögen des Erkrankten eingeschränkt sein (B. J. LEWIS). Unterschwellig und z.T. larviert können diese chronisch fluktuierenden Verlaufsformen differentialdiagnostische Schwierigkeiten bereiten. Eine Klassifizierung der Symptome bei chronischem Verlauf, wie sie bei Erwachsenen beobachtet werden, versuchte B. J. LEWIS.

Das Grundphänomen besteht stets in einer veränderten Atemmechanik mit Störungen von Frequenz, Rhythmus oder Verschiebung der Mittellage der Atmung mit einer Fülle sehr unterschiedlicher, mehr oder minder emotional gefärbter Klagen, die sich um das Kernsymptom des „Atemkorsetts" gruppieren. Auch auf die chronischen Verlaufsformen können sich emotionale, anfallsartige Zustände aufpfropfen. Das verschiedenartige Erscheinungsbild der gleichen Atemneurose ist durch quantitative Unterschiede bedingt (MEILI; MECHELKE u. CHRISTIAN). So scheinen fließende Übergänge zwischen der durch exzessive Hyperventilation ausgelösten akuten Atmungstetanie, die — eindrucksvoll und am besten bekannt — leicht diagnostizierbar, aber relativ selten ist (ENGEL, FERRIS u. LOGAN; B. J. LEWIS) und den sehr viel häufigeren, mehr chronisch-fluktuierenden Zustandsbildern wie auch episodischen Atemfunktionsstörungen unterschiedlichen Gepräges mit unruhiger Atmung, Seufzeratmung, Gähnen, Verschiebung der Mittellage der Atmung zur Inspiration (Hyperinflation) mit den unangenehmen Sensationen, die v. HATTINGBERG treffend als „Atemkorsett" bezeichnet hat, zu bestehen. Zwischen diesen Extremen finden sich mit variabler Symptomenfülle meist emotional bedingte, anfallsartige, subakute bis subchronische Zustände, die nur selten in die Atmungstetanie selbst einmünden. Die Symptomatologie betrifft nicht nur die Erscheinungen der gestörten Atemmechanik, sondern ist daneben oder sogar vorrangig durch kardiovasculäre oder abdominelle Symptome geprägt.

Die Symptomatik des funktionellen Atmungssyndroms im Kindesalter entspricht in wesentlichen Punkten den Erscheinungen bei

Tabelle 85. *Beschwerden und Befunde bei einem ausgewählten Krankengut von 13 klinisch behandelten Kindern mit funktionellem Atmungssyndrom der Universitäts-Kinderklinik Köln* (Heinisch u. Hiller)

Symptome	H.	M.	F.	F.	L.	B.	S.	J.	K.	V.	F.	W.	K.	Gesamt-zahl
1. Respiratorisch														
Hyperventilationszustände	×	×		×	×	×	×	×		×	×	×	×	11
Erstickungsgefühl				×	×		×				×	×	×	6
Seufzeratmung oder Stöhnen								×	×	×		×	×	5
Leichtere Luftnotzustände	×		×	×		×		×		×		×	×	8
Unruhige Atmung	×					×			×					3
Beklemmungsgefühl, „Atemkorsett"	×		×		×							×	×	5
Räuspertic										×		×		2
Verlangsamte Atmung												×		1
2. Neurovasculär:														
zentral: Übelkeit				×			×					×		3
Brechreiz							×							1
Konzentrationsstörungen								×			×			2
Kopfschmerzen	×						×							2
Schwindel							×					×		2
Ohnmacht							×							1
peripher: Lippen kalt, Mund trocken												×		1
Taubheit und Kribbeln (Extremitäten)												×		1
3. Kardiovasculär														
Präkordialschmerzen	×	×								×	×	×	×	6
Orthostasezeichen		×	×	×		×				×	×	×		8
Herzklopfen	×													1
4. Muskulär:														
Kraftlosigkeit der Extremitäten					×							×		2
Verkrampfen der Extremitäten						×				×		×		3
Schmerzen in den Extremitäten												×		1
Tremor der Hände												×		1
Karpopedalspasmen												×		1
Starrer Gesichtsausdruck						×						×		2
Grimassieren		×					×							2
5. Gastro-intestinal:														
Schluckschwierigkeiten								×						1
Globusgefühl			×				×							2
Leibschmerzen			×	×			×						×	4
6. Psyche:														
Allgemeine Ängstlichkeit	×	×	×	×	×	×	×			×	×	×	×	11
Schulangst										×	×	×	×	4
Todesangst			×	×			×				×	×		5
Stimmungslabilität				×	×	×	×	×		×		×	×	8
Vielklagend					×	×	×				×			4
Spielt gern Theater					×			×		×	×			4
Pavor nocturnus		×			×	×								3
Kontaktarmut		×	×		×					×	×			5
7. Allgemeine Symptome														
Schlafstörungen							×			×		×	×	4
Unruhe		×		×		×				×				4
Pseudoruhe												×	×	2
Schlappheit, Müdigkeit		×					×			×	×	×		5
„Verwöhnt"			×				×	×			×			4

Erwachsenen (GILLESPIE; ENZER u. WALKER). Fast immer auf dem Boden einer vegetativen Dysregulation entwickeln sich mehr anfallsartige Zustände oder subakute und subchronische Beschwerdebilder, die regelmäßig stark emotional gefärbt sind (BUCHS; BIERMANN; MOSS u. MCEVEDY). Die klassische Atmungstetanie, wie in den Beobachtungen von KUJATH, ist in Übereinstimmung mit den Verhältnissen beim Erwachsenen auch im Kindesalter selten und stellt eine Extremvariante dar (ENZER u. WALKER; HEINISCH u. HILLER). Die mehr larvierten Erscheinungsformen bei Kindern finden sich im Beobachtungsgut von GILLESPIE; PELTONEN; SZUTRÉLY u. TOMORY.

Tabelle 85 gibt einen Überblick über die bunte Beschwerdesymptomatik und die Befunde bei 13 Kindern im Alter von 8,8 bis 14,10 Jahren (Mittelwert 11 Jahre) mit funktionellem Atmungssyndrom in Anlehnung an die von B. J. LEWIS getroffene Klassifizierung. Neben respiratorischen Störungen besteht regelmäßig eine Vielzahl von Klagen und Befunden, die auch ENZER u. WALKER bei einer größeren Serie (44 Kinder und Jugendliche) beobachteten. Spontane Hyperventilationen treten häufig bei körperlicher Ruhe, z.B. abends nach dem Zubettgehen, auf (PELTONEN). Die vielfältige Symptomatologie wird auch von SZUTRÉLY u. TOMORY hervorgehoben; u.a. bestanden neben erhöhten Temperaturen, Anstieg der Pulsfrequenz mit Normalisierung im Schlaf deutliche Störungen der Atemmechanik: die Kinder waren nicht in der Lage, tief einzuatmen, der Brustkorb erweiterte sich kaum, die Hilfsmuskulatur wurde in Anspruch genommen und die Schultern beim Atmen gehoben. Oft fehlte jegliche Bauchatmung oder sie war unvollständig und arrhythmisch. Bemerkenswert ist auch die Angabe, daß Luftmangel bei körperlicher Belastung nie in Erscheinung trat. Der stark episodisch-emotionale Charakter des funktionellen Atmungssyndroms kommt in der explosionsartig binnen weniger Stunden aufgetretenen „Epidemie" bei etwa einem Drittel einer 550 Mädchen zählenden Schulgemeinschaft im Anschluß an eine emotional-psychische Belastung zum Ausdruck, die im Sinne einer Massenhysterie zu deuten war (MOSS u. MCEVEDY).

Das spärliche pädiatrische Schrifttum über die funktionellen Störungen der Atmung mit der gerade beim Kind so bunten und verschiedene Deutungen implizierenden Symptomatik ergibt kein richtiges Bild über die Häufigkeit und Wertigkeit derartiger Störungen im Kindesalter, zumal sich die Mitteilungen oft auf ein ausgewähltes und durch die Eigenart der Institution geprägtes Patientengut beziehen. Nach eigenen poliklinischen Erfahrungen sind unterschwellige Verlaufsformen gar nicht so selten und werden meist auf funktionelle kardio-vasculäre Störungen bezogen.

Pathobiologie. Funktionelle Störungen der Atmung werden nach übereinstimmender Auffassung beim Erwachsenen wie Kind und Jugendlichen in erster Linie durch emotionale Faktoren wie Angst, Stress, Erwartungsspannung, psychische Insulte etc. ausgelöst und unterhalten (ADLERSBERG; AMES; BIERMANN; BUCHS; CHRISTIAN, MOHR u. ULMER; CHRISTIAN ,SCHRENK, MOHR u. ULMER; CHRISTIE; DUDLEY, HOLMES, MARTIN u. RIPLEY; ENGEL, FERRIS u. LOGAN; ENZER u. WALKER; FRIEDMAN; GILLESPIE; HEINISCH u. HILLER; KERR, DALTON u. GLIEBE; KUJATH; B. J. LEWIS; MOSS u. MCEVEDY; ROSSIER; STEVENSON u. RIPLEY; WILLARD, SWAN u. WOLF; WOOD; SZUTRÉLY u. TOMORY). Objektivierbare Befunde stellen Rhythmusstörungen, veränderte Atemtiefe und Frequenzanomalien dar. Im Mißverhältnis von Ausmaß der Atemstörung und ihrem Anlaß kommt der Grad der psychischen Fehlhaltung zum Ausdruck (KLUMBIES). Die funktionellen Störungen der Atemmechanik haben wahrscheinlich die gleichen emotionalen Ursachen, die auch die übrige Beschwerde- und Befundsymptomatik bedingen. Beim funktionellen Atmungssyndrom stellt jedoch der Respirationstrakt das unbewußt bevorzugte Manifestations- bzw. „Ausdrucks"organ dar. F. SCHELLONG hat in anderem Zusammenhang von Organlautsprecher gesprochen.

Jugendliche in der Präpubertät und Pubertät sind wegen ihrer funktionellen Labilität (BENNHOLDT-THOMSEN; BENNHOLDT-THOMSEN u. FREUND; BIERMANN), auf die KIRCHHOFF hinsichtlich der Kreislauf- und Atemregulation hingewiesen hat, für eine diesbezügliche Symptom- (KUJATH) oder Organwahl bei entsprechenden individuell unterschiedlichen körperlichen und seelischen Belastungen prädisponiert.

Als Ursache der Erscheinungen der Atmungstetanie (Hyperventilationssyndrom im engeren Sinne, WEIMANN) gilt die durch Steigerung des Atemminutenvolumens erniedrigte arterielle CO_2-Spannung. die sowohl am Nervensystem (zentral und peripher) wie auch am Gefäßsystem wirksam wird. Die Aufklärung der pathobiologischen Vorgänge ist vor allem das Verdienst von E. B. BROWN jr.; COHEN u. WHITE; DALE u. EVANS; FRIEDMAN; HILLE, HILD, MECHELKE u. BARTH; HOCHREIN u. SCHLEICHER; JOHNSON; KETY u. SCHMIDT; KUGELBERG; MCHENRY, SLOCUM, BIVENS, MAYES u. HAYES; MEILI; NOELL u. SCHNEIDER; RAPOPORT; ROSSIER; ROSSIER, BÜHLMANN u. WIESINGER; STRUPPLER; WASSERMAN u. PATTERSON; WEIMANN; WOOD u.a.

Untersuchungsbefunde wurden bislang im wesentlichen bei erwachsenen Patienten gewonnen: Arterielle O_2-Sättigung, Calcium-, Kalium- und Phosphatspiegel im Blutserum liegen in der Regel im Normbereich. Der *arterielle CO_2-Druck* und die H-Ionenkonzentration können bereits bei Ruhespirometrie erniedrigt sein (Mechelke u. Christian; Zimmermann, Meier-Sydow u. Meinicke). Kurzdauernde Hyperventilation führt zu respiratorischer Alkalose.

Zwerchfellstarre bei tiefstehendem Zwerchfell, überwiegende Brustatmung außer im Schlaf evtl. mit Inanspruchnahme der Hilfsmuskulatur sind nachweisbar. Die Atemmittellage ist deutlich nach der Inspiration verschoben, der funktionelle Totraum ist vergrößert (Rossier, Bühlmann u. Wiesinger; Meili). Die Atmung ist vielfach unruhig (Biermann; Christian, Mohr, Schrenk u. Ulmer; Cohen u. White; Friedman, Stevenson u. Ripley).

Der Preßdruck ist erniedrigt, die Atemanhaltezeit besonders im Anschluß an die Hyperventilation verkürzt und der Hyperventilationsindex nach Friedman erniedrigt (Lahesmaa u. Peltonen). Das Atemminutenvolumen ist vorwiegend durch Steigerung der Atemfrequenz erhöht. Die Vitalkapazität liegt im Normbereich (Cohen u. White).

Beim Arbeitsversuch steigt das *Atemminutenvolumen* stärker an als beim Gesunden, die Hyperpnoe klingt dagegen langsamer ab (Cohen u. White; Zimmermann, Meier-Sydow u. Meinicke; Reindell u. Kirchhoff).

Zwerchfelltiefstand und Querstellung der Rippen wie beim Emphysem sind auch röntgenologisch nachweisbar. Die Zwerchfellexkursionen sind jedoch nicht eingeschränkt. Die Patienten zeigen bei Aufforderung eine normale Ausatmung.

EKG-Veränderungen bei Kindern sind von Enzer u. Walker sowie von Szutrély u. Tomory mitgeteilt worden. Das EEG zeigt durchweg keine Auffälligkeiten (Enzer u. Walker; Heinisch u. Hiller).

Zur **Diagnostik** wird die bewußte Hyperventilation (30—40 Atemzüge pro Minute) empfohlen (Ames; B. J. Lewis; Rossier; Stead u. Warren; Stevenson u. Ripley; Weimann u.a.). Gesunde beenden spontan nach 1—3, selten nach 5—10 min die Hyperventilation wegen unangenehmer Sensationen

und Erschöpfung. Patienten mit funktionellem Atmungssyndrom steigern sich in einen Hyperventilationsanfall hinein und erreichen dadurch höhere Alkalose- bzw. Hypokapniegrade.

Differentialdiagnose. Organische Herz- und Lungenkrankheiten, Asthma bronchiale, Croup, Glottisödem, Hyperthyreose, Hypoglykämie, Salicylatintoxikation, Anfallsleiden (petit mal) sowie hirnorganische Erkrankungen u.a.

Therapie. Neben Milieuwechsel, Milieusanierung, Psychotherapie (analytische und Gruppentherapie, Biermann; Enzer u. Walker; Kerr, Dalton u. Gliebe; Rossier) und Sorge für eine gesunde Lebensweise sind Atemgymnastik, vor allem Übung der Bauchatmung (Ames; v. Hattingberg; Szutrély u. Tomory), Bewegungstherapie, ganz besonders autogenes Training (Ames; Biermann; Enzer u. Walker; Kleinsorge u. Klumbies; J. H. Schultz) von Bedeutung.

Unterstützende Maßnahmen sind Sedativa wie die Ataraktika (Enzer u. Walker; Fréour, Coudray, de Boucaud u. Charrier; Klumbies), Barbiturate, auch Kombinationspräparate wie beispielsweise Bellergal (Kerr, Dalton u. Gliebe).

Der Hyperventilationsanfall wird durch Aufforderung zur Unterbrechung der Atmung, Rückatmung in einen Papierbeutel oder Beatmung mit einem Gemisch von 30—35% CO_2 und 65—70% O_2 (Kerr, Dalton u. Gliebe; Slater u. Leavy), in schweren Fällen durch intravenöse Gaben von Barbituraten (Rossier) oder ähnlich wirksamen Medikamenten unterbrochen. Intravenöse Calciuminjektionen, hinsichtlich Wirkung und besonders Wirkungsmodus umstritten, zeitigen nach eigenen Erfahrungen mitunter jedoch einen prompten Erfolg.

Prognose. Art, Schwere und Beeinflußbarkeit der ursächlichen Störung sowie der prämorbiden Persönlichkeit beeinflussen das Behandlungsergebnis und die Prognose. Oft bleiben die Erscheinungen bis in das Erwachsenenalter bestehen, zumal sie beim Kind und Jugendlichen nur selten richtig gedeutet und zweckmäßig behandelt werden (Buchs). Inwieweit sich eigene günstige Resultate bezüglich der Frühprognose auch hinsichtlich des Spätresultats bestätigen, wird von uns augenblicklich im Rahmen einer Nachuntersuchung unserer Patienten überprüft (Heinisch u. Puyn).

Literatur

ADLERSBERG, D., u. O. PORGES: Die neurotische Atmungstetanie, eine neue klinische Tetanieform. Wien. Arch. inn. Med. 8, 185 (1924).

AMES, F.: The hyperventilation syndrome. J. ment. Sci. 101, 466 (1955).

BENNHOLDT-THOMSEN, C.: Der Einfluß der Präpubertät auf die Entwicklung des Kindes. Mschr. Kinderheilk. 103, 43 (1955).

—, u. J. FREUND: Physiologie und Pathologie der Pubertät. In: Pädiatrie. Von H. OPITZ u. B. DE RUDDER. Berlin-Göttingen-Heidelberg: Springer 1957.

BIERMANN, G.: Nervöses Atmungssyndrom und Reifungskrise. Neue öst. Z. Kinderheilk. 5, 125 (1960).

BROWN jr., E. B.: Physiological effects of hyperventilation. Physiol. Rev. 33, 445 (1953).

BUCHS, S.: Hyperventilationssyndrom bei iatrogener Herzkrankheit. Ann. paediat. (Basel) 195, 88 (1960).

CHRISTIAN, P., P. MOHR, M. SCHRENK u. W. ULMER: Zur Phänomenologie der abnormen Atmung beim sog. „nervösen Atmungssyndrom". Nervenarzt 26, 191 (1955).

— — u. W. ULMER: Das nervöse Atmungssyndrom bei Vegetativ-Labilen. Dtsch. Arch. klin. Med. 201, 712 (1955).

CHRISTIE, R.: Some types of respiration in the neuroses. Quart. J. Med. 4, 427 (1935).

COHEN, M. E., and P. D. WHITE: Studies of breathing, pulmonary ventilation and subjective awareness of shortness of breath (dyspnea) in neurocirculatory asthenia, effort syndrome, anxiety neurosis. J. clin. Invest. 26, 520 (1947).

— — Life situations, emotions and neurocirculatory asthenia (anxiety neurosis, neurasthenia, effort syndrome). In: Life stress and bodily disease. Ass. for research in nervous and mental diseases, vol. XXIX. Baltimore: Williams & Wilkins Co. 1950.

— — Life situations, emotions, and neurocirculatory asthenia (Anxiety neurosis, neurasthenia, effort syndrome). Psychosom. Med. 13, 335 (1951).

CRAIG, H. R., and P. D. WHITE: Etiology and symptoms of neurocirculatory asthenia. Analyses of one hundred cases, with comments on prognosis and treatment. Arch. intern. Med. 53, 633 (1934).

DA COSTA, J. M.: On irritable heart: a clinical study of a form of functional cardiac disorder and its consequences. Amer. J. med. Sci. 61, 17 (1871).

DALE, H. H., and C. L. EVANS: Effects on the circulation of changes in the carbon-dioxide content of the blood. J. Physiol. (Lond.) 56, 125 (1922).

DELIUS, L.: Zeitgeschehen, Kriegsschäden und Kreislaufstörungen. Lebensversicher.-Med. 3, 33 (1951).

—, u. F. FAHRENBERG: Psychovegetative Syndrome. Stuttgart: Georg Thieme 1966.

DUDLEY, D. L., TH. H. HOLMES, C. J. MARTIN, and H. S. RIPLEY: Changes in respiration associated with hypnotically induced emotion, pain, and exercise. Psychosom. Med. 26, 46 (1964).

ENGEL, G. L., E. B. FERRIS, and M. LOGAN: Hyperventilation: analysis of clinical symptomatology. Ann. intern. Med. 27, 683 (1947).

ENZER, N. B., and P. A. WALKER: Hyperventilation syndrome in childhood. A review of 44 cases. J. Pediat. 70, 521 (1967).

FRÉOUR, P., P. COUDRAY, M. DE BOUCAUD et Y. CHARRIER: Le diazepam en pneumo-phtisiologie. Sem. Hôp. Paris 41, 1354 (1965).

FRIEDMAN, M.: Studies concerning the etiology and pathogenesis of neurocirculatory asthenia. IV. The respiratory manifestations of neurocirculatory asthenia. Amer. Heart J. 30, 557 (1945).

— Studies concerning the etiology and pathogenesis of neurocirculatory asthenia. V. The introduction of a new test for the diagnosis and assessment of the syndrome. Psychosom. Med. 9, 233 (1947).

— Studies concerning the etiology and pathogenesis of neurocirculatory asthenia. VI. Episodic neurogenic discharge as a manifestation of the syndrome. Psychosom. Med. 9, 242 (1947).

GILLESPIE, J. B.: The hyperventilation syndrome in childhood. Arch. Pediat. 71, 197 (1954).

HATTINGBERG, H. v.: Das Atemkorsett. Münch. med. Wschr. 75, 1191 (1928).

HEINISCH, H.-M., u. H.-J. HILLER: Das funktionelle Atmungssyndrom im Kindesalter. Z. Kinderheilk. 104, 72 (1968).

—, u. U. PUYN: Zur Prognose des funktionellen Atmungssyndroms im Kindesalter, eine katamnestische Studie (in Vorbereitung).

HILLE, H., R. HILD, K. MECHELKE u. CH. BARTH: Über die Wirkung von CO_2-Inhalation und Hyperventilation auf den Kreislauf des Menschen. Z. Kreisl.-Forsch. 50, 255 (1961).

HOCHREIN, M., u. I. SCHLEICHER: Pneumonose oder pulmonale Dystonie. Med. Klinik 44, 129 (1949).

— — Zur therapeutischen Beeinflussung des cardiopulmonalen Systems. Med. Mschr. 6, 780 (1952).

JOHNSON, C.: Clinical evaluation of pulmonary function. Postgrad. Med. 39, 601 (1966).

KERR, W. J., J. W. DALTON, and P. A. GLIEBE: Some physical phenomena associated with the anxiety states and their relation to hyperventilation. Ann. Int. Med. 11, 961 (1937).

KETY, S. S., and C. F. SCHMIDT: The effects of active and passive hyperventilation on cerebral blood flow, cerebral oxygen consumption, cardiac output, and blood pressure of normal young men. J. clin. Invest. 25, 107 (1946).

KIRCHHOFF, H. W.: Besonderheiten der Regulation von Kreislauf und Atmung im Reifungsalter. Mschr. Kinderheilk. 107, 51 (1959).

KLEINSORGE, H., u. G. KLUMBIES: Technik der Relaxation. Jena: Gustav Fischer 1962.

KLUMBIES, G.: Therapie mit Psychopharmaka bei Funktionsstörungen der Atmung. Hippokrates (Stuttg.) 37, 725 (1966).

KUGELBERG, E.: Activation of human nerves by hyperventilation and hypocalcemia. Arch. neurol. Psychiat. (Chic.) 60, 153 (1948).

KUJATH, G.: Zur Pathogenese des paroxysmalen Hyperventilationssyndroms. Mschr. Kinderheilk. 111, 27 (1963).

Lahesmaa, P., u. T. Peltonen: Hyperventilations-versuche nach Friedman bei dystonischen und asthmatischen Kindern. Mschr. Kinderheilk. **107**, 375 (1959).

Lewis, B. J.: The hyperventilation syndrome. Ann. intern. Med. **38**, 918 (1953).

— Hyperventilation syndromes: clinical and physiologic observations. Postgrad. Med. **21**, 259 (1957).

Lewis, T.: The soldiers heart and the effort syndrome. New York: P. B. Hoeber 1919.

Mackenzie, J.: The soldiers heart. Brit. med. J. **1916 I**, 117.

Mechelke, K., u. P. Christian: Das nervöse Atmungssyndrom. In: Handbuch der inneren Medizin, 4. Aufl., Bd. 9, Teil 4, hrsg. von G. v. Bergmann, W. Frey u. H. Schwiegk. Herz und Kreislauf. Berlin-Göttingen-Heidelberg: Springer 1960.

McHenry jr., L. C., H. C. Slocum, H. E. Bivins, H. A. Mayes, and G. J. Hayes: Hyperventilation in awake and anesthetized man. Arch. Neurol. (Chic.) **12**, 270 (1965).

Meili, E.: Zur Pathophysiologie des Effortsyndroms. Helv. med. Acta **15**, 440 (1948).

Moss, P. D., and C. P. McEvedy: An epidemic of overbreathing among schoolgirls. Brit. med. J. **1966 II**, 1295.

Noell, W., u. M. Schneider: Über die Durchblutung und die Sauerstoffversorgung des Gehirns. Pflügers Arch. ges. Physiol. **247**, 514 (1944).

Oppenheimer, B. S., and M. A. Rothschild: The psychoneurotic factor in the „irritable heart" of soldiers. Brit. med. J. **1918 II**, 29.

Peltonen, T.: Über die sogenannten funktionellen Störungen im Schulalter. Ann. Paediat. Fenn. **2**, Suppl. 7 (1956).

Rapoport, S.: Role of overventilation in diseases of infancy. Ann. paediat. (Basel) **176**, 137 (1951).

Reindell, P. H., u. H. W. Kirchhoff: Über kombinierte Funktionsprüfungen des Kreislaufs und der Atmung. Dtsch. med. Wschr. **81**, 592, 659 (1956).

Rossier, P. H.: Die Atmungstetanie. Schweiz. med. Wschr. **69**, 357 (1939).

— A. Bühlmann u. K. Wiesinger: Physiologie und Pathophysiologie der Atmung, 2. Aufl. Berlin-Göttingen-Heidelberg: Springer 1958.

Sargant, W.: The hyperventilation syndrome. Lancet **1940 I**, 314.

Schultz, J. H.: Das autogene Training, 12. Aufl. Stuttgart: Georg Thieme 1966.

Slater, S. L., and A. Leavy: The effects of inhaling a 35 per cent CO_2 — 65 per cent O_2 mixture upon anxiety level in neurotic patients. Behav. Res. Ther. **4**, 309 (1966).

Stead, E. A., and J. V. Warren: Clinical significance of hyperventilation. Amer. J. med. Sci. **206**, 183 (1943).

Stevenson, J., and J. S. Ripley: Variations in respiration and in respiratory symptoms during changes in emotion. Psychosom. Med. **14**, 476 (1952).

Struppler, A.: Das Tetanie-Syndrom. Münch. med. Wschr. **106**, 702 (1964).

Szutrély, G., u. E. Tomory: Neurotische kardio-respiratorische Dysfunktion im Kindesalter. Ann. paediat. (Basel) **190**, 37 (1958).

Wasserman, A. J., and J. L. Patterson: The cerebral vascular response to reduction in arterial carbon dioxide tension. J. clin. Invest. **40**, 1297 (1961).

Weimann, G.: Die Hyperventilation als pathogenetischer Faktor im Rahmen funktioneller Syndrome. Fortschr. Med. **86**, 230 (1968).

Willard, H. N., R. C. Swan, and G. A. Wolf jr.: Life situations, emotions and dyspnoea. In: Life stress and bodily disease. Ass. research in nervous and mental diseases, vol. XXIX. Baltimore: Williams & Wilkins Co. 1950.

Wood, P.: Da Costa's syndrome (or effort syndrome). Brit. med. J. **1941**, 767, 805, 845.

Zimmermann, W. E., J. Meier-Sydow u. R. Meinicke: Ergospirometrische Stoffwechsel- und Kreislaufgrößen beim Hyperventilationssyndrom. Med. Klin. **57**, 1038 (1962).

Akrodynie
(Selter-Swift-Feersche Krankheit)

Die Akrodynie ist ein polyätiologisches Syndrom, dessen Erscheinungsbild als Prototyp einer vegetativen Erkrankung im Kindesalter angesehen wird.

Historische Daten. 1903 beobachtete Selter in Solingen 8 Kinder mit „Trophodermatoneurose". 1914 berichtet Swift (Australien) über 14 Kinder mit „Erythroedem". Nach Wood hat Snowball bereits seit 1883 diese Erkrankung als „raw beef hands and feet" bezeichnet. 1920 spricht Clubb von „pink disease". 1917 erfolgt die erste Mitteilung in den USA als „Trophoneurose" (Beifeld), 1918 die erste Beobachtung in England als „Erythroedema" (Doak). 1920 führt Weston in Anlehnung an die französische Epidemie von 1828 den Namen „Akrodynie" ein, die 1921 unabhängig von der kindlichen Akrodynie von Petren als chronische Arsenintoxikation identifiziert wurde. 1920 vermutet Byfield ein „polyneuritisches Syndrom" nach Art der Pellagra. 1922 erwähnt Zahorsky erstmals vorausgegangene Quecksilberapplikation. 1923 berichtet Feer (Zürich) über eine „eigenartige Neurose des vegetativen Systems". 1924 erste Beobachtungen in Frankreich (Debré u. Petot).

Inselartiges, endemisches Auftreten, Familienerkrankungen und die symptomatische Ähnlichkeit mit der Encephalitis epidemica führten zunächst zur Annahme einer Infektionskrankheit sui generis oder einer postinfektiösen Encephalitis allergischer oder parallergischer Genese und schließlich einer Virusinfektion (Blechmann u. Lecomte; Bosscher; Brock; Feer; Péhu und seine Schule; Rocaz; Selter; Sommer; Tebbe; Zechlin u.a.). Daher spricht Selter 1927 von „Poliomyelitis des vegetativen Nervensystems", 1934 von „Encephalitis vegetativa". Epidemiologische Untersuchungen entkräfteten die Annahme direkter Beziehungen zur Poliomyelitis und Encephalitis epidemica (Fanconi u. Goldsmith; Lorenz; Péhu u. Boucomont; Péhu u. Ardisson). Vertreter einer endokrin-nervösen Genese, deren An-

fänge sich schon bei FEER finden, sind KÜHL; RIET-
SCHEL sowie GLANZMANN.

Seit 1944/48 steht die Diskussion über die Bedeutung des Quecksilbers im Vordergrund unserer ätio-
pathogenetischen Vorstellungen, von FANCONI u.
Mitarb. sowie WARKANY u. HUBBARD unabhängig
voneinander in Gang gebracht. FANCONI, ZELLWEGER
und BOTSZTEJN vermuteten 1944 zumindest nahe Beziehungen zur Polyradiculitis, die mit PETTE als
allergisch-hyperergische Reaktion bei entsprechender
Disposition auf ein unbekanntes Allergen angesehen
wird. Die sog. Kalomelkrankheit als allergische Frühreaktion, auffällige Häufung von Quecksilberwurm-
kuren bei Akrodyniekindern und Übergangsformen
zwischen Kalomelkrankheit und Akrodynie führten
zur Auffassung der Akrodynie als neuroallergische
Spätreaktion zumeist auf Quecksilber. WARKANY
u. HUBBARD vermuteten dagegen wegen der Ähnlichkeit mit einer chronischen Arsenintoxikation im Arsen
einen ätiologischen Faktor, fanden aber bei Harnuntersuchungen Quecksilber und begannen 1945 mit
der systematischen Suche nach Quecksilber im Urin.

Häufigkeit. In den Jahren 1920—1930 mehrten
sich die Beobachtungen mit einem unregelmäßigen
Anstieg der Erkrankungsziffern bis 1940/44 (BREHME;
CLEMENTS; KÖTTGEN; LEENHARDT u. BOUCOMONT;
MAI; SELTER; MAYERHOFER u. DRAGIŠIĆ; SOUTHBY;
WIEDEMANN). BAUMANN (Aarau) beobachtete noch
1947 41 Erkrankungen. Mit Bekanntwerden der Quecksilberätiologie verschwindet die Akrodynie rasch und
wird heute bis auf vereinzelte Fälle (HARRIS; FELD-
MAN u.a.) infolge irrtümlichen Gebrauchs quecksilberhaltiger Zubereitungen praktisch vermißt (BAUMANN;
COLVER; DATHAN u. HARVEY; KLINKE; POCKELS;
WARKANY). CLEMENTS berichtet, daß in Australien
und England bereits nach 1940, d.h. schon vor
Bekanntwerden der Quecksilberätiologie, die Akro-
dyniefrequenz gefallen sei. Quecksilberhaltige Medikamente wurden in Australien beispielsweise erst
1953 verboten.

Altersdisposition. Die Akrodynie ist eine
ausgesprochene *Erkrankung des Säuglings und
Kleinkindes.* In England, den Dominien, besonders Australien und in den USA, wo quecksilberhaltige Zahnpulver in Gebrauch waren,
erkrankten meist Kinder des 1. und 2. Lebensjahres. Auf dem Kontinent lag dagegen der
Altersgipfel zwischen dem 3. und 4. Lebensjahr
infolge der Quecksilberzufuhr durch Wurm-
mittel und Salben (HOLZEL u. JAMES; JANS-
SEN). Über Erkrankungen von jungen Säuglingen berichten PÉHU u. ARDISSON (6 Wochen
alt); PERALE (2 Monate alt); GLAUBER (zwischen dem 3. und 6. Lebensmonat); GLANZ-
MANN (3¹/₂ Monate alt); NELSON (4 Monate alt).
Jenseits des 7. Lebensjahres gilt die Akrodynie
als Seltenheit (FANCONI u. GOLDSMITH; GAMA-
LERO; GLANZMANN), um die Pubertät als Ausnahme (GAMALERO; LORENZ; MARTROU; PÉHU
u. LEBROC; SALVIOLI). Akrodyniefälle im Erwachsenenalter sind vereinzelt beschrieben

worden (BEUMER u. KRACK; BOGAERT, KOU-
MANS u. SWEERTS; GOLDSCHLAG u. STEIN;
KEHRER; WIGGELENDAM u. KUIPER). Schon
FEER hat das Vorkommen bei Erwachsenen
angezweifelt.

Geschlechtsdisposition. Eine gesicherte Ge-
schlechtsdisposition besteht nicht (RIETSCHEL;
ROCAZ; GRIFFITH; SOUTHBY; WOOD u. WOOD;
ZECHLIN). Für eine überwiegende Knabenwen-
digkeit haben sich DEBRÉ u. Mitarb.; SERVEL
DE COSMI; HAUSHALTER; MAYERHOFER u.
DRAGIŠIĆ; für eine Mädchenprävalenz BYFIELD;
FISHER; GLANZMANN; PÉHU u. ARDISSON; SEL-
TER ausgesprochen.

Jahreszeitliche Verteilung. Eine Bevorzugung der kalten Jahreszeit (Dezember bis Mai)
als „katarrhalische" wird von LEENHARDT u.
BOUCOMONT; SERVEL DE COSMI; FEER; KÖTT-
GEN; ROCAZ; SELTER hervorgehoben. WORINGER
spricht daher von „hibernovaler" („heliopho-
ber") Erkrankung. GLANZMANN denkt an die
Bedeutung des Saisonwechsels im Frühjahr
und Herbst. FISHER; GRIFFITH sowie MAYER-
HOFER u. DRAGIŠIĆ sahen keine jahreszeitlichen
Schwankungen. Nach FANCONI u. GOLDSMITH
bevorzugen Akrodynie und Encephalitis acuta
im Gegensatz zur Poliomyelitis die erste Jahres-
hälfte.

Geographische Faktoren. Die Akrodynie ist
in bestimmten Ländern bzw. in bestimmten
Landschaften gehäuft beobachtet worden.
Deutschland, Frankreich, die Schweiz und auch
England waren in Europa am stärksten befallen, weniger Österreich, Belgien und die
Niederlande, während in den osteuropäischen
und nordischen Ländern mit Ausnahme von
Jugoslawien sehr viel weniger Erkrankungen
bekannt geworden sind. Aus den Mittelmeer-
ländern (Italien, Griechenland) sowie aus Klein-
asien stammen nur vereinzelte Beobachtungen.
Von den außereuropäischen Ländern wiesen die
USA und Australien die höchsten Erkrankungsziffern auf. In Südamerika, Nordafrika und
auch Asien gehörte die Akrodynie zu den
größten Seltenheiten.

Inselartiges Auftreten, vor allem in ländlichen Bezirken (GRIFFITH; SOMMER; ZECHLIN)
wurde als Ausdruck einer infektiösen Genese
gedeutet. Diese auffällige, endemisch anmuten-
de Verbreitung ist wahrscheinlich auf die unterschiedliche Häufigkeit der Quecksilberapplikation zurückzuführen. Bevorzugt befallen waren
der Südwesten Frankreichs, die Nordschweiz und
Westdeutschland (KÖTTGEN; POCKELS; SELTER;

Wiedemann; Zechlin). In Österreich trat die Akrodynie unregelmäßig auf, in Kärnten häufiger als in Wien oder Graz (Köffler). Eine individuelle Disposition lassen Beobachtungen von Holzel u. James vermuten: In Warwick (England) erkrankten weniger Kinder als in Manchester und Salford, obwohl in Warwick quecksilberhaltiges Zahnpulver in stärkerem Maße in Gebrauch war. Ähnliche Verhältnisse bezüglich der Häufigkeit der Anwendung quecksilberhaltiger Zubereitungen und Vorkommen der Akrodynie ergaben sich aus der Umfrage über die Feersche Krankheit durch Klinke (1954) für Deutschland.

Pathobiologie. Die Akrodynie ist ein polygenetisches Syndrom (Wiedemann). Infektiöse, toxische und allergische Noxen können bei einer besonderen Alters- und Individualdisposition zum Akrodyniesyndrom führen. Als seltene Ursachen sind B6-Avitaminosen, Intoxikationen mit Mutterkorn, mit Ustilago maidis (Mayerhofer, 1930), Infektionskrankheiten, welche das Zwischenhirn in Mitleidenschaft ziehen (Fanconi) sowie durch Arsen, Thallium, Blei (Wiedemann) beschrieben worden. Im Vordergrund der kindlichen Akrodynie steht die merkurielle Genese.

Fanconi u. Mitarb. sehen das Wesen der Akrodynie in einer neuroallergischen Spätreaktion auf verschiedene Noxen mit Lokalisation in den vegetativen Zentren des Zwischenhirns. Quecksilber ist anscheinend die Noxe, welche ätiologisch am häufigsten die Akrodynie auslöst (Fanconi u. Mitarb.; Warkany u. Hubbard). Die Frühreaktion der Quecksilberüberempfindlichkeit (akute Allergose) ist dagegen die Kalomelkrankheit. Klinische Gesichtspunkte führten Fanconi zu folgender Einteilung der Quecksilberüberempfindlichkeitsreaktionen:

1. Reaktion nach externer Quecksilberapplikation:
   a) lokale Dermatitis,
   b) generalisierte febrile und afebrile Exantheme und Dermatitiden.
2. Reaktion nach interner Quecksilberapplikation (Kalomelkrankheit).
3. Seltene Spätreaktionen:
   a) Agranulocytose,
   b) Neuroallergische Reaktionen:
      Polyradiculoneuritis,
      Akrodynie.
   c) Syndrom der Lipoidnephrose nach Überdosierung bei Wurmkuren.

Der Sitz der Antigen-Antikörperreaktion ist bei der Kalomelkrankheit die Haut, das Knochenmark, das Schleimhautsystem und evtl. die Niere. Bei der Polyradiculitis wird dagegen das Schockorgan von den Nervenwurzeln, bei der Akrodynie vom Zentralnervensystem dargestellt.

Die *Quecksilberapplikation* kann in Wurmmitteln, in Zahnpulvern, als Salbe und selten einmal als metallisches Quecksilber (Thermometer, Speirs) anamnestisch ermittelt und Quecksilber in der Regel auch im Harn nachgewiesen werden. Quecksilber besitzt offenbar die Fähigkeit, als Allergen, und zwar als Hapten zu wirken und eine subakute Allergose des Zentralnervensystems unter dem Erscheinungsbild der Akrodynie zu unterhalten (Baumann). Übergänge zwischen Kalomelkrankheit und Akrodynie (Baumann; Flückiger; Najman und Ćetković u. a.), positive Reaktionen auf Hauttests beim frisch Erkrankten (u. a. Fanconi; Bakx, Lingeman u. Peters), serologischer Nachweis als Kalomelallergie nach Hoigné (Flückiger), weitgehend übereinstimmende Altersdisposition und Rezidivbereitschaft der Akrodynie (subakute Allergose) mit der Kalomelkrankheit (akute Allergose) sowie die Beziehungslosigkeit der ausgeschiedenen Quecksilbergrößen im Urin zur Schwere der Erkrankung (Bilderback) stützen die Annahme einer allergischen Pathogenese. Übergänge bzw. Mischformen zwischen der Polyradiculoneuritis und der Akrodynie führten Fanconi zur Annahme einer neuroallergischen (Pette) Spätreaktion auf eine unbekannte oder bekannte Noxe als Wesen der Akrodynie. Für Elsaesser besteht die Pathogenese der Akrodynie in einer allergo-toxischen Gefäßreaktion mit Permeabilitätsstörungen der Hirn- und Rückenmarkgefäße. Eine konstitutionelle Bereitschaft ist Voraussetzung, da andere Kinder trotz Quecksilbermedikation und Ausscheidung in den Urin verschont bleiben (Clements; Warkany u. Hubbard; Zellweger u. Wehrli). Die Quecksilberätiologie wird von den meisten Autoren in der ganzen Welt anerkannt. Daneben gibt es Erkrankungsfälle, bei denen trotz eingehender Suche und Befragung ein Kontakt mit Quecksilber bzw. sein Nachweis im Urin, ein Infekt oder eine andere, evtl. auch sensibilisierende Noxe nicht ermittelt werden kann, so daß Orthner (1954) neben der „sekundären" Akrodynie (Avitaminose, Quecksilber) die Möglichkeit einer „primären" Form als Encephalitis zur Diskussion stellte.

Andere Entstehungsursachen des Akrodyniesyndroms sind Begleitencephalitiden im Gefolge von Röteln, Varicellen, Pertussis, Masern, Poliomyelitis, rheumatischen Erkrankungen, schweren septischen Krankheitsbildern, Pockenschutzimpfung, Virusinfektionen mit Stomatitis, rezidivierende Rhinopharyngitiden, Tonsillitiden, Pneumonien (Baumann; Catel, 1951, 1964; Elsaesser; Fanconi; Glanzmann; Holzel u. James; Mayerhofer; Mossberg; Najmann, u. Ćetković; Sommer; Tebbe; Uflacker; Zellweger). Über die ursächliche Bedeutung auch von Blei-, Thallium-, Arsen- und Quecksilberintoxikation berichten Calvin u. Taylor; Ecker; Joppich; Meyer u. Weise; Rominger; Wiedemann; Zahorsky. Die Quecksilberätiologie wird darüber hinaus mit anderen Wirkungsmechanismen in Zusammenhang gebracht, z.B. als aktivierender Vorschaden für ein Virus (Brehme; Canestri) oder mit Rückwirkungen auf den Magendarmtrakt (Barrett) bzw. das Endokrinium und die Ausscheidungsfunktion der Niere (Cheek; Cheek u. Wu). Auch ein Vitamin B-Mangel wurde immer wieder erörtert (Boutwell, Rusch u. Chiang; Frontali; Moreno; Wolff). Nach Bilderback (1960) scheidet jedoch Mangelernährung in irgendeiner Form als Ursache der Akrodynie aus: In den Konzentrationslagern in Hongkong, im Orient und in Europa bekamen viele Kinder und Jugendliche Pellagra und Beri-Beri, nie aber trat eine Akrodynie auf. Ob die Akrodynie infektiös oder toxisch bedingt ist, hält Spiegel noch im Jahre 1960 für ungewiß.

Klinik

Symptomatologie. Das Intervall zwischen Quecksilberapplikation und Auftreten der Akrodyniesymptome läßt sich wegen des schleichenden Beginns nicht exakt bestimmen: BAUMANN berichtet von 2—7 Wochen, WARKANY u. HUBBARD von 1 Woche bis zu mehreren Monaten, FANCONI beobachtete bei gezielten Untersuchungen unterschiedliche Intervall-zeiten bis zu 4 Monaten, STELGENS sah überhaupt keine Gesetzmäßigkeiten.

Initialsymptome sind Fieber, katarrhalische Erscheinungen, Rhinopharyngitis, manchmal Drüsenschwellungen und Gelenkschmerzen, letztere besonders bei größeren Kindern (GLANZMANN). Von diesem ersten Kranksein erholen sich die Kinder nicht und zeigen allmählich typische Erscheinungen. Bei anderen Kindern besteht ein symptomloses, fieberfreies Intervall. Bei den gelegentlich auch mit Temperaturerhöhungen und Lymphknotenanschwellungen verbundenen Hautausschlägen dürfte es sich häufig um polymorphe Exantheme der akuten allergischen Kalomelkrankheit handeln.

Nicht selten wird das Krankheitsbild von einem einzigen Symptom beherrscht. Man hat sich daher immer wieder bemüht, besondere Verlaufsformen von einem klassischen Bild abzugrenzen. MAYERHOFER spricht von 24 Verlaufstypen. AUDEOUD u. BOISSONNAS unterscheiden in Anlehnung an PICHON eine psychotische, paralytische, neuralgische, dermatologische, gangräneszierende, okuläre und eine akut fieberhafte Verlaufsform. GLANZMANN stellt neben das klassische Krankheitsbild die „formes frustes", die psychische Form, die paralytische Form, die mit Krämpfen einhergehende und die gangränöse, verstümmelnde Verlaufsform.

Das klassische Erscheinungsbild ist durch *Störungen des Allgemeinbefindens (psychische Veränderungen,* Störungen von Appetit und Schlaf), *Abmagerung, Schweiße mit Exanthemen* der Haut, *Juckreiz, Cyanose* der feuchtkalten Hände und Füße mit *groblamellöser Schuppung, Bewegungsarmut* bei *Hypotonie der Muskulatur, trophische Störungen* der Haut der Acren und der Hautanhangsgebilde, *Hyperglobulie* und *Glykolabilität* und besonders die charakteristischen kardio-vasculären Symptome, nämlich *Tachykardie* und *Hypertension,* gekennzeichnet. Diese Symptome treten allmählich in bestimmter Reihenfolge und mit unterschiedlicher Intensität auf.

Zunächst sind *psychische Veränderungen* auffällig. Die Kinder werden verdrießlich, mürrisch, reizbar, affektlabil, isolieren sich beim Spiel, werden wortkarg, weinerlich, bekommen einen traurigen, mitunter unglücklichen Gesichtsausdruck und zeigen gegenüber der Umgebung ein ablehnendes Verhalten (Abb. 298). Intelligenz und Kontaktfähigkeit bleiben ungestört (KLEINSCHMIDT; SCHMIDT-

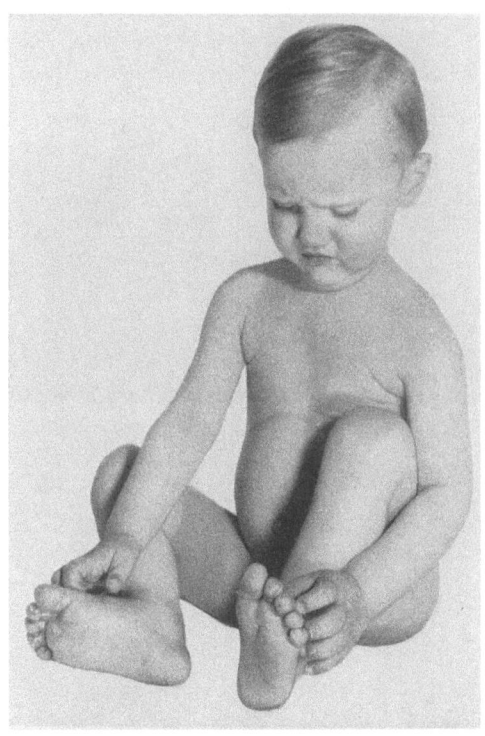

Abb. 298. Feersche Krankheit (Akrodynie). 2jähriger Junge. Mißstimmung, Schlafstörung, Muskelhypotonie, RR 150/100, Puls 160/min. (Nach FREUND)

GANZ; WIEDEMANN). Andere Krankheitszeichen, welche den Zustand erklären könnten, fehlen. Schon früh zeigt sich das Phänomen der *Schlafumkehr* sowie die zunehmende Abmagerung (COLVER), die nur zum Teil durch die Anorexie erklärt werden kann.

Bald folgen typische Erscheinungen des Integuments. Im Vordergrund stehen *diffuse Schweiße.* An den Acren (Hände, Füße, Wangen, Ohren, Nase) treten charakteristische, *hochrote, ödematöse Schwellungen,* bisweilen mit cyanotischem Unterton, auf. Hände und Füße sind stärker befallen und fühlen sich kalt und feucht an, obwohl die Kinder eher über ein brennendes Gefühl klagen. Die Nase zeigt gelegentlich ein der Granulosis rubra nasi-ähnliches Erscheinungsbild, das DRAGIŠIĆ mit HALLOPEAU (1906) als

Neurohyperhidrosis deutet. Stein sieht sogar
in der isolierten Granulosis rubra nasi eine
forme fruste der Akrodynie. Flüssigkeitsdurchtränkung des Gewebes und profuse Schweiße
führen zu Schweißfrieseln und *groblamellöser
Schuppung* (Abb. 299). *Superinfektionen* wie
Follikulitiden aber auch schwere Eiterungen

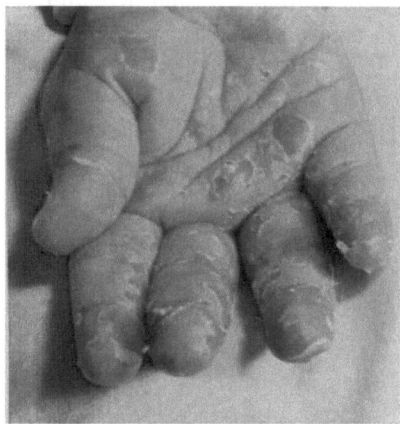

Abb. 299. Hand bei Akrodynie. (Nach Freund)

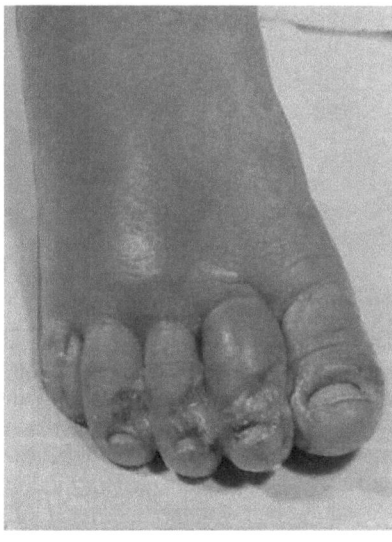

Abb. 300. Fuß bei Akrodynie. Schwere staphylogene
Sekundärinfektion, ausgehend von Paronychien.
(Nach Freund)

sind die Folge (Abb. 300). Über trophische
Störungen, Gangräneszierung und Mutilation
im Bereich der Zehen, Finger und Hände berichten Bosscher; Corcos, Stan'Rad u.
Abitrol; Deamer u. Biskind; Jenny; Keller; Péhu u. Boucomont; Pichot-Janton
u. Jézéquel. Schwere Veränderungen des
Unterkiefers und der Alveolarfortsätze mit
Gingivitiden, Eiterungen und Zahnausfall beobachteten Debré u. Cleret; van Bogaert,
Koumans u. Sweerts; Gahlen; Jordan.

Über Blutungen im Bereich von Mund,
Nase und Orbita berichtet Deuber. An den
Nagelwällen können recht therapieresistente
Paronychien, nicht selten mit Nagelausfall,
auftreten. Das Haar wird trocken und brüchig.
Eigenartige Sensationen, sog. Haarschmerzen,
führen zu Trichotillomanie und damit zu par-
tieller Glatzenbildung.

Charakteristisch ist die zunehmende *Hypotonie der Muskulatur* mit den Erscheinungen
der losen Schulter ähnlich wie bei der Chorea
minor. Gelegentlich sind die Eigenreflexe abgeschwächt oder erloschen. Die Kinder werden
bewegungsarm, verlernen das Laufen, liegen
gern in absonderlich verschränkten Stellungen
(Känguruhstellung). Nicht selten klappen die
kleinen Patienten beim Aufsetzen vornüber,
bis der Kopf zwischen den Füßen liegt und
verharren in dieser Stellung. Oft besteht ein
deutlicher Tremor der hochgehobenen Hände.

Lanzierende Schmerzen führten zur Bezeichnung „*Akrodynie*". Druck und passive
Bewegungen sind jedoch nicht schmerzhaft.
Sensibilitätsstörungen an den Füßen und besonders an den Händen kommen häufig vor.
Daneben wird unerträglicher Juckreiz beobachtet. Bauchschmerzen mit Krämpfen und
heftigen Tenesmen (Sommer), schmerzhafter
Stuhldrang mit häufigen kleinen Defäkationen
oder sogar Mastdarmvorfall (Calvin u. Taylor) sind nicht selten. Darmeinscheidungen
beobachteten Deamer u. Biskind; Lapage;
Paterson u. Greenfield; Thursfield u.
Paterson.

Lichtscheu tritt frühzeitig auf und verschwindet meist erst mit der Heilung. Tränenfluß, Brennen in den Augen mit Konjunk-
tivalinjektion bei Dilatation der subpapillären
Gefäße und Konjunktivitiden (Feer) werden
beobachtet. Subkonjunktivale Blutungen sah
Bode, vermindertes Sehvermögen und Stauungspapille Jenny, eine Keratitis punctata
superficialis beiderseits mit einseitiger para-
zentraler Ulceration Léopold u. Lagier.
Derartige Erscheinungen werden nur selten
beobachtet und wahrscheinlich durch starkes
Reiben verursacht (Prins). Prins denkt an
eine niedrige NaCl-Konzentration der vermutlich auch in anderer Hinsicht abnorm zusammengesetzten Tränenflüssigkeit, die reizend
auf die Hornhaut einwirkt und aus der der
Autor die ungeklärte Photophobie und den
Blepharospasmus herleiten möchte. Alle diese
Symptome werden von ihm zusammen mit

einer leichten Schwellung der Augenlider und Hyperämie der Bindehaut zum „Madida"-Syndrom zusammengefaßt.

Die Kardinalsymptome der Akrodynie sind die *kardio-vasculären Erscheinungen*, die erstmals von FEER beschrieben wurden. Die *Tachykardie* kann Werte bis 180 Schläge pro Minute und darüber erreichen, ohne daß Fieber vorliegt. Im Schlaf kann die Pulsfrequenz dagegen um ca. 40 Schläge absinken (FEER). Die *Blutdruckerhöhung* mit systolischen Werten bis zu 160 mm Hg und darüber bei deutlicher Erhöhung auch des diastolischen Blutdrucks geht wie die Tachykardie erst langsam mit der Heilung zurück.

Dagegen ist die von GLANZMANN als obligates Zeichen angesehene *Hyperglykämie* nicht regelmäßig nachweisbar. FANCONI u. v. MURALT sprechen daher von einer Glykolabilität mit geringer Tendenz zur Hyperglykämie.

Störungen der Atmung in Form von erschwerter, keuchender Atmung sahen KÜHL sowie GLANZMANN.

Temperaturerhöhungen sind nicht obligat. Superinfektionen oder Durst (Exsiccation) können Temperatursteigerungen hervorrufen. Temperaturerhöhung ohne klinisches Substrat ist als zentrale Hyperthermie infolge einer Störung der Wärmeregulation gedeutet worden. Eigenartige starre Temperaturverläufe mit geringen Tagesschwankungen sahen GLANZMANN; LORENZ; ZAHORSKY.

Erscheinungen von Hirsutismus im Verlauf der Erkrankung beobachteten GLANZMANN; MAYERHOFER u. DRAGIŠIĆ. Röntgenologisch nachweisbare *Skeletveränderungen* (Unterarme, Hände, Unterschenkel, Füße) beschrieb COBB, multiple Periostosen und Spontanfraktur BARBÉ, über eine rezidivierende *Dermatomyositis* mit begleitender Akrodynie berichtet SALVIOLI.

Atypische Formen. Uncharakteristische Verläufe mit Hervortreten eines oder mehrerer Symptome müssen von abortiven Erscheinungsbildern unterschieden werden.

Bei der sog. *psychischen Verlaufsform* beherrschen Charakter- und Wesensveränderungen das klinische Bild mit Depressionen, Exzitationen, Negativismus, Verwirrtheit und Halluzinationen (DEBRÉ u. Mitarb.; GLANZMANN; JANET u. DAYRAS; MAYERHOFER u. DRAGIŠIĆ; ROCAZ; SELTER). Die übrigen Akrodyniesymptome können nur angedeutet nachweisbar sein.

Anfallsmanifestationen mit Myoklonien einzelner Muskelgruppen (BLACKFAN u. MCKHANN; TEBBE), generalisierte Krämpfe (GRIFFITH; MORENO; SELTER), teilweise mit Liquorbefund im Sinne eines Guillain-Barrée-Syndroms (GLANZMANN; KÜHL; MAYER) oder mit chorea- oder parkinsonismusähnlichen Bildern (ELSAESSER; KUIPER; LORENZ; NAJMAN u. ČETKOVIČ) sind selten. Auch lanzierende Schmerzen, Parästhesien oder Nabelkoliken können das klinische Bild beherrschen und zu diagnostischen Irrtümern führen.

Mischformen von Polyradikulitis und Akrodynie sind von FANCONI; BAUMANN; DEBRÉ, MARIE u. MESSIMY; GUILLAIN u. TIFFENEAU; GLANZMANN; KEIZER; MAI; MARIE; STUTTE u.a. beobachtet worden. FANCONI unterscheidet mit MARIE 2 Typen:

1. Schlaffe Lähmungen, welche sich einige Monate nach Beginn einer klassischen Akrodynie aus der Muskelhypotonie entwickeln (Acrodynie paralytique grave).

2. Die Polyradiculitis vom Typ GUILLAIN-BARRÉ, bei der sich sekundär einige Akrodyniesymptome wie Schweiße, Tachykardie, Rötung und Schuppung der Hände, in einigen Fällen sogar Blutdruckerhöhung einstellen („variété acrodynique infantile du syndrome de GUILLAIN-BARRÉ).

Gemeinsam ist beiden Typen eine Dissoziation albumino-cytologique im Liquor sowie eine langsame, meist symmetrische Progredienz der Lähmungen. Sensible Reiz- oder Ausfallserscheinungen begleiten nicht selten die motorischen Ausfälle. Es besteht die Gefahr, daß die Patienten auf der Höhe der Erkrankung einer Atemlähmung oder einer pulmonalen Komplikation erliegen. Die progrediente Lähmung bei einer Akrodynie soll sich nach MARIE durch die zeitliche Reihenfolge der Symptome wie auch durch die schlechtere Prognose vom zweiten Typus, der Polyradiculitis, die im Verlauf auch Akrodyniesymptome bietet, unterscheiden. Dieses nicht so seltene Zusammentreffen zweier nicht alltäglicher Krankheiten bei demselben Patienten kann kaum auf einen Zufall zurückgeführt werden (FANCONI; MARIE).

Abortive Formen sind häufig (DRUKKER; GLANZMANN; HALBERTSMA; KÖTTGEN; KÜHL; LEENHARDT, BOUCOMONT u. LAFONT; MAYERHOFER u. DRAGIŠIĆ; WATKINS). Hinweissymptome sind vorhanden, werden aber verkannt. Vorübergehende Charakterveränderungen, Schlaflosigkeit, weinerliche Züge oder aber unerklärliche Abmagerung, Rötung und Schwellung einzelner Finger und Zehen, rote Nase (Granulosis rubra nasi), Schweiße, Lichtscheu oder Haarausfall — alles Krankheitserscheinungen, die einzeln oder abortiv auftretend recht vieldeutig sind, kommen vor. Die entscheidenden Kriterien sind nach GLANZMANN Hypertension und Tachykardie, die bei der Akrodynie nie vermißt werden.

Laboratoriumsdaten. Abgesehen von einer durch Dehydratation bedingten Hyperglobulie zeigen Hämoglobin, Erythrocyten- und Leukocytenzahl sowie Differentialblutbild außer beim Vorliegen von Komplikationen keine Abweichungen von der Norm. Capillarmikroskopische Untersuchungen mit z.T. unterschiedlichen Resultaten sind von BOUCOMONT sowie GLANZMANN mitgeteilt worden.

Der Liquor cerebrospinalis zeigt bis auf eine gelegentliche Druckerhöhung (FEER; GLANZMANN) und Zellvermehrung sowie Erhöhung oder Verminderung des Liquorzuckers (GLANZMANN) keine Abweichungen von der Norm.

Im Hirnstrombild sind bei einem Teil der Erkrankten sog. Allgemeinveränderungen mit vermehrtem Auftreten langsamer Wellen oft mit Betonung über dem Hinterhaupt nachweisbar. Die Veränderungen variieren mit der Schwere des Krankheitsbildes und normalisieren sich mit der Heilung (MARIE, BRICAIRE, RÉMOND, LERIQUE-KOECHLIN, NEKHOROCHEFF u. JOB; COLETTA; CROSATO u. TERZIAN).

Das EKG zeigt meist keinen pathologischen Befund. Sinusarrhythmien bei Sinustachykardien, Veränderungen der P- und T-Zacken sind beschrieben worden (DEAMER u. BISKIND; GLAUBER; SOMMER; STEINBACH). Herzschäden sind als sekundäre Komplikationen im Gefolge der Hochdruck- und Tachykardiebelastung aufzufassen; latente Herzinsuffizienzen mit leichter Lungenstauung sind beobachtet worden (KEUTH). Kreislaufanalysen ergaben, daß hämodynamisch ein kombinierter Elastizitäts-Widerstandshochdruck nach WEZLER und BÖGER vorliegt mit zusätzlicher hypertoner Zentralisation auf dem Höhepunkt der Erkrankung (KEUTH).

Die Quecksilberausscheidung im Urin ist speziell von WARKANY u. HUBBARD; ZELLWEGER u. WEHRLI; ARMAINGAUD; DEBRÉ, SCHAPIRA u. ROYER; STELGENS untersucht worden. WARKANY u. HUBBARD berichten 1951 über die Ergebnisse bei 41 erkrankten und 60 gesunden Kontrollkindern (s. Tabelle 86).

Schon 1948 wiesen WARKANY u. HUBBARD, später CLEMENTS sowie ZELLWEGER u. WEHRLI selbst bei gesunden Kindern Quecksilber im Urin nach. Auch bei den Erkrankten ließen sich keine Beziehungen zwischen Größe der Quecksilberausscheidung und der Schwere der Erkrankung herstellen oder prognostische Schlüsse ableiten (DEBRÉ, SCHAPIRA u. ROYER; CLEMENTS; WARKANY u. HUBBARD; ZELLWEGER u. WEHRLI). CARITHERS fand sogar, daß Kinder mit hoher Quecksilberausscheidung weniger starke Krankheitserscheinungen aufwiesen.

Erhöhte Urosympathinausscheidung ist von FARQUHAR, CRAWFORD u. LAW, vermehrter Katecholamingehalt im Harn von HIRSCHMAN, FEINGOLD u. BOY-

Tabelle 86. *Höhe der Quecksilberausscheidung im Harn bei 41 erkrankten und 60 gesunden Kindern* (WARKANY u. HUBBARD, 1951)

Hg im Urin, Mikrogramm/Liter	Zahl der Akrodyniepatienten		Zahl der gesunden Kontrollkinder
Mehr als 400	4		0
301—400	3		0
201—300	7		0
101—200	6	= 92,7%	0
51—100	8		1
1—50	10		8
0	3		51 = 85%
Zusammen	41		60

LEN; PIERSON, VERT, MARCHAL u. BROCHIER; RITZEL, BERGER u. ROULET nachgewiesen worden. Gesteigerte Ausscheidung von freiem Cortison in den Urin fand STELGENS.

Differentialdiagnose. Krankheitsbeginn, formes frustes und atypische Verläufe können zu Fehldiagnosen führen. Scharlach (Miliaria rubra, groblamellöse Schuppung), Dermatomyositis, Erythema palmare hereditarium LANE, Akrodermatitis enteropathica DANBOLT-CLOSS, schließlich Skrofulose (Facies) sowie schwere Rachitis (Schweiße, Verstimmung, Muskelhypotonie), Polyradiculoneuritis und Nierenerkrankungen (Blutdruck) sind abzugrenzen. Jedes Akrodyniesyndrom ist neben Quecksilber auf eine andere Schwermetallintoxikation verdächtig (Arsen, Blei, Thallium). In unseren Breiten sind Ursachen wie Vitamin B-Mangel (Pellagra), Ergotismus und Ustilaginismus bedeutungslos.

Verlauf, Dauer, Komplikationen, Residuen, Rezidive, Prognose. Erstes Symptom der beginnenden Heilung ist der Umschwung in der Stimmung. Die Kinder werden zutraulicher, freundlicher, der traurige, verdrießliche Gesichtsausdruck verschwindet und sie wollen wieder spielen. Stets folgt auch ein Gewichtsanstieg. COLVER konnte eine Beziehung zwischen Gewichtszunahme und Allgemeinzustand nachweisen. Allmählich schwinden Hauterscheinungen und Muskelhypotonie. Verhältnismäßig lange bleiben Tachykardie, Blutdruckerhöhung und Photophobie bestehen.

Auch ohne *Relapse* verläuft die Akrodynie häufig über Monate. Die durchschnittliche Krankheitsdauer betrug nach FISHER 4 Monate mit Extremvarianten von 6 Wochen bis zu 9 Monaten. Das Alter erwies sich ohne einen Einfluß auf die Krankheitsdauer, ältere Kinder erkrankten jedoch blander (FISHER). Die Krankheitsdauer betrug nach CLEMENT u. STOOPEN bei 33 Kindern ein Jahr, bei 8 Erkrankten sogar über 2 Jahre. Auch KÖTTGEN sah Krankheitsverläufe, die 1—3 Jahre währten.

Komplikationen drohen als Allgemeininfektionen mit septischen Prozessen oder Lungenaffektionen und verliefen früher nicht selten tödlich infolge einer eigenartigen lokalen und allgemeinen Resistenzlosigkeit. Infektionen der Atmungsorgane werden wegen der hypotonen Thoraxmuskulatur gefürchtet (FISHER). Auch Harnwegsinfektionen sind eine häufige Komplikation. Interkurrente Erkrankungen können aber auch einen günstigen Einfluß auf den Krankheitsverlauf haben (SOMMER). Operationen werden im allgemeinen schlecht vertragen. FULTON, LIVINGSTONE, MORRISON u. ROSS hatten bei 26 operativen Eingriffen (Appendektomie, Adenotomie, Tonsillektomie) an 17 Akrodyniepatienten 4 Todesfälle zu beklagen.

Nachuntersuchungen an 40 Patienten nach 2—30 Jahren ergaben bei einem Drittel sog. *Residualerscheinungen* (MEYER) wie gesteigerte Erregbarkeit, nervöse Gefäßerscheinungen, vasomotorische Anfälle und rasches Ermüden (MEYER). LANDOLT u. EGLI erhoben nach 14—20 Jahren bei 34 Nachuntersuchten keine psychischen Veränderungen, dagegen häufiger eine ausgesprochene vegetative Labilität mit Schwitzen, Farbwechsel, positivem Dermographismus, bei einem Fünftel eine Hypertonie sowie öfters Angaben über allergische Manifestationen. Auch HOLZEL u. JAMES fanden bei 110 ehemaligen Patienten gehäuft nervöse, weniger allergische Erscheinungen. Ähnliche Ergebnisse zeitigten die Erhebungen von CHAMBERLAIN u. QUILLIAN. Über Spätfolgen bei einem Kinde mit sequestrierenden Veränderungen im Bereich des Unterkiefers berichten BICK u. GAHLEN.

Neue Krankheitserscheinungen dürfen nur nach einem erscheinungsfreien Intervall von 6 Monaten als Rezidiv angesprochen werden. 1941 verfügt PÉHU über 25 Rezidivfälle aus der Weltliteratur und 2 eigene Beobachtungen. Die Symptome glichen denen der Ersterkrankung. LANDOLT u. EGLI teilen 1948 fünf weitere Rezidivfälle mit; die Rezidivhäufigkeit betrug 3,4%. Zweiterkrankungen verliefen z.T. leichter, z.T. schwerer als die Ersterkrankung. 1950 berichtet GRIFFITH über 4 weitere Rezidivfälle.

Die *Letalitätsraten* reichen von 5—10% (GLANZMANN; CHAMBERLAIN u. QUILLIAN), 10—15% (PÉHU u. BOUCOMONT); 23% (STEPHEN), 17% (HOLZEL u. JAMES), 9,3% (SOUTHBY) bis 1,2% (JANSSEN). Verstarben bis 1935 an der Züricher Kinderklinik noch 10%, so fiel die Sterblichkeit von 1936—1948 auf 0,8% ab. Mitteilungen über Todesfälle infolge Herzkreislaufversagens bei Fehlen von Komplikationen stammen von FEER; FISHER; GLANZMANN; KÖTTGEN; LANDOLT u. EGLI sowie SOUTHBY.

Pathologische Anatomie. Die Befunde sind uneinheitlich und uncharakteristisch. Schwere Erkrankungen können makroskopisch wie mikroskopisch nachweisbare Veränderungen des Zentralnervensystems vermissen lassen (BLACKFAN u. MCKHANN; CAUSSADE, WATRIN u. NEIMANN; CHAMBERLAIN u. QUILLIAN; FISHER; LORENZ; ORTHNER; PETERSON u. GREENFIELD). Nach FEER sind die Erscheinungen am Nervensystem offenbar funktioneller, reversibler Art. Pathologische Befunde sind am Zentralnervensystem von PÉHU, DECHAUME u. BOUCOMONT; WOLF u. DAVISON; FRANCIONI u. VIGI; MOURIQUAUD, DECHAUME u. SEDALLIAU sowie SOMMER beobachtet worden. Veränderungen des Rückenmarks fanden MOURIQUAUD, DECHAUME u. SEDALLIAU; ORTON u. BENDER, im Bereich des Rückenmarks und der peripheren Nerven BYFIELD; KERNOHAN u. KENNEDY; PATERSON u. GREENFIELD; WYLLIE u. STERN, am peripheren autonomen Nervensystem DEAMER u. BISKIND; PÉHU u. Mitarb.; SOÓS; WYLLIE u. STERN. Nach DE LANGE sind die histologischen Veränderungen offenbar degenerativer Natur. Eine Hyerplasie des chromaffinen Systems der Nebenniere beobachteten VON ALBERTINI; FRANCIONI u. VIGI; WORINGER mit STOLZ. Die histologischen Veränderungen der Haut bestanden in Akanthose, Papillomatose und Nekrosen (BODE).

Therapie. In Ermangelung einer kausalen Therapie stehen symptomatische und allgemeine Maßnahmen im Vordergrund. Superinfektionen der Haut, der Lungen, des Intestinaltrakts und der ableitenden Harnwege müssen vermieden werden und erfordern evtl. gezielte antibiotische Behandlung. Frischluft wirkt auf die Atmungsorgane günstig. Eine vollwertige, vitaminangereicherte Nahrung stärkt das Allgemeinbefinden. Bei hartnäckiger Anorexie kann Sondenfütterung notwendig werden. Die Herzbelastung erfordert gelegentlich milde Digitalisierung. Günstige Beeinflussung der Herz-Kreislaufstörungen sah KEUTH nach Rauwolfiamedikation. Die Hautveränderungen erfordern entsprechende Maßnahmen.

Von symptomatisch wirksamen Medikamenten hat sich Bellergal am besten bewährt, das bereits 1937 von MAYERHOFER in die Akrodyniebehandlung eingeführt wurde. RITZEL, BERGER u. ROULET erklären den Bellergaleffekt mit einer Normalisierung der erhöhten

Katecholaminausscheidung als Folge der zentralen Wirkung der Barbitursäure. Die subjektiv günstige Beeinflussung zeigt sich in der Besserung des psychischen Verhaltens, der allmählichen Normalisierung des Schlaf-Wachrhythmus und in dem günstigen Effekt auf Juckreiz und Schmerzen, ohne jedoch Hypertonie und Tachykardie wesentlich zu beeinflussen. Vorzeitiges Absetzen des Medikamentes kann zum Wiederauftreten der Symptome führen, die bei erneuter Medikation prompt verschwinden.

Von der reichlichen Zufuhr von Vitamin B sahen Baffi; Boutwell, Rusch u. Chiang; Frontali; Gamalero; Moreno; Mossberg; Perale; Williams, Shapiro u. Bartelot günstige Wirkungen, Fanconi u. v. Muralt; Houet sowie Zahorsky (1943) jedoch keine eindeutige Beeinflussung des Krankheitsverlaufs. ACTH und Corticosteroide werden von Fracchia u. Canestri; Stelgens sowie Canestri empfohlen. Vereinzelt sind gute therapeutische Erfolge von Priscol (Peterson u. Laughmiller), Padutin (Lorenz), Fixationsabscessen (Martrou, 1952), Quecksilber in homöopathischen Dosen (Wolff, 1952), dem Ganglienblocker „Hexamethoniumbromid" (Bower) mitgeteilt worden. Unter Penicillin, aus antibiotischen Gründen angewandt, fand sich bei unverändertem Krankheitsverlauf eine erhöhte Quecksilberausscheidung im Urin (Launay, Fabiani, Grenet, Hadengue u. Radzievsky; Bouineau). Neuerdings wird über die Anwendung von Penicillaminen zwecks beschleunigter Quecksilbereliminierung berichtet (Hirschman, Feingold u. Boylen; Pierson, Vert, Marchal u. Brochier).

Die therapeutische Wirksamkeit *schwermetallbindender Medikamente* wie BAL, Sulfactin, EDTA, Mosatil, von Bivings und Lewis; Bakx, Lingeman u. Peters; Carithers; Chamberlain u. Quillian; Drukker; Elmore; Neimann; Peluffo u. Vignale; Warkany; Watkins u.a. gerühmt, hat sich nach Untersuchungen von Baumann; Fanconi u. v. Muralt; Holzel u. James; Martrou; McCoy, Carré u. Freeman; Warkany; Wiedemann; Speirs; Zellweger u. Wehrli u.a. dagegen nicht in dem erhofften Umfang bestätigt.

Literatur

Albertini, A. v.: Zit. bei E. Glanzmann, Studien zur Selter-Swift-Feerschen Krankheit (Infantile Akrodynie). Volume Jubilaire Louis E. C. Dapples. Vevey 1937.

Armaingaud: Présence de mercure dans les urines des acrodyniques. Pédiatrie 4, 645 (1949).

Audeoud, H., et L. Boissonnas: Notes sur dix-huit cas d'acrodynie. Rev. méd. Suisse rom. 59, 785 (1939).

Baffi, V.: Considerazioni su un caso di acrodinia. Pediatria (Napoli) 60, 656 (1952).

Bakx, C. J. A., J. Lingeman u. H. J. Peters: Kwikvergiftiging als Oorzaak van Akrodynie. Ned. T. Geneesk. 95, 378 (1951).

Barbé, P.: Acrodynie infantile avec périostoses multiples, engainantes et calcifiantes accompagnées de fracture spontanée. Arch. franç. Pédiat. 1, 113 (1942/43).

Barrett, F. R.: Calomel and pink disease: Preliminary report. Med. J. Aust. 44, 714 (1957).

Baumann, Th.: Calomelkrankheit. Schweiz. med. Wschr. 79, 725 u. 750 (1949).

— Zur Frage der Häufigkeit der Sensibilisierung durch Quecksilber als Ursache der infantilen Akrodynie. Schweiz. med. Wschr. 82, 375 (1952).

Beifeld, A. H. (später Namensänderung in Byfield): A series of trophoneurosis, probably due to infection. (Read by title before the section on Diseases in Children. 7. Juni 1917, New York). J. Amer. med. Ass. 68, 1851 (1917).

Beumer, H., u. N. J. Krack: Zur Frage der Feerschen Krankheit (Akrodynie) bei Erwachsenen. Med. Klin. 37, 1247 (1941).

Bick, W., u. W. Gahlen: Spätfolgen im Zahnbereich nach Sequestrierung der Alveolarfortsätze bei Feerscher Krankheit. Dtsch. Zahn-, Mund- u. Kieferheilk. 21, 277 (1955).

Bilderback, J. B.: A group of cases of unknown etiology and diagnosis. Northw. Med. (Seattle) 19, 263 (1920).

— Acrodynia. Swift's disease, erythroedema, polyneuropathy, Feer's disease, pink disease. In: Practice of pediatrics von J. Brennemann and V. C. Kelley. Hagerstown, Maryland: W. F. Prior Co. 1960.

—, and G. Lewis: Acrodynia: A new treatment with BAL. J. Pediat. 32, 63 (1948).

Bivings, L.: Acrodynia: A summary of BAL therapie reports and a case report of Calomel disease. J. Pediat. 34, 322 (1949).

Blackfan, K. D., and Ch. F. McKhann: Acrodynia. A note on the pathologic physiology. J. Pediat. 3, 45 (1933).

Blechmann, G., et A. Lecomte: Acrodynie familiale. (Présentation d'un troisième enfant atteint.) Bull. Soc. Pédiat. Paris 33, 520 (1935).

Bode, H. G.: Die Feersche Krankheit im Lichte der Dermatologie. Arch. Derm. Syph. (Berl.) 167, 15 (1933).

Bogaert, L., V. Koumans et J. Sweerts: Sur l'acrodynie de l'enfant et de l'adulte. Rev. franç. Pédiat. 4, 86 (1928).

Bosscher, G.: Een ernstig Geval van Acrodynie. Maandschr. Kindergeneesk. 8, 286 (1939).

BOUCOMONT, J., et R. LAFON: Étude sur l'acrodynie. Recherches capillaroscopiques. Rev. franç. Pédiat. 11, 272 (1935).

BOUINEAU, M.: Quatre cas d'acrodynie traités par la penicilline. Arch. franç. Pédiat. 8, 785 (1951).

BOUTWELL, R. K., H. P. RUSCH, and R. CHIANG: Production of acrodynia in mice fed diets low in pyridoxine. Proc. Soc. exp. Biol. (N.Y.) 77, 860 (1951).

BOWER, B. D.: Pink disease: The autonomic disorder and its treatment with ganglion-blocking agents. Quart. J. Med., N. S. 23, 215 (1954).

BREHME, TH.: Zur Ätiologie der Akrodynie. Mschr. Kinderheilk. 101, 4 (1953).

— In: Umfrage über die Feersche Krankheit (Akrodynie), von K. KLINKE. Kinderärztl. Prax. 22, 73 (1954).

BROCK, J.: Akrodynie bei Geschwistern. Münch. med. Wschr. 84, 1725 (1937).

BYFIELD, A. H.: A series of trophoneurosis probably due to infection. J. Amer. med. Ass. 68, 1851 (1917), s. auch unter BEIFELD, A. H.

— A polyneuritic syndrome resembling pellagra-acrodynia(?) seen in very young children. Amer. J. Dis. Child. 20, 347 (1920).

CALVIN, C. V., and C. C. TAYLOR: Acrodynia. Its possible cause. J. Pediat. 6, 385 (1935).

CANESTRI, G.: Contributo allo studio dell'acrodinia infantile. Pediatria (Napoli) 64, 854 (1956).

CARITHERS, H. A.: Mercury poisoning from calomel producing subacute acrodynia and its treatment with Dimercaprol. Pediatrics 4, 820 (1949).

CATEL, W.: Differentialdiagnostische Symptomatologie von Krankheiten des Kindesalter, 2. Aufl. Stuttgart: Georg Thieme 1951.

— Differentialdiagnose von Krankheitssymptomen bei Kindern und Jugendlichen, 3. Aufl., Bd. III, S. 195. Stuttgart: Georg Thieme 1964.

CAUSSADE, C., J. WATRIN et N. NEIMANN: L'acrodynie maligne. Arch. méd. d'enf. 42, 91 (1939).

CHAMBERLAIN, J. L., and W. W. QUILLIAN: Acrodynia. A long-term study of 62 cases. Clin. Pediat. (Philad.) 2, 439 (1963).

CHEEK, D. B.: Mechanisms in infantile acrodynia (Pink disease). Amer. J. Dis. Child. 96, 439 (1958).

— On the nature of pink disease. Med. J. Aust. 47, 153 (1960).

—, u. F. WU: The effect of calomel on plasma epinephrine in the rat and the relationship to mechanisms in pink disease. Arch. Dis. Childh. 34, 501 (1959).

CLEMENT, R., et E. STOOPEN: Fréquence des formes prolongées et des séquelles de l'acrodynie infantile. Bull. Soc. méd. Hôp. Paris 54, 1771 (1938).

CLEMENTS, F. W.: Urinary excretion of mercury in pink disease: Preliminary report. Med. J. Aust. 40, 213 (1953).

— The rise and decline of pink disease. Med. J. Aust. 47, 922 (1960).

COBB, C.: Acrodynia. Amer. J. Dis. Child. 46, 1076 (1933).

COLETTA, A.: Contributo clinico ed elettroencefalografico su due casi di acrodinia nell'infanzia. Pediatria (Napoli) 66, 201 (1958).

COLVER, T.: The weight in pink disease. Arch. Dis. Childh. 30, 524 (1955).

COLVER, T.: Pink disease and mercury in Sheffield, 1947—1955. Brit. med. J. 1956 I, 897.

CORCOS, A., M. STAN'RAD et S. ABITROL: Un cas mortel d'acrodynie mutilante chez un enfant de 5 ans traité par un derivé mercuriel. Arch. franç. Pédiat. 8, 311 (1951).

CROSATO, F., e H. TERZIAN: Le alterazioni elettro-encefalografiche nell'acrodinia. Riv. Pat. nerv. ment. 82, 311 (1961).

DATHAN, J. G., and C. C. HARVEY: Pink disease — Ten years after (the epilogue). Brit. med. J. 1965 I, 1181.

DEAMER, W. C., and G. R. BISKIND: Acrodynia. Report of a case with a pathologic study. Amer. J. Dis. Child. 48, 1326 (1934).

DEBRÉ, R., et H. CLÉRET: Acrodynie infantile à forme mutilante. Récidive d'acrodynie après 7 années d'intervalle. Séquelles psychiques et vasomotorices. Bull. Soc. Pédiat. Paris 30, 314 (1932).

— J. MARIE et MESSIMY: Forme quadriplégique de l'acrodynie. Bull. Soc. méd. Hôp. Paris 50, 1075 (1934).

—, et A. NÉVOT: Sur le problème de l'étiologie de l'acrodynie infantile. Ann. paediat. (Basel) 152, 253 (1939).

—, et CL. PETOT: Syndrome de Morvan et troubles nerveux divers chez un enfant de quatre ans. Bull. Soc. Pédiat. Paris 22, 381 (1924).

— — L'acrodynie infantile: ses liens avec l'acrodynie épidémique de l'adulte, l'ergotisme, l'arsenicisme chronique et la pellagra. Presse méd. 35, 753 (1927).

—, G. SCHAPIRA et S. ROYER: Acrodynie et hydrargyrurie. Arch. franç. Pédiat. 9, 443 (1952).

DEUBER, A.: Klinische Beiträge zur Neurose des vegetativen Nervensystems (SELTER-SWIFT-FEER). Schweiz. med. Wschr. 58, 529 (1928).

DOAK, J. S.: Erythroedema. Lancet 1918 I, 684.

DRAGIŠIĆ, B.: Granulosis rubra nasi im Kindesalter als Teilsymptom der infantilen Akrodynie. Derm. Wschr. 104, 461 (1937).

DRUKKER, J.: Kwikvergiftiging als Oorzaak van Acrodynie. Ned. T. Geneesk. 96, 884 (1952).

ECKER, A. D.: The arsenical content of the brain in cases of encephalitis, inflammatory occlusion of the aquaeduct, and acrodynia. Proc. Mayo Clin. 14, 43 (1939).

ELMORE, S. E.: Ingestion of mercury as a probable cause of acrodynia and its treatment with dimercaprol (BAL). Report of 2 cases. Pediatrics 32, 65 (1948).

ELSAESSER, K.-H.: Pathologische Anatomie und Pathogenese der Feerschen Krankheit und das Neuroallergie-Problem. Proc. II. Int. Congr. Neuropathology, London 1955/II. Amsterdam: Excerpta med. Foundation 1955.

FANCONI, G.: Überempfindlichkeitsreaktion auf Quecksilber. (Die Calomelkrankheit und die Akrodynie.) Acta paediat. (Uppsala) 38, 147 (1949).

— Ist der Begriff Neuroallergie berechtigt? Die Akrodynie und die Encephalomyeloradiculitis als neuroallergische Erkrankung. In: Moderne Probleme der Pädiatrie. I. Bibl. paediat. (Basel) 58, 375 (1954).

—, u. A. BOTSZTEJN: Die Feersche Krankheit (Akrodynie) und Quecksilbermedikation. Helv. paediat. Acta 3, 264 (1948).

FANCONI, G., A. BOTSZTEJN u. P. SCHENKER: Über-empfindlichkeitsreaktionen auf Quecksilbermedi-kation im Kindesalt:r unter besonderer Berück-sichtigung der Calomelkrankheit. Helv. paediat. Acta 2, Suppl. 4 (1947).

—, u. G. v. MURALT: Die Feersche Krankheit (Akro-dynie), eine seltsame Krankheit. Dtsch. med. Wschr. 78, 20 (1953).

— H. ZELLWEGER u. A. BOTSZTEJN: Die Polyradicu-litis und ihre Differentialdiagnose. Ann. paediat. (Basel) 162, 59 (1944).

— — — Die Poliomyelitis und ihre Grenzgebiete. Basel: Benno Schwabe & Co. 1945.

FARQUHAR, J. W., T. B. B. CRAWFORD, and W. LAW: Urinary sympathinexcretion of normal infants and of infants with pink disease. Brit. med. J. 1956 I, 276.

FEER, E.: Eine eigenartige Neurose des vegetativen Systems beim Kleinkinde. Ergebn. inn. Med. Kinderheilk. 24, 100 (1923).

— Die Feersche Krankheit (Akrodynie, vegetative Neurose des Kleinkindes). In: Handbuch der Kin-derheilkunde, hrsg. von M. v. PFAUNDLER u. A. SCHLOSSMANN, IV. Aufl., Bd. II, S. 528. Leipzig: F. C. W. Vogel 1931.

— Die Beteiligung der Augen bei der kindlichen Akrodynie. Schweiz. med. Wschr. 69, 973 (1939).

— Die Feersche Krankheit. (Kindliche Akrodynie. Vegetative Neuropathie des Kleinkindes.) In: Handbuch der Kinderheilkunde, I. Ergänzungs-band, hrsg. von M. v. PFAUNDLER u. A. SCHLOSS-MANN, S. 411. Berlin: Springer 1942.

FELDMAN, G. V.: Leserzuschrift unter „Pink disease". Brit. med. J. 1966 I, 977.

FISHER, T. N.: Pink disease: A review of 65 cases. Brit. med. J. 1947 I, 251.

FLÜCKIGER, P.: Neuer Hinweis auf eine neuroaller-gische Genese der Akrodynie (Feersche Krank-heit). Helvet. Paediat. Acta 11, 342 (1956).

FRACCHIA, C., u. G. CANESTRI: Acrodinia e ACTH. Minerva pediat. 8, 105 (1956).

FRANCIONI, C., e F. VIGI: Studio di un caso di eritro-edema (acrodinia). Rilievi clinici e istopatologici. Riv. sper. Freniat. 52, 307 (1928).

FREUND, J.: Die Feersche Krankheit (Akrodynie). In: Pädiatrie, hrsg. von H. OPITZ u. B. DE RUDDER. Berlin-Göttingen-Heidelberg: Springer 1957.

FRONTALI, G.: Relazione XXI. Congr. Ital. Pediatria, Venezia 1951, S. 323. Zit. bei G. FANCONI u. G. v. MURALT, Die Feersche Krankheit (Akro-dynie), eine seltsame Krankheit. Dtsch. med. Wschr. 78, 20 (1953).

FULTON, E., H. LIVINGSTONE, C. MORRISON, and M. ROSS: Anesthesia and the acrodynia-patient. Arch. Pediat. 56, 481 (1939).

GAHLEN, W.: Feersche Krankheit mit trophischen Ulcera und Sequestrierung der Alveolarfortsätze. Derm. Wschr. 115, 896 (1942).

GAMALERO, P. C.: Contributo allo studio clinico dell'acrodinia infantile. Termometria cutanea distrettuale — Iperidrosi cutanea distrettuale — Dermocromografia — Elettroencefalografia. Mi-nerva pediat. 10, 961 (1958).

GLANZMANN, E.: Studien zur Selter-Swift-Feerschen Krankheit (Infantile Akrodynie). Volume jubilaire LOUIS E. C. DAPPLES, S. 287. Vevey 1937.

GLAUBER, R.: Ein Beitrag zur Feerschen Neurose des vegetativen Nervensystems. Mschr. Kinderheilk. 43, 429 (1929).

— Feersche Krankheit und Calcariurie. Z. Kinder-heilk. 50, 503 (1931).

GOLDSCHLAG, F., u. W. STEIN: Swift-Feersche Krank-heit bei einer erwachsenen Person. Arch. Derm. 175, 744 (1937).

GRIFFITH, G.: Pink disease. A review of 27 cases. Edinb. med. J. 57, 162 (1950).

GUILLAIN, G., et R. TIFFENEAU: La forme acro-dynique du syndrome de polyradiculo-névrite avec dissociation albumino-cytologique du liquide céphalo-rachidien. Bull. Acad. Méd. (Paris) 124, 527 (1941).

HALBERTSMA, T.: Over formes frustes van acrodynie. Maandschr. Kindergeneesk. 7, 14 (1937).

HARRIS, P. F.: Leserzuschrift unter „Pink disease". Brit. med. J. 1966 I, 977.

HAUSHALTER, P.: Sur un syndrôme particulier consti-tué chez l'enfant par des altérations psychologiques et par des troubles neurovégétatifs. Rev. neurol. 32, 401 (1925).

HELMICK, A. G.: Symptomatology of acrodynia as basis for new line of investigation as to its etiology. Arch. Pediat. 44, 405 (1927).

HIRSCHMAN, S. Z., M. FEINGOLD, and G. BOYLEN: Mercury in house paint as a cause of acrodynia. Effect of therapy with n-Acetyl-D,L-Penicill-amine. New Engl. J. Med. 269, 889 (1963).

HOLZEL, A., and TH. JAMES: Mercury and pink disease. Lancet 1952 I, 441.

HOUET, R.: Report of two cases of acrodynia appear-ing after calomel therapy but without excretion of mercury in the urine and cured with BAL. Acta paediat. (Uppsala) 41, 158 (1952).

JANET, H., et J. DAYRAS: À propos de quatre nouveaux cas d'acrodynie. La conjunctivite e les troubles mentaux. Bull. Soc. Pédiat. Paris 26, 400 (1928).

JANSSEN, E.: Sind alle Fälle von „Pink disease" (Rosa-Krankheit) wirklich idiopathische infantile Akrodynien? Acta med. scand. 152, Suppl. 306, 190 (1955).

JENNY, E.: Die Swift-Feersche Krankheit (Akro-dynie). Schweiz. med. Wschr. 55, 645 (1925).

JOPPICH, G.: In: Umfrage über die Feersche Krank-heit (Akrodynie), von K. KLINKE. Kinderärztl. Prax. 22, 74 (1954).

JORDAN, P.: FEER, Ein Fall mit Abstoßung einer Unterkieferplatte. Derm. Ges. 1936. Ref. Zbl. Haut- u. Geschl.-Kr. 56, 360 (1936).

KEHRER, H. E.: Über Akrodynie bei Erwachsenen. Nervenarzt 19, 418 (1948).

KEIZER, D. P. R.: Acrodynie avec syndrôme de Guillain-Barré et symptomes hypothalamiques. Arch. franç. Pédiat. 8, 380 (1951).

KELLER, W.: Ein Beitrag zur Kasuistik der kürzlich von FEER beschriebenen vegetativen Neurose im Kindesalter. Klin. Wschr. 4, 1256 (1925).

KERNOHAN, J. W., and R. L. J. KENNEDY: Acrodynia (so-called), a study of the pathology. Amer. J. Dis. Child. 36, 341 (1928).

KEUTH, U.: Hämodynamische Kreislaufgrößen und Herzdynamik bei der Feerschen Krankheit (Akro-dynie). Z. Kinderheilk. 79, 276 (1957).

KEUTH, U.: Weitere Untersuchungen über den Kreislauf bei Feerscher Krankheit unter besonderer Berücksichtigung der Wirkung von Rauwolfia. Z. Kinderheilk. **84**, 287 (1960).
— Zur Herzbeteiligung bei neuromuskulären Erkrankungen. In: F. GRASER, Die erworbenen Herzkrankheiten im Kindesalter. Stuttgart: F. K. Schattauer 1964.
KLEINSCHMIDT, H.: In: Umfrage über die Feersche Krankheit (Akrodynie), von K. KLINKE. Kinderärztl. Prax. **22**, 75 (1954).
KLINKE, K.: Umfrage über die Feersche Krankheit. Kinderärztl. Prax. **22**, 72 (1954).
KÖFFLER, T.: Ein Beitrag zum M. Feer in der Praxis. Öst. Z. Kinderheilk. **10**, 266 (1954).
KÖTTGEN, H.-U.: Die Feersche Krankheit. Med. Welt **15**, 1149 (1941).
KÜHL, G.: Zur Pathogenese der Feerschen „Neurose des vegetativen Systems im Kindesalter". Z. Kinderheilk. **45**, 315 (1928).
KUIPER, T.: L'acrodynie (infantile): Syndrôme végétatif du di- et mésencéphale. Presse méd. **35**, 1075 (1927).
LANDOLT, R. F., u. R. EGLI: Beiträge zur Prognose der Feerschen Krankheit an Hand katamnestischer Untersuchungen. Helv. paediat. Acta **3**, 272 (1948).
LANGE, C. DE: Zur mikroskopischen Anatomie des Zentralnervensystems bei Pink Disease (Akrodynie, vegetative Neurose des Kleinkindes [FEER]). Jb. Kinderheilk. **136**, 193 (1932).
LAPAGE, C. P.: Erythroedema or pink disease. Lancet 1926 I, 176.
LAUNAY, C., P. FABIANI, P. GRENET, A. HADENGUE et RADZIEVSKY: Absorption massive et prolongée de calomel chez un enfant: étude de l'élimination urinaire du mercure. Arch. franç. Pédiat. **7**, 75 (1950).
LEENHARDT, E., et J. BOUCOMONT: Études sur l'acrodynie infantile. I. Note sur la fréquence annuelle et saisonnière de l'acrodynie. Rev. franç. Pédiat. **11**, 265 (1935).
— — et R. LAFON: Études sur l'acrodynie: III. Les formes atténuées. Rev. franç. Pédiat. **11**, 689 (1935).
LÉOPOLD et LARGIER: Acrodynie infantile et signes oculaires. Bull. Soc. Ophthal. franç. **64**, 468 (1964).
LEYS, D., and K. CAMERON: A psychiatric study of six cases of infantile acrodynia. Brit. med. J. 1952 I, 191.
LORENZ, E.: Störungen der zentralen Wärmeregulation bei Selter-Swift-Feerscher Krankheit. Z. Kinderheilk. **49**, 589 (1930).
— Zum Wesen und zur Behandlung der Feerschen Krankheit. Arch. Kinderheilk. **111**, 65 (1937).
MAI, H.: In: Umfrage über die Feersche Krankheit (Akrodynie), von K. KLINKE. Kinderärztl. Prax. **22**, 76 (1954).
MARIE, J.: L'acrodynie paralytique grave avec dissociation albuminocytologique du liquide rachidien. Arch. franç. Pédiat. **1**, 217 (1942/43).
—, H. BRICAIRE, A. RÉMOND, A. LERIQUE-KOECHLIN, I. NEKHOROCHEFF u. J. C. JOB: Les altérations de l'électroencéphalogramme au cours de l'acrodynie infantile. Sem. Hôp. Paris **1953**, 3786.

MARTROU, P.: Acrodynie et mercure. Arch. franç. Pédiat. **9**, 1071 (1952).
MAYER, M.: Zur Ätiologie der Feerschen Krankheit. Arch. Kinderheilk. **144**, 58 (1952).
MAYERHOFER, E.: Die Bellergalbehandlung der infantilen Akrodynie. Arch. Kinderheilk. **111**, 95 (1937).
— Die Akropathien des Kindesalters mit besonderer Berücksichtigung der infantilen Akrodynie. Ergebn. inn. Med. Kinderheilk. **54**, 269 (1938).
— Atypische Poliomyelitiden und deren ätiologische Beziehung zur infantilen Akrodynie. Ann. paediat. (Basel) **153**, 144 (1939).
—, u. B. DRAGIŠIĆ: Neue Beiträge zur infantilen Akrodynie (Bericht über 41 Fälle). Arch. Kinderheilk. **113**, 227 (1938).
— — Neue Fälle kindlicher Pellagra und deren Stellung im System der akropathen Erkrankungen. Jb. Kinderheilk. **151**, 242 (1938).
McCOY, J. E., I. S. CARRÉ u. M. FREEMAN: A controlled trial of edathemil calcium disodium in acrodynia. Pediatrics **25**, 304 (1960).
MEYER, F., and E. C. WEISE: Acrodynia. J. Pediat. **2**, 750 (1933).
MEYER, W. J.: Beitrag zur Akrodynie. Encephalitis vegetativa Selter. Med. Diss. Rostock 1939.
MORENO, G.: Contributo allo studio dell'acrodinia infantile. Minerva pediat. **5**, 1094 (1953).
MOSSBERG, H.-O.: Kindliche Akrodynie. Nord. Med. **52**, 1117 (1954).
MOURIQUAUD, G., J. DECHAUME et P. SEDALLIAU: Tentatives d'expérimentation sur l'acrodynie encéphalite spontanée du lapin. Ann. Méd. **41**, 85 (1937).
NAJMAN, E., u. S. ĆETKOVIĆ: Beitrag zur Frage der Ätiologie der Akrodynie infolge Quecksilberüberempfindlichkeit. Ann. paediat. (Basel) **179**, 81 (1952).
NEIMANN, N.: L'acrodynie infantile. Rev. Pract. (Paris) **6**, 55 (1957).
NELSON, R. L.: Acrodynia. Report of a case in a 4 months old breast fed infant. Arch. Pediat. **54**, 300 (1937).
ORTHNER, H.: In Handbuch der speziellen pathologischen Anatomie und Histologie, hrsg. von W. SCHOLZ, Bd. XIII, Teil 5: Erkrankungen des peripheren und vegetativen Nervensystems. Berlin-Göttingen-Heidelberg: Springer 1955.
ORTON, S. T., and L. BENDER: Lesions in the lateral horns of the spinal cord in acrodynia, pellagra, and pernicious anaemia. Bull. neurol. Inst. N.Y. **1**, 506 (1931).
PATERSON, D., and J. G. GREENFIELD: Erythroedema polyneuritis, the so-called pink disease. Quart. J. Med. **17**, 6 (1923).
PÉHU, M.: Acrodynie d'autrefois et acrodynie d'aujourd'hui. Bull. Acad. Méd. (Paris) **111**, 547 (1934).
— Les récidives de l'acrodynie infantile. Schweiz. med. Wschr. **71**, 1207 (1941).
—, et P. ARDISSON: Une maladie qui ressuscite: L'acrodynie. Paris méd. **1927**, 341.
— Sur l'acrodynie observée dans la région de Chalon-sur-Saône. Bull. Acad. Méd. (Paris) **111**, 553 (1934).
—, et J. BOUCOMONT: Sur l'acrodynie infantile. II.: Relations et parentés pathologiques de l'acrodynie infantile. Rev. franç. Pédiat. **12**, 277 (1936).

Péhu, M., et J. Boucomont: Sur la répartition géographique actuelle de l'acrodynie en France. Bull. Acad. Méd. (Paris) 115, 639 (1936).

— — L'acrodynie infantile. Paris: Masson & Cie. 1944.

— J. Dechaume et J. Boucomont: Sur l'anatomie pathologique de l'acrodynie infantile. Bull. Acad. Méd. (Paris) 113, 819 (1935).

— — — Sur l'acrodynie infantile. I.: Anatomie pathologique de l'acrodynie infantile. Rev. franç. Pédiat. 12, 239 (1936).

—, et H. Jarricot: La conception actuelle de l'acrodynie. Paris méd. 1931 II, 390.

—, et Lesbroc: Sur un cas d'acrodynie chez un enfant de 13 ans. Soc. méd. Hôp. Lyon 1926. Zit. bei Ch. Rocaz, L'acrodynie infantile. Paris: Gaston Doin & Cie. 1932.

Peluffo E., u. R. Vignale: Acrodinia, intoxicación mercurial y B.A.L. Arch. Pediat. Uruguay 22, 803 (1951).

Perale, L.: Acrodinia in un lattante di duo mesi. Clin. pediat. (Bologna) 34, 460 (1952).

Peterson, J. C., and R. Laughmiller: Acrodynia. Treatment with adrenolytic drugs. Acta paediat. (Uppsala) 43, Suppl. 100, 517 (1954).

Petren, K.: L'acrodynie: une intoxication arsenicale. Rev. neurol. 28, 812 (1921).

Pette, H.: Die akut entzündlichen Erkrankungen des Nervensystems. Stuttgart: Georg Thieme 1942.

Pichon: Zit. bei Audeoud, H., et L. Boissonnas: Notes sur dix-huit cas d'acrodynie. Rev. méd. Suisse rom. 59, 785 (1939).

Pichot-Janton u. Ch. Jézéquel: Acrodynie infantile avec lésions necrotiques. Arch. franç. Pédiat. 10, 1104 (1953).

Pierson, M., P. Vert, Cl. Marchal et A. Brochier: Convulsions, paroxysmes hypertensifs et élimination élevée de catécholamines au cours de l'acrodynie infantile. Arch. franç. Pediat. 22, 233 (1965).

Pockels, W.: In: Umfrage über die Feersche Krankheit (Akrodynie), von K. Klinke. Kinderärztl. Prax. 22, 77 (1954).

Prins, C. W.: Das Madida-Syndrom bei Akrodynie als Gegensatz zum Sicca-Syndrom. Klin. Mbl. Augenheilk. 141, 749 (1962).

Rietschel, H.: Zur Pathogenese der Feerschen Krankheit. Dtsch. med. Wschr. 58, 723 (1932).

Ritzel, G., H. Berger u. D. L. A. Roulet: Vermehrte Katecholaminausscheidung bei einem Fall von Akrodynie. Ann. paediat. (Basel) 198, 81 (1962).

Rocaz, Ch.: L'acrodynie infantile. Paris: Gaston Doin & Cie. 1932.

Rominger, E.: In: Umfrage über die Feersche Krankheit (Akrodynie), von K. Klinke. Kinderärztl. Prax. 22, 78 (1954).

Salvioli jr., G. P.: Dermatomiosite recidivante preceduta ed accompagnata da manifestazioni acrodiniche. Sui rapporti patogenetici tra acrodinia e dermatomiosite. Minerva pediat. 13, 1421 (1961).

Schmid-Ganz, M.: Psychologische und pädagogische Probleme bei der Feerschen Krankheit. Volume jubilaire L. Dapples, S. 358. Vevey 1938.

Selter, P.: Trophodermatoneurose. Verh. Ges. Kinderheilk. 1903, S. 45.

Selter, P.: Die Kinderlähmung des vegetativen Nervensystems (Akrodynie, Trophodermatoneurose, vegetative Neurose). Arch. Kinderheilk. 80, 244 (1927).

— Von „Akrodynie" bis „Encephalitis vegetativa", die Geschichte einer Krankheit. Ergebn. inn. Med. Kinderheilk. 46, 315 (1934).

Servel de Cosmi, M.: L'acrodynie infantile, étude clinique. Thèse de méd., Paris 1929.

Sommer, K.: Neuer Beitrag zur Feerschen Krankheit (Kindliche Akrodynie). Arch. Kinderheilk. 115, 232 (1938).

Soós, J.: Zur pathologischen Histologie der Akrodynie. Zbl. allg. Path. path. Anat. 53, 211 (1931).

Southby, R.: Pink disease, with a clinical approach to possible etiology. Med. J. Aust. 36, 801 (1949).

Speirs, A. L.: Further evidence of the association between mercury and pink disease. Brit. med. J. 1959 II, 142.

Spiegel, E. A.: The autonomic nervous system. In: Practice of pediatrics, ed. by J. Brennemann, vol. IV. Hagerstown (Maryland): W. F. Prior Co. Inc. 1960.

Stein, R. O.: Anomalien und Erkrankungen des Talgdrüsen- und Schweißdrüsenapparates. In: Handbuch für Kinderheilkunde, hrsg. von M. v. Pfaundler u. A. Schlossmann, Bd. 10, S. 260. Berlin: Vogel 1935.

Steinbach, G.: Beitrag zur Kenntnis der Neurose des vegetativen Nervensystems (Feer). Jb. Kinderheilk. 136, 208 (1932).

Stelgens, P.: Über die Bestimmung des Quecksilbers im Harn und ihre Bedeutung für die Frühdiagnose des M. Feer. Ärztl. Forsch. 9, 490 (1955).

— Zur Ätiologie und Pathogenese der Feerschen Krankheit. Mschr. Kinderheilk. 104, 117 (1956).

— Zur Ätiologie, Pathogenese und Therapie der Feerschen Krankheit. Dtsch. med. Wschr. 82, 378 (1957).

Stephen, E.: Pink disease. Brit. med. J. 1935 II, 803.

Stolz: s. Woringer, P.: L'acrodynie infantile. Rev. franç. Pédiat. 2, 440 (1926).

Stutte, H.: Zur Neuropathologie der Quecksilbervergiftung im Kindesalter. Fortschr. Neurol. Psychiat. 29, 464 (1961).

Swift, H.: Erythroedema. Trans. Austral. med. Congr., Child Sect. 1914, S. 547.

Tebbe: Ein Beitrag zur Frage der vegetativen Neurose nach Feer. Arch. Kinderheilk. 79, 222 (1926).

Thursfield, H., and D. H. Paterson: Dermatopolyneuritis (acrodynia, erythroedema). Brit. J. Child. Dis. 19, 27 (1922).

Uflacker, H.: Ein Beitrag zur Selter-Feer-Swiftschen Krankheit. Kinderärztl. Prax. 25, 201 (1957).

Verboom, C. H.: Acrodynie met gangraen aan handen en voeten. Ned. T. Geneesk. 83, 1362 (1939).

Warkany, J.: Acrodynia — postmortem of a disease. Amer. J. Dis. Child. 112, 147 (1966).

—, and D. M. Hubbard: Mercury in the urine of children with acrodynia. Lancet 1948 I, 829.

— — Adverse mercurial reactions in the form of acrodynia and related conditions. Amer. J. Dis. Child. 81, 335 (1951).

— — Acrodynia and mercury. J. Pediat. 42, 365 (1953).

WATKINS, C. G.: The etiology and treatment of acrodynia. North Carolina med. J. 11, 188 (1950).

WEBER, F. P.: Case of erythroedema („the pink disease") and the question of acrodynia (epidemic erythema). Brit. J. Child. Dis. 19, 17 (1922).

WEILL-HALLÉ, B., et B. KLOTZ: Un cas d'acrodynie récidivante. Étude du syndrome vaso-moteur. Bull. Soc. Pédiat. Paris 32, 447 (1934).

WESTON, W.: Acrodynia. Arch. Pediat. 37, 513 (1920).

WIEDEMANN, H.-R.: Quecksilbervergiftung mit Agranulozytose bei einem Kleinkinde. Arch. Kinderheilk. 132, 127 (1944).

— Zur Feerschen Krankheit. Mschr. Kinderheilk. 97, 357 (1949).

WIGGELENDAM, J. M., u. T. KUIPER: Das Krankheitsbild „Akrodynie", „Dermatopolyneuritis", „Erythroedema", vegetative Neurose von SWIFT-FEER. Ned. T. Geneesk. 71, II. Hälfte A, 250 (1927).

WILLIAMS, P., B. G. SHAPIRO, and R. BARTELOT: Treatment of acrodynia with Vitamin B₁ given parenterally. Lancet 1940 I, 76.

WOLF, I. J., and CH. DAVISON: Acrodynia (Erythroedema, polyneuritis, vegetative neurosis, pink or Swift disease). A histopathologic study of the nervous system. J. Pediat. 4, 498 (1934).

WOLFF, J.: Ein Beitrag zur Feerschen Krankheit. Ärztl. Forsch. 6, 85 (1952).

WOOD, A. J.: Erythroedema. Trans. Aust. med. Congr. 1920, 444.

—, and J. WOOD: Pink disease. Brit. med. J. 1935 II, 527.

WORINGER, P.: L'acrodynie infantile. Rev. franç. Pédiat. 2, 440 (1926).

WYLLIE, W. G., and R. O. STERN: Pink disease: its morbid anatomy, with a note on treatment. Arch. Dis. Childh. 6, 137 (1931).

ZAHORSKY, J.: Three cases of erythredema (acrodynia) in infants. Med. Clin. N. Amer. 6, 96 (1922).

— Recurrences of acrodynia. Arch. Pediat. 60, 483 (1943).

ZECHLIN, TH.: Die Beziehungen der Selter-Swift-Feerschen Krankheit zu dem epidemischen Schweißfriesel (Sudor anglicus). Jb. Kinderheilk. 124, 195 (1929).

ZELLWEGER, H.: Feersche Krankheit und Quecksilber. Schweiz. med. Wschr. 80, 1194 (1950).

— Neurovegetative Störungen bei Poliomyelitis. I. Beitrag: Störungen bedingt durch die Affektion der autonomen Zentren im Hirnstamm. Helv. paediat. Acta 5, 195 (1950).

—, u. S. WEHRLI: Der Quecksilbernachweis im Urin und seine Bedeutung für die Diagnose der Akrodynie. Helv. paediat. Acta 6, 397 (1951).

Toxische Schäden des vegetativen oder autonomen Nervensystems

Störungen des vegetativen Gleichgewichts sind bei zahlreichen, besonders *chronischen Intoxikationen mit anorganischen und organischen Giften* beschrieben worden (BODECHTEL; BRUGSCH; FÜHNER; GAGEL; HASSLER; MAYERHOFER; MOESCHLIN; PENTSCHEW; TELEKY). Als Prototyp vegetativer Krankheitserscheinungen im Kindesalter gilt das Akrodyniesyndrom, das in der weitaus überwiegenden Mehrzahl als neuroallergische Spätreaktion auf Quecksilber angesehen wird (FANCONI; FANCONI u. BOTSZTEJN; FANCONI, BOTSZTEJN u. SCHENKER; WARKANY u. HUBBARD, 1948, 1951, 1953). Das polyätiologische Akrodyniesyndrom kann aber auch im Gefolge chronischer Intoxikationen, vorzugsweise mit bestimmten Schwermetallen und Metalloiden (Quecksilber, Thallium, Blei, Arsen) beobachtet werden. Weitere Ursachen wie Ustilaginismus, Ergotismus, Pellagra, Intoxikationen mit Bor, Brom, Mangan und Kohlenmonoxyd sind wegen ihrer Seltenheit von untergeordneter Bedeutung. Jedes Akrodyniesyndrom verpflichtet zum Ausschluß einer toxischen Noxe.

Die chronische *Quecksilberintoxikation*, die beim Kind selten vorkommt (WIEDEMANN), geht mit nervösen Störungen einher, bei denen vegetative Erscheinungen das Bild beherrschen

können. Die initiale Symptomatik ist uncharakteristisch. Neurasthenische Züge variieren entsprechend der Konstitution und der Menge des zugeführten Quecksilbers. Unlust, Müdigkeit, Einschlafstörungen, hypochondrische Erscheinungen mit Unsicherheit und Verlegenheit kommen hinzu. Dieser Zustand geht fließend in den sog. Erethismus mercurialis mit Gereiztheit, Erregtheit, Ängstlichkeit, Furcht, Depressionen, Melancholie, schließlich Delirien, Halluzinationen und Wutanfällen über. Exzessive Schweiße und Perspiration, vasomotorische Labilität, Herzklopfen, Pulsbeschleunigung, Dermographismus und Akrocyanose erinnerten WIEDEMANN sowie WARKANY u. HUBBARD lebhaft an die Akrodynie. Temperaturerhöhungen kommen vor und können schon beim Treppensteigen oder nach leichter Anstrengung beobachtet werden (KISSKALT). Schubweise Fieberattacken und Schüttelfröste konnten GÄDEKE u. HEUVER bei 4 Geschwistern, die mit metallischem Quecksilber in Berührung gekommen waren und weitere Symptome einer subakuten Vergiftung boten, in unterschiedlicher Intensität beobachten. Conjunctivitis, Photophobie und Tränenträufeln sind häufig vorhanden. Obstipation im Wechsel mit Diarrhoen und heftigen

Tenesmen sowie Salivation, Erbrechen und Übelkeit, Mattigkeit, Adynamie der Muskulatur, Hyperglykämie und Glykosurie, selten Haarausfall sowie Verlust von Nägeln und Zähnen, Mutilationen und Nekrosen sind beschrieben worden. Ausfall von Wimpern und Augenbrauen, affektive Reizbarkeit mit Zeichen von Ängstlichkeit und Angespanntheit, vasomotorische Blässe, Leibschmerzen sowie unangenehme Geschmackssensationen bot ein 11jähriges Mädchen mit offensichtlich chronischer Intoxikation (Gädeke).

Die vegetative Symptomatik der chronischen *Thalliumintoxikation* ist für Gagel ein Musterbeispiel einer Störung des vegetativen Gleichgewichts, und Mertens stellt pathogenetische Vergleiche zum Adaptationssyndrom an. Nach schleichendem, uncharakteristischen Beginn treten Obstipation, Darmkoliken, brennendes Durstgefühl, Schlaflosigkeit bzw. Schlafumkehr auf. Die motorische wie psychische Unruhe gleicht den Erscheinungen einer Thyreotoxikose (Bodechtel; Pentschew). Kinder zeigen ein eigenartiges, stumpfsinniges, müdes, läppisches, in ihren Handlungen inkonsequentes Verhalten mit Affektinkontinenz (Katzenellenbogen; Ritter u. Karrenberg), oder sie sind teilnahmslos, ängstlich, ablehnend, mißlaunig und nörgelnd (Kaufhold). Auch Enuresis wird beobachtet.

Vasomotorische Erscheinungen mit Rötung und teigiger Schwellung an den Füßen, begleitet von Kribbeln, Ameisenlaufen und Taubheitsgefühl in den Extremitäten, sind frühe Symptome (Brugsch; Pentschew). Neben ausgesprochener Neigung zu rotem Dermographismus kann die labile Gesichtsdurchblutung in raschem Wechsel zu roten und weißen Flecken führen. Pulsbeschleunigung, Pulsirregularitäten, wechselnde Blutdrucksteigerungen in Form von Krisen sowie pektanginöse Zustände treten auf. Bodechtel; Führer sowie Greving u. Gagel vermuten in einer Reizung des Sympathicus bzw. der sympathischen Zentren im Zwischenhirn oder in einer Vaguslähmung die Ursache der Tachykardie und der Blutdrucksteigerung. Moeschlin denkt dagegen eher an eine direkte Wirkung auf den Herzmuskel.

Erhöhung der Körpertemperatur mit Kältegefühl an Händen und Füßen werden als zentrale bzw. diencephale Phänomene gedeutet (Fuld). Auch Störungen der Blasen- und Mastdarmfunktion mit unwillkürlichem Harnabgang

oder schmerzhafter Miktion (Bunnemann) werden als Ausdruck einer Irritation des autonomen Nervensystems angesehen. Wahrscheinlich sind auch der rasche, starke Gewichtsverlust, die Appetitlosigkeit sowie die Störungen im Bereich des Kohlenhydratstoffwechsels und des Wasserhaushalts (Diabetes insipidus) zentraler Genese (Klingemann; Ludwig u. Ganner; Mertens; Prick, Smith u. Muller; Saar; Wawersik).

Charakteristisch für die chronische Thalliumintoxikation sind die unerträglichen, quälenden, brennenden Schmerzen in den Füßen, besonders an den Fußsohlen. Diese hyperpathischen Zonen an Fußsohlen und Unterschenkeln entsprechen weder dem Versorgungsgebiet der peripheren noch der radikulären nervösen Innervation (Huwyler). Mertens faßt daher die klinischen Erscheinungen der sog. Thalliumneuritis nach Charakter, Ausstrahlung und Lokalisation als ,,Sympathicusschmerz" auf und spricht von einer ,,vegetativen" im Gegensatz zu einer motorischen oder sensiblen Polyneuritis. Auch die Beschwerden und das ängstliche Beklemmungsgefühl in der Herzgegend gehören zu den vegetativen Schmerzzuständen (Mertens).

Haarausfall ist ein charakteristisches, diagnostisch wertvolles Symptom. Die lateralen Abschnitte der Augenbrauen, die phylogenetisch jünger sind (Moeschlin) und vom Sympathicus innerviert werden, sind ebenfalls betroffen (signe de sourcil). Moeschlin sieht im Haarausfall eine direkte Wirkung des Thalliums auf die Matrix der Haare, für Buschke, Langer u. Peiser; Buschke u. Peiser; Bücheleres; Chamberlain, Stavinoha, Davis, Kniker u. Panos; Mertens; Pentschew; Stiefler; Wawersik ist dagegen die Thalliumalopecie Folge einer vegetativ hormonalen Dystrophie. Die Talg- und Schweißdrüsen zeigen nach einer kurzen Hyperfunktion im Sinne einer initialen Reizung einen Funktionsausfall. Die Haut wird trocken und rissig. Moeschlin denkt an eine Thalliumschädigung des Ausscheidungsorgans, Führer; Heiman sowie Saar beziehen dagegen den Funktionsausfall auf Störungen des vegetativen Nervensystems. Histologische Veränderungen im Bereich des autonomen Nervensystems wurden dabei erstmals von Moeschlin, Zollinger u. Lüthy nachgewiesen.

Die Erscheinungen der chronischen Thalliumvergiftung können beim Kind ein vollausgebildetes Akrodyniesyndrom bieten (WIE-DEMANN).

Bei einer katamnestischen Untersuchung durchschnittlich 4 Jahre nach Thalliumvergiftung konnten REED, CRAWLEY, FARO, PIEPER u. KURLAND unter 48 nachuntersuchten Kindern bei 22 einen unauffälligen Status erheben, 26 boten dagegen in wechselndem Maße Residualerscheinungen, von denen ein Teil auf eine noch fortbestehende Alteration schließen läßt.

Auch die *Bleiintoxikation* geht mit einer stark vegetativ gefärbten Symptomatik einher. WIEDEMANN unterscheidet beim Kind drei Formen der Bleivergiftung: 1. den zentral-nervösen Typ (Encephalopathia saturnina), 2. den Extremitätenlähmungstyp und 3. den intestinalen Typ. Beim Kind ist die Encephalopathia saturnina am häufigsten und verläuft beim Säugling und Kleinkind anders als beim Erwachsenen (BLACKMAN; BODECHTEL; BRASS; DRUMMEN u. REINL; GIANNATTASIO, BEDO u. PIROZZI; MCLAURIN u. NICHOL; WIEDEMANN).

Die Symptomatik enthält zahlreiche Hinweise auf eine Mitläsion vegetativer Zentren, die sich allmählich bemerkbar macht (BLACKMAN; MCLAUGHLIN; LEVINSON u. ZELDES; MELLINS u. JENKINS; MARSDEN u. WILSON; TANIS; WIEDEMANN). Im Vordergrund stehen zunächst Charakterveränderungen und psychische Auffälligkeiten, die bisweilen als Schizophrenie fehlgedeutet werden (MCLAUGHLIN). Die Kinder werden mürrisch, verdrießlich, reizbar und aggressiv. Andere sind ruhelos, aufgeregt oder aber zunehmend matt, stumpf, teilnahmslos, körperlich leicht ermüdbar, träge und fallen in Schläfrigkeit bis zur Somnolenz. Neben Kopfschmerzen, Appetitmangel, Gewichtsverlust, Blässe, Obstipation, Leibschmerzen und Erbrechen, die oft falsch gedeutet werden, ist nicht selten Zittern von Kopf, Rumpf und Extremitäten nachweisbar. Mitunter finden sich ein Anstieg von Blutdruck und Pulsfrequenz. Beim Säugling stehen meningitische Erscheinungen im Vordergrund (HIRAI-Meningitis). Näheres bei KATO; WIEDEMANN u.a.

Die chronische *Arsenintoxikation* des Kindes ähnelt weitgehend der Akrodynie (MAYER-HOFER). Befallen sind Haut- und Schleimhäute und deren Anhangsgebilde, Nervensystem und Psyche. Neben Allgemeinsymptomen wie Appetitverlust, erhöhtem Durstgefühl, bläulich geschwollenem Zahnfleisch, juckenden, exanthematischen Hauterscheinungen und Störungen seitens des Intestinaltrakts finden sich Hyper- und Parästhesien (Kribbeln, Ameisenlaufen u.a.) in den Füßen und Zehen. BUTZEN-GEIGER beobachtete mehrfach gangränöse Veränderungen an den Extremitäten. Ausfall von Haaren und Nägeln, quälende Kopfschmerzen, Schlafstörungen, zunehmende Muskelschwäche, nervöse Verstimmung und Angstanfälle sowie Herzklopfen und erhöhte Pulsfrequenz sind häufig. Infolge dieser Ähnlichkeit ist der Arsenizismus bei Kindern als Akrodynie angesprochen und auch die Ursache der kindlichen Akrodynie in einer Arsenintoxikation vermutet worden. Schon MEYER u. WEISE (1933) beschrieben eine „typische Akrodynie" im Anschluß an den Kontakt mit einem arsen- und bleihaltigem Insecticid bei einem 5jährigen Kind und wiesen auf die Notwendigkeit des Ausschlusses einer Arsenintoxikation hin. Ebenso sahen CALVIN u. TAYLOR (1935) eine Akrodynie nach Genuß von Bohnen, die mit einem arsen- und bleihaltigen Pflanzenschutzmittel behandelt worden waren und vermuteten als Ursache der Akrodynie die Wirkung metallischer Arsen- bzw. Arsen-Bleiverbindungen. Die Ähnlichkeit von Akrodynie und chronischer Arsenvergiftung veranlaßte WARKANY u. HUBBARD zur Suche nach Arsen und führte damit zur Aufdeckung der Quecksilberätiologie.

Detaillierte Angaben über das Erscheinungsbild der subchronischen Arsenintoxikation bei 170 Soldaten stammen von LINNEWEH. Vasomotorische Erscheinungen mit Zittern, Kribbeln, Taubheitsgefühl und Schweißbildung an Händen und Füßen, besonders an den Finger- und Zehenspitzen sowie Akrocyanose standen im Vordergrund.

Literatur

BLACKMAN jr., S. S.: The lesions of lead encephalitis in children. Bull. Johns Hopk. Hosp. **61**, 1 (1937).

BODECHTEL, G.: Differentialdiagnose neurologischer Krankheitsbilder. Stuttgart: Georg Thieme 1963.

BRASS, K.: Bleischrumpfniere bei 1¼jährigem Kind. Z. Kinderheilk. **65**, 569 (1947/48).

BRUGSCH, H.: Vergiftungen im Kindesalter. Stuttgart: Ferdinand Enke 1956.

BÜCHELERES, G.: Zur Thalliumvergiftung im Kindesalter. Kinderärztl. Prax. **20**, 352 (1952).

BUNNEMANN, G.: Thalliumvergiftung. Med. Diss. Göttingen 1938.

Buschke, A., E. Langer u. B. Peiser: Die Epilation bei Haarpilzerkrankungen mittels Thalliumacetat und ihre experimentelle Begründung. Derm. Wschr. **83**, 971 (1926).

—, u. B. Peiser: Die histologische Wirkung und die praktische Bedeutung des Thalliums. Ergebn. allg. Path. path. Anat. **25**, 1 (1931).

— — u. E. Klopstock: Über einen Fall von akuter Thalliumvergiftung beim Menschen nebst weiteren Beobachtungen bei der klinischen Verwendung des Thalliums. Dtsch. med. Wschr. **52**, 1550 (1926).

Butzengeiger, K. H.: Über die chronische Arsenvergiftung. I. Ekg-Veränderungen und andere Erscheinungen am Herzen und Gefäßsystem. II. Schleimhautsymptome und Pathogenese. Dtsch. Arch. klin. Med. **194**, 1 (1949).

Calvin, C. V., and C. C. Taylor: Acrodynia. Its possible cause. J. Pediat. **6**, 385 (1935).

Chamberlain, P. H., W. B. Stavinoha, H. Davis, W. T. Kniker, and T. C. Panos: Thallium poisoning. Pediatrics **22**, 1170 (1958).

Drummen, M., u. W. Reinl: Über kindliche Bleivergiftung und ihre Behandlung mit Ca EDTA. Med. Klin. **57**, 604 (1962).

Fanconi, G.: Überempfindlichkeitsreaktion auf Quecksilber. (Die Calomelkrankheit und die Akrodynie.) Acta paediat. (Uppsala) **38**, 147 (1949).

—, u. A. Botsztejn: Die Feersche Krankheit (Akrodynie) und Quecksilbermedikation. Helv. paediat. Acta **3**, 264 (1948).

— — u. P. Schenker: Überempfindlichkeitsreaktionen auf Quecksilbermedikation im Kindesalter unter besonderer Berücksichtigung der Calomelkrankheit. Helv. paediat. Acta **2**, Suppl. 4 (1947).

Fühner, H.: Medizinische Toxikologie, III. Aufl. Stuttgart: Georg Thieme 1951.

Fuld, J.: Über Thalliumvergiftung beim Kinde. Münch. med. Wschr. **75**, 1124 (1928).

Gädeke, R.: Über eine bisher nicht beachtete Möglichkeit chronischer Quecksilberschäden. Arch. Kinderheilk. **174**, 107 (1966).

—, u. E. Heuver: Intrafamiliäre, subakute Quecksilbervergiftung bei Kindern. Med. Welt **1962**, 1768.

Gagel, O.: Die Erkrankungen des vegetativen Systems. In: Handbuch der inneren Medizin, hrsg. von G. v. Bergmann, W. Frey u. H. Schwiegk, Bd. V, Teil 2: Neurologie II. Berlin-Göttingen-Heidelberg: Springer 1953.

Giannattasio, R. C., A. V. Bedo, and M. J. Pirozzi: Lead poisoning. Amer. J. Dis. Child. **84**, 316 (1952).

Greving, R., u. O. Gagel: Polyneuritis nach akuter Thalliumvergiftung. Klin. Wschr. **7**, 1323 (1928).

Grossman, H.: Thallotoxicosis. Report of a case and a review. Pediatrics **16**, 868 (1955).

Hassler, R.: Extrapyramidal-motorische Syndrome und Erkrankungen (Vegetative Symptome beim Parkinsonismus). In: Handbuch der inneren Medizin, hrsg. von G. v. Bergmann, W. Frey u. H. Schwiegk, Bd. V, Teil 2: Neurologie III. Berlin-Göttingen-Heidelberg: Springer 1953.

Heiman, M.: Zur Symptomatologie und Therapie der Thalliumvergiftung. Med. Klin. **32**, 1462 (1936).

Huwyler, J.: Die Polyneuritis nach Thalliumvergiftungen. Schweiz. med. Wschr. **80**, 1271 (1950).

Kato, K.: Lead meningitis in infants. Amer. J. Dis. Child. **44**, 569 (1932).

Katzenellenbogen, J.: Beitrag zur Frage der Thalliumepilation. Derm. Wschr. **89**, 1947 (1929).

Kaufhold, A.: Thalliumintoxikation als „ökonomische" Vergiftung im Kindesalter. Med. Mschr. **1**, 219 (1947).

Kisskalt, K.: Gewerbliche Metalldampfinhalationskrankheiten. Quecksilber. Z. Hyg. Infekt.-Kr. **71**, 478 (1912).

Klingemann, H.: Die Thalliumvergiftung. Ärztl. Wschr. **4**, 52 (1949).

Levinson, A., and M. Zeldes: Lead intoxication in children. A study of 26 cases. Arch. Pediat. **56**, 738 (1939).

Linneweh, F.: Chronische Arsenvergiftung durch im Jahre 1919 „vernichteten" Kampfstoff. Dtsch. med. Wschr. **69**, 269 (1943).

Ludwig, W., u. H. Ganner: Zur Klinik der Thalliumvergiftung. Dtsch. Arch. klin. Med. **176**, 188 (1934).

Marsden, H. B., and V. K. Wilson: Lead poisoning in children. Brit. med. J. **1955 I**, 324.

Mayerhofer, E.: Die Akropathien des Kindesalters mit besonderer Berücksichtigung der infantilen Akrodynie. Ergebn. inn. Med. Kinderheilk. **54**, 269 (1938).

McLaughlin, M. C.: Lead poisoning in children in New York City 1950—1954. An epidemiologic study. N.Y. St. J. Med. **56**, 3711 (1956).

McLaurin, R. L., and J. B. Nichol jr.: Extensive cranial decompression in the treatment of severe lead encephalopathy. Pediatrics **20**, 653 (1957).

Mellins, R. B., and C. D. Jenkins: Epidemiological and psychological study of lead poisoning in children. J. Amer. med. Ass. **158**, 15 (1955).

Mertens, H. G.: Die vegetativen Syndrome der Thalliumvergiftung. Klin. Wschr. **30**, 843 (1952).

Meyer, F., and E. C. Weise: Acrodynia. J. Pediat. **2**, 750 (1933).

Moeschlin, S.: Klinik und Therapie der Vergiftungen, 4. Aufl. Stuttgart: Georg Thieme 1964.

— H. Zollinger u. F. Lüthy: Beitrag zur Klinik und Pathologie der Thallium-Vergiftung. Dtsch. Arch. klin. Med. **189**, 181 (1942).

Pentschew, A.: Intoxikationen. In: Handbuch der speziellen pathologischen Anatomie und Histologie, Bd. XIII/II, Bandteil B: Erkrankungen des zentralen Nervensystems II, hrsg. von W. Scholz. Berlin-Göttingen-Heidelberg: Springer 1958.

Prick, J. J. G., W. G. S. Smith, and L. Muller: Thallium poisoning. Amsterdam: Elsevier Publ. Co. 1955.

Reed, D., J. Crawley, S. N. Faro, S. J. Pieper, and L. T. Kurland: Thallotoxicosis. Acute manifestations and sequelae. J. Amer. med. Ass. **183**, 516 (1963).

Ritter, H., u. C. L. Karrenberg: Ein kasuistischer Beitrag zur Frage der Thalliumepilation. Derm. Wschr. **86**, 434 (1928).

Saar, H.: Thalliumvergiftung. Fühner-Wielands Sammlg von Vergiftungsfällen, hrsg. von B. Behrens. Berlin: Springer 1943/44.

STIEFLER, G.: Über die Thalliumvergiftung. Wien. med. Wschr. **49**, 130 (1936).

TANIS, A. L.: Lead poisoning in children. Amer. J. Dis. Child. **89**, 325 (1955).

TELEKY, L.: Gewerbliche Vergiftungen. Berlin-Göttingen-Heidelberg: Springer 1955.

WARKANY, J., and D. M. HUBBARD: Mercury in the urine of children with acrodynia. Lancet **1948I**, 829.

— — Adverse mercurial reactions in the form of acrodynia and related conditions. Amer. J. Dis. Child. **81**, 335 (1951).

— — Acrodynia and mercury. J. Pediat. **42**, 365 (1953).

WAWERSIK, F.: Thallium-Diencephalose. Nervenarzt **20**, 108 (1949).

WIEDEMANN, H.-R.: Zur Frage der kindlichen Bleivergiftung. (Über einen Fall tödlich verlaufender Bleieklampsie und zwei Fälle von Bleieinwirkung bei Kleinkindern.) Z. Kinderheilk. **63**, 212 (1943).

— Quecksilbervergiftung mit Agranulozytose bei einem Kleinkinde. Arch. Kinderheilk. **132**, 127 (1944).

— Zur Feerschen Krankheit. Med. Klin. **44**, 1433 (1949).

— Toxisch bedingte Schädigungen. In: H. KLEINSCHMIDT, Lehrbuch der Kinderheilkunde. Stuttgart: Gustav Fischer 1962.

Erythrocyanosis crurum puellarum

Bei der Erythrocyanosis crurum puellarum (E.c.p.) handelt es sich um eine klinische Variante der Akrocyanose (KLÜKEN) mit charakteristischem Sitz im unteren Drittel der Unterschenkel, seltener und schwächer auch an Unterarmen, Händen und Füßen.

Historische Daten. Zunächst offensichtlich mit dem Erythema induratum BAZIN identifiziert, wird die erstmalige Unterscheidung GALLOWAY und SAVILL (1899) zugeschrieben. BALZER u. ALQUIER berichten 1900 über „Oedème strumeux ou erythème induré". Die erste deutschsprachige Mitteilung stammt von DENEKE (1919), der in den Veränderungen eine atypische Form des Erythema nodosum vermutete. Andere Bezeichnungen sind „Erythema venosum" (LENGFELLNER, 1920), „Oedème asphyctique symetrique des jambes chez les jeunes filles lymphatiques" (THIBIERGE u. STIASSNIE, 1921), „Erythrocyanosis cutis symmetrica" (BOLTE, 1922). MENDES DA COSTA u. VAN OORT-LAU (1926) sprechen erstmals von „Erythrocyanosis crurum puellarum". Weitere Beiträge folgen von ALEXANDER; DELATER u. HUGEL; VON KARWOWSKY; KLINGMÜLLER; KLINGMÜLLER u. DITTRICH; JUSTER; PERCIVAL u. STEWART; SELLEI u. LIEBNER; ULLMO; WEBER.

Häufigkeit. Seit den 20er Jahren wurde die E.c.p. gehäuft beobachtet und beschrieben und ist heutzutage eindrucksmäßig selten. Stärkere Kälteeinflüsse infolge veränderter Mode sind ätiologisch angeschuldigt worden. Auch bislang nicht sichtbare Veränderungen wurden nun behandlungsbedürftig.

Altersdisposition. Die ersten Erscheinungen werden in den Entwicklungsjahren beobachtet. Vor der Pubertät ist die Erkrankung selten (SELLEI u. LIEBNER), um mit Beginn des 3. Lebensjahrzehnts zu verschwinden.

Geschlechtsdisposition. Die E.c.p. kommt nur beim weiblichen Geschlecht vor.

Konstitutionelle Disposition. Schon THIBIERGE u. STIASSNIE (1921) hatten bei den Erkrankten die sog. lymphatische Konstitution hervorgehoben. Ihre Beobachtung wurde von PERCIVAL u. STEWART; GOUIN u. BIENVENUE; TELFORD; WEBER sowie ULLMO bestätigt. MONCORPS, BRINKHAUS u. HERFELD sprechen bei Fettansatz an Hüften, Nates, Mammae und Extremitäten mit untersetztem Körperbau und lebhafter Rötung des Gesichts von „Typus rusticanus".

Jahreszeitliche Verteilung. Das zirkulationsgestörte Terrain ist besonders temperaturempfindlich. Die Krankheitserscheinungen werden durch Kälte verstärkt, durch Wärme gebessert. Daher zeigt sich eine Häufung in den kalten und nassen Monaten mit einem Rückgang von Frequenz und Schweregrad in den Sommermonaten. Nicht alle Kranken zeigen jedoch diese Abhängigkeit von Witterungseinflüssen und Kälte (BOLTE; ELDER; GIBSON; GOLDSMITH; GUBBIN).

Pathobiologie. Die E.c.p. ist eine klinische Variante der Akrocyanose mit besonderem Erscheinungsbild infolge „individual-pathologischer Lokalisation" (KLÜKEN). Das pathogenetische Prinzip dieser peripheren funktionellen Gefäßstörungen sieht DELIUS in einer konstitutionell bedingten Bereitschaft zu Tonusanomalien, einer akrodystonischen Diathese der oberflächlich gelegenen Strombahn.

Capillarmikroskopisch zeigen Akrocyanose und E.c.p. übereinstimmend eine verschiedengradige Erweiterung der Venolen, die bei der E.c.p. ausgeprägter ist und auch im subpapillaren Capillarplexus nachweisbar sein kann (Blutseen). Die Capillaren sind geschlängelt oder bizarr und plump mit Stagnation des Blutes. Diese Stase ist auch mit radioaktiven Isotopen (GARRETTS, JARRET u. OSBORNE) nachgewiesen worden. Eine schlechtere Versorgung der Peripherie mit Stauung, Cyanose, abnormen Hauttemperaturen und infiltrativen Veränderungen ist die Folge. Bluteindickung und Geldrollenbildung der Erythrocyten sowie eine relative Arteriolenenge verstärken die Zirkulationsstörung. Nicht ein Arteriolenspasmus mit sekundärer Venolenerweiterung, d.h. ein spastisch-atonischer Symptomenkomplex, sondern ein Tonusverlust der Venolen mit sekundärer reflektorischer Erhöhung des Arteriolentonus, d.h. eine atonisch-hypertonische Störung liegt vor. Der Sitz der primären Funktionsstörung ist der venöse und nicht der arterielle Schenkel der Endstrombahn (DELIUS; ELLIOT, EVANS u. STONE; HECHT; KLÜKEN; RATSCHOW; SCHOOP u. MARX). Ursächlich wird eine primäre Kontraktionsschwäche der Venolen bzw. ein verändertes Reaktionsvermögen der Endstrombahn, z.B. auf thermische Reize, vermutet. Die Innervationsfehlleistung führt zu einer auffälligen Starre der Vasomotion mit Störung der Thermoregulation (MARX u. SCHOOP). Akrocyanosekranke reagieren auf eine Abkühlung nicht mit einer Gegenregulation, sondern ihre Hauttemperatur paßt sich der Umgebungstemperatur an (Akropoikilothermie, GAHLEN u. KLÜKEN). Die ursächlichen Bedingungen werden im vegetativen Nervensystem gesucht (EDWARDS; MERRINGTON u. NATHAN; VILLARET, JUSTIN-BESANÇON, CACHERA u. BOUCOMONT u.a.). Viele Faktoren wie Kälte, Hitze, Genußmittel mit vasoaktiver Wirkung, infektiöse oder inkretorische Erkrankungen, schließlich Affekte und Emotionen können bei entsprechender Disposition auslösend wirken. Äußere Schadensmomente sind aber nicht der wesentliche Faktor, wie KLINGMÜLLER und seine Schule, SCHNEIDER sowie KUSKE u. ZALA z.B. für Kälte und Nässe, annehmen möchten.

Ätiologie. Das ausschließliche Vorkommen dieser Konstitutionsanomalie bei Mädchen wurde als Folge einer hormonellen Dysfunktion gedeutet, zumal gewisse Grade von Hypogenitalismus und Menstruationsstörungen vorkommen können (ADLER; COMBY; DELATER u. HUGEL; JUSTER; KEHRER; KISTIAKOWSKY; LORTAT-JACOB, SOLENTE u. LE BARON; MENDES DA COSTA und VAN OORT-LAU; PAUTRIER u. LEVY; PAUTRIER u. ULLMO; POÓR; SELLEI u. LIEBNER; THIBIERGE u. STIASSNIE; ULLMO). BOLTE denkt dagegen an eine vagotonische Vasoneurose der Haut, ALEXANDER an eine angeborene Minderwertigkeit der Capillaren, LEWIS neben örtlich wirkenden an noch unbekannte Faktoren.

Histologische Befunde. Außer Extravasaten und perivasculären Zellinfiltraten fehlen spezifische histologische Befunde.

Klinik

Schweregefühl in den Beinen nach längerem Stehen mit Besserung bei Hochlagerung ist bereits bei Erkrankungsbeginn nachweisbar.

Meist bestehen symmetrische, überwiegend im distalen Bereich der Unterschenkel, gelegentlich einseitig betonte, seltener auch an den Unterarmen oder an anderen Körperstellen (BOLTE; BRUHNS; DE GRACIANSKY u. BOULLE; HILTON u. WEBER; LEHNER; LEWIS; SELLEI u. LIEBNER; WEBER u.a.), flächige, mitunter die Unterschenkel *manschettenförmig umgreifende, bläulich-rote Schwellungen und Indurationen der Haut* in einer Breite von etwa 10 bis 15 cm. Nach proximal sind die Übergänge zur gesunden Haut fließend, nach distal grenzen sie häufig scharf gegen den Schuhrand hin ab.

Charakteristisch ist der *Farbwechsel auf Temperatureinflüsse*. Die Veränderungen sehen in der Kälte gleichmäßig dunkel-violett aus und zeigen bei Wärme einen Wechsel nach blau mit Aufschießen von *rotfleckigen Inseln*, denen wahrscheinlich besser durchblutete Areale entsprechen. Nach Spateldruck nimmt die anämisierte Haut nur allmählich von der Peripherie her ihren ursprünglichen Farbton wieder an (Irisblendenphänomen, SCHNEIDER). Im Sommer sind die Veränderungen weniger intensiv und zeigen einen helleren, mehr blaßroten Farbton. Die Hauttemperatur ist deutlich herabgesetzt mit Ausnahme der inselartigen Rötungen.

Die derbe, speckartige Konsistenz erinnert an teigig-myxödematöse Hautveränderungen. Epidermis, Cutis und Subcutis sind nicht gegeneinander verschieblich. Beim stauchenden Zusammenschieben bilden sich feinste Fältchen aus. Das leicht eindrückbare Gewebe hinterläßt auf Fingerdruck keine Delle.

Als sog. Nebensymptome sind *feinste Teleangiektasien* oder hämorrhagische Papeln, die stecknadelspitzartig mit weißlichem Kopf über das Hautniveau ragen und von einem linsengroßen roten Hof umgeben sind, zu beobachten. Ausnahmsweise sind bullöse Veränderungen, mit bräunlichen Pigmentierungen abheilend, sowie knotige Infiltrate beschrieben worden (ULLMO). Ulcerationen sind stets Folge von Komplikationen (ALEXANDER; PERCIVAL u. STEWART).

Charakteristische Begleiterscheinungen sind *Keratosis pilaris, Akrocyanose* und *Frostbeulen.*

Differentialdiagnostisch sind Erythema induratum BAZIN, M. RAYNAUD, das Trophödem MEIGE sowie prätibiale umschriebene Myxödeme abzugrenzen. Das gelegentliche Vorkommen mit dem Erythema induratum BAZIN (JUSTER; MEIROWSKY; MENDES DA COSTA u. VAN OORT-LAU; PERUTZ; PAUTRIER u. ULLMO) wird für ein echtes Nebeneinander auf einem von beiden Erkrankungen bevorzugten Terrain angesehen.

Verlauf und Prognose. JANSON sowie WERNSDÖRFER konnten bei Nachuntersuchungen zeigen, daß die E.c.p. „trotz, mit oder ohne Therapie" im allgemeinen nach 6—7 Jahren spurenlos abheilt. Die Veränderungen werden allmählich von Sommer zu Sommer blasser, um schließlich narbenlos zu verschwinden, sofern nicht sekundäre Alterationen (superinfizierte Verletzungen, Ulcera u.a.) den Krankheitsverlauf komplizieren.

Therapie. Behandlungsvorschläge sind u.a. von HADORN; KORTING; KUMER; SCHÖNFELD mitgeteilt worden. Vermeidung von Kälte und Nässe mit Gebrauch schützender Kleidung stehen neben physiko-therapeutischen Maßnahmen wie Wechselbäder, Unterwassermassage, warme Bäder, Massage, Bewegungsübung und sportlicher Betätigung im Vordergrund. Medikamentös kann man vasoaktive Substanzen wie Priscol, Hydergin, Dihydergot, Triphosphorsäure oder Hamamelis versuchen. Örtlich angewandte Rubefazientien haben einen vorübergehenden Effekt und führen zur Gewöhnung (KLÜKEN). Als milde Externa werden Zubereitungen mit Campher, Ichthyol, Perubalsam, Jod und Tannin empfohlen. Vor einer Therapie mit Sexualhormonen wird mit Recht allgemein gewarnt.

Literatur

ADLER, L.: Zur Physiologie und Pathologie der Ovarialfunktion. Arch. Gynäk. **95**, 349 (1912).

ALEXANDER, W.: Zur Klinik und Pathogenese der Erythrocyanosis crurum puellarum. Derm. Wschr. **84**, 601 (1927).

BALZER et L. ALQUIER: Oedème strumeux ou érythème induré chez une jeune fille. Ann. Derm. Syph. (Paris) **1900**, 625. Zit. nach K. ULLMANN, Thermische Schädigungen (Verbrennungen und Erfrierungen). In: Handbuch der Haut- und Geschlechtskrankheiten, hrsg. von J. JADASSOHN. Bd. IV/1, S. 171. Berlin: Springer 1932.

BOLTE, F.: Erythrocyanosis cutis symmetrica. Klin. Wschr. **1**, 578 (1922).

BRUHNS: Erythrocyanosis crurum puellarum von ungewöhnlicher Ausdehnung. Berl. Derm. Ges. 4.5.1928. Ref. Zbl. Haut- u. Geschl.-Kr. **28**, 412 (1929).

COMBY, J.: L'acrocyanose permanente des jeunes sujets. Arch. Méd. Enf. **31**, 645 (1928).

DELATER, G., et R. HUGEL: De l'insuffisance veinulaire, ses rapports avec les tuberculides cutanées. Bull. Soc. méd. Hôp. Paris **3**, 1108 (1926).

— — La cyanose sus-malléolaire hypostatique. Essai de discrimination entre les diverses cyanoses locales. Ann. Derm. Syph. (Paris) **9**, 344 (1928).

DELIUS, L.: Die funktionellen peripheren Gefäßstörungen. Internist (Berl.) **2**, 676 (1961).

DENEKE, G.: Fünf atypische Fälle von Erythema nodosum. Dtsch. med. Wschr. **45**, 1211 (1919 II).

EDWARDS, H.: Acrocyanosis treated by sympathectomy. Proc. roy. Soc. Med. **29**, 524 (1936).

ELDER, W.: Diseases due to fashion in clothing. Brit. med. J. **1925 I**, 1152.

ELLIOT, A. H., R. D. EVANS, and C. S. STONE: Acrocyanosis: A study of the circulatory fault. Amer. Heart J. **11**, 431 (1936).

GAHLEN, W., u. N. KLÜKEN: Über Variation, Norm und Labilität der Hauttemperatur. II.: Das Verhalten der Hauttemperatur im Kindesalter. Klin. Wschr. **32**, 1007 (1954).

GALLOWAY et SAVILL: Zit. bei A. ULLMO, L'érythrocyanose symétrique sus-malléolaire. Med. Diss. Strasbourg 1929. Mulhouse: Riehl 1929.

GARRETS, M., A. JARRET, and S. B. OSBORNE: Radioactive sodium absorption studies in erythrocyanosis crurum puellarum frigida. Brit. J. Derm. **70**, 22 (1958).

GIBSON, C. R.: Diseases due to fashion in clothing. Brit. med. J. **1925 I**, 1059.

GOLDSMITH, W. N.: Recent advances in Dermatology. London: J. & A. Churchill 1936.

GOUIN, J., et A. BIENVENUE: Résultats de la radiothérapie fonctionelle sympathique dans les érythrocyanoses sus-malléolaires et troubles associés et dans l'hyposphyxie, la maladie de Raynaud, les ulcères des jambes. Bull. Soc. franç. Derm. Syph. **35**, 924 (1928).

GRACIANSKY, P. DE, u. S. BOULLE: Atlas der Dermatologie. Stuttgart: Gustav Fischer 1954.

GUBBIN, G. F.: Diseases due to fashion in clothing. Brit. med. J. **1925 I**, 1152.

HADORN, W.: Lehrbuch der Therapie. Bern: Huber 1963.

HECHT, H.: Temperaturmessungen im Bereich von Akrozyanose und Lupus vulgaris. Derm. Wschr. **107**, 1221 (1938).

HILTON, O., and F. P. WEBER: Unilateral erythrocyanosis crurum puellarum. Proc. roy. Soc. Med. **22**, 602 (1929).

JANSON, P.: Zur Ätiologie und Therapie der Erythrocyanosis crurum puellarum. Z. Haut- u. Geschl.-Kr. **19**, 337 (1955).

Juster, E.: Les érythèmes infiltrés ou infiltrations érythématocyanotiques des neuro-endocriniens. Bull. Soc. franç. Derm. Syph. **33**, 347 (1926).
— L'érythro-cyanose sus-malleolaire; étude clinique et thérapeutique. Presse méd. **35**, 1573 (1927).
— L'érythrocyanogénie et ses complications. Bull. Soc. franç. Derm. Syph. **36**, 373 (1929).
Karwowsky, A. v.: Zur Frage der Erythrocyanosis crurum puellaris. Derm. Wschr. **85**, 1161 (1927).
Kehrer, F. A.: Die konstitutionellen Vergrößerungen umschriebener Körperabschnitte. Stuttgart: Georg Thieme 1948.
Kistiakowsky, E. V.: Erythrocyanosis cutis symmetrica; angioneurosis endocrinopathica polyglandularis. Arch. Derm. Syph. **20**, 780 (1929).
Klingmüller, V.: Pernionen an den Unterschenkeln. Arch. Derm. **135**, 256 (1921).
— Über Frostschäden. Derm. Z. **49**, 1 (1926).
—, and O. Dittrich: Perniosis or erythrocyanosis. Arch. Derm. **22**, 615 (1930).
Klüken, N.: Periphere Durchblutungsstörungen ausschließlich variköser Symptomenkomplex. In: Dermatologie und Venerologie, hrsg. von H. A. Gottron u. W. Schönfeld. Bd. III, Teil 1, S. 155. Stuttgart: Georg Thieme 1959.
— Angiolopathien. In: M. Ratschow, Angiologie. Stuttgart: Georg Thieme 1959.
Korting, G. W.: Antwort auf Anfrage: Wie die Erythrocyanosis crurum puellarum zur Zeit am besten behandelt wird. Dtsch. med. Wschr. **76**, 990 (1951).
Kumer, J.: Dermatologische Kosmetik. Wien: Wilhelm Maudrich 1949.
Kuske, H., u. L. Zala: Thermische Schädigungen. In: Handbuch der Haut- und Geschlechtskrankheiten, hrsg. von J. Jadassohn; Ergänzungswerk II/2, S. 735, hrsg. von G. Miescher u. H. Storck. Berlin-Heidelberg-New York: Springer 1965.
Lehner, E.: Erythrocyanosis crurum feminarum. Ungar. Derm. Ges. 4. 5. 1928. Ref. Zbl. Haut- u. Geschl.-Kr. **28**, 21 (1929).
Lengfellner: Erythema venosum. Münch. med. Wschr. **67**, 962 (1920).
Lewis, Th.: Gefäßstörungen der Gliedmaßen. Leipzig: Georg Thieme 1938.
—, and E. M. Landis: Observations upon the vascular mechanism in acrocyanosis. Heart **15**, 229 (1929/31).
Lortat-Jacob, G. Solente et Le Baron: Érythrocyanose des membres inférieurs. Présence de taches cinobres. Leur provocation réflexe. Bull. Soc. franç. Derm. Syph. **38**, 1290 (1931)
Marx, H., u. W. Schoop: Über das Verhalten der peripheren Strombahn in der reaktiven Hyperämie. Z. Kreisl.-Forsch. **44**, 186 (1955).
Meirowsky: Erythema induratum und Erythrocyanosis crurum puellarum. Kölner Derm. Ges. 31. 1. 1930. Ref. Zbl. Haut- u. Geschl.-Kr. **34**, 17 (1930).
Mendes da Costa, S., u. M. van Oort-Lau: Über Erythrocyanosis crurum puellaris. Acta derm.-venereol. (Stockh.) **7**, 143 (1926).
Merlen, J. F.: Les acrocyanoses. Strasbourg méd., N. S. **9**, 30 (1958).

Merrington, W. R., and P. W. Nathan: Study of post-ischaemic paraesthesiae. J. Neurol. Neurosurg. Physiol. **12**, 1 (1949).
Moncorps, C., G. Brinkhaus u. F. Herfeld: Experimentelle Untersuchungen zur Frage akrozyanotischer Zustandsbilder. Arch. Derm. Syph. (Berl.) **180**, 209 (1940).
Pautrier, L.-M., et G. Levy: Trois cas d'érythrocyanose symétrique sus-malleolaire. Bull. Soc. franç. Derm. Syph. **34**, 300 (1927).
—, et A. Ullmo: Érythrocyanose symétrique sus-malleolaire coexistant avec de l'érythème induré de Bazin et probablement des sarcoides hypodermiques. Bull. Soc. franç. Derm. Syph. **35**, 85 (1928).
Percival, G. H., and C. P. Stewart: Some observations on a condition of chronic erythema of the legs. Brit. J. Derm. **39**, 115 (1927).
Perutz, A.: Zur Lichtbehandlung der Erythrocyanosis crurum puellaris. Strahlentherapie **29**, 283 (1928).
Poôr, F. v.: Durch Funktionsstörungen des weiblichen Genitalsystems hervorgerufene Hauterkrankungen. Derm. Wschr. **82**, 293 (1926).
Ratschow, M.: Angiologie. Stuttgart: Georg Thieme 1959.
Romich, S.: Konstitutionelle Dickhaut (Fetthaut) der dicken Beine. Z. orthop. Chir. **62**, 379 (1935).
Schneider, W.: Ätiologie und Pathogenese der Kälteschäden der Haut. Arch. Derm. Syph. (Berl.) **186**, 3 (1948).
Schönfeld, W.: Akrozyanose. Dtsch. med. Wschr. **80**, 263 (1955).
Schoop, W.: In: M. Ratschow, Angiologie. Stuttgart: Georg Thieme 1959.
—, u. H. Marx: Studien zur Regulation der spontanen Kapillardruckschwankungen. Z. ges. exp. Med. **126**, 425 (1955).
Sellei, J., u. E. Liebner: Beiträge zur Erythrocyanosis extremitatis chronica. Arch. Derm. Syph. (Berl.) **156**, 277 (1928).
Telford, E. D.: Lesions of the skin and subcutaneous tissue in diseases of the peripheral circulation. Arch. Derm. Syph. (Chic.) **36**, 952 (1937).
—, and H. T. Simmons: Erythrocyanosis. Brit. med. J. **1936** I, 629.
Thibierge, G. et J. Stiassnie: Oedème asphyxique symétrique des jambes chez les jeunes filles „lymphatiques". Bull. Soc. franç. Derm. Syph. **28**, 67 (1921).
Ullmo, A.: L'érythro-cyanose symétrique sus-malleolaire. Méd. Diss. Strasbourg 1929. Mulhouse: Riehl 1929.
Villaret, M., L. Justin-Besançon, R. Cachera et R. Boucomont: Étude critique sur la pathogénie des troubles circulatoires périphériques. I. Les acrocyanoses. Arch. Mal. Cœur **27**, 725 (1934).
Weber, F. P.: Two diseases due to fashion in clothing: Chlorosis and chronic erythema of the legs. Brit. med. J. **1925** I, 960.
—, and O. B. Bode: Erythrocyanosis crurum puellarum of unilateral preponderance. Proc. roy. Soc. Med. **22**, 1227 (1929).
Wernsdörfer, R.: Über den Verlauf der Erythrocyanosis crurum puellarum. Med. Klin. **50**, 1600 (1955).

Psychologie — Psychiatrie

Entwicklungspsychologie

S. Bayr-Klimpfinger, Wien

Entwicklungsbegriffe. Entwicklungspsychologie zielt darauf ab, Seelisches aus seinem Gewordensein in der Zeit, also unter einem historischen Aspekt, zu verstehen. Es wird postuliert, daß es sich bei den Erscheinungs- und Äußerungsformen des Seelischen um in sich zusammenhängende Veränderungsreihen handelt, die bestimmten Stellen eines Zeitkontinuums zugeordnet werden können. Je nach der Spannweite des in Betracht gezogenen Kontinuums erfährt das Gegenstandsgebiet der Entwicklungspsychologie eine weitere oder engere Umgrenzung, werden ihm verschiedene Entwicklungsbegriffe zugrunde gelegt.

Am größten ist die Spannweite des Zeitkontinuums, betrachtet man gemäß der realhistorischen Auffassung des Lebendigen die Erscheinungs- und Äußerungsformen des Seelischen als (höchstwahrscheinlich sehr spätes) Ergebnis eines Wandlungsgeschehens während eines ununterbrochenen Lebenszusammenhanges im Laufe der Erdgeschichte. Für das Verständnis des Seelischen in seinem aktuellen So-Sein wird somit die Phylogenese des gesamten Lebendigen herangezogen — Seelisches ist ja stets an Leben gebunden —, und der Zusammenhang der Veränderungsreihen wird als ein erbmäßiger, als Fortpflanzungszusammenhang, z.B. auf Grund der Elternzeugung, gesehen. Es liegt dieser Betrachtungsweise der *biohistorische* Entwicklungsbegriff zugrunde, demgemäß die Aufgabe der Entwicklungspsychologie in der Verfolgung und näheren Kennzeichnung der biopsychischen Entwicklung besteht.

Ein bedeutend kürzeres Zeitkontinuum wird in Betracht gezogen, verfolgt man die Phylogenese der Menschheit, und zwar im speziellen hinsichtlich einer für sie typischen Äußerungsweise ihres Lebendigseins, nämlich des Kulturschaffens als spezifischer Überformung alles Naturgegebenen, einschließlich der eigenen Person. Hier sieht man den über den Fortpflanzungszusammenhang hinausgehenden Traditionszusammenhang als wesentlich nicht nur für die Abfolge der Menschengeschlechter an, sondern auch für die Überformung alles Seelischen, auf die der Mensch angewiesen ist. Dieser Auffassung liegt der *kulturhistorische* Entwicklungsbegriff zugrunde, demgemäß die Aufgabe der Entwicklungspsychologie in der Verfolgung und näheren Kennzeichnung der wohl biologisch und biopsychisch fundierten, aber kulturell stets mehr oder minder weitgehend modifizierten seelischen Entwicklung des Menschen besteht.

Wird das Zeitkontinuum eines individuellen Lebensablaufes mit seinem einigermaßen scharf markierbaren Anfang und Ende herangezogen, liegt der *ontogenetische* Entwicklungsbegriff zugrunde. Der Wandel in den Erscheinungs- und Äußerungsformen des Seelischen als ein mit dem Lebensalter korrelierendes Veränderungsgeschehen zu verfolgen und zu kennzeichnen, ist Aufgabe der ontogenetischen Entwicklungspsychologie. Zweifellos liegt es in gegenstandsbedingten Schwierigkeiten begründet, daß sich die ontogenetische Entwicklungspsychologie bisher am intensivsten mit der Erforschung der Frühstadien menschlicher Entwicklung, mit Kindheit und Jugend, beschäftigt hat und als *Kinder- und Jugendpsychologie* über ein reiches Tatsachenmaterial verfügt.

Der *aktualgenetische* Entwicklungsbegriff, dessen Bezugssystem das Zeitkontinuum des Ablaufes eines seelischen Erlebnisses ist, darf hier — weil in den Gegenstandsbereich der Allgemeinen Psychologie fallend — außer Betracht bleiben.

Kinder- und Jugendpsychologie als ontogenetische Entwicklungspsychologie

Hinsichtlich der Hypothesen zur Analyse und Deutung der alterskorrelierten Erscheinungs- und Äußerungsformen des Seelischen unterscheiden sich die einzelnen Schulen entwicklungspsychologischer Humanforschung beträchtlich: etwa danach, ob und wie weit sie die Phylogenese mit systematisch vergleichenden Studien zum Aufweis homologer oder analoger Tatbestände heranziehen; wie sie den Zusammenhang von bio- und kulturpsychischer

Entwicklung sehen; ob sie sich auf das Geschehen und auf Ereignisse während des individuellen Lebensablaufes beschränken und hier vor allem betonen, daß zumal menschliche Entwicklung ihrem Wesen nach aktive Entscheidung, also Selbstgestaltung ist. Die Komplexität und die Verschiedenartigkeit der einander fundierenden und einander vielfach bedingenden Vorgänge im Ablauf der ontogenetischen Entwicklung machen es zudem verständlich, daß zur Deutung des seelischen Wandlungsgeschehens jeweils andere Modelle, etwa das der Aufschichtung und Umbildung, der Ausgliederung und Verfestigung auf höherem Strukturniveau, herangezogen werden. Hinsichtlich der Verhaltensbeschreibung von Kindern und Jugendlichen auf den verschiedenen Altersstufen konnte man jedoch im großen und ganzen zu übereinstimmenden Ergebnissen gelangen. Diese beziehen sich auf folgende Gegebenheiten:

1. Menschenkinder zeigen in einem bestimmten Zeitquerschnitt ihres Lebensablaufes einige fundamentale Übereinstimmungen hinsichtlich ihrer körperlichen Erscheinung, ihrer Verhaltensweisen und Leistungen, ihrer Bedürfnisse, Neigungen und Interessen. Dies ermöglicht es, gewisse Altersnormen — im Sinne statistischer Häufigkeit — aufzustellen, die von speziellen, zumal kulturellen Umweltgegebenheiten relativ unabhängig gelten. So sind beispielsweise alle 5 Monate alten Menschenkinder, gleichgültig, ob es sich um Eskimobabies handelt oder um Kinder, die in einer Großstadt Mitteleuropas geboren wurden, einander in entscheidenden Hinsichten ähnlicher als Geschwister, von denen das eine 5 Monate, das andere 5 Jahre alt ist.

In biologischer und biopsychischer Sicht erklären sich die fundamentalen Übereinstimmungen von Menschenkindern einer Altersklasse damit, daß ontogenetische Entwicklung *zum einen* in der Aktualisierung artspezifisch festgelegten Erbgutes in unumkehrbaren Sequenzen besteht. Was in den Genen sozusagen chiffriert gespeichert liegt, erfährt in jeder Ontogenese in Wachstums- und Reifungsprozessen eine Dechiffrierung. Mit seinem Erbgut verfügt das Lebewesen über *eine* Informationsquelle für die Formung und Anformung morphologischer Merkmale und Verhaltensweisen, und zwar über diejenigen, die sich für die Arterhaltung, also phylogenetisch,

bewährt haben, die von der Art nach dem Prinzip von Versuch und Irrtum (auf der Grundlage der Mutation und der Selektion) „gesammelt" wurden.

Zur vollen Aktivierung des erbmäßig Festgelegten kommt es jedoch nur dann, wenn das Lebewesen einer Umwelt — seinem artspezifischen Biotop — zur Erhaltung des biologischen Fließgleichgewichtes (L. v. BERTALANFFY) nicht nur dauernd assimilierbare Aufbaustoffe entnehmen kann, sondern wenn sein Biotop auch entsprechende Reize als Auslöser für die auf Grund der Wachstums- und Reifungsprozesse sozusagen bereitliegenden Verhaltensmöglichkeiten bietet.

Zudem ist es im Bereich des Lebendigen weit verbreitet, daß es bereits gemäß den biotopischen Umweltgegebenheiten auch zu adaptiven Modifikationen der Erscheinungs- und Verhaltensweisen eines Individuums kommt, indem dieses lernt; also auf eine andere Weise — wenn auch auf der Grundlage und im Rahmen des aktualisierten Erbgutes — Informationen über seine Umwelt gewinnt, speichert und auswertet, sich als Individuum Umweltgegebenheiten im Sinne der Akkommodation anpaßt, sich ihnen an-formt. Wohl sind es die artspezifischen und alterskorrelierten Prozesse des Wachsens und Reifens, welche während der ontogenetischen Entwicklung die körperliche Erscheinung, die Bedürfnisse, Neigungen, Interessen und Leistungsbereitschaften grundlegend determinieren, aber sie erfahren nach Maßgabe der Adaptation des Individuums an die jeweiligen Umweltgegebenheiten eine größere oder geringere Modifikation.

Unter Berücksichtigung dieses Tatbestandes ist ontogenetische Entwicklung nicht nur die in unumkehrbaren Sequenzen sich vollziehende Aktualisierung artspezifischen Erbgutes, sondern *zum andern* auch individuell anpassende Auseinandersetzung mit der Umwelt.

Abgesehen von den großen individuellen Unterschieden hinsichtlich des in den Prozessen des Wachsens und Reifens sich aktualisierenden Anlagegefüges — deren Ausmaß und Gewicht die Differentielle Psychologie zu erfassen hat —, erfährt das seelische Wandlungsgeschehen auch noch dadurch bedeutsame Modifikationen, daß das Menschenkind nicht lediglich in ein Biotop hineingeboren wird, sondern in eine von Eltern und Voreltern mannigfach und verschiedenartig gestaltete kulturelle Umwelt, nicht nur Glied in einem Fortpflanzungs-, sondern auch in einem Traditionszusammenhang ist. Als solches hat es nicht nur zu wachsen und zu reifen, hat es sich nicht nur in eine biotopische Umwelt einzupassen, sondern muß sich auch mit seiner kulturellen Umwelt als Individuum lernend auseinandersetzen, muß für ein Kulturschaffen und Kulturtradieren erzogen werden. Ist die biologische und biopsychische Entwicklung ein alterskorrelierter, ein phylogenetisch gesicherter oder doch gut gestützter Prozeß, der naturnotwendig, gesetzmäßig und gleichsam von selbst abläuft, so ist die kulturpsychische, vor allem die durch Erziehung modifizierte seelische Entwicklung, je weiter sie fortschreitet, um so stärker abhängig von der den Heranwachsenden umgebenden Kultur; insbesondere von den Menschen, die ihm als Repräsentanten dieser Kultur begegnen, aber auch davon, was er selbst von seinem kulturellen Erbe ergreift, von der Art, in der er sich in Selbsterziehung zur kulturellen Persönlichkeit gestaltet.

2. Die ontogenetische Entwicklung verläuft nicht stetig, sondern ist, zumal während Kindheit und Jugend, durch einen eigenartigen Rhythmus, durch eine typische Zeitgestalt gekennzeichnet.

Es folgen jeweils aufeinander a) relativ kurzdauernde Phasen gesteigerten Entwicklungstempos, während welcher sich Neues „dechiffriert", neue Bedürfnisse, Neigungen, Interessen, Leistungsbereitschaften, gegebenenfalls auch nach Maßgabe der bisherigen Umweltbegegnungen, entstehen. Es sind Perioden größerer Labilität, des gestörten biologischen und biopsychischen Gleichgewichtes, der größeren Anfälligkeit, Ausgesetztheit und Verletzbarkeit; es sind Zeiten der krisenhaften Auflockerung. Diesen folgen b) etwas länger dauernde Phasen geringeren Entwicklungstempos, Perioden der allmählichen Stabilisierung und Konsolidierung des Neuen, der zunehmenden individuell anpassenden Auseinandersetzung mit der Umwelt, und schließlich c) relativ lang dauernde Phasen der Beruhigung, des kaum merklichen Wandels, während der der Heranwachsende einen gefestigten, wohlangepaßten, lebenstüchtigen, ja „reifen" Eindruck macht. Mit einer solchen Phase der Beruhigung wird ein bestimmtes Entwicklungsniveau, eine bestimmte Entwicklungsstufe erreicht, ein „körperlich-seelischer Entwick-

lungstypus" kommt zur klaren Ausprägung. Sodann aber beginnt der Rhythmus aufs neue, allerdings mit einem von Phase zu Phase und Stufe zu Stufe jeweils verlangsamten Tempo. Wieder setzt eine Phase der krisenhaften Auflockerung ein, gefolgt von einer der allmählichen Konsolidierung, und mit einer Zeit der vorläufigen Festigung und Stabilisierung wird ein weiteres Entwicklungsniveau erlangt. Das Vergangene ist dann in manchem, zumal in seiner Bewußtseinsrepräsentanz, abgetan, wirkt nur als „Fundament" weiter oder erfährt in manchem einen völligen Funktionswandel. Vor allem während der Kindesentwicklung vollziehen sich die Veränderungen in Verhalten und Erleben jeweils sehr deutlich, geradezu radikal, so daß ein Fixiertbleiben auf einem früheren Niveau oder gar ein Regredieren als Symptom auffälliger Entwicklung gelten kann.

3. Sind der Anwendbarkeit von Aussagen der ontogenetischen Entwicklungspsychologie für die jeweils in ihrer Einmaligkeit und Einzigartigkeit zu beurteilenden und zu betreuenden Kinder und Jugendlichen auch Grenzen gesetzt, kommt diesen Aussagen doch eine nicht geringe praktische Bedeutung zu. Die ontogenetische Entwicklungspsychologie erleichtert es, die jeweils „natürlichen", die biopsychischen Eigentümlichkeiten von Kindern und Jugendlichen objektiv und nüchtern zur Kenntnis zu nehmen und als Voraussetzungen für alles kulturelle Überformen, für alles erzieherische Bemühen anzusehen. Die ontogenetische Entwicklungspsychologie schärft den Blick dafür, was an den Schwierigkeiten, die gegebenenfalls ein Heranwachsender macht oder hat, beispielsweise durch eine entwicklungsnotwendige Krisenperiode bedingt ist, daher als voraussichtlich vorübergehend angesehen werden darf, und was etwa in speziellen Begabungsbegrenzungen, in hemmenden Umweltumständen, in Versäumnissen oder Überforderungen seine Ursache hat und daher besondere Maßnahmen erforderlich macht.

Gerade in einer Zeit der zunehmenden Erziehungsunsicherheit muß es oft der Kinderarzt sein, der nicht nur Erkrankungen heilt und verhüten hilft, sondern der, gestützt auf die Kenntnis der Verlaufsgesetzlichkeiten der ontogenetischen Entwicklung, auch Erziehungsratschläge erteilt und Maßnahmen zur seelischen Gesunderhaltung der Heranwachsenden trifft oder zumindest einleitet.

Der Ablauf der ontogenetischen Entwicklung während Kindheit und Jugend

Die nachstehend in großen Zügen — und damit vereinfachend — gebotene Kennzeichnung von Kindern und Jugendlichen verschiedener Altersstufen erfolgt zwar unter Betonung der biologischen und biopsychischen Prozesse des Wachsens und Reifens in ihrer typischen Zeitgestalt, muß aber unter Einbezug einer bestimmten Kultur und ihres modifizierenden Einflusses verstanden werden.

Die Zeit bis gegen 9 Monate
Das Säuglingsalter

a) Das Neugeborene ist ein „Anfänger in der Kunst des Lebens" (A. Gesell), doch durchaus nicht das „hilfloseste" Wesen. Es besitzt die grundlegenden Ausstattungen für die Erhaltung im Dasein als Individuum, wenngleich es noch vegetativ labil ist und vorwiegend parasympathicotone Züge zeigt. Die im einzelnen vorerst jeweils nur kurz dauernden, im Insgesamt aber etwa 21 Std seines Tageskreises ausfüllenden Schlaf- und Dämmerzustände, die relativ hohe Reizschwelle der Fernsinne Gesicht und Gehör, sichern ihm die notwendige Ruhe, Schonung und Speicherung seiner Kräfte. In der biotopischen Umwelt, die vorerst einzig und allein in der Mutter besteht, vermag das Kind aber auch aktiv ein reiches angeborenes, sich rasch konsolidierendes Können einzusetzen (A. Peiper, H. Prechtl). Es verfügt nicht nur über wichtige, zum Teil phylogenetisch sehr alte körperschützende Bewegungen, über komplexe, endogen gesteuerte Bewegungsabfolgen, etwa zur Nahrungsaufnahme, sondern vermag sich auch seiner für es so lebenswichtigen Mutter immer wieder zu versichern. Dies erfolgt akustisch durch Stimmfühlungslaute, die sich bis zum Schreien steigern können, auch wenn das Kind weder hungrig ist noch Schmerzen hat („Weinen des Verlassenseins", K. Lorenz). Diese Lautäußerungen sind vor allem für die Mutter Auslöser dafür, das Kind aufzunehmen und ihm nunmehr taktil über die beim Neugeborenen hoch entwickelten Nahsinne, über die Empfindungen der Berührung, Bewegung und Wärme, die Anwesenheit seiner Mutter gewiß zu machen. Auch die Analyse der schon stark in Rückbildung begriffenen und daher schwer erkennbaren Kletterbewegungen, der beim jungen Säugling noch voll auslösbare Hand-Greif-

Reflex, die später sich noch deutlicher ausprägende Breitbeinigkeit des Kindes — die erst mit dem aufrechten Gang verschwindet — verweisen darauf, daß das Kind vorerst für die leibnahe Gegenwart seiner Mutter ausgestattet ist, daß es als „Körper-Säugling" angesehen werden sollte. Zudem wird das Menschenkind als Einling geboren — Mehrlingsgeburten stellen die Ausnahme dar —, und ein Geschwisterabstand von mindestens 9 Monaten macht diejenige Zeitspanne aus, während der das Menschenkind für seine biologische und biopsychische Entwicklung, aber auch für sein erstes kulturelles Lernen in den Ernährungs- und Pflegesituationen der Mutter oder zumindest der individuellen Person bedarf. Diese ist es auch, die das Kind alsbald durch gesteigerte Aufmerksamkeit und sein erstes Lächeln auszeichnet. Auch für das volle Erwachen der seelischen Mütterlichkeit, für die Entwicklung eines belastbaren Bezuges zu dem in seiner Einmaligkeit und in seinem So-Sein anzunehmenden Kind ist die sinnennahe und zeitweise leibnahe Gegenwart des Kindes nötig.

b) Mit fortschreitender Entwicklung, während der sich das Kind vorerst aktiv lauschend, dann aktiv blickend einer weiteren Umwelt zuwendet, später im Verein mit dem aktiven Tasten und Greifen seine ersten Be-Griffe erwirbt, mit Vorstadien spezifisch menschlicher Fortbewegungsart — vom Heben des Kopfes bis zum Kriechen oder Rutschen — Umwelt erobert, wird wohl vom Kinde eine Lockerung des Körperkontaktes erstrebt, doch bleiben für es liebevolle Zuwendung und Aufmunterung sowie das Erleben der Geborgenheit in den Armen der Mutter unentbehrlich.

c) Die gegen Ende dieses Zeitabschnittes rasch zunehmende Lernbereitschaft des Kindes ermöglicht ein weiteres kulturelles Überformen seiner Verhaltensweisen, das Vorbereiten guter Gewohnheiten im Bereich der Nahrungsaufnahme, des Wechsels von Schlaf, Ruhe und Aktivität, von Ausscheidung und Körperpflege, vor allem dann, wenn zeitliche Ordnungen verbürgt wiederkehren und von der ausgezeichneten Person getragen sind. Wohl verfügt das Kind noch nicht über das spezifisch menschliche Kommunikationsmittel der Wortsprache, doch verstehen Mutter und Kind einander ausgezeichnet und sind miteinander zufrieden. Dies ist ein gutes Fundament für den Eintritt in einen neuen Entwicklungsabschnitt.

Die Zeit bis gegen 2¹/₂ Jahre
Das Kleinstkindalter

a) Noch ehe das Kind sein nun rasch zunehmendes Können im Laufen erprobt und trainiert, im Ausräumen — etwa eines sich ihm erschließenden Kastenfaches —, im Werfen, Schieben, Ziehen aller ihm erreichbaren Dinge eine weitere Umwelt durchforscht, darüber große Fortschritte im Erfassen der gedanklichen Beziehungen von Mittel und Zweck, von Ursache und Wirkung macht, erfahren seine Sozialbeziehungen eine gegebenenfalls krisenhaft verlaufende Ausdifferenzierung. Nach Temperament verschieden, gibt sich das Kind schüchtern, spröde oder beginnt sogar hemmungslos zu weinen, sobald sich ein ihm Fremder nähert (,,Fremden" des Kindes, ,,Achtmonats-Angst", R. SPITZ) oder es sich vielleicht selbst gar schon zu weit in die ,,Fremde" gewagt hat. Das Kind vermag nunmehr zwischen fremd (d. i. Feind) und bekannt (d. i. Freund) zu unterscheiden und erprobt sich ziemlich unberechenbar im Ausdruck von Sympathie und Ablehnung, im Werben um Kontakt und Zurückweisung einer Zuwendung. Das solcherart in seinem Kontaktstreben selektiv gewordene Kind versteht es alsbald, viel nuancierter um Zuwendung, Liebe und Zärtlichkeit zu werben und wird darüber für das Erwerben des Verbotsgehorsams (F. HAMBURGER) bereit. Das Kind beginnt das Du-sollst-nicht zu verstehen, das die von ihm geliebten Menschen aussprechen, mit ernster Miene, drohend erhobenem Finger unterstreichen und das Kind konsequent aus unerwünschten Situationen, nötigenfalls mit ,,sanfter" Gewalt herausholen oder solche Situationen gar nicht zulassen. Wohl ist das Kind dieses Alters noch ein Augenblickswesen, das rasch wieder vergessen hat, was es nicht soll, und daher rückfällig wird, oder es wird dies, weil es den Verlockungen doch nicht widerstehen kann, möglicherweise auch die Festigkeit eines Verbotes erproben will. Erwünschtes Verhalten mit Lob und Anerkennung zu belohnen, erleichtern es dem Kinde zusätzlich, all die Barrieren anzuerkennen, die ihm eine harte Realität, aber auch die Erzieher in ihrem Bemühen um die Einfügung des Kindes in seine kulturelle Umwelt setzen.

b) Ungefähr um 18 Monate wird das Kind wieder etwas ruhiger, bereiter zur Rezeption und zu einem, wenn auch jeweils nur kurzfristigen kontemplativen Verarbeiten der sinnlichen Eindrücke. Sein Bildverständnis erwacht, bald wird es ihm große Freude bereiten, in einem ersten Bilderbuch Dinge seines täglichen Umganges in der ,,gefilterten" Abbildung wiederzuerkennen; das Kind lauscht der klar rhythmisierten Melodie, ohne diese sofort mit eigenen Bewegungen zu beantworten; die Hand, die zur Zeit des gesteigerten Bewegungsdranges vor allem im Dienste der Fortbewegung stand, wird allmählich wieder frei für das Sammeln neuer Erfahrungen, nach und nach auch für ein gestaltendes Materialerproben im Kritzeln mit dicken Buntstiften, im Herstellen von nachträglich benannten Zufallsgebilden, etwa aus Sand oder Bausteinen. Sprachverständnis und Wortschatz nehmen rasch zu; von Ein-Wort-Sätzen und über ein unermüdliches Fragen nach Dingnamen und Tätigkeitsbezeichnungen schreitet das Kind zu Zwei-Wort-Sätzen und durch deren Aneinanderfügen zu noch disgrammatischen Mehr-Wort-Sätzen fort. Das Anregen zum Plaudern, das einfache, deutlich akzentuierte Sprechen mit dem Kinde, das zum Bewegungsspiel ausgebaute Hersagen von Kinderreimen und Kniereiterliedchen fördern nicht nur das Gedächtnis und die sprachliche Entwicklung des Kindes, sondern bieten dem Erzieher Gelegenheit, das vertraute Beisammensein mit allerlei Spaß zu bereichern, dort und da aber auch das Kind zu belehren.

c) Mit dem nach und nach bevorzugten Wort ,,Allein-machen" gibt das Kind sein zunehmendes Selbständigkeitsstreben kund, will zeigen, was es gelernt hat, aber auch, was es bereits ,,mitzuhelfen" imstande ist. Mit größter Aufmerksamkeit verfolgt es, was die Mutter zu seiner Pflege tut, mehr und mehr auch, in welcher Weise sie darüber hinaus beschäftigt ist. So ist es vor allem ihr Tun, welches das Kind spielerisch nachahmend aufgreift; es beginnt zu spielen, während die Mutter vor seinen Augen tätig ist. Ein weiterer Entwicklungsschritt geht dahin, diese Nachahmungsleistungen verinnerlichen und zeitlich aufschieben zu können. Nach und nach steht dem Kinde eine immer größer werdende Zahl von noch sehr handlungs- und sinnennahen inneren Bildern, von Vorstellungen, beliebig zur Verfügung, die es als

Spielideen an bereitgestellte Spielgaben oder an selbst herbeigeschafftes Material herantragen kann. Solcherart entwickelt sich nicht nur die Phantasie des Kindes, sondern das Kind beginnt, sich aktiv in sein kulturelles Erbe „einzuspielen".

Die Zeit bis zur Vollendung des 5. Lebensjahres
Das Kleinkindalter

a) Vor allem im Zusammenhang mit der Phantasieentwicklung, mit der Anreicherung der Innerlichkeit des Kindes, kommt es vorübergehend zu einer Periode größerer Labilität. Das Kind wird zum *einen* unsicher. Es verliert manches an Routine, Störungen beim Einschlafen treten auf, das Baden in der großen Wanne, das ihm bisher viel Spaß bereitete, kann plötzlich als bedrohlich empfunden werden, vor einem Hund, dem es bisher zutraulich begegnete, kann es plötzlich Furcht zeigen. Solche Verhaltensveränderungen werden verständlich, bedenkt man, daß sich das Kind nun seine Gefährdetheit vorzustellen und auszumalen vermag. Zum *anderen* wird das Kind im Zusammenhang mit seiner Phantasieentwicklung zu planen fähig und versucht durchzusetzen, was es sich ausgedacht hat. Es entdeckt, daß es wollen kann, daß es einen eigenen Willen hat. War das Kind bisher relativ leicht lenkbar, verrät es nun durch ein oft sehr energisch ausgesprochenes „Nein, ich will nicht", daß es sein eigenes Programm zu verwirklichen entschlossen ist („Trotzalter"). Nur zu leicht ist man geneigt, das daraus resultierende widerstrebende Verhalten des Kindes abwertend als Eigensinnigkeit zu bezeichnen, statt darin einen großen Fortschritt in der Persönlichkeitsentfaltung zu erkennen. Will man diese fördern, darf man den Willen des Kindes nicht unterdrücken, sondern muß ihm entsprechende und „erlaubte" Betätigungsfelder für sein Wollen-Können im Bereich des Spielens eröffnen. Hier kann und soll sich das Kind ausdenken, was es tun und auf welche Weise es sein Programm durchführen will. Da das Kind, vor allem zu Beginn dieses Entwicklungsabschnittes, aber auch bei anderen Gelegenheiten versucht, sein Wollen durchzusetzen, gerät es nicht selten sogar mit seinen liebsten Betreuern in mancherlei Konflikte, wenn diese zu Recht, selbst um den Preis einer ernsten Verstimmung, dem Kinde nicht erlauben, etwa den Tagesplan nach seinem Wollen

abzuändern und gute Gewohnheiten im Bereich der Alltagsroutine aufzugeben. Gelänge es nicht, das Kind auch einige Grenzen für das Durchsetzen des eigenen Wollens erleben zu lassen, gäbe man es seiner Willkür preis, ließe man es in eine seine weitere Entwicklung belastende Trotzhaltung und Verstocktheit treiben. Solch eine Fehlentwicklung zu vermeiden, bedarf es freundlicher Festigkeit, großer Geduld und mancher ablenkender Einfälle.

b) Mit etwa 3 Jahren hat das Kind ein beträchtliches Ausmaß an körperlicher Selbständigkeit erreicht, die Beherrschung der Großmuskulatur ist zu einem relativen Abschluß gekommen. Das Dreijährige läuft und geht nicht mehr breitspurig, läßt die Arme beim Laufen herabhängend schwingen, es kann auf den Zehen gehen und im Laufen scharfe Ecken nehmen. Auch viel feinere Geschicklichkeitsleistungen gelingen dem Kinde schon seit einiger Zeit. Es verfügt sicher über die Hand-Mund-Koordination beim selbständigen Essen, kann aus einer Schale trinken, diese beim Henkel haltend, den Löffel ergreift es noch vorwiegend zwischen Daumen und Zeigefinger, führt ihn aber geschickt und sicher zum Mund; beim Ablegen der Überkleider ist es flink, und auch das Knöpfen hat es gelernt, wenn man es gewähren ließ. Das sich solcherart bekundende Leistungsstreben des Kindes ist jedoch nicht nur vom Stand seiner neuromuskulären Entwicklung, sondern auch von seinem emotionalen Gleichgewicht abhängig. Unglücklich verstimmte oder des entsprechenden Sozialkontaktes beraubte Kinder bleiben länger unselbständig, werden leicht zu „Brodlern", anscheinend um auf diese Weise, wenn schon keine freundliche, so doch irgendeine Zuwendung zu erzwingen. Ein Kind, das sich angemessen entwickeln kann, will dagegen von der Pflege und Wartung seiner Mutter unabhängiger werden; es beginnt, sich allmählich aus dem mütterlichen Lebensraum zu lösen. Schon seit längerem blieb es fröhlich, vergnügt und intensiv beschäftigt in seiner Spielecke oder allein in seinem Zimmer; bei einem Spaziergang oder auf dem Spielplatz im Park beobachtete es mit großem Interesse das Tun anderer Kinder und war bestrebt, Kontakte aufzunehmen: die Altersklassensympathie erwacht.

Vor allem für das Kind, das nicht unter Geschwistern lebt und auch in der Nachbarschaft keine Spielkameraden findet, wird die Vorbereitung auf den etwa halbtägig, vorerst vielleicht sogar nur stundenweise zu besuchenden Kindergarten empfehlenswert. Mag das Kind dann auch noch beim Abschied von der Mutter ein wenig zwischen dem Bedürfnis nach Loslösung von ihr und dem nach Geborgensein bei ihr schwanken, so weckt alsbald die Anwesenheit von Alterskameraden seine frohe Stimmung und seine Geschäftigkeit. Unter der liebevollen, noch stark individualisierenden Führung der Kindergärtnerin gewinnt das Kind solcherart zahlreiche Anregungen auch für das Spiel im häuslichen Lebenskreis. Für das Kind, das in einer Industriegesellschaft aufwächst, wenig Anteil am Arbeitsleben der Erwachsenen hat und sich kaum mehr durch ein Mithelfen, später durch ein Mitarbeiten als tüchtig ausweisen kann, wird es immer bedeutsamer, altersangemessene Spieldinge, Spielraum und Spielzeit zur Verfügung zu haben. Insbesondere ist es der Umgang mit „handfestem" Material, der dem Kinde u.a. weitere Fortschritte in seiner ethischen Entwicklung ermöglicht. Schon seit längerem erlebt es, daß sich sein Planen und Wollen verwirklichen läßt. Wenn es nun etwa ein Haus oder eine Garage bauen will, also mit Plan und Absicht an ein Material herangeht und sich nicht mehr in Hantierungsprozessen verliert, sondern am angestrebten Ziel festhält, trotz den Widerständen und Schwierigkeiten, die das Material bietet, das „Werk" vollendet, hat es nicht nur Werkreife erreicht, sondern auch den Gebotsgehorsam. Ein Kind erfaßt und erlebt das „Du-sollst" eindrucksvoller vorerst vom selbstgesteckten Ziel her und über das Werk seiner Hände. Auch Ausdauer und Konzentration, Sorgfalt und Hingabebereitschaft, also „Arbeitstugenden", erwirbt es über diesen Weg sicherer als über das verbal herangetragene Gebot.

Im Gegensatz zu den eher stillen und „selbstgenügsam" spielenden Dreijährigen zeigt das Kind von 4 Jahren wieder eine gesteigerte Aktivität. Es besitzt eine erstaunliche körperliche Wendigkeit, läuft die Treppen hinauf und hinunter, ohne sich am Geländer anzuhalten, in der Beherrschung eines Dreirades ist es Meister geworden, mutig besteigt und erklimmt es verschiedene Klettergeräte. Obwohl sich Vierjährige gerne austoben, können sie doch auch längere Zeit ruhig sitzen, wenn die Hände etwas zu tun haben und der Mund von ihrer geistigen Regsamkeit Zeugnis geben darf. Denn genauso überschwenglich wie sie im Erproben ihrer körperlichen Geschicklichkeit sind, so überschäumend ist auch ihre seelische Aktivität. Sie haben eine lebhafte Phantasie, wechseln mit Leichtigkeit ihre Spiele und interpretieren sehr einfallsreich ihre „Werke" aus Bausteinen, Matador, Plastilin u.a. Kinder dieses Alters experimentieren mit Worten, sind begierig, Neues ihrem Sprachschatz einzufügen, erfreuen sich am Verdrehen von Wörtern und an Wortspielen, sind wortschöpferisch, schnappen Phrasen auf, wodurch sie bisweilen bestechend klug („altklug") wirken. Infolge ihrer geistigen Beweglichkeit sind Vierjährige aber auch bereit und fähig, Winke und Anregungen ihrer Erzieher anzunehmen, sich führen zu lassen, wodurch sie nach und nach doch wieder an Stetigkeit gewinnen. Ihr vieles Fragen ist zudem Zeugnis zunehmender Wißbegier, des Bedürfnisses nach Fremdbelehrung.

c) Mit einer Periode der Beruhigung gehen die Jahre der frühen Kindheit zu Ende. Fünfjährige erfreuen sich im allgemeinen bester Gesundheit; wenngleich sie einige Kinderkrankheiten durchmachen, erholen sie sich verhältnismäßig rasch. Sie haben eine gute Alltagsroutine erworben, sich all das angeeignet, was man in unserem Kulturkreis in dieser Hinsicht von einem Kleinkind erwartet. Sie machen einen sicheren und selbstzufriedenen Eindruck, überschätzen sich nicht, aber das, was sie gelernt haben, was sie zu leisten imstande sind, tun sie gerne und sind zuverlässig. Zumeist wissen sie genau, was und womit sie spielen wollen, und erweisen sich dabei als erstaunlich ausdauernd, hingabebereit und sorgfältig. Vom ausgeglichenen Innenleben zeugen auch die sprachlichen Äußerungen; Fünfjährige sind eher „kurz angebunden", verlieren sich nicht mehr so unvermittelt und unbekümmert ins Fabulieren, wenngleich sie viel Verständnis für Humor und Nonsense haben. Da Kinder dieses Alters gut in der Wirklichkeit orientiert sind, Vorgänge und Geschehnisse klar von dem zu unterscheiden vermögen, was man sich ausdenkt, was in der Phantasie existiert, was ernst oder scherzhaft gemeint ist, vermögen sie nun auch Gleichnishaftes richtig zu verstehen und selbst allerlei Metaphern zu finden. Daher folgen sie mit viel innerer Anteilnahme den ersten Märchen und phantastischen Geschichten, ohne in ihrem Realitätskontakt beeinträchtigt zu werden. Vieles regt sie zum Nachsinnen an. Nicht selten überraschen sie mit Fragen, die an die letzten Dinge rühren.

Die Zeit bis zum Beginn der Pubertät
Die reife Kindheit

a) Das 6. Lebensjahr bringt dem Kinde wieder eine Zeit der in gesteigertem Tempo vor sich gehenden körperlichen und seelischen Wandlungsprozesse. Es vollzieht sich — beim einen Kind früher, beim anderen etwas später einsetzend — in relativ kurzer Zeit der sog. 1. Gestaltwandel, nämlich der von der Kleinkindform zur Schulkindform (W. ZELLER). Im Zusammenhang mit dem Gestaltwandel hat sich vor allem die Feinkoordination der Finger gesteigert, so daß das Kind sein Mal- und alsbald auch sein Schreibgerät sicherer zu dirigieren vermag. Auch die vielen Mitbewegungen des Rumpfes, der Beine, der Zunge fallen allmählich weg. Nach und nach hat sich auch eine harmonische Seitendominanz von Auge, Hand und Fuß ausgebildet, die bei der überwiegenden Zahl der Kinder zu einer harmonischen Rechtsdominanz geführt hat. Der Gestaltwandel vollzog sich nicht gleichmäßig, sondern erfaßte bald diese, bald jene Körperpartie, so daß zumal Kinder des 6. Lebensjahres hinsichtlich ihrer Körpergestalt die mannigfachsten disharmonischen Übergangsformen zeigen. Wenngleich auch heute durchwegs die Wachstums- und Reifungsprozesse in einem beschleunigten Tempo vor sich gehen, darf man doch noch sagen: Kinder, die mit vollendetem 6. Lebensjahr bereits die reine Schulkindform erreicht haben, sind Frühentwickler. Kinder, die zu diesem Zeitpunkt noch nicht in den Gestaltwandel eingetreten sind, müssen als Spätentwickler angesehen werden. Das vor unseren Augen sich vollziehende körperliche Wandlungsgeschehen ist zweifellos die deutlichste Auswirkung der vielen subtilen Veränderungen im gesamten neuro-motorischen und hormonalen System. Diese Veränderungen sind es, die ein Kind zeitweilig stärker belasten, die es aber auch alsbald zu neuen und differenzierteren Leistungen befähigen werden.

Zumeist liegt dem Kinde jetzt weniger daran, ein Gebilde herzustellen, ein Werk zu vollenden als Einsichten in sein eigenes Tun zu gewinnen; es wird sich des Zusammenhanges von „Innenlenkung" und Leistung bewußt und

drückt dies, etwa beim Trainieren einer Geschicklichkeitsleistung oder bei der Handhabung eines neuen Gerätes mit Konstatierungen wie der folgenden aus: „ . . . wenn ich es so und so mache, dann gelingt mir das Kunststück immer wieder." Das Kind erkennt, daß seine Leistung von der Art und dem Ausmaß eigenen Überlegens und Bemühens abhängt, und gewinnt darüber nicht nur ein leistungsbezogenes Pflichtbewußtsein, sondern auch eine bedeutend sachlichere Einstellung. Es vertraut der Welt und nimmt an, daß es in ihr „verläßlich" zugeht, daß sie aber auch so ist, wie sie sich dem Ohr, dem Auge, der tastenden Hand darbietet. Ein naiver Realismus wird von nun an und für die folgenden Jahre der reifen Kindheit charakteristisch sein. Das Kind erreicht eine neue Art der geistigen Erprobung und Auseinandersetzung mit der Umwelt. Diese wird ihm möglich, weil es zum *einen* nun über eine differenzierendere optische, akustische und taktile Wahrnehmung verfügt, zu einer Details und Einzelmerkmale beachtenden Auffassungsweise gelangt. Weiters steigert seine sachlichere Einstellung die Nachahmungsbereitschaft, welche es dem Kinde alsbald zusätzlich erleichtern wird, die oft nicht allzu stark variierenden Formen der Buchstaben und Ziffern exakt aufzufassen und gemäß seiner größer gewordenen Handgeschicklichkeit genau wiederzugeben. Ebenso ist es die analysierende Haltung der gesprochenen Sprache gegenüber, die es dem Kinde erlauben wird, die einzelnen Wörter als Satzglieder und innerhalb eines Wortes die einzelnen Phoneme sowie die hiefür konventionell festgesetzten Zeichen — die Buchstaben — in ihrer Funktion zu erfassen. Dies alles sind Voraussetzungen für die systematische Einführung in die Kulturtechniken des Lesens und Schreibens. Zum *anderen* gelangt das Kind zu einem bewußteren Beachten und Handhaben räumlicher und zeitlicher Ordnungsprinzipien. Mit der Reihung von Objekten und deren Gruppierung nach gemeinsamen Merkmalen wird ihm der Weg zur logischen Klassenbildung, zur Gewinnung von Oberbegriffen und damit zu einem viel systematischeren Erfahrungssammeln sowie zu einem konsequenteren Durchforschen von Sachzusammenhängen eröffnet.

Die neuen Formen des Erfassens und Bewältigens der dinglichen Umwelt bleiben nicht ohne Rückwirkungen auf die Verhaltensregulierung in der Gruppe ungefähr Gleichaltriger. Mehr und mehr werden Spielregeln als Systeme von Weisungen, von Geboten und Verboten, erkannt und als ebenso allgemeingültig und unabänderbar wie Naturgesetze angesehen. Wenngleich das Kind noch längere Zeit Schwierigkeiten hat, sich den Spielregeln auch dann zu fügen, wenn seine Aussichten, das Spiel zu gewinnen, schlecht stehen, erfaßt es sich doch allmählich als gleichrangiger Partner in einem Team, erkennt, daß jedem Mitspieler dieselben Rechte und Pflichten zukommen, jedem gleichartige Chancen offenstehen. Diese neue Art der Vergesellschaftung wird es dem Kinde alsbald erlauben, im Miteinander Zielen zuzustreben, aber auch im regelgebundenen und daher geordneten Rivalisieren zu erhöhter Spielfreudigkeit mit Gleichaltrigen zu finden. Auch dieser, vorerst im Spielen offenkundig werdende Entwicklungsschritt ist eine wesentliche Voraussetzung für die systematische Fremdbelehrung des Kindes in der größeren Gruppe.

Zum vollen Wirksamwerden all dieser bedeutsamen Entwicklungsschritte bedarf das Kind von nun an mehr und mehr der planmäßigen Anregung und Förderung, wie sie die Schule bietet, zu deren Besuch das Kind im deutschen Sprachraum nach Vollendung des 6. Lebensjahres (abgesehen von der gesetzlich geregelten Altersnachsicht) verpflichtet ist. Wohl wird die Mehrzahl der Kinder zu diesem Zeitpunkt schulfähig, d.h. denjenigen Anforderungen voraussichtlich gewachsen sein, die nach dem Stande der Organisation des Pflichtschulwesens an Kinder der Elementarklasse gestellt werden. Doch hat man zu bedenken, daß die Entwicklung während dieser Lebensphase nicht selten recht disharmonisch verläuft und sich anlage- und umweltbedingte Benachteiligungen nunmehr immer deutlicher auswirken. Um dem schulpflichtig gewordenen, aber voraussichtlich nicht schulfähigen Kinde einen schlechten Schulstart, um ihm Enttäuschung, Entmutigung und ein offenkundig werdendes Versagen zu Beginn seines Schulalters zu ersparen, bemühen sich seit mehr als 60 Jahren Ärzte und in der Folge mehr und mehr auch die Kinderpsychologen um eine exakte Erfassung und Beurteilung der Schulfähigkeit Sechsjähriger mittels verschiedener Untersuchungs- und Prüfverfahren; auch die jeweils zuständigen Ämter oder Behörden

treffen Vorsorge für eine angemessene Förderung voraussichtlich nicht schulfähiger Kinder durch deren rechtzeitige Einweisung in „Übergangsgruppen" im Rahmen der Institution des Kindergartens, in „Schulkindergärten" oder „Vorschulklassen" im Rahmen der Institution der allgemeinbildenden Pflichtschule oder im Rahmen des heute sehr differenzierten Sonderschulwesens bzw. in anderen Spezialeinrichtungen zur Förderung oder Betreuung von schulmäßig nicht bildungsfähigen Kindern.

b) Aber auch das normal sich entwickelnde Kind steht mit seinem Schuleintritt wieder als Anfänger vor neuen Lebensaufgaben, und so wird es hie und da, zumal wenn es sich sehr angestrengt hat, in seinem Verhalten noch kleinkindhafte Züge aufweisen. Wenngleich das Kind des 7. Lebensjahres in eine Periode der Konsolidierung eintritt, sich seines neuen Sozialstatus als Schüler voll bewußt ist, auch eine gute Motivierung für sein schulmäßiges Lernen mitbringt, können ihm die Umstellung auf einen anderen Zeitplan, das Zurechtfinden auf dem Schulweg, im Schulhaus, in seinem Klassenzimmer, die Beziehungsaufnahme mit dem Klassenlehrer und den vielen Alterskameraden eine Zeitlang noch manche Bangigkeit bereiten. Ist diese überwunden, zeigt sich die große Übungswilligkeit und Nachahmungsbereitschaft der Erstklaßler. Es kennzeichnet sie geradezu eine gewisse Tendenz zum Perseverieren und Mechanisieren. Unermüdlich wiederholen sie ein bestimmtes Sujet im Zeichnen und Malen, füllen Zeile für Zeile mit Buchstaben und Ziffern, sagen gerne immer wieder ihre Sätze und Lesestücke her. Immer wieder fragen sie aber auch den Lehrer: „Ist es so recht?" und sind glücklich, wenn er ihnen ein Lächeln schenkt, wenn es ihnen gelingt, seine individuelle Zuwendung zu erreichen. Noch sehen Kinder dieses Alters in den Schulnoten keine objektive Leistungsbeurteilung, sondern in guten Noten einen Erweis des Wohlwollens, in schlechten den Ausdruck dafür, daß sie der Lehrer „nicht mag". Der Lehrer hat die starke emotionale Abhängigkeit der Kinder von ihm zu beachten, nicht indem er etwa Zuwendungsformen wählt, die der Familie vorbehalten bleiben sollen, sondern indem er durch eine verbale Führung die Zuversicht der Kinder in den Erfolg ihres Leistungsbemühens stärkt, an die Möglichkeiten der „Innenlenkung" appelliert und so ihr Selbständigwerden fördert.

Siebenjährige sind weniger leicht „unpäßlich" als Kleinkinder — erkranken sie, ist dies zumeist eine ernstere Angelegenheit. Sie sind, wenn auch noch kurzfristig, zu hoher willkürlicher Konzentration bereit, dennoch haben sie es nötig, sich immer wieder einmal kräftig bewegen zu dürfen. Zumindest während der Pausen sollten sie sich auf einem Schulhof tummeln dürfen, und Bewegung im Freien nach dem Unterricht muß als unbedingtes Erfordernis gelten. Haben sie dazu die Möglichkeit, dann sind die braven Erstklaßler kaum wiederzuerkennen. Da trudeln sie in zielloser Erregtheit dahin, und vor allem die Buben genießen ihre Lebendigkeit und die Anwesenheit von Alterskameraden im gegenseitigen Ziehen, Stoßen und Balgen, sehr zum Mißvergnügen der Mädchen, die eher hüpfend „herumflattern".

Die Schulanfänger brauchen Hilfe bei ihren häuslichen Arbeiten für den Unterricht, und zwar in erster Linie als Vorsorge für einen ungestörten Arbeitsplatz und für eine gute Zeiteinteilung, die sie auch noch für ein ausgiebiges Spielen freistellt. Ihre Neigung zum Perseverieren läßt sie nämlich beispielsweise bei ihrer Schreibarbeit bleiben und da lieber noch eine „Fleißaufgabe" machen, als sich etwa auf ihre Rechenarbeit umzustellen. Das Interesse, das die Eltern in derlei Vorsorgen am Schulleben des Kindes nehmen und darüber hinaus auch noch das Ansehen des Lehrers stützen, ist zweifellos für die künftige Schullaufbahn des Kindes ebenso entscheidend wie dessen Begabung.

Wieder ein anderes Erscheinungsbild und andere Verhaltensweisen zeigen die Acht- und die Neunjährigen. Sie sind robust und kräftig geworden. Ihr Expansionsstreben, ihre körperliche Gewandtheit und waghalsige Unternehmungslust, ihr Streben nach Verselbständigung und Loslösung aus den engen Bindungen der Familie hat beträchtlich zugenommen. Nichts ist den Kindern nun peinlicher, als von den Erwachsenen patronisiert zu werden. Gewiß sind sie ihrer Mutter innig zugetan, dennoch mögen sie es nicht, zumal vor anderen Leuten, bei ihrem Kosenamen genannt oder auf andere Weise an ihre Kleinkindzeit erinnert zu werden. Auch ihre Fehler bespricht man am besten nur unter vier Augen. Da sie eine sachlichere, gegebenenfalls bereits eine etwas

kameradschaftliche Führung bevorzugen, schätzen sie das „fachliche" Gespräch mit dem Vater und die Anteilnahme an dessen handwerklichen Arbeitsvorhaben. Kann dieser da mit seinem Wissen und seiner Geschicklichkeit, etwa im Werkzeuggebrauch, hinsichtlich des Funktionierens und der Leistungsfähigkeit von Geräten und Apparaturen bestehen, ist seine Position als oberste Auskunftsinstanz für lange Zeit gesichert. Buben und Mädchen dieses Alters haben einen guten Sinn für alles Praktische und greifen überall — auch im Haushalt — noch gerne zu, sind stolz, Bewährungsproben ablegen zu können. Nicht mehr so stark in das emotionale Erleben der Kinder ist der Lehrer einbezogen. Wohl wird nicht daran gezweifelt, daß er „alles" weiß, aber nunmehr erwarten sich die Kinder von ihm, daß er gerecht ist, und zwar im Sinne „gleichen Lohnes für die gleiche Tat". Weiters soll er manchmal die Kunst des Wegschauen-Könnens üben, denn die Kinder wollen nunmehr lieber allein durchkommen, zumal in ihren Gemeinschaftsangelegenheiten. Es wird viel erwogen, geplant, aber auch gestritten, ehe endlich ein Unternehmen in Gang kommt, ehe sich mit viel Geheimnistuerei eine Kumpanenschaft der anderen, aber völlig gleichgestimmten, zur Austragung eines Kampfspieles oder sonstiger Händel stellt. Es bedarf eines großen Regietalentes von seiten der Erwachsenen, den Kindern die angestrebte Verselbständigung in der Gruppe ungefähr Gleichaltriger zu ermöglichen, sie aber dennoch in ihrer Kumpanenwahl zu überwachen. Wie die Kinder bei ihren freien und oft recht wilden Spielen, im Training komplizierter Geschicklichkeitsleistungen mit verschiedenen Bällen, Reifen, Stollen, Kugeln und Sportgeräten das Streben nach Perfektion kennzeichnet, so lassen sie sich auch noch verhältnismäßig leicht für die Vervollkommnung in schulischen Fertigkeiten gewinnen. Greift man ihre weitverzweigten Interessen auf, gibt es noch keine allzu großen Schwierigkeiten, ihre Erfahrungen zu ordnen, ihre Kenntnisse bereits etwas systematischer zu erweitern.

c) Wie die Entwicklung beim Fünfjährigen zu einem relativen Abschluß kam, der Entwicklungstypus des Kleinkindes sich am Ende der frühen Kindheit am klarsten ausprägte, so sind nun die Zehn- und Elfjährigen die reinsten Repräsentanten des seelischen Entwicklungstypus und der körperlichen Gestaltform des Schulkindes; die Höhe der reifen Kindheit wird erreicht.

Breit angelegte Statistiken zeigen, daß Sterblichkeit und Krankheitsanfälligkeit um diese Zeit am geringsten sind. Das körperliche Wohlgefühl wird naiv erlebt und ungebrochen kundgegeben, vor allem in dem vielen Lärm, den die Kinder machen, wenn sie „gehäuft" auftreten. Blieben die Acht- und die Neunjährigen bei ihren Unternehmungen gleichsam noch in Rufweite der Erzieher, so drängt es die Kinder nunmehr in die Weite. Noch ist es nicht der ferne Berggipfel, der lockt, noch nicht wird die sportliche Hochleistung angestrebt, sondern das Erlebnis der kleinen, auf sich gestellten Gruppe will ausgekostet werden. Einmal im Zelt campieren, am offenen Feuer im Freien kochen zu dürfen, ist ersehntes Ziel und nachhaltiges Erlebnis. Man soll die Kinder gewähren lassen, ihnen nunmehr beispielsweise den Eintritt in eine gutgeführte Jugendgruppe erlauben. Im Rahmen solch einer Institution gelingt es auch heute noch — und ohne allzu viel direkte Einmischung der Erwachsenen —, diesen entwicklungsbedingten Bedürfnissen Rechnung zu tragen, aber auch manchen „Zivilisationsschäden" wirksam vorzubeugen. Gerne fügen sich die Kinder der härteren Zucht und den strengen Ordnungen, erwerben in der Begegnung mit der Natur viele Kenntnisse und Fertigkeiten, festigen ihren Sinn für Brüderlichkeit in Stunden gemeinsamer Anstrengung und Feier.

Zumeist gehen Kinder dieses Alters auch noch gerne in die Schule. Aber immer deutlicher machen sich die individuellen Begabungsunterschiede und die Auswirkungen der sozial-kulturellen Umwelteinflüsse, zumal vom familialen Lebensraum her, auf die weitere schulmäßige Bildungswilligkeit und Bildungsfähigkeit geltend, so daß die Frage der Schulbahnwahl aktuell wird. Für die Mehrheit der Kinder darf gelten, daß der Besuch einer weiterführenden Schule empfehlenswert ist, wenn die Noten ihrer Zeugnisse über die 4. Volks-(Grund-)schulklasse nur „gut" und „sehr gut" sind, sie außer nach langer Krankheit keines Nachhilfeunterrichtes bedurften, sie die Erledigung ihrer häuslichen Arbeiten für die Schule nicht immer wieder hinauszögerten, wenn sie im Unterricht aufgeworfene Probleme durch Lesen oder „ewiges" Fragen weiter verfolgten, sie gerne, und zwar in erster Linie zu ihrer Wissensbereicherung, lesen, dann und wann unvorbereitet und ohne weiteres auf ein Vergnügen verzichten können. Je weniger all dies für ein Kind zutrifft, um so größere Schwierigkeiten wird es bereits auf der Unterstufe einer weiterführenden Schule haben, um so mehr besteht die Gefahr einer Überforderung mit all den ungünstigen Folgen für die charakterliche Entwicklung des Kindes.

Das Jugendalter als Zeit bis zum Erwachsensein Pubertät und Adoleszenz

Für die Jugendjahre Altersnormen anzuführen, die aussagekräftig sind und auch bis zu einem gewissen Grad generationsunabhängig gelten, ist schwierig. So beschäftigt sich das neuere Schrifttum denn auch weniger mit dem Studium von Phasenabfolgen während dieses Entwicklungsabschnittes als mit den zeitbedingten Modifikationen der Verhaltensweisen Jugendlicher, nicht nur in Abhebung von denjenigen, die man als charakteristisch für eine Jugend aus den 20er Jahren hervorhob, sondern die man sich genötigt sieht, geradezu von Jahrfünft zu Jahrfünft neu zu kennzeichnen. Dazu kommt noch, daß man keinesfalls von „der" Jugend sprechen kann, sind doch die Unterschiede je nach familialer Herkunft und Sozialschicht, nach Bildungsgrad und beruflicher Tätigkeit, ja nach dem Familienstand immer größer geworden.

Zweifellos steht fest: Das Jugendalter ist in seiner vollen Ausprägung als eigener Lebensabschnitt ein menschheitsgeschichtlich junges Ereignis, das noch keine allzu feste Verankerung in der seelischen Entwicklung gefunden hat. Es gibt auch heute noch Kulturen, in denen der Erwachsenenstatus mit allen Rech- und Pflichten — mehr oder minder feierlich in Initiationsriten — zuerkannt wird, sobald die Fortpflanzungsreife erreicht ist und der Heranwachsende ein jeweils genau festgelegtes Ausmaß an Kenntnissen, Fertigkeiten und charakterlicher Festigkeit nachweisen kann. Einer der Gründe, der neuen Generation den Erwachsenenstatus trotz biologischer Reife länger vorzuenthalten, kann in der Komplizierung und Ausdifferenzierung der Kultur liegen, zu deren Aneignung bzw. zu deren Auseinandersetzung mit ihr eine längere Lern- und Erprobungszeit erforderlich wird. Dies kann dazu führen, daß der Heranwachsende den mit

der biologischen Reifung verbundenen biopsychischen Bedürfnissen infolge ihrer Auf-
stauung stärker unterworfen ist, dort und da
und immer wieder einmal ausbrechend reagiert.
Gewiß kann er auch die Forderung nach einer
kulturellen Überformung der biopsychischen
Bedürfnisse annehmen, sich auf seine Zukunft
über ein Experimentieren mit Wunschbildern
künftigen Seins richten, schließlich zu einer
bewußten Selbstgestaltung, zu erhöhter Verantwortlichkeit sich selbst und anderen gegenüber, zum Erwachsensein, gelangen. Daß die
Komplizierung der Kultur, ihre Ausdifferenzierung zur offenen pluralistischen Gesellschaft
der Gegenwart für den Heranwachsenden nicht
nur durch die notwendig gewordene Verlängerung der Lernzeit Belastungen mit sich
bringt, sondern auch die Orientierung an
Wunschbildern, an Vor- und Leitbildern, erschwert, bedarf wohl nicht erst der Hervorhebung, macht es aber einsichtig, daß man sich
mehr und mehr veranlaßt sieht, die Grenzen
des Jugendalters hinaufzusetzen und beispielsweise auch noch die als „Jungerwachsene"
bezeichneten 21—25jährigen als zur Jugend
gehörig betrachtet. Es ist aber auch die untere
Grenze des Jugendalters fließend geworden
und mit dem Ende des schulpflichtigen Alters
nicht mehr eindeutig markierbar.

Durch einen langwelligen Wandel der gegenwärtig in einem accelerierenden Tempo sich
vollziehenden Wachstums- und Reifungsprozesse ist es vom Säuglingsalter an zu einer
beträchtlichen Zunahme von Körpergröße und
Körpergewicht sowie zu einem rascheren Erreichen der körperlichen Fortpflanzungsfähigkeit gekommen. Hat die Beschleunigung der
Wachstums- und Reifungsprozesse während
der frühen und der reifen Kindheit keine nachteiligen Auswirkungen auf die kulturelle Über-
formbarkeit der Heranwachsenden nachweisen
lassen, so verkürzt die Acceleration aber jedenfalls die Jahre der reifen Kindheit, die Zeit
einer noch ziemlich unreflektierten Einfügung
in die Kultur, die Zeit der hohen Erziehungs-
und Lernbereitschaft. Es wird daher verständlich, daß der junge Mensch heute in manchen
Bereichen der kulturellen Einfügung und der
verantwortlichen Anteilnahme am Erwach-
senenleben im Vergleich zu früheren Epochen
retardiert erscheint und auch in dieser
Hinsicht eines verlängerten Jugendalters
bedarf.

Trotz diesen bedeutsamen Modifikationen
kann als ein Abschnitt des Jugendalters die
Pubertät angesehen werden.

a) Bei den Mädchen des 12., den Jungen des
13. Lebensjahres bereitet sich ein neuerlicher,
der sog. 2. Gestaltwandel, der von der Schulkindform zur Maturitätsform, biologisch mit
der „physiologischen Hemmphase", biopsychisch mit den Anzeichen der Pubertät, vor.
Noch werden die Kleider nicht zu kurz als
vielmehr zu eng, die Kinder wirken derb, ja
etwas vierschrötig; im Verhalten aufdringlicher, so daß sich Erziehungsschwierigkeiten
häufen. Noch sind die Mädchen vorerst stets
heiterer Stimmung, von großer Aktivität,
wenngleich etwas fahrig und unstet. Noch
lernen sie in der Schule leicht, aber es besteht
die Gefahr, daß sie sich infolge ihres weiterhin
guten verbalen Gedächtnisses Wissen nur oberflächlich aneignen, denn ihr Interesse wendet
sich mehr und mehr Persönlichem zu. Dies wird
vorerst offenkundig in einer etwas zu grellen
Aufmachung, in einer primitiven Koketterie
und im Prahlen mit sexuell gefärbten Erlebnissen oder lediglich ausgedachten Abenteuern.
Tatsächlich ist das Mädchen nun einige Zeit
sexuell stark gefährdet, drängt es doch schon
allein die Neugierde danach, sich den Bereich
des Sexuellen zu erschließen. Die Gefährdung
ist besonders groß, fehlt es an Barrieren, die
auch dann standhalten, wenn das Mädchen
diese in trotziger Auflehnung oder mit dem
Hinweis auf die „anderen", denen „man"
größere Freiheiten einräumt, zu durchbrechen
versucht. Wohl befindet sich der Junge noch
etwas länger in der reifen Kindheit und ist
noch in gleicher Weise an lauten, wilden Spielen
wie an seiner Wissenserweiterung, am Durchschauen, Zerlegen und Wiederherstellen technischer Geräte, am Basteln und Werken in-
teressiert, doch wird auch er nach und nach
flegelhafter, aufbrausend und neigt zu Kurzschlußhandlungen.

Der Eintritt in die Pubertät mit den zeitweise sehr rasch und oft recht ungleichmäßig
fortschreitenden Veränderungen an den primären und sekundären Geschlechtsmerkmalen,
mit dem gesteigerten Längenwachstum der
Extremitäten, der Umbildung der Motorik, der
vorübergehenden Vergröberung und Verplumpung der Körperspitzen, der verstärkten vegetativen Labilität, verunsichert den Heranwachsenden. Das körperliche Wandlungs-

geschehen kann ihm Ärger bereiten, er kann es aber auch ungebührlich beachten. Da zudem die Krankheitsanfälligkeit wieder zunimmt, ist es Sache des Arztes, die Entwicklung während dieser Zeit sorgfältig zu überwachen, denn nur selten findet der Laie hier die richtige Mitte zwischen Überbesorgtheit und Sorglosigkeit. Obwohl das körperliche Wandlungsgeschehen vielfach recht disharmonisch verläuft und die Zahl der varianten Entwicklungstypen seit längerem zugenommen hat, gibt es eine gewisse Synchronie zwischen dem biologischen Geschehen und dessen Abspiegelung im Biopsychischen. Die biologisch ehedem sinnvolle, im Dienste der eigenen Reviergewinnung stehende gesteigerte Aggressivität läßt viele junge Menschen nun Streit und Hader suchen, sich Kumpanen zuzuwenden, die wegen ihrer Gesellschaftsfeindlichkeit imponieren. Die Abwendung vom Hergebrachten zieht sie aber auch von ihren bisherigen Interessengebieten ab, macht sie lernunlustig und lernunfähig, drängt sie in eine Zeit der Schulfeindlichkeit. Während dieser ist die Kunst des Wegschauen-Könnens, zumal von Lehrern in weiterführenden Schulen vorübergehend geübt, um so eher angebracht, als sich der junge Mensch vorher als guter Schüler ausgewiesen hat. Oft ist eine solcherart zum Ausdruck kommende Uninteressiertheit an Alltagsverpflichtungen und eine gewisse Unansprechbarkeit und Passivität auch ein Anzeichen dafür, daß sich der Heranwachsende zum Problem geworden ist, zum Objekt seiner Reflexion. Zu welchen Ergebnissen er da hinsichtlich seines Selbstwerterlebens gelangt, hängt sicherlich von der Begabung, der Gunst der Umweltumstände und vom Verständnis, von der Geduld sowie von dem Erziehungsgeschick seiner Betreuer ab, ist aber jedenfalls vorerst zwiespältig und zwischen Extremen schwankend. Trotz allem führt aber eine solche verinnerlichte Auseinandersetzung den Jugendlichen schließlich dazu, sich in seiner Einmaligkeit und Einzigartigkeit zu erfassen und wieder Halt zu gewinnen.

b) Zumeist nimmt dann alsbald die starke Ich-Zentriertheit wieder ab, und der junge Mensch tritt in eine Periode etwas beruhigten Fortschreitens ein, zumal auch mit der allmählichen Reharmonisierung der Körpergestalt manche Belastungen wegfallen. Dennoch läßt die heute zumindest um 2 Jahre früher erreichte Fortpflanzungsreife die Jugend stärker bio-

psychisch akzentuiert bleiben. So verstehen es zur Zeit Mädchen und Burschen, sich je nach Mode gut zu stilisieren und attraktiv zu machen. Auch wird bei vielen von ihnen ein durchgängiger Stilwandel im sexuellen Verhalten festgestellt, als eine Bevorzugung des „ständigen Verhältnisses", zumeist mit der Absicht, diese Beziehung durch die Eheschließung zu legalisieren. Man meint darin eine tiefere Verankerung der Sexualität in der Persönlichkeit und eine stärkere Partnerbezogenheit der jungen Menschen sehen zu dürfen.

c) Nicht mehr alle jungen Leute führt die Entwicklung über das Stadium der Beruhigung nach der Pubertät noch auf ein weiteres Entwicklungsniveau. Sie können vielmehr sehr bald als „Jungerwachsene" angesehen werden, die sich nach und nach in die Verbände des reifen Lebens einfügen. Zwar bewegen und beschäftigen sie keine weltweiten Probleme, aber unter günstigen Bedingungen erfüllt sie ihr eher enger Lebenskreis, sie werden bereit, ihren Verpflichtungen nachzukommen und Verantwortung zu tragen.

Die Adoleszenz

a) Jugendliche, denen Begabung und günstige Umweltumstände noch eine längere Schulzeit und den Elternschutz sichern, erreichen zumeist die Adoleszenz. Diese setzt etwa um 17 Jahre als intensive, unter starker emotionaler Anteilnahme vor sich gehende neuerliche und kritische Auseinandersetzung mit der umgebenden Kultur ein. Der junge Mensch befaßt sich nun aber auch mit weltweiten Problemen und Fragen nach dem letzten Sinn des Menschseins. Er versucht, zu einem reicheren Weltbild und zu einem umfassenderen Kulturumblick zu kommen, indem er eigene Stellungnahmen in antinomischen Zuspitzungen formuliert und diskutiert. Mögen die Diskussionen gelegentlich auch von Alltagsfragen ausgehen, sie nehmen stets eine Wendung ins Prinzipielle. „Alles oder nichts", „ganz oder gar nicht" sind vorerst die Lösungsformeln. Kompromisse erscheinen dem jungen Menschen als „verdächtig". Nun braucht er Diskussionspartner, zumindest verständige Zuhörer. Wie das Kind in funktionslustgestütztem Eifer mit handfestem Material experimentiert und darüber wichtige Erfahrungen gewinnt, trainiert sich nun der Heranwachsende im Bilden und Verteidigen von Meinungen und Hypothesen, „spielt" sich solcherart an komplizierte Sachverhalte heran und wird so zum aktiven Mitglied seiner Kulturgemeinschaft. Noch ist es nicht allzu ernst zu nehmen, *was* er im einzelnen sagt — noch wechselt er nicht selten auch unvermittelt seine Standpunkte —, wichtig ist es, daß er diskutiert. Der Erwachsene sollte sich nicht in die Rolle eines Partners drängen lassen, wohl aber Diskussionen junger Leute anregen, auf Lösungen verweisen, die in der Geistesgeschichte bereits gefunden wurden, und aufzeigen, wo solche noch ausstehen.

b) Nach und nach beginnt der junge Mensch wieder all die Anregungen zu schätzen, die ihm die Schule bietet. In einem angemessenen nachvollziehenden Verstehen erschließen sich ihm nun auch die großen, Vergangenheit und Gegenwart einbeziehenden geistigen Perspektiven. Wenngleich die Leistungsfähigkeit des Material-Gedächtnisses, was das Behalten über lange Latenzzeiten anlangt, in diesem Alter schon etwas abnimmt, so kommen vom Erfassen der Sinnzusammenhänge her Hilfen, die den jungen Menschen über ein weitreichendes Wissen verfügen lassen. Schon lange wurde der naive Realismus überwunden, vermochte es der Jugendliche nicht nur in Strukturzusammenhänge der Materie einzudringen; nunmehr kann er sich aber auch mit verschiedenen Ideen und Gesinnungen auseinandersetzen, ohne dabei die Gegebenheiten im Hier und Jetzt zu verkennen. Er wird bereiter, andere Standpunkte zu schätzen, die Individuallage anderer Menschen zu verstehen und zu berücksichtigen. Sind seine Leistungen vor allem solche des adäquaten Rezipierens und Resubjektivierens, versucht er sich doch auch schon mit Proben originären Schaffens. Diese sind allerdings zumeist — abgesehen von Einzelfällen — epigonenhaft, verraten aber zumindest ein Begabungsinteresse. Dieses muß wohl nicht immer den wahrhaft schöpferischen Menschen anzeigen, macht den Jugendlichen aber zum guten Dilettanten und auch noch in den folgenden Jahren zum wertvollsten Publikum

derer, die mit Neuleistungen unsere Welt bereichern.

c) Wenngleich das Leistungsbild der Jugend heute etwas anders akzentuiert ist als ehedem — eine stärkere Hinwendung auf die Bereiche der Technik und der Naturwissenschaften ist zu beobachten, auch Gleichmäßigkeit des Leistungsstrebens, Ausdauer und Konzentration haben nachgelassen —, darf nicht von einem Begabungsrückgang gesprochen werden. Von den meisten Jugendlichen wird gegen Ende ihrer Schulzeit oder nach deren Abschluß eine breite Allgemeinbildung, wie sie die Schule vermittelt, hoch eingeschätzt. Jugendliche, die über eine höhere Allgemeinbildung verfügen, erfassen es sehr wohl, daß all das Angebot an Filmen, Rundfunk- und Fernsehsendungen u.a. wegen seiner Aktualität reizt, ablenkt und entspannt, daß man aber ein auswählender Konsument zu sein hat. Darüber hinaus wissen vor allem sie auch die anderen Kommunikationsmittel urtümlicherer und neuerer Art als Quelle der Bereicherung zu schätzen, wie das Gespräch im Freundeskreis oder im Rahmen anderer Gesellungsformen der Jugend, wie die anspruchsvolle Lektüre, den Theater-, Opern- und Konzertbesuch.

Übereinstimmend wird in der Gegenwartsliteratur über die Jugend der Gegenwart das gute Vertrauensverhältnis zu den Eltern und ein zunehmender Familienzusammenhalt festgestellt. Wohl verwirrt und erschwert die Fülle an Bildungsmöglichkeiten, an Ausbildungs-, Berufs- und Aufstiegchancen die in diesem Alter zu treffende Entscheidung für eine Studienrichtung oder einen bestimmten Beruf, doch werden bei der dann getroffenen Wahl vor allem persönliches Interesse und Neigung als ausschlaggebend bezeichnet, wenngleich doch auch der Familientradition noch immer ein großes Gewicht zukommt.

Nichts wird das Leben im Verlauf der weiteren Entwicklung an Dynamik einbüßen, noch manche Chancen und Belastungen wird es bringen; doch werden sich Kindheit und Jugend stets als Fundament erweisen.

Literatur

Bertalanffy, L. v.: Theoretische Biologie. Berlin: Gebrüder Bornträger 1942.

Gesell, A.: Säugling und Kleinkind in der Kultur der Gegenwart. Nauheim: Christian 1953.

Hamburger, F.: Über Verbotsgehorsam und Gebotsgehorsam. Wien. Z. prakt. Psychol. **2**, 87 (1949).

Lorenz, K.: Über tierisches und menschliches Verhalten. München: Piper 1965.

Peiper, A.: Die Eigenart kindlicher Hirntätigkeit, 3. Aufl. Leipzig: Georg Thieme 1964.

Prechtl, H. F., u. D. Beintema: Neurologische Untersuchung des reifen Neugeborenen. Stuttgart: Thieme 1968.

Spitz, R. A.: Die Entstehung der ersten Objektbeziehungen. Stuttgart: Klett 1957.

Zeller, W.: Konstitution und Entwicklung. Göttingen: Psychol. Rdsch. 1952.

Ausführliche Literaturangaben vgl.

Handbuch der Psychologie, Bd. 3 (Entwicklungspsychologie), Bd. 5 u. 6 (Psychol. Diagnostik), Bd. 10 (Pädag. Psychologie). Göttingen: Hogrefe (ab) 1959.

Psychological Abstracts. Washington D. C.: Amer. Psychological Association, Inc. ab 1927.

Bundesministerium für Familie und Jugend: Bericht über die Lage der Jugend und die Bestrebungen auf dem Gebiete der Jugendhilfe. Drucksache IV/3515. Bonn 1965.

Testproblematik

E. G. Huber, Wien

Einleitung. Im Band II (S. 173, 182, 191) des vorliegenden Handbuches wurden von W. Zierl die üblichen und besonders auch die für den Pädiater interessanten psychologischen Tests zusammengestellt, es wurde eine Übersicht über die historische Entwicklung der Tests gegeben und auf ihre Bedeutung hingewiesen. Ebenso wurde durch W. Zierl betont, daß bei der Durchführung eines psychologischen Tests gewisse Voraussetzungen gegeben sein müssen. Darauf sowie auf die psychologischen Grundlagen der Tests soll im Rahmen dieses Bandes nochmals eingegangen werden und die Grenzen und Möglichkeiten der Tests innerhalb der Pädiatrie, sofern sie sich mit kinderpsychiatrischen und heilpädagogischen Fragestellungen beschäftigt, beleuchtet werden.

Notwendigkeit und Bedeutung der Tests. Ihre Zuverlässigkeit und Gültigkeit

Ein Test dient dazu, rasch und sicher von der Persönlichkeit eines Menschen etwas zu erfahren, was man sonst erst nach langer Beobachtung und selbst dann nur unzuverlässig wüßte. Die Behauptung, daß man durch einen Test nicht nur schneller, sondern auch verläßlicher als durch eine lange Verhaltensbeobachtung persönliche Eigenschaften erkennen kann, wird zwar von vielen Laien mit Skepsis aufgenommen, sie läßt sich aber beweisen. Gerade die Beurteilung der Intelligenz nach dem bloßen Eindruck, den man sich im Laufe der Zeit im Zusammenleben mit einem Menschen erwirbt, ist im allgemeinen völlig unzuverlässig. So ließ Magson 25 Studenten eines Lehrerseminars von ihren 6 Aufsichtspersonen, die sie seit wenigstens einem Jahr kannten, nach ihrer Intelligenz in 7 Stufen einteilen. Bei keinem einzigen Studenten stimmten alle 6 Urteile miteinander überein, sondern es ergaben sich große Unterschiede. Ein Student erhielt sogar alle Beurteilungen zwischen Stufe 2 und Stufe 7, also zwischen sehr wenig und höchst intelligent. Gleicherweise ließ sich zeigen, daß die Einschätzung der Intelligenz nach der Erscheinung und nach dem Gesichtsausdruck ebenso unzuverlässig ist. Auch viele Charaktereigenschaften werden selbst bei längerer Verhaltensbeobachtung nicht erkannt. Nur zu oft setzt ein Mensch, den man genau zu kennen vermeint, eine Handlung, die man ihm niemals zugetraut hätte. Der persönliche Eindruck, den man von einem Menschen erhält, erzeugt im Beurteiler auch Sympathie oder Antipathie und trübt damit die objektive Beurteilung der Intelligenz ebenso wie die der Charaktereigenschaften. Durch die Komplexität der menschlichen Persönlichkeitsstruktur und durch den Umstand, daß verschiedene Eigenschaften, wie Ehrgeiz, Fleiß, Faulheit usw., und auch viele Milieufaktoren die Leistung beeinflussen und eine mehr oder weniger große Intelligenz vortäuschen können, kommt es zu der Unzuverlässigkeit der Beurteilung.

Es soll nicht abgestritten werden, daß einzelne Menschen eine besondere psychodiagnostische Begabung haben; durch alle Experimente aber wurde immer wieder gezeigt, daß im Unterschied zu Tests persönliche Intelligenzschätzungen keine sicheren Ergebnisse liefern.

Selbstverständlich kann es vorkommen, daß durch irgendeinen besonderen Umstand ein Test ein unrichtiges Resultat liefert. Ein Test ist, wie das Wort sagt, eine Probe, genauer genommen eine Stichprobe mit allen ihren Vor- und Nachteilen. Um solche Fehlleistungen zu vermeiden, muß derjenige, der den Test durchführt, nicht nur eine reiche Erfahrung haben, sondern auch eine Persönlichkeit mit einem guten Einfühlungsvermögen sein. R. Meili findet genau die richtigen Worte, wenn er schreibt: „Wenn es bei den psychodiagnostischen Methoden mathematisch zugeht, bedeutet das

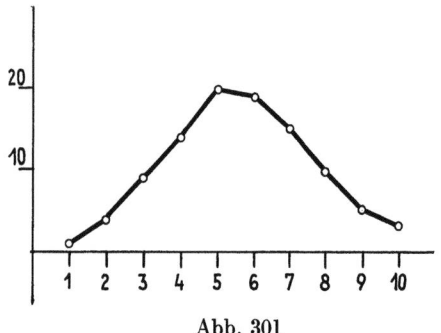

Abb. 301

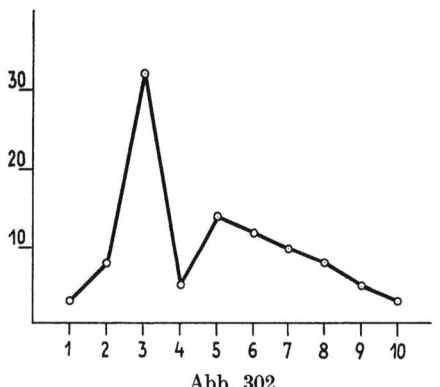

Abb. 302

nicht, daß die Diagnostik selbst eine mathematisch-rechnerische Angelegenheit ist." Ebenso wie der Arzt verschiedene diagnostische Methoden braucht und verlangen muß, daß sie exakt und wiederholbar sind, und dennoch die ärztliche Diagnose keine bloße Addition aller Befunde ist, so ist auch die Psychodiagnostik weit mehr als eine Summe von Testbefunden. Durch falsche Testergebnisse aber kann eine Beurteilung genauso irregeführt werden wie eine somatische Diagnose durch fehlerhafte Laborgeräte oder durch ein falsches Blutbild.

Die Psychodiagnostik ist also keine mathematische Operation, sie braucht aber verschiedene Testmethoden, deren Vorbedingung Zu-

verlässigkeit und Genauigkeit sind. Es gibt zwei Kriterien, nach denen der Wert eines Tests beurteilt wird: die Reliabilität (reliability) und die Validität (validity).

Unter Reliabilität versteht man die technische Zuverlässigkeit eines Tests, also den Grad der Genauigkeit, mit der er prüft. Anders ausgedrückt heißt das, ein Test ist um so zuverlässiger, je kleiner der technische Fehler, der „Laborfehler", ist, je genauere und stabilere Werte er liefert. Nach Meili ist die Zuverlässigkeit eines Tests von drei Faktoren abhängig: sie ist um so größer,

1. je größer die Streuung seiner Resultate ist,

2. je normaler oder wenigstens je regelmäßiger die Verteilung der Resultate ist (im Sinn einer Normalverteilungskurve nach Gauss) und

3. je gleichartiger die Resultate derselben Versuchsperson sind, wenn der Test mehrmals angewendet wird.

ad 1. Ein Test, der nur zwei Möglichkeiten, also nur eine „Ja- oder Nein-Lösung" hat, wird mehr Fehlerquellen besitzen als ein Test, der eine große Zahl von Möglichkeiten besitzt. Die Lösung einer einzigen Rechenaufgabe ist eine unsicherere Prüfung als die Lösung von 20 Rechenaufgaben.

ad 2. Die Intelligenzgrade der Bevölkerung sind „normal" verteilt, d.h. die Mehrzahl der Menschen hat eine durchschnittliche Intelligenz, über- oder unterdurchschnittliche Begabungen werden um so seltener, je mehr sie vom Mittelwert entfernt sind. Zeigen nun die Resultate eines Tests ebenfalls eine Normalverteilung, so ist anzunehmen, daß er tatsächlich biologische Werte liefert. Findet sich dagegen eine unregelmäßige Verteilung, so kann das auf eine zu geringe Anzahl der Messungen zurückzuführen sein oder aber auf eine mangelnde Zuverlässigkeit oder Eignung des Tests.

Dies sei an einem kurzen Beispiel erläutert. Bei einer Testreihe, die aus 10 Einzelaufgaben besteht und einen steigenden Schwierigkeitsgrad hat, so daß im Durchschnitt die Hälfte der Aufgaben gelöst wird, werden ungefähr 70% aller Versuchspersonen 4, 5, 6 oder 7 Aufgaben lösen und eine immer geringere Anzahl mehr oder weniger. Es würde sich daher bei einer Gruppe von 100 Vp. folgende Verteilung ergeben (Abb. 301):

Ist nun die 4. Aufgabe in der fortlaufenden Reihe unverhältnismäßig schwer, werden viele Versuchspersonen über diese Aufgabe nicht hinauskommen, und ein großer Teil wird nur 2 oder 3 Aufgaben gelöst haben. Daraus ergibt sich eine Verteilung, die etwa so aussehen wird (Abb. 302):

Das Ergebnis ist nicht richtig, weil in den Noten 2 und 3 eine Anzahl verschieden intelligenter Personen enthalten ist, die man bei besserer Auswahl der Aufgaben hätte differenzieren können.

ad 3. Ein Test muß stabil sein, d.h. bei einer Wiederholung, sofern eine solche möglich ist, müssen annähernd gleiche Ergebnisse erzielt werden. Fände man jedesmal andere Resultate, wäre er unbrauchbar, da man ja nicht wüßte, welches Resultat das richtige ist. Erhält man dagegen immer das gleiche Resultat, hat man weitgehende Gewähr, daß das Ergebnis stimmt. Da es meistens unmöglich ist, einen Test zwei- oder mehrmals lösen zu lassen, muß man statt der Wiederholung des Tests entweder den Test in zwei vergleichbare Teile teilen (split-half-Methode), oder man muß die Wiederholung mit einem Paralleltest durchführen.

Verständlicherweise genügt es nicht, daß ein Test technisch zuverlässig arbeitet und stabile Resultate bringt. Man muß auch sicher sein, daß er das prüft, was er prüfen soll. So könnte ein Test, der als Intelligenztest gedacht ist, lediglich das Wissen prüfen und daher für die Prüfung der Intelligenz ungeeignet sein. Man spricht daher von der Gültigkeit eines Tests oder in Anlehnung an das englische „validity" von der *Validität*. Manchmal ist eine derartige Beurteilung leicht, oft aber bedarf es genauer Untersuchungen, um die Validität feststellen zu können. Bei diesen sog. Validierungen (Bewährungsuntersuchungen) werden die Testresultate mit den Erfolgen auf denjenigen Gebieten des täglichen Lebens verglichen, die der Test hatte prüfen sollen, oder es werden die Testresultate mit denen eines bereits bewährten Tests verglichen.

Aufgabengebiete der Tests

Es gibt eine Unzahl von Tests, die alle die geschilderten Bedingungen der Zuverlässigkeit und Gültigkeit erfüllen und die auf den verschiedensten Gebieten wichtige Dienste leisten. Die Domäne der Tests ist nach wie vor die Psychiatrie bzw. Kinderpsychiatrie und die Heilpädagogik. Im Vergleich mit anderen medizinischen Disziplinen, deren diagnostische Methoden vergleichbare, meist in Zahlen ausdrückbare Untersuchungsergebnisse brachten, hatte es die Psychiatrie anfangs schwerer. Trotz verschiedener anderer moderner Hilfsmittel, wie z.B. der Elektroencephalographie, brachten lange Zeit nur die psychologischen Testmethoden wesentliche diagnostische Fortschritte.

Man benötigt Testmethoden nicht nur für die seltenen psychotischen Kinder oder nur zur Bestimmung des Ausmaßes eines Schwachsinns, sondern auch bei den überaus zahlreichen Verhaltensstörungen und Erziehungsschwierigkeiten. Durch die ständige Zunahme cerebraler Leiden bzw. der cerebralen Komplikationen anderer Erkrankungen nehmen nicht nur die organischen Defekte des Zentralnervensystems, sondern auch die in der Folge oft auftretenden funktionellen Störungen zu; weiter werden durch den modernen Alltag und durch die ständige Reizüberflutung die Neuropathien sehr gefördert. Gerade bei der Differenzierung, wieweit eine Verhaltensstörung auf einen in-

tellektuellen Defekt und wieweit sie auf Charakteranomalien zurückzuführen ist, bedarf es psychologischer Tests. Auch zur Aufklärung, durch welche Persönlichkeitsstruktur oder durch welche exogenen Einflüsse eine Fehlhandlung entstand, trägt die testmäßig durchgeführte Psychodiagnostik wesentlich bei.

Von großer Wichtigkeit für die richtige Förderung eines Kindes ist die Bestimmung von Art und Größe seiner Intelligenz. Durch eine falsche oder zu frühzeitige Einschulung geht dem Kind oft kostbare Zeit verloren, bzw. es erlebt im Falle einer Überforderung schwere psychische Belastungen, die man ihm ersparen kann, wenn vorher ein Test durchgeführt wird. Ähnliches gilt auch für die Überstellung in die Sonderschule (Hilfsschule). Die Frage der richtigen Einschulung läßt sich durch einen Intelligenztest und einen Schulreifetest fast immer genau und richtig beantworten: Ein infantiles, aber normal intelligentes Kind wird man zurückstellen, ein schulreifes, aber debiles Kind in die Hilfsschule einschulen.

Oft sind Säuglinge zu begutachten, die in ihrer Entwicklung retardiert sind. Sicherlich können schwere Schäden von einem erfahrenen Pädiater blickmäßig erfaßt und unter Umständen auch deren Ursache sofort erkannt werden (z.B. Hypothyreose). Oft aber bedarf es einer genauen entwicklungspsychologischen Untersuchung.

Die exakte Messung der Intelligenz ist nicht nur bei der Diagnosestellung bestimmter Krankheitsbilder (z. B. Klinefelter-Syndrom), sondern auch für die Grundlagenforschung von Wichtigkeit. So läßt es gewisse Rückschlüsse auf die Pathogenese einer Krankheit zu, wenn es in ihrem Verlauf auch regelmäßig zum Auftreten eines Schwachsinns kommt, der keineswegs immer so ausgeprägt sein muß, daß man ihn ohne genaue Untersuchung bemerkt (z. B. bei der progressiven Muskeldystrophie).

Die Beurteilung sinnesgestörter Kinder ist ebenfalls nur durch solche Tests möglich, die eigens für diese Kinder ausgearbeitet sind. Gilt es doch, die Intelligenz unter Berücksichtigung des Sinnesdefektes zu erfassen. Natürlich ist die „mittlere intellektuelle Leistungsfähigkeit" vermindert, wenn so wichtige psychische Funktionen, wie Sinneswahrnehmungen, ausgefallen sind. Um dem Kind aber trotzdem weiterhelfen zu können, muß man die geistige Leistungsfähigkeit kennen, die das Kind entwickeln kann, wenn man ihm den Ausfall der Sinnesfunktion zumindest teilweise ersetzt. Es ist erstaunlich, welch gute Intelligenzleistungen manche spastisch gelähmte Kinder vollbringen, wenn man ihnen hilft, ihre motorische Behinderung zu überwinden. Um aber zu erfahren, ob eine intellektuelle Leistungsfähigkeit vorhanden ist, muß man eigens dafür entwickelte Testverfahren einsetzen. Das diesbezügliche Standardwerk ist Arnold Gesells und Catherine Amatrudas „Developmental Diagnosis".

Die Psychopathologie des gehirngeschädigten Kindes hat durch die Einbeziehung gestaltpsychologischer Aspekte eine wesentliche Bereicherung erfahren. Wewetzer konnte zeigen, daß hirngeschädigte Kinder gegenüber gleich alten und gleich intelligenten Kontrollkindern komplizierte Gegebenheiten langsamer und weniger gut erfassen. Einzelnen Tests, bei denen die Gehirngeschädigten besonders schlecht abschneiden, kommt daher eine gewisse Spezifität zu (z. B. dem Bender-Gestalt-Test), und sie können dementsprechend diagnostisch eingesetzt werden.

Die Behandlung somatischer Krankheiten, die mit psychischem Entwicklungsrückstand einhergehen, wie das Myxödem, braucht nicht nur eine Kontrolle der somatischen, sondern auch der psychischen Funktionen, um die Suffizienz der Behandlung beurteilen zu können.

Eine ganz neue Aufgabe haben die Tests durch die Entwicklung neuer Psychopharmaka bekommen, die für sich in Anspruch nehmen, in irgendeiner Weise psychische Leistungen steigern zu können oder gar intelligenzsteigernd zu sein. Bevor solche Medikamente in den Handel kommen, müssen sie nicht nur auf ihre Unschädlichkeit, sondern auch auf ihre Wirksamkeit untersucht werden, was nur durch psychologische Testungen an einer größeren Anzahl von Versuchspersonen geschehen kann. Hierbei müssen bestimmte Richtlinien eingehalten werden, die in Abs. 5 dargelegt sind.

Eine weitere Aufgabe der Tests ist die Beurteilung von Säuglingen oder von Kleinkindern, die adoptiert werden sollen. Je früher ein Kind adoptiert wird, um so besser kann es in die Familie hineinwachsen; um so schwieriger ist es aber zu erkennen, wie das Kind geartet ist, das man in die eigene Familie aufnimmt. Dazu bedarf es nicht nur eines Attestes über den Gesundheitszustand, sondern auch einer Beurteilung des geistigen Entwicklungszustandes und der geistigen Fähigkeiten.

Ähnlich wie bei der Einschulung, ist die Beratung des Jugendlichen bei der Berufswahl von großem Wert. Wenn es heute selbstverständlich ist, daß den Jugendlichen nicht nur Stellen vermittelt werden, sondern daß auch darauf geachtet wird, daß diese Stellen für die Jugendlichen geeignet sind und damit viele unnötige Ausgaben und Enttäuschungen erspart, unter Umständen auch gesundheitliche Schäden vermieden werden, so ist das der Möglichkeit der psychologischen Testung zu verdanken, die zusammen mit der somatischen Untersuchung angeben kann, welche Berufe für den Jugendlichen geeignet sind.

Sehr schwere Fragen stellen sich dem Begutachter von Jugendlichen bei der Frage, ob sie die vom Gesetz verlangte Reife haben, um als verantwortlich für kriminelle Taten, die sie gesetzt haben, zu gelten, und ob sie damit als straffähig anzusehen sind. Die Entscheidung dieser Frage und auch die Lösung des Problems, wie man solche Jugendliche wieder auf die rechte Bahn bringen kann, setzt eine umfangreiche und tiefgehende Psychodiagnostik voraus. Eine ähnliche Situation ergibt sich, wenn man die Glaubwürdigkeit kindlicher Zeugenaussagen überprüfen soll; allerdings sind gegenüber dieser so schwierigen Problematik noch andere Kriterien als testmäßig erfaßbar wichtig.

Diese Übersicht sollte nur einen Einblick in die Aufgabengebiete der Testpsychologie geben. Sie ist in Detailfragen keineswegs vollständig.

Psychologische Grundlagen und Einteilung der Tests

Es gibt verschiedene Möglichkeiten, die Tests einzuteilen: Man kann zwischen individuellen und kollektiven Tests unterscheiden, also zwischen Tests, die jeweils nur an einer Person durchgeführt werden können, und solchen, mit denen man Gruppen auf einmal testen kann; weiter unterscheidet man zwischen freien und gebundenen Methoden; die letzteren sind Leistungstests, bei denen die Aufgabe nur auf eine bestimmte Art gelöst werden kann, während bei den freien Tests sich das Individuum frei entfalten kann, also z.B. eine Geschichte ersinnen muß. Am zweckmäßigsten und auch am tiefstgreifenden jedoch ist es, die Tests nach dem einzuteilen, was sie prüfen. Nach MEILI unterscheidet man

1. die Untersuchung von Fähigkeiten und
2. die Untersuchung der Persönlichkeit.

Um diese Unterscheidung genauer erläutern zu können, müssen vorerst einige psychologische Grundbegriffe erörtert werden. ROHRACHER unterteilt die psychischen Lebensvorgänge in psychische Funktionen und in psychische Kräfte. Die psychischen Funktionen sind Empfinden (Sinnesempfindungen), Wahrnehmen (erkennendes Empfinden), Merken (Gedächtnis) und Denken. Die psychischen Kräfte sind die Triebe, der Wille, die Interessen. Der Leistungsgrad aller psychischen Funktionen bei der Bewältigung neuer Situationen unter normalen emotionellen Bedingungen stellt die Intelligenz eines Menschen dar. Spricht man von einer Fähigkeit eines Menschen, so meint man damit die Leistungsfähigkeit einer bestimmten psychischen Funktion, also einer einzelnen Komponente der geistigen Tätigkeit, während die Intelligenz eines Menschen die gesamte mittlere intellektuelle Leistungsfähigkeit ist (MEILI). Wie aus beiden Definitionen hervorgeht, kann die Leistungsfähigkeit unter bestimmten Bedingungen größer oder kleiner sein, da sie von der Einsatzbereitschaft, vom Interesse, von der momentanen Stimmung und anderem mehr abhängt. Aber auch bei der Prüfung der Leistungsfähigkeit einer bestimmten psychischen Funktion darf nicht übersehen werden, daß man nicht nur diese Funktion allein prüft, sondern den Komplex aller psychischen Bedingungen erfaßt, welche die Ausübung dieser Funktion, d.h. diese Tätigkeit, ermöglichen.

Die psychischen Funktionen dienen im wesentlichen dazu, die eigene Person in Beziehung zur Umwelt zu setzen, aber auch dazu, die psychischen Kräfte im Wechselspiel mit dem Erlebten sinnvoll zu ordnen und damit die eigene Persönlichkeit aufzubauen. Zur Kommunikation mit der Außenwelt bedarf es der Sinneswahrnehmungen, die wir daher zu den psychischen Funktionen rechnen. Ebenso gehören dazu die Bewegungsfähigkeit, die Gestik, die Sprache und das Gedächtnis. Durch die Möglichkeit, Begriffe zu bilden und in Worten zum Ausdruck zu bringen, ist die Erfassung und Bewältigung der Umwelt ungemein verbessert. Die höchste geistige Fähigkeit ist das abstrakte Denken, das durch Assoziationen und Schlüsse zu schöpferischen Leistungen führt.

Als Intelligenz bezeichnet man die durchschnittliche Leistungsfähigkeit aller dieser psychischen Funktionen bei der Lösung neuer Probleme. Gerade diese letzte Bedingung ist für die Definition der Intelligenz von entscheidender Wichtigkeit und kommt daher auch in allen Definitionen zum Ausdruck, wenn auch sonst verschiedene Auffassungen bestehen. Eine Intelligenzleistung ist die Überwindung einer Schwierigkeit, die bis dahin noch niemals bestanden hatte. Die Bewältigung von Problemen, deren Lösung einem schon bekannt ist, erfordert nur die Tätigkeit einer oder mehrerer Funktionen, wie z.B. des Gedächtnisses und der Feinmotorik. Selbstgestellte Aufgaben sind ebenso Ausdruck von Intelligenz wie die spontanen Fragen eines Kindes.

Bei der Intelligenz kennen wir nicht nur ein unterschiedliches Ausmaß ihrer Größe, also ihrer Quantität, sondern auch verschiedene Qualitäten. So spricht man von theoretischer, praktischer, produktiv künstlerischer und reproduktiver Intelligenz. SPEARMAN nahm eine allgemeine Intelligenz an und versuchte zu beweisen, daß es einen bei allen geistigen Leistungen wirksamen Faktor gäbe, den er den allgemeinen Intelligenzfaktor nannte und als eine primäre Eigenschaft auffaßte. Neben dieser allgemeinen Intelligenz sollen verschiedene spezifische Faktoren für die einzelnen Leistungen bestimmend sein, in der Art, daß jeweils ein Faktor bei einer Tätigkeit mitspielt, der sonst nicht von Bedeutung ist. Wie sich später zeigen ließ, ist die Hypothese des allgemeinen Intelligenzfaktors nicht haltbar, sondern man muß annehmen, daß mehrere grundlegende Faktoren, die voneinander weitgehend unabhängig sind (Meili, Thomson, Thurstone), die Intelligenz bestimmen. Sind alle Faktoren gleichmäßig gut vorhanden, ist die Intelligenz ausgeglichen, andernfalls ist sie einseitig. Im allgemeinen sind die ausgeglichenen Intelligenzformen häufiger, da die Stärkegrade der Intelligenzfaktoren wie die meisten biologischen Daten normal verteilt sind, d.h. die durchschnittlichen Größen sind am häufigsten. Dadurch ist die Wahrscheinlichkeit, daß die durchschnittlich großen Intelligenzfaktoren zusammenkommen, deren Kombination eben die ausgeglichenen Intelligenzformen ergibt, am größten. Die Beobachtungen von Spearman, die zum Begriff des allgemeinen Intelligenzfaktors geführt hatten, dürften gerade auf dem Umstand beruht haben, daß die ausgeglichenen Intelligenzformen häufiger sind.

Es ist aber möglich, daß ein Intelligenzfaktor sehr gering, die übrigen Faktoren dagegen sehr gut ausgebildet sind, was sich bei der Zwei-Faktoren-Theorie nicht erklären ließe. So besitzen manchmal Schwachsinnige Spezialbegabungen, die sogar überdurchschnittliches Niveau erreichen können. Dadurch kann man sie manchmal trotz ihres Defektes sozial eingliedern. Andererseits weisen auch sehr begabte Kinder isolierte Intelligenzstörungen auf, wie die erst seit kurzem bekannte Legasthenie. (Als Legasthenie darf aber nur eine Schreib-Leseschwäche bei sonst intelligenten und nicht bei allgemein schwachsinnigen Kindern bezeichnet werden.) Die Erkennung solcher Gegebenheiten durch kritische Anwendung der Tests ist für die Diagnose entscheidend wichtig.

Aus den oben gegebenen Intelligenzdefinitionen ist zu entnehmen, daß die Intelligenz zwar einen wesentlichen Teil der menschlichen Persönlichkeit darstellt, aber bei weitem nicht das einzige ist, was den Menschen ausmacht. Nach Rohracher ist ja die Intelligenz der

Leistungsgrad aller psychischen Funktionen, diese aber sind nur die Instrumente der psychischen Kräfte. Was wir ergründen wollen, ist daher nicht nur die Intelligenz eines Menschen, sondern seine ganze innere Struktur, das Zusammenspiel von Wollen und Können, das Kräftespiel zwischen Trieben, Gefühlen und Vernunft, also die Persönlichkeit dieses Menschen.

Es ist keineswegs einfach, den Begriff der Persönlichkeit zu definieren. Als Voraussetzung für das Vorhandensein einer Persönlichkeit verlangt man das Bewußtsein des eigenen Ich. Dies ist erst ab einem Lebensalter von etwa 2 Jahren vorhanden, da das Kind sich erst in diesem Alter an die jüngste Vergangenheit erinnern und für die nächste Zukunft planen kann. Durch die Verbindung von Vergangenheit, Gegenwart und Zukunft erfaßt es sein eigenes Ich und kann es anderen entgegenstellen.

Sicher ist auch, daß innerhalb eines Menschen verschiedene Kräfte wirksam sind, die oft gegeneinander wirken. So können höhere Interessen — nach Rohracher „Kulturtriebe" — die vitalen Triebe, wie den Nahrungs- oder den Geschlechtstrieb, hemmen. Die Verschmelzung aller Triebe und Interessen unter Einbeziehung der Fähigkeiten dieses Menschen vollzieht sich unter dem Einfluß der Umwelt, der Erziehung, der Mitmenschen und der persönlichen Erfahrungen. Daraus ist aber auch verständlich, daß sich das Erscheinungsbild (Phänotypus) eines Menschen im Laufe der Zeit ändern kann, wenn nämlich der Mensch erzogen oder durch äußere Einflüsse geprägt wird. Das Endresultat ergibt sich aber immer aus einer Auseinandersetzung zwischen den von außen kommenden Prägungen und den vorgegebenen Anlagen, es gibt also auch eine „innere Erlebnisbereitschaft"(Asperger), nicht nur persönlichkeitsformende Erlebnisse. Daher ist auch verständlich, daß oft ein und derselbe Reiz auf zwei Menschen verschiedene Wirkungen hat. Wir müssen vor dem jeweils vorliegenden Erscheinungsbild auch eine „potentielle" Persönlichkeit annehmen (Genotypus).

Meili unterscheidet anlagemäßige, grundlegende und entwicklungsmäßig gewordene Eigenschaften. Die Gesamtheit der Eigenschaften eines Menschen bezeichnet Meili als Charakter. Er stellt sie den Fähigkeiten gegenüber, betont aber, daß in jeder menschlichen Handlung sowohl Fähigkeitsaspekte als auch

Charakteraspekte wahrgenommen werden können und daß es daher auch keinen Leistungstest gibt, der nicht auch gewisse charakterliche Merkmale miterfaßt. Andererseits spielen die individuellen Fähigkeiten, insbesondere die Intelligenz, auch in jedem Persönlichkeitstest eine wesentliche Rolle. Praktisch aber können wir sehr wohl zwischen Fähigkeitstests und Persönlichkeitstests unterscheiden, wobei die ersteren die Funktionen einschließlich Intelligenz, die Kenntnisse und Fertigkeiten, also alle Fähigkeiten, prüfen, während die letzteren die angelegten und entwicklungsmäßig gewordenen Eigenschaften einschließlich des persönlichen Temperaments, also all das, was man im allgemeinen Sprachgebrauch die Persönlichkeit nennt, testen.

Nach diesen Grundsätzen gelangt man zu folgender Einteilung:

A. Untersuchung der Fähigkeiten:
 1. Prüfung einzelner psychischer Funktionen,
 2. Prüfung von Kenntnissen oder Fertigkeiten,
 3. Prüfung der Intelligenz,
 4. Prüfung der psychophysischen Entwicklung.

B. Untersuchung der Persönlichkeit.

An Hand dieser Einteilung soll auf die Besonderheiten der psychologischen Testverfahren eingegangen werden. Die Darstellung und Beschreibung der Tests selbst ist in Band 2 durch W. ZIERL erfolgt.

Untersuchung der Fähigkeiten

Die Prüfung einzelner psychischer Funktionen

Entsprechend den früher gegebenen Erklärungen über die psychischen Funktionen rechnen wir dazu alle psychischen Leistungen, die zur Kommunikation zwischen der eigenen Person und der Umwelt dienen. Die Wahrnehmung der Außenwelt setzt normale Sinnesorgane voraus. Deren Überprüfung gehört im allgemeinen zwar in den Aufgabenbereich der somatischen Medizin, stellt aber doch die Voraussetzung für die Beurteilung der psychischen Funktionen dar. Eine Sinnesempfindung wird erst durch unsere Erfahrungen zu einer für uns brauchbaren Wahrnehmung. Nur weil wir durch verschiedene Empfindungen und durch unser Gedächtnis wissen, daß ein bestimmtes Ding so oder so aussieht, erkennen wir es als dieses wieder.

Es ist also das Gedächtnis innig mit den Wahrnehmungen verbunden, und fast jede Prüfung einer Sinneswahrnehmung ist auch eine Prüfung des Gedächtnisses. Allgemein gesprochen ist das Gedächtnis ja überhaupt eine Vorbedingung jedes bewußten Seelenlebens. Darüber hinaus versteht man aber unter Gedächtnis die Fähigkeit eines Menschen, sich bestimmte Dinge einzuprägen und gegebenenfalls wieder zu reproduzieren oder wiederzuerkennen. Die Prüfung dieser Fähigkeit ist leider viel schwieriger, als man im ersten Moment meinen könnte, was sich in der geringen Übereinstimmung der verschiedenen Gedächtnistests zeigt. Mit Sicherheit bestehen Unterschiede in der Merkfähigkeit von sinnlosen Elementen (Materialgedächtnis), von gegliederten Inhalten (Gestaltgedächtnis) und von sinnvollen Beziehungen (Sinngedächtnis). Ebenso hängt das Ausmaß des Behaltens eines Eindrucks von der Art der Sinneswahrnehmung ab, mit der er aufgenommen wurde, ob man sich also etwas lesend, zuhörend oder nachsprechend eingeprägt hat. Während das Gedächtnis im allgemeinen deutlich mit der Gesamtintelligenz korreliert, kennt man auch eine Erscheinungsform des Behaltens von optischen Eindrücken, die von der Gesamtintelligenz unabhängig ist. Manche Menschen haben von optischen Eindrücken so anschauliche Bilder in Erinnerung, daß sie aus dem Gedächtnis, eben an ihrem Vorstellungsbild, die verschiedensten Details angeben können; z.B. zählen sie die Anzahl der Fenster eines Hauses, das sie nur ganz kurz gesehen hatten, aus dem Gedächtnis. Diese sog. eidetischen Phänomene (URBANTSCHITSCH) finden sich besonders bei Kindern und Jugendlichen, die damit manchen Gedächtnistest lösen können, den ein Erwachsener, der mehr abstrakt und begrifflich denkt, nicht zuwege bringt. Überhaupt ist eine überstarke Eidetik häufig mit einem (evtl. auch pathologischen) charakterlichen Infantilismus verbunden, die Prüfung auf diese Fähigkeiten hat daher eine gewisse Wichtigkeit.

Bei der Bewertung von Prüfungsresultaten muß berücksichtigt werden, daß nach BRUNSWIK et al. das Materialgedächtnis vor der

Pubertät am besten ist und daß das Gestaltgedächtnis sein Optimum zwischen dem 14. und
18. Lebensjahr erreicht, während das Sinngedächtnis sich noch später entwickelt.

Weiters werden die Gedächtnisleistungen
stark von affektiven Faktoren beeinflußt (z.B.
von der jeweiligen „Gestimmtheit") und auch
von der Fähigkeit, Assoziationen zu finden,
also von dem, was man mnemotechnische Hilfsmittel oder „Eselsbrücken" nennt. Schließlich
können sich manche Menschen vieles, jedoch
nur kurze Zeit und andere relativ weniger, aber
das sehr lange merken, oder sie brauchen länger,
bis sie sich etwas merken. Selbstverständlich
gibt es dazwischen alle Übergänge. Nur unter
Berücksichtigung aller dieser Umstände dürfen
Gedächtnistests angewendet und ausgewertet
werden.

Ebenso schwierig wie die Prüfung des Gedächtnisses ist die der Aufmerksamkeit. Im
Zustand der Aufmerksamkeit faßt man das
klar auf, was man sehen oder hören will. Dies
kann durch das Objekt bedingt sein, wenn
nämlich etwas so spannend oder interessant
ist, daß es einfach die Aufmerksamkeit auf
sich zieht. Ist das nicht der Fall, dann können
andere (endogene) Faktoren die nötige Aufmerksamkeit erzielen: Furcht vor Strafe oder
ehrliches Bestreben können im Individuum
jene Konzentration erzeugen, die das Objekt
nicht von selbst auf sich zieht. Vor allem bei
langdauernden Beschäftigungen ist eine solche
willensmäßige Aufmerksamkeit notwendig.
Wenn das Aufmerken eines besonderen Willensaktes bedarf, ist damit aber nicht gesagt, daß
ausgesprochene Willensmenschen auch eine
gute Aufmerksamkeit besitzen. Gerade ihnen
fällt es oft schwer, sich auf rezeptive geistige
Arbeiten zu konzentrieren (MEILI).

Die Prüfung der Aufmerksamkeit ist dadurch erschwert, daß es verschiedene Arten der
Aufmerksamkeit gibt, wie enge und weite,
sowie starre und gleitende Aufmerksamkeit.
Aufmerksamkeit kann als Konzentration von
Energie auf eine bestimmte Tätigkeit oder zum
Abhalten von Störungen eingesetzt werden. Bei
all diesen Formen ist eine willentliche Tätigkeit
vorhanden, und sie können daher als „aktive
Aufmerksamkeit" bezeichnet werden. Ihr stellt
ASPERGER die „passive Aufmerksamkeit" gegenüber, die sich häufig bei Neuropathen und
auch Debilen findet. Nichts entgeht diesen Kindern, von allem werden sie zur Reaktion angeregt, auch wenn es noch so geringfügig und
entfernt ist. Im Grunde genommen hindert sie
aber eben das an einer konzentrierten Tätigkeit.
Das (auch an das Pathologische grenzende)
Gegenteil ist das Bild des „zerstreuten Professors", der seine gesamte Aufmerksamkeit so
gerichtet seinen Problemen widmet, daß er
nicht bemerkt, was rings um ihn vorgeht.

Ebenso wie beim Gedächtnis wird man sich
dieser Umstände bewußt sein müssen, wenn
man die Aufmerksamkeit prüft; jeder Test
erhöht die innere Spannung des Kindes, und es
ist dadurch aufmerksamer als gewöhnlich. Die
sog. „Unaufmerksamkeit" ist testmäßig kaum
zu erfassen. Es bedarf daher besonderer Vorsicht, wenn man aus einem Prüfungsergebnis
allgemeine Schlüsse auf die Aufmerksamkeit
eines Menschen ziehen will.

Um zu vermeiden, daß das Prüfungsergebnis durch andere Fähigkeiten verfälscht
wird, muß die Prüfung der Aufmerksamkeit an
ganz einfachen Aufgaben erfolgen. Ein solcher
Test ist z.B. der Buchstabendurchstreichtest
(Bourdon-Test), bei dem aus einem Text
(BOURDON) oder aus sinnlosen Buchstabenreihen (WHIPPLE) bestimmte Buchstaben durchgestrichen werden müssen. Auch der Rechentest nach KRAEPELIN-PAULI, bei dem Reihen
von einstelligen Zahlen addiert werden müssen,
dient zu einem guten Teil der Prüfung der
Aufmerksamkeit. Das Ergebnis drückt sich
immer in zwei Werten, nämlich in der Anzahl
der Fehler und in der benötigten Zeit, aus. Die
Vergleichbarkeit ist dadurch erschwert: Eine
bessere, aber langsamere Durchführung läßt
sich mit einer schlechteren, aber rascheren nicht
leicht vergleichen. Man hat daher versucht,
nach Feststellung des individuellen Tempos die
Fehler von den richtigen Punkten abzuziehen
oder umgekehrt die Zeit pro Fehler zu erhöhen
(ähnlich den Strafsekunden bei Rennen).
Wesentlich aufschlußreicher als eine kurzzeitige
Prüfung der Aufmerksamkeit ist die Beobachtung des Aufmerksamkeitsverlaufes bei
längeren Arbeiten. Dies kann z.B. mittels des
Rechentestes nach KRAEPELIN-PAULI geprüft
werden.

An Hand der psychischen Funktionen Gedächtnis und Aufmerksamkeit sollte gezeigt
werden, daß die Prüfung einzelner psychischer
Funktionen ungemein problematisch ist. Trotzdem sind die diesbezüglichen Tests wertvoll,
sofern sie richtig eingesetzt werden.

Prüfung von Kenntnissen und Fertigkeiten

Die Prüfung von Kenntnissen und Fertigkeiten ist relativ leicht. So sehr sich aber alle Tests um Milieuunabhängigkeit bemühen, ist es doch fast niemals möglich, nur die eigentliche Begabung zu prüfen, sondern man erfaßt das Ergebnis aus Anlage und Förderung durch die Umwelt. Kenntnisse setzen neben der ursprünglichen Erfassung und dem Behalten durch das Gedächtnis auch den äußeren Einfluß, die Bildung, voraus. Obwohl z.B. der Wortschatztest (HAWIK) eine hohe Korrelation zur Gesamtintelligenz aufweist, kann doch ein intelligentes, aber verwahrlostes Kind einen geringen und ein debiles Kind, mit dem man sich intensiv beschäftigt hat, einen großen Wortschatz besitzen.

Weist man Kenntnisse auf dem einen oder anderen Gebiet nach, so läßt das daher nur bedingte Rückschlüsse auf die Intelligenz zu. Fehlen die Kenntnisse, so ist damit erst dann ein Urteil über die Intelligenz möglich, wenn man weiß, daß die nötigen Bildungshilfen gegeben, aber nicht genützt wurden. Die Prüfung der Kenntnisse, die auf alle Fälle Fähigkeiten im Sinne MEILIs darstellen, ist von großer praktischer Wichtigkeit beim Berufseinsatz. Fertigkeiten haben meist eine gewisse motorische Tüchtigkeit, aber ebenso wie die Kenntnisse den Unterricht von außen zur Voraussetzung.

Die Prüfung der Intelligenz

Die früher dargelegten psychologischen Begriffe über die Intelligenz müssen bei ihrer Prüfung selbstverständlich berücksichtigt werden. Ein Intelligenztest muß so zusammengestellt werden, daß alle wesentlichen Faktoren erfaßt werden und man bei einem partiellen Versagen bzw. bei partiellen Extremleistungen, also bei einer unausgeglichenen Intelligenz, erkennen kann, wo die Stärke und wo die Schwäche der untersuchten Person liegt. Darüber hinaus hat es sich als wertvoll erwiesen, die durchschnittliche intellektuelle Leistungsfähigkeit auch zahlenmäßig ausdrücken zu können. Das geschieht mittels des Intelligenzquotienten (IQ), den man durch die Division Intelligenzalter: Lebensalter erhält (Näheres s. Bd. 2).

Vor Einführung des IQ durch WILLIAM STERN drückte man einen Rückstand der intellektuellen Leistungen gegenüber den nach dem Lebensalter zu erwartenden lediglich durch das Ausmaß des Rückstandes aus. STERN bemerkte aber richtig, daß es keineswegs gleichgültig ist, ob ein 10jähriges Kind oder ein 3jähriges um 2 Jahre zurück ist. Dieser Fehler wird bei Verwendung des IQ vermieden, es wird aber andererseits durch die für alle Altersstufen gleiche Wertung des Intelligenzquotienten indirekt die Behauptung aufgestellt, daß bei einem 5jährigen Kind ein intellektueller Leistungsrückstand von einem Jahr gleichviel bedeutet wie ein Rückstand von 2 Jahren bei einem 10jährigen. Das stimmt zwar nur annähernd, auch ist der IQ natürlich nur ein Durchschnittswert, der keine feineren Differenzierungen zuläßt. Trotzdem aber bietet die Zahlenangabe große Vorteile und ist im allgemeinen ein verläßlicher Indicator, was nach den Ausführungen über die Normalverteilung der Intelligenzfaktoren durchaus verständlich ist. Damit stellt der Intelligenzquotient für Praxis und Wissenschaft einen sehr wertvollen Begriff dar.

Beim Intelligenztest nach BINET-SIMON und allen seinen Bearbeitungen (KRAMER, BIÄSCH u.a.) wird nach wie vor der IQ durch die Division IA:LA gewonnen, stellt also wirklich einen Quotienten dar. Der Intelligenztest nach WECHSLER (HAWIE und HAWIK) dagegen ist kein Altersstufentest. Bei ihm wird kein Intelligenzalter bestimmt, sondern die Eichung erfolgt auf statistischer Grundlage unter Benützung der Streuung. Für jedes Lebensalter wird beim Gesamttest ebenso wie bei jedem Einzeltest der durchschnittlich erreichte Wert mit 100 festgesetzt. Die Wertpunkte, innerhalb denen die Leistungen von 50% aller Individuen liegen, werden mit 90 und 110 festgesetzt, die Wertpunkte, über bzw. unter die nur 5% aller Versuchspersonen kommen, mit 125 bzw. mit 75. Die Bezeichnung IQ wurde von den anderen Intelligenztests übernommen, trifft aber bei diesen Tests streng genommen nicht zu.

Die Tests nach BINET-SIMON sind im allgemeinen für Kinder ansprechender, da sie vom Kind weniger als eine Prüfungs-, sondern mehr als eine Spielsituation empfunden werden. Die Testsätze für die einzelnen Altersstufen sind aber nicht kontinuierlich aufgebaut, da in den einzelnen Altersstufen nicht immer dieselben Funktionen geprüft werden. So kann es vorkommen, daß ein Kind mehr Aufgaben des höheren Testsatzes löst als vom tieferen, z.B. können ihm die Aufgaben für das 9. Lebensjahr infolge seiner besonderen Intelligenzstruktur (gute Abstraktionsfähigkeit) mehr liegen als die des 8. Lebensjahres, die mehr praktische Fähigkeiten erfordern. Beim Wechsler-Test dagegen gehen alle Einzeltests (Verständnis, Rechnen, Zahlennachsprechen usw.) kontinuierlich durch alle Altersstufen. Er bringt dadurch, so wie durch seine statistische Eichung, tatsächlich für alle Altersstufen vergleichbare Resultate und eignet sich hervorragend für wissenschaftliche Untersuchungen.

Selbstverständlich geben auch die Tests nach Art des Binet-Simon über die Intelligenzformen und eventuelle Sonderbegabungen Aufschlüsse. Der Wechsler-Test und ebenso der „analytische Intelligenztest" (AIT) nach MEILI aber bringen graphisch und zahlenmäßig darstellbare Intelligenzprofile, welche die Intelligenzstruktur genau erkennen lassen. Vor einer Überwertung dieser Profile und vor ihrer Verwendung als psychiatrisches Diagnosticum (z.B. zur Diagnose der Schizophrenie) sei aber gewarnt.

Bei älteren Kindern liefert der Binet-Test verzerrte Resultate, da die Testsätze nur bis zum 15. Lebensjahr reichen und damit die Möglichkeit genommen ist, darüber hinausgehende Werte zu erreichen. Nach all dem Gesagten wird man daher bei der Auswahl des einzusetzenden Tests bei Kleinkindern und jüngeren Schulkindern eher die Tests nach BINET, bei größeren Kindern und bei wissenschaftlichen Arbeiten den Wechsler-Test bevorzugen.

Im allgemeinen genügt es, die Intelligenz des Kindes einmal zu bestimmen, nötigenfalls wird man bei einer zweiten Untersuchung einen anderen Intelligenztest verwenden. Bei der Beurteilung eines Psychopharmakons, das eine rasche Wirkung auf die intellektuelle Leistungsfähigkeit haben soll, muß in relativ kurzer Zeit eine Vergleichsuntersuchung vorgenommen werden. Verständlicherweise kann das nicht durch denselben Test geschehen, wenn dessen Lösung nach einmaliger Verwendung bekannt ist. Eine solche Prüfung ist nur mittels eines großangelegten Doppelblindversuches möglich und bedarf einer wiederholbaren Testreihe, die folgende Kriterien erfüllen muß:

1. Die gesamte Testreihe muß ein umfassendes Bild von der körperlichen und psy-chischen Leistungsfähigkeit und von der Einsatzbereitschaft bzw. Arbeitswilligkeit jedes Kindes erbringen.

2. Die Tests, die für Schulkinder zusammengestellt wurden, sollen so sein, daß sie für alle Altersstufen verwendbar sind. Das vereinfacht Durchführung und Auswertung.

3. Die Tests müssen wiederholbar sein. Der bei jedem Test vorhandene Übungseffekt dagegen spielt keine Rolle, da er Versuchs- und Vergleichsgruppe gleicherweise zugute kommt.

4. Die Tests sollen entweder in Gruppen durchführbar oder so beschaffen sein, daß sie nicht eine Lösung haben, die weitererzählt werden kann. Es könnten die Lösungen von Rechnungen oder Wortdefinitionen verraten werden, nicht aber das Nachsprechen von Zahlen, das Auffädeln von Perlen usw.

5. Jeder Test soll vorwiegend eine einzige psychische Funktion prüfen und möglichst wenig komplex sein. Um den Leistungsunterschied zwischen erster und zweiter Prüfung erfassen und auswerten zu können, darf jeder Test nur ein Beurteilungskriterium haben. Siehe auch S. 774.

6. Da ja die Wirkung eines Medikamentes geprüft werden soll, dürfen die Tests nicht in einem Bereich prüfen, in dem eine weitere Steigerung einfach unmöglich ist. Eine allfällige Wirkung des Medikamentes könnte dann, obwohl vorhanden, durch den verwendeten Test nicht erfaßt werden. Die Tests müssen daher so gestaltet sein, daß sie auch wesentlich größere Leistungen zulassen. Um das zu erreichen, läßt man z.B. Aufgaben der Feinmotorik mit beiden Händen durchführen, da zwar oft mit der besseren Hand keine noch größere Leistung erzielt werden kann, wohl aber die relativ schwache Leistung der ungeübten Hand noch gesteigert werden kann. Gerade dieser Punkt ist von besonderer Wichtigkeit und wird vielfach übersehen.

Eine Testreihe, die alle genannten Bedingungen erfüllt, wurde von mir zusammengestellt (HUBER, 1961b), läßt sich aber je nach Bedarf modifizieren. Die sonst üblichen kollektiven Gesamttests sind für diesen Fall — trotz ihrer sonstigen vorzüglichen Verwendbarkeit — nicht brauchbar, da sie nicht wiederholbar sind.

Die Vergleiche zwischen den beiden Testversuchen (vor und nach der Medikation) und zwischen den beiden Gruppen (Versuchs- und Kontrollgruppe) muß nach strengen statistischen Richtlinien erfolgen. Üblich ist das Studentsche Differenzenverfahren, bei dem die Leistungsdifferenzen der einzelnen Kinder der Versuchsgruppe mit denen der Kontrollgruppe mittels t-Test verglichen werden.

Bei den vorliegenden Tests, die nur ganzzahlige Differenzwerte ergeben, läßt sich die Prüfung auf Gleichheit oder Verschiedenheit der beiden Gruppen nach K. SILLER in vereinfachter Weise mittels des Chi-Quadrattests durchführen. Man stellt fest, wie viele Kinder in jeder Gruppe eine Punktwertdifferenz von ... —3, —2, —1, 0, +1, +2, +3 usw. haben, und vergleicht die beiden Häufigkeitstabellen. Würde man nicht die Leistungsdifferenzen jedes einzelnen Kindes bilden, sondern — wie für jeden Nichtstatistiker naheliegend — alle Ergebnisse des ersten Versuches zusammenrechnen und mit denen des zweiten vergleichen, könnten tatsächlich vorhandene Leistungsunterschiede nicht aufscheinen, wenn nämlich die interindividuellen Schwankungen größer sind als die nachweisbare Leistungssteigerung. Das Differenzverfahren erhöht also die Aussagekraft.

Die Prüfung der psychophysischen Entwicklung

Die Entwicklungstests sind vor allem für das frühe Kindesalter bis zum Schuleintritt von Bedeutung. Natürlich kann ein geübter Pädiater auch ohne geeichte Tests den ungefähren Entwicklungsstand eines Kindes angeben und auch bereits bei Säuglingen an ihrem Blick und ihrer Motorik Wesentliches beurteilen. Er kann sich aber bei vielen Kindern täuschen.

Ein großer Vorzug der Entwicklungstests ist, daß die Kinder dabei so angesprochen werden, daß in ihnen kaum das Gefühl einer Prüfung aufkommt. Soll daher der Entwicklungsstand eines Kindes aus irgendwelchen Gründen genauer beurteilt werden, so ist die Durchführung eines Entwicklungstests unbedingt angezeigt.

Die Untersuchung der Persönlichkeit

Durch das Zusammenleben mit einem anderen Menschen, durch Verhaltensbeobachtung und durch Gespräche erhält man verschiedene wichtige Aufschlüsse über dessen Wesen. Die Testpsychologie hat nun versucht, eine Anzahl von Fragen so zusammenzustellen, daß deren Beantwortung ein Bild der Persönlichkeit ergeben muß, ehrliche Beantwortung vorausgesetzt. Aus diesen standardisierten Fragen entwickelten sich allmählich die sog. „nichtprojektiven" Persönlichkeitstests. Für Kinder sind sie kaum zu gebrauchen, da sie nicht nur die Ehrlichkeit der Versuchsperson, sondern auch ein bestimmtes Ausmaß an Reife und Selbstkritik voraussetzen.

Die bei Erwachsenen vielfach übliche Persönlichkeitsbeurteilung nach Charaktertypen (z.B. nach KRETSCHMER) ist nicht völlig verläßlich, da ein zyklothymer Mensch nicht alle Eigenschaften besitzen muß, die man Zyklothymen zuschreibt, da die Schizothymen eine inhomogene Gruppe darstellen und da ganz allgemein sich nur schwer alle Menschen in einige wenige Gruppen einteilen lassen. Trotz allem kann man damit bei Erwachsenen recht gute Ergebnisse erzielen. Bei Kindern aber sind die Persönlichkeitstypen noch wenig ausgeprägt, so daß sich daraus keine Charakterdiagnostik ableiten läßt.

Die Untersuchung der kindlichen Persönlichkeit muß daher andere Wege gehen. Unbedingte Voraussetzung für die Beurteilung ist eine persönliche Besprechung mit dem Kind, womöglich auch mit den Angehörigen. Bei älteren Kindern ist es zweckmäßig, sie einen Aufsatz, z.B. über den Berufswunsch oder über andere Interessen, sowie eine Art Lebenslauf schreiben zu lassen. Gerade Kinder, die sich mündlich schwer ausdrücken können, werden dabei besser aus sich herausgehen können.

Als wertvolles Mittel zur Erforschung des kindlichen Charakters haben sich die sog. projektiven Tests erwiesen, sofern sie mit der nötigen Sorgfalt und Erfahrung verwendet werden. Prinzipiell drückt sich ja in jeder menschlichen Äußerung, seien es nun körperliche Ausdruckserscheinungen (z.B. Blick, Mimik, Gesten), Zeichnungen, gesprochene Worte, Deutungen oder sonst etwas, immer der Charakter aus, und so spiegeln sich in allen Testergebnissen auch die persönlichen Eigenschaften der Versuchsperson wider. Schwierig ist es aber, diesen Ausdruck richtig zu deuten. Das ganze Problem kann in wenigen Sätzen nicht besser umrissen werden, als dies R. MEILI in seinem Lehrbuch der psychologischen Diagnostik tut (S. 174):

„Die Begriffe, mit denen die Charakterologie arbeitet, beziehen sich auf das konkrete Verhalten in lebenswichtigen Situationen, denn in ihnen will man einen Menschen ja erkennen.

Zwischen ihnen und den Gegebenheiten, aus denen in einer Persönlichkeitsuntersuchung ein Charakterbild erschlossen werden soll — also den Interpretationen der Rorschach-Tafeln, der TAT-Bilder, den Farbpyramiden und anderen mehr —, besteht ein ungeheurer Abstand, ein viel größerer als zwischen einem Intelligenztest und intellektuellen Problemen, die sich im Leben stellen. Was hat ein Schriftzug, eine Zeichnung, eine Deutung eines Tintenkleckses mit der Stärke affektiver Bindungen, dem Gewissen, dem Machtstreben, der Ichstruktur usw. zu tun? Wenn man sich dieser Inkongruenz bewußt ist, dann wird man nur staunen können, daß trotzdem aus diesen Befunden ein Einblick in den Charakter gewonnen werden kann, wird aber doch wohl auch zur Vorsicht gemahnt und vor einer Überschätzung der Möglichkeiten bewahrt werden. Die Tendenz, aus einem solchen Test die ganze Persönlichkeit bis in ihre letzten Winkel erfassen zu wollen, ist falsch und praktisch als ungerechtfertigt erwiesen worden. Wenn eine charakterologische Untersuchung dazu beigetragen hat, das tägliche in der direkten Beobachtung sichtbare Verhalten besser zu verstehen, dann hat sie sehr viel geleistet, aber ins Leere hinaus, womöglich mit einer Blinddiagnose, ein Persönlichkeitsbild zu entwerfen, ist zum mindesten gefährlich und nach allen kontrollierten Befunden wissenschaftlich nicht zu verantworten."

In den projektiven Tests äußert sich auch der kindliche Charakter, es ist aber beim Kind die richtige Interpretation noch schwieriger und damit die Gefahr der Fehldeutung noch größer als beim Erwachsenen. In erster Linie gilt das für Kleinkinder, deren ganzes Erleben noch unmittelbar (homothym nach J. Feldner) ist. Nur zu leicht wird eine momentane Reaktion des Kindes irrtümlich als Dauerhaltung aufgefaßt. So geben z. B. der CAT-Test (Children's Apperception Test) und die Düss-Fabeln gute Einblicke in die familiäre Stellung des Kindes, es kann aber sehr leicht vorkommen, daß ein Kleinkind aus einer momentanen Verstimmung (weil ihm die Mutter gerade etwas nicht erlaubt hat) der Mutter eine viel ungünstigere Stellung gibt, als es der Grundeinstellung des Kindes entspricht. Es darf auch nicht vergessen werden, daß ein Kind sich beim Test einfach irgendwie entscheiden muß. Wird konsequent und spontan die Tierfigur, die mit dem Jungen gegen die andere Figur kämpft, als Mutter und die gegnerische als Vater bezeichnet, so können entsprechende Rückschlüsse gezogen werden. Ist das Kind dagegen unsicher und schwankend und kommt kaum zu einer eindeutigen Aussage, dann darf diese nicht inhaltlich, sondern nur als das, was sie war, nämlich als schwankend, genommen werden. Immer muß zuerst die gesamte Charakterstruktur bekannt sein, bevor tiefenpsychologische Schlüsse gezogen werden.

Der wertvollste projektive Persönlichkeitstest ist der Rorschach-Test. Natürlich darf die Auswertung nicht nach den für Erwachsene bestimmten Richtlinien erfolgen, sondern muß auf die Besonderheiten des Kindesalters Rücksicht nehmen. Die Auswertung des Rorschach-Tests ist so kompliziert, daß sie Fachleuten vorbehalten bleiben muß, im Grunde genommen gilt das aber mehr oder weniger für jeden projektiven Test.

Es ist daher für den heilpädagogisch interessierten Kinderarzt oder Kinderpsychiater entweder eine diesbezügliche Ausbildung oder die Zusammenarbeit mit einem Psychologen nötig.

Beim Einsatz von Tests für wissenschaftliche Untersuchungen müssen unbedingt die Grundsätze der modernen Biostatistik eingehalten werden (Lindner, Mittenecker, Weber). Das gilt nicht nur für die Testauswertung, sondern oft noch mehr für die Planung und Anwendung der Tests. Es sollte daher *vor* Beginn einer wissenschaftlichen Untersuchungsreihe ein Statistiker zu Rate gezogen werden.

Es wird wenig Ärzte geben, die in heilpädagogischen oder kinderpsychiatrischen Fragen dank einer großen Erfahrung und einer persönlichen Begabung auf die Testmethoden verzichten können. Für die Mehrheit stellen die Tests ein unentbehrliches Hilfsmittel dar. Man sollte sich aber nicht in einer Unzahl von Tests verlieren, sondern nur einige wenige bewährte anwenden, die man genau kennt und gut zu interpretieren versteht. Vor allem aber — und dies soll aus dem ganzen Abschnitt hervorgehen — sollen sie Hilfsmittel bleiben; sie sollen der Intelligenz- und Charakterdiagnostik dienen, nicht aber die kindliche Persönlichkeit in technisierten Examina erschlagen.

Literatur

ASPERGER, H.: Heilpädagogik, 4. Aufl. Wien: Springer 1965.

BELLAK, L.: The thematic-apperception-test and the children's apperception test in clinical use. New York: Grune & Stratton 1954.

BENDER, L.: A visual motor gestalt test and its clinical use. Amer. Orthopsychiat. Ass. Res. Monograph No 3 (1938).

BIÄSCH, H.: Testreihen zur Prüfung von Schweizer Kindern. Frauenfeld u. Leipzig: H. Huber 1939.

BINET, A., et TH. SIMON: La mesure du développement de l'intelligence chez les jeunes enfants. Paris: Bulletin de la société libre pour l'étude psychologique de l'enfant 1911, p. 187.

BOHM, E.: Lehrbuch der Rorschach-Psychodiagnostik. Bern u. Stuttgart: H. Huber 1957.

BONDY, C.: Hamburg-Wechsler-Intelligenztest für Kinder. Bern: H. Huber 1956.

BOURDON, B.: Der Bourdon-Test. Göttingen: Hogrefe 1955.

BRUNSWIK, E., L. GOLDSCHNEIDER u. E. PILEK: Zur experimentellen Gedächtnisforschung. Leipzig: Johann Ambrosius Barth 1932.

CATTEL, R. B.: A guide to mental testing, 3. ed. London: London University Press 1953.

DÜSS, L.: Die Methode der Fabeln in der Psychoanalyse. Z. Kinderpsychiat. 9, 12 (1942).

EKMAN, G.: Intelligenz und Intelligenzmessungen. In: D. u. R. KATZ, Handbuch der Psychologie, S. 481. Basel u. Stuttgart: B. Schwabe & Co. 1960.

FELDNER, J.: Entwicklungspsychiatrie des Kindes. Wien: Springer 1955.

GESELL, A., and C. AMATRUDA: Developmental diagnosis, 2. ed. New York and London: P. B. Hoeber 1947. Kurz referiert bei H. ASPERGER, Heilpädagogik, 4. Aufl., S. 33f.

HUBER, E. G.: Zur medikamentösen Beeinflussung der Intelligenz. Münch. med. Wschr. 102, 646 (1960).

— Über die mentale Beeinflussung gesunder Kinder durch Dimethylaminoäthanol. Dtsch. med. J. 12, 359 (1961).

— Die klinische Testung intelligenzfördernder Präparate. Neue öst. Z. Kinderheilk. 6, 276 (1961).

KRAMER, J.: Intelligenztest. Solothurn: St. Antonius 1959.

KRETSCHMER, E.: Körperbau und Charakter, 22. Aufl. Berlin-Göttingen-Heidelberg: Springer 1954.

LEMPP, R.: Frühkindliche Hirnschädigung und Neurose. Bern u. Stuttgart: H. Huber 1964.

LINDER, A.: Statistische Methoden, 3. Aufl. Basel u. Stuttgart: Birkhäuser 1960.

MAGSON, E. H.: How we judge intelligence. London: Psychol. Laboratory Univ. College 1926. Ref. bei R. MEILI.

MEILI, R.: Recherches sur les formes d'intelligence. Arch. Psychol. 21, 119 (1928).

— Die theoretische und praktische Bedeutung der Faktorenanalyse. Psychol. Rdsch. 1, 141 (1950).

— Lehrbuch der psychologischen Diagnostik. Bern u. Stuttgart: H. Huber 1961.

MITTENECKER, E.: Planung und statistische Auswertung von Experimenten, 5. Aufl. Wien: Franz Deuticke 1964.

PAULI, R., u. W. ARNOLD: Psychologisches Praktikum, 6. Aufl. Stuttgart: Gustav Fischer 1957.

ROHRACHER, H.: Einführung in die Psychologie, 8. Aufl. Wien u. Innsbruck: Urban & Schwarzenberg 1963.

— Kleine Charakterkunde, 11. Aufl. Wien u. Innsbruck: Urban & Schwarzenberg 1965.

RORSCHACH, H.: Psychodiagnostik, Methodik und Ergebnisse eines wahrnehmungsdiagnostischen Experiments, 7. Aufl. Bern u. Stuttgart: H. Huber 1954.

SILLER, K.: Persönliche Mitteilung, publ. in E. G. HUBER, Neue öst. Kinderheilk. 6, 282 (1961).

SPEARMAN, C.: The abilities of mind. New York: McMillan Co. 1927.

STERN, W.: Intelligenzprüfungen an Kindern und Jugendlichen. Leipzig: Johann Ambrosius Barth 1920.

STUDENT (J. GOSSET): The probable error of mean. Biometrika 6, 1 (1908).

THOMSON, G. H.: The factorial analysis of human ability. London: London University Press 1946.

THURSTONE, L. L.: Multiple factor analysis. Chicago: Chicago University Press 1947.

URBANTSCHITSCH, V.: Über subjektive optische Anschauungsbilder. Leipzig u. Wien: Franz Deuticke 1907.

WEBER, E.: Grundriß der biologischen Statistik. Jena: Gustav Fischer 1957.

WEWETZER, K. H.: Das hirngeschädigte Kind. Stuttgart: Georg Thieme 1959.

WHIPPLE, G. M.: Manual of mental and physical tests, 2. ed. Baltimore: Warwick & York 1914.

ZIERL, W.: Handbuch der Kinderheilkunde, Bd. 2. Berlin-Heidelberg-New York: Springer 1966.

Ursachenlehre

H. Asperger, Wien

Mit dem geistigen Wesen des Menschen ist die Frage nach den Ursachen seiner Entstehung, seines Schicksals, seines Verhaltens aufs engste verknüpft. So geht denn auch der Streit nach seinen Bedingungen so lange her, als Menschen über sich selbst nachdenken, geht vor allem darum, was das Schicksal der einzelnen Persönlichkeit in stärkerem Maße bestimmt: die inneren, in der Konstitution verankerten, anlagemäßig vorgegebenen Faktoren oder aber das Milieu, also all das, was vom Augenblick der Zeugung an von außen her auf den Menschen einwirkt. Auch das gegenseitige Verhältnis der endogenen und der exogenen Faktoren wird ganz verschieden beurteilt, ja es scheiden sich verschiedene wissenschaftliche Schulen gerade an diesen grundlegenden Fragen, die tief im allgemeinen Bewußtsein verankert sind und die denn auch mit dem „Zeitgeist" wechseln.

Nach der Jahrhundertwende setzte die große Zeit der Vererbungswissenschaft ein. 1865 hatte Gregor Mendel die Grundlagen geschaffen, die Arbeit moderte unbeachtet in den „Verhandlungen des Naturforschenden Vereins zu Brünn". Aber in dem einen Jahr 1900 stießen im Verlauf ihrer eigenen Forschungen unabhängig voneinander die drei Botaniker Correns, de Vries und v. Tschermak auf die Arbeit — ein solches Zusammentreffen ist kein Zufall, es zeigt, was es bedeutet, wenn eine Zeit für eine Idee reif geworden ist. Nun begann der Siegeslauf der Genetik, bald auch der Humangenetik; die experimentelle Methodik traf sich mit Gedanken der großen Engländer Ch. Darwin und Fr. Galton, wobei der letztere bereits die Zwillingsforschung inaugurierte, die sich als die wohl fruchtbarste Methodik der Humangenetik erweisen sollte: Gleiche Krankheitsbereitschaften, aber auch Ähnlichkeiten des seelischen Verhaltens bei Zwillingen (die Bedeutung der Eineiigkeit, der Identität der Erbanlagen wurde freilich noch nicht erkannt) sprechen für die Bedeutung der Erblichkeit. In dem als klassisch zu bezeichnenden ersten Lehrbuch von E. Baur, E. Fischer und F. Lenz, „Menschliche Erblehre" (zahlreiche Auflagen von 1921—1940), wurden überzeugende Beispiele für die Vererbung auch

seelischer Eigenschaften, normaler wie abnormer, gegeben.

Von alters her gibt es in der Menschheit das Wissen oder doch Ahnen, daß sich Eigenschaften durch die Reihe der durch gemeinsames Blut aneinander gebundenen Geschlechter vererben (*Familienforschung*). Die Grenzen dieser Methodik liegen darin, daß ein Beweis schwierig wird, wenn es sich um polymer (durch das Zusammentreffen mehrerer Gene) bedingte Eigenschaften handelt, wenn die Manifestation (die Durchschlagskraft der Anlagen) verschieden ist und wenn sich schließlich peristatische Faktoren als stark wirksam erweisen.

So wurde schließlich die *Zwillingsforschung* als eine der ergiebigsten Methoden der Humangenetik entwickelt. Es ist interessant, daß das Werk, in dem das geschah — O. v. Verschuers „Zwillingstuberkulose", wo auch die Ähnlichkeitsdiagnose der Eineiigkeit zum ersten Mal beschrieben wurde —, die Tuberkulose als Ausgangspunkt nahm, längst als Infektionskrankheit erkannt, also von exogenen Faktoren verursacht angenommen (z. B. Zeit und Massigkeit der Infektion, Ernährungs-, hygienische Bedingungen); nun aber wurde gezeigt, welche Macht die vorgegebene Konstitution auf die Krankheit auswirkt (was ja schon älteres Wissen war, aber bisher noch nie so exakt erwiesen werden konnte) — bis zur Organwahl, bis in kleinste Einzelheiten des Verlaufs waren die beiden gleich veranlagten Individuen in erschreckendem Maße konkordant, selbst wenn beide von früher Zeit an in verschiedenem Milieu aufgewachsen waren.

Die Zwillingsforschung hat Wesentliches über die Erbbedingtheit von körperlichen, aber auch von seelischen Eigenheiten des Menschen aufgezeigt; besonders beweiskräftig dann, wenn die Paarlinge in verschiedenem Milieu aufwuchsen, wenn also eine bestimmte Eigenschaft nicht milieubedingt sein konnte. So zeigte sich, daß beide Individuen in minutiösen körperlichen Eigenschaften völlig gleich sind (aus diesen körperlichen Übereinstimmungen wird ja die Diagnose der Eineiigkeit, der Identität des Erbgutes, gestellt), wobei besonders jene Eigenschaften beweisend sind, von denen man weiß, daß sie polymer, durch Kombination mehrerer Gene verursacht sind (so daß es in höchstem Maß unwahrscheinlich wäre, daß bei zwei Individuen, die nicht über ganz die gleiche Erbmasse verfügten, dieselben Kombinationen zustande gekommen wären). Es besteht aber auch eine Konkordanz in sehr komplexen nervösen Organisationen, etwa in bestimmten Eigenheiten der Motorik, die z.B. dem Gang eines Menschen die individuelle Note geben, auch in mimischen Besonderheiten, überhaupt in der Ausdrucksmotorik, auch (in gewissen Grenzen) in der Handschrift. Vor allem erweist sich das affektiv bestimmte Verhalten, z.B. bei Schreck, bei eineiigen Zwillingen als völlig konkordant (Ausdruck und sonstiges Verhalten); während es bei der cortical gesteuerten Motorik, etwa bei der Handhabung eines Werkzeugs, was man erlernt hat und was daher auch von peristatischen Einflüssen abhängt, deutliche Differenzen gibt, sind die affektiven Abläufe, subcortical, extrapyramidal gesteuert, nicht erlernt, nicht von außen angenommen, sind daher bei Erbgleichen mit Sicherheit übereinstimmend. Über diese Gegebenheiten gibt es aus der Schule des Wiener Psychologen H. ROHRACHER interessante Arbeiten und auch Filme.

Die Konkordanz geht aber, was für unsere Problematik entscheidend ist, weit über körperliche Eigenheiten hinaus. Auch die Intelligenz und zahlreiche seelische Funktionen stimmen weitgehend überein, und zwar wiederum nicht nur im allgemeinen, also etwa im Ausmaß der intellektuellen Begabung, sondern gerade in zahlreichen individuellen Besonderheiten, z.B. in bestimmten Sonderinteressen oder in auffallenden Gewohnheiten, in Einstellungen zu verschiedenen Fragen.

Die Zwillingsforschung (z.B. J. LOTZE) hat da eindrucksvolle Lebensläufe beschrieben, etwa den der Brüder *Picard*. Die Ähnlichkeit und darum Verwechselbarkeit von — gewiß eineiigen — Zwillingen hat die Menschen immer aufs höchste beeindruckt; darum ist das auch zum Motiv der Dichtung geworden, die ja immer die Wirklichkeit des Lebens spiegelt, gesteigerte Wirklichkeit ist. Vor allem mußte ein solches Motiv Anlaß zu Lustspielen werden — das ging auch so seit PLAUTUS, der in seiner Posse „Menächmen" die Geschichte von zwei Brüdern schildert, die sich zum Verwechseln ähnlich sehen. Dieses Stück wird Anlaß zu der „Komödie der Irrungen" SHAKESPEARES — hier wird dem die Handlung tragenden Zwillingsbrüderpaar sogar ein Dienerpaar von Zwillingen zugesellt, was natürlich die „Irrungen" und damit die Situationskomik sehr verstärkt.

Es sei hier eingefügt, daß es natürlich vor allem die Extremvarianten sind, denen besondere Beweiskraft zukommt, also seelische Eigenheiten, die weitab vom Gewöhnlichen liegen. Vor allem haben zwei Sonderbegabungen immer durch ihre eklatante erbliche Durchschlagskraft imponiert und darum die Erbforscher beschäftigt: die mathematische und die musikalische Begabung — und damit kehren wir kurz zur Methodik der Familienforschung zurück. Man kennt eine beträchtliche Anzahl Geschlechterreihen von Höchstbegabten auf einem der beiden genannten Gebiete. Freilich kommt man hier sofort, ist man kritisch genug, auf eine Schwierigkeit in der Beurteilung: Die meisten dieser Hochtalentierten wuchsen in ihrer Familie auf, damit in einem Milieu, das starke Impulse (also „von außen her") zu geben vermochte, bei dem die gesamte seelische Atmosphäre schon vom frühen Kindesalter an, das „Prägungen" besonders gut annimmt, bestimmenden Einfluß ausüben mußte. So klar es einem ist, der Menschen und ihre Entwicklung kennt, daß alle äußeren Anregungen, alle frühe und spätere Übung niemals aus einem mathematisch oder musikalisch Unbegabten einen großen Musiker oder Mathematiker schaffen könnte — ebensowenig darf man die Bedeutung dieser peristatischen Einflüsse verkennen.

Da erhebt sich aber die Frage: Sind solche Einflüsse wirklich etwas Exogenes, zufällig und wahllos von außen her an einen Menschen Herankommendes? Sucht es nicht schicksalhaft ein Inneres, das gesetzmäßig darauf antwortet? Dieser Frage werden wir im Lauf unserer Erörterungen noch öfters begegnen. A. PORTMANN hat darauf Antwort zu geben versucht, indem er den Begriff der „sozialen Vererbung" einführte: Vererbung beschränke sich nicht nur auf ein biologisches Geschehen, die Weitergabe von Genen, sondern bedeute auch Darbietung der Reize der sozialen Umwelt, besonders der Familie, so wie man einem Nachkommen ja auch sonstige Güter, auch im Lauf des Lebens Erworbenes, „ver-erbe". Eine Trennung der beiden Arten von Vererbung sei im Normalfall (Aufwachsen des Kindes in der eigenen Familie) nur schwer möglich.

Wir sagten eben, daß es vor allem extreme Verhaltensweisen sind, welche die erbliche Weitergabe von Wesenszügen erweisen ließen. Von dieser Einsicht geht ja auch die Konstitutionsbiologie E. Kretschmers aus: Die Übereinstimmungen von „Körperbau und Charakter" (deren hereditäre Herleitung in seinen großartig geschilderten Krankengeschichten immer wieder dargelegt wird) ergeben sich für Kretschmer zuerst bei den großen Psychosekreisen, finden von da zu einer Typologie der „normalen" Charaktere (vor allem „schizothym" und „zyklothym"); dann aber exemplifiziert der Autor seine Ansichten am überzeugendsten an den „genialen Menschen", während sich gegen die Anwendbarkeit seiner Typen wegen der „Eindimensionalität" der Gesichtspunkte für Menschen der gewöhnlichen Variationsbreite gewichtige Einwände erheben lassen.

Damit kehren wir zurück zur Zwillingsforschung und ihrer Anwendung auf extreme soziale Verhaltensweisen, nämlich die Kriminalität. Dabei kommt man freilich zu unheimlichen, letztlich lebensfeindlichen Konsequenzen. Ein Beispiel dafür ist das Werk von J. Lange: „Verbrechen als Schicksal, Lebensschicksale krimineller eineiiger Zwillinge". Der Autor ging dort, wo er feststellen konnte, daß ein Krimineller einen erbgleichen Zwillingspartner hatte, dem Lebensweg der beiden nach und fand in zahlreichen Fällen eine erschreckkende Übereinstimmung des kriminellen Geschehens: Auch wenn die beiden Zwillinge schon frühzeitig voneinander getrennt wurden und in verschiedenem Milieu aufwuchsen, zeigte sich eine erschreckende Konkordanz des kriminellen Verhaltens; es waren nicht nur beide kriminell geworden, sondern es stimmte oft auch die Art der Verbrechen mit geradezu photographischer Treue überein: Beide waren also Gewaltverbrecher, beide Gewohnheitsdiebe, beide Hochstapler!

Überspannt man die Konsequenzen solcher Beobachtungen, so ergibt sich die Gefahr, in einen in jedem Sinn des Wortes „fatalen" Erbdeterminismus hineinzugeraten: Wenn soziales Versagen schicksalhaft von den ererbten Anlagen bedingt ist — und man kann noch weiter gehen (denn jene Extremvarianten sozialen Verhaltens sollen ja nur ein allgemeines Gesetz demonstrieren): wenn das persönliche Schicksal allein aus der Konstitution erklärt wird — wo bleibt da ein Raum für die menschliche Freiheit, für die Erziehung, die soziale Fürsorge? Wird dann nicht jedes Gesetz, vor allem jede Strafgerichtsbarkeit, eine Ungerech-

tigkeit und Grausamkeit? Allein solche Fragestellungen zeigen, daß ein derartiger Erb-, Konstitutionsdeterminismus unmenschlich ist.

Einen ersten Ausweg aus dem Dilemma weist bereits einer der Zwillingsfälle von J. Lange: Von den beiden Paarlingen war der eine ein gerissener Gewohnheitsbetrüger, der andere ein ebenso gewandter, schlagkräftig aktiver, erfolgreicher Kriminalist. Wieder stimmten beide nicht nur im körperlichen Bild genau überein, sondern auch in der Intelligenz, der psychischen Aktivität und in zahlreichen weiteren seelischen Eigenschaften, aber es war sozusagen das „mathematische Vorzeichen" entgegengesetzt (wobei wir die Dinge durchaus nicht so simplifizieren wollen, daß die Eigenschaften eines Kriminellen nur negativ, die eines Polizisten nur positiv zu bewerten seien!). Aber dennoch: Es wirkten in diesem Fall die gleichen Fähigkeiten und Kräfte in verschiedene Richtungen — und darauf kommt es doch entscheidend an!

Ganz entsprechende Beobachtungen machten zahlreiche Autoren, welche den Begriff der Psychopathie als einer wesentlich konstitutionell bedingten seelischen Abartigkeit ernst nahmen und sich auch für die Aszendenz und die sonstige Verwandtschaft der Psychopathen interessierten. Als Beispiel möchten wir das Zustandsbild der Autistischen Psychopathie anführen (s. den Abschnitt „Psychopathie" in diesem Band!). Ausnahmslos zeigte sich eine klare hereditäre Herleitung der Eigenart, ganz ähnliche Wesenszüge fanden sich auch bei Verwandten, die niemals in näherem Kontakt mit dem autistischen Kind gestanden hatten, so daß man also nicht annehmen konnte, das autistische Verhalten sei durch äußere Einflüsse bedingt. Ja es ergaben sich noch erstaunlichere Erfahrungen: Wir kennen gar nicht so wenige Fälle autistischen Verhaltens bei schwer organisch-hirngestörten Kindern — aber auch bei diesen finden sich autistische Persönlichkeiten in der Aszendenz. So sind wir zu folgender Anschauung gekommen: Es gibt eine genetisch bedingte Anlage zu autistischem Verhalten; die organische Hirnstörung vermag diese Anlage „herauszuarbeiten", ja zu karikieren; unter zahlreichen Erscheinungsformen postencephalitischer psychischer Störungen, die ja oft nur schwer von einer echten „Psychopathie" zu unterscheiden sind, werden nur jene Kinder autistisch, denen eben diese Anlage

mitgegeben wurde. Auch da „verschränken"
sich also endogene und exogene Faktoren!

Nun kommen wir zur Besprechung der anderen Seite der Kausalität — den *exogenen
Faktoren*. Der logischen Ordnung halber wären
hier zuerst alle jene Störungen des Zentralnervensystems zu besprechen, welche die Persönlichkeit in Mitleidenschaft ziehen, alle die
Krankheiten, die vom Augenblick der Zeugung
an Persönlichkeitsstörungen verursachen können — die Embryo- und Fetopathien, die
perinatalen Schädigungen, alle Erkrankungen
(vor allem Encephalitiden) und Unfälle, alle
Neubildungen, welche das Zentralnervensystem in Mitleidenschaft ziehen. Die genauere
Besprechung dieser Zustandsbilder muß jedoch
den entsprechenden Abschnitten vor allem
dieses Bandes vorbehalten bleiben.

Es seien hier einige Bemerkungen eingefügt.
Keineswegs müssen bei einer organischen Schädigung massive Symptome (neurologische,
intellektuelle, Anfälle) zurückbleiben, welche
die Natur des Leidens rasch klären. Gar nicht
selten steht die psychische Symptomatik sehr
im Vordergrund, scheint die einzige zu sein.
Da liegt nun die Gefahr sehr nahe, daß man
diese im Sinne einer Psychogenese fehldeutet.

Tatsächlich findet sich auch sehr häufig,
zusätzlich zu der organischen Schädigung, eine
Fehleinstellung der erzieherischen Umgebung,
vor allem der Mutter. Man muß sich darüber
klar sein, daß ein hirnorganisch bedingtes abnormes Verhalten des Kindes die Mutter in ein
Fehlverhalten ihrerseits geradezu hineindrängt:
Sie kann das Kind gar nicht verstehen, kann
nicht mehr, da es so paradox reagiert, mit den
Mitteln einer instinktsicheren Pädagogik mit
den Schwierigkeiten fertig werden; sie überfordert das Kind entweder (nicht verstehend,
daß es so viel weniger leisten kann) oder sie
zeigt ein „überprotektives" Verhalten (overprotection), sie lehnt das Kind innerlich ab
oder sie empfindet unabgeklärte Schuldgefühle.
All das ist Ursache genug für eine — aber
sekundäre! — Verwahrlosung oder Neurotisierung des Kindes.

Solche aus der Erziehungssituation kommende, schädigende Faktoren sind bei einer
Untersuchung unschwer zu erkennen. Aber
man tut der Mutter und auch dem Kind schwer
unrecht, wenn man sich nicht darüber klar
wird, was letztlich hinter den Schwierigkeiten
steckt, ja man versäumt oft entscheidende Hilfe.

Das kann besonders in dem Fall vorkommen, da
ein Hirntumor zunächst nur oder vorwiegend psychische Symptome macht, die neurologischen Zeichen
zunächst fehlen oder erst ganz gering sind. Deutet
man die Symptome mit Selbstverständlichkeit als
psychogen — und Anhaltspunkte dafür finden sich bei
entsprechender Voreingenommenheit immer —, ver-
zettelt man Zeit mit einer Psychotherapie, so kann es
geschehen, daß man jene Frist für eine Operation
versäumt, die dem Kind vielleicht hätte das Leben
retten können [wir haben auf diese Problematik in
dem Abschnitt „Psychiatrie der Hirntumoren" in dem
Werk „Pädiatrische Neurochirurgie" nachdrücklich
hingewiesen — ASPERGER (1)].

Sehr beeindruckt hat uns auch folgender Fall:
Bei einem 13jährigen Knaben wurden Erbrechen und
unklare Bauchbeschwerden durch viele Jahre als
psychogen (im Sinn einer anorexia nervosa) diagnostiziert, zumal da sich in der Familiensituation massive
Gründe dafür zu finden schienen. Der Knabe wurde
lange Zeit, auch bei dazu unternommenen Spitals-
aufenthalten, intensiv psychotherapeutisch behandelt
und geriet in einen Zustand lebensbedrohlicher Inani-
tion. Bei einer genauen Untersuchung an unserer
Klinik fand sich aber als Ursache des Zustandes ein
intermittierender Ileus aufgrund einer Malrotation.
Die Operation behob mit einem Schlag die Ernährungs-
schwierigkeiten. Lange nicht so leicht, zum Teil gar
nicht, waren die neurotisierenden Faktoren zu beherrschen [ASPERGER (2)].

Aus solchen Erfahrungen ist folgendes zu
lernen: Neben einem guten Blick für die seelischen Hintergründe kindlichen Verhaltens,
neben einer guten „biographischen Anamnese"
(G. BIERMANN, im 2. Band dieses Handbuches),
um sich über die Familiensituation klar zu
werden, die zur Dynamik des Geschehens so
viel beiträgt — braucht es in jedem Fall eine
sehr subtile Untersuchung auf organisches Geschehen, mit allen Mitteln moderner Diagnostik (genaue Untersuchung auf neurologische,
trophische, endokrine Zeichen, EEG, evtl.
Arteriographie; aber auch psychologische Testuntersuchungen auf Störungen der Gestaltauffassung, was für organische Hirnstörungen
typisch ist, gehören zu diesem Untersuchungs-
gang).

So fordern wir abermals eine komplexere
Betrachtungsweise, um der Wirklichkeit ganz
gerecht zu werden. So wie sich beim binoculären
Sehen die beiden, im einzelnen doch verschiedenen Netzhautbilder, der Fusionstendenz folgend, vereinigen müssen, um ein plastisches
Bild der Realität zu gewährleisten — so muß
auch der Arzt zugleich die organischen und die
psychischen Gegebenheiten ins Auge fassen;
auch da muß einer „Fusionstendenz" gehorcht
werden!

Nunmehr soll von jenen Faktoren gesprochen werden, die eine psychogene Dynamik in Gang setzen können. Hier betreten wir das Feld tiefenpsychologischer Anschauungen. Wir wollen uns da kürzer fassen, da G. Biermann in dem bereits zitierten Beitrag (Bd. 2) einen beträchtlichen Teil dieser Problematik ausführlich geschildert hat.

Diese Anschauungen besagen: Das Schicksal des Menschen werde hauptsächlich von äußeren Einflüssen, von seinen Erlebnissen, und da vor allem von den in den ersten Lebensjahren auf das besonders bildsame Wesen des Kindes einwirkenden Erlebnissen, bestimmt. Seelische Störungen, Neurosen, auch körperlich-nervöse („psychosomatische") Symptome, aber auch soziale Störungen, Verwahrlosung und Kriminalität seien Folgen derartiger störender äußerer Einwirkungen.

Alfred Adler, der bedeutende Schüler und spätere Antipode S. Freuds, der Begründer der „individualpsychologischen" Schule, hat die Bedeutung der Familienkonstellation und ihrer Störungen für das Lebensschicksal des Kindes ausführlich beschrieben. Verwöhnung und Verweichlichung oder aber „Entmutigung" von seiten der Erzieher könnten schwer ausgleichbare seelische Schädigungen setzen. Eine große Rolle spiele auch die Stellung des Kindes in der Geschwisterreihe, vor allem dann, wenn insuffiziente Erzieher die Situation nicht zu meistern verstünden. Als besonders gefährdend wird die Situation des einzigen Kindes geschildert — die Ängstlichkeit der Eltern dem wegen seiner Einzigkeit so kostbaren und verletzlichen Kind gegenüber verhindere dessen Anpassung und Lebensbewährung, dieses entwickle sich zu einem egozentrischen Tyrannen, weil es nicht lerne, sich in eine Schar ungefähr Gleichaltriger und Gleichberechtigter einzufügen, weil es nicht eine Geschwisterschar als unentbehrlich wichtiges Modell für andere soziale Gemeinschaften habe. Aber auch andere Familienkonstellationen hätten ihre spezifischen Gefahren: Die des einzigen Mädchens unter lauter Brüdern (Entmutigung und „Verbiegung" des Geschlechtscharakters); andererseits gerate der einzige Knabe unter lauter Schwestern in die Gefahr, sich zu übersteigern und zu einem Familientyrannen zu werden; das jüngste, aber auch das älteste Kind könnten durch eben diese Konstellation entmutigt werden. Am Ende

dieser Darlegungen muß man sich freilich fragen, ob nicht jede nur denkbare Familiensituation ihre besonderen Gefahren hätte. Man muß diese Frage wohl bejahen, weil jedes Leben gefährlich ist — man muß aber wohl zweifeln, ob eine solche Situation *allein* Scheitern im Leben, neurotische Entwicklung erklären könnte.

Für die ältere Psychoanalyse war es ein bestimmtes Erlebnis, das vielberufene „psychische Trauma", vor allem sexueller Art, welches eine neurotische Entwicklung verursache, wie das vor allem in den Analysen Erwachsener, aber auch bei den Spielanalysen von Kindern (Melanie Klein) zutage träte. Besonders könne dabei auch Angst entstehen, auch diese vornehmlich infolge sexueller Traumatisierung.

Solche Zusammenhänge aufzufinden, befriedigt das tief im Menschen liegende Assoziationsdenken. Es scheinen dadurch klare Ursache-Wirkung-Beziehungen gefunden zu sein. Freilich mahnt die Tatsache zur Vorsicht, daß sich in der Natur immer wieder zeigt, daß Lebensvorgänge nicht nach einfachen und in logischem Zusammenhang stehenden, sondern nach sehr komplizierten und widerspruchsvollen Gesetzen ablaufen, daß sie nicht durch in *einer* Richtung gehende Kräfte verursacht sind, sondern die Resultierende von Kräften darstellen, die zueinander in polarer Spannung stehen (es sei, um ein einziges Beispiel anzuführen, darauf hingewiesen, daß das vegetative Geschehen immer von gleichzeitiger Innervation der antinomischen sympathischen und parasympathischen Schaltungen gesteuert wird).

So kann man denen, welche sich mit der exogenen Kausalität als alleiniger Ursache von Störungen zufrieden geben, unbestreitbare Tatsachen entgegenhalten. Die gleichen Ereignisse, die da als schädigende Noxe angegeben werden, machen bei anderen Menschen, anderen Kindern, gar keinen bleibenden Schaden. Man muß immer wieder bewundern, welche Kraft des „Überwachsens" gerade dem kindlichen Organismus, der kindlichen Persönlichkeit innewohnt, welche Kräfte der Anpassung selbst bei stärksten Beanspruchungen, auch seelischer Art, wirken. Ja es können derartige Belastungen auch sehr günstige Folgen haben, können Anlaß bieten zur Entfaltung vorher nicht geahnter Kräfte, zu höchster sittlicher

Bewährung — dafür gibt es zahlreiche Belege aus den Biographien, vor allem den Selbstbiographien bedeutender Menschen, die der materiellen und seelischen Not, die sie zu überstehen hatten, zu danken wissen: Nur sie habe jene Kräfte geweckt, welche sie an ihren Platz heraufgeführt habe. Und andererseits: Wo gäbe es denn je ein Leben ohne Frustrierungen, ohne Verzicht, ohne Belastungen? Gerade FREUD hat sehr klar herausgearbeitet, daß kulturelle Höherentwicklung, beim Individuum und bei der Menschheit, nur um den Preis von Triebverzichten zu erreichen sei (wenngleich davon „das Unbehagen in der Kultur" zurückbleibe — FREUD, 1929).

Auch da sind wieder Erfahrungen in Extremsituationen besonders beweiskräftig. Im letzten Krieg standen unzählige Kinder besonders in den Städten, in Deutschland und Österreich, aber auch in anderen Ländern, in äußerster Lebensbedrohung; sie hatten schreckliche Erlebnisse in den Luftschutzkellern bei den Bombenangriffen oder bei anderen Kampfhandlungen. Logischerweise war zu erwarten, alle diese Kinder oder doch die Mehrzahl von ihnen hätten dadurch beträchtliche seelische Schäden davongetragen, vor allem müßten Angstneurosen unverhältnismäßig häufiger geworden sein. Das trifft aber nicht zu, wider alles Erwarten nicht.

Schon vor dem Höhepunkt dieses Krieges gelangte die Arbeit eines finnischen Jugendpsychiaters, T. BRANDER, zu uns, der über die Folgen der Bombenangriffe im finnischrussischen Krieg auf die Kinder von Helsinki berichtete. Auch er sah zu seinem eigenen Erstaunen wohl kurzdauernde Schockreaktionen, zum Teil auch mit körperlichen Symptomen, die aber sehr bald abklangen und, wenn nur die Verhältnisse sonst normal waren, wenn sich die Mütter um ihre Kinder sorgen konnten, keine dauernden Schädigungen hinterließen.

Noch eindrucksvoller sind die Arbeiten von ANNA FREUD u. Mitarb. über die Folgen der schweren deutschen Bombenangriffe (des „Blitzes") auf die Londoner Kinder: Jene Kinder, welche in der Stadt geblieben waren, zeigten erstaunlich wenige bleibende Schädigungen, wenn sie nur in den Armen und in der liebevollen Wärme ihrer Mütter geborgen waren. Im Gegensatz dazu sah man schwere seelische Schäden, neurotische Reaktionsweisen, Verwahrlosung und Kriminalität, sexuelle Abartigkeiten bei Kindern, die auf das Land oder ins Ausland evakuiert worden waren. Hier waren sie in Sicherheit, hatten keinen Grund zur Furcht. Aber sie waren insuffizient geführt, es konnten aus Mangel an geeigneten Erzieherpersönlichkeiten keine Bindungen, keine Nestwärme aufgebaut werden, der Tag war nicht durch Pflichten und sinnvolle Betätigung ausgefüllt. Diese Zusammenhänge werden uns noch zu beschäftigen haben.

Mit diesen Berichten stimmen unsere eigenen Erfahrungen ganz überein. Auch uns wurde von den Eltern nicht selten über schwere Angstreaktionen, auch über begleitende körperliche („psychosomatische") Symptome berichtet. Diese Reaktionen überdauerten aber das Schockereignis nicht lange, sobald es sich nur um ein einzelnes oder um eine Anzahl von bald wieder vergehenden Ereignissen handelte. Eine größere Anzahl angstneurotischer oder hysterischer Charaktere als früher sind dadurch nicht entstanden.

Dagegen haben uns Mütter des öfteren ihr Erstaunen darüber ausgesprochen, mit welcher seelischen Kraft sich ihre Kinder über die schrecklichsten Erlebnisse zu erheben vermochten — freilich wohl auch deshalb, weil sie die Schwere der Bedrohung nicht zu verstehen imstande waren. Es wurde auch berichtet, und wir haben es im Examen auch selbst feststellen können, daß den Kindern oft gar nicht die zentralen schreckhaften, sondern ganz periphere, ja manchmal komische Züge im Vordergrund des Erlebens standen oder im Gedächtnis haften blieben, während das Furchtbare vergessen war oder doch die Dynamik des Bedrohenden verloren hatte.

Als Beispiel sei die Erzählung eines damals 8jährigen Kindes angeführt, das, ein Jahr nach dem Ereignis, lachenden Mundes davon berichtete, wie es mit der Mutter aus dem Keller über die Trümmer des brennenden Hauses floh und wie komisch das gewesen sei, als sie beide stolpern mußten.

Und wenn wirklich einmal angegeben wurde, seit den Kriegsereignissen sei das Kind so nervös, so ängstlich, so lernschwierig, so kompliziert geworden, so zeigte sich in vielen Fällen, daß eine solche Deutung mehr dem Kausalitätsbedürfnis der Mutter als der Realität entsprach. Eine genauere Befragung ergab nämlich, daß die Kriegserlebnisse jedenfalls nicht die einzige Ursache der Störungen sein konnten.

Entweder lag eine zu lange Latenzzeit dazwischen, so daß man die Störung, wollte man
den Dingen keinen Zwang antun, kaum nur
auf den alten Schrecken zurückführen konnte,
oder aber man erfuhr schließlich, daß ähnliche
Symptome auch schon früher bestanden hatten,
daß das Angstverhalten höchstens neue Motivationen erhalten hatte.

Besonders erstaunlich ist aber, daß man
nicht selten erfuhr, ein früher bestehendes abnormes, aus einem psychopathischen Wesen
kommendes Verhalten sei durch die schrecklichen Ereignisse wesentlich *gebessert* worden:
Das Kind hätte sich in der Gefahrensituation,
im Gegensatz zu seinem früheren Verhalten,
erstaunlich gefaßt, angstfrei, angepaßt benommen. Es sei so gewesen, als hätte die von
außen kommende extreme Gefährdung die
inneren Ängste zurückgedrängt und einen
wesentlich „gesünderen" Zustand herbeigeführt. Neurotische Kinder haben oft eine
sehr differenzierte Selbstbeschau, die anscheinend weit über dem liegt, was ihrem Alter
zukäme; mit dieser Fähigkeit, sich selbst zu
reflektieren, vermögen sie ihr Erstaunen zu
schildern, wie frei und handlungsbereit sie sich
in den Zuständen schwerster äußerer Bedräng-
nis gefühlt hätten.

Die gleichen Erfahrungen hat man im Krieg oder
in anderen Extremsituationen ja auch an Erwachsenen gemacht: Zwangsneurotiker, in Denken und
Handeln schwer eingeengt, erwiesen sich als ungemein
tapfer, reagierten sinnvoll, ja beschrieben, daß ein
lange nicht gekanntes Glücksgefühl in ihnen aufstieg,
wenn die nackte Not an sie herantrat und mit ihrem
Anruf an die vitalen Instinkte lange verschüttete und
gehemmte Abläufe wieder in Ordnung brachte. Und
ganz ähnliches beschrieben jüdische Psychiater über
die Insassen von Konzentrationslagern: Personen, die
vor ihrer Gefangensetzung in jener extrem inhumanen
und lebensbedrohenden Situation an schweren zwangsneurotischen Symptomen gelitten hatten, verloren
nicht nur ausnahmslos diese Symptomatik, sondern
fühlten sich auch innerlich frei davon; freilich kehrten
bei einem Teil jener Personen, welche diese Situation
überstanden hatten, nach der Befreiung ähnliche
Krankheitszeichen wieder.

Damit ist schließlich eine weitere Tatsache
in Parallele zu setzen: Man wußte seit langem,
und auch wir kennen solche Fälle, daß bei
gewissen psychopathischen oder verwahrlosten
Jugendlichen, bei denen keine pädagogische,
keine psychotherapeutische Maßnahme mehr
verfing, die scheinbar ausweglos dem Ver-
kommen, der Kriminalität zutrieben, daß bei
diesen Menschen nur eins half: Sie taten auf
einmal gut, ja sie leisteten Ungewöhnliches,

wenn man sie in einem Akt der Verzweiflung
in primitivste, urtümliche, härteste Verhältnisse schickte, wo es hieß, zugrunde zu gehen
oder sich zu bewähren. Viele haben sich bei
dieser „Schocktherapie" vollauf bewährt. Die
Geschichte der Kolonien berichtet von nicht
wenigen solchen „Psychopathen" und ihren
großartigen Taten, aus Sträflingskolonien sind
gesunde, gesittete menschliche Gemeinschaften
entstanden.

Sieht man solchen Realitäten ins Auge, so
wird man gezwungen, eine allzu simple, nur die
Oberfläche der Einwirkungen betrachtende
Kausalität aufzugeben, nicht so leichthin von
„günstigen" und „ungünstigen", „fördernden"
und „schädigenden" äußeren Geschehnissen zu
sprechen; man muß vielmehr das Geflecht von
Ursachen und Wirkungen, von inneren und
äußeren Kräften als weit komplexer, als tiefer
begründet anerkennen.

So lassen wir nur von außen kommenden,
zumal einzelnen Ereignissen nicht allzu großen
Raum für die Gestaltung der Persönlichkeit.
Selbst bezüglich des vielberufenen „sexuellen
Traumas" sind wir dieser Meinung. Wir glauben, daß ein Erlebnis auch auf diesem Gebiet
die gesunde Entwicklung eines Kindes nicht
unbedingt stören *muß*. Kaum ein Kind bleibt
im Laufe seiner Entwicklung von solchen Erlebnissen verschont, etwa einem Zusammentreffen mit einem Exhibitionisten oder einer
brutalen und obszönen „Aufklärung" durch
einen Klassenkameraden — demnach dürfte es
überhaupt keine psychisch gesunden Kinder
geben. Wir haben auch nicht selten gesehen,
daß sexuelle Aggressionen, etwa Schändungs-
erlebnisse junger Mädchen, sich erstaunlich
rasch und erstaunlich vollständig, bis zu völligem Vergessen „überwachsen" können, späterhin keine störende Dynamik entfalten, daß
die weitere Entwicklung dieser Kinder ganz
normal verlaufen kann — wofern nicht noch
weitere Faktoren dazukommen: Wenn keine
„innere Erlebnisbereitschaft" besteht, von der
gleich gesprochen werden soll; wenn das Erlebnis das Kind nicht in einer besonders
empfindlichen Phase, etwa in der Vorpubertät
oder Pubertät, trifft, wo derartige Komplexe
ohnehin eine große Rolle spielen (die Entwicklungsproblematik ist auch hier zu beachten!);
wenn die mitmenschlichen Beziehungen normal
sind, das Kind richtig gehalten und geführt
ist; wenn schließlich nicht durch Sensations-
lust oder durch bestimmte Zwecke, etwa durch

materielle Ansprüche, das einmalige Ereignis zu einem dauernden Trauma gemacht wird.

Größte Bedeutung ist jedoch dem beizumessen, was sich *von Mensch zu Mensch in ihren gegenseitigen Beziehungen begibt.* Darum sind auch die menschlichen Einflüsse auf den heranwachsenden Menschen, vor allem in der Familie, kaum zu überwerten. Es wird rasch klar, daß im fördernden wie im schädigenden Sinn jenes Menschliche viel mächtiger sein muß, als noch so gewaltiges außermenschliches Geschehen — wenn man bedenkt, daß dem Menschen all das, was ihm allein oder doch in einer Vollkommenheit gegeben ist, welche alle vergleichbaren Beispiele aus der Tierwelt weit überragt, nämlich die Mimik, die Gestik und vor allem die Sprache, daß ihm das eben dazu gegeben ist, um sich mit anderen Menschen in Beziehung zu setzen, daß also die mitmenschlichen Beziehungen das „Menschlichste" sind; der Mensch ist seinem Wesen nach auf nichts so sehr bezogen, wie auf den Mitmenschen — das besagt ja auch die wohl älteste Definition menschlicher Existenz, die des ARISTOTELES: Der Mensch sei „ζῷον πολιτικὸν", zoon politikon, ein gemeinschaftsbildendes, auf die Gemeinschaft bezogenes Lebewesen. Menschliche Einwirkungen in ihrer jeden Augenblick sich erneuernden Vielfalt müssen daher, besonders wenn sie ständig im gleichen Sinn wirken, wie das in der Familie der Fall ist, ganz anders in die Tiefe gehen, den Kern des Menschen treffen, als dies äußere Vorgänge vermöchten.

Diese Einwirkungen treffen vor allem den „thymischen" Bereich der Persönlichkeit; sie gehören der mehr oder weniger unbewußten Schicht des Erlebens an, und zwar von beiden Seiten her: Es wird, vor allem von der Mutter, auf die das Kind ja auf Gedeih und Verderb angewiesen ist, nicht oder nicht nur bewußt und willentlich ins Werk gesetzt, sondern „entströmt" ihren Instinkten, welche sie, die Mutter, in den großen Kreis des Lebens binden (so wie auch alles tierische Leben durch solche Funktionen aufrechterhalten wird); und es wird auch vom Kind nicht in allen Einzelheiten bewußt aufgenommen, das Kind lebt vielmehr in dieser seiner „Lebensluft", gut oder mit körperlichen und/oder seelischen Krankheitszeichen, je nachdem, ob diese Einwirkungen richtig und ausreichend oder aber unrichtig und ungenügend sind. Es ist auch klar, daß diese thymischen oder, wie die Angelsachsen gern sagen, „emotionalen" Einwirkungen um

so größere Bedeutung haben, je jünger das Kind ist, dem sie begegnen, weil eben das jüngste Kind, bei welchem das Großhirn und damit die Bewußtseinsfunktionen noch nicht gereift sind, das daher viel mehr aus dem Unbewußten lebt, in weit höherem Grad auf diese Beziehungen angewiesen ist. Darum ist es auch auf diesem Gebiet in besonders verhängnisvoller Weise zu schädigen.

Auch für die Psychologie des menschlichen Kindes sind die Erkenntnisse der Vergleichenden Verhaltensforschung sehr fruchtbar: Man versteht den Menschen besser, wenn man die dem Tier und dem Menschen gemeinsame Instinktgrundlage begreift (v. UEXKÜLL, TINBERGEN, K. LORENZ, auch PORTMANN). Vor allem besteht eine unübersehbare Literatur über die Mutter-Kind-Beziehungen; eine gute Darstellung findet sich im Beitrag von BIERMANN in diesem Band, so daß wir uns in Einzelheiten zurückhalten wollen; wir verweisen im besonderen auf die Namen BOWLBY, R. SPITZ, ANNA FREUD.

Wieder wollen wir hier aber die Komplexität des Lebendigen betonen: Was sich, im normalen Fall der Erziehung, zwischen den leiblichen Eltern und dem Kind abspielt, ist nichts rein Äußeres, Exogenes, ist nicht nur „Milieueinfluß" im engeren Sinn. Die Eltern haben dem Kind nicht nur einmal, im Augenblick der Zeugung, ihre Anlagen mitgegeben; sie wirken durch ihr Wesen, nach den Gesetzen ihrer eigenen Konstitution, die ja mit der des Kindes weitgehend übereinstimmt, auch weiterhin auf das Kind ein; sie verstehen es aus der Tiefe ihres eigenen Blutes, aus ihrem Instinkt, nicht nur mit ihrem Intellekt oder gar mit etwa angelerntem psychologischem Wissen; darum können sie, wenn sie gesund sind, leichter richtig handeln als jeder blutsfremde Erzieher.

Wir glauben also, daß auch das „Milieu", das einem Kind geboten wird, Ausfluß des Wesens der Eltern und darum nichts rein Exogenes mehr ist. Anlage und familiäre Umwelt bewirken im günstigen Fall eine gesunde Entwicklung des Kindes, führen zur „Wohlgeborenheit" im umfassenden Sinn: Im allgemeinen zeugen gesunde Eltern auch gesunde Kinder, sie vermögen sich aber auch infolge ihrer Fähigkeiten eine gute Position im Leben zu erringen, dem Kind ein Heim zu bieten, das nicht nur materiell auskömmlich, sondern auch von menschlicher Wärme erfüllt ist, sie vermitteln ihm die rechte Bildung und die notwendige Führung in den entscheidenden Lebenssituationen (gewiß müssen aber menschliche Qualitäten und materieller Wohlstand der Familie nicht in der gleichen Richtung wirken, es gibt da im Gegenteil sehr gegensätzliche Richtungen der Kräfte, menschliches Versagen in der Situation des Wohlstands, ja des Luxus, was zu der heute so häufigen, verhängnisvollen „Luxusverwahrlosung" führt). Andererseits steigern sich Anlage- und Umweltfaktoren im ungünstigen Fall zu verderblicher Wirkung: Minderwertige Erbanlagen (auf intellektuellem und charakterlichem Gebiet), Ungenügen der menschlichen Beziehungen, materielles Elend treffen zusammen, so daß aus dem Teufelskreis nur schwer ein Entkommen möglich ist. Was aber ist an diesem Gefüge von Gegebenheiten „endogen", was „exogen"? Darf man überhaupt in eiferndem Streit innere und äußere Faktoren gegeneinander ausspielen? Muß man sie nicht vielmehr zusammensehen, als Gegebenheiten, die nicht voneinander zu trennen sind, so wie etwa Form und Idee bei einem Kunstwerk?

Ohne daß wir also bereit oder imstande sind, in der Entwicklung eines Kindes zutage tretende Schäden säuberlich nach inneren oder äußeren Ursachen aufzulösen, sind wir uns doch darüber klar, was es für ein Kind bedeuten muß, wenn ihm zu seiner Entwicklung nicht der gesunde Boden einer intakten Familie gegeben ist: Wenn es also aufwachsen muß unter den schrecklichen Belastungen und Kämpfen einer geschiedenen oder, bei noch zusammenlebenden Eltern, einer innerlich zerbrochenen Ehe. Aber hier wie auch in anderen traumatisierenden Situationen muß man sich hüten, Entwicklungsstörungen eines Kindes nur als Milieuschaden zu deuten; man muß sich vielmehr fragen, ob es nicht in hohem Grade auch Ausfluß einer konstitutionellen Psychopathie der Eltern ist, daß sie nicht imstande sind, eine harmonische Ehe zu führen, weil sie kontaktgestört, nicht normal liebesfähig, in ihrer Grundstimmungslage abnorm oder sonstwie gestört sind; und man muß bedenken, daß sich viel davon auch auf das Kind vererbt haben kann — auch da muß also wieder Endogenes und Exogenes zusammengesehen werden. Desgleichen kann es für ein Kind eine gefährliche Belastung bedeuten, wenn es mit einem blutsfremden Stiefvater, mit einer Stiefmutter, bei fremden Pflegeeltern aufwächst. Vor allem sind aber in letzter Zeit die Gefährdungen durch eine Anstaltserziehung viel beachtet und beschrieben worden: Die allzu große Gruppe gleichaltriger, gleichgeschlechtlicher Kinder bietet eine ganz unnatürliche „Lebensluft" für das einzelne Kind; den überlasteten und in ein unpersönliches Dienstschema eingebauten Pflegepersonen ist es fast unmöglich, persönliche Beziehungen zu dem Kind anzuknüpfen, Mütterlichkeit oder Väterlichkeit, auf die das Kind auf Gedeih und Verderb angewiesen ist, kann nicht aufwachsen. Die so entstehende Situation des „Hospitalismus" wurde schon vor geraumer Zeit von Meinhard v. Pfaundler beschrieben und in unserer Zeit wurden die bisweilen tödlichen Gefahren von R. Spitz eindrucksvoll geschildert. Die Gefahr des Hospitalismus ist um so größer, je jünger ein Kind ist, das in der ungünstigen Situation leben muß (also in einer Zeit, die gerade für die Gemütsbildung entscheidend ist) und je länger das geschieht.

Gewiß kann es sich auch da ereignen, daß das Kind trotzdem Menschen findet, die es verstehen und die ihm die nötige Wärme und Liebe bieten; es kann eine Stiefmutter, können Pflegeeltern weit Besseres bieten als die leiblichen Eltern. Ja es kann einmal geschehen, daß ein ungewöhnlich reich Begabter gerade durch die schlechten Verhältnisse und an ihnen wächst und schließlich all der überstandenen Not, die im Kampf und in der Bewährung seine Kräfte wachsen und seine Menschlichkeit tiefer werden ließ, zu danken hat. Aber solche Lebensbilder sind die Ausnahmen. Die größere Zahl der Kinder trägt merkbare Schäden aus einer derartigen Störung der menschlichen Beziehungen davon. So muß auch das leidenschaftliche Bestreben aller Fürsorgestellen und aller derer, denen das Los von Kindern am Herzen liegt, dahin gehen, die psychische Situation des Kindes im Spital und im Kinderheim zu verbessern (Schwestern- und Erzieherausbildung, Verkleinerung der Erziehungsgruppen, Ausbildung neuer Modelle im Erziehungsheim, etwa Gruppen verschiedener Altersstufen und beider Geschlechter), gute Pflegestellen zu finden; einen bedeutenden Fortschritt haben die „Kinderdörfer" gebracht, wo unter einer „Mutter" oder einem Paar von „Eltern" eine kleine „Geschwisterschar" in einer möglichst familiennahen Situation bis zur erreichten Selbständigkeit geführt wird.

Wir haben im bisherigen zu zeigen versucht, daß die vornehmlich aus den Erbanlagen sich entwickelnde Konstitution und das Milieu sehr viel miteinander zu tun haben, daß sich beide Gegebenheiten also nicht einfach als zwei in sich abgeschlossene Summanden zu einer Endsumme addieren, sondern daß engste Beziehungen, ja in gewissem Sinn eine Identität zwischen ihnen besteht. Einmal mehr zeigt sich hier die Einheit des Lebendigen bei aller Vielfalt. Ganz ähnliche Beziehungen herrschen unserer Überzeugung nach zwischen Erlebnis und Persönlichkeit. Es ist nicht nur „Zufall", nicht nur blindes Ungefähr, welche Erlebnisse einem Menschen begegnen, vor allem welche Erlebnisse ihn beeinflussen, prägen — sondern es gibt eine „*innere Erlebnisbereitschaft*", was im Lebensschicksal, vor allem in der Entwicklung des jungen Menschen, eine entscheidende Rolle spielt. Dafür seien einige Beispiele gebracht.

Wenn man eine größere Anzahl von jungen Mädchen, die wegen Schändungserlebnissen dem Gericht oder der Fürsorge anfielen, auf ihren Charakter hin vergleicht, so findet man in ihrem Verhalten, aber auch in ihrem Wesen erstaunlich viele Gemeinsamkeiten: Eine Distanzlosigkeit (in Wien sagt man: „Anhabigkeit"), ein allzu leichtes Bekanntwerden, einen Mangel an Fremdheitsgefühl, einen Mangel an natürlicher Scham und Scheu (es ist ein faszinierendes Schauspiel, wie sich jene persönliche Distanz normalerweise in jener Zeit zu entwickeln beginnt, da sich eine Persönlichkeit „konturiert", wie etwa von der Mitte des Säuglingsalters an ein Kind zu „fremden" beginnt, wie sich diese Distanzgewinnung im gleichen Maß mit der Differenzierung der Persönlichkeit verfeinert, besonders deutlich wieder an der Wende zwischen Kleinkind- und Schulkindalter; diese Distanzierung ist natürlich ein wichtiger Schutz der persönlichen Integrität!). Sehr oft zeigen diese so gefährdeten Kinder auch eine herabgesetzte Kritik in Reden und Handeln. Jedenfalls ist dieser Typus recht einheitlich und geschlossen, für den Erfahrenen leicht erkennbar. Wir haben mehrmals bei solchen Kindern, bevor noch etwas Derartiges geschehen war, die Prognose auf diese sexuellen Erlebnisse hin gestellt, die Eltern gewarnt — und leider oft recht behalten.

Vor kurzem wurde in Wien ein Mädchen, das diesen Typus in klassischer Ausprägung zeigte, das von uns anläßlich der Sonderschuleinweisung begutachtet wurde — wir hatten den Eltern gegenüber unsere Besorgnis ausgesprochen und zu besonderer Vorsicht und strikter Beaufsichtigung geraten, was von diesen empört zurückgewiesen wurde —, von einem Jugendlichen im Verlauf eines sexuellen Abenteuers ermordet.

So mußte man, wenn man ein solches Kind längere Zeit, vor allem in einer „gelockerten" Situation, beobachten konnte, zu dem überzeugenden Eindruck gelangen, es sei nicht zufällig in ein derartiges Ereignis hineingeraten, sondern hätte es geradezu „angezogen"; oder wohl besser gesagt: Ein anders geartetes Kind, dem derselbe Verführer begegnet wäre, hätte, geschützt durch seine natürlichen Abwehrkräfte, durch Ängstlichkeit und Scheu ein solches Erlebnis „von sich abgestoßen".

Überhaupt ist bei Jugendlichen wie bei Erwachsenen gerade das Gebiet der Sexualität ein Beweis für die Richtigkeit dieses unseres Satzes. Es ist keineswegs ein Zufall, welchen Sexualpartner ein Mensch auf seinem Weg findet, zu seinem Segen oder Unsegen. Solche Beziehungen ergeben sich vielmehr nach festen, aus den Charakteren der beiden Beteiligten kommenden Gesetzen, die zu ergründen eines der interessantesten Kapitel der Menschenkenntnis ist (L. SZONDI hat das in seiner „Schicksalsanalyse" (das den Untertitel trägt: „Wahl in Liebe, Freundschaft, Beruf, Krankheit und Tod"!), in seiner „Experimentellen Triebdiagnostik" versucht; noch überzeugender verstehen es aber die großen Dichter, solche Zusammenhänge aufzudecken).

Eine große Anzahl von Menschen gleitet an jedem von uns im Laufe des Lebens vorbei, mit den meisten von ihnen kommt es aber zu keinem näheren „Kontakt". Zwischen welchen Persönlichkeiten jedoch „der Funke überspringt", das ist kein Zufall, sondern ergibt sich aus den Strukturgesetzen der beiden Charaktere, Gesetzen, die man freilich oft nur ahnen kann (meist sind es nicht ähnliche, sondern gegensätzliche Persönlichkeiten, die einander anziehen und trotzdem oder wohl gerade deshalb ein harmonisches Lebensbündnis schließen; so kann es etwa vorkommen, daß gerade ein weicher, femininer Mann eine energische, „maskuline" Frau braucht — und auch findet und mit ihr glücklich wird). Gewiß mag man es nach tiefenpsychologischer Methodik auch einmal so verstehen wollen, daß ein Mann in seiner Partnerin das Mutterbild sucht — und findet: Auch in solchen Deutungen kommt die innere Gesetzlichkeit des Geschehens zum Ausdruck.

Das gleiche ist über die Freundschaften junger Menschen zu sagen. Gerade die Pubertätsfreundschaften beeinflussen ja die Charakterentwicklung entscheidend — wie denn überhaupt jedes Erlebnis, vor allem ja das sexuelle, das Persönlichkeitsbild in einer bestimmten Weise festlegt. Wiederum ist es aber kein Zufall, wer wem Freund wird, sondern es geschieht aus der Fülle vorbeifluktuierender Möglichkeiten, nach ganz bestimmten Gesetzen „innerer Affinität".

Dieselben Erfahrungen macht man, wenn man eine Anzahl krimineller „Kollektive" kennengelernt hat. Wieder sind es ganz bestimmte Typen, die sich da zur gemeinsamen Verübung von Straftaten zusammenfinden, keineswegs gleichartige, sondern nach Aktivität, Schlagkraft, Halt, Phantasie, Intelligenz und nach anderen seelischen Fähigkeiten sehr gegensätzliche Charaktere; analysiert man ihre Persönlichkeit, so erhält man sehr deutlich den Eindruck, nur eben so Geartete konnten sich in dem bestimmten Fall zusammenfinden, einer war auf den andern bezogen, keiner von ihnen hätte allein oder auch mit anderen Kumpanen gerade diese Tat gerade so begehen können. Die aktive, dynamische Person „braucht" den andern, der sich führen, mit Aktivität ausfüllen läßt; nicht selten wird dann schließlich die Tat getan, der Schuß abgefeuert von dem eigentlich Passiven, von außen her Bestimmbaren, der wieder jemanden braucht, der ihm Impulse gibt. So ist das gewiß sehr simplifiziert gesagt; in Wirklichkeit sind die Beziehungen differenzierter und individueller [Asperger (3)].

Es tritt also das Erlebnis nicht nur von außen her und aus Zufall an den Menschen heran, sondern es bestehen zwischen Erlebnis und Erlebendem enge und komplizierte Beziehungen; die Persönlichkeit erfüllt das Erlebnis mit eigenem Atem, zieht das eine an, stößt das andere ab, formt es — und wird doch wieder von ihm geformt.

Dieses eben von uns gezeichnete Bild wäre jedoch ebenfalls trostlos deterministisch (so wie man in den angelsächsischen Ländern leicht in einen trostlosen Milieudeterminismus verfällt), wäre es wirklich in sich geschlossen. Aber so viele „Determinanten des freien Willens" [Asperger (4)] es auch von innen und von außen gibt: Der gesunde und reife Mensch ist doch imstande, und sei es auch nur in wenigen Augenblicken der Entscheidung, sich über seine Bedingtheit zu erheben und — frei zu sein, im Handeln oder doch in freier innerer Stellungnahme zu dem Geschehen. Das ist, scheint uns, das Ergebnis echter Menschenkenntnis zu allen Zeiten, so vielerlei schattierte Meinungen es darüber auch gibt.

Was noch über diesem Gefüge des Menschlichen steht — Schicksal oder göttliche Fügung —, das zu erkennen oder zu ahnen transzendiert freilich die Möglichkeiten naturwissenschaftlichen Forschens und verweist den Menschen auf andere Wege der Erkenntnis.

Literatur

Adler, A.: Menschenkenntnis. Fischer-Bücherei, Nr. 726, Frankfurt u. Hamburg 1966.

Asperger, H.: (1) Heilpädagogik, 5. Aufl. Wien: Springer 1968.

— (2) Psychosomatische Problematik in der Pädiatrie, aufgezeigt an einem exemplarischen Fall. Pädiatrie u. Pädologie 1, 98 (1965).

— (3) Erlebnis und Persönlichkeit. Z. Kinderforsch. 49, 201 (1942).

— (4) Determinanten des freien Willens. Wort u. Wahrheit 2, 247 (1948).

Baur, E., E. Fischer u. F. Lenz: Menschliche Erblehre. München: Lehmann 1921—1940.

Bowlby, J.: Maternal care and mental health. Genf: WHO 1951.

Diehl, N., u. O. v. Verschuer: Zwillingstuberkulose. Jena: Fischer 1933.

Freud, A.: Einführung in die Technik der Kinderanalyse. München u. Basel: Reinhardt 1966.

Freud, S.: Das Unbehagen in der Kultur. London: Psychoanalyt. Verl. 1929.

Kretschmer, E.: Körperbau und Charakter, 23. Aufl. Berlin-Göttingen-Heidelberg: Springer 1961.

Lange, J.: Verbrechen als Schicksal. Stuttgart: Thieme 1928.

Lorenz, K.: Über tierisches und menschliches Verhalten. München: Piper 1965.

Lotze, J.: Zwillinge. Öhringen: Hohenlohesche Buchhandlung 1937.

Portmann, A.: (1) Zoologie und das neue Bild des Menschen. Rowohlts Deutsche Enzyklopädie, Nr. 20, Hamburg 1956.

— (2) Naturforschung und Humanismus. Basler Universitätsreden, H. 42. Berlin: Helbing u. Lichtenhahn 1960.

Spitz, R.: Die Entstehung der ersten Objektbeziehung. Stuttgart: Klett 1957.

Szondi, L.: Schicksalsanalyse. Basel: Schwabe 1944.

— Experimentelle Triebdiagnostik. Bern: Huber 1947.

Tinbergen, N.: Instinktlehre. Berlin 1952.

Uexküll, J. v.: Streifzüge durch die Umwelt von Tieren und Menschen. Rowohlts Deutsche Enzyklopädie, Hamburg 1956.

Reifungsproblematik und Reifungsphasen
Reifungsverfrühung

H. Harbauer, Frankfurt a. M.

„Dynamische oder strukturelle Plusvarianten" (Stutte) der psychischen Reifung haben verschiedene Entstehungsbedingungen, und ihr Ablauf unterliegt recht unterschiedlichen Gesetzmäßigkeiten.

Die Reifungsverfrühung kann Normvariante, reifungsbiologischer Grenzzustand oder auch Ausdruck eines krankhaften Prozesses sein. Die klinische Wertigkeit des Symptoms Reifungsverfrühung ist so weitgehend abhängig von dem ihm zugrunde liegenden Geschehen.

Eine Reifungsverfrühung der Psyche wird beobachtet:

a) unter besonderen *Umweltbedingungen,*

b) bei der individualtypischen und säkularen *Entwicklungsbeschleunigung* (Acceleration) und

c) bei einigen *cerebralen und endokrinen Krankheiten.*

Methodische Unzulänglichkeiten, nicht ausreichende Langzeituntersuchungen und die Tatsache, daß meist eine weniger die ganze Persönlichkeit umgreifende psychische Reifungsverfrühung zu erkennen ist, sondern nur das Proliferieren einzelner oder mehrerer, gelegentlich schwer erkennbarer bzw. sich überschneidender, seelischer Bereiche und Bezüge erschweren heute noch eine verbindliche Aussage mancher hier zu besprechenden Fragestellung.

Wesentlich umweltbedingte Frühreifeformen

Umweltabhängige seelische Reifungsverfrühung realisiert sich nur auf dem Boden eines entsprechenden Anlagepotentials, sie ist niemals nur Induktionsprodukt der Umgebung.

Zu den wesentlich umweltabhängigen Frühreifeformen gehören:

1. Die *Altklugheit,*

2. die mögliche Vorausentwicklung bei *schwerer Erkrankung* oder sonstiger *Belastung* bzw. *Anspannung* und

3. die *Höchstbegabung,* die *vorzeitige Talentierung,* die „*Wunderkinder*" (Baumgarten).

Die Altklugheit

Peristatisch geförderte, durch bestimmte Milieukonstellationen proliferierte, seelische Reifung kann sich als sog. Altklugheit demonstrieren.

Altklugheit findet sich im allgemeinen dann, wenn altersinadäquate Erziehungsmethoden und Forderungen an einzelne Kinder — meist Einzelkinder, Nachzügler oder Kinder aus Intellektuellen-Familien—herangetragen werden.

Zu großer mütterlicher Erziehungseinsatz kann zu dieser Scheindifferenziertheit führen (Homburger). Möglicherweise spielt eine zu geringe Bremsung (Tramer), ein zu geringer Widerstand auf die sich überstürzenden Wünsche in entsprechend korrespondierendem Milieu, vor allem bei nervösen, affektlabilen und auf äußere Reize unmittelbar reagierenden Kindern eine Rolle mit. Asperger ist sogar der Ansicht, daß die nervöse Symptomatik der Preis sei, den diese Kinder für ihre besonders feine seelische Organisation und ihre frühe geistige Reife bezahlen müssen.

Altkluge Kinder setzen ihre Umgebung durch frühreife, ihrer Lebenserfahrung nicht entsprechende Urteile in Erstaunen. In formaler Gewandtheit geben sie sich wie ältere Kinder und nehmen ganz selbstverständlich, ohne kindgemäßes Erleben und Staunen, meist sehr objektivierend zu den Dingen ihrer Umgebung Stellung. Altklugheit ist häufig mit *neuropathischen Stigmen,* wie Überempfindlichkeit gegen Sinneseindrücke (Hypersensorie), überschießender Reizbeantwortung und auffallender Erschöpfbarkeit gekoppelt. Relativ häufig finden sich bei ihnen vegetative Dysregulationen. Es handelt sich vom Habitus her meist um Kinder von besonderer Zartheit. Eine Geschlechtsdisposition des Symptoms ist nicht zu erkennen. Um das 5. und 6. Lebensjahr sowie in der Vorpubertät wird Altklugheit häufiger registriert (Wagner).

Vorausentwicklung bei schwerer Erkrankung, Belastung und Anspannung

Neben der Individualsituation sind epochale Bedingtheiten imstande, ganze Jahrgänge und Kindergemeinschaften in eine Reifungsverfrühung, vor allem der lebensnahen und lebenspraktischen Verhaltensweisen, hineinzudrängen. Kriegsjahre und Forderungen von Notzeiten (z. B. nach dem 2. Weltkrieg!) haben unter dem Einfluß fortdauernder Bedrohung, Anspannung und vorzeitiger Belastung mit überaltersgemäßen Aufgaben einen erheblichen Reifungszuwachs der Kindergeneration überhaupt beobachten lassen.

Hierüber liegen kritische, entwicklungspsychologische Untersuchungen u. a. an 12500 Kindern vor (Lippert und Keppel). Es ließ sich bei diesen Kindern eine größere sittliche Reife, eine erhöhte soziale Anpassung, eine Vertiefung des seelischen Reaktionsvermögens, ja sogar eine vermehrte Leistungsbereitschaft intellektueller Funktionen erkennen.

Vor allem die in der Großstadt aufwachsenden Kinder erleben heute einen Lebensstil mit deutlicher Tendenz zur Intellektualisierung. Dieser Stil entspringt den Aufgaben, die das moderne Leben stellt und die Bewältigung der modernen Technik fordert. Mitfühlen und Verstehen, Besinnlichkeit und Ehrfurcht kommen so in Gefahr zu verkümmern. Im Grunde sind dieselben Fakten wirksam, die von Bennholdt-Thomsen (,,Urbanisierungstrauma") für das Entstehen der Acceleration überhaupt, nicht nur ihres psychischen Anteils, verantwortlich gemacht werden.

Wie sehr unabhängig von der doch gewisse Naivität beinhaltenden Altklugheit — als einer Verhaltensweise vor allem des jüngeren Kindesalters — exogene und endogene Faktoren zu einer erheblichen, die ganze Persönlichkeit prägenden psychischen Vorausentwicklung führen können, repräsentiert beispielhaft die kurze Lebensgeschichte von Anne Frank (Tramer). Die erotisch-ethisch-religiöse und allgemein-geistige Vorreife dieses unter permanenter Existenzbedrohung lebenden jüdischen Mädchens wird von Tramer auf 5—6 Jahre geschätzt. Auch die Jugendentwicklung von Jung-Stilling, die Stutte unter diesem Aspekt beleuchtete, vor allem der Einfluß des sensitiv-pedantischen Vaters auf den ebenso empfindsamen Sohn, mag stellvertretend für manche, jedem Erfahrenen geläufige und mögliche kindliche Vorausentwicklung der Gesamtpersönlichkeit gelten.

Der *Tod* und das *Sterbenmüssen* bei Kindern scheint unter gewissen Bedingungen und Voraussetzungen zu den peristatischen Fakten zu gehören, die eine seelische Reifung fördern. Diese Überlegungen spielen deshalb auch für die Verhaltensweisen mancher schwer erkrankter bzw. über ihr baldiges Sterbenmüssen aufgeklärter Kinder eine Rolle (Asperger, Bennholdt-Thomsen, Bosch, Oehme, Stern). Die psychische Reifungsverfrühung schwer und chronisch erkrankter Kinder ist zunächst und überwiegend erlebnis- und umweltbedingt verursacht. Das Herausgenommenwerden aus der unbekümmerten Kindergemeinschaft, die vermehrte Beschäftigung und der intensive Umgang mit Erwachsenen in der Krankheit, die Besinnung, das nicht ausbleibende Grübeln älterer Kinder während langen Krankseins können zu einer seelischen Reife und zu einer Gelassenheit führen, die manchmal ein erstaunliches Ausmaß erreicht. Es ist die Frage aufgeworfen worden, ob nicht auch krankheitsspezifische Ursachen bei einigen Formen einer seelischen Frühentwicklung eine Rolle mitspielen können. So stellte z. B. Stutte das gelassen-altklug-besonnene Verhalten mancher Kinder mit chronischem Hydrocephalus heraus. Bei *cerebralen* Krankheitsprozessen (u. a. Tumoren, chronischen Entzündungen) dürften im Einzelfall unmittelbaren, mit dem körperlichen Geschehen der Erkrankung zusammenhängenden Faktoren ätiologisch eine Bedeutung zukommen. Bei *nicht cerebral* oder endokrin bedingten chronischen und schweren Zustandsbildern ist der vom Krankheitserleben unabhängige Anteil seelischer Frühreife nicht beweisbar. Immerhin wurden z. B. bei der Leukämie auffällige Verhaltensentwicklungen vor allem im gemüthaften Bereich durch eine weit über die Altersstufe hinausreichende verständige Einstellung zur Erkrankung und zur Umgebung beschrieben (Asperger, Bennholdt-Thomsen, Oehme).

Allerdings sind diese Verfrühungen, vor allem der charakterlichen Reifung, oftmals schon lange vor Beginn der Erkrankung eindeutig festzustellen, so daß sich die Frage erhebt, in welchem Ausmaß sie bereits vorgegeben sind und nicht nur als Reaktion auf die schwere Krankheit aufgefaßt werden können.

Höchstbegabung, vorzeitige Talentierung, ,,Wunderkinder" (Baumgarten)

Beschreibungen sog. Wunderkinder sind uns bereits seit einigen Jahrhunderten bekannt. Zu den augenfälligsten Entwicklungen gehören u. a. Mozart, Beethoven, K. M. v. Weber, Dürer und Pascal. Um die Beschreibung dieser Phänomene hat sich vor allem BAUMGARTEN bemüht, die 9 Fälle nach detaillierter Untersuchung mitgeteilt hat. Diese Kinder erlebten im allgemeinen eine große Förderung durch ihre Umgebung und zeichneten sich in einer Mischung von kindlichen Verhaltenseigentümlichkeiten und Charakterzügen, die bereits dem Erwachsenen eigen sind, häufig durch ein ganz bestimmtes künstlerisches Sendungsbewußtsein aus. Die so bald zutage getretenen Sonderbegabungen, besonders musikalischer und zeichnerischer Natur, hielten im späteren Leben nicht immer die Höhe und die gesetzten Erwartungen.

Beim Studium der Manifestationszeit verschiedener künstlerischer Begabungen fand VÉRTES große Verschiedenheiten. Am frühesten manifestierte sich die musikalische, sehr viel später die malerische und dichterische Begabung, dabei zeigten sich bei den letzteren jedoch sehr große individuelle Verschiedenheiten.

Wir sprechen von *vorzeitiger Talentierung* im allgemeinen dann, wenn sich für diese Entwicklung begünstigende peristatische Einflüsse *nicht* erkennen lassen. Über die Häufigkeit vorzeitiger Talentierungen innerhalb der Bevölkerung sind keine Zahlenangaben bekannt.

Auf die Rätselhaftigkeit, die hinter den Entstehungsbedingungen besonderer Talentierungen bei *schwachsinnigen* Kindern steht, wiesen neben STUTTE auch SCHNEERSOHN, TRAMER und WEYGANDT hin. Möglicherweise handelt es sich bei einigen dieser Rechenkünstler, Fahrplan- und Geburtstagskenner weniger um eine aus dem Durchschnitt weit herausragende Leistung, sondern um ein isoliertes Erhaltenbleiben einzelner Funktionen innerhalb eines sonstigen Rückstandes oder Abbaues. Ebenso wäre denkbar, es könne nicht nur ein isoliertes Erhaltenbleiben einzelner Funktionen zu beobachten sein, sondern es entwickele sich gelegentlich eine Form von ,,kompensatorischer Hypertrophie", die schwachbegabte Kinder, vielleicht in einer besonderen Form der Nachreifung, aufweisen.

Autochthone *Höchstbegabung* dürfte nur selten durch Spontanmutation entstehen. Derartig intellektuell vorauseilende Individuen sind deshalb als Alleinstehende und Einzigartige in ihren Familien sehr selten (JUDA). Unter ihnen finden sich häufig Sonderlinge, überhaupt bilden psychische Anomalien für sie eine gewisse Gefährdung. Von der Verteilung überdurchschnittlicher intellektueller Begabung wissen wir durch testpsychologische Ergebnisse: Danach besitzen 2,2% unserer Bevölkerung einen IQ über 130, von diesen weisen wiederum 0,1% eine extrem hohe Begabung mit einem IQ über 145 auf (ECKMANN).

Reifungsverfrühung bei Entwicklungsbeschleunigung (Acceleration)

Begriff. Der Begriff Entwicklungsbeschleunigung oder Acceleration (accelerare = beschleunigen) umfaßt heute im allgemeinen zwei Entwicklungsvorgänge, und nur für diese sollte er verwandt werden. Durch ihn wird einmal das säkulare Phänomen der etwa seit Beginn des 19. Jahrhunderts in Gang gekommenen Entwicklungsbeschleunigung und Reifungsvorverlegung beschrieben. Hiervon ist der Großteil der Kinder und Jugendlichen in den zivilisierten Ländern unserer Zeit betroffen. Darüber hinaus wird auch das einzelne Kind als acceleriert beschrieben, soweit es als konstitutionelle Normvariante aus dem allgemeinen Entwicklungsstand herausragt. Nach einem Vergleich von FREUND steht dieses Kind dann am rechten Flügel der von der Entwicklungsbeschleunigung überhaupt erfaßten Kinder.

Ohne Zweifel hat es schon immer Frühreife im Sinne einer biologischen Normvariante gegeben, da alle Reifungsvorgänge im Ablauf eine bestimmte Streubreite aufweisen. Die säkulare Acceleration dagegen ist ein erst seit einigen Jahrzehnten registriertes epochalbiologisches Phänomen. Der Terminus Acceleration sollte bei allen *krankhaften* Reifungsverfrühungen, wie sie z. B. der Pubertas praecox zugrunde liegen, nicht gebraucht werden (HARBAUER).

Historische Daten. Der Leipziger Stadtschularzt KOCH prägte 1935 den Begriff Acceleration, nachdem ihm bei Schulkindern eine mehr zu zufällige Zunahme von Durchschnittsgröße und -gewicht aufgefallen war. Er dachte damals an einen späteren Ausgleich, der für den Erwachsenen keine Auswirkung aufwies. In Amerika machte vor allem GRAY bereits 1927 auf den sog. Entwicklungswandel der Jugend aufmerksam. BENNHOLDT-THOMSEN gab 1942 in Deutschland einen breiten Überblick über die Entwicklungsbeschleunigung, dem in den folgenden Jahren viele Untersuchungsergebnisse und zum Teil divergierende Stellungnahmen folgten, u. a. von ABERNETHY, BACKmann, Bennholdt-Thomsen, Binning, Clements, Coerper, Freund, Hagen, Lenz, Maier, Meredith, Stutte und Reinecke, Thomae, Weir.

Ätiologie. Das Accelerationsphänomen fand bisher noch keine ätiologisch einheitliche Beurteilung. Im wesentlichen stehen sich heute zwei Thesen gegenüber. Von Bennholdt-Thomsen und seiner Schule, vor allem von Freund und Maier, wurden für das Phänomen u.a. die Massierung der Reize, ihr Anwachsen nicht nur in den großen Städten, eine größere Empfänglichkeit des vegetativen Nervensystems bei der heutigen Jugend verantwortlich gemacht. Im Gegensatz hierzu sieht Lenz die veränderte, reichlichere fleisch- und fetthaltigere Nahrungszufuhr, die verbesserte Fürsorge und Krankheitsprophylaxe schon im Säuglingsalter, alle Verbesserungen der menschlichen Hygiene, als ausreichende Erklärung für die erkannte Änderung im Wachstumstempo unserer Jugend an. Am Rande dieser beiden Erklärungsversuche wurden die mögliche gemeinsame Wirksamkeit oder auch andere Faktoren, z.B. eine heliogene Beeinflussung (Koch), diskutiert.

Die psychische Reifungsverfrühung im Rahmen der Acceleration

Obwohl seelische Bereiche und die uns zugänglichen körperlichen Zeichen durch einen unendlichen Bezirk von Phänomenen, die wir nicht kennen, getrennt sein dürften (Jaspers), bestätigt der klinische Alltag, daß das Charakterverhalten sehr empfindsam auf veränderte biologische Situationen reagieren kann. Eine derartige veränderte biologische Situation stellt die Acceleration dar. Es konnte so vermutet werden, daß unmittelbare Rückwirkungen auf den vital-psychischen Persönlichkeitsbereich, möglicherweise mittelbar auf das Verhalten höherer Schichten der Persönlichkeit bis in den Bereich des Geistigen hinein, vorhanden sind (Bennholdt-Thomsen, Freund, Jones, Paterson).

Frühentwicklung und Körpermaße

Da sich bei den entwicklungsbeschleunigten Kindern eine erhöhte Ansprechbarkeit des vegetativen Nervensystems wahrscheinlich machen ließ (u.a. Bennholdt-Thomsen, Freund, Heidler von Heilbronn, Schmidt-Voigt) — diesen Befund hat allerdings Lenz in Zweifel gezogen —, lag es nahe zu vermuten, die Acceleration im körperlichen Bereich gehe mit der gleichsinnigen Beschleunigung der psychischen Entwicklung einher. Diese Annahme, die nur zum Teil Widerspruch erfuhr (z.B. von Huth), ließ sich durch empirische Untersuchungen stützen, in denen die Körpermaße zum testpsychologisch oder durch Schulbefunde ermittelten Intelligenzstand in Relation gesetzt wurden (Aberndthy, Bastian, Bayley, Bober und Scholz, Neep, Reinhardt, Shuttleworth, Stifter, Tanner). Zuletzt (1967) setzte sich Undeutsch mit dieser Frage auseinander; er kommt zu dem Ergebnis, daß von einem Absinken der intellektuellen Leistungsfähigkeit keine Rede sein könne. Es handele sich ebenfalls nicht um einen echten Begabungswandel, sondern nur um eine Verschiebung von Interessenrichtungen.

Ebenso stellten Untersuchungen, die nicht von Längenmaßen, sondern von *körperlichen Reifungszeichen* ausgingen, positive Beziehungen zur psychischen Entwicklung bzw. den Interessenrichtungen heraus (Bayley, Eller, Stone und Barker). Es konnte nachgewiesen werden, daß die körperlich accelerierten Kinder überwiegend auch eine Interessenvorentwicklung besaßen.

In Deutschland verglich Paschlau die *schulischen* Leistungen und die körperliche Entwicklung. Dabei zeigten sich bessere Schulleistungen bei den entwicklungsbeschleunigten Kindern.

Ein Wandel zur *leptomorphen Wuchstendenz* (Conrad, Freund, Portmann), zur hochschlanken Wuchsform innerhalb des Accelerationsgeschehens ließ eine „Entsprechung von Gestalt und geistiger Aktivität" (Portmann), das Hervortreten einer kritischen Verstandesarbeit, die Tendenz zur Abstraktion, eine gute intellektuelle Leistungsfähigkeit erkennen. Freund meinte, es handele sich hier um den Endtypus des säkularen Gestaltwandels der Acceleration.

Zunächst muß die Frage offen bleiben, in welchem Ausmaß z.B. das gelegentlich zu beobachtende *Absinken sozialer Verantwortlichkeit*, der Arbeitstugenden oder das Entstehen ungünstiger Charakterabweichungen durch das Geschehen der Acceleration bedingt sind, da sehr viele zeitnahe, vom Entwicklungswandel unabhängige, andere Faktoren mitprägen dürften. Diese negativen Entwicklungen finden sich weniger bei den Jugendlichen mit harmonischem Entwicklungswandel, sondern sind vor allem dort anzutreffen, wo beschleunigte und verzögerte Entwicklungselemente disharmonisch zum Zuge kommen.

Frühentwicklung und Reifungsdisharmonie

Körperliche und seelische Frühreife müssen sich nicht entsprechen, sondern können sich auch „disharmonisch" entwickeln (MIROW). KRETSCHMER und seine Schule nannte das Auseinanderfallen psychischer Phänomene innerhalb des Entwicklungsvorganges „Asynchronie". Da die somatischen Reifungsgruppen der Frühentwickler inhomogen sind, ist es notwendig, zwischen einer synchronen und asynchronen Entwicklung innerhalb dieser Reifungsgruppen zu unterscheiden. Nicht nur die Acceleration als solche, sondern ebenso die Ambivalenz und Verspannung der Teilaccelerierten soll die möglichen psychischen Störfaktoren innerhalb dieser Gruppe bedingen (STEINWACHS, STEINWACHS und DANCKERS).

Frühentwicklung und Verhaltensstörung

Vor allem die disharmonische bzw. asynchrone Form der Acceleration kann zur abnormen Erlebnisreaktion, zum neurotischen Fehlverhalten und zur Verwahrlosung disponieren (LEUNER). Die Auffälligkeiten resultieren oft aus der Diskrepanz zwischen dem vorausentwickelten rational-willensmäßigen Bereich und der in diesen Prozeß nicht entsprechend eingegliederten emotional-affektiven Schicht.

LEUNER untersuchte diese möglichen Zusammenhänge in einer Vergleichsuntersuchung zwischen 100 neurotisch gestörten, klinisch durchuntersuchten Kindern, 200 Kindern mit Kinderkrankheiten und 200 nicht ausgelesenen Schulkindern.

In die aufgezeigte Richtung weisen u. a. ebenfalls Ergebnisse von Untersuchungen an jugendlichen Müttern (H. und A. BÖHM), über verwahrloste 12—18jährige Mädchen (MIROW) und dissoziale weibliche Minderjährige (ILLCHMANN-CHRIST). LEUNER geht sogar so weit zu glauben, daß der durch die Acceleration bedingte psychische Wandel als wesentliche Ursache für die heute zweifelsohne feststellbare Zunahme nervöser Symptomatik unserer Kinder und Jugendlichen anzusehen sei.

Frühentwicklung und Ergebnisse projektiver Testmethoden

Auch durch den Einsatz projektiver Testmethoden wurde versucht, die seelische Vorausentwicklung der accelerierten Kinder besser zu erfassen.

So fand SCHNEIDER mit dem TAT häufig eine partielle seelische Frühentfaltung mit einer Tendenz zur Desintegration. Es waren neben Disharmonien — die die übliche puberale Alteration des vegetativen Nervensystems überstiegen — wache, aktive, extravertierte, impulsive und aggressive Lebens- und Daseinsstimmungen zu erkennen. Eine seelische Vorausentwicklung scheint in den Bereichen deutlich zu sein, die den bio-psychischen körpernahen Schichten verwandt sind. (Bio-psychische Grundbefindlichkeit, Stimmung, Psychosexualität.) Hier ließ sich auch eine gewisse „Synchronisation" zwischen Soma und Psyche erkennen. In den körperfernen Bereichen, z.B. der Neigung zur Frühentfaltung der Wertwelt, der Differenzierung des Ichs, war diese Übereinstimmung nicht deutlich (SCHNEIDER).

SCHICK und JOKIPALTIO hielten es nach Ergebnissen mit dem Baum-Zeichen-Test (K. KOCH) für wahrscheinlich, daß vom Tempo des Körperwachstums Struktur und Dynamik des Erlebens und Handelns, Stärke der Phantasie und des Realitätsbezuges, Stärke und Richtung der Aggressivität, Art der sozialen Beziehung und Grad der sozialen Anpassung abhängen. Untersuchungen an 500 männlichen Jugendlichen zwischen 13 und 17 Jahren zeigten, daß bei den Accelerierten die Entwicklung der Sexualkonstitution nur eine kurze Latenzzeit besitzt und die infantilen Bindungen rasch gelöst werden. Damit gekoppelt sei eine Zunahme des Realitätsbewußtseins und die Entwicklung eines festeren Realitätsbezuges (SCHICK und SCHRÖDER).

Frühentwicklung und Sexualität

Teilstück einer psychischen Frühentwicklung stellt auch die heute früher einsetzende sexuelle Betätigung, „und zwar genau in gleichem Maße, in dem die gesamtkörperliche sexuelle Reifung vorverlegt worden ist" (UNDEUTSCH), dar.

Unser Wissen stützt sich wesentlich auf die Untersuchungen von KINSEY in Amerika und auf die Erhebungen durch JONSSON in Schweden. Bei aller Kritik, die z.B. KINSEYs Ergebnisse im Hinblick auf Erfassungsmodus und besonders bei ihrer Übertragung in unseren Kultur- und Lebenskreis erfahren müssen, manifestieren sie jedoch eine Entwicklung, der auch eigene Erfahrungen entsprechen.

Die früh in die Pubertät Eingetretenen üben in allen Altersbereichen zeitlich früher heterosexuellen Geschlechtsverkehr aus als die Spätreifen. KINSEY glaubt, daß die körperlich Frühreifenden auch psychisch den lebhafteren, aktiveren und aggressiveren Bevölkerungsgruppen hinzugezählt werden können. Nach seinen

Ergebnissen führen Knaben, die bis zum 11. Lebensjahr in die Pubertät eintraten, bis zum Alter von 15 Jahren durchschnittlich 2,3mal so häufig in der Woche geschlechtliche Befriedigung aus als diejenigen Probanden, die erst nach dem 14. Lebensjahr in die Pubertät kamen. Auch Jonsson, der seine Befunde 1951 an 500 schwedischen Wehrpflichtigen in einer Vergleichsuntersuchung mit 40jährigen Reservisten erhob, konnte eindrucksvolle Hinweise auf die Vorverlegung und die größere Dauerhaftigkeit der heterosexuellen Betätigung in der jüngeren, wehrpflichtigen Gruppe aufzeigen. Die Tatsache, daß der Geschlechtsverkehr auch in der jüngeren Gruppe überwiegend im Rahmen eines festen und dauerhaften Verhältnisses abläuft, legt die Vermutung nahe, daß die Acceleration nicht nur eine Vorverlegung der Sexualität, sondern auch der gemüthaft abhängigen Erotik mit sich bringt (Undeutsch). In die gleiche Richtung zielen Umfrageergebnisse der Meinungsforschung (Emnid).

Das Eintreten einer früheren geschlechtlichen Betätigung ist auch für unseren Kulturkreis wahrscheinlich. So lag von 1907—1937 in Deutschland die Altersstufe der Mädchen, die Opfer von Sittlichkeitsverbrechen wurden, zwischen 11 und 13 Jahren. Dieses Ergebnis hat sich im Beobachtungsgut der Jahre 1946 bis 1951 in den Altersbereich der 8—10jährigen Mädchen vorverlegt (Matthes).

Frühentwicklung und Längsschnittuntersuchungen

Längsschnittuntersuchungen kommen für die mögliche Wechselbeziehung zwischen Soma und Psyche bei den frühentwickelten Kindern verständlicherweise besondere Bedeutung zu.

Eine deutsche Arbeitsgruppe unter Coerper-Hagen-Thomae verfolgten bei etwa 3000 Kindern der Geburtsjahrgänge 1944/45 seit 1953 auch die Wechselbeziehungen zwischen körperlicher und seelischer Entwicklung.

Aus diesem Beobachtungsgut fand Strickmann 45 Kinder (unter 70 Fällen) im ersten Untersuchungsjahr somatisch acceleriert. Die weitere körperliche Entwicklung lag zum Teil in der Norm, zum Teil blieb es bei der Entwicklungsbeschleunigung. Bei der Gegenüberstellung mit dem über 4 Jahre entwicklungspsychologisch beurteilten Verlauf zeichnete

sich eine stärkere Tendenz zur Kovarianz zwischen körperlicher und seelischer Entwicklung ab. In keinem Fall wurde gleichbleibende seelische Acceleration in Verbindung mit durchgehender körperlicher Retardierung oder umgekehrt beobachtet. Gleichmäßig überdurchschnittliche seelische Entwicklungen bei somatisch Accelerierten, deren körperliches Entwicklungstempo sich der Norm anglich, waren häufiger. Nur in 12% wurde eine stärkere Divergenz zwischen somatischer und psychischer Entwicklung festgestellt.

Thomae glaubt in einem Kollektiv von Extremvarianten (Accelerierte und Retardierte) im Hinblick auf den Zusammenhang zwischen körperlicher und seelischer Entwicklung ebenfalls eine Tendenz zur Kovarianz feststellen zu können, eine restlose Parallelität der beiden Entwicklungsbereiche ließ sich jedoch nicht erkennen. Auch bei den Längsschnittuntersuchungen von Extremvarianten (darunter 109 accelerierte Kinder) bestand ein Überwiegen von kovarianten Entwicklungsverläufen. Diskrepanzen zwischen somatischem und psychischem Entwicklungsverlauf wurden in 40% diagnostiziert.

Unter korrelationsstatistischen Gesichtspunkten behandelte Undeutsch diese Fragestellung. Von ihm wird nicht nur das Fehlen wirklich entscheidender und zuverlässiger Kriterien der körperlichen Entwicklung bedauert, sondern auch auf Unsicherheiten der psychologischen Entwicklungsdiagnostik hingewiesen. Trotz dieser Bedenken glaubt Undeutsch Unterschiede zwischen der somatisch accelerierten und der somatisch retardierten Gruppe auch auf allen bisher untersuchten Bereichen der psychischen Ebene wiederzufinden. Auch er glaubt, daß die „gleichsinnige Kovarianz somatischer und psychischer Entwicklung entschieden der häufigere Fall" sei. Die errechneten, allerdings nicht sehr hohen Korrelationskoeffizienten liegen in der Mehrzahl zwischen +0,10 und +0,30. Undeutsch vermutet, „daß der Zusammenhang zwischen somatischem und psychischem Entwicklungsgeschehen um so stärker und durchgängiger ist, je tiefer (im Sinne von genetisch früher) und leibnäher die betreffenden psychischen Bereiche oder Funktionen sind". Einfache Wechselwirkung bzw. gleiche ätiologische Faktoren für die seelische und körperliche Entwicklung werden zwar als bestehend, jedoch nicht als ausschließlich wirksam angenommen. Auch aus der Wirksamkeit des Erlebens der individuellen Leiblichkeit z. B. und seine Bewertung durch die Umwelt werden Rückschlüsse auf die Persönlichkeitsentwicklung vermutet.

Spätprognose der psychischen Frühentwicklung bei der Acceleration

Ob sich bei Abschluß der Reife diese Entwicklungsverläufe, soweit sie konstant sind, wieder ausgleichen bzw. dann keine Zusammenhänge mit der körperlichen Entwicklung mehr zu erkennen sind, ist nicht sicher. Die Untersuchungen hierüber sind nicht zahlreich. Soweit Verlaufsuntersuchungen vorliegen, sprechen sie dafür, daß dieser Zusammenhang teilweise bis in das Erwachsenenalter fortbesteht (ILLSLEY und THOMSON, SCOTT, TANNER). PORTMANN sieht in der durch die Entwicklungsbeschleunigung bedingten Umstrukturierung die menschliche Harmonie von Leib und Geist bedroht.

Reifungsverfrühung bei cerebralen und endokrinen Krankheiten

Wir rechnen hierzu die Pubertas praecox, die Senilitas praecox und die Frühreifesymptome beim kindlichen Autismus. Dabei bleibt offen, ob es sich bei letzterem mehr um den Ausdruck einer Psychopathie (ASPERGER) oder um eine geistige Erkrankung handelt.

Pubertas praecox

Begriff und Ätiologie. Bei der Pubertas praecox (Praecositas psychosomo-genitalis, Maturitas praecox) setzt aus verschiedenen, in pathogenetischer und klinischer Sicht noch umstrittenen und nicht immer befriedigend erklärten Ursachen eine vorzeitige körperlich-sexuelle Reife ein.

Wir unterscheiden bei der Pubertas praecox im allgemeinen 4 ätiologisch differente Zustandsbilder.

a) Die *„idiopathische" konstitutionelle Form*, deren Genese unbekannt, ihr Vorkommen selten ist. Ihre Trennung von den ausgeprägteren Formen der Frühreife im Rahmen des Accelerationsphänomens ist stets notwendig und nach klinischer Erfahrung auch möglich. Es dürfte sich in dieser Gruppe manches nicht erkannte bzw. heute noch nicht einzuordnende Zustandsbild aus den folgenden ätiologischen Gruppen finden. Die Diagnose der idiopathischen Pubertas praecox muß im allgemeinen per exclusionem gestellt werden.

b) Die *cerebrale oder hypothalamische Form*, verursacht durch Encephalitis, Hydrocephalus, Tumor oder Mißbildung.

c) Die *gonadale oder endokrin aktive Form*, meist bedingt durch Tumoren der Keimdrüse (u. a. Zwischenzelltumoren, Chorionepitheliome) und

d) die *suprarenale Form* als Folge des gestörten Rückkoppelungsmechanismus von ACTH Bildung in der Hypophyse durch fermentmangelbedingte gestörte endogene Cortisolbildung (angeborenes Adrenogenitales Syndrom, AGS). Selten dürfte einmal eine primäre Hyperplasie oder ein Tumor die Ursache sein. Dieses Krankheitsbild wird auch *Pseudopubertas praecox* genannt, weil es bei ihm nicht zur Spermatogenese kommt, die Keimdrüsen klein bleiben bzw. bei Mädchen sich ein Pseudohermaphroditismus femininus entwickelt.

Historische Daten. Überwiegend aus dem Schrifttum werden von STUTTE 650 Fälle mit Pubertas praecox übersehen, die allerdings nur in 47% entwicklungspsychologisch verwertbare Angaben aufwiesen. 54 Patienten mit psychiatrisch ausreichender Untersuchung fanden sich unter 112 Erkrankungen, die SCHMITT-KRAEPELIN sammelte. Die psychischen Befunde dieser Kinder wurden von LANGE-COSACK ausgewertet. DOE-KULMANN und STONE erhoben bei 62 Patienten unter 160 an Pubertas praecox Erkrankten verwertbare Befunde über den psychischen Zustand.

In den Sammeldarstellungen und Übersichten (BORMANN, VON FRANKL-HOCHWART, GSCHWIND-GASS und HAFFTER, HAMPSON und MONEY, LUTZ und MEYER, PRADER, STÄDELI, STUTTE, WALLIS, WILKINS, ZÜBLIN u. a.), die aus psychologisch-kinderpsychiatrischer Sicht sich um eine exaktere Klärung der Frage bemühen, ob mit der körperlichen Frühentwicklung auch eine psychische Vorausentwicklung gekoppelt ist, wurden zwar wesentliche Erkenntnisse gesichert, ihr kritischer Aussagewert wird jedoch aus verschiedenen Gründen eingeschränkt:

a) In den Fällen, in denen kinderpsychiatrisch verwertbare Untersuchungen vorliegen, fehlt häufig eine klare ätiologische Aufspaltung, oder es läßt sich diese überhaupt nicht durchführen. b) Die Problematik wird ferner erschwert durch die nicht immer zweifelsfrei zu beantwortende Frage, in welchem Ausmaß abnormes, auf die körperliche Vorentwicklung reaktiv zu deutendes Verhalten an der Prägung des Erscheinungsbildes mitbeteiligt ist. Anlage, Umwelt und Förderung sind sicher ebenfalls bedeutsam. So glaubt z.B. Wallis, die „Acceleration der Interessenzuwendung" (Stutte) könne durch den ausschließlichen Umgang mit Erwachsenen aufgepfropft sein, und auch das „Anders-Sein" (Bürger-Prinz), das diese Kinder häufig erleben, sei bedeutsam. Es ist naheliegend zu vermuten, daß der Eindruck psychischer Frühreife bei Kindern mit Pubertas praecox auch deshalb entsteht, weil sie infolge ihrer körperlichen Abnormität von Gleichaltrigen abgelehnt werden und auf den Umgang mit Erwachsenen angewiesen sind. „Zweifellos kann aber in einer erheblichen Zahl von Beobachtungen keine äußere Ursache in diesem Sinne zwanglos verantwortlich gemacht werden" (von Stockert), so daß wir im Grunde nicht genauer darüber informiert sind, in welchem Ausmaß und durch welche Faktoren das bis dahin ruhende psychische Entwicklungspotential vorzeitig angeregt wird. Stutte glaubt, daß diese Einflußnahme sich in einem sehr komplexen Geschehen, aus autochthonen, artgemäßen, chromosomalen und phylogenetischen Antrieben vollzieht, wobei bei der Auslösung dieser präformierten Entfaltungskräfte dem Keimdrüsenhormon eine Art fermentative Wirkung zukommt. Eine nur reaktiv deutbare Interessenacceleration bestehe sicher nicht.

Geschlechtsdisposition. Wesentliche Unterschiede der psychischen Reifeverhältnisse zwischen Knaben und Mädchen sind bei der Pubertas praecox nicht zu erkennen. Lediglich die psycho-sexuelle Vorausentwicklung, eine vorzeitige sexuelle Triebhaftigkeit, findet sich überwiegend bei Knaben.

Klinik

Symptomatologie. Obwohl so viele Beschreibungen nicht ohne Widersprüche sind, lassen sich, soweit psychopathologische Befunde überhaupt diskutiert werden, einige gemeinsame und typische Erkenntnisse herausschälen und als gesichert ansehen.

Verhalten. Eine psychische Vorausentwicklung, die gesetzmäßig an die körperlich-sexuelle Vorausentwicklung bzw. an eine bestimmte Ätiologie des Pubertas praecox-Zustandes gekoppelt ist, läßt sich nicht erkennen. Es scheint

jedoch so, als ob die psychische Früh- und Vorausentwicklung am häufigsten bei den cerebralen Formen anzutreffen sei (Bormann, Neurath, Schumacher, Stutte). Diese Feststellung ergänzt Wallis, die der Ansicht ist, daß die seelische Entwicklung der nicht auf cerebraler Ursache entstandenen Pubertas praecox-Erkrankungen unabhängig von der körperlichen Reife nach eigener Gesetzmäßigkeit (Lange-Cosack) verlaufe. Auch Städeli sah unter 9 psychopathologisch durchuntersuchten Fällen mit idiopathischer Pubertas praecox bei 7 Kindern eine Normalentwicklung im affektiven Bereich. Der Grund für die harmonische Entwicklung wird dort in dem geordneten häuslichen Milieu und der Persönlichkeit der Eltern erblickt. Stutte gibt an, daß 36% seines pathogenetisch unausgelesenen Materials in der seelischen Entwicklung ihrer Altersstufe in irgendeiner Form voraus gewesen seien, dies weniger im intellektuellen Bereich, sondern in einem frühreifen Gehaben, bevorzugten Umgang mit Erwachsenen und einem gemessenen Auftreten. 29% hätten sich ihrem Kalenderalter entsprechend psychisch entwickelt, 31% zeigten Retardierungs- bzw. Schwachsinnssymptome, und 4% seien so massiv organisch wesensverändert gewesen, daß ein Urteil über ihre Entwicklungsreife nicht möglich war. Doe-Kulmann und Stone glauben, diese psychische Vorausentwicklung in 21,3% festgestellt zu haben. Innerhalb dieser Gruppe — dies ist eine wesentliche Einschränkung — „handelt es sich in der Regel um partielle Vorentwicklungen einzelner Seiten des Seelischen" (Stutte). Diese Meinung teilt auch Tramer. Die auffällige Verstimmbarkeit, Empfindlichkeit (manchmal schon vor dem Auftreten der körperlichen Reife), die affektive Tangierbarkeit, das veränderte motorische Ausdrucksgesamt wird als echte „Teilacceleration" (Wallis) ähnlich der physiologischen Pubertät, wenn auch in labilerer Form, beschrieben. Darüber hinaus findet sich oft ein ausgesprochen soziales Verständnis, eine Neigung zu philosophisch-religiösen Beschäftigungen sowie manchmal ein betont fürsorgliches und anteilnehmendes Verhalten.

Innerhalb der nicht obligaten partiellen psychischen Vorentwicklung fällt vor allem die Motorik auf, die von Stutte als auffallend gemessen, spärlich und gravitätisch beschrieben wird. Ferner imponiert ein altkluges Benehmen sowie eine Vorausentwicklung der Interessenrichtung (VON FRANKL-HOCHWART, STUTTE). Auch die Affektivität dieser Kinder ist „meist auffallend ernst, still und zurückhaltend und unkindlich beherrscht in der Dynamik ihrer Emotionalität" (STUTTE).

Intelligenzentwicklung. Die Vorausentwicklung reiner Intelligenzleistungen dürfte im Hinblick auf die insgesamt mögliche psychische Frühentwicklung eine geringere Rolle spielen. Die Intelligenz scheint „im allgemeinen ihren eigenen Gesetzen zu folgen" (LANGE-COSACK). Trotz gelegentlich erkennbarer Sonderbegabungen ist die Zahl der Kinder mit geistigem Entwicklungsrückstand bei der Pubertas praecox sogar größer als in der Durchschnittsbevölkerung. STUTTE fand, daß der Intelligenzstand in den Fällen, in denen er vorausentwickelt war, bei den jünger als 10jährigen im Höchstfalle 2—3 Jahre über dem Kalenderalter lag. Bei HAMPSON und MONEY variierten die Intelligenzquotienten zwischen 83 und 117. Auch WALLIS glaubt, daß die Intelligenzentwicklung bei der idiopathischen Pubertas praecox unabhängig von der körperlichen Reife verlaufe. Die Intelligenzentwicklung der 9 von STÄDELI untersuchten idiopathischen Fälle von Pubertas praecox lag jedoch in 7 Fällen über dem Altersdurchschnitt (IQ 112—129), aber deutlich hinter dem noch weiter vorauseilenden Knochen- und Längenalter zurück.

Psycho-sexuelle Entwicklung. Vorzeitige sexuelle Triebhaftigkeit, überdurchschnittliche Kontaktsuche und erotische Zuwendung findet sich nicht selten. LANGE-COSACK z.B. beschreibt einen 4jährigen Jungen mit hypothalamischer Frühreife, der beim Auftreten von Erektionen ängstlich und erregt wurde und sich dann hilfesuchend an die ihn betreuende Krankenschwester klammerte. Ähnliche Auffälligkeiten sah BORMANN bei einem 3jährigen Knaben. Ein 11jähriger mit idiopathischer Pubertas praecox umarmte und betastete auf der Straße Mädchen. Exhibitionismus führte schließlich bei diesem Kind zur Klinikeinweisung. Diese sexuelle Aktivität war jedoch überwiegend bei Knaben zu erkennen. STÄDELI, WALLIS, HAMPSON und MONEY sahen bei ihren erkrankten Mädchen kein auffallendes sexuelles Interesse und keine sexuell betonte Aggressivität.

Verlauf. MEYER und LUTZ beschrieben bei einem Mädchen mit konstitutioneller Pubertas praecox die interessante Erscheinung, daß zunächst (Beginn mit $2^1/_2$ Jahren) die psychische Vorausentwicklung harmonisch mit der körperlich-sexuellen Frühentwicklung Schritt hielt, bei Einsetzen der Menstruation mit 4,2 Jahren aber ein offensichtlicher Stillstand der psychischen Vorausentwicklung auftrat und die intellektuellen Leistungen dann bei ihr auf den guten Altersdurchschnitt zurückfielen, so daß es zu einer Verselbständigung der psychischen und körperlichen Entwicklung kam. Dieser psychische Regressionsvorgang wird auch von STUTTE (in einem Fall später sogar progressiver Persönlichkeitsabbau) und von LANGE-COSACK beschrieben.

Es dürfte also im Verlauf häufiger nach der Vorausentwicklung *später zu einem Stillstand* der psychischen Reifung, ja zu einem Entwicklungsrückstand gegenüber Gleichaltrigen kommen. STÄDELI beobachtete bei Eintritt der körperlichen Pubertät individuell verschiedene partielle Regressionen, wodurch möglicherweise ein Entwicklungsrückstand vorgetäuscht wird. WALLIS sah eine Patientin, die wieder wie ein Kleinkind gefüttert werden wollte.

Bei der sog. *Pseudopubertas praecox* wurden psychische Frühentwicklungen nicht beobachtet (BLEULER, ZÜBLIN). Die Intelligenz entwickelte sich altersgemäß, die Sexualität reifte nicht verfrüht und blieb sogar später infantil oder schwach. Im reifen Kindesalter wird bei der Pseudopubertas praecox manchmal eine reaktive Verstimmung diagnostiziert. ZÜBLIN meint, daß hier „die Einflüsse der Krankheit auf die Psyche ungleich schwächer als die auf den Körper sind". Diese Befunde bei Pseudopubertas praecox blieben jedoch in größeren Untersuchungsreihen durch dort eindeutig erhöhte Intelligenzquotienten nicht unwidersprochen (MONEY, HAMPSON).

Zusammenfassend läßt sich sagen, daß kein Zweifel am Vorkommen partieller Vorausentwicklungen vor allem im affektiven und ausdrucks-motorischen Bereich der Persönlichkeit bei einer kleineren Gruppe von Kindern mit Pubertas praecox besteht. Eine sichere Zuordnung dieses Phänomens zu einer bestimmten Pubertas praecox-Form ist durch die bisherigen Untersuchungen nicht bewiesen. Die Bleulersche Bemerkung, daß bei der Pubertas praecox die Regel in der Regellosigkeit zu finden sei, trifft sicher zum Großteil zu, sie stimmt überein mit der Meinung von STUTTE, daß die abnorme

Frühreife bei der Pubertas praecox — sofern sie sich überhaupt im Geistig-Seelischen manifestiert — jeden psychischen Bereich ergreifen könne und diese aber stets nur episodischen Charakter habe.

Senilitas praecox

Bei der Senilitas praecox handelt es sich vermutlich immer um die von H. Gilford 1897 beschriebene, sehr seltene *Progerie*, die zu einer, nur manchmal schon unmittelbar nach der Geburt einsetzenden, eigentümlichen Vergreisung führt.

Es findet sich dabei u.a. ein partielles oder universelles Geroderm, fehlende Behaarung und Fettgewebe, Kleinwuchs, Genitalhypoplasie, hydrocephale Kopfform, Gefäßveränderungen, insgesamt also eine Symptomatik, die zu einem sehr typischen Aspekt führt, bei dem sich alle erkrankten Kinder sehr ähneln. Pathogenetisch wurde lange Zeit eine Hypophysendysfunktion vermutet, so von Gilford selbst. Möglicherweise handelt es sich um eine Systemerkrankung der mesenchymalen Gewebe im Sinne einer Störung der Entwicklung des mittleren Keimblattes (Oberdisse, Rossi, Wiedemann).

Die über die ganze Weltliteratur verstreuten, nicht sehr zahlreichen Beschreibungen (Clement, Gilford, Mischell und Goldmann, Neill und Dingwall, Oberdisse, Rossi, Schiff, Strunz, Talbot, Thomson und Forwar, Rosenstern, Wiedemann, Zeder) — Oberdisse teilte 1950 den 5. Fall im deutschsprachigen Schrifttum und Rossi 1951 die 20. Beschreibung der Weltliteratur mit — enthalten nur sehr randständige Angaben über die psychische Entwicklung.

Zeder berichtet nach einer Übersicht über 10 Fälle des Schrifttums, daß „bei keinem eine zurückgebliebene geistige Entwicklung" zu erkennen war. Ein von ihm selbst beobachteter Patient erreichte im Entwicklungstest nach Bühler-Hetzer bei einem Lebensalter von 5,3 Jahren ein Entwicklungsalter von 5,5 Jahren. Die Angaben beschränken sich im allgemeinen auf Formulierungen wie „Intelligenz überdurchschnittlich" (Rossi), „gute Intelligenz" (Strunz) „intellektuelles Niveau über Durchschnitt" (Zeder), „geistig zweifellos altersgemäß, in manchem überdurchschnittlich weit entwickelt" (Wiedemann), „Intelligenz normal oder vorausentwickelt" (Clement). Vereinzelt war jedoch auch eine Debilität (Rosenstern) offensichtlich.

Bei der Verhaltensschilderung wird mehrfach beschrieben, daß die Patienten die Rolle des Spaßmachers und Clowns übernahmen, ja so weit gingen, Kinder und Frauen durch ihr Aussehen bewußt zu erschrecken (Zeder). Auch Stimmungsschwankungen, die von Ausgelassenheit bis zu einer mimosenhaften Verletzbarkeit und einem depressiven Verhalten reichen, wurden gesehen. Fremden gegenüber geben sich die Kinder meist befangen und schüchtern. Gilford selbst sah einen Patienten, der mit 17 Jahren an einer senilen Demenz erkrankt sein soll.

Frühkindlicher Autismus

Die autistischen Kinder — auf die spezielle Problematik der von Asperger und Kanner beschriebenen Formen kann hier nicht eingegangen werden — zeigen manchmal eine, dann allerdings sehr schmalspurige, aber doch eindeutige Vorausentwicklung bestimmter seelischer Bereiche. Sie manifestiert sich bei ihnen häufig im besonders geschickten und ausdrucksstarken Sprachgebrauch sowie manchmal im motorischen Bereich. Die autistischen Kinder weisen öfter auch ein Spezialwissen und Spezialinteresse an weitab liegenden Wissensgebieten auf und können sich mit diesen in gelegentlich grotesk anmutender Art und Weise beschäftigen. Die Vorausentwicklung bezieht sich jedoch immer nur auf sehr umschriebene Bereiche (motorisch, intellektuell, interessensmäßig) und ist stets eingebettet in ein Syndrom allgemeiner Abartigkeit.

Literatur

Abernethy, E. M.: Relationship between mental and physical growth. Monogr. Soc. Res. Child Develop. 1, 7 (1936).

Asperger, H.: Die „autistischen Psychopathen". Arch. Psychiat. Nervenkr. 117, 1 (1944).

— Vollendung des Lebens, aus Erkenntnis und Wirklichkeit. Innsbrucker Beiträge zur Kulturwissenschaft, Bd. 5, 1958.

— Heilpädagogik, 3. Aufl. Wien: Springer 1961.

Backmann, G.: Die beschleunigte Entwicklung der Jugend (verfrühte Menarche, verspätete Menopause, verlängerte Lebensdauer). Acta anat. (Basel) 4, 421 (1948).

Bastian, M.: Längenwachstumsbeschleunigung Kölner Studenten und Studentinnen. Diss. Köln 1958.

Baumgarten, F.: Wunderkinder. Leipzig: Johann Ambrosius Barth 1930.

BAYLEY, N.: Factors influencing the growth of intelligence in young children. Yearb. Nat. Soc. Stud. Educ. **39**, 49 (1940).

— Individual patterns of development. Child Develop. **27**, 45 (1956).

BENNHOLDT-THOMSEN, C.: Die Entwicklungsbeschleunigung. Ergebn. inn. Med. Kinderheilk. **62**, 1153 (1942).

— Wachstumsprobleme. Mschr. Kinderheilk. **97**, 101 (1949).

— Sterben und Tod des Kindes. Dtsch. med. Wschr. **84**, 1437 (1959).

BINNING, G.: The psychosomatic somatopsychic nature of school child growth. Arch. Pediat. **76**, 269 (1959).

BLEULER, M.: Endokrinologische Psychiatrie. Stuttgart: Georg Thieme 1954.

BOBER, H., u. E. SCHOLZ: Das Reifungsgeschehen bei Jugendlichen. Z. Rassenk. **14**, H. 2 (1944).

BÖHM, H., u. A. BÖHM: Die jugendliche Mutter. In: Jahrbuch der Jugendpsychiatrie, Bd. I. Bern: Huber 1956.

BORMANN, E.: Pubertas praecox und psychische Reifungsverhältnisse. Arch. Psychiat. Nervenkr. **111**, 666 (1940).

BOSCH, G.: Über die Entwicklung der Todeserfahrung im Kindesalter. In: Jahrb. Jugendpsychiatrie, Bd. VI. Bern: Huber 1967.

BÜRGER-PRINZ, H.: Ein Fall von Pubertas praecox. Nervenarzt **15**, 438 (1942).

CLÉMENT, R.: Sénilité précoce et nanisme — Progeria de Gilford. Presse méd. **63**, 155 (1955).

CLEMENTS, E. M. B.: Changes in the mean stature and weight of British children over the past seventy years. Brit. med. J. **1953 II**, 897.

COERPER, C., W. HAGEN u. H. THOMAE: Deutsche Nachkriegskinder. Stuttgart: Georg Thieme 1954.

CONRAD, K.: Der Konstitutionstypus als genetisches Problem. Berlin: Springer 1941.

DOE-KULLMANN u. STONE: Zit. bei H. u. M. L. STUTTE, Psychische Vorentwicklung bei einem Fall von Pubertas praecox hypothalamischer Genese. Z. Kinderheilk. **67**, 294 (1949).

EKMANN, G.: Intelligenz und Intelligenzmessung. In: D. KATZ, Handbuch der Psychologie. Basel: Benno Schwabe & Co. 1951.

EMNID-Institut für Meinungsforschung. Jugend zwischen 15 und 24. Bielefeld 1954 u. 1955.

— — Jugend 1964 — Gesellungsformen, Lebensbereiche, Denkweisen. Bielefeld 1964.

FRANKL-HOCHWART, L. v.: Über den Einfluß der inneren Sekretion auf die Psyche. Med. Klin. **1912**, 1953.

FREUND, J.: Entwicklungswandel der Jugend. Stuttgart: Paracelsus 1954.

— Acceleration und Retardation. Acta paedopsychiat. (Basel) **26**, 170 (1959).

—, u. E. H. MAIER: Zur Ätiologie der Entwicklungsbeschleunigung. Z. Kinderheilk. **71**, 1, 79 (1952).

GILFORD, H.: Progeria: A form of senilism. Medico-Chir. Trans. **80**, 17 (1897).

GRAY, H.: Increase in stature of American boys in the last fifty years. J. Amer. med. Ass. **88**, 908 (1927).

GSCHWIND-GASS, R., u. C. HAFFTER: Psychiatrische Fragestellungen bei endokrin gestörten Kindern. Schweiz. med. Wschr. **87**, 1462 (1957).

HAMPSON, J. G.: Hermaphroditic genital appearence, rearing and eroticism in hyperadrenocorticism. Bull. John Hopk. Hosp. **96**, 265 (1955).

HARBAUER, H.: Zur „Frühreife". Zbl. ges. Neurol. Psychiat. **119**, 291 (1952).

HEIDLER V. HEILBRONN, H.: Untersuchungen zum Accelerationsproblem an 12jährigen böhmischen Mädchen Prags. Z. menschl. Vererb.- u. Konstit.-Lehre **30**, 91 (1950).

HOMBURGER, A.: Vorlesungen über Psychopathologie des Kindesalters. Berlin: Springer 1926.

HUTH, A.: Rückgang der Begabung bei deutschen Kindern? Grenzgeb. Med. **1**, 141 (1948).

ILLCHMANN-CHRIST, A.: Die Dissozialität weiblicher Minderjähriger im Spiegel puberaler Reifungsstörungen. Z. Kinderpsychiat. **6**, 1 (1952).

JONES, H. E.: Relationships in physical and mental development. Rev. Educ. Res. **6**, 102 (1936); **9**, 91, 134 (1939).

JONSSON, G.: Sexualvanor hos svensk ungdom. In: Ungdomen möter samhälle. Ungdomsvards-kommittens slutbetänkande. Statens Offentliga Utredningar. **41**, 160 (1951).

JUDA, A.: Höchstbegabung. München u. Berlin: Urban & Schwarzenberg 1953.

KANNER, L.: Child psychiatry. Springfield (Ill.): Ch. C. Thomas 1957.

KINSEY, A. C., W. B. POMEROY, and C. E. MARTIN: Sexual behavior in the human male. Philadelphia and London: W. B. Saunders Co. 1948.

— — —, and P. H. GEBHARD: Sexual behavior in the human female. Philadelphia and London: W. B. Saunders Co. 1953.

KOCH, E. W.: Über die Veränderungen menschlichen Wachstums im ersten Drittel des 20. Jahrhunderts. Leipzig: Johann Ambrosius Barth 1935.

KOCH, K.: Der gew. Baumtest, 3. Aufl. Bern: Huber 1957.

KRETSCHMER, E.: Psychotherapeutische Studien. Stuttgart: Georg Thieme 1949.

— Körperbau und Charakter, 20. Aufl. Berlin-Göttingen-Heidelberg: Springer 1951.

LANGE-COSACK, H.: Psychologische Befunde bei Pubertas praecox und beim adrenogenitalen Syndrom bei kongenitaler Nebennierenrindenhyperplasie. In: Die Endokrinologie des alternden Menschen. Berlin-Göttingen-Heidelberg: Springer 1958.

LENZ, W.: Ursachen des gesteigerten Wachstums der heutigen Jugend. Wiss. Veröff. dtsch. Ges. Ernähr. **4**, 1 (1959).

— Wachstums- und Reifungsprobleme. Die Jugend in den geistigen Auseinandersetzungen unserer Zeit. Göttingen 1962.

—, u. H. KELLNER: Die körperliche Akzeleration. Überblick zur wissenschaftlichen Jugendkunde, Bd. 16. München 1965.

LEUNER, H.: Die Bedeutung des epochalen Entwicklungswandels für die Disposition zu Neurosen und psychosomatischen Erkrankungen im Jugendalter. Z. Psychother. med. Psychol. **12**, 11 (1962).

Lippert, E., u. C. Keppel: Deutsche Kinder in den Jahren 1947—1950. Schweiz. Z. Psychol. 9, 212 (1950).

Matthes, I.: Minderjährige Geschädigte als Zeugen in Sittlichkeitsprozessen. Diss. Köln 1957.

Meredith, H. V.: Human foot lenght from embryo to adult. Hum. Biol. 16, 207 (1944).

Meyer, A., u. J. Lutz: Über die psychische Entwicklung eines 6½ Jahre alten Mädchens mit konstitutioneller Pubertas praecox. Z. Kinderpsychiat. 20, 161 (1953).

Mirow, E.: Somatische und psychische disharmonische Reifung. Z. Kinderheilk. 66, 349 (1949).

Mitchell, E. C., and D. W. Goltman: Progeria: Report of a classic case with a review of litterature since 1929. Amer. J. Dis. Child. 59, 379 (1940).

Money, I.: Hermaphroditism, gender and precocity in hyperadrenocorticism: Psychologic findings. Bull. Johns Hopk. Hosp. 96, 253 (1955).

—, and I. G. Hampson: Idiopathic sexual precocity in the male. Psychosom. Med. 17, 1 (1955).

Neeb, M.: Intelligenz, Temperament und Leistungsfähigkeit. Z. Psychol. 118, 1 (1930).

Neill, C. A., and M. M. Dingwall: Progeria. Arch. Dis. Childh. 25, 213 (1950).

Neurath, R.: Die Pubertät. Wien: Springer 1932.

Oberdisse, H.: Senilität im Kindesalter. Dtsch. Arch. klin. Med. 197, 115 (1950).

Oehme, J., W. Janssen u. Ch. Hasitte: Die Leukämie im Kindesalter. Stuttgart: Georg Thieme 1958.

Paschlau, R. u. G.: Beitrag zur Frage des Verhältnisses der körperlichen Entwicklungsbeschleunigung unserer Jugend zu ihrer Leistungsfähigkeit in der Schule. Öff. Gesundh.-Dienst 25, 63 (1963).

— Zur Frage der Parallelität zwischen der körperlichen Entwicklungsbeschleunigung unserer Jugend und ihrer Leistungsfähigkeit in der Schule. Öff. Gesundh.-Dienst 26, 642 (1964).

Paterson, D. G.: Physique and intellect. New York: Century 1930.

Portmann, A.: Biologische Fragmente zu einer Lehre vom Menschen. Basel: Benno Schwabe & Co. 1952.

— Anthropologische Deutung der menschlichen Entwicklungsperiode. In: Kongreßber. III. Europ. Kongr. Pädopsychiatrie, Basel-New York, 1968.

Rosenstern, I.: Über einen Fall von Geroderma genito-dystrophicum im Kindesalter mit dem histologischen Befund einer erheblichen Elasticaverminderung in der Haut. Z. Kinderheilk. 46, 481 (1928).

Rossi, E.: Über einen neuen Fall von Progeria (Hutchinson-Gilford-Syndrom). Helv. paediat. Acta 6, 165 (1951).

Schick, C. P., u. L. M. Jokipaltio: Über den Zusammenhang zwischen körperlicher und seelischer Entwicklung in der Pubertät. Z. menschl. Vererb.- u. Konstit.-Lehre 34, 340 (1958).

—, u. R. Schröder: Über den Zusammenhang zwischen körperlicher und seelischer Entwicklung in der Pubertät. Z. menschl. Vererb.- u. Konstit.-Lehre 34, 601 (1958).

Schiff, E.: Progerie, nanisme type sénile. Schweiz. med. Wschr. 64, 213 (1934).

Schmidt-Voigt, J.: Variationen im Erscheinungsbild des schnellreifenden Jugendlichen. Z. Kinderhk. 63, 356 (1943).

— Wesenszüge im Elektrokardiogramm der accelerierten Jugendlichen. Z. Kinderheilk. 65, 394 (1947).

Schneersohn, F.: Über die Zurückgebliebenheit des intellektiven Charakters (Pädophrenie). Z. Kinderpsychiat. 23, 129 (1956).

Schneider, K.: Das seelische Bild der Akzelerierten im Spiegel des TAT. Prax. Kinderpsychol. 4, 241 (1955).

Schreider, E.: Taille et capicités mentales. Biotypologie 17, 21 (1956).

Schumacher, W.: Ein Beitrag zur Frage der Pubertas praecox. Arch. Psychiat. Nervenkr. 84, 325 (1928).

Scott, E. M., R. Illsley, and A. M. Thomson: A psychological investigation of primigravidae. II. Maternal social class, age, physique and intelligence. J. Obstet. Gynaec. Brit. Emp. 63, 338 (1956).

Shuttleworth, F. K.: The physical and mental growth of girls and boys age six to nineteen in relation to age at maximum growth. Monogr. Soc. Res. Child Develop. 3, 4 (1939).

Städeli, H.: Eine psychopathologische Querschnittuntersuchung bei 9 Patienten mit idiopathischer Pubertas praecox. Helv. paediat. Acta 16, 711 (1961).

Steinwachs, F.: Körperlich-seelische Wechselbeziehungen in der Reifezeit. Basel: S. Karger 1962.

—, u. U. Danckers: Konstitutionelle Entwicklung und Leistung. Z. menschl. Vererb.- u. Konstit.-Lehre 31, 515 (1953).

Stern, E.: Kind, Krankheit und Tod. München: Reinhardt 1957.

Stifter, H.: Körpergröße — Geschlechtsreife — geistige Leistung (ein Beitrag zum Accelerationsproblem). Z. Kinderheilk. 66, 249 (1949).

Stockert, F. G. v.: Probleme der Pubertät. Nervenarzt 32, 341 (1961).

Stone, C. P., and R. G. Barker: On the relationship between menarcheal age and certain measurements of phisique in girls of the ages nine to sixteen years. Hum. Biol. 9, 1 (1937).

Strickmann, R.: Untersuchungen zur Frage der Beziehung von somatischer und psychischer Entwicklung. Bonn: Bouvier 1957.

Strunz, E.: Tagungsbericht Vereinigung Sächsisch-Thüringischer Kinderärzte. Mschr. Kinderheilk. 33, 377 (1926).

Stutte, H., u. H. Reinecke: Wachstumsverhältnisse bei hessischen Schulkindern in den Jahren 1946—1949. Kinderärztl. Prax. 19, 515 (1949).

— Pubertas praecox und psychische Reifeverhältnisse. Z. Kinderpsychiat. 17, 136 (1950/51).

— Pubertas praecox. In: Die Sexualität des Menschen. Stuttgart: Ferdinand Enke 1954.

— Kinder- und Jugendpsychiatrie. In: Psychiatrie der Gegenwart, Bd. II. Berlin-Göttingen-Heidelberg: Springer 1960.

— Zustände psychischer Vorentwicklung im Kindesalter. Nervenarzt 33, 337 (1962).

Talbot, F. B.: Metabolism. Study of a case simulating premature senility. Mschr. Kinderheilk. 25, 643 (1923).

Tanner, J. M.: Wachstum und Reifung des Menschen. Stuttgart: Georg Thieme 1962.

Thomae, H.: Längsschnittuntersuchungen zum Problem der Beziehungen zwischen körperlicher und seelischer Entwicklung. Z. exp. angew. Psychol. 4, 437 (1957).

Thomson, I., et I. O. Forfar: Progeria. Syndrome d'Hutchinson-Gilford. Une observation et revue de la litterature. Arch. Dis. Childh. 25, 224 (1950).

Tramer, M.: Lehrbuch der allgemeinen Kinderpsychiatrie, 2. Aufl. Basel: Benno Schwabe & Co. 1945.

— Geistige Reifungsprobleme. Z. Kinderpsychiat. 17, 150 (1951).

Undeutsch, U.: Somatische Acceleration und psychische Entwicklung der Jugend. Studium gen. 5, 286 (1952).

— Das Verhältnis von körperlicher und seelischer Entwicklung. In: Handbuch der Psychologie, Bd. 3. Göttingen: Hogrefe 1959.

Undeutsch, U.: Die psychische Entwicklung der heutigen Jugend. Überblick zur wiss. Jugendkunde, Bd. 17. München 1967.

Wagner, W.: Über Altklugheit und Naivität. Nervenarzt 20, 64 (1949).

Wallis, H.: Psychopathologische Studien bei endokrin gestörten Kindern. Z. Kinderheilk. 84, 166 (1960).

Weir, I. B.: The assessment of the growth of schoolchildren with special reference to secular changes. Brit. J. Nutr. 6, 19 (1952).

Weygandt, W.: Der jugendliche Schwachsinn. Stuttgart: Ferdinand Enke 1936.

Wiedemann, H.-R.: Über Greisenhaftigkeit im Kindesalter, insbesondere die Gilfordsche Progerie. Z. Kinderheilk. 65, 670 (1948).

Wilkins, L.: The diagnosis and treatment of endocrine disorders in childhood and adolescence. Springfield (Ill.): Ch. C. Thomas 1950.

Zeder, E.: Über Progerie, eine seltene Form des hypophysären Zwergwuchses mit diffuser Sklerodermie. Mschr. Kinderheilk. 81, 167 (1940).

Züblin, W.: Zur Psychiatrie einiger Fälle von Pseudopubertas praecox. Schweiz. Arch. Neurol. Psychiat. 71, 384 (1953).

Einschulungsfragen

H. Asperger, Wien

Die nach dem Kleinkindesalter wichtigste Phase der kindlichen Entwicklung heißt „Schulalter". Schon aus diesem Namen läßt sich die Bedeutung der Schule für das Lebensschicksal eines Menschen erkennen: Das Kind hat nun nicht nur sachliche Inhalte zu erlernen, nicht nur die bisherige kulturelle Entwicklung zu rezipieren, sondern es lernt arbeiten, seine Aktivität sinnvoll zu steuern, es lernt Hemmungen zu setzen, um höherer Werte willen Versagungen auf sich zu nehmen, es lernt die unumstößliche Wahrheit kennen, daß vor die Krone der Schweiß gesetzt ist. So vermag es dann, in der Pubertät biologisch und seelisch gereift, in die Selbständigkeit der beruflichen und sozialen Bewährung hinauszuschreiten.

Bedenkt man die Unterschiede zwischen der schönen, freien Spielsituation des Kleinkindes und der Arbeitssituation des Schulkindes, so versteht man auch, welche Umstellung mit dem Moment der Einschulung erfolgen muß, versteht auch, daß diese Entscheidung schwierige Probleme mit sich bringen kann, wenn die Entwicklung aus inneren oder äußeren Gründen nicht normgemäß verläuft. Verständlich ist aber auch, daß Fehler in der Einschulung schwere Schädigungen nach sich ziehen können,

die nur spät oder gar nicht auszugleichen sind.

Wird ein Kind zu spät eingeschult, so wird kostbare Zeit versäumt (eben das fürchten ja ehrgeizige Eltern sehr), es kann dadurch aber auch zu Verhaltensstörungen kommen, daß seelische Kräfte brach liegen und sich in unerwünschte Richtung entwickeln. Noch größer sind aber die Gefahren bei zu früher Einschulung, und sie werden auch viel häufiger realisiert: Ein Kind, das intellektuell und/oder seelisch noch nicht für die Schulanforderungen gereift ist, steht in einer hoffnungslosen Überforderungssituation mit all der Angst, dem Insuffizienzgefühl, der Gefahr, psychosomatische Symptome zu entwickeln oder in aggressives Verhalten auszuweichen. Es ist auch zu bedenken, daß ein zu früh eingeschultes, noch unreifes Kind dadurch, daß es in den unteren Schulstufen versagt, den Besuch einer Höheren Schule und so auch den Eintritt in einen gehobenen Beruf verspielt hat, also einen Schaden erleidet, der nicht gutgemacht werden kann. Daraus erhellt die Schwere der Verantwortung, die auf diesen Problemen liegt.

Diese Einsichten haben daher in allen Ländern mit einem gut geordneten Schulwesen

Einschulungsfragen sehr ernst nehmen, haben Untersuchungsstellen und Untersuchungsmethoden entwickeln lassen, die ein sicheres Urteil erlauben sollten. Im einzelnen ist das sehr verschieden organisiert. Je nach dem Ausgangspunkt — Schule, psychologische, kinderpsychiatrische Arbeitsstellen — sind auch die Methoden verschieden, einmal mehr von pädagogischen, ein andermal mehr von psychologischen oder ärztlichen Gesichtspunkten ausgehend; und es gibt zwischen diesen gewiß auch Spannungen und Konfliktmöglichkeiten. Wir sind freilich der Überzeugung, daß die ärztliche Problematik unabdingbar zu dieser Fragestellung dazugehört: die biologische Reifung (die natürlich auch ihre seelische Seite hat) gehört in die ärztliche Kompetenz; schon gar trifft das zu für alle die Reifungsstörungen, alle die Krankheitsprozesse, welche die normale Schulfähigkeit in Mitleidenschaft ziehen — diese sind aber meist nur dem Blick des erfahrenen Arztes erkennbar, Angehörige anderer Berufe geraten leicht in falsche Deutungen (meist im Sinn einer Psychogenese). Wie in vielen anderen kinderpsychiatrischen Problemen ist somit auch hier eine gute Teamarbeit zwischen Arzt, Psychologen und Pädagogen die beste Methode, die sich auch in der Praxis bewährt.

In der Tat sind wir überzeugt, daß es in Fragen der Schulreife die sichersten Resultate bringt, wenn man körperliche und seelische Gegebenheiten des Kindes zusammenzusehen vermag, die denn auch immer Entsprechungen zeigen. Mit diesem Problem hat sich der Berliner Stadtschularzt W. Zeller intensiv beschäftigt und aufgrund seiner Betrachtungsweise den „Gestaltwandel" des Kindes zwischen „Kleinkind-" und „Schulkindform" beschrieben. Die dabei gefundenen Kriterien sind bereits im Band II/1 dieses Handbuches im Abschnitt Hellbrügges „Aspekt und Verhalten des Kindes als Grundlagen der pädiatrischen Diagnostik" ausführlich zitiert und sollen daher hier nicht wiederholt werden. Hellbrügge hat an der Betrachtungsweise Zellers scharfe Kritik geübt, auf mangelnde Exaktheit der Einzelheiten der beschriebenen Änderungen hingewiesen, hat in Abrede gestellt, daß es zur Zeit des „Gestaltwandels" scharfe Zäsuren gebe, welche es berechtigt erscheinen ließen, von einem raschen „Wandel" zu sprechen. Uns jedoch scheint es, daß Zeller beson-

ders mit der Zusammenschau von körperlichen Ausdrucks- und Verhaltensänderungen etwas Richtiges gesehen hat und daß sich die von ihm angegebenen Kriterien in der Praxis der Beurteilung, ob ein Kind schulreif sei, bewährt haben; sie sind ja auch in zahlreiche dahingehende Untersuchungsmethoden eingebaut.

Zeller weist hin auf Änderungen der Körpergestalt im Großen und im Kleinen, besonders auf Proportionsänderungen — bezeichnend sei unter anderem die absolute und relative Verlängerung der Extremitäten; das gibt Anlaß zu der „Philippinenprobe": dem „Schulkind" gelingt es leicht, mit einem Arm über den Kopf hinweggreifend, das Ohr der anderen Seite zu erreichen, dem „Kleinkind" nicht! —, er beschreibt aber auch schön die Änderung der Motorik, vor allem der Ausdruckserscheinungen, wobei dieser Wechsel für den, der zu schauen versteht, klar die geänderte Reaktionslage anzeigt (Gegensatz des „weltoffenen" Blicks des „umweltverschmolzenen" Kleinkindes und des abstandhaltenden Blicks, der strafferen Mimik des Schulkindes, was deutlich die kritische Distanz, die geistige Auseinandersetzung mit der Umwelt, die neu erworbene Abstraktionsfähigkeit, die Einsicht in Sachzusammenhänge anzeigt; das alles bildet ja die Voraussetzung für einen erfolgreichen Schulbesuch).

Auf die seelischen Gegebenheiten kommt es aber natürlich vor allem an. Geben die eben besprochenen Kriterien wichtige, manchmal entscheidende Hinweise, so gehen doch, seit man die Wichtigkeit der Einschulungsprobleme erkannt hat, intensive Bemühungen dahin, die Schulfähigkeit der Kinder durch exakte psychologische Untersuchungen festzustellen.

Schulreife ist nicht in erster Linie ein Intelligenz-, sondern ein Entwicklungsproblem. Dem trägt für den deutschen Sprachraum wohl am besten der *Entwicklungstest* von Ch. Bühler und H. Hetzer Rechnung (für den angelsächsischen Sprachraum, gleichwohl aber auch in unseren hereinwirkend, sind die Arbeiten von A. Gesell fruchtbar geworden). In dem zitierten Entwicklungstest werden neben den intellektuellen Leistungen noch beurteilt: Körperbeherrschung, soziale Reaktion, sprachliches und anschauliches Gedächtnis (beides gibt wichtige Kriterien für die Lernfähigkeit), Materialbeherrschung. Aufgrund der Ergebnisse in den beschriebenen Dimensionen wird das

„Entwicklungsalter" und der „Entwicklungsquotient" berechnet, was dann entscheidende
Hinweise für oder gegen die Einschulung erlaubt. Man erkennt schon aus der kurzen Aufzählung, daß „Schulreife" nicht ein Intelligenz-,
sondern ein Reifungsproblem ist, ein Ergebnis
endogener Reifungsschritte, die man im wesentlichen auch nicht beschleunigen kann, so gewiß
auch sie, wie alles biologische Geschehen, vom
Milieu her (z. B. von einer Verwahrlosung)
beeinflußbar sein mögen.

Es wurde eine ganze Anzahl von Schulreifetests entwickelt, mit guter psychologischer und
statistischer Grundlegung und meist auch mit
Untersuchungen über die Bewährung der erzielten Ergebnisse in späterer Zeit. Es seien
hier nur für die Deutsche Bundesrepublik die
„Weilburger", die „Münchener", die „Frankfurter Testaufgaben", für Österreich der Schulreifetest von KARAS und SEYFRIED erwähnt.
Nicht in gleichem Maß erfüllen die verschiedenen Untersuchungsverfahren die an einen
solchen Test zu stellenden Forderungen: Er
sollte eine möglichst rasche und doch sichere
Orientierung über *alle* einzuschulenden Kinder
ergeben, sollte daher in Gruppenuntersuchung
vorgenommen werden, gewisse Untersuchungen
müssen aber einzeln gemacht werden, das körperliche Bild sollte einbezogen werden.

In Zusammenhang mit der Schulreife-
untersuchung sollten unbedingt auch die ärzt-
lich-heilpädagogischen Probleme richtig gelöst
werden. Es wäre ganz falsch, etwa bei einem
debilen Kind festzustellen, es besitze nicht die
Fähigkeiten, in einer ersten Volksschulklasse
mitzukommen — und es nun zurückzustellen
und den Eltern den billigen Trost zu geben,
das werde sich schon „auswachsen", man solle
nur zuwarten! Damit wird schuldhaft kostbare
Zeit versäumt, in der bei dem schwach-
befähigten Kind vieles hätte aufgebaut werden
können. Sehr langsam beginnt sich (nach den
Erfahrungen des Verfassers noch eher in Österreich als in der Bundesrepublik) die Erkenntnis
durchzusetzen, daß ein zum Einschulungs-
termin eindeutig als debil zu erkennendes
Kind (und das läßt sich bei der großen Mehrzahl erkennen) sofort, mit 6 Jahren, in die
Sonderschule kommen sollte; zu einem wesentlichen Teil sind die großartigen Möglichkeiten
der Sonderschule vertan, wenn ein hierher
gehörendes Kind erst im 4., 5. oder 6. Schuljahr
in die Sonderschule eingewiesen wird: Wie-

viele Leiden hatte es bis dahin in der Normalschule zu erdulden, wieviel Angst und Insuffizienzgefühl, wieviel Spott und Quälereien von
seiten der „normalen" Kinder, wieviel Überforderung durch seine Erzieher — und wie viel
hätte bei angemessenen Anforderungen in der
Sonderschule aufgebaut werden können, in der
Zeit, welche in der Normalschule nutzlos vertan
wurde!

Gewiß sind die Forderungen einer früh-,
eben einer rechtzeitigen Sonderschuleinweisung
nicht immer leicht zu erfüllen — eher noch in
der großen Stadt mit einem mustergültigen
System von Spezialschulen, den besonderen
Defekten eines Kindes gut angepaßt, viel
schwerer jedoch auf dem Lande, wo es, noch
dazu für ein junges Kind, sehr schwer, oft
unmöglich ist, der Entfernung wegen eine
öffentliche Sonderschule zu erreichen. Da
bliebe dann als einzige Möglichkeit das Sonderschulinternat — aber das bedeutet wieder die
Herausnahme des Kindes aus der Familie, an
die es gerade wegen seiner Hilflosigkeit oft
besonders stark gebunden ist, das kann auch
die Wiedereinpflanzung in das bäuerliche Arbeitsleben gefährden, in dem gerade der Debile
die besten Chancen späterer sozialer Anpassung
hätte. Aber gerade auf dem Land ist die Situation des debilen Kindes in der Normalschule,
in der es oft durch viele Jahre mitgeschleppt
wird, besonders tragisch. — So muß immer von
Fall zu Fall, nach den persönlichen und den
lokalen Möglichkeiten, das Beste zu tun versucht werden.

So muß also festgehalten werden: Vom
Schulbesuch zurückgestellt werden (auf ein,
höchstens 2 Jahre) sollen nur jene *infantilen*
Kinder, bei denen man erwarten kann, daß sie
in der Zwischenzeit den Reifungsrückstand
aufholen und dann den Anforderungen der
Normalschule gewachsen sein werden.

Am leichtesten wird die Entscheidung bei
den „Harmonisch-Infantilen", bei denen körperliches Bild, intellektuelles und seelisches
Verhalten übereinstimmen, die noch ganz dem
„Kleinkindtyp" ZELLERs zugehören (in Proportionen, Ausdruck und Verhalten), die, ohne
daß sich qualitativ abnorme Züge im Intellektuellen und im Verhalten zeigen, noch ganz
kleinkindlich denken (etwa noch ganz dem
Anschaulichen verhaftet, noch nicht fähig zu
jener Abstraktion, welche Voraussetzung für
den erfolgreichen Schulbesuch ist), die auch

jene Arbeitsreife noch nicht besitzen, die ein Schüler braucht. Solche Eigenheiten sind durch jeden Entwicklungs-, jeden Schulreifetest eindeutig zu erkennen.

Viel schwieriger ist Erkennung und Administration bei den „disharmonisch-infantilen" Typen, von denen wir glauben, sie seien heute häufiger als noch vor einer Generation (wir möchten das mit dem ja oft so unharmonisch verlaufenden Accelerationsvorgang in Zusammenhang bringen): Es gibt schon keine Übereinstimmung zwischen dem körperlichen Bild, den Ausdruckserscheinungen, den Denkabläufen und dem sozialen Verhalten. Nicht selten findet man eigenständige Denkleistungen von beträchtlicher Originalität, auch gereifte Abstraktionsfähigkeiten, aber das Benehmen ist noch ganz kleinkindlich: völlig unbekümmert den augenblicklichen Impulsen, den spontanen Interessen hingegeben, fröhlich-verspielt, unfähig zu einer von außen verlangten und gar sauren Arbeit, ganz undiszipliniert und undisziplinierbar. An diesen durch die mangelnde soziale Reife bedingten Einordnungsschwierigkeiten droht die Einschulung zu scheitern.

Trotzdem wird man in der Mehrzahl dieser Fälle bei guter oder gar überdurchschnittlicher intellektueller Reifung zur Einschulung raten. Gerade die Schule bietet wichtige Entwicklungsreize zur sozialen Anpassung, ihre Forderungen vermitteln wichtige Erfahrungen „by trial and error" (Dewey) — und man hätte viel versäumt, wollte man nicht wenigstens den Versuch machen, ein solches Kind gerade durch die Schule an die Schule anzupassen. Das verlangt dann freilich nicht geringes pädagogisches Geschick beim Lehrer, und manchmal muß das Interesse eines solchen Kindes gegenüber dem der Klasse, die dadurch schwer gestört wird, abgewogen werden.

Immer klarer wird in den Kreisen Berufener die Erkenntnis, daß es nicht genug ist, ein Kind, dessen Schulunreife man festgestellt hat, nur zurückzustellen und sich weiter nicht um es zu kümmern; es kommt allzu oft in ein insuffizientes familiäres Milieu, das es hat verwahrlosen lassen (heute ja oft in einer Situation der „Luxusverwahrlosung"), es erfährt, so alleingelassen, keine Förderung von außen. So wurde versucht, zwischen Kindergarten und Schule eine pädagogische Zwischenstufe einzuschieben, einen „Schulkindergarten", eine „Vorschulgruppe", sei es im Rahmen des Kin-

dergartens, sei es der Schulorganisation, geführt von einer Jugendleiterin (in Deutschland) und/ oder Kindergärtnerin oder auch einer Lehrperson. So viel derartige Institutionen leisten könnten, stehen auch sie unter dem modernen Handicap der Unterbesetzung aller sozialen Berufe, was wir bereits an einer anderen Stelle dieses Bandes auseinandergesetzt haben.

Dieser Schulkindergarten, diese Vorschulgruppe hätte wichtige Aufgaben zu erfüllen: den Kindern mit endogen verlangsamter Reifung Gelegenheit und Anregung zur Nachreifung zu geben, ihren Eltern Ungeduld und Ängstlichkeit zu nehmen (die ja so viel schaden können), ihnen die Versicherung zu verleihen, es geschehe alles Erforderliche zur Förderung der Kinder; durch Vernachlässigung und Überforderung verursachte Milieuschäden soweit als möglich zu beseitigen, die Kinder an Arbeit zu gewöhnen, isolierte Schwierigkeiten und Defekte zu erkennen und auch schon zum Teil zu behandeln, auch bereits Vorsorge für eine spätere Sonderbeschulung zu treffen — vor allem gibt es hier Gelegenheit zu einer logopädischen Therapie, und ein Anheben des sprachlichen Niveaus eines Kindes ist oft für dessen späteren Schulerfolg entscheidend; auch die disziplinäre Einordnung infantiler Kinder — ihr Unvermögen auf diesem Gebiet ist ja oft das größte Hindernis für den Schulbesuch — kann hier entscheidend gefördert werden (Begründung und Methodik dieser Schulvorstufen findet sich gut beschrieben für bundesdeutsche Verhältnisse bei E. Hoffmann, für die österreichischen bei L. Schenk-Danzinger).

Es gehört überhaupt zu den wichtigsten Erkenntnissen unserer Zeit, daß Störungen, welche die geistige Leistung und das Verhalten eines Kindes in Mitleidenschaft ziehen, möglichst frühzeitig, jedenfalls schon vor dem Schulalter, erkannt und behandelt werden sollten; nur so ist das Bestmögliche für eine spätere soziale Einordnung eines Kindes zu erreichen. Institutionen wie die oben geschilderten erfüllen diesen Zweck aufs beste (s. darüber auch den Abschnitt „Heilpädagogische Therapie", S. 959).

Einschulungsprobleme gibt es nicht nur bei Kindern, die ihrem Geburtsdatum nach bereits in die Schule gehören, bei denen aber der Erfolg des Schulbesuchs zweifelhaft ist, wobei dann, nach entsprechender Untersuchung, eine Schulrückstellung möglich ist. Die Schulordnungen der meisten Länder kennen aber auch die Möglichkeit, ein Kind, das noch nicht ganz das Schulalter erreicht hat, vorzeitig einzuschulen, also etwa eine Anzahl von Monaten vor dem Ende des 6. Lebensjahres. Das streben viele Eltern an: Ehrgeizige, die ihr Kind für ein Wunder an Intelligenz halten, Ältere, die meinen, sie wären schon zu betagt, wenn das Kind endlich am Ende seiner Schulausbildung angelangt wäre (besonders bei der heutigen Tendenz zur Verlängerung der Schulpflicht).

Die Lösung dieser Frage muß aber immer vom Zustand des Kindes her versucht werden, nie von in den Eltern liegenden Gründen — und sie ist immer besonders verantwortungsvoll. Harmonische, nicht nur die Intelligenz, sondern auch andere Entwicklungslinien der Persönlichkeit betreffende Verfrühungen, also auch auf sozialem Gebiet, auch in der Arbeitsweise, gibt es nur selten. So würden Kinder auch mit einem beträchtlich vorschießenden „Intelligenzalter", die aber die nötige Arbeitsreife noch nicht erreicht haben, dennoch in eine hoffnungslose Überforderungssituation gedrängt werden, mit allen den bösen seelischen und selbst psychosomatischen Folgen, wenn man sie vorzeitig einschulte. Aber auch bei diesen Kindern können die von der Schule gebotenen Reize zu einer raschen Reifung der Persönlichkeit, zur Erreichung einer guten Arbeitsreife beitragen — und somit ist das Spiel gewonnen. Gewiß können die meisten dieser Fälle durch eine gute Einstellungsuntersuchung von seiten eines erfahrenen Beurteilers klargestellt werden. Es gibt aber doch Kinder, bei denen es zunächst unklar bleibt, ob sie sich schließlich als überfordert herausstellen oder aber, rasch reifend, gut in der Schule einwurzeln.

Natürlich bleibt auch noch (ebenso wie auch bei den altersgemäß und nicht vorzeitig eingeschulten Kindern) der Weg, ein Kind für einige Monate probeweise in die Schule zu nehmen — und es kurzerhand wieder zu entlassen, wenn es den Anforderungen nicht genügen kann. Aber auch das ist nicht ohne Gefahren. Ein Kind, das bereits in die Würde des Schülers eingetreten zu sein glaubt (und gehe es dabei auch nur um Äußerlichkeiten dieses Status, etwa das Tragen einer Schultasche — und gerade bei Schulunreifen spielt das oft eine große Rolle), fühlt sich nicht selten schwer degradiert, wenn es die Schule wieder verlassen muß. Spielen dann noch die Eltern mit ihren ehrgeizigen Wünschen in die Situation hinein, so kann das Kind in schwere, das ganze Verhalten belastende Konflikte geraten. Da braucht es dann gewiß eine gute heilpädagogische und etwa auch psychotherapeutische Führung des Kindes, manchmal auch der Eltern, um solche Konflikte zu lösen. Die beste Lösung ist ja auch hier die Vorschulgruppe eines Kindergartens oder einer Schule, weil hier das Kind in wesentlichen Bezügen gefördert wird, womit sich schließlich auch die Eltern trösten.

Jeder, der auf diesem schwierigen Gebiet Erfahrungen hat, der weiß, daß man weit öfter damit Schaden anstiftet, wenn man ein Kind zu früh einschult, als wenn das zu spät geschähe. Stellt man dem Kind unerfüllbare Anforderungen, so leidet es wehrlos, steht den ganzen Tag, in der Schule, in der Aufgabensituation, ja bis in den Schlaf hinein (Pavor nocturnus!) unter schwerem Druck, der meist von den immer mehr gereizten Eltern verstärkt wird. Wie es dann schließlich darauf reagiert, hängt gewiß auch von seinen vorgegebenen charakterlichen Dispositionen ab — mit neurotischen oder hysterischen Mechanismen, mit Symptomen an den vegetativ („sympathisch") innervierten Organen; es leidet still und ratlos, wird vielleicht sogar mutistisch — oder aber es wird schlimm und aggressiv, da es sich anders keine Position in der Klasse zu verschaffen weiß.

Der ganze Ernst der Situation wird aber aus folgender Tatsache klar: Ein noch schulunreifes, aber dennoch eingeschultes Kind erreicht bisweilen doch mit Müh und Not das Lehrziel der 1. Klasse, man läßt es aufsteigen, weil es eben den noch mehr anschaulichen Anforderungen dieser Stufe genügt; in der 2., 3. Klasse steigen aber die Abstraktionsanforderungen sehr rasch (Grammatik, erste Rechengeschichten) — und nun versagt das Kind vollkommen, es muß repetieren. Damit aber ist ihm der Besuch der Höheren Schule (in Österreich des ersten Klassenzuges der Hauptschule) in den meisten Fällen unmöglich geworden, es ist ihm somit für die Zeit seines Lebens ein schwerer Schaden zugefügt worden.

Für Eltern, welche sich schwer von solchen Gegebenheiten überzeugen lassen, erweist sich oft folgendes Argument als wirksam. Der Aufstieg des menschlichen Geschlechtes zu seiner einzigartigen Position hängt zweifellos mit der Tatsache zusammen, daß das menschliche Kind so langsam reift, sich „so lange damit Zeit läßt" (A. Portmann hat das überzeugend begründet). Es ist daher wider die biologische Gesetzlichkeit, wenn man dem Kind diese Zeit verkürzen, verkümmern wollte, es ins Joch einer Arbeitshaltung zwänge, das es noch nicht zu tragen vermag.

Andererseits gibt es Entwicklungsverzögerungen, die wenigstens zum Teil in einem „reizarmen" Milieu begründet sind, vor allem Verzögerungen der Sprachentwicklung. F. Wurst hat in seinem Werk „Entwicklung und Umwelt des Landkindes" diese Tatsache für die Kinder von einsamen Kärntner Bergbauernhöfen dargelegt (und dabei auch schön die Entsprechung von körperlichem und seelischem Reifungstempo aufgezeigt). In der Stadt sind derart reizarme Milieusituationen viel seltener, vor allem dort, wo ein ausgebautes System sozialer Fürsorge gut funktioniert. Immerhin gibt es auch da Verwahrlosungssituationen, in denen das Kind nicht genug Anregungen findet, vor allem wenn es noch dazu, etwa durch organische Hirnschädigung, „endogen verwahrlosungsbereit" ist.

In solchen Fällen sollte das Kind sehr wohl eingeschult werden, um der fördernden Reize der Schule wegen. Gewiß wäre dann eine vorschulmäßige Führung das Ideale (dabei wäre auf die Sprachförderung besonderes Gewicht zu legen). Vor allem dürften irgendwie gestörte Kinder ja nicht zurückgestellt werden, sondern müßten gleich in eine Sonderschule eingewiesen werden, wie wir weiter oben ja schon ausgeführt haben. Solche Maßnahmen sind freilich in den niedrig organisierten Schulen des Gebirgslandes nicht möglich; hier müssen die Kinder, so infantil sie auch noch sein mögen, doch gleich in die Volksschule kommen, die freilich in den unteren Klassen entsprechend geführt werden müßte, den Fähigkeiten der Kinder angepaßt.

Aus diesen Darlegungen dürfte klar geworden sein, wie wichtig es für ein Kind ist, daß die Entscheidung über seine Einschulung richtig getroffen wird. Es muß also für Untersuchungsmöglichkeiten gesorgt werden — von seiten der Schulbehörde, die womöglich die Untersuchung *aller* Kinder mit einem brauchbaren Massentest vornimmt, von seiten einer schulpsychologischen Stelle für alle irgendwie problematischen Fälle, von seiten des Schularztes, wenn sich der Verdacht auf einen pathologischen Befund ergibt (das stellt gewiß an sein Wissen und seine Erfahrung hohe Anforderungen), von seiten einer heilpädagogischen oder kinderpsychiatrischen Beobachtungsstelle für die kompliziertesten Fälle.

Nur dann, wenn frühzeitig die richtige Diagnose gestellt und die richtigen Maßnahmen getroffen werden, können die Fähigkeiten des Kindes optimal entwickelt und seine spätere soziale Zukunft bestmöglich gewährleistet werden. Auf allen den genannten Gebieten ist in allen Kulturländern noch viel zu tun. Nicht zuletzt bietet sich dem Pädiater, der für soziale Probleme aufgeschlossen ist, eine Fülle interessanter Aufgaben, bietet sich die Möglichkeit, gestaltend in menschliche Schicksale einzugreifen.

Literatur

Asperger, H.: Heilpädagogik, 5. Aufl. Wien: Springer 1968.

Gesell, A., and C. Amatruda: Developmental diagnosis. New York and London 1941. (Zahlr. Neuauflagen.)

Portmann, A.: Zoologie und das neue Bild des Menschen. Rowohlts Deutsche Enzyklopädie, Nr. 20, Hamburg 1956.

Wurst, F., J. Wassertheurer u. K. Kimeswenger: Entwicklung und Umwelt des Landkindes. Wien: Öst. Bundesverlag 1961.

Zeller, W.: Der erste Gestaltwandel des Kindes. Leipzig: J. A. Barth 1936.

Allgemein unterrichten über Schulreifeproblematik und Schulreifetests:

Bernart, E.: Schulreife und Heilpädagogische Früherfassung. Beihefte der Zeitschrift „Schule u. Psychologie", H. 15 (1961).

Hetzer, H., u. L. Tent: Der Schulreifetest. Lindau 1958.

Hillebrand, H.: Zum Problem der Schulreife. München 1955.

Hoffmann, E.: Das Problem der Schulreife. Würzburg 1956.

Ingenkamp, K. H.: Praktische Erfahrungen mit Schulreifetests. Basel u. New York: Karger 1962.

Karas, E., u. H. Seyfried: Der Schulreifetest. Wien 1962.

Schenk-Danzinger, L.: Entwicklungstests für das Schulalter. Wien: Verl. f. Jugend und Volk 1953.

Die Sprachstörung des Kindesalters mit Einschluß der Aphasien

F. G. v. Stockert

Sprachpsychologische Aspekte

Legt man einer Sprachpathologie des Kindesalters die Phasen der kindlichen Sprachentwicklung zugrunde, so scheint es zweckmäßig, die Aspekte einer modernen Sprachpsychologie als Ausgangspunkt zu wählen und die spezifisch-menschlichen Probleme von denen einer Verständigungsfunktion in der Tierreihe abzugrenzen. Es war das besondere Verdienst von KARL BÜHLER, gegenüber dem reinen Erlebnisaspekt DARWINs und WUNDTs und seinen unmittelbaren physiognomischen „Ausdrucksvorgängen" das Moment der „Steuerungsfunktion" mit ihrer Berücksichtigung von Spender und Empfänger, die einer Semantik erst ihren Sinn verliehen, in den Vordergrund gerückt zu haben.

Schon die interessanten Ergebnisse der Untersuchungen KARL v. FRISCHs illustrieren nicht nur, daß die Meldung des Futterplatzes der vom Flug zurückkehrenden Bienen durch die Art des Summtones und des mitgeführten Blütenduftes auf die im Stock verweilenden Arbeiterinnen alarmierend wirkt und das Signal zum Ausfliegen gibt, sondern es konnte auch gezeigt werden, daß die heimkehrenden Bienen unabhängig von der Gegend, in der sie sich gerade befinden, durch eine an den momentanen Sonnenstand orientierte, auf der senkrechten Wabenwand eingenommene Winkelstellung ihrer Längsachse zur Vertikalen die Richtung des Futterplatzes ihren Artgenossinnen anzuzeigen vermögen. Damit vollbringt die Biene eine auf ein Fernziel hinweisende differenzierte Leistung der Ortsvermittlung, zu der der heutige Kulturmensch im Gegensatz zum Buschmann in Afrika, dessen deiktisches Vermögen noch die Grundlage jeder Verständigung ist, nicht mehr in der Lage ist.

Der Hinweis für den Artgenossen zur Auffindung eines Futterplatzes durch einen Duftstoff als pars pro toto der Blüte ist aber ebenso materiell wie die Vermittlung der erforderlichen Flugrichtung nach der Fundstätte und repräsentiert noch nicht den Symbolwert einer sprachlichen Verständigung im engeren Sinne, sondern bleibt im Rahmen einer materiellen Zeichengebung, die rein gegenständlich nur in bezug auf einen Futterplatz Geltung hat, der aber keine allgemeine „Bedeutungsfunktion" zukommt. Erst eine vielseitige Verwendungsmöglichkeit und Austauschbarkeit eines als wirkungsvoll erkannten Zeichens für verschiedene Situationen verleiht diesem durch die Möglichkeit einer Inbezugsetzung zu andern Gegenständen Gestaltcharakter. Dem entspricht die klassische Formulierung HERDERs. Mit der Abtrennung nicht nur eines, sondern mehrerer Merkmale als einer Welle, die aus dem ganzen Ozean der Empfindungen abgesondert und angehalten wird, um darauf auszuharren, daß dieses ein bestimmter Gegenstand und kein anderer ist und damit gleichzeitig eine oder mehrere Eigenschaften als unterscheidend anerkannt wird, gilt dieses nun abgesonderte Merkmal als Merkmal der Besinnung. „Dieses erste Merkmal der Besinnung war das Wort der Seele! Mit ihm ist die menschliche Sprache erfunden!"

Von dieser grundlegenden Erkenntnis HERDERs entwickelten CASSIERER und LUDWIG BINSWANGER die modernen sprachpsychologischen Probleme und zeigten, daß diese Voraussetzungen für die menschliche Sprache als kommunikativer Akt erst jene Momente des Denkvorgangs erfassen, von denen der Darstellungsaspekt der Sprache erst als eine finale Funktion ihren Ausgang nehmen kann. Die äußere Form der Vermittlung dieses Denkaktes vollzieht sich in Gestalt einer phonetischen Fixierung, die FRIEDRICH KAINZ auf die Formel brachte, daß „die Sprache eine bestimmte psychophysische Funktion wäre, die sich bedeutungserfüllter, artikulierter und graphisch fixierbarer Lautzeichen zu Zwecken der Kundgabe seelischer Zustände, der Auslösung praktischer Reaktionen bei anderen Individuen, sowie zum Bericht von Sinnverhalten bedient".

Die vorsprachlichen Reaktionen und Verhaltensweisen des Kleinkindes wie der orale Einstellungsreflex sind als Vorstufen von Beziehungsleistungen des Säuglings anzusehen, der bei Näherung der Brustwarze oder des Flaschensaugers sofort zu einer schnappenden Bewegung führt und so seine Ernährung sichert. Diese Reaktionen sind so tief im primären Verhaltensapparat verankert, daß selbst das großhirnlose Kind GAMPERs bei der leisesten Berührung der Wange oder von Ober- und Unterlippe die Mundspalte dem Gegenstand zuwendet. Dieses primum oriens ist gleichzeitig das ultimum moriens des Menschen, da ein völlig verblödeter Paralytiker, der sonst keine Zuwendung auf optische und akustische Reize mehr zeigt, bei Annäherung eines beliebigen Gegenstandes an den Mund diesen öffnet und schnappende Bewegungen ausführt. Diese Verhaltensweise ist mit dem phylogenetisch alten Atzreflex der Tiere identisch.

Wenn man sieht, daß ein 7 Monate altes Kind während des Vollzuges einer Toilettemaßnahme an ihm die Kopfbürste ergreift und zuerst sich selbst diese an den Kopf führt und dann mit demselben Gegenstand bürstende Bewegungen an dem Kopf der Pflegeperson vollzieht, so ist diese transitiv ausgeführte Bewegungsgestalt bereits als eine vorsprachliche Inbeziehungsetzung aufzufassen, die der Grundlage einer späteren Satzbildung der beginnenden Sprachentwicklung entspricht. Noch konkreter tritt die Anerkenntnis von abgrenzbaren Gestalten dann in Erscheinung, wenn dasselbe Kind mit 9 Monaten seine ihm vorgehaltene Milchflasche ins Auge fassend, gleichsam in einen freudigen Bewegungssturm gerät und mit beiden Händen so nach der Flasche greift, daß es den Sauger an den Mund zu führen in der Lage ist und nach Leerung der Flasche diese nach kurzen, spielenden Bewegungen aus dem Bettchen wirft. Damit hat die leere Flasche, nachdem der Hunger gestillt ist, ihre Bedeutung als Aktionsobjekt verloren und wird gegenstandslos. Mit anderen Worten, sie geht wieder in einen undifferenzierten Hintergrund über.

Wenn dieses Kind dann als eines der ersten Worte „Lale" für Flasche bei deren Anblick fordernd als Interjektion sprachlich nachahmend formuliert, so tritt gleichzeitig der Wunsch auf, die Flasche, die es als Nahrungsobjekt erfaßt, zu bekommen. Wir erkennen hier bereits einen Einwortsatz, mit dem Inhalt: „Ich möchte die Flasche!" Dabei wendet sich das Kind an eine zweite Person, an ein Du, und unternimmt damit einen Versuch zur Steuerung eines Partners.

Das eindrucksvolle Erlebnis, daß ein wenige Wochen altes Kind sein Gegenüber ins Auge faßt und ein Lächeln erwidert, ist zwar nicht als ein bewußtes Kontakterlebnis, aber immerhin als ein Akt primärer Steuerung im Sinne Bühlers zu werten, indem es eine reziproke Funktion beider Partner voraussetzt. Damit ist eine wesentliche Komponente der späteren Sprachentwicklung bereits gegeben.

Auch bei hochgradig schwachsinnigen Kleinkindern tritt dieses Kontaktlächeln in Erscheinung und vermag Angehörige über den Defekt hinwegzutäuschen; denn diese empfin-

den darin eine liebende Anerkennung ihres aufopfernden Bemühens. Gerade dieser reziproke Vorgang des Lächelns wird als ein Ausdruck der inneren Verbundenheit empfunden und erfährt in der zweiten Hälfte des 1. Lebensjahres insoferne eine Modifizierung, als es vom Kinde nur mehr den vertrauten Gesichtern der engsten Umgebung gespendet wird, die ihm das Gefühl der Geborgenheit vermitteln, während ein lächelndes Werben ungewohnter Personen unbeantwortet bleibt oder aus einem Gefühl der Bedrohtheit mit einem ablehnenden Schreien quittiert wird, wodurch diese sich naheliegenderweise verletzt fühlen. Gerade die Erwiderung dieses Anlächelns durch das Kind bedeutet einen die Anteilnahme der Mutter stetig aktivierenden Steuerungsfaktor für ein sorgendes Bemühen, dessen die Mutter ebenso bedarf wie das Kind, für das der Mangel eines dauernden mimischen Kontaktes, wie René Spitz, Bowlby und Bennholdt-Thomsen zeigen konnten, im Rahmen einer noch so hygienisch durchgeführten Heimpflege ebenso retardierend wirkt wie ein Mangel einer Ansprache auf die weitere Entwicklung des heranwachsenden Kindes.

Die Störung der Steuerungsfunktion bei kindlichem Autismus

Das Krankheitsbild des von Kanner beschriebenen frühkindlichen Autismus (early infantile autism) ist gerade dadurch charakterisiert, daß das Kleinkind kein Lächeln erwidert und niemand anblickt, sondern ohne die geringste mimische Reaktion gleichsam durch das Gegenüber wie durch eine Glaswand hindurchblickt. Es ist niemals einbezogen in die Gemeinschaft, sondern bleibt außerhalb jeder gemütsmäßigen Verbindung. Es wird durch die Blicke der Umgebung nicht gesteuert und steuert auch nicht durch ein lächelndes Anblicken seine Umgebung. Es hat keinen Zugang zu unserer elementarsten zwischenmenschlichen Beziehung, zur Sprache des Blicks, die uns vom 2.—3. Monat an als gewollter oder ungewollter Kommunikationsfaktor bis zu unserem Ende begleitet. Auch ein Anruf wird mit keiner zuwendenden Bewegung beantwortet, so daß sogar anfänglich der Verdacht einer Taubheit erweckt werden kann, bis die Umgebung eines Tages merkt, daß das Kind zwar auf einen Anruf nicht reagiert, aber bei dem Auftreten eines Geräusches oder beim Ertönen von Musik deutlich den Eindruck eines Lauschenden macht; ebenso wie dasselbe Kind, das den Partner niemals ansieht, spontan nach Gegenständen faßt und mit diesen zu spielen beginnt. Ja das Kind, dessen Aufmerksamkeit weder durch die Blickzuwendung anderer Personen oder durch Anruf fixiert werden kann, entwickelt spontan Ordnungstendenzen, indem es Hölzchen parallel legt oder eine Schachtel entleert und die Gegenstände wieder ordnend zurücklegt, ja daß es selbst zu dem spielenden Lautsprecher kriecht und sichtlich zufrieden dabei im Rhythmus brummend oder wackelnd sitzen bleibt. Trotzdem kommt es zu keiner nachahmenden artikulierten sprachlichen Äußerung, die etwa als Anruf an andere Personen gedeutet werden kann, sondern höchstens zu einem unartikulierten ablehnenden Schreien, wenn Toilette- oder Fütterungsmaßnahmen an ihm vollzogen werden sollen. Bei diesen Kindern ist die Tatsache auffallend, daß sie — im Gegensatz zu anderen entwicklungsgestörten Kindern — weder die eigenen Finger noch einen anderen Gegenstand in den Mund stecken, so daß es auch sinnlos ist, sie zu dem Nagen eines Zwiebacks veranlassen zu wollen, denn der Mund scheint in ihrem Bewußtsein nicht existent zu sein, ebenso wie bei den in einem weiteren Abschnitt zu besprechenden Kindern mit motorischer Hörstummheit.

Fängt ein primär autistisches Kind nicht bis zur Vollendung des 3. Jahres artikuliert zu sprechen an, so bleibt meist die Sprachentwicklung auch weiterhin aus, obwohl es bereits ordnend und zuordnend mit Gegenständen zu hantieren begonnen hat. Einzelne dieser Kinder beginnen sogar ihrerseits fallweise einen Kontakt zu suchen, ohne selbst auf dieses Bemühen anderer zu reagieren, indem sie in besonderer Absicht eine andere Person an der Hand ergreifen und dahin zu gehen veranlassen, wo sie sie gerade hinhaben wollen, um sie dann aber nicht mehr weiter zu beachten.

Unabhängig von KANNER hat ASPERGER eine Gruppe von autistischen Psychopathen beschrieben, bei denen der Beginn des Leidens erst nach den ersten Lebensjahren deutlich in Erscheinung tritt, bei denen ein vorzeitiger Sprachbeginn von einer Persistenz von Merkmalen begleitet ist, die an und für sich der ersten Periode der Sprachentwicklung entsprechen. So wiesen KANNER und ASPERGER übereinstimmend darauf hin, daß autistische

Kinder von sich nicht in der Ichform sprechen, sondern meistens in der 3. Person, wie „essen will er" oder mit Verwendung des Vornamens „Hansi essen" oder noch allgemeiner „Junge sitzen". Zuweilen sprechen sie aber auch von sich in der 2. Person „Du kommt her", „Du spielen", wobei für das Verbum meist die Infinitiv-Form gewählt wird. Diese syntaktischen Abweichungen, auf die vorwiegend das Ehepaar DAVID und KLARA STERN an Hand der Entwicklung der Tagebücher ihrer Kinder hingewiesen haben, gehören der Gruppe des primären Agrammatismus an, der im Rahmen der *normalen* Sprachentwicklung durch eine Anpassung an die Sprechweise der Erwachsenen in wenigen Monaten überwunden wird. Aber gerade der Mangel an Anpassung ist für den Autisten charakteristisch, so daß eine Überwindung dieser Sprachphase behindert ist. KANNER deutete die Persistenz der Störung im Sinne der Verwechslung der 1. und 2. Person durch eine Tendenz zur Echolalie, d.h. durch die Neigung, vorgesprochene Sätze wörtlich zu wiederholen, was gleichbedeutend damit ist, daß eine Frage oder ein Auftrag der Erwachsenen, die in Duform an das Kind gerichtet wird: „Du sollst kommen", „Hast du den Ball?", ein- oder mehrmals wiederholt wird, ohne daß der Auftrag durchgeführt oder die Frage beantwortet würde. TRAMER sprach in diesem Zusammenhang von einem Phonographismus, auf den wir noch im Abschnitt über die Demenzzustände zurückkommen werden.

BOSCH, der sich um die Phänomenologie der autistischen Zustandsbilder besonders bemüht hat, sieht in dieser Sprechweise einen Mangel an Eigendifferenzierung und eine Unfähigkeit zur Gegenüberstellung des eigenen Ich gegenüber einem Partner. Die Unterhaltung wird hier nicht unmittelbar an eine 2. Person gerichtet oder mit derselben geführt, sondern es wird an ihr vorbeigesprochen, so daß es damit auch nicht zur Präzisierung eines Ich-Du-Verhältnisses kommt. BOSCH exemplifiziert außerdem die Haltung der Autisten an einer Neigung, auch fremde Gegenstände jetzt „haben"-zu wollen und sich unbekümmert anzueignen, ohne Rücksicht auf den Einspruch des nichtbeachteten Spielpartners. Auch hierzu bedarf es keiner Betonung eines eigenen Wunsches, der in einem Pränomen zum Ausdruck kommen müßte, so daß die Infinitivform des Verbums „haben" zu genügen scheint.

Sowohl KANNER wie ASPERGER und BOSCH heben als weiteres Kennzeichen der Sprechweise von Autisten einen eigenwilligen psalmodierend klingenden Singsang hervor, der aber auch in einer bizarren Akzentuierung von einzelnen Worten in Erscheinung treten kann, so daß die eigentlichen grammatischen Akzente der Rede kaum mehr in Erscheinung treten und der Hörer Schwierigkeiten hat, den Zusammenhang zu erfassen. Wenn man aber bedenkt, daß die Rede dieser Kinder gerade das entscheidende Moment, daß sie sich an einen Zweiten richtet, vermissen läßt und gleichsam als nebenherlaufendes Selbstgespräch geführt wird, so ist es naheliegend, daß alle Akzente des direkten Anrufs, des deiktischen Hinweises, der Bekräftigung und der Frage unberücksichtigt bleiben. Die Sprechweise gewinnt dadurch etwas Beziehungslos-Spielerisches, wodurch ein reiner Rhythmus und das Bevorzugen von Gleichklängen in den Vordergrund tritt. Eine willkürliche Akzentverteilung verleiht der Sprechweise zuweilen etwas Sinnloses, Extravagantes. Dies wird dadurch noch unterstrichen, daß — wie ASPERGER hervorhebt — auch die Wortwahl der üblichen Umgangssprache wenig angepaßt ist. Dadurch, daß auch eigene Wortprägungen gebildet werden, klingt die Sprache gespreizt. Andererseits kann in solchen Fällen auch der Verdacht auf einen beginnenden schizophrenen Prozeß erweckt werden.

Abschließend ist zu sagen, daß es auf diese Weise bei den kindlichen Autisten zu einer Störung der „Sprachmelodie" in einem doppelten Sinn kommt: Erstens verliert die grammatisch veränderte Redeweise den üblichen syntaktischen Akzent, etwa die „Prosodie" nach der Beschreibung von MONRAD KROHN, zuweilen auch den sinnbetonenden Akzent; andererseits büßt sie aber auch den Charakter der dynamischen Geste ein, die gerade als Steuerungsfaktor und Ausdrucksverbindung für die angesprochene Person erforderlich wäre, wenn überhaupt ein Kontakt mit einer zweiten Person gesucht würde. Auf diese Weise entbehrt die Rede des Autisten des wesentlichsten psychologischen Aspekts, nämlich der Steuerungsfunktion.

Die Störung der Darstellungsfunktion des angeboren Taubstummen

Im Gegensatz zu dem geschilderten Verhalten des kindlichen Autisten steht das des angeboren taubstummen Kindes, das in Ermangelung des Gehöres völlig auf den unmittelbaren optischen Kontakt angewiesen ist und die Steuerung des Partners durch einen erweiterten mimischen Ausdruck vollzieht. Die primäre Verständigungsform bleibt damit auf eine mimische Geste beschränkt, wobei diese Kinder ihrerseits die Umwelt in allen Einzelheiten blitzschnell gegenständlich zu erfassen lernen und in eine Gebärdesprache umzusetzen verstehen. Sie erlernen unabhängig von einer später mühsam erworbenen Zeichensprache, die eine Transskription von Laut- und Schriftsprache in eine Gebärdenfolge ermöglicht, eine in seiner Virtuosität von Vollsinnigen unerreichbare deiktische gegenständliche Vermittlung der Umweltvorgänge, die der jeweilige Partner ohne weiteres versteht, so daß er sich auch auf ein Zwiegespräch in der Gestik einzustellen vermag. So vermochte ein 8jähriger Junge, dem noch kein anderer Weg einer sprachlichen Verständigung zur Verfügung stand, eine kurz vorher mitangesehene Feuerwehrübung so plastisch in Gebärden von der Ausfahrt der Wagen, dem Auslegen der Schläuche bis zum Besteigen der Häuser mit Leitern und dem Bespritzen der Dächer und endlich von der Wiederabfahrt der Autos zu illustrieren, daß jeder den Vorgang zu identifizieren in der Lage war. Diese primitive Verständigungsform reicht, wie KAINZ an Beispielen erläutern konnte, für eine einfache soziale Berufseinordnung meist aus.

Diese Gebärdensprache behält der Taubstumme auch dann noch, wenn er bereits eine Ablesetechnik erworben und ein artikuliertes Sprechen erlernt hat, was an und für sich beides als das erstrebenswerte Ziel eines Taubstummenunterrichtes angesehen werden muß. Diese Forderung einer sprachlichen Verständigung zu erfüllen, ist aber für den Taubstummen nur in einer begrenzten Form möglich, da der Ablesetechnik vom Munde des Partners schon insoferne erhebliche Schwierigkeiten entgegenstehen, als nur etwa 60% der Vokale und 30% der Konsonanten unmittelbar mit gewisser Sicherheit abgelesen werden können. Diese Schwierigkeiten vermindern sich beim Ablesen von bekannten und geläufigen Worten, die dann ganzheitlich erfaßt werden. Besondere Schwierigkeiten stehen dem Ablesen von längeren Satzperioden entgegen, da kurze Konjunktionsworte wie: wenn, damit, daß, weil usw., schwer abgelesen werden können, die beim Normalhörenden durch die syntaktisch gegebene Satzmelodie noch den grammatischen Charakter eines Konditional-, Final- oder Kausalsatzes unterstreichen. Dadurch kann die Sinngestalt einer Satzkonstruktion nicht mehr als Ganzes übersehen werden und der logische Zusammenhang der Rede geht verloren. Der Taubstumme lernt auf diese Weise in der Regel weder rezeptiv noch expressiv mit Satzperioden zu operieren und gewinnt auch beim Lesen nicht den erforderlichen Überblick, der ja ein akustisches Erfassen von syntaktischen Akzenten voraussetzt.

Die Bedeutung der Sprachmelodie liegt aber nicht allein im grammatischen Akzent, der durch die Konstruktion von Haupt- und Nebensätzen gegeben ist, sondern es ist bereits mit dem ersten Wort einer Rede der gesamte vorsprachliche Entwurf und ihr Gestaltgefüge bis zum Ende festgelegt, so daß der Redner, wie schon A. GUTZMANN zeigen konnte, mit dem Ende des jeweiligen Satzes auch mit der Atemluft zu Ende ist und der Atempause bedarf. Rhythmus und Akzentverteilung verkörpern den Ausdruckscharakter der Sprache, sie vermitteln den stimmungsmäßigen Unterton der Rede und stellen letztlich das wesentliche Moment eines rhetorischen Erfolges dar. Sie geben der affektiven Haltung des Hörers von Anfang an die Richtung, gleich, ob es sich um eine sachliche Aussage oder um eine Aufforderung zur bewegten Anteilnahme oder um die bewußte Auslösung einer Empörung handelt. All dies kann durch eine Zeichensprache oder durch ein Ablesen vom Munde des Taubstummen ebensowenig ausgelöst werden, wie dieser mit seiner rauhen, hölzernen Stimme in ihrem monotonen Ablauf den Partner unmittelbar affektiv anzusprechen vermag. Hinzu kommt noch, daß sich in der spontanen Rede — wie beim Nacherzählen von Vorgängen — die Rede des Taubstummen auf einfache konkrete Aussagesätze zu beschränken pflegt, während bei einer Erweiterung der Aussage durch Nebensätze der Gebrauch von Konjunktionsworten Schwierigkeiten macht und so der grammatische Aufbau der Konstruktion gestört ist. Es handelt sich damit um einen Agrammatismus im weiteren Sinne, zumal nicht nur Artikel und Kopula, sondern auch Pronomina und oft auch Eigennamen als selbstverständlich weggelassen werden.

Auch schriftliche Auslassungen beschränken sich auf eine Aneinanderreihung von kurzen, sachlichen Aussagesätzen. Überdies tritt noch eine Armut der Wortwahl in Erscheinung, wobei gleichsinnige Begriffe nicht ausgewechselt werden, so daß, wie LEISCHNER, PANSE und KANDLER sich ausdrücken, von einem Mangel an Liquidität der Begriffe gesprochen werden kann, zumal sich die Konversation auf unmittelbar Gegenständliches beschränkt und Worte für abstrakte Begriffe überhaupt zu fehlen pflegen. Die Beschränkung des Wortschatzes gestattet auch keine Umschreibung zur Bezeichnung von abstrakten Begriffen, denn diese sind überhaupt nicht deutlich in das Denken des Taubstummen eingegangen. Selbst ein Verständnis für Märchen ist kaum zu erzielen, weil alles Phantastische dem Bedürfnis der Taubstummen widerspricht, ein Tatbestand, der im Unterricht besondere Schwierigkeiten macht.

Das Unvermögen zur sprachlichen Darstellung erlebter Vorgänge, die sich nicht nur auf die Aufzählung von Tatsachen beschränkt und die Unfähigkeit, Zusammenhänge zu vermitteln, zeigt sich auch insoferne im außersprachlichen Bereich, als Kinder sich mit viel Vergnügen mit einem Szenotestkasten von G. v. STAABS betätigen, aber es gelingt ihnen auch hier nicht, eine erweiterte Situation im Zusammenhang aufzustellen und damit einen Erlebniszusammenhang zu vermitteln, sondern sie bauen auf das geschlossene Feld des Kastendeckels abgegrenzt, entsprechend ihren konkreten Aussagesätzen, unabhängig voneinander 3—4 Einzelgruppen von Personen oder Tieren bei einer Beschäftigung, z. B. Tiere im Stall neben einer Frühstücksgruppe, und in der anderen Ecke eine Baumgruppe mit einem Krokodil. Nirgends tritt eine gegenseitige Beziehung oder eine übergeordnete Vorstellung des Aufbaues in Erscheinung. In diesen Versuchen mit taubstummen Kindern tritt am deutlichsten die formende Kraft der Sprache auf das Denken in Erscheinung, dessen logischer Aufbau erst im grammatischen Gerüst der Sprache sich zu entwickeln vermag. Zu den Grundelementen einer Darstellungsform gehört aber die Akzentverteilung, die den Aufriß der logischen Konstruktion in einer Vordergrund- und Hintergrundsfunktion im Denkgebäude erst vermittelt. Es kommt auf diese Weise trotz sachlicher Bewährung des Taubstummen in praktischen Aufgaben zu dem tragischen Schicksal einer intellektuellen Entwicklungsstörung, die unüberwindliche Grenzen setzt. Dies findet in der im ersten Moment paradox scheinenden Tatsache ihren Niederschlag, daß im Gegensatz zu den Blinden, zu deren Fortbildung die ganze Weltliteratur, in Blindenschrift übertragen, zur Verfügung steht, Taubstummenschulen keiner Bibliotheken bedürfen, denn was könnte ein lyrisches Gedicht, in dem Versmaß und Reim erst den Sinn gestalten hilft, oder ein Roman mit Stimmungsschilderungen innerhalb eines ausgedehnten Netzes von Haupt- und Nebenhandlungen dem Tauben bedeuten, wenn die auffaßbaren, schriftlichen Erzählungen sich nur auf konkrete Aussagen beschränken müssen?

Die Armut an sprachlicher Prägnanz und affektiven Ausschmückungen in den Briefen von taubstummen Schülern tritt in der völlig sachlichen Formulierung in Gestalt einer Aneinanderreihung von kurzen Aussagesätzen in Erscheinung, unabhängig davon, ob ein Weihnachtsfest geschildert oder routinemäßig die Tagesereignisse berichtet werden, und steht in einem unerwarteten Gegensatz zu den Briefen und Berichten von Taubstumm-Blinden. Dafür können zwei Momente verantwortlich gemacht werden: Vor allem die Tatsache, daß hier Kinder nur im intensiven Einzelunterricht gefördert werden können (das klassische Beispiel sind die Berichte von HELEN KELLER, die von einer so meisterhaften und aufopfernden Lehrerin, wie Fräulein SULLIVAN, ein ganzes Leben betreut wurde) und außerdem die Verständigungsform mit einer Fingerschrift in die Hand der Schülerin, die im Gegensatz zu der Ablesetechnik durch den wechselnden Druck auch affektive Akzente unmittelbar in eine Mitteilung einfließen lassen kann, so daß diese Mitteilungen ausdrucksvoller und inhaltlich reicher wirken.

Maßgebend für die sprachlichen Entwicklungsmöglichkeiten ist der Zeitpunkt des Eintritts der Taubheit. Handelt es sich um ein angeborenes Leiden, so werden alle geschilderten Einschränkungen der Gestaltbildung mit ihren Konsequenzen für eine sprachliche Entwicklung ihren Niederschlag finden; für eine Person jedoch, die bereits im Besitz einer vollausgebildeten Lautsprache mit allen melodischen Qualitäten des Stimmungsausdrucks und einer grammatischen Gestaltungsmöglich-

keit ist und die einen Überblick in einen komplizierten Darstellungskomplex hat, bleibt dieser Besitz auch nach einer späten Ertaubung die Grundlage zur Erwerbung neuen Bildungsgutes und zu seiner weiteren Handhabung erhalten. Dazwischen liegen alle Übergänge von einer Beschränkung auf eine rein deiktisch hinweisende Ausdrucksvermittlung bis zu einer von außen kaum feststellbaren Einschränkung der Liquidität der Begriffe und einer geringen Behinderung der Variationsmöglichkeiten von grammatischen Gestaltungselementen. Ebenso vermögen Hörreste noch immer durch die geringe Erfaßbarkeit melodischer Qualitäten der Sprache des andern logische Akzente für die eigene Rede zu vermitteln. Um die Grenzen dieser Möglichkeiten zu erläutern, sei abschließend ein Scherzaufsatz eines mit 9 Jahren ertaubten Mädchens, das noch selbständig Bücher lesen konnte und das in diesem Aufsatz aus einer Not eine Tugend zu machen vermochte, vorgelegt.

„Am Mittwoch machten wir unseren Sommerausflug. Unser Ziel war das Pfefferland. Als wir fort wollten, rief uns ein Holzvogel ‚Gute Nacht' zu. Wir liefen zuerst auf dem Holzweg, dann bogen wir in die Wasserstraße ein und zuletzt kamen wir auf die Milchstraße. Dort stand eine große Schneeglocke, die so stark läutete, daß die Kinder hörend und die Lehrer taubstumm wurden. Plötzlich kam eine Blindschleiche und wollte Gerlindes Hornbrille haben. Als Gerlinde ihre Hornbrille nicht geben wollte, klaute ihr die Blindschleiche die Brille und machte sich aus dem Staub. Nun war Gerlinde blind. Ich überlegte gerade, ob ich Gerlinde ein Fernrohr oder ein Fenster auf die Nase setzen sollte, da lief mir eine Brillenschlange in den Weg. Wir fingen sie und setzten sie Gerlinde auf die Nase. Da kamen wir an den Waldrand. Aber weil es schon finster war, zündeten wir unsere Glühwürmchen an. Wir sahen auf dem Boden ein Nest, in dem 3 Stopfeier lagen. Gerade schlug die Sonnenuhr 12 Uhr. Es schlüpften 3 Holzvöglein heraus. Auch der Vogel, der uns am Morgen ‚Gute Nacht' zugerufen hatte, war darunter. Am Mittag kehrten wir in einen Speiseschrank ein und aßen Butterblumen und tranken Zitronenfalter. Dann stiegen wir in den Fastnachtszug. Als der Schaffner die Bratpfanne hob, dampfte der Zug Richtung Pfefferland davon. Wir kamen aber nicht weit, denn auf einmal standen ein Held und ein Moschusbock im Weg. Sie wollten den Fastnachtszug mit ihren Füllhörnern umstoßen. Aber im letzten Augenblick kam noch der Löwenzahn und biß den beiden Böcken in die Beine, daß sie schleunigst die Flucht ergriffen. Nun stiegen wir aus, gingen in den Wald und suchten Glücksklee und Glückspilze. Aber wir fanden nur Steinpilze und Schildkrötenklee. Endlich kamen wir nach Pfefferland. Als wir aber darin waren, da flog der Pfeffer herum und hüllte uns ein. Als es noch Pech regnete, da wurde es mir zuviel. Ich riß aus und legte mich in ein Flußbett zur Ruhe nieder.

Plötzlich erwachte ich. Vor mir stand eine große Wasserhexe, die 3 Kleider anhatte. Das erste Kleid war aus Sauerstoff, das zweite aus Sprengstoff und das dritte aus Rohstoff."

Wenn dieser Scherzaufsatz auch durch die scheinbare Fülle origineller Einfälle im ersten Moment imponiert, so zeigt sich doch bald, daß die aneinandergereihten Sätze in keinem geschlossenen Zusammenhang stehen und ihnen die übergeordnete Idee mangelt. Die konkreten Bilder sind im Wortwitzstil das Bindeglied zwischen den einzelnen Sätzen, ohne einer Disposition zu folgen. Die grammatische Gliederung der Haupt- und Nebensätze ist zwar gewährleistet, aber die ganze Darstellung eilt in einer Ideenflucht ohne Ziel als eine Aneinanderreihung von Einzelbildern weiter und entspricht so in verdünnter Form der bei angeborener Taubstummheit charakterisierten Darstellungsweise. Zweifellos besitzt das Mädchen eine hinreichende Intelligenz, aber es ist trotzdem nach ihrer Ertaubung mit 9 Jahren, obwohl sie Bücher zu lesen gelernt hatte, nicht bis zu einer selbständigen logischen Gliederung von größeren Zusammenhängen vorgedrungen, sondern weist eine Regression nach der Denkform des angeboren Taubstummen auf.

Diese Feststellungen sind deshalb bemerkenswert, weil an der wenig differenzierten Sprache der Taubstummen die Bedeutung des Besitzes einer Lautsprache nachzuweisen und damit auch ein weiterer Beweis für die bereits von WUNDT, A. PICK und FRÖSCHELS erkannte Tatsache erbracht ist, daß die Sprache nicht eine bloße Funktion des Denkens ist, sondern ihrerseits durch die logisch-grammatische Gliederung dem Denken erst das Gerüst gibt, an dem es sich entwickeln kann. Wenn diese Probleme einleitend so breit entwickelt wurden, so sollte damit darauf hingewiesen werden, daß auch die Erscheinungsformen des Schwachsinns gerade mit seinem sprachlichen Rückstand in einem gegenseitigen Verhältnis steht. Damit scheint mir die Bedeutung der Förderung der Sprachentwicklung und mit ihr der Fähigkeit zu einer grammatischen Gliederung für die Behandlung des Schwachsinns aufgezeigt zu sein; denn die grammatische Schulung ist als Grundlage und Voraussetzung der Fähigkeit einer logischen Entwicklung von erweiterten Denkvorgängen anzusehen, und so muß auch hier der Hebel des Sprachunterrichtes beim intellektuell rückständigen Kind angesetzt werden.

Störungen der Sprachentwicklung

Syndrome der Hörstummheit (Alalia idiopathica)

CÖEN, der Erstbeschreiber des Krankheitsbildes, verstand unter der Hörstummheit „die Unfähigkeit zu einer hörbaren Sprache im Sinne eines Unvermögens, artikulierte Laute und Silben zu bilden, obwohl die Gehirnzentren und Bahnen wie die sonstigen zur Entwicklung der Sprache unentbehrlichen peripheren Organe in normaler Weise sich vorfinden". — „Dieses Sprachunvermögen ist ein zunächst angeborenes, oft ohne nachweisbare Ursache sich einstellendes Gebrechen, welches nach kürzerem oder längerem Bestand, selten selbständig, aber nach einer entsprechenden Behandlung sicher zurücktritt." Immerhin wird erwähnt, daß bei einer Reihe dieser Kinder die Gehfähigkeit später aufgetreten ist, als es der Norm entspricht, und daß von den Angehörigen Konvulsionen in der Zeit der Dentition mit der „Sprachlosigkeit" in einen ursächlichen Zusammenhang gebracht wird. Nach CÖENs Meinung ist die Ätiologie des Leidens meist auf eine gleiche oder ähnliche Veranlagung der Eltern, sowie auf traumatische oder psychische Einwirkungen auf den zarten Organismus des Kindes zurückzuführen. Er legt aber auf die Feststellung besonderen Wert, daß das Leiden an und für sich nicht — wie KUSSMAUL in seinem grundlegenden Werk über die Störungen der Sprache annehmen zu müssen glaubte — als eine angeborene Aphasie betrachtet werden dürfe, eine Ansicht, die auch THEODOR HELLER ursprünglich vertrat.

Bemerkenswert ist außerdem, daß das Hörvermögen dieser Kinder völlig intakt ist, so daß diese Erstbeschreibung sich auf jene Zustandsbilder beschränkt, die heute als motorische Hörstummheit zusammengefaßt werden.

Die dargetanen Widersprüche in der Deutung der Ursache des Leidens treten auch in den weiteren Bearbeitungen dieses Themas in Erscheinung. H. GUTZMANN wies darauf hin, daß in einem Drittel der Fälle die männlichen Vorfahren auch eine verzögerte Sprachentwicklung zeigten, hob eine allgemeine motorische Ungeschicklichkeit bei diesen Kindern hervor. HOMBURGER und JACOB sprachen von einem motorischen Infantilismus, TH. HELLER von motorischer Rückständigkeit, während NADOLECZNY auf einen direkten Zusammenhang mit einer Geburtsschädigung hinwies, die die Sprachgebiete der Hirnrinde schädigt und zu einer Hemmung der Sprachentwicklung Anlaß gibt. Als Gemeinsames aller Fälle von motorischer Hörstummheit wird ein verspäteter Sprachbeginn frühestens nach dem 3. Lebensjahr und eine günstige Prognose hervorgehoben, soweit es sich um intellektuell sonst normal entwickelte Kinder handelt. In diesem Zusammenhang erscheint das immer wieder geschilderte Symptom einer faciolingualen Apraxie von Bedeutung (diese Kinder sind trotz guter Auffassung der erteilten Aufträge nicht in der Lage, die Zähne zu zeigen, die Zunge vorzustrecken oder zuweilen auch nur die Stirne zu runzeln; auch dann nicht, wenn ihnen diese Bewegungen vorgeführt werden). Es scheint damit eine Störung der willkürlichen motorischen Ausführung von Bewegungen im Bereich der Gesichtsmuskulatur, aber vor allem des Mundgebietes vorzuliegen, die mit der Unfähigkeit zum Vollzug von Sprechbewegungen auf denselben Nenner zu bringen ist, d.h. auf die gleiche umschriebene hirnpathologische Funktionsstörung zu beziehen wäre, zumal der Handlungsvollzug der übrigen Körper- und Extremitätenbewegung nicht beeinträchtigt ist. Diese Beobachtung wäre eine Stütze für die Annahme, daß zweifellos für eine Reihe von Fällen von motorischer Hörstummheit eine umschriebene frühkindliche Hirnschädigung verantwortlich gemacht werden kann. Sigmund Freud und Rieh wiesen bereits in ihrer heute klassisch zu nennenden Monographie über die cerebrale Kinderlähmung darauf hin, daß bei dieser Krankheit die motorische Behinderung und das psychische Zustandsbild in ihrer Intensität und ihrem Ausmaß weitgehend voneinander unabhängig sind. Hier ergeben sich zweifellos fließende Übergänge zu einer „Alalie bei Schwachsinn", für die gerade das wichtige Kriterium der Hörstummheit, die relativ günstige Prognose, fehlt, da diese Kranken nicht nur wegen des Mangels an erforderlicher Zuwendung auch häufig wegen des zu geringen Antriebs die nötige Mitarbeit für eine Sprachbehandlung vermissen lassen. Doch sollen diese organischen Formen der Sprachunfähigkeit in einem weiteren Abschnitt gewürdigt werden.

Die frühkindlich erworbenen Störungen überschichten aber als konditionale Momente die auf Erbfaktoren aufgebaute konstitutionelle Grundlage der Sprachentwicklung. Es ist das Verdienst von Seemann, als Erster das Augenmerk auf die Zwillingspathologie der Sprachkrankheiten gelenkt und nachgewiesen zu haben, daß der Beginn der Sprachentwicklung eineiiger Zwillinge übereinstimme, wobei er als obere Grenze eines normalen Sprachbeginns das vollendete 2. Lebensjahr fixiert und als verzögerte Sprachentwicklung ein Einsetzen innerhalb des 3. Jahres betrachtet, hingegen aber eine pathologische Verspätung nur dann annimmt, wenn diese erst nach Vollendung des 3. Lebensjahres erfolgt. Er sieht in der verspäteten Sprachentwicklung ein idiotypisches Merkmal, das in mehr als 50% von der Vaterseite vererbt wird und in 75% der Fälle in der Aszendenz nachzuweisen ist. Auch Luchsinger konnte für eine verzögerte Sprachentwicklung bei eineiigen Zwillingen eine auffallende Konkordanz bestätigen und ergänzte an 12 eineiigen und 12 zweieiigen Zwillingen diese Feststellung dahin, daß nicht nur die pathologische, sondern auch die physiologische Sprachentwicklung ein idiotypisches Merkmal ist. Er weist allerdings darauf hin, daß es sich nicht um ein einfaches, sondern um ein komplexes, aus Intelligenz, Vorstellungstyp, Feinmotorik und Vitalität bestehendes Merkmal handelt, wobei die Komponente der behinderten Feinmotorik am ehesten, d.h. bis zum 6. Jahr, einen gewissen Ausgleich findet. Zwillingsuntersuchungen seien nach diesem Autor deshalb bedeutungsvoll, weil bei diesen die äußeren Bedingungen, die auf die Sprachentwicklung miteinwirken und sonst von den Erbfaktoren schwer abgrenzbar seien, praktisch gleichartig wären.

Eine Komponente scheint mit in diesem Zusammenhang noch erwähnenswert: Zwillinge sind während ihrer Entwicklung in utero weitgehend gleichen Schädigungen ausgesetzt, seien sie traumatischer oder toxischer Natur, oder seien sie durch Durchblutungsstörungen bedingt, so daß der reine Vererbungsfaktor darin eine gewisse Einschränkung finden könnte. Freilich müßte es sich um eine besonders frühzeitige Einwirkung dieser Faktoren in den ersten Monaten der Schwangerschaft handeln, wobei noch hinzukommt, daß ein umschriebenes Befallensein gleicher zentraler Systeme beider Zwillinge wenig Wahrscheinlichkeit besitzt; es sei denn, man setzt auch hier eine erbgleiche cerebrale Disposition der Reaktionsweise voraus.

Am Rande der Gruppe der Formen motorischer Hörstummheit liegen jene Fälle, die den peripheren Störungen der Lautbildung näher zu stehen scheinen und unter dem Bild einer supranuclearen Glossopharyngealparalyse einer diplegischen cerebralen Kinderlähmung in Erscheinung treten. Das Krankheitsbild wurde erstmalig von OPPENHEIM als infantile Form der Pseudobulbärparalyse beschrieben und von PERITZ an 6 eigenen Beobachtungen monographisch dargestellt. HEUYER und LEBOVICI haben einen solchen Fall als seltene angeborene Aphasie vorgestellt. Da bisher noch keine autoptischen Befunde vorliegen, bedarf die Diskussion um eine Lokalisation dieses Krankheitsbildes zu ihrer Stütze weitgehend der Begleitsymptome, wobei ein Fall von GÖLLNITZ gewisse Hinweise bietet.

Ein 5½jähriger Junge hatte sich bis zu 1¾ Jahren unauffällig entwickelt und erkrankte dann mit einem von Schlafsucht begleiteten fieberhaften Zustand, bei dem rechtsseitig sich generalisierende Krämpfe beobachtet wurden. Anschließend konnte das Kind nicht mehr schlucken, so daß es durch Wochen hindurch mit einer Sonde ernährt werden mußte. Zur Zeit der Beobachtung konnte er den Mund nicht mehr richtig schließen, so daß der Speichel herauslief und er nicht mehr richtig trinken konnte. Dies gelang nur dadurch, daß er sich etwas Flüssigkeit in den Mund goß und wie ein Huhn den Kopf weitgehend deflektierte. In der Klinik fiel seine Armut an Mimik auf und eine Störung der Praxis der Gesichtsmuskulatur in Form einer Unfähigkeit die Stirne zu runzeln, die Nase zu rümpfen. Er konnte nicht auf Aufforderung den Mund öffnen und schließen, nicht die Zunge zeigen und nicht ein Licht auspusten.

Bemerkenswert war ein gleichzeitiges Bestehen einer Geschmackstörung. Er zeigte, wenn man ihm Chinin auf die Zunge brachte, keinerlei Unlustreaktion und nur sehr verzögert eine Abwehrbewegung bei Verabreichung sehr saurer, breiiger Speisen, so daß GÖLLNITZ im Sinne von BAY von einer Störung im Organisationsplan des Oralsinnes spricht. Die Praxis der Hände war zwar etwas ungeschickt, aber bot keine auffallenden Zeichen einer Störung der Ziel- und Handlungsbewegungen. Psychisch schien er durchaus aufgeweckt, er beobachtete gut und vollführte prompt sprachlich erteilte Aufträge. Er konnte sich durch Gesten gut verständigen und ließ sich auch als stummer Mitspieler in Märchenaufführungen gut gebrauchen. Er bot auch eine optisch-agnostische Störung, indem er Gegenstände um 45, 90 und 180° zum Raum gedreht darstellte; allerdings nach längerer Übung diesen Fehler korrigierte. So zeigte sich der Junge überhaupt durchaus bereit, bei Übungsversuchen mitzuarbeiten, so daß er nach einigen Monaten trotz seiner motorischen Behinderung einzelne Worte, zwar sehr undeutlich artikuliert, aber immerhin verständlich, zu vermitteln lernte. Das charakteristische Symptom war in diesem Falle die facio-linguale Apraxie, für die KLEIST und BONVICINI beim Erwachsenen einen doppelseitigen Stirnhirnherd oder mindestens eine Unter-

brechung der entsprechenden Verbindungsbahnen des vorderen Balkens verantwortlich machten. Lediglich bei schnell vorübergehenden erworbenen Formen einer „bilateralen Apraxie der Gesichts- und Sprachmuskulatur" wurde ein nur einseitiger Herd angetroffen, wobei eine kontralaterale Fernwirkung nicht ausgeschlossen werden kann. Nur an einem von BONVICINI beobachteten Kranken konnte auch eine Unsicherheit bei Geschmackswahrnehmungen nachgewiesen werden.

Neben den echten idiopathischen Fällen von erheblich verzögerter Sprachentwicklung besteht in zahlreichen Fällen durchaus die Möglichkeit, klinisch umschriebene — meist beiderseitige — Hirnherde einer cerebralen Kinderlähmung für dieses Krankheitsbild verantwortlich zu machen. Unabhängig von der Ätiologie des Leidens ist aber eine sprachheilpädagogische Behandlung erforderlich, die nach den ersten mühsam gewonnenen Erfolgen relativ schnelle Fortschritte zu bringen pflegt. Da es sich bei diesen Kindern meist um eine allgemeine motorische Unterbegabung handelt, die im Bereich der Gesichts- und Mundmuskulatur am deutlichsten hervortritt und die Artikulationsleistung beeinträchtigt, so empfiehlt es sich, gleichzeitig mit den Nachsprechversuchen die Extremitätenbewegung zu schulen.

Eindrucksvoll war die Beobachtung eines frühhirngeschädigten 8jährigen Mädchens mit einer ausgesprochenen facio-buco-lingualen Apraxie, die — bei gutem Sprachverständnis — selbst vereinzelte Worte zu produzieren vermochte und sich gegen alle Bemühungen einer Sprachbehandlung refraktär verhielt. Bei einem Ballspiel mit einer temperamentvollen Schwester, die immer, wenn sie den Ball auf dem Boden aufspringen ließ, „Bumbswallera" rief, sprach das Kind seinerseits, wenn der Ball aufschlug: „Bumfs", und hatte daran soviel Gefallen, daß dieses Spiel immer wiederholt werden sollte. Es mußte dann noch nach an ihr vorbeigeführten Gegenständen fassen und gleichzeitig das Wort „da" nachsprechen. Von diesen bescheidensten Anfängen ausgehend, erweiterte sich bald der Wortschatz, der dann erst als einsilbige und anschließend zweisilbige Gegenstandsbezeichnung geübt wurde.

Diese Form der Sprachtherapie entspricht der von PÖTZL zur Behandlung von hemiplegischen, motorisch-aphasischen Kranken empfohlenen, wobei bei gleichzeitiger Übung der Bezeichnung auch ein Fassen nach dem Gegenstand geschult wurde; dabei fördert eine Leistung die andere. Bereits CÖEN entwickelte eine sprachliche Übungstherapie des hörstummen Kindes und legte größten Wert auf eine allgemeine Förderung der Motorik; er empfahl, die sprachlichen Übungen im Rahmen des Anschauungsbereichs unmittelbar am Objekt durchzuführen. Besonders bemerkenswert ist eine Mitteilung einer Beobachtung von Heller, der bei einer erfolglosen Sprachbehandlung seine Übungen gleichzeitig mit einem Schreibunterricht zu fördern bemüht war und dabei ebenfalls auf die Beziehungen zur Aphasiebehandlung hinwies. Diese Beobachtung ist insoferne bedeutungsvoll, als die akustischen und kinästhetischen Vorstellungen als die flüchtigen im Gegensatz zu den feststehenden optischen nach Bärwald in einer positiven Relation stehen und sich gegenseitig fördern können. Wenn auch eine scharfe Trennung nach Sinnestypen heute nicht mehr durchführbar erscheint, so besteht doch zweifellos eine vorwiegende Veranlagung nach einer Richtung, wobei die eine Form der Sprachentwicklung die andere zu fördern vermag, so daß die Pflege der Feinmotorik der Schreibbewegung gerade in der Kombination mit der Lautbildung in die Übungsbehandlung eingebaut werden soll.

Alalia idiotica bei bestehender Fähigkeit zum Singen

Immer wieder zeigt sich gerade bei der schwersten Störung einer motorischen Sprachentwicklung, der Alalia idiotica, jener Kinder, die Stuhl und Urin unter sich lassen, zu keinerlei konstruktivem Spiel veranlaßt werden können, die nur daran Vergnügen finden, Sand durch die Finger fließen zu lassen und Fäden und Haare vom Boden aufzuheben und sie dann langsam zur Erde fallen zu lassen — daß gerade diese Kinder akustisch fixiert werden können. Sie können trotz motorischer Unruhe und gesteigerter Ablenkbarkeit vor einem Radio sitzen und zu Hause still und unverdrossen einer Hausmusik zuhören und dann plötzlich, ebenso unerwartet wie die oben geschilderten autistischen Kinder, selber eine Melodie durchaus richtig vor sich hinsummen, oder bei kurzem Anstimmen eines ihnen bekannten Liedes die Melodie fortsetzen, ohne daß sie auch nur ein Wort des Textes richtig artikulieren können. In diesen Fällen handelt es sich im allgemeinen nicht um idiopathische erbliche Formen einer Alalia, sondern um organische Hirnprozesse, die an und für sich nicht mehr zu einer Hörstummheit im engeren Sinne führen, denn es handelt sich nicht um eine umschrie-

bene Störung der Sprachentwicklung mit guter Prognose, sondern um einen diffusen Ausfall mit einer positiven Leistungskomponente der rezeptiven und expressiven musischen Funktion. Diese steht in einer gewissen Parallele zu der auffallenden Fähigkeit jener umschrieben begabten Schwachsinnigen, die trotz sonstigen intellektuellen Versagens durch ihre Leistungen des Rechnens — wie die sog. Kalenderkinder — oder des Zeichnens — wie etwa der bekannte „Katzen-Raphael" — positiv hervortreten.

Es hat den Anschein, daß trotz der schwersten Allgemeinschädigung dieser Kinder umschriebene Hirnpartien nicht gestört sind, und daß die zuerst von Henschen geäußerte Annahme, daß die Zentren des Sprachverständnisses und der Sprachmotorik einerseits und die der rezeptiven und expressiven musischen Leistungen andererseits nicht identisch sind, sondern an die Intaktheit verschiedener Regionen gebunden sind. Vor allem ein Befallensein beider Schläfenlappen im Mittelanteil der Querwindungen disponiert zu Syndromen der Worttaubheit, während vor allem Probst und Pötzl die Pole der beiden Temporallappen für das Auftreten einer Amusie lokalisatorisch verantwortlich machten. Friedemann sieht seinerseits vorwiegend umschriebene rechtshirnige Schädigungen im Bereich des vorderen Adversivfeldes ebenso wie Henschen als Ursache für das Auftreten einer expressiven Amusie an, so daß zu erwägen wäre, daß ein gut entwickeltes musikalisches Gehör und seine epressiven Leistungen für eine Intaktheit der rechtshirnigen Anteile sprechen, während ein Ausfall der Sprachentwicklung eine Beeinträchtigung der funktionstragenden Elemente der linken Hemisphäre vermuten lassen. Freilich bedarf diese Annahme autoptischer Bestätigung an einem größeren Material, die gerade dadurch schwer gelingen wird, als die Ausdehnung des Prozesses, der zum Bilde eines schwersten Schwachsinns geführt hat, einer exakten hirnpathologischen Deutung im Wege steht.

Es sei daher gestattet, von einer klinischen Beobachtung eines 6jährigen Kindes aus die Fragen zu erläutern. Die Mutter litt an einer Hyperemesis gravidarum, die Geburt war verlängert, trotzdem schien sich das Kind bis zum Auftreten einer fieberhaften Erkrankung im 4. Monat unauffällig zu entwickeln. Von da an seien die Extremitätenbewegungen abgeschwächt und eingeschränkt gewesen. Im 9. Monat traten die ersten epileptischen Anfälle auf und gleichzeitig kam es zu einem Erlöschen der vorher uneingeschränkten optischen und akustischen Zuwendung. Die ersten bereits serienweise produzierten Lallversuche versiegten und es dauerte geraume Zeit, daß breitspurige Gehversuche einsetzten, wobei das rechte Bein nachgezogen wurde. Wenn auch ein gewisses Sprachverständnis erzielt werden konnte, so fiel doch den Eltern auf, daß alle Bemühungen, das Kind zum Nachsprechen anzuregen, bis auf wenige Worte wie „Mama", „Tata" statt Tante und „Kickack" statt Uhr fehlschlugen, während es sich vom 3. Jahre an für Melodien als gelehrig erwies und selbst — zwar stammelnd — Kinderlieder wie: „Hänschen klein" und „Ein Männlein steht im Walde" nachzusingen begann, wobei sie die einzelnen Worte des Textes nicht ohne weiteres nachsprechen konnte. Die Melodieführung erwies sich aber als durchaus sicher.

Es besteht hier nicht nur eine Parallele zu der bereits von CHARCOT gemachten Beobachtung bei motorisch Aphasischen, deren artikulatorische Leistungen beim Singen wesentlich besser als beim Sprechen sind, sondern es gibt auch fließende Übergänge zu den Aphasien im Kindesalter, die man nur dann anzunehmen pflegt, wenn ein umschriebener Hirnprozeß erst nach abgeschlossener Sprachentwicklung das Auftreten der Störung veranlaßt und nicht bereits in der frühkindlichen Phase die *Entwicklung* der Sprache unterbricht.

Motorische Aphasien in diesem Sinne sind im Kindesalter deshalb relativ selten, weil die wesentlichen ätiologischen Ursachen für die Erwachsenen, ein obliterierender arterieller Gefäßprozeß in einem umschriebenen Gebiet, kaum in Frage kommen. Erst in den letzten Jahren, seit die tuberkulöse Meningitis mit Antibiotica behandelt wird und so die akute Erkrankung in eine subakute überführt wird, bevor es zu einer völligen Ausheilung kommt, sehen wir vereinzelt einen plötzlichen Sprachverlust auftreten, der einer motorischen Aphasie entspricht und der sich auf dem Wege über ein Stammeln und einen Agrammatismus in relativ kurzer Zeit zurückbildet. Häufiger handelt es sich um einen otogenen Absceß des Temporallappens, der zu einer sensorischen Aphasie führt, die aber der Besprechung der sensorischen Hörstummheit angegliedert werden soll.

In diesem Zusammenhang sei auch erwähnt, daß TH. HELLER bei der Erstbeschreibung der Dementia infantilis, eines bereits im 3. Jahr eintretenden Verblödungsprozesses, auf das Erhaltenbleiben der Musikalität trotz Verfalls der Sprache hinwies, und zwar in dem Sinne, daß diese Kinder gerade durch ihre Grazie bei tänzerischen Versuchen in einem der Musik entsprechenden Rhythmus auffallen. Auch bei Gruppen von mongoloiden Kindern gelingt es, diese zu einem Chor zu vereinigen, die ihre Melodien mit zwar schlechter Artikulation singen, aber spontan einen Rhythmus halten, während Kinder mit umschriebenen intellektuellen Ausfällen oft gerade als Grundsymptom eine rezeptive Rhythmusstörung aufweisen. In derselben Richtung der Fähigkeit, trotz völligen Unvermögens zu einer artikulierten Sprache, fehlerfrei Melodien singen zu können, liegt die Nachahmung der Sprachmelodie der Umgebung, obwohl nur sinnlose Silben wiederholt oder als bedeutungslose Wortkombinationen aneinandergereiht werden. So vermag ein schwachsinniges Kind durchaus überzeugend den Eindruck zu vermitteln, als würde es telefonieren, und bietet damit ein den Jargonaphasien vergleichbares Kauderwelsch, den phonetischen Charakter einer geordneten Rede.

Sensorische Hörstummheit

Im Gegensatz zu jenen Kindern, bei denen eine motorische Unterentwicklung das verspätete Auftreten einer artikulierten Sprache verursacht, stehen jene, deren Fähigkeit zu einer akustischen Wahrnehmung noch nicht entwickelt zu sein scheint und dadurch die Voraussetzungen für eine gegenseitige Steuerung durch eine Verständigung auf phonischem Weg fehlen. Während, wie einleitend ausgeführt, bereits vom 3. Monat an ein optischer Kontakt des Säuglings auf mimischem Wege ohne weiteres nachzuweisen ist und das Kind seinem Gegenüber oder einem vorbeigeführten Licht mit dem Blick folgt, ist eine Erregung der Aufmerksamkeit in Form einer Zuwendung auf akustische Reize, seien es Geräusche oder ein Anruf, wesentlich später einwandfrei festzustellen, so daß der Verdacht der Eltern, daß ihr Kind nicht hört, oft nur schwer zu entkräften sein kann. Es schien daher berechtigt, den für den Bereich der sensorisch-aphasischen Sprachstörungen der Erwachsenen von HEILBRONNER eingeführten Begriff einer „akustischen Unerweckbarkeit" für den Mangel an Zuwendung nach akustischen Reizen beim Säugling und Kleinkind zu übernehmen. Erst eine pathologische Verlängerung dieser physiologischen Phase der akustischen Unerweckbarkeit über das 1. Halbjahr hinaus leitet fließend zu jenem Symptombild über, das wir als „sensorische Hörstummheit" bezeichnen.

Die einfachste Methode, sich über das Vorhandensein einer akustischen Wahrnehmung zu vergewissern, ist einem Kind äußerlich gleich aussehende Gegenstände zum Spielen zu geben, von denen der eine Lärm erzeugt und der andere nicht. Bevorzugt das Kind das lärmende Spielzeug, so spricht dies im allgemeinen gegen eine Taubheit, wobei allerdings darauf zu achten ist, daß nicht durch das Klappern eines freien Körpers — etwa in einer Dose — ein Vibrationsgefühl verursacht wird, das zu einer Fortsetzung der Schüttelbewegung Anlaß gibt.

Bei dem Bemühen um eine Differentialdiagnose zwischen einer echten Taubheit und einer akustischen Unerweckbarkeit erweist sich als Untersuchungsmethode eine simultane Kopplung von zwei verschiedenen Sinnesreizen zuweilen erfolgreich, sei es als Kombination von akustischen Reizen mit passiven Bewegungen, oder sei es in Form einer Verbindung mit Lichteffekten.

Am zweckmäßigsten wird diese Untersuchung an einer erweiterten Audiometer-Apparatur ausgeführt werden, wobei synchron mit der Tongebung ein Licht ein- und ausgeschaltet wird. Diese Methode ist deswegen besonders zweckmäßig, weil abwechselnde Prüfung beider Ohren erreicht werden kann. Eine Schwierigkeit bedeutet nur die psychomotorische Unruhe dieser hörstummen Kinder, die eine erforderliche Aufmerksamkeit vermissen lassen, so daß FRÖSCHELS gerade das Fehlen dieser gesteigerten Ablenkbarkeit bereits als Verdachtsmoment für das Bestehen einer echten Taubheit auffaßt.

Den entscheidenden Schritt zur Aufklärung der Pathophysiologie der sensorischen Hörstummheit vollzog LOEBELL erstens mit der Feststellung des Unvermögens dieser Kinder, einen Schall im Raume richtig zu lokalisieren, d. h. einer akustischen Topagnosie, und zweitens mit dem Nachweis der Unfähigkeit, Geräusche zu differenzieren. Dieses Unvermögen schien dem Autor um so bemerkenswerter, als das optisch-räumliche Orientierungsvermögen dieser Kinder auffallend gut war, so daß sie sich nicht nur in einem ihnen fremden Gebäudekomplex der Klinik, sondern auch nach Angaben der Eltern selbst in fremden Städten schnell zurechtfanden.

Das Kind vermag die akustischen Reize in keiner Weise zuzuordnen. Gerade die Unbeantwortbarkeit von laufenden ungestalteten Schalleindrücken lädt — wie FRÖSCHELS annahm — das Gehirn mit Reizen auf, denen gegenüber keinerlei Einstellung vollzogen werden kann und die sich daher nur als Irritation auswirken und die ebenso zu der ständigen psychomotorischen Unruhe Anlaß geben, wie bei der geschilderten motorischen Hörstummheit, die dem Kinde nicht gestattet, zwar differenziert aufgenommene akustische Eindrücke expressiv adäquat zu beantworten. Gelingt es durch eine Methodik von systematischer Ver-

abreichung von Simultanreizen auf verschiedenen Sinnesgebieten eine Zuordnung der akustischen Eindrücke zu schulen, kommt es ebenso — wie nach einer gelungen artikulatorischen Verständigung — zu einer Beruhigung der erethischen Kinder.

LOEBELL konnte als Ursache des Leidens bei seinen 9 Fällen zweimal erbliche Belastung und in 5 Fällen Geburtsschäden verantwortlich machen; bei 2 Kindern ergab die Anamnese eine Hirnhautentzündung im Anschluß an eine Pneumonie. Damit schien der Nachweis erbracht, daß die ätiologischen Faktoren der sensorischen Hörstummheit die gleichen sind, wie sie bereits COEN für die von ihm geschilderten Kinder beschrieben hatte und die wir heute der motorischen Hörstummheit zuordnen würden.

LUCHSINGER konnte bei 2 hörstummen Kindern — unabhängig von LOEBELL — ebenfalls eine Störung der Lokalisationsfähigkeit für akustische Reize nachweisen und zog zu einer experimentellen Prüfung dieser Störung Untersuchungsergebnisse von ARNOLD und HERRMANN heran, die ihrerseits unabhängig das 1935 von v. STOCKERT beschriebene und audiometrisch verifizierte Phänomen der akustischen Alloästhesie bestätigten. Es besteht darin, daß bei einseitigen thalamischen Prozessen meist bei Einschränkung des Körpererlebens der gegenüberliegenden Seite auch eine Verlagerung der akustischen Wahrnehmung erfolgen kann. Es scheint mir mit Rücksicht darauf, daß die hörstummen Kinder ihre akustischen Eindrücke nicht systematisch einseitig verlagern, der Ausdruck der Alloästhesie nicht seiner ursprünglichen Bedeutung zu entsprechen, so daß ich vorgeschlagen habe, dem übergeordneten Begriff einer akustischen Topagnosie den Vorzug zu geben, obwohl das Audiogramm im Fall von LUCHSINGER eine relativ niedrigere Hörschwelle rechts als links ergab.

ARNOLD griff seinerseits die Befunde LOEBELLs und LUCHSINGERs auf und führte die Untersuchungen systematisch fort, indem er auf eigene — allerdings an Erwachsenen gewonnene — Beobachtungen hinwies, die auf Thalamusprozesse hinwies. In dem einen Fall handelt es sich um einen Fleckfieberherd, der zu einem ausgesprochenen Thalamussyndrom führte, bei dem es zu einer Doppelakusis mit Höhen- und Lautdifferenz in den verschiedenen Ohren kam. Im anderen Falle handelte es sich um einen Thalamustumor, der nicht nur eine Lautstärkendifferenz empfand, sondern auch eine verspätete Tonwahrnehmung links gegenüber rechts zeigte. Bei einer Hinterhauptverletzung konnte er ebenfalls eine Differenz zwischen rechts und links insoferne feststellen, als der Patient den Ton auf dem rechten Ohr spitzer und schriller klingend empfand als links. Gerade in der Interferenz der Wahrnehmung auf beiden Ohren schien dem Autor die Ursache einer Worttaubheit bei Kindern, deren akustische Wahrnehmung an und für sich noch nicht entsprechend differenziert ist, zu suchen.

Stammeln (Dyslalie)

Die physiologische Sprachentwicklung vollzieht sich im Rahmen einer primären Bewegungslust über die ersten artikulatorischen Erzeugnisse als Urlaute, die dann durch die akustische Selbstwahrnehmung weitere Anregung findet. Dadurch trägt diese im wesentlichen iterativen Charakter. Diese Wiederholung beschränkt sich aber nicht nur auf die eigenen lautlichen Erzeugnisse, sondern übernimmt auch die sprachlichen Produktionen der betreuenden Umgebung als Echolalien, d.h. das Kind paßt sich der spezifischen Artikulationsform an, die die Sprache seiner Umwelt aufbaut. Diese Resonanz beschränkt sich aber durchaus nicht auf das wahrgenommene akustische Phänomen, sondern wird ebenso aus dem mimischen Kontakt und einer primären Tendenz zur Nachahmung geprägt. Das Kind gewinnt dadurch nicht nur einen charakteristischen Gehörseindruck, sondern gleichzeitig die Anregung zu seiner adäquaten Mitbewegung.

Das Kind erlernt mit der Melodie der „Muttersprache" auch ihren Vollzug als mimische Resonanz der Artikulation und fixiert sie als kinästhetische Gestalt. Damit ist ein spezifisches Idiom gewonnen. Die Sprache, die induziert wird, besitzt bereits besondere Aufbauelemente, die durch den spezifischen Lautschatz gleichzeitig als akustische Gestalten und als ein Koordinationskomplex vermittelt werden. Die artikulatorische Gestaltung eines Lautes ist nicht nur für jede Sprache spezifisch, sondern auch für jeden Dialekt geprägt und kann bei gleichem Vollzug bei dem nächsten unmittelbaren Nachbarvolk bereits als wesensfremd und pathologisch gelten. Das englische th wird z.B. im Deutschen als S-Laut als fehlerhaft empfunden und mag als Sigmatismus interdentalis Anlaß zu einer sprachärztlichen Behandlung werden. Die Benützung des Lautes H als aspirierter Anlaut eines Wortes wird Franzosen und Italienern Schwierigkeiten bereiten, während er in slawischen Sprachen, worauf KAINZ besonders hinweist, einem Deutschen kaum richtig auszusprechen gelingt. Das St als Anlaut eines Wortes wird den Norddeutschen verraten und ist diesem wesensgemäß, hingegen in gleicher Form von einem Süddeutschen verwendet, wird es dem Hörer als unecht und geziert erscheinen. Auch der Laut R wird bei einzelnen Stämmen verschieden und durchaus signifikant gebildet, etwa als guturales R — wie im englischen Wort *girl* — oder als schnarrendes Zungenspitzen-R, wie es in der deutschen Bühnensprache gebraucht wird. Dem Chinesen ist der Konsonant R in der Lautbildung unbekannt und wird von ihm beim Erlernen der deutschen Sprache als L gebildet, eine Fehlbildung, die im Rahmen einer Störung der Sprachentwicklung beim Kinde als Rhotazismus bezeichnet wird und einer korrekten Übungsbehandlung bedarf.

Die lebenden Sprachen befinden sich in einer dauernden Umwandlung, wodurch sich historisch die sog. Lautverschiebungen nach besonderen Gesetzen vollzogen haben und sich weiterhin vollziehen. Dieser Lautwandel erfährt eine phasenhafte Steigerung während Kriegszeiten mit großen Bevölkerungsverschiebungen, so daß die Dialekte in Mitteleuropa in diesem Jahrhundert unter unseren Augen — oder besser: vor unseren Ohren — einen deutlichen Wandel erfahren haben. Besonders beteiligt an diesem Sprachwandel war die Truppe im fremden Land dadurch, daß sie ihnen ungewohnte Lautverbindungen einfach umstellten. So wurden fast durchgängig die Städte *Minsk* und *Smolensk* von den Soldaten als *Minks* und *Smolenks* angesprochen, weil die Buchstaben ks als Doppellaut x in der deutschen Sprache geläufig war.

Aus diesen Überlegungen erwies sich eine linguistische Gegenüberstellung der Lautbildung bei verzögerter Sprachentwicklung, wie sie in der häufigsten Störung — dem universellen Stammeln — als Fehlen oder als fehlerhafte Aussprache einzelner Laute zutage tritt, mit den Ergebnissen einer vergleichenden Sprachwissenschaft als fruchtbar. LEOPOLD STEIN legte sich daher die Frage vor, ob es sich beim universellen Stammeln lediglich um ein Unvermögen handelt, schwere Laute zu bilden, oder ob den entstandenen Fehlleistungen linguistische Gesetze zugrunde liegen. Er konnte den Nachweis liefern, daß sich beim Erlernen der Sprache einzelne Laute wahlweise gegenseitig ersetzen können: wie der Konsonant W durch B etwa bei einem Kinde, das das Wort *Löwe* als *Löbe* ausspricht, oder umgekehrt ein B durch ein F ersetzt, wenn eine Junge *Bufi* statt *Bubi* sagt; eine Fehlleistung, die schon eher einem historischen Lautwandel entspricht,

weil hier der Medialaut B zu dem Reibelaut F
verwischt wird, entsprechend dem B des lateinischen *habere* in ein V im Französischen *avoir*.
In gleicher Weise entstand aus dem lateinischen
Wort *canis*, in dem das c zu einem ch gemildert
wurde, die französische Bezeichnung *chien*.

Physiologisch vollzieht sich hier in beiden
Fällen ein ähnlicher Vorgang: daß nämlich die
Lautbildung einer Erleichterung der Artikulationsleistung zustrebt (STEIN, SCHULZ). In
diesem Sinne schien auch eine Vorverlagerung
der Lautbildung im Rahmen der Artikulations-
zone zu deuten, etwa die Vorverlagerung eines
Gaumenlautes in die Lippenzone, wie das K
oder G nach D und T dadurch, daß *Tudel* für
Kugel ausgesprochen wird. Wenn dieser Lautwandel auch häufig beobachtet wird, so ist er
doch nicht die Regel, wie die häufige Fehlbildung in der Bezeichnung der *Uhr* als
Kickack statt *Ticktack* zeigt. Eine besondere
Erleichterungsform tritt im Stammeln in Gestalt eines Weglassens eines Buchstabens sowohl als Anlaut, als auch in der Wortmitte
zutage, wie in der Vereinfachung statt *schwarz*
„*waz*" zu sagen. Die Unterstützung einer artikulatorischen Korrektur des K-Lautes wird
deshalb von BERENDES durch eine Verwendung
einer Sonde empfohlen, mit der der vordere
Anteil der Zunge zurückgedrängt und nieder-
gedrückt wird, ähnlich wie dies bereits GUTZ-
MANN für die häufigste Form des Stammelns
für die fehlerhafte Bildung des S-Lautes vorgeschlagen hatte, die dadurch zustande kommt,
daß der Luftstrom nicht durch die rinnenförmig
am Mundboden liegende Zunge zwischen den
Zahnreihen entweichen kann, weil entweder
die Zungenspitze zwischen den Zahnreihen vor-
drängt oder gegen die obere Zahnreihe gedrückt
wird. Dadurch kommt es zu einer stimmhaften
S-Bildung (interdentaler oder addentaler Sigmatismus). Bahnt sich aber der Luftstrom
seitwärts seinen Weg, so spricht man von einem
lateralen Sigmatismus.

Das größte Hindernis bei der Behandlung
dieser fehlerhaften S-Bildung ist die Tatsache,
daß sie dem Träger selbst ebensowenig zum
Bewußtsein kommt wie jemandem, der aufgrund seines Stammes-Idioms eine für die
übrige Bevölkerung ungewöhnliche Lautbildung
wie G anstatt K oder B für P gebraucht. Erst
wenn der Stammler wirklich in der Lage ist,
die richtige Lautbildung von einer falschen
selbst zu unterscheiden und anzuerkennen,

kann eine erfolgversprechende Sprachbehandlung einsetzen, wobei erst dann das entsprechende kinästhetische Erlebnis vermittelt werden kann. Dann gelingt es, einem Kinde oft
spielend durch ein Pfeifen auf einem Schlüssel
oder auf einem schmalen Glasröhrchen beizu-
bringen, den Luftstrom zentral durch die Zahnreihen zu lenken und so einen richtigen S-Laut
zu bilden.

Die Voraussetzung, eine richtige von einer
falschen Lautbildung zu differenzieren, ist aber
die Möglichkeit einer entsprechenden akustischen Wahrnehmung. FREMEL und FRÖ-
SCHELS sahen als Ursache eines falschen Gebrauches der Laute T und S, für deren Aufbau
besonders hochliegende Obertöne verantwortlich zu machen sind, eine Einschränkung der
Tonwahrnehmung und machten bei einer beträchtlichen Anzahl von Sigmatikern für die
Fehlbildung eine beiderseitige Innenohrschwerhörigkeit mit einer beträchtlichen Herabsetzung der Hörschärfe verantwortlich, in dem
Sinne, daß die veränderte Reizwahrnehmung
zu den entsprechenden expressiven Störungen
Anlaß geben mußte. Es handelt sich hier um
eine primär-sensorische Komponente des Stammelns, die durch eine motorische Unterbegabung ergänzt werden kann.

Als das klassische Beispiel eines sensorischen
Stammelns gilt die schwere Dyslalie der Kretinen, die neben einer motorischen Unterbegabung kaum jemals eine Hörstörung vermissen lassen, so daß im Rahmen einer allgemeinen Entwicklungsverlangsamung das Bild
einer primären Hörstummheit im Vordergrund
steht. Die Schwierigkeit ihrer Behandlung
wurde schon in den ersten Arbeiten von WAG-
NER-JAUREGG am Ende des vorigen Jahrhunderts erkannt, der zwar nicht angeben
konnte, welche Veränderungen der Taubheit
resp. der Schwerhörigkeit der Kretinen zugrunde liegt, aber sagte: „Wenn wir schon
mangelhaftes Gehör bei Vollsinnigen dafür
verantwortlich machen, daß sie die Sprache nur
mangelhaft oder gar nicht erlernen, also taubstumm werden, um wieviel mehr muß ein
solcher Sinnesdefekt bei den geistig schwachen
Kretinen bedeuten?" Dieser Satz gilt für jede
Sprachbehandlung schwachsinniger Kinder,
deren umschriebenes oder generalisiertes Stammeln auf dieselbe frühkindlich durchgemachte
encephalomeningitische Erkrankung zurückzuführen ist wie der Intelligenzrückstand. Jede

Sprachförderung bedarf der notwendigen Mitarbeit des Patienten, der infolge seiner Ablenkbarkeit oder im Gegenteil durch eine Antriebsschwäche zu dieser Mitarbeit nicht in der Lage ist. Es ergibt sich damit die Schwierigkeit der Einweisung dieser Kinder in eine Sprachheilklasse, in der ein dem geistig gesunden Kind angepaßter Bildungsweg beschritten werden soll, so daß diese Kinder eine Belastung für den Unterricht der anderen bedeuten und selbst einer doppelten Versagensmöglichkeit ausgesetzt sind.

SEEMANN konnte an Zwillingsuntersuchungen den Nachweis erbringen, daß das kindliche Stammeln als Form der Verzögerung der Sprachentwicklung (bei eineiigen konkordant und bei zweieiigen diskordant) als Rückbildungserscheinung einer motorischen Hörstummheit und nicht nur als Ausdruck einer frühkindlichen Hirnschädigung in Erscheinung treten kann.

LUCHSINGER, der die Befunde SEEMANNs bestätigen konnte, zeigte aber anhand eigener Beobachtungen, daß nicht nur ein Stammeln, sondern auch die Störung der Fähigkeit, Sätze zu bilden, ein sogenannter Agrammatismus bei eineiigen Zwillingen konkordant auftreten kann. In solchen Fällen kann ein generalisiertes Stammeln oder auch ein Agrammatismus solitär als Einzelsymptom unabhängig von einer Intelligenzstörung auftreten. Es wurde bereits ausgeführt, daß die psychologische Wurzel eines Agrammatismus — wie z.B. der Gebrauch der 3. Person von Kleinkindern und Autisten — verschiedenartig sein kann. Auch bei einer angeborenen Schreib-Leseschwäche, wie noch besprochen werden soll, zeigt sich nicht selten eine Störung der Satzbildung. Ein Agrammatismus im eigentlichen Sinne, der ja eine Zuordnungsstörung darstellt (die im Bereich des Handelns einer ideatorischen Apraxie entspricht), ist relativ selten, so daß es zweckmäßig erscheint — wie FRÖSCHELS vorschlug —, die formal-syntaktischen Störungen als Paragrammatismus zu bezeichnen. Erst eine psychologische Analyse der einzelnen Formen vermag einen Fingerzeig für die einzuschlagende Therapie zu geben.

ISSERLIN sieht einen entscheidenden Faktor für die grammatische Beherrschung der Rede in dem mnestischen Besitz der Sprachmöglichkeiten und verwendet das Bild von SAUSSURE von den Worten als Figuren, die gedächtnis-

mäßig zur Verfügung stehen, um jeweils eingesetzt zu werden. Es handelt sich also um ein Bereithaben von syntaktisch auswechselbaren Formen und ihrer Verfügungsmöglichkeit, die KANDLER, PANSE und LEISCHNER in der Formulierung von der „Liquidität" der Sprachformen plastisch zum Ausdruck bringen.

Unabhängig von den Störungen, die bedingt sind durch eine Verzögerung der Fähigkeit, die einzelnen Laute akustisch zu differenzieren oder motorisch zu gestalten, stehen jene, bei denen eine anatomische Mißbildung eine richtige Artikulation verhindert. Ursprünglich wurde ein Stammeln vorwiegend als Ausdruck einer falschen Zahnstellung oder eines verkürzten Zungenbändchens oder einer zu großen Zunge angeschuldigt. Am hartnäckigsten haftete die Vorstellung für die Deutung eines Sigmatismus, die durch den Nachweis von FRÖSCHELS an Bedeutung einbüßte, daß der Luftstrahl bereits in dem hinteren Anteil der Mundhöhle lateralisiert wird und daher von der Bißform selbst nicht beeinflußt werden kann. Auch Anomalien der Zungengröße kommt nur eine sekundäre Bedeutung zu, wenn auch zuweilen die R-Bildung — wie LUCHSINGER hervorhebt — im Sinne eines Rhotazismus gestört sein kann.

Am häufigsten ist eine Störung der Artikulation, bedingt durch ein unphysiologisches Funktionieren des Abschlusses des Nasen-Rachenraumes von dem übrigen Ansatzrohr; sei es dadurch, daß die zur Lautbildung erforderliche angestaute Luft vorzeitig entweicht, wofür der Terminus Rhinolalia aperta geprägt wurde, oder sei es, daß es bei den Konsonanten, wie N, NG und M, bei denen es zu einem Mitklingen des Nasen-Rachenraumes und seiner Nebenhöhle kommen soll („Nasal-Laute"), ein Passagehindernis vorliegt, in Form eines Verschlusses des Nasen-Rachenraumes durch Schleimhautschwellung, Choanenatresie oder einer pathologischen Vergrößerung im Bereiche des Rachenringes. Es kommt in allen diesen Fällen zu einer Sprechweise, wie sie vom Schnupfen allgemein bekannt ist. Umgekehrt kann ein hoher gotischer Gaumen, ebenso wie eine Gaumensegellähmung oder ein Wolfsrachen, zu einer Rhinolalia aperta Veranlassung bieten, wobei das Näseln bei einem Aussprechen von Vokalen besonders deutlich in Erscheinung tritt. In allen diesen Fällen ist eine rhino-laryngologische Fachbehandlung erforderlich, die durch eine sprachärztliche Therapie unterstützt werden muß. Aber selbst auch ein offenes und geschlossenes Näseln mag, ebenso wie die erwähnten Stammelformen, in manchen Sprachen und Dialekten in den Bereich der Norm fallen und diesen die charakteristische Tongebung verleihen.

Abgesehen von der Gaumensegellähmung, die häufig nach Diphtherie auftritt, vermögen auch Paresen anderer Hirnnerven die Lautbildung zu beeinträchtigen, wobei die einseitige Hypoglossus-Lähmung noch die geringste Störung verursacht, während eine einseitige oder doppelseitige Facialislähmung, die eine extrapyramidale Störung der Mimik vortäuschen kann, eine P- und B-Bildung durch Entweichen der Luft unmöglich machen kann und auch den Laut M zu einem W umzuwandeln vermag. Die doppelseitigen Facialislähmungen erregen den Verdacht auf eine Poliomyelitis. Sie werden aber in letzter Zeit bei subakutem Verlauf einer tuberkulösen Meningitis aufgrund einer Behandlung mit Antibiotica zuweilen beobachtet. Eine Kombination der Lähmung mehrerer Hirnnerven in Form einer Bulbärparalyse macht eine Artikulation für die Umgebung fast unverständlich, wobei die Ansammlung des Speichels bei Schlucklähmung die Lautbildung noch weiter erschwert. Dies gilt ebenso für eine Pseudo-Bulbärparalyse im Rahmen einer Myasthenie, die ein Heben des Unterkiefers fast unmöglich machen kann.

Angeborene Schreib- und Leseschwäche

Im Zusammenhang mit den Syndromen der Hörstummheit sei noch eine andere Form der Entwicklungsstörung im sprachlichen Raum diskutiert. Auch die Schreib-Leseschwäche oder Legasthenie ist ein Störungsbild, das in der Kindheit im Vordergrund steht und einer heilpädagogischen Behandlung zugänglich ist, so daß später oft nur mehr unter besonderen Versuchsbedingungen Reste nachweisbar bleiben. Auch für sie ist sowohl eine erbliche Ätiologie eindeutig festgestellt, als auch eine erworbene Form durch umschriebene Hirnprozesse erhoben worden. Sie zeigt sich in der Schwierigkeit, Worte ganzheitlich zu erfassen, und in dem Unvermögen, ein Wort als solches in der richtigen Reihenfolge der Buchstaben und ohne Auslassungen niederzuschreiben. Diese Kinder sind unfähig, ein ihnen langsam vorgesprochenes Wort lautierend aufzulösen oder die vorgelegten Einzelbuchstaben zu einem ihnen bekannten Wort zu vereinigen; hingegen vermögen sie aber meist ein Wort richtig zu kopieren, obwohl sie es in besonders schweren Fällen nachher nicht lesen können. Charakteristisch ist die Tatsache, daß die Intensität dieser Störung von dem Grad der Übereinstimmung des akustischen und optischen Wortbildes abhängig ist; so kann eine weitgehend zurückgebildete Störung wieder erscheinen beim Erlernen einer neuen Fremdsprache — wie Englisch und Französisch —, bei denen eine Diskrepanz zwischen Buchstabenbild und Gehörseindruck mehr kontrastiert als in der deutschen Konversationssprache. Aus diesem Grund ist auch eine Legasthenie in englischen Sprachgebieten häufiger und in Italien relativ selten.

Bemerkenswert scheint ein von TRESSER und v. STOCKERT beschriebenes 9jähriges zweieiiges Zwillingspaar, deren Mutter in der Kindheit durch eine Schwerhörigkeit auffiel, die sich darin äußerte, daß sie im Gespräch einzelne Worte mißverstand und falsch wiederholte, etwa in der Weise, wie Leute beim Telefonieren einen ihnen unbekannten Namen mißverstehen. Wenn sich auch die Störung bei der Mutter weitgehend gebessert hat, so mache sie diese auch jetzt noch — besonders bei Fremdworten — unsicher. So wiederholt sie das Wort Lebenselexier als „Lebensbier" oder „Lebensgier"; für Inquisitionsgericht sagt sie „Inselrecht" und für Intellektualismus „Illetismus". Außerdem klagt sie auch heute noch darüber, vollständig unmusikalisch zu sein. Diese beschriebenen Störungen zeigt im verstärkten Maße der eine Zwilling, der deshalb mehrmals ohrenärztlich kontrolliert wurde, ohne daß jemals eine Einschränkung des Hörvermögens festgestellt werden konnte. Obwohl er der beste Schüler in seiner Klasse ist, gelte er als unaufmerksam, weil er, ohne einen Sprecher anzusehen, besonders Fremdworte mißversteht. Im gesteigerten Maß gilt diese Störung des Sprachverständnisses beim Radiohören. Obwohl er das Märchen Rumpelstilzchen gut kennt, versteht er das Wort „Rumpelmiezchen", das Wort Pädagogik wird als „Melodie" nachgesprochen. Meistens beschränken sich die Fehler des Verhörens in bezug auf die Reihenfolge der Buchstaben.

Während bei dem anderen Zwilling, der ebenfalls völlig unmusikalisch ist, ein Mißverstehen des gesprochenen Wortes nicht in Erscheinung tritt, besteht hier eine hochgradige Schreib-Leseschwäche insoferne, daß er während des Spontan- und Diktatschreibens anstatt Löffel „Löffle", für Knabe „Kanbe" und anstatt Fenster „Fester" oder „Festern" schreibt. Und selbst in dem Worte „*und*" die Buchstaben zu

„nud" vertauscht. Im gesteigerten Maße tritt diese Störung beim Lesen und Schreiben längerer Texte zutage. Bei diesem Jungen, der mit $3\frac{1}{2}$ und 7 Jahren je einen epileptischen Anfall hatte, und der als Linkshänder den an und für sich schwächer ausgebildeten rechten Arm schont und überdies noch stottert, wäre zweifellos der Verdacht nahegelegen, die Legasthenie ebenfalls auf den frühkindlichen cerebralen Prozeß zurückzuführen, wenn nicht bei der Mutter und dem Zwillingsbruder eine der Schreib-Leseschwäche entsprechende Störung der Reihung der Buchstaben im akustischen Auffassen von weniger geläufigen Buchstaben aufgefallen wäre. Wie weit das Symptomenbild der Legasthenie des einen durch eine erworbene Komponente die familiäre Veranlagung mitprägte, läßt sich nicht entscheiden. Von Interesse erscheint aber, daß bei beiden Zwillingen bis zum 14. Lebensjahr das Störungsbild ebensoweit abgeklungen war wie bei der Mutter.

Diese Feststellung legt den Verdacht nahe, daß es sich hier um eine korrespondierende Grundstörung im Sinne eines Mangels an Überschau, in einer Unfähigkeit zum Gesamterfassen sowohl im optischen als auch im akustischen Raum handelt, so daß PÖTZL die Schreib-Leseschwäche mit dem Hinweis, daß häufig eine Tendenz zur Umkehr — sei es in vertikaler Richtung im Sinne von g zu d oder in horizontaler Linie von b zu d oder umgekehrt — besteht, überhaupt den optisch-agnostischen Störungen zuordnet. Er selbst hob allerdings die eigene Beobachtung hervor, daß an und für sich nicht eine Objektagnosie mit einer Leseschwäche gepaart sein muß. Es handelt sich also vorwiegend um die Unmöglichkeit der Reihung von Lauten und Buchstaben zu einem Wort in einem Schreibakt und umgekehrt um die Auflösung dieser Reihe beim Lesen. Hierin steckt bereits ein zeitlich gesonderter Ablaufvorgang für die einzelnen Teile, die in einem Simultanerfassen verknüpft sind; ein zeitlicher Ablauf, der als gestaltetes Ganzes überschaut und nicht als zergliedert erlebt wird. Gerade dieses Ganze trotz Reihung der Glieder in der Zeit wird durch den sowohl in der Rede wie auch in der Schrift zutage tretenden Rhythmus verbunden.

Es scheint daher der Nachweis von AJOURIAGUERRA und STAMBAK nicht nur von theoretischer Bedeutung, daß Kinder mit Legasthenie eine ausgesprochene Rhythmusstörung im Klopfversuch an den Tag legen. THIELE sieht daher mit Hinweis, daß das Lesen halblaut vor sich hinsprechend erlernt wird, in der Legasthenie auch eine akustisch-agnostische Komponente, die gerade durch den sukzessiven

Ablauf der Laute, die zum Teil in einem Buchstabieren im Stakkato — wie RIEGER sich ausgedrückt hat — oder auch in einem Legato der Wortgestalt gegeben ist. Dieses Problem wird dadurch noch kompliziert, daß der Legastheniker trotz des Unvermögens, Worte zu lesen und zu schreiben, oft zusammengesetzte Zahlen richtig als Einheit zu erfassen vermag, obwohl die Zahl der Kinder, die bei einer Leseschwäche auch Rechenschwierigkeiten selbst im Zahlenraum bis zu 10 haben, nicht gering ist. Es scheint deshalb der Nachweis von WUNDERLICH bemerkenswert, daß auch Kinder mit ausgesprochener Rechenstörung nicht richtig zu taktieren vermögen.

Ein 12jähriger Junge, dessen Mutter an so schweren allergischen Zuständen leidet, daß es bei ihr sogar zur Annahme eines cerebralen Pseudotumors kam, erwies sich, trotz guter Anpassung an den Aktionsraum und einer praktischen Sicherheit im Hantieren am Objekt, als völlig lernunfähig für die Kulturtechniken von Lesen, Schreiben und Rechnen. Die ungewöhnliche Unfähigkeit zum Lautieren nahm bei dem Jungen groteske Formen an, so daß er das Wort Lampe bei wiederholtem, langsamen Vorsprechen als „Lmpmea" und „Lmpea" niederschrieb. Die einzelnen Buchstaben werden ebenso prompt gelesen wie niedergeschrieben. Bei Worten mit 3 Buchstaben bestehen bereits Schwierigkeiten. Es traten bereits in der Spontansprache Verunstaltungen in Erscheinung, die aber nicht den Charakter von Paraphasien im engeren Sinne aufwiesen, sondern Lautauslassungen oder Verwechslungen in der Reihenfolge waren, z.B.: „Jäger hat schosse" — „mein ich der sterbt ist — aber wieder bendig." Im Satzbau kommt es ebenfalls zu Umstellungen wie „Mutti Auto schmutzig ist" oder „trock' ich ganz allein mich ab". Durch diese einfache Umstellung der Worte im Satz kommt es zu einer besonderen Form des Paragrammatismus, die weniger einer Störung der konstruktiven Denkgestalt entspricht, als einem Mangel an Sprachgefühl im Sinne von KAINZ. Hinzu kommt noch, daß das Geschlecht und der Artikel verwechselt wird, wie in Sätzen: „Die Sofa kratzt" und „Die Haus ist hoch", so daß man den Eindruck empfängt, als versuche sich der Junge in einer ihm fremden Sprache zu verständigen.

Trotz dieser schwersten Störung der sprachlichen Beziehung gewinnt man niemals den Eindruck eines Schwachsinns im Sinne einer Allgemeinstörung, sondern von umschriebenen Ausfällen, vom Charakter einer Werkzeugstörung, und so scheint mir die Zuweisung dieser dargelegten Beobachtung zu den Symptomenbildern der Schreib-Leseschwäche gerechtfertigt.

Therapie. Das Kind mit Schreib-Leseschwäche bedarf einer Pflege seiner synoptischen Überschau sowohl im optischen wie im akustischen Bereich; einer besonderen Förderung, sei es in der Anleitung zu Domino- und Puzzlespielen und andererseits durch Üben von Kinderliedchen mit gleichzeitigem Taktieren. Ausgehend von einem Nachsprechen kurzer Sätze wird ein silbenweises, skandierendes Wiederholen von längeren, sinnvollen Worten geübt, die dann lautierend aufgelöst werden. Umgekehrt werden Einzelbuchstaben aus dem Setzkasten herausgesucht und zu Worten zusammengefügt. In dem Vergleich von einer fehlerhaften Reihung von Buchstaben und richtiger Anordnung wird Blick und Ohr für ganzheitliches Erfassen geschult, wobei immer wieder ein konkreter Gegenstand angesprochen wird. Der inhaltlich in sich geschlossene Satz gewinnt als melodische Einheit erst Gestaltcharakter, ebenso wie das Wort durch seinen Akzent erst Bedeutungswert erlangt und damit seine primäre Ausdrucksfunktion zu erfüllen in der Lage ist.

Der Legastheniker empfindet in der Klassengemeinschaft deutlich seine umschriebene Leistungsstörung, obwohl er sich sonst nach jeder Richtung gleich begabt wie seine Mitschüler fühlt. Er kommt durch diese Einstellung in die Situation der selbstempfundenen Organminderwertigkeit, die den Träger besonders empfindlich und reizbar in der Gemeinschaft macht. Auf diese Weise wird so ein Kind primär wegen Verhaltensstörung zum Arzt gebracht. Weinschenk hat das Verdienst, auf diese charakterologischen Schwierigkeiten hingewiesen zu haben, die unabhängig von einem supponierten organischen Defekt sind, sondern rein reaktiv auf sein Versagen gedeutet werden müssen.

Erworbene Störungen, Aphasien und sprachliche Abbauprozesse

Der Versuch einer Abgrenzung einer erworbenen cerebralen Sprachstörung im Sinne einer Aphasie der Erwachsenen von der frühkindlich gegebenen Störung der Sprachentwicklung bedeutet einen mehr oder weniger künstlichen Schnitt durch die Erscheinungsformen sprachlicher Hemmungsbilder, zumal zu der Vollendung der physiologischen Sprachentwicklung noch die Erwerbung der Kulturtechniken des Lesens und Schreibens gehört, weil ja in dieser Phase sich überhaupt erst der endgültige Ausbau einer grammatisch geordneten sprachlichen Verständigung vollzieht. Es wurden in dem Abschnitt über die Sprache der Taubstummen die Grenzen erörtert, die einer Ausbildung der Darstellungsfunktion entgegenstehen, wenn eine Vermittlung der durch die lautliche Kundgabe gegebenen Akzente nicht durchführbar ist. Die Klinik der Aphasien der Erwachsenen geht aber nicht nur von einer längst vollendeten Erwerbung des motorischen Vollzugs der Sprachfunktion aus, sondern setzt vor allem eine der Umgangssprache zugrunde liegende Differenzierung gestaltlichen Erfassens von akustischen Phänomenen voraus.

Von besonderer Bedeutung erscheint außerdem der Tatbestand, daß sich erst nach Jahren, d.h. im Volksschulalter, eine eindeutige Lateralisation der Großhirnleistung vollzieht, so daß wir von einer primären Ambidextrie sprechen können.

Es kommt nämlich erst in diesem Alter zu einer Isolierung des Leistungserwerbs der einzelnen Hemisphären, während vorher beide Hirnhälften gleichzeitig am Erlernen von Leistungen beteiligt sind, so daß Migazzini von einer primär symmetrischen Anlage der Sprachzentren ausgeht. Diese Tatsache tritt darin zutage, daß Gutmann zeigen konnte, daß nach einer Ausräumung des linken Stirnhirns wegen eines Hirnabscesses — und Corboz nach einer Zertrümmerung des linken Frontallappens durch eine Schußverletzung bei 8—9jährigen Kindern — die Wiedererwerbung der Sprache in einer Dialektform, die die Betreffenden ursprünglich erlernt hatten, aber in den letzten Jahren durch einen Ortswechsel nicht mehr geübt hatten, möglich war.

Die in der Entwicklung begriffene Sprachfunktion erweist sich in allen ihren Grundlagen als besonders vulnerabel, so daß auch geringfügige diffuse cerebrale Prozesse zu einer Dekompensation Anlaß geben. So konnte ich auf einen 2¹/₂ Jahre alten Jungen hinweisen, der im Anschluß an gehäuft aufgetretene epileptische Anfälle an einer hyperkinetischen Psychose vom Typ des Kramer-Pollnowschen Zustandsbildes erkrankte und die bereits grammatisch entwickelte Sprache bis auf die 4 Worte: „aufstehe", „anziehe", „esse" und „Hunger" einbüßte. Irgendwelche Fragen wurden bei der aggressiven Erregung des Kindes nicht beantwortet. Nach Abklingen des hyperkinetischen Zustandsbildes war aber die frühere Sprechfähigkeit wieder völlig zurückgekehrt. PÖTZL wies darauf hin, daß beim Kinde zuweilen aphasische Syndrome auch ohne neurologische Krankheitszeichen und ohne positive Herdbefunde festgestellt werden könnten und sprach hier von dynamisch bedingten Störungen. FRÖSCHELS vertritt demgegenüber die Anschauung, daß die bei kindlichen Infektionskrankheiten zu beobachtenden Aphasien der Ausdruck eines umschriebenen Ödems sei, eine Feststellung, die SCHWAB und v. STOCKERT nach Broca-fernen Eingriffen am Gehirn und nach Hirnschuß-Verletzungen als Ursache einer transitorischen Aphasie bestätigen konnten.

PÖTZL, der als erster das Symptomenbild der sensorischen Aphasien beim Kinde analysierte, betont die Hartnäckigkeit dieser Aphasieformen im Gegensatz zu der raschen Rückbildungsneigung der motorischen Aphasien in diesem Alter. Ein anderes Moment schien ihm auch für die kindlichen sensorischen Aphasien gegenüber denen der Erwachsenen charakteristisch: Daß hier im Gegensatz zu der kennzeichnenden Logorrhoe der Wernickeschen Aphasie eine Wortstummheit in Erscheinung tritt. Dieser Tatbestand ist insoferne bemerkenswert, als HENSCHEN für das Auftreten derselben einen doppelseitigen Temporalherd als Voraussetzung angesehen hatte, während beim Kinde sicher ein einseitiger Herd im Temporalgebiet wie in dem Fall von BRUNNER und STENGEL eines linksseitigen otogenen Abscesses dazu ausreicht. PÖTZL sprach daher die Vermutung aus, daß im Gegensatz zum Erwachsenen die Wernickesche Zone keine sprachdrangbremsende, sondern sogar -fördernde Funktion hat, so daß bereits eine einseitige Ausschaltung eine Sprachhemmung zur Folge hat. Dies ist um so bemerkenswerter, als beim Erwachsenen ein Temporal-Absceß schon eine erhebliche Ausdehnung haben muß, damit eine sensorische Aphasie beobachtet werden kann, so daß ihr Fehlen noch nicht als ein Kriterium gegen das Bestehen eines Abscesses ins Feld geführt werden kann. BECKER sah z.B. in einem Krankengut von 27 Temporal-Abscessen nur in der Hälfte der linksseitigen operativ nachgewiesenen Fälle eine sensorische Aphasie auftreten.

Zwei weitere Momente scheinen PÖTZL für die kindliche sensorische Aphasie spezifisch zu sein: Erstens das Fehlen einer amnestisch-aphasischen Komponente in der Rückbildungsperiode: es kommt nicht — wie beim Erwachsenen — zu Umschreibungen und Ersatzworten, sondern das Kind verstummt in seiner Sprachnot, es besitzt noch nicht ein Reservoir an Ausdrücken und Begriffen, die ergänzend und austauschend herangezogen werden können. Zweitens weist der Autor ein nur kurzes Auftreten von Paraphasien im engeren Sinne nach, die zu regellosen Fehlbildungen in den einzelnen Worten führen, sondern es kommt zu einer Sprechweise, die an kindliches Stammeln erinnert. BRUNNER und STENGEL bestätigen diese Beobachtung und sehen darin gerade für eine Sprachbehandlung einen entscheidenden Ansatz.

GÖLLNITZ hatte bei einem 10jährigen Kinde im Verlauf einer Encephalitis periaxialis diffusa, die unter anderem zu einer Einschmelzung beider Heschelscher Windungen geführt hatte, eine zentrale Hörstörung mit Geräuschasymbolie, Rhythmusstörung und Worttaubheit beobachtet. Bei den spärlichen Spontanäußerungen von vorwiegend emotionalem Inhalt kam es aber zu einem überstürzten Redetempo, wobei am Wortende Laute und Silben weggelassen wurden, so daß ein Stammeln zutage trat. Auch ließen die Sätze einen sinngemäßen grammatischen Akzent vermissen, falls man das Kind zu einer längeren Antwort veranlassen konnte. Das Nachsprechen war aufgrund der hochgradigen Störung des Sprachverständnisses wesentlich schlechter als die Spontansprache und konnte nur aufgrund von bewußtem Ablesen etwas gebessert werden. Bei dem Versuch, einfachste Erzählungen abzuschreiben, zeigte sich ein Mangel an Verständnis für den Sinnzusammenhang, der auch in der agrammatischen Darstellungsform zutage trat. Dieser Mangel an Überschau erwies sich auch in der Unfähigkeit, einfache Situationsbilder im Zusammenhang zu erfassen. Darin trat bereits jene Ganzheitsstörung in Erscheinung, die GOLDSTEIN für das Bild der amnestischen Aphasie der Erwachsenen gefordert hat. Die Ausdehnung des entzündlichen Prozesses gestattete allerdings keine lokalisatorische Auswertung der Einzelsymptome, vor allem auch nicht der audiometrisch festgestellten akustischen Alloästhesie. Man sieht an dieser Beobachtung, daß die Sprache des 8—10jährigen Kindes so weit entwickelt ist, daß der Einbruch eines organischen Hirnprozesses bereits Symptomenbilder zutage fördert, wie sie einem Erwachsenen entsprechen.

Abgesehen von den bereits erwähnten artikulatorischen Störungen aufgrund umschriebener oder multipler Hirnnervenausfälle findet man für die Hirnpathologie des Kindesalters spezifische Störungen des extrapyramidalen Systems, auf die vor allem durch die großen Epidemien der Encephalitis lethargica *Economo* die Aufmerksamkeit gelenkt wurde. Sah man doch damals gerade bei Kindern und Jugendlichen neben Hyperkinesen besonders schwere akinetische Zustandsbilder bei dieser Erkrankung, die zu einem völligen Mutismus Veranlassung gaben. Hauptmann, Leonhard und v. Stockert wiesen übereinstimmend auf die bemerkenswerte Beobachtung hin, daß diese sonst völlig stummen und fast bewegungslosen Kinder nur dann, wenn sie nachts aus dem Schlaf geweckt wurden, eine geringe Beweglichkeit aufwiesen und einige Worte und Sätze zu sprechen vermochten. Auch bei den sporadisch aufgetretenen Erkrankungen von Panencephalitis kommt es zuweilen während des subakuten Verlaufes bei schwerster Antriebsstörung, ohne daß eine Amyostase erheblichen Ausmaßes erwiesen sein muß, zu einer psychischen Erstarrung, die zuweilen differentialdiagnostische Schwierigkeiten gegenüber einer Katatonie bieten kann und bei der es ebenfalls zu einem völligen Mutismus kommt. In vereinzelten Fällen zeigt sich terminal gleichsam eine striäre glosso-buco-pharyngeale Apraxie, bei der das verstummte Kind auch nicht mehr kauen und schlucken kann und die eingeführten Bissen im Munde behält.

Auch bei extrapyramidalen Erkrankungen heredo-degenerativer Genese wie bei der Westphal-Wilsonschen Pseudo-Sklerose, die im Kindesalter besonders leicht zu einer Verwechslung mit einer subakut verlaufenden Encephalitis führen kann, kommt es ebenfalls im Stadium der Amyostase zuweilen zu einem völligen Mutismus. Bereits vor einem Verstummen zeigt aber die Artikulation bei striären Bildern encephalitischer und heredodegenerativer Genese einen tonlosen, verwaschenen Charakter, wobei es zu einer Propulsion des Sprachtempos kommen kann, die in ein unverständliches Gemurmel ausmündet. In vereinzelten Fällen kommt es auch zu der von A. Pick bei Parkinsonismus beschriebenen Palilalie, in der einzelne Worte oder kurze Sätze gleichmäßig tonlos wiederholt werden, bis die intendierte Rede erlischt. So kam eine 12jährige Patientin mit encephalitischer Klebrigkeit auf der Abteilung hinter dem Arzt hergelaufen mit den Worten: „Herr Doktor, Herr Doktor, Herr Doktor . . .", ohne am Ende ihren Wunsch vorzubringen.

Im Gegensatz zu den geschilderten akinetischen extrapyramidalen Zustandsbildern mit ihrem Mutismus führen die hyperkinetischen Kranken einerseits unwillkürliche, blitzschnelle, zuckende hypoton-choreatische Bewegungen aus, oder andererseits langsame, träge hingezogene hypertone, athetoide Bewegungen, die sich nicht nur auf Stamm und Extremitäten beschränken, sondern auch die Gesichtsmuskulatur zu einer dauernden, mimischen Unruhe mobilisieren. Auch die Zunge wird von dieser Unruhe erfaßt und zuweilen unter unartikulierten Phonationen vorgestreckt und seitlich bewegt und dann wieder schnalzend zurückgezogen. Ein Versuch zu willkürlichen sprachlichen Äußerungen wird durch die Asynergie der Bewegungen der Sprachmuskulatur durchkreuzt und endet in einen kaum verständlichen Wortsalat. Bei der sog. Chorea mollis, einer akinetisch-hyperkinetischen Mischform dieser extrem-hypotonen Bewegungsstörung bleibt das intendierte Wort in den ersten Silben stecken oder die Hypotonie ist so erheblich, daß es überhaupt zu keinen Artikulationsbewegungen kommt und sich daraus ebenfalls ein Mutismus ergibt.

Bei hyperton-akinetischen Erkrankungen, die vorwiegend als Folge einer hirntraumatisch bedingten Durchblutungsstörung zu einem Status dysmyelinisatus geführt haben oder aufgrund eines Kernikterus besteht eine allgemeine, langsame, regellose Bewegungsunruhe (Athetose), die die mimische Muskulatur miteinbezieht und zu dauerndem Grimassieren veranlaßt. Alle Willkürbewegungen vollziehen sich zäh verlangsamt und verfehlen durch eine Störung des Zusammenspiels der Muskelgruppen ihr intendiertes Ziel. Die dadurch entstandene langsame, gedehnte Sprache, wobei auch die Stimme heiser ist, kann nur schwer verstanden werden. Ein über die Stammganglien meist hinausgehender Prozeß führt oft zu schwersten Schwachsinnszuständen, die an und für sich schon eine sinnvolle Rede unmöglich machen. Doch entspricht das Ausmaß der intellektuellen Beeinträchtigung nicht immer dem Grade der motorischen Unruhe, so daß das dauernde Grimassieren und die gedehnte, artikulatorisch kaum verständliche Sprache die intellektuelle Förderungsmöglichkeit oft erheblich unterschätzen läßt.

Endlich gehört in den Rahmen der extrapyramidalen Sprachstörungen auch die sog. Tic-Schreie bei generalisierten Tic-Zuständen, bei denen der Kranke ruckartige Bewegungen mit dem Stamm, vorwiegend aber mit dem

Kopf und im Bereich der Gesichtsmuskulatur vollzieht. Er stößt eine Schulter aufwärts, wirft den Kopf rückwärts oder seitlich, zieht die Stirne hoch oder zieht den Mund nach der Seite und begleitet die abrupten Bewegungen mit kurzen Schreien, wie: „hick-hick" oder „tr-tr". Auch in die an und für sich sinnvolle Rede werden solch kurze Schreie unvermittelt eingefügt. Von diesen auf encephalitischer Grundlage entstandenen schwersten Tic-Zuständen bestehen Übergänge zu den verschiedensten neurotischen Abwehrbewegungen und zu einem Einstreuen einzelner beschimpfender oder ablehnender Worte in die Rede. Eine ähnliche gewohnheitsmäßige Einstreuung von Worten kann auch Dialekt-Charakter tragen, wie „gel-gell" oder „nicht wahr — nicht wahr". Auch im Rahmen eines Stotterns werden — wie noch besprochen werden soll — vom Sinngehalt der Rede unabhängige Worte eingefügt, sog. Embolophrasien, die dem Patienten als Brücke über eine tonische Sprachhemmung dienen sollen, weil sie ihm leichter aussprechbar erscheinen.

Wir beobachteten einen Verblödungsprozeß bei einem anderen, 7jährigen Mädchen, das vor einem halben Jahr unvermittelt von ihren Stelzen gestürzt ist, ohne sich besonders zu verletzen. Im Anschluß daran sei eine völlige Wesensveränderung des Kindes in dem Sinne vor sich gegangen, daß es einerseits seine Lebhaftigkeit einbüßte und von plötzlicher Müdigkeit befallen wurde, andererseits aber legte es eine bisher bei ihr unbekannte Bockigkeit an den Tag, in der es dann pausenlos schrie. Zwischendurch kam es zu vereinzelten Anfällen von Oral-petit-mal mit eigenartigen Mund- und Zungenbewegungen und starrem Blick. Es ist anzunehmen, daß es bereits in einer Absenz zu dem Sturz von den Stelzen gekommen war. Der fortschreitende Krankheitsprozeß führte dann zu vereinzelten, großen epileptischen Krampfanfällen. Außer einem gelegentlichen rechtsseitigen Babinskischen Zeichen war niemals ein krankhafter neurologischer Befund zu erheben. In ihrem psychischen Verhalten wurde sie autistisch, hatte aber zwischendurch hemmungslose Erregungszustände, in denen sie um sich biß und sich selbst mit Ausdauer Hautfetzen abkratzte. Obwohl das Kind einfache Aufträge ausführt und einzelne Objekte auf Wunsch herausgreift, ist es nicht zu bewegen, Gegenstände auch zu benennen. Auch gelingt es nicht, sie zu veranlassen, ein Wort nachzusprechen, wobei man den Eindruck hat, daß sie gar nicht hinhöre. Spontan spricht sie aber einige Worte beziehungslos perseverierend vor sich hin wie: „Steifknopf im Ohr", ohne einen Bären dieser Art in der Nähe zu haben. Im weiteren Verlauf kam es aber zu keinerlei Spontanäußerungen mehr. Einfache Aufträge, wie die Hand zu reichen oder die Zunge zu zeigen, bleiben unbeachtet. Trotzdem setzt es unmittelbar nachher, nachdem eine Schwester das Lied: „Ein Männlein steht im Walde" zu singen angefangen hat, die Melodie fort, ohne auch nur ein Wort des Textes zu artikulieren und läßt sich auch durch Zureden nicht dazu bewegen.

Es handelt sich hier um eine frühkindliche Demenz. Die Anfälle sprechen nicht gegen ein Heller-Syndrom, dessen Auftreten der Altersphase entspricht.

Eine weitere Form eines rapiden Sprachverfalls, der sich vor allem auf die Artikulation erstreckt, ist aus der Pathologie der erwachsenen Paralytiker hinreichend bekannt, wobei sowohl die neurologische Komponente einer motorischen Ataxie als der psychische Anteil eines Mangels an Überschau über den Sinngehalt der Rede zu dem Symptom des Silbenstolperns Anlaß gibt. Kommt bei einem Kinde mit einer hereditären Lues noch eine Innenohrschwerhörigkeit zu der expressiven Sprachstörung hinzu, so tritt der Sprachzerfall zur völligen Unverständlichkeit noch schneller in Erscheinung als bei einem vorzeitig ertaubten, geistig vollsinnigen Kind zu erwarten wäre. Es versagt unter diesen Umständen jegliche Korrekturmöglichkeit in gleicher Weise, wie Wagner v. Jauregg dies im Rahmen eines angeborenen Kretinismus beschrieben hat, weil die sekundär aufgetretene Demenz den Anforderungen jeglicher Anpassungsmöglichkeiten durch Übung widersteht.

Neurotische Sprachstörungen

Stottern, Poltern und freiwilliges Schweigen

Einer Erörterung der Problematik der neurotischen Sprachstörungen muß einleitend eine Betrachtung der Sprachfunktion als Faktor zwischenmenschlicher Beziehung vorausgeschickt werden. Man muß für die Rede unterscheiden zwischen der rein geistigen Leistung der inneren Gestaltung des Erfahrungsgutes und der Sprachfunktion, mit der die phonische Vermittlung des Ergebnisses dieser geistigen Leistung vollzogen wird. Handelt es sich doch hier nicht nur um die Vermittlung eines *Denk*inhaltes an eine zweite Person (etwa wie in einem Brief, obwohl bei diesem auch die Handschrift als physiognomisches Detail eine Rolle spielt). Trotzdem muß der Briefschreiber nicht unmittelbar persönlich für die Wirkung seines Briefes einstehen; er wird nicht der primären

Reaktion des Empfängers direkt ausgesetzt und so kommt es, daß manche Menschen einem Gespräch ausweichen, aber bereit sind, in einem Brief eine Meinung mit schärferem Akzent gegenüber einem Partner zu vertreten, als sie es in direkter Anrede tun würden. Aus diesem Grunde kann bereits die Wahl einer schriftlichen Verständigungsform unter gewissen Umständen als Ausdruck einer persönlichen Unsicherheit gewertet werden.

Es ist wesentlich, daß der Sprecher auch seine Person in ihrer unmittelbaren Erscheinungsform, in ihrer Hintergründigkeit dem Partner vor Augen stellt und einer kritischen Betrachtung zuführt. Der Sprecher präsentiert sich damit in einer zweifachen Form: Einerseits in seiner geistigen Potenz und andererseits in seiner körperlichen Dynamik, als Ausdruck einer inneren Haltung. Nicht selten wird daher diese Form des unmittelbaren Kontaktes vermieden. Man sagt dann zuweilen, der Betreffende geniere sich, persönlich in Erscheinung zu treten. Während der Erwachsene im zwischenmenschlichen Kontakt im allgemeinen eine gewisse Routine erworben hat, wenn er diesen auch noch öfters vermeiden möchte, so sehen wir beim Kinde besonders häufig ein Ausweichen in Form eines Sichversteckens „hinter dem schützenden Rockzipfel der Mutter". Die Unsicherheit in ungewohnter Situation wird ein Kind verstummen lassen oder Verlegenheitsreaktionen — wie das erwähnte Verstecken hinter Angehörigen oder ein Fingersaugen — zur Folge haben.

Gesteigert wird diese Haltung der Ratlosigkeit dadurch, daß von dem Kinde Antworten gefordert werden, die weder inhaltlich rasch formuliert, noch artikulatorisch ohne weiteres gestaltet werden können. Mit Recht hat FRÖSCHELS darauf hingewiesen, daß das Kleinkind in der Zeit eines gesteigerten Dranges sich zu verständigen, dieser Absicht noch nicht gewachsen ist und mit der artikulatorischen Gestaltung seiner Sprache nachhinkt, wodurch es dann einen Laut, eine Silbe oder ein Wort so lange wiederholt, bis der weitere Satz seine Ausdrucksgestalt und artikulatorische Prägung gefunden hat. Dieses Wiederholen eines Wortes, das im Tempo der begonnenen Rede fortgesetzt wird, fand die Bezeichnung physiologisches Entwicklungsstottern und hat mit einer Neurose nichts zu tun. Eine ähnliche Situation tritt beim Er-

wachsenen nur anläßlich einer Prüfung in Erscheinung, in der mit der Forderung nach einer sprachlichen Produktion die gedankliche Gestaltung nicht Schritt hält und der Betreffende auf seinem letzten Wort so lange verharrt, bis der weitere Gedankengang entwickelt wurde. Auch die Tatsache, daß sich das Kind dieses primären Versagens bewußt wird und wie bei jeder motorischen ungekonnten Leistung diese durch gesteigerten Kraftaufwand und Beschleunigung des Tempos zu kompensieren trachtet und so den koordinierten Ablauf durchkreuzt, ist allein noch nicht als krankhaft zu bewerten.

KUSSMAUL entlehnte für diese zwei sich mit innerer Logik aus einander ergebenden Störungskomponenten aus der Krampfphysiologie die Bezeichnung Klonus und Tonus, wobei er die rhythmische Wiederholung eines Lautes, einer Silbe oder eines kurzen Wortes Sprachklonus nannte, hingegen für die kompensatorische Spannung bei der Artikulation, die zu einem Haften an einem Laut Veranlassung gibt, die Bezeichnung Tonus wählte.

Diese primären Störungen im Rahmen der Sprachentwicklung pflegen besonders dann, wenn von ihnen keinerlei Notiz genommen wird, in kurzer Zeit abzuklingen und führen nur selten zu einer Fixierung insoferne, als das Kind in eine Sprachform gerät, in der die Spannungskomponente in den Vordergrund tritt und den Ablauf der Rede unterbricht. Diese Hemmung tritt meistens beim ersten Laut oder wenigstens innerhalb der ersten Silbe eines Wortes so abrupt auf, als würde ein drehendes Rad durch einen zwischen die Speichen gesteckten Stab plötzlich blockiert, wobei gleichzeitig auch eine Sperrung der Atmung erfolgt. In dieser Phase der Fixierung kommt es auch zu mehr oder weniger heftigen Mitbewegungen im Bereich der Gesichtsmuskulatur: Der Mund wird weit aufgerissen, ohne daß ein Laut produziert wird, zuweilen werden aber auch im Gegensatz dazu einzelne Laute und gängige Worte als Embolophrasien dazwischengestoßen, bis die Fortsetzung des Ductus wieder gelingt. Häufig kommt es zu einer Ausbreitung dieser Mitbewegungen in Form von wippenden Bewegungen mit den Füßen, wobei der ganze Körper gehoben wird, oder zu stoßenden Bewegungen mit den Armen, bis dann die Fortsetzung der Rede gelingt. Bemerkenswert ist, daß die einzelnen Mitbewegungen sich schnell abnützen und meist unauffälligeren Platz machen, etwa einem starren Blick nach der Seite oder einem festeren Ballen der Faust, ja auch nur einem Niederdrücken der großen Zehe innerhalb des Schuhes. Dieses sog. Kaschieren der Mitbewegungen ist aber noch nicht der Ausdruck einer Besserung des Leidens, sondern nur eine Tendenz, die für die Umgebung besonders lächerlich wirkenden Bewegungen unauffällig zu gestalten. Daß diese Mitbewegungen tatsächlich den Spannungszustand durchbrechen können, zeigte v. STOCKERT mit der Feststellung, daß für den Stotterer während seiner Sprachversuche aufgetragene willkürliche Mitbewegungen vermutlich durch Ablenkung der Aufmerksamkeit vom Sprechakt ebenso lösend wirken können wie ein unerwarteter Sinnesreiz, etwa das laute Zufallen einer Türe oder ein Schlag auf die Hand, die Hemmung zu durchbrechen vermag.

Entscheidend für die Annahme einer Psychogenese der Störung ist aber die Tatsache, daß der Stotterer, wenn er sich unbeobachtet und unbelauscht fühlt, keinerlei Hemmungen in seinem Sprachverlauf empfindet, aber sobald ihm ein Partner gegenübertritt, mit dem Wort ringt. Er ist sich dessen bewußt, daß er versagen muß und der Hörer sein Versagen wahrnimmt, und so trägt dann die Störung den Charakter einer Erwartungsneurose, die nur im Kontakt mit einem Du unfehlbar in Erscheinung tritt, weshalb v. STOCKERT das Stottern den Kontaktneurosen einordnet. Die negative Erwartungsspannung ist davon abhängig, inwieweit ein Versagen von dem Gegenüber registriert oder übergangen wird; ob der Gesprächspartner wichtig oder bedeutungslos empfunden wird oder ob er von vornherein als überlegen oder als unterlegen angesehen wird. Von solchen Momenten ist es abhängig, wie der bereits Sensibilisierte bewußt seine Aufmerksamkeit seinem motorischen Sprachablauf zuwendet und die an und für sich automatisierte Koordination der Sprachbewegung willkürlich durchkreuzt. Meist wird sich die Störung angesichts eines affektbesetzten Geschlechtspartners hoffnungslos steigern, doch kommt es auch vor, daß ein Jüngling sich gerade Mädchen gegenüber so sicher fühlt, so daß diese von einer Sprachstörung überhaupt keine Kenntnis haben, während derselbe in der Schule unter heftigsten Mitbewegungen so stottert, daß der Lehrer sich über seine Kennt-

nisse mündlich überhaupt nicht zu orientieren vermag. Jedes Versagen leistet einem neuerlichen Vorschub und so entwickelt sich der hoffnungslose Circulus vitiosus der fixierten Neurose.

Die Klippenphasen für das Auftreten eines Stotterns sind der Eintritt in den Kindergarten oder in die Schule, in der das Kind aus der geborgenen, schützenden Situation der Familie unmittelbar der Kritik der nun ebenfalls um einen Platz an der Sonne bemühten Mitschüler ausgesetzt ist, die sofort alles für sie Ungewohnte unbarmherzig registrieren und jede aus Unsicherheit entstandene sprachliche Entgleisung bespötteln und nachahmen. Gerade aber im Nachahmen liegt die Gefahr einer psychischen Infektion, die von den verschiedenen Autoren mit 2—10% bewertet werden. Dieser Faktor macht die Entscheidung, ob ein gehäuftes Auftreten von Stottern in einer Familie der Ausdruck eines Erbfaktors ist, oder ob es sich um ein Nachahmungsstottern handelt, besonders schwierig.

Der Erblichkeitsfaktor wird fast von allen Autoren, die sich mit dem Stotterproblem befaßt haben, erwähnt und schwankt von 83 bis 20%, je nachdem, welche Gesichtspunkte den Untersuchungen zugrunde gelegt werden; sie reichen von einer allgemeinen nervösen Veranlagung bis zu einer eindeutigen Belastung mit Stotterern. Auch hier verdanken wir LUCHSINGER die kritische Sichtung der Ergebnisse; er kommt letzten Endes zu dem Schluß, daß ebenso wie für die Hörstummheit und den Agrammatismus auch für das Stottern der Faktor einer angeborenen Sprachschwäche vererbbar sei, daß es aber eine gesonderte Disposition für die einzelnen Formen der Sprachstörungen nicht gebe. Außerdem wird in einer gewissen Übereinstimmung darauf hingewiesen, daß die Disposition zum Stottern beim männlichen Geschlecht um ein Vielfaches überwiegt, wofür die an und für sich höhere Sprachgewandtheit des weiblichen Geschlechtes verantwortlich gemacht wird. Bedeutungsvoll ist aber der Nachweis durch GUTZMANN, TRÖMNER und NADOLECNY, daß in der überwiegenden Mehrzahl die Vererbung des Leidens von der Vaterseite erfolgt. GEDDA hat aufgrund einer Zusammenstellung eigener Erfahrungen und der Literatur den Eindruck gewonnen, daß bei ein- und zweieiigen Zwillingen eine Stotterdisposition konkordant in der Form erfolgen kann, daß beide stottern, während bei diskordanter Vererbung ein Zwilling stottert, während der zweite eine andere Sprachstörung aufweist. Legt man der Entstehung des Stotterns eine unspezifische erbliche Sprachschwäche zugrunde, die dann erst im Bewußtsein als Hindernis und leistungsstörend realisiert wird und dadurch zu einer tonischen Kompensation Anlaß gibt, so liegt es nahe, daß ebenso wie für die Hörstummheit und für den Agrammatismus neben genetischen Momenten auch exogene Faktoren verantwortlich gemacht werden, die in ihrer klinischen Auswirkung oft kaum unterschieden werden können.

Diese Erwägung findet darin ihre Stütze, daß LUCHSINGER bereits 1948 das Problem der Sprachschwäche als einer allgemeinen motorischen Unzulänglichkeit aufgrund der Prüfung der Feinmotorik nach der von ihm erweiterten Testmethode von OSARETZKY erläuterte. Er zeigte, daß gleichzeitig mit einer Aufholung des Entwicklungsrückstandes der Feinmotorik auch die Verzögerung der Sprachentwicklung aufgeholt wird. Bei eineiigen Zwillingen fand er neben einer Störung der Feinmotorik auch ein Stottern, das er damit als erbbedingt ansah, wobei er gleichzeitig auch vorwiegend unspezifische Abweichungen im EEG nachweisen konnte.

Um so bemerkenswerter ist die Tatsache, daß auch GÖLLNITZ, der 79 Stotterer einer Sprachheilschule nach der Methode von OSARETZKY untersuchte, ebenfalls eine Störung der Feinmotorik nachweisen konnte, für die er aber dann den exogenen Faktor einer frühkindlichen Hirnschädigung verantwortlich machte, wobei er darauf hinwies, daß nur in 3 Fällen seines Krankengutes keine Behinderung der Feinmotorik nachzuweisen war, für die er andere Bedingungen für das Auftreten des Stotterns erwog. Auch BERENDES und seine Schule haben EEG-Veränderungen bei Stotterern nachgewiesen, die allerdings ebensowenig einen Beweis für eine exogene Genese dieser Störung bedeuten würden, wie deren Vorhandensein gegen eine erbliche Epilepsie spricht. In diesem Zusammenhang sei erwähnt, daß KLEIST und GERUM auf die häufige Kombination von Stottern und Linkshändigkeit mit erblicher Epilepsie hingewiesen haben. Auf der anderen Seite finden sich, gerade bei frühkindlich hirngeschädigten Kindern mit linksseitigen Herden, neben einer Linkshändigkeit auch Stottern, für

deren Entwicklung ebenfalls eine Sprachschwäche als ausschlaggebend angesehen werden muß. Diese Feststellung ist insoferne von Bedeutung, als gerade die Umschulung eines Linkshänders auf eine rechtshändige Schrift als eine Desintegration der Hemisphärenfunktion für das Entstehen eines Stotterns verantwortlich gemacht wird. Bedenkt man aber, daß, wie in einem früheren Abschnitt erwähnt, MINGAZINI und im Anschluß an ihn PÖTZL den Nachweis lieferten, daß die Sprachzentren beim Kinde primär paarig angelegt sind und erst in der Zeit des Schreibenlernens mit der rechten Hand ihre Linkslateralisierung erfahren, so bedeutet eine Ausbildung des Schreibens mit der rechten Hand bei Schuleintritt, wie v. GORLITZER-MUNDY nachweisen konnte, noch keine Funktionsumstellung von einer Hemisphäre auf die andere, weil sich erst im Schulalter eine Lateralisation vollzieht, d.h. bei einem frühkindlichen linksseitigen Prozeß behält die rechte Brocaregion ihre Fähigkeit zur Sprachformung und entzieht diese der linken Hemisphäre. Auch von kinderärztlicher Seite, wie von FANCONI, wird die Verantwortung einer Umschulung der Sprachzentren nach der Gegenseite für die Entstehung eines Stotterns angezweifelt.

Mit der Diskussion dieser hirnpathologischen Probleme nähert sich die Fragestellung wieder der Auffassung von KUSSMAUL und mit ihm der Gutzmannschen Schule: das Stottern sei eine spastische Koordinationsneurose, allerdings mit dem Unterschied, daß nicht der Störungseffekt unmittelbar lokalisierbar erscheint und auch nicht eine diffus bedingte Sprachschwäche als direkte Ursache des Stotterns angesehen wird, sondern daß es erst sekundär aufgrund der Selbstwahrnehmung der Behinderung zu einer überschießenden Korrektur in Form des tonischen Stotterns kommt. Diese Annahme findet noch darin seine Stütze, daß eine Bewußtseinseinschränkung in einem epileptischen Dämmerzustand ebenso wie eine leichte Alkoholwirkung ein voll entwickeltes tonisches Stottern auszuschalten vermag (v. STOCKERT).

Mit Rücksicht darauf, daß nur ein Teil der Kinder, bei denen die artikulatorische Präformierung des Denkmaterials dem Sprachdrang nicht standhält, reaktiv in eine tonische Korrektur gerät, wurde einer spezifischen Disposition zu tonischem Überschießen besonders diskutiert. HUGO STERN und LUCHSINGER sahen diese in einer gesteigerten vegetativen Labilität, wobei STERN noch im Sinne der alten Eppingerschen Konzeption eine erhöhte Vagotonie verantwortlich machte, wogegen LUCHSINGER mehr eine durch das Zwischenhirn gesteuerte allgemeine vegetative Übererregbarkeit mit funktionell spastischer Tendenz voraussetzte. Er berührt sich hierin mit der Deutung PAUL SCHINDLERs, der das Stottern als eine Striatumneurose bezeichnete. SEEMANN hat diesen Gedanken aufgenommen und auf die Parallelen zu den striären Bewegungsstörungen beim Sprechen etwa bei der Paralysis agitans und der Encephalitis lethargica mit ihrer Iterationstendenz in Form der Palilalie hingewiesen. Er betont, daß die dispositionellen Faktoren nicht gegen die Auffassung des Stotterns als eine Neurose sprechen, denn auch eine erlebnismäßig gesteuerte funktionelle Störung muß sich eines Gelegenheitsapparates bedienen, der konstitutionell vorgegeben ist. SZONDI setzt eine atypische vegetative Organisation des Stotterers als Genotyp voraus. Diese Annahme würde in dem Wechsel der vegetativen Symptomatik der neurotischen Reaktionsbereitschaft in den späteren Altersstufen bei dem früheren Stotterer eine Stütze finden. Hören wir doch immer wieder aus den Anamnesen Sexualgestörter, daß sie in ihrer Kindheit gestottert hätten, dann in der Pubertät durch eine Errötungsfurcht an einem zwischenmenschlichen Kontakt gehindert worden seien; in der Reifezeit sind sie nun ihrer für ihr labiles Selbstwertgefühl besonders entscheidenden Sexualrolle nicht gewachsen und versagen beim Verkehr.

Bei allen drei Neuroseformen handelt es sich um Störungen, die nur in unmittelbarem Kontakt mit einem Partner auftreten, weil sich der Träger dessen bewußt ist, daß jede Funktionsstörung von dem andern wahrgenommen und abschätzig beurteilt wird. Jedes Versagen bedeutet aufs neue eine Erschütterung der eigenen narzißtischen Tendenzen, die einem neuen Versagen Vorschub leistet. Die dadurch bedingte zwanghaft fixierte ängstliche Zuwendung auf die Organfunktion hin ist das eigentliche neurotische Symptom, das in einer den Forderungen der Altersstufe entsprechenden Organsprache ihren Ausdruck findet.

Die Schwierigkeit einer Stottertherapie liegt darin, daß die Leistung ihren Sinn in einer Du-Bezogenheit findet und ohne Partner überhaupt nicht geübt werden kann. Es kommt darauf an, das Gefühl der Abhängigkeit von der Beurteilung eines überhöht erlebten Partners auszuschalten; eine Forderung, die durch eine Gruppentherapie der Sprachheilklasse durchaus erfüllt ist, weil hier das sprachliche Versagen von den Mitschülern nicht abschätzig registriert wird und dadurch die Möglichkeit der unbehinderten Übung weitgehend gegeben ist. Derselbe Stotterer, der bei einem Sprechen im Chor keinerlei Hemmungen empfunden hatte, erklärte später, daß sein krankhaftes Erröten bei einer Dämmerbeleuchtung nicht mehr auftritt, weil es dann von der Umgebung nicht mehr wahrgenommen werden kann. Gelingt es dem Stotterer, in einer Situation innere Sicherheit zu finden, die zum Teil auch durch eine neuerworbene Sprachtechnik vermittelt werden kann, so wirkt dies als Ermutigung für die nächste bedrohlich erscheinende Gelegenheit. Am schwierigsten sind jene Stotterer zu behandeln, die von Anfang an dem Therapeuten gegenüber ebenso fehlerfrei sprechen, als wären sie allein im Zimmer, und dies damit begründen, daß sie sich vor ihm nicht genieren müßten, weil er ja bereits von ihrem Sprachfehler wüßte. Mit solchen Kranken die sonst für sie besonders schweren Laute zu üben, erscheint sinnlos.

FRÖSCHELS wies darauf hin, daß „Wunderkinder" besonders gefährdet sind, weil ihre Eltern ihre Leistungen der fremden Umgebung dauernd zur Schau zu stellen bemüht sind und jedes Versagen ihres Kindes als Einbruch in ihr eigenes Selbstgefühl empfinden und deshalb unentwegt durch Anweisungen und Verbote die Selbstsicherheit des Kindes weiter untergraben. Damit lernt es bereits seine Eigenwirkung bewußt zu kontrollieren und die Funktionsabläufe, die automatisiert und selbstverständlich werden sollten, willkürlich zu durchkreuzen. Ein ständiger Vergleich mit der Leistung der älteren Geschwister setzt die jüngeren Kinder unter Druck und überfordert sie. So schafft eine willkürliche Kontrolle der Eigenwirkung bereits den Circulus vitiosus der Kontaktneurose, die immer wieder Anlaß zu der Furcht aufzufallen findet und reaktiv eine Aggressionseinstellung heraufbeschwört.

Eine besondere Belastung des Kindes bedeutet eine Konfliktsituation in der Ehe der Eltern, wenn der eine Elternteil den andern

für die Sprachstörung des Kindes verantwortlich macht. Hier kann sich das kausale Vorzeichen umkehren und gerade die Aufrechterhaltung der Störung Bedingungen herbeiführen, die für das Kind insoferne erwünscht
sind, als es dadurch dem Ehepartner zugesprochen wird, bei dem es bleiben möchte. Hier
schlägt die Furcht vor einem Versagen in den
Wunsch um, einen Vorteil zu erringen, und die
bisher phobische Einstellung gewinnt den
Charakter einer hysterischen Haltung mit dem
Ziele eines Lustgewinns. Differentialdiagnostisch ist für diese Form der Psychogenese die
Hartnäckigkeit der Phase der Mitbewegungen,
die nicht zum Kaschieren neigt, von Bedeutung. Ein hysterisches Stottern zeigt aber
ebenso wie ein Nachahmungsstottern nicht
immer eine gute Prognose und kann sich in
eine phobische Form verwandeln.

Die Eltern stotternder Kinder glauben oft,
präzise den Beginn der Störung angeben zu
können. Häufig wird das Auftreten des Stotterns mit einer Infektionskrankheit in Zusammenhang gebracht, wobei nicht in Abrede
gestellt werden kann, daß Masern und Scharlach oft einen auffallenden Rückschlag in bezug
auf schon erlernte Leistungen zur Folge hat,
so daß man auch eine bereits überwundene
sprachliche Entwicklungsphase wieder beobachten kann, die dann bei erhaltenem oder
sogar gesteigertem Mitteilungsbedürfnis Erscheinungen von Silben- und Wortwiederholungen zutage fördern, das dann sekundär
fixiert wird. Sehr häufig wird aber ein schreck-
haftes Ereignis für den plötzlichen Beginn des
Stotterns verantwortlich gemacht, das anfänglich zu einem völligen Versagen der Sprache
Anlaß gegeben hatte. Wenn dann die ersten
Worte wiedergefunden wurden, aber eine entsprechende Formulierung der Rede noch auf
sich warten läßt, hinkt die Gestaltung dem
Sprachdrang nach. Zweifellos kann auch eine
gegen den inneren Widerstand erzwungene
Mitteilung zu einem primären Stottern Anlaß
geben und in der Furcht, sich dadurch zu verraten, kommt es gerade zu einer tonischen
Kompensation in der Artikulation. Wenn auch
bei diesen Angaben von den Eltern oft ein
posthoc mit einem propterhoc verwechselt
wird, so gelingt doch zuweilen der Nachweis,
daß aus einer primären Angst entstandenen Verwirrung ein erstes Stottern ausgelöst
wurde.

Fröschels wies allerdings darauf hin, daß
ein bloßes Bewußtwerden dieses ursprünglichen
Zusammenhangs noch nicht zu einer Heilung
eines bereits fixierten Stotterns allein ausreicht,
sondern erst eine Umerziehung, die dem Kinde
eine innere Sicherheit gewährt, vermag der
Sprachangst mit seiner dauernden Zuwendung
auf die eigene Artikulation zuweilen erstaunlich
schnell, wie Dürssen an einer eigenen Beobachtung gezeigt hat, die Spitze abzubrechen.
Mit Recht betont daher Grevel, daß nur eine
ätiologische Abklärung eines Stotterns eine
erfolgreiche, mehrdimensionale Behandlung gewährleistet.

Aus den vorausgehenden Ausführungen ergibt sich, daß die Prognose des Leidens von
dispositionellen Faktoren und Umweltbedingungen abhängig ist. Das Entwicklungsstottern,
das als ein Stadium der physiologischen Sprachentwicklung aufzufassen ist, klingt vor allem
dann, wenn es unberücksichtigt bleibt und
nicht durch besondere Korrekturbemühungen
der Umgebung eine frühzeitige Neurotisierung
erfährt, meist ohne Behandlung ab, sobald die
allgemeine motorische und intellektuelle Nachreifung erfolgt ist. Zuweilen treten erst bei
einem neuen Lehrer, der die Kinder besonders
einschüchtert, die Sprachschwierigkeiten auf.
Es wurde erwähnt, daß eine rechtzeitige Ab-
sonderung in Sprachheilgruppen, in denen das
Kind keine Scheu vor einem sprachlichen Versagen zu haben braucht, eine Übungsbehandlung, deren Suggestivwert nicht unterschätzt
werden soll, relativ schnell zum Erfolg führt.
Gelingt dies bis zur Pubertät nicht, so werden
die Erfolgsaussichten zusehend ungünstiger,
wobei der Schwerpunkt der Behandlung auf
eine systematische Psychotherapie verlagert
werden muß.

Je ausgesprochener die dispositionellen
Faktoren sind, desto dubiöser wird die Prognose. Dies gilt vor allem für die andere
Sprachneurose, das Poltern, das in mancher
Hinsicht in einen gewissen Gegensatz zum
Stottern steht, obwohl auch Kombinationen
vorkommen. Das Leiden ist durch eine auffallende Hast im Sprechtempo bei gleichzeitiger
Monotonie der Rede charakterisiert. Die Worte
werden unfertig gebildet, zum Teil mit Auslassungen von Lauten und Silben nach dem
Typus des normalen Versprechens; unter Vor-
ausstellungen und Wortvertauschungen werden
die Sätze ohne Rücksicht auf grammatische

Entgleisungen gleichsam herausgeschleudert. Im Gegensatz zum Stottern werden die Fehlleistungen gar nicht bemerkt; obwohl es auch zu Silben- und Wortwiederholungen kommt, tritt ein unmittelbares Korrekturbedürfnis nicht zutage, außer in Form von vereinzeltem tonischem Stocken. Die Polterer sind nicht sprachscheu wie die Stotterer, sondern nur verärgert und ungeduldig darüber, daß sie nicht gleich verstanden werden.

Kennzeichnend ist, daß sie im Rahmen der Familie und in der gewohnten Umgebung schlechter sprechen, während sie vor Fremden und in Situationen, in denen es ihnen darauf ankommt, sich Mühe geben und verständlicher reden — also gerade dann, wenn der Stotterer besonders versagt. Auch gelingt ihnen ein Vorlesen, das sie zu einer Verlangsamung des Sprachtempos zwingt, besser als ein Spontansprechen. Ebenso vermögen solche Kinder auch fehlerfrei zu rezitieren. So konnte ein 8jähriger Polterer seitenlang Wilhelm Busch-Verse aufsagen und gelesene Märchen fehlerfrei wiederholen, während ein Wiedererzählen mit eigener Formulierung besonders viele Fehlleistungen zutage förderte.

LIEBMANN stellte in seiner ausgezeichneten monographischen Bearbeitung die Hast der Polterer bei gleichzeitiger motorischer Unzulänglichkeit in den Vordergrund. Man sieht auch bei konstruktiven Spielen mit Stein- und Legobaukästen, aber ebenso auch bei einem Szenotestversuch, daß einzelne Teile ohne das nötige Besinnen zusammengefügt werden und die Geschlossenheit vermissen lassen. Besonders deutlich tritt dies aber beim Einräumen der Einzelteile in die Kästen in Erscheinung: dies mißlingt aus Mangel an Überlegung, so daß der Deckel nicht geschlossen werden kann. Gelingt es aber, das Arbeitstempo zu verlangsamen, so bessert sich die Leistung schnell, wobei das Kind selbst Interesse an der Tätigkeit gewinnt. Es ist daher bedeutungsvoll, Bauspiele dieser Art in den Behandlungsplan einzubeziehen. Die von manchen Autoren, wie von DESIDERIUS WEISS, in den Vordergrund gestellte Gedächtnisschwäche wird durch einen Mangel an Zuwendung, der im Rahmen des Akustischen am deutlichsten in Erscheinung tritt, vorgetäuscht und wird vorwiegend durch die relative Beschleunigung des persönlichen Tempos im Expressiven bedingt. Der Mangel

einer innersprachlichen Vorbereitung der Rede des Polterers scheint sich aus einem zeitlichen Mißverhältnis zwischen gedanklicher Gestaltung und Sprachdrang zu ergeben, ohne daß eine Selbstwahrnehmung zu einer Korrektur Anlaß gibt; dadurch steht es einem primären Entwicklungsstottern näher als einem fixierten Stottern, zu dem es auch Übergänge gibt. Gerade aber eine Beeinflussung des „persönlichen Tempos" — sei es im Sinne einer Beschleunigung oder Verlangsamung — ist, wie FRISCHEISEN-KÖHLER und PÖTZL gezeigt haben, besonders schwierig.

LIEBMANN hob die Häufigkeit sekundärer psychischer Veränderungen bei Polterern hervor. Diese empfinden, da ihre Rede schlecht ankommt, ihre Beziehung zur Umwelt gestört, worauf sie mit einer aggressiven Haltung antworten. Dies tritt nicht nur in entsprechenden Träumen, sondern auch zuweilen in ihren Zeichnungen zutage; so bei dem erwähnten 8jährigen Jungen in der Form, daß Leute aus dem Kirchturmfenster geworfen oder erstochen werden. Eindrucksvoll war, daß diese Darstellungen im Laufe der sprachlichen Besserung friedlicheren Motiven Platz machten. Auf ein Hänseln durch die Umgebung reagieren sie im Gegensatz zu Stotterern mit Tätlichkeiten, unbeschadet davon, daß sie nachher den kürzeren ziehen.

Gerade die psychischen Sekundärsymptome der Stotterer und Polterer lassen diese Leiden als besondere Domäne einer tiefenpsychologischen Behandlung erscheinen; trotzdem erwiesen sich die Erfolge einer ausschließlich analytischen Behandlung beim Kinde als weniger überzeugend als bei den Erwachsenen, bei denen der neurotische Überbau das Bild beherrscht. Im besonderen Maße gilt dies für das Poltern, für das eine organische Disposition deutlicher in Erscheinung tritt, so daß ARNOLD und LUCHSINGER bei reinen Stotterern in 10% ein von der Norm abweichendes EEG aufzeigen konnten, hingegen bei 89% aller Polterer und Polterstotterer einen pathologischen Befund nachwiesen. LUCHSINGER konnte bei 10 von 37 Polterern eine Sprachschwäche familiär feststellen und hat den Eindruck, daß die Patienten, die eine hereditäre Belastung und positive EEG-Befunde aufweisen, sich gegen eine Behandlung besonders refraktär verhielten. Die hirnpathologisch interessante Frage, ob der familiäre Mangel einer musikalischen Begabung bei Polterern besteht, wie von Arnold angenommen wurde, bedarf noch weiterer Forschung.

Es wurde in diesem Abschnitt der Versuch unternommen zu zeigen, daß die erlebnismäßige Verarbeitung einer Behinderung der Sprachfunktion als dem wichtigsten Instrument einer zwischenmenschlichen Beziehung eine allgemeine Verhaltensstörung mit jeweils besonderem Gepräge zur Folge hat. Im Extremfall

vermag die Behinderung — wie beim Stotterer — zur Ursache einer Stummheit zu werden, um nicht dem Spott der Umgebung ausgeliefert zu sein. Dieser Mutismus, der in seiner Intensität von bestimmten Bedingungen abhängt, leitet zu einem selektiven Mutismus über, der sich auf einzelne Gruppen beschränkt. Diese psychogenen Formen eines mehr oder weniger freiwilligen Schweigens hat Spieler besonders herausgearbeitet.

Literatur*

Ajouriaguerra et Stambak: Le probleme du rhythme dans le developpment a d'efent et dans le dyslexis d'evolution. Psychol. Abstr. **24**, 138 (1953).

Arnold: Zentrale Hörstörungen in der Sprachheilkunde. Pötzl-Festschrift. Innsbruck: Wagner 1949.

—, u. Herrmann: Corticale Hörstörung bei Leitungsaphasie. Z. ges. Neurol.

—, u. Luchsinger: Lehrbuch der Stimm- und Sprachheilkunde, II. Aufl. Wien: Springer 1959.

—, u. Seitelberger: Über thalamische Hörstörung.

Asperger: Die autistischen Psychopathen im Kindesalter. Arch. Psychiat. Nervenkr. **117**, 76 (1944).

— Autistisches Verhalten im Kindesalter. In: Jahrbuch für Jugendpsychiatrie und der Grenzgebiete, Bd. II. Stuttgart u. Basel: Huber 1960.

Baerwald: Zur Psychologie der Vorstellungstypen. Leipzig 1916.

Berendes: Störungen der Sprachentwicklung. Ergebn. inn. Med. Kinderheilk. **7**, 26 (1956).

— Einführung in die Sprachheilkunde, 2. Aufl. Leipzig: Johann Ambrosius Barth 1955.

Binswanger, L.: Zum Problem von Sprache und Denken. Schweiz. Arch. (1923).

Böhringer: Die seelische Situation des Taubstummen. Med. Diss. Frankfurt a. Main 1948.

Bolwby: Siehe Bennholdt-Thomsen, Kinderärztliche Stellungnahme zu dem Buch von Bolwby. Z. Kinderpsychiat. **24**, I (1957).

Bonvicini: Über bilaterale Apraxie der Gesichts- und Sprachmuskulatur. Jb. Psychiat. Neurol. **36**, 562 (1914).

— Störungen der Lautsprache bei Temporallappenaphasie (Alexander-Marburg). In: Handbuch der Neurologie des Ohres, II, S. 1571. Wien: Urban & Schwarzenberg.

Bosch, G.: Der frühkindliche Autismus. Berlin-Göttingen-Heidelberg: Springer 1962.

Bühler, K.: Die Krise der Psychologie. Jena: Gustav Fischer 1921.

Cassierer, E.: Phylosophie der symbolischen Formen, Teil I. Berlin: Bruno Cassierer 1932.

Charcot: Zit. nach Bonvicini.

Coën: Die Hörstummheit und ihre Behandlung. Wiener Klinik Jg. 1881, S. 201.

Corboz u. Gysling: Zur Pathologie der Hirnschußverletzung im Kindesalter. Wien. Z. Nervenheilk. **19**, 123 (1962).

Dührsen, A.: Psychogene Erkrankungen bei Kindern und Jugendlichen. Göttingen: Verlag für Med. Psychol. 1954.

Fanconi-Wallgren: Lehrbuch der Pädiatrie. Basel u. Stuttgart: Benno Schwabe 1961.

Feuchtwanger, E.: Amusie. Berlin: Springer 1930.

Fremel u. Fröschels: Gehör und Sprache. Arch. exp. u. klin. Phonetik **1** (1914).

Förster, E.: Zur Symptomatik des kindlichen Mutismus. Z. Kinderpsychiat. **23**, 175 (1926).

Freud u. Rie: Klinische Studien zur halbseitigen cerebralen Kinderlähmung. Wien: Perles 1891.

Freud, S.: Zur Kenntnis der cerebralen Diplegien. Wien: Franz Deuticke 1893.

Friedemann: Musische Störungen bei linkshändiger Hemiplegie. Arch. Psychiat. Nervenheilk. **98**, 437 (1933).

Frisch, K.: Das Leben der Bienen, 6. Aufl. Berlin-Göttingen-Heidelberg: Springer 1956.

Fröschels, E.: Über Taubstumme und Hörstumme. Berlin u. Wien: Urban & Schwarzenberg 1911.

— Über die Gründe der Hör- und Sprachstörungen bei Kretinismus nebst Bemerkungen über die Grenzen der Schilddrüsenbehandlung. Mschr. Ohrenheilk. **45**, 538 (1911).

— Kindersprache und Aphasie. Berlin: S. Karger 1918.

— Psychologie der Sprache. Leipzig u. Wien: Franz Deuticke 1925.

— Aphasien im Kindesalter und logopätische Therapie der Aphasien. Med. Klin. **1928**, H. 12.

— Zur Frage des kindlichen Paragrammatismus. Wien. med. Wschr. **1930**, Nr 35.

— Das Lehrbuch der Sprachheilkunde, 3. Aufl. Wien: Franz Deuticke 1931.

— Zur Stotterer = Polterersprache. Wien. klin. Wschr. **1937**, H. 7.

— Über das Wesen der Interdentalität. Acta otolarhyg. (Stockh.) **25**, fasc. 4.

— Sigmatismus und Zahnstellung. Z. Stomat. **35**, 232 (1937).

— Nervöse Sprachstörungen. In: Frankel, v. Gebsattel u. I. H. Schultz, Handbuch der Neurosenlehre und Psychotherapie, Bd. II. Berlin-München-Wien: Urban & Schwarzenberg 1959.

Gedda: Studio de gemelli. Orizonte Medico Roma, 816 (1951).

* Durch den Tod des Autors ist es unmöglich geworden, das Literaturverzeichnis exakter zu gestalten.

GÖLLNITZ, G.: Zusammenhang zwischen Stottern und frühkindlicher Hirnschädigung. Psychiat. Neurol. med. Psychol. (Lpz.) **7**, 215 (1955).
— Beitrag zum Problem der motorischen Hörstummheit. Arch. Psychiat. Nervenkr. **191**, 77 (1958).
—, u. BERTHOLD: Zentrale Hörstörung bei einem Kinde mit Encephalitis periaxialis diffusa. Neurol. Psychiat. med. Psychol. (Lpz.) **9**, 270.
GREVEL, F.: Anschauungen über das Stotterer-Problem. Z. Heilpädagogik **6**, 275 (1955).
— Analyse eines Falles von Lese- und Schreibschwäche (Entwicklungsdyslexie); aktuelle Probleme der Phonetik und Logopädie, S. 163. Basel u. New York: S. Karger 1960.
HEILBRONNER: Die aphasischen, apraktischen und agnostischen Störungen. In: LEWANDOSKI, Handbuch der Neurologie, Bd. I, S. 995. Springer 1920.
HELLER, TH.: Aphasien im Kindesalter. Wien. med. Wschr. **1908**, H. 4.
— Zwei Fälle von Aphasien im Kindesalter. Wien. klin. Rdsch. **1911**, H. 4.
— Über Dementia infantilis. Z. Erforsch. des jugendlichen Schwachsinns **2**, 1f. (1908).
HENSCHEN, EBERHARD-SALOMON: Über die Hörsphäre. J. Psychol. u. Neurol. (Lpz.) **22**, 319 (1918).
HERDER: Siehe v. STOCKERT.
HEUYER et LEBOVICI: Hemiplegie droite avec aphasie chez un enfant 7 ans. Rev. neurol. **79**, 40.
HOMBURGER: Psychopathologie des Kindesalters. Berlin: Springer 1926.
ISSERLIN: Pathologische Physiologie der Sprache **3**, 1071 (1932).
— Ergebnisse der Physiologie, Bd. 34.
KAINZ: Psychologie der Sprache, Bd. I, II u. III. Stuttgart: Ferdinand Enke 1954—1960.
KAILA, M.: Die Reaktion des Säuglings auf das menschliche Gesicht. An. Univ. aboensis, Ser. B, 17 (1932).
KANNER: Autistic distribance of affectiv contact. Nerv. Child **2**.
— Early infantile autisme. J. Pediat **25**, 211 (1944).
KELLER, H.: Geschichte meines Lebens. Stuttgart 1904.
KLEIST, K.: Der Gang und der gegenwärtige Stand der Apraxie-Forschung. Ergebn. Neurol. Psychiat. **1**, 343 (1911).
KORNITZER, V. - MUNDI: Zur Frage der paarig veranlagten Sprachzentren. Nervenarzt **28**, 212 (1957).
KROHN, M.: Klinische Untersuchungen des Nervensystems. Stuttgart: Georg Thieme 1954.
KÜLZ, A.-M.: Psychische Veränderungen bei Kindern im Verlaufe einer streptomyzinbehandelten Meningitis tuberculosa. Z. Kinderheilk. **23**, 175 (1956).
KUSSMAUL: Die Störungen der Sprache, III. Aufl. Leipzig 1885.
LASCH, G.: Zur Differenzialdiagnose des nichtsprechenden Kindes. Arch. Kinderheilk. **108**, 78 (1936).
LIEBMANN: Vorlesungen über Sprachstörungen, H. 4, Poltern (Paraphrasia praeceps). Berlin: Oskar Coblentz 1900.
LOEBELL: Seelentaubheit. Arch. Ohr.-, Nas.- u. Kehlk.-Heilk. **154**, 157 (1944).

LUCHSINGER-ARNOLD: Siehe ARNOLD.
LUCHSINGER, R.: Verhandlungen des 9. Int. Kongr. Logopädie und Phoniatrie, London. Folia phoniat. (Basel) **91**, 7—64 (1939).
— Hörstummheit und corticale Hörstörung. Schweiz. med. Wschr. **77**, 347 (1947).
— Die Sprachentwicklung von ein- und zweieiigen Zwillingen und die Vererbung der Sprachstörungen. Acta Genet. med. (Roma) **2**, 31 (1953).
— Aggramatismus und Dyslalie bei eineiigen Zwillingen. Rev. int. genet. med. gemell. **6**, 247 (1957).
—, u. LANDOLD: Polterersprache, Stottern und organisches Psychosyndrom. Dtsch. med. Wschr. **79**, 1013 (1954).
MINGAZZINI, G.: Über den heutigen Stand der Aphasielehre. Klin. Wschr. **4**, 1289 (1925).
NADOLEZNY, M.: Die Sprach- und Stimmstörung des Kindesalters. In: PFAUNDLER-SCHLOSSMANN, Handbuch der Kinderheilkunde, Bd. V. 1926.
NIETSCHKE: Über Eigenart und Ausdrucksgehalt der frühkindlichen Motorik. Münch. med. Wschr. **78**, 1787 (1953).
OPPENHEIM, H.: Lehrbuch der Neurologie, 7. Aufl., S. 1632. 1923.
PANSE, KANDLER u. LEISCHNER: Klinische und sprachwissenschaftliche Untersuchungen zum Aggrammatismus. Stuttgart: Georg Thieme 1952.
PERITZ: Die Pseudobulbärparalyse des Kindesalters. Berlin: S. Karger 1902.
PICK, ARNOLD: Aggramatische Sprachstörungen. Berlin: Springer 1913.
— Pallilalie, ein Teilstück striärer Modilitätsstörung. In: Neurologische Forschungsrichtung in der Psychopathologie. Berlin: S. Karger 1926.
PÖTZL, O.: Klinik und Anatomie der reinen Worttaubheit. Berlin: S. Karger 1919.
— Beeinflussung einer Hemiplegie eines Aphasikers durch Sprachunterricht. Mschr. Psychiat. Neurol. **40**, 145 (1925).
— Sensorische Aphasien im Kindesalter. Z. Hals-, Nas.- u. Ohrenheilk. **14**, 190 (1926).
— Die optisch-agnostischen Störungen. Leipzig u. Wien: Franz Deuticke 1928.
— Zur Pathologie der Amusie. Z. ges. Neurol. Psychiat. (1939).
— Physiologisches und Pathologisches über das persönliche Tempo. Wien. klin. Wschr. **1939**, 52.
— Interferenz zwischen linkshirniger und rechtshirniger Tätigkeit. Wien. med. Wschr. **1940**, 1.
— Die Pathologie der thalamisch bedingten Hörstörung. Mschr. Ohrenheilk. **79/80** (1946).
— Über Besonderheiten der Aphasien im Kindesalter. Öst. Z. Kinderheilk. **3**, 757 (1949).
PROBST: Über die Lokalisation des Tonvermögens. Arch. Psychiat. Nervenheilk. **32** (1899).
SCHILDER, P.: Zentrale Bewegungsstörungen mit besonderer Berücksichtigung der Sprache. Verh. des 6. Int. Kongr. Logopädie und Phoniatrie. Wien: Franz Deuticke 1927.
SEEMANN, M.: Über somatische Befunde bei Stotterern. Mschr. Ohrenheilk. **68**, 895 (1934).
— Die Bedeutung der Zwillingspathologie für die Erfassung von Sprachleiden. Arch. Sprach- u. Stimmheilk. **1**, 88 (1937).

Seemann, M.: Sprachstörungen bei Kindern. Halle a. d. Saale: Marhold 1939.
— Neurologische Probleme der Sprachheilkunde; akute Probleme der Phoniatrie und Logopädie. Basel u. New York: S. Karger 1960.
Spiel, W.: Die endogenen Psychosen des Kindes- und Jugendalters. Basel u. New York: S. Karger 1961.
Spieler, J.: Schweigende und sprachscheue Kinder, tymogener Mutismus. Olten: Otto Walter 1944.
Spitz, R.: Psychogene Krankheiten im ersten Lebensjahr. Prax. Psychother. 6, 47 (1961).
Staabs, v.: Der Szenotest, II. Aufl. Stuttgart 1951.
Stein, L.: Zur Kasuistik des kindlichen Stammelns. Mschr. Ohrenheilk. 56 (I) (1922).
— Das universelle Stammeln im Lichte der vergleichenden Sprachwissenschaft. Z. ges. Neurol. Psychiat. 45 (I) (1925).
— Zur Kasuistik des Stammelns. Wien. med. Wschr. 1926, H. II.
Stern, H.: Pathogenese der Dysatria spastica. Z. Hals-, Nas.- u. Ohrenheilk. (1925).
Stockert, F. G. v.: Klinik und Ätiologie der Kontaktneurosen. Klin. Wschr. 8, 76 (1923).
— Zur Ätiologie der Mitbewegungen beim Stottern. Z. ges. Neurol. Psychiat. 88, 459 (1924).
— Stottern, ein Beitrag zur neurotischen Organwahl. Wien. med. Wschr. 1928, Nr 23.
— Psychogene Überlagerung der organischen Sprachstörungen. Nervenarzt 236 (1929).
— Umbau und Abbau der Sprache bei Geistesstörung. Berlin: S. Karger 1929.
— Ein Fall von thalamischer Hörstörung. Arch. Psychiat. Nervenheilk. 187, 45 (1951).
— Störungen der Darstellungsfunktion bei Sinnesdefekt. Nervenarzt 23, 121 (1952).
— Zentrale Hörstörungen. Fortschr. Neurol. Psychiat. 22, 457 (1954).

Stockert, F. G. v.: Aktuelle Fragen der Aphasieforschung. Nervenarzt 25, 213 (1954).
— Über partielle Intelligenzanomalien als Ausdruck einer Werkzeugstörung. Nervenarzt 26, 265 (1955).
— Einführung in die Psychopathologie des Kindesalters, III. Aufl. Berlin-München-Wien: Urban & Schwarzenberg 1958.
Stockert, v., u. J. Koch: Störungen des Körperschemas und ihre Projektion in die Außenwelt mit besonderer Berücksichtigung der akustischen Aloästhesie. Klin. Wschr. 14, 746 (1935).
Stockert, v., u. Tresser: Melodientaubheit bei akustischem Funktionswandel. Arch. Psychiat. Nervenheilk. 187, 45 (1951).
Stutte, H.: Kinder- und Jugendpsychiatrie. In: Psychiatrie der Gegenwart, Bd. II, S. 952. Berlin-Göttingen-Heidelberg: Springer 1960.
Tramer, M.: Lehrbuch der Allgemeinen Kinderpsychiatrie, III. Aufl. Basel: Benno Schwabe & Co.
Tresser: Beitrag zur Psychologie der Leseschwäche. Med. Diss. Frankfurt a. M. 1949.
— Siehe v. Stockert.
Trömner: Das Stottern, eine Zwangsneurose. Med. Klin. 1914, H. 10.
Verschuer, O. v.: Genetik des Menschen. Berlin u. München: Urban & Schwarzenberg 1939.
Wagner v. Jauregg: Siehe Fröschels.
Weiss, D.: Testuntersuchungen an normalen, sprachgestörten Kindern. Wien. med. Wschr. 88, 1551 (1930).
Weinschenk: Die erbliche Lese- und Rechtschreibschwäche und ihre psychiatrische Auswirkung. Bern u. Stuttgart: Huber 1962.
Weygand, W.: Beitrag zu erhöhter Musikalität bei verzögerter Sprachentwicklung. Med. Diss. Frankfurt a. M. 1949.
Wunderlich: Untersuchungen über die Rechenstörung und Rhythmusstörung beim Kinde. Med. Diss. Frankfurt a. M. 1955.

Taubheit

R. Luchsinger, Zürich

Definition. Jeder schwere Grad einer *angeborenen* oder frühzeitig erworbenen Gehörschädigung verhindert die normale Entwicklung der Sprache und führt zu einem Gebrechen, das als Taubstummheit bezeichnet wird (Surditas). Allerdings muß einschränkend hinzugefügt werden, daß viele Taubstumme noch Hörreste aufweisen und daher nicht völlig taub sind; ebenso kann die Stummheit nicht als vollständig und dauernd bezeichnet werden, da sie seit alters her durch eine geeignete Spracherziehung behoben werden kann. In Kreisen der Taubstummenlehrer wird daher viel häufiger von „gehörlosen", als von „taubstummen" Kindern gesprochen.

Geschichtliches. Bereits im Mittelalter haben sich fromme, christliche Gemeinschaften im Zusammenhang mit der Katechumenenunterweisung der methodischen Erziehung von Taubstummen angenommen, um sie der Taufe zuzuführen. Eine Äbtissin, Scholastica (1469), im Stift Gernrode, brachte — wie überliefert wird — „einer Frauensperson durch Zeichen und Bilder die Hauptlehren des Christentums und die gewöhnlichen Ehrerbietungen bei den kirchlichen Handlungen bei, so, daß sie zum Genuß des Abendmahls zugelassen wurde". Recht spät — erst nachdem die großen Anatomen Vesalius, Morgagni und Eustachius die Grundlagen für die genaue anatomische Forschung geschaffen hatten und die Vergrößerung der Feinschnitte durch das Gehörorgan sowie die funktionelle Prüfung des Gehörs zu Ende des 19. Jahrhunderts weitere Fortschritte gebracht hatten — konnte der Arzt zu einer besseren Diagnostik der Taubstummheit gelangen. Auch die heute sich allgemein durchsetzende staatliche — neben der individuellen privaten — Fürsorge hat ihren großen Vorläufer schon bei den Griechen. Es ist interessant, daß die Athener eine Fürsorgestelle für Gebrechliche unterhielten, welche täglich ein bis zwei Obolen als Unterstützung abgab.

Häufigkeit. Betrachtet man das Verhältnis der Zahl der Taubstummen zur Gesamtzahl der Einwohner, so findet man etwa in der Statistik von J. Hepp (1926) im Kanton Zürich bei einer Gesamtzahl von 553 500 Einwohnern — 157 Taubstumme auf 100 000 Einwohner, oder 1 Taubstummen auf 638 Einwohner. Es zeigte sich eine verhältnismäßig starke Belastung der alteingesessenen Bevölkerung. Die vorwiegend dünn besiedelten, landwirtschaftlich bestimmten Gebiete sind viel stärker mit Taubstummheit belastet als die gewerbereichen Gebiete. Die Gesetzmäßigkeit stimmt durchaus mit den Befunden von Schmalz für Sachsen und denjenigen von Mygind für Dänemark überein. Beobachtet man die Zusammenhänge mit der Bodenbeschaffenheit, Inzucht und Vererbung, so sieht man, daß in rein ländlichen Bezirken diese 3 Faktoren eine sehr wichtige Rolle spielen. Die Zu- und Abwanderung hat dort keine so große Bedeutung; es gab früher oft Verwandtenheiraten. Allerdings hat in neuester Zeit die Zahl der sog. erworbenen Form der Taubstummheit gegenüber früher stark abgenommen, was den neuartigen Bekämpfungsmitteln der Infektionen und deren Verhütung und möglicherweise auch dem gutartigen Charakter der Epidemien zuzuschreiben ist.

Die Verteilung auf die beiden Geschlechter ist ungefähr gleich groß (männliche 48%, weibliche 52%), wenn man die Zahlen in Zusammenhang mit der Gesamtbevölkerung bringt. Der Anteil an Schwachbegabten und der Schwachsinnigen war nach Hepp im Kanton Zürich außerordentlich hoch. Drei Fünftel der deutschschweizerischen Taubstummen wurden als geistesschwach bezeichnet. Ähnliche Verhältnisse wurden damals in Schweden festgestellt.

R. Keel (1953) fand unter 55 Gehörlosen der zürcherischen kantonalen Taubstummenanstalt 32 vererbte (58,1%) und 17 erworbene (30,9%) Fälle und 6 mit unklaren Diagnosen. Endemisch-kretinische Taube, resp. Schwerhörige, fehlten, und es zeigte sich nur 1,8% der Gehörlosen mit Kropf behaftet. Der Intelligenzgrad war durchschnittlich gut und konnte gegenüber früher allgemein als „beträchtlich gestiegen" bezeichnet werden.

Ätiologie. In Anbetracht der großen Anzahl der Ohrerkrankungen, die zu frühzeitigen Hördefekten führen, ist es begreiflich, daß die Ursachen sehr mannigfaltig sind. Die Lehrbücher der Otolaryngologie geben darüber ausgedehnte Auskunft. Wir können mit P. Biesalski zwischen *pränatal endogenen* (recessivvererbte (sporadische) Taubstummheit, hereditär-degenerative (dominante) Taubstummheit) und den *pränatal exogenen* Hörstörungen unterscheiden. Bei den exogenen Erkrankungen sind es vor allem die *Embryopathien* (Röteln, Masern, der Kernikterus, die Toxoplasmose, die heute zwar selten gewordene, konnatale

Lues und die im Zusammenhang mit dem Kropfsyndrom [Kretinismus] beobachteten Formen der hochgradigen Schwerhörigkeit resp. Taubheit). Bei den *postnatal erworbenen* Erkrankungen des frühen Kindesalters kommen alle diejenigen Läsionen ätiologisch in Betracht, die auch beim Erwachsenen zur hochgradigen Schwerhörigkeit oder Taubheit führen: traumatische, tympanogene, meningogene und hämatogene Affektionen des Innenohrs und des Gehörnervs. Neben den Geburtstraumen kommen hier vor allem die Virusinfekte (Mumps, Poliomyelitis, Grippe) und andere Infekte, weiter Otitiden nach Masern und Scharlach, sowie medikamentöse Noxen in Frage.

Pathoanatomie. Die Grundlagen unserer Kenntnisse sind von Siebenmann (1904) geschaffen und von der Zürcher Schule unter F. Nager (1927) u.a. weiter ausgebaut worden. Es konnte gezeigt werden, daß die Histopathologie sich nicht von der übrigen Osteohistologie unterscheidet. Die hauptsächlichsten Veränderungen finden sich im innern Ohr als Folgezustände von Labyrinthitiden verschiedenster Ätiologie und Ausdehnung, welche bis zur gänzlichen Auffüllung des Labyrinthes und Zerstörung der Nervenelemente führen können. Mittelohrerkrankungen *allein* führen nicht zu Taubstummheit (Bezold, Nager). Typische Veränderungen findet man bei der *endemisch-kretinen* Hörstörung mit ihrer charakteristischen Hyperostose der medialen Paukenhöhlenwand, der Verengerung der Fensternischen, der Adhäsion des Stapes am Facialiskanal mit geringeren Abweichungen im Innenohr usw. Bei der *hereditär-degenerativen* Taubheit mit ihrem vorwiegend dominanten Erbgang sind Mißbildungen der Schnecke festgestellt worden, die sehr verschiedene Grade aufweisen können (Typus Mondini, nach Siebenmann). Bei der *recessiv-sporadischen* Taubstummheit fanden sich atrophisch-degenerative Erscheinungen an den Sinnes- und Nervenelementen der Schnecke in verschiedener Ausdehnung. Leider ist die Zahl der Fälle von *ererbter* Taubstummheit, die während des Lebens eingehend klinisch, erbbiologisch und später histologisch untersucht werden konnten, heute immer noch zu klein, um endgültige Schlußfolgerungen — namentlich hinsichtlich der Pathogenese — zu ziehen (F. Nager).

Vererbung. Nach E. Hanhart (1953) ist in der Schweiz der *einfach-recessive Erbgang* heute die häufigste Form der Taubstummheit. Sie konnte, wie bei wohl keinem andern Merkmal der menschlichen Erbpathologie, überzeugend gesichert werden, indem sich mit den nach den Mendelschen Gesetzen theoretisch zu erwartenden Durchschnittsproportionen übereinstimmende Werte in statistisch ausreichender Zahl herausstellten.

Die *recessive Taubheit* tritt infolge des recessiven Erbganges nur sporadisch auf. Die oft vorhandenen Hörreste sind recht häufig symmetrisch. Es sind aber zahlreiche Fälle, die sich nicht in die von Langenbeck aufgestellte „Regel" einfügen lassen (Richter, van Gilse u.a.). Meist findet man den Sacculus auch beteiligt, wogegen die Pars superior labyrinthi frei bleibt. Dies stimmt mit dem klinischen Befund eines fast immer intakten Gleichgewichtsorgans in diesen Fällen gut überein. Zum Unterschied gegenüber der dominanten (progredienten) Taubheit handelt es sich bei der recessiven Taubheit um einen stationären Hörverlust.

Oft hört man die Mitteilung, daß auch aus der Ehe von zwei taubstummen Eltern normal hörende Kinder hervorgegangen seien. Genauere Untersuchungen lassen in solchen Fällen zuweilen *verschiedene Formen* von erblicher Taubstummheit erkennen. So z.B. kann ein Kind aus der Ehe einer recessiven Taubstummheit und einer dominanten Innenohrschwerhörigkeit ein normales Gehör haben. Schwieriger zu erklären ist die Genese, wenn beide Eltern dieselbe Taubstummheit aufweisen, die Kinder aber normal hörend sind. Diese seltenen recessiven Taubstummheiten können sich so erklären lassen, daß es sich dabei um erblich verschiedene Formen handelt. Es gäbe aber auch die Möglichkeit eines polymeren Erbgangs oder wechselnder Penetranz des Gens.

Viel häufiger können erblich Taubstumme mit einem Ehepartner, der an erworbener Taubstummheit leidet, zur Untersuchung kommen; von diesen Probanden sind lauter normalhörende, aber heterozygot belastete Kinder zu erwarten, aus solchen von recessiv Taubstummen mit entsprechend Heterozygoten dagegen je zur Hälfte gleichartig taubstumme, bzw. heterozygot belastete Sprößlinge.

Alle möglichen Kombinationen konnten in dem sämtliche großen Taubstummenherde umfassenden Beobachtungsgut von E. Hanhart und K. Ulrich, sowie R. Luchsinger und F. Escher erkannt werden, u.a. auch das relativ häufige Herausmendeln von recessiv Taubstummen aus Inzesten.

Wichtige Beweismittel liefern auch auf diesem Gebiet der Erbbiologie die begreiflicherweise selten zu beobachtenden *Zwillingsbefunde*. So ist der eine von zwei zweieiigen Zwillingen aus entsprechend belastetem Vater-

Tochter-Inzest recessiv taubstumm, der andere vollsinnig, was gerade der Durchschnittserwartung entspricht (K. ULRICH und E. HANHART). Auch ergaben Untersuchungen von K. ULRICH und R. LUCHSINGER an je einem sicher *eineiigen Zwillingspaar* so deutliche Unterschiede im Grad der Hörstörung, daß wir annehmen müssen, die Anlage zu recessiver Taubheit könne sich bei Homozygoten hie und da *allein als stärkere Schwerhörigkeit* äußern.

Neben der in der Schweiz weit verbreiteten recessiven Taubstummheit (sporadische Taubstummheit) kommt noch eine weitere recessive Form vor, die so häufig von einer *Pigmentatio degenerativa der Retina* (,,Retinitis pigmentosa") begleitet ist, daß man beide Zustände als Ausdruck eines polyphänen Gens betrachten muß (E. HANHART). Bei diesem sog. Usher-Syndrom findet man klinisch meist einen Ausfall der Vestibularisfunktion, jedoch auffallenderweise ohne erhebliche Gleichgewichtsstörungen. In England sollen 5—10% der Taubstummen eine Retina pigmentosa aufweisen, in der Schweiz dagegen sehr viel weniger.

Klinik

Symptomatologie. Objektive Ohrveränderungen lassen sich bei denjenigen Formen *erworbener* Taubheit feststellen, die Residuen nach Mittelohrerkrankungen zurückgelassen haben. Im Vordergrund steht der schwere Hörausfall. Eine vollständige Taubheit hat BEZOLD nur in $^1/_3$ der Fälle, meist bei erworbener Taubheit, feststellen können. Die heutigen Methoden der Audiometrie (PEEP-Show-Verfahren — Spielaudiometrie, die psychogalvanische Methode — unter Benützung des bedingten Reflexes bei Zuleitung eines schwachen galvanischen Stromstoßes und der darauffolgenden Änderung des elektrischen Hautwiderstandes beim Kleinkind, die aber nicht immer zuverlässig ist — sowie die Sprachaudiometrie) gestatten heute, mit hinlänglicher Genauigkeit die Ausdehnung und Lage der Hörreste der Erkrankten zu erkennen. Wichtig ist die Einbeziehung der übrigen Familienmitglieder zur Untersuchung, um gegebenenfalls die heredodegenerativen Formen der Taubstummheit aufzudecken. Allerdings gelingt die einwandfreie Abgrenzung zwischen Schwerhörigkeit und Taubheit im frühen Kindesalter nur selten, besonders, wenn sie einseitig ist. Nach P. BIE-

SALSKI kann jedoch die Diagnose ,,Taubheit" bereits durch die Beobachtung des *auropalpebralen* Reflexes und das Verhalten des Kindes bei lauten Geräuschen im 1., spätestens im 2. Lebensjahr gestellt werden. Der Ohr-Lidschlußreflex kommt dann zustande, wenn ein plötzlicher, lauter Ton oder Geräusche das Ohr des Kindes treffen. Das Fehlen dieses primitiven Schreckreflexes zeigt hochgradige Schwerhörigkeit oder Taubheit an — allerdings nur bei doppelseitigen Erkrankungen.

Bei der Beobachtung des Ohr-Lidreflexes wird folgendermaßen vorgegangen: Die Aufmerksamkeit des Kindes wird z.B. durch eine vorgehaltene Uhr *abgelenkt* und am zu untersuchenden Ohr läßt man nun eine *sehr laute Stimmgabel* (c 4) *ertönen*, während das andere Ohr mit Watte möglichst abgeschlossen wird. Man muß darauf achten, daß der Tastsinn nicht erregt wird, indem man feste Körper (Fußboden) nicht zum Schwingen bringt. Die Prüfung *muß allerdings mehrmals wiederholt* werden. Das Kind muß weiter sorgsam beobachtet werden und soll später einen *speziellen Unterricht* bekommen.

Weiterhin ist es nötig, den Gleichgewichtsapparat zu untersuchen. Bei den hereditären Formen ist der Vestibularisapparat in etwa 60% der Fälle normal erregbar.

Diagnose. Wenn die Sprachentwicklung mit 3 Jahren noch völlig fehlt oder noch nicht in nennenswertem Maße fortgeschritten ist, so kann man mit vollem Recht von einer *pathologischen Stummheit* sprechen. Hier gilt es nun zu unterscheiden, ob es sich um eine Taubstummheit handelt oder um eine *Aphasie*, eine *Aphrasia voluntaria (freiwilliges Schweigen, Mutismus)*, oder ob eine *Hörstummheit* vorliegt. Beim freiwilligen Schweigen handelt es sich meist um den Protest eines gut hörenden, aber neurotischen Kindes gegenüber seiner Umgebung. In einem vollständig anderen Milieu kann der scheinbar stumme Schützling zunächst unter kleinen Kameraden rasch zu fließendem Sprechen gebracht werden. Von einer *Aphasie* sollte man immer nur dann sprechen, wenn ein Kind, das vorher gesprochen hat, durch eine Verletzung oder eine Hirnerkrankung die Sprache verloren hat. Bei *kleinen Kindern* kann die Diagnose zu großen Schwierigkeiten führen, während bei Jugendlichen und Erwachsenen die Diagnose nicht schwer fällt. Auf den Bericht der Mutter des

Kindes kann nicht so sehr abgestellt werden, weil sie die Gebärden des Kindes oft falsch interpretiert. Das *Mittelohr* erweist sich meist als ganz normal. Der *taubstumme Säugling* schreit wohl auch, aber meist *eintönig*; er gelangt auch zum *Lallen*, da es sich um eigentliche Urlaute handelt, die nicht durch Nachahmung entstanden sind.

Unter *reiner Hörstummheit* versteht man eine Stummheit bei gutem Gehör und durchschnittlicher Intelligenz, die nicht auf eine der *bekannten Gehirnkrankheiten* zurückzuführen ist (Nadoleczny). *Hörstumme Kinder* verständigen sich durch hinweisende *Gebärden*. Die reine Hörstummheit ist recht selten. Auch heute noch wissen wir über deren Ursache recht wenig.

Ähnlich wie bei der verzögerten Sprachentwicklung kommen bei den Kindern Hemmungen der Sprache, von innen heraus wirkend, in Betracht. Es gibt zweifellos Kinder, deren sprachlicher Antrieb ebenso wie ihr Nachahmungstrieb schwächer angeregt ist und sich langsamer ausbildet. Es handelt sich um eine meist vom Vater ausgehende *vererbte Anlage*. Die Kinder sind sprechunlustig, schüchtern, sprachscheu bei den Fällen von *verzögerter Sprachentwicklung*. Aufmerksamkeitsmängel sind als Willensstörung zu erklären. Oft *handelt es sich um Linkshänder*. Bei den von außen wirkenden Ursachen ist *die Vernachlässigung des Kindes* anzuführen. In einzelnen Fällen muß man auch an Keimschädigungen denken.

Das häufige Zusammentreffen von verzögerter Sprachentwicklung und Hörstummheit mit andern motorischen Mängeln, *motorischem Infantilismus* (Homburger und Jakob), *motorischer Rückständigkeit* (Heller) kann wohl auf eine *Geburtsschädigung des Gehirns* zurückgeführt werden. Eventuell kann es sich auch um Reste organischer Nervenerkrankungen handeln. Erbliche neuropathische Belastung, Blutsverwandtschaft der Eltern sind oft nachgewiesen worden, genügen aber nicht zur Erklärung. Die Erblichkeit der erwähnten Triebdefekte (37%), namentlich in der männlichen Linie, haben Gutzmann und Froeschels betont, ebenso das Überwiegen des männlichen Geschlechts.

Grenzen wir also die reine Hörstummheit in obigem Sinne ab, so gibt es nun zwei Hauptformen, die häufigere *motorische* und die seltenere *sensorische*. Diese unterscheiden sich dadurch, daß der rein motorisch Hörstumme über ein gutes Sprachverständnis verfügt, jedoch offenbar sprachlich gehemmt ist. Gewöhnlich ist er auch motorisch ungeschickt und taktil besonders unaufmerksam auf Grund von Hemmungen der *Willenssphäre*. Die Kinder der ersten Gruppe zeigen eine kurze Gedächtnisspanne für Silben und für Wörter. Sie haben auch eine kurze Aufmerksamkeitsspanne, sind oft willensschwach und asozial. Die Prognose ist bei sonst normalen Kindern sehr gut. Die verzögerte Sprachentwicklung geht allmählich in der Aufhellung in *universelles Stammeln* über. Anschließend bleiben recht oft noch Störungen der Satzform und Grammatik bestehen. Durch die Sprachbehandlung läßt sich die Sprachentwicklung wesentlich beschleunigen, so daß oft solche Kinder doch noch einigermaßen rechtzeitig eingeschult werden können.

Demgegenüber stehen die selteneren *sensorischen* Fälle (wenn man die Schwerhörigen ausscheidet): Bei diesen fehlt das Sprachverständnis wegen ihrer ungenügenden akustischen und vielfach auch optischen Unaufmerksamkeit sowie wegen der Unfähigkeit, Lautwahrnehmungen richtig zu orten und zu verarbeiten. Der Ausdruck sensorische Hörstummheit ist eigentlich ein Widerspruch in sich! Mit Vorsicht sollte nach Nadoleczny der aus der Aphasielehre entlehnte Begriff der *Seelentaubheit*, der *akustischen Agnosie* für Sprache, Klänge und Geräusche angewendet werden, weil die genaue Hörprüfung bei Kindern sehr schwierig ist. Die Mehrzahl der früher veröffentlichten Fälle erwies sich anläßlich einer späteren Nachprüfung als fehl- oder schwerhörig. Es bestand jedoch ein auffallendes Mißverhältnis des mangelhaften Sprachverständnisses zur Hörstörung. Hier tritt die moderne PEEP-Show-Methode nach Hallpike und Dix in die Lücke, wobei die audiometrischen Töne mit Bildchen, die das Kind durch Hebeldruck gewinnen kann, gekoppelt sind. Neben der akustischen „Unerweckbarkeit" (Heilbronner, Pick) ist das gestörte Richtungs- und Entfernungsgehör wichtig. Dieses haben mehrere Autoren (Loebell und Arnold u. a.) bei seelentauben Kindern nachgewiesen.

Differentialdiagnose. Die Abgrenzung gegenüber dem Schwachsinn und der Idiotie dürfte leicht gelingen. Wenn die Sprache schon vorhanden war und diese wieder verlorenging, muß man an *Frühfälle von Dementia praecox* denken. Bei nachgewiesenen traumatischen Schädigungen, ebenfalls nach Infektionen, auch an echte Aphasie. Gelegentlich kommt ein *hysterischer Mutismus* vor.

Bei den sensorischen Formen ist der Nachweis des Gehörs gar nicht leicht. Oft können Überraschungsreaktionen (Harmonie-Test) das Gehör aufdecken. Der freudig erstaunte Gesichtsausdruck, das Suchen nach der Schallquelle, beweist die Hörfähigkeit. Man kann dann mit diesem Verfahren die Hörweite nachweisen, natürlich nur für die Töne der betreffenden Spieldose. Kleine hörstumme Kinder verwenden vorzüglich die hinweisende Gebärde. Gelangen größere Kinder nicht zur nachahmenden Gebärde, so soll das nach GUTZMANN ein Zeichen geistiger Zurückgebliebenheit sein. Oft muß man ein Kind länger beobachten.

Die Diagnose ist leicht, wenn es sich um motorisch Hörstumme handelt, die auf Geräusch und Anruf reagieren und, ohne vom Mund abzulesen, jeder Aufforderung (auch mit Flüsterstimme) nachkommen. Wichtig ist es auch, den Stand der motorischen Geschicklichkeit zu beobachten, einschließlich des Gebrauches der Arme und Beine.

Neuere Untersuchungen von sensorisch Hörstummen haben gezeigt, daß es sich oftmals um zentrale Residuen von früher durchgemachten *Hirnerkrankungen* handelt (Encephalitis, Meningitis).

In 5 früher als hörstumm diagnostizierten Fällen, die im Alter von 10, 16, 19 und 38 Jahren standen, konnte der Verf. (1950 und 1957) mittels der *Geräusch-Audiometrie* nach B. LANGENBECK und mit Hilfe von tonpsychologischen und elektrencephalographischen Untersuchungen den Nachweis erbringen, daß es sich um zentralbedingte Hörstörungen handelte. Bei 2 Patienten waren, neben pathologischem, fokalem EEG, Zeichen der zentralen Schwerhörigkeit, apathische Symptomen, und in einem Fall auch eine offenbar exogen bedingte *Dyslexie*, vorhanden. Die weniger ausgesprochenen positiven Zeichen der Geräuschaudiometrie weisen m.E. in die Richtung der sog. „Seelentaubheit". Bei diesen Kranken ist vor allem die *Apperzeption* beeinträchtigt, weswegen die sprachliche Auffassung und Wiedergabe einfacher Worte und Sätzchen (keine Monotonie!) besser ist. Zugleich sollte auch die Mazkersche binaurale *Sprachprüfung* mit Hoch- und Tiefbändern durchgeführt werden.

Während man also mit ISSERLIN einen Teil der sog. motorischen Formen der Hörstummheit der motorischen Aphasie der Erwachsenen zuordnen kann, zeigen Nachprüfungen von sensorischen Fällen offenbar cortical bedingte,

zentrale Hörstörungen (mit Zeichen des gestörten Richtungshörens, akustische Allästhesie und Paramusie (G. ARNOLD und G. HERMANN, 1946; O. POETZL, 1943). Weitere, wohl exogen entstandene Fälle mit vorwiegend aphasischen Zeichen neben Symptomen der zentralen Schwerhörigkeit wären der sensorischen Aphasie der Erwachsenen zuzurechnen.

Verlauf. Da die Behandlung der Taubstummheit den Residuen gegenüber machtlos ist und mit einem Dauerzustand gerechnet werden muß (zeitweise veröffentlichte Besserungen, etwa durch Hörübungen, konnten nach F. NAGER bei genauer Untersuchung nicht bestätigt werden), soll frühzeitig der schulische Unterricht der Taubstummen in die Wege geleitet und auch die Fortbildung der Taubstummen beachtet werden.

Hemmung der Sprachwahrnehmung

Taubheit, gänzliche oder fast vollständige, mit Hörresten, die von Geburt an besteht, hindert die sprachliche Entwicklung. Tritt sie ein, bevor das Kind die Sprache vollständig erworben hat, also im allgemeinen *vor dem 7. Lebensjahr*, so gilt gewöhnlich der Satz, es werde taubstumm. In einzelnen Fällen ist es möglich gewesen, nach Ertaubung zwischen dem 4. und 7. Lebensjahr durch gründliche Unterweisung die Sprache zu erhalten. Man sollte daher stets in solchen Fällen sofort nach der Ertaubung alles tun, um die Sprache zu fixieren. Nach dem 7. Jahr wird die Sprache gewöhnlich beibehalten. Wichtig für die Erhaltung der Sprache ist die Kenntnis der *Schrift*. Wenn ein Kind taub ist, so tritt das Lallen ebenfalls ein, aber es ist weniger ausgeprägt, unmoduliert; das Kind kann den Tonfall der Sprache nicht so gut nachahmen. Es kann aber schließlich einzelne Worte: „Papa", „Mama", „Wauwau" nachsprechen. Dabei findet sich ein unterstützendes Mienenspiel, *die Gebärde*.

Das eigentliche Verständigungsmittel des Taubstummen ist die *Gebärdensprache*. Man hat lange Zeit aus dem Unterricht der Taubstummen die Gebärde vollständig entfernen wollen, aber man darf nicht vergessen, daß die Gebärde auch bei den Normalsinnigen bei der Sprachentwicklung ihren Anteil hat („vorsprachliche Mittel"). PASSOW trat schon 1905 dafür ein, daß im Unterricht vereinzelte veredelte Gebärden zur Anwendung kommen

sollten. Gebärdeverzerrungen aber sollten ausgeschaltet sein.

Die Gebärdensprache ist im allgemeinen in
ihrer Ausdrucksfähigkeit auf das Gegenständliche, auf Tätigkeits- und Gefühlsäußerungen
beschränkt. Sie genügt meist nicht für höhere
sprachliche Leistungen. Heutzutage erlernt der
Taube meist in etwas vorgerückten Jahren die
Lautsprache. Sie wird ihm jedoch beigebracht
wie eine fremde Sprache. Daher beherrscht er
sie selten so wie der Normalsinnige. Es ist
daher zu fordern, daß Taubstumme möglichst
schon im vorschulpflichtigen Alter eingeschult
werden können (Stimmübungen). Ebenso sollte
für die sprachliche Weiterbildung Taub-
stummer gesorgt werden.

Wichtig ist auch die sprachpsychologische
Bildung (Einwortsatz, ungegliederter Mehr-
wortsatz). Man muß sich daran erinnern, daß
ein taubstummes Kind in der ersten Schul-
klasse höchstens auf der Entwicklungsstufe
eines 2—3jährigen Kindes steht.

Die angelernte Lautsprache erreicht kaum
klangschöne und reine Artikulation, wenn nicht
Hörreste vorhanden sind, die eine gewisse Hör-
kontrolle vermitteln. Man beobachtet verschiedene phonetische Abweichungen:

1. Die Atmung. Der normale Asynchronis-
mus ist hier noch nicht vorhanden (Gutzmann,
1905; Stern, 1912).

2. Mängel des sprachlichen Akzentes. Stimm-
lich-artikulatorische Fehler. Die Ausprache-
fehler decken sich mit den gewöhnlichen
Stimm- und Sprachstörungen. Die gewöhnlich
rauhe Stimme des Taubstummen wird meistens
auf eine Gewohnheitslähmung der Stimm-
lippen zurückgeführt, welche mit einer In-
aktivitäts-Atrophie Hand in Hand geht. Soko-
lowsky spricht von einer *Taubstummen-
Phonasthenie.* Die Taubstummen sprechen
gewöhnlich viel zu hoch. Oft kommen Fehler
der S-Laute vor. Der musikalische Akzent
leidet ebenfalls, der dynamische Akzent zeigt
eine Steigerung, da der Taubstumme sich
außerordentlich anstrengen muß beim Sprechen. Es kommt so zu einer groben und plum-
pen Sprache, wobei die gesamte Wortdauer
verlängert wird. Fälschlicherweise bezeichnet
man diese Sprache als *monoton.* Die Taubstummensprache ist jedoch hervorgerufen durch
den Mangel an Koordination der Sprechbewegungen und der fehlerhaften Sprachakzente.

G. Lindner (1956) hat die Tonhöhenbewegungen in der Sprechweise Gehörloser
experimentell untersucht. Im allgemeinen beträgt der Tonumfang bei den Gehörlosen, wie
bei den Hörenden, etwa eine Oktave, wie das
A. Schaer bereits 1921 festgestellt hat. Bei
den Hörenden bietet die Tonhöhenbewegung
eine Informationsquelle eigener Art dar und
hilft den sachlichen Inhalt des Gedankens
hervorzuheben. Dabei ist die Tonhöhenbewegung
der Silbe der Sprachmelodie untergeordnet. Die
Tonhöhenbewegungen des Gehörlosen zeigen
jedoch deutliche Abweichungen, die nach
G. Lindner vor allem davon herrühren, daß
seine Tonhöhenbewegungen zum großen Teil
von der Artikulation her gesteuert sind. Beim
Gehörlosen fallen die Tonhöhenbewegungen oft
am Ende der Silbe ab. Da dieses Absinken unter
den Hörenden das Ende eines Gedankens anzeigt, bekommt der Hörende dadurch aus dieser
Tonhöhenbewegung des Gehörlosen eine falsche
Information: Es wird ein Abschluß vorgetäuscht, der vom Gehörlosen gar nicht beab-
sichtigt ist (Abb. 303).

Der oben genannte Autor formuliert nun
den Eindruck der Monotonie, die beim Zuhörer
entsteht, etwas genauer: „Es handelt sich um
eine subjektive Erscheinung dadurch, daß in
der Sprechweise der Gehörlosen von Silbe zu
Silbe die gleichen oder sich ähnelnden Melodie-
formen wiederholen, die nicht dem höheren Melodiegefüge des Satzes untergeordnet
sind.“

L. Handzel (1956) hat bei 11 taubstummen
Schülern im Alter von 11—13 Jahren die Analyse von
Vokalen mittels des „Visible Speech“-Verfahrens
durchgeführt. Die Lage und die Verteilung der Vokal-
formanten der Taubstummensprache unterscheidet
sich wesentlich von denjenigen der normalen Sprache.
Die Bildung der Nebenformanten war ganz vom Zufall
abhängig und bei jedem Kinde immer wieder anders.
In der Mehrzahl der Untersuchungen waren die Vokale
durch tiefe Formanten gekennzeichnet; höhere Formanten wurden nicht gebildet. Die Struktur der
Vokale „u“ und „o“ glich den normalen Vokalen,
weil diese durch tiefe Formanten charakterisiert sind.
Die Vokale „e“ und „i“ dagegen zeigten ein sehr
verändertes Spektralbild, insofern beide Haupt- und
Nebenformanten eine völlig unrichtige Lage hatten.
Bei manchen Kindern überdeckten sich die entsprechenden Resonanzbänder; bei andern überschritten sie die Grenze der normalen Lage. Bei Kindern mit angeborener Taubheit konnte man die Formanten nur schwer feststellen und ihre Trennung in
Spektrogrammen war manchmal völlig unmöglich.
L. Handzel stellte fest, daß bei Kindern, welche nach
der Geburt taub wurden, die Spektrogramme der

Vokale denen der normalen Sprache viel ähnlicher waren als bei Kindern mit angeborener Taubheit.

Pädagogische Aspekte. Man kann bei der Gruppierung der Gehörgeschädigten neben den Schwerhörigen (mit Vokalgehör) hauptsächlich 2 Gruppen von Gehörlosen unterscheiden: 1. Die Totaltauben und solche mit ganz geringen Hörresten (Hörverluste 100—90 Db). Diese sprechen mit rauher, „monotoner" Sprache. Ihre Lautsprache ist nach Form und Inhalt arm. Sie gebrauchen in erster Linie die Gebärde, um sich verständlich zu machen. 2. Die Hörrestigen (50—80 Db Hörverlust)

seelisches Gebrechen bedeutet. Es fehlt eine starke Kontaktfähigkeit mit der hörenden Umwelt, und daraus resultiert eine anormale Charakter- und Geistesentwicklung. Sein Sprachschatz bleibt meist stark eingeschränkt, so daß der behandelnde Arzt und die Fürsorgerin immer darauf Rücksicht nehmen müssen. Auch der geschulte und „entstummte" Gehörlose bleibt in seinem Wesen „anderswertig"; d.h. Taubstumme zeigen durch ihren Mangel an abstraktem Denkvermögen und ethisch-moralischen Begriffen ein geringes geistiges Leistungsvermögen. Dieses beruht nicht

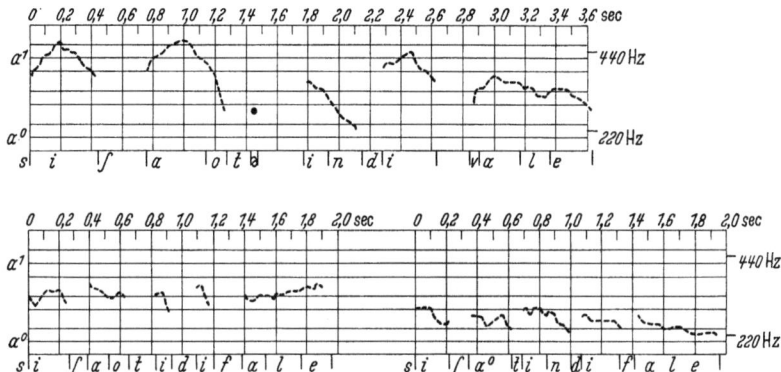

Abb. 303. Tonhöhenbewegungen. Während die oberen Kurven bei der gepreßten Stimme starke Tonschwankungen im Wort zeigen, findet man in den unteren, beim gehörlosen Kind — wie man das häufig wahrnimmt —, eine *monotone* Sprechart. (Aus LINDNER)

hören zum Teil noch Vokale, Worte, am Ohr. Sie sprechen noch wohlklingend, aber unrhythmisch. Viele Laute fehlen und müssen durch Ablesen oder mit Hilfe des Ohres erworben werden.

Zur Erklärung der *Lautstärkeeinheit „Dezibel"* (dB) sei gesagt, daß ein Schalldruck von 1 dyn/cm³ (= 1 μ bar) unser Ohr erreicht. Das Gehör vermag Druckamplituden von 0,002—2000 μ bar bei einem Ton 1000 Hz (das ist das c‴) wahrnehmen. Einen derart ausgedehnten Bereich kann man nicht in dieser linearen Skala darstellen. Man greift daher zur logarithmischen Skala, wie sie auch etwa der gehörmäßigen Intensitätsbewertung nach dem Weber-Fechnerschen Gesetz entspricht; d.h., die Skala wird auf einer Potenzreihe mit der Basis 10 aufgebaut.

Das Verhältnis zweier Schallenergien I_1 und I_2 wird dann gekennzeichnet durch den Intensitätsunterschied $10 \log I_1/I_2$ in der Maßbezeichnung *Dezibel* (abgekürzt: dB).

Beide Gruppen werden in den *Taubstummenanstalten* erzogen. Wichtig ist bei der Zuweisung immer eine angepaßte *Intelligenzprüfung*. Wesentlich ist die Erkenntnis, daß die Taubstummheit für den Menschen nicht nur ein körperliches, sondern auch ein geistig-

nur auf der sprachlichen Einschränkung, sondern es kann auch durch einen organischen Hirnschaden mitbedingt sein, der allerdings in schwerstem Maße das Gehör betroffen hat. Daher sollte die Diagnose eines angeborenen Schwachsinns beim Taubstummen immer mit Vorsicht gestellt werden. Der forensisch tätige Psychiater hat gelegentlich sowohl mit taubstummen Verbrechern als auch mit taubstummen Zeugen zu tun, wobei es nach F. BARYLLA nicht so sehr auf das Leistungspsychologische, als vielmehr auf die Motive im Zusammenhang mit der durch die Gehörlosigkeit verzerrten Persönlichkeitsstruktur ankomme.

Wenn man der Frage nachgeht, wie viele Gehörlose ihren Lebensunterhalt aus eigener Kraft verdienen, so kommt man nach den Erhebungen im Jahre 1926 zur Erkenntnis, daß von der Gesamtheit der nachschulpflichtigen Taubstummen des Kantons Zürich mehr als die Hälfte außerstande ist, den Lebensunterhalt *vollständig* aus dem eigenen Arbeitserwerb zu decken.

J. Hepp weist vor allem auf die Wichtigkeit hin, die Taubstummen möglichst frühzeitig in die Anstalt zu bekommen und sie entsprechend auszubilden. Nach der Anstaltsbehandlung soll die Fürsorge der Erwachsenen weiter ausgebaut werden. Der Taubstumme soll von der Familiengründung abgehalten werden. Die Aufklärung der Taubstummen in diesem Punkte ist meist schwierig und mühsam, wenn einmal in früher Zeit die Besprechung dieser Fragen verfehlt wurde.

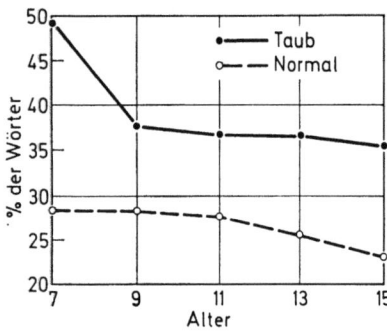

Abb. 304. Vergleich zwischen tauben und hörenden Kindern hinsichtlich des Gebrauchs von *Hauptwörtern* nach H. R. Myklebust

H. R. Myklebust (1960) hat wichtige, zum großen Teil statistische Beiträge zur Psychologie der Taubstummen geliefert. Die Beraubung der Sinne (die Blindheit ist hier eingeschlossen) schränkt die Erfahrungswelt ein. Dadurch wird der Ablauf und das Gleichgewicht der psychologischen Vorgänge deutlich behindert. Bei psychologischen Prüfungen an Taubstummen ergab sich, daß das gehörlose Kind charakteristische, wenn auch zunächst unbewußte, Störungen in bezug auf sich selbst aufweist und mit großer Wahrscheinlichkeit diese auf andere projiziert. Das sog. „Körperbild" des taubstummen Kindes unterscheidet sich in ausgesprochener Weise vom Normalen. Außerdem kann man noch Geschlechtsverschiedenheiten und Unterschiede je nach dem Schultypus feststellen. Hervorzuheben ist, daß die motorische Reifung bei Taubstummen fast derjenigen des normalen Kindes entspricht (R. Myklebust, 1954). Die Zahl der Worte, die für einen Satz gebraucht werden, ist von verschiedenen Forschern (H. Williams, 1937; J. Jedinack, 1949) als ausgezeichnetes Maß für die gesprochene und für die Schriftsprache bezeichnet worden. Beträchtliche Unterschiede zwischen den Taubstummen und den normalen Kindern wurden in jeder Altersklasse gefunden.

Zwischen 9 und 15 Jahren betrug das Mittel der guthörenden Kinder etwa das Doppelte der Ertaubten (s. Abb. 304).

Hinzuzufügen ist noch, daß das taubstumme Kind über eine längere Zeit ein eingehenderes Training des sozialen Verhaltens braucht als das guthörende Kind. Interessant ist auch die wichtige Frage der Begriffsbildung bei Taubstummen. Die Begriffserfassung ist die höchste Stufe des Gehabens und findet sich, wie auch die verbale Symbolbildung, erst beim Menschen. F. und G. Heider (1958) und P. Oberon (1957) konnten zeigen, daß taubstumme Kinder tatsächlich über geordnete Begriffe verfügen, obgleich ihre gesprochene Sprache beschränkt ist. Nicht verbale Begriffsbildung kann möglich sein über den Bezug und die Einordnung von Bildern, aber daß ein normaler Grad der Abstraktion dabei erreicht wird, ist nach R. Myklebust unwahrscheinlich. Wichtig für die Spracherziehung der Taubstummen ist, daß das taubstumme Kind eine bedeutungsvolle innere und rezeptive Sprachgestaltung erworben haben muß, bevor es sich bedeutungsvoll sprachlich ausdrücken kann. Die Spracherwerbung geht daher beim taubstummen Kind über 3 Stufen: 1. Das innere visuelle Sprachablesen, dann 2. das rezeptive visuelle Sprachablesen und 3. die expressive kinesthetische Sprache.

Untersuchungen in der DAY-School in USA zeigten, daß bei nur kleinen Hörresten die Hörhilfen keine wesentliche Hilfe beim Spracherwerb gegenüber dem gewöhnlichen Lippenlesen brachten. Vielmehr spielen die Faktoren Intelligenz, Persönlichkeit und die sprachliche Formung eine größere Rolle. Es ist hinzuzufügen, daß das taubstumme Kind beim sprachlichen Ausdruck konkretere Formen verwendet als das normalhörende. Es benötigt zahlreichere Sprachelemente im Benennen, nicht in Ermangelung des Begriffs, sondern weil es ihm an der Möglichkeit gebricht, die sprachlichen Symbole richtig zu gebrauchen.

Prophylaxe. Hier ist vor allem auf die Bekämpfung der Kropfepidemie hinzuweisen. Es kann festgestellt werden, daß zweifellos in einer gewissen Richtung bei der Eindämmung der Taubstummheit namhafte Fortschritte erzielt worden sind. Die sog. endemische (kretinische) Taubstummheit, welche die Ärzte der ersten zwei Dekaden unseres Jahrhunderts beschäftigt hat, ist dank der Pionierleistung des

Appenzeller Arztes Dr. H. EGGENBERGER in der Schweiz heute selten geworden. Die moderne antibiotische Behandlung der schweren, tiefgreifenden Ohrabscesse, welche früher oft zur Zerstörung der Ohrlabyrinthe führten, bannt in wirksamer Weise diese Gefahr. Allerdings lassen gelegentlich diese Mittel bei geretteten Fällen von Hirnhautentzündung — die früher zum Tode geführt hätten — narbige Restzustände zurück, welche Taubheit bedingen. Auch muß man in Betracht ziehen, daß die Bekämpfung der Virusinfektionen des Gehörs bisher noch nicht recht zum Erfolg geführt hat. So können sich plötzlich neue Quellen im Strom der Taubstummenfälle bemerkbar machen. Die Kurve der Häufigkeit der Taubstummheit verläuft demnach äußerst wechselvoll. Wichtig ist die frühe und fachgemäße Behandlung der schweren kindlichen Ohreiterungen, ferner der epidemischen Meningitis. Zur Verhinderung einer Rubeolenembryopathie käme die passive Immunisation mit Blut von sicheren Rötelfällen oder mit Gammaglobulin in Frage; ebenso die beabsichtigte Infektion der Mädchen.

Der Arzt hat auch die Aufgabe, an der weitgehenden Aufklärung der Bevölkerung über die vererbte Taubstummheit mitzuwirken. Es ist bekannt, daß Ehen unter Blutsverwandten, mit Taubstummheit oder hochgradiger Schwerhörigkeit in der Familie, ebenso Ehen unter Taubstummen, bei denen beide Partner an ererbter Taubstummheit leiden, schwere Gefahren für die Nachkommenschaft bringen. Wollen sich Taubstumme trotzdem heiraten, so muß eine genaue Prüfung der Ehefähigkeit durchgeführt werden. Der Ohrenarzt hat an Hand von Untersuchungen, auf Grund der Krankengeschichte, nach Trommelfellbefund (ob etwaige Narben von früheren Entzündungen vorhanden waren), nach dem Ergebnis der funktionellen Prüfung des Gehörs — Hörreste, ein- oder beidseitig, symmetrisch oder unsymmetrisch — dem Ausfall der Prüfung des Gleichgewichtsorgans u.a. zu klären, ob Anhaltspunkte vorhanden sind, die für Restzustände einer möglichen infektiösen Entstehung der Taubstummheit sprechen. Ohne Kenntnisse der Befunde soll der Genetiker nach übrigen körperlichen Anomalien suchen und das familiäre Vorkommen von Gehörleiden feststellen, wonach die genetischen Fragestellungen in bezug auf das Gehörleiden beant-

wortet werden. Aus der Schlußbesprechung geht schließlich die Bejahung oder Ablehnung einer Heirat hervor. Es ist wünschenswert, wenn die Ärzte in kritischer Weise solche Taubstummen später überprüfen. Das ist nicht nur für die nachgehende Fürsorge von Bedeutung, sondern die Untersuchung führt auch zur Ergänzung eventueller Stammbäume.

Während *hochgradige Schalleitungsschwerhörigkeiten*, vor allem die im Mittelohr liegenden Störungen, durch hörverbessernde Operationen oft weitgehend saniert werden können, kann man bei den viel häufigeren *Perzeptionsschwerhörigkeiten* (Störungen im Nervenanteil des Gehörorganes) nur eine Schallverstärkung mittels kleiner Transistorengeräte einsetzen. Außer der allgemeinen Klangverstärkung wird dabei auch die sehr wichtige Tonhöhenabstimmung bewirkt.

Die Indikation und Anpassung eines solchen Gerätes muß ganz in den Händen des Audiologen liegen. Je nach dem Alter, dem Schweregrad des Hörverlustes und der Intelligenz, kann ein entsprechendes Hörgerät empfohlen werden. Im allgemeinen soll man vor dem 3. Altersjahr kein Hörgerät verordnen.

Eine Frage, die immer wieder in der Praxis erhoben wird, ist folgende: Wieweit können *bei Hörresten* Hörhilfen eingesetzt werden, um dem Hörrestigen zu einer Verbesserung seiner sensorischen Aufnahmefähigkeit zu verhelfen? Schon viele Apparaturen sind eingesetzt und wieder aufgegeben worden. Mit Recht sollen die Taubstummenerzieher und der Arzt kritisch sein — aber auch alles Wertvolle zum Wohl der uns anvertrauten Taubstummen prüfen.

Bei vielen Taubstummen trifft man leider oft nicht die für die Sprache wichtigen Hörbezirke zwischen 500—2000 Hz, sondern öfters tiefere und nur geringe Funktionsreste (Hörverluste über 80 dB). Das bedeutet nur noch ein *Vokalgehör*. Bei noch stärkerem Ausfall findet man noch ein *Lärmgehör*. Solche taubstummen Kinder mit therapeutisch verwertbaren Hörresten lernen nach P. BIESALSKI (1960) im allgemeinen viel leichter und besser eine verständliche Lautsprache; aber sie begegnen den gleichen Schwierigkeiten bei der Spracherziehung wie ihre total tauben Altersgenossen. Die moderne Behandlung schwerhöriger Kinder verschiedenster Grade zielt darauf ab, dem gehörkranken Kind durch *elektrische Hörgeräte* und eine als *Hörtraining* bezeichnete Übungsbehandlung, sowie eine weitreichende audiologische und sprechpädagogische Betreuung in der späteren Entwicklung zu bieten.

Richtlinien für die Eingliederung, die heute als allgemein gültig angesehen werden können, haben Hofmarksrichter und Watson u.a. gegeben (auszugsweise nach P. Biesalski).

1. Hörverlust weniger als bei 60 dB bei guter Intelligenz und bescheidenem Sprachschatz mit Hörgerät und Hörtraining-Normalschule.

2. Hörverlust weniger als 60 dB bei mäßiger Intelligenz und gering an Sprechvermögen mit Hörapparat und Hörtraining-Schwerhörigenschule.

3. Hörverlust über 80 dB, mit und ohne Hörgerät, Taubstummenanstalt (Abseh- und Artikulationsunterricht).

So kommt der praktische Ohrenarzt im letzten Fall immer wieder in die Lage, das zunächst für den Taubstummen vielversprechend scheinende „modernste" Hörgerät abraten zu müssen, weil mit der hohen Verstärkung eben das Wort (das Phonem) unverständlich wird, so daß der Gehörlose die Hörhilfe nach kurzer Zeit wieder aufgibt.

Aus der bisherigen Literatur über die Verwendung von Höranlagen und Hörgeräten *in Instituten* ergeben sich nach E. Kern zwei Tatbestände für die Bedeutung und Anwendung dieser Hilfen: Erstens soll durch sie dem hörrestigen Kinde, und auch dem tauben, die Welt des Schalles nahegebracht werden, bei dem hörrestigen als *Hörphänomen*, beim tauben in der Gestalt der *Vibration*. Es ist nicht zu bezweifeln, daß dieses „Hineinhorchen" in eine bisher unbekannte Welt das Kind seelisch bereichert und sein Weltbild — selbst wenn die Einwirkung auch nur gering wäre — ausweitet. Zweitens soll die Hörhilfe die Sprache des Kindes mitbilden und mitformen helfen.

E. Kern, Direktor der staatlichen Gehörlosenschule in Heidelberg, hält jenen Zeitpunkt für die Einführung der Hörhilfe für den günstigsten, bei dem eine gewisse Differenzierung der Sprache vorliegt. Diese Differenzierung bezieht sich nicht nur auf die lautliche, sondern auch auf die melodisch-rhythmische Seite der Sprache und liegt in jener Zeit, da in großem Umfang das Schemastadium des Wortes und Satzes erreicht worden ist. Durch die Praxis des sog. „Ganzheitsverfahrens" (E. Kern) wird das Kind zu den „Untergliedern" der Sprache geführt. Das neuere Ganzheitsverfahren beginnt mit der Schriftsprache. Einige Zeit nachher kommt das Ablesen dazu; ihm folgt das Training mit der Tastfühlstruktur und nach einiger Zeit setzt das Sprechen ein. In dem Zeitpunkt, da das Kind diese Stufe der Differenzierung erreicht hat, wird der Einsatz der Hörhilfe ein produktives Hilfsmittel. Dieser Zeitpunkt liegt nach den heutigen Erfahrungen zwischen dem 4. und 5. Schuljahr. Die Hörhilfe wird nun ein Helfer für die weitere Sprecherziehung und Sprecharbeit.

Literatur

Ammann, H.: Bildungsaufgaben des Schweizerischen Verbandes für Taubstummenhilfe und der lokalen Taubstummenfürsorgevereine. Pro Infirmis **3**, 129 (1944).

Arnold, G. E.: Über die Notwendigkeit der sprach- und stimmärztlichen Betreuung der Schuljugend. Wien. klin. Wschr. **55**, 484 (1942).

— In: R. Luchsinger u. G. E. Arnold, Lehrbuch der Stimm- und Sprachheilkunde, 2. Aufl. Wien: Springer 1959.

— Studies in tachyphemia. Logos **3**, 25 (1960).

Asperger, H.: Postencephalitische Persönlichkeitsstörungen. Münch. med. Wschr. **91**, 114 (1944).

— Heilpädagogik, 2. Aufl. Wien: Springer 1956.

Baar, E.: Sprachfreie Entwicklungsteste für taube, schwerhörige und sprachlich speziell gestörte Kinder im Alter von 1 bis 7 Jahren. Folia phoniat. (Basel) **9**, 129 (1957).

— Psychologische Untersuchung von tauben, schwerhörigen und sprachlich speziell gestörten Kleinkindern. Folia phoniat. (Basel) **9**, 200 (1957).

Barraud, Nager, Ruedi u.a.: Lehrbuch der Hals-Nasen-Ohrenheilkunde, 2. Aufl. Basel: S. Karger 1953.

Barylla, F.: Beiträge zur Psychopathologie der Schwerhörigen. Arch. Psychiat. Nervenkr. **183**, 581 (1950).

Biesalski, P.: Die Hals-Nasen-Ohrenkrankheiten im Kindesalter. Stuttgart: Georg Thieme 1960.

Bosshard, P.: Der Taubstumme. Zürich: Selbstverlag des Verfassers 1953.

Froeschels, E.: Lehrbuch der Sprachheilkunde, 3. Aufl. Wien: Franz Deuticke 1931.

Graf, K.: Neuere Erkenntnisse über die Ursachen der Taubstummheit. Pro Infirmis **20**, 138 (1961).

Handzel, L.: Acoustic analysis of vowels in deaf children by means of the „Visible speech" apparatus. Folia phoniat. (Basel) **8**, 237 (1956).

Heilbronner, K.: Die aphasischen, apraktischen und agnostischen Störungen. In: Lewandowskys Handbuch der Neurologie, Bd. 1. Berlin: Springer 1910.

HEPP, J.: Die Taubstummheit im Kanton Zürich. Ergebnisse einer Erhebung im Jahre 1926. Winterthur: Ziegler 1926.

HOFMARKSRICHTER, K.: Die Ausnützung von Hörresten im Taubstummenunterricht. Wiss. Z. Univ. Halle, math.-nat. Reihe 5, 1075 (1956).

ISSERLIN, M.: Aphasie. In: BUMKE u. FOERSTER, Handbuch der Neurologie, Bd. 6, S. 626. Berlin: Springer 1936.

KARLIN, J. W.: Remedial speech work and careful attention to etiological factors are important considerations in treatment of this condition. Congenital verbal-auditory agnosia (word deafness). Pediatrics 7 (1951).

KASTEIN, S.: 20th century, speech and voice correction. New York: Philos. Libr. 1948.

KERN, E.: Theorie und Praxis eines ganzheitlichen Sprachunterrichtes für das gehörgeschädigte Kind (mit einer Stoffgliederung und Wochenbildern). Freiburg i. Br.: Herder 1958.

LINDNER, G.: Tonhöhenbewegungen in der Sprechweise gehörloser Schulkinder. Arch. Ohr.-, Nas.- u. Kehlk.-Heilk. 169, 557 (1956).

LOEBELL, H.: Seelentaubheit. Arch. Ohr.-, Nas.- u. Kehlk.-Heilk. 154, 157 (1944).

— Untersuchungen auf Stimm- und Sprachstörungen bei Schulkindern in Münster. HNO (Berl.) 1, 338 (1949).

— Höstummheit. Neue Blätter Taubstummenbild. 5, 124 (1951).

LUCHSINGER, R.: Hörstummheit und kortikale Hörstörungen. Schweiz. med. Wschr. 77, 347 (1947).

—, u. G. E. ARNOLD: Lehrbuch der Stimm- und Sprachheilkunde, 2. Aufl. Wien: Springer 1959.

LUESCHER, E.: Lehrbuch der Ohrenheilkunde. Wien: Springer 1952.

MYKLEBUST, H. R.: The psychology of deafness. New York and London: Grime & Stratton 1960.

NADOLECZNY, M.: Sprachstörungen. In: DENKER u. KAHLER, Handbuch der Hals-Nasen-Ohrenheilkunde, Bd. V, S. 1076. Berlin: Springer 1929.

POETZL, O.: Die Aphasielehre, Bd. I. Leipzig u. Wien: Franz Deuticke 1928.

STOCKERT, F. G. v.: Zentrale Hörstörungen. Fortschr. Neurol. Psychiat. 22, 457 (1954).

Konstitutionell bedingte psychische Störungen

Neuropathie, vegetative Dystonie

H. Asperger, Wien

Einleitung. Die vielbeklagte und trotz mancher löblicher Versuche zur Besserung immer noch bestehende nomenklatorische Unsicherheit auf kinderpsychiatrischem Gebiet zeigt sich besonders auch bei jenen Problemen, die wir hier zu behandeln haben. Es ist aber nicht so, daß diese Unsicherheit einfach durch eine Konvention über einzuführende Termini zu beseitigen wäre: Hinter den verschiedenen Namen stehen tiefgreifende Gegensätze in den Anschauungen über die Natur und die Verursachung der zu beschreibenden Phänomene, Gegensätze, die bis in die letzten, zu einem Teil irrationalen Grundanschauungen des Menschen hinunterreichen — was sich an den Voreingenommenheiten zeigt, mit denen man die eigenen Begründungen für so selbstverständlich hält, daß man meint, sich anderen Anschauungen überhaupt nicht stellen zu müssen.

Die hier in Frage stehenden Phänomene werden vor allem mit zwei Gruppen von Namen bezeichnet: *„Neuropathie"*, *„vegetative Dystonie"* (das in mancher Hinsicht synonyme Wort *„Neurasthenie"* wird heute immer seltener gebraucht) — von denen, welche die konstitutionelle Kausalität betonen; seit aber die tiefenpsychologischen Anschauungen (der verschiedenen Schulen) immer mehr Raum gewonnen haben, von denen die exogene, aus dem Erleben, besonders dem frühkindlichen, kommende Verursachung betont wird, tritt für viele hieher gehörige Störungen die Bezeichnung „neurotisch" in den Vordergrund, auch in Zusammensetzungen wie „Organneurosen", „psychoneurotische Verhaltensstörungen" oder überhaupt „psychoreaktive Störungen".

Wie schon im allgemeinen Teil ausgeführt wurde, wird kaum eine der extremen Anschauungen recht behalten. Wohl nirgendwo ist Lebensgeschehen allein aus schicksalhaft vorgegebenen, von der Umwelt unabhängigen Anlagen zu erklären, ebensowenig aber auch allein aus dieser Umwelt, sondern immer nur aus einem Zusammenwirken endogener und exogener Faktoren, wobei man sich das gegenseitige Verhältnis dieser beiden Gruppen von Kausalfaktoren ja nicht zu einfach vorstellen sollte, jedenfalls nicht als ein beziehungsloses Nebeneinanderstehen, eine Addition von Einzelfaktoren zu einer Endsumme; man sollte vielmehr verstehen lernen, welch enge Beziehungen das Exogene und das Endogene zueinander hat, wie es sich *gegenseitig* nicht nur beeinflußt, sondern geradezu fordert: Die äußeren Einflüsse, die Erlebnisse, verstärken das Vorgegebene oder aber lassen es nicht zur Manifestation gelangen, andererseits hat die im Vorgegebenen grundgelegte Reaktionsbereitschaft einen entscheidenden Einfluß darauf, was nun ein Mensch erlebt und was nicht, ob er gewisse Erlebnisse geradezu „anzieht", eine Auswahl aus ihnen trifft oder aber diese von sich „abstößt", gar nicht die Möglichkeit hat, mit ihnen zu reagieren (was wir S. 789 als „endogene Erlebnisbereitschaft" beschrieben haben).

Gewiß wird im einzelnen Fall einmal die Gruppe der endogenen, konstitutionellen Faktoren, werden ein andermal die Milieubedingungen die größere, entscheidende Rolle spielen, aber kaum je dürfte man, will man der Wirklichkeit des Lebens gemäß werden, nur die eine Gruppe allein in seinem ätiologischen und auch therapeutischen Denken in Erwägung ziehen.

In der großen Mehrzahl der Fälle ist jedenfalls festzustellen, daß eine konstitutionell bedingte, vorgegebene gesteigerte Erregbarkeit des Nervensystems, vor allem des vegetativen Anteils, der „Lebensnerven und Lebenstriebe" (L. R. Müller) vorliegt, eine gesteigerte Empfindlichkeit für Reize, eine Tendenz zu überschießender Reizbeantwortung, überhaupt eine Neigung, aus der Gleichgewichtslage herauszufallen, was man, von einer anderen Betrachtungsweise aus, auch eine herabgesetzte Fähigkeit zur Selbststeuerung der vegetativen Funktionen nennen kann.

Wie es dem Wesen der vegetativen Innervationen entspricht, werden bei diesen Störungen Symptome sowohl an den inneren Organen zu erwarten sein (sämtliche Organe des Körpers sind ja vegetativ innerviert oder doch mitinnerviert, daher gibt es auch an allen „Organneurosen"), wie es auch leicht verständlich ist, daß sich dabei auch die verschiedensten psychischen und Verhaltensstörungen finden — das vegetative Nervensystem, dessen ältester, schon aus der griechischen Medizin stammender Name ja „sym-pathisches", „mitleidendes", „mit-empfindendes" heißt, ist das Verbindungsglied zwischen körperlichen und seelischen Funktionen; vor allem durch vegetative Erscheinungen drückt sich ja das Seelische körperlich aus, Vegetativum und seelische Gestimmtheit wirken wechselseitig aufeinander ein (oder sind in einem gewissen Sinn miteinander identisch); so ist es also nicht verwunderlich, daß das gesamte Verhalten, besonders auch das soziale, tief vom Vegetativum, eben auch von dessen Störungen abhängt.

Bei derartigen Verhaltensanomalien spricht man gern von „psychopathischen" Reaktionen, weil damit ja auch die alte, wenn auch noch so unvollkommene Definition getroffen ist, daß diese Menschen an sich selbst leiden und durch ihre Anomalie auch die soziale Umwelt leiden machen. Man könnte also sagen, daß sich bei „Neuropathen" oft auch „psychopathische" Züge finden, daß an ihnen abnorme seelische Verhaltensweisen zu beobachten seien. Versteht man aber die engen Verflechtungen der beiden Bereiche — die wir ja nur der klareren Begriffsbildung wegen künstlich trennen —, so begreift man auch solche Koinzidenzen.

Andererseits ist es klar, daß auch körperliche Erkrankungen eine „Neuropathie" verursachen können. Am häufigsten ist das bei Encephalitiden (oder anderen hirnorganischen Erkrankungen) der Fall; diese spielen sich ja sehr häufig im Zwischenhirn ab, der höchsten Zentrale vegetativer Innervationen. So ist es auch fast die Regel, daß sich nach einer Hirnentzündung vegetative Symptome finden, die auch wesentlich zur Diagnose beitragen (besonders häufig eine Hypersalivation, dann der „encephalitische Glanzblick" durch verstärkte Durchfeuchtung der Bindehaut, oder aber ein besonders matter, erloschener Blick — durch

gegenteilige vegetative Innervation —, weiter gesteigerte, enthemmte vasomotorische Reaktionen, schließlich trophische Veränderungen an Kiefer, Fingern, Gelenken; auf psychischem Gebiet eine Enthemmtheit, gesteigerte Affekterregbarkeit, Getriebenheit). Schon aus dieser schlagwortmäßigen Aufzählung erhellt, wie ähnlich solche Bilder der „Neuropathie" sein können.

Immerhin darf nicht außer acht gelassen werden, daß es sicher eine spezifische Disposition zur Encephalitis gibt — gerade eben im Sinn einer neuropathischen Konstitution. Wir haben bei der Mumps-Meningoencephalitis gesehen, daß sich ausnahmslos nur bei Kindern mit vorgegebenen neuropathischen Zeichen im körperlichen und psychischen Bild diese, prognostisch ja relativ gutartige Komplikation einer virusbedingten Kinderkrankheit ereignet (freilich hört man oft, die Kinder seien nachher noch nervöser geworden als früher). Aber auch bei zahlreichen anderen, metainfektiösen und „spontanen" Encephalitiden läßt sich ähnliches zeigen.

So ist also wieder einmal die „Gegenläufigkeit" biologischer Kausalität zu erweisen: Eine hirnorganische Erkrankung kann nicht nur die vegetative Störung der „Neuropathie" verursachen, sondern es kann umgekehrt eine neuropathische Konstitution eine Disposition, eine Vorbedingung für die cerebrale Erkrankung darstellen.

Etwas ganz Entsprechendes ist für die Endokrinopathien zu sagen, besonders für den Morbus Basedow, dessen Symptomenbild beträchtliche Überschneidungen mit einer Neuropathie aufweist. Und ebenso auch für toxische Schädigungen: Als Beispiel sei die Feersche Krankheit angeführt, früher von manchen als „Encephalitis vegetativa" gedeutet, bis dann FANCONI, wenigstens für eine Anzahl von Fällen, den Zusammenhang mit einer Quecksilbervergiftung nachwies. Auch bei chronischem Abusus, also einer Vergiftung mit Medikamenten, sind ganz ähnliche Verhältnisse gegeben.

Und schließlich ist es nicht anders mit dem Verhältnis von „Neuropathie" und „Neurose". Es hat gewiß seine Berechtigung, gedanklich die konstitutionell begründete Neuropathie von der psychoreaktiven, erlebnis-, umweltbedingten Störung der Neurose abzugrenzen. In der Wirklichkeit des Lebens wird man jedoch in der Mehrzahl der Fälle ein Zusammenspiel, eine gegenseitige Bedingtheit feststellen können. Hierauf zielt ja schon Alfred Adlers Lehre von der „Organminderwertigkeit", also von anlagemäßigen Schwächemomenten, die eine Vorbedingung für neurotisches Reagieren sein sollen. Leicht verständlich ist auch, daß der oben geschilderte Zustand besonderer Labilität, besonderer Reizansprechbarkeit des vegetativen Nervensystems eine Vorbedingung darstellen kann für von außen kommende schädigende Momente: daß solche Kinder also ungünstige Milieueinflüsse nicht ertragen, sondern eben — „neurotisch" werden. Andererseits kann es geschehen, daß ein Kind aus einer ungünstigen äußeren Situation einen Gewinn ziehen kann, an ihr reift, weiser und menschlicher wird („Wer auf sein Elend tritt, steht hoch", Hölderlin).

Noch ein Punkt muß in diesem Zusammenhang erörtert werden. Neuropathische Kinder haben sehr oft neuropathische Eltern. Zweifellos gibt es da eine gleichsinnige Vererbung: Eltern und Kinder haben eben eine verwandte Konstitution (daß dem so ist, läßt sich an Fällen erweisen, bei denen schon frühzeitig von den Eltern getrennte Kinder trotzdem ähnliche, manchmal erschreckend genau übereinstimmende neuropathische Wesenszüge entwickeln). Aber im Normalfall wächst das Kind eben bei seinen eigenen Eltern auf, von denen es nun nicht nur die Bereitschaft, neuropathisch zu reagieren, geerbt hat, sondern die ihm ebenso auch ein „neurotisierendes" Milieu bieten, durch ihre Reizbarkeit, Inkonsequenz, Unsicherheit, Ängstlichkeit oder aber ihr tyrannisches, terrorisierendes Verhalten die Symptome des Kindes provozieren, in Gang halten und stärken. Wer solchen Situationen gegenübersteht, sieht sicher etwas Richtiges, wenn er einmal die (Eltern und Kindern gemeinsamen) konstitutionellen Gegebenheiten, ein andermal das schädigende Milieu hervorhebt — aber er sähe nicht die ganze Wahrheit, die da erst in einem Zusammenspiel der beiden Faktorengruppen, ja in gewissem Sinn in ihrer Einheit liegt.

Die Diagnose „Neuropathie" sagt nichts über den Charakter des Kindes aus, wie das ja auch schon aus dem bisher Gesagten hervorgeht. Die zu beschreibende Disfunktion des vegetativen Nervensystems findet sich in jedem Alter (über die Alterstypik wird freilich noch

zu reden sein), aber auch bei Persönlichkeiten von verschiedenem intellektuellem und Persönlichkeitsniveau — ebenso bei tiefstehend Schwachsinnigen, die fast keine seelischen Regungen zeigen, wie bei höherstehenden Typen, die aber immer noch seelisch wenig differenziert erscheinen, leer und verloren dahintreiben, so daß sie förmlich „ausgefüllt" erscheinen von den nervösen Symptomen, die dann scheinbar das einzige sind, was sich an ihnen abspielt, bis hinauf zu seelisch höchst differenzierten, empfindlichen und feinempfindenden Neuropathen, bei denen man den Eindruck hat, ihr Nervensystem sei zu fein organisiert, als daß es im Gleichgewicht beruhen könnte, bei denen man weiter annehmen muß, die nervösen Symptome seien der Preis, den sie für ihre besonders differenzierte seelische Organisation, ihr verfeinertes Erleben auf allen Gebieten ihre frühe geistige Reife bezahlen müßten, seien auch ein höchst wirksamer „Antrieb zum Vollkommenen", so daß gerade bei diesen Fällen der Zusammenhang von Vorteilen und Gefährdungen verstanden und — akzeptiert werden müßte. Sicherlich finden sich „neuropathische" Züge auch bei „psychopathischen" Kindern — im engeren Sinn gemeint, also nicht nur so, daß seelische Symptome gesetzmäßig zum Bild der Neuropathie gehören, sondern daß auch etwa autistische Kinder oder psychopathische Typen anderer Art häufig eine hochgradige vegetative Symptomatik zeigen.

Schon vor der Besprechung von Einzelsymptomen soll gesagt werden, daß jede „Entordnung" des Lebens durch die äußere Situation wesentlich am Entstehen oder der Verschlechterung eines neuropathischen Syndroms beteiligt sein kann. Mit dem vegetativen Nervensystem — ganz wörtlich gemeint: den „pflanzenhaften" (veges = Pflanze) Lebensfunktionen — „wurzelt" der Mensch in seiner Umwelt. Wie sollte er nicht Funktionsstörungen gerade auf diesem Gebiet zeigen, wenn die äußeren Bedingungen dafür gestört sind? Verständlich ist es auch, daß gerade das Kind auf solche Störungen besonders stark reagiert, weil eben sein Gedeihen so sehr auf dieses „Wurzelschlagen" angewiesen ist.

Hier seien kurz Gedankengänge von Adolf Portmann und René A. Spitz angeführt: Der Mensch ist eine „physiologische Frühgeburt", zur Zeit seiner Geburt, da er das unfertigste unter allen Säugetieren ist (besonders in seinem Nervensystem), betritt er, um überleben zu können, einen zweiten, den sozialen Mutterschoß der Familie; in engster Bindung vor allem an die Mutter, wird er von der sozialen Umwelt geformt — da er ja das „weltoffenste" aller Lebewesen ist (lange nicht so wie andere Lebewesen von eingeborenen Instinktregulationen gehalten), um so erst richtig Mensch zu werden.

In ähnlicher Weise beschreibt SPITZ diese enge Bindung als „Dyade", als „Zweieinheit" von Mutter und Kind, wobei in frühen Entwicklungszeiten die Mutter des Kindes gesamte Umwelt darstellt, alle seine Bedürfnisse, die körperlichen wie die seelischen, zu stillen vermag. Eine „Frustrierung" des Kindes durch Beziehungen, welche durch die Mutter quantitativ unzureichend oder qualitativ fehlerhaft dargeboten würden, hätte nicht nur einen Rückstand der intellektuellen und seelischen Entwicklung des Kindes, sondern auch schwere Krankheitserscheinungen zur Folge, die sogar zum Tod des Säuglings führen könnten: Zahlreiche psychosomatische Krankheitsbilder werden angeführt, z. B. die „atopische Dermatitis" (Säuglingsekzem), schwere Gedeihensstörungen, auch mit enteritischen Symptomen, oder aber Obstipation, Motilitätsstörungen auch in Form von Tics, Koprophagie — also sehr wohl Erscheinungen, die in den Kreis „neuropathischer" Symptomatik gehören! —, im höchsten Grad aber „anaklitische Depression", Marasmus und Tod, ein Selbstmord des Säuglings gewissermaßen, besonders bei der völligen Entziehung der Mutter oder einer subsidiären Mutterfigur in der Situation eines krassen Hospitalismus.

Solche Erörterungen sind sehr ernst zu nehmen. Wir selbst kennen so schwere Fälle, wie SPITZ sie aus seiner Erfahrung beschreibt, nicht — vielleicht weil uns so extrem ungünstige Milieusituationen nicht bekannt geworden sind. Freilich möchten wir meinen, daß man dem zitierten Autor vorwerfen kann, er habe, wie das in der amerikanischen Literatur bestimmter Richtungen heute fast die Regel ist, ganz die konstitutionelle Seite des Geschehens vernachlässigt. Nehmen wir das Beispiel des Säuglingsekzems: Wenn man die Verläufe und die therapeutische Problematik dieser Krankheit, die Zusammenhänge mit anderen konstitutionellen Allergosen kennt, so kann man

kaum an die reine Psychogenese glauben. Und so wird es auch bei anderen, von SPITZ angeführten Krankheitsbildern sein: Man dürfte die dem aufmerksamen Blick sich doch deutlich offenbarenden konstitutionellen Eigenheiten solcher Kinder nicht vernachlässigen!

Wohl aber kann aus allen diesen Erörterungen gelernt werden, wie sehr das emotionale Milieu, die seelische Atmosphäre, in der ein Kind aufwächst, für sein Schicksal, auch sein Krankheitsschicksal, entscheidend ist. Die Kenntnis der Charaktere beider Eltern oder etwaiger Miterzieher, ihr Verhältnis zum Kind und zueinander ist darum für die Beurteilung aller hierher gehörigen Störungen unabdingbar nötig. Emotionale „Unterernährung" oder aber Fehlformen der Liebesbeziehungen zum Kind können im Kausalitätsgefüge wichtigste Komponenten darstellen.

Besonders stark reagiert das vegetative Nervensystem mit der Hervorbringung nervöser Symptome auf dauernde Überforderung und Überspannung der Kräfte des Kindes. Für solche Zusammenhänge bilden die sehr gründlichen Arbeiten HELLBRÜGGEs und seiner Schule eindrucksvolle Beweise. Hier wäre ein großes Register von Störungsmöglichkeiten aufzuzählen. Die Schule überfordert oft die kindlichen Möglichkeiten zeitlich und leistungsmäßig. Die sprunghaften wissenschaftlichen Fortschritte der letzten Jahrzehnte, die gewiß auch im Unterrichtsstoff ihren Niederschlag finden müssen, haben zu einer kaum mehr tragbaren Aufblähung der Lerninhalte geführt, aber auch die Stundenzahl ständig anschwellen lassen; weitgehend wurde die „Sichtung und Lichtung" des Stoffes (österreichischer Unterrichtsminister DRIMMEL), wurde eine zeitgemäße Neuordnung von Inhalt und Methodik verabsäumt. Ein langer, oft zwischen verschiedenen Fahrgelegenheiten wechselnder Schulweg verzehrt durch Zeitbeanspruchung, Lärm, Tempobeschleunigung, Gefährdungen die nervlichen Kräfte des Kindes. Auch die Zeit außerhalb der Schule ist mit Anforderungen, besonders mit Schularbeiten überfüllt, es bleibt nicht genügend Raum für Erholung und Schlaf, besonders auch für das Spiel, das für den Aufbau der kindlichen Persönlichkeit so wichtig ist.

Auch sonst wird oft vom Kind seelisch zu viel gefordert, es wird ihm zu viel Verantwortung aufgeladen, die es noch nicht tragen kann — etwa auch in der Aufgabensituation,

zumal wenn schon gewisse nervöse Störungen
der Arbeitsweise bestehen (s. S. 875) oder wenn
es in Konflikte hineingezogen wird, die es nicht
lösen kann, ja zu denen es bei seiner unentwickelten Kritik gar nicht klar Stellung nehmen
kann, z. B., besonders verderblich, in Konflikte
zwischen den Eltern in einer streithaften, zer-
fallenden oder bereits geschiedenen Ehe, wobei
das Kind oft, zu seinem unausweichlichen
Schaden, als Mittel und Waffe in einem scho-
nungslosen Kampf gegen den anderen Teil
benützt wird.

Erscheinungsbild

Schon die alten Ärzte wußten darum, daß
sich eine nervöse Konstitution beim Kind in
der Regel im gesamten Bild oder in verschiedenen sichtbaren Zeichen, vor allem an den
vegetativen Innervationen, ausdrückt. Ein
solches Bild findet sich keineswegs in gleicher
Weise in jedem einzelnen Fall, die Symptome
können in sehr verschiedener Weise miteinander kombiniert sein.

Wir sehen unter den Neuropathen häufig
blasse, magere Gestalten von schlaffer Haltung. Die Blässe beruht meist nicht auf einer
wirklichen Anämie (diese Fragestellung bringt
sehr viele Kinder in eine pädiatrische Ordination, die Blutuntersuchung ergibt aber normale Hämoglobinwerte), sondern auf einer
„Scheinanämie", einem habituell verstärkten
Tonus der Gefäße vornehmlich der Gesichtshaut. Von gleicher Ursache und häufig mit dem
eben geschilderten Symptom vergesellschaftet
sind die „halonierten", dunkelumränderten
Augen — die Venen des Unterhautzellgewebes
in der Umgebung der Augen schimmern durch
die dünne, blasse Gesichtshaut hindurch (was
von seiten der Eltern oft als Folge und als
Beweis einer Masturbation des Kindes angesehen wird; richtig daran ist, daß sich dieses
Zustandsbild bei dem vegetativen Erschöp-
fungszustand nach einem masturbatorischen
Akt sehr verstärkt zeigen kann — es können
aber neuropathische Kinder, die keineswegs
onanieren, ganz genau so aussehen).

Die Haut, besonders des Gesichtes, hat
öfters im ganzen nicht das Vollsaftige, Durchblutete und Durchfeuchtete wie beim normalen
Kind, sondern wirkt „alt", schlaff, durchscheinend; besonders an den Schläfen zeichnen
sich kleinere oder größere Venen des Unterhautzellgewebes ab.

Die so häufige Magerkeit der Neuropathen
beruht sicher nicht allein auf der oft gleichzeitig vorkommenden Appetitstörung (wie das
von den Eltern meist angenommen wird);
solche Kinder haben nämlich manchmal einen
„nervösen" Heißhunger, können aber trotzdem extrem mager aussehen. Es kann sein, daß
in solchen Fällen die unentwegte Unruhe und
Getriebenheit dieser Kinder keinen Fettansatz
zuläßt, wahrscheinlich aber spielen zentrale,
diencephale Steuerungsvorgänge des Stoffwechsels die entscheidende Rolle. Im übrigen
gibt es durchaus auch fettsüchtige Nervöse,
trotz der gleichen Unruhe, bei denen eben die
genannten Steuerungsvorgänge anders geschaltet sein dürften.

Die schlaffe Haltung ist auf eine Muskel-
und Bindegewebsschwäche zurückzuführen,
wobei sich häufig auch eine besondere Überstreckbarkeit der Gelenke findet. Das ist nun
ein deutlicher Ausdruck für ein bei dieser
Gruppe häufig vorkommendes Charakterbild:
Vielen Neuropathen ist auch psychisch eine
Schwächlichkeit, Schlaffheit, ein Leerlauf des
Denkens, eine herabgesetzte psychische Aktivität eigen, worüber noch zu sprechen sein wird.

Das Erscheinungsbild dieser Kinder wird
oft mitbestimmt durch „degenerative" Züge:
im Gesamteindruck des Gesichtes, das disharmonisch wirkt, an den Augen (Augenschnitt,
Irisanomalien), den Ohren (Störungen des Ge-
samteindrucks wie Einzelheiten, etwa abnorme
Knötchen; berühmt geworden ist das von
C. Lombroso, dem Begründer der Kriminal-
biologie, beschriebene angewachsene Ohrläppchen, mit welchem Zeichen freilich auch viel
Schindluder getrieben wurde), besonders aber
an den Haaren (Art und Begrenzung des
Haupthaares, etwa weit in Stirn und Schläfen
reichend, abnorme Wirbelbildung; nicht selten
haben wir — und immer nur bei beträchtlich
neuropathischen Kindern — eine auffallende
Diskrepanz zwischen blondem Haupthaar und
dichten, dunklen Augenbrauen gesehen); weiter
gibt es noch eine Fülle degenerativer Zeichen
an den Zähnen, der Haut, dem Skelet. Man hat
in solchen Fällen den Eindruck, die vegetative
Dysfunktion sei nur ein Symptom im Rahmen
einer allgemeinen konstitutionellen Unter-
wertigkeit, eben des „Degenerativen". Vor
allem sind bei solchen Typen die „neuropathischen" Symptome der Enuresis und
Enkopresis häufig zu finden.

Unübersehbar ist aber im Erscheinungsbild des Neuropathen die vegetative Stigmatisierung, sind vor allem die sich am Gefäßsystem abspielenden Zeichen. Bald wird die gesteigerte Vasolabilität evident. Auf dem sonst blassen Gesicht wechseln rasch die Farben — schon ein kleiner Anstoß bringt diese Kinder auch auf diesem Gebiet aus der Gleichgewichtslage. Auf einmal sind wie sie mit Blut übergossen, manchmal wieder zeigt sich eine scharf abgegrenzte, fleckige Röte auf Gesicht und Hals, manchmal werden die Ohren oder gar nur ein Ohr hochrot (während das andere blaß ist). Auch ein verstärkter Dermographismus findet sich häufig, von verschiedenem Grad und verschiedener Qualität (weißer oder roter Dermographismus, bis zur Exsudation ins Gewebe, urticaria-artig). Mit diesen Zeichen einer gesteigerten Gefäßerregbarkeit geht oft parallel eine erhöhte Schweißsekretion, besonders in Augenblicken der Erregung, wiederum manchmal von geradezu skuriller Verteilung (etwa nur auf dem Nasenrücken stehen große Schweißtropfen).

Zahlreiche vegetative Zeichen sind am Auge zu beobachten. Sie sind es wohl, die vor allem den Eindruck des „Visus neuropathicus" bestimmen. Die Augen sind aufgerissen (Wirkung des autonom innervierten Levator palpebrae), der Augenglanz ist erhöht (stärkere Anfeuchtung durch gesteigerte Tränenproduktion). Zusammen mit dem „Halonierten" des Auges, etwa auch mit einer Unruhe der Augenmuskel und einer gesteigerten Mimik in der Umgebung („flackernder Blick") ergeben diese Symptome einen charakteristischen, sofort evident werdenden Ausdruck. Neuropathen können aber auch ein gegenteiliges Bild zeigen: Das Auge ist glanzlos, unbewegt, der Blick trüb und stumpf — die „herabgesetzte Bewußtseinsklarheit" und der Leerlauf dieser Kinder wird unmittelbar erkennbar. Diese beiden so gegensätzlichen Erscheinungen können, mit den entsprechenden seelischen Zuständen, ganz unvermittelt wechseln.

Der geschilderte Typus bildet sich meist erst nach dem Kleinkindesalter aus, ist freilich manchmal auch schon früher zu beobachten: Diesen Kindern fehlt das „Kindliche", Quellende, Unbekümmert-Frische in Aussehen und Wesen. Solche nervösen Kleinkinder, selbst ältere Säuglinge, wirken dann eigenartig senil; auch im Verhalten sind sie unkindlich-bewußt, sorgenvoll, leicht verstimmbar. (Über die Alterstypik der Neuropathie wird an anderer Stelle, S. 876, gehandelt.)

Organstörungen
Eß- und Verdauungsstörungen

In der Klientel eines Kinderambulatoriums oder der pädiatrischen Sprechstunde stehen Appetitstörungen an Häufigkeit mit an erster Stelle (L. KANNER berichtet von amerikanischen Statistiken, daß ein Viertel aller Kinder appetitlos sei, v. HARNACK, daß das für 20,1% der Schulanfänger, 14,5% der 10jährigen zutreffe).

Durchforscht man die einzelnen Fälle genauer, so wird in beispielhafter Weise das Zusammenspiel von konstitutionellen Faktoren (fast regelmäßig findet sich das oben beschriebene Erscheinungsbild, oft eine gleichsinnige Heredität) und von ungünstigem erzieherischem Milieu, meist in Form einer gestörten Mutter-Kind-Beziehung — tiefgehende emotionale „Frustrierung" des Kindes aus innerer Ablehnung oder anderen Fehleinstellungen, eine Terrorsituation etwa, die das Kind in dauernder Angstspannung hält, wozu manchmal auch ein gerade in diesem Punkt überstrenger Vater beiträgt, oder aber eine Überbesorgtheit im allgemeinen und besonders dem Essen gegenüber.

Sehr häufig findet sich ein gestörtes Instinktverhalten von seiten der Mutter: Sie hat allzuviel gehört und gelesen, was und wieviel ein Kind essen „muß", das Essen wird aus der Automatik der normalerweise im Unbewußten beruhenden vegetativen Steuerungen herausgehoben und ins Licht der Aufmerksamkeit und des Interesses gerückt, zum Gegenstand von Angst und Sorge gemacht — und eben dadurch in Unordnung gebracht (HAMBURGER hat diese Störungen als „Beachtungsneurosen" geschildert). Die Mahlzeiten sollten eine selbstverständliche Notwendigkeit sein, eingebaut in den gewohnten Tagesablauf, ja eine lustvolle Betätigung, hingenommen mit Dankbarkeit gegen die Eltern, die mit ihrer Arbeit die Nahrung schaffen, und in den Familien, in denen religiöses Leben herrscht, mit

Dank gegen Gott, der „Speise gibt zur rechten Zeit", was alles das Essen in die richtigen Emotionen „einbettet". Statt dessen wird es für das Kind mit starken Unlustgefühlen verknüpft, mit Furcht vor Strafen, vor Krankheiten. Oft wird es auch für das Kind zu einer sehr wirksamen Waffe im Machtkampf mit der Mutter, ein Anlaß hemmungslosen Tyrannisierens, das die Eltern in die Knie zwingt, zu Bestechungsgeschenken veranlaßt, um nur ja ein „Bißchen" Essen zu erreichen. Bedenkt man die psychophysischen Zusammenhänge, daß es dabei nicht nur um seelisches Verhalten geht, sondern auch um eine Beeinflussung sämtlicher Sekretionsleistungen des Verdauungstraktes, so versteht man, wie komplex und wie tiefgehend die Störung sein kann.

Oft ist die Appetitlosigkeit nur scheinbar: Die Eltern kalkulieren nicht ein, daß das Kind zwischen den Mahlzeiten mit einem Butterbrot, mit Milch, die sich so leicht hinuntertrinkt, vor allem aber mit Süßigkeiten genügend Calorien zu sich nimmt und darum „zur Zeit" keine Eßlust hat.

Aber es können andererseits die Appetitmechanismen so sehr darniederliegen, daß es zu gefährlichen Zuständen von Unterernährung kommt, daß die Gefahr eines Zusammenbruchs des Ionengefüges droht, was zu sofortiger Spitalsaufnahme und zu energischen therapeutischen Maßnahmen Anlaß geben muß. Ein Extrembeispiel ist die Pubertätsmagersucht, die an anderer Stelle abgehandelt wird.

Wie sehr der Appetit mit der allgemeinen Stimmung, mit der häuslichen Atmosphäre zusammenhängt, beweist die Tatsache, daß in den letzten Kriegs- und ersten Nachkriegsjahren diese sonst so häufigen Fälle in unserem Krankengut fast verschwunden waren, mit Ausnahme von Appetitstörungen aufgrund organischer Krankheiten oder besonders abnormer Konstitution. Es war nun nicht etwa so, daß viele Kinder hungern mußten und für das wenige, das sie bekamen, „Hunger der beste Koch" war; die meisten bekamen ja doch ausreichende Mengen, weil die Eltern das Letzte aufopferten, um die Kinder satt zu bekommen. Aber es war nun etwas Kostbares, Erstrebenswertes, Erfreuliches geworden, daß man überhaupt etwas bekam — diese Einstellung übertrug sich automatisch (Hamburger: „thymogener Automatismus") auf die Kinder und machte den besten Appetit! Mit der Besserung der Ernährungsbedingungen und gar mit dem Überfluß des „Wirtschaftswunders" kamen freilich, wie durchaus zu erwarten war, diese Störungen mindestens in der gleichen Zahl wie früher wieder.

Andererseits gibt es aber, freilich lange nicht so häufig wie jene so sehr vom Milieu beeinflußten und beeinflußbaren Fälle, Kinder, bei denen die Appetitstörung eindeutig Ausfluß einer abnormen Konstitution ist. Vom frühesten Säuglingsalter gibt es die größten Eßschwierigkeiten, das bleibt so das ganze Kindesalter hindurch, ja bis zum Erwachsensein. In solchen Fällen lassen sich keineswegs immer Fehler im pädagogischen Verhalten der Umgebung nachweisen (es sei denn, diese wären erst durch die vorgegebene Störung provoziert worden); die Schwierigkeiten, die sonst auf eine psychotherapeutische Behandlung, besonders bei Milieuwechsel, sehr gut ansprechen, sind hier viel größer und kaum auf Dauer zu beheben. Diese Kinder sind meist recht einheitliche, geschlossene Typen: fein und zart gebaut, von unkindlichem Ausdruck und auch von Wesen unkindlich reif, von überdurchschnittlicher, eigenständiger Intelligenz, von verstärkter Selbstbeschau, problematisch und problematisierend. Man hat da den Eindruck, diese Kinder hätten eine kindliche Stufe übersprungen, für die ja das Beruhen im Instinktiven, eben auch im Vegetativen, bezeichnend ist; darum versagten die unbewußten Regulationen. Nicht so selten finden sich bei solchen Kindern auch zwangsneurotische Züge, am deutlichsten ja bei der Pubertätsmagersucht.

Bei vielen appetitgestörten Kindern, besonders wenn sie zum Essen gezwungen werden, findet sich auch wiederholtes *Erbrechen* — ein klassischer „bedingter Reflex", der sich mit der Zeit immer fester einspielt, immer leichter ausgelöst wird.

Sehr oft ist klar zu erkennen, daß es sich da um eine „Ausweichreaktion", also, wenn man will, um eine „organneurotische Störung" handelt — und man muß sich auch, schon um der therapeutischen Aspekte willen, vom Symptom auf die dahinterstehende Situation „führen" lassen, muß womöglich diese zu beeinflussen suchen. Ein typisches Beispiel dafür ist das „morgendliche Erbrechen" der Schulkinder. Meist zeigen ängstliche, kontaktempfindliche Kinder dieses Symptom, manchmal auch solche, die von den Schulanforderungen objektiv überfordert werden; es mag der Lehrer zu streng und ungeschickt sein, es kann sich hinter dieser — wahrlich geschickt (wenn auch nicht mit klarem Bewußtsein) gewählten — Maske auch eine intellektuelle Insuffizienz, ja eine Debilität verbergen. Sehr charakteristisch ist dann die anamnestische Angabe, daß das Erbrechen nur an Schultagen vorkommt, gar dann, wenn eine Prüfung oder Schularbeit droht, nie am Feiertag. — Auch aus anderen, vom Kind als unerträglich gespürten Situationen kann ein Kind ins Erbrechen ausweichen, etwa aufgrund häuslichen Terrors, tiefgehender Elternkonflikte.

Freilich „wählt" ein Kind ein solches Symptom nicht bewußt, frei und beliebig; vor allem „geschieht etwas" mit ihm, auch aufgrund besonderer Organdisposition. Aber irgendwie läßt es sich doch auch „hineingleiten", „spielt" mit oder auf seinen Organen. Das kann so weit gehen, daß ein Kind nun diesen Reflex mit beträchtlichem Grad von Bewußtsein und Absicht zum Tyrannisieren seiner Umgebung benützt, dadurch eine untragbare Situation schafft, wobei man immer auch feststellen kann, daß die Umgebung durch ihre Insuffizienz die Vorbedingungen dafür bringt.

In das Gebiet der „vegetativen Neurose" gehört unserer Überzeugung nach auch das Erbrechen beim *Pylorospasmus* der Säuglinge, der „spastisch-hypertrophischen Pylorusstenose" (wir glauben diese beiden Begriffe nicht voneinander trennen zu müssen, halten sie vielmehr, mit vielen anderen, für zwei Stadien desselben Geschehens). Es spricht alles dafür, daß die Hypertrophie des Pylorus, die zu dem wiederholten, schließlich lebensbedrohlichen Erbrechen führt, auf einer nervös bedingten „Arbeitshypertrophie" beruht, die wieder ihre Ursache in einer bereits lange vor der Geburt begonnenen (denn schon in den ersten Lebenswochen, ja -tagen ist das Bild voll ausgebildet) vegetativen Fehlinnervation haben muß.

So ist uns dieses Krankheitsbild ein Beweis für die konstitutionelle Ätiologie „neuropathischer" Zustände. Zweifellos haben diese Säuglinge regelmäßig auch sonst nervöse Züge: motorische und mimische Unruhe (starkes Stirnrunzeln), Reizbarkeit, unruhiger Schlaf, haben ein sehr „geprägtes" Gesicht, im Gegensatz zu dem mehr undifferenzierten „normalen" Säuglingsgesicht; meist weisen sie eine verfrühte motorische und geistige Entwicklung auf (besonders frühzeitiges Fixieren). Bei Nachuntersuchungen, die wir angestellt haben [Asperger (2)], hat sich auch gezeigt, daß aus diesen Säuglingen meist überdurchschnittlich gescheite und differenzierte, aber ausnahmslos nervöse Kinder werden. Das paßt zu unserer Meinung, daß eine verfrühte geistige Entwicklung, eine besonders sensible Artung mit nervösen Symptomen bezahlt werden muß. Ausnahmslos haben diese Kinder auch nervöse Eltern — vor allem sehr konfliktgeneigte; in unserer Gruppe gab es in der Aszendenz auch eine Häufung von Ulcus ventriculi et duodeni.

Die gleichen Konstitutionen, wie sie eben geschildert wurden, neigen auch zu Übelkeiten sowie zu kolikartigen *Bauchschmerzen*, wobei die letzteren in jedem Fall gegen eine „abdominelle" Epilepsie abgegrenzt werden müssen. (Als man diese letztere Ursache entdeckt hatte, wurden sicher zu viele Fälle als Epilepsie angesprochen; jetzt schwingt das Pendel wohl wieder zurück!)

Und wiederum zum gleichen Konstitutionsbild gehören Fälle von kindlichem *Magen-Zwölffingerdarmgeschwür* (s. unsere Bemerkung über das Vorkommen in der Aszendenz von Pylorospasmus-Fällen!). Diese Kinder, bisweilen schon im Volksschulalter, häufiger aber erst gegen die Pubertät zu anfallend, sind meist von Wesen differenziert, auch intellektuell gut begabt, zeigen aber zahlreiche nervöse Empfindlichkeiten, Affektlabilität, Konfliktbereitschaft, oft auch Angst, oft eine typische nervöse Störung der Arbeitsweise (so daß die Lernerfolge der Begabung nicht entsprechen). Häufig finden sich Zusammenhänge mit schockierenden Erlebnissen oder länger anhaltenden Konfliktspannungen, wobei man freilich nicht nur die exogene Kausalität ins Auge fassen darf, sondern bedenken muß, daß solche Kinder ihrer psychischen Anlage nach besonders leicht in Konflikte geraten, diese geradezu „anziehen". Noch deutlicher als beim Erwachsenen ergibt sich bei manchen dieser Kinder ein Zusammenhang mit einem Nicotinabusus. Wir fanden [Asperger (3)] in einigen Fällen geradezu eine Nicotinsüchtigkeit! Es ist gut verständlich, daß dieses die vegetativen, besonders die Sekretionsfunktionen stark beeinflussende Gift bei jungen Personen besonders stark wirkt.

Ohne daß wir hier in eine Diskussion über die Kausalität des *azetonämischen Erbrechens* eintreten können, wollen wir doch betonen, daß dabei eine neuropathische Konstitution eine wesentliche Rolle spielt. Befallen werden vornehmlich Kleinkinder, mehr Mädchen als Knaben, in der Mehrzahl ebenfalls differenzierte Kinder — aber ausnahmslos in beträchtlichem Maß vegetativ stigmatisiert, fast immer auch im gleichen Sinn hereditär belastet. Und in vielen Fällen ist wiederum, ganz entsprechend den anderen hierhergehörenden Syndromen, als auslösendes Moment (neben Infekten oder Diätfehlern, besonders überfetter Nahrung) ein psychisches Trauma, ein Schockerlebnis, eine bedrängende Angst- oder Überforderungssituation nachzuweisen; ist ein Kind freilich in den Teufelskreis von Erbrechen und Azotämie hineingeraten, so steigert sich der Zustand aus eigener Automatik, bis zu einer deletären Situation, wenn nicht energisch und richtig eingegriffen wird.

Entleerungsstörungen

Hamburger hat darauf hingewiesen, daß sich neuropathische Symptome besonders häufig am Anfangs- und am Endteil des Verdauungstraktes finden, vielleicht weil diese in ihrem Arbeitserfolg vom Kind unmittelbar beobachtet werden können, was eben das automatische Funktionieren zu stören vermag. So kommen also neben den zuerst geschilderten Disfunktionen besonders häufig — und besonders quälend — Störungen der Stuhl- und Harnentleerung vor.

Enkopresis, Einschmutzen

Hier sollen nicht organische Störungen behandelt werden, also eine Incontinentia alvi wegen einer Darmlähmung (Myelodysplasie oder sekundäre Schädigung, etwa Querschnittsläsion), auch nicht Mißbildungen, etwa Rectumfistel, Prolapsoperationen, sondern nur die „funktionelle" Störung.

Wiederum soll das Ineinanderspielen von konstitutionellen und milieumäßigen ätiologischen Faktoren geschildert werden, so daß man, wie das jüngst auch Niedermeyer und Parnitzke in einer sehr gründlichen Arbeit dargelegt haben, zu einer polyätiologischen Betrachtungsweise gelangt.

Es gibt eine Anzahl sehr verschiedener Konstitutionstypen, die zur Enkopresis neigen. Zunächst ist ein Zustand zurückgebliebener körperlicher und/oder geistiger Unterentwicklung zu nennen, zusammen mit verschiedenen degenerativen Stigmen, Mißbildungen, neurologischen Abweichungen; verschiedene Autoren, besonders auch die ebengenannten, haben in erstaunlich hoher Zahl im Pneum- und Elektroencephalogramm Anomalien nachweisen können, was also auf hirnorganische Störungen hinweist. Wenn es bei jedem Kind eine wichtige und oft schwierige Erziehungsaufgabe des „toilet-training" ist, sie zur Beherrschung, zum richtigen Zeitablauf dieser Funktionen zu führen und dadurch auf eine höhere Kulturstufe zu heben, so gelingt das eben bei diesen Typen nicht oder viel schwerer. Solche Kinder sind es auch vor allem, denen es eine primitive Lust bereitet, mit ihren Exkrementen herumzuspielen, sich selbst oder auch das Bettzeug oder die Wände des Zimmers damit zu bemalen oder sie gar aufzuessen (Koprophagie). Bei diesem Kindertyp wird sich schwerlich hinter solchem Tun eine tiefgründige Symbolik aufgrund von Verdrängungen finden lassen, wie das, freilich bei andersartigen Kindern, von den psychoanalytischen Schulen postuliert wird.

Scheinbar diametral entgegengesetzt geartete Typen, nämlich intellektuell hochdifferenzierte, oft mehr oder weniger autistische Kinder, finden sich ebenfalls nicht selten wegen dieses Symptoms zur Behandlung gewiesen. Bei ihnen hat die Überintellektualisierung die richtige Integration mit dem Bereich des Instinkthaften verspielt; sie „haben kein Körperschema", sind ihrem Körper und seinen Funktionen fremd; so wie sie in jeder anderen Hinsicht apraktisch sind, so passiert es ihnen auch, daß sie den Stuhldrang nicht „verstehen", daß sie dann ratlos vor dem geschehenen Unglück stehen.

Ein weiterer Typ von Einschmutzenden sind Angstkinder. Jedermann weiß, daß akute Angst, ein starker Schreck, vor allem bei Kindern, bei denen die Beherrschung der körperlichen Funktionen noch nicht so fixiert ist, aber in Ausnahmefällen bei jedermann, jeden Alters, zu dem unangenehmen Ereignis führen kann, daß ihnen „etwas Menschliches passiert". So hat zweifellos auch die Angst als konstitutionell verankerter Dauerzustand enge Beziehungen zu diesem Leiden, wobei natürlich bestimmte Milieukonstellationen wichtige Beiträge liefern.

Zuletzt und als schwierigster Typus seien die „Bosheitskinder" geschildert, affektiv abnorm reagierende Kinder (sei es aufgrund organischer Hirnstörungen, konstitutioneller Psychopathie oder aber von Milieuschädigungen auf emotionalem Gebiet), bei denen das Einschmutzen ein Symptom unter anderen triebhaften Bosheitsakten darstellt. Eine solche plötzlich auftretende Pervertierung des Affektlebens kann gewiß auch einmal erstes Symptom einer kindlichen Schizophrenie sein. Während es ein normales Kind darauf anlegt, sich ständig so zu verhalten, daß es sich die Liebe der Umgebung, vor allem der Mutter, erhält und alles vermeidet, was diese guten Gefühlsbeziehungen stören könnte (diese Dynamik setzt das Kind ja instand, auf primitiven Lustgewinn zu verzichten und hebt es dadurch auf eine höhere Stufe menschlicher Beziehungen) — tun diese gefühlsabwegigen Kinder mit Lust gerade das, was die anderen verletzt, und man kann Menschen ja kaum schwerer ärgern als mit einem so ekelerregenden Symptom.

Da man, will man Lebendiges schildern, kaum je vom Milieu völlig abstrahieren kann, sind schon im Obigen Milieufaktoren angeklungen. Natürlich gibt es zahlreiche äußere Konstellationen, welche das Einschmutzen befördern oder nicht rechtzeitig zum Verschwinden bringen (natürlich muß man dabei in fast allen Fällen auch einkalkulieren, daß eben die Eltern, welche dem Kind eine so ungünstige äußere Situation bereiten, ihm wohl auch ungünstige Anlagen hinterlassen haben): Da findet sich also sehr oft ein Verwahrlosungsmilieu, in dem verabsäumt wird, das Kind mit Liebe und Festigkeit auf jene höhere Kulturstufe zu führen, oft zugleich mit schweren emotionellen Spannungen, unter denen das Kind zu leiden hat, oder um es tiefenpsychologisch auszudrücken, mit der Unmöglichkeit gedeihlicher Identifikationen für das Kind; in anderen Fällen wird das Kind durch Terror und Lieblosigkeit unter schwerem Angstdruck gehalten und verfällt deshalb auf dieses Symptom (freilich wird wiederum gerade diese „Organwahl" ihre konstitutionellen Ursachen haben); bei den affektiv gestörten Kindern ist meist das Milieu besonders abnorm, so daß man da die Gedanken von R. Spitz über die lebens-

entscheidende Bedeutung der emotionalen Bindungen gerade im jüngsten Kindesalter bewahrheitet sieht.

Enkopresis ist häufig mit Enuresis vergesellschaftet. Meist sind aber einschmutzende Kinder schwerer abnorm und/oder ihr Milieu ist schwerer gestört als bei Einnässenden. Das ist zu begreifen. Diese Art von „Kulturleistung", die sich in der Sauberkeitsgewöhnung dem Stuhlgang gegenüber ausdrückt, ist stärker geschützt, auch stärker dem Bewußtsein unterworfen, darum ist ihre Durchbrechung auch als schwerere Störung zu werten. Und dem ist auch tatsächlich so, wenn man viele derartige Kinder kennt. Ja es kann bei einem längst sauber gewesenen Kind plötzlich wiederauftretendes Einschmutzen, zusammen mit anderen Störungen des affektiven Kontaktes, erstes Symptom einer kindlichen Schizophrenie sein.

Hier sei, abseits der allgemeinen Erörterungen über heilpädagogische Therapie, ein Wort zur Behandlung der Enkopresis gesagt. Einmal kommt es auf regelrechtes Training der Entleerungsfunktion an. Einschmutzende Kinder haben oft große Mengen von Stuhl im erweiterten, nicht richtig tonisierten Enddarm liegen, das Einschmutzen erfolgt dann durch einen „Überlaufmechanismus". Hier gilt es, einmal für gründliche Entleerung zu sorgen, am besten gleichzeitig durch Einläufe und Laxantien. Von da an sollte die Entleerung rhythmisiert werden, das Kind wird durch freundlichen, aber unnachgiebigen Druck veranlaßt, zu einer bestimmten Tagesstunde seine Pflicht zu tun. Unterstützt wird eine solche Übungsbehandlung durch eine Suggestivtherapie, die sich gerade in diesen Fällen als besonders wirksam erwiesen hat.

Darüber hinaus braucht es für die verschiedenen von uns geschilderten Typen eine besondere, ihnen entsprechende heilpädagogische Einstellung. Bei den zuerst beschriebenen, die da noch auf tiefer Kulturstufe stehen, den Schwachsinnigen oder doch Primitiven, Infantilen kommt es darauf an, sie durch geduldige und konsequente Führung zur Anerkennung jener Forderungen zu bringen — natürlich nicht durch Brutalisieren, sondern unter Anbahnung gemütstiefer Beziehungen zu dem Kind, das sich um deretwillen bewogen fühlt, sich bei einer so schwierigen Leistung alle Mühe zu geben. Noch wichtiger ist die richtige emotionale Einstellung bei den Angstkindern. Würde man diese für das Einschmutzen strafen, so triebe man sie nur noch mehr in ihre Angst hinein. Ebensowenig ist ihnen zu helfen, wenn der Erzieher sich mit ihnen „mitfürchtet". Den Kindern muß die Angst „abgenommen" werden, so schwierig das im einzelnen Fall sein mag, so daß es oft nur bei Milieuwechsel, etwa einer Aufnahme an eine heilpädagogische oder kinderpsychiatrische Abteilung, möglich sein wird.

Am schwierigsten ist natürlich die Behandlung der affektgestörten Kinder. Die dabei so naheliegende Einstellung der Erwachsenen, daß sie nämlich moralisch abwerten, sich für die Bosheit des Kindes durch Strafen rächen wollen, fixiert mit Sicherheit dessen abnormes Verhalten. Das richtige erzieherische Verhalten aber ist schwer zu schildern und noch schwerer durchzuführen. Man darf dem Kind nicht nur keinen Ärger, keine Erbitterung zeigen, sondern darf sich auch wirklich nicht ärgern, muß seine Affekte, so natürlich sie wären, „abstellen", dem Kind ganz sachlich entgegentreten, muß es mit viel Diplomatie zu seiner bestmöglichen Leistung führen, damit es bei Erfolgserlebnissen doch einmal positive, fördernde Gefühle gegenüber der Umgebung kennenlernt, muß so langsam und geduldig, gewiß aber von ganz echter Zuneigung und Anteilnahme des Erziehers her, doch emotionale Bindungen zwischen Kind und Erzieher aufbauen. Auch das gelingt selten in dem gerade in diesen Fällen meist sehr gestörten häuslichen Milieu, sondern erfordert ein zeitweiliges Herausnehmen aus diesem zum Zweck der Therapie.

Sehr reichhaltig ist die Literatur über — im engsten Sinn des Wortes — „neurotisch" verursachtes Einschmutzen und über die tiefenpsychologische Therapie (s. Abschnitt BIERMANN). Unserer eigenen Erfahrung nach wird solche Klärung und Behandlung aber nur in einer geringen Zahl von Fällen nötig sein.

Obstipation

Natürlich muß in jedem Fall geklärt werden, ob die Obstipation wirklich nervöse oder aber organische Ursachen hat (vor allem Abgrenzung gegen das aganglionäre Megacolon, die Hirschsprungsche Krankheit); dazu ist zu sagen, daß es schließlich auch bei der „funktionellen" Obstipation mit der Zeit zu einer Überdehnung des Enddarmes kommen kann.

Gerade in diesen Fällen ist sehr häufig eine gleichsinnige Heredität festzustellen, was für das Gewicht der konstitutionellen Momente spricht. Gewiß hat auch die Ernährung viel damit zu tun, besonders konzentrierte, schlakkenarme Kost, dann auch zu wenig Bewegung, sitzende Lebensweise. Nicht zuletzt sind es aber unrichtige Erziehungseinflüsse, die wesentlich an der Entstehung der Schwierigkeiten beteiligt sind. Vor allem liegt, so wie bei den Appetitstörungen, der Fehler in einem zu starken Bewußtmachen der Funktion: Man wartet darauf mit angstvoller Spannung, versucht in langen „Sitzungen" — und eben deshalb erfolglos — ein Ergebnis zu erzwingen. Die Tiefenpsychologen wiederum konstatieren neurotische Hemmungen (das Kind „will den Stuhl nicht hergeben") und bringen diese mit einem neurotisierenden Milieu in Zusammenhang. Als Therapie wird von dieser Seite das „Abreagieren des Symptomdruckes" (STUTTE) durch Malen und Schmieren mit großen Farbmengen, etwa mit den Fingern („finger-painting") oder mit großen Pinseln auf großen Wandflächen angeraten. Wir selbst sind praktisch immer durch heilpädagogische Führung des Kindes zum Ziel gekommen: Die Funktionen sollen zu selbstverständlichen, alltäglichen Gewohnheiten werden, über die man nichts mehr zu reden braucht, sie sollen, halb unbewußt, im Tagesrhythmus verankert werden (s. oben, Behandlung des Einschmutzens); bei richtigem, vor allem auch emotional richtigem Vorgehen (Überlegenheit und Konsequenz und doch Akzeptierung des Kindes) gewöhnen sich jene vegetativen Funktionen unschwer an solche Ordnung. Ist es bereits zu stärkerer Erweiterung des Enddarms gekommen, besteht also ein „idiopathisches Megacolon", ist das Medikament Dihydroergotamin (Sandoz) sehr wirksam (durch Dämpfung des sympathischen Anteils der vegetativen Innervation werden die Spasmen des Enddarms gelöst und die Defäkation in Gang gebracht); mit ansteigenden Dosen von 5—15 Tropfen, 3mal täglich, findet man fast immer das Auslangen.

Analprolaps

Auch dieses, die Mütter meist sehr beängstigende Symptom ist in der Mehrzahl der Fälle ebenfalls als eine „Motilitätsneurose" des Enddarmes aufzufassen. Es findet sich vornehmlich bei nervösen Kleinkindern, wird meist durch eine mit Tenesmen einhergehende Durchfallsstörung oder eine zu starkem Pressen führende Obstipation ausgelöst. (Zu nennen wäre noch eine andere konstitutionell bedingte Störung, bei der — in einem Viertel der Fälle — ebenfalls ein Analprolaps vorkommt: die Mucoviscidosis; vielleicht spielt dabei eine Störung des Turgors des Beckenbindegewebes durch die Stoffwechselstörung eine Rolle.) Der „neuropathische" Analprolaps wird in Gang gehalten durch ein insuffizientes Verhalten der Umgebung. Meist handelt es sich um Angst-, manchmal auch um Zornkinder, die, mehr oder weniger bewußt, durch dieses Verhalten ihre Umgebung tyrannisieren. Daß das Leiden vorwiegend nervöser Natur ist, läßt sich dadurch erweisen, daß es auf Suggestivbehandlung gut anspricht, ganz sicher aber sofort verschwindet, wenn man das Kind in ein besseres Erziehungsmilieu verbringt. Oft bewährt sich folgende Methode: Man klebt dem Kind quer über die Nates einen Heftpflasterstreifen (so hoch über der Analöffnung, daß dieser durch den Stuhl nicht beschmutzt wird); das Herausgleiten des Mastdarms könnte dadurch nicht wirklich verhindert werden, das Kind bekommt aber das Gefühl, da unten sei nun „alles fest" und die Bewegungen werden jetzt richtig innerviert.

Enuresis

Man unterscheidet die E. diurna, das Einnässen über Tag, Hosennässen, oft verbunden mit einer Pollakisurie (häufiger Harndrang, oft von sehr impetuösem Charakter) — und die viel schwerer zu beeinflussende E. nocturna, das Bettnässen, das letztere manchmal mit Einnässen über Tag gemeinsam vorkommend, in der Mehrzahl der Fälle aber isoliert. Wie schon erwähnt, kommt nicht so selten bei einnässenden Kindern auch Einschmutzen vor.

Noch weniger als beim Einschmutzen kann man von einem einheitlichen Typ „des" einnässenden Kindes sprechen, sondern findet beträchtliche Verschiedenheiten des intellektuellen und auch des charakterlichen Niveaus.

Es gibt gewichtige Argumente für die konstitutionelle Kausalität — vor allem einmal die Heredität. Gleichsinnige Belastung findet sich in der Literatur [Angaben bei ASPERGER (1, 4)] in verschiedener Häufigkeit, die Zahlen gehen von 30 bis beträchtlich über 50%, es ist also an der Bedeutung eines hereditären Faktors nicht zu zweifeln.

Ebenso unbezweifelbar ist es, daß cerebrale Störungen die Beherrschung der Blasenfunktion verzögern können. So werden cerebrale Schwachsinnige in der Regel sehr viel später hosen- und bettrein. Aber auch bei nicht schwachsinnigen Enuretikern haben verschiedene Untersuchungen (GUNNARSON, SAUVAGE, SCHAPER, TEMMES, TURTON) in 20—80% Anomalien des EEG als Zeichen eines organischen Hirnschadens gefunden, sei es im Sinne eines cerebralen Reifungsrückstandes (das wird uns gleich noch beschäftigen), sei es als Zeichen sonst okkulter epileptischer Anfälle; tatsächlich kann ja das Einnässen das einzige bemerkte Zeichen eines nächtlichen epileptischen Anfalles sein, solche Fälle heilen oder bessern sich auch bei entsprechender antiepileptischer Therapie.

Bis zu einem gewissen Alter ist das Einnässen physiologisch. Die Beherrschung der Blasenfunktion ist von der Persönlichkeitsreifung abhängig, wobei es große, noch im Normbereich liegende Schwankungen gibt (Trockenbleiben bei Nacht schon vom Ende des 1. Lebensjahres, bis etwa Ende des 3. Jahres). So ist es nicht erstaunlich, daß universell oder auch partiell Retardierte häufig Bettnässer sind und durch viele Jahre bleiben — vor allem also Schwachsinnige oder doch Primitive (so wie bei den Einschmutzenden), „herabgesetzt Kulturfähige"; dann eine beträchtliche Zahl vegetativ auch sonst stigmatisierter Neuropathen, vor allem solche Typen, die wir ganz allgemein als „unzentriert", als hemmungsschwach bezeichnen (auch sonst gibt es bei ihnen viel Leerlauf, gibt es eine quälende Konzentrationsschwäche; s. die späteren Persönlichkeitsbeschreibungen). Enuresis kann es aber auch bei sehr viel höher differenzierten Kindern geben, die dann darunter auch sehr leiden. Besonders kommt Einnässen manchmal auch bei hochintellektuellen autistischen Kindern vor, die da aus „gestörtem Körperschema" aus einer Fremdheit gegenüber dem Körper und seinen Funktionen, einer Instinktstörung, diese Beherrschung noch nicht aufbringen.

Bei einnässenden Kindern findet man gehäuft Genitalhypo- und -dysplasien, nicht selten auch einen Kryptorchismus, was alles eben auch auf eine Reifungsverzögerung hinweist. So kontrovers darüber die Literatur ist, so muß doch ein gewisser Zusammenhang auch mit

Spaltbildungen der Wirbelsäule im Sinne einer Spina bifida occulta angenommen werden. Gewiß kommt es dabei nur in selteneren Fällen zu gröberen Mißbildungen des Rückenmarks, aber vielleicht doch häufiger zu einer „funktionellen" Störung der hier lokalisierten Regulationen. Es gibt aber gewiß auch Kinder mit Spina bifida occ., die nicht einnässen, und andererseits hat die Behandlung jener Bettnässer *mit* dieser Hemmungsmißbildung kaum schlechtere Aussichten als bei den Kindern ohne eine solche.

Natürlich müssen von den typischen Bettnässern die Fälle endokriner Störungen abgesetzt werden, die mit großer Harnflut einhergehen (Diabetes mellitus und besonders insipidus). In unser Gebiet gehören aber wiederum vegetative Besonderheiten mit hochgradiger Nykturie; vielleicht ist auch die abnorme Schlaftiefe, die bei den meisten Typen von Bettnässern beschrieben wird, ein Ausdruck — oder aber gar das primäre Symptom — einer speziellen vegetativen Disfunktion.

Zweifellos gibt es aber andererseits zahlreiche äußere Faktoren, welche das Bettnässen und Einnässen fördern: ungenügende Kleidung, die besonders den Unterkörper nicht wärmt, durchlässiges Schuhwerk bei naßkaltem Wetter, allzu flüssigkeitsreiche, vielleicht geradezu „harntreibende" Kost (besonders von Milch- und Kartoffelspeisen wird das behauptet). Auch bei Fieber beginnen manche Kinder, die schon sauber waren, wieder zu nässen; das ist unschwer zu verstehen: im Fieberzustand leiden jene höheren Integrationen, welche die Blasenfunktion beherrschen.

Ähnlich wie beim Einschmutzen gibt es auch bei der Enuresis *seelische* bedingende Faktoren. So läßt sich in vielen Fällen ein Zusammenhang aufzeigen zwischen einem einzelnen, etwa schreckhaften oder angstvollen Erlebnis und einzelnem nächtlichem Einnässen (das sich aber auch von da an fortsetzen kann); nicht weniger wahrscheinlich sind Zusammenhänge zwischen Bettnässen und Ängstigung des Kindes als Dauerzustand, andersartigem seelischem Druck, liebloser Führung des Kindes, verschiedenen Formen der Verwahrlosung. Die Antwort des Kindes darauf wäre, wie die tiefenpsychologischen Schulen meinen, eine Enuresis als regressions- (das Kind wolle sich, auf solche Weise in ein frühkindliches Stadium zurückschreitend, Fürsorglichkeit und Be-

treuung erzwingen) oder auch aggressionsneurotisches Symptom (Angriff auf den gehaßten Erzieher). Ebenso kann die Enuresis auch Reaktion auf eine Überforderung oder auf eine vom Kind nicht zu lösende Konfliktsituation sein.

Benjamin und nach ihm viele andere haben versucht, „den" Enuresis-Charakter zu beschreiben: Diese Kinder seien fahrig, gleichgültig, unordentlich, energielos, ohne inneren Halt, passiv ihrem Zustand gegenüber, von mangelhaften Schulleistungen bei normaler Begabung. Damit ist nun sicher ein sehr häufiger Typ bettnässender Kinder geschildert, bei denen Leerlauf und Passivität das Wesensbild bestimmen. Aber, wie wir oben schon sagten, ist das durchaus nicht der einzige Typ; vor allem gibt es genug Feindifferenzierte, die auch schwer unter ihrem Zustand leiden.

Besonders deutlich werden die Typen bei Nachuntersuchungen nach vielen Jahren [Asperger (1, 4)]: Auch wenn das Symptom Enuresis längst verschwunden ist, ist das neuropathische Syndrom immer noch deutlich evident, nur bestehen jetzt vegetative Fehlschaltungen auf anderen Gebieten. Vor allem bleiben aber durch viele Jahre, nicht selten bis ins Erwachsenenalter hinein, Zeichen des Infantilismus, der Reifungsverzögerung bestehen, zu deren Symptomen ja die Enuresis sicher gehört. Bei beiden Geschlechtern wird häufig von einer Verzögerung des Pubertätseintrittes berichtet (ganz im Gegensatz zu der jetzigen säkularen Acceleration); weitere Infantilismen finden sich in den Gesichtszügen, in der Psychomotorik, nicht zuletzt in der sozialen Anpassung — Haltlosigkeit, oftmaliger Berufswechsel, Durchgehen, aber auch ernstere kriminelle Geschehnisse; häufig sind auch sexuelle Besonderheiten wie herabgesetzte Libido, die evtl. erst in der Ehe langsam erwacht, und Frigidität bei weiblichen Personen.

Das führt zur Frage der *Prognose*. Eine Enuresis kann in verschiedenen Altersstufen spontan sistieren — sicherlich eben dann, wenn die nervöse Reifung ein Niveau erreicht hat, da die notwendigen Schaltungen funktionieren. Zahlreiche Fälle sprechen auf kürzere oder längere Suggestivbehandlung an, noch besser aber auf eine „heilpädagogische Menschenführung" in einem geänderten Milieu; in beiden Fällen aber kann es Rezidive geben, wenn die alten oder auch neuen Wirkfaktoren das bedingen. Nur wenige Fälle überdauern die Pubertät — der Reifungs„sprung" dieser Entwicklungsphase läßt eben auch diese Schaltungen funktionieren. So hört man nicht so selten, daß bei einem bettnässenden Mädchen das Leiden schlagartig mit der ersten Menstruation abgeschnitten war. Für die ganz wenigen Fälle, bei denen es auch die Pubertät überdauert, bildet das Leiden naturgemäß eine beträchtliche soziale Behinderung — aber freilich sind das fast immer auch sonst beträchtlich abnorme Persönlichkeiten, die sich eben deshalb schwer einen Platz in der sozialen Gemeinschaft finden.

Je nach den dahinterstehenden pathogenetischen Anschauungen wurde gegen die Enuresis eine sehr große Zahl verschiedener *Therapien* angegeben. Die Abwägung der Wertigkeit der verschiedenen Behandlungsarten ist schwierig, weil das gerade hier sehr wirksame suggestive Moment kaum auszuschließen ist. Kritische statistische Arbeiten (etwa mit einem Doppelblindversuch) sind selten, sind auch deshalb schwer durchzuführen, weil jeder Fall von Bettnässen wieder anders gelagert, schwer mit anderen vergleichbar ist.

Von der Tatsache ausgehend, daß Enuretiker einen besonders tiefen Schlaf haben und darum den Weckreiz der gefüllten Blase nicht verspüren, wurden komplizierte Weckapparaturen konstruiert (die ja freilich meist erst wirksam werden, wenn das Bettnässen beginnt — und dann ist es eigentlich zu spät) oder es wurde versucht, durch bestimmte Lagerung oder aber durch Medikamente (z.B. Weckamine) die Schlaftiefe herabzusetzen; dabei muß man freilich sehr bedenken, ob man dem Kind nicht schadet, wenn man es nicht tief schlafen läßt.

Die gleichen Bedenken sind zu erheben zur Frage des Aufweckens eines bettnässenden Kindes zu bestimmter Zeit oder bestimmten Zeiten. So sehr es eine Hilfe bedeuten kann, wenn das eben in Reinlichkeitsgewöhnung befindliche Kind zu einer bestimmten Nachtstunde geweckt und zum Harnlassen veranlaßt werden kann — am ehesten nicht lang nach dem Einschlafen, um die bei vielen Kindern bald einsetzende, wohl mit einer vegetativen

Umstellung einhergehende Harnflut abzufangen, wobei gerade die dadurch vermittelte Zuversicht, es sei nun das Trockenbleiben gelungen, für das Kind eine wichtige psychische Hilfe bedeuten kann — so bestehen wohl die von vielen geäußerten Bedenken gegen lange Zeit dauernde, evtl. mehrmals in der Nacht vorgenommene Weckprozedur zu Recht (dabei werde doch der gesunde Schlaf des Kindes zu sehr gestört). Von manchen Autoren wird betont, daß ein so zum Harnlassen geweckte Kind auch wirklich voll wach sein muß, nicht bloß mehr oder weniger schlaftrunken sein Geschäft verrichten darf.

Es wurde auch versucht, durch morgendliche Gaben von diuretischen Mitteln die Harnausscheidung über Tag zu aktivieren — und damit eine bestehende Nykturie zurückzudrängen. Weiter versuchte man, durch bewußte Harnausscheidung zu bestimmten Tagesstunden die Funktion zu „intellektualisieren". Beide Methoden erscheinen uns nicht ungefährlich.

Zweifellos sprechen sehr viele Fälle auf eine bewußt als solche unternommene Suggestivtherapie gut an, sei sie nun mit an und für sich wirkungslosen Medikamenten oder mit bestimmten, z.B. elektrischen, Prozeduren unternommen. Die Behandlung soll bei Kind und Mutter das Vertrauen in die heilende Macht des Arztes erwecken, ein Vertrauen, das sicher auch in den Schlaf hinein zu wirken vermag.

Für die wirklich neurotisch verursachten Fälle werden wiederum tiefenpsychologisch orientierte Psychotherapien angegeben, etwa ein Abreagieren von Aggressionen in einer Spieltherapie oder eine aufwendige analytische Behandlung, am wirksamsten dann, wenn gleichzeitig das Kind und die anderen an der Konfliktsituation Beteiligten, vor allem die Mutter, behandelt werden.

Mit vielen anderen (z.B. STUTTE) halten wir es für die wirksamste Behandlung, dem Kind durch „heilpädagogische Menschenführung", die den ganzen Tagesablauf mit Arbeit und Spiel einbezieht, zu fortschreitender Persönlichkeitsreifung, zur Erreichung einer höheren Integrationsstufe zu verhelfen (s. darüber auch S. 885 f.).

Schlafstörungen

Von vornherein ist zu erwarten, daß bei den „vegetativ dystonischen" Neuropathen der mit

so vielen, tiefgreifenden vegetativen Umschaltungen einhergehende Schlafzustand (nach der

„ergotropen" Tagesphase, in welcher der Sympathicustonus überwiegt, soll nun, in der „trophotropen" Wiederaufbauphase des Schlafes, eine Vagotonie herrschen, ziemlich alle vegetativen Funktionen sind gegensätzlich geschaltet) bevorzugt, besonders häufig und besonders schwer und in vielfältiger Symptomatik betroffen ist. Es ist leicht einzusehen, daß bei der urtümlichen und zentralen Bedeutung des Schlafes Störungen auf diesem Gebiet schon in den frühesten Lebensphasen vorkommen, und daß andererseits gewisse Erscheinungsformen der Schlafstörung (z.B. Pavor nocturnus) erst dann erscheinen, wenn sich eine gewisse Differenziertheit des Erlebens herausgebildet hat.

Jedenfalls zeigt sich die neuropathische Konstitution eines Kindes vom ersten Lebenstag an (neben Störungen des Stoffwechsels und der Verdauung, z.B. Erbrechen) vor allem an Schlafanomalien — und eben diese sind, ähnlich wie der Pylorospasmus, auch ein Beweis der vorgegebenen, vor möglichen Erlebnisreaktionen bereits vorhandenen, also angeborenen Störung. Während normalerweise der junge Säugling den weitaus größten Teil des Tages (und natürlich vor allem der Nacht) verschläft, freilich in einem Schlaf von wechselnder Tiefe, während er auch von Lärm- und anderen Reizen erst bei höherer Intensität geweckt wird, fällt das neuropathische Kind auch da sofort aus der Gleichgewichtslage. Es spürt sofort jede kleine Unruhe in der Umgebung, wird selbst unruhig und erwacht mit gereiztem Schreien, ist nur schwer wieder zu sänftigen, wieder zum Einschlafen zu bringen. Und diese Seichtheit des Schlafes, zumindest für viele Stunden der Schlafzeit, bleibt ihm durch die ganze Kindheit.

Schwierig und krisenhaft werden besonders die Zeiten der „Umschaltung", also des Einschlafens und des Erwachens. Während normalerweise das Sich-Anhäufen der „Ermüdungsstoffe", das langsame Versiegen der Möglichkeiten der Aktivität den Menschen, das Kind dazu bringen, sich gelöst dem Schlaf hinzugeben, wobei sich einfahrende Gewohnheiten (Bad und Auskleiden, gelöste Gespräche und Märchen, Lied und Abendgebet) diesen Rhythmus fördern, vermag das neuropathische Kind „den Schlaf nicht zu finden". Gerade am Abend erst gerät es oft in eine hektische, übersteigerte Aktivität, in eine aufgeputschte

Stimmung — und unvernünftige Eltern geben dem oft noch nach und steigern es, der spät heimkommende Vater, der „endlich von seinem Kind etwas haben will", tollt mit ihm durch die Wohnung und beide Seiten finden kein Ende. Liegt das Kind dann endlich im Bett, meist erst nach lautstarken Konflikten, so wird doch keine Ruhe. Das Kind wirft sich herum und zerwühlt das Bett, heiß auf heißem Lager, es beschäftigt die Eltern mit hundert Wünschen, deren Verweigerung den Konflikt zu noch stärkerer Hitze bringt. Stundenlang kann das so dauern, wenn das Kind einmal „durch den Schlaf hindurch" ist, der ganze Haushalt, ja das ganze Haus wird in Mitleidenschaft gezogen — und gerade das gibt dem Kind ein höchst wirksames Mittel in die Hand, seine Umgebung zu versklaven.

Oft steht hinter solchen Einschlafschwierigkeiten schwere Angst, sich von Abend zu Abend steigernd, wenn einmal ein solcher Teufelskreis in Lauf gekommen ist. Wenige Dinge können so quälen wie der Zustand, nicht einschlafen zu können. Hier zeigt sich besonders eindrucksvoll, daß gerade das Bestreben, autonome Funktionen ins Bewußtsein zu heben, Aufmerksamkeit, Sorge und Angst darauf zu wenden, diese Schaltungen entscheidend stört. Wer mit Bewußtsein und Absicht, mit Angst vor der Störung das Einschlafen erzwingen will, der vertreibt es erst recht gründlich. Aber die Angst hindert das Kind auch, sich gelöst dem Schlaf hinzugeben, sich ihm zu überlassen. Immer stärker fixiert sich der abnorme Ablauf, immer mehr wird die Umgebung einbezogen und steigert durch ihre insuffizienten Versuche der Abhilfe, durch ein „Duett" gegenseitiger Angst die Störung.

Abnorme Gewohnheiten bilden sich aus: Die Mutter muß am Bett des Kindes sitzen, das Kind muß ihren Daumen umfassen — und noch Stunden später, wenn sie sich endlich erheben will, um selber zu Bett zu gehen oder unbedingt notwendige Arbeiten zu erledigen, gibt es sofort wieder ängstliches oder tyrannisches Geschrei und das Drama geht von neuem an. Gewiß können bei solchen Szenen vielfältige häusliche Spannungen ausgetragen werden: Ein Gefühl der Unsicherheit, wenn sich ein Kind nicht in der Liebe der Seinen geborgen weiß, Angst davor, daß die Eltern fortgehen könnten, daß ihnen, sind sie wirklich ausgegangen, etwas Schreckliches passiert sein könnte; nicht bereinigte Schuldgefühle oder aus dem Tagesgeschehen anklingende Erregungszustände können ebenso das Einschlafen verhindern, wie sie im weiteren Verlauf der Nacht den Schlaf abnorm werden lassen.

Damit sind wir schon zu den Störungen des Schlafes selbst gekommen. Es ist nicht verwunderlich, daß bei neuropathischen Kindern, die den ganzen Tag über von Unruhe getrieben sind, auch die Decke des Schlafes nicht dicht genug ist, um das motorische Geschehen ganz zu unterdrücken. Auch im Schlaf geht immer wieder ein Zucken durch die Glieder, die Kinder werfen sich herum, liegen einmal quer, einmal kopfunter, die Zudecke fällt zu Boden — und auf einmal sind sie selbst aus dem Bett gefallen, schlafen auf dem Boden weiter oder erwachen jämmerlich weinend. Aber es gibt noch weitere dramatische Ereignisse. Auch die Träume, meist schreckhaften Inhaltes, werden „agiert", vor allem in Form eines **Pavor nocturnus**: Laut schreiend schreckt das Kind auf, erhebt sich mit geschlossenen oder weit aufgerissenen Augen zum Sitzen oder steigt auch aus dem Bett — meist begreifen die Eltern nicht, daß das Kind ja trotz dieser Aktion und trotz der offenen Augen schläft, und schließen aus solchem exaltiertem Aussehen auf eine ernste geistige Störung —, manchmal lassen Ausrufe auf den Trauminhalt schließen (Verfolger, wilde Tiere, Ruf um Hilfe).

Nicht sehr verschieden von solchen Zuständen ist der **Somnambulismus**: Das Kind wandelt in der Wohnung herum, ja verläßt sogar die Wohnung, wobei es ganz sachgemäß vorgehen kann, etwa gar die Türe aufsperrt — und trotzdem schläft. Schließlich erwacht das Kind, oder aber es begibt sich — schlafend — wieder ins Bett oder schläft sonstwo weiter. Wir haben es noch nie erlebt und auch nirgendwo gelesen, daß erwiesenermaßen einem Kind beim Nachtwandeln etwas Ernstliches passiert wäre, wie das die Eltern oft befürchten. Nie fällt oder springt dabei ein Kind aus dem Fenster: die vitalen Instinkte wirken eben doch sicher selbst in den Schlaf hinein.

Eindeutig sind die Zusammenhänge mit äußeren oder inneren Störungen: Ein überladener Magen oder beginnendes Fieber können den Schlaf ebenso auf die geschilderte Weise stören, wie besonders Spannungen des vergangenen oder des künftigen Tages — eine Strafprozedur oder ein nicht ausgetragener Konflikt, fortwirkende Angst oder ein Schockerlebnis, die am nächsten Tag drohende Schularbeit, der man sich nicht gewachsen fühlt; besonders deutlich sind die Zusammenhänge bei Pavor-Zuständen, die — vor allem bei Kleinkindern — regelmäßig dem Kinobesuch folgen, ein Beweis, wie inadäquat diese Situation (selbst die „Kindervorstellung") sehr oft für das junge Kind ist.

Es ist noch ein motorischer Ablauf zu schildern, der gerade im Schlaf, und zwar vor allem in dem dämmerigen Zustand zwischen Wachen und Einschlafen oder vor dem Erwachen, seltener im Tiefschlaf auftritt: der „*Wackeltic*" (im Gegensatz dazu hört im Schlaf jeder andere Tic, aber auch, mit Ausnahme der schwersten Formen, die Chorea minor auf): Die Kinder drehen rhythmisch den Kopf oder den ganzen Körper von einer Seite auf die andere oder sie schaukeln in Knie-Ellbogenlage, summen sich manchmal eins dazu. Diese Zustände finden sich vornehmlich bei Kleinkindern, vor allem bei solchen, die infantilistische Züge aufweisen (etwa auch bei organisch bedingten Reifungsrückständen); nur selten kommen sie bei einem Schulkind vor. Man darf diesen Vorgang wohl auch als „Reminiszenz" an kleinstkindliche, wohl gar fetale Bewegungsformen auffassen: Die Bewegung ist rhythmisch, scheint den Kindern eine angenehme Empfindung zu verschaffen, sie werden meist auch sehr unwillig, wenn man sie daran hindern will. Das zu allen Zeiten und in allen Völkern geübte Wiegen der Kinder verschafft ihnen wohl ähnliche Empfindungen wie der Wackeltic, scheint also auf einer bestimmten Entwicklungsstufe einem echten Bedürfnis zu entsprechen. Überdauert es längere Zeit, so ist das eben Zeichen eines Reifungsrückstandes, etwa auch eines partiellen, nur auf dieses Symptom bezogenen. Die tiefenpsychologischen Schulen fassen gerade diesen Zustand gern als „Regression" auf eine frühkindliche Entwicklungsstufe auf (etwa aus dem unbewußten Wunsch, von der Mutter jene Zärtlichkeit zu erzwingen, die nicht mehr dem älteren Kind, wohl aber dem ganz kleinen gewährt wird. Wir haben uns bei solchen Fällen nie von einem „Zurückschreiten", „Zurückfallen" von einer bereits erreichten höheren Stufe überzeugen können, immer nur ein „Noch-nicht-erreicht-haben" gesehen). Eine Therapie, sei sie medikamentös oder psychisch, hat kaum je Erfolg. Man muß die Eltern davon überzeugen, daß der Zustand harmlos ist, schließlich von selbst aufhört.

Auch das Erwachen, also das Umschalten auf die ergotropen Funktionen, geht bei vielen neuropathischen Kindern nicht in der richtigen Ordnung vor sich. So wie sie oft durch lange Stunden nicht die gesunde Schlaftiefe erreichen, so fallen sie manchmal erst gegen Morgen in einen bleiernen Schlaf, aus dem sie kaum zu erwecken sind und noch lange nicht die Klarheit zu Tag und Werk finden. Halb schlafend noch und ganz vertrackt geraten sie in ihre Kleider, die Mutter ist nicht imstande, sie zu straffen und zu beschleunigen, ihre Nervosität und Gereiztheit bringt das Kind nur noch mehr durcheinander; auch der Magen ist noch nicht fähig, sich auf Verdauungsarbeit einzustellen — wird das Kind zum Essen, vor allem „schwererer" Sachen, gezwungen, so erbricht es sofort. Dieser Zustand kann bis weit in den Vormittag hinein dauern — und hindert das Kind natürlich sehr in seiner Aufmerksamkeit und Arbeitskonzentration; auch eine besondere Reizbarkeit ist nicht selten lange erste Tagesstunden hindurch zu beobachten.

Solche „Einschlaf- und Aufwachschwierigkeiten" erinnern sehr an jene „Umkehr der Schlafkurve", wie sie nach Encephalitis lethargica beobachtet wurde (auch von uns in mehreren Fällen): Nachts finden diese Kinder keinen Schlaf, toben zu besonderer Qual der Umgebung in der Wohnung herum, erst gegen Morgen schlafen sie ein, schlafen bis tief in den Tag hinein, sind noch den ganzen Vormittag zu nichts zu brauchen. Wieder stehen wir hier vor der Tatsache, daß organische Hirnstörung und „funktionelle" Neuropathie einander qualitativ sehr ähneln, freilich in der Gradausprägung dennoch verschieden (s. auch verschiedene vegetative Störungen, Tics, Stottern).

Kurz sei einiges über die *Therapie* der Schlafstörungen gesagt. Es muß klar sein, daß es bei Kindern noch sinnloser und schädlicher ist, den sich nicht normal einstellenden Schlaf einfach durch chemische Mittel erzwingen zu wollen. Der so fein eingespielte Schlaf-Wach-Rhythmus ist im Kindesalter nur noch störbarer. Höchstens mag es einmal erlaubt sein, eine fehlerhafte Einschlafgewohnheit, die Mutter und Kind in schwere Angst versetzt, durch Gabe eines Barbiturates oder eines anderen Schlafmittels (natürlich ja nicht zu hoch dosiert) zu „durchbrechen" und so den beiden das beruhigende Bewußtsein zu geben, das Kind könne ja dennoch einschlafen. Jede Dauermedikation mit Schlafmitteln ist aber unbedingt von Übel.

Eher sind warme Bäder unmittelbar vor dem Schlafengehen ratsam, mit gründlichem Frottieren nach dem Bad: nicht nur wegen der allgemein lösenden und beruhigenden Wirkung, sondern auch um eine Änderung der Blutverteilung gegen die Peripherie zu (mit konsekutiver Anämisierung des Gehirnes) zu erreichen, was zweifellos die Fähigkeit einzuschlafen verbessert.

Aber noch mehr als bei anderen neuropathischen Symptomen muß von den Schlafstörungen gesagt sein, daß unbedingt nach dem seelischen Hintergrund der Störung gefahndet werden muß; daß man die Persönlichkeit des Kindes mit allen Verflechtungen in sein Milieu kennen muß, die aktuellen und die weiter zurückliegenden Konfliktsituationen, die Erziehungsfehler — um aus solcher Kenntnis den richtigen Rat geben oder eine Psychotherapie beginnen zu können. Andererseits ist gerade die Normalisierung des Schlafes ein guter Indicator für den Erfolg einer seelischen Behandlung.

Kreislaufsymptome

Erscheinungen am Herzen und den Blutgefäßen springen besonders ins Auge oder werden subjektiv besonders stark empfunden, wenn man an den Begriff der „vegetativen Reaktion" denkt. Auch das „Mitspielen" mit seelischen Vorgängen wird schon dem Laien evident. Bestehen doch die Ausdruckserscheinungen, durch die wir vor allem Nachricht von dem seelischen Leben der anderen Menschen erhalten, zu einem wesentlichen Teil aus vaso-

motorischen Reaktionen (Erröten und Erblassen), gehen doch die Affekte mit starken, am Effekt wesentlich beteiligten Durchblutungsveränderungen im Gehirn einher (Hirnanämie bis zur Ohnmacht beim Schreck, Hyperämie beim Zorn), erleben wir doch selbst unsere Gemütsbewegungen vor allem als Vorgänge am Kreislaufsystem — so „lokalisieren" ja gerade einfache Menschen seit langem das seelische Leben, das Gemüt und die Liebe ins

Herz (es ist aber interessant, daß in noch älteren Zeiten, nämlich im homerischen Griechenland, der „Sitz der Seele" — das Zwerchfell ist, also wohl der vor den Zwerchfellschenkeln gelegene Plexus coeliacus, ein Ort also, an welchem manche Menschen ebenfalls eindrucksvolle Gemeingefühle spüren).

Nach all dem ist es nicht verwunderlich, daß neuropathische Kinder mit ihrem überschießend und oft abnorm reagierenden vegetativen Nervensystem gerade auf dem Gebiet des Kreislaufes zahlreiche Symptome aufweisen, daß sie auf bestimmte Erlebnisse oder ungünstige Umweltsituationen mit oft sehr unangenehm empfundenen vasomotorischen Erscheinungen „antworten". Vor allem trifft das für die differenzierteren Typen zu, die auch im positiven Sinn sensibel sind, eine gesteigerte Selbstbeschau haben. Besonders die Angst spielt hier ursächlich eine große Rolle; hat doch schon der Mensch mit ganz gesundem Nervensystem in Angstmomenten sehr starke Empfindungen an Herz und Gefäßen.

Da beschreiben neuropathische Kinder anfallsweise auftretendes, quälendes Herzklopfen (der gute Beobachter vermag ihnen solche Zustände auch anzusehen), Schmerzen und Druckgefühl in der Herzgegend, weiter sehr oft eine stark ausgeprägte respiratorische Arrhythmie (was denn auch ein wichtiger Test für eine neuropathische Konstitution ist). Häufiger als andere haben neuropathische Kinder ein „funktionelles" Herzgeräusch (was schwierige und gerade wegen der Konsequenzen sehr verantwortungsvolle differentialdiagnostische Aufgaben für den Arzt nach sich ziehen muß — SCHUMACHER; die therapeutischen und heilpädagogischen Konsequenzen sind nämlich ganz konträr denen bei organischen Herzfehlern).

Auf dem gleichen Feld liegen Erscheinungen einer verstärkten *Vasolabilität*, die schon bei der Beschreibung des Erscheinungsbildes des Neuropathen erwähnt wurde: Scheinanämie, halonierte Augen, skurrile Gefäßinnervationen an isolierten Stellen, verschiedene Formen eines verstärkten Dermographismus; weiter gibt es besonders im Pubertätsalter zunächst vorübergehende Blutdrucksteigerungen, vornehmlich unter dem Einfluß einer Affektspannung, schließlich kalte, livide Hände und Füße, wobei diese Zustände ebenfalls affektiv deutlich beeinflußbar sind — gerade diese

Symptomatik ist dem „autogenen Training" nach J. H. SCHULTZ gut zugänglich.

Ein weites Feld sind vasomotorische Veränderungen an den Hirn- und Hirnhautgefäßen, die zu Schwindelzuständen und besonders zu Kopfschmerzen führen. Bezüglich der Ätiologie sind konstitutionelle Faktoren ebenso evident (in vielen Fällen eindeutige Heredität) wie andererseits eine Umwelt- und Erlebniskausalität — nicht bewältigte Konfliktsituationen, sehr häufig eine emotionale und/oder intellektuelle Überforderung durch die Schule, vom Lehrer oder von ehrgeizigen Eltern provoziert. Manche dieser Kinder sind für Wetterumschläge (manchmal schon für den sich erst anbahnenden, noch nicht im aktuellen Wetter in Erscheinung tretenden „Front-Wechsel") oder für bestimmte Wettersituationen, vor allem den Föhn, besonders empfindlich und reagieren darauf mit solchen Symptomen. Viele vertragen die pralle Sonne nicht und müssen durch Sonnenbrillen und beschattende Kopfbedeckung davor geschützt werden. Gewissen vegetativ stigmatisierten Kindern tut der Meeresstrand mit der Überfülle des von allen Seiten reflektierten Lichtes gar nicht gut, von welcher Situation sich doch manche Eltern alles Heil erwarten — das grüne Waldesdunkel ist für solche Kinder sehr viel besser.

Eine reflektorische Hirnanämie kann zu Ohnmachtsanfällen führen, ausgelöst durch heftigen Schmerz, starke Geruchseindrücke („medizinische" Gerüche oder faulige Dinge), durch einen erschreckenden Anblick, etwa von Blut, weiter durch schlechte Luft in überfüllten und überhitzten Räumen, durch langes Stehen (als Symptom eines „Orthostasesyndroms"), vor allem aber Schreckzustände, wobei die auslösende Ursache manchmal sehr gering erscheinen mag, vor allem bei Kindern, bei denen man sich des Gedankens nicht erwehren kann, sie „spielten" mit ihrer Gefäßlabilität „mit", benützten sie, nicht mehr ganz unbewußt, zu einer Flucht aus einer nicht zu meisternden Spannungssituation. Bei vielen dieser Fälle erhebt sich die verantwortungsbeladene Verpflichtung zur Differenzierung gegenüber epileptischen Anfällen: Unbedingte Abhängigkeit von auslösenden Momenten (aber freilich kann es das auch bei der Epilepsie geben), maximale Blässe des Gesichtes (im Gegensatz zur Kongestioniertheit des Epileptikers), völlige Schlaffheit der Glieder (nichts Spastisches oder gar Krämpfe), die Schilderung des betroffenen Kindes selbst von den vorhergehenden Momenten (Übelkeit, Gähnen, Rauschen in den Ohren, Schwarzwerden vor den Augen, Empfindung, daß sich alles dreht — was alles doch ganz anders ist als die Schilderung einer epileptischen Aura) — all das spricht sehr für die rein vasomotorische Synkope. Es muß aber zugegeben werden, daß die Differentialdiagnose sehr schwierig sein kann und manchmal erst durch die Verlaufsbeobachtung zu klären ist.

Besonders bei pubertierenden Mädchen wird das Erröten, das oft extreme Grade annimmt und besonders leicht auszulösen ist, zu einem beträchtlichen Problem. Es wird nicht selten neurotisch verarbeitet, die Angst, in irgend einer Situation rot zu werden, woraus dann die Zuschauer allerhand Schlüsse ziehen müßten („Erythrophie"), steigert das Bild in hohem Maß; dieses Geschehen führt zu der typischen Einengung des sozialen Kontaktes und der freien Handlungsbereitschaft, wie das für neurotische Menschen bezeichnend ist, oder, anders gesehen, diese Angst ist eben Ausfluß solcher Charakterartung.

An dieser Stelle sei noch eine Art funktioneller „Anfälle" geschildert, die ebenfalls in dieses Gebiet gehören: die „*respiratorischen Affektkrämpfe*", das „*Wegbleiben*" der Kleinkinder (die hier also ein festes phasentypisches Verhalten zeigen): durch Schluß der Glottis wird das Kind apnoisch; immer ist ein Affektzustand die Auslösung, eine Wunschverweigerung, ein heftiger Zorn, manchmal auch ein Schmerz oder Schreck; das vorherige Zorngebrüll und Toben ist auf einmal abgeschnitten, das Kind ist beängstigend still, wird während qualvoll lang erscheinender Sekunden immer stärker cyanotisch, fällt manchmal schlaff zu-

sammen, bis sich endlich, unter dem Einfluß der Kohlensäureüberladung auf das Atemzentrum, der Glottisverschluß in einem langen Inspirium löst, das Kind wieder rosig wird, meist ängstlich weint, schutzsuchend der Mutter in die Arme läuft.

Dabei kommt es nicht selten zu einem verhängnisvollen „Zusammenspiel": Die Mutter fühlt die Zusammenhänge zwischen ihrem Verweigern eines Wunsches und der Auslösung des Geschehens; um ja die Wiederholung solch beängstigender Zustände zu vermeiden, gewährt sie dem Kind alles, aber auch alles, was es zu wünschen beliebt — und so lernt das Kind, um seine Tyrannei über die Mutter durchzusetzen, diese Zustände zu „üben", läßt sich mehr oder weniger bewußt „hineingleiten", woraus schließlich eine untragbare Erziehungssituation entstehen kann [E. Kretschmer (2) hat in „Hysterie, Reflex und Instinkt" diese Zusammenhänge in klassischer Weise geschildert]. Fast immer bedürfen solche Fälle einer Herausnahme aus dem bisherigen Milieu, Verbringung in eine suffiziente Umgebung, wo sich ein derartiger Zustand höchstens noch ein einziges Mal ereignet, das Kind aber von da an aus dem Erleben angstloser Überlegenheit der anderen seine Konsequenzen zieht: daß nämlich diese Zustände „aus der Übung kommen". Solche Affektkrämpfe gibt es aber auch bei zweifellos organisch hirngeschädigten Kindern. Zahlreiche Autoren und auch wir haben des öfteren gefunden, daß sich aus solchen Zuständen mit scheinbar ganz typischer Anamnese (ebenso wie aus „Fieberfraisen") später eine echte Epilepsie entwickelt; so kann man also als Arzt innerlich nicht immer so optimistisch sein, wie man vor den Eltern im Interesse der Behandlung stets scheinen muß. Natürlich kann bei diesen Fällen oft das EEG ein gutes Stück in der Differenzierung weiterhelfen.

Atemstörungen

Das eben geschilderte Zustandsbild leitet über zu neuropathischen Störungen auf dem Gebiet der Atmung. Da finden sich Anomalien des Atemrhythmus, Unregelmäßigkeiten, forcierte, schnappende Atemzüge, sichtlich zur Qual und Angst dieser Kinder. Wiederum handelt es sich dabei meist um differenzierte, zu verstärkter Selbstbeschau neigende Persönlichkeiten; wieder wird eine Funktion, die

autonom ablaufen sollte, eben dadurch gestört, daß sie ins Zentrum angstvoller Beachtung gestellt wird.

Vor allem in den angelsächsischen Ländern gibt es eine umfangreiche Literatur über die Psychogenese, die „neurotische" Bedingtheit des *Asthma bronchiale*. Es ist durchaus einzusehen, daß auch die vegetativ innervierte Bronchialmuskulatur „sym-pathisch" reagieren, auf seelische Konflikte ansprechen kann. Und tatsächlich läßt sich das auch in einer Anzahl von Fällen aus der Lebensgeschichte des Kindes und auch, ex juvantibus, aus dem Erfolg einer heilpädagogischen oder psychotherapeutischen Behandlung wahrscheinlich machen: In einer gut geführten Situation kommt es nie zum Asthmaanfall, durch straffe Führung können sogar beginnende Anfälle kupiert werden. Es spricht aber vieles dafür, daß auch in solchen Fällen die konstitutionellen Momente, die allergische Diathese, oder auch die Infektion der Atemwege eine wesentliche, und daß sie in anderen Fällen die weit überwiegende Rolle spielen. Gewiß ist aber der Arzt immer verpflichtet, die gesamte Persönlichkeit des Kindes, mit all diesen Kausalitäten, ins Auge zu fassen — und auch danach zu behandeln.

Häufiger als viele glauben, ist auch der *Husten* nervös bedingt oder mitbedingt. Von vornherein muß man an diese Ätiologie bei jedem langdauernden trockenen Husten denken, der nichts herausfördert. Sind diese Kinder noch, wie es richtigen Neuropathen ziemt, blaß und mager, schwitzen sie stark, so gilt es rasch als ausgemacht, daß sie an einer Tuberkulose leiden. Und das hat böse Konsequenzen von Schonung und Verweichlichung, von Herausnahme aus lebensgerechten Situatio-

nen. In Wirklichkeit verpflichten diese Fälle zu genauester Diagnostik und richtiger Führung.

Seit langem ist es bekannt, daß die Pertussis ein „neurotisches" Stadium hat, das sich, mit scheinbar typischen Keuchhustenanfällen, nicht selten durch Monate hinziehen kann. Es können aber auch nach bereits völligem Abklingen des Leidens sporadisch in entsprechender Situation wieder Hustenanfälle auftreten. Auch da ist, so wie wir das für die respiratorischen Affektanfälle beschrieben haben, das „Duett" zwischen Mutter und Kind unverkennbar: Die Mutter hat erfahren, daß das Kind gerade dann einen Keuchhustenanfall bekommt, wenn es in einem heftigen Affekt ist, etwa weil man ihm einen Wunsch verweigert hat; so tut sie alles, um dem Kind diesen qualvollen Zustand zu ersparen, gewährt ihm alles Mögliche und Unmögliche — und es entwickelt sich daraus eine formidable Verwöhnungssituation. Das Kind hat längst gelernt, auf diesem „Instrument" zu spielen, läßt sich mehr oder weniger bewußt in Keuchhustenanfälle „hineingleiten". Gerade dieser nervös fixierte Keuchhusten spricht dann auch so gut auf eine „Luftveränderung" an, die in Wirklichkeit ein Milieuwechsel ist, mit geänderter „seelischer Atmosphäre", anderer Situation, meist auch anderen Menschen.

Motorische Störungen

Eine typische „motorische Neurose" ist der *Tic*. Es handelt sich um unwillkürliche, meist stereotyp gleiche Muskelzuckungen, hauptsächlich der mimischen Muskulatur (Augenzwinkern, Verziehen des Gesichtes, des Platysma, Augenverdrehen), seltener um motorische Abläufe bei der Atmung (Schnüffeln, Räuspern, Hüsteln und Husten, Ausstoßen unartikulierter Schreie oder auch von Worten), noch seltener um Erscheinungen an anderen Muskeln (Achselzucken, stereotype Armbewegungen). Meist bleibt es bei einer einzigen Bewegungsart, es kann aber die eine Ticform von einer anderen abgelöst werden, unmittelbar folgend oder nach freiem Intervall. Sicher ist es nicht zufällig, daß die mimische Muskulatur besonders bevorzugt wird: Hier hat die „extrapyramidale" Mitinnervation zweifellos eine größere Bedeutung als bei der übrigen Körpermuskulatur, so kann sich also die neuropa-

thische Disinnervation hier am leichtesten lokalisieren.

Das männliche Geschlecht ist deutlich bevorzugt (v. HARNACK, STUTTE). Nicht selten erfährt man von einer gleichsinnigen Heredität. Das spricht für konstitutionelle Faktoren in der Kausalität des Geschehens. Tics können auch Folge organischer Hirnstörungen sein — in diesen Fällen sind sie meist viel heftiger, rascher wechselnd, mehrere Muskelgebiete gleichzeitig betreffend, nicht selten auch kompliziertere Handlungsabläufe einbeziehend (im letzteren Fall an die dranghafte Unruhe und die Bosheitshandlungen der Postencephalitiker angrenzend). Diese schwersten, organisch begründeten Fälle werden auch als „Tic-Krankheit" bezeichnet.

Unbezweifelbar sind aber auch exogene Faktoren in der Ätiologie: Daß sich eine zunächst sinnvolle Bewegung als Tic fixieren kann, etwa das Blinzeln bei einer Conjunctivitis oder einem Fremdkörper als Zwinkertic, die Nasenbewegungen bei einem Schnupfen als Schnüffeltic, aber doch wohl nur, so glauben wir, bei dazu disponierten Kindern. Sicher gibt es auch eine Alterstypik: Nach der Pubertät sind Tics viel seltener als in der Kindheit. Sicher können Tics aber auch durch Zustände seelischer Spannungen, durch unbewältigte Konflikte ausgelöst oder in Gang gehalten werden. Dafür ließe sich in der „Vergleichenden Verhaltensforschung" der von KONRAD LORENZ eingeführte Begriff der „Übersprungreaktion" gut als Erklärung oder Vergleich heranziehen: Wird ein Tier irgendwie an der normalen Affektabfuhr gehindert, so kann es zum Auftreten sinnlos wirkender, stereotyper Bewegungsabläufe kommen, die einem Tic recht ähnlich sind (z. B. leere Pickbewegungen bei einem Hahn, der in Zorn versetzt wird, aber diesen nicht abreagieren kann) — so als spränge die Erregung auf eine andere Bahn über. Mehr kann man wohl nicht mit Sicherheit über die Ätiologie sagen. Da Tics, besonders solche an der mimischen Muskulatur, oft Ausdrucksbewegungen ähnlich sind, werden diese in der tiefenpsychologischen Literatur häufig als Symbolhandlungen für verdrängte Affekte gedeutet, was dann mit Daten aus der Geschichte des Kindes belegt wird. Wir halten solche Deutungen keineswegs immer für zwingend, glauben vielmehr, daß sie meist dem Rationalisierungsbedürfnis des Deuters entspringen, in das Geschehen „hineinintellektualisiert" sind.

Über das *Stottern*, das man auch als „Bewegungsneurose der Artikulation" auffassen könnte, wird im Abschnitt „Sprachstörungen" von v. STOCKERT gehandelt.

Neuropathische Allgemeinstörungen

So sehr sich zunächst nervöse Organstörungen in den Blick des Beobachters drängen, so sind sie doch unserer Meinung nach nicht die wichtigsten in dem weiten Syndrom, sie sind es auch nicht, welche der Umgebung, den Erziehern des Kindes die größten Schwierigkeiten bereiten; das trifft in viel höherem Maße für jene als Verhaltensstörungen imponierenden Geschehnisse an neuropathischen Kindern zu.

Hinter der bereits aus der griechischen Medizin stammenden Bezeichnung „sympathisches" Nervensystem für die vegetativen Innervationen steht die Erkenntnis, daß dieses Nervensystem mit-leidend, mit-empfindend, also verbindend zwischen den körperlichen und den seelischen Funktionen steht, daß vor allem es die Einheit des Leiblichen und des Seelischen konstituiert. Gerade die neuropathischen Störungen beweisen diesen Satz. Schon bei den oben gegebenen Beschreibungen verschiedener Organsymptome mußten wir immer wieder den Zusammenklang körperlicher und seelischer Bedingungen beschreiben. Noch wichtiger wird das für die folgenden Störungen sein.

Daß diese Allgemeinstörungen ebenfalls zur Problematik der Neuropathie gehören, wird durch die Tatsache belegt, daß sie in der großen Mehrzahl der Fälle gemeinsam mit einzelnen oder mehreren Organstörungen vorkommen. Und es besteht ja auch bei beiden Typen ein gemeinsames Grundprinzip: Daß die Reaktionen allzu leicht aus der Gleichgewichtslage und der Harmonie herausfallen, daß es zu extremen Ausschlägen kommt. Diese Persönlichkeiten beruhen nicht in sich, sind daher vielen Beanspruchungen nicht gewachsen.

Ein Hauptsymptom neuropathischer Zustände ist die *Unruhe*. Die Kinder sind von einem luxurierenden Bewegungsdrang beherrscht („Bewegungsluxus"), aber diesen allzu reichlichen Bewegungen fehlt die Schönheit und Grazie, die sonst der kindlichen Motorik eigen ist, sie sind oft ausfahrend, nicht ganz richtig koordiniert, daß sie manchmal sogar an eine Chorea minor erinnern („choreiforme Bewegungsunruhe").

Wesentlich ist das Leere und Sinnlose dieser Bewegungsabläufe, die darum oft als Unarten empfunden werden, wobei oft einzelne habituelle Hantierungen, manchmal stark fixiert, besonders ins Auge fallen.

Wohl die häufigste und sicher die am frühesten beginnende Gewohnheit ist das Finger- (meist Daumen-)lutschen, oft schon im frühesten Säuglingsalter beginnend (gewiß eine Betätigung des schon lange vor der Geburt funktionsfähigen Saugreflexes; PEIPER), nicht selten bis weit in die Schulzeit hinein festgehalten. Sichtlich ist das Fingerlutschen für das Kind ein „Trost", eine Beruhigung in bedrängten, in unlustbetonten Situationen, bei

Müdigkeit und Hunger, in Angst und in der Verlegenheit kontaktempfindlicher Kinder. Gewiß kann es auch einmal Ausdruck dauernder Frustrierung in ungünstiger Erziehungssituation sein. Daraus nun Symbol eines Sexualakts zu machen, wie das manche psychoanalytischen Anschauungen wollen, erscheint uns wieder dem tiefenpsychologischen „Assoziationsdenken" zu entspringen. Aus einer Untersuchung von v. HARNACK hat sich auch ergeben, daß das Daumenlutschen bei lange Zeit gestillten Kindern häufiger vorkommt als bei nicht gestillten (so kann es also wohl nicht stimmen, daß das Lutschen eine Ersatzbefriedigung für eine diesbezügliche Frustrierung wäre). Eine unangenehme Folge des heftigen, bis ins Schulalter hinein fortgesetzten Lutschens (also bei schon bleibendem Gebiß) kann ein „Lutschgebiß" sein, das dann, neben dem pädagogischen, ein recht schwieriges orthodontisches Problem bietet.

Nicht viel seltener als das Fingerlutschen ist das Nägelbeißen und -zupfen. Wider alle Verbote und auch gegen die eigenen Bemühungen, es sich abzugewöhnen, werden die Nägel manchmal bis weit über die Hälfte ihrer Länge abgefressen oder -gerissen oder wird an den umgebenden Hautpartien herumgezupft. Dabei bildet sich ein verhängnisvoller circulus vitiosus aus: Die Rauhheit der Nagelränder infolge dieser Vorgänge bildet, bei der besonderen Empfindlichkeit gerade dieser Gebiete, einen unüberwindlichen Anreiz zu neuen Hantierungen (dieses Moment ist auch für die Therapie wichtig: man wird manchmal erst dann mit diesem Übel fertig, wenn man die Nagelränder völlig glatt macht und erhält). Abgekaute Fingernägel sind ein Kriterium, an dem man den Neuropathen ebenso auf den ersten Blick erkennt wie an den beschriebenen vegetativen Reaktionen. Es beginnt viel später als das Fingerlutschen (meist erst im Schulalter), bleibt aber auch viel länger bestehen, nicht selten bis ins Erwachsenenalter hinein. So schwierig auch die Therapie ist, obwohl viele Kinder mit starkem Willenseinsatz dagegen anzukämpfen versuchen, so werden besonders Mädchen eben dann damit fertig, wenn, altersgemäß gereift, starke Impulse der weiblichen Eitelkeit dahinterstehen (so sind denn auch alle kosmetischen Begründungen und Bestrebungen sehr zu unterstützen). Es ist sicher, daß starke innere Spannung, dauernd oder

aktuell (z. B. die Prüfungssituation der Schule), daß ein Zustand von „Verbissenheit" (hier wahrlich im wörtlichen wie im übertragenen Sinn gemeint!) das Übel sehr zu steigern vermag. Nägelbeißen findet man übrigens manchmal auch an den Zehennägeln.

Der oben angeführte „Bewegungsluxus" neuropathischer Kinder kann zu sehr verschiedenartigen Hantierungen führen, entweder in buntem Durcheinander oder aber fixiert auf einzelne Geschehnisse: Da wird in der Nase oder in den Ohren gebohrt, werden die vertracktesten mimischen oder Zungenbewegungen ausgeführt, da wird an den Knöpfen gedreht, an Bleistiften, an den Kragenecken oder, vor dem Einschlafen, an den Polsterecken gekaut, durch Umbiegen der Ecken, Zerknüllen oder Verschmieren bekommen die Schulbücher und Hefte ein schreckliches Aussehen (ein wahres Porträt der Kinder selbst!).

In der Mehrzahl der Fälle bestehen mehrere von den aufgezählten Hantierungen nebeneinander — das entspricht ja ganz dem „Amorphen", Sinnlosen dieses Geschehens, das den Namen „Aktivität" gar nicht verdient. Manchmal aber kommt es zu einer Fixierung auf ein bestimmtes Gebiet, etwa auf ein so skurriles Geschehen wie eine *Trichotillomanie*: Das Kind hat sich angewöhnt, an seinen Haaren herumzudrehen, sie auszureißen, manchmal so intensiv, daß haarlose Stellen beträchtlicher Ausdehnung entstehen. In manchen Fällen werden die Haare verschluckt, so daß sich mit der Zeit im Magen, wo die Haare liegenbleiben, große Knäuel bilden, manchmal förmliche Ausgüsse des Magens, schließlich zu erheblichen Verdauungsstörungen führen und zu chirurgischem Eingreifen zwingen. Im Gegensatz zu manchen tiefenpsychologischen Anschauungen, welche diesen (und anderen) Hantierungen Symbolwert zuschreiben, halten wir auch solches Geschehen für einen Leerlaufmechanismus, der freilich Ausdruck innerer Spannungen sein und somit zu einem guten Teil exogen verursacht sein kann.

Von weit größerer Bedeutung ist das Problem der kindlichen *Masturbation*, nicht zuletzt deshalb, weil es von manchen Erziehern künstlich hochgespielt, angstvoll überbewertet wird.

Neuropathische Kinder gelangen in ihrer Bewegungsunruhe auch einmal an ihr Genitale und hantieren damit ganz affektlos herum —

und das ist wohl kaum als Masturbation zu bezeichnen. Mit der Zeit kann das Kind aber von selbst die Erfahrung machen, daß das zu sexuellem Lustgewinn führen kann — dieser wird nun bewußt gesucht, die Manipulationen gehen mit beträchtlicher sexueller Erregung einher, nicht selten, eben bei diesen neuropathischen Kindern, mit hochgradigen vegetativen Erscheinungen, welche dann die Eltern sehr beunruhigen. Dieses Geschehen kann sich immer stärker fixieren, besonders unter dem Einfluß einer Verführung durch Erwachsene (Ungeschicklichkeit oder aber eine echte, verbrecherische Verführung zu gemeinsamer sexueller Betätigung), noch häufiger aber durch Spielkameraden, wobei es in Gruppen zu gegenseitiger Masturbation kommt, oft zu orgienhafter Stimmung emporgesteigert. So kann das Interesse auch auf „solipsistische" sexuelle Beschäftigung hingelenkt und festgehalten werden, so zwar, daß es zu immer stärkerer Abwendung von der Realität und ihren Anforderungen, zu zunehmender Introversion, zu tagträumerischer Beschäftigung mit sexuellen Themen kommen kann, schließlich sogar zu psychischer Onanie, bei der schon durch sexuelle Phantasien ein Orgasmus ausgelöst werden kann.

Masturbatorische Betätigung gibt es, wenn auch selten, schon bei Säuglingen, unter schwerer Erregung zu einem Orgasmus führend, bei Knaben sogar zu einer Art von Ejaculation (natürlich ohne Spermien). Die Erregung scheint eher unlustbetont zu sein, die Kinder sind bei solchen Aktionen kaum abzustellen, jeder Versuch einer Unterbrechung wird mit Zorn und schwerer Gereiztheit beantwortet. Bei Nachuntersuchungen haben wir gefunden, daß sich aus solchen Kindern nicht, wie man annehmen könnte, sexuell stark betonte Erwachsene entwickeln, sondern ganz im Gegenteil hyposexuelle Persönlichkeiten, die Männer in dieser Hinsicht wenig aktiv, die Frauen frigid. Bei einigen dieser Fälle hat sich uns gezeigt, daß eine so früh einsetzende Masturbation Vorbote noch abnormeren Geschehens war, etwa gar eines schizophrenen Prozesses.

Wir kennen einige wenige Fälle, bei denen der masturbatorische Akt eindeutig Äquivalent eines epileptischen Anfalles war. Freilich wirkt das dann von vornherein anders als eine gewöhnliche Masturbation: Das Geschehen läuft ab ganz ohne Rücksicht auf die Umgebung (z. B. in der Schulstunde), bei deutlich herabgesetzter oder gar aufgehobener Bewußtseinsklarheit, unter Zeichen stärkster vegetativer Erregung, mit schwerer Kongestioniertheit, hochgradiger Salivation, glasigem Blick, es endet mit beträchtlicher Erschöpfung, die Kinder wirken dabei sehr gequält, völlig „ausgeliefert". Auch das EEG sprach in diesen Fällen eindeutig für eine Epilepsie. Und um den Beweis voll zu machen: bei zweien dieser Fälle schlossen sich, einmal nach Monaten, im anderen Fall nach Jahren, schwere und typische Krampfanfälle an.

Eine sehr hochgradige und vor allem ganz enthemmte Masturbation, ohne jede Rücksicht auf etwaige Zuschauer, kann auch Erstlingssymptom eines schizophrenen Prozesses sein, bereits ein Zeichen der schweren Desintegration der Persönlichkeit (natürlich ist aber nicht die Geisteskrankheit die Folge des beschriebenen „Lasters").

Nicht verwunderlich ist es auch, daß bei Kindern mit organischen Hirnstörungen, vornehmlich Postencephalitikern, im Rahmen der allgemeinen Enthemmung auch eine hochgradige Masturbation nichts Seltenes ist, um so stärker und um so weniger auf die Umgebung Rücksicht nehmend, je mehr die Intelligenz und die mit der höheren Kritik verbundenen Hemmungsfunktionen herabgesetzt sind. Besonders in und nach der Pubertät wird dieses Geschehen (nicht so selten auch mit gefährlichen sexuellen Aggressionen einhergehend, meist sich gegen Kinder wendend, die, wenn sie sich wehren, tatsächlich in Lebensgefahr schweben, ja auf schreckliche Weise zu Tode kommen) so quälend und bedrohlich, daß diese Menschen, wenn sie früher auch gut in der Familie führbar waren, dann doch in Heimen untergebracht werden müssen.

Gerade cerebral Gestörte (aber nicht nur sie) geraten manchmal zu recht absurden Formen der Masturbation — mit Instrumenten oder eingeführten Gegenständen, was zu Verletzungen oder doch Reizungen des Organes führen kann (und dann erst recht wieder zu onanistischer Betätigung reizt).

Derartig abnormes Geschehen ist aber in dieser Problematik die Ausnahme. Die meisten Fälle spielen sich vielmehr bei Kindern ab, die sich schließlich doch zu normalen Persönlichkeiten entwickeln. Die Verursachung ergibt sich aus dem Spannungsfeld von inneren und äußeren Bedingungen — einer gesteigerten vegetativen Erregbarkeit, einer für das Alter zu geringen Überhöhung der Triebhaftigkeit, einer Kontakteinschränkung, etwa im Sinne eines autistischen Charakters, wobei das normale Widerspiel mit der Umwelt gestört erscheint und unbekümmert spontane Abläufe dominieren, andererseits bei Kindern, bei denen versäumt wurde, normale emotionale Beziehungen aufzubauen, die durch ihre Umgebung frustriert, sich auf solch solipsistischen Lustgewinn zurückziehen, schließlich bei Kindern, die durch Verführung in dieses Geschehen hineingezogen wurden.

Ein Wort muß über den Zusammenhang von Masturbation und Angst gesagt werden. Nicht nur die tiefenpsychologischen Pädagogen (z. B. ZULLIGER) haben aufgezeigt, daß es im Zusammenhang mit sexueller Betätigung bei Kindern („unter dem Einfluß von Verdrängungen"), besonders oft als Folge von Masturbation zu schwerer Angst kommt, gewiß vor allem bei angstgeneigten Kindern. Das geschieht besonders dann, wenn eine ungeschickte Pädagogik (etwa die „Angstmütter" der „Angstkinder") dem Kind, dessen „Laster" sie entdeckt haben, im wahrsten Sinn „die Hölle heiß machen", die schrecklichsten Krankheiten, vor allem Nervenkrankheiten, und auch Verworfensein im religiösen Sinn als Folgen hinstellen. Auf diesem Gebiet hat auch eine, nicht von der Kenntnis des Kindes ausgehende, sondern deduzierende Pädagogik religiöser Fundierung viele Fehler begangen, indem sie die jungen Menschen in immer tiefere Schuldgefühle und so in Angst hineintrieb (während heute doch in der religiösen Erziehung immer mehr eine freiere und — menschlichere Auffassung durchdringt). Angst führt aber in vielen Fällen erst recht zu einer Verstärkung der Masturbation: Die Verzweiflung darüber, so hoffnungslos in Schuld verstrickt zu sein, bahnt erst recht die ständig wiederholte „Selbstbefriedigung" (so wie auch sonst schwere Unlustgefühle süchtiges Verhalten zu steigern vermögen).

Verhängnisvoll kann sich auch auswirken, daß manche Erzieher die Tatsache, daß neuropathische Kinder aus den verschiedensten Ursachen ihr Aussehen rasch ändern, in kurzer Frist halonierte Augen bekommen, auf einmal spitz und verfallen aussehen können — als Folge eines eben abgelaufenen Aktes deuten (und diese Vermutung kann gewiß stimmen), aber

eben oft auch fehldeuten; dann folgen inquisitorische Befragungen, die das Kind geradezu in jenes Fehlverhalten hineintreiben können, das man verhindern oder heilen wollte.

Es ist klar, daß die Masturbation in der Pubertät am häufigsten vorkommt, zu einer Zeit also, da sexuelle Triebhaftigkeit unter hormonellen Impulsen besonders stark andrängt, aber die sittliche Überhöhung, das Finden des Du in der geliebten anderen Person, noch nicht gelungen ist (dieses Dilemma scheint gerade bei der heutigen akzelerierten Jugend besonders groß zu sein) — während es bei fortschreitender Reifung und besonders dann, wenn der junge Mensch „Führung und Geleit" findet, die ihn anzusprechen vermögen, doch in der großen Mehrzahl der Fälle zu einer Normalisierung kommt.

Erzieherische Instinktlosigkeit der Eltern, heute zu einem fast ubiquitären Übel geworden, zeigt sich besonders auf dem Feld der Sexualpädagogik und da wieder vor allem in ihrer Insuffizienz der Masturbation ihrer Kinder gegenüber. So wie die Eltern selbst in ihrer Einstellung dem Sexuellen gegenüber nicht frei und „menschlich" sein können, so sind sie auch nicht imstande, ihre Kinder richtig zu führen. Daraus ergeben sich für den verstehenden Arzt wichtige Aufgaben der Aufklärung über die tatsächlichen Gegebenheiten den Eltern und auch den älteren Kindern gegenüber (so schwer sich auch versagende Instinkte durch intellektuelle Belehrung ersetzen lassen). Es geht besonders darum, beiden Seiten die Angst abzunehmen, in die sie leicht hineingeraten, geht weiters darum, sie zur Erkenntnis über die Rolle der Sexualität in einem wirklich humanen menschlichen Leben zu führen.

Der seit alters gegebene Rat, Kinder durch ermüdende, ja erschöpfende körperliche Beanspruchung abzulenken, erscheint uns zu primitiv. Die Erfahrung zeigt nämlich, daß gerade hochgradige Ermüdung die Onanieneigung verstärken kann. Es kommt vielmehr darauf an, den jungen Menschen mit höheren, weiteren Interessen zu erfüllen, die ihn ganz in Anspruch nehmen, die ihn auf eine höhere Stufe der Persönlichkeitsintegration heben, die ihm somit eine Reifungshilfe gewähren, so daß er leichter derartige Stadien der Unfertigkeit, des „Stückhaften" hinter sich lassen kann. Gewiß vermag da körperliche Betätigung zu helfen, aber sie muß den ganzen Menschen in Anspruch nehmen, seinen Ehrgeiz (Wettbewerbssituation), seinen Einsatz, seine Freude wecken, ihn mit einer Fülle schöner Erlebnisse beschenken (nicht nur körperlicher Funktionslust). Dazu eignet sich gewiß im besonderen Maß richtig geführte sportliche Betätigung, in noch höherem Maß Wandern und Bergsteigen, aber gewiß nicht weniger, wann immer die individuellen Voraussetzungen dafür gegeben sind, die Führung in das spannungs- und abenteuerreiche Feld des Geistigen.

Von den beschriebenen Ausnahmen abgesehen, ist ja der Masturbation mit den oben angeführten habituellen Hantierungen gemeinsam, daß es sich um Abläufe handelt, die nicht sinnvoll in das Gefüge einer Persönlichkeit eingeordnet sind, nicht unter höherer Leitung stehen. Eben das ist ein Zeichen von Unreife. Schreitet aber mit der Zeit die Persönlichkeitsreifung fort, so verschwinden in den meisten Fällen auch jene Verhaltensstörungen, die somit eine beträchtliche spontane Heilungstendenz aufweisen. Damit ist aber auch das Ziel der Therapie abgesteckt: Es muß versucht werden, sei es mit psychotherapeutischen, sei es mit heilpädagogischen Methoden, die Reifung, die höhere Integration der kindlichen Persönlichkeit zu fördern.

Was wir bisher für die neuropathischen Verhaltensstörungen als charakteristisch herausgestellt haben: sinnleere Abläufe, Gleichgewichtsstörung — das trifft in etwa für die gesamte Aktivität vieler neuropathischer Kinder zu. Was sie tun, ist oft nicht die richtige „Antwort" auf die Reize und Anforderungen der Umwelt, wird nicht kritisch überlegt mit Abschätzung der zu erwartenden Folgen, ist nicht die angepaßte Resultierende zwischen Triebimpuls und Überlegung. Wir werden über die „herabgesetzte Bewußtseinsklarheit" und die Konzentrationsstörung dieser Kinder noch zu sprechen haben. Eine ähnliche Störung zeigt sich aber auch in ihren Handlungen: Diese wirken bei vielen Gelegenheiten sinnleer, unbegründet und unverantwortet, ohne Rücksicht auf Gebote und Verbote. Man kann da kaum von einer echten Aktivität sprechen. Diesen Kindern scheint vielmehr vieles zu „passieren", ohne daß sie es so recht wollen. Wie ein steuerloses Schiff treibt ein solches Kind stundenlang auf der Straße umher, „verschaut" sich in eine Auslage, eine Straßen

arbeit, eine Wolke, oder schaut überhaupt ins Leere. Dabei verrinnt die Zeit, die Schule wird versäumt oder das rechtzeitige Heimkommen; irgendwo kann unterwegs die Schultasche oder die Kappe verlorengegangen sein.

Wacht das Kind in einem Moment zum Bewußtsein der Wirklichkeit auf, so gibt es ein großes Erschrecken — und nicht selten erst recht eine sinnlose Reaktion darauf: Man geht an diesem Tag nicht mehr zur Schule, aber auch nicht am nächsten Tag, weil man sich da ja für das gestrige Versäumnis rechtfertigen müßte; das gleiche schleppt sich so tagelang hin, bis es dann schließlich auffliegt. Oder der Bub traut sich aus Angst vor der Strafe nicht mehr nach Hause, man findet ihn abends oder anderntags zusammengekauert im Keller oder auf dem Dachboden des Hauses oder aber weit weg von daheim, verhungert, durchfroren, verstört. Im Examen zeigt sich, wie verschieden solches Vagieren von dem Durchgehen vitaler Buben ist, die da auf ihren Fahrten so reiche und für sie erfreuliche Abenteuer erleben — hier wird wenig „erlebt", alles geht leer und sinnlos dahin.

Auch die bei solchen Kindern nicht seltenen Eigentumsdelikte sind nicht klar geplant und sinnvoll ins Werk gesetzt, auch sie „passieren" vielmehr wie zufällig, als bliebe ihnen gerade etwas an den Fingern hängen.

So fühlt man sich immer wieder geneigt, diese Handlungsabläufe mit passiven Ausdrücken zu bezeichnen, als etwas, was den Kindern geschieht und was sie gar nicht wollen und planen.

Das gleiche allzu leichte Herausfallen aus der Gleichgewichtslage, das wir oben als bestimmend für das neuropathische Wesen herausgestellt haben, zeigt sich als *Überempfindlichkeit* auf verschiedenen Sinnesgebieten. Diese Kinder vertragen keinen Lärm, sind gequält und erschöpft von der Unruhe der Schulgruppe oder sonst einer lärmenden Situation — soviel Lärm sie auch selber machen; sie sind höchst geruchsempfindlich, es wird ihnen übel, sie erbrechen, ja werden ohnmächtig, wenn sie etwas Faulendes oder etwas „Medizinisches" riechen; sie zeigen eine besondere Berührungsempfindlichkeit — sie vertragen grobfaserige Wäsche nicht auf dem Leib, das Schneiden der Haare oder der Nägel wird eine dramatische Affäre. Hinter der nervösen Appetitstörung stehen sicherlich oft Empfindlichkeiten gegen bestimmte Nahrungsmittel, welche die Kinder so wählerisch erscheinen lassen. Viele von ihnen vertragen die pralle Sonne nicht, viele sind besonders wetterfühlig. Diese Typen haben auch deutliche Beziehungen zur „exsudativen", zur „allergischen Diathese".

Diese Überempfindlichkeiten finden sich in der Mehrzahl der Fälle bei Kindern, die auch im positiven Sinn „feine Nerven" haben, die an sich selbst und an der Welt mehr spüren und wahrnehmen als die Stumpfen und Primitiven. So kann sich also eine erniedrigte Reizschwelle im positiven wie im negativen Sinn auswirken.

Eine Quelle schwerer Konflikte bildet die so häufige *Störung der Arbeitsweise*, die *Konzentrationsstörung* neuropathischer Kinder. Das normale, sinnvoll zum Arbeitsziel führende Verhalten hat zur Voraussetzung, daß von den Vorgängen der Außenwelt, die ohne Unterlaß durch zahlreiche Sinnesorgane in die Persönlichkeit einströmen, nur ein kleiner Ausschnitt wahrgenommen wird, auf den man sich eben „konzentriert", d. h. einengt, während man sich allen anderen Reizen gegenüber abstellt — so wie der Lichtkegel eines Scheinwerfers nur einen Ausschnitt der Landschaft in scharfes, helles Licht taucht und alles andere im Dunkeln läßt. Bei diesen Kindern ist es aber ganz anders: Sie dösen verloren vor sich hin, der trübe, leere Blick drückt ihre herabgesetzte Bewußtseinsklarheit deutlich aus; ruft man sie auf, muß man sie förmlich von weit herholen; sichtlich geht nichts in ihnen vor, alles „läuft leer" oder aber — auch das ist eine Art Leerlauf, ein Mangel an auswählender psychischer Aktivität — die Kinder können sich den Reizen der Außenwelt gegenüber nicht abstellen, sind ihnen ganz passiv ausgeliefert, sind von ihnen stärker angezogen, als von der ihnen gestellten Aufgabe. Alle Vorgänge ringsum in der Klasse oder auf der Straße, die Wolke am Himmel wie das vorbeifahrende Auto, werden mit einer „passiven Aufmerksamkeit" registriert — und veranlassen Reaktionen, die meist stören.

Es ist klar, daß das Unterrichten solcher Kinder für den Lehrer eine quälende Mühe bedeutet (und er hat heutzutage fast immer mehrere dieser Art in seiner Klasse), daß aber auch die häusliche Aufgabensituation eine Fülle kaum lösbarer Probleme aufgibt: Oft haben die Kinder überhaupt „verschlafen", was vom Lehrer aufgegeben wurde, und es kostet mühsame Rückfragen, das zu erfahren; dann bro-

deln sie endlos (mit all den oben geschilderten habituellen Hantierungen), weder das Androhen von Strafen noch das Versprechen von Belohnungen kann sie straffen und beschleunigen, nur die unmittelbare und unentwegte Führung beim Lernen vermag bessere Leistungen zu erzielen — aber auch diese häusliche Lernführung hat ihre schwere Problematik: Die meist selbst nervöse Mutter, welche, so eng emotional verhaftet, die Sachlichkeit und Distanz gar nicht aufbringen kann, wird, rasch sich hineinsteigernd, in hohem Maße gereizt, es gibt von beiden Seiten Ausbrüche, und geleistet wird erst recht nichts; es gibt keine Zeit für das erholende und persönlichkeitsformende Spiel, ja nicht einmal für den so notwendigen Schlaf.

Unverkennbar sind die exogenen Faktoren dieses Störungssyndroms: Die moderne Reizüberflutung auf allen Sinnesgebieten, besonders Radio und Fernsehen (dessen störende Einwirkungen auf die Konzentration der Schulkinder in eindrucksvollen Untersuchungen erwiesen wurden), dauernd schwelende oder aber offen ausbrechende Konfliktsituationen in der Schule oder in der Familie; nicht übersehen dürfen dabei aber die endogenen, konstitutionellen Komponenten werden, die ganz parallel gegeben sind, mit den kaum je fehlenden körperlichen Zeichen der vegetativen Störung.

Scheinbar ganz gegensätzlich (so daß man sich oft wundert, auch das in ihnen zu finden) ist eine andere Reaktionsweise neuropathischer Kinder: ihre *gesteigerte Affekterregbarkeit*, ebenfalls ein Zeichen der leicht störbaren Gleichgewichtslage. Unvermittelt können sie aus ihrer Verlorenheit in eine enthemmte Erregung ausbrechen, mit höchst gesteigerten vegetativen Reaktionen: Sie sind wie von Blut übergossen, schweißüberströmt, ja sie geifern; blindwütig gehen sie auf den Gegner los, nicht nach den sonst genau eingehaltenen Regeln eines Ehrenkodex, der eine Bubenrauferei zu einer nicht unerfreulichen Angelegenheit macht, sondern mit Nägeln und Zähnen, mit allen unfairen Griffen und Schlägen, ohne jede Rücksicht auf die Gefährdung des anderen und auch der eigenen Person (da sie ja auch das Kräfteverhältnis gar nicht berücksichtigen und sich auch auf viel Größere stürzen). In solchen Situationen muß der Erzieher rasch eingreifen, was gar nicht leicht ist, weil sonst die Gegenstände der Umgebung, die Kleider und die körperliche Integrität der Kämpfenden zu sehr gefährdet sind.

Ebenso gibt es eine enthemmte, aufgeputschte Lustigkeit, in der auch viel Unfug passiert, die aber unvermittelt in zornwütige Gereiztheit umschlagen kann („Kinderjausenstimmung" nach Lazar).

Wir sagten schon, daß der Leerlauf und die enthemmte Affektivität einander unvermittelt ablösen können. Beide Verhaltensweisen aber sind weit entfernt von Angepaßtheit, von sinnvollem Fühlen, Wollen und Handeln, die da, als richtige Antwort auf die jeweilige Situation oder als „urhebendes" Tun vom Kern der kindlichen Persönlichkeit ausgingen. Vielmehr wirkt alles, was bisher von uns beschrieben wurde (der leere Bewegungsluxus ist dafür ein gutes Beispiel, ebenso aber auch verschiedene Organsymptome), eigenartig „un-zentriert", ungerichtet, sinnlos.

Aber in der großen Mehrzahl der Fälle bleibt das erfreulicherweise nicht so. Wir haben schon davon gesprochen, wie die weitaus meisten „Organneurosen" mit reifender Persönlichkeit ausheilen, wie groß auch immer die Variationsbreite dieses Vorganges sein mag (z. B. beim Bettnässen). Nicht anders ist es mit zahlreichen der geschilderten nervösen Verhaltensstörungen: Auf einmal, meist gegen die Pubertät zu, findet man beim Verfolgen dieser Verläufe, daß nun doch eine seelische Substanz nachgereift ist, daß die Kinder nun doch ansprechbar geworden sind, daß sie konzentriert arbeiten und verantwortlich handeln gelernt haben (diese Tatsache macht natürlich die heilpädagogische Aufgabe um so wichtiger, diesen Kindern bestmöglich über jene Jahre hinwegzuhelfen, in denen die charakteristische Störung der Arbeitsweise oder andere Verhaltensschwierigkeiten bestehen).

Nervöse Symptome gibt es aber auch bei seelisch höchst differenzierten, sensiblen, wachen Kindern, deren intellektuelle, auch schulische Leistungsfähigkeit darum auch kaum beeinträchtigt erscheint, so sehr gerade diese Kinder auch durch die nervösen Erscheinungen gequält werden. Dabei hat man oft den Eindruck, diese Symptome seien ursächlich mit den intellektuellen und charakterlichen Vorzügen verbunden, sie seien der Preis, den ein frühreifes und überfein organisiertes Kind für seine besonderen Fähigkeiten bezahlen muß, ja seien ein „Antrieb zum Vollkommenen".

Jedenfalls kennen wir keine echte Frühreife ohne nervöse Zeichen.

Daraus ergibt sich, daß es niemals genügt, nur das einzelne Symptom betrachten (oder behandeln) zu wollen. Immer muß man vielmehr zu verstehen suchen, welchen Ort ein Symptom im Rahmen der kindlichen Persönlichkeit und ihrer erlebten Geschichte einnimmt. Erst von da eröffnen sich die Wege sinnvoller Therapie.

Wenn es auch echte Heilungen nervöser Erscheinungen durch die Behandlung, vor allem aber durch die Persönlichkeitsreifung, gibt, so geschieht es andererseits doch häufig, daß diese den Ort und die Art wechseln, daß neue Erscheinungen auftreten, besonders wenn es wieder einmal zu Arbeitsüberlastung oder zu Konflikten kommt, die von der Persönlichkeit nicht mehr bewältigt werden können. Aber die Entwicklung tendiert doch deutlich dahin, daß der Mensch seinen nervösen Symptomen nicht mehr so ganz ausgeliefert ist wie im Kindesalter, wie sehr er auch von ihnen gequält sein mag, daß er sie schließlich zu beherrschen oder doch zu kaschieren gelernt hat.

Das führt zur Frage der **Altersspezifität** nervöser Erscheinungen. Beim Säugling, der ja noch keine höhere Differenzierung aufweist, können vor allem die primitiven Lebensfunktionen (die „Lebensnerven und Lebenstriebe", so hat L. R. Müller die vegetativen Schaltungen bezeichnet) gestört sein — das Trinken (Erbrechen bis zum Pylorospasmus), die Stoffwechselregulationen (Verdauungsstörungen infolge zu geringer Toleranzbreite), das Schlafen (leichte Erweckbarkeit, gesteigerte Reizbarkeit). Das Kleinkind zeigt vornehmlich Störungen auf dem Gebiet der Affektivität (respiratorische Affektkrämpfe kommen nur in diesem Alter vor) sowie verschiedene nervöse Fehlreaktionen, die als Reifungsmangel anzusehen sind (Wackeltic, Einnässen und -schmutzen). Organneurosen können sich aber weit ins Schulalter hineinziehen. Daneben dominieren hier aber die beschriebenen Störungen der Arbeitsweise, die Konzentrationsstörung, die gesteigerte Affekterregbarkeit. Es ist nicht verwunderlich, daß in dieser Altersphase, deren wesentlicher Inhalt ja, wie der Name sagt, die Schule ist, die Störungen in der Schulsituation am stärksten in Erscheinung treten und hier auch die größten sozialen Schwierigkeiten bereiten.

In den typischen Fällen (von jenen abgesehen, bei denen etwa die nervösen Symptome
Reaktion auf eine Überforderung infolge von
Unterbegabung oder gar Schwachsinn sind)
beginnt die nervöse Konzentrationsstörung
nicht schon im 1., sondern erst im 2. oder
3. Schuljahr, erreicht ihren Höhepunkt im 4.
oder 5. Schuljahr und klingt in der Mehrzahl
der Fälle bereits vor der vollen Ausprägung der
Pubertät ab. In dieser Phase wird sich ja die
Persönlichkeit ihrer selbst und ihrer Mittel voll
bewußt, lernt sich und damit seine Arbeitsweise „in die Hand zu bekommen".

Nach der Pubertät finden sich zahlreiche
Überempfindlichkeiten und Fehlinnervationen
vor allem auf dem Gebiet des Kreislaufes
(Herzsensationen, vasomotorische Kopfschmerzen); das tritt nun freilich oft nicht mehr so
nach außen in Erscheinung, weil der Betroffene,
wenn auch sehr gequält durch seine Symptome,
sich zu beherrschen gelernt hat.

Hat man Gelegenheit, nervöse Menschen
durch Jahrzehnte hindurch zu beobachten, so
findet man oft eine ganz gesetzmäßige Abfolge
von Symptomen, aber auch einen Wechsel der
Intensität, all das ebenso bestimmt von inneren
Entwicklungstendenzen wie auch von äußeren
Ereignissen, besonders von der jeweiligen mitmenschlichen Situation. Vor allem aber ist es
eindrucksvoll, zu beobachten, wie der nervöse
Mensch dem „Gesetz, nach dem er angetreten",
sein Lebtag treubleibt.

Pubertätsmagersucht, Anorexia nervosa

Über dieses doch wohl in den Abschnitt
„Neuropathie" gehörende Krankheitsbild gibt
es eine reiche Literatur, wohl weil es so ungemein eindrucksvoll ist. Ein Mädchen in den
Entwicklungsjahren (bei den typischen Fällen
handelt es sich weit überwiegend um Mädchen)
magert zum Skelet ab, verliert manchmal über
die Hälfte ihres Sollgewichtes, selbst der Bichat-
sche Fettpfropf der Wangen schwindet weitgehend, zahlreiche körperliche Funktionen
liegen schwer darnieder (Darmtätigkeit bis zu
hochgradiger Obstipation, Grundumsatz, Blut-
zuckerwerte, Amenorrhoe u. a.). Nicht weniger
eindrucksvoll ist aber das psychische Bild, das
in manchem nicht zu der Tatsache paßt, daß
diese Mädchen an der Grenze des Hungertodes
stehen und diesem tatsächlich in seltenen Fällen
erliegen: Schon der ausdrucksvolle, glühende
Blick paßt nicht zu einer „Auszehrungskrankheit" (in diese Gruppe hat MORTON, bereits im
17. Jahrhundert, das Krankheitsbild eingeordnet); vor allem ist man aber dadurch beeindruckt, von welch starker Aktivität, welcher
Energie des Beharrens und Ablehnens, von wie
lebhaften Interessen diese Mädchen meist erfüllt sind (im terminalen Stadium kann es
freilich zum psychischen Erlahmen kommen).
Meist wird auch klar, daß der Zustand seelische Hintergründe hat, daß es zu einer Umkehr, einer Abwehr der Funktion des Vegetativen, Vitalen — und auch des Sexuellen
kommt, und daß diese sehr dynamisch fest-
gehaltene Einstellung die gesamte Symptomatik speist.

Die ersten Beobachter glaubten an eine
Psychogenese des Zustandes, das zeigt sich
auch in der Nomenklatur (GULL, 1868: „Anorexia nervosa"; LASÈGUE, 1873: „Anorexie
mentale"). 1914 beschrieb SIMMONDS eine
Kachexieform aufgrund eines Schwundes des
Hypophysenvorderlappens, die ganz mit diesem
Zustandsbild übereinzustimmen schien; auch
organische Veränderungen im Diencephalon
verursachten ähnliche Bilder. Von da an wurde
die organische Genese stärker in den Vordergrund gestellt. Und schließlich zeigt sich, daß
eine Pubertätsschizophrenie zumindest zu Beginn ganz ähnliche Bilder hervorrufen kann.
Von den beiden letztgenannten Zuständen muß
aber — und kann auch meist durch die Symptomatik und die Verlaufsbeobachtung — die
Pubertätsmagersucht (P.m.) abgegrenzt werden.

M. BLEULER deutet *alle* körperlichen Begleiterscheinungen als Hungerfolgen. Dieser
Ansicht sind wir nicht. Viele Symptome sind
von Anfang an vorhanden, da man noch nicht
von einem höhergradigen Hungerzustand sprechen kann, manche können überhaupt nicht
aus einem solchen erklärt werden. z. B. Behaarungsanomalien, meist in Form beträchtlicher Hypertrichosen an Stamm und Extremitäten, was nach Abklingen der Krankheit
wieder verschwindet; das spricht doch sehr für
ein primär-diencephales Geschehen.

Eigenartig ist in vielen Fällen bereits die
„prämorbide Persönlichkeit": Schon lange vor
der Pubertät, manchmal schon im Säuglingsalter, bestehen beträchtliche Appetitstörungen,

gibt es Probleme um die Nahrungsaufnahme. Problematisch sind diese Persönlichkeiten aber im gesamten: meist überintellektualisiert, unkindlich-reif, introvertiert, nicht imstande, in ihren unbewußten, pflanzenhaften („vegetativen") Abläufen zu beruhen. Darüber wird noch mehr zu sagen sein.

Warum kommt das Krankheitsbild gerade in der Pubertät und ganz überwiegend bei Mädchen zum Ausbruch? Es gibt im Entwicklungsverlauf mehrere „Umbaustellen" der Persönlichkeit, an denen sich, oft unter krisenhaften Erscheinungen, Neues bildet, an denen die Persönlichkeit aber auch besonders labil und krankheitsgefährdet ist (erhöhte Anfälligkeit des endokrinen Systems und des Zentralnervensystems). Das trifft für keine Zeit so sehr zu wie für die Pubertät: Neuerwerb, Umbau, Disharmonie und körperlich-seelische Gefährdung zeigen sich hier im höchsten Maß, am meisten beim weiblichen Geschlecht, das da schon im normalen Bereich ungleich empfindlicher ist als das männliche, schon gar bei jener Charaktervariante, die wir als die konstitutionelle Grundlage des Syndromes ansehen.

Harbauer hat einen typischen Fall von P.m. bei einem Burschen beschrieben. Aber alle Beobachter sind sich darüber einig, daß das Zustandsbild beim männlichen Geschlecht sehr viel seltener vorkommt, daß es dann meist hirnorganisch oder durch eine Psychose bedingt ist. Wir selbst haben in den letzten 12 Jahren 17 Fälle von P.m. beobachtet, darunter war nur ein männlicher, und der stellte sich schließlich als Hypophysentumor heraus.

Auch darüber ist man sich einig, daß die meisten dieser Mädchen in einer nicht-normalen Familiensituation aufgewachsen sind und leben; meist ist die Umweltsituation sogar in sehr hohem Grad gestört, vor allem von seiten der Mutter. Die Mütter sind oft schwer neurotische Persönlichkeiten, sie bringen für die Familie und besonders für das betreffende Kind nicht die Wärme und Sicherheit auf, die erst das Kind in der Welt Wurzeln schlagen läßt, sie sind voll von Angst und verbreiten Angst um sich, alles wird ihnen und den Ihren zum Problem; in zweien unserer Fälle war die Mutter schizophren. Die Väter, so haben wir (mit anderen) den Eindruck, spielen in der Familienkonstellation nicht eine so bedeutsame Rolle; viele sind, wenn auch geistig oder künstlerisch bedeutend,

weich und unaktiv, sie können sich ihren Frauen gegenüber nicht durchsetzen.

Diese Gegebenheiten scheinen uns aber keineswegs zu beweisen, die P.m. sei eine Neurose, also rein exogen, durch fortgesetzte psychische Traumatisierung des Kindes bedingt. Wir halten es vielmehr für möglich, ja für wahrscheinlich, daß hier gemeinsame Anlagen einer konstitutionellen Psychopathie weitergegeben werden, aber freilich durch das Zusammenleben zu verhängnisvoller Gradausprägung gesteigert.

In der Mehrzahl der Fälle haben diese Mädchen viele Charakterzüge gemeinsam, bei aller sonst sehr stark ausgeprägten Individualität. Dieses Gemeinsame sei nun geschildert, wenn auch im Einzelfall nicht alle Züge zutreffen mögen. Schon im früheren Leben fällt eine starke Introversion auf; die Kinder sind in der Familie und in der Klassengemeinschaft isoliert, neigen zu Konflikten, Geschwistereifersucht, Tyrannisieren der Umgebung, sie haben in der Klasse keine Freundin, ja werden mit Affekt von den anderen abgelehnt.

Fast ausnahmslos sind die Schulleistungen beträchtlich überdurchschnittlich. Das wird bei einem Teil der Mädchen tatsächlich einer sehr guten intellektuellen Begabung verdankt, einer ungewöhnlich hochstehenden Abstraktionsfähigkeit (während das „durchschnittliche" Mädchen eher im Konkreten, Lebenspraktischen daheim ist). An den guten Schulerfolgen hatte oft aber einen noch größeren Anteil ein ungewöhnlicher Fleiß und Arbeitseinsatz, verbissen, pedantisch, kläublerisch, keine Zeit und keine Mühe schonend; oft fanden wir ein typisches Schriftbild — höchst ordentlich kalligraphiert, aber gedrängt und schwunglos, wobei ausgezeichnete Orthographie und Grammatik ebenfalls zu dem Bild gehören. Aber man wird dieses über- oder unmenschlichen, humorlosen Fleißes nicht froh, auch die Mädchen selbst nicht: Was sie tun, wirkt deutlich zwanghaft, eingeengt, von Angst getrieben.

Auch körperliche, sportliche Leistungen werden oft mit ähnlicher Dynamik vollbracht, auch noch zu einer Zeit, da man das dem reduzierten Körper gar nicht zutrauen würde. Auch diese Leistungen aber kommen nicht aus gelöster Freude am eigenen Körper, sondern wirken überspannt, nur mit äußerstem Willenseinsatz erreicht.

Typisch ist eine besondere Fähigkeit zur Selbstbeschau, zum Problematisieren der eigenen körperlichen und seelischen Funktionen, aber auch eine verstärkte Empfindlichkeit und Angerührtheit, die manchmal ans Paranoide gemahnt; solche Züge geben dann Anlaß zu einer schwierigen Differentialdiagnose gegenüber einem schizophrenen Verlauf.

Im gleichen Sinn wird nun das Essen problematisiert — und verweigert, ja wird gegen den eigenen Körper gewütet. Oft hat es ähnliche Schwierigkeiten schon in der früheren Kindheit gegeben, dauernd oder gelegentlich, aber doch nicht in solchem Grad wie in der Pubertät. Einmal steigern sich die Schwierigkeiten schleichend, ein andermal wird von einem auslösenden Erlebnis berichtet (eine boshafte Bemerkung einer Kameradin, das Mädchen könnte zu dick werden, der Anblick des Schlachtens oder gar des Schächtens eines Tieres). Konsequent wird die Nahrung verweigert, zusätzlich werden Abmagerungsmittel gebraucht, es wird Erbrechen provoziert. So kommt es über kurz oder lang zur Ausbildung einer geradezu skeletierten Körperlichkeit, schließlich mit lebensbedrohendem Darniederliegen zahlreicher vitaler Funktionen.

Natürlich entzünden sich an diesem Geschehen schwere Konflikte im Elternhaus, vor allem mit den schon beschriebenen schwierigen, instinktunsicheren Müttern, die da immer den kürzeren ziehen. Die Mädchen haben dabei ihren eisernen Willen einzusetzen, aber auch ein erstaunliches Raffinement der Täuschung (Verheimlichen des Erbrechens, Verschwindenlassen von Speisen). Diese Verlogenheit steht in eigenartigem Gegensatz zu einer oft hochgespannten, skrupulösen Religiosität. Vor sich selber und vor anderen geben die Mädchen für die Ablehnung des Essens komplizierte, manchmal recht abstruse Begründungen (asketische Grundsätze, Mitleid mit den Tieren), manche dieser Vorstellungen, manche übersteigerte Ekelgefühle grenzen wieder einmal bedenklich ans Paranoide.

In gleicher Weise wie das Essen wird (oder ist das ein Ausdruck für das andere? Mittel für das andere?) das Ausreifen zum vorbestimmten Geschlechtscharakter abgelehnt und abgewehrt. Das Mädchen verabscheut die weiblichen Formen, die sich bei ihr entwickeln wollen, hat schweren Ekel gegenüber der Menstruation, die sich eingestellt hat, oder Angst vor ihr; sie kann sich ein sexuelles Leben, gar eine Lebenserfüllung darin, nicht vorstellen; es verursacht Angst und Ekel, daran nur zu denken.

Damit kommen wir zum Wesentlichen dieser Persönlichkeitsbilder. Es besteht eine Desintegration zwischen dem intellektuellen und dem thymischen Bereich der Person: All das, was den Menschen an die Welt und die anderen Menschen bindet, ihn in der Welt wurzeln läßt, das unbewußte Wachsen und Weben (vom „pflanzenhaften", vegetativen Nervensystem beherrscht), das Wirken der alten Instinkte, die daraus sich ergebenden Anpassungsvorgänge — all das funktioniert nicht richtig. Gerade das Intellektualisieren und Problematisieren ist ein Ausdruck der Störung und stört die Funktionen nur immer mehr, bringt das Moment des Zwanghaften ins Spiel, zu Qual und Angst der damit behafteten Menschen. Wer also nicht „mit klammernden Organen", wie GOETHE unübertrefflich sagt, in der Welt wurzeln kann, der hat schwere Angst, die spontan aufsteigt, die aber oft, zumal bei so überintellektuellen Menschen, sekundär rationalisiert, mit Erlebnissen oder Befürchtungen erklärt wird; zum Schutz dagegen, zur Beschwörung wird nicht selten ein Zeremoniell aufgebaut (pedantische Lebensordnung, Niederknien vor einer Schularbeit, kompliziertes Eßzeremoniell); so wird das gesamte Leben schwer eingeengt.

Die geistige Frühreife steht öfters in eigenartigem Gegensatz zu Zeichen eines Reifungsrückstandes: Zurückbleiben des Wachstums, Verspätung des Pubertätseintrittes (angesichts der gegenwärtigen säkularen Acceleration), Hypogenitalismus, nicht weniger aber auch ein psychischer Infantilismus, trotz des oft so reifen Denkens; manchmal sieht man auch ein „infantilisierendes" Verhalten: Die Mädchen sprechen mit hoher Kinderstimme, spielen sich neckisch auf (das hat manche Autoren veranlaßt, die P.m. in den Kreis der Hysterie einzuordnen).

Es ist schon angeklungen, daß die Mädchen mit starker Dynamik und großem Raffinement an einem höchst wirkungsvollen widersetzlichen Verhalten festhalten, vor allem bei Problemen des Essens, oft aber auch an einem ausgesprochenen Negativismus in anderen Belangen. Gleichzeitig damit kommt aber eine scheinbar ganz gegensätzliche Verhaltensanomalie vor: Züge von Befehlsautomatie.

Dem Erzieher, der diesen Menschen mit großer innerer Sicherheit entgegentritt (die nicht so sehr intellektuell als vielmehr emotional begründet sein muß), *können* sie sich gar nicht widersetzen, sie folgen fast ohne eigene Entscheidungsfreiheit, selbst was das von ihnen so sehr gehaßte Essen betrifft. Die gleiche — nur scheinbare — Gegensätzlichkeit findet sich ja auch bei anderen, freilich immer sehr abartigen Menschen, z.B. auch Schizophrenen. Und in Wirklichkeit sind Negativismus und Befehlsautomatie gar nicht so sehr verschieden; beides sind Zeichen schwer gestörter Entscheidungsfreiheit, beide Zustände haben eine beträchtliche Desintegration der Persönlichkeit zur Voraussetzung. Im übrigen haben wir dieses „befehlsautomatische" Ansprechen auf Anweisungen von außen immer nur gefunden, solange es den Patienten sehr schlecht ging; besserte sich der Zustand, so wurde er schließlich von einem einsichtigen, freien Einwilligen abgelöst.

Wie sehr es bei der P.m. um einen Zustand tiefer Unsicherheit der vitalen Instinkte geht, das zeigt die Tatsache, daß die Magersucht in manchen Fällen in kürzerem oder längerem Abstand, manchmal erstaunlich unvermittelt, von einer Freßsucht und konsekutiven Fettsucht abgelöst wird, die dann ihrerseits wieder beträchtliche Konflikte schafft und schwierige therapeutische Probleme aufgibt.

Gewiß gibt es auf dem Feld des dramatischen Geschehens der P.m. große individuelle Unterschiede, Verschiedenheiten in der Gradausprägung, in der Motivation (nicht nur in dem, was nach außen hin angegeben wird, sondern auch darin, was die Mädchen innerlich bestimmt), in der Wertigkeit der äußeren, besonders der familiären Situation. Die überwiegende Zahl der Beschreiber ist der Überzeugung, daß es sich um ein vorwiegend psychisch determiniertes Geschehen handelt, daß aber bestimmte konstitutionelle Vorbedingungen, eine „endogene Erlebnisbereitschaft" [Asperger (5)], eine entscheidende Rolle spielen. Charakterologisch wurden von einigen Beziehungen zum Kreis der Hysterie, von anderen, denen auch wir zuneigen, zum Kreis des Zwangsneurotischen gesehen. Als das Wesentliche ist wohl eine Reifungshemmung anzusehen, eine Unfähigkeit, zu seinem Geschlechtscharakter auszureifen, ihn zu akzeptieren. H. Wallis, die in jüngster Zeit sehr gute Studien über die P.m. gemacht hat, spricht von einer „schweren

Reifungskrise in einer biologisch und entwicklungspsychologisch außerordentlich bedeutsamen Phase", was unserer Ansicht sehr nahekommt. Von anderen Autoren, besonders von ausschließlich tiefenpsychologisch orientierten, wird die familiäre Situation, besonders die gestörte Kind-Mutter-Beziehung, in den Vordergrund der Ätiologie gerückt (was aber nach unserer Meinung doch nur die eine Seite des komplexen Geschehens beleuchtet). In jedem einzelnen Fall muß aber die Differentialdiagnose gegenüber hirnorganischen Prozessen (Tumoren der Hypophyse oder des Zwischenhirns, Folgezustände von Encephalitiden) und andererseits gegenüber der Pubertätsschizophrenie mit großer Gewissenhaftigkeit getroffen werden — ein sehr schwieriges Unterfangen, das manchmal erst bei langer Verlaufsbeobachtung gelingt.

Zusammenfassend berichtet über die Probleme des P.m. das von Meyer und Feldmann herausgegebene Werk „Anorexia nervosa".

Die *Therapie* ist immer schwierig und langwierig und erfordert bei den ausgeprägten Fällen ausnahmslos eine längere Spitalsaufnahme, am besten in ein Kinderspital mit einer heilpädagogischen oder kinderpsychiatrischen Spezialabteilung (auch wenn die Mädchen oft schon das 14. Lebensjahr überschritten haben). Ist die Gefahr eines Stoffwechselzusammenbruches nahe oder ist dieser schon im Lauf (Acidose, Hypokaliämie), so muß mit allem modernen Rüstzeug der Elektrolyttherapie, etwa auch der Sondenernährung, vorgegangen werden. In der Mehrzahl der Fälle gelingt es aber einer überlegenen Führung (etwa auch die Neigung zur Befehlsautomatie bei diesen Mädchen benützend, wie wir oben darlegten), sie zur Aufnahme genügender Nahrungsmengen zu veranlassen und sie damit aus der körperlichen Gefahr zu bringen. Das erfordert viel von dem, der die Situation meistern will: an Klugheit (die ja dem schon beschriebenen Raffinement der Kranken gewachsen sein muß), an affektiver Ausgeglichenheit (daß man nicht ungeduldig, nicht ablehnend wird und sich andererseits nicht wehrlos in das abnorme affektive Spiel der Kranken hineinziehen läßt), schließlich an echter Zuneigung, die dann letztlich doch diese so schwierigen Menschen gewinnt (Wallis hat, a.a.O., gerade die affektiven Schwierigkeiten bei diesen Mädchen überzeugend geschildert).

Die schwierigste Aufgabe beginnt freilich erst, sobald die Mädchen der Gefahr des Verhungerns entzogen sind, sobald sie wieder genügend essen. Sie bleiben ja höchst schwierige Charaktere, eingeengt in ihren mitmenschlichen Beziehungen und darum in ihrer sozialen Einordnung behindert. Damit ist die Aufgabe gestellt, nicht nur zur Überwindung der aktuellen Reifungskrise beizutragen, sondern, wie bei jeder echten Psychotherapie, zu einer Nachreifung der Gesamtpersönlichkeit, vor allem in den sozialen Belangen zu helfen. Man wird versuchen, in die häusliche Konfliktsituation von seiten des Kindes und der Eltern, besonders der Mutter her einzugreifen, klärend und zu einem besseren, menschlicheren Verhältnis führend. Vor allem muß man versuchen, bei den Mädchen die positiven Qualitäten des zwangsneurotischen Charakters ins Spiel zu bringen, den Fleiß und den Ehrgeiz, die pedantische Genauigkeit; muß ihren Horizont erweitern, sie — schul- und berufsmäßig — auf weitere Ziele hinlenken. So schwer sich auch mit diesen Charakteren ein Kontakt aufbaut, kann das schließlich doch gelingen und hält dann auch Belastungen in der Zukunft stand, die nie ausbleiben. Gerade in solchen Fällen bewährt sich eine „heilpädagogische Menschenführung".

Therapie der Neuropathie

Die ganze Schwierigkeit dieser Problematik wird klar, wenn man bedenkt, daß es sich um konstitutionell grundgelegte, in wesentlichen Komponenten angeborene, ererbte Störungen handelt, die andererseits in jahrelang „eingeübtem" Zusammenspiel mit dem familiären und sonstigen Milieu ihre Gradausprägung, ihre Intensität erlangt haben, weiters auch daraus, daß die „vegetative Dystonie" auf Fehlfunktionen eines in sich gegensätzlich geschalteten Nervensystems (des sympathischen und des parasympathischen Anteils) beruht, in welche Funktionen schwer einzugreifen ist.

Medikamentöse Therapie. Es liegt nahe, bei den oft dramatischen Störungen zur Verschreibung von das vegetative System beeinflussenden Medikamenten zu greifen, sowohl wenn quälende Organsymptome im Vordergrund stehen, wie auch, wenn man die psychische Übererregbarkeit, die Unruhe der Patienten beeinflussen will. Für beide Zwecke bietet sich eine heute bereits unübersehbare Fülle von Medikamenten an.

Es gibt Mittel, welche direkt das vegetative System im Sinn einer Dämpfung überschießender Funktionen beeinflussen; man kann die einzelnen Komponenten angehen, durch vagotrope (etwa aus der Atropingruppe) oder durch sympathicotrope Mittel (etwa aus der Ergotamingruppe; so hat sich etwa bei der „funktionellen" Obstipation durch überschießende, spastische Innervation des Enddarmes das sympathicus-lähmende Dihydroergotamin als sehr wirksam erwiesen). In vielen anderen Fällen ist es notwendig und auch wirksam, sowohl die sympathischen wie die parasympathischen Innervationen zu dämpfen· Es gibt darum zahlreiche Kombinationspräparate (z. B. Bellergal oder Priscophen).

Sofort erhebt sich aber, wenn man mit Medikamenten an diese Fälle herangehen will, eine sehr komplexe Problematik. Im einzelnen Fall weiß man nie, ob nun ein Medikament durch direkte chemische Einwirkung oder nur suggestiv wirkt; nur der mit hoher Kritik angestellte, statistisch exakt ausgewertete Massenversuch (etwa Doppel-Blind-Versuch) kann darüber exakt Auskunft geben. Vor allem aber ist zu sagen, daß man vegetative Funktionen sehr wohl durch chemische Einwirkungen lähmen kann — aber dadurch erreicht man keineswegs jene komplizierte Harmonie, welche das gesunde Verhalten bestimmt, ja man kann, besonders durch Überdosierung, das Einschwingen in diese Harmonie des vegetativen Systems für lange Dauer grundlegend stören (über diese Problematik wurde schon anläßlich der Schlafstörungen, S. 866, gesprochen).

In der modernen Welt tritt immer mehr in den Vordergrund die Medikation mit „Tranquilizern", ja mit „Neuroleptika", vor allem in Fällen, wo neben den nervösen Organsymptomen quälende Allgemeinzeichen das Bild beherrschen. Man versucht, vor allem gegen die emotionalen Spannungen anzugehen, welche gewissermaßen den Motor für die weite „psychosomatische" Symptomatik darstellen. Für eine ganze Gruppe solcher Medikamente wird der stolze Name „Ataraktika" in Anspruch genommen: Herbeigeführt soll werden die ἀταραξία, ataraxia, die heitere Ruhe des Gemütes, in schöner Harmonie schwebend. Die Inanspruchnahme dieses Namens aber, der schon in der griechischen Philosophie eine große Rolle spielt, zeigt die ganze Hybris des modernen Menschen: Wie sollte es der Chemie, einem dämpfenden Medikament, gelingen, jene Gemütsruhe herbeizuführen, etwas zu erreichen, was doch nur durch seelische Führung gelingen kann?

Gewiß kann man bei zahlreichen nervösen Zuständen mit den Tranquilizern einiges erreichen, wofern die äußere Situation, die seelische Atmosphäre nicht allzu ungünstig ist, nicht eine allzu stark traumatisierende Dynamik entwickelt, oder wofern man imstande ist, gleichzeitig (besser: zuvörderst) psychotherapeutisch auf die ganze Situation einzuwirken. Als Mittel bieten sich an: Zahlreiche Medikamente aus der Gruppe der Meprobamate (z.B. Miltaun, Atarax) oder das auf anderer Grundlage entwickelte Librium oder Valium.

Sehr viel stärker ist die Gruppe der „Neuroleptika", die vornehmlich auf das „tektoretikuläre System" wirken, jenes wichtige Schaltzentrum für das vegetative Geschehen wie auch für die Reize, die zwischen dem Subcortex und dem Cortex hin- und hergehen. Als Beispiele seien angeführt die Phenothiazinderivate (z.B. Largactil) und das Alkaloid Reserpin. Sosehr sich diese Mittel in der Behandlung schizophrener Psychosen bewährt haben, wird man doch nur selten bei neuropathischen Zuständen zu ihnen greifen — die dämpfende Wirkung ist zu stark, schon gar, wenn man höher dosiert.

Man steht ja überhaupt bei neuropathischen Zuständen gerade im Kindesalter häufig vor folgendem Dilemma: Es kann gewiß gelingen, die quälende psychomotorische Unruhe dieser Kinder zu dämpfen, auch Organsymptome zu bessern, die durch die vegetative Übererregbarkeit hervorgerufen werden — aber gleichzeitig setzt man doch das wache Reagieren, die spontane Aktivität des Kindes herab, stört nur noch mehr die ohnehin so gefährdete Konzentration. So kommt es auf genau richtige Dosierung und ständige Überwachung des Patienten an, wenn man den richtigen Mittelweg finden will.

Ein weiterer Irrweg muß geschildert werden, auf den der Arzt einmal durch die Eltern, zum anderen durch die eigene Arbeitsüberlastung leicht gedrängt wird. Vor allem wollen es sich die Eltern leicht machen: Sie bezahlen ja den Arzt, der ihnen durch seine Kenntnisse und durch das Medikament, das er verordnet, die Sorgen um das Kind abzunehmen hat; das Medikament soll das wirken, was sie selber durch Mangel an Zeit und Einsatz für das Kind, durch Mangel an Führung und Geduld versäumen — und der Arzt tut leicht bei diesem verhängnisvollen Kurzschluß mit, weil es so bequemer ist, weil er nicht die Zeit oder die Fähigkeit hat, die seelischen Hintergründe des Geschehens aufzuhellen (z.B. eines Schulerbrechens, einer Schlafstörung, von Kreislaufsymptomen). Viele dieser Zustände aber sind nur zu heilen, wenn man die „psychosomatische" Dynamik erkennt, die hinter den Symptomen steht. So muß also, um nur ein einziges Beispiel anzuführen, jede Behandlung insuffizient bleiben (jedenfalls auf Dauer gesehen), wenn man nicht erkennt, vor allem durch gute Tests, die jeder Kinderarzt beherrschen müßte, daß das morgendliche Erbrechen bei einem Schulkind durch eine Überforderungssituation, etwa bei einer Debilität, bedingt ist.

Hydrotherapeutische Maßnahmen, besonders in Form länger dauernder warmer Bäder, sind als Unterstützung einer Beruhigungsbehandlung bewährt, ganz besonders des Abends bei Einschlafschwierigkeiten. Es kommt dabei darauf an, durch die Erweiterung der Hautgefäße das Blut auf die Peripherie abzuleiten und so durch die konsekutive relative Anämie des Gehirnes die Einschlafbereitschaft zu erhöhen; das kann durch gefäßerweiternde Badezusätze unterstützt werden. Nach unseren Erfahrungen wirken sich Kaltwasserkuren bei nervösen Kindern schlecht aus, haben eine erregende Wirkung.

Schon aus dem bisher Gesagten muß klar geworden sein, daß bei neuropathischen Kindern psychotherapeutische Methoden (im weitesten Sinn) das Wichtigste sein müssen.

Zunächst seien die Möglichkeiten einer *Erziehungsberatung* aufgrund der Erkenntnis der Zusammenhänge geschildert. Versteht der Arzt selbst die Zusammenhänge und lehrt die Eltern ihr Kind verstehen, zeigt er verfehlte Grundeinstellungen oder aber falsche Einzelmaßnahmen auf, so können die Eltern selber den richtigen Weg finden und es wird jene Dynamik aufgehoben, welche die Symptome hervorgerufen hat.

Am Grund vieler nervöser Organ- und Allgemeinsymptome des Kindes liegt die *Ängst-*

lichkeit der Eltern, der Mutter zumal. Sie ist mit ihren eigenen Ängsten nicht fertig geworden und überträgt diese auf das Kind (kaum entscheiden lassen wird sich der Streit, ob es sich dabei um eine echte, genbedingte Vererbung handelt, um eine „soziale Vererbung" im Sinne von A. PORTMANN (2), oder aber um rein exogene Einwirkungen sowohl durch zahlreiche fehlerhafte Einzeleinwirkungen, aber auch durch falsche emotionale Einstellung).

Überall werden Gefahren gesehen und zu vermeiden gesucht — und eben dadurch herbeigezogen, wie schon die alte Weisheit des Märchens überzeugend aufzeigt. Das Kind darf nicht unbekümmert in den Tag hineinleben, nicht essen, wie viel und besonders wie wenig es will, nirgends hinaufklettern, nicht mit Sand spielen wegen der Bacillen, nicht in den Kindergarten gehen, weil es da eine Infektionskrankheit bekommen könnte, nicht mit Kameraden spielen, weil es von deren Rohheit gefährdet werde oder ordinäre Ausdrücke mit heimbringen könnte. Es wird ihm jede Gelegenheit genommen, sich zu bewähren. Ängstlich wird die Arbeit seiner Organe belauscht und auch das Kind wird in solche Beobachtungen hineingedrängt; es ist aber ein biologisches Gesetz, daß das „pflanzenhafte" Leben nur dann richtig abläuft, wenn es im Unbewußten beruhen kann, aber sofort gestört ist, wenn es in den Mittelpunkt der Beachtung, der ängstlichen Sorge gerückt wird. So wie die Eltern ihr eigenes Leben nicht wagen, was ja die einzige Chance darstellt, die hohen Gefahren des Lebens zu überwinden, so wird auch das Kind nicht zu solchem Wagnis erzogen. Durch diese elterliche Einstellung wird dem Kind jener Grund entzogen, in dem allein es Wurzeln schlagen und gesund wachsen kann: Die Sicherheit und Ruhe der Eltern, an die es sich in vielen kritischen Situationen seines jungen Lebens anhalten kann.

Ist die Ängstlichkeit der Eltern geneigt, dem Kind zu enge Schranken zu setzen, so tut das die *Verwöhnung* und Verweichlichung in zu geringem Maße, aber auch sie ist meist aus Angst geboren. Die Triebhaftigkeit des Kindes wird nicht beschränkt und so lernt das Kind nicht, den „Preis für die Kulturentwicklung" (S. FREUD) zu bezahlen; die körperlichen und seelischen Kräfte verkümmern durch zu geringe Beanspruchung; leiblich und seelisch werden die Kinder überfüttert, wobei die Über-

flutung mit seelischen Reizen (Kino, Radio, Fernsehen, Überfluß an Spielsachen) für das vegetative Nervensystem zweifellos noch schädlicher wirkt als die Überfütterung mit Speisen: Durch allzu leichtes Gewähren wird in dem Kind jede Wunschdynamik zerstört, nichts ist ihm mehr etwas wert.

Angst und Verweichlichung kommen meist aus einem Übermaß an, freilich falsch angewendeter, Elternliebe. Die Tiefenpsychologie hat allerdings aufgezeigt, daß sich hinter einer Überfürsorglichkeit („overprotection") nicht selten eine unbewußte Ablehnung des Kindes verbirgt; das ist sicher möglich: Gefühlseinstellungen einem anderen Menschen gegenüber sind ja oft gegensätzlich, „ambivalent". In nicht seltenen Fällen wird aber der Mangel an Liebe dem Kind gegenüber ganz evident, selbst einmal bei einer leiblichen Mutter von krankhaft egozentrischer Einstellung und gestörter Liebesfähigkeit, natürlich sehr viel häufiger einem blutsfremden Kind gegenüber, dem Stief-, dem unehelichen, dem Pflegekind. Schon in der Bibel heißt es, daß Haß und Lieblosigkeit Menschenmörder seien; das wird durch die schon zu Beginn dieses Abschnittes angeführten Forschungen von R. SPITZ bestätigt: An einer länger dauernden Unterernährung an mütterlicher Liebe kann ein Kind sterben oder doch schwere nervöse Symptome hervorbringen. Solche Situationen sind freilich kaum durch eine Beratung anzugehen, es bleibt nur übrig, das Kind, und sei es von Amts oder Gerichtes wegen, aus dem verhängnisvollen Milieu herauszunehmen.

Wieder in anderer Weise wirkt eine Erziehung traumatisierend, die aus einem Versagen der erzieherischen Instinkte der Eltern kommt, aus einer Unsicherheit in hundert Alltagssituationen, die da nicht durch intellektuelle, noch so psychologische Überlegung, sondern aus dem Gespür für den rechten Augenblick und seine Forderung, vor allem aus der richtigen emotionalen Einstellung beherrscht werden müßten. Die Eltern haben kein Gefühl dafür, welche Anforderungen an das Kind seinem Alter und seinem Wesen nach gestellt werden können, und verlangen entweder zu viel oder zu wenig. Sie verlangen vom Kind ein Maß an persönlichem Kontakt („lieb sein", „brav grüßen"), was das Kind in seiner jeweiligen Entwicklungsphase nicht leisten kann. Oft bestehen zwischen den Eltern

sehr gegensätzliche Meinungen über Erziehungs-
maßnahmen, die Konflikte darüber werden in
Gegenwart des Kindes ausgetragen oder von
diesem doch gespürt. Und nicht selten kommt es
dazu, daß das Kind mit beträchtlichem Raffinement den einen gegen den anderen Teil ausspielt
und die Familie hemmungslos tyrannisiert.

Nimmt sich der Arzt Zeit, die Situation der
Familie und des Kindes in ihr genau zu er-
örtern — das ist freilich bei der Arbeitsüberlastung des modernen Arztes ein schwer erfüll-
barer Wunsch —, so werden die von den Eltern
gemachten Erziehungsfehler meist evident, der
Arzt kann Ratschläge erteilen, wie fehlerhafte
Maßnahmen abzustellen seien, er kann auch
versuchen, falsche Grundeinstellungen zu beeinflussen.

Man muß sich freilich darüber klar sein, daß
das letztere ein sehr schwieriges Unterfangen
ist. Erzieherische Grundeinstellungen, und
eben auch falsche, sind nicht allein das Ergebnis von intellektuellen Überlegungen, das durch
eine bessere Überlegung leichthin geändert
werden kann; diese Einstellungen wurzeln vielmehr in tiefen Persönlichkeitsschichten, werden
affektiv festgehalten, sind so einfach nicht zu
ändern. Der Erzieher „kann aus seiner Haut
nicht heraus". Auch wenn eine Mutter sehr
wohl einsieht, es sei für das Kind, für dessen
nervöse Reaktionen sehr ungünstig, wenn sie
selber ängstlich und schwach ist — so gibt ihr
sehr oft dieses Verständnis nicht auch gleichzeitig die Kraft, die sie dem Kind gegenüber
brauchte. Es muß also um mehr gehen als um
bloße Belehrung (die ja auch oft nur in billigen
Regeln besteht, die, auf den besonderen Fall
angewendet, nichts nützen). Die Beratung
muß versuchen, die Eltern sich selbst besser
verstehen zu lehren, ihre unausgetragenen
Konflikte, ihr eigenes Versagen. Es ist weit
wirkungsvoller, wenn die Eltern aus solchem
besseren Verständnis ihrer selbst von sich aus
daraufkommen, wie sie ihr Kind im ganzen
und im einzelnen zu behandeln haben, als daß
man ihnen das von außen her vorschriebe. So
gesehen ist eine gute Erziehungsberatung auch
Reifungshilfe für den Erzieher.

Das ist aber eine schwierige Aufgabe, die
nicht leicht und nicht in kurzer Zeit zu lösen
ist. Daraus ergibt sich die Begrenztheit der
Möglichkeiten einer Erziehungsberatung. Das
enge Zusammenspiel, das „Duett" etwa zwischen der nervösen Symptomatik des Kindes

und der Ängstlichkeit seiner Mutter, ist nicht
leicht aufzulösen. Zudem ist jeder Augenblick
neu und einmalig, man kann darum nicht, was
die Eltern oft von einem verlangen, für jede
zukünftige Situation das richtige Erziehungs-
rezept geben; die Situation müßte vielmehr im
„rechten Augenblick", ebensosehr mit Überlegung wie aus Kräften des Gemütes (hier
spielen instinktive Fähigkeiten, die beim modernen Menschen so sehr geschwächt sind, eine
wesentliche Rolle) beherrscht werden.

Trotz der eben gezeichneten Schwierigkeiten vermag aber der Arzt durch sein Verständnis und seine menschliche Anteilnahme
der Mutter, je nach ihrer Empfänglichkeit,
Halt, Selbstvertrauen, Vertrauen auf das Kind
zu geben. Diese Wirkungen gehen nun freilich
über die bloße rationale Belehrung hinaus,
beinhalten schon etwas von dem, was nunmehr
zu besprechen sein wird.

Die suggestive Therapie hat ihre Wirksamkeit seit Anbeginn der Medizin bei allen Krankheiten, vor allem aber bei den Störungen der
vegetativen Innervation, erwiesen. Schon hinter dem alten Namen „sympathisches Nervensystem" steht die Erkenntnis, daß diese Funktionen vom Seelischen her zutiefst beeinflußbar
und daher auch durch „Sympathie" zu behandeln sind (s. auch den Volksausdruck
„Sympathiemittel"!). So wie falsche seelische
Einflüsse die vegetativen Funktionen in Unordnung bringen und zahlreiche „Organneurosen" hervorrufen können, so hat umgekehrt das Vertrauen in das Wissen und die
heilende Kraft des Arztes größten Einfluß, die
vegetative Ordnung wieder herzustellen. Diese
Tatsachen helfen dem Arzt auch bei jeder
„organischen" Therapie, auch bei ihr ist die
suggestive Komponente sehr wirkungsvoll und
darf sehr wohl bewußt ins Spiel gebracht
werden. Bei der reinen Suggestivtherapie geht
es aber allein darum, bei dem Kind und, was
hier unbedingt notwendig ist, auch bei der
Mutter das Vertrauen zu erwecken, der Arzt
werde helfen. Das „Vehikel" dieses Vertrauens
soll eine eindrucksvolle Prozedur sein: die
Verschreibung eines an sich indifferenten Medikamentes (die Wirkstoffe etwa in homöopathi-
scher Dosis), Injektionen, faradischer oder
Hochfrequenzstrom, bestimmte Anweisungen
und Verhaltensmaßregeln.

Die Behandlung wendet sich nicht an die
Einsicht von Kind und Mutter, sondern an die

Tiefenschicht der Person (HAMBURGER, der diese Methodik weit ausgebaut hat, spricht darum auch von einer „thymotropen", sich an die Gemütskräfte wendenden Therapie). Daher wird man sich natürlich auch hüten, das Kind, aber auch die Mutter darüber aufzuklären, das Medikament oder die Maßnahmen seien „an sich" nicht wirksam. Tatsächlich geht es um die Wirksamkeit der Persönlichkeit des Therapeuten. Er muß imstande sein, dem Kind und den Eltern aus Angst, Unsicherheit und Ungenügen, die ja wesentlich zu den Störungen geführt haben, herauszuhelfen. Darum geht es auch von seiten des Arztes nicht um eine oberflächlich nachgeahmte Technik, sondern um seinen persönlichen Einsatz; trifft diese Voraussetzung nicht zu, dann bleibt diese Behandlungsmethode sicher erfolglos.

Vor allem sind neuropathische Organsymptome aller Art einer Suggestivtherapie zugänglich, nicht zuletzt wirkt die Suggestion auch in den Schlaf hinein, darum sind Enuresis nocturna, Einschlafstörungen, Pavor nocturnus auf diese Weise erfolgreich zu behandeln. Hat man aber mit solcher Methodik das Vertrauen von Kind und Eltern errungen, so bessert sich nicht selten auch die nervöse Allgemeinsituation, die Unruhe, gesteigerte Erregbarkeit, ja selbst die Arbeitsweise.

Es muß aber gesagt werden, daß auch die Suggestivtherapie ihre Grenzen hat. Wer so behandelt, tritt mit dem Anspruch auf, daß er von vornherein weiß und mächtig ist. Man erwartet von ihm gar nicht, daß er viel nach den Hintergründen des Geschehens fragt; er könnte dadurch sogar den Eindruck der Unsicherheit erwecken und damit seinen Erfolg in Frage stellen. Tatsächlich erfährt auch der Arzt, der sich von vornherein auf eine suggestive Therapie einstellt (der etwa auch „ex iuvantibus" die funktionelle Bedingtheit eines krankhaften Geschehens erkennen will), wenig über das Wesen des behandelten Kindes und seiner Umweltsituation. Es kann nun durchaus sein, daß auch durch eine übermächtige seelische Dynamik gespeiste oder aber durch einen organischen Prozeß bedingte Krankheitssymptome kurzfristig durch eine suggestive Methodik gebessert werden (ebensosehr das „Schulerbrechen" eines intellektuell beschränkten, von der Schule überforderten Kindes, wie selbst das Erbrechen aufgrund eines Hirntumors). In allen diesen Fällen wird sich frei-

lich über kurz oder lang die psychogene oder die organische Dynamik wieder durchsetzen, die Symptome werden, meist verstärkt, wiederkehren. Darin liegt eine echte Gefahr dieser Methodik: Man kann Zeit versäumen, die, etwa im Falle eines Hirntumors, über das Weiterleben des Kindes entscheidet.

So hilfreich also suggestive Behandlungsmethoden sein können, so müssen sie doch immer mit hoher Kritik gehandhabt werden. Man muß einerseits alle jene diagnostischen Wege begehen, die sich als notwendig erweisen können, darf also in keinem Stadium, bei keinem Schritt eine etwaige organische Genese außer acht lassen; wenn vor allem die tiefenpsychologischen Schulen den Vorwurf erhoben haben, hier handle es sich um eine „zudeckende Therapie", welche die wahren Gegebenheiten verschleiere, wo doch in vielen Fällen nur eine „aufdeckende", nämlich psychoanalytische Behandlung dem Problem gemäß werden kann — so muß man diesem Vorwurf eine gewisse Berechtigung zubilligen; so muß andererseits hinter jedem Organsymptom, hinter jedem neuropathischen Geschehen die psychische Dynamik aufgesucht werden, will man nicht wahrhaft am Wesentlichen „vorbeibehandeln". Und schließlich muß man einbekennen, daß die Suggestivtherapie nicht nur Beziehungen zur magischen Medizin hat, die da aus den Anfängen der Menschheit bis in unsere Tage heraufreicht, sondern auch in bedenklicher Weise mit der Scharlatanerie Gemeinsamkeiten hat, die ebenfalls mit suggestiven Mitteln große Wirkungen erzielt, freilich letztlich mit einer Gesinnung kalter Täuschung. Aber so wie das Magische, die letztlich unerklärbare Wirkung des Menschen auf den Menschen, im Wirken des Arztes trotz aller technischen Perfektion nicht verlorengehen darf, will er sich nicht wesentlicher Kräfte zum Heil seiner Kranken begeben, so hat er auch das Recht zu suggestiven Behandlungsmethoden, wenn diese in lauteren Händen ruhen und mit strenger Kritik ausgeübt werden.

In einem weiteren Sinn gehören sowohl die Beratung wie auch die eben geschilderten therapeutischen Methoden zu dem, was alles überwölben müßte und was nun zu besprechen ist — zur **heilpädagogischen Menschenführung.** Aus den bisherigen Schilderungen ist klar hervorgegangen, wie sehr fehlerhafte menschliche Beziehungen an der Verursachung der neuropathischen Zustandsbilder beteiligt sind. Umgekehrt ist es von größter Wirksamkeit, daß der Arzt selbst mit seinem Wissen sowohl wie mit seiner ganzen Persönlichkeit in die Situation des Kindes eintritt (ähnliche Wirkungen können der Pädagoge und andere Vertreter sozialer Berufe entfalten; der Arzt hat ihnen gegenüber aber die biologische Fundierung seiner Anschauungen und das Verstehen des Individuellen voraus).

Der Wirkmöglichkeiten gibt es viele: Die Behandlung in der Sprechstunde (die immer längere Zeit in Anspruch nehmen wird und immer versuchen soll, sowohl auf das Kind wie auch auf die Eltern, vor allem die Mutter, Einfluß zu nehmen), die Methodik der in den angelsächsischen Ländern entwickelten „Child Guidance" (gleichzeitige ambulatorische Behandlung von Kind und Mutter im „Teamwork" von Kinderpsychiater oder dazu ausgebildetem Kinderarzt, Psychologen, „Psychiatrischer Fürsorgerin" und vielleicht auch, wenn auch in den amerikanischen Modellen kaum durchgeführt, Pädagogen), Unterbringung des Kindes für gewisse Zeiten des Tages in Gruppen zu Spiel und Arbeit und schließlich Milieuwechsel durch kürzere oder längere Aufnahme des Kindes an eine heilpädagogische oder kinderpsychiatrische Abteilung eines Kinder- oder eines Psychiatrischen Krankenhauses, je nach den örtlichen Möglichkeiten.

In der Reihenfolge dieser Aufzählung steigern sich die Möglichkeiten der Beeinflussung nach Zeit und Intensität, je nach den Erfordernissen des Falles. Je länger und in je mehr Situationen man das Kind in der Hand hat, um so größer sind die Möglichkeiten einer Änderung aller jener „bedingten Reflexe", welche früher Krankheitssymptome ausgelöst haben, die Möglichkeiten der Herstellung einer seelischen Atmosphäre, in der keine Angst herrscht, in der die Zeit geordnet abläuft, erfüllt von sinnvoller Aktivität (rhythmische Gymnastik als wirkungsvolles Mittel gegen nervöse Unruhe und leeren Bewegungsluxus,

Rhythmisierung des Alltagslebens, von Essen, „toilet-training", Einschlafgewohnheiten, Spiel und Arbeit), Kindergartenarbeit und Schulunterricht aus heilpädagogischem Geist und mit heilpädagogischen Methoden (wobei durch intensive Kontaktzuwendung, durch zündende Art des Unterrichtes, durch Halten jedes einzelnen Kindes mit Blick und Wort nicht nur die verhängnisvolle Konzentrationsstörung gebessert, sondern auch ein heilsamer Einfluß auf nervöse Organsymptome ausgeübt wird); eingehende Gespräche erhellen die Hintergründe und bahnen haltbare Beziehungen an, schaffen Führung und Geleit.

Angesichts der starken Zunahme nach Zahl der Fälle und Intensität der Störungen reichen die zeitlichen und menschlichen Möglichkeiten des Arztes und anderer Institutionen bei weitem nicht aus. Alle arbeiten ständig am Rande des Versagens. Der Arzt, der gleichwohl die umfassende Diagnose wie die Führung der Behandlung in der Hand behalten soll, müßte, um möglichst intensive Wirkungen zu erzielen, die Zusammenarbeit mit allen jenen „allied professions" suchen, die zur Hilfe an gestörten Kindern berufen sind: mit dem Psychologen, der Fürsorgerin, dem Seelsorger, vor allem dem heilpädagogischen Erzieher und Lehrer. Der Arzt hat diese Gruppen aus- und fortzubilden und hat auch im einzelnen Fall intensiv mitzuarbeiten.

Das Ziel aller dieser Therapie kann nicht nur sein, einzelne quälende nervöse Symptome zum Verschwinden zu bringen. Darüber hinaus geht es darum, durch Darbietung möglichst günstiger Umstände dem Kind zur Reifung, Nachreifung seiner Persönlichkeit zu helfen. Dabei hat man — das ist das Schöne bei jeder pädiatrischen Arbeit — die Zeit zu seinem Verbündeten. Mit der Zeit „überwächst" sich vieles, was früher unbeherrschbar quälte, die reifende und gereifte Persönlichkeit ist nunmehr imstande, mit seinen nervösen Erscheinungen und mit sich selbst fertig zu werden.

Literatur

Werke über allgemeine kinderpsychiatrische Problematik:

Asperger, H.: Heilpädagogik, 5. Aufl. Wien: Springer 1968.

Bleuler, M.: Endokrinologische Psychiatrie. Stuttgart: Thieme 1954.

Hanselmann, H.: Einführung in die Heilpädagogik. 1930 u. 1962.

Homburger, A.: Psychopathologie des Kindesalters. Berlin: Springer 1926.

Kanner, L.: Child psychiatry. Oxford: Blackwell 1957.

Lutz, J.: Kinderpsychiatrie, 3. Aufl. Zürich u. Stuttgart: Rotapfel-V. 1968.

Moor, P.: Heilpädagogische Psychologie, 2. Aufl. Berlin u. Stuttgart: H. Huber 1960 u. 1965.

Stockert, F. G. v.: Einführung in die Psychopathologie des Kindesalters, 3. Aufl. Berlin u. München: Urban & Schwarzenberg 1966.

Stutte, H.: Kinder- und Jugendpsychiatrie. In: Psychiatrie der Gegenwart, Bd. 2. Berlin-Göttingen-Heidelberg: Springer 1960.

Tramer, M.: Lehrbuch der Allgemeinen Kinderpsychiatrie, 3. Aufl. Basel: Schwabe 1949.

Monographien und Arbeiten über spezielle kinderpsychiatrische Problematik:

Asperger, H.: (1) Heilpädagogik, 5. Aufl. Wien: Springer 1968.

— (2) Pylorospasmus und Konstitution. Mschr. Kinderheilk. **107**, 128 (1959).

— (3) Ulcus pepticum im Schulalter. Neue öst. Z. Kinderheilk. **4**, 95 (1959).

— (4) Enuresis. In: Die Prognose chronischer Erkrankungen. Berlin-Göttingen-Heidelberg: Springer 1960.

— (5) Zur Problematik der Pubertätsmagersucht. Schweiz. med. Wschr. **93**, 139 (1963).

Benjamin, E. u.a.: Lehrbuch der Psychopathologie des Kindesalters. Zürich u. Leipzig: Rotapfel-V. 1938.

Clauser, G.: Pubertätsmagersucht. Prax. Kinderpsychol. **10**, 278 (1961).

Freud, S.: Studie über Hysterie. Ges. Werke I. London 1947.

Gunnarson u.a.: Enuresis. Zit. bei Asperger (4).

Gull, W. W.: Anorexia nervosa. Lancet **1961 II**, 171.

Hamburger, F.: Die Neurosen des Kindesalters. Stuttgart: Enke 1938.

Harbauer, H.: Anorexia nervosa. Z. Kinderheilk. **79**, 317 (1957).

Harnack, G. A. v.: Nervöse Verhaltensstörungen bei Schulkindern. Stuttgart: Thieme 1958.

Hellbrügge, Th., J. Rutenfranz u. O. Graf: Gesundheit und Leistungsfähigkeit im Kindes- und Jugendalter. Stuttgart: Thieme 1960.

Kretschmer, E.: (1) Körperbau und Charakter, 23. Aufl. Berlin-Göttingen-Heidelberg: Springer 1961.

— (2) Hysterie, Reflex und Instinkt, 3. Aufl. Stuttgart: Thieme 1944.

Lassegue, N.: Anoréxie mentale. 1873, zit. bei Asperger (5).

Lazar, E.: Medizinische Grundlagen der Heilpädagogik. Wien: Springer 1925.

Meyer, J. E., u. H. Feldmann: Anorexia nervosa. Stuttgart: Thieme 1965.

Morton, N.: Traité de consumptions. 1694, zit. bei Asperger (5).

Müller, L. R.: Lebensnerven und Lebenstriebe. Berlin 1924.

Niedermeyer, K., u. K. H. Parnitzke: Die Enkopresis. Z. Kinderheilk. **87**, 404 (1963).

Peiper, A.: Die Eigenart der kindlichen Hirntätigkeit, 3. Aufl. Leipzig: Thieme 1961.

Portmann, A.: (1) Zoologie und das neue Bild des Menschen. Rowohlts Deutsche Enzyklopädie, 20, Hamburg 1956.

— (2) Naturforschung und Humanismus. Basler Universitätsreden, H. 42. Berlin: Helbing u. Lichtenhahn 1960.

Schumacher, P.: Das kindliche Herz und seine Beurteilung. In: Fortbildung in Kinderheilkunde. Stuttgart: Hippokrates-V. 1963.

Simmonds, M.: Über Hypophysisschwund mit tödlichem Ausgang. Dtsch. med. Wschr. **40**, 320 (1914).

Spitz, R. A.: Die Entstehung der ersten Objektbeziehungen. Stuttgart: Klett 1957.

Wallis, H.: Prognose und Therapie der Pubertätsmagersucht. In: Tagungsber. der Nordwestdtsch. Ges. f. Kinderheilk. Lübeck: Hansisches Verlagskontor 1964.

Weingarten, K.: Einige Bemerkungen zum Tic-Problem. Wien. klin. Wschr. 80, 83 (1968).

Wolf, D.: Herzgeräusche im Kindesalter. Päd. Prax. **1**, 313 (1962).

Psychopathie

H. Asperger

Einleitung. Der Begriff der Psychopathie als einer konstitutionell bedingten seelischen Abartigkeit ist heutzutage stark umstritten (die alte Definition, Psychopathen seien Menschen, die an ihren eigenen Schwierigkeiten leiden und an deren Schwierigkeiten auch die soziale Umwelt zu leiden habe — ist zu allgemein und trifft auch für zahlreiche andere Gruppen von Störungen zu). Stark eingeengt wurde der Begriff einerseits durch die Erkenntnisse, wie häufig hirnorganische Prozesse und endokrine Störungen Anomalien auch oder hauptsächlich des seelischen Verhaltens verursachen können, andererseits durch die moderne Neurosenlehre, die schließlich jede abnorme Charakterentwicklung als „psychoreaktiv", als Antwort auf traumatisierende Erlebnisse oder ungünstige Umweltsituationen zu erklären versuchte. Auch die Auswirkungen von Reifungskrisen, also phasentypische Veränderungen, können durchaus konstitutionellen Charakteranomalien ähneln. So wird von manchen Autoren dafür gekämpft, den Begriff der Psychopathie überhaupt aufzugeben.

Aber es geht hier ähnlich wie mit dem Begriff der „Neuropathie". Gewiß können die Auswirkungen erworbener, vor allem früh erworbener Hirnstörungen von konstitutionell vorgegebenen Charakteranomalien kaum zu unterscheiden sein (zumal wenn neurologische Zeichen fehlen); gewiß zeigen sich die Verhaltensschwierigkeiten des Psychopathen vor allem im Zusammenspiel mit seinem Milieu, das in den meisten Fällen, und nicht zufällig, ebenfalls beträchtlich abnorm ist und die Gradausprägung der Schwierigkeiten in hohem Maße zu beeinflussen vermag (so daß man bei oberflächlicher Betrachtung ihm die Schuld an dem abnormen Verhalten des Kindes zu geben bereit sein könnte). Es ist aber bei genauer Untersuchung der Erblichkeitsverhältnisse sowie einer ausführlichen Persönlichkeitsanalyse, einer Untersuchung des Entwicklungsverlaufes (Konstantbleiben der Eigenheiten in den verschiedenen Phasen) doch in einer beträchtlichen Anzahl von Fällen das Vorliegen einer vorgegebenen, eben „psychopathischen" Charakteranomalie zu erweisen [ASPERGER (6)]. Aber gewiß müssen wir in jedem einzelnen Fall dieser Art versuchen, das

Spannungsgefüge zu verstehen, aus dem die Schwierigkeiten aufsteigen: Zwischen eben der psychopathischen Anlage und der Umwelt, wobei dann, wenn das Kind bei den eigenen Eltern aufwächst, diese infolge der gleichen Abartigkeit, die sie dem Kind mitgegeben haben, ihm gegenüber auch abnorm reagieren und dadurch die Spannungen und Konflikte vermehren, so daß, ähnlich wie wir das bei der „Neuropathie" aufgezeigt haben, endogene und exogene Faktoren sich nicht nur summieren, sondern einander gegenseitig bedingen. Auch der Begriff der „inneren Erlebnisbereitschaft" ist hier wieder anzuführen: Das zu abnormen Reaktionen von seiner Anlage aus neigende Kind zieht störende, traumatisierende Erlebnisse geradezu an (oder aber: es vermag sie nicht, wie das normale Kind, zu bewältigen). Jedenfalls gehört aber die Konstanz des Bildes (trotz der phasentypischen Veränderlichkeit) und die Heredität zum Begriff des Psychopathen; beides muß nachgewiesen werden, wenn man diesen Begriff verwenden will, dazu sind in jedem Fall ausführliche Längsschnittbeobachtungen wichtig.

Versucht man eine Einteilung der, wie sich aus obigem ergibt, nicht leicht zu umschreibenden Gruppe der Psychopathien, so bieten sich grundsätzlich zwei Wege an: Der *charakterologische* (für das Kindesalter von P. SCHRÖDER begangen, der in seinen Begründungen von L. KLAGES ausging: er selbst lehnte die Bezeichnung „Psychopathie" ab, betonte aber die konstitutionelle Verursachung der von ihm beschriebenen kindlichen „Abartigkeiten"; nur durch abnorme Mengenverteilung der wesentlichen „Seiten des Charakters", etwa durch eine Gemütsarmut, ließen sich die inneren und äußeren Konflikte dieser Menschen erklären) — und, viel häufiger begangen, der *typologische:* Typen sind Persönlichkeitsbilder, die durch eine oder mehrere führende Wesenszüge, dominierende Reaktionsbereitschaften bestimmt, geprägt erscheinen, die sich „wie ein roter Faden" durch das gesamte Verhalten hindurchziehen und allen Angehörigen des Typus gemeinsam sind.

Für das Erwachsenenalter stammt die wohl bekannteste Typologie von K. SCHNEIDER — er hat auch die Schwierigkeiten eines solchen Versuches klar erkannt, so verzichtet er auf jedes gedanklich reduzierte System zugunsten empirisch gefundener Zustandsbilder, erkennt bereitwillig die Notwendigkeit an, Unterformen und Legierungen aufzustellen, wenn ein einziger Wesenszug zur Charakterisierung nicht genügt, und gesteht schließlich bescheiden, Typen seien „erste und in Hinblick auf das Individuelle stets grobe Orientierungspunkte von grundsätzlicher Einseitigkeit". Auch das so allgemein bekannt gewordene System von E. Kretschmer (1) (im angelsächsischen Raum vertritt Sheldon ähnliche Gedankengänge) sowie das von E. R.

Jaensch und von C. G. Jung kann zu den Typologien gerechnet werden, wenn auch die Zahl der Auswahlmöglichkeiten gering ist. Für die kindlichen Anomalien folgt auch das immer noch klassische Werk von A. Homburger (Psychopathologie des Kindesalters) im wesentlichen der typologischen Betrachtungsweise.

Im folgenden sollen einige Psychopathentypen beschrieben werden (Vollständigkeit ist wohl unmöglich und wird von uns nicht erstrebt), die von größerer theoretischer und praktischer Bedeutung sind und bei denen sich die Berechtigung eines typologischen Verfahrens gut erweisen läßt.

Autistische Psychopathie

In einem eigenartigen Zusammentreffen beschrieben zu gleicher Zeit (1943 und Frühjahr 1944) L. Kanner in Baltimore und H. Asperger (1, 7, 8, 9) in Wien autistische Zustände im Kindesalter. Seither ist in aller Welt, besonders in den letzten Jahren, darüber eine ungeheure Literatur entstanden, in den angelsächsischen Ländern, aber auch in Japan, vor allem über Kanners „early infantile autism" (frühkindlichen Autismus) (neben den zahlreichen Publikationen von Kanner und seinem Schüler Eisenberg sei nur das Buch von B. Rimland genannt). van Krevelen und Asperger haben sich bemüht, die Unterschiede der beiden doch wohl sehr differenten Zustandsbilder, aber auch die erstaunlichen Übereinstimmungen herauszuarbeiten. Das Wort „Autismus" stammt von E. Bleuler (1, 2), der damit wichtige Eigenheiten schizophrenen Denkens und Verhaltens bezeichnet, aber auch Verhaltensweisen, die dem nicht psychisch kranken Menschen möglich sind.

Für das Zustandsbild des „frühkindlichen Autismus" betont Kanner, daß schon im Säuglingsalter die Störung des Kontaktes, die Einschränkung und qualitative Abartigkeit der Beziehungen zur Umwelt charakteristisch sei, die mit dem Namen „Autismus" (Einschränkung auf das Selbst, αὐτός, autos) bezeichnet wurde. Das zeigt sich schon im Blick, der vor allem die Menschen nicht „faßt", der nicht in den Blick des Gegenüber getaucht ist (eher noch Gegenstände ergreift, aber nur für kurze Zeit). So bleibt denn auch die mangelnde Anteilnahme am Menschen, mit denen normalerweise schon der Säugling in tief fundierten

„thymischen" Beziehungen steht, das pathognomonische Symptom. Versuche der menschlichen Umwelt, mit einem solchen Blick in Beziehungen zu treten, werden mit Interesselosigkeit, aber auch mit Abwehr und oft mit Angstreaktionen beantwortet. Auch die Beziehungen zu den Dingen sind beträchtlich eingeengt, oft auf stereotypes Hantieren mit fetischartig bevorzugten Gegenständen (was in eklatantem Gegensatz steht zu der kreativen, sich ständig weiter entfaltenden Betätigung am Material von seiten des normalen Kindes). Bezeichnend ist die Störung der Sprache. Etwa ein Drittel der Fälle entwickelt überhaupt keine Sprache — sie haben ja dem anderen Menschen nichts „mit-zu-teilen", verzichten darum auf jenes höchste Kontaktmittel, das menschlichen Wesen eigen ist. Aber auch bei den anderen autistischen Kindern, die oft auffallend früh sprachliche Äußerungen entwickeln (früher sprechen als gehen lernen), entbehrt diese Sprache in eigenartiger Weise der „Mitteilungsfunktion", sie bleibt auf stereotype Phrasen, Echolalie, manchmal auf geradezu „genüßliches" Wiederholen ausgefallener Wörter beschränkt, oder beschäftigt sich, bei den intellektuell hochentwickelten autistischen Kindern, ausschließlich mit Inhalten des eigenen Innenlebens oder der eigenen Interessen, lauter Äußerungen, die dem anderen Menschen „nichts zu sagen haben". Bezeichnend — und wohl ein Hinweis für die gestörten Beziehungen auch der eigenen Person gegenüber — ist es, daß die richtige Verwendung des Pronomens „ich" nie oder erst sehr spät erlernt wird. Auch der für das menschliche

Verhalten so wichtige Zeitbegriff entwickelt sich abnorm spät. Schwerer Zorn, Aggressionen gegen die Umgebung, oft mit deutlichem Bosheitsaffekt, Zerstören von Dingen, oft auch fast psychotisch wirkende Angst, nicht selten negativistisches Verhalten, wenn man auf sie einzuwirken versucht — all das erschwert im höchsten Grade die Führung, das Zusammenleben mit diesen Kindern.

Der Zustand bleibt im wesentlichen konstant. Für die Prognose ist es entscheidend, ob und in welchem Maße sich eine Sprache entwickelt (was ein Zeichen dafür ist, ob die Kinder doch zu einer gewissen Anteilnahme zu bringen sind). Die Nichtsprechenden verharren in völliger Isolation und werden schließlich anstaltsbedürftig, die Sprechenden erreichen eine gewisse, in selteneren Fällen durchaus erträgliche soziale Anpassung.

Noch ungelöst ist die Frage nach der Ätiologie des Zustandes. Während es für manche Autoren ausgemacht gilt, daß es sich beim frühkindlichen Autismus um einen schizophrenen Zustand handle, treten dem gerade Kanner, Rimland, van Krevelen u.a. mit guten Gründen entgegen: Die Kleinkindschizophrenie beginne nach einer normalen, ja überschießenden Entwicklung in der ersten Lebenszeit, schreite prozeßhaft fort, führe unter halluzinatorischer Angst und anderen Halluzinationen zu schwerstem Abbau, vor allem zum Sprachverlust, Kanners Autismus sei ein angeborener Zustand, tendiere in vielen Fällen eher zur Besserung.

Es bestehen auch keine eindeutigen hereditären Zusammenhänge mit Schizophrenie. Wohl aber fanden sowohl Kanner wie viele andere Beschreiber, auch wir selbst, unter beiden Elternteilen in weit überdurchschnittlicher Zahl schwierige und eigenartige Menschen, allzu intellektuell, pedantisch, nicht instinktsicher und nicht gemütswarm. Das kann nun u.E. sehr wohl für eine hereditäre Belastung sprechen, wenn auch nicht im Sinne einer Psychose. Von anderen aber wurde die durch solche Eigenart, vor allem der Mütter, bedingte mangelhafte emotionale Zuwendung zum Kind als einzige Ursache, die nun rein von außen käme, für den Krankheitszustand angesehen. Kanner selbst, Eisenberg und auch andere Autoren treten aber, wir glauben mit Recht, dieser Auffassung entgegen.

Während der „frühkindliche Autismus" ein Zustand von Psychosewertigkeit ist, stehen die „autistischen Psychopathen" Aspergers auf viel höherem Niveau. Auch bei ihnen bestimmt die „Einengung auf das eigene Selbst" das Bild. Das zeigt sich deutlich in Eigenheiten der kontaktschaffenden Ausdruckserscheinungen (leerer, abschweifender Blick, Bizarrheiten von Mimik und Gestik, Besonderheiten der Sprache, die eingeschränkte oder fehlerhafte Ausdrucksqualitäten aufweist). Die Sprache selbst ist früh entwickelt, von untadeliger Grammatik, frühzeitig fähig, die abstrakten, manchmal hoch intellektuellen, manchmal freilich abstrusen Gedankengänge Wort werden zu lassen. Schon im Sprechen zeigt sich die gesteigerte Spontaneität dieser Kinder. Sie gebrauchen Ausdrücke in neuem, originellem, meist sehr treffendem Sinn; auch das Denken folgt nicht den Bahnen des von den Erwachsenen Erlernbaren, sondern fußt auf eigener Erfahrung, eigenem Abstrahieren und Deduzieren. Das führt in den günstig gelagerten Fällen zu weit über dem Altersdurchschnitt stehendem Besitz an Wissen, zur Höhe wissenschaftlicher Fragestellungen auf philosophischem, psychologischem, mathematischem und anderen Gebieten („Doktor der Wissenschaft" schon im Kleinkindalter); der Interessenkreis ist aber oft auf einseitige, enge, manchmal abstruse Spezialinteressen beschränkt, so daß die Kinder der Weite der Lebensanforderungen gegenüber versagen: Trotz der hochstehenden „Denkmaschinerie" sind sie oft schlechte Schüler, weil sie nicht „lernen", nichts von außen her annehmen können, nur ihren eigenen Methoden folgen, den Schulanforderungen gegenüber eine souveräne Verachtung entgegensetzen.

Vor allem versagen sie im Praktischen: Sie sind meist motorisch ungeschickt, manche zeigen eine ausgesprochene ideatorische Apraxie, sie sind aber auch gegenüber allen praktischen Anforderungen ganz uninteressiert, ihre spontane Aktivität geht ebenfalls eigene Wege. Dabei stoßen sie oft mit der Realität zusammen. Sie revoltieren gegen erzieherische Anweisungen, verhalten sich aggressiv, nicht selten raffiniert boshaft. Da sie selbst im emotionalen Bereich beträchtlich gestört sind, verstehen sie gefühlsmäßige Einwirkungen nicht oder reagieren darauf paradox (wie wichtig ist nicht im Normalfall gerade diese Seite erzieherischer Beeinflussung!). Sie können auch in keiner

Gruppe richtig mitschwingen, sind Fremdkörper in jeder Gemeinschaft, von den anderen Kindern sofort als solche erkannt — und auch verfolgt, was die Autistischen wiederum oft mit Bosheiten beantworten. Es finden sich auch andere Anomalien des Trieb- und Gefühlslebens, nicht zuletzt auch auf sexuellem Gebiet (asexuelles, gelegentlich perverses Verhalten).

Man kann in diesen Fällen von einer Desintegration der Persönlichkeit sprechen, einer Disharmonie zwischen dem hypertrophischen intellektuellen und einem defekthaften „thymischen" Persönlichkeitsbereich (VAN KREVELEN spricht von einem „Mangel an Intuition"). Auch bei diesem Typus handelt es sich um einen konstitutionell gegebenen Zustand, klar erkennbar schon in den ersten Lebensjahren, trotz aller Entwicklungsmöglichkeiten im wesentlich konstant bleibend; von deutlicher, ausnahmslos in jedem Fall erkennbarer, hereditärer Herleitung (meist Abkömmlinge von Intellektuellenfamilien durch viele Generationen). In meinem Lande sind autistische Kinder ausnahmslos Knaben (man kann ja auch die Autistische Psychopathie als Extremvariante des männlichen Bildes auffassen); in Amerika, wo überhaupt die psychischen Geschlechtsunterschiede mehr verschwimmen, gibt es zahlreiche autistische Mädchen. Im übrigen überwiegen auch bei den Kannerschen Fällen die Knaben beträchtlich.

Trotz grundlegender Verschiedenheiten gibt es zwischen den Fällen KANNERs und ASPERGERs doch wieder große Ähnlichkeiten, manchmal in erstaunlichen Einzelheiten: Die Störung der Beziehungen zur Umwelt wie zur eigenen Person (auch die sehr gescheiten Autistischen mit ihrer vollendeten Sprache erlernen manchmal den Gebrauch des „ich" recht spät), die Störung der Aktivität, die Einengung auf Spezialinteressen, bis herab zu stereotyper Aktivität, weiter die Sprache, die mehr in Form der „Spontanrede" abläuft als daß sie Kommunikationsmittel wäre (ausführlich hat sich mit den Besonderheiten der Sprache als Zeichen des gestörten Kontakts die Monographie von BOSCH befaßt); endlich die charakteristische Störung der Ausdruckserscheinungen, an denen man autistische Kinder sofort erkennt.

Nun gibt es aber recht häufig — sicher in beträchtlich größerer Zahl, als man das typische Bild KANNERs diagnostizieren darf —

Bilder von autistischem Verhalten, mit allen bezeichnenden Symptomen, die nun sicher auf hirnorganische Prozesse zurückzuführen sind: Folgezustände nach Encephalitiden, Geburtsschädigungen; bei Nachuntersuchungen von Kindern mit BNS-Krämpfen haben wir in erschreckend vielen Fällen einen schweren Autismus gefunden; schwer autistisch sind oder werden oft Kinder mit ererbten Stoffwechselstörungen, z. B. Phenylketonurie. Aber auch im Rahmen dieser Zustandsbilder gibt es größte Niveauunterschiede, von einer Idiotie mit völliger Versunkenheit in sich selbst und erzieherischer Unzugänglichkeit bis zu Kindern mit hypertrophischen Denkleistungen, vor allem wieder auf einzelnen Spezialgebieten. Die Anamnese, massivere oder (in der Mehrzahl der Fälle) geringere neurologische, vegetative, endokrine, trophische Zeichen, EEG- und pneumencephalographische Befunde weisen den diagnostischen Weg, wie man denn überhaupt in allen Fällen von Autismus zur exakten Differentialdiagnose gegenüber organischen Hirnprozessen verpflichtet ist.

Interessant ist nun, daß sich bei zahlreichen Fällen von hirnorganisch bedingtem autistischem Verhalten autistische Charaktere in der Aszendenz und der sonstigen Verwandtschaft finden lassen, so daß man sagen kann, die erworbene Hirnstörung aktiviere oder karikiere Möglichkeiten, die in der Konstitution dieser Kinder grundgelegt sind. Darüber hinaus darf man wohl zu der Anschauung kommen (die auch imstande ist, den Streit zu schlichten, welcher Krankheitseinheit vor allem der Kannersche Autismus zugehört): Autistisch zu reagieren, in den mitmenschlichen Beziehungen eingeengt zu sein, mit all den vielfältigen Konsequenzen, die das mit sich bringt — das liegt überhaupt als Möglichkeit in der menschlichen Natur; es kann als konstitutionelle Charaktervariante vorgegeben sein (Aspergersche „Kernfälle" und wohl auch KANNERs frühkindlicher Autismus), kann durch Hirnstörungen und, in einem anderen Extremfall, durch einen schizophrenen Prozeß ausgelöst werden.

Ein Wort sei noch über die soziale Wertigkeit dieser Typen gesagt (auch als Beispiel dafür, daß man keineswegs Psychopathie mit Minderwertigkeit vor allem in sozialer Beziehung gleichsetzen darf). So große Verhaltensschwierigkeiten diese Kinder auch vom Kleinkindesalter an in der Familie, in jeder anderen Gemeinschaft, besonders auch in der Schule, bereiten, so ordnen sich schließlich doch die intellektuell gut Begabten unter ihnen meist in die soziale Gemeinschaft ein; sie finden erstaunlich sicher und unbeirrbar ihren Weg, meist in intellektuellen Berufen, manchmal mit exzeptionellen Leistungen. Die extreme Spezialisierung der modernen Wissenschaft kommt ihrer Art ja entgegen, für hervorragende wissenschaftliche Leistungen scheint ein Schuß Autismus geradezu eine Voraussetzung zu sein; einige der von uns beobachteten Kinder sind tatsächlich Universitätsprofessoren geworden. Freilich gibt es auch Außenseiterberufe von überspitzter Spezialisierung (Numismatiker, Heraldiker, versponnene Sammler). Schlimm ist es um die intellektuell schlecht Veranlagten oder in ihrem Erleben allzu abseitigen, allzu eingeengten Autisten bestellt. Sie leben außerhalb der Gesellschaft, manchmal in Anstaltspflege, manchmal als Vagabunden herumflottierend, der Welt gegenüber hilflos, aber in *ihrer* Welt gar nicht unglücklich. Aber es ist erstaunlich, wie hochgradig sonderlinghafte Menschen manchmal doch irgend einen Platz im sozialen Gefüge finden.

Psychotherapie. Selbst bei den psychosenahen oder psychotischen Kannerschen Fällen ist eine Therapie nicht aussichtslos. Man muß sie einerseits den Weg ihrer Interessen gehen lassen, darf ihre Kreise nicht zu sehr stören; andererseits muß man geschickt nach „Haft-

punkten" für einen Kontakt suchen, manchmal durch körperliche Berührung, durch Darbieten von Rhythmen, manchmal durch Auffinden von Dingen, welche die Kinder trotz ihrer Abgeschlossenheit interessieren, z. B. musikalische Darbietungen (manche Kinder lernen früher singen als sprechen). Besonders in den angelsächsischen Ländern werden in steigender Zahl eigene Kindergärten und Schulen für autistische Kinder eröffnet. In Deutschland und Österreich werden die Kinder mit Erfolg in Sonderkindergärten — oder entsprechenden Heimen — geführt.

Weit aussichtsreicher ist eine heilpädagogische Therapie bei den gescheiten Autisten. Als Prinzipien seien angegeben: Man muß auf jeden Versuch verzichten, ihnen mit Gefühlen nahekommen zu wollen, muß alle Affekte abstellen, darf weder zärtlich sein noch sich über sie ärgern; trotzdem muß man an diesen Kindern Anteil nehmen, sich für sie interessieren — das spüren sie sehr wohl und das gewinnt auch von ihrer Seite eine Art von Zuneigung, läßt Bindungen aufbauen, die ein Leben lang halten können. Aber man muß gewissermaßen „mit ihnen autistisch werden", muß ihre Sonderinteressen teilen und fördern, muß in den Schulkonflikten an ihrer Seite stehen. Schließlich lernen sie dann ihren eigenen Weg gehen.

(Ausführlich wird die gesamte Problematik autistischer Kinder beschrieben in der „Heilpädagogik" von H. Asperger.)

Zwangsneurotische Psychopathen

Auch auf diesem Gebiet gibt es große nomenklatorische Differenzen, hinter denen auch Gegensätze der Grundanschauungen stehen. „Neurotisch" und selbst „zwangsneurotisch" ist für manche identisch mit „erlebnisbedingt", ist ihnen Ergebnis von manifesten oder verdrängten Konfliktsituationen (manchmal ist der Begriff so weit gefaßt, daß auch ein Tic, Nägelbeißen, Bettnässen einbezogen wird, Erscheinungen, die wir, die konstitutionellen Komponenten betonend, unter der „Neuropathie" abgehandelt haben).

Hier wird der Begriff eingeengt auf jene Fälle, bei denen sich eine konstitutionell abartige Persönlichkeit gezwungen fühlt, bestimmte, meist stereotype Dinge zu denken, auszusprechen, zu tun, sich vor ihnen zu fürchten, wobei sich das Kind dessen klar

bewußt ist, das sei alles sinnlos, wobei es sich also wider seine bessere Einsicht von dem Geschehen überwältigt fühlt. Das Wesentliche der Störung ist also eine Einengung der freien Willensbestimmbarkeit; einzelne zwanghafte Gewohnheiten können lange Zeit stereotyp bestehen bleiben, sie können aber auch wechseln; darüber hinaus wirkt aber die gesamte Persönlichkeit eingeengt und unfrei.

Die manifesten Erscheinungen können sehr vielfältig sein: *Denkzwang* (sinnlos und quälend drängen sich immer wieder bestimmte Denkabläufe ins Bewußtsein, manchmal indifferenten Inhalts, häufiger aber ekelhafte, obszöne, sadistische, religiös-lästerliche Gedanken; solches Geschehen steht in eklatantem Gegensatz zu einer forcierten Bravheit, einer hochgespannten, skrupulösen Religiosität); *Rede-*

zwang (stereotyp werden bestimmte Redens-
arten, Zahlen herausgesagt, völlig sinnlos in
der jeweiligen Situation, oder es werden stereotyp die gleichen Fragen gestellt, einmal ganz
alberne, ein andermal hoch philosophische);
Zwangsimpulse und -gewohnheiten (das Kind
„muß" Dinge zählen, die ihm begegnen, Fenster, Pfosten der Gartenzäune u.a. — „Arith-
momanie"; nur mit einem bestimmten Fuß
darf der Randstein des Gehsteiges, die letzte
Stufe der Treppe betreten werden, andernfalls
„muß" man den Weg wieder beginnen; nicht
selten ist ein Waschzwang, in Gang gehalten
von der Angst vor bestimmten Krankheiten
oder überhaupt vor den Bacillen, oder aus dem
Gefühl, die Hände seien fett und beschmutzten
somit alle berührten Gegenstände; ein Weg
muß in genau „vorgeschriebener" Weise zu-
rückgelegt werden, evtl. in bestimmten Abständen von einem Hüpfen oder Sichdrehen
unterbrochen, jeder Handgriff muß in bestimmtem Zeremoniell ausgeführt werden;
häufig ist bei Kindern ein An- und Auskleide-
zeremoniell: die abgelegten Kleider und Schuhe
müssen nach strengen Regeln angeordnet werden, auf den Millimeter genau, im richtigen
Winkel muß alles stehen und liegen; ein kompliziertes Einschlafzeremoniell wird aufgebaut:
das Bettzeug muß genau „richtig" liegen,
bestimmte Dinge müssen mitgenommen werden, bestimmte Handlungen sind zu verrichten,
etwa muß auch die Mutter in ganz bestimmter
Weise „mitspielen"; fehlt nur ein Baustein aus
dem komplizierten Gebäude, so gibt es eine
schreckliche Szene, welche die ganze Familie,
ja alle Hausbewohner in Mitleidenschaft zieht).

Der zentrale Punkt im zwangsneurotischen
Geschehen, der Motor, welcher das of skurill
und lächerlich wirkende Denken, Reden und
Tun in Gang hält — ist die *zwanghafte Angst:*
Nicht etwa eine Furcht vor bestimmten, klar
zu erkennenden Folgeerscheinungen, sondern
eine unheimliche, gestaltlose Angst, es werde
etwas Schreckliches geschehen, wenn man im
Augenblick nicht täte, wozu es einen zwingt;
das zwangsneurotische Zeremoniell ist dann
gewissermaßen eine „Beschwörung" jener im
Hintergrund lauernden Angst, ein dagegen
aufgerichteter Schutzmechanismus. Oft haben
zwangsneurotische Kinder eine intensive Selbstbeschau und können diese Zusammenhänge
erstaunlich klar schildern; und gerade unter
der Sinnlosigkeit der von ihnen so gut erkann-

ten Zusammenhänge leiden sie besonders
schwer. In anderen Fällen, etwa bei Schwachsinnigen, cerebral Gestörten, kann das Geschehen wieder ganz leer und automatenhaft
wirken.

Vor allem zeigt sich die Angst des Zwangs-
neurotikers unmittelbar in bestimmten, stereotypen Situationen: in der Unfähigkeit, Straßen
oder freie Plätze zu überschreiten, weil dabei
„etwas", was man nicht sagen kann, passieren
könnte (Platzangst, Agoraphobie), oder im
Gegenteil, in der Unfähigkeit, sich in geschlossenen Räumen aufzuhalten (Klaustrophobie),
in der Angst vor der Dunkelheit, vor Ge-
wittern, vor bestimmten Tieren (bei Kindern
weithin auch im normalen Bereich zu finden,
bei diesen Fällen aber von ganz eigener „Klangfarbe"); hierher gehört weiter die aus Verlegenheit und Selbstunsicherheit kommende Angst,
verlegen zu werden, zu erröten, besonders in
bestimmten Situationen oder vor bestimmten
Personen, wobei natürlich gerade die Angst das
Ereignis nach sich zieht (Errötungsangst,
Ereuthophobie); ja auch die Angst, in Angst
zu geraten — „wenn ich nur jetzt nicht wieder
meine Angst bekäme!" — kann ungemein
quälende Formen annehmen („Phobophobie").
Mit großer Angst werden auch bestimmte
zwanghafte Antriebe zu unanständigen oder
verbrecherischen Taten empfunden; diese Antriebe werden nie ins Werk gesetzt, aber ein
Großteil der psychischen Energie erschöpft
sich darin, dagegen Widerstand zu leisten.
Nicht selten ist eine schwere Schulangst —
das kann eine leicht zu durchschauende und
durch richtiges pädagogisches Vorgehen gut zu
behandelnde Maskierung eines intellektuellen
Versagens gegenüber zu hohen Schulanforderungen sein, aber es gibt diese Angst eben auch
als zwangsneurotisches Symptom bei hoch-
intelligenten Kindern mit übersteigertem
Pflichtbewußtsein, die ganz unfähig sind, die
für sie mit unerklärlicher Unheimlichkeit er-
füllte Situation zu bewältigen.

H. STUTTE hat gut herausgearbeitet, daß es
auch im normalen kindlichen Seelenleben
Voraussetzungen für zwangsneurotische Vorgänge gibt: im Wiederholungszwang des Kleinkindes, seiner. Zweifelsucht gegenüber Recht
und Unrecht des eigenen Tuns, seinem von
magisch-animistischen Vorstellungen, Straf-
angst und Vergeltungsfurcht imprägnierten
Weltbild, seiner Freude am Ritual, am zere-

monienreichen, mit mancherlei Tabus aus-
gekleideten Spiel. Gerade die neu erworbene
Denkfähigkeit liefere das Instrument für an-
ankastische Symptome. Dem möchten wir
hinzufügen, daß nicht nur die spontan aufsteigende Angst, die imstande ist, die Hand-
lungsfreiheit einzuengen, etwas allgemein-
Menschliches ist, sondern daß auch Impulse,
deren Sinnlosigkeit einem sofort evident ist,
die aber dennoch eine gewisse Dynamik entwickeln, auch unter „Normalen", jeden Alters,
weit verbreitet sind und daß es einige psychische Energie kostet, damit fertig zu werden — als Beispiele nennen wir den Zählzwang
oder den Drang, von einer Theatergalerie etwas
auf die Menschen im Parkett hinunterzu-
werfen; — die meisten Menschen werden aber
doch leicht mit solchen Impulsen fertig, mit
einiger Belustigung darüber, was für Möglichkeiten es im Menschen gibt; abnorm wird ein
solches Symptom erst durch seine Persistenz,
durch seine beängstigende Mächtigkeit und die
davon ausgehende Einengung der normalen
Aktivität.

So muß also doch etwas in dem betreffenden
Menschen liegen, daß er zu derartigen abnormen Reaktionen neigt. Für die Psychoanalyse S. Freuds ist es ausgemacht, daß
zwangsneurotische Symptome durch kindliche,
ins Unbewußte verdrängte, traumatisierende
Erlebnisse bedingt seien, und eine weltweite
Literatur ist darüber entstanden. Stellt man
dem aber gegenüber, daß zwangsneurotische
Charaktere, wenn man Gelegenheit zu so
frühen Beobachtungen hat, bereits zum frühest
möglichen Zeitpunkt, nämlich wenn die wesentlichen Großhirnfunktionen ausgereift sind
(Ende des 3. Lebensjahres), voll „ausgeprägt"
gefunden werden und dann — bei allem Auf
und Ab, das der Lauf des Lebens mit sich
bringt — unverändert so bestehen bleiben
(manche Autoren haben bereits im späteren
Säuglingsalter sehr zwanghaft wirkende Gewohnheiten beschrieben, aus denen sich im
weiteren Verlauf ein zwangsneurotisches Gehaben entwickelt hat) — so spricht das doch
sehr dafür, daß konstitutionelle, vorgegebene
Momente eine wesentliche Grundlage darstellen.

Und genau so, wie wir das für den Abschnitt
der autistischen Psychopathie beschrieben haben, trifft es auch hier zu: Auch bei organischen Hirnstörungen, besonders bei post-

encephalitischen Zuständen, finden sich nicht
selten zwangsneurotische Symptome, Impulse,
welche die Kinder und ihre Umgebung quälen,
hypochondrische Angst, mit kompliziertem
Zeremoniell umkleidet. Auch da scheint es also
so zu sein, daß die organische Hirnschädigung
eine allgemein im Menschen liegende Reak-
tionsmöglichkeit verstärkt herausarbeitet, karikiert.

Schließlich ist noch die Beobachtung anzuführen, daß die „präpsychotische Persönlichkeit" von Menschen, die später an einer Schizophrenie erkranken, nicht selten ebenfalls
zwangsneurotische Züge aufweist, die dann im
weiteren Verlauf immer abnormer und schließlich deutlich wahnhaft werden (gewiß gibt es
aber unter jenen Menschen, die in der Pubertät
oder später schizophren werden, auch in der
Kindheit ganz unauffällige Charaktere).

Man kann sich folgende Modellvorstellung
über die Genese der zwangsneurotischen
Symptomatik machen. Das Wesentliche der
Störung liegt im thymischen Bereich, in der
Gefühlsschicht der Persönlichkeit, nämlich in
einer spontan aufsteigenden Angst, welche,
wie es ja der echten Angst (nicht der objekt-
bezogenen Furcht) gemäß ist, keine Begründung in der umgebenden Realität hat. Diese
thymischen Impulse entziehen sich der Leitung
der „Corticalschicht" der Persönlichkeit, des
Bereiches von Bewußtsein und Erfahrung, sie
werden wohl als sinnlos und entwürdigend erkannt, setzen sich aber zur Qual des Kranken
doch durch. Aus dem Widerstreit zwischen
solchen Triebimpulsen, der Angst zumal, und
einem sehr intellektuellen, sehr bewußten
„Überbau" ergibt sich das zwangsneurotische
Zeremoniell. Diese Deutung geht ja ein Stück
weit mit den tiefenpsychologischen Anschauungen konform: Vorgänge in der Triebschicht
(„aus dem Unbewußten stammend") durchbrechen die Organisation des bewußten Lebens,
der sinnvollen, verantworteten Aktivität, wirken im Rahmen einer sonst überstark intellektuell angelegten Persönlichkeit als Fremdkörper, ja als feindliche Vorgänge. Die Gegensätze
bleiben aber darin bestehen, daß einmal (von
den tiefenpsychologischen Schulen) Erlebnisse
als Ursache angenommen werden, ein andermal
das konstitutionelle Moment betont wird (gerade die Tatsache, daß die zwangsneurotische
Symptomatik im Kindesalter sich im Lauf der
Zeit oft ändert, scheint uns dagegen zu spre-

chen, das Symptom „symbolisiere" das verdrängte Erlebnis — wieso ändert es sich dann?).

Zwangsneurotiker haben auch *charakterlich* viel gemeinsam. Die Eingeengtheit durch den Zwang, der ihre Symptome entstehen läßt, färbt ihr ganzes Wesen. Das Leben wird unausweichlich in Ordnungen eingespannt, die freie Spontaneität hat kaum Raum; Entscheidungen werden ängstlich vermieden oder doch dadurch erschwert, daß man aus dem unaufhörlich sich aufdrängenden Dilemma zwischen den verschiedenen Möglichkeiten nicht herausfindet. So sind diese Menschen beherrscht von einem kleinlichen, kläublerischen Fleiß, einer Pedanterie gerade in den kleinsten Dingen, von zeremoniellen Gewohnheiten. Oft besteht eine besondere Empfindlichkeit dem eigenen Körper gegenüber, dem man überhaupt mit Angst, mit Hypochondrien, gewissermaßen als einem Objekt, in dem man nicht zu Hause ist, gegenübersteht (zahlreiche Empfindlichkeiten, übertriebene Schamhaftigkeit und Ekelbereitschaft). Auch im Religiösen herrscht eine skrupulöse Gewissenhaftigkeit, ein Beengtsein von Tabu-Vorschriften, ein überängstliches Sündenbewußtsein, weltweit entfernt von der „Freiheit der Kinder Gottes".

Meist sind zwangsneurotische Kinder in hohem Maß egozentrisch. Ihre gequälte und eingeengte Seele hat kaum Raum für Gemütsbeziehungen, für echte Güte. Sieht man ein Kind so schwer an sich selbst leiden, so fühlt man sich zunächst mitleidig zu ihm hingezogen; man wird dann oft enttäuscht durch Beispiele von Gefühlskälte und Rücksichtslosigkeit der Umwelt gegenüber — und gerät dann in Gefahr, als Erzieher diesem Kind gegenüber ungerecht zu werden. Aber nicht jedes Leiden macht gütig, das der Zwangsneurotiker jedenfalls nicht.

Der zwangsneurotische Charakter hat aber auch seine positiven Seiten, was sich gerade in der Berufswahl und der Berufsausübung nicht selten günstig auswirkt. Diese jungen Menschen tendieren oft zu Berufen, wo nicht der wagende Entschluß und die freie menschliche Beziehung gilt, sondern die gewissenhafte Pflichterfüllung, das Befahren der immer gleichen Gleise, also etwa die untere und mittlere Beamtenlaufbahn, bei niedrigerem Persönlichkeitsniveau das gewissenhafte Faktotum. Es gibt unter diesen Menschen aber auch höchst leistungsfähige Persönlichkeiten von bedeutendem, ja von genialem Format, die da gerade aus dem Kampf gegen ihre neurotischen Bedrängungen große psychische Energien entwickeln, die dann ihrer Leistung zugute kommen (ein grandioses Beispiel ist der große Däne SÖREN KIERKEGAARD, zeitlebens schwer unter Zwangsimpulsen und kaum tragbarer Schwermut leidend, in seinen sozialen Beziehungen, auch in der Liebe scheiternd, aber durch sein Werk ein Begründer der modernen Existentialphilosophie).

Therapie. Was dem Laien als zunächstliegend erscheint, daß man nämlich dem zwangsneurotischen Kind seine Symptome ausredet, sie ihm als sinnlos, als lächerlich hinstellt — das ist immer nutzlos. Das weiß auch das Kind schon längst, gerade dadurch fühlt es sich ja besonders gequält und entwürdigt. Würde es dem Kind freilich gelingen, sich dadurch über seine Zwangsneurose zu erheben, daß es sie bagatellisiert, ja sich darüber lustig macht, dann wäre es ja von ihr befreit (diesen Weg versucht V. FRANKLs „Logotherapie" zu beschreiten, aber er ist im Kindesalter nicht häufig gangbar). Gewiß gibt es auch die Möglichkeit der „aufdeckenden" psychoanalytischen Psychotherapie, besonders bei schon älteren Kindern und bei sehr intellektuellen Typen. Für das frühere Kindesalter wurde die tiefenpsychologisch orientierte „Spieltherapie" beschrieben. Aber auch manche Tiefenpsychologen (z. B. AICHHORN) geben zu, daß bei Zuständen, bei denen das konstitutionelle Moment eine große Rolle spiele, die Aussichten einer solchen Psychotherapie nicht immer günstig seien.

So sind wir uns mit vielen auf diesem Gebiet Erfahrenen (HANSELMANN, MOOR, STUTTE) darüber einig, daß *heilpädagogische* Methoden die größten Aussichten haben — vor allem die „Behandlung" der Angst und das Ausfüllen der Kinder mit sinnvoller Aktivität.

Man muß sich darüber klar sein, daß in den allermeisten Fällen die schon an sich so quälende, spontan in den Kindern aufsteigende Angst dadurch bis zum Unerträglichen gesteigert wird, daß die Eltern, die Mutter zumal, dabei „mitspielen", sei es aus ihrer, der Mutter, eigenen Angst (wir glauben Grund zu der Annahme zu haben, daß wesentliche Komponenten davon erblich weitergegeben werden), sei es weil die Mutter über das ihr unerklärliche, auf sie wie eine geistige Störung wirkende Verhalten des Kindes tief entsetzt ist und sich über die Angst ihres Kindes mitfürchtet — was wiederum vom Kind stark gespürt wird, selbst wenn die Mutter das zu verbergen trachtet, was das Kind schließlich seiner letzten Stützen beraubt, so daß aus all dem ein schrecklicher Teufelskreis entsteht, aus dem es in vielen Fällen kein Entkommen gibt, solange das Kind sich im häuslichen Milieu befindet.

Ist die Situation einmal so hochgespielt, bleibt nach unserer Erfahrung nur das zeitweise Herauslösen aus dem bisherigen Milieu übrig, also etwa die Aufnahme an eine heilpädagogische oder kinderpsychiatrische Abteilung. Dadurch wird nicht nur die materielle Umwelt, sondern vor allem die psychische Atmosphäre, an die gerade neurotische Kinder besonders stark gebunden sind, radikal verändert — und nun ergibt sich die Gelegenheit, ganz andere Bindungen aufzubauen. Die wichtigste und eben die heilsame Leistung der neuen Umgebung ist es, sich mit dem zwangsneurotischen Kind nicht mitzufürchten. Dazu trägt schon die „Gruppendynamik" der anderen Kinder bei, die von den Erziehern so gut gehalten sein müssen, daß sie über die absonderlichen Eigenheiten des neurotischen Kameraden weder erschrecken noch sich übermäßig alterieren, sondern diese einfach als gegeben hinnehmen. Weiter aber muß die Gruppe auch dieses schwierige Kind in ihre Kreise einbeziehen, zum Mitschwingen und Mittun veranlassen, mit jener Selbstverständlichkeit, gegen die sich keiner wehren kann.

Vor allem muß am Erzieher die Angst des neurotischen Kindes abgleiten; diese begegnet wohl tiefem Verständnis, aber sie löst beim Erzieher nicht den korrespondierenden Affekt aus (nämlich mitleidige Furcht), sondern trifft auf dessen überlegene Sicherheit, welche mehr als Worte und womöglich ohne Worte dem Kind zeigt, daß kein Grund zur Angst vorhanden sei, daß man schon mit der Situation fertig werde. Man versucht weder, dem Kind seine Zwangssymptome auszureden, noch sie zu verbieten. Sie verlieren vielmehr von selbst

ihre alles überwältigende Wichtigkeit, sehr zum Erstaunen des Kindes — wofern es nur gelingt, jene eben geschilderte emotionale Einstellung durchzuhalten und andererseits das Kind in einen sinnvoll geordneten Tagesablauf, in eine seine Interessen ausfüllende Aktivität einzugliedern. Eben dadurch kommt es zu einer eigenartigen Akzentverschiebung: Eine Zeitlang läuft wohl das zwangsneurotische Zeremoniell, die Arbeit oder das Schlafengehen begleitend, noch mit; auf einmal aber ist es dem Kind nicht mehr bedeutsam — und fällt ab. Dafür ist aber die Leistung wichtig geworden, die Lösung der Denkprobleme, das Fortschreiten in der Erkenntnis. Gewiß bleiben diese Kinder auch weiterhin neurotische Charaktere, mit ihrer Pedanterie und Ordnungssucht, manchmal ihrer Schwunglosigkeit. Aber vieles von dieser Artung ist ja für die Leistung fruchtbar zu machen.

Daneben aber erhebt sich die Aufgabe, das Kind in ausführlichen Aussprachen sich selbst und seine Schwierigkeiten verstehen — und akzeptieren zu lehren. Die gleiche Aufgabe ist auch den Eltern gegenüber gestellt: Sie sollen — und das ist gewiß keine leichte Aufgabe — dazu gebracht werden, ebenfalls mit ihrer Angst dem Kind gegenüber fertigzuwerden, sollen ebenfalls jene emotionale Sicherheit gewinnen, die das Kind braucht. Ideal ist es, wenn die Behandlung beider Teile noch durch lange Zeit fortgesetzt werden kann, mit den Methoden einer „Child-Guidance-Clinic" oder in einem heilpädagogischen Lern- oder Spielhort.

Die Prognose ist sehr wesentlich von den intellektuellen und den sonstigen charakterlichen Qualitäten des Kindes abhängig. Die gut Begabten — und die Mehrzahl zwangsneurotischer Kinder (von den Hirngestörten abgesehen) sind seelisch differenziert und stehen intellektuell über dem Durchschnitt — sind zu leistungsfähigen Menschen zu erziehen; sie bleiben freilich „Psychopathen" (wenn man dieses Wort nicht im absprechenden Sinn gebraucht): an sich selber leidend und schwierig in ihren sozialen Beziehungen.

Hysterische Psychopathen

Mußten wir schon in den vorhergehenden Abschnitten von extrem entgegengesetzten Anschauungen über die Verursachung und das Wesen der beschriebenen Zustände berichten,

so trifft das in noch stärkerem Maß für den Begriff der Hysterie zu. Nur dauert da der Streit der Meinungen schon viele Jahrhunderte länger. Er ist aber wieder aufgeflammt durch die Psychoanalyse — S. FREUD hat ja seine revolutionäre Lehre mit einer „Studie über Hysterie" begonnen.

Eigenartig — und lehrreich — ist schon der Name dieses abnormen Zustandes, der bereits aus der altgriechischen Medizin stammt. Hysterie kommt von ύστέρα, hystera, Gebärmutter. Die alten Ärzte, welche diesen Namen geschaffen haben, denen wir wohl, so abstrus manche ihrer Theorien (und auch Therapien) waren, einen guten Blick für tiefere Zusammenhänge zutrauen dürfen, wollten damit wohl ausdrücken, daß Beziehungen zwischen gewissen Krankheitszuständen und der Sexualität, zumal der weiblichen, bestünden. Und das trifft auch tatsächlich zu, wofern man nur den Begriff Sexualität durch den viel weiteren der Triebhaftigkeit ersetzt. Trotz aller wissenschaftlichen Differenzen gibt es doch eine Anzahl von Anschauungen, die allen gemeinsam sind, welche über Hysterie handeln.

Hysterische Organstörungen

Alle körperlichen Organe, besonders die vom vegetativen Nervensystem innervierten, aber eben nicht nur diese, „spielen mit" mit einem dahinterstehenden psychischen Geschehen und werden so Schauplatz von Fehlreaktionen. Es seien einige im Kindesalter häufiger vorkommende hysterische Organstörungen angeführt:

Im *Verdauungssystem:* Erbrechen und Durchfälle, Krampf- und Schmerzzustände am Magen, Globus hystericus (das Gefühl, im Hals einen „Knödel" stecken zu haben und daher nicht schlucken zu können).

Am *Kreislaufsystem* vielfältige Sensationen und Motilitätsstörungen des Herzens, wobei dem dramatisch Ausdruck gegeben wird.

Im *motorischen Bereich:* Verschiedene Bewegungsstörungen, am ehesten an extrapyramidale Bewegungsmuster erinnernd (darüber wird noch zu reden sein), aber deutlich übersteigert wirkend — wüstes Herumwerfen und Verdrehen der Glieder (demgegenüber die rheumatische Erkrankung der Stammganglien schlicht und „klein" wirkt, weshalb man da auch von Chorea minor, der „kleinen Tanzwut" gesprochen hat, wogegen im Mittelalter die damals epidemieartig auftretende hysterische Dyskinese als „Chorea maior" bezeichnet und dem heiligen Veit als Nothelfer unterstellt wurde — „Veitstanz"); weiter Lähmungen jeden Grades und jeder Lokalisation, mehr an Funktionskreise — z.B. Geh- und Stehunfähigkeit, Abasie und Astasie — als an neurologische Einheiten gebunden.

In der *Haut* Dermatosen verschiedener, aber auch meist dramatisch wirkender Erscheinungsformen, z.B. ausgebreitete Urticaria oder Blasenbildungen.

Im *Atmungssystem* asthmaartige Anfälle, besonders aber dramatisch agierte Erstickungszustände.

Im Bereich der *Sinnesorgane* Blindheit oder hochgradige Einengung des Gesichtsfeldes, Taubheit, totale oder partielle (ebenfalls nicht den neurologischen Innervationsgrenzen folgende) Anaesthesien oder aber Hyperästhesien, mannigfache Schmerzzustände.

Im *Sprachbereich* verschiedene Fehler in der Lautgebung, A- und Dysphonien, dramatisches Stottern.

Viel beschrieben wurden in früherer Zeit „typische" Schmerzpunkte — in der Scheitel-, in der Ovarialgegend; heute weiß man, daß diese Symptome durch die Untersuchungstechnik künstlich „gezüchtet" wurden, daß die Patienten darauf mit besonderer Einfühlung eingingen — ein Beispiel für den noch zu besprechenden Gestaltwandel im Bild der Hysterie.

Das bisher Gesagte erinnert an die Schilderung eines Krankheitsgeschehens, die wir bereits im Kapitel „Neuropathie" gegeben haben. Auch da wurde von einem „Mitspielen der vegetativ innervierten Organe" gesprochen. Tatsächlich sind denn auch die Übergänge fließend, von verschiedenen Autoren werden die Bezeichnungen „neuropathisch", „psychoneurotisch", „hysterisch" und andere für das gleiche Krankheitsgeschehen gebraucht. Dennoch soll hier eine Abgrenzung versucht werden. „Neuropathische" Symptome erscheinen eher ungerichtet, untendenziös, sie beschränken sich auf vegetativ innervierte Organe; „hysterische" Symptome sind, abgesehen von der Qualität des Tendenziösen, worüber gleich zu sprechen ist, sensationeller, bunter, beziehen auch das „animalische" Nervensystem mit ein (vgl. die oben beschriebenen „Lähmungen", die bis zur „Stigmatisierung" reichenden Hauterscheinungen). Diese Kriterien treffen besonders für „Anfälle" zu, die oft gerade durch die Buntheit und die innewohnende Dramatisierung von epileptischen Zuständen abzugrenzen sind, aber gewiß nicht immer leicht, nicht immer mit Sicherheit.

Jedenfalls muß gesagt werden: Die Hysterie vermag das Bild aller körperlichen und psychischen Krankheiten zu imitieren, so daß man sich auch mit ihr bei jedem nur möglichen Krankheitsbild differentialdiagnostisch auseinandersetzen muß.

Eine weitere wesentliche Eigenart der Hysterischen ist es, sich durch ihr besonderes Einfühlungsvermögen sehr gut an die Atmosphäre einer Zeit anpassen, ja diese selbst beispielhaft, freilich auch karikierend ausdrücken zu können. Es gibt in der Geschichte mehrere Beispiele für Zeiten des Umbruches mit hochgespannter Stimmungslage, in denen große hysterische Epidemien über die Länder zogen — etwa die großen Tanzepidemien an der Wende von Mittelalter und Neuzeit, die mit beträchtlichen psychischen Krankheitserscheinungen einhergehende Gefühlsseligkeit der Wertherzeit. So hat jede Zeit „ihre" Hysterie, welche die Zeit karikiert und entlarvt; wenn es manchmal scheinen mag, die Hysterie der Gegenwart sei weniger übertrieben, weniger dramatisch, so wird das durch Massenexzesse im Kult von Filmdiven und Beatles, durch das moderne Krawallverhalten Jugendlicher Lügen gestraft.

Weiter sind sich alle Beschreiber hysterischen Geschehens einig über eine wesentliche Qualität: das *Tendenziöse* der Erscheinungen. Auch der Laie, der ein Gefühl für die Realitäten hat, spürt deutlich, daß in diesen Fällen „etwas nicht stimmt", daß in der hysterischen Symptomatik etwas Unechtes, Übertriebenes, Theatralisches steckt, mehr Gefühlsausdruck als echtes Fühlen, mehr Scheinen als Sein — und daß damit ein Zweck, eine Tendenz verfolgt wird, daß sich der Kranke damit der wirklichen Bewältigung einer Anforderung, einer Situation zu entziehen versucht. Darum spricht man auch vom „Willen zur Krankheit", von „Flucht in die Krankheit".

Noch eine weitere wichtige Qualität hysterischen Geschehens steht außer Streit: Diese

Mechanismen fallen zurück, greifen zurück auf phylogenetisch und ontogenetisch ältere Organisationsstufen des Gehirnes, auf instinktives, triebhaftes, ja manchmal auf urtümlich reflektorisches Geschehen. Die Führung des Großhirns ist ausgeschaltet, subcorticale Mechanismen treten in Erscheinung: Da gibt es ein Zittern, einen Schütteltremor, wohl vom striopallidären System innerviert, verschiedene sensorische Symptome weisen auf den Thalamus, die meist reichlichen vegetativen Symptome auf die Zentren im Zwischenhirn. Ein weiterer wesentlicher Zug ist das Infantile der Erscheinungen: Im hysterischen Affekt, im tobenden Zorn mit Sich-hinwerfen und Strampeln, in den Weinkrämpfen der hysterischen Szene benimmt sich der Patient „wie ein kleines Kind".

E. Kretschmer (2) hat darauf hingewiesen, daß in Extremsituationen von Angst und Panik die Reaktionen sehr vieler, ja wohl der Mehrzahl der Menschen, ganz der hysterischen Reaktionsweise entsprechen, daß also die meisten Menschen „hysteriefähig" sind. Unter derart extremem Druck kann der Mensch „zurückfallen" auf Primitivreaktionen wie den hysterischen „Bewegungssturm" (sinnloses Schreien, Gestikulieren, Herumrennen), oder in die gegenteilige Reaktion des Stupors (Erstarren, Sprachverlust). Das kommt wohl daher, daß gewisse Extremsituationen nicht mehr großhirnmäßig, rational zu bewältigen sind, so daß der Mensch dann „den Kopf verliert" und nur mehr trieb- und instinktmäßig reagiert, kurzschlüssig, mit Ausschaltung des Denkens. Im übrigen gibt es auch beim Tier derart sinnlose, wenn man will „hysterische" Panikreaktionen (z.B. abrupte Fluchtreaktion bei gefangenen Wildtieren, die dem Tier das Leben kosten, oder sinnloses Ins-Feuer-laufen von Haustieren in der Panik einer Feuersbrunst). Am leichtesten werden derartige Reaktionen in einer Masse von Menschen ausgelöst, eben infolge einer hysterischen „Infektion". Es ist nun sehr verschieden, wie schwer und wie langdauernd solche Zustände sind. Es gibt da eine fließende Reihe, angefangen von jenen, wohl seltenen Menschen, die so verstandesklar und so willenskräftig sind, daß sie selbst in der bedrohlichsten und unerwartetsten Situation „den Kopf oben behalten" — über solche, die nur in der äußersten Not und bei schwerer „Masseninfektion" hineingezogen und dann auch wieder bald vernünftig werden — bis zu denen, die schon bei geringem Anstoß in ein hysterisches Reagieren hineingeraten.

Aus solchen — und manchen anderen Erfahrungen lernt man, daß es auch wieder einer besonderen konstitutionellen Bereitschaft zu derartigen Verhaltensweisen bedarf, weshalb wir uns für berechtigt halten, auch diese Erscheinungen in die Gruppe der konstitutionellen Psychopathien einzureihen. Tatsächlich findet man auch häufig, daß hysterische Persönlichkeiten deutlich konstitutionelle Dysvarianten sind. Es finden sich öfters körperliche wie psychische *Infantilismen*, in den Proportionen, im Gesichtsausdruck, in den primären und sekundären Geschlechtsmerkmalen. Es ist auch leicht verständlich, daß gerade solche Typen, bei denen die richtige Integration mit den höheren, corticalen Funktionen noch nicht entwickelt ist, besonders leicht auf subcorticale, primitive, infantile Mechanismen zurückfallen. Bereits seit langem ist beschrieben, daß die hysterische Frau niemals „erwachsen" wird, nie aus der Pubertät herauskommt, ein „ewiger Backfisch" bleibt. Es ist auch kein Zufall, daß sich gerade im Kindesalter hysterische Symptome besonders häufig bei „mangelhaft kortisierten" Persönlichkeiten finden, bei Kindern, die intellektuell einer Situation (etwa der Schule) nicht gewachsen sind oder bei denen doch eine Diskrepanz zwischen Anspruch und Leistungsfähigkeit besteht.

Weiter ist häufig zu beobachten, daß bei hysterischen Persönlichkeiten der Geschlechtscharakter nicht voll ausgeprägt ist, sondern daß sich *intersexuelle* und *kontrasexuelle* Formen finden: Die Frau hat Menstruationsstörungen, einen infantilen oder verbildeten Uterus, Gesicht und Körper sind pagenhaft, was oft durch Haartracht, Kleidung und Gehaben (forciert tiefe Stimme) noch unterstrichen wird — während sich umgekehrt beim „hysterischen Mannsbild" im Gesichts- und im Körperbau (Fettverteilung), in der Psychomotorik (hüftenwiegender Gang), in Tracht und Gewohnheiten (Vorliebe für Parfum) weibische Züge zeigen. Infolge dieses konstitutionellen Defektes gelangen beide Geschlechter auch in der Sexualität nicht zur Erfüllung, nicht zu einer harmonischen Ehe; das gilt für das weibliche Exemplar, den „Vamp" und ähnliche Typen, „männerverzehrend", nie den Richtigen findend (sie kann nicht finden, weil

sie gemütskalt und auch, trotz hochgespielter Bedürfnisse, sexuell frigid ist); ebensowenig gelingt auch dem männlichen Hysterischen die sexuelle Erfüllung — vieles davon findet man in dem (freilich nicht eindeutig determinierten) Typus des „Don Juan": Er gleitet von einer Frau zur anderen und findet bei keiner, was er sucht. Gewisse Moden haben versucht und versuchen, derartige Typen zu Idealbildern der beiden Geschlechter emporzusteigern. Sieht man aber genauer zu, so findet man, daß jene Dichter der „Decadence" oder sonstige Propagatoren dieser Typen selber jener psychopathologischen Gruppe angehören.

So steht also tatsächlich die sexuelle Problematik, das Versagen gegenüber den sexuellen Spannungen, im Zentrum (die Ahnung der alten Ärzte, die auch den Namen „Hysterie" finden ließ, daß nämlich die Krankheit etwas mit der Geschlechtssphäre zu tun habe, traf also etwas Richtiges). Nun stimmt das aber erst von der Pubertät an. Schon HOMBURGER hat darauf hingewiesen, und das deckt sich mit den Erfahrungen vieler anderer, auch unseren, daß bei der kindlichen Hysterie sexuelle Motive und sexuelle Inhalte eher selten sind. Gewiß steht auch da als Motor hinter dem hysterischen Geschehen ein Versagen, eine Diskrepanz zwischen Anspruch und Leistung, zwischen Schein und Sein, aber das liegt bei Kindern meist auf anderen Gebieten: ein Schulversagen oder eine andersartige Konfliktsituation, aus welcher das Kind in die Hysterie „ausweicht".

Das Bild der Hysterie hat innerhalb der letzten 50 Jahre eine beträchtliche *epochale Veränderung* erfahren. Es nimmt heute in der Literatur einen weit geringeren Raum ein, es hat der Begriff eine grundlegende Bedeutungsverschiebung erfahren (KRANZ) und es sind auch tatsächlich derartige Fälle, vor allem die Zustandsbilder „großen" hysterischen Geschehens, beträchtlich seltener geworden (STUTTE, was sich auch ganz mit unseren Erfahrungen deckt), und zwar in allen Altersstufen. Während das nüchterne Milieu moderner Zivilisationsformen keinen geeigneten Boden für das Entstehen hysterischer Zustände abzugeben scheint (STUTTE), finden sich heute derartige Bilder am häufigsten im primitiven bäuerlichen Milieu (verständlich angesichts der obigen Erörterungen über die Genese), aber auch in der geschlossenen und überspannten seelischen Atmosphäre von Sekten.

Wie kommt es von den Tendenzen der hysterischen Persönlichkeit zum Symptom? In den Auffassungen darüber bestehen beträchtliche wissenschaftliche Gegensätze. Manchmal hat man ganz den Eindruck, als würde der Hysterische seine Symptome bewußt als Täuschungsmanöver produzieren, würde in Worten (nicht selten weit ausgebaute, phantastische Pseudologien) und in Taten, vor allem in Krankheitssymptomen, lügen. Aber hysterisches Geschehen ist nicht mit Simulation gleichzusetzen. In klassischer Weise hat KRETSCHMER (2) beschrieben, daß sich in Wirklichkeit dieses Geschehen in einem „Zwischenreich" abspielt, „hyponoisch" (bei herabgesetzter Bewußtseinsklarheit) und „hypobulisch" (bei eingeschränkter Willensfreiheit), wobei es im einzelnen Fall zahlreiche Übergänge gibt. Es ist sich weder der Kranke selbst darüber klar oder stellt sich der Frage, mit welchem Grad von Bewußtheit und Willenseinsatz er reagiert, noch ist das meist für den von außen her Beobachtenden durchschaubar. KRETSCHMER spricht von einer „eigentümlich schillernden Verquickung von rationalen und instinktiven Antrieben" und gebraucht das Beispiel der „willkürlichen Reflexverstärkung" (man kann mit einem gewissen Willenseinsatz einen unterschwelligen Reiz zur Auslösung eines Reflexes gebrauchen, also eines dem Willen eigentlich entzogenen, automatischen Ablaufs; auch da ist also Willkürliches und Unwillkürliches, Bewußtes und nicht ganz Bewußtes miteinander verquickt. Ähnlich gehe es mit dem hysterischen Geschehen. Beim In-Gang-setzen ist sicher eine Art von Absicht im Spiel; die hysterische Persönlichkeit mit den von uns oben geschilderten Eigentümlichkeiten mag sich aber darüber keine klare Rechenschaft geben. Ist das Geschehen einmal im Gang, so verläuft es freilich weitgehend wie ein reflektorischer Vorgang: Gewiß sind also die vegetativen oder motorischen Erscheinungen im einzelnen nicht bewußt produziert.

Allbekannt sind die Anschauungen der Psychoanalyse über das Hysterieproblem. Triebregungen aus dem Bereich des Unbewußten, des „Es" (von FREUD in einer allzu verallgemeinernden Weise, wie wir glauben, unter den Begriff der sexuellen Libido subsumiert), so wie aus diesem Bereich stammende Reaktionen auf traumatisierende Erlebnisse würden vom „Ich", der bewußten Instanz der

Person, vor allem unter dem Einfluß des „Über-Ich", der höheren moralischen Wertungen — unter „Zensur" genommen und „verdrängt", es würden also jene Triebregungen daran gehindert, bewußt zu werden, es würden aber auch Vorgänge und Erlebnisse, die bereits bewußt waren, wieder ins Unbewußte zurückgedrängt. Dadurch aber käme es zu Konfliktsituationen, deren Äußerungen unter anderem hysterische Symptome sein könnten, die da, symbolhaft verkleidet, die nicht richtig verarbeiteten und darum verdrängten früheren traumatisierenden Ereignisse, fast immer das sexuelle Trauma, „darstellten". Die Heilung der Hysterie bestehe darin, daß man durch die Analyse das Unbewußte, das Verdrängte wieder bewußt mache, wieder erleben lasse und so Gelegenheit zur richtigen Verarbeitung, zur „Katharsis" gebe. Das sei meist nur gegen beträchtlichen Widerstand des bewußten Ich durchzusetzen. Das Ziel der Behandlung sei, „daß aus dem Es ein Ich werde".

Wie schon bei manchen anderen Gelegenheiten ausgeführt wurde, ist auch hier zu sagen, daß der Gegensatz zwischen diesen und unseren Anschauungen vor allem darin besteht, daß wir, bei aller Anerkennung der Milieueinflüsse, die konstitutionellen Vorbedingungen betonen, während die Tiefenpsychologie vor allem die exogenen Momente wertet. Gemeinsam ist den beiden Anschauungen über das hysterische Geschehen, daß diese Menschen die Motivierungen ihres Tuns nicht wahrhaben wollen, sich dem, was sie tun und was sie sollten, nicht stellen, daß sie in Reaktionen ausweichen, die keine echte Bewältigung einer Situation sind, daß sie durch die von ihnen produzierte Symptomatik ein Spiel mit der Situation treiben.

Für sehr fruchtbar zum Verständnis hysterischer Abläufe halten wir den von KONRAD LORENZ, dem Begründer der Vergleichenden Verhaltensforschung, geschaffenen Begriff der „Übersprungreaktion": Wird ein Tier am normalen Abreagieren seiner Triebreaktionen behindert oder kommt es zu einem Konflikt einander widerstrebender Affekte, so springt die Reaktion auf ein ganz anderes Gebiet über, äußert sich in Abläufen, die völlig sinnlos und unangepaßt wirken, besonders im Hinblick auf den unmittelbar vorhergehenden Affekt; es wird also die vorhandene psychische Energie, welcher der normale Weg verschlossen ist, in ganz andere, scheinbar inadäquate Bahnen gelenkt (z.B.: wird ein Hahn in Kampfstimmung gebracht, dann aber verhindert, wirklich mit seinem Rivalen zu kämpfen, so beginnt er, der eben noch so zornmütig erregt war, auf einmal leidenschaftlich zu picken, als wollte er nach Futter suchen). Eine solche Abwandlung eines emotionalen Vorganges in Reaktionen, die dazu gar nicht zu passen scheinen, die Veränderung von Ausdruckserscheinungen ins scheinbar Sinnlose, was mit dem ursprünglichen Vorgang keinen Zusammenhang zu haben scheint, das „Überspringen" also in eine andere Bahn — vermag ein klärendes Licht auf hysterische Vorgänge zu werfen.

Für den *hysterischen Charakter*, der alle die beschriebenen dramatischen, ja bombastischen Symptome produziert, erscheint eine schwere *Gefühlsstörung* als das wesentliche. Man steht vor einer höchst eindrucksvollen Fülle, ja Überfülle von Gefühls*ausdruck:* Tränengüsse, abgrundtiefe Verzweiflung, emphatischer Schmerz, glühende Liebe, für ewige Zeiten beteuert, aber unmittelbar umschlagend in tiefste Enttäuschung, Ablehnung, ja Haß, alle Affekte schäumen geradezu über. Aber schon im Augenblick dieser dramatisch übersteigerten Gefühlsäußerungen ergreift den Beobachter ein Mißtrauen, erheben sich Zweifel an der Echtheit dieses Gefühles. Gerade tiefstes Fühlen sucht sich schamhaft zu verbergen, hält an sich, der Hysteriker aber wirkt schamlos, seine Ausbrüche theatralisch, nicht aus Gemütstiefen quellend. Da gibt es ein „künstliches" Lachen, ein backfischhaft-neckisches Kichern, da spielt sich ein gespreizter Vornehmheitskomplex ab — von der aufgedonnerten Gewandung über den weggespreizten Kleinfinger und die sonstige „feine" (oder „foine") Gestik bis zu der im Ton und Wortfügungen typischen Rede, da wird die Rolle der seraphischen Heiligen, der Verruchten, der tragischen Dulderin gespielt, aber so, daß man den Eindruck von Schmiere hat. Die Suada ist schon im Ton übertrieben: zu stark moduliert, zu schmelzend, süß und lieb; auch verbal und inhaltlich ist die Sprache zu großartig, wirkt phrasenhaft, wimmelt von falsch ausgesprochenen oder unverstandenen Fremdwörtern. Dadurch entlarvt sich die Sprache für einen Menschen mit guten Ohren rasch als „tönendes Erz und klingende Schelle", man hört deutlich die „falschen Töne". Aber nicht nur im mangelnden Tiefgang, auch in der

Dauer unterscheidet sich das, was sich im hysterischen Charakter abspielt, vom „echten" Gefühl, hinter dem die ganze Person stehen und das sich auch „vor der Zeit verantworten" muß, an dem man festhalten muß. Hysterische Persönlichkeiten kommen nicht selten auch zu weit ausgesponnenen Lügengeschichten (z.B. Pseudologien sexuellen Inhaltes bei pubertierenden Mädchen), recht gefährlich, wenn diese in sich geschlossen sind, für den Erfahrenen, wenn dieser einen Sinn für feinere „Schwebungen" der Rede hat, doch meist zu entlarven.

Eben diese Gefühlswelt ist es, welche die Umwelt so sehr gegen diese Menschen aufbringt, welche „hysterisch" zu einem Schimpfwort werden läßt, gerade bei einfachen Menschen, die ihr eigenes, echtes Gefühl durch das Verhalten des hysterischen Psychopathen beleidigt sehen. Diese unwillkürlich entstehende affektive Gegeneinstellung des Beobachters hat, so glauben wir, beträchtliche diagnostische Valenz. Der Heilpädagoge, der Psychotherapeut darf sich freilich von diesem seinem Affekt nicht leiten lassen, sonst würde er sich jeden Weg zu dem Leidenden, welcher der Hysteriker in Wirklichkeit ist, verbauen. Diese Menschen, besonders die Differenzierteren unter ihnen, spüren ihre eigene Leere und Kälte sehr quälend. Die „mangelnde Liebesfähigkeit" — ob sie sich nun in körperlicher Frigidität (in engem Zusammenhang mit der sexuellen Hypoplasie) oder im Seelischen äußert — ist es ja wohl, welche diese Menschen so rastlos umtreibt, sie ständig nach Liebe, nach Bestätigung, nach Erfüllung suchen läßt, sie ständig in Sensationen stürzt. Aus dieser Konstellation drängen nicht wenige hysterische Charaktere gerade zu sozialen Berufen, in denen sie manchmal mit rastloser Aktivität beträchtliche Leistungen vollbringen, manchmal aber auch, weil sie den Menschen um sie nicht wirklich gemäß werden können, viel Unheil anstiften.

Nicht leicht ist in vielen Fällen die Differentialdiagnose: einmal gegen organische Hirnstörungen (z.B. postencephalitische Zustände), welche durch ihren Impulsüberschuß, den mangelnden Tiefgang dieser „seelisch ausgehöhlten" Menschen, aber manchmal auch durch die spezifische Klangfarbe der Gefühlsreaktionen hysterisches Geschehen getreulich imitieren können; ein andermal gegen schizophrene Prozesse, die, zumal im Beginn, durch das manierierte, bizarre Verhalten, auch durch die „Gefühlsentleerung" sehr „hysterisch" wirken können. Vor allem ist aber zu bedenken, daß in recht häufigen Fällen eine Organkrankheit von massiven psychischen Reaktionen begleitet sein kann, die sehr theatralisch wirken, auch wie eine „Flucht in die Krankheit" aussehen können. Deutet man solches Gehaben als „hysterisch", so tut man dem Patienten sehr unrecht (auch durch die schon beschriebene affektive Ablehnung, die viele Ärzte nicht verbergen können); man kann aber auch die Zeit für eine Therapie, etwa einen möglichen chirurgischen Eingriff, versäumen und damit am Tod eines Patienten schuldig werden. So müssen, will man die Wahrheit finden, immer beide Wege gleichzeitig begangen werden, das gründliche Fahnden nach organischen Krankheitszeichen mit allen Mitteln der modernen Diagnostik — und die Aufhellung der seelischen Hintergründe, das Suchen nach etwaigen psychischen Abartigkeiten, nach auslösenden Konfliktsituationen; in jedem einzelnen Fall muß das Zusammen-, das Ineinanderwirken körperlicher und seelischer Faktoren richtig gesehen werden.

Therapie. In der Mehrzahl der Fälle wird evident, daß die häusliche Atmosphäre den „Nährboden" für hysterische Reaktionen abgibt. Natürlich muß man immer daran denken, daß eine ähnlich geartete Mutter dem Kind bereits hysterische Reaktionsweisen vererbt hat. Meist verhält sie sich aber auch so, daß hysterische Verhaltensweisen des Kindes geradezu gezüchtet werden, daß ein typisches „hysterisches Duett" entsteht: Die Aufregung, Angst und Sensationen, die betuliche Hilfsbereitschaft, womit die Mutter den Symptomen des Kindes begegnet, das Aufgeben jeder Forderung nach Pflichterfüllung, das ist so recht Wasser auf die Mühle des hysterischen Kindes, verschafft ihm jeden gewünschten „Krankheitsgewinn". Steht bei der Mutter hinter einer theatralischen therapeutischen Betriebsamkeit auch noch ein Gefühlsmangel, so kann das Kind erst recht nicht zu Geborgenheit und Erfüllung gelangen und es steigert sich das hysterische Geschehen.

Aber auch ein gegenteiliges Verhalten — wie es dem Kind eher in fremder Umgebung, etwa in der Schule, begegnet — hilft ihm nichts und wird ihm nicht gerecht: Instinktsichere Menschen spüren bald, daß etwas an den theatra-

lischen Krankheitserscheinungen nicht stimmt, daß damit nur der Anforderung ausgewichen wird. Es liegt nahe, dann das Kind den Triumph, daß man es entlarvt hat, spüren zu lassen, es aber auch das letztlich Unwahre, das in jedem hysterischen Symptom liegt, durch Ablehnung entgelten zu lassen. Damit erreicht man aber mit Sicherheit, daß das Kind nur noch wüstere Symptome produziert, um sich damit doch Glauben und Hilfsbereitschaft zu erzwingen. Auch damit täte man aber dem Kind schwer unrecht; denn es ist ein leidender Mensch, der unsere Hilfe braucht und verdient.

Zwischen „Mitspielen" und kalter Ablehnung des Kindes muß also der richtige Weg gefunden werden. Das gelingt nach unserer Erfahrung meist nur durch Wechsel des Milieus, durch Aufnahme an eine dazu geeignete Spitalsabteilung. Hier ist ein meisterhaftes Zusammenspielen aller Erzieher sowie eine überlegene Führung der anderen Kinder nötig, damit das Kind mit seinen Symptomen keine Sensation erregen kann, damit jene Atmosphäre, in der Hysterie gedeiht, zum Versiegen kommt. Gerade das letztere ist schwer: Die anderen Kinder neigen ja dazu, hysterische Produktionen mit Neugier, mit lebhaftester Anteilnahme zu „begleiten" — und dadurch zu steigern; der wirklich überlegene Erzieher kann aber doch eine „sachliche" Einstellung der anderen Kinder erzielen.

Diese Einstellung muß er aber auch selbst durchzuhalten vermögen; er muß, gerade den übersteigerten Affektabläufen des Kindes gegenüber, seine eigenen Affekte „abstellen". Am wirksamsten ist der Ton ruhiger Energie und Sicherheit, so wie man (das führt Kretschmer in der von uns bereits öfters angezogenen Studie aus) ein störrisches, nervöses Pferd mit Schenkeldruck und kurzem, energischem Zuruf wieder zur Räson bringt. Das Kind darf spüren, daß man seine Symptome nicht ganz schwer, jedenfalls nicht als gefährlich nimmt, ohne daß man es aber des Schwindels beschuldigt. In einer solchen pädagogischen Atmosphäre werden von vielen, jedenfalls den gescheiteren Kindern hysterische Produktionen gar nicht einmal versucht — oder sie werden doch sehr bald aufgegeben, wenn damit kein Geschäft zu machen ist.

Noch wichtiger, und auf die Dauer allein Besserung bringend, ist es aber, daß einmal die Hintergründe, die schwelenden Konflikte abgeklärt werden und daß man dann versucht, die unheilvolle Diskrepanz zwischen übersteigertem Anspruch und tatsächlicher Leistung auszufüllen, indem man das Kind zu echter, zu der ihm optimal erreichbaren Leistung führt. Das muß mit genauer Kenntnis der intellektuellen und sonstigen Möglichkeiten, etwa auch besonderer Fähigkeiten, geschehen, mit unausweichlicher Überlegenheit und Konsequenz, mit einem pädagogischen Geschick, das dem Kind die Inhalte möglichst interessant und reizvoll macht. Hinter all dem muß aber, so sehr der Erzieher affektiv an sich halten sollte, doch eine echte Gewogenheit und Anteilnahme an dem Kind stehen, dem man seine Gefühlsstörung eben nicht übelnehmen darf. Damit aber ist die hysterische Symptomatik sinnlos geworden und fällt auch meist schon in kurzer Zeit ab.

Die Führung hysterischer Charaktere bleibt aber für lange Zeit ein sehr schwieriges Problem, auch wenn diese wieder in ihre Familie, ihre Schule zurückgekehrt sind. Wir haben es des öfteren erlebt, daß es nachher die Kinder oder Jugendlichen immer wieder zu uns „trieb", obwohl es im gewohnten Milieu recht klaglos mit ihnen ging: Es gab dann von großen Sensationen zu berichten, Konflikten mit den Eltern, einer Kameradin, einem Vorgesetzten; von tiefer Verzweiflung, die nur den Weg in den Selbstmord offen ließ. Es kam dann darauf an, sich alle diese Geschichten ruhig anzuhören, ohne durch leidenschaftliche Stellungnahme Öl ins Feuer zu gießen, es ging auf eine sachliche und geduldige Vermittlung hinaus; schließlich waren die Sensationen wieder „abgesättigt" und es ging eine Zeitlang weiter. Man konnte sich dabei mit einem Blitzableiter vergleichen, der Spannungen auf sich zieht, sie ausgleicht und dadurch unschädlich macht. Im Kindesalter hat man die Zeit zum Bundesgenossen:

Viel Infantiles reift schließlich doch nach, auch hysterische Charaktere wachsen oft in einen Beruf hinein, der sie ausfüllt und somit hysterische Produktionen unnötig macht. Wir haben schon davon gesprochen, daß solche Menschen besonders zu Berufen tendieren, die von einem verlangen, viel aus sich herauszugehen, auf andere Menschen Einfluß zu nehmen; dabei sind diese Typen mit großem Schwung am Werk, erzielen beträchtliche Erfolge, gelegentlich freilich nicht ohne Gefahr für die Umgebung, weil es manchen Leerlauf gibt, weil im tiefsten Menschlichen nicht selten unrecht getan wird.

Im Einzelfall werden die Wege heilpädagogischer Führung sehr verschieden sein. Bei jüngeren Kindern, bei Typen mit beträchtlichem charakterlichem Infantilismus und bei allgemein Reduzierten ist der Weg der wortlosen Führung zur Leistung aussichtsreicher, wobei die dahinter stehenden Probleme wohl verstanden, aber nicht lange besprochen werden. Bei intellektuell und seelisch höher differenzierten hysterischen Charakteren spielt das klärende und richtungweisende Wort eine große Rolle. Sie haben es nötig, sich endlos auszusprechen, ihre Erlebnisse und ihre Gefühle unter dem teilnehmenden Zuhören, das allein ihnen schon wesentlich hilft, zur Abklärung zu bringen, an solchen Erfahrungen zu reifen, nachzureifen. Sehr genau müssen andere Anweisungen von außen her dosiert werden, diese sollen möglichst sparsam bleiben; weit wirksamer ist es, wenn diese Menschen — wie überhaupt jeder, der psychotherapeutischer Führung bedarf — selbst zur Erkenntnis und zu deren Konsequenzen gelangen. Dieses Grundprinzip ist schließlich der orthodoxen psychoanalytischen Behandlung, der Logotherapie V. FRANKLs — und auch der heilpädagogischen Menschenführung gemeinsam.

Andere Typen kindlicher Psychopathen

In den vorhergehenden drei Abschnitten haben wir versucht, Typen von kindlichen Psychopathen zu schildern, die ein einigermaßen geschlossenes Bild ergeben, bei denen es gelingen kann, dieses Bild von einem oder wenigen „führenden" Charakterzügen her aufzubauen. Das wird bei den folgenden Beschreibungen nicht mehr möglich sein. Durch die Beschreibung einzelner Eigenheiten wird das

Bild dieser Menschen nicht plastisch, nicht vollständig genug. Es genügt nicht, von einem Kind auszusagen, daß Anomalien der Stimmungslage (depressiv oder hyperthymisch) bestünden, daß es reizbar oder stimmungslabil sei; zur Komplettierung des Kindes ist die Schilderung noch anderer Wesenszüge notwendig (das hat ja P. SCHRÖDER zu einer intensiven Kritik typologischer Einteilungen überhaupt veranlaßt, hat ihn die Forderung erheben lassen, *alle* wesentlichen „Seiten des Charakters" zu beschreiben, die in jedem Menschen, nur eben in verschiedenem Mengenverhältnis, gegeben seien). Dennoch hat es, besonders für manche praktischen Bedürfnisse, einen Sinn, typologische Prinzipien in weiterem Maß anzuwenden.

Zunächst seien Anomalien der *Grundstimmungslage* angeführt, die von vielen Autoren als wesensbestimmend erachtet werden; vor allem hat K. Schneider, allerdings vorwiegend für das Erwachsenenalter, solche Typen ausführlich beschrieben.

Depressive

Zweifellos gibt es Kindertypen, die durch eine herabgesetzte Stimmungslage auffallen, ohne daß man aber eine genügende Begründung in den äußeren Ereignissen allein finden könnte. Ein schwermütiges, pessimistisches Erleben ihrer selbst (oft haben sie eine besonders intensive Selbstbeschau) und der Welt um sie ist ihnen von vornherein eigen; alle Erlebnisse sind negativ getönt, geringfügige Ereignisse geben zu langdauernden Verstimmungen Anlaß, die Toleranz für Unangenehmes ist beträchtlich herabgesetzt. Die Funktionen des eigenen Körpers werden intensiv, und zwar in eindeutig hypochondrischer Weise erlebt, Krankheitsängste schließen sich an, gegen die etwa auch ein kompliziertes Zeremoniell aufgebaut wird, das dann wieder an zwangsneurotische Zustände gemahnt. Das Selbstwertgefühl, ja die gesamte Vitalität erscheinen beträchtlich herabgesetzt. So ist es nicht erstaunlich, daß eine derartige Charakteranomalie Anlaß zum Selbstmord geben kann, schon im Kindesalter, besonders aber in der Krisenzeit auch für „Normale", der Pubertät.

Zur **Diagnose** einer depressiven Psychopathie erscheint notwendig das Vorgegebene der Eigenart, die Unabhängigkeit von äußeren Ereignissen — und schließlich die Konstanz. Ausgesprochen phasenhafte Abläufe schon im Kindesalter (die dann meist mit hochgradigen abnormen Symptomen, schwer gestörtem „Leibgefühl", Depersonalisationserlebnisse, Sinnestäuschungen, psychotischer Angst einhergehen), wobei die Phasen kurz (Stunden bis einen Tag) oder wenige Wochen dauern können (im allgemeinen aber kürzer als bei Erwachsenen) — müssen an das Vorliegen einer psychotischen

endogenen Depression denken lassen. Über die Häufigkeit solcher Zustände bestehen gegensätzliche Anschauungen, Asperger und Harbauer halten sie vor der Pubertät für extrem selten, Spiel und Stutte für nicht so selten; in letzter Zeit hat E. Geisler, im Anschluß an Bürger-Prinz, von einer beträchtlichen Häufigkeit derartiger psychotischer Zustandsbilder gesprochen (wobei uns freilich die Abgrenzung gegenüber kindlichen Schizophrenien unklar bleibt).

Depressive Zustände sind im Kindesalter oft (nicht immer) sehr ängstlich gefärbt; in manchen Fällen steht die Angst so sehr im Vordergrund, daß man hier auch eine besondere Gruppe der *Ängstlichen* beschreiben könnte (hier kommt man wieder auf das schwer lösbare Problem, ob man für einen Menschen zwei oder noch mehr „führende" Wesenszüge beschreiben, ob man für einen bestimmten Typus Untergruppen aufstellen oder ob man schließlich angesichts der Schwierigkeiten eine typologische Betrachtungsweise überhaupt aufgeben sollte!). Wir haben ja auch im obigen die Angst als wesentliche Grundlage des zwangsneurotischen Charakters beschrieben. Folgt man der modernen Existentialphilosophie, so wird evident, daß die Angst eine „Grundbefindlichkeit der menschlichen Existenz" sei, daß der Mensch, ins Dasein „geworfen", der Welt „ausgesetzt", darauf mit Angst antworten müsse; es ist auch verständlich, daß das Kind, in seiner Hilflosigkeit der Welt so gar nicht gewachsen, in besonderem Maß zur Angst neigt, daß es auch durch Erlebnisse, vor allem durch eine ängstliche Grundeinstellung seiner Erzieher, in hohem Grad „prägbar" ist; andererseits ist aber gerade das normale Kind imstande, sich aus der Angst wieder rasch und unbeschwert zu erheben, bzw. die Angstqualitäten eines Ereignisses gar nicht zu „realisieren", wie erstaunliche Beispiele aus der Kriegszeit beweisen. Nun gibt es aber, und gar nicht selten, Kinder mit besonderer Angst*neigung*, wobei sich dann auch immer genug der Anlässe finden; ja man kann sagen, diese Kinder zögen angstvolle Erlebnisse geradezu magnetisch an (ein Beispiel dafür ist die Tatsache, daß einem Kind, welches dem Hund fröhlich und vertrauensvoll gegenübertritt, von diesem kaum je etwas Übles geschieht, während der Hund auf das ängstliche Kind, uralten phylogenetischen Schaltungen folgend, sofort losgeht).

Das Kind, das nicht zur Angst neigt, besteht jedoch „spielend" alle Gefahren (unübertrefflich wird das in dem „Märchen von einem der auszog das Fürchten zu lernen" geschildert).

Für ein Angstkind, das also schon von seiner Konstitution dazu bestimmt ist, können Dunkelheit, Gewitter, Tiere (alle oder bestimmte) das Alleinsein, Körpergefühle mit sich daran schließenden Krankheitsängsten, bis zur Furcht vor dem Tod — untragbar quälende Situationen werden. Sehr häufig ist auch die Schlafsituation von Angst gestört (Einschlafschwierigkeiten, Angstträume, Pavor nocturnus, Nachtwandeln). Schwere Angst kann auch die Schulsituation mit sich bringen, was sich als morgendliches Erbrechen, als raptusähnliche Zustände, selbst mit Aggressionen, als Sprechverweigerung in der Schule (Schulmutismus) äußern kann. Schon im Abschnitt „Neuropathie" wurde besprochen, wie leicht sich Angst in die verschiedensten Organsymptome umsetzen kann. Auch hinter dissozialem, ja kriminellem Verhalten kann die Angst als „Motor" stehen.

Hyperthyme

Die Hyperthymie ist in allem der Gegensatz zur depressiven Grundstimmung: Alle Erlebnisse haben einen positiven Gefühlsakzent, es gibt eine Überfülle von Antrieben, die unbekümmert, die Folgen nicht bedenkend, ins Werk gesetzt werden, wobei die Impulse allzu rasch wechseln, keinen rechten Zusammenhang haben — was nun die Arbeitsweise schwer stören kann, sich in der Schule als beträchtliche „Konzentrationsstörung" auswirkt. Für die Gruppe und auch für den Erzieher, wenn er nicht allen Humors bar ist, wirken die übermütigen Streiche zunächst erfreulich und mitreißend; schließlich wird es aber der gesamten Umgebung zu viel, zumal wenn, wie häufig, bei diesen Kindern eine zornmütige Reizbarkeit in den Vordergrund tritt. Die Unbeeindruckbarkeit durch Zurechtweisungen und Strafen führt zu wachsender Ablehnung dieser Kinder. Je älter sie werden, je weiter die gesteigerte Aktivität ausgreift, um so gefährlicher kann der Unfug dieser Typen werden, wenn sie das Zündende, Mitreißende ihrer Art behalten (Bandenkriminalität).

So wie bei vielen anderen Psychopathentypen, ist auch bei dieser Gruppe die Abgrenzung gegen hirnorganisch bedingte Persönlichkeitsstörungen nicht leicht. Der postencephalitische Erethismus ähnelt in vielen Zügen der Hyperthymie, zumal wenn die Intelligenz nicht in höherem Grad gestört ist. Dennoch wird bei den organisch Gestörten das qualitativ Abnorme meist evident, dazu finden sich auch noch andere, wenn auch manchmal geringfügige Zeichen des Hirnorganischen (EEG!).

Haltlose

Für SCHRÖDER war der „Halt" eine wichtige, in jedem einzelnen Fall beschriebene Seite des Charakters (nur wollte er diese immer in Kombination mit anderen abgehandelt wissen). Von anderen wieder wurde Haltmangel als anlagemäßig gegebener, „führend" das soziale Schicksal bestimmender Wesenszug angesehen, der somit einen eigenen Psychopathentyp konstituiere. So leicht führbar diese Kinder sind, wenn man unentwegt und überlegen hinter ihnen steht, weil sie gar nicht fest und konsequent Widerstand leisten können, so sehr sie echter Einsicht fähig sind, wenn ihnen wieder einmal etwas „passiert" ist, ebenso leicht verführbar sind sie auch, so wie sie auch den eigenen Triebimpulsen rückhaltlos ausgeliefert sind. Natürlich kommt es für das soziale Schicksal dieser Menschen entscheidend darauf an, wie es um ihre Intelligenz steht (bei guter Begabung kommt es schließlich doch oft — trotz wiederholten Scheiterns, das den Unerfahrenen frappiert — zu genügender Konsolidierung), vor allem darauf, wie ihre Gemütsqualitäten beschaffen sind: Im positiven Fall besteht doch eine gewisse Bindungsfähigkeit, wenn man sich auch nicht fest und dauernd darauf verlassen kann, diese Menschen finden doch oft einen Lehrer, Lehrmeister, später einen Ehepartner, die auf sie schauen, einem Scheitern zuvorkommen oder es ausgleichen, den Haltlosen immer wieder zu einem neuen Anfang veranlassen.

SCHRÖDER hat mit Recht darauf hingewiesen, daß der Halt nachreifen kann, daß also das Moment des Alterstypischen hier eine wichtige Rolle spielt: Man erwartet im Normfall, daß mit der vollen Ausprägung der Pubertätsentwicklung, meist auch mit der Schulmündigkeit, bei dem jungen Menschen ein gewisses Maß an Verantwortlichkeit herangereift ist (zusammen mit Selbstbeschau, mit Erfahrungsschatz und Erfahrungsfähigkeit, Distanzgewinnung von einer Situation, Be-

denken der Folgen des eigenen Tuns, also Realisieren von Vergangenheit und Zukunft im
Moment des Entschlusses); dem trägt ja auch
die Gesetzgebung der meisten Länder dadurch
Rechnung, daß die strafrechtliche Verantwortlichkeit etwa in diesem Alter beginnt, meist mit
Vollendung des 14. Lebensjahres. Eben diese
zentrale Fähigkeit ist aber nicht so selten bei
jungen Menschen, die in dieser und meist auch
noch in anderer Hinsicht, z. B. auch im körperlichen Bild, infantil wirken, noch nicht vorhanden — aber sie kann sich später in genügendem Maß nachentwickeln, und damit ist
dann die soziale Einordnung gewährleistet.

Bleibt ein Mensch aber charakterlich infantil, so ist er auch weiterhin im Sinne von
Haltlosigkeit und selbst Kriminalität gefährdet. Es erscheint uns leider unmöglich, im
einzelnen Fall mit größerer Wahrscheinlichkeit
eine Prognose zu stellen, wie weit jemand körperlich und vor allem psychisch nachreifen
wird. Diese Unsicherheit hat beträchtliche Konsequenzen für die Pädagogik schwieriger junger
Menschen, für Maßnahmen der Fürsorgeerziehung, überhaupt für alle heilpädagogischen
und psychotherapeutischen Versuche einer Einordnung von problematischen Charakteren.

Charakterologische Betrachtungsweise

Mit den oben gegebenen Schilderungen sei
es genug an Beispielen von „Typen" kindlicher
Psychopathen, d. h. also von Persönlichkeits-
bildern, die durch einen „führenden" Wesenszug genugsam charakterisiert erscheinen. Verschiedene Autoren haben noch eine beträchtlich größere Zahl von Psychopathentypen beschrieben (z. B. Stutte). Von der Praxis her
sind aber, wie schon angedeutet wurde, beträchtliche Einwendungen gegen eine typologische Betrachtungsweise, die nun alle Möglichkeiten umfaßte, zu erheben. Es gibt zwar
Fälle, bei denen sich eine bestimmte Besonderheit durch alle Reaktionen „hindurchzieht",
dem gesamten Verhalten eine bestimmte Klangfarbe verleiht, wie etwa für die autistischen
oder zwangsneurotischen Psychopathen ausgeführt wurde. Das läßt sich aber keineswegs
bei allen irgendwie abartigen Persönlichkeiten
durchführen, vor allem nicht bei Menschen, die
sich nicht so weit von der normalen Variationsbreite entfernen: Nicht *ein* Wesenszug ist für
sie als bezeichnend oder prägend anzunehmen;
es müssen vielmehr noch andere Züge, andere

Charakterseiten gesehen werden, die das Bild
des Menschen ebensosehr formen (Vertreter
einer typologischen Betrachtungsweise haben
sich vor solchen Notwendigkeiten so geholfen,
daß sie Untergruppen der einzelnen Typen
beschrieben — aber das vermag in seinen Konsequenzen das ganze System aus den Angeln
zu heben).

Von solchen Gedankengängen her kommt
P. Schröder zu seiner, einer „charakterologischen" Betrachtungsweise. Es müßten alle
wesentlichen Seiten des Charakters beschrieben
werden, die bei jedem Individuum vorhanden,
aber in unterschiedlicher *Mengen*verteilung zu
einem Ganzen „legiert" sind. Seelische Abartigkeiten bestehen nicht darin, daß eine von
diesen Seiten fehlt oder eine andere dazu-
kommt (was aber für manche Eigenheiten doch
wieder zutrifft). Alle seelischen Verschiedenheiten, auch die ganz monströsen, sind nach
Schröder aus der Verschiedenheit der Quantität der einzelnen seelischen Seiten und Richtungen sowie aus der Kombination dieser Teile
zu einem Ganzen zu erklären; auch die pädagogischen, etwa auch die fürsorgerischen Konsequenzen müßten sich daraus ergeben.

Zu beschreiben und zu messen wären demnach: Intelligenz, Gemüt (als Liebes-, aber
auch als Kontaktfähigkeit zu umschreiben),
Halt, Phantasie, Geltungsstreben, Antrieb,
motorisches Verhalten. So plausibel auch manches an diesem charakterologischen System
scheinen mag (Schröder hielt es den „uni-
dimensionalen" Typologien für weit überlegen),
so finden wir daran für den praktischen Gebrauch doch auch beträchtliche Mängel: Die
Bilder der Persönlichkeiten erscheinen oft recht
farblos — durch Addition von in sich konstanten, nur durch ihre Mengenverteilung verschiedenen Charakterseiten entstehen keine
individuellen Gestalten, das „Durchorgani-
sierte" einer menschlichen Persönlichkeit, in
der alles auf alles bezogen ist, jede Funktion
von jeder andern ein besonderes Licht erhält,
die gegenseitige Bedingtheit aller Funktionen —
das wird dabei gar nicht klar.

Aber so geht es überhaupt mit allen Systemen: Von keinem ist letztlich der Mensch als
Individuum, als unwiederholbare Person, als
Einheit und Ganzheit bei aller Komplexheit
und Widersprüchlichkeit zu verstehen. Der
Mensch bleibt „das unbekannte Wesen" (Man
the unknown, A. Carrell), im Tiefsten der

Wissenschaft unzugänglich, am ehesten noch der Menschenkenntnis als *Kunst*.

Über die **Therapie** psychopathischer Zustandsbilder wurden in den verschiedenen Abschnitten Bemerkungen gemacht. Diese werden in den therapeutischen Abschnitten am Schluß des Bandes erweitert. Jetzt schon wollen wir aber bekennen, daß wir von allen den Möglichkeiten, die inneren Schwierigkeiten der Psychopathen an sich und der Welt und ihre sozialen

Schwierigkeiten zu erleichtern, ihnen zu einer erträglichen Eingliederung, ja zu hervorragender Leistung für die soziale Gemeinschaft zu verhelfen — heilpädagogische Behandlungsmethoden, eine heilpädagogische Menschenführung unbedingt für die aussichtsreichste Methodik halten. Dafür sei auf die Werke von HANSELMANN, MOOR, LUTZ, ASPERGER verwiesen sowie auf das gleichlautende Urteil des Psychiaters STUTTE.

Literatur

Werke über allgemeine kinderpsychiatrische Problematik s. bei Neuropathie!

ADLER, A.: Menschenkenntnis. Fischerbücherei, Nr. 726, Frankfurt u. Hamburg, 1966.

AICHHORN, A.: Verwahrloste Jugend. Leipzig-Wien-Zürich: Intern. Psychoanalyt. Verl. 1925.

ASPERGER, H.: (6) Psychopathie. In: Benachteiligte Kinder. Freiburg: Lambertus Verl. 1953.

— (7) Die „Autistischen Psychopathen" im Kindesalter. Arch. Psychiat. Nervenkr. 117, 1 (1944).

— (8) Autistisches Verhalten im Kindesalter. Jahrb. f. Jugendpsychiatrie II. Bern: Huber 1960.

— (9) Zur Differentialdiagnose des kindlichen Autismus. Acta paedopsychiat. 35 (1968) (im Druck).

BLEULER, E.: (1) Lehrbuch der Psychiatrie, 5. Aufl. Berlin: Springer 1930.

— (2) Das autistisch-undisziplinierte Denken in der Medizin und seine Überwindung. Berlin: Springer.

BOSCH, G.: Der frühkindliche Autismus. Berlin-Göttingen-Heidelberg: Springer 1962.

EISENBERG, L., and L. KANNER: Early infantile autism, 1943—1955. Amer. J. Orthopsychiat. 26, 556 (1956).

FRANKL, V.: Ärztliche Seelsorge. Wien: Deuticke 1948.

GEISLER, E.: Endogene Depression und depressive Fehlhaltung bei Kindern. Mschr. Kinderheilk. 114, 150 (1966).

JAENSCH, E. R.: Grundformen menschlichen Seins. Berlin: Elsner 1929.

JUNG, C. G.: Psychologische Typen. Zürich u. Leipzig: Rascher 1926.

KANNER, L.: Autistic disturbances of affective contact. Nerv. Child. 2, 217 (1943).

— Early infantile autism. J. Pediat. 25, 211 (1944).

— The specifity of early infantile autism. Z. Kinderpsychiat. 25, 108 (1958).

KLAGES, L.: Die Grundlagen der Charakterkunde. Leipzig: J. A. Barth 1936.

KRANZ, H.: Die Entwicklung des Hysteriebegriffes. Fortschr. Neurol. Psychiatr. 21, 223 (1953).

KRETSCHMER, E.: (1) Körperbau und Charakter, 23. Aufl. Berlin-Göttingen-Heidelberg: Springer 1961.

— (2) Hysterie, Reflex und Instinkt, 3. Aufl. Stuttgart: Thieme 1944.

KREVELEN, D. A. VAN: Early infantile autism. Z. Kinderpsychiat. 19, 91 (1952).

— Autismus infantum. Acta paedopsychiat. 27, 97 (1960).

RIMLAND, B.: Infantile autism. New York: Meredith publ. comp. 1964 (dort sehr ausführliche Literaturangaben).

SCHNEIDER, K.: Die psychopathischen Persönlichkeiten. Leipzig u. Wien: Deuticke 1934.

SCHRÖDER, P.: Kindliche Charaktere und ihre Abartigkeiten. Breslau: Hirth 1931.

SPIEL, W.: Die endogenen Psychosen des Kindes- und Jugendalters. Basel: Karger 1960.

— Die Therapie in der Kinder- und Jugendpsychiatrie. Stuttgart: Thieme 1967.

WURST, F: Entwicklung und Umwelt des Landkindes. Wien u. München: Öst. Bundesverl. 1961.

Psychosen des Kindesalters

H. Stutte, Marburg a. d. Lahn

Dieser Beitrag befaßt sich mit den kindlichen Geisteskrankheiten, mit Zustandsbildern erst im Laufe der Kindesentwicklung in Erscheinung tretender psychischer Gestörtheit, die zumeist als qualitativ abwegig, uneinfühlbar, befremdend, kindlicher Wesensart grob widersprechend erscheinen.

Unberücksichtigt bleiben in dieser Darstellung — trotz ihrer vielfach auch psychotischen Valenz — die bei den Oligophrenien und den kindlichen Anfallskrankheiten auftretenden psychopathologischen Bilder; sie sind dem Verständnis eher nahezubringen, wenn sie im Rahmen des gesamtklinischen Befundes (einschließlich der psychischen Dauerveränderungen) abgehandelt werden. Es können auch nicht alle mehr oder weniger spezifischen organischen Psychosyndrome, wie sie bei zahlreichen somatischen Krankheiten im Kindesalter auftreten, Erwähnung finden; die Auslese beschränkt sich vielmehr auf einige körperliche Erkrankungen, die erfahrungsgemäß häufig auch zu psychotischen Komplikationen führen können.

Unter diesem Gesichtswinkel und mit den genannten Einschränkungen lassen sich unterscheiden:

a) *endogene*, d.h. ätiologisch vorerst noch nicht aufgehellte, vorwiegend anlage- bzw. erbmäßig bedingte *Psychosen*;

b) *exogene*, d.h. somatisch begründete *Psychosen*;

c) *psychogene*, d.h. auf psychischen Traumatisierungen bzw. abnormer Erlebnisverarbeitung basierende *Psychosen*.

Randständig Erwähnung finden sollen schließlich auch noch

d) einige *entwicklungsphasisch determinierte* und

e) einige *konstitutionelle* (nicht prozeßhafte) *Abartigkeiten* der kindlichen Persönlichkeit von so außergewöhnlichem Typ, daß sie phänomenologisch den Psychosen ähneln und zur differentialdiagnostischen Abgrenzung der unter a)—c) genannten eigentlichen Psychosen Erwähnung verdienen.

Geschichtliches. Die psychischen Störungen des Kindesalters sind erst spät Gegenstand empirischer Forschung geworden. Besessenheits- und Hexenglauben, Vorstellungen von sündhafter Verstrickung und Schuld der Eltern haben ihre vorurteilsfreie wissenschaftliche Untersuchung jahrhundertelang behindert. Auch die Fürsorge für geisteskranke Kinder lag — von bescheidenen, bis ins 16. Jahrhundert zurückreichenden Ansätzen klösterlicher Heilpädagogik abgesehen — lange Zeit im argen. Manche dieser unglücklichen Geschöpfe wurden Opfer von Hexenprozessen. Unterbringung in Narrenkoben (transportablen Verliesen im Vogelkäfigstil) oder außerhalb der Stadtmauern angebrachten Torenhäusern waren zeitgemäße Formen ihrer Versorgung. Gelegentlich überließ man sie auch ganz ihrem Schicksal. Später wieder aufgegriffen, erregten sie dann als Wolfskinder vielfach auch wissenschaftliche Beachtung — wie z. B. der von Jean Itard (1794) beschriebene „Wilde von Aveyron" oder Kaspar Hauser.

Vom Ausgang des 18. Jahrhunderts an mehren sich im wissenschaftlichen Schrifttum Mitteilungen über Psychosen bei Kindern — so bei Haslam 1798 und Pinel 1801. Esquirol (1838) prägte den Begriff der „Pubertätstollheit"; er stellte als erster auch Beziehungen her zwischen den verschiedenen Geisteskrankheiten und bestimmten Lebensphasen (vgl. Harms). In den psychiatrischen Lehr- bzw. Handbüchern von Friedrich (1843), Griesinger (1845), Maudsley (1867) und Schüle (1878) erfahren auch die kindlichen Geisteskrankheiten bereits eine — in das nosologische Gerüst der Erwachsenen-Psychiatrie eingezwängte — Darstellung. Erwähnenswert aus jener Phase des empirischen Kollektionismus in der Erforschung der kindlichen Psychosen ist eine Arbeit von E. W. Güntz, der 1859 unter dem Titel „Der Wahnsinn der Schulkinder" neurasthenische, depressive und zweifelsfrei schizophrene Zustandsbilder beschrieb, die er ausnahmslos auf schulische Überbürdung zurückführte.

Als ein Markstein in der Entwicklung der Kinderpsychiatrie wird allseits die 1887 als Sonderband des Handbuchs der Kinderkrankheiten von Gebhard erschienene, erste monographische Darstellung der „psychischen Störungen des Kindesalters" von H. Emminghaus angesehen. Ihr folgten bemerkenswerterweise im gleichen Zeitraum mehrere Veröffentlichungen mit gleicher Thematik auch in Nachbarländern: Moreau de Tours (1888), Manheimer (1889) und Ireland (1898). Der Mehrzahl dieser Lehrbücher eignet noch eine am Erfahrungsgut der Erwachsenen-Psychiatrie orientierte statisch-nosographische Sichtweise. Parallel mit der Emanzipierung der Pädiatrie und den von klinischer Medizin, Pathologie, Psychologie und Soziologie erarbeiteten Neuerkenntnissen dringen mehr und mehr dynamische, altersbiologische und phasenpathologische Aspekte auch in die Psychopathologie des Kindes- und Jugendalters ein. Bereits die Lehrbücher von Strohmayer (1910) und Ziehen (1915/26) lassen diese Entwicklung erkennen. In der „Psychopathologie des Kindesalters" von A. Homburger (1926) findet die mehrdimensionale Interpretation und Registrierung psychischer Störungen des Kindes- und Jugendalters eine noch heute gültige Darstellung. Die polyätiologische Schau beherrscht — natürlich mit Unterschieden in der Prävalenz einzelner Perspektiven — auch die später erschienenen Sammelwerke, jene von L. Kanner

(1935/57), BENJAMIN-HANSELMANN-ISSERLIN-LUTZ-RONALD (1938), v. STOCKERT (1939/67), TRAMER (1942/49), MICHAUX (1950), v. KREVELEN (1950), HEUYER (1952), VILLINGER (1952), ASPERGER (1952/61), WEBER (1955), STUTTE (1960) und LUTZ (1961/1964).

Speziell für die Entwicklung der *Lehre von den kindlichen Psychosen* sind noch folgende Arbeiten von Bedeutung: Im Jahre 1890 beschrieb CHARPENTIER *les démences précoces simples des enfants normaux*. 1908 prägte S. DE SANCTIS den Begriff der *Dementia praecocissima*, worunter er sowohl frühschizophrene als auch hirnorganisch bedingte kindliche Demenzprozesse einordnete (C. DE SANCTIS u. BOLLEA). Im gleichen Jahr publizierte der Wiener Heilpädagoge TH. HELLER Beobachtungen über eigenartige, im Vorschulalter auftretende Demenzprozesse (Dementia infantilis Heller), von denen KRAMER und POLLNOW 1932 das nach ihnen benannte „*hyperkinetische Syndrom des Kleinkindalters*" abtrennten. KRAEPELIN, an dessen Semiologie sich die heutige Lehre von den kindlichen Psychosen nach wie vor anlehnt, äußerte bereits 1902, daß sich hinter manchen Schwachsinnszuständen frühschizophrene Demenzprozesse verbärgen. 1937/38 hat LUTZ unter Verwendung der Schizophrenie-Definition von BLEULER eine kritische Analyse der bis dahin veröffentlichten Kasuistik infantiler Schizophrenien vorgenommen und diese Form endogener Psychosen des Kindesalters damit nosographisch näher abgetrennt, wie das durch BÜRGER-PRINZ (1935) und ANTHONY-SCOTT (1960) auch in bezug auf die *manisch-depressiven Psychosen* geschah. In der amerikanischen Literatur über die Ätiologie der endogenen Psychosen des Kindesalters (L. KANNER, L. BENDER, C. BRADLEY, E. ERIKSON u.a.) wurden die Mutter-Kind-Beziehungen, Störungen der Ich-Reifung bzw. Identitätsfindung, mangelhafte Integration zentralnervöser Apparate u.a. genetische Faktoren mit in Betracht gezogen. Eine wertvolle Bereicherung erfuhr die Lehre von den kindlichen Psychosen durch die 1943 von KANNER und ASPERGER, unabhängig voneinander, erfolgte Herausstellung eines eigenartigen, überaus charakteristischen, aber wahrscheinlich polygenetischen Syndroms, des *Autismus infantum* (v. KREVELEN), das

teils den kindlichen Psychosen, teils der Psychopathie zugeordnet, z. T. auch als Sonderform des organischen Psychosyndroms im Kindesalter aufgefaßt wird.

Das Wissen um „die endogenen Psychosen des Kindes- und Jugendalters" hat 1961 eine verdienstvolle und kritische Sammeldarstellung erfahren durch W. SPIEL. Im Zentrum des forscherischen Bemühens stehen — neben den nach wie vor so gut wie ungeklärten ätiologischen Fragen —:

Die Probleme der Verlaufsdynamik in Beziehung zu Erblichkeit, Primärpersönlichkeit und klinischer Symptomatologie,

die prognostische Valenz bestimmter klinischer Einzelerscheinungen,

die Eliminierung phasentypischer Prägungseinflüsse,

die Bedeutung psychoreaktiver Einflüsse für die Manifestation endogener Psychosen,

die zweckmäßigsten Behandlungsformen, ferner auch

die spezielle Heilpädagogik und Rehabilitation psychotischer Defektzustände.

In bezug auf die *exogenen Psychosen* verdankt die Forschung entscheidende Fortschritte den von BONHOEFFER (1917) eingeleiteten Bemühungen um die Abgrenzung des sog. „exogenen Reaktionstyps" von den endogenen und den reaktiven psychischen Störungen. Durch Beiträge von BRADLEY, LUTZ, STRAUSS, LETHINEN, KIPHARDT, STAEHELIN, WEWETZER u.a. ist dann weiterhin das „*organische Psychosyndrom*" bzw. „*brain dammage-syndrom*" auch in psychotischen Zustandsbildern des Kindesalters weiter präzisiert worden.

Die Lehre von den *psychogenen Psychosen* basiert in erster Linie auf den Forschungen CHARCOTs über die Hysterie, die von E. KRETSCHMER nach der konstitutions- und entwicklungsbiologischen Seite ergänzt worden ist. Die rezenten Beobachtungen in epochalen psychischen Stress-Situationen und auch die Erkenntnisse der vergleichenden Verhaltensforschung haben auf diesem Sektor einige neue Einsichten gebracht.

Endogene Psychosen
Schizophrenie

Begriff. Als Schizophrenie (Dementia praecox, Jugend-, Spaltungsirresein) werden seit KRAEPELIN und BLEULER bestimmte, zu einer Desintegration bzw. Dissolution der Persönlichkeit führende, teils stürmisch, teils schleichend oder schubweise verlaufende, psychotische Zustandsbilder bezeichnet, für die organische Ursachen bislang nicht gefunden werden konnten und die sich auch von den anlagemäßigen Persönlichkeitsabartigkeiten (Psychopathien) und den psychoreaktiven Störungen (Neurosen, abnormen Erlebnisreak-

tionen) abheben. Der von S. DE SANCTIS geprägte Begriff der Dementia praecoccissima umschloß ursprünglich kindliche Psychosen und Demenzprozesse heterogener Natur, wurde jedoch später von diesem Autor eingeengt auf die infantile Schizophrenie; er wird heute wegen seines schwankenden Bedeutungsgehalts nur noch selten gebraucht. Der Schizophreniebegriff hat — mit den Fortschritten der klinischen Diagnostik und der Vergrößerung des Terrains psychologisch noch verstehbarer Reaktionen — im europäischen Raum eine zunehmende Einengung erfahren, während er in den USA eine — selbst von amerikanischen Autoren (KANNER, MOSSE) kritisierte — ungebührliche Ausweitung erfahren hat. Unter epidemiologischem Aspekt ist zu beachten, daß im anglo-amerikanischen Schrifttum vielfach auch massive (umwelt- oder charakterbedingte) kindliche Verhaltensstörungen, neurotische Entwicklungen, Verwahrlosungszustände und kriminelle Dauerhaltungen der Frühschizophrenie zugerechnet werden. (Bezüglich der historischen Entwicklung des Begriffs der infantilen Schizophrenie vgl. vor allem: CORBOZ, GRAF, SPIEL, TRAMER, VILLINGER u. WYRSCH, WIECK.)

Häufigkeit. Die Erkrankungsziffer der Durchschnittsbevölkerung an Schizophrenie beträgt 0,85% (LUXEMBURGER). Nach BLEULER und LUTZ beginnt die Psychose in 4% der Fälle vor dem 15., in 1% vor dem 10. Lebensjahr. Das bedeutet: 1 Kind unter 10000 Menschen einer Durchschnittspopulation leidet an Schizophrenie. Nach L. BENDER wurde bei 9,6% der auf der Kinderpsychiatrischen Abteilung des New Yorker Bellevue-Hospitals aufgenommenen Kinder die Diagnose Schizophrenie gestellt. Im Krankengut der Kinderpsychiatrischen Abteilung der Wiener Psychiatrisch-Neurologischen Klinik betrug (nach SPIEL) die Häufigkeit: 2,5% (auf 3000), in dem der Marburger Psychiatrischen und Nervenklinik: 1,5% Schizophrenien und 0,84% schizophrenieverdächtige Zustandsbilder bei Patienten unter 18 Jahren (Bezugszahl: 44513 Patienten aller Altersstufen). In den Jahren 1961/62 betrug in der mittlerweile verselbständigten Kinderpsychiatrischen Abteilung der Marburger Klinik (Patienten von 2—18 Jahre) der Anteil schizophrener Psychosen: 1,4% und schizophrenieverdächtiger Bilder: 0,8% (Bezugszahl: 732 stationär behandelte Patienten).

Eine **Geschlechtsprädisposition** ist nicht erwiesen. Unter den klinisch behandelten Probanden mit infantiler Schizophrenie überwiegen die Knaben (SPIEL, STUTTE), unter den präpuberalen Formen die Mädchen. Manifestationsbegünstigend wirken offenbar die Gestaltwandelvorgänge (Trotzphase, 1. und 2. Gestaltwandelepoche) und (unspezifische) körperliche Erkrankungen (SSUCHAREWA, KOTHE, LUTZ, PINDING). Etwa die Hälfte an Schizophrenie erkrankter Kinder und Jugendlicher zeigten *prämorbide Charakterauffälligkeiten:* Hang zur Tagträumerei, Flucht in irreale Phantasmen, Zwangsvorstellungen, unkindlichen Ernst, Kontaktarmut, Einzelgängertum, ungewöhnliche Interessenausrichtung, bizarre Gewohnheiten usw. (vgl. VILLINGER, ASPERGER, SPIEL).

Die **Ätiologie** ist nach wie vor unklar. Erbeinflüsse sind unbestritten. Homologe Erkrankung eines Elternteils wurden von L. BENDER in 40%, gleichartige Erkrankung beider Eltern in 10% ermittelt. Die Bedeutung exogener Faktoren (Encephalopathien, akute somatische Erkrankungen, Gestaltwandelvorgänge, seelische Traumen) für die Manifestation der Frühschizophrenie ist in ihrem Wesen noch unklar. Psychoklimatische Einflüsse haben (vgl. die Untersuchungen von CORBOZ, SUNIER-MEYERS über die Kinder schizophrener Mütter) allenfalls die Bedeutung von agents provocateurs. L. BENDER faßt die kindlichen Schizophrenien auf als Störung der Ich-Reifung infolge einer (u.U. von exogenen Noxen beeinflußten) Desintegration zentralnervöser Apparate — mit dem Effekt der mangelhaften Ich-Objekt-Trennung und der Verwischung von Traum und Realität in der Bewußtseinslage. Am Beispiel des Autismus infantum ist zwar auch die Frage des Vorkommens einer angeborenen Schizophrenie diskutiert worden, nach der in den europäischen Ländern vorherrschenden Nosologie ist die kindliche Schizophrenie eine erst im Laufe der kindlichen Entwicklung (ab 3. Lebensjahr — u.U. knickhaft) in Erscheinung tretende Erkrankung, die zu (phasentypischen) Spaltungs- bzw. Dissolutionserscheinungen der kindlichen Psyche führt, die sicherlich in der Mehrzahl der Fälle nicht psychoreaktiver Natur ist, für deren Entstehung vielmehr bisher nicht näher bekannte somatische Vorgänge (vgl. RICHTER) eine determinierende Bedeutung zu haben scheinen, die auch (meist) vom Autismus infantum abzugrenzen ist. Die Feststellung von BRENNER über erhöhten Serum-Cu-Gehalt im Blut kindlicher Schizophrener ist bislang weder widerlegt noch bestätigt worden.

Klinik

Unter phasenbiologischem Aspekt kann man unterscheiden zwischen infantilen (vor dem 10. Lebensjahr), präpuberalen (10. bis 14. Lebensjahr), puberalen (14.—16. Lebensjahr) und adoleszenten (16.—18. Lebensjahr) Formen der Frühschizophrenie. Je mehr sich der Erkrankungsbeginn der Pubertät nähert, desto stärker gleichen sich Symptomatologie und Verlauf dem der Erwachsenenschizophrenie an, „desto deutlicher schimmert auch die prämorbide Persönlichkeit durch" (VILLINGER).

Prodrome sind häufig: Umschriebene Ängste (z. B. vor dem Aufsuchen der Toilette, Gewitter- und Dunkelfurcht, hypochondrische Befürchtungen), sensible und sensorielle Überempfindlichkeiten (KAMP, VILLINGER) — z. B. gegen bestimmte Farben, akustische Reize, bestimmte Melodien — Phobien und Zwangsvorstellungen (ASPERGER).

Das klinische Bild ist charakterisiert durch: Verlust des Kontakts zur Umwelt (Autismus) — bisweilen bei persistenter Bindung an Einzelobjekte und Einzelpersonen, Affektstörungen im Sinne einer Änderung der Grundstimmung zum Mißtrauisch-Ängstlichen hin, der Affektlabilität oder auch der gefühlsmäßigen Abstumpfung, der Affektperversion (Inadäquatheit der emotionalen Reagibilität), des Negativismus oder der Regression auf infantile Verhaltensformen: dadaistische Sprache, gelegentlich auch völliger Sprachverlust, Lutschen, Wiederauftreten von „Lustgezappel" (LUTZ) und anderen psychomotorischen Infantilismen. Häufig zeigen diese Kinder kryptogene Ängste — etwa geknüpft an kosmische Be-

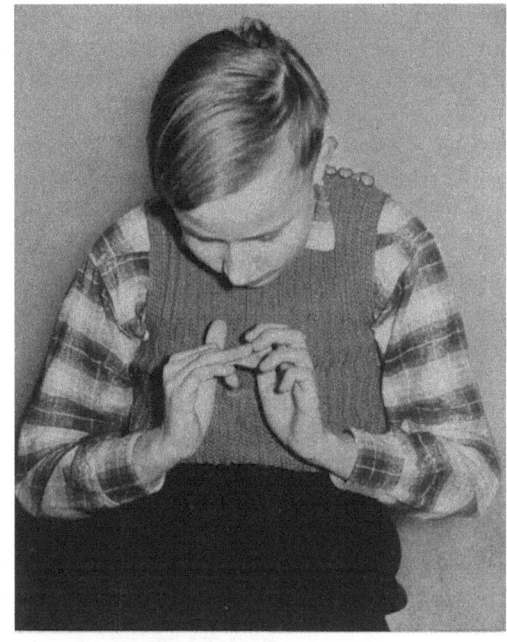

Abb. 305. 13jähriger Schizophrener (Beginn der Erkrankung mit 10 Jahren). Stereotype Körperhaltung, bizarre Fingerspiele (Frühsymptome der Psychose bei diesem Patienten)

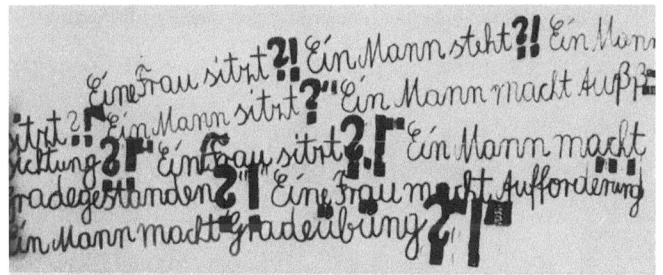

Abb. 306. Stereotypien und Maniriertheiten im Schriftbild dieses Patienten

drohtheitserlebnisse („die Sonne fällt vom Himmel", „der Regen wird nie wieder aufhören"), an absonderliche körperliche Befürchtungen („der Nabel platzt", „die Pulsader zerreißt", „das Geschlecht geht entzwei") oder an abstruse Depersonalisationsphänomene („wer bin ich?", „weshalb bin ich ein Mädchen?", „weshalb ist Gott ein Mann?"). Im motorischen Bereich kommt es zu einer allgemeinen Disharmonisierung (Eckigkeit, Steifigkeit) der Spontanbewegungen; gelegentlich werden auch kataleptische Erscheinungen und Stereotypien beobachtet (Abb. 305). Veränderungen der Sprache (leise oder pathetische Sprechweise), gesteigerter Rededrang, Perseverationsneigung, Sprachstereotypien, Echolalie, Phonographismus (= Wiederholung der

an das Kind gerichteten Fragen) werden selten vermißt (vgl. auch die von PLOOG vorgenommene ethologische Interpretation schizophrener Symptome). Gestaltzerfall und Stereotypien zeigen sich vielfach auch im Schriftbild, in den Zeichen- und Scenotestproduktionen schizophrener Kinder (vgl. Abb. 306—308). Im Bereich des Antriebs fallen sinn- und zielloses, auch impulsiv-enthemmtes Verhalten oder Neigung zu absonderlichen Spielereien auf (LUTZ, ASPERGER, DESPER). Die Denkstörungen sind bei kindlichen Schizophrenien weniger signifikant als bei denen des Erwachsenenalters. Neigung zu (stereotypen) Wortspielen, bizarre Einfälle oder uneinfühlbare Ideenverbindungen sind gelegentlich nachweisbar (HAFFTER). Wahnideen sind bei der Frühschizophrenie selten. Systematisierte (Verfolgungs-, Vergiftungs-) Wahnideen treten nur ganz vereinzelt (Fall von Heuyer-Jurediu-Lang-Fardeau) vor dem 10. Lebensjahr auf (Laroche). Alterstypisch scheinen transitivistische Depersonalisationserlebnisse (Wernicke) zu sein — etwa: „Ich bin meine Freundin", „da sind Mäuse, die haben Angst vor *uns*", „Du (der Untersucher) fürchtest Dich jetzt vor mir". Auch Halluzi-

väter des Vaters sollen auffällig, 2 Urgroßväter in Anstalten verstorben sein. Die Mutter, Tochter eines Trinkers, ist psychisch unauffällig. Von den 8 Geschwistern der Pat. sind 3 Hilfsschüler, ein älterer Bruder wurde mit 17 Jahren wegen katatoner Schizophrenie behandelt.

Bei V., die sich bis dahin normal entwickelt hatte, begann im Alter von 7 Jahren ohne äußeren Anlaß eine auffallende Wesensveränderung. Sie redete „Ungereimtes", identifizierte sich mit einer Freundin, behauptete, der Zug niese und huste ja. Sie geriet

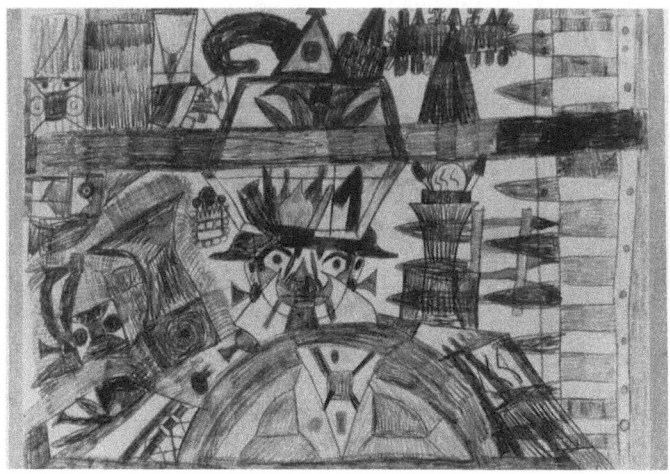

Abb. 307. Symbolbeladene Zeichnung des gleichen Patienten

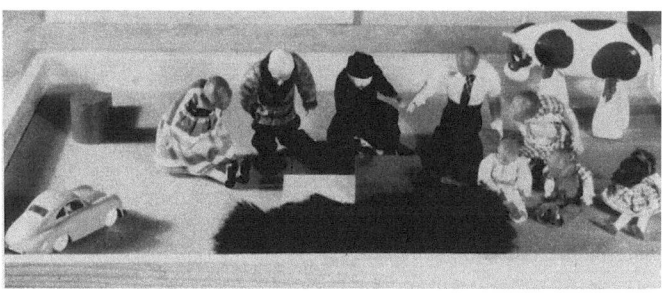

Abb. 308. Scenotest vom gleichen Patienten. Alle Figuren zeigen die gleiche Körperhaltung wie der Patient selbst

nationen kommen bei der infantilen und präpuberalen Schizophrenie relativ selten zur Beobachtung; sie begegnen uns allenfalls in (hypochondrischen) Körperhalluzinationen. Derartige Wahrnehmungsstörungen sind allerdings auf dieser Phase mystisch-magischer Weltbetrachtung und begrenzter Fähigkeit zur Verbalisierung innerseelischer Erlebnisse schwer zu objektivieren.

Vera B., geb. 1945, entstammt einer mit psychischen Abartigkeiten schwer belasteten Familie. Der Vater wird als arbeitsscheuer Sonderling geschildert, sein Bruder verstarb an progressiver Paralyse, seine Schwester befindet sich seit Jahren in Anstaltsbehandlung wegen Pfropfschizophrenie. Beide Groß-

zunehmend in eine ängstlich-verstörte Abwehrhaltung, kroch unter den Tisch beim Eintreten Fremder, äußerte Angst vor der Toilette, kotete ins Zimmer, quälte — früher sehr tierlieb — die Hauskatze und weidete sich an deren Schmerzäußerungen. Sie zeige — so versicherte die Mutter — weder Liebe noch Anhänglichkeit, gebrauche ständig üble Schimpfworte, mache alles kaputt, sei maßlos im Essen (verschlinge auch Abfälle und Zigarettenstummel). Gegen Strafen sei sie unempfindlich, mehrfach sei sie von zu Hause fortgelaufen, einmal habe V. sogar versucht, sich vor den Zug zu werfen. In der Schule war das Mädchen durch sein störendes Verhalten schließlich nicht mehr tragbar.

In einer auswärtigen Universitätsklinik, in der V. mit 8 Jahren für 2 Monate aufgenommen war, wurde die Diagnose auf kindliche Schizophrenie gestellt.

Hier gab sie auch akustische und haptische Halluzinationen an. Alles rieche nach Gift, auch das Essen sei vergiftet. In ihrem Kopf seien „Menscher", die „wüste Worte" sagten. Vielfältige transitivistische Depersonalisationserlebnisse (identifiziert sich immer wieder mit Personen ihrer Umgebung). Sie benahm sich „völlig inadäquat" und gewann keinerlei Kontakt zu den Mitpatienten. Unter einer Megaphenbehandlung trat nur eine passagere Besserung ein.

Bei der 7 Monate später erfolgten Aufnahme in unsere Klinik bot V. anfangs ein kataton-stuporöses Bild. Sie war ängstlich-scheu, autistisch-abweisend, kotete ins Zimmer, masturbierte unmäßig und berichtete über „Stimmen im Kopp". Unter einer sehr intensiven Behandlung mit Insulin, Elektrokrämpfen und Megaphen trat eine deutliche Besserung ein. V. erschien aber noch nicht wieder entlassungsreif und wurde nach $^1/_2$jährigem Aufenthalt in eine süddeutsche Anstalt verlegt. Hier befindet sie sich heute noch. Akute psychotische Symptome sind in den letzten Jahren nicht mehr aufgetreten. Sie bietet jetzt das Bild eines schizophrenen Defektzustands: autistisch-kontakteingeschränkt, paramimische Ausdrucksmotorik, dereistische Züge, Eßgier, überhaupt triebhaft-enthemmt, mangelhafte Körperpflege. In V.s Zeichnungen sind oft Personen mit übergroßen Genitalien dargestellt. Die schulische Unterweisung des Mädchens hat nur bescheidene Erfolge erzielt.

Selten zeigen — das sei ausdrücklich betont — schizophrene Psychosen des Kindesalters eine derartig variationsreiche Symptomatologie, und keineswegs regelmäßig führen sie zu solch tiefgreifenden Persönlichkeitsdefekten wie in dem mitgeteilten Falle.

Diagnostik. Entscheidendes Kriterium ist die signifikante, knickhafte oder schleichende, weder reaktiv noch hirnorganisch erklärbare Wesensalteration eines bisher (mehr oder weniger) unauffälligen Kindes — und zwar vor allem im Sinne des Kontaktverlustes, der Veränderung der Grundstimmung und des affektiven Reagierens, der Disharmonisierung der Motorik, massiver Verhaltensauffälligkeiten, gelegentlich auch begleitet von Störungen der Assoziationstätigkeit, von (kindgemäßen!) Wahnerlebnissen und Halluzinationen.

Differentialdiagnose. Schwierig kann die Abgrenzung sein von dem *Autismus infantum* (KANNER, ASPERGER). Im Rahmen dieses angeborenen, polygenetischen Syndroms, das von manchen (besonders amerikanischen) Autoren generell der kindlichen Schizophrenie zugerechnet wird, kommen gelegentlich auch episodische Zustandsbilder vor, die schizophren-psycho-

tisches Gepräge haben. Auch von der *Dementia infantilis* (HELLER), dem von KRAMER-POLLNOW beschriebenen *hyperkinetischen Syndrom* und der *Stammhirnpsychose* (STAEHELIN) können schizophrene Psychosen der frühen Kindheit u.U. schwer zu trennen sein (BENDA-MELCHIOR). Entscheidend ist neben den Differenzen im klinischen Erscheinungsbild der Nachweis cerebral-organischer Veränderungen bei den letzteren. Die von jedem erfahrenen Kinderpsychiater bestätigte Feststellung von LUTZ, je mehr eine kindliche Psychose symptomatologisch einer Erwachsenen-Schizophrenie ähnele, desto eher liege ihr ein hirnorganischer Prozeß zugrunde, kennzeichnet die Kompliziertheit der differentialdiagnostischen Problematik bei diesen Krankheitsbildern. Die um die Pubertät erstmals in Erscheinung tretenden Schizophrenien werden wegen ihrer starken phasentypischen Prägung (D. WEBER) oft als *Pubertätskrisen* und dergleichen verkannt. Mit zunehmendem Alter gleichen sich die Bilder in ihrer Phänomenologie und ihrem Verlauf der Schizophrenie des Erwachsenenalters an. Um die Pubertät herum manifestieren sich allerdings mitunter auch eigenartige durch Kontaktverlust, soziale Unangepaßtheit, schulische oder berufliche Instabilität, dissoziale Neigungen gekennzeichnete, knickhafte Persönlichkeitsveränderungen bleibender, aber nicht prozeßhafter Natur, deren nosologische Einordnung von jeher Schwierigkeiten gemacht hat. WILMANNS hat solche psychoseähnlichen Pubertätskrisen in der Vorgeschichte mancher Vagabunden und Arbeitsbummelanten aufgedeckt. KAHLBAUM bezeichnete sie als *Heboid*, MEGGENDORFER als *Parathymie*. Kürzlich haben BERNER und SPIEL, ferner E. STERN (*präschizophrene Zustände*) und B. H. BRASK (*borderline schizophrenia*) auf diese schon von der älteren Psychiatrie herausgestellten, oft mit krimineller Betätigung verbundenen Charakterdepravationen z.T. psychotischer Valenz hingewiesen; ihr nosologischer Standort ist jedoch vorerst unklar. Aus den aphoristischen Darlegungen mag entnommen werden, daß die Frühschizophrenie heute noch keineswegs eine klar umgrenzbare klinische Entität darstellt (vgl. auch HIRSCHBERG-BRYANT).

Verlauf. Es ist deshalb und wegen der relativen Seltenheit dieser Krankheiten überhaupt schwierig, besondere Verlaufstypen zu eliminieren. Allgemein anerkannt wird die Aufteilung in akute und schleichende Formen. Tramer unterscheidet *primär dementielle Bilder* (Dementia simplex nach Richards), entsprechend den existentiellen Entleerungs- und Verarmungsprozessen von L. Binswanger, *hebephrene Verlaufsformen* und solche, die sich aus einer neurotischen oder aus einer schizoiden Primärpersönlichkeit entwickeln. Leonhard hat auf *periodische Katatonien*, Stutte auf *ängstlich-paranoid-halluzinatorische Episoden mit günstiger Prognose*, Kothe auf *früh-schizophrene Verblödungsprozesse*, die oft irrtümlicherweise dem Schwachsinn zugeordnet werden, hingewiesen. Die französische Kinderpsychiatrie (Heuyer u. Mitarb., Michaux) hat noch weitere Differenzierungen unter phänomenologischem und verlaufsdynamischem Aspekt vorgenommen. L. Bender unterscheidet *pseudodefekte, pseudoneurotische* und *pseudopsychotische Bilder* im Rahmen der kindlichen Schizophrenie.

Bei der geringen Übereinstimmung in der Abgrenzung schizophrener Psychosen des Kindes- und Jugendalters divergieren auch die Ergebnisse der Längsschnittuntersuchungen (L. Bender, Clardy, Eisenberg, Stutte) nicht unerheblich. Im eigenen Material von schizophrenen Psychosen, die sich vor der Pubertät manifestiert hatten (51 Probanden), betrug die Quote der Sozial- und Vollremissionen 47% (Katamnesefristen im Mittel: 6 Jahre).

Prognose. Je früher die kindliche Schizophrenie erstmals in Erscheinung tritt, desto schlechter ist in der Regel die Prognose — sowohl bezüglich Remissionsneigung als Ausmaß des Persönlichkeitsdefekts. Ungünstigen Prognosewert haben nach den Longitudinaluntersuchungen: schleichender Beginn, abnorme Primärpersönlichkeit, Vorherrschen von Kontaktstörungen, Dissoziation bzw. Abstumpfung des Affekts, Abnormitäten der Willensfunktion, gedanklich unterbaute phobische Züge und massive Verhaltensstörungen im initialen Bild. Einen ungünstigen Ausgang nehmen meist auch die hebephrenen Verlaufsformen; jedoch können läppisch-albernes Benehmen und Zerfahrenheit des Denkens — Kernstörungen der Hebephrenie — auf dieser Altersstufe phasentypisch reversible Reaktionsformen darstellen, so daß Vorsicht in der Verlaufsbeurteilung so gearteter Bilder angebracht ist. Eine vergleichsweise gute Prognose haben die katatonen

Formen der kindlichen Schizophrenie (Michaux-Flavigny, Leonhard).

Behandlung. Art und Ausmaß der Verhaltensabartigkeit macht bei diesen Kindern klinische Behandlung in der Regel unumgänglich. Eine Umgebung, welche ihren mitunter sehr massiven und gemeingefährlichen Erregungszuständen Rechnung trägt, gleichzeitig auch mit Toleranz und Verständnis ihrem veränderten Umwelterleben begegnet, vermag manche gemeinschaftsstörenden Auswirkungen der Psychose abzufangen. Die kindliche Schizophrenie (europäischer Terminologie) ist durch Psychotherapie auch in ihren kindgemäßen Formen (Spieltherapie usw.) allein jedoch nicht nachhaltig zu beeinflussen; selbstverständlich aber kommt sie supplementär in Frage. Etwa vom 9. Jahr an ist die Insulintherapie nach Sakel (bei Kindern durchweg hohe Insulintoleranz!) und von der Pubertät an auch die Elektrokrampftherapie indiziert. Sie kürzen den einzelnen Schub oft ab, limitieren wohl auch das Ausmaß des Persönlichkeitsdefekts und vermögen vielleicht auch das Intervall zwischen den psychotischen Schüben zu vergrößern, eine Heilung wird dadurch jedoch nicht erreicht (vgl. Lutz). Für spezielle Indikation und Durchführung dieser „großen" Psychosetherapie-Formen bei Kindern sind von Hift-Spiel, Michaux-Flavigny, Enke, Jay, Eisenberg, Spiel u. a. nähere Erfahrungsregeln herausgestellt worden. Die therapeutische Situation gegenüber diesen Krankheitszuständen ist wesentlich verbessert worden durch die neueren Psychopharmaka (L. Bender-Nichtern). Die Reserpine, Phenothiazine und Meprobamate sind in der Behandlung kindlicher Psychosen heute unentbehrlich — selbst wenn sie vielfach auch die Insulin- und EK-Behandlung nicht ersetzen können und nur adjuvantielle Anwendung finden. Psychochirurgische Maßnahmen (Leuko- und Lobotomie) haben wir in keinem Fall unserer kindlichen Psychotiker für indiziert erachtet. Selbstverständlich umschließt die Behandlung psychotischer Kinder auch die Beratung der Eltern, schul- und berufspädagogische Ratschläge, die jedoch hier nicht näher dargelegt werden können.

Eine wirksame *Prophylaxe* der kindlichen Schizophrenie — von den in ihrem Effekt durchaus fragwürdigen eugenischen Maßnahmen abgesehen — ist nicht bekannt.

Endogen-phasische Psychosen

Begriff. Unter dieser Etikette werden zeitlich begrenzte, vor allem Affektivität, Antrieb, Anregbarkeit und Vegetativum alterierende, episodische und ohne Defekt abheilende Psychosen rubriziert.

Synonyma: Manisch-depressive oder *affektive Psychosen, Cyclothymie, folie à double forme* (MOREAU DE TOUR).

Ihr Vorkommen bereits im Kindesalter ist nach älteren Autoren (EMMINGHAUS, ZIEHEN, STROHMAYER, LAZAR, HOMBURGER, SCHRÖDER, WEYGANDT) unbestritten. Neuere Bearbeiter der psychischen Störungen des Kindesalters (SCHILDER, HALL, CORBOZ, ASPERGER) äußern Zweifel am Vorkommen affektiver Psychosen vor der Pubertät überhaupt. In den Lehrbüchern von KANNER und VAN KREVELEN werden sie nicht erwähnt, LUTZ widmet ihnen einen kurzen, vorwiegend referierenden Abschnitt. TRAMER und ANNELL sind der Ansicht, daß Cyclothymien im Kindesalter nur in präpsychotischer Form vorkämen. In den Sammeldarstellungen von HEUYER, MICHAUX-DUCHE, SPIEL, v. STOCKERT, VILLINGER und STUTTE finden auch die phasischen, affektiven Psychosen Erwähnung. Auch im amerikanischen Schrifttum sind nach ANTHONY und SCOTT zahlreiche einschlägige Beobachtungen niedergelegt.

Häufigkeit. Die Verbreitung des manisch-depressiven Irreseins in der Durchschnittsbevölkerung beträgt nach LUXENBURGER 0,44%. Über die Häufigkeit der Frühmanifestation liegen (aus unten ersichtlichen Gründen) keine Zahlenunterlagen vor. In seiner Arbeit über den Beginn der Erbpsychosen ordnete BÜRGER-PRINZ von 68 kindlichen und jugendlichen Psychosen 20 dem zirkulären Formenkreis zu. SPIEL beobachtete 7 Kinder unter 10 Jahren und 12 zwischen 10 und 14 Jahren mit manisch-depressiven Psychosen. STUTTE berichtete über 13 einschlägige Fälle (5 Mädchen, 8 Jungen) mit Beginn der Erkrankung vor dem 14. Lebensjahr.

Eine **Geschlechtsdisposition** scheint insoweit zu bestehen, als (nach SPIEL) bei den parapubertär sich manifestierenden Formen die Mädchen überwiegen. Ihrer *Primärpersönlichkeit* nach scheinen die an endogen-phasischen Psychosen erkrankten Kinder häufig dem cycloiden Temperamentstyp anzugehören (SPIEL, STUTTE).

Ätiologie. Gesichert ist lediglich die Bedeutsamkeit erblicher Belastung (mit zirkulären Psychosen, Suicid, cycloider Konstitution). Manisch-depressive Psychosen bei einem Elternteil lassen bei 32,5% der Kinder, analoge Belastung von beiden Eltern bei 62,5% der Kinder Erkrankung an zirkulären Psychosen erwarten (GRUHLE). Dispositionelle Bedeutung bestimmter körperlicher Erkrankungen ist bislang nicht erwiesen.

Klinik

Symptomatologie. Die vor der Pubertät auftretenden zirkulären Psychosen führen, weil sie vor allem die Vitalseite der kindlichen Persönlichkeit alterieren, in der Regel nicht zu einer so tiefgreifenden und, da sie meist kurzphasig sind, auch nicht zu einer so nachhaltigen, für die Umgebung besorgniserregenden Wesensveränderung des Kindes, daß sie Anlaß zu klinischer Behandlung geben. Oft wird die Diagnose erst retrograd nach Manifestwerden einer zweifelsfreien phasischen Psychose zu späterem Zeitpunkt gestellt. Ohne Zweifel gibt es aber schon vor dem 10. Lebensjahr phasische Verstimmungen psychotischen Ausmaßes. Allerdings gleicht sich die klinische Physiognomie dieser vor der Pubertät relativ seltenen Erkrankung erst nach dem 10. Jahr derjenigen des Erwachsenenalters an (BÜRGER-PRINZ, v. STOCKERT).

Alterstypische Ausdrucksformen der phasischen Psychosen im Kindesalter sind auf dem *manischen Pol* vor allem nicht reaktiv erklärbare, episodische Verhaltensstörungen in Form von Neigung zu Widersetzlichkeit, patziger Distanzlosigkeit, mehr oder weniger planloser Umtriebigkeit und Hyperaktivität, gesteigertem Rededrang, überhöhter Selbsteinschätzung bis zu Größenideen oder zur Konzeption phantastischer Zukunftspläne. Von RÜMKE und VAN KREVELEN ist eine Sonderform der kindlichen Manie beschrieben worden: die Mania phantastica infantilis.

Die kindlichen *Depressionszustände* äußern sich etwa in: Gehemmtheit, Verlangsamung des Denkablaufs (Absinken der Schulleistungen!), Abwendung von altersgemäßen Spielinteressen, Neigung zur Isolation, Grübelzwang, wahnhaften oder übersteigerten Selbstbezichtigungen, Versündigungsideen u. dgl.

Ein 13jähriger mit kurzphasigen zirkulären Verstimmungen bezichtigte sich in den Depressionszuständen jeweils des Mordes an der Nitribitt (der Tod dieser Lebedame fiel in die Zeit seines Krankenhausaufenthalts); in den Excitationsphasen strapazierte er durch seine Neigung zu Schabernack und derben Streichen die Geduld von Mitpatienten und Pflegepersonal ganz erheblich.

Die gedrückte Gemütslage prägt u.U. das ganze *Umwelterleben* dieser in der Depression oft frühreif erscheinenden Kinder: Sie wähnen, nicht mehr richtig glauben zu können oder die Zuneigung der Eltern verloren zu haben. An der Natur können sie sich nicht mehr erfreuen. Das Kirchengeläut wird zur Totenglocke. Sie fühlen sich von Mitpatienten und Ärzten verstoßen, überwerten körperliche Beschwerden und leiten daraus pessimistische Diagnosen ab. Als Abwehrmechanismus gegen das veränderte Gegenstandsbewußtsein findet man gerade bei jüngeren Kindern (v. Stockert, Spiel) vielfältige Zwangsmechanismen.

Vegetative Funktionsstörungen (Schlaflosigkeit, Anorexie bzw. Bulimie, Kopfschmerzen, Menstruationsstörungen) fehlen selten, sie können (vegetative Depression von Lemke) u.U. aber ganz im Vordergrund des klinischen Bildes stehen (Grage, Majluf, Walter, Kuhn).

Winzenried hat kürzlich auf Grund subtiler Anamneseerforschung Zirkulärer die Ansicht vertreten, die infantilen phasischen Psychosen fänden vor allem in rezidivierenden somatischen Erkrankungen ihren altersadäquaten Ausdruck. Erst in der Adoleszenz komme es zu einem Feldwechsel, der ihnen fernerhin ein psychopathologisches Profil verleihe.

Charakteristisch für die Cyclothymie des Kindes- und Jugendalters ist auf jeden Fall die *Kurzstreckigkeit der einzelnen Phasen* (wir haben polare Affektumschwünge innerhalb eines Tages beobachtet!) und die *relative Häufigkeit eines Wechsels von manischen und depressiven Episoden* beim gleichen Patienten.

Für die **Diagnose** relevant ist auch hier, neben der meist nachzuweisenden erblichen Belastung, die typische, weder erlebnismäßig noch organisch begründbare Wesensveränderung. Von Anthony und Scott ist ein Katalog von Kriterien zur diagnostischen Abgrenzung manisch-depressiver Psychosen im Kindesalter aufgestellt worden. *Differentialdiagnostisch* in Betracht zu ziehen sind — vor allem bei kleinen Kindern — die auf psychischen Hospitalisierungsschäden basierende *Inanitio mentalis* (Tramer), die vordergründig eine depressive Färbung haben kann (*anaclitic depression* nach Spitz), ferner alle sonstigen *Verstimmungen reaktiver bzw. neurotischer Natur*, die *perimenstruellen Verstimmungen* affektlabiler Mädchen und die u.U. zum Davonlaufen oder zu krimi-

nellen Handlungen führenden *Affektkrisen dysphorischer oder stimmungslabiler Pubertanden*. Eine jedem Kinderarzt vertraute Form ängstlicher Gestimmtheit im Reifealter ist die (oft konstitutionell verankerte) *Pubertätshypochondrie*. Von E. Albrecht und von Ssucharewa sind organisch bedingte, affektive und *psychomotorische Psychosen bei encephalopathischen Kindern* beschrieben worden. Depressive *Verstimmungen* schließen sich oft an bestimmte *kindliche Infektionen* (Polyarthritis rheumatica, Chorea minor, Tbc-Meningitis) an. Sie können auch Prodrome *heredodegenerativer Erkrankungen* (Erbveitstanz) sein (Stutte). Maniforme Erregungen werden nicht selten im Initialstadium des *Morbus Wilson* und bei subakuten *Encephalitiden* beobachtet.

Verlauf. Die einzelne Episode kann — wie erwähnt — Stunden, Tage, Wochen dauern, die ganze psychotische Phase hält meist Wochen bzw. Monate an und heilt in der Regel, ohne Hinterlassung nennenswerter Wesensveränderungen, wieder aus. Die häufige Verkennung des Krankheitswerts solcher Verstimmungen führt dazu, daß jugendliche Zirkuläre von ihren Erziehern, in der Schule oder vor Gericht (kriminelle Entgleisungen in den manischen Phasen!) oft fehlbeurteilt werden. Mancher scheinbar motivlose Selbstmord Jugendlicher hat in einer nicht erkannten endogenen Depression seine Ursache.

Prognose. Nicht selten münden, nach Binswanger, v. Stockert, Spiel, Villinger, Stutte und auch nach den von Landwehr, Pawlitzki und Seitz an unserer Klinik durchgeführten katamnestischen Untersuchungen, zirkuläre Verstimmungen später in schizophreniforme Prozeßpsychosen ein. Prognostisch gefährdet in dieser Richtung scheinen generell die mit Manien beginnenden Cyclothymien und vor allem die von initialen Depersonalisationserlebnissen, Zügen prinzipienhafter Starre (vgl. Abb. 309), paranoiden Gedankengängen und zwangsneurotisch-phobischen Zügen bestimmten zirkulären Phasen zu sein.

Therapie. Appelle an Selbstdisziplin, Repressalien oder gar Strafen bei manischen Patienten, Aufrufe zur Entfaltung vermehrter Energie, Versuche der Aufmunterung und Ablenkung (Kino, Theater, Lektüre, Reisen) bei vitalen Depressionszuständen des Kindesalters sind — bedauerlicherweise allzuhäufig praktizierte — therapeutische Kunstfehler. Im einen

Fall steigern sie in der Regel die krankhafte Expansivität und Eigenwilligkeit, im anderen machen sie dem Kind nur stärker sein Nichtkönnen, die psychotische Begrenzung seiner Aufnahme-, Erlebens- und Verarbeitungsfähigkeit bewußt. Solche Kinder bedürfen einer elastisch-toleranten Führung und einer stabilen emotionalen Haltung der Erwachsenen. Zunächst empfiehlt sich auch bei leichteren Verstimmungen vorübergehende Herausnahme aus

dibenzyle (Tofranil) die Mittel der Wahl. Mit Tofranil haben wir — neben Haloperidol — auch Günstiges bei phobisch-anankastisch gefärbten Depressionen des Kindesalters gesehen. Für die längere Behandlung residuärer Zustände von Unruhe und Hypermotilität bieten sich bei Kindern vor allem die Reserpine an. Bei der ständig sich verbreiternden Klaviatur psychotroper Pharmaka lassen sich die Prinzipien der medikamentösen Behandlung der

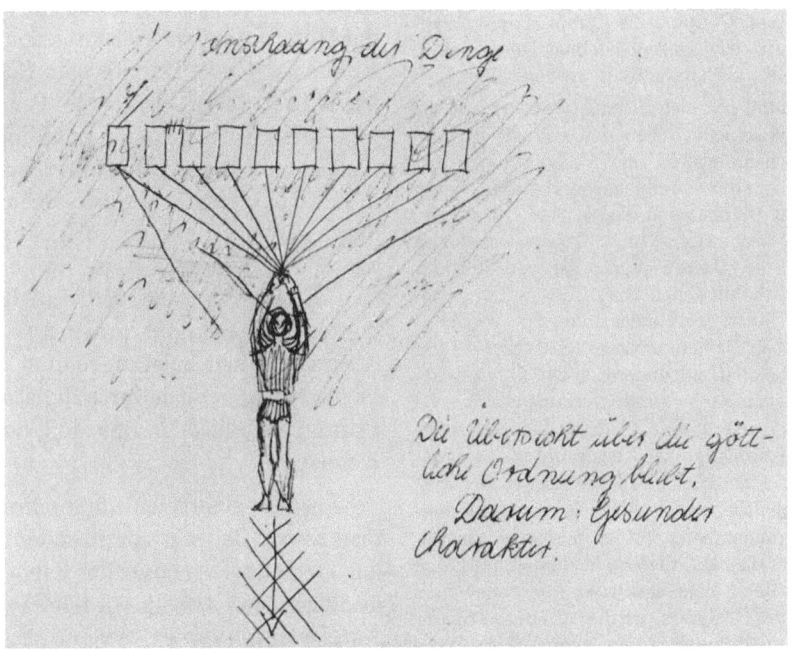

Abb. 309. Zeichnerische „Darstellung des Universums" einer 14jährigen damals manisch enthemmten Patientin, deren Psychose später einen hebephrenen Verlauf nahm und zu einem Persönlichkeitsdefekt führte

der Schule bzw. Unterbrechung der Lehrausbildung. Die modernen Psychopharmaka haben die Möglichkeiten ambulanter Therapie auch kindlicher Cyclothymien erweitert. Meist ist jedoch wegen der Gefahr dissozialer Entgleisungen oder suicidaler Anwandlungen und auch wegen der Notwendigkeit ärztlicher Überwachung der medikamentösen Behandlung, die bekanntlich auch mancherlei (in der Regel passagere) Nebenerscheinungen bewirken kann, stationäre Behandlung unumgänglich. Bei agitiert-ängstlichen Cyclothymien des Kindesalters kommen in erster Linie Phenothiazine, Chlorpromazin- und Chlorprothixenderivate (Megaphen, Largactyl, Truxal usw.) in Frage. Bei Depressionszuständen, und zwar in erster Linie solchen gehemmter Natur, sind die Imino-

ohnedies seltenen endogenen Psychosen des Kindesalters hier nicht weiter spezifizieren (vgl. dazu: W. SPIEL und L. BENDER-NICHTERN, KUHN). Unbestritten ist, daß die Psychopharmaka die Möglichkeiten der (symptomatischen!) Therapie auf diesem Gebiet — im Vergleich zur Zeit vor 20—30 Jahren — wesentlich erweitert haben. Ebenso einmütig vertreten die Kinderpsychiater mit größeren Erfahrungen in der Therapie kindlicher Psychosen die Ansicht, daß heute in manchen (chronischen, atypischen) Fällen die Sakelsche Insulintherapie (etwa ab 10. Lebensjahr anwendbar) und die Elektrokrampfbehandlung (selten vor der Pubertät angewandt) auch bei den phasischen Psychosen noch nicht zu entbehren sind.

Exogene (somatisch begründete) Psychosen

Begriffliche Abgrenzung. Hier sind abzuhandeln die durch körperliche Erkrankung bzw. äußere Schädlichkeiten hervorgerufen, meist akut bzw. subakut verlaufenden Psychosen. Von den endogenen Psychosen unterscheiden sie sich durch die bekannte, meist auch klinisch faßbare Ätiologie und die in der Regel — zumindest im akuten Stadium — sie begleitende Bewußtseinsstörung („exogener Reaktionstyp" — Bonhoeffer). Symptomatologisch können sie (in der Kindheit und Jugend mehr als im Erwachsenenalter!) jedoch den endogenen Psychosen weitgehend gleichen. Oft hinterlassen sie psychische Dauerveränderungen, die als „encephalopathisches" oder „organisches Psychosyndrom" (vgl. Corboz) als „brain damage syndrom" (Bradley) usw. gekennzeichnet worden sind, hier jedoch nicht näher dargestellt werden sollen.

Die Forschung hat sich bislang zentriert auf die Abgrenzung der exogenen von den endogenen Psychosen in Erscheinungsbild und Verlauf, sowie auf die Eliminierung alters- und phasentypischer Reaktionsmuster auf psychotrope Noxen (vgl. Bonhoeffer, Bosch, v. Stockert). Vernachlässigt worden ist demgegenüber die Untersuchung der morbiditätsbestimmten, pathoklitischen Spezifität der symptomatischen Psychosen des Kindesalters, die — ebenso wie die kindlichen Demenzprozesse (Stutte) — von einer Grundkrankheit zur anderen nicht unbeträchtliche phänomenologische und verlaufsdynamische Unterschiede aufweisen. Zur Abklärung der Phasen- und Morbiditätsabhängigkeit bestimmter Bewußtseinsstörungen (z.B. Korsakow-Psychosen!), der sensoriellen und inhaltlichen Spezifität der psychotischen Wahrnehmungsanomalien, der pathoplastischen Bedeutung primär-charakterlicher Persönlichkeitszüge oder familiärer Reaktionsmuster usw. könnten sicherlich von seiten des Pädiaters, der diese Bilder ja häufig zu sehen bekommt, noch wesentliche Aufhellungen unseres bislang noch lückenhaften Wissens erfolgen.

Die exogenen Psychosen sind gekennzeichnet vor allem durch Störungen der Wahrnehmung, des Denkablaufs, der Stimmung, des Antriebverhaltens und — im akuten Stadium — meist auch solche des Bewußtseins. Sie bewirken häufig einen Abbau der geistigen Funktionen (Demenz), ein Sistieren, eine Verzögerung, selten auch einmal eine Beschleunigung der psychischen Reifung. Während ihrer akuten Exacerbation kommen oft vielfältige Regressionserscheinungen, z.B. solche der Sprache, der Motorik und anderer Funktionen (Enuresis, Enkopresis), zum Durchbruch. Gelegentlich erhalten sie durch hirnlokale Psychosyndrome (Werkzeugstörungen der Intelligenz, frontale Antriebsstörungen, extrapyramidale Hemmungs- bzw. Enthemmungsphänomene usw.), durch die psychischen Auswirkungen der begleitenden Epilepsie, sowie durch psychoreaktive Störungen eine individuelle, ätiologieunabhängige Sekundärprägung (vgl. auch A. L. Annell). Nicht zuletzt erhalten die exogenen Psychosen aber auch durch die Eigenheiten der Primärpersönlichkeit ihr individualtypisches Kolorit.

Anstelle einer (den vorgeschriebenen Rahmen dieses Beitrags sprengenden) Darstellung der exogenen Psychosen des Kindesalters unter ätiologischem Aspekt wird im folgenden eine Aufgliederung unter psychopathologisch-syndromatischen Gesichtspunkten vorgenommen.

(Autochthone) Dementive Psychosen

Bei den kindlichen Demenzprozessen (z.B. im Rahmen metabolischer Störungen oder heredodegenerativer Hirnleiden) steht der geistige Verfall zumeist im Vordergrund des klinischen Bildes. Gelegentlich zeigen sich aber neben dem fortschreitenden Abbau von Auffassungs- und Lernvermögen, Merkfähigkeit und Kritik auch Verhaltensabartigkeiten psychotischer Valenz, die eine Abgrenzung von den endogenen Psychosen erschweren können. Nur auf einige häufig durch psychotische Störungen komplizierte Demenzprozesse soll hier hingewiesen werden.

Dementia infantilis Heller

Bei dieser 1900 erstmals von dem Wiener Heilpädagogen Th. Heller beschriebenen Erkrankung kommt es in der Regel nach ungestörter Kindheitsentwicklung im Alter von 3—4 Jahren zu einer bis zur Imbezillität bzw. Idiotie fortschreitenden Demenz mit Erhalten-

bleiben eines intelligenten Gesichtsausdrucks („Prinzengesicht"). Der geistige Zerfallsprozeß macht in der Regel folgende Etappen durch: Abnahme des Spiel- und allgemeinen Umweltinteresses bis zum völligen Autismus, progressiver Sprachzerfall, u.U. bis zur Aphasie, gelegentlich aber mit Erhaltenbleiben einer (durch Silbenverdrehungen und Neologismen) unverständlichen (Kauderwelsch-)Sprache, die aber nicht mehr als Kommunikationsmittel dient. Fragen oder gar medizinische Fachausdrücke werden von den Patienten — u.U. über längere Zeiträume hinweg (intervalläre Echolalie) — oft stereotyp wiederholt (Phonographismus).

Ein von uns seit dem 4. Lebensjahr mit geringen Unterbrechungen laufend beobachteter, jetzt 13jähriger Junge, mit dem keinerlei sprachliche Verständigung mehr möglich ist, ergänzte die Diagnose „Dementia infantilis" bei einer klinischen Vorstellung plötzlich mit dem Anfügen: „Heller".

Auch im motorischen Verhalten zeigen sich vielfältige Stereotypien: Ticartige und Grimassenbewegungen, Haltungsbizarrerien (Abb. 310), rhythmisches Hüpfen, Wippen oder Schaukeln, monotones Hantieren mit Gegenständen u. dgl. Parallel mit dem intellektuellen Verfall geht in der Regel auch ein Verlust der emotionalen Reagibilität und des gemüthaften Rapports zu den Angehörigen.

Nicht selten wird der Prozeß jedoch auch durch stürmische *Initialsymptome* eingeleitet: Allgemeine Unruhe, Eigenwilligkeit, trotzhaftes Aufbegehren gegen jede erzieherische Einflußnahme, Neigung zu Gewalttätigkeiten. In Fällen von HIGIER und STUTTE markierte Zwangslachen den Beginn der Wesensveränderung. Schließlich kann das Anfangsstadium aber auch ganz von psychotischen Erscheinungen (ängstlicher Unruhe, halluzinatorischen Erregungszuständen, Wutausbrüchen, extremen Stimmungsschwankungen) geprägt sein (vgl. ZAPPERT), so daß eine Abgrenzung von der infantilen Schizophrenie erst aus dem Weiterverlauf möglich ist.

Der *somatische Befund* ist in der Regel normal. Vereinzelt sind Krampfpotentiale im EEG und Ventrikelerweiterungen im PEG (SPIEL, ISLER-LUTZ, KANNER) beschrieben worden.

Der *Verlauf* der Erkrankung ist gekennzeichnet durch eine innerhalb von 9—12 Monaten sich vollziehende Demenz — in der Regel bis zu völliger Pflege- und Überwachungsbedürftigkeit (ROY). Der Zustand bleibt dann relativ stationär. In dem bereits erwähnten eigenen Fall haben wir jedoch mehrfach ängstlich-agitierte bzw. depressive Verstimmungen von mehreren Wochen Dauer beobachtet, in denen der Junge wahrscheinlich auch halluzinierte. In einem anderen Fall war bei der im Alter von 16 Jahren erfolgten Nachuntersuchung eine deutliche Remission (Besserung der Kontaktfähigkeit und der Sprache) festzustellen (HARBAUER), wie sie auch von SPIEL und ROY beobachtet worden ist.

Ätiologie und *Pathogenese* dieser Erkrankung sind noch völlig ungeklärt. Hirnanatomische Befunde, psychopathologisches Bild und Verlauf rechtfertigen aber, sie zu den somatisch begründeten Psychosen zu zählen.

Manche Autoren (BOSCH, v. STOCKERT, SPIEL u.a.) werten die „Hellersche Psychose" (SPIEL) als ein alterstypisches, polygenetisches Syndrom. Hinweise auf eine entzündliche Genese fanden sich u.a. (vgl. ROY und SPIEL) in den Fällen von LANGE (unklarer Fieberzustand), BOSCH (Masern-Encephalitis), SAGARRA (Leukencephalitis?), THIELE (Encephalitis), KENNEDY-STILL, JANCKE und LURIE-LEVY (Pertussis-Encephalitis), CORBERI und KANNER

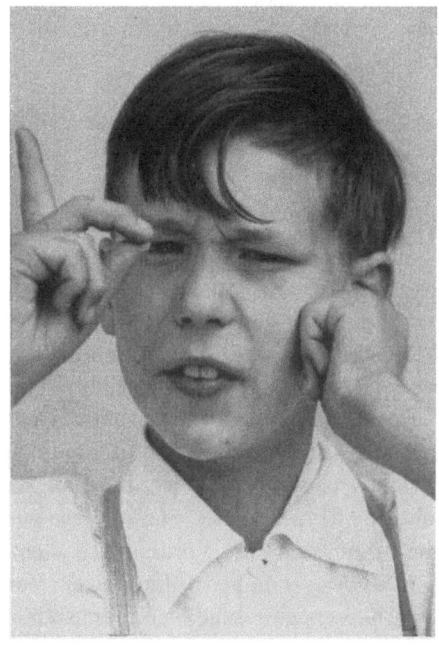

Abb. 310. Dementia infantilis (HELLER). 13jähriger Patient mit Prinzengesicht, Bewegungs- und Haltungsstereotypien

halten einen zugrunde liegenden heredodegenerativen Prozeß für möglich — etwa eine „amaurotische Idiotie ohne Amaurose", wie sie von KUFS und WALTHER beschrieben wurde. Manche Autoren vertreten die Ansicht, daß eine Trennung der Hellerschen Demenz von der infantilen Schizophrenie unmöglich sei (s. bei SPIEL und BENDA-MELCHIOR). Eine metabolische Genese wird in letzter Zeit immer häufiger diskutiert, ohne daß bisher objektive Belege dafür angeführt werden könnten. SPIEL hat einen Fall mit (passagerem) Hellerschem Syndrom mitgeteilt, bei dem eine psychogene Entstehung nahegelegt erschien.

Die *pathologisch-anatomischen Befunde* sind völlig uneinheitlich und haben bislang noch keine Klärung der Pathogenese erbracht (vgl. SPIEL, BENDA-MELCHIOR und ROY). CORBERI fand diffuse neurolytische Hirnveränderungen ähnlich wie bei den Lipoidosen, WEY-

GANDT einen universellen Parenchymprozeß mit Gangglienzell-Schwund, KANNER umschriebene Zelldegenerationen in der Rinde, VACLAV Gliawucherungen im Frontallappen, HUDOLIN rindenatrophische Veränderungen, ISLER-LUTZ Kalkeinlagerungen in Meningealarterien. Eine Reihe von Fällen (auch ein eigener) zeigte jedoch keine hirnanatomischen Veränderungen.

Vermutlich rekrutiert sich das klinisch abgrenzbare Syndrom „Dementia infantilis" aus einer Kerngruppe metabolisch oder heredodegenerativ bedingter Fälle und polygenetischen Zustandsbildern, die mit ersterer nur die phasentypische Symptomatologie und den Verlauf gemeinsam haben (vgl. STUTTE-HARBAUER).

Hyperkinetisches Syndrom (Kramer-Pollnow) des Kleinkindalters

Von KRAMER und POLLNOW sind 1932 anhand eigener Beobachtungen und Mitteilungen des Schrifttums symptomatologisch einigermaßen gleichförmige Zustandsbilder beschrieben worden, bei denen sich nach normaler frühkindlicher Entwicklung und fehlender erblicher Belastung im 4./5. Lebensjahr — gelegentlich im Anschluß an fieberhafte Erkrankungen oder Anfälle — eine chronische, agitierte Motilitätspsychose entwickelt. Eine dranghafte, elementare Hyperkinetik und Bewegungsunruhe steht ganz im Vordergrund des klinischen Bildes. Daneben finden sich: Vorher nicht vorhanden gewesene Stimmungslabilität, Negativismus, polyphäne Sprachstörungen (öfters erwähnt wird der monoton-blecherne Klang in der Stimme dieser Kinder) und selten auch Halluzinationen und Wahnideen (BOSCH, SPIEL, v. STOCKERT, BAMBERGER-MATTHES).

Von der Hellerschen Demenz unterscheiden sich diese Fälle durch die hier ganz vordergründige Erethie, den im allgemeinen weniger massiven Sprachzerfall und Autismus und die öfters zwischen 6.—8. Lebensjahr sich einstellende Partialremission.

Mit Recht betont SPIEL, daß die Dementia infantilis Heller weitaus eher die Differentialdiagnose zur frühinfantilen Schizophrenie, das Kramer-Pollnow-Syndrom dagegen jene zur Encephalitis aufwerfe. Von CREUTZFELD wurden in einem obduzierten Fall perivasculäre Infiltrate im Hirnstamm und Zwischenhirn und subependymäre Knötchen im Bereich des 3. und 4. Ventrikels gefunden — ein Befund also, der an die Economo-Encephalitis erinnert. Die epidemiologischen Fakten (meist Solitärfälle!), das klinische Bild (Fehlen von extrapyramidalen Hyperkinesen, Augenmuskel- und Schlafstörungen!) und der Verlauf (keine parkinsonistischen Residuärsymptome!) gestatten jedoch nicht, das Kramer-Pollnow-Syndrom ohne weiteres der epidemischen Encephalitis zuzuordnen. Die Häufigkeit des fieberhaften Beginns, die restierenden organischen Anfälle, die (uncharakteristischen) PEG- und EEG-Anomalien und auch die Artung des psychotischen Bildes lassen jedoch keinen Zweifel an seiner organischen Genese.

Auch das Kramer-Pollnow-Syndrom ist als phasentypische Reaktion auf verschiedenartige encephalotrope Noxen gedeutet worden. Keineswegs ist damit die Pathogenese jedoch geklärt; denn z.B. die Meningitiden, die amaurotische Idiotie oder die diffusen Sklerosen zeigen auf dieser Entwicklungsstufe (auch psychopathologisch!) völlig andersartige Reaktionsformen. Wenn vielleicht auch keine ätiologische, so doch zumindest eine pathoklitische Spezifität scheint demnach beim Kramer-Pollnow-Syndrom eine Rolle zu spielen.

Psychotische Bilder bei heredodegenerativen Hirnleiden, die (in der Regel) zur Demenz führen

Pars pro toto sei hier lediglich auf einige Krankheitsbilder hingewiesen, bei denen es — neben der Demenz — auch zu akzessorischen Psychosen kommen kann.

Der Erbveitstanz

Die erbliche Chorea manifestiert sich in 3% der Fälle schon vor der Pubertät (WENDT, SCHMIDT, STUTTE). Der Beginn des Leidens ist oft charakterisiert durch einen schulischen Leistungsknick oder durch heboide Charakterveränderungen, die gelegentlich psychotische Zuspitzungen erfahren.

Bei einem vom 10.—16. Lebensjahr mehrfach klinisch beobachteten Jungen (mit homologer Belastung) trat mit 9 Jahren zusammen mit einer choreokinetischen Bewegungsunruhe ein Absinken der Schulleistungen und eine tiefgreifende, fortschreitende Wesensveränderung auf. Der bis dahin nicht weiter auffällig gewesene Patient verfiel mitunter ohne adäquaten Anlaß in Wutzustände, in denen er mit dem Messer auf Angehörige und Mitschüler losging, einmal aus dem Klassenfenster sprang, ein anderes Mal sein Zimmer verbarrikadierte und den

Angehörigen den Zutritt verwehrte. Auch während der klinischen Beobachtung zeigte er — neben den Zügen affektiver Abstumpfung, autistischer Egozentrierung und fortschreitender Demenz — mehrfach derartige aggressiv gefärbte Verstimmungen, in denen ständig eine Neigung zu impulsiven Kurzschlußreaktionen bereit lag. Mit wenigen Unterbrechungen ist der jetzt 22jährige Patient wegen seiner Wesensveränderungen bis heute laufend in Anstaltsverwahrung gewesen.

Nach Untersuchungen von PANSE kann die Chorea Huntington jahrelang unter dem Bild paranoider (schizophrener) oder depressiv-hypochondrischer Psychosen verlaufen. SCHMIDT fand unter 123 Fällen infantiler und juveniler Chorea Huntington in 10% psychotische Zustände: Wahn- und Verfolgungsideen, Suicidanwandlungen, Selbstmordversuche u. dgl.

Hepatocerebrale Degeneration (Wilsonsche Krankheit)

Diese im 1. und 2. Lebensjahrzehnt sich manifestierende, recessiv-erbliche Störung des Cu-Stoffwechsels, die zur Lebercirrhose und Linsenkerndegeneration führt, hat neben den bekannten neurologischen Störungen regelmäßig auch schwere psychische Veränderungen zur Folge: Bradyphrenie, Charakterveränderungen mit Verlust der Affektbeherrschbarkeit, psychischen Regressionsphänomenen, dissozialen Neigungen, Enthemmungs- und Drangzuständen, vielfältigen Zwangserscheinungen (besonders charakteristisch!) und protrahiertem geistigen Abbau.

Mehrfach sind bei jugendlichen Kranken zirkuläre Verstimmungen und ängstliche Erregungszustände mit Vergiftungsideen und wahnhaften Beziehungserlebnissen (FILIMO-NOFF) beschrieben worden. Meist ist die Grundstimmung jedoch zum Euphorischen hin verändert.

Ein eigener Pat. (Krankheitsbeginn im 15. Lebensjahr) beging mit 24 Jahren in einem Schwermutszustand einen ernstlichen Suicidversuch.

Bei einem von uns beobachteten 16jährigen Mädchen bestanden (neben typischer Wesensveränderung) Schauanfälle, Zwangsaffekte, extreme Stimmungslabilität und zeitweilig visionäre Erlebnisse ("Engel in weißen Kleidern"). — Vgl. die nähere Darstellung dieses Falles durch HARBAUER u. WALLAUER.

Über ähnliche Beobachtungen (optische und akustische Halluzinationen) hat auch CUMINGS berichtet.

Ein z.Z. noch in unserer Beobachtung stehendes 15jähriges Mädchen, das übrigens ausgezeichnet auf die Daraprim-Behandlung ansprach, zeigte (nach Einleitung der Behandlung!) vorübergehend ein eigenartiges depressiv-negativistisches psychotisches Bild mit Nahrungsverweigerung, wahnhaften Beziehungsideen und dranghaften Erregungszuständen, so daß Verlegung auf eine Wachstation erforderlich wurde.

Im Finalstadium, das häufig durch hochgradigen Marasmus, zunehmende geistige Ination und Coma hepaticum gekennzeichnet ist, bestehen bei diesen Kranken oft eigenartige Zwangsaffekte.

Auch bei anderen heredodegenerativen Hirnleiden und metabolischen Störungen können psychotische Episoden den meist im Vordergrund stehenden Demenzprozeß überlagern. Über die etwaige morbiditätsspezifische Symptomatologie dieser stets "organisch gefärbten" Begleitpsychosen wissen wir bislang noch nichts Genaues.

Von J. u. A. JOCHMUS ist ein Syndrom hyperkinetisch-agitierter Enthemmtheit (ähnlich dem Kramer-Pollnow-Syndrom) bei tuberöser Sklerose beobachtet worden. SJÖGREN und DERWORT-NOETZEL haben bradyphren-heboide und expansiv-manische Psychosen bei amaurotischer Idiotie beschrieben. GRÜTER erwähnt, daß auch bei der Phenylketonurie psychotische Episoden vorkommen können.

Psychotische Bilder bei entzündlichen Hirnerkrankungen mit Demenz

Infantile und juvenile Paralyse

Die angeborene Lues und die daraus sich entwickelnde infantile (ab 4. Lebensjahr) oder juvenile progressive Paralyse (SCHMIDT-KRAEPELIN) ist heute extrem selten geworden.

Zur Variabilität des neuropathologischen Bildes kontrastiert bei den kindlichen Formen in der Regel die Symptomarmut und Farblosigkeit der psychopathologischen Erscheinungen. Im Vordergrund steht der schulische Leistungsabfall, der in eine meist euphorisch gefärbte Demenz mit Schrift- und Sprachzerfall und Einbuße der Kritikfähigkeit einmündet (JOCHMUS). Daneben kann es zu vermehrter Reizbarkeit, nächtlichen Pavor- und zu Erregungszuständen, Aggressionen und gefährlichen Impulshandlungen kommen. Megalomane Züge, die in der Regel bei erwachsenen Paralytikern das Bild beherrschen, sind bei Kindern — ebenso wie Delirien und Halluzinationen — selten. FORD berichtet von kindlichen Patienten, deren "Größenwahn" sich äußerte in Behauptungen, ihr Vater sei Millionär, sie besäßen gigantische Mengen von Zucker u.ä. alterstypischen Angebereien.

Bei der luogenen progressiven Paralyse des Jugendalters kommt es zu einem Symptomwandel zugunsten der psychopathologischen Krankheitserscheinungen: häufigeres Vorkommen von Größenideen, Delirien und kriminellen Entgleisungen (vgl. SCHACHTER).

Therapie. Die modernen Antibiotica haben nicht nur eine unverkennbare präventive Wirkung auf die Häufigkeit progressiver Paralysen des Kindesalters gehabt, sie können auch zu schlagartigen Besserungen des klinischen Bildes führen (Michaux).

Leukencephalitiden

Diese insbesondere von van Bogaert, Pette, Doering, Dawson, Jacob, Lhermitte u. a. erforschten, wahrscheinlich virusbedingten Krankheitsbilder, die in verschiedenen klinischen Unterformen (Pan-Encephalitis, subakute sklerosierende Encephalitis,

Bei *Dietmar W.* begann die Erkrankung im Alter von 12 Jahren mit einem intellektuellen Leistungsabbau und eigenartigen Zuständen von affektivem Tonusverlust auf akustische und optische Schreckreize. Über ein Stadium mit hypertonisch-hyperkinetischen Erscheinungen entwickelte sich eine zunehmende Bradyphrenie, später ein choreatisches und schließlich ein typisches Decerebrierungssyndrom, in dem mit 12;10 Jahren der Exitus erfolgte. Histologische *Diagnose:* Leukencephalitis van Bogaert.

Dagmar N., die sich seit 2¹/₂ Jahren in unserer stationären Beobachtung befindet, zeigte ab 12;9 Jahren ein Absinken der Schulleistungen und eine Wesensveränderung zum Apathischen und Infantilistischen hin. Bald traten auch organische Anfälle,

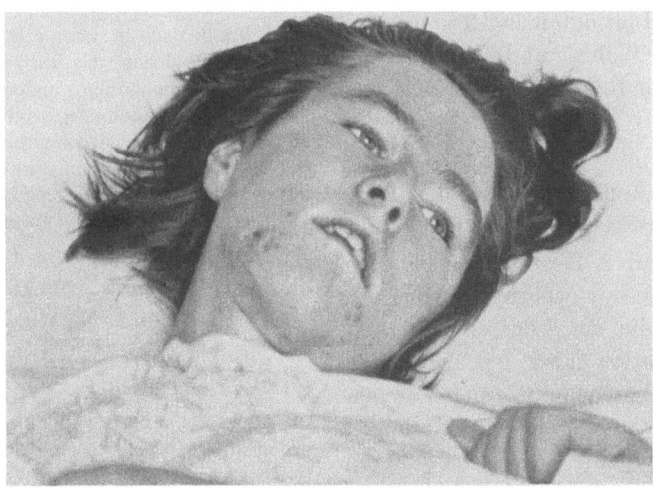

Abb. 311. Apallisches Syndrom mit leerem Blick, tetraspastischen Zwangshaltungen, Aphasie und Verlust der psychischen und sensoriellen Reagibilität bei Leukencephalitis (Pette-Doering)

Einschlußkörperchen-Encephalitis) aufgegliedert werden, zeigen einen ziemlich homogenen (progredienten) Verlauf: 1. Meist schleichender Beginn mit vordergründigen psychopathologischen Krankheitserscheinungen (Absinken der Schulleistungen, Verlangsamung, Antriebsverlust, Charakterveränderungen, Werkzeugstörungen der Intelligenz und allmähliche Erblindung, Dauer: Wochen bis 2 Jahre), 2. Auftreten von Anfällen und polyphänen hyperkinetischen Erscheinungen, 3. Enthirnungsstarre (apallisches Syndrom) mit hypertonischen Zwangshaltungen, völligem Verlust des Umweltbezugs und vielfältigen cerebralen und spinalen Automatismen.

Die wechselvollen psychopathologischen Bilder, die diese sklerotisierenden, entzündlichen Entmarkungsprozesse, die klinisch oft schwer von einer diffusen Hirnsklerose zu trennen sind, begleiten, seien an 2 Krankengeschichten sichtbar gemacht.

Wortfindungsstörungen und Paraphasien auf. Mit 12;11 Jahren war sie erheblich antriebsgestört, unkonzentriert, läppisch-euphorisch. Als D. 13;1 Jahre alt war, wurde wegen akuter Hirndrucksteigerung (Stp.: 4 Dioptr.!) eine Craniotomie vorgenommen und der li. Hinterhauptslappen abgetragen. *Histologische Diagnose:* Leukencephalitis vom Typ Pette-Doering.

Bei der Aufnahme in unsere Klinik mit 13;2 Jahren bestand ein akutes hirnorganisches Psychosyndrom mit Desorientiertheit, Sopor, fehlender Eigenaktivität bei erhalten gebliebenem Fremdantrieb und vielfältigen infantilistischen (regressiven) Verhaltensweisen.

Während des folgenden (ca. ¹/₂jährigen) Stadiums, in dem polyphäne Hyperkinesen, insbesondere Myoklonien und Hemiballismen, im Vordergrund standen, kam es zu weiterem Sprachzerfall bis zur praktisch vollständigen Aphasie. Von 13;8 Jahren ab entwickelte sich anschließend ein progressives apallisches Syndrom mit tetraspastischen Zwangshaltungen, Verkrampfung auch der Mimik, völliger Automatisation der Entleerungsfunktion, cris encéphaliques, nächtlichen Erregungen, zwanghaften Affektäußerungen und allmählichem Verlust auch des emotionalen Rapports zu Angehörigen und Pflegepersonen (Abb. 311). Im Rahmen dieses heute (15;8 Jahre) noch bestehenden Decerebrierungszustandes zeigt D. in letzter Zeit wieder spärliche emotionale Reaktionen auf Zuwendung. (Vgl. dazu die Arbeiten von KOLLRACK und WALTHER.)

Der phänomenologische Variationsreichtum bei diesen u. U. doch Jahre sich hinziehenden chronischen Entmarkungserkrankungen wird natürlich entscheidend durch den Verlauf des anatomischen Prozesses bestimmt; die psycho-pathologischen Erscheinungen haben dementsprechend z. T. den Wert hirnlokaler Psychosyndrome.

Die im nächsten Kapitel abgehandelten Zustandsbilder sind nicht selten gleichfalls von einem — in Verlauf und Symptomatologie z. T. morbiditätsspezifischen (STUTTE) — geistigen Verfall begleitet. Akutpsychotische, delirante Erscheinungen sind jedoch — zumindest temporär — für sie kennzeichnender.

Delirante Psychosen

Verwirrtheitszustände, Sinnestäuschungen und Störungen des Denkens und Handelns sind vor allem im Kindesalter häufige Begleiterscheinungen von fieberhaften und Allgemeinerkrankungen. Es mag dies zusammenhängen mit alterstypischen Eigenheiten der Hirnreagibilität auf exogene Noxen, der strukturellen Unreife der kindlichen Persönlichkeit, dem fluktuierenden Wirklichkeitssinn und der erhöhten emotionalen Ansprechbarkeit dieser Altersstufe. Trotz relativer Häufigkeit der delirant-psychotischen Symptome bei kindlichen Fieberzuständen, Stoffwechselerkrankungen oder Intoxikationen handelt es sich meist nur um flüchtige Randsymptome des Grundleidens. Bei einer Reihe somatischer Erkrankungen des Kindesalters können jedoch die begleitenden Verwirrtheitszustände ein krankheitstypisches Gepräge haben, sie können über kürzere oder längere Zeit das klinische Bild beherrschen oder auch — neben der Behandlung des Grundleidens — adjuvantielle therapeutische Maßnahmen erforderlich machen. Unter diesen Gesichtspunkten ist die nachfolgende Auslese deliranter exogener Psychosen getroffen.

Am häufigsten begegnen uns kindliche Verwirrtheitspsychosen bei den *Encephalitiden.*

In Anlehnung an die umfassende und kritische Darstellung der Klinik dieser Bilder durch K. D. BACHMANN, SCHLACK, WIEDEMANN und ihre allgemeine Psychopathologie durch A. L. ANNELL seien hier nur von einigen kindlichen Encephalitiden die psychotischen Komplikationen herausgestellt.

Encephalitis epidemica (Economo)

Inkonstanz in der Chronologie der Krankheitserscheinungen und auch deren Polyphänie haben in USA zur Eliminierung von 8 verschiedenen klinischen Typen geführt (KANNER). Nach der in Deutschland üblichen Einteilung kann man mit F. STERN unterscheiden: die *lethargisch-ophthalmoplegische Form.* Hier stehen Somnolenz und Augenmuskellähmungen im Vordergrund des akuten klinischen Bildes, dem Symptome eines völlig uncharakteristischen hyperästhetisch-emotionellen Schwächezustandes, oder auch flüchtige traumhafte Verwirrtheitszustände mit Desorientiertheit, undeutlichem Vorsichhinsprechen, Herumgreifen auf der Bettdecke (Beschäftigungsdelir), Zupfen an der Kleidung, Trugwahrnehmungen, Personenverkennungen und (bei Kindern besonders schwer objektivierbare!) flüchtige Halluzinationen vorangehen können. Diese Zustände apathischer Stumpfheit können in einen (schließlich zum Tod führenden) Decerebrierungszustand oder auch nach Wochen/Monaten in das bekannte Syndrom postencephalitischer Wesensveränderung übergehen; sie können aber (auch beim Kinde!) ohne das übliche Intervall unmittelbar in ein akinetisch-hypertonisches (Parkinson-)Syndrom einmünden (W. RUNGE).

Die *irritativ-hyperkinetische* Form wird von extrapyramidalen (ticförmigen, choreatischen, myoklonischen, ballistischen usw.) Hyperkinesen und agitierten Verwirrtheitszuständen beherrscht. Letztere haben meist eine gereizt-expansive, seltener eine heiter-euphorische Tönung.

Daneben gibt es unter den akuten Encephalitis epidemica-Psychosen mancherlei *atypische Bilder* — etwa manisch oder depressiv gefärbte Zustände, katatoniforme oder heboide Episoden, Zustände dranghafter Getriebenheit mit massiver Zerstörungssucht, die keineswegs immer von Bewußtseinsstörungen begleitet sind.

Das anschließende *subakute Stadium* der Erkrankung ist bei Kindern häufig durch Rededrang, Hyperaktivität, Enthemmtheitserscheinungen und Schlafstörungen gekennzeichnet.

Bei der Mehrzahl der an Encephalitis epidemica erkrankten Kinder bleiben mehr oder weniger tiefgreifende Charakterveränderungen (nach L. BENDER 90%!) zurück: Zerfahrenheit, Ruhelosigkeit, Konzentrationsschwäche und dadurch bedingte Lernstörungen, daneben oft auch Reizbarkeit, Neigung zu gemeingefährlichen Affektausbrüchen und kriminellen Impulshandlungen sowie moralische Abstumpfung

— nicht selten mit dem Effekt pädagogischer Unbeeinflußbarkeit und Asylierungsbedürftigkeit. Zur postencephalitischen Charakterveränderung vgl. die Sammeldarstellungen von Asperger, Kanner, Lutz, F. Stern und v. Stockert.

Das Alter der Kinder im Zeitpunkt der akuten Erkrankung scheint insofern von Bedeutung für die psychische Prognose zu sein, als Charakter- bzw. Verhaltensstörungen ganz überwiegend bei Kindern mit akuter Erkrankung nach dem 4. Lebensjahr auftreten (Homburger), während bei Erkrankung in früherem Alter meist eine Demenz bzw. ein geistiger Entwicklungsstop die Folge ist (Kanner, Ford).

Nach Kanner besteht übrigens keine Entsprechung zwischen der Schwere des psychopathologischen Residuärsyndroms der Encephalitis epidemica und der Intensität der akuten, neuropathologischen und vegetativen Krankheitserscheinungen. Artung und Schwere des postencephalitischen Psychosyndroms wird natürlich auch von der Primärpersönlichkeit, dem Alter des Kindes und dem Verhalten der Umgebung mitbestimmt (Stutte).

Über das Spätschicksal von Patienten, die eine Encephalitis epidemica überstanden haben, liegen Untersuchungen von M. u. H. Eyrich, L. Bender, Engerth und Hoff vor. Auffallend häufig ist die Entwicklung eines Parkinson-Syndroms (50—70%) und späterer krimineller Betätigung.

Die postvaccinalen Encephalitiden

Insbesondere die für den Pädiater praktisch wichtigste unter ihnen, die 4—18 (im Mittel: 12,3) Tage nach der Pockenschutzimpfung auftretende, vor allem Erstimpflinge befallende Encephalitis postvaccinalis hat mehr eine neuropathologische (meningitische, encephalitische, myelitische und konvulsive Verlaufsformen!) als psychopathologische Symptomatik (Bachmann). Die Hauptgefährdungszeit liegt (nach Ford) in der Altersstufe 4—16 Jahre. Die durchschnittliche Morbiditätsziffer beträgt (Jacob) 0,6—2,5 auf 1000. Unter den psychischen Störungen des akuten Krankheitsstadiums stehen nach den Kasuistiken von Jacob, Ehrengut u. Burmester (der auch das Probandenmaterial unserer Klinik mitverwertet hat) Bewußtseinsstörungen unterschiedlicher Dauer und Schwere (Stupor, Koma)

obenan; daneben: oft Krämpfe und gelegentlich delirante Erregungen. Die Angaben über die Mortalität streuen erheblich — Ford: 30—35%, Jacob: 10—65%, Schlack: ,,etwa ein Drittel". Die überlebenden Kinder zeigen häufig eine erstaunlich gute Remission. Nach Pette-Kahn sollen nur 10% der Erkrankten neurologische oder psychische Dauerschäden — geistige Defekte, Charakterveränderungen, dissoziale Entwicklungen (vgl. Puntigam) — aufweisen. Von pädiatrischer Seite (Asperger, persönl. Mitteilung) wird aus der letzten Zeit eine Zunahme neuro- und psychopathologischer Residuärerscheinungen bei Kindern, die eine Impfencephalitis durchgemacht haben, berichtet (Folge subtilerer Erfassung?, säkulare Änderung der Erkrankungsdisposition?).

Die psychotischen Bilder bei den *parainfektiösen Begleitencephalitiden* viraler oder bakterieller Natur werden durch das Alter des Kindes, Akuität und Ausdehnung der Hirnentzündung bestimmt. Inwieweit sie auch durch erregerspezifische, pathoklitische Auswirkungen der Infektion mitgeprägt werden, läßt sich vorerst noch nicht genau überblicken. Meist stehen jedenfalls auch hier Bewußtseinsstörungen im Vordergrund. Je jünger das Kind ist, um so farbloser und inhaltleerer scheinen sie zu sein. Beim Schulkind sind sie oft begleitet von Orientierungsstörungen (Bettflucht!), Personenverkennungen, Trugwahrnehmungen und (vorwiegend optischen) Halluzinationen, d. h. auf dieser Altersstufe lassen sich diese im eigentlichen Sinne deliranten Erscheinungen überhaupt erst erfassen.

Das sog. *amnestische Syndrom* (Delirium mit Verwirrtheit, Desorientierung und hochgradiger Merkschwäche), das sich durch dazutretende Konfabulationsneigung zum *Korsakow-Syndrom* verdichten kann, ist im allgemeinen erst bei Kindern nach dem 10. Lebensjahr zu beobachten. Bei älteren Kindern können die symptomatischen Begleitpsychosen geradezu schizophrenen Charakter annehmen.

J. Lutz hat anhand einer eindrucksvollen Kasuistik (Varicellen-Encephalitis, Kommotionspsychose, Insolationsencephalitis) die heute allseits anerkannte empirische Regel postuliert, daß, je mehr eine akute Psychose bei Kindern in ihrem Erscheinungsbild der (Erwachsenen-)Schizophrenie ähnlich sei, um so eher es sich um eine exogene, organisch bedingte Psychose handle. (Die Schizophrenie des Kindesalters hat — wie oben aufgezeigt — eine ausgesprochen alterstypische, kindgemäße Phänomenologie.)

Als eine derartige schizophrenieforme, langdauernde, aber in der Regel defektlos ausheilende, organische Psychose ist von J. E. STAEHELIN die *Stammhirnpsychose des Jugendalters* beschrieben worden. Die hirntopistische Kennzeichnung dieser vorwiegend 13—15jährige Kinder befallenden, meist encephalitisch bedingten Psychose erfolgte wegen der vordergründigen Störungen des Antriebs (Adynamie, Stupor, Drangzustände, Enthemmungsphänomene) des Bewußtseins und des Schlaf-Wach-Rhythmus.

Soporerscheinungen scheinen bei der Masern-Encephalitis aber emotionale und Antriebsstörungen (Ruhelosigkeit, Reizbarkeit, Stimmungslabilität) oft das psychotische Bild zu bestimmen. Von BOSCH und APPENZELLER sind Dementia infantilis-Bilder als Auswirkungen einer Masern-Encephalitis beschrieben worden. Die Mortalität wird mit 10—11% (FORD, APPENZELLER) angegeben. Residuärsymptome (Epilepsie, Demenz, Charakterveränderungen) sollen — je nach katamnestischer Frist und Intensität der Nachuntersuchung — in 20 bis 50% zurückbleiben.

Die *Meningoencephalitis bei Parotitis* kann vor, zusammen mit der Drüsenschwellung oder

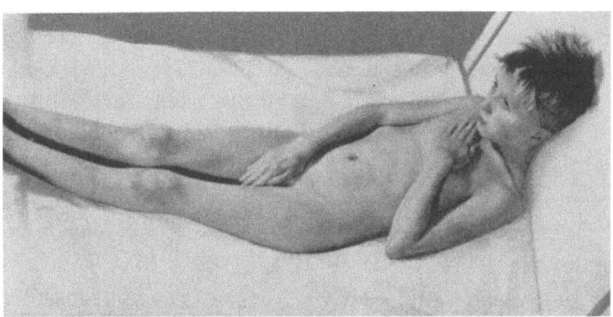

Abb. 312. Spontane katatone Körperstellung bei einem 14jährigen mit Stammhirnpsychose. (Nach WEBER-KLOPP)

Von D. WEBER und H. W. KLOPP ist ein einschlägiger Fall aus unserer Klinik berichtet worden. Bei dem 14jährigen Patienten entwickelte sich nach einer septischen Osteomyelitis aus einem initialen Delirium ein hyperästhetisch-emotionaler Schwächezustand, der von einer Depression und später von einer sehr symptomreichen, kataton-paranoiden Psychose von 8 Monaten Dauer gefolgt war (vgl. Abbildung 312). Der klinische Befund sprach eindeutig für eine organische Hirnschädigung (toxisch bedingtes Hirnödem?). Die akute Psychose klang folgenlos ab. Innerhalb von 12 Jahren kein Rezidiv! (Vgl. ferner: SZILARD-STUTTE.)

Es seien noch einige Hinweise auf *psychopathologische Besonderheiten der häufigsten parainfektiösen Encephalitisformen* angefügt:

Die *Masern-Encephalitis* (Häufigkeit: 0,2 bis 0,7%) soll (nach JACOB) bevorzugt die 2. Hälfte des 1. Lebensjahrzehnts betreffen. Das klinische Bild ist dem der Impf-Encephalitis ähnlich. FORD weist hin auf apoplektiform auftretende Herdausfälle, z.B. Aphasien, und auf die Häufigkeit cerebellärer Symptome, wie sie (nach BACHMANN) auch bei der *Varicellen-Encephalitis* oft beobachtet wurden. Neben

auch erst (maximal 3—4 Wochen) nach derselben auftreten. Die klinische Symptomatologie ist oft überaus vielgestaltig; auch poly- oder mononeuritische und myelitische Bilder kommen vor (vgl. W. SCHEID). Bei den meningitischen Verlaufsformen kommt es neben den typischen meningealen Erscheinungen zu meist leichten Bewußtseinsstörungen (Schläfrigkeit, Benommenheit), die sich nur selten zum Koma oder zum Delir steigern. Daneben zeigen sich mitunter epileptiforme Anfälle, dysarthrische Sprachstörungen, choreiforme Hyperkinesen, basale Hirnnervenstörungen und (Hemi-)Paresen. Die Mumps-Encephalitiden mit tödlichem Ausgang zeigten im akuten Stadium regelmäßig Krämpfe und schwere Bewußtseinsstörungen. Die Ätiologie gleichzeitig mit der Mumpserkrankung aufgetretener Psychosen ist nach SCHEIDs kritischer Analyse der Literatur mitunter dubiös. Charakteristisch für diese Meningo-Encephalitisform scheint zu sein, daß sie (trotz häufig erheblicher Pleocytose im Anfangsstadium!) vergleichsweise selten Defekterscheinungen hinterläßt. Wenn solche auftreten (körperliche und auch intellektuelle Leistungsschwäche, Kopfschmerzen, Hör- und Sehstörungen, gelegentlich auch Anfälle u. dgl.), sind sie durchweg leichter als bei anderen Meningo-Encephalitiden des Kindesalters. Eine geschlechtliche oder konstitutionelle Disposition zu cerebralen Komplikationen einer Parotitis (angeblich sollen vegetativ stigmatisierte Kinder häufiger erkranken) ist bislang nicht erwiesen.

Die *Keuchhusten-Encephalose* (Folge toxisch bedingter Gefäßschädigungen und keine eigentliche Entzündung) weist eine sehr polymorphe cerebrale und auch psychopathologische Symptomatik auf. Morbiditätsziffer: 0,8% (Annell), Mortalitätsquote: 22—86% (Pette-Kalm, Annell). Im akuten Stadium können — neben generalisierten oder herdbetonten Anfällen, Paresen und meningealen Symptomen — aphasische Hör- und Sehstörungen, Halluzinosen und Delirien auftreten. Nach Annell, die sich in verschiedenen katamnestischen Untersuchungen vor allem um die Objektivierung der Folgeerscheinungen der Pertussis-Encephalopathie bemüht hat, zeigt ein relativ großer Prozentsatz dieser Patienten später noch Resterscheinungen in Form von intellektuellen Behinderungen, psychoseartigen Zuständen, endokrinen, Sprach-, Verhaltensabnormitäten und — besonders charakteristisch! — von Schreib- und motorischen Störungen. Die Pertussis-Encephalose ist zweifellos eine wesentliche Ursache vielfältiger psychisch-nervöser Abwegigkeiten im Kindesalter.

Bei der *Grippe-Encephalitis* scheint es öfters zu polyneuritischen Erscheinungen zu kommen (Petrilowitsch).

Die encephalitischen Verlaufsformen der *Poliomyelitis* kennzeichnet oft eine ängstlich-agitierte, schreckhafte oder auch euphorisch-unbeschwerte Form des Delirs.

Die Mitteilungen über *Herpes simplex-, Coxsackie-, Echo-Viren-* und andere seltene *Encephalitiden* gestatten vorerst noch nicht, Charakteristika des psychopathologischen Bildes herauszustellen.

Bei den *intrauterin* durchgemachten *Encephalitiden* stehen die Symptome „angeborenen" Schwachsinns so sehr im Vordergrund, daß sie in diesem Kapitel unberücksichtigt bleiben können.

Gesonderte Erwähnung verdienen hier jedoch die psychotischen Komplikationen der *Meningitiden.* (Auf die Häufigkeit meningeal-encephalitischer Mischbilder sowohl bei den oben beschriebenen Encephalitiden als bei den vorwiegend an den Hirnhäuten sich abspielenden entzündlichen Affektionen des ZNS braucht nicht gesondert hingewiesen zu werden.)

Unter den modernen Behandlungsformen haben die Hirnhautentzündungen ein völlig verändertes klinisches Profil gewonnen. In bezug auf die psychisch-nervösen Erscheinungen findet dieser symptomatologische Erscheinungswandel nach Mozziconacci-Girard seinen Ausdruck in:

α) einem *Verschwinden der* früher so eindrucksvollen *Erregungszustände* vor allem des Kleinkindes (mit cris encéphaliques, Hyperästhesie, Schlaflosigkeit usw.) innerhalb von 36 Std nach Behandlungsbeginn;

β) einer erheblichen *Verkürzung der Somnolenz-Phasen;*

γ) dem *geringeren Schweregrad und der kürzeren Dauer der Bewußtseinsstörungen,* die heute selten über 3—4 Tage anhalten.

Die Bewußtseinsstörungen haben phänomenologisch nach wie vor deliranten Charakter. Sie sind durch ängstliche Agitationen, Verwirrtheit, Sinnestäuschungen und Desorientiertheit geprägt. Daneben können Seh-, Sprach- und Hörstörungen (Streptomycinfolge!) bestehen. Diese psychotischen Erscheinungen gehen mit den neuropathologischen Symptomen (Anfällen, Lähmungserscheinungen, extrapyramidalen Hyperkinesen, vegetativen Störungen) polyphäne Legierungen ein.

Die Beeinflussung der komatösen Erscheinungen ist nach Mozziconacci-Girard Indicator für die Zweckmäßigkeit der eingeleiteten Therapie, ihre Dauer (nach Michaux-Buge) nach wie vor ein gewichtiges Kriterium für die Prognose.

Die wesentliche Verbesserung der therapeutischen Möglichkeiten hat zum anderen bei einer früher fast immer tödlichen Hirnhautentzündung, der *Meningitis tuberculosa,* eine völlig veränderte Verlaufsdynamik bewirkt. Vor der Streptomycin- und INH-Ära entwickelte sich nach einem intellektuellen und hyperästhetisch-emotionalen Schwächezustand, der natürlich auch heute noch — neben Kopfschmerzen, Erbrechen, Verstopfung und Fieber — das Initialstadium kennzeichnet (vgl. Kleinschmidt), sehr bald ein Delirium, das beim Kleinkind mehr amorph-agitierten und im Schulalter mehr gezielt-dranghaften Charakter hatte (ERDMANN). Das zunächst noch produktive Delir mündete schließlich in der Regel ein in einen tiefen Komazustand, in dem der Exitus erfolgte. Heute überleben mehr als 50—70% der Kinder die Infektion (LORENZ-HINRICHS, WECHSELBERG) — allerdings nicht selten (nach der Zusammenstellung von SCHACHTER: 2—50%) unter Zurückbleiben von Demenzzuständen, Wesensveränderungen, Residuärepilepsien usw.

Parallel mit der Entwicklung der im eigentlichen Sinne meningitischen Zeichen kommt es regelmäßig zu (sehr polymorphen!) Bewußtseinsstörungen. Das Kleinkind verfällt oft in einen „Dornröschenschlaf" (ERDMANN), in einen nur durch starke Reize unterbrechbaren Torporzustand (MICHAUX-BUGE) — unterbrochen gelegentlich durch lautes Schreien, Rededrang, Bewegungsrhythmien, stereotype Hantierungen und delirante Unruhe. In dieser Krankheitsphase treten gelegentlich auch hyperkinetische Bilder analog dem Kramer-Pollnow-Syndrom auf (v. STOCKERT, ERDMANN).

Beim älteren Kind kommt es jetzt häufiger zu produktiven (oneiroiden) Verwirrtheitssymptomen mit Desorientiertheit, Verkennung der Umgebung, Erinnerungstäuschungen, Halluzinationen und Fehlhandlungen bis hin zu ausgesprochenen Korsakow-Psychosen.

MICHAUX-BUGE erwähnen eine Patientin, die ihre Mutter mit Madame anredete. Ein von ERDMANN beobachtetes Mädchen trank die Behälter mit Desinfektionsflüssigkeit für die Thermometer aus, ein anderes (12 Jahre) wähnte, gravide zu sein; es sammelte Säuglingswäsche und schrieb anzügliche Briefe an Jungen. Öfters sind triebhafte Entwendungen und Drangzustände — auch sexueller Natur — beschrieben worden.

Die Bewußtseinsstörung tritt gelegentlich zurück hinter den psychotischen Erscheinungen; Erregungs- und Drangzustände, massive Enthemmungsphänomene (excessive Masturbation, Koprophagie), euphorische oder gereizte Gestimmtheit, motorische Stereotypien, optische und akustische Halluzinationen. Häufig bildet sich auch ein encephalitisches Stuporsyndrom (WECHSELBERG) — état pseudodémentiel (MICHAUX-BUGE) — aus, in dem die Kinder regungslos, unansprechbar und mutistisch daliegen (Parasomnie, akinetic mutism), die Entleerungsfunktionen sich automatisieren, extrapyramidale Hyperkinesen (vor

allem perioral) sich einstellen und jede individuelle psychische Reagibilität für immer erloschen erscheint. Ein solches apallisches Syndrom geht entweder in eine totale Decerebrierung bzw. Decortikation über, es kann sich aber bemerkenswerterweise auch wieder zurückbilden — spontan, unter der medikamentösen Weiterbehandlung oder nach druckentlastenden operativen Eingriffen.

Die *Residuärsymptome nach Meningitis tuberculosa* (chronische Meningo-Encephalopathie) sind ebenso polymorph wie die akuten psychotischen Krankheitserscheinungen: Retardierungen der intellektuellen und Charakterreifung, Demenzzustände unterschiedlichen Schweregrads (LORBER, FONTES), Aphasien (5% nach HEUYER u. Mitarb.), Verhaltensstörungen, kriminelle Neigungen, Fugues, Epilepsien, Pubertas praecox usw. HEUYER u. Mitarb., FONTES und ASPERGER haben darauf hingewiesen, daß die Verhaltensstörungen dieser Kinder nicht ausschließlich hirnorganisch, sondern z.T. auch psychoreaktiv zu deuten sind (Erschwerung ihrer Stellung in Familie, Schule und öffentlichem Leben durch die Wesensveränderung!). Sie erfordern meist eine ärztliche *und* heilpädagogische Betreuung dieser Patienten (vgl. ASPERGER).

Die im Kleinkindalter relativ häufigen *Vergiftungen* rufen ebenfalls meist delirante Psychosen — mitunter vom Charakter einer akuten Halluzinose — hervor. Das Endstadium der meisten Vergiftungen mit letalem Ausgang ist begleitet von zunehmender Trübung des Bewußtseins bis zum Koma (Ausnahme: z.B. Vergiftungen durch Fluorverbindungen, wie sie in Rotstiften oder Ätztinte enthalten sind). Über die Toxinspezifität der Vergiftungsdelirien des Kindesalters sind unsere Kenntnisse ebenfalls noch sehr lückenhaft.

Erwähnt wird der rauschhafte Charakter des Delirs bei *Salicyl- und Santonin-Vergiftungen* sowie bei Mißbrauch von *Fleckenreinigungsmitteln* durch Einatmen dieser acetat-, alkohol-, ketonhaltigen Mittel (vgl. NYLANDER).

Die *Kohlenoxyd- und Leuchtgas-Intoxikation* zeichnet meist tiefe Bewußtlosigkeit aus mit retrograder Amnesie und (nicht selten!) schweren neuro- und psychopathologischen Residuärsyndromen wie bei der Postencephalitis. Ähnlichen Charakter haben meist auch die akuten

Psychosyndrome bei *Verbrennungsencephali-tiden* (Harbauer).

Bei der *Quecksilber-Vergiftung* treten die Bewußtseinsveränderungen ganz zurück hinter den emotionalen (kläglich-mürrische Verstimmungen) und Antriebsstörungen (Stutte-Groh).

Die *Blei-Encephalopathie* ruft gleichfalls initial gereizte Verstimmungen hervor, denen sich später agitierte Umtriebigkeit, Bewußtseinsstörungen, Konvulsionen, Sehstörungen, Lähmungen und Delirien anschließen können. Die Prognose dieser cerebralen Bleischädigungen ist bei Kindern sehr ernst (vgl. Kanner).

Bei der *Thallium-Vergiftung* haben wir mehrfach bei jungen Mädchen (Suicidversuche!) — neben dem Haarausfall, der Polyneuritis und extrapyramidalen Bewegungsstörungen — schwerste, puerilistisch-pseudohysterisch gefärbte Erregungszustände mit Bewußtseinseinengung gesehen (vgl. Caspar).

Die Intoxikationspsychosen der Kinder sind in der Regel kurzdauernd. Die deliranten Bilder sind meist ängstlich-erregt, selten expansiv-euphorisch gefärbt. Trugwahrnehmungen betreffen vorwiegend die optische Sphäre (Tiervisionen!). Gelegentlich (wie bei einer eigenen Beobachtung von Pilzvergiftung [?] bei 3 Geschwistern) können Dysmorphopsien, wahnhafte Körpersensationen und Züge oneiroider Verwirrtheit das psychotische Bild anreichern.

Von den *kindlichen Gefäßerkrankungen* verdienen in diesem Zusammenhang Erwähnung:

Die (traumatisch entstandenen, durch Insolation oder Blutkrankheiten hervorgerufenen) *Meningealblutungen*. Ihr psychopathologisches Substrat sind meist akute Bewußtseinsstörungen (Somnolenz, Koma) oder Delirien vom Charakter des Korsakow-Syndroms, denen sich hirnlokale Psychosyndrome zugesellen können.

Eine analoge Symptomatologie haben auch die (polygenetischen) *Apoplexien des Kindesalters*, die *Thrombosen* der großen Blutleiter und die (auf dieser Altersstufe seltenen) obliterierenden *Thromboangiitiden*.

Erwähnt sei hier noch die von Rottermich und v. Haan, Lurie und Levy beschriebene *Encephalopathia pancreatica*. Bei dieser (ätiologisch ungeklärten) Erkrankung kann es zu ängstlich-erregter Verwirrtheit mit Halluzinationen und Drangzuständen kommen.

Affektiv gefärbte, symptomatische Psychosen

Bei den hier rubrizierten exogenen Psychosen treten die Demenzerscheinungen und die Bewußtseinsstörungen ganz zurück hinter den Veränderungen der Stimmungslage und — meist auch — des Antriebsverhaltens.

Manisch gefärbte Bilder kommen, wie erwähnt, gelegentlich bei der luogenen *progressiven Paralyse* des Kindes- und Jugendalters, den *Encephalitiden, Meningitiden* und gewissen *Vergiftungen* vor. Von den endogenen Manien heben sich diese symptomatisch manischen Psychosen meist ab durch (u.U. flüchtige!) delirante Erscheinungen, eher zerfahrene als ideenflüchtige Form der Denkstörung, wahnhafte Veränderungen des Körpererlebens, Illusionen und Halluzinationen. Nicht selten sind bei Kindern gereizt-manisch-ängstlich-depressiv gefärbte *Mischpsychosen*.

Bei einer Patientin, bei der seit früher Kindheit ein (wahrscheinlich durch pränatale Hirnschädigung entstandenes) *torsionsdystones Syndrom* mit Imbezillität bestand, beobachteten wir erstmals mit 14 Jahren eine gereizt-manisch-expansive Psychose mit pausenlosem Reden, permanentem Kichern, Graviditätswahn und gesteigerter erotischer Kontaktsuche. Nach 14 Tagen schlug dieses Bild um nach der depressiven Seite. Die Pat. äußerte Todesbefürchtungen, Angst vor dem Verlust ihrer Eltern, erging sich in larmoyantem Klagen über ihre körperliche Behinderung, ihren schlechten Schlaf usw. Die Psychose klang nach einigen Wochen ab, zeigte sich aber 1 Jahr später nochmals in ähnlicher Form. Es bestand eine Belastung mit depressiven Psychosen.

Häufiger sind unter den exogenen affektiven Psychosen auch bei Kindern *depressive Zustandsbilder*. Wir sahen episodische depressive Verstimmungen, die meist eingebettet waren in einen polyphänen Zustand allgemein-psychischer Abartigkeit, beim *Laurence-Moon-Bardet-Biedl-Syndrom*, dem *Erbveitstanz*, der *Wilsonschen Krankheit*, bei Kindern mit *adrenogenitalem Syndrom* (Züblin, Bleuler), *Prader-Labhart-Willi-Syndrom* (Kollrack) und bei *Pubertas praecox* und bei den verschiedenen *entzündlichen Erkrankungen des ZNS*.

Eine Sonderstellung unter letzteren nehmen die depressiven *Psychosen bei rheumatischen Erkrankungen* des Kindesalters ein. Sie sind vor allem von russischer Seite (Ssucharewa, Simson) näher beforscht worden.

SIMSON sieht das Typische der kindlichen Rheuma-Psychosen in der Kombination von (mehr oder weniger hochgradigen) Bewußtseinsstörungen mit affektiven Störungen — meist depressiv-hypochondrischer, u. U. auch depressiv-wahnhafter Natur — und solchen der sensorischen Synthese.

Depressiven Charakter (Weinerlichkeit, hochgradige Stimmungslabilität, hypochondrisch verarbeitete haptische Halluzinationen) oder eine ängstlich-depressive Tönung haben meist auch die *Psychosen bei Chorea minor*, die bei 3% der Erkrankten und selten vor der Pubertät auftreten (v. STOCKERT). Im Rahmen der Sydenhamschen Chorea können aber auch delirante Bilder mit illusionärer Verkennung der Umgebung, kataleptische Zustände (wie bei den Rheuma-Psychosen) und euphorisch gefärbte Motilitätspsychosen vorkommen.

Bei der öfters mit polyneuritischen Erscheinungen kombinierten *Chorea mollis s. paralytica* können die

Auffassungserschwernis, die Antriebsminderung, die Akinese und der Mutismus gelegentlich eine Depression vortäuschen (STUTTE-GEHRT).

Häufiger als vielfach angenommen wird (30% nach HILLESHEIM), hinterläßt die Chorea minor neuropathiforme Resterscheinungen (*postchoreatisches Syndrom*, choreopathische Wesensveränderung).

VILLINGER hat auf depressiv-dysphorische Verstimmungen bei Kindern hingewiesen, die schwere Ernährungsschäden (*Hungerdystrophie*) überstanden hatten. Von FORD werden ängstliche Depressionen auch bei der *kindlichen Pellagra* erwähnt.

Bei den *kindlichen Hyperthyreosen* können sich die (vorwiegend affektiven) psychischen Störungen bis zu schweren Psychosen mit gespannter Erregtheit, excessiver Stimmungslabilität, sprunghaftem Gedankenablauf und übergeschäftiger Betriebsamkeit (*Basedow-Psychosen*) zuspitzen.

Exogene Psychosen phasischen Charakters

Diese Gruppe symptomatischer Psychosen des Kindesalters ist nicht durch Gemeinsamkeiten ihrer Phänomenologie, sondern solche ihrer Verlaufsdynamik ausgezeichnet (STUTTE).

Zeitlich begrenzte, rezidivierende und durch das Fehlen interphasischer Abnormitäten charakterisierte Psychosen begegnen uns nicht nur im Rahmen der Cyclothymie, sie kommen auch bei einer Reihe organischer Krankheiten zur Beobachtung.

Im Rahmen der kindlichen *Migräne* z. B. können vor oder nach den Anfällen oder interparoxysmal depressiv-dysphorische oder (eigene Beobachtung) auch expansiv-agitierte Psychosen mit Umdämmerung auftreten.

Sie sind differentialdiagnostisch oft schwer abzugrenzen von den *psychotischen Äquivalenten einer Epilepsie*. Die Erfassung der vor allem bei Temporallappen-Epilepsien (BAMBERGER-MATTHES, HALLEN) auftretenden, psychopathologisch variationsreichen, oft „produktiv-psychotischen Dämmerzustände" (LANDOLT) ist dann leicht, wenn sie neben Krampfmanifestationen bestehen. Sie erschwert sich (diagnostischer Wert des EEG!), wenn die phasischen psychotischen Erscheinungen Symptome einer Oligoepilepsie sind. Sie können übrigens auch den Charakter *noctambuler Verwirrtheitszustände* haben.

In diesem Zusammenhang sei erwähnt, daß auch passagere „isolierte" Zwangsaffekte und paroxysmale Lach- und Weinausbrüche zur Symptomatologie epileptischer Anfälle, besonders der Temporallappen- und der diencephalen Epilepsie — *Penfield*, gehören können (vgl. STUTTE).

Episodische Verstimmungen, Bewußtseinstrübungen oder monomane Drangzustände kommen nicht selten auch bei *spontanhypoglykämischen Zustandsbildern* vor.

Eine nosologische Sonderstellung scheint das erst vom Pubertätsalter an auftretende, *episodische Pubertätsoneiroid* (die *Hypnolepsie* in der französischen Terminologie) zu besitzen.

U. WENZEL hat mehrere Fälle dieser phasenhaften teils depressiv-apathischen, teils mürrisch-negativistischen Umdämmerungspsychosen aus unserer Klinik mitgeteilt, die — ausgesprochen rhythmusgebunden — offenbar keine Beziehung zur Epilepsie haben, meist mit vegetativ-hormonellen Funktionsstörungen vergesellschaftet sind und offenbar eine günstige Prognose haben.

Bei der *Narkolepsie*, die auch nach unseren Erfahrungen (s. BAMBERGER-MATTHES) selten vor der Pubertät in Erscheinung tritt, können die psychopathologischen Erscheinungen (Verstimmungs-, Schlafzustände, überschießende Affektausbrüche mit Tonusverlust) mitunter so im Vordergrund stehen, daß dadurch die wahre Natur der Erkrankung verschleiert wird.

Abschließend sei noch auf die passageren Verwirrtheitszustände bei intermittierenden Drucksteigerungen im Rahmen des *chronischen Hydrocephalus* hingewiesen (vgl. Rotach, Wiedemann, Schlack).

Vorerst lassen sich die *Gesetzmäßigkeiten* in der Ätiologie, Symptomatologie und Prognose *exogener Psychosen des Kindesalters* noch mangelhaft überblicken. Was sich in der rezenten Phase des empirischen Kollektionismus aussagen läßt, ist folgendes:

1. Je früher sie bzw. die sie auslösenden körperlichen Erkrankungen auftreten (ein entscheidender Terminationspunkt scheint das 3./4. Lebensjahr zu sein), desto eher sind sie von einer Retardierung bzw. einer bleibenden Beeinträchtigung (Entwicklungsstop, Demenz) intellektueller Funktionen und von Sprachstörungen begleitet.

2. Einige exogene Noxen erzeugen im Kleinkindalter typische psychotische Syndrome (Dementia infantilis, Kramer-Pollnow-Syndrom), die aber offenbar auch autochthon, d.h. ohne bisher bekannte Ursachen auftreten können.

3. Die Symptomatologie der symptomatischen Psychosen wird entscheidend mitgeprägt:

a) von phasentypischen Reaktionsmustern und Erlebnisinhalten (besonders deutlich erkennbar an den puberalen bzw. präpuberalen symptomatischen Psychosen);

b) von der Struktur der Primärpersönlichkeit;

c) von Erbfaktoren;

d) von mittelbaren (z.B. über eine begleitende Epilepsie über Drüsen- und Stoffwechselstörungen erfolgenden) psychischen Auswirkungen des Grundleidens;

e) von psychoreaktiven (aufgepfropften) Störungen, die aus der veränderten Stellung des Kindes in der Gemeinschaft durch die Krankheit bzw. der Einstellung der Umgebung zu seiner Erkrankung erwachsen.

4. Art, Ausbreitung und Systembezogenheit der somatischen Grundkrankheit verleihen den exogenen Psychosen bis zu gewissem Grade aber auch ein ätiologie-spezifisches Gepräge *(pathoklitische Spezifität der organischen Psychosyndrome)*.

Aus dem Gesagten läßt sich ableiten, daß die *Therapie der exogenen Psychosen* des Kindesalters stets mehrdimensional orientiert sein sollte, d.h. sie muß die Grundkrankheit ebenso berücksichtigen wie deren psychotische Auswirkungen — mit allen psychotherapeutischen, heilpädagogischen, schulberaterischen und erziehungsfürsorgerischen Konsequenzen (vgl. Enke).

Erlebnisreaktive (psychogene) Psychosen

Abnorme Erlebnisreaktionen haben bei Kindern selten psychotischen Charakter. Meist äußern sie sich in (neurotischen) Verhaltens- oder funktionellen Organstörungen.

Die differentialdiagnostische Abgrenzung von im engeren Sinne psychotischen Zuständen kann u.U. Schwierigkeiten bereiten bei folgenden reaktiv entstandenen Syndromen:

a) Der *psychische Hospitalismus* kann durch die Passivität dieser Kinder, ihre sprachliche und statomotorische Retardiertheit und ihre Neigung zu Bewegungsstereotypien angeborene Schwachsinnigkeit vortäuschen. Die Beziehungslosigkeit zur Umwelt kann mitunter auch die Trennung vom frühkindlichen Autismus schwierig machen. Die von Spitz und Wolf vorgenommene Rubrizierung dieser Zustände von Inanitio mentalis (v. Pfaundler u. Tramer) als anaclitic depression macht gleichfalls ihre phänomenologische Verwandtschaft mit den Psychosen deutlich (vgl. auch Bennholdt-Thomsen).

b) Daß manche Psychiater, denen ähnliche Bilder aus der Erwachsenen-Klinik sehr vertraut sind (s. bei Villinger, Zutt), geneigt waren, die *Pubertätsmagersucht* — nach heute ziemlich anerkannter Meinung: eine typische Reifungsneurose (Lutz) — den Krankheitskreisen der endogenen Psychosen zuzuordnen, sei am Rande erwähnt.

Symptomatologische Ähnlichkeit mit den Psychosen können gegebenenfalls weiterhin haben:

c) die Zustände von *universellem oder selektivem Mutismus,*

d) *abnorme Angst- und Heimwehreaktionen,*

e) die *sensitiv-paranoiden Erlebnisreaktionen* von Kindern und Jugendlichen in soziologischen Ausnahmesituationen, z.B. Lager- und Gefängnisaufenthalt (Stutte) und die

f) *reaktiven, depressiven Verstimmungen* auf seelische Belastungen (Kränkungen, Mißerfolge, Schuldgefühle, Verunsicherung durch familiäre Traumen, Nichtversetzung, soziale Isolierung usw.), die nicht selten Anlaß zum Suicid sind. (Zum Selbstmord im Kindesalter vgl. die Arbeiten von Bender-Schilder, E. Förster, Kanner, v. Obermüller, Hülsemann, Zumpe, Wallis, M. L. und H. Stutte).

Nach der Bundeskriminalstatistik haben 1961 in der Bundesrepublik

Selbstmord begangen: 8 Jungen und 2 Mädchen

Selbstmordversuch unternommen: 6 Jungen und 39 Mädchen unter 14 Jahren.

g) Erwähnt sei schließlich noch, daß auch *jugendliches Davonlaufen und Vagieren* gelegentlich krankhaften Ursprungs sind, in poriomanen Dämmer- und Drangzuständen ihre Ursache haben können.

Psychotische Valenz haben aber vor allem zwei abnorme Erlebnisreaktionen:

Hysterisch-abulische Zustände

Es erscheint bemerkenswert, daß massive hysterische Reaktionen, mit dem von KRETSCHMER herausgestellten Totstellmechanismus oder Bewegungssturm als tragenden, phylogenetisch präformierten Reaktionsmustern, heute sehr selten geworden sind — im Vergleich etwa zur Zeit CHARCOTs, des Begründers der Hysterielehre. Sie sind auch bei Kindern eine Rarität geworden, obwohl man dem Kinde eine besondere Hysteriebereitschaft zuerkannte und in den hysterischen Reaktionen vor allem die Zeichen eines „psychophysischen Infantilismus" (v. STOCKERT) sah. Die rezenten Erfahrungen aber an den Kindern, die Bombenkrieg und Flüchtlingsschicksal durchgemacht haben (BOSSERT-BLECKMANN, VILLINGER, STUTTE) und bei denen ganz selten einmal hysterische Reaktionen auftraten, haben zur Korrektur bisher gültiger Lehrmeinungen genötigt. Hysterische Mechanismen sind nicht nur „Reaktionsformen des unentwickelten, naiven Seelenlebens", sie werden vielmehr auch entscheidend mitbestimmt von epochalpsychologischen Verhaltensmustern — z.B. einem gewissen Maß an Beachtungsbereitschaft von seiten der Umgebung. Wo aber die Erwachsenen nicht mehr hysterisch reagieren, fehlt auch den Kindern das Modell für diese grande névrose imitatrice, wie sie CHARCOT nannte.

Trotz des phänomenologischen Stilwandels abnormer Erlebnisreaktionen innerhalb der letzten Jahrzehnte (vgl. STUTTE), begegnen uns natürlich auch heute bei entsprechend disponierten Kindern (bei Mädchen häufiger als bei Jungen) gelegentlich noch hysterische Psychoreaktionen — etwa in Form ängstlicher Erregungszustände mit Pseudohalluzinationen und wirrem Reden oder oneiroid-hypobulischen Verwirrtheitsphasen, in denen das Kind in der Wohnung umhergeistert und pantomimisch seine Wünsche, Konflikte oder Schuldgefühle darstellt. Meist ist der Zweckcharakter solcher Reaktionen offensichtlich; gelegentlich werden sie aber auch als Schizophrenie verkannt. Kurzfristige Herausnahme aus dem bisherigen Milieu, sedierende Behandlung und Bereinigung der Konfliktsituation sind die unmittelbar erforderlichen therapeutischen Notwendigkeiten.

Kindliche Phobien und Zwangsphänomene

Umschriebene Ängste (z.B. Tier-, Gewitter-, Dunkelfurcht) und auch (leicht Zwangscharakter annehmende) Beschwörungsmechanismen gegen solche altersgemäßen Ängste und Befürchtungen (in Form von bestimmten Abwehrritualen, Zählzwängen u. dgl.) sowie ein scheinbar spielerisches Jonglierenmüssen mit Thesen und Antithesen — alles das sind weitgehend ubiquitäre seelische Phänomene in der Phase magisch-animistischer Weltbetrachtung des Kindes (ZULLIGER, MAYER-GROSS). Die Mehrzahl der Kinder übersteht diese Klippen anankastischer Gefährdung mühelos. Sensible, ängstlich-timide Kinder, die sich dazu vielleicht noch in einer verunsichernden Lebenssituation befinden, entwickeln unter beängstigenden Erlebnissen (oft sexueller Natur!), unter den sich steigernden Anforderungen durch die Erzieher und unter bedrängenden Schuldgefühlen (etwa in bezug auf Ehrlichkeit, sittliche Reinheit, kirchliche Gebote, Schulleistungen usw.) u.U. ein massives Zwangsritual. Solche kindlichen Phobien und Zwangsphänomene haben oft ein alterstypisches Gepräge. Um die Zeit des ersten Gestaltwandels begegnen uns die Schulphobie (D. WEBER), agoraphobe Anwandlungen oder die Angst, etwas Gefährliches verschluckt zu haben. Später kommen Wasch- und Kontrollzwänge sowie solche um das Ankleidungs- und Essenszeremoniell hinzu. Vom 7.—9. Jahr dominieren Vergiftungsfurcht, Bakteriophobie, Angst vor Schlangen und kosmische Ängste. In der (Prä-)Pubertät kommen hypochondrische Zwangsbefürchtungen, Erythrophobien, koprolale Zwänge, imperative, nicht unterdrückbare Versündigungsvorstellungen u. dgl. dazu (LAROCHE). Inhalt und Intensität dieser Phänomene, die das kindliche Denken und Handeln u.U. zentral bestimmen, können erheblich wechseln. Die Umgebung sieht in solchen kindlichen Phobien und Zwangserscheinungen oft Prodrome ernster geistiger Gestörtheit. Diese Besorgnis ist keineswegs ganz abwegig, weil einmal — wie oben aufgezeigt — gelegentlich endogene Psychosen in dieser Form beginnen können, und weil zum anderen psychische Zwangserscheinungen u.U. Residuärsymptome encephalitischer Prozesse sein können. Das trifft vor allem zu für die meist auch mit extrapyramidalen Hyperkinesen vergesellschaftete *Maladie des Tics* (Gilles de la Tourette) — gelegentlich auch als *Chorea electrica* bezeichnet. Zumeist haben aber kindliche Phobien und Zwangserscheinungen wohl doch eine erlebnisreaktive Ursache und erfordern eine gezielte psychotherapeutische Behandlung (vgl. Dührssen).

Entwicklungsphasisch determinierte psychoseähnliche Zustände

Die in diesem und dem folgenden Kapitel registrierten Bilder sind in ihrer Genese meist zu durchschauen, sie geben aber erfahrungsgemäß Eltern, Erziehern und auch Ärzten immer wieder Anlaß zu Erwägungen, ob nicht doch bei dem Kinde sich eine Geisteskrankheit anbahne.

Es ist immer wieder erstaunlich, wie häufig — gerade von gebildeten und verantwortungsbewußten Eltern — die *physiologisch-seelischen Irritationsphänomene* der ersten Trotzphase, die Eigenwilligkeit, der Negativismus, die Reiz- und leichte Störbarkeit der Kinder in dieser Krisenzeit, fehlgedeutet und als Wetterleuchten künftiger Psychopathie oder beginnender Geisteskrankheit registriert werden. Der Kinderarzt hat hier wichtige erzieherische Beratungs- und Aufklärungsaufgaben (Czerny), die allerdings auch von dem Wissen um die initiale Symptomatik der in diesem Alter u. U. sich manifestierenden endogenen oder organischen Psychosen geleitet sein sollten.

Auch der vor allem um die Zeit des ersten Gestaltwandels auftretende *universelle oder selektive Mutismus* — häufig die Reaktion sensitiv-gemütsreicher Kinder auf die erstmals auf sie zukommenden extrafamiliären Daseinsbelastungen (vgl. A. Weber) — weckt mitunter Zweifel an der psychischen Integrität dieser Kinder.

Auf einige seltene, aber ebenfalls oft als psychoseverdächtig angesehene Phänomene sei noch kurz hingewiesen:

1. Die Entwicklung einer *autonomen Sprache* bei meist überdurchschnittlich differenzierten, phantasiebegabten Kindern. Solche Kinder verwenden in der Phase des sprechenden Agierens im Umgang mit ihrer Puppe und ihren Spieltieren u. U. eine völlig neologistische Sprache. Gelegentlich verständigen sie sich in derselben auch mit ihren Spielgefährten und (Zwillings-)Geschwistern.

2. In der Produktion sog. *Phantasiegefährten*, mit denen das Kind vorgibt, verkehrt zu haben, kann dieser Auswuchs besonderer schöpferischer Phantasie des Kindes eine Steigerung erfahren. Nach den Beiträgen von C. u. W. Stern, Bosch und Geisler können solche mythomanen Phänomene allerdings auch recht abnormen, kindlichen Persönlichkeitsstrukturen entspringen.

3. Es gibt *Zustände universeller oder partieller psychischer Frühreife* bei Kindern, die bei den Erwachsenen eher Besorgnisse als Bewunderung auszulösen pflegen. Sie können recht unterschiedlich determiniert sein (vgl. Baumgarten, Tramer, Stutte).

Konstitutionelle Abartigkeiten psychoseähnlichen Charakters

Jedem Kinderarzt sind anlagemäßig, nicht aus Umweltschicksal und Erzieherhaltung verständlich zu machende Wesensabnormitäten bei Kindern bekannt, die mitunter ans Psychotische grenzen können.

Es ist hier zu verweisen auf: die *extrem ängstlichen Kinder*, die auf jede minimale seelische Belastung (vorübergehende Abwesenheit der Mutter, ärztliche Untersuchung, ein Gewitter usw.) in einer überschießenden, besorgniserregenden Weise mit hochgradigster Angst reagieren,

oder auf die *abnorm reizbaren, explosiblen Kinder* mit ihrer ständig bereitliegenden Aggressivität und ihrer erniedrigten Toleranz, Tadel, Zurechtweisungen oder Achtungseinbußen gegenüber,

ferner auf die *extrem geltungssüchtigen Kinder* mit ihrer Neigung zum Schwadronieren, zu mythomanen Berichten und — später — zu sensationell-hochstaplerischen Aktionen.

Nach Form und Ausmaß ihrer psychischen Abnormität den Psychosen am nächsten stehend und von jenen oft schwer abzugrenzen sind die *autistischen Psychopathen* (Asperger). Auf die Darstellung dieser höchst interessanten Bilder und auch auf ihre differentialdiagnostische Abgrenzung von dem von Kanner zur gleichen Zeit beschriebenen, frühkindlichen Autismus wird hier jedoch verzichtet. Es sei lediglich auf den kürzlich von van Krevelen unternommenen Versuch einer nosologischen Abgrenzung beider Syndrome verwiesen.

Literatur

ALBRECHT, E.: Organisch bedingte Affekt- und psychomotorische Psychosen bei Kindern. Criança port. **12**, 67 (1953).

ANNELL, A. L.: (1) Pertussis in infancy as a cause of behaviour disorders in children. Almqvist u. Wiksells Boktrykeri AB Uppsala 1953.

— (2) Elementär Barn Psychiatri. Svenska Bokförlaget Norstedts Stockholm 1959.

— (3) Die Psychopathologie der entzündlichen Hirnschädigung im Kindesalter. Acta paedopsychiat. **29**, 7 (1962).

ANTHONY, J., and P. SCOTT: Manic-depressive psychosis in childhood. J. Child Psychol. **1**, 53 (1960).

APPENZELLER, K.: Die Masernencephalitis im Kinderspital Zürich in den Jahren 1928—1952. Helv. paediat. Acta **10**, 301 (1955).

ASPERGER, H.: (1) Heilpädagogik, 3. Aufl. Wien: Springer 1961.

— (2) Autistisches Verhalten im Kindesalter. In: Jb. Jugendpsychiat. **2**, 53—67 (1960).

— (3) Psychopathie: Begriff, Diagnostik, Therapie. In: Benachteiligte Kinder (Hrsg. F. SCHNEIDER). Freiburg: Lambertus-Verlag 1953.

BACHMANN, K. D.: Klinik und Diagnose des Encephalitis-Syndroms im Kindesalter. Acta paedopsychiat. **29**, 283, 305 (1962).

BAMBERGER, TH., u. A. MATTHES: Anfälle im Kindesalter. Basel u. New York: Karger 1959.

BAUMGARTEN, F.: Wunderkinder. Leipzig: Johann Ambrosius Barth 1930.

BENDA, CL. E., and J. C. MELCHIOR: Childhood schizophrenia, childhood autism and Hellers disease. Int. Rec. Med. **172**, 137 (1959).

BENDER, L. (1) Childhood schizophrenia. Psychiat. Quart. **27**, 1—19 (1953).

— (2) Genesis in schizophrenia during childhood. Z. Kinderpsychiat. **25**, 101 (1958).

— (3) Aggression, hostility and anxiety in children. Springfield (Ill.): Ch. C. Thomas 1953.

— (4) Organic brain conditions producing behavior disturbances. Aus: Modern trends in child psychiatry (ed. N. D. C. LEWIS and B. L. PACELLA). New York: Int. University Press 1946.

—, and S. NICHTERN: Chemotherapy in child psychiatry. N.Y. St. J. Med. **56**, 2791 (1956).

BENJAMIN, E., H. HANSELMANN, M. ISSERLIN, J. LUTZ u. A. RONALD: Lehrbuch der Psychopathologie des Kindesalters für Ärzte und Erzieher. Erlenbach-Zürich u. Leipzig: Rotapfel 1938.

BENNHOLDT-THOMSEN, C.: Kinderärztliche Stellungnahme zum Buch von BOWLBY: Maternal care and mental health. Z. Kinderpsychiat. **24**, 1 (1957).

BERNER, P., u. W. SPIEL: Über eine besondere Gruppe von autistischen jugendlichen Kriminellen. Acta paedopsychiat. **27**, 193 (1960).

BINSWANGER, L.: Einige Bemerkungen zur Frage der kindlichen Schizophrenie. Z. Kinderpsychiat. **11**, 161 (1945).

BLEULER, E. (Hrsg.: MANFR. BLEULER): Lehrbuch der Psychiatrie, 10. Aufl. Berlin-Göttingen-Heidelberg: Springer 1960.

BLEULER, M.: Endokrinologische Psychiatrie. Stuttgart: Georg Thieme 1954.

BOGAERT, L. VAN: Une leuco-encephalite sclérosante subaigue. J. Neurol., Neurosurg. Psychiat. **8**, 101 (1945).

BONHOEFFER, K.: Die exogenen Reaktionstypen. Arch. Psychiat. Nervenkr. **58**, 58 (1917).

BOSCH, G.: (1) Psychopathologie der kindlichen Hirnschädigung. Fortschr. Neurol. Psychiat. **22**, 425 (1954).

— (2) Demenz als Folge von Masern-Encephalitis im Kleinkindesalter. Nervenarzt **19**, 254 (1948).

— (3) Über Phantasiegefährten bei einem hirngeschädigten Kind. Nervenarzt **29**, 201 (1958).

BOSSERT, O., u. K. H. BLECKMANN: Bedeutung der Kriegs- und Nachkriegszeit für die Entwicklung des Kindes. Mschr. Kinderheilk. **103**, 72 (1955).

BRADLEY, C.: (1) Schizophrenia in childhood. New York: Macmillan 1941.

— (2) Organic factors in the psychopathology of childhood. In: P. H. HOCH and J. ZUBIN: Psychopathology of childhood. New York and London: Grune & Stratton 1955.

BRASK, B. H.: Borderline schizophrenia in children. Acta psychiat. scand. **34**, 265 (1959).

BRENNER, W.: Zur Diagnostik der kindlichen schizophrenen Prozeßpsychose. Mschr. Kinderheilk. **98**, 202 (1950).

BÜRGER-PRINZ, H.: Der Beginn der Erbpsychosen. Nervenarzt **8**, 617 (1935).

BURMESTER, K.: Postvaccinale Encephalitis und Encephalopathie. Dtsch. Z. Nervenheilk. **180**, 252—300 (1960).

CASPAR, W.: Beitrag zum Krankheitsbild der Thalliumvergiftung unter besonderer Berücksichtigung der psychischen Störungen. Diss. Marburg 1955.

CLARDY, E. R.: Development and course of schizophrenia in children. Psychiat. Quart. **25**, 81 (1951).

CORBERI, G.: Dementia praecocissima, Dementia infantilis, Phrenasthenia. Z. Kinderforsch. **38**, 268 (1931).

CORBOZ, R.: (1) Die Psychiatrie der Hirntumoren bei Kindern und Jugendlichen. Wien: Springer 1958.

— (2) Gibt es Geisteskrankheiten im Kindesalter? Schweiz. med. Wschr. **88**, 703 (1958).

—, u. P. KARRER-STIERLI: Schwangerschaft und Mutterschaft bei ganz jungen Müttern. Z. Präv.-Med. **5**, 219 (1956).

CREUTZFELD, H. G.: Zit. nach KRAMER-POLLNOW.

CUMINGS, J. N.: Heavy metals and the brain. Oxford: Blackwell Sci. Publ. 1959.

DAWSON, J. R.: Cellular inclusions in cerebral lesions of epidemic encephalitis (second report). Arch. Neurol. Psychiat. (Chic.) **25**, 685 (1934).

DERWORT, A., u. H. NOETZEL: Expansive Psychose bei familiärer amaurotischer Idiotie mit protrahiertem Verlauf. Dtsch. Z. Nervenheilk. **179**, 232 (1959).

DESPER, T.: Schizophrenia in children. Psychiat. Quart. **12**, 366 (1938).

EHRENGUT, W.: Genetische Studien über die postvaccinale Encephalitis. Dtsch. med. Wschr. **86**, 2164 (1961).

EISENBERG, L.: (1) Progresses in neuropsychiatry. J. Pediat. **51**, 334—349 (1957).

Eisenberg, L.: (2) The fathers of autistic children. Amer. J. Orthopsychiat. 27, 715 (1957).
— (3) The course of childhood schizophrenia. Arch. Neurol. Psychiat. (Chic.) 78, 69 (1957).
Emminghaus, H.: Die psychischen Störungen des Kindesalters. Tübingen: Laupp 1887.
Engert, G., u. H. Hoff: Über das Schicksal der Patienten mit schweren Charakterveränderungen nach Encephalitis epidemica. Dtsch. med. Wschr. 5, 181 (1929).
Enke, W.: Das Problem der stationären Behandlung bei Psychosen im Kindes- und Jugendalter. Ärztl. Mitt. (Köln) 43, 1090—1092 (1958).
Erdmann, G.: Beobachtungen der kindlichen Psyche bei der medizinischen Behandlung der Meningitis-Tbc. Jb. Jugendpsychiat. 2, 112—120 (1959).
Erikson, E. H.: Kindheit und Gesellschaft. Zürich u. Stuttgart: Pan-Verlag 1957.
Esquirol, J. E. D.: Les maladies mentales. Paris: Baillière 1838.
Eyrich, M. u. H.: Zur Prognose der epidemischen Encephalitis im Kindesalter. Ergebnisse einer Katamnese. Z. ges. Neurol. Psychiat. 117 (1928).
Filimonoff, J. N.: Ein eigenartiger Fall von hepato-lenticulärer Degeneration. Z. ges. Neurol. Psychiat. 115, 27 (1928).
Fontes, V.: Séquelles psychiques de méningite tuberculeuse. In: Hommage à Georges Heuyer. Paris: Presses universitaires 1961.
Ford, F. R.: Diseases of the nervous system in infancy, childhood and adolescence. Springfield (Ill.): Ch. C. Thomas 1952.
Geisler, E.: Phantasiegefährten. Prax. Kinderpsychol. 12, 1 (1963).
Graf, E.: Das Bild der kindlichen und jugendlichen Schizophrenie in seiner Entwicklung. Diss. Marburg 1958.
Grage, H.: Zur Differentialdiagnose der endogenen Psychosen des Kindesalters. Psychiat. Neurol. med. Psychol. (Lpz.) 5, 29 (1953).
Griesinger, W.: Die Pathologie und Therapie der psychischen Krankheiten. Berlin: August Hirschwald 1845.
Grüter, W.: Angeborene Stoffwechselstörungen und Schwachsinn am Beispiel der Phenylketonurie. Stuttgart: Ferdinand Enke 1963.
Gruhle, H. W.: Lehrbuch der Nerven- und Geisteskrankheiten, 2. Aufl. Halle 1952.
Guentz, E. W.: Der Wahnsinn der Schulkinder. In: Laehrs Allg. Z. Psychiat. 15, 187ff. (1859).
Haffter, C.: Schizophrenie im Kindesalter. Ann. paediat. (Basel) 196, 408 (1961).
Hall, M. B.: Our present knowledge about manic-depressive states in childhood. Nerv. Child 9, 319 (1952).
Hallen, O.: Zur Differenzierung der psychomotorischen Anfälle in klinischen Formen. Dtsch. Z. Nervenheilk. 183, 199 (1962).
Harbauer, H.: (1) Zur nosologischen Stellung der Dementia infantilis. Ber. II. UEP-Kongr. 31. 5.—4. 6. 63 Rom.
— (2) Neuro- und psychopathologische Spätbefunde nach Verbrennungskrankheit beim Kind. Dtsch. med. Wschr. 88, 1281 (1963).

Harms, E.: At the cradle of child psychiatry. Amer. J. Orthopsychiat. 30, 186—190 (1960).
Haslam, J.: Observations on madness, 2. Aufl. London 1809.
Heller, Th.: Grundriß der Heilpädagogik, 3. Aufl. Leipzig: W. Engelmann 1925.
Heuyer, G.: Introduction à la psychiatrie infantile. Paris: Presses universitaires 1952.
— M. Feld et H. Danon-Boileau: Les séquelles neurologiques et psychologiques de la Méningite tuberculeuse chez l'enfant. Rev. neurol. 6 (1954).
— V. Juredieu, J. L. Lang et M. Fardeau: Début remarquablement précoce d'une schizophrénie infantile. Ann. méd.-psychol. 114, 87 (1956).
Hift, E., u. S. u. W. Spiel: Ergebnisse der Schockbehandlung bei kindlichen Schizophrenien. Schweiz. Arch. Neurol. Psychiat. 86, 252 (1960).
Higier, H.: Klinik der seltenen, früh erworbenen Demenzformen. Z. ges. Neurol. Psychiat. 88, 296 (1924).
Hillesheim, H. R.: Katamnestische Erhebungen bei ehemaligen Chorea minor-Kranken. Diss. Marburg 1948.
Hirschberg, J. C., and K. N. Bryant: Problems in the differential diagnosis of childhood schizophrenia. Res. Publ. Ass. nerv. ment. Dis. 34, 454 (1956).
Hoff, H.: Die Therapie der jugendlichen Psychopathen. Wien. Arch. Psychol. Psychiat. Neurol. 1, 201 (1951).
Homburger, A.: Vorlesungen über Psychopathologie des Kindesalters. Berlin: Springer 1926.
Hudolin, V.: Dementia infantilis Heller. J. Ment. Defic. Res. 1, 79 (1958).
Ireland, W. W.: The mental affections of children. Philadelphia: P. Blakiston Son & Co. 1898.
Isler, W., u. J. Lutz: Über einen Fall von Dementia infantilis Heller. Z. Kinderpsychiat. 25, 113 (1958).
Itard, J.: Report et memoirs sur le sauvage de l'Aveyron. Paris: Bureau de Progress de Medicin 1794.
Jacob, H.: (1) Die postinfektiösen sekundären Encephalitiden und Encephalopathien. Fortschr. Neurol. Psychiat. 24, 244 (1956).
— (2) Sporadische, atypische, „primäre" Encephalitiden, Encephalitis Japonica B und Parainfektiöse Encephalitiden. Psychiat. Neurol. jap. 61, 311 (1959).
Jancke, H.: Zwei Fälle von Dementia infantilis. Arch. Kinderheilk. 88, 144 (1929).
Jay, M.: Les traitements de la schizophrénie infantile. Rev. Neuropsychiat. infant. 8, 134—138 (1960).
Jochmus, I.: Leistungsabfall und Schulversagen als Frühsymptome der progressiven juvenilen Paralyse. Mschr. Kinderheilk. 110, 28 (1962).
—, u. H. Jochmus: Zum Krankheitsbild der tuberösen Sklerose. Z. Kinderheilk. 85, 543 (1961).
Kahlbaum, W.: Über Heboidophrenie. Allg. Z. Psychiat. 46, 461—477 (1890).
Kamp, L. N. J.: Les psychoses chez l'enfant. Acta neurol. belg. 53, 308 (1958).
Kanner, L.: (1) Child psychiatry, 3. ed. Oxford: Blackwell Sci. Publ. 1957.

KANNER, L.: (2) Autistic disturbances of affective contact. Nerv. Child **2**, 217—250 (1943).
— (3) The specificity of early infantile autism. Z. Kinderpsychiat. **25**, 108 (1958).
KENNEDY, A., and D. HILL: Dementia infantilis with cortical dysrhythmia. Arch. Dis. Childh. **17**, 122 (1942).
KLEINSCHMIDT, H.: In: E. FEER, Lehrbuch der Kinderheilkunde, 20. Aufl. Stuttgart: G. Fischer 1962.
KÖTTGEN, U.: Probleme des Heimkindes. Med. Welt **1**, 274 (1960).
KOTHE, B.: (1) Bild und Verlauf der Frühschizophrenien. Jb. Jugendpsychiat. **1**, 78 (1956).
— (2) Über kindliche Schizophrenie. Halle: Marhold 1957.
KRAEPELIN, E.: Psychiatrie, 8. Aufl. Leipzig: Johann Ambrosius Barth 1909—1915.
KRAMER, F., u. H. POLLNOW: Über eine hyperkinetische Erkrankung im Kindesalter. Mschr. Psychiat. Neurol. **82**, 1 (1932).
KRETSCHMER, E.: (1) Psychotherapeutische Studien. Stuttgart: Georg Thieme 1949.
— (2) Hysterie, Reflex und Instinkt, 6. Aufl. Stuttgart: Georg Thieme 1958.
KREVELEN, D. A. VAN: (1) Nederland. Leerboek der Speciele Kinderpsychiat. I. Leiden: Stenfert Kroese 1952.
— (2) Autismus infantum and autistic personality. Jap. J. Child Psychiat. **3**, 135 (1962).
— (3) La Manie fantastique des enfants. Rev. Neuropsychiat. infant. **10**, 133 (1962).
KUFS, H.: Über einen Fall von später Form der amaurotischen Idiotie. Z. ges. Neurol. Psychiat. **137**, 432 (1931).
KUHN, R.: Über kindliche Depressionen und ihre Behandlung. Schweiz. med. Wschr. **93**, 86 (1963).
LANDOLT, H.: Die Temporallappenepilepsie und ihre Psychopathologie. Basel u. New York: Karger 1960.
LANDWEHR, E.: Beitrag zum Problem der Cyclothymie im Kindesalter. Diss. Marburg 1953.
LANGE, W.: Die Dementia infantilis (Heller). Z. Kinderforsch. **41**, 455 (1933).
LAROCHE, J.: Les idées délirantes de l'enfant. Psychiat. Enf. **4**, 1 (1961).
LAZAR, E.: Medizinische Grundlagen der Heilpädagogik. Berlin: Springer 1925.
LEMKE, R.: Über die vegetative Depression. Psychiat. Neurol. med. Psychol. (Lpz.) **1**, 161 (1949).
LEONHARD, K.: Über kindliche Katatonie. Psychiat. Neurol. med. Psychol. (Lpz.) **12**, 1 (1960).
LHERMITTE, F.: Les leuco-encéphalites. Paris: Médicales Flarunarion 1950.
LORBER, J.: The follow-up of children with tuberculous meningitis with special reference to psychiatric and neurological aspects. Proc. roy. Soc. Med. **52**, 1 (1959).
LORENZ, E., u. R. HINRICHS: Über die Häufigkeit und Bedeutung von Spätschäden nach tuberkulöser Meningitis. Neue Öst. Z. Kinderheilk. **3**, 119 (1958).
LURIE, L. A., and S. LEVY: (1) Personality changes and behaviour disorders of children following pertussis. J. Amer. med. Ass. **120**, 890 (1942).
— (2) Pancreatic encephalopathy. Amer. J. Dis. Child. **66**, 49 (1943).

LUTZ, J.: (1) Über die Schizophrenien im Kindesalter. Schweiz. Arch. Neurol. Psychiat. **39/40**, 335 (1937/38).
— (2) Über akute Begleitpsychosen körperlicher Erkrankungen und Schizophrenie im Kindesalter. Schweiz. med. Wschr. **80**, 774 (1950).
— (3) Kinderpsychiatrie. II. Aufl. Zürich 1964.
LUXEMBURGER, H.: Psychiatrische Erblehre. München u. Berlin: Lehmann 1938.
MAJLUF, E.: Depressive Syndrome beim Kind. Rev. Neuro-psiquiat. **23**, 338 (1960).
MANHEIMER, M.: Les troubles mentaux de l'enfance. Paris: Soc. d'édit. scientif. 1899.
MAUDSLEY, H.: The physiology and pathology of the mind. New York: Appleton 1867.
MEGGENDORFER, F.: Klinische und genealogische Untersuchungen über moral insanity. Z. ges. Neurol. Psychiat. **66**, 208 (1921).
MICHAUX, L.: (1) Psychiatrie infantile. In: Encyclop. méd. chir. Paris 1950.
— (2) Les délires aigues chez l'enfant. Extr. Journ. Pédiatr. Paris 1955.
— (3) Les délires de l'enfant et de l'adolescent. Rev. Neuropsychiat. infant. **3**, 11/12 (1955).
—, et A. BUGE: Formes et séquelles mentales de la méningite tuberculeuse de l'enfant. Bull. Soc. méd. Hôp. Paris **30/31**, 1156 (1954).
—, et D. J. DUCHÉ: L'enfant inadapté. Paris: Doin & Cie 1957.
MOREAU DE TOURS, P.: La folie chez les enfants. Paris: Baillière & Fils 1888.
MOSSE, H.: Über den Mißbrauch der Schizophrenie-Diagnose im Kindesalter. Jb. Jugendpsychiat. **2**, 68—76 (1959).
MOZZICONACCI, P., et F. GIRARD: La méningite purulente traitée. Paris: Masson & Cie. 1961.
NYLANDER, J.: Thinner addiction in children and adolescents. Acta paedopsychiat. **29**, 273 (1962).
OLDFELT, V.: Sequelae of mumps-meningo-encephalitis. Acta med. scand. **134**, 405 (1949).
PANSE, F.: Die Erbchorea. Leipzig: Georg Thieme 1942.
PAWLITZKI, W.: Die jugendliche Manie unter besonderer Berücksichtigung katamnestischer Erhebungen. Diss. Marburg 1955.
PETRILOWITSCH, N.: Über die Verlaufsformen der Grippeencephalitis. Die Medizin, 1467—1469 (1955).
PETTE, H., u. G. DÖRING: Einheimische Panencephalomyelitis vom Charakter der Encephalitis japonica. Dtsch. Z. Nervenheilk. **149**, 7 (1939).
—, u. H. KALM: Die entzündlichen Erkrankungen des Gehirns und seiner Haut. In: Handbuch der inneren Medizin, 4. Aufl., Bd. V/3. Berlin-Göttingen-Heidelberg: Springer 1953.
PFAUNDLER, M. V.: Bekämpfung der Ansteckung in Kleinkinderanstalten. Berlin 1931.
PINDING, M.: Somatopathologische Befunde bei der Schizophrenie des Kindes- und Jugendalters. Diss. Marburg 1959.
PINEL, PH.: Traité médico-philosophique sur aliénation mental. Paris 1801.
PLOOG, D.: Über das Hervortreten angeborener Verhaltensweisen in akuten schizophrenen Psychosen. Psychiat. et Neurol. (Basel) **136**, 157 (1958).

Puntingam, F.: Verursacht die Encephalitis post vaccinationem bei Jugendlichen kriminogene Persönlichkeitsveränderungen? Öst. Z. Kinderheilk. 4, 142 (1950).

Richards, B. W.: J. ment. Sci. 98, 312 (1951). Zit. nach J. Lutz.

Richter, D.: Schizophrenie. Somatische Gesichtspunkte. Stuttgart: Thieme 1957.

Roy, J.: Zur Frage der Dementia infantilis Heller. Helv. paediat. Acta 14, 288 (1959).

Rotach, S.: Zur Psychopathologie des frühen chronischen Hydrocephalus internus. Psychiat. et Neurol. (Basel) 141, 1 (1961).

Rottermich u. v. Haan: Zit. nach Lurie-Levy.

Rümke, H. C.: Über Psychosen bei Kindern, in Zusammenhang mit einigen Problemen in der klinischen Psychiatrie betrachtet. Z. ges. Neurol. Psychiat. 114, 113 (1928).

Runge, W.: Psychosen bei Gehirnerkrankungen. In: Handbuch der Geisteskrankheiten, Bd. VII/3. Berlin: Springer 1928.

Sanctis, C. de, et G. Bollea: Le diagnostic différentiel entre la dementia praecocissima et la schizophrénie infantile. Z. Kinderpsychiat. 25, 169 (1958).

Sanctis, S. de: Neuropsichiatria infantile. Rom: Stock 1925.

Schachter, M.: (1) Etude clinique psychiatrique d'un cas de paralysie générale juvénile chez une débile mentale. G. Psichiat. Neuropat. 87, fasc. II (1959).

— (2) Aspects neuropsychologiques des séquelles de méningite tuberculeuse chez l'enfant. Cah. méd. Auvergne 2, 59 (1959).

Scheid, W.: Mumpsvirus und Nervensystem. Fortschr. Neurol. Psychiat. 27, 72 (1959).

Schlack, H.: Nervenkrankheiten im Kindesalter, 2. Aufl. Stuttgart: Hippokrates 1961.

Schilder, P.: Reaction types resembling functional psychosis in childhood. Ment. Hyg. (N.Y.) 19, 439 (1935).

Schmidt, A. W.: Die Chorea Huntington im Kindes- und Jugendalter. Med. Diss. Marburg 1961.

Schmidt-Kraepelin, T.: Über die juvenile Paralyse. Berlin: Springer 1920.

Schröder, P.: (1) Kinderpsychiatrie. Mschr. Psychiat. Neurol. 99, 269—293 (1938).

— (2) Kindliche Charaktere und ihre Abartigkeiten. Breslau: S. Hirzel 1931.

Schüle, H.: Handbuch der Geisteskrankheiten. Leipzig: F. C. W. Vogel 1878.

Seitz, H.: Beitrag zur Lehre und zur Klinik des manisch-depressiven Irreseins im Kindes- und Jugendalter. Med. Diss. Marburg 1962.

Simson, T. P.: Rheumatische Psychosen bei Kindern und Halbwüchsigen. Psychiat. Neurol. med. Psychol. (Lpz.) 12, 131 (1960).

Solé Sagara, J.: Concepto moderno de la demencia infantil de Heller. Arch. Neurobiol. (Madr.) 25, 1 (1962).

Spiel, W.: (1) Beitrag zur Problemgeschichte der Kinderpsychiatrie. Wien. Arch. Psychol. Psychiat. Neurol. 3, 2 (1953).

— (2) Die endogenen Psychosen des Kindes- und
— Jugendalters. Basel u. New York: Karger 1961.

(3) Genese eines kindlichen Hemmungszustandes. Wien. med. Wschr. 104, 344 (1954).

Spitz, R. A.: Infantile depression and the general adaption syndrom. In: Hoch-Zubin, Psychopathology of childhood. New York and London: Grune & Stratton 1955.

Ssucharewa, G. F.: Episodic psychosis in a remote period after cerebral infections and traumata. Čs. Psychiat. 52, 135 (1956).

Staehelin, J. E.: Über Stammhirnpsychosen. Schweiz. med. Wschr. 74, 447 (1944).

Stern, E.: Praeschizophrene Zustände. Prax. Kinderpsychol. 5, H. 11 (1956).

Stern, F.: Die epidemische Encephalitis. Berlin: Springer 1922.

Stockert, F. G. v.: (1) Einführung in die Psychopathologie des Kindesalters, 3. Aufl. Berlin u. München: Urban & Schwarzenberg 1957.

— (2) Psychosen im Kindesalter. Jb. Jugendpsychiat. 1, 223—232 (1956).

Strauss, A. A., and N. C. Kephardt: Psychopathology and education of the brain injured child. New York and London: Grune & Stratton 1955.

—, and L. D. Lehtinen: Psychopathology and education of the brain injured child. New York and London: Grune & Stratton 1947.

Strohmayer, W.: Die Psychopathologie des Kindesalters, 2. Aufl. München: J. F. Bergmann 1923.

Stutte, H.: (1) Kinder- und Jugendpsychiatrie. In: Psychiatrie der Gegenwart, Bd. II. Berlin-Göttingen-Heidelberg: Springer 1960.

— (2) Zustände psychischer Vorentwicklung im Kindesalter. Nervenarzt 33, 337 (1962).

— (3) Über das organische Psychosyndrom bei entzündlichen Hirnerkrankungen. Wien. Z. Nervenheilk. 19, 161 (1962).

— (4) Psychosen im Kindesalter und in der Pubertät. Med. Klin. 58, 526 (1963).

— (5) Phasische Störungen psychotischen Charakters im Kindes- und Jugendalter. Bericht II. Europ. Pädopsychiat.-Kongr. Rom 1963, S. 59.

— (6) Die Demenz bei heredodegenerativen Hirnleiden des Kindesalters. Verh. II. int. Kongr. psych. Entwickl.-Stör. im Kindesalter, Wien 1961, Teil II, S. 83. Basel u. New York: Karger 1963.

— (7) Zwangsaffekte und paroxysmale Lach- und Weinausbrüche als Epilepsie-Syndrom. Nervenarzt 34, 290 (1963).

— (8) Endogen-phasische Psychosen des Kindesalters. Acta paedopsychiat. 30, 34 (1963).

—, u. I. Groh: Zur Neuropathologie der Quecksilbervergiftung im Kindesalter. Fortschr. Neurol. Psychiat. 29, 464 (1961).

Sunier, W., and N. A. Meijers: The influence of chronical psychosis of one of the parents upon the development of the child. Folia psychiat. neerl. 54, 323 (1951).

Thiele, R.: Zur Kenntnis der psychischen Residuärzustände nach Encephalitis epidemica bei Kindern und Jugendlichen. Mschr. Psychiat. Neurol., Beih. 36 (1926).

Tramer, M.: (1) Lehrbuch der allgemeinen Kinderpsychiatrie, 3. Aufl. Basel: Benno Schwabe 1949.

— (2) Die aktuellen allgemeinen Probleme der Kinderpsychiatrie. Schweiz. med. Wschr. 85, 444 (1955).

— (3) Geistige Reifungsprobleme. Z. Kinderpsychiat. 17, 150 (1951); 19, 1 (1952).

TRAMER, M.: (4) Childhood schizophrenia as a problem of nosology. Acta paedopsychiat. **29**, 337 (1962).

VÁCLØAV, H.: Dementia infantilis Heller-Weygandt. Z. Kinderpsychiat. **17**, 97 (1950).

VILLINGER, W.: (1) Kinderpsychiatrie. In: Lehrbuch der Nerven- und Geisteskrankheiten v. WEYGANDT-GRUHLE, 2. Aufl. Halle: Marhold 1952.

— (2) Zum Problem der Kinderschizophrenie nebst Differentialdiagnose und Prognose. Wien. med. Wschr. **109**, 295 (1959).

— (3) Abnorme seelische Reaktionen im Kindesalter. Mschr. Kinderheilk. **99**, 93 (1951).

— (4) Bedeutung der Kriegs- und Nachkriegszeit für die Entwicklung des Kindes. Mschr. Kinderheilk. **103**, 65 (1955).

— (5) Zur Katamnese und Psychologie der Pubertätsmagersucht. Zbl. ges. Neurol. Psychiat. **108**, 312 (1950).

WALCHER, W.: Untersuchungen über larvierte endogene Depressionen im Kindesalter. Bericht II. Europ. Kongr. für Pädopsychiatrie, Rom 1963, S. 305.

WEBER, A. (1) Kinderpsychiatrie. In: M. REICHARDT, Allgemeine und spezielle Psychiatrie, herausgeg. v. GRÜNTHAL-STÖRRING, 4. Aufl. Stuttgart 1955.

— (2) Charakteropathien, Kinderfehler, Neurosen (abnorme Erlebnisreaktionen). Jb. Jugendpsychiat. **1**, 233—256 (1956).

WEBER, D.: Pubertätseinflüsse in der Symptomatologie jugendlicher Schizophrenien. Mschr. Kinderheilk. **103**, 95 (1955).

—, u. H. KLOPP: Über eine exogene Psychose schizophrener Prägung im Schulalter. Arch. Psychiat. Nervenkr. **190**, 104 (1953).

WECHSELBERG, K.: Chronisch-encephalopathische Zustandsbilder und ihre Prognose bei der Meningitis tuberculosa. Mschr. Kinderheilk. **101**, 222 (1952).

WENDT, G. G.: Das Erkrankungsalter bei der Huntington'schen Chorea. Acta genet. (Basel) **9**, 18 (1959).

WENZEL, U. (1) Periodische Umdämmerungen in der Pubertät. Arch. Psychiat. Nervenkr. **201**, 133 (1960).

— (2) Umdämmerungen in der Pubertät mit normalem EEG. Nervenarzt **33**, 385 (1962).

WEYGANDT, W.: Der jugendliche Schwachsinn. Stuttgart: Ferdinand Enke 1936.

WIEDEMANN, H. R.: Die Krankheiten des Nervensystems. In: FEER-KLEINSCHMIDT, Lehrbuch der Kinderheilkunde, 20. Aufl. Stuttgart: Gustav Fischer 1962.

WINZENRIED, F. J. M.: Beziehungen kindlicher Erkrankungen zu endogenen Psychosen. In: Probleme der phasischen Psychosen. Stuttgart: Ferdinand Enke 1961.

WYRSCH, J.: Klinik der Schizophrenie. In: Psychiatrie der Gegenwart, Bd. II. Berlin-Göttingen-Heidelberg: Springer 1960.

ZAPPERT, J.: Dementia infantilis (Heller). Z. Kinderpsychiat. **4**, 161 (1938).

ZIEHEN, T.: Die Geisteskrankheiten im Kindesalter, 2. Aufl. Berlin: Reuther & Reichard 1926.

ZÜBLIN, W.: (1) Zur Psychiatrie des AGS bei kongenitaler NNR-Hyperplasie. Helv. paediat. Acta **8**, 117 (1953).

— (2) Zur Psychologie des Klinefelder-Syndroms. Acta endocr. (Kbh.) **14**, 137 (1953).

Nachtrag zum Literaturverzeichnis

Seit Abschluß der Arbeit (1963) sind (bis 1967) noch folgende in diesem Beitrag nicht mehr berücksichtigte Arbeiten erschienen:

EGGERS, CH.: Verlauf und Prognose kindlicher und praepuberaler Schizophrenien. Med. Diss. Marburg 1967.

FRANCO, F. DE (Hrsg.): Le psicosi infantili. Catania 1965.

HARBAUER, H., u. P. WALLAUER: Über eine schizoforme Psychose bei jugendlichem Morbus Wilson. Dtsch. med. Wschr. **92** (1967).

HOWELLS, J. G. (edit.): Modern perspectives in child psychiatry. Edinburgh and London: Oliver & Boyd 1965.

KOLLRACK, H. W.: (1) Zur Frühsymptomatik der subakuten, sklerosierenden Leucoencephalitis. Jb. Jugendpsychiat. **6**, 165—177 (1967).

— (2) Psychose bei Prader-Labhart-Willi-Syndrom. Acta paedopsychiat. **33** (1966).

LEMPP, R.: Frühkindliche Hirnschädigung und Neurose. Bern u. Stuttgart: Huber 1964.

Series Paedopsychiatrica 1 (Beiheft z. Acta paedopsychiat. Basel u. Stuttgart: Schwabe). Psychopharmakologie im Kindesalter (1967).

SPIEL, W.: Die Therapie in der Kinder- und Jugendpsychiatrie. Stuttgart: Thieme 1967.

STUTTE, H.: Psychotische Störungen bei kindlichen Oligophrenien. Jb. Jugendpsychiat. **6**, 181—194 (1967).

— Psychotische und psychoseverdächtige Zustände im Kindesalter und in der Pubertät. In: Pädag. Fortb.-Kurse, Bd. 9., 2. Aufl. Basel u. New York: Karger 1968.

STUTTE, H., u. H. HARBAUER: Zur Nosologie der Dementia infantilis (Heller). Jb. Jugendpsychiat. **4**, 206 (1965).

—, u. M.-L. STUTTE: Selbstmord und Selbstmordversuch im Kindesalter. Die Agnes-Karll-Schwester **21**, H. 11 (1967).

SZILARD, J., u. H. STUTTE: Encephalitis mit Stammhirnsymptomatik bei Kindern und Jugendlichen. Schweiz. Arch. Neurol. Neurochir. Psychiat. **101**, 402—416 (1968).

WALTHER, H.: Verlaufsdynamik und Psychopathologie der subacuten Panencephalitiden des Kindes- und Jugendalters. Med. Diss. Marburg, 1968.

WEBER, D.: Zur Differentialdiagnose und Polygenese der Schulphobie. Prax. Kinderpsychol. **16**, 167 (1967).

WEINSCHENK, C.: Verlaufsbeobachtung bei einem jugendlichen Patienten mit Morbus Gaucher. Jb. Jugendpsychiat. **5**, 112—121 (1967).

WIECK, CH.: Schizophrenie im Kindesalter. Leipzig: Hirzel 1965.

Therapie

Die kinderärztliche Führung des verhaltensgestörten Kindes

O. ABA, Lübeck

Erscheinungsweisen der Verhaltensstörungen

Der Begriff der Verhaltensstörung wird hier weit gefaßt gebraucht. Nach WIESENHÜTTER sind Verhaltensstörungen „Abwegigkeiten der Handlungen und Haltungen von den einfachsten ‚Ungezogenheiten', dem Ungehorsam, dem Jähzorn, den Tics, den Eß- und Schlafstörungen bis zu den schwersten Formen der Verwahrlosung und Kriminalität".

Verhaltensstörungen können sich manifestieren:

1. Im somatofunktionellen Bereich.

a) als Störungen der vegetativ gesteuerten Körperfunktionen wie Eß- und Verdauungsstörungen, Enkopresis, Enuresis, vasomotorische Störungen, Atemfunktionsstörungen,

b) als motorische Verhaltensstörungen wie allgemeine motorische Unruhe, Jactatio, Tic, Grimassieren, Haarausreißen, Schreibkrämpfe, Sprachstörungen.

2. Im Bereich des Emotionalen als Ängstlichkeit, Pavor nocturnus, Weinerlichkeit, depressive Stimmung, Minderwertigkeitsgefühle, Zwangsgedanken und -handlungen, Neigung zu unkontrollierten Gefühlsausbrüchen, übergroße Empfindlichkeit, Dickfälligkeit u. a.

3. Im Sozialbereich und im Bereich des Kontaktverhaltens als mangelnde Einordnung, Trotz, Opposition, Streitsüchtigkeit, Übergefügigkeit, sich nicht wehren, Ansprüchlichkeit, Habgier, betonte Hergabebereitschaft, Schläger, Prügelknabe u. a.

4. Als Verwahrlosungssymptome wie Stehlen, Lügen, Weglaufen, weibliche und männliche Prostitution.

5. Im Bereich des Leistungs- und Arbeitsverhaltens als Spielunfähigkeit, Schulversagen, Auffassungsstörungen, Legasthenie, Unselbständigkeit, Nachlässigkeit, geringe Ausdauer, Ablenkbarkeit, Trödeligkeit, Verträumtheit, Interesselosigkeit, Strebertum u. a.

Häufigkeit

Die Häufigkeit von Verhaltensstörungen ist sehr groß. Nach vorsichtiger Schätzung machen in der kinderärztlichen Praxis psychogene Krankheitsbilder und Verhaltensstörungen mindestens 10—30% der Fälle aus. BALINT (1957) gelangt in einer Analyse des Sprechstundenbesuchs von Allgemeinpraktikern zu wesentlich höheren Zahlen. Den großen Bedarf nach fachkundiger Hilfe beweist die seit den fünfziger Jahren in der Bundesrepublik angewachsene Zahl der Erziehungsberatungsstellen. Nach einer Mitteilung der Bundeskonferenz für Erziehungsberatung von 1967 existieren in der Bundesrepublik 427 Stellen, die allerdings bei weitem nicht ausreichen. In 66% der Stellen ist die Nachfrage größer als die Leistungsfähigkeit, und es besteht eine durchschnittliche Wartezeit von 1 bis 38, im Durchschnitt 8,7 Wochen. Gemäß den Empfehlungen der WHO beträgt die internationale Richtzahl 50000 Einwohner je Beratungsstelle. Die tatsächliche Verhältniszahl beträgt in Deutschland indessen 1:255000. Die Differenz spiegelt die ärztlich-psychologische Unterversorgung verhaltensgestörter Kinder.

Diagnostik

Der Verwurzelung der Verhaltensstörungen im körperlichen, sozialen und geistig-seelischen Bereich und der multikonditionalen Bedingtheit entsprechend, muß die Diagnostik mehrdimensional angelegt sein. Die Diagnose wird stets biologische, soziologische und psychologische Gesichtspunkte berücksichtigen.

Als Konsequenz erhebt sich die Frage, wieweit es noch für eine einzelne Person möglich ist, dieser Forderung nachzukommen.

Eine Antwort auf diese Frage gibt das praktische Vorgehen in Erziehungsberatungsstellen, wo sich als optimale Form des Vorgehens Teamarbeit eingebürgert hatte. Erziehungsberater mit verschiedenartiger Vorbildung (Psychiater, Kinderarzt, Diplompsychologe, tiefenpsychologisch ausgebildeter Psychotherapeut, Psychagoge, Sozialarbeiter, Pädagoge) schließen sich in einer Aktionsgemeinschaft zusammen. Sie erstellen die Diagnose und den Therapieplan gemeinsam. Das bringt neben dem umfänglichen Fachwissen, das zur Verfügung steht, vor allem den Vorteil der Diagnostik aus mehreren Sichtwinkeln (multiperspektivische Diagnostik, STUTTE). Auf eine Integrierung vielfältigen Fachwissens kann jedoch kein Erziehungsberater verzichten. Ein Erziehungsberater wird vielmehr in dem Maße für die Beratungsstelle wertvoll, je mehr er außer seinem Grundberuf auch die Nachbardisziplinen beherrscht. Im Extremfall wäre ein Arzt, Psychologe, oder sonstiger Fachmann für die Betreuung verhaltensgestörter Kinder wertlos, wenn er von den Nachbardisziplinen nichts verstünde. Denn nur dem „Kundigen" (RUDERT) fügt sich das Befundmosaik zu einem diagnostischen Bild zusammen. Überdies könnte er sich mit den anderen Fachvertretern, deren Sprache er nicht beherrscht, nicht verständigen. Im günstigen Fall ist ein Erziehungsberater so vielseitig gebildet und erfahren, daß er auch allein in der Lage ist, qualitativ hochwertige Arbeit zu leisten. Der ohne Teamanschluß arbeitende Kinderarzt wird besonders bemüht sein müssen, in sein medizinisches Wissen die psychologische und soziologische Sicht des Kindes zu integrieren.

Es gilt für die Diagnostik

1. die Verhaltensstörung zu definieren,

2. die Bedeutung für die leib-seelische Struktur festzustellen, d.h. die Tiefe und den Umfang der leib-seelischen Gestörtheit,

3. die Hauptbedingungen der Entstehung aufzudecken und in der Diagnose festzuhalten.

Dabei ist der Grad der neurotischen Störung nicht allein an der Stärke ihrer Symptome und auch nicht daran zu erkennen, ob ein Symptom unbequem oder tolerabel ist, sondern er ist vor allem an der Schwere der auslösenden Situation und am Widerstand gegen die Umorientierung abzuschätzen (vgl. LÜKKERT).

Biographische Anamnese

Die biographische Anamnese ist ein Hauptpfeiler der Diagnostik der Verhaltensstörungen und nimmt ihrer Bedeutung entsprechend eine erhebliche Zeitspanne in Anspruch. Sie erstreckt sich auf Zustandsbeschreibungen und auf die genetische Durchleuchtung der psychodynamischen Zusammenhänge, die zum gegenwärtigen Zustandsbild geführt haben, und zwar in biologischer, psychologischer und soziologischer Sicht.

Eltern pflegen häufig „eine ambivalente Beziehung zum Arzt herzustellen, bestehend aus Hilflosigkeit und Aggression, aus Unterwürfigkeit und Abwehr" (BUCKLE und LEBOVICI). Durch die neutrale, nicht wertende, um das Anliegen bemühte Haltung, die Zeitopfer nicht scheut, wird eine tragfähige Beziehung hergestellt. Dabei wird die Forderung FREUDs nach „freischwebender Aufmerksamkeit" zu beachten sein. Unter allen Umständen ist die Gesprächsform dem Abfragen vorzuziehen. Niemals dürfen die Eltern das Gefühl haben, ausgefragt zu werden.

Ziele der Anamneseerhebung.

1. Festhalten des aktuellen Konfliktes und des besonderen Anliegens, weshalb fachliche Hilfe aufgesucht wurde. Der beste Einstieg ins Gespräch gelingt meist von den akuten Sorgen und Schwierigkeiten her. Die ratsuchenden Eltern werden, wenn man ihnen die Gelegenheit läßt, engagiert berichten. Man sollte die meist unter Leidensdruck stehenden Eltern tunlichst ausreden lassen, weil damit eine kathartische Wirkung gegeben ist. Überdies schafft Zuhörenkönnen Vertrauen.

2. Zustandsbeschreibung des Kindes aus der Sicht eines oder besser beider Eltern, die über die beklagten Verhaltensstörungen hinausführt. Sie muß eine umfassende Schilderung des Verhaltens des Kindes, sowohl zu Hause in verschiedenen Situationen des Tagesablaufs als auch in außerhäuslichen Situationen wie Schule und Straße geben.

3. Zustandsbeschreibung der kindlichen Umwelt. Charakterisierung der Eltern hinsichtlich ihrer soziologischen Daten, ihres Gesundheitszustandes und ihrer geistig-seelischen Beschaffenheit. Von besonderem Interesse sind neurotische Strukturen. Schilderung der übrigen Umwelt, wie Geschwister, Freundeskreis, Wohnung, Schule.

4. Klärung der Struktur der Gefühlsbeziehungen in der Familie: Gefühlseinstellung der Eltern zum Kind; Artung der elterlichen Liebe, Erwartungen, Befürchtungen, Vorurteile, Enttäuschungen, Ablehnung, Haß der Eltern. Welches Kind wird von welchem Elternteil bevorzugt, bzw. abgelehnt; an wem hängt das Kind und in welcher Weise. Beziehungen der Geschwister untereinander. Gefühlsbeziehungen zu Großeltern und anderen Verwandten. Von besonderem Interesse sind extreme Beziehungsweisen und Erziehungs-

weisen und gestörte Familienbeziehungen (Lückert).

Auskunft erhält man über diese Fragen schon bei der Zustandsbeschreibung unter Punkt 1 und 3, teils direkt, meist aber umfänglicher indirekt zwischen den Zeilen. Indem man mit dem Gespräch nunmehr auf die Gefühlsbeziehungen zusteuert, ergänzt sich das Bild.

5. Die biographische Anamnese des Kindes.

Diese soll zusammen mit den biographischen Angaben der Eltern Informationen zur Genese der Störung erbringen. Vieles zu diesem Thema läßt sich schon der Beschreibung der Umwelt und der Gefühlsbeziehungen entnehmen. Die biographische Anamnese muß mit der Schwangerschaft beginnen und alle Phasen der Entwicklung berücksichtigend, bis zur Gegenwart vorstoßen. Die geforderte Mehrdimensionalität läßt sich selbst in der Schwangerschaftsanamnese aufrechterhalten. Neben den leiblichen Störungen der Schwangerschaft, die fruchtschädigend sein können, ist z. B. belangvoll, ob die Umwelt schwangerschaftsfreundlich oder -feindlich war, ob Angst vor dem Kind oder Vorfreude herrschte, oder ob die Mutter der Geburt des Kindes mit gemischten Gefühlen entgegensah. Diese Dinge können die spätere Liebeseinstellung der Mutter zum Kind entscheidend prägen (Problem des unerwünschten Kindes).

6. Die Biographie der Eltern im Hinblick auf das Werden ihrer Haltungen und Einstellungen zum Kind, zum Ehepartner und zum Leben. Die Art, wie die Eltern ihre eigene Kindheit erlebt haben, prägt, positiv oder negativ getönt, ihre eigenen Erziehungsbemühungen. Von besonderer Wichtigkeit sind neurotische Entwicklungen.

Warum biographische Anamnese? „Eine große Zahl psychosomatischer Erkrankungen der Erwachsenen stellen oft nur Wiederholungen oder Erweiterungen eines in der Kindheit erworbenen psychosomatischen Reaktionsmusters dar" (Peltz). Gleiches gilt für die Verhaltensstörungen. Keineswegs darf die in die biographische Anamnese zu investierende Mühe übertrieben oder als überflüssig angesehen werden. Häufig ist eine elterliche Verhaltensweise unverständlich im Hinblick auf das Kind und wird nur von der Biographie eines Elternteils dem Verständnis zugänglich als eine in dessen eigener Kindheit geprägte Einstellung. Alle Eltern haben eine mehr oder weniger klare Vorstellung davon, wie ihr Kind sein soll. Eltern jedoch, deren Erlebnisbreite und Verhaltensfreiheit neurotisch eingeengt sind, neigen dazu, dem Kind eine mehr oder weniger fest umrissene Rolle zuzuweisen. Die wohl verbreitetste mütterliche Fehleinstellung, der man in einer kinderärztlichen Praxis begegnet, betrifft das Nährbedürfnis mancher Mütter. Wie sehr sich dieses Nährbedürfnis an den eigenen und nicht an den kindlichen Bedürfnissen orientiert, ergibt sich aus der Blindheit, mit welcher letztere übergangen werden. Selbst die ärztliche Aufklärung über den guten Ernährungszustand und den normalen Nahrungsbedarf eines Kindes kann das Verhalten der Mütter in ausgeprägten Fällen nicht ändern, eben weil nicht die kindlichen Bedürfnisse zur Motivation dienen. Vielmehr findet man bei näherer Untersuchung den Schlüssel zum Verständnis möglicherweise in der Biographie der Mütter, die in vielen Fällen selbst in ihrer Kindheit Eßschwierigkeiten hatten und nun das konflikthafte Erleben ihrer einstigen Mutter-Kind-Beziehung auf das eigene Kind übertragen.

Väter weisen ihren Kindern häufiger die Sündenbockrolle zu, indem sie einst an ihnen selbst erzieherisch bekämpfte Kinderfehler, über die heute noch Schuldgefühle empfunden werden, nun noch nachträglich bei ihren Kindern durch besondere Strenge ahnden. Sie suchen damit ihre eigenen persistierenden Schuldgefühle zu kurieren. Ähnlich wenig kindgerecht ist die Einstellung, „meine Kinder sollen es besser haben", weil sie ihre Motivation aus dem eigenen verfehlten Lebensgefühl herleiten. Richter beschreibt in seinem Buche „Eltern, Kind und Neurose" eine Reihe von Rollen, die Eltern ihren Kindern zuweisen können. Kinder sind so sehr Produkt ihrer Eltern, daß die Anamneseerhebung im konkreten Fall mit unter dem Gedanken zu stehen hat, warum das Kind eines bestimmten Elternpaares gerade so geworden sein mußte, bzw. warum eine Mutter oder ein Vater ein in dieser speziellen Weise schwieriges Kind braucht.

Öfter erlebt man, daß es bei einer Konsultation eigentlich gar nicht um das Kind geht, sondern um die eigene oder um die Familienneurose. Das Kind ist dann nur ein „Präsentiersymptom" (Balint, 1957) für umfänglichere Störungen, die zu übersehen ein schlechter Dienst wäre für Kind und Eltern.

Die biographische Anamnese dient als Grundlage einer genetischen Diagnose der Verhaltensstörung. „Im Idealfall bietet uns schon die Anamnese die lückenlose Erklärung der Verursachung der augenblicklichen Schwierigkeiten und Symptome des Kindes. Die genetische Diagnose tritt gleichberechtigt neben die Zustandsdiagnose, wie sie durch die psychologische und medizinische Untersuchung erhoben wird" (KEMMLER).

Die Angaben der Eltern werden gegebenenfalls durch weitere Fremdangaben ergänzt. Insbesondere ist oft die Auskunft des Lehrers wichtig. Gut geführte Akten des Jugendamtes können wertvolle Aufschlüsse geben. Krankenhausberichte, Heimberichte sollten beschafft werden.

Wenn bislang von Anamnese die Rede war, so war damit in erster Linie die Fremdanamnese gemeint. Je älter das Kind ist, um so größere Bedeutung erlangen seine eigenen Angaben. Das Wesen des Kleinkindes hingegen offenbart sich viel stärker in seinem Verhalten als in seinen Worten. Ein fruchtbares psychodiagnostisches Gespräch über die häuslichen Verhältnisse und die Gefühlsbeziehungen zu den Eltern ist meist erst ab Anfang der Pubertät möglich, wenn die innere Ablösung von den Eltern eingeleitet ist. Im Laufe der Pubertät verschiebt sich das Schwergewicht der Anamneseerhebung allmählich auf das Gespräch mit dem Jugendlichen, dessen eigene innere Welt darin offenbar wird. In einem anteilnehmenden Gespräch mit dem Kind, dessen Bereitschaft dazu gewonnen werden konnte, ergeben sich oft wichtige Aufschlüsse. Wir lernen darin die Erlebnisseite der Dinge aus der Sicht des Kindes kennen, dessen innere Stellungnahme dazu, seine Ängste, Befürchtungen, Hoffnungen, die subjektive Wahrheit also. Häufig korrigiert und ergänzt sich auch das objektive Bild der äußeren Tatsachen durch die Gegendarstellung des Kindes, weil die Eltern etwas verschwiegen oder bewußt falsch dargestellt haben, oder weil bis zur Unkenntlichkeit viel Subjektives in ihren Bericht eingeflossen war. Man hüte sich aber in die Nähe eines examinierenden Abfragens zu geraten und das Kind in innere Konflikte zu stürzen, oder es im Gespräch Dinge bewußt werden zu lassen, die es nicht ertragen kann. Für die Gewinnung von Aussagen, die das Kind nicht formulieren will oder kann, haben wir die Beobachtung des kindlichen Verhaltens sowie die Testuntersuchungen, die mehr über die seelischen Inhalte aussagen können, als das Kind selbst darüber weiß.

Eine andere Gefahr ergibt sich aus der Suggestibilität des Kindes. Man muß Fragen mit noch so kleinem Suggestivgehalt sorgfältig vermeiden.

Das praktische Vorgehen in der Anamneseerhebung soll elastisch sein. Starres Festhalten an einem Schema ist abzulehnen. Bei dem immensen Stoff, der zu ermitteln ist, kann jedoch ein im individuellen Fall zu variierendes Schema als Gedächtnisstütze dienlich sein. Das nachfolgend wiedergegebene Gerüst gibt ungefähr die Marschrichtung an, die in vielen Fällen anwendbar ist. Darin ist, neben dem Entwicklungsgesichtspunkt, beachtet worden, daß zuerst über weniger Gehütetes und erst zuletzt über die Gefühlsbeziehungen und den Intimbereich der Erwachsenen und über die Ehe gesprochen werden soll, weil diese ungern preisgegeben werden.

Wenn die Zeit nicht reicht oder die Sitzung zu lang wird (über 2 Std), empfiehlt sich die „fraktionierte Anamnesenerhebung" (vgl. BIERMANN, 1962).

Anamnesenschema:
1. Spontane Schilderung der akuten Sorgen.
2. Ergänzende Fragen zu 1.
3. Soziologische Daten, äußere Verhältnisse, Wohnung, wirtschaftlicher Status.
4. Lebenslauf des Kindes in groben Zügen, insbesondere Mutter-Kindtrennung, Krankenhausaufenthalt, Krankheiten.
5. Familienanamnese. Krankheiten, Sonderlinge, Sitzenbleiber, evtl. charakterologische Ähnlichkeiten.
6. Schwangerschaft.
7. Geburtsanamnese, Neugeborenenperiode.
8. Säuglingszeit. Verhaltenseigenschaften, Gesundheitsstörungen, Entwicklungsdaten.
9. Kleinkindesalter. Entwicklungsdaten, Schwierigkeiten. Elterliche Einstellungen zu den phasenspezifischen Problemen.
10. Schulanamnese. Leistungen, Verhältnis zu Lehrern und Kindern, Besonderheiten wie Angst vor Klassenarbeiten.
11. Tagesablauf des Kindes. Häufige Krisenpunkte wie Essen, Schlafen, Hausarbeiten.
12. Spielverhalten.
13. Sozialverhalten außerhalb der Familie.
14. Verhältnis zu Geschwistern.
15. Gefühlsbeziehungen des Kindes zu den Eltern und anderen Beziehungspersonen.
16. Was erwarten die Eltern vom Kind, worauf wird in der Erziehung besonderer Wert gelegt.

17. Kurze Charakterisierung der Mutter.
18. Kurze Charakterisierung des Vaters.
19. Häusliche Atmosphäre.
20. Biographische Angaben über die Mutter.
21. Biographische Angaben über den Vater.
22. Ehe.
23. Gefühlsbeziehungen in der weiteren Familie.

Medizinische Untersuchung

Sie umfaßt eine vollständige klinisch-interne und neurologische Untersuchung unter Heranziehung von sinnvollen Routine-Laboruntersuchungen und gezielten weiterführenden Maßnahmen aus dem gesamten diagnostischen Arsenal. Auf eingreifende und beeinträchtigende Untersuchungen wird man im allgemeinen verzichten, es sei denn, sie sind zum Ausschluß von behandlungsbedürftigen körperlichen Erkrankungen unbedingt erforderlich. Es kann in vielen Fällen, zumal bei kleineren und ängstlichen Kindern notwendig werden, die körperliche Untersuchung und insbesondere unvermeidliche schmerzhafte Eingriffe einem anderen Kollegen dann zu überlassen, wenn man selbst die Therapie zu übernehmen gedenkt.

Wichtigstes Ziel der körperlichen Untersuchung ist die Klärung der biologischen Verankerung einer Verhaltensstörung. Diese läßt die Verhaltensstörung gleich in einem anderen Licht erscheinen; das therapeutische Vorgehen und die Prognose werden modifiziert.

Von größter Bedeutung sind die Untersuchungen am Zentralnervensystem. Die Mehrzahl der perinatal und postencephalitisch hirngeschädigten Kinder, die wegen einer Verhaltensstörung vorgestellt werden, weisen keine oder nur diskrete neurologische Symptome auf. Neurologische Mikrobefunde erlangen erst in der Zusammenschau mit anderen verdächtigen Untersuchungsbefunden, Testbefunden und psychopathologischen Auffälligkeiten und der auch hier wichtigen Anamnese Beweiskraft. Man versäume in Verdachtsfällen nicht, weiterführende Untersuchungsmethoden heranzuziehen, die das Kind nicht beeinträchtigen. Besonders wertvoll erweisen sich das EEG, augenärztliche Untersuchungen, Schädelaufnahmen und Handwurzelaufnahmen. Aus einer Vielzahl der Befunde fügt sich mosaikartig dann doch die gesicherte Diagnose des organischen Hirnschadens.

Gelegentlich weisen Hirntumoren außer mehr oder weniger ausgeprägten Wesensver-änderungen und Verhaltensstörungen keine zusätzliche Symptomatik auf. In die differentialdiagnostischen Überlegungen sind auch Stoffwechselkrankheiten und chronische Krankheitsprozesse am ZNS einzubeziehen.

Die psychosomatischen Erkrankungen fordern das gesamte intern diagnostische Rüstzeug des Pädiaters. Auch rein körperliche Krankheitszustände können das Verhalten verändern, wie z. B. ein Herzfehler oder der Diabetes mellitus. Letzterer ist mit einschneidenden oralen Frustrationen und unter Umständen mit lebensbedrohlichen Zuständen bei Stoffwechselentgleisungen verbunden. Es bestehen aber auch direktere Zusammenhänge zwischen körperlichen Krankheiten und Verhaltensstörungen. Gelegentlich wird z. B. ein Diabetes durch eine plötzlich auftretende Enuresis nocturna entdeckt.

Man wird seine Beobachtung auch konstitutionstypologischen Befunden schenken. Die Feststellung einer neuropathischen Konstitution etwa ist für das Verständnis einer Verhaltensstörung von großer Wichtigkeit. Bei vielen körperlich disharmonisch und dysplastisch gebauten Menschen mit gehäuften Abartigkeiten erstreckt sich die Disharmonie auch auf die psychische Konstitution. Die autistische Psychopathie (ASPERGER) erkennt man oft schon an der eckigen und bizarren Motorik. Gelegentlich wird es notwendig, auch hier weiterführende Untersuchungen vornehmen zu lassen, z. B. Chromosomenuntersuchungen zum Ausschluß einer Chromosomopathie.

Wichtig ist die Entwicklungsdiagnose. Bei Vorliegen einer Leistungsstörung etwa entstehen differentialdiagnostische Überlegungen, ob lediglich eine Spätentwicklung vorliegt, die sich auswachsen kann, oder eine psychogene Leistungsstörung, die psychotherapeutischer oder pädagogischer Maßnahmen bedarf, oder gar eine echte Minderbegabung. Eine in sich harmonische leibseelische Retardierung wird für die erste Möglichkeit, Zeichen gesteigerter vegetativer Erregbarkeit für die zweite, und schließlich dysplastischer Körperbau mit degenerativen Stigmata für die Minderbegabung sprechen. Sehr gut weiter hilft hier die Bestimmung des Knochenalters aus der Handwurzelaufnahme und die Beachtung von Dysplasien, degenerativen Erscheinungen, disharmonischem Reifungsstand des Handskelets.

Psychologische Untersuchung

Im Ausdruck erscheint Seelisches unmittelbar. Die freie Beobachtung des Kindes allein und in Gesellschaft der Mutter gibt wichtige Aufschlüsse. Ob das Kind sich an die Mutter klammert oder frei vorausgeht, ob es nach der Hand der Mutter greift, und in welcher Weise es das tut, etwa ängstlich oder bestimmend, besitzergreiferisch, triumphierend, zärtlich oder quälerisch; ob es versucht, die Mutter zu erpressen, oder ob es gegängelt wird, es drückt sich darin jeweils Wesenhaftes über das Kind und über das Verhältnis des Kindes zur Mutter aus. Die Reaktionen der Mutter bringen die Ergänzung des Bildes. Es ist sehr wichtig, die diagnostische Sicht nicht auf das Kind allein einzuengen, sondern auf die Eltern und insbesondere auf die Wechselbeziehungen zu erweitern. Ergiebig ist die Beobachtung in der Spielsituation. Spiel ist eine im höchsten Maße kindertümliche Tätigkeit und „zunächst vor allem freies Handeln" (HUIZINGA). Im Spiel kann das Kind in seinem adäquaten Ausdrucksfeld von Konventionen und erzieherischen Dressaten wenig beeinflußt seine wirkliche seelische Eigenart spontan zur Darstellung bringen. „Das Spiel ist daher der beste Zugang zum Wesen des Kindes, in ihm kann es sich am adäquatesten ausdrücken" (HÖHN). Es dient zur Erfassung der persönlichen Problematik, der Persönlichkeitsstruktur und der persönlichen Umwelt sowie von Begabung und Interessen (vgl. HÖHN).

Es hat nicht an Versuchen gefehlt, standardisierte Spiele in den Dienst von Diagnostik und Therapie zu stellen. Besondere praktische Bedeutung in Deutschland erlangten das Weltspiel von M. LOWENFELD und das Scenospiel von G. v. STAABS. Das Weltspiel wurde ursprünglich für therapeutische Zwecke geschaffen und erst später von CH. BÜHLER zum Welttest ausgebaut und standardisiert. Das Weltspielzeug besteht aus Menschen, Tieren, Bäumen, Häusern und anderen Dingen, die es in der Welt gibt. Der Scenotest von STAABS, in einem handlichen Kasten untergebracht, besteht aus Klötzen, biegbaren menschlichen Figuren, Tieren, Bäumen u.a. Beide Tests stellen eine projektive Methode dar, „d.h. eine Methode zur Erfassung von Persönlichkeit und Lebenseinstellung eines Individuums, beruhend auf der Tatsache, daß Menschen sich indirekt und unbewußt über ihr Inneres ausdrücken, wenn ihnen geeignete Materialien zur Verfügung gestellt werden" (CH. BÜHLER).

Im Vergleich zur freien Beobachtung „stellen die psychologischen Tests standardisierte Experimente dar, die den Vorzug der Beobachtung in einer Standardsituation haben und damit auch den der größeren Vergleichbarkeit der Ergebnisse von Fall zu Fall. Tests bestehen im wesentlichen darin, daß unter standardisierten Bedingungen eine Verhaltensstichprobe des Probanden provoziert wird, die einen wissenschaftlich begründeten Rückschluß auf die individuelle Ausprägung eines oder mehrerer psychischer Merkmale der Probanden gestattet" (MICHEL). Die Testsituation ist so beschaffen, daß sie größtmögliche Äußerungschancen der zu messenden Eigenschaften bietet und seelische Strukturen optimal zur Darstellung bringt. So wird ein guter Test in der Regel diagnostisch ergiebiger sein als die freie Beobachtung und überdies weniger Zeit beanspruchen. Mit dem naturwissenschaftlichen Experiment teilen die psychologischen Tests den Vorzug der Nachprüfbarkeit und der (allerdings eingeschränkten) Reproduzierbarkeit. Die dokumentarische Fixierung der unter konstanten Bedingungen gewonnenen Ergebnisse ist ebenfalls ein Vorteil. Bei sachgerechtem Vorgehen durch einen erfahrenen Untersucher ist größtmögliche Objektivität gewährleistet (vgl. O. ABA, 1963).

Es gibt zwei Testtypen:

1. Bei den Leistungstests handelt es sich um Verfahren, „wie die Standardtests zur Prüfung der Intelligenz und irgendwelcher Sonderfähigkeiten. Diese verlangen vom Prüfling eine Antwort auf eine standardisierte Reizsituation, wobei die Antwort entweder richtig oder falsch sein kann, und deren Ergebnisse durch die Zahlenwerte der richtigen Antworten ausgedrückt werden" (LOWENFELD). Zu den in der Erziehungsberatung bewährten Leistungstests gehören u.a. der Binet-Simon-Intelligenztest, der Hamburg-Wechsler-Intelligenztest (HAWIE) und die Fassung für Kinder (HAWIK), der Intelligenzstrukturtest AMTHAUER (IST), das Leistungsprüfsystem von HORN (LPS), Raven-Progressiv-Matrices, der Bühler-Hetzer-Kleinkindertest, der Bender-Gestalttest und die verschiedenen Schulreifetests (z.B. der Göppinger Schulreifetest von A. KLEINER).

2. Die Projektionstests, auch Persönlichkeitstests genannt, „bei denen die Situation standardisiert ist, aber dem Prüfling ein sehr weiter Rahmen für die Antwort bleibt. Dieser ist rein imaginativer Art und verlangt nicht irgendeine konkrete Handlung" (LOWENFELD). Bewährt haben sich in der Erziehungsberatung u. a. der Rorschach-Formdeuteversuch, Thematic Apperception-Test von MURRAY (TAT), Children-Apperception-Test (CAT), Picture Frustration-Test von ROSENZWEIG (PFT), der Wartegg-Zeichentest (WZT) und der Wartegg-Erzähltest (WET), Thomas-Erzähltest, Baum-Test, Scenotest, Welttest.

Beschreibungen der genannten Test finden sich bei E. STERN und HILTMANN.

Da es sich bei einer Testuntersuchung lediglich um eine Stichprobe des Verhaltens handelt, wird man sich im allgemeinen nicht auf eine Testuntersuchung allein verlassen, sondern sog. Testbatterien verwenden. WEWETZER sagt dazu: „Ein Test allein, und sei er noch so vielfältig strukturiert, wird letztlich zu keiner angemessenen Diagnostik führen". Die Testbefunde sind in Zusammenschau mit anderweitig erhobenen Befunden und der Anamnese zu bewerten.

Der testdiagnostisch ambitionierte Pädiater muß über ausreichende allgemeinpsychologische, ausdruckskundliche und charakterologische Kenntnisse verfügen und natürlich die spezielle Technik des Tests beherrschen. Es gibt zwar einige Tests, besonders unter den Leistungstests, die leicht erlernbar sind und auch mit geringem theoretischen Rüstzeug gewinnbringend angewandt werden können, aber die vollkommene Beherrschung einer Technik ist an die Übung durch den stetigen Gebrauch gebunden. Der interessierte Pädiater wird sich daher in einige wenige Testmethoden einarbeiten und durch ständige Benützung eine diagnostische Sicherheit zu erlangen suchen. Im allgemeinen wird man die Testdiagnostik im Team dem Fachpsychologen überlassen. Eine Möglichkeit, die dem niedergelassenen Kinderarzt freilich meist verwehrt ist, es sei denn, er arbeitet mit einem freiberuflichen Psychologen zusammen. Unter den niedergelassenen Psychiatern findet man gelegentlich Kollegen, die testdiagnostisch tätig sind. Man darf nicht vergessen, daß RORSCHACH, der Autor eines der schwierigsten Tests, und BINET Psychiater waren.

Vor nicht sachgemäßer Handhabung der Tests und vor unkritischer Bewertung sei gewarnt, denn weniger in den Tests selbst als im Tester findet die Testpsychologie ihre Grenzen.

Ärztliche Maßnahmen

Auch hier ist mehrdimensionales Vorgehen die Regel. Ziel ist nicht die Symptomheilung allein, sondern vor allem die Beeinflussung der seelischen Fehlentwicklung. Die Bemühungen werden sich richten (vgl. OCKEL)

a) auf die Besserung der Symptomatik,

b) auf die Korrektur der Fehlentwicklung,

c) auf die Besserung der Atmosphäre im Elternhaus.

Präventivmedizinische Maßnahmen

Viele körperliche Krankheiten und ihre somatischen Folgezustände können zur Ursache einer seelischen Fehlentwicklung und von Verhaltensstörungen werden. Die Adlersche Schule hat auf die entscheidende Rolle von Organminderwertigkeiten bei der Ausbildung von Minderwertigkeitsgefühlen und auf die Kompensations-, Frustrations- und Überforderungsreaktionen hingewiesen. Die Prävention derartiger psychischer Störungen ist ein sehr weites Gebiet. Rechtzeitige funktionsbessernde Operationen, Versorgung mit Prothesen, kosmetische Operationen, Übungsbehandlungen und vieles andere mehr gehört hierzu an medizinischen Präventivmaßnahmen, die primär meist aus somatischen Gründen durchgeführt werden. Hier sollen nur einige für den Kinderarzt besonders wichtige Gesichtspunkte hervorgehoben werden.

Präventivmedizin fällt im Bereich der Eugenik und der Schwangerschaftsbetreuung und der Geburtshilfe, nicht in die Zuständigkeit des Kinderarztes. Das gilt vorerst noch weitgehend auch für die sehr wichtige postnatale Betreuung des Säuglings. Schon das diagnostische Festhalten einer geburtstraumatischen Symptomatik ist für die spätere Beurteilung von Verhaltensstörungen von Wichtigkeit. Soweit sie therapeutisch angehbar sind (Anfallleiden, Hydrocephalus, subdurales Hämatom u. a.), stellt ihre Behandlung echte Präventivmaßnahmen im Hinblick auf spätere Verhaltensstörungen dar. Diese stellen sich keineswegs nur bei massiven Cerebralschäden ein, und gerade bei den vermutlich häufigeren diskreten Schädigungen resultiert ein diagnostisches Problem. Wegen der Häufigkeit und der guten Prognose bei Frühtherapie sei auch auf die Spastikerbehandlung hingewiesen, die im zweiten Lebenshalbjahr beginnen sollte. Die Frühdiagnose und Frühbehandlung von Krankheiten wie Hypothyreose, Galaktosämie und Phenylketonurie verbessern die Prognose dieser Krankheiten auch im Hinblick auf den Schwachsinn und die Verhaltensstörungen entscheidend. Impfungen gegen Infektionskrankheiten, welche Komplikationen am Zentralnervensystem nach sich ziehen können, sind ebenfalls eine recht wertvolle Präventivmaßnahme.

Große Verantwortung ruht auf dem Kinderarzt, wenn es gilt, ein Kind zu einem anderen Fachvertreter zu überweisen. Sehr wichtig ist die Zusammenarbeit mit dem HNO-Kollegen. Die Früherfassung der Kinder mit Hasenscharte und Gaumenspalte ist bedeutsam. Von größter Wichtigkeit ist die Frühdiagnose der Schwerhörigkeit. Heute stehen mit der Säuglingsaudiometrie und der EEG-Computeraudiometrie diagnostische Methoden zur Verfügung, die eine Schwerhörigkeit schon in der zweiten Hälfte des ersten Lebensjahres erlauben. Damit eröffnet sich die Möglichkeit zur frühzeitigen Anpassung von Hörgeräten und zu sprachfördernden Maßnahmen (Übungsbehandlung durch die Eltern unter Anleitung einer pädoaudiologischen Beratungsstelle). Nach LÖWE (1965) ist es wichtig, daß diese Maßnahmen im Anschluß an die Lallperiode unter Ausnützung der frühkindlichen Antlitzgerichtetheit und Hörgerichtetheit eingeleitet werden. Primäre Sprachstörungen, spätes Sprechenlernen, müssen den Verdacht auf eine Schwerhörigkeit lenken. Schwerhörige, sprachgestörte Kinder sind in der intellektuellen Entwicklung oft rückständig, weil die Entwicklung der geistigen Funktionen, insbesondere der Erwerb des begrifflichen Denkens an die Funktion der Sprache gebunden ist. Oft werden diese Kinder zu Unrecht für minderbegabt gehalten. Ziel der Übungsbehandlung der verschiedenen Sprachstörungen ist es, den sprachlichen Entwicklungsrückstand bis zur Einschulung aufzuholen. Durch sprachför-

dernde Spiele können Elternhaus und Kindergarten wirkungsvoll einbezogen werden (LÖWE, 1964).

Die Bedeutung der Augenheilkunde ergibt sich aus der Häufung von ophthalmologischen Auffälligkeiten bei verhaltensgestörten Kindern. PAUL und PROFT fanden in ihrem Material unter verhaltensgestörten Kindern eine etwa viermal so große Frequenz von Augenstörungen wie in den entsprechenden Altersstufen der Normalbevölkerung. Mit dem Augenarzt ist der Pädiater besonders durch die gemeinsame Sorge um das sehbehinderte und schielende Kind verbunden. Fachärztliche Behandlung des schielenden Kindes kann nicht früh genug beginnen, ,,um eine sensorische Anpassung an die Schielstellung möglichst zu verhindern'' (vgl. W. STRAUB und W. AUST, Bd. III).

Psychohygienische Gesichtspunkte

Die Vorbeugung durch Schaffung einer gedeihlichen erzieherischen Atmosphäre und einer kindgemäßen Umwelt dürfte vom Standpunkt der Volksgesundheit ungleich bedeutsamer sein als alle therapeutischen Bemühungen. Das gilt im Hinblick auf das nicht ausreichende therapeutische Potential als auch wegen der grundsätzlichen Priorität der Prophylaxe, wo sie nur möglich ist. Die größte Bedeutung für den Kinderarzt erlangen psychohygienische Gesichtspunkte im Säuglings- und Kleinkindesalter. Dies gilt nicht nur, weil in den ersten Lebensjahren die größte Prägbarkeit gegeben ist (PORTMANN) und weil infolgedessen ,,der frühe Eindruck des Familienlebens während der ersten fünf Lebensjahre die tiefsten und dauerhaftesten Spuren hinterläßt'' (GESELL), vielmehr ergibt sich die Verantwortlichkeit des Kinderarztes auf dem Feld der Psychohygiene aus seiner besonderen Stellung. Während zahlreiche Instanzen in Wort und Schrift aus psychohygienischer Sicht auf die Eltern einwirken, ist der Pädiater neben dem praktischen Arzt der einzige, der Säuglinge und Kleinkinder wirklich zu Gesicht bekommt. Selbst die Erziehungsberatungsstellen haben keinen vergleichbar engen Kontakt. Säuglinge werden dort nur in Ausnahmefällen, ein- bis zweijährige Kinder relativ selten vorgestellt. Der Arzt allein hat somit die Möglichkeit, erzieherische Fehlhaltungen rechtzeitig zu entdecken und zu beeinflussen und

evtl. schon am Kind feststellbare Verhaltensstörungen im Anfangsstadium, wo sie noch
leicht reversibel sind, durch den Augenschein
zu diagnostizieren. Er allein wird mit den
konkreten Fragen konfrontiert, die sich der
jungen Mutter in der Säuglingspflege und in
der Kleinkindererziehung stellen. Fragen, ob
man den jungen Säugling nachts füttern soll,
ob man das Kind gegebenenfalls lange schreien
lassen darf, ob die Fütterung streng nach der
Uhr oder freiheitlich gehandhabt werden soll,
betreffen keineswegs nur Belange der äußeren
Pflege, sondern sie haben vielmehr einen starken seelisch prägenden Gehalt. Fragen, ab
wann man mit der Sauberkeitsgewöhnung
beginnen und wie man dabei vorgehen müsse,
ab wann das Kind gehorchen müsse, wie man
das trotzende Kind behandeln solle, erheischen
eine fachlich fundierte Antwort auf der Grundlage der Kenntnis der Entwicklungspsychologie, der pädagogischen Psychologie und der
Tiefenpsychologie. Auch wo es den Eltern nicht
möglich ist, Fragen zu stellen, weil ein vor-
handenes Problem nicht gesehen wird, muß
sich der Pädiater einschalten. So z. B. bei der
Vorbereitung eines Kindes auf die Geburt eines
Geschwisterchens und auf dem weiten Feld der
Geschlechtererziehung, die im Kleinstkindes-
alter mit einer vernünftigen Benennung und
der Unterlassung der Tabuisierung der Ge-
schlechtsteile beginnen muß.

In unserer erzieherisch unsicher gewordenen Zeit
gelingt es dem fachlich nicht Vorgebildeten nicht ohne
weiteres, gültige Antworten zu Erziehungsfragen zu
finden. Die erzieherische Überlieferung ist zum Teil
abgerissen und die tradierten Erziehungsregeln sind
zweifelhaft geworden (vgl. SCHELSKY). WATSON formuliert kraß, aber nicht unzutreffend: „Es ist viel-
weniger als ratsam, ein Kind nach den festgelegten
Formen, die unsere Eltern uns aufzwangen, zu erziehen". Die vielen, zum Teil widerstreitenden Er-
ziehungstheorien erleichtern es auch dem Fachmann
nicht, einen festen erzieherischen Standort zu finden.

GESELL und ERIKSON weisen auf die Abhängigkeit
der Erziehungsziele und -modi und -inhalte von der
jeweils geltenden Kultur- und Gesellschaftsordnung
hin. „Jede Generation entdeckt und wertet die Bedeutung von Säuglingsalter und Kindheit aufs neue"
(GESELL, 1953). ‚Was also gut für ein Kind ist', was
ihm geschehen darf, hängt von dem ab, was aus ihm
werden soll, und wo auf der Welt es etwas werden
soll" (ERIKSON). Es sind also nicht nur die über-
lieferten Erziehungstechniken zweifelhaft geworden,
sondern auch die Erziehungsziele sind verunsichert
und relativiert.

Angesichts der immer rasanteren Wandlung der
Umwelt, in der der Mensch lebt, sind die Bedingungen,
an die sich ein Mensch der nächsten und übernächsten
Generation anzupassen haben wird, gar nicht abzusehen. Unter solchen Umständen muß Wert gelegt
werden auf eine möglichst große Plastizität des Menschen, die ihm die Neuanpassung an veränderte Verhältnisse erlaubt, und es muß daher in der Erziehung
eine Verminderung der Plastizität vermieden werden.
Unsere Zeit benötigt anpassungsfähige, nicht einseitig determinierte, autonome Menschen. Ziel der
Erziehung muß daher sein, nicht einzelne umschriebene Verhaltensmodi anzudressieren, sondern die
bestmögliche Entfaltung der kindlichen Anlagen zu
fördern. Anzustreben ist „ein freies, doch nicht beliebiges Handeln nach der Forderung der Lage"
(METZGER). Es muß daran erinnert werden, daß der
herkömmliche patriarchalisch-autoritäre Erziehungsstil zu festen und schwer veränderlichen seelischen
Strukturen führt. Das Erziehungsprodukt sind Menschen, die einem vorgefaßten Erziehungsziel nach-
gebildet sind und eine große Geneigtheit zeigen, dem
vom Erzieher gefaßten und in ihnen verwirklichten
Erziehungsziel treu zu bleiben, zu beharren, zu
ändern. Prototyp ist der Engländer der victo-
rianischen Zeit, der in den Tropen seinen heimischen
Lebensstil weiterführte, weil er nicht anders konnte.
Der autoritär erzogene Mensch taugt für relativ un-
veränderliche Umweltbedingungen, wo er sich selbst
treu, über die Zeiten hinweg, verwirklichen kann,
aber er ist relativ wenig tauglich für veränderliche
Bedingungen und Zeiten, die Menschen mit Plastizität
fordern. Es scheint, daß unsere Zeit einen solchen
umweltoffenen und plastischen Menschentyp fordert
und zugleich formt.

Unser Erziehungsstil muß daher freiheitlicher
als der früherer Zeiten sein und darauf bedacht,
Möglichkeiten des heranwachsenden Kindes nicht zu
verbauen, sondern zu erhalten. Das Vermeiden von Gehemmtheiten als Folge von Verdrängungen (SCHULZ-
HENCKE, DÜHRSSEN u. a.) ist ein Hauptanliegen der
neoanalytisch orientierten Erziehung. Die Entstehung
von Gehemmtheiten droht am ehesten im Kleinkindesalter, da die stärkste Prägbarkeit in Zeiten der
Reifung der Funktionen (LORENZ) gegeben ist. ERIK-
SON schreibt dazu: „Ich möchte allen Ernstes behaupten, daß eine frühe Reinlichkeitserziehung und
andere Versuche, ein Kind zu dressieren, ehe seine
Fähigkeiten zur Selbstregulierung entwickelt sind,
eine höchst fragwürdige Praxis in der Erziehung von
Individuen darstellt, die später als Bürger entschlossen und frei wählen sollen".

Unbestritten gibt es Grundbedürfnisse des Menschen und speziell des Säuglings, ohne deren Befriedigung es zu keiner optimalen Entwicklung kommen
kann. In der Erziehung des Säuglings und des Kleinst-
kindes wird die Befriedigung der Grundbedürfnisse
ein Hauptanliegen sein. Während in einer Zeit mit
„Knappheitsbewußtsein" (RIESMAN) frühe Gewöhnung an Entbehrungen und Frustrationen adäquat
sein mochte, erwartet man heute vom Eingehen auf
die kindlichen Bedürfnisse eine bessere Entfaltung
der Persönlichkeit und eine größere „Offenheit des
Lebensraumes" (THOMAE). Die moderne pädagogische
Psychologie will daher die Erziehung kindzentriert
sehen. KROH fordert eine „Erziehung von unten" im

Gegensatz zur „Erziehung von oben" (S. 244) und beklagt das Überwiegen des „maßstäblichen Denkens" (S. 89) ähnlich THOMAE (1957), der gegen das „normative und damit kindfremde Denken" Stellung nimmt. MÜLLER-ECKARD wendet sich gegen das „kindfeindliche Leistungsprinzip".

Speziell der Säugling bedarf einer „bergenden Umgebung" (METZGER, 1960), eines „sozialen Mutterleibs" (PORTMANN). Das Elternhaus wird mit dem Brutkasten verglichen und auch „mit dem Beutel eines Känguruhs, in dessen Wärme und Geborgenheit das Junge sich bei Bedarf immer wieder zurückflüchten kann" (METZGER, 1960). So wird sich das Kind allmählich mit der Welt vertraut machen, Vertrauen zu ihr gewinnen und in die menschliche Gesellschaft hineinwachsen (METZGER, 1960). Durch die positiven Erfahrungen des in Mutterliebe geborgenen Kindes wird das „Urvertrauen" (ERIKSON) vermittelt.

Wenngleich das „Urvertrauen der Eckstein der gesunden Persönlichkeit" ist, wird sich die Erziehung nicht in grenzenlosem Gewähren erschöpfen dürfen. KROH (S. 245) betont, daß „sozial-ethische und andere Forderungen unverzichtbar sind". SPITZ (S. 164) meint, das Wohl des Kindes erfordere auch Frustrationen. Ihm „die unlustbetonten Affekte vorzuenthalten ist ebenso schädlich, wie ihm die lustbetonten Affekte zu entziehen". Aber der Entzug der affektiven Zufuhr führt zum mangelhaften Gedeihen des Säuglings, im Extremfall zur „anaklitischen Depression" (SPITZ, S. 280). Nach A. FREUD „steht und fällt der Erziehungserfolg jederzeit mit der Gefühlsbindung des Zöglings an den Erziehenden". „Die eigentlich fruchtbringende Arbeit wird immer in der positiven Bindung vor sich gehen."

HOCHHEIMER faßt die heute vorliegenden Tendenzen in der frühkindlichen Erziehung zusammen und nennt folgende Ansätze:

„Der *Feldansatz*, d. h. die Frage nach der konkreten jeweiligen Feldes für ein bestimmtes Kind zu bestimmter Zeit, statt eine Unterwerfung des Kindes unter entwicklungspsychologische Phasenlehren (LEWIN)." Der Feldansatz stellt die individuelle Bedeutsamkeit einer raum-zeitlichen Situation fest für das Erleben, das durchaus abweichen kann von den in psychologischen Phasenlehren niedergelegten Vorstellungen. Diese heben, unter Ordnungsgesichtspunkten gewonnen, oft einseitig und schematisch einzelne Strukturen hervor. Man wird in Anwendung des Feldansatzes nicht einfach z. B. eine Ödipusproblematik in einem bestimmten Alter a priori annehmen, sondern in jedem individuellen Fall unvoreingenommen ihre Existenz und ihre Bedeutsamkeit für das seelische Gesamtgefüge prüfen. Weiter nennt HOCHHEIMER den *child-centered-Ansatz* und die Einführung von *„flexible-schedules"*, statt *„rigid schedules"* von Kleinstkind an. Große Bedeutung wird der Erziehung der *Emotionalität* und der Erziehung und Umwertung der *Triebhaftigkeit*, im besonderen der Sexualität und Aggressivität zugemessen. Der Freudsche Ansatz der Erziehung zum *Realitätsprinzip* und der *Ichstärkung*, statt Druckverstärkung auf Über-Ich und Gewissen wird ebenso wie der von ADLER und KÜNKEL in den Vordergrund gerückte Gesichtspunkt der Erziehung zur *Sachlich-*

keit statt zu egoistisch betontem Minderwertigkeitsgefühl und überbetontem Machtstreben anerkannt. Zuletzt weist HOCHHEIMER noch auf folgende psychologische Tendenzen hin: „Die *elterliche Wirkung als Katalysator* (FREUD, JUNG u.a.), besonders vom Unbewußten her; die Erziehung der *irrationalen* Seiten im Kinde (JUNG, WICKES u.a.); die Thematik von *Frustration* und ihren Folgen (FREUD, MAIER, LEWIN u.a.), sowie die Förderung von eigener Motivation gegenüber mehreren Wahlzielen; zahllose Betonungen von Erziehung zur *Gesamtpersönlichkeit, Gesamtperson, Fremdannahme.*"

In den Bemühungen des Pädiaters um die Psychohygiene des Säuglings und des Kleinkindes nimmt die Informationsvermittlung einen großen Raum ein. Von untergeordneter Bedeutung sind hier theoretische und praktische Kenntnisse der zwischenmenschlichen Beziehungen, wie sie zwischen Therapeuten und Patienten in der analytisch orientierten Psychotherapie besondere Beachtung finden und auch schon in der Diagnostik und dem Beratungsgespräch nicht außer acht gelassen werden können. Aus diesem Grunde bieten sich auf dem Felde der Psychohygiene auch dem therapeutisch nicht versierten Kollegen große Möglichkeiten.

Bedeutsam ist die Öffentlichkeitsarbeit. Die Aufgaben der öffentlichen Medizin mit dem schulpsychologischen Dienst und verschiedenen Formen ärztlicher öffentlicher Fürsorge sind in Band II abgehandelt. Die Vermittlung von Informationen über Entwicklungspsychologie und Erziehungsfragen in Abendakademien, Volkshochschulen, Elternseminaren, Mütterschulen stellen einen wesentlichen psychohygienischen Beitrag dar. Verschiedene Ausbildungsinstitutionen wie pädagogische Hochschulen, Heimerzieherschulen, psychagogische Institute, Schwesternschulen, bieten dem interessierten Kinderarzt ein Arbeitsfeld als Dozent.

Das Beratungsgespräch

Viele Eltern, die eine Erziehungsberatungsstelle oder eine ärztliche Praxis wegen Verhaltensstörungen ihres Kindes aufsuchen, erwarten dort konkrete Erziehungsratschläge zu bekommen, die zu Hause angewandt, die Verhaltensstörungen des Kindes zuverlässig beheben sollen. Zugrunde liegt die irrige Ansicht, das Verhalten ließe sich von der Gesamtpersönlichkeit und dem Milieu, in das diese eingebettet ist, losgelöst denken und mittels kurzformelhafter Rezepte (DÜHRSSEN) nach

Belieben ändern. Zwar gibt es Eltern, welchen tatsächlich nur das nötige Sachwissen fehlt, und es gibt auch Eltern, welche erst durch sachunkundige Beratung verwirrt wurden. Aber in diesen Fällen kommt es selten zu erheblichen Verhaltensstörungen, wenn die wichtigen Grundlagen der Erziehung, die Gefühlsbeziehungen in Ordnung sind; andererseits schützt pädagogisches Wissen selbst vor grobem erzieherischen Fehlverhalten nicht. Das Problem besteht vielmehr darin, daß viele Eltern das ihnen pädagogischerseits (Rundfunk, Presse, Vorträge, populärwissenschaftliche Literatur) zur Verfügung gestellte Fachwissen nicht verwerten und zur Grundlage ihres erzieherischen Verhaltens machen können. Daraus ergibt sich bereits, daß das Beratungsgespräch sich nicht auf die Vermittlung von pädagogischen Regeln und auf das Anraten einer speziellen erzieherischen Maßnahme beschränken darf. Häufig genug läuft dies auf die Mitteilung von pädagogischen Binsenwahrheiten hinaus, welche die Eltern sicherlich schon irgendwo gehört haben, ohne daß ein positiver Effekt damit verbunden gewesen wäre. Eher wird man sich vor dieser Art von Beratung hüten müssen, ganz wird man sie wohl nicht vermeiden können und dürfen, schon allein um die Eltern in ihren Erwartungen nicht zu frustrieren. Die Gefahr liegt nicht allein in der Nutzlosigkeit, sondern darin, daß darüber wesentliche Hilfe, die der Berater zu geben vermag, unterbleiben könnte. Ziel der Beratung ist es, die Eltern zu befähigen, mit ihren Schwierigkeiten selbst fertig zu werden. Beratung muß also unter dem Aspekt der Hilfe zur Selbsthilfe gesehen werden. Autoritätsgetragene Ratschläge zu erzieherischem Verhalten, das sich nicht aus dem eigenen Erleben speist, tragen dazu nicht bei.

Wichtiger sind Informationen über das Kind selbst. Viele Eltern kennen ihre Kinder nicht, sei es, weil sie es dem Erziehungsstil früherer Zeiten folgend nicht für wichtig erachten, auf die innere Welt des Kindes einzugehen, oder weil sie im Raster ihres Wahrnehmungsfeldes blinde Flecken haben. Eine affektive Verfälschung der Wahrnehmungsgehalte mit fortgesetztem Mißverständnis des Kindes und daraus folgendem erzieherischen Fehlverhalten ist weit verbreitet. Im Gespräch mit den Eltern, gegebenenfalls auch unter Heranziehung von gemeinverständlichem Test-

material lassen sich viele Eltern für eine realistische Sicht ihres Kindes gewinnen. Sie sind verblüfft, wenn sich Verhaltensweisen, die zuvor vielleicht als Bosheit empfunden wurden, plötzlich etwa als ungeschickte, aus Schuldgefühlen gespeiste Werbungsversuche entpuppen.

Diese Änderung der Sichtweise kann in manchen Fällen zu einer weitgehenden Umstrukturierung der Gefühlsbeziehungen und des erzieherischen Verhaltens führen. In anderen Fällen, wo eine erhebliche Neurose die realitätsgerechte Kommunikation mit dem Kind verhindert, muß der Weg der systematischen Psychotherapie beschritten werden. Die Kenntnis der inneren Welt des Kindes ist die unerläßliche Voraussetzung einer kindgemäßen Erziehung. Eine der Hauptaufgaben des Beratungsgesprächs ist es, den Eltern die tiefere Kenntnis des Kindes zu vermitteln.

Ebenfalls wichtig ist die Hilfe zur (begrenzten) Einsicht in die Ursachen des eigenen erzieherischen Fehlverhaltens. Mit der Selbsterkenntnis wird man äußerst vorsichtig umgehen müssen. Zuviel und womöglich taktlos vermittelte Einsicht wird unter Umständen nicht verkraftet und kann dann unangenehme, ja verhängnisvolle Folgen haben, die in der Beratungssituation nicht sicher zu beherrschen sind. Begrenzte Einsicht in die Ursachen erzieherischen Fehlverhaltens kann aber gerade zur Entlastung von Schuldgefühlen dienen. Schuldgefühle spielen eine große Rolle in der Beratung. Schuld macht unfrei, befangen und ist kein guter Ratgeber in Erziehungsfragen. Der Berater wird sehr darauf bedacht sein müssen, keine Schuldgefühle zu setzen. Er würde damit die freie Mitarbeit der Eltern riskieren, ihre Abwehr oder eine ambivalentunterwürfige Haltung provozieren.

Die bessere Erkenntnis des Kindes und die Selbsterkenntnis befähigen nunmehr dazu, das bereitstehende pädagogische Wissen zur Anwendung zu bringen, bzw. eigene situationsadäquate elterliche Verhaltensweisen selbst zu finden. Die hohe Kunst des Beratungsgesprächs besteht darin, das Notwendige den Eltern in der Weise nahe zu bringen, daß sie es annehmen und sich zu eigen machen können. Dazu bedarf es eines partnerschaftlichen Vertrauensverhältnisses, das nur hergestellt werden kann, wenn die Eltern sich angenommen und verstanden fühlen. Diese dürfen in ihren persönlichen Schwierigkeiten die gleiche Zuwendung des Beraters beanspruchen, wie sie dem Kinde gilt. Der grobe Fehler, welcher dem Pädiater, der sich als Sachwalter des Kindes fühlt, leicht unterläuft, nämlich die Parteinahme für das Kind gegen die Eltern, läßt sich vielleicht verhindern, wenn man von der Erkenntnis durchdrungen ist, daß eine Erziehungsberatung im Sinne der Sanierung der intrafamiliären Beziehungen gegen die Eltern nicht möglich ist. Wenn Verhaltensstörungen Ausdruck einer intrafamiliären Störung sind, muß die Erziehungsberatung, um erfolgreich sein zu können, sich zur Familienberatung ausweiten.

Häufig wird sich die Beratung nicht auf die Eltern beschränken dürfen. Besonders bedeutungsvoll ist die Beratung des Lehrers, der Kindergärtnerin, der Fürsorgerin, des Heimleiters und des Lehrmeisters. Bei Jugendlichen liegt das Schwergewicht der Arbeit ohnehin nicht im Elterngespräch, sondern in den Gesprächen mit dem Jugendlichen selbst.

Ob man Beratungsgespräche, die über die Vermittlung von Informationen weit hinausgehen, autoritäre Ratschläge vermeiden, vielmehr zur besseren Beobachtung und Beachtung des Kindes und der eigenen Reaktionen anregen und letztlich eine Reifungshilfe anstreben, nicht adäquater als psychotherapeutische Gespräche bezeichnen könnte, soll hier nicht untersucht werden. Wenn im nächsten Kapitel von Psychotherapie gesprochen wird, ist dort in erster Linie strukturierte Psychotherapie im Sinne der Psychoanalyse gemeint.

Psychotherapie

Während sich Kliniken und Anstalten auf heilpädagogische Betreuung und auf analytisch orientierte psychotherapeutische Methoden stützen können, begegnet man in der Praxis, wo heute das Schwergewicht der kinderärztlichen Betreuung des verhaltensgestörten Kindes liegt, praktisch nur den verschiedenen Techniken der sog. kleinen Psychotherapie. Die tiefenpsychologisch orientierte Spieltherapie (s. Psychotherapie im Kindesalter), die in der Betreuung des verhaltensgestörten Kindes eine zentrale Bedeutung gewonnen hat, kommt allenfalls als Ausnahme in einer kinderärztlichen Praxis zur Anwendung. Ähnlich verhält es sich mit der analytischen Therapie neurotischer Eltern.

Die Ausübung dieser Verfahren setzt eine aufwendige theoretische Ausbildung in der Psychotherapie und Neurosentheorie und eine meist lange und kostspielige Eigenanalyse voraus. Nur vereinzelt findet ein Nichtpsychiater den Weg zur analytischen Ausbildung und es ist zweifelhaft, ob die Psychoanalyse in der bislang praktizierten Form jemals Eingang in die pädiatrische Praxis finden wird. Andererseits mangelt es an Therapeuten. Die Zahl der analytischen Psychotherapeuten in Deutschland ist auf einen kleinen Kreis beschränkt, der in keinem Verhältnis zum Bedarf steht. Neuerdings unterziehen sich zunehmend mehr Diplompsychologen der psychoanalytischen Ausbildung.

BALINT (1957, 1967) scheint nun einen gangbaren Weg gefunden zu haben, die Psychoanalyse einem größeren Kreis von interessierten Ärzten zugänglich zu machen. Er untersuchte unbefangen die äußeren und inneren Bedingungen der Psychotherapie in der Allgemein- und Facharztpraxis.

Seine fruchtbare Idee besteht darin, psychologisch interessierte Ärzte unter Anleitung von erfahrenen Therapeuten im Rahmen eines Ausbildungs- und Forschungsprogramms Psychotherapie durchführen zu lassen. Verlauf und Ergebnisse dieser Therapien werden im Seminar besprochen.

BALINT gelang es, in einer von ihm als vorläufig aufgefaßten Mitteilung (1967) neue Behandlungstechniken mit beschränkter Zielsetzung („Varianten der Psychotherapie") zu definieren, die der besonderen Situation der Allgemeinpraxis und dem bereits erworbenen Können des Therapeuten angepaßt sind. Die bislang vorliegenden Ergebnisse von BALINTs empirischen Untersuchungen lassen hoffen, daß eines Tages analytisch orientierte Therapie in gewandelter Form zum Rüstzeug weiter Arztkreise gehören wird.

BALINTs Untersuchungen haben ausschließlich die Psychotherapie von Erwachsenen im Auge. Ein Erfahrungsbericht mit einer Gruppe von Kinderärzten, deren Arbeit der Kinderpsychotherapie gewidmet war, wurde kürzlich von BIERMANN u. Mitarb. vorgelegt.

Medikamentöse Behandlung

Die Bedeutung der medikamentösen Behandlung tritt hinter anderen therapeutischen Methoden erheblich zurück und steht ins-

besondere in keinem Verhältnis zu den Erwartungen der Mütter von verhaltensgestörten
Kindern. Wenn man an die medikamentöse
Therapie von Verhaltensstörungen denkt, meint
man im allgemeinen die Behandlung mit Psychopharmaka. Man muß gewärtig sein, daß es
sich um eine primär rein symptomatische
Therapie handelt. Gewisse sekundäre Rückwirkungen auf die Verursachungszusammen-
hänge sind indessen dann möglich, wenn ein
Symptom über die Intensivierung des Fehlverhaltens der Umgebung im Teufelskreis sich
selbst verstärkt, und wenn es gelingt, durch
den Einsatz eines Medikamentes diesen Teufelskreis zu durchbrechen. Wenn beispielsweise ein
so störendes Symptom wie die Enuresis, die
gewöhnlich mit erheblichen Frustrationen für
das Kind selbst verbunden ist, in Kürze zum
Verschwinden gebracht werden könnte, wäre
damit der Anfang zu einer Neuorientierung der
sozialpsychologischen Situation in der Familie
erleichtert. Voraussetzung wären freilich diagnostische und therapeutische Bemühungen
um die kausalen Faktoren. Die große Gefahr
der medikamentösen Behandlung von Verhaltensstörungen ist die gleiche wie bei der medikamentösen Schmerzcoupierung. Das Alarmsymptom verschwindet und damit häufig auch
der Leidensdruck der Umgebung, ohne den es
in einem erheblichen Teil der Fälle nicht zu
ausreichenden Bemühungen um eine kausale
Therapie kommt.

Die herkömmlichen Sedativa befriedigen
nicht. Barbiturate entfalten in geringer Dosierung mitunter einen paradoxen Effekt und in
hoher Dosierung führen sie zu Ataxie. Selbst
in Überdosierung kann der gewünschte Effekt
ausbleiben und bereits taumelnde Kinder behalten noch ihre Unruhe bei und werden unter
der hohen Medikation quengelig. Die neueren
Psychopharmaka (Neuroleptica, Tranquillizers)
lassen bei Kindern oft die erwartete Wirkung
vermissen. In anderen Fällen hat man mit der
Unberechenbarkeit der Wirkung zu tun, worauf
LUTZ hinweist: Die Kinder werden aufgeregt,
zerfahren, schlaflos, enthemmt. Anregende
Mittel sind in der kinderärztlichen Praxis
nicht oft indiziert. Neben dem therapeutisch
unbefriedigenden Effekt der Medikamente
sind die Gefahren der Nebenwirkungen zu beachten.

Eine legitime Indikation für die Pharmakotherapie ist die motorische Unruhe bei hirngeschädigten Kindern, wenn diese durch pädagogische Maßnahmen nicht hinreichend beeinflußt werden kann. Der Einsatz von Ataractica
zur Coupierung von Angst und innerseelischen
Spannungen ist umstritten. LAUBENTHAL zieht
den Vergleich zum Alkohol, der zur Bewältigung innerer Lebensschwierigkeiten ein gleich
ungeeignetes Mittel sei. Wenn Psychopharmaka
vorübergehend verordnet werden, dann nur
im Rahmen einer umfassenden kausal orientierten Therapie mit umschriebener Zielsetzung
und für beschränkte Zeit, um das Kind in
Belastungssituationen abzuschirmen. Niemals
dürfen medikamentöse Behandlung und auch
andere somatotherapeutische Maßnahmen wie
die bei Verhaltensstörungen nicht indizierte
Tonsillektomie Verlegenheitsmaßnahmen sein.

Etwas größere praktische Bedeutung hat
die Pharmakotherapie von Müttern verhaltensgestörter Kinder erlangt. Häufig ist es notwendig, verzweifelten und übernervösen Müttern auf diese Weise eine Entlastung zu geben.
Dies kann besonders dann notwendig werden,
wenn ein zuvor vielleicht gehemmtes Kind zu
Beginn der Therapie verstärkte Erziehungsschwierigkeiten bietet, wie das nicht selten
beobachtbar ist.

Orte pädiatrischer Aktivität auf dem psychologischen Sektor

Die kinderärztliche Praxis

ist das wichtigste Betätigungsfeld aus den
beiden bereits erwähnten Gründen: Meist ist
der Kinderarzt die erste Station für verhaltensgestörte Kinder und häufig verbleiben diese
überhaupt in seiner Dauerbehandlung. Die
Praxis fordert von jedem Kinderarzt ein Min-
destmaß an Fachwissen und psychologischem
Verständnis. Nötig sind mindestens so viel
Kenntnisse, daß Verhaltensstörungen, auch
wenn sie von den Eltern nicht als störend
empfunden und nicht eigens beklagt werden,
vom Arzt erkannt werden, und daß differentialdiagnostische Erwägungen zur Ätiopathogenese möglich sind, um das Kind entweder zum richtigen Fachvertreter weiter-
zuleiten oder in eigener Behandlung zu behalten. Dazu muß der Arzt harmlose Kinderfehler von einer sich anbahnenden Fehlentwicklung unterscheiden können. Anhand der

Symptome allein, die grundsätzlich vieldeutig sind, ist das jedoch oft nicht möglich. Die Symptome müssen vielmehr unter Beachtung des seelischen Klimas in der Familie mit dem Alter, dem Entwicklungsstand und der psychophysischen Konstitution in Beziehung gesetzt werden. Das bedingt sowohl eine ganzheitliche Sichtweise der Lebensgemeinschaft Familie, im Gegensatz zur isolierenden nur auf das Kind gerichteten Aufmerksamkeit, als auch die biographische Betrachtungsweise. Ferner muß jeder niedergelassene Kinderarzt die Kenntnisse besitzen, die ihn in die Lage versetzen, präventiv-medizinische und psychohygienische Maßnahmen zur Abwendung von möglichen späteren Verhaltensstörungen richtig zu treffen und zu veranlassen. Besonders im Hinblick auf die Monopolstellung des Kinderarztes bei der Betreuung junger Kinder sind ausreichende Kenntnisse der Neurosenprophylaxe, der Tiefenpsychologie und der Entwicklungspsychologie für jeden praktizierenden Kinderarzt unerläßlich.

Der psychologisch interessierte Kinderarzt wird sich darüber hinaus um Fortbildung bemühen und je nach seinem Ausbildungsstand gegebenenfalls auch psychodiagnostische Untersuchungen selbst durchführen. Es gibt einige Testverfahren, die sich auch ohne viel Aufwand erlernen lassen und in kurzer Zeit aufschlußreiche Einblicke in das Erleben des Kindes und in seine Leistungsfähigkeit erlauben. Andere Testverfahren müssen dem Fachpsychologen vorbehalten bleiben. Gelingt es, einen Fall analytisch-psychologisch zu durchschauen, eröffnen sich Einwirkungsmöglichkeiten im analytisch orientierten Beratungsgespräch. Wieweit die Möglichkeiten des psychologisch interessierten niedergelassenen Arztes reichen, zeigen die Mitteilungen von BALINT. Die Fallberichte seiner Diskussionsgruppen, bestehend aus praktischen Ärzten, weisen erstaunlich couragierte und erfolgreiche Behandlungen von Neurosen beachtlicher Schweregrade auf. In einer Hinsicht sieht BALINT den praktischen Arzt sogar in einem wichtigen Vorteil vor dem Nurpsychotherapeuten. Der Vorteil betrifft „die unvergleichlich größere Skala von möglichen Beziehungen zwischen dem praktischen Arzt und seinem Patienten". Dadurch können Schwierigkeiten und Widerstände in der Therapie, die bei Psychiatern häufig zu einem endgültigen Ab-

bruch der Behandlung führen, in der allgemeinen Praxis elastisch abgefangen werden.

Der praktische Arzt kann einen Patienten im therapeutischen Widerstand mit weniger Sorge ziehen lassen. Dieser wird irgendwelche Beschwerden zum Anlaß nehmen und den Weg zu seinem Doktor wiederfinden. Ist der Praktiker mit seiner Therapie in eine Sackgasse geraten, kann er sich besser helfen. „Er kann den Ausweg benützen" den Patienten „zu einem, beiden passenden Termin wieder einzubestellen, und ihm zugleich ein Fläschchen verschreiben, und zwar gerade so viel, daß es bis zu dem genannten Termin aufgebraucht sein müßte. So hat der Patient einen zusätzlichen Grund, die Verabredung einzuhalten." Somit hat der Praktiker vor dem Psychiater den Vorteil der größeren Nähe und besseren Kontrolle.

Diese Dinge treffen zweifellos auch für die Situation zwischen Eltern und dem Kinderarzt in hohem Maße zu. Um die nötige Zeit und Ruhe zu gewährleisten, empfiehlt BALINT die Einrichtung eines psychotherapeutischen Nachmittags. BIERMANN macht die gleiche Empfehlung für die kinderärztliche Praxis. In diesen Nachmittagen lassen sich auch psychodiagnostische Untersuchungen und Beratungsgespräche zwanglos unterbringen.

Interessant wäre, die Idee einer Praxisgemeinschaft zwischen psychologisch interessiertem Kinderarzt, Diplompsychologen und Kinderpsychotherapeuten zu prüfen, wo die Vermittlungsfunktion (BIERMANN) des Kinderarztes zum Tragen käme.

Das Krankenhaus

Besondere Möglichkeiten findet der psychologisch vorgebildete Kinderarzt an psychosomatischen Fachabteilungen großer Kliniken. Diesbezüglich kann auf Band III verwiesen werden, wo über den Aufbau und die Funktion einer psychosomatischen Abteilung ausführlich berichtet wird.

Hier soll nunmehr der Arzt an allgemeinpädiatrischen Abteilungen berücksichtigt werden. Einiges von dem, was den niedergelassenen Kinderarzt betraf, gilt auch für ihn. Der besondere Unterschied ergibt sich einerseits daraus, daß er nicht lebensbegleitend ist, andererseits hat er sich mit dem Krankenhaus- und Operationstrauma und der Trennungsangst des Kindes (Bowlby) und gegebenenfalls mit dem Separationsschock (Spitz), die hierbei von zentraler Bedeutung sind, auseinanderzusetzen.

Bowlby (1952) und Robertson et al. (1952, 1953) forderten vorbeugende Maßnahmen, wie Vermeiden nicht streng indizierter Krankenhausaufnahmen, Verlegung von verschiebbaren Operationen in ein höheres, weniger gefährdetes Alter, eine sorgfältige Vorbereitung auf unvermeidliche Krankenhausaufenthalte. Der „Rooming-in-Gedanke" (Gesell und Ilk) an amerikanischen Frauenkliniken (E. Jackson) und auch an der Würzburger Frauenklinik (K. Cretius et al.) erprobt, wird in Deutschland besonders von Biermann zur Anwendung in der Kinderklinik als theoretisch begründeter Bewährungsversuch gefordert. (Vgl. G. Biermann: Kind und Krankenhaus; dort auch Literaturangaben.) Viele Autoren empfehlen die Vermehrung der Besuchsstunden im Krankenhaus. Interessant ist in diesem Zusammenhang zu hören, daß in südamerikanischen Ländern auch an den führenden Großstadtkliniken der „Rooming-in-Gedanke" seit jeher gepflogen wird und sich bestens bewährt hat.

Dem psychologisch interessierten Krankenhausarzt obliegt es, neben der seelischen Führung des gefährdeten Kindes psychologische Erkenntnisse in einer Breitenarbeit an die Kollegen und an das Pflegepersonal heranzutragen und organisatorische Formen zu finden und durchzusetzen, die die Klinik kindgemäßer gestalten. Galm gibt dazu an deutschen Kliniken leicht praktikable Empfehlungen.

Die institutionelle Erziehungsberatung

ist wie schon eingangs erwähnt, zu einer beachtlichen Verbreitung gelangt. Die Methodik der Erziehungsberatung gewann im Laufe der letzten zwei Jahrzehnte Umrisse. Für ihre Entwicklung waren vor allem schulpsychologische, tiefenpsychologische und auch jugendpsychiatrische Gesichtspunkte maßgebend. Das pädiatrische Engagement hingegen war und ist gering. Nur 6 Pädiater werden als Leiter von Erziehungsberatungsstellen im Ver-

zeichnis von 1962 ausgewiesen. Wenn nicht bald eine größere Interessiertheit pädiatrischer Kreise für die aktive Mitarbeit in Erziehungsberatungsstellen entsteht, muß in Kauf genommen werden, daß das noch in der Entwicklung befindliche Berufsbild des Erziehungsberaters und dessen Selbstverständnis weitgehend ohne Einflußnahme durch den Pädiater geprägt werden. Dies wäre im Interesse der Sache bedauerlich, denn unser Fach hat zum Verständnis des Kindes viel beizutragen.

Der psychologisch interessierte Kinderarzt ist gesucht und für das Team einer Erziehungsberatungsstelle eine Bereicherung. Die Mitarbeit kann hauptamtlich im Angestellten- oder Beamtenverhältnis oder im freiberuflichen Vertragsverhältnis geleistet werden.

Kinderheime

Kinderärztlicherseits wurde schon 1924 von Pfaundler auf seelische Anstaltsschäden hingewiesen. Mit der Hospitalismusforschung, die in besonderer Weise mit dem Namen R. Spitz verbunden ist, beschäftigten sich in neuerer Zeit Bennhold-Thomsen, Bowlby, Dührssen, Mehringer, Meierhofer, Weidemann u.a. Zierl propagiert die Errichtung von Mutter- und Kindheimen, wo die berufstätige alleinstehende Mutter ihr Kind bei sich behalten und in ihrer Freizeit selbst versorgen kann.

Zahlreiche Kinderheime sind ärztlich-psychologisch nicht optimal versorgt. Hellbrügge fordert daher die pädiatrische Betreuung der Kinderheime. Dem psychologisch interessierten Kinderarzt eröffnet sich in Kinderheimen, sei es als Leiter oder als nebenamtlicher Mitarbeiter ein breites Feld der Hospitalismusprophylaxe. In den heilpädagogischen und therapeutischen Heimen bieten sich psychotherapeutische Möglichkeiten an.

Wo steht die kinderärztliche Betreuung des verhaltensgestörten Kindes?

Zwar sind Eltern verhaltensgestörter Kinder für jegliche Hilfe sehr dankbar, wo immer sie sie bekommen können. Aber weite Teile der Öffentlichkeit und viele der Verantwortlichen übersehen die Bedeutung der Verhaltensstörungen im Kindesalter für das spätere Leben und für die Gesellschaft nicht in vollem Umfang. In der Antwort der Bundeskonferenz für

Erziehungsberatung e.V. zu einer Bundestagsanfrage heißt es dazu:

„Während die Öffentlichkeit die Bekämpfung körperlicher Schäden wie beispielsweise der akuten Infektionskrankheiten, der Tuberkulose, der Rachitis usw., erkannt hat und Gegenmaßnahmen zu außerordentlichen Erfolgen geführt haben, ist die Erkenntnis von

der Bedeutsamkeit seelisch gestörter Entwicklungen heute zweifellos noch nicht richtig eingeschätzt. Die Symptome im Kindesalter sind,
wie wir heute wissen, Signale für eine bereits
gestörte Entwicklung, deren Folgen sich in
persönlichkeitsbedingten Lebensschwierigkeiten, psychischen und psychosomatischen Erkrankungen, Leistungsversagen und Depressionen, Selbstmord, Psychose und Kriminalität
beim Erwachsenen zeigen, wenn nicht die
grundlegende Störung und deren Ursachen
rechtzeitig behoben werden."

Leider trifft diese Fehleinschätzung auch
für weite Kreise der Ärzteschaft zu. Zwar wird
an einzelnen Kliniken Beachtliches geleistet.
Aber von wenigen Ausnahmen abgesehen,
haben die Kinderkliniken keine Fachabteilungen und keine psychologisch vorgebildeten
Pädiater. Viele Kliniken begnügen sich mit
dem Ausschluß einer organischen Erkrankung
und mit der für sie beruhigenden Feststellung,
es handle sich „nur" um psychogene Dinge.
Der niedergelassene Kinderarzt kann dem
Problem, welches das verhaltensgestörte Kind
täglich an ihn heranträgt, nicht ausweichen.
Doch sind seine Möglichkeiten beschränkt.
Eine mehrdimensionale Diagnostik und Therapie ist ohne irgendwie geartete psychologische
Zusatzausbildung erschwert. Die heute als
optimal erkannte mehrperspektivische Diagnostik wäre allenfalls in einer Praxisgemeinschaft
zu verwirklichen. Die Struktur einer Kassen-
praxis läßt den notwendigen Zeitaufwand überdies nicht in allen Fällen zu. Die möglichen
Maßnahmen sind oft eingeschränkt auf die,
welche oben als präventivmedizinische bezeichnet wurden, ferner auf die medikamentöse
Behandlung und auf eine langzeitige Stützung
der Mutter und Führung des Kindes mit wohlgemeinten Ratschlägen, die sich meist auf die
Gestaltung der sozialen Umwelt beziehen. Zum
Kern einer seelischen Störung stößt der psychologisch nicht vorgebildete Kinderarzt meist
nicht vor und leistet Sisyphosarbeit im Kampf
mit dem Symptom.

Auf die Rolle des Psychiaters bei der Versorgung des verhaltensgestörten Kindes soll
hier nicht näher eingegangen werden. Es sei
aber bemerkt, daß es einen Facharzt für Kinderpsychiatrie bislang nur als Forderung gibt, und
daß die Facharztordnung für Psychiater eine
Assistententätigkeit auf einer kinderpsychiatrischen Abteilung nicht zwingend vorschreibt.

Man kann nicht umhin festzustellen, daß
ärztlicherseits nicht genügend für das verhaltensgestörte Kind getan wird. Auch in den
Erziehungsberatungsstellen, die sich dieser
Kinder in besonderer Weise annehmen, ist das
Engagement der Mediziner nicht sehr groß.
Die Hauptlast tragen die Psychologen. Die
gefühlsmäßige Einstellung bei einem großen
Teil der Ärzteschaft zu psychologischen Fragen ist ambivalent. Dies erschwerte bislang
die Umstellung auf neue Probleme und Aufgaben, die die moderne Gesellschaft an uns
stellt.

THOMAE wies auf den Zusammenhang zwischen
sozioökonomischem Status und der Problematisierung
des Seelenlebens hin. Wohlstand gibt die Chance zur
„Offenheit" des individuellen Lebensraumes, er bringt
seelische Entfaltung und zugleich Beunruhigung.
THOMAE konnte nachweisen, „daß unter günstigen
sozioökonomischen Verhältnissen, ein Übermaß an
Variabilität und Intensität der Hoffnungen, Erwartungen und Befürchtungen eintreten kann".

Hingegen ist „die Sorge um die Befriedigung der
auf die Erhaltung der bloßen Existenz bezogenen
Bedürfnisse („Survival needs") eine allumfassende
Erfahrung, welche alle Energien und Gedanken der
Menschen, die unter solchem Druck stehen, in Anspruch nimmt. Dadurch drängt sie die Anteilnahme
an anderen Dingen — z. B. sogar an der Gesundheit —
zurück" (CANTRIL).

Für das ärztliche Denken ergibt sich die
Forderung über die Sorge um die bloße Existenz hinaus, sich dem seelischen Aspekt des
Menschen zuzuwenden. Die Bedeutung, die der
Mensch heute seelischen Erscheinungen zumißt, ist immerhin so groß, daß sich in den
letzten Jahrzehnten ein neuer praktischer
Berufszweig, der der Diplompsychologen, eta-
blieren konnte. Mit dieser Entwicklung wird
auch die Ärzteschaft konfrontiert. Sie muß sich
dafür entscheiden oder in Kauf nehmen, daß
sich die Zeit an ihr vorbei entwickelt. Gewiß
soll und kann nicht jeder Kinderarzt ein Psychologe werden, aber jeder Kinderarzt sollte
möglichst viel von Verhaltensstörungen wissen,
und es ist notwendig, daß mehr Kinderärzte
sich intensiv dem Problem der Versorgung des
verhaltensgestörten Kindes, unter Heranziehung einer Zusatzausbildung, zuwenden. Es
müssen Wege gefunden werden, die Verhaltensstörungen stärker in die kinderärztliche
Überlegung und ins kinderärztliche Handeln
einzubeziehen, will man nicht auf die ganzheitliche Sicht, die die Pädiatrie noch auszeichnet, allmählich verzichten.

Ausbildung, Fortbildung

Es liegt auf der Hand, daß der Kinderarzt durch die Aufgaben, die durch das verhaltensgestörte Kind an ihn herangetragen werden, sich überfordert fühlen muß. Das Medizinstudium räumte bis vor wenigen Jahren der Psychologie, für den Kundigen unfaßbar, überhaupt keinen Platz ein. Die psychiatrische Vorlesung befaßte sich ganz überwiegend mit den klassischen psychiatrischen Krankheitsbildern. Gegenwärtig sieht der Studienplan (s. Blätter zur Berufskunde, Bd. III) für das 10. Semester den Besuch einer Vorlesung über Psychotherapie vor. Damit ist der Psychologie und der Psychotherapie im Studienplan für Mediziner weniger Existenzberechtigung zuerkannt worden als für Botanik und genau soviel wie für die Geschichte der Medizin. Die Facharztausbildung bietet außerhalb einiger großer Kliniken, die eine psychosomatische oder heilpädagogische Abteilung haben, für die große Mehrzahl der angehenden Pädiater keine Möglichkeit, sich mit der psychologischen Seite unseres Faches vertraut zu machen. Vorläufig ist also der praktisch tätige Kinderarzt in weitem Umfang auf Selbstversorgung angewiesen, es sei denn, daß er ein Minimum an praktisch-psychologischen Kenntnissen im Laufe der Berufserfahrung autodidaktisch erwirbt, oder er sieht sich nach einer Weiterbildung außerhalb des pädiatrischen Ausbildungsganges um. Zuvorderst wäre aber eine stärkere Berücksichtigung der Kinderpsychologie und der Psychosomatik während des Studiums und der Facharztausbildung zu fordern.

Für den Facharzt empfiehlt sich, ein Jahr an einer psychosomatischen Abteilung oder an der Kinderabteilung einer psychiatrischen Klinik zu arbeiten. Nützlich ist der Besuch von Fortbildungsveranstaltungen, wie Psychotherapiewoche in Lindau und die Veranstaltungen in Freudenstadt, sowie die informativen Kurse an psychotherapeutischen Instituten und Kliniken. Sehr zu empfehlen ist für den psychologisch interessierten Kollegen die Teilnahme an einer der schon oben zitierten Balint-Gruppen, die es freilich erst in einzelnen Zentren, zum Teil noch im Anfangsstadium des Experimentierens, gibt. Aufwendigere Ausbildungen werden in der Regel nur für denjenigen in Frage kommen, der sich auf diesem Gebiet unseres Faches spezialisieren will. Möglich ist das 8—10 Semester dauernde Studium der Psychologie, oder die tiefenpsychologische Ausbildung in Form einer Lehranalyse mit oder ohne gleichzeitige theoretische Ausbildung, die berufsbegleitend gemacht werden kann. Die theoretische Ausbildung in Tiefenpsychologie und insbesondere in der Technik der Spieltherapie geschieht in den psychagogischen Instituten in 6 Semestern. An psychotherapeutischen Zentren kann nach dreijähriger theoretischer Ausbildung die Anerkennung des Berufsverbandes als Psychotherapeut (analytischer Volltherapeut) erworben werden. Sowohl für die psychagogische als auch für die psychotherapeutische Ausbildung fordern die Berufsverbände die Lehranalyse. (Die ärztliche Berufsordnung macht sie nicht zur Bedingung bei der Erteilung der Zusatzbezeichnung „Psychotherapie".)

Literatur

ABA, O.: Psychologische Tests im Kindesalter. Fortschr. Med. 81, 952—954 (1963); 82, 295—298 (1964).
— Zur Funktion der Erziehungsberatungsstellen. Dtsch. Ärztebl. 64, 68—71 (1967).
ADLER, A.: Studie über die Minderwertigkeit von Organen. Wien 1907.
ASPERGER, H.: Heilpädagogik, 5. Aufl. Berlin-Heidelberg-New York: Springer 1968.
BALINT, M.: Der Arzt, sein Patient und die Krankheit. Stuttgart: Klett 1957.
—, u. E. BALINT: Psychotherapeutische Techniken in der Medizin. Bern/Stuttgart: Huber-Klett 1967.
BANG, R.: Psychologische und methodische Grundlagen der Einzelfallhilfe (Casework). Verlag für Jugendpflege und Gruppenschrifttum 1958.
BENNHOLDT-THOMSEN, C.: Zur Entstehung kindlicher Verhaltensstörungen. Dtsch. med. Wschr. 79, 1326 (1954).

BIERMANN, G.: Psychosomatische Krankheitsbilder im Jugendalter. Prax. Kinderpsychol. 10, 207 (1961).
— Biographische Anamnese und Beratungssituation in ihrer Bedeutung für Diagnose, Prognose und Therapie neurotischer und psychosomatischer Störungen im Kindes- und Jugendalter. Z. Kinderheilk. 86, 257—279 (1962).
— Die Rolle des Vaters in der Erziehungsberatung. Prax. Kinderpsychol. 12, 238 (1963).
— Gruppentherapie bei verhaltensgestörten Kindern und Jugendlichen und deren Eltern. Prax. Kinderpsychol. 13, 40 (1964).
— Die Familienneurose — ihre Diagnose und Therapie. Heilkunst 77, 147 (1964).
— Kind und Krankenhaus. Prax. Kinderpsychol. 14, 282 (1965).
— D. GALM, A. KASSIAN, K. KLÜWER, G. SCHMEER u. M. SIX: Die Tätigkeit der psychosomatischen

Beratungsstelle für Kinder bei der Universitäts-kinderpoliklinik München. Prax. Kinderpsychol. **6**,81 (1963).

BIERMANN, G., C. BÖHM u. E. BERZ: Die Balintgruppe, ein Weg Kinderpsychotherapeutischer Arbeit in der ärztlichen Praxis. Vortrag auf dem 65. Kongr. der Dtsch. Ges. f. Kinderheilkunde 1967.

BOWLBY, J.: Maternal care and mental health. Wld Hlth Org. Monogr. Ser. No 2 (1951).

— Separation anxiety. Int. J. Psycho-Anal. **40** (1959).

— J. M. AIMSWORTH, M. BOSTON, and D. ROSENBLUTH: The effects of mother-child separation: A follow up study. Brit. J. med. Psychol. **29**, 211—247 (1956).

BUCKLE, D., u. S. LEBOVICI: Leitfaden der Erziehungsberatung. Göttingen: Verlag für Medizinische Psychologie 1960.

BÜHLER, CH.: Der Welt-Test, Deutsche Bearbeitung von H. HETZER und E. HÖHN. Göttingen 1955.

— Der Welt-Test. In: E. STERN, Die Tests in der Klinischen Psychologie, Bd. I, S. 698—714. Zürich: Rascher 1955.

—, u. H. HETZER: Kleinkindertests. München 1953.

BURIAN, K.: Die EEG-Computer-Audiometrie als objektive Hörprüfungsmethode des Kindes (Film).

CANTRIL, H.: The pattern of human concerns. New Brunswick 1965. Zit. nach THOMAE.

CRETIUS, K., H. KRIEG u. J. GAILER: Zur Frage der gemeinsamen Unterbringung von Müttern und Neugeborenen. Dtsch. med. Wschr. **90**, 162 (1965).

DÜHRSSEN, A.: Kinder im Krankenhaus (Bericht über Arbeitstagg in Stockholm (1954). Prax. Kinderpsychol. **4**, 74 (1955).

— Heimkinder und Pflegekinder in ihrer Entwicklung. Göttingen: Verlag f. med. Psychologie 1958.

— Psychogene Erkrankungen bei Kindern und Jugendlichen, 4. Aufl. Göttingen: Verlag f. med. Psychologie 1962.

— Psychotherapie bei Kindern und Jugendlichen, 2. Aufl. Göttingen: Verlag f. med. Psychologie 1963.

EICHHORN, A.: Verwahrloste Jugend. Bern: Huber 1956.

— Erziehungsberatung und Erziehungshilfe. Bern: Huber 1959.

ENKE, W.: Ätiologie und Therapie bei Schwererziehbarkeit. Med. Klin. 8, 231 (1953).

ERIKSON, E.: Wachstum und Krisen der gesunden Persönlichkeit. Stuttgart 1953.

— Kindheit und Gesellschaft. Zürich 1957.

FREUD, A.: Die Beiträge der Psychoanalyse zur Entwicklungspsychologie. Psyche (Stuttg.) 11 (1957).

— Einführung in die Psychoanalyse für Pädagogen. Bern: Huber 1965.

— Einführung in die Technik der Kinderanalyse. München u. Basel: Reinhardt 1966.

— Vorlesungen zur Einführung in die Psychoanalyse. Ges. Werke XI. London 1940.

GALM, G.: Kind und Krankenhaus. Prax. Kinderpsychol. **15**, 58 (1966).

GESELL, A.: Säugling und Kleinkind in der Kultur der Gegenwart, 2. Aufl. Bad Nauheim 1953.

GÖLLNITZ, G.: Die Bedeutung der frühkindlichen Hirnschädigung für die Kinderpsychiatrie. Stuttgart: Thieme 1954.

HARNACK, G. G. v.: Nervöse Verhaltensstörungen beim Schulkind. Stuttgart 1958.

HELLBRÜGGE, TH.: Zeitliche Strukturen in der kindlichen Entwicklung. Mschr. Kinderheilk. **113**, 152—262 (1965).

—, J. RUTHENFRANZ u, K. STEHR: über das Entstehen einer 24-Stunden Periodik physiologischer Funktionen im Säuglingsalter. Fortschr. Med. 81, 19 (1963)

HILTMANN, H.: Kompendium der psychodiagnostischen Tests. Bern: Huber 1960.

HOCHHEIMER W.: Zur psychologischen Problematik von Erziehung in der frühen Kindheit. In: Handbuch der Psychologie, Bd. 10, Pädagogische Psychologie, S. 197/198. Göttingen: Hogrefe 1959.

HÖHN, E.: Spielerische Gestaltungsverfahren. In Handbuch der Psychologie, Bd. VI, S. 685. Göttingen: Hogrefe 1963.

HORN, W.: Leistungsprüfsystem LPS. Göttingen: Hogrefe 1962.

HUIZINGA, J.: Homo Ludens, S. 15. Reinbek: Rowohlt 1956.

JACKSON, E.: Treatment of the young children in the hospital. Amer. J. Orthop. **12**, 56 (1942).

JAENSCH, P.: Diagnose und Therapie des Schielens, Heterophorie und Strabismus concomitans. Hefte der klin. Mbl. Augenheilk. H. 24. Stuttgart: Enke 1956.

JOPPICH, G.: Pränatale Vorsorge für Mutter und Kind aus der Sicht des Kinderarztes. Ärztl. Mitt. (Köln) **45**, 71 (1960).

JUNG, C. G.: Die psychologischen Aspekte des Mutterarchetypus. Zürich 1939.

— Psychologie und Erziehung, 3. Aufl. Zürich 1946.

— Die Bedeutung des Vaters für das Schicksal des Einzelnen, 3. Aufl. Zürich 1949.

KEMMLER, L.: Die Anamnese in der Erziehungsberatung. Bern u. Stuttgart: Huber 1965.

KLEINER, A.: Göppinger Schulreifetest, 36. Aufl. 1964/65, Arbeitsgemeinschaft Göppinger Schulteste.

KLESSMANN, E.: Kinderarzt und Erziehungsberatung. Prax. Kinderpsychol. **15**, 60 (1966).

KROH, O.: Revision der Erziehung, 2. Aufl. Heidelberg 1956.

KÜHN, J.: Der Arzt. Blätter zur Berufskunde, 2. Aufl., Bd. 3. Bielefeld: Bertelsmann 1965.

KÜNKEL, F.: Das wir, 3. Aufl. Schwerin 1939.

LAUBENTHAL, F.: Wert und Gefahren neuer Heilmittel mit zentraler Wirkung: Meprobamat, Weckamine, Phenothiazinkörper, Reserpin. Dtsch. med. Wschr. 82, 1749 (1957).

LEWIN, K.: Behavior and development as a function of a total situation. In: L. CARMICHAEL, Manual of child psychologie. New York 1946.

LÖWE, A.: Sprachfördernde Spiele für hörgeschädigte Kleinkinder. Berlin: Carl Marhold 1964.

— Haus- und Spracherziehung für hörgeschädigte Kleinkinder. Berlin: Carl Marhold 1965.

LOWENFELD, M.: The nature and use of the Lowenfeld world technik. In: Work with children and adults. J. Psychol. (Provincetown) **30**, 325—331 (1950).

— Der Mosaik-Test von LOWENFELD (Lowenfeld-Test). In: E. STERN, die Tests in der klinischen Psychologie, Bd. II, S. 662. Zürich: Rascher 1954.

LÜCKERT, H. R.: Handbuch der Erziehungsberatung, S. 6. München u. Basel: Reinhardt 1964.

LÜCKERT, H. R.: Prägende Kräfte der Eltern-Kind-Beziehung. In: Handbuch der Erziehungsberatung, S. 89. München u. Basel: Reinhardt 1964.

LUTZ, J.: Kinderpsychiatrie. Zürich u. Stuttgart: Rotapfel 1961.

MAIER, N.: Frustration. New York 1949.

MEHRINGER, A.: Zur Situation der Heime für familienlose Kinder. Neue Sammlung 2, 21 (1963).

MEIERHOFER, M.: Fehlentwicklung der Persönlichkeit bei Kindern in Fremdpflege. Schweiz. med. Wschr. 36, 962—967 (1955).

—, u. W. KELLER: Frustration im frühen Kindesalter. Bern u. Stuttgart: Huber 1966.

MEILI, R.: Lehrbuch der psychologischen Diagnostik. Bern u. Stuttgart 1961.

MICHEL, M.: Allgemeine Grundlagen psychometrischer Tests. In: Handbuch der Psychologie, Bd. VI, S. 19. Göttingen: Hogrefe 1963.

METZGER, W.: Die Grundlagen der Erziehung zur schöpferischen Freiheit, S. 34. Frankfurt a.M. 1949.

— Der Auftrag des Elternhauses. In: F. OETER, Familie im Umbruch, S. 170/71. Gütersloh 1960.

NEF, P.: Verbindung der Eltern mit dem Kind bei vorübergehender Trennung durch Hospitalisierung. Z. Präv.-Med. 1, 529 (1965).

OCKEL, H. H.: Entwurf zu einem Diagnosenschema für Erziehungsberatungsstellen. Prax. Kinderpsychol. 13, 8 (1964).

PAUL, J., u. H. PROFT: Störungen am Sehapparat bei erziehungsschwierigen Kindern und Jugendlichen. Prax. Kinderpsychol. 15, 237 (1966).

PELTZ, H. D.: Gestalt und Aufgaben einer psychosomatischen Abteilung an einer Kinderklinik. Prax. Kinderpsychol. 15, 55—58 (1966).

PFAUNDLER, M.: Über Anstaltschäden an Kindern. Mschr. Kinderheilk. 29, 661 (1924).

PORTMANN, A.: Biologische Fragmente einer Lehre vom Menschen. München u. Basel: Reinhardt 1951.

— Die Menschengeburt im System der Biologie. Stuttgart 1958.

RAVEN, J. C.: The standard progressiv matrices. London 1960.

REMPLEIN, H.: Die seelische Entwicklung in der Kindheit und Reifezeit. In: Grundlagen und Erkenntnisse der Kinder- und Jugendpsychologie, 6. Aufl. München u. Basel: Reinhardt 1956.

RIESMANN, D.: Die einsame Masse. Reinbek: Rowohlt 1958.

ROBERTSON, J.: A two year-old goes to hospital. (Film 1953.)

— Hospitals and children. London: Victor Gollancz Ltd. 1962.

SÄNGER, A.: Wesensgesetze des Beratungsgesprächs. Vortrag, gehalten auf der ersten Fortbildungstagung der Landesarbeitsgemeinschaft für Erziehungsberatung Baden-Württ. 1963. Ref. in Prax. Kinderpsychol. 13, 154—155 (1964).

SCHELSKY, H.: Wandlungen der deutschen Familie in der Gegenwart, 2. Aufl. Stuttgart 1954.

SCHOTTLÄNDER, F.: Blendung durch Bilder. Psyche (Stuttg.) 10, 57 (1956).

SCHRAML, W.: Das psychodiagnostische Gespräch. Handbuch der Psychologie, Bd. 6. Göttingen: Hogrefe 1963.

SCHULTZ, I. H.: Die seelische Krankenbehandlung. Frankfurt a. M.: Fischer 1958.

— Das autogene Training, 11. Aufl. Stuttgart: Thieme 1964.

SCHULTZ-HENCKE, H.: Lehrbuch der analytischen Psychotherapie. Stuttgart: Thieme 1965.

SCHWIDDER, W.: Zur poliklinischen Behandlung psychogener Erkrankungen des Kindes- und Jugendalters. Prax. Kinderpsychol. 1, 33 (1952).

SLAVSON, G. R.: Einführung in die Gruppenpsychotherapie. Göttingen: Verlag f. Med. Psychologie 1959.

SPITZ, R.: Die Entstehung der ersten Objektbeziehungen. Stuttgart: Klett 1957.

— Die Bedeutung der ersten Lebensjahre. Stuttgart: Kröhner 1958.

— Vom Säugling zum Kleinkind. Stuttgart: Klett 1967.

STAABS, G. v.: Der Scenotest. Bern u. Stuttgart: Huber 1964.

— Der Sceno-Test (von Staabs-Test). In: E. STERN, Die Tests in der klinischen Psychologie, Bd. II, S. 687—697. Zürich: Rascher 1954.

STERN, E.: Die Tests in der klinischen Psychologie. In: Handbuch der klinischen Psychologie. Herausgeg. von E. STERN. Zürich: Rascher 1955.

— Verhaltensstörungen bei Kindern und Jugendlichen. Acta psychother. (Amst.) 7, 1 (1959).

— Tiefenpsychologie und Erziehung. München u. Basel: Reinhardt 1959.

STUTTE, H.: Körperliche Selbstwertkonflikte als Verbrechensursache bei Jugendlichen. Mschr. Kriminol. 40, 71 (1957).

— Organische Ursachen kindlicher Erziehungsschwierigkeiten. Mschr. Kinderheilk. 106, 498 (1958).

— Quellenmaterial zur kinderpsychiatrischen Prävention. In: Psychiatrie der Gegenwart II. Klinische Psychiatrie: Kinder und Jugendpsychiatrie. Berlin-Göttingen-Heidelberg: Springer 1960.

THOMAE, H.: Die Periodik im kindlichen Verhalten. Göttingen 1957.

— Sozio-ökonomischer Status und Persönlichkeitsentwicklung. Ärztl. Prax. 19, 1181 (1967).

WATSON, J. B.: Psychologische Erziehung im frühen Kindesalter. Leipzig 1930.

WEIDEMANN, J.: Heimkind und Heimmilieu. Z. Kinderpsychiat. 26, 1—10, 77—86 (1959).

WEWETZER, K. H.: Intelligenztests für Kinder. In: Handbuch der Psychologie, Bd. 6, S. 200—225. Göttingen: Hogrefe 1963.

WIESENHÜTTER, E.: Erscheinungsweisen und Ursachen der Verhaltensstörungen. In: Handbuch der Erziehungsberatung, S. 138—164. München u. Basel: Reinhardt 1964.

WINKLER, W. TH.: Die Beziehungen zwischen frühkindlicher Hirnschädigung und Neurosen im Kindes- und Jugendalter. Z. Psychother. med. Psychol. 12, 1 (1962).

ZIERL, W.: Der Strom der Hospitalisierungsgeschädigten reißt nicht ab. Schlesw.-Holstein. Ärztebl. 19, 10 (1966).

ZULLIGER, H.: Bausteine zur Kinderpsychotherapie. Bern: Huber 1957.

Heilpädagogisch-psychologische Behandlung

H. Asperger, Wien

Will man von Therapie bei neurologisch gestörten, bei sinnesdefekten, bei intellektuell rückständigen, bei verhaltensgestörten Kindern sprechen, so muß man sich zuerst die Schwierigkeiten vergegenwärtigen, die jeder Behandlung entgegenstehen.

Wie oft gelingt denn in der Medizin eine restitutio ad integrum? (wenn man der Bedeutung des Wortes „integer" nachgeht: es heißt „unversehrt bewahrt", „ungeschmälert", weiter: „ganz", „zu einer spannungsreichen, aber doch harmonischen Einheit verschmolzen"). Auch im günstigen Fall, bei dem sich wieder ein gewisser Gleichgewichtszustand einspielt, der aber doch meist auf tieferer Ebene steht als vor der Krankheit, behindern Defekte und Narben die Funktion; gewisse Zellen, vor allem die Ganglienzellen, können sich überhaupt nicht mehr regenerieren, wenn sie einmal zerstört worden sind, es *müssen* also Ausfälle zurückbleiben.

Um wieviel schwieriger muß die Problematik der Therapie noch werden im Fall gestörter Persönlichkeiten, bei denen nicht nur Organe, Werkzeuge (z.B. Sinneswerkzeuge), Funktionskreise defekt sind, sondern bei denen das gesamte Gefüge des Seelischen nicht mehr richtig funktioniert; und zumal bei Kindern, sich entwickelnden Wesen, bei denen Wachstumspotenzen gestört, unterbrochen wurden!

Bei den Störungen, um die es sich hier handelt, kommt in sehr vielen Fällen noch folgendes hinzu: Derartig geschädigte Kinder drängen die erzieherische Umgebung geradezu in falsche Verhaltensweisen hinein, fordern zu fehlerhaftem Verhalten besonders der Mutter heraus: Bei dem gestörten Kind versagen die instinktiven Verhaltensmuster, die in der Erziehung auch des Menschenkindes so viel bedeuten, die Mutter ist nicht imstande, dieses ihr Kind „aus der Tiefe ihres Blutes" zu verstehen. So wird das Kind von ihr entweder überfordert und dadurch „frustriert" oder aber sie legt ihm gegenüber ein „überprotektives" Verhalten („overprotection" im angelsächsischen Schrifttum) an den Tag, wodurch das Kind daran gehindert wird, alle seine Entwicklungspotenzen zu realisieren. Beides kann das gestörte Kind nicht so wie das normale „überwachsen",

es ist nicht imstande, wie das sonst weithin geschieht, Schwierigkeiten und Behinderungen zu Fortschritten umzubilden. Nicht selten werden die Mütter solcher Kinder auch durch unabgeklärte oder nicht beherrschte Emotionen (Schuld- oder Haßgefühle) zu fehlerhaftem Verhalten gedrängt. So überlagert sich sehr oft die organische Störung durch eine sekundäre Neurotisierung, wobei die einzelnen Komponenten schwer voneinander zu trennen sind.

Aber auch bei den nicht organisch gestörten Kindern sind die fehlerhaften „Prägungen" durch eine insuffiziente und/oder lieblose Umwelt, die da meist durch geraume Zeit und im frühesten, prägbarsten Alter eingewirkt haben, oft nicht ganz rückgängig zu machen, selbst durch eine aufwendige Psychotherapie nicht.

Das Gesagte sollte die Schwierigkeiten aufzeigen, die auf diesem Gebiet jeder Therapie entgegenstehen, sei sie medizinisch (medikamentös oder physikalisch), psychotherapeutisch (im engeren Sinn) oder aber heilpädagogisch. Bei allen diesen Behandlungsmöglichkeiten geht es darum, dem Kind zur Verwirklichung der besten Entwicklungspotenzen zu verhelfen, die in ihm vorhanden, noch vorhanden sind. Wer da aber meint, damit könne man nicht weit kommen, dem mag folgender Gedanke weiterhelfen: Man kann den Menschen ganz allgemein als ein „defekthaftes Wesen" auffassen, mit in vieler Hinsicht insuffizienten Fähigkeiten, ja mit zurückgebildeten Organen — seine Sinnesfunktionen sind denen vieler Tiere unterlegen, desgleichen seine Motorik, die Menschenhand erscheint gegenüber der des Affen geradezu rückschrittlich. Aber was hat der Mensch aus diesen seinen Schwierigkeiten gemacht! — in der „Durchseelung" der Hand, der Differenziertheit der Motorik, dem Reichtum an Ausdruckserscheinungen, vor allem in der geistigen Beherrschung seiner „Werkzeuge"!

Erkennen wir somit an, daß das Überwinden, ja das Fruchtbarmachen von Schwierigkeiten ganz allgemein zur conditio humana gehört, so sehen wir diese Tatsache gerade bei Defekthaften, bei Neuro- und Psychopathen, bei schwierigen Menschen immer wieder bestätigt. Wir erleben es, daß die Vorzüge und die Defekte eines Menschen untrennbar miteinander verbunden sind, ja daß sie einander gegenseitig bedingen. Diese Einsicht ist für die Selbsterziehung eines gereiften Menschen sehr wichtig und ist darum auch psychotherapeutisch oft fruchtbar zu machen. Das Kind aber braucht Hilfe anderer Art zur Realisierung seiner Möglichkeiten.

Die Anerkennung solcher Komplexität und Widersprüchlichkeit menschlicher Charaktere bewahrt einen vor Überwertungen einzelner Gegebenheiten, etwa des Ausmaßes der Intelligenz (ausgedrückt im Intelligenzquotienten), wonach manche allzu leicht geneigt sind, ein Kind abzuwerten. Aber man möge doch bedenken, was mehr „wert" ist: ein primitiver Debiler, in dem doch echte Güte aufleuchtet, der mit einer — katatonen Geduld seine Arbeit leistet, oder ein hochintelligenter kalter Gauner; ein autistischer Sonderling, kontaktgestört und einzelgängerisch, aber mit zukunftstragenden Ideen, die er durch alle Widerstände unbeirrt auswirkt, oder ein der Umwelt gut angepaßter, aber eben nur leichthin funktionierender Extravertierter. So heißt also die Aufgabe aller, die zur Hilfe berufen sind: An der bestmöglichen Verwirklichung der kindlichen Möglichkeiten zu helfen, das Kind dennoch einer Ganzheit entgegenzuführen — immer ist ja menschliche Person eine Ganzheit von Gegensätzen, von Versagen, auch im „Normalfall" — und so auch den gestörten Menschen dennoch einen Sinn seines Lebens finden zu lassen.

Betrachtet man die Klientel gestörter Kinder, die zu Beratung und Behandlung die Ordination des Kinderarztes und des Kinderpsychiaters, die Spitalsabteilungen und Erziehungsberatungsstellen bevölkert, die sich mit seelischen Problemen beschäftigen — so erkennt man, daß es für die weitaus größte Zahl dieser Kinder *heilpädagogische* Methoden sind, die sie auf den höchstmöglichen Stand ihrer Persönlichkeitsentwicklung heben, sie zur bestmöglichen sozialen Anpassung bringen können.

Es scheint in diesem Werk an zahlreichen Stellen auf, daß etwa seit der letzten Jahrhundertwende die Anzahl der hierhergehörigen Probleme um ein Vielfaches zugenommen hat: Organische Hirnschädigungen sind viel häufiger geworden, aus prä-, peri- und postnatalen Ursachen (besonders virusbedingte Hirnent-

zündungen), oder daß dank der modernen Therapie mehr Kinder am Leben bleiben. Ebenso sind die „funktionellen" nervösen Störungen (s. den Abschnitt „Neuropathie"!) Legion geworden. Zweifellos sind in allen diesen Fällen heilpädagogische Maßnahmen am wirksamsten. Aber auch für jene (wir glauben: seltenen) Fälle echter, d.h. milieu-, erlebnisbedingter Neurosen, für die eine langdauernde Psychotherapie angezeigt ist, schafft eine heilpädagogische Atmosphäre für Arbeit und Spiel günstige Behandlungsvoraussetzungen.

Heilpädagogische Methoden wurden zuerst bei den Defekten der „großen" Sinne, also bei Taubstummen und Blinden entwickelt: Es wurde früh evident, daß in solchen Fällen ohne spezielle Hilfe eine soziale Anpassung kaum möglich ist (daß sich also bei den Tauben ohne heilpädagogische „Anbildung" die Sprache, die höchste, spezifisch menschliche Funktion, nicht entwickelt) und daß es sich andererseits um sonst intakte, durchaus lebenstüchtige Persönlichkeiten handelt. So wurden auf diesen beiden Gebieten bereits seit der Mitte des 18. Jahrhunderts erfolgreiche Behandlungsmethoden gefunden und in weiterer Folge auch besondere Schulen für solche Kinder gegründet.

Daß es auch bei intellektuell Rückständigen besondere Methoden pädagogischer Hilfe geben müsse, diese Erkenntnis keimte bereits in großen Denkern, Ärzten und Philosophen der Renaissance auf (Erasmus v. Rotterdam, Parazelsus, Komensky), klärte sich bei dem großen Reformator pädagogischen Denkens, J. H. Pestalozzi. Aber erst gegen Ende des 19. Jahrhunderts wurde, im Gefolge privater Pionierleistungen, die Verpflichtung der Öffentlichkeit erkannt, auch für diese Kinder Heime und Schulen zu gründen.

Von Anfang an wurde auf diesem Gebiet eine Verbindung, eine Integration pädagogischer Methodik und biologischer, ärztlicher Grundlagen gesucht und gefunden. Bezeichnend dafür ist das Werk der beiden deutschen Pädagogen J. G. Georgens und H. M. Deinhardt, die 1856 in Baden bei Wien eine Anstalt zur Beschulung und Erziehung schwachsinniger Kinder gründeten (namens „Levana", nach einem Erziehungsroman Jean Pauls); aus klarer Erkenntnis der Notwendigkeiten studierte Georgens später Medizin. Die Frucht dieser Erfahrungen ist das Werk der beiden: „Die Heilpädagogik mit besonderer Berücksichtigung der Idiotie und der Idiotenanstalten", in dem das schöne Wort „Heilpädagogik" geschaffen wurde; das Werk enthält eine Fülle von ganz modern anmutenden Erkenntnissen über biologische und soziale Zusammenhänge.

Für diese Verbindung des Ärztlichen mit dem Pädagogischen gibt es noch weitere große Beispiele: Den Wiener Pädagogen Th. Heller, Gründer einer heilpädagogischen Anstalt in Wien, der ein heute noch viel in Diskussion stehendes psychotisches Krankheitsbild, die Dementia infantilis, beschrieb; den Altmeister der Schweizer Heilpädagogik, den Lehrer (früher Taubstummenlehrer) H. Hanselmann, der in seinen Werken ebenfalls die biologischen Grundlagen und die Folgerungen daraus für seine pädagogischen Zielsetzungen voll einsetzte.

Als Cl. v. Pirquet 1911 Vorstand der Wiener Universitätskinderklinik wurde, die er in der Folge zu einem weithin strahlenden Zentrum der Pädiatrie machte, gründete er zur gleichen Zeit die „Heilpädagogische Station der Kinderklinik" als erste klinische Forschungs- und Behandlungsstätte der Welt; man ging nunmehr vom Medizinischen, Pädiatrischen aus, suchte aber von Anfang an nicht nur die enge Zusammenarbeit mit der Pädagogik (die Station beeinflußte die Ausbildung und Fortbildung der Sonderschullehrer, baute eine Begutachtung und Behandlung gestörter Kinder auf, arbeitete eng mit der neu gegründeten, mit größter Dynamik wirkenden sozialen Fürsorge, aber auch mit der Jugendgerichtsbarkeit zusammen), sondern man erkannte auch die reichen Möglichkeiten heilpädagogischer therapeutischer Methoden und hielt daran seither fest. Wohl vor allem wegen dieser Kooperation wird in Österreich der Begriff „Heilpädagogik" in einem viel weiteren Sinn gebraucht als in den beiden anderen deutschsprachigen Ländern, Deutschland und der Schweiz, wo das Wort nur die schulische Förderung gestörter Kinder meint — in Österreich ist die gesamte medizinische Problematik einbezogen, mit dem Pädagogischen integriert [Asperger (2)].

Auch in Deutschland haben die praktischen Notwendigkeiten, die Verschiebung des Schwerpunktes der anfallenden Probleme auf dieses Gebiet (Zunahme dieser und Wegfall früherer Aufgaben infolge eines „Gestaltwandels der Medizin") dazu geführt, daß vor und besonders nach dem zweiten Weltkrieg an Universitätskliniken, aber auch an anderen Kinderspitälern heilpädagogische oder „psychosomatische" Abteilungen gegründet wurden, nicht zuletzt auch wegen der Ausbildung der praktizierenden Kinderärzte auf diesem unabdingbar wichtigen Gebiet.

In den angelsächsischen Ländern ging eine ähnliche Entwicklung von der Psychiatrie aus. Es etablierte sich eine vor allem von tiefenpsychologischen Ideen gespeiste Kinderpsychiatrie und schuf sich ihre eigenen, eng mit den amerikanischen soziologischen Verhältnissen zusammenhängende Methoden. Als autochthone Leistung ist die Gründung der „Child-Guidance-Clinics" zu werten (von den 20er Jahren an, zuerst in Chicago) — eine ambulatorische psychotherapeutische Behandlung gleichzeitig von Mutter und Kind, im „Team-work" von Kinderpsychiater, Psychologen und „psychiatrischer Fürsorgerin". Gleichzeitig wurden zahlreiche kinderpsychiatrische Spitäler und Spitalsabteilungen gegründet. In Deutschland wurde diese Entwicklung vor allem von W. Villinger getragen, der in Marburg die erste selbständige Kinderpsychiatrische Universitätsklinik gründete; sein Nachfolger und Inhaber des ersten Lehrstuhls dieser Art ist H. Stutte.

Eine beträchtliche Anzahl nationaler und internationaler Vereinigungen suchen die Belange dieses Wissens- und Arbeitsgebietes zu fördern. Es seien hier nur genannt: die Internationale Gesellschaft für Heilpädagogik, die Deutsche Gesellschaft für Heilpädagogik), die Österreichische Arbeitsgemeinschaft für Heilpädagogik, die International Association for Child Psychiatry, die Union europäischer Kinderpsychiater, die Deutsche Vereinigung für Jugendpsychiatrie.

Naturgemäß braucht es auf diesem Gebiet eine intensive Zusammenarbeit verschiedener Berufe; diese müßte neidlos sein, bereit, vom andern zu lernen, bereit auch, für die Aus- und Fortbildung des andern zu sorgen. Man ist sich zwar allenthalben darüber klar, daß im idealen Arbeitsteam der Arzt die Führung innehaben muß, über die Modalitäten einer guten Zusammenarbeit mit den „allied professions" ist aber derzeit eine weltweite Diskussion entbrannt: Es gibt genug streithafte Punkte, da allzu oft persönliche und — nationale Vorurteile der notwendigen Integration der Ideen und der Personen entgegenstehen. Gelingt diese aber, dann wird das Wort H. Stuttes wahr: „Heilpädagogik ist angewandte Kinderpsychiatrie."

Nach diesen historischen Bemerkungen sei das weite Feld abgesteckt, das heute die Heilpädagogik zu betreuen hat.

Es gehört zu den faszinierendsten Erkenntnissen der allerletzten Zeit, daß Defektzustände auf neurologischem, intellektuellem (sprachlichem), charakterlichem und auf dem Gebiet der Sinnesorgane medizinisch möglichst früh diagnostiziert und heilpädagogisch möglichst früh behandelt werden müssen, daß dadurch weitaus die besten Behandlungsaussichten gegeben sind.

Das wird beispielhaft klar auf dem Feld der Sinnesdefekte, weit überwiegend dem der Taubheit. Dem tauben Kind bildet allein der erfahrene Lehrer eine Sprache an — und macht es dadurch erst zum Menschen, verhilft ihm zu ganz normaler sozialer Anpassung. Es war wohl schon seit geraumer Zeit klar, daß es zu spät wäre, erst mit der Schulreife in einer Taubstummenschule mit einer Sprachanbildung zu beginnen (weil man dadurch unwiederbringliche Zeit versäumte), und es wurden daher in allen Kulturländern Taubstummenkindergärten errichtet, mit höchst segensreichen Wirkungen für die Kleinkinder. Heute weiß man aber, daß die Erfolge bezüglich eines Sprachaufbaus, aber auch für die mitmenschlichen Beziehungen weitaus am besten sind, wenn man mit einer Therapie zu jenem Zeitpunkt beginnt, da auch das hörende Kind sprechen lernt, also schon zu Ende des 1., vor allem aber zu Beginn des 2. Lebensjahres. Da in diesem Alter das Kind noch ganz an die Familie, besonders an die mütterliche Obhut gebunden ist, muß das auf ambulatorische Weise, in Form einer „Hausspracherziehung" (A. Löwe) geschehen. Gewiß kann die moderne Technik (und gerade in diesem frühen Alter) mit schallverstärkenden Apparaten beitragen; das Wichtigste muß aber doch die Heilpädagogik leisten, mit individuellen, schöpferischen Methoden, in der Kontaktgewinnung, im Darbieten von Spielmaterial von starkem „Aufforderungscharakter" sich ganz der jungen Altersstufe anpassend. Nach ersten Erfahrungen in einigen westeuropäischen Ländern gibt es nun eine „Hausspracherziehung" auch an einigen Stellen in Deutschland, freilich noch lange nicht den Bedürfnissen entsprechend.

Nun gibt es Sprachstörungen und Verzögerung der Sprachentwicklung in sehr großer Zahl. Wieder muß am Beginn die medizinische Differentialdiagnose stehen: zwischen Hörstörung (in welchem Grad? wieweit physikalisch zu behandeln?), zentraler Sprachstörung (verschiedene Formen der Aphasie, nicht selten auch mit einer Hörstörung kombiniert; s. den Abschnitt von v. Stockert!), Sprachverweigerung (Mutismus), Kontaktstörung (etwa beim „frühkindlichen Autismus" im Sinn L. Kanners), Sprachverlust aus organischer oder psychotischer Ursache und — wohl am häufigsten — Schwachsinn. Aber in allen diesen Fällen muß die Behandlung, die eine logopädische, heilpädagogische ist, möglichst früh, im frühen Kleinkindalter beginnen, sollte, neben etwaiger Einweisung in den entsprechenden Typ eines Sonderkindergartens, individuell oder in ganz kleiner Gruppe und möglichst intensiv durchgeführt werden. Auch da geht es nicht nur um das „Werkzeugmäßige" der Sprachförderung (z. B. Schulung der Artikulation), sondern mehr noch um die Gewinnung von Kontakt und Interesse, also um heilpädagogische Menschenführung!

Die gleiche Forderung von Frühdiagnose und Frühbehandlung ist besonders auf dem Gebiet neurologischer Störungen zu erheben. Man hat an den Verzögerungen der motorischen Integrationen, am Persistieren abnormer Haltungs- und Stellreflexe erkennen gelernt, welche Störungsbilder sich zu entwickeln drohen (Athetose und/oder Spastik im Rahmen der „cerebral palsy") — und hat daraus die Konsequenz gezogen, die gefährdeten Kinder schon

von der Mitte des Säuglingsalters an mit speziellen physiotherapeutischen Methoden vorbeugend zu behandeln (Ehepaar Bobath in London, E. Köng in Bern). Auch dabei geht es aber nicht nur um „Physiotherapie", sondern es kommt entscheidend auf die Anbahnung eines guten Kontaktes mit dem Kind an, auf die Anregung menschlicher Anteilnahme, auch da handelt es sich also um Heilpädagogik im höchsten Sinn.

Hilfe zur Höherentwicklung der Motorik erweist sich in zahlreichen weiteren Fällen als notwendig und heilsam, die nicht so schwere, in die Augen springende Störungen aufweisen, auch bei den nicht seltenen apraktischen Kindern, bei denen sich ein organisches Substrat gar nicht nachweisen läßt, die aber immer beträchtliche Anpassungsstörungen zeigen. Auch da muß die Behandlung vom Besonderen der Geschicklichkeits- und Rhythmusübungen zum Allgemeinen der Interessen- und Kontaktgewinnung, der Freude an Bewegung und Anteilnahme gehen. Die von A. Portmann gemachte Beobachtung, daß sich motorische und darüber hinaus praktische Fortschritte nicht nur nach der inneren Reifungsgesetzlichkeit, sondern vor allem im „sozialen Moment", in Beziehung zu anderen Menschen zeigen — muß auch in der heilpädagogischen Therapie fruchtbar gemacht werden.

Von gut geführter körperlicher Übung geht aber auch bei andersartigen Verhaltensstörungen heilende Wirkung aus: bei Nervösen, deren Energie sich sonst verpufft in einem leeren „Bewegungsluxus", die aber nunmehr, durch Einschwingen in einen mitreißenden Rhythmus, zu einer angepaßteren, sinnerfüllten Motorik finden, was heilsame Wirkungen auf die gesamte Aktivität, besonders auf die Arbeitskonzentration ausübt; bei Kontaktschwierigen, die, von dem Reiz des Spielgedankens gefesselt, ihre autistischen Interessen zurückstellen, sich in eine Gruppe einordnen, das „Zusammenspiel" (in jedem Sinn) mit Kameraden lernen; bei gehemmten Neurotikern, die so aus Verkrampftheit und Einengung herausfinden, das Glück erleben, sich durch eine gelungene Leistung erlösen zu können. Aus dem Gesagten geht schon hervor, daß es da nicht allein um körperliche Betätigung geht — nicht von seiten des die Gruppe Führenden, der eben mehr einsetzen muß als technische Anweisungen, nicht von seiten des Kindes, das Tieferes erlebt als nur die Funktionslust seiner Organe, das Erfolgserlebnisse in einem viel weiteren Sinn hat, sich in seiner Leistung als Ganzes auf einer höheren Integrationsstufe seiner Persönlichkeit findet.

Bei der Mehrzahl heilpädagogischer Probleme geht es um einen Rückstand der Intelligenz, sei es isoliert, sei es, viel häufiger, in Kombination mit anderen Störungen — der Aktivität (Erethismus oder Torpidität, besonders quälend in Form der kurzschlüssigen Aktivität vieler organisch-hirngestörter Kinder), mit Sinnes- (vor allem Hör-) und neurologischen Defekten, sehr häufig mit Sprachstörungen und Sprachrückstand, mit Kontaktstörungen, aber auch, wovon zu Beginn schon die Rede war, mit Zeichen sekundärer Neurotisierung durch das familiäre Milieu.

Zur **Therapie** brauchte es eine differenzierte Skala von heilpädagogischen Einrichtungen, die in jedem Fall das Notwendige durchführen: klinische Beobachtungs- und Behandlungsstellen, an Kinder- oder an psychiatrischen Krankenhäusern oder an eigenen kinderpsychiatrischen Kliniken; die schon beschriebene Form der Child-Guidance-Clinic; Schulpsychologische Beratungsstellen; Erziehungsberatungen von seiten der öffentlichen Fürsorge oder von privaten Stellen; ein Sonderkindergartenwesen, gut differenziert nach den jeweiligen Störungen, für Gruppenbehandlung (so sollte man z. B. ein aphasisches Kind nicht mit Taubstummen zusammen behandeln wollen; beide brauchen vielmehr eine differente Methodik; gibt man sie aber zusammen, so nehmen sie von einander unerwünschte Gewohnheiten an); vor allem braucht es aber ein gut ausgebautes Sonderschulwesen, mit der Möglichkeit zu Differenzierungen und Unterteilungen, den Besonderheiten der Kinder gemäß, überhaupt mit möglichst kleiner Schülerzahl; dringend anzustreben ist vor allem eine Differenzierung nach der Intelligenzhöhe der Kinder — in die „Allgemeine Sonderschule" für die Debilen, in der bereits ein beträchtliches Bildungsniveau erreicht wird, und in „Spezialklassen" für unter der Debilität liegenden Kinder, in denen auf den Erwerb von Schulkenntnissen weitgehend verzichtet, aber die Ausbildung von lebenspraktischen Fähigkeiten und eine bessere soziale Anpassung angestrebt wird; und schließlich muß die Betreuung fortgeführt werden in Form verschiedener Rehabilitationseinrichtungen nach erlangter Schulmündigkeit („Geschützte Werkstätten" in Deutschland und Österreich, „Jugend am Werk" in Österreich, Einrichtungen der „Lebenshilfe" — wo eine gewisse Berufsfähigkeit angestrebt, vor allem aber menschliche Führung geleistet wird).

Einen ganz wesentlichen Teil unter den Organisationsformen heilpädagogischer Hilfe machen die *Heime* aus. Wie sich schon in dem kurzen historischen Abriß zeigte, sind von alters her in Heimen durch schöpferische Persönlichkeiten wichtige wissenschaftliche Grundlagen erarbeitet worden. Vor allem erfordern aber die praktischen Erfordernisse ein Anstaltswesen von breiter Streuung: Heime der öffentlichen Hand, vor allem von seiten der Sozialfürsorge, Heime von religiösen Organisationen, besonders von der katholischen Caritas und der evangelischen Inneren Mission, von einzelnen religiösen Gemeinschaften, schließlich von zahlreichen privaten Organisationen und von Einzelpersönlichkeiten — gewiß auch von verschiedenem Niveau, von verschiedener Gesinnung, manchmal allzu konservativ, mit der Gefahr von Hospitalismus und anderen Schäden durch zu wenig individuelle Führung, manchmal von kühn-moderner Gesinnung und Methodik (auch das wieder nicht ohne Gefahren).

Im obigen wurde eine lange Liste von Hilfsmöglichkeiten gegeben. Steht man wachen Auges den Realitäten gegenüber, so findet man, daß es sich dabei weit überwiegend um Einrichtungen in der Großstadt, oder doch von „städtischem Geist" getragen, handelt. Natürlich mußten die wissenschaftlichen Grundlagen, aber auch die Realisierungen in den verschiedenen Einrichtungen zuerst in der Stadt, in den Hohen Schulen, den zentralen Kliniken, den Lehrstätten der Medizin, Psychologie, der Pädagogik, der Sozialwissenschaften geschaffen werden — eben auch nach den Eigenheiten der städtischen Population. Hier ballen sich auch die Menschen so sehr zusammen, daß die nötige Schülerzahl, daß die möglichst breit gestreuten Fälle zusammenkommen, aus deren Vergleichung sich die Erkenntnisse entwickeln.

Darüber aber hat man durch lange Zeit vergessen, daß der Bedarf an heilpädagogischen Einrichtungen auf dem *Lande* nicht weniger groß ist, ja daß die Probleme dort in vielem noch schwieriger sind. Es gibt wegen der zu kleinen Schülerzahl nicht genug Möglichkeiten, für debile Kinder ortseigene Sonderschulen zu schaffen, es mangelt dringend an wissenden Ärzten, Sonderschullehrern, Sonderkindergärtnerinnen, Logopäden, Physiotherapeuten, noch mehr auf dem Land als in der Stadt, es mangelt aber auch an Behandlungsstätten. Will man aber das debile Kind in die ihm zukommende Schule, nämlich die Sonderschule, schicken, wo allein es gefördert werden kann (die Tragödie des lernschwachen Kindes in der allgemeinen Volksschule der Landgebiete ist besonders schrecklich, die Quälereien, die Traumatisierung, denen es dort ausgesetzt ist, sind besonders arg) — so müßte es in einem Sonderschul*heim* untergebracht werden; das aber bringt wiederum die Gefahr der Entwurzelung aus der Familie mit sich — und gerade im bäuerlichen Beruf hätte später der Debile die besten Chancen! So sehen wir, daß hier die Zahl der ungelösten Aufgaben besonders groß ist. Und allzu wenig ist noch in dieser Hinsicht geschehen.

Unseres Wissens wurde solche heilpädagogische Arbeit zuerst von dem Kinderpsychiater Repond in den 30er Jahren in dem Schweizer Kanton Wallis geleistet, der auf langen Wegen von Talschaft zu Talschaft den dort behausten Problemen nachzugehen versuchte. In Deutschland hat Hildegard Hetzer das Modell eines sehr wirksamen Systems ambulanter heilpädagogischer Erziehungshilfe abseits der großstädtischen Verhältnisse aufgebaut. Wir selbst haben seit dem Ende des zweiten Weltkrieges in den österreichischen Bundesländern eine Organisation heilpädagogischer Einrichtungen auf dem Land, für das Land inauguriert, derzeit wohl unter allen deutschsprachigen, ja europäischen Ländern am besten durchstrukturiert: Zentralstelle in der Landes-(Provinz-)hauptstadt, ambulatorische Besuche der lokalen Fürsorge- und Schuleinrichtungen, um den Fällen möglichst nahe zu sein, was in dem Gebirgsland Österreich besonders nötig erscheint. Bei dieser Arbeit ergaben sich wichtige Erkenntnisse über die Soziologie des Landkindes (von besonderer Bedeutung bei dem gegenwärtigen raschen Wandel der bäuerlichen Welt), vor allem konnte aber entscheidende Hilfe in schwerer Not geleistet werden — darüber unterrichten die bedeutsamen Arbeiten meines Schülers F. Wurst.

Aus dem Gesagten dürfte überzeugend die Vielfalt der notwendigen Einrichtungen hervorgehen — nicht nur nach Alters- und In-

telligenzstufen, nach besonderen Defekten, nicht nur nach den gründenden und leitenden Stellen und Persönlichkeiten, sondern vor allem auch nach den hinter der Arbeit stehenden Grundanschauungen. Nach unserer Überzeugung ist es gut, daß gerade auf diesem Feld eine große Mannigfaltigkeit herrscht, daß man den Affinitäten zwischen Patienten und Behandlungsweise freien — und sehr verschiedenen Lauf gewähren kann, so daß schließlich ein bestimmtes Kind (und dessen Eltern) und ein bestimmter Arzt oder Psychologe einander nach inneren Gesetzlichkeiten (s. ,,innere Erlebnisbereitschaft", S. 789) einander finden. Jede Einengung auf eine bestimmte Methodik, eine bestimmte Dogmatik wäre von Übel, sei es eine konstitutionell-deterministische, sei es eine tiefenpsychologische (so sagt Anna Freud in dem sehr lesenswerten Buch: ,,Einführung in die Technik der Kinderanalyse": ,,Die Kinderanalyse gehört vor allem in das analytische Milieu, sie wird sich vorläufig auf die Kinder von Analytikern, von Analysierten oder von Eltern beschränken müssen, welche der Analyse ein gewisses Zutrauen und einen gewissen Respekt entgegenbringen" — und die Autorin ist für diese Frage gewiß zuständig!

Immer wieder ist es in dem bisher Gesagten angeklungen, wie aus der medizinischen und psychologischen Erkenntnis der Störungen das richtige heilpädagogische Vorgehen gefunden werden und wie beides, Diagnose und Therapie, möglichst frühzeitig beginnen muß. Aber auch im weiteren Verlauf der Behandlung muß sich das Medizinische und das Pädagogische ständig durchdringen, keines darf für sich allein vorgehen wollen, sonst gerät beides ins Vage und Vergebliche — die nicht biologisch fundierte Pädagogik in die leeren Lüfte der Deduktion, die nicht auf Menschenführung ausgerichtete Medizin in die Hybris des Manipulierens einzelner Funktionen bei Verlust des Menschlichen.

Dafür seien zwei Beispiele gegeben. Bei epileptischen Kindern machen oft die aus der ,,epileptoiden Charakterveränderung" kommenden Verhaltensstörungen größere Schwierigkeiten als die Anfälle selbst: ihre Dämmerigkeit beeinträchtigt in hohem Grad die Arbeitsfähigkeit, der ,,falsche Kontakt", die Klebrigkeit, Distanzlosigkeit, die Unbeeindruckbarkeit gegenüber disziplinären Maßnahmen führen zu schwer beherrschbaren Spannungen in der Gemeinschaft, zu affektiver Ablehnung des

Kindes; gerade diesen Kindern gegenüber geraten die Mütter leicht in ein „überprotektives" Verhalten, das ihnen jede Bewährungsmöglichkeit nimmt und sie erst recht außerhalb der Gemeinschaft stellt. Da braucht es nun ebenso exakte und kontinuierliche medikamentöse Behandlung (was bereits von großem Einfluß auf eine Wesensveränderung ist), wie auch eine Klärung der Besonderheiten dieser Kinder, eine ständige heilpädagogische Führung, den Schwierigkeiten genau angemessen, unter Umständen, wenn sie anders nicht tragbar sind, in eigenen Institutionen.

Große Bedeutung haben in der modernen Psychiatrie und auch in der Kinderpsychiatrie die Psychopharmaka erlangt. Nun hat die Anwendung dieser Pharmaka schon medizinisch eine schwierige Problematik: Gerade bei cerebral gestörten Kindern wirken sie nicht selten paradox oder haben doch unerwünschte Nebenwirkungen. Man kann wohl eine erethische Unruhe dämpfen, lähmt aber oft gleichzeitig die Wachheit und Arbeitszugewandtheit; man kann bei einem torpiden Kind eine Stimulierung der Antriebe erreichen, aber oft werden die gesteigerten Reaktionen seichter, die Arbeitsweise weniger konzentriert. Man kann also kaum erwarten, durch die Anwendung chemisch wirksamer Substanzen eine Integration der Persönlichkeit auf höherer Stufe zu erzielen. Wieder kommt man nur dann zu einem echten Erfolg, wenn man eine medikamentös erzielte bessere Ausgangslage durch heilpädagogische Methoden zum Aufbau höherer Leistungen benützt.

Die Pädagogik und gewiß auch die Heilpädagogik *muß* aber vom Kinde Leistungen verlangen. Die Führung zu optimaler Leistung, freilich aus tiefem Verstehen der besonderen Schwierigkeiten und besonderen Fähigkeiten des Kindes und aus der überlegenen Menschlichkeit des Heilpädagogen kommend, ist eine entscheidende Hilfe bei der Behandlung der verschiedenen Störungen, einschließlich der Psychosen, nicht zuletzt auch bei neurotischen Kindern. Gewiß, Leistungsforderung kann überfordern und damit traumatisieren, kann etwa das neurotische Kind, das ja zu seiner Leistung nicht kommen kann, erst recht unverstanden lassen, ja noch mehr in Hemmung und Versagen hineintreiben. Gelingt es aber, dieses Kind durch richtige Führung dennoch in seinem Leistungsniveau anzuheben, so hat man

damit mehr erreicht als die Besserung einzelner Fähigkeiten: Man hat sein Vertrauen in sich und in die Welt gestärkt, hat seine mitmenschlichen Beziehungen verbessert, weil ihm ja nunmehr neue Wege zu den Menschen zugewachsen sind; auch die Mutter gewinnt an der verbesserten Leistung ihres Kindes Vertrauen in die Zeit und ihre Entwicklungsmöglichkeiten.

Im Kapitel „Neuropathie" wurde bereits über die spezielle heilpädagogische Therapie dieser Zustände gesprochen. Das ist hier in einem allgemeineren Sinn aufzugreifen. Voraussetzung eines Erfolges ist, ob es gelingt, eine „heilpädagogische Atmosphäre" zu schaffen, indem sich der Erzieher in die Situation des Kindes hineinbegibt und sie führt — für kurze Zeit in Form von Beratungsstunden, einer Spieltherapie (wie das ja auch in der Child-Guidance-Arbeit der Fall ist), eines Lern-, eines Spielhortes für Gruppentherapie [ASPERGER (3)], länger dauernd und darum wirksamer durch Aufnahme an eine heilpädagogische oder kinderpsychiatrische Station. Hier, im letzteren Fall, steht das Kind vor einer einheitlichen und geschlossenen Situation: Es ist von großer Macht, daß alle Mitarbeiter in jedem Augenblick zusammenarbeiten, ohne viel darüber reden zu müssen, daß sie sich an der Erregbarkeit des Kindes nicht miterregen, sich an seiner Angst nicht mitfürchten (wie das die Eltern tun); zu der pädagogischen Atmosphäre gehören auch die anderen Kinder, die schon länger aufgenommen sind, schon richtig „mitschwingen": Sie empfangen den Neuankömmling in ihrem Kreis, vielfältige Einwirkungen einer „Gruppendynamik" werden wirksam, Gemeinsamkeiten und Spannungen bilden sich aus, die fruchtbar zu machen Aufgabe der Therapeuten ist. Gelingt das, dann erhält alles den Anschein von Selbstverständlichkeit und Leichtigkeit (so erscheint es oft dem von außen her Betrachtenden, der dann, hat er in solchen Problemen keine Erfahrung, gar nicht spürt, welch schwere Arbeit darin liegt) — aber gerade diese Selbstverständlichkeit ist stärker als die scheinbar tief verankerte neuropathische, hysterische, zwangsneurotische Störung.

Zu diesen therapeutischen Faktoren gehört auch eine wohlüberlegte Tageseinteilung, in der Arbeit und freie Situationen im richtigen Verhältnis zueinander stehen, den Tag schön ausfüllen, keinen leeren Augenblick lassen. Eine

Regelmäßigkeit ohne Pedanterie ordnet Gymnastik und Schule, Waschen und Essen, Aufgaben und Spiel, die mittägliche Liegestunde wie das abendliche Zubettgehen, das „toilettraining". So wird eine Automatisierung, eine Rhythmisierung der Funktionen erreicht, aber vermieden — es rollt ja mit wortloser Selbstverständlichkeit ab —, daß es zu sehr intellektualisiert und problematisiert wird, was ja Ursache vieler Störungen ist. So viel auch — darüber wird gleich die Rede sein — durch Verstehen-lehren abgeklärt werden muß: Das Leben muß doch in der Mehrzahl der Fälle vor dem Reden den Vorrang haben, zumal in der Kinder-, und gar in der Kleinkindertherapie.

Die turnerische, rhythmische Betätigung spielt in der heilpädagogischen Therapie eine große Rolle. Eine abnorme, unangepaßte Motorik ist für zahlreiche Störungen charakteristisch: natürlich für alle organischen Hirnstörungen, aber auch für die Neuropathie (leere Abläufe, sinnloser „Bewegungsluxus"), für die autistischen und für die zwangsneurotischen Psychopathen. Gelingt es durch gute Führung, anstelle dieser gestörten sinnvolle, gelöste Bewegungen zu setzen, so hat man viel getan, hat nicht nur die Motorik, sondern die ganze Persönlichkeit auf eine höhere Integrationsstufe gehoben, hat Bewegungsfreude, Erfolgserlebnisse, Mut, bessere Präsenz erzielt; es zeigt sich da, wieviel die Motorik und die Steuerung der Aktivität im höchsten Sinn miteinander zu tun haben!

Die Erfahrung lehrt auch, daß Rhythmus und Melodie bei dieser Art von Behandlung große Hilfe leisten: Sie wirken, bringt man die Kinder zum Einschwingen, beruhigend und führen höher. Diese Erkenntnis ist wesentlicher Bestandteil verschiedener Schulen: der „Eurhythmie" der anthroposophischen Pädagogik (besonders bei cerebral gestörten Kindern), der „musikalisch-rhythmischen Erziehung" der Schule E. Jacques-Dalcroze und seiner Schülerin M. Scheiblauer (auch und gerade bei hochgradigen Sinnesdefekten).

Auch im heilpädagogischen Unterricht braucht es Straffung und unentrinnbare Führung. Besonders bei den so zahlreichen konzentrationsgestörten Neuropathen, aber auch bei kontaktgestörten Kindern ist es sehr heilsam, daß sie sich in jedem Augenblick von Blick und Wort des Lehrers gehalten fühlen. Aber es geht nicht nur um ein „mechanisches" Festhalten; der Unterricht muß so zündend, so hinreißend gestaltet werden, er muß auch die besonderen Interessen des in seinen Eigenheiten erkannten Kindes zu treffen verstehen, daß dieses gar nicht umhin kann mitzugehen. Das erfordert freilich vom Lehrer ein Maß an Einsatz und schöpferischer Fähigkeit, an der Kraft, immer wieder „neu" zu sein, daß er sich oft auf dem Schlachtfeld völlig verbraucht fühlt.

An vielen Stellen dieses Abschnittes wurde ausgesprochen — und noch öfter stand es unausgesprochen „zwischen den Zeilen" —, daß ein wesentlicher Teil der Therapie das *Erkennen* und das *Erkennen-lehren* ist. Wer die Gesetzlichkeiten, die Ursachen und die Zusammenhänge versteht, der stellt sich pädagogisch dem Kind gegenüber „automatisch" richtig ein, zumal wenn er von der rationalen Einsicht her auch zu der richtigen emotionalen Haltung findet (Hamburger sprach in diesem Zusammenhang vom „thymogenen Automatismus").

Das betrifft in besonderem Maße auch das Erkennen der *psychosomatischen Zusammenhänge.* Wir glauben solche nicht nur in der Richtung: von psychischen Ursachen zu körperlichen Krankheitserscheinungen zu sehen — ebenso wichtig sind die Kraftlinien vom körperlich Vorgegebenen, Konstitutionellen zum Seelischen —, sondern wissen uns mit der modernen Entwicklung dieses Begriffs einig (umfassende Auseinandersetzungen bei Th. v. Uexküll), daß man die enge *gegenseitige* Beeinflussung, ja die Einheit von körperlichen und seelischen Abläufen verstehen muß: in der Anamnese, den Überlegungen zur Ätiologie, der Beratung und der anderweitigen Therapie.

In der Beratung hilft aber nie schulmeisterliches Belehren allein. Das Intellektualisieren bringt die Mutter oft nicht weiter, es geht nicht tief genug, ja es kann bei ihr affektive Widerstände erwecken. Viel wirksamer ist es, wenn der Mutter mit unserer Hilfe die Erkenntnisse der Zusammenhänge, die Einsicht in die pädagogischen Notwendigkeiten selber kommen, wenn sie aus eigenem die Motivierungen des Kindes verstehen und akzeptieren lernt. Erst das führt zu echter Bewältigung der Probleme.

So hilfreich es für die Eltern und auch für ältere, differenzierte Kinder sein kann, sie zum intellektuellen Verstehen ihrer selbst und der Zusammenhänge zu führen, so schwierig ist das auch. Die Gefahr liegt sehr nahe, daß man etwas in sie „hineinfragt", ihnen etwas „einredet", ihnen die eigene Auffassung (des Arztes) aufdrängt, die aber doch nicht der Realität, oder nicht der ganzen, entspricht. Hält man aber denen, die man zu führen hat, einen klaren Spiegel vor, wie sie und die Dinge um sie wirklich sind, so kann das von höchster heilender Wirkung sein — in Konfliktsituationen, die gerade wegen ihrer Unabgeklärtheit so sehr belastet haben, bei dumpf wühlender, nicht verstandener Angst. Dieses Verstehen-lehren deckt sich weitgehend mit dem tiefenpsychologischen Begriff der „Katharsis".

Eine schwierige Frage ist es, wie weit man in der Aussage über das gestörte Kind den Eltern gegenüber ehrlich sein kann und muß. Viele Ärzte machen es sich da zu leicht: Sie spenden den billigen Trost, es werde sich schon alles auswachsen, man müsse nur warten, etwa bis zur Pubertät. Das aber ist eine Täuschung, die sich immer rächt, das Vertrauen zu diesem Arzt, oft zu allen Ärzten, zerstört. Zu der Menschenführung, wie wir sie verlangen, gehört auch die Wahrheit. Aber diese Wahrheit muß in sehr feinfühligen Händen des Arztes ruhen. Manchmal muß man geduldig warten, bis die Eltern im Verstehen nachkommen, wieweit sie fähig geworden sind, die Wahrheit zu ertragen. Man darf sie ja nicht in eine Katastrophenstimmung treiben, in der es Selbstmord und Kindesmord geben kann. Man muß zu erkennen suchen, ob die Eltern jetzt schon einen Sinn im eigenen Leid und dem des Kindes finden können, Leid in Liebe wendend, am Leiden reifend. Auf diesem Feld wird von dem Wissenden Schwerstes — und Gefährliches verlangt: Jedes Wissen um den „rechten Augenblick", um das „zu früh" und „zu spät" bringt ja Gefahren mit sich.

Hilfe durch Erkennen und Klärung ist bereits ein wesentlicher Teil der „heilpädagogischen Menschenführung", um die es letztlich in diesem Abschnitt geht. So vieles bereits durch das Erbe, durch das Schicksal der Krankheit, durch die Prägungen von seiten der Mitwelt, durch all die vom Kind erlebte Geschichte festgelegt erscheint, der Heilpädagoge wagt es doch, in die Situation des Kindes, auch in die „Dyade" Mutter-Kind (R. Spitz) einzutreten und zu versuchen, alles zum Besseren zu wenden.

In diesem Abschnitt wurde einiges über Organisationsformen gesagt, die sich auf diesem Feld zur Hilfe anbieten. Es ist hier aber nicht der Ort, über Methodisches, über technische Einzelheiten zu berichten. Ein Wort sei aber noch gesagt über die Grundeinstellung, die derjenige braucht, der sich solcher Arbeit unterzieht (freilich ebenso der Psychotherapeut wie der Heilpädagoge). Die Arbeit kann nur gelingen, wenn, weit über jeder Technik stehend, ein Letztes, nicht mehr Rückführbares eingesetzt wird: humanitas (Goethe, der in seiner Iphigenie die reinste Verkörperung dieser Idee schuf, sagt: „Alles menschliche Gebrechen sühnet reine Menschlichkeit") — und agape, die brüderliche Zuneigung zum andern, die Anteilnahme an ihm (auch der tiefenpsychologische Begriff der Identifikation des Therapeuten mit dem Patienten und umgekehrt, sagt Wesentliches über diese entscheidenden Bedingungen aus).

Wer in solcher Arbeit steht, der weiß, daß bei den ihm begegnenden Störungen kaum je ein voller Therapieerfolg zu erzielen ist. Es bleibt das Leid, einmündend in das ungeheure Leiden der Welt, das Meer von Schmerzen und Angst, jenen „Grundbefindlichkeiten" der menschlichen Existenz. Die angemessene Antwort darauf ist Erschütterung und Mitleid — der Mensch, „durch Mitleid wissend", bricht bösen Zauber, ja heilt des Amfortas Wunde. Es liegt für die Eltern des gestörten Kindes darin eine Hilfe, daß man sich gemeinsam mit ihnen erschüttert unter das Leid der Kreatur beugt, daß man sie langsam und behutsam zur Höhe des Verstehens führt: Leiden ist ein wesentlicher Teil der conditio humana, der Mensch ist ein defekthaftes Wesen, er wird erst wahrhaft Mensch durch Verarbeitung, Überhöhung der Defekte — und durch Mitmenschlichkeit. Glück heißt nicht: vollkommene Gesundheit, Freiheit von Frustrationen (das wäre verhängnisvoll als Erziehungsziel, das ist unserem Fühlen unerträglich, brächte Abstumpfung und Übersättigung mit sich, würde den Menschen neurotisieren), Glück heißt vielmehr: Aus Schwierigkeiten das Beste zu machen, aus dem Dienst am Schwachen einen Schatz von Liebe gemacht zu haben, der sonst nicht existierte. So das gestörte Kind und seine Eltern ihrer Vollendung zugeführt zu haben, hilft nicht nur diesen, sondern belohnt auch den Arzt, den Therapeuten, durch den Blick in die Tiefen des Lebens, für seine verzehrende Mühe.

Literatur

Asperger, H.: (1) Heilpädagogik, 5. Aufl. Wien: Springer 1968.
— (2) Kinderpsychiatrie — Pädiatrie — Heilpädagogik. Wien. klin. Wschr. 79, 906 (1967).
— (3) E. Lazar und seine Heilpädagogische Abteilung der Wiener Kinderklinik. Heilpädagogik 1962, 1.
— (4) Der „Heilpädagogische Hort". Wien. klin. Wschr. 57, 392 (1944).
Freud, A.: Einführung in die Technik der Kinderanalyse. München u. Basel: Reinhardt 1966.
Hamburger, F.: Die Neurosen des Kindesalters. Stuttgart: Enke 1939.

Hetzer, H.: Richtlinien zur Entwicklung heilpädagogischer Einrichtungen in ländlichen Bezirken. Pädiatrie u. Pädologie 2, 148 (1966).
Löwe, A.: Spracherziehung beim hörgeschädigten Kleinkind. Pädiatrie u. Pädologie 2, 214 (1966).
Stutte, H.: Kinder- und Jugendpsychiatrie. In: Psychiatrie der Gegenwart, Bd. 2. Berlin-Göttingen-Heidelberg: Springer 1960.
Uexküll, Th. v.: Grundfragen der psychosomatischen Medizin. Rowohlts Deutsche Enzyklopädie, Nr 179, Hamburg, 1963.
Wurst, F.: Zur Organisation von Einrichtungen für das behinderte Kleinkind im Alpenraum. Pädiatrie u. Pädologie 2, 142 (1966).

Psychotherapie im Kindesalter

G. Biermann, München

Kinderpsychotherapie ist die Behandlung kindlicher Verhaltensstörungen, funktioneller Organstörungen, aber auch psychisch überlagerter organischer Krankheiten des Kindes mit den Mitteln seelischer Beeinflussung.

Zu den psychogenen Erkrankungen des Kindes rechnen die sog. Verhaltensstörungen oder „Kinderfehler" (Homburger), wie Bettnässen, Stottern, Nägelkauen u. a. m. Sie finden sich auch bei nicht-milieugeschädigten Kindern als Folge der Einwirkung vielfältiger pathogener Reizeinflüsse im industriellen Zeitalter in vermehrtem Maße und sind als Anpassungsproblem, im Sinne der „Fremdneurosen" (J. H. Schultz, 1958), fast schon als zeitspezifische psychologische Abwehrreaktionen des Kindes anzusehen. S. Freud (1926) sieht in den einfachen Verhaltensstörungen des Kindes spontan überwundene neurotische Anwandlungen. Sie sind nach A. Freud (1968) Ausdruck innerer Spannungen, wenn in bestimmten Entwicklungsphasen besonders hohe Ansprüche an die Persönlichkeit des Kindes gestellt werden. Sie fixieren sich nur bei einem geringeren Prozentsatz der Kinder zu einer manifesten neurotischen Fehlhaltung. Bei diesen Kindern weist die biographische Anamnese meist auf einen tiefer wurzelnden Milieuschaden hin.

Die Neurose des Kindes ist eine Fehlhaltung desselben in seinen mitmenschlichen Beziehungen, die auf dem Boden chronisch-traumatisierender Erlebnisse bzw. einer mißglückten Erlebnisverarbeitung in kritischen Entwicklungsphasen, speziell der frühen Kindheit, entstanden ist. Es liegt ihr eine Störung der seelischen Beziehungen des Kindes zu seinen primären Leitbildern zugrunde, indem diese in einer eigenen, speziell erzieherischen Fehlhaltung ihm gegenüber versagt haben. Es kann bei der Manifestation einer Neurose eine anlagebedingte Disposition, im Sinne einer „nervösen Reaktionsbereitschaft", eine Rolle spielen.

Die Neurose äußert sich in Störungen der Emotionalität und Affektivität des Kindes und hat Kontaktstörungen, Einordnungsschwierigkeiten in die Gemeinschaft, sowie ein Leistungsversagen, aber auch in regressiver Haltung — Flucht in die Krankheit —, psychosomatische Reaktionen überwiegend funktioneller Genese zur Folge. Sie ist somit eine „funktionelle Störung des gesamten beseelten Organismus Mensch" (J. H. Schultz, 1958). Sie zeigt, bei Überwiegen der dispositionellen Faktoren sowie bei Verhärtung der Fehlhaltung der Umwelt und mangelnden entlastenden Reifungsmöglichkeiten des Kindes, eine Tendenz zur Chronifizierung, in Richtung der Ausbildung einer Charakterneurose.

Die Schwere der Neurose ist nicht abhängig von der Intensität der aktuellen Symptomatik; sie ist in ihrem strukturellen Bild oft erst psychodiagnostisch bzw. durch eine längere Beobachtung des Kindes zu sichern. Sie kann sich hinter einfachen Verhaltensstörungen verbergen. Die schon strukturierte Neurose des

Kindes — im Sinne depressiver, gehemmter, zwanghafter oder hysterischer Verhaltensweisen — ist ein Vorläufer der neurotischen Fehlhaltungen des Erwachsenen und deshalb, einer solchen vorbeugend, unmittelbar behandlungsbedürftig.

Im Kindes- und Jugendalter wird die Psychotherapie jeweils unter Berücksichtigung der wechselnden Entwicklungsphasen, aber auch der unterschiedlichen Verhaltensweisen des Kindes in mannigfachen Formen angewandt. Der großen Zahl pragmatisch-psychotherapeutischer Verfahren (Suggestivtherapie, Hypnose, Narkoanalyse, autogenes Training, Übungs- und Beschäftigungstherapie u. a.) steht die tiefenpsychologisch orientierte, auf den psychoanalytischen Theorien (S. FREUD, A. ADLER, C. G. JUNG) fußende analytische Kinderpsychotherapie gegenüber, die sich wiederum in verschiedenen Richtungen entwickelt hat.

Die analytische Kinderpsychotherapie. Im Gegensatz zu der mehr auf Symptombeseitigung und äußere soziale Anpassung ausgerichteten pragmatischen Psychotherapie hat die analytische Psychotherapie einen Strukturwandel, eine gesunde Ich-Entwicklung, mit endgültiger Bewährung auch in der gestörten Umwelt, zum Ziel. Sie kann niemals auf die Dauer einen Ersatz für die Familie darstellen.

Historische Daten. 1904 teilte S. FREUD die Behandlung eines 15jährigen Knaben mit Onaniekonflikten mit, bei dem das Spielen mit einem Gegenstand auf seine spezielle Problematik hinwies und im weiteren Verlauf zu einem kathartischen Durchbruch führte. Hiermit war ein erster Hinweis auf die Bedeutung einer Spielhandlung für die Therapie gegeben. Die erste Kinderanalyse ist 5 Jahre später als die „Geschichte vom kleinen Hans" in die Literatur eingegangen (S. FREUD, 1909). Es handelte sich um die Pferdephobie eines 5jährigen Jungen.

FREUD sah den kleinen Patienten nur einmal und sprach wiederholt mit seinem Vater, der ihm als aufmerksamer und verständiger Beobachter über Entwicklung und Verhalten seines Kindes berichtete. Daraufhin erteilte FREUD aus der Deutung des Verhaltens und der Spiele des Kindes seine Ratschläge. Die Entdeckungen auf dem Gebiet der frühkindlichen Sexualität (S. FREUD, 1905), wie der Ursprung zahlreicher Neurosen Erwachsener in fehlbewältigten Kindheitserlebnissen regten verschiedene Analytiker zu weiteren theoretischen Überlegungen, aber auch — vorbeugend wie heilend — zu praktischen Versuchen auf dem Gebiet der Kinderpsychotherapie an.

Zu den ersten Kindertherapeuten gehörte der Schweizer Pfarrer PFISTER, sowie die Wiener nichtärztliche Analytikerin HERMINE VON HUG-HELLMUTH.

Beide betonten die Notwendigkeit, möglichst früh eine positive Übertragung, d. h. emotionale Beziehung zwischen Kind und Therapeuten, herzustellen, auf das Kind und seine Wünsche liebevoll einzugehen und während des Verlaufes der Kindertherapie erzieherische Momente, bei ständigem guten Kontakt zum Elternhaus, zu berücksichtigen. Schon die „Pädanalyse" PFISTERs zeigt, wie weit sich die pädagogisch orientierte Psychotherapie von Kindern und Jugendlichen von den strengen Regeln der Psychoanalyse Erwachsener entfernte.

Die Einmaligkeit einer psychotherapeutischen Begegnung mit dem Kinde war den Kindertherapeuten von Anfang an bewußt. Sie löste eine Fülle verschiedenartiger Untersuchungs- und Behandlungsmethoden aus, welche bei vielen, an die exakten Regeln der Psychotherapie Erwachsener gewöhnten Analytikern auf Kritik und Reserve stießen.

Schon unter den ersten Kinderanalytikern der Wiener Schule fanden sich mit H. VON HUG-HELLMUTH, ANNA FREUD, MELANIE KLEIN und AICHHORN sehr unterschiedliche Interpreten der kindertherapeutischen Arbeit, wenngleich alle auf dem Boden der Freudschen Psychoanalyse fußten.

Während VON HUG-HELLMUTH in der von ihr erstmals mitgeteilten Spieltherapie das verständnisvolle Einfühlen in die Kinderseele, die Charakteranalyse und Erziehung des Kindes in den Vordergrund rückte und zu diesem Zwecke auch eine Behandlung des Kindes im Elternhaus konzedierte, entwickelte MELANIE KLEIN eine extreme Form der analytischen Kinderpsychotherapie. Mit ihrer „Direktmethode" gab sie schon 2—3jährigen Kindern sexuelle Deutungen, wenn ihr dazu aus dem Verhalten und Spiel des Kindes ein Anlaß gegeben schien. Lösung des Angstdruckes und zunehmende Assoziationsfülle beim Kinde dienten ihr als Bestätigung der Richtigkeit ihres Vorgehens. Diese „Frühanalyse" des Kindes ist auf eine berechtigte Kritik gestoßen, zumal den Theorien MELANIE KLEINs nur an wenigen Kindern gewonnene Erfahrungen zugrunde lagen. Im wesentlichen hat sich später die Kinderpsychotherapie nach den Grundsätzen entwickelt, welche ANNA FREUD in ihrer Arbeit mit Kindern formuliert hat. Sie sah nur in Sonderfällen schwerster, vornehmlich angstneurotischer Störungen eine Indikation zur klassischen Analyse beim Kinde gegeben, während sich in den übrigen Fällen die Kindertherapie der speziellen Situation des Kindes in seiner Familie anpassen solle. Auch sie regte das Kind mit einem vielfältigen Spielmaterial zu Assoziationen, Projektionen und Identifizierungen an, wobei sie aber von Anfang an eine intensive Übertragung des Kindes anstrebte. Ebenso hat Anna Freud auf den Unterschied zur Erwachsenenanalyse hingewiesen, indem das Kind nur selten krankheitseinsichtig und behandlungswillig ist und meist keinen Leidensdruck spürt. Im Gegensatz zu M. Klein konnte A. Freud über weitaus umfassendere Erfahrungen, insbesondere mit Kindern der Altersstufen der Latenzphase und der Pubertät, berichten. Während des zweiten Weltkrieges hatte sie in London Gelegenheit, psychologische Beobachtungen an evakuierten Kriegskindern und Heimkindern zu sammeln (Burlingham u. Freud, 1949, 1950). A. Freud warnte vor zu frühen Deutungen, in denen sie eine Überforderung des Kindes sah, und betonte mit Nachdruck die erzieherischen Aufgaben jeder Kinderpsychotherapie, die sie durch einen engen beratenden Kontakt zu den Eltern förderte (1948). Sie stimmte darin mit ihrem Vater überein, der als Specificum der Kinderpsychotherapie eine analytische und gleichzeitig erzieherische Beeinflussung des Kindes wie die Sorge um seine Milieuverhältnisse sah (S. Freud, 1926).

So entwickelten Melanie Klein und Anna Freud von verschiedenen Positionen aus Grundgedanken der Spieltherapie, indem das Kind durch den Aufforderungscharakter des angebotenen Spielmaterials zur Projektion seiner Konflikte angeregt wird.

Mit der Umsiedlung und Emigration der führenden Kinderanalytiker aus Mitteleuropa entwickelten sich in London an der Hampstead Child Therapy Clinic, einer Schöpfung A. Freuds, an der Tavistock Clinic und anderen Stellen Zentren kinderpsychotherapeutischer Forschung und Praxis (Burlingham, A. Freud, Hellman, M. Klein, Lowenfeld). Sie wurden gefördert durch die Beiträge psychoanalytischer Kliniker über die frühe emotionale Entwicklung des Kindes (Bowlby), das Wesen der Mutter-Kind-Bindung (Winnicott), wie den Umgang mit den Eltern gestörter Kinder (M. Balint).

In Nordamerika hatte die Kinderpsychotherapie Anteil an der Entwicklung, welche die Psychoanalyse unter einer dynamisch orientierten Psychiatrie nahm. Neben dem Einfluß ethnologischer Forschungen waren es besonders die Arbeiten von René Spitz und Erikson, die grundlegende Einsichten in die Psychologie und Psychopathologie der frühen und späteren Kindheit, einschließlich Pubertät und Adoleszenz vermittelten. An Spezialformen der Psychotherapie wurden in Nordamerika besonders die Gruppentherapie mit Kindern und Jugendlichen (Moreno, Axline, Slavson) sowie die Psychotherapie des geistesgestörten Kindes (Ekstein) entwickelt.

Die frühe positive Einstellung der Schweizer Psychiatrie zur Psychoanalyse, die mit dem Wirken von Eugen Bleuler, C. G. Jung und Ludwig Binswanger verbunden war, förderte auch die Entwicklung der Kinderpsychotherapie. Nach der „Pädanalyse" des Pfarrers Pfister wurde sie von zahlreichen, überwiegend nicht-ärztlichen Psychotherapeuten bereichert. Madeleine Rambert führte das Kasperle-Puppenspiel (Guignol) in die Kindertherapie ein. Mit seinen ständig im Rollenspiel wechselnden Projektionsmöglichkeiten, aber auch der Aggressionsabfuhr im Verlauf von Identifizierungsprozessen hat es sich als ein unentbehrlicher Bestandteil der Kindertherapie erwiesen. Es wurde von Zulliger (1952) in seinem „Gemüsetheater", mit Rüben, Kohlköpfen u.a. als Darstellern, abgewandelt. Die Grundidee läßt sich erfolgreich auf das Rollenspiel des Psychodrama (Moreno), aber auch eine spezielle Anwendung von Spieltests — „Scenodrama" im Scenotest nach Zierl — übertragen.

Zu den bekannten Schweizer Kindertherapeuten gehört M. Loosli-Usteri, deren Arbeit über die Angst des Kindes aus ihren Erfahrungen im therapeutischen Umgang mit neurotischen Kindern erwachsen ist. M. A. Sechehaye verdankt die Kinderpsychotherapie wichtige Erkenntnisse über den Umgang mit psychotisch gestörten Patienten. Die Verwandtschaft des Denkens und Empfindens von Kindern mit dem infantil-regredierter, einem magisch-symbolischen Denken verfallener Schizophrener läßt auch in der Therapie bei beiden ähnliche Wege beschreiten. Eine Spezialform der Psychotherapie von Schizophrenen, die Sechehaye als „symbolische Wunscherfüllung" definierte, hat eine grundlegende Bedeutung für die psychotherapeutische Schizophreniebehandlung erlangt. Erst jüngst hat G. Benedetti (1962) auf Übereinstimmungen zwischen Kinderpsychotherapie

und analytischer Psychosentherapie hingewiesen.

L. Düss, eine Schülerin Sechehayes, entwickelte eine psychodiagnostische Fabelmethode, die sie in der Kindertherapie zu
Untersuchungen über den Widerstand des
Kindes in der Analyse anwandte.

Den sozialpsychologischen Aspekt, den
auch Zulliger mit Nachdruck betont, sieht
Julia Schwarzmann als Hauptanliegen ihrer
„soziologisch orientierten Kinderanalyse" an.
Diese Form der Kinderpsychotherapie bemüht
sich, die Analyse des Kindes in sein gesamtes
Dasein einzuordnen. Mit Recht sieht Schwarzmann in der frühkindlichen Auseinandersetzung zwischen Kind und Mutter erste sozial-
psychologische Ansätze als Vorbild aller späteren Formen der Gemeinschaftsbildung und
in der „seelischen Heimatlosigkeit" des Kindes
— analog dem „Kaspar-Hauser-Komplex"
Mitscherlichs (1950) — die Ursache zahlreicher Neurosen und Verwahrlosungen im
Kindesalter. Aus dieser Einsicht heraus befürwortet sie die kombinierte Arbeit mit Kind
und Mutter, notfalls beiden Eltern, indem sie
schon in die einleitenden diagnostischen Untersuchungen die Partner der Neurose einbezieht[1]. So erfaßt die soziologisch orientierte
Kinderanalyse die Gesamtauswirkungen einer
„Familienneurose" (s. unten, S. 974), die
häufig einer kindlichen Fehlhaltung zugrunde
liegt.

Zulliger, von Beruf Volksschullehrer, ist
der führende Interpret der modernen, nicht-
deutenden Kinderpsychotherapie. Auch Zulliger betont die Notwendigkeit eines primären Vertrauensverhältnisses zum Kinde und
seinen Eltern als Grundlage der Behandlung.
Der Kindertherapeut soll unkonventionell dem
Kinde gegenübertreten, um sich zunächst in-
tuitiv dem sich anbahnenden Spiel zu überlassen. In der Analyse einer „Blitzheilung"
demonstriert Zulliger (1956c), welche psychodynamischen Hintergründe dem tiefenpsychologisch geschulten Kindertherapeuten auch bei
Erfolgen in einer einmaligen Beratungs- und
Behandlungssituation erkennbar werden. Die
psychotherapeutische Arbeit Zulligers mit
Kindern erfolgt aus einer psychoanalytisch-
pädagogischen Grundhaltung, die er als kollektive Neurosenprophylaxe in jahrzehntelanger

---

[1] In ähnlichem Sinne läßt von Staabs (1965)
Mutter und Kind, getrennt, mit dem Scenotest spielen.

Lehrertätigkeit, aber auch in der Erziehungshilfe anwandte.

J. Berna, gleichfalls nicht-ärztlicher Psychotherapeut, betont die Sonderstellung, die
der Therapeut dem Kinde gegenüber einnehmen
soll, um möglichst seine Identifizierung mit
elterlichen Rollen im Erleben des Kindes zu
vermeiden. Er ist lediglich Kamerad und Bruder des Kindes, das er in all seinen Nöten zu
verstehen sucht, und gerät so niemals in eine
Übertragungssituation. Er überläßt weitgehend
den Eltern die erzieherischen Funktionen, hält
aber einen beratenden Kontakt zu ihnen aufrecht. In diesem Sinne besteht er auf der Notwendigkeit eines orientierenden Hausbesuches
des Therapeuten in der Familie des Kindes
(Berna, 1949).

Monika Winkler sieht die Problematik
der Kinderpsychotherapie darin, daß der Analytiker gleichzeitig magisch, theoretisch und
praktisch denken und handeln muß, ohne daß
dadurch der Ablauf der Therapie gestört wird.

Der Psychohygieniker Meng hat Richtlinien für die Erziehung und Behandlung gesunder wie neurotisch gestörter Kinder und
Jugendlicher gegeben.

Unter den Kinderpsychotherapeuten der
Pariser Schule hatte der 1933 aus Deutschland
emigrierte Erich Stern am ehesten die konservative Form einer erzieherisch-beratenden
Kindertherapie gewahrt (1953, 1958).

Der Kinderanalytiker Lebovici hat sich
unter anderem um die Einführung des Psycho-
dramas in die Kinderpsychotherapie verdient
gemacht (1955, 1957).

Dolto-Marette entwickelte eine Spezialform der analytischen Kinderpsychotherapie,
das „Spiel mit der Blumenpuppe": Es wird
dem Kinde eine Puppe in figürlich-plastischer,
menschlicher Form, mit einem Blumenkelch
als Kopf, gegeben, die speziell dem ich-
schwachen, autistischen Kind auf dem Wege
der Projektion die Übertragung seiner Libido
auf Tiere und Menschen erleichtern soll.

In Österreich und Deutschland bekam in
den 20er Jahren die Arbeit der Erziehungsberatungsstellen unter dem Einfluß der Individualpsychologie Alfred Adlers einen
vorwiegend sozialpädagogisch-erzieherischen
Aspekt, auch in der Kinderpsychotherapie,
wobei jedoch stets tiefenpsychologische Gesichtspunkte im Vordergrund standen. Diese
Vorarbeit hat einen entscheidenden Einfluß

auf die moderne Entwicklung des anglo-amerikanischen Systems der Child-Guidance-Clinic genommen.

Infolge der Verfemung der Psychoanalyse und Emigration zahlreicher Analytiker in den 30er Jahren hat sich die analytische Kinderpsychotherapie in Deutschland relativ spät entwickelt. Am 1945 von SCHULTZ-HENCKE neu gegründeten Berliner psychotherapeutischen Institut bauten ANNEMARIE DÜHRSSEN und WERNER SCHWIDDER die Kinderspieltherapie nach analytischen Grundsätzen, unter weitgehender Berücksichtigung erzieherischer Gesichtspunkte, aus, wobei insbesondere der Scenotest von GERDHILD VON STAABS als diagnostisches und therapeutisches Hilfsmittel in der Spielbehandlung eine vielseitige Verwendung fand.

Neben der Einrichtung von Erziehungsberatungsstellen, die in Tradition und Vorbild der anglo-amerikanischen Child-Guidance-Clinics tiefenpsychologischem Denken aufgeschlossen waren, trug der Gedanke der Psychagogik (s. unten, S. 982) als eigener Berufsstand eines Kindertherapeuten zur Entwicklung der Kinderpsychotherapie in Deutschland bei. Die moderne analytische Kinderpsychotherapie hat in einem Amalgamierungsprozeß die wesentlichen Erkenntnisse der verschiedenen psychotherapeutischen Schulen aufgenommen. Es liegen ihr die tiefenpsychologischen Erfahrungen über die frühe Entwicklung des Kindes, wie seine zwischenmenschlichen Beziehungen in der Familie, zugrunde. Diese wie die spätere Stellung des Kindes in der größeren Gemeinschaft bestimmten den Aufbau der ersten Erziehungsberatungsstellen nach individualpsychologischen Gesichtspunkten. Eine gewisse Sonderstellung nimmt die analytische Psychologie C. G. JUNGs ein: Ihre Anhänger berücksichtigen in der Spieltherapie die Welt der Archetypen (FORDHAM).

Sinn, Form und Inhalt der analytischen Spieltherapie

Das Spiel ist die adäquate „Sprache" des Kleinkindes, aber auch noch des infantil regredierten älteren neurotischen Kindes. Das gesunde Kind meistert im Spiel neue Entwicklungsstufen, indem es Erfahrungen sammelt und in der Bewältigung der Realität — auch im Spiel — seine Kräfte erprobt. So kommt es, mit der Meisterung von Trieben und Impulsen, zu einer wachsenden Stärkung des Ichs (ERIKSON). Die Erfülltheit des natürlichen Spieles, das nur bei gelockerter Feldspannung als echtes Spielgeschehen abläuft, wird von einer in der magisch-animistischen Phase (ZULLIGER, 1952) noch nahezu unbegrenzten Phantasietätigkeit des Kindes angeregt und unterhalten.

Beim neurotisch gestörten Kind ermöglicht die Spieltherapie über den Abbau neurotischer Abwehrmechanismen einen Zugang zur kindlichen Erlebniswelt. In einer dem Denkerleben der Primitiven, der Schizophrenen, aber auch der archaischen Welt der Träume nahestehenden Symbolsprache weist das Kind verschlüsselt auf seine Konflikte hin. Während es dem gesunden Kind meist gelingt, diese im natürlichen Handlungsablauf seines Spieles abzureagieren, ist das seelisch gestörte Kind infolge der Verdrängungsprozesse meist zunächst spielgehemmt. Unter dem Druck einer Fehlerziehung hat es früh Versagungen erfahren und kann nicht in natürlicher Weise seine Affektivität im Verhalten und Spiel ausleben. Das zutiefst gestörte „Urvertrauen", das sich beim neurotischen Kind mangels gesicherter Urerfahrungen in ein „Urmißtrauen" (ERIKSON) gewandelt hat, muß in der Kindertherapie durch ein Nacherleben von Vertrauen und Sicherheit im Leitbild und Verhalten des Therapeuten allmählich wieder aufgebaut werden. Dieses setzt eine tragfähige Beziehung zwischen Kind und Therapeuten voraus.

Die Spieltherapie sucht die pathogenen Konflikte des Kindes aufzudecken, um sie durch eine Dramatisierung (Agieren) im Spiel zur Lösung zu bringen. Konflikte, die unter einem starken Verdrängungsdruck gehalten werden, können auf diesem Wege abreagiert werden. Dieses gilt besonders für die Aktualkonflikte, d.h. neurotische Reaktionen auf ein Schockerlebnis, z.B. eines Unfalles oder Operationstraumas. Nach H. HARTMANN bestehen die wesentlichen Wirkungen der analytischen Spieltherapie 1. in der motorischen Abfuhr, 2. in der symbolischen Wuscherfüllung (SECHEHAYE), 3. in der Wendung von Passivität zu Aktivität und 4. in der Angstüberwindung durch aggressives Ausleben im Spiel. Die schöpferischen Funktionen des Spieles sind von großer Bedeutung für den Aufbau der Ich-Identität (ERIKSON).

Die Spieltherapie soll das Kind für ein gesundes, erfülltes Spiel spielfähig machen. Insofern steht das therapeutische Spiel des neurotischen Kindes wenigstens zu Beginn der Behandlung unter einem anderen Aspekt als das natürliche Spiel des seelisch gesunden Kindes.

Indem das Kind in der Spieltherapie mit der Lösung des Verdrängungsdruckes seine Aggressionen auslebt, kommt es initial zu einer erheblichen Zerstörungsphase im Verlaufe der Behandlung. Doch müssen dem noch unfertigen Kind auch im Spiel Grenzen, d.h. einschränkende Verbote, gesetzt werden, an denen es sich orientieren kann. Es ist sonst leicht in seinen Aggressionen eigenen unkontrollierten Ängsten und Schuldgefühlen ausgeliefert. So ist auch stets in der Kindertherapie die Integrität der Persönlichkeit des Therapeuten zu wahren.

Märchen, Phantasiegeschichten und Träume geben neben dem Hilfsmittel des Scenotestspieles sowie dem Malen und Zeichnen, wie allgemein künstlerischem Gestalten des Kindes, dem Therapeuten Möglichkeiten, sich in das unbewußte Erleben des Kindes hineinzuversetzen.

Indem im therapeutischen Spiel das Unbewußte des Kindes direkt angesprochen wird, bedarf es auf dieser Basis kindlichen Spielverständnisses keiner intellektuellen Erklärungen und Deutungen seitens des Therapeuten gegenüber dem Kinde. Bei einer passiven Grundeinstellung im Sinne der von S. FREUD empfohlenen „freischwebenden Aufmerksamkeit" beteiligt sich der Kindertherapeut überlegt, zum rechten Zeitpunkt, am Spiel des Kindes, um dadurch indirekt die kindliche Fehlhaltung im Spiel und darüber hinaus in der Realität des täglichen Lebens zu korrigieren. Spielzeug und Spielvorgang entfalten häufig ohne Bewußtmachung des Spielgeschehens eine Heilwirkung beim Kinde. In seltenen Fällen wird dem kleinen Patienten seine Fehlhaltung spontan einsichtig. Im Kontakt zum Unbewußten ist selbst bei schwer gestörten Kindern ein urtümliches bildhaftes Denken noch ungestört bewahrt geblieben und therapeutisch anzusprechen. Wenn das Kind spürt, daß der Therapeut die im Spiel in symbolischer Form dargebotenen Konflikte versteht und das Kind ernst nimmt, ist eine für die Heilung notwen-dige Vertrauensbasis — positive Übertragungssituation — geschaffen. So erlebt das Kind eine angst- und schuldbefreiende Konfliktauflösung und ist nun bereit, altersadäquate Aufgaben der Anpassung in Familie und Schule zu erfüllen.

Kinder, die infolge einer überfordernden, dressierenden und frustrierenden Erziehung daran gehindert wurden, wesentliche Erlebnisqualitäten, z.B. der kleinkindlichen analen und urethralen Phase, lustvoll auszuleben, regredieren im neurotischen Verhalten in eine ihrer Altersstufe nicht mehr entsprechende frühkindliche Phase, z.B. des Bettnässens. Diese Zusammenhänge werden als Aktualtrauma evident, wenn mit der Geburt eines Geschwisters die einmal erworbene Position bedroht erscheint und das Kind sich gleichzeitig neuen Überforderungen ausgesetzt fühlt. Jede Eifersuchtsreaktion regressiver, aber auch aggressiver Prägung, bis zu verdeckten und offenen Tötungswünschen gegenüber dem Nächstgeborenen, kann als eine phasenbedingte kleinkindliche Verhaltensstörung angesehen werden. Hat sich jedoch diese negative Einstellung beim Kinde infolge elterlicher Fehlhaltung fixiert, dann ist zur Vorbeugung einer neurotischen Entwicklung und Auflösung des Komplexes eine psychotherapeutische Behandlung indiziert. Neben der Beseitigung der aktuellen Eifersuchtsproblematik dient die Kindertherapie dem Nacherleben der nicht adäquat durchlebten frühen emotionalen Phase. Das magersüchtige Mädchen, welches in der Behandlung instinktiv nach einer Milchflasche verlangt, bekundet damit eine Frustration in der Mutter-Kind-Beziehung, die bis in die orale Phase zurückreicht. Bei der Bedeutung derselben für alle kindlichen Entwicklungsstörungen spielt das Essen in jeder Form der Zubereitung und des Verzehrs eine wichtige Rolle in Kinderbehandlungen.

Dem Schmieren und Schmutzen, einem natürlichen Luststreben des Kindes in der Phase der in unseren Kulturkreisen oft vorzeitig erzwungenen Sauberkeitsgewöhnung — Frustration in der analen Phase —, kommt in der Kindertherapie die Fingermalerei (PEKNY), wie auch das Kneten mit Plastilin, Ton und Lehm entgegen. Mit ihnen befriedigt das Kind in Schmutzorgien ein echtes emotionales Nachholbedürfnis. Läßt der Therapeut das Kind ohne die bisher ständig von der Umwelt erlebten Verbote und Tadel gewähren, so erfährt das Kind eine Befreiung, die spontan, ohne direkte Symptombehandlung, zum Sistieren einer Enuresis bzw. Enkopresis führen kann. Die Art und Weise, in welcher das Kind im Verlaufe einer Malbehandlung zu geordneten harmonischen Formen und Farben des Gestaltens findet, bestätigt, daß es eine höhere Stufe seines Entwicklungs- und Reifungsprozesses erreicht hat.

In der Latenzphase läßt die Phantasietätigkeit des Kindes im allgemeinen nach. Die Aufgaben der Realitätsanpassung in der größeren Gemeinschaft sowie die Ausbildung des Werksinnes lassen diese Entwicklungsphase für eine Spieltherapie, speziell die Gruppentherapie, als besonders geeignet erscheinen. Dabei werden auch auf dieser Entwicklungsstufe notfalls frühere emotionale Phasen im Spielerleben nachvollzogen. Jenseits der Pubertät wird dagegen nur noch selten, in schweren Fällen juveniler Neurosen und Psychosen, zu dem Mittel der reinen Spieltherapie gegriffen.

Spezielle Probleme der Kinderpsychotherapie

Die Indikationsstellung zur Kinderpsychotherapie

Die im initialen Gespräch mit den Eltern aufgenommene biographische Anamnese zeigt, wieweit es sich bei der Symptomatik des Kindes lediglich um eine passagere phasenbedingte Verhaltensstörung, z.B. eine extreme Trotzreaktion, handelt, oder ob aus dem geschädigten Familienmilieu Anhalt für eine tiefer gelagerte, therapiebedürftige neurotische Störung des Kindes gegeben ist. A. Freud sieht dabei weniger die neurotischen Symptome selber, als deren Auswirkung auf den Reifungsprozeß, z.B. das Ausmaß der Regression, als entscheidend für die Indikationsstellung an. Sie bemüht sich vor, während und nach der Psychotherapie um die Aufstellung eines Entwicklungsprofiles, um zu erkennen, wieweit Trieb- und Ich-Entwicklung des Kindes phasengerecht ablaufen. Dieses „metapsychologische Entwicklungsbild" dient nicht nur der Indikationsstellung, sondern auch der Erfolgsbeurteilung einer eingeleiteten bzw. abgeschlossenen Therapie (A. Freud, 1968).

Soziale Notstände, chronische Ehekonflikte der Eltern, psychosomatische Leiden — bei nicht gesicherter ärztlicher Unterstützung — und Verwahrlosung können die Therapiefähigkeit von Kind und Eltern einschränken. Im wesentlichen wird die Indikation durch die Libido- und Ich-Entwicklung des Kindes, seine relative Ich-Stärke und Übertragungsfähigkeit, aber auch die seiner Eltern bestimmt.

Eine psychologische Testuntersuchung trägt zur exakten Diagnose- und Indikationssicherung bei. Sie wird von manchen Kindertherapeuten selber durchgeführt bzw. in die Therapie eingebaut, von anderen Therapeuten einem Psychologen bzw. einer anderen Instanz, z.B. einer Beratungsstelle, übertragen.

Grundsätzlich ist die Mitarbeit der Eltern, passiv durch laufende Beratungen oder aktiv durch eine gleichzeitige eigene Behandlung während der Therapie des Kindes, anzustreben. Doch stellt sich meist erst im Verlauf der Behandlung heraus, wieweit sich eine einmal geäußerte Bereitwilligkeit der Eltern auch in kritischen Behandlungssituationen als belastungsfähig erweist. Nur bei Jugendlichen, deren Neurose ein Ablösungskonflikt oder eine Scheidungsproblematik der Eltern zugrunde liegt, kann im Einzelfall eine Behandlung ohne Einwilligung eines Elternteiles, ja notfalls gegen dieselbe durchgeführt werden. Auch dann ist es das Ziel der Therapie, einen Ausgleich zwischen Kind und Eltern anzustreben.

Die Primitivstruktur eines Elternteils bzw. der Familie kann eine Psychotherapie des Kindes unmöglich machen, wenn es nicht gelingt, bei den Eltern für die Nöte ihres Kindes Verständnis zu wecken. Auch bei geistig schwach begabten Kindern läßt sich eine Spieltherapie durchführen, wenn sich diese, mehr im heilpädagogischen Sinne, ganz auf die ursprünglichen magischen Bereiche des kindlichen Seelenlebens einstellt.

Bei jeder Indikationsstellung zur Kinderpsychotherapie sind die realen Forderungen von Raum, Zeit und Geld zu beachten. Man wird von vornherein die lange Dauer einer Spieltherapie — über Monate bis evtl. Jahre, bei 2—3 Wochenstunden — in Rechnung stellen müssen. Kommt zur finanziellen Überforderung eine erhebliche Entfernung des Therapeuten vom Wohnort des Patienten hinzu, dann ist bei dem Auftreten erster Widerstände mit einem Behandlungsabbruch seitens der Eltern zu rechnen. Es kann einer Mutter kaum zugemutet werden, über eine längere Zeitspanne mehrmals wöchentlich ihr Kind 2—3 Std zum Therapeuten zu bringen und gleichzeitig die anderen Kinder zu vernachlässigen. Sekundär-Neurotisierungen im Familienmilieu sind die zwangsläufige Folge.

Bei verwahrlosten Jugendlichen, besonders der Luxusverwahrlosung unserer Zeit, scheitert eine Behandlung meist schon im initialen Stadium: Der bindungslose Patient erweist sich als nicht übertragungsfähig. So ist beim Verwahrlosten die Über-Ich-Position eines geschlossenen Heimes oder einer Anstalt zum Aufbau einer tragfähigen Beziehung zum Therapeuten notwendig.

Die initiale Behandlungsphase

Für die Psychotherapie ist die Initialphase von größter Bedeutung; sie entscheidet mit ersten Widerständen und deren Abbau über Gelingen oder Mißlingen einer Behandlung. Deshalb bemüht sich A. Freud von Anfang an und mit allen Mitteln, das Kind „analysefähig zu machen". Sie umwirbt es und stellt sich notfalls gegen die Eltern, bemüht um eine positive Übertragung des Kindes. Das tut auch Aichhorn, der sich bei der Psychotherapie verwahrloster Kinder und Jugendlicher anfangs weitgehend mit deren Nöten identifiziert. Dennoch darf der Therapeut nicht die anfängliche Position einer alles gewährenden Mutter beibehalten, sondern soll bei einigermaßen gesicherter Übertragung bald eine kontinuierliche Behandlungssituation anstreben.

Der Therapeut und seine Haltung

Die mannigfaltigen Reaktionen verhaltensgestörter Kinder in den verschiedenen Entwicklungsphasen setzen ein hohes Einfühlungsvermögen des Therapeuten voraus. Dieses gilt besonders für die kritische Anfangsphase. Die passiv-rezeptive Haltung des Erwachsenen-Analytikers ist auch grundsätzlich diejenige des Kindertherapeuten, doch diktiert bald das Einbezogenwerden in das Spiel des Kindes Abwandlungen derselben. Abgesehen von der individuellen Reaktionsbereitschaft des Therapeuten auf das „Therapieangebot" des Kindes verlangt die Behandlung eine vielseitige, höchst individuelle Verwendung therapeutischer Ein-

fälle und Maßnahmen. Die jeweilige Charakterstruktur und Haltung des Therapeuten bestimmt in Übertragung und Gegenübertragung den individuellen Ablauf der Behandlung. Damit ist jene therapeutische Wirkung gemeint, die mit dem Begriff der „Persönlichkeit des Arztes" umschrieben wird.

Bei der Wahl des Therapeuten sind nicht zuletzt dessen Alter und Geschlecht, im Hinblick auf den Patienten und seine Störung, zu berücksichtigen. Da der überwiegende Anteil neurotischer Kinder ein gestörtes Mutter-Kind-Verhältnis aufzuweisen hat, liegt es nahe, besonders bei jüngeren Kindern in der Kindertherapie zunächst im Schutze eines weiblichen Therapeuten ein beständiges positives Mutterbild zu vermitteln. In anderen Fällen, so bei Scheidungskindern, Vaterlosigkeit oder Pubertätsschwierigkeiten, ist oft eher ein männlicher Kinderanalytiker indiziert. Bisweilen ist auch ein Therapeutenwechsel in einer bestimmten Phase der Behandlung anzuraten.

Bei Jugendlichen können junge Therapeuten die initiale Übertragung erleichtern, doch identifizieren sie sich, unmittelbar einfühlend und ohne kritischen Abstand, allzuleicht mit dem Jugendlichen im Selbsterleben.

Der Behandlungsverlauf ist auch beim Kinde von Übertragungs- und Gegenübertragungsproblemen erfüllt. Im Gegensatz zur Analyse des Erwachsenen bleiben die Eltern dem Kinde unmittelbar existent: Sie erleben den Ablauf der Behandlung intensiv mit. Liebe und Haß des Kindes beziehen bald auch den Therapeuten mit ein. Im Verlauf der Kindertherapie nimmt der Therapeut neben den Eltern eine Stellung ein, die durchaus zu Übertragungsproblemen des Kindes führt. Dieses gilt vorzugsweise für Kinder aus gestörten, „unvollkommenen" Familien — fehlender oder unsichtbarer Vater bzw. Mutter, Kinder aus geschiedener Ehe, Waisenkinder —, die in Deutschland einen erheblichen Anteil der Kinder mit Verhaltensstörungen ausmachen.

Der Kindertherapeut soll in einer verläßlichen, sichernden und unerschütterlichen Haltung, gewährend und nicht moralisierend, dem Kinde in der Behandlung gegenübertreten. Er ist ein Kamerad und Helfer des Kindes, stets bereit, es mit all seinen Nöten und Fehlern anzunehmen.

Schon Aichhorn wies darauf hin, daß der Kindertherapeut stets zwei Fäden, nämlich zur Mutter und zum Kinde, in der Hand halte. Auch andere Kindertherapeuten betonen den notwendigen engen Kontakt zu den Eltern des Kindes.

Die Position der Eltern während der Therapie des Kindes

Mit der aktiven oder passiven Haltung der Eltern während der Behandlung ihres Kindes tritt ein Faktor zum therapeutischen Ge-

hineinmanövriert zu werden. Es werden dem Kinde in den „unbewußten Phantasien" der Eltern bestimmte Rollen zugewiesen, indem man unter anderem im Kinde sucht, was man selbst ist, war oder sein möchte (H. E. Richter).

Bei Gelingen der Psychotherapie des Kindes stellen sich leicht Eifersuchtshaltungen der Eltern gegenüber dem Therapeuten in der Liebe zum Kinde ein. Besonders Mütter er-

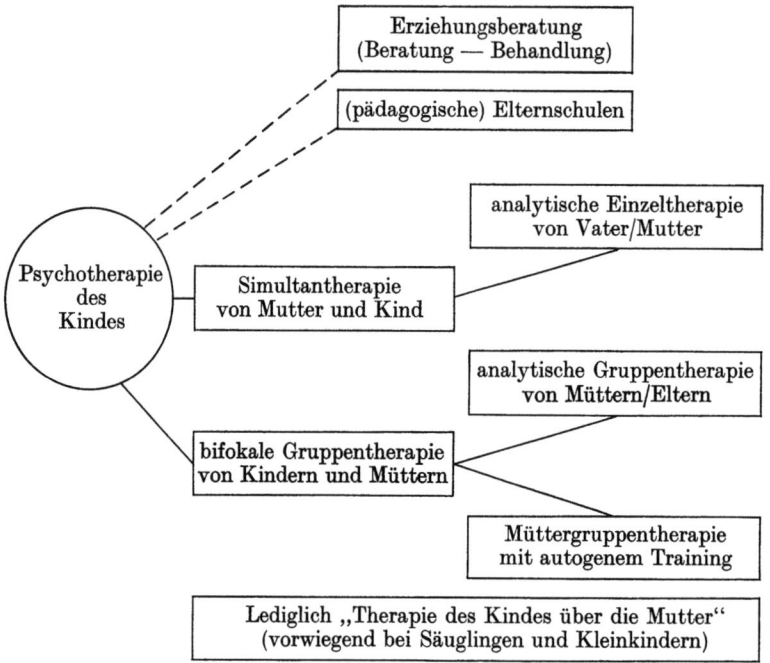

Abb. 313. Kind und Eltern während der Psychotherapie

schehen, der es grundsätzlich von der Erwachsenenanalyse unterscheidet. In jedem Falle wird der Therapeut von Anfang an um eine positive Beziehung zu den Eltern bemüht sein und auch bei schwerem erzieherischem Versagen derselben niemals einen Vorwurf äußern, um nicht zu starke Schuldgefühle bei den Eltern zu fixieren.

Bisweilen wird das Kind als „Präsentiersymptom" (Balint), stellvertretend bzw. eigene neurotische Leiden der Eltern verbergend, zum Arzt gebracht. Das Kind ist oft nur noch ein neurotisches Bindeglied zwischen den Eltern und wird in der Auseinandersetzung der „Familienneurose" zum Spielball innerfamiliärer affektiver Spannungen. Tritt nun der Therapeut hinzu, dann erfordert es äußerste Zurückhaltung, nicht sogleich in eine vorbestimmte Position in diesem neurotischen Kräftespiel

leben häufig den Erfolg des Therapeuten bei ihrem Kinde als eine narzißtische Kränkung. Andererseits wird die Behandlung von uneinsichtigen Eltern gern für wiederauftretende Erziehungsschwierigkeiten im Verlauf der Therapie verantwortlich gemacht. Indem den Eltern weitgehend die erzieherische Autorität überlassen bleibt, ermöglicht ein ständiger lockerer Kontakt zu ihnen die Übermittlung notwendiger erzieherischer Ratschläge. Nicht selten wird den Eltern erst während der Behandlung ihres Kindes die eigene Fehlhaltung bewußt und die Bereitschaft bekundet, durch eine eigene Behandlung dieselbe zu beheben.

Elternbehandlung während der Therapie des Kindes

Bei der engen Verflechtung der neurotischen Verhaltensstörung des Kindes mit dem Schicksal seiner Mutter, aber auch seines Vaters, liegt es nahe, Kind und Eltern gleichzeitig für eine Behandlung zu gewinnen. So machen Kinderanalytiker der anglo-amerikanischen und französischen Schule die Indikation zur Kindertherapie z.T. davon abhängig, daß sich die neurotisch gestörten Eltern gleichfalls einer Behandlung unterziehen. Bei Störungen im frühen Kindesalter hat sich die „Analyse des Kindes über die Mutter", d.h. lediglich eine Psychotherapie der letzteren, bewährt.

Die „Simultan-Analyse" ist an der Hampstead Clinic in London im Forschungsprogramm erprobt worden (HELLMAN, 1962). Bei der gleichzeitigen Behandlung von Mutter und Kind gehen die Meinungen auseinander, ob diese von einem anderen oder demselben Therapeuten durchgeführt werden sollen. Letzteres erscheint möglich, wenn eine absolute Diskretion des Therapeuten gewahrt wird und das Kind sich nicht durch ihn bei den Eltern „verraten" fühlt. Das gleiche gilt für die Gruppentherapie, in welcher der Patient allerdings leichter in der Anonymität des Kollektivs aufgehoben ist.

Steht bei der Neurose des Kindes die Behandlung von Kind und Mutter im Vordergrund, so besteht die Gefahr, daß der Vater emotional vernachlässigt wird. Um seiner Isolierung im Familienleben vorzubeugen, ist deshalb auch der Vater in die Erziehungsgespräche einzubeziehen.

Die Behandlung der Eltern verhaltensgestörter Kinder wird entweder in der lockeren Form einer pädagogischen Führung in Erziehungsfragen in „Mütterschulen" bzw. „Elternschulen" (BROCHER) durchgeführt oder unterliegt als analytische Gruppentherapie den üblichen Gesetzen derselben. Sie wurde von R. SCHINDLER als „bifokale Gruppentherapie" mit getrennten Gruppen der Patienten und deren Angehörigen bei Geisteskranken erprobt und inzwischen auch mit Erfolg bei neurotischen Kindern und ihren Eltern angewandt. Während an einer Elternschule möglichst beide Ehepartner in ihrer gemeinsamen Verpflichtung am Kinde teilnehmen sollen, ist dieses bei einer analytischen Gruppentherapie kontraindiziert: Zu sehr ist die Intimsphäre menschlichen Zusammenlebens durch das analytische Bekenntnis in der Gruppe und Bloßstellung des Ehepartners gefährdet.

Beendigung der Kinderanalyse

Für sie gelten besondere Kriterien. Auf die Probleme einer „unendlichen Analyse" bei Erwachsenen hat schon S. FREUD (1937) hingewiesen. Unsichere Therapeuten, die sich das Scheitern einer Behandlung nicht eingestehen wollen, suchen durch eine „unendliche Analyse" dennoch einen Erfolg zu erzwingen. Es entspricht dieses Verhalten kindlichen Allmachtswünschen. Hier wird, abgesehen von der Notwendigkeit einer Lehranalyse, die Bedeutung der kontrollierenden Instanz eines erfahrenen Kinderanalytikers, besonders bei Anfängern, evident.

Das Ende einer Psychotherapie beim Kinde und Jugendlichen sieht AICHHORN darin, daß sich der Patient selber von der Behandlung zu distanzieren beginnt, die Übertragung lockert, Stunden versäumt und altersgemäße natürliche Kontakte im Kreise von Kameraden entwickelt. Die Beendigung einer Psychotherapie ist keinesfalls von ihrer Dauer und Intensität abhängig. Sie kann bei traumatischen Neurosen, aber auch aktuellen Krisen bestimmter Entwicklungsphasen relativ früh eintreten, wenn es in der Spieltherapie zu einem kathartischen Durchbruch kommt und sich die Eltern in der Mitarbeit und erzieherischen Weiterführung des Kindes einsichtig verhalten. KOS weist auf das günstige Zusammentreffen der Beendigung einer Therapie mit dem Beginn einer neuen Entwicklungsphase und damit neuen Aufgaben des Kindes in seiner Daseinsbewältigung hin.

Die Symptombeseitigung allein ist kein hinreichender Grund, eine Behandlung zu beenden. Leicht folgt bei erneuten Belastungen im Milieu ein Rückfall in die Symptomatik bzw. ein Symptomwechsel. Weit mehr ist die Überwindung infantiler Bindungen zu beachten, sowie ein altersgemäß gereiftes libidinöses Verhalten des Kindes zu Eltern und Geschwistern, wie allgemein zur Umwelt.

Ein Abbruch der Behandlung von seiten des Patienten wird bei jüngeren Kindern meist dem Widerstand der Eltern gegen die Behandlung zur Last zu legen sein. Bei Pubertierenden und Jugendlichen kann ein primärer Widerstand eine unüberwindliche negative Übertragung zum Therapeuten schaffen und den Abbruch einer Behandlung provozieren.

Die Prognose der kindlichen Neurose im Hinblick auf die Kinderpsychotherapie

Bei der Prognose kindlicher Verhaltensstörungen sind die gesunden Reifungstendenzen zu beachten (Förster, A. Freud, 1968; S. Freud, 1926). Bei der Prognosenstellung kindlicher Neurosen ist nicht die aktuelle Symptomatik, sondern das Ausmaß der Verdrängungsreaktionen zu beachten (Dührssen, 1952). Die Reaktion des Kindes auf Belastungsproben ist dabei ein Gradmesser für die Schwere der neurotischen Störung. Dolto-Marette (1961) definiert die Prognose wie folgt: Wenn sich bis Ende des 3. Lebensjahres noch keine ernsteren neurotischen Störungen des Kindes in seinem emotionalen wie psychosomatischen Verhalten eingestellt haben, handelt es sich um keine ernsteren Störungen. Alle Verhaltensstörungen, welche erst nach dem 7. Lebensjahr, d.h. nach Überwindung der oedipalen Krise, mit der Bewältigung der Realitätsanpassung des Schulkindes auftreten, weisen eine günstige Prognose auf.

Man wird aber bei einer im späteren Alter sich manifestierenden Symptomatik beachten müssen, wieweit nicht doch larvierte neurotische Primärsymptome vorhanden sind, die in frühe Kindheitsphasen zurückreichen. Grundsätzlich wird sich jede frühzeitige Psychotherapie einer ernsteren neurotischen Störung des Kindes als vorteilhaft und jede Hoffnung auf eine Spontanheilung in späteren Reifungskrisen als fragwürdig erweisen.

Erfolge der Kinderpsychotherapie (Katamnesen)

Bei der Diskussion über die Erfolge der Neurosentherapie Erwachsener haben M. u. E. Balint auf die Problematik einer Normung psychiatrischer Untersuchungsergebnisse hingewiesen. Die Schwierigkeiten eines exakten Vergleiches kindertherapeutischer Ergebnisse resultieren aus den zahlreichen varianten Therapieformen, den unterschiedlichen kindlichen Charakteren und ihren Störungen in den verschiedenen Entwicklungsphasen, den wechselnden Milieueinflüssen, insbesondere im Hinblick auf Mitarbeit oder Widerstand der Eltern und nicht zuletzt die jeweiligen Therapeuten mit ihren verschiedenartigen Haltungen im Therapieprozeß. Es muß bei den Untersuchern eine Übereinstimmung über die Rolle von unbewußten Konflikten und Abwehr-

mechanismen bei neurotischen Erkrankungen, d.h. der allgemeinen Prinzipien der Psychodynamik von Neurosen, vorliegen. Subjektiven Beurteilungen wie ,,geheilt, gebessert, wenig gebessert" usw. sind objektive Auswertungsversuche mit differenzierten Nach-Explorationen und Psychodiagnostik überlegen, wobei besonders die Kriterien einer echten Auflösung des neurotischen Konfliktes oder nur einer Scheinlösung (,,Flucht in die Gesundheit"), z.B. durch lediglich äußere Entlastungen im Sinne einer Symptomheilung, zu beachten sind (Malan).

Der individuelle Verlauf einer Verhaltensstörung, und sei es eines so banalen Symptoms wie des Bettnässens, gestattet kaum den Vergleich zweier Behandlungen. Dennoch konnte H. Brock einen eindeutigen Unterschied zwischen je 50 unbehandelten und psychotherapeutisch behandelten Enuretikern feststellen. Entsprechend beurteilten Heinicke u. Goldman an einem größeren Untersuchungsmaterial verschiedener Autoren die Ergebnisse einer Kinderpsychotherapie als positiv.

Im allgemeinen wird der Kindertherapeut den Erfolg einer analytischen Kinderpsychotherapie, von der augenblicklich erreichten Anpassung, Einordnung und Bewährung abgesehen, davon abhängig machen müssen, ob später der gereifte Jugendliche und Erwachsene normale libidinöse Strebungen entwickelt, d.h. wie es S. Freud für den Erwachsenen gefordert hat, zu einem gesunden Arbeits- und Liebesleben fähig ist (Biermann, 1969f).

Die Kosten der psychotherapeutischen Behandlung

Die Idealforderung, die Kinderanalyse auch prophylaktisch in die Kindererziehung einzubauen, ist, von der wirtschaftlichen Unmöglichkeit der Durchführung abgesehen, auf erhebliche Widerstände gestoßen. Dringlicher erscheint die Notwendigkeit, bei dem Ausmaß kindlicher Verhaltensstörungen in unseren Kulturkreisen (Davidson, Gedda, v. Harnack, Weber), das soziale Problem der Neurosenbehandlung zu lösen, worauf S. Freud schon 1919 hingewiesen hat. Die mit einer Psychotherapie des Kindes verbundenen Kosten sind für den Einzelnen der Durchschnittsbevölkerung kaum tragbar, so daß allein diese ökonomische Situation, bei andauernder Reserve der Versicherungsträger, den notwendigen Ausbau psychotherapeutischer Maßnahmen hindert. Solange das Ausmaß der größtenteils milieubedingten kindlichen Verhaltensstörungen als Folge und Schuld des zivilisatorischen Fortschrittes anzusehen ist, trägt die Gesellschaft die Verantwortung für die entstandenen Schäden. Es zeigen sich immerhin in der angekündigten Reform der ärztlichen Gebührenordnung Fortschritte, indem die Verhaltensstörung als Krankheitssymptom anerkannt und damit seine Behandlung auch ermöglicht wird. Der Weg, der seit 1945 in West-Berlin, in einer Zusammenarbeit des Zentralinstitutes für psychogene Erkrankungen mit der Berliner Pflicht-Krankenkasse, beschritten wurde, hat sich als gangbar erwiesen und auch schon in West-Deutschland mit einer Kostenübernahme bis zu zwei Drittel durch Krankenkasse und Versicherungsanstalt Nachahmung gefunden.

Besondere Formen der Anwendung einer Psychotherapie im Kindes- und Jugendalter

Gruppentherapie

Schon bei der Indikationsstellung zur Kindertherapie ist zu entscheiden, ob das Kind in einer Einzel- oder Gruppentherapie behandelt werden soll. Im letzten Jahrzehnt ist die Gruppentherapie in den Mittelpunkt des Interesses gerückt. Sie wird in den vielfältigsten Formen bei Kindern und Jugendlichen angewandt (BIERMANN, 1964, 1968b; MORENO, R. SCHINDLER, W. SCHINDLER, SLAVSON, TAUSCH) und reicht vom Sport und Spiel im Clubverband über die Beschäftigungsspiele vom Kindergartencharakter bzw. heilpädagogischer Zielsetzung bis zum analytisch beobachteten, geleiteten und bisweilen auch gedeuteten Gruppenspiel. Da ein erziehungsschwieriges Kind meist auch gemeinschaftsschwierig geworden ist, scheint die Rückführung in die Gemeinschaft ein wichtiges therapeutisches Anliegen zu sein. Es bestehen jedoch Kontraindikationen zur Gruppentherapie, so bei sexueller und anderer Verwahrlosung, massierten Diebstählen und allzu aggressivem Verhalten. Vorbild für die Kindergruppentherapie ist die Arbeit SLAVSONS mit Kindern und Jugendlichen. Die „Interaktionen" im Gruppengeschehen zwischen den Kindern, die sich in Korrelation zum natürlichen Familienleben unter Geschwistern abspielen, kommen in der Einzeltherapie des Kindes nur selten zum Ausdruck.

Ein Teil der Kinder ist im augenblicklichen Zustand ihrer Neurose noch nicht gemeinschaftsfähig. Hierzu gehören außer den erwähnten aggressiven und verwahrlosten Kindern die primärgestörten ängstlichen, depressiven und gehemmten Kinder. Schon eine erste Gemeinschaftsbegegnung im Kindergarten oder bei der Einschulung kann für sie zum Trauma werden und bei den bisher äußerlich unauffälligen, stillen Kindern das Symptom eines elektiven Mustismus bzw. einer anderen Form von Schulphobie auslösen. Diese Kinder können durch eine Einzelbehandlung gruppenfähig gemacht und später in eine Gruppentherapie übernommen werden. SLAVSON führt seine Gruppen, die er mit 5—8 Kindern 1—2 Jahre zusammen hält, allmählich in eine freiere Form von Spiel- und Debattierclubs über, ohne den Kontakt zu Kindern und Jugendlichen abrupt aufzugeben.

Die „nicht direktive Kinderpsychotherapie" legt dem Therapeuten im Umgang mit der Gruppe ein Extrem an Zurückhaltung auf, indem er lediglich reflektierend den Kindern ihr Verhalten aufzeigt (TAUSCH).

Im Rahmen der Kindergruppentherapie gibt es eine Fülle von Möglichkeiten für die Kinder, ihre Probleme und Konflikte im Spiel darzustellen. Hierzu gehören die Bewegungsspiele in Form von Tierpantomimen (PLÄTZER), das Kasperlespiel (RAMBERT), das Psychodrama (MORENO) sowie alle übrigen Gemeinschaftsspiele. Auch das Malen kann in Form von Rollen-Malbildern als Gemeinschaftserlebnis gestaltet werden. Ebenso können, mit diagnostischer Komponente, das Weltspiel und das Scenotestspiel in die Gruppentherapie eingebaut werden.

Im Gegensatz zur heilpädagogischen Heimerziehung, in welcher in Familiengruppen Kinder von 3—14 Jahren beiderlei Geschlechtes zusammengefaßt werden, sind die Kinder in der Gruppentherapie an bestimmte emotionale Entwicklungsstufen gebunden. Nur so findet sich eine Basis für ein gemeinschaftliches Gruppenerleben. Wieweit in der Gruppentherapie die Koedukation bejaht wird, scheint

wesentlich von persönlichen Einstellungen ab-
zuhängen. Sie kann unmittelbar anregend im
Spiel wirken, aber auch z.B. in der Pubertät
erhebliche Schwierigkeiten bereiten.

In der Gruppentherapie hat sich die gleichzeitige Behandlung der Eltern, vorzugsweise
der Mütter bewährt. Bei einer Behandlung von
Kleinkindern mit ihren Müttern wirkt sich der
räumliche Kontakt zu der im Nebenraum anwesenden Müttergruppe emotional entlastend
auf die Kinder aus (BIERMANN, 1969b).

Weitaus schwieriger als in der Einzelbehandlung ist es für den Gruppentherapeuten,
das Spielgeschehen zu überblicken und un-
sichtbar zu leiten, nahezu unmöglich aber, in
all seinen Äußerungen festzuhalten. Tonband-
und Filmaufnahmen würden nur einen geringen
Anteil des vielseitigen Gruppengeschehens erfassen, wobei jede Maßnahme der Beobachtung
schon die Intimsphäre des Spielgeschehens, den
vertrauensvollen unmittelbaren Kontakt zwischen Therapeut und Kindern verletzen kann.
Als ein Hilfsmittel hat sich die Einführung
eines zweiten Therapeuten in der Rolle des
Beobachters erwiesen, der alle wichtigen Vorgänge registriert. In der gegengeschlechtlichen
Position zum Therapeuten können beide wichtige Übertragungsmechanismen in der Vater-
Mutterstellung der Gruppe auffangen.

Die Psychotherapie in Pubertät und Adoleszenz

Pubertät und Adoleszenz stellen den Kindertherapeuten vor völlig neue Aufgaben. Das
besondere Verhalten des Jugendlichen im Ablauf seiner Persönlichkeitsentwicklung, in der
Phase der Ausbildung seiner Ich-Identität
(ERIKSON), verlangt vom Kindertherapeuten
eine Vielfalt seiner Mittel, die sich oft weit von
den strengen Regeln der Psychoanalyse entfernt. Therapeuten, die sich vorwiegend mit
der Behandlung Pubertierender und Adoles-
zenter befaßt haben, sind sich darin einig, daß
in diesem Entwicklungsstadium nahezu alle
Mittel erlaubt sind, welche den Aufbau einer
Übertragung, d.h. die Analysefähigkeit und
-bereitschaft eines Jugendlichen ermöglichen.
Ziel der therapeutischen Bemühungen ist es,
sich der inneren Situation des Patienten anzupassen. Die ständig wechselnden emotionalen
Bedürfnisse des Jugendlichen, insbesondere in
der Auseinandersetzung mit seinen Trieb-
problemen, lösen bei ihm die widersprechend-

sten, oft unverständlichen und uneinfühlbaren
Reaktionen aus.

ERIKSON spricht von einer „psychosozialen
Karenzzeit", in welcher der Jugendliche im
sozialen Experimentieren an einer „Rollen-
diffusion" leidet. Seine Selbstwahrnehmung
setzt aber auch ein „Erkanntwerden und An-
erkanntwerden" seitens der Gemeinschaft voraus. „Bruchstellen in der psycho-sozialen Entwicklung", die durch den Accelerationsvorgang
intensiviert werden, führen zu Identitätskrisen
(ERIKSON).

Bei mangelnden Identifizierungsmöglich-
keiten (bei fehlendem oder unsichtbarem Vater)
oder Versagen des sozialen Kollektivs (des
Lehrers oder Meisters als Leitbild) kann der
Jugendliche im aktiven Protest in ein disso-
ziales Verhalten (Verwahrlosung bis zur Kriminalität) ausweichen oder mit einer psychosomatischen Reaktion antworten bzw. allgemein die Anzeichen einer „Identitätsdiffu-
sion" (ERIKSON) entwickeln. Diese kann bei
fortschreitender Ich-Schwächung bis zu einem
in der Adoleszenz nicht seltenen psychosenahen
Verhalten führen.

Neurotische Kinder und Jugendliche im
„Zwischenland" der Pubertät und Adoleszenz
gehören noch in den Aufgabenbereich des
Kinderpsychotherapeuten, weil sie nur selten,
etwa ab 16 Jahren, zur klassischen Erwachsenenanalyse mit Assoziationstechnik und
Trauminterpretation reif sind und meist noch
kindliche Verhaltensformen und Erlebnisinhalte
zeigen. Schon MELANIE KLEIN (1932) hat auf
das Wiederaufleben der Phantasietätigkeit des
Pubertierenden als therapeutischen Zugang hingewiesen. Begegnet dieser ein sich stets individuell auf den Jugendlichen einstellender
Phantasiereichtum des Therapeuten in Wahl
und Anwendung seiner Mittel („Spaziergangs-
therapie" [PFISTER, ZULLIGER], Besuch von
Ausstellungen, Spielen, Malen und Zeichnen,
Basteln, Werken und Sport, in ihrer emotionalen Grundstimmung bzw. Auslöserfunktion
für tiefenpsychologisch orientierte Gespräche),
dann wird sich gerade beim Jugendlichen mit
seinem phasenbedingten Hunger nach mit-
menschlicher Begegnung eine fruchtbringende
Therapie entwickeln. Auch BERNA (1949) verlegt seine Behandlung Jugendlicher mit Vorliebe außerhalb des einengenden Therapie-
raumes. Man kommt damit dem Bestreben des
Jugendlichen nach Entfaltung und einer un-

mittelbaren Begegnung und Auseinandersetzung mit der Welt entgegen.

Der Therapeut des Jugendlichen wird sich in einer vorübergehenden Identifizierung mit seinem Patienten in dessen Probleme, speziell seine familiäre Situation, hineinzuversetzen suchen, was allerdings in der Phase des Pubertätsprotestes gegen die elterliche Autorität zu Schwierigkeiten in der Dreiecksposition des Therapeuten zu Kind und Eltern führen kann. Spontanheilungen, die, wie das Sistieren des Bettnässens anläßlich der Menarche, in Reifungskrisen vorkommen, können wohl einmal echte Heilungen im Sinne von Reifungen, d.h. einer altersgemäßen Entfaltung genitaler Libido entsprechen. Sie sind aber ebenso kritisch im Hinblick auf neue Verdrängungen, z.B. eines Symptomwechsels, zu beachten, wenn dem primären Symptom eine in die Kindheit zurückgreifende tiefere Störung der emotionalen Entwicklung zugrunde liegt. Gerade beim Jugendlichen mit seinem Bedürfnis nach Gemeinschaft, ist eine Gruppentherapie oft unerläßlich, die in aufgelockerter Form die oben angeführten Mittel anwendet und besonders in Diskussionsgruppen an den aktuellen Interessen der Jugendlichen teilnimmt.

Psychotherapie verwahrloster Kinder und Jugendlicher

In seiner Studie „Verbrecher aus Schuldbewußtsein" hat FREUD 1915 einen ersten Hinweis auf die Ursachen der Verwahrlosung Jugendlicher, nämlich nicht-bewältigte Triebkonflikte, gegeben. Der Verwahrloste hat früh Frustationen in seinen emotionalen Beziehungen, voran in einem gestörten Mutter-Kind-Verhältnis, erfahren. AICHHORN sieht die Verwahrlosung als Ergebnis einer übermäßigen oder mangelnden Erziehung, mit einem Zuviel oder Zuwenig an Triebverdrängung. Die neurotische Verwahrlosung bahnt sich schon beim Kleinkind und Schulkind mit den Symptomen des Lügens und Stehlens an. Sie bilden mit weiteren Verwahrlosungssymptomen des Streunens und Schulschwänzens das „Syndrom der Bindungslosigkeit" (DESTUNIS). Dabei spielt das Fehlen des Vaters oft eine dominierende Rolle. Die Verwahrlosung wird manifest, wenn Kind und Jugendlicher unter einem defekten Über-Ich eine rücksichtslose Triebbefriedigung anstreben.

Die ambulante Psychotherapie erweist sich, bei noch fehlender Einsicht des Patienten zum Triebverzicht, meist als unzureichend. Erst mit einer das Über-Ich repräsentierenden Anstalts- oder Heimerziehung, die aber gleichzeitig den Jugendlichen anerkennen muß, werden die Voraussetzungen für dessen soziale Rehabilitierung geschaffen. Mit einer Intensivierung der psychotherapeutischen Maßnahmen in der Fürsorgeerziehung gelingt es, die Zahl der „praktisch Unerziehbaren" möglichst niedrig zu halten, wobei allerdings die Grenzen der Erziehbarkeit weitgehend von der Struktur der betreffenden Fürsorginstitutionen abhängen (KÜNZEL). Eine Kombination von Schwachsinn bzw. Encephalopathie mit Psychopathie ergibt die geringsten Chancen der Resozialisierbarkeit (STUTTE). Die Erfolge einer intensiven Psychotherapie sind besonders eindrücklich bei der Gruppe der sexuell haltlosen, triebhaften Mädchen, die sich durchaus als bindungsfähig erweisen (SCHWARZMANN, 1968).

Die Psychotherapie des Heimkindes

Drei Fakten sind für den Heimaufenthalt des verhaltensgestörten Kindes positiv zu werten: 1. Der totale Wechsel des Lebensraumes, 2. die gewohnheitsmäßige Integration mit einem geordneten Kollektiv, 3. die Konstanz der seelischen Führung (KUJATH). Die Psychotherapie des Heimkindes stellt eine oft notwendige Ergänzung einer heilpädagogischen Erziehung dar. Sie erfordert eine besonders enge Zusammenarbeit von Therapeut und Heimleiter bzw. Erziehern. „Therapiekinder" nutzen ihre Sonderstellung gerne aus, um sich Verpflichtungen der Gemeinschaft zu entziehen; sie übertragen in der Waisenkind-Situation Riesenansprüche auf den Therapeuten, in dessen Vater- bzw. Mutterrolle.

Von den drei Möglichkeiten der Psychotherapie im Heim: 1. Wohnung des Therapeuten im Heim, 2. Besuch des auswärts wohnenden Therapeuten durch das Kind, 3. Besuch des Therapeuten zur Behandlung im Heim, hat sich letztere als die günstigste Lösung erwiesen. Der Umgang des Therapeuten mit den Eltern des Heimkindes ist durch den seltenen Kontakt erschwert. Andererseits ist eine enge Zusammenarbeit des Therapeuten mit dem Hausarzt, speziell bei psychosomatischen Krankheiten, dringend erforderlich.

Dieses gilt besonders für die Zeit der häuslichen Wiedereingewöhnung des Kindes.

Psychotherapie psychosomatischer Erkrankungen

Das an einem psychosomatischen Leiden erkrankte Kind wird dem Kindertherapeuten mit einem besonderen Anliegen von seinen Eltern gebracht. Sie empfinden das Kranksein des Kindes oft erleichtert als Ersatz für seine neurotischen Schwierigkeiten und können eigene Schuldgefühle eher mit einer caritativen Zuwendung zum kranken Kind abreagieren oder verbergen. Eine differenzierte Psychodiagnostik läßt neurotische Hintergründe eines Bronchialasthmas, einer Magersucht oder eines Ulcusleidens erkennen, die durch biographische Hinweise auf eine frühe neurotische Fehlentwicklung des Kindes bestätigt werden (BIERMANN, 1968c).

Das Vorliegen einer „Symptomtradition" erleichtert den Eltern die Abgabe der Verantwortung, zumal wenn sie darin vom Hausarzt mit Hinweisen auf Konstitution und Erbanlage unterstützt werden. Wenn auch eine Disposition, das sog. „Entgegenkommen" bzw. die „Minderwertigkeit von Organen" (A. ADLER, 1907) eine zu beachtende Rolle spielen, für welche die Familienanamnese wichtige Hinweise vermittelt, so hat mit Recht ROF-CARBALLO auf die Fragwürdigkeit bzw. Vieldeutigkeit der Begriffe von Konstitution und Vererbung unter psychologischem Aspekt hingewiesen. Mindestens ebensowichtig erscheint die Beachtung der „Familienneurose" mit ihren gestörten Rollenfunktionen im psychosomatischen Krankheitsgeschehen beim Kinde.

Meist wird das Kind dem Psychotherapeuten zugeführt, weil bislang jede rein somatische (medikamentöse, diäthetische, klimatische u.a.) Therapie versagt hat. Die Psychotherapie psychosomatischer Erkrankungen wird, soweit möglich, nach tiefenpsychologischen Gesichtspunkten durchgeführt. Sie bedarf bei fortgeschrittener Krankheit mit chronischen Organstörungen oft gleichzeitig einer intensiven somatischen Behandlung. Notfalls muß diese einschließlich der Psychotherapie in die Klinik verlegt werden, was besonders für lebensbedrohliche Situationen, z.B. bei Magersüchtigen, gilt. Auch die Psychotherapie eines akuten psychosomatischen Symptoms, z.B. eines Asthmaanfalles, muß individuell zeitweilig mit medikamentösen und anderen Maßnahmen verbunden werden. In einzelnen Fällen wird das Kind erst durch eine vorangehende somatische Behandlung „psychotherapiefähig".

Der Genesungsvorgang läßt im rückläufigen Prozeß eines zweiphasigen Abwehrgeschehens (MITSCHERLICH, 1961) im Verlauf der Re-Neurotisierung bisweilen alte Erziehungsschwierigkeiten wieder aufleben, die an die neurotische Grundthematik des Kindes erinnern. Sie belasten das Verhältnis des Therapeuten zu den Eltern und können bei einer fixierten Abwehrhaltung derselben eine endgültige Heilung des Kindes verhindern, indem die Fürsorge um das chronisch kranke Kind die Eltern von einer eigenen neurotischen Problematik ablenkt. Sie sind oft schon in der Beratungssituation nicht bereit, tieferliegende seelische Konflikte ihres erkrankten Kindes anzunehmen.

Bei Therapieresistenz einer lediglich symptomatisch behandelten psychosomatischen Erkrankung wird man rechtzeitig die Hilfe des Psychotherapeuten beratend und notfalls behandelnd in Anspruch nehmen. Aus diesem und anderen Gründen empfehlen HULSE u. RAPAPORT die regelmäßige Mitarbeit eines psychoanalytisch geschulten Psychiaters auf jeder Kinderstation.

Die stationäre Gruppentherapie im Kinderkrankenhaus

Die stationäre Behandlung von psychosomatischen Erkrankungen im Kindes- und Jugendalter bringt zwangsläufig gruppentherapeutische Probleme mit sich. Es sind, in etwas abgewandelter Form, die gleichen Probleme, welche bei der Heimbehandlung verhaltensgestörter Kinder auftreten (s. oben, S. 979). Sie ergeben sich durch die Interaktionen zwischen Patienten, Arzt und Pflegepersonal, in deren Wiederauflage der familiären Beziehungen zwischen Kindern und ihren Eltern — aber auch dem Spannungsfeld der in Ausbildung und Aufgabenbereich unterschiedlichen Haltungen der jeweiligen Betreuer der Kinder (R. SCHINDLER, 1957). Die Arbeit auf einer psychosomatischen bzw. heilpädagogischen Kinderstation wird von einer besonderen Atmosphäre geprägt, die sich aus der intensiven psychologischen Zuwendung zum verhaltensgestörten Kind und den vielseitigen

Mitteln der Übungs-, Spiel- und Beschäftigungstherapie ergibt.

Im Verhalten des psychosomatisch erkrankten Kindes steht die narzißtische Regression auf sein körperliches Leiden im Vordergrund, um später im Heilungsprozeß von aggressiven Verhaltensweisen der Selbstbehauptung und -durchsetzung abgelöst zu werden. Das Verständnis für diese notwendigen Reifungsvorgänge beim gesundenden Kind setzt eine regelmäßige intensive Teamarbeit aller Beteiligten (Arzt, Psychotherapeut, Schwester, Kindergärtnerin u. a.) voraus. Grundsätzlich empfiehlt sich bei der Einrichtung derartiger Spezialabteilungen ein Mitarbeiterkreis, der auf eine einheitliche psychologische Auffassung über die Entwicklung des seelisch gesunden wie kranken Kindes abgestimmt ist.

Über die Psychotherapie spezieller psychosomatischer Krankheiten des Kindes- und Jugendalters liegen schon zahlreiche Arbeiten vor. So berichteten über das Asthma bronchiale BIERMANN (1969a) und SPERLING, das Ulcusleiden SCHWIDDER, die Colitis ulcerosa SPERLING, die Obstipation RICHTER, die Fettsucht BRUCH und die Magersucht FLECK und THOMÄ.

Psychotherapie psychotischer Kinder

Die Psychotherapie psychotischer und sog. „Grenzfallkinder" ist in Nordamerika gefördert worden. Sie verlangt einen besonders intensiven, persönlichen Einsatz des Therapeuten. Mit dieser Behandlung konnten beachtliche Einblicke in Struktur und Ablauf psychotischer Erkrankungen im Kindesalter gewonnen und in vielen Fällen auch eindeutige Besserungen und Heilungen erzielt werden (EKSTEIN et al.).

Vorbeugung und Behandlung iatrogener Schäden

Zu den Aktualtraumen rechnen die iatrogenen Schäden, denen Kinder, sei es bei einer Krankenhausaufnahme und -behandlung, einer ambulanten ärztlichen bzw. zahnärztlichen Betreuung, insbesondere aber unvorbereitet bei einem operativen Eingriff ausgesetzt sind (BIERMANN, 1956, 1965; E. STERN, 1957). JESSNER u. KAPLAN stellten derartige Schäden bei tonsillektomierten Kindern fest. ROBERTSON u. A. FREUD zeigten die Möglichkeiten auf, prophylaktisch oder nachfolgend therapeutisch, z.B. durch Wiederholung des Operationstraumas im dramatisierten Puppenspiel, der-

artige Erlebnisse zu überwinden. Das Kind neutralisiert agierend aufgestaute Aggressionen, die sich in der Situation des hilflos Überwältigtwerdens, unter Wiederbelebung frühkindlicher Lebensangst, beim Vorgang der Operation eingestellt haben.

Die Operationsfreudigkeit von Hysterikern muß bei dem Drängen von Eltern, besonders Müttern, beachtet werden, die in einer neurotischen Ambivalenzhaltung zu ihren Kindern den Hausarzt zu einem operativen Eingriff an denselben zu überreden suchen. Es sind Familienanamnesen bekannt, in denen Vater, Mutter und Kind in kurzen Zeitabständen den gleichen operativen Eingriff, z.B. eine Tonsillektomie, an sich durchführen ließen.

Krankenhauseinweisungen wie Indikationsstellungen zur Operation erfordern vom Hausarzt eine Berücksichtigung der allgemeinen wie individuellen seelischen Belastungsfähigkeit des Kindes, um vorbeugend iatrogene Schäden zu verhindern. Dieses gilt besonders für Kleinkinder bis zum 3. Lebensjahr, bei denen das Fernsein von der Mutter leicht eine „Trennungsangst" (BOWLBY, 1961) auslöst. Speziell in diesem Alter ist von jedem nicht unbedingt indizierten operativen Eingriff abzuraten bzw. derselbe nur unter psychologischer Vorbereitung des Kindes durchzuführen.

Psychotherapie mittels einmaliger Beratung bzw. Behandlung

Schon die tiefenpsychologisch geleitete Beratungssituation setzt bei der aufnahmebereiten Mutter Kräfte in Bewegung, die über eine oft unbewußte Verhaltensänderung zur entscheidenden Besserung im Mutter-Kind-Verhältnis und einer Spontanheilung der kindlichen Störung führen können. Sie sind von den in der Praxis häufig erlebten Suggestiverfolgen, im Ablauf eines magischen Geschehens zwischen Arzt, Mutter und Kind, zu trennen. Sind die Therapiemöglichkeiten einer einmaligen Beratung dem Arzt bewußt, dann können sie, überlegt und gezielt angewandt, seine therapeutische Skala wesentlich bereichern. Sie setzen allerdings ein tiefenpsychologisches Wissen um die Mutter-Kind-Situation und deren Störungen voraus. Die Psychotherapie mittels einmaliger Beratung ist die Domäne von Erziehungsberatungsstellen, deren Klientel aus weit entfernten Wohnorten zur Beratung kommt (BIERMANN, 1968d).

Der Ausbildungsweg des Kindertherapeuten; seine Voraussetzungen

Für die tiefenpsychologisch orientierte Kinderpsychotherapie ist eine Spezialausbildung unerläßlich. Zulliger (1957a) nennt folgende Punkte als Voraussetzung dieses Berufes:

1. Die Lehranalyse. Im intensiven, unmittelbaren Umgang mit Kindern muß der Therapeut mittels einer eigenen Analyse seiner individuellen Reifungsprobleme einsichtig geworden sein, um dem Kinde frei von Hemmungen und affektiven Besetzungen, in einer ständig bewußten Kontrolle der Gegenübertragung, d.h. seiner eigenen emotionalen Einstellung zum Kinde, begegnen zu können. Gerade Erfahrungen in der Kindertherapie führen nicht selten dazu, daß nachträglich eigene Fehlhaltungen, die auf nicht bewältigten Kindheitserlebnissen beruhen, erkannt und korrigiert werden.

2. Eine mehrjährige praktische Arbeit mit verhaltensgestörten Kindern, wobei eine ständige „Kontrollanalyse" bei einem erfahrenen Kinderanalytiker dem Aufdecken von Therapiefehlern, insbesondere aber eigener „blinder Flecke" im Verhalten des Ausbildungskandidaten, gilt.

3. Eine echte Hinneigung zum Kind, die Zulliger mit dem Wort vom „caritativen Eros" umgreift.

Zu diesen drei von Zulliger genannten Vorbedingungen scheint mir noch eine vierte von ausschlaggebender Bedeutung zu sein: Nämlich die eigene Nähe des Kindertherapeuten zur magisch erlebten „Bilderwelt" des Kindes, d.h. einer Bereitschaft, jederzeit im unmittelbaren Kontakt mit dem behandelten Kind in diese Welt zurückzukehren. Es setzt ein Maß von Intuition und Spontaneität sowie unmittelbarer Beeindruckbarkeit voraus, die fern jeglicher rein intellektueller und rationaler Therapievorstellungen liegen (Biermann, 1968e).

Ausbildungsmöglichkeiten in der Kinderpsychotherapie

Es bestehen an der Hampstead Clinic (Frankl) und an der Tavistock Clinic (Hunter) in London, an denen führende Psychoanalytiker arbeiten, Möglichkeiten einer Fachausbildung zum Kinderpsychotherapeuten. Sie setzt beim Arzt eine psychiatrische Spezialausbildung voraus, steht aber auch nichtärztlichen Ausbildungskandidaten offen, wenn sie, wiederum unter festgelegten Bedingungen, Mitglied einer nicht-ärztlichen Vereinigung für Kinderpsychotherapie geworden sind. Die Ausbildung zum Kinderpsychotherapeuten dauert 4—5 Jahre. Sie umfaßt außer der Lehranalyse sowie kontrollierten Kinderbehandlungen den Besuch von Vorlesungen und Seminaren (Biermann, 1968e).

In Deutschland besteht noch keine Möglichkeit einer Ausbildung zum ärztlichen Kinderpsychotherapeuten.

Der nicht-ärztliche Psychotherapeut und seine Problematik

Der Mangel an Kinderpsychotherapeuten hat im Rahmen des Neuaufbaus der deutschen Erziehungsberatungsstellen nach dem Kriege den Berufsstand des Psychagogen erstehen lassen. Sie werden an eigenen, meist psychotherapeutischen Instituten angegliederten Lehrstätten zu Kindertherapeuten ausgebildet (Laiblin). Durch die Mitarbeit eines Pädiaters im Lehrausschuß ist die Vermittlung erforderlichen kinderärztlichen Wissens an die Lehrkandidaten gesichert.

Der fühlbare Mangel an ärztlichen Kinderpsychotherapeuten läßt dem Kinderarzt den nicht-ärztlichen Kindertherapeuten — Psychagogen und Psychologen — empfehlen. Ihm sollen vom Hausarzt alle tiefer gelagerten Neurosen überwiesen werden, die sich mit den Mitteln der „kleinen Psychotherapie in der ärztlichen Praxis" nicht beeinflussen lassen. Für Kinderarzt und nicht-ärztlichen Kinderpsychotherapeut ist dabei ein ständiger konsiliarischer Kontakt, darüber hinaus ein echtes Vertrauensverhältnis, frei von Vorurteilen, die Basis einer erfolgreichen Zusammenarbeit. Sie hat sich inzwischen in Klinik und Praxis weitgehend bewährt (Biermann 1969d, e).

Pragmatische Psychotherapie

Neben der analytischen Psychotherapie gibt es eine Fülle sog. pragmatischer bzw. organismischer Verfahren (Suggestion, Hypnose, autogenes Training u.a.), die zunächst ohne direkte Bezugnahme zu einer Neurosentheorie entwickelt wurden und sich in der praktischen

Anwendung bewährten. Ist die tiefenpsychologisch orientierte analytische Kinderpsychotherapie einschließlich der Spieltherapie dem speziell ausgebildeten Kinderpsychotherapeuten vorbehalten, so ist die pragmatische Psychotherapie, von der einfachen Verbalsuggestion, aber auch einer überlegt angewandten „Worttherapie", im ärztlichen Gespräch mit Mutter und Kind, bis zum autogenen Gruppentraining mit Kindern sowie deren Müttern, die Domäne des praktischen Arztes. Biographische Kenntnisse, besonders der Mutter-Kind-Situation, bewahren den Arzt vor einer Überbewertung funktioneller Symptome.

Diagnose- und Indikationsstellung für jede Form von Psychotherapie setzen ein psychologisches Wissen voraus, für welches die Kenntnisse der dem Arzt geläufigen „Populär-Psychotherapie" bei den heute ermittelten differenzierten Zusammenhängen psychosomatischen Krankheitsgeschehens nicht ausreichen. Will sich die Psychotherapie des praktischen Arztes nicht auf die „kleinste Psychotherapie" beschränken, dann ist ein Erwerb tiefenpsychologischer Grundkenntnisse über die seelische Entwicklung des Kindes sowie die Neurosenlehre unerläßlich. I. H. SCHULTZ (1953) strebt eine „Psychologisierung des Arztens" mit regelmäßigen mehrwöchigen Ärztekursen an. Dem gleichen Ziel dienen die seit 1950 alljährlich stattfindenden *Lindauer Psychotherapiewochen.*

Eingehender und psychoanalytisch fundierter bemüht sich BALINT an der Tavistock Clinic in London in langfristiger Teamarbeit um die psychotherapeutische Ausbildung praktisch tätiger Ärzte. Die dabei gesammelten Erfahrungen haben eine grundlegende Bedeutung für den notwendigen Einbau der Psychologie und Psychotherapie in das Medizinstudium, wie die Fortbildungskurse niedergelassener Ärzte erhalten (M. BALINT, M. u. E. BALINT). Sie geben letzteren im Umgang mit der Familie des Patienten wie auch bei der Anwendung der verschiedenen psychotherapeutischen Maßnahmen ein unentbehrliches psychologisches Rüstzeug in die Hand.

Ärztliche Erziehungsberatung. Sie ist die Domäne der Psychotherapie in der kinderärztlichen Praxis. Als „Behandlung des Kindes über die Mutter" ist sie in allen Altersstufen, besonders aber prophylaktisch beim Kleinkind anzuwenden.

Der „Arzt als Erzieher des Kindes" (CZERNY) wird mit erzieherischen Ratschlägen im Sinne einer vorbeugenden Psychohygiene seine Beratung verbinden, wobei ihm die Kenntnis des Familienmilieus aus der Sicht des lang vertrauten Hausarztes wichtige, besonders bei psychosomatischen Reaktionen zu beachtende Hinweise auf Konstitution und Disposition, aber auch Identifizierungen und andere Rollenphänomene vermittelt. So können leichte, insbesondere aktuell aufgetretene Verhaltensstörungen, z.B. die Eifersuchtsreaktion in der Geschwisterrivalität, bisweilen durch gezielte Ratschläge schnell behoben werden.

Jede ärztliche Beratung stellt schon einen therapeutischen Eingriff dar, indem Beratung und Behandlung meist kontinuierlich ineinander übergehen.

Über die einmalige Beratungssituation hinaus (s. S. 981) werden bei anhaltenden Störungen von Mutter und Kind in kontinuierlichen Beratungsgesprächen Umstellungen und Haltungsänderungen angestrebt. Dabei ist die Dreiecksposition, d.h. die Teilnahme des Vaters am Beratungsgespräch, unerläßlich. Während bei der Anamneseerhebung eine passive Grundhaltung des Arztes vorherrscht, nimmt er in der Beratungssituation eher eine autoritäre, führende Stellung ein, die nicht frei von Suggestivwirkungen auf Mutter und Kind ist. Notfalls läßt der induzierende Einfluß einer gestörten Mutter auf ihr Kind zunächst zu einer Beruhigung der Mutter (mit Sedativa bzw. autogenem Training) raten. Grundsätzlich ist in der Beratungssituation alles zu vermeiden, was Schuldgefühle bei der Mutter auslösen bzw. fixieren könnte.

Neben instruktiven Beispielen aus der Praxis der Erziehungsberatung, die es der Mutter erleichtern, die Fehlhaltung des eigenen Kindes zu verstehen und anzunehmen, ist es häufig von Nutzen, Eltern allgemeinverständliche Schriften über die Psychologie der Kindererziehung zu vermitteln.

Suggestivtherapie. Bei der „Behandlung des Kindes über die Mutter" spielt die „Worttherapie", beim noch magisch erlebenden Kind erfolgreich von Suggestivhandlungen, einschließlich medikamentöser Maßnahmen (Placebotherapie) u.a. begleitet, eine überragende Rolle. Die Suggestivtherapie wurde von HAMBURGER als „thymotrope Therapie", auf dem Boden seiner Lehre vom „thymogenen Automatismus", wissenschaftlich begründet. Mit ihr lassen sich oberflächlich fixierte, phasenbedingte Fehlhaltungen besonders im Kleinkindalter leicht beheben.

Auch bei operativen Eingriffen (Tonsillektomie bzw. Adenotomie, Appendektomie, Phimosenoperation) ist die Suggestivwirkung der ärztlichen Handlung zu berücksichtigen.

Hypnotherapie. Ist mit der reinen Verbalsuggestion bzw. der „magischen Therapie" kein Erfolg zu erzielen, dann können bei älteren Schulkindern und Jugendlichen intensivere Formen der pragmatischen Psychotherapie angewandt werden. Hierzu gehören als zudeckendes Verfahren die Hypnose als übendes Verfahren das autogene Training u. a., sowie in Kombination beider Verfahren die „fraktionierte Aktivhypnose" (Kretschmer, 1949).

Der Begriff der pragmatischen Psychotherapie ist nicht unbedingt mit dem einer „Kurztherapie" gleichzusetzen. Diese kann als „Fokaltherapie" durchaus in Form einer analytischen Psychotherapie ablaufen, wenn es gelingt, in Aktualkrisen, z. B. Reifungskonflikten, in relativ wenigen Behandlungsstunden eine Auflösung des Konfliktstoffes zu erreichen.

Der psychologisch geschulte Arzt wird auch die Verfahren der pragmatischen Psychotherapie möglichst mit einer tiefenpsychologischen Exploration, evtl. bei einem nachfolgenden Spiel des Kindes, verbinden.

Die Hypnosebehandlung ist bei einfachen kindlichen Verhaltensstörungen wie Bettnässen, Nägelkauen u. a. im Sinne einer Umschaltung bedingter Reflexe erfolgreich, wobei sich speziell beim Bettnässen Wecktermine bewährt haben.

Autogenes Training. Gegenüber der Hypnose wird das autogene Training (I. H. Schultz, 1964), dessen Indikationsbereich das ganze Gebiet funktioneller Organstörungen umfaßt, beim heranwachsenden Kind und Jugendlichen bevorzugt, weil es den Patienten aus seiner passiven Haltung gegenüber dem handelnden Arzt befreit, ihn unabhängig macht und zur Selbstverantwortlichkeit erzieht. In der Form der Gruppentherapie wird das autogene Training in der kinderärztlichen Praxis bei verhaltensgestörten Kindern, aber auch deren Müttern, angewandt.

Weitere pragmatische Therapieverfahren. Vom autogenen Gruppentraining führt eine Weiterentwicklung zu dem an Kindern erfolg-reich erprobten „konzentrativen, integrativen Bewegungs-Übungsverfahren" (Gesslein). In dieses Gebiet gehören auch die meditativen Verfahren, die, von Leuner im „katathymen Bilderleben" — Symboldrama — fortentwickelt und besonders bei eidetisch veranlagten älteren Kindern und Jugendlichen mit Erfolg angewandt wurden (Leuner).

Zu den pragmatischen Therapieverfahren rechnen ferner die rhythmische Erziehung (Feudel), die Musik-Rhythmik-Gruppentherapie (im Sinne Orffs), sowie die Atem-Entspannungstherapie (Fuchs) als Randgebiete psychotherapeutischer Beeinflussungsmöglichkeit. Gerade die „Musiktherapie" hat sich in verschiedenen Anwendungsformen als eine ideale Möglichkeit erwiesen, verhaltensgestörte Kinder ihr Maß an innerer Ausgeglichenheit und Harmonie wiederfinden zu lassen (Teirich, Thomas). Göllnitz u. Wulf wandten eine rhythmisch-psychomotorische Gymnastik und Heilerziehung erfolgreich bei entwicklungsrückständigen, hirnorganisch geschädigten Kindern an.

Mehrdimensionale Therapie. Ist schon die mehrdimensionale Diagnostik (Kretschmer, 1956), d. h. die Berücksichtigung aller psychischer und somatischer Faktoren der Erkrankung zur Grundlage einer modernen Neurosenbeurteilung geworden, so spielt in der Therapie, vornehmlich beim vielfältig erlebenden und reagierenden Kind in seinen verschiedenen Entwicklungsphasen, das mehrdimensionale Verfahren, d. h. eine individuelle Auswahl pragmatisch-psychotherapeutischer Maßnahmen, eine bevorzugte Rolle. Sie ist das Grundkonzept einer jeden ambulanten wie stationären Gruppenbehandlung, speziell der heilpädagogisch orientierten Heimtherapie. Sie ermöglicht notfalls den Einbau medikamentöser und anderer somatischer Maßnahmen in den Heilplan.

Die mehrdimensionale Therapie wird jedoch erst dann sinnvoll, wenn die psychotherapeutische Leitlinie der seelischen Umerziehung des Kindes nicht verlassen wird. Sie läßt sich mit immer wieder eingelegten Einzel-Therapiestunden des Kindes intensivieren.

Spezielle Therapieverfahren bei besonderen Erkrankungen

Stottererbehandlung. Mit dem Verfahren des „Ablauf- und Hemmungszirkels" (Fernau-Horn), einer spezifischen Weiterentwicklung des autogenen Trainings mit entspannenden und ermunternden formelhaften Vorsatzbildungen, werden die tiefer liegenden Hemmungen des Stotterers beseitigt und damit der Weg für eine Lösung seiner Sprechhemmung bereitet. Mit einer Reihe anderer Verfahren gehört die Methode FERNAU-HORN zum Bereich der Sprachheilpädagogik, für deren erfolgreiche Anwendung eine gleichzeitige psychagogische Führung des Kindes, in Fällen fortgeschrittener Charakterneurosen auch deren psychotherapeutische Behandlung, indiziert ist.

Im allgemeinen werden reine Übungsverfahren bevorzugt bei Verhaltensstörungen angewandt, denen gleichzeitig eine organische Komponente des Leidens zugrunde liegt. Wenn dieses auch bei einem Teil der sprachgestörten Kinder der Fall ist, so ist man doch in neuerer Zeit bemüht, das stotternde Kind in seinen Reaktionen mittels einer mehrdimensionalen Diagnostik und Therapie als Ganzes zu erfassen und zu behandeln. Hierzu gehören Gruppenspielnachmittage der ambulant behandelten sprachgestörten Kinder mit rhythmisch-gymnastischer, musischer Erziehung, sowie autogenem Training (in Anlehnung an FERNAU-HORN), mit formelhaften Vorsatzbildungen und bildhaften Vorstellungen. Die hartnäckige Therapieresistenz mancher Stottererfälle läßt allerdings gerade bei diesem Leiden bisweilen einen Milieuwechsel zur stationären Behandlung in einem heilpädagogisch orientierten Heim anraten. Grundsätzlich sind bei jeder Stotterertherapie notwendig erscheinende direkte sprachheilpädagogische Maßnahmen, im Sinne einer Übungsbehandlung, nicht bewußt in den Mittelpunkt der Behandlung zu stellen, um Fixierungen zu vermeiden. Das gilt auch besonders für die erzieherische Führung des stotternden Kindes.

Psychotherapie des Bettnässens. Da es sich bei der Sauberkeitsgewöhnung um einen normalen Reifungsvorgang des Kindes handelt, liegt dem Bettnässen meist eine Reifungskrise zugrunde. Die mehrdimensionale Diagnostik dient unter anderem dem Ausschluß jener selteneren Fälle, in denen das Bettnässen von einer organischen Störung, der ableitenden Harnwege oder der zentralen Steuerungsfunktionen (organische Hirnschädigung), unterhalten wird. Bei ihnen wäre eine alleinige Psychotherapie kontraindiziert. Jedoch steht schon durch die sekundäre Neurotisierung des Bettnässerkindes im chronisch gestörten Familienmilieu bei der Enuresis das psychologische Moment an erster Stelle. Dieses gilt auch für jene Bettnässerkinder, bei denen die Familienanamnese eine Erbanlage im Sinne einer „Organminderwertigkeit" (ADLER) aufdeckt. Die Manifestation einer Anlage zur Enuresis hängt weitgehend von der individuellen Bewältigung des Lebensschicksales in seinen frühesten Entwicklungsphasen ab.

Die „kleine Psychotherapie" des bettnässenden Kindes ist ein Hauptanliegen des Arztes in der Praxis. Sie wird alle psychologischen Motive, welche sich aus der Familiengeschichte, vornehmlich der aktuellen Mutter-Kind-Situation, ergeben, berücksichtigen müssen, um einen dauerhaften Erfolg zu erzielen. Die reine Symptomheilung bleibt problematisch: Bettnässer entwickeln nicht selten auch nach einer Spontanheilung in der Pubertät neurotische Charakterzüge, der Hemmung oder Verwahrlosung. Es ist dennoch primär eine Symptombesserung bzw. -heilung anzustreben, weil der Abbau der Sekundärneurotisierung, insbesondere die Entlastung der chronisch überforderten Mutter, eine entscheidende Umstellung der Umwelt in ihrer Haltung zum Kinde herbeiführen kann.

Die Kenntnis der familiären Situation setzt den Arzt in die Lage, bei passageren Störungen im Sinne von Aktualkonflikten und Reifungskrisen durch eine gezielte Anwendung auch einfacher suggestiver und pragmatischer Maßnahmen Erfolge zu erreichen. KEMPERs Monographie über das Bettnässen gibt wichtige Hinweise, speziell bezüglich typischer Fehlhaltungen der Mütter von Enuretikern.

Zu der pragmatischen Enuresis-Therapie rechnet die Hypnosebehandlung, die besonders mit „Terminhypnosen" Weckerfolge zeitigt. WICKE teilte Erfahrungen mit der fraktionierten Aktivhypnose bei Bettnässern mit, während KOLDEWEY und WEGSCHEIDER mit dem autogenen Training bei Bettnässern, BINDER durch autogenes Training mit Müttern bettnässender Kinder Heilungen erzielten.

Nur in seltenen Fällen, nicht zuletzt aus sozialer Indikation, ist eine stationäre Klinik- bzw. Heimbehandlung erforderlich, die einen intensiveren Einsatz psychotherapeutischer Maßnahmen ermöglicht.

Medikamentöse Maßnahmen (Spasmolytika, Sympathicomimetika, Weckamine, Psychopharmaka) werden vom Hausarzt individuell verordnet, unter Berücksichtigung ihrer Suggestivwirkung. Trockenkost und Wecktermine, als Notmaßnahmen der praktischen häuslichen Hygiene, sind oft von zweifelhaftem Erfolg. Sie dürfen keinesfalls zu chronischen Frustrationen des Kindes bzw. einer gesteigerten Nervosität der Mutter führen.

Mit diesen Mitteln gelingt es, die Mehrzahl der bettnässenden Kinder zu heilen, so daß nur hartnäckig refraktäre Fälle an Erziehungsberatungsstellen, Psychotherapeuten, zur Spezialbehandlung überwiesen werden müssen. Die gleichzeitig informierende erzieherische Beratung von Eltern bettnässender Kinder wird durch aufklärende Laienlektüre gefördert.

„Abschreckungstherapie". Zu ihr rechnet neben der bewußten Beschämung (Erniedrigung und Verächtlichmachung) eines Kindes, indem es in seinem Symptom, z.B. Stottern, Tic, Bettnässen, vor der Umwelt bloßgestellt wird, auch die Elektrotherapie mit stärkeren Stromspannungen. Sie will analog der Behandlung von Kriegsneurotikern im ersten Weltkrieg (KEHRER), im Sinne eines suggestiven Schockerlebnisses eine gewaltsame Änderung im gestörten kindlichen Verhalten erzielen.

Diese unpsychologischen, die seelischen Konflikte des Kindes bewußt vernachlässigenden Dressurmaßnahmen bei Enuretikern wurden schon von CZERNY (1948) als „modifizierte Prügelstrafe" und von KEMPER als „Barbarei" angesprochen.

Milieutherapie. Ein Milieuwechsel ist das letzte, oft allerdings entscheidende Mittel der psychischen Beeinflussung einer Verhaltensstörung. Es rechnet allgemein mehr zu den psychohygienischen Maßnahmen, die vorbeugend der Familienfürsorge obliegen. Liegt eine neurotische Störung auf Grund eines schweren Milieuschadens vor, die sich einer ambulanten Psychotherapie als nicht zugänglich erweist, dann wird mit einer mehrwöchigen Verschickung zu einem Heim-Erholungsaufenthalt meist auch kein Erfolg erzielt: Der Rückfall in die Symptomatik tritt häufig unmittelbar nach der Rückkehr in das gestörte Familienmilieu, mit der Wiederaufnahme früherer Beziehungen und gewohnter Haltungen, ein. Ist ein Milieuwechsel als psychotherapeutischer Faktor geplant, dann soll das Kind möglichst langfristig über mehrere Monate bis notfalls Jahre in einem heilpädagogischen Heim untergebracht werden, in welchem gleichzeitig seine neurotische Störung psychotherapeutisch behandelt werden kann. Zweifellos spielt auch bei den Verschickungen eines Kindes, z.B. des Asthmatikers zu einer Klimakur, der psychologische Faktor des Milieuwechsels eine wesentliche Rolle, wie die häufigen Rückfälle nach häuslicher Rückkehr bezeugen. Andererseits muß beachtet werden, daß suggestive Kinder im Heimklima Fehlhaltungen, z.B. eine Atemstörung durch Vorbilder asthmatischer Kinder, übernehmen können.

In einer heilpädagogischen Heimatmosphäre unter psychagogischer Führung können lediglich mit pragmatischen gruppentherapeutischen Maßnahmen gute Erfolge in der Behandlung kindlicher Verhaltensstörungen erzielt werden.

Die Stellung der Psychotherapie in der Pädiatrie

Das Grundanliegen, dem seelisch erkrankten Kinde zu helfen, gehört zu den elementaren Aufgaben des Kinderarztes. Es wird wie selbstverständlich in all seinen Handlungen im Umgang mit Mutter und Kind praktiziert. In der Nachfolge CZERNYs haben immer wieder führende Pädiater zu Fragen der Kinderpsychologie und Kinderpsychotherapie kritisch Stellung genommen. Die Angabe DE RUDDERs, daß ein Drittel der Patienten seiner Praxis aus vorwiegend seelischen Motiven erkrankt seien, wird nicht von allen Pädiatern geteilt. Doch nimmt das Interesse an kinderpsychologischen und kinderpsychotherapeutischen Fragen zu.

Eine Umfrage, die über die Stellung der Psychotherapie in der Pädiatrie an 600 in der Praxis tätige westdeutsche Kinderärzte gerichtet war, wurde von 222 Ärzten (37%) beantwortet. Von diesen waren 25% allgemein bejahend und 64,5% von Fall zu Fall zustimmend zur tiefenpsychologisch orientierten Psychotherapie eingestellt. Die überwiegende Mehrzahl betonte die Notwendigkeit einer Spezialausbildung zum Kinderpsychotherapeuten, da sie sich selber, allein schon aus zeitlichen Gründen, außerstande sahen, eine wirksame Psychotherapie in der Praxis durchzuführen (BIERMANN, 1962). Inzwischen wurden neben zahlreichen Erziehungsberatungsstellen an

Tabelle 87. *Möglichkeiten und Grenzen der Psychotherapie in der kinderärztlichen Praxis*

Indikationsstellung

    1. biographische Anamnese
    2. Psychodiagnostik

I. Einfache Verhaltensstörungen und psychosomatische Reaktionen

    a) Behandlung des Kindes:
        1. Suggestivmaßnahmen (Worttherapie, zusätzlich evtl. Medikamente)
        2. Pragmatische (Übungs-)Verfahren
           Autogenes Training (auch in Gruppen)
           Hypnose
        3. nicht deutende Spieltherapie
           Puppenspiel, Scenotest, Weltspiel, Malen
           Werken
        4. das psychologische Gespräch mit dem älteren Kind und Jugendlichen

(Erwerb tiefenpsychologischer Grundkenntnisse durch „informatorische Kurzausbildung" bzw. Teilnahme an Balintschen Arbeitsgruppen)

    b) Behandlung der Mutter
        1. Erziehungsberatung der Mutter (auch in Gruppen)
        2. Autogenes Training (auch in Gruppen)

II. Neurosen und chronische psychosomatische Erkrankungen

    Überweisung aus neurosenpsychologischer Indikation:

    a) Zur ambulanten Untersuchung und Behandlung an
        1. den freipraktizierenden Kinderpsychotherapeuten (bzw. Logopäden, Atemtherapeuten u. a.)
        2. die Erziehungsberatungsstelle

    b) Zur stationären Behandlung an
    die psychotherapeutische (psychosomatische, kinderpsychiatrische, heilpädagogische) Kinderabteilung

III. Verhaltensstörungen und Neurosen infolge dominierenden Milieuschadens
    Milieutherapie:

    a) ambulante Gruppentherapie (Spiel und Sport) im Hort und anderen Institutionen
    b) stationäre Therapie
        1. kurzfristige (Klima-)Kurbehandlung im Kinderheim
        2. langfristige heilpädagogische Behandlung im Spezialheim, gleichzeitig psychohygienische Maßnahmen im Familienmilieu durch den Hausarzt und die Familienfürsorge

mehreren größeren Kinderkrankenhäusern heilpädagogische bzw. psychosomatische Spezialabteilungen zur Behandlung verhaltensgestörter Kinder eingerichtet. Allerdings besteht erst an wenigen Kinderkliniken die Möglichkeit, mit fachlich geschulten Kräften eine tiefen-

psychologisch orientierte Kinderpsychotherapie durchzuführen[1].

Wenn auch die Grundlage kinderpsychologischen und kindertherapeutischen Wissens während des Medizinstudiums erworben werden sollte, liegt der Schwerpunkt der Spezialausbildung auf der klinischen Assistentenzeit, in welcher der junge Pädiater mit psychotherapeutischen Problemen durch Seminare und Fallbesprechungen vertraut gemacht wird. In dieser Zeit entscheidet sich, ob eine zusätzliche psychotherapeutische Fachausbildung mit dem Besuch eines psychotherapeutischen Institutes und Aufnahme der Lehranalyse angestrebt wird. Auch in Deutschland ist, ähnlich dem englischen Vorbild, der festgelegte Ausbildungsgang eines ärztlichen Kinderpsychotherapeuten anzustreben.

Zahlreiche in den letzten Jahren erschienene Arbeiten über die Möglichkeiten und Grenzen psychotherapeutischer Maßnahmen in der ärztlichen Praxis beweisen ein zunehmendes Interesse an diesem Fragenkreis.

Der Versuch, die psychologische Situation des verhaltensgestörten Kindes und seiner Familie mit Hilfe eines Fragebogens zu erfassen, bleibt problematisch, solange nicht eine einheitliche Auffassung der Neurosenpsychologie bezüglich der Wertigkeit der erhobenen Befunde besteht. Zudem wird diese Methode nicht der Kunst der psychologischen Gesprächsführung gerecht, die gerade im Umgang mit neurotischen Kindern und deren Eltern mit Verdrängungen rechnen muß.

Will der praktisch tätige Arzt über die „kleine Psychotherapie" — der Verbalsuggestion und einfachen Erziehungsberatung — hinaus seelisch erkrankte Patienten behandeln, dann ist ihm am ehesten mit Fortbildungskursen und langfristigen Kontrollseminaren im Sinne BALINTs das notwendige psychologische Rüstzeug zu vermitteln. So lernt er, besser die Möglichkeiten psychotherapeutischer Tätigkeit in der Praxis zu überblicken und sinnvoller eine überwiegend pragmatische Psychotherapie kindlicher Verhaltensstörungen, neben dem in tiefenpsychologischem Sinne geführten Beratungsgespräch mit der Mutter, vorzunehmen.

---

[1] Hierzu rechnet die 1951 unter G. WEBER eingerichtete Psychosomatische Beratungsstelle für Kinder bei der Universitäts-Kinderpoliklinik München (Leiter: G. BIERMANN).

Indem gleichzeitig die Grenzen eigener psychotherapeutischer Möglichkeiten klarer erkannt werden, lassen sich gezielter Überweisungen an Fachinstitutionen, wie Psycho-therapeut, Beratungsstelle oder Spezialklinik, vornehmen. Dadurch werden Symptomfixierungen vermieden, die nicht selten Ursache späterer irreversibler Charakterneurosen sind.

Literatur

Adler, A.: Praxis und Theorie der Individualpsychologie. München: J. F. Bergmann 1919.
— Studie über die Minderwertigkeit von Organen, 8. Aufl. München: J. F. Bergmann 1927.
Aichhorn, A.: Verwahrloste Jugend, 4. Aufl. Bern u. Stuttgart: Huber 1957.
Axline, V.: Play therapy. Boston: Houghton Mifflin Co. 1947.
Balint, M.: Der Arzt, sein Patient und die Krankheit, 3. Aufl. Stuttgart: Klett 1965.
— u. E.: Psychotherapeutische Techniken in der Medizin. Bern: Huber u. Stuttgart: Klett 1963.
Benedetti, G.: Analogien zwischen Kinderpsychotherapie und Psychotherapie mit regredierten schizophrenen Erwachsenen. Acta paedopsychiat. 29, 320 (1962).
Berna, J.: Zur Technik der Kinderanalyse. Psyche (Stuttg.) 3, 600 (1949).
— Erziehungsschwierigkeiten und ihre Überwindung, 2. Aufl. Bern u. Stuttgart: Huber 1961.
— Die Indikation zur Kinderanalyse. In: G. Biermann, Handbuch der Kinderpsychotherapie. München u. Basel: Reinhardt 1969.
Biermann, G.: Möglichkeiten und Grenzen der Psychotherapie in der kinderärztlichen Praxis. Z. Kinderheilk. 87, 328 (1962).
— Gruppentherapie bei verhaltensgestörten Kindern und Jugendlichen und deren Eltern. Prax. Kinderpsychol. 13, 40 (1964).
— Kind und Krankenhaus. Prax. Kinderpsychol. 14, 282 (1965).
— Psychosomatik des Asthma bronchiale im Kindes- und Jugendalter. Prax. Kinderpsychol. 18 (1969) (im Druck).
— Analytische Müttergruppentherapie bei verhaltensgestörten Kindern und Jugendlichen. In: G. Biermann, Handbuch der Kinderpsychotherapie. München u. Basel: Reinhardt 1969.
— Psychotherapie psychosomatischer Krankheiten im Kindesalter. In: G. Biermann, Handbuch der Kinderpsychotherapie. München u. Basel: Reinhardt 1969.
— Kinderpsychotherapie in der ärztlichen Praxis. In: G. Biermann, Handbuch der Kinderpsychotherapie. München u. Basel: Reinhardt 1969.
— Der Kinderpsychotherapeut (Berufsbild und Ausbildungsweg). In: G. Biermann, Handbuch der Kinderpsychotherapie. München u. Basel: Reinhardt 1969.
— Das Katamnesenproblem in der Kinderpsychotherapie. In: G. Biermann, Handbuch der Kinderpsychotherapie. München u. Basel: Reinhardt 1969.
Binder, H.: Kasuistische Beiträge zur Behandlung der Enuresis nocturna durch autogenes Training der Mütter. Prax. Psychother. 6, 182 (1961).

Bowlby, J.: Maternal care and mental health. Wld Hlth Org. Monogr. No 2 (1951).
— Über das Wesen der Mutter-Kind-Bindung. Psyche (Stuttg.) 12, 415 (1959).
— Die Trennungsangst. Psyche (Stuttg.) 15, 411 (1961).
Brocher, T.: Eine kleine Elternschule, 2. Aufl. Stuttgart: Klett 1963.
— Die Elternschule. In: G. Biermann, Handbuch der Kinderpsychotherapie. München u. Basel: Reinhardt 1969.
Bruch, H.: Psychotherapie der kindlichen Fettsucht. In: G. Biermann, Handbuch der Kinderpsychotherapie. München u. Basel: Reinhardt 1968.
Burlingham, D., u. A. Freud: Kriegskinder. London: Imago 1949.
— Anstaltskinder. London: Imago 1950.
Czerny, A.: Der Arzt als Erzieher des Kindes, 11. Aufl. Wien: Franz Deuticke 1946.
— Sammlung klinischer Vorlesungen über Kinderheilkunde. Leipzig: Georg Thieme 1948.
Davidson, E.: Einige Untersuchungsergebnisse über psychologische Störungen bei Kindern. Prax. Kinderpsychol. 10, 273 (1961).
Destunis, G.: Die Schwererziehbarkeit und die Neurosen des Kindesalters. Stuttgart: Ferdinand Enke 1961.
Diesing, U.: Die pragmatischen Psychotherapieverfahren — Suggestion, Hypnose und autogenes Training — in der Kinderpsychotherapie. In: G. Biermann, Handbuch der Kinderpsychotherapie. München u. Basel: Reinhardt 1969.
Dolto-Marette, F.: Psychoanalytische Behandlung mit Hilfe der „Blumenpuppe". In: G. Biermann, Handbuch der Kinderpsychotherapie. München u. Basel: Reinhardt 1969.
— Über Kinderpsychotherapie. Prax. Kinderpsychol. 10, 43 (1961).
Dührssen, A.: Zur prognostischen Beurteilung kindlicher Neurosen. Prax. Kinderpsychol. 1, 7 (1952).
— Psychotherapie bei Kindern und Jugendlichen, 2. Aufl. Göttingen: Verlag für Med. Psychol. 1963.
— Psychogene Erkrankungen bei Kindern und Jugendlichen. 5. Aufl. Göttingen: Verlag für Med. Psychol. 1965.
Düss, L.: Fabelmethode und Untersuchung über den Widerstand in der Kinderanalyse. Inst. f. Psychohygiene, Biel (Schweiz) 1956.
Ekstein, R.: Spezial training problems in psychotherapeutic work with psychotic and borderline children. Amer. J. Orthopsychiat. 32, 569 (1962).
—, u. S. F. Friedman: Über einige gebräuchliche Modelle in der psychoanalytischen Behandlung kindlicher Psychosen. In: G. Biermann, Handbuch der Kinderpsychotherapie. München u. Basel: Reinhardt 1969.

FERNAU-HORN, H.: Übung und Schulung in der Behandlung stotternder Kinder. In: G. BIERMANN, Handbuch der Kinderpsychotherapie. München u. Basel: Reinhardt 1968.

— Die Sprechneurosen. Stuttgart: Hippokrates 1968.

FEUDEL, E.: Durchbruch zum Rhythmischen in der Erziehung. Stuttgart: Klett 1949.

FLECK, L.: Die Pubertätsmagersucht des jungen Mädchens und ihre Behandlung. In: G. BIERMANN, Handbuch der Kinderpsychotherapie. München u. Basel: Reinhardt 1968.

FÖRSTER, E.: Der Einfluß des Lebensalters auf den Verlauf kindlicher Neurosen. Z. Kinderpsychiat. **22**, 117 (1955).

FORDHAM, M.: Vom Seelenleben des Kindes. Zürich: Rascher 1953.

— Theorie und Praxis der Kinderanalyse aus der Sicht der analytischen Psychologie C. G. JUNGs. In: G. BIERMANN, Handbuch der Kinderpsychotherapie. München u. Basel: Reinhardt 1968.

FRANKL, L.: Die Hampstead Child Therapy Clinic — eine psychoanalytische Kinderklinik. In: G. BIERMANN, Handbuch der Kinderpsychotherapie. München u. Basel: Reinhardt 1968.

FREUD, A.: Einführung in die Psychoanalyse für Pädagogen, 3. Aufl. Bern u. Stuttgart: Huber 1956.

— Das Ich und die Abwehrmechanismen, Kindler-Taschenbücher Nr 2001. München: Kindler 1963.

— Einführung in die Technik der Kinderanalyse, 4. Aufl. München u. Basel: Reinhardt 1966.

— Wege und Irrwege in der Kinderentwicklung, Stuttgart: Klett 1968.

— Siehe auch D. BURLINGHAM u. A. FREUD: Kriegskinder. Anstaltskinder.

FREUD, S.: Gesammelte Werke, 18 Bände. Frankfurt: S. Fischer 1965.

— In: Gesammelte Werke, Bd. 4. 1904.

— Drei Abhandlungen zur Sexualtheorie. In: Gesammelte Werke, Bd. 5, 1905.

— Analyse der Phobie eines fünfjährigen Knaben. In: Gesammelte Werke, Bd. 7, 1909.

— Einige Charaktertypen aus der psychoanalytischen Arbeit. In: Gesammelte Werke, Bd. 10, 1915.

— Wege der psychoanalytischen Therapie. In: Gesammelte Werke, Bd. 12, 1919.

— Die Frage der Laienanalyse. In: Gesammelte Werke, Bd. 14, 1926.

— Die endliche und die unendliche Analyse. In: Gesammelte Werke, Bd. 16, 1937.

FRIEDEMANN, A.: Bifokale Gruppentherapie bei verhaltensgestörten Kindern und Jugendlichen. In: G. BIERMANN, Handbuch der Kinderpsychotherapie. München u. Basel: Reinhardt 1968.

FUCHS, M.: Atementspannungstherapie bei psychosomatischen Störungen von Kindern und Jugendlichen. In: G. BIERMANN, Handbuch der Kinderpsychotherapie. München u. Basel: Reinhardt 1968.

GEDDA, E.: Des cas notés de troubles de conduite nerveux chez des elèves dans la période commencente d'un district cholaire de Göteborg. Acta paediat (Uppsala) **35** (1948).

GESSLEIN, L.: Bewegungstherapie bei kindlichen Verhaltensstörungen (konzentratives, integratives Bewegungs-Übungsverfahren). In: G. BIERMANN,

Handbuch der Kinderpsychotherapie. München u. Basel: Reinhardt 1968.

GÖLLNITZ, G., u. T. WULF: Über eine gezielte rhythmisch-psychomotorische Gymnastik und Heilerziehung. Pädiatrie u. Grenzgeb. **1**, 88 (1962).

HAFFTER, C. u. R.: Stationäre Behandlung psychosomatischer Erkrankungen im Kindes- und Jugendalter. In: G. BIERMANN, Handbuch der Kinderpsychotherapie. München u. Basel: Reinhardt 1968.

HAMBURGER, F.: Die Neurosen des Kindesalters. Stuttgart: Ferdinand Enke 1939.

HARNACK, G. A. v.: Wesen und soziale Bedingtheit frühkindlicher Verhaltensstörungen. Basel u. New York: S. Karger 1953.

— Nervöse Verhaltensstörungen beim Schulkind. Stuttgart: Georg Thieme 1958.

HARTMANN, H.: Über psychoanalytische Funktionstheorien des Spiels. In: Jahrbuch der Psychoanalyse II. Köln-Opladen: Westdeutscher Verlag 1961/62.

HEINICKE, CH. M., and A. GOLDMAN: Research on psychotherapy with children. Amer. J. Orthopsychiat. **30**, 483 (1960).

HELLMAN, J.: Simultananalyse von Mutter und Kind. In: Jahrbuch der Psychoanalyse II. Köln-Opladen: Westdeutscher Verlag 1961/62.

HUG-HELLMUTH, H. v.: Zur Technik der Kinderanalyse. Int. Z. ärztl. Psychoanal. **1**, 470 (1913).

HULSE, W. C., and J. RAPAPORT: What can pediatrics expect from psychoanalysis? Nerv. Child **9**, 270 (1952).

HUNTER, D.: Training in child psychotherapy at the Tavistock Clinic. J. Child Psychol. **1**, 87 (1960).

JUNG, C. G.: Psychologie und Erziehung. Zürich: Rascher 1958.

— Gesammelte Werke. Zürich: Rascher 1958ff.

KEHRER, F.: Zur Frage der Behandlung von Kriegsneurosen. Z. ges. Neurol. Psychiat. **36**, 1 (1919).

KEMPER, W.: Enuresis, 2. Aufl. München u. Basel: Reinhardt 1968.

KLEIN, M.: Die Psychoanalyse des Kindes. Wien: Internat. Psychoanal. Verlag 1932.

— Das Seelenleben des Kleinkindes. Stuttgart: Klett 1962.

KOLDEWEY, G., u. K. WEGSCHEIDER: Autogenes Training bei der Behandlung von Enuretikern. Z. Psychother. med. Psychol. **13**, 27 (1963).

KOS-ROBES, M.: Die Beendigung der Kinderpsychotherapie. In: G. BIERMANN, Handbuch der Kinderpsychotherapie. München u. Basel: Reinhardt 1968.

—, u. G. BIERMANN: Ökonomische Probleme der Kinderpsychotherapie (Raum — Zeit — Geld). In: G. BIERMANN, Handbuch der Kinderpsychotherapie. München u. Basel: Reinhardt 1968.

KRETSCHMER, E.: Psychotherapeutische Studien. Stuttgart: Georg Thieme 1949.

— Medizinische Psychologie, 11. Aufl. Stuttgart: Georg Thieme 1956.

KÜNZEL, E.: Jugendkriminalität und Verwahrlosung. Göttingen: Verlag für Med. Psychologie 1965.

KUJATH, G.: Das heilpädagogische Heim als Ergänzung der Erziehungsberatung. Prax. Kinderpsychol. **1**, 269 (1952).

Laiblin, W.: Zum Berufsbild des Psychagogen. Psyche (Stuttg.) 9, 124 (1955).

Lebovici, S.: Die Gegenübertragung in der Kinderanalyse. In: G. Biermann, Handbuch der Kinderpsychotherapie. München u. Basel: Reinhardt 1968.

— Das Psychodrama mit Kindern und Jugendlichen. In: G. Biermann, Handbuch der Kinderpsychotherapie. München u. Basel: Reinhardt 1968.

Leuner, H. C.: Das Symboldrama bei Kindern und Jugendlichen. In: G. Biermann, Handbuch der Kinderpsychotherapie. München u. Basel: Reinhardt 1968.

Loosli-Usteri, M.: Die Angst des Kindes. Bern: Huber 1948.

Lowenfeld, M.: Grundzüge einer Kinder-Psychotherapie. Psyche (Stuttg.) 7, 208 (1953).

— Die „Welt-Technik" in der Kinderpsychotherapie. In: G. Biermann, Handbuch der Kinderpsychotherapie. München u. Basel: Reinhardt 1968.

Malan, D. H.: Zur Methodik der Beurteilung von Behandlungsergebnissen in der Psychotherapie. Psyche (Stuttg.) 15, 331 (1961).

Meng, H.: Zwang und Freiheit in der Erziehung, 3. Aufl. Bern u. Stuttgart: Huber 1961.

Mitscherlich, A.: Oedipus und Haspar Hauser. Berlin: Der Monat 25 (1950).

— Anmerkungen über die Chronifizierung psychosomatischen Geschehens. Psyche (Stuttg.) 15, 1 (1961).

Moreno, J. L.: Gruppenpsychotherapie und Psychodrama. Stuttgart: Georg Thieme 1959.

Orff, C.: Siehe C. Thomas.

Pekny, L.: Die Bedeutung der Fingermalerei in der Kinderpsychotherapie. In: G. Biermann, Handbuch der Kinderpsychotherapie. München u. Basel: Reinhardt 1968.

Peltz, H. D.: Aufbau und Tätigkeit der psychosomatischen Abteilung einer Kinderklinik. In: G. Biermann, Handbuch der Kinderpsychotherapie. München u. Basel: Reinhardt 1968.

Pfister, O.: Die psychoanalytische Methode. Leipzig: Klinikhardt 1913.

Plätzer, O.: Das Biodrama als Hilfsmittel der Umstrukturierung entwicklungsgestörter Kinder. Prax. Kinderpsychol. 4, 127 (1955).

Psychosomatische Beratungsstelle für Kinder bei der Univ.-Kinder-Poliklinik München, Die Tätigkeit der... (G. Biermann et al.). Prax. Kinderpsychol. 12, 246 (1963).

Rambert, M.: Das Puppenspiel in der Kinderpsychotherapie. München u. Basel: Reinhardt 1968.

Richter, H. E.: Beobachtungen an 14 Kindern mit chronischer Obstipation. Psyche (Stuttg.) 12, 291 (1958).

— Eltern, Kind und Neurose, 2. Aufl. Stuttgart: Klett 1967.

Robertson, J.: Young children in hospital. London: Tavistock Publ. 1958.

—, and A. Freud: A mother's observations on the tonsillectomy of her four-years old daughter. The psychoanalytic Study of the Child, vol. IX Internat. Universities Press. London: Imago 1956.

Rof-Caballo, J.: Konstitution, Übertragung und Koexistenz. Psyche (Stuttg.) 15, 237 (1961).

Rudder, B. de: Zur Psychopathologie des Kindesalters. Mschr. Kinderheilk. 99, 89 (1951).

Schindler, R.: Die Soziodynamik der Krankenstation. In: H. Hiltmann u.a., Gruppenpsychotherapie. Bern u. Stuttgart: Huber 1957.

Schindler, W.: Übertragung und Gegenübertragung in der „Familien"-Gruppentherapie. Prax. Kinderpsychol. 4, 101 (1955).

Schultz, J. H.: Die seelische Krankenbehandlung, 8. Aufl. Stuttgart: Gustav Fischer 1963.

— Das autogene Training, 11. Aufl. Stuttgart: Georg Thieme 1964.

— et al.: Psychotherapie und ärztliche Fortbildung. Medizinische 4, 88 (1953).

Schultz-Hencke, H.: Lehrbuch der analytischen Psychotherapie, 2. Aufl. Stuttgart: Georg Thieme 1965.

Schwarzmann, J.: Die seelische Heimatlosigkeit im Kindesalter und ihre Auswirkungen, 2. Aufl. Schwarzenburg (Schweiz): Gerber 1963.

— Die soziologisch orientierte Kinderanalyse. In: G. Biermann, Handbuch der Kinderpsychotherapie. München u. Basel: Reinhardt 1969.

— Die weibliche Verwahrlosung, eine Spätfolge frühkindlicher Frustration. In: G. Biermann, Handbuch der Kinderpsychotherapie. München u. Basel: Reinhardt 1969.

Schwidder, W.: Zur poliklinischen Behandlung psychogener Erkrankungen des Kindes- und Jugendalters. Prax. Kinderpsychol. 1, 33 (1952).

— Die Bedeutung der Psychoanalyse und der aus ihr hervorgegangenen Behandlungsmethoden für die Psychotherapie im Kindesalter. Prax. Kinderpsychol. 6, 41 (1957).

— Psychotherapie des Ulcus beim Kind und Jugendlichen. In: G. Biermann, Handbuch der Kinderpsychotherapie. München und Basel: Reinhardt 1968.

Sechehaye, M. A.: Die symbolische Wunscherfüllung. Bern u. Stuttgart: Huber 1955.

Slavson, S. R.: Einführung in die Gruppenpsychotherapie. Göttingen: Verlag für med. Psychologie 1956.

— Meine Technik der Gruppentherapie mit Kindern. In: G. Biermann, Handbuch der Kinderpsychotherapie. München u. Basel: Reinhardt 1968.

Sperling, M.: Psychotherapeutische Aspekte des kindlichen Bronchialasthmas. In: G. Biermann, Handbuch der Kinderpsychotherapie. München u. Basel: Reinhardt 1968.

— Psychotherapeutische Aspekte der Colitis ulcerosa bei Kindern. In: G. Biermann, Handbuch der Kinderpsychotherapie. München u. Basel: Reinhardt 1968.

Spitz, R. A.: Vom Säugling zum Kleinkind. Stuttgart: Klett 1967.

— Psychotherapie im frühesten Kindesalter. In: G. Biermann, Handbuch der Kinderpsychotherapie. München u. Basel: Reinhardt 1968.

Staabs, G.: Der Scenotest, 3. Aufl. Bern u. Stuttgart: Huber 1965.

Stern, E.: Über Verhaltens- und Charakterstörungen bei Kindern und Jugendlichen. Zürich: Rascher 1953.

STERN, E.: Kind, Krankheit und Tod. München u. Basel: Reinhardt 1957.
— Kinderpsychotherapie und Erziehungsberatung. In: E. STERN, Die Psychotherapie in der Gegenwart. Zürich: Rascher 1958.
STUTTE, H.: Grenzen der Sozialpädagogik. Hannover-Kleefeld: AFET 1958.
TAUSCH, R. u. A.: Kinderpsychotherapie in nichtdirektem Verfahren. Göttingen: Verlag für Psychologie, Dr. Hogrefe 1956.
TEIRICH, H. R.: Musik in der Medizin. Beiträge zur Musiktherapie. Stuttgart: Gustav Fischer 1958.
THOMÄ, H.: Anorexia nervosa. Bern u. Stuttgart: Huber u. Klett 1961.
THOMAS, C.: ORFF's „Musik für Kinder" in der heutigen Medizin. Orff-Institut, Jahrbuch 1962. Mainz: Schott's Söhne.
WEBER, A.: Psychiatrische Durchmusterung der Schulkinder eines kant. bernischen Schulkreises. Mschr. Psychiat. Neurol. 124, 22 (1952).

WICKE, H.: Die Behandlung der Enuresis nocturna auf der Grundlage der fraktionierten Aktivhypnose. Nervenarzt 22, 451 (1951).
WINKLER, M.: Unser Kind braucht Hilfe. Bern u. Stuttgart: Huber 1961.
WINNICOTT, D. W.: Kind, Familie und Umwelt. München u. Basel: Reinhardt 1968.
ZIERL, W.: Therapeutisches Rollenspiel im Scenotest („Scenodrama"). Prax. Kinderpsychol. 8, 113 (1959).
ZULLIGER, H.: Heilende Kräfte im kindlichen Spiel. Stuttgart: Klett 1952.
— Umgang mit dem kindlichen Gewissen. Stuttgart: Klett 1953.
— Schwierige Kinder, 4. Aufl. Bern u. Stuttgart: Huber 1960.
— Bausteine zur Kinderpsychotherapie, 2. Aufl. Bern u. Stuttgart: Huber 1967.
— Die deutungsfreie Kinderpsychotherapie. In: G. BIERMANN, Handbuch der Kinderpsychotherapie. München u. Basel: Reinhardt 1968.

Kindesmißhandlung und Vernachlässigung

U. Köttgen, Mainz

Synonyma. Child abuse, battered child syndrome, maltreatment syndrome.

Historisches. Die Einstellung der Bevölkerung zu dem Recht insbesondere der Eltern über ihre Kinder hat sich im Laufe der Zeiten sehr geändert. Im Altertum und heute noch bei unterentwickelten Völkern besaß der Vater die absolute Verfügungsgewalt über seine Kinder, die ihm u.a. die ungestrafte Aussetzung oder Tötung schwächlicher oder mißgebildeter Säuglinge gestattete. In wesentlich stärkerem Umfang stand den Eltern, z.T. auch Erziehern, ein weitgehendes Züchtigungsrecht zu, von dem bis in die Neuzeit hinein regelmäßig und reichlich Gebrauch gemacht wurde, zumal kirchliche und pädagogische Autoritäten dies als nützlich empfahlen. Bemerkenswerterweise wurden auch die Kinder der obersten Gesellschaftsschichten von solchen Prügelstrafen nicht verschont, wie sie sich z.B. in exklusiven englischen Schulinternaten noch bis in unsere Zeit hielten. Die Grenze zwischen einer noch erlaubten Züchtigung und einer Mißhandlung hat sich heute sehr im Sinne einer Beschränkung des Erlaubten verschoben, wobei die Beurteilung naturgemäß sehr subjektiv sein kann. Daß zumindest gelegentliche körperliche Bestrafungen in der Mehrzahl der Familien praktiziert werden, ist nicht zu bezweifeln und nach den Erhebungen von Haevernick bei etwa 85% der Kinder anzunehmen. Eindeutig verurteilt werden natürlich jede gröberen, körperlichen Insulte gegenüber Säuglingen und Kleinkindern.

Begriffsbestimmung. Kindesmißhandlung und Vernachlässigung sind bei der Mehrzahl der Fälle als ein koordinierter Tatbestand anzuschen. Die negative Einstellung der Eltern, die sich in einer oder in oft wiederholten Mißhandlungen äußert, prägt sich meist auch in einer allgemein ungenügenden Betreuung aus, unter der vorwiegend die jüngsten Kinder zu leiden haben. Aus dieser Erwägung sind im deutschen Strafgesetz beide Tatbestände zusammengefaßt.

§ 223b I: Wer Kinder, Jugendliche oder wegen Gebrechlichkeit oder Krankheit Wehrlose, die seiner Fürsorge oder Obhut unterstehen oder seinem Hausstand angehören oder die von dem Fürsorgepflichtigen seiner Gewalt überlassen werden oder durch ein Dienst- oder Arbeitsverhältnis von ihm abhängig sind, quält oder roh mißhandelt oder wer durch böswillige Vernachlässigung seiner Pflicht für sie zu sorgen, sie an der Gesundheit schädigt, wird mit Gefängnis nicht unter 3 Monaten bestraft.

II: In besonders schweren Fällen ist die Strafe Zuchthaus bis zu 5 Jahren.

Häufigkeit. Bei wenigen strafbaren Tatbeständen dürften so dürftige Zahlenangaben wie über die Kindesmißhandlung vorliegen. Diese ereignet sich ganz überwiegend in der Abgeschlossenheit einer Wohnung. Die Opfer können den Blicken der Öffentlichkeit leicht entzogen werden, solange Spuren vorhanden sind, falls sie nicht überhaupt von den Kleidern verdeckt werden. Die Kinder der ersten Jahre vermögen noch nicht zu sprechen, später schweigen sie oft hartnäckig oder aber bagatellisieren Mißhandlungen, sei es aus Angst, sei es aus einer schwer verständlichen, instinkthaften Anhänglichkeit (Hetzer, 1936). Es kommt die Tatsache hinzu, daß selbst anderen Personen wie Nachbarn, Ärzten o.ä. bekanntgewordene Fälle teils aus Gleichgültigkeit, teils aus Sorge vor Differenzen mit der Umwelt nicht zur Meldung gebracht werden. Auch von den den Behörden angezeigten Mißhandlungen wird nach allgemeiner Erfahrung nur ein kleiner Teil verfolgt. Die Dunkelziffer wird deshalb ungewöhnlich hoch angesetzt und vermutet, daß nur etwa 5% der Fälle vor den Strafrichter kommt (Nau, Niedermeyer, Trube-Becker, Ullrich). Durchaus treffend ist das Delikt einem Eisberg verglichen worden, von dem auch nur eine kleine Kuppe sichtbar wird. Die bedauerlich gleichgültige Einstellung vieler Ärzte beleuchtet eine Studie aus Massachusetts über 180 Kinder aus 115 Familien.

Obwohl in über 30% Ärzte oder Krankenhäuser konsultiert waren, wurden nur 9% der mißhandelten Kinder an geeigneter Stelle gemeldet (*Commentary*, BAIN). In welchem Umfang die meist ungenügende Aktivität der Behörden zu wecken ist, zeigen folgende Angaben. Im Jahre 1958 lag die Häufigkeit der Meldungen nach § 223 b in Berlin bei 2,65 : 100000 Einwohner und stieg nach intensiver Aufklärung bis zum Jahre 1964 auf 10,0. Im gleichen Jahr lag sie in einer anderen Großstadt mit sicher nicht besseren sozialen Verhältnissen bei 1,37. Bedauerlicherweise werden solche Erhebungen in Deutschland nur von einigen Großstädten durchgeführt, während eine Gesamtübersicht fehlt.

Erste größere Statistiken erreichten uns aus den USA, wo unter anderem KEMPE et al. eine Erhebung bei 71 Krankenhäusern durchführten, die binnen Jahresfrist 302 solche Fälle beobachteten, von denen 33 starben und 85 dauernde Hirnschäden zurückbehielten. Eine Umfrage bei 77 Staatsanwälten vermittelte in der gleichen Zeitspanne 447 Fälle, 45 von ihnen mit letalem Ausgang und 29 mit bleibenden Hirnschäden. McHENRY et al. beobachteten in 10 Jahren an der Kinderklinik Pittsburgh 50 Fälle, FONTANA et al. in New York sogar monatlich 2 solcher Patienten. In den letzten Jahren sind mehrere größere statistische Erhebungen teils aufgrund verbesserter Meldungen, teils durch intensive Auswertung von Presseberichten unternommen worden (Übersicht s. GIL), die allerdings auch nur gewisse Anhaltspunkte vermitteln konnten. Als obere mögliche Grenze, die allerdings wohl nicht erreicht wird, wurde für das Jahr 1965 eine Zahl von 13,3—21,4 Fällen auf 1000 Einwohner berechnet. HELFER und POLLOCK gaben als Schätzung für 1966 in den USA 10000 bis 15000 mißhandelte Kinder an (Gesamtbevölkerung 190 Millionen), von denen 5% getötet und 25—30% dauernd geschädigt würden, eine Angabe, die allerdings nicht von allen Kennern bestätigt wird (GIL 1,5 bzw. 2% bei der California Pilot Study). Immerhin sind die Zahlen in jedem Fall erschreckend hoch und zeigen die große sozialmedizinische Bedeutung dieser Unfälle, die weit über diejenige vieler geläufiger Kinderkrankheiten hinausgeht. Um so erstaunlicher ist es, daß dies Syndrom in kinderärztlichen Lehrbüchern bisher praktisch keinen Eingang gefunden hat, was es verständlich

macht, daß es sicher in einem hohen Anteil verkannt wird.

Die Opfer von Mißhandlungen. Die Angaben über das Alter der betroffenen Kinder gehen ebenfalls recht auseinander. Während man ursprünglich ältere Kinder stärker betroffen wähnte und dies auch durch verschiedene gerichtsmedizinische Einzelarbeiten bestätigt fand, verlegten die zunehmenden klinischen Berichte fast übereinstimmend das Schwergewicht auf die ersten Lebensjahre, wie es auch einer Altersverteilungskurve anhand von 50 Beobachtungen durch McHENRY et al. abzulesen ist (Abb. 314). Amtliche Zahlen der

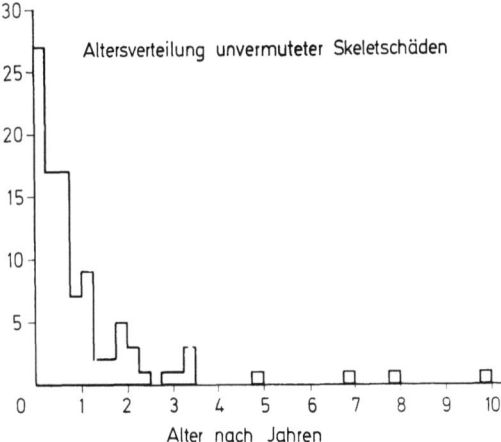

Abb. 314. Altersverteilung bei 50 Fällen unvermuteter Skeletschäden nach Mißhandlung (ELMER et al.)

letzten Jahre zeigten nicht die gleiche Betonung. In einem Bericht des New York Central Registry über 5 Monate des Jahres 1964 betrafen 27% das 1. Lebensjahr, 65% Kinder unter 4 Jahren und nahezu 25% solche zwischen 4 und 10 Jahre (GIL). Die größere Gefährdung liegt allerdings bei den jüngsten Kindern, sie zeigen bevorzugt den klassischen Typus des „battered child syndrome", was sich in einer höheren Letalität und häufigeren Klinikaufnahmen ausdrückt. Auch ASPERGER berichtete über 146 im Jahre 1965 in Wien mißhandelte und vom Jugendamt erfaßte Kinder, von denen sich 56 im Vorschulalter, 81 im Schulalter und 9 im Jugendalter befanden. Erst die Zusammenschau klinischer und fürsorgerischer Beobachtungen ergibt also ein zutreffendes Bild der Verbreitung dieses Delikts. Deutliche Geschlechtsdifferenzen bestehen nicht. — Sehr bemerkenswert ist die Tatsache, daß nicht ganz selten nur ein Kind einer Geschwisterschar solchen Mißhandlungen ausgesetzt ist (u.a. Kaboth), was den praktisch wichtigen Schluß nahelegt, daß äußerlich anscheinend geordnete Familienverhältnisse mit mehreren gut gedeihenden Kindern kein Indiz gegen derartige Verfehlungen abgeben. Es sind Aschenbrödel-Existenzen, wobei es sich durchaus nicht um eine böse Stiefmutter als Gegenspieler handeln muß. Die Ursachen solcher fast instinkthaften und dann gelegentlich auf die ganze Familie übertragenen, sich langsam steigernden Ablehnung liegen in tiefen Schichten und bedürfen zur Klärung eingehender Analyse.

Täter. Man wird geneigt sein, Menschen, die wehrlose Kinder grob mißhandeln oder wissentlich vernachlässigen, vorwiegend in den untersten sozialen und kulturellen Schichten zu suchen. In der Tat findet der Kliniker die befallenen Kinder vorwiegend in diesem Milieu. Man sollte darüber nicht vergessen, daß es Personen aus gehobenem sozialem Milieu leichter möglich ist, Schäden zu verdecken, daß sie erfahrungsgemäß auch weniger verdächtigt und eher gedeckt werden. Grundsätzlich sind grausame Mißhandlungen auch in den obersten sozialen und intellektuellen Schichten möglich, wovon wir uns ebenso wie andere Autoren (Bartha und Smith, Fontana, Staehelin) überzeugen konnten. Immerhin fanden sich in einer amerikanischen Übersicht (NORC-Survey, Gil) 27% als High school graduate bezeichnet, wie Gil überhaupt aufgrund der von ihm bearbeiteten Erhebungen eine verstärkte Beteiligung der unteren sozioökonomischen Schichten ablehnt. Auch Helfer und Pollock schreiben ,,most of the parents appear to be well adjusted members of their community". Auch eine übermäßig zur Schau getragene Zuneigung im Sinne einer overprotection zu dem betroffenen Kind oder seinen Geschwistern wird gelegentlich beobachtet. —

Die Mehrzahl der Autoren neigt dazu, das Alter der Täter bevorzugt in den jüngeren Jahrgängen anzusetzen, wobei Oeter darauf hinweist, daß diese Angabe deshalb ein verstärktes Gewicht besitze, weil in dieser Altersgruppe die Kinderzahl noch relativ tief liegt. Als Erklärung bietet sich naturgemäß der Schluß an, daß geringere Reife und Verantwortungsbewußtsein zu unüberlegten Handlungen prädisponieren. Auch hier zeigen sich Unterschiede in der Gewinnung der einschlä-

gigen Fälle, insofern die California Pilot Study mit Erfassung von 489 Kindern mit z.T. wohl auch leichteren Mißhandlungen aus 5 Monaten der Jahre 1965/66 diese Unterschiede wiederum nicht objektivierte (Gil). — Männliche Täter pflegen in den Statistiken zu überwiegen. So wurden in der Bundesrepublik von 1950—1960 1207 Männer und 757 Frauen verurteilt (Oeter). Es ist durchaus nicht ungewöhnlich, daß beide Eltern ein Kind gemeinsam mißhandeln. Nur Simons und Downs berichteten in einer Übersicht über 313 Kindern aus New York über eine stärkere Beteiligung von Frauen. Sie gewannen zudem den Eindruck, daß jeweils Kinder gleichen Geschlechts bevorzugt mißhandelt würden.

Wie aus dem Gesagten schon hervorging, sind es ganz besonders die Eltern, die für eine Kindesmißhandlung verantwortlich zu machen sind, obwohl andere Personen, u.a. auch gelegentlich Geschwister, bei den Ermittlungen nicht übersehen werden dürfen. Natürlich kommen auch Stiefeltern als Täter gelegentlich in Frage, spielen aber durchaus nicht die Rolle, die man ihnen vielleicht aufgrund der allgemeinen Volksmeinung, Märchen usw. zuteilen möchte.

Kindliche Verhaltensstörungen als begünstigendes Moment. Man würde der realen Situation nicht immer gerecht werden, wenn man in dem mißhandelten Kind stets das unschuldige Opfer, in dem mißhandelnden Erwachsenen nur den Bösewicht sehen würde. Die Harmonie eines Spannungsverhältnisses kann von beiden Seiten gestört werden, so auch dadurch, daß ein schwieriges Kind durch seine Unangepaßtheit die Geduld der Erwachsenen so stark beansprucht, daß schließlich explosiv eine grobe Antwort erfolgt. In diesem Sinne wäre an eine quälende, die Umgebung belästigende Unruhe des Kindes, an häufige Trotzreaktionen, grobe Unsauberkeit, häufiges Einnässen und Einkoten aus deutlich erkennbarem Mangel am Willen zur Kooperation zu denken. Es ist nicht zu leugnen, daß solche und ähnliche Störungen, z.T. bedingt durch Cerebralerkrankungen, dem Erzieher ein Übermaß an Beherrschung abverlangen und verständliche Strafen leicht in einem Exzeß enden. Solche Unterscheidung ist nicht nur vom strafrechtlichen Standpunkt aus wesentlich, sondern auch bei der Planung einer ausgleichenden Therapie.

Auslösende Momente. Die Entladung, die jede Kindesmißhandlung darstellt, kann durch die verschiedenartigsten Vorgänge ausgelöst werden. Als Grundsituation wird man in sehr vielen Fällen eine lastende, interpersonale Spannung in einer Familiengemeinschaft ansprechen können, die fast zwangshaft bei ungenügender Steuerung durch ethische Überlegungen zu einer Explosion drängt und sich an einem schwachen Glied der Gemeinschaft austobt. Solche Spannungsmomente können gegeben sein in ehelichen Zwistigkeiten, Ärger über ein unerwünschtes Kind, finanziellen Sorgen, vermehrten Reibungsflächen einer engen Wohnung oder ähnlichem. Das Moment der unvollkommenen Familie entweder bei außerehelichen Verhältnissen oder nach einer Scheidung spielt oft eine Rolle, auch wenn die Zahlenangaben im einzelnen schwanken. Der letzte Anstoß wird nicht selten gefunden im Geschrei des Kindes, allgemeiner Unruhe, in einem unserer Fälle jactatio capitis, oder in Unsauberkeit. Wie bei so vielen Straftaten kommt auch hier der enthemmende Einfluß des Alkohols hinzu, die angestauten Affekte haben nun jede Bremsung verloren. Eindrucksvolle Zahlen über die steigende Bedeutung des Alkohols berichtete NAU, die dessen Einfluß 1961 bei 33% der Männer und 16,6% der Frauen, 1966 aber bei 56,5% Männern und 42,3% Frauen beobachtete.

Vereinzelte solche Handlungen werden uns im Zusammenhang mit einer vorübergehenden psychischen Ausnahmesituation verständlich und einfühlbar sein. Leider ist dies in der Minderzahl der Fall. Alle einschlägigen Berichte betonen immer wieder die für die Praxis so eminent wichtige Tatsache, daß Mißhandlungen überwiegend Gewohnheitstaten sind. Gerade hieraus erwächst die große Gefahr für Leib und Leben des Kindes, auf dieser Erkenntnis beruht die schwere Verantwortung eines gleichgültigen und passiven Arztes. Solche Gewohnheitstäter müssen als krankhafte Naturen angesehen werden, denen die Möglichkeit zu warmherzigen, verantwortungsbewußten zwischenmenschlichen Beziehungen weitgehend abgeht. Soziologische Beobachtungen ergaben dementsprechend, daß die Eingliederung in die gesellschaftliche Umwelt öfter auffällig gering war. Gerade die Tatsache der Mißhandlung als Gewohnheitsdelikt macht die häufige Vergesellschaftung mit einer schwe-

ren, allgemeinen Vernachlässigung des betroffenen Kindes besonders verständlich, zeigen doch beide Einstellungen die pathologische Gefühlskälte und Beziehungslosigkeit zu demselben an.

Sadistische Motive als Ursache von Kindesmißhandlungen, an die man in diesem Zusammenhang vielleicht denken würde, spielen im allgemeinen eine untergeordnete Rolle, zumindest aus der Sicht des Arztes. Sie werden nicht an Kindern der ersten Lebensjahre vollführt, da das Opfer ja ein Objekt einer sexuellen Begierde sein muß, das zu einer gewissen Resonanz fähig ist. Die Verletzungen sind von Ausnahmen abgesehen gerade bei diesen älteren Kindern nicht so schwer, daß sie ärztliche Hilfe verlangen. Dennoch sei ihre Bedeutung nicht zu gering veranschlagt, da der Begriff des Quälens durch solche Eltern oder „strenge Erzieher" in einer Anstalt voll erfüllt sein kann.

Eine einheitliche psychologische Grundsituation, geschweige denn eine abgrenzbare psychotische Störung, liegt bei den Tätern nicht vor, wie ebenso alle Grade der intellektuellen Entwicklung beobachtet werden können. SCHLEYER hat in dem von ihm bearbeiteten Kollektiv 4 Hauptgruppen unterschieden: gewalttätige Primitive einschließlich reizbarer Psychopathen, Trinker und Asozialer, die systematischen Quäler (einschließlich der Gefühlskalten), die Affekttäter sowie die Debilen und Induzierten.

Eine entscheidende Ursache der genannten Gefühlskälte geht aus der immer wieder beschriebenen Tatsache hervor, daß oft der Erwachsene in seiner Jugend ebenfalls in einem Prügelmilieu aufwuchs. Es dürfte zur Erklärung weniger die Annahme heranzuziehen sein, daß es die Kinder in den Augen solcher Erzieher auch nicht besser haben sollten, als diese es früher einmal erlebt hätten. Jedes solche Milieu führt vielmehr aus seiner ganzen Atmosphäre der seelischen Kühle zu einer „mental deprivation", einer seelischen Verkümmerung mit einem frühen Ersticken der Gefühle einer Geborgenheit, der Möglichkeit Bindungen zu schließen und selbst Liebe auszustrahlen. STEELE und POLLOCK stellen demgemäß ein „lack of mothering", einen Mangel an Bemutterung in das Zentrum der psychologischen Situation solcher gewalttätigen Eltern. Es kann uns auch nicht erstaunen, daß zumindest von den männlichen Tätern ein beträchtlicher Teil bereits vorbestraft ist, wobei Roheitsdelikte nichts Ungewöhnliches sind (SCHLEYER). Schicksalsmäßig wie ein Erbleiden wird sich eine solche Fehleinstellung über die Generationen fortpflanzen können, wenn nicht an einer Stelle versucht wird, diese Kette zu durchbrechen. Erschwerend wirkt sich in vielen Fällen die Tatsache aus, daß die Anforderungen der Eltern an Entwicklung und Wohlverhalten des Kindes besonders groß sind, wobei eigene Enttäuschungen, sei es aus der ehelichen Gemeinschaft, sei es über berufliche Mißerfolge oder aus dem ganzen Lebensablauf eine verstärkte Erwartung genährt haben mögen.

Besonders verständlich wird einem die Konfliktsituation, wenn es sich um die Mißhandlung eines Kindes handelt, das seine erste Lebenszeit in einem Heim verbringen mußte, weil die Mutter nicht in der Lage bzw. meistens nicht willens war, es selbst zu pflegen. Diese Kinder weisen ja häufig erhebliche Verhaltensstörungen auf, die nur durch ein Übermaß an selbstloser Zuwendung kompensiert werden können. Hier werden sie nur als lästiger Eindringling empfunden, unterdrückte Schuldgefühle der Mutter fördern eine aggressive Haltung und die gesamte Familie pflegt nicht die innere Festigkeit aufzuweisen, die notwendig ist, die gesunde Entwicklung eines Kindes zu tragen. Solche Überlegungen müssen naturgemäß auch immer dann angestellt werden, wenn nach einer Kindesmißhandlung die Frage auftaucht, ob das Kind zu seinem Schutze nicht der elterlichen Obhut entzogen und in einem Heim untergebracht werden sollte.

Ausführung der Mißhandlung. Die Liste der Tätlichkeiten ist fast unerschöpflich, dem Erfindungsgeist sind auch hier kaum Grenzen gesetzt. Gewöhnliches Prügeln, Stoßen, Schleudern wird ebenso gefunden wie die Anwendung von Werkzeugen wie Riemen, Peitschen, Stöcken, Teppichklopfern, Kochlöffeln, Geräteschnüre, Hammer, brennende Zigaretten, Brennnesselbüsche, Fesseln usw. (TRUBE-BECKER, SCHLEYER, ULLRICH).

Äußere Erscheinungen. Bei vielen mißhandelten Kindern wird man nach dem Gesagten Hinweise auf eine Vernachlässigung in Gestalt einer allgemeinen Dystrophie, vergesellschaftet oft noch mit den Zeichen mangelnder Pflege wie Unsauberkeit, Wundsein usw. erwarten

können. Aufgrund unserer Erfahrung stellt sich uns der Verdacht auf Vernachlässigung schon bei solchen Kindern, die mehrmals wegen angeblicher Gedeihstörungen in klinische Behandlung gebracht wurden und hier ohne jede spezifische medizinische Maßnahme schnelle Gewichtszunahmen und allgemeine Erholung zeigten. Der Verdacht wird wesentlich stärker, wenn sich Hämatome insbesondere an Kopf, Gesäß und Rücken nachweisen lassen, die bei unterschiedlicher Färbung auf mehrere Blutungstermine hinweisen. Wesentlich ist die Beobachtung von Fingerabdrücken, Striemen, Wunden oder diversen Epitheldefekten (Abb. 315 und 316). Aus ihrer Art und Anordnung kann teilweise schon auf ein bestimmtes Instrument der Mißhandlung geschlossen werden. Wenn nach schweren Schlägen das Kind stirbt, ist sehr an die Möglichkeit multipler Fettembolien, aber auch ein Crush-Syndrom (SCHLEYER und PIOCH, TRUBE-BECKER, 1964) zu denken. Diese Feststellung weist auf die Notwendigkeit autoptischer Kontrollen bei unklaren Todesfällen mit nur wenigen Verdachtsmomenten hin, durch die ausgedehnte innere Blutungen z. T. erst aufgedeckt werden. Auch Verbrennungsspuren sind nicht ungewöhnlich (Abb. 317). Einer der von uns beobachteten Säuglinge wies solche in der Mundhöhle auf. Es ließ sich nachweisen, daß der Vater, nachdem er seine Frau aus der Wohnung geworfen hatte, dem Kind einen offenbar zu heißen Brei füttern wollte. Ergrimmt über die Verweigerung desselben schlug er es so stark an den Kopf, daß es sich eine Pachymeningosis haemorrhagica zuzog.

Bei der Bewertung von Hämatomen ist die Möglichkeit ihrer spontanen Entstehung nicht außer Sicht zu lassen, weshalb die Durchführung einer eingehenden Gerinnungsanalyse in solchen Fällen unerläßlich ist. Für die spätere Auswertung des Tatbestandes sei auf die dringliche Notwendigkeit einer eingehenden fotografischen Dokumentation verwiesen.

Wenn auch nicht als Beweis, so doch als gewichtiges Hinweissymptom dienten uns in zahlreichen Fällen die eigenartigen Gesichtszüge mit einem lauernd ängstlichen Blick, einer Haltung, bereit, jeden Augenblick einem Schlag auszuweichen, falls nicht schon eine schwere resignierende Apathie die Mimik bestimmte. Mehrfach sahen wir in kurzer Zeit einen auffälligen Umschwung zu einer Haltung

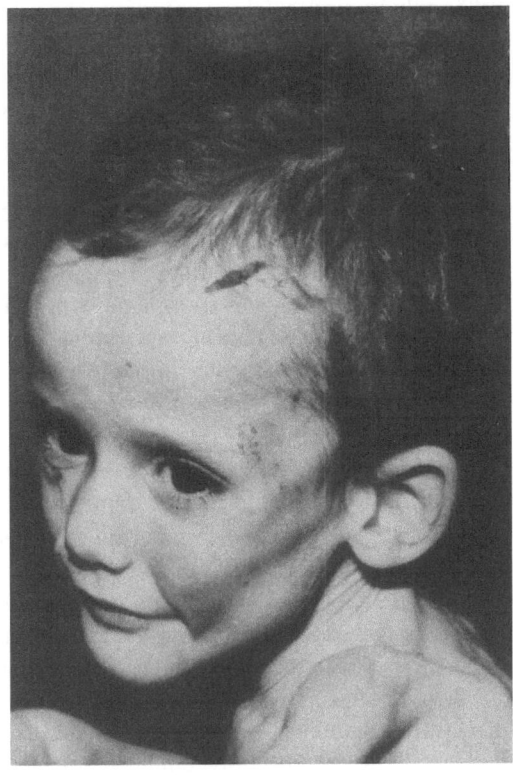

Abb. 315. Schwere Atrophie und Mißhandlungsspuren kombiniert mit multiplen Skeletschäden ($2^1/_2$ Jahre)

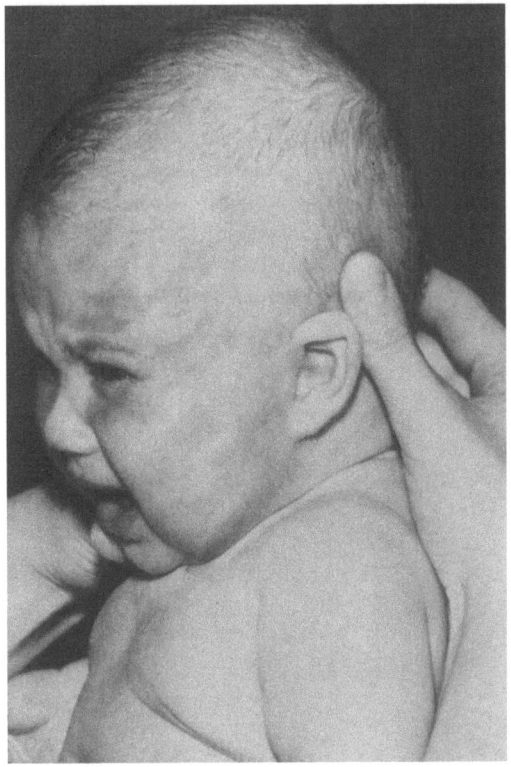

Abb. 316. Streifenförmige Hämatome am Kopf nach Schlägen (gleichzeitig Pachymeningosis haemorrhagica)

dringlicher Zuwendung und Anhänglichkeit, gleichsam als Ersatz für lange Zeit entbehrte Liebe.

Cerebrale Insulte. Während Verletzungen der Organe von Brust- und Bauchhöhle im allgemeinen zahlenmäßig zurücktreten, haben solche des Gehirns bzw. der Meningen eine um so größere Bedeutung. Auf die Tatsache der eigenartigen Kombination multipler, unerklärter Frakturen der Extremitäten mit einem subduralen Hämatom bzw. einer Pachymeningosis haemorrhagica hat 1946 als erster CAFFEY hingewiesen. Diese Veränderungen stellen sozusagen den Prototyp des ,,battered child syndrome" dar und wurden von zahlreichen Autoren bestätigt (Lit. s. KÖTTGEN, 1967). Solche Blutungen finden sich besonders bei frischen Fällen auch subarachnoidal und sind teilweise mit Schädelfrakturen kombiniert. Diese Schäden sind vorzugsweise für den letalen Ausgang bzw. die schweren Restschäden verantwortlich zu machen, die in so großem Umfang beobachtet werden. Am stärksten gefährdet sind die Kinder der ersten Lebensjahre mit ihrer noch dünneren Schädel-

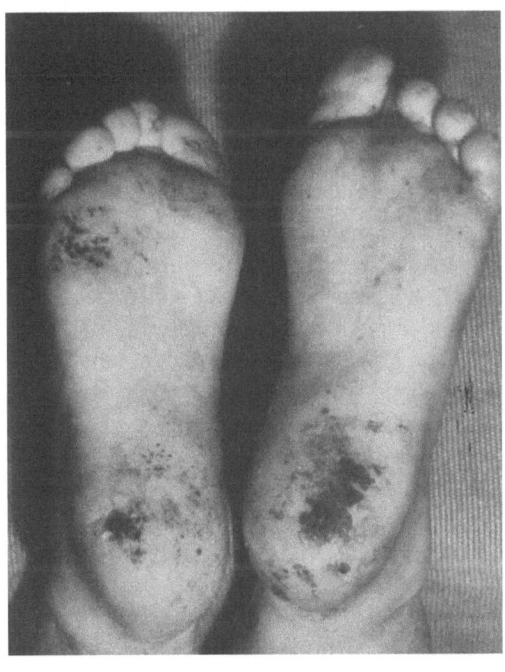

Abb. 317. Verbrennungsspuren an den Füßen

kapsel und größeren Zerreißlichkeit der Brückenvenen. Daß solche Fälle leicht verkann werden, ist angesichts der oft schwierigen Symptomatik einer Pachymeningosis verständlich. Wir haben aufgrund unserer Beobachtungen den Eindruck gewonnen, daß die Prognose gerade dieser durch Mißhandlung entstandenen Pachymeningosis ungünstiger ist als diejenige bei anderer Ätiologie (Köttgen, 1967; Roggenkamp u. Dietz), wobei das Moment des groben Traumas neben der allgemeinen Dystrophie eine Rolle spielen dürfte.

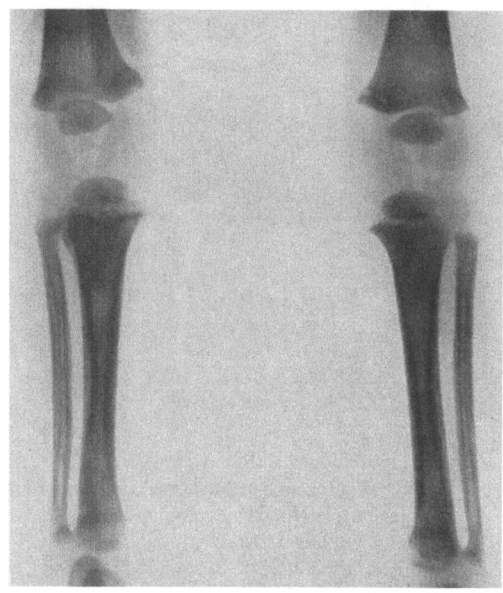

Abb. 318. Ältere metaphysäre Absprengungen mit beginnendem Wiedereinbau am distalen Femur beiderseits, Periostsäume an den Unterschenkelknochen

Skeletveränderungen. Auch sie werden am häufigsten bei jungen Kindern angetroffen, bei denen die Einwirkungen des Schlagens, groben Zupackens, Schleuderns usw. im Verhältnis zu ihren körperlichen Dimensionen viel gravierender sind. Dabei können Frakturen die üblichen Erscheinungen der Schmerzhaftigkeit, Schwellung und Bewegungsbehinderung nach sich ziehen. Wichtig erscheint es aber darauf hinzuweisen, daß diese äußeren Hinweise speziell nach Ablauf einiger Tage oft vermißt werden und sie deshalb nur noch bei einer gewissenhaften röntgenologischen Kontrolle des gesamten Skelets gefunden werden können. Nur so können insbesondere auch ältere Skeletveränderungen aufgedeckt werden, die in Kombination mit frischen ungemein typisch sind. Relativ häufig fanden wir Rippenfrakturen, die sonst bei kleinen Kindern ungewöhnlich sind. Sehr verdächtig auf eine vorausgegangene

Mißhandlung sind solche Veränderungen, die mehr zufällig entdeckt werden oder für deren Entstehung die Eltern keine einleuchtende Erklärung abgeben können (beispielsweise Stoßen eines Säuglings an den Bettstäben, Umkippen auf dem Wickeltisch o. ä.).

Röntgenologisch lassen sich mit Caffey (1957) neben den üblichen Frakturen und Dislokationen noch zwei weitere Befunde bei diesen Kindern erheben: terminale Unregelmäßigkeiten an den Metaphysen und äußere Verdickungen der Corticalis durch periostale Reaktionen. Die metaphysären Absprengungen sind entweder teilweise oder gänzlich vom Schaftende abgesetzt. Sie sind von besonderer Bedeutung, weil sie sofort nach dem Trauma nachweisbar sind und in dieser Form bei keiner anderen Erkrankung vorkommen (Abb. 318). Die schweren periostalen Veränderungen als Folge stattgehabter Blutungen erscheinen dagegen ebenso wie beim Skorbut erst nach einigen Wochen, wenn das abgehobene Periost einen neuen Kalkmantel gebildet hat. Sie sind zumindest anfangs sehr unregelmäßig gestaltet, von wechselnder Schattendichte mit ausgezackten Rändern, teilweise die Epiphysen umgreifend, und nehmen erst langsam eine gleichförmigere Struktur an, um schließlich ganz allmählich in den Röhrenknochen wieder eingebaut zu werden (Abb. 319, 320). Bezüglich ihrer Differentialdiagnose sei hier auf andere Arbeiten verwiesen (Fontana, Kempe et al.; Köttgen, 1966, 1968; Marti u. Kaufmann, Silverman). Auch diese Veränderungen werden nur in den ersten Lebensjahren beobachtet, wo das zarte Periost durch grobe ziehende, reißende Bewegungen an einer Extremität leicht durch Abscherung abgelöst werden kann. Die Bedeutung dieser Skeletveränderungen liegt durchaus nicht nur in der funktionellen Beeinträchtigung des Kindes, sondern in der Möglichkeit ihrer Auswertung als Indicator teilweise für Schäden, die bereits Monate zurückliegen oder das Kind mehrfach betrafen. Besteht die Möglichkeit, von dem gleichen Kind an mehreren Orten angefertigte Aufnahmen zu vergleichen, so ergibt sich gelegentlich geradezu eine Biographie des Leidens.

Neben der körperlichen Mißhandlung muß auch der seelischen Grausamkeit gedacht werden, die sich natürlich oft mit jener kombiniert und den strafrechtlichen Tatbestand des Quälens voll umschließt. Als Beispiele seien genannt das Knebeln, Fesseln, langes Knien auf Holzscheiten, Unterwassertauchen, Brennen, Einatmen von Leuchtgas, langes Einsperren im dunklen Keller mit Schlaf auf kaltem Steinboden o.ä. NAU beobachtete, daß seelische Quälereien häufiger von psychisch differenzierteren Frauen in sozial gehobenem Milieu begangen wurden. Im gleichen Sinne wird im § 223b auch von böswilliger Vernachlässigung gesprochen. Gelegentlich kann es sich dabei um isolierte Faktoren handeln wie Unterlassung jeglicher D-Vitaminzufuhr und ärztlicher Beratungen, die wir mehrfach zu tödlichen Komplikationen einer Rachitis führen sahen. Es dürfte dabei aber nicht nur solcher Schädigungen in der Familie, sondern auch in schlecht geführten Säuglingsheimen gedacht werden, die gelegentlich aus gewinnsüchtiger Absicht mit einem wesentlich zu geringen Personalbestand betrieben werden. Wenn man die langfristigen, z.T. hochgradigen Schäden bedenkt, die das Leben des Kindes in eine ganz ungünstige Bahn zu lenken vermögen, so kann an dem ursächlichen Zusammenhang kein Zweifel bestehen. Auch hier bedarf es entscheidend einer wesentlichen Aufklärungsarbeit unter den Behörden, unter deren Augen sich ein großer Teil dieser Mißstände entwickelt, obwohl die Möglichkeiten solcher Schäden in aller Munde sind.

Systematische Untersuchungen über Spätschäden liegen noch kaum vor. Daß solche sich besonders auf seelischem Gebiet auswirken werden, wurde bereits gesagt. ELMER u. GREGG fanden bei 20 Kindern im Rahmen einer Spätuntersuchung durchschnittlich tiefliegende Intelligenzquotienten, 5 weitere Kinder waren in einem Schwachsinnigenheim untergebracht.

Vorbeugung. Alle Autoren sind sich einig in der Tatsache, daß Mißhandlungen im allgemeinen Gewohnheitstaten sind, nach NAU in 50% der Fälle, HELFER u. POLLOCK rechnen sogar mit Tod und dauerndem Schaden bei jedem mißhandelten und nicht geschützten Kind in 25—50% binnen eines Jahres. Die dringlichste Forderung muß demnach darin bestehen, daß jeder Verdachtsfall, der einem Arzt, einer Schwester, Fürsorgerin oder anderen Personen begegnet, unverzüglich einer Klärung zugeführt werden muß. Die Gleichgültigkeit, Ablehnung, aber auch das Unwissen vieler Ärzte sind groß. Hier bedarf es also einer eindrücklichen Aufklärungsarbeit, um allen Be-

teiligten ihre große Verantwortung vor Augen zu führen. TRUBE-BECKER berichtete von einem Kind, das sogar achtmal in eine Kinderklinik eingewiesen wurde, bis es schließlich an einer schweren Gehirnschädigung starb. Angesichts der Hemmungen des Hausarztes vor

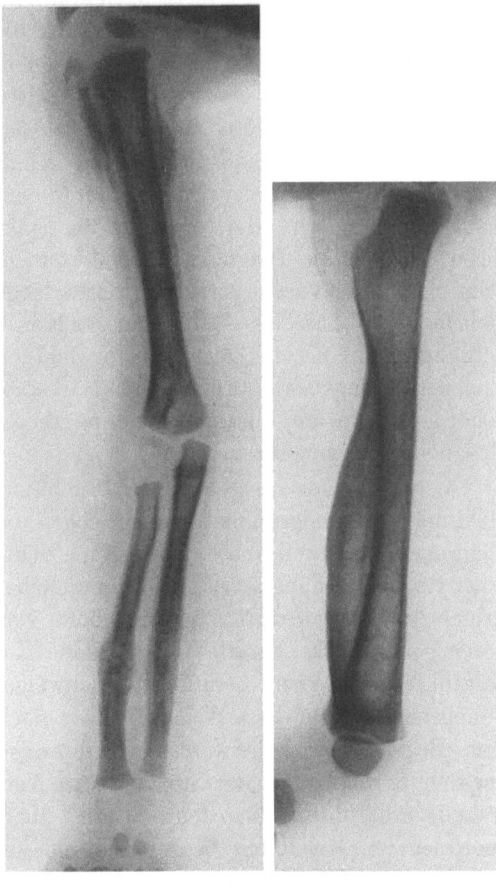

Abb. 319   Abb. 320

Abb. 319. Ausgedehnte subperiostale Blutung mit nachfolgender Verkalkung am proximalen Humerus bei gleichzeitiger Schädigung der Metaphyse, Infraktionen von Radius und Ulna mit begleitender Periostreaktion

Abb. 320. Ältere verkalkte subperiostale Blutung mit glatteren Strukturen und beginnendem Einbau am Femur (gleicher Patient wie Abb. 319)

solchen Meldungen empfiehlt es sich, die Kinder unbedingt stets einer Klinik zuzuweisen, die wesentlich besser in der Lage ist, die notwendigen Untersuchungen und differentialdiagnostischen Abklärungen durchzuführen. Eine solche Stelle ist im allgemeinen auch eher fähig, weitere Verhandlungen mit den Behörden zu führen und aufgrund ihrer größeren Erfahrungen die gesamte Problematik zu über-

blicken. Es ist dabei zuzugeben, daß der
Ärzteschaft die Symptomatik der Kindesmißhandlung zumindest in ihren äußerlich dis-
kreteren Formen bei jungen Kindern weitgehend unbekannt ist. Erst eine Schulung des
Blickes führt zu einer besseren Erkennung, wovon wir uns bei uns selbst überzeugen konnten.

Die Beurteilung wird erschwert durch die
Tatsache, daß nicht wenige Fälle zu einem
bestimmten Zeitpunkt als zweifelhaft bezeichnet werden müssen. Erst mehrfache, gleichförmige Feststellungen beim gleichen Kind,
beispielsweise mit immer neuen Hämatomen,
Hautabschürfungen oder unerklärten Frakturen, würden die Diagnose sichern können.
Dem pflegen die Verantwortlichen gerne durch
mehrfachen Wechsel des Arztes oder der Klinik
vorzubeugen. Nur eine regelmäßige Meldung
auch der Verdachtsfälle an eine Jugendfürsorge-
behörde würde die Zusammensetzung dieser
Mosaiksteine ermöglichen.

Über die Fragen von Recht oder Pflicht zur
Meldung von Kindesmißhandlungen gehen die
Meinungen noch weit auseinander. Nach deutscher Rechtsprechung ist es entgegen mancher
irriger Äußerungen dem Arzt keinesfalls verboten, eine solche Straftat zu melden. Ein
Konflikt mit seiner beruflichen Schweigepflicht entsteht auf diese Weise nicht, da nach
dem Begriff des „höherwertigen Interesses"
der Schutz des Kindes der Störung eines Vertrauensverhältnisses zu den Eltern über-
zuordnen ist. Mit Recht betonte Kohlhaas,
daß der Arzt nicht Sklave der Schweigepflicht
sei, wie er allerdings andererseits auch kein
Gehilfe der Polizei und insofern nicht verpflichtet sei, begangene Straftaten anzuzeigen.
Diese Auffassung, daß es in das freie Ermessen
des Arztes gestellt sei, ob er einen Fall von
Kindesmißhandlung melden wolle oder nicht,
wird heute überwiegend in Deutschland, insbesondere auch von der ärztlichen Standes-
organisation, geteilt (Stockhausen). In den
USA ist man nach sehr eingehenden Diskussionen (Bakwin, Harper, Paulsen, Rein-
hard et al.) und einer allgemeinen, wesentlich
besseren Durchforschung des ganzen Problem-
kreises überwiegend zu einer anderen Meinung
gekommen. Der Gesetzgeber hat dort in den
letzten Jahren in allen Staaten einschlägige
Vorschriften erlassen, durch die überwiegend
Ärzten und verwandten Berufsangehörigen eine
Meldung, meist sogar unter Strafandrohung,

zur Pflicht gemacht und nur in einzelnen
Staaten eine freiwillige Anzeige empfohlen
wird (Übersicht s. Helfer u. Kempe, App. C).
Dabei haben die unterschiedlichen Meinungen,
ob solche Meldungen an die Polizei bzw. Staatsanwaltschaft oder eine Jugendschutzbehörde
gemacht werden sollte (Collins), in wechselnden Bestimmungen ihren Niederschlag
gefunden.

Als entscheidender Fortschritt können nur
solche vorbeugenden Maßnahmen angesehen
werden, die das Kind nicht erst vor einer
Wiederholung, sondern überhaupt vor Mißhandlung zu schützen suchen. Es wird dies
natürlich nur in begrenztem Umfang möglich
sein. Dennoch wäre eine wesentliche Ausdehnung und Vertiefung der fürsorgerischen
Familienarbeit dringend zu wünschen, durch
die bereits krisenhafte Zuspitzungen frühzeitig
erkannt und, wenn möglich, gebessert werden
(Fontana). Amtliche Stellen und private Vereinigungen wie der Kinderschutzbund sollten
dabei zu einer stärkeren Zusammenarbeit
kommen. Auch hier bedarf es einer intensiven
Aufklärungsarbeit, die jedoch durchaus erfolg-
versprechend ist. Das Ziel muß sein, den
gefährdeten Eltern durch sinnvolle soziale,
aber auch psychagogische Hilfen einen Konflikt mit den Gesetzen und ein Unrecht an
ihrem Kind zu ersparen. Der derzeitige Zustand wird allseits als höchst unbefriedigend
empfunden, da der Kinderschutz in allen fürsorgerischen Bereichen als am wenigsten beachtet und ausgebaut angesehen werden muß.
Auch in den USA, wo dem Problem seit
Jahren weitaus größeres Interesse entgegengebracht wird, hat Vincent de Francis, Direktor der Childrens Division der American Hu-
mane Association „a dramatic change in
philosophy toward more aggressive case work"
gefordert.

Maßnahmen. Nach allem Gesagten ist es
einleuchtend, daß schon der Verdacht auf das
Vorliegen einer Kindesmißhandlung eine aktive
Reaktion des Arztes auslösen muß. Kann er
die Diagnose nicht sichern, so ist, wie erwähnt,
die Mithilfe einer Klinik angezeigt. Soweit es
sich sonst um geringere Veränderungen handelt, kann der Arzt in einem eingehenden
Gespräch die Ursachen derselben zu klären
und eine Umstellung der elterlichen Einstellung zu erreichen suchen. Bei einer solchen
Beschränkung auf den engsten Bereich muß er

sich der großen Verantwortung wegen der Wiederholungsgefahr bewußt sein und das Kind deshalb in der Folgezeit laufend beobachten. In der überwiegenden Mehrzahl der Fälle halten wir dagegen eine Meldung an eine geeignete Behörde für angebracht. Auch hier wird nach der Schwere der angerichteten Schäden und dem Ausmaß der Bedrohung zu differenzieren sein, ob der Kontakt mit dem Jugendamt oder der Staatsanwaltschaft zweckmäßiger erscheint. Zur Zeit ist es im allgemeinen leider meist noch erforderlich, das Jugendamt zu einem wirklich aktiven Einsatz nachdrücklich zu veranlassen.

Das Ziel jeglicher Maßnahmen muß neben dem Schutz des Kindes vor weiterer Mißhandlung der Versuch des Spannungsabbaus in der Familie sein. Eine vorübergehende Entfernung des Kindes aus der gefährdenden Gemeinschaft wird oft notwendig werden. Es darf nur nicht übersehen werden, daß eine längere Trennung insbesondere mit Heimaufenthalt des Kindes dessen Wiedereingliederung in die Familie sehr erschweren kann. HETZER hat darauf hingewiesen, daß allgemein Rückgliederungen von Kindern in die Familie auf große Schwierigkeiten stoßen und oft mißlingen. Unter diesem Gesichtspunkt zeigt sich auch die Problematik einer Haftstrafe, sosehr sie bei der großen Brutalität vieler Täter dem allgemeinen Rechtsempfinden entspricht. Sie birgt die Gefahr, daß vorhandene Aggressionen noch gesteigert werden, worunter das Kind letztlich wiederum zu leiden hätte, wenn es nicht ständig seinen Eltern entzogen werden sollte. Für solche Kinder hat ASPERGER die Unterbringung in einem Kinderdorf empfohlen, da sie unter den ungünstigen Bedingungen vieler Heime des üblichen Typs angesichts ihrer eigenen Schwererziehbarkeit große Schwierigkeiten bereiten würden.

Völlig unterentwickelt, dabei für eine Besserung von großer Bedeutung, sind noch zwei Aufgaben: die psychotherapeutische Behandlung und fürsorgerische Betreuung der Eltern

sowie eine zentrale Erfassung aller Arten von Mißhandlung und Vernachlässigung. Die erste Aufgabe, die sicher nur mit einem gelinden Druck auf die nicht kooperationsfreudigen Täter zu lösen wäre, scheitert zur Zeit völlig an den praktischen und versicherungstechnischen Gegebenheiten. An seiner Bedeutung wird niemand zweifeln können, der sich noch eine gewisse Hoffnung auf eine Besserung des gestörten Eltern-Kind-Verhältnisses erhalten hat. Daneben ist eine fürsorgerische Hilfe für die betroffene Familie von großer Bedeutung, um zu versuchen, durch Erleichterung der finanziellen Lage, der Wohnverhältnisse, der Kindererziehung usw. die auslösenden Faktoren abzuschwächen. Auch sie wird nicht auf bittstellende Eltern warten dürfen, sondern nach vorsichtigem Aufspüren gefährdeter Verhältnisse bzw. deren Meldung aktiv eine Förderung an die Familie herantragen müssen. Bei diesen genannten Bemühungen sollte die oben erwähnte Tatsache nicht vergessen werden, daß auch die Täter oft Opfer ihrer Umwelt waren und sie deshalb trotz aller Verwerflichkeit ihres Tuns in gewisser Beziehung als Kranke zu betrachten sind.

Eine zentrale Registratur, wie sie mehrere Staaten der USA eingeführt haben, würde eine große Verbesserung in der Beurteilung der Bedeutung dieser Delikte, ihrer Verbreitung, Gefahren und Spätfolgen mit sich bringen können. Aufgrund der hier gewonnenen Daten ließe sich am besten eine vertiefte Unterrichtung und Belehrung der Ärzteschaft wie der einschlägigen Behörden erzielen. Bei Erfassung auch aller Verdachtsfälle, die im Augenblick unbeweisbar sind, erleichterte sich die Aufhellung von Wiederholungstaten außerordentlich. Daß ein solches Register mit dem Schutz besonderer Vertraulichkeit ausgestattet werden müßte, liegt bei der Natur der Sache auf der Hand. Auch hier muß gesagt werden, daß keine Mühe gescheut werden sollte, um das Ausmaß der schweren an Kindern begangenen Schäden zu mindern.

Literatur

ASPERGER, H.: Diskussionsbemerkung. Mschr. Kinderheilk. **115**, 194 (1967).

BAKWIN, H.: Discussion. N.Y. St. J. Med. **64**, 220 (1964).

CAFFEY, J.: Multiple fractures in the long bones of infants suffering from chronic subdural hematoma. Amer. J. Roentgenol. **56**, 163 (1946).

CAFFEY, J.: Some traumatic lesions in growing bones other then fractures and dislocations: clinical and radiological features. Brit. J. Radiol. **30**, 225 (1957).

COLLINS, J.: In: HELFER and KEMPE, The battered child. Chicago: Chicago University Press 1968.

Commentary, BAIN, K.: The physically abused child. Pediatrics **31**, 895 (1963).

Elmer, E., and G. Gregg: Developmental characteristics of abused children. Pediatrics 40, 596 (1967).

Fontana, V.: The maltreated child. Springfield: Ch. Thomas Publ. 1964.

— The neglect and abuse of children. N.Y. St. J. Med. 64, 215 (1964).

— D. Donovan, and R. Wong: The maltreatment syndrome in children. New Engl. J. Med. 269, 1388 (1963).

Francis, V. de: Zit. nach V. Fontana, The maltreated child. Springfield: Ch. Thomas Publ. 1964.

Gil, D.: In: Helfer and Kempe, The battered child, p. 19 u. 215. Chicago: Chicago University Press 1968.

Harper, F.: The physician, the battered child and the law. Pediatrics 31, 899 (1963).

Helfer, R., and C. Pollock: The battered child syndrome. Advances in Pediatrics XV. 9. Year Book Med. Publ. 1968.

Hetzer, H.: Seelische Mißhandlungsspuren. Mitt. d. Vereins z. Schutz der Kinder vor Ausnutzung und Mißhandlung 38, 17 (1936).

— Mißglückte Eingliederung und Rückgliederung von Kindern in ihre Familie. Z. Kinderforsch. 47, 157 (1939).

Kaboth, U.: Das mißhandelte Kind in der Reihe gut behandelter Geschwister. Z. Kinderheilk. 49, 174 (1942/43).

Kempe, H., F. Silverman, B. Steele, W. Droegemueller, and H. Silver: The battered child syndrome. J. Amer. med. Ass. 181, 1, 17 (1962).

Kohlhaas, M.: Schweigepflicht bei Kindesmißhandlungen. Münch. med. Wschr. 108, 1941 (1966).

Köttgen, U.: Kindesmißhandlung (battered child syndrome). Med. Klin. 61, 2025 (1966).

— Kindesmißhandlung. Mschr. Kinderheilk. 115, 186 (1967).

— J. Greinacher u. S. Hofmann: Zur Röntgendiagnostik der Kindesmißhandlung (battered child syndrome), erscheint in Z. Kinderchirurgie.

Marti, J., u. H. J. Kaufmann: Multiple traumatische Knochenläsionen beim Säugling. Dtsch. med. Wschr. 84, 984 (1959).

Nau, E.: Das Delikt der Kindesmißhandlung in forensisch-psychiatrischer Sicht. Münch. med. Wschr. 1964 I, 972.

— Kindesmißhandlung. Mschr. Kinderheilk. 115, 192 (1967).

Niedermeyer, K.: Studien über Kindesmißhandlungen. Pädiatrie u. Grenzgebiete 3, 1 (1964).

Oeter, D.: Problem des Schutzes der Kinder gegen Mißhandlung und Vernachlässigung. Aus der Akademie für Staatsmedizin Hamburg, Hygiene-Institut 1965.

Paulsen, M.: In: Helfer and Kempe, The battered child. Chicago: Chicago University Press 1968.

Reinhardt, J., and E. Elmer: The abused child. Mandatory reporting legislation. J. Amer. med. Ass. 188, 108 (1964).

Roggenkamp, K., u. H. Dietz: Intracranielle Blutungen bei Kindesmißhandlungen. Vortrag gehalten auf dem Kongreß für Pädiatrische Neurochirurgie Wien, Oktober 1967.

Schleyer, F.: Studien über das Delikt der gewalttätigen Kindesmißhandlung. Mschr. Kriminologie u. Strafrechtsreform 41, 65 (1958).

—, u. W. Pioch: Tod eines Kindes am Crush-Syndrom nach fortgesetztem Prügeln. Mschr. Kinderheilk. 105, 392 (1957).

Silverman, F.: The roentgen manifestations of unrecognized skeletal trauma in infants. Amer. J. Roentgenol. 69, 413 (1953).

Simons, B., and E. Downs: Zit. nach Gil.

Steele, B., and C. Pollock: In: Helfer and Kempe, The battered child. Chicago: Chicago University Press 1968.

Stockhausen, J.: Kindesmißhandlung und ärztliche Schweigepflicht. Dtsch. Ärztebl. Nr 16, 837 (1967).

Trube-Becker, E.: Zur Kindesmißhandung. Med. Klin. 59, 1649 (1964).

— Kindesmißhandlung mit tödlichem Ausgang. Dtsch. Ärztebl. Nr 26, 1663 (1966).

Ullrich, W.: Die Kindesmißhandlung. Neuwied u. Berlin 1964.

Glaubwürdigkeit kindlicher Zeugenaussagen

H. Asperger, Wien

Mit der Frage des Wahrheitsgehaltes einer kindlichen Aussage wird wohl jeder Arzt, besonders jeder Pädiater, im Lauf seines Berufslebens konfrontiert. Für jene Ärzte, die auch als Gutachter für Gerichte und Behörden tätig sind, erlangt dieses Problem größte Wichtigkeit. In manchen Fällen greift diese Frage entscheidend in die Lebensschicksale zweier Personen ein, des Kindes nämlich und eines fraglichen Täters: Wenn es sich um kriminelles, vor allem um sexuelles Geschehen handelt, wenn also ein Kind einen Erwachsenen einer Handlung bezichtigt, die ihn, nimmt man den Tatbestand als erwiesen an, mit dauernder Schande bedeckt, ihn auch mit schwerer Strafe, meist mit jahrelangem Kerker bedroht.

Nun hat die Frage, was Wahrheit sei, seit den Zeiten des Pilatus nichts von ihrem Gewicht eingebüßt. Die moderne Psychologie der Zeugenaussage hat klar aufgezeigt, welche oft unlösbaren Schwierigkeiten einer Klärung entgegenstehen, hat verstehen lassen, wie groß die Möglichkeiten sind, daß der Zeuge sich selbst in seiner Beobachtung irrt und daß er, absichtlich oder unabsichtlich, andere täuscht. So sagt Mönkemöller, der mit seiner „Psychologie und Psychopathologie der Aussage" das klassische Werk über diese Problematik geschrieben hat, die Aussage an sich sei ein nahezu unheimlicher Begriff.

Zweifellos noch weit schwieriger ist aber das Problem beim *kindlichen* Zeugen zu lösen. Das hängt eng mit der Entwicklungsproblematik zusammen: Auch hier, wie bei so vielen anderen Fragen, muß man verstehen, daß das Kind, als ein von sehr unfertigen, unvollkommenen Stufen an sich entwickelndes Wesen, ganz anderen Gesetzen gehorcht als der Erwachsene. Es hat zwar, wenn es intellektuell normal begabt ist, bald eine genügend ausdrucksfähige Sprache entwickelt, um auch über Erlebtes berichten zu können. Aber man erkennt, daß zu dieser Zeit (im 3., 4. Lebensjahr, bei manchen Kindern bis zum Ende des Kleinkindalters) die Bindung der Aussage an die Realität, welche für den Erwachsenen selbstverständlich ist (so sehr, daß er sich in jene kleinkindliche Verhaltensweise kaum mehr einfühlen kann), durchaus nicht sicher ist. In dieser, wie man sagt, „illusionären Phase" der kindlichen Entwicklung sind die Grenzen zwischen dem wirklich Erlebten und dem bloß Vorgestellten, Phantasierten, besonders dem

affektstark Erwünschten, durchaus fließend; so kann für das kleine Kind das Märchen die gleiche Realität haben wie unsere „Wirklichkeit", es hat in mancher Hinsicht eine „magische" Weise des Erlebens, es kann ihm das Rollenspielen subjektiv völlig real werden (das Kind „ist" tatsächlich die Tante auf Kaffeebesuch, die Lehrerin, es „spielt" nicht nur oder, besser gesagt, das Spiel ist ihm ganz „Ernst"). So lehnt ein so bedeutender Psychologe wie W. Stern die Zeugnisfähigkeit eines Kindes bis zum 4. Jahr grundsätzlich ab (was wir allerdings so allgemein nicht unterschreiben würden). Schneikert wieder hält sogar 7jährige Kinder für unfähig, vor Gericht auszusagen (aber dagegen ließe sich Gewichtiges vorbringen). Ja es gibt J. Aengenendt an, im Mittelalter seien Kinder bis 14 Jahre nicht zeugnisfähig gewesen (was natürlich heute, bei all den Möglichkeiten moderner psychologischer Untersuchung, keinesfalls aufrechtzuerhalten ist).

Nun ist diese „illusionäre Phase", die Unschärfe der Grenzen zwischen Phantasie und Realität, für das sich entwickelnde Kind zweifellos von großer Bedeutung. Jenes Spiel mit der Situation durch das Mittel des Wortes bringt ihm eine Fülle unersetzlicher Erfahrung; es übt sich in der Fähigkeit, sich in der Welt zu behaupten, eine Situation nach seinem Willen zu gestalten, schöpferisch spontan zu sein. Freilich muß eine solche Spontaneität mit der Realität in Spannung treten. Daraus ergeben sich immer Konflikte, durch die das normal veranlagte und in gutem Milieu stehende Kind meist mühelos zu besserer Realitätsanpassung gelangt, während sich bei ungünstigen Gegebenheiten schmerzvolle Kollisionen ereignen können.

Der Weg muß zu immer besserer Anpassung an die Realität und zu besserer Einordnung in die Gemeinschaft gehen, wobei schließlich die egoistischen Wünsche des Kindes, die Situation nach den eigenen Interessen zu gestalten, und sei es auf Kosten anderer, schließlich unter die Ordnung der Wahrheit gestellt werden. Das ist ein langer und mühsamer Weg. Zu dem intellektuellen Wissen um das Verbotene, auch um das Nutzlose der Lüge, sollte beim Kind schließlich die Verantwortung vor der Wahrheit aus ethischen Gründen kommen — wozu es nicht nur Einsicht braucht, sondern die aus dem Gefühl, aus der Tiefe des Gemütes kommende Unterordnung unter das sittliche Gesetz.

Bevor wir weiter über die Alterstypik sprechen, muß ausgeführt werden, daß, neben der Neigung der Kinder zu Phantasien, die Beurteilung kindlicher Aussagen noch dadurch beträchtlich erschwert wird, daß die Kleinen in hohem Maß *suggestibel* sein können. Die Psychologie der Aussage, gestützt auf frappante Experimente, hat gezeigt, daß auch Erwachsene durch Eigen- und Fremdsuggestion erstaunlich beeinflußbar sind (etwa mit voller subjektiver Überzeugung Dinge gesehen zu haben glauben, die ihnen nur eingeredet worden sind). Noch mehr trifft das natürlich für das Kindesalter, besonders für das Kleinkind zu: Kinder übernehmen leicht als eigenes Erleben, eigene Beobachtung, was ihnen in Wirklichkeit induziert wurde, und halten, tiefgehend überzeugt, daran fest, malen gelegentlich auch noch die Situation aus eigener Phantasie aus.

Ein krasses Beispiel dafür ist die Tatsache, daß sich Kinder, freilich vor allem Kleinkinder oder deutlich in ihrer Kritikfähigkeit Reduzierte, widerspruchslos in ein paranoisches Wahnsystem, vor allem der Mutter, einbeziehen lassen, die absurdesten Dinge ganz überzeugt berichten, Widersprüche gegen die Realität nicht wahrnehmen, ja mit unglaublicher Hartnäckigkeit gegen die Realität ankämpfen. Manchmal gelingt es erst nach sehr langer Zeit, nach völliger Herauslösung aus dem früheren Milieu, ein solches Kind, über eigenartige Zwischenstufen, aus dem induzierten Wahn herauszubringen.

Nun muß die Suggestion auf das Kind keineswegs nur in der Absicht ausgeübt werden, andere in schädigender Absicht zu täuschen. Es können vielmehr durch eine ungeschickte Fragestellung der Erwachsenen ganz unabsichtlich die Angaben eines Kindes, auch noch im Schulalter, weitgehend beeinflußt, in falsche Richtung gedrängt werden — etwa durch Alternativfragen (wobei dann das Kind die eine der ihm durch die Frage dargebotene Möglichkeit als „erlebt" übernimmt). Vor allem können durch ungeschickte Fragen an das Kind belanglose Erlebnisse „entharmlost" werden (im besonderen können sie durch darauf hingerichtete Fragen einen sexuellen Sinn erhalten!). Den Fragen der Erwachsenen anhaftende Affekte der Sensation, der lüsternen Neugierde, aber auch des Hasses, der Ablehnung bestimmter Personen, ja manchmal

einfach des „Mitschwingen" des Kindes mit der Gegeneinstellung der ganzen Familie gegen einen Menschen der Umgebung — all das kann auf die Angaben eines Kindes einen mächtigen suggestiven Einfluß ausüben, kann diese weit von der Realität wegführen.

Hat ein Kind aber einmal eine Aussage gemacht, so bleibt es sehr oft darauf festgelegt; spätere Befragungen bringen das gleiche Ergebnis, das Kind findet — noch viel weniger als der Erwachsene — aus dem einmal Gesagten nicht mehr heraus. Daraus erhellt die Wichtigkeit der Forderung, daß ein Kind zu bestimmten Themen möglichst früh von höchst objektiven, höchst kritischen, sehr erfahrenen Personen verhört werden solle — eine Forderung, die nur sehr schwer zu erfüllen ist (wir werden darauf noch zurückkommen).

Haben wir oben die Schwierigkeiten der Wahrheitsfindung bei sehr jungen Kindern, die im Alter liegenden Gefahren einer Verfälschung der Realität geschildert, so stand schon zwischen den Zeilen, daß im allgemeinen die Verläßlichkeit der Aussagen bei älteren Kindern beträchtlich wächst. Das ist denn auch die Ansicht aller Autoren, die darüber Erfahrung haben, ist auch unsere eigene Ansicht. Nicht ganz überzeugend erscheinen uns jedoch die Versuche, eine klare Gruppierung nach bestimmten Altersgruppen aufzustellen, wie das etwa Aengenendt und Plaut tun; wir glauben nämlich, daß die Einflüsse charakterlicher Anomalien und des Milieus, kurz die individuellen Gegebenheiten, zu sehr mit einer Alterstypik interferieren, als daß man zu einem klaren, altersmäßig gestaffelten System gelangen könnte.

Sicher ist aber, daß Kinder im Schulalter sehr gute Beobachter und kritische Zeugen sein, auch über ein sehr präzises Gedächtnis verfügen können; naturgemäß wachsen die kritischen Fähigkeiten mit dem Alter, mit dem steigenden Erfahrungsschatz; je stärker sich die Persönlichkeit „konturiert", um so mehr kann sich das Kind auch gegen Beeinflussungsversuche von außen widersetzen; unter normalen inneren und äußeren Gegebenheiten wächst auch das Gefühl der sittlichen Verpflichtung zur Wahrheit, das Bewußtsein, daß man einen anderen durch eine unwahre Aussage nicht schädigen dürfe.

Große Schwierigkeiten in der Beurteilung sehen manche Autoren, besonders Mönke-

Möller, wieder in der Phase der *Pubertät*. Wohl käme es nunmehr zur letzten Ausreifung der intellektuellen Fähigkeiten, des kritischen Denkens, aber die Disharmonie und die Erschütterungen dieser Entwicklungsphase könnten die Urteilsfähigkeit beträchtlich trüben, die Ablenkbarkeit und Zerstreutheit, die gesteigerte Phantasietätigkeit dieser Altersstufe könnten die Wahrnehmung beeinträchtigen; das sittliche Empfinden sei wesentlich verschlechtert (dieses allgemeine Urteil kann man aber, so glauben wir, Mönkemöller, der das anführt, so nicht abnehmen!); auch wir sind aber der Ansicht, daß die in diesem Alter mit starker Dynamik andrängende sexuelle Triebhaftigkeit, daß sexuell getönte Zu- oder Abneigungen Aussagen tiefgehend, der Wahrheit widersprechend, verändern können, daß daher Aussagen Pubertierender mit besonderer Kritik beurteilt werden müssen.

Von größerer Wichtigkeit noch als die Besprechung der Alterstypik scheint uns die Erörterung der Frage zu sein, welche *Persönlichkeitsstörungen* die Validität einer kindlichen Aussage beeinträchtigen können.

Schwachsinn

Es ist leicht verständlich, daß man der Aussage eines schwachsinnigen Kindes von vornherein mit Mißtrauen begegnen wird. Schon die Wahrnehmungsfähigkeit kann beträchtlich beeinträchtigt sein, das Kind ist nicht imstande, das unmittelbar Erlebte zu verstehen und richtig zu deuten, es klar zu lokalisieren, zeitlich zu ordnen.

Aber auch die Wiedergabe der Erlebnisse ist meist deutlich gestört: Einmal ist das Kind in der Aussage sehr gehemmt, vermag nur mit sehr unvollkommener und oft mißverständlicher Sprache zu berichten, in einem anderen Fall — und das ist noch viel gefährlicher, führt leichter in die Irre — begegnet man einer kritiklosen Geschwätzigkeit: Das Kind folgt jeder Assoziation, ob diese nun in ihm selber aufsteigt oder aber durch eine Frage ausgelöst wird, die in solchem Fall besonders leicht suggestiv wirkt; man erlebt förmlich unter seinen Augen, wie die Angaben in dem Kind „aufblühen", wie es sich dahintreiben läßt. Wir sprechen gelegentlich auch, bei besonders phantastischer Produktivität, von „blühendem Schwachsinn". Solche Kinder fallen auch, mit der Sicherheit eines Experiments, auf jede

absichtliche Suggestion hinein, um so mehr, je reduzierter ihre Kritik ist — das sind denn auch die Fälle, bei denen *Suggestibilitätstests* positiv ausfallen (deren allgemeine Brauchbarkeit wir sehr bezweifeln, weil ein gescheiteres Kind in der experimentellen Situation des Tests ganz anders auf der Hut ist als im freien Gespräch). Aber nicht jedem debilen Kind kann man so im Examen alles mögliche „einreden" — und daraus dann auf eine Unglaubwürdigkeit seiner Angaben schließen; es kann sich durchaus der absichtlichen Suggestion widersetzen, ist aber vorher einer gewollten oder ungewollten Beeinflussung erlegen und darauf fixiert; und das kann bei der Untersuchung beträchtliche Schwierigkeiten der Beurteilung mit sich bringen.

Bei einem kritikschwachen Kind kann es aber auch vorkommen, daß es etwas, das es tatsächlich erlebt hat, bei einer späteren Erzählung auf einen anderen Ort, eine andere Zeit und einen anderen Menschen „überträgt". Je höhergradig gestört es aber ist, um so deutlicher wird beim Examen, daß es da mit den Zusammenhängen oder mit dem „Lokalkolorit" nicht stimmt, daß sich gröbere innere Widersprüche finden — so daß der Untersucher doch meist die Pseudologie unschwer erweisen oder doch wahrscheinlich machen kann.

Nicht selten steht man aber bei schwachsinnigen Kindern vor folgendem Dilemma: man kann ihnen zutrauen, daß sie nicht imstande sind, „der Wahrheit die Ehre zu geben", sondern daß sie kritiklos lügen; ebenso möglich ist es aber auch, daß sie bei ihrer geistigen Schwäche wehr- und willenlos einem Verführer anheimfallen, ja daß sie von einer gefährdenden Situation geradezu „angezogen" werden, mit einer „endogenen Erlebnisbereitschaft", wie wir das andernorts beschrieben haben. Ob es sich da um eine kritiklose Geschwätzigkeit oder eine kritiklose Handlungsbereitschaft (im Sinn einer Wehrlosigkeit gegen die Verführung) handelt, das ist in manchen Fällen mit den Mitteln einer psychologischen Untersuchung nicht auseinanderzuhalten. Das muß dann sicherlich „in dubio pro reo" gewertet werden — obwohl es andererseits erwünscht wäre, einem gewissenlosen Verführer das Handwerk zu legen, durch Verurteilung eines überführten Täters weitere ähnliche Delikte zu verhindern.

Hirnstörungen

Eine besondere Neigung zu Pseudologien zeigen auch hirorganisch gestörte Kinder, insbesondere nach frühen Encephalitiden. Versteht man das Wesen der Störung: eine „kurzschlüssige Enthemmung", eine Aktivität, bei der Impuls einerseits und andererseits Konfrontation mit den früher gemachten Erfahrungen, Abschätzen der Folgen, höhere Wertungen nicht richtig miteinander „verzahnt" sind, sondern wo der Triebimpuls „auf kurzem Weg", „kurzschlüssig" in die Handlung mündet — so wird es auch verständlich, daß sich unter der bunten Reihe schwerst dissozialer Handlungen, durch welche diese Kinder in einer Gemeinschaft fast unüberwindliche Führungsschwierigkeiten bereiten (gefährliche Aggressionen, Durchgehen und Vagieren, Eigentumsdelikte u.a.), eben auch Lügengeschichten finden, die ebenso wie die gesamte andere Dissozialität aus dem Augenblick aufschießen, aus einem momentanen Affekt kommen.

Als Pseudologien sind solche Geschehnisse meist leicht zu erkennen, wenn diese Kinder auch intellektuell defekthaft geworden sind, so daß die Lügen in beträchtlichem Maß kritiklos sind, die Angaben also nicht zusammenstimmen, innere Unwahrscheinlichkeiten aufweisen; oder wenn sie sehr phantastisch sind, wenn man etwa beim Examen sieht, wie sich das Kind vom Strom der eigenen Rede „davontragen" läßt, wie immer neue Einzelheiten „aufblühen".

Aber nicht immer ist die Diagnose so leicht. Die formale Intelligenz dieser Kinder muß ja nicht oder kaum gestört sein. So können auch die Geschichten, die sie produzieren, logisch in sich geschlossen sein, eine fingierte Situation wird sehr plastisch geschildert, manchmal so eindrucksvoll, daß ein nicht genug Erfahrener meinen könnte, so etwas, so detaillierte Beschreibungen könne ein Kind gar nicht erfinden.

So beantwortete ein jugendliches Mädchen mit typischer encephalitischer Anamnese und entsprechenden vegetativen Symptomen, aber intakter Intelligenz, eine Zurechtweisung durch den Vater damit, daß sie sich blitzschnell losriß, zur Polizei lief und dort den Vater anzeigte, er habe sie sexuell mißbraucht. Sie erfand dafür so anschauliche Details, daß die Angaben zunächst gar nicht so unglaubhaft wirkten, bis sich schließlich, nach eingehender Untersuchung, herausstellte, kein Wort davon sei wahr, und bis sie

dann auch mit echter Einsicht zugab, sie habe den Vater nur verleumdet. Zu einem bestimmten Zeitpunkt waren aber die Pseudologien für den Vater, der ein Mann von höchster Ehrenhaftigkeit war, richtig gefährlich.

In unserer „Heilpädagogik" haben wir ausführlich den Fall eines postencephalitischen Burschen geschildert, mit typischer Anamnese, typischer vegetativer und (wenn auch geringfügiger) neurologischer Symptomatik, der ein unheimlich reichhaltiges Repertoire von Delikten — Diebstähle und Einbrüche, homosexuelle Depravation, Totschlag — aufwies, sichtlich ohne Überlegung, kurzschlüssig aus dem Augenblick aufschießend — und der auch durch Jahre weitausgesponnene Pseudologien produzierte, die freilich ihrer Phantastik wegen leicht als solche zu erkennen waren, wenngleich sie die Angehörigen des Jugendlichen doch öfters, wenigstens für eine Zeit, überzeugten.

So wird man also bei der Untersuchung solcher Typen zu beachten haben: die Anamnese, die vegetativen, trophischen, neurologischen Zeichen der Hirnstörung, etwaige Befunde im EEG, im Test (z.B. Störungen der Gestaltauffassung oder andere Symptome der Hirnleistungsschwäche); vor allem wird man in den Angaben des Kindes oder Jugendlichen und auch in der Anamnese nach Zeichen der „Kurzschlüssigkeit" suchen.

Hysterische Pseudologien

Ganz wesenhaft gehört die Lüge zum hysterischen Charakter. Wir haben (im Abschnitt „Psychopathie") als die bestimmenden Züge dieses Typus herausgestellt: einen Mangel an echtem Gefühl, eine innere Leere, die von übersteigertem Affektausdruck, von Sensationen ausgefüllt ist, Sensationen im wörtlichen Sinn, nämlich ungewöhnlichen oder übersteigerten Empfindungen auf allen Sinnesgebieten, und im übertragenen Sinn, nämlich aufsehenerregenden Begebenheiten. Da aber großartige, aus dem Gewöhnlichen herausgehobene Erlebnisinhalte nicht auf Geheiß zur Verfügung stehen, gibt es nur *ein* Mittel, diesen mächtigen Trieb zu befriedigen: die hysterische Lüge, die in der Phantasie erschafft, was die Wirklichkeit versagt. Die Affinität dieses Erlebens zum Theater (oder besser: zur Schmiere) und zum Schundroman wird deutlich. Hysterisches Tun und Reden stellt immer eine Karikatur der jeweiligen Zeit dar, treibt ihre Wünsche und Leidenschaften ins Extreme — aber nicht aus wirklichem, und sei es tragischem Gefühl, sondern als schlechtes Theater. So aber ist das hysterische Gehaben — besonders wenn man diese Zeugnisse später betrachtet, wenn die

Zeit sich wieder einmal gewendet hat — auch ein Gericht über eine Zeitepoche!

Ungemein charakteristisch (und für ein feines Ohr vom ersten Augenblick an unverkennbar) ist bei hysterischen Persönlichkeiten in Rede und Schreibe das Übersteigerte in Ausdruckserscheinungen und Inhalt: das Pathos geht hoch, die Tränen fließen reichlich, es wogt nur so von Edelmut, von Verzweiflung, von flammender Entrüstung; sehr häufig ist ein Vornehmheitskomplex (gesuchte und gefundene Bekanntschaft mit hochgestellten Personen, mit Aristokraten, aber auch mit großen Verbrechern), nicht selten lügen sich Hysterische aber auch selbst in so „hohe" Stellung hinein (aber ganz anders als der echte, eiskalt-zweckbewußte Hochstapler); auch das Sexuelle spielt eine große Rolle — sowohl in der Tat, in hemmungsloser Preisgabe des eigenen Körpers, wie auch insbesondere in der Phantasie (so ist die eingebildete Schwangerschaft ein häufiges Ingrediens hysterischer Pseudologien), aber es gehört zum Persönlichkeitsbild solcher Menschen, daß sie nie zu sexueller Erfüllung gelangen, trotz übersteigerten sexuellen Gehabens frigid sind.

Das Lügen gehört also notwendig zur hysterischen Persönlichkeit. Die Pseudologie wird aber nicht bewußt und sinnvoll, in kalter Absicht zu schädigen, ins Werk gesetzt, sondern hat etwas Triebhaftes, Zwanghaftes an sich, das irgendwie „über die Persönlichkeit hinweggeht". Gerade für diese Art zu lügen hat DELBRÜCK den Begriff der „Pseudologia phantastica" geschaffen: diese sei „eine psychische Besonderheit, die bei gleichzeitigem Vorhandensein einer sehr lebhaften Phantasietätigkeit, einer ethischen Defektuosität und einer in manchen Fällen vorhandenen Störung des Gedächtnisses im Sinne einer mangelhaften Reproduktionstreue bei den mit diesem Symptom behafteten abnormen Persönlichkeiten durch einen Hang zum Lügen, und zwar sowohl zu Zwecklügen wie zu ziel- und planlosen Lügen gekennzeichnet ist, mit dem sich aber in widerspruchsvoller Weise auch vielfach die Überzeugung von der realen Begründung der lügenhaften Konzeptionen mischt".

Wesentliches über das hysterische Verhalten (was eben auch für die Pseudologien gilt) hat E. KRETSCHMER aufgezeigt, indem er von „hyponoischen" (nicht ganz klar bewußten) und „hypobulischen" (nicht ganz willens-mächtigen) Reaktionen sprach, ihnen also ein eigenartiges, dafür typisches Zwischenreich zwischen Bewußtem und Unbewußtem, Willkürlichem und Ungewolltem zuwies.

Gewiß gibt es, entsprechend dem intellektuellen Niveau dieser Personen, große Verschiedenheiten darin, ob die Pseudologien logisch in sich geschlossen sind oder ob sich gröbere innere Unwahrscheinlichkeiten oder äußere Widersprüche finden lassen — im ersteren Fall sind sie schwer, im anderen leicht zu entlarven. Aber auch bei normaler Intelligenz zeigt sich nicht selten, daß einzelne Angaben nicht zusammenstimmen, sondern daß sich örtliche, zeitliche und inhaltliche Widersprüche auffinden lassen, und zwar nicht in peripheren Einzelheiten, die man leicht vergessen kann, sondern in essentiellen Punkten. Dabei erscheint es uns charakteristisch, daß diese Kinder oder Jugendlichen, hält man ihnen solche Widersprüche vor, gar nicht etwa leidenschaftlich die Wahrheit des Gesagten beteuern, sondern daß es ihnen gar nicht viel auszumachen scheint, wenn man sie so „stellt"; manchmal reden sie wohl eine Weile herum, aber dann lassen sie es auf sich beruhen, ohne beschämt oder bestürzt zu sein; auch darin zeigt sich deutlich ihre Gefühlsstörung.

Jedenfalls gelingt es in der Regel, sind nur die hysterischen Wesenszüge klar ausgeprägt, die Lügengeschichten als solche zu erweisen oder doch sehr wahrscheinlich zu machen, so daß ein durch derartige Geschichten Beschuldigter freigesprochen werden kann. Meist bringen sich freilich hysterische Menschen selbst wegen verschiedener Betrugsfakten in die Gefahr einer Verurteilung. (In seiner „Heilpädagogik" hat der Verf. ausführliche Beispiele schriftlicher und mündlicher hysterischer Pseudologien gebracht.)

Lügen aus kalter Berechnung

Haben wir bisher Beispiele dafür gebracht, daß bestimmte Persönlichkeitsanomalien, die als solche auch erkennbar sind, Kinder zu Pseudologien besonders geneigt machen können, so daß man dann von einem „pseudologischen Charakter" sprechen kann, so muß gesagt werden, daß es gewiß, so wie beim Erwachsenen, auch im Kindesalter Lügen aus kalter Berechnung gibt — sei es aus eigenem Impuls des Kindes, sei es, daß es sich in eine Familienfeindschaft, in die Ablehnung eines bestimmten Menschen hineinziehen läßt; sei es, weil das Kind aus Gegeneinstellung einem andern schaden oder weil es seine egoistischen Zwecke erreichen will, oder schließlich aus Angst vor den Folgen des eigenen Tuns, das „nicht wahr sein darf".

Das ergibt eine lange Reihe von Möglichkeiten: Weit ausgebaute Lügengeschichten, detailreich, logisch völlig in sich geschlossen, klar in schädigender Absicht ins Werk gesetzt, mehr oder weniger geschickt gespielte Rollen, um sich damit Vorteile zu verschaffen — bis hinunter zu den zahlreichen Notlügen, die im Kleinkindalter etwas völlig „Normales" sein können. Das Kind in der „illusionären Phase" hat, wie wir oben ausgeführt haben, noch nicht eine klare Realitätsanpassung, kann das lebhaft Vorgestellte oder affektstark Gewünschte mehr oder weniger für Wirklichkeit halten, es ist ihm auch ganz natürlich — auch wenn es schon weiß, die Realität sei doch anders —, daß es seine Situation mit den Mitteln des Wortes, das es in seiner ganzen Macht erlebt hat, für sich günstiger darstellt als es wirklich ist. Das muß vom Erzieher richtig erkannt, das Kind muß mit behutsamer Hand zur Anerkennung der Wirklichkeit und der Wahrheit, zur Anerkennung der ethischen Forderungen geführt werden — nicht mit vorschnellem Moralisieren, nicht mit harten Strafen, die das Kind nur noch mehr in Angst hineintreiben und dadurch Lügen erst recht „notwendig machen", sondern dadurch, daß man ihm ruhig und geduldig zeigt, daß „Lügen kurze Beine haben", daß sie vor der Realität nicht bestehen können, gewiß schließlich auch mit Einsatz religiöser Motivationen.

In Fällen, wo die Glaubwürdigkeit eines Kindes zur Frage steht, wird vom Gericht meist ein Schulbericht angefordert. Diese Berichte könnten viel über das Persönlichkeitsbild des Kindes aussagen, da der Lehrer es doch meist durch Jahre kennt, aber sie sind oft sehr farblos. Besonders werden oft zur Frage der „Wahrheitsliebe" negative Angaben gemacht, die dann natürlich vom Verteidiger eines Angeklagten weidlich ausgeschlachtet werden; wir sind jedoch der Überzeugung, daß es kein grundsätzlicher Einwand gegen die Glaubwürdigkeit eines Kindes ist, wenn der Lehrer berichtet, es habe gelegentlich in einer Druck- oder Angstsituation (etwa warum es eine Aufgabe nicht gebracht hat) nicht die Wahrheit gesagt.

Hochstapler

Prototyp eines Lügners aus kalter Berechnung ist der Hochstapler (wir kennen solche Typen auch schon im frühen Jugendlichenalter): das Bild ist bestimmt durch eine gute Intelligenz (dadurch können logisch ganz unangreifbare Geschichten produziert und Rollen ausgezeichnet gespielt werden), durch eine reiche, kreative Phantasie, erleichterten Assoziationsablauf, eine besondere Wortgewandtheit, eine starke Eidetik (diese Menschen haben die Fähigkeit, eine Situation völlig bildhaft vor sich zu sehen und, von diesem inneren Bilde her, überzeugend in eine „Realität" umzusetzen, wobei dann jede Einzelheit vollkommen stilecht wirkt) — und durch einen eklatanten Gemütsmangel (keine gemütstiefen Bindungen an irgendeine geliebte Person hindern ihn an der skrupellosen Durchsetzung seiner Absichten); meist steht diesen Menschen ein bestechendes Äußeres zur Verfügung — von einer interessanten Gesichtsbildung über gute Motorik und Psychomotorik bis zu vollendeten Manieren (dadurch sind sie deutlich unterschieden von den „Lügnern aus Instinktlosigkeit" — Asperger 2 —, deren blühende, logisch manchmal auch nicht schlecht gefügte Pseudologien doch meist nicht so schwer zu entlarven sind, weil diese „Menschen mit zwei linken Füßen" nicht nur motorisch sehr ungeschickt sind, sondern sich auch kraß unangepaßt benehmen); schließlich haftet dem Hochstapler meist ein Nimbus der Vornehmheit und des Ungewöhnlichen, ja Exotischen an — und eigenartigerweise festigt gerade das ihre Glaubhaftigkeit und macht sie so erfolgreich, weil sich die meisten Menschen gar nicht vorstellen können, solche ausgefallenen Dinge könnte jemand erfinden.

Die Pseudologien solcher und ähnlicher Typen können so perfekt sein, daß sie durch lange Zeit nicht geklärt werden können, jedenfalls nicht durch Anlegung logischer Kriterien oder Erkennung verhaltensmäßiger Unstimmigkeiten, sondern daß sie erst auffliegen, wenn an Dingen und an Menschen schwerer Schaden entstanden ist. In solchen Fällen wird einem mit Erschrecken die unheimliche Macht von Lügen klar, jenes „mysterium iniquitatis", das Philosophen und Theologen so sehr beeindruckt, jene Macht, die auch im Regiment der Welt eine so große Rolle spielt.

So haben wir eine Anzahl von Typen aufgezählt, die in besonderem Maß zu Pseudologien neigen. Es bedürfte gewiß einer ausführlichen Beschreibung von Fällen, um das

Bild wirklich plastisch zu machen — das aber ist hier aus Raummangel nicht möglich (es ist zum Teil in der „Heilpädagogik" des Verfassers durchgeführt). Aus dem Gesagten geht aber klar hervor, daß es bei jedem in Frage stehenden Fall eines Kindes entscheidend darauf ankommt, sein *individuelles Persönlichkeitsbild* abzuklären und dieses mit seinen Angaben zu konfrontieren; erst dadurch ergeben sich brauchbare Kriterien zur Glaubwürdigkeit; zweifellos genügt es nicht, die Erzählung eines Kindes bloß nach logischen Kriterien zu beurteilen (etwa auf Widersprüche oder innere Unwahrscheinlichkeiten hinzuweisen).

Eine große Erschwerung der Wahrheitsfindung ist darin begründet, daß ein erfahrener Sachverständiger fast niemals der erste ist, der die Erzählung des Kindes hört. Das kritische Ereignis wurde zuerst den Eltern oder einer Freundin oder einem andern erzählt, zahlreiche aufgeregte häusliche Inquisitionen wurden veranstaltet, viele Affekte spielen hinein, mit all den verhängisvollen Möglichkeiten einer Suggestion, einer Veränderung, ja Verfälschung der kindlichen Aussage. Endlich erlangt eine Behörde durch eine Anzeige der Eltern oder anderer von dem Geschehen Kenntnis — aber auch jetzt liegt die Sache durchaus nicht immer in überlegenen, sachlichen, erfahrenen Händen: Wie ungeschickt fragen nicht manche ländliche Gendarmen, aber auch städtische Polizisten ein Kind aus (und wie verletzend manchmal, wenn es um sexuelle Inhalte geht)! Die nächste Befragung hält der Untersuchungsrichter ab; und oft erst nach der ersten Hauptverhandlung (die oft eine „Stress-situation" darstellt, die ein sensibles Kind sehr wohl traumatisieren kann) bekommt der Sachverständige einen Fall zu Gesicht.

Ein großer Fortschritt ist darin zu sehen, daß heute schon vielerorts, in der Stadt und auf dem Land, die erste behördliche Einvernahme von einer Fürsorgerin oder einem weiblichen Polizeibeamten durchgeführt wird, also einer Persönlichkeit, die in solchen Problemen besondere Erfahrung hat und gewöhnlich auch die Kräfte weiblichen Instinkts einsetzt, eines Gespürs, das sich dem männlichen Intellekt in solchen Fragen oft überlegen erweist. Dieses Vorgehen sollte ganz allgemein gefordert werden, wofern nur solche Kräfte zur Verfügung stehen.

Arzt oder Psychologe als Sachverständiger?

Im Anschluß soll die Frage erörtert werden, welcher *Beruf* für eine erfolgreiche Sachverständigentätigkeit grundsätzlich besser geeignet sei, der des Psychologen oder des Arztes. Diese Frage wird in verschiedenen Ländern und von verschiedenen Stellen verschieden beantwortet. Was zunächst den *Psychologen* betrifft, so scheint für ihn zu sprechen, daß sein autochthones Gebiet Methoden zur Erkenntnis kindlicher Persönlichkeiten sind, sei es durch Tests (wobei es ja nicht nur um Tests zur Feststellung der intellektuellen Begabung geht, sondern wobei heute auch projektive Tests, die auch unbewußte Persönlichkeitsbereiche ausloten, eine große Rolle spielen), sei es durch charakterologische Methoden; wird der Psychologe auch in der Beurteilung des individuellen Kindes ausgebildet (mit der Methodik, die in den angelsächsischen Ländern „clinical psychology" genannt wird) und erlangt er in diesen Problemen große Erfahrung, so vermag er tatsächlich auch zur Frage der Glaubwürdigkeit von Kindern Gutes zu leisten. Wenn es sich jedoch um abnorm reagierende, ins Pathologische gehende Persönlichkeiten handelt oder gar um psychotische oder organisch-hirngestörte Kinder (und die Symptome können in solchen Fällen sehr gering und daher schwer erkennbar sein) — so bleibt unbedingt der *Arzt* zuständig, der Kinderpsychiater oder der in solchen Problemen erfahrene Pädiater. Nun werden es aber in der Mehrzahl gerade solche Fälle sein, bei denen das Gericht die Beurteilung der Glaubwürdigkeit eines Kindes wünscht; dem Arzt liegt auch eher die streng individualisierende Untersuchung, während der Psychologe mehr auf den Normbegriff hin erzogen wird (z. B. Beschreibung von alterstypischen Verhaltensweisen). Mit der Fähigkeit des Gutachters, die individuellen Besonderheiten der kindlichen Persönlichkeit zu erkennen, aus der Ganzheit des körperlichen Bildes, der Ausdruckserscheinungen, des gesamten Verhaltens, der intellektuellen und der charakterlichen Qualitäten seine Beurteilung der Glaubwürdigkeit zu schöpfen — steht und fällt aber seine Rolle als wichtiger Helfer bei der Wahrheitsfindung.

Logische Kriterien

Zweifellos genügt es ja nicht, die Aussage eines Kindes bloß nach logischen Kriterien zu werten, etwa nach Widersprüchen bei verschiedenen Aussagen, nach Widersprüchen gegenüber den Angaben anderer zu fahnden oder in der kindlichen Aussage grobe innere Unwahrscheinlichkeiten festzustellen. Man kann ungemein logisch lügen — und gerade Kinder vermögen mit ihrer starken eidetischen Fähigkeit oft ein sehr plastisches Bild einer Situation auszumalen, sehr detailreich auch (etwa was Gegenstände der Umgebung, Stellung und Verhalten der angeschuldigten Personen betrifft), so daß dann der einvernehmende Beamte oder der Richter meinen, „so etwas könne ein Kind gar nicht erfunden haben" — und doch ist es ein Phantasiegespinst! So ist also eine logisch in sich geschlossene, anschauliche, spontan oder auf Fragen hin mit vielen Details ausgeschmückte Erzählung eines Kindes nicht auch schon unbedingt ein Beweis für die Wahrheit der Angaben.

Widersprüche

Gerade Juristen legen meist großen Wert darauf, daß sich in den Angaben eines Kindes keine Widersprüche auffinden lassen. Und der Verteidiger einer angeschuldigten Person stürzt sich mit Vehemenz auf jede aus dem Akt ersichtliche Stelle, wo ein Kind bei einer Gelegenheit über ein bestimmtes Detail etwas anderes gesagt hat als bei einer anderen. Nun läßt es tatsächlich an der Wahrheit einer Erzählung sehr zweifeln, wenn die zentralen Punkte eines Geschehens in konträrer Weise dargestellt werden, gerade jene Dinge, die sich — etwa als besonders schreckhaft — ins Gedächtnis einbrennen mußten. Es kommt aber sehr häufig vor, daß einem Kind periphere Einzelheiten aus dem Gedächtnis schwinden und daß es dann später, spontan oder auf Befragung, in diese Gedächtnislücken „hineinkonfabuliert", auch in verschiedener Weise bei verschiedenen Aussagen (so etwas gibt es durchaus auch bei Erwachsenen, wenngleich diese im Durchschnitt doch mehr Kritik gegenüber ihren eigenen Angaben aufbringen). Keineswegs kann man aber aus einem solchen Vorkommen, selbst bei erwiesenen Widersprüchen im einzelnen, darauf schließen, die gesamte Erzählung des Kindes sei ein Phantasieprodukt. Ja, ganz im Gegenteil, es spricht uns eher für eine Pseudologie, wenn ein Kind bei wiederholten, auch länger auseinanderliegenden Befragungen stereotyp die gleichen Angaben

macht, etwa gar mit ganz denselben Worten, die Erzählung wie eine eingelernte Aufgabe daherleiert. Gar nicht selten fixiert sich nämlich eine pseudologische Geschichte stärker im Gedächtnis als ein reales Erlebnis. Wieder müssen wir hier darauf hinweisen, daß der Sachverständige nie als erster die Erzählung eines Kindes zu hören bekommt, sondern daß dieses schon zu wiederholten Malen, und oft höchst ungeschickt, in suggestiver Weise, ausgefragt wurde, so daß nun ein solcher Bericht weitgehend der Unmittelbarkeit ermangelt; er, der Sachverständige, kann höchstens versuchen, durch Herstellung eines guten Kontakts mit dem Kind, durch besonders geschickte Fragestellung eine größere Unmittelbarkeit herzustellen, die dann auch eine bessere Beurteilung erlaubt.

Bei jüngeren Kindern ist auch zu berücksichtigen, daß ihr Zeitbegriff noch nicht präzis ausgebildet ist, daß es also oft nicht gelingt, von ihnen genauere Zeitangaben zu erhalten, auch die Angaben über zeitliche Abfolgen von mehreren Ereignissen sind oft unsicher oder widersprüchlich — ohne daß sich daraus ein entscheidendes Kriterium gegen die Glaubwürdigkeit der Erzählung im ganzen ergäbe.

Beurteilung des Ausdrucks

Wir kehren zu unserer oben ausgesprochenen Forderung zurück, man dürfe an die Erzählung eines Kindes, dessen Glaubwürdigkeit man zu beurteilen hat, nicht nur mit logischen Kriterien herangehen, sondern müsse noch andere „Seiten" einer gesprochenen Erzählung ins Kalkül ziehen. Nun vermittelt die Rede eines jeden Menschen nicht nur „sachliche" Inhalte, sondern ist gleichzeitig Träger von reichem *Ausdruck*.

Diese Ausdruckserscheinungen sind phylogenetisch (natürlich hat das Tier keine Wortsprache, aber, neben zahlreichen anderen Ausdrucksqualitäten, auch Lautgebungen, die von seinen inneren Vorgängen künden) und ontogenetisch älter (lange bevor der Säugling Wortsinn verstehen und produzieren kann, reagiert er verständnisvoll auf die Tongebung der Mutter und vermag auch selbst lautlichen Ausdruck zu produzieren). Diese Ausdruckserscheinungen kommen aus „älteren" Zentren des Gehirns, aus dem „thymischen", dem emotionalen Persönlichkeitsbereich, der „Tiefenperson"; daher erhält auch der, welcher diese Äußerungen versteht, Kunde von der Tiefe der kindlichen Person, von sehr unmittelbaren seelischen Regungen, mit denen man auch — das ist das Wesentliche für unsere Fragestellung — kaum lügen kann.

Es ist also höchst wichtig, darauf zu achten, ob auch die Ausdruckserscheinungen des Kindes genau zu dem erzählten Inhalt passen oder ob sich da etwa Diskrepanzen ergeben. Natürlich ist es keineswegs so simpel, daß man einem Kind eine Lüge sofort ankennen müßte, weil es dabei verlegen wird, errötet, stockt! Ganz im Gegenteil: ein Kind, das ein lang zurückliegendes Geschehen mühsam aus dem Gedächtnis ausgräbt, oder welches das Geschehen sehr schreckhaft erlebt hat, wird eher zögernd und stockend berichten, während andererseits gerade Pseudologien, schon gar bereits öfters erzählte, oft sehr gewandt und geläufig „dahergeratscht", „aufgesagt" werden (wir sprachen schon davon).

Oft ist es ja so, daß ein gut „integriertes" Kind mit großer Unmittelbarkeit erzählt; Blick, Mimik, Gehaben, Ton der Rede stimmen so gut zusammen, man glaubt dem Kind auf den Grund der Seele sehen zu können — und gewinnt dadurch wichtige Kriterien *für* die Glaubwürdigkeit seines Berichts.

Besonders jüngere Kinder, die noch ganz mit einer Situation „verschmolzen" sind (im Gegensatz zu den stärker „ab-strahierenden" älteren), zeigen bei ihrer Erzählung oft lebhafte *motorische* Reaktionen: sie „malen" eine Situation mit ihren Bewegungen nach; sichtlich ohne daß sie das bewußt intendieren, „fährt es ihnen in die Motorik" — sie zeigen, spontan und unwillkürlich, wo der Mann gesessen oder gestanden sei, wo und wie er sie gehalten habe, wohin er gegriffen hätte. Ist Derartiges zu beobachten, so gibt es dem Bericht eines Kindes eine starke Evidenz: kann man sich doch schwer vorstellen, daß ein Kind so etwas bewußt und — lügnerisch „produziert" (dann würden nämlich solche Bewegungen gewiß falsch geraten!).

Affektlage

Sprachen wir eben von der Wichtigkeit des Ausdrucksmäßigen, so erscheint es uns von besonderer Wichtigkeit, ob die Affektlage, welche eine Erzählung „trägt", nahtlos der berichteten Situation angepaßt ist, oder aber ob sich da „falsche Töne" finden. Und diese Kriterien sind weitgehend unabhängig vom Logischen eines Berichtes.

So ist es uns sehr auf eine Pseudologie verdächtig, wenn sich ein Kind bei seiner Erzählung sehr wichtig macht und aufspielt,

wenn man sieht, wie es sich bedeutend vorkommt, im Mittelpunkt einer solchen Sensation zu stehen (zumindest liegen dann Übertreibungen nahe). Natürlich darf ein Kind einen Täter, von dem ihm Übles geschehen ist, tief ablehnen — und das merkt man dem Kind auch am Ton seiner Rede an; aber es ist wiederum recht verdächtig, wenn einem aus der Erzählung ein glühender Haß gegen den angeblichen Täter entgegenschlägt (und man das gleiche etwa auch in den Angaben der Eltern findet), so daß einem der Verdacht kommen muß, da stünden andere Dinge im Hintergrund als die Wahrheit.

Berichtet jedoch ein Kind wahrheitsgemäß über ein Erlebnis, das es bedrückt und erschreckt hat — und vor allem für sexuelles Geschehen trifft das zu, das ja überhaupt bei einem Großteil derartiger Beurteilungen im Mittelpunkt steht —, so verhält es sich in der Regel ganz anders. Das Kind ist tief beschämt, ja es zeigt oft ein deutliches Schuldgefühl. Es zögert, über Dinge zu berichten, von denen es weiß oder doch ahnt, sie seien unanständig und unkeusch. Vor allem aber zeigt es sich schuldbewußt darüber, daß es sich in ein solches Geschehen hineinziehen ließ — meist ist es ja so, daß sich das Kind gar nicht mit dem Einsatz verzweifelter Kräfte gewehrt hat (dann würde kaum je ein Kind geschändet), sondern daß es die Dinge an sich geschehen ließ, mit der typischen „Ambivalenz", welche die Sexualität für Kinder hat: halb verlockt und fasziniert, halb erschreckt und ängstigt das. Daß es solches aber zuließ, das empfindet ein Kind als eigene Schuld (und nicht selten zeigt sich, daß es dabei sich selber den größeren Teil der Schuld zumißt als dem erwachsenen Täter). Sieht man derartige Affekte sich an einem Kind abspielen, so spricht das sehr für die Glaubwürdigkeit eines Berichtes: denn man kann sich schwer vorstellen, daß ein Kind lügenhafterweise ein Geschehen und sein eigenes Verhalten dabei in einer Weise darstellt, daß es selbst eine so schlechte Rolle spielt (Pseudologien auf diesem Gebiet haben oft zum Inhalt, wie energisch sich das Kind gegen einen Verführer zur Wehr gesetzt habe).

Regelmäßig findet sich auch, wenn ein Kind von sexuellen Erlebnissen erzählt, an typischen Punkten ein starker Affekt der Angst und des Ekels — es will sich vor Grausen schütteln, wenn die Rede darauf kommt, wie das erigierte Glied oder gar der Samenerguß des Mannes ausgesehen hat. Auch ein solches Verhalten gibt den Angaben eine starke Evidenz.

Ein solches Verfahren der Beurteilung entspricht unserer Grundeinstellung zu Fragen der Menschenkenntnis: es genügt nicht, bloß intellektuelle Kriterien anzulegen — etwa durch Anwendung von Tests —, man muß vielmehr versuchen, auch die Qualitäten der „Tiefenperson" aus dem Verhalten eines Kindes zu erkennen. Das gelingt natürlich beim Kind leichter als beim Erwachsenen, der sich besser zurückzuhalten und zu verbergen gelernt hat. Damit erhält aber das Persönlichkeitsbild des Kindes eine viel größere Fülle. Und gerade die Zusammenschau von logischen Qualitäten mit dem ausdrucksmäßigen, dem affektiven Verhalten ergibt, so glauben wir, eine größere Sicherheit der Beurteilung als irgendeine isolierte Methodik.

Erstes Bekanntwerden eines Geschehens

Bei der in Rede stehenden Problematik ist es uns auch immer wichtig, der Frage nachzugehen und auch durch Konfrontierungen möglichst genau festzustellen, unter welchen Umständen ein Kind zum ersten Mal von seinem Erlebnis berichtet hat.

So entstehen sexuelle Pseudologien, besonders von Pubertierenden, nicht selten im Verlauf lüsterner Tratschereien von Freundinnen: jede will auch etwas erlebt haben, und auf einmal fallen Namen, ist eine Beschuldigung ausgesprochen — und nun kann man nicht mehr zurück, weil man sich so der Lächerlichkeit aussetzte. Aber auch tatsächlich Erlebtes kommt bei Gesprächen unter Freundinnen nicht selten zum ersten Mal zutage. Und es ist dann oft sehr schwierig, den Wahrheitsgehalt zu ergründen.

Sexuelle Pseudologien entstehen nicht selten im Komplott, besonders von Schulkameradinnen, wobei die Berufe des Lehrers, des Katecheten, auch des Schuldieners besonders „gefährdet" sind. Aber wiederum ist zu sagen, daß es nicht so selten ist, daß tatsächlich ein Vertreter eines dieser Berufe, oder auch ein anderer Mann, eine ganze Schar von Mädchen in sexuelles Geschehen hineinzieht, gleichzeitig, ja orgienhaft, oder auch nacheinander.

Da müssen nun mit besonderer Bemühung die Angaben der Mädchen miteinander ver-

glichen, muß nach Widersprüchen gefahndet werden; wie wir oben darlegten, muß die Affektlage der Erzählungen subtil beurteilt werden; was die Mädchen schildern, ist mit ihrem Persönlichkeitsbild zu konfrontieren (darüber ist noch zu sprechen). Aber der erfahrene Gerichtspsychiater weiß ebenso wie der leiderfahrene Richter, welch schreckliche Justizirrtümer gerade auf diesem Feld schon begangen wurden.

Keineswegs ist es die Regel, daß ein Kind unmittelbar nach einem Erlebnis einem andern davon berichtet — eben das eigene Schuldgefühl, von dem wir schon handelten, hindert es daran, oft auch das Verbot des Täters, es dürfe ja niemandem etwas sagen (weil es sonst bestraft würde oder gar in ein Erziehungsheim käme!).

So ist es oft auch nicht die Mutter, die als erste von dem Geschehen erfährt — das Kind fürchtet von ihr Vorwürfe und Strafen —, sondern eher eine vertraute Freundin. Es ist schon ein Zeichen eines sehr guten Vertrauensverhältnisses zur Mutter, wenn das Kind ihr zuerst erzählt; oft geschieht das in einer besonders intimen Situation, beim Zubettbringen, beim abendlichen Bad. Dann wirkt der Bericht aber auch — und Mütter haben dafür doch meist ein gutes Gespür — sehr glaubhaft.

Es gibt in solchen Dingen ja tatsächlich einen „*Geständniszwang*": das Kind hält es nicht aus, etwas so Bedrückendes mit sich herumzutragen, allein damit fertig zu werden. Irgendeine Gelegenheit, ein zufällig im Gespräch fallendes Wort, ein Liebeserweis der Mutter „reißt es ihm heraus", oft unter schwerer seelischer Erschütterung, unter Tränen (was dann einem solchen Bericht stärkste Evidenz verleiht).

Veränderungen des Kindes durch ein Erlebnis

Manchmal erfährt man auch von der Mutter, das Kind wäre schon längere Zeit bedrückt gewesen, man habe ihm angesehen, es sei mit ihm etwas passiert. Besteht eine gute Mutter-Kind-Bindung, so hat die Mutter auch wirklich ein feines Gefühl für solche Gegebenheiten — und versteht es auch, das Kind durch anteilnehmende Fragen so zu lockern, daß es schließlich zu einer Klärung kommt.

Überhaupt berichten Mütter — eben bei günstigen Milieuverhältnissen, wenn die Mutter genug Zeit für das Kind hat und in guten Beziehungen zu ihm steht — spontan oder auf

Fragen nicht selten von tiefgehenden Veränderungen des kindlichen Verhaltens seit dem Geschehen, die sie freilich zunächst nicht zu deuten vermochten (gewiß kann man hinterher auch manches hineindeuten!): Das Kind sei auffallend nervös geworden, habe den Appetit verloren, es sei wiederholt ein Pavor nocturnus aufgetreten (wobei etwa in den schreckerfüllten Ausrufen das Geschehen „wiederkehrte"), oder das Kind habe schwere Angst gezeigt, es sei zu Einschlafschwierigkeiten gekommen. Solche Veränderungen müssen gewiß auf den Gedanken bringen, das Kind könnte ein traumatisierendes Erlebnis gehabt haben.

Eindringliche sexuelle Erlebnisse (freilich nur, wenn sie wiederholt geschahen) haben bei Mädchen, die sich der Pubertät nähern, manchmal eine plötzliche, im körperlichen Bild wie im psychosexuellen Verhalten in Erscheinung tretende, Reifungsbeschleunigung zur Folge — und es ist durchaus evident, daß sich auf dem Wege: Cortex—Zwischenhirn—Hypophyse—Gonaden seelische Erlebnisse in körperliches Geschehen umsetzen können, wahrlich also ein „psychosomatischer" Vorgang. (Es sei nur bemerkt, daß bei den so betroffenen Mädchen eine sehr intensive psychotherapeutische Behandlung notwendig wird, um dauernde Schäden für die Persönlichkeitsentwicklung zu verhindern).

Milieu

Welch große Bedeutung in allen diesen Fällen die Verflechtung des Kindes mit seinem Milieu hat, vor allem dem familiären, das stand schon des öfteren in diesen Erörterungen zwischen den Zeilen. Nunmehr muß noch einmal darauf hingewiesen werden, wie unerläßlich es ist, sich gründlich über die Umweltverhältnisse des in Frage stehenden Kindes zu orientieren — durch Schul- und Fürsorgebericht, vor allem aber durch ausführliche Gespräche mit den Eltern, die unbedingt mit dem Kind vorzuladen sind. Die „sozioökonomischen" Verhältnisse der Familie, das materielle und berufliche Niveau werden aus solchen Konfrontierungen evident, ebenso auch die Grundeinstellungen der Familie zum Leben, zur Erziehung, zu den ethischen Werten — und all das ist für unsere Fragestellung höchst bedeutsam. Zeichen bestehender Verwahrlosung lassen den Gutachter bei der Beurteilung der Glaubwürdigkeit besonders vorsichtig werden, gute emotionale Beziehungen eines Kindes zur Familie bestärkt unsere positive Einstellung.

Aus dem Interview mit den Eltern läßt sich meist feststellen, ob da etwa auf dem Boden einer tief eingefressenen Haßeinstellung gegen den Beschuldigten ein alter Kampf ausgetragen werden soll, oder ob gar materielle Motive im Spiel sind (daß man etwa in einem Zivilverfahren Geld herausschlagen will).

Koinzidenz von Kind und Geschehen

Als letzter Punkt sei erörtert, daß sich bei einer Konfrontation des nach unserer Weise erkannten Persönlichkeitsbildes eines Kindes mit dem angegebenen Geschehen meist deutliche Anhaltspunkte dafür oder dagegen ergeben, ob man es dem Kind tatsächlich zutrauen kann, daß es sich gerade so verhielt, wie es berichtet wird. Es geht also um die Frage der inneren Wahrscheinlichkeit, die in jedem Fall großes Gewicht hat.

Diese Fragestellung kommt vor allem dann zum Tragen, wenn mehrere, charakterlich recht verschiedene Kinder in ein Geschehen mit dem gleichen Beschuldigten verwickelt sind. Das gewitzte, energische, seiner selbst sichere Kind wird sich dabei ganz anders verhalten (etwa einer ganz anderen Abwehr fähig sein) als ein ängstliches, kritikschwaches, oder aber ein distanzloses, auf Sensationen ausgehendes Kind. Stimmt nun das, was man an Reaktionen von einem Kind erwarten kann, mit dem überein, was es erzählt hat, und finden sich bei mehreren Kindern typische, zu ihrem Charakter passende Verschiedenheiten — so ist das eine wesentliche Stütze für die Glaubwürdigkeit der Angaben.

Schluß

Aus unseren Ausführungen erhellt wohl zur Genüge, wie schwierig die gestellten Probleme zu lösen sind, mit welch tiefer Verantwortung, welch umfassenden Methoden man vorgehen muß.

Die Möglichkeiten kindlicher Lüge sind weit, sie gehen von Unreife der Entwicklung, über verschiedene Persönlichkeitsstörungen (beides macht uns leicht zum Verzeihen geneigt) — bis zum bewußten Bösen, das uns schaudern macht, das es auch im Kind schon gibt.

Die „Unterscheidung der Geister" ist schwierig. Nicht selten bleibt ein ungelöster Rest, ja ist die gesamte Frage unlösbar. „Der

Mensch, das unbekannte Wesen" (A. CARRELL), ist aller Psychologie letztlich nicht durchdringbar, weil er alle seine Bedingungen zu transzendieren vermag. Am weitesten kommt noch jener Begutachter, der nicht bloß intellek-

tuell zu analysieren, sondern sich auch einzufühlen vermag.

Bleiben aber trotz aller Bemühungen tiefe Zweifel bestehen, so muß das „in dubio pro reo" sprechen.

Literatur

AENGENENDT, J.: Die Aussagen von Kindern in Sittlichkeitsprozessen. Bonn Köllen 1955 (dort auch ausführliche Literatur).

ASPERGER, A.: (1) Heilpädagogik, 5. Aufl. Wien u. New York: Springer 1968.

— (2) Kriminalität der Instinktgestörten. Wien. Wschr. 114, 637—638 (1964).

HELLWIG, A.: Kinderaussagen. 1. Intern. Kongr. für Sexualforschung 3, 64—67 (1928).

KRETSCHMER, E.: Hysterie, Reflex und Instinkt, 3. Aufl. Leipzig: Thieme 1944.

MÖNKEMÖLLER, O.: Psychologie und Psychopathologie der Aussage. Heidelberg 1930.

MÜLLER-HESS u. NAU: Die Bewertung der Aussagen Jugendlicher in Sittlichkeitsprozessen. Ärztl. Fortbild. 21, 48—72 (1930).

PLAUT, P.: Die Zeugenaussagen jugendlicher Psychopathen. Abh. Psychother. 8, 1—86 (1928).

SCHNEIKERT: Zit. nach AENGENENDT.

STERN, W.: Jugendliche Zeugen in Sittlichkeitsprozessen. Leipzig 1926.

Die psychologische Situation des Kindes im Krankenhaus

G. BIERMANN, München

Psychologische Grundlagen

Kind, Familie und Krankenhaus

Ein moderner Krankenhausbetrieb stellt mit seinem Perfektionismus an technischer Automation und Hygiene sowie kühler Neutralisierung menschlicher Kontakte einen Gegenpol zur Vielfalt lebendiger emotionaler Beziehungen innerhalb der Familie dar. Fühlt sich das Kind nur in letzterer angstfrei geborgen, so müssen zwangsläufig, zumal bei dem noch Ich-schwachen Kleinkind seelische Störungen auftreten, wenn dieses durch eine Krankheit oder andere Ereignisse abrupt aus dem Rahmen der schützenden Familie herausgenommen und der Institution eines Krankenhauses überantwortet wird.

Vielfältig und oft unübersehbar sind die Gefahren, denen ein Kind, besonders ein Kleinkind hier ausgesetzt ist. Iatrogene Schäden, vornehmlich Operationstraumen werden in zunehmendem Maße von Erziehungsberatungsstellen und Psychotherapeuten als Ursachen kindlicher Verhaltensstörungen aufgedeckt. Sie erfordern eine Revision unserer psychologischen Einstellung zum Kinde im Krankenhaus. Die zahlreichen Arbeiten, die in den letzten 20 Jahren zum Thema „Kind im Kranken-

haus" erschienen sind, bestätigen, daß man sich mehr und mehr der Verantwortung notwendiger vorbeugender Maßnahmen bewußt geworden ist (ASPERGER, BERGMANN u. A. FREUD, 1966; BIERMANN 1965, 1966, 1967; GALM, GEIST, v. HARNACK u. M. OBERSCHELP, JESSNER, ROBERTSON, SPIESS, STROEDER, STROEDER und GEISSLER; sowie ausführliche Literaturübersicht bei BIERMANN, 1965, und VERNON et al.).

Psychologische Situation des Säuglings im Krankenhaus

Im Stadium der reifenden „ersten Objektbeziehungen des Kindes" (SPITZ) kann eine Schwester oder andere Pflegepersonen noch ganz und ohne Schaden für das Kind Mutterstelle an ihm vertreten und eine Beziehung zu ihm aufbauen, wenn diese nur einigermaßen ausreichend und beständig ist. Erst der Mangel der letzteren führt zu dem Bilde des Hospitalismussyndroms mit dem Endzustand des kachektisierenden Pflegeschadens (v. PFAUNDLER) bzw. der anaklitischen Depression (SPITZ). Die Bindung an die Schwester kann so innig werden, daß ein aus dem Krankenhaus entlassener Säugling an akuten Heimwehreaktionen nach seiner Ersatzmutter, d.h. der Schwester erkrankt.

In diesen Fällen ist eine vorsichtige Krankenhausentwöhnung unter Anleitung der Mutter vorzunehmen (NITSCHKE).

Trennungstrauma des Kleinkindes. Aufbauend auf den Theorien von SPITZ über die Entstehung der ersten Objektbeziehungen in der frühen Kindheit haben BOWLBY und ROBERTSON anhand instruktiver Falldarstellungen auf das Trennungstrauma, d.h. die Tren-

lich unverändert als fremd und feindselig erlebt und in dieser Lage bisweilen die besuchende Mutter verleugnet, sie vergessen zu haben scheint.

Hinter der Fassade der Angepaßtheit ist für den psychologisch Geschulten die innere Verlassenheit des hospitalisierten Kindes spürbar, welches sich ein erstes Mal von der eigenen Mutter enttäuscht und im Stiche gelassen fühlt. Die seelische Krise des Kindes verstärkt sich, wenn es ihm nicht gelingt oder ermöglicht wird, im Krankenhaus zu einem mütterlichen

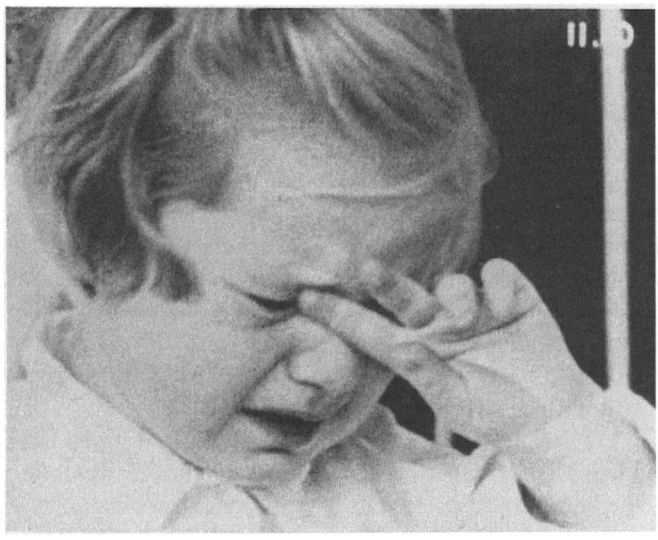

Abb. 321. Trennungstrauma eines hospitalisierten Kleinkindes. (Aus ROBERTSON, 1952)

nungsangst hingewiesen, welche Kinder erleben, wenn sie im Alter von 1—4 Jahren von der Mutter getrennt werden. Wird ein Kind dieser Altersstufe infolge einer Krankenhausaufnahme oder aus anderen Gründen von der Mutter verlassen, so können sich seelische Störungen entwickeln, die in charakteristischen Stadien ablaufen (BOWLBY, 1961):

1. Protest. Es kommt zunächst zu einer Phase verzweifelten Schreiens des vereinsamten Kindes, die über Stunden und Tage anhalten kann (s. Abb. 321).

2. Depressive Verstimmung. Dieser folgt über mehrere Tage bis Wochen eine zweite Phase depressiver Verstimmung des Kindes, welches aus Furcht vor neuen Enttäuschungen jede weitere Kontaktaufnahme ablehnt.

3. Anpassung. Zuletzt entwickelt sich das Bild des äußerlich angepaßten Kindes, welches zur Zufriedenheit von Ärzten und Schwestern brav und folgsam ist, seine Umwelt aber inner-

Ersatz-Leitbild, d.h. zu *einer* Schwester eine persönliche Beziehung aufzunehmen.

4. Nachwirkungen. Wird das Kind später nach Hause entlassen, so wehrt es sich zuerst aggressiv gegen die Mutter und bekundet in nächtlichem Aufschreien noch über Wochen die durchlittenen Ängste. Später hängt es noch lange der Mutter am Rockschoß und läßt sich aus Angst vor erneutem Mutterverlust kaum von ihr trennen. Nachwirkungen dieser frühkindlichen Hospitalisationsschäden sind noch lange Zeit später bei verhaltensgestörten Kindern und Jugendlichen zu erkennen.

Trauma einer Krankenhauseinweisung. Ein Kind, welches meist unvollkommen oder gar nicht vorbereitet, z.B. in Notfallsituationen, in ein Krankenhaus aufgenommen wird, befindet sich in einer einzigartigen menschlichen Krise: Abgesehen vom akuten Mutterverlust, weist es im Zustande des Krankseins eine gesteigerte nervöse Reizbarkeit und Schmerzempfindlichkeit auf, welche es alle Vorgänge in der fremden Atmosphäre des Krankenhauses, zumal in der magisch-animistischen Erlebniswelt des Kleinkindes als unheimlich und bedrohlich in Bildern und Traumwelt empfinden lassen. Notwendige erste diagnostische und therapeutische Maßnahmen, speziell Operationen nach Unfällen, bedrohen zudem schmerzvoll seine körperliche Integrität.

Psychische Situationen des kranken Kindes. Im Kranksein erlebt das Kind eine gesteigerte Empfindsamkeit seines Körpers (A. FREUD, 1965). Schuld und Strafe werden von ihm als Über-Ich-Auswirkungen in Kranksein und Krankenhausdasein übernommen, zumal, wenn dem Kinde schon zu Hause mit dem Arzt gedroht wurde, und dieser nun als Vater-Ersatz im Krankenhaus dessen strafende Autorität verkörpert.

Ärztliche Maßnahmen wie Bettruhe und Diät, aber auch intramuskuläre Injektionen werden vom Kinde mit entsprechenden häuslichen Strafen gleichgesetzt: das ungezogene Kind muß ins Bett, es bekommt nichts zu essen, und Schläge auf das Gesäß gehören zu den gewohnten Strafpraktiken der Kinderstube (A. FREUD).

Drohende Krankheits- und Operationsfolgen, wie Verstümmelungen und Entstellungen lösen Ängste und Ratlosigkeit beim nichtaufgeklärten Kinde aus (PEARSON, PLANK), während die verzögerte und ausbleibende Heilung eines nunmehr chronisch gewordenen Leidens das Kind vor die schwer zu bewältigende Aufgabe stellt, sich mit der Krankheit und deren Folgen auf unabsehbare Zeit „einzurichten".

Psychologische Rolle von Arzt und Schwester. Ihnen fallen in Abwesenheit des Kindes von seiner Familie im Krankenhaus die Aufgaben zu, elterliche Funktion als deren Ersatzleitbilder zu übernehmen. Um diese bewußt und verantwortlich ausüben zu können, ist eine psychologische Kenntnis der frühen und späteren Kindheit unerläßlich. Hierzu gehört besonders das Wissen um die ödipale Situation des Kleinkindes, mit seinen emotional gespannten Beziehungen zu beiden Eltern, insbesondere den Kastrationskomplex, der durch therapeutische, vor allem operative Eingriffe mobilisiert werden kann (A. FREUD, 1965).

Ein Bub, der wegen Bettnässens an einer Phimose operiert, ja eventuell nur einer schmerzhaften Cystoskopie unterzogen wird,

erlebt dieselbe als Strafe für sein Bettnässen bzw. sein Onanieren. Schon CZERNY hat die Enuresisbehandlung mittels Faradisieren als eine „modifizierte Prügelstrafe" bezeichnet. Fast alle ins Krankenhaus eingelieferten Kinder im Schulalter empfinden diesen Vorgang als Bestrafung (BEVERLY).

Verhalten des Kindes im Krankenhaus. Dem Kinde stehen zwei Möglichkeiten offen, sich gegenüber dem — allmächtigen — Arzt (Operateur) zu behaupten: Ein regressives und ein aggressives Verhalten. Vielfach wird eine passive, masochistische Unterwürfigkeit des kranken Kindes beobachtet, das besonders nach einem operativen Eingriff eine betonte Anhänglichkeit zum Arzt zeigt. Die narzißtische Regression des Kindes, welche im Kranksein dem Körper und dessen Funktionen seine vermehrte Aufmerksamkeit zuwendet, gehört mit zu diesem Verhalten.

Andererseits übernehmen Kinder in einer „Identifizierung mit dem Angreifer" (A. FREUD, 1964) die aggressive Rolle des behandelnden Arztes bzw. der Schwester und entladen auf diesem Wege ihre aufgestauten Aggressionen (s. Abb. 322).

Ist das Kind durch die Krankheit und den Krankenhausaufenthalt mit seinem festgefügten Ordnungsregime, insbesondere einer strengen Bettruhe, in den natürlichen motorischen Antrieben erheblich eingeengt, so muß ihm von seiten des betreuenden Personals bei weitgehender Duldsamkeit eine Affektabfuhr erleichtert werden. Sie kann sich beim körperlich wehrlosen Kind in Schimpfkanonaden äußern. Ebenso tolerant ist dem regressiven Hospitalisationssyndrom eines erneuten Einnässens und Einkotens zu begegnen.

Existentielle Gefährdung des Kindes im Krankenhaus. Mit den Fortschritten der klinischen Diagnostik und Therapie, insbesondere bei operativen Eingriffen, ist das Kind jeder Altersstufe einer zunehmenden leib-seelischen Gefährdung ausgesetzt. Es sei nur an die frühen Operationen kongenitaler Mißbildungen, insbesondere angeborener Herzfehler und die mit ihnen verbundenen diagnostischen Maßnahmen (Herzkatheter u.a.) erinnert.

Auch die interne, medikamentöse Therapie ist mit einem wachsenden Risiko verbunden, wie z.B. die ansteigende Mortalität des kindlichen Bronchialasthmas seit Einführung der Cortisontherapie zeigt (SCHNEER).

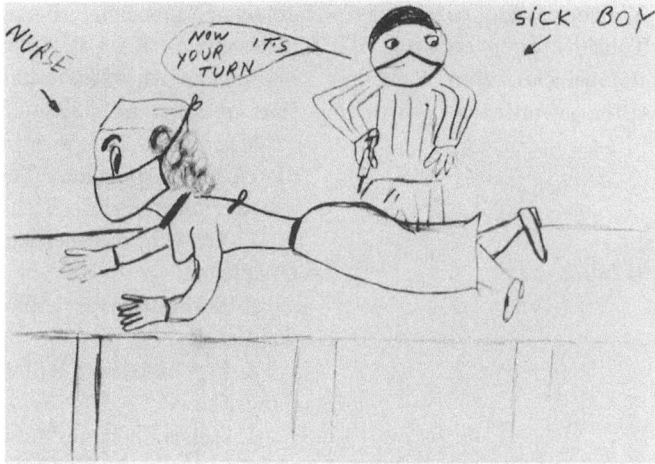

Abb. 322. „Identifizierung mit dem Angreifer" (Zeichnung eines kranken Kindes).
(Aus PLANK, 1969)

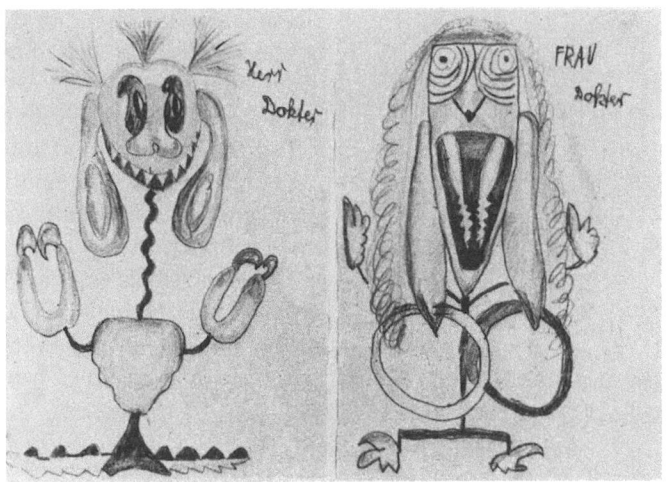

Abb. 323. Das Arztbild eines tonsillektomierten Kindes. (Aus BIERMANN, 1965)

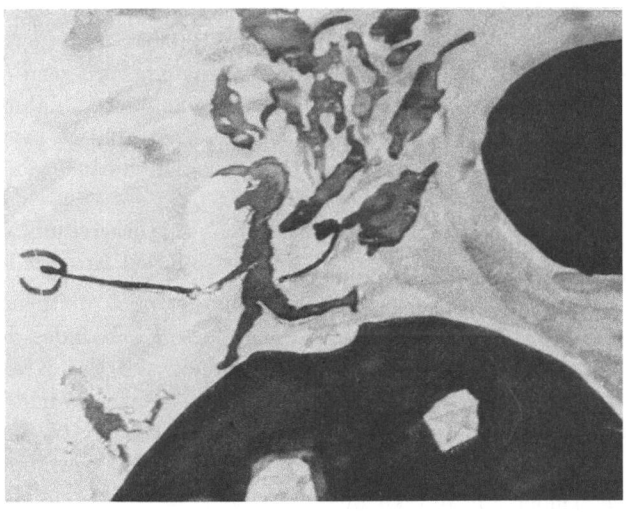

Abb. 324. Narkosetraum: Der Arzt als Teufel (Mitteilung von W. v. HEYDWOLFF). (Aus BIERMANN, 1965)

Tonsillektomie. Welche psychologischen Probleme allein die Tonsillektomie aufwirft, die als sog. Dreimandeloperation zum Routineeingriff im Kindesalter geworden ist, wurde in

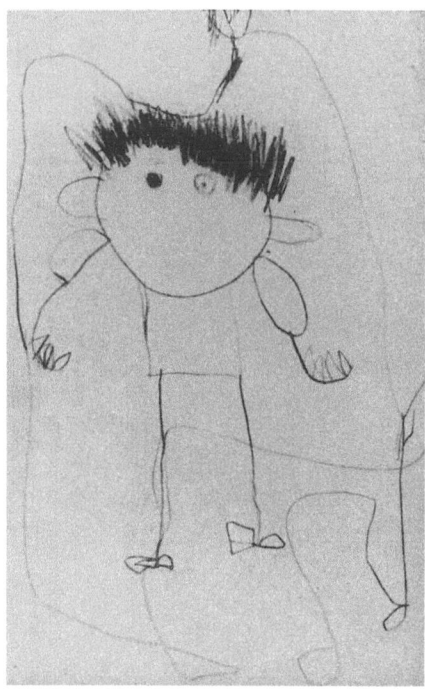

Abb. 325. Das defekte Menschenbild eines durch wiederholte operative HNO-ärztliche Eingriffe traumatisierten 5jährigen Buben. — Vorstellung in der Beratungsstelle wegen Angstneurose und Arztphobie

einem Symposion über diese Fragestellung (JESSNER u. KAPLAN) sowie umfassenden Arbeiten von JESSNER et al. und LIPTON diskutiert (s. auch Abb. 323—325).

Man einigte sich auf diesem Symposion für die Durchführung einer Tonsillektomie im Kindesalter auf folgende Richtlinien:

1. Auswahl des rechten Zeitpunktes für die Operation.

2. Sorgfältige psychologische Vorbereitung des Kindes.

3. Psychiatrische Hilfestellung während des Eingriffs.

4. Gelegenheit der Aussprache und Affektabfuhr nach dem Eingriff.

Biographische Anamnese. Eine sorgfältige Überprüfung der familiären Situation des Kindes durch Erhebung der biographischen Anamnese[1] verhindert, daß der kleine Patient zu einem Zeitpunkt dem Stress einer Operation unterworfen wird, an welchem er vielleicht gerade durch einen persönlichen Verlust — den Tod der geliebten Großmutter oder eines Freundes — in eine emotionale Krise geraten ist und sich nun mit diesen in Todesangst identifiziert.

Das Erlebnis eines auf der Station sterbenden Kindes bringt den kleinen Patienten in eine ähnliche Gefühlsverwirrung, in welcher er seelischen Zuspruch benötigt (PLANK, 1969).

Psychohygienische Maßnahmen

Die psychologischen Aufgaben der vorbeugenden wie heilenden Psychohygiene beim Kinde im Krankenhaus betreffen folgende Problemkreise:

Einschränkung der Krankenhauseinweisungen von Kleinkindern

Bei Kleinkindern, welche durch die Aufnahme in ein Krankenhaus das Trauma einer Trennung von der Mutter erleiden können, empfiehlt sich eine weitestmögliche Beschränkung der Krankenhauseinweisungen. Hier kommen dem Arzt in der Praxis die Fortschritte der medikamentösen Therapie zu Hilfe. Andererseits können Kinderchirurgen schon zahlreiche kleinere operative Eingriffe ambulant durchführen. Auch die Einrichtung von Tageskliniken hat sich in der Kinderchirurgie bewährt: In ihnen werden die Kinder am Morgen operiert, verbringen den Tag im Schutz von Mutter und Schwester, um abends nach Hause entlassen zu werden (LAWRIE).

Manche Eingriffe wie z. B. eine Tonsillektomie lassen sich über die kritische Altersphase hinausschieben. Erfordert aber eine ernste Erkrankung oder dringend notwendige Operation die Krankenhausaufnahme eines Kindes, dann ist dessen sorgfältige psychologische Vorbereitung vorzunehmen.

Vorbereitung des Kindes auf den Krankenhausaufenthalt

Bei der noch weitgehend mangelnden Einsicht des Kleinkindes in den Vorgang der Krankheit und des Krankenhausaufenthaltes liegt das Schwergewicht bei dessen Vorbereitung auf einer verständnisvollen Führung der Mutter. Es soll verhindern, daß die Mutter eigene Ängste auf das Kind überträgt.

---

[1] Siehe BIERMANN, Bd. II/1, S. 12.

Der tägliche Besuch durch die Mutter kann einem Vertrauensbruch zum Kinde vorbeugen! Jede Vertröstung auf den späteren Besuch der Mutter erscheint irreal, weil bei dem noch undifferenzierten Zeitempfinden des Kleinkindes das Nichterscheinen der Mutter am folgenden Tag eine neue, bald als endgültig erlebte Enttäuschung für das Kind bedeutet. Ist die Mutter aber, wie beim Aufnahmetag, auch fernerhin bei allen gewohnten Verrichtungen des Kindes, wie Spielen, Füttern, Waschen, Ins-Bett-Bringen anwesend, dann überträgt sie die müttlerliche familiäre Geborgenheit — wichtigste Waffe gegen die Ängste des Kindes — auf die Atmosphäre des Krankenhauses.

Eine Aufklärung der Eltern über die Situation des Kindes im Krankenhaus sollte mittels orientierender Merkblätter schon durch den einweisenden Praktiker oder Ambulanzarzt der Klinik vorgenommen werden, wie es seit Jahrzehnten mit Erfolg in den USA, England und anderen Ländern durchgeführt wird.

ANNA FREUD (1952) empfiehlt, daß Eltern und später nochmals die Schwester dem Kinde folgendes sagen:

1. Man wird es weiterhin lieb behalten.

2. Es kommt nicht zur Strafe ins Krankenhaus.

3. Es wird ihm nachher besser gehen.

Für die Kinder selber haben sich kleine Heftchen, evtl. in Form bebilderter Malbücher, bewährt, welche in kindgemäßem fröhlichem Ton gehalten, die kleinen Patienten mit dem noch ungewohnten Leben und Treiben auf der Kinderstation vertraut machen.

Ist ein Krankenhausaufenthalt auf längere Sicht geplant, dann erleichtert ein erster Besuch von Mutter und Kind bei der Schwester der Kinderstation vor der Einweisung die Kontaktaufnahme und trägt zur Angstminderung bei Kind und Mutter bei.

Aufnahme des Kindes im Krankenhaus

Sie soll von seiten der Familie, unter psychologischer Vorbereitung durch den Hausarzt mit möglichst geringer Spannung und Aufregung vorgenommen werden. Die Mutter darf dem Kinde keine unüberlegten Versprechungen machen, die sie später nicht einhalten kann.

Es besteht die Gefahr einer tiefen Enttäuschung des Kindes, indem vielleicht ein erstes Mal die Verläßlichkeit dieser lange Zeit einzigen Beziehung des Kindes in Frage gestellt wird.

Es ist eine weitgehende Beteiligung der Mutter am Vorgang der Krankenhausaufnahme des Kindes anzustreben. Beim gemeinsamen Baden und Waschen des Kindes kann die Mutter die Schwester mit den wichtigen Fragen der körperlichen Intimsphäre ihres Kindes, wie überhaupt dessen individuellen Lebensstil vertraut machen.

Das abendliche Füttern und ins-Bett-Bringen durch die Mutter in dem noch fremden Raum des Krankenhauses bewahrt das Kind vor beunruhigenden Träumen. Puppe und Lieblingstier (oder Spielzeug) im Bett sind schützende Bundesgenossen gegen aufsteigende Ängste.

Bei der Krankenhausaufnahme soll möglichst schon die ausgewählte persönliche Schwester des Kindes beteiligt sein, die es ihm in den nächsten Tagen erleichtert, sich im Krankenhaus heimisch zu fühlen. Soweit ärztlich zu verantworten, werden alle nicht unbedingt notwendigen Schmerz und Angst auslösenden diagnostischen und therapeutischen Maßnahmen zurückgestellt, bis sich das Kind im Krankenhaus eingelebt hat.

Die Betreuung der neu aufgenommenen Kinder gehört auch zu den speziellen Aufgaben des Kinderpsychologen der Klinik.

Tägliche — relativ unbeschränkte — Besuchszeit der Mutter

Für das Kleinkind, welches aus dringlicher Indikation in das Krankenhaus aufgenommen werden muß, ist die tägliche Besuchszeit eine dringende Forderung des Kinderpsychologen. Daß sie durchführbar ist, zeigen die Erfahrungen, die mit dieser Regelung in aller Welt gemacht wurden (BIERMANN, 1967). Besonders aus England, wo sie mit dem Platt-Report (1957) nachdrücklich gefördert wurde, ist über gute Erfolge berichtet worden (ILLINGWORTH u. HOLT; MacCARTHY; MacKEITH; ROBERTSON, 1958, 1962; WINNICOTT) (s. Abb. 326). Entgegen früher geäußerten Meinungen kommt es auf den Stationen zu keinen gehäuften Infektionen, die Kinder sind ausgeglichener und zeigen nach operativen Eingriffen eine bessere Heilungstendenz. Hospitalisationserscheinungen werden bei ihnen in geringerem Ausmaß beobachtet.

Durch den engeren Kontakt mit den besuchenden Eltern werden die Schwestern mit der häuslichen Atmosphäre ihrer Patienten vertrauter und lernen die seelischen Einflüsse beachten, die heute mehr als früher auf das Kranksein des Kindes Einfluß nehmen.

Die „Mutter-Kind-Einheit" im Krankenhaus

Der Gedanke, die Mutter mit dem kranken Kind aufzunehmen, um so einem Trennungstrauma vorzubeugen, wurde von PICKERILL u. PICKERILL, SPENCE und ROBERTSON propagiert. Er fand sein Vorbild in den Erfahrungen, die seit Jahrhunderten mit der Unterbringung

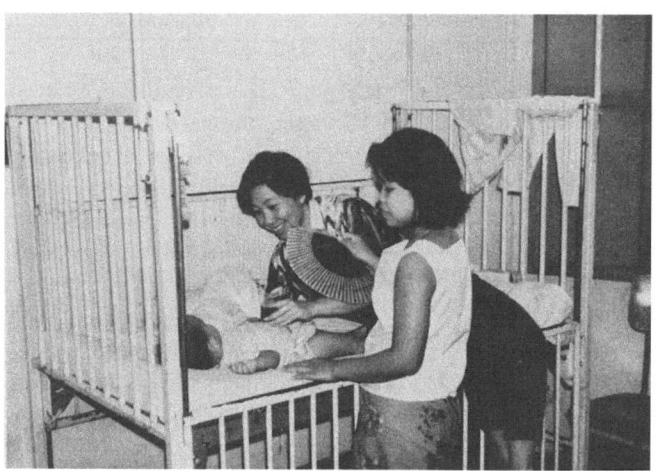

Abb. 326. Tägliche Besuchszeit. Univ.-Kinderklinik Bangkok (Thailand). (Direktor: Prof. ARUN)

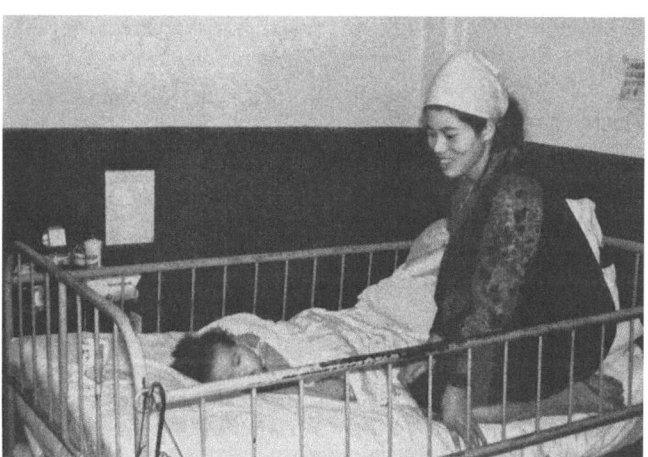

Abb. 327. Rooming-In der Kinderabteilung des Polizeikrankenhauses von Tokyo (Japan).
(Leiter: Doz. Dr. HOMMA)

Die Realität des Krankenhausalltages wie auch des Familienhaushaltes ergibt als günstigste Lösung eine möglichst wenig eingeschränkte Besuchszeit jeweils am Nachmittag. Wieweit man die Mütter für täglichen Besuch und Pflege ihres kranken Kindes gewinnen kann, ist allerdings von mancherlei Faktoren abhängig, und nicht zuletzt von den menschlichen Qualitäten der Mutter in ihrer Beziehung zum Kinde (BOEHNCKE).

und Behandlung kranker Kinder im Rahmen der gleichzeitig betreuenden Familien in zahlreichen Ländern der Erde gemacht worden waren (BIERMANN, 1967).

Vorläufer der Mutter-Kind-Einheit im Krankenhaus eines hochindustrialisierten Landes war das Rooming-In-Projekt für die Mutter und ihr Neugeborenes, welches E. JACKSON vor 2 Jahrzehnten in den USA einführte[1].

[1] Siehe EICHENWALD et al., Bd. III, S. 903.

Es wurde inzwischen auch in Deutschland mit Erfolg eingeführt (CRETIUS et al.).

Auf Grund der psychologischen Beobachtungen von SPITZ, BOWLBY und ROBERTSON, vornehmlich über das Trennungstrauma des hospitalisierten Kleinkindes sind mit dem PLATT-Report (1957) Richtlinien für die englischen Krankenhäuser entworfen worden, welche neben einer möglichst uneingeschränkten täglichen Besuchsregelung auch die Mitaufnahme der Mütter erkrankter Kinder empfehlen. Nachdem hierfür an einzelnen Krankenhäusern die technischen Vorbedingungen geschaffen waren, konnten inzwischen McCARTHY, RILEY und ROBERTSON die Vorteile dieser Mutter-Kind-Situation im Krankenhaus überzeugend darlegen. Sie hat sich inzwischen in zahlreichen anderen Ländern bewährt (BIERMANN, 1967). In japanischen Krankenhäusern, in denen das rooming-in auf eine viele Jahrhunderte alte Tradition zurückblickt, sind die Betten so breit gebaut, daß die Mütter gleichzeitig mit den Kindern schlafen und sich auch tagsüber spielend bei den Kindern aufhalten können (Abb. 327). BRAIN und MACLAY konnten inzwischen am Beispiel der Tonsillektomie des Kleinkindes im 1:1-Versuch mit je etwa 100 Kindern bestätigen, daß Kinder im Rooming-In mit der Mutter weniger Komplikationen während des Krankenhausaufenthaltes sowie geringere psychische Spätschäden nach der Entlassung aufweisen.

Selbstverständlich wird in jedem Falle der Mutter die Entscheidung überlassen, ob sie vom Rooming-In mit ihrem kranken Kinde Gebrauch machen möchte. Die Erfahrung zeigt, daß dieses seltener als erwartet, der Fall ist. Zudem sind auch noch Fragen der Kostenregelung, z.B. Übernahme der Kosten durch die Krankenkassen, ungeklärt.

Mutter als Hilfs-Schwester

Die persönliche Bindung an seine Schwester bewahrt das Kind vor ständig neu enttäuschenden Ersatzbindungen an die zahllos wechselnden Erwachsenen, welche in der Routine des Krankenhausbetriebes um das kranke Kind bemüht sind. Betragen diese doch in einem mittelgroßen Kinderkrankenhaus bis zu 40 Personen im Laufe einer Woche! Während die Mutter die Schwester mit den persönlichen Gewohnheiten des Kindes vertraut macht,

leitet die Schwester die Mutter geschickt in der körperlichen Pflege des kranken Kindes an; sie gewinnt dadurch Zeit für spezielle pflegerische Aufgaben (Abb. 328).

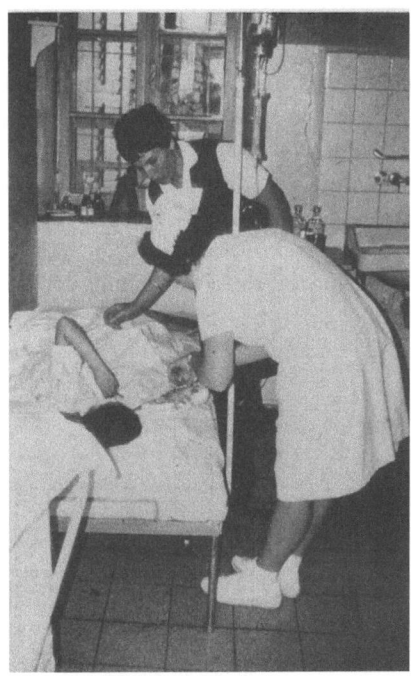

Abb. 328. Mutter als „Hilfsschwester" auf der Kinderabteilung des Krankenhauses Safed (Israel)

Weitere Auswirkungen des Krankenhausaufenthaltes

Auf Kinder im Schulalter wirken Krankenhauseinweisung und -aufenthalt nur noch selten traumatisierend, von den direkten Auswirkungen der Krankheit bzw. einer Operation abgesehen. Ja, die Aufnahme in der Kindergemeinschaft des Krankenzimmers, die tägliche Auseinandersetzung mit den Forderungen, die seitens der Krankenhausinstitution, von Ärzten und Schwestern, therapeutisch wie erzieherisch an das kranke Kind gestellt werden, können diesem, insbesondere Einzelkindern, mit der Anpassung an die Gruppe, zu einem echten Reifungsschub verhelfen.

Für Kinder aus gestörtem Familienmilieu kann ein Krankenhausaufenthalt befreiend wirken, doch bedürfen diese Kinder meist einer zusätzlichen heilpädagogischen Betreuung im Kinderkrankenhaus, am ehesten auf psychotherapeutischen Spezialabteilungen.

Ein bemerkenswerter Versuch wurde in einem englischen psychiatrischen Krankenhaus

gemacht, in dem neurotische Mütter zur Behandlung mit ihren Kindern aufgenommen
werden. Der therapeutisch gelenkte Umgang
der Mütter mit ihren Kindern stellt einen
wesentlichen Anteil der Gesamtbehandlung
dar (FOLKART).

Probleme einer unbeschränkten Besuchszeit sowie der Mitaufnahme der Mütter erkrankter Kinder (Rooming-In)

Gegen die geplante und nach anglo-ameri-
kanischem Vorbild inzwischen an Kinderkrankenhäusern und -abteilungen in zahlreichen
Ländern eingeführte Neuregelung der Mutter-

kooperative Atmosphäre aufgewogen, in welcher die Kinder unter Anleitung des Pflegepersonals von ihren Müttern betreut werden.
Die emotional oft karge äußere Sauberkeit
und Ordnung eines Krankensaales wird für
eine „unaufgeräumte Familienatmosphäre"
eingetauscht, in der sich die kranken Kinder
wohlfühlen und schneller gesunden (Abb. 329).

Hierher gehört auch eine weitgehende Toleranz des Pflegepersonals im Angebot von Spiel-
möglichkeiten für Kinder, die durch ihr Leiden
ans Bett gefesselt sind (Abb. 330).

In israelischen Krankenhäusern hat sich
die Ausgabe von Besucherkarten für Ange-

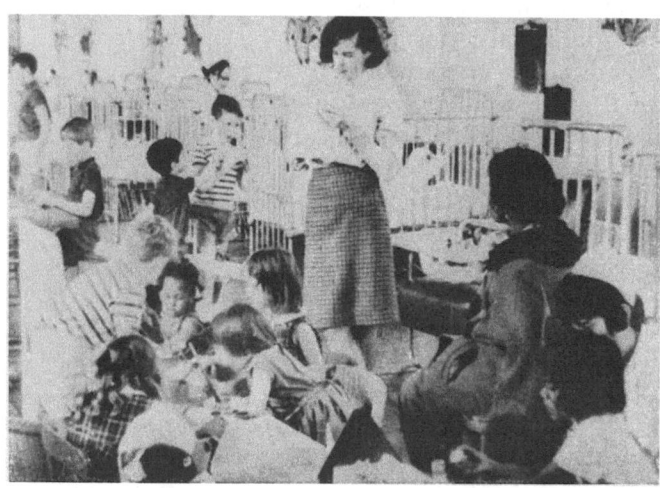

Abb. 329. Familienatmosphäre auf der Kinderstation. (Aus „Play in Hospital", London 1966)

Kind-Situation sind von verschiedenen Seiten
ernstzunehmende Bedenken geäußert worden[1].

An erster Stelle steht die Frage der Versorgung der übrigen Familie, wenn die Mutter des
erkrankten Kindes zu dessen Betreuung über
längere Zeit vom Hause abwesend ist. — Da es
sich im wesentlichen um ein wegen akuter
Krankheit bzw. zur Durchführung eines operativen Eingriffes kurzfristig hospitalisiertes
Kind, speziell im gefährlichen Kleinkindalter,
handelt, gelingt es der Mutter meist für diese
überschaubare kritische Zeitspanne einen Ersatz im Haushalt inner- oder außerhalb der
Familie zu finden.

Die tägliche Anwesenheit der Angehörigen
des erkrankten Kindes bringt zweifellos eine
vermehrte Unruhe in das Krankenhaus. Nach
übereinstimmenden Aussagen von Ärzten und
Schwestern dieser Kliniken wird sie durch die

hörige bewährt, um die Besucherzahl auf ein
erträgliches Maß zu reduzieren (BIERMANN,
1967).

Manche befürchten, daß durch wiederholte
Besuche das Trennungstrauma mit dem Weinen des Kindes beim Abschied von der Mutter
stets erneut aufgerührt wird. — Nach kinderpsychologischen Erfahrungen ist aber ein affekt-
lösendes Weinen von geringerer nachhaltiger
Wirkung als die stille Trauer eines nichtbesuchten „angepaßten" Kindes. Zudem sistiert dieses Weinen allmählich, wenn die Besuche der
Mutter regelmäßig erfolgen.

Neurotische Mütter, mit denen in etwa
10—15% der Fälle zu rechnen ist, können den
reibungslosen Ablauf der klinischen Therapie
durch ihre ständige Anwesenheit empfindlich
stören. Es gehört mit zu den ärztlichen und
schwesterlichen Aufgaben, sie zu entängstigen
und zur positiven Mitarbeit anzuregen. Sie ge-

---

[1] Kinderärztl. Prax. **35**, 225ff. (1967).

winnen dadurch gleichzeitig ein echteres Verhältnis zu ihrem Kinde. Im Einzelfall muß allerdings auch einmal ein striktes Besuchsverbot im Interesse der Gesundung des Kindes ausgesprochen werden, was besonders für symbiotische Mutter-Kind-Beziehungen gilt.

verständlich spielt sich eine „Nachbarschaftshilfe" ein, indem sich die anwesenden Mütter auch um die nichtbesuchten Kinder kümmern (Abb. 331).

Für ältere Kinder bedeuten abendliche Telephongespräche mit der Familie einen be-

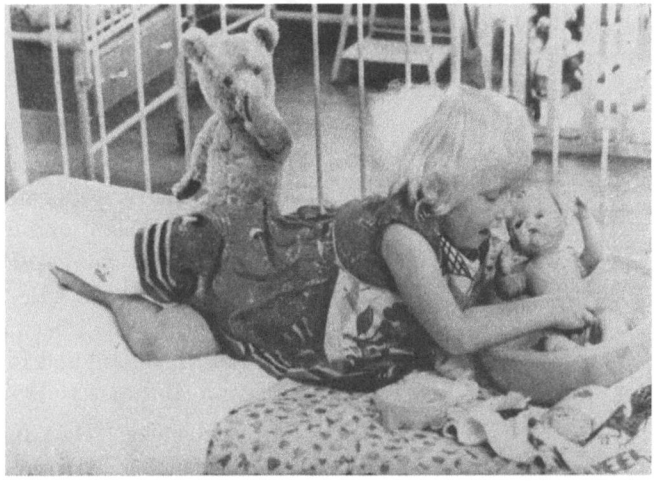

Abb. 330. Kinderspiel im Krankenbett. (Aus „Play in Hospital", London)

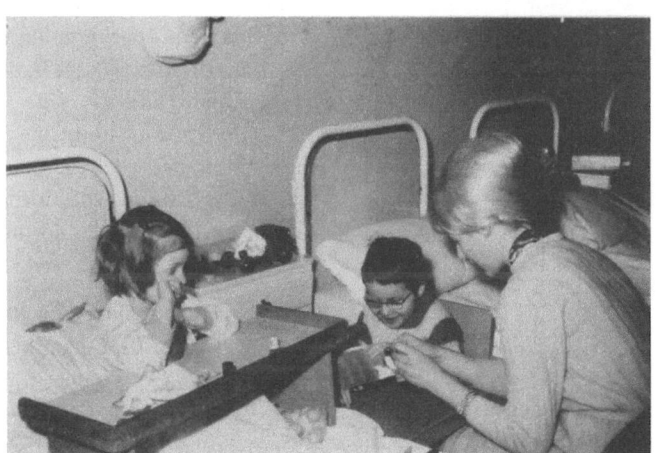

Abb. 331. „Nachbarschaftshilfe" auf der Kinderstation. (Universitäts-Kinderpoliklinik München, Komm. Dir.: Prof. Vogt)

Eine Infektionsgefährdung durch die besuchenden Angehörigen hat sich nicht bestätigt. Mičić entläßt Kind und Mutter aus seinem Rooming-In-Krankenhaus in Tuzla (Jugoslavien) um ein Drittel der Zeit früher, als dieses an den Univ.-Kinderkliniken des Landes der Fall ist.

Auch die Sorge, daß die von ihren berufstätigen oder anderweitig unabkömmlichen Müttern nicht besuchten Kinder leiden, hat sich als grundlos erwiesen. Wie selbst-

friedigenden Ersatz für evtl. ausgebliebene Besuche der Angehörigen.

In manchen Ländern (England, Israel, Mexiko) sind Mütter-Vereinigungen gegründet worden, die sich speziell die Betreuung der im Krankenhaus hospitalisierten Kinder zur Aufgabe gesetzt haben. Ein besonderer Wert ist auf die abendlichen Väter-Besuche zu legen, sie haben sich als ausgleichendes Element in der weitgehend mütterlich geprägten Krankenhausatmosphäre bewährt.

Erfahrungen mit einer Liberalisierung der Besuchszeit

Die Erfahrungen, die bisher mit dem 1966 von behördlicher Seite in München angeordneten Rooming-In und einer täglichen Besuchszeit der Kinder in den städtischen Kinderkrankenhäusern gemacht wurden, sind allgemein positive. Dem entsprechen die Ergebnisse anderen Ortes, über die auf dem Wiener Kongreß der Deutschen Gesellschaft für Kinderheilkunde 1967 berichtet wurde[1].

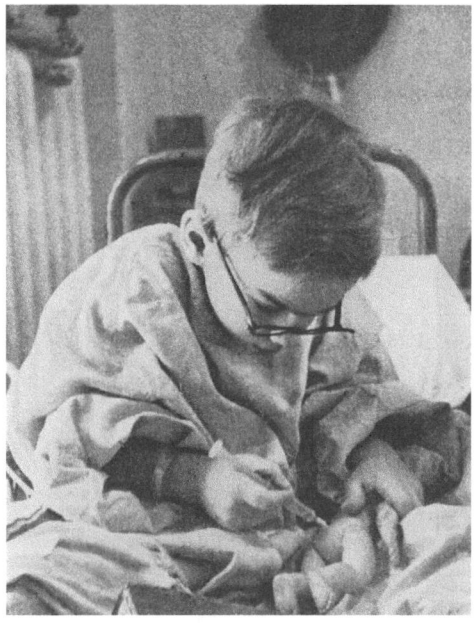

Abb. 332. Arztspiel eines kranken Kindes.
(Aus Plank, 1964)

Je großzügiger die tägliche Besuchszeit gehandhabt wird, desto weniger wird von den Müttern das Rooming-In für ihr krankes Kind beansprucht: Schläft doch auch zu Hause die Mutter nicht neben ihrem Kind und hat nach den Stunden im Krankenhaus noch die übrige Familie zu versorgen. So wird es vermutlich ausreichen, wenn jede Stadt über eine Mutter-Kind-Einheit in einem Kinderkrankenhaus verfügt.

Eine Umfrage im Kinderhospital St. Gallen (Schweiz) ergab, daß alle Schwestern mit der neuen Lösung zufrieden sind, und nicht mehr zum alten System einer weitgehenden Besuchsbeschränkung zurückkehren wollen (Sailer).

Vorbereitende und nachgehende Fürsorge bei operierten Kindern

Die Subsummierung der psychischen Operationsgefährdung zum Trennungstrauma läßt als dringendstes Erfordernis bei allen Neubauten von kinderchirurgischen Abteilungen Rooming-In-Einheiten für Kleinkinder planen.

Auf die Notwendigkeit einer entängstigenden psychologischen Operationsvorbereitung, insbesondere die Wahl des günstigsten Operationstermins wurde am Beispiel der Tonsillektomie schon hingewiesen. Soweit es dem Verständnis des Kindes entspricht, soll es über den Operationsablauf und die Folgen des Eingriffes aufgeklärt werden. Dieses gilt auch für den Vorgang der Narkose, der von Jugendlichen leicht als ein Überwältigtwerden erlebt wird (Jessner et al.) und Identitätskrisen auslösen kann (Biermann, 1956, 1965).

In Arztspielen gehen die kranken Kinder unter betreuender Fürsorge der Heilpädagogin mit ärztlichen Instrumenten um (Abb. 332). Der Rollentausch erleichtert ihnen in einer „Identifizierung mit dem Angreifer" (A. Freud), d. h. mit dem operierenden Arzt die Abfuhr gestauter Affekte. Dieses kann auch nach dem operativen Eingriff, im Puppenspiel-Scenotest, oder im Psychodrama nachvollzogen werden. Beim Aufwachen aus der Narkose empfindet das Kind die mütterliche Nähe als angst- und schmerzlindernd.

Psychologische Betreuung chronisch kranker Kinder

Die psychologische Betreuung chronisch kranker Kinder ist in Spezialkrankenhäusern, Sanatorien und Heimen am weitesten fortgeschritten (Biermann, 1951; Frontali u. Gaddini de Benedetti; Joppich u. Reuter; Kleinschmidt; Loeber, Bordlund; Plank, 1964; Ströder u. Geisler)[2]. In der Bekämpfung des gefürchteten Hospitalismus von Kindern, die wegen einer chronischen Krankheit oder deren Folgen Monate bis Jahre, ja ein ganzes Leben im Krankenhaus verbringen müssen, erfordert eine intensive und vielseitige Anwendung heilpädagogisch-psychologischer Maßnahmen. Neben dem Heilpädagogen (Kinderpsychologen) und dem Beschäftigungstherapeuten gewinnt der Lehrer an Bedeutung,

---

[1] Mschr. f. Kinderheilk. 116, 175ff. (1968).

[2] Siehe auch Brenner, Bd. III, S. 909.

der mit einem individuellen Unterricht am Krankenbett der Pseudodebilität des hospitalisierten Kindes vorbeugt. Da chronisch kranke Kinder seltener von ihren Angehörigen besucht werden, erhalten die elterlichen Leitbilder von Arzt und Schwester in der Ersatzfamilie des Krankenhauses ein besonderes Gewicht. Es empfiehlt sich, auch männliche Erzieher im heilpädagogischen Team anzustellen, um so dem Überwiegen des mütterlich-pflegerischen Elementes, aber auch dem im behandelnden und anordnenden Arzt verkörperten autoritären männlichen Prinzip entgegenzuwirken.

Kinder in Krankenhäusern ohne eigene Kinderstation

Schwierigkeiten ergeben sich mit der Aufnahme von Kindern und Jugendlichen in Krankenhäusern, die nicht über eigene Kinderstationen verfügen. Die Anstellung einer Kinderschwester allein genügt nicht zur Behebung der seelischen Konflikte, in welche ein Kind in einem nicht kindgemäßen Krankenhausmilieu geraten kann.

Beispiele einer derartigen psychischen Gefährdung:

Das 15jährige, infantil-ungereifte, sexuell noch nicht aufgeklärte Mädchen, welches auf die Erwachsenen-Frauen-Station eines großstädtischen Krankenhauses eingewiesen wird.

Verhaltensgestörte Kinder und Jugendliche, welche sich oft über Wochen auf der Beobachtungsabteilung eines Nervenkrankenhauses unter Geisteskranken, Süchtigen und Verwahrlosten befinden.

Das Unfallkind, das in einem chirurgischen Krankenhaus unter schwerkranke, operierte und sterbende Erwachsene zu liegen kommt.

Hier wird die Einrichtung weiterer Spezial-Kinderabteilungen, insbesondere an Landkrankenhäusern, unerläßlich[1]. Vordringlich sollen Kinder auf Kinderstationen eingeliefert werden, wenn diese vom Wohnort des Kindes nur irgendwie zu erreichen sind.

Mit den Einrichtungen von Spezialabteilungen für Jugendliche bemüht man sich in Schweizer Kinderkliniken, den besonderen Problemen kranker Jugendlicher gerecht zu werden.

Allgemeine psychologische Betreuung des Kindes im Krankenhaus

Nach PLANK (1968) gliedern sich die wesentlichen Aufgaben des Heilpädagogen auf einer Kinderstation in

1. Anregung des Kindes zu spontanem Spiel und Aktivität, zur Verarbeitung kindlicher Ängste um die Krankheit und deren Folgen.

2. Spezielle Operationsvorbereitung des Kindes.

3. Seelische Führung des Kindes in der Auseinandersetzung mit dem Todeserlebnis.

Durch die Tätigkeit der Heilpädagogin erhält der Kinder-Patienten-Saal viel von der fröhlich-unbekümmerten Atmosphäre eines Familienwohnzimmers, in dessen „Unaufgeräumtheit" die kranken Kinder sich so wohl fühlen.

Die ständige seelische Betreuung des hospitalisierten Kindes liegt aber mit Vorrang bei seiner Schwester. In Abwesenheit der Mutter entwickelt jedes Kind eine Ersatzmutter-Beziehung zur Schwester.

Funktion des Kinderpsychotherapeuten (Kinderpsychiaters) im Kinderkrankenhaus

Die psychische Situation des Kindes im Krankenhaus erfordert eine vielfältige Aktivierung psychologischer Maßnahmen, für deren Koordinierung an jedem größeren Kinderkrankenhaus die Planstelle eines Kinderpsychotherapeuten (Kinderpsychiaters) zu schaffen ist. Er wird bei allen psychologischen Fragestellungen, die um Krankheit und Operation von Kind und Jugendlichem kreisen, zu Rate gezogen und sorgt für den Einbau der Arbeit des Psychologen und Heilpädagogen in das Ärzte- und Schwesternteam der Kinderstation. Nicht zuletzt obliegt ihm die Ausbildung und Fortbildung von Ärzten und Schwestern in kinderpsychologischem und psychotherapeutischem Wissen und Erfahrung.

So kann eine überlegte Psychologisierung der Tätigkeit des Kinderarztes den angstauslösenden Faktoren entgegenwirken, welche jede fortschreitende Technisierung eines Krankenhausbetriebes zwangsläufig mit sich bringt.

---

[1] Siehe FLEISCHHACKER, Bd. III, S. 857.

Literatur

ASPERGER, H.: Psychological care and mental health of hospitalized children. XI. Internat. Congr. of Pediatrics, Tokyo, 1965, Kongreßbericht.

BERGMANN, TH., and A. FREUD: Children in the hospital. New York: Internat. Univ. Press 1965.

BEVERLY, B. J.: Effects of illness on emotional development. J. Pediat. 8, 533 (1936).

BIERMANN, G.: Über die Notwendigkeit der Spiel- und Unterrichtstherapie in Kinderkliniken. Unsere Jugend 3, 51 (1951).

— Kind und Operationstrauma. Anaesthesist 5, 184 (1956).

— Kind und Krankenhaus. Prax. Kinderpsychol. 14, 282 (1965).

— Der psychohygienische Auftrag des Kinderklinikers — psychosomatische Prophylaxe. Mschr. Kinderheilk. 114, 181 (1966).

— Kinder im Krankenhaus. Prakt. Arzt (Dortmund) 3, 186 (1966).

— Die Mutter-Kind-Situation im Krankenhaus in aller Welt. Psyche (Stuttg.) 21, 57 (1967).

— (Hrsg.): Handbuch der Kinderpsychotherapie. München u. Basel: Reinhardt 1969.

BOEHNCKE, H.: Für und Wider schrankenloser Besuchszeit. Pädiat. Prax. 5, 513 (1966).

BOWLBY, J.: Die Trennungsangst. Psyche (Stuttg.) 15, 411 (1961).

BRAIN, J., and J. MACLAY: Controlled study of mothers and children in hospital. Brit. med. J. 1968, 203.

CRETIUS, K.: Zur Frage der gemeinsamen Unterbringung von Müttern und Neugeborenen. Dtsch. med. Wschr. 90, 162 (1965).

FOLKART, L.: The role of a child-psychotherapist in an in-patient-setting. J. Child-Psychotherapy 2, 44 (1964).

FREUD, A.: Persönl. Mitteil. im psychotherapeutischen Arbeitskreis Londoner Kinderärzte, 1952.

— Die Rolle der körperlichen Krankheit im Seelenleben des Kindes. In: G. BIERMANN, Handbuch der Kinderpsychotherapie. München u. Basel: Reinhardt 1969.

FRONTALI, G., e R. GADDINE DE BENEDETTI: L'Igiena mentale nel bambino spedalizatto. Minerva pediat. 7, 1 (1955).

GALM, D.: Kind und Krankenhaus. Prax. Kinderpsychol. 15, 58 (1966).

GEIST, H.: A child goes to the hospital. Springfield, (Ill.): Ch. C. Thomas 1965.

HARNACK, G. A. v., u. M. OBERSCHELP: Die seelischen Auswirkungen eines Krankenhausaufenthaltes im Kindesalter. Dtsch. med. Wschr. 82, 1916 (1957).

ILLINGWORTH, R. S., and K. S. HOLT: Children in hospital. Lancet 1955, 1257.

JACKSON, E.: A hospital rooming-in unit for four newborn and their mothers. Pediatr. 28 (1948).

JESSNER, L.: Beobachtungen an Kindern im Krankenhaus in der Latenzphase. In: G. BIERMANN, Handbuch der Kinderpsychotherapie. München u. Basel: Reinhardt 1969.

JESSNER, L., and S. KAPLAN: Observations on the emotional reactions of children to tonsillectomy and adennectomy. In: M. J. E. SENN, Problems of infance and childhood. New York: Josiah Macy Jr. Foundation 1949.

— et al.: Emotional implications of tonsillectomy and adenectomy of the child. The psychoanalytic study of the child, vol. 7. New York: Internat. Univ. Press 1952.

JOPPICH, G., u. G. REUTER: Zur Problematik der seelischen Betreuung der Kinder im Krankenhaus. Gesundheitsfürsorge 4, 167 (1955).

KLEINSCHMIDT, H.: Erziehungsprobleme im Krankenhaus. Krankenhausarzt 22 (1951).

LAWRIE, R.: Operation children as day cases. Lancet 1964, 1289.

LIPTON, S. D.: On the psychology of childhood tonsillectomy. The psychoanalytic study of the child. vol. 17. New York: Internat. Univ. Press 1962,

LOEBER, F.: Kindererziehung im Krankenhaus. Dtsch. Schwersernztg. 16, 241 (1963).

MacCARTHY, D., et al.: Children in hospital with mothers. Lancet 1962, 603.

MacKEITH, R.: Children in hospitals. Lancet 1953, 843.

MIČIĆ, Z.: Psychological stress in children in hospitals. Int. Nursing Rev. 9, 23 (1962). (Ref. BIERMANN: Kind und Krankenhaus, 1965.)

NITSCHKE, A.: Das Bild der Heimwehreaktion beim jungen Kind. Dtsch. med. Wschr. 80, 190 (1955).

NORDLUND, B.: Erziehungsprobleme in einem Kinderkrankenhaus. Acta paediat. (Uppsala) 41, 192 (1952).

PEARSON, G.: Effects of operating procedures on the emotional life of the child. Amer. J. Dis. Child. 62, 716 (1941). (Ref. BIERMANN: Kind und Krankenhaus, 1965.)

PFAUNDLER, M. v.: Physiologie des Neugeborenen. In: A. DÖDERLEIN, Handbuch der Geburtshilfe, 2. Aufl., Bd. I. Wiesbaden: Bergmann 1917.

PICKERILL, L. M., and H. P. PICKERILL: Keeping mother and child together. Brit. med. J. 1946 II, 337.

PLANK, E. N.: Working with children in hospitals. London: Tavistock Publ. 1964.

— Heilpädagogik im Kinderkrankenhaus. In: G. BIERMANN, Handbuch der Kinderpsychotherapie. München u. Basel: Reinhardt 1969.

RILEY, J. D.: Mother and child in hospital. Two years experience. Brit. med. J. 1965, 990.

ROBERTSON, J.: A two years goes to the hospital (film). London 1952.

— Young children in hospital. London: Tavistock Publ. 1958.

— Hospitals and children. A parents eye view. London: Victor Gollancz 1962.

SAILER, A.: Die Auswirkungen der täglichen Besuchszeit im Kinderspital. — Dipl.-Arbeit. St. Gallen: Ostschweiz. Schule f. Sozialarbeit 1967.

SCHNEER, H.: The death of the asthmatic child. In: H. SCHNEER, The asthmatic child, psychosomatic approach to problems and treatment. New York and London: Hoeber 1963.

SPENCE, J. C.: Care of children in hospital. Brit. med. J. 1947, 125.

SPIESS, H.: Pädiatrisch-psychologische Probleme im frühen Kindesalter. In Pro Infantibus. München: Alete 1959.

SPITZ, R. A.: Vom Säugling zum Kleinkind. Stuttgart: Klett 1967.

STRÖDER, J.: Die Situation des Kindes im Krankenhaus. Mschr. Kinderheilk. 116, 180 (1968).

—, u. E. GEISLER: Das Kind im Krankenhaus. Arch. Kinderheilk. 154, 216 (1957).

VERNON, D., et al.: The psychological responses of children to hospitalisation and illness. Springfield (Ill.): Ch. C. Thomas 1965.

WINNICOTT, D. W.: Kind, Familie und Umwelt. München u. Basel: Reinhardt 1969.

The welfare of children in hospital. Report of the committee (platt-report). London: Her Majesty Stationary Office.

Play in hospital. London: OMEP, Housing Centre Trust 1966.

Sachverzeichnis

Die *kursiv* gedruckten Seitenzahlen weisen auf die eingehende Abhandlung hin

Abakterielle Encephalitis 4
— Meningitis 4, 6, 525
Abartigkeit, seelische 888
Abartigkeiten, psychoseähnlichen
  Charakters *932*
Abasie 897
Abbauprodukte 228
Abdominalschmerzen, rekurrie-
  rende 706
Abducenslähmungen 212
Abducensparese 470
Abduktion im Hüftgelenk 143
Abfallwärme 552
Abkapselungsencephalitiden 438
Ablenkbarkeit 116
Ablesetechnik 812
Abmagerungsmittel 879
Abortivformen des Parkinsonis-
  mus 262
Abortiv-grand-mal 609
Abscesse 438, 439
Absceß, metastatischer 367
Abschreckungstherapie 986
Absence 634
Absencen 615
Abstraktionsanforderungen 807
Abstraktionsfähigkeit 776, 804
Abstraktionshöhe 25
Acceleration *793*
Acetonämisches Erbrechen 647
Acetylcholin 144, 145, 258
Acetylcholinausschüttung 696
Achrondroplasie 70
Achselzucken 869
Achsencylinder der Nervenzellen
  37
Achsencylinderauftreibungen 278
Achsencylinderfortsätze 37
Achtmonats-Angst 757
Acranie 70, 178
Acrocephalie 70
Acrocephalosyndaktylie 70
Acrodynie 5
ACTH 631
Acusticusschäden 312
Acute cerebellar encephalitis 423
Adenohypophysäre Inkretion 697
Adenoma sebaceum 142, 241
Adenosin 145
Adenosin-triphosphat 145

Adenosintriphosphatase des
  Gehirns 50
Adenoviren 314
Adenylpyrophosphatase 50
Aderhautkatarakte 112
Aderhautkolobome 112
Adipositas 152
Adiposogigantismus 96
Adoleszenz 763, 765
Adrenalin 144, 145
Adrenalin-Injektion 588
Adversive Absencen 640
Adversiv-Feld 612
Adversiv-Krämpfe 615
Adynamia episodica hereditaria
  300
Adynamie 290, 491
Ängstliche 904
— Kinder 932
Aerobacter 343
Aerobacter-Aerogenes, Meningitis
  360
Aerogenes 343
ätiologische Faktoren bei Epi-
  lepsie 655
Affekterregbarkeit, gesteigerte
  875
Affektinkontinenz 116
Affektivität 28
—, Beurteilung 115
Affektkrämpfe, respiratorische
  687
Affektkrampf 688
—, Anfallsbild 689
Affektkrisen 916
Affektlage 1011
Affekttäter 995
Affenhand 475
Afferente Systeme 37
Agenesie des Balkens 120
Aggressionsabfuhr 968
Agnosie 112
—, akustische 842
Agonisten 259
Agoraphobie 893
Agrammatismus 12, 813, 819,
  823
Agraphie 103, 369
Agyrie 206
Agyrien 120

Ahornzuckerkrankheit 142
Akalkulie 103
Akathisie 260
Akinese 260, 262
Akinetic mutism 927
Akinetische Anfälle 631
Akinetischer Anfall 633
Akinetisches petit mal 631
Akineton 262
Akklimatisation 567
Akkommodation 754
Akrocephaler Makrocephalus 76
Akrocephalosyndaktylie 20, 72,
  85, 87, 141, 144, 204
— (Apert) 72
Akrocephalus 71, 76, 85
Akrocyanose 706, 722, 747
Akrodermatitis enteropathica
  736
Akrodynie 483, *730*, 734
—, abortive Formen 735
—, Klinik 733
—, Komplikationen 737
—, Letalitätsraten 737
—, Residualerscheinungen 737
—, Therapie 737
Aktinische Dermatitis 547
Aktinomykose 371, *438*
Aktiver Hydrocephalus 148
Aktualgenetischer Entwicklungs-
  begriff 753
Akustische Agnosie 113
— Alloästhesie 820
Akut-konvulsive Reaktionen des
  Säuglings 420
Akute cerebellare Ataxie *423*
— infektiöse Lymphocytose 415
Akutes subdurales Hämatom 515
Akzent, sprachlicher 844
Alalia idiopathica 815
— idiotica 818
Alalie 12
— bei Schwachsinn 816
Albumin-Globulinquotient 309
Albuminurie 523
Albustixreaktion 310
Aldolase 233
Alkalitherapie, Hochspannungs-
  verletzte 589
Alkoholneuritis 474

Alkoholpolyneuritis 483
Allein-machen 757
Allergien 131
Allergische Encephalitis 405
— Polyneuritiden 481
Allgemeine therapeutische Maß-
nahmen bei Meningitis 337
Allgemeinsymptome 151
Alloästhesie 820
Allocephalien 71
Allocortex 42
Alpha-2-Globulin 227
Alpha-Motoneuronen 259
Alphamotorisches System 259
ALS 584
Altersklassensympathie 758
Altersnachsicht 761
Altersnormen 754
Altersstufentest 775
Altersverteilung, neurologische
Krankheiten 4, 5, 6
altklug 759
Altklugheit 791
Alupent 588
Alzheimersche Erkrankung 278
Amaurotische Idiotie 4
Ambidextrie 826
Ambulanz für krampfkranke
Kinder 671
Amine des Gehirns 50
Aminoacidurien 229
Aminosäurestoffwechsel 142
Amoebiasis 434
Amphetamin 271
Ampicillin 340
Amplitudenverminderungen 163
Amylie 178
Amyostase 828
Amyotonia congenita 480
Amyotonien 142
Amyotrophie, neuralgische 474
Amyotrophische Lateralsklerose
257, 261, 584
Anaclitic depression 916
Anämie 139
Anaesthesia dolorosa 469
Anaklitische Depression 853,
947
Analeptica 131
Analprolaps 189, 860
Analytische Kinderpsycho-
therapie 967
— Spieltherapie 970
— Therapie 949
Anamnese 9
—, neurologische 7
Anamnesenschema 941
Anastomosen, Persistenz embryo-
naler Gefäße 529
Andersen 100
Anencephalie 56, 178, 192, 193
—, Neurologie 194
Anencephalus 171
Aneurin-Acetylcholinstoffwechsel
468

Aneurysmatische Blutungshöhle
239
Aneurysmen 512, 522, 528, 533
— der Hirnbasisarterien 531
—, konnatale 250
—, Ruptur 517
—, sackförmige 530
Anfälle, cerebrale 603
—, fokale 14
—, kleine 625
—, synkopale 690
Anfall, psychomotorischer 619
Anfallsanamnese 9
Anfallsbild 613
Anfalls-EEG 609, 636
Anfallsfrequenzen 634
Anfallskrankheiten im Kindes-
alter 604
—, pathogenetische Faktoren 654
Anfallsleiden, medikamentöse
Therapie 659
Anfallsperiodik 608
Anfallsrhythmik 621
Angeborene Stoffwechselstörungen
74
Angioarchitektonik 37, 606
Angioblastome 246
Angiodysgenesien, cerebrale 247
Angio-dysgenetische Myelopathie
246
Angioepilepsie 502
Angiofibrome 243
Angiographie 163
— der Hirngefäße 162
Angiom 524
Angioma capillare 533
— capillarae et venosum calci-
ficans 246
— cavernosum 532
— racemosum 248, 532
— — arteriovenosum 533
— — venosum 533
Angiomatöse Plexusveränderung
249
Angiomatose, encephalo-faciale
246
—, familiäre, nicht calcifizierende
250
— im Ileum 238
— des Zentralnervensystems 245
Angiomatosis retinae 237
— — et cerebelli 245
Angiome 130, 532
—, kavernöse 194
Angioneuromyomatose 242
Angiospastischer Kopfschmerz 5
Angstkinder 873
Angstmomente 867
Angstmütter 873
Angstneigung 904
Angstreaktionen 785, 930
Angstverhalten 786
Anhidrosis 547
—, akute 556
Anhidrotische Asthenie 559

Anirrit 664
Anisokorie 435, 518
Ankylosen 85
Ankylostomiasis 438
Ankylostomuminfektionen
139
Anlage der ZNS 38
Anomalien 144
— der Chromosome 143, 144
—, frühinfantile 99
— infolge pathologischer Gehirn-
entwicklung 92
—, pränatale 99
— der Zungengröße 823
Anophthalmie 56
Anorexia nervosa 877
Anorexie mentale 877
Anosmie 470
Anoxämische Läsionen, Affekt-
krämpfe 689
Anoxische Krämpfe 502
Anpassung 1015
Ansa lenticularis 262
Anspannung 792
Anstaltserziehung 788
Antagonistentremor 259
Anteposition 267
Antibakterielle Medikamente bei
eitriger Meningitis 340
Antibiotica bei eitriger Meningitis
339
Antibioticakombinationen bei
Meningitis 341
Anticoagulans 510
Anticonvulsiva, Nebenwirkungen
666
Antiepileptica 660
—, Dosierung 662
—, Kombinationspräparate 664
—, Nebenwirkungen 665
—, Parenchymschäden 668
—, psychische Veränderungen
668
—, Unverträglichkeitserschei-
nungen 667
Antikonvulsiva 234, 338
Antimongoloide Stellung der
Lidachsen 85
Antinomische Zuspitzung 765
Anti-Parkinsonmittel 262, 271
Antiphlogistica 481
Antisacer 664
Antriebshemmung 287
Antriebsschwäche 115
Antriebsstörungen 116
Anulospirales Endorgan 259
Apallisches Syndrom 922
Apathie 228, 232
Apert-Syndrom 70, 85
Aphasie 12, 438, 817, 841
—, transitorische 827
Aphasien 431, 809, 826
Aphrasia voluntaria 841
Apoplektischer Insult 528
Apperzeptive Blindheit 112

Appetitlosigkeit 856
Apraxie 369
—, faciolinguale 816
—, glosso-buco-pharyngeale 828
—, ideatorische 823
—, oculomotorische 253
Apydan 664
Aquaeductus Silvii, Stenose 185
— —, Verschluß 19, 532
Aquaeductverschluß 155
Aquädukt, narbige Verwach-
sungen 461
Aquäduktgliose 156
Aquäduktstenose 464
—, entzündliche 462
Aquäduktstenosen 156
Arachnitis 4, 441
—, adhäsive 449, 450
— optochiasmatis 451
— —, adhäsive Form 452
— —, atrophisierende Form 452
— —, cystische Form 452
— ossificans 458
Arachnoidalcyste 448
—, Echo-Encephalogramm 456
— bei Hydrocephalus 457
Arachnoidalcysten 441
Arachnoidea 442
Arachnoidea-Sarkome 444
Arachnoidites opto-chiasmatiques
451
Arachnoiditis 156, 441
Arachnoidose 441
Arachnopathie, tumorale 450
Arachnopathien 441
—, Cisterna ambiens 454
—, Klassifikation 446
—, spinale 457
Arachnoradiculitis 459
Arbeitstugenden 759
ARBO-Viren 390
ARBO-Virus-Encephalitis 394
Archencephalon 39
Archicorticales System 696
Area epithelioserosa 178
— medullovasculosa 178
Argyll Robertson 436
Arhinencephalie 76, 119, 199,
200
Armlähme, schmerzhafte 475
Armlähmung 475
Arnold-Chiari-Fehlbildung 443
Arnold-Chiari-Mißbildung 178
Arnold-Chiarische Fehlbildung
156
— Mißbildung 156, 184, 185,
450
Arnold-Chiari-Syndrom 155
Arsenhyperkeratose 483
Arsenintoxikation 745
Artane 262
Artefizielle Blutung 525
Arteria cerebelli sup. 528
— lenticulo-optica 528
— strio-lenticularis 528

Arterielles Aneurysma 532
Arterien, Entwicklung 494
Arterienkreise der Pia 496
Arterienwand, Thrombusbildung
507
Arteriographie 21
Arteriolenspasmus 748
Arteriosklerotischer Parkinsonis-
mus 257
Arteriovenöse Aneurysmen 156
— Angiome 156, 528
— Kurzschlüsse 247
— Sauerstoffdifferenz 533
Arterio-venöses Aneurysma der
Retina 250
— Angiom 246, 524
Arthrodesen 130
Arthrogryposis multiplex con-
genita 297
(ARthropod-BOrne)Viren 394
Artikulation 821
Artikulationsbewegungen 828
Artikulationsleistung, beeinträch-
tigte 817
Artikulationsstörungen 104, 105,
823
Artikulationsunterricht 848
Artikulatorische Korrektur 822
Artikulierte Sprache 819
Art. meningea media 513
— primitiva trigemina 530
Arzt, psychologische Rolle 1016
Ascaridiasis 437
ascendierende Myelitis 318
Ascension des Rückenmarks 177
Aschenbrödel-Existenzen 994
aseptische entzündliche Gliosen
156
Asoziale 995
Aspergillome 371
Aspergillose 439
Assoziationsareale 37
Assoziationsdenken 784
Astasie 897
Astatische Anfälle 631
Astereognosie 369
Asthma bronchiale 868
Astrocyten 37
Astrocytome 155
Astroglia 268
Asystolie 588
Ataktische Form der ICP 101,
105
Ataraktika 881
Ataxia telangiectasia 253
Ataxie 141, 142, 225, 226, 301,
436, 437
—, akute cerebellare 423
Ataxie-Telangiektasie 250
Atelokinese 207
Atembewegungen 10
Atemkorsett 724
Atemlähmung, zentrale 587
Atemminutenvolumen 728
Atemstörungen, vegetative 868

Atemzentrum, Depression 118
Athetose 101, 107, 108, 301,
828
—, bilaterale 107
Athetosen 131, 273
Athyrcosen 143
Atmosphärische Elektrizität 593
Atmungssyndrom 699, 724
Atmungstetanie 725
Atonie 101
Atonisch-astatische Form der
Diplegie 109
— Symptomenkomplex 104
— Syndrom 302
atonische Diplegie 104
Atrophie 128
— des Gehirns 436
Atrophien, myogene 18
—, neurogene 18
Atrophische Hautbezirke 254
Atzreflex 810
Audiometer-Apparatur 820
Audiometrie 841
Auerbachscher Plexus 233
Aufmerksamkeit, passive 774
—, Untersuchungsmethoden 26
Aufmerksamkeitsstörungen 409
Aufwach-Epilepsie 608
Auge, Elektrotrauma 586
Augen 9
Augenflimmern 714
Augenmuskel, Lähmungen 523
Augenmuskellähmung 436
Augenmuskellähmungen 436,
470
Augenmuskelnerven 470
Augenspiegelbefund 316
Augensymptome, ICP 111
Augenveränderungen 249
Aura der synkopalen Anfälle 503
Auraerlebnisse 619
Auropalpebraler Reflex 841
Außenecho 33
Auszehrungskrankheit 877
Autismus, frühkindlicher 800
— infantum 913
—, kindlicher 810
Autisten 812
autistische Psychopathen 811,
890, 932
— Psychopathie 889
Autogenes Training 967, 984
Automatismen 618, 620
autonome Sprache 932
Autonomes Nervensystem,
Erkrankungen 695
Autonomic nervous system 695
A-Vitamingaben, hohe 175
Avitaminose 516
Axillarislähmung 475
Axone 37
Axonenauftreibungen 278
Azetonämisches Erbrechen 857
Aztekengesicht 95
Azygie 196

Babinski-Gruppe 106
Babinski-Reflex 225
Babinskisches Zeichen 233
Backfisch, ewiger 899
Bacterium influenzae 350
— pyocyaneum 345
Bagatelltrauma des Schädels 448
Bakterielle Encephalitiden 4, 314
— Meningitis 4, 6
BAL 483, 738
Balado-Syndrom 451
Balance des Rumpfes 103
Balgen 762
Balint, Schule 949
Balken 196
Balkendefekte 56, 211
Balkenlängsbündel 197
Balkenmangel 120, 196, 197,
    198, 200, 210, 628
Ballismus 101, 109, 282
Bandenkriminalität 905
Bandscheiben-Prolaps 458
Barbiturate 276, 660, 662
—, Nebenwirkungen 652
Basalganglien, Erkrankungen 256
—, symmetrische Verkalkungen
    281
Basalzisterne 464
—, Obliteration 444
Basedow-Psychosen 929
Basilarmeningitis 452
—, chronische 451
Battered child syndrome 992,
    993, 997
Bauchschmerzen 857
—, rezidivierende 647, 705
Bauchspalte 178
Beckenendlagen 118
B.-Encephalitis, japanische 313
Befehlsautomatie 880
Begabungsunterschiede 763
Begleitencephalismus 312
Begleithyperthermie 709, 710
Begleitkrämpfe bei Encephalitis
    641
— bei entzündlichen Erkrankun-
    gen 686
Begriffe, Liquidität 814
Behaarung 9
—, abnorme 283
Behaarungsanomalien 110
Behandlung, heilpädagogisch-
    psychologische 957
Behandlungsschema der eitrigen
    Meningitis 342
Beklemmungsgefühle 713
Belastung 792
Belladonnaalkaloide 262
Bell's Nerv 474
Bellsche Lähmung 471
Bender-Gestalttest 770, 943
Benigner akuter Hydrocephalus
    158
Benzdiazepine 663
Benzhexol 262

Berardinelli-Syndrom 293
Beratungsgespräch 947
Beratungsgespräche 951
Bereitstellungshyperthermie 710
Bernhardt-Rothsche Krankheit
    476
Bernsteinsäuredehydrogenase 51
Berührungsempfindlichkeit 330
Berührungsüberempfindlichkeit
    305
Berufswunsch 777
Beschäftigungsdelir 923
Beschäftigungstherapie 129
Besuchszeit 1019
—, unbeschränkte 1022
Beta-Krampfspitzen 636
Beta-Wellen 609
Bettnässen 183
—, Psychotherapie 985
Beugekontrakturen 189, 269
Beugesynergie 124
Beweglichkeitsdefekt im Hirn-
    nervenbereich, angeborener
    212
Bewegungsarmut 260
Bewegungsautomatismen 53
Bewegungsfähigkeit 23
Bewegungsfreude 964
Bewegungshyperthermie 709, 710
Bewegungsluxus 870, 960
Bewegungsstörungen, ortho-
    pädische Behandlung 189
Bewegungsunruhe 113, 870
Bewegungsunruhen 438
Bewegungsverlangsamung 260
Bewußtlosigkeit, Strom 578
Bewußtseinsstörungen 306
Bewußtseinstrübungen 312, 438
Bewußtseinsverlust 608
Bielschowsky 234
Bildergänzen 25
Bilderordnen 25
Bildverständnis 757
Bilharziose 438
Bilirubinencephalopathie 119
Bindungslosigkeit, Syndrom 979
Binet-Bobertag-Norden-Test 22,
    23
Binet-Bobertag-Test 23
Binet-Simon-Intelligenztest 943
Binet-Simon-Test 22, 775
Binet-Test 22
Biographie der Eltern 940
Biographische Anamnese 783
— —, warum? 940
Biohistorischer Entwicklungs-
    begriff 753
Biologie des Schädelwachstums
    59
Biologische Entwicklung des
    Gehirns 36
Biologisches Gehirnwachstum 52
Biopsychisches Gleichgewicht 755
Biotop 754
Biotopische Umwelt 756

Biotsche Atmung 312
Biparietaldurchmesser 60
Biperidin 262
Blässe 854
Blässe-Hyperthermie-Syndrom
    563
Blasenfunktion, Beherrschung
    861
Blasenhalsresektion 189
Blasenlähmung 181
Blastomatöse Aquäduktstenosen
    156
Blastomykosen 438
Blastopathien 175
Blei-Encephalopathie 139, 482,
    928
Bleiintoxikation 745
Bleineuritis 474
Bleivergiftung 482
Blepharospasmus 282
Blicklähmungen, konjugierte 104
Blinzelanfälle 289
Blinzeln 637, 870
Blinzelzuckungen 634
Blitz 571
—, Augenläsionen 598
—, Blasen-Mastdarmstörungen
    598
—, Energiemengen 595
—, funktionelle Symptome 598
—, Hautläsionen 598
—, Hirnnervensymptome 598
—, Ohrläsionen 598
—, organisch-cerebrale Folge-
    zustände 600
—, Reflexstörungen 598
—, Sensibilitätsstörungen 598
—, Spätsymptome 598
—, spinal-atrophische Folge-
    zustände 600
—, Therapie 601
—, vegetative Störungen 598
Blitzbogenlicht, thermische
    Energie 595
Blitzentstehung 594
Blitzfigur 597
Blitzkanal 595
Blitzkrämpfe 114, 626, 627
Blitzlähmung 596
Blitzlähmungen 598
Blitzmarken 597
Blitz-Nick- und Salaam-(BNS)-
    Krämpfe 626
Blitzphobie 602
Blitzschlag, Tod 601
—, Unfallsterbefälle 594
Blitzschlagunfall, EEG-Verlauf
    599
—, Neurologie 593
Blitzstar 600
Blitzsyndrom 596, 602
Blitztraumen, indirekte 595
Blitzunfälle, Symptomenanalyse
    598
Blitzunfall 593

Blitzunfall, Prophylaxe 602
Blitzverbrennungen 597
Bloch-Sulzberger-Syndrom 94
Blumenpuppe 969
Blunt-spike-hump 635
Blutdruck, Herabsetzung 110
Blutdruckanstieg 578
Blutdruckerhöhung, bei Akro-
dynie 735
Blutdrucksenkung 131, 606
Blutdrucksteigerungen 523
Bluthirnschranke 37
Blutung, intraventriculäre 527
—, intrakranielle 534
Blutungen, cerebrale 118
—, epidurale 513
—, intracerebrale 528
—, subarachnoidale 521
—, subdurale 515
Blutungsübel 516
Blutviscosität, erhöhte 507
B-12-Mangel 141
BNS-Krampf, EEG 628
BNS-Krampf, klinische Befunde
628
Bobathsche Methode 129
Bodenplatte 38
Bonnet-Dechaume-Blanc 250
Borderline schizophrenia 913
Bosheitskinder 859
Botulismus, neurologische Ausfälle
482
Bourdon-Test 27, 774
Bourneville 237
Brachia ad pontem 471
Brachium conjunctivum 263
Brachycephalie 110
Brachycephalus 71
Brachy-Makrocephalie 68
Brachymesophalangie 111
Brachy-Mikrocephalie 68
Brachy-Normocephalie 68
Brachytelephalangie 111
Bradykardie 606
Bradylalie 287
Bradyphrenie 260, 922
Bradypnoe 503
Brain damage syndrom 918
Breath-holding spells 687
Brechreiz 131
Brocaregion 832
Brodler 758
Bronchiektasen 254
Brown-Sequardsches Syndrom
458
Brudzinskisches Nackenphänomen
304
Brückensymptome 518
Buchstabendurchstreichtest 774
Bühler-Hetzer-Keinkindertest
943
Bulbäre Beweglichkeitsdefekte
212
Bulbärparalyse 224, 824
Bulbärparalytische Bilder 315

Bulbokapnin 257
Bulbusdruck 503
Bulbusluxationen 84
Bulbus olfactorius 470
Bulimie 916
Buphthalmus 247
Burning feet 483
Busse-Buschkesche Krankheit
438
By trial and error 806

Calcifikationen, ektopische 281
Calciumchlorid 588
Calcium-EDTA 483
Calcium-Versenat 483
California Encephalitis 395
Calorische Meningitis 551
Calorischer Nystagmus 269
Campotomie 263
Canalis ni. hypoglossi 474
Canicolafieber 435
Capillarpermeabilitätsstörung 452
Caramiphen 262
Carbenicillin 340, 341
Carbo-anhydrase-Hemmer 663
Carotisangiographie 128, 164,
370, 523, 524
Carotisserienangiographie 509
Carotisthrombose 507
Carpalia, Asymmetrie 111
CAT-Test 778
Cataracta electrica 586
Cauda-Angioblastom 246
Cauda equina, Schlammfang 443
Causalgia minor 600
Cavum fornicis (Vergae) 200,
201, 202, 203
— septi pellucidi 200, 201, 202,
203
— veli interpositi 203
— vergae 628
CEE 391, 395
Central calcification epilepsy 246
— core disease 291
Centrum ciliospinale 319
Cephalea vasomotorica 713, 714
Cephalgie 710
Cephalocele naso-frontalis 193
Cerebellare Ataxie 253, 410
— Ataxien 431
— Atonie 316
— Diplegie 105
— Symptomatik 253
Cerebellar fits 561
Cerebellitis 4, 410, 423
Cerebello-Meningocele 194
Cerebral calcification epilepsie
284
Cerebrale Anfälle 603
— —, Formen 607
— Arachnopathien 442
— Blutungen 118
— Durchblutungsstörungen 717
— Ependymitiden 460
— Gefäßmißbildung 656

Cerebrale Hypoxämie 118
— Impfkomplikationen 417
— Kinderlähmung 57, 99
— Krampfanfälle 14
— Mißbildungen 119
— Vorschäden 613
Cerebraler Kreislauf 494
Cerebralläsionen, perinatal 117
—, postnatal 117
—, praenatal 117
Cerebralparese, Ätiologie 116
—, IQ-Verteilung 115
—, Pathogenese 116
Cerebralschaden 5
Cerebralschäden, Handskelet-
entwicklung 111
Cerebr. Erbrechen 5
Cerebro-cerebellare Diplegie 104
Cerebro-meningeale Infektionen
452
Cerebroretinale Degenerationen
231, 232
Cerebroside 49
Cerebrosidschwefelsäureester 226
Cerebrospinalflüssigkeit 145
Chagaskrankheit 434
Chagrinlederhaut 238
Charakter, hysterischer 901
Charakteranalyse 967
Charakteranomalien 769
Charakteraspekte 773
Charakterentwicklung 790
Charakterologie 777
Charakterologische Betrachtungs-
weise 906
Charaktertypen 777
Charakterveränderungen 384
Chassaignac-Lähmung 475
Chatterbox-Syndrom 153
Cheirocyanose 722
Chemische Reifungszeichen 51
Chemisch-toxische Arachno-
pathien 458
Chiasmagliom 454
Chiasma-Syndrom 451
Child abuse 992
Child-Guidance-Clinic 961, 970
Child-Guidance-Clinics 959
Children's Apperception Test 778
Chloralhydrat-Klysma 659
Chloramphenicol 340, 352, 484
Chlorpromazin 146
Cholecystogramm 227
Cholera infantum aestiva 546
Cholesteatome 459
Cholesteatommassen 443, 463
Cholesterinester 228
Cholinergische Krise 299
Chondrodysplasien 142
Chorda dorsalis 177, 175
Chorea 101, 108, 301, 920
Chorea-athetotische Hyperkinesen
278
Chorea chronica progressiva
hereditaria 266

Chorea electrica 932
— Huntington 142, *266*, 921
— lasciva 266
— maior 897
— minor 4
— —, Psychosen 929
— mollis 929
— Sydenham 276
Choreakörperchen 268
Choreatiker 267
Choreatikerfamilien 266
Choreoathetose 101, 108
Choreopathie 270
Chorioiditis 158
Choriomeningitis 390, 397
Chorioretinitiden 432
Chorioretinitis 628
Chorioretinitische Degenerations-
herde 112
Chromatolyse von Ganglienzellen
281
Chromoproteid-Abbauprodukte
581
Chromosomen 144
Chromosomenaberration 200
Chromosomenanomalien 94
Chromosomstörungen 144
Chronaxie 479
Chronische Encephalitis 436
— Ependymitiden 463
— Hirndrucksteigerung 455
— Meningitis 434, 438
— Meningoencephalitiden 439
Chronisch-reversible Störungen
bei Epilepsie 651
Chvostek Reflex 10
Chvosteksches Zeichen 282
Circulus arteriosus Willisi 496
Cisterna 443
— ambiens 443, 444, 447
— —, Arachnopathien 454
— basalis 447
— —, Arachnopathien 451
— cerebellomedullaris 447
— chiasmatis 447
— fissurae lateralis 447
— — Sylvii 528
— — transversae 447
— fossae Sylvii 447
— — interhemisphaerica 443,
447
— —, Arachnopathien 457
— interventricularis 201, 203
— magna 447
— —, Cyste 451
— —, cystisch-adhäsive Verschlüsse 461
— mesencephalica 470
— pontomedullaris 447
— —, Arachnopathien 451
— pontoolivaris 451
— Sylvii 443
— —, Arachnopathien 455
Clivuskantensyndrom 470
Clivusneigungswinkel 63

Olivusneigungswinkel α 62
— η 60
Clostridien-Meningitis 362
Coccidioidomykose 439
Cocktailparty-Syndrom 153
Coffeminal 664
Coktail lytique 527
Coli-Meningitis 345
Collargolreaktion 310
Columnae fornicis 202
Combuteraudiometrie 945
Comital 664
— L 664
Comitialité 607
Commissura rostralis 196
Commissurenplatte 38, 196
Commotio cerebri 5
Compressio cerebri 534
Congenital muscular hypertrophy
293
— universal muscular hypoplasia
290
Conjunctivalgefäße, Ektasien 253
Contergan 483
Contusio cerebri 5
Conuseinklemmung 515
Convulsions généralisées 607
Cordomyome 241
Cornealreflex 471
Cornelia de Lange-Syndrom 70
Corpus callosum 196
Corpus callosum-Agenesie 196
Corpus callosum-Aplasie 196
Corpus fornicis 202
— restiforme 473
Cortexexcision 673
Corticale Anfälle 613
Corticomeningitis 376
Corticosteroide bei Meningitis 338
Cortisches Organ 473
Coup de chaleur d'hiver 551
CO-Vergiftungen 552
Coxa valga 110
Coxsackie 390
Coxsackie-Meningitis *391*
Craniektomie 92
Craniocarpotarsaldystrophie 70
Craniopharyngeome 454
Cranioschisis 70, 174, 178, 192
—, totale 193
Craniostenose 4
—, Definition 76
—, Erblinden 87
Craniostenosen 71
—, einfache 72
—, Klinik *78*
—, komplexe 72, *82*
—, Komplikationen *91*
— bei Liquordruck 88
—, Schädelvolumen 74
—, Therapie *91*
Craniosynostosen 71
Craniotomie 71
Cranium bifidum 19
Crescendoeffekt 643

Cri-encephalique 314
Crise 607
Crises Bravais-Jacksoniennes 612
— épileptiques 607
— généralisées d'emblé à un
hémicorps 614
Crothers und Paine 100
Crouzon 82
Crouzon-Syndrom 70
Crus fornicis 202
Cryptococcosis 438
Cushing-ähnliche Erscheinungs-
formen bei Meningitis tbc.
381
Cutis verticis gyrata 94
Cyclencephalie 199
Cyclopie 119, 191, 199
Cyclothymie 915, 916
Cyste der Cisterna ambiens 455
Cysten 130
—, Cysterna magna 445
— des Septum pellucidum 203
Cystenbildung 128, 194
Cystenmembran, Riß 456
Cysticerkose *437*
Cystidin 145
Cytoarchitektonik der Rinde 121
Cytochrom c 50
Cytochromoxydase 50
Cytogenetische Untersuchungs-
methoden 21
Cytologische Reifung, ZNS 43
Cytomegalie 126, 127, 229, 434

Da Costas Syndrom 724
Dämmerattacken 618, 620
Dämmerzustand 634, 653
Dämmerzustände 621
Dandy-Walker-Syndrom 155,
156, 159, 162, 186, 443, 450
Darmstörungen, Behandlung 189
Dauerakklimatisation 567
Dauertropf, Thrombosen 507
Daumenlutschen 870
Davonlaufen 931
Debilität 235, 433
Decarboxylase 258
Decarboxylaseaktivität 257
Decerebrate rigidity 274, 379
Decerebrierungssyndrom 922
Deckplatte 38
Defektstrukturen, genetische 655
Defektsymptomatik nach
Masernencephalitis 409
Defektzustände bei Masernen-
cephalitis 409
— bei Meningitis tbc. 384
Defibrillator-Schrittmacher 588
Dehydration 557
Dehydrierung, hypertone 556
Dekompensationserscheinungen,
Hydrocephalus 165
Delirante Psychosen *923*
Delirien 434
Deltawellen 610

Dementia infantilis 3, 913
— — Heller 918
— praecox 909
— simplex 914
Dementieller Abbau 287
Dementive Psychosen *918*
Demenz 233, 435, 918
—, frühkindliche 829
Demyelinisation 226
Demyelinisierung 228
—, Phenylketonurie 142
Denken 771
—, abstraktes 146
Denkinhalt 829
Denkleistung 24
Denkzwang 892
Depersonalisationserlebnisse 913
Depersonalisationsphänomene 911
Depressionszustände 915
Depressive 904
— Verstimmungen 930, 1015
Dermalsinus 195, 304
Dermatomyositis 736
Dermographismus 305, 499, 700, 710, 855, 867
Dermoidcysten 194, 444
Dermoide 443, 458
—, intradurale 195
Desinteresse 232
Detergentien 443
Deuterencephalon 39
Developmental Diagnosis 770
Déviation conjuguée 523
Dezibel 845
Diadochokinese 11
Diagnose, Hirnabsceß 370
Diagnostik der Epilepsie 657
—, radiologische 126
Dialekte 821, 829
Diaphanoskopie 518
Diastase 143
Diastematomyelie 191, 211
Diencephal-autonome Anfälle 615
Diencephale Steuerungsvorgänge 854
Diencephalon 39
Differentialdiagnose 163
Diffuse Meningoencephalitiden 439
Digito-okuläres Bewegungs-syndrom 433
Dihydroergotamin 881
Dingnamen 757
Diphenhydramin 262
Diphenylhydantoin 659
Diphtherieneuritis 474
Diphtherietoxoidimpfung 422
Diplegie 120
—, atonische 105, 128
Diplegien, hypoton-ataktische 104
Diplegische Formen der ICP 101
Diplococcus pneumoniae 348
Diploestruktur 161

Diploevenen 514
Diplokokken 344
Diplomyelie 191
Discusprolaps 476
Disharmonisch-infantile Typen 806
Disharmonisierung 911
Disipal 262
Disseeminiert Encephalomyelitis 261
Dissociation albumino-cytologique 487
Distanzlosigkeit 789
Divertikelbildung der Ventrikel-wände 159
Dolichocephalie 85
Dolichocephalus 71, 73, 78, 81
Dolicho-Makrocephalie 68
Dolicho-Normocephalie 68
Don Juan, Typus 899
Dopamin 258
Dopamingehalt 50, 257
Dopa-Synthese 258
Doppelakusis 820
Doppelbilder 470
Dorsalflexion 107
Dorsumhöhe 66
— H_D 64
Dorsum sellae 162
— H_D 64
Dreamy states 618
Drehstrom 573, 574
Dreibläschenstadium 39
Dreieckschädel 70, 71
Dreifußphänomen 489
Dreifußzeichen 305, 330
Dreimonatskoliken 699
Drei-Tage-Fieber 400
Drop seizures 631
Druckerhöhung, intracerebrale 163
Druckhydrocephalus 148, 162, 164
Druckmessung, kombinierte 160
Druckpuls 523
Druckschädel 20
Druckschädigung 656
Drucksteigerung 305
Drucksymptome 151
— an der Sella 77
Duchenne-v. Trendelenburg-Phänomen 476
Dunkelfurcht 931
Duranarbe 515
Durariß 443
Duraschichtresektion 92
Durchblutungsstörungen, funktionelle *497*
— der Haut 717
Durchfallkrankheiten 138
Durchströmungsdauer 575
Durstfieber 563
Dyade 853
Dysarthrie 12, 269, 282

Dysarthrien 107
Dysautonomie, familiäre 485
Dysbasia lenticularis 273
— lordotica progressiva 273
Dyscephalien, Systematik 67
Dyscephalosyndaktylie 70
Dyscerebrale Minderwuchsformen 109
Dyscerebrie 379
Dyscranieformen *71*
Dyscraniodysopie 70
Dyscraniopygo-phalangie 70
Dysdiadochokinese 282
Dysencephalia-splanchnocystica 70, 90
Dysgenetische Zellen 240
Dyskinese 108
Dyskinesen 99, 129, 130, 301
Dyskranie 88
Dyskranien 110
—, komplexe *97*
Dyskrasische Polyneuropathie 482
Dyslalie 12, *821*
Dyslalien, audiogene 112
Dyslexie 843
Dysmorphia mandibulo-oculo-facialis 70
Dysmorphie-Syndrome 68, *70*
Dysorische Vorgänge 468
Dysostosis acro-facialis 70
— cleido-cranialis 70
— cranio-facialis 20, 70, 72, 82, 87, 88
— — (Crouzon) 72
— enchondralis 70
— mandibularis 70
— mandibulo-facialis 70, 95
— —, acro-facialis 20
Dysphagie 269
Dysphonien 897
Dysplasia oculo-dento-digitalis-Syndrom 70
Dysplasien des ZNS *205*
Dysplasies neuroéctodermiques congénitales 237
Dysraphie am rostralen Neural-ohrende 197
Dysraphien, Begleitmißbildungen 171
— des Kleinhirns 194
— des Rückenmarks *170*, 171
— des ZNS 155, *169*
Dysraphische Myelodysplasien 181
Dysraphischer Hydrocephalus 157
Dysrhythmie, diffuse 13
—, EEG 17
Dysrhythmien 126
Dyssynergia cerebellaris myoclonica 289
Dyssynergien 275
Dystonia muscularum deformans *273*
Dystonie 101, 273, 274, 301

Dystonie, vegetative *850*
Dystonisches Syndrom 273
Dystrophia periostalis hyper-
  plastica familiaris 90
Dystrophie 254
—, erbliche neurovasculäre 485
—, pränatale 24
Dzierzynsky-Syndrom 70

Eastern Equine 395
Echinococcuscysten 371
Echinokokkose 437
Echoencephalogramm 164, 520
—, normales 31
Echoencephalographie 21, *30*,
  160, 164, 370, 658
—, klinische Anwendungsmög-
  lichkeiten *33*
Echo-Impuls-Reflexionsverfahren
  30
Echolalie 260, 911
Echolalien 821
ECHO-Meningitis *393*
ECHO-Viren 390, 393
Eclampsia nutans 626
E. coli 304, 343
E. coli-Meningitis *357*
Economo 923
EDTA 738
EEG 13, 16, 17, 125, 126, 127,
  225, 226, 227, 233, 235, 433
— im Grand-mal-Status 611
— bei Hirnabsceß 370
— bei pyknoleptischer Absence
  642
EEG-Befund bei Encephalitis
  317
— bei Meningitis 312
— bei Meningitis tbc. 384
EEG-Diagnostik 13
EEG-Labor, psychisches Milieu
  17
EEG-Tätigkeit, Reifung 52
EEG-Untersuchungen, Hydro-
  cephalus 163
Effektorische Systeme 37
Effort-Syndrom 710, 724
Egozentrische Tyrannen 784
Ehrgeiz 874
Eidetik 1008
Eidetische Phänomene 773
Eifersucht 268
Eigensinnigkeit 758
Eigentumsdelikte 874
Einklemmungserscheinungen 535
Einschlafgewohnheit, fehlerhafte
  866
Einschlafschwierigkeiten 864
Einschlafstörung 5
Einschlußkörperchen 288
Einschmutzen 858
Einschulungsfragen *803*, 804
Einstellungsuntersuchung 807
Einzelgängertum 910
Eischädel 70

Eiswasserbad 564
Eitrige Encephalitis *366*
— Infektionen der ZNS *366*
— Meningitis *323*
— —, Therapie 337
— —, Therapiedauer 342
Eiweißkörper des Gehirns 49
EKG-Veränderungen bei Ortho-
  stase 719
Eklampsie *683*
Ektasie-Varix-,,Aneurysma'' 247
Ektoderm 175
Ektodermale Dysplasien 229
Ektodermales Neuralrohr 169
Ektopische Erregungsbildungs-
  zentren 586
Ekzemtod 549
Elektrencephalogramm 260
Elektrische Gehirntätigkeit 51
— Schädelverbrennungen 580
Elektrischer Entladungsvorgang
  595
— Strom, Sofortwirkungen 579
— Unfall, Tod 586
Elektrisches Ödem 585
Elektrisiermaschine des Gewitters
  594
Elektrizität *571*
Elektrizitätsbildung 594
Elektrizitätsmenge 578
Elektroaktivität, ZNS *51*
Elektrobehandlung 481
Elektrocalorisches Wärme-
  equivalent 575
Elektrodynamische Wirkung 577
Elektroencephalogramm bei
  Craniostenosen 88
—, fetales 51
Elektroencephalographie *13*,
  125, 658
Elektrogenes Hirnödem 583
Elektro-Heilschlaf 582
Elektrokoagulation 580, 673
Elektrokrampf 582
Elektrokrampftherapie 914
Elektrolytische Wirkung 577
Elektromyographie *18*, 227, 260
—, klinische *295*
Elektro-Narkose 582
Elektropathologie 571
Elektrophoretische Auftrennung
  des Liquors 310
Elektroretinogramm 233
Elektroschockbehandlung 583
Elektrostatische Aufladungen
  577, 590
Elektrothermische Wirkung 577
Elektrotrauma 583
—, Gehirn 579
Elektro-traumatischer Hydro-
  cephalus 583
Elektrounfälle 571
Elektrounfall, Letalität 572
Elektrounfallmedizin 571
Ellsworth-Howard-Test 284

Embolien *504*
Embolische Herdencephalitis
  372
Embolophrasien 829
Embryonales Gehirn 40, 43
Embryonalgehirn 50
Embryopathien 55, 141
EMC-Viren 400
EMG 18, 300
Emissarien 77
Emotionale Einwirkungen 787
Emotionales Erleben 762
Emotional-psychopathologischer
  Engpaß 699
Emotionelle Hyperthermie 563
Emotionen 104, 856
Empfinden 771
Empyem des Meningealsacks 307
Encephalitiden 119, 138, 228,
  313
—, Therapie *424*
Encephalitis 6, 114, 138, 163,
  313, 371, 433, 525
— cerebelli 423
Encephalitis Economo 390
—, eitrige *366*
— epidemica 923
—, Krämpfe 686
— lethargica 390
— periaxialis 228, 827
— — diffusa 142, 223, 255
—, Pockenschutzimpfung *415*
— postvaccinalis 924
— vegetativa 730, 851
—, Vorstadium 313
Encephalitischer Glanzblick 851
Encephalitisches Stadium 314
Encephalocele 171, 178
—, rudimentäre 194
Encephalocele 56
Encephalocelen 141, 157, 193,
  194
Encephalo-craniale, Disproportion
  186
Encephaloenteritiden 562
Encephalo-Enteritis 656
Encephalo-faciale Angiomatose
  237, *246*
Encephalographie 433
Encephalomeningismus 418
Encephalomeningitis 376
Encephalomeningocelen, orbitale
  194
Encephalomyelitiden *390*
— bei Varicellen 410
Encephalomyelitis 318, 395,
  432
Encephalomyelomeningitis 432
Encephalomyeloradiculoneuritis
  487
Encephalo-Myokarditis 390, *400*
Encephalopathie, infantile 529
Encephalopathien 119, *403*
— bei Varicellen 411
— bei Virusinfektionen 403

Encephalopathische Krankheits-
  verläufe bei Meningitis tuber-
  culosa 377
Encephalopathisches Stupor-
  syndrom 379, 384
— Syndrom 376
Encephalose, toxische 417
Endarterien im Gehirn 496
Endarteriitis luica 436
Endecho 31
Endhirn 39
Endogene Hyperthermie 563
— Psychosen *909*
Endogen-phasische Psychosen
  915
Endokrine Störungen 381, 433
— Symptome bei Craniostenosen
  88
Endothelschäden 506
Enechetische Patienten 649
Enkopresis 858
Enophthalmus, pulsierender 194
Enslin-Syndrom 90
Entartungsreaktion 469
Enteric Cytopathogenie Human
  Orphan 393
Enterobakterien 357
Enterokokken 304, 343, 352
Enterokokken-Meningitis *353*
Enterovirusinfektionen 314
Enthirnungsstarre 274, 379
—, Syndrom 383
Entlastungstrepanation 91
Entleerungsstörungen *858*
Entmarkungen 406
Entmarkungsencephalitiden 405
Entwicklung des Gehirns 48
Entwicklungsalter 26, 805
Entwicklungsbegriffe 753
Entwicklungsbeschleunigung
  793
Entwicklungshemmung 433
Entwicklungsniveau 755
Entwicklungsprofil 24, 972
Entwicklungsprozeß des Gehirns
  30
Entwicklungspsychologie *753*
—, ontogenetische *753*
Entwicklungsrückstand *22*
Entwicklungsstillstand 232
Entwicklungsstörung der Hirn-
  gefäße 247
Entwicklungsstottern 834
—, physiologisches 830
Entwicklungstest 22, 804
Entwicklungstypus 755
Entzündliche Polyneuritiden
  481
Enuresis 647, 859, 861
— und Enkopresis 5
—, Spina bifida occulta 183
Enuresis-Charakter 862
Enzymdefekte 142
Enzyme bei Gehirnentwicklung
  50

Enzymhistochemische Entwick-
  lungsstudien des Menschen-
  gehirns 50
Enzymopathien 223
Ependymauskleidung 164
Ependymbreschen 464
Ependymcyste 443, 444
Ependymitiden *441*
—, cerebrale *460*
Ependymitis diffusa 463
— granularis 436, 461
— nach tuberkulöser Meningitis
  463
Ependymitis-Formen *460*
Ependymkeile 41
Ependymome 155
Ependymzellen 205
Epidemica-Encephalitis 923
Epidermoidcyste 157
Epidermoide 443
Epiduralabsceß 457
Epidurale Blutungen *513*
— Hämatome 33
Epidurales Hämatom 534
— —, Klinik 514
Epilepsie 5, 6, 142, 231, 433,
  437, *603* ff.
—, Ätiologie 654
—, chirurgische Therapie 672
—, Diättherapie 671
—, Diagnostik 657
—, Erbgang 605
—, Ernährung 671
—, Fürsorge *673*
— bei ICP 114
—, latente *646*
—, maskierte *646*
— nach Meningitis 336
—, psychische Befunde *648*
—, psychische Betreuung *673*
—, psychomotorische *618*
—, psychotische Äquivalente 929
Epilepsieformen 229
Epilepsien 113, 433, *600* ff.
Epilepsie-Prophylaxe 682
Epilepsie striée 283
Epileptiforme Anfälle 432
— Krämpfe 431
Epileptiker, Berufswahl 675
—, Konzentrationsmangel 675
—, Wesensveränderung 675
epileptische Anfälle 435, 818
— Anfallsformen, Therapie 661
— Erscheinungen 151
epileptischer Anfall *606*
epileptogene Wesensveränderung
  649
epileptogener Focus 617
— Herd 607, 623
Epiloia 142, 237
Epineurium 468
Epiphysenlösung 475
Episoden, synkopale 691
episodische Störungen bei Epi-
  lepsie 653

epitheliale Schutzfläche 328
Erbanlage 117
Erbchorea 266
Erbdeterminismus 782
Erbgut 754
Erblindung 231, 233, 234
Erbrechen 152, 306
—, wiederholtes 856
Erbpsychosen 915
Erbsches Zeichen 282
Erb-Veitstanz 266, 920
Erdblitz 595
Erethie 920
Erethisches Syndrom 116, 649
Erethismus 649
Ereuthophobie 893
Erfolgserlebnisse 964
Ergotismus 743
Ergotrope Reaktion 697
— Tagesphase 864
Ergüsse, subdurale 516
Ergußmembran 33
Erhöhter Schädelinnendruck 77
Erkennen-lehren 964
Erkrankungen des Zentralnerven-
  systems *99*, *390*
Erlebnisbereitschaft 772
—, endogene 850
—, innere 786, 789
Ernährung und Hitze 566
Errötungsangst 893
Ersatz-Sicherungen 589
Erstimpflingsreaktionen 416
Ertaubung 455
Erwachsensein 763
Erwärmung, Atmung 554
—, Kreislaufreaktionen 554
Erwartungsneurose 831
Erweichungsherde des Gehirns
  377
Erythema palmare 736
Erythroblastosen, nichtaus-
  getauschte 119
Erythroblastosis 139
Erythrocyanosis crurum puellarum
  722, 723, *747*
— cutis symmetrica 747
Erythroderma 142
Erythroedema 730
Erythromycin 340
Erythrophagen 523
Erythrophie 868
Erzieherberatung 882, 949
—, institutionelle 952
Erzieherische Grundeinstellung
  884
Erzieherpersönlichkeiten 785
Erziehungsschwierigkeiten 764
Erziehungsstil 946
Erziehungsunsicherheit 755
Eselsbrücken 774
Essen 856
Eßschwierigkeiten 940
Eßstörungen *855*
Etat marbré 123, 279

Etat pseudoémentiel 927
Europäische Blastomykose 438
Eurythmie 131
—, anthroposophische Pädagogik 964
Exanthema subitum 415
Excess of motion 273
— of tention 273
Exdurales Hämatom 434
Exencephalie 193
Existentialphilosophie 904
Exitus interruptus 587
Exogene Faktoren 783
— Hyperthermien 551
— Psychosen *918*
Exophthalmus 80, 82, 91
—, pulsierender 194
Expansionsstreben 762
Explosive Aussprache 275
Exponentialstrom 481
Extension der Beine 124
Extensorenspastik 124
Extinktionsphase 610
Extrafusale Muskelfasern 258
Extramedulläre Tumoren 459
Extrapyramidale Dyskinesien 253
— Epilepsie 283
— Formen der ICP 107
— Rindenfelder 258
— Störungen 433
— Symptome 287
Extrapyramidal-motorisches System, Funktionskreise 263
Extrasystolie 718
Extremitäten *11*
Extremitätentremor 226
Extremsituation 786
Extremsituationen 898
Extremvarianten 796

Fabelmethode, psycho- diagnostische 969
Facialislähmungen 212
Facialisparese 5, 269, 297, 471
Facialisparesen 315
Facialisphänomen 499, 700, 706
Facio-buco-linguale Apraxie 113, 817
Facio-linguale Apraxie 817
Fähigkeiten *773*
Fähigkeitstest 773
Fahrsche Krankheit *281*
Familiäre Paraplegie 275
Familienanamnese 8
Familienatmosphäre 1022
Familienforschung 780
Familiengemeinschaft 995
Familienkonstellation 784
Familienneurose 969, 974
Familiensituation 783
Familientyrannen 784
Familienzusammenhalt 766
Faradisieren 481

Farbpyramiden 778
Fasciculäre Zuckungen 469
Fasciculus opticus 470
Fasciola hepatica 438
Fasten 671
Fechterstellung 124
Feersche Krankheit 732
Fehlbildungen, Arachnoidea 442
Fehlende Ausbildung des Septum pellucidum 76
Fehlverhalten, erzieherisches 948
Feinmotorik 776
— der Hände 108
Feldfieber 434, 435
Fenestrae 70
Fernsehen 645
Fernsehkrämpfe 645
Fertigkeiten, Prüfung 775
Festination 260
Fetale Cysten 444
Fetopathie 434, 436
Fettsucht 144
Feuerorkan 568
Feuerstürme 551
Fibrillationspotentiale 295
Fibrinabscheidungen 506
fibrinolytisches Potential 504
Fibroblasten, Wachstum 339
Fibrome 238
—, perineurale 243
Fibroplasie, retrolentale 112
Fibrositis-Syndrom 484
Fieberdelirien 312
Fieberfraisen 868
Fieberkrämpfe 17, 677
—, Temperaturen 678
Fieberkrampf, Klinik 679
Figurenlegen 25
Fila olfactoria 470
Filariosen 438
Fingeragnosie 103
Fingerlutschen 871
Fingermalerei 971
Finger-Nasenversuch 369
Finger-Nase-Zeigeversuch 11
Finger-painting 860
Fingerschrift 814
Fisher-Syndrom 492
Fissura Sylvii 130, 514
flackernder Blick 855
Flächenblitze 595
Flächenbrände 551
Flächenquotient (Q) 92
Fleckfieberherd 820
Flexion der Arme 124
Flexionsspastik 124
Flickerlicht 646
Flimmerskotom 501
Floppy infant *302*
Floppy-infant-Syndrom 293
Flucht in die Krankheit 902
Fluchtreflex 124
Flügelplatten 38
F. Magendi, Verschluß 450
Foerstersche Jodstärkeprobe 161

Fokale Anfälle *612*
— motorische Anfälle 613
Folie à double forme 915
Fontanella lumbosacralis 172
Fontanellen 164
Fontanellenbuckel 77
Fontanellenpunktion 306, 518
Fontanellenschluß, frühzeitiger 89
Foramen atlanto-occipitale 535
— Monroei 202, 203
— —, Verschluß 19
— occipitale 62
Foramina parietalia permagna 88
Forelsches Feld 262
Forking aquaeduct 156
Forme fruste der Chorea 270
Formes frustes, Torsionsdystonie 275
Fornix 196
Fornixmangel 120
Fortpflanzungsfähigkeit 764
Fortpflanzungsreife 765
Fortpflanzungszusammenhang 753
Fragmentation nach King 92
Framboesie 436
Franceschetti-Syndrom (I) 70
Freeman-Sheldon-Syndrom 70
Fremden-Angst 757
Fremdneurosen 966
Freßsucht 880
Freud, Anna 967
Freud, S. 967
Friedreichsche Ataxie 261
Frigidität 901
Frontale Hypoplasie 75
Fronto-Rolandosche Cysten 455
Frostbeulen 749
Frühdiagnose der ICP 125
Frühencephalitis 407
Frühentwickler 760
Frühentwicklung 794
—, Längsschnittuntersuchungen 796
—, Sexualität 795
—, Spätprognose 797
—, Testmethoden 795
Frühgeburten, ICP 118
—, Makrocephalie 163
Frühkindlicher Autismus 889
Frühreifeformen *791*
Frühschizophrenie 910
Frühsommer-Meningo- Encephalitis 313, 395
Frühsyphilis 435
Frustration 947
Frustrierung 853, 855
FSME 395
Fünfbläschenstadium 39
Fundoskopie 618, 658
Fundus 232
Funktionell-abdominelles Syn- drom 704
Funktionelle Beschwerden 702

Funktionelles Atmungssyndrom *724*
— Haut-Gefäßsyndrom *722*
— kardio-vasculäres Syndrom *716*
— Kopfschmerzsyndrom *712*
Funktionsalter 52
Fusionstendenz 783
Fußgewölbe 11
Fußkloni 106

Gabelung des Aquädukt 156
Galactosämie 142, 220
Galea-Periostlappen 515
Gallengangsepithel 226
Gamma-amino-buttersäure 145
Gammasystem 258
Gangataxie 105
Ganglienblocker 536
Ganglienleiste 36, 38
Ganglienzellbesiedlung 232
Ganglion Geniculi 496
— semilunare 471
Gangliosid 232
Gangunsicherheit 228, 481
— bei Polyneuroradiculitis 489
Gargoylismus 143, 234
Gasbrand-Meningitis 362
Gaumen 10
Gaumenanomalien 113
Gaumensegellähmung 823
Gebärdensprache 812, 843
Gebißanomalien 113
Geburtsanamnese 8
Geburtstrauma, cerebrales 118
— periph. Nerv. 5
Gedächtnis 23
Gedächtnislücken 1010
Gefäßanomalien des ZNS *529*
Gefäße des ZNS, Kollagenosen *510*
Gefäßerkrankungen des Zentral-
    nervensystems *494*
Gefäßkrankheiten, Polyneuritis 484
Gefäßnervengeflecht 496
Gefäßprozeß 114
Gefäßprozesse 657
Gefäßsystem des ZNS 45
Gefäßtraining 504
Gefäßveränderungen der Kon-
    vexitätsarterien 511
Gefühlsausdruck 901
Gefühlsstörung 901
Gehbewegungen, rhythmische 103
Gehirn 38, 232
—, biologische Entwicklung *36, 47, 55*
—, Entwicklung der Funktionen *52*
—, exogene Schädigung 94
— bei der Geburt 45
—, Mißbildungen 75
— des Neugeborenen 45
Gehirnblutungen *513*

Gehirndurchblutung, nervöse
    Steuerung 497
Gehirnentwicklung, Biochemie *48*
—, morphologische Aspekte 36
Gehirngefäße, Druckverhältnisse 496
—, nervöse Versorgung 495
Gehirnhautentzündungen 138
Gehirnhyperplasie 186
Gehirnphysiologie 146
Gehirnschädeldimensionen 67
Gehirnschädel-Streckenmaße,
    Norm und Variation 60
Gehirnschädelwachstum 66
Gehirnsklerose 228
Gehirnsklerosen *223*
Gehirnthrombosen, Klinik 508
Gehörlose 839
Gehörschädigung 839
Geistige Entwicklung 146
— Entwicklungsrückstände 435
— Produktion 23
Gelbfieberimpfung 422
Gelegenheitskrämpfe *676*
Gelenkschmerzen 434
Geltungssüchtige Kinder 932
Gemüsetheater 968
gemütskalt 899
Generalised convulsions 607
generalisierte Krämpfe 650
generalisierter Klonus 608
Genetik 780
genetische Defektstrukturen 655
Genitaldysplasien 861
Genitalregion 12
Gentamycin 340
Geotrichose 439
Geräuschasymbolie 827
Gerichtspsychiater 1012
Gerinnungspotential 507
Gerstmann-Syndrom 103
Gesamtphosphatide 49
Geschicklichkeitsleistung 760
Geschicklichkeitsleistungen 762
Geschlechtschromosome 143, 144
Geschmacksstörungen 472, 817
Geschützte Werkstätten 961
Gesellschaftsfeindlichkeit 765
Gesellungsform der Jugend 766
Gesicht, Form 9
Gesichtsausdruck, hölzerne Starre 104
Gesichtsfeldausfälle 112, 369
Gesichtsfeldeinengungen,
    konzentrische 112
Gesichtsfeldeinschränkungen 87, 152, 501
Gesichtsfeldstörungen bei
    Arachnitis 453
Gesichtslähmungen, rezidivierende 473
Gesichtsmißbildung 144
Gesichtsschädel, Veränderungen 20
Gesichtsschädelwachstum 66

Geständniszwang 1012
Gestalterfassung 25
Gestaltgedächtnis 773
Gestaltwandel 22, 760, 764, 804
Gewehrhahnstellung 304
Gewichtsabnahme 232
Gewitterfurcht 931
Gewitterhäufigkeit 594
Gewohnheitslähmung 472
Gingiva-Hyperplasie 666, 669
Gleichgewichtsstörungen 124
Gleichstrom 573, 574
Gliadifferenzierung 44
Glia-Narben 606
Gliazellarchitektonik 37
Gliazellen 37
Glioblastom 32
Glioblastomatosen 237
Gliomatosen, familiäre 237
Gliose, diffuse 208
Gliose nach Ependymitis 462
Globoidzellen 224
Globoidzellen-Leukodystrophie,
    akute Form 224
—, infantile Form 224
Globulinreaktion nach Weich-
    brodt 309
Globus hystericus 897
— pallidus *277*
Glucosegehalt im Liquor 317
Glucosurien, spontane 335
Glutaminsäure 145
Glutaminsäuredecarboxylase 50
Glyboral-Mite 664
Glykogenablagerungen im
    Neuropil 240
Glykogenspeicherkrankheit 142
Glykolabilität 733
Glykolipoid 232
Glykolipoid-Speicherung 231
Glykosurien 523
Gnomenwaden 293
Goldsolreaktion 310
Golgische Sehnenkörperchen 259
Gonokokken-Meningitis *361*
Gordonsches Zeichen 268
GOT im Liquor 310
GPT im Liquor 310
Gradenigo-Syndrom 471
Grand mal 14, *607*
Grand-mal-Anfälle 114
Grand-mal-Prophylaxe 643
Grand-mal-Status 609
—, Therapie 659
Grand-petit-mal-Mischtyp 15
Granulocytose 394
Granulome 439
Graphoelemente 617
Graue Haare 254
— Regionen 37
Graues Spätstadium des Hitze-
    schlags 561
Grausame Mißhandlungen, Täter 994
Greenfield's Disease 225

Greifreflex 124, 125
Greifsynergie 107
Greifversuch 107
Greig-Syndrom 70
Grenzstrang 696
Grimmassieren 828
Grimassierende Bewegungen 107
Grippe-Encephalitis 926
Grippeerkrankungen der Mutter 140
Grippeviren 314
Grisea 37, 50
Groblamellöse Schuppung 733
Größenzunahme des Gehirn-schädels 66
Großköpfigkeit, familiäre 96
Gruber-Syndrom 70
Grundplatten 38
Grundstimmungslage 904
Grundumsatzwärme 552
Gruppendynamik 896
Gruppentherapie 963, 968, 975, 977
—, stationäre 980
Guillain-Barrésche Krankheit 488
Guillain-Barré-Strohl-Syndrom 477, 487
Guillain-Barré-Syndrom 418
Gummöse Ostitiden 435
Guthrie-Test 21
Gutzmannsche Schule 832
Gynäkologische Anamnese 8
Gyrus Rolandii 612

Haarausfall 744
Haarschmerzen 734
Habituelle Hyperthermie 709, 710
Hämangioblastome 532
Hämangiome 532
Hämatom 163
—, subdurales 126
Haematoma Durae matris 516
Hämatome, subdurale 130
Hämatomecho 33, 34
Hämatommembranen 517
Hämatomyelien 528
Hämoblastosen 522
Hämokonzentration 506
Hämophilie 528
Haemophilus influenzae 327
— influenzae-Meningitis 350
Hämorrhagische Encephalitis 436, 551
— Infarzierung 505
Hakenwurmkrankheit 438
Halbseitenkrämpfe 612, 614
Halbseitensyndrom 418
Halbseitige Querschnittsmyeli-tiden 319
Hallermann-Syndrom 70
Hallervorden-Spatzsche Krank-heit 277
Halluzinationen 618, 912, 913
Halonierte Augen 854

Haloperidol 917
Halssympathicus 496
Haltlose 905
Haltungsanomalien 260
Haltungsbizarrerien 919
Haltungsstörungen 124
Hamartoblastomatöse Misch-geschwülste 242
Hamartoblastomatosen 237
Hamartoblastosen 156
Hamartome, extracerebrale 245
Hamburg-Wechsler-Intelligenz-test 24, 943
Hampelmannphänomen 269
Hand, pathologisches Schließen 107
Handgeschicklichkeit 760
Handlinienzeichnung 11
Hand-Mund-Koordination 758
Handschrift 781
Handskeletaufnahmen 126
Handskeletentwicklung bei ICP 110
Hanhart-Syndrom (II) 70
Harmonisch-Infantile 805
harmonische Mikrocephalie 92
Harnflut 713, 862
Harnkonzentrationsgrenze 554
Harninkontinenz 188
Harnstoffderivate 662
Harnstoffinjektionen 515
Harnstofflösungen 536
Harntest, von Lake 227
Harnträufeln 183
Harntreibende Kost 862
Harnwege, Behandlung der Störungen 188
—, Störungen 183
Hartnupkrankheit 142
Hasenscharte 141, 144
Haubenmeningitis 329
Hauptfurchen 40
Hausspracherziehung 960
Hautembolien 372
— bei Meningokokken-Meningitis 347
Hautfleck, bordeauxrot 195
Haut-Gefäßsyndrom 722
Hautreflex 124
Hautsinus 170, 194, 195, 304, 336
Hauttemperatur, Verminderung 110
Hautturgor, Veränderungen 558
Hautwiderstand 574
Hawie 24, 25
Hawik 24, 25, 775, 943
Headsche Zonen 696
Hebephrenie 914
Heboid 913
Hechelsche Windung 369
Heilpädagogik 131, 959, 1009
Heilpädagogische Atmosphäre 963

Heilpädagogische Menschenfüh-rung 862, 881, 885
— Methoden 895, 958
Heilpädagogisch-psychologische Behandlung 957
Heimwehreaktionen 930, 1015
Heißhunger 380
Heizkissen 567
Heller-Syndrom 829
Hellersche Psychose 919
Helminthiasis 437
Hemianopsie 247
Hemianopsien 112, 523
Hemiathethose 282
Hemiatrophia cerebri sinistra 529
— faciei 275
Hemiatrophien 128
Hemiballismen 109, 922
Hemiencephalie 192
Hémi-grand-mal 614
Hemikonvulsion-Hemiplegie-Epilepsie 614
Hemikranie 713
Hemimegalencephalie 237, 242
Hemiparese 126
Hemiparesen 88, 128, 228, 247, 436, 438
Hemiparetische Encephalitiden 403
Hemiparkinson-Syndrom 259
Hemiplegie 101, 106, 128
—, bilaterale 104
—, kongenital 127
Hemiplegien 126
—, abortive 107
Hemiplegiesyndrom 418
Hemiplegiker 673
Hemiplegische Formen der ICP 101
Hemisphärektomie 130, 651
Hemisphärenatrophie 122
Hemisphärenmantel, Entwicklung 205
Hemisphärenmark 42
Hemisphärentumoren 164
Hemitetanie 283
Hemmphase, physiologische 764
Hempt-Vaccine 421
Heparin 510
Hepatitis 140
Hepatocellulärer Icterus 564
Hepatocerebrale Degeneration 921
Hepatomegalie 229
Heraldiker 892
Herd-Epilepsien 672
Herdencephalitis 417, 433
—, embolische 372
—, embolisch-metastatische 366
Herdförmige bakterielle Meningo-encephalitiden 373
Herdsymptome 380, 438
Hereditäre Formen der Poly-neuritis 484
— Schädigungen 141

Heredit. Myoclonus-Epi 4
Heredoataxien 4
Heredodegenerationen mit blasto-
matösem Einschlag *237*
Heredopathia atactica poly-
neuritiformis 485
Hernienbildung des Temporal-
lappens 335
Herpangina 392
Herpes B-Encephalitis *399*
Herpes-Sepsis 398
Herpes simplex-Encephalitis
390, *398*
Herzfehler 10
Herzinsuffizienz 534
Herzkammerflimmern 577, 586
Herzklopfen 713, 725, 867
Herzmassage 588
Herzsensationen 718
Herzstillstand 587, 588
Herztod 586
Herzwirkungen, Strom 578
Heschelsche Windungen 827
Heterotopien 120, *205*, 207, 240
Hexamethoniumbromid 738
Hexenverfolgungen 267
Hexosamin 226
Hierarchisches Ordnungssystem
der ZNS 37
Hilflosigkeit 233
Hineinfragen, echte Fakten 7
H. influenzae 342
Hinterhauptslappen 369
Hinterhauptwölbung 67
Hinterhirnbläschen 42
Hinterstrangbahnen 318
Hinterstrangsymptome 583
Hinterwurzeldurchtrennung 259
Hipertrofia muscular congenita
293
Hippel-Lindau-Krankheit *245*,
246
Hirnabsceß *366*, 449
—, fortgeleiteter 367
—, Klinik 368
—, traumatischer 367
Hirnabscesse 139, 164, 509
Hirnanämie 867
Hirnatrophie 89, 91, 247
hirnatrophische Prozesse 34
Hirndruckgrenzwert 535
Hirndrucksteigerung 535
Hirndruckzeichen 92, 448
Hirndurchblutung 497
—, verminderte 723
Hirnentwicklung 37
Hirn-Entwicklungsanomalien 443
Hirnfunktionsstörungen,
irreparable 505
Hirngefäßsystem, Entwicklung
494
Hirngeschädigte Kinder *6*, 28
— —, Gesamtpersönlichkeit *28*
Hirngeschwülste 19
Hirngröße, abnorme 164

Hirnhäute 44
Hirnhautangiomatose 249
Hirnhautentzündung, eitrige 323
Hirnhistomorphologie 49
Hirnkammer 35
Hirnkompression 514
Hirnleistungsschwäche, post-
traumatische 583
Hirnlobi 40
Hirnmantel 42
—, Dicke 163
Hirnmantelindex 31, 33
Hirnnerven, Neuritis 470
Hirnnervenausfälle 408
Hirnnervenkerndefekte 213
Hirnnervenlähmung 334, 438
Hirnnervenlähmungen 439
Hirnnervenstörungen 315, 380,
384, 437
Hirnnervensyndrom 482
Hirnödem 535
Hirnödeme 329, 335
—, bei Stromeinwirkung 582
Hirnorganisches Psychosyndrom
115, 287, 922
Hirnphlegmone 366
Hirnplatte 38
Hirnreaktion, thermoelektrische
582
Hirnrinde, Elektronenmikro-
skopische Untersuchungen
159
Hirnrindenatrophie 464
Hirnschädigung 6
—, Strom 581
Hirnschädigungen 57, 140
—, pränatale 118
—, thermoelektrische 579
Hirnschwellung, bei Stromein-
wirkung 582
Hirnsklerose 94
—, tuberöse *237*, 656
Hirnstamm, Symptomatik 370
Hirnstamm-Encephalitiden 410
Hirnstammkompression 261
Hirnsteine 281
Hirnstrombahn 497
Hirnstrombild 17
Hirnstromkurve 614
Hirnsubstanz, Störungen im
Massenwachstum *208*
Hirn-Szintigraphie 21
Hirntuberkulome 385
Hirntumor 436
Hirntumoren 164, 196, 229, 437,
657
Histamin 145, 258
Histaminic cephalgia 500
Histochemie 223
Histoplasmose 439
Hitzeadaption 567
Hitze-Apoplexie 547
Hitzebelastung, Elektrolyt- und
Wasserhaushalt 553
Hitzedelirium 561

Hitze-Encephalopathie 562
Hitzeerkrankungen, Klassifika-
tion 547
Hitzeerschöpfung 546, 547, 555,
562
—, anhidrotische Form 559
—, Klinik 559
—, infolge körperlicher An-
strengung 560
—, Therapie 565
— durch Wasser-Mangel 557
Hitzeexposition 562, 566
Hitze-Hyperpyrexie 546
Hitze-Hypochlorämie 560
Hitzekatastrophenfall 568
Hitzekrämpfe 546
Hitzenekrosen 586
Hitze-Rash 547
Hitzeschäden 579
Hitzeschädigung, EEG 561
—, EKG 561
— des ZNS *546*
Hitzeschlag 546
—, experimenteller 556
—, graues Stadium 555
—, rotes Stadium 555
—, zentralnervöse Symptomatik
557
Hitzesynkope 547, 555, 560
Hitzesynkopen 551
Hitzetoleranz 564
Hitzetraining 566
Hitzschlag, Diagnose 562
—, Therapie 564
Hitzschlagsyndrom 563
Hochfrequenztechnik 574
Hochspannungsunfälle 579, 587,
590
Hochspannungsverletzte, Allge-
meinbehandlung 589
Hochstand der Patella 110
Hochstapler 1008
Hochtalentierte 781
Hochtonkonsonanten 113
Hochtonverlust 112
Höchstbegabte 781
Höchstbegabung 791, 792, 793
Höhlengrau, zentrales 205
Hörgeräte 847, 945
Hörreste 846, 847
Hörrestige 845
Hörschärfe 822
Hörstörung, endemisch-kretine
840
Hörstörungen 10, 105, 112, 113
hörstumme Kinder 842
Hörstummheit 12, 113, 815, 816,
841
—, motorische 112
—, sensorische *819*
Hörtraining 847
Hörverlust 848
Hohl-Spitzfußbildung 278
Holocranie 70
Holter 165

Holtermüller-Wiedemann-Syndrom 70
Homo Corner 176
— Payne 176
Homolaterales Hämatom 514
homothym 778
Hormone 141
Hormonkur 631
Hornerscher Symptomenkomplex 436
Horton-Syndrom 500
Hospitalismus 788, 930
Hospitalismussyndrom 1014
Hüftgelenksluxationen 110
Hüftluxation 189
Hüsteln 869
Hug-Hellmuth 967
Humangenetik 780
Humanitas 965
Hundebandwurm 437
Hundstage 550
Hungerdystrophie 929
Hunt-Syndrom 471
Huntington-Chorea 267
Huntingtonsche Chorea 261
Husten 869
Hutchinsonsche Trias 435
Hydantoin-Barbituratkombinationen 638
Hydantoine 660, 662
Hydralazin 484
Hydrancephalie 159, 194, 195, 211
Hydrocephalie 19, 164
—, progrediente 380
hydrocephalische Störung 149
Hydrocephalus 4, 6, 19, 33, 56, 68, 91, 95, 138, 141, *148*, 161, 162, 163, 164, 184, 200, 233, 335, 435, 437, 438, 443.
— aquisitus 148
— aresorptivus 148
—, chronischer 449
— congenitus 148
—, Definition 148
—, Erkrankungsalter 150
— ex vacuo 148
— externus 148, 518
—, Grundkrankheit 150
—, Historisches 148
— hypersecretorius 148, 158
— internus 89, 148, 383, 432
— — communicans 382
— — occlusus 436, 454
—, Klassifikation 148
— obstructivus 148
— des 3. Ventrikels 204
—, wachsender 531
Hydrocephalus-Therapie 187
Hydrolabilität des Säuglings 506
Hydrom 516
—, epidurales 514
Hydromyelie, physiologische 177
Hydromyelocele 170

Hydrorachis 170, 178
Hydrotherapeutische Maßnahmen bei Neurosen 882
Hygrom 163
—, subdurales 516
Hypästhesie 436
Hyperästhesie 305, 436
Hyperakusis 232, 472
Hyperchlorämie 557
Hyperextensionshaltung der Halswirbelsäule 193
Hyperexzitabilität 314
Hyperglobulie 733
Hyperglykämie, bei Akrodynie 735
Hyperglykämien 523
—, spontane 335
Hyperhidrosis 700
Hyperhydrierung 557
Hyperimmunserum 420
Hyperkinesen 107, 108, 113, 115, 129, 130, 274, 922
—, athetotische 109
hyperkinetische Diskinesien 101, 107
hyperkinetisch-dyskinetische Formen der ICP 101
hyperkinetisches Syndrom 909, 913
Hyperliquorrhoe, posttraumatische 450
Hypermotilität *108*
Hypermyelinisation 122
Hypernatriämie 517, 557
Hyperphonographie 30
Hyperplasie 208
Hyper-Pneumatisation der Keilbeinhöhlen 456
Hyperpyrexie 678
Hyperpyrexiesyndrom 562
Hypersalivation 253
hypersekretorischer Hydrocephalus 158
Hypersensibilität 305
Hypertelorie 193
Hypertelorismus 77, 80, 83, 85, 90
Hypertension 733
Hyperthermie 546, 705
—, postoperative 563
Hyperthermiesyndrom *709*
Hyperthyme 905
Hyperthyreosen 929
Hypertone Kreislaufregulationsstörung 717
Hypertrichose 192, 666
Hyperventilation, Provokationsmaßnahme 17
Hyperventilationsanfall 728
Hyperventilationssyndrom 724
Hypervitaminose 516
Hypnagoge Halluzinationen 690
Hypnolepsie 929
Hypnose 967

Hypnotherapie 984
Hypoarrhythämie 628
hypobulisch 900
hypobulische Reaktionen 1007
Hypocalcämie 683
hypocalcämische Anfälle *683*
hypochlorämische Form der Hitzeerschöpfung 557, 559
Hypochondrien 895
Hypogenesie, cerebellare 302
Hypogenitalismus 192, 879
Hypoglossus-Lähmung 824
Hypoglossuslähmungen 315
Hypoglossusparese 269
Hypoglossusparesen 474
Hypoglykämie 685, 687
—, polyneuritische Bilder 484
hypomanische Züge 116
Hypomimie 115, 253
Hyponatriämien, bei Meningitiden 335
hyponoisch 900
hyponoische Reaktionen 1007
Hypoosmolarität, bei Meningitiden 335
Hypoparathyreoidismus 281
hypophysäre Funktionsstörung 464
Hypophyse 64
—, Fehlen 194
Hypophysenerkrankungen 64
Hypoplasia musculorum generalisata 290
Hyoplasie des Balkens 204
— des Corpus callosum 75
— der Schädelbasis 74
hypoplastischer Oberkiefer 82
Hypoprothrombinämie 118
Hypotelorismus 78, 200
Hypothalamus 145, 258, 268
Hypothermie 425
Hypothermie mittels Chlorpromazin 564
—, therapeutische 338
hypoton-ataktische Diplegien 101
hypotone Hyperhydration 565
— Regulationsstörung 503
Hypotonie 101, 105, 108, 226, 233, 269
— musculaire generalisée 293
— der Muskulatur 734
— des Schultergürtels 102
hypoxämische Hirnschädigungen 118
Hypoxie 505, 506, 606, 656, 687
— der Mutter 118
Hypsarrhythmie 14, 628
Hysterie 868, 879, 898, 899
—, Therapie 902
hysterisch-abulische Zustände 931
hysterische Dyskinese 897
hysterische Organstörungen *897*

hysterischer Bewegungssturm
    898
hysterisches Duett 902
hysterisches Stottern 834

Iatrogene Schäden 981
Ichstärkung 947
Ichthyosis 142
Ich-Zentriertheit 765
ICP 99
—, diagnostische Methoden *125*
—, Epilepsien 114
—, fakultative assoziierte Stö-
    rungen *109*
—, Häufigkeit 100
—, Heredität 117
—, klinische Erscheinungsbilder
    101
—, Mehrlingsschwangerschaften
    119
—, postnatal 114
—, Therapie 128
—, topographische Klassi-
    fizierung 101
Ictus solaris 547
Identifizierungsprozesse 968
Idiopathische Fälle 817
— Fahrsche Krankheit 281
— Polyneuritiden 481
— Polyneuritis 478
Idiotie 142, 234, 235
—, amaurotische 94, *231*
—, torsionsdystonische 275
Ikterus 434
Illusionäre Phase 1008
Illusionen 618
Immediatlähmung 585
Immunsystem 328
Impfencephalitis 416
Impfencephalopathie 418
Impfkomplikationen des Klein-
    kindes 420
Impressiones digitatae 92
Impulsions épileptiques 644
Impulsiv-Petit-mal 289, *644*
Impulsiv P.M. 625
Inanitio mentalis 916
Indigocarminlösung 160
Individualpsychologie 969
Individualpsychologische Schule
    784
Indolessigsäure 257
Induktionsströme 587
infant. Cerebralparese 4
infantile autism 889
— autisme 810
— Cerebralparese 6
— —, Begriffsbestimmung 99
— —, hypoton, ataktische Form
    255
infantiler Kernschwund 213
Infantilismen, psychische 899
Infantilismus, charakterlicher
    773
—, motorischer 99

Infektionsabwehr 328
Infektionsgefährdung 1023
Infektkrämpfe 5, 6, *677*
—, EEG-Befunde 681
Infektkrampfrezidive 679
Influenzabacillus 350
Influenza-Epidemien 350
Influenzae-Meningitis 345
Infrarotstrahlen des Feuers 552
Infratentorielle Tumoren 157
Infratentorielles Angiom 526
Infusionstherapie bei Hitze-
    schaden 565
Initial-Krämpfe 677
initiale Apnoe 606
Initialecho 31
initialer Schrei 608
Initiationsriten 763
Inkontinenz 183
Innenlenkung 760
Innenohrschwerhörigkeit 112
Insolation 547
Insolationsencephalitis 558, 562
Insolationsmeningitis 558, 562
Instabilität, emotionale 409
Insulintherapie 914
Integrationsstrukturen 37
Intellectual auras 618
Intellektualisierung 792
intellektuelle Leistungsfähigkeit
    770
— Reifung 806
Intelligenz 144
—, ICP 115
—, Prüfung 775
Intelligenzabbau 231, 234, 235,
    254
Intelligenzalter 22, 807
Intelligenzdefekte 435, 648, 651
— bei ICP 115
Intelligenzentwicklung 188
Intelligenzfaktor 772
Intelligenzfaktoren 775
Intelligenzformen 772
Intelligenzgrad 10
—, Feststellung 23
Intelligenzgrade 768
Intelligenzleistung 770
Intelligenzniveau 24
Intelligenzprofile 776
Intelligenzquotient 22, 775
—, Berechnung 23
Intelligenzrückstand 22
—, Untersuchungstechniken *22*
Intelligenzschwächen, spezifische
    653
Intelligenzstaffel-Serien 23
Intelligenzstand bei psycho-
    motorischer Epilepsie 622
Intelligenzstrukturtest, Amthauer
    943
Intelligenztest 775
Intentionsspasmen 106
Intentionstremor 105, 225, 481
Intercostalnerven 475

Intercostalneuralgie 476
Interesselosigkeit 228
Intermittierendes Fieber 710
intersexuelle Formen 899
interstitielle Hyperplasie 208
interstitielles Wachstum der Ka-
    lottenknochen 75
Intervall-EEG 610, 616
Intervall bei Gehirntrauma
    518
Intimaeinrisse 507
intracerebrale Blutung 5, 525
— Blutungen 435, *528*
— Druckerhöhung 518
— Verkalkungen 126
intrakranielle Tumore 443
intrakranieller Hautsinus 155
intrathecale Verabreichung von
    Antibiotica 345
intraventriculäre Blutung *527*
Introversion 878
Intuition, Mangel 891
I.Q. 138, 775
Iridocyclitis 433
Iriskatarakte 112
Iriskolobome 112
Iritis 433
Irritationsphänomene 932
Irritativ-hyperkinetische
    Psychosen 923
Ischämische Atrophie 159
Ischiadicuszeichen 305
Ischiasneuritis 476
Ischias-Syndrom 476
Isocortex 42
Isonicotinsäurehydracid 483
Isoxazolyl-Penicilline 340

Jackson-Anfälle 369, 613, 617
Jagdhundstellung 304
Japan. B Encephalitis 395
Jargonaphasien 819
Jodmangel 143
Jod-Natriumprobe 160
Jodöle 443
Jod-Stärkereaktion 161
Jouelsche Wärme 575, 577
Jugendalter 763
Jugendamt 1001
Jugendgruppe 763
Jungerwachsene 764
Justizirrtümer 1012
juvenile Schizophrenie 229

Kachexie 233
Kaffeeschweiger, morgendlicher
    717
Kahnschädel 70, 71
Kakosmie 470
Kalenderkinder 818
Kaliumchlorid 588
Kaliumstoffwechsel, Störungen
    300
Kalkmetastasen 281
Kalomelkrankheit 731, 733

Kaltwasserkuren 882
Kammerflimmern 586, 588
Kanamycin 340
Kardio-vasculäres Syndrom *716*
Karpaltunnelsyndrom 475
Kaspar-Hauser-Komplex 969
Kasperle-Puppenspiel 968
Kastrationskomplex 1016
Katarakt 433
Katatonien 914
Katecholaminstoffwechsel 50
Katharsis 900
Katzen-Raphael 818
Kausalgie 705
Kausalketten 7
Kaustörungen 104, 107
Keilbeinhöhle, Metrik 65
Keilbeinhöhlen bei Kindern 66
Keilbeinhöhlenmeßskizze 65
Kenntnisse, Prüfung 775
Keratitis parenchymatosa 435
Keratosis pilaris 749
Keraunoneurose 602
Keraunoparalyse 596
Kernaplasien 296
Kernikterus 119, 685
Kernschädigung des VIII. Hirn-
    nerven 586
Ketogene Diät 671
Ketonurie 523
Keuchhusten-Diphtherie-Tetanus-
    Impfung, zentralnervöse
    Komplikationen *422*
Keuchhusten-Encephalose 926
Keuchhustenimpfung, zentral-
    nervöse Komplikationen *422*
Kielschädel 78
Kiemengangsarterien 494
Kind im Krankenhaus 1014,
    1016
Kinder, chronisch kranke 1024
Kinderärztliche Praxis 950
Kinderanalyse, Beendigung 975
Kinderanalytiker 973
Kinderdörfer 788
Kinderheime 952
Kinderpsychiater 1025
Kinderpsychiatrische Problematik
    886
Kinderpsychotherapeut, Funktion
    1025
Kinderpsychotherapie 966, *972*
—, Ausbildungsmöglichkeiten
    982
—, Erfolge 976
—, Indikationsstellung 972
Kinderreime 757
Kindertherapeut, Ausbildungsweg
    982
Kindesmißhandlung 992
—, auslösende Momente 995
—, Häufigkeit 993
—, Schweigepflicht 1000
Kindheit, reife 760
kindliche Psychosen 909

kindliche Zeugenaussagen *1003*
kindliches Gehirn 47
Kinn-Brustbeinabstand, Messung
    304
Klassifikationsmöglichkeiten der
    ICP 100
klassische Form der Chorea
    Huntington 268
Klaustrophobie 893
Kleeblatt-Schädel-Syndrom 97
Kleidung 566
Klein, Melanie 967
kleine Anfälle 625
Kleinhirn 41, 121, 369
—, Dysraphien 194
—, symmetrische Verkalkungen
    281
Kleinhirnabsceß 367
Kleinhirnangiomatose 195
Kleinhirnaplasien 195
Kleinhirnatrophie 255
Kleinhirnbrückenwinkel 471
Kleinhirncysten 245
Kleinhirndefekte 56
Kleinhirn-Encephalitis 315
Kleinhirnhypoplasien 195
Kleinhirnrinde 41
Kleinhirnsymptome 142, 152,
    312
Kleinhirntumor 449
Kleinhirntumoren 195, 245
Kleinkindalter, Entwicklung 758
Kleinkindtyp 805
Kleinstkindalter, Entwicklungs-
    psychologie 757
Klepsiella pneumoniae-Meningitis
    360
Klepsiellen 343
Kletterbewegungen 756
Klimabelastung 568
Klimatische Wärme 550
Klinefelter-Syndrom 143
Klippel-Feil-Syndrom 171
Klippel-Feldstein-Syndrom 70
Klippel-Trénaunay-Webersches
    Syndrom 237
Klonus 233
Klumpfüße 143
Klumpfuß 297
Knie-Haken-Versuch 11, 369
Kniekußphänomen 305
Knipsreflex 106
Koch-Weekscher Bacillus 362
Körnerschicht 41
Körpergewicht 12
Körpergröße 12
Körperinnenwiderstand 574
Körper-Säugling 756
Körperwiderstand, elektrischer
    574
Kohlenhydrate des Gehirns 49
Kohlenhydratstoffwechsel,
    Störungen 142
Kohlenoxyd-Intoxikation 927
Kohlenoxydvergiftung 139

Kohlensäureanhydratase 50
Kollagenosen des ZNS *510*
Kollateralkreislauf im Gehirn 496
Kollektive 790
Kolloidcysten 155
Kolloidreaktionen 310
Kolobom 433
Koma 525
kombinierte Nahtsynostosen 83
Komfortzone, thermisches Wohl-
    befinden 552
Kommunikationsmittel, mensch-
    liche 756
kommunizierender Hydro-
    cephalus 148
komplexe Dyskranien *97*
— Formen 78
Komplikationen der Shunt-
    operationen 166
Kompression des Gehirns 519,
    534
Kompressionsfrakturen 437
Kompressionssyndrom 460
Konfabulationsneigung 924
Konfliktsituation 866
Konformismus, sozialer 260
kongenitale Cysten im Wirbel-
    kanal 459
— Myopathien *290*
Kongestivödematöse Encephalo-
    pathie 419
Konglomerattuberkel 385
Konkordanz 781
konnatale Lues 435
Konsonantenstammeln 113
Konstitutioneller Turmschädel
    74
Konstitutionsdeterminismus 782
Kontakt 789
Kontaktarmut 910
Kontaktneurosen 831
Kontaktstörungen zwischen
    Mutter und Kind 655
Kontaktverlust 913
kontemplatives Verarbeiten
    757
Kontraindikationen für Shunt-
    operationen 165
Kontrakturen 106
kontrasexuelle Formen 899
Kontrollanalyse 982
Konvexität 455
Konzentrationsschwäche 116,
    260
Konzentrationsstörung 905
Konzentrationsstörungen 875
Koordination, gestörte 124
Koordinationsstörungen, primäre
    105
Kopf *9*
Kopfgrippe 526
Kopfschmerzen 152, 306, 314,
    528
— bei Craniostenosen 88
— von Halbseitencharakter 501

Kopfschmerzen, vasculäre *498*
Kopfschmerzphase der Migräne 501
Kopfschmerzsyndrom *712*
Kopfschwartenphlegmone 442
Koprophagie 380, 858
Koproporphyrinausscheidung 483
Korrekturosteotomien 130
Korsakoff-Syndrom 924
Korsakow-Psychosen 918
Krabb 229
Krabbe 227, 233, 290
Krabbe-Syndrom 290
Krabbesche Krankheit 142
Krämpfe 437, 439
—, lokalisierte 315
— bei Meningitis 333
—, Neugeburtsperiode *685*
Kramer-Pollnow-Syndrom 920
Kramer-Pollnowsches Zustandsbild 826
Krampfanfälle 228, 233, 235, 436, 437, 438
— unklarer Genese 5
Krampfanlage *604*
Krampfbelastung, familiäre 639
Krampfbereitschaft *604*
Krampffähigkeit *604*
Krampf-Foci 336
Krampfhaftes Lachen 235
— Weinen 235
Krampfmanifestationen bei Craniostenosen 88
Krampfphysiologie 830
Krampfpotentiale 616
Krampfschwelle 624
Krampfspitzen 616
kraniofaciale Dysostose 144
Kraniostenosen 19
Krankengut, neurologisch *3*
Krankengymnastische Behandlung 129
Krankenhaus 951
—, Aufnahme des Kindes 1019
Krankenhausaufenthalt, Auswirkungen 1021
—, Vorbereitung des Kindes 1018
Krankenhauseinweisungen von Kleinkindern 1018
Krawallverhalten, Jugendlicher 898
Kreatin-Ausscheidung 279
Kreislauffunktionsprüfung nach Schellong 503
Kreislaufkollaps bei Meningitis 333
Kreislaufregulationsstörungen 716
Kreislaufstillstand 588
Kreislaufsymptome, vegetative *866*
Kreislaufsyndrom 699
Kresylviolettfärbung 226
Krisenperiode 755

Krokodilstränen, Syndrom 472
Kropf 143
Kugelblitze 595
Kulturgemeinschaft 765
Kulturhistorischer Entwicklungsbegriff 753
Kulturtriebe 772
Kulturumblick 765
Kumpanenschaft 762
Kyphosen 77, 110
Kyphoskoliose 275

Labilität, psychische 235
Laboratoriumsbefunde bei Encephalitis 317
Laboratoriumsdaten, Blutgerinnung 561
—, Elektrolyte 561
—, Leberfunktion 561
— bei Meningitis 332
—, Niereninsuffizienz 561
Laborbefunde bei Haemophilus influenzae-Meningitis 351
— bei Meningokokken-Meningitis 347
— bei Pneumokokken-Meningitis 349
Labyrinthitis 473
Labyrinthreflexe 124
Lack of mothering 995
La crise 607
Lähmungen der Extremitäten 439
—, hysterische 898
—, kongenitale 296
Lärmgehör 847
Lafora Körperchen 287
Lafora's disease 287
Lageempfindungen 473
Lagesinn 479
Lallversuche 819
Lambliasis 434
Lamina cribriformis 161
— terminalis 196
Laminäre Verödungen 122
Laminektomie 459, 460
Lampenfieber 563, 709
Langschädel 71
Laryngospasmus 683
Lasègue-Versuch, Gegenprobe 305
Lasèguesches Zeichen 304
latente Epilepsie *646*, 648
Latenzstadium der Meningitis 369
Lateropulsion 260
Laurence-Moon-Bardet-Biedl-Syndrom 96
Lautbildung 822
Lautstärkeeinheit 845
LCM 391, 397
LDH im Liquor 310
Lebendvaccine nach Sabin 422
Lebenshilfe 961
Lebenslauf des Patienten 8

Lebensluft 787, 788
Lebensraum 946
Lebensschwierigkeiten 953
Leber 226
Leberegel 438
Lebersche Atrophie 454
Legasthenie 824
Lehranalyse 982
Leibwehattacken 705
Leiden 965
Leishmaniasen 434
Leistenschädel 184
Leistungsbeurteilung 761
Leistungsbild der Jugend 766
Leistungsprofilkurve 27
Leistungsprüfsystem 943
Leistungsstreben 758, 766
Leistungstest 771, 943
Leitpunkte der Anamnese 8
Lemmoblastose 243
Lendenwirbelsäulenkyphose 305
Lepra nervosa anaesthetica 481
Leptomeningealcysten 443
Leptomeningeose 441
Leptomeningitis 375
— haemorrhagica acuta 522
— purulenta 323
Leptomenixblutungen, spontane 522
Leptomorphe Wuchstendenz 794
Leptospirenmeningitis 303, 434
Leptospirosen *434*
Leptospirosis icterohaemorrhagiae 434
Lernbereitschaft 756
Lernen 23, 146
Lernfähige 138
Lernfähigkeit 804
Leseschwäche *824*
Letalität des Hitzschlags 564
— bei Masernencephalitis 409
Leuchtgas-Intoxikation 927
Leukämie 528
Leukencephalitiden 922
Leukencephalitis 220, 922
Leukencephalopathie 139, 142
Leukodystrophie 4, 142, 223, 226, 233
—, metachromatische *225*, 229
—, sudanophile 228
Leukodystrophien 227, 228
Lewy-Körperchen 258
L'Hermittesches Zeichen 458
L'hypoplasie musculaire généralisée congénital 290
Liberalisierung der Besuchszeit 1024
Lichtscheu 282, 734
Lichtstärke des Blitzbogenlichtes 595
Lidflattern 706
Liebesfähigkeit, mangelnde 901
Limbisches System 696
Limp-infant 293
Lingua scrotalis 473

Linkshänder 11, 842
Linkslateralisierung 832
Links-Rechts-Diskrimination 103
Linsenschädigung 586
Linsenstar 586
Linsentrübung 433
Lipidosen 142
Lipoidabbau, orthochromatischer 228
Lipoide, Gehirn 49
Lipoidgehalt des menschlichen Gehirns 49
Lipoidosen 229
Lipomatose, multiple circumscripte 237
Lippen 10
Liquor 449
—, Aminosäuremuster 311
—, Aspekt 307
—, blutig tingierte 307
—, Elektrolyte 311
—, Enzymaktivitäten 310
—, Glucosegehalt 311
—, Hypersekretion 19
Liquorausstriche 331
Liquorbefunde 382
—, chemische 309
— bei Meningitis 331
Liquorbildung 149
Liquorblockerscheinungen 381
Liquordruck 150
Liquordynamik 149
Liquoreiweißgehalt 309
Liquorentnahme 331
Liquorkongestion 307
Liquormenge 150
Liquorpassagebehinderung 448, 464
Liquorproteine bei Meningitis 309
Liquorräume des ZNS, Entwicklung 44
Liquorspiegel von Antibiotika bei entzündlichen Hirnhäuten 340
— — bei normalen Hirnhäuten 340
Liquorspiegelbestimmungen 341
Liquorströmungsverhältnisse 155
Liquorsymptome der Meningitis 306
Liquorwanderblase 213
Liquorwege, Obstruktion 19
Liquorzellbild bei Meningitis 308
Liquorzellen 331
Liquorzucker 332
Lissencephalie 206
Listeriome 371
Listerose 139, 463
Listeriosemeningitis 303
Littlesche Krankheit 99
Littlesche Lähmung 7
Livide Hände 867
Lobärsklerosen 122
Lobotomie 914
Lobotomien 144
Locus coeruleus 258

Löffelhand 85, 87
Logische Störungen 315
Logoklonien 260
Logorrhoe 827
Logotherapie 895
Lokomotionsdissoziation 225
Lordose der Basis 77
— der Wirbelsäule 109
Lordosehaltung 304
Louis-Bar-Syndrom 253
Lubrokal 664
Lückenschädel 156, 184
Lügen 1007
Lügengeschichten 901
Lues 434
— cerebrospinalis 436
— connata tarda 435
— der Hirngefäße 373
— spinalis 436
Luftencephalographie 658
Luftfeuchtigkeitsgehalt 595
Lufthunger 725
Lufttemperaturen 553
Luische Aneurismen 436
Luissche Körper 278
Lumbalanaesthesie 470
Lumbalpunktion 160, 518, 523
Luminal-Natrium 659
Lungenegel 438
Lupus erythematodes 484, 512
Luschkae, Verschluß 450
Lustgewinn 834
Luststreben des Kindes 971
Lutschgebiß 871
Luxationen 130
Luxusverwahrlosung 788, 806
Lymphocytäre Choriomeningitis 397
— Pleocytose 397
Lymphocyten 228
—, vacuolisierte 233
Lymphocytose 394
Lymphoretikuläre Abwehrzone 328
Lytischer Cocktail 565

Macula 232
Maculafleck 226
Maculaödeme 586
Magengeschwür 857
Magische Therapie 984
Magnesiumstoffwechsel 268
Makroanatomie des Gehirns 37
Makrocephalie 68, 69, 163. 164
—, allgemeine 68
—, familiäre 163
—, physiologische 163
Makrocephalien, pathologische 163
Makrocephalus 4, 95, 96
Makroglia 44
Makrogyrie 94
Makrophagen 228
Mal comitial 607
Maladie des Tics 932

Malaria 431
— der Mutter 140
Maliasin 665
Maltreatment syndrome 992
mandibulofaciale Dysortose 144
Mangel an Spontanaktivität 102
Maniriertheiten 911
Manisch-depressive Psychosen 909, 915
Manische Episoden 916
March of convulsion 613
Markbildung 49
Markencephalitis 432
Markinseln 225
Markreifung 44
Markscheidendegeneration 223
Marmorknochenkrankheit 142
Manifestationszeit, künstlerische Begabung 793
Masernencephalitis 406, 408, 925
Masern-Meningoencephalomyelitis 406
Masked epilepsy 646
maskenartige Gesichtszüge 314
maskierte Epilepsie 646
Massenbewegungen 104
Massenblutung 525
—, intracerebrale 525
Massenhysterie 727
Masseterreflex 104
Mastdarmlähmung 181
Mastikatorische Anfälle 614
Mastixkurve, Linksausfall 261
— bei Meningitis 310
Mastixreaktion 310
Masturbation 854, 871
Material-Gedächtnis 766, 773
Materialbeherrschung 23
Matrix, ZNS 38
Matrixentwicklung 42
Matrixphasen 38, 42
Maturitätsform 764
Maturitas praecox 797
Mediaeinschmelzung 529
Medialaut B 822
Mediallücken 530
Medianstrukturen 33
— des Gehirns, Mißbildungen 196
—, ZNS 31
Medikamente, Polyneuropathie 483
Medulla oblongata 474
Medulläre Tumore 458
Medullarwülste 38
Medulloblastome 155
Medullographie 523
Meessche Streifen 483
Megacephalie 68, 164. 208, 237
— bei Frühgeborenen 96
Megalencephale 209
Megalencephalien 121
Megaoesophagus 707
Megencephalie, interstitielle 96
Mehrlingsgeburten, ICP 118

Mehr-Wort-Sätze 757
Meissnerscher Plexus 233
Melanose, leptomeningeale 249
—, neurocutane 237
Melkersson-Rosenthal-Syndrom 472, 473
Melodiegefüge 844
Membran des 4. Ventrikels 445
Meningealapoplexie 522
Meningealblutungen, spontane diffuse 522
Meningealcysten 441
Meningeale Anastomosen 496
— Reizung 304
Meningealer Reizzustand 442
Meningeales Angiom 248
Meningealhydrops 307
Meningismus 307
Meningite purulenta 323
Méningite purulente 323
Meningite vermineuse 437
Meningitiden 119, 390
—, Erregerverteilung 326
—, rezidivierende 336
Meningitis 20, 303
—, Ätiologie 326
—, Altersdisposition 324
—, concomitans 311
— cysticercosa 437
—, eitrige 196, 323
—, fortgeleitete 327, 329
—, Geschlechtsdisposition 324, 325
— haemorrhagica 323, 361
—, jahreszeitliche Disposition 325
—, — Verteilung 326
—, Klepsiella 360
—, klinisches Bild 329
—, Komplikationen 333
—, konstitutionelle Disposition 325
—, Krämpfe 686
—, leptospirosa 434
—, Letalitätsquote 337
—, Liquordruck 306
— luica 435
—, Mischinfektionen 327
—, Neugeborene 354
—, Prognose 337
—, Prophylaxe 345
—, Proteus 358
— purulenta 323
—, Salmonellen 359
— serosa 441
— tuberculosa 375, 926
—, unkl. Genese 4
—, Vorstadium 303
—, Z. n. 4
Meningitisformen, hämatogene 329
—, seltene 361
Meningitiszeichen 330
Meningocele 170, 433
Meningocelen 141, 157, 180
Meningocelensack 515

Meningoencephalitiden 118, 403
Meningoencephalitis 311, 366, 371, 527
Meningo-Encephalitis 4, 375
—, Ausbreitungsmodus 328
— mit Ependymitis 433
—, Mononukleose 414
—, bei Parotitis 925
—, syphilitica 436
—, tuberculosa 376
—, tuberculosa chronica 376
—, Varicellen 410
Meningo-Encephalocelen 19
Meningoencephalomyelitiden 403
Meningoencephalomyelitis bei Mumps 411
— bei Röteln 413
— nach Tollwutschutzimpfung 421
Meningoencephalopathia tbc. chron. 376
Meningo-Encephalopathie 375
Meningogramme 308
Meningokokken 327, 342
Meningokokken-Liquor 344
Meningokokken-Meningitis 303, 325, 346
—, Letalität 337
Meningomyelocele 179, 433
Meningomyelocelen 157, 178
Meningopathie 441
Menschenbild, defektes 1018
Menschenführung 965
Mental deprivation 995
Meprobamat 484
Meprobamate 882
Meralgia paraesthetica 476
Merocranie 70
Meroencephalie 192
Mesencephale Anfälle 615
Mesencephalon 39
Meßskizze 62
Meßstrecken des Schädels 61
Metacarpophalangealgelenk, Schlaffheit 106
Metachromatische Leuko-dystrophie 484
Metastatische Hirnabscesse 373
Meteorologisches Gewitter 595
Methicillin 340
Metrische Grundlagen des Schädels 68
M. Gierke 229
Mid-temporal-epilepsy 624
Migräne 5, 498, 500, 501, 647, 712
—, Behandlung 714
Migräneanfälle 499, 713
Mikrencephalen 209
Mikrencephalie 92, 209, 210
Mikroangiome 528
Mikroblutungen 528
Mikrocephalia spuria 93
— vera 93

Mikrocephalie 19, 56, 68, 89, 121, 206, 208, 210
—, allgemeine 67, 68
—, platycephale 68
Mikrocephalien 68
— bei Dyscranien 94
Mikrocephalus 4, 78, 89, 92, 95, 656
— dolichocephaler 93
Mikrococcus catarrhalis-Meningitis 361
Mikrocranie 195
Mikrodaktylie 111
Mikrogenie 94
Mikroglia 44
Mikrogliocyten 37
Mikrogyrie 94, 121, 206, 207, 208, 210, 433
Mikrokranie 210
Mikrophthalmus 433
Mikropolygyrie 120, 121, 122
Mikropolygyrien 120
Mikroventrikulie 201, 210
Milchsäure-Dehydrogenase 233
Miliaria rubra 547
Miliartuberkulose 386
Milieudeterminismus 790
Milieueinfluß 787
Milieuschaden 788, 987
Milieutherapie 986
Milzbrand-Meningitis 361
Mima polymorpha-Meningitis 362
Mimische Ausdrucksbewegungen 104
— Facialisdifferenzen 107
— Resonanz 821
Minderwertigkeitsgefühle 116
Minnesota Rate Manipulation 26
Mirror-Focus 623
Mischfoci 617
Mischformen der ICP 109
Mißbildungen, Gehirn 75
— der Windungen 206
— des Zentralnervensystems 169
Mißhandlung, Ausführung 996
Mißhandlungen, Opfer 993
Mißhandlungsspuren 997
Mitteilungsfunktion 889
Mittelecho 31, 35
Mittelechoverlagerung 33
Mittelhirneinklemmung 514
Mittelhirnwesen 194
Mittelohr 842
Mittelohrblutungen 585
M. Niemann-Pick 229
Moebius-Syndrom 471
Mogadan 638
Mongolismus 7, 143
Mongoloidchromosom 143
Mongoloide Kinder 146
Moniliasis 439
Monoaminooxydase 50, 257
Mononeuritiden 436, 484
Mononeuritis 467
— multiplex 467, 469

Mononukleose, Meningoencepha-
litis *414*
Monoparese 369
Monoparesen 523
Monoplegie 101
— des Armes 107
Monotone Sprache 104
Monoventrikulie 120
Morbus Apert 87
— Crouzon 83
— Gaucher 229
— Hallervorden-Spatz 229
— Little 302
— Wilson 229
Morgagni-Adams-Stokesscher
Symptomenkomplex 503
Morgendliches Erbrechen 856
Moro-Reflex 102, 125
Mors subita 549
Mosaik-Test 25
Mosatil 738
Moschkowitzsche Erkrankung
506
Motilitätsneurose 860
Motilitätspsychose 920
Motilitätsstörungen 111
Motorik, zentrale Störungen *300*
Motorische Aggressivität 260
— Aphasien 819
— Haushalt 258
— Infantilismus 842
— Stimmung 258
— Störungen *12, 869*
— Testserie, Oseretsky 25
— Unruhe 116
Mucius Scaevola-Syndrom 192
Mucopolysaccharid 143
Mucopolysaccharide 249
Mucormykose 439
Mucoviscidose 548
Mütterschulen 975
Multiple Neuritis 477
Multispikes 646
Mumps, Meningoencephalo-
myelitis *411*
Mumps-Meningitis 390, 412
Mundwinkel, hängen 472
Murray-Valley-Encephalitis 313,
395
Muskelatrophie 233, 469
Muskelatrophien 105
Muskeldehnungsreflexe 290
Muskeldystrophie, familiäre, kon-
genitale 294
—, progressive 302
Muskeldystrophien 142
Muskelerkrankungen 142
Muskelhypertonie 143
Muskelhypertrophie 275
—, kongenitale (De Lange) 292
Muskelhypotonie 105, 143
—, benigne konnatale 293
Muskelkontraktionen 107
Muskellähmung, paroxysmale
familiäre 300

Muskelparesen 105
Muskelschmerzen 434, 438
Muskeltonus, abnormer 124
Musterfortsetzungstest, Rupp 27
Mutation 754
Mutismus 12, 828, 930, 932
—, hysterischer 843
Mutter, als Hilfs-Schwester 1021
Mutter-Kind-Beziehungen 787
—, symbiotische 1023
Mutter-Kind-Bindung 1012
Mutter-Kind-Einheit 1020
Mutterschoß, sozialer 853
Muttersprache 821
M. v. Pfaundler-Hurler 229
Myasthenia gravis 4
Myastasie 273
Myasthenische Krise 299
Myasthenisches Syndrom 299,
302
Myatonia congenita 4
Myatonie generalisée congénitale
293
Mydriasis 435
Myelencephalon 39
Myelin 144, 145
Myelinabbau, chronisch degenera-
tiver 225
Myelinaufbau 51
Myelindesintegration 228
Myelinisationsgliose 44, 45
Myelinschädigung 228
Myelinscheide 468
Myelinscheiden 44
Myelinverlust 142
Myelitiden 434
Myelitis 4, *318*, 397, 410, 413
Myelitis transversa 319
—, Z. n. 4
Myelitisches Syndrom 438
Myeloarchitektonik 37
Myelocele 170, 179
— subarachnoidalis 179
— subduralis 179
Myelocelen 178
Myelocystocele 170, 180
Myelocystomeningocele 170, 180
Myelodysplasie 175, 858
Myelodysplasien 170
Myeloencephalitiden, allergische
138
Myelogenese 44
Myelographie 459
Myelomeningocele 170
Myeloschisis 170, 174
— partialis 178
Myelotomie, longitudinale 130
Mykosen *438*
Mylepsin 631, 660
Myoclonic seizures 644
Myoclonies épileptiques 644
Myogene Atrophie *298*
Myohypertrophia kymopara-
lytica 293
Myokarditis 392

Myoklonie 615
—, Strom 581
Myoklonien 233, 312, 315, 434,
609
Myoklonisch-astatische Anfälle
622
Myoklonisch-astatisches Petit mal
289, 625, 631
Myoklonische Epilepsie 644
Myoklono-amyotonisches petit mal
631
Myoklonusepilepsie 229, 261
—, progressive *287*
— Typ Hartung 288
Myoklonuskörperkrankheit 287
Myopathie mit abnormen Riesen-
mitochondrien 292
—, myotubuläre 294
Myopathien 298
Myotonolytica 130, 131
Myotonisches Syndrom 299
Myotubuläre Myopathie 294
Myxödem 143

N. abducens 470
Nabelhernien 143
Nabelkoliken 5, 701, 704, 705,
713
—, Hintergrundssymptomatik
705
Nabelschnur 118
N. accessorius 473
Nachahmungsbereitschaft 760
Nachahmungsleistungen 757
Nachahmungsstottern 834
Nachtwandeln 865
Nachwirkungen einer Kranken-
hauseinweisung 1015
Nackenreflexe, asymmetrische,
tonische 124
—, tonische 124
Nackensteifigkeit 304
NAD 499
NADH-Diaphorase 51
Nägelbeißen 871
Naevi vasculosi der Haut 249
Naevus flammeus 248
— — des Gesichtes 247
— Pringle 238
Nahsinne 756
Nahtanlage, fehlende 73
Nahtsprengung, Schädel 233
Nahtverbreiterung 77
Nahtverschluß, funktioneller 76
Nanismus 152
Nanocephalus 95
Narkoanalyse 967
Narkolepsie 5, *690*, 929
Narkoleptische Anfälle 152
Narkosetraum 1017
Narrenkoben 908
Narzißtische Regression 1016
Nasal-Laute 823
Nase 10
Nasennebenhöhlen 77

Nasen-Rachenabstrich 332
Natriumbicarbonatlösung 589
Natriumjodid 483
N. dorsalis scapulae 474
Nebenhöhlenentwicklung 60
Nebennierenrindenblutung 339
Nebenschlußstromkreis 590
Nebenwirkungen der Barbiturate 652
Negativismus 879
Neigungswinkel der Schädelbasis β 62
— der Schädelbasis ϑ 63
Nekrosen 433
—, elektrische 575
Nemaline Myopathy 292
Neologismen 918
Neostriatum 257
Nephritis 434
Nervale Übererregbarkeit 717
Nerven 226
—, entzündliche Erkrankungen 467
Nervengewebe, unreifes 57
Nervenkrankheiten 141
Nervenlähmungen 336
Nervenläsionen, traumatische 297
Nervenleitgeschwindigkeit 227
Nervenschädigung 468
Nervenschädigung durch Strom 585
Nervensystem, Erkrankungen 695
—, toxische Schäden 743
Nervenverpflanzung 473
Nervenzellarchitektonik 37
Nervenzelle, spezifizierte 43
Nervenzusammenbrüche 706
Nervi intercostales thoracales 475
Nervus axillaris 475
— facialis 471
— hypoglossus 474
— ischiadicus 476
— medianus 475
— musculocutaneus 475
— radialis 475
— statoacusticus 473
— trigeminus 471
— ulnaris 475
Nestwärme 785
Netzhautablösungen 586
Netzhautarteriendruckmessung 499
Netzhauttumoren 238, 246
Neugeborenenfieber, transitorisches 548
Neugeborenenkrämpfe 5
Neugeborenen-Meningitis 306, 354
—, Erreger 355
—, Letalität 356
—, Symptome 356
Neurale Muskelatrophie 4

Neuralgie 469, 476
—, postherpetische 481
Neuralgische Amyotrophie 481
Neuralleiste 175, 177
Neuralplatte 38, 175
Neuralrohr 36, 38, 169
—, Schließstörungen 175
Neuraminsäure 233
Neurasthenie 850
Neuraxitis vertiginosa 473
Neurilemm 468
Neurinom der Aderhaut 244
Neurinome 243
Neuritis 5, 467, 468
—, Lokalisationsformen 470
— des N. musculocutaneus 475
— optica 470
— des Plexus brachialis 474
—, progressive hypertrophische 485
— des Trigeminus 471
Neuroallergische Reaktionen 732
Neuroanatomie 36
Neuroaxonale Protein-Dystrophie 277
Neuroblasten 36, 42, 43, 120, 205
Neurochirurgische Eingriffe 130
Neurocirculatory asthenia 724
Neurocutane Syndrome 237
Neuroektoderm 38
Neuroembryologie 36
Neurofibromatose 4, 242, 244
—, generalisierte 237
— v. Recklinghausen 89
Neurofibrome 242
Neurogene Blase 183
Neuroglia 44
Neurokinin 499
Neuroleptica 131, 881, 882
Neurolipidosen 279
Neurological examination of the new-born 53
Neurologie 1
— des Blitzschlagunfalls 593
— des elektrischen Unfalls 579
— des Elektrounfalls 571
—, pädiatrische 3
Neurologische Befunde bei Craniostenosen 88
— — bei Epilepsie 616
— Folgezustände, Blitz 599
— Krankheitsfälle, Häufigkeit 3
— Störungen 152
— Untersuchung ICP 102
Neuromuskuläre Erregbarkeit, Störungen 99, 299
Neuronenketten 262
Neuronitis 487
Neuropädiater 52
Neuropathen 851
Neuropathia diabetica 492
Neuropathie 5, 467, 850, 852, 888
—, hereditäre sensible 485

Neuropathie, Therapie 881
Neuropathische Allgemeinstörungen 870
— Stigmen 791
Neuropathologie, fetale 55
—, perinatale 55
Neuropathologische Befunde 119
Neurophysiologie der ICP 124, 129
Neurophysiologische Untersuchungen 13
Neuroporus 38
Neuroradiologische Untersuchungen 161
Neurose, kindliche 976
—, motorische 869
Neurosen 987
Neurotisch 850
Neurotische Atmungstetanie 724
— Verhaltensstörungen bei ICP 115
Neurotisierung 652
Neurozirkulatorische Dystonie 699
Neutralfett 225, 228
N. femoralis 476
N. glossopharyngeus 473
N. glutaeus sup. 476
Nicht-Durchatmen-Können 725
Nichtkommunizierender Hydrocephalus 148
Nickanfälle 289
Nickkrämpfe 114, 628
Nickkrampf 626, 627
Niederspannungsunfälle 582, 584, 586
Niemann-Picksche Erkrankung 229, 233, 234
Niere 226
Nierenmißbildung 144
N. iliohypogastricus 476
N. ilioinquinalis 476
N. intermedio-facialis 471
Nissl-Substanz 43
Nisslsches Grau 39
Ni. thoracales ant. 474
Nitrofurantoin 484
Nocardiose 438
N. oculomotorius 470
Nonne-Apeltsche Reaktion 309
Nonne-Froin-Syndrom 488
Nonne-Mariesche Krankheit 142
Noradrenalin 145
Noradrenalingehalt des Hypothalamus 50
NORC-Survey 994
Nordamerikanische Blastomykose 438
Normocephalie 68
Novocainblockade am Muskel 259
N. petrosus 471
N. phrenicus 474
N. suprascapularis 474
NT 391

N. thoracicus longus 474
N. trochlearis 470
Nucleinsäurekonzentration 50
Nucleoproteid-Apparat des Cytoplasmas 49
Nucleus dentatus 283
Numismatiker 892
N. vagus 473
Nykturie 862
Nystagmus 105, 111, 225, 226, 439
nystagmusartige Augenbewegungen 433

Objektagnosie 825
Objektbeziehungen 1014
Obstipation 189, 860
Occipitalneuralgie 474
Occipitalwinkel 68
occulte Meningocelen 172
Oculo-faciale Beweglichkeitsdefekte 212
Oculosympathetic palsy 471
Oculo-vertebrales-Syndrom 70
Ödeme des Gehirns 558
Oedème strumeux ou erythème induré 747
oesophageale Affektkrämpfe 707
Oesophagospasmus 282
Ohnmacht 502
Ohnmachtsanfälle 867
Ohr, Elektrotrauma 585
Ohrabscesse 847
Ohrbrummen 472
Ohrmuscheln 10
Okklusionen im Aquäduktbereich 156
— des For. Monroi 154
Okklusionshydrocephalus 155
Oligodendroglia 268
Oligodendrogliazelle 38
Oligodendrogliazellen des ZNS 44
Oligodendrogliocyten 37
Oligophrenie 4, 6, 17, 22
—, familiäre 141
Oligophrenien 136, 138, 144
—, Pubertät 142
Ontogenetische Entwicklung 755
— —, Ablauf 756
— Entwicklungspsychologie 753
Ontogenetischer Entwicklungsbegriff 753
Oocephalie 70
Oo-Normocephalie 68
Operationsergebnisse der Ventiloperationen 165
operative Geburten 118
operierte Kinder, Fürsorge 1024
Ophthalmia photoelectrica 586, 600
Ophthalmologische Blitzläsionen 600
Ophthalmoplegie 212, 410
Ophthalmoplegien 315
Ophthalmoplegische Migräne 501

Opisthotonus 226
Opisthotonushaltung 304
Opticusatrophie 87, 112, 152, 204, 224, 229, 234, 235, 436, 453, 464, 628
Opticusbefall 225
Optisch-agnostische Störungen 825
Optokinetischer Nystagmus 269
Ora serrata-Bereich 586
Oral-petit-mal 618
Ordnungsprinzipien 760
Ordnungssucht 896
Organische Untersuchungen 9
Organisches Psychosyndrom 918
Organminderwertigkeit 852
Organneurosen 850, 876
Organneurotische Störungen 856
Organogenese des Gehirns 38
Organstörungen 855
—, hysterische 897
Org. Durchblutungsstörung 5
Originalechogramm 32
Orientierungsvermögen, optischräumliches 820
Orphenadrin 262
Orth. Auswirkung auf ZNS 5
Ortho-Normocephalie 68
Orthopädische Maßnahmen 130
Orthostase-EKG 719
Orthostasesyndrom 867
Orthostatiker 500
orthostatische Albuminurie 705
— Auswirkungen auf das ZNS 502
orthostatisches Epileptoid 502
— Syndrom 716, 717
Os sphenoidale 162
Ossorenographie 523
Osteochondritis 436
Osteochondrosis syphilitica 475
Osteomyelitis 442
Osteoporose 110
Otitis media 442
Otocephalie 70
Otologische Blitzläsionen 600
O₂-Verbrauch 555
Overbreathing 725
Overprotection 783, 883
O₂-Versorgung 507
Oxazolidine 662
Oxycephale Craniostenosen 90
Oxycephalie 70, 84
Oxycephalien 88
Oxycephalus 71, 79, 81, 83
Oxy-Normocephalie 68
Oxyurenbefall 437

Pachygyrie 94, 121, 206, 710
—, Störungen der Cytokinese 208
Pachygyrien 120
Pachymeningitis 459
— cervicalis hypertrophicans 492

Pachymeningitis haemorrhagica interna 516
— hypertrophicans 436
— interna 458
— purulenta circumscripta 372
— tbc 379
Pachymeningosis haemorrhagica interna 516
Pädanalyse 968
Pädiatrische Neurologie 3
Pädoaudiologische Beratungsstelle 945
Palaeocorticales System 696
Palilalie 260, 828, 833
Pallidotomie 263
Pallidum 124, 259
Pallidumkörperchen 281
Pallidumnekrose 261
Panarteriitis 433
Pandy, Reaktion 309
Pandy-Reagens 331
Panencephalitis Pette-Döring 314
Panikreaktionen, hysterische 898
Panphlebitis 433
papageienschnabelartige Nase 82
Papillenödem 515
Papillenödeme 330, 334
Papillitis 454
Papillome 238
Paracoccidioidose 438
Paracoli 343
Paracoli-Bakterien-Meningitis 358
Paradoxical kinesia 275
Parästhesien 431, 469, 501
Paragonismus westermani 438
Paragrammatismus 823
Parainfektiöse Begleitencephalitiden 924
— Encephalitiden 404, 415
Paralyse 231
—, juvenile 921
Paralysie ascendante aiguë 487
Paralysis agitans 256, 257
Paramyotonie 299
Paranoid-halluzinatorische Symptome 287
Paraphasien 827, 922
Paraplegie 101
—, spastische 104
Parasitämie 433
Parasitosen 437
Parasomnie 927
Parasympathicus 695, 696
Parathymie 913
Paresen 130
— periph. Nerven 5
Paresetrias 482
Parkinsonismus 235, 256, 257
—, medikamentöse Therapie 262
—, symptomatischer 261
Parkinsonismus-Dementia-Komplex 257
Parkinsonoid 261

Parkinson-Syndrom 256
Parkinson-Tremor 259
Parosmie 470
Parotitis 412
paroxysmale Tachykardie 718
Paroxysmen, psychomotorische 114
Parpanit 262
Parrotsche Lähmung 436
— Pseudoparalyse 475
Partnerbezogenheit 765
passiver Hydrocephalus 148
Pasteurella multocida-Meningitis 362
Pasteurellen-Meningitis 362
Patellarkloni 106
Paul und Frank 100
Pavor 647
— nocturnus 807, 864, 865
Pedanterie 896
PEEP-Show-Verfahren 841
PEG 126, 127, 128
Pelizaeus-Merzbacher 227, 255
—, chronische, infantile Form 225
Pelizaeus-Merzbachersche Erkrankung 279
Pelizaeus-Merzbachersche Krankheit 142
Pellagra 482, 743
Penicillin G 340
Periarteriitis 329
— nodosa 373, 484, 492, 522
— —, Gehirngefäße 512
Perikarditis 392
Perinatale Faktoren 656
— Hirnschädigungen 118
Perineurium 468
Periodic disorder 701
— syndrom 705
— syndrome 701
Periodische Kopfschmerzen 500
Periostitis 435
Peripachymeningitis 458
Peripheral neuropathy 477
Periphere Nerven, Elektrotrauma 585
— —, entzündliche Erkrankungen 467
peritumorale Arachnitis 443
Perlschnurblitze 595
Peroneale Muskelatrophie 485
Perseveration 28
Perseverationsneigung 911
Perseverationstendenz 116, 287
Perseverieren 762
Persönlichkeit, Untersuchung 777
Persönlichkeitsbild 1009
Persönlichkeitsbilder 888
Persönlichkeitsdefekt 914
Persönlichkeitsstruktur 767
Persönlichkeitstest 773
—, nichtprojektiver 777

Persönlichkeitsveränderungen 260
Persönlichkeitsverfall 229
Perspiratio insensibilis 553
Perzeptionsmöglichkeiten, affektive 29
Perzeptionsschwerhörigkeiten 847
Pes equinovarus 275
— semilunaris 274
— talus 274
Petechien 656
Petit mal 14, 17, 638
— — automatism 620
Petit-Mal-Kreis 226
Petit mal lapse 638
Petit-mal-Paroxysmen 634
Petit-mal-Status 634, 641, 653
Petit-mal-Trias 14, 632
Pfeiffer-Bacillus 350
Pfeilnahtsynostose 73, 85, 87
Pferdeencephalitis 313
Pflegebedürftige 138
Pflegeschaden 1014
Pflegesituationen 756
Pflichtbewußtsein 760
Phagocyten 225
Phakomatosen 237
Phantasieentwicklung 758
Phantasiegefährten 932
Phantasieprodukt 1010
Phantasmen 910
Phenosulfonphthaleintest 160
Phenothiazinderivate 882
Phenothiazine 234, 257, 276
PHI im Liquor 310
Philippinenprobe 804
Phlebogramme 509
Phobien 931
Phobophobie 893
Phon 848
Phonationsstörungen 104
Phonographismus 911, 918
Phosphatase 50
Phosphorverbindungen 145
Photoepilepsie 645
Photogene Epilepsie 645
Photophobie 713
— bei Oxazolidinen 667
Phrenicusparese 474
Physikalische Einwirkungen, ZNS 546
Physikalisches Gewitter 594
Physiologie des Gehirns 146
Physiotherapeutische Methoden 960
Pia-Angiomatose 249
Pigmentablagerungen 278
Pigmentanomalien 242
Pigmentdegeneration 282
— des Globus pallidus 277
— der Substantia nigra 277
Pigmentfleckenpolypose 237
Pigmentknötchen 244
Pigmentnaevi 254

Piitis 441
pillenrollende Bewegung 259
Pilocarpin-Iontophorese 548, 567
Pilonidalsinus 195
Pinealome 155
Placenta, Blutzirkulation 118
Placenta-Anomalien 193
Placentainsuffizienz 118
Plagiocephalie 110
Plagiocephalus 71, 81, 82, 90
Plasmanucleotide 43
Plasmazellen 228
Platt-Report 1021
Platybasie 157
Platycephalie 69
Platy-Mikrocephalie 68
Platzangst 893
Pleocytosen 308
Pleokoniale Myopathie 292
Pleurodynie 392
Plexus brachialis 474
— cervicalis 474
— lumbosacralis 476
Plexuslähmung 297
Plexuspapillom 158
Plica chorioidea 44
Pluralistische Gesellschaft 764
Plusvarianten 791
Pneumencephalographie 19, 126, 162, 616
—, lumbale 20
—, suboccipitale 20
Pneumoencephalogramm 164, 229, 260
Pneumokokken 327, 342
Pneumokokken-Liquor 344
Pneumokokken-Meningitis 325, 348
—, Letalität 337
Pneumonien 138
Pockenschutzimpfung, Encephalitis 415
—, Encephalopathie 415
Pohl 100
Poikilothermie 548
Polarkoordinatenpapier 60, 63
Poliomyelitis 4, 6, 138, 140, 318, 390
—, Altersverteilung 324
— anterior 295
— -Schutzimpfung, zentralnervöse Komplikationen 422
—, Z. n. 4
Pollakisurie 861
Polstermetaphysen 111
Polterer 834
Poltern 829
Polycythämie, echte 245
Polydaktylie 144
Polydipsie 314, 380
Polyethylenfilm 92
Polyganglioradiculoneuritis 487
Polygyrie 208
Polymyxin B 340
— E 340

Polyneuritiden 432, 436
—, nach Salk- und Sabin-Impfung 481
Polyneuritis 467, 471, *477*
—, ätiologische Gesichtspunkte 478
— bei Beri-Beri 482
—, biologische Toxine 482
— bei Ernährungsstörungen 478, 482
—, Formen *481*
— bei Gefäßkrankheiten 478
—, Gefäßkrankheiten 484
—, Hansen 481
—, hereditäre Formen 484
—, hypertrophische interstitielle 485
— bei Intoxikationen 478
—, Kardinalsymptome 478
Polyneuronitis 487
Polyneuropathie 477
—, diabetische 476
—, Medikamente 483
Polyneuropathien, degenerative 482
— durch exogene Gifte 482
— bei Stoffwechselstörungen 484
—, toxische 482
Polyneuropathy 477
Polyneuroradiculitis *487*
Polypnoe 503
Polyradiculitis 413, 481, 487
Polyradiculoneuritis 477, 487
Polyradiculopathie 226
Polyspikes 641
Polyurie 152, 314
Polyvenylkatheter, Thrombosen 507
Pontines Blickzentrum 470
Populär-Psychotherapie 983
Porencephalie 94, 122, 123, 211, 433
Porencephalien 120
Porphyrie, Polyneuropathie 484
Postdiphtherische Polyneuritis 482
Postencephalitiker 25
postencephalitischer Parkinsonismus 257
— Schaden 433
postencephalitisches Psychosyndrom 924
postexanthematische Encephalitiden 408
— Encephalitis 408
postinfektiöse Encephalitiden 403, *415*
— Encephalopathien 403
postmeningitische Cysten 444
— Ergüsse 518
— Subduralergüsse 334
postnatale Hirnschädigungen 119
— Schäden und Epilepsie 656

postneuritische Muskelhypertrophie 293
postparoxysmale Dämmerzustände 654
— Desorientiertheit 608
postparoxysmaler Stupor 610
— Zustand 680
posttraumatischer Hydrocephalus 158
postvaccinale Encephalitiden 924
— Encephalitis 416, 418
— Encephalomyelitis 405
— Encephalopathie 405
— Krampfanfälle 417
Prä-Chorea 270
präeruptive Encephalitis 407
präexanthematische Encephalitis 407
prämature Synostose 71
— — der Kranznaht 80
prämaturer Nahtverschluß 74
prämonitorische Masernkrämpfe 408
Prämorbide Charakterauffälligkeiten 910
Pränatale Hirnschädigungen 117
Präschizophrene Zustände 913
Präsentiersymptom 940, 974
Pragmatische Therapieverfahren 984
Premeasle-encephalitis 407
Prickly heat 547
Primärfaszikel 474
Primärfurchen 40
Primidone 638
Primitive, gewalttätige 995
Primitivrinne 176
Primordialhirn 39
Prinzengesicht 918
Probetrepanation 371, 518
Proboscis 199
Prodromi der Myelitis 318
Progenie 82
Progerie 800
Prog. Muskeldystrophie 4
Progrediente Syringomyelie 192
Progression der Nahtsynostosen 78
progressive Chorea 266
— Paralyse 436
Projektionstest, bei hirngeschädigten Kindern *27*
Projektive Tests 777
Promiskuität 267
proportionierte Mikrocephalie 92
Proportionsänderungen 804
Propulsion 260
Propulsiv P. M. 625
Propulsiv-petit-mal 622, *626*, 630
Propulsiv-Petit-Mal-Anfälle 114
Prosencephalon 39

Prostigmin-Therapie 299
Proteingehalt 227
Protest 1015
Proteus 343
Proteus-Meningitis *358*
Protozoenerkrankungen *431*
protrahierter Geburtsverlauf 118
provoziertes Verhalten 125
Prüfkopfdurchmesser 30
Psalterium 196, 197, 202
Pseudoabsencen 620
Pseudobulbärparalyse 101, 103, 104, 113, 269
—, infantile Form 817
Pseudobulbärsymptome 609
Pseudo-Crouzon-Syndrom 70, 90
Pseudocysten 443
— der Cisterna cerebellomedullaris 448
Pseudoencephalie 192, 210
Pseudo-epiphysen 111
Pseudohypoparathyreoidismus 281
Pseudokalk 281
Pseudologia phantastica 1007
Pseudologien 901, 1011
—, Hirnstörungen 1006
—, hysterische 1006
Pseudomeningitis 307
Pseudomonas A 343
— aeruginosa 360
pseudomyopathische Verlaufsform 480
Pseudoparalyse 436
Pseudo-Plagiocephalus 71, *96*
Pseudotabes polyneuropathica 479
Pseudotumor 312
— cerebri 441
Pseudoxanthomzellen 246
Pseudozysten 441
Psittakoseviren 314
Psychagogik 970
Psychiatrische Fürsorgerin 886, 959
Psychische Befunde bei Epilepsie *648*
— Betreuung, Epilepsie *673*
— Defekte bei Epilepsie 616
— Funktionen 773
— Onanie 872
— Reifungsverfrühung *794*
— Situation, des kranken Kindes 1016
— Störungen 115, *850*
— — bei Meningitis tbc 380
— Veränderungen 152, 432, 437, 439
Psychischer Entwicklungsstand, Status epileptici 650
Psychisches Trauma 784
Psychoanalyse 784, 949, 968
—, Hysterieproblem 900

Psychoanalytische Behandlung 885
— Theorien 967
Psychodiagnostik 768
Psychodiagnostische Methoden 22
Psychodrama 969
psychogene Dynamik 784
— Psychosen 930
Psychogenese 783
Psychogramm 28
psychohygienische Gesichtspunkte 945
— Maßnahmen 1018
Psychologe 1009
psychologische Betreuung, im Krankenhaus 1025
— Situation des Kindes im Krankenhaus 1014
— Testmethoden 22
psychomot. Entwickl. rück. 5
Psychomotorik, Untersuchungs- methoden 25
psychomotorische Anfälle 14
— Entwicklung, Epilepsie 634
— Epilepsie 229, 618
— —, Prognose 624
— —, Verlauf 624
psychomotorischer Entwicklungs- rückstand 6
Psychopathen, kindliche 903
—, zwangsneurotische 892
Psychopathie 5, 782, 888
—, autistische 889
Psychopathologie, cerebral- paretisches Kind 131
Psychopharmaka 914, 950
psychophysische Entwicklung, Prüfung 777
psychoreaktive Störungen 850
psychoseähnliche Zustände 932
psychoseartige Zustandsbilder 437
Psychosen 381
—, affektive 928
—, delirante 923
—, dementive 918
—, endogene 918
—, endogen-phasische 915
—, Erlebnisreaktive 930
— des Kindesalters 908
—, phasischer Charakter 929
Psychosetherapie-Formen 914
Psychosomatik 954
Psychosomatische Erkrankungen 980
— Zusammenhänge 964
Psychosoziale Karenzzeit 978
Psychosyndrom, hirnorganisches 115
—, organisches 27
Psychosyndrome, hirnorganische 583
Psychotherapeut 954
—, nicht-ärztlicher 982

Psychotherapeutische Behand- lung, Kosten 976
Psychotherapeutischer Nach- mittag 951
Psychotherapie 949
—, Eltern 974
—, Formen 977
—, Grenzen 987
—, Heimkind 979
—, initiale Behandlungsphase 973
— im Kindesalter 966
—, Möglichkeiten 987
—, in der Pädiatrie 986
—, pragmatische 982
—, in Pubertät 978
— im Studienplan 954
—, verwahrloste Kinder 979
Psychotische Bilder, bei entzündlichen Hirnerkran- kungen 921
— —, bei heredodegenerativen Hirnleiden 920
— Störungen 432
Ptosis, angeborene 212
Pubertät 760, 763, 764, 968
Pubertätsfreundschaften 790
Pubertätshypochondrie 916
Pubertätskrisen 913
Pubertätsmagersucht 877, 930
Pubertätsparanoid 929
Pubertätstollheit 908
Pubertas praecox 152, 797
— —, Intelligenzentwicklung 799
— —, Klinik 798
— —, psycho-sexuelle Entwick- lung 799
Pulmonale Dystonie 724
Pupillenstarre 436
Puppenaugenphänomen 637
Pure petit mal 638
Purkinje-Zellen 268
—, Verminderung 255
Purulent meningitis 323
Putamen 262
Pyelostomie 189
Pyencephalus 460
Pyknolepsie 18, 625, 638, 643
—, Anfallsbild 640
—, EEG 641
Pyknolepsien 114
Pylorospasmus 857
Pylorusstenose 857
Pyocephalus internus 462
Pyocyaneus 304, 343
Pyocyaneus-Meningitis 360
pyogene Meningitis 419
Pyramidenbahnen 318
Pyramidenbahnensymptome 88
Pyramidenbahnzeichen 152
Pyramidenspitze, Syndrom 471
Pyramiden-Zeichen 11, 274

Pyridoxin 483
Pyridoxinphosphat 257
Pyrimidinderivate 662

Q-Fieberrickettsien 314
Quäler 995
Quecksilberapplikation 732
Quecksilberausscheidung 736
Quecksilberintoxikation 483
—, chronische 743
Quecksilbervergiftung 469, 928
Querschnittsläsionen 319
Querschnittsmyelitis 318, 432
Querschnittssyndrom 418, 583
Querschnittssyndrome 436
Querulieren 268

Racemöse Cysticerkose 437
Rachen 10
rachiperitoneale Ableitungs- operationen 458
Rachischisis 4, 6, 157, 170
— -Op, Z.n. 4
— partialis 178
— totalis 178
rachitogene Spasmophilie 683
Radialislähmung 475
Radiculoneuritis 487
Radikulitiden 434, 439
Radioaktive Tracermethoden 161
Radiogramme des Schädels 60
Radium-Jodbestimmungen 21
Radiusepiphysenkernanomalien 111
Räuspern 869
Ramus communicans albus 697
Randschleier 42
Ranviersche Schnürringe 468
rasende Kopfschmerzen 523
Raumfordernder Prozeß im Schädelinneren 371
Raumklima 566
Rautenhirnwesen 194
Rauwolfiaalkaloide 257
Raven-Progressiv-Matrices 943
Realitätsprinzip 947
Reanimationsgeräte 588
Rechenschwierigkeiten 825
Rechentest 774
rechnerisches Denken 25
Rechtsdominanz 760
Recklinghausen-Krankheit 242
Recklinghausenscher Symptomen- komplex 242
Rectalprolaps 183
Rectumcarcinom der Mutter 141
Recurrenslähmungen 473
Recurrent polyneuritis 480
Rededrang 911
Redezwang 892
Redressionen 130
Reese-Syndrom 171
Reflektorische Pupillenstarre 435
Reflexausfall 226

Reflexe 146
—, physiologische 11
—, viscero-motorische 696
Reflex-Epilepsie *645*
Reflexerregbarkeit 104
Reflexionszacken 33
Reflexmechanismen, primitive 108
Reflexprüfung, ICP 103
Reflexschwäche 233
Refsum-Syndrom 492
Regelsysteme 697
Regio olfactoria 470
— subthalamica 263
Regulationstörungen, vegetative 699
Reharmonisierung der Körpergestalt 765
Reibelaut F 822
Reife, bioelektrische 13
Reifungsdisharmonie, Frühentwicklung 795
Reifungskrise 880
Reifungsphasen *791*
Reifungsproblematik *791*
Reifungsverfrühung *791, 793*
—, Krankheiten *797*
Reifungszeichen 794
Reinlichkeitserziehung 946
Reinlichkeitsgewöhnung 863
Reithosenanaesthesie 183
Reizansprechbarkeit 852
Reizarmes Milieu 808
Reizbare Kinder 932
Reizbarkeit 235, 287
Reliabilität 768
Reliability 768
Reliefschädel 184
Reserpin 257
Residuale Hydrocephalie 384
Residualschaden 127
Resozialisierbarkeit 979
Respiratorische Affektkrämpfe 5, *687*, 868
— Arrhythmie 700, 706
— Insuffizienz 118
— Sinusarrhythmie 718
Respiratory neurosis 724
Reticulo-histiocytäres Abwehrsystem 328
Retina 226
Retinaveränderungen 235
Retinitis pigmentosa 144, 841
Retraktionsphänomen 212
Retrobulbäre Neuritis 454, 470
— Tumore 454
Retropulsion 260
Retropulsiv-petit-mal 616, 638
Revaccination, neurale Komplikation 419
Rezidivierende Meningoencephalitiden 439
Rezidivperiode 435
Rhabdomyome 241
Rheuma-Psychosen 929

rheumatische Chorea 271
Rhinencephalon 696
Rhinolalia aperta 823
Rhombocephalon 38, 39
Rhotazismus 821, 823
Ribbing 161
riboflavinfreie Diät 175
Ribonucleinsäure 145
Ribonucleotide 43
Ribonucleotidgehalt der Nervenzelle 49
Riechfasern 470
Riechstörungen 470
Riesenmitochondrien 292
Rigid-akinetische Form der Chorea Huntington 269
Rigor 101, 259, 261, 301, 315
—, tetraplegischer 101
Rinde 205
—, Differenzierungsstörungen *208*
Rindenblindheit 112
Rindenfelder 37
Rindenknoten 242
Rindenverdoppelung 206
Rippenfrakturen 998
Rivalisieren 761
Rod like element 292
Röntgendiagnostik, neurologische *19*
— des Schädels 19
Röntgenmerkmale, ZNS *43*
Röntgenuntersuchung 370
Röteln, Meningoencephalomyelitis *413*
Rombergscher Stehversuch 369
Rooming-in 1022
Rooming-in-Gedanke 952
Rooming-in-Projekt 1020
Rorschach-Tafeln 778
Rorschach-Test 778
Rorschach-Versuch 27
Rotes Frühstadium des Hitzeschlags 561
RSSE 395
Rubeolenembryopathie 847
Rubinstein-Syndrom 70
Rückenmark 38
—, Elektrotrauma 583
—, Entwicklung 41
—, Stromeinwirkungen 584
Rückenmarksanlage 38
Rückenmarksdefekte 56
Rückenmarkshäute 44
Rückenmarksläsionen, -bewegungsstörungen 182
Rückenmarksmyelinisation 43
Rückenmarks-Tumor 5
Rückenmarktumor 196
Rückfallfieber 436
Rufanfälle 634
Rumination 707
Rumpfmuskulatur, Spastik 106
Rumpftaxie 105
Ruptierende Epidermoide 458

Sachverständiger Arzt 1009
sackförmige Aneurysmen 530
Sacral-Agenesie 191
Sacrale Agenesie 183
sadistische Motive 995
Säugling im Krankenhaus 1014
Säuglingsalter, Entwicklung 756
Säuglingsaudiometrie 945
Säuglingsgehirn 46
Säuglingslues 435
Säulenchromatographie 21
Sakelsche Insulintherapie 917
Salaam-convulsions 626
Salaam-Krämpfe 114, 627, 628
Salbengesicht 260
Salicyl-Vergiftungen 927
Salivation 305
Salmonellen 343
Salmonellen-Meningitis *359*
Salvarsanencephalitis 436
Salzmangel-Form der Hitzeerschöpfung 559
— der Hitzekrämpfe 547
Salzverlustsyndrome 549
Salzzufuhr 565
Sammler, versponnener 892
Santonin-Vergiftungen 927
Sarcoidosis 371
Sattelnase 435
Satzbildung, Störung 823
Sauberkeitsgewöhnung 859
Sauerstoff 145
Sauerstoffmangel 193
Saugreflex 125
Scalenussyndrom 474
Scaphocephalie 70
Scenodrama 968
Scenotest 943
—, Staabs 970
Schädel 9
—, Dysraphien 192
—, Entwicklungsstörungen *71*
—, Wachstumsstörungen *71*
Schädelbasis 77
Schädelbasisneigungswinkel 62
— ϑ 60
Schädelbasistangente 60, 62
Schädelbereich, Sinusbildung 195
Schädeldachdefekte *70*
Schädelenge 71
Schädelform, künstliche Deformierungen 96
— des Neugeborenen 96
Schädelformen 19
Schädelfraktur 5
Schädelfrakturen 304, 443, 444
—, wachsende 515
Schädelgrube, vordere, Neigungswinkel 66
Schädelhirntrauma 514
Schädelhöhe 59
Schädel-Index 72
Schädelinnendruck, erhöhter 87
—, wachsender 518
Schädelmessungen 59

Schädelmetrik *59*
Schädelperkussion 151, 152
Schädelprofil, biologische Ent-
wicklung 61
Schädelschettern 152
Schädeltransillumination 21,
125, 126, 449
Schädeltransilluminationen 159
Schädeltrauma 139
—, Z. n. 5
Schädeltraumen 443
Schädelübersichtsaufnahme 161
Schädelverbrennungen 580
Schädelvolumen 75
Schädelwachstum 164
—, Biologie *59*
—, Störungen *71*
Schädelwölbung 60, 67
Schalleitungsschwerhörigkeit 847
Schallwellenbündel 31
Scharlach der Mutter 140
Schauanfälle 261, 315
Scheel und Thomson 100
Scheibenbrett-Test, Walther 26
Scheinanämie 854
Scheindemenz 433
Scheitellappen 369
Scheitelwölbung 67
Schellong-Test 719
Scherengang 103
Scherenstellung 103
Scheutauer-Marie-Sainton-
Syndrom 70
Schicksalsanalyse 789
Schiefschädel 71
Schilddrüsenhormone 143
Schildersche Encephalitis 229
— Erkrankung 228
Schistosomiasis 438
Schizophrene Psychosen 913
Schizophrenie 894, *909*
—, Klinik 910
Schizothym 782
Schläfenlappen, Symptomatik
369
Schläfenlappenabsceß 368
Schlaf, Umkehr 866
Schlafepilepsie 608
schlaffe Paresen 434
Schlaffheit 232
Schlafkrankheit 313, 434
Schlaflosigkeit 282
Schlafparalyse 690
Schlafstörungen 152, 432, *863*.
865
Schlafsucht 817
Schlafumkehr 733
Schlaf-Wachrhythmus 608
Schlesingersches Zeichen 283
Schlucklähmung 824
Schluckstörungen 104, 107, 229,
271
Schmatzbewegungen 369
Schmerzzustände, Abdomen 704
Schmieren 860, 971

Schnittentbindungen 118
Schnüffeln 369, 869
Schnüffeltic 870
Schocktherapie 786
Schreckhaftigkeit, abnorme 102
Schreib-Leseschwäche 823, 824
Schreibschwäche *824*
Schreien 810
Schreifieber 563
Schreikrämpfe 687
Schütteltremor 898
Schulalter 803
Schulanfänger 762
Schulanforderungen 803
Schulerbrechen, morgendliches
705
Schulfeindlichkeit 765
Schulische Leistungen 794
Schulkind 803
Schulkindergärten 761
Schulmutismus 905
Schulordnungen 806
Schulphobie 931
Schulproblematik bei Epilepsie
653
Schulpsychologische Beratungs-
stellen 961
Schulreife 804
Schulreifeproblematik 808
Schulreifetest 808, 943
— von Karas 805
Schulstart 761
Schulunreife 806
Schulvorstufen 806
Schutzimpfungen *390*
— bei Virusinfektionen *390*
Schwachsinn 137, 139, 140,
141, 142, 143, 144, 146
—, Aussagefähigkeit 1005
—, Grade 137
—, metabolisch-genetischer 655
Schwangerschaftsanamnese 8
Schwannose 243
Schwannsche Scheide 468
Schwann-Zellen 44
Schweigen 829
—, freiwilliges 841
Schweigepflicht, Kindesmißhand-
lung 1000
Schweinebandwurm 437
Schweinehüterkrankheit 435
Schweißabsonderung 553
Schweißausbrüche 314
Schweißbahnen 555
Schweißbildung, übermäßige 722
Schweiße, diffuse 733
Schweißkontrolle 567
Schweißneigung 305
Schweißproduktion 553
—, Sistieren 556
Schweißzentren 555
Schwerhörige 839
Schwerhörigkeit, elektrotrauma-
tische 585
— der Kretinen 822

Schwermut 895
Schwerpunktverlagerungs-
vermögen 260
Schwester, psychologische Rolle
1016
Schwindel 131, 152, 306
Schwindelerscheinungen 504
Schwitzen 706
Schwitzkrisen 261
Schwitzpackungen 567
Schwitzprozeduren 567
Schwülekrankheiten 550
Schwülekurve 550
Schwurhand 475
Sclérose cérébrale centrolobaire
123
Sclerosis diffusa cerebri et medullae
spinalis 223
Scopolamin 262
Secousses 644
Section der Liga gegen Epilepsie
660
Sedativa 234, 276
Seelenblindheit 112
Seelentaubheit 113, 842
Seelische Atmosphäre 869
— Kühle 995
— Quälereien 999
Sehnenreflexe 225
—, Erlöschen 490
Sehnervenkomplikationen bei
Craniostenose 87
Sehschwäche 229
Sehstörungen 105, 111
Sehverschlechterung 261
Seitenkammern 202
Seitenventrikel, Erweiterung 127
Selbstbeschau, verstärkte 856
Selbstbiographien 785
Selbstgestaltung 764
Selektion 754
Sellaflächenwerte 64
Sellagröße *64*, 65
Sellameßskizze 64
Sellaprofilfläche 60, 65, 66
— F 64
Selter-Swift-Feersche Krankheit
730
Semiotik, allgemeine *303*
Semple-Vaccine 421
Sendungsbewußtsein 793
Senilitas praecox 800
Sensibilität bei Polyneuro-
radiculitis 490
Sensibilitätsstörungen 436
Sensible Ausfälle bei Diplegien
103
— Jacksonanfälle 615
— Reizsymptome 469
Sensorische Hörstummheit *819*,
820
— Reizerscheinungen 315
— Symptomatik 305
Separationsschock 952
Sepsis 528

Septische Streuherde 335
Septischer Pfropf 461
Septum pellucidum 196, 201
— — -Defekt 204
— —, Fehlen 204
seröse Meningitiden 438
— Meningitis 434
Serogenetische Polyneuritiden 481
Serotonin 145, 257, 258
Serumkrankheit 481
Servomechanismus, Muskeltonus 259
Sexualität 765
Sexualrolle 833
sexuelle Aggressionen 786
— Erlebnisse 1013
— Pseudologien 1012
sexuelles Trauma 786
Sharp-slow-wave-Muster 635
Sharp-slow waves 289
Sharp-Waves 610
Shigellen, Meningitis 360
Shwartzman-Sanarelli-Phänomen 339, 506
Shy-Magee-Syndrom 291
Sigmatismus 822
— interdentalis 821
Simple petit mal 638
Simultan-Analyse 975
Simultanerfassen 825
Simultan-Infektionen 327
—, Viren und Bakterien 327
Sinnesreizbarkeit 23
Sinnestäuschungen 923
Sinneswahrnehmung 773
Sinngedächtnis 773
sinnliche Rezeption 24
Sinnzusammenhänge 765
Sinus cavernosus 495
— durae matris 77
— petrosus, Thrombose 471
— sagittalis, Thrombose 509
Sinusitis 452
— ethmoidalis 442, 452
— sphenoidalis 442, 452
Sinusphlebitiden 335
Sinustachykardie 718
Sinusthrombose 517
Sinusthrombosen 335, 438, 505, 522
Sirenoide 191
Sjögren-Larsson-Syndrom 117
Skaphocephalus 71, 78
Skatvedt 100
Skeletschäden, multiple 997
—, unvermutete 993
Skeletsystem, Veränderungen 109
Skeletveränderungen bei Miß-
handlungen 998
Sklerodermie 484
Sklerose 121, 233
—, diffuse 142
—, iuvenile Form 225

Sklerose, multiple 228
—, spätinfantile Form 225
—, tuberöse 142, 239, 240, 241
Sklérose en plaques 257
Skoliose 225
— der Wirbelsäule 109
Skoliosen 110
Skorbut 528
Skrofulose 736
Söldersche Linien 471
Solare Hitzebelastung 551
Soldiers heart 724
Solitärtuberkel 385
Sommergipfel der Säuglings-
sterblichkeit 550
Sommersterblichkeit der Säug-
linge 546
Somnambulismus 647, 865
Somnifen 659
Somnolenz 131, 330, 434
Sonderbegabungen 776
Sonderbeschulung 806
Sonderkindergartenwesen 961
Sonderschule 961
Sonderschuleinweisung 805
Sonderschulinternat 805
Sonnenbestrahlung 551
—, Unfallsterbefälle 547
Sonnenbrand 547
Sonnenstäubchentrübung 307
Sonnenstich 526, 546, 551, 562
Sonnenuntergangsblick 151, 164
Sozialbeziehungen 757
Soziale Verantwortlichkeit 794
— Vererbung 781
Sozialer Mutterleib 947
Soziales Verhalten 23
Sozialität 23
Soziotherapie 131
Spätkomplikationen, Meningitis 335
Spätlues 435
Spätschäden bei Meningitis tbc. 384
Spaltungsirresein 909
Spannung, tödliche 577
Spannungen 573
Spannungshöhe 574
Spannungskollaps 503
Spasmus mobilis 108
— nutans 5
Spastik 101, 152
Spastiker 12
Spastikerzentrale 129
Spastisch-atonischer Symptomen-
komplex 748
Spastische Diplegien 101
— Hemiplegien 101, 105
— Monoplegie 107
— Paresen 432, 435
— Tetraplegie 102
— Tonuserhöhungen 106
Spastisches Syndrom 300
Spastizität 103
Speichelfluß 260, 314

Speicherkrankheiten 229
Sphingolipoidfraktion 226
Sphingolipoidstoffwechsel 234
Sphingomyelin 49
Spiel 943
Spielanalysen 784
Spielaudiometrie 113, 841
Spielmeyer-Vogt 232, 234
Spieltherapie 895, 967
—, analytische 970
Spike-Focus 611
Spike-wave Ausbrüche 609
—, irreguläre 635
Spike-wave-variant-Muster 289
Spina bifida 171, 172, 200, 297, 433
— — anterior 170
— — aperta 170
— — —, Behandlung 187
— — cystica 170
— — —, Lokalisation 177
— — occulta 141, 170, 862
— — occultissima 172
— — -Träger 173
Spinalanaesthetica 443
Spinale Arachnopathien 457
— Symptome der Myelitis 318
Spinalnervenwurzeln 186
Spinalsegmente, Gelenkbewe-
gungen 182
Spin. Muskelatrophie 4
Spinnwebsgerinnsel 307
Spinocerebelläre Ataxie 229
Spin. prog. Muskelatrophie 4
Spirochaeta pallida 435
Spitzfußstellung 106
Spitz-Holter-Verfahren 165
Splenium 202
Spondylitis, tuberkulöse 457
Spongioblasten 42, 205
Spongioblastome 155
Spontanaktivität 106
Spontansprache 113
sportliche Hochleistung 763
Sprachangst 834
Sprachdrang 834
Sprache 12
—, Ausdruckscharakter 813
Sprachentwicklung 810, 811, 816
—, physiologische 821
—, Störungen 815
—, verzögerte 815, 817
Spracherwerbung 846
Sprachförderung 808, 823
Sprachformen, Liquidität 823
Sprachheilgruppen 834
Sprachheilklasse 823
Sprachklonus 830
sprachliche Abbauprozesse 826
— Darstellung, Unvermögen 813
— Hemmungsbilder 826
— Prägnanz 814
Sprachlosigkeit 815
Sprachmelodie 812
—, Modulation 260

Sprachmotorik 818
Sprachneurose 834
Sprachpathologie 809
Sprachprüfung 843
sprachpsychologische Aspekte 809
Sprachstereotypien 911
Sprachstörung 253, 809
Sprachstörungen 12, 112, 235, 260
—, dysarthrische 113
— bei ICP 113
—, neurotische 829
Sprachtherapie 817
Sprachunvermögen 815
Sprachverlust 819, 890
Sprachwahrnehmung, Hemmung 843
Sprachwandel 821
Sprachwissenschaft, vergleichende 821
Sprachzentren 826
Sprechbewegungen 816
Sprechenlernen 945
Sprengelscher Schulterblatt-hochstand 171
Spulwurmerkrankung 437
Stäbchen-Myopathie 292
Stammeln 819, 821
—, kindliches 823
—, sensorisches 822
Stammhirnpsychose 913, 925
Stanford-Intelligenztest 22
Staphylokokken 343
Staphylokokken-Meningitiden 335
Staphylokokken-Meningitis 345, 354
Status Bonnevie-Ullrich 213, 458
— dysmyelinisatus 123, 274, 279
— dysraphicus 175, 191
— epilepticus 611
— —, fokaler 615
— —, Kupieren 659
— fibrosus 123
— marmoratus 123, 274
— pyknolepticus 640
— spongiosus 122
— verrucosus 42
Staubsauger 590
Stauungshydrocephalus 158
Stauungspapille 87, 151, 152, 436, 437, 455, 515
Steckdosen 590
Stehaufmännchen 637
Steigreflex 125
Stellulae palmares 305
Stenokephalien 71
Steno-Mikrocephalie 68
Steno-Normocephalie 68
Stereotaktische Behandlung 262
— Eingriffe 271
Stereotype Bewegungsabläufe 870
Stereotypie 28

Stereotypien 618, 869, 911, 919
Stigmatisierung, vegetative 855
Stimmfühlungslaute 756
Stimmgabel 841
Stimmübungen 844
Stirnhirn-Psychosyndrom 369
St. Louis Encephalitis 313, 395
Störungen bei Epilepsie 652
—, hypophysäre 152
—, hypothalamische 152
Stoffwechselerkrankungen 229
Stoffwechselstörungen 118
—, angeborene 142
Stoßen 762
Stotterer 832
Stottererbehandlung 984
Stottern 12, 829
Stottertherapie 833
Strabismus 111, 470
Strahlung, Wärmeabgabe 552
Streckkrämpfe 514
Streckneuritis 475
Streifenkörper 268
Streptococcus faecalis 352
— — -Meningitiden 353
— viridans 352
— — -Meningitis 353
Streptokokken 304, 342
Streptokokken-Meningitis 345, 352
Streptomycin 340, 443
Striato-nigrale Bahnen 268
Striatum 258
Striatumneurose 833
Striemen 996
Stroboskopische Effekte 501
Strom, EEG 581
—, Myoklonie 581
—, Spätschäden 583
Stromart 574
Stromarten 573
Stromeintrittsstellen 575
Stromeinwirkung 577
Stromeinwirkungsarten 577
Stromkreis 572
Strommarken 575, 576, 578
Stromschäden, erste Hilfe 587
—, Therapie 587
Stromstärke 574, 578
—, Blutdruckanstieg 578
Stromstärkebereiche 578
Stromtod 587
Stromweg 577
Stromwirkung, vasoconstric-torische 585
Stromwirkungen auf das Gehirn 581
Strophanthin, cave 587
Strukturzusammenhänge 766
Stuhlschmieren 380
Stumpfheit 115
Stupor 898
Stuporöse Zustände 379
Stuporsyndrom 927
Sturge-Weber 4

Sturge-Weber-Krabbe-Dimitri-Syndrom 246
Sturge-Webersche Krankheit 247, 248, 533
Sturzanfälle 289
Sturzanfall 632
Sturzkampfbombergeräusch 299
Subakute Encephalitis 4
— Meningitis 438
Subarachnoidalblutung 558
Subarachnoidalblutungen 443, 509
Subarachnoidalcysten 157, 441, 455
Subarachnoidale Blutung 5
— Blutungen 521
Subarachnoidalräume, Erweiterung 128
—, Okklusionen 157
—, Vergrößerung 127
Sub-Chorea 270
Subcorticale Anfälle 615
— Epilepsie 283
Subduralabsceß 196, 366, 372
Subdurale Blutung 5
— —, posttraumatische 518
— —, Z. n. 5
— Blutungen 515
— Ergüsse 33
— — bei Meningitis 334
— Hämangiome 672
— hämorrhagische Cyste 516
Subduralerguß, Angiographie 521
—, Totalangiographie 520
Subdurales Empyem 372
— Hämatom 509, 516
— —, Röntgensymptomatik 519
— Hygrom 516
Subduralraum, Luftfüllung 518
Subependymitis 462
Subluxationen 130
— des Radiusköpfchens 110
Suboccipitalpunktion 306
Substantia nigra 257, 258, 277
— reticularis 258
Subthalamotomie 263
Subtraktionsaufnahmen 521, 526
Succinimide 662
Succinodehydrogenase 50
Sudanophile Leukodystrophie 228
Südamerikanische Blastomykose 438
Sündenbockrolle 940
Suggestibilitätstest 1005
Suggestion 1009
— auf das Kind 1004
Suggestivtherapie 885, 967, 983
Sulci 232
Sulcus limitans 38
— ni. oculomotorii 470
Sulfactin 483, 738
Sulfatase-Aktivität 227
Sulfatid-Lipoidose 225
Sulfonamide 340

Sunstroke 546
Suppurative meningitis 323
Supranucleare Glossopharyneal-
    paralyse 817
Suprasegmentale Reflexmecha-
    nismen 259
Surditas 839
Survival needs 953
Sutura spheno-ethmoidalis 75
— spheno-frontalis 75
Suxinutin 670
SW-Muster 15
Sydenhamsche Chorea 929
Symbiotische Mutter-Kind-
    Beziehungen 1023
Symbolhandlungen 870
Sympathicotonie 697
Sympathicus 695
Symptomatischer Parkinsonismus
    256
Symptomentrias 261
Symptomtradition 980
Synaptische Hemmsubstanzen
    670
Synchondrosis basilateralis 62
Syndaktylie 85, 87
Syndrome de West 626
Synergistische Mitbewegungen
    106, 107
Synkopale Anfälle 502, 690
Synkopaler Anfall 503
Synophthalmie 199
Synostose der Lambdanaht 81
—, passive 90
—, prämature 81
Synteratogenese 173
Syphilis 435
Syphilitischer Hydrocephalus 140
Syringomyelie 175, 191, 245,
    443, 458
Syringomyelien 194
Syringomyelocele 170
Szenotestkasten 813

Tabes dorsalis 436
Tabu-Vorschriften 895
Tachykardie 733
—, bei Akrodynie 735
Taenia solium 437
Tätigkeitsbezeichnungen 757
Tagträumerei 910
Talentierung 791, 792
Talgsekretion, vermehrte 260
TAT-Bilder 778
Taubheit 229, 473, 810, 814, 839
—, erworbene 841
—, hereditär-degenerative 840
Taubstumme 812, 813
Taubstummenanstalten 845
Taubstummenkindergärten 959
Taubstummen-Phonasthenie 844
Taubstummenunterricht 812
Taubstummheit 839
—, ererbte 840
—, recessiv-sporadische 840

Tay-Sachs 232
Tbc-Meningoencephalitis 126
Tektoretikuläres System 882
Teleangiektasien 248, 533
— der Conjunctivalgefäße 254
—, feinste 748
—, oculo-cutane 253
Teleencephaloschisis restricta 197
Telencephalon 39, 119
—, monoventriculärer 199
Temperaturregulationsstörungen
    152
Temperaturverläufe, während
    Hitzewelle 549
Temporale absence 620
Temporallappen-Agenesien 457
Temporallappenepilepsie 618,
    624, 651
Tenesmen 861
Tensilon-Test 299
Tentoriumschlitz, Hernienbildung
    159
Teratoma pilosum 195
Teratome 443
Terminalreticulum 697
Test 767
—, Aufgabengebiet 769
—, Einteilung 771
—, psychologische Grundlagen
    771
Testaufgaben, Frankfurter 805
—, Münchener 805
—, Weilburger 805
Testmethoden, psychologische 22
Testproblematik 767
Testreihe 776
Testtypen 943
Tetanie 282
Tetaniesyndrom 300
Tetanisierung der Atemmusku-
    latur 578
Tetanoid chorea 273
Tetanus 301
Tetracycline 340
Tetraplegie 101, 102
—, leichte Formen 103
—, spastische 124, 127
Tetraplegiesyndrom 482
Thalamusprozesse 123, 262, 820
Thalamussyndrom 820
Thalidomid 483
Thalidomid-Intoxikation 73
Thalliumintoxikation 744
Thalliumvergiftung 483, 928
Therapie, mehrdimensionale 984
Therapiedauer, eitrige Meningitis
    342
thermische Wirkung von Atom-
    bomben 552
thermisches Wohlbefinden 552
thermoelektrische Handver-
    letzungen 576
— Hautschädigung 575
— Hirnschädigungen 579
— Nekrose 575

thermoelektrische Rückenmarks-
    schäden 583
thermonukleare Explosionen 552
Thermoreceptoren 554
Thermoregulation 552
—, nervöse Apparate 554
Thermoregulationszentren 555
Thorax 142
Thoraxform 10
Thread like element 292
Thrombelastogramm 507
Thromboendangitis obliterans
    510
Thrombophlebitiden des Sinus
    335
Thrombophlebitis 507
Thrombosen 139, 504
Thrombosierung 505
Thrombotisch-thrombopenische
    Purpura 507
thymischer Bereich 787
Thymotrope Therapie 885
Tic 5, 869
— de salaam 626
— doloureux 476
Tick borne Encephalitis 395
Tiefenpsychologie 946
tiefenpsychologische Schlüsse
    778
Tiefensensibilität 479
Tierfurcht 931
Tintenklecks 778
Tofranil 917
Toilet-training 858
Tollwutschutzimpfung, Meningo-
    encephalomyelitis 421
Tonhöhenbewegungen 845
tonische Krämpfe 621
— Starre 608
tonisch-klonischer Krampfanfall
    610
Tonsillen 10
Tonuserhöhung, rigorartig 108
Tonuserhöhungen, rigorartige 253
Tonusstörung 101
Tonusstörungen 129
Topagnosie, akustische 820
Torsionsdystonie 101, 109, 273
Torsionsdystonisches Syndrom
    928
Torsionsneurose 273
Torsionsspasmen 315
Torticollis 282
— spasticus 275
Tortipelvis 273, 274
Torulose 139, 438
Totaltaube 845
Tower skull 71
Toxämie der Mutter 139
Toxikosen 656
toxische Enteritiden bei Hitze-
    schäden 562
— Störungen des ZNS 118
Toxoplasmose 4, 126, 139, 229,
    431, 432, 463

Toxoplasmosegranulome 433
Tracermethoden, radioaktive 161
Tractus reticulospinalis lateralis 258
Traditionszusammenhang 753
Tränenfluß 260
Träumen 656
Trainierfähige 138
Tranquilizer 881
Tranquilizern 131
Transaminase 50
Transillumination 658
Transilluminationseffekt 159
transitorisches Neugeborenen-fieber 563
transurethrale Resektion 189
transversale Septumbildung 156
Trauma 114
traumatische Neuritis 468
— Schäden 6
— — des ZNS 5
Tremor 101, 109, 259, 261, 301
Trennungstrauma 1015
Treponema pallidum 435
Treponemataceae 434
Trichinose 437, 438
Trichotillomanie 734, 871
Triebdiagnostik 789
Triebhaftigkeit 873
Triebhandlungen 380
Triebimpulse 894
Trigeminusarterie, primitive 529
Triggerzonen 476
Trigonocephalic 70, 88
Trigonocephalus 71, 78, 91
Triorthokresylphosphat 483
Triplegie 101
—, spastische 104
Trinker 995
Trismus 315
Trisomie 143
Trisomie-D 94
Trockenbleiben 861
Tropentauglichkeit 568
Trophik der Haut, Muskulatur 11
trophische Störungen 109, 734
Trophodermatoneurose 730
Trophoneurose 730
Trophotrop-endophylaktische Reaktion 697
Trophotrope Wiederaufbauphase 864
Trotzalter 758
Trousseausches Zeichen 283
Trugwahrnehmungen 315, 923
Tryptophan 257
Tryptophanreiche Nahrungsmittel 262
Tuberculum sellae 65
Tuberkel 385
Tuberkulöse Meningitis 306
Tuberkulom 375, 387
Tuberkulome 371, 385
Tuberkulose des ZNS 375

Tuberöse Hirnsklerose 4, 237
— Sklerose 237, 239, 241
Tularämie-Meningitis 362
Tumor 163
— cerebri 5, 6
— —, Z.n. 5
Tumor-Epilepsie 672
Tumore 439
— im Gehirn 142
— im Herz 142
— in Niere 142
Turmschädel 70, 71, 80, 90
Turricephalie 70
Turricephalus 71
TU-Verschmelzungswellen 523
Typ Pringle 241
Typhus der Mutter 140
Typhus-Paratyphus-Schutz-impfung, zentralnervöse Komplikationen 423
Typologie 888
Typologische Betrachtungsweise 906

Übelkeit 131
Überbesorgtheit 765
Überempfindlichkeit 874
Übererregbarkeit, vegetative 701
Überfürsorglichkeit 883
Überlaufdiarrhoen 189
Überlaufmechanismus 859
überprotektives Verhalten 783
Übersprungreaktion 900
Überwärmungskrankheiten 546
Übungsbehandlung 945
Ulegyrie 121, 122, 123, 208
Ulegyrien 211
Ullrich-Feichtinger-Syndrom 70
Ullrich-Fremerey-Dohna-Syndrom 70
Ultraschall 30
Ultraschallkomponente des Blitz-schlags 595
Umstellungsosteotomien 130
Umwelteinflüsse 763
Umweltnervensystem 685
Unartikulierte Phonationen 828
Unaufmerksamkeit 774
Unbeeindruckbarkeit 905
Unbehagen in der Kultur 785
Uncinate fits 618
Uncinatusanfälle 369, 618
Unerziehbare 979
Unfallsterbefälle durch elektri-schen Strom 571
— durch ungewöhnliche Hitze 548
Unfallstromkreis 572
Unfallwiderstand 574
Ungehorsam 938
Ungezogenheiten 938
Unglaubwürdigkeit, kindliche Zeugen 1005
Uninteressiertheit 765
universelles Stammeln 842

Unruhe 235, 870
Unruhezustände 312
Unterentwicklung 143
Unterfunktion der Schilddrüse 143
Untersuchung hirngeschädigter Kinder 6
Untersuchungen, organische 9
Untersuchungsmethoden, des ZNS 21
Unverricht-Lundborg-Syndrom 287
unwillkürliche Bewegungsimpulse 273
Urämische Polyneuropathie 484
Urbanisierung 700
Urbanisierungstrauma 792
Ureterostomie 189
Uridin 145
Urina spastica 713
Urlaute 821
Urmißtrauen 970
Ursachenlehre 780
Urvertrauen 947, 970
Ustilaginismus 743
Uveitis 433

Vaccinale Encephalopathie 417
Vaccinationsencephalopathie 679
Vaccine nach Salk 422
Vaccine-Antigen 421
Vagieren 931
Vagotonie 697, 833
Vagusgruppe 473
Vagusnerven 145
Validität 768, 769
Validity 768
Valium 638
Vamp 899
Van t'Hoffsches Gesetz 552
Varicellen 140
Varicellen-Encephalitis 924
Varicellen-Meningoencephalitis 410
Vasculäre Anomalien 522
— Kopfschmerzen 498
— Neurofibromatose 244
Vasolabilität 867
Vasomotorische Kopfschmerzen 498
— —, Klinik 713
— Kopfschmerzformen 712
— Störungen 110, 706
Vegetative Anfälle 502, 615
— Dysregulation 727
— Dysregulationen bei Menin-gitis tbc. 381
— Dystonie 699, 850
— Innervation 851
— Labilität 699
— Leistungen 697
— Reagibilität 700
— Reaktion 866
— Regulation, Störungen 699
— Regulationsstörung 498, 700

Vegetative Sphäre 696
— Stigmatisierung 699
— Symptome 260
Vegetatives Nervensystem,
    Elektrotrauma 585
— —, Erkrankungen *695*
Vegetativ-orthostatisches Syn-
    drom 701
Veg. Regulationsstörung 5
Veitstanz 897
Velum medullare 448
Vena capitis prima 495
— cerebri magna Galeni 507
— Galeni 495
Venezuelan Equine 395
Venöses System, Entwicklung
    495
Venolenerweiterung 748
Ventilationssteigerung 724
ventriculo-atriäre Shunt-Opera-
    tion 461
ventriculo-atriale Anastomosen
    187
ventriculoauriculärer Shunt 74,
    165
Ventriculo-Cisternostomie 165,
    464
Ventriculographie 20
Ventrikel, Abflußstörungen 19
Ventrikelblutungen 156
Ventrikelpunktion 160
Ventrikelquotient 162
Ventrikelsystem 128
Ventrikelwand, organisiertes
    Exsudat 461
Ventrikelwanderung nach
    O. Foerster 35
Ventrikulitis 460
Verbalsuggestion 984
Verbigerationen 260
Verblödungsprozesse, früh-
    schizophrene 914
Verbotsgehorsam 757
Verbrechen als Schicksal 782
Verbrennungen 575
Verbrennungsencephalitiden
    928
Verbrennungsunfälle 656
Verdauungsstörungen *855*
Vererbungswissenschaft 780
Vergiftungen 687
Vergrößerung des Basiswinkels
    77
Verhalten 146
Verhaltensanomalien 851
Verhaltensbeobachtung 777
Verhaltensbeschreibung 754
Verhaltensgestörtes Kind,
    Führung *938*
— —, kinderärztliche Betreuung
    952
Verhaltensmöglichkeiten 754
Verhaltensstörung, biographische
    Anamnese 939
—, Frühentwicklung 795

Verhaltensstörung, medikamentöse
    Behandlung 949
—, medizinische Untersuchung
    942
—, psychologische Untersuchung
    943
Verhaltensstörungen 5, *938*, 987
—, kindliche 994
—, psychoneurotische 850
Verkalken 437
Verkalkung 439
— des Hirngewebes 247
Verkalkungen 432
Verkettungssyndrom, Fieber 711
Verkleinerung des Basiswinkels
    77
Verlaufsgesetzlichkeiten 755
Vernachlässigung *992*, 1001
—, böswillige 999
Verschluß des Aquaeduct 204
Verstimmungen 916
Vertigo epidemica 473
Verwachsungen des Gehirns 377
Verwahrloste 979
— Jugendliche 786
Verwahrlosungssituationen 808
Verweichlichung 883
Verwirrtheitsphasen 931
Verwirrtheitszustände 287, 437
—, noctambule 929
Verwöhnung 883
Vesiculocephalie 121
Vestibularisfunktion, Störungen
    455
Vestibularisstörungen, retro-
    labyrinthäre 586
Vierfüßlerstellung 290
Vierhügelplatte 40, 204
Vincristinsulfat 484
Virusencephalitiden, afrikanische
    314
—, Labordiagnose 391
Virusencephalitis 316
Virusencephalopathie 4
Virushepatitis 193, 415
Virusinfektionen des ZNS *390*
Virus-Meningoencephalitiden 390
—, Leitsymptome 391
—, primäre 390
Virusneuritiden 473
Virusstörungen bei Arachnitis
    453
Visus neuropathicus 855
Vitamin A-Mangel 158
Vitamin B$_6$ 483
— C-Mangel 687
— K-Mangel 687
Vitium cerebri 3
Vogelaugenzellen 240
Vogelkopfzwerg 95
Vokalgehör 847
Vorderhornzellen 259
Vorderkopforganisator 74
Vorimpfung mit inaktiviertem
    Impfstoff 421

Vornehmheitskomplex 1007
Vorschulklassen 761
vorsprachliche Reaktionen 809
Vynidan-Rausch 17

v. Waardenburg-Syndrom (II)
    70
Wachrhythmus-Störungen 152
Wachsende Schädelfraktur 443,
    457
— Schädelfrakturen 514
Wachstumscyanose der Hände
    722
Wachstumsdruck des Gehirns 77
Wachstumsdynamik des Schädels
    66
Wachstumsgeschwindigkeit 150
Wachstumsveränderungen des
    Clivusneigungswinkels η 63
Wachstumsverlauf der Schädel-
    meßstrecken 66
Wackeltic 865
Wärmeeinwirkung 550
Wärmeflaschen 567
Wärmekrüge 567
Wärmeleitung 552
Wärmeproduktion 552
Wärmestauung 562
Wärmetherapie 567
Wärmeverlust, sensible 552
Wärmezentrum, Unreife 548
Wärmezufuhr 567
Wahnideen 315, 911
Wahrheitsfindung bei Kindern
    1004
Wahrnehmen 771
Wallersche Degeneration 228,
    295
Wandlungsgeschehen 753
Wandlungsprozesse 760
Wangenphänomen 305
Wartenberg-Test 259
Wassergehalt des Gehirns 49
Wasserintoxikation 338
Wassermangel-Form der Hitze-
    erschöpfung 560
Wasserverdunstung 553
Wasservergiftung 565
Wasserverlust, plötzlicher 506
Waterhouse-Friderichsen-
    Syndrom 339
Watschelgang 476
Wechselstrom 573, 574
Wechselstromunfälle 577
Wechsler-Test 776
Weckamine 262
Weckmittel, Cave 588
Wegbleiben 868
Wegschauen-Können 762
Weilsche Krankheit *434*
Weinen des Verlassenseins 756
Weiße Hirnformationen 37
Weltspielzeug 943
Werdnig-Hoffmann-Syndrom
    302

Werdnig-Hoffmannsche Krankheit 296
— Zone 827
Wernicke-Zentrum 369
Wernickesche Aphasie 827
Wesensänderung bei psychomotorischer Epilepsie 622
Wesensalternation 913
Wesensveränderung bei Epilepsie 650
Wesensveränderungen 384
West Nile Fever 395
Western Equine 395
Westphal-Wilsonsche Pseudo-Sklerose 828
Wetterlage 566
Weyers-Syndrom 70
Widersprüche 1010
Wiecksches Durchgangssyndrom 483
Wiederholungszwang 893
Wiederimpflinge 416
Willensmenschen 774
Willenssphäre, Hemmungen 842
Willkürbewegungen 106
Willkürmotorik 124
Wilsonsche Krankheit 921
Windelperiode 188
Windungsanomalien, Pathogenese 208
Windungsbildung, sekundäre 40
—, tertiäre 40
Winnewarter-Buerger-Syndrom 510
Wirbelsäule 12
—, Seitenausbiegung 305
Wißbegier 759
Witch-houses 267
Wohlgeborenheit 787
Wolfsrachen 141, 144
Wolkenblitz 595
Wolkenschädel 77, 83
Wortprägungen 812
Wortschatztest 25, 775
Worttaubheit 818, 820
Wortverstümmelung 274
Wüstenklima 551

Wunderkinder 791, 792
Wurm-Agenesie 448
Wurminfektionen 437
Wurzelirritation 319
Wurzel-Meningocelen 172
Wutanfälle 618
Wutausbrüche 649
Wutkrämpfe 687

Xanthochromie 307
Xerodermische Idiotie de Sanctis-Cacchione 237

Zähne 10
Zähneknirschen 312
Zahlen-Symbol-Test 25
Zahnkern des Kleinhirns 263
Zahnradphänomen 259
Zahnstellung, falsche 823
Zahnstellungsanomalien 84
Zahnwuchsanomalien 283
Zangengeburt 118
Zeckenbiß 313
Zeichenmotorik 26
Zellzahl im Liquor 308
zentrale Hyperthermie 563
Zentralfibrillen-Myopathie 291
Zentralnervensystem, degenerative Erkrankungen 223
—, entzündliche Erkrankungen 303
—, Erkrankungen 99
—, frühkindliche Schädigungen 99
—, Gefäßerkrankungen 494
—, Mißbildungen 169
Zentral-paretische Bilder 418
Zentralregion 369
zentrencephale Epilepsie 612
— Form der psychomotorischen Epilepsie 620
zentrifugales Wachstum der Kalottenknochen 75
Zentronal 665
Zerstörungsdrang 380
Zeugenaussagen, kindliche 1003
Zeugnisfähigkeit 1003

zisternale Cysten 441
Zisterne 447
Zisternenhernien 535
Zivilisationsschäden 763
ZNS, feingewebliche Differenzierung 41
—, Gefäßanomalien 529
—, Hitzeschädigungen 546
—, orthostatische Auswirkungen 502
—, parasitäre Erkrankungen 20
—, physikalische Einwirkungen 546
—, Tuberkulose 375
Zona dermatica 178
— reticularis 263
Zoon politikon 787
Zoster oticus 471
Zucker 145
Zunge 10
Zungenbändchen, verkürztes 823
Zungengröße, Anomalien 823
Zuordnungsstörung 823
Zupfbewegungen 620
Zwanghafte Angst 893
Zwangsgreifen 315, 369
Zwangsimpulse 893
Zwangslachen 107, 919
Zwangsneurotiker 786
Zwangsneurotische Psychopathen 892
Zwangsphänomene 931
Zwangsritual 931
Zwangssymptome 896
Zwangsvorstellungen 910
Zwangsweinen 107
Zweieinheit 853
Zwerchfellspasmen 274
Zwerchfellstarre 728
Zwerchsackähnliche Gebilde 195
Zwillingsforschung 780
Zwinkertic 870
Zwischenhirnreifung 42
Zwischenneuron 697
Zwölffingerdarmgeschwür 857
zyklothym 782

Gesamtdisposition

HANDBUCH DER KINDERHEILKUNDE

Band I: Wachstum und Entwicklung

Band II: Teil 1 Diagnostik
             Teil 2 Therapie

Band III: Immunologie — Soziale Pädiatrie

Band IV: Stoffwechsel — Ernährung — Verdauung

Band V: Infektionskrankheiten

Band VI: Stützgewebe — Blut

Band VII: Lungen-Luftwege — Herz-Kreislauf — Nieren-Harnwege

Band VIII: Teil 1 Neurologie — Psychologie — Psychiatrie
             Teil 2 Tumoren

Band IX: Pädiatrische Grenzgebiete. Augen — Ohren — Zähne — Haut